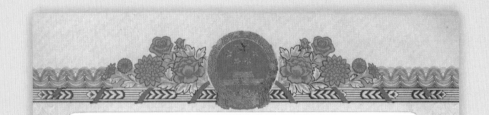

科技进步奖
证书

为表彰在促进科学技术进步工作中做出重大贡献者，特颁发国家科技进步奖证书，以资鼓励。

获奖项目： 中医方剂大辞典

获奖单位： 南京中医药大学

奖励等级： 三等奖

奖励时间： 一九九九年十二月

证 书 号： 33-3-002

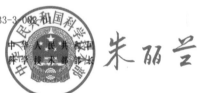

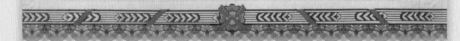

『十二五』国家重点图书

中医方剂大辞典

第2版

第一册

主编单位／南京中医药大学

主　编／彭怀仁　王旭东　吴承艳　孙世发

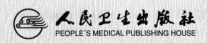

人民卫生出版社

PEOPLE'S MEDICAL PUBLISHING HOUSE

图书在版编目（CIP）数据

中医方剂大辞典. 第1册 / 彭怀仁等主编. —2版. —北京：人民卫生出版社，2015
ISBN 978-7-117-20762-1

Ⅰ. ①中… Ⅱ. ①彭… Ⅲ. ①方剂—词典 Ⅳ. ①R289.2-61

中国版本图书馆 CIP 数据核字（2015）第 100935 号

人卫智网	www.ipmph.com	医学教育、学术、考试、健康，购书智慧智能综合服务平台
人卫官网	www.pmph.com	人卫官方资讯发布平台

ISBN 978-7-117-20762-1

9 787117 207621 >

中医方剂大辞典
第 2 版
第一册

主　　编：彭怀仁　王旭东　吴承艳　孙世发
出版发行：人民卫生出版社（中继线 010-59780011）
地　　址：北京市朝阳区潘家园南里 19 号
邮　　编：100021
E - mail：pmph @ pmph.com
购书热线：010-59787592　010-59787584　010-65264830
印　　刷：三河市宏达印刷有限公司（胜利）
经　　销：新华书店
开　　本：889×1194　1/16　印张：63
字　　数：2621 千字
版　　次：1994 年 2 月第 1 版　　2015 年 11 月第 2 版
　　　　　2022 年 4 月第 2 版第 5 次印刷（总第 10 次印刷）
标准书号：ISBN 978-7-117-20762-1
定　　价：259.00 元

中医方剂大辞典（第2版）编委会

3

《中医方剂大辞典》(第1版)
顾问委员会

（以姓氏笔画为序）

万友生　王绵之　白永波　吴考槃
何　任　张瑞祥　欧阳琦　周仲瑛
施奠邦　钱伯文　徐国仟　董建华

编 写 单 位

主编单位：南京中医学院
协编单位：山东中医学院
　　　　　上海中医学院
　　　　　江西中医学院
　　　　　湖南中医学院
　　　　　江西省中医药研究所
　　　　　湖南省中医药研究院

《中医方剂大辞典》(第1版)
编委会及编写人员

(以姓氏笔画为序)

主　　编:	彭怀仁						
副 主 编:	万少菊	王　立	王旭东	王锦鸿	石历闻	田代华	史欣德	史慕山
	朱华德	孙世发	孙光荣	李　飞	吴承艳	沙凤桐	张民庆	张浩良
	陈　伟	陈子德	陈德兴	赵国平	洪广祥	顾保群	傅瑞卿	谭兴贵
常务编委:	王旭东	石历闻	史欣德	史慕山	成德水	孙世发	李　飞	吴承艳
	张民庆	赵国平	彭怀仁					
编　　委:	万少菊	马永华	王　立	王旭东	王鱼门	王锦鸿	石历闻	田代华
	史欣德	史慕山	成德水	朱华德	孙世发	孙光荣	孙美珍	李　飞
	杨　进	肖德发	吴永贵	吴承艳	吴跃进	沙凤桐	张民庆	张炳填
	张浩良	陈　伟	陈子德	陈涤平	陈德兴	赵文业	赵国平	柳长华
	施　诚	洪广祥	顾保群	郭君双	郭国华	巢因慈	彭怀仁	惠纪元
	傅幼荣	傅瑞卿	谢文光	虞胜清	路振平	蔡铁如	谭兴贵	樊巧玲
撰稿人:	万少菊	马　健	马永华	王　力	王　立	王龙章	王旭东	王鱼门
	王锦鸿	毛　平	文乐兮	石历闻	田代华	史欣德	史慕山	包明蕙
	冯海燕	匡奕璜	成德水	朱华德	华中健	华浩明	刘　涛	刘光宪
	刘更生	刘学华	江平安	汤希孟	孙世发	孙光荣	孙迎节	孙美珍
	阳　立	李　飞	李金华	李春英	杨　进	杨　虎	杨俊杰	肖德发
	吴永贵	吴承艳	吴跃进	何清湖	辛增平	沙凤桐	宋经中	张　昱
	张工彧	张为群	张民庆	张炳填	张浩良	杭爱武	欧阳剑虹	赵文业
	赵国平	柳长华	姜静娴	洪广祥	顾保群	倪志祥	徐春波	郭兰忠
	郭君双	郭国华	郭建生	郭瑞华	唐承安	陶晓华	龚志南	阎宝珠
	巢因慈	彭怀仁	彭晓梅	蒋玉珍	韩育明	惠纪元	程淑娟	傅幼荣
	傅瑞卿	谢凤英	谢文光	虞胜清	路振平	蔡铁如	廖云龙	谭兴贵
	樊巧玲	薛建国	戴　慎	魏飞跃	瞿　融			

2 版前言

《中医方剂大辞典》是继宋代《太平圣惠方》《圣济总录》、明代《普济方》之后，又一次由政府组织编纂、汇集历代方剂成果的医方巨著，具有划时代的历史意义，是发展中医药事业，弘扬中国优秀传统文化，促进中外文化交流的一项浩大的系统工程。该书的出版发行，成为有史以来非常完整和权威的方剂学典籍，受到学术界的肯定和推崇，在海内外产生了巨大影响。先后获得了江苏省中医药科技进步一等奖，国家中医药管理局基础研究一等奖，国家科技进步三等奖等奖励，得到了至高的荣誉，成为中医学史上里程碑式的学术典籍。

自 1992 年出版以来，《中医方剂大辞典》成书已二十余年，由于当时参加编纂的人员众多，所收资料文献浩繁，考证难度极大，撰审任务非常艰巨，加之种种客观条件所限，错误缺点在所难免。成书后，编纂人员仍未间断研究工作，寻找不足，发现疏漏，更新资料，拾遗补阙。主编彭怀仁教授自 1995 年退休至 2009 年仙逝，一直致力于方剂文献的探讨和发掘，对该书进行了多次全面而系统的审阅与研究，积累了大量校订、修改、补遗的成果，为本书的进一步完善不懈努力，至死未休。近年来，中医药事业迅猛发展，方剂研究的新成果不断涌现，为适应学术发展与读者需求，人民卫生出版社、南京中医药大学决定修订再版。

本次重修，在《中医方剂大辞典》原有基础上，对该书中的脱、衍、倒、讹进行全面考校订正；增添 1987 年至今正式出版的方书及有价值的中医药著作中确实值得收录研究的方剂；补充 1987 年以后的方剂研究新成果。对书中存在的疑问，从目录学、版本学、训诂学、校勘学等多种角度，分别进行考证、校勘、辑佚、辨伪研究。淘汰了原版中不切实用的资料以及一些冷僻的方剂。所有订正删补内容仍按原来格式归类整理，使之更系统化、工具化、实用化、现代化，对原书进一步整理提高，使这部中国历史上非常全面的方剂专书更臻完善。

我们希望通过本次重修，更多地反映方剂学科的研究进展，全面反映每首方剂的文献价值和使用价值，体现中医方剂在理论研究、临床研究、实验研究等方面的历史成就和现代成就。

修订后的《中医方剂大辞典》有以下变化：

1. 收方更多　收录了上自秦汉，下迄 2010 年底 1800 余种中医药及有关文献中有方名的方剂。全书方剂数目在《中医方剂大辞典》原版基础上增加了 2400 余首。这些方剂均来源于权威资料，如 1987 年以后原卫生部、国家中医药管理局评定的《首批国家级名老中医效验秘方精选》、原卫生部颁发的《药品标准·中药成方制剂》《国家药品标准·新药转正标准》《中华人民共和国药典》（简称《中国药典》）2010 年版等。

2. 资料更全　《中医方剂大辞典》正辞目设方源出处、异名、组成、用法、功用、主治、宜忌、加减、方论选录、临床报道、现代研究、备考十二项。此次修订，对各项内容均做了认真考核，资料较原版更为详实全面。不仅补充了原版中遗漏的资料，而且补充了 1987 年以后的研究成果，新增临床报道 600 余则，新增现代研究成果 500 余项。

3. 内容更准　方源、方剂药物组成、用量、炮制方法、制剂、服用方法、功效主治等核心内容，在原版的基础上力求更加正确可靠、客观规范。本次重修，将彭怀仁教授退休后对全书所做的勘误全部加以改正，在此基础上，课题组对原版《中医方剂大辞典》中的脱、衍、倒、讹进行了大面积的考证，改错 440 处，删除方剂 40 首，删除资料 94 处，合并重复方 33 首，新增副词目 446 条。所有改动部分要求言必有据，无征不信。

4. 检索方便 修订本分 9 册。1~8 册为正编，书前均设该册"方名目录"，按方名笔画顺序编排。第 9 册为附编，设有全书方名总目录（包括正辞目、副辞目）、病证名称索引、参考书目索引、古今度量衡对照表等。本次修订重点对原版本中的同名异方、异名同方的重复方、漏挂方进行删补，对原版病证索引中难查、漏标、错引的古今病名进一步加以规范标引，新增病名搜检频次达 20 多万处，以汉语拼音为病名检索方式，读者查找将更为方便、快速。

本次修订，力求每首方剂所包含的古今研究信息更加完整，方剂文献考证的内容更加准确，编排和检索系统更加科学。在注重实用性、科学性、先进性的前提下，努力反映出求全、求新、求实、求准的特色，以全面反映古今方剂文献研究的成果。

《中医方剂大辞典》第 2 版编委会
2015 年 3 月

1 版前言

中医方剂，是历代医家临床经验的结晶，是运用中医辨证论治理论指导临床防病治病的主要手段。纵观周、秦以来，新方创制不断增加，载方文献汗牛充栋，组方理论渐趋完善，为炎黄子孙的健康和中华民族的繁衍昌盛，作出了巨大的贡献。在方书的编撰方面，唐以前的方书多出私人之手。如被尊为"方书之祖"的《伤寒论》与《金匮要略》；集简、便、验方而成书的《肘后备急方》；采集群经，删繁就简的《备急千金要方》《千金翼方》；上自神农，下迄唐世，无不采撷的《外台秘要》等，均为私人所编著。由于医药学之发展，与民族之强弱、国家之兴衰有着密切的关系，故自宋代以后，方书编撰受到了官方的关注，如宋·王怀隐主编的《太平圣惠方》、陈承等主编的《太平惠民和剂局方》、赵佶主编的《圣济总录》、明·朱橚主编的《普济方》、清·吴谦主编的《医宗金鉴》、陈梦雷主编的《古今图书集成·医部全录》等，均为国家级的载方名著，其中《太平惠民和剂局方》是我国官方颁布的第一部成药制剂规范，而《普济方》收载明初以前之方剂达 61 739 首之多，《四库全书提要》称为"集方书之大全者"。由于历代王朝关心医药，重视方书，亦促进了民间医药之发展。据不完全统计，自宋至清末的一千余年间民间名医所著的各种方书多达 1400 余种。民国迄今，医药科学突飞猛进，中医方剂学亦随着时代的步伐而不断前进。尤其是在中华人民共和国成立以后，党和政府重视中医中药，中医的古籍与新著不断出版，方剂的实验研究相继开展，中医方剂学已成为全国各中医院校主要课程之一。《中华人民共和国药典》收录的名方验方和复方新制剂，对于中医方剂的推广运用，起到了积极的作用。

在制方理论方面，在宋以前多有方而无论，制方之义不明，后人难以掌握，用之稍有不当，不免影响疗效。金·成无己著《伤寒明理论》，对《伤寒论》中 20 首方剂分析主治之证情，阐述配伍之奥义，开创了方论之先河。自此以后，有自创新方，自释方义者，如金·李杲《脾胃论》《兰室秘藏》，元·罗谦甫《卫生宝鉴》等；有为前人成方撰写方义者，如明·许宏《金镜内台方议》、洪九有《摄生秘剖》；清·罗美《古今名医方论》、汪昂《医方集解》、吴仪洛《成方切用》、王晋三《古方选注》、张秉成《成方便读》等。尤其值得一提的是，清·吴谦《医宗金鉴·删补名医方论》，是我国第一部由官方修订刊行的方论专著。目前全国各中医院校教材《方剂学》《中国医学百科全书·方剂学》等著作中的古今名方验方，均由当代名医撰写了方论，对研究方剂配伍原理及临床运用有一定参考价值。

在我国对外文化交往中，中医方书是其内容之一。在日本，成书于公元 984 年的《医心方》，收载了我国唐以前方书中的方剂。在朝鲜，成书于公元 1445 年的《医方类聚》、成书于公元 1610 年的《东医宝鉴》，均引载了我国明代以前方书中的方剂，足见中医方剂在我近邻各国中有着深远的影响。

据近 2000 种中医药文献的不完全统计，中医各科有名称和无名称的方剂已达 13 万首以上，虽然历经王怀隐、赵佶、朱橚等整理，但存在的问题仍然很多。例如古籍所载之方，均据病证分类，方随病证而列，多无方名目录，欲检一方，殊非易事；同一方剂的出处，众说纷纭，令人莫衷一是，无所适从；同一方剂的名称，因载方文献或版本不同而命名各异，孰先孰后，仓卒难别；有相当一部分方剂的内容，由于辗转传抄刻印，脱、衍、倒、讹比比皆是，以讹传讹，影响疗效；有些常用的名方与验方的不同功效、主治、方论、临证验案、实验研究等资料，分散于各种文献中，汇集不易，难窥全貌；诸如此类，不胜枚举。综上所述，对中医方剂进行一次划时代的、全面的、系统的整理，是一项具有历史意义而又刻不容缓的工作。

《中医方剂大辞典》对我国上自秦、汉，下迄现代（1986 年）的所有有方名的方剂进行了一次系统的整理，力求使上述各种问题得到合理的解决。以方剂检索而言，本书汇集古今有方名的医方，按照辞书形式编纂,既有目录,又有索引,从而解决检方的困难。以方源而言,本书参考古今各种中医药文献,对每一首方剂的方源进行认真的考证,而注明其原始出处,这对研究方剂的历史,澄清方剂的源流,是十分必要的。以一方多名而言,凡属同方异名,经过反复考证,依据载方文献成书年代之先后,确定正名与异名,并将二者相互挂钩,查正名即可知道异名,查异名即可知道正名,这对了解一方多名和准确地统计方数,有着极大的裨益。以方剂的质量而言,本书尽可能地进行仔细的校勘,使脱者补之,衍者删之,倒、讹者正之,使方剂的内容经过这次整理而准确无误。以方剂容纳的资料而言,本书对所有方剂分散在各种文献中的不同主治、方论、验案以及现代实验研究资料分别设项进行整理筛选,汇集于各方之下,为读者全面了解方剂提供了极大的便利。

早在1958年,南京中医学院即开始组织人力,筹备编撰本书,并得到当时的中华人民共和国卫生部的大力支持。到1961年底,已从1700余种中医药文献中,收集了大量的方剂,并进行了初步的筛选整理,此后因故而停顿。1983年原卫生部中医古籍办公室又将编撰本书的任务下达给南京中医学院,1985年本书的筹备工作开始恢复,1986年成立课题协作组。1988年国家中医药管理局成立以后,又将本书列为局级课题。在编撰过程中,得到了有关各级主管部门的热情关怀,在此表示衷心的感谢!

我们的主观愿望是将本书编撰成载方最多、资料最全、考证最精的划时代的方剂大典。但由于本书所收资料涉及文献甚多,考证难度极大,撰审任务非常艰巨,加之我们的水平不够和种种客观条件所限制,错误缺点在所难免,敬请读者指正,以便再版时修改。

编　者

2 版凡例

一、本辞典共收载上自秦汉,下迄 2010 年底 1800 余种中医药及有关文献中有方名的方剂 9 万余首。其中以 1911 年以前的方剂为收集重点,1911 年以后的方剂择优选录。本次重修新增资料的来源主要以原卫生部和国家中医药管理局评定的《首批国家级名老中医效验秘方精选》、原卫生部颁发的《药品标准·中药成方制剂》《国家药品标准·新药转正标准》《中国药典》2010 年版等公认权威书籍为主。

二、本辞典以方剂名称作为辞目。辞目又分为正辞目与副辞目。同一方剂而有不同名称者,以最早出现的方名为正辞目,其余为副辞目。但在有些文献中,先见的方名仅有主治,而无组成、用法,后见的方名有组成、用法、主治者,则以后见的方名作正辞目,先见的方名作副辞目。

三、正、副辞目按方名首字笔画、笔顺排列;方名首字相同的辞目,先按方名字数归类,字数少者排前,多者排后;方名首字、字数均同者,再按第二字之笔画、笔顺排列,依次类推;同名方则按各方方源的成书年代或创方者生卒年代先后排列。

四、凡经增补的文献,因其原著的方剂与增补的方剂年代不同,故均区别开来确定年代,并尽可能在出处中注明。

五、凡正辞目方名有误者,根据始载书的不同版本及有关转载书径予订正,并在备考中加以说明。副辞目方名有误者,径删不录。本次选收正辞目新方,凡单味药一般不收,特别常用者才极少收录。

六、正辞目设有方源出处、异名、组成、用法、功用、主治、宜忌、加减、方论选录、临床报道、现代研究、备考十二项。原版的方源项,本次修订为了紧缩版面,移至正辞目方名后,去掉方源字样。

1. 方源出处　本版设于正辞目方名后,以标注正辞目的原始出处。如始载书存在者,注始载书的书名和卷次;始载书已佚者,标注现存最早转载书引始载书。若系转引的人名,经追考创方者的著作中有此方者,改从原著收录;原著已佚或创方人无著作传世者,标注转载书引某某人方。始载书无方名,后世文献补立方名者,标注"方出始载书卷某,名见转载书卷某"。

2. 异名　收录各方异名的名称及其出处。如一方有多种异名者,则按所载异名的文献年代先后排列。若仅有始载书的异名者,不注出处。

3. 组成　收录始载书中各方的具体成分,包括药物名称、炮制、用量等内容。方中药物计量单位,1979 年前的方剂概用旧制,1979 年后新创方均用公制。方中诸药原无用量者,不予增补;后世转载文献已补用量者,则收录于"备考"中。如组成中个别药物无用量,则在备考项说明:"方中某药用量原缺。"如上述某药原无用量,转载书中有用量者,则根据转载文献补入,亦在备考项说明。

4. 用法　收录方剂的制剂、剂型、服用方法与用量等内容。如原书无用法,转载文献已补用法者,则收录于备考项。本次新增方剂凡汤剂改成胶囊剂、口服液剂、合剂、散剂,均不另作副辞目,但均在备考中说明。新增方剂如制法复杂,文字描述较多的,统一改为"上制成×××剂"。用法中所有的"g""ml""L"等用量单位统一改为汉字"克""毫升""升"等。现代研究中的药物计量单位按照原文献。

5. 功用、主治、宜忌　分别设项收录、叙述各方的功效、主治病证、组方用方的注意事项。凡收录两种以内不同文献的引文资料,均直接摘收引文;凡收录三种以上不同文献的资料,先由编者根据引文内容归纳成主文,然后下列引文。

宜忌项归纳主文,须有三种以上关于疾病、体质、妊娠宜忌和毒副反应的文献资料。药物配伍宜忌、炮制与煎煮药物器皿宜忌、服药时的饮食宜忌等,均只用引文,不写主文。

6. 加减　仅收录始载书的资料。加减药物占原方用药比例过多者不录；现代方剂加减不严谨者不录；后世转载书的加减一概不录。

7. 方论选录　择用古今名医对各方组成结构、配伍原理、综合功效、辨证运用、方名释义、类方比较等论述，而有独到见解者。原文精简者，录其全文；文字冗长者，择要摘录。

8. 临床报道　选录古今医家运用各方治疗疾病的实际案例。文字简短者全文照录，文字较长者择要摘录。案例的选择以历代名医验案为主，非名医验案为辅。个案选择以清以前为主，1987 年以后的个案统一不收。现代临床报道尽量选用例数较多（一般在 30 例以上）者。某些方剂疗效肯定，有推广价值，但案例较少者，则据收载文献的权威性酌情收录。

9. 现代研究　收录用现代方法与手段对方剂进行实验研究和剂型改革的资料，包括复方药理作用和主要成分的研究，将传统的成方剂型改造成现代剂型等内容，均以摘要或综述方式撰写。对实验资料，摘录其实验结果，不详述实验方法与操作步骤；对剂型改革，不详述制剂的工艺流程。

10. 备考　凡古今医方中的资料，有不宜收入前述各项而确具参考价值又必须收录者，均在本项叙述。有些方剂经编者研究考证，有必要加以说明者，亦在本项说明之。

11. 自功用以下各项，其内容出处与正辞目方源出处一致者，所录引文不注出处；其他文献引文者，均分别注明出处。凡两条以上引文均根据文献年代排列，并编有顺序号。

以上各项，以方源出处、组成、功用或主治为必备项，其余各项有资料则设，无资料则从缺。

七、引文筛选与整理。所有引文资料，均经过编者去同存异，精心筛选。相同的引文，一般从最早的文献中收录；若后世文献论述精辟者，择用后世文献的资料。凡引文中的封建迷信内容一概不录。引文文义不顺或重复者，在不违背原意的前提下，由编者做适当的加工整理。

八、副辞目。凡属副辞目，仅写副辞目的名称与出处，及与相关正辞目的关系，并在相关正辞目的有关项目中与之挂钩呼应：如写作"为某某方之异名"的副辞目，与正辞目异名项挂钩；写作"即某某方加（减）某某药"的副辞目，与正辞目加减项挂钩；其余副辞目，均与正辞目的备考项挂钩。

九、出处标注。正辞目除正名、异名二项标明书名和卷次外，其余诸项均只注书名，不注卷次。副辞目的出处亦标明书名和卷次。

期刊注法统一采用：《刊名》[年，（卷）期：起页]。

十、药名统一。1911 年以前的方剂，凡首字不同的中药异名仍保持原貌，如"瓜蒌"不改"栝楼"，"薯蓣"不改"山药"，"玄胡索""元胡索"不改"延胡索"。凡辞目中含有药名者，处理方法同此。原版方剂中有些名贵药及国家禁用药，如人参、犀角等，现代临床常用党参、水牛角等替代，凡此在不改变原方组成的情况下，本次修订在具体方剂的备考均不作说明。

十一、书名统一。为了压缩篇幅，我们根据历代文献的引用情况，对某些常用方名的书名进行了简化。如《备急千金要方》简称《千金》，《太平圣惠方》简称《圣惠》。未经简化者仍用全称。一书多名者，选用一种常用名，如《人己良方》又名《寿世良方》，则统一用《人己良方》。

十二、文字统一。本辞典所用简化字，以中国文字改革委员会《简化字总表》（1964 年第 2 版）为主要依据。根据中医药学名词术语的要求，少数繁体字如癥瘕之"癥"等，仍予保留。根据汉字规范要求，"粘"改为"黏"，"痠"改为"酸"。

十三、文献版本。凡一书有多种版本者，选用善本、足本；无善本者，选用最佳的通行本；其他不同的版本作为校勘、补充。若同一方剂在不同的版本中方名有差异者，以善本、最佳通行本或较早版本之方名作正辞目，其他版本的方名作副辞目。

十四、本辞典分 9 册出版。1～8 册为正编，书前均设该册方名目录，按方名笔画顺序编排。第 9 册为附编，设有全书方名总目录、病证名称索引、参考书目索引、古今度量衡对照表等，以利读者检索。

检字

目 录

目 录

27

目
录

29

目
录

目 录

59

一 画

一

00001 一匕金《活幼心书》卷下）

【组成】穿山甲（汤浸透，取甲锉碎，同热灰铛内慢火炒令焦黄色）五钱　红色曲（炒）　川乌（一枚，灰火中带焦炮）各二钱半

【用法】上为末，入麝香半字，同在乳钵杵匀。每用一匕，用葱白浓煎汤调下。只投一服或二服。

【主治】豆疮黑陷，或变紫暗色，证在急危者。

00002 一匕金《痘疹仁端录》卷十三）

【组成】郁金一钱半　甘草一钱

【用法】用水一盏半煎干，只取郁金切片，晒干为末，用蜡一分，研匀，和猪心血调，焙干为末。每服一钱，薄荷汤下。不过一服，毒从手足身上出，即生；若便有脓出，不治。

【主治】痘疮起壮后，灌脓时，红紫毒重者。

00003 一九丹《准绳·类方》卷七）

【组成】阴丹一分　阳丹九分　硼九厘　矾（生）五厘　麝香三厘　片脑一分

【用法】上为末。点眼。

【主治】翳膜。

00004 一九散《经验各种秘方辑要》）

【组成】细辛一两　黄柏九两

【用法】上为细末。破皮者，干敷；烫伤青肿者，以麻油调敷；如烫伤太重者，内服生豆腐、麻油，外敷此药，以免毒气攻心；烫伤至皮起泡者，用针挑破，待毒水流尽，然后再敷，灵效异常。

【功用】止痛拔毒。

【主治】跌打损伤以及水火遍身烫烂烧焦等。

00005 一上散《洁古家珍》）

【组成】半夏一字（生用，为细末）　雄黄一字（另研）　巴豆一个（去皮，研如泥）

【用法】上三味，同和匀。上之。

【主治】蝎螫痛。

00006 一上散《兰室秘藏》卷下）

【组成】雄黄（通明者）　黑狗脊　蛇床子（炒）　熟硫黄各五钱　寒水石六钱　斑蝥十三个（去翅足毛，研碎）

【用法】上另研雄黄、硫黄、寒水石如粉，次入斑蝥和蛇床子、黑狗脊为细末，同研匀。先洗疥癣令汤透，去痂，油调手中擦热，以鼻中嗅三两次，擦上。可一上即愈。

【主治】诸般疥癣。

【加减】如痛甚肿满高起者，加寒水石一倍；如不苦痒，只加黑狗脊；如微痒，只加蛇床子；如疮中有虫，加雄黄；如喜火灸汤浴者，加硫黄。

00007 一上散《丹溪心法》卷四）

【组成】雄黄三钱半　寒水石一两　蛇床　白胶香　黑狗脊各一两　黄连五钱　硫黄三钱半　吴茱萸三钱　白矾（枯）五钱　斑蝥十四个（去翅足）

【用法】硫黄、雄黄、寒水石另研如粉，次入斑蝥和匀，蛇床、狗脊等为极细末，同研匀。洗疮令汤透，去痂，腊猪油调于手心，擦热，鼻中嗅二三次，却擦上。一上即愈。

【主治】❶《丹溪心法》：疥疮。❷《医学纲目》：癞头疮。

【加减】如痛甚肿满高起，加寒水石一倍；如不苦痒，只加狗脊；如微痒，只加蛇床子；如疮中有虫，加雄黄；如喜火灸汤洗，加硫黄。

【备考】《医学纲目》本方用法：浓煎盐汤洗，三五日一洗，用一上散敷之。

00008 一上散《古今医鉴》卷十五引王少泉方）

【异名】一扫光（《回春》卷八）。

【组成】枯白矾一两　硫黄七钱　人言三分　五倍子五钱（炒）　花椒五钱

【用法】上为末。香油煎鸡子令熟，去鸡子，以油调搽。

【主治】疥疮。

00009 一上散《准绳·疡医》卷五）

【组成】苦参一两　白芷　焰消　枯矾各半两　荆芥穗三钱　寒水石二两（煅）　白及三钱

【用法】上为末。油调搽。

【主治】风痒裂坏燥疮。

00010 一丸春《玉案》卷六）

【组成】天麻　僵蚕　天花粉各三钱五分　全蝎　甘草各二钱　象皮　光乌各三钱　礞石　朱砂　狗宝各一钱　牛黄五分　麝香三分

【用法】上为末，元米饭为丸，如龙眼大，朱砂为衣。每服一丸，临卧时酒浆化下。

【主治】痘疹顶陷不灌者。

00011 一丸散《串雅补》卷二）

【组成】鸦片三分　麝香五厘　樟脑一钱

【用法】上为末，炼蜜为一丸。绢包，塞入阴户内，仰卧一二时，其胎即下。如落后，用甘草汤解之。

【功用】下胎。

00012 一子丹《一草亭》引葛仙翁方）

【组成】大诃子一枚

【用法】以蜜磨,点目中。

【主治】赤眼翳膜。

00013 一元丹(《眼科锦囊》卷四)

【组成】水仙根 甘草各等分(烧存性)

【用法】上为细末,以乳汁和调,听用。点眼。

【主治】内翳用针术后,或竹木刺及打扑损伤眼者。

00014 一井金(《医方类聚》卷一八〇引《吴氏集验方》)

【组成】麝香一钱 乳香一字 朱砂半钱 砒二钱

【用法】上为细末。如遇患处,以生麻布微擦破,用云母膏药,中间掺此药末,量疮口大小,三日一次换。其毒成块子肉落下,或化做清水。

【主治】瘰疬。

【宜忌】切须忌色欲数月。

00015 一井散

《医学纲目》卷十九。为《卫生宝鉴》卷十三"井金散"之异名。见该条。

00016 一井散

《杂病源流犀烛》卷二十六。为《儒门事亲》卷十二"枯瘤方"之异名。见该条。

00017 一见消(《惠直堂方》卷四)

【组成】川乌三两 草乌三两 川楝子四两 闹羊花三两 大黄六两 血余四两 生南星三两 生半夏三两 白及五两 白蔹五两 当归六两 土贝母四两 金银花三两 白芷四两

【用法】上药用麻油五斤,浸三日,煎枯去滓滤净,入红丹四十两收成膏,水浸去火毒。任意摊贴。初起疖毒,须留头摊贴。

【主治】风气,折伤并痈毒。

00018 一见消(《惠直堂方》卷四)

【组成】金银花一斤 蒲公英四两 赤芍四两 黄耆八两 紫花地丁六两 红花八两 鬼馒头四两(以上七味) 地榆二两 黄柏二两 羌活一两 半夏一两 紫草一两 麻黄二两 瓜蒌一两 白芷一两 当归二两 栀子二两 独活一两 黑参三两 花粉一两 苍术一两 钩藤一两 木通一两 大黄一两 柴胡八钱 甘草五钱 皂角五钱 连翘三钱 防风五钱 牛蒡子五钱(以上二十三味) 全蝎二钱 僵蚕二钱 广木香三两 蝉蜕三钱 没药三钱(炙) 麝香二钱(以上六味,共为末)

【用法】先将前七味,用麻油十斤煎枯捞起,再下地榆等二十三味,煎枯捞出,再煎至滴水不散,入黄丹五斤成膏,离火,入全蝎等六味末,搅匀收贮。摊贴。

【主治】痈疽。

00019 一气丹(《疡医大全》卷二十二引胡海海方)

【组成】斑蝥(去头足翅,糯米拌炒)五钱 乳香(去油) 没药(去油)各三钱 雄黄二钱 血竭一钱 麝香一钱五分 冰片七分五厘 玄胡索 玄参各五分

【用法】上为极细末。量疮大小施用,以膏贴上。

【功用】初起立消,已成易溃,已溃易敛。

【主治】一切痈疽,对口发背,无名肿毒。

00020 一气膏

《全国中药成药处方集》(吉林方)。为《外科正宗》卷四"乾坤一气膏"之异名。见该条。

00021 一甲散(《仙拈集》卷四)

【组成】蜈蚣(炙)一钱 鳖甲(炙)三钱

【用法】上为末。每服三分,酒下。四五服,骨自出矣。

【功用】生肌收口。

【主治】多骨疽。诸疮出脓后,久不收口,内有多骨。

00022 一甲煎(《温病条辨》卷三)

【组成】生牡蛎二两(碾细)

【用法】水八杯,煮取三杯,分温三服。

【主治】❶《温病条辨》:温病下后,大便溏甚,一昼夜三四次,脉仍数者。❷《中医杂志》(1965;12:19):伤寒肠出血。

【方论选录】下法后,当数日不大便,今反溏而频数,非其人真阳素虚,即下之不得其道,有亡阴之虑。若以复脉滑润,是以存阴之品,反为泻阴之用。故以牡蛎一味,单用则力大,既能存阴,又涩大便,且清在里之余热,一物而三用之。

【临床报道】伤寒肠出血:《中医杂志》〔1965;(12):19〕靖某,男性,18岁。罹病已十六日,经服中西药无效,近两日病情加剧。脉虚大,体温39.5℃,头晕耳聋,口干舌燥,渴而不欲饮,手足心热,甚于手足背,大便稀黑如柏油样。辨证为温病瘀血(伤寒肠出血)拟以一甲煎治疗。一剂诸证悉减,连服四剂基本痊愈。继服一甲复脉汤数剂,巩固疗效。

00023 一仙丹(《古今医鉴》卷十)

【组成】川牛膝 威灵仙各等分

【用法】上为细末,炼蜜为丸,如梧桐子大。每服五十丸,空心酒下;白滚汤亦可。

【主治】脚疾肿痛拘挛。

【宜忌】忌茶。

00024 一白散(《古今医鉴》卷十六)

【组成】生白矾不拘多少

【用法】上为细末。香油调搽。

【主治】汤烫火烧,破痛不可忍。

00025 一白散(《准绳·疡医》卷六)

【组成】半夏

【用法】上为末。姜汁调敷。

【主治】打扑伤痕紫黑,有瘀血流注,无热者。

00026 一圣散(《朱氏集验方》卷六)

【组成】罂粟壳(去瓢盖,洗,炒黄色) 车前子(炒)各等分

【用法】上为细末。每服二钱,米饮下。

【主治】下利赤白,或小便不利,淋沥涩痛。

00027 一圣散(《痘疹全书》卷上)

【组成】苦参

【用法】上为细末。每用一字吹之。

【主治】❶《痘疹全书》:痘疮咽喉痛甚者。❷《治痘全书》:疳蚀疮。

00028 一母丸

《医方类聚》卷二二四引《管见良方》。为《妇人良方》卷十三引《产乳》"益母丸"之异名。见该条。

00029 一母丸(《医方类聚》卷二二四引《管见良方》)

【异名】万应丸(《卫生宝鉴》卷十八)、知母丸(《普济

方》卷三四二)。

【组成】知母(洗,焙)一两

【用法】上为细末,炼蜜为丸,如鸡头子大。温酒嚼下。

【主治】❶《医方类聚》引《管见良方》:妊娠日月未足而痛,如欲产者;难产及子烦。❷《卫生宝鉴》:妊娠胎动不安,及产后小腹痛不可忍。

00030 一扫方《疡科遗编》卷下)

【组成】大风子核一两 轻粉 水银各三钱 猪油三两

【用法】先将大风子核炒燥,同轻粉研极细,再同水银搅和,猪油打烂,加棉花衣一团,共一齐捣匀。揸患处。

【主治】一切干湿疥疮。

00031 一扫光《本草纲目》卷五十引《怪证奇方》)

【组成】生驴皮一块

【用法】以朴消腌过,烧灰。油调搽之。

【主治】牛皮风癣。

00032 一扫光《医统》卷八十一)

【组成】硫黄二钱 雄黄一钱 水银二钱 花椒五分 大风子肉一钱 蛇床子 枯矾各五分 信一分 潮脑三分 槟榔五分

【用法】上为细末。用柏油调,擦疮上。即刻愈。

【主治】疥疮。

00033 一扫光《回春》卷七)

【组成】细茶三钱(口嚼烂) 水银(入茶内研)一钱 牙皂 花椒各二钱

【用法】上为细末。香油调搽。

【主治】小儿头上肥疮,或多生虱子,搔痒成疮,脓水出不止。

00034 一扫光

《回春》卷八。为《古今医鉴》卷十五引王少泉方"一上散"之异名。见该条。

00035 一扫光《寿世保元》卷九)

【异名】玉绣球。

【组成】大风子肉四十九个 杏仁(泡,去皮)四十九个 花椒(去子)四十九个(上三味同研) 白矾(生用,另研)二钱 茶叶(另研末)一钱 樟脑二钱(另研) 轻粉一钱

【用法】上和匀再研,听用。先以槐、柳、桃、楮、桑五木枝煎汤洗疮,拭干,将前药量疮多少,用柏油入盐少许,乘热和药擦上,每日搽三次。

【主治】诸疮疥癞。

【宜忌】忌羊、鸡、鱼、猪头等物。

00036 一扫光《幼科金针》卷下)

【组成】苦参一斤 黄柏一斤 胭脂一升 土鳖肉二两 明矾二两 枯矾二两 水银二两 樟冰二两 制硫黄二两 川椒二两 轻粉二两 白砒五钱

【用法】上为细末,收入瓷瓶。临用以熟猪油调匀,搽擦患上。

【功用】止痒杀虫。

【主治】疮疥。

00037 一扫光

《嵩崖尊生》卷十二。为《外科正宗》卷四"诸疮一扫光"

之异名。见该条。

00038 一扫光《奇方类编》卷下)

【组成】蛇床子 苦参 芜黄各一两 雄黄 川椒 大风子肉 硫黄各五钱 枯矾一两二钱 轻粉二两 樟脑二两

【用法】上为细末。猪油调搽。

【主治】疥疮及妇人阴蚀疮,诸般恶毒。

00039 一扫光《种痘新书》卷九)

【组成】铜绿 白矾(生) 大黄(生) 樟脑 硫黄 川椒 胆矾 倍子(炙) 白芷 水银 锡各等分

【用法】上为末,另将锡融化,入水银搅匀,然后入诸药末,调猪油敷上。

【主治】一切疮疥。

00040 一扫光《疡科心得集·方汇》卷一)

【组成】烟膏二斤 苦参二斤 红砒一两 明矾半斤 川椒(炒)半斤 升药底半斤 硫黄半斤 樟冰四两 枯矾半斤 蛇床子半斤 小麦(炒黑)八合 大风子二百粒(一方有黄柏、木鳖肉、水银、轻粉,无升药底、小麦)

【用法】上为细末,熟猪油二斤四两捣为丸,如龙眼大。浸水后,用擦疮上。

【主治】❶《疡科心得集·方汇》:一切疥疮。❷《外科传薪集》:小儿头疮。

【宜忌】破皮者不可用。

00041 一扫光《应验简便良方》卷下)

【组成】花椒六两 洋片五钱 朴消一两 樟脑二两 水银二两 槟榔 白芷 大风子 木鳖 荜茇 硫黄各四两

【用法】上为末。麻油调搽。

【主治】疥疮。

00042 一扫光《梅氏验方新编》卷七)

【组成】苦参 川柏各一两 大风子肉 木鳖肉 蛇床子 吊扬尘 枯矾 雄黄 川椒 硫黄 樟脑 轻粉各二钱

【用法】上为极细末,猪油调膏。烘热涂搽;或布包扎紧,通身擦之。

【主治】诸疮风湿痒痛。

00043 一扫光《全国中药成药处方集》南京方)

【组成】淡吴萸 硫黄(另研乳细)各一两 苦参四两 雄黄(另研乳细) 花椒 升药底(另研乳细) 蛇床子 明矾(另研乳细)各一两 樟脑五钱 烟胶 大风子肉 白芷各一两

【用法】先将明矾、升药底、雄黄、硫黄四味另研乳细,再和余药共研细末,以猪油或牛油调匀。用纱布包裹,于沐浴后搓擦患处。

【功用】杀虫止痒。

【主治】疥疮,湿疹,干癣。

00044 一扫光《全国中药成药处方集》沙市方)

【组成】苍术 花椒 蛇床子 明雄各八两 樟脑 白芷各四两 大黄八两 水银二两 木鳖子四两 明矾八两 硫黄四两 皮消八两 大风子四两 吴萸二两

【用法】除樟脑、水银、硫黄外,共研细末,再入以上三味和匀。视患处多少,分用药之轻重,用生猪油调擦。

【功用】去湿杀虫，清热止痒。

【主治】疥疮。

【宜忌】忌辛辣、葱、蒜。面部勿用。

00045 一扫光（《全国中药成药处方集》西安方）

【组成】大风子一两 硫黄二两 明雄六钱 水银 樟脑各二钱半 蛇床子 茅苍术各二两 川花椒三钱

【用法】上药各为细末，和匀，瓷罐装贮。先将药用猪板油调和，纱布包裹，用火烘热搽患处。如有脓泡，须用烧过的针挑破后搽之。

【主治】皮肤干湿疥疮，痛痒难堪。

【宜忌】谨防入口中毒。

00046 一扫光（《眼科临症笔记》）

【组成】炉甘石五钱（为末，乳汁和，涂贴碗底内。再以艾叶一团点着，将碗覆盖艾火，下透孔，以艾火烧完为度） 艾叶灰三分 梅片三分

【用法】上为末。香油和抹。即愈。

【主治】两眼周围赤烂，惟小眦为甚，疼轻痒重，羞明流泪，常结成黄色痂，将睫毛胶黏成束，迎风为甚。

【宜忌】避风，忌辣。

00047 一扫散（《得效》卷十九）

【组成】藜芦皮二两 真轻粉十贴 好蚌粉一两 通明雄黄 水粉各一两

【用法】上为末。用大鲫鱼一个，入香油煎，候熟去鱼，摊冷调药搽疮。

【主治】一切疥疮。

【宜忌】近阴处勿用。

【加减】未效，可加信石末少许，研杏仁十粒。

00048 一扫散（《普济方》卷二七九）

【组成】荆芥 防风 地骨皮 薄荷 甘草 苦参各等分

【用法】上为细末。大人每服三钱，凉蜜水下；或炼蜜为丸，空心茶清送下。

【主治】疥癣。

00049 一扫散（《普济方》卷二八〇）

【组成】香白芷五两（生，不见火） 明矾五两（生） 臭硫黄一两 樟脑少许

【用法】上为末。香油或猪膏调敷，擦之再敷，日三五次。先以皂角、葱白煎汤，洗净后上药。

【主治】大人、小儿诸般疮疥、白秃，肥烂痒痛流水者。

00050 一合汤（《外台》卷十引《深师方》）

【组成】芫花二分（熬） 桂心 干姜各五分 甘草（炙） 细辛各四分 荛花二分（一方有菖蒲四分，无荛花）

【用法】上切。以水三升，煮取一升，先食服一合，日三夜一。

【主治】咳逆上气，支满喘息欲绝，气结于胸中，心烦躁不安。

【宜忌】忌海藻、菘菜、生葱、生菜等。

00051 一次散（《痘后方》）

【组成】白矾一两（生熟各半） 硼砂三钱

【用法】上为细末，每末一钱，加冰片一厘半。每用少许，以笔筒（芦荻筒更好）吹入患处。双单蛾风，先以箸挑开上牙，按紧舌根，看疮有黄紫泡者，将筷子破开，藏针于内，露针杪一分，用线紧缚，挑破疮泡。待血水尽，用梁上扬尘煎水数碗，吞漱恶水后，复用一次散吹之。

【主治】喉肿痛并口舌生疮。

00052 一字丹（《万氏家抄方》卷六）

【异名】一字金丹（《痘疹金镜录》卷四）。

【组成】紫花地丁 金线重楼 山慈菇

【用法】上为末。酒调服。

【主治】痘疹黑陷干枯，倒靥不起者。

00053 一字汤（《圣济总录》卷八十）

【组成】甘遂 大戟（去皮）各一两

【用法】上锉，用慢火炒令黄色，为粗末。每服一字匕，以水半盏，煎三五沸，便须倾出，不得煎过，去滓温服。不过十眼，大效。

【主治】水气通身肿满，喘急，小便涩。

00054 一字金（《活幼心书》卷下）

【组成】僵蚕（去丝） 威灵仙（去芦）各四钱 明白矾（生用）二钱 细辛（去叶）一钱 甘草（生用）二钱半

【用法】上锉，焙，为末。每服一字至半钱，姜汁、沸汤调和，以指抹入牙关内。治卒中，急慢惊证，口噤不开，用盐梅汤调擦上下牙根二处。

【主治】初生婴儿，七日之外，欲成脐风撮口；及卒中，急慢惊风，牙关紧急，痰涎上壅。

00055 一字金（《幼科金针》卷上）

【组成】僵蚕五钱 威灵仙四钱 细辛一钱 明矾二钱 麝香少许 明天麻二钱 甘草五分 全蝎三个（炒） 辰砂一字

【用法】上为细末。每用一字至五分，姜汁、沸汤调和，以指抹入牙关内，再以盐梅擦牙根上下，次进以药。

【主治】小儿脐风撮口。

00056 一字散（《圣惠》卷八十三）

【组成】朱砂半两（细研，水飞过） 蝉壳（微炒） 干蝎（微炒） 白僵蚕（微炒） 半夏（末，用生姜汁拌炒令熟） 天南星（炮裂）各一分

【用法】上为末。每服一字，以荆芥、薄荷汤调下，每日三四次。

【主治】小儿中风，手足筋脉挛急。

00057 一字散（《圣惠》卷八十五）

【组成】灭南星一分（炮裂） 壁鱼儿十枚 荞面一分（研入） 半夏七枚（生用） 酸石榴壳一颗

【用法】上为末，入在石榴壳内，以盐泥封裹，于灶下慢火烧，以泥干燥为度，取出去壳，焙干，捣细罗为散。如孩儿小，即用钱上一字，以乳汁调灌之。一岁以上，即用酒调一字服。当得汗出为效矣。

【主治】小儿天钓，四肢拘急，时复搐搦，喉内多涎，夜卧惊厥。

00058 一字散（《圣济总录》卷五）

【组成】天南星（醋浸三日，焙干） 白附子（炮） 天麻 干蝎（全者，炒）各一两 沉香（锉） 牛黄（研） 乳香（研） 麝香（研） 雄黄（研）各半两

【用法】上药除四味研外，余药捣罗为细末，后入研药一处，研令极细。每服一字匕，温酒调下。如要丸时，用炼蜜为丸，如梧桐子大。急风，豆淋酒化三丸；一切风，头目

昏暗,肢体疼痛,温酒化下一丸,小儿化半丸服。

【主治】脾风,多汗恶风,身体怠惰,四肢不举,色黄面热,腹满短气。

00059 一字散(《圣济总录》卷六)

【组成】乌头(生用) 青矾各半两

【用法】上为细散。每用一字,搐入鼻内。取出涕,吐涎。

【主治】贼风吹着,口眼㖞斜。

00060 一字散(《圣济总录》卷十一)

【组成】芎藭 乌头(生用,去皮脐) 麻黄(去根节) 地龙(炒) 防风(去叉) 羌活(去芦头) 白附子(炮) 天麻各半两 草乌头(去皮尖)半钱

【用法】上为细散。每服一字,食后葱白、薄荷茶调下;温酒亦得。

【主治】风不仁,手足痹麻;及妇人血风,头面虚肿,遍身风疥。

00061 一字散(《圣济总录》卷十五)

【组成】藿香叶 乌头(去皮脐)各二两 甘松 零陵香各一两 白附子 天南星各半两

【用法】上药(生用)为散。每服一字,温酒调下;中风口噤,斡开口,微微灌服半钱,未愈再服。

【主治】沐头中风,头面多汗,为首风头痛。

00062 一字散(《圣济总录》卷二十四)

【组成】芎藭一两 草乌头(炮裂,去皮尖)一两半 石膏(研)一两 雄黄二钱(醋浸一宿,焙,研)

【用法】上药捣罗三味为散,入雄黄末研匀。每服一字,入腊茶半钱匕,葱白一寸,煎汤点服。

【主治】伤寒头痛鼻塞。

00063 一字散(《圣济总录》卷三十五)

【组成】鬼箭羽 鲮鲤甲(烧存性)各一分

【用法】上为细散。每服一字,搐入鼻中,临发时用。

【主治】鬼疟。

00064 一字散(《幼幼新书》卷九引《吉氏家传》)

【组成】雄黄(研) 朱砂(研)各一钱 川乌(生) 藜芦各半钱

【用法】上为末,后入朱砂。急慢惊风,磨刀水下一字。

【主治】小儿急慢惊风。

00065 一字散(《卫生总微》卷五)

【组成】大天南星半两(微炮裂) 蝉壳(去土)一分(微炒) 干蝎一分 僵蚕(去丝嘴)一分

【用法】上为细末,次入荞麦面一分。用酸石榴一个,去瓤、子,留壳,将诸药入在内,盐泥封裹,于灶内慢火烧至泥干燥为度,取出,再研极细。每服一字,温酒调下,不拘时候。

【功用】退风爽神。

【主治】❶《卫生总微》:小儿天钓眼上。❷《永乐大典》引《仁存方》:小儿惊风,神困不醒。

00066 一字散(《普济方》卷三八七引《全婴方》)

【组成】核桃一个(钻孔如钱眼大) 朱砂一钱 脑子一字 水银二钱(入核桃内,醋煮,研,垒涂纸三重裹,盐泥固济,晒干,火煅,留三分性,去泥用)

【用法】上为末。三岁半钱,新生半字,薄荷汁调下。

【主治】婴儿百日内外咳嗽,及诸咳嗽众药不效者。

00067 一字散(《杨氏家藏方》卷二)

【组成】乳香(别研) 延胡索 盆消(别研)各一钱 川芎二钱 雄黄三钱(别研)

【用法】上为细末。每用少许,左疼搐左鼻,右疼搐右鼻。

【主治】偏正头风,疼不可忍者。

00068 一字散(《杨氏家藏方》卷十一)

【异名】如圣散(《仙传外科集验方》)。

【组成】雄黄一分(别研) 蝎梢七枚 猪牙皂角七挺 白矾(生,研)一钱 藜芦一钱

【用法】上为细末。每用一字,吹入鼻中。即时吐出顽涎。

【主治】❶《杨氏家藏方》:喉痹,气塞不通欲死者。❷《普济方》:咽喉作痛,乳蛾等。

00069 一字散(《普济方》卷三七四引《卫生家宝》)

【异名】蜈蚣蝎梢散。

【组成】全蝎(褐色者)一个 赤脚蜈蚣一条(并新瓦焙) 朱砂半钱 脑少许 麝少许(一方无脑)

【用法】上为末。每服一字,薄荷汤调下。先以些少,用管子吹入鼻中。自然通窍。

【功用】截风定搐。

【主治】婴孩惊风。

00070 一字散(《医方类聚》卷七十四引《易简》)

【组成】白矾一两(火上熔开,入巴豆肉十个,以矾沸定为度,去巴豆)

【用法】研矾为末。每用一字,新汲水调下。觉喉痛甚,服之未效者,更服。吐泻即愈。如牙噤,用指甲挑入喉中,或以竹管吹。

【主治】喉闭。

00071 一字散(《百一》卷十三)

【组成】五灵脂(别研) 川乌头(去皮脐,生用) 没药(别研) 草乌头(去皮脐,生用)各四两 地龙 乳香各半两(别研) 麝香半钱(别研) 朱砂三分(别研) 白胶香一两(后四味加减些不妨)

【用法】上为细末。每服一字,温酒调下;或丸如梧桐子大,自少至多服之亦可。若腰以上损,食后服;腰以下损,食前服。觉麻为验,未麻加药,麻甚即减。

【主治】一切打扑伤损,筋伤骨折。

【临床报道】骨折:宗子赵叔恭,名黉。以善锤铁著名。一日因醉酒坠悬崖之下,昏不醒人,手臂已折。异归,得此药一字散,治之遂愈。其后运锤如故。

00072 一字散(《朱氏集验方》卷九)

【组成】全蝎八个 防风一分 僵蚕半两 天麻一两 川乌一个(炮) 南星一个(重半两以上者,研为末,生姜自然汁和成一块,入朱砂一粒豆大,乳香一粒豆大,和南星,用文武火煨令香熟,切作薄片,焙干)

【用法】上为末,入麝香、朱砂各半两,拌匀。每服一字,食后葱、酒、茶调下。

【主治】偏正头疼。

00073 一字散(《医方类聚》卷八十一引《济生续方》)

【组成】雄黄(研令极细)半两 细辛(洗,去土叶)半

两 川乌尖（去皮）五个（生用）

【用法】上为细末。每服一字，入姜汁少许，食后茶芽煎汤调服。

【主治】头风。

00074 一字散（《御药院方》卷九）

【组成】蝎梢 细辛 荜茇 胡椒 高良姜 露蜂房（炒黄）各半两

【用法】上为细末。每用半字，噙温水，随痛左右鼻内搐。更用半钱，搽牙痛处，有津即吐，误咽不妨，不拘时候。

【主治】牙齿疼痛。

00075 一字散（《医方类聚》卷八十二引《吴氏集验方》）

【组成】天南星一个 全蝎一对 辰砂半钱

【用法】上将南星开一穴，以全蝎、辰砂安南星内，入火炮令熟，取出研为末。每服半钱，用薄荷、川芎茶下。

【主治】头风。

00076 一字散（《永乐大典》卷九七六引《施圆端效方》）

【组成】麻黄 白芷 天南星（炮熟） 白附子

【用法】上为末。荆芥汤下。

【主治】小儿惊风，感风。

00077 一字散（《医方类聚》卷一一九引《王氏集验方》）

【组成】信石（明者）一钱 雄黄二钱 绿豆粉五钱

【用法】上为末。每服一字许，临卧顺取长流水调下。

【主治】老人、小儿喘嗽齁𪖏等疾，昼夜不得眠。

【宜忌】忌食热物。

00078 一字散（《普济方》卷六十一）

【组成】白僵蚕一两 荆芥半两 紫河车三钱 五灵脂一分 甘草半两 干柏叶二钱 薄荷三钱

【用法】上为细末。每服一字，吹入喉中。

【主治】喉风。

00079 一字散（《普济方》卷一九七）

【组成】贯众一两半 黑豆一两半 甘草半两 绿豆一两半 信七钱

【用法】上为细末。每服一字，先净手，然后安药在手心内，用新汲水三点调药，舌头舐，吃了便睡。隔日发，于未发日临夜服；朝日发，于未发时临卧服。大人作一服，小儿作二服。

【主治】男子、妇人、小儿日近疟疾寒热。

00080 一字散（《普济方》卷二一八）

【组成】大附子一个 全蝎一个 钟乳粉一分

【用法】先将大附子剜去心，全蝎入在内，再以附子末同钟乳粉及面少许，水和裹，炮熟，以黄色为度，都碾为末。每服一钱，葱、茶下。

【主治】气虚头痛。

00081 一字散（《普济方》卷三〇九）

【组成】蚵蚾虫（一名土鳖子，一名异名生）不拘多少

【用法】用纸裹，放锅上焙干，为末。每服一字，好酒调下，热服。不可太多。

【功用】接骨。

00082 一字散（《普济方》卷三二五）

【组成】麝香半钱 螃蟹壳不拘多少

【用法】上以螃蟹壳为灰，入麝香调下。

【主治】妇人乳结，痛不可忍者。

00083 一字散（《袖珍》卷一）

【组成】金头蜈蚣一枚（去头足，炙） 草乌头（去芦头）半两 天麻半两 全蝎十个 香白芷少许

【用法】上为末。每服一字，发热，茶清调下；发寒，温酒或半夏茯苓煎汤调下。

【主治】破伤风。

00084 一字散（《袖珍》卷四）

【组成】接骨铜二两（系石炭内铜，火煅、醋淬七次，为末） 土鳖六钱（一名蚵蚾虫，隔纸于沙锅内焙干，为末）

【用法】上为细末。每服一字，系二分半，用温酒调下，病在上者，食后服；病在下者，食前服。

【功用】接骨。

【主治】折伤。

00085 一字散（《医方类聚》卷二一七引《仙传济阴方》）

【组成】南星（生） 全蝎（末） 川芎二钱 白芷二钱 荆芥穗二钱

【用法】上为末。茶调下。

【功用】疏风。

【主治】太阳头痛。

【备考】方中南星、全蝎用量原缺。

00086 一字散

《永乐大典》卷九七八。即《幼幼新书》卷九引郑愈方"救生一字散"。见该条。

00087 一字散（《婴童百问》卷四）

【组成】朱砂 冰片各少许

【用法】蜜调，鹅翎刷口内。咽下无妨。

【主治】婴孩重舌、木舌、弄舌。

00088 一字散（《医统》卷九十）

【组成】朱砂 硼砂各五分 冰片少许

【用法】上为细末。先以针用绵缠裹，惟留针锋如粟米许，刺泡出黄赤血汁，用盐汤洗，后刷药，以蜜调药少许，鹅翎刷入口内。咽下无妨。一刺不消，次日再刺，不过数次，自消尽。

【主治】小儿初生悬痈。

00089 一字散（《疮疡经验全书》卷一）

【异名】玉钥匙。

【组成】明矾一两 巴豆仁二十一粒

【用法】将明矾火上熬滚，随下巴豆仁，即取出待冷，研末。干吹。

【主治】弄舌，喉风哑不能言。

00090 一字散（《赤水玄珠》卷三十）

【组成】半两钱五枚（火煅醋淬四十九次） 甜瓜子仁五钱 珍珠二钱

【用法】上为末。每服一字，好酒调下。

【功用】理伤续断。

【主治】跌扑伤损，骨折、骨碎、筋断，疼痛不可忍者。

00091 一字散（《古今医鉴》卷十六）

【组成】蜈蚣（去毒，炒）一条 全蝎一对（炒，去毒并头足）

【用法】上为细末。发时用一字擦牙缝内；或吹鼻中。

【主治】破伤风抽搐，角弓反张。

00092 一字散（《准绳·幼科》卷一）

【组成】朱砂 硼砂各半钱 龙脑 朴消各一字

【用法】上为极细末。先以针刺去青黄血汁,用盐汤洗拭。再用蜜调药少许,鹅翎蘸刷口内。咽下无妨。

【主治】重舌,重腭,重龈。

00093 **一异散**（方出《圣惠》卷六十四,名见《本草纲目》卷五十引《名医录》）

【组成】腊月猪头一枚(烧灰)

【用法】上为散。以鸡子清调令匀,敷疮上,日三易之。

【主治】鱼脐疔疮如黑豆色者。

【临床报道】鱼脐疮:学究任道病体疮肿黑,状狭而长。北医王通曰:此鱼脐疮也。一因风毒蕴结,二因气血凝滞,三因误食人汗而然。乃以一异散敷之,日数易而愈。

00094 **一阴煎**（《景岳全书》卷五十一）

【组成】生地二钱 熟地三五钱 芍药二钱 麦冬二钱 甘草一钱 牛膝一钱半 丹参二钱

【用法】水二钟,煎七分,食远温服。

【功用】《中医内科临床治疗学》:滋阴清热,润肺止咳,止血。

【主治】肾水真阴虚损,而脉证多阳,虚火发热,及阴虚动血;或疟疾伤寒,屡散之后,取汗既多,脉气虚弱而烦渴不止,潮热不退者。

【加减】如火盛躁烦者,加真龟胶二三钱化服;如气虚者,间用人参一二钱;如心虚不眠多汗者,加枣仁、当归各一二钱;如汗多烦躁者,加五味子十粒,或加山药、山茱萸;如见微火者,加女贞子一二钱;如虚火上浮,或吐血,或衄血不止者,加泽泻一二钱、茜根二钱,或加川续断一二钱以涩之,亦妙。

【方论选录】《中医内科临床治疗学》:二地、芍药、麦冬滋阴清热,合丹参以清血分之热,合牛膝引血下行,甘草调和诸药,故全方有滋阴清热,润肺止咳,兼有止血之功。

【备考】此治水亏火胜之剂,故曰"一阴"。

00095 **一块气**（《扶寿精方》）

【异名】神仙一块气(《回春》卷三)。

【组成】香附(童便浸,炒) 陈皮 青皮 三棱 莪术各一两 神曲 麦芽 郁金 莱菔子 黄连 槟榔 白牵牛(头末)各五钱 枳实 皂角 百草霜各二钱五分

【用法】上为细末,面糊为丸,如绿豆大。每服二十五或三十丸,视疾上下,为食后先,热酒、姜汤任下。

【功用】《全国中药成药处方集》沈阳方:消食化积,理气散郁。

【主治】❶《扶寿精方》:男女噎膈痞满,胸胁刺痛,癥瘕疝气。❷《回春》:诸气食积。

【宜忌】《全国中药成药处方集》沈阳方:孕妇勿服。忌生冷硬物。

00096 **一块气**（《全国中药成药处方集》抚顺方）

【组成】杏仁 莪术 川椒 青皮 官桂 胡椒 良姜 干姜 川芎 陈皮 黑丑各一两 巴豆霜四钱

【用法】上为细末,神曲糊为小丸。每服一钱至二钱,姜汤或黄酒送下。

【功用】消食化积,理气散郁。

【主治】气滞食积,噎塞痞满,胸胁刺痛,癥瘕积聚。

00097 **一志汤**（《医醇剩义》卷二）

【组成】人参二钱 茯神二钱 白术一钱五分 甘草五分 黄耆二钱 益智仁一钱五分 远志五分 柏仁二钱 广皮一钱 木香五分 大枣二枚 姜三片

【主治】思虑太过,心烦意乱,食少神疲,四肢倦怠。

00098 **一赤散**（《准绳·疡医》卷六）

【组成】大黄 赤石脂 石膏(煅)各等分

【用法】上为末。以三棱针将泡挑破,掺药。

【主治】伤损敷药后起泡者。

00099 **一两金**（《惠直堂方》卷一）

【组成】首乌五钱 当归 牛膝各一钱 陈皮 青皮各一钱五分

【用法】水、酒各一钟煎,露一夜。发日五更用重汤炖热服。

【主治】疟疾。

00100 **一把抓**（《全国中药成药处方集》(禹县方)）

【组成】党参一斤四两 黄芩一斤十四两 广木香一斤 大黄三斤二两 山楂一斤十四两 干姜五斤 槟榔一斤十四两 陈皮五斤 香附三斤 丁香一斤 巴豆霜三斤

【用法】上为细末,水为丸,红曲为衣。每服四分,温开水送下。五岁至八岁服一分五厘,九岁至十二岁服三分。

【主治】过食生冷,饮食积滞,胃脘寒疼,风寒痢疾。

【宜忌】孕妇及虚弱者忌用。

【备考】《成方制剂》2册有枳实,无黄芩、红曲。

00101 **一把抓**（《全国中药成药处方集》济南方）

【组成】代赭石半斤 川朴一斤 黄芩 黑白丑各二斤 番泻叶 皮消 山楂 白芍各一斤 巴豆霜四两

【用法】上为细末,水泛为丸,如绿豆大,代赭石为衣。每服三分,空腹开水送下。

【主治】停食停饮,消化不良,大便不通,腹内胀满,胸腹满痛。

【宜忌】孕妇及小儿忌服。

00102 **一连散**（《片玉心书》卷五）

【组成】黄连

【用法】上为末。蜜水调敷。

【主治】小儿满口赤疮。

00103 **一枝春**（《增补内经拾遗》卷三引《经验良方》）

【组成】桂枝 薄荷 白芷 威灵仙各四钱

【用法】水一钟,酒一钟,煎八分,温服。

【主治】伤湿一身尽痛。

【备考】桂枝温能解表,故曰一枝春。

00104 **一枝梅**

《同寿录》卷末。为《外科正宗》卷四"吕祖一枝梅"之异名。见该条。

00105 **一枝箭**（《鲁府禁方》卷四）

【组成】白及 天花粉 知母(去毛) 牙皂 乳香 半夏 金银花 川山甲(醋炙) 贝母(去心)各一钱五分

【用法】上锉散。每一剂,酒二钟,煎一钟,温服。汗出即愈。

【主治】诸般肿毒,恶痛不可忍者。

00106 **一苓散**（《全同中药成药处方集》吉林方）

【组成】滑石五分 粉草一钱四分 褌榧砂七分 茅

术二钱一分　紫朴二钱一分　酒芍二钱五分　广皮二钱一分　泽泻二钱一分　猪苓三钱五分　贡术三钱五分　茯苓三钱五分　贡桂四分。

【用法】上为极细末，用绢罗筛二三次。大人病轻服一钱，重者每服二钱；幼童三岁以上者服七分，周岁以上者服三四分，未满周岁者服二分，引用白糖水送下，或白水皆可调服。

【功用】止泻利尿，调和肠胃。

【主治】脾虚胃弱，食欲不振，消化不良，身热口渴。

00107　一奇散（《陈素庵妇科补解》卷五）

【组成】生地　川芎　当归　蒲黄（炒）　陈皮　甘草　白芷　益母草　防风　半夏　细辛　南星　香附（姜汁炒，再酒醋炒）

【功用】扶阴抑阳。

【主治】产后头痛，由阳实阴虚所致，及风痰头痛。

【加减】若血虚头痛，宜加白芍、丹参、蔓荆，倍归、地，去南星。

【方论选录】防风、白芷、细辛祛风药也，巅顶之上，惟风药可到；半夏、南星消痰药也，火逆挟痰上涌，痰祛则痛止；香附、陈皮行气药也，气通则不塞；生地、归、芎、益母、蒲黄养血药也，血生则阳不亢。

00108　一奇散

《妇人良方》卷二十二。方出《千金》卷四，名见《局方》卷九"芎䓖汤"之异名。见该条。

00109　一奇散（《医钞类编》卷十七）

【组成】当归　川芎等分（俱酒洗，炒）　生姜五片

【用法】焙干，同煎服。

【主治】产后血虚头痛。

00110　一抹光（《外科方外奇方》卷三）

【组成】上白猪板油一斤（去膜）　麻黄四两（去根节）　木鳖肉四个　全斑蝥四只　明矾三钱　大风子肉四十个

【用法】先入水半杯于罐中，将猪油放瓦罐内，文武火熔化。再以夏布作袋，将麻黄装其中，以线扎口，放油内。先要芦根数条放罐底，煎半枝香为度，取出。再将斑蝥、木鳖装入原袋中，扎口，仍煎半枝香，取出沥干。将大风子敲碎，同明矾入油内略煎，掇放地上一夜，取出搽擦。

【主治】诸疮。

00111　一抹金（《活幼心书》卷下）

【组成】藜芦（净洗，焙）　蛇床子（去埃土）　红丹（火飞过）各五钱　硫黄　赤石脂　明白矾（火飞过）　五倍子（去内虫屑）　黄柏（去粗皮）各二钱　轻粉五十贴

【用法】前八味，或晒或焙，为末，仍同轻粉在乳钵再杵匀，用生肥猪膏碎切，用瓦钵和药末烂杵。涂抹患处，或清油调搽亦可。

【主治】遍身生疮，溃烂如糜梨，燥痛，脓汁不干。

00112　一抹散（《圣济总录》卷一三七）

【组成】天南星　草乌头各一枚（生用）

【用法】上为细散。用羊蹄根捣绞自然汁调涂。不过三两上，愈。

【主治】干癣。

00113　一抹散（《疮疡经验全书》卷三）

【异名】三灰散（《外科大成》卷二）。

【组成】黄连末　鹿角灰各一钱　红绒灰七分　鸡内金灰一钱　孩儿茶七分　珍珠末五分　冰片五分　轻粉五分　麝香三分

【用法】上为细末。干掺患处。

【主治】阴蚀疮。

00114　一抹膏（《本草纲目》卷三十九引《陈氏经验方》）

【组成】蚕沙

【用法】用真麻油浸二三宿，研细。以篦子涂患处。

【功用】去风收湿。

【主治】烂弦风眼。

【临床报道】烂弦风眼：《本草纲目》：时珍家一婢，病此（烂弦风眼）十余年，试用之（一抹膏），二三次顿瘳。其功亦在去风收湿也。

00115　一抹膏（《经验方汇抄》）

【组成】原蚕沙（瓦上炙干，为末）　雄黄少许

【用法】上为极细末。麻油调敷。

【主治】烂弦风眼。

00116　一拈膏（《普济方》卷四十九引《危氏方》）

【组成】酸石榴　水银

【用法】用酸石榴结成时，就枝上将石榴开一小孔，倾水银于中，却将原皮封之，以麻皮缠定，用牛粪泥封了，候经霜摘下倾出，以猪胆皮裹。指蘸拈白发即黑。

【功用】乌髭须。

00117　一轮雪（《魏氏家藏方》卷九）

【组成】朴消一两

【用法】用热汤泡开，用皮纸滤过，在建盏内火上煅，水干括出朴消，入脑子少许，瓷器藏之。每用一绿豆许点之。

【主治】暴赤眼，肿胀疼痛不可忍者。

00118　一炁丹（《景岳全书》卷五十一）

【组成】人参　制附子各等分

【用法】炼蜜为丸，如绿豆大。每用滚白汤送下三五分或一钱。

【主治】脾肾虚寒，不时易泻，腹痛，阳痿，怯寒。

【备考】此即参附汤之变方也。

00119　一炁丹（《疡医雅言丹药集方》）

【组成】汞一两　朱砂三钱　消石二两　硼砂三钱　白矾三两　信三分　戎盐二两

【用法】大痈用丹一分，小痈用丹半分，置于贴之中心，以纸刺孔，覆丹着肿上，勿令着肉，以免作痛起泡。

【功用】消结溃坚。

【主治】痈。

00120　一炁丹（《医学集成》卷二）

【组成】人参　附子　冰片　麝香

【用法】上为末。糊为丸服。

【主治】关格脉细挟冷者

00121　一味散（《产宝诸方》）

【组成】乌梅不以多少（捶碎，以竹杖穿于火上炙）

【用法】上为末。米饮调服二钱。

【主治】产后泻不止。

00122　一呷散（《魏氏家藏方》卷一）

【组成】天南星（大者）半两　白僵蚕半两　全蝎七个

(去毒)

【用法】上生为细末。每服抄一钱,用生姜自然汁半灯盏许调药灌之。

【功用】消豁痰涎。

【主治】卒中,昏不知人,痰气上壅,咽喉作声;喉痹缠喉,一切风痰壅塞,命在须臾者。

00123 **一物汤**(《普济方》卷二〇六引《至道方》)

【组成】人参二两(拍破)

【用法】水一大升,煎取四合,乘热顿服,兼以人参汁煮粥食之。

【主治】卒呕逆,粥饮入口即吐,困弱无力。

【临床报道】反胃:徐郎中患反胃,诸方不愈,只服参而愈。

00124 **一金散**(《朱氏集验方》卷七)

【组成】大蒜

【用法】上为末。左鼻贴左脚心,右鼻贴右脚心,两鼻贴两脚心。

【主治】鼻衄,出血过多,昏冒欲死。

00125 **一服饮**(《医说》卷三引《类编》)

【异名】香附散(《百一》卷八)、立应散(《元戎》)、二妙香良散(《医学入门》卷七)、姜附散(《不知医必要》卷二)、一服散(《寿世新编杂方》)。

【组成】高良姜　香附子各等分

【用法】上为细末。每服二钱匕,空心温陈米饮送下。

【主治】❶《医说》:心脾疼痛,数年不愈者。❷《百一》:心腹㽲痛。

【临床报道】心脾疼痛:福唐梁绲,心脾疼痛,数年之间,不能得愈,服药无效。后得良药一服饮,服而果验。

【备考】❶《百一》:入盐米饮调服。二味须各炒,同炒即不效。❷《不知医必要》:因寒痛者,姜加倍;因气痛者,附加倍。

00126 **一服散**(《朱氏集验方》卷五)

【组成】阿胶二片　生姜十片　大乌梅二个　甘草一钱　紫苏十叶　杏仁七个(去皮尖)　大半夏三个(泡)　罂粟壳三个(炙)

【用法】用水一碗,煎至六分,临卧去滓服。

【主治】❶《朱氏集验方》:暴嗽。❷《杂病源流犀烛》:天行咳嗽,痰盛寒热,或鼻塞声重。

00127 **一服散**

《寿世新编·杂方》。为《医说》卷三引《类编》"一服饮"之异名。见该条。

00128 **一剂散**(《梅氏验方新编》卷七)

【组成】蜜炙麻黄一两　威灵仙八钱　大黄七钱　羌活　白芷　皂刺　银花　防风　蝉蜕　炙山甲各五钱

【用法】上为末,听用。先煮烂羊肉一斤,取清汤二碗,兑酒一碗,入前药末,煎至剩汤一碗,空心,淡食蒸热羊肉令饱,随饮前汤。盖被卧取大汗,切忌露风。

【主治】杨梅初起,脉证实者。

00129 **一贯煎**(《续名医类案》卷十八)

【组成】北沙参　麦冬　地黄　当归　杞子　川楝

【功用】滋阴舒肝。

❶《广东中医》(1960;3:13):养肝血,滋肝阴,泄肝气。❷《中医杂志》(1963;10:18):滋阴充液,疏肝调气。❸《山东中医学院学报》(1979;3:12):补肝肾之阴,佐以疏肝。

【主治】肝肾阴虚气郁,胸胁脘腹胀痛,吞酸吐苦,咽干口燥,及疝气瘕聚,舌红少苔,脉弦细而数。现用于慢性肝炎。

❶《续名医类案》:胁痛,吞酸,吐酸,疝瘕,一切肝病。❷《中风斠诠》:肝肾阴虚,气滞不运,胁肋攻痛,胸腹䐜胀,脉反细弱;或虚弦,舌无津液,喉嗌干燥者;肝肾阴虚而腿膝酸痛,足软无力,或环跳、髀枢、足跟掣痛者。亦治痢后风及鹤膝、附骨、环跳诸证。❸《山东中医学院学报》(1979;3:12):慢性肝炎。

【宜忌】兼有停痰积饮,舌苔浊垢,无阴虚征象者忌用。

❶《中风斠诠》:此方下舌先津液四字最宜注意,如其舌苔浊垢,即非所宜。❷《新医学》(1976;4:190):凡属气、血、火、食、痰、湿诸郁,不兼阴虚者忌用。❸《医方发挥》:本方滋腻之药较多,对于兼有停痰积饮者,不宜使用。

【加减】口苦而燥者,加酒连。

【方论选录】❶《中风斠诠》:胁肋胀痛,脘腹搘撑,多是肝气不疏,刚木恣肆为病。治标之法,每用香燥破气,轻病得之,往往有效。然燥必伤阴,液愈虚而气愈滞,势必渐发渐剧,而香药、气药不足恃矣。若脉虚舌燥,津液已伤者,则行气之药尤为鸩毒。柳州此方,虽是从固本丸、集灵膏二方脱化而来,独加一味川楝,以调肝气之横逆,顺其条达之性,是为涵养肝阴第一良药。凡血液不充,络脉窒滞,肝胆不驯,而变生诸病者,皆可用之。❷《中医杂志》(1963;10:18):一贯煎方剂组织缜密,配伍精当,它的唯一特点是以脏腑制化关系来作为遣药立法的依据。本方主治是肝病,肾为肝之母,滋水即能生木,以柔其刚悍之性,故以地黄、杞子滋水益肾为君。肺主一身之气,肺气清肃,则治节有权,诸脏皆滋其灌溉,而且养金即能制木,以平其横逆之威;胃为阳土,本受木克,但土旺则不受其侮,故以沙参、麦冬清肺益胃,二者为臣。当归入肝,补血活血,而辛香善于走散,乃血中气药,故用以为佐。更加一味川楝,泄肝通络,条达气机,故用以为使。合为滋水涵木,疏土养金的良方。❸《方剂学》:方中重用生地为君,滋阴养血以补肝肾。以沙参、麦冬、当归、枸杞子为臣,配合君药滋阴养血生津以柔肝。更用少量川楝子疏泄肝气为佐使。共奏滋阴柔肝以代疏肝之功。其中川楝子性味苦寒,虽有苦燥伤阴之说,但若配在滋阴养血的方药中,却无伤阴之害,而这正是本方有别于以理气疏肝为主的诸方的不同之点。本方与逍遥散同治肝郁胁痛,但两方证候各不相同。逍遥散以情志不遂而肝气滞郁,引起胁痛;且以肝逆而乘脾,兼现神倦食少,故以疏肝解郁,健脾养血为治。一贯煎则以肝阴不足,气郁生热,而致胁痛;且以郁热不散而犯胃,兼现吞酸吐苦,故以滋养肝肾,疏泄肝气立法。

【临床报道】❶ 疝气:《续名医类案》鲍二官,六七岁时,忽腹痛发热,夜则痛热尤甚,或谓风寒,发散之不效;又谓生冷,消导之不效。诊之面洁白,微有青气。按其虚里,则筑筑然跳动;问其痛,云在少腹;验其囊,则两睾丸无有。曰:此疝痛也。与生地、甘杞、沙参、麦冬、川楝、米仁,二剂痊愈。❷ 慢性肝炎:《山东中医学院学报》[1979;(3):12]礼某,女,40 岁。患慢性肝炎数年,肝功能反复不正常，症状表现时轻时重，每遇劳累后加剧，经年服中药、西药，始终不愈。就诊时肝区隐痛，腹胀，食欲不振，失眠多梦，全身乏力，下午下肢轻度泛肿，自觉发热，有时午后低烧，月经量少。舌红苔少，脉沉细少数。肝肋下可及，有触痛，质中等。蛋白电泳γ25%。辨证为肝肾阴虚有热。予一贯煎对丹参30克，活血、行血、凉血，祛瘀生新，以通为补。患者服二十七剂后症状完全消失。复查肝功、电泳均正常。恢复工作，随访一年未见复发。❸ 无结石慢性胆囊炎：《山西中医学院学报》[2009；10(2)：43]治疗无结石慢性胆囊炎40例，并设对照组40例。对照组用足量广谱抗生素加甲硝唑治疗，治疗组用一贯煎治疗。结果：治疗后对照组总有效率为87.5%，治疗组总有效率为95%，两组差异有统计学意义。❹ 小细胞肺癌患者化疗所致毒副反应：《中国中西医结合杂志》[2007，(27)5：396]将92例非小细胞肺癌患者随机分为NP方案化疗组（简称对照组），NP方案化疗加一贯煎组（简称治疗组）各46例。以肝肾功能、T细胞亚群、NK细胞、KPS评分、欧洲癌症研究与治疗协会（EORTC）QLQ-C30生活质量调查问卷、EORTCLC13肺癌特异量表为指标进行疗效观察。结果：治疗42天后治疗组肝肾功能、T细胞亚群、NK细胞、KPS记分、QLQ-C30生活质量评分、LC13肺癌特异量表评分均优于对照组（P<0.05）。

【现代研究】❶ 对大鼠肝硬化形成阶段肝组织基因表达谱的影响：《世界科学技术—中医药现代化》[2007；9(3)：43]实验结果：(1)模型大鼠8周时呈慢性肝损伤肝纤维化的病理改变，12周时已形成典型的肝硬化；与正常大鼠比较，12周时模型大鼠精氨酸加压素1A受体（AVPR1A）、CYP3A13、β球蛋白（Beta-glo）等基因表达显著下调；淋巴毒素A（LTA）、MMP-23、RNA结合基序蛋白3（RBM3）、血小板反应蛋白2（TSP2）、AP1 γ亚单位结合蛋白1（AP1G BP1）、生长素释放受体（GHRHR）、阿米洛利结合蛋白1（ABP1）等基因表达显著上调。(2)与12周模型对照组比较，一贯煎组AVPR1A、CYP3A13、Beta-glo等基因表达显著上调；LTA、MMP-23、RBM3、TSP2、AP1GBP1、GHRHR、ABP1等基因表达显著下调。结论：一贯煎抑制四氯化碳诱导大鼠肝硬化形成的作用机制与提高肝脏生物转化功能、抑制肝脏炎症反应、抑制肝细胞凋亡和肝星状细胞活化、抑制肝窦内皮损伤、改善肝脏糖代谢及水钠潴留等多种途径有关。❷ 抗急性实验性胃溃疡和促进溃疡愈合作用：《广东医学》[1998；19(5)：328]实验结果表明：分别以6.0、12.0和24.0克/千克的一贯煎煎剂预先胃饲大鼠，均能显著减轻无水乙醇或0.2N氢氧化钠（NaOH）所致的急性胃黏膜损伤（P<0.01或0.001），且有一定的量效关系；其中对无水乙醇性胃黏膜损伤的抑制率分别为6.8%、37.5%和93.9%；对0.2N NaOH性胃黏膜损伤的抑制率分别为54.8%、68.6%和99.0%。每天胃饲一贯煎煎剂24.0克/千克或施维舒3.0毫克/千克，连续3天，还能加快已经形成的无水乙醇性胃黏膜损伤的修复过程（P<0.05或0.001）。❸ 对多发性硬化的治疗作用：《中药药理与临床》[2005；21(6)：10]以实验性变态反应性脑脊髓炎（EAE）作为多发性硬化大鼠模型，观察了一贯煎对症状、炎性斑块和血清白介素-10（IL-10）、γ干扰素（IFN-γ）、肿瘤坏死

因子-α（TNF-α）的影响。结果：一贯煎组实验性变态反应性脑脊髓炎（EAE）发病时间延缓，症状改善，炎性斑块总数减轻，血清IFN-γ、TNF-α浓度均明显下降。结论：一贯煎对EAE有明显治疗作用。❹ 抗衰老作用：《贵阳医学院学报》[1996；21(12)：297]采用邻苯三酚自氧化法观察了一贯煎及其多糖对小鼠红细胞和组织中超氧化物歧化酶（SOD）活性的影响。结果表明：一贯煎及其多糖均能明显提高小鼠红细胞和组织中SOD的活性，与对照组相比有极显著性差异（P<0.001）。

00130 一春丸（《痘疹仁端录》卷十四）

【组成】胆星 白附各六钱 角沉香 明天麻 僵蚕 天花粉各五钱半 全蝎 甘草各一钱 光乌三钱 礞石（煅） 朱砂 狗胆各二钱 牛黄五分 射干三分

【用法】上为末，米饮为丸，如龙眼大，辰砂为衣。每服一丸，临服时先用酒浆磨象牙四分，匀服。

【主治】痘疮顶陷不灌。

00131 一枳汤（《叶氏女科》卷二）

【组成】枳实（麸炒）三钱

【用法】水煎，不拘时候温服。

【功用】理脾胃，通大肠。

【主治】妊娠脾燥，大肠经涩，大便虚急。

00132 一厘丹（《救伤秘旨》）

【组成】无名异二分 自然铜（煅）八分 狗脊二钱 麝香五分

【用法】上为细末。每服一分，酒冲服。

【功用】接骨。

【主治】骨折。

00133 一厘丹（《全国中药成药处方集》杭州方）

【组成】麝香一两 明腰黄 飞辰砂 白僵蚕 全蝎尾各三两 巴豆霜二两 杜胆星三两

【用法】上药各为极细末，用神曲糊为丸，如麦子大。每服一至二分，重症加倍，开水送下。

【主治】小儿疳积虫痛，腹大如鼓，面黄肌瘦，各种积滞，急惊痰多，咳喘抽搐。

00134 一厘金（《寿世保元》卷九）

【组成】木鳖一个（新瓦上焙干） 巴豆一个（去壳） 半夏一个（生用） 乳香五分 没药五分 自然铜（火煅七次，水淬七次）用些须

【用法】上为细末。每服一厘，好酒送下。不可多用。

【主治】跌伤骨折。

00135 一厘金（《北京市中药成方选集》）

【组成】琥珀五钱 人参（去芦）五钱 黄连五钱 天竺黄五钱 大黄二两 白丑（炒）二两 赤金十张

【用法】上为细末，过罗。每包重六厘，每服一包，周岁以下减半，温开水送下。

【功用】清热化痰，镇惊导滞。

【主治】小儿内热，痰壅气促，咳嗽喘急，停食停水，胸满腹胀，不思饮食。

【宜忌】忌生冷、油腻。

00136 一点消（《灵药秘方》卷下）

【组成】盐 矾 消 皂矾 汞各四两 砒四钱

【用法】上共研不见星，入罐，微火结胎，用木棍筑实，

冷定覆于碗上。碗底放水盆一个，砖一块，放碗、罐于砖上，加水至碗底八分，另以大砖隔住，砌百眼炉，上火，下火看火到底即退火，冷定取药收固。治毒时，以米醋少许，灯草蘸点患处。毒小可点二三点，起出一二个白泡即消。毒大者，多点几点，或多点几次，亦无不消。如遇顽阴之毒，服奇命丹一服，点之亦无不收功。

【主治】一切大小疮毒初起。

00137　一点雪（《传信适用方》卷二引陶赞仲方）

【组成】焰消三两（研细如粉）　白矾（熔飞过称）一两

【用法】上二味，拌匀。以一钱掺口中。口噤不开者，用半钱入于小竹筒内，吹在鼻中；如口内血出，即用新水漱之。

【主治】喉闭、喉肿。

【宜忌】忌热面。

00138　一品丸（《传信适用方》卷一）

【组成】大香附子（去皮毛，用水煮一时久，细切，焙干）

【用法】上为细末，炼蜜为丸，如弹子大。每服一丸，水一盏，煎至八分，通口服；妇人用醋汤煎服。

【主治】风热上攻，头目昏眩，及偏正头疼。

00139　一香散（《红炉点雪》卷一）

【组成】小茴香一两（炒）　枳壳五钱（面炒）

【用法】上为末。每服二钱，以盐酒调下。

【主治】右胁痛。

00140　一胜膏（《仙传外科集验方》）

【组成】白芷　紫荆皮

【用法】上为末。酒调外敷。

【功用】消痈。

【主治】初生痈肿。

00141　一胜膏（《外科启玄》卷十一）

【组成】紫荆皮

【用法】上为末。调酒箍住。

【主治】发背痈疽，初生未成者。

00142　一炮散（《疡科遗编》卷下）

【组成】真犀黄七分　雄精一钱　冰片七分　皮消一钱五分（炒，研）

【用法】先将消炒燥，同雄精研细，方入犀黄、冰片，共研极匀，瓷瓶密贮，勿使出气。临用吹入喉间。

【主治】单乳蛾并及喉风、喉痹，饮食不下，命在危急。

00143　一神丹（《济阳纲目》卷十二）

【组成】莲肉（去心，炒）一升　江米（炒）一升

【用法】上为细末，加白糖三四两再研匀。或干食，或米汤调下，每日不拘次数，亦不定多少，任意用之。

【功用】实肠胃，进饮食。

【宜忌】忌生冷、鸡、鱼、羊肉、厚味。

00144　一秤金

《医便》卷一。为原书同卷"玉柱杖"之异名。见该条。

00145　一秤金（《寿世保元》卷三）

【异名】金珠化痰丸。

【组成】半夏十斤　白矾五斤　生姜十斤　粉草十斤　金箔十张

【用法】半夏用米泔水浸十日，换水三次，取出，切作两半，晒干；白矾用水一桶，入铁锅内化开，将半夏入矾水内，浸二十日，取出，切作四瓣，晒干；生姜另研取汁，再入半夏，浸二十日，取出晒干，为细末，听用；粉草去皮，为粗末，入锅内，添水煮数沸，取出，以布滤出渣，将净水仍入锅内，熬成膏子，和成剂。每病重者，用药二钱半，轻者二钱，金箔十张，和一大丸，与病人嚼化。

【主治】痰嗽，劳嗽。

【宜忌】忌房事。

00146　一秤金

《东医宝鉴·外形篇》卷四。为《医学入门》卷七"秤金丹"之异名。见该条。

00147　一秤金（《何氏济生论》卷五引白玉蟾师方）

【组成】熟地四两（橘红、砂仁各二钱同煮）　白茯苓三两　当归一两五钱　山药二两　山黄二两　五味子一两五钱　菟丝子一两五钱　枸杞子一两五钱　枣仁一两　麦冬二两　天冬二两　杜仲一两五钱　牛膝一两五钱　柏子仁一两　石斛二两　人参二两

【用法】炼蜜为丸。每服二钱，盐水送下。

【功用】添精益髓，保元种子。

【宜忌】忌蒜、葱、莱菔、鲤鱼、雀、鸽。

00148　一笔勾（《疡医大全》卷八）

【组成】蚰蜒虫三四十条　冰片四分

【用法】同入罐内，即化为水，入麻油半斤，封口收藏，勿令泄气。初起，用笔圈涂毒外，四围频频圈之，即消；已成，敷满留顶透气。

【主治】痈疽。

00149　一笔勾（《医方易简》卷十）

【组成】芙蓉叶（阴阳瓦焙干，为末）　土茯苓（焙，研为末）

【用法】麻油少许，好浙醋调匀。一切无名肿毒，未灌脓者，照其肿处，用笔点药圈之，愈小愈圈，俱照其肿之大小，不用涂在肿上。

【主治】痈疽发背，无名肿毒。

00150　一笔勾（《梅氏验方新编》卷七）

《梅氏验方新编》卷七。为《串雅内编》卷二"一笔消"之异名。见该条。

00151　一笔勾（《青囊秘传》）

【组成】麝香一钱　藤黄一两　五倍子二两　赤豆五钱　南星五钱　白及（半炒半生）二两

【用法】上为末，生白及末为糊，燉熟成锭，阴干。醋磨，笔圈四周，中空其头。

【主治】一切痈肿。

00152　一笔勾（《外科方外奇方》卷一）

【组成】天南星一两　生半夏一两　白及一两　生大黄四两　冰片一钱

【用法】上为末，用雄猪胆汁和成锭子。

【主治】一切无名大毒。

00153　一笔勾（《全国中药成药处方集》济南方）

【组成】毛慈菇三两　蜗牛三两五钱　蟾酥（酒制）三两五钱　白芷一两　甘石　川芎各五钱　官粉二两五钱　生半夏四两　冰片　麝香（另兑）各二分

【用法】除麝香、冰片另兑外，共为细末，化蟾酥为锭，每锭五分或一钱。醋抹敷患处。

【主治】肿毒初起，疥癣顽疮。

【宜忌】忌刺激性等食物。

00154 一笔消（《外科全生集》卷三）

【组成】大黄二两 藤黄一两 明矾 蟾酥各五钱 麝香 乳香 没药各二钱

【用法】用蜗牛捣烂作锭。小疖空出疖顶，取锭醋磨，新笔蘸药圈围，干再圈，圈至疖消方止。

【功用】《全国中药成药处方集》吉林方：消瘀散肿，活血去毒，镇痛止痒。

【主治】❶《外科全生集》：疖毒。❷《全国中药成药处方集》（吉林方）：痈疽发背，各种疔毒恶疮，及一切无名肿毒。

【宜忌】《全国中药成药处方集》武汉方：白疽忌用。

00155 一笔消（《种福堂方》卷四）

【组成】雄黄 胆矾 硼砂 藤黄 铜绿 皮消 草乌各一两 麝香二钱

【用法】上为细末，和蟾酥为条，如笔管大，金箔为衣。用时以醋磨浓，将新笔蘸药涂毒四围。连涂数次即愈。

【主治】一切痈肿。

00156 一笔消（《串雅内编》卷二）

【异名】一笔勾（《梅氏验方新编》卷七）。

【组成】雄黄二两 麝香三钱 藤黄一两 人中白五钱 朱砂二钱 蟾酥一两 白及二钱 生白蔹二钱

【用法】上为末，用广胶三钱烊化，和药末为锭。用时磨药以醋水涂之。

【主治】❶《串雅内编》：痈疽疮疡。❷《梅氏验方新编》：一切无名肿毒初起。

00157 一笔消（《回生集》卷下）

【组成】闹羊花五十斤 川乌 草乌各一两

【用法】闹羊花拣极净，煎膏，将川乌、草乌收之。凡遇疔毒，用笔蘸药涂之。

【主治】疔毒。

00158 一笔消（《外科集腋》卷一）

【组成】胆矾 月石 月黄 铜绿 血竭 草乌 京墨各一两 麝香二钱 蟾酥五钱

【用法】上为末，用醋化蟾酥，和捣如锭。遇症磨敷。

【主治】痈疽肿疡阴阳二症。

00159 一笔消（《良方合璧》卷下）

【组成】天南星 生半夏 白及各一两 生大黄四两 梅片脑一钱

【用法】上为末，雄猪胆汁丸成锭子。

【主治】痈疽。

00160 一笔消（《饲鹤亭集方》）

【组成】大黄二两 雄黄 藤黄各一两 蟾酥五钱 木香一钱 乳香 没药 白矾各三钱

【用法】蜗牛为丸。米醋磨敷患上。

【功用】《中药成方配本》：围毒消肿。

【主治】痈疽发背，五疔毒疮，对口搭手，诸般无名肿毒。

00161 一笔消（《药奁启秘》）

【组成】生川军一两 蟾酥 明矾各三钱 乳没各二钱 藤雄黄各五钱 冰片四分 麝香二分

【用法】上为末，用蜗牛四十九条，打烂成锭，重二分

五厘。水磨涂。

【主治】痈疽，疔毒，恶疮，发背。

00162 一笔消（《顾氏医径》卷六）

【组成】生大黄四两 生南星一两 生半夏一两 白及一两 黄连一两

【用法】上药生晒脆，磨粉，用猪胆汁调和作锭。疔毒，菊花水磨；结核，莱菔汁磨。

【主治】疔毒，结核。

00163 一笔描（《疡医大全》卷八引周鹤仙方）

【组成】蝌蚪数升 冰片三四分

【用法】四月间于田中收取蝌蚪数升，滤干水，装入瓦罐内，加入冰片三四分，紧封罐口，再用泥糊，勿令泄气，埋于不见天日土内六十四天，取出尽成水矣。凡遇无名肿毒之人，以笔蘸水，在患处画一大圈围之，逐渐收小，中间留头，其毒即散。

【主治】一切肿毒。

00164 一笑丸（《瞿仙活人方》）

【组成】汉椒七粒（为末） 巴豆一粒（研成膏）

【用法】饭为丸，如蛀孔大。绵裹，安于蛀孔内。

【主治】风虫牙疼，痛不可忍。

【临床报道】牙痛：乐清宰患风虫牙疼，号呼之声，彻于四邻，诸药不效，用一笑丸立愈。

【备考】本方原名一笑散，与剂型不符，据《金鉴》改。方中汉椒用量原脱，据《金鉴》补。

00165 一笑散（《内经拾遗》卷一）

【组成】干姜（炒黑） 山栀子（姜汁拌炒）

【用法】上用酒二钟，煎八分，不拘时服。

【主治】心疝心痛及寒痛。

【备考】医中至宝。心疝心痛，服之立止，不觉欣然而一笑也。

00166 一笑散（《普济方》卷一四七引《德生堂方》）

【组成】葱白七根 浆水二碗

【用水】煎一碗，去葱，先吃；后用带拴紧腰，再服酸浆水一碗即吐。

【主治】伤寒感冒。

00167 一笑散（《普济方》卷二八○）

【组成】槟榔 藁本 硫黄 苦参 蛇床子 五倍子 白胶香各等分

【用法】上为末。湿者干搽，干者油调搽。如头上疮，便搽上，不用剃。甚者不过三五次，平复如故。

【主治】浑身疥癞瘙痒，生恶疮。

【备考】方中苦参，《奇效》作"枯矾"。

00168 一笑散（《普济方》卷三二九）

【组成】新绵一握

【用法】烧灰，研为细末。用酒调服。立止。

【主治】妇人血崩。

00169 一笑散（《种福堂方》卷三）

【组成】火消一钱 冰片一分 明雄黄一分 玄明粉五分

【用法】上为细末。擦患处。

【主治】牙痛。

00170 一笑散（《青囊秘传》）

【组成】玄明粉

【用法】上为末。搽痛处。

【主治】火牙疼。

00171 一笑散（《经验奇方》卷上）

【组成】雄黄精四钱　生石膏　朱砂　马牙消各二钱　大梅冰五分

【用法】上药各为细末，和匀再研，储瓷瓶。搐鼻擦牙，各少许。数次即愈。

【主治】风火牙痛。

00172 一笑膏（《扶寿精方》）

【组成】陈艾（捶净）一两　川椒（连子用）　细辛　蜂房各五钱　雄黄（另研）　蝎梢各三钱　防风五钱　槐柳青条一两

【用法】上锉细，高烧酒二碗，煎一碗，生绢绞去滓，入雄黄末，熬酒成膏，瓷器贮。每用匙挑一豆许，咬患处，勿吾，徐吐去。数次见效。

【主治】风牙虫牙。

00173 一座香

《鲁府禁方》卷四。为原书同卷"香身丸"之异名。见该条。

00174 一凉散（《外科活人定本》卷二）

【组成】熊胆　儿茶　乳香　冰片　牛黄　雄黄

【用法】上为细末。用井花水煎黄连、黄柏，取汁调药末，搽患处。

【主治】赤面疯初起，正面之上红肿而浮起者。

00175 一浴散（《瑞竹堂方》卷五）

【组成】硫黄　雄黄　汉椒　玄精石　枯白矾各等分　轻粉少许

【用法】清油调搽。早起空心，饱食干物，勿饮汤，煎大防风通圣散一剂，加白沙蜜二两，送神芎丸五七十丸，入浴室内洗，令汗出，便沐浴。将疥抓破，用前药搽之，再入堂内洗。如此搽洗三次，然后出浴，不再搽药。

【主治】疥疮热毒。

00176 一黄散

《仙传外科集验方》。为原书"洪宝丹"之异名。见该条。

00177 一黄散（《古今医鉴》卷十六引刘嵩洛方）

【组成】大黄末

【用法】蜜水调搽。

【主治】汤火伤。

00178 一黄散（《准绳·疡医》卷六）

【组成】大黄

【用法】上为末。姜汁调，温敷。

【主治】打扑伤痕紫黑，有瘀血流注，有热者。

00179 一黄散（《外科大成》卷三）

【组成】黄连一两

【用法】上为末，水调，摊碗内；艾内加川山甲一分，烧熏，以纯黑为度；加轻粉五钱、冰片二分。槐枝煎油调敷，或猪胆汁调敷。

【主治】黄水疮，头炼，眉炼，耳蚀，羊胡子，燕窠，脓窠等疮。

00180 一捻金（《传信适用方》卷二）

【异名】一捻金散（《普济方》卷六十）。

【组成】铜绿　黄柏　香白芷各等分

【用法】上为极细末，入麝香少许。每一字以笔管吹入喉中。

【主治】咽喉肿痛。

00181 一捻金（《普济方》卷七十六）

【组成】乳香　没药　黄连　雄黄　盆消各等分

【用法】上为细末。鼻内搐之。

【主治】眼睛痛。

00182 一捻金

《普济方》卷一五七。为《得效》卷五"贝母散"之异名。见该条。

00183 一捻金（《医统》卷四十四引《医学集成》）

【组成】知母　贝母各一两

【用法】上为末。巴豆三十粒（去油存性），另研，次入药和匀。每服一字，加生姜三片，二面蘸药细嚼，便睡即愈。

【主治】远年近日诸般咳嗽。

00184 一捻金（《医学入门》卷八）

【组成】蟾酥　朱砂　雄黄　胆矾　血竭　乳香　没药各三钱　蜈蚣　麝香各五分　细辛　全蝎　蝉蜕　穿山甲　僵蚕　牙皂各六钱　白矾（用信石少许同枯，去信不用）　片脑各五分

【用法】上为末。每服二三分，温酒调下。如服赛命丹后，毒未尽起者，再用此末催之。

【主治】痈疽，发背，疔疮，乳痈，鱼口便毒，一切无名肺毒及小儿脐风。

【备考】惟疔疮服此药后，身凉者即死。

00185 一捻金（《古今医鉴》卷十三）

【异名】牛黄散（《人己良方》）、人参一捻金、一捻金散、（《全国中药成药处方集》吉林方）。

【组成】大黄　槟榔　二牵牛　人参各等分

【用法】上为细末。每服一字，蜜水调下。

【主治】小儿风痰、积滞，气喘咳嗽，肚腹膨胀，不思饮食，大便秘结。

❶《古今医鉴》：小儿风痰吐沫，气喘咳嗽，肚腹膨胀，不思饮食；肺胀喘满，胸高气急，两胁搧动，陷下作坑，两鼻窍张，闷乱嗽渴，声嘎不鸣，痰涎潮塞，俗云马脾风。❷《金鉴》：初生儿腹中脐粪未下，腹满气短，呕吐不乳；滞热丹毒，见唇焦便秘者。❸《全国中药成药处方集》哈尔滨方：乳食积聚，呗乳呕逆，不思饮食，晡热自汗，睡卧惊醒，大便秘结，小溲不利。

【宜忌】《全国中药成药处方集》哈尔滨方：忌食生冷、油腻。

【备考】《中国药典》2010版有"朱砂"。本方加"朱砂"改为胶囊剂，名"一捻金胶囊"（见《新药转正》44册）。

00186 一捻金

《寿世保元》卷十。为《古今医鉴》卷十六"一捻金丹"之异名。见该条。

00187 一捻金（《简明医彀》卷四）

【组成】金樱叶　嫩苎头各二两　桑叶一两

【用法】捣敷；或研末备用。

【主治】一切刀斧所伤。

00188 一捻金（《惠直堂方》卷四）

【组成】人参　槟榔各三分　黑丑　白丑各二分　木香一分　生大黄一分

【用法】上为末。蜜水调，每饮一匙，桑白皮汤下。

【主治】马脾风。肺胀喘满，胸高气急，两胁扇动，陷下作坑，鼻窍张扇，咳嗽声哑，痰涎潮塞，身生油斑，状如瘄子。

00189 一捻金（《纲目拾遗》卷十引《集听方》）

【组成】乳香一钱　雄黄三钱　血竭一钱半（此三味，不必制）　没药一钱　明矾一钱　朱砂三钱　红信六钱　麝香六分　蟾酥一钱　蛤蜊肉二钱　蜈蚣三钱　甲片（炒）三钱　僵蚕一钱　川乌一钱　牙皂四钱

【用法】上为末，以瓷罐贮之。大人一分五厘，小人七厘，强者二分亦可，将葱白三寸捣烂，和药为丸，好酒送下。取汗，再服不必汗。

【主治】一切痈疽肿毒初起；兼治疔疮、喉风、蛇伤犬咬及小儿痘毒。

00190 一捻金（《理瀹》）

【组成】白丑　黑丑（各半生半炒，取头末）各五钱　大黄一两　槟榔二钱半　木香一钱半

【用法】上为末，入轻粉一字，和匀。蜜水调饼，贴脐内，微利为度。

【主治】小儿肺胀，胸满，喘粗，气急，两胁扇动，两鼻窍张，痰涎壅塞，闷乱喘渴，死在朝夕。

00191 一捻金（《全国中药成药处方集》济南方）

【异名】小儿一捻金。

【组成】生大黄　槟榔　黑丑　白丑各一两　朱砂五钱　台参五钱　赤金十张

【用法】上为细末，合匀装瓶，净装一分，蜡封。一岁以下每服五厘，一岁以上每服一分，空腹时用蜜水或白水调服。

【主治】停乳呕吐，痰涎壅盛。

【宜忌】忌辛辣、油腻，腥膻等物。小儿脾虚胃弱及患慢脾风症忌服。

00192 一捻散（《圣济总录》卷一八〇）

【组成】青黛　黄柏（去粗皮）　诃黎勒（炮，去核）　密陀僧各等分。

【用法】上为散。取一捻掺舌上；如喉咽内有疮，掺喉中，微微咽津。

【主治】小儿口疮。

00193 一捻散（《普济方》卷二七三）

【组成】全蝎　蝉蜕　人粪下土各等分。

【用法】上为末，蜜调为饼子，拇指面大，当三钱。若遇患，每一饼，入香油一盏中。大顿滚三四沸停，温服；油滓敷疮上，用圈子扎定对周，疔自拱出。

【主治】疔子。

00194 一捻散（《普济方》卷三九五）

【组成】陈皮　青皮　丁香各一钱　诃子肉　甘草（炙）各一分

【用法】上为末。米饮调下。

【主治】小儿滑泄，腹胀作泻，吐逆，不思食。

00195 一捻散（《奇效良方》卷六十四）

【组成】青黛　黄柏　诃子（炮）　密陀僧各等分　枯

白矾少许　蒲黄少许

【用法】上每用少许，贴口疮处。

【主治】小儿口疮。

00196 一匙金（《杂病源流犀烛》卷二）

【组成】白花蛇（去骨刺）三分（炒褐色）　人指甲一分半（炒黄色）

【用法】上为末。再用透骨草、麻黄各三钱，入水、酒各半杯，煎三沸，去滓，调上二味末服之。盖卧，微汗即愈。如儿小，分三服。

【主治】疹后风，并痘脱茄风。

00197 一得散（方出《千金》卷八，名见《得效》卷十三）

【组成】白术四两

【用法】以酒三升，煮取一升，顿服之。

【主治】❶《千金》：中风口噤不知人。❷《得效》：产后中风。

00198 一清饮（《直指》卷十六）

【异名】一清饮子（《医学入门》卷八）。

【组成】柴胡三两　赤茯苓二两　桑白皮（制）　川芎各一两　甘草（炙）半两

【用法】上锉。每服三钱，加生姜、大枣，水煎服。

【主治】❶《直指》：疸证发热，诸热。❷《医钞类编》：肝血肺气交热之证。

00199 一清饮（《伤寒大白》卷三）

【组成】柴胡　赤茯苓　桑白皮　黄芩　川芎　甘草

【主治】发黄。

00200 一粒丹（《幼科发挥》卷三）

【异名】白玉丹。

【组成】寒水石（煅）二两　白矾（枯）一两

【用法】上为末，水糊为丸，如小豆大。每服一丸，米汤送下。

【主治】小儿泄泻。

00201 一粒丹（《医部全录》卷四三六引《幼科全书》）

【组成】枯矾一两　人参

【用法】上为末，水为丸，如梧桐子大。车前草、灯心汤下。

【主治】小儿吐泻。

【备考】方中人参用量原缺。

00202 一粒丹（《疡科选粹》卷二）

【组成】牛蒡子

【用法】生吞。

【主治】痈疽无头。

00203 一粒丹（《惠直堂方》卷一）

【组成】巴豆十粒　半夏十粒　丁香一钱　雄黄（醋煮，研）一钱　朱砂五分（为衣）　麝香五厘（为末）

【用法】酒糊为丸，如红豆大，朱砂为衣。以茶汁润脐纳药，上盖膏药良久。有积即行，无积则止。

【主治】痢疾，水泻，脾泄尤效。

00204 一粒丹

《内外科百病验方大全》。为《绛囊撮要》"一粒珠"之异名。见该条。

00205 一粒金（《丹溪心法》卷四）

【组成】荜茇不以多少（研细，用猯猪胆汁拌匀，再入胆

内,悬阴干) 藁本 玄胡索 白芷 川芎各一两 青黛二两

【用法】上为末,入制荜茇末一两半,用无根水为丸。每用一丸,长流水化开搐鼻,以铜钱二三文,口咬定定涎。

【主治】❶《丹溪心法》偏头风。❷《医部全录》:耳鸣、耳聋、或耳中生疮。

00206 一粒金

《回春》卷五。为《宣明论》卷十三"一粒金丹"之异名。见该条。

00207 一粒珠(《绛囊撮要》)

【异名】一粒丹(《内外科百病验方大全》)、一粒珠丸(《中国医学大辞典》)。

【组成】全穿山甲(一足用好醋制,一足用松萝茶制,一足用麻油制,一足用苏合油制,俱连一边身子,如鳞甲有不全处,须再取一具,视取原缺处者补全,同炙淡黄色为度,焦黑不可用)一具 犀牛黄三钱 真珠三钱 大劈砂四钱 明雄黄四钱 原麝香四钱 梅花冰片四钱

【用法】上为极细末,加入蟾酥一钱二分,人乳化,饭锅上蒸,再量入苏合油,打和为丸,每丸干重三分。服时用人乳化开,真陈酒煮,冲服一丸,量佳不妨多饮,盖暖患处,重症倍服。小儿惊风,用陈胆星一分,钩藤三分,橘红三分,煎汤化服一丸,闷痘初起,用白芦根汤化服一丸。

【功用】《中药成方配本》:消肿解毒。

【主治】❶《绛囊撮要》:一切无名肿毒,对口搭手,痈疽发背。小儿惊风,闷痘初起。❷《饲鹤亭集方》:流注流痰,附骨阴疽。❸《全国中药成药处方集》(天津方):乳痈,乳癌。

【宜忌】❶《绛囊撮要》:怯弱、吐血、疗症、孕妇忌服。❷《饲鹤亭集方》:此丹药味贵重,峻利非凡,凡外科小症,幸勿轻用。

00208 一粒珠(《理瀹》)

【组成】雄黄 五倍子各一两 枯矾五钱 葱头五个 肉桂一钱 麝香一分

【用法】捣成饼,贴脐,用热物熨。

【主治】霍乱呕吐泄泻。

00209 一粒珠(《青囊秘传》)

【组成】全川山甲(炙)一只 原寸香五分

【用法】上为末,面糊为丸服。

【主治】一切痈肿流注,及小儿惊风。

00210 一粒珠(《成方制剂》2册)

【组成】冰片 蟾蜍 穿山甲 没药 牛黄 乳香 麝香 雄黄 珍珠 朱砂

【用法】上为水丸,每50粒重3克。口服,一次1.5克,一日一次。

【功用】活血,消肿,解毒。

【主治】痈疽疮疖,乳痈乳岩,红肿疼痛。

【宜忌】孕妇忌服。本品含剧毒药,不可多服。

00211 一粒笑(《饲鹤亭集方》)

【异名】牙痛一粒笑(《全国中药成药处方集》杭州方)。

【组成】麝香五分 蟾酥一钱 乳香 没药各三钱

【用法】上为末,蟾酥为丸,如白芥子大。用置患处,待化。如虚火牙痛,兼服知柏八味丸,老人兼服还少丹。

【主治】风火虫牙痛,及牙根浮肿。

00212 一粒笑

《吉人集验方》。为原书"立止牙痛即安丹"之异名。见该条。

00213 一粒笑(《丸散膏丹集成》引徐氏方)

【组成】五灵脂 麝香各一钱 蟾酥二钱

【用法】先将二味研末,蟾酥烊化,作粒如麦子大。每用少许,嵌于患处,痛立止。如虚火牙痛,痛止后,接服知柏八味丸,老人服还少丹。

【主治】一切牙痛浮肿。

00214 一剪金(《卫生宝鉴》卷十六)

【组成】硫黄 信各等分

【用法】上为末,手捻药一捻,放于绯红绢子上,裹如豆大,上用细丝线紧缠,用剪子剪下,切须紧紧,如不紧,恐药有失。于疟发前一日夜间空腹时服一丸,新汲水送下。

【主治】疟疾。

00215 一宿乌(《圣济总录》卷一〇一)

【组成】定粉 石灰各一两 铅丹半两 腻粉五钱匕

【用法】上为极细末。临卧以酒浆调涂,仍以荷叶包,平旦温浆水洗。

【主治】须发黄白。

00216 一绿散(《准绳·类方》卷七)

【组成】芙蓉叶 生地黄各等分

【用法】上捣烂,敷眼胞上;或为末,以鸡子清调匀敷。

【主治】打伤眼胞,赤肿疼痛。

00217 一搽膏(《普济方》卷二八〇引《仁存方》)

【组成】雄黄 黄连 黄柏 苦参 蛇床 鹿梨 白矾 剪草 松糖

【用法】上为末。疮干,油调搽;湿疮,干搽。

【主治】一切疮疥。

00218 一搽膏(《普济方》卷二八〇)

【组成】黄连(净) 蛇床子(去皮) 石膏(煅)各等分

【用法】上为末。却以轻粉、硫黄各三钱,并和为末,真麻油调敷。

【主治】一切疥疮。

00219 一提丹(《家庭治病新书》引《外科探原》)

【组成】飞霞(即黄升)一分 煅石膏九分

【用法】上为细末。掺之。

【主治】痈疽溃后脓未尽者。

00220 一提金(《医统》卷六十五)

【组成】老黄瓜(去子,用好皮消填满,阴干)一条

【用法】上为末。每用少许,吹入喉内,即愈。

【主治】咽喉肿痛。

00221 一提金(《古今医鉴》卷十三)

【组成】阿魏(箬炙)二钱 血竭一钱 雄黄一钱 朱砂一钱 乳香一钱 没药一钱 沉香五分 木香五分 天竺黄五分 芦荟五分 穿山甲七片(炒成珠) 全蝎一钱 木鳖子七个

【用法】上为细末。每用五分,鸡子一个,小顶取破,将药入内,纸裹蒸熟,空心食之。

【主治】小儿癖疾。

00222 一提金(《痘疹仁端录》卷十)

【组成】乳香 没药 皂角 人言各一钱 麝香 琥

珀各二分　朱砂　雄黄　蝉蜕　僵蚕各一钱　蜈蚣（焙焦）五分

【用法】上为末。每服二分，酒调下。小儿减半。

【主治】痘已收敛，手足红肿发毒。

00223　一紫散（《准绳·疡医》卷六）

【组成】紫金皮（童便浸七日，晒干）　生地黄各等分

【用法】上砍烂。茶清调匀敷贴。余处伤不用制。

【主治】伤损眼胞，青黑紫色肿痛。

00224　一善膏（《普济方》卷三一五）

【组成】木通　绵黄耆　羌活　川芎　生地黄　桃仁　白芷　连翘　玄参　防风　木鳖子仁　当归末　乳香（另研）　没药（另研）各二两

【用法】上除乳、没、当归外，余并锉用。真麻油四斤半，炒黄丹二十四两，续挑入油内，以柳枝三五条不住手搅之，丹不可老，火不可猛，直候丹变黑色，滴水不散为度；取出稍冷，却下乳、没、当归末，再搅匀，慢火养一时许，露地一宿，蛤粉养之，旋摊用。凡贴之，数日不可揭去，速则作痛。

【主治】小儿脾证，大人一切风气，气积，食冷积，气块；痈疽，疖毒，疔肿，杖疮。

00225　一锭金

《解围元薮》卷三。为原书同卷"一粒金丹"之异名。见该条。

00226　一煎散（《外科大成》卷三）

【组成】当归尾　皂角刺　桃仁泥　川山甲（炒）　甘草各二钱　黄连一钱五分　枳壳　槟榔　乌药　白芷　天花粉　赤芍　生地各一钱　红花五分　玄明粉　大黄各三钱

【用法】用水二钟，浸一宿，次早煎一滚，空心服之。俟行三四次，以薄粥补之。

【主治】脏毒初起肿痛。

00227　一膜散（《普济方》卷二九一）

【组成】地胆　斑蝥　硫黄　雄黄各等分

【用法】上为细末。搭破患处，醋调搽。

【主治】瘰疬。

00228　一漱汤（《喉科心法》卷下）

【组成】川花椒一钱　北细辛一钱　香白芷一钱二分　青防风二钱

【用法】上药用水一茶杯，煎八分，漱之，频含频吐。即止。

【主治】各种牙痛。

00229　一滴金

《张氏医通》卷十四。为《圣济总录》卷十五"一滴金丸"之异名。见该条。

00230　一醉乌（《圣惠》卷四十一）

【组成】地黄花　紫舌子花　龙葵花　青胡桃瓤　紫蜀葵花　麦蓝子（小麦地中生者）　莲子草　酸石榴（大者）一枚（以上并以绵裹阴干）　母丁香　诃黎勒皮　香墨各一两

【用法】上为末，炼蜜为丸，如弹子大。每服一丸，用好酒一中盏，研调，空心渐渐服之令尽。若于注子咀中吸咽之甚佳。如吃得三盏酒服三丸，饮得五盏服五丸。以醉

为度，便见效也。

【功用】黑髭发。

【宜忌】忌生葱、萝卜及五辛等。

00231　一醉乌（《圣惠》卷四十一）

【组成】诃黎勒十枚（磨两头透）　生地黄汁一升　没石子一两（捣末）　绿矾半两（细研）　酸石榴三枚（大者，取汁）　硼砂一分（细研）　硫黄一分（细研）

【用法】上药都入于瓷瓶内，用二味汁浸，密封口，勿令透气，四十九日后取出，其诃子状如黑梅子。至夜临卧时，含一枚咽津，到晓烂嚼，以酒一中盏下之，良久，更吃酒一两盏，投之至醉。其须发即三两日后自黑，更三两日再服之。

【功用】黑须发。

【宜忌】忌生葱、萝卜、大蒜等。

00232　一醉饮（方出《宋史·钱乙传》卷四六二，名见《一草亭》）

【组成】郁李

【用法】煮酒饮之。

【主治】肝胆气结，目张不得瞑者。

【方论选录】目系内连肝胆，恐则气结，胆衡不下。郁李去结，随酒入胆，结去胆下，目则能瞑矣。

【临床报道】目张不得瞑：一乳妇因悸而病，既愈，目张不得瞑。乙曰：煮郁李酒，饮之使醉。即愈。

【备考】《一草亭》用郁李仁二钱，泡去皮，酒一瓶，煮熟饮之。

00233　一醉饮（《古今医鉴》卷十一引刘桐川方）

【组成】托盘科根

【用法】上锉一大剂。黄酒二碗，煎至一碗，空心热服。汗出至足者，立愈。

【主治】月经不通。

00234　一醉散（《普济方》卷三七五引《全婴方》）

【组成】辰砂　乳香各半两　酸枣仁（炒，去皮）半两　全蝎三钱

【用法】上为末。三岁儿半钱，好酒调下，尽醉服之。睡着忌勿惊动，自觉即安。

【主治】小儿急、慢惊风，潮发进退，并十岁儿，风狂胡走，挥扬手足。大人风狂亦效。

00235　一醉散（《儒门事亲》卷十二）

【组成】四物汤加草龙胆　防己

【主治】两目暴赤，发痛不止。

00236　一醉散（《朱氏集验方》卷十二）

【组成】贝母　香白芷各等分

【用法】上为末。酒服。次饮酒醉为妙，酒醒而病去矣。

【主治】痘痕。

00237　一醉散（《普济方》卷四十九引《德生堂方》）

【组成】枸杞子　莲子心　槐角子　生地黄各四两

【用法】上用好酒一斗浸，春五、夏三、秋七、冬十日，每日饮一盏，七日后饮尽。大醉见效。

【功用】乌髭发。

00238　一醉散（《普济方》卷四十九）

【组成】槐子四钱　旱莲草四分　生地黄半两

【用法】上为细末。无灰酒一瓶，将药投酒内，密封之，

浸二十日，取酒饮。一醉后，觉来须发尽黑。恐人不信，将白鸡、犬喂试之，白毛鸡、犬皆变为黑鸡、犬也。

【功用】黑发。

00239 一醉散《普济方》卷一八五

【组成】川山甲（炮） 麻黄（不去节） 良姜各二两 石膏半两

【用法】上为细末。每服五钱，好酒一碗，热调下。出汗为效。休着风，衣被盖之。

【主治】风湿痹走注，肢节疼痛。

00240 一醉散《普济方》卷二八一

【组成】全蝎十四个（瓦上焙干） 蝉蜕十四个（去头足） 地龙十四条（去沙） 白僵蚕十四个（直者） 凌霄十四个（全者） 防风一两 紫菀一两

【用法】上为细末，共作一服。用好酒三升，量酒多少得所；羊蹄根如大指大两茎，研细，与药同研匀，同煎三五沸，通口服之，作一气服尽，服了便入浴。将滓再研令细，就浴抓破，搽有癣处。搽了不必揩，避风处歇卧定，只一服取效。

【主治】遍身癣。

00241 一醉散《玉案》卷五

【组成】青皮 小茴香 陈皮 青木香 荔枝核 橘核 大茴香各一钱五分 青盐五分 生姜五片

【用法】不拘时服。

【主治】寒热不调，致患疝气。

00242 一醉散《病机沙篆》卷六

【组成】朱砂五钱 曼陀罗花二钱五分

【用法】上为末。每服二钱，酒送下。若醉便卧，勿惊之。

【主治】狂症。

00243 一醉散

《惠直堂方》卷三。为《妇人良方》卷二十三引陈日华方"一醉膏"之异名。见该条。

00244 一醉散

《串雅补》卷一。为原书同卷"五虎散"之异名。见该条。

00245 一醉膏《圣济总录》卷一三一

【异名】万金汤（《三因》卷十四）、万金散（《卫生家宝产科备要》卷七）、万金一醉膏（《直指》卷二十二）、栝楼酒（《普济方》卷二八四）、瓜蒌酒（《备急灸法》）。

【组成】没药（研）一分 瓜蒌（去皮，大者）一枚 甘草（生，为粗末）半两

【用法】上药用无灰酒三升，熬至一升，去滓放温，作一服饮之。如一饮不尽，分二三盏，连续饮尽。次用紫雪膏敷之。以收其晕。

【功用】《三因》：定痛去毒。

【主治】❶《圣济总录》：诸发背脑疽，及一切恶疮。❷《三因》：痈疽、发背、发眉、发髭须、发脑、妇人乳痈等。

00246 一醉膏《幼幼新书》卷十引 茅先生方

【组成】花蛇鼻 蝎尾 天南星心 川乌脐 大附子侧 白附子耳 蜈蚣虫肚各半钱

【用法】上药生用，使枣肉五十个，和前药研成一块子，以脑、麝滴水和丸。每服一丸，用薄荷自然汁磨化下，后通下一服。

【主治】小儿慢脾风。

00247 一醉膏《扁鹊心书·神方》

【组成】麻黄一斤

【用法】以水五升，熬一升，去滓熬膏。每服一钱七分，临卧热酒下。有汗即效。

【主治】耳聋。

00248 一醉膏《普济方》卷三七一引《全婴方》

【组成】乳香 天麻各二钱 麝香一字 安息香 全蝎 蜈蚣各二钱 附子（炮） 麻黄（去节） 酸枣仁（炒，去皮）各四钱

【用法】上为末，法酒同蜜熬熟为丸，如鸡头子大。每服一丸，酒化下。尽醉灌之，得睡是效。

【主治】小儿慢惊潮搐，神昏不得睡；亦治大病后及擒捉风涎流滞，手足不随。

【备考】本方方名，据剂型当作"一醉丸"。

00249 一醉膏《妇人良方》卷二十三引陈日华方

【异名】一醉散（《惠直堂方》卷三）。

【组成】石膏不拘多少（煅通赤，取于地上，碗覆，出火毒）。

【用法】上为细末。每服三钱，温酒调下，添酒尽醉。睡觉再进一服。

【主治】奶痈。

00250 一醉膏《永类钤方》卷十三

【组成】无灰酒二碗 真麻油四两

【用法】上和匀，用柳枝二十条，搅一二百下，换遍柳条，直候油、酒相入如膏。煎至七分碗，狂者强灌之。令睡熟，或吐或不吐，觉来即醒。

【主治】❶《永类钤方》：心恙。❷《医统》：心风发狂。

【备考】本方原名一醉散，与剂型不符，据《普济方》改。

00251 一擦光

《串雅内编》卷二。为《医学正传》卷六"秘传一擦光"之异名。见该条。

00252 一麟丸《万氏家抄方》卷五

【组成】巴豆百粒（去油，绢袋盛） 甘草（水煮半日） 江西淡豆豉各一合 木香一两

【用法】上为细末，人乳为丸，如梧桐子大，朱砂为衣。每服三丸，赤痢，淡姜汤送下；白痢，砂糖汤送下；赤白痢，姜、糖汤送下；五色痢肠痛者，艾叶汤送下。

【主治】小儿痢疾。

00253 一九金丹《审视瑶函》卷六

【组成】阳丹九分 阴丹一分 硼砂一分二厘 元明粉（风化）一厘 明矾一厘 麝香二厘 冰片三厘

【用法】上药研有先后，二丹为先，粉、砂、矾为次，而冰、麝则又候诸药研至极细，方可加入同研。点眼。

【主治】暴发赤眼，近年翳膜。

【备考】❶阳丹药品制法：炉甘石（眼科之要药也，选轻白者佳）四两，用苏薄荷、羌活、防风、麻黄、荆芥穗、川芎、白芷、细辛（发散之药）各二钱，用清河水（或雪水更妙）四大碗，煎至二碗，去滓。将甘石捶碎，入药水中，于瓶内煮干为度，此阴制用阳药煎水法也。又用龙胆草、黄芩、赤芍药、大黄、生地黄、黄连、木贼草、连翘、刘寄奴、黄柏、夏

枯草、当归、千里光、菊花、山栀仁(苦寒之药)各二钱,用井水五碗,春、夏浸二日,秋、冬浸四日,常以手搅之、浸毕去滓,将药水分作清、浊二碗,将所煮甘石,入阳城罐内,大火煅红、钳出少时,先以浊水淬入,再煅再淬,以水尽为度,此阳制用阴药浸水法也。又将前阴制煎水药淬,及阳制浸水药淬,共合一处,浸水二碗,去滓滤净,再澄清,将炼过甘石倾内研搅,浸露一宿,飞过,分轻、重两处晒干,上者为轻,下者为重,各研极细收藏,轻者治轻眼,重者治重眼,此阳丹合制用药之法也。❷阴丹药品制法:铜绿(黄连水煮、飞过,阴干)一钱五分,青盐块(白水洗)、乳香各三分,硇砂(甘草水洗)六分,密陀僧(飞过)二分,没药三分五厘,又将前制阳丹炉甘石一两,共七味,俱研极细,勿令犯火。所以为阴药也,中用阳丹甘石者,为阴中有阳之象也,但只用苏州薄荷净叶、川黄连、龙胆草三味各等分,浸水二盏,露一宿,去滓,滤净水一盏,入前药在内调匀,明月下露一宿,而得月之阴气也,次日晒干,又得日之阳气也。俟夜露日晒透干,再研极细。入川黄连(去皮毛,洗净,干)六分三厘,草乌(新白者)六分,细辛(去土叶)五分,胡黄连(条实者,洗净,干)四分,苏州薄荷(净叶洗净、晒干)三分,以上五味,乃疏风退热之药,取象于五轮之义也。各研极细拌匀,用人乳和丸,如小豆大。用绢袋盛之,悬于东屋角头风干,再研极细,筛过,和前药内共研匀。又入生姜粉(用大鲜姜四五块,竹刀齐中切开,剜孔,以黄连末填内,湿纸包,火煨,取出捣烂,绢滤出姜汁,晒干)一分半,朱砂(明者,飞过)六分,黄丹(黄连水飞过,晒干,研为细末),白丁香(直者,飞过),粉霜各一分,螵蛸(去粗皮,研)、轻粉各一分半,制牙消四两,血竭(艾熏,研)四分,雄黄(飞过)一分半,珍珠五分(细研)。以上阴丹药味,共和一处,研极细,用瓷罐收贮,是为阴丹。

00254 一井金丹(《杨氏家藏方》卷十三)

【组成】露蜂房四两 密陀僧二两(火煅,别研)

【用法】上件将露蜂房锉碎,安一瓷罐子内,用黄泥固济,炭火煅令通红为度,放冷;取露蜂房研末,同密陀僧末和匀。每用干贴疮口。如疮口小,以纸捻子点药,红入疮口内;如结硬不消,用甘草汤调敷之,每日三次。

【主治】痔疮毒气溃作脓水,久不止,或结硬赤肿,疼痛不可忍。

00255 一井金散

《医方类聚》卷一八一。即《卫生宝鉴》卷十三"井金散"。见该条。

00256 一扫光散(《全国中成药处方集》沈阳方)

【组成】松香 铜绿 枯矾 章丹各三钱 梅片二钱 铅粉三钱

【用法】上为极细末。涂于患处。

【功用】收敛疮毒。

【主治】一切湿疮浸淫,黄水疮,梅毒破烂。

00257 一扫光散(《全国中成药处方集》抚顺方)

【组成】黄丹 官粉 松香 枯矾各等分

【用法】上为细末。撒敷患处,干则用香油调敷之。

【功用】止痛止痒,消炎。

【主治】黄水疮,湿热成毒,皮肤腐绽,黄水浸润,蔓延无已,头面耳轮,传染周遍,秃疮。

【宜忌】忌辛辣、发物。

00258 一字金丹

《痘疹金镜录》卷四。为《万氏家抄方》卷六"一字丹"之异名。见该条。

00259 一字神散(《妇人良方》卷十七)

【组成】鬼白(黄色者,去毛)不拘多少

【用法】上为末,以手指捻之如粉,极细为度。每服二钱,用无灰酒一盏,同煎至八分,通口服。

【主治】子死胎不下,胞破不生。

00260 一块气丸(《普济方》卷一八二)

【组成】官桂半两 沉香四两 玄胡索半两 江子一两(去壳、油) 蓬术半两(火炮) 锡灰四两 京三棱一两(炮,去皮) 香附子一两(醋浸) 姜黄半两 南木香四两 黑牵牛(头末)半两 砂仁半两 大麦芽四两(江子炒) 使君子半两(去皮) 枳实半两 陈皮一两(去白) 槟榔半两 枳壳半两 青皮一两半 大黄半两(醋炙) 雷丸半两 萝卜子一两(江子炒) 白豆蔻半两 唐球一两半 川乌二钱半(火炒) 芫花一两(酒浸,炒) 丁香半两 皂角斤半(去皮,醋浸) 胡椒一两

【用法】上为末,酒糊为丸,如梧桐子大。每服五七丸,各随其汤送下。妇人一切血气,当归酒送下;血崩,燕子泥汤送下;小儿脱肛,艾汤送下;小儿奶癖,橘皮汤送下;小儿惊风,一岁一丸,薄荷汤送下;白痢,姜汤送下;小儿脾积,使君子、猪胆、芦荟汤送下;赤痢,甘草汤送下;一切吐逆,生姜汤送下;心膈膨胀,新水送下;下元冷,好酒送下;风热闭塞,大小便不通,井花水煎豆粉汤送下;妇人经脉不通,红花、当归酒送下;赤白带下,蔓荆子汤送下;血红,当归酒送下;产前产后,吴茱萸一两,重酒一升,煎至二沸送下;血块、气血等,生姜、橘皮入醋少许煎下;常服者,淡姜汤送下;少女经脉不通,红花、当归酒送下;男子小肠气,茴香汤送下;咳嗽,乌梅汤送下;腰痛,牵牛汤送下;伤寒,葱白汤送下。

【主治】一切气。

【宜忌】忌一切热物。孕妇不可服。

【备考】用法中"血红"二字,《准绳·类方》作"血昏"。

00261 一块气丸(《普济方》卷一八二)

【组成】蓬术(醋煮) 青皮(去白) 京三棱(灰炒) 姜黄 丁皮 甘草 槟榔 牵牛 巴豆(用大麦一升,同炒色黄,不须去油)各一两

【用法】上为细末,面糊为丸,如绿豆大。每服二十丸至三十丸,小儿五七丸,空心冷汤下;或酒亦可。

【主治】一切气。

【宜忌】孕妇勿服。忌热茶汤。

00262 一捏金散(《医学正传》卷四引《局方》)

【组成】玄胡索 川楝子(酒煮) 全蝎(去毒,炒) 茴香各等分

【用法】上为细末。每服二钱匕,热酒调下。

【主治】❶《医学正传》:脐腹大痛,及奔豚小肠气。❷《杂病源流犀烛》:男子内结七疝,女子带下瘕聚,少腹绕脐下引横骨及阴中切痛。

00263 一柴胡饮(《景岳全书》卷五十一)

【异名】柴胡饮(《会约》卷十)。

【组成】柴胡二三钱 黄芩一钱半 芍药二钱 生地一钱半 陈皮一钱半 甘草八分

【用法】水一钟半,煎至七八分,温服。

【主治】阴虚外感,内兼火邪,寒热往来,口中燥渴,妇人热入血室,及时感后阴虚而有潮热者。

❶《景岳全书》:凡感四时不正之气,或为发热,或为寒热,或因劳因怒,或妇人热入血室,或产后、经后因冒风寒,以致寒热如疟等证,但外有邪而内兼火者。❷《医级》:时感后阴虚未复,余邪潮热。❸《会约》:四时不正之气,内外俱有火证而疟邪不散。❹《笔花医镜》:肝燥胃渴。

【加减】如内热甚者,加连翘一二钱;如外邪甚者,加防风一钱;如邪结在胸而痞满者,去生地,加枳实一二钱;如热在阳明而兼渴者,加天花粉或葛根一二钱;热甚者,加知母、石膏。

【方论选录】《退思集类方歌注》:此大柴胡变局也。去半夏、枳实、姜、枣,加陈皮、甘草调气,生地凉营分之热。如邪结胸而痞满者,仍宜去生地加枳实为妙。

00264 一捻金丸(《普济方》卷三二六)

【组成】玄胡索 舶上茴香 吴茱萸(炒) 川楝子(去核) 青木香各二两

【用法】上为末,粳米糊为丸,如梧桐子大。每服三五十丸,空心木通汤送下。

【主治】阴挺。阴中生一物渐大,牵引腰腹胀痛,甚至不思饮食。

00265 一捻金丹(《古今医鉴》卷十六)

【异名】一捻金(《寿世保元》卷十)。

【组成】腊月黑牛胆一个(装入石灰四两、白矾一两,阴干取出) 黄丹(炒)一两

【用法】上为末。敷之。

【主治】❶《古今医鉴》:金疮,臁疮。❷《寿世保元》:凡一切手足皮肤偶然出血不止,或枪刀刺伤,或伤破手腕,血长流不止。

00266 一捻金散(《圣济总录》卷一〇五)

【组成】朴消半两

【用法】上为细末。调水点之。

【主治】风赤障眼,四边烂肉,冷泪常出不止。

00267 一捻金散(《圣济总录》卷一二二)

【组成】恶实(炒) 马牙消(研) 矾蝴蝶(研)各一分 甘草(炙,锉)半两

【用法】上为散。每掺一字匕于舌上。

【主治】风热咽喉肿痛,饮食妨闷。

00268 一捻金散(《圣济总录》卷一二三)

【组成】雄黄(研) 藜芦 猪牙皂荚(去皮并子)各一分

【用法】上为散。先含水一口,用药一米许,搐鼻内,即吐去水。

【主治】尸咽及走马喉闭,或咽内生痈。

00269 一捻金散(《朱氏集验方》卷三引《本事》)

【组成】玄胡索 川楝子(炒) 舶上茴香(炒) 全蝎(炒)各一两 附子半两(去皮脐,生用)

【用法】上为细末。每服二钱,痛作时热酒调下。甚者不过再服。

【主治】奔豚小肠诸气,痛不可忍。

00270 一捻金散(《卫生总微》卷七)

【组成】白僵蚕(去丝嘴)一钱 甘草半两(炙) 延胡索(去皮)一分

【用法】上为细末。每服一捻,蔺汁调下,不拘时候。

【主治】小儿伤寒,风热咳嗽,风痰咳嗽,颊赤痰盛,喘促气急,呕吐浮肿,乳食减少。

00271 一捻金散(《杨氏家藏方》卷五)

【组成】胡椒一两二钱半 肉桂(去粗皮)一两 高良姜半两 干姜半两

【用法】上为细末。每服二钱,夏月冷酒调下,冬月温酒或米饮调下,不拘时候。

【主治】久新心气痛,呕吐清痰。

00272 一捻金散(《杨氏家藏方》卷八)

【组成】半夏 天南星(锉) 巴豆各二两 皂角子六两 阿胶二两(锉) 黄明胶三两(锉) 杏仁六两 白矾一两半

【用法】上药都入藏瓶内,外留一眼子出烟,盐泥固济,候干;用炭半秤,煅令烟尽为度,却用泥塞合出烟眼子,放冷一宿,研为细末。每服半钱,生姜自然汁调成稠膏,临卧入蔺汁半盏和服。

【功用】截劳气,定喘满,化痰涎。

【主治】虚损劳嗽,咯血吐血,心胸不利,上气喘急,寒热往来,盗汗羸瘦,肢节酸痛,肌肉枯槁,咳嗽不已,痰涎壅盛,夜卧不安;暗风痫病,倒仆不省人事,口吐涎沫。

00273 一捻金散(《传信适用方》卷二引何仲颜方)

【组成】全蝎(微炒) 郁金 白僵蚕(去丝头,炒) 甘草(炙)各半两 地龙八钱

【用法】上为细末。每服少许,干掺舌根。

【主治】喉闭欲死,及咽喉痛。

00274 一捻金散(《妇人良方》卷十九)

【组成】荆芥(略焙)

【用法】上为末。每服三钱,用古老钱煎汤调服。

【主治】产后中风口噤,牙关紧急,手足瘈疭如角弓状;及产后血晕,四肢强直,不省人事,或筑心眼倒,吐泻欲死。

00275 一捻金散(《御药院方》卷九)

【组成】蝎梢二钱 川芎一两 华阴细辛 香白芷各半两

【用法】上为细末。每服少许,以指蘸药擦牙痛处,吐津,误咽不妨,不拘时候。

【主治】牙齿疼痛。

00276 一捻金散(《医方类聚》卷七十四引《澹寮》)

【组成】郁金三钱 藜芦二钱 巴豆一钱(炒)

【用法】上为末。喉肿及食刺,热茶点一钱;骨鲠,干咽;喉风,薄荷茶下。

【主治】喉肿,喉风,食刺,骨鲠。

00277 一捻金散(《医方类聚》卷七十三引《经验秘方》)

【组成】黄丹(飞) 白矾(飞) 青盐(飞) 草锦(烧灰)各等分 麝香少许

【用法】上为极细末。先用温盐浆水洗净,软帛搵干,贴药。

【主治】走马牙疳。

【备考】方中草锦,《普济方》作"锦草"。

00278 一捻金散(《医方类聚》卷一八五引《必用全书》)

【组成】降真香(锉碎,炒见油) 五倍子各等分

【用法】上为末。贴患处。

【功用】止血，定痛，生肌。

【主治】刀斧伤。

00279 一捻金散《普济方》卷三二八引《仁存方》

【组成】马蔺草（醋炒） 麒麟竭 没药 乳香各半两 川当归（去芦）一两

【用法】上为细末。每服二至五钱，热酒调下。

【主治】妇人产前、产后百病，疼痛不可忍。

00280 一捻金散

《普济方》卷六十。为《传信适用方》卷二"一捻金"之异名。见该条。

00281 一捻金散《普济方》卷六十

【组成】白僵蚕（去丝嘴）三条（姜汁浸，炙黄色） 防风（鼠尾者，去叉）二钱 明矾三钱（研）

【用法】上为细末。吹入喉内。

【主治】乳蛾，及风热上攻，咽喉肿痛。

00282 一捻金散《普济方》卷二七三

【组成】蒲公英（取汁） 盐泥 生人脑（耳塞是也）各等分

【用法】上为末，用蒲公英折取白汁，和二味为小饼。凡有疮，用竹刀割破，上一饼，用膏药封贴。

【功用】定疼，内消。

【主治】疔疽恶疮。

00283 一捻金散

《普济方》卷三七五。为《宣明论》卷十四"郁金散"之异名。见该条。

00284 一捻金散《婴童百问》卷四

【组成】雄黄三钱 硼砂一钱 甘草半钱 片脑少许。

【用法】上为细末。干掺患处；或用蜜调涂。

【主治】❶《婴童百问》：小儿鹅口，口疮。❷《幼科类萃》：小儿重舌，木舌。

00285 一捻金散

《全国中药成药处方集》（吉林方）。为《古今医鉴》卷十三"一捻金"之异名。见该条。

00286 一盘珠汤《效验秘方》李同生方

【组成】当归12克 川芎12克 赤芍12克 生地12克 续断15克 广木香6克 红花6克 广三七6克 泽兰叶12克 苏木12克 桃仁6克 乌药12克 大黄6克 甘草6克 制乳没各9克

【用法】先将药物用冷水浸泡1小时，浸透后煎煮，武火煎沸后再用文火煎30分钟即可取汁服用，每日1剂，共煎两次，早晚各服1次。

【功用】行气活血，消肿止痛。

【主治】跌打损伤、骨折、脱位、急性软组织损伤，局部肿胀、疼痛、功能障碍等。

【方论选录】本方以桃红四物汤为主要成分，其中以白芍改赤芍、熟地改生地，具行血而不伤正气，活血而能生新血之妙。续断治血理伤，为疏通气血筋骨之要药。广三七、泽兰、苏木、制乳没诸药均为活血化瘀，消肿止痛之佳品。广木香，乌药为行气止痛之良药。大黄清热消瘀，引瘀血下行；甘草缓急止痛，调和诸药。诸药合而用之，不仅能行血分瘀滞，亦可散气分郁结，活血祛瘀无伤血之虑，行气理

气无燥热之弊，瘀去气行，诸症自愈。

【加减】上肢伤，加桑枝9克，桂枝9克，千年健9克；下肢伤，加木瓜12克，牛膝12克，独活9克，五加皮12克；胸部伤，加枳壳9克，桔梗9克，木香6克，郁金9克；背部伤，加乌药12克，威灵仙9克，狗脊9克，虎脊骨9克；腰伤，加杜仲9克，破故纸9克，大茴香9克，巴戟天9克；小腹伤，加小茴香6克，金铃子9克，木香9克；胸胁伤，加柴胡9克，青皮9克，龙胆草9克，白芥子6克；腹部伤，加大腹皮9克，吴茱萸9克，枳实9克，槟榔9克；足跟伤，加紫荆皮9克，升麻9克，苏木6克，柴胡9克。急性软组织损伤，本方为通用方。随证加减：患处皮色隐隐泛青紫，作肿作痛，按之陷下，复起较缓，原方中重用桃仁、红花、苏木，加广三七6克，刘寄奴12克，以韭汁为引；瘀血凝结，坚积难消者，原方加花蕊石3克，广三七3克；气滞刺痛，咳嗽时掣痛者，原方重用乌药、木香，另加降香9克，陈皮6克；胸胁损伤，气滞较重者，原方加青皮9克，枳壳9克，沉香15克，柴胡6克，代赭石9克；症状较轻，隐痛不愈或受伤时日较久，或虽为新伤但体质虚弱者，原方重用乌药、木香，另可选枳壳9克，陈皮9克，香橼皮9克，香附9克，酌加一至二味。伤后筋纵无力，重用续断，另加鹿筋9克，守宫尾2条，用时均加一至二味；若欲接骨，另可选接骨木9克，自然铜15克，骨碎补15克，酌加一至二味。

00287 一清饮子《医学入门》卷八

为《直指》卷十六"一清饮"之异名。见该条。

00288 一清颗粒《中国药典》2010版

【组成】黄连165克 大黄500克 黄芩250克

【用法】上制成颗粒剂。每袋装7.5克。开水冲服。一次7.5克，一日3～4次。

【功用】清热泻火解毒，化瘀凉血止血。

【主治】火毒血热所致的身热烦躁、目赤口疮、咽喉牙龈肿痛、大便秘结、吐血、咯血、衄血、痔血；咽炎、扁桃体炎、牙龈炎见上述证候者。

【宜忌】出现腹泻时，可酌情减量。

【备考】本方改为胶囊剂，名"一清胶囊"（见原书）。

00289 一粒仙丹《回春》卷六

【组成】巴豆一百二十个（去壳，用新砖一块，将豆纸包放砖上，捶去油，令净如面白，方好用） 斑蝥六十个（去翅足，为末） 穿山甲五钱（油煎过，为末） 皂角一两（刮去粗皮，火炮，为末） 苦葶苈（末）一两 大黄（末）一两

【用法】上合一处，以枣煮，去皮、核，丸药如弹子大。用绵茧张开裹药在内，穿入三寸竹筒上，头尾仍留绵二三寸余，挽一转，不令药气出外。用时先以温水洗阴内令洁净，拭干，却以葱汁浸湿药头，送入子宫极深处，整一日一夜，取出药不用。此药用后，少间有冷气下行，发寒发热如伤寒之状，不怕，饮食任意食用无妨，半日即通，或鲜血、或死血，一切恶物悉下。自此，子宫和暖而交媾则有孕矣。

【主治】妇人干血痨，并赤白带下，不孕。

【宜忌】忌生冷、发物。

00290 一粒金丸

《青囊秘传》。为《解围元薮》卷三"一粒金丹"之异名。

见该条。

00291 一粒金丹（《洪氏集验方》卷一引张真甫方）

【异名】大圣一粒金丹、保命丹（《百一》卷三）。

【组成】大川乌头（炮，去皮脐） 大黑附子（炮裂，去皮脐） 新罗附子（炮裂）各二两 五灵脂一两 白僵蚕一两（去丝，炒） 白蒺藜一两（炒，去刺） 没药半两（研） 朱砂半两（研） 白矾一两（枯，研） 麝香半两（净肉，研） 细香墨半两 金箔二百片

【用法】上药前六味同为末，后四味研匀，同合和令匀，用井花水一大盏，研墨尽为度，将汁搜和，杵臼内捣五百下，丸如弹子大，金箔为衣，窨干。每服一丸，用生姜一两去皮，榨取自然汁，将药丸子于汁内磨化尽，用无灰热酒一大盏，同浸化，温服。更量性多少，吃温酒一二升，投之以助药力，用衣被盖覆，汗出为效。痛势重者，日进二服。不拘时候。

【功用】《百一》：补益五脏，固密真元，通流关节，祛逐风邪，壮筋续骨。

【主治】❶《洪氏集验方》引张真甫方：中风瘫痪，口眼㖞斜，涎潮语涩，浑身疼痛，及一切风疾。❷《百一》：癫痫倒卧，目瞑不开，涎盛作声，或角弓反张，目睛直视，口噤闷绝，牙关紧急；风搏于阳经，目眩头痛，耳作蝉鸣，皮肤瞤搐，频欠喜睡，项强拘急，不能回顾；及肾脏风虚，脚膝疼痛，步履艰难，偏风流注，屈伸不得，无问新久。

【宜忌】《女科百问》：忌发风物，孕妇不可服。

00292 一粒金丹（《宣明论》卷十三）

【异名】无名丹（《袖珍》卷一）、捉虎丹（《㸌仙活人方》卷下）、秘传捉虎丹、（《松崖医径》卷下）、捉虎丸（《医学入门》卷七）、一粒金（《回春》卷五）、乌龙串（《串雅内编》卷三）。

【组成】草乌头 五灵脂各一斤 木鳖子四两 白胶香半斤 地龙四两（去土，炒） 细墨一两 乳香一两 当归二两（焙） 没药二两 麝香一钱

【用法】上为末，再研一千下，糯米面糊为丸，如梧桐子大。每服一丸至二丸，温酒送下。吃药罢，遍身微汗有验。

【主治】风寒湿痹，腰膝走注疼痛，脚气，痛风，白虎历节，及中风瘫痪、麻痹不仁。

❶《宣明论》：腰膝走注疼痛如虎啮。❷《袖珍》：寒湿脚气，无问远年日近，一切走注疼痛不可忍；及风重瘫痪，麻木不仁，手足不能屈伸，偏枯；初风不省人事，牙关不开。❸《丹溪心法附余》：一切风疾，及白虎历节。❹《医碥》：痹证。❺《伤科补要》：周身筋骨疼痛，诸药不效。

【备考】按：方中白胶香，《伤科补要》作"白松香"。《袖珍》用法有：寒湿脚气，一切走注疼痛，临发时空心服一丸，赶到脚面上赤肿痛不散，再服一丸，赶至脚心出黑汗乃除根。如病在上，食后、临卧酒下，汗出定疼为验。风重瘫痪，麻痹不仁，手足不能屈伸，偏枯，酒下二丸，进二服。初风不省人事，牙关不开，研二丸，酒调灌下，以省为验。

00293 一粒金丹（《幼科类萃》卷六）

【组成】人参 犀角 玳瑁 琥珀 防风 茯苓 寒水石（煅） 甘草 尤脑 朱砂（水飞）各一钱

【用法】上为细末，加麝香半钱，用陈米糊为丸，如芡实大，金箔二十五片为衣。麦门冬去心煎汤送下。

【主治】小儿五脏蕴热，胸膈烦闷，五心烦热。

00294 一粒金丹

《摄生众妙方》卷四。为原书同卷"遇仙丹"之异名。见该条。

00295 一粒金丹（《解围元薮》卷三）

【异名】赤龙丸、一锭金（原书同卷）、一粒金丸（《青囊秘传》）。

【组成】麝香二钱五分 乳香六钱 没药 当归各七钱 地龙 白檀香各二两五钱 木鳖子五钱 草乌 五灵脂各二两 京墨 线胶（麸炒） 紫萍各二两五钱

【用法】上为末，用去节麻黄二两煎汁，煮枣肉、米饭为丸，如龙眼大，朱砂为衣。每服一丸，酒送下，每日二次，至黑汁从足底出，乃为验。

【主治】遍身骚曳，鱼鳞刺风，远年寒湿，手足痿痛，走注叫唤。

【备考】《疠医大全》有阿胶，无线胶、当归。方中白檀香，《青囊秘传》作"白胶香"。

00296 一粒金丹（《古今医鉴》卷十五引桑文台方）

【组成】砒（以荞麦面包，灰火煨令焦，取出去面秤）一两 雄黄 朱砂各一钱半 荞面（炒）一钱

【用法】上为末，水煮荞面糊为丸，如豌豆大。每服一丸，空心凉水送下，每日一次。七日效。

【主治】杨梅恶疮及疟疾。

【宜忌】忌热物。

00297 一粒金丹（《古今医鉴》卷十六）

【组成】阿芙蓉（要真正者）一分

【用法】用粳米饭同捣烂为丸，分作三丸。每服一丸，未效，更进一丸。不可多服。宜照引服，大有奇效。中风瘫痪，热酒送下；口眼㖞斜，羌活汤送下；百节酸痛，独活汤送下；四时伤寒，姜、葱汤送下；恶寒无汗，麻黄、葛根汤送下；恶风自汗，桂枝、芍药汤送下；阳毒伤寒，栀子汤送下；阴毒伤寒，炒黑豆淋酒送下；伤暑，滑石汤送下；偏头风，川芎汤送下；正头风，羌活汤送下；雷头风，薄荷汤送下；晕头风，防风汤送下；头风遍身寒热，麻黄汤送下；肠风下血，槐花汤送下；肠风痔漏，薄荷汤送下；小肠气，川楝子汤送下；膀胱气，小茴香汤送下；疝气，肉苁蓉汤送下；痢疾去红，黄连汤送下；痢疾去白，干姜汤送下；痢疾噤口，白术汤送下；痢后肿，白茯苓汤送下；食物所伤，随伤物汤送下；霍乱吐泻，藿香汤送下；脾胃不和，热酒送下；转筋，木瓜汤送下；疟疾，桃、柳汤送下；劳咳，款冬花汤送下；咳嗽，生姜汤送下；热嗽，桑白皮汤送下；虚嗽，干姜、阿胶汤送下；痰嗽，枳实、生姜汤送下；一切气痛，木香磨酒送下；热痛，山栀子汤送下；脐下痛，灯心汤送下；两胁痛，热酒送下；腰痛，木瓜汤送下；脚气，槟榔、木瓜汤送下；腹胀痛，姜汤送下；呕吐酸水，陈皮、生姜汤送下；十种水气，桑白皮汤送下；风肿，防风汤送下；血肿，红花汤送下；虚肿，白茯苓汤送下；小便不通，瞿麦汤送下；大便不通，枳壳汤送下；淋沥，车前子汤送下；沙淋，萱草汤送下；石淋，海金砂汤送下；上焦热，桔梗、薄荷汤送下；下元虚，热酒送下；积病，黑牵牛汤送下；气虚，白术汤送下；吐血，茶或陈皮汤送下；酒劳，甘

遂汤送下；色劳，石燕子汤送下；气劳，木香汤送下；损劳，乳香汤送下；脾劳，当归汤送下；心劳，远志汤送下；四肢无力，牛膝汤送下；消渴，赤小豆汤送下；破伤风，黄蜡煎汤送下；肚热痛，山栀子汤送下；衄血，茅花汤送下；眼痛，谷精草汤送下；青盲眼，密蒙花汤送下；内障，石决明汤送下；翳膜，木贼汤送下；羞明怕日，荆芥汤送下；眼目赤痛，陈皮汤送下；攀睛胬肉，石决明汤送下；口痛，井花水或砂糖送下；牙痛，良姜汤送下，花椒汤亦可；牙肿，羌活汤送下；喘急，葶苈汤送下；血气痛，乳香汤送下；噎食，生姜、丁香汤送下；遍身生疮，金银花汤送下；痈疽，黄耆汤送下；瘰疬，连翘、夏枯草汤送下；杨梅疮，黄连、栀子汤送下；妇人月水不调，香附子汤送下；月事或前或后，红花汤送下；漏下，当归汤送下；血崩，续断汤送下；血不止，五灵脂汤送下；败血冲心，红花汤送下；血气痛，桃仁、生地黄汤送下；经闭不通，生地黄汤送下；血虚，当归汤送下；血热，柴胡汤送下；血枯，牛膝汤送下；胎死腹中，牛膝、红花汤送下；胎衣不下，童便酒送下；产后热，井花水送下；产后寒，吴茱萸汤送下；产后虚劳，热酒送下；骨蒸劳热，青蒿汤送下；惊痫，杏仁汤送下；狂风，麝香、朱砂汤送下；小儿急惊风，薄荷、朱砂汤送下；慢脾风，砂仁汤送下；暗风，吴茱萸汤送下。

【主治】中风，四时伤寒，头风，气痛，肠风，痔漏，疝气，疟疾，痢疾，霍乱，咳嗽，劳损，青盲；翳障，梅疮，痈疽，经闭，崩漏，产后诸疾，及小儿急、慢惊风。

【宜忌】《本草纲目》：忌醋。

00298 一粒金丹（《回春》卷三）

【组成】鸦片（即阿芙蓉）二钱半 阿魏一钱 木香九分 沉香五分 牛黄二分半

【用法】上将沉香、木香、牛黄为末，以鸦片放碗内滴水溶化，阿魏溶化，炼蜜为丸，如绿豆大，金箔为衣。每服一丸，热气痛，凉水送下；冷气痛，滚水送下。

【主治】诸气。

【宜忌】忌酒、醋、青菜。

00299 一粒金丹（《鲁府禁方》卷四）

【组成】沉香 木香 血竭各一钱 牛黄 狗宝各五分 鸦片一钱五分 麝香二分

【用法】上为末，用头生小儿乳汁为丸，如黄豆大，朱砂为衣。每服一丸，舌下押之，先嚼梨汁送下。

【主治】吐血吐脓，咳嗽气喘，胸膈膨闷，噎食虫症，妇人室女经闭。

00300 一粒金丹（《准绳·疡医》卷一）

【异名】玉枢丹、紫金锭（《杂病源流犀烛》卷二十三）。

【组成】沉香 木香 乳香各五分 巴豆霜一钱五分

【用法】上药各为细末，和匀，用黑肥枣一个半，去皮核，捣烂为丸，如芡实大。每服一丸，量人虚实，先呷水一口，行泻一次。胃气壮实者，只可呷水三四口，不可太过，后用水一口送药，下行尽数次，以米饮补之。

【主治】恶疮痈疽，无名肿毒。

❶《准绳·疡医》：一切恶疮痈肿，无名肿毒。❷《金鉴》：中搭手（一名龙疽）。❸《杂病源流犀烛》：耳痛，夹肢痈，对口疮，石疽，臀痈，腓腨疽。

00301 一粒金丹（《济阳纲目》卷三十六）

【组成】黄丹三钱（水飞三次） 狗宝一个

【用法】共为一丸，金箔为衣。韭菜汤送下。

【主治】翻胃。

00302 一粒金丹（《良朋汇集》卷一）

【组成】木香 沉香各一钱 麝香四分 阿芙蓉四钱 朱砂四分（飞过） 冰片八分 雄黄 牛黄各六分

【用法】上为细末，用妇人乳为丸，如樱桃大，以金箔为衣。姜汤化下；如白痢，白糖汤送下；红痢，西瓜水送下；妇人产后经脉不调者，红花汤送下。

【主治】男妇左瘫右痪，噎食，虚损劳役，痢疾。

【宜忌】孕妇莫服。忌气恼，油腻、椒、酒。

00303 一粒金丹（《灵验良方汇编》卷一）

【组成】巴豆（去壳，压去油净）五钱 明矾五钱 雄黄一钱 青黛五钱 肉桂五钱 白芷二钱 硫黄五钱 川乌三分 麝香一分

【用法】上为细末，用五家粽子取尖为丸，如胡椒大，朱砂为衣。收藏勿令出气。患疟者，临发日用绵裹药，自塞鼻内，男左女右。

【主治】疟疾。

【宜忌】忌鸡、鹅、猪、鱼、发物等半月。

00304 一粒金丹（《惠直堂方》卷一）

【组成】雄精 乳香（去油） 没药（去油） 砂仁 羌活各一钱 半夏（姜法炒） 乌药各二钱 巴豆（去心衣，炒黑）一两五钱 山豆根五钱 苍术（米泔浸）四钱 杏仁四十九粒（去皮尖） 麝香三分

【用法】上为细末，炼蜜为丸，如梧桐子大，辰砂为衣。每服一丸，病在上部，研杵服；中风痰厥暴死，但心头有微热，用清汤送下；心气疼痛，艾醋汤送下；痢疾，甘草汤送下；气不顺，木香汤送下；身热，白汤送下；肚胀，香附汤送下；口眼歪斜，麻黄汤送下；诸般肿毒，老酒送下；蛇伤，雄黄汤送下；身肿，荆芥汤送下；疯犬咬，斑蝥七个（炒），防风汤送下；疟疾，井水送下；小儿惊风，薄荷汤送下；头痛，川芎汤送下；酒肉食积，盐汤送下；喉症，薄荷汤送下；痄腮红肿，赤芍汤送下。

【功用】《全国中药成药处方集》（沈阳方）：解毒，消肿，止痛。

【主治】❶《惠直堂方》：中风，痰厥，心气痛，痢疾，身热，肚胀，各种肿毒，蛇伤，疯犬伤，疟疾，小儿惊风，喉症，痄腮。❷《全国中药成药处方集》（沈阳方）：胃气冲痛，疫疠温毒。

【宜忌】孕妇忌服。服药期间忌猪、羊、鹅、牛、鸡、糟、面、生冷、油煎；服药后勿饮冷茶水。

00305 一粒金丹（《梅氏验方新编》卷七）

【组成】巴豆肉（研烂，纸压去油，取霜）一钱半 沉香 乳香各五分

【用法】上为极细末，拌巴豆霜再研匀，剥枣肉三个，捣膏糊为丸，如芡实大。每用一丸，口嚼细，以滚水一口送下。若饮滚水二口，即泻二次，胃壮毒盛，可连饮滚水三四口，令泻三四次，待毒滞泻尽，即吃米粥补住。

【主治】背疽，诸发气寒而实者。

00306 一粒金丹（《青囊秘传》）

【组成】沉香二钱 木香二钱 檀香七钱五分 大黄七钱五分 巴豆霜七钱五分 乳香二钱 没药二钱 麝香

22

(总22)

少许

【用法】上为末，面糊为丸，如黄豆大，朱砂为衣，金箔贴匀。每服五七丸，酒送下。

【主治】无名肿毒。

00307 一粒金丹《经验各种秘方辑要》

【组成】滴乳香　明雄黄　猪牙皂　生川乌　明月石　上辰砂　上沉香　官桂　良姜　巴豆　大黄　细辛各四分　麝香二分

【用法】上为细末，以小红枣肉打和为丸，如黄豆大。每用一丸，用新棉花包，塞鼻中，男左女右。

【主治】浑身痛，心中刺痛，绞肠痧，水泻，痢疾，牙痛，及妇人赤白带下。

00308 一粒金丹《伤科方书》

【组成】半两钱（醋炙）　土鳖（炙）一两半　瓜蒌仁（去油）三钱

【用法】上为细末，以饭为丸，如粟米大。上部一钱，下部一钱五分，酒送下。

【主治】跌打损伤。

【备考】方中半两钱用量原缺。

00309 一粒金丹《全国中药成药处方集》吉林方

【组成】广木香　沉香　乳香各五分　巴豆霜一钱五分　雄黄三钱四分　郁金三钱四分　没药　陈皮　皂角　公丁香各一钱

【用法】上为极细末，临用时以枣肉为丸，如芡实大。每服一丸，细嚼，白开水送下。毒气泄尽，即以米汤补之。

【功用】清血解毒，开瘀散滞。

【主治】痈疽、疔毒、恶疮、无名肿毒、手搭、腰搭等疮毒初起，大便燥结者。

【宜忌】病久身体虚弱者勿用。

00310 一粒珠丸

《中国医学大辞典》。为《绛囊撮要》"一粒珠"之异名。见该条。

00311 一握七丸《三因》卷九

【组成】神曲半斤（炒黄）　大附子二只（炮，去皮脐）　甘草二两（炙）

【用法】上为末，炼蜜为丸，每左手一握，分作七丸。每服一丸，细嚼，米饮送下。

【功用】健脾暖胃，坚骨强阳。

【主治】脏腑宿蕴风冷，气血不和，停滞宿饮，结为癥瘕痞块，妇人血瘕；肠胃中塞，饮食不下，咳逆胀满，下痢赤白，霍乱转筋；跤躄拳挛，腰脊脚膝疼痛，行步不能。

00312 一滴金丸《圣济总录》卷十五

【异名】一滴金（《张氏医通》卷十四）。

【组成】人中白　地龙（炒）各一两

【用法】上为细末，入羊胆汁为丸，如芥子大。每用一丸，新汲水一滴化开，点在两鼻窍中搐之。

【主治】首风及偏正头疼。

00313 一箭金风《串雅补》卷一

【组成】番木鳖四两（水煮透，去皮，麻油四两煤浮，取起为末）　乳香　没药（去油）各一两　蟾酥二钱

【用法】上为细末，将蟾酥火酒浸化为丸，如绿豆大，朱砂为衣。每服一丸，陈酒送下。

【主治】一切疮毒，痈疽，疔肿，内痈，痔漏。

00314 一擦无踪《外科方外奇方》卷三

【组成】上血竭一钱　硫黄五分　腰黄五分　明矾五分

【用法】上为细末，用青布捲药作筒，浸真菜油内令透，钳火上烧着，瓷盆盛油，待凝取擦。

【主治】疥，癣，肥疮。

00315 一切目疾丹《吉人集验方》

【组成】耳膜（焙，研末）

【用法】少加冰片，研和，点目。

【主治】一切目疾。

00316 一气还魂丹《千金珍秘方选》引徐洄溪方

【组成】真犀黄五钱　风化瓜霜四钱　飞青黛（青鱼胆收干）三钱　硇砂五钱　人中白三钱　道地紫雪丹五分　真熊胆三钱　冰片一分五厘　灯心炭四分　珠粉一钱

【用法】上药各为细末，另包听用。吹喉。

【主治】喉症。

【加减】风火，加薄荷末四分；阴虚，加黄柏末；喉风急闭，加指甲灰五分、壁钱炭（在砖瓦上者佳，木上者不可用）二分。

00317 一六甘露饮

《医部全录》卷二三七。为《景岳全书》卷五十一"玉泉散"之异名。见该条。

00318 一六甘露散

《景岳全书》卷五十一。为原书同卷"玉泉散"之异名。见该条。

00319 一艾二黄散《疮疡经验全书》卷四

【组成】艾叶一斤　硫黄末　雄黄末各五钱

【用法】以水同煮半日，捣极烂，候温敷上。再煮再易十余遍。能知痛者可生，全无痛者，出紫血而死。

【主治】发背黑不痛。

00320 一号四物汤《古今名方》引《张八卦外科新编》

【组成】当归　川芎　生地　荆芥　防风　牛蒡子　连翘　陈皮　丹皮　金银花　白芍各9克　乳香6克

【功用】凉血清热，祛风解毒。

【主治】疮疖，外伤感染，头疽初起。

00321 一号扫风丸《中医外科学讲义》

【组成】大风子三斤半　苡仁八两　荆芥八两　苦参　白蒺藜　小胡麻　苍耳子　防风各四钱　白花蛇一两　苍术　白附子　桂枝　当归　秦艽　白芷　草乌　威灵仙　川芎　钩藤　木瓜　菟丝子　肉桂　天麻　川牛膝　何首乌　千年健　青礞石（制）　川乌　知母　栀子各二两

【用法】上为细末，水泛为小丸，干燥后待用。成人初用二钱，每日二次。三天后如无呕吐、恶心反应，可每次加五分，至第八天后，每日三次。最大剂量可增至每日一两八钱。

【功用】祛风，利湿，杀虫。

【主治】初期结核杆菌型麻风及晚期麻风。

【宜忌】《中医皮肤病学简编》：忌吃鱼腥、葱、辣等。

00322 一号乾象方

《杂病源流犀烛》卷二十一。为《痧胀玉衡》卷下"防风散痧汤"之异名。见该条。

00323 一号癣药水（《中医外科临床手册》）

【组成】土槿皮十两 大风子肉十两 地肤子十两 蛇床子十两 硫黄五两 白鲜皮十两 枯矾二斤半 苦参十两 樟脑五两

【用法】将土槿皮打成粗末，大风子肉捣碎，硫黄研细，枯矾打松，用50%酒精温浸。第一次加8升，浸二天后，倾取清液；第二次再加6升，再浸二天，倾取清液；第三次加6升，去渣取液。将三次浸出之药液混合。再以樟脑用50%酒精溶解后，加入药液中，俟药液澄清，倾取上层清液备用。搽擦患处，每日三至四次。

【功用】杀虫止痒。

【主治】鹅掌风，脚湿气，圆癣等。

【宜忌】有糜烂者禁用。

00324 一出控心散（《普济方》卷四〇三）

【组成】全蝎二十四个 雄黄 麻黄（去节）各一分

【用法】上为细末。用芫荽以酒煎，令温调下。

【主治】小儿斑疮。

00325 一甲复脉汤（《温病条辨》卷三）

【组成】加减复脉汤去麻仁，加牡蛎一两。

【主治】下焦温病，但大便溏者。

【备考】温病深入下焦劫阴，必以救阴为急务。然救阴之药多润滑，但见大便溏，不必待日三四行，即以一甲复脉法，复阴之中，预防泄阴之弊。

00326 一扫光药膏（《成方制剂》9册）

【组成】红丹 枯矾 铅粉 轻粉 石膏 松香

【用法】上为软膏。外用，涂敷患处，一日1次。

【功用】消肿，解痒，止痛。

【主治】小儿胎毒，湿疹，黄水疮及疥癣类疾病。

00327 一扫光疮药（《全国中药成药处方集》杭州方）

【组成】苦参五两 川黄柏 烟胶各五两 木鳖子 蛇床子 川红椒 明矾 枯矾各一两 硫黄一两五钱 大风子油 白樟脑各一两五钱 轻粉 雄黄各一两

【用法】上为细末，将大风子油拌匀研和，用猪油搅匀，将药用稀布包裹，在开水内略浸，药从布眼内溢出，即擦患处。

【功用】杀虫解毒。

【主治】疥疮湿毒，皮肤癫痒，痒多痛少，抓破蔓延。

00328 一字轻金散（《朱氏集验方》卷九引候金方）

【组成】藿香叶 荆芥穗 旋覆花 香白芷 石膏末（细研，水飞） 防风各半两 川乌（两头尖者，去皮尖，生用）二钱半 天南星二钱半 川芎半两 草乌头一钱半

【用法】上药各修事，挂日中晒干，同捣为细末。每服只一字，食后淡茶调下。

【主治】偏正头风痛，夹脑风，眉棱骨痛，牵引两眼抽掣，疼痛进出，或生翳膜，视物不明。

00329 一字救苦散（《御药院方》卷九）

【组成】香白芷一两 草乌头半两（去皮脐，心白者用、心黑不用） 雄黄一钱半（另研）

【用法】上为极细末，与雄黄拌匀。每服用药末少许，擦于患处，待少时以温水漱。

【主治】牙疼。

00330 一赤八乌丸（《简明医彀》卷七）

【组成】血竭 京墨（火煅） 发灰 百草霜 莲蓬壳 黄绢 败棕（俱烧灰） 蒲黄 栀子（俱炒黑）

【用法】上为末，炼蜜为丸，如绿豆大。每服百丸，米汤送下；或米汤调服亦可。

【主治】血崩。

00331 一补一发丹（《脉因症治》卷上）

【组成】半夏 茯苓 陈皮 柴胡 黄芩 苍术 川常山 葛根

【主治】久疟内伤挟外邪。

【加减】虚，加参、术补气；热甚，加芩、连。

【备考】《医学入门》本方用茯苓一两，半夏、陈皮、柴胡、黄芩、苍术、葛根各七钱，常山三钱。为末，面糊为丸，如梧桐子大。每七十丸，白汤送下。

00332 一灵三圣散（《济阴纲目》卷十二）

【组成】干荷叶 生干地黄 牡丹皮 生蒲黄（另研）各三钱

【用法】上前三味浓煎汤，调入蒲黄末。一服即定。

【主治】❶《济阴纲目》：产后败血冲心，发热，妄言奔走，脉虚大者。❷《竹林女科》：心神闷乱，发狂言，或中风痰及躁烦，或血虚元虚。

00333 一味大黄散（方出《丹溪治法心要》卷三，名见《医学实在易》卷五）

【组成】大黄（酒浸，炒三次）

【用法】上为末。茶调服。

【主治】眩晕。

00334 一味千金散

《明医指掌》卷八。为《秘传外科方》"秘传一味千金散"之异名。见该条。

00335 一味升阳散（《古方汇精》卷二）

【组成】远志肉四两

【用法】将二两用陈酒二碗，煎至一碗，又投好酒半碗，临睡时温服。将渣同下，存远志肉二两，入火酒腊糟少许，共捣如泥，患处周围敷上，裹好。轻者一服痊愈，重者二服，穿烂者五七服全好。

【主治】痈疽，发背，一切疮毒，白色漫肿属阴者。

00336 一味归经饮（《古方汇精》卷三）

【组成】韭汁一小杯

【用法】和童便温服。

【主治】月经逆上，出于口鼻，以及吐血、咯血昏晕。

00337 一味生新饮（《古方汇精》卷三）

【组成】全当归五钱（酒洗）

【用法】水、酒各半浓煎，分早、晚服。

【主治】干血痨。

00338 一味白术酒

《时方歌括》卷下。为方出《千金》卷八，名见《三因》卷二"白术酒"之异名。见该条。

00339 一味白术散（《赤水玄珠》卷八）

【组成】土白术（米泔水洗净，切片。每一斤用陈皮半斤，入甑一层层间隔蒸一日，炒干，去陈皮）

【用法】上为末。每服二钱，米饮调下。

【主治】久泻脾虚。

00340 一味厌红散（《古方汇精》卷三）

【组成】陈棕三钱（烧存性）

【用法】陈酒调下。

【主治】血崩不止。

00341 一味百部膏（方出《千金》卷十，名见《不居集》上集卷十五）

【组成】百部根二十斤

【用法】捣取汁，煎如饴。服一方寸匕，每日三次。

【主治】久嗽。

00342 一味竹茹汤（《续易简》卷六）

【组成】人参 白术 麦门冬 橘红各一两 厚朴（去皮，姜汁制） 赤茯苓各半两 炙甘草一分 淡竹茹一团如弹子大。

【用法】上锉散。每服四匕，水一盏半，加生姜五片，同煎至八分，去滓温服，不时频进。

【主治】妇人初妊，择食，呕逆，头痛，寒热间作，四肢不和，烦闷。

00343 一味异功散（《保婴撮要》卷二十）

【组成】透明没药

【用法】上为末。姜汤调下。

【主治】小儿诸般钓症，角弓反张，胸膈脐凸。

00344 一味防风散

《景岳全书》卷六十一。即《校注妇人良方》卷十二"防风散"。见该条。

00345 一味红油散（《千金珍秘方选》）

【组成】红枣不拘多少

【用法】瓦上煅存性，为细末。麻油调敷。

【主治】唇上生羊须疳疮。

00346 一味苍术丸（《济阳纲目》卷十八）

【组成】苍术一斤（分作四分：一分酒浸，一分醋浸，一分糯米泔浸，一分童便浸，一日一换，各浸三日，取出焙干）

【用法】上切片，以黑芝麻同炒香，共为末，酒糊为丸，如梧桐子大。每服五十丸，空心白汤送下。

【主治】呕吐清水。

00347 一味苍术丸（《症因脉治》卷二）

【组成】苍术（蒸，炒）

【用法】上为细末，水为丸服。

【主治】内伤湿胜，呕吐清水。

00348 一味利关散（《古方汇精》卷三）

【组成】真赤茯苓五钱

【用法】上为末。空心豆腐浆调下。

【主治】赤白沙淋。

00349 一味阿胶饮（《胎产心法》卷上）

【组成】阿胶（上好真者）不拘多少。

【用法】酒化服，每日数次，随意饮之。

【主治】孕妇痢疾。

00350 一味苦参丸

《景岳全书》卷六十四。为《外科发挥》卷二"苦参丸"之异名。见该条。

00351 一味金花煎（《古方汇精》卷一）

【组成】金银花藤四钱

【用法】以水浓煎，温服。

【主治】热毒血痢。

00352 一味济阴散（《古方汇精》卷二）

【组成】槐花（净米）一升（炒焦，为末）

【用法】分作二服。将一服每日好酒服四五钱；一服老酒煎，调敷患处。

【主治】痈疽，发背，一切疮毒，红色高肿属阳者。

00353 一味铁锈汤（《衷中参西》上册）

【组成】长锈生铁

【用法】和水磨取其锈，磨至水皆红色，煎汤服之。

【功用】善镇肝胆，补养血分。

【主治】痫风及肝胆之火暴动成胁痛，或头痛目眩，或气逆喘吐，上焦烦热，及一切上盛下虚之证。

【方论选录】铁锈为铁氧，以铁与氧气化合而成锈也。其善于镇肝胆者，以其为金之余气，借金以制木也。其善治上盛下虚之证者，因其性重坠，善引逆上之相火下行。其能补养血分者，因人血中原有铁锈，且取铁锈嗅之，又有血腥之气，此乃以质补质，以气补气之理。且人身之血，得氧气则赤，铁锈原铁与氧气化合，故能补养血分也。

【临床报道】❶痫风：一六岁幼女，初数月一发痫风，后至一日数发，精神昏昏若睡，未有醒时，且两目露睛，似兼慢惊。遂先用《福幼编》治慢惊之方治之，而露睛之病除。继用本方，其病竟愈。连服数日，痫风永不再发。❷呕吐：族家嫂，年六旬。夜间忽然呕吐，头痛，心中怔忡甚剧，上半身自汗，其家人以为霍乱证。诊其脉，关前浮洪，摇摇而动。俾急磨浓铁锈水，煎汤服下愈。

00354 一味秘精汤（《慈禧光绪医方选议》）

【组成】分心木五钱（洗净）

【用法】用水一茶钟半，煎至大半茶钟。临睡以前服之。

【功用】固肾涩精。

【主治】遗精，滑泄。

00355 一味消毒散

《古方汇精》卷二。为《万氏家抄方》卷四"乌龙膏"之异名。见该条。

00356 一味通瘀饮（《古方汇精》卷三）

【组成】丹参六钱（酒浸一宿，炒）

【用法】每取二钱，煎减一小盏，和入童便、淡酒各半小杯，更加姜汁一滴，每早服一次，三次为度。

【主治】小产后恶露不行，小腹胀痛。

00357 一味萆薢汤（《梅疮证治》卷下）

【组成】萆薢二十钱

【用法】上以水五碗，煎取三碗，分温送下改定化毒丹。

【主治】梅毒脓淋，阳物漫肿紫赤，或肿大不觉痛痒，或阴口流出脓水，或阴头穿二三窍出臭脓者。

00358 一味黄芩汤（《本草纲目》卷十三引李杲方）

【组成】片芩一两

【用法】水二钟，煎一钟，顿服。

【主治】❶《本草纲目》引李杲方：骨蒸发热，肤如火燎，咳嗽吐痰，烦渴，脉浮洪。❷《不居集》：风劳肤如火燎，重按不热，日西更甚，喘嗽，洒淅寒热，目赤心烦。

【临床报道】骨蒸发热：予年二十时，因感冒咳嗽既久，且犯戒，遂病骨蒸发热，肤如火燎，每日吐痰碗许，暑月烦渴，寝食几废，六脉微洪，遍服柴胡、麦门冬、荆沥诸药，月余益剧，皆以为必死矣。先君偶思李东垣治肺热如火燎，烦躁引饮而昼盛者，气分热也，宜一味黄芩汤，以泻肺经气分之火。遂按方用片芩一两，水二钟，煎一钟，顿服。次日身热尽退，而痰嗽皆愈。

00359 一味黄连散（《胎产心法》卷上）

【组成】黄连一钱

【用法】上为末。粥饮汤调下。

【主治】孕妇口干不卧。

00360 一味鹿茸酒（《医学实在易》卷五）

【组成】鹿茸半两

【用法】酒煎去滓，入麝香少许服。

【主治】头晕。

00361 一味僵蚕散（《外科十三方考》）

【组成】大白僵蚕七枚

【用法】放瓦上焙黄，研成极细末，作为一次量。米饮调服，每日一次。病重者可加服一次。

【主治】哮喘。

00362 一味薯蓣饮（《衷中参西》上册）

【组成】生怀山药四两（切片）

【用法】上药煮汁两大碗，以之当茶，徐徐温饮之。

【功用】补肺肾，补脾胃，滋阴利湿。

【主治】劳瘵发热，或喘或嗽，或自汗，或心中怔忡，或因小便不利致大便滑泻，及一切阴分亏损之证。

【临床报道】产后喘嗽：一妇人产后十余日，大喘大汗，身热劳嗽。医者用黄耆、熟地、白芍等药，汗出愈多。后愚诊视，脉甚虚弱，数至七至，审证论脉，似在不治。俾其急用生山药六两，煮汁徐徐饮之，饮完添水重煮，一昼夜所饮之水，皆取于山药中。翌日又换山药六两，仍如此煮饮之。三日后诸病皆愈。

00363 一味蟾蜍汤（《人己良方》）

【组成】蟾蜍两只（要取黄色者佳，头、爪、皮、脏皆有毒，俱宜去之，去骨取肉）

【用法】每早晨用水半碗，黄酒一小杯煮食。

【功用】退热止泻，补阴。

【主治】丁奚，哺露危症。手足细小，颈长骨露，两臀无肉，肚胀脐突，名曰丁奚。每食而加呕哕，头骨分开，渴消引饮，虫从口出，名曰哺露。

00364 一物白鲜汤（《外台》卷三十四引《小品方》）

【异名】白鲜皮汤（《普济方》卷三四九）。

【组成】白鲜皮

【用法】以水三升，煮取一升，分服。耐酒者，亦可酒水等煮之。

【主治】产后中风，虚人不可服他药者。

【备考】《普济方》用白鲜皮三两，水三升，煮取一升半，分作三服。

00365 一物瓜蒂汤（《金匮》卷上）

【异名】瓜蒂汤（原书卷中）、一物瓜蒂散（《医略十三篇》）。

【组成】瓜蒂二七个（一本云二十个）

【用法】上锉。以水一升，煮取五合，去滓顿服。

【主治】❶《金匮》：太阳中暍，身热疼重，而脉微弱。此以夏月伤冷水，水行皮中所致。❷《金鉴》：身面四肢浮肿。

【方论选录】❶《张氏医通》：此方之妙，全在探吐，以

发越郁遏之阳气，则周身汗出表和，而在内之烦热得苦塞涌泄，亦荡涤无余。❷《金匮要略心要》：瓜蒂苦寒，能吐能下，去身面四肢水气，水去而暑无所依，将不治而自解矣。此治中暑兼湿者之法也。❸《金鉴》：瓜蒂治身面浮肿，散皮中水气，苦以泄之耳。❹《温病条辨》：此热少湿多，阳郁致病之方法也。瓜蒂涌吐其邪，暑湿俱解，而清阳复辟矣。

【临床报道】❶太阳中暍：《伤寒九十论》毗陵一时宫得病，身疼痛，发热，体重，其脉虚弱。人多作风湿，或作热病，则又疑其脉虚弱不敢汗也，已数日矣。予诊视之，曰中暍证也。仲景云：太阳中暍者，身热体疼而脉微弱。此以夏月伤冷水，行皮中所致也。予以瓜蒂散治之，一呷而愈。❷身重呕吐：《伤寒发微》予治新北门永兴隆板箱店顾五郎，时甲子六月也。予甫临病者卧榻，病者默默不语，身重不能自转侧，诊其脉则微弱，证情略同太阳中暍，独多一呕吐。考其病因，始则饮高粱酒大醉，醉后口渴，继以井水浸香瓜五六枚，卒然晕倒。因念酒性外发，遏以凉水浸瓜，凉气内簿，湿乃并入肌腠。此与伤冷水，水行皮中正复相似。予乃使店友向市中取香瓜蒂四十余枚，煎汤进之，入口不吐。须臾尽一瓯，再索再进，病者即沉沉睡，遍身微汗，迨醒而诸恙悉愈矣。

00366 一物瓜蒂散

《医略十三篇》。为《金匮》卷上"一物瓜蒂汤"之异名。见该条。

00367 一物李叶汤（《外台》卷三十五引《崔氏方》）

【组成】李叶不拘多少

【用法】以水煮，去滓，以浴儿。浴时避日向阴处。

【主治】小儿身热。

00368 一物柏枝散（《千金》卷九）

【组成】柏枝（南向者）

【用法】晒令干，为末。酒服方寸匕。

【功用】避瘟疫。

00369 一物独活汤（《外台》卷三十四引《小品方》）

【组成】独活三两

【用法】以水三升，煮取一升，分服。耐酒者，亦可酒、水等煮之。

【主治】产后中风，体虚人不可服他药者。

【备考】本方方名，《证类本草》引作"独活汤"。

00370 一物前胡丸（《外台》卷三十五引《小品方》）

【异名】前胡丸（《圣济总录》卷一七〇）。

【组成】前胡随多少

【用法】上药治下筛，炼蜜为丸，如大豆大。每服一丸，每日三次。加至五六丸，以愈为度。

【主治】小儿夜啼。

00371 一物桂心散（《医心方》卷六引《范汪方》）

【组成】桂心一两

【用法】上锉散。温酒服方寸匕，每日三次；不饮酒，以米饮服之。

【主治】卒心痛。

00372 一物猪蹄散（《千金》卷五）

【组成】猪后脚悬蹄（烧存性）

【用法】上为末。以乳汁饮一撮。

【主治】小儿寒热及毒气中人。

【备考】本方方名,《外台》卷三十六引作"猪蹄散"。

00373 一服立愈方《嵩崖尊生》卷六

【组成】何首乌三钱　土茯苓一两　天麻二钱　当归二钱　防风二钱

【主治】一切头痛。

00374 一服立愈汤《嵩崖尊生》卷十三

【组成】杜仲五钱　故纸四钱　萆薢三钱半　续断二钱　牛膝三钱　狗脊(去毛)一钱　木瓜一钱半　炙草五分　胡桃一两五钱(一半同药煎,一半嚼下)

【用法】酒二碗煎,加盐下。

【主治】腰痛。

00375 一服愈疟丸《嵩崖尊生》卷九

【组成】白术　山楂饼子　槟榔　常山(白酒煮干)各四钱　草果二钱(醋煮)

【用法】神曲糊为丸,临发日五更时,滚水送下;虚用人参汤送下。

【主治】疟不论新久。

00376 一郎二子散《鲁府禁方》卷三

【组成】槟榔五个(切片,锡灰炒)　榧子十个(去壳)　使君子(去壳)二十个

【用法】上为细末。每服大人二钱,小儿一钱或五分,空心用蜜水调下。

【主治】诸虫。

00377 一带五参散《增补内经拾遗》卷三

【组成】白花蛇(酒浸,去皮骨,取肉,炙)　人参　玄参　沙参　丹参　苦参(看蛇有三分,五参只用三分之二)

【用法】上各为细末。每服一钱至二钱,食后、临卧酒调下。

【主治】大风不仁,皮肤顽麻,绕腰遍身,似蛇皮黑癍,旋生旋没,通身瘙痹。

00378 一品花蛇酒

《增补内经拾遗》卷三。为《本草纲目》卷二十五"花蛇酒"之异名。见该条。

00379 一将当关方《喉科种福》卷五

【组成】生附子一枚(切片,滚水泡三次,咸味尽,以蜜焙炙)

【用法】含口中,咽其汁,味尽又易之。小儿酌减。

【主治】中寒白喉,无恶寒发热等症,喉内起白皮,随落随长者。

00380 一麻二至丸《效验秘方·续集》董建华方

【组成】黑芝麻30克　女贞子10克　墨旱莲草10克　制首乌10克　侧柏叶10克　枸杞子10克　生地15克　熟地15克　黄精20克

【用法】每日一剂,水煎,将两次煎出的药液混合,分2次温服。同时配用外搽药:鲜侧柏叶纳入75%酒精中浸泡一周后,即用棉球蘸液外搽脱发的头皮。

【功用】补肾养血,凉血润燥。

【主治】肾虚精血不足而兼血热的斑秃。头发成片脱落,皮红光亮、瘙痒,伴头晕腰酸,烦闷失眠,多梦,或月经量少错后,舌红苔黄脉细等。

【宜忌】治疗中和愈后一段时间内,禁食辛辣炙煿食物及葱蒜酒和虾、羊肉等食物。同时保持头皮清洁透风,避

免硬皮帽摩擦刺激。保持情绪稳定,心情舒畅,不要过度用脑熬夜。早上饮足量温开水,注意大便通畅。脾虚便溏及胃寒者慎用。

【加减】血虚神倦,头晕、心悸甚者,加当归、白芍、玄参等;失眠重者,加生龙骨、生牡蛎、山栀,或丹参、酸枣仁、夜交藤;若失眠而苔腻夹痰者,加合欢皮;腰酸重者,加菟丝子、川断;口干少津者,加石斛、麦冬;头皮红亮且瘙痒者,加白蒺藜、地骨皮;头皮不甚红亮,瘙痒不甚者,减侧柏叶为半量。

【方论选录】方中二至丸(女贞子、旱莲草)滋而不腻,补而不燥,且有凉血润燥作用。加入首乌养血乌发,生、熟地补肾填精,枸杞子、黑芝麻、黄精养血滋肝,以增强滋补之力,侧柏叶凉血润燥,以助凉血润泽之功。

00381 一捻金胶囊

《新药转正》44册。即《古今医鉴》卷十三"一捻金"加"朱砂"改为胶囊剂。见该条。

00382 一粒止痛丸《成方制剂》17册

【组成】金铁锁　没药　披麻草　乳香　麝香　重楼

【用法】上为糖衣浓缩丸,素粒每10粒重0.9g。痛时口服,一次1粒,每隔4小时服1次;或遵医嘱。

【功用】清热解毒,活血止痛。

【主治】刀枪伤、跌打伤所致的疼痛,妇女经痛及部分晚期恶性肿瘤疼痛等症。

【宜忌】孕妇忌服。心血管病患慎用。不可与毛地黄类药物同服。

00383 一粒青金丹

《医学纲目》卷十四。即《本事》卷四"青金丹"。见该条。

00384 一瘤全消散《鸡鸣录》

【组成】陈茶叶　炙甲片　当归　绵茵陈　儿茶各五钱

【用法】水、酒各半煎,温服。睡一宿即消。

【主治】一切肿毒。

【加减】上身,加川芎;下身,加牛膝。

00385 一醉不老丹《扶寿精方》

【异名】秘传一醉不老丹《松崖医径》卷下。

【组成】莲芯　生熟地黄　槐角子　五加皮各三两　没石子六个(三雌三雄)

【用法】上药石臼杵碎,生绢袋盛,无灰酒十斤,夏月浸十日,秋二十日,春冬一月。取起袋控,晒干,为末。用大麦二两,炒和前末,炼蜜为丸。每一钱作一饼,以薄荷为细末,一层末,一层饼,瓷器贮,忌铁。每饭后嚼化几饼,前酒任意饮之。须连日饮尽,顿久恐泄味。

【功用】❶《扶寿精方》:固精养血,乌须,壮筋骨。❷《古今医鉴》:养血化痰。

00386 一加减正气散《温病条辨》卷二

【组成】藿香梗二钱　厚朴二钱　杏仁二钱　茯苓皮二钱　广皮一钱　神曲一钱五分　麦芽一钱五分　绵茵陈二钱　大腹皮一钱

【用法】水五杯,煮二杯,再服。

【主治】三焦湿郁,升降失司,脘连腹胀,大便不爽。

【方论选录】正气散本苦辛温兼甘法,今加减之,乃苦辛微寒法也。去原方之紫苏、白芷,无须发表;去甘、桔,

此证以中焦为扼要，不必提上焦也；只以藿香化浊，厚朴、广皮、茯苓、大腹泻湿满；加杏仁利肺与大肠之气，神曲、麦芽升降脾胃之气，茵陈宣湿郁而动生发之气，藿香但用梗，取其走中道不走外也；茯苓但用皮，以诸皮皆凉，泻湿热独胜也。

00387 一行禅师秘丹 《普济方》卷二六五

【组成】朱砂一两（好者，捣，罗） 舶上硫黄二两（不夹石者）

【用法】上为细末，水飞过。用针砂半斤，水淘令极清，入前药二味，鼎内煮七复时，如水耗，添热水令足，先取少许放冷，取上下以猛火试之，无黑焰为度。取出水飞，淘取药，去针砂，再于鼎内煮干，以十斤炭火煅，其色不变，两数不折，候冷，用纸裹入地坑内，出火毒，经一宿取出，再研细，以枣肉为丸，如梧桐子大。每日空心清米饮送下三至五丸。

【功用】固真气，暖下元，和脏腑，强腰脚，进饮食。

00388 一味莱菔子汤 《衷中参西》上册

【组成】莱菔子二两（生者一两，熟者二两）

【用法】共捣碎，煎汤一大茶杯，顿服之。

【主治】伤寒、温病结胸。其证胸膈痰饮，与外感之邪互相凝结，上塞咽喉，下滞胃口，呼吸不利，满闷短气，饮水不能下行，或转吐出；兼治疫证结胸。

【临床报道】结胸证：许某，年二十余，得温病，三四日觉中脘结硬，饮食至其处不下行，仍上逆吐出。其脉沉滑而实，舌苔白而微黄，表里俱觉发热，然不甚剧。自言素多痰饮，受外感益甚，因知其中脘之郁结，确系外感之邪与痰饮凝滞也。先投以荡胸汤，两点钟后，仍复吐出。为拟此方，一剂结开，可受饮食，继投以清火理痰之品，两剂痊愈。

00389 一物马通浴汤 《千金》卷五

【组成】马通三升（烧令烟绝）

【用法】以酒一斗，煮三沸，去滓，浴儿即愈。

【主治】小儿中忤。

00390 一物瓜蒌薄贴 《外台》卷二十四引《删繁方》

【组成】瓜蒌根

【用法】上纳苦酒中，浸五宿取出，熬毕，捣为散。以苦酒和涂纸上，贴肿上。

【主治】痈肿。

00391 一物猪通浴汤 《千金》卷五

【组成】猳猪通三升

【用法】以热汤灌之，适寒温浴儿。

【主治】小儿中人忤，噤啼，面青腹强者。

00392 一二三层茴香丸

《全国中药成药处方集》（济南方）。为《百一》卷十五"三增茴香丸"之异名。见该条。

00393 一物黄连泻心汤 《此事难知》

【组成】黄连

【用法】水煎服。

【主治】少阴证，口燥舌干而渴，火热而脉反细小。

【加减】烦者，加栀子；躁者，加香豉；呕者，加半夏；满者，加甘草；腹痛，加芍药；脉迟者，加附子；下焦寒者，加干姜；大便硬，加酒浸大黄。

【备考】用干姜、附子，先煎令熟，使热不僭也。后另煎黄连，与姜、附同用。

00394 一清二洗三补治阳痿方 《效验秘方》李怀夫方

【组成】1号方：苡仁20克 龙胆草 山栀子 金钱草 淫羊藿各15克 柴胡 黄芩 黄柏 木通 通草各10克 2号方：破故纸 淫羊藿 菟丝子 枸杞子 益智仁 续断 苡仁各15克 当归 山栀子 黄精 锁阳 五加皮各10克

外洗方：苦参 蛇床子各50克 黄柏 龙胆草 荆芥 海风藤各20克 百部 白鲜皮 夜交藤各15克

【用法】先服1号方1～3剂，不能超服5剂。改服2号方，可长期服用。阴囊发痒及湿疹配合外洗方。

【主治】湿热型阳痿。

【加减】兼挟阴虚者，加女贞子、旱莲草、地骨皮；兼挟阳虚者，加肉桂、海狗肾、小茴香、巴戟天；兼夹瘀热，加丹皮、丹参、赤芍；体形肥胖，加白芥子、山楂、莱菔子；有冠心病史者，加瓜蒌、丹参、山楂；动脉硬化者，加当归、白芍、葛根、麦冬；腰骶痛者，加胡芦巴、杜仲。

【临床报道】阳痿：本组24例，服中药1号方2剂，2号方2剂而愈者8例。服1号方3剂，2号方5剂而愈者10例。服1号方3剂，2号方10剂而愈者4例。增服2号方10剂2例。疗程最短5天，最长45天。其中19例外阴湿疹及发痒配合外熏洗。

乙

00395 乙丑丸 《圣济总录》卷七十一

【组成】硇砂（细研，汤内飞过，去沙石，熬取霜） 乌头（生，去皮脐，为末）各一两 沉香末 五灵脂末 干姜末 桂（去粗皮，为末） 胡椒末 巴豆（去皮心膜，研）各半两 干漆末三分

【用法】上除巴豆外，同研匀，次入巴豆，再研极细，同熟枣肉和作一块，用湿纸裹三五重，用纸筋黄土泥固济，约厚半指许，煨干，用熟炭火十斤，于乙丑日早渐进火烧，令香为度。以新盆器合，候冷取出，其焦纸灰不用，捣烂，看硬软，再入熟枣肉和捣千余杵得所，丸如梧桐子大。每服三丸，温木瓜酒送下；木瓜汤送下亦得，不拘时候。如大瘕癖积块及诸冷气疞刺疼痛，或泄痢脓血，食前服五丸至七丸。看虚实加减。

【主治】食积隐现时作，攻心胁疞刺痛。

00396 乙癸丸 《吴少怀医案》

【组成】巴戟天 山萸肉 炒山药 茯苓 丹皮 沙参 麦冬 砂仁 黄柏 菟丝子 泽泻 炙甘草各适量

【用法】上为细末，炼蜜为丸，如梧桐子大。每服三十丸。

【功用】补肾养肝，健脾祛湿。

【主治】病毒性肝炎恢复期，或肝硬化腹水消失后脾肾两虚者。

【加减】右胁隐痛，腹胀不已，去黄柏、砂仁、菟丝子、丹皮、炙甘草，加白芍、木瓜、鸡内金、香附、炒麦芽。

【临床报道】肝硬化腹水：张某，男，33岁。患者1963年11月患肝硬化腹水，曾住院治疗，腹水渐少，但肝大右胁下4公分，脾大左胁下8公分，中等硬度，脘腹胀，两胁隐痛，胃纳不香，口干少饮，大便溏，每日二至三次，小便尚

可，面色苍褐，形体消瘦，舌苔白，脉沉细弱。证属脾肾两虚，肝失所养，气结血瘀，升降失调，乃致痞积，正气已伤。治宜健脾补肾，调气和肝，佐以软坚。拟乙癸丸加减，服药三剂，脘腹舒适，胃纳增加，大便成形。虑脾肾两弱，难以速复，拟加丸剂缓图。共服丸药三料，面色转红润，诸症消失，复查肝脾，胁下可触及，恢复轻工作。

00397 乙癸汤（《内科概要》）

【组成】生地 丹皮 脂麻 石决 玄参 蝉衣 山药 石蟹 菊花 茯神

【主治】肝肾两亏，虚火上浮，目赤，眩晕，耳鸣，久不治，便生内障。

00398 乙肝灵丸（《成方制剂》19册）

【组成】白芍 柴胡 大黄 甘草 贯众 黄芪 人参 茵陈

【用法】上为包衣浓缩丸，每粒重 0.1 克，口服，一次 2 克，一日 3 次；小儿酌减。每个疗程 20～50 天。

【功用】清热解毒，疏肝健脾。具有较强的抗炎，改善肝功能，保肝利胆，降酶的作用。

【主治】肝气郁滞，湿邪困脾及乙型病毒性肝炎。

【宜忌】孕妇忌服。

00399 乙肝健片（《成方制剂》12册）

【组成】花锚草 黄芪 甘草

【用法】上药加工制成的A、B两种片剂，每片重 0.25 克。口服，A、B片合用，一次各 2～3 片，一日 3 次。

【功效】利胆退黄，改善肝功，调节免疫功能。

【主治】急、慢性乙型肝炎和其他肝炎。

00400 乙脑合剂（《农村中草药制剂技术》）

【组成】地胆头 150 克 钩藤 50 克 雷公藤 150 克 车前子 50 克 三桠苦 150 克 地龙 30 克 狗肝菜 50 克

【用法】按一般合剂制成 1 升即得。口服，每次 30 毫升，一日三次；小儿减半。

【功用】清热泻火，镇惊止抽。

【主治】流行性乙型脑炎。

00401 乙字化毒丸（《疮疡经验全书》卷六）

【组成】牛黄 丁香 牙皂各五分 琥珀（须择体坚燥者用之） 郁金 生生乳各一钱 朱砂 雄黄 月月红 白鲜皮 乳香 穿山甲各五钱五分 制大黄二钱 僵蚕四钱

【用法】上为末，用神曲末五钱打稠糊入药捣匀为丸，如梧桐子大，另研朱砂为衣。每早空心服十三丸，每晚空心服九丸，人参汤送下；炒米汤亦可。兼用煎剂调理，病去药减，如余邪未尽，药不可撤。

【主治】梅疮毒结于肝胆二经，内作筋痛，攻走胁肋，上至于头，下至于足，转侧艰难，手不能举，足不能步，或颈项发块，或破烂上下，或传他经致生别病者。

【宜忌】百日内勿使大劳大怒。顺时调理。

【备考】制生生乳法：煅炼礜石三钱，云母石二钱五分，消石（即盆消）一两六钱，朱砂液（即朱水色粉红者为上）九钱六分，晋矾一两二钱，绿矾一两八钱，食盐半两，枯矾五钱六分，青盐三钱五分，上件共研不见星，入羊锡罐内，三方一顶火，俟药化，面上有霜头起离火，候冷用铁盏盖扎，盐泥固济，待罐口泥干，入八卦炉内，先用文火，候盏底热微，微擦水，加炭平口，用武火，三香足离火，先用甘草、牙

皂各二钱，煎浓汁收盏底白丹砂，棉纸包裹，浸汁内片时取出，连纸埋土中三日夜，取来晒干，每两加冰、麝各七厘，辰砂九分，共研极细，外用乳香一钱二分，滚水燉化，和前末研匀为丸，每重一钱一分，外以黄蜡封固，即名生生乳。照方配合服之，刻日奏效。每见公子王孙沾染此疾，百药无效者，皆因方之不当，药之不真也。余愿此方公之海内，而后世易为采择，永无差误。然世之毒药，古方往往用之，各有制度耳。如水银一物，得云母、礜石同炼，其毒即解，不比粉霜轻粉之酷烈也。余用生生乳配风药而治大麻风，配痨药而治传尸痨，配虫药而治诸虫疾，配膈药而治噎塞翻胃，配疮药而治顽毒顽癣，久漏骨痛，种种奇效，不独治广疮毒气之圣药也。大凡药性与禀性有异，人有杀药者，毒药服之竟不觉察，奏功亦缓。性有不杀药者，服之便觉时冒，奏效亦速，所以为医全在活泼。《经》曰：大积大聚，衰其大半而止，不必尽剂。须要体察病情，功效未全者，再宜进药，或间日再服，或停两三日再服，务宜消息除之，毋使过剂，以生他病。

00402 乙肝宁颗粒（《中国药典》2010版）

【组成】黄芪 606 克 白花蛇舌草 408 克 茵陈 606 克 金钱草 408 克 党参 490 克 蒲公英 408 克 制何首乌 490 克 牡丹皮 408 克 丹参 490 克 茯苓 408 克 白芍 408 克 白术 408 克 川楝子 408 克

【用法】上制成颗粒剂。口服。一日 3 次，一次 1 袋；儿童酌减。治疗慢性肝炎者以 3 个月为一个疗程。

【功用】补气健脾，活血化瘀，清热解毒。

【主治】慢性肝炎属脾气虚弱、血瘀阻络、湿热毒蕴证，症见胁痛、腹胀、乏力、尿黄；对急性肝炎属上述证候者亦有一定疗效。

【宜忌】服药期间忌食油腻、辛辣食物。

00403 乙癸愈蟹饮（《张皆春眼科证治》卷二）

【组成】酒生地 15 克 玄参 盐知母各 9 克 五味子 3 克 酒白芍 9 克

【主治】蟹睛证。蟹睛软而平塌，来势缓而痛轻，属虚证者。

【方论选录】方中酒生地、玄参、盐知母滋补肝肾之阴，以降虚火；五味子、酒白芍味酸性敛，能使蟹睛渐平；酒白芍且有滋补肝胆之能。共成一剂，具有壮水制火，渐缩蟹睛之功。

00404 乙肝扶正胶囊（《成方制剂》1册）

【组成】丹参 当归 贯众 何首乌 虎杖 麻黄 明矾 人参 肉桂 沙苑子 石榴皮

【用法】上为末，装胶囊，每粒重 0.25 克。口服，一次 4 粒，一日 3 次；儿童酌减或遵医嘱。

【功用】补肝肾，益气活血。

【主治】乙型肝炎，辨证属于肝肾两虚证候。症见肝区隐痛不适，全身乏力，腰膝酸软，气短心悸，自汗、头晕、纳少、舌淡、脉弱。

00405 乙肝解毒胶囊（《成方制剂》1册）

【组成】草河车 大黄 贯众 黑矾 胡黄连 黄柏 黄芩 土茯苓

【用法】上为末，装胶囊，每粒重 0.25 克。口服，成人一次 4 粒，一日 3 次；小儿酌减或遵医嘱。

【功用】清热解毒，疏肝利胆。

【主治】乙型肝炎，辨证属于肝胆湿热内蕴者。症见肝区热痛，全身乏力，口苦咽干，头晕耳鸣或面红耳赤，心烦易怒，大便干结，小便少而黄，舌苔黄腻，脉滑数或弦数。

00406 乙肝清热解毒片

《新药转正》34 册。即原书 1 册"乙肝清热解毒颗粒"改为片剂。见该条。

00407 乙肝养阴活血冲剂（《新药转正》8 册）

【组成】地黄　北沙参　麦冬　女贞子（酒炙）　黄芪　当归　白芍等

【用法】上药经加工制成冲剂，每袋装 10 克。开水冲服，一次 20 克，一日 3 次。

【功用】滋补肝肾，活血化瘀。

【主治】肝肾阴虚型慢性肝炎。症见面色晦暗，头晕耳鸣，五心烦热，腰腿酸软，齿鼻衄血，胁下痞块，赤缕红斑，舌质红，少苔，脉沉弦，细涩等

【宜忌】忌烟酒、油腻。肝胆湿热，脾虚气滞者忌用

【备考】本方改为颗粒剂，名"乙肝养阴活血颗粒"（见《中国药典》2010 版）。

00408 乙肝益气解郁冲剂（《新药转正》8 册）

【组成】柴胡（醋炙）　枳壳　白芍　丹参　黄芪　党参　黄连等

【用法】上药经加工制成冲剂，每袋装 10 克。开水冲服，一次 20 克，一日 3 次。

【功用】益气化湿，疏肝解郁。

【主治】肝郁脾虚型慢性肝炎。症见胁痛腹胀，痞满纳呆，身倦乏力，大便溏薄，舌质淡暗，舌体胖或有齿痕，舌苔薄白或白腻，脉沉弦或沉缓等。

【宜忌】忌烟、酒、油腻。肝胆湿热，邪实证者忌用。

【备考】本方改为颗粒剂，名"乙肝益气解郁颗粒"（见《中国药典》2010 版）。

00409 乙肝清热解毒颗粒（《新药转正》1 册）

【组成】白花蛇舌草　北豆根　虎杖　茜草　拳参　土茯苓　茵陈　白茅根　淫羊藿　甘草　蚕砂　野菊花　橘红

【用法】上制成颗粒剂，每袋装 10 克。开水冲服，一次 2 袋，一日 3 次。

【功用】清肝利胆，解毒逐瘟。

【主治】肝胆湿热型急、慢性病毒性乙型肝炎初期或活动期；乙型肝炎病毒携带者。症见黄疸（或无黄疸），发热（或低烧），舌质红，舌苔厚腻，脉弦滑数，口干苦或口黏臭，厌油，胃肠不适等。

【宜忌】脾虚便泻者慎用或减量服用。忌烟、酒、油腻。本方改为胶囊剂，名"乙肝清热解毒胶囊"（见《新药转正》32 册）；改为片剂，名"乙肝清热解毒片"（见《新药转正》34 册）。

二 画

二

00410 二丁丸（《普济方》卷三九二引《全婴方》）

【组成】丁香半钱　白丁香一两　密陀僧　轻粉各一钱

【用法】上为末，面糊为丸，如小豆大。三岁五丸，水送下。恶物下为效。

【主治】小儿乳癖，在两胁下，或左或右，状如狗舌，面黄腹大，潮热多渴。

00411 二丁丸（《医学纲目》卷三十八）

【组成】白丁香半两　丁香　密陀僧各一两　韶粉一钱　硫黄三钱

【用法】上为细末，面糊为丸，如小豆大。

三岁儿九丸，日哺米饮下。饮乳者，乳汁下。次日当取下恶物，热即随退。

【主治】❶《医学纲目》：小儿乳癖。❷《准绳·幼科》：食癖，疳热。

【加减】加黄莺屎一钱，尤妙。

00412 二丁散（《幼幼新书》卷二十二引王兑方）

【组成】拣丁香　白丁香　没石子各二钱　硫黄　密陀僧各三钱

【用法】上为细末，研匀。每服一字至半钱，空心、临卧白汤调下，一日二次。以消为度。

【主治】诸癖不消，腹痛，乍寒乍热，泄泻无时，多渴，黄瘦，或下痢，腹胁有块如掌，癖侧石硬。

00413 二丁散（《奇效良方》卷五十九）

【组成】苦丁香　丁香　粟米　赤小豆各七粒　石膏少许

【用法】上为细末。以竹筒吹入鼻中。

【主治】鼻中息肉，鼻不闻香臭，或偏头风。

00414 二丁散（《济阳纲目》卷一○四）

【组成】苦丁香　赤小豆　丁香各十四个

【用法】慢火焙干，为末，入脑子少许。口内先含水，次将小竹管吹药入鼻中，如半盏茶时尽为度。候头疼时取下。

【主治】❶《济阳纲目》：鼻痔。❷《医部全录》：鼻不闻香臭，脑漏流涕。

00415 二八丹（《准绳·类方》卷七）

【组成】阴丹二分　阳丹八分　硼八厘　矾（生）四厘

【用法】上用麝香三厘，片脑一分，研匀点眼。

【主治】翳膜。

00416 二马散（《准绳·疡医》卷五）

【组成】马蹄金　铁马鞭　拨雪根

【用法】水煎，入少酒和服。

【主治】马痕。

00417 二子饮（《寿世保元》卷七）

【组成】苏子　火麻子（去壳）各半合

【用法】拣净洗，研极细，用水再研，取汁一杯，分三次煮粥食之。

【主治】产后郁冒汗多，大便闭；老人、诸虚人风闭。

00418 二子散（《疡科选粹》卷五）

【组成】木鳖子　五倍子各等分

【用法】上为细末。调敷。

【主治】痔疮，大肠热肿。

00419 二木散

《医学入门》卷七。为《直指》卷十六"木香汤"之异名。见该条。

00420 二车丸（《医心方》卷十引华佗方）

【组成】蜀椒一斤　干姜（大小相称）二十枚　粳米一升　朗陵乌头（大小相称）二十枚　煅灶中灰一升

【用法】以水一斗半渍灰，练囊中盛，半绞结，纳灰中一宿，晒干之；皆末诸药下筛，炼蜜为丸，如梧桐子大，唾送下。勿用浆水。身中当痹，药力尽乃食。若僻在胁，吞一丸即消；若惊恐不安，吞一丸，每日三次，独卧不恐。病剧，昼日六七，夜三吞；微者，昼日四五，夜再吞。寒痹随利去，令人善失气。

【主治】忧患喜怒，或劳倦气结，膈上积聚，寒热，饮食衰少，不生肌肉；女子积寒，风入子道，或月经未绝而合阴阳，或急欲溺而合阴阳，以致绝产，少腹苦痛，得阳亦痛，痛引胸中。

00421 二车丸（《医心方》卷十二引华佗方）

【组成】大黄十三两　柴胡四两　细辛二两　茯苓一分　半夏一两

【用法】上药治下筛，炼蜜为丸，如梧桐子大，每服五丸，以饮送下，一日二次。

【主治】临饭腹痛不能食，大便难。

00422 二贝丸（《疡医大全》卷十八引萧纯源方）

【组成】朱砂七钱　大贝母　紫贝天葵各二两　海藻　海粉　明矾各一两

【用法】上为细末，用夏枯草二斤，熬膏为丸，如梧桐子大。每服三钱，临卧时茶清送下。

【功用】消痰疬。

【主治】瘰疬。

00423 二仁丸（《妇人良方》卷八）

【组成】杏仁（去皮尖、面炒黄）　麻仁（别研）　枳壳

（去瓤、麸炒赤） 诃子 （慢火炒，捶，去核）各一两

【用法】上药后二物为细末，同二仁杵，炼蜜为丸，如梧桐子大。温水下二三十丸。未知稍增。

【主治】❶《妇人良方》：风秘。❷《得效》：虚人、老人风秘，不可服大黄者。

00424 二仁膏

《遵生八笺》卷五。为《奉亲养老》"生姜汤"之异名。见该条。

00425 二气丸（《圣济总录》卷九十四）

【组成】石硫黄（研） 黑铅各一两

【用法】上二味，先以铅于铫内熔成汁；次下硫黄，炒烟焰透，移下；候冷取出，研为细末，糯米糊为丸，如梧桐子大。每服二十丸，温酒送下。

【主治】阴疝，上而不下，脐腹疼痛。

00426 二气丸

《鸡峰》卷三十。为原书卷十三"二气丹"之异名。见该条。

00427 二气丸（《普济方》卷三二九）

【组成】艾叶一两（醋浸一宿，煮干为度） 阿胶半两（锉，炒）

【用法】上为细末，醋糊为丸，如梧桐子大。每服五十丸，空心粟米汤送下。

【主治】胎漏。

00428 二气丸

《济阴纲目》卷二。为《宣明论》卷十一"二气丹"之异名。见该条。

00429 二气丸

《纲目拾遗》卷七。为原书同卷"稀痘神方"之异名。见该条。

00430 二气丹（《圣济总录》卷一八七）

【组成】丹砂 雄黄各一两

【用法】上为细末，用瓦合子一只，入药在内，先用赤石脂封口，后捣纸筋泥固济，阴干；每次用粗瓷碗一口盛药合子，又用阴干浮萍草三两拥定，更以一瓷碗覆之，内外用纸筋泥固济，亦候阴干。然后于地上掘一小坑，坐定碗足令稳，用炭半秤，簇定顶上，煅令通赤，去火候冷，取药细研；又用天南星半两为末，面糊为丸，如梧桐子大。取瓦盆一只，盛水半盆，以竹筛子安盆上摊药，日内晒干。每日空心以井花水吞下一丸。服此药一料尽后，过三二月方可再服。

【功用】壮元气，驻颜色，破久冷。

【主治】诸虚证。

00431 二气丹（《鸡峰》卷十三）

【异名】二气丸（《鸡峰》卷三十）。

【组成】硫黄 水银各等分

【用法】慢火结砂子，面糊为丸，如绿豆大。每服五七丸，丁香汤送下。

【主治】虚冷。阴阳痞隔、吐逆，粥药不下。

00432 二气丹（《宣明论》卷十一）

【异名】二气丸（《济阴纲目》卷二）。

【组成】大黄四两（别为末，醋一升，慢火熬成膏子） 当归二两 白芍二两

【用法】上为末，以膏子为丸，如梧桐子大。每服二十丸，食前淡醋汤送下，每日三次。有燥热，以柴胡饮子相参服之。

【主治】❶《宣明论》：月水不调，断绝不产，面黄肌瘦，恒不思美食。❷《医略六书》：经闭脉数涩，左右强弱不调者。

【加减】如月水不通，加入干漆三钱（炒焦用），没药半两，硇砂三钱（研），官桂二钱，斑蝥三钱（去头足，炒热用，生用则吐泻）。

【方论选录】《医略六书》：热瘀不清，经血暗耗，故经脉闭遏，月事不行焉。当归养既耗之血，白芍敛热伤之阴，大黄净汁，熬膏入药，丸服。醋以引之入肝，饮以漱之和胃，使热化血荣，则冲任蓄泄有权，何患经闭不通乎！

【备考】本方方名，原作"二气汤"，与剂型不符，据《医方类聚》改。

00433 二气丹（《济生》卷三）

【异名】二至丹（《医略六书》卷二十四）。

【组成】消石 硫黄各等分

【用法】上为末，于银石器内，文武火上炒令鹅黄色，再研细，用糯米糊为丸，如梧桐子大。每服四十丸，新汲水送下，不拘时候。

【主治】伏暑伤冷，二气交错所致的头痛、恶心、脘痞、呕吐、泄泻、霍乱厥逆，以及尸厥证。

❶《济生》：伏暑伤冷，阴阳交错，中脘痞闷，或头痛恶心。❷《医方集解》：或呕，或泄，霍乱厥逆。❸《证治宝鉴》：尸厥。亦由脏气相刑，或与外邪相忤，故气郁不行，闭于经络，诸脉伏逆，昏不知人。因吊丧问病，入庙登冢，卒然手足逆冷，肌肤栗起，腹中雷鸣。

【方论选录】❶《医学入门》：消石气寒为阴，硫黄气热为阳，以二气理二气也。❷《医略六书》：阴阳交错，痞膈于中，二气不相接续统运，故吐泻不止，手足厥逆焉。消石飞升，能升阳气以消溶逆气；硫黄发育，能壮真火以统运真阳。煅过，丸服，使阳气运而阴翳消，则二气调顺，而阴阳无交错之虞，何患厥逆吐泻不瘳哉！此拯阳奠阴之剂，为阴阳二气不相统接之专方。

00434 二气丹（《局方》卷五续添诸局经验秘方）

【组成】硫黄（细研） 肉桂（去皮，为末）各一分 干姜（炮，为末） 朱砂（研，为衣）各二钱 附子（一枚大者，炮，去皮脐，为末）半两

【用法】上为末，细面糊为丸，如梧桐子大。每服三十丸，空心、食前煎艾盐汤放冷送下。

【功用】助阳消阴，正气温中。

【主治】内虚里寒，冷气攻击，心胁脐腹胀满刺痛，泄利无度，呕吐不止，自汗时出，小便不禁，阳气渐微，手足厥冷；及伤寒阴证，霍乱转筋，久下冷痢，少气羸困，一切虚寒痼冷。

00435 二气丹（《古今医鉴》卷十一引丁平溪方）

【组成】舶上硫黄一两（熔化，倾入水中，如此七次） 朱砂一两 官桂一两 干姜（炮）一两 大附子（面包煨，去皮）五钱 鹿茸二两（酥炙） 麝香一钱

【用法】上为末，醋糊为丸，如梧桐子大。每服三十丸，空心盐汤送下。如虚劳发热，先以四物汤四钱，小柴胡六

钱，和合煎服，后用十全大补汤。

【主治】赤白带下。

00436 二气汤（《圣济总录》卷七十九）

【组成】牵牛子半两（生用）　甘遂（微炒）一钱

【用法】上为粗末，分作二服。每服水一盏，煎至五分，放温细呷，不拘时候。

【主治】水肿腹满。

00437 二气散

（《小儿药证直诀》卷下。为《苏沈良方》卷十"田季散"之异名。见该条。

00438 二气散（《宣明论》卷八）

【异名】二圣散（《普济方》卷一九四）。

【组成】白牵牛　黑牵牛各二钱

【用法】上为末，用大麦面四两，同一处为烧饼。临卧用茶汤一盏下。降气为验。

【主治】水、气蛊，胀满。

00439 二气散（《杨氏家藏方》卷六）

【组成】山栀子（炒）　干姜（炮）各一两

【用法】上为粗末。每服二钱，水一盏，同煎至五分，去滓，食后热服。

【主治】阴阳痞结，咽膈噎塞，状如梅核，妨碍饮食，久而不愈，即成翻胃。

00440 二气散（《朱氏集验方》卷八）

【组成】大附子一只（生用，不去皮脐，切作三份，为片子令薄）　大茴香六两（净洗过，滤干，分作三份，每份二两）

【用法】第一度：用附子一份，茴香二两一份，同炒，令茴香黄色香熟，用瓦瓶盛贮，厚纸封盖，安在冷处一宿，次日除附子，以茴香为末，空心盐、酒调下。第二度：如第一度分两，炒法、存性皆如之。但次早只除附子一半，其一半附子同茴香为细末，如前法服之。第三度：凡分两、炒法、存性皆如前二度之法，但次早全用附子同茴香为细末，亦如前法服之。外余一分半附子，又可合别药用。

【主治】肾经停冷，气滞力弱。

00441 二分丸（《北京市中药成方选集》）

【组成】苍术（炒）十六两　荆芥穗十六两　山药十六两　蜂房（炒）十六两　白蒺藜十六两　马钱子（炙、去毛）三十二两　槐花（炒）八两　穿山甲（炙）八两　胡连八两　刺猬皮（烫）八两　苦参十六两

【用法】上如细末，过罗，用冷开水泛为小丸。每十六两用滑石细粉四两为衣，闯亮。每服五分，每日二次，温开水送下。

【功用】清热解毒，消肿止痛。

【主治】热毒下注，痔疮漏疮，肿痛作痒。

【宜忌】忌辛辣食物。孕妇忌服。

00442 二牛丸（《普济方》卷三八六）

【组成】黑牵牛　白牵牛各四两（炒）

【用法】上为末，井花水为丸，如绿豆大。每服二十丸，萝卜子煎汤送下。

【主治】小儿肿病，大小便不利。

00443 二乌丸（《中藏经》卷下）

【组成】川乌头　草乌头各四两　青盐四两　黑豆半斤

【用法】用水二升，同煮四味，水耗，即用温水添之，候川乌头半软四破之，更煮以透烂为度，去皮，同煎乌头并黑豆，于石臼或木臼内捣令极烂，不见白星，即就丸，干即以煮药水添湿同捣（煮时留一盏以下水以备添，勿令煮干），丸如梧桐子大。每服二三十丸，食前盐酒、盐汤任下。

【主治】风痰眩晕。

00444 二乌丸

《集验背疽方》。为《传信适用方》卷三引张之辅方"万灵丸"之异名。见该条。

00445 二乌丸（《魏氏家藏方》卷一）

【组成】川乌头（生，去皮脐）　海桐皮　草乌头（生，去皮尖）　五灵脂各一两（别研）

【用法】上为细末。先取不蛀皂角二挺，捶碎酒浸，揉取脂，滤去滓，面糊为丸，如梧桐子大。每服二十丸，茶、酒任下。

【主治】风气走注疼痛。

00446 二乌丸

《医学入门》卷八。为《丹溪心法附余》卷四"夺命丹"之异名。见该条。

00447 二乌散

《医统》卷六十一。为方出《丹溪心法》卷四，名见《准绳·类方》卷四"羌乌散"之异名。见该条。

00448 二乌散（《青囊全集》卷上）

【组成】闹杨花五分　胡茄子一钱　姜黄一钱　麻绒一钱　生川草乌各一钱

【用法】上为散。每服九分，酒兑，接骨服。接后用甘草汁、姜汁和服，急灌解。不可乱用。接骨先敷半日，去之后挪接，照圣灵丹法。

【功用】接骨止痛。

【主治】一切取割铅码、枪子，硫黄消毒，火疮肉烂，挪接痛甚。

00449 二乌膏（《瑞竹堂方》卷五）

【组成】川乌头一个　草乌头一个

【用法】上将新瓦一块，新汲水一桶，将二乌并瓦浸于水桶内。如无新瓦，于屋上取净瓦亦可。候瓦湿透，即将川乌、草乌于瓦上磨成膏。用磨药手挑药贴于疮口四周；如未有疮口，一漫涂药如三四重纸厚，上用纸条透孔贴盖。如药干，用鸡翎蘸水扫湿，如此不过三度。

【功用】《永类钤方》：消恶毒诸疮。

【主治】发背、蜂窝、疔疮、便毒。

【备考】本方原名二乌散，与剂型不符，据《永类钤方》改。

00450 二丹丸（《圣济总录》卷三十六）

【组成】丹砂（别研）　铅丹（别研）　甘草（炙、锉）各半两　当归（切、焙）　常山各三分

【用法】上为细末，炼蜜为丸，如梧桐子大。每服三丸，食前温酒送下；未发时再服。候饥，即以葱、豉粥与之。

【主治】肺疟，心神惊悸。

00451 二丹丸（《保命集》卷中）

【异名】二丹丹（《医学正传》卷一）、加减固本丸（《医学入门》卷七）、二参丹（《东医宝鉴·杂病篇》卷二）、二参丸

《医灯续焰》卷十八)。

【组成】丹参一两半 丹砂二钱(为衣) 远志(去心)半两 茯神一两 人参五钱 菖蒲五钱 熟地黄一两半 天门冬一两半(去心) 麦冬一两(去心) 甘草一两

【用法】上为细末,炼蜜为丸,如梧桐子大。空心,食前服五十丸至一百丸。

【功用】养神定志和血,内安心神,外华腠理。

【主治】健忘。

【备考】❶《保命集》:此治之法,一药安神,一药清肺。故清中清者,归肺以助天真;清中浊者,坚强骨髓;血中之清,荣养于神;血中之浊,荣华腠理。❷《医门法律》:中风证,心神一虚,百骸无主,风邪扰乱,莫由驱之使出。此方安神益虚,养血清热息风,服之安睡,功见一斑矣。相传用愈风汤吞下,殊失用方之意。

00452 二丹丹

《医学正传》卷一,为《保命集》卷中"二丹丸"之异名。见该条。

00453 二丹汤(《辨证录》卷六)

【组成】丹皮 丹参 玄参各五钱 茯苓 柏子仁各三钱

【用法】水煎服。

【主治】消渴饮水,时而渴甚,时而渴轻。

00454 二六丸(《医学入门》卷七)

【组成】白术五钱 白芍 砂仁 半夏 当归各三钱 桃仁 黄连 神曲 陈皮各二钱 吴萸一钱半 人参 甘草各一钱

【用法】上为末。蒸饼为丸服。

【主治】气血俱虚,挟食积痰火心痛。

00455 二方汤(《济阳纲目》卷七十)

【组成】雨前茶 川芎 防风 藁本 细辛 当归

【用法】水煎服。

【主治】头痛连眼痛。

00456 二术丸(《陈素庵妇科补解》卷一)

【异名】枣肉丸。

【组成】白术八两(土炒) 苍术四两(泔浸) 生姜四两(切片) 大枣一百个(去皮核,同生姜屑煮)

【用法】枣肉为丸。每日空心米饮下一百丸。

【主治】妇人脾胃虚弱,始则行经血少而色淡,后且闭绝不通;并治男子、小儿脾虚洞泻。

【方论选录】苍、白术辛温,性雄壮,脾胃二经主药也。脾胃虚寒服之,则饮食倍进,肌肉渐充。然虚人服术恐中满,故又加姜、枣以辅之。大枣甘温,脾药也,用以为引;生姜辛温,气药也,用以为佐。不特治妇人,凡男子、小儿脾虚洞泻者尤宜。

00457 二术丸(方出《丹溪心法》卷二,名见《医统》卷四十三)

【组成】苍术三钱 白术六钱 香附一钱半 白芍(酒浸,炒)二钱半

【用法】上为末。蒸饼为丸服。

【主治】湿痰。

00458 二术丸(《杏苑》卷五)

【组成】白术四两 苍术三两 香附三两 贝母二两 半夏二两 黄芩二两 杏仁(另研泥)二两

【用法】上为细末,以姜汁打糊为丸,如绿豆大。每服三五十丸,食后米清送下。

【功用】开郁燥湿,清热豁痰定喘。

【主治】身重痰嗽,脉缓滑或急者。

00459 二术汤(《回春》卷五)

【组成】苍术(米泔浸,炒)一钱半 白术(去芦) 南星 陈皮 茯苓(去皮) 香附 酒芩 威灵仙 羌活 甘草各一钱 半夏(姜制)二钱。

【用法】上锉。加生姜,水煎服。

【主治】痰饮双臂痛。

00460 二术汤(《萬崖尊生》卷九)

【组成】厚朴 苍术 半夏各一钱 藿香叶二分 陈皮 茯苓 白术各三分

【用法】水煎,温服。

【主治】痢久如鼻涕冻胶,脉迟弱者。

00461 二术散(《回春》卷五)

【组成】苍术(米泔浸,炒) 白术(去芦) 牛膝(酒洗)各三钱

【用法】上锉一剂。黄酒二钟,煎至一钟。空心服。出汗即愈。

【主治】脚气痛。

00462 二术散(《准绳·类方》卷七)

【组成】蝉蜕 白术 黄连 枸杞子 苍术(米泔浸,炒) 龙胆草 地骨皮 牡丹皮各等分

【用法】上为末。每服一钱,食后荆芥汤下。

【功用】去翳障。

【主治】睑硬睛疼,翳障。

00463 二术煎(《景岳全书》卷五十一)

【组成】白术(炒)二钱或三钱 苍术(米泔浸,炒)一二钱 芍药(炒黄)二钱 陈皮(炒)一钱五分 炙甘草一钱 茯苓一二钱 厚朴(姜汤炒)一钱 木香六七分 干姜(炒黄)一二钱 泽泻(炒)一钱半

【用法】水一钟半,煎七分,食远服。

【主治】肝强脾弱,气泄、湿泄。

00464 二甘汤(《医学入门》卷七)

【组成】生甘草 炙甘草 五味子 乌梅各等分

【用法】加生姜、大枣,水煎服。

【主治】胃热,食后复助其火,汗出如雨。

00465 二甘散(《洞天奥旨》卷五)

【组成】黄连二钱 胆草三钱 葳蕤二钱 白芍五钱 天麻二钱 荆芥二钱 甘菊花三钱 甘草三钱 忍冬一两

【用法】水煎,食后服。服二剂。

【主治】瞳子髎穴生阳疽。

00466 二石丸(《圣济总录》卷一八六)

【组成】磁石二两(火煅醋淬七遍) 硇砂半两

【用法】上二味,捣碎,入砂盒子内,盐泥固济。木炭火烧令通赤,候冷取出细研。以酒煮羊肾一对,切细,烂研取汁,入少面为糊,丸如梧桐子大,阴干。每服三十丸,空心、食前盐汤送下。

【功用】补丹田,壮筋骨。

【主治】脾肾久虚,脐腹痼冷,目暗耳焦,身重足痛,行

步艰难，腿膝无力。

00467 二石汤（《辨证录》卷四）

【组成】人参五钱 石膏五钱 寒水石二钱 茯苓三钱 半夏二钱 丹皮五钱

【用法】水煎服。

【功用】泻胃火。

【主治】火起发狂，腹满不得卧，面赤心热，妄见妄言，如见鬼状。

00468 二石汤（《辨证录》卷六）

【组成】白芍一两 熟地三两 金钗石斛 牛膝各五钱 石膏三钱

【用法】水煎服。

【功用】泻肝火、平肝气。

【主治】肝经痿症。大怒之后，两胁胀满，胸间两旁时常作痛，遂至饮食不思，口渴索饮，久则两腿酸痛，后则遍身亦痛，或痛在两臂之间，或痛在十指之节，痛来时可卧不可行，足软筋麻，不可行动。

00469 二石散（《圣济总录》卷六十）

【组成】滑石 石膏各一两（碎）

【用法】上为极细末。每服一钱匕，用大麦煮稀粥调下，每日三次。小便利即愈。

【主治】黄疸病。日晡即发恶寒，小便满急，体黄额黑，大便黑，溏泄，足下热，此为女劳疸。

00470 二石散（《卫生总微》卷十六）

【组成】滑石 石韦（去毛）各一两 （一方有瓜蒌根一两）

【用法】上为末。每服半钱，煎大麦汤清调下。无大麦，米饮亦得。

【主治】小儿沙石淋，痛不可忍。

00471 二石散

《三因》卷十。为《千金》卷十"凝水石散"之异名。见该条。

00472 二石散（《医学入门》卷七）

【组成】寒水石 滑石 冬葵子各一盏

【用法】用水十盏，煎至五盏，分作二服。

【主治】脬转，八九日不得小便者。

00473 二龙丹（《疡科纲要》卷下）

【组成】龙衣（大者）两条（纸吹火烧灰） 龙骨五钱 鹅管石 海螵蛸（煅） 炉甘石（制、飞）各四钱 乌芋粉一两 冰片三钱

【用法】上药各为极细末，和匀。鸡子黄熬油调涂。

【功用】消毒退肿，长肉生肌。

【主治】下疳。

00474 二龙散

《外科大成》卷四。本方内有白龙散、黄龙散二方。各详专条。

00475 二龙膏（《北京市中药成方选集》）

【组成】活甲鱼（约十六两以上）二个 莪术一两 鲜苋菜十六两 三棱一两

【用法】以上四味，酌予碎断，用香油二百四十两炸枯，过滤去滓，炼至滴水成珠，入黄丹一百两，搅匀成膏。取出入水中出火毒，后加热溶化。另兑细料：乳香五两，肉桂

（去粗皮）九钱，没药五两，沉香九钱，麝香四钱。共研为细粉，过罗，每十六两膏油兑药粉五钱。大张重七钱，小张重四钱五分。用时微火化开，贴脐上。

【功用】化痞消积。

【主治】积聚痞块，肚腹胀痛，面色萎黄。

【宜忌】孕妇忌贴。

00476 二仙丸（《古今医鉴》卷九引贺兰峰方）

【组成】侧柏叶八两（焙干） 当归（全身）四两

【用法】上为末，水糊为丸，如梧桐子大。每服五七十丸，早、晚各一服，黄酒、盐汤任下。

【主治】头发脱落。

【宜忌】忌铁器。

【备考】本方原名三仙丸，与所用药数不符，据《东医宝鉴·外形篇》改。

00477 二仙丸（《成方制剂》8册）

【组成】苍术 杜仲 六神曲 木耳 牛膝 升麻 生草乌 生川乌

【用法】上制成糖衣水丸剂。口服，一次10克，一日2次。

【功用】除湿祛风，温经散寒，定痛止麻。

【主治】寒湿痹痛之腰腿疼痛，拘挛痿软，行步艰难，手足麻木。

【宜忌】忌辛辣食物，孕妇忌服。本品宜与和合丸合用，妇女先服用二仙丸600克，然后再服和合丸至病愈为止。男性不服用二仙丸。

00478 二仙丹（《医统》卷六十六）

【组成】何首乌 川牛膝各一斤

【用法】用黑豆蒸，但要换豆多蒸几次，是为妙法。

【功用】黑髭发。

00479 二仙丹（《济阳纲目》卷二十四）

【组成】吴茱萸 白茯苓各等分

【用法】上为末，炼蜜为丸，如梧桐子大。每服三十丸，熟水、温酒任下。

【主治】痰饮上气，不思饮食，小便不利，头目昏眩。

00480 二仙丹（《玉案》卷四）

【组成】沉香一两 莱菔子（淘净，蒸熟，晒干）五两

【用法】上为细末，生姜汁为细丸。每服八分，白滚汤送下。

【主治】一切哮症。

00481 二仙丹（《外科大成》卷二）

【异名】赛金散。

【组成】金脚砒二钱 白矾一两

【用法】上为末，倾银罐，煅烟尽为度。加蝎尾七个（瓦焙），生草乌一钱，为末。用唾津调敷痔上，良久去药，再上药。如此七次，痔发黑色，不须上药。过七日痔自脱，略用生肌散，二三日收口。

【主治】外痔。

00482 二仙丹（《疡医大全》卷七）

【组成】穿山甲七片 牛皮胶四两

【用法】同放新瓦上烧存性，为细末。好酒调下。任量饮醉，出汗为度。

【主治】初起发背。

00483 二仙丹（《疡医大全》卷十八）

【组成】枳壳一斤（每个切两开，去瓤，入斑蝥去翅足七个，仍将两片合住，以线十字扎紧，用上好醋浸七天足，再以醋煮五炷香，必要时多加好醋，煮透冷定，解去线，拣去斑蝥，只将枳壳切片阴干） 紫背天葵一斤（如无，以九头狮子草代之）

【用法】上为细末。将前煮枳壳多余醋，打糊为丸，如梧桐子大。每服五十丸，酒、水任下，早、晚各一次。未出头者自消，已出头者用膏贴之自愈。

【主治】瘰疬。

00484 二仙丹（《文堂集验方》卷一）

【组成】姜半夏一两 贝母一两（初时用象贝，久嗽用川贝）

【用法】上为末，姜汁为丸。每服一二钱。小儿减半，频服即效。

【主治】顿嗽，咳嗽接连四五十声者。

00485 二仙丹（《会约》卷十五）

【组成】瞿麦四钱 蒲黄二钱

【用法】水煎服。

【主治】产妇败血闭塞水沟，小便不通。

00486 二仙丹

《外科传薪集》。为《活幼心书》卷下"鹤顶丹"之异名。见该条。

00487 二仙汤（《寿世保元》卷八引刘孟门方）

【组成】黄芩（去朽） 白芍药（生用）各等分

【用法】水煎，温服。

【主治】麻疹既出而复没，或出不尽，心慌，哭啼不止，十分危急，死在须臾；或下痢腹痛。

00488 二仙汤（《妇产科学》）

【组成】仙茅三钱 仙灵脾三钱 当归三钱 巴戟天三钱 黄柏一钱半 知母一钱半

【用法】水煎，分二次服。

【功用】《中医方剂临床手册》：温肾阳，补肾精，泻肾火，调理冲任。

【主治】肾阴、肾阳不足而虚火上炎之更年期综合征，高血压病，肾炎、肾盂肾炎，尿路感染，闭经。

❶《妇产科学》：更年期综合征，肾阴肾阳二虚证。❷《中医方剂临床手册》：高血压病，闭经，以及其他慢性疾病，见有肾阴、肾阳不足而虚火上炎者。❸《中医方剂手册》：肾阳不足，虚火浮越，头晕、头痛，目眩，肢冷，尿频，阳痿，早泄；妇女月经不调。❹《古今名方》：肾炎、肾盂肾炎、尿路感染、闭经等见有肾虚火旺证候者。

【方论选录】《中医方剂临床手册》：本方的配伍特点是壮阳药与滋阴药同用，以针对阴阳俱虚于下，而又有虚火上炎的证候。方中仙茅、仙灵脾、巴戟天温肾阳，补肾精；黄柏、知母泻相火而滋肾阴；当归温润，养血而调冲任。

【临床报道】❶ 尿路感染：《医学信息》[2009，22（6）：1017]将70例尿路感染患者，分为二仙汤治疗组和口服诺氟沙星对照组，采取区别治疗措施。结果：治疗组40例，治愈率32%，显效率56%，无效率12%，总有效率88%；对照组30例，治愈率16%，显效30.6%，无效率53.4%，总有

效率46.6%。结论：两组治疗效果比较 $P<0.01$，存在显著差异。❷ 绝经后关节炎：《现代中西医结合杂志》[2008，17（35）：5497]用二仙汤治疗92例绝经后关节炎患者，并与己烯雌酚治疗的34例进行了对照观察。结果：治疗组92例中，显效27例，有效49例，无效16例，总有效率为83%。对照组34例中，显效9例，有效13例，无效12例，总有效率为64%。2组比较有显著性差异（$P<0.05$）。❸ 更年期综合征《中国民间疗法》[2004，12（2）：130]更年期综合征患者30例中，男性12例，女性18例，年龄平均51岁。应用二仙汤原方口服，10日为1个疗程，一般治疗2~3个疗程。结果：治愈25例，好转3例，无效2例，总有效率93.3%。❹ 肾虚型男性部分雄激素缺乏综合征：《新中医》[2009，41（2）：53]将肾虚型中老年男性部分雄激素缺乏综合征127例分为2组，对照组52例口服十一酸辛阴（安雄），二仙汤组75例口服二仙汤。结果：2组治疗后症状评分均有明显改善，与治疗前比较，差异有非常显著性意义（$P<0.01$）。2组治疗后各症状评分比较，差异无显著性意义（$P>0.05$）。总有效率对照组为65.38%，二仙汤组为62.67%，2组比较，差异无显著性意义（$P>0.05$）。治疗后血清游离睾酮对照组明显升高（$P<0.01$），二仙汤组无明显改变（$P>0.05$）。结论：二仙汤治疗肾虚型男性部分雄激素缺乏综合征有效，而且升高血游离睾酮不明显，特别适用于患有前列腺疾病的男性部分雄激素缺乏综合征患者

【现代研究】❶ 调整内分泌功能：《辽宁中医》[1986；（4）：31]现代药理证实，温补肾阳药，能作用于下丘脑—垂体—性腺轴，并调整三轴的功能紊乱，进而调整全身的内分泌功能，仙灵脾、仙茅更具有雄激素的作用。❷ 降压 《中医方剂临床手册》：实验研究，二仙汤对高血压有显著降压作用。❸ 雌激素样作用：《北京中医药》[2008，27（9）：728]采用子宫增重实验、ELISA实验法，通过对幼龄小鼠子宫湿重和血清中相关激素的影响，观测是否具有雌激素的作用。结果：子宫增重实验中，淫羊藿组和茅二组可使动物子宫系数明显升高。在血清雌激素与睾酮含量水平测定实验中可以看出，四温组明显能升高小鼠的血清雌激素水平（$P<0.01$），巴茅组的雌激素水平反而降低（$P<0.05$）。与正常组相比，二仙汤组、四温组、茅二组、淫羊藿组血清睾酮水平明显低于正常组（$P<0.01$）。结论初步验证了二仙汤及其部分拆方的雌激素样作用。二仙汤各拆方组中，含有淫羊藿剂量大的组对小鼠子宫增重的幅度和雌激素水平明显大于淫羊藿剂量小和不含淫羊藿组，所以二仙汤的雌激素作用很可能是淫羊藿所发挥的。❹ 对更年期肾阳虚大鼠的影响《光明中医》[2008，23（6）：731]实验结果表明：二仙汤能明显减轻肾阳虚症状，体重增加（$P<0.01$），治疗组血中的雌二醇（E_2）明显高于模型组（$P<0.05$），促黄体生成素（LH）和卵泡生成素（FSH）低于模型组（$P<0.05$）。结论：二仙汤对更年期肾阳虚大鼠模型有治疗作用。❺ 对去卵巢大鼠骨质疏松的作用：《第二军医大学学报》[2007，28（3）：277]实验对去卵巢诱导大鼠骨质疏松症，12周后，取胫骨近端行不脱钙制片进行骨组织形态计量学分析；双能X射线骨密度仪测量股骨骨密度。结果表明：二仙汤对去卵巢大鼠骨质疏松有保护作用，主要是通过促进骨形成、抑制骨吸收、提高骨密度。❻ 对GTI-7

细胞增殖及胰岛素样生长因子-1mRNA 的影响:《中国中西医结合杂志》[2004,24(基础理论研究特集):232]实验观察补肾方二仙汤及其温肾、滋阴两个拆方药物血清对 GTI-7 细胞株增殖及胰岛素样生长因子-1（IGF-Ⅰ）mRNA 的影响。结论:补肾方二仙汤可能通过作用于 IGF-1 的 mRNA 水平而影响 GT1-7 细胞的增殖和 GnRH 释放,温肾组和滋阴组作用于该细胞的机制可能有所不同。❼疗效与细胞色素 CYP1A2 酶基因多态性关系:《中国中医药信息杂志》[2008,15(7):12]对 48 例肾阴阳两虚证男性更年期综合征患者使用二仙汤治疗 3 个月,采用伊斯坦布尔 Bosphorus 大学心理系症状量化评分法并参考《中药新药临床研究指导原则》,对肾阴阳两虚证量化评分,用聚合酶链反应(PCR)扩增 CYP1A2 G2964A 基因,分析二仙汤的临床疗效与 CYP1A2 G2964A 酶基因单核苷酸多态性的关系。结果治疗组与正常对照组之间基因型及等位基因分布无显著性差异,基因组间治疗前、治疗后的症状、体征评分无明显差异;基因组间肾阴阳两虚证主证、次症评分也无明显差异。结论:二仙汤治疗男性更年期综合征个体含 CYP1A2 G2964A 基因型为 G/G 有效率较高,个体含 CYP1A2 G2964A 基因型为 G/A 无效率较高。

00489 二仙饮(《活幼心书》卷下)

【组成】青蒿(去梗)二两(五月五日采,晒干用) 桂枝(去粗皮)半两

【用法】上为末。每服一钱,寒热未发前,用凉酒调服;或先隔晚亦以酒调下。

【主治】小儿疟疾,不拘岁月远近。

00490 二仙饮(《绛囊撮要》)

【组成】甘草 木通各一两

【用法】水煎,空心服。

【主治】溺时痛如刺。

00491 二仙饮(《仙拈集》卷一)

【组成】牙皂(焙焦) 木香各等分

【用法】水煎,一二服。

【主治】手足拘挛不伸。

00492 二仙胶

《杂病源流犀烛》卷八。为《医便》卷一"龟鹿二仙胶"之异名。见该条。

00493 二仙散

《儒门事亲》卷十二。为原书同卷"茶调散"之异名。见该条。

00494 二仙散(《卫生宝鉴》卷十三引李管勾方)

【组成】白矾(生用) 黄丹各等分(一方加雄黄少许)

【用法】上药各为末。临用时各抄少许和匀,三棱针刺疮见血,待血尽上药,膏药盖之。不过三易,决愈。

【主治】疔肿恶疮。

00495 二仙散(《得效》卷九)

【组成】蓬术一两半(煨) 玄胡索一两 蛤粉三两 陈皮一两

【用法】上为末。每服二钱,炒黑豆五十粒,以汤一盏,加生姜三片,煎至五分,去滓调服。

【主治】因久坐、久立阴湿之地,当风醉脱靴袜,而成脚气。若暑月久立,湿热郁蒸,荣滞不和发热;冬月寒气冷麻,或发疼痛闷乱,晴阴皆发。

00496 二仙散(《医学入门》卷六)

【组成】仙灵脾 威灵仙各等分

【用法】水煎服。

【主治】痘后食毒物,眼睛凸出。

00497 二仙散

《医学入门》卷七。为《医方类聚》卷七十四引《济生》"二圣散"之异名。见该条。

00498 二仙散(《古今医鉴》卷十五引黄宾江方)

【组成】白芷(未溃者用一两,已溃者用五钱) 贝母(未溃者用五钱,已溃者用一两)

【用法】上锉。好酒煎服。

【主治】发背痈疽,已成未成,已溃未溃,痛不可忍者。

00499 二仙散(《寿世保元》卷八引黄宾江方)

【组成】穿山甲(用好浆儿酒一斤浸,将山甲微火炙干,再浸再炙,以酒干为度)一两 麝香二分 朱砂(以麻黄水煮过)一钱

【用法】上为细末。每服五七分,或一钱,温酒调下。

【主治】痘疮,寒战咬牙,六七日陷而不发,不灌脓,陷入黑色,气欲绝者。

【宜忌】有泻者,不宜服。

00500 二仙散

《景岳全书》卷六十三。为《外科启玄》卷十二"二神散"之异名。见该条。

00501 二仙散(《仙拈集》卷四)

【组成】轻粉 硫黄各等分

【用法】上为末。蜜调搽。

【主治】诸癣。

00502 二仙膏(《朱氏集验方》卷十)

【异名】糖油饮(《普济方》卷三五七)、二和汤(《仙拈集》卷三)。

【组成】真麻油 好白蜜各半盏

【用法】上药煎沸,急取起,候温作一服。

【主治】妇人产难,横生倒产,一切危险不能产及死胎不下者。

00503 二仙膏(《医统》卷三十四)

【组成】明矾 雄黄各二两

【用法】上为细末,先将药一半水糊和成膏。纸摊,贴患处即效;不效,再以另一半摊贴。须看贴药之后,大便如脓下,即愈。

【主治】痞气,腹中作块。

00504 二仙膏(《仙拈集》卷二)

【组成】牛乳 福圆各十斤

【用法】煎膏,酒服。

【功用】大补虚损。

00505 二仙膏

《成方制剂》18 册。即原书 13 册"二仙口服液"改为膏剂。见该条。

00506 二仙糕(《济阳纲目》卷十二)

【组成】人参 白茯苓 莲肉(去心皮) 山药 芡实仁各半斤 糯米一斗 粳米三升半 蜜 白糖各半斤

【用法】上为细末，和匀，将蜜、糖溶化，和末掺接得宜，用小木笼炊蒸之，上以米一撮，成饭则糕成矣。取起画作棋子块，慢火上烘干，作点心；或作末，贮瓷器，每早一大匙，白沸汤调下。

【功用】养脾胃，益肾水，壮阴，固齿黑发。

00507 二冬汤《医学心悟》卷三）

【组成】天冬（去心）二钱　麦冬（去心）三钱　花粉一钱　黄芩一钱　知母一钱　甘草五分　人参五分　荷叶一钱

【用法】水煎服。

【功用】润肺清胃。

【主治】上消。

【方论选录】《证因方论集要》：人参、甘、麦大甘以复胃津；天冬、花粉苦甘以清肺热；黄芩、知母苦降以泄胃之火。

00508 二冬汤《惠直堂方》卷二）

【组成】麦冬一两　天冬四钱　茯苓一钱五分　车前子一钱

【用法】水煎服。

【主治】肺消，气喘痰嗽，面红虚浮，口烂咽肿，饮水过多，饮讫即溺者。

00509 二冬汤《不居集》下集卷十三）

【组成】天冬　麦冬　生地　熟地　款冬花　桔梗　贝母　紫菀　茯苓　甘草　沙参　瓜蒌仁

【主治】咳嗽，火盛水亏，痰涎腥秽，将成痈痿。

00510 二冬汤《古今医彻》卷二）

【组成】天门冬一钱半（去心）　麦门冬一钱（去心）　款冬花一钱　紫菀茸一钱　桔梗一钱　甘草三分　广陈皮一钱　川贝母一钱　百合一钱　马兜铃一钱　阿胶一钱

【用法】水煎服。

【主治】肺火而喘。

00511 二冬散《外科全生集》卷四）

【组成】天冬　麦冬（各去心）　玄参各等分

【用法】上为细末，为丸。含齿舌间，丸化即愈。

【主治】口舌生疳，久患不愈。

【备考】本方方名，据剂型，当作"二冬丸"。

00512 二冬膏《摄生秘剖》卷四）

【异名】天麦二冬膏（《全国中药成药处方集》西安方）。

【组成】天门冬（去心）一斤　麦门冬（去心）一斤

【用法】二冬入砂锅，水煎取汁，再将滓水煎，以无味为度，入蜜，熬成膏。空心白汤下二三匙。

【功用】❶《摄生秘剖》：清心润肺，降火消痰。❷《北京市中药成方选集》：清肺益肾，生津止渴。

【主治】肺胃燥热，咳嗽痰少，痰中带血，咽痛音哑。

❶《摄生秘剖》：虚损痰咳，烦渴热燥。❷《张氏医通》：肺胃燥热，痰涩咳嗽。❸《北京市中药成方选集》：咳逆上气，咽喉疼痛，燥渴音哑。❹《中国药典》：燥咳痰少，痰中带血，鼻干咽痛。

【宜忌】《全国中药成药处方集》西安方：忌食辛辣之物；风寒咳嗽忌服；消化不良，便溏者不宜。

【方论选录】❶《摄生秘剖》：是膏用天冬清金降火，益

水之源，故能下通肾气以滋阴；更以麦冬气薄主升，味厚为阴，有清心润肺之功，堪与天冬相并而施膏泽，以濡其枯槁焉。❷《丸散膏丹集成》：二冬禀少阴水精之气。麦冬禀水精而上通于阳明，天冬禀水精而上通于太阳。夫冬主闭藏，门主开转，咸名门冬者，俱能开转闭藏而上达。合二冬制熬成膏，消痰润肺，生脉清心。久服则肾固气平，体健身轻，不老不饥，为益非浅。

【现代研究】祛痰、抗炎及免疫作用：《中成药》[2003，25（9）：762]实验结果表明，二冬膏能明显增加小鼠呼吸道酚红的排泌量、抑制二甲苯所致小鼠耳肿胀程度、提高环磷酰胺模型小鼠白细胞总数作用。

00513 二冬膏《千家妙方》）

【组成】天、麦冬各60克　瓜蒌仁30克　橘红15克　蒸百部30克　天竺黄15克　竹茹15克

【用法】上药浓煎三次，去滓取汁，以白蜜90克，白糖（或冰糖）90克收膏。每服一匙，每日三四次，开水冲服。

【功用】清热化痰，润肺止咳。

【主治】百日咳。

【临床报道】百日咳：徐某，女，8岁。顿咳已月余，咳甚呕吐痰涎，口干渴，舌质红，脉数。此证寒邪恋肺，日久化热，津烁为痰，影响及胃，用上方一剂而痊愈。

00514 二生丸《外科集腋》卷五）

【组成】蚯蚓（去泥，瓦上焙）　熟附子各一两　全蝎四十九个（炙）　黑豆四十九粒　八角川乌一个

【用法】上为末，米糊为丸。每服一钱，开水送下。

【主治】附骨疽，鹤膝风，筋骨疼痛。

00515 二生丹《郑氏家传女科万金方》卷一）

【异名】二黄散。

【组成】大怀熟地三钱　锦纹大黄三钱

【用法】上二味，放新瓦上焙炙焦黄，为末，陈煮酒泛丸。每用六钱，虚弱者减半，于五更鸡鸣时，用热陈煮酒徐徐送下，少刻觉腹微疼，即解去恶积，经水立通。通后只用米粥熬熟韭菜，连服四五日，再服加减四物汤，或六味丸一料。

【主治】妇人经水不通，内热，干血痨症。

【宜忌】病久腹泻者，勿用此方。

00516 二生汤《圣济总录》卷一七六）

【组成】生木瓜　生姜（不去皮）各等分

【用法】上药切作薄片，量儿大小，以水煎热，去滓与服。

【主治】小儿吐逆不止。

00517 二生汤（方出《传信适用方》卷一引叶梦锡方，名见《济生》卷四）

【组成】附子一两　半夏半两（洗）

【用法】上㕮咀，分三服。水二盏，加生姜二十片，煎八分，空心服。

【主治】胃有寒痰，呕吐不止。

❶《传信适用方》：痰嗽。❷《奇效良方》：胃冷有痰。❸《产科发蒙》：呕吐不止，及药入咽即吐逆者。

【备考】《济生》本方用附子（生，去皮脐）、半夏（生用）等分。每服四钱，水二盏，姜三片，煎服。

00518 二生汤

《普济方》卷一一八引《十便良方》。为《本事》卷一引张发方"二生散"之异名。见该条。

00519 二生汤（《辨证录》卷十三）

【组成】生黄耆三两　土茯苓三两　生甘草三钱

【用法】水煎服。连服四剂,而疮渐红活;再服四剂而尽干燥;又服四剂痊愈。

【功用】补虚泻毒。

【主治】杨梅疮,大虚而毒深中。遍身毒疮,黄水泛滥,臭腐不堪。

【方论选录】此方之妙,全不去解毒,只用黄耆以补气,气旺而邪自难留。得生甘草之化毒,得土茯苓之引毒,毒去而正自无亏,气旺而血又能养。

00520 二生散（《鸡峰》卷十七）

【组成】生地黄　生姜各三两

【用法】上药相拌匀,同炒干,研为末。每服二钱,研木香酒一盏,同煎三两沸,通口服之,压下血,立愈。木香不须多用。

【主治】妇人血晕。

00521 二生散（《本事》卷一引张发方）

【异名】二生汤（《普济方》卷一一八引《十便良方》）。

【组成】生附子（去皮脐）　生天南星各等分

【用法】上咬咀。每服四大钱,水一盏半,加生姜十片,慢火煎至八分,去滓服。煎不熟有大毒,令人发肿增病。

【主治】体虚有风,外受寒湿,身如在空中者

00522 二生散

《普济方》卷九十一。为原书同卷"追风饼子"之异名。见该条。

00523 二生散（《疡医大全》卷十七）

【组成】生明矾　生雄黄各等分

【用法】上为极细末。喉闭吹入,吐出毒水,日三次;疮毒醋调,或凉水调服。

【主治】喉闭,并吹乳,痈肿、恶疮。

00524 二生膏（《古今医鉴》卷十六引卢诚斋方）

【组成】生地黄（鲜者）一斤　生姜四两

【用法】上捣烂,入糟一斤,同炒匀。乘热以布裹罨伤处。冷则易之。

【功用】止痛,整骨。

【主治】跌损手足。

00525 二白丸（《圣济总录》卷一二〇）

【组成】白僵蚕（炒）　白矾（熬枯）各半两

【用法】上为细末,以腊月猪脂为丸。纳于蛀孔中。

【主治】齿痛蛀孔。

00526 二白丸（《卫生总微》卷十）

【组成】白石脂　白龙骨（煅）各等分

【用法】上为末,滴水为丸,如黍米大。每服三五丸,紫苏、木瓜煎汤送下,不拘时候。

【主治】泄泻滑数不止。

00527 二白丸（《元戎》卷十一）

【组成】白矾一块（约一两）

【用法】上用蒸饼剂裹,蒸熟去皮,加轻粉一字或半钱（量虚实加减）为丸,如梧桐子大。每服二三十丸,生姜汤送下。小儿丸小。

【功用】《玉机微义》引《元戎》:坠痰清神。

【主治】❶《元戎》:痫症。❷《医学正争》:痰涎为病患,以致癫痫、狂妄、惊悸。

00528 二白丸（《普济方》卷一五八）

【组成】白善粉一两　白矾一两

【用法】上为细末,生姜汁为丸,如梧桐子大。每服二十丸,临卧姜汤送下。

【主治】暴嗽。

00529 二白丸（《医学入门》卷七）

【组成】白术二两　山楂　神曲各一两半　白芍　半夏　黄芩各五钱

【用法】上为末,荷叶包饭煨熟,捣为丸,如梧桐子大。空心白汤送下。

【主治】奉养太过,饮食伤脾,常泻或痢。

00530 二白丸（《鲁府禁方》卷三）

【组成】石灰一两　茯苓二两

【用法】上为末,水为丸。每服三十丸,空心白水送下。

【主治】❶《鲁府禁方》:白带。❷《女科切要》:淋带。

【备考】《女科切要》本方用法:为细末,用荞麦面、鸡子调糊为丸。

00531 二白汤（《圣济总录》卷七十八）

【组成】桃白皮　槐白皮各（切）一升　苦参（切）五合　大枣十枚（劈）　熟艾（三月三日者）五合

【用法】以水五升,煮取二升半,去滓,纳熊胆一枣许大,搅令匀。取二升灌下部,余分三服。

【主治】久痢变疳,下部生恶疮,恶寒壮热。

00532 二白散（《圣济总录》卷一二四）

【组成】白芷　白蔹各一份

【用法】上为散。每服一钱匕,水调下。

【主治】诸鲠。

00533 二白散（《杨氏家藏方》卷十三）

【组成】寒水石（火烧赤,放冷,研）　白滑石各等分

【用法】上为末。用新绵揾药扑疮口,频用。

【主治】痔漏,脓汁逗留,疼痛不止。

00534 二白散（《外科大成》卷三）

【组成】铅粉一两（水调摊碗内,艾熏五七次,以粉黄色为度）　轻粉一两

【用法】上为末。用麻油煤槐枝稍枯,去滓取油,调敷患处。

【主治】黄水疮,头炼、眉炼、耳蚀、羊胡子、燕窝、脓窝等疮。

00535 二白散（《外科大成》卷四）

【组成】南星　贝母各等分

【用法】上为末。鸡子清和米醋调敷。

【功用】消肿。

【主治】痰核。

00536 二白散（《辨证录》卷八）

【组成】山药　芡实各等分（约各四斤）　万年青四大片

【用法】各炒,磨为细末。入白糖一斤,滚水调服。

【主治】脾痹,胸前饱闷,食不消化,吐痰不已,时时溏

泻，肚痛腹胀，空则雷鸣，唇口焦干，毛发干耸，面色黄黑，微微短气，怯难接续，便如黑汁，痰似绿脓。

【方论选录】山药、芡实二味既能健脾，尤能补肾，脾肾兼治，所以奏功。况万年青杀虫于无形，入之于二味之中，虫亦不知其何以消灭于无迹也。此方不特单治脾痨，但不可责其近功耳。若加入人参二两以助胃气，则胃气更健，脾气尤是援耳。

【临床报道】脾痨：一妇人得此症，脉又细数。余劝其单服二白散，遇饥即用，无论数次。头一日即服五大碗。约五月，每日如此，脾气渐服渐愈，竟得不死。问其前后所服几何，约百斤也。

00537 二白散（《赵炳南临床经验集》）

【组成】白石脂一两　白蔹一两　苦杏仁一两

【用法】用鸡蛋清调药，外涂。

【功用】祛湿，散风，化瘀。

【主治】痤疮（肺风粉刺），酒渣鼻。

【宜忌】慎勿入目。

00538 二瓜散（《准绳·疡医》卷三）

【组成】山布瓜根　天布瓜根

【用法】上砍烂，入米醋少许，和暖涂之。

【主治】臑痈，俗名藕包。臑臂表里俱肿痛赤色，唯肘节处差小。

00539 二汁饮（《景岳全书》卷五十四）

【组成】甘蔗汁二份　姜汁一份

【用法】上药和匀。每温服一碗，一日三次。

【主治】反胃。

00540 二圣丸（《圣惠》卷八十八）

【组成】大蛤蟆一枚（端午日捕，眼赤者佳）　臭黄二两（为末）

【用法】上净取却蛤蟆肚肠，然后满腹着臭黄末，以纸裹，上以泥封，令干更泥，如此可三遍，待泥干，即于大火中烧令烟尽，捣罗为末，用粟米饭为丸，如粟米大。儿一岁，以粥饮送下一丸。服药后，以生熟水浴儿，拭干，以青衣覆之，令睡良久，有虫出即效。

【主治】小儿丁奚，腹胀干瘦，毛发焦黄。

00541 二圣丸（《证类本草》卷十二引《经验方》）

【组成】干漆一两（为末）　湿漆一两

【用法】先将湿漆入铫子内，熬如一食饭间已来，住火，与干漆末一处拌和为丸，如半皂子大。每服一丸，温酒吞下，不拘时候。如小肠、膀胱气痛，牙关紧急，但斡开牙关，温酒化一丸，灌下必安。

【主治】妇人不曾生育，血气脏腑疼痛不可忍，及治丈夫病小肠气撮痛者。

【宜忌】怕漆人不可服。

00542 二圣丸（《圣济总录》卷八十六）

【组成】干蝎（炒）一两半　桃仁（汤浸，去皮尖双仁，炒，研）一两

【用法】上为末，以清酒、童便各一盏，熬成膏为丸，如梧桐子大。每服十五丸，食前温酒送下，一日三次。

【主治】脾劳羸瘦，脐腹疼痛。

00543 二圣丸（《小儿药证直诀》卷下）

【组成】川黄连（去须）　黄柏（去粗皮）各一两

【用法】上为细末，将药入猪胆内，汤煮熟为丸，如绿豆大。每服二三十丸，米饮送下。量儿大小加减，频服无时。

【主治】小儿脏腑或好或泻，久不愈，羸瘦成疳。

00544 二圣丸（《小儿病源》卷三）

【组成】石亭脂（如腊块者）一两　黑附子（炮，去皮）半两

【用法】上为末，饭为丸，如黄米大。周岁儿，每服十丸，空心乳汁送下。候一个时久得吃乳。

【主治】小儿腹胀，足冷，面冷，或腹中气响而足冷，或水泻而足冷，或渴而足冷，或粪青足冷，或头温足冷，或脉沉微而足冷。

【宜忌】《普济方》：急风足冷者不用。

00545 二圣丸（《御药院方》卷九）

【组成】川乌头（生用）半两　苍术（去皮）一两

【用法】上为细末，醋调面糊为丸，如梧桐子大。每用七丸，食前盐汤送下。

【主治】牙齿动摇疼痛。

【宜忌】忌热物少时。

00546 二圣丸（《医方类聚》卷二十四引《吴氏集验方》）

【组成】大川乌两（生，去脐尖皮）　五灵脂五两

【用法】上为末，入龙脑、麝香，多为妙，同研令细，滴水为丸，如弹子大。空心服一丸，先以生姜自然汁研化，次以温酒调服，每日二次。

【主治】瘫痪风，手足軃曳，口眼㖞斜，言语謇涩，步履不正。

00547 二圣丸（《活幼心书》卷下）

【组成】槟榔一两　巴豆十五粒（去壳膜，内存油）

【用法】将槟榔锉晒为末，巴豆碎切，在乳钵内杵极细，入槟榔末，同再杵匀，面糊为丸，如绿豆大。每服七十七丸至九十九丸，五更初空心用温茶清送下，只投一服。见虫下尽，进以稀粥自安。

【功用】消谷逐水，下气去风。

【主治】腹内诸虫。

00548 二圣丸（《普济方》卷三八〇引《德生堂方》）

【组成】雷丸　神曲（炒）　麦芽（炒）　陈皮　青皮　茯苓　苦葶苈　石三棱　萝卜子（炒，别研）　阿魏　白豆蔻　沉香　青木香各一两　广木香一两半　莪术二两　苍术四两　半夏三钱　丁香二钱半

【用法】上锉麻豆大，用好醋五升，生犁儿铁一斤，捶碎，同前药浸，春三、夏二、秋七、冬十日，去铁将药煮，晒干为细末，面糊为丸，如粟米大。量儿大小服，三岁以下三十丸，四岁至七岁五六十丸，用作水空心服之；若受湿黄肿腹胀者，用木瓜煎汤送下。

【功用】化脾积。

【主治】小儿脾疳。

【宜忌】忌生冷、盐咸、海味、毒物。

00549 二圣丸（《本草纲目》卷十七引《集简方》）

【组成】鸡骨恒山　鸡心槟榔各一两（生研）　鲮鲤甲（煨焦）一两半

【用法】上为末，糯粉糊为丸，如绿豆大，黄丹为衣。每服三五十丸，卧时冷酒送下，五更再服。

【主治】诸疟，不拘远近、大小。

00550 二圣丹（《圣济总录》卷一五九）

【组成】丹砂 乳香各一两

【用法】上为末，用倒流水为丸，如鸡头子大，慢火焙干。产妇腹痛时，用秤锤一枚洗净，浓研丹砂，以炭火烧令通赤，取出投于酒内，将酒下药一丸，立产。如是取死胎，用水银一皂子大，葱白一茎，研如泥，及当归末一钱匕，同以热酒半盏，作一服，送下药一丸，并酒饮尽；不饮酒，用酒少许，和醋汤送下。

【功用】催生。

【主治】难产。

00551 二圣母（《医方类聚》卷一〇二引《经验秘方》）

【组成】黄真阿魏一两 辰砂一两

【用法】上为末，为丸如大鸡头子大。每服一丸，用参汤隔宿露一夜，次日以参汤送下。

【主治】脾疾。

00552 二圣汤（《圣济总录》卷五十五）

【组成】厚朴（去粗皮，生姜汁炙） 大黄（锉，炒）各一两

【用法】上为粗末。每服三钱匕，酒一盏，煎至七分，去滓温服。

【主治】久心痛。

00553 二圣汤（《普济方》卷九十一引《海上名方》）

【组成】白僵蚕半两（直者，去丝嘴，炒黄色，为末） 附子一只（重半两以上者，生，去皮脐尖）

【用法】上将附子切作八块，用水二大盏，加生姜三十片，同煎至一大盏，去滓，分作两处，调白僵蚕末一半服，不醒再服。先用不蛀皂角揉汁蘸华阴细辛末，擦牙关即开，后用二圣汤。

【主治】卒中风。

00554 二圣汤（《古今医鉴》卷十一引刘嵩皋方）

【组成】何首乌（切）五钱 甘草三钱

【用法】用黄酒一碗，煎至八分，取出，入刺刺芽汁一盏同服。

【主治】血崩。

00555 二圣饮（《直指》卷七）

【组成】南星 半夏各二两（切片）

【用法】上用生姜一斤，捣取自然汁浸药，瓷器盛之，顿在锅内，隔汤熬煮，令姜汁尽，焙干为末。每挑二钱，生姜、甘草少许，煎汤调下。或用糕糊小丸，姜汤下三十丸。入煅白矾少许丸，亦得。

【主治】风痰。

00556 二圣饮（《普济方》卷八十九）

【组成】雄黑豆半升 皂角针（锉）半斤

【用法】上用无灰酒二升，同煎至半升，去滓服。得汗为度。

【主治】中风。

00557 二圣散（《观聚方要补》卷三引《孙尚药方》）

【组成】硫黄 附子各一两

【用法】上为末，粳米糊为丸。每服三十丸，米饮送下。

【主治】虫病，恶心则呕吐数条，每用杀虫药，则吐虫愈多，此脏寒而虫不安，失居上膈。

【备考】本方方名，据剂型，当作"二圣丸"。

00558 二圣散（《圣济总录》卷十六）

【组成】细辛（去苗、叶，华阴者） 消石各一分

【用法】上为细散。每用半字，发时搐入不痛边鼻内；如未已，方搐痛边鼻内。或用纸捻子蘸药，纳鼻中。

【主治】风头痛，上焦壅滞，心膈烦热，并治偏头痛。

00559 二圣散（《圣济总录》卷一一四）

【组成】白附子（炮） 羌活（去芦头）各一两

【用法】上为细末。用猪、羊肾各一只，切开，每只入药末半钱，不得着盐，湿纸裹煨熟，五更初以温酒嚼下，续吃粥压。

【主治】耳内出脓水。

00560 二圣散（《圣济总录》卷一六四）

【组成】麻黄根二两 故败扇（烧取灰）半两

【用法】上为散。每服二钱匕，煎人参汤调下，不拘时候。

【主治】产后虚汗不止，烦倦少力。

00561 二圣散（《圣济总录》卷一七二）

【组成】威灵仙 白茯苓（去黑皮）各一两

【用法】上为散。每用药一钱匕，水一盏，醋半盏，葱白一握（切），煎至六分，热漱冷吐。

【主治】小儿风蚀牙疼。

00562 二圣散（《幼幼新书》卷三十七引张涣方）

【组成】胡粉 苦参各等分

【用法】上各为细末。温酒调下；兼涂患处。

【主治】❶《幼幼新书》引张涣方：瘾疹，肌肉青黑。❷《卫生总微》：腹肚皮肤忽然青黑。

00563 二圣散（《幼幼新书》卷十五引《凤髓经》）

【组成】浮萍 香白芷各等分

【用法】上为末。每服半钱或一钱，麝香酒下。

【主治】疹痘欲出不出。

00564 二圣散（《产乳备要》）

【组成】羌活 川芎各等分

【用法】上为细末。每服二大钱，酒少许，水七分，煎七沸，调服。

【功用】产前安胎。

【主治】产后恶血不尽，及胎衣不下。

00565 二圣散（《鸡峰》卷十六）

【组成】当归 五灵脂各等分

【用法】上为细末。每服一二钱，以酒、童便各半盏调服，不拘时候。

【主治】妇人产后血上攻，迷闷不省人事。

00566 二圣散

《扁鹊心书·神方》。为《苏沈良方》卷四"田季散"之异名。见该条。

00567 二圣散

《卫生总微》卷六。为《圣惠》卷八十三"蝉壳散"之异名。见该条。

00568 二圣散（《普济方》卷一五七引《宣明论》）

【组成】汉防己一两（有花纹者） 马兜铃一两（去子）

【用法】上为末。每服二大钱，水一盏，生猪肉半斤，煎至六分，去滓肉，温呷药清汁，临卧服。

【主治】一切嗽喘。

00569 二圣散

《保命集》卷中。为《圣济总录》卷十八"千金散"之异名。见该条。

00570 二圣散（《儒门事亲》卷十五）

【组成】黄丹二两　白矾二两（飞）

【用法】上为细末。每服干掺疮口上。后用保生锭子，捏作饼子贴之。

【主治】诸疮肿。

00571 二圣散（《医方类聚》卷七十四引《济生》）

【异名】白矾散（《奇效良方》卷六十一）、二仙散（《医学入门》卷七）。

【组成】鸭嘴胆矾二钱　白僵蚕（去丝嘴）半两

【用法】上为细末。每服少许，吹入喉中。

【主治】缠喉风，急喉痹，牙关紧急，痰涎壅塞者。

00572 二圣散（《御药院方》卷七）

【组成】干黑木耳一两（炒）　鹿角胶一分（炒如珠子）

【用法】上为细末。每服三四钱，温酒调下，不拘时候。

【主治】泄痢，不问新久。

00573 二圣散（《走马疳急方》）

【组成】黄山屠（即黄柏）　白羽碪（即白矾，煅存性）各等分

【用法】上为极细末用。

【主治】走马疳，遍口生疮，作秽臭烂，延及咽喉，败坏甚速者。

00574 二圣散（《医方类聚》卷二二九引《施圆端效方》）

【组成】铛墨一两　吴白芷二两

【用法】上为细末。每服二钱，童便、温酒各半盏调下。

【主治】难产血昏，呕逆不省人事，恶血不行，小便秘涩。

00575 二圣散（《医方类聚》卷七十七引《澹寮》）

【异名】川乌散（《普济方》卷二九九引《仁存方》）。

【组成】大川乌　吴茱萸（去枝）各半两

【用法】上为细末，每服用药面各五钱，醋调，涂两脚心，油单隔，片帛系定，临卧用。次日便见效。

【主治】口疮。

00576 二圣散（《医方类聚》卷七十七引《澹寮》）

【组成】吴茱萸（去浮者，炒）　地龙（去土，炒）

【用法】上为细末。每服用药面各五钱，醋调，涂两脚心，油单隔，片帛系定，临卧用，次日便见效。

【主治】老人、虚人口疮。

00577 二圣散（《活幼心书》卷下）

【组成】诃子十个（大者，半生半炮，去核）　大腹皮（洗净，焙干）五钱

【用法】上咬咀。每服二钱，水一盏，煎七分，不拘时候温服。

【主治】风痰壅闭，语音不出，气促喘闷，手足动摇，似搐非搐。

00578 二圣散（《瑞竹堂方》卷一）

【组成】莲子心一撮　辰砂一分

【用法】上为细末。每服二钱，空心白汤调下。

【主治】失精漏泄，久虚。

00579 二圣散

《外科精义》卷下。即《医方类聚》卷一九一引《经验秘

方》"翠霞膏"加滑石二两。见该条。

00580 二圣散

《医方类聚》卷二六五引《医林方》。为《阎氏小儿论》"蓝根散"之异名。见该条。

00581 二圣散（《普济方》卷五十九）

【组成】红芍药　甘草各等分

【用法】上咬咀。每服三钱，水一盏，煎至七分，去滓温服，仍漱咽之。

【主治】舌根肿，咽喉不利。

00582 二圣散（《普济方》卷六十四）

【组成】楮子（五月五日采，晒干）　白茯苓各等分

【用法】上为末。每服一大钱，小儿半钱，煎乳香汤调下，温服。

【主治】鱼鸡骨刺在喉中不下。

00583 二圣散

《普济方》卷七十。为《御药院方》卷九"二胜散"之异名，见该条。

00584 二圣散（《普济方》卷七十六）

【组成】通圣散一两半　四物汤五钱

【用法】上和匀。每服五钱，水二盏，煎至二五沸，食后温服。

【主治】眼痛不可忍者。

00585 二圣散

《普济方》卷一九四。为《宣明论》卷八"二气散"之异名。见该条。

00586 二圣散（《普济方》卷二一一）

【组成】罂粟壳　车前子（炒）

【用法】上药各为细末。每服二钱，米饮下。

【主治】下痢赤白，或小便不利，淋涩痛。

00587 二圣散（《普济方》卷二一五）

【组成】芍药　黄柏各等分

【用法】上为末。每服三钱，食前温浆水调下。

【主治】小便出血。

00588 二圣散（《普济方》卷二八四）

【组成】干牛粪（烧灰）

【用法】上药治下筛。以鸡子白调涂之，干复易。

【主治】痈疽，发背，阴匿处及通身有数十痈者。

00589 二圣散（《普济方》卷二九七）

【组成】枳壳二两（用麦芽炒过，去瓤用）　黄耆二两　破故纸二两（微炒）

【用法】上为细末。空心好酒调下三大钱；如不饮，米汤调下。

【主治】肠风、痔漏，不问有无疙瘩，破或不破者。

【宜忌】忌食烧肉，热面，鸡，鲊，牛、马肉，葱，蒜，韭，并动风之物一月。

00590 二圣散

《普济方》三四九。为《圣惠》卷八十一"延胡索散"之异名。见该条。

00591 二圣散（《奇效良方》卷十五）

【组成】芫花（醋煮干）半两　延胡索（炒）一两半

【用法】上为细末。每服一钱，男子元脏气痛，葱、酒调下；疟疾，乌梅汤下；妇人血气痛，当归酒调下；诸般气

痛，薄荷汤调下；小肠气，茴香汤调下。

【主治】疟疾，诸般气痛，小肠气。

00592 二圣散（《解围元薮》卷三）

【组成】大粉草　大柴胡各等分

【用法】上为末。每服三钱，或酒、或汤下，每日三次。服至百日，自然病愈。

【主治】疠风瘀烂。

00593 二圣散（《赤水玄珠》卷二十八）

【组成】雄黄二钱　紫草三钱

【用法】上为末。用油胭脂调下；痘疔挑破，以此点之。

【主治】痘疔。

00594 二圣散（《活幼心法》卷七）

【组成】苦参三钱　白僵蚕一钱

【用法】上为细末。吹入。

【主治】痧疹，咽喉肿痛，不拘初起回后。

00595 二圣散（《济阳纲目》卷一）

【组成】常山一两　葱管藜芦半两

【用法】上为粗末。每服二钱，用水一钟，煎至七分，食后温服。

【主治】中风，痰迷心窍，癫狂烦乱，人事昏沉，痰涎壅盛及五痫、心风。

00596 二圣散（《眼科秘诀》卷一）

【组成】白圣五分（飞过用，即白飞矾）　绿圣六分（生用，即生绿胆矾）

【用法】先将二味研为细末，复用十二圆黑面将军，将大碗一个，用水二饭碗，下将军于碗中，放在饭面上，蒸数十滚，以味尽为度，取去不用，即下二圣于碗内。闭目，一手洗眼外胞，每日三四次为妙。

【主治】一切眼症。

00597 二圣膏

《普济方》卷三七四。为《圣惠》卷八十三"蝉壳散"之异名。见该条。

00598 二圣膏（《解围元薮》卷四）

【组成】杏仁七十粒　半夏半粒

【用法】上为细末。以浓茶同甘草煎洗患处，将药塞之。候肉长平，用掺药收功。

【主治】风疮烂潭深久者。

00599 二圣膏

《仙拈集》卷四。为《景岳全书》卷六十四"二味隔纸膏"之异名。见该条。

00600 二皮汤（《圣济总录》卷一四二）

【组成】桃皮　李皮　萹蓄　苦参各一两

【用法】上锉。以水一斗，煮取五升，去滓，熏洗，候冷即止，每日二次。

【主治】肠痔。

00601 二母丸（《活人心统》卷一）

【组成】知母　贝母各一两　细辛五分　杏仁（去皮）七分　紫菀　款冬花各三分　麻黄四分

【用法】上为末，以猪肺一个煮烂，捣膏为丸，如梧桐子大。每服五十丸，桑白皮煎汤送下。

【主治】喘嗽久不愈。

00602 二母丸（《国医宗旨》卷二）

【组成】知母（酒炒）　贝母各等分

【用法】上为细末，炼蜜为丸。白汤送下。

【主治】久嗽不愈。

00603 二母丸（《寿世保元》卷三）

【组成】知母（去皮毛）二两　贝母（去心）二两　百药煎一两

【用法】上为细末，将乌梅肉蒸熟捣烂为丸，如梧桐子大。每服三十丸，临卧或食后连皮姜汤送下。

【主治】哮喘。

00604 二母丸（《全国中药成药处方集》昆明方）

【异名】二母清肺丸（成方制剂）。

【组成】贝母十六两　知母四两　酒军十六两　黄芩八两　前胡四两　花粉　桔梗各八两　杏仁　桑皮各四两

【用法】上为末，水为丸，每丸重二钱半。每服一丸，幼童减半，开水送下。

【主治】肺热咳嗽，痰中带血。

【宜忌】伤风咳嗽和水饮咳嗽忌服。

00605 二母汤（《陈素庵妇科补解》卷五）

【组成】知母　贝母　人参　杏仁　桔梗　甘草　前胡　五味　荆芥　归须　生地　陈皮　蒲黄　桃仁　葱白　枇杷叶

【功用】补养心血，兼祛外邪。

【主治】产后咳嗽，因血虚而气独盛，必生内热，热入肺，兼感风冷外邪致咳嗽者。

【方论选录】是方人参、甘草甘温以益肺气；归、地、知母以滋肺血；贝、杏、前、桔以清肺气，润肺燥；五味子以敛肺气；陈皮以利肺气；枇杷叶以降肺中逆气；荆芥、葱白以散风；桃仁、蒲黄以行未尽之瘀血，皆止嗽之功也。

00606 二母汤（《医方类聚》卷一五〇引《济生》）

【组成】知母　贝母（去心膜）　杏仁（去皮尖，炒）　甜葶苈（略炒）各半两　半夏（汤洗七次）　秦艽（去芦）　橘红各一两　甘草（炙）半两

【用法】上㕮咀。每服四钱，水一盏半，加生姜五片，煎至八分，去滓温服，不拘时候。

【主治】肺劳实热，面目若肿，咳嗽喘急，烦热颊赤，骨节多痛，乍寒乍热。

00607 二母汤

《普济方》卷二十七引《医学切问》。为《得效》卷五"贝母散"之异名。见该条。

00608 二母汤（《普济方》卷一五九）

【组成】茯苓半两　麻黄二钱（去节）　知母半两（哈粉炒）　贝母半两（焙）　马兜铃半两　桑白皮半两（蜜炙）　汉防己一两（生）　阿胶一两（炒）　甘草半两（蜜炙）　五味子一两　人参半两　紫苏二钱　罂粟壳半两（蜜炙）　紫菀半两

【用法】上为粗末。每服三钱，水一盏，白糖一块，煎至七分，去滓服，不拘时候。

【主治】远年近日寒热嗽喘上满，有痰吐红。

00609 二母汤

《万氏女科》卷三。为《袖珍》卷四引《圣惠》"二母散"之异名。见该条。

00610 **二母汤**（《玉案》卷四）

【组成】辽五味 黄柏（酒炒） 知母（盐、酒炒） 贝母（去心）各二钱

【用法】加黑枣二个，水煎，食远服。

【主治】水喘，水气辘辘有声，怔忡者。

00611 **二母汤**（《症因脉治》卷一）

【组成】贝母 知母

【用法】水煎服。

【主治】房劳不谨，水中之火刑金，两腋下作痛，或咳嗽气逆。

00612 **二母汤**（《医钞类编》卷十三）

【组成】知母 贝母（去心） 杏仁（去皮尖） 甜葶苈（炒） 瓜蒌仁（去油） 秦艽 桑白皮 黄芩 橘红各一钱 甘草（炙）五分

【用法】水煎服。

【主治】肺劳实热，喘嗽烦热，面目浮肿。

00613 **二母汤**（《医门八法》卷二）

【组成】知母 川贝母（去心，研） 苏子（炒，研） 白芥子（炒，研） 杏仁泥各二钱

【用法】水煎，冰糖为引服。

【主治】咳嗽。

00614 **二母散**（《袖珍》卷四引《圣惠》）

【异名】知母散（《校注妇人良方》卷二十二）、二母汤（《万氏女科》卷三）、知母饮（《准绳·女科》卷五）。

【组成】知母 贝母 白茯苓 人参各五分 桃仁 杏仁（并生用，去皮尖）各一分

【用法】上㕮咀。每服八钱，水一盏半，煎至八分，去滓，食后温服。

【主治】产后恶露上攻，留入于肺经，咳嗽，如伤风痰嗽，用寻常伤风药不效者。

00615 **二母散**（《准绳·类方》卷二引《局方》）

【组成】知母 贝母各等分

【用法】上为细末。临睡时白汤调，温服。

❶《准绳·类方》引《局方》：咳嗽。❷《急救仙方》：喘急倒头不得，痰涎壅盛。❸《医林纂要》：肺痨有热。

【加减】如喘急，加苦葶苈末；如久嗽不止，加马兜铃末，如无，以粟壳代，去筋膜不制。

【方论选录】《成方切用》：用贝母化痰泻肺火，知母滋肾清肺金，取其苦寒胜热，润能去燥也。

00616 **二母散**（《汤液本草》卷中）

【组成】知母 牡蛎粉 贝母

【用法】上为细末。猪蹄汤调下。

【功用】下乳。

【主治】《本草纲目》：乳汁不下。

【备考】本方原名三母散，与方中所用二母不符，据《本草纲目》改。方中知母、贝母、牡蛎，《本草纲目》用量为等分，每服二钱。

00617 **二母散**

《医学入门》卷七。为《得效》卷五"贝母散"之异名。见该条。

00618 **二母散**（《景岳全书》卷五十七）

【组成】贝母（去心，童便洗） 知母各等分 干生姜一片

【用法】水煎服；或为末，每服五分或一钱，沸汤下。

【主治】肺热咳嗽，及疹后嗽甚者。

00619 **二地汤**（《辨证录》卷六）

【组成】生地 熟地 当归各一两 人参三钱 黄连一钱 肉桂五分

【用法】水煎服。

【主治】心中火热如焚，自觉火起，即入小肠之经，辄欲小便，急去遗溺，大便随时而出。

00620 **二灰散**（方出《圣惠》卷六十八，名见《圣济总录》卷一四〇）

【组成】马缰灰一两 弓弦灰一两

【用法】上为末。每服用蓼蓝汁调下一钱匕每日三次。

【主治】金疮，刀箭入肉，骨碎不出，赤肿疼痛。

00621 **二灰散**（《圣济总录》卷一二三）

【组成】灯心（烧灰） 炭上白灰 白僵蚕（直者，炒）各等分

【用法】上锉散。每服一钱匕，生姜、蜜水调下。

【主治】缠喉风及狗咽。

00622 **二灰散**（《圣济总录》卷一三六）

【组成】棘针（倒勾，烂者）三枚 丁香七枚

【用法】上药同于瓶内烧令烟断，研细。以未满月孩子粪和涂肿上，日三两度。

【主治】疔肿毒气。

00623 **二灰散**（《圣济总录》卷一五二）

【组成】蚕纸不计多少（烧灰） 箬叶（茶笼内者，烧灰）各等分

【用法】上为末。每服二钱匕，温酒调下。

【主治】经血不止。

00624 **二灰散**（《圣济总录》卷一六六）

【组成】蔓荆实（烧存性） 皂荚刺（烧存性）各一两

【用法】上锉散。每服二钱匕，温酒调下，不拘时候。

【主治】产后乳汁不泄，结滞不消，热肿。

【备考】《普济方》有麝香半钱。

00625 **二灰散**（《三因》卷九）

【异名】二合灰散（《医学纲目》卷十七）。

【组成】红枣（和核烧存性） 百药煎（煅）各等分

【用法】上为细末。每服二钱，米汤调下。

【主治】肺疽，吐血并妄行。

00626 **二灰散**（《魏氏家藏方》卷七）

【组成】干侧柏（略焙，为末）五钱 桐子炭（再烧为灰，却为末）二钱 棕榈灰（烧存性，为末）三钱

【用法】上药和作二服。糯米饮调下，不拘时候。

【主治】下血。

00627 **二灰散**（《医林绳墨大全》卷九）

【组成】黑驴粪（阴阳瓦焙存性） 血余炭各一钱五分

【用法】上为末。用火酒调下。

【主治】崩漏。

00628 **二至丸**（《杨氏家藏方》卷九）

【组成】鹿角（镑细，以真酥二两，无灰酒一升煮干，慢火炒令干） 苍耳（酒浸一宿，炒干） 麋角（镑细，以真酥二两、米醋一升煮干，慢火炒干）各半斤 当归五两（细切，

酒浸一宿,焙干) 山药 白茯苓(去皮) 黄耆(蜜炙)各四两 人参(去芦头) 沉香 沙苑蒺藜(拣去土,净洗,焙干) 远志(去心) 肉苁蓉(酒浸一宿,切,焙干)各二两 附子(炮,去皮脐)一两

【用法】上为细末,用酒三升,糯米三合煮烂,和捣为丸,如梧桐子大。每服五十至一百丸,空心温酒、盐汤任下。

【功用】补虚损,生精血,去风湿,明目聪耳,强健腰脚,和悦阴阳,既济水火,百疾不生。

00629 二至丸(《医方类聚》卷九十五引《济生》)

【组成】鹿角(镑)二两 麋角(镑)二两 附子(炮,去皮)一两 桂心(不见火)一两 补骨脂(炒)一两 杜仲(去皮,锉,炒丝断)一两 鹿茸(酒蒸,焙)一两 青盐(别研)半两

【用法】上为细末,酒糊为丸,如梧桐子大。每服七十丸,空心用胡桃肉细嚼,以盐酒、盐汤任下。

【主治】❶《医方类聚》引《济生》:老人、虚弱人,肾气虚损,腰痛不可屈伸。❷《张氏医通》:老人肾虚腰痛,不可屈伸,头旋眼黑,下体痿软。

【加减】恶热药者,去附子,加肉苁蓉一两。

【备考】方中鹿角、麋角,《张氏医通》作"鹿角胶"、"麋茸"。

00630 二至丸(《扶寿精方》)

【组成】怀地黄(肥大沉水者,酒浸,九蒸九晒,竹刀切) 白术(无油者,面炒) 败龟版(酒浸一宿,酥炙脆,石器捣碎) 黄柏(厚者,酒浸,春秋一日半,夏一日,冬三日,炒褐色)各三两 知母(肥大者,酒浸一宿) 当归(肥大者,酒洗) 生地黄(肥大者,酒浸软,竹刀切,晒干) 山茱萸(鲜红者六两,水润,剥肉去核)各二两 白芍药(酒浸一时,锉,炒) 白茯苓(坚白者,去皮筋) 人参(肥白人如数,苍黑人减半) 绵黄耆(蜜炙) 山药(白而无皮,手可粉者) 广陈皮 (水润,去白) 五味子(肥大者) 甘枸杞 破故纸(炒) 菟丝子(酒浸一宿,蒸熟,杵,去皮,晒干) 杜仲(酒浸,炒,去丝) 牛膝(肥大者,酒浸一宿) 苁蓉(去甲心,酒浸一宿,酥炙黄,竹刀切) 虎胫骨(酥炙黄)各一两

【用法】上为细末,炼蜜为丸,如梧桐子大。每服八十丸,无灰酒、盐汤送下,不拘时候。

【功用】❶《扶寿精方》:调养元气,滋益子息。❷《医学入门》:补虚损,暖腰膝,壮筋骨,明眼目,滋阴降火。

【备考】方中陈皮,《医学入门》作"丹皮"。

00631 二至丸(《摄生众妙方》卷二)

【组成】当归身(去芦,酒浸洗)一两五钱 川芎一两 白芍药(酒浸洗,晒干)二两 熟地黄(肥壮沉实者,酒浸,晒干)二两 人参(去芦,坚实者)五钱 白茯苓(洁白坚实者,去皮)一两 白术(坚白者,去梗,洗净)一两五钱 陈皮(红薄者,晒干,洗净)一两 枸杞子(鲜红润小者)二两 山茱萸(鲜红肉厚者,酒浸,去核,晒干)二两 菟丝子(酒淘洗去土,酒浸,捣成饼,晒干)一两 琐阳(酥炙)五钱 杜仲(去粗皮,细切,生姜汁拌,炒去丝净)一两 肉苁蓉(竹刀刮去鳞,酒浸,细切,晒干)一两 巴戟天(连珠者,酒浸,去心)一两 远志(甘草水浸,去心,

晒干)一两 干山药一两 莲芯(白莲者佳)一两 牛膝(去芦,酒浸,晒干)一两 辽五味五钱

【用法】上各为细末,炼蜜入人乳半碗为丸,如梧桐子大。每服五七十丸,空心淡盐汤送下。

【功用】生精健脾,补血气,壮筋骨,却百疾,养寿生子。

00632 二至丸
《医便》卷一。为《扶寿精方》"女贞丹"之异名。见该条。

00633 二至丸(《济阳纲目》卷六十四)

【组成】熟地黄(酒蒸) 龟版(酒浸,酥炙) 白术(麸炒) 黄柏(酒浸,炒)各三两 知母(酒浸,炒) 当归(酒洗) 生地黄(酒浸) 白芍药(酒炒) 麦冬(去心)各四两 天冬(姜炒)二两

【用法】上为细末,枣肉同炼蜜和杵百余下为丸,如梧桐子大。每空心、午前服五十丸。服至百日,逢火日摘去白发,生出黑发是其验也。

【功用】补虚损,暖腰脐,壮筋骨,明眼目,调养元气,滋益子息。

【宜忌】忌莱菔、诸血、羊肉。

00634 二至丸(《中国药典》2010版)

【组成】女贞子(蒸)500克 墨旱莲500克

【用法】上制成丸剂。口服。一次9克,一日2次。

【功用】补益肝肾,滋阴止血。

【主治】肝肾阴虚,眩晕耳鸣,咽干鼻燥,腰酸痛,月经量多。

00635 二至丹
《医略六书》卷二十四。为《济生》卷三"二气丹"之异名。见该条。

00636 二曲丸(《百一》卷五)

【组成】神曲半斤(为末,枣肉搜和成饼,候干,慢火炙) 半夏半斤(为末,生姜自然汁搜成饼,候干,慢火炙)

【用法】上为细末,枣肉为丸,如梧桐子大。每服五十丸,生姜汤送下,不拘时候。

【主治】脾虚痰盛,不入食。

00637 二曲散(《赤水玄珠》卷九)

【组成】神曲两半 白酒药二丸

【用法】上为末,清水调,捏成饼子,慢火上炙黄,为末。每服二钱,白汤下。

【主治】饮酒成积,粪后下血不止;亦治泄泻。

00638 二虫膏(《圣济总录》卷一四八)

【组成】地龙五枚 蜈蚣一枚(端午日收,赤足者)

【用法】上药相和烂捣。敷患处。

【主治】蛇咬,毒气攻心迷闷。

00639 二合丸(《外科大成》卷四)

【组成】苦参(酒浸,炒,净末)八两 白蒺藜(去刺,酒泡,炒黄,净末)四两 黑丑(炒,取头末)二两。

【用法】上药共一处和匀。外用皂角一斤,去皮弦,用河水浸揉,取浓汁,砂锅内煎成膏,和药为丸,或少加蜂蜜,如梧桐子大,每服二钱,酒、水任下。

【主治】身面一切恶癣。

00640 二合汤
《救急选方》卷上。即《寿世保元》卷七"三合汤"。见

该条。

00641 二合散（《外科大成》卷三）

【组成】铅粉（炒）　槐花（炒）各等分（为末）　老松香一两　银朱四钱

【用法】上为末。纸卷成条，麻油浸透，火燃着，一头滴下油药，以器接之，用调前药，涂敷患处。

【主治】黄水、头炼、眉炼、耳蚀、羊胡子、燕窠、脓窠等疮。

00642 二多丹

《普济方》卷二二一。为《御药院方》卷六"何首乌丸"之异名。见该条。

00643 二色丸（《圣济总录》卷一二五）

【组成】天南星　半夏　甘遂　大戟各三钱　干姜　胡椒　桂　荜茇各二钱　代赭石一两　大黄（生用）三钱。

【用法】上十味，取前四味，以浆水一升煮，水尽为度，晒干，余六味同捣为末。每用一钱，用巴豆三枚，烧得焰起，盏合，却候冷，与一钱药一处研，更用醋一盏，煎成膏，共药末同为丸，如绿豆大。分两处，一用丹砂为衣，一用腻粉为白衣。此两等颜色（白者，或捏作饼子亦可），用治瘤子，每服一丸，嚼生姜酒送下，早、晚各一丸；如小肠气，三丸，切生姜三钱，炒焦，酒送下；如伤酒，二丸，飞白矾、生姜自然汁调下；妇人心气痛，醋汤送下二丸。

【主治】一切肿赤，皮肤毒气及瘤子；小肠气；妇人心气痛。

【备考】方中大黄用量原缺，据《普济方》补。

00644 二色丸（《卫生总微》卷十一）

【组成】吴茱萸（拣去枝梗）二两　黄连（去须）二两　巴豆四十九粒（去皮）

【用法】上同于铫子内炒令黄赤色，去巴豆不用，只将上面二味各自为末，面糊为丸，如萝卜子大。看大小紧慢加减丸数。如白痢，只服茱萸丸；赤痢，只服黄连丸；白多赤少者，多服茱萸丸；赤多白少者，多服黄连丸，少服茱萸丸；赤白相等者，中半服之。

【主治】赤白痢。

00645 二色丸（《本草纲目》卷三十二引《卫生杂兴》）

【组成】吴茱萸二两　黄连二两

【用法】同炒香，各自为末。以百草霜末二两，同黄连作丸；以白芍药末二两，同茱萸作丸。各用饭为丸，如梧桐子大，各收。每服五十丸，赤痢，乌梅汤下连霜丸；白痢，米饮下茱芍丸；赤白痢，各半服之。

【主治】痢疾及水泄，肠风。

00646 二阳丹（《鸡峰》卷十三）

【组成】附子（炮，与羊肉四两同蒸烂，研为膏）　桂　硫黄　阳起石　鹿茸　白术各一两

【用法】上以附子膏为丸，如梧桐子大，朱砂为衣。每服三五十丸，空心盐汤送下。

【功用】补虚逐冷。

【主治】《普济方》：肾虚生寒，腰脊疼痛。

00647 二阳丹（《普济方》卷二一八）

【组成】朱砂二两　人参一两　白术　茯苓各一两

【用法】上为细末。用附子数个，切盖作瓮子，入药在内，将白面用醋和作饼子，先裹附子，后以精羊肉一大片再裹，甑内蒸熟，一处杵烂，用木白乘热捣为丸，如梧桐子大。每服五七十丸，空心、食前温酒送下。

【功用】补中益气，安心镇惊。

【主治】心脾不足，五脏虚弱，腰膝疼痛。

00648 二阴煎（《景岳全书》卷五十一）

【组成】生地二三钱　麦冬二三钱　枣仁二钱　生甘草一钱　玄参一钱半　黄连一二钱　茯苓一钱半　木通一钱半

【用法】水二钟，加灯草二十根，或竹叶亦可，煎七分，食远服。

【主治】❶《景岳全书》：水亏火盛，烦躁热渴而怔仲惊悸不宁者；心经有热，水不制火，惊狂失志，多言多笑，或疮疹烦热失血。❷《会约》：劳伤，心脾火发上炎，口舌生疮。

【加减】如痰胜热甚者，加九制胆星一钱，或天花粉一钱五分。

00649 二阴煎（《医级》卷八）

【组成】熟地三五钱　当归二三钱　枣仁　酒芍各二钱　甘草一钱　人参随用

【主治】中风血不养筋，及疟疾汗多，屡散而不能止，少阳、厥阴阴虚血少而无火者。

【加减】呕恶甚，加生姜；多汗气虚，加黄耆、五味；小腹痛，加枸杞；腰膝无力，加杜仲、牛膝；胸闷，加广皮。

00650 二防饮（《医学正传》卷三）

【组成】人参　白术　黄耆各一钱　甘草（炙）五分　川归　川芎　芍药　熟地黄各一钱　防风　防己　羌活　牛膝各七分　杜仲（姜汁拌炒）　萆薢各一钱　附子（童便浸三日，去皮脐）七分（冬月一钱）

【用法】上细切，作一服。加生姜三片，大枣二个，水二盏，煎至一盏，去滓，空心温服。

【功用】《杏苑》：补气补血，驱风散湿，行经络，散风寒，壮筋骨。

【主治】鹤膝风，因痢后感冒寒湿，或涉水履霜，以致两足痛痹，如刀剜虎咬之状，膝膑肿大，不能行动。

00651 二豆丸（《圣济总录》卷三十四）

【组成】绿豆　黑豆（去皮）　丹砂（研）各一分　砒霜（研）半两

【用法】上四味，先研二豆如面，入砒拌匀，滴水为丸，如梧桐子大，丹砂为衣。每服一丸，发前取桃心七个烂嚼，冷水吞下。如无桃心，取桃枝煎汤放冷下。

【主治】诸疟发歇，寒热不定。

00652 二豆汤（方出《圣惠》卷四十五，名见《圣济总录》卷八十四）

【组成】黑豆五升　赤小豆三升　吴茱萸一升　盐三大合

【用法】上药都和匀。每用一升，以水三斗，煮取二斗，去滓，于避风处，稍热淋蘸。

【主治】脚气肿满。

【备考】《圣济总录》本方用法：取一新杉木桶，先将大豆布在桶底，次下小豆，次下茱萸，次下盐，以浆水二斗于锅内煮沸，倾入于杉桶，其沸浆令与药齐，勿过之，即以脚于桶中踏药上，候温渐踏至底，唯露出脚指，觉冷即续添沸

浆,以尽为度,密盖覆,忌风,渐淋至膝,候汤冷,收脚,扑米粉。

00653 二豆汤

《医统》卷八十八。为《幼幼新书》卷五引茅先生方"豆豉膏"之异名。见该条。

00654 二豆饮（《经验良方》）

【组成】小黑豆一升半 绿豆一升半(淘) 赤小豆二两 甘草节二两

【用法】每日水煮,任意食豆饮汁。痘疹流行时,预服痘自不发,虽出必稀少。

【功用】防痘,稀痘。

00655 二豆散（《得效》卷十五）

【组成】肉豆蔻 白豆蔻 丁香 巴戟 丁皮 白茯苓 苍术 桂心 黑附(火煨)各一两 白术 人参 山药 桔梗 茴香 粉草各五钱

【用法】上锉散。每服三钱,水一盏半,加生姜三片,紫苏叶三片,煎,空腹温服。

【主治】湛浊证。耳鸣心躁,腰脚疼重,腹内虚鸣,脐下冷痛,频下白水如泔。

00656 二豆散

《赤水玄珠》卷二十五。为《幼幼新书》卷五引茅先生方"豆豉膏"之异名。见该条。

00657 二花散（《圣济总录》卷七十）

【组成】酸石榴花一分 黄蜀葵花一钱

【用法】上为散。每服一钱匕,水一盏,煎至六分,不拘时候温服。

【主治】鼻衄不止。

00658 二花散（《准绳·幼科》卷四）

【组成】梅花一两(阴干) 丝瓜五钱(阴干) 桃花五钱(阴干) 朱砂二钱(水飞过) 甘草一钱(去皮,火煨)

【用法】上为细末。每服五分半,未痘时蜜水调下。

【主治】小儿痘疹已出未出,不发不起,隐在皮肤之间,热症。

00659 二连丸（方出《得效》卷十二,名见《东医宝鉴·杂病篇》卷十一）

【组成】白芜荑 黄连 胡黄连 青黛各半两 蚵蚾一个(只用酒浸,炙,去骨)

【用法】上为末,面糊为丸,如粟米大。每服三十丸,食后、临卧米饮送下,每日三次。

【主治】无辜疳毒,脑后项边有核如瘰疬状,按之转动,软而不疼。

00660 二连丸

《普济方》卷三八五。为《卫生总微》卷三"猪胆丸"之异名。见该条。

00661 二连汤（《银海精微》卷下）

【组成】胡黄连五分 宣黄连一钱(成童子者倍之)

【用法】上为末。用蜜水调服。

【主治】小儿疳伤。小儿三五岁,五脏火旺,身如痨瘵,面色痿黄,眼内红肿或突者。

【加减】热甚,加银柴胡。

00662 二连汤（《外科启玄》卷十二）

【组成】土茯苓二两 胡黄连一钱 川黄连一钱 当归一钱 川芎一钱

【用法】上以水、酒共三钟,入健猪胰子一个,煎至一钟,疮在上食后,在下食前,温服。

【主治】杨梅疮。

00663 二连汤（《外科百效》卷二）

【组成】黄连 连翘 升麻 牛蒡子 白芷各等分

【用法】水煎服。

【主治】膏粱厚味,胃经积热,腮肿作痛,或发寒热者。

【加减】如连耳上太阳部分肿,属风热,加羌活、防风;如连耳后少阴部分肿,属相火,加知母、黄柏。

00664 二连汤（《家庭治病新书》）

【组成】胡连 川黄连 川芎各八分 土牛膝一钱五分 薏苡仁二钱 土茯苓三钱

【用法】水煎服。

【主治】小儿胎毒疮疖,及一切疡疮。

00665 二利丸

《外台》卷二十引《范汪方》。为原书同卷"葶苈丸"之异名。见该条。

00666 二皂饮（《疡医大全》卷三十四引沈员峤方）

【组成】肥皂子(独核者)二十粒 皂角子三十粒 苦参 金银花各一两

【用法】河水一碗半,井水一碗半,煎一碗,露一宿,次早空心热服,其毒自消。

【主治】杨梅疮。

00667 二皂散（《回春》卷五）

【组成】大皂角(烧存性) 牙皂(烧存性) 铜绿 胆矾 雄黄 孩儿茶 百草霜 枯矾各等分

【用法】上为细末。先将米泔水漱口,洗口疮,后搽药。

【主治】口舌生疮,牙宣出血。

00668 二肝丸

《卫生总微》卷十二。为《幼幼新书》卷二十四引张涣方"二肝丹"之异名。见该条。

00669 二肝丹（《幼幼新书》卷二十四引张涣方）

【异名】二肝丸（《卫生总微》卷十二）。

【组成】地胆草 九节菖蒲 漏芦各一两 胡黄连 地榆各半两(罗末) 鸡肝 猪肝 (盐少许,同药煮熟)各一两

【用法】石臼中捣二百杵成膏,为丸如黍米大。每服十丸,食前麝香汤送下。

【主治】无辜疳痢不止。

00670 二角饮（方出《种杏仙方》卷三,名见《东医宝鉴·杂病篇》卷十一）

【组成】犀角 羚羊角

【用法】二味磨井花凉水服之。果是热毒,无不效。

【主治】痘疹紫黑干枯,变黑归肾,身如火炙之热。

00671 二角散（《嵩崖尊生》卷十五）

【组成】生犀角 羚羊角。

【用法】磨汁,蜜和饮之。

【主治】小儿撮口,大便热。

00672 二角散（《外科集腋》卷四）

【组成】鹿角(炒黄色)八钱 黄牛角(取角内嫩者,火煨)一两 枯白矾三钱

【用法】上为末。热酒送下二钱。

【主治】乳吹、乳痈、乳岩，并无名大毒。

00673 二辛煎（《景岳全书》卷五十一）

【组成】北细辛三钱　生石膏一两

【用法】用水二碗，煎一碗，乘热频漱之。

【主治】❶《景岳全书》：阳明胃火，牙根口舌肿疼不可忍者。❷《医级》：胃热龈浮，肾热齿蛀，肿胀疼痛。

【方论选录】《山西中医》(1986：3：29)：方中生石膏、细辛，其味皆辛，妙取石膏之辛寒与细辛之辛温相配伍，使其方辛而不热，寒而不遏。

【临床报道】牙痛：《山西中医》[1986：(3)：29]吴某某，牙痛十余日，就诊前每日注射青霉素80万U，并间断服用去痛片，痛不得止。察患者牙龈红肿，口干口渴，舌红苔黄，脉滑数。辨证属胃火牙痛，投二辛煎：生石膏45克，细辛4.5克，二味药水煎两次，将两次药液混匀，一半漱口，一半分两次服下，日一剂，漱口后三分钟痛止，三剂痊愈。

00674 二沥汤（《圣济总录》卷三十二）

【组成】竹沥　梨汁　荆沥各二合　陈酱汁半合

【用法】上药搅令匀，以绵滤过，分温四服，空心、日晚各一服。

【主治】伤寒失音不语。

00675 二补汤（《会约》卷三）

【组成】熟地三五钱　当归（土炒）二钱　黄耆（蜜炒）二钱　枸杞二钱　甘草（炙）一钱半　杜仲（盐炒）二钱　枣皮一钱　白术一钱半　淮山药二钱　肉桂一钱　五味子十三粒（微炒）

【用法】水煎服。

【主治】阴阳两虚，六脉俱弱，夜热肢冷，失血便泄。

【加减】寒甚者，加附子一钱半；腹痛喜按者，加补骨脂（炒）一钱；泄者，加乌梅二个，肉豆蔻八分，当归或不用亦可；呕恶，加生姜一二钱。

00676 二灵丹（《御药院方》卷六）

【组成】何首乌（雌雄各半，采、刮、捣，俱不犯铁，用第一淘米泔浸二伏时，漉出。于银器内，先排枣一重，各擘开，上铺何首乌一重，又用枣一重，复再铺何首乌一重，令尽，次日取清河水入于药内，药上有水约五指，用慢火煮，候枣极烂并何首乌稍软，取出，不用枣，只拣何首乌入在清冷水中浸少时，用竹刀子刮去黑皮及两面浮沫令净，竹刀切作薄片子，慢火焙干，取净）一斤　牛膝（拣去芦头并细梢，只取中间粗者，折作半寸，用好酒浸二宿，取出焙干，净）半斤

【用法】上药一处拌和，入石杵臼内捣罗为细末，炼蜜为丸，如梧桐子大。每日服六十丸，空心温酒或米饮送下。服至半月，加至七八十丸；又服至一月，加至一百丸。服之百日，前疾皆去。

【功用】补暖腑脏，祛逐风冷，利腰膝，强筋骨，黑髭发，驻容颜，性温无毒，久服轻身，延年不老。

00677 二灵丹

《普济方》卷九十九。为《医方类聚》卷一六〇引《济生续方》"乳朱丹"之异名。见该条。

00678 二灵丹（《疡医大全》卷二十四）

【组成】儿茶一钱　冰片三分

【用法】上为末。将疮先用冷茶或甘草汤洗净，把干，以鸡翎将药扫上。

【主治】下疳，初起流脓。

00679 二灵散（《本草纲目》卷十五引《卫生家宝》）

【组成】益母草（晒干）　陈盐梅（烧存性）各等分

【用法】上为末。每服三钱，白痢，干姜汤下；赤痢，甘草汤下。

【主治】赤白杂痢困重者。

00680 二灵散（《直指》卷十四）

【组成】龙骨（煅）五钱　木贼（烧存性）二钱五分

【用法】上为末。掺托之。

【主治】久痢肠胃俱虚，肛门自下。

00681 二灵散（《仙拈集》卷二）

【组成】当归　白芷各等分

【用法】上为末。每服二钱，蜜汤调服。

【主治】大便闭。

00682 二陈丸

《饲鹤亭集方》。即《局方》卷四（绍兴续添方）"二陈汤"改为丸剂。见该条。

00683 二陈汤（《普济方》卷二〇六引《指南方》）

【异名】治中汤（原书同卷）、补脾汤（《本事》卷九）、正料治中汤（《直指》卷二十六）。

【组成】人参　白术　甘草（炙）　干姜（炮）　青皮　陈皮各等分

【用法】每服四钱，水一盏半，煎七分，去滓，入盐点服。

【主治】脾胃虚寒，胸腹胀满，呕逆不食，自利不渴。

❶《普济方》引《指南方》：胸腹胀满，因伤宿食，或吐后噫败脾气。❷《活人书》：脾胃伤冷物，胸膈不快，腹疼气不和。❸《本事》：伤寒汗后，脾胃伤冷物，胸膈不快，寻常血气不和。❹《三因》：太阴伤寒，手足温，自利不渴，腹满时痛，咽干，脉尺寸俱沉细；饮食伤脾，宿谷不化，朝食暮吐，暮食朝吐，上气复热，四肢冷痹，三焦不调，及胃虚寒气在上，忧气在下，二气并争，但出不入，呕不得食；中寒，饮食不化，吞酸呕哕，食则膨亨，胀满呕逆。❺《局方》（宝庆新增方）：脾胃不和，饮食减少，短气虚羸而复呕逆，霍乱吐泻，胸痹心痛，逆气短气，中满虚痞，膈寒不通，或大病愈后，胸中有寒，时加咳唾。❻《直指》：霍乱吐泻，泻血不止。❼《普济方》引《如宜方》：脏寒冷气，腹痛肠鸣，下痢青黑。❽《医方类聚》引《伤寒指掌图》：食积，心腹满痛。❾《医方集解》：忧思郁结，脾肺气凝，胀满上冲，饮食不下，腹满痞闷，兼食积者。❿《张氏医通》：冷食黏滞。

【加减】大便秘，加大黄（棋子大）两枚。

【临床报道】伤寒劳复：《本事》有人患伤寒得汗数日，忽身热自汗，脉弦数，心不得宁，真劳复也。予诊曰：劳心之所致，神之所舍，未复其初，而又劳伤其神，荣卫失度，当补其子，益其脾，解发其劳，庶几得愈。授以本方，佐以小柴胡得解。

00684 二陈汤（《局方》卷四　绍兴续添方）

【组成】半夏（汤洗七次）　橘红各五两　白茯苓三两　甘草（炙）一两半

【用法】上㕮咀。每服四钱，用水一盏，生姜七片，乌梅一个，同煎六分，去滓热服，不拘时候。

【功用】燥湿化痰,理气和中。

❶《玉机微义》:去痰和中。❷《外科发挥》:和中理气,健脾胃,消痰,进饮食。❸《证治汇补》:健脾燥湿,顺气和中化痰,安胃气,降逆气。

【主治】湿痰为患,脾胃不和。胸膈痞闷,呕吐恶心,头痛眩晕,心悸嘈杂,或咳嗽痰多者。

❶《局方》:痰饮为患,或呕吐恶心,或头眩心悸,或中脘不快,或发为寒热,或因食生冷,脾胃不和。❷《女科百问》:妊娠恶阻,产后饮食不进。❸《直指》:气郁痰多眩晕,及酒食所伤眩晕;食疟,诸疟。❹《得效》:咳嗽呕吐;痰壅吐食。❺《金匮钩玄》:关格有痰,以本方吐之,吐中便有降。❻《外科发挥》:臀痈,流注。❼《医方考》:中风风盛痰壅。❽《便览》:上中下一身之痰。❾《景岳全书》:疡痈,中脘停痰。❿《济阳纲目》:痰多小便不通,用此探吐。⓫《证治宝鉴》:痰嘈,痰多气滞,似饥非饥,不喜食者,或兼恶心,脉象必滑;呃有痰声而脉滑者。⓬《古今名医方论》:肥盛之人,湿痰为患,喘嗽,胀满。⓭《证治汇补》:心痛,腹痛;膏粱太过,脾胃湿热遗精;脾胃湿痰下注为淋。⓮《郑氏家传女科万金方》:妇人月水准信,因痰闭子宫而不受胎者。⓯《医方简义》:子眩。

【宜忌】热痰,燥痰,吐血,消渴,阴虚,血虚均忌用。

❶《医学入门》:酒痰、燥痰不宜。❷《济阳纲目》:劳疾吐血诸血证皆不可用,以其能燥血气,干津液也。天道暑热之时亦当禁用。丹溪云,阴虚、血虚、火盛干咳嗽者勿用。❸《医林纂要》:阴虚火炎,至有火痰及肺伤干咳烦渴者,自非所宜。❹《会约》:肺经燥痰,肾经虚痰不用。

【方论选录】❶《丹溪心法附余》:此方半夏豁痰燥湿,橘红消痰利气,茯苓降气渗湿,甘草补脾和中。盖补脾则不生湿,燥湿渗湿则不生痰,利气降气则痰消解,可谓体用兼赅,标本两尽之药也。今人但见半夏性燥,便以他药代之,殊失立方之旨。若果血虚燥症,用姜汁制甾何妨。抑尝论之,二陈汤治痰之主药也。❷《医方考》:名曰二陈,以橘、半二物贵乎陈久耳。❸《古今名医方论》:李士才曰,肥人多湿,湿挟热而生痰,火载气而逆上。半夏之辛,利二便而去湿;陈皮之辛,通三焦而理气;茯苓佐半夏,共成燥湿之功;甘草佐陈皮,同致调和之力。成无己曰,半夏行水气而润肾燥,《经》曰,辛以润之是也。行水则土自燥,非半夏之性燥也。❹《张氏医通》:此方本《内经》半夏汤及《金匮》小半夏汤、小半夏加茯苓汤等方而立,加甘草安胃,橘皮行气,乌梅收津,生姜豁痰,乃理脾胃,治痰湿之专剂也。❺《医林纂要》:痰者,水湿之滞而不行也,半夏之辛,本润肾补肝,开胃泻肺,去湿行水之药,而滑能通利关节,出阴入阳,是能治水滞下行,故主为治痰君药也;水随气运,水湿之滞而成痰,以气不行故也,橘皮之甘苦辛温,主于行气,润命门,舒肝木,和中气,燥脾湿,泻肺邪,降逆气,故每合半夏为治痰之佐;痰本水也,水渍土中则为湿,湿积不化则为痰,茯苓生土中而味淡,专主渗土中之湿;脾不厚不能胜湿,故甘草以厚脾,然不多用者,以甘主缓,过缓则恐生湿也;生姜之辛,亦以行湿祛痰,非徒以制半夏毒也。❻《时方歌括》:此方为祛痰之通剂也。痰之本,水也,茯苓制水以治其本;痰之动,湿也,茯苓渗湿以镇其动。方中只此一味是治痰正药,其余半夏降逆,陈皮顺气,甘草调中,皆

取之以为茯苓之佐使耳。故仲景书风痰多者俱加茯苓,呕者俱加半夏,古圣不易之法也。今人不穷古训,以半夏为祛痰之专品,仿稀涎散之法,制以明矾,致降逆之品反为涌吐,堪发一叹。❼《浙江中医学院学报》(1986;2:40):乌梅滋阴敛肝,佐甘草合和,取其酸甘化阴以滋胃津。方中半夏、橘虽贵在陈久,仍不失劫阴之弊,伍以乌梅兼制半夏之燥性,使半夏之燥性尽失,而无伤阴之虞,乌梅生津而无滋腻之虑,相辅相成,相得益彰。乌梅之功厥伟,其功不可泯也,为方中画龙点睛之处。二陈汤中乌梅滋养胃阴,收敛肝气之功,后世多忽而不察,失其制方之本旨。

【临床报道】❶ 气厥:《名医类案》倪维德治一妇病气厥,哭笑不常,人以为鬼祟所凭,倪诊脉俱沉,胃脘必有积,有所积必作痰,遂以二陈汤导之,吐痰升许而愈。此盖积痰类祟也。❷ 咬牙:《岳美中医案集》咬牙一证,多见于小儿虫积,成年人则很少见。友人一子,25岁,每夜入睡后,即上下齿相切磋,震震有声,可闻于户外,同屋之人,往往惊醒。因切其脉滑象显露,望其体,肥壮面色光亮,断为痰饮蓄于中焦,足阳明之脉入上齿,痰阻经络,滞碍气机,或导致咬牙。为拟二陈汤加焦荷叶以燥湿化痰,水煎服十剂。服五剂后,咬牙声即减少。十剂后,同屋之人已不复闻其齿牙相击声了。嘱再服数剂,以巩固疗效。❸ 夜咳:《浙江中医杂志》[1981;(1):36]舒某,男,教师;1980年3月31日初诊,干咳痰滞,胸闷已三月,昼轻夜甚,苔薄白,脉弦滑,予二陈汤加当归,五剂后诸症大减,原方续服五剂而愈。

【备考】《成方制剂》8册无生姜、乌梅。本方改为丸剂,名"二陈丸"(见《饲鹤亭集方》);改为合剂,名"二陈合剂"(见《成方制剂》7册)。

00685 二陈汤《疮疡经验全书》卷一)

【组成】陈皮 半夏 茯苓 甘草 玄参 升麻 桔梗 天花粉 牛蒡子(研) 连翘 当归 生地黄 赤芍药 黄连 白术 黄芩 青皮 紫苏梗 山栀仁

【主治】弄舌喉风,哑不能言,舌出,常将手拿者。

00686 二陈汤《回春》卷三)

【组成】陈皮 半夏(姜汁炒) 茯苓(去皮) 白术(去芦) 苍术(米泔制) 砂仁 山药(炒) 车前 木通 厚朴(姜汁炒) 甘草各等分

【用法】上锉一剂。加生姜三片,乌梅一个,灯草一团,水煎,温服。滑泻不止,灸百会一穴,天枢二穴,中脘一穴,气海一穴。

【主治】痰泻。

【加减】泻不止,加肉蔻、诃子,去厚朴;渴,加干葛、乌梅;呕哕恶心,加藿香、乌梅、半夏;夏月加炒黄连、白扁豆;冬月加煨干姜。

00687 二陈汤《回春》卷三)

【组成】陈皮 半夏(姜炒) 茯苓(去皮) 甘草 加人参 白术 竹茹 砂仁 山栀(炒) 麦门冬(去心)各等分 乌梅一个

【用法】上锉一剂,加生姜三片,大枣一枚,水煎,不拘时候,徐徐温服。

【主治】痰火呕吐。

【备考】本方方名,《东医宝鉴·杂病篇》引作"清热二

陈汤"。

00688 二陈汤（《回春》卷四）

【组成】茯苓（去皮） 南星（姜制） 陈皮各一钱 瓜蒌仁 枳实（麸炒） 桔梗 栀子 半夏 黄芩各一钱 甘草三分 木香五分（研） 辰砂（为末）五分

【用法】上锉一剂。加生姜三片，水煎，临服入竹沥、姜汁，磨木香，调辰砂末服。

【主治】一切痫病。

00689 二陈汤（《回春》卷四）

【组成】陈皮 半夏（姜汁炒） 茯苓 枳壳（麸炒） 牛膝（去芦） 猪苓 木通 山栀 麦门冬（去心） 车前子 黄柏（酒炒）各等分 甘草减半

【用法】上锉一剂。加灯心一团，水煎，空心服。

【主治】咳喘，痰气闭塞，小便不通。

00690 二陈汤（《诚书》卷八）

【组成】半夏（炮，去脐） 枳实（炒） 酸枣仁（炒） 陈皮各二钱 茯苓五钱 甘草（炙）一钱

【用法】上加生姜、大枣，竹茹一撮，水煎服。

【主治】小儿惊悸烦痰。

00691 二陈汤（《嵩崖尊生》卷七）

【组成】半夏 陈皮 茯苓 甘草 干葛 青皮

【主治】酒厥。

00692 二陈汤（《外科全生集》卷四）

【组成】橘红五钱 半夏二钱 白芥子（炒）二钱（研） 茯苓一钱 生甘草三分

【用法】加阳和丸，同煎服。

【主治】流注初起，皮色不异，唯肿唯疼，虽身体发热，内未作脓。

00693 二陈汤（《种痘新书》卷十二）

【组成】陈皮 茯苓 法夏 甘草 桔梗 黄芩（炒）各等分

【用法】水煎服。感风寒，加生姜为引。

【主治】痰涎咳嗽。

00694 二陈汤（《古今医彻》卷一）

【组成】苏子一钱半（焙，研） 半夏 茯苓 陈皮 杜仲（盐水炒）各一钱 甘草三分（炙） 前胡 桔梗各一钱 杏仁一钱（汤泡，去皮尖）

【用法】加生姜一片，水煎服。

【主治】伤寒夹痰，寒热往来，脉滑而喘逆者。

【加减】如有火，加瓜蒌霜。

00695 二陈散

《痘疹仁端录》卷十。为《外科启玄》卷十二"二神散"之异名。见该条。

00696 二附汤

《普济方》卷一三一。为《圣济总录》卷二十二"二附散"之异名。见该条。

00697 二附散（《圣济总录》卷二十二）

【异名】二附汤（《普济方》卷一三一）。

【组成】附子（炮裂，去脐） 白附子（炮） 半夏（汤洗七遍，炒干）各一分。

【用法】上为散。每服半钱匕，浓煎生姜汤调下，不拘时候。得汗即止。

【主治】中风伤寒，头痛，四肢烦疼。

00698 二妙丸

《普济方》卷二二一引《十便良方》。为方出《证类本草》卷六引《经验后方》，名见《圣济总录》卷一八六"菟丝子丸"之异名。见该条。

00699 二妙丸（《朱氏集验方》卷九引何光甫方）

【组成】巴豆（不去壳） 荜澄茄各七枚

【用法】上为细末，绵裹。左齿病纳之左耳，右齿病纳之右耳。

【主治】齿衄。

00700 二妙丸（《医学纲目》卷二十引朱震亨方）

【异名】阳明二妙丸、苍柏二妙丸（《症因脉治》卷三）。

【组成】黄柏末 苍术末各等分

【用法】炼蜜为丸，如梧桐子大。

【功用】《北京市中药成方选集》：清热燥湿。

【主治】湿热下注之足膝肿痛，痿证，湿疮，湿疹，丹毒，白带，腰痛。

❶《医学纲目》引朱震亨：下焦湿疮。❷《正体类要》：下焦湿热肿痛，或流注游走，遍身疼痛。❸《明医指掌》：湿热腰痛。❹《症因脉治》：热痹，肌肉热极，唇口干燥，筋骨痛不可按，体上如鼠走状，属湿热伤气分者。❺《古今医彻》：脚气。❻《成方便读》：湿热盛于下焦，而成痿证者。❼《北京市中药成方选集》：湿热下注，腿脚发沉作肿，及膝下生疮。❽《中国药典》：湿热下注，足膝红肿热痛，下肢丹毒，白带，阴囊湿疹等。❾《中医外科学》：湿疮，臁疮等证，肌肤焮红，作痒出水，属于湿热内盛者。

【方论选录】《成方便读》：湿热之邪，虽盛于下，其始未尝不从脾胃而起，故治病者必求其本，清流者必洁其源。方中苍术辛苦而温，芳香而燥，直达中州，为燥湿强脾之主药；但病既传于下焦，又非治中可愈，故以黄柏苦寒下降之品，入肝肾直清下焦之湿热，标本并治，中下两宜。

00701 二妙丸

《医统》卷九十三。为《万氏家抄方》卷一"四制柏术丸"之异名。见该条。

00702 二妙丸（《外科大成》卷二）

【组成】棉花子一斤 朴消四两（入小酒瓶内，加老酒四碗，入瓶内封口，炭火煅，烟尽为度，取出）

【用法】上为末。每服三钱，空心白酒调服，每日二次。

【主治】内痔，脏毒出血。

【宜忌】忌生酒，热物。

00703 二妙丸（《医家心法》）

【组成】橘红 半夏（姜制）各四两

【用法】上为末，神曲为丸。每于未发前三个时辰许吞一二丸。

【主治】疟疾三四发，有痰有食，误服补药，以致不愈者。

00704 二妙丸（《奇方类编》卷上）

【组成】生半夏一斤 好烧酒一斤

【用法】泡透，阴干为末，老米饭浓汁为丸，如绿豆大，朱砂为衣。每服六十丸，赤痢，清茶送下；白痢，姜汤送下；疟疾，白汤送下。

【主治】痢疾，疟疾

00705 二妙丹（《朱氏集验方》卷五引《取效方》）

【组成】苏合香丸合养正丹

【用法】生姜汁调苏合香丸,仍用二陈汤加枳壳、木香煎,调下养正丹五十丸。

【主治】男子、妇人因思虑之极,喘满痰涎作声。

00706 二妙丹（《走马疳急方》）

【组成】铜青　枯矾各等分

【用法】上为极细末。以米泔水煎,去滓,令温洗之。

【功用】杀虫,去湿,止痒。

【主治】疳疮瘙痒。

00707 二妙丹（《痘疹会通》卷四）

【组成】明雄黄二两　雌黄二钱　豆腐一块（四寸厚,方圆四寸）

【用法】豆腐中掘一孔,约一寸深,将雌黄先入底下,次入雄黄于孔上,外用豆腐塞口,如有余缝,再加白灰面封之,勿令泄气。大碗盛之,入锅,文武火煮一日,俟豆腐干枯为度,候冷取出。二黄制过,去雌黄不用,单用雄黄。入瓷瓶收贮,外用黄蜡封固,不可泄气。若点痘疔时,取鸡冠血、黄酒调稀用之。

【主治】痘疔。

00708 二妙丹

《外科方外奇方》卷三。为《外科全生集》卷四“二美散”之异名。见该条。

00709 二妙汤（《寿世保元》卷二）

【组成】川黄柏（盐酒炒）五钱　苍术（米泔浸,炒）一两

【用法】上为末。每用一匙,沸汤入姜汁调,食前服。痛甚者,加葱三根,水煎,空心热服。

【主治】筋骨疼痛,或湿热流注,腰下作痛。

00710 二妙汤（《绛囊撮要》）

【组成】甘草　威灵仙（各切片）各一斤

【用法】水约担许,将药煎五六滚,入大缸内,用板凳坐其中,周围用席围定熏之,待水温方浸洗,令浑身汗透淋漓。

【主治】一切风痹瘫痪,筋骨疼痛,并大麻恶风。

【宜忌】谨避风寒。

00711 二妙汤（《仙拈集》卷四）

【组成】白菊花四两　甘草四钱

【用法】水三碗,煎一碗,冲热黄酒服。

【主治】肿毒,疔疮。

00712 二妙酒（《仙拈集》卷三）

【组成】蒜头半个　荸荠二个

【用法】煮熟捣烂,热白酒下。

【主治】小儿皮肤赤红肿痛。

00713 二妙散（《普济方》卷七十一引《杨氏家藏方》）

【组成】当归　熟干地黄各等分

【用法】上为细散。以无灰酒下二钱匕,不拘时候。

【功用】养肝气。

【主治】目昏,视物不明,泪下。

00714 二妙散（方出《百一》卷十八引柳正之方,名见《医方类聚》卷二二九引《澹寮》）

【组成】蛇退一条（全者,烧存性）　蚕纸一片（方五寸以上,烧存性,约与蛇退相等）

【用法】上药合和,只作一服。以麝香温酒调下。

【功用】催生。

【主治】难产。

00715 二妙散（《朱氏集验方》卷一）

【组成】当归　橘皮各等分

【用法】上为末。以酒调服。

【功用】理气血,去风。

00716 二妙散（《朱氏集验方》卷六）

【组成】四君子汤　黄耆建中汤各一帖

【用法】加白扁豆,缩砂仁,同煎服。

【主治】痔疾。

00717 二妙散（《朱氏集验方》卷十）

【组成】平胃散　四君子汤各二帖

【用法】先合煎数服,然后吃三灰散、四神散。

【主治】妇人血崩。

00718 二妙散（《丹溪心法》卷四）

【组成】黄柏（炒）　苍术（米泔浸,炒）

【用法】上为末。沸汤入姜汁调服。

【主治】筋骨疼痛因湿热者。

【备考】二物皆有雄壮之气,表实气实者,加酒少许佐之。有气加气药,血虚者加补药;痛甚者,加生姜汁热辣服之。

00719 二妙散（《普济方》卷二○四）

【组成】半夏一两（洗七次）　干桑皮二两

【用法】上为末。每服三钱,加生姜三片,醋水一盏,煎至七分,稍热服。

【主治】五膈气,心胸痞塞。

00720 二妙散（《回春》卷七）

【组成】蜣螂不拘多少（六七月间,寻牛粪中者,用线串起阴干收贮）

【用法】用时,取一个,要全者,放净砖上,四面以炭火烘干,以刀从腰切断。如大便闭,用上半截;小便闭,用下半截;二便俱闭,全用。研为细末。新汲水调服。

【主治】小儿大小便不通。

00721 二妙散（《准绳·疡医》卷五）

【组成】马蹄香　香圆橘叶

【用法】上捣烂,糟炒缚之,或用秦椒酒煎敷。

【主治】马痕,满身起堆。

00722 二妙散（《慈幼新书》卷一）

【组成】文蛤一两　黄柏二钱

【用法】煎水熏洗。

【主治】眼中翳膜血丝。

00723 二妙散（《李氏医鉴》卷四）

【组成】香薷　扁豆　厚朴　木瓜　甘草　香附　陈皮　苍术　紫苏

【用法】外感内伤,身热腹胀。

00724 二妙散（《绛囊撮要》）

【组成】蒲黄（炒黑）　海螵蛸各等分

【用法】上为细末。涂患处。另用石膏三钱,薄荷五分,煎汤含之。

【主治】舌肿出血。

00725 二妙散（《绛囊撮要》）

【组成】宣州木瓜一两（陈酒拌一宿）　干丝瓜络五钱

【用法】瓦上各炙存性，研末和匀。卧时敷患处，含一夜吐出，即愈。

【主治】虚火牙龈肿痛。

00726 二妙散（《叶氏女科》卷二）

【组成】熟地黄（炒）　干姜（炮）各二钱

【用法】上为末。米饮调服。

【主治】妊娠胎漏，漏血如月经，以致胞干，母子俱损。

00727 二妙散（《仙拈集》卷三引《普济》）

【组成】蛇床子一两　轻粉三钱

【用法】上为末。香油调搽。

【主治】鼻疳久不愈。

00728 二妙散（《仙拈集》卷二）

【组成】荔枝核（炮）　小茴香（炒）各等分

【用法】上为末。空心烧酒下三钱。

【主治】寒疝偏坠肿痛。

00729 二妙散

《仙拈集》卷四。为《外科全生集》卷四"二美散"之异名。见该条。

00730 二妙散（《外科方外奇方》卷三）

【组成】茅山苍术一斤　川黄柏一斤

【用法】共炒存性，为末。麻油调搽。

【主治】湿风烂疮。

00731 二青散（《外科大成》卷一）

【组成】青黛　白及　白蔹　白薇　白芷　白鲜皮　朴消　水龙骨　黄柏各一两　天花粉三两　大黄四两　青露（即芙蓉叶）三两

【用法】上为末。用醋、蜜调敷；如已成者，则敷四围，留顶，贴替针膏。

【主治】❶《外科大成》：一切焮热红肿热痛阳毒，脓未成者。❷《疫喉浅论》：疫喉痧遗毒，颈项漫肿，尚未化脓者。

00732 二苓丸（《医统》卷七十三引《三因》）

【组成】赤茯苓　白茯苓（另研）　人参（另研）　丹参（另研）各等分

【用法】上为末，先将二茯苓以新汲水接洗，澄去新沫，控干，复研末，别取地黄汁与好酒同于银石器内熬成膏，搜和丸，如弹子大，朱砂为衣。每服一丸，细嚼，空心盐汤送下。

【主治】心肾俱虚，神志不守，小便不禁。

00733 二苓丸（《医学入门》卷七）

【组成】赤茯苓　白茯苓各等分

【用法】水澄，为末，别用生地汁同酒熬膏为丸，如弹子大。每空心嚼一丸，盐汤送下。

【主治】心肾俱虚，神志不定，小便淋沥不禁。

00734 二苓汤（《伤寒微旨论》卷下）

【组成】赤茯苓　木猪苓　白术各半两　滑石一两　通草一钱　白豆蔻一钱　丁皮三钱　陈皮二钱　桂枝半两

【用法】上为末。每服三钱，水一盏，煎至七分，去滓热服。

【主治】水饮内停，胸膈满闷，时时呕逆，肢节疼，两胁下痛，腹中鸣。

【加减】小便未快，加瞿麦三钱；呕未止，加半夏半两；淅淅恶寒甚，每服加葱白三寸。

00735 二苓汤（《脉因证治》卷上）

【组成】泽泻一两　滑石二两　茯苓　猪苓　术各半两

【主治】中湿。春夏之交，病似伤寒，自汗体重，痛难转侧。

【备考】方中茯苓、猪苓用量原缺。

00736 二苓散（《嵩崖尊生》卷十三）

【组成】赤苓　猪苓　车前　川楝　滑石各一钱　瞿麦　枳实　木通　黄芩　甘草各五分

【主治】疝痛，小便不通。

00737 二矾丸（《圣济总录》卷一四三）

【组成】白矾（烧令汁尽）　绿矾（烧过）　栝楼（烧存性）　猬皮（烧存性）　诃黎勒（煨，去核）　枳壳（去瓤，麸炒）　白附子（炮）　天南星（姜汁浸一宿，焙）　半夏（姜汁浸一宿，焙）　附子（炮裂，去皮脐）各二两　鸡冠花五两　胡桃（烧灰）十五个

【用法】上为末，以醋煮面糊为丸，如梧桐子大。每服二十丸，空心、临卧温酒送下。

【主治】痔瘘旁穿数穴，脓血不止，并肠风脱肛等疾。

00738 二矾汤（《外科正宗》卷四）

【异名】二矾散（《外科大成》卷二）。

【组成】白矾　皂矾各四两　孩儿茶五钱　柏叶半斤

【用法】用水十碗，用上药四味煎数滚，候用。先用桐油搽抹患处，以桐油蘸纸捻点着，以烟焰向患上熏之片时，方将前汤乘滚贮净桶内，手架上，用布盖，用汤气熏之，勿令泄气，待微热倾入盆内，蘸洗良久。

【主治】鹅掌风，皮肤枯厚，破裂作痛。

【宜忌】轻则不宜，七日忌下汤水。

00739 二矾散（《济阳纲目》卷一〇六）

【组成】雄黄　郁金各五钱　白矾（生用）二钱半　胆矾五分

【用法】上为细末。以竹管吹入喉中。

【主治】咽喉乳蛾。

00740 二矾散

《外科大成》卷二。为《外科正宗》卷四"二矾汤"之异名。见该条。

00741 二奇方（《赤水玄珠》卷五）

【组成】白术五钱　滑石三钱

【用法】水煎服。

【主治】水肿。

00742 二奇散

《产宝诸方》。为《圣济总录》卷一五九"半夏散"之异名。见该条。

00743 二奇散

《普济方》卷三五一。为方出《千金》卷四，名见《局方》卷九"芎藭汤"之异名。见该条。

00744 二拗散（《圣济总录》卷九十八）

【组成】胡椒　朴消各一两

【用法】上为细散。温汤调下二钱匕,并二服。

【主治】小肠淋,沙石难出,疼痛。

00745 二烷方《千金珍秘方选》

【组成】出山矿石三钱　朱砂三钱

【用法】上药各为极细末,称准和匀,盛瓶内,黄蜡封固,用此掺患处。

【功用】生肌。

【主治】一切痈疽、发背、肿毒,溃烂不能收口;牙疳上攻,舌肿,茧唇,疯犬咬伤。

【备考】此药带身边温养更灵。如用纸包,走散无效。

00746 二虎丸《证类本草》卷十引《梅师方》

【异名】神助丹(《御药院方》卷六)。

【组成】乌头　附子各四两

【用法】酽醋浸三宿,取出切作片子,穿一小坑,以炭火烧令通赤,用好醋三升同药倾入热坑子内,盆合之,经一宿取出,去沙土,用好青盐四两(研),与前药同炒令赤黄色,杵为末,醋面糊为丸,如梧桐子大。每服十五丸,空心冷酒送下;盐汤亦得。

【功用】补益元脏,进饮食,壮筋骨。

00747 二虎丹《中藏经·附录》卷八

【组成】辰砂　硫黄

【用法】上为细末,枣肉为丸,如龙眼大。当发日,新水七分一盏化下。

【主治】疟疾。

【加减】热多,加辰砂;寒多,加硫黄。

00748 二虎丹《外科百效》卷二

【组成】川郁金一钱　巴豆肉一钱

【用法】一半生用,一半用猪油熬成炭,俱研为末。吹喉。

【主治】喉风。

00749 二贤汤《百一》卷五

【组成】橘红四两　炙甘草一两

【用法】上为末。汤点服。

【主治】痰。

00750 二贤汤

《普济方》卷一六五。为方出《百一》卷五,名见《医学纲目》卷二十五"二贤散"之异名。见该条。

00751 二贤散(方出《百一》卷五,名见《医学纲目》卷二十五)

【异名】二贤汤(《普济方》卷一六五)、三圣散(《医灯续焰》卷十二)、涤痰散(《回春》卷二)。

【组成】橘皮(去白取红)一斤　甘草　盐各四两

【用法】水五碗,慢火煮,焙干,捣为细末。点服。

【功用】❶《医学纲目》:消积块,进饮食。❷《回春》:清肺,消痰,定嗽,解酒毒。

【主治】痰饮内停,食后胸满,翻胃,噎膈,肝气痛。

❶《百一》:痰。❷《医方集解》:膈中痰饮。❸《绛囊撮要》:肝气痛,常服除根。❹《回生集》:脾家冷积,每食已辄胸满不下,百药不效者,兼治一切痰气。❺《鸡鸣录》:翻胃及痛,噎膈。

【宜忌】《医方集解》:虚弱人慎用。

【方论选录】《医方集解》:此是本阴、阳明药也。陈皮燥湿而利气,湿去则痰涸,气顺则痰行。食盐润下而软坚,

润下则痰降,软坚则痰消。痰在膈中,故用甘草引入胃,甘草经蜜炙,能健脾调胃,脾胃健则痰自行矣。

【临床报道】食后胸满:外舅莫强中服之,腹痛,利下物数块如铁弹子,臭不可闻,旧苦食后胸满之疾豁然顿愈。

【备考】本方改为丸剂　名"润下丸"(见《医方集解》)。

00752 二明散《圣济总录》卷一一一

【组成】苍术四两(米泔浸七日,逐日换泔,切片别研,青盐一两同炒黄色,去盐用术)　木贼二两(童便浸一两日,洗,焙)

【用法】上为散。每服一钱匕,米饮调下。

【主治】内外障眼。

00753 二物汤《千金》卷二十五

【组成】大麻子三升　大葱白二十枚

【用法】上各捣令熟,用水九升,煮取一升半,顿服之。若血出不尽,腹中有脓血,更合服。当吐脓血。

【主治】金疮,腹中瘀血。

00754 二物汤《圣济总录》卷三十五

【组成】童便一升半　蜜三匙头许

【用法】上药相和,分作三服。每于银石器内煎两沸,空心、食前温服。

【主治】劳疟,食减肌瘦。

00755 二物汤《直指》卷六

【组成】鸡心大槟榔　良姜各等分

【用法】上锉细。每服三钱,陈米百粒煎服。

【主治】脾痛。

00756 二物汤《直指》卷八

【组成】薄桂三钱　石菖蒲一钱

【用法】上咬咀。新水煎,细呷。

【主治】风寒邪气,留滞失音。

00757 二物汤《直指》卷十八

【组成】辣桂一两半　牵牛(炒)一两

【用法】上为粗末。每服二钱,加生姜、大枣,水煎,温服。

【主治】奔豚疝气,攻刺走痛。

00758 二物汤

《普济方》卷三八六。为《金匮》卷中"甘草麻黄汤"之异名。见该条。

00759 二物汤《医学正传》卷八

【组成】蝉蜕(洗净)二十一枚　甘草(炙)一两

【用法】上为末。水煎,时时服之。

【主治】小儿患痘疹,因不能忌口,食毒物而作痒者。

00760 二物散《外台》卷十引《范汪方》

【组成】麻黄一斤(去节)　杏仁一百枚

【用法】上各为散。上气发时,服方寸匕,可至三方寸匕。以气下为候,不必常服。

【主治】上气兼咳。

00761 二物散《圣济总录》卷五十五

【组成】野狐粪(烧灰)一升　姜黄(锉,炒)三两

【用法】上为散。每服一钱匕,空腹温酒调下,日晚再服。

【主治】肝心痛,色苍苍然如死灰状,经时一太息。

00762 二物散《圣济总录》卷一一七

【组成】白僵蚕 黄连各等分

【用法】上为末。临卧掺口内。

【主治】口疮。

00763 二和丸

《卫生总微》卷十。为《证类本草》卷七引《李绛兵部手集方》"香连丸"之异名。见该条。

00764 二和丹

《杂病源流犀烛》卷四。为《幼幼新书》卷九引《养生必用》"至圣来复丹"之异名。见该条。

00765 二和汤

《准绳·幼科》卷五。为《鸡峰》卷三十"二和散"之异名。见该条。

00766 二和汤（《嵩崖尊生》卷九）

【组成】甘蔗汁 生姜汁 葛根汁

【主治】呕吐恶心，手足热。

00767 二和汤

《仙拈集》卷三。为《朱氏集验方》卷十"二仙膏"之异名。见该条。

00768 二和散（《鸡峰》卷三十）

【异名】二和汤（《准绳·幼科》卷五）。

【组成】藿香叶 香附子（去皮）各等分

【用法】上为粗末。每服一钱，水二盏，同煎至六分，去滓温服，不拘时候。

【功用】❶《鸡峰》：调适阴阳，和养荣卫。❷《奇效良方》：和冷热，消食快气。

【主治】❶《鸡峰》：心胃气痞；饮食不进，凡伤寒阴阳不分者。❷《奇效良方》：疮疹，并伤寒冷热不和，阴阳痞气，气不升降。

00769 二乳饮（方出《千金》卷五，名见《普济方》卷三六五）

【组成】驴乳 猪乳各二升

【用法】上合煎一升五合。服如杏仁许，三四服，愈。

【主治】小儿口噤。

00770 二金汤（《温病条辨》卷二）

【组成】鸡内金五钱 海金沙五钱 厚朴三钱 大腹皮三钱 猪苓三钱 白通草二钱

【用法】水八杯，煮取三杯，分三次温服。

【功用】宣通气分。

【主治】夏秋湿热气蒸，外干时令，内蕴水谷，病黄疸而肿胀者。

00771 二金散（方出《圣惠》卷八十六，名见《普济方》卷三八一）

【组成】砒霜一分 麝香一分

【用法】上药先将砒霜在纸上炒过，后入麝香同研令细。以鸡羽扫在疮上，一日三二度。

【主治】小儿急疳，虫蚀却口鼻牙齿。

【宜忌】《普济方》：宜随时展去药物，勿令咽津。

00772 二金散（《圣剂总录》卷一三二）

【组成】郁金 鸡内金（是肚内黄皮，焙）各等分

【用法】上为散。先用盐浆盥漱，后贴之。

【主治】大人、小儿蚀透腮颊，初生如米豆，名金腮疮。

【宜忌】忌米食。

【备考】本方所治金腮疮，《奇效良方》作"含腮疮"。

00773 二金散（《幼幼新书》卷三十三引张涣方）

【组成】黄连 黄柏各一钱

【用法】上为末。奶汁浸一宿，焙，绵裹，荆芥汤浸，乘热洗。

【主治】眼睑赤烂。

00774 二金散（《卫生总微》卷十一）

【组成】龙骨一两（煅） 枯龟壳半枚（涂酥炙黄用）一两

【用法】上为细末。每用一字或半钱，干掺上，捺按纳之。

【主治】小儿久痢，大肠虚冷，肛门脱出。

00775 二宝丹（《仙拈集》卷四）

【组成】朱砂 滑石（各飞）各等分

【用法】土茯苓半片，打碎，用河水十二碗，煮至六碗，入丹三分三厘，滚一二沸，早、中、晚各服二碗。一月全愈。

【主治】❶《仙拈集》：杨梅结毒。❷《疡医大全》：男、妇杨梅结毒，或在头脑、咽喉、鼻中溃烂腐臭者。

【宜忌】《疡医大全》：忌油、盐、酱、醋、糖、茶、酒。煎时忌铁。

【加减】鼻病，加辛夷。

00776 二宝丹（《药奁启秘》）

【组成】升药 熟石膏各等分

【用法】上为极细末。卷于纸捻上，插入疮口。

【功用】提脓生肌。

00777 二宝丹（《中医外科学讲义》）

【异名】八二丹（《外伤科学》）。

【组成】煅石膏八两 升丹二两

【用法】将药粉掺入疮口中，或粘附在药线上，插入疮口中。

【功用】排脓拔毒。

【主治】❶《中医外科学讲义》：一切溃疡，脓流不畅，腐肉不化。❷《妇产科学》：前庭大腺炎。

00778 二宝散（《赤水玄珠》卷二十八）

【组成】犀角 玳瑁

【用法】二味磨汁，顿服。

【主治】❶《赤水玄珠》：痘紫色，发热鼻衄，小便如血，口渴，乱语。❷《张氏医通》：痘顶色白，肉红肿而痘反不肿，或黑陷不起。

【备考】《张氏医通》本方用生玳瑁、犀角各等分，为散。入猪心血少许，紫草汤调服。

00779 二宜丸（《朱氏集验方》卷六引《梁氏总要方》）

【组成】五苓散理中丸

【用法】水煎服。或以五苓散下理中丸亦好。

【主治】泄泻。

00780 二宜丸（《医学入门》卷七）

【组成】当归身 生地黄各等分

【用法】用酒蒸七次，和炼蜜为丸，如梧桐子大。每服七十丸，空心酒送下。

【功用】补肾，益阴，添髓。

【主治】❶《东医宝鉴·杂病篇》：阴虚。❷《医部全录》：血崩后调养。

00781 二宜丹（《杨氏家藏方》卷九）

【组成】磁石（四面坚者，火煅，酒淬七遍，汤洗，焙干，

研如粉）二两　辰砂（水飞）一两

【用法】上药研匀，糯米粉糊为丸，如鸡头子大，阴干。每服一丸，空心、食前人参汤送下。

【主治】水火不足，耳内虚鸣，健忘怔忪，头目眩晕。

00782 二宜汤

《局方》卷十。为《局方》卷二"大顺散"之异名。见该条。

00783 二宜散（《圣济总录》卷七十六）

【组成】黄连（去须）　吴茱萸（汤浸，焙，炒）各一两

【用法】上药各为末。每赤脓多，用茱萸末一钱匕，黄连末倍之；白脓多，即黄连末一钱匕，茱萸末倍之。空心、食前米饮调下。

【主治】脓血痢。

00784 二宜散（《魏氏家藏方》卷七）

【组成】甘草（慢火油煎）　干姜（炮，洗）各等分

【用法】上为末。每服一钱，水八分，煎至四分，经宿露，空心服。如赤多，即甘草六分，干姜四分；白多，甘草四分，干姜六分。

【主治】赤白痢。

【宜忌】忌生冷、油腻物。

00785 二宜散

《普济方》卷二一二。即《圣惠》卷五十九"茱萸丸"改为散剂。见该条。

00786 二宜散（《良朋汇集》卷五）

【组成】茯苓　黄柏　黄芩　枳壳各三钱　甘草三钱　甘菊三钱　熟地五钱　柴胡一钱

【用法】上咬咀。水煎服。

【主治】胎前产后诸病。

00787 二参丸（《圣济总录》卷九十二）

【组成】人参半两　桂（去粗皮）　牡蛎（煅，研成粉）　山芋　黄柏（玄粗皮，蜜炙，锉）　细辛（去苗叶）　附子（炮裂，去皮脐）　苦参各三分　麦门冬（去心，焙）　泽泻各一两　干姜（炮）　生干地黄（焙）各一分　菟丝子（酒浸一宿，别捣）半两

【用法】上为细末，炼蜜为丸，如梧桐子大。每服三十丸，空腹温酒送下。

【主治】虚劳，小便余沥，尿精。

【加减】瘨瘅，加附子（炮裂，去皮脐）一分；妇人血伤，加干地黄（焙）半两，黄柏（去粗皮，蜜炙）一分。

00788 二参丸（《圣济总录》卷一三三）

【组成】玄参　乌头（炮裂，去皮脐）　何首乌各二两　苦参二两　丁香一分

【用法】上为末，面糊为丸，如梧桐子大。每服二十丸至三十丸，空心盐汤送下，每日三次。

【主治】热疮。

00789 二参丸

《医灯续焰》卷十八。为《保命集》卷中"二丹丸"之异名。见该条。

00790 二参丹

《东医宝鉴·杂病篇》卷二。为《保命集》卷中"二丹丸"之异名。见该条。

00791 二参汤（《圣济总录》卷一二二）

【组成】玄参　紫参　白药　大黄（锉，炒）　山栀子（去皮）　地骨皮（洗，焙）　甘草（炙，锉）　柴胡（去苗）　桑根白皮（锉，炒）　防风（去叉）各一两

【用法】上为粗末。每服三钱匕，水一盏，煎至七分，食后去滓温服。

【主治】心肺蕴热，咽喉闭塞不通。

00792 二参汤

《医学入门》卷八。为《圣惠》卷八十二"柴胡散"之异名。见该条。

00793 二参汤（《外科大成》卷三）

【组成】人参　玄参各二钱或五七钱

【用法】水煎服。

【主治】❶《外科大成》：牙龂属虚火者。❷《金鉴》：胃经虚火，牙龈腐烂，淡血渗漏不已者。

00794 二参汤（《效验秘方》张成志方）

【组成】元参30克　沙参30克　寸冬15克　锁阳15克

【用法】水煎服，日1剂。梦遗者加黄柏6～10克；滑精者加肉桂3克。

【主治】遗精日久，阴精亏损。

【方论选录】方中元参、沙参、寸冬养阴益精，更佐以锁阳固精回阳。名老中医许兆义认为，梦遗者命门火旺，肾虚阴亏，故加黄柏益阴，兼清下焦命门虚火；滑精者命门火衰，阴损及阳，加肉桂以补命门之火，滋阴补阳，故能临床取效。

00795 二参饮

《普济方》卷四○四。为《圣惠》卷八十二"柴胡散"之异名。见该条。

00796 二珍丸（《圣济总录》卷一四六）

【组成】天南星三两（为末）　黄牛胆（大者）一枚（取汁）

【用法】上为丸，如鸡头子大，阴干。遇中毒者，洗汗袜水，澄清半盏，入盐少许，磨下一丸，或吐或利即愈。如吐利后气满，即服平胃散助之。

【功用】解一切药毒。

00797 二珍散（《魏氏家藏方》卷五）

【组成】芫花一两　高良姜二两

【用法】上二味，米醋一升，入砂石器中，熬干为度，焙干为末。每服半钱，空心温酒调下。

【主治】丈夫、妇人九种心痛。

【宜忌】忌油腻之物

00798 二珍散（《简易方》引《养生方》，见《医方类聚》卷二二四）

【组成】木贼（去节）　川芎各等分

【用法】上为末。每三钱，用水一盏，入金、银各少许，同煎七分，去滓，空心服。

【主治】胎不稳，坐卧不安。

【备考】本方方名，《胎产救急方》引《养生方》（见《医方类聚》卷二二四）作"川芎散"。

00799 二毒丸（《医方类聚》卷一四一引《烟霞圣效方》）

【组成】舶上硫黄一两　茶一两

【用法】上为细末，用新炊热饭为丸，如梧桐子大。每服十丸至十五丸，米饮汤送下，每日三次。

【主治】肠风下血，里急后重。

00800 二胡散（《医统》卷五十六）

【组成】玄胡索　胡椒各等分

【用法】上为细末。每服五钱，食前温酒调服。

【主治】冷气心痛及疝气心腹痛。

00801 二茸丸（《医统》卷四十二）

【组成】紫菀茸　鹿茸　枇杷叶　款冬花　杏仁　木通　桑白皮各一两　大黄半两

【用法】上为末，炼蜜为丸，如弹子大。临卧白汤嚼下。

【主治】吐血，酒色过度。

00802 二草丹（《杂病源流犀烛》卷十七）

【组成】金陵革（即旱莲草）　车前草各等分

【用法】捣汁。每空心服三杯。愈乃止。

【主治】溺血。

00803 二草散（《朱氏集验方》卷十二）

【组成】金星凤尾草四两　甘草一两

【用法】上为细末，酒调下。生用者，捣烂酒服，不拘时候。

【主治】诸般疮。

00804 二草散（《普济方》卷三六四）

【组成】甘草　龙胆草　当归　细辛各一分

【用法】上为末。每服一钱，水半盏，沙糖少许，煎至三分，去滓，食后服。

【主治】小儿疳眼，睛疼痛，赤眼肿痛。

00805 二茴散（《陈素庵妇科补解》卷五）

【组成】白术二钱（淡姜汁炒，再用面炒）杜仲一钱五分　川断一钱五分　远志一钱五分　牛膝一钱　大、小茴香各五分　当归一钱五分　川芎一钱　熟地二钱　独活一钱　山药一钱五分　木香五分　红花五分　骨脂一钱五分

【主治】产后腰痛。

【方论选录】白术利腰脐间血、止痛，杜仲、破故纸、山药、远志温补两尺，芎、归、熟地补血，独活祛下焦风湿，木香行三焦滞气，红花祛瘀，大、小茴香配牛膝以引腰下部也。

00806 二砂丸（《圣济总录》卷一二二）

【组成】沙参　丹砂（研）　硇砂（研）　人参　玄参　丹参各等分

【用法】上为末，炼蜜为丸，如鸡头子大。食后、临卧含一丸化之。

【主治】喉痹，咽塞热痛。

00807 二砂散（《圣济总录》卷一七一）

【组成】夜明砂（研）一钱　丹砂（研）一钱　蝎梢（炒）七枚　轻粉（研）半钱

【用法】上为散。每服半钱匕，童便并酒各少许调下。

【主治】小儿惊痫。

00808 二香丸（《圣济总录》卷八十一）

【组成】木香　槟榔（锉）各二两　鸡舌香　吴茱萸（汤洗，焙干，炒）　当归（锉，焙）　陈橘皮（汤去白，焙）　诃黎勒皮（煨）　生姜（切，焙）各一两半

【用法】上为细末，炼蜜为丸，如梧桐子大。每服三十丸，食前煎橘皮汤送下。

【主治】脚气妨闷，不下食，瘦弱腹痛。

00809 二香丸（《杨氏家藏方》卷七）

【组成】肉豆蔻（面裹煨香）　丁香　木香　干姜（炮）各等分

【用法】上药一处，用白面裹定，慢火煨，令面熟为度，取出去面不用，同为末，煮面糊为丸，如梧桐子大。每服三十丸，食前温水米饮送下。

【主治】冷痢久不愈，诸药不能治者。

00810 二香丸（《杨氏家藏方》卷十八）

【组成】半夏二钱（汤洗去滑）　硫黄（研细）　丁香　木香　滑石各一钱

【用法】上为细朱，生姜汁煮面糊为丸，如黍米大。每服二十丸，空腹时用温米饮汤送下。

【主治】小儿胃冷停痰，呕吐不止。

00811 二香丸（《直指》卷十五）

【组成】南木香　丁香　青皮（浸，去白，晒）橘红　草果仁　肉豆蔻（生）　白豆蔻（仁）　五灵脂（香润者，别研）各半两　蓬术（炮，乘热碎碾）　缩砂仁各七钱半

【用法】上为细末，用川巴豆肉半两，研如泥，渐入药末，研和，白面稀糊丸，如麻子大，候干。每服三丸，加至五七丸止，姜汤送下；壅嗽，紫苏、生姜煎汤送下。

【主治】积滞气秘，心腹刺痛，中满壅嗽。

00812 二香丸（方出《丹溪心法》卷四，名见《东医宝鉴·外形篇》卷四）

【组成】三棱　莪术（醋煮）　炒曲　姜黄　南星各一两　山楂二两　木香　沉香　香附各三钱　黄连（用茱萸炒，去茱萸）五钱　净萝卜子　桃仁　山栀　枳核（炒）各半两

【用法】上为末，姜汁浸蒸饼为丸，如梧桐子大。白汤送下五七十丸。

【主治】狐疝，上下出入作痛；或疝痛作则腹内块痛止，疝痛止则腹内块痛复作。

【备考】《东医宝鉴·外形篇》无沉香。

00813 二香汤（《伤寒全生集》卷四）

【组成】藿香正气散加香薷　扁豆

【主治】中暑，呕吐，头痛，泻利，胸满或腹痛。

00814 二香饮（《玉案》卷五）

【组成】广木香　当归　香附　川芎各一钱　青皮　牡丹　枳壳　生地　蓬术各一钱二分

【用法】加生姜三片，水煎，空心服。

【主治】临经时肚腹疼痛。

00815 二香散（《圣济总录》卷一七六）

【组成】白丁香（直者）四十九粒　丁香二十一枚（为末）　石燕子一枚（捣，研）　硫黄（研）三钱　腻粉（炒）一钱匕（研）　密陀僧（研）　硇砂（研）各三钱

【用法】上为细散。每服一岁半钱匕，二岁一钱匕，十岁以上二钱匕，用面汤调下。如左肋下病，卧左边；如右肋下病，卧右边，至晓取下癖积是验。

【主治】小儿乳癖。

00816 二香散（《杨氏家藏方》卷十三）

【组成】香鼠一枚（和毛炙令焦）　麝香少许（别研）

【用法】上为细末，和匀。每用少许干掺疮口上。先

以温汤洗过，拭干，次用上件药掺。如疮口深，脓出，药不能入者，用纸捻蘸药，任在疮内，自然脓出少，从里生肉向外。

【主治】远年冷漏。

【备考】有脚底被签破，经百日疮口不合，贴此药遂愈。

00817　二香散（《妇人良方》卷十二）

【组成】香附子一两　藿香叶　甘草各二钱

【用法】上为细末。每服二钱，入盐少许，百沸汤点下。

【主治】妊娠胎气不安，气不升降，饮食不美，呕吐酸水，起坐觉重。

00818　二香散（《直指》卷二十二）

【组成】木香　藿香叶　白豆蔻仁　半夏曲　厚朴（制）　橘皮　茯苓　苍术（炒）　甘草（炙）各半两　益智仁　缩砂仁各一两　丁香二钱半

【用法】上为粗末。每二钱半，加生姜、大枣，水煎服。

【功用】调畅胃气。

【主治】痛疸兼风、气、食三证者。

00819　二香散（《医方类聚》卷一〇二引《吴氏集验方》）

【组成】赤芍药半两　姜黄一分　木香二钱　丁香四十九粒（怀干）

【用法】上为粗末。每服三钱，水一盏半，煎一盏，去滓，发时热服。

【主治】心脾痛。

【宜忌】忌生冷

00820　二香散（《活幼心书》卷下）

【组成】白胶香　降真香（用心，无土气者）　海螵蛸　五倍子（去内虫屑）各半钱

【用法】上为末，先用槲皮散煮水，净洗患处，后以此药一钱或二钱干涂上，外将水纸封掩。三五次即效。

【主治】瘰疬脓汁不干。

00821　二香散（《医方大成》卷二）

【组成】藿香正气散　黄连香薷散

【用法】各相拌和，加生姜、葱，水煎服。

【主治】暑湿相搏，霍乱转筋，烦渴闷乱。

00822　二香散（《普济方》卷一一七引《如宜方》）

【组成】香薷　白扁豆　厚朴　陈皮　香附　苏叶　甘草各等分

【用法】水煎服。

【主治】夏日得病，头疼身热，伏暑、伤寒疑惑之间者。

【加减】脑痛，加连须葱煎。

00823　二香散（《伤寒图歌活人指掌》卷五）

【组成】苏茎叶　陈皮　苍术各一两　香薷　香附子各二两　厚朴　甘草　扁豆各半两

【用法】上锉散。每服五钱，加生姜、葱，热服。加木瓜二片更佳。

【主治】四时感冒冷湿寒暑，呕恶泄利，腹痛瘴气，饮冷当风，头疼身热，伤食不化。

【备考】伤寒不敢服麻黄、桂枝，初以此药解表发散。

00824　二香散

《普济方》卷二〇七。为《杨氏家藏方》卷七"参香散"之异名。见该条。

00825　二香散（《赤水玄珠》卷二十六）

【组成】真藿香一钱二分　丁香一钱　白滑石五钱

【用法】上为末。每服五七分，米饮下。

【功用】止吐。

00826　二香散（《济阳纲目》卷九十二）

【组成】木香　沉香各等分

【用法】上为末。煎陈皮、茯苓汤调下，空心服。

【主治】气郁于下，小便隐秘不通。

00827　二香散（《医部全录》卷一五二）

【组成】赤龙爪　苦丁香各二十个　苦葫芦子一撮　麝香少许

【用法】上为末。用纸捻子蘸药末点之。

【主治】鼻中肉蝼蛄。

00828　二香散（《医学心悟》卷五）

【组成】砂仁　木香　黑姜　陈皮　炙甘草各一两　香附三两（姜汁炒）

【用法】上为末。每服二钱，生姜汤调下。

【主治】产后风寒，食滞腹痛。

00829　二香散（《松峰说疫》卷二）

【组成】木香（末）三分　檀香（末）三分

【用法】清水和服；仍用温水调涂囟门。

【主治】天行壮热。

00830　二香散（《人己良方》）

【组成】青皮　陈皮各一钱　木香六分　诃子五分　丁香十粒　沉香七分　甘草四分（炙）

【用法】上为末。量儿大小，以滚汤调服二三分；或用药煎汤亦可。

【主治】小儿咳嗽痰喘，日夜不宁，喉中痰响，不能唾出，或将出而复吞下，手足冷而喘息不安，或身微热而足冷，或病后体虚，寒痰上涌，或喘咳吐泻兼作，或心腹疼痛。

【方论选录】用青皮、陈皮为君，以顺气化痰；木香去寒气；诃子敛肺气；丁香温脾胃，脾暖则不吐；沉香为使，如钱如石之坠也。

00831　二顺散（《婴童百问》卷七）

【组成】猪苓一两　泽泻一两　茯苓一两　白术一两　甘草（炙）一两　桂一两　干葛一两　杏仁（去皮尖）一两

【用法】上为末。每服半钱或一钱，新汲水调下。

【主治】伏热中暑，霍乱吐泻，烦闷燥渴，小便赤色，便血肚疼。

00832　二胆方（方出《圣惠》卷三十六，名见《普济方》卷五十四）

【组成】熊胆一分　鼠胆二枚（十二月收者）

【用法】上水为丸，如绿豆大。滴入耳中，日一二度，愈。

【主治】耳久聋。

00833　二胆膏（《杨氏家藏方》卷十三）

【组成】黄牛胆　刺猬胆各一枚

【用法】用腻粉二钱匕，麝香少许，又将猬胆汁并腻粉、麝香和匀，入于牛胆内，系挂屋檐头四十九日，旋丸如大麦状。用纸捻子送入疮口内。后追出恶物为验，次用茶纸贴疮口。

【主治】痔漏。

00834 二胜丸（《宣明论》卷十）

【异名】香豉丸（《儒门事亲》卷十五）。

【组成】盐豉　紫蒜（去皮）各等分

【用法】上同杵为膏，为丸如梧桐子大。每服三丸至五丸，米饮汤送下。如未愈，赤白痢腹胁痛，更与杏仁丸。

【主治】泄痢虚损，不问久新者。

00835 二胜丹

《医方类聚》卷一四一引《医林方》。为《宣明论》卷十"杏仁丸"之异名。见该条。

00836 二胜散（《圣济总录》卷三十九）

【组成】诃黎勒皮　干姜（成块者）各二两

【用法】上药不捣碎，同用水二升，于铫子内煎，水尽为度，取出重细切、焙干，捣罗为散。每服二钱匕，陈米饮调下。

【主治】干霍乱，不吐不利，令人昏冒，烦乱气短，上下隔塞，冷汗自出。

00837 二胜散（《圣济总录》卷五十一）

【组成】伏龙肝　附子（炮裂，去皮脐）各一两

【用法】上为散。每服一钱匕，温酒调下。

【主治】头痛，齿亦痛。

00838 二胜散（《圣济总录》卷一五二）

【组成】荆芥穗　乌龙尾（炒烟尽）各半两

【用法】上为散。每服二钱匕，茶清调下。

【主治】妇人经血不止。

00839 二胜散（《御药院方》卷九）

【异名】二圣散（《普济方》卷七十）。

【组成】甜葫芦子（晒干）八两　牛膝（锉）四两

【用法】上为粗散。每用五钱，水一盏半，煎至一盏，去滓。微热漱多时吐之，误咽不妨，食后并临卧日漱三四次。

【主治】齿龈或褪或肿，牙齿动摇疼痛。

00840 二活散（《医学正传》卷六）

【组成】羌活　独活　当归　乌药　赤芍药　金银花（酒洗）　连翘　天花粉　甘草节　白芷各四钱五分　红花　苏木　荆芥　蝉蜕　干葛各三钱　檀香二钱

【用法】上为末。每服三钱，煎苍耳汤调下。

【主治】疔疮。

00841 二活散（《医学入门》卷六）

【组成】羌活　独活各二分　槟榔　天麻　麻黄　甘草各一分

【用法】水煎服。

【主治】胎惊夜啼。

00842 二活散（《医部全录》卷四一六引《幼幼近编》）

【组成】羌活　独活　人参　黄耆　薏苡仁　当归　肉桂　杜仲

【主治】龟背

【备考】风寒客于脊髓，故令背高如龟也，宜二活散。外灸肺腧三椎下两旁，膈腧七椎下，各三五壮。

00843 二将丸（《同寿录》卷四）

【组成】黄蜡二两　白矾一两

【用法】熔化为丸，青黛为衣。

【功用】护心。

【主治】肿毒。

00844 二美散（《外科全生集》卷四）

【异名】二妙散（《仙拈集》卷四）、二妙丹（《外科方外奇方》卷三）。

【组成】吴茱萸（焙）　硫黄各等分

【用法】上为极细末，以右手中指粘满香油蘸药，入左手心，合掌摩擦，每日三次。愈后再擦三四日，不发。

【主治】癞疥脓窠间杂者。

00845 二美膏（《医级》卷八）

【组成】生地　熟地　沙参　玄参　知母　贝母　丹皮　骨皮　天冬　麦冬　杏仁　枣仁各等分

【用法】上药熬汁三次，滤去滓，熬膏将成，加白蜜四两为膏，以米仁末收之。不时挑二三匙，含化或点汤服。

【主治】阴虚火炎，咳嗽颧红，骨蒸夜热。

00846 二姜丸（《鸡峰》卷十八）

【组成】良姜　干姜　青皮　陈皮　半夏各一两

【用法】上为细末，姜汁糊为丸，如梧桐子大。每服三十丸，姜汤送下，不拘时候。

【功用】温胃破痰。

00847 二姜丸（《卫生总微》卷十六）

【组成】干姜　良姜各等分

【用法】上锉细，同炒黄，为细末，蒸饼为丸，如绿豆大。每服三五丸，煎杨柳汤，空心送下。

【主治】痎疾，发寒热似疟；亦治疟疾。

00848 二姜丸（《医学启源》卷十一）

【组成】良姜　干姜（炮）各三两

【用法】上为末，酒糊为丸，如梧桐子大。每服三十丸，空心下。

【主治】❶《医学启源》：痼冷。❷《医方考》：腹痛脉迟者。

【方论选录】《医方考》：腹痛之由有数种。今曰脉迟，则知寒矣，故用干姜、良姜之辛热者以主之。辛可以破滞，热可以散寒，不滞不寒，痛斯失矣。

00849 二姜丸（《百一》卷五引姚医方）

【组成】干姜　陈皮（去白）各二两　良姜　青皮（去白）各一两

【用法】上为细末，汤浸蒸饼为丸，如梧桐子大。每服五七十丸，生姜汤送下。

【功用】暖脾胃，散寒气。

00850 二姜丸（《局方》卷三（吴直阁增诸家名方）

【组成】干姜（炮）　良姜（去芦头）各等分

【用法】上为细末，面糊为丸，如梧桐子大。每服十五丸至二十九，食后橘皮汤送下。

【功用】养脾温胃，去冷消痰，宽胸下气，进美饮食。

【主治】心脾疼痛：一切冷物所伤。

【禁忌】妊娠妇人不宜服。

00851 二姜丸（《魏氏家藏方》卷七）

【组成】良姜（薄切片，炒）　干姜（炮，洗，刮去皮）各一两　乌梅肉半两

【用法】上为细末，水煮稀陈米粥为丸，如绿豆大，候干。每服一百丸，食前温水饮送下。

【主治】脏寒，大便血作。

00852 二姜丸（《朱氏集验方》卷二）

【组成】白姜（炮） 良姜（壁土炒）各等分

【用法】上为细末，用猪胆汁为丸，如梧桐子大。每服三四十丸，遇发前，空心酒吞下。如此二服而愈。

【主治】虚疟。

00853 二姜丸

《普济方》卷一六四。为《局方》卷四（宝庆新增方）"温中化痰丸"之异名。见该条。

00854 二姜汤（《直指》卷七）

【组成】良姜 生白姜各半两 木香 丁香各二钱半 甘草（炙）一钱半

【用法】上锉散。每服三钱，水一盏半，煎至一半，食前服。

【主治】寒证呕吐。

00855 二姜汤（《医方类聚》卷一四一引《烟霞圣效方》）

【组成】干姜一两（炮） 良姜一两（生）

【用法】上为细末。每服二钱，热醋调下。如治疟疾，未发前服。又治泻痢，不拘时候服。

【主治】疟疾；脓血泻利。

00856 二姜汤（《普济方》卷三九五）

【组成】高良姜 川面姜各一两 丁香 人参（去芦头）各半两 甘草（炙）二分

【用法】上为细末。每服半钱，米饮调下。

【功用】分清浊。

【主治】霍乱吐利。

00857 二姜散（《苏沈良方》卷八）

【组成】高良姜 干姜各等分（炮八分，留二分）

【用法】上一大钱，用续随子去皮细研，纸裹出油，取白霜，入一字，将热酒一盏，入猪胆汁十数滴，同调。一服愈。

【主治】小肠气。

00858 二姜散（《圣济总录》卷三十四）

【组成】干姜（炮） 高良姜各三分

【用法】上药炒令黑色，捣罗为散。每服一钱匕。未发前温酒调下，每日三次，不拘时候。

【主治】寒疟不愈。

00859 二神丸（《本事》卷二）

【异名】钻胃丸（《东医宝鉴·杂病篇》卷四）。

【组成】破故纸四两（炒香） 肉豆蔻二两（生）

【用法】上为细末，加大肥枣四十九个，生姜四两，切片同煮，枣烂去姜，取枣剥去皮核，用肉研为膏，入药和杵为丸，如梧桐子大。每服三十丸，盐汤送下。

【功用】《饲鹤亭集方》：温脾暖胃，进食固肠。

【主治】脾肾虚寒，五更泄泻，不思饮食，或食而不化，或作呕，或作泻，或久泻不止。腰痛，水肿。

❶《本事》：脾肾虚弱，全不进食。❷《直指》：脾肾俱虚泄泻不食，或饭食后常泄。❸《外科发挥》：一切脾肾俱虚，侵晨作泻，或饮食少思，或食而不化，或作呕，或作泻，或久泻不止，脾经有湿，大便不实者。❹《保婴撮要》：疮疡，因脾肾阴虚泄泻。❺《医统》：老人胃冷脾泻。❻《医方集解》：肾泻，脾泻❼《兰台轨范》：腰痛肾虚，全不进食。❽《饲鹤亭集方》：火衰不能生土，脾胃虚寒，食少泻痢，腰痛脾泻，

屡投补剂不应者。

【方论选录】❶《增补内经拾遗》：方用肉豆蔻以补脾，破故纸以安肾，故称二神。❷《医方考》：脾主水谷，肾主二便，脾弱则不能消磨水谷，肾虚则不能禁固二便，故令泄泻不止。肉豆蔻辛温而涩，温能益脾，涩能止泻；破故纸味辛而温，辛能散邪，温则暖肾，脾肾不虚不寒，则泄泻止矣。❸《古今名医方论》：柯韵伯曰，夫鸡鸣至平旦，天之阴，阴中之阴也。因阳气当至而不至，虚邪得以留而不去，故作泻于黎明。其由有四：一为脾虚不能制火，一为肾虚不能行水，故二神丸君补骨脂之辛燥者，入肾以制水，佐肉豆蔻之辛温者，入脾以暖土，丸以枣肉，又辛甘发散为阳也。一为命门火衰不能生土，一为少阳气虚无以发陈，故五味子散君五味子之酸温，以收坎宫耗散之火，少火生气以培土也；佐吴茱萸之辛温，又顺肝木欲散之势，为水气开滋生之路，以奉春生也。此四者，病因虽异，而见症则同，皆水亢为害。二神丸是承制之剂，五味散是化生之剂也。二方理不同而用则同，故可互用以助效，亦可合用以建功。❹《医方集解》：火乃土之母，破故纸补肾为癸水，肉豆蔻厚肠胃为戊土。戊癸化火，同为补土母之药。

【临床报道】❶ 不食：《本事》有人全不进食，服补脾药皆不验，予授此方，服之欣然能食。此病不可全作脾虚，盖因肾气怯弱，真元衰劣，自是不能消化饮食。譬如鼎釜之中，置诸米谷，下无火力，虽终日米不熟，其何能化。❷ 水肿：《外科发挥》李某，年逾四十，遍身发肿，腹胀如鼓，甚危，诸药不应，用此丸数服，饮食渐进，其肿渐消，兼以除湿健脾之剂而愈。❸ 五更泻：《校注妇人良方》，一妇人年五十，不食夜饭，五更作泻，二十年矣。后患痢，午前用香连丸，午后用二神丸，各二服而痢止。又用二神丸数服，而食夜饭，不月而形体如故。❹ 产后泻痢：《赤水玄珠》一产妇泻痢，发热作渴，吐痰，肌体消瘦，饮食少思，或胸膈痞满，或小腹胀坠半余矣。乃脾胃之泻，朝用二神丸，暮用六君子，三月余而痊。

【现代研究】补骨脂盐炙前后对本方止泻作用的影响：《成都中医药大学学报》[2009, 32(1)：91]实验结果表明：二神丸（补骨脂盐炙品）10 克／千克剂量组能减轻小鼠急性腹泻，二神丸（补骨脂盐炙品）5 克／千克和 15 克／千克均能抑制脾虚小鼠肠推进。结论：二神丸用于治疗脾肾阳虚腹泻以盐炙补骨脂入药效果更好。

00860 二神丸

《普济方》卷三三五。为《妇人良方》卷一"荜茇丸"之异名，见该条。

00861 二神丸（《仙拈集》卷一）

【组成】何首乌 牛膝各一斤

【用法】好酒一斤，浸七宿，晒干，石臼内杵末，枣肉为丸，如梧桐子大。每服三五十丸，空心酒送下。

【主治】腰膝疼痛，遍身瘙痒。

00862 二神丹

《续易简》卷五。为《百一》卷十九"青金丸"之异名。见该条。

00863 二神汤

《朱氏集验方》卷七。为《直指》卷二十六"甘草干姜汤"之异名。见该条。

00864 二神汤

《医统》卷五十九引《医林集要》。为《得效》卷九"苍术散"之异名。见该条。

00865 二神汤

《疡医大全》卷十二。为《保命集》卷下"麦门冬饮子"之异名，见该条。

00866 二神汤

《梅氏验方新编》卷一。为《异授眼科》"二神散"之异名。见该条。

00867 二神散（《鸡峰》卷二十四）

【组成】天将子二个　朱砂　轻粉各一分　蝎梢五个　巴豆二个

【用法】上为细末，奶汁为丸，如麻子大。一岁一丸，薄荷水送下。

【主治】小儿急慢惊风。

00868 二神散

《妇人良方》卷十七。为方出《证类本草》卷五引《杜壬方》，名见《产育宝庆集》卷二"神应黑散"之异名。见该条。

00869 二神散（《直指》卷十六）

【组成】黄色海金沙七钱半　滑石半两

【用法】上为细末。每服二钱半，多用灯心、木通、麦门冬草，新水煎，入蜜调下。

【主治】诸淋急痛。

00870 二神散（《普济方》卷一八八）

【组成】香附子一两（烧存性）　蒲黄一两（炒）

【用法】上为末。每服三钱，取大眼桐皮，刮去青取白，浓煎汤，调下一二服。

【主治】吐血，便血，尿血，及妇人血崩不止。

00871 二神散（《丹溪心法附余》卷二十四）

【组成】常山一两　葱管藜芦半两

【用法】上为细末。用水一钟，煎二钱至七分，食后温服。

【主治】中风，痰迷心窍，颠狂烦乱，人事昏沉，痰涎壅盛；及五痫、心风。

00872 二神散（《医统》卷四十二）

【组成】陈槐花（炒焦黑）二两　百草霜五钱

【用法】上为细末。每服三钱，茅根煎汤调下。治血崩下血，皆空心服之效。舌上忽然肿破出血，用此掺之。

【主治】男女吐血，血崩下血，舌上忽然肿破出血。

00873 二神散（《医统》卷六十二）

【组成】大黄　朴消各等分

【用法】上为末。津调涂鼻上。

【主治】赤鼻久不愈。

00874 二神散（《外科启玄》卷十二）

【异名】二陈散（《痘疹仁端录》卷十）、二仙散（《景岳全书》卷六十三）。

【组成】丁香九粒　干姜一钱（炒）

【用法】上为末。每五分，白汤下。少刻痘红活为止。

【主治】痘正发时遇大寒，变为阴症，腹痛，口气冷，呕吐，泄泻，灰白陷伏难发者。

【方论选录】《医方考》：气血原实，或以饮食凉剂，寒其中气，致痘不起，故只用丁香、干姜以温中，而不必参、耆

等也。

00875 二神散（《外科百效》卷六引阎东泉方）

【组成】肥杏仁七个　葱白三根

【用法】口嚼为泥，涂伤处。

【主治】蝎螫。

00876 二神散（《惠直堂方》卷四）

【组成】鸡子一枚（破顶，去白留黄，入黄丹一钱，搅匀封口，盐泥固，火上煨焙，泥干取出）

【用法】上为末。米饮汤下。

【主治】娠妇痢疾。

00877 二神散（《喉科紫珍集》）

【组成】绿豆二十一粒　胡椒七粒

【用法】上为末。用豆许，绵裹，置疼处，永绝其患。如疼不可忍，先用火酒漱口，后咬此药。

【主治】一切牙痛。

00878 二神散（《异授眼科》）

【异名】二神汤（《梅氏验方新编》卷一）。

【组成】车前子　菟丝子（酒煮）　五味子　枳壳　熟地　当归

【用法】上为细末。蜜水调下。外点珍珠虎液膏。

【主治】目有障膜，形如垂帘者。

00879 二神散（《外科真诠》卷上）

【组成】老杉木（煅存性）　官粉各等分

【用法】上为细末。用清油调搽。

【主治】肾囊风。

00880 二神散（《喉科枕秘》卷二）

【组成】干姜一两　雄黄三钱

【用法】上为极细末，瓷瓶装盛。吹痛处。

【主治】口舌生疮。

00881 二神膏（《普济方》卷二四七引《经验良方》）

【组成】牡蛎二两（煅）　良姜一两

【用法】上为细末。津唾或水调服。小便处须臾如火热，略痛即平安。

【主治】肾囊偏坠疝气。

00882 二神膏（《奇方类编》卷上）

【组成】黑沙糖一斤　连皮生姜一斤

【用法】上药共捣如泥成膏，入瓷罐固封，埋干燥地下一七。每日调滚汤下。

【主治】一切痰膈、食膈。

00883 二退散（《丹溪心法附余》卷二十一）

【异名】二脱散（《胎产秘书》卷中）。

【组成】蛇退一条（全者）　蚕退纸一两

【用法】上各烧存性，为细末。酒调服。

【主治】难产。

00884 二根丸（《幼科指南》卷上）

【组成】红椿树根皮　白椿树根皮各等分

【用法】上为末，米糊为丸。陈米汤送下。

【主治】痢下赤白，日久不止者。

00885 二根汤（《幼幼新书》卷三十五引张涣方）

【组成】桑白根皮　李子根各等分

【用法】上锉细。每服三匙，水两碗，煎一碗，避风淋患处。

【主治】小儿尿灶火丹。

00886 二根汤（《外科启玄》卷十二）

【组成】韭菜根　山楂根

【用法】煎汤熏洗。

【主治】痔疮。

00887 二铅散（《圣济总录》卷一八一）

【组成】铅丹一分　铅霜（研）半分　蛤粉（研）　晚蚕蛾（微炒）各半钱　麝香（研）一钱

【用法】上各为散。用蜜合调敷疮上。

【主治】小儿紧唇疮。

00888 二胶散（《卫生总微》卷十六）

【组成】桃胶　李胶各等分

【用法】上为末。每服半钱，葱白汤调下，不拘时候。

【主治】气淋，小肠憋膨不通。

00889 二消饮（《医钞类编》卷二十一）

【组成】当归　赤芍　花粉　甘草　牛子（炒）　茯苓　生地　红花　蝉蜕（去足翅）　木通　半夏八分（制）

【用法】加灯心二十根，水煎服。

【主治】痘里夹瘰。

00890 二消散（《普济方》卷三四七）

【组成】乌鱼骨　朴消各等分

【用法】上为细末。用苇筒儿盛药吹入鼻中，仍令人用药末下肿痛处。徐徐消去。

【主治】吹奶。

00891 二消散（《摄生众妙方》卷六）

【组成】蝼蛄一个（大者佳）　大戟　芫花各二钱

【用法】上为细末。好酒调服。

【主治】十种臌症。

【宜忌】忌房事、辛辣、油腻、湿热之物。

00892 二消散（《青囊秘传》）

【组成】雄黄二钱　明矾二两

【用法】上为末。面糊调膏摊贴。数月必愈。或用茶调，鹅翎蘸扫患上。

【主治】风湿诸肿痛痒，疮疥。

00893 二海丸（《准绳·疡医》卷五）

【组成】海藻　昆布（各酒洗，晒干）各等分

【用法】上为末，炼蜜为丸，如杏核大。稍稍咽汁。又用海藻洗净，切碎，油醋熟，作常菜食之。

【主治】气瘿。

00894 二瓶糁（《徐评外科正宗》卷二）

【组成】延胡索五钱　牙皂一钱　麝香三分　丁香一钱

【用法】上药各为极细末，再称准，共研极匀，瓷瓶收贮，勿令泄气。掺溃疡膏中。

【功用】呼脓拔毒，止痛。

【宜忌】凡肌薄无肉之地，必用此药，切不可用九一丹。

00895 二粉散（《原机启微·附录》引《全婴集》）

【组成】轻粉五分　粉霜一钱

【用法】上为末。用绵裹，如人患左眼，塞入左耳内；患右眼，塞入右耳内。所患眼便开得，其疮自愈。

【主治】小儿斑疮入眼。

00896 二粉散（《外科启玄》卷十二）

【组成】定粉五钱　轻粉五分　枯矾三分　菜子油

【用法】上为末，用油调，溶于大瓷碗底内，匀开；次用蕲艾一两，于炭火上烧烟熏碗内粉，待艾尽为度，覆地上出火毒。逐早搽面即愈。

【主治】妇女面生粉花疮。

00897 二粉散（《嵩崖尊生》卷十二）

【组成】杭粉一两　石膏三钱　轻粉五钱

【用法】上为末。韭汁调敷。如无韭，凉水调敷。

【主治】漆疮。

【宜忌】忌浴热汤。

00898 二粉散（《种福堂方》卷四）

【组成】绿豆粉一两　标朱一两　冰片一分（或二三分亦可）　轻粉一钱半

【用法】上为极细末。将金汁调，鹅毛蘸敷上。如无金汁，雪水亦可；或用灯心、甘草汤亦可。

【主治】猴子疳。

00899 二益丸（《成方制剂》1册）

【组成】白芷　当归　丁香　豆蔻　附子　甘草　海螵蛸　花椒　橘红　枯矾　龙骨　母丁香　木香　肉豆蔻　肉桂　砂仁　山奈　蛇床子　檀香　吴茱萸　细辛　朱砂

【用法】上为大蜜丸，每丸重4克。黄酒或温开水送服，一次1～2丸，一日2次。

【功用】调经止带，温暖子宫。

【主治】经脉不调，行经腹痛，瘀血痨症，下元虚寒，腰膝酸痛，赤白带下。

【宜忌】孕妇忌服。

00900 二益丹（《古今医鉴》卷十一引毛惟中方）

【组成】木香　丁香　沉香　麝香　砂仁　肉果　草果　吴茱萸　官桂　桂心　肉桂　潮脑　当归　南星　附子　川椒　血竭　川乌　草乌　硫黄　甘松　三奈各等分

【用法】上为末，炼蜜为丸，金箔为衣，如棉花子大。每次一丸，送至阴内；行房后用之种子，一月见效。

【功用】暖子宫，种玉。

【主治】妇人带下，不孕。

00901 二益丹（《全国中药成药处方集》兰州方）

【组成】草果二斤　砂仁二斤　紫蔻一斤　广木香二斤　丁香一斤　母丁香一斤　肉桂三斤　附片二斤　蛇床子二斤　炙草二斤　煅龙骨二斤　炒吴萸二斤　云苓皮二斤　北细辛二斤　花椒二斤　檀香二斤　枯矾二斤　当归六斤　白芷十斤　山奈二斤　海蛸二斤

【用法】上为细末，炼蜜为丸，每丸一钱二分重。每付十丸，粘金一张，作丸时加酥油少许。每日服二次，每次一丸，早、晚用黄酒送下；开水亦可。

【功用】调经，止带，暖宫。

【主治】经血不调，赤白带下，行经腹痛，心口痛疼。

【宜忌】忌生冷、油腻等食物。

00902 二萸散（《妇科玉尺》卷三）

【组成】吴萸　山萸　川楝子各一钱　白蒺藜九分　海藻　延胡索　桔梗　青皮各八分　小茴　五味各七分　茯苓五分

【用法】米汤调下。

【主治】茄病。

【备考】有儿胞下后，名曰茄病。

00903 二黄丸（《普济方》卷三十八引《肘后方》）

【组成】黄耆 黄连各等分

【用法】上为末，面糊为丸，如绿豆大。每服三十丸，米饮送下。

【主治】肠风泻血。

00904 二黄丸（方出《外台》卷二十五引《深师方》，名见《普济方》卷二○一）

【组成】黄连 黄柏 干姜 甘草（炙） 艾 乌梅肉（熬）各八分 附子三枚 蜡一鸡子大

【用法】上八味捣筛，以蜜和蜡于铛中熔之，其著蜜须候蜡熔尽，如干益蜜，为丸。空腹以饮服四十丸，每日二次。渐加至五六十丸。

【主治】冷热新旧痢。

【宜忌】《普济方》：忌海藻、菘菜、猪肉、冷水。

00905 二黄丸（《圣济总录》卷三十五）

【组成】生砒黄 豆黄末各一两

【用法】上以酽醋二升，一处煎成膏，可丸取出；别入丹砂、雄黄、麝香各一钱，研细和匀，众手为丸，如绿豆大。每服五丸，未发前，煎生姜汤送下。

【主治】疟母。

00906 二黄丸（《圣济总录》卷七十四）

【组成】黄连（去须，炒） 黄柏（去粗皮，炙，锉） 附子（炮裂，去皮脐） 乌梅肉（炒） 干姜（炮）各半两 甘草（炙，锉）一分

【用法】上为末，炼蜜为丸，如梧桐子大。每服十五丸至二十丸，空心米饮送下。

【主治】洞泄寒中。

00907 二黄丸（《圣济总录》卷七十五）

【组成】黄柏（去粗皮）一两 黄连（去须，炒）一两半 羚羊角（镑） 赤茯苓（去黑皮）各半两

【用法】上为末，炼蜜为丸，如梧桐子大。每服三十丸，空心米饮或姜汤送下，一日二次。

【主治】一切痢。

00908 二黄丸（《圣济总录》卷一一○）

【组成】黄连（去须）一两半 大黄（锉，炒）一两 细辛（去苗叶） 龙脑各半两

【用法】上为末，炼蜜为丸，如梧桐子大。每服二十丸，食后、临卧温熟水送下，每日二次。小儿量减。

【主治】倒睫拳挛，目眦赤烂。

00909 二黄丸（《圣济总录》卷一四四）

【组成】大黄（锉，炒） 生干地黄（焙）各二两

【用法】上为末，炼蜜为丸，如梧桐子大。每服十丸，温酒送下。

【主治】打损，瘀血在腹中，久不消。

00910 二黄丸（《普济方》卷一六三引《卫生家宝》）

【组成】雄黄三钱 雌黄三钱 信砒一钱 马兜铃三钱 杏仁七粒（去皮尖）

【用法】上为细末，将皂角五挺，不蛀者，捶碎，接取汁一盏，熬成膏子，和药安乳钵内，烧皂角烟熏过，为丸如萝卜子大。每服三丸，临卧齑水送下。小儿一丸，一夜只一服。

【主治】喘嗽，哮呷气急。

【宜忌】孕妇不可服，喘退不可服。

00911 二黄丸

《简易方》引《叶氏录验方》（见《医方类聚》卷一五○）。为原书同卷"人参固本丸"之异名。见该条。

00912 二黄丸（《济生》卷二）

【组成】雌黄一钱 雄黄一两

【用法】上为极细末，熔黄蜡为丸，如弹子大。每服一丸，于半夜时，熟煮糯米粥，乘热以药投在粥内，搅和服。

【主治】停痰在胸，喘息不通，呼吸欲绝。

00913 二黄丸（《普济方》卷一一七引《经效济世方》）

【组成】黄连（去须） 黄柏（去粗皮）各二两 肉豆蔻二个 干姜一分（炮）

【用法】上为细末，水面糊为丸，如梧桐子大，再晒干。每服三十丸，温热水送下；患痢，甘草汤送下；水泻，米饮送下。

【主治】伏暑狂燥，及下血痢、泄泻等。

00914 二黄丸（《普济方》卷二三一）

【组成】青黛三钱 辰砂 雌黄 雄黄 白矾 信石各一钱（并生用）

【用法】上为末，淡豉一百粒，汤浸去皮，研成膏为丸，如绿豆大。每服三丸至五丸，临卧茶清送下。

【主治】劳嗽。

00915 二黄丸

《玉机微义》卷十八。为《内外伤辨》卷下"上二黄丸"之异名，见该条。

00916 二黄丸

《温热暑疫全书》卷四。即《医学正传》卷二引东垣方"二黄汤"改为丸剂。见该条。

00917 二黄丹（《外科证治全书》卷四引孙真人方）

【组成】黄柏五钱 轻粉一钱

【用法】上为末。鸡子黄熬油调搽。

【主治】疥疮脓窠痛甚者。

00918 二黄丹（《痘疹选要》）

【组成】雄黄一两 麻黄一两

【用法】上为细末，饮汤为丸。十岁以上者服一钱，十岁以下的服五分。

【主治】闷痘不出，及痘已见，为风寒所闭，或伤冷不透，喘急闷乱。

00919 二黄丹（《中医皮肤病学简编》）

【组成】硫黄 31 克 雄黄 31 克 冰片 1.5 克 樟脑 1.5 克

【用法】上为细末。香油调搽。

【主治】疥。

00920 二黄汤（《普济方》卷三八五引胡洽方）

【组成】大黄 黄芩各四分 甘草三分（炙） 细辛二分

【用法】水五升，煮取一升二合，分三服。

【主治】温壮。

【加减】诸惊，加钩藤二分。

【备考】此方小儿数服不痫。

00921 二黄汤（《圣济总录》卷二十八）

【组成】大黄（锉，炒）半两 黄芩（去黑心） 麦门冬

（去心，焙）芍药各一两　甘草（炙，锉）三分　大青半两

【用法】上为粗末。每服五钱匕，水一盏半，煎至八分，去滓温服。

【主治】伤寒天行热病，毒气盛，生豌豆疱疮，烦躁迷闷。

00922 二黄汤（《圣济总录》卷三十三）

【组成】麻黄（去根节）　大黄（锉，炒）　栝楼根各一两　甘草（炙，锉）半两

【用法】上为粗末。每服五钱匕，水一盏半，煎至八分，去滓，食后温服。

【主治】伤寒后变成疟，口干烦渴。

00923 二黄汤（《圣济总录》卷五十）

【组成】大黄（锉，炒）一两半　芒消（研细）　黄芩（去黑心）各一两　栀子仁七枚　甘草（炙，锉）半两

【用法】上五味，除芒消外，为粗散。每服三钱匕，水一盏，煎至七分，去滓，入芒消半钱匕，煎一二沸，食后、临卧温服。

【主治】虚瘕，大便秘。

00924 二黄汤（《圣济总录》卷六十八）

【组成】生干地黄（焙）　蒲黄各一两

【用法】上为粗末。每服二钱匕，水一盏，加竹叶七片，煎七分，去滓放冷，食后细呷。

【主法】吐血不止。

00925 二黄汤（《圣济总录》卷九十二）

【组成】大黄（锉，炒）　黄芩（去黑心）各一两　栀子仁十四枚　甘草（炙，锉）半两

【用法】上为粗末。每服五钱匕，水一盏半，煎至一盏，下芒消半钱匕，去滓，分温二服，空心、日午各一。

【主治】骨极，膀胱不通，大小便闭塞，面色枯黑，耳虚鸣，烦热。

00926 二黄汤（《圣济总录》卷一〇六）

【组成】大黄（锉，炒）四两　芍药五两　细辛（去苗叶）　甘草（炙）各四两　黄芩（去黑心）二两

【用法】上药锉如麻豆。每用五钱匕，水二盏，煎取一盏，去滓，食后温服，每日三次。

【主治】两目暴热痛。

00927 二黄汤（《医学正传》卷二引东垣方）

【组成】黄芩（酒制，炒）　黄连（酒制，炒）　生甘草各等分

【用法】上细切。每服三钱，水一盏，煎七分，温服，徐徐呷之。如未退，用鼠粘子不拘多少，水煎，入芒消等分，亦时时少与，毋令饮食在后；如未已，只服前药，取大便利，邪气已则止。

【主治】❶《医学正传》引东垣方：大头天行疫病。❷《古今名医方论》：上焦火盛，头面大肿，目赤肿痛，心胸咽喉、口舌耳鼻热盛，及生疮毒者。

【加减】阳明渴，加石膏；少阳渴，加瓜蒌根。阳明行经，升麻、芍药、葛根、甘草；太阳行经，甘草、荆芥、防风，并与上药相合用之。或云：头痛酒芩，口渴干葛，身痛羌活、桂枝、防风、芍药，俱宜加之。

【方论选录】❶《医方考》：头大者，炎上作火之象也。故用芩、连之苦以泻之，甘草之甘以缓之。❷《古今名医方

论》：柯韵伯曰：诸肿痛疮，皆属于心，必用芩、连以泻心。然伤寒热结在内，而心下痞者，是为客邪，治客当急，故君大黄，率芩、连，用麻沸汤渍绞其汁，而速驱之，不使暂留也。此热淫于内，而上炎头目者，是为正邪，治之当缓，故用甘草与芩、连等分同煎，漫饮以渐渍之，不使下行也。盖心下本虚而火实之，法当并泻其子，土郁夺之，而火速降矣；上焦本清而火扰之，法当先培其子，土得其令，而火邪自退矣。芩、连得大黄，不使其子令母实；芩、连得甘草，又不使其母令子虚。同一泻心，而其中又有攻补之不同如此。

❸《金鉴》：三黄汤用黄芩泻上焦火，黄连泻中焦火，大黄泻下焦火。若夫上焦实火，则以此汤之大黄易甘草，名二黄汤。使芩、连之性，缓缓而下，留连膈上。

【备考】本方改为丸剂，名"二黄丸"（见《温热暑疫全书》）

00928 二黄汤（《急救仙方》卷三）

【组成】黄连　茯苓半两　大黄二两（煨）　甘草　朴消

【用法】上为末。每服二钱，煎麦门冬汤食后调服。

【主治】目暴赤肿热痛。

【备考】方中黄连、甘草、朴消用量原缺。

00929 二黄汤

《医方类聚》卷二二七引《医林方》。为《保命集》卷下"二黄散"之异名。见该条。

00930 二黄汤（《普济方》卷二一二）

【组成】黄连　黄柏各半

【用法】上罗匀。用醇醋三升，煮取一升半，分再服。

【主治】下血日夜七八十行，赤痢，并一切痢。

00931 二黄汤（《辨证录》卷七）

【组成】泽泻二钱　车前子五钱　大黄　槟榔　滑石各二钱　黄连一钱　甘草五分

【用法】水煎服。

【主治】夏秋之间，先泻后痢，腹中疼痛，后重之极，不痢不可，欲痢不得，口渴饮水，小便艰涩，小肠作胀。

00932 二黄汤（《疡科遗编》卷下）

【组成】黄连　黄芩　荆芥　薄荷　连翘　土贝子　甘草　赤芍　柴胡　黑栀子各等分

【用法】水煎服。

【主治】小儿走马牙疳，皮色不易，坚硬不溃之证。

00933 二黄汤（《外科真诠》卷下）

【组成】黄耆一两　大黄一两　人参一两　茯苓一两　当归一两　远志三钱　石膏一两　银花一两　山甲二钱（炒）　皂刺二钱　甘草二钱

【用法】水煎服。

【主治】杨梅痘，形如赤豆，嵌于肉内，坚硬如铁。

00934 二黄散（《圣济总录》卷一三二）

【组成】大黄（锉）　黄连（去须）　山栀子仁　连翘　白及　青黛各一两

【用法】上为散。有脓干贴，无脓水调敷。

【主治】一切恶疮。

00935 二黄散（《圣济总录》卷一三三）

【组成】雌黄（研）　雄黄（研）　密陀僧（煅，研）　定粉　腻粉各一分

【用法】上为细末，入乳香少许。蜜调贴之。

【主治】冷疮不愈。

00936 二黄散（《圣济总录》卷一四一）

【组成】黄柏一两　黄蜀葵花一分　白及二钱　生干地黄半两　青黛二块

【用法】上为散。先渫了，用朴消水调涂之。

【主治】痔。

00937 二黄散（《卫生总微》卷十）

【组成】五灵脂　大黄　雄黄各等分（研，水飞）

【用法】上为末。每服一字，磨刀水调下，不拘时候。

【主治】❶《卫生总微》：小儿伤热吐逆。❷《医方类聚》引《吴氏集验方》：小儿未周岁，因乳母气血劳动，或热乳伤胃，以致吐泻下血。

【备考】本方原名三黄散，与方中所用二黄不符，据《医方类聚》引《吴氏集验方》改。

00938 二黄散（《保命集》卷下）

【异名】二黄汤（《医方类聚》卷二二七引《医林方》）。

【组成】生地黄　熟地黄各等分

【用法】上为细末。加白术、枳壳汤调下一两，每日二次。

【主治】❶《保命集》：怀孕胎漏。❷《校注妇人良方》：胎漏下血，或内热哺热，或头痛头晕，或烦躁作渴，或胁肋胀痛。

00939 二黄散（《普济方》卷三○○引《家藏经验方》）

【组成】黄柏皮　黄连各等分

【用法】上为细末，并不见火。先以甘草汤洗了疮，用药末三钱，轻粉少许，生麻油调敷之，稀稠得所。如疮湿，不用麻油，只干掺之。

【主治】毒疮，冻疮。

【临床报道】冻疮：《普济方》余盛年冬月时，耳珠冻疮，去靥则流血。偶吴道人过门，叩之，用此药两日而愈。

00940 二黄散（《济生》卷六）

【组成】雄黄　雌黄各等分

【用法】上为末。先用针刺四围及中心，醋和涂之。一方加麝香少许，用羊骨针针破及刺四围并涂之。

【主治】疔肿。

00941 二黄散（《走马疳急方》）

【组成】硫黄一两　雄黄三钱

【用法】上为细末，加入十仙丹内。每贴一匕。

【功用】止痒，杀虫，去毒。

【主治】疳疮搔痒。

【宜忌】小儿药中勿用。

00942 二黄散（《得效》卷十六）

【组成】黄芩　大黄　防风　薄荷各半两

【用法】上锉散。每服三钱，水一盏半，蜜少许煎，食后、临卧温服。

【主治】胬肉攀睛。

00943 二黄散（《普济方》卷五十七）

【组成】硫黄　黄丹（炒）　白芷各等分

【用法】上为末。以少许吹鼻中，三五次即愈。

【主治】鼻病，流臭水气，脑冷漏下。

00944 二黄散（《普济方》卷三一一）

【组成】大黄一两（熬）　生地黄三两（熬）

【用法】上以水、酒二升，煮汁服之。

【主治】打损及伤堕，腹内有瘀血，久不消。

00945 二黄散（《医便》卷三）

【异名】阴阳黄。

【组成】锦纹川大黄二两（一半炭火煨，不可过性了，一半生）　大甘草节二两

【用法】上为细末。每服一匙，空心温酒调下，一二服，以利为度。如无甘草节终效不速。

【主治】发背，痈疽，疔疮，恶疮，一切无名肿毒，恶疮异症，焮热疼痛，初起赤溃者。

【方论选录】《串雅内编选注》：用大黄治疗痈疽历代相习沿用。如晋·葛洪《肘后方》用大黄面和苦酒贴肿处，治疗痈肿焮热；《妇人经验方》用大黄、粉草（即甘草佳品）为面，好酒熬成膏，用绢摊贴疮上，治疗乳痈肿毒；《外科精要》方用大黄、粉草熬成膏，内服治疗一切痈疽，能消肿逐毒，使毒不内攻。大黄苦寒，以活血祛瘀解毒见长，再佐以甘草之甘平，不但能缓和大黄苦寒伤胃之弊，且可补脾益气，从而增强清热解毒的功效。药只二味，配伍得当，故可用于痈疽、发背等症。

00946 二黄散（《疮疡经验全书》卷三）

【组成】牛黄一钱（真者）　雄黄二钱（透明）冰片一分

【用法】上为细末。干掺。

【主治】痈疡。

【宜忌】戒房劳；忌汤火风气之类。

00947 二黄散（《古今医鉴》卷十一）

【组成】大黄（烧存性）　生地黄各三钱

【用法】上为末，作一服。空心好酒调下。

【主治】妇人室女经脉不通。

00948 二黄散（《鲁府禁方》卷二）

【组成】黄丹三钱　雄黄三钱　乳香　没药各二钱　焰消一两

【用法】上为细末。令患人噙温水，吹药于鼻内。

【主治】偏正头疼，颈风眼痛，破伤风。

00949 二黄散（《外科启玄》卷十二）

【组成】大黄　朴消　硫黄　轻粉　乌头尖各等分

【用法】上为末。用萝卜汁调搽上，三次即愈。内服雄猪胆汁一个，每日早以好酒调汁，热服之，不过半月痊愈。

【主治】酒渣鼻。

00950 二黄散（《济阴纲目》卷九）

【组成】鸡子一枚（乌鸡者佳，倾出清，留黄用）　黄丹一钱（入鸡子壳内，同黄搅匀，以厚纸糊牢，盐泥固济，火上煨干）

【用法】上为细末。每服二钱，米饮调下。

【主治】妊娠下痢赤白，绞刺疼痛。

00951 二黄散（《外科大成》卷四）

【组成】牛黄七分　胡黄连　山慈菇各二钱　甘草一钱五分

【用法】上为细末。每服二三分，蜜汤调服。

【主治】小儿遗毒。

00952 二黄散

《郑氏家传女科万金方》卷一。为原书同卷"二生丹"之异名。见该条。

00953 二黄散（《洞天奥旨》卷十二）

【组成】大黄（炒）　黄柏（火煅）

【用法】上药各为细末。以鸡子清调之，搽上最妙。

【主治】汤烫疮。

00954 二黄散

《金鉴》卷七十。为原书卷六十五"颠倒散"之异名。见该条。

00955 二黄散

《绛囊撮要》。为《痈疽验方》"二黄膏"之异名。见该条。

00956 二黄散（《疡医大全》卷三十五）

【组成】川黄连　黄柏各三两　赤小豆　绿豆粉各一两　寒水石　紫苏　漏芦各七钱

【用法】上为细末。麻油调搽，每日三次。

【主治】热疮。

00957 二黄散（《内外验方秘传》）

【组成】黄柏一斤　生军八两　玄明粉六两　生石膏四两

【用法】晒干为末。白蜜、清水和敷。

【主治】红肿外症。

00958 二黄膏（《得效》卷十九）

【组成】清油三两　巴豆二十粒　黄蜡一两　雄黄　硫黄各一钱

【用法】清油煎巴豆微黑，去巴豆，入黄蜡化讫，研雄黄、硫黄，温入成膏。洗净，抹敷二三次。

【主治】一切疮疖，疹痘后疮。

00959 二黄膏（《痈疽验方》）

【异名】二黄散（《绛囊撮要》）。

【组成】黄柏　大黄各等分

【用法】上为末。用醋调搽。如干，用水润之。

【主治】❶《痈疽验方》：一切肿毒，坐板疮。❷《景岳全书》：敷一切肿毒，热浮在外，或时气热壅者。

【备考】《绛囊撮要》本方用法：为末，入猪油共捣匀，搽。

00960 二黄膏（《医统》卷七十九）

【组成】黄丹　黄蜡　香油

【用法】先用香油四两，铁勺熬滚，入蜡一两，再熬化提起，入黄丹，调得稀糊为度。以油单纸摊贴，外用帛束之。不过三日愈。

【主治】杖疮。

00961 二黄膏（《痘疹传心录》卷十八）

【组成】雄黄　雌黄　川乌　松香三钱（俱为末）　乱发一团（烧存性）

【用法】以猪油六两熬，次入川乌、松香、乱发三味，煎至发消尽，以绵滤去滓，入二黄搅匀，瓷器盛之。涂疮上。

【主治】黄水疮。

00962 二脱散

《胎产秘书》卷中。为《丹溪心法附余》卷二十一"二退散"之异名。见该条。

00963 二紫汤（《辨证录》卷九）

【组成】紫苏叶　紫菀各一钱　桔梗二钱　甘草　枳壳　黄芩各一钱　天花粉三钱

【用法】水煎服。

【主治】偶感风邪，鼻塞咳嗽，吐痰黄浊。

00964 二蛟散（《外科正宗》卷四）

【组成】芒消三两（提净）　陈米（三年者，炒焦）

【用法】同入锅内溶化炒干为末。每用一平杯，和匀，再研极细。大人壮实者，每服三钱；小儿十岁上下者，一钱二分，俱用赤砂糖三茶匙和白滚汤半茶钟，空心调服。至午大便一次，至晚再便一次，其疾先从眼胞消起。日久元气虚者，与加味胃苓汤间服。至重者，不过数服愈。

【主治】生冷恼怒伤脾，致胸膈不宽，小水不利，面目四肢浮肿，诸药不效。

00965 二温散（《普济方》卷二四八）

【组成】附子（炮裂，去皮脐）　蓬莪术（煨，锉）各一两

【用法】上锉散。每服一钱，用热酒调下，不拘时候；妇人醋汤下。

【主治】心疝，冷痛不可忍。

00966 二槐丹（《古今医鉴》卷八引刘桐川方）

【组成】槐角　槐子各等分

【用法】上为末，生羊血调成块，晒干，或微焙干，毋令血热。每服二钱，空心黄酒送下。

【主治】脱肛。

00967 二蜕散（《杨氏家藏方》卷十三）

【组成】蛇蜕（细剪令碎）　蝉蜕（细剪碎）各四两　白矾一两（火煅）　皂角二挺（为末）

【用法】上药共和令匀，分为六贴。每用时，以药一贴于瓦器内烧，坐桶中，桶盖上作一小窍，正坐熏之。

【主治】痔漏久不愈者。

00968 二蜡膏（《疡科选粹》卷五）

【组成】黄蜡　白蜡各九两　百草霜五钱　铜绿二两

【用法】用香油十二两，慢火熬油黑，滴水成珠为度，先下二蜡熔尽。次下铜绿、百草霜，不住手搅匀，离火再搅，候凝方止，作隔纸膏，二面轮贴。三日内服黄耆丸。

【主治】臁疮。

00969 二蜡膏（《杂病源流犀烛》卷二十九）

【组成】菜油四两　葱白（连须）三个　川椒十四粒　白蜡　黄蜡　白矾各二钱　东丹三钱

【用法】将连须葱白、川椒入菜油中，熬至色枯，去滓，再入白蜡、黄蜡、白矾，熔化离火，俟沸稍定，入东丹，急急搅匀，倒在碗内，放阴土地上一日一夜去火毒。然后将生矾五六分，滚水泡一碗，将疮洗净拭干，将药涂上如钱厚，以油纸贴，外以粗草纸略揉软盖上，绢帛缚之。每日一洗一涂，缚扎如法，数日即愈矣。但疮虽愈，四边必多水泡，痒极，切不可爬搔。若搔碎，即又成疮矣。故虽愈，仍将药照旧洗涂，并水泡亦涂在内，如是三四日，全愈不痒矣。

【功用】去腐生肌。

【主治】臁疮，下部湿毒疮。

00970 二鲜饮（《衷中参西》上册）

【组成】鲜茅根四两（切碎）　鲜藕四两（切片）

【用法】煮汁常常饮之。旬日中自愈。

【主治】虚劳证，痰中带血。

【加减】若大便滑者，茅根宜减半。再用生山药细末两许，调入药汁中，煮作茶汤服之。

【方论选录】茅根善清虚热而不伤脾胃，藕善化瘀血而

兼滋新血，合用之为涵养真阴之妙品。且其形皆中空，均能利水。血亦水属，故能引泛滥逆上之血徐徐下行，安其部位也。至于藕以治血证，若取其化瘀血，则红莲者较优；若用以止吐衄，则白莲者胜于红莲者。

【临床报道】血证：堂兄某，年五旬，得吐血证，延医治疗不效。脉象滑数，摇摇有动象，按之不实。时愚在少年，不敢轻于疏方，因拟此便方，煎汤两大碗，徐徐当茶温饮之，当日即见愈，五六日后病遂脱然。自言未饮此汤时，心若虚悬无着，既饮后，觉药力所至，若以手按心，使复其位，此其所以愈也。

00971 二精丸（《圣济总录》卷一九八）

【组成】黄精（去皮）　枸杞子各二斤

【用法】上二味，于八九月间采取。先用清水洗黄精一味，令净。控干细锉，与枸杞子相和，拌碎拌令匀，阴干再捣，罗为细末，炼蜜为丸，如梧桐子大。每服三五十丸，空心、食前温酒下。

【功用】助气固精，保镇丹田，活血驻颜，长生不老。

00972 二槲散（《产宝》诸方）

【组成】槲叶（半生、半烧存性）

【用法】上为末。温酒调二钱。

【主治】血崩。

00973 二腐散（《圣济总录》卷一二五）

【异名】宝金散（《卫生宝鉴》卷十三）。

【组成】猪羊腐各十对（暖水洗去脂膜，切，焙）　海藻（洗去碱，炙干）　海带各一两　丁香　木香　琥珀　麝香（研）各一两　真珠半分（研）

【用法】上为散。每服一钱匕，热酒一盏调下，垂头卧少时。

【主治】瘿气。

【宜忌】❶《卫生宝鉴》：妇人有胎不可服。❷《普济方》：戒房事。

00974 二橘散（《圣济总录》卷四十六）

【组成】青橘皮（汤浸去白，焙）　陈橘皮（汤浸，去白，焙）各一两　益智（去皮，微炒）　茴香子（炒）　京三棱（煨，椎碎）木香　肉豆蔻仁各三分　缩沙蜜（去皮）　人参各一两　姜黄　甘草（炙，锉）各半两

【用法】上为散。每服二钱匕，入盐少许，空心、食前沸汤点服。

【功用】养脾胃，进饮食。

00975 二霜丸（《普济方》卷二一一）

【组成】砒霜半两　粉霜半两　巴豆一分

【用法】上为细末，以糯米为丸，如粟米大。空心冷粥饮送下一丸。

【主治】赤白痢服药过度，未得全减。

00976 二霜膏（《续本事》卷四）

【组成】南硼砂一钱　蕤仁十四粒（出油）姜霜末半钱　脑子少许

【用法】上为细末，用糖半两，研匀为膏。铜箸点之。

【主治】冷泪眼。

00977 二黝散（《汉药神效方》）

【组成】反鼻（烧存性）　蒲黄（炒黑）各半

【用法】上为极细末，敷患处。内服，温汤点服。

【功用】止血。

【主治】外伤出血（外用）；吐血，下血（内服）。

00978 二藤酒（《圣济总录》卷一四六）

【组成】都㭆藤　黄藤（各握取二虎口长三寸并细锉）

【用法】上药以酒三大升，都入小罂罐中密封，用慢火围四边，烧之令沸，伺温出之。温服常有酒色。

【功用】解腹内诸毒。

00979 二丁颗粒（《中国药典》2010版）

【组成】紫花地丁250克　半边莲250克　蒲公英250克　板蓝根250克

【用法】上制成颗粒剂。开水冲服。一次1袋，一日1袋，一日3次。

【功用】清热解毒。

【主治】火热毒盛所致的热疖痈毒、咽喉肿痛、风热火眼。

【宜忌】糖尿病患者慎用（含蔗糖颗粒）。

00980 二八木丹（《审视瑶函》卷六）

【组成】阳丹八厘　阴丹二厘　粉霜二厘　元明粉（风化）二厘　硼砂二分　明矾一厘　麝香二厘　梅花片三厘

【用法】点眼。

【主治】暴发赤眼，近年翳膜。

【备考】方中阴丹、阳丹制法，见"一九金丹"。

00981 二门冬饮（《医统》卷四十二引《集成》）

【组成】天门冬（去心）　麦门冬（去心）各八分　紫菀　远志（去心）各五分　知母八分　地黄　泽泻　贝母各六分　黄柏八分　桔梗八分　牡蛎一钱　桂五分　百部八分

【用法】水一钟半，煎七分，不拘时服。

【主治】❶《医统》：肾虚咳血。❷《医部全录》：肺伤，咯，嗽血。

00982 二龙大串（《串雅补》卷二）

【组成】尖槟榔四两　黑白丑（头末）各一两五钱　锅灰一两　雷丸五钱　大黄一两五钱　枳壳一两　莪术八钱

【用法】上为末。每服三钱，砂糖调下。

【功用】追虫打积。

【主治】水肿，小儿腹大肚疼。

00983 二白锉散（《卫生总微》卷十）

【组成】大天南星一个（炮裂，出火毒）　大半夏四个（汤洗七次，去滑，并锉作块子）

【用法】以水一大盏半，加生姜七片，慢火煎至一呷服之。入冬瓜子同煎更妙。

【主治】小儿膈上痰壅，吐逆不食，渐生惊候，胸中满塞，咽嗌不利。

00984 二地黄丸（《嵩崖尊生》卷六）

【组成】生地　熟地　玄参　石斛

【用法】上为末，炼蜜为丸服。

【主治】肝虚，眉眶疼，羞明畏日。

00985 二芎饼子（《医方类聚》卷八十一引《济生》）

【组成】抚芎　川芎　干姜（炮）　藁本（去芦）　苍耳（炒）　天南星（炮，去皮）　防风（去芦）　甘草（炙）各等分

【用法】上为细末，姜汁浸蒸饼为丸，如鸡头子大，捏作饼子，晒干。每服五饼，细嚼，茶、酒任下，不拘时候。

【功用】清头目，化风痰。

【主治】气厥，上盛下虚，痰饮风寒伏留阳经，偏正头疼，痛在脑巅，吐逆恶心，目瞑耳聋。

00986 二合灰散

《医学纲目》卷十七。为《三因》卷九"二灰散"之异名。见该条。

00987 二豆灵丹（《玉案》卷四）

【组成】雄黄二钱 百草霜五钱 乳香 硇砂各一钱五分 乌梅十二个 绿豆 黑豆各四十九粒

【用法】上为末，炼蜜为丸，如芡实大。每用一丸，噙口中，不待化尽，以白面饼浸湿压下。

【主治】噎膈。

00988 二陈白丸（《普济方》卷八十五引《仁存方》）

【组成】二陈汤 青州白丸子

【用法】服二陈汤，吞青州白丸子。

【主治】眉心眉棱骨疼；及臂痛，或麻木，或战掉。

00989 二香饮子（《魏氏家藏方》卷一）

【组成】附子一只（重一两）

【用法】上药平分二片，半生半炮熟，磨木香水一盏，沉香水一盏，加生姜十片，煎至一盏，去滓，未发前连进二服。

【主治】疟疾。

00990 二柴胡饮（《景岳全书》卷五十一）

【组成】陈皮一钱半 半夏二钱 细辛一二钱 厚朴一钱半 生姜三五七片 柴胡一钱半或二三钱 甘草八分

【用法】水一钟半，煎七八分，温服。

【主治】四时外感，或其人元气充实，脏气素平无火，或时逢寒胜之令，本无内热等证者。

【加减】如邪甚者，可加羌活、白芷、防风、紫苏之属，择而用之；如头痛不止者，加川芎一二钱；如多湿，加苍术；如阴寒气胜，必加麻黄一二钱，或兼桂枝。

00991 二娘子散（《疡科选粹》卷六）

【组成】川槿皮 滑石 白薇各三钱 鹰条七分 斑蝥（去翅头足）十个 蚯蚓泥（干者）一钱七分 青娘子 红娘子各四个

【用法】上为末。井花水调，厚敷患处。年久者五次，新近者三次除根。

【主治】诸癣。

00992 二提金箔（《普济方》卷一一四）

【组成】甘草 人参 天麻 芍药 薄荷 荆芥 川芎 乳香 没药 白芷 甘松 郁金 藜芦 桔梗 甘菊花 藁本 茯苓 防风 细辛各等分

【用法】上为细末。每用少许，搐鼻内。

【主治】诸风。

00993 二蒜涂方（《圣济总录》卷一八二）

【组成】大蒜 小蒜各一两

【用法】上二味，捣烂。厚涂敷之。以愈为度。

【主治】小儿骨火丹，初在臂起，赤黑色。

00994 二十八宿散

《杂类名方》引《元戎》。为《御药院方》卷九"丁香散"之异名。见该条。

00995 二十五味药（《奇效良方》卷五十六）

【异名】二十五味治损丸（《医统》卷七十九）。

【组成】香白芷（醋炒） 紫金皮（醋炒） 刘寄奴 川当归（盐炒） 赤芍药（米泔浸） 黑牵牛 川牛膝（茶水浸） 生地黄（盐水浸，炒） 川芎 乳香 没药 破故纸（醋炒） 木通 自然铜 草乌（醋炒） 木香 川乌（火煨） 藿香 骨碎补 木贼 官桂 羌活 独活各一两 熟地黄（盐水炒） 杜牛膝（茶水炒）各半两

【用法】上为末，炼蜜为丸，如弹子大，用黄丹为衣。跌扑损伤，金刀箭镞，不问轻重，每服一丸，温酒磨化服，或细嚼，酒送下；刀伤全断，内损重者，以薄荷汤或木瓜汤、姜汤、灯心汤皆可送服。病在上食后服，病在下食前服，在中者不拘时服。

【主治】跌扑损伤，骨碎骨折，筋断刺痛，不问轻重。

【加减】骨不碎，金刀伤挫臼者，去自然铜，骨碎骨折，临好时用之，如早服致成他疾；孕妇，去草乌、川乌。

00996 二八济阳丹（《解围元薮》卷三）

【组成】玄参半斤（酒浆浸、晒三次） 苦参一斤（姜汁、酒浆各浸一夜，晒，炒，末半斤） 犀角 当归 蒺藜 熟地 白芷（姜汁炒） 独枝防风 全蝎（去足，土炒） 牛蒡子 乳香 没药 石楠藤 红花各二两 甘草五钱 僵蚕（炒，去丝足嘴）一两五钱

【用法】上为末，炼蜜为丸，如梧桐子大。每服四十丸，陈酒送下，一日三次。

【主治】软瘫，疬麻，血风，痒风，干风，冷麻半肢，血痹；鹅掌风，血枯气败。

00997 二八通玄丹（《摄生众妙方》卷二）

【组成】雅州黄连八两 当归身五钱 白芍药五钱 生地黄五钱 乌梅肉五钱

【用法】上药各为细末，用好猪肚一个洗净，将前药入猪肚内，上下用鲜韭铺，蒸六个时辰，用银簪插入肚内，取出，黄色为度，连药捣烂为丸，如梧桐子大。每服八十丸，食前用白沸汤送下。

【功用】厚肠胃，泻大肠火，益气补虚；久服令人肌肤润，须鬓黑。

00998 二八通玄丹（《赤水玄珠》卷三十引梅东先生方）

【组成】宣连八两（用茱萸四两炒，去茱萸） 川归二两 乌梅肉 槐角 枳壳各二两

【用法】上为末，以雄猪肚一个，洗净，入药在内，外以韭菜四五斤，包其肚，用水、醋共数碗，煮肚熟为度，去韭菜并肚，以药烂捣丸，如梧桐子大。每服五七十丸，空心白汤送下。

【主治】痔漏。

00999 二九还元丹（《解围元薮》卷三）

【组成】胡麻 苦参 荆芥各八两 防风 羌活 升麻 独活各二两 风藤 木通 黄柏 当归 白芷各四两 柴胡三两 僵蚕一两五钱 蝉壳 川芎各一两 蒺藜二两五钱 大风子十二两

【用法】上为末，酒糊为丸，如梧桐子大，朱砂、麝香为衣。每服五十丸，温酒送下，一日三次。

【主治】风疬危笃恶证。

【宜忌】避风，戒色。

01000 二三君子汤

《杂病广要》引《卫生家宝》。为《幼幼新书》卷八引（赵

氏家传)"六神汤"之异名。见该条。

01001 二子二石汤(《中医症状鉴别诊断学》)

【组成】月石　海浮石　胖大海　诃子

【用法】水煎服。

【功用】除痰化瘀，消肿散结。

【主治】血瘀痰聚，声音嘶哑，痰浊凝聚为主，可见声带瘜肉。

01002 二子养亲汤(《点点经》卷三)

【组成】苏子　芥子　当归　腹皮　覆花　黄芩　陈皮　枳壳　甘草

【用法】生姜、葱为引。

【主治】酒症寒热火痰致喘。

01003 二子消毒散(《外科天成》卷二)

【组成】皂角子　肥皂子　僵蚕　蝉蜕　杏仁(去皮尖)各七个　猪牙皂一挺　金银花三钱　防风　荆芥　牛膝各一钱　猪板油二两　土茯苓半斤

【用法】水八碗，煎三碗，作三次服。如结毒，服三七日自愈。

【主治】袖口疳、杨梅等疳。

【加减】袖口疳，加黄柏一钱，肥皂子肉倍之；杨梅疳，加薏苡仁、皂角刺各一钱，侧柏叶、绿豆、糯米各三钱；杨梅内疳，加海金沙、五加皮、白丑各一钱五分，皂角子一岁用一粒。

01004 二天同补丹(《辨证录》卷五)

【组成】山药一两　芡实一两　茯苓五钱　白术二两　肉桂三分　诃子一钱　百合五钱

【用法】水煎服。

【主治】脾肾俱虚，水气泛滥，上身先肿，继而下身亦肿，久之一身尽肿，气喘嗽不得卧，小腹如光亮之色。

01005 二仁绛覆汤(《重订通俗伤寒论》)

【组成】光桃仁七粒　柏子仁二钱　归须真新绛各钱半　旋覆花三钱(包煎)　青葱管五寸(冲)

【用法】以上方调下七厘散。

【功用】活血消瘀。

【主治】温热伏邪夹瘀，瘀血不从呕泄而出，致变呃逆，甚发血厥。

01006 二仁通幽汤(方出《临证指南医案》，名见《重订通俗伤寒论》)

【组成】桃仁　郁李仁　归尾　小茴　红花　制大黄　桂枝　川楝子

【主治】脉实，久病瘀热在血，胸不爽，小腹坠，能食不渴，二便涩少。

【备考】《重订通俗伤寒论》：血胀，多因络瘀，或早服截疟药，胀在右边者为肝胀，在左边者为脾胀；或妇人寒郁子宫，子宫积瘀，胀在少腹者为石瘕。《内经》所谓恶血不泻，瘀以留止，日以益大，可导而下是也。治宜行血通络。二仁通幽汤：光桃仁九粒，郁李净仁二钱，归尾钱半，小茴三分拌炒，川楝子一钱，藏红花五分，酒炒生锦纹钱半，桂枝尖四分，磨冲《良方》(当作《医学正传》)桃奴丸。

01007 二气双调饮(《医醇剩义》卷二)

【组成】人参二钱　茯苓二钱　山药三钱　归身二钱　枸杞三钱　干苁蓉三钱　牛膝二钱　广皮一钱　半夏一钱五分　砂仁一钱　青皮一钱五分(蜜水炒)　沉香五分(人乳磨冲)

【主治】关格。

01008 二气香薷饮(《岭南卫生方》卷中)

【组成】香薷(净叶)　黄连(去须)　厚朴各二两　生姜四两

【用法】上先将生姜取汁，同黄连、厚朴于银瓷器内罨一宿，炒令厚朴紫色为度，于银瓷铫内，以水一碗，煎至八分，入酒少许，再煎二三沸，冷服。

【主治】一切暑毒。

【加减】暑毒作痢，先以此药送下巴豆感应丸，荡涤暑毒。如未痊愈，却再服治痢药。

01009 二气黄金丸(《元和纪用经》)

【组成】黄连　吴茱萸　当归各等分

【用法】上为末，炼蜜加糕少许为丸，如梧桐子大。每服三十丸，空心、食前酸浆水送下。

【主治】赤白下痢，变生恶证，人便若鱼烂黑汁，肠中切痛，枯瘦不能食者。

01010 二气蝎梢散(《普济方》卷三七五)

【组成】青州白丸子半两　阴阳硫黄(系生熟者)各绿豆大　蝎二个(全者，不得用火焙，要晒干。一法用蝎梢)

【用法】上为细末。每一岁至五岁半钱，六岁至十岁一平钱，用无灰好酒下；若惊发作，用无灰酒下一大钱。病深者过十服。

【主治】小儿惊痫。

【宜忌】忌动风物。小儿奶母亦忌口。

01011 二丑夺命丹(《玉案》卷五)

【组成】木通　香附(醋炒)　大黄　草果(炒)　芫花　槟榔　泽泻(去毛)　红芽大戟　小牙皂　甘遂各一两　黑丑(炒)　白丑(生用)各五钱　雷丸三钱

【用法】上为末，以白酒浆同老米打糊为丸。每服二钱，白酒送下。泻三四次。第二日服补脾丸药，第三日又服一钱五分。看行下何物，如血蛊血下，气蛊屁多，水蛊水多，食蛊粪多。服此药，如胀肿不消，以陈壁土煎水服之，即消散矣。

【主治】气蛊、血蛊，大小便不通，面足浮肿，肚大青筋，痰喘气急，饮食不进。

【宜忌】忌盐、酱、发物、荤腥、房劳百日之外。

01012 二术二陈汤(《医统》卷二十四)

【异名】苍白二陈汤(《证治汇补》卷八)、二陈二术汤(《医略六书》卷二十一)。

【组成】苍术(土炒)　白术(土炒)　半夏(滚水泡七次，姜制)　陈皮(去白)　茯苓各一钱　甘草(炙)五分

【用法】水二盏，加生姜三片，大枣一个，煎八分，稍热服。

【功用】《医略六书》：健中燥湿。

【主治】脾失健运，痰湿不化，呕吐清水，头痛。

❶《医统》：呕吐清水如注。❷《张氏医通》：脾虚痰食不运。❸《医略六书》：湿痰头痛，脉弦细。

【加减】虚寒者，加人参、煨干姜；痰饮，加南星，倍半夏；宿食，加神曲、砂仁。

【方论选录】《医略六书》：脾亏，痰湿闭遏清阳，不能分布营卫以奉上于头，故头痛经久，已成头风。苍术燥湿强

脾，兼擅升阳；白术助脾燥湿，力主健运；陈皮治生痰之由；茯苓渗湿，杜生痰之源；半夏燥湿化痰，兼醒脾胃；甘草调中缓逆，且和诸药也；生姜煎服，使脾健气调，则痰湿自化，而清阳敷布，头痛无不自止。

01013 二术二陈汤《女科切要》卷二)

【组成】白术　苍术　陈皮　半夏　茯苓　甘草　升麻　柴胡

【用法】水煎服。

【主治】便浊。

01014 二术五苓散

《成方切用》卷七。为《医方集解》"苍桂五苓散"之异名。见该条。

01015 二术四苓汤《医统》卷十七)

【组成】白术　苍术　茯苓　猪苓　泽泻　黄芩　羌活　芍药　栀子仁　甘草各等分

【用法】水三盏，加生姜三片，灯心一撮，煎服。

【主治】诸湿肿满，一身尽痛，发热烦闷，二便不利。

01016 二术四神丸《陈素庵妇科补解》卷五)

【组成】苍术(泔浸)一两　白术(土炒)二两　补骨脂(盐水拌炒)一两五钱　吴茱萸(汤泡去沫)五钱　厚朴(姜汁制)一两　广皮一两　神曲二两

【用法】姜汁调前药，面糊为丸。每服三钱，空心砂仁汤送下，一日二次。

【功用】温肾健脾，兼消食。

【主治】产后血气虚损，饮食不能运化，或受风冷以致泄泻，甚则腹痛。

【方论选录】脾气虚弱，不能运化水谷，命门火衰，不能蒸腐水谷，加以风冷外袭，故泄泻也。补火以生土，扶土以制水，则泻自止。方中骨脂辛温补右尺；二术补脾，土恶湿而喜燥，故用术以祛湿止泄；茱萸温经散寒；陈、朴、神曲消食运气。

01017 二术柴胡汤

《医钞类编》卷八。为方出《明医杂著》卷二，名见《医统》卷三十七"二术柴葛汤"之异名。见该条。

01018 二术柴葛汤(方出《明医杂著》卷二，名见《医统》卷三十七)

【异名】二术柴胡汤(《医钞类编》卷八)。

【组成】柴胡　白术各一钱半　苍术(泔浸)一钱　干葛一钱二分　陈皮七分　甘草(炙)五分

【主治】疟疾。

【加减】若一日一发及午前发者，邪在阳分，加枯芩、茯苓、半夏各一钱；热甚头痛，再加川芎、软石膏各一钱；口干，加石膏、知母、麦门冬各一钱。若间日或三日发，或午后或夜发者，邪入阴分，加川芎、当归、芍药(酒炒)、熟地黄、知母(酒炒)各一钱，红花(酒洗)、黄柏(酒炒)、升麻各四分，提起阳分，方可截之。若间一日，连发二日，或日夜各发者，气血俱病，加人参、黄耆、白茯苓各一钱以补气，川芎、当归、芍药、熟地黄各一钱以补血。

【备考】《医宗必读》本方用法：水钟半，生姜五片，煎八分服。

01019 二术救痹饮《辨证录》卷二)

【组成】白术　白芍　茯神各五钱　陈皮　肉桂　柴

胡各一钱　枳壳五分　远志　白芥子　苍术各三钱

【用法】水煎服。

【主治】肝痹。气血不足，风寒湿邪乘之，肝气常逆，胸膈引痛，睡卧多惊，饮食不思，吞酸作呕，筋脉拘急。

01020 二石荠苨汤

《医统》卷五十二。为《千金》卷二十一"猪肾荠苨汤"之异名。见该条。

01021 二号化毒丹《朱仁康临床经验集》)

【组成】牛黄1.5克　轻粉3克

【用法】先将牛黄研细，再加轻粉研细，以不见星为度，装瓶密封。量儿大小，每日服0.15克~0.3克，蜂蜜少许调服。

【功用】清化解毒。

【主治】胎毒，胎癥疮(婴儿湿疹)，头面热毒，疖肿，大便干秘者。

【宜忌】服药期间，忌食鸡蛋、花生、鱼腥发物。

01022 二号扫风丸《中医皮肤学简编》)

【组成】大风子(土炒，去毛)62克　何首乌31克　白蒺藜31克　菊花15克　橘红15克　防风15克　牛膝15克　全蝎15克　当归尾15克　黄连15克　车前子15克　金银花15克　马钱子4克(土炒，去毛，用香油拌，另研)　黄芩6克　苦参7克　麝香6克　红白胡麻各12克　全蛇皮一条

【用法】上为细末，用荞面四两和匀，煮成膏，放凉后，再将麝香放在半杯白烧酒内溶化，掺于前药内为丸。成人每次6克，一日二次，徐徐增量，每次增2克。一周后可改为一日三次，最大剂量，可增至每日25克，饭前开水泡陈茶送下。

【主治】麻风。

01023 二号妒象方

《杂病源流犀烛》卷二十一。为《痧胀玉衡》卷下"薄荷汤"之异名。见该条。

01024 二号癣药水《朱仁康临床经验集》)

【组成】土槿皮1.25千克　千金子6克　斑蝥40只(布包)

【用法】用白酒(高粱酒)5升，加入上药，装入大口瓶内，密封，浸泡半月至一月，去滓备用。每日用毛笔刷外涂一二次。

【功用】灭菌止痒。

【主治】体癣，汗斑，单纯糠疹(桃花癣)。

01025 二号癣药水《中医外科学》)

【组成】米醋1千克　百部　蛇床子　硫黄各240克　土槿皮300克　白砒6克　斑蝥60克　白国樟36克　轻粉36克　或加水杨酸330克　冰醋酸100毫升　醋酸铝60克

【用法】先将白砒、硫黄、轻粉各研细末，再同其余药物和米醋浸在瓶中或缸中，俟一周后使用。外搽，每日一至二次；亦可浸用，每次约浸二十分钟左右。

【功用】杀虫止痒。

【主治】鹅掌风，湿脚气，圆癣。

【宜忌】皮肤糜烂者禁用。

01026 二甲复脉汤《温病条辨》卷三)

【组成】加减复脉汤加生牡蛎五钱　生鳖甲八钱

【主治】热邪深入下焦，脉沉数，舌干齿黑，手指但觉蠕动。

【方论选录】温病七八日以后，热深不解，口中津液干涸，但觉手指掣动，即当防其痉厥，故以复脉育阴，加入介属潜阳，使阴阳交纽，庶厥不可作也。

【临床报道】❶ 虚劳：《吴鞠通医案》陈某，十九岁，脉虚数，头目眩冒，暮有微热，饮食少减，面似桃花，身如柳叶，与二甲复脉法。熟地六钱，生鳖甲八钱，白芍（生）六钱，麦冬（不去心）五钱，生牡蛎五钱，麻仁二钱，阿胶三钱，炙甘草六钱。煮三杯，分三次服。服二十帖，红退晕止，食进，后用专翕大生膏四斤收功。❷ 高脂血症（单纯 Lp（α）增高）：《山东中医杂志》[2005,24(1):15]将高脂血症（单纯 Lp（α）增高）患者随机分为二甲复脉汤治疗组51例，烟酸干预组36例，对照组47例，4周为1个疗程，连用3个疗程。结果：治疗组疗效明显优于烟酸干预组（$P<0.05$ 及对照组（$P<0.01$。结论：二甲复脉汤可有效降低 Lp（α），且效果优于烟酸。

01027 二甲调肝汤《效验秘方》何炎燊方）

【组成】炒山甲15克 鳖甲24克 三七6克 丹参15克 茵陈30克 田基黄30克 太子参18克 茯苓18克 白芍15克 女贞子15克 糯米根须24克

【功用】消癥、活血、清热、益气、养阴。

【主治】慢性肝炎、早期肝硬化。

【用法】水煎服，日1剂，分早晚二次服。

【加减】内热服、口苦便秘者去黄芪、加虎杖，栀子各12克；里湿盛，便溏，腹满痛者，去女贞，加苍术9克、厚朴6克；胁痛隐隐，痞闷不适者，加柴胡12克、郁金9克；胁痛阵发如刺者，加川楝子、元胡各9克；阴分偏虚，口干、舌燥、虚烦、火升者，加玉竹24克、麦冬12克；有腹水者，茯苓增至30克，用皮肉各半，加车前子15克、砂仁6克、茅根30克。

【方论选录】方取山甲、鳖甲有情之品，入肝络以缓消其癥；三七、丹参活血而不伤正之品，以通其瘀滞；茵陈、田基黄善清肝搜邪，且清而不克，此六者所以治其实也。益脾气选用太子参、茯苓之甘平，以济黄芪之温；养肝阴选用白芍、女贞子之中和，而避归、地之柔；又用糯米根须既是稼穑养脾之品，又"得水土之气最全，能清阴分燔灼之热"者（语见《叶案存真》）参与其间，此六者所以护其虚也。

01028 二仙口服液《成方制剂》13册）

【组成】丹参 枸杞子 龟甲胶 何首乌 核桃仁 黑芝麻 黄芪 鹿角胶 牛鞭 牛膝 人参 沙苑子 山药 熟地黄 五味子 远志

【用法】上为澄清液体，每支10毫升。口服，一次30毫升，一日2次。

【功用】滋阴助阳，补肾养血。

【主治】气血两虚之周身酸软，神经衰弱等症。

【备考】本方改为膏剂，名"二仙膏"（见原书18册）。

01029 二仙扫痱汤《鲁府禁方》卷四）

【组成】枣叶一升 好滑石末二两

【用法】用水数碗，共合一处，熬二炷香，乘热浴洗。二三次即愈。

【主治】伏热遍身痱瘰。

01030 二仙逼痰散《点点经》卷四）

【组成】明矾 胆矾 寸香各等分

【用法】上为末。阴阳水下。一吐如故，再下定药。

【主治】痰迷心窍，人事昏迷，四肢抽搐，筋缩抖搐，恍惚痰闷，咽喉泄响，如痴似疯者。

01031 二冬二皮汤《辨证录》卷二）

【组成】麦冬 天冬 地骨皮 丹皮各二两

【用法】水煎服。

【功用】滋水泻火。

【主治】头面肿痛，口渴心烦，一旦卒中，手足抽搐，言语不出，口眼㖞斜。

01032 二冬二母汤

《症因脉治》卷二。为原书同卷"二母二冬汤"之异名。见该条。

01033 二冬二母汤《痘疹会通》卷五）

【组成】知母 浙贝母 天冬 麦冬 桑皮 杏仁 前胡 枳壳 竹茹 甘草 荆芥 银花 望月砂

【用法】水煎服。

【主治】小儿麻疹已退四五日后，咳嗽不止者。

【宜忌】冬月不宜服。

01034 二冬二母散《重订通俗伤寒论》）

【组成】淡天冬 提麦冬 知母各一钱 川贝母 南北沙参各三钱

【用法】上药用水煎去滓，加梨汁、竹沥各二瓢，姜汁三滴，和匀服。

【功用】养阴化痰。

【主治】温燥热而津气两伤，液郁化痰者。

01035 二冬苓车汤《辨证录》卷六）

【组成】麦冬三两 天冬一两 茯苓五钱 车前子三钱

【用法】水煎服。

【主治】肺消。气喘痰嗽，面红虚浮，口舌腐烂，咽喉肿痛，得水则解，每日饮水约得一斗。

01036 二冬清肺汤《痘麻绀珠》）

【组成】天门冬 麦门冬 知母 贝母 桔梗 甘草 杏霜 牛蒡子 熟石膏 马兜铃

【用法】糯米一合，同为末，水煎服。

【主治】痘后毒流于肺，肺叶焦枯，咳而气喘，连声不住，胸高肩耸，口鼻出血，面色或青或白或赤。

01037 二冬清肺饮《麻症集成》卷三）

【组成】麦冬 天冬 杏仁 连翘 甘草 川贝 知母 兜铃 力子 栝楼

【用法】加糯米，水煎服。

【主治】麻毒流连，肺虚气逆火郁，上气咳喘，连声不断，胸高肩耸，摇头摆手，衄血。

01038 二白干葛汤《伤寒大白》卷一）

【组成】葱白 白芷 干葛 升麻

【主治】阳明表邪头痛，额前痛连眼眶，脉洪而长，发热无汗者。

【加减】症兼太阳者，加羌活、防风、川芎；症兼少阳者，加柴胡、川芎；呕恶，合二陈平胃散；有火者，加栀、连。

01039 二加龙骨汤《外台》卷十六引《小品方》）

【组成】龙骨　甘草（炙）各二分　牡蛎三分（熬）　白薇三分　附子三分（炮）　芍药四分　大枣四枚（擘）　生姜五分

【用法】以水四升，煮取一升半，分再服。

【功用】《血证论》：清散上焦，温补下焦。

【主治】虚劳发热自汗，遗精梦交，吐血咳血。

❶《外台》引《小品方》：虚羸浮热汗出。❷《时方歌括》：虚劳不足，男子失精，女子梦交，吐血，下利清谷，浮热汗出，夜不成寐。❸《血证论》：肾阳虚，肺阴虚，上热下寒之咳血。

【宜忌】忌海藻、菘菜、生葱、猪肉、冷水。

【方论选录】❶《血证论》：此方用甘、枣，从中宫以运上下；姜、薇清散，使上焦之火不郁；附、芍、龙、牡温敛，使下焦之火归根。合观其方，以温为正治，以清为反佐，真寒假热，虚阳上浮，为对证。❷《江苏中医》（1986；11:22）：二加龙骨汤以白薇配附子，龙骨配牡蛎为两组主药，取附子温导浮阳，守而不走；白薇从阴中泄热。寒热互用，导火泄热，不治阴虚而阴自安。配以龙、牡镇潜摄纳，咸降益阴，合为用阳和阴之法。

01040 二加生化汤《女科秘要》卷六

【组成】川芎一钱　当归三钱　炙甘草四分　杏仁十粒　枣仁（炒）一钱　桔梗四分　人参二钱　半夏一钱

【用法】水煎服。

【主治】产后气短，痰嗽声重，汗出。

【备考】凡产后气血虚脱，汗多，气喘气短，出言懒倦之甚，速服上方外，须用醋炭以防晕。

01041 二圣不老丹《外科大成》卷四

【组成】侧柏叶（酒浸，九蒸，晒）　白松香（煮炼九次）各等分

【用法】上为末，炼蜜为丸，如梧桐子大。每服二钱，蜜汤送下，每日三次。

【主治】癫风，麻风，眉发脱落。

01042 二圣救苦丸《回春》卷二

【异名】二圣救苦丹《金鉴》卷二十八）。

【组成】锦纹大黄四两（酒拌，蒸，晒干）　牙皂二两（如猪牙者）

【用法】上为末，水打稀糊为丸，如绿豆大。每服五七十丸，冷绿豆汤送下。以汗为度。

【主治】❶《回春》：伤寒瘟疫。不论传经、过经者。❷《喉科紫珍集》：大头瘟，目赤咽肿。

【方论选录】《医宗金鉴》：疫气从鼻而入，一受其邪，脏腑皆病，若不急逐病出，则多速死。急逐之法，非汗即下，故古人治疫之方，以下为主，以汗次之，是为病寻出路也。方中用皂角开窍而发表，大黄泻火而攻里，使毒亦从汗下而出也。

01043 二圣救苦丹

《金鉴》卷二十八。为《回春》卷二"二圣救苦丸"之异名。见该条。

01044 二圣解毒丸《幼科直言》卷五

【组成】川贝母　金银花

【用法】上为极细末，炼蜜为丸，重一钱。每服一丸，白滚水化下。

【主治】小儿奶癣疮症。

【宜忌】乳母戒葱、蒜、椒、姜、烧酒、牛、羊、鲤鱼、动火等物。

01045 二母二冬汤《症因脉治》卷二

【异名】二冬二母汤。

【组成】知母　贝母　麦门冬　天门冬

【功用】清养肺胃，润燥化痰。

【主治】❶《症因脉治》：内伤噎膈；燥热咳喘，甚则烦满身肿。❷《医略六书》：阴虚热炽，肺金受烁，干咳虚烦，脉濡涩。

【加减】痰多，暂加青黛、海石；肠枯，暂加当归、芍药，气凝痰滞，暂加半夏、香附，以行本方之滞；肾水竭，加生地、熟地；元气虚，加人参。

【方论】《医略六书》：方中天门冬清心润肺以益肾水；麦冬润肺清心以生津液；川贝母凉心解郁，清肺气以化热痰；肥知母滋肾涤热，除虚烦以润肺金。洵为润燥除烦之剂，乃干咳虚烦之专方。

01046 二母二陈汤《症因脉治》卷二

【组成】知母　贝母　半夏　白茯苓　陈皮　甘草

【功用】清热润燥，降火化痰。

【主治】外感燥痰证。发热唇焦，烦渴引饮，喘咳短息，时作时止，吐咯难出。

01047 二母石膏汤《症因脉治》卷二

【组成】知母　川贝母　石膏

【功用】清热润燥，降火化痰。

【主治】外感燥痰证。发热唇焦，烦渴引饮，喘咳短息，时作时止，吐咯难出。

01048 二母宁嗽丸

《北京市中药成方选集》。即《古今医鉴》卷四"二母宁嗽汤"改为丸剂。见该条。

01049 二母宁嗽汤《古今医鉴》卷四

【组成】知母（去毛）一钱半　贝母（去心）一钱半　黄芩一钱二分　山栀仁一钱二分　石膏二钱　桑白皮一钱　茯苓一钱　瓜蒌仁一钱　陈皮一钱　枳实七分　五味子十粒　生甘草三分

【用法】上锉一剂。加生姜三片，水煎，临卧时细细逐口服。

【主治】因伤酒食，胃火上炎，冲逼肺金，以致咳嗽吐痰，经旬不愈者。

【备考】本方改为丸剂，名"二母宁嗽丸"（见《北京市中药成方选集》）；改为颗粒剂，名"二母宁嗽颗粒"（见《成方制剂》19册）

01050 二母安嗽丸

《中国药典》2010版。即《天津市中成药规范》"二母安嗽片"改为丸剂。见该条。

01051 二母安嗽片《天津市中成药规范》

【组成】款冬花18千克　紫菀6千克　杏仁（去皮）6千克　知母6千克　麦门冬6千克　玄参6千克　罂粟壳12千克　百合6千克　浙贝母3千克

【用法】将款冬花、紫菀用60%乙醇按渗漉法制成清膏；杏仁、知母、玄参、麦门冬、罂粟壳按水煮法制成浸膏；百合、浙贝母制成细粉，作赋形剂用。将浸膏、赋形剂及药

用淀粉混匀后，按水制颗粒法制成颗粒，干燥后，压片，每片重0.6克。每次服2片，温汗水送下，每日二次。

【功用】清肺化痰，止嗽定喘。

【主治】虚劳久咳，春秋举发，咳嗽痰喘，骨蒸潮热，音哑声重，口燥舌干，痰涎壅盛。

【备考】本方改为丸剂，名"二母安嗽丸"（《中国药典》），改为糖浆剂，名"二母安嗽糖浆"（见《成方制剂》）。

01052 二母补中汤《医学传灯》卷下

【组成】知母　贝母　人参　白术　黄耆　甘草　当归　陈皮　升麻　柴胡

【主治】疟疾发作之后，脉细无力者。

01053 二母固本丸《症因脉治》卷二

【组成】川贝母　知母　天门冬　麦门冬　怀生地　怀熟地　人参

【功用】养阴壮水，润肺生津。

【主治】内伤燥痰，咳嗽喘逆，痰火上升，时咳时止，痰不能出，连咳不已，面赤气升。

01054 二母柴苓汤《医学传灯》卷下

【组成】知母　贝母　柴胡　黄芩　半夏　甘草　赤苓　泽泻　赤芍

【主治】疟疾。热邪由少阳而入膀胱之腑，津液耗伤，口中作渴，小便短少者。

01055 二母清肺丸

《成方制剂》11册。即《全国中药成药处方集》昆明方"二母丸"之异名。见该条。

01056 二母清顺汤《寿世保元》卷三

【组成】天门冬（去心）一钱　麦门冬（去心）一钱　知母（姜汤浸）二钱　贝母（甘草汤洗）二钱　人参五分　当归身一钱　枯芩一钱　元参一钱　山栀子（炒）一钱　天花粉一钱　桔梗一钱　薄荷七分　生甘草三分

【用法】上锉。水煎服。

【主治】上气喘逆，咽喉不利，痰滞咳嗽，口舌干渴。

01057 二地二冬汤《医略六书》卷十九

【组成】生地五钱　麦冬三钱（去心）　熟地五钱　天冬三钱（去心）

【用法】水煎，去滓温服。

【主治】阴虚肺燥，干咳虚烦，脉虚数者。

【方论选录】阴虚肺燥，干咳无痰，此水不配火，而金水不能相生焉，故口燥心烦不已。生地滋肾以壮九天之水，而心火降；熟地补肾以滋九地之阴，而肾水升；天冬清心滋水；麦冬润肺生津。务使水升火降，则燥润咳除，而心烦口燥，无不自解矣。

01058 二地降糖饮《效验秘方》汪履秋方

【组成】地锦草15克　地骨皮15克　南沙参12克　麦冬10克　石膏30克（先煎）　知母10克　生地15克　僵蚕10克　青黛5克（包煎）　泽泻30克　苦参15克

【功用】养阴清热，降糖除消。

【主治】非胰岛素依赖型糖尿病。症见口渴欲饮，消谷善饥，小便频多，疲乏无力，形体消瘦，舌质偏红，苔薄黄，脉细数。

【用法】先将上药浸泡30分钟，再煎煮30分钟，每剂药煎2次，将2次煎出的药液混合，分2次服用。

【加减】上消口渴欲饮明显者，加芦根、天花粉、石斛等清肺润火燥；中消消谷善饥显著者，加黄连、玉竹等清胃泻火；下消尿频量多者，加熟地、山萸肉、淮山药等滋补肾阴。气阴两虚，神疲气短，纳差便溏者，加白术、苡仁、山药、扁豆；阴虚及阳者，每见小便混浊、腰膝酸软形寒怕冷、舌淡白、脉沉细等症，加熟附子、肉桂、补骨脂、仙灵脾等。若见舌下静脉怒张，舌有瘀斑、瘀点，肢体麻木疼痛，妇女月经不调等血瘀征象者，则宜伍以桃仁、红花、鬼箭羽、赤芍、丹参等。

【方论选录】方中以南沙参、麦冬、生地滋肺肾；地骨皮、石膏、知母清肺热泻胃火；而地锦草、僵蚕、泽泻、苦参、青黛等药乃结合辨病用药，据药理研究及临床观察，这类药物均有不同程度的降低血糖作用。全方辨证结合辨病，熔润肺、清胃滋肾于一炉，实为上、中、下三消的通治方。

【临床报道】Ⅱ型糖尿病：本方经临床反复使用，既能改善临床症状，又能降低血糖、尿糖。曾对20例病例做过统计，有效率为90%，降低血糖的幅度平均达36%。

01059 二百花草膏

《一草亭》。为《医说》卷四引《癸志》"二百味花草膏"之异名。见该条。

01060 二至二仙汤《效验秘方·续集》梁崇俊方

【组成】女贞子　旱莲草　知母　黄柏（肾阴虚各15克，肾阳虚各5克）　仙茅　仙灵脾　巴戟天（肾阴虚各5克，肾阳虚各15克）　当归10克

【用法】连煎三遍，兑分2～3次服，日一剂。夜间症重时，可晨服1/4，午饭后1/4，睡前2/4。

【主治】肾阴虚、肾阳虚两型更年期综合征和老年前期或手术等损伤卵巢而致的类似症候。

【加减】头晕、痛，面烘热等阴虚火旺、肝阳上亢者，加天麻、钩藤、石决明、生龙骨、生牡蛎、蔓荆子、菊花；伴口苦、胁痛者，加龙胆草、柴胡、黄芩；血压高者，加益母草、夏枯草；心烦热、心悸、汗多者，加银柴胡、地骨皮、合欢皮、小麦；寐差者，加夜交藤、柏子仁、酸枣仁（炒）或交泰丸；口干夜甚、便秘者，加元参、生地、葛根、全瓜蒌、茯苓、桃仁；乳胀痛者，加荔枝核、橘核、路路通、川楝子；项肩痛者，加赤芍、葛根、川芎、羌活、姜黄；腰、膝、足痛者，加补骨脂、鹿衔草、牛膝、威灵仙、鸡血藤；有凉感者，加桂附；经量多按崩漏辨治，经后蜜丸澄源固本；阴部灼、痒、烂、痛者，用汤剂三四煎液或苦参、川椒、艾叶、地肤子、蛇床子水煎，白矾烊化外洗、坐浴，日2次。症状控制者，改为蜜丸，10克/丸，2～3次/日，巩固1月。

【宜忌】怡情易志，劳逸结合。

【方论选录】本方调理肾阴肾阳而治本。女贞子、旱莲草、知母、黄柏和仙茅、淫羊藿、巴戟两组药均治肾而性味禁忌异，互制其毒。当归调血。一方八味，运筹剂量并化裁，可统治各型更年期综合征的诸多证候。

【临床报道】更年期综合征：1985～1992年间用本方临床治疗并观察65病例，平均治疗2月。40例症状全消，停药1年末复发为效佳；20例症状控制或减轻，停药1年内有复发或复发复治而愈为有效；5例诸症未减为无效。总有效率92.3%。

01061 二虫止咳散（《效验秘方·续集》王正公方）

【组成】僵蚕9克　蝉蜕6克　荆芥6克　百部9克　紫菀9克　白前9克　陈皮6克　桔梗6克　甘草3克

【功用】宣肺解表，化痰止咳。

【主治】小儿支气管炎症见咳嗽痰多，鼻塞流涕者或支气管哮喘因感冒而诱发者。

【用法】水煎服，每日二次，早晚分服。

【加减】咳而喘者加麻黄、杏仁；伴有发热者加前胡、牛蒡；有食滞者加莱菔子、山楂；如风寒见证较重者，加防风、紫苏；痰湿甚者加半夏、茯苓。

【宜忌】本方用于支气管哮喘发作期，能及时宣透表邪，哮喘症状每得以缓解。在缓解期内必须继进益气固表，培土生金法以巩固疗效，方取玉屏风散、归芍六君子汤加数味宣透之品，如牛蒡子、僵蚕、白前、百部等。

【方论选录】本方是由《医学心悟》方止嗽散加僵蚕、蝉衣而来。方中荆芥解表祛风，百部、紫菀理肺治咳，白前、陈皮利气化痰，甘草、桔梗开上宣肺，加僵蚕、蝉衣以泄风解痉、化痰散结，共奏轻清宣透之功。

01062 二合济生汤（《广嗣要语》）

【组成】枳壳二钱（麸炒）　香附一钱半　粉草七分　川芎三钱　大腹皮（姜汁洗）一钱半　当归三钱　苏叶八分

【用法】水二钟，煎八分，待腰腹痛甚，服之即产。

【主治】临产艰难，虽一二日不下者。

01063 二合消毒散（《寿世保元》卷九）

【组成】文蛤（捶碎，炒黑色，为末）三两六钱　轻粉（研）三钱　黄柏（去皮，蜜炙，为末）二两　寒水石（煅，为末）一两

【用法】上为末，合为一处，用新凉水一半，蜂蜜一半调和，不稀不稠。如疮毒尚未开，将肿处遍敷之，用棉纸覆于上，但干，即以水扫之，朝、夕更换二次。如夏月或午时再换一次亦可，若已破，将此药敷于周围焮肿处。正有脓破口处，用神异膏满贴之，不必留口，亦一日三换。

【主治】痈疽、发背、发项、发脑等大毒，不拘已溃未溃。

01064 二色漆牙药（《御药院方》卷九）

【组成】五倍子二钱　诃子四钱（以上为末）　黄丹一钱（与上向研。以上是红牙药）　绿矾（生）一钱　铜绿半钱（二味同研令匀细。以上是青牙药）

【用法】每日早晨洗漱罢，用荆芥杖儿蘸红牙药于牙缝内，上一次后却蘸青牙药于红牙药上，敷后少时，用温浆水微漱一二口即休。

【主治】牙缝疏，及牙莹净黑牙缝。

01065 二豆回生丹

《回春》卷三。为《丹溪心法附余》卷九"神仙夺命丹"之异名。见该条。

01066 二豆回香丹

《东医宝鉴·杂病篇》卷五。为《丹溪心法附余》卷九"神仙夺命丹"之异名。见该条。

01067 二连四物汤（《元戎》）（拔萃本）

【组成】四物汤（内用生地黄）加黄连　胡黄连（真者）

【用法】温饮清汁。

【主治】妇人血虚发热，口舌生疮，经闭。

❶《元戎》：妇人或因伤酒，或因产亡血，或虚劳五心烦热者。❷《校注妇人良方》：妇人血虚发热，口舌生疮，或夜发寒热。❸《医林纂要》：血虚生热，伤于冲任而经闭者。

【备考】本方方名，东垣十书本作"四物二连汤"。

01068 二角消毒散（《种福堂方》卷三）

【组成】雄羊角二斤　血余炭一斤　穿山甲半斤　角刺灰一斤

【用法】上药俱用文武火煅存性。每服二钱或三钱，酒送下。

【主治】一切无名肿毒，鱼口便毒，杨梅结毒。

01069 二陈一连汤（《片玉痘疹》卷八）

【组成】陈皮　半夏　白茯苓　黄连（酒炒）　竹茹

【用法】生姜为引，水煎服。

【主治】痘疮起发，饮食而呕，属热症者。

01070 二陈二术汤

《医略六书》卷二十一。为《医统》卷二十四"二术二陈汤"之异名。见该条。

01071 二陈木通汤（《医统》卷六十八引丹溪方）

【组成】陈皮一钱　半夏八分　茯苓八分　甘草四分　木通　滑石各一钱　人参芦钱半

【用法】上㕮咀。水二盏，加生姜三片，大枣一个，煎八分，食远服，再煎探吐。

【主治】关格。饮食不下，二便不通。

01072 二陈升提饮（《嵩崖尊生》卷十四）

【组成】当归二钱　白术　生地各一钱五分　川芎八分　人参一钱　甘草　陈皮各四分　半夏（油炒）六分　柴胡　升麻各四分

【主治】妊娠转胞。气虚胎压尿胞，淋闭不痛，或微痛。

【备考】《胎产心法》本方用法：姜一片，水煎服。

01073 二陈双核饮（《玉案》卷五）

【组成】陈皮　青皮（醋炒）　橘核（炒）　荔枝核（炒）各二钱　甘草五分　乳香　白茯苓　半夏　没药　大茴香各八分

【用法】加生姜五片，水煎服。

【主治】疝气，遇劳碌、风寒即发，外肾肿大坠痛。

01074 二陈平胃汤（《观聚方要补》卷一引《简明医要》）

【组成】二陈汤合平胃散加枳实　神曲　山楂

【主治】胸膈痞塞，吞酸嗳气，恶心呕逆。

01075 二陈平胃散（《症因脉治》卷二）

【异名】苍朴二陈汤、平胃二陈汤。

【组成】熟半夏　白茯苓　广皮　甘草　熟苍术　厚朴

【主治】食积咳嗽，每至五更嗽发，嗽至清晨，吐痰味甜，胸满闷，脉沉滑；痰积泄泻，或泻或止，或多或少，或下白胶如蛋白，腹中漉漉有声，或如雷鸣，或两胁攻刺作痛，或因泄泻，水液偏渗大肠，小便不利，胃有痰饮者，及食滞中宫，内伤呃逆；湿热呕吐，满闷恶心者。

01076 二陈平胃散（《嵩崖尊生》卷七）

【组成】半夏　陈皮　炒栀　苍术　厚朴　酒芩　酒连　甘草

【主治】脐腹疼痛属热者，时痛时止，口干舌燥，小便赤涩，肛门如烧。

【加减】便秘，加大黄、白芍、当归、甘草。

01077 二陈平胃散（《嵩崖尊生》卷七）

【组成】半夏　茯苓　陈皮　炙草　苍术　厚朴　山楂　神曲　麦芽　砂仁　草果　枳实

【主治】宿食不消，脐腹作痛，得便痛稍减，吞酸，面黄，脉弦者。

01078 二陈四七汤（《症因脉治》卷四）

【组成】茯苓　陈皮　甘草　苏梗　厚朴　制半夏

【主治】气结痰凝腹痛，胸腹胀满，痛应心背，失气则痛减，气闭则痛甚，服破气之药稍减，服补气之药愈痛，脉沉者。

01079 二陈芎归汤（《医学入门》卷八）

【组成】半夏　陈皮　赤茯苓　甘草　人参　阿胶　五味子　细辛各五分　白芍　川芎　当归各一钱

【用法】加生姜，水煎，温服。

【主治】虚劳少血，津液内耗，心火炎肺，咳嗽咯血，及血不荣肌肉，动则毛寒咳嗽。

01080 二陈芎苍丸（《脉因症治》卷上）

【组成】二陈汤加台芎　苍术　香附　白芷　姜汁

【主治】清痰腹痛，脉滑者。

01081 二陈竹茹汤（《伤寒大白》卷三）

【组成】熟半夏　白茯苓　广皮　甘草　竹茹　枳壳　桔梗

【主治】痰凝气滞之呃逆，右脉滑大者。

01082 二陈导痰汤（《伤寒大白》卷一）

【组成】二陈汤　导痰汤

【用法】水煎服。

【功用】涤痰化滞。

【主治】项强而兼胸满口噤，介齿不语，脉滑有力者。

01083 二陈导痰汤（《伤寒大白》卷二）

【组成】半夏　南星　枳实　赤茯苓　橘红　甘草　石菖蒲

【主治】因痰成疟。寒热似疟，发时胸前或满，或热，或嘈，或痛，或恶心呕吐者。

【加减】外感表邪，加羌活、柴胡、干葛；里有积热，加山栀、黄连、白豆蔻、厚朴。

01084 二陈羌防汤（《症因脉治》卷二）

【组成】半夏　白茯苓　广皮　甘草　羌活　防风

【功用】燥湿理脾化痰。

【主治】湿痰证。身或热或不热，体重足酸，呕而不渴，胸膈满，时吐痰，身体软倦，脉沉滑者。

01085 二陈羌芩汤（《伤寒大白》卷一）

【组成】二陈汤加羌活　黄芩

【主治】内有痰饮热结，外冒风热，以致项背强直，不能回顾，右脉数大者。

01086 二陈消核汤（《外科百效》卷二）

【组成】陈皮　半夏　茯苓　防风　白芷　贝母　天麻　夏枯草　山慈姑　连翘　海藻　枳实　黄芩　桔梗　前胡

【用法】水煎服。

【主治】痰、气二核，瘰疬初起者。

01087 二陈理中汤（《片玉痘疹》卷八）

【组成】人参　白术　陈皮　白茯苓　半夏

【用法】生姜为引，水煎服。

【主治】痘疮，因伤冷物，受寒气而呕吐者。

01088 二陈菖蒲汤（《症因脉治》卷一）

【组成】半夏　广皮　白茯苓　甘草　石菖蒲

【主治】外感遗尿，痰凝中脘，身体发热，神志不清，便色黄赤，右脉滑实者。

01089 二陈越鞠汤（《保命歌括》卷二十）

【组成】二陈汤少加苍术　白术　山栀仁（炒）　生姜　抚芎

【用法】水煎服。

【主治】肥人嘈杂。

01090 二陈摄本散（《绛囊撮要》）

【组成】陈棕榈（烧存性）　陈阿胶各等分

【用法】上为末。每服三钱，酒送下。即止。

【主治】血崩不止。

01091 二妙地黄丸（《冯氏锦囊》卷十一）

【组成】熟地黄八两（微火焙燥）　山茱萸四两（去核，酒拌炒）　牡丹皮四两（焙）　白茯苓三两（焙）　怀山药四两（炒黄）　汉泽泻三两（淡盐水拌，晒干，炒）　川黄柏七钱　熟附子五钱（二味盐、酒同浸一宿，各拣开，黄柏炒褐色，附子焙燥）　茅山苍术二两（切大块，米泔水浸透，切片，黑芝麻拌，炒黄）

【用法】上为细末，用金石斛四两，煎浓汁，入白蜜二十两，同炼为丸。每早、晚食前白汤送服三钱。

【主治】湿热内郁而为便浊。

【宜忌】忌食酒、面、鸡、鱼、湿热炙煿之物。

【加减】如湿多热少，用附子七钱，黄柏五钱；如湿少热多，用附子五钱，黄柏七钱。

01092 二妙苍柏散

《杂病源流犀烛》卷二十九。为《得效》卷九"苍术散"之异名。见该条。

01093 二妙种子丸（《仙拈集》卷三引《简易方》）

【组成】覆盆子（去蒂，炒过，酒蒸）　蛇床子（去壳，取净仁，微炒）各八两

【用法】上为末，炼蜜为丸，如梧桐子大。每服二钱，空心白汤送下。

【功用】种子。

01094 二妙香连丸（《良朋汇集》卷一）

【组成】木香一两　黄连二两（吴茱萸五钱，入水同黄连泡一夜，去水炒干，去吴萸不用）

【用法】上为末，粟米面糊为丸，如梧桐子大。每服七十丸，食前开水送下。

【主治】赤白痢疾。

【加减】如痢初起，宜推荡积滞，本方加大黄一两，槟榔一两，为末，加入前香、连另和丸，亦每服七十丸，开水送下一二服；如痢久，依前本方加肉豆蔻一两，鸡蛋清炒，为末，入香、连仍另和丸，开水送下一二服，即止。

01095 二妙香良散

《医学入门》卷七。为《医说》卷三引《类编》"一服饮"之异名。见该条。

01096 二妙趁痛

《万氏家抄方》卷五。为《产育宝庆集》"趁痛散"之异

01097 二苓二术汤（《医方简义》卷二）

【组成】白术二钱　苍术一钱　白茯苓三钱　赤茯苓三钱　陈皮一钱　天仙藤二钱　通草一钱　草豆蔻一钱

【用法】水煎服。

【主治】湿证。

【加减】如湿邪上受，而为外湿者，加羌活、独活、防己各一钱五分；如湿自下受，而为内湿者，加木瓜、淡附片各二钱；如湿伤脾阳，泄泻，小便短涩者，加淡干姜、川连各八分；欲呕，加姜半夏一钱五分；欲暖，加厚朴一钱，代赭石一钱；挟食，加槟榔、枳实（炒）各二钱；腰重，加防己，生黄耆各二钱；湿注小肠，淋痛者，加琥珀八分，猪苓、滑石各三钱；肿而脉涩者，加姜三片，淡附片二钱，车前子（炒）三钱；痰多，加竹茹一丸大。

01098 二苓化毒汤（《辨证录》卷十三）

【组成】白茯苓一两　土茯苓二两　金银花二两　当归一两　紫草三钱　生甘草二钱

【用法】水、酒各半，煎服。

【功用】补血泻毒。

【主治】杨梅疮，遍体皆烂，疼痛非常。

01099 二苓清利饮（《杂病源流犀烛》卷九）

【组成】生地　麦冬　茯苓　牡蛎　泽泻　甘草　猪苓　黄芩　黄柏　车前子

【主治】男子白浊，茎中大痛，便赤口渴，脉来滑数者。

01100 二苓槐膏汤（《辨证录》卷七）

【组成】石膏　猪苓　槐米各三钱　茯苓五钱　防己五分　黄芩一钱

【用法】水煎服。

【主治】阳明痉症。感湿热之气，复感风邪，手足牵引，肉瞤胸胀，低头视下，肘膝相构

01101 二转杏林丹（《灵药秘方》卷下）

【组成】盐　矾　皂矾　消　汞各一两

【用法】上为末，入罐，升打三炷香，取药；加入明雄、朱砂、硫黄各五钱，硼砂三钱，硇砂一钱，研匀入罐，再打三炷香，取药；配入乳香、没药、儿茶、血竭各一钱，麝香一分五厘，枣肉为丸，如绿豆大，收固用。凡痔瘘服十丸，小儿痞块服三丸，肿毒杨梅服五丸，俱黄酒送下。

【主治】痔瘘，肿毒，杨梅，一切疮毒，小儿痞块。

【加减】如搽一切疮毒，取药一两，入草乌末一钱，用猪胆汁或鹅胆汁调搽。

01102 三炁灵砂丹（《惠直堂方》卷一）

【组成】水银一斤　硫黄四两

【用法】入锅炒断星，入阳城罐升打五香，开出成束针纹赤色为佳，桑灰醋淋汁煮，制米糊丸，如芥子大。每服三分或一分。常服，每用人参汤空心送下，或枣汤送下，疝气，木肾偏坠肿痛，茴香汤送下；白浊遗精，白茯苓汤送下；虚劳咳嗽，生姜、乌梅、苏梗汤送下，腰腹满痛，莪术汤送下；盗汗、溺多，煅牡蛎少许煎送下；疟疾不已，桃、柳枝汤送下；吐逆翻胃，丁香、藿香汤送下；中风痰厥，面青，木香汤送下；走注风痛，遍身作痛，葱白汤送下；脚膝痛，木瓜汤送下；气滞，生姜、陈皮汤送下；妇人血气作痛，延胡索、五灵脂、酒、醋各半送下；小儿慢惊沉困，胃虚呕吐，神脱，

人参、丁香汤送下。

【功用】升降阴阳，和五脏，助元气，下逆气，扶危救急。

【主治】诸虚痼冷，厥逆，及上盛下虚，痰涎壅盛者。

【宜忌】孕妇忌服，胃虚呕吐，霍乱，肺热生痰，心虚有火，神魂不宁者，俱不可用。

01103 二味牛膝酒（《圣济总录》卷八十四）

【组成】生牛膝　生地黄各半斤（净洗，控干，切，晒两日）

【用法】上药和捣如泥，作团，以纸裹，外更以黄泥固济，微火炙，勿令泥有裂处，待干，即于地炉中灰火养半日，次以炭火渐渐烧之，烧一复时，取出候冷，去泥纸，捣罗为散。每服五钱匕，酒一盏半，以瓷器煎至七分，和滓食前顿服。

【主治】脚气极冷，着厚绵衣，盖覆不觉暖者。

01104 二味左金丸

《全国中药成药处方集》（天津方）。为《丹溪心法》卷一"左金丸"之异名。见该条。

01105 二味沉附汤

《景岳全书》卷五十八引《全集》。为《魏氏家藏方》卷六"沉香附子汤"之异名。见该条。

01106 二味苦参丸

《普济方》卷一一六。即《局方》卷一（续添诸局经验秘方）"苦参丸"。见该条。

01107 二味拔毒散

《金鉴》卷六十二。为《外科大成》卷一"二味消毒散"之异名。见该条。

01108 二味败毒散

《药奁启秘》。为《外科大成》卷一"二味消毒散"之异名。见该条。

01109 二味参苏饮

《医方类聚》卷二三五引《管见良方》。为《妇人良方》卷二十二引胡氏方"参苏饮"之异名。见该条。

01110 二味枳术丸

《北京市中药成方选集》。即《内外伤辨》卷下引张洁古方"枳术丸"。见该条。

01111 二味香连丸

《全国中药成药处方集》（青岛方）。为《局方》卷六（吴直阁增诸家名方）"大香连丸"之异名。见该条。

01112 二味香茸丸（《普济方》卷二一九引《十便良方》）

【组成】鹿茸十两　麝香一两

【用法】上先将鹿茸为细末，后入麝香同拌匀，以山药二两，酒煮为糊，丸如梧桐子大。每服三十丸，空心米饮送下。

【功用】补虚益阳。

01113 二味独活酒

《圣济总录》卷八十四。为《圣惠》卷四十五"附子酒"之异名。见该条。

01114 二味桔梗汤

《中国医学大辞典》。为《伤寒论》"桔梗汤"之异名。见该条。

01115 二味消风散

《景岳全书》卷五十六。为《医统》卷五十五"消风散"之异名。见该条。

01116 二味消毒丸

《杏苑》卷三。为《古今医鉴》卷九"姜黄丸"之异名。见该条。

01117 二味消毒散（《外科大成》卷一）

【异名】二味拔毒散（《金鉴》卷六十二）、二味败毒散（《药奁启秘》）。

【组成】白矾一两　明雄黄二钱

【用法】上为末。茶清调化,鹅翎蘸扫患处。

【功用】❶《浙江中医杂志》(1958;12;封三):杀菌化腐,燥湿敛疮。❷《中药成药制剂手册》:除湿止痒。

【主治】风湿热毒引起的疮疡、湿疹,红肿痒痛,及毒虫咬伤。

❶《外科大成》:热疖、疿、痤、疥、疹、风湿痒疮。❷《疡科遗编》:喉袋蛇缠,湿热时毒。❸《验方新编》:毒虫咬伤。❹《中药成药制剂手册》:湿毒引起的疮疡,红肿痛痒流水,及湿疹,慢性中耳炎。❺《中医皮肤病学简编》:皮炎、疮疹。

【临床报道】❶ 麻风神经痛:《浙江中医杂志》[1958;(12):封三]山东省北坛医院采用浓茶汁调二味拔毒散外治80例麻风神经痛,收到了良好效果。一般在敷药10～15分钟后,疼痛基本消失,局部仅留有轻度胀感,24小时后将药解除,胀大的神经已显著变细变软。80例中,经敷贴一次治愈的有66例(占82.5%),敷贴两次治愈的有13例(占16.25%),只一例敷贴四次,疗效达100%。❷ 风毒肿:《江苏中医》[1965;(3):38]以雄黄、明矾各等分,共研极细末,与野菊花根捣汁拌匀如糊,涂于风毒肿之浮肿部,日搽二至三次,治疗轻、中、重三型之风毒肿36例,除2例未坚持治疗外,均愈。

01118 二味通汗散

《外台》卷三十六。即《千金》卷五"二物通汗散"。见该条。

01119 二味黑锡丹

《饲鹤亭集方》。为《医部全录》卷一五四"黑锡丹"之异名。见该条。

01120 二味隔纸膏（《景岳全书》卷六十四）

【异名】二圣膏（《仙拈集》卷四）。

【组成】石膏（煅）　枯矾各等分

【用法】上为末,用桐油调成膏,作隔纸膏贴之。更服荆防败毒散,如数剂不愈,再服黄耆人参汤。

【主治】臁疮,湿毒疮。

01121 二物乌头煎

《千金》卷十六。即《金匮》卷上"乌头煎"。见该条。

01122 二物石膏汤（《千金》卷五）

【异名】石膏汤（《圣济总录》卷一七四）。

【组成】石膏一块（如鸡子大,碎）　真珠一两

【用法】水二升,煮石膏五六沸,纳真珠,煮取一升,稍稍分服之。

【主治】少小中风,手足拘急。

01123 二物驴毛散（《千金》卷五）

【组成】驴毛一把（背前交脊上会中拔取）　麝香二豆大

【用法】上以乳汁和,铜器中微火煎令焦熟,取出研末。小儿不能饮,以乳汁和之,苇筒贮,泻著咽中,然后饮乳,令入腹。

【主治】少小、新生中风。

01124 二物烧发散（《千金》卷五）

【组成】人囟上发十茎　儿衣带少许

【用法】合烧灰,研细末。和乳饮儿。

【主治】❶《千金》:小儿客忤。少小见人来,卒不佳,腹中作声者。❷《圣惠》:人气卒中儿,昏迷,腹中作声。

01125 二物通汗散（《千金》卷五）

【组成】雷丸四两　粉半斤

【用法】上药治下筛。以粉儿身。

【主治】少小有热不汗。

【备考】本方方名,《外台》卷三十六引作"二味通汗散"。

01126 二制黄连膏（《万氏家抄方》卷三）

【组成】鸡爪黄连不拘多少（切碎,洗净）

【用法】先将姜一大块切作两片,挖空,将黄连入姜内,以绵缚之,湿纸包,略煨少时,纸焦为度,以红枣去核,将黄连盛入枣内,少加矾末,亦以湿纸包,仍入慢火煨熟,待矾化,取出黄连,浸乳内点之。

【主治】风热眼眦粘涩等眼疾。

01127 二金泻热汤（《洞天奥旨》卷七）

【组成】金钗石斛二钱　茯苓五钱　泽泻二钱　白术二钱　贝母二钱　车前子二钱　牛膝一钱　金银花二两　黄柏二钱　防己五分　生甘草一钱

【用法】水数碗,煎一碗,空腹服。

【主治】膞上生疳。

01128 二炒苍柏散

《医学入门》卷七。为《得效》卷九"苍术散"之异名。见该条。

01129 二姓不传散

《百一》卷七。为《洪氏集验方》卷三"普救散"之异名。见该条。

01130 二参还睛汤（《张皆春眼科证治》）

【组成】人参1.5克　元参　熟地　当归　酒白芍　旱莲草　麦门冬　车前子各9克

【功用】补肝肾以益精血,健脾胃以养瞳神。

【主治】肝肾两亏,或脾胃虚弱,精气不能上荣,或肝经风热,耗伤精汁,睛珠失濡所致圆翳内障。

01131 二香三建汤（《袖珍》卷一引《济生》）

【异名】三建二香汤（《法律》卷三）。

【组成】天雄　附子　川乌各一两（生用）　木香半两（不见火）　沉香（旋磨水）

【用法】上㕮咀。每服四钱,水二盏半,加生姜十片,煎七分,温服。

【功用】《法律》:逐阴救阳。

【主治】中风虚极,言语謇涩,手足偏废,六脉俱微者。

【方论选录】《法律》:此方天雄、附子、乌头,同时并用其生者,不加炮制,惟恐缚孟贲之手,莫能展其全力耳。必因其人阴邪暴甚,埋没微阳,故用此纯阳无阴,一门三将,领以二香,直透重围,驱逐极盛之阴,拯救将绝之阳。

【备考】《永类钤方》:虚极气乏,天雄、附子、川乌宜炮熟用。

01132 二香三棱丸（《圣济总录》卷七十三）

【组成】丁香 木香各一两 京三棱（煨，锉） 鸡爪三棱 石三棱各三分 硇砂（研） 牵牛子（炒） 大黄（炮） 蓬莪术（炮）各半两 槟榔（锉）一两 巴豆五十个（去皮心，出油七分，细研） 乌梅肉（焙干）二两

【用法】上为末，再研匀，酒煮面糊为丸，如绿豆大。每服五丸至七丸，食后陈橘皮汤送下。

【主治】疢癖结块，面黄肌瘦，心腹引痛，不欲饮食，宿滞冷痰。

01133 二香内托散（《外科图说》卷三）

【组成】人参 黄耆 当归 川芎 芍药 甘草 乳香 乌药 防风 官桂 厚朴 桔梗

【用法】加生姜三片，大枣一个，水煎，温服。

【主治】蝼蛄三窜肿痛。

01134 二香化积丸（《袖珍》卷三）

【组成】大乌梅八个（去核，炒） 巴豆十六个（微去油） 胡椒（大者）十五粒 陈皮 青皮 缩砂仁各半两 丁香一钱

【用法】上为末，米醋糊为丸，如绿豆大。每服九丸，食前冷姜汤送下。

【主治】诸食积。

【备考】《奇效良方》有木香一钱。

01135 二香青蟾丸（《卫生总微》卷十二）

【组成】母丁香三个 麝香半字 青黛一分 蟾一只（去肠肚，炙令焦黄）

【用法】上为细末，煮浆水饭为丸，如粟米大。温水送下三丸，不拘时候。

【主治】久疳积热，面青口干，咬甲挦眉，爱食盐土，咳嗽，肚大青筋，柴瘦尪羸。

01136 二香定痛散（《便览》卷三）

【组成】广木香 小茴香 川楝子肉各等分

【用法】上为末。每服二钱，热酒调下。连三服。

【主治】疝病。

01137 二香养胃丸（《杨氏家藏方》卷六）

【组成】丁香一分 木香一分 陈橘皮（去白） 益智子 缩砂仁 甘草 肉桂（去粗皮） 槟榔 肉豆蔻（面裹，煨熟）各半两 青橘皮（去白）四钱 干姜（炮）三钱

【用法】上为细末，炼蜜为丸，每一两作十丸。每服一丸或二丸，食前细嚼，热汤送下。

【主治】脾胃不和，心下虚痞，不思饮食，呕吐痰逆，噫气吞酸，口苦无味，嗜卧体重，腹胁刺痛。

01138 二香黄连散（《医学入门》卷四）

【组成】藿香 厚朴 半夏 茯苓 陈皮 扁豆 香薷各一钱 黄连 泽泻各八分 甘草三分

【用法】水煎，加姜汁一匙，温服。

【主治】伏暑霍乱暴吐，烦乱躁闷，或肚腹疼痛，冷汗自出，尺脉沉，手足冷。

【加减】呕多者，倍姜汁。

01139 二神交济丹（《医学入门》卷七）

【组成】茯神 薏苡仁各三两 酸枣仁 枸杞 白术 神曲各二两 柏子仁 芡实 生地 麦门冬 当归 人参 陈皮 白芍 白茯苓 砂仁各一两

【用法】上为末，用熟水四盏，调炼蜜四两，煮山药末四两，为丸如梧桐子大。每三五十丸，米饮送下。

【主治】虚劳，心脾肾三经虚者。

【加减】血虚甚，去芍，加鹿茸；脾亏甚，去地黄，加五味子。

01140 二益双补膏（《医方类聚》卷一五三引《经验秘方》）

【组成】甘松（去土，净） 藁本（去土梗，净） 吴茱萸 三奈子（面裹烧） 零陵香 白芷 母丁香 官桂 赤石脂 藿香叶 檀香 麝香 明白矾（炼去雪） 韶脑 细辛 紫梢花 干姜（去皮，灰炮） 乌鱼骨各二钱

【用法】上为极细末，炼蜜为丸，如O大。日换二服，服两旬定有孕，见效勿用。

【主治】男子下焦虚寒，阳气衰惫；妇人子宫久冷，年远无孕，赤白带下。

【备考】用法中"O"表示丸之大小。

01141 二黄三白丸（《明医指掌》卷九）

【组成】扁柏（酒蒸）五钱 黄柏（炒）五钱 香附（醋炒）一两 白芍药（炒）一两 白术（炒）一钱 黄连（炒）五钱 椿皮（炒）二两 白芷（煅存性）二两

【用法】上为末，粥为丸，如梧桐子大。每服七十丸，米汤送下。

【主治】白带因七情所伤，脉数者。

01142 二黄三白汤（《妇科玉尺》卷五）

【组成】酒扁柏 川连 黄柏各五钱 醋香附 白石脂 白术 白芍各一两 椿白皮二两

【主治】阴虚烦热，赤白带下；或七情所伤，脉数带下，属热者。

01143 二黄矾香散（《洞天奥旨》卷十引《医方摘要》）

【组成】皂矾末一两（日晒夜露） 雄黄二钱 硫黄一钱 乳香 没药各一钱

【用法】上为末。先以皂矾一两煎汤浸洗，后搽此药。

【主治】妇人趾甲生疮，恶肉突出，久不愈。

01144 二黄犀角散

《医方大成》卷九引汤氏方。为《圣惠》卷八十二"犀角散"之异名。见该条。

01145 二黄解毒汤（《外科真诠》卷上）

【组成】黄耆三钱 黄柏一钱 茯苓三钱 米仁三钱 红花一钱 荆芥一钱 甘草七分

【用法】乌桕根三钱为引，水煎，内服。外搽大风膏，或用夹纸膏外贴。

【主治】裙边疮，生妇女内外踝骨之上，极其缠绵，日久不愈者。

01146 二葛四黄散（《梅疮新书》）

【组成】大黄三钱 黄连 黄芩 当归 芍药 葛粉各二钱 葛根 黄柏各一钱半 轻粉（煅） 甘草各五分

【用法】上为细末。以土茯苓汤之类送服，日服三四钱。

【主治】杨梅结毒，筋骨疼痛。

【备考】煅轻粉法：用土器盛轻粉，不以多少，生纸封口，敷糊于纸缘，粘着于土器口外，使粉不飞，乃上火；别设一水器，浸指于水中，弹溅盖纸上，候水痕燥，覆纸紧张，而又弹溅，凡如此五十遍，离火，安地上去火毒，取出听用。

用此煅炼之法，则治效如神，且口中不会糜烂。

01147 二紫蒲公汤（《洞天奥旨》卷七）

【组成】茯苓三钱　薏仁一两　紫花地丁五钱　牛膝三钱　蒲公英五钱　贝母二钱　紫背天葵三钱　当归五钱　生甘草二钱

【用法】水煎服。初起者，三剂即愈。

【主治】筋疽、膀疽、足疽之阳症。

01148 二十号损象方

《杂病源流犀烛》卷二十一。为《痧胀玉衡》卷下"圆红散"之异名。见该条。

01149 二加减正气散（《温病条辨》卷二）

【组成】藿香梗三钱　广皮二钱　厚朴二钱　茯苓皮三钱　木防己三钱　大豆黄卷二钱　川通草一钱五分　薏苡仁三钱

【用法】水八杯，煮取三杯，三次服。

【主治】湿温。湿郁三焦，脘闷便溏，身痛舌白，脉象模糊。

01150 二母安嗽糖浆

《成方制剂》13 册。即《天津市中成药规范》"二母安嗽片"改为糖浆剂。见该条。

01151 二百味花草膏（《医说》卷四引《癸志》）

【异名】二百花草膏（《一草亭》）。

【组成】羖羊胆（去其中脂）

【用法】上药满填好蜜，拌匀蒸之，候干即入瓶，研细为膏，以匙抄少许入口。

【主治】烂缘血风。病目两睑间赤湿流泪，或痛或痒，昼不能视物，夜不可近灯光。

【方论选录】❶《医方考》：内热则睑赤，肝热则出泣，微热则痒，热盛则痛，或痛或痒，皆火之故也。气热则神浊昏冒，故令昼不能视物；阳胜者恶火，故令不可近灯光，此《经》所谓天明则日月不明，邪害空窍也。羖羊胆，苦物也，足以胜热；蜜，润物也，足以济水。然曰入口，不曰入眼，则固服食之剂耳！用之者，使频频噙之，药力相续为良。❷《医方集解》：此足少阳、厥阴药也。羊胆苦寒，益胆泻热；蜂蜜甘润，补中缓肝，曰二百味花草膏者，以羊食百草，蜂采百花也。

【临床报道】烂缘血风：福州人病目，两睑间赤湿流泪，或痛或痒，昼不能视物，夜不可近灯光，兀兀痴坐。其友赵谦子春语之曰：是为烂缘血风，我有一药，正治此疾，名曰二百味花草膏。病者惊曰：用药品如是，世上方书所未有，岂易遽办？君直相戏耳！赵曰：我适间有药，当以与君。明日携一钱匕来，坚凝成膏，使以匙抄少许入口，一日泪止，二日肿消，三日痛定，豁然而愈。

01152 二百味花草膏（《医统》卷六十一）

【组成】羖羊胆一具（饭上蒸熟）　石蜜（炼成珠）

【用法】上药入胆汁研成膏，朱砂末少许同研。食后临卧，每挑一掠如豆大，口中含咽，外点内眦角。

【主治】一切眼疾。

01153 二陈加芎归汤（《万氏女科》卷一）

【异名】芎归二陈汤（《会约》卷十四）。

【组成】陈皮　白茯　归身　川芎　香附（童便炒）　枳壳各一钱　半夏八分　甘草五分　滑石二分

【用法】加生姜为引，水煎服。

【主治】妇人体肥，痰碍经隧，经水来少者。

01154 二陈加枳壳汤（《丹溪心法》卷五）

【组成】二陈汤加枳壳

【主治】小儿痘疮，胸腹胀满者。

【备考】《准绳·幼科》：枳壳、半夏、茯苓、甘草、陈皮各等分，锉。每用三钱，姜二片，水煎服。

01155 二味谷精草散

《保婴撮要》卷十八。为《小儿痘疹方论》"谷精草散"之异名。见该条。

01156 二味茯苓粉散

《外台》卷三十六。即《千金》卷五"二物茯苓粉散"。见该条。

01157 二物大乌头煎

《外台》卷七。即《金匮》卷上"乌头煎"。见该条。

01158 二物茯苓粉散（《千金》卷五）

【组成】茯苓　牡蛎各四两

【用法】上药治下筛，以粉八两，合捣为散。有热辄以粉，汗即自止。

【主治】❶《千金》：少小头汗。❷《普济方》：小儿盗汗不止。

【备考】本方方名，《外台》引作"二味茯苓粉散"。

01159 二神加木香丸

《准绳·类方》卷六。为《朱氏集验方》卷六"枣肉丸"之异名。见该条。

01160 二十一号暧象方

《杂病源流犀烛》卷二十一。为《痧胀玉衡》卷下"救苦丹"之异名。见该条。

01161 二十二号履象方

《杂病源流犀烛》卷二十一。为《痧胀玉衡》卷下"独活红花汤"之异名。见该条。

01162 二十二味虎睛丸（《颅囟经》卷上）

【异名】虎睛丸（《普济方》卷三七七）。

【组成】虎睛一只（生眼佳，晒干，酒浸令黄色）　珍珠　蜂房各三钱　麻黄二分（去节）　钩藤三分　铁精　防葵　大黄　子芩　龙齿　银屑　栀子仁　羌活各四分　柴胡　升麻　白鲜皮　雷丸（烧令赤）　人参各三分　细辛一分半　蛇皮五寸（炙）　石膏五分　蚱蝉四枚（去翅足，炙）

【用法】上为末，炼蜜为丸，如赤豆大。四五岁五丸，大儿十丸，浓煎米饮送下，每日二次。

【主治】孩子从一岁至大，癫发无时，口出白沫，小便淋沥不利。

【宜忌】忌生冷、油腻。

01163 二十七号解象方

《杂病源流犀烛》卷二十一。为《痧胀玉衡》卷下"如圣散"之异名。见该条。

01164 二十七味定坤丸（《中国药典》2010 版）

【异名】定坤丸。

【组成】西洋参60 克　白术18 克　茯苓30 克　熟地黄30 克　当归24 克　白芍18 克　川芎18 克　黄芪24 克　阿胶18 克　醋五味子18 克　鹿茸（去毛）30 克　肉

桂12克　艾叶(炒炭)60克　杜仲(炒炭)24克　续断18克　佛手12克　陈皮18克　姜厚朴6克　柴胡18克　醋香附12克　醋延胡索18克　牡丹皮18克　琥珀12克　醋龟甲18克　地黄30克　麦冬18克　黄芩18克

【用法】上制成丸剂。口服。小蜜丸一次40丸，大蜜丸一次1丸，一日2次。

【功用】补气养血，舒郁调经。

【主治】冲任虚损，气血两亏，身体瘦弱，月经紊乱，行经腹痛，崩漏不止，腰酸腿软。

【宜忌】孕妇忌服。

01165 二十八号恒象方

《杂病源流犀烛》卷二十一。为《救偏琐言·备用良方》"和脾宣化饮"之异名。见该条。

01166 二十九号升象方

《杂病源流犀烛》卷二十一。为《痧胀玉衡》卷下"苏木散"之异名。见该条。

01167 二十三号中孚方

《杂病源流犀烛》卷二十一。为《痧胀玉衡》卷下"红花汤"之异名。见该条。

01168 二十五号震象方

《杂病源流犀烛》卷二十一。为《痧胀玉衡》卷下"冰硼散"之异名。见该条。

01169 二十五味松石丸(《中国药典》2010版)

【组成】松石50克　珍珠10克　珊瑚40克　朱砂20克　诃子肉50克　铁屑(诃子制)100克　余甘子50克　五灵脂膏40克　檀香40克　降香40克　木香马兜铃50克　鸭嘴花50克　牛黄5克　木香60克　绿绒蒿50克　船形乌头40克　肉豆蔻20克　丁香25克　伞梗虎耳草50克　毛诃子(去核)5克　天竺黄35克　西红花5克　木棉花35克　麝香0.25克　石灰华35克

【用法】上制成丸剂。开水泡服。一次1克，一日1次。

【功用】清热解毒，疏肝利胆，化瘀。

【主治】肝郁气滞，血瘀，肝中毒，肝痛，肝硬化，肝渗水及各种急、慢性肝炎和胆囊炎。

01170 二十五味治损丸

《医统》卷七十九。为《奇效良方》卷五十六"二十五味药"之异名。见该条。

01171 二十五味珍珠丸(《中国药典》2010版)

【组成】珍珠　珍珠母　肉豆蔻　石灰华　红花　草果　丁香　降香　豆蔻　诃子　檀香　余甘子　沉香　肉桂　毛诃子　螃蟹　木香　冬葵果　荜茇　志达萨增　金礞石　体外培育牛黄　香旱芹　西红花　黑种子草　人工麝香　水牛角

【用法】上制成丸剂。开水泡服。一次1克，一日1~2次。

【功用】安神开窍。

【主治】中风，半身不遂，口眼歪斜，昏迷不醒，神志紊乱，谵语发狂等。

01172 二十五味珊瑚丸(《中国药典》2010版)

【组成】珊瑚75克　珍珠15克　青金石20克　珍珠母50克　诃子100克　木香60克　红花80克　丁

香60克　沉香70克　朱砂30克　龙骨40克　炉甘石25克　脑石25克　磁石25克　禹粮土25克　芝麻40克　葫芦30克　紫菀花45克　獐牙菜80克　藏菖蒲50克　榜那45克　打箭菊75克　甘草75克　西红花25克　人工麝香2克

【用法】上制成丸剂。开水泡服。一次1克，一日1次。

【功用】开窍，通络，止痛。

【主治】"白脉病"，神志不清，身体麻木，头昏目眩，脑部疼痛，血压不调，头痛，癫痫及各种神经性疼痛。

01173 二十五味流气饮(《人己良方》)

【组成】荆芥穗一钱　川连三钱　归尾五分　黄柏五分　苦参二钱　连翘五分　地肤子二钱　防风一钱　独活一钱　羌活一钱　银花二钱　生地三钱　地骨皮二钱　鲜皮二钱　角刺一钱　丹皮二钱　滑石一钱　细辛一钱　寒水石二钱　牛子二钱　枳壳二钱　黄芩一钱五分　土茯苓一斤　川牛膝一钱五分　甘草节一钱五分

【用法】先将土茯苓切碎，用水一大锅，先煎，后入各药再煎至两大碗，分两次服之。须要连服，不可间服。

【主治】鱼口便毒，疳疔顽癣。

01174 二十六号豫象方

《杂病源流犀烛》卷二十一。为《痧胀玉衡》卷下"荆芥银花汤"之异名。见该条。

01175 二十四号渐象方

《杂病源流犀烛》卷二十一。为《痧胀玉衡》卷下"陈皮厚朴汤"之异名。见该条。

01176 二十四味万灵丸(《博济》卷四)

【组成】人参半两　茯苓三分(去皮)　当归　官桂(去皮)　吴白芷　细辛　木香　牛膝　左山寒水石　藁本　麻黄(去节)　甘草(炙)　兰香菜(如无菜，只用子亦得)　防风　桔梗　赤参　芎䓖　黑附子(炮)　蝉蜕各半两(去土)　芍药　牡丹皮各三分　马鸣退一两(炙)　沉香一分　石苃黄一分

【用法】上为细末，炼蜜为丸，如弹子大。每日空心用酒化服一丸。若死在腹中，不过三丸，生下死胎；生衣不出，一丸便出；产后腹内绞痛，绕脐下如刀刺者，一丸便止；产前产后赤白痢，并带下及呕逆，心气烦满，服一丸立愈；如怀胎入产月，但一日一服，至生产时，不觉痛；产前伤寒中风，体如板者，用热煎麻黄汤送下一丸，立止。

【主治】妇人产前产后诸疾，并三十六种冷血风气等病。

01177 二十四味飞步散(《回春》卷五)

【组成】当归　白芷　赤芍　牛膝(酒洗)　杜仲(姜汁炒)　木瓜　茯苓(去皮)　骨碎补　乌梅　何首乌　川续断　破故纸　小茴香(盐水炒)　独活　桑寄生　五加皮　苍术(米泔浸)　陈皮　防风(去芦)　天麻各一两　川芎　槟榔　半夏(姜汁炒)各五钱　甘草三钱

【用法】上锉。加生姜三片，水煎，入酒一半，空心热服；或用好酒五壶，煮前药服之。

【主治】下元虚损，脚膝酸软、疼痛，并寒湿风气，麻木不仁，及打伤跌损，行步艰辛。

【宜忌】忌生冷。

01178 二十四味风胜饮

《疡医大全》卷三十四引《说约》。为《回春》卷八"二十四味风流饮"之异名。见该条。

01179 二十四味风流饮（《回春》卷八）

【异名】二十四味风胜饮（《疡医大全》卷三十四引《说约》）。

【组成】防风 荆芥 连翘 白芷梢 归尾 川芎 赤芍 黄芩 黄连 栀子 地骨皮 五加皮 白鲜皮 木通 木瓜 苦参 金银花 皂角刺 薏苡仁 蝉退 僵蚕 黄柏 白蒺藜 甘草 土茯苓（白实者）三斤

【用法】上锉，作五十剂。每日服二剂，水煎服。

【主治】梅毒天泡，毒发出者。

【宜忌】忌牛肉、烧酒，盐宜炒过，食则不生癣。

【加减】上部疮多，倍用川芎；下部疮多，倍用木通；疮痛加羌活、独活；体弱加人参、茯苓，去栀子。

【备考】甘草以上诸药用量原缺。

01180 二十四味败毒散（《景岳全书》卷五十一）

【组成】当归 川芎 生地 熟地 芍药 牛膝 防风 荆芥 白芷 防己 忍冬 桔梗 羌活 独活 白鲜皮 薏仁 连翘 木通 陈皮 粉草 黄柏 知母 栀子 黄连

【用法】上每贴加入土茯苓干者四两，而鲜者须半斤，用水六碗，煎至三碗，每日早、午、晚各服一碗。

【主治】杨梅风毒，溃烂危恶，多年不愈。

【加减】本方后四味，须察其人阴阳寒热酌而用之。

【备考】原书治上证，用秘传水银膏外擦，同时内服本方，至七日后发口则止。

01181 二十四味建中汤《简易方》引《卫生家宝》（见《医方类聚》卷一五〇）

【组成】黄耆（蜜炙） 官桂 秦艽 肉豆蔻 煨柴胡 荆芥 白芷 川芎 鳖甲（醋炙） 桔梗各二两 当归 苍术（炮） 麦门冬（去心） 白芍药 人参（去芦） 茯苓甘草（炙） 木香 酸枣仁（炒） 海桐皮 枳壳（去瓤，煨） 干地黄各一两 沉香 槟榔各半两

【用法】上为细末。每二钱半，水一盏，加生姜三片，乌梅二个，煎至七分，温服。如觉脏腑冷，即空心热服；小便多，即食后、临卧时服。

【主治】虚劳，体倦骨疼。羸瘦少力，心忪胸满，痞闷不食；妇人血气风劳，月水不调，不孕者。

01182 二十四味轻脚丸（《直指》卷四）

【组成】当归（酒浸，晒） 川芎 萆薢（盐水煮干） 羌活 杜仲（姜制，炒） 石楠叶 薏苡仁 大鸡心槟榔 华阴细辛 枳壳各一两 苍术（炒） 五加皮 防风 独活 续断（洗，晒） 牛膝（酒浸，晒） 威灵仙 海桐皮 木香 木瓜 麻黄（去节） 川五灵脂 没药（别研）各三分 滴乳香各半两

【用法】上为细末，酒煮雪糕为丸，如梧桐子大。每服五十丸，细锉辣桂、荆芥穗，食前煎汤送下；或枳壳、木瓜煎汤送下。

【主治】脚气。

01183 二十四味养胃丸

《医统》卷二十三。即《传信适用方》卷一引秦绫锦方"二十四味养脾丸"。见该条。

01184 二十四味养脾丸（《传信适用方》卷一引秦绫锦方）

【组成】丁香 沉香 木香各一钱半 附子六钱半（炮，去皮脐） 陈皮（去白） 大腹皮 神曲（炒）各半两 白术 大麦蘖（炒） 肉桂（去皮，不见火）各一两半 厚朴（去皮，姜制）三两 诃子（炮，去核）一两三钱 人参（去芦） 茯苓各四钱 缩砂仁八钱 荜澄茄 白附子（炮） 高良姜（油炒） 红豆（去红皮） 胡椒（炒） 荜茇 甘草（炙） 川姜（炮）各二钱 生姜十四两（切作片，焙干）

【用法】上为细末，炼蜜为丸，如弹子大。食前细嚼，沸汤送下。

【主治】感受风冷寒湿邪气，腹胀痞满刺痛，肠鸣泄泻，吐逆吞酸，羸弱困怠无力，不思饮食等脾胃之疾。

【备考】本方方名，《医统》引作"二十四味养胃丸"。

01185 二十四味莲心散

《济阳纲目》卷六十六。为《脉因证治》卷上"莲心散"之异名。见该条。

01186 二十四味流气饮

《医方类聚》卷八十七。即《局方》卷三（新添诸局经验秘方）引《集验方》"廿四味流气饮"。见该条。

01187 二十四味断疟饮（《医统》卷三十七引《辩疑》）

【组成】常山（酒炒） 草果 槟榔 知母（酒炒） 陈皮 青皮 川芎 枳壳 柴胡 黄芩 荆芥 白芷 人参 紫苏 苍术 白术 半夏 良姜 茯苓 桂葛根 甘草 杏仁 乌梅各等分

【用法】上㕮咀。每服一两，水二盏，加生姜三片，大枣一个，煎八分，发日早服。

【主治】❶《医统》引《辩疑》：久疟。❷《法律》：久疟、母疟，邪气散漫，表里俱乱。

01188 二十四制青麟丸

《丸散膏丹集成》。为《中国医学大辞典》"青麟丸"之异名。见该条。

01189 二十四制清宁丸（《全国中药成药处方集》杭州方）

【组成】锦纹大黄（酒拌，蒸三日，晒干） 鲜桑叶 鲜侧柏叶 鲜桃叶 鲜槐树叶

【用法】四味鲜叶垫蒸底，蒸透取出晒干，每大黄一斤，后药各用七钱。一次用藕汁，二次用甘蔗汁，三次用赤苓汤，四次用泽泻汤，五次用猪苓汤，六次用鲜车前子汤，七次用川黄柏汤，八次用川朴汤，九次用炒白术汤，十次用薄荷汤，十一次用米仁汤，十二次用当归汤，十三次用韭菜汁，十四次用牡丹皮汤，十五次用木通汤，十六次用川石斛汤，十七次用连翘汤，十八次用陈皮汤，十九次用半夏汤，二十次用川萆薢汤，二十一次用地骨皮汤，二十二次用玄参汤，二十三次用知母汤，二十四次用甘草汤。以上每次均拌蒸透，晒干，研为细末，用黄牛乳、梨汁、陈酒和蜜、水泛丸。每服二至三钱，小儿减半，开水送下。

【主治】脏腑积热，湿热秽毒，眼目赤肿，郁热头痛，咽痛牙痛，口鼻热疮，食积腹痛，湿热黄疸，痢疾初起，里急后重，淋浊涩痛，疮肿热毒，以及妇人经水不调，产后瘀血作痛。

01190 二子化瘀排石汤（《效验秘方·续集》陈泽霖方）

【组成】急性子15克 王不留行15克 川牛膝15克 枳壳15克 生鸡内金9克 石韦30克 萹蓄30克

【用法】每日一剂，每剂分二次煎服，并嘱患者尽量多饮开水，根据患者所生结石的部分及体质情况，作相宜的体育活动。如跳绳、跑步、倒立等。

【功用】活血化瘀，清热通淋。

【主治】泌尿系统结石，结石横径在2厘米以下者。

【加减】腰酸甚者，加川断、狗脊；肾阴虚者，加生地、墨旱莲；肾阳虚者，加肉桂、制附子，或鹿角霜、仙灵脾；气虚者，加黄芪、党参；尿血明显者，加琥珀末（分吞）。

【方论选录】方中急性子、王不留行活血化瘀而散结，其力较猛，故为本方之主药；川牛膝散肝肾瘀血，使血气流通以除凝滞，并能引药达下焦病所："气为血帅"，枳壳能破气，故有助于上述活血药物更好地发挥排石的作用；生鸡内金消积化石；鉴于活血化瘀方药并无明显的利尿作用，故用石韦、萹蓄以加强通淋利尿的作用。《本经》称石韦能"利小便水道"。

【临床报道】泌尿系结石：曾用此方治疗泌尿系结石95例，总有效率为88.4%。本方除能促进排石外，似尚有一定的溶石作用。

01191 二圣大宝琥珀散《妇人良方》卷二

【组成】生地黄一斤 生姜一斤（二味各研取自然汁，将地黄汁炒生姜渣，姜汁炒地黄渣，各稍干，焙为细末） 当归 川芎 牡丹皮 芍药 莪术 蒲黄 香白芷 羌活（八味各炒） 桂心（不见火） 熟地黄（炒）各一两。

【用法】上为细末，于瓷盆内收之。妇人冷气痛，并血海不调，膈气，炒姜、酒下二钱；产后胞衣不下，暖酒调下二钱；产妇临月，每日三次，则滑胎易产，温酒调二钱；产后血犯心，眼见鬼神，用童便半盏、酒半盏同煎，调二钱；一生无子者，久服则有孕。此药治妇人百病，空心、日午食前，每日二次。产后百病，并暖酒调下。

【主治】妇人血海不调，膈气，不孕；产后胞衣不下，瘀血犯心，眼见鬼神。

01192 二陈竹沥胆星汤《伤寒大白》卷二

【组成】熟半夏 白茯苓 陈皮 甘草 胆星 竹沥

【主治】挟痰发狂。中脘有痰，胸膈痞满，迷塞包络，口出无伦语，症似阳狂，但唇不焦，口不渴，舌有滑胎，关脉洪滑。

【加减】寒凉凝结，加生姜；内有积热，加栀、连，合平胃散；气结，加枳壳、香附、石菖蒲。

01193 二陈栀连胆星汤《伤寒大白》卷一

【组成】二陈汤加栀 连 胆星

【主治】痰火上冲头痛。

【加减】若外有感冒，加散表之药，先去外邪。

01194 二物黄土涂头方《千金》卷五

【组成】灶中黄土（熟者） 蚯蚓屎各等分

【用法】上为末，水为丸，如鸡子黄大。涂儿头上及五心，良。一方云：鸡子清和如泥。

【主治】少小客忤

01195 二香五子三茱丸《永类钤方》卷十一

【组成】八角茴香半两（炒，去子） 青木香半两 大腹子一两 川楝子肉三两 香附子（炒）一两 萝卜子（炒）

二两 黑牵牛三两（半生半熟） 吴茱萸 食茱萸 山茱萸（去核）各三两

【用法】上为末，酒糊为丸，空心温酒、盐汤任下。

【主治】腰痛。

01196 二十六味牡丹煎丸《博济》卷四

【组成】牡丹皮一两 黑附子一两（炮） 牛膝（酒浸一宿）一两 龙骨二两（细研，水飞过） 五味子一两（生） 官桂（去皮）一两 人参一两 槟榔二两 白术一两 白茯苓一两 当归一两 续断（细者）一两 木香一两 泽泻一两 延胡索半两 羌活二两 藁本（去土，用细梢）一两 干熟地黄二两 赤芍药一两 干姜半两 山茱萸半两 干薯蓣一两 缩砂仁半两 石斛三两 草薢一两 白芷一两。

【用法】上二十六味，并各州土新好者，洗净焙干，杵为细末，炼蜜为丸，如梧桐子大。每服十丸至二十丸，温酒送下，醋汤亦可，空心、临卧各一服，不嚼。

【主治】妇人血刺，血疝上抢，血块走注，心胸疼痛，血海虚冷，脐下膨胀，小腹满闷，腿膝无力，背膊闷倦，手足麻痹，身体振掉，腰脊伛偻，月经不调，或清或浊，赤白带下，血山崩漏，面色萎黄，身生瘾疹，腹内虚鸣，面生黩黵，手足热疼，并筋挛骨疼，两胁攀急，起坐托壁，腰背牵掣，舒蹉不得。

【加减】血热及夜多烦躁，不用附子、山茱萸、草薢、干姜，加柴胡（去苗）一两，甘草一两，黄连、牵牛子各半两。

01197 二十四味大建中汤《魏氏家藏方》卷四

【组成】人参（去芦） 白茯苓（去皮） 桔梗（炒） 柴胡（去苗） 甘草（炙） 陈皮（去瓤） 当归（去芦） 秦艽（洗净） 川芎 阿胶（蛤粉炒） 半夏（汤泡七次） 柏子仁 草果子 乌药各一两 白芍药 黄耆（蜜炙） 鳖甲（米醋炙） 地黄（熟煮） 乌梅肉 五味子各三钱 槟榔半钱 地骨皮（去骨） 木香一钱（不见火） 肉桂一钱半（去粗皮，不见火）

【用法】上㕮咀。每服四钱，水一盏半，加生姜三片，枣子二个，煎至八分，去滓，不拘时候服。

【主治】虚劳。寒热往来，日久未愈，不思饮食，肌肉消瘦，口燥咽干者。

01198 二陈加白苍楂芎汤（方出《丹溪心法》卷三，名见《济阳纲目》卷十二卷）

【组成】二陈汤加白术 苍术 山楂 川芎

【功用】导痰补脾。

【主治】伤食恶食者。

【备考】《济阳纲目》本方用法：加生姜，水煎服。

01199 二陈加栀连生姜汤

《证治宝鉴》卷四。为方出《丹溪心法》卷三，名见《医方考》卷三"二陈加山栀黄连生姜汤"之异名。见该条。

01200 二陈加黄连栀子汤（方出《丹溪心法》卷三，名见《医方考》卷四）

【组成】二陈汤加炒栀子 姜炒黄连

【主治】食郁有热之嘈杂。

【方论选录】痰之生也，本于湿，故用半夏燥湿，茯苓渗湿，湿去则痰不生；甘草能健脾，脾健则能制湿；陈皮能利气，气行则痰亦行；黄连、栀子之加，取其寒能胜热，苦能降火尔！

01201 二陈汤加麻黄杏仁汤（方出《丹溪心法》卷二，名见《脉因证治》卷上）

【组成】二陈汤加麻黄 杏仁 桔梗

【功用】化痰，开腠理。

【主治】风寒夹痰之咳嗽。

01202 二陈加山栀黄连生姜汤（方出《丹溪心法》卷三，名见《医方考》卷三）

【异名】二陈加栀连生姜汤（《证治宝鉴》卷四）。

【组成】二陈汤加炒山栀 黄连 生姜

【功用】《证治宝鉴》：清胃化痰。

【主治】❶《丹溪心法》：呕吐，胃中有热，膈上有痰者。❷《证治宝鉴》：嘈杂，胃中痰火相合，致饮食输化不清，或见恶心吞酸，微烦少寐，似饥非饥，虽饱食亦不能止，脉洪者。

【方论选录】❶《医方考》：有声之谓呕，有物之谓吐。声者，气与火也；物者，痰与涎也。半夏燥痰湿，茯苓渗痰湿，陈皮利痰气，甘草益脾气，此二陈治痰之旨也。苦可以泻火，故用黄连、栀子；辛可以行滞，故用生姜。❷《医林纂要》：黄连以泻心脾之火，栀子以泄三焦之火，且除心烦，生姜以行膈上之痰，且稍制栀、连之寒也。热痰在膈上，则当心分，故黄连以泻之，行之以栀子，使湿热自三焦而降也。三焦、心包相表里，加生姜以和之。

【备考】《医方考》本方用：半夏、陈皮（去白）、茯苓、甘草（炙）、山栀子（炒黑）、黄连（炒）、生姜各等分。

01203 二陈四物去熟地加天麻汤（《证因方论集要》卷一）

【组成】陈皮 半夏 茯苓 当归 白芍（炒） 天麻 川芎 甘草（炙）

【用法】加生姜、大枣，水煎服。

【主治】血少痰多之眩晕。

【方论选录】二陈汤化痰神剂也，四物汤养血要药也，去熟地之滞，加天麻之润，故能治眩晕而效。

十

01204 十三丸

《普济方》卷一六九引《医学切问》。为《医方类聚》卷八十九引《王氏集验方》"守病缠疾丹"之异名。见该条。

01205 十大功（《串雅补》卷二）

【组成】藤黄一两 桑树炭一两

【用法】上为末。每服八厘，酒化下。

【主治】跌打损伤。

01206 十子散

《千金》卷六。为原书同卷"瓜子散"之异名。见该条。

01207 十方散

《医心方》卷三引《耆婆方》。为原书同卷"十善散"之异名。见该条。

01208 十水丸（《医心方》卷十引《范汪方》）

【异名】十水丹（《鸡峰》卷十九）。

【组成】大戟 葶苈 甘遂 藁本 连翘 芫花 泽漆 桑根白皮 巴豆 赤小豆各等分

【用法】上药随病形所主倍之，为末，炼蜜为丸，如小豆大。先食服一丸，每日三次。欲下病，服三丸；人弱者，以意节之。

【主治】水肿。

【宜忌】《续木事》：忌盐一百二十日，缘盐能化水故也。外忌鱼鲊、面食一切毒物及生冷等物。不得行房事。

【备考】大戟主青水，先从面目肿遍一身，其根在肝；葶苈主赤水，先从心肿，其根在心；甘遂主黄水，先从腹肿，其根在脾；藁本主白水，先从脚肿，其根在肺；连翘主黑水，先从足跗肿，其根在肾；芫花主玄水，先从面肿至足，其根在胆；泽漆主风水，先从四肢起肿满，身尽肿，其根在胃；桑根白皮主石水，四肢小，其腹肿独大，其根在膀胱；巴豆主气水，水从肠满，其根在小肠；赤小豆主气水，乍盛乍虚，乍来乍去，其根在大肠。按：方中泽漆，《鸡峰》作"泽泻"。

01209 十水丸（《医心方》卷十引《小品方》）

【组成】椒目 甘遂 大戟 芫花 玄参 赤小豆 桑根白皮 泽漆 巴豆 葶苈各等分

【用法】上十种，随其病始所在，增其所主药一分，巴豆四分（去心皮），为末，合下筛，炼蜜为丸，如梧桐子大。每服三丸。得下为度。不下，日三服亦可。亦可作散服，每用半钱匕。如大便利，明朝复服如法，再服病愈。

【主治】十种水肿。

【加减】肿从头起名白水，加椒目一分；从胸起名黄水，加甘遂一分；从面起名青水，加大戟一分；从腹起名气水，加芫花一分；从股起名黑水，加玄参一分；从面起至足名悬水，加赤小豆一分；从内起坚块四肢肿名石水，加桑根一分；从四肢起腹肿名风水，加泽漆一分；从腹起名冷水，加巴豆四分；从胸起名赤水，加葶苈一分。

01210 十水丸（《杨氏家藏方》卷十）

【组成】远志（去心） 石菖蒲（一寸九节者） 椒目（炒焦） 羌活（去芦头） 巴戟（去心） 肉豆蔻（面裹煨香）各一两 泽泻 木猪苓（去皮） 甜葶苈（纸衬炒黄） 白牵牛（炒黄）各半两

【用法】上为细末，面糊为丸，如梧桐子大。每服二十丸，加至三十丸，空心、食前温米饮送下。

【主治】十种水气，四肢肿满，面目虚浮，以手按之，少时方起，喘急不得安卧，小便赤涩。

【备考】方中巴戟，《奇效良方》作"大戟"。

01211 十水丸

《医学入门》卷七。为原书同卷"浚川丸"之异名。见该条。

01212 十水丹

《鸡峰》卷十九。为《医心方》卷十引《范汪方》"十水丸"之异名。见该条。

01213 十水散（《医心方》卷十引《小品方》）

【组成】葶苈子 泽漆 蜀椒 桑根 巴豆 大戟 莞花 茯苓 甘遂 雄黄各等分

【用法】随肿所从始，按方偏加药二分，合捣下筛。空腹以水服方寸匕。下水多者减服，下少者益之。

【主治】水肿。

【备考】水肿，先从脚肿，名曰清水，其根在心，葶苈子主之；先从阴肿，名曰劳水，其根在肾，泽漆主之；先从腹肿，名曰冷水，其根存大肠，蜀椒主之；先从面目肿，名曰气水，其根在肺，桑根主之；先从手足肿，名曰心水，其根在小肠，巴豆主之；先从口唇肿，名曰黄水，其根在胃，大戟主之；先从胁肿，名曰饮水，其根在肝，芫花主之；先从腰肿，名曰肝水，其根在肠，甘遂主之；先从胸肿，名曰石水，其根在脾，茯苓主之；先从背肿，名曰鬼水，其根在胆，雄黄主之。

01214 十水散（《医心方》卷十引《深师方》）

【组成】芫花三分 决明三分 大戟三分 石韦三分（去毛） 巴豆三分（去心） 泽泻三分 大黄三分 鬼臼三分 甘遂三分 葶苈三分

【用法】上药治下筛。以大麦粥清汁服方寸匕，每日三次。

【主治】身体浮肿。

01215 十平汤（《证治宝鉴》卷八）

【组成】当归 芍药 川芎 陈皮 乌贼骨 乌梅 莲子肉 甘草 白术 砂仁

【用法】加谷芽、生姜，水煎服。

【功用】调气和血，健脾升气。

【主治】休息痢。

01216 十正汤（《魏氏家藏方》卷五）

【组成】白豆蔻仁 附子（炮，去皮脐） 陈橘皮（去瓤） 丁香（不见火） 白茯苓（去皮） 干姜（炮，洗） 人参（去芦） 白术（炒） 肉豆蔻（面裹煨） 藿香叶（去土）各等分

【用法】上咬咀。每服五钱，水二盏，加生姜五片，枣子二个，煎至一盏，去滓温服，不拘时候。

【功用】养脾胃，进饮食。

【主治】气短，四肢倦怠。

01217 十叶散（《古方汇精》卷二）

【组成】芙蓉叶 荷叶 蕉叶 菊叶 银花叶 紫苏叶 柳叶 槐叶 冬桑叶 天名 精叶各等分

【用法】各应时采鲜者，风干为末，和匀，瓷瓶收贮。猝遇喉症，外用芦管吹之，内用甘草、桔梗汤或开水调下，每服七分。如遇无名火毒，焮肿红赤，取井花水，调敷患处。

【主治】喉症，无名火毒，焮肿红赤。

01218 十仙丹（《走马疳急方》）

【组成】静风尾（即荆芥）一斤 琥珀丝（即松香）一斤 锁眉根（即苦参）一斤 两平章（即独活）一斤 黄子伯（即黄柏）一斤 白药须（即煎草）一斤 蛇儿米（即蛇床子）一斤 苦梓皮（即海桐皮）半斤 白羽碴（即白矾）半斤 风儿肉（即大风子肉）四两

【用法】上为极细末。米泔洗，猪油调敷。

【主治】小儿头面手足遍身疳疮。

01219 十仙丹

《医学探骊集》卷三。即原书同卷"万应丹"加檀香、蓬莪术。见该条。

01220 十仙汤（《寿世保元》卷八）

【组成】柴胡 葛根 玄参 黄连 黄芩 栀子 陈皮 茯苓 枳壳 生地

【用法】上锉。加生姜，水煎服。

【主治】❶《寿世保元》：疹后余毒。❷《麻科活人》：麻后余毒未清，余热未尽者。

01221 十仙糕（《痘疹传心录》卷十七）

01222 十生丸（《普济方》卷一一六引《卫生家宝》）

【组成】人参一两 山药 莲肉 麦芽 茯苓各一两 米仁 扁豆 芡实各二两 柿霜一两 白糖霜二十两

【用法】上为末，粳米粉五升蒸糕，晒干。任意食之。

【主治】《慈幼心传》：小儿脾胃不强。

【备考】小儿常服，不伤脾胃。

01222 十生丸（《普济方》卷一一六引《卫生家宝》）

【组成】干姜 半夏 天南星 白僵蚕 川乌（去皮尖） 白附子各一两 全蝎一分 人参一分 干葛一两 附子七钱（去皮尖）

【用法】上为细末，生姜自然汁煮糊为丸，如梧桐子大，以蛤粉为衣。每服三十丸，生姜自然汁破汤吞下，不拘时候。

【主治】瘫痪。

【宜忌】服后忌热物少时。

01223 十生丹

《准绳·类方》卷四。为《摄生众妙方》卷三"十龙换骨丹"之异名。见该条。

01224 十汁饮（《寿世保元》卷四）

【组成】藕节 甜梨 茅根 韭菜 萝卜 生地黄 沙蜜 竹沥 童便 京墨（磨藕汁）

【用法】上药合作一处，不见火，入前凉血地黄汤药半钟，频频服之，不可间断。服至血止，再服后滋阴清火汤。

【主治】吐血。

01225 十圣丸（《圣济总录》卷八十）

【组成】大戟（炒） 桑根白皮（锉，炒） 甘遂（炒） 甜葶苈（纸上炒） 巴豆（去皮心膜，炒黑，研）各半两 续随子（去皮） 乌头（去皮脐，细锉，慢火炒令焦黑烟出为度） 槟榔（锉）各一分 杏仁（去皮尖双仁，炒，研）三分 牵牛子二两（炒，取末三分）

【用法】上为细末，炼蜜为丸，如鸡头子大。每服一丸，生姜汤化下。更量病势加减。

【功用】消肿满。

【主治】水病喘急上气。

01226 十圣丸（《圣济总录》卷一六五）

【组成】槟榔（锉） 木香 芎藭 羌活（去芦头） 桂（去粗皮）各一两 大黄（锉，蒸） 郁李仁（去皮尖，别研如膏） 当归（切，焙） 熟干地黄（焙） 人参各二两

【用法】上药除郁李仁外，捣罗为末，入郁李仁和匀，炼蜜为丸，如梧桐子大。每服二十丸，米饮送下，不拘时候。以利为度。

【主治】产后大便秘涩不通，脐腹坚痛。

01227 十圣丹

《纲目拾遗》卷七。为原书同卷引《集听》"九仙夺命丹"之异名。见该条。

01228 十圣散（《广嗣纪要》卷八）

【组成】人参 黄耆 白术 地黄 砂仁（炒）各五分 炙甘草 归身 川芎 白芍（炒）各一钱 川续断八分

【用法】上锉。水煎服。

【主治】❶《广嗣纪要》：胎动不安。❷《济阴纲目》：因母疾病，气血衰少，不能护养其胎，以致不安者。

【宜忌】《胎产秘书》：忌恼怒、生冷、一切辛热等物。

【加减】腹痛下血者，加阿胶、艾叶。

【方论选录】《医略六书》：妊娠气血亏，不能滋荣胎息，故胎动不安。方中以人参扶元补气，黄耆补气固中，熟地补血以滋冲任，白术健脾以生血气，当归养血荣经脉，白芍敛阴安胎息，川芎调血海，续断续筋脉，炙甘草缓中益胃，砂仁开胃醒脾。为散水煎，使脾胃调和，则气血内充而胎得所养，胎无不宁，何胎动之足虑哉。

01229 十灰丸（《济生》卷六）

【组成】绵灰 黄绢灰 艾叶灰 马尾灰 藕节灰 莲蓬灰 油发灰 赤松皮灰 棕榈灰 蒲黄灰各等分

【用法】上为细末，用醋煮糯米糊为丸，如梧桐子大。每服七十丸，加至一百丸，空心米饮送下。

【主治】崩中，下血不止。

01230 十灰丸

《成方制剂》4 册。即《修月鲁般经后录》引《劳证十药神书》（见《医方类聚》）卷一五〇）"十灰散"改为丸剂。见该条。

01231 十灰汤（《医钞类编》卷七）

【组成】大蓟 小蓟 荷叶 侧柏叶 乱发 茅根 茜根 山栀仁 大黄 蒲黄 老丝瓜

【用法】各烧存性，研细，碗盖于地一宿。藕汁调服。

【主治】一切血症。

01232 十灰散（《医方大成》卷十引《澹寮》）

【组成】锦片 木贼 棕榈 柏叶 艾叶 干漆 鲫鳞 鲤鳞 血余 当归各等分

【用法】上逐味火化存性，为末，和合。入麝香少许，温酒调服。

【主治】下血不止。

01233 十灰散（《修月鲁般经后录》引《劳证十药神书》（见《医方类聚》卷一五〇））

【组成】大蓟 小蓟 柏叶 荷叶 茅根 茜根 大黄 山栀 牡丹皮 棕榈皮各等分

【用法】烧灰存性，研极细，用纸包了，以碗盖地上一夕，出火毒。用时先将白藕捣破绞汁，或萝卜汁磨真京墨半碗，调灰五钱，食后服下。

【主治】劳证呕吐血，咯血，嗽血。

【方论选录】《成方便读》：此方汇集诸凉血、涩血、散血、行血之品，各烧灰存性，使之凉者凉，涩者涩，散者散，行者行。由各本质而化为北方之色，即寓以水胜火之意。

【临床报道】肺结核：《福建中医药》[1960；(3):14]采用中药十灰散治疗 27 例肺结核咯血患者。有效者 22 例，占 81%，其中疗效良好者 20 例。多半于服药后 4～6 天内止血，平均止血时间为 5 天，三例两天止血，两例药后咯血减少，五例无效为大量反复咯血者。27 例中，除一例为慢性纤维空洞型肺结核外，皆为浸润型。除 10 例为好转期，或好转部分硬结期外，余 17 例为溶解期、播散期或进展期。十灰散对好转期肺结核疗效很好，很快止血，而溶解期、播散期或进展期肺结核则疗效较差。本组病例在应用十灰散期间除按肺结核咯血的常规护理和予以抗痨治疗外，未曾用其他止血剂。

【现代研究】❶ 止血、凝血的作用机制：《山东中医药大学学报》[2004，28(6):463]实验结果表明：十灰散从生药到炭药均有止血、凝血作用，而炭药的止血作用尤佳。与对照组相比，炭药可将凝血时间缩短 50%；生品与炭药均有缩短凝血酶时间和血浆复钙时间的作用，与对照组和活性炭组比均有统计学意义；生品与炭药有明显的加强血小板功能的作用，用药后扩大型血小板数量增多，用药各组与对照组相比均有统计学意义。结论：十炭散生品、炭药均有促进血凝系统的止血、凝血作用，可缩短凝血酶原、凝血酶时间和血浆复钙时间，从而对内源性和外源性凝血系统发挥其促进作用，激活多种凝血因子，使凝血时间缩短，促时血小板功能，使扩大型血小板数量增多，利于血小板形成血栓，加强其凝血作用。但炭药效果优于未制炭药材品种。❷ 止血作用的物质基础：《江苏中医药》[2004，25(2):46]实验测定十炭散及方中诸药炮制前后鞣质、钙及微量元素的含量，比较其成分变化。结果：十炭散经炒炭后，其鞣质含量增多，钙离子含量升高，多数药物微量元素含量增多。结论：十炭散止血作用的物质基础可能与炮制后鞣质、钙离子了含量及微量元素含量增多有关。

【备考】《张氏医通》有薄荷，无荷叶。本方改为丸剂，名"十灰丸"（见《成方制剂》）。

01234 十灰散（《万氏女科》卷一）

【组成】藕节 莲蓬 艾叶 棕榈 大小 蓟根 侧柏 干姜 油发 干漆各等分

【用法】上药各烧存性为炭，和匀。每服三钱，四物汤调服，血止为度。或用醋煮糯米粉为丸，每服百丸。

【主治】妇人血崩暴下初得者。

01235 十灰散（《医学心悟》卷三）

【组成】大蓟 小蓟 茅根 茜根 老丝瓜 山栀 蒲黄 荷叶 大黄 乱发

【用法】烧灰，存性。每服二三钱，藕汤调下。

【功用】祛瘀生新，止血。

【主治】阴虚吐血。

01236 十灰散（《叶氏女科》卷一）

【组成】百草霜 侧柏叶 莲蓬壳 棕榈皮（陈败者）油头发（皂荚水洗）黄绢（或新绵亦可）艾叶 藕节 白茅根 蒲黄 阿胶（蛤粉炒珠，另研细末）各等分

【用法】烧灰存性，为细末，入阿胶末和匀。每服三钱，白汤下。

【主治】血崩初起。

01237 十灰散（《医级》卷八）

【组成】藕节 败棕 男发 百草霜 蒲黄 荆芥 侧柏 姜灰 苎麻 茅草根各等分

【用法】各炒炭研匀。每服二钱，加大枣五个，煎汤下。

【主治】血病日久，微甚不休，一切吐血、咳血、咯血及溲血、便血、妇人崩淋不止者。

01238 十华汤（《圣济总录》卷一八七）

【组成】附子（炮裂，去皮脐）黄耆（锉）羌活（去芦头）白术（炒）青橘皮（汤浸，去白）桔梗（炒）干姜（炮）桂（去粗皮）甘草（炙）五加皮（用吴茱萸一两，以水一碗，同五加皮煮之，水尽为度，去茱萸，细锉皮，焙干用）各等分

【用法】上药锉如麻豆。每服三钱匕，用水一盏，加生姜三片，大枣二个（擘破），煎至六分，去滓温服。

【功用】补元气，调脏腑，解二毒伤寒，除腰膝疼痛。

【主治】真阳伤惫，霍乱吐泻，偏风瘫麻痹痛，脚气注肿，行履不得。

01239 十华饮

《圣济总录》卷一八六。为原书卷五十一"黄耆汤"之异名。见该条。

01240 十华散（《局方》卷二绍兴续添方）

【组成】五加皮 陈皮(去白) 干姜(炮) 甘草各六两 大川乌三两 附子(炮)六两 桔梗(炒) 肉桂(去粗皮) 绵黄耆(去芦,炒) 苍术(去皮,炒) 羌活各八两八钱

【用法】上为细末。每服二钱，水一盏，加生姜二片，大枣一个，煎六分，不拘时服；热盐酒调服亦得。

【主治】丈夫五劳七伤，浑身疼痛，四肢拘急，腰膝无力；脾元气虚，不思饮食，霍乱吐泻，四肢冷麻；二毒伤寒，脚气流注肿痛，行步不得及虚劳等患。

01241 十华散（《卫生宝鉴》卷五）

【组成】附子(炮,去皮脐) 桂心 人参 白术(炒) 黄耆 干姜(炮) 青皮(去白,炒) 羌活各一两 甘草半两(炙) 五加皮一两(吴茱萸一两,以水一碗同煮,至水尽为度,去茱萸不用,五加皮切片,焙)

【用法】上为粗末。每服二大钱，水一中盏，加生姜三片，大枣二个，煎六分，去滓温服，不拘时候。

【功用】补暖元气，调理脾胃风劳，解二毒伤寒，除腰膝疼痛。

【主治】酒色衰惫，霍乱吐利，偏风顽麻痹痛，脚气注肿，行步不得。

01242 十全丸（《普济方》卷一五八引《卫生家宝》）

【组成】南星一两(炮) 半夏一两(姜制) 真珠粉一两 石膏一两(煅) 白矾一两(飞) 桑白皮一两(炙) 冬花半两(焙) 罂粟壳一两(炙) 生姜一两(焙)

【用法】上为末，用生姜汁打糊为丸，如梧桐子大，螺青半两为衣。每服三丸，姜汤送下。

【主治】痰嗽。

01243 十全丸（《御药院方》卷三）

【组成】槟榔 枳壳(面炒,去瓤) 青皮 陈皮(去白) 京三棱 蓬术(炮) 缩砂仁各二两 丁香一两 木香一两 香附子(炒)四两

【用法】上为细末，面糊为丸，如梧桐子大。每服五十丸，食前、空心温粥饮送下。

【主治】心腹痞闷，胁肋胀满，食少。

01244 十全丸（《纲目拾遗》卷三引《绿竹堂方》）

【组成】麝香三钱 穿山甲(土炒脆) 广木香(生研) 血竭(另研) 雄黄(水飞) 山芝麻(酒炒) 番木鳖(黄土炒,焦黄为度,不可太枯,筛取净末) 自然铜(火煅醋淬九次,研细,水飞) 僵蚕(炒去丝,去头足)各一两 川蜈蚣(去足尾,酒炙)二十一条(一方去木鳖子,加风茄花五钱,山芝麻亦用五钱)

【用法】上为末，炼蜜为丸，如梧桐子大，以朱砂为衣，金箔裹之，蜡丸封固。每用一丸，至重者再进一丸，用羌活、紫苏，酒煎化服。取汗避风，否则发战伤人。

【主治】风痹，跌扑，痈疽初起。

01245 十全丸（《幼科指掌》卷四）

【组成】人参 当归 胡连 青皮 陈皮 三棱 蓬术 川芎各五钱 木香 白豆蔻 鸡心槟榔 砂仁 使君子各三钱 芦荟 黄连各一钱 香附子 地骨皮各七钱 虾蟆灰一两

【用法】猪胆汁为丸，如绿豆大。每服三十丸，米汤送下。

【主治】丁奚疳。脾胃虚弱，哺食不化，肌肉消瘦，面黄腹大，手足极细，项小骨高，脐突胸陷，骨瘦如柴，体作寒热等。

01246 十全丹（《三因》卷三）

【组成】苁蓉(酒浸) 石斛(酒浸) 狗脊(火去毛) 萆薢 茯苓 牛膝(酒浸) 地仙子 远志(去心,炒)各一两 熟地黄三两 杜仲(去皮,锉,炒)三两

【用法】上为末，炼蜜为丸，如梧桐子大。每服五十丸，温酒、盐汤送下。

【主治】脚气上攻，心肾相系，足心隐痛，小腹不仁，烦渴，小便或秘或利，关节挛痹疼痛。

01247 十全丹（《医方大成》卷十引汤氏方）

【组成】枳壳(去穰,麸炒) 槟榔(生用) 青皮 陈皮(去白) 木香各一分 莪术(炒) 三棱(炒) 缩砂仁各半两 丁香 香附子(炒)各一两

【用法】上为末，以神曲糊为丸，如黍米大。每服五十丸，空心米汤送下。

【主治】小儿乳哺不调，伤于脾胃，致患丁奚，哺露。

01248 十全丹（《直指小儿》卷三）

【组成】青皮 陈皮(去白)各一钱 蓬术 川芎 北五灵脂 白豆蔻仁 鸡心槟榔 芦荟各半两 木香 使君子肉(焙) 虾蟆灰各二钱

【用法】上为末，猪胆汁浸糕糊为丸，如麻子大。每服二十丸，米饮送下；有热，薄荷汤送下。

【主治】小儿丁奚，哺露。

01249 十全丹（《普济方》卷三九三）

【组成】青皮 陈皮各五钱 五灵脂 莪术(炒) 川芎 白豆蔻仁 槟榔 木香 芦荟 使君子肉 虾蟆一个(炙) 三棱(煨) 缩砂仁各五钱 丁香二钱 香附子(炒去毛)二钱

【用法】上为末，以神曲末调猪胆汁为丸，米汤送下。

【主治】小儿丁奚，哺露。由脾胃久虚，不能传化水谷，以荣血气，致骨肉消瘦；肾气不足，复为风冷所伤，使柴骨枯露，或有胎中受毒而成者。

01250 十全丹（《寿世保元》卷九）

【组成】雄黄 朱砂 乳香 没药 孩儿茶 当归 白芷 丁香 槐角各一钱 轻粉(用花椒一钱煎水调蒸)八分

【用法】上为细末，饭为丸，如绿豆大。每服三十丸，土茯苓汤送下。惟须先服防风通圣散十余剂，后服此方收功。

【主治】杨梅疮初起。

01251 十全丹（《诚书》卷十一）

【组成】青皮 陈皮 莪术 川芎 茯苓 槟榔 白豆蔻 缩砂(去壳) 木香 使君子肉各五钱 芦荟 白术各一钱 丁香一钱 干蟾 香附(炒)各三钱

【用法】上为末，猪胆汁浸米糊为丸。陈米汤送下。

【主治】小儿丁奚、哺露。

01252 十全丹（《疡科纲要》卷下）

【组成】西血珀五钱　明腰黄五钱　漂牡蛎粉一两　鸡胫骨　狗胫骨（烘燥，研细，勿焦枯）　绵西耆（烘燥，研细，筛去粗末）各四钱　青龙齿（生研）五钱　乌贼骨六钱　红昇丹二钱　元寸五分　大梅片三钱

【用法】上为细末。外用。

【功用】生肌收口

【主治】疮疡毒净，正气大薄，不易生肌者。

01253 十全方（《百一》卷十六）

【组成】白蔹　白及　黄柏　苦葫芦蒂　赤小豆　黄蜀葵花各等分

【用法】上为细末，以津于手心内调如膏药。涂患处。

【主治】恶疮。

01254 十全方（《普济方》卷三十四）

【组成】黄芩　郁金各一两　白术一分

【用法】上为末。每服一大钱，加蓝根少许，水一中盏，煎至七分服。汗出效。未得汗，再服即愈。一方，地黄水下。

【主治】妊娠患时气。

01255 十全汤（《普济方》卷一九三）

【组成】大麻子（新胀肥者佳）　赤小豆（不浮者）各一石

【用法】以新者拣净，水洗曝晒，蒸麻子熟，更晒干，贮净器中。欲服，取五升麻子，熬令黄香，宜慢火，休令焦，为细末，以水五升煮取汁尽，净器盛之；明旦饮服，今夜以小豆一升淘净，水浸至旦，滤去水，以新水煮豆大半熟，即滤出令干，纳麻子汁中，煮烂为度。空腹恣食。三日腹当小，心闷少时即止。五日后，小便数或赤，而唾黏口干，不足为怪。服讫微行，不可便卧。十日后，针灸三里、绝骨。如气不泄尽，再服。

【主治】水气，通身洪肿。

【宜忌】慎房事，嗔怒大语；忌酒、面、油、醋、生冷、菜茹，一切鱼、肉、盐、五辛。

01256 十全饮

《局方》卷五（续添诸局经验秘方）。为《传信适用方》卷二"十全散"之异名。见该条。

01257 十全散（《传信适用方》卷二）

【异名】十补汤（《易简方》）、十全大补汤（《局方》卷五吴直阁增诸家名方）、十全饮（《局方》卷五续添诸局经验秘方）、大补十全散（《元戎》）、千金散（《丹溪心法附余》卷二十一）、十全大补散（《准绳·类方》卷一）、加味八珍汤（《会约》卷十四）。

【组成】人参（去芦）　白术　白芍药　白茯苓　黄耆　川芎　干熟地黄　当归（去芦）　桂（去皮）　甘草（炒）各等分

【用法】上咬咀。每服三钱，加生姜三片，大枣二个（擘破），水一盏半，煎八分，去滓温服，不拘时候。

【功用】温补气血。

❶《传信适用方》：补诸虚不足，养荣卫三焦，五脏六腑，冲和清快。❷《局方》（吴直阁增诸家名方）：养气育神，醒脾止渴，顺正辟邪，温暖脾肾。❸《外科理例》：生血气。

❹《医方集解》：助阳固卫。❺《傅青主女科》：壮其元阳。

【主治】气血两虚，虚劳潮热，面色㿠白，气短心悸，头晕目眩，自汗盗汗，体倦乏力，四肢不温；妇女崩漏，月经不调；疮疡不敛。现用于各种贫血，慢性胃肠病，妇女月经病，以及外科手术后，肿瘤等慢性消耗性疾病见上述证候者。

❶《局方》（吴直阁增诸家名方）：男子、妇人诸虚不足，五劳七伤，不进饮食；久病虚损，时发潮热，气攻骨脊，拘急疼痛，夜梦遗精，面色萎黄，脚膝无力，一切病后气不如旧；忧愁思虑伤动血气，喘嗽中满，脾肾气弱，五心烦闷。❷《普济方》：久嗽生寒热，似痨瘵。❸《外科发挥》：溃疡发热，或恶寒，或作痛，或脓多，或清，或自汗盗汗；及流注、瘰疬、便毒久不作脓，或脓成不溃，溃而不敛。❹《内科摘要》：遗精白浊，自汗盗汗；或内热，晡热、潮热、发热；或口干作渴，喉痛舌裂；或胸乳膨胀，胁肋作痛；或脐腹阴冷，便溺余滴；或头颈时痛，眩晕目花；或心神不宁，寤而不寐；或形体不充，肢体作痛；或鼻吸气冷，气趋喘促。❺《口齿类要》：气血俱虚，牙齿肿痛，或口舌生疮，或恶寒发热，自汗盗汗，食少体倦；或寒热作渴，头痛眩晕，或似中风之状。❻《正体类要》：杖疮，气血俱虚，肿痛不消，腐而不溃，溃而不敛；若怯弱之人，患处青肿而肉不坏，或溃而脓水清稀，肌肉不生，或口干作渴而饮汤者。❼《万氏女科》：产后玉户不敛。❽《济阴纲目》：坠胎及多产伤血，或误服汗下克伐之药，以致血衰气乏而经不行者；又治妇人冷劳。❾《杂病源流犀烛》：疹子，诸厥，诸痛。

【方论选录】❶《元戎》：桂、芍药、甘草，小建中汤也；黄耆与此三物，即黄耆建中汤也；人参、茯苓、白术、甘草，四君子汤也；川芎、芍药、当归、熟地黄四物汤也；以其气血俱衰，阴阳并弱，天得地之成数，故名曰十全散。❷《法律》：此方合黄耆建中汤、四君子汤、四物汤三方，共得十味，合天地之成数，名曰十全大补，以治气血俱衰，阴阳并弱之候，诚足贵也。但肉桂之辛热，未可为君。审其肾虚腰腹痛，少用肉桂；若营卫之虚，须少用桂枝调之，取为佐使可也。❸《古方选注》：四君、四物加黄耆、肉桂，是刚柔复法。盖脾为柔脏，制以四君刚药，恐过刚损柔，乃复黄耆维持柔气；肝为刚脏，制以四物柔药，恐过柔损刚，乃复肉桂回护刚气。调剂周密，是谓十全。❹《成方便读》：八珍并补气血之功，固无论矣。而又加黄耆助正气以益卫，肉桂温血脉而和营。且各药得温养之力，则补性愈足，见效愈多，非惟阳虚可遏，即阴虚者亦可温，以无阳则阴无以生，故一切有形之物，皆属于阴，莫不生于春夏而杀于秋冬也。凡遇人之真阴亏损，欲成痨瘵等证，总宜以甘温之品收效。或虚之盛者，即炮姜、肉桂，亦可加于大队补药之中，自有神效。若仅以苦寒柔静，一切滋润之药，久久服之，不特阴不能生，而阳和生气，日渐衰亡，不至阳气同归于足不止耳。

【临床报道】❶卒然晕倒：《杏苑》有一证，卒然晕倒，冷汗自出，气定复醒，不时举作，似乎中风，乃气虚阳衰之故，不可用治风治气之药。以十全大补汤主之。甚则加黑附子。❷疟疾：《石山医案》：一人年近三十，形瘦淡紫，八月间病疟。予诊之，左脉颇和而快，右脉弱而无力。令用清暑益气汤加减服之，觉胸膈痞闷，遂畏人参。更医作疟

治，而疟或进或退，服截药病稍增。延至十月，复邀予诊，脉皆浮小而濡带数，右则尤近不足。曰：正气久虚，邪留不出，疟尚不止也，宜用十全大补汤减桂加芩倍参，服之渐愈。❸痿证：《芷园臆草存案》：织造刘大监，病痿一年，欲求速效，人亦咸以旦暮效药应之。二月，予诊之，六脉细弱，血气大虚，用十全大补汤，药将百帖而能起矣。❹顽固性荨麻疹：《河南中医》[1983；(6):40]顽固性荨麻疹迁延日久，屡治不愈，往往因体质虚弱，气血两亏之故，乃投益气补血之十全大补汤并加活血祛风止痒之药，治愈22例。

【现代研究】❶增强机体免疫功能：《炎症》[1986；(4):405]十全大补汤具有显著的免疫增强效果，能明显促进特异性抗体生成。当用绵羊红细胞于体外一次免疫小鼠脾细胞后，发现脾脏溶血空斑数（PFC）明显增多，且与剂量有关。其热水浸出物按0.5、1.0、2.0克/千克剂量连续灌服7天，PFC分别增加20、40和80%，2.0克/千克即达最大效果。用绵羊红细胞静脉注射免疫小鼠，如在免疫前或免疫后给予，十全大补汤均可使PFC有所增加，于免疫前后连续给药，可使PFC增多70%，与对照组比较，有显著性差异，表明本方可促进抗体生成。❷对抗5-氟尿嘧啶（5-Fu）化疗所致骨髓抑制：《中医研究》[2003,16(1):18]实验以荷瘤H$_{22}$小鼠为观察对象，探讨了十全大补汤对抗化疗药物5-Fu所致肝癌H$_{22}$小鼠骨髓抑制的作用机制。结果表明，十全大补汤与5-Fu合用能增加肝癌H$_{22}$小鼠的白细胞计数、骨髓有核细胞计数，增加骨髓造血细胞NF-κB表达及抑制半胱天冬酶-3（Caspase-3）的表达。提示了十全大补汤具有对抗化疗药物5-Fu所致肝癌H$_{22}$小鼠骨髓抑制的作用，其作用机制之一与调控细胞凋亡有关。❸促进小鼠与瘤共存：《中华中医药学刊》[2009,27(6):1306]实验观察十全大补汤对肺癌小鼠免疫功能的调节作用，同时观察其抑瘤作用。结果：十全大补汤各剂量均可以抑制小鼠血清中白介素-6（IL-6）的产生，促进γ干扰素（INF-γ）分泌，尤以高剂量组为明显；CTX对二者都有抑制作用。中、高剂量十全大补汤及CTX具有抑瘤作用，但前者不及后者。结论：十全大补汤通过增强荷瘤小鼠免疫功能，而与瘤共存。❹对小鼠结肠癌肝转移的抑制作用：《国外医药·植物药分册》[1999,14(1):34]日本学者的实验结果表明：口服十全大补汤显著抑制了结肠癌26-L5的实验性肝转移，其机制与巨噬细胞和T细胞有关。作者认为，在切除原发性病灶的前后，口服十全大补汤有助于防止微小肝转移。❺对骨髓抑制小鼠外周血及促红细胞生成素的影响：《检验医学与临床》[2009,6(15):1221]实验观察表明：与正常对照组比较，模型组小鼠外周血血象、骨髓有核细胞数降低，血清促红细胞生成素（EPO）含量升高，肾脏、骨髓细胞EPOmRNA表达增强。经十全大补汤配方颗粒治疗后，外周血、骨髓有核细胞数升高，血清EPO含量升高，肾脏、骨髓有核细胞EPOmRNA的表达增强。结论：十全大补汤配方颗粒可能通过在转录水平上促进肾脏、骨髓有核细胞EPOmRNA的表达，促进受损骨髓红系造血的恢复。❻对肠道免疫系统生成细胞因子的调节作用：《国外医学·中医中药分册》[1999,21(3):57]日本学者的实验结果显示：在肠道免疫系统十全大补汤可以诱导生成Th1型细胞因子。

【备考】改为酒剂，名"十全大补酒"（见《成方制剂》4

册）；改为片剂，名"十全大补片"（见《成方制剂》6册）；改为颗粒剂，名"十全大补颗粒"（见《成方制剂》11册）。

01258 十全散（《袖珍》卷四）

【组成】大黄四两 麦蘖一两二分 小茴香 槟榔（头末） 瞿麦 萹蓄各五钱 槐鹅 血竭各三钱

【用法】上为末。每服八钱，热酒调下，一服分作三次调服。看病人虚实用，天明取下血片，服白粥三二日。

【主治】产后日久虚劳。

01259 十全散（《赤水玄珠》卷二十八）

【组成】黄芩 黄连 黄柏 苦参（各酒炒）各一钱 玄胡索三分 硼砂 乳香（制）各二分 孩儿茶 雄黄各五分

【用法】上为细末。每用少许吹喉。

【主治】麻症咽喉肿痛。

01260 十全散（《准绳·幼科》卷六）

【组成】黄连 黄芩 黄柏各一钱 苦参 孩儿茶 雄黄各五分 硼砂 玄明粉各三分 乳香一分 片脑少许（临时入）

【用法】上为极细末。每用五厘吹喉。

【主治】麻症咽喉肿痛。

01261 十全散（《经验各种秘方辑要》）

【组成】全蝎十个（约七分，漂净，去尾，炙） 五倍子一两六钱（焙，研） 腰黄三钱（水飞） 当门子一钱 川山甲七片（约二钱，炙） 蜈蚣七条（约一钱二分，去钳脚净，炙） 蝉衣二十个（约七分，去头足，焙脆） 蟾酥一钱 冰片一钱 炒僵蚕二钱

【用法】上为细末，瓷瓶收藏，勿令泄气。掺于万应膏上贴之。

【主治】痈毒色红者。

01262 十全散（《顾氏医径》卷六）

【组成】白蔹三两 白及三两 白芷三两 川乌三两 火消三两 生半夏三两 生南星三两 土贝母三两 白芥子三两 白附子三两

【主治】痈疡痰凝虚证，已溃不化，未溃不消。

01263 十补丸（《圣济总录》卷三十七）

【组成】巴戟（去心） 肉苁蓉（酒浸，切，焙） 白术（米泔浸一宿，切，焙） 五加皮（锉） 石斛（去根）各一两 鹿茸（去毛，酥炙）半两 人参 菟丝子（酒浸一宿，别捣） 柏子仁（研） 菊花各三分

【用法】上为末，炼蜜为丸，如梧桐子大。每服二十丸，空心、临卧温酒送下；盐汤亦得。

【功用】补元气。

【主治】瘴气虚弱，面色萎黄，不思饮食，或困或省，心腹胀满，痃气耳鸣。

01264 十补丸（《圣济总录》卷八十九）

【组成】肉苁蓉（酒浸一宿，切，焙） 牛膝（酒浸，切，焙） 菟丝子（酒浸，别捣） 山芋 续断 山茱萸 五味子 柏子仁 巴戟天（去心） 远志（去心）各一两

【用法】上为末，酒煮面糊为丸，如梧桐子大。每服十五丸，食前温酒或盐汤送下。

【功用】补益气血，壮筋骨，暖水脏。

【主治】虚劳羸瘦。

01265 十补丸（《杨氏家藏方》卷九）

【组成】延胡索（炒） 巴戟（去心） 胡芦巴（炒） 荜澄茄 茴香（炒） 木香 补骨脂（炒） 肉苁蓉（酒浸一宿，切，焙） 川楝子肉（炒）各一两 附子（炮，去皮脐）半两

【用法】上为细末，面糊为丸，如梧桐子大，以朱砂为衣。每服五十丸，空心、食前温酒或盐汤任下。

【主治】元脏虚冷，脐腹刺痛，胁肋胀满，泄泻肠鸣，困倦少力，及小肠气痛。

01266 十补丸（《百一》卷十五）

【组成】附子一两（用防风一两，锉如黑豆大，盐四两，黑豆一合，炒附子裂，去诸药，只用附子，去皮脐） 胡芦巴 木香 巴戟（去心） 川楝子（炮，取肉） 官桂 延胡索 荜澄茄（去蒂） 舶上茴香（炒） 破故纸（炒）各一两

【用法】上为细末，用糯米粉酒打糊为丸，如梧桐子大，辰砂为衣。每服三五十丸，空心酒送下；妇人醋汤送下。若入益智子亦可。

【主治】小肠寒疝、伏梁、奔豚、痃气等疾；亦治妇人盲肠气。

01267 十补丸（《魏氏家藏方》卷十）

【组成】熟干地黄（酒浸一宿） 艾叶（薄醋糊浆过，炒） 川续断（中心有丝者，去芦） 鹿茸（燂去毛，酒浸一宿，炙） 肉苁蓉（酒浸一宿，去皱皮） 阿胶（麸炒） 当归（去芦、酒浸一宿）各二两 牡蛎（盐泥裹，煅三次，别研） 赤石脂（煅，别研） 附子（炮，去皮脐）各一两

【用法】上为细末，炼蜜为丸，如梧桐子大。每服三五十丸，空心、食前温酒或用白汤任下。

【主治】妇人虚损，血败不足。

01268 十补丸（《济生》卷一）

【组成】附子（炮，去皮脐） 五味子各二两 山茱萸（取肉） 山药（锉，炒） 牡丹皮（去木） 鹿茸（去毛，酒蒸） 熟地黄（酒蒸） 肉桂（去皮，不见火） 白茯苓（去皮） 泽泻各一两

【用法】上为细末，炼蜜为丸，如梧桐子大。每服七十丸，空心盐酒、盐汤送下。

【主治】肾脏虚弱，面色黧黑，足冷足肿，耳鸣耳聋，肢体羸瘦，足膝软弱，小便不利，腰脊疼痛。

01269 十补丸（《朱氏集验方》卷八）

【组成】茴香（炒）二两 胡芦巴（炒） 破故纸（炒） 苍术（米泔水浸一宿） 菟丝子各一两（酒浸一宿，炒。以上五味，用煮酒浸三宿） 大川乌一个（一两者，好醋浸三宿） 青盐半两 丁香二钱 木通半两（用盐二钱，好酒一碗，煮干） 麝香半钱

【用法】上为细末，用前浸药酒煮面糊为丸，如梧桐子大。每服四五十丸，空心温酒送下。

【功用】补元阳，益真气。

【主治】诸虚不足

01270 十补丸（《局方》卷五续添诸局经验秘方）

【异名】大补丸（《普济方》卷二一七引《仁存方》）。

【组成】附子（炮，去皮脐） 干姜（炮） 肉桂（去粗皮） 菟丝子（酒浸软，别研细） 厚朴（去粗皮，姜汁炙） 巴戟（去心） 远志（去心，姜汁浸，炒） 破故纸（炒） 赤石脂（煅）各一两 川椒（炒出汗，去目及闭口者）

二两

【用法】上为末，酒糊为丸，如梧桐子大。每服三十丸至五十丸，温酒、盐汤任下。

【功用】补五脏，行营卫，益精髓，进饮食。

【主治】真气虚损，下焦伤竭，脐腹强急，腰脚疼痛，亡血盗汗，遗泄白浊，大便自利，小便滑数；或三消渴疾，饮食倍常，肌肉消瘦，阳事不举，颜色枯槁。

01271 十补丸（《普济方》卷二一九引《瑞竹堂方》）

【组成】肉苁蓉（酒浸） 菟丝子（酒浸） 牛膝（酒浸） 干山药 熟地黄 川乌头（泡） 泽泻 人参 当归 官桂（不见火）各等分

【用法】上为细末，酒糊为丸，如梧桐子大。每服五十丸，空心温酒送下。

【功用】暖丹田。

【主治】阳损久虚下冷，夜频起。

01272 十补丸（《摄生众妙方》卷二）

【组成】黄耆（蜜炒） 熟地黄（酒浸九次，陈米饭蒸） 白茯苓 山药 枸杞子 肉苁蓉（去皮） 牛膝（去芦） 香附子各一两

【用法】上为细末，醋煮蒸饼糊为丸，如梧桐子大。每服五十丸，空心温酒送下；盐汤亦可。年五十以下者用枳壳，以上者用香附子（麸炒去毛），煎汤送下。

【功用】一补神，二补精，三补气，四补脾，五补血，六补肉，七补丹田，八补髓，九补大腹，十补小腹。

01273 十补丸

《济阴纲目》卷四。为《普济方》卷三二二"秘方十补丸"之异名。见该条。

01274 十补丸（《医学心悟》卷三）

【组成】黄耆 白术各二两 茯苓 山药各一两五钱 人参一两 大熟地三两 当归 白芍各一两 山萸肉 杜仲 续断各二两 枣仁二两 远志一两 北五味 龙骨 牡蛎各七钱五分

【用法】金樱膏为丸。每服四钱，开水送下。或用石斛四两熬膏和炼蜜为丸。每早开水送下四钱。

【主治】❶《医学心悟》：体虚遗精。❷《笔花医镜》：血气大亏；健忘，心肾不交者。

01275 十补汤（《医方大成》卷三引《叶氏录验方》）

【组成】白芍药一两 当归（酒浸一宿） 黄耆（蜜炙） 生干地黄（洗） 茯神（去木）各半两 肉桂（去皮）四钱 北五味子三钱 台乌药 麦门冬（去心） 人参 白术各二钱半 酸枣仁（炒） 陈皮（去白）各二钱 木香（煨） 半夏（汤洗七次） 沉香（不见火）各一钱

【用法】上㕮咀。每服五钱，水一盏，加生姜五片，大枣二个，煎七分，温服。

【功用】安益心肾。

【主治】诸虚不足。

01276 十补汤

《易简方》。为《传信适用方》卷二"十全散"之异名。见该条。

01277 十补汤（《片玉痘疹》卷六）

【异名】十补散（《准绳·幼科》卷四）。

【组成】黄耆 人参 当归 厚朴（姜制） 桔梗 官

桂　川芎　防风　甘草　白芷

【用法】水煎，调牛蒡子末服。

【功用】❶《片玉痘疹》：托里补虚。❷《准绳·幼科》：滋养气血，调脾胃。

【主治】痘疹内虚吐泄，毒气内陷不出，及伤饮食，陈物菀萃肠胃之间，与毒合并，郁而不出者。

【备考】《准绳·幼科》本方用黄耆、人参、当归各二钱，厚朴、桔梗、川芎、防风、白芷、甘草各一钱，桂心三分。每服四钱，水煎服，或为末，温水调下一钱五分。

01278 十补散

《准绳·幼科》卷四。为《片玉痘疹》卷六"十补汤"之异名。见该条。

01279 十层膏 《疡科心得集·家用膏丹丸散方》

【异名】夹纸膏（《疡科心得集·补遗》）。

【组成】黄芩　黄柏　白芷各二钱　乳香（去油，研）　没药（去油，研）各二钱　血竭（研）三钱　黄占一两　白占五钱　轻粉（研）一钱　血余二钱　象皮（炙，研）二钱　密陀僧（研）一两　珍珠（研）一钱

【用法】用麻油十两，先将柏、芩、芷三味入油煎枯，滤去滓。次下血余，煎枯，去血余；再下黄占、白占熔化，然后下乳、没、血竭、陀僧、轻粉、象皮、珍珠末，搅匀。将皮纸一张，分作六小张，以一张染膏提出，摊于台上，用手两面泥匀，再持一张，染膏如前法，摊在前一张上，共作十层。如遇臁疮，将此膏依疮大小剪下，扎于疮上，一日揭去一层，扎完疮愈。

【功用】生肌长肉。

【主治】年久新起臁疮。

【备考】方中珍珠，《青囊秘传》作"朱砂"。

01280 十枣丸 《丹溪心法》卷三

【组成】甘遂　大戟　芫花各等分

【用法】上为末，煮枣肉为丸，如梧桐子大。清晨热汤送下三十丸，次早再服。以利为度。虚人不可多服。

【主治】水气，四肢浮肿，上气喘急，大小便不利。

01281 十枣汤 《伤寒论》

【异名】三星散（《普济方》卷三八○引《傅氏活婴方》）、大枣汤（《伤寒大白》卷三）。

【组成】芫花（熬）　甘遂　大戟等分

【用法】上各为散。以水一升半，先煮大枣肥者十个，取八合，去滓，纳药末。强人服一钱匕，羸人服半钱，温服之。若下少病不除者，明日更服，加半钱。得快下利后，糜粥自养。

【功用】攻逐水饮。

【主治】水饮内停。咳唾胸胁引痛，心下痞硬，干呕短气，头痛目眩，或胸背掣痛不得息，脉沉弦。现用于结核性胸膜炎，慢性肾炎所致的胸水、腹水，或全身水肿，而体质尚实者。

❶《伤寒论》：太阳中风，下利呕逆，其人漐漐汗出，发作有时，头痛，心下痞硬满，引胁下痛，干呕短气，汗出不恶寒，表里未和者。❷《金匮要略》：悬饮：咳家，其脉弦，为有水；支饮家，咳烦胸中痛。❸《宣明论》：水肿腹胀，并酒食积胀，痃癖坚积，蓄热，暴痛，疝气久不已；风热燥甚，结于下焦，大小便不通；实热腰痛，及小儿热结，乳癖积热，作发惊风潮搐，斑疹热毒不能了绝者。❹《普济方》引《傅氏活婴方》：积疳，遍身浮肿。❺《妇科玉尺》：带下，湿而挟热，大便或泄或闭，小便塞，脉涩而气盛。

【方论选录】❶《内台方议》：下利呕逆者，里受邪也。若其人漐漐汗出，发作有时者，又不恶寒，此表邪已解，但里未和。若心下痞硬满，引胁下痛，干呕，短气者，非为结胸，乃伏饮所结于里也。若无表证，亦必烈快之剂泄之乃已。故用芫花为君，破饮逐水；甘遂、大戟为臣；佐之以大枣，以益脾而胜水为使。经曰：辛以散之者，芫花之辛，散其伏饮。苦以泄之者，以甘遂，大戟之苦，以泄其水。甘以缓之者，以大枣之甘，益脾而缓其中也。❷《伤寒附翼》：仲景利水之剂种种不同，此其最峻者也。凡水气为患，或喘或咳，或利或吐，或吐利而无汗，病一处而已。此则外走皮毛而汗出，内走咽喉而呕逆，下走肠胃而下利。水邪之泛溢者，既浩浩莫御矣，且头痛短气，心腹胁下皆痞硬满痛，是水邪尚留结于中，三焦升降之气，拒隔而难通也。表邪已罢，非汗散所宜；里邪充斥，又非渗泄之品所能治，非选利水之至锐者以直折之，中气不支，亡可立待矣。甘遂、芫花、大戟，皆辛苦气寒，而秉性最毒，并举而任之，气同味合，相须相济，决渎而大下，一举而水患可平矣。然邪之所凑，其气已虚，而毒药攻邪，脾胃必弱，使无健脾调胃之品主宰其间，邪气尽而元气亦随之尽，故选枣之大肥者为君，预培脾土之虚，且制水势之横，又和诸药之毒，既不使邪气之盛而不制，又不使元气之虚而不支，此仲景立法之尽善也。用者拘于甘能缓中之说，岂知五行承制之理乎？

【临床报道】❶悬饮：《金匮玉函要略辑义》引《嘉定县志》唐杲，字德明，善医。太仓武指挥妻，起立如常，卧则气绝欲死，杲言是为悬饮，饮在喉间，坐之则坠，故无害；卧则壅塞诸窍，不得出入而欲死也。投以十枣汤而平。❷胸膜腔积液：《解放军医学杂志》[1965；(2)：150]治疗渗出性胸膜炎51例，胸水在11天内改善达96%，20天内完全消失者达88.2%，积液平均消失时间为16.2天。结果表明，十枣汤治疗本病较单用西药可提高疗效40%，较单用抗痨疗法的效果好一倍左右。《中医药学报》[1984；(1)：53]王某，男，19岁，发烧以午后为重，盗汗咳嗽，吐少量白痰，右侧胸痛半月，体温39℃，脉搏128次/分，呼吸32次/分，血压100/70毫米汞柱。右侧胸廓饱满，呼吸明显受限，心尖搏动于左锁骨中线第五肋间外0.5厘米处，心界左移。右肺呼吸音消失，叩呈浊音，X线胸片所见：右肺前二肋以下呈致密阴影，肋膈角消失，上界呈反抛物线样，胸水常规，李凡他氏反应阳性，血沉第一小时50毫米，第二小时75毫米。经用十枣汤二次，48小时体温恢复正常，胸不痛，呼吸平稳。X胸片胸水全部吸收，有胸膜肥厚征象。血沉复查：第一小时为5毫米，第二小时10毫米，告愈出院，随访6个月良好。上方治疗结核性胸膜炎28例，男17例，女11例，最小者15岁，最大者45岁，胸水量，经X线检查，胸水在2～3前肋以下18例，3～4前肋以下6例，4～5前肋以下4例。治疗结果：24小时内吸收者13例；48小时内吸收9例；72小时以上吸收者6例。❸肾炎水肿：《经方实验录》南宗景先生曰：舍妹患腹胀病，初起之时，面目两足皆微肿，继则腹大如鼓，漉漉有声，渴喜热饮，小溲不利，呼吸迫促，夜不成寐，愚本《内经》开鬼门，洁净府之旨，投以麻

黄、附子、细辛合胃苓散加减,服后虽得微汗,而未见何效。西医诊为肾脏炎症,与以他药及朴消等下利,便泻数次,腹胀依然,盖以朴消仅能下积,不得下水也。翌日,忽头痛如劈,呕吐痰水则痛稍缓。愚曰,此乃水毒上攻之头痛,即西医所谓自家中毒。乃拟方用甘遂三分(此药须煨透,服后始未致作呕,否则吐泻并作),大戟、芫花炒,各一钱半。因体质素不壮盛,改用枣膏和丸,欲其缓下,并令侍役先煮红米粥以备不时之需。药后四五小时,腹中雷鸣,连泻粪水十余次,腹皮弛缓,头痛除,惟神昏似厥,呼之不应,进已冷之红米粥一杯,即泻止神清;次日腹中微有水气,因复投十枣丸一钱半,下其余水,亦祛痰尽之意。嗣以六君子汤补助脾元,调理旬日,即获痊愈。❹ 肝硬化腹水:《上海中医药杂志》[1963(6):14]殷氏用逐水法为主治疗 25 例肝硬化腹水,从逐水效果看,十枣汤较好。❺ 胃酸过多症:《福建中医药》[1963;(3):42]林氏用十枣汤治愈 14 例胃酸过多症,无一例复发。服法是将大戟、芫花、甘遂各 7.5 克研细末,大枣十个,先将大枣煎汤两碗,早晨空腹服一碗,一小时后,将药末投入拐一碗中服下。服后可有胸中呕恶,腹内嘈杂感,二小时后开始泻下二至三次,泻后自觉疲倦,可用大枣煮粥食之,再用党参、茯苓、橘红、半夏、大枣煎服善后。❻ 四肢新鲜骨折肿胀:《四川中医》[2009,27(1):90]将 140 例四肢新鲜骨折后肿胀的患者随机分为两组,分别采用十枣汤和消肿散治疗,进行疗效评价。结果:两组显效率比较有显著性差别($\chi^2=37.17$,$P<0.01$)。说明十枣汤治疗四肢新鲜骨折肿胀的疗效明显优于消肿散。❼ 急性闭角型青光眼术前顽固性高眼压:《陕西中医》[2007,28(5):533]对 31 例 37 只眼急性闭角型青光眼术前顽固性高眼压的患者在常规应用降眼压西药疗效不明显的患者,口服"十枣汤"胶囊 3 次以内。结果:服药 1~3 次眼压下降至 20 毫米汞柱以下者 16 例 19 只眼,服药 3 次眼压下降至 24 毫米汞柱左右者 12 例 14 只眼,服药 3 次眼压下降不显著者 3 例 4 只眼。提示:十枣汤应用于急性闭角型青光眼术前顽固性高眼压是一种新的行之有效的方法。

01282 十枣汤(《传信适用方》卷一)

【异名】姜橘散(《普济方》卷一九八)。

【组成】陈橘皮不拘多少(略去白,焙干,却以生姜自然汁浸之过二指以上,用银石器重汤慢火熬干,取出切,焙干)

【用法】上为细末。预以隔年肥枣十个,用水一盏半,煎至一中盏,早晨暖枣汤热调药末三大钱,顿服。服药后剥枣热吃。

【主治】诸疟。

01283 十枣汤

《万氏女科》卷二。为《金匮》卷下"甘草小麦大枣汤"之异名。见该条。

01284 十枣散(《杨氏家藏方》卷三)

【组成】穿山甲一两 干枣十个

【用法】上同烧灰留性,研为细末。每服二钱,当发日日未出时,井花水调下。

【主治】但热不寒疟。

01285 十奇散

《济生》卷六。为《局方》卷八(绍兴续添方)"化毒排脓内补十宣散"之异名。见该条。

01286 十奇散(《疮疡经验全书》卷二)

【组成】桔梗 人参 归身 天花粉 五味子 芍药 乌药 香附 枳壳 木香

【主治】发背伤于肾者。

【加减】囊肿,加川楝子、槟榔;百节疼痛,加木瓜、牛膝、赤芍;寒热,加柴胡、黄芩。

01287 十味丸

《圣济总录》卷一六四。为《外台》卷九引《许仁则方》"当归十味丸"之异名。见该条。

01288 十味丸(《鸡峰》卷十四)

【组成】细辛 黄橘皮 桂 地骨皮各四两 鬼箭羽(折着如金色者) 蜀漆各二两 白术五两 甘草 当归 丁香各三两

【用法】上为细末,炼蜜为丸,如梧桐子大。初服十五丸,再稍加至三十丸,煮乌梅饮下之。服经三五日后,若觉热止,每服药后良久,任吃三二口粥饮压之。

【主治】久疟不已,已经吐下,其原尚在,更欲吐利,又虑尪羸者。

01289 十味丸

《兰台轨范》卷四。为《外台》卷九引《许仁则方》麻黄十味丸"之异名。见该条。

01290 十味汤

《圣济总录》卷一七四。为《局方》卷二"人参败毒散"之异名。见该条。

01291 十金散(《普济方》卷一九四)

【组成】浮萍(晒干)

【用法】上为末。每服方寸匕,日一二次。

【主治】小便不利,膀胱水气流滞。

01292 十金散(《普济方》卷二一一)

【组成】黑豆五文 绿豆五文 人参十五文 甘草五文 陈橘皮五文 糯米三文 紫苏三文 灯心五文 良姜五文 罂粟壳二十文

【用法】上二豆捶破,水一大碗,同诸药煎一盏半,入熟蜜少许,去滓,通口服,不拘时候。

【主治】赤白痢,昼夜无度。

01293 十注丸(《圣济总录》卷五十六)

【组成】麝香(研)一两半 犀角(镑)二两 雄黄(研)一两半 甘遂(微炒)一两 丹砂(研)一分 巴豆三十粒(去皮心膜,研出油尽)

【用法】上为末,炼蜜为丸,如小豆大。每服三丸,空心米饮送下。如不吐利,渐加至五丸。

【主治】恶注,心痛不可忍,气走连胸背,如刀刺;蛔虫心痛。

01294 十宝丸(《瑞竹堂方》卷一)

【组成】破故纸(酒浸一宿,焙干) 附子(炮,去皮脐) 苍术(锉,泔浸一宿,焙干) 当归(去芦,焙)各一两 石枣半两(去核) 枸杞子(焙)半两 菟丝子(酒浸,焙干) 肉苁蓉(酒浸,焙干) 白茯苓(去皮)各半两 地黄(去芦,拣肥壮者,酒浸,蒸,焙干,如此九次,透黑为度,焙干,妙处全在此一味)二两

【用法】上为细末,醋糊为丸,如梧桐子大。每服

三五十丸,空心用温酒或盐汤送下,干物压之。

【功用】补益肝、脾、肾三经。

01295 十宝丹《幼幼新书》卷十引《刘氏家传》）

【组成】朱砂 轻粉 芦荟 青黛 京墨 寒食面 脑 麝各等分 使君子比等分者加一倍（煨） 金箔十片（为衣）

【用法】上为末,以寒食面煮糊为丸,如虎睛丸大。临卧薄荷汤送下。

【主治】睡惊。

01296 十宝丹《疡医大全》卷七引《济生》）

【组成】海蚌二十一个 朱砂 轻粉 寒水石（煅） 雄黄 铜绿各二钱 血竭 蟾酥 胆矾各一钱 麝香五分

【用法】上为极细末,酒为丸,如梧桐子大,朱砂为衣。大人服七丸,小儿服三丸,先嚼葱白头三根,吐男左女右手心,包药吞之,黄酒送下,尽醉,被盖出汗。外用万灵丹点之。

【功用】内消诸毒。

【主治】痈疽肿疡。

01297 十宝丹《种福堂方》卷二）

【组成】龙骨八分 象皮七分 琥珀六分 血竭五分 黄丹五分 冰片四分 珍珠二分（豆腐煮） 牛黄二分 乳香 没药各一钱三分

【用法】上为细末,收贮听用。

【主治】痔漏。

01298 十宝丹《疡科心得集·家用膏丹丸散方》）

【组成】琥珀五分 珍珠三分 乳香五分 没药五分 象皮五分 血竭五分 儿茶五分 龙骨一钱 辰砂五分 麝香一分

【用法】上为极细末,密贮待用。

【功用】生肌长肉收口。

01299 十宝丹《串雅补》卷一）

【组成】甲片七片 蜈蚣三条 乳香 没药各二钱 全蝎九只 僵蚕三钱 角刺五分 雄黄一钱 麝香一分 木鳖（油煤）一两

【用法】上为细末。每服三分,陈酒送下。

【主治】无名肿毒,发背痈疽。

01300 十宝丹《类证治裁》卷六）

【组成】梅矾（取大青梅切下圆盖,去核,将矾研细入梅,复用圆盖以竹钉钉好,炭火煅之,去梅取矾,轻白如腻粉,味极平酸,收贮听用） 薄荷 儿茶各一两 甘草五钱 乳石三钱 血竭 珍珠 琥珀各二钱 冰片三分

【主治】一切喉口症。

01301 十宝丹《良方汇录》卷下）

【组成】梅矾（取青梅圆大而脆者,用刀切下圆盖,去核,将明矾末捺实在内,仍以盖覆上,竹钉签好,过一宿,用炭火煅之,去梅灰,只用其矾,白如腻粉,味极平酸）薄荷（用青鱼胆汁收之,去筋梗）各一两僵蚕（洗净折断,无筋连者,去头足,瓦上炙脆） 冰片（另研）各四钱 孩儿茶二两 牛黄一钱 血竭 珍珠 琥珀各三钱 生甘草五钱

【用法】上为极细末,瓷瓶收贮。

【主治】缠喉风,塞喉风一切急症及口喉诸病。

【加减】如寻常口喉症,去牛黄、珍珠、琥珀。

01302 十宝丹《疫喉浅论》卷下）

【组成】西牛黄三分 大贝母（去心）三分 马勃三分 珍珠（入豆腐内煮,去油,另研）六分 冰片半分（溃烂者不宜多用）人指甲（阴阳瓦上炙焦。如一时难觅,即用煅龙骨） 硼砂各四分 青鱼胆（大者佳,阴干收用,如无青鱼胆,即用干青果兰三枚煅成炭代用） 煅人中白 血琥珀（另研）各五分

【用法】上为细末。吹患处。

【功用】消肿止痛,化毒生肌。

【主治】一切已溃未溃肿痛色艳之烂喉痧证,并痘毒攻喉及疹痘后牙疳,杨梅毒结咽喉。

01303 十宝丹《外科传薪集》）

【组成】花龙骨一两 童便浸石膏二两 血竭五钱 制炉甘石一两 龙眼核（煅）五钱 水龙骨（煅）五钱 炙乳没各三钱 鸡内金（炙）三钱 人中白（煅）三钱 大梅片一钱

【用法】上为细末,瓷瓶盛之。

【主治】痈疽疮疡,久不收口。

01304 十宝丹《喉科家训》卷一）

【组成】薄荷末一两 生甘草五钱 孩儿茶二两 滴乳石四钱 真琥珀三钱 雪梅丹一两 上冰片四钱 真血竭三钱 明珍珠三钱 犀牛黄一钱

【用法】上为极细末。吹患处。

【主治】一切口舌白腐或肿痛,及喉蛾、痈、痹,喉内腐溃等。

01305 十宝丹

《药奁启秘》。为《种福堂方》卷四"十宝散"之异名。见该条。

01306 十宝丹《北京市中药成方选集》）

【组成】牛黄 珍珠（豆腐煮）各五钱 冰片 麝香各二钱 朱砂 琥珀 炙乳香 炙没药 雄黄各二两 煅钟乳石三两

【用法】上为细末,过罗,白面三两打糊为小丸。每服二钱,温开水送下。

【功用】解毒消肿。

【主治】梅毒筋骨疼痛,口鼻腐烂,经久不愈。

01307 十宝丹《古今名方》引《喉科秘传十二方》）

【组成】朱砂 冰片 煅壁虎（微火焙）各3克 硼砂1.5克 川黄连2.1克（切碎,晒干,勿见火） 凤凰衣（微火焙） 熊胆各1克 麝香0.3克 青黛4.5克

【用法】上药各为细末,再加入熊胆、麝香、冰片研至无声,密贮固封。用时吹喉,每日三至五次。

【功用】清热解毒,利咽喉。

【主治】白喉,喉痧（猩红热）,喉炎,喉痹,乳蛾。

01308 十宝汤《普济方》卷二一一）

【组成】黄耆四两 熟干地黄 白茯苓 人参 当归 白术 半夏 白芍药 五味子 桂各一两 甘草半两

【用法】上为粗末。每服二钱,水一盏,加生姜三片,乌梅一个,煎至七分,食前温服。

【主治】冷痢如鱼脑者。

01309 十宝散（《种福堂方》卷四）

【异名】十宝丹（《药奁启秘》）。

【组成】冰片一分二厘　麝香一分二厘　辰砂一钱二分　乳香（去油）一钱二分　子红花四钱　血竭一钱六分　雄黄四钱　儿茶一分四厘　归尾一两　没药一钱四分

【用法】上为细末，贮瓷瓶，黄蜡封口，勿令走气。治跌打损伤皮肉青肿未破者，用陈醋调敷患处，肿消即愈；刃伤并各器械伤皮破血出者，以药末掺入包裹，不可见风，血止即愈；内伤骨碎或骨已断折，先将骨节凑准，用陈醋调药末，厚敷患处，以纸裹，外加老棉紧包好，再用薄板片夹护，将绳慢慢捆紧不可移动，药性一到，骨自接矣；刃伤深重未致透膜者，先用桑皮线缝好，多掺药于上，以活鸡皮急急贴护；跌打昏迷不醒，急用少许，以陈醋冲服，自然醒转，以便调治。

【主治】跌打损伤，金刃器械伤，骨折骨碎。

【宜忌】宜静养百日，忌犯房事。

01310 十宝膏（《理瀹》）

【组成】生姜　蒜头　槐枝各一斤　葱白八两　花椒二两　柳枝　桑枝各一斤　桃枝半斤

【用法】麻油熬，黄丹收膏。贴患处。

【功用】消肿定痛，溃脓生肌。

【主治】痈疽发背。

01311 十珍丸（《杨氏家藏方》卷二）

【组成】草乌头八两（半生，去皮脐尖，半炮）　天南星五两三钱（河水浸三日，炮）　缩砂仁一两　肉桂（去粗皮）　川芎　防风（去芦头）　香白芷　桔梗（去芦头）各二两七钱　细松烟墨二两（烧留性）　麻黄（去根节）七两

【用法】上为细末，炼蜜为丸，每一两作三十丸。每服一丸，食后细嚼，茶、酒任下。

【主治】诸风掉运，痰厥头旋，项背拘急，肢体疼痛，麻木不仁。

01312 十珍丸（《修月鲁般经》引《劳证十药神书》（见《医方类聚》卷一五〇））

【组成】猪脊膂一条　羊背膂一条　鳖鱼一只　乌骨鸡一只（四味制净，去骨留肉，煮酒一大瓶，鳖内煮熟，擂碎）　大山药一条　莲肉半升　京枣一白个　霜柿十个（上四味，用井水一大瓶，于沙糖鳖内煮熟，擂细，却与前药一处，用慢火熬，却下）　明胶四两　真黄蜡三两

【用法】上二味，旋旋下，与前八味和作一处，擂成膏子，和平胃散末，四君子汤末，并知母、黄柏各一两，共十两、搜和成剂。如十分硬了时，再入白蜜同熬，取起，放青石上，用水揉打如法，匀了，为丸如梧桐子大。每服一百丸，枣汤吞下，不拘时候。

【功用】此药服之半月，精神完复，气血津和。服之一月，饮食倍加，轻居轻快。服之两月，百病消除，诸气益补。服之三月，丹田常暖，水火既济。服之四月，老者反壮，行步如龙飞。服之五月，发白再黑，齿落更生。

【主治】一切劳。大怯极虚甚惫，骨干津涸，血枯气竭，火乘金位者，服白凤膏愈后，即服此药。

【备考】本方方名，《十药神书》（陈修园注本）作“补髓丹”。

01313 十珍汤（《陈素庵妇科补解》卷一）

【组成】四物（地用熟）合六君子（甘草用炙）加煨姜　大枣

【主治】妇人经行适来或断，断而复来，或五六日，或十余日，腹不痛，属血虚者。

01314 十珍汤（《摄生众妙方》卷二）

【组成】人参　白术　当归（酒浸）　黄耆（蜜炙）　肉苁蓉（酒洗）各一钱　白茯苓　白芍药　熟地黄　麦门冬（去心）各八分　陈皮　半夏（姜汁浸，水洗七次）　肉桂（去皮）　五味子　砂仁　川芎各七分　木香　甘草（炙）　龙骨（火煅）　牡蛎（煅）各五分

【用法】上㕮咀。用水二钟，加生姜三片，大枣三个，煎至八分，早服；滓再煎，至晚服。

【主治】无子。

01315 十珍汤（《审视瑶函》卷三）

【组成】生地（酒洗）二钱　当归（酒洗）一钱半　白芍（炒）　地骨皮（炒）　知母（盐酒拌炒）　丹皮（童便浸，炒）　天门冬（去心）　麦门冬（去心）各一钱半　人参（去芦）　甘草梢各五分

【用法】上锉。白水二钟，煎至八分，去滓温服。

【功用】滋阴降火，养血清肝。

【主治】赤痛如邪症。阴虚火动，目赤痛，头痛，寒热交作，如风寒疟疾状。

01316 十珍汤（《喉科紫珍集》卷上）

【组成】川芎七分　炙甘草四分　党参　熟地各二钱　黄耆一钱五分　当归　白芍　茯苓　白术　桔梗各一钱

【用法】水二钟，加大枣二个，煎七分，食后服。

【主治】咽喉诸症，脓出之后，气血俱虚，不能收口，或饮食不思，虚热恶寒。

01317 十珍散（《续易简》卷二）

【组成】拣参　白术　白茯苓　黄耆（蜜炙）　白扁豆（姜制）　山药各一两　缩砂仁　桔梗　五味子　甘草（炙）各半两

【用法】上为细末。每服三钱，水一盏，加生姜三片，大枣一个，煎至七分，食前服。

【主治】大病之后，气不复常，乏力短气，神情不乐，口舌无味。

01318 十珍散（《普济方》卷一九二）

【组成】芫花（醋浸，焙）　赤茯苓　桑白皮（炒）　泽泻　葶苈（炒）　黑牵牛（炒）各三钱　川椒（并目）二钱　甘遂　雄黄　大戟各一钱

【用法】上为末。五更温酒下三钱匕。小便利则愈。

【主治】水气。

【宜忌】须审度病体强弱，久近冷热，不可轻投。

【加减】先从足起，倍葶苈；先阴肿，倍泽泻；先眼肿，倍牵牛；先腹肿，倍川椒；先口肿，倍大戟；先手肿，倍桑皮；先胁肿，倍甘草；先头肿，倍芫花；先腰肿，倍茯苓；先肾肿，倍雄黄。如在先小便不通者，先服通小便方，小便通病不退，再用此方。

01319 十珍散（《普济方》卷一九二）

【组成】巴豆　玄参　干漆　青皮各等分

【用法】上为末。每服一钱匕，绿豆汤下。

【功用】消肿。

【主治】水气。

01320 十珍散（《玉案》卷五）

【组成】薏苡仁（炒） 缩砂 山药（炒） 莲子（去心）各一钱 白术（土炒） 白茯苓 人参 黄耆（蜜炒） 白扁豆各一钱二分 北五味二十粒

【用法】水煎，温服。

【主治】一切脾泻，久久不愈，元气亏伤，脾胃虚弱，面黄肌瘦，饮食减少。

01321 十珍膏（《摄生秘剖》卷四）

【组成】怀生地一斤（酒洗） 当归身三两（酒洗） 白芍药（炒） 知母（盐酒拌炒） 牡丹皮（童便浸，炒） 地骨皮（炒） 天门冬（去心） 麦门冬（去心）各二两 人参（去芦） 生甘草各五钱

【用法】用水二斗，煎一斗，去滓，熬炼成膏。随意服。

【功用】滋阴降火，养血清肝。

01322 十面串（《串雅补》卷二）

【组成】明矾三钱 朱砂二钱 血竭二钱 红曲四钱 儿茶二钱 神曲二钱 陈皮二钱 细辛一钱 川贝二钱 黑丑头末二两 白丑头末一两 槟榔一两

【用法】上为细末，乌药二两，煎汤去滓为丸，红曲为衣。每服二钱，姜汤送下。

【功用】消痞去积。

【主治】小儿肚大腹胀。

01323 十种丸（《医方类聚》卷一二九引《王氏集验方》）

【组成】雄黄（去砂石） 大戟 商陆 甘遂（去直者） 芫花（醋煮，焙） 椒目 槟榔 葶苈子（隔纸炒） 桑白皮各一两 巴豆（去油）半两（一法去椒目，用泽泻）

【用法】上为末，面糊为丸，如梧桐子大。每服三十丸，五更初温枣汤送下。利下黄水并恶物为效。

【主治】水气浮肿，上气喘急，手足头面腹肚皆肿，一切癥瘕积聚，两胁肋疼痛，小肠疝气，胻囊浮肿。

01324 十香丸（《千金翼》卷五）

【组成】沉香 麝香 白檀香 青木香 零陵香 白芷 甘松香 藿香 细辛 芎劳 槟榔 豆蔻各一两 香附子半两 丁香三分

【用法】上为末，炼蜜为丸，如梧桐子大。绵裹，日夕含之咽津，味尽即止。

【功用】令人身体百处皆香。

【宜忌】忌五辛。

01325 十香丸（《圣惠》卷九十八）

【组成】麝香一两（细研） 沉香一两 丁香一两 安息香一两 木香一两 降真香一两 藿香一两 甲香一两 苏合香一两 薰陆香一两 牛黄三分（细研） 犀角屑三分 人参三分（去芦头） 细辛三分 芎劳三分 白茯苓三分 当归三分（微炒） 桂心三分

【用法】上为末，入研了药令匀，炼蜜和捣三五百杵，丸如梧桐子大。不拘时候，以温酒嚼下十五丸。

【功用】破积血，除疫病，去恶气，好音声，畅六腑，调五脏，壮气，益心神。

01326 十香丸（《圣济总录》卷三十九）

【组成】丁香 苏合香 白檀香 沉香 木香 莎草根（炒去毛） 白术（锉，炒） 高良姜（锉） 安息香（研） 麝香（研） 薰陆香（研） 丹砂（研） 龙脑（研）各

半两 荜茇 诃黎勒（煨，取皮） 犀角（镑屑） 厚朴（去粗皮，姜汁炙）各一两

【用法】上十七味，除别研者外，为细末，与别研者药同研令匀，炼蜜为丸，如梧桐子大，瓷盒收贮。每服五丸，温酒送下，一日四五次；甚者，温酒研下。以愈为度。

【主治】霍乱、中恶，不识人，心痛腹胀，不思饮食。

01327 十香丸

《圣济总录》卷一〇一。为《圣惠》卷四十"丁香丸"之异名。见该条。

01328 十香丸（《魏氏家藏方》卷二）

【组成】茴香（淘米沙，炒） 乳香（别研） 沉香（微炒） 蓬莪术（炮） 木香（湿纸裹煨） 枳壳各一两（去瓤、麸炒） 肉豆蔻二两（炒） 槟榔半两 吴茱萸二分（用米醋半盏浸一宿，取出炒干，用一分） 丁香三分（不见火）

【用法】上为细末，用阿魏一钱研开，入面为糊为丸，如梧桐子大。每服三十丸，生姜汤送下，不拘时候。

【主治】一切气注刺，心腹胀痛，痰涎壅逆，不美饮食，脏腑多泄。

01329 十香丸（《赤水玄珠》卷十三）

【组成】甘松（炒） 益智仁（炒） 香附子各四两 京三棱二两 莪术二两 青皮 陈皮各三两 砂仁一两半 木香 甘草（炒）一两

【用法】水浸蒸饼糊为丸，如梧桐子大。每服五十丸，姜汤送下。

【主治】伤饮食，胸膈腹疼，或气滞积聚。

01330 十香丸（《景岳全书》卷五十一）

【组成】木香 沉香 泽泻 乌药 陈皮 丁香 小茴香 香附（酒炒） 荔核（煨焦）各等分 皂角（微火烧烟尽）一两

【用法】上为末，酒糊为丸，如弹子大者，磨化服；丸梧桐子大者，汤引下；癞疝之属，温酒下。

【功用】《北京市中药成方选集》：舒气，散寒，止痛。

【主治】❶《景岳全书》：气滞、寒滞诸痛。❷《北京市中药成方选集》：胃疼，腹痛，妇女行经腹痛，男子疝气，气郁不舒，两胁痛腹胀肠鸣。

01331 十香丸（《串雅外编》卷三）

【组成】乳香 没药 花椒 硫黄各一钱 水银三钱（用唾研如泥） 麝香三分 蛇床子（炒）五钱 大风子（去壳）二两

【用法】上为末，旧柏油烛或胡桃为丸。外擦用。

【主治】疥疮。

01332 十香丸（《青囊全集》卷上）

【组成】沉香一钱 檀香五分 母丁一粒 广香八分 乳末一钱五分 槟榔一钱 茯苓一钱五分 枳壳一钱 台乌一钱五分 官桂八分 伏毛一钱 藿梗三钱 青皮一钱

【用法】为丸服。

【主治】腹痛。

【宜忌】气弱人禁用。

【加减】小腹胀痛，加小茴（研），酒下三钱。

01333 十香煎（《鸡峰》卷十二）

【组成】朱砂 雄黄各一两 麝香 槟榔各半两 白

芫荑　阿魏各三钱

【用法】上为细末，煮羊肉为丸，如梧桐子大。每服三十丸，空心米饮送下。

【主治】胃虚虫动，心中烦愦，口舌生疮。

01334　十香膏（《圣惠》卷六十三）

【组成】沉香半两（锉）　檀香半两（锉）　丁香半两（末）　郁金香半两（锉）　甘松香半两（锉）　麝香一分（细研）　熏陆香半两（细研）　白胶香半两（细研）　龙齿半两（细研）　黄丹六两　麻油一斤　苏合香半两（锉）　木香半两（末）

【用法】上药先取沉香、檀香、郁金香、甘松香等五味，于油中浸七日，都入铛内，以少炭火温养五日后，以武火煎三二十沸，滤出香，用绵滤过，净拭铛，油都入铛内，下黄丹，以柳木篦不住手于火上搅，候色黑，滴水中如珠子，软硬得所，去火，将煎丁香等六味，入膏中搅三五百遍，膏成，盛瓷盒内。用软帛上摊贴，日三度换之。

【主治】风毒疮肿，痈疽，疔赘，瘤瘿。

01335　十香膏（《外科精义》卷下）

【组成】沉香　麝香各一钱　木香　丁香　乳香　甘松　白芷　安息香　藿香　零陵香各五钱（同为细末）　当归　川芎　黄耆　木通　芍药　细辛　升麻　白蔹　独活　川椒　藁本　菖蒲　厚朴　木鳖子　官桂　商陆根各二两（锉碎）　桃仁　杏仁　柏子仁　松子仁各五钱　槐枝　桑枝　柳枝　松枝各二两（锉）　没药　轻粉　雄黄　朱砂　云母石　生犀角　乱发灰　白矾灰各二两（另研如粉）　真酥猪脂　羊肾脂各二两　黄丹一斤　清脂麻油三斤

【用法】上先于木炭火炼油香熟，下十六味锉碎药，并四枝、四仁，熬至紫黑色，出火，滤去滓，入脂酥，煎十余沸，再以新绵滤过，油澄清，拭铛令净，再入火上煎油沸，下丹，用湿柳枝作箄子，不住搅，熬一日，滴在水中，成珠不散则成。离火，入十味药末，搅匀，再上火，入云母等粉八味，轻煎令沸，出火，不住搅一食时，于瓷盒内密封收。每用量疮口大小，绯帛上摊贴之。肠胃痈疽可作丸，梧桐子大。每服七丸，空心温酒送下。

【主治】五发，恶疮，结核，瘰疬，痔瘘，疽，痔。

01336　十香膏（《万氏家抄方》卷四）

【组成】大黄　当归尾　桃仁　鳖甲　半夏　麻黄　牙皂　细辛　乌药　赤芍　穿山甲　草乌　大戟　白芷　桂皮　贝母　天花粉　防己　金银花　巴豆（去壳）　蓖麻子（去壳）　黄耆　防风　荆芥　白附子　牛膝　羌活　独活　良姜　红花　牛蒡子　苏木　连翘　白及　白蔹　天麻　甘草节　海风藤　黄连　黄柏　黄芩　柴胡　千金子　全蝎　僵蚕　蜂房各五钱　玄参　苦参各二两　发灰五钱　猬皮一两　蜈蚣三条　蛇蜕一条　桃　柳　槐　桑枝寸许长者各一段

【用法】麻油浸七日，熬黑枯色，去滓再熬，滴水成珠。每油二斤，入铅粉半斤，飞丹半斤，收成膏，入后细药：木香、沉香、檀香、降香、丁香、藿香、枫香各三钱，麝香一钱，樟脑五分、乳香八钱，没药、血竭、雄黄各五钱，为极细末，桑枝不住手搅匀，入水中，出火毒收用。

【主治】痈疽发背，乳癖，便毒，闪腰挫气，跌打损伤，

筋骨疼痛，手足顽麻，痞块疝气，杨梅，风毒，一切肿毒疮疖。

01337　十香膏（方源《寿世保元》卷九）

【组成】白矾（炒）　轻粉　水银　雄黄　川椒（去子炒）　樟脑各一钱　槟榔一个（研末）　杏仁四十个（去皮，同研）　大风子（去皮肉，另研）四十个

【用法】上药和匀，用柏油八钱，俱入乳钵内，研至不见水银星为度，为丸如弹子大。待疮疥痒，将药丸于患处滚过。治遍身风痒生疮疥，土茯藜苗汤洗之；治老人生皮风疥疮瘙痒，藜芦根为末，脂油调搽。

【主治】疥疮遍身风痒。

01338　十香膏（《理瀹》）

【组成】沉香　丁香　白檀　甘松　郁金各五钱

【用法】麻油浸七日，慢火养五日后，以文武火煎三二十沸，去滓，入黄丹收，以乳香、木香、白胶香、龙齿、苏合油末五钱，麝一钱，搅匀，候凝作片。摊红绢上贴。

【功用】解毒，消肿，拔脓。

【主治】外科疑难险症，一切无名肿毒。

01339　十顺散（《普济方》卷二〇四引《卫生家宝》）

【组成】槟榔（半生半煨）　青皮（去白瓤）　人参　木香（煨）　诃子（炮，去核）　白术（炒）　白茯苓　京三棱　肉桂（去粗皮）　神曲（炒令微黄）　甘草（炙）　干姜　枳壳（去瓤，麸炒）　厚朴（去粗皮，姜汁涂炙三次）各一两

【用法】上为末。每服一二钱，水一钟，加盐一捻，煎至七分，温服，不拘时候。

【主治】十种膈气，心胸痞闷，噎塞不通，饮食减少，渐成恶证。

01340　十将丹（《药奁启秘》）

【组成】腰黄（飞）四钱　蝎尾（炙）十支　蜈蚣（炙）十条　蝉衣二钱（去翅足）　冰片四分　麝香三分　五倍子（瓦上炙）八钱　炙甲片三钱　半夏　南星各四钱

【用法】上为极细末。掺膏药内贴。

【主治】一切痈疽大毒，未溃者即消。

01341　十宣散

《济生》卷六。为《局方》卷八（绍兴续添方）"化毒排脓内补十宣散"之异名。见该条。

01342　十宣散（《普济方》卷四〇六）

【组成】木香　人参　当归　川芎　赤芍药　桔梗　白芷　陈皮　大腹皮　黄耆　甘草各等分。

【用法】上锉散。每服一钱，苏叶煎汤送服。

【主治】冷瘤痈毒，肿起难消者。

01343　十宣散（《痘疹全书》卷下）

【组成】黄连一钱　黄芩一钱　黄柏一钱　苦参五分　硼砂三分　乳香一分　孩儿茶五分　片脑少许（临时加）　雄黄五分　玄明　粉三分

【用法】上为极细末。每用五厘吹之。

【主治】疹子咽肿作痛。

01344　十宣散（《种痘新书》卷十二）

【组成】人参　黄耆　当归各一钱　官桂　甘草各八分　川芎　防风　桔梗　木香　白芷　厚朴　紫草各一钱

【用法】水煎，温服。外用沉香、檀香、荆芥烧烟熏之。

【主治】痘为邪秽所触而不起者。

01345 十神丹（《普济方》卷二三七）

【组成】雄黄一两 硫黄 玄参 苍术 鬼箭羽 鬼臼 虎骨 皂角 麝香 朱砂各一分

【用法】上为末，以阿魏三铢化作水，熟煮面糊为丸，如梧桐子大，以细研雄黄为衣。病人身上常系两三丸；夜间更取两三丸，入麝香些少，相滚衣上；床前烧一炉。

【功用】祛邪。

【主治】一切传尸，伏连鬼疰，夜间多梦鬼怪。

01346 十神汤（《局方》卷二续添诸局经验秘方）

【组成】陈皮（去瓢，去白） 麻黄（去根节） 川芎 甘草（炙） 香附子（杵去毛） 紫苏（去粗梗） 白芷 升麻 赤芍药各四两 干葛十四两

【用法】上为细末。每服三大钱，水一盏半，加生姜五片，煎至七分，去滓热服，不拘时候。

【主治】❶《局方》（续添诸局经验秘方）：时令不正，瘟疫妄行，阴阳两感，或风寒湿痹。❷《景岳全书》：时气瘟疫，感冒风寒，发热憎寒，头痛，咳嗽，无汗。

【加减】如发热头痛，加连须葱白三茎；中满气实，加枳壳数片同煎。

01347 十神汤（《证治宝鉴》卷二）

【组成】芍药 当归 川芎 生地 熟地 陈皮 半夏 茯苓 甘草 防风 防己 白术 苍术 草乌 南星 石膏 香附 荆芥 羌活 枳实 黄芩 全蝎 秦艽 白芷 细辛

【主治】痫发证有宜外解者。

01348 十神散（《疮疡经验全书》卷三）

【组成】轻粉三钱 松香三钱 杏仁三钱（去皮尖） 风子三钱 枯矾 柏末三钱（蜜炙） 硫黄二钱（另研） 飞丹三钱（火煅，水飞） 面粉三钱（煅存性） 鸡内金三钱（煅存性）

【用法】干用桐油调搽；湿用干掺。

【主治】冷疳。

【备考】方中枯矾用量原缺。

01349 十神散（《种痘新书》卷十二）

【组成】归尾 生地 红花 丹皮 赤芍 桔梗 木通 连翘 大腹皮 川芎

【主治】凡痘已出未出，三日以前，痘点干红，烦躁口渴，睡卧不宁，一切毒壅热甚之症。

【备考】原书用本方治上证，加牛子、前胡、甘草。

01350 十神膏（《洞天奥旨》卷八）

【组成】蚯蚓粪一两 血竭三钱 马齿苋一两 黄柏五钱 轻粉一钱 乌根根三钱 银朱四钱 胡粉三钱 潮脑二钱 麝香三分

【用法】上药各为末，同猪油调为膏，贴在油纸上，照疮之大小贴之。另用布包好缚定，听其出水，连用数个则水干。换膏药时，用金银花一两，煎汤温洗疮口，另再贴此膏。若无水流出，不必频换，再用数个，必然奏功。

【主治】血风疮。

【宜忌】忌房事及酒。

01351 十柔丸（《百一》卷十八）

【组成】熟干地黄四两 当归 桂 苁蓉（酒浸。无，以鹿茸代之） 紫菀 补骨脂 鹿角胶（炒） 柏子仁 熟艾（别碾，酒浸，熬膏） 白茯苓各二两

【用法】上为细末，艾膏为丸，如梧桐子大。每服七八十丸，温酒或米饮汤送下。

【功用】补妇人血气。

01352 十疰丸（《千金》卷十七）

【组成】雄黄 巴豆各二两 人参 甘草 细辛 桔梗 附子 皂荚 蜀椒 麦门冬各一两

【用法】上为末，炼蜜为丸，如梧桐子大。空腹服五丸，每日二次。稍加，以知为度。

【主治】十种疰：气疰、劳疰、鬼疰、冷疰、生人疰、死人疰、尸疰、食疰、水疰、土疰等。

【方论选录】《千金方衍义》：十疰丸取桔梗丸中四味，不用藜芦而用雄黄、细辛、蜀椒之辛热辟邪，且得人参、甘草、麦冬，虽云助长辛烈之性，究竟良药可保护津气，不似桔梗丸之一派峻锐耳。

【备考】《千金翼》有藁本，无细辛。

01353 十黄散（《千金》卷十四）

【组成】雄黄 人参各五分 黄芩 大黄 桂心 黄耆 黄柏 细辛各三分 黄连 黄昏 蒲黄 麻黄各一分 黄环 泽泻 山茱萸各二分（一方有生黄二分）

【用法】上药治下筛。未食前温酒服方寸匕，每日三次。不知，加至二匕。

【主治】脏腑气血少，自觉不安，忽忽喜悲，善恐怖。

【加减】羸劣者，更加人参五分。

【方论选录】《千金方衍义》：十黄散专主本虚惊恐及风水外激，故取雄黄以辟百邪，以治阴邪浊恶之患；人参、黄耆、桂心、山萸护持心肾血气；麻黄、细辛外发肌表之邪；黄芩、黄连、大黄、黄柏、蒲黄、泽泻内泄脏腑血闭。惟黄昏、黄环人所未详，黄昏一名合欢，《本经》安五脏，和心志；黄环本名狼跋，《本经》治鬼魅邪气寒热，但非常用之品，以故罕有识者。

01354 十善散（《医心方》卷三引《耆婆方》）

【异名】十方散。

【组成】秦艽 独活 茯神 薯蓣 山茱萸 藁本 天雄 钟乳（研七日） 芍药 干姜

【用法】上锉散。以酒服一方寸匕，每日二次。

【主治】风气、风眩、头面风、中风脚弱，风湿痹弱，房劳少精，伤寒心痛，中恶冷病。

01355 十解散（《痘疹会通》卷四）

【组成】生耆 归尾 黄芩 川芎 白芷 连翘 天麻 荆芥 牛蒡子 防风 紫草 甘草

【主治】痘疹初出，天庭、印堂形如豆布，或如串字，或如梅花，或遍身大热，红赤黑陷，或头痛鼻涕者。

01356 十膈散（《鸡峰》卷二十）

【组成】人参 茯苓 厚朴 黄橘皮 京三棱 枳实 神曲 甘草 白术 诃子 干姜 桂各一两 槟榔 木香各一分（一法添麦芽一两 莪术一分 槟榔 木香各加一分）

【用法】上为细末。每服一钱，入盐点之。如脾虚腹胀，心胸满闷，以水一盏，加生姜三片，大枣两个，盐少许，煎至七分，和滓热服。

【主治】冷、热、忧、悲、喜、怒、愁、恚、食、气疾十膈，并因忧惊冷热不调，又乖将摄，更加喜怒无则，贪嗜饮食，因而不化，滞积在胸中，上喘痰嗽，岁月渐深，胸膈噎塞，渐至疲羸。

【备考】方中枳实、黄橘皮，《卫生宝鉴》作"枳壳"，"青皮"。

01357 十膈散（《直指》卷十七）

【组成】人参 茯苓 厚朴（制） 橘红 莪术 枳壳（制） 半夏曲 甘草（炙） 生白姜 辣桂 槟榔 木香各等分

【用法】上为粗末。每服三钱，加生姜二片，大枣二枚，水煎服。

【主治】七气为膈，饮食不消，谷胀、气胀。

01358 十膈散（《朱氏集验方》卷四）

【组成】老姜二大拇指大（剜空中间，放以子母丁香二粒在内，合住，以湿纸裹煨）

【用法】生姜、丁香煎汤送下。

【主治】翻胃呕吐。

01359 十膈散

《医统》卷二十七。为《御药院方》卷四"十膈气散"之异名。见该条。

01360 十精丸（《元和纪用经》）

【异名】保真丸。

【组成】菟丝子（人精。酒浸一宿，湿捣） 甘菊花（目精。二味春加一倍） 五加皮（草精。去皮用） 柏子仁（木精。二味夏加） 白术（日精） 人参（药精。二味秋加） 石斛（山精。如金钗者，酥炙） 鹿茸（血精。酥炙） 巴戟（天精。紫色者，去心，酒浸一宿） 肉苁蓉（地精。酒浸一宿，酒蒸用亦得。四味冬加）各等分。

【用法】上药随四季各加分两，为末，炼蜜为丸，如梧桐子大。空心温酒或盐汤下二十五丸至三十丸。

【功用】❶《元和纪用经》；温平补益。❷《普济方》：大补虚冷，接引真气。

01361 十精丸（《百一》卷四）

【组成】破故纸（炒） 远志（去心） 白茯苓 益智仁（炒） 青盐（炒，别研）各一两 菟丝子（酒浸） 牛膝 川当归（酒浸一宿）各二两 石菖蒲（九节者） 山茱萸（一方去菖蒲，加熟干地黄二两）

【用法】上为细末，用猯猪腰子一只，去膜，和酒研细，煮面作糊为丸，如梧桐子大。每服四五十丸，食前盐汤或温酒送下；如小便赤而少，车前子汤送下；如心虚精神不定，用茯神汤送下；如夜间烦躁不得睡，用酸枣仁末调汤送下；如心气盛塞，煎麦门冬汤送下，每日二次。

【功用】升降阴阳，既济水火，平补心肾。

【主治】下虚上盛。

01362 十精丸（《百一》卷十五）

【组成】吴茱萸 茴香 台椒（三味同炒焦黄色） 破故纸（炒） 川楝子（去核，炒） 陈皮 青皮 苍术 大川乌（用青盐炒赤色，去皮尖）良姜（沙）各一两

【用法】上为细末，酒糊为丸。每服二十至三十丸，空心盐汤、温酒任下；妇人米醋汤送下。

【主治】下部久冷。

01363 十精丸（《医方类聚》卷一五三引《经验秘方》）

【组成】官桂（木之精） 川椒（火之精。去目炒） 吴茱萸（土之精） 肉苁蓉（水之精。酒漫三日，焙） 柏子仁（树之精。洗，晒干） 菟丝子（金之精，酒浸，焙干） 白胶香（松之精） 菊花（日月精。晒干） 枸杞子（火之精。温酒浸，净晒） 生熟地黄（地之精。酒浸晒干）各等分

【用法】上为细末，酒糊为丸。每服十五丸至三十丸，温酒、盐汤任下；妇人醋汤服。

【功用】解毒。

【主治】酒食黄；风疾上壅下注，耳内虚鸣。

01364 十精丸（《医方类聚》卷一五三引《烟霞圣效方》）

【组成】熟地黄 枸杞子 菟丝子 苁蓉（以上二味酒浸一宿，焙干） 桂心 甘菊花 川椒 干山药 白茯苓 柏子仁各等分

【用法】上药先将九味捣为细末，后入柏子仁，用术煎或酒糊为丸，如梧桐子大。每服十丸，温酒送下，一日二次。

【主治】男子妇人久冷。

01365 十精丸（《万氏家抄方》卷五）

【组成】枸杞子 甘菊花 菟丝子（酒煮，捣成饼）各二两 山茱萸 天门冬 白茯苓各三两 官桂 淮熟地（用生者，酒蒸九次）四两 肉苁蓉（酒浸一宿） 汉椒（去目）各一两

【用法】上为末，炼蜜为丸，如梧桐子大。每服三十丸，空心盐、酒送下。

【主治】精寒阳萎。

01366 十精散（《圣惠》卷九十四）

【组成】巴戟（天精） 云母粉（日精） 甘菊花（月精） 熟干地黄（地精） 菟丝子（人精） 杜仲（山精） 五味子（草精） 钟乳粉（水精） 石斛（石精） 人参（药精）各等分

【用法】上锉散。每服三钱，空心及食前以酒调下。

【功用】发白再黑，齿落重生，充益肌肤，光泽颜色，腰脚轻健，耳目聪明，补脑添精，延年却老。

01367 十滴水（《集成良方三百种》）

【组成】扁豆三两 丁香半两 厚朴二两 香薷一两 花椒半两（开口者） 云茯苓三两（连皮） 藿梗三两 辣椒一两 猪苓一两 苍术三两 干姜一两 泽泻二两 白芷一两 陈皮二两 腹皮二两 干烧酒五斤

【用法】上药连酒装入净瓷坛内，浸泡百日，打开过滤，去渣装小瓶，塞紧勿使泄气。每服一酒钟。如急用，将坛放入大锅内，加满水，煮沸一昼夜，凉透过滤即可用。每服十滴，病重酌加，温开水和服。

【主治】霍乱吐泻，受寒腹痛，恶心作呕，白痢水泻，一切痧症。

【临床报道】冻疮：《中国民间疗法》[1999，（1）：46]用十滴水外涂治疗冻疮患者10例。结果：涂药1次痊愈者6例，涂药2次痊愈者3例，涂药3次痊愈者1例。痊愈后红肿完全消退，无痛痒感，皮肤颜色恢复正常，破溃者创面愈合，无继发感染，功能恢复正常。

01368 十一圣丸（《鸡峰》卷十二）

【组成】大附子 川乌头各一两 肉豆蔻仁 槟榔各

四个 肉桂（不见火）一两 胡椒 青皮 半夏 硫黄 硇砂 舶上茴香各一两

【用法】上药除硫黄、硇砂外，余为末；硫黄、硇砂细研，米醋半盏，汤钵上熬过，次用米醋半碗，将研过硇砂入面一大匙，同煮稀糊，和前药成剂，丸如梧桐子大。每服三十丸，空心，夜卧用盐汤、盐酒送下。

【功用】进食，壮筋骨。

【主治】丈夫元脏虚冷。

01369 十二味汤（《陈素庵妇科补解》卷三）

【组成】黄芩 黄耆 陈皮 香附 人参 茯苓 白术 甘草 川芎 当归 白芍 熟地

【功用】安心敛神。

【主治】妊娠乳泣。

【方论选录】乳即血也。儿在母腹食血以成筋骨，出母腹食乳以长肌肉，未产而乳自流，则无以滋养胎元。而子生之后，根基已薄，其生长之气先泄也。是方四物补血以黄芩配之，凉血清热而安胎；四君补气以黄耆佐之，益气培元亦安胎。恐参、术之补气太峻，运以陈皮；恐归、熟之补血太滞，行以香附，气行则肝经之郁自开，而火自降。心与小肠二经之气血得补而虚热自除，则血归经而乳自止矣。

01370 十九味丸（《外台》卷十四引《张文仲方》）

【异名】防风羌活丸（《普济方》卷一一四）。

【组成】防风 羌活 五加皮 芍药 人参 丹参 薏苡仁 玄参 麦门冬（去心） 干地黄 大黄 青木香各六分 松子仁 磁石各八分（研） 槟榔子十分 枳实（炙）八分 牛膝八分 茯神八分 桂心八分

【用法】上药治下筛，炼蜜为丸，如梧桐子大。每服十五丸，以酒送下，每日二次。稍稍加至三十丸为度。

【主治】诸风。

【宜忌】忌猪肉、鱼、蒜、生葱、酢、芜荑。

01371 十三太保（《串雅补》卷一）

【组成】川乌 草乌 附子（姜汁炒） 当归 甲片 龟版（酒炙）各一两 乳香 没药 腰面各五钱 灵仙（酒炒）二两 羌活（酒炒） 独活（酒炒）各二两（羌活、独活、灵仙三味另炒，另为细末） 番木鳖四两（水煮透，去毛皮，用麻油四两煤黄色）

【用法】上药各为细末，和匀收贮。每服一钱，用酒送下，隔五日一服。

【主治】疯瘫、痛疽、发背、瘰疬、肿毒。

【宜忌】忌见风。

【加减】上部加荆芥、防风、藁本、玄参；下部加川膝、木瓜、胡椒。

01372 十子奇方（《惠直堂方》卷一）

【组成】凤仙花子三两（井水浸一宿，新瓦焙干） 金樱子（竹刀切开，去毛子，水淘净，舂碎熬膏）三两 五味子三两（酒浸，蒸，晒干） 石莲子（研碎，用茯苓、麦冬各一两，煎汁拌蒸，晒干，净）三两 菟丝子三两（酒浸三宿，煮一昼夜，吐丝为度） 女贞子三两（酒浸，九蒸九晒） 枸杞子四两（一半乳拌蒸，一半酒浸微炒） 小茴香一两（微炒为末，白菊花二两，煎汁拌，晒干） 桑子四两（极黑肥大者取汁，以瓷盆盛之，每日晒，成膏） 大附子一个（重一两，蜜煮一日，换水煮半日，人参二两煎汁拌附子，晒干，附子须切片）

【用法】金樱子、菟丝、桑椹三味为膏，入诸药末，用淮山药四两，煮糊为丸，如梧桐子大。每空心服一钱五分，临卧服二钱。

【功效】健脾壮筋，清痰理气。

【主治】男子九种不育，四般精泄。

01373 十五岁汤（方出《千金》卷五，名见《医部全录》卷四四一）

【组成】大黄 柴胡 黄芩各三两 枳实一两十八铢 川升麻 赤芍 知母 栀子仁各二两半 生姜十八铢 杏仁二两 竹叶（切）一升半

【用法】上㕮咀。以水六升半，煮取二升，十岁至十五岁者，分三服。

【主治】小儿十五岁以下，热结多痰，饮食减。

01374 十四友丸（《局方》卷五续添诸局经验秘方）

【组成】熟地黄 白茯苓 白茯神（去木） 人参 酸枣仁（炒） 柏子仁（别研） 紫石英（别研） 肉桂 阿胶（蛤粉炒） 当归 黄耆 远志（汤浸，去心，酒洒，蒸）各一两 辰砂（别研）一分 龙齿（别研）二两

【用法】上为末，同别研四味，炼蜜为丸，如梧桐子大。每服三十丸，食后枣汤送下。

【功用】❶《局方》（续添诸局经验秘方）：补心肾虚。

❷《普济方》：补虚益血，收敛心气。

【主治】怔忪昏愦，神志不宁，睡卧不安。

01375 十四友丸（《不居集》上集卷二十二）

【组成】人参 黄耆 当归 生地 远志 茯神 枣仁（炒） 茯苓 阿胶 龙脑 紫石英 薄荷 朱砂各一两

【用法】上为末，炼蜜为丸，如梧桐子大。每服五七十丸。

【主治】惊悸怔忡。

01376 十四枚丸（方出《太平御览》卷九四九引葛洪药方，名见《本草纲目》卷四十一）

【组成】鼠妇虫十四枚

【用法】各以糟封裹之，凡十四丸。临发服七丸，便愈。

【主治】疟疾。

01377 十全饮子（《普济方》卷一一七引《十便良方》）

【组成】人参 白茯苓 干山药 白扁豆 紫苏叶 香薷叶 甘草 厚朴 半夏 白术各等分

【用法】上为粗末。每服二钱，水二盏，加生姜三片，煎七分，去滓，若觉烦躁，以新汲水沉冷服；如脾胃弱，只温如常服。

【主治】伤暑，病疟，中暑等疾。

01378 十补脾散（《普济方》卷一八二）

【组成】半夏二两 干姜 白术 陈皮 青皮 当归 香附子各一两 人参 甘草 木香各半两

【用法】上为末。每服五钱，水一盏半，加生姜五片，大枣一个，煎至一盏，去滓温服，不拘时候。

【功用】下气消痰，调血理气。

01379 十味锉散（《医方类聚》卷二十引《叶氏录验方》）

【组成】附子三两（炮，去皮脐） 当归（去土，洗，切） 黄耆（炙） 白芍药各二两 川芎（不见火） 防风（去芦） 白术各一两半 肉桂（去粗皮，不见火）一两 茯苓 熟地黄（洗净，用少酒熬令干，焙之）各七钱半

【用法】上修制了再称，㕮咀。每服四钱，水一大盏，加

生姜八片，大枣三个（擘开），煎七分，去滓，通口服，食后、临卧，每日三次。温覆厚衣将养。

【功用】补心益血，养筋生力。

【主治】❶《医方类聚》引《叶氏录验方》：中风血弱臂痛，连筋及骨，举动艰难。❷《张氏医通》：湿痹周身疼痛。

【方论选录】❶《法律》：臂痛乃经脉不舒，体盛者，可去其筋脉中之风，然既已血痹，所受风燥之累不浅，故取此方。养血之中，加附子之力，通其阳气；而用防风，反佐黄耆，出其分肉腠理之风也。❷《张氏医通》：此即十全大补去人参、甘草之甘缓补气，而加附子、防风以通达内外也。

01380 十珍饼子（《御药院方》卷十一）

【组成】丁香 沉香 木香 桂（去皮） 藿香 肉豆蔻 吴茱萸（洗，焙干）各半两 半夏（汤洗七遍，晒干）一两（生姜汁制） 舶上硫黄 水银各七钱半（研细，结沙子）

【用法】上为细末，同和匀，炼蜜为丸，如小豆大，捏作饼子。每服十饼，生姜汤送下，或化服亦得，不拘时候，量病加减服。

【主治】大人小儿呕吐痰涎，粥药难停，无问新久。

【备考】方中硫黄，《奇效良方》作"茴香"。

01381 十种疹散（《外台》卷十五引《深师方》）

【组成】鬼箭 甘草（炙） 白蔹 白术 矾石（熬）各一两 防风二两

【用法】上药治下筛，以菜米粉五合极拭身，以粉纳药中捣合。一服五分匕，每日三次。中间进食。不知，增之。

【主治】十种疹。

【宜忌】忌海藻、菘菜、桃李、雀肉等。

01382 十将军丸（《丹溪心法附余》卷六）

【组成】三棱一两（去毛土，炮） 莪术（生） 青皮（去白） 陈皮（去白）各一两 草果（去壳）二两 川常山二两 砂仁 槟榔 乌梅 半夏（汤泡七次）各一两

【用法】将常山、草果二味锉，用好酒、醋各一碗，入瓦器内，先浸一宿，后入八味药，同浸至晚，用瓦铫内炭火煮干，取出晒，如无日色，用火焙干为末，半酒半醋打糊为丸。如梧桐子大。每服三四十丸，白汤吞下，一日三次。

【主治】久疟不愈，腹痛，有疟母。

【宜忌】忌生冷、鱼腥、咸、酸、油腻、面、诸死毒物。

01383 十膈气散（《御药院方》卷四）

【异名】十膈散（《医统》卷二十七）。

【组成】人参（去芦头） 白茯苓（去粗皮） 官桂（去粗皮） 枳壳（麸炒，去瓤） 甘草（锉，炙） 神曲（炒令黄） 麦芽（炒黄） 诃黎勒（煨，去核） 吴白术 陈橘皮（去白） 干生姜（炮） 荆三棱（煨，锉） 蓬莪术（煨，锉）各一两 厚朴（去粗皮，用生姜汁涂，炙） 槟榔（煨，锉） 木香各半两

【用法】上为细末。每服一钱，入盐一字，白汤点服亦得。如脾胃不和，腹胀，心胸满闷，用水一盏，加生姜七片，大枣二个，盐少许，同煎至八分，空心、食前和滓热服。

【主治】十般膈气。冷膈、风膈、气膈、痰膈、热膈、忧膈、悲膈、水膈、食膈、喜膈、上喘痰嗽，岁月渐深，心胸噎塞，渐致羸瘦。

01384 十二太保丸（《成方制剂》7册）

【异名】保产安胎丸。

【组成】艾叶 白芍 川芎 当归 甘草 厚朴 黄芪 荆芥 羌活 菟丝子 浙贝母 枳壳

【用法】上为水蜜丸或大蜜丸，大蜜丸每丸重7.5克。口服，水蜜丸一次5克，大蜜丸一次1丸；一日1次。

【功用】理气开郁，养血安胎。

【主治】妇女气血不调，胎元不安，预防流产。

01385 十二温经丸

《成方制剂》1册。即《金匮》卷下"温经汤"改为丸剂。见该条。

01386 十八反膏药（《墨宝斋集验方》卷上）

【组成】细辛 玄参 藜芦 白及 半夏 乌头 乌啄 大戟 芫花 甘草 甘遂 白蔹

【用法】上为末，用生葱、姜汁、蜜、广胶一两，共煎成膏。摊狗皮上贴之。如稍泄，不必服后药；如一二日不泄，再服：黑牵牛头末六钱，槟榔四钱为末，量人虚实，如虚者服四钱，实者服五钱，以月初早晨空心服砂糖汤二三口再服药，候大便二三次，以下净为妙；欲止，吃温粥数口。

【主治】虫积痞块。

【宜忌】忌大荤一二日。

01387 十八味神药（《喉科指掌》卷一）

【组成】川黄连 木通 金银花各一钱 白鲜皮 黄芩 紫花地丁 当归 赤芍药 生甘草 连翘 天花粉 草河车 知母（盐水炒）各二钱 生栀子 川芎 皂角刺各一钱五分 乳香五分 生龟版三钱

【用法】上药滚水煎服。

【主治】烂喉毒证。

01388 十八味神药（《白喉证治通考》）

【组成】川连五分 白鲜皮五分 黄芩二钱（酒炒） 地丁二钱 当归二钱 草河车二钱 山栀一钱半 生龟版三钱 木通一钱 生甘草二钱 川芎一钱半 连翘二钱 乳香五分（去油） 银花一钱半 皂角刺一钱五分 知母二钱（盐水炒）

【主治】白喉。

【加减】结毒，加土茯苓，鲜首乌；火证烂喉，加生石膏、大黄各四钱。

01389 十力大补丹（《普济方》卷一一五）

【组成】防风一斤（醋煮，晒干为末） 黑豆一斤（炒燥，入酒内浸一宿，取出晒干如前炒，又入酒浸三次，晒干为末） 川乌半斤（不去皮） 苍术一斤（米泔水浸一宿，洗，刮去皮，净晒干为末。以黑豆、防风、苍术末三味将纸裹在一处） 草乌一斤一钱（不去皮，锉碎，用姜朴浸软，捣为泥） 生姜一斤（为泥） 葱白一斤

【用法】上用川乌、草乌、葱、姜捣碎，用皮纸裹，露一宿后，入新瓦罐内盛，紧裹器口，春五日，夏三日，秋七日，冬十日，如是日毕取出，入前三味末和匀，用糯米糊为丸，如团鱼子大许。每服一丸，临卧睡时咬破，用温酒吞下，姜汤亦可。后加人参、当归、青黛各四两。

【主治】诸般风疾，口眼㖞斜，手脚肿痛，浑身拘急瘫软，半身不遂，头风脚气，下元虚冷无力。

【宜忌】服药后，一切热物汤酒不可食，此药麻人，大忌房事。

01390 十三太保丸（《青囊秘传》）

【组成】川乌 草乌（各制） 麻黄 细辛各一两 马前子（麻油烘枯） 羌独活 山甲 三麻 防风 白芷各一两 雄黄五钱 朱砂三钱

【用法】上为末，饭为丸，如弹子大，每两作八丸。每服一丸，陈酒送下。取汗为度。

【主治】筋骨疼痛。

01391 十三太保丹（《上海中医药杂志》（1957；1）引《九芝集方》）

【组成】露蜂房四两 公丁香二两 荜茇二两 细辛二两 百草霜二两

【用法】上为末，瓷瓶贮存。附骨疽毒、湿痰流注、瘰疬、乳疽乳癖，包括一切阴性肿疡，以十三太保丹三钱，太乙药肉三两，加乳香、没药各五分，烊化拌匀，摊膏敷贴；寒性牙痛，以十三太保丹二份，樟脑一份研匀，少许掺膏药上外贴；风寒头痛，以十三太保丹二钱，太乙药肉二两，加薄荷一钱，烊化拌匀，摊膏贴太阳穴。

【功用】消肿散瘀止痛。

【主治】附骨疽毒、湿痰流注、瘰疬、乳疽乳癖、一切阴性肿疡；寒性牙痛；风寒头痛。

【方论选录】方中蜂房甘平，为治瘰疬的主药之一；公丁香辛温而性纯阳，荜茇辛温而热，温中而行气；细辛辛温而散风寒，能行血散结；百草霜性辛温具有收涩作用。全方的药物大部偏重辛热辛温一类，基于辛甘发散之义。

【备考】本方方名，《简明中医妇科学》引作"太保丹"。

01392 十子生精散（《效验秘方》李树年方）

【组成】枸杞子30克 五味子15克 覆盆子25克 菟丝子20克 车前子10克 茺蔚子20克 金樱子25克 炒韭子15克 蛇床子10克 沙苑子15克 肉苁蓉25克 制首乌20克 炙黄芪30克 大熟地20克 巴戟天15克 上肉桂10克 楮实子15克 寸麦冬15克 山萸肉15克 怀牛膝20克

【用法】上药共研极细末，容器密封贮存。每日早中晚各服6克，30克为1疗程。

【主治】婚后不育，命门火衰，精液稀薄清冷，精虫减少（每毫升低于0.6亿个），精虫活动率低，活动力弱。或婚前频繁过度手淫，损伤肾气，或贪色房劳，恣情纵欲，耗伤肾精，或先天禀赋不足，肾气虚弱，以致命门火衰，生化无能，致精寒稀少，阳衰而无子。

【临床报道】不育（精子减少症）：治疗83例，治疗后精虫数每毫升1亿以上者33例，0.8亿～1亿者29例，0.6亿～0.8亿者21例。

【宜忌】服药其间禁房事，戒烟酒、生冷，禁在45摄氏度以上热水中洗浴。

01393 十子育麟汤（《效验秘方》李培生方）

【组成】枸杞子 五味子 覆盆子 蛇床子 桑椹子 菟丝子 车前子 金樱子 益智仁 炒补骨脂 红参 肉苁蓉 鹿角胶 龟板胶 杜仲 淫羊藿 当归 熟地 橘红

【功用】滋阴强阳，补益精气。

【主治】阴、阳两虚或阴虚、阳虚交错出现的不育症患者。

【用法】水煎服，亦可为丸或熬膏服。

【方化选录】方中五子衍宗滋肾育麟，为古今不育症第一方。蛇床子、桑椹子、金樱子、益智仁、肉苁蓉、淫羊藿、杜仲补肝肾、益肾精。补骨脂、鹿角胶、龟版胶温补肾督。当归、熟地养血益精。红参大补元气，与当归使气血双补，以充肾源。橘红理气化痰和胃，防补药腻胃；诸药合用，共奏滋阴强阳、气血双补之功。

01394 十六味儿丸

《幼科铁镜》。为《慈幼心书》卷上"十六味地黄丸"之异名。见该条。

01395 十龙换骨丹（《摄生众妙方》卷三）

【异名】十生丹（《准绳·类方》卷四）。

【组成】独活 羌活 川乌（火炮，去皮） 草乌（火炮去皮） 当归（酒浸，去粗皮） 防风 川芎 天麻 何首乌（去黑皮）海桐皮（去粗皮）

【用法】上为细末，炼蜜为丸，金箔为衣。每一两作十服，好酒或茶送下。

【主治】❶《摄生众妙方》：左瘫右痪，口眼歪斜，半身不遂，中风诸证。❷《准绳·类方》：风走注疼痛。

01396 十号节象方

《杂病源流犀烛》卷二十一。为《痧胀玉衡》卷下"宝花散"之异名。见该条。

01397 十仙夺命丹（《寿世保元》卷十）

【组成】三棱 莪术 木香 沉香 丁香 没药 川芎 皂角 苦葶苈 巴豆（去壳，捣去油）各等分。

【用法】上为细末，枣肉为丸，如樱桃大。每服一丸，空心凉水送下。

【主治】梅核气，鼓满，积聚，癥瘕气块，冷心腹痛，热水泻，食积，气积，冷积，经脉不通。

01398 十圣天麻丸（《圣济总录》卷九）

【组成】天麻（酒浸，焙干）三两 地榆（净洗，焙）三两 附子（以生姜半两，枣四枚，同煮一时辰，去皮脐，切碎，焙干，炒）三两 白附子（米泔浸，焙干）三两 丁香半两 木香半两 黄耆（细锉）三两（以上七味，同捣罗为末） 雄黄（研）半两 犀角（镑屑为细末）半两 珍珠（研）半两 牛黄（研）一两 麝香（研）一两

【用法】上十二味，除七味捣罗外，五味别研，然后同拌和令匀，炼蜜为丸，如樱桃大。每服一丸，空心、食前、临卧各一服，温酒嚼下，移时，更以热酒一盏投之。任加衣被盖覆。六十岁以下，两月平复；四十岁以下，一月平复；十日后或汗出，或如虫行，勿怪。如欲常服，每丸分为四服，逐日一服。

【主治】中风，手足偏枯，跛蹇不随。

01399 十圣夺命丹（《耀仙活人方》）

【组成】人参 甘草各一钱 南木香二钱 南星二钱（姜制） 半夏五钱（姜制） 枳壳一两（去瓤，面炒） 白矾（火枯） 豆豉一两 厚朴五钱（姜制炒干） 糖球子一钱

【用法】上药候清，夜间露过，以人参、厚朴煎汤，调米糊作饼子，如小钱大，慢火焙干。每服一饼，嚼碎，姜汤调平胃散送下。

【主治】翻胃、噎食。

【宜忌】忌诸般生冷、腥味及酒之类。

01400 十皮五子饮（《冯氏锦囊》卷十四）

【组成】茯苓皮　草果皮　牡丹皮　地骨皮　五加皮　大腹皮　甘草皮　菟丝子　大腹子　车前子　生姜皮　木通皮　木瓜皮　紫苏子　葶苈子各一钱五分

【用法】水煎服。如要断根者，将十五味药等分为细末，用未下水之雄猪肝一个，先将温水煮一滚，取出，用竹尖钻孔数个，入药在内，蒸熟切片，捣蒜蘸食之。不过一二个，永不发也。

【主治】一切鼓肿胀，并气虚中满，单腹胀。

01401 十全大补丸

《麻疹全书》。即《传信适用方》卷二"十全散"改为丸剂。见该条。

01402 十全大补丸（《活人方》卷二）

【组成】人参二两　黄耆三两　白术二两　茯苓一两五钱　肉桂一两　附子五钱　沉香五钱　川芎一两　熟地二两　当归身一两五钱

【用法】炼蜜为丸。每次用白米汤吞三钱。

【主治】三焦元气虚弱，内外真阳不足，外则恶风怯寒，面白神枯；内则心虚胆怯，意兴不扬，阳萎脾寒，奔豚疝气。

01403 十全大补片

《成方制剂》6册。即《传信适用方》卷二"十全散"改为片剂。见该条。

01404 十全大补汤

《局方》卷五（吴直阁增诸家名方）。为《传信适用方》卷二"十全散"之异名。见该条。

01405 十全大补汤（《万氏家抄方》卷五）

【组成】人参　白术　白芍　当归　阿胶（蛤粉炒成珠）　杜仲各一钱　干姜（炒）七分　熟地三钱　甘草三分

【用法】水煎，空心服。

【主治】血崩。

01406 十全大补汤（《痘疹全书》卷下）

【组成】人参　白术　甘草　柴胡　当归　川芎　白芍（酒炒）　木香　青皮　黄耆　生地　升麻　桂

【主治】女子痘疹，崩漏不止，气血已虚。

01407 十全大补汤（《痘疹全书》卷下）

【组成】川芎　归尾　芍药　生地　人参　白术　赤茯苓　黄耆　桂心　白芷　连翘　甘草节　金银花

【用法】加引经药，水煎服。

【主治】痘疮溃疡。

01408 十全大补汤（《疮疡经验全书》卷九）

【组成】人参　当归　川芎　白芍药　白术　黄耆　茯苓　甘草　生地　熟地　防风　陈皮　干山药　知母　黄柏　泽泻　升麻　金银花

【用法】水煎服。

【功用】生肌长肉，益气滋血。

【主治】一切痈症溃后。

【加减】秋、冬天加厚朴、苍术、肉桂；春、夏天加麦门冬、青皮、黄芩、山栀仁、黄连。

01409 十全大补汤（《片玉痘疹》卷三）

【组成】人参　白术　白茯苓　甘草　当归　紫草茸　川芎　白芍　生地　肉桂　黄耆　麦冬　防风　白芷　连翘　大枣　莲肉

【用法】水煎，调四圣散，空心温服。

【主治】痘疮四围红活，当起不起，顶陷，四围无水色，或灰白色，气血俱虚者。

01410 十全大补汤（《寿世保元》卷四）

【组成】人参二钱　白术一钱五分　白茯苓三钱　当归二钱　川芎一钱五分　白芍二钱　熟地黄三钱　黄耆二钱　肉桂五分　麦门冬二钱　五味子三分　甘草（炙）八分

【用法】上锉一剂。加生姜、枣子，水煎，温服。

【主治】元气素弱，或因起居失宜，或因用心太过，或因饮食劳倦，致遗精白浊，盗汗自汗，或内热晡热，潮热发热，或口干作渴，喉痛舌裂，或胸乳膨胀，或胁肋作痛，或头颈时痛，或眩晕眼花，或心神不宁，寤而不寐，或小便赤淋，茎中作痛，或便溺余沥，脐腹阴冷，或形容不充，肢体畏寒，或鼻气急促，或更有一切热症，皆是无根虚火。

01411 十全大补汤（《傅青主女科·产后编》卷下）

【组成】人参　白术　黄耆　熟地各三钱　茯苓八分　甘草五分　川芎八分　金银花三钱

【主治】乳痈。

【加减】泻，加黄连、肉果；渴，加麦冬、五味；寒热往来，用马蹄香捣散。

【备考】本方名十全大补汤，但方中药物只有八味，疑脱。

01412 十全大补汤（《种痘新书》卷十二）

【组成】当归　川芎　大生地　白芍　人参　白术　茯苓　炙草　肉桂　干姜　加鹿茸

【用法】水煎服。

【主治】痘顶平，脚阔，浆不满足者。

01413 十全大补汤（《幼幼集成》卷五）

【组成】人参　漂白术　白云苓　怀生地　青化桂　当归身　大川芎　杭白芍　炙黄耆　公丁香　嫩鹿茸　炙甘草　煨姜三片　大枣三枚

【用法】水煎服。

【主治】血寒气虚，痘出纯白色。

01414 十全大补汤（《会约》卷六）

【组成】人参（或以淮山药炒黄三钱代之）　白术钱半　茯苓　炙甘草各一钱　当归一二钱　抚芎一钱　白芍（酒炒）一钱　熟地二钱　黄耆（蜜炙）一钱　肉桂钱半　石菖蒲（炒）六分

【用法】加生姜、大枣为引。

【主治】气血两虚，耳鸣耳闭。

01415 十全大补汤（《女科旨要》卷四）

【组成】沉香三分　生地　熟地　当归各三钱　白芍　牛膝　藿香　川芎各一钱　人参五分　杞子二钱　壮鸭一只

【用法】将上药纳鸭肚煮极热，去药，食鸭饮汤。

【主治】妇人怯损。

01416 十全大补酒

《成方制剂》4册。即《传信适用方》卷二"十全散"改为酒剂。见该条。

01417 十全大补散

《准绳·类方》卷一。为《传信适用方》卷二"十全散"之异名。见该条。

01418 十全大补膏

《中药成方配本》。即《传信适用方》卷二"十全散"改为膏剂。见该条。

01419 十全内托散

《医方类聚》卷一七六引《瑞竹堂方》。为《局方》卷八（绍兴续添方）"化毒排脓内补十宣散"之异名。见该条。

01420 十全化毒汤（《痘疹全书》卷下）

【组成】人参 白术 熟地 当归 黄耆 牛蒡 白茯苓 川芎 肉桂 甘草 白芍 木通

【用法】水煎服。

【主治】痘疮已起发，而气血不足者。

01421 十全化毒汤（《医部全录》卷四九一）

【组成】人参 黄耆 甘草 当归 川芎 牛蒡 桂枝 防风 荆芥 赤芍

【用法】水煎服。

【主治】痘疹气血不足者。

01422 十全化毒汤（《幼幼集成》卷六）

【组成】人参 漂白术 怀熟地 当归身 炙黄耆 牛蒡子 白茯苓 正川芎 上薄桂 炙甘草 白芍药 粉干葛 生姜 大枣

【用法】水煎，温服。

【主治】痘疮气血俱虚，窠囊浮肿，中涵清水如水泡。

01423 十全生肌散（《外科十三方考》）

【组成】臭牡丹叶（又名矮桐子）

【用法】晒干为末，再入臼中，研成极细末。用时以之撒布疮疡。并可以皮纸捻润湿，蘸药扦入管内。

【功用】提脓生肌。

【主治】疮疡及久不收口，脓水淋漓，瘘管胃疡。

01424 十全阴疮散（《傅青主女科·产后编》卷下）

【组成】川芎 当归 白芍 地榆 甘草各等分

【用法】水五碗，煎二碗，去滓熏，日三夜四，先熏后洗。

【主治】阴蜃疮，或痛或痒，如虫行状，浓汁淋漓，阴蚀几尽，因心肾烦郁，胃气虚弱，气血流滞者。

01425 十全快斑汤（《痘疹全书》卷上）

【组成】人参 黄耆 甘草 白术 芍药 归身 川芎 木香 官桂 陈皮 藿香 大枣 生姜

【用法】水煎服。

【主治】痘疹初起，吐泻不能饮食，其后泻止，而痘灰白顶平者。

01426 十全补正汤（《冯氏锦囊·杂证》卷二十）

【组成】人参一钱五分 炙黄耆二钱 枣仁二钱（炒，研） 当归一钱二分（酒炒） 白术（炒黄）二钱 白芍一钱二分（酒炒） 白茯苓一钱二分 生杜仲二钱 川续断一钱五分 牛膝二钱 甜薄桂八分

【用法】加大枣二个，水煎服。

【功用】血气并补。

【主治】心脾阳气不足，五脏气血并伤，自汗恶寒，身热，腰背疼痛；感冒时气，似疟非疟，劳伤发热。

【加减】如心有浮热，再加灯心；如阴虚甚者，加熟地；如有外感，去人参，加柴胡、生姜；如气滞，加木香少许；如咳嗽，去参、耆，加炒麦冬；如右尺有力，去薄桂；如肺脉洪大，去黄耆。

【方论选录】是方五脏均伤，气血并补，倘有外邪乘虚而袭者，正气得此补助之功，自能互相祛逐，而邪无可容之地矣。书曰：补正而邪自除也。故名之。

【临床报道】痿症：都门张姓母患痿证，数载不能起床，气血俱虚，乃付以前方，不及十剂，步履如常。

01427 十全补阴丸（《丹溪心法附余》卷二十四）

【组成】人参半两 甘草四钱 破故纸一两 桂二钱 山栀四钱 麦门冬一两（去心） 黄芩五钱 当归八钱 白术三钱 苦参二钱 菖蒲五钱 酸枣三钱（去核） 牛膝一两（去芦） 山茱萸八钱（去核） 败龟版五钱（酥炙） 五味子三钱 川芎三钱 陈皮七钱 麋鹿角三钱

【用法】上为末，炼蜜为丸，如梧桐子大。淡盐汤送下。

【功用】补益。

01428 十全补阴汤（《中医妇科治疗学》）

【组成】天冬 麦冬 女贞 旱莲 白芍各三钱 甘草二钱 茅根 藕节 丹参各四钱 香附二钱

【用法】水煎服。

【主治】月经周期不定，经期或经后吐血或衄血，头晕耳鸣时有潮热或咳嗽，唇红、口燥，苔黄，脉细数。

01429 十全抱龙丸

《医学启蒙》卷三。为《墨宝斋集验方》"千金抱龙丸"之异名。见该条。

01430 十全抱龙丸（《仙拈集》卷三）

【组成】天竺黄 辰砂 胆星 枳壳 生甘草 白茯苓 硼砂 沉香 雄黄各五钱 琥珀七钱

【用法】蒸饼为丸，如芡实大，金箔为衣，阴干收贮。每服一丸或半丸，薄荷汤送下。

【主治】小儿一切惊风潮热，心神不宁，咳嗽痰喘。

01431 十全抱龙丸（《饲鹤亭集方》）

【组成】琥珀七钱 茯苓 山药 枳壳 月石 竺黄 甘草 辰砂各一两 腰黄 胆星 沉香各五钱 原麝五分

【用法】上为末，炼蜜为丸，如芡实大，金箔为衣，蜡壳封固。每服一丸，钩藤或薄荷、灯心汤送下。

【主治】小儿内热，潮热，神志不安，咳嗽痰喘，急慢惊风，夜啼发搐，呕吐乳食。

01432 十全育真汤（《衷中参西》上册）

【组成】野台参四钱 生黄耆四钱 生山药四钱 知母四钱 玄参四钱 生龙骨（捣细）四钱 生牡蛎（捣细）四钱 丹参二钱 三棱一钱半 莪术一钱半

【主治】虚劳，脉弦、数、细、微，肌肤甲错，形体羸瘦，饮食不壮筋力，或自汗，或咳逆，或喘促，或寒热不时，或多梦纷纭，精气不固。

【加减】气分虚甚者，去三棱、莪术，加生鸡内金三钱；喘者，倍山药，加牛蒡子三钱；汗多者，以白术易黄耆，倍龙骨、牡蛎，加山茱萸，生白芍各六钱。

01433 十全济阴丸（《济阴纲目》卷六）

【组成】当归身（酒洗） 熟地黄 香附子（童便煮）各四两 干山药 白术各二两五钱 枸杞子 人参各二两 蕲艾叶（去梗筋）二两（同香附用陈醋、老酒煮一时，捣烂，焙干） 川芎 白芍药 牡丹皮 紫石英（火煅淬）各

十

一两五钱　泽兰一两　紫河车一具（在净水内洗去秽血，用银针挑去紫筋）

【用法】上咬咀，同河车入砂锅内，用陈老酒三碗，陈米醋一碗，清白童便一碗，米泔水数碗和匀，倾入锅内，浮于药寸许，如尚少，再加米泔，以锅盖盖密，勿令透气，桑柴火慢煮，以河车融化，汁干为度，同药俱取出，在石臼内捣极烂，捻作饼子，日晒夜露三昼夜，宜在月满之时，以受日精月华，仍焙干为末，炼蜜为丸，如梧桐子大。每服五十丸，渐加至八九十丸，空心淡盐汤送下。随用早饭，使药下行。

【功用】调经养血，顺气开菀。

【主治】月经不调，子宫寒冷不孕。

【宜忌】忌食生萝卜。

【方论选录】此方以当归身养血和气为君，入手少阴经，以主心血也；入足太阴经，以脾裹血也；入足厥阴经，以肝藏血也。熟地黄补肾中元气，生心血，与芍药同用，又生肝血；川芎乃血中之气药，下行血海，通经导气为臣。人参通经活血，助熟地黄以补下元；白术利腰脐间血，与人参同用，补益脾气；香附疏气散郁，佐泽兰生新血，而和平气体；牡丹皮养新血去坏血，固真气行结气；山药能强阴补虚，枸杞子补肾水，而止下血腰疼为佐；紫石英补心气，散心中结气，填补下焦；艾叶助香附和百脉，温子宫，兼行血药而平其寒；炙甘草通经脉血气而和诸药，且缓肝经之急为使。

01434　十全流气饮（《外科正宗》卷二）

【组成】陈皮　赤苓　乌药　川芎　当归　白芍各一钱　香附八分　青皮六分　甘草五分　木香三分

【用法】加生姜三片，大枣二个，水二钟，煎八分，食远服。

【主治】忧郁伤肝，思虑伤脾，致脾气不行，逆于肉里，乃生气瘿肉瘤，皮色不变，日久渐大者。

01435　十全润瘁汤（《衡要》卷五）

【组成】人参三钱　黄耆二钱　当归三钱　川芎五分　地黄三钱　白芍八分　防风一钱　羌活六分　荆芥七分　葛根一钱　黄芩一钱　附子五分　甘草五分

【用法】水煎服。

【功用】补益气血，疏风清热。

【主治】气血两亏，风邪乘袭，发热口噤，手足挛缩，角弓反张，一切痰症。

【方论选录】用人参、黄耆补气，当归、川芎、芍药、地黄养血，防风、羌活、荆芥等疏风，葛根、黄芩清热，附子引导诸药以行经络，甘草缓急以和药性。

01436　十补心肾丸（《医学六要·治法汇》卷七）

【组成】熟地黄四两（姜汁制）　干山药三两　山萸肉　枸杞子各二两　牡丹皮（酒洗）　黄柏　川牛膝（酒洗）　败龟版（酥炙）各一两五钱　茯神（去皮，为末，水淘，去浮筋取沉腻者，焙干，净用）三两（以人乳渗之）　人参　柏子仁　酸枣仁（隔纸炒香）　麦冬（酒浸）各二两五钱　辰砂（研极细，甘草煎水飞三次，浸去脚，不见火）五味子各一两　天冬一两五钱　鹿角霜　鹿角胶　鹿茸（煮者尤佳，酒融化，入蜜同炼）各二两　肉苁蓉（酒洗去浮膜，蒸一个时辰，酥油涂炙）　菟丝子（酒洗，捣烂，焙干）　虎胫骨（酒浸，酒炙）各一两五钱　紫河车一具（首胎者更佳）

【用法】除茯神、龟版、虎骨、辰砂共为末，柏子仁另研，鹿角霜、胶候各末俱完，酒融化入炼蜜和药外，其余皆咬咀；紫河车在净水内洗去秽血，用银针挑去紫筋，同咀片，入砂锅内，用陈老酒三碗，陈米醋一碗，清白童便一碗，米泔水数碗，和匀倾入锅内，浮于药寸许，如少再加米泔，以锅盖盖密，桑柴火煮干，为末，和前末，炼蜜为丸，如梧桐子大。每空心盐汤送下一百丸，各随人脏腑偏盛偏虚加减。

【主治】诸虚不足，久不妊娠，骨热形羸，崩中带下；凡人少精神，多惊悸，怔忡，健忘，遗精，滑泄，阳痿，阴虚盗汗，劳热，目昏，耳鸣，头眩，腰膝酸痛。

【加减】如梦遗，加黄柏、知母各一两；如大便秘，加肉苁蓉二两；如素多疝气，加橘核二两，小茴香一两；精滑不禁，加金樱膏代蜜，更加龙骨、牡蛎各一两；凡肠风下血多者，加阿胶一两（蛤粉炒为珠）；赤白痢，加何首乌一两五钱（同黑豆蒸），黄连一两（吴萸炒），干姜五钱（炒黑），地榆、槐角（炒）各一两。

01437　十补托里散（《郑氏家传女科万金方》卷三）

【组成】人参　黄耆　当归　川芎　厚朴　桔梗　防风　甘草　白芷　肉桂　（一方无桔梗，有忍冬藤）

【用法】酒煎服。

【主治】孕妇腹近下处肿胀，浮薄而光，此为腹内生痈，名曰孕痈。

01438　十陈夹纸膏（《青囊秘传》）

【组成】豆油八两　黄占五两　水龙骨　铜青（研末）各二两五钱

【用法】先将豆油煎至滴水成珠，下黄占烊化，次下龙骨、铜青搅匀，摊油纸，用针刺孔，扎之。

【主治】一切腿脚臁疮腐烂，或痒或痛，久不收口者。

01439　十味人参汤

《圣济总录》卷二十一。为《圣惠》卷九"人参散"之异名。见该条。

01440　十味人参散

《博济》卷二。为《圣惠》卷九"人参散"之异名。见该条。

01441　十味人参散（《玉机微义》卷九）

【组成】柴胡　甘草　人参　茯苓　半夏　白术　黄芩　当归　白芍药　葛根各等分

【用法】上咬咀。加生姜，水煎服。

【主治】虚热，潮热，身体倦怠。

【备考】《医钞类编》有陈皮、无当归。

01442　十味人参散（《疮疡经验全书》卷一）

【组成】人参　茯苓　甘草　当归　桔梗　紫苏　羌活　白附子　天花粉　黄芩

【用法】加生姜、大枣，水煎服。

【主治】弄舌喉风，哑不能言。

01443　十味三积丸（《圣济总录》卷七十一）

【组成】沉香（锉）　青橘皮（去白，焙）　京三棱（煨，锉）　甘松各半两　姜黄　木香　甘遂（炒）　芫花（醋炒焦）　大戟（炒）各一分　牵牛子（炒）一两

【用法】上为末，汤浸炊饼为丸，如梧桐子大。每服七丸至十丸，食后、临卧橘皮汤送下。

【主治】五积气，呕吐酸水，心腹胀闷，不思饮食。

01444 十味中和汤（《医学入门》卷八）

【组成】石菖蒲 牛蒡子 羌活 川芎 防风 漏芦 荆芥 麦门冬 前胡 甘草各等分

【用法】水煎服。

【主治】手足少阳经分发痈及时毒，脉弦，在半表半里者。

01445 十味六和汤（《赤水玄珠》卷八）

【组成】藿香 厚朴 赤苓 人参 木瓜 香薷 扁豆 杏仁 甘草 砂仁

【主治】痢未愈，继之以疟。

01446 十味石榴丸（《中国药典》一部）

【组成】石榴250克 肉桂25克 白及75克 荜茇100克 红花75克 豆蔻125克 玉竹100克 黄精75克 菱角75克 天花粉75克

【用法】上为细末，过筛，混匀，每100克粉末加炼蜜100～110克制成大蜜丸，即得。每服一丸，每日二次。

【功用】温中健胃，暖肾祛寒。

【主治】胃寒腹泻，腰酸腿疼，遗精。

01447 十味白术丸（《活人心统》）

【组成】黄连（炒）五钱 白术 陈皮 山药 神曲 芍药 归身 山楂 茯苓各一两 莲子（去心）一两 薏苡仁二两

【用法】上为末，丸如梧桐子大。每服七十丸，米汤送下。

【主治】脾胃虚弱，内有痰火，心下满闷，饮食无味，血少气虚。

01448 十味白术汤（《幼幼新书》卷十一引《婴孺方》）

【组成】白术 当归各一两 厚朴（炙）半夏 炙甘草 人参 川芎 生姜各二两 枳实三十枚（炙）食茱萸二合

【用法】水七升，煮取二升，温服三合，日三夜二。

【主治】小儿腹中有热、有寒在胸上，逆吐，腹中雷鸣而满，惊啼，甚即发痈瘛缩，休作有时。

01449 十味芎苏散

《增补内经拾遗》卷三。为原书同卷引《局方》"芎苏散"之异名。见该条。

01450 十味芎苏散（《医林绳墨大全》卷一）

【组成】橘皮 前胡 枳壳 桔梗 葛根 川芎 紫苏 桑皮 杏仁 半夏

【用法】加生姜、大枣，水煎服。

【主治】外感风寒无汗者。

01451 十味托里散

《外科启玄》卷十一。为《局方》卷八（绍兴续添方）"化毒排脓内补十宣散"之异名。见该条。

01452 十味回生丸（《何氏济生论》卷二）

【组成】杜仲二两 山萸二两 熟地四两 山药四两 知母二两 丹皮 茯神 枸杞 黄柏各二两 泽泻一两五钱

【用法】炼蜜为丸服。

【主治】虚劳。

01453 十味安神丸（《保婴撮要》卷二）

【组成】人参 茯神 麦门冬 山药各二钱 片脑二分 龙齿一钱 朱砂 甘草 寒水石各五分 金箔二片（一方有马牙消）

【用法】上为末，炼蜜为丸，如鸡头子大。灯心汤调下。

【主治】❶《保婴撮要》：惊。❷《医钞类编》：神虚惊悸，至夜则啼。

01454 十味导赤汤（《金鉴》卷五十四）

【组成】生地 山栀子 木通 瞿麦 滑石 淡竹叶 茵陈蒿 黄芩 甘草（生）猪苓

【用法】水煎服。

【主治】热淋，小便不通，淋沥涩痛。

01455 十味导赤散（《杂病源流犀烛》卷六）

【组成】黄连 黄芩 麦冬 半夏 茯苓 赤芍 木通 生地 地骨皮 甘草各五分 姜五片

【主治】心脏实热，口舌生疮、惊悸烦热诸症。

01456 十味导痰汤（《张氏医通》卷十六）

【组成】导痰汤加羌活 天麻 蝎尾

【用法】临服入雄黄末少许。

【功用】《医略六书》：祛风豁痰。

【主治】❶《张氏医通》：痰湿上盛，头目不清。❷《医略六书》：风湿痰盛，脉弦浮滑者。

【方论选录】《医略六书》：痰湿内壅，挟风邪而胸胁满闷，经气不能布护，故手足抽搐不已焉。南星散风痰之闭遏，半夏燥湿痰之内壅，枳实破滞气以降下，羌活疏经络以散风，茯苓渗湿和中，天麻疏风化痰，陈皮利气和胃，甘草缓中和脾，蝎尾祛风清经络，雄黄燥湿豁痰涩，内化则风自外解而经络清和，何有胁满抽搐之患哉。

01457 十味如神丸（《百一》卷九）

【组成】晋矾（枯过）天门冬（去心）五味子各半两 半夏四十九粒（汤浸七次）南星一个（大者，姜汁浸泡）麦门冬（去心）远志（去心）各一两 甘草（炙）白术 人参各一分

【用法】上为末，生姜自然汁调飞罗面，煮糊为丸，如梧桐子大，朱砂一分为衣。每服十丸至十五丸，食后、临卧生姜汤送下。

【功用】坠痰涩，散滞气，宽胸膈，清头目，强腰膝。

【主治】偏正头风。

【临床报道】头风：峡州教授王执中，永嘉人，其母患头风，卧病逾半年，遍服头风药，虽少愈而未能去体。偶何用之来访云：祖母尝因惊避戎马奔走，得头风疾数年，有道人令服此而验，因传其方，既服遂脱然。王之母亦因风浪所惊，而得此疾故也。或有因惊而患头风者，宜服此药。

01458 十味苍柏散（方出《丹溪心法》卷四，名见《医学入门》卷七）

【异名】止痛附子汤（《观聚方要补》卷五引《医门秘旨》）。

【组成】苍术（盐炒）香附（盐炒）黄柏（酒炒）青皮 玄胡索 益智 桃仁 茴香 附子（盐炒）甘草

【用法】上为末。作汤服。

【主治】疝气作痛。

【备考】《医宗金鉴》有山楂。方中茴香，改为大茴，小茴，名"君臣全备汤"（见《观聚方要补》引《百代医宗》）。

01459 十味芦荟丸

《东医宝鉴·杂病篇》卷十一。即《医学入门》卷六"芦

荟丸"。见该条。

01460 十味还睛丸（《银海精微》卷上）

【组成】防风　羌活　密蒙花　青葙子　川芎　蒺藜　甘草　白术　木贼　菟丝子（酒浸三宿，生用，焙干）

【用法】上为末，炼蜜为丸，如梧桐子大。每服二十丸，空心盐汤送下。

【主治】下元虚惫，一切内障。

01461 十味连翘饮（《万氏家抄方》卷六）

【组成】山栀　白术　连翘　白芍　防风　荆芥　牛蒡子　车前子　滑石　蝉蜕　木通　桔梗　柴胡　黄芩　甘草

【用法】水煎服。

【主治】痘后发热，咳嗽，泻弱昏沉。

01462 十味没药丸

《景岳全书》卷六十四。为《正体类要》卷下"没药丸"之异名。见该条。

01463 十味羌防散（《医略十三篇》卷三）

【组成】羌活一钱　防风一钱　云茯苓三钱　炙甘草五分　制半夏一钱半　陈皮一钱　枳壳一钱　川芎一钱　苍术一钱半　桔梗一钱　生姜一片　葱白一茎

【功用】开腠理，致津液，通阳气。

【主治】三冬感冒风寒，兼治三时不正寒凉之气，头疼身痛，恶寒发热，无汗或有汗不透，舌苔白滑或淡黄不腐，胸次或舒或不舒，饮食或进或不进，脉浮或缓、或数、或紧，小便色白或淡黄不浑，大便或解或不解。

【加减】虚人，去枳壳，加当归身三钱。

【方论选录】经以辛甘发散为阳，仲景汗剂，必以温散。羌活气味辛甘苦，防风气味辛甘温，二味俱是辛甘之品，以达三阳之表；川芎气味辛温，治头痛主药；苍术气味甘苦温，崇土行其津液，最能发汗；枳壳气味苦凉，陈皮气味苦辛，半夏气味辛平，三味利气宽中，以化宿痰宿食，推陈致新，使津液易达；桔梗气味苦辛平，为药中舟楫，载药上行；茯苓气味淡平，益气以帅津液；甘草气味甘平，协和群品；葱、姜通气温经。溦然汗出，诸症悉平。

01464 十味羌活散（《景岳全书》卷六十三）

【组成】羌活　前胡　防风各一钱　荆芥　独活各八分　细辛　白芷各三分　柴胡　炙甘草　蝉蜕各四分

【用法】水一钟半，加薄荷三叶，煎五分，不拘时服。

【功用】和解疏利。

【主治】小儿痘疹，初热见点。

【加减】发抽及热盛不退者，调入制过朱砂末服之。

01465 十味补心汤（《重订通俗伤寒论》）

【组成】辰茯神八钱　潞党参　生熟地各三钱　麦冬　炒枣仁　归身各二钱　制香附一钱半　远志八分　龙眼肉五个

【功用】补心。

【主治】伤寒吐血、呕血止后，心血不足者。

01466 十味肾气丸

《千金翼》卷十五。为《千金》卷十九"肾气丸"之异名。见该条。

01467 十味和解散（《杨氏家藏方》卷三）

【组成】白术二两　桔梗一两　人参（去芦头）　当归（洗，焙）　陈橘皮（去白）　枳壳（去瓤，麸炒）　赤芍药　防风（去芦头）　甘草（炙）各一分　厚朴半两（生姜汁制）

【用法】上㕮咀。每服五钱，水一盏半，加生姜五片，葱白三寸，同煎至一盏，去滓热服，不拘时候。

【功用】发散寒邪。

【主治】头痛发热，肢体倦怠。

01468 十味侧子酒

《圣济总录》卷八十四。为《外台》卷十九引《许仁则方》"侧子十味酒"之异名。见该条。

01469 十味参苏饮

《保婴金镜》。为《三因》卷十三"参苏饮"之异名。见该条。

01470 十味香附丸（《医学入门》卷八）

【组成】地黄　当归　芍药　川芎各四两　白术　陈皮　泽兰叶各二两　黄柏　甘草各一两　香附一斤（分四份，用酒、醋、童便、盐水各浸七日，焙干）

【用法】上为末，醋糊为丸，如梧桐子大。每服七十丸，空心盐汤送下。

【主治】妇人经候不调。

01471 十味香薷饮（《百一》卷七）

【异名】十味香薷散（《杏苑》卷三）。

【组成】香薷叶一两　人参（去芦）　白术　陈皮（温汤浸少时，去皮）　白茯苓　黄耆（去芦）　厚朴（去粗皮，锉碎，生姜自然汁拌和，炒至黑岛）　干木瓜　白扁豆（炒，去壳）　甘草（炙）各半两

【用法】上为粗末。每服三钱，水一盏，加大枣一个，同煮至七分，去滓，不拘时服。

【功用】祛暑解表，益气和中。

❶《百一》：消暑，健脾进饮食。❷《济阳纲目》：养阴避暑，调理阴阳。❸《明医指掌》：益气和中，安胎保孕。

【主治】暑湿内伤，脾胃不和，食少腹胀。

❶《百一》：脾胃不和，乘冒暑气，心腹膨闷，饮食无味，呕哕恶心，五心潮热，力乏体倦。❷《玉机微义》：伏暑，身体倦怠，神昏头重，吐利。❸《诚书》：暑疟。

【方论选录】《医方考》：暑能伤气，故身体倦怠，神思昏沉；暑为阳邪，故并于上而头重；暑邪干胃，故既吐且利。火热横流，肺气受病，人参、黄耆，益肺气也；肺为子，脾为母，肺虚者宜补其母，白术、茯苓、扁豆、甘草，皆补母也；火为母，土为子，火实者宜泻其子，厚朴、陈皮，平其敦阜，即泻子也；香薷之香，散暑邪而破湿热；木瓜之酸，收阴气而消脾湿。脾气调则吐利自息，肺气复则倦怠自除。

01472 十味香薷饮（《症因脉治》卷二）

【组成】香薷　厚朴　白扁豆　陈皮　白茯苓　苍术　黄柏　升麻　葛根　桑白皮　地骨皮　甘草

【主治】伤暑咳嗽，身痛口渴，外反恶寒。

01473 十味香薷散

《杏苑》卷三。为《百一》卷七"十味香薷饮"之异名。见该条。

01474 十味保和汤（《景岳全书》卷五十四）

【异名】十味保和散（《医钞类编》卷十）。

【组成】人参　白术　茯苓　半夏（制）　陈皮各一钱　藿香　香附　砂仁各六分　炙甘草　木香各三钱

【用法】水一钟半，加生姜三片，大枣二个，煎七分，食前温服。

【主治】胃虚气滞作噫。

01475 十味保和散

《医钞类编》卷十。为《景岳全书》卷五十四"十味保和汤"之异名。见该条。

01476 十味养荣汤《魏氏家藏方》卷十

【组成】熟干地黄（酒浸）黄耆（蜜炙）各二两半 五味子（去枝）肉桂（去粗皮，不见尖）牡丹皮（炒）白芍药（炒）白茯苓各一两（去皮）当归（去芦，酒浸）川芎各一两半 甘草七钱（炙）（一方加人参、地骨皮各一两）

【用法】上咬咀。每服五钱，水一盏半，加生姜三片，枣子一枚，煎至七分，去滓，食前空心服。

【主治】妇人劳疾，脏腑血气不足，冲任虚损，脐腹疼痛，寒热往来，心忪恍惚，忧虑不乐，面少光泽，月水不调，颜色多变，气道壅塞，体倦好睡。

01477 十味养胃汤《易简方》

【组成】厚朴 苍术 半夏各一两 茯苓 人参 草果 藿香半两 橘红三分 甘草一分 附子

【用法】上咬咀。每服四钱，水一盏半，加生姜七片，乌梅一个，煎至六分，去滓热服。

【主治】寒疟，或感寒疫及恶寒者。

【备考】方中茯苓、人参、草果、附子用量原缺。

01478 十味铁箍散《万氏家抄方》卷四

【组成】黄柏 黄连 白蔹 半夏 何首乌 白芷 陈小粉 百草霜各一两半 大黄二两 芙蓉叶三两半

【用法】上为末。用猪胆汁或米醋调涂患处，留头。

【主治】发背，诸肿毒疮。

01479 十味流气饮《重订通俗伤寒论》

【组成】制香附 苏叶梗各一钱半 枳壳 橘红 姜半夏 川朴 赤苓各一钱 桔梗七分 广木香五分 炙甘草三分

【功用】理气发汗。

【主治】伤寒夹痞结。初起头痛身热，恶寒无汗，胸膈痞满，满而不痛，气从上逆，甚则发厥，不语如痉，或胸满而兼痛，或胁满痛，或腹胀疼，舌苔白滑，甚或白滑而厚，或前半无苔，中后白腻而厚。

01480 十味理中丸

《圣济总录》卷六十七。为《博济》卷二"大阿魏丸"之异名。见该条。

01481 十味淡斋方《疡科心得集·方汇》卷下

【组成】川贝母（去心，生研）一两 白芷（焙）一两 防风（焙）一两 海螵蛸（浸淡，漂净，去甲）一两 当归（炒）一两 川芎（炒）一两 金银花（晒）一两 花粉（晒）一两 半夏（姜汁制，炒）一两 南星（姜汁制，炒）一两五钱

【用法】各药要囫囵，在瓦盆内炒，用木槌于石臼内打成末，筛净，称准分量，分作二十一服。每服五钱，每日用鲜土茯苓一斤，不见铁器，于石臼内捣碎，放于瓦罐中，用河水十二饭碗，煎六碗，去滓，下药末五钱，再煎三碗，朝、午、晚各服一碗。服此六十三日收功。

【主治】下疳广疮，误服轻粉、升药致烂喉塌鼻，遍体

节骱酸楚，或腐烂不堪，他药不效者。

【宜忌】服药忌一切盐味。煎药忌一切金、银、铜、铁、锡器。

01482 十味温胆汤《得效》卷八

【组成】半夏（汤洗）枳实（去瓤，切，麸炒）陈皮（去白）各三两 白茯苓（去皮）一两半 酸枣仁（微炒）大远志（去心，甘草水煮，姜汁炒）各一两 北五味子 熟地黄（切，酒炒）条各一两 粉草五钱

【用法】上锉散。每服四钱，水一盏半，加生姜五片，大枣一个煎，不拘时服。

【功用】化痰宁心。

【主治】❶《得效》：心胆虚怯，触事易惊，梦寐不祥，异象感惑，遂致心惊胆慑，气郁生涎，涎与气搏，变生诸证，或短气悸乏，或复自汗，四肢浮肿，饮食无味，心虚烦闷，坐卧不安。❷《张氏医通》：寒涎沃胆，胆寒肝热，心悸不眠，短气恶心，耳鸣目眩，四肢浮肿。

【方论选录】❶《成方便读》：温胆汤加人参、远志、枣仁、熟地，治悸怵不寐因虚而得，以致梦遗惊惕，虚多邪少之象。恐于除痰，则虚者益虚，其病益盛。故以人参、熟地之大补气血，协同枣仁以入于肝胆之地；用远志者，取其辛散宣泄之品，一则可行补药之滞，一则可交通心肾，心肾交则魂亦可赖以安身。❷《天津中医》（1968；3：44）：运用本方时，党参、半夏、茯苓、枳实应重用，并以半夏、茯苓为主药，意在渗燥结合，湿化痰消；取党参益气健脾以治生痰之源；枳实调气行痰，诚如丹溪所云"治痰者，不治痰而治气，气顺则一身之津液亦随之而顺。"

【临床报道】❶ 失眠：《江西中医药》[1986（2）：20]吕某，女，49岁。患精神分裂症反复发作20余年，经常失眠，伴头昏，乏力耳鸣，心烦不安，手足心热，表情呆滞，口干不欲饮，喉中似有物梗阻，吞咽不利，舌红，苔薄黄而腻，脉象细弦。证属阴血不足，兼挟痰湿，心神不宁所致，治当滋阴安神，兼化痰湿，拟十味温胆汤加淮山、黄连，水煎服，每日二次。内服5剂，寤寐正常，续服5剂，诸症悉减。❷ 精神痴呆症：《浙江中医杂志》[1965；（4）：114]郑某，室女，18岁，学生。其母代诉：患者平日善思多感，去年因受惊恐，常显胆怯不宁，夜寐不安，常发梦呓。近感风邪，发热，神志失常，而语无伦次，忽悲忽喜，失眠厌食，月信四月未至，带下甚多。此乃思虑伤脾，湿热下注，以涤痰清热兼散风邪为治。方用十味温胆汤加减，连诊三次，进方6剂，诸病尽除，精神恢复正常，继以逍遥散、天王补心丹数剂调治，食欲渐振，月信亦至，情况良好。❸ 低血压病：《上海中医药杂志》[1991，（4）：30]用十味温胆汤去五味子治疗低血压病40例。结果：显效22例（收缩压升高1.3千帕，舒张压升高0.8千帕；或收缩压升高0.8千帕，舒张压升高1.0千帕），有效15例（收缩压和舒张压各升高0.8千帕）。总有效率为87.40%。服药时间平均35天。

【备考】《金匮翼》有竹茹，无五味子。

01483 十味温胆汤《重订通俗伤寒论》

【组成】潞党参 辰茯神 淡竹茹 熟地 枳实各一钱半 姜半夏 广皮各二钱 炒枣仁 远志肉各一钱 炙甘草五分 生姜一片 红枣一枚

【功用】补虚壮胆。

【主治】伤寒触惊发狂，经清肝胆，泻痰火后，以此方善后。

01484 十味滑石散

《普济方》卷二一四。即《圣惠》卷五十八"滑石散"。见该条。

01485 十物升麻汤

《活人书》卷二十。为《千金》卷五"升麻汤"之异名。见该条。

01486 十物独活汤（《外台》卷十四引《深师方》）

【组成】独活四两　桂心五两　生葛根八两　甘草（炙）　防风　当归各二两　生姜十两　芍药　附子各一两（炮）　半夏一升（洗）

【用法】上药切。以水一斗，煮取三升，分为三服，每日三次。

【主治】中风，半身不遂，口不能言。

【宜忌】忌海藻、菘菜、生葱、猪肉、羊肉、饧。

01487 十服神效汤（《疡医大全》卷三十四）

【组成】升麻　皂刺各四两　土茯苓一斤

【用法】水八碗，煎四碗，临服入麻油三匙，一日服一剂，十剂痊愈。

【主治】杨梅结毒，流注，筋骨疼痛，不论已未破烂。

【加减】头顶，加白芷；胸中、喉、面，加桔梗；胸前，加白芍；肩背，加羌活；下部，加牛膝。俱只加一钱。

01488 十宝大安散（《普济方》卷一六九）

【异名】万病无忧散。

【组成】大黄（春、冬一斤，夏半斤，秋十二两）　甘草（春、冬六两，夏三两，秋四两）　牵牛（春、冬十二两生，夏八两半生，秋八两）　槟榔（春、冬十二两，夏八两，秋六两）

【用法】上药每一斤，用木香半两，夏加南木香，秋加天花粉为细末。每服三钱，五更鸡初鸣时，用冷水调下。十五岁以下作二服，小儿随意加减。加黄耆（蜜炙七次）、陈皮（去白）、生胡椒、蓬莪茂（炮）、三棱（炮），自然有泻有补。

【主治】男子妇人老幼，年深日久，一切沉痰积气块，十种水气，血气。下部小肠偏坠，木肾，干湿脚气，五隔五噎，翻胃呕吐食，心气脾疼，喘急痰饮，咳嗽肺胀，吐血鼻衄，五淋，白癜，大风疮癣，腰腿疼痛，五种消渴，二十四种痔漏，肠风下血，三十六种风，七十二般气，恶毒赤肿，紫血瘫风，痈疽疔毒，左右瘫，赤白泻痢，寒热疟疾，阴阳二毒，山岚瘴气，妇人赤白带下，经脉不调，崩中漏下，小儿疳气癫痫。

【宜忌】妊娠不可服。

01489 十宝化毒散（《丁甘仁家传珍方选》）

【组成】蚌壳粉一钱　琥珀屑五分　雄精五分　飞朱砂三分　月华丹五分　人中黄一钱　人中白一钱　海浮散五分　西黄二分　珠粉一分　冰片一分

【用法】研和。干掺或麻油调搽。

【主治】下疳腐烂。

01490 十珍香附丸（《北京市中药成方选集》）

【组成】当归八十两　熟地八十两　白芍八十两　白术（炒）四十两　茯苓四十两　枣仁（炒）四十两　甘草十八两　天冬五十四两　益母草八十两　山萸（炙）四十

两　橘红四十两　玄胡（炙）三十两　阿胶（炒珠）四十两　黄芩五十两　砂仁三十两　生地八十两　香附（炙）三百二十两

【用法】上为细末，过罗，每一斤面用黄酒十两，泛为小丸。每服二钱，一日二次，温开水送下。

【功用】舒郁调经，和卫养荣。

【主治】妇人血亏，荣卫失和，气逆结滞，经水不调。

01491 十珍香附丸（《成方制剂》1册）

【组成】艾叶　白芍　白术　川芎　当归　党参　甘草　黄芪　熟地黄　香附

【用法】上制成大蜜丸剂，每丸重9克。口服，一次1～2丸，一日1～2次。

【功用】补气养血，和营调经。

【主治】血虚气滞，月经不调。

01492 十面埋伏散（《外科方外奇方》卷二）

【组成】麝香一钱　蜈蚣十条　炙甲片五钱　乳香　没药各六钱（去油）　蝉衣六钱　银朱四钱　僵蚕八钱（炒断丝）　全蝎五钱（漂淡）　带子蜂房六钱（焙燥）

【功用】拔毒。

【主治】一切痈毒。

01493 十香止痛丸（《天津市中成药规范》）

【组成】香附（醋制）五斤　乌药　玄胡索（醋制）　香橼　厚朴（姜汁制）　五灵脂（醋制）　熟大黄各二斤八两　檀香　生蒲黄　降香　木香　乳香（醋制）各一斤四两　沉香　零陵香　丁香　排草香　砂仁各五两　高良姜三两

【用法】上为细末，炼蜜为丸，每丸重二钱。每服一丸，一日二次。

【功用】舒气解郁，止痛散寒。

【主治】气滞胃寒，两胁胀满，胃脘刺痛，肚腹隐痛。

01494 十香返生丸（《中国药典》2010版）

【组成】沉香30克　丁香30克　檀香30克　土木香30克　醋香附30克　降香30克　广藿香30克　乳香（醋炙）30克　天麻30克　僵蚕（麸炒）30克　郁金30克　莲子心30克　瓜蒌子（蜜炙）30克　煅金礞石30克　诃子肉30克　甘草60克　苏合香30克　安息香30克　人工麝香15克　冰片7.5克　朱砂30克　琥珀30克　牛黄15克

【用法】上制成丸剂，每丸重6克。口服。一次1丸，一日2次；或遵医嘱。

【功用】开窍化痰，镇静安神。

【主治】中风痰迷心窍引起的言语不清、神志昏迷、痰涎壅盛、牙关紧闭。

【宜忌】孕妇忌服。

01495 十香返生丹

《北京市中药成方选集》。为《春脚集》卷三"十香返魂丹"之异名。见该条。

01496 十香返魂丹（《春脚集》卷三）

【异名】十香返生丹（《北京市中药成方选集》）。

【组成】公丁香二两　木香二两　乳香二两　藿香二两　苏合香二两　降香二两　海沉香二两　安息香一两　麝香一两　香附二两　诃子肉二两　僵蚕二两　天麻

二两　郁金二两　蒌仁二两　礞石二两　甘草四两　建莲心二两　檀香二两　朱砂二两　琥珀二两　京朱黄一两　冰片五钱　大赤金三百张

【用法】上为细末，甘草膏兑白蜜为丸，重一钱，金衣蜡皮封固。如见鬼神，自言自语，或登高者，姜汁送下；中暑卒晕死者，香薷煎汤送下；七情所伤而死者，灯心煎汤化下；夜寐怔忡，神魂游荡，重复又卧，醒后不知人事者，灯心、赤金煎汤送下；孕妇怀胎七、八、九月，突然死去，此为胎晕，人参、朱砂煎汤送下；孕妇胎动，莲子心煎汤送下；如醉，赤金、姜煎汤送下；小儿急慢惊风，天吊仰视，口吐涎沫，手足抽搐，薄荷、灯心煎汤送下；男女交合脱阳，脱阴欲死者，升麻煎汤送下。

【功用】芳香开窍，益智化痰。

【主治】痰厥中风，口眼歪斜，牙关紧闭，昏厥欲死，或诸风狂乱。

【方论选录】《慈禧光绪医方选议》：此丹从《局方》苏合香丸加化痰祛风之品而来。取诸香辛窜，辟秽醒脑，以开窍闭；礞石、瓜蒌、郁金以化痰浊；僵蚕、天麻祛风；朱砂、血珀定神。诸药合用，窍道开，风痰化，凡卒厥昏死者，多可回甦。因方中有十味芳香药物，故名十香返魂。

【备考】《北京市中药成方选集》本方用法：每服一丸，日服二次，温开水送下。

01497 十香定痛丸（《北京市中药成方选集》）

【组成】丁香二两　降香二两　乳香（炙）二两　没药（炙）二两　木香二两　母丁香二两　于术二两　良姜二两　白芍二两　延胡索（炙）二两　厚朴（炙）二两　片姜黄二两　灵脂（炙）二两　松罗茶二两　九菖蒲二两　槟榔二两　三棱（炒）二两　莪术（炙）二两　法半夏一两　茴香（炒）一两　檀香一两　红花一两　肉桂（去粗皮）一两　甘草一两　赤芍一两　生蒲黄一两　二丑（炒）四两　茯苓二两　山楂（炒）二两　砂仁二两　枳实（炒）二两　紫豆蔻五钱　香附（炙）四两

【用法】上为细末，过罗兑：伽楠香二两，苏合香二两，朱砂二两，安息香一两。研细混合均匀，炼蜜为丸，重二钱，蜡皮封固。每服一丸，温开水送下，一日二次。

【功用】舒郁散寒　和胃定痛。

【主治】气郁结滞，胃脘疼痛，胸满腹胀。

【宜忌】孕妇忌服。

01498 十香定痛丸（《成方制剂》12册）

【组成】丁香60克　母丁香60克　降香60克　小茴香（盐炙）30克　檀香30克　木香60克　香附（醋炙）120克　乳香（醋炙）60克　豆蔻15克　枳实60克　厚朴（姜炙）60克　三棱（麸炒）60克　莪术（醋炙）60克　蒲黄30克　五灵脂（醋炙）60克　片姜黄60克　元胡（醋炙）60克　红花30克　赤芍30克　白芍60克　没药（醋炙）60克　肉桂（去粗皮）30克　白术60克　山楂（炒）60克　茯苓60克　高良姜60克　石菖蒲60克　牵牛子（炒）120克　槟榔60克　法半夏30克　甘草30克　松罗茶60克　砂仁60克　安息香30克　苏合香20克　朱砂粉60克　沉香粉60克

【用法】以上三十七味，除去砂仁、沉香粉外，安息香研成细粉，苏合香炖化，滤过；其余丁香等三十三味粉碎成细粉，过筛，混匀，与上述朱砂等三味细粉配研，过筛，混匀。每100克粉末加炼蜜90～110克，并加苏合香制成大蜜丸，即得，每丸重6克。口服，一次1丸，一日2次。

【功用】疏肝解郁，和胃止痛。

【主治】肝胃不和，气滞血瘀引起的胸胁胀满，胃脘疼痛，食积腹胀，经期腹痛。

【宜忌】孕妇忌服。

01499 十香暖脐膏（《全国中药成药处方集》天津方）

【组成】生附子　川楝子各三两　大生蒜二十头　干姜　韭菜子　吴萸各三两　川椒六两　小茴香三两

【用法】以上药料用香油十五斤，炸枯去滓滤净，炼至滴水成珠，再入章丹九十两搅均成膏。每膏药油十五斤兑肉桂面四两二钱，公丁香面一两二钱，搅匀。每大张净油八钱，中张净油四钱，小张净油二钱。贴腹部。

【功用】散寒止痛，暖肚止泻。

【主治】寒凉腹痛，疝气痞块，大便溏泻，脐腹胀痛。

【宜忌】孕妇忌贴。

01500 十香暖脐膏（《成方制剂》3册）

【组成】八角茴香　白芷　沉香　当归　没药　母丁香　木香　肉桂　乳香　乌药　香附　小茴香

【用法】上药制成摊于布上的黑膏药，每张净重（1）6克；（2）12克。生姜擦净患处，加温软化，贴于脐腹或痛处。

【功用】温中，散热，止痛。

【主治】脾肾虚寒引起脘腹冷痛，腹胀腹泻，腰痛寒疝，宫寒带下。

【宜忌】孕妇忌贴。

01501 十将平疟汤（《重订通俗伤寒论》）

【组成】常山（酒炒）一钱半　槟榔三钱　草果仁　春砂仁各八分　三棱（醋炒）　莪术　青皮　姜半夏　广皮（炒）各一钱　乌梅肉三分

【用法】水煎服，送下鳖甲丸。

【功用】开豁痰结，攻利营血。

【主治】疟疾有块者。

01502 十宣内托散（《痘疹全书》卷上）

【组成】人参　黄芪　当归　川芎　桔梗　甘草　荆芥　防风　牛蒡子（炒用）　烧人屎

【用法】水煎服。

【功用】解毒托里。

【主治】痘疮出形已尽，若见形匾而塌，色枯而黑者。

【加减】大便秘，加大黄、紫草；小便秘，加木通；渴，加天花粉、葛根。

01503 十宣内补散

《医方类聚》卷一七三引《简易方》。为《局方》卷八"化毒排脓内补十宣散"之异名。见该条。

01504 十宣托里散（《痘疹传心录》卷十五）

【组成】人参　黄芪　茯苓　白芍药　川芎　当归　白术　皂角刺

【用法】上锉散服。

【主治】小儿痘毒，流注于两肩臂，痘疮如麸，薄而少神，粘着不脱。

01505 十神解毒汤（《准绳·幼科》卷四）

【组成】当归尾　生地黄　红花　牡丹皮　赤芍

药　桔梗　木通　大腹皮　连翘　川芎

【用法】加灯心十四根，水煎服。

【功用】凉血行血，清热解毒。

【主治】小儿身发壮热，腮红脸赤，毛焦色枯，痘疮已出未出，三日以前痘点烦红，燥渴欲饮，睡卧不宁，小便赤涩者。

【加减】身热壮盛，加葛根、前胡；毒盛绵密，加荆芥、鼠粘子；渴，加天花粉、竹叶，滑石；小便尿血，加犀角、山栀；大便黑，加犀角、黄连，或桃仁；吐血干呕，加黄连，犀角；发红癍，加犀角、黄芩、黄柏、山栀、玄参；小便赤，加山栀；小便短涩，加猪苓、泽泻；小便秘，加滑石、瞿麦；大便秘，加枳壳、前胡；大便秘，喘，加枳壳、前胡、大黄；烦躁，加麦门冬、天花粉；烦渴狂乱谵语，加知母、麦冬、石膏；呕吐，加猪苓、泽泻、黄连；咽喉痛，加甘草、鼠粘子、荆芥；泄泻，加猪苓、泽泻、防风；呕，加橘皮。

【方论选录】此方治血热痘疹，以凉血行血为主，佐以桔梗、川芎，有升提发散之功；引以大腹皮、木通有疏利热毒之效；臣以连翘、牡丹皮，有解毒之良。用此以治血热痘疹，则能内外分消，热毒虽盛，庶几解散表里自然和平矣。古人用黄连解毒汤，恐骤用寒凉，不惟冰伏热毒，及出不快，抑且热毒为其所抑，则郁于脏腑，或肚痛腹胀，内溃而死者有之；岂若此方，用之为稳当，若不得已而用黄连、芩、柏，亦须酒炒，一以制其寒凉之性，一以助其上行之势，借连、柏以解毒耳。

01506　十神解毒汤（《慈幼新书》卷四）

【组成】当归　川芎　生地　赤芍　丹皮　红花　连翘　木通　甘草　桔梗　灯心　葱白　大腹皮　淡竹叶

【主治】痘疮，身热毛焦，皮燥腮红，额红点红，烦渴引饮，睡卧不宁，小便赤涩。

01507　十鼓通证散（《摄生众妙方》卷六）

【组成】大戟　甘遂　麻黄　乌梅　葫芦巴　葶苈　芫花　黑牵牛　细辛　汉防己　槟榔　海蛤　陈皮　桑皮

【用法】上为细末。每服一钱，或二三钱，五更用生姜汤调服。

【主治】十鼓证。气鼓、食鼓、热鼓、风鼓、劳鼓、湿鼓、虫鼓、血鼓、疳鼓，胸腹肿胀，并四肢肿者。

【宜忌】忌盐、醋、酱一百日。

【方论选录】方中大戟取膀胱水；甘遂取肝水；麻黄取肤水；乌梅取腹水；葫芦巴取胃水；葶苈取心水；芫花取遍身水；黑牵牛子取遍身水；细辛取气水；汉防己取胃水；槟榔取血水；海蛤取肺水；陈皮去白取牙水；桑皮取肠水。

01508　十滴水胶丸

《新药转正》42册。即原书39册"十滴水软胶囊"改为胶丸剂。见该条。

01509　十一号屯象方

《杂病源流犀烛》卷二十一。为《痧胀玉衡》卷下"乌药顺气汤"之异名。见该条。

01510　十一味木香散

《小儿痘疹方论》。为《圣惠》卷八十四"木香散"之异名。见该条。

01511　十一味木香散（《万氏家抄方》卷六）

【组成】木香　腹皮　人参　桂心　米仁　茯苓　黄耆　诃子　白术　丁香　甘草

【用法】每服五钱，加生姜三片，水一钟，煎五分，温服。

【主治】痘八九日，灰白表虚，内虚泄泻，腹胀。

01512　十一味异功散

《小儿痘疹方论》。为《圣惠》卷八十四"木香散"之异名。见该条。

01513　十一味防风汤（《外台》卷十四引《深师方》）

【组成】防风　当归　麻黄（去节）　甘草（炙）各三分　茯苓　天门冬（去心）　附子（炮）　干地黄　白术　山茱萸各二两　黄芩五分

【用法】上㕮咀。以水九升，煮取二升半，去滓，分服七合，每日三次。

【主治】中风，发热无汗，肢节烦，腹急痛，大小便不利。

【宜忌】忌海藻、菘菜、猪肉、芜荑、大酢、桃、李、雀肉等。

【加减】大小便不利，加大黄、人参各二分，大枣三十个（擘），生姜三两。

01514　十一味还精丸（《眼科全书》卷三）

【组成】川芎　白术　防风　木贼　羌活　甘草　蒺藜　密蒙花　青葙子　菟丝子　当归

【用法】上为末，米糊为丸，如梧桐子大。每服四十丸，茶送下，一日三次。

【主治】青风内障。

01515　十一味参芪片

《中国药典》2010版。为《新药转正》3册"参耆片"之异名。见该条。

01516　十一味能消丸（《中国药典》2010版）

【组成】藏木香30克　小叶莲50克　干姜40克　沙棘膏38克　诃子肉75克　蛇肉（制）25克　大黄90克　方海25克　北寒水石（制）100克　硇砂17克　碱花（制）125克

【用法】上制成丸剂。每丸重1克。研碎后开水送服。一次1～2丸，一日2次。

【功用】化瘀行血，通经催产。

【主治】经闭，月经不调，难产，胎盘不下，产后瘀血腹痛。

【宜忌】孕妇忌服。

01517　十二号既济方

《杂病源流犀烛》卷二十一。为《痧胀玉衡》卷下"降香桃花散"之异名。见该条。

01518　十二味人参汤（《永乐大典》卷九七五引《婴孺方》）

【组成】人参　当归　甘草（炙）　桂心各二分　黄芩　龙骨各四分　蛇蜕皮一寸（炙）　雄黄六铢　蜣螂七个（炙，自死者）　桑螵蛸　雀瓮各五个（炙）　露蜂房一个（炙）

【用法】水五升，煮取一升，去滓服。若捣下筛，服半方寸匕。不吐下，纳牛黄，儿不能服，以乳汁和丸，每日四五服。

【主治】少小惊，手足皆动，周身及面目皆青，休作往来。

01519　十二味正气散（《朱氏集验方》卷一引《梁氏总要方》）

【组成】陈皮　厚朴　半夏　藿香　甘草各半两　人

参二钱半　茯苓　白术　石菖蒲　木香　远志　薏苡仁各半两

【用法】上咬咀。每服三大钱，水一盏，加生姜三片，大枣一个，煎八分服。

【主治】风中、气中。

01520 十二味地黄饮（《外科证治全书》卷四）

【组成】大生地六钱　当归　生黄耆各三钱　何首乌五钱（生）　地骨皮三四钱　丹皮　荆芥穗　白芷各一钱五分　白芍（酒炒）　白僵蚕　白蒺藜　麦冬各二钱

【用法】水煎，早、晚服。

【功用】滋血、润燥驱风。

【主治】血风疮，燥热内淫，风邪外袭，风湿相搏，发为疙瘩，或如粟米，瘙痒无度，破浸脂水，浸淫成片，小便不调，心烦口渴，夜热内热，日轻夜重者。

01521 十二味安胎饮（《陈素庵妇科补解》卷三）

【组成】当归　熟地　白芍　黄耆　人参　茯神　白术　牡蛎　阿胶　枣仁　麦冬　甘草

【功用】补益气血。

【主治】妊娠漏胎，久则面黄肌瘦，胎渐瘦不长。

01522 十二味异功散（《陈氏小儿痘疹方论》）

【异名】陈氏异功散（《活幼心书》卷下）、异功散（《袖珍》卷四引《集验》）、神应异功散（《外科正宗》卷一）。

【组成】木香三钱半　官桂二钱（去粗皮）　当归三钱半　人参二钱半　茯苓一钱　陈皮　厚朴各二钱半（姜制）　白术二钱　半夏（姜制）一钱　丁香　肉豆蔻各二钱半　附子（泡去皮）一钱半

【用法】上为粗散。每服三钱，水一大盏半，加生姜五片，肥枣三个，煎至六分，去滓，空心温服。三岁儿作三服，五岁儿作两服，一周两岁儿作三五服。

【主治】❶《陈氏小儿痘疹方论》：痘出不光泽，不起胀，根窠不红，表虚痒塌。❷《外科正宗》：溃疡阴盛阳虚，发热作渴、手足并冷，脉虚无力，大便自利，至饮沸汤而不知其热者。

【方论选录】❶《医方考》：中气有余，气血充满，则痘光泽起发，根窠红活，表无痒塌之患；中气不足，则表亦虚，而诸证作矣。是方也，人参、白术、茯苓、当归所以补胃；附子、肉桂、丁香、豆蔻，所以温胃；半夏、木香、陈皮、厚朴所以调胃。胃，阳明也。陈氏云：阳明主肌肉，胃气充足，则肌肉温暖，自然光泽起胀，而无痒塌之患，亦见道之论也。❷《古方选注》：异功散，治脾肾里虚之方也。证因内虚而变，故方中破滞之味轻，助阳之力大。人参、茯苓和胃，白术、广皮健脾，俾胃暖脾温而营卫无滞，自能升提痘毒，出于皮毛。附子理虚而收战栗，官桂鼓阳气以安塌痒，丁香安胃，木香理脾，半夏破滞化痰，厚朴温胃破滞，肉果温脾止泻，当归活血成浆。表虚里实，独用生姜，里虚表陷，姜、枣并用。

01523 十二味翼首散（《中国药典》2010版）

【组成】翼首草100克　榜嘎75克　节裂角茴香75克　天竺黄75克　红花60克　檀香50克　安息香25克　莪大夏50克　铁棒锤叶40克　五灵脂膏50克　牛黄0.5克　麝香0.5克

【用法】上制成散剂。口服。一次1克，一日2次。

【功用】清热解毒，防疫。

【主治】瘟疫，流行性感冒，乙型脑炎，痢疾，热病发烧等病症。

【宜忌】孕妇忌服。

01524 十七号艮象方

《杂病源流犀烛》卷二十一。为《痧胀玉衡》卷下"丁香阿魏丸"之异名。见该条。

01525 十八号贲象方

《杂病源流犀烛》卷二十一。为《痧胀玉衡》卷下"三香散"之异名，见该条。

01526 十八味戒烟丸（《饲鹤亭集方》引林文忠公方）

【组成】明党参　纹党参　橘红　杜仲　枣仁各三钱　茯苓四钱　法半夏五钱　玉竹　旋覆花　益智仁　罂粟壳各二钱　枸杞　炮姜　炙甘草各一钱五分　沉香六分　赤糖四两　红枣十个　烟灰五钱

【用法】熬膏，或为丸。随瘾大小，酌量加减。

【功用】戒烟。

01527 十八味流气饮（《朱氏集验方》卷一）

【组成】羌活　独活　人参　枳壳　陈皮　白术　木香　防风　川芎　当归　桂　白芍药　甘草　白芷　黄耆　天台乌药　白茯苓各等分

【用法】上为细末。枣汤调下。

【主治】一身受风、寒，湿、热诸邪毒，周遍气脉上下不和。

01528 十九号大畜方

《杂病源流犀烛》卷二十一。为《痧胀玉衡》卷下"蒺藜散"之异名。见该条。

01529 十三号革象方

《杂病源流犀烛》卷二十一。为《痧胀玉衡》卷下"沉香郁金散"之异名。见该条。

01530 十三味羌活散（《景岳全书》卷六十三）

【组成】羌活　独活　防风　桔梗　荆芥　柴胡　前胡　地骨皮　炙甘草　蝉蜕　川芎　天花粉　天麻各等分

【用法】上为细末。每服三钱，水一盏，加薄荷叶三片，煎四分，温服。

【功用】解热散毒。

【主治】风壅欲作痘疹。

01531 十三味拨云散（《眼科临证笔记》）

【组成】煅甘石五钱（水飞）　镜砂一钱　硼砂一钱　煅硇砂五分　煅珍珠二分　琥珀五分　麝香三分　火消五分　梅片三分　薄荷冰一分　海螵蛸四分（去皮）　牛黄三分　熊胆四分

【用法】上为细末。点用。

【主治】眼生翳膜。

01532 十三味败毒散

《医方考》。为《女科万金方》"神仙活命饮"之异名。见该条。

01533 十三味榜嘎散（《中国药典》2010版）

【组成】榜嘎60克　波棱瓜子30克　秦艽花40克　印度獐牙菜40克　巴夏嘎40克　苦荬菜40克　洪连40克　小檗皮40克　节裂角茴香40克　金腰草30克　人工牛黄3克　红花20克　止泻木子30克

【用法】上制成散剂。口服。一次 1～1.5 克，一日 2 次。

【功用】清热解毒，凉肝利胆。

【主治】热性"赤巴"病，胆囊炎，黄疸型肝炎。

01534　十五号明夷方

《杂病源流犀烛》卷二十一。为《痧胀玉衡》卷下"细辛大黄丸"之异名。见该条。

01535　十五味沉香丸（《中国药典》2010 版）

【组成】沉香 100 克　藏木香 150 克　檀香 50 克　紫檀香 150 克　红花 100 克　肉豆蔻 25 克　高山辣根菜 150 克　悬钩子茎（去皮、心）200 克　宽筋藤（去皮）100 克　干姜 50 克　石灰华 100 克　广枣 50 克　诃子（去核）150 克　毛诃子（去核）80 克　余甘子 100 克

【用法】上制成丸剂。每丸重 0.5 克。研碎后开水送服。一次 3～4 丸，一日 2 次。

【功用】调和气血，止咳，安神。

【主治】气血郁滞，胸痛，干咳气短，失眠。

【宜忌】肾病患者慎服。

01536　十五制清宁丸（《成方制剂》5 册）

【组成】大黄（切片）1000 克　绿豆 30 克　大麦 30 克　黑豆 30 克　槐叶 30 克　桑叶 30 克　枇杷叶 30 克　车前草 30 克　厚朴 10 克　陈皮 10 克　半夏（制）10 克　白术 10 克　香附 10 克　黄芩 10 克

【用法】以上十四味，除大黄片外，其余绿豆等十三味，分别煎汁，备用。大黄片用黄酒 240 克浸泡 72 小时后，用鲜侧柏叶垫底，蒸 1 小时，干燥。再依次用绿豆汁、大麦汁、黑豆汁、槐叶汁、桑叶汁、枇杷叶汁、车前草汁、厚朴汁、陈皮汁、半夏汁、白术汁、香附汁、黄芩汁（每次均用鲜侧柏叶垫底），蒸 1 小时，干燥。再用黄酒 160 克拌润，鲜侧柏叶垫底，蒸 3 小时，低温干燥，粉碎成细粉。用牛乳、藕汁各 125 克煮沸后，加适量水，泛丸，蜜水撞光，低温干燥，即得，每袋装 9 克。口服，一次 6～9 克，一日 2 次。

【功用】清理胃肠，泻热通便。

【主治】胃肠积热，饮食停滞，腹胁胀满，头晕口干，大便秘结。

01537　十六号师象方

《杂病源流犀烛》卷二十一。为《痧胀玉衡》卷下"紫朴汤"之异名。见该条。

01538　十六味冬青丸（《中国药典》2010 版）

【组成】冬青叶 150 克　石榴 25 克　石膏 75 克　肉桂 50 克　豆蔻 50 克　木香 50 克　丁香 50 克　甘草 50 克　白葡萄干 125 克　沉香 75 克　拳参 75 克　荜茇 50 克　肉豆蔻 50 克　红花 50 克　广枣 50 克　方海 50 克

【用法】上制成丸剂。每丸重 6 克。口服。一次 1 丸，一日 1～2 次。

【功用】宽胸顺气，止嗽定喘。

【主治】胸满腹胀、头昏浮肿，寒嗽痰喘。

01539　十六味地黄丸（《慈幼心传》卷上）

【异名】十六味儿丸（《幼科铁镜》）。

【组成】人参　白术　茯苓　山药　米仁　芡实　莲肉　甘草　陈皮　山楂　麦芽　砂仁　黄连　泽泻　芍药　连翘各一两

【用法】上为末，炼蜜为丸，如弹子大。空心清米汤化下。

【主治】小儿脾胃虚弱。

【备考】《痘疹一贯》有使君肉，无连翘。

01540　十六味保元汤（《寿世保元》卷上）

【组成】黄耆一钱　石斛七分　巴戟肉二钱　白茯苓一钱　升麻七分　圆眼肉三钱　贯仲（去根土）三钱　人参二钱　山药一钱　川独活一钱　当归身二钱　莲蕊一钱　黄柏（酒炒）八分　生甘草三分　杜仲（小茴、盐、醋汤浸，炒）一钱五分　骨碎补（先以稻草火上烙去毛，以粗布拭净）二钱

【用法】上锉一剂。水煎，空心温服。

【功用】生血固真，补心益肾。

【主治】带下。

【加减】潮热，功柴胡八分，黄芩（酒炒）一钱；带甚者，月经必少，其有聚而反来，适来适断，而淋沥不净者，加荆芥一钱，黄连（酒炒）七分，地榆八分；若五心烦躁而口舌干者，加知母一钱，麦门冬一钱，地骨皮八分。

01541　十六味桔梗汤

《张氏医通》卷十六。为《外科枢要》卷四"桔梗汤"之异名。见该条。

01542　十六味流气饮（《玉机微义》卷十五）

【异名】疮科流气饮（《外科发挥》卷五）、流气饮（《痘疹心法》卷十二）、消毒流气饮（《杏苑》卷七）。

【组成】川芎　当归　芍药　防风　人参　木香　黄耆　官桂　桔梗　白芷　槟榔　厚朴　乌药　甘草　紫苏　枳壳各等分

【用法】上㕮咀。水煎服。

【主治】肝气郁结，血液瘀滞，或风寒湿邪外侵，气血不和，结成肿块，皮色不变者。❶《玉机微义》：无名恶肿痈疽等征。❷《医学正传》：奶岩。❸《外科发挥》：流注及一切恚怒气结肿痛，或胸膈痞闷，或风寒湿毒，搏于经络，致气血不和，结成肿块，肉色不变，或漫肿木闷无头。❹《杏苑》：气毒湿毒，流注遍身攻肿。

【方论选录】《济阴纲目》：乳岩之病，大都生于郁气。盖肝主怒，其性条达，郁而不舒，则曲其挺然之质，乳头属厥阴经，其气与痰，时为积累，故成结核，兹以风药从其性，气药行其滞，参、耆、归、芍以补气血，官桂血药以和血脉。

【临床报道】❶ 结核：《医方口诀集》余曾治一妇女，其人全身各处肿且痛，梅核状结核数十个。每年春夏之间，其中 5～7 个破溃流出脓血，继则排出腐绵状之物，疮根随之脱落。来年其他处破溃之旧根脱落，新根核渐次生出。如此之病状已持续 20 余年，其间历经内、外科诸方治疗无效。余诊之，此病因气血之郁而生，宜用十六味流气饮。服方 200 余贴，次年未生新核，旧核亦渐渐消散。❷ 乳腺肿瘤：《从症汉方治疗实际》患者 38 岁，女。4～5 年前因生气右乳房酸痛。诊察，右乳房有大梅干状之肿瘤，与周围组织不粘连，皮肤亦无凹陷、疼痛和压痛。其他无特殊变化。给予十六味流气饮 15 日量，分 5 次投药，肿瘤完全消退。

01543 十六味清膈散（《保婴撮要》卷十八）

【组成】人参　柴胡　当归　芍药　知母　桑白皮　白术　黄耆　紫菀　地骨皮　茯苓　甘草　桔梗　黄芩（炒）半两　石膏（煅）　滑石

【用法】上每服三钱，加生姜，水煎，量儿服之。

【主治】涕唾稠黏，喘嗽痰盛，身热鼻干，大便如常，小便黄赤。

【备考】方中除黄芩外，余药用量原缺。

01544 十四号丰象方

《杂病源流犀烛》卷二十一。为《痧胀玉衡》卷下"棱术汤"之异名。见该条。

01545 十四味大补汤（《医钞类编》卷二十一）

【组成】人参　白术　茯苓　甘草　熟地　白芍　当归　川芎　黄耆　丹皮　肉桂　附子（炮）　枸杞　泽泻

【用法】加生姜、大枣，水煎服。

【主治】悬痈已溃不敛。

01546 十四味建中汤（《局方》卷五宝庆新增方）

【异名】大建中汤（《证治要诀类方》卷一）。

【组成】当归（去芦，酒浸，焙干）　白芍药（锉）　白术（锉，洗）　甘草（炙）　人参（去芦）　麦门冬（去心）　川芎（洗净）　肉桂（去粗皮）　附子（炮，去皮脐）　肉苁蓉（酒浸一宿）　半夏（汤洗七次）　黄耆（炙）　茯苓（去皮）　熟地黄（洗去土，酒蒸一宿，焙干）各等分

【用法】上为粗散。每服三钱，水一盏半，加生姜三片，枣子一个，煎至一盏，去滓，食前温服。

【主治】气血不足，脾肾久虚，虚损羸瘦，面白脱色，短气嗜卧，手足多冷，夜卧汗多，梦寐惊悸，大便频数，小便滑利；肾虚腰痛，不能转侧。

❶《局方》（宝庆新增方）：荣卫不足，脏腑俱伤，积劳虚损，形体羸瘠，短气嗜卧，寒热头痛，咳嗽喘促，吐呕痰沫，手足多冷，面白脱色，小腹拘急，百节尽疼，夜卧汗多，梦寐惊悸，小便滑利，大便频数，失血虚极，心忪面黑。❷《证治要诀类方》：肾虚腰痛，转侧不能，嗜卧疲弱。❸《医方集解》：阴证发斑，寒甚脉微。❹《会约》：伤寒中气不足，脉息虚大，一切虚斑。

【方论选录】《医方集解》：此足三阴、阳明气血药也。黄耆益卫壮气，补中首药；四君补阳，所以补气；四物补阴，所以养血。阴阳调和，则血气各安其位矣。半夏和胃健脾，麦冬清心润肺，苁蓉补命门相火之不足，桂、附引失守之火而归元，于十全大补之中而有加味，要以强中而戢外也。

【临床报道】❶原发性骨质疏松症：《淮海医药》[2002，20（5）：387]将68例患者分成脾肾双补组和补肾组各34例，分别采用十四味建中汤和六味地黄汤治疗，连续治疗2个月，观察治疗前后骨密度和临床症状改善情况。结果：脾肾双补组运用十四味建中汤治疗后在提高骨密度和改善临床症状方面均显著高于补肾六味地黄汤组（P<0.05）。结论：脾肾两虚是原发性骨质疏松症发病的主要病理机制，运用脾肾双补治疗本病优于单纯补肾治疗。❷严重创伤后症候群：《中国中医骨伤科杂志》[2008，16（1）：13]将82例患者随机分为综合治疗组42例，西医治疗组10例，分别予以治疗。结果：单项症状疗效肾脏虚损得分最高。虚损证

候总体疗效综合治疗组总有效率（85.71%）优于西医治疗组（70%）。两组患者治疗前血清各指标皆异常升高，无差异。用药后各组间与治疗前相比，创伤指标都有不同程度的下降（P<0.05）；综合治疗组差异性更大（P<0.01），与西医治疗组相较亦存在差异，有统计学差异。结论：十四味建中汤可作为中西医结合救治严重创伤的有效方法。检测血清白细胞介素-6、C-反应蛋白和肌酸激酶可作为判断病情危重、评价疗效及估计预后的重要指标。

【现代研究】促进造血和免疫器官功能恢复：《中国中医药科技》[2003，10（4）：200]实验结果表明：分离出10个经十四味建中汤治疗后表达上调的差异表达基因，3个经十四味建中汤治疗后表达下调的差异表达基因。十四味建中汤促进免疫球蛋白α链恒区、α珠蛋白、β^{maj}珠蛋白、层粘连蛋白受体、谷胱甘肽过氧化物酶、核糖体蛋白S6等基因表达，抑制鸟氨酸脱羧酶抗酶等基因表达。结论：十四味建中汤治疗再障小鼠有效，可促进再障小鼠造血和免疫器官脾脏等功能的恢复。中医补肾健脾疗法的机制可能与上述基因表达变化有关。

01547 十味丁香煮散

《百一》卷二。为《杨氏家藏方》卷六"大丁香煮散"之异名。见该条。

01548 十味大半夏汤（《鸡峰》卷十八）

【组成】半夏　大黄各五两　吴茱萸　朴消　桂各二两　牡丹皮　柴胡　干姜　细辛　白术各三两

【用法】上为细末。每服二钱，水一盏，加生姜三片，同煎至七分，去滓，食前温服。

【主治】痰饮。

01549 十味大建中汤（《简易方》引《叶氏录验方》（见《医方类聚》卷一五〇））

【组成】白芍药　桂心　甘草（炙）　黄耆（蜜炙）　当归（酒浸）　人参　白茯苓　远志（去心）　龙骨各一两　泽泻半两

【用法】上为粗末。每服五钱，水二盏，加生姜五片，大枣二个，煎取一盏，临时入饧糖一匙，空心、食前服。

【主治】血脉虚少，筋骨不荣，身倦力弱，心忪痰逆，腹痛膝软，或失血后，虚羸不复常，妇人月水不调，带下，腹胁作痛。

01550 十味小柴胡汤（《医学入门》卷七）

【组成】人参　黄芩　柴胡　干姜　山栀各七分半　白术　防风　半夏　甘草各五分　五味子九粒

【用法】加生姜，水煎服。

【主治】气虚不足，呃逆。

01551 十味玉泉胶囊（《新药转正》15册）

【组成】天花粉　葛根　麦冬　人参　黄芪　地黄　五味子　甘草　乌梅　茯苓

【用法】上为胶囊剂，内容物为粉末。口服，一次4粒，一日4次。

【功用】益气养阴，清热生津。

【主治】气阴两虚之消渴病。症见气短乏力，口渴喜饮，易饥烦热。可作为Ⅱ型糖尿病的辅助治疗药。

【备考】个别病人用药后出现胃部不适，恶心，停药后即可缓解。

01552 十味扶正颗粒《《新药转正》32 册》

【组成】人参 熟地黄 白术 黄芪 茯苓 白芍 当归 肉桂 甘草 川芎

【用法】上为颗粒，每袋装 3.75 克。口服。一次 1 袋，一日 3 次，或遵医嘱。

【功用】补益气血，温阳健脾。

【主治】肿瘤放、化疗引起白细胞减少、免疫功能下降等所致气血双亏症，症见四肢乏力、气短心悸、面色苍白、头晕、食欲不振。

【宜忌】少数病例出现腹泻，对症治疗后缓解，一般不影响继续用药。阴虚内热者忌用。

01553 十味龙胆花颗粒《《新药转正》29 册》

【组成】龙胆花 烈香杜鹃 甘草 矮紫堇 川贝母 小檗皮 鸡蛋参 螃蟹甲 藏木香 马尿泡

【用法】上为颗粒，每袋装 3g。开水冲服，一次 3g，一日 3 次。

【功用】清热化痰，止咳平喘。

【主治】痰热壅肺所致的咳嗽、喘鸣、痰黄、或兼发热、流涕、咽痛、口渴、尿黄、便干等症；急性气管炎、慢性支气管炎急性发作见上述证候者。

01554 十滴水软胶囊《《新药转正》39 册》

【组成】樟脑 干姜 大黄 小茴香 肉桂 辣椒 桉油

【用法】上为软胶囊，内容物为含有少量悬浮固体浸膏的黄色油状液体，每粒装 0.425g。口服，一次 1～2 粒，儿童酌减。

【功用】健胃，驱风。

【主治】因中暑而引起的头晕，恶心，腹痛，胃肠不适。

【宜忌】孕妇忌服。

【备考】本方改为胶丸剂，名"十滴水胶丸"（见原书）。

01555 十二乌鸡白凤丸《《成方制剂》17 册》

【组成】白芍 白术 川芎 当归 党参 茯苓 黄芪 牡丹皮 山药 熟地黄 乌鸡 五味子

【用法】上为大蜜丸或小蜜丸，大蜜丸每丸重 9g。口服，小蜜丸一次 9g，大蜜丸一次 1 丸，一日 2 次。

【功用】清虚热，补气血。

【主治】妇女体瘦，月经不调，手足心热，赤白带下，血崩不止等症。

01556 十二将军二圣汤《《慈幼新书》卷二》

【组成】黑面将军（即五倍子）十二个 绿圣（即铜绿） 白圣（即白矾）各五分

【用法】水煎洗。

【主治】眼目翳障。

01557 十七味大建中汤

《普济方》卷二一七。即《百一》卷四"黄芪建中汤"。见该条。

01558 十八太保英雄丹《《古今名方》引少林寺秘方》

【组成】老材香（即松香由黄转黑，代琥珀用） 象皮 血竭 胆星 藏红花 防风 白芷 马钱子 海螵蛸 升麻各 15 克 乳香（去油）24 克 没药（去油）30 克 雄土元 12 克 生龙骨 当归 菖蒲 蟹骨 麝香各 9 克

【用法】上为细末，研至无声为度，装入瓶内，勿使泄气。血流不止者，将药面撒在伤处，立即止痛止血；未破溃者，用冷开水调和涂于患处。

【功用】祛瘀消肿，活血止痛。

【主治】跌打损伤，流血不止或未破而皮肤黑紫者，或被重物折压而致瘀肿疼痛难忍者。

01559 十大将军冲翳散《《眼科秘诀》卷一》

【异名】先锋开路散。

【组成】文蛤五钱（重者六钱，即五倍子） 苦参四钱（重者五钱） 升麻二钱（重者三钱半） 草决明二钱（重者三钱） 薄荷一钱半（重者二钱） 防风一钱半（重者二钱） 荆芥一钱半（重者二钱） 白芷 小川芎 羌活各八分（重者一钱）

【用法】上药作一剂，要足分两，依法加减，用三次。熏法则在口授，其疾极重者冲四十剂，中者三十剂，轻者二十剂，或十五剂，或六七剂。

【主治】翳眼。肝气上冲，脑汁下坠，翳障遮睛，内则垂帘，外则蒙蔽。乌风内障，脑汁下浸瞳神，瞳神歪小，瞳神下陷，瞳神倒侧，瞳神不动。青光内障，红丝缠绕黑白，大小角上风痒，拳毛倒睫，赤眼烂弦，羞日怕光，螺蛳突旋，蟹眼，胬肉攀睛，头风患目。

01560 十五味大建中汤《《普济方》卷二一七引《叶氏方》》

【组成】黄芪 当归 熟地黄各一两 人参 白术 白茯苓 白附子（酒浸，去皮） 五味子 石斛（锉，酒浸半日，炒） 牛膝（酒浸） 苁蓉（酒浸） 薏苡仁 白芍药 桂心各一两 甘草三分

【用法】上为粗末。每服三钱，水一大盏半，加生姜五片，大枣三个，小麦数粒，煎七分，去滓，空心服。

【功用】滋养荣卫，理劳伤。

【主治】虚损，虚汗、盗汗。

01561 十全大补银花汤《《女科秘要》卷七》

【组成】人参 白术 熟地 黄芪各二钱 当归 银花各二钱 茯苓 川芎各八分 甘草五分

【主治】产后乳生痈，脓出后虚弱甚者。

【加减】泄泻，加莲子十粒，肉果一个（煨用）。

01562 十全苦寒救补汤《《重订广温热论》卷二引梁玉瑜方》

【组成】生石膏八钱 青子芩六钱 生锦纹三钱 川连二钱 白犀角二钱 真朴一钱 小枳实一钱半 芒消三钱 生川柏四钱 白知母六钱

【用法】上药不拘时刻及剂数，频频急投。

【主治】瘟病。

【临床报道】瘟病：余于辛卯七月，道出清江浦，见船户数人，同染瘟病，浑身发臭，不省人事，就地医者，俱云不治，置之岸上，徐俟其死。余目击心恻，姑往诊视，皆口开吹气，人事不省，舌则黑苔黑瓣底。其亲人向余求救，不忍袖手，即用此方，惟生石膏加重四倍，循环急灌，一日夜连投多剂，病人陆续泻出极臭之红黑粪甚多，次日即神识稍清，舌中黑瓣亦渐退，复连服数剂，三日皆痊愈。

01563 十奇内补排脓散《《普济方》卷二七五引《德生堂方》》

【组成】黄芪 当归 人参各二两 川芎 白芷 桔梗 防风 厚朴 甘草 官桂 金银花各一两 木香五钱 天花粉一两

【用法】上为细末。每服三钱,好酒调服;如不饮酒,煎木香汤服;病上,食后服;病下,食前服,每日三四次。

【功用】消肿排脓。

【主治】一切痈疽发背,诸肿疮毒。

【加减】肺痈,加百合、桑白皮、阿胶同煎。

01564 十一物七熬饭后丸(《外台》卷七引《范汪方》)

【组成】茯苓五两　干姜六两(今倍并十二两)　大黄二斤　柴胡十两　芎藭七两　蜀椒一两(汗)　芒消一升(重十两,今减五合)　杏仁一升(去皮尖)　葶苈子一升　桂心五两　附子三两(炮)

【用法】上药干姜、茯苓不熬,余皆熬,捣筛,炼蜜为丸,如梧桐子大。饮服七丸,每日三次。

【主治】手足热,腹中寒疝,不能食饮,数心腹痛。

【宜忌】忌猪肉、冷水、醋物、生葱等。

01565 十八味丁沉透膈汤(《局方》卷三新添诸局经验秘方)

【异名】丁沉透膈汤(《丹溪心法》卷四)、十八味丁沉透膈散(《普济方》卷三十六)。

【组成】白术二两　香附(炒)　人参　缩砂仁各一两　丁香(炙)　麦芽　肉豆蔻(煨)　白豆蔻　木香　青皮各半两　甘草(炙)一两半　半夏(汤泡七次)二钱半　藿香　厚朴(姜炒)各七钱半　神曲(炒)　草果各二钱半　沉香　陈皮各七钱半(一本无丁香、白豆蔻,有白芷、槟榔各半两)

【用法】上㕮咀。每四钱,水二大盏,加生姜三片,大枣一个,煎八分,去滓热服。

【主治】脾胃不和,中寒上气,胁肋胀满,心腹疼痛,痰逆恶心;或时呕吐,饮食减少,十膈五噎,痞塞不通,噫气吞酸,口苦失味。

01566 十八味丁沉透膈散

《普济方》卷三十六。为《局方》卷三"十八味丁沉透膈汤"之异名。见该条。

01567 十八味黄耆建中汤(《魏氏家藏方》卷四)

【组成】黄耆(蜜炙)　熟干地黄(洗)　肉桂(去粗皮,不见火)　甘草(炙)　人参(去芦)　当归(酒浸,去芦)　鳖甲(米醋炙)　白茯苓(去皮)各二两　南木香(不见火)　地骨皮(去骨)　柴胡(去苗)　秦艽(洗净)　附子(炮,去皮脐)　五味子(酒洗)　川芎　阿胶(蚌粉炒)　半夏(汤泡七次)各一两　白芍药四两

【用法】上㕮咀。每服二大钱,水一盏半,加生姜五片,大枣二个,同煎至七分,去滓,空心服。

【主治】荣卫不调,五心烦热,状如劳疟,口苦舌干,不思饮食,一切虚损。

01568 十三味当归补虚汤(《魏氏家藏方》卷十)

【组成】当归(去芦,酒浸)　黄耆(捶破,蜜炙)各一两　熟干地黄(洗净)　附子(炮,去皮脐)　白术(炒)　干姜(洗,炮)　白芍药　人参(去芦)　甘草(炙)　川芎各半两　吴茱萸(去枝梗,汤泡七次,炒)　杜仲(去皮,锉,炒去丝)　良姜各一分(炒)

【用法】上㕮咀。每服二钱,水一大盏,加生姜五片,枣子二个,煎至五分,去滓,空心服。

【主治】妇人诸虚不足,心胸痞闷,四肢倦怠,头目昏眩,心间恍惚,饮食多伤,或时恶寒恶热,一切虚寒者。

丁

01569 丁壬汤(《医林纂要》卷十)

【组成】金银花三钱　蒲公英一钱　紫花地丁一钱　羌活一钱　独活一钱　防风五分　当归一钱　生黄耆一钱　生甘草一钱

【用法】水煎,温服。

【主治】对口,背疽。

【备考】蒲公英一名黄花地丁。方中有紫花、黄花二丁,又用二活行太阳经,属壬水,故有丁壬之名。

01570 丁术汤(《妇科玉尺》卷二)

【组成】丁香　白术　人参　甘草

【主治】妊娠体困肢懒,或眩晕嗜卧,恶心呕吐,浆粥不入,甚至恶寒发热者。

01571 丁皮丸(《御药院方》卷三)

【组成】丁香皮　陈橘皮(去白)　荆三棱(煨,切)　槟榔各一两　青木香一分　麝香(别研)二两　蓬莪术(煨,切)半两

【用法】上为粗末,微炒,再捣为细末,水煮面糊为丸,如绿豆大。每服七丸至十丸,不拘时候,温生姜汤送下。胸膈满闷,用橘皮汤送下七丸,或加至六十丸至八十丸;如胸中满闷,用橘皮汤送下五十丸,不拘时候。

【功用】行滞气,利胸膈,进饮食。

【主治】胸膈满闷。

01572 丁皮散(《朱氏集验方》卷十一)

【组成】丁皮　白术　茯苓　青皮　陈皮　良姜　缩砂　神曲　麦蘖　甘草　真桂心各等分

【用法】上为末。烧盐汤点服。

【主治】小儿脾积疼痛。

01573 丁红丸

《杨氏家藏方》卷五。为《普济方》卷一六九引《博济》"丁香丸"之异名。见该条。

01574 丁豆丸(《魏氏家藏方》卷五)

【组成】肉豆蔻(面裹煨)　丁香(不见火)各等分

【用法】上为细末,生姜汁煮枣肉为丸,如小赤豆大。每服三四十丸,食前米饮送下。

【功用】温中,固脏气。

01575 丁沉丸(方出《千金》卷六,名见《圣济总录》卷一〇一)

【组成】沉香五两　藁本三两　白瓜瓣半升　丁香五合　甘草　当归　芎藭　麝香各二两

【用法】上为末,炼蜜为丸,如小豆大。食后服五丸,每日三次。

【功用】久服令举身皆香。

【主治】七窍臭气。

【备考】本方方名,《普济方》引作"丁香丸"、"香遍满方"。

01576 丁沉丸(《博济》卷二)

【组成】丁香　沉香　木香　槟榔　白豆蔻　云南根各半两　肉豆蔻(去皮)　甘草(炙)　青皮(去白)各半两　人参　茯苓各二两　白术四两　官桂一分　丁香皮半两　诃子一两(去核)　麝香一钱(研)　玄参一两半　柳桂一分　干姜一分(炮)　金钗石斛一两

【用法】上为细末，续入麝香，和匀，炼蜜为丸，如酸枣大。每服半丸或一丸，烂嚼，炒生姜、橘皮、盐汤送下，温酒亦可；妇人炒生姜、橘皮、醋汤送下。

【功用】理中。

【主治】脾胃一切气不和，吐逆，不思饮食，霍乱不止，心腹刺痛膨闷，胸膈噎塞，久积虚气，伤酒痰逆，妇人血气及月候不调。

01577 丁沉丸（《医方类聚》卷一〇六引《神巧万全方》）

【组成】丁香 沉香 木香 诃黎勒皮 附子（炮） 硇砂（水飞过） 干姜（炮） 青橘皮（去白） 神曲（别杵）各一两 槟榔一两半 桃仁一百二十个（汤浸去皮，麸炒黄）

【用法】上为末，以硇砂、神曲，别以酒煮为膏和搜，丸如梧桐子大。每服二十丸，生姜汤送下。

【主治】五种膈气，壅塞气逆，心腹胀痛，宿食不消。

01578 丁沉丸（《医方类聚》卷一一一引《神巧万全方》）

【组成】硇砂（汤泡，澄清，以白瓷器贮，飞过） 桃仁（去皮尖双仁，麸微炒，研入）各一两半 川大黄（末）一两 阿魏半两（酒化） 神曲一两（以上五味，以酒一升，于银器中慢火熬成膏，和后药末，如少，更入酒熬） 大附子（炮） 丁香 木香 沉香各一两 槟榔二两（生用） 肉豆蔻（去壳） 青橘皮（去瓤） 厚朴（姜汁浸，炙） 荆三棱 蓬莪术 当归各三分

【用法】上为末，入硇砂膏中，和令得所，丸如梧桐子大。每服二十丸，生姜汤送下；一切气，刺痛不可忍者，以青皮裹盐，一弹子大，入火中烧令赤，急挑盏中，酒投放温，送下三十丸。

【功用】补暖下元，去积滞。

【主治】痃癖，冷癥块，及丈夫腰脚。

01579 丁沉丸（《局方》卷三）

【组成】甘草（炙） 青皮（去瓤，锉，炒） 丁香 白豆蔻仁 沉香 木香 槟榔 肉豆蔻仁各五两 白术（锉，微炒）四十两 人参（去芦） 茯苓（去皮） 诃黎勒（煨，取皮）各十两 肉桂（去粗皮） 干姜（炮裂）各二两半 麝香（别研）一两

【用法】上为细末，入麝香令匀，炼蜜为丸，如酸枣大。每服一丸，空心、食前细嚼，炒生姜、盐汤送下；温酒亦得。

【主治】一切冷气攻心腹，胁肋胀满刺痛，胸膈噎塞，痰逆恶心，噫气吞酸，不思饮食，胃中冷逆，呕吐不止；及翻胃膈气，宿食留饮，心痛霍乱；妇人血气心腹痛。

01580 丁沉丸（《圣济总录》卷四十五）

【异名】丁香丸（《普济方》卷二十一）。

【组成】沉香（锉） 陈橘皮（汤洗，去白，焙） 诃黎勒（煨熟，取皮）各一两 木香 丁香各半两 肉豆蔻（去壳，炮）二枚

【用法】上为末，炼蜜为丸，如弹子大。陈米饮或生姜、盐汤嚼下一丸，不拘时候。

【主治】谷劳嗜卧，四肢怠惰。

01581 丁沉丸（《圣济总录》卷五十四）

【组成】丁香 沉香（锉） 木香 茴香子（炒）各一分 鸡舌香半分 胡椒半分 阿魏少许（细研，醋调面和作饼，瓦上煿熟，为末）

【用法】上七味，除阿魏外，捣罗为末，以阿魏末煮糊为丸，如绿豆大。每服五七丸，细嚼，盐汤送下；如本脏气弱，炒茴香子酒送下；妇人血气，醋汤送下。

【主治】三焦虚胀。

01582 丁沉丸（《杨氏家藏方》卷五）

【组成】丁香二两 沉香一两 人参（去芦头）半两 肉豆蔻十枚（面裹，煨熟）

【用法】上为细末，用甘草十两，捶碎，入水一斗，揉尽去滓，熬成膏子，为丸如梧桐子大。每服三十丸，生姜汤送下，不拘时候。

【主治】胸膈痞闷，呕逆恶心，腹胁胀满。

【备考】本方方名，《普济方》卷二〇五引作“丁香丸。”

01583 丁沉丸（《魏氏家藏方》卷五）

【组成】肉豆蔻（面裹，煨） 丁香（不见火） 白豆蔻仁 木香（不见火） 缩砂仁 槟榔 麦蘖（炒） 诃子皮 面姜 青皮（去瓤） 人参（去芦） 胡椒各等分

【用法】上为细末，炼蜜为丸，如弹子大。每服一丸，食前盐汤嚼下。

【主治】气逆，脾胃不和，痞闷胸胁，噎塞不利；或气时上攻冲，饮食减少。

【备考】本方名丁沉丸，但方中无沉香，疑脱。

01584 丁沉丸（《袖珍》卷三）

【组成】丁香 人参各五钱 沉香 白蔻 诃子 白术各三钱

【用法】上以甘草膏子为丸，如绿豆大。

【主治】酒病。

01585 丁沉散（《永乐大典》卷九八一引《仁存方》）

【组成】丁香 沉香 人参 白茯苓 白术（炒） 白扁豆（炒）各等分

【用法】上为末。每服半钱，饭饮调下。看大小加减。

【主治】小儿慢脾惊风，似搐而不搐，似睡而四肢与口中气温，合睡露睛，或啼哭如鸦声。

01586 丁附丸（《杨氏家藏方》卷六）

【组成】丁香一两 附子（炮，去皮脐） 肉豆蔻（面裹煨熟） 胡椒各半两

【用法】上为细末，炼蜜为丸，每一两，作一十五丸。每服十五丸，嚼破，橘皮汤送下。

【主治】脾胃虚冷，呕吐不止。

01587 丁附汤（《得效》卷十一）

【组成】大附子（生或炮，去皮脐）

【用法】上锉散。每服一钱，水一大盏，加生姜五片，丁香五粒，煎五分，量大小予之。

【主治】小儿吐泻虚脱，成慢惊风。

01588 丁附汤（《证治要诀类方》卷一）

【组成】治中汤加丁香 附子

【主治】寒呕，中脘停寒，饮食喜辛热，物入口即吐出。

【宜忌】须冷服。盖遇冷则相入，庶不吐出。

01589 丁附散（方出《朱氏集验方》卷四引《类编》，名见《得效》卷五）

【组成】大附子一枚（切去盖，剜中令净。丁香四十九粒，以盖覆之，线缚，置银石器中，浸以生姜自然汁，及盖而止，慢火煮干为度）

【用法】上为细末。每用一钱匕掺舌上，漱津下。若烦渴则徐食糜粥。

【主治】翻胃。

【宜忌】忌油腻、生冷。

01590 丁附散（《普济方》卷三十六引《澹寮》）

【组成】附子一个（大者，周围钻孔，用丁香插入孔内，以面裹煨熟，去面不用）

【用法】上以附子、丁香为末。同猪臀肉切片炙熟，蘸药末嚼下，空心顿服十数片，用生姜汁、盐汤渐下。

【主治】冷吐翻胃，及吃食移时即吐。缘水不胜火复还脾，脾不能受即吐。

01591 丁附散（《医统》卷二十八引《卫生易简方》）

【组成】大附子一枚（坐于砖石上，四面着火，渐渐逼热，淬入生姜汁中，浸少时，如法再淬，约尽姜汁半碗许为度。去皮，焙干为末） 丁香二钱（研）

【用法】二味匀和。每服二钱，水一盏，粟米少许，煎七分服。

【主治】反胃呕逆，粥食不下。

01592 丁矾散（《仙拈集》卷一）

【组成】枯矾一钱 丁香五分

【用法】上为末。黄酒调服。

【主治】水泻不止。

01593 丁泥散（《疡科选粹》卷四）

【组成】孩儿茶一钱半 珍珠（煅）五分 乳香二分 没药二分 冰片一分 丝线（烧灰存性）七分

【用法】上为末。先用槐枝、葱白、盐、甘草共熬汤淋洗干净，候干，掺此药，约厚一文钱，以纸裹缚。如结痂，即已。有水出，再洗换药。

【主治】阴疮。

01594 丁砂散（《瑞竹堂方》卷三）

【组成】大诃子一个 母丁香十五个 百药煎一钱 针砂少许（醋炒七次） 高茶末

【用法】上为极细末，用水一大碗，熬数沸，不去滓，收干净瓷器内。每夜临卧，温浆洗净髭发，用药水掠之，次早用温浆水洗净。百日其髭发自黑。妇人亦可用。

【功用】乌髭发。

【备考】方中高茶末用量原缺，《医统》用陈茶叶一撮。

01595 丁香丸（《圣惠》卷五）

【组成】丁香半两 诃黎勒一两（煨，用皮） 附子一两（炮裂，去皮脐） 藿香半两 草豆蔻一两（去皮） 荜茇三分 陈橘皮一两（汤浸，去白瓤，焙） 人参一两（去芦头） 白茯苓三分 桂心三分 白术一两 甘草一分（炙微赤，锉） 高良姜一两（锉）

【用法】上为末，炼蜜为丸，如梧桐子大。每服二十丸，以生姜、大枣汤送下，不拘时候。

【主治】脾胃气虚弱，食即呕吐，四肢不和，心腹妨闷。

01596 丁香丸（《圣惠》卷二十八）

【组成】丁香一两 硫黄三分（细研） 神曲一两（炒微黄） 陈橘皮一两（汤浸，去白瓤，焙） 厚朴一两（去粗皮，涂生姜汁炙令香熟） 槟榔一两

【用法】上为末，炼蜜为丸，如梧桐子大。每服二十丸，空心及晚食前以温酒送下；粥饮下亦得。

【主治】虚劳。脾气虚弱，腹胀，食饮不消，面无颜色，四肢羸瘦。

01597 丁香丸

《圣惠》卷三十六。为《千金》卷六"含香丸"之异名。见该条。

01598 丁香丸（《圣惠》卷四十）

【异名】十香丸（《圣济总录》卷一〇一）。

【组成】沉香一两 龙脑一分（细研） 麝香一两（细研） 白檀香一两 木香一两 零陵香一两 甘松香一两 藿香一两 丁香半两 鸡舌香半两 白芷一两 细辛一两 芎䓖一两 槟榔一两 肉豆蔻一两（去壳）

【用法】上为末，入龙脑、麝香研令匀 炼蜜为丸，如鸡头子大。每日三四度，用绵裹一丸，含化咽津。

【功用】令人遍身俱香。

01599 丁香丸（《圣惠》卷四十）

【组成】麝香一分（细研） 沉香一分 白檀香一分 龙脑一分（细研） 煎香半两 鸡舌香半两 丁香半两 黄熟香半两 鸡骨香半两 甘松香半两 川升麻三分 郁金香三分

【用法】上为末，入麝香、龙脑，和拌令匀，炼蜜为丸，如鸡头子大。每日空心以盐汤嚼下三丸。留一半散不和，每日揩齿了，以散子重揩咽津。

【功用】令人遍身俱香。

01600 丁香丸（《圣惠》卷四十三）

【组成】丁香半两 胡椒半两 白术一两 桂心一两 人参一两（去芦头） 木香半两 白茯苓一两 当归三分（锉，微炒） 干姜半两（炮裂，锉）

【用法】上为末，炼蜜为丸，如梧桐子大。每服二十丸，以生姜、大枣汤送下，不拘时候。

【主治】心腹冷气，往来疼痛，脾胃气弱，不能饮食，四肢无力。

01601 丁香丸（《圣惠》卷四十八）

【组成】丁香半两 木香半两 巴豆一分（去皮心油，研入） 乳香半两 硫黄半两（细研，水飞） 朱砂半两（细研，水飞） 腻粉一钱 麝香一两（细研） 神曲一两半（别捣末）

【用法】上为末，都研令匀，以酒煮神曲末为糊，为丸如小豆大。每服三丸，食前以生姜、橘皮汤送下。

【主治】积聚气，宿食留滞，不能消化。

01602 丁香丸（《圣惠》卷四十九）

【组成】丁香一两 硼砂二两（研） 木香二两 桂心二两 附子二两（炮裂，去皮脐） 干姜二两（炮裂，锉） 川大黄二两（生，捣罗为末） 青橘皮三两（汤浸，去白瓤，焙） 蓬莪术二两 巴豆霜三两 牵牛子四两（生，捣罗取末二两） 京三棱二两（醋浸七日，去白，煨，锉） 干漆二两（捣碎，炒令烟出） 猪牙皂荚二两（炙令烟尽） 香墨二两

【用法】上药除硼砂、大黄、巴豆霜外，余者为末，入牵牛子令匀，先取好酽醋一大碗，化硼砂，去滓，入于锅中，以慢火煎之；次下巴豆搅令散，经两食久；次下大黄末，熬搅成稠膏，拌和诸药末，更入醋煮面糊，和令硬软得所，捣三五百杵，为丸如绿豆大。每服三丸至五丸，以温酒或温

水送下。

【功用】化气消食。

【主治】宿食积滞，心腹胀满，面色萎黄，脐腹疼痛。

【备考】方中硼砂，《圣济总录》作"硇砂"。蓬莪术、巴豆霜用量原缺，据《医方类聚》补。

01603 丁香丸（《圣惠》卷五十八）

【组成】母丁香末三分　巴豆四十九个（去皮心油，煎令黄赤色，研如面，纸裹，压去油）　麝香一分　砒霜一分

【用法】上为末，以粟米饭为丸，如绿豆大。每服一丸，空心以冷水送下。

【主治】痢久不愈。

【宜忌】忌食热物。

01604 丁香丸（《圣惠》卷八十二）

【组成】丁香一分　藿香半两　人参三分（去芦头）

【用法】上为末，炼蜜为丸，如绿豆大。每服三丸，以粥饮研下。

【主治】小儿饮乳后，吐不止。

01605 丁香丸（《圣惠》卷八十四）

【组成】丁香一分　地黄花一分　桑叶一分　朱砂一分（细研）　甘草半两（炙微赤，锉）

【用法】上为末，入朱砂令匀，炼蜜为丸，如黍米大。每服二丸，以生姜温汤送下。三岁以上，以意加之。

【主治】小儿霍乱吐泻，心烦闷。

01606 丁香丸（《圣惠》卷八十五）

【组成】母丁香半钱　胡黄连半分　芦荟半分（细研）　雄黄半分（细研）　朱砂一分（细研）　牛黄半分（细研）　麝香一分（细研）　蝎梢一分（微炒）　青黛一分（细研）　腻粉半分　白附子一分（炮裂）　天竺黄一分（细研）　铅霜半分（细研）

【用法】上为末，取五月五日粽子尖为丸，如绿豆大。每服二三丸，粥饮送下，不拘时候。

【主治】小儿慢惊风，兼有疳气，壮热，乳哺减少。

01607 丁香丸（《圣惠》卷八十六）

【组成】母丁香二七枚　胡黄连半两　黄连半两（去须）　朱砂一分（细研）　芜荑一分　猪胆五枚（取汁）　牛黄一分（细研）　麝香一分（细研）　虾蟆一枚（用酒二升煮烂去骨，入猪胆汁，更熬成膏）

【用法】上为末。入诸药于虾蟆膏内，为丸如粟米大。每服五丸，空心粥饮送下。日晚再服。

【功用】长肌肉。

【主治】小儿一切疳证。

01608 丁香丸（《圣惠》卷八十八）

【组成】丁香一分　木香一分　肉豆蔻一两（去壳）　槟榔二两　乳香一分（细研）　雄黄一分（细研）　朱砂半两（细研，水飞过）　硫黄一钱（细研）　青橘皮一分（汤浸，去白瓤，焙）　巴豆霜半分

【用法】上为末，入研了药，都研令匀，炼蜜为丸，如黍米大。每服三丸，以粥饮送下。

【主治】小儿宿食不消，心腹虚胀。

01609 丁香丸（《圣惠》卷九十三）

【组成】丁香一分　巴豆七枚（以醋浆水一碗半煮尽为度，去皮心，研，纸裹压去油）　黄连一分（去须）　橡子一

分　白矾灰一分

【用法】上为末，以面糊为丸，如黍米大。每服三丸，以冷粥饮送下，一日三次。

【主治】小儿疳痢不止，渐至困弱。

01610 丁香丸（《博济》卷三）

【异名】丁香半夏丸（《圣济总录》卷六十四）。

【组成】半夏二两（以水浸七日，每日早晨换水足，取出令自干）　白矾半两　丁香一分

【用法】上为末，用姜汁合和为丸，如小豆大。每服五丸至七丸，盐汤送下。

【主治】胃冷有痰。

01611 丁香丸（《普济方》卷二十引《博济》）

【组成】丁香　木香　白豆蔻（去壳）　青橘皮（汤浸，去白，焙）　胡椒　荜茇　槟榔　麝香（别研）各一分　乳香（别研）半两　巴豆半两（去皮，微炮，细研，纸裹，压油尽，研成霜）

【用法】上将槟榔以上药先为末，次入余三味，和匀，用醋煮面糊为丸，如黍米大，再用朱砂为衣。每服五丸，茶、酒任下。

【主治】脾脏冷气，攻心腹疼痛，及妇人血气。

【加减】心痛，煎盐、醋汤下七九；妇人血气，当归酒下五丸。

【备考】方中白豆蔻，《圣济总录》作"肉豆蔻"。

01612 丁香丸（《普济方》卷一六九引《博济》）

【异名】丁红丸（《杨氏家藏方》卷五）。

【组成】丁香　木香　五灵脂（去沙）　荆三棱（煨）　蓬莪术（炮）　茴香各半两　干漆三钱（炒烟出）　胡椒四钱　槟榔二枚　青橘皮（去白）　陈橘皮（去白）各一两　巴豆（春夏四十粒，秋冬一百粒，去壳，将二橘皮同巴豆炒令巴豆黑色，不用巴豆）

【用法】上为细末，用硼砂二钱，酒浸去沙石，入醋一盏，面一两，煮糊为丸，如梧桐子大，朱砂、麝香为衣。每服二丸至九丸，生姜汤送下；或温酒送下。

【功用】《杨氏家藏方》：磨积破块，消酒食毒。

【主治】积聚，停滞不消，胸膈痞满，心腹疼痛，呕逆。

01613 丁香丸（《医方类聚》卷九十三引《神巧万全方》）

【组成】丁香　萝卜子（微炒）　槟榔各一两　木香　橘皮（去白）　白术各半两

【用法】上为末，炼蜜为丸，如梧桐子大。每服二十丸，生姜汤嚼下。

【主治】脏腑虚冷，气滞腹胀，肠鸣切痛，不思饮食，四肢少力。

01614 丁香丸（《养老奉亲》）

【组成】大乌梅一个（有裙襕者）　巴豆一个（新肥者，和皮用）　香墨末，（炒）半钱　拣丁香五个（新者）　胡椒五粒（黑者）　干漆末半钱（先炒，为末）　桂花末（炒）半钱

【用法】香墨、干漆、桂花三味研入。上为末，用马尾罗子罗过，用醋面糊为剂，白中杵令匀，为丸如绿豆大。每服五丸至七丸，温酒或茶送下。或入炒蜡茶末三钱更妙。

【功用】利胸膈，逐积滞，消食。

【主治】一切气闷，醋心腹胀。

01615 丁香丸（《局方》卷三）

【组成】丁香　木香　猪牙皂角（去皮，炙焦黑，为细末）　肉桂（去粗皮）　干姜（炮）　好墨（烧，醋淬）各一两　青皮（去白）三两　附子（炮，去皮脐）　京三棱（炮，捣碎）　蓬莪术（炮，捣碎）　黑牵牛（炮）　川大黄（别为细末）　干漆（碎，炒令烟尽，为细末）各二两　巴豆霜一钱半（先用醋煎硇砂令热，下巴豆霜，煎三两沸，下大黄末熬膏）　硇砂别研二两

【用法】上以大黄、硇砂、巴豆膏为丸，如绿豆大，每服一二丸，茶、酒任下。如要化癥瘕癖块，用生姜汤送下七丸，并食后临卧服之。

【功用】消饮食，行滞气。

【主治】积滞不消，心腹坚胀，痰逆呕哕，噫酸吞酸，胁肋刺痛，胸膈痞闷；反胃恶心，食饮不下，气上冲胸，痞噎不通；食癥酒癖，血瘕气块，时发刺痛，全不思食。

01616 丁香丸（《传家秘宝》卷三）

【组成】丁香　木香　舶上茴香（微炒）　乳香（别研取末）　沉香各一分　青橘皮（汤浸，去瓤，焙干）一两　肉豆蔻二两　槟榔二两（捶碎，用黑牵牛三两，同醋浸软，却用慢火炒令牵牛子熟，只使槟榔）　蓬莪术二两（用生姜四两，细切，以醋浸令术软，切作片子，用慢火炒软）　茱萸三分（水淘七遍，净去浮者，都用醋浸一两，取出慢火炒干，只用一分）　阿魏一钱（面裹，烧面熟三用）

【用法】上件为末，炼蜜为丸，如梧桐子大。每服十五丸至二十丸，嚼烂，空腹时用温酒或生姜汤送下，每日二次。

【主治】气滞，心腹胀满疼痛，痰逆，不思饮食。

01617 丁香丸（《圣济总录》卷三十八）

【组成】丁香　白术　缩砂仁　木香　肉豆蔻（去皮）　干姜（炮）　桂（去粗皮）各三分　陈橘皮（去白，焙）一两　枳壳（去瓤，麸炒）　红豆蔻（去皮）各半两

【用法】上为末，炼蜜为丸，如梧桐子大。每服二十九，煎生姜、木瓜汤嚼下。

【主治】食饮过伤，霍乱吐泻。

01618 丁香丸（《圣济总录》卷四十四）

【组成】丁香　硇砂　木香　桂（去粗皮）　附子（炮裂，去皮脐）　干漆（炒烟出）　蓬莪术（煨，锉）　乳香（研）　青橘皮（汤浸，去白，焙）　京三棱（煨，锉）　墨大黄（锉，炒，捣末）　巴豆霜　芫花（醋炒焦）　猪牙皂角（去皮子，炙）　没药（研）　干姜（炮）各二两

【用法】上药除硇砂、大黄、巴豆霜、乳香、没药外，捣罗为末，以酽醋一升，化硇砂去滓，入银石器中，慢火煎之；次下巴豆霜搅匀，两食久；次下大黄末，熬成膏，拌诸药，更入醋煮面糊，和捣一千杵，为丸如麻子大。每服三丸至五丸，温酒或热水送下。得微利佳。

【主治】脾胃虚寒，宿食不消。

01619 丁香丸（《圣济总录》卷四十五）

【组成】丁香　茴香子（炒）　桂（去粗皮）　陈橘皮（汤浸，去白，焙）　甘草（炙，锉）　胡椒各等分

【用法】上为末，炼蜜为丸，如樱桃大。每服一丸，生姜、盐汤嚼下。

【主治】脾脏冷气，心腹痛胀闷，胸膈不利，呕逆，腹内虚鸣。

01620 丁香丸（《圣济总录》卷四十七）

【组成】丁香半两　厚朴（去粗皮，生姜汁炙）一两　干姜（炮）半两　吴茱萸（汤洗，焙干，炒）半两　青橘皮（汤浸，去白，焙）一两　桃仁（去皮尖双仁，炒）一两　五味子　诃黎勒（去核）　槟榔（锉）各半两　木香一分

【用法】上为细末，煮枣肉丸，如绿豆大。每服十丸，橘皮汤送下，不拘时候。

【主治】胃气虚冷，腹胀食减，四肢少力。

01621 丁香丸（《圣济总录》卷四十七）

【组成】丁香（炒）　荜茇（二味同为末）各一两　硇砂半两（用百沸汤化破，研细，纸滤过，入瓷碗内，慢火熬干）

【用法】上为末，将好新黄蜡二两，瓷器内熔化，入上三味，搅匀候温，为丸如梧桐子大。如硬难丸，复近火温之，以丹砂一分研为衣。每服三丸，空心、夜卧用煨生姜汤送下。逐日加一丸至五丸。后三日加一丸至七丸止。

【主治】噫醋息臭，胸中有痰。

01622 丁香丸（《圣济总录》卷四十七）

【组成】丁香　母丁香　丹砂（研）　麝香（研）　硫黄（研）　干姜（炮裂）　矾石（飞过）　附子（炮裂，去皮脐）　吴茱萸（汤洗，焙干）　杏仁（汤浸，去皮尖双仁，麸炒）各一分

【用法】上为末，拌匀，别用肥好巴豆三十枚，去皮心膜净，别研为膏，出八分油了，与前末同研拌匀，用蒸枣肉和剂为丸，如豌豆大，放干。每服三五丸，不拘时候，温生姜汤送下。

【主治】胃寒痰饮，噫醋吞酸，胸膈妨闷。

01623 丁香丸（《圣济总录》卷四十七）

【组成】丁香　五味子　半夏（汤洗去滑七遍）　人参各半两　甘草（炙，锉）　琥珀（研）　干姜（炮裂）各一分　枳壳（去瓤，麸炒）　昆布（洗去咸水）　诃黎勒皮桂（去粗皮）各三分

【用法】上为末，炼蜜为丸，如梧桐子大。每服二十丸，煎生姜、橘皮汤送下。

【主治】食饮不化，噫气吞酸。

01624 丁香丸（《圣济总录》卷五十五）

【组成】丁香　木香　当归（切，焙）　白豆蔻各半两　龙脑（研）一分

【用法】上为末，再同研匀，米醋煮蒸饼和为丸，如绿豆大。每服七丸，炒生姜、盐汤送下；甚者每服十五丸，炒姜酒送下，不拘时候。

【主治】心痛不能食。

01625 丁香丸（《圣济总录》卷五十七）

【组成】丁香　木香各一分　白术　甘草（炙，锉）　厚朴（去粗皮，生姜汁炙）　干姜（炮）　陈橘皮（汤浸，去白，焙）　陈曲（炒）　麦蘖（炒）　荜茇　大黄（焙）各半两

【用法】上为细末，炼蜜为丸，如弹子大。每服一丸，食前细嚼，米饮送下。

【主治】久腹胀满闷。

01626 丁香丸（《圣济总录》卷五十七）

【组成】丁香　青橘皮（汤浸，去白，焙）　缩砂仁　桂（去粗皮）　木香各半两　槟榔三枚（锉）　硇砂（别研）一分

【用法】上为末，醋煮面糊为丸，如绿豆大。每服二十丸至三十丸，食后生姜汤送下。

【主治】冷气积聚，腹内结强，日久攻筑腹内疼痛。

01627 丁香丸（《圣济总录》卷六十二）

【组成】丁香 木香各一钱 槟榔（锉） 青橘皮（去白，醋浸半日，烘干，炒令黄色）各一分 京三棱（炮，锉） 芫花（醋浸一宿，控干，炒令黄色）各半两 五灵脂一两 香墨（烧令烟尽，候通赤，放冷）一钱

【用法】上为末，再罗过，肥巴豆七粒，去皮心膜，细研如膏，涂于新瓦上，出油令尽，细研，与前药末同研，拌令极匀。用水煮白面糊和剂，硬软得所，为丸如大麻子大，令干。每服五丸至七丸，生姜汤送下，不拘时候。

【主治】膈气，咽喉噎塞，不下饮食。

01628 丁香丸（《圣济总录》卷六十二）

【组成】丁香二七粒 木瓜（切） 木香（炮）各一分 槟榔（锉）一枚 肉豆蔻（去壳，炮）一枚 半夏一分（姜制） 青橘皮（去白，炒）七片

【用法】上为末，炼蜜为丸，如梧桐子大。每服十五丸，生姜汤送下。

【主治】膈气，呕逆不下食，壅闷恶心。

01629 丁香丸（《圣济总录》卷六十七）

【组成】丁香五十枚 芫花（醋拌，炒令紫色） 甘遂（炒） 大戟（去苗） 紫菀（去苗土）各一分 白牵牛子（微炒，取粉）半两 附子（炮裂，去皮脐）一分 巴豆五十枚（去皮心膜，醋煮黄色，研） 硇砂 腻粉各一钱（研）

【用法】上为细末，拌和匀，煮枣肉为丸，如鸡头子大。每服一丸，嚼枣一枚，同药干咽。

【功用】止痛，消积气，止吐逆，定咳嗽，进饮食。

【主治】上气，胸膈噎塞，两胁痞满。

01630 丁香丸

《圣济总录》卷七十一。为原书卷六十二"丁香匀气丸"之异名。见该条。

01631 丁香丸（《圣济总录》卷七十二）

【组成】丁香 木香 桂（去粗皮） 阿魏（面裹煨，去面，研） 麝香（研） 硫黄（研） 水银（二味于盏内结成砂子） 硇砂（研，飞过） 粉霜（研） 胡粉（研）各一分 巴豆（去皮心膜，研，取霜）四钱

【用法】上药前三味为末，与后八味合研匀细，用安息香半两，酒化滤过，入蜜少许，重汤同熬，和剂为丸，如梧桐子大。每服三丸至五丸，临卧煎生姜、枣汤送下。更看虚实加减，取下积聚恶物为效。

【功用】散恶气，逐滞结。

【主治】久积食癖，心腹时发疼痛，胸膈不快，痰逆恶心，脏腑不调，不思饮食，或下利脓血，里急后重。

01632 丁香丸（《圣济总录》卷七十二）

【组成】丁香半两 附子（炮裂，去皮脐） 乌头（炮裂，去皮脐） 槟榔（锉） 腻粉（研）一分半 大戟（炒） 甘遂（炒） 芫花（醋炒） 紫菀（去土）各一分 硇砂（醋飞过，焙干，研）一两

【用法】上十味药，先将八味为细末，入研药和匀，面糊为丸，如梧桐子大。每服七丸至十丸，醋汤送下。

【主治】五毒、五积、五劳；一切气疾，癥癖块及远年

积。

01633 丁香丸（《圣济总录》卷七十二）

【异名】夹食丸。

【组成】丁香 乳香（研） 木香 肉豆蔻（去壳） 当归（切，焙） 青橘皮（去白，焙） 京三棱（煨，锉）各半两 紫菀（去苗土） 干姜（炮） 附子（炮裂，去皮脐） 巴豆（去皮心膜，出油，研）各一两 鳖甲（去裙襕，醋炙）二两 丹砂（研）一分

【用法】上药十味为末，与丹砂、巴豆、乳香拌匀，又入荞麦面一匙，旋滴新汲水，和捣五千杵，为丸如绿豆大。每服三丸至五丸，先煎浆水令沸，入药煮少顷，漉出晒干，茶、酒任下；要转利，以冷茶送下，热茶投之。

【主治】食癖气坚，腹中疼痛；五膈痰逆。

01634 丁香丸（《圣济总录》卷七十三）

【组成】丁香 沉香 附子（炮裂，去皮脐） 硇砂（研）各半两 陈曲末三两

【用法】上药除硇砂、陈曲外，捣罗为末，用木瓜一枚大者，破开去瓤，入硇砂于木瓜内，甑上蒸烂；次入诸药末，即看软硬；次入陈曲末，看得所为丸，如梧桐子大，每服五丸，茶汤或温酒嚼下；如要疏转，可服十丸。小儿一丸。

【主治】寒癖积块。

01635 丁香丸（《圣济总录》卷九十四）

【组成】丁香 木香 狼毒 蜀椒（去目并闭口，炒出汗）各一两 附子（炮裂，去皮脐） 芍药 桔梗（炒） 干姜（炮）各半两 细辛（去苗叶）一两半

【用法】上为末，炼蜜为丸，如梧桐子大。每服三十丸，食前炒茴香子酒送下。

【主治】小肠受寒，控睾上而不下，痛引少腹。

01636 丁香丸（《圣济总录》卷一一八）

【组成】丁香半两 甘草三两 细辛 桂心各一两半

【用法】上为末，炼蜜为丸，如弹子大。每服二丸，临卧含化。

【主治】口气臭秽。

01637 丁香丸（《圣济总录》卷一二六）

【组成】丁香母（生）半两 苍耳苗（炒）一两 青葙子（生） 皂子仁各半两 甜葶苈（半炒，半生）一两 厚朴（去粗皮，姜汁炙）一两 丹砂半两（研，一分为衣，一分入药）

【用法】上为末，枣肉为丸，如绿豆大，丹砂为衣。每服十丸至十五丸，粟米饮送下，一日三次。

【主治】瘰疬久不愈，或已破，脓血甚者。

01638 丁香丸（《圣济总录》卷一六三）

【组成】丁香（炒）半两 槟榔（锉）三分 桂（去粗皮） 当归（切，焙） 厚朴（去粗皮，生姜汁炙） 人参 半夏（汤洗七遍去滑）各一两

【用法】上为末，生姜汁煮面糊为丸，如梧桐子大。每服二十丸，生姜、橘皮汤送下，不拘时候。

【主治】产后胃气虚冷，呕逆。

01639 丁香丸（《圣济总录》卷一六三）

【组成】丁香 吴茱萸（醋炒）各半两 白豆蔻（去皮） 桂（去粗皮）各三分 陈橘皮（去白，焙） 诃黎勒（煨，去核）各一两 木香一分

【用法】上为末，研匀，炼蜜为丸，如梧桐子大。每服

二十丸,桃仁、醋汤送下,不拘时候。

【主治】产后呕逆,不下饮食。

01640 丁香丸(《圣济总录》卷一七〇)

【组成】丁香一分(为末) 半夏三枚(汤洗十遍,焙干,为末) 水银 铅各一分(二味结砂子) 蝎梢四十九枚(炒,为末)

【用法】上为细末,用熟枣肉为丸,如绿豆大。每服五丸至七丸,用荆芥、薄荷汤送下;大人虚风痰涎,丸如梧桐子大,一服七丸至十丸。

【主治】小儿慢惊风,吐逆不定,胃虚生涎,多惊饶睡;大人虚风痰涎。

01641 丁香丸(《圣济总录》卷一七三)

【组成】丁香三枚 麝香(研)少许 青黛(研)一分 虾蟆一枚(去肚足,炙令黄色)

【用法】上为末,煮浆水饭为丸,如粟米大。每服三丸,温水送下。

【主治】小儿疳痢,日夜无数、脱肛,身体瘦羸。

01642 丁香丸(《圣济总录》卷一七八)

【组成】丁香 硫黄 胡椒 桂(去粗皮)各一钱 陈橘皮(去白,焙) 附子(炮裂,去皮脐)各一分 肉豆蔻(去壳)一枚

【用法】上为细末,用生姜汁煮面糊为丸,如绿豆大。每服五丸,奶食前以生姜、艾汤送下。

【主治】小儿冷痢,心腹痛闷,不美乳食,呕逆不止。

01643 丁香丸(《幼幼新书》卷二十一引《庄氏家传》)

【组成】丁香 木香 肉豆蔻 人参 茯苓各一分 藿香一分半

【用法】上为末,用朱砂二钱,香缠一钱,与前药相和;用枣瓤一个同研,面糊为丸,如黍米大。米饮送下,随儿大小加减。

【功用】和胃气,进饮食。

【主治】小儿胃气不和。

01644 丁香丸(《幼幼新书》卷二十七引《庄氏家传》)

【组成】丁香 木香 藿香 牛黄各半两 脑麝各一钱 腻粉少许

【用法】上为末,面糊为丸,如小豆大。每服一丸,热汤化下。

【主治】小儿胃虚寒,腹胀吐逆。

01645 丁香丸(《幼幼新书》(古籍本)卷二十九引《张氏家传》)

【组成】丁香 肉豆蔻 五灵脂各一两 黑豆(连皮)十两 巴豆(灯上烧存性,罐内煨,烟尽,去油)一两

【用法】上为细末,沸汤调一半豆末,和药为丸,如黄米大。每服五七丸至十丸,汤裁服;伏暑伤冷,用桃枝汤送下;积滞,临卧十丸;赤痢,甘草汤送下;白痢,干姜汤送下。

【主治】一切酒食伤,心腹痛,呕逆恶心,不食,暑月伤生冷果,远年积块,赤白痢。

【宜忌】忌热物。

【备考】本方方名,人卫社本作"小丁香丸"。

01646 丁香丸(《鸡峰》卷十四)

【组成】乌头 丁香四个 巴豆一个

【用法】上为细末,泡蒸饼为丸,朱砂为衣,如梧桐子大。每服十丸,空心米饮送下。

【主治】水泻及泻血不止,疼痛甚者。

【备考】方中乌头用量原缺。

01647 丁香丸(《扁鹊心书》)

【组成】丁香 乌梅肉 青皮 肉桂 三棱(炮)各三两 巴豆(去油)一两

【用法】上为末,米糊为丸,如黍米大。每服七丸,小儿三丸,白汤送下。

【主治】宿食不消,时发头痛、腹痛。

01648 丁香丸(《传信适用方》卷一引何仲颜方)

【组成】大丁香半两 木香三钱 胡椒三钱 藿香三钱 干姜三钱 甘草三钱

【用法】上为末,蒸饼糊为丸,如绿豆大,焙干。时时干嚼下。

【主治】因食冷物,凝滞胃间,呕吐不止。

【宜忌】忌饮汤水,水下则愈吐。

【加减】如觉痿弱,加附子。

【备考】《普济方》有肉桂三钱。

01649 丁香丸(方出《传信适用方》卷一,名见《普济方》卷二〇六)

【组成】丁香 木香 白术 干姜 半夏各等分

【用法】上为末,姜汁糊丸,如梧桐子大。每服二三十丸,食前米饮送下。

【主治】吐逆。

01650 丁香丸(《妇人良方》卷七)

【组成】雄雀粪(炒黄) 鳖甲各一两 硇砂 当归(炒) 芫花(醋炒干)各半两 巴豆一分(去皮心油)

【用法】上为末,同研令匀,醋煮面糊为丸,如小豆大。每服三丸,当归酒送下。

【主治】妇人癥瘕,结块不散,心腹疼痛。

01651 丁香丸(《朱氏集验方》卷十一)

【组成】乌梅一个(切片,用土瓦焙干) 丁香三个 缩砂仁四个(去壳) 巴豆二个(去壳,用礜子叶包,打碎去巴油,入钵内研烂)

【用法】上除巴豆外,为细末,入巴豆研匀,却用研细百草霜和匀,面糊为丸,如小绿豆大。一岁一丸,米饮送下。积块不妨常服。

【主治】小儿积热伤寒。

01652 丁香丸(《医方类聚》卷七十七引《济生续方》)

【组成】丁香三钱 甘草一钱(炙) 芎劳二钱 白芷半钱(以上不见火)

【用法】上为细末,炼蜜为丸,如弹子大。绵裹一丸,含咽津。

【主治】口臭秽。

01653 丁香丸

《普济方》卷二十一。为《圣济总录》卷四十五"丁沉丸"之异名。见该条。

01654 丁香丸

《普济方》卷二十三。为《圣济总录》卷四十四"大丁香丸"之异名。见该条。

01655 丁香丸

《普济方》卷一五六。即方出《千金》卷六,名见《圣济

总录》卷一〇一"丁沉丸"。见该条。

01656 丁香丸

《普济方》卷二〇五。即《杨氏家藏方》卷五"丁沉丸"。见该条。

01657 丁香丸

《普济方》卷三九二。为《小儿药证直诀》卷下"消积丸"之异名。见该条。

01658 丁香丸

《普济方》卷三九四。为《局方》卷三"小丁香丸"之异名。见该条。

01659 丁香汤（《圣济总录》卷二十五）

【组成】丁香三分　厚朴（去粗皮，生姜汁炙）　干姜（炮）各一两　高良姜一分

【用法】上为粗末。每服三钱匕，水一盏，煎至五分，去滓热服，不拘时候。

【主治】伤寒呕哕不止，或吐酸水；兼治一切冷气吐逆。

01660 丁香汤（《圣济总录》卷四十六）

【组成】丁香一两　附子（炮裂，去皮脐）　干姜（炮）　胡椒　青橘皮（去白，焙）　陈橘皮（去白，焙）　益智（去皮）　高良姜　红豆　甘草（炙）各半两

【用法】上药锉如麻豆大。每服三钱匕，水一盏，加生姜一枣大（拍破），同煎至七分，去滓热服。

【主治】脾胃气虚，风冷乘之，腹内虚满，有妨饮食。

01661 丁香汤（《圣济总录》卷四十七）

【组成】丁香　藿香叶　附子（炮裂，去皮脐）各一分干姜（炮）半分

【用法】上锉。用水一升，煎取五合，去滓，徐徐呷尽。

【主治】胃寒，胸膈虚满，面目浮肿，饮食不化。

01662 丁香汤（《圣济总录》卷四十七）

【组成】丁香皮（锉）二两　白术（锉）四两　甘草（炙）一两　干姜（炮）半两　枇杷叶（拭去毛）二七片　草豆蔻（去皮）五枚

【用法】上为粗末。每服三钱匕，水一盏，加生姜三片，同煎至七分，去滓，食前温服。

【主治】胃中虚冷，霍乱吐泻，烦热发渴，或下利赤白。

01663 丁香汤（《圣济总录》卷四十七）

【组成】丁香母三粒（捶碎）　陈橘皮一枚（全者，汤浸，去白，焙）

【用法】用水一盏，煎取半盏，去滓热呷。

【主治】胃冷呕逆，气厥不通。

01664 丁香汤（《圣济总录》卷四十七）

【组成】丁香　甘草（炙，锉）　陈曲（炒）各半两　草豆蔻（去皮）　陈橘皮（去白，焙）各一两　木香（炮）三分

【用法】上为粗末。每服三钱匕，水一盏，加生姜五片，煎至七分，去滓温服，不拘时候。

【主治】胃冷哕逆，不思饮食。

01665 丁香汤（《圣济总录》卷五十五）

【组成】丁香　胡椒（炒）各一分　陈橘皮（汤浸，去白，焙）　桂（去粗皮）　茴香子（炒）　甘草（炙，锉）各一两

【用法】上为粗末。每服三钱匕，水一盏，煎至七分，去滓温服。

【主治】久患心痛不止。

01666 丁香汤（《圣济总录》卷五十五）

【组成】丁香　肉豆蔻（去壳）各半两　干姜（炮裂）　青橘皮（汤浸，去白，焙）　藿香叶各三分　麝香（研）半钱

【用法】上为粗末。每服二钱匕，酒一盏半，煎至七分，去滓温服。

【主治】胃心痛。

01667 丁香汤（《圣济总录》卷五十五）

【组成】丁香一分　桂（去粗皮）半两

【用法】上为粗末。每服二钱匕，酒一盏，煎至六分，去滓温服。

【主治】胃心痛不止。

01668 丁香汤（《圣济总录》卷五十六）

【组成】丁香　芍药（锉，炒）　槟榔（湿纸裹煨，锉）　吴茱萸（汤浸，焙炒）各一两　白术三分

【用法】上为粗末。每服三钱匕，水一盏，煎至七分，去滓湿服。

【主治】中恶心痛。

01669 丁香汤（《圣济总录》卷五十七）

【组成】丁香半两　甘草（炙，锉）　桂（去粗皮）　干姜（炮）各三分　厚朴（去粗皮，生姜汁涂炙）　赤芍药（锉）各一两一分　人参　白术各一两

【用法】上为粗末。每服五钱匕，水一盏，酒半盏，同煎至八分，去滓，空心温服，良久再服。

【主治】心腹冷痛。

01670 丁香汤（《圣济总录》卷八十一）

【组成】丁香　陈曲（炒令黄）　沉香（锉）　木香各二两　紫苏子（炒）三两　干木瓜（焙干）五两　吴茱萸（浸洗，焙干，炒黄）一两

【用法】上为粗末。每服三钱匕，以水一盏，煎至七分，去滓，空心温服，近晚再服。

【主治】风毒脚气上冲，散在四肢，虚肿无力。

01671 丁香汤（《圣济总录》卷一七五）

【组成】丁香　甘草（炙）　人参各一分

【用法】上为粗末。周岁内儿，每服半钱匕，水半盏，煎至三分，去滓温服，一日三次。三四岁儿，渐加至一钱匕。

【主治】小儿气胀，胸膈腹满。

01672 丁香汤（《圣济总录》卷一七六）

【异名】丁香散。

【组成】丁香半分　桂（去粗皮）一分　人参半两　甘草（炙）半两　藿香叶一分　干姜（炮制）半两　白茯苓（去黑皮）一分

【用法】上为粗末。每服半钱匕，水五分，同煎至三分，去滓温服。加大枣煎更妙。

【主治】小儿吐逆。

01673 丁香汤（《圣济总录》卷一七六）

【组成】丁香　花桑叶（如无，枇杷叶代）　人参　白茅根（锉）　藿香（用叶）各一分

【用法】上为粗末。每服一钱匕，水七分，加生姜一片，煎至四分，去滓服。

【主治】小儿吐逆不定。

01674 丁香汤（《圣济总录》卷一七六）

【组成】丁香二钱　胡椒一钱　槟榔一枚（锉）

【用法】上为粗末。每服半钱匕，水半盏，加白茅根少许，同煎至三分，去滓温服，不拘时候。

【主治】小儿胃气虚寒，呕吐不止，不下乳食。

01675 丁香汤（《圣济总录》卷一八五）

【组成】丁香　桂（去粗皮）　紫梢花　顽荆　蛇床子各一两　苍术　杜仲（细锉，汤洗，焙干）各二两

【用法】上为粗末。每用半两，水三升，同煎至二升，连脐腹丹田淋浴。

【功用】补壮元阳。

01676 丁香汤（《续本事》卷三）

【组成】藿香半两　巴豆二十粒　丁香四十九粒　粟米一合

【用法】先将粟米、巴豆肉同炒令赤色，去巴豆不用，只使粟米与丁香、藿香同研为末。每服二钱，米饮调下。

【功用】开胃进食。

【备考】本方方名，《普济方》卷三十五引作"丁香散"。

01677 丁香汤（《卫生总微》卷十四）

【组成】丁香一两　白术半两　肉豆蔻（面裹，煨）半两　半夏半两（白矾水浸一宿，洗净，炒黄）　干姜半两（炮）　甘草半两　人参（去芦）半两

【用法】上为细末。每服一钱，水八分，加生姜二片，煎至五分，去滓温服。不拘时候。

【主治】小儿脾胃宿冷，口角流涎。

01678 丁香汤（《普济方》卷二十四引《十便良方》）

【组成】丁香半两　胡椒一钱　缩砂仁四两　干生姜一两　甘草二两　盐二两

【用法】上为细末。每服一钱，不拘时候，沸汤点下。

【功用】消酒下痰，通中健胃。

01679 丁香汤

《医方类聚》卷二一八引《吴氏集验方》。为《外台》卷七引《必效方》"丁香散"之异名。见该条。

01680 丁香汤

《医统》卷二十七。为《医方类聚》卷一一三引《施圆端效方》"丁香柿蒂散"之异名。见该条。

01681 丁香酊（《中医皮肤病学简编》）

【组成】丁香15克

【用法】70％酒精加至100毫升。外用。

【主治】体癣。

01682 丁香酒（《痎疟论疏》）

【组成】丁香（勿令犯火，竹刀切片）一钱　槟榔（择稳正而坚，有锦纹者，以竹刀削去底，细切之，勿令经火）四钱　乌梅（取肥大者，汤润，去核，藏米中蒸熟）三枚　常山（临用去苗，锉片）三钱　（甘草水润，蒸一次，取出；再用人参三钱拌匀，水润一宿，饭上蒸，饭熟为度，去人参，晒干）

【用法】上药盛入一绢囊内，用好酒两碗浸之，从已至夜，露置星月下高洁地。临发日寅卯时，徐徐服；如无酒量人，作数次服；如胃寒人，仅可重烫微温，但不宜热服，恐作呕逆也。服毕，温覆极暖，静室中卧当一日，勿澡洗。过时不发，方进糜粥，避风七日。设不愈，再作服如前法。

【主治】痎疟病久不愈而成虚劳者。

01683 丁香梨（《仙拈集》卷一）

【组成】大雪梨一个　丁香十五粒

【用法】将丁香入梨内，湿纸包裹四五重，煨熟食之。

【主治】噎膈，反胃。

01684 丁香散（《外台》卷七引《必效方》）

【异名】丁香汤（《医方类聚》卷二一八引《吴氏集验方》）。

【组成】丁香七枚　头发灰一枣许

【用法】上为末。和酒服之。

【主治】❶《外台》引《必效方》：虫心痛。❷《医方类聚》引《经验良方》：妇人卒心痛。

01685 丁香散（《圣惠》卷五）

【组成】丁香半两　人参三分（去芦头）　赤茯苓三分　白术半两　甘草一分（炙微赤，锉）　木瓜三分　草豆蔻三分（去皮）　干姜半两（炮裂，锉）　诃黎勒三分（煨，用皮）茅香花三分

【用法】上为细散。每服一钱，以生姜、大枣汤调下，不拘时候。

【主治】脾胃冷热气不和，心腹虚胀，痰逆，少思饮食，四肢无力。

【宜忌】忌生冷、油腻、湿面。

01686 丁香散（《圣惠》卷五）

【组成】丁香半两　半夏半两（汤洗七遍去滑）　人参三分（去芦头）　甘草一分（炙微赤，锉）　柴胡三分（去苗）　陈橘皮三分（汤浸，去白瓤，焙）　干木瓜一两　厚朴二两（去粗皮，涂生姜汁，炙令香熟）　白豆蔻三分（去皮）　诃黎勒一两（煨、用皮）　附子一两（炮裂，去皮脐）　高良姜三分（锉）

【用法】上为粗散。每服三钱，以水一中盏，加生姜半分，大枣三个，煎至六分，去滓稍热服，不拘时候。

【主治】脾胃气虚，积有冷气，食不消化，面色萎黄，四肢无力，或时吐逆。

【宜忌】忌生冷，油腻，湿面，饴糖。

01687 丁香散（《圣惠》卷五）

【组成】丁香半两　桂心三分　白豆蔻一两（去皮）　干姜半两（炮裂，锉）　陈橘皮一两（汤浸，去白瓤，焙）　麦蘖三分（微炒）　甘草半两（炙微赤，锉）　白术三分　厚朴二两（去粗皮，涂生姜汁，炙令香熟）

【用法】上为粗散。每服三钱，以水一中盏，加大枣三个，煎至六分，去滓，食前稍热服。

【主治】脾胃虚冷，宿食不消，吃物无味，四肢少力。

01688 丁香散（《圣惠》卷五）

【组成】丁香三两　高良姜三分（锉）　厚朴二两（去粗皮，涂生姜汁，炙令香熟）　草豆蔻三分（去皮）　白术三分　人参三分（去芦头）　黄耆三分（锉）　白茯苓三分　肉桂三分（去粗皮）　附子二两（炮裂，去皮脐）　诃黎勒三分（煨，用皮）　陈橘皮三分（汤浸，去白瓤，焙）　半夏半两（汤洗七遍去滑）　枳壳半两（麸炒微黄，去瓤）　甘草一分（炙微赤，锉）

【用法】上为散。每服三钱，以水一中盏，加生姜半分，大枣三个，煎至六分，去滓温服，不拘时候。

【主治】脾胃气虚弱，肌体羸瘦，四肢无力，或时痰逆，不思饮食。

01689 丁香散（《圣惠》卷九）

【组成】丁香一两　前胡一两　附子一两（炮裂，去皮脐）　麻黄二两（去根节）　白术一两　细辛一两　桂心一两　甘草一两（炙微赤，锉）

【用法】上为细散。每服二钱，以水一中盏，加生姜半分，大枣三个，煎至六分，去滓热服，不拘时候。

【主治】伤寒已经三日，头痛，壮热不解，咳嗽痰逆。

01690 丁香散（《圣惠》卷十一）

【组成】丁香三分　人参三分（去芦头）　白术三分　陈橘皮三分（汤浸，去白瓤，焙）　诃黎勒三分（用皮）　藿香半两

【用法】上为细散。每服二钱，以水一中盏，煎至六分，和滓稍热服，不拘时候。

【主治】伤寒后，胃虚，呕哕不下食。

01691 丁香散（《圣惠》卷十三）

【组成】丁香半两　人参三分（去芦头）　槟榔半两　赤茯苓三分　草豆蔻半两（去皮）　白术一两　大腹皮一两　前胡一两（去芦头）　厚朴一两（去粗皮，涂生姜汁，炙令香熟）　陈橘皮一两（汤浸，去白瓤，焙）　诃黎勒皮一两　桂心三分　紫苏茎叶三分　半夏半两（汤洗七遍，去滑）　甘草半两（炙微赤，锉）

【用法】上为散。每服五钱，以水一大盏，加生姜半分，煎至五分，去滓稍热服，不拘时候。

【主治】伤寒后，胃气不和，吃食痰逆，两胁妨闷，四肢少力。

01692 丁香散（《圣惠》卷十三）

【组成】丁香半两　白术三分　人参三分（去芦头）　甘草半两（炙微赤，锉）　干姜三分（炮裂，锉）　陈橘皮一两（汤浸，去白瓤，焙）　神曲三分（炒令微黄）　诃黎勒皮一两　厚朴一两（去粗皮，涂生姜汁，炙令香熟）

【用法】上为散。每服四钱，以水一中盏，加生姜半分，煎至五分，去滓热服，不拘时候。

【主治】伤寒后，脾胃气虚，心腹胀满，宿食不消，四肢逆冷，不欲饮食，食即欲吐。

01693 丁香散（《圣惠》卷十八）

【组成】丁香半两　人参一两（去芦头）　陈橘皮半两（汤浸，去白瓤，焙）　枇杷叶半两（拭去毛，炙微黄）　前胡半两（去芦头）　茅根一两（锉）　葛根半两（锉）

【用法】上为粗散。每服三钱，以水一中盏，加生姜半分，煎至六分，去滓温服，不拘时候。

【主治】热病未得汗，燥热，饮水过多，腹胀气急，呕哕不止。

01694 丁香散（《圣惠》卷十八）

【组成】丁香一两　甘草半两（炙微赤，锉）　木香半两　诃黎勒一两（煨，用皮）　人参半两（去芦头）　陈橘皮半两（汤浸，去白瓤，焙）

【用法】上为散。每服五钱，以水一大盏，加生姜半分，大枣三个，煎至五分，去滓，食前温服。

【功用】温中和气。

【主治】热病后，脾胃气不和，不思饮食。

01695 丁香散（《圣惠》卷二十六）

【组成】丁香半两　木香半两　桂心半两　白术半两　人参半两（去芦头）　当归半两　白茯苓半两　附子半两（炮裂，去皮脐）　沉香半两　鳖甲一两（涂酥炙令黄，去裙襕）青橘皮半两（汤浸，去白瓤，焙）

【用法】上为散。每服三钱，以水一中盏，加生姜半分，煎至六分，去滓，食前温服。

【主治】脾劳，胃寒呕逆，脐下疼痛。

【宜忌】忌醋物、苋菜。

01696 丁香散（《圣惠》卷二十八）

【组成】丁香半两　当归三分　赤芍药三分　厚朴一两半（去粗皮，涂生姜汁，炙令香熟）　青橘皮一两（汤浸，去白瓤，焙）　木香三分　桂心三分　人参半两（去芦头）　桃仁三分（汤浸，去皮尖双仁，麸炒微黄）　川椒一分（去目及闭口者，微炒去汗）

【用法】上为粗散。每服三钱，以水一中盏，加生姜半分，大枣三个，煎至六分，去滓稍热服，不拘时候。

【主治】虚劳，冷气攻心腹疼痛。

01697 丁香散（《圣惠》卷二十八）

【组成】丁香三分　半夏半两（汤洗七遍去滑）　白术三分　前胡三分（去芦头）　桂心三分　人参三分（去芦头）　枇杷叶半两（去毛，炙微黄）　厚朴三分（去粗皮，涂生姜汁，炙令香熟）　柴胡一两（去苗）　白茯苓三分　陈橘皮三分（汤浸，去白瓤，焙）　诃黎勒一两（煨用皮）　甘草半两（炙微赤，锉）

【用法】上为粗散。每服三钱，以水一中盏，加生姜半分，大枣三个，煎至六分，去滓稍热服，不拘时候。

【主治】气劳，脾胃久弱，呕逆不纳饮食，四肢羸瘦，渐加乏力。

01698 丁香散（《圣惠》卷二十九）

【组成】丁香三分　人参三分（去芦头）　甘草半两（炙微赤，锉）　白术三分　茯神一两　高良姜半两（锉）　白豆蔻半两（去皮）　陈橘皮半两（汤浸，去白瓤，焙）　半夏半两（汤洗七遍，去滑）

【用法】上为散。每服三钱，以水一中盏，加生姜半分，大枣三个，煎至六分，去滓稍热服，不拘时候。

【主治】虚劳，脾胃气弱，呕逆，不欲饮食，四肢少力。

01699 丁香散（《圣惠》卷三十四）

【组成】丁香一分　生地黄五两（以竹刀子切，放铜器内炒令黑色）　干虾蟆一分（炙）　莨菪子半两（炒黑）　麝香一钱（细研）

【用法】上为细散。每至夜间，用湿纸片子，上掺药，可齿龈患处大小，贴之。有涎即吐，以愈为度。

【主治】齿漏疳，宣露及骨槽风，脓血不止。

01700 丁香散（《圣惠》卷三十六）

【组成】丁香二十枚　白矾一两半（烧灰）　香附子三分

【用法】上为末。先以盐揩齿，后用药少许涂之。

【主治】口臭及䗬齿肿痛。

01701 丁香散（《圣惠》卷四十三）

【组成】丁香半两　槟榔三分　芎䓖半两　桂心半两　人参半两（去芦头）　高良姜半两（锉）　厚朴一两（去粗皮，涂生姜汁，炙令香熟）　吴茱萸一分（汤浸七遍，焙干后微炒）　当归半两（锉，微炒）

【用法】上为粗散。每服三钱，以水一中盏，加大枣二个，煎至五分，去滓稍热服，不拘时候。

【主治】心腹冷气相引痛，或时呕逆，四肢不和，少思饮食，渐至无力。

01702 丁香散（《圣惠》卷四十七）

【组成】丁香半两 桂心半两 诃黎勒三分（煨，用皮）厚朴三分（去粗皮，涂生姜汁，炙令香熟）陈橘皮一两（汤浸，去白瓤，焙）木瓜一两（干者）高良姜三分（锉）白术半两 附子三分（炮裂，去皮脐）

【用法】上为细散。每服二钱，以粥饮调下，不拘时候。

【主治】霍乱吐利不止。

01703 丁香散（《圣惠》卷四十七）

【组成】丁香一两 人参二两（去芦头）枇杷叶一两（拭去毛，炙微黄）

【用法】上为散。每服三钱，以水一中盏，加生姜半分，煎至五分，去滓温服，不拘时候。

【主治】反胃呕哕不止。

01704 丁香散（方出《圣惠》卷五十，名见《普济方》卷二〇四）

【组成】丁香二两（末）生姜一斤（取汁）酒一中盏

【用法】上药相和令匀，以文火熬成膏。不拘时候，以热酒调下半匙。

【主治】五膈气吐逆，食饮不下，心胸气壅滞。

【备考】本方方名，据剂型，当作"丁香膏"。

01705 丁香散（《圣惠》卷五十）

【组成】丁香半两 青橘皮一两（汤浸，去白瓤，焙）白茯苓一两 人参一两（去芦头）枇杷叶两（拭去毛，炙微黄）桂心一两 半夏一两（汤洗七遍去滑）

【用法】上为散。每服三钱，以水一中盏，加生姜半分，大枣三个，煎至六分，去滓稍热服，不拘时候。

【主治】膈气呕逆，不能下食，脾胃气弱，四肢乏力。

01706 丁香散（《圣惠》卷五十）

【组成】丁香半两 白术三分 桂心一两 陈橘皮一两（汤浸，去白瓤，焙）半夏半两（汤洗七遍去滑）枳壳半两（麸炒微黄，去瓤）藿香半两 人参三分（去芦头）赤茯苓三分 干姜半两（炮裂，锉）诃黎勒皮二两 甘草一分（炙微赤，锉）厚朴一两半（去粗皮，涂生姜汁，炙令香熟）

【用法】上为散。每服三钱，以水一中盏，加生姜半分，煎至六分，去滓稍热服，不拘时候。

【主治】五膈气，脾胃虚冷，呕吐酸水，不能下食，四肢乏力。

01707 丁香散（《圣惠》卷五十）

【组成】丁香半两 厚朴一两半（去粗皮，涂生姜汁，炙令香熟）桂心三分 白术一两 甘草半两（炙微赤，锉）人参一两（去芦头）赤芍药半两

【用法】上为粗散。每服四钱，以水一中盏，煎至五分，去滓，入酒半小盏，更煎三两沸，不拘时候，稍热服。

【主治】膈气，心胸冷气疼痛，不食少力。

01708 丁香散（《圣惠》卷五十一）

【组成】丁香一两 陈橘皮一两（汤浸，去白瓤，焙）赤茯苓一两 人参三分（去芦头）鸡苏三分 麦门冬三分（去心）甘草一分（炙微赤，锉）槟榔三分 半夏半两（汤洗七遍去滑）

【用法】上为散。每服五钱，以水一大盏，加生姜半分，煎至五分，去滓热服，不拘时候。

【主治】心胸痰积，气噎呕逆，食饮不下。

01709 丁香散（《圣惠》卷五十五）

【组成】丁香七粒 瓜蒂七枚 赤小豆七粒

【用法】上为细散。以鸡子清一枚相和。用新汲水调，顿服。当吐利，即效；未愈，即再服。

【主治】急黄。

01710 丁香散（《圣惠》卷六十）

【组成】丁香末一分 麝香一钱（研）犀角屑三分 甘草三分（末）

【用法】上为散，以盐三合，椒三合，豉二合，水三升，同煎至一升，去滓。令稍热，用绵蘸洗熨下部，冷即再暖用之。

【主治】痔湿䘌。

01711 丁香散（《圣惠》卷七十）

【组成】丁香三分 白术三分 人参一两（去芦头）当归半两（锉，微炒）肉豆蔻半两（去壳）缩砂三分（去皮）藿香半两 诃黎勒皮半两 草豆蔻三分（去皮）陈橘皮三分（汤浸，去白瓤，焙）神曲半两（微炒）甘草半两（炙微赤，锉）

【用法】上为细散。每服一钱，不拘时候，以生姜、大枣汤调下。

【主治】妇人脏腑虚冷，脾胃气弱，食即呕吐，水谷不消。

01712 丁香散（《圣惠》卷七十四）

【组成】丁香半两 人参半两（去芦头）陈橘皮三分（汤浸，去白瓤，焙）

【用法】上为粗散。以水二大盏，加生姜半分，大枣五个，煎至一盏二分，去滓，分温三服。

【主治】妊娠霍乱吐泻，烦闷。

01713 丁香散（《圣惠》卷七十八）

【组成】丁香 人参（去芦头）槟榔 白术 桂心 当归（锉，微炒）厚朴（去粗皮，涂生姜汁，炙令香熟）前胡（去芦头）各三分 甘草半两（炙微赤，锉）高良姜一两（锉）

【用法】上为粗散。每服四钱，以水一中盏，加生姜半分，煎至六分，去滓温服，不拘时候。

【主治】产后脾胃气寒，心胸满闷，吐逆，四肢少力，不纳饮食。

01714 丁香散（《圣惠》卷七十八）

【组成】丁香 肉豆蔻（去壳）当归（锉，微炒）白术 缩砂（去壳皮）人参（去芦头）厚朴（去粗皮，涂生姜汁，炙令香熟）陈橘皮（汤浸，去白瓤，焙）各三分 甘草半两（炙微赤，锉）

【用法】上为粗散。每服三钱，以水一中盏，加生姜半分，大枣二个，煎至六分，去滓温服，不拘时候。

【主治】产后胃气虚弱，因饮食不节，致成霍乱。

01715 丁香散（《圣惠》卷七十八）

【异名】丁香豆蔻散（《金鉴》卷四十七）。

【组成】丁香半两 伏龙肝一两（细研）白豆蔻半两（去皮）

【用法】上为细散。每服一钱，煎桃仁、吴茱萸汤调下，如人行三五里再服。

【主治】❶《圣惠》：产后心烦，呃噫不止。❷《金鉴》：产

后胃虚寒呃逆。

01716 丁香散（《圣惠》卷八十二）

【组成】丁香一分　花桑叶一分　人参一分（去芦头）　白茅根一分（锉）　藿香一分

【用法】上为粗散。每服一钱，以水一小盏，煎至五分，去滓服。

【主治】小儿呕吐，哕逆不止。

01717 丁香散（《圣惠》卷八十三）

【组成】丁香一分　桂心一分　厚朴半两（去粗皮，涂生姜汁，炙令香熟）　白术一分　人参一分（去芦头）　陈橘皮半两（汤浸，去白瓤，焙）

【用法】上为粗散。每服一钱，以水一小盏，加生姜少许，大枣一个，煎至五分，去滓温服，每日三四次。

【主治】小儿脾胃虚冷，腹胁胀满，四肢不和，乳食减少。

01718 丁香散（《圣惠》卷八十四）

【组成】丁香一分　麝香半两（细研）　人参一分（去芦头）　白茯苓一分　木香一分　葛根一分（锉）　枇杷叶一分（拭去毛，炙微黄）　甘草一分（炙微赤，锉）

【用法】上为细散。入麝香同研令匀。不拘时候，以生姜汤调下半钱。

【主治】小儿呕吐不定。

01719 丁香散（《圣惠》卷八十四）

【组成】丁香一分　人参一分（去芦头）　茅根半两（锉）麦门冬半两（去心，焙）　陈橘皮一分（汤浸，去白瓤，焙）　甘草一分（炙微赤，锉）

【用法】上为粗散。每服一钱，以水一小盏，煎至五分，去滓，稍热频服。

【主治】小儿呕吐心烦，不纳乳食。

01720 丁香散（《圣惠》卷八十四）

【组成】丁香半两　藿香半两　人参半分（去芦头）桑黄半两　木香半分　甘草半分（炙微赤，锉）　葛根半分（锉）　枇杷叶半分（拭去毛，炙微黄）

【用法】上为细散。不拘时候，以麝香汤调半钱服之。

【主治】小儿霍乱，吐泻不定

01721 丁香散（《圣惠》卷八十四）

【组成】丁香一分　人参半两（去芦头）

【用法】上为粗散。每服一钱，以水一小盏，煎至五分，去滓温服，不拘时候。

【主治】小儿霍乱，不欲饮食。

01722 丁香散（《圣惠》卷八十四）

【组成】丁香半两　桔梗半两（去芦头）　人参半两（去芦头）　白术半两　厚朴半两（去粗皮，涂生姜汁，炙令香熟）　甘草一分（炙微赤，锉）

【用法】上为粗散。每服一钱，以水一小盏，煎至五分，去滓温服，不拘时候。

【主治】小儿霍乱，心腹刺痛，呕吐。

01723 丁香散（《圣惠》卷八十四）

【组成】丁香半分　干姜半分（炮裂）　桂心半分　人参一分（去芦头）　诃黎勒皮一分　甘草半分（炙微赤，锉）

【用法】上为细散。每服半钱，煎生姜、大枣汤调下，不拘时候。

【主治】小儿霍乱吐泻，心腹痛不止。

01724 丁香散（《圣惠》卷八十七）

【组成】丁香一分　朱砂一分（细研）　当归一分（锉，微炒）　犀角屑半两　牛黄一分（细研）　蚰蛇胆半分（研入）　白马屓一分（酒浸，炙黄色）

【用法】上为细散。都研令匀，每服半钱，以粥饮调下，每日三次。

【主治】小儿内疳，体瘦下痢。

01725 丁香散（《圣惠》卷八十八）

【组成】丁香一分　桂心一分　白术一分　人参半两（去芦头）　白茯苓半两　高良姜一分　陈橘皮半两（汤浸，去白瓤，焙）　甘草一分（炙微赤，锉）　厚朴半两（去粗皮，涂生姜汁，炙令香熟）

【用法】上为粗散。每服一钱，以水一小盏，加大枣一个，煎至五分，去滓温服，每日三四次。

【主治】小儿羸瘦，脾胃虚冷，四肢不和，少欲饮食。

01726 丁香散（《圣惠》卷九十三）

【组成】丁香半两　厚朴半两（去粗皮，涂生姜汁，炙令香熟）　木香一分　黄连半两（去须，锉，微炒）　当归半两（锉，微炒）　诃黎勒半两（煨，用皮）　白术半两（锉，微炒）　赤石脂一两　伏龙肝半两

【用法】上为细散。每服半钱，以粥饮调下，一日三四次。

【主治】小儿久赤白痢，渐至羸弱，胃气全虚，不欲饮食。

01727 丁香散（《圣惠》卷九十三）

【异名】香朴散（《普济方》卷三九六）。

【组成】丁香一分　厚朴半两（去粗皮，涂生姜汁，炙令香熟）　人参半两（去芦头）　白术半两　当归一分（锉，微炒）　草豆蔻半两（去壳）　白石脂一两

【用法】上为细散。每服半钱，以粥饮调下，一日三四次。

【主治】小儿冷痢腹痛，面无颜色，四肢萎悴，不欲食。

01728 丁香散（《圣惠》卷九十三）

【组成】丁香一分　桃白皮半两（炙黄）　黄柏半两（微炙，锉）　黄连半两（去须，微炒）　白茯苓半两　胡粉一分（微炒）

【用法】上为细散。每服半钱，用粥饮调下，早晨、晚后各一服。

【主治】小儿疳痢羸瘦，下部湿蜃。

01729 丁香散（方出《证类本草》卷二十七引《经验方》，名见《卫生总微》卷十五）

【组成】瓜蒂四十九个（须是六月六日收者）　丁香四十九个

【用法】用甘锅子烧烟尽为度，细研为末。小儿用半字吹鼻内及揩牙；大人只用一字吹鼻内。

【主治】❶《证类本草》引《经验方》：遍身如金黄色。❷《普济方》：黄疸目黄，遍身如金色，微肿；五疸，汗出如黄柏汁。

【备考】本方方名，《普济方》引作"瓜丁散"。

01730 丁香散（《博济》卷二）

【组成】肉豆蔻（去皮）　人参各半两　白茯苓（去

皮) 苍术三分 青木香半两 吴茱萸 丁香各一分 厚朴(去皮,姜汁炙香)半两 荆三棱(炮)半两 干姜(炮,锉)半两 芍药半两(炙) 甘草一分

【用法】上为细末。每服二钱,空心、食前米饮调下。

【功用】暖脾助胃。

【主治】脾胃虚冷,心腹切痛,不思饮食,呕逆泻痢。

01731 丁香散《博济》卷三)

【组成】厚朴半两(去皮,用生姜汁涂,炙令焦黄) 槟榔一个(火煨过) 肉豆蔻二个(去皮,面裹煨) 丁香二钱(焙干)

【用法】上为末。每服二钱,用米饮煎三二沸,温汤送服,以少许清粥饮冲下。

【主治】❶《博济》:脾泄泻。❷《圣济总录》:脾冷洞泄。

01732 丁香散《圣济总录》卷十六)

【组成】丁香一粒(大者,研) 棘针四十九枚(倒钩者,烧灰存性,为末) 麝香一皂子大(研)

【用法】上为末。以纸拈揾药,随痛左右搐之。

【主治】偏头痛。

01733 丁香散《圣济总录》卷三十八)

【组成】丁香 木香 肉豆蔻(去壳)各一两

【用法】上为细散。每服二钱匕,白粥饮调下,热服。

【主治】霍乱不止。

01734 丁香散《圣济总录》卷四十七)

【组成】丁香 缩砂(去皮) 白术(炒) 干姜(炮裂) 陈橘皮(去白,焙) 人参 附子(炮裂,去皮脐)各三分 高良姜 桂(去粗皮) 槟榔(锉) 白豆蔻(去皮) 陈曲(炒)各半两 甘草(炙,锉)一分 木香一分半

【用法】上为散,每服二钱匕,炒生姜、盐汤调下,不拘时候。

【主治】脾胃虚弱,噫气吞酸,食饮迟化。

01735 丁香散《圣济总录》卷六十七)

【组成】丁香 白术 藿香叶 丁香皮各一两 荆三棱(煨)二两 白檀香(锉) 乌药(锉)各一两 甘草(炙)半两

【用法】上为细散。每服二钱匕,食前沸汤点服。

【功用】宽胸膈,消胀满。

【主治】气逆不调,不思饮食。

01736 丁香散《圣济总录》卷七十八)

【组成】丁香 青黛(研) 黄连(去须) 木香(研) 石灰(研) 蚺蛇胆各半两 麝香一钱(细研)

【用法】上为散。每用半钱匕,敷疮上,日三二易。

【主治】下部痔蜃疮,经年不愈。

01737 丁香散《圣济总录》卷一三六)

【组成】丁香七枚 绯帛方一尺 曲头棘刺 腊月大豆黄各一两 母猪屎三块(如鸡子大) 盐一分 乱发一团(如鸡子大) 苍耳子半两

【用法】上八味,将七味以绯帛裹,于熨斗内火烧令烟尽,细研为散。每服二钱匕,空心温酒调下。盖覆取汗。若汗不出,任意饮酒,以汗为度。

【主治】疔肿、痈疽。

01738 丁香散《圣济总录》卷一三七)

【组成】丁香(捣末) 虾蟆灰各一两 麝香(研)一分 五倍子(捣末) 白矾(熬令汁枯,冷) 腻粉各半两

【用法】上为散。敷于癣上,以愈为度。先涂漏芦膏,后用此方。

【主治】一切癣病。

01739 丁香散《圣济总录》卷一三八)

【组成】丁香 赤小豆各半两 寒水石二两 羊桃根 消石(研) 大黄各一两 木香 白蔹 榆皮(锉) 防己各三分

【用法】上为散。先以雄雀屎七粒,乳香一小块细研,以醋调和,涂疮头上;再醋调药末如糊,摊故帛上贴之,干则易。

【功用】令痈疽速溃。

【主治】痈疽发背,热毒攻焮,肌肉赤色,疼痛欲成脓者。

01740 丁香散《圣济总录》卷一五五)

【组成】丁香一分 白术 苍术各一两 前胡(去芦头) 胡椒 高良姜 干姜(炮) 葛根 厚朴(去粗皮,生姜汁炙)各半两 藿香 诃黎勒(去核) 旋覆花各一分 甘草(炙)二两

【用法】上为散。每服二钱匕,沸汤点服,不拘时候。

【主治】妊娠腹满胀急,不进饮食,干呕。

01741 丁香散《圣济总录》卷一五五)

【组成】丁香三分 当归(切,焙) 蓬莪术(煨) 益智(去皮) 甘草(炙) 芎䓖 木香各一分 青橘皮(汤浸,去白,焙)半两

【用法】上为细末。每服二钱匕,食前以沸汤调下。

【主治】妊娠腹中冷痛。

01742 丁香散《圣济总录》卷一六三)

【组成】丁香 枳壳(去瓤,麸炒) 芎䓖各半两 草豆蔻(去皮)一两 厚朴(去粗皮,生姜汁炙,锉) 白术(炒)各三分

【用法】上为散,研匀。每服二钱匕,煎吴茱萸、醋汤调下,不拘时候。

【主治】❶《圣济总录》:产后呕逆,膈脘痞闷,不思饮食。❷《普济方》:脾胃伤冷,四肢无力,不能运动。

01743 丁香散《圣济总录》卷一六九)

【组成】丁香 鹿肉(干者)各半两 紫草一分

【用法】上为细散。每肌二钱匕,酒一盏,入麝香少许,同煎至半盏,放冷灌之,如人行三二里再服。立发红色。

【主治】小儿疮疹倒魇黑色,及出不快。

01744 丁香散《圣济总录》卷一七三)

【组成】丁香 诃黎勒皮 当归(切,焙)各半两 龙骨(烧) 芦荟(研)各三分 麝香(研) 胡黄连各一分 肉豆蔻(去壳)一枚

【用法】上为散。每服半钱匕,米饮调下,早晨、午后各一。

【主治】小儿疳痢,久不愈。

01745 丁香散

《圣济总录》卷一七六。为原书同卷"丁香汤"之异名。见该条。

01746 丁香散(方出《中藏经》卷六,名见《活人书》卷十一王作肃增注)

【组成】丁香 柿蒂各一钱 甘草 良姜各半钱

【用法】上为末。用热汤猛点，乘热一服。

【主治】❶《中藏经》：伤寒咳逆、噎、汗。❷《医方集解》：久病呃逆因于寒者。

01747 丁香散（《幼幼新书》卷二十七引茅先生方）

【组成】丁香二七粒　肉豆蔻一个　木香一钱（以上三味，研，用醋卷裹，热灰煨，面赤去面取出，不用面）　藿香　桂心各半钱

【用法】上为末。每服一字半钱，用陈米饭煮饮调下。

【主治】小儿吐泻。

01748 丁香散

《鸡峰》卷十四。为《普济方》卷二〇七引《博济》"小丁香散"之异名。见该条。

01749 丁香散（《卫生总微》卷二）

【组成】陈皮一两　青皮（去瓤）　诃子肉（去核）　甘草各半两　丁香二钱

【用法】上为细末。每服二钱，水一盏，煎六分，食前温服，儿小分之。

【主治】小儿脾怯多汗。

01750 丁香散（《卫生总微》卷十）

【异名】人参散（《普济方》卷三九四）。

【组成】丁香一分　人参半两　藿香叶（去土）一分

【用法】上为末。每服一钱，水半盏，煎三五沸，入乳汁三五滴，更煎一二沸，带热服，不拘时候。频频服效。

【主治】小儿胃虚气逆，呕吐不定，霍乱不安，精神困弱。

01751 丁香散（《卫生总微》卷十）

【组成】丁香　藿香（去土）　代赭石（火煅醋淬，不计遍数，以易碎为度）　甘草（炙）各一分

【用法】上为末。每服半钱，煎薄荷汤下。

【主治】小儿呕逆不定。

【加减】如吐泻，更与木香白术散同服。

01752 丁香散（《卫生总微》卷十二）

【组成】丁香二个　黄连一寸　大枣一个（去核）

【用法】上以枣裹二药，麻缠，火上烧存性，研为细末。米饮调下，不拘时候。

【主治】小儿疳气瘦弱，下利白脓，久而不愈。

01753 丁香散（《卫生总微》卷十三）

【组成】黑丁香七个　密陀僧　硫黄　白丁香各一分　肉豆蔻一个（面裹，煨，去面）

【用法】上为细末。每服半钱，乳食前温水饮调下。

【主治】小儿乳癖。

01754 丁香散（《卫生总微》卷十三）

【组成】舶上硫黄一枣大　丁香二十一个　密陀僧一枣大

【用法】上为细末。量大小，临卧以荆芥汤调下。来日下黑物，乃病故也，永不再发。

【主治】小儿奶癖。

01755 丁香散（《普济方》卷二〇一引《海上名方》）

【组成】丁香　藿香（去土）　枇杷叶（去毛，炙）各一两

【用法】上锉散。用水一盏，生姜半钱，同煎至七分，去滓热服。

【主治】小儿霍乱，吐不止。

01756 丁香散（《宣明论》卷七）

【组成】好丁香二十五个　白丁香七十个　密陀僧　舶上硫黄　黄茑调各五分

【用法】上为细末。每服一字，皂子煎汤调下，不拘时候；治肚内生硬物，黑瘦如柴，呕吐积滞，食后服，每日三次。

【主治】痃癖，胁下痞满，息而不消，积而不散，元气在胃，不妨食者。

01757 丁香散（《三因》卷十八）

【组成】石莲肉十个（去心，炒）　丁香十枚

【用法】上为末。水半盏，煎数沸服。

【主治】产后咳逆。

【备考】《普济方》有茯苓一两。

01758 丁香散（《普济方》卷二〇六引《卫生家宝》）

【组成】丁香十四枚　北枣十个　灯心十四茎　糯米一匙许（净洗）

【用法】用水一盏，煎八分，空心、食前服。

【主治】呕吐哕。

【加减】冷呕甚者，丁香加至二十一枚。

01759 丁香散（《魏氏家藏方》卷七）

【组成】丁香一分（不见火）　肉豆蔻二枚（面裹，煨）　附子一两（炮，去皮脐，锉如豆块）　生姜四两（净洗，和皮切碎，同附子入铫内，慢火炒令姜干为度）

【用法】上为细末。每服二钱，空心、食前温粥饮调下，一日三次。

【主治】一切冷气泻，脾泄，腹内刺痛。

01760 丁香散（方出《直指小儿》卷一，名见《普济方》卷三六〇）

【组成】木香　干姜（生）　茯苓　甘草（焙）各一分　酸木瓜　丁香各半分

【用法】上为粗末。用一捻，水煎，以绵与之。

【主治】初生儿，恶秽入腹，呕吐不止。

01761 丁香散（《朱氏集验方》卷十一）

【组成】丁香　石莲肉　枇杷叶（生姜自然汁炙熟）各等分

【用法】上为细末，米饮汤调下。

【主治】小儿吐乳、伤食。

01762 丁香散（《御药院方》卷九）

【异名】二十八宿散（《杂类名方》引《元戎》）。

【组成】丁香　荜茇　蝎梢　大椒各七个

【用法】上为细末，每用少许，以指蘸药擦于牙痛处，有津即吐。

【主治】牙齿疼痛。

01763 丁香散（《医方类聚》卷一二九引《施圆端效方》）

【组成】丁香一钱　胡椒　益智各二钱　桂二钱半　青皮（去白）　陈皮（去白）　甘草（炒）各三钱　茯苓　白术　连翘　桑白皮　木香　枳壳（去瓤，麸炒）　木通　车前子（炒）各二钱

【用法】上为细末。每服三钱，水一盏半，加生姜五片，煎至七分，食前和滓温服，一日三次。

【主治】腹胀硬满，水肿遍身，小便涩少。

01764 丁香散（《医方类聚》卷一〇八引《王氏集验方》）

【组成】丁香十四枚

【用法】上为末。热汤一升和之，顿服。不愈再服。

【主治】干霍乱，不吐不下。

01765 丁香散（《瑞竹堂方》卷二）

【组成】黑锡一钱半（又名黑铅） 水银一钱半（二件合，于慢火上焙为细末） 丁香三钱 官桂一钱 舶上硫黄五钱

【用法】上为细末。每服三钱，空心用小黄米汤及生姜自然汁三钱调下。

【主治】反胃吐食，水入则吐。

01766 丁香散（《医学正传》卷六引朱丹溪方）

【组成】丁香不拘多少

【用法】上为末。干敷裂处；如燥，唾津调敷。

【主治】乳头破裂，或因小儿吹乳，血干，自裂开，多痛。

01767 丁香散

《普济方》卷三十五。即《续本事》卷三"丁香汤"。见该条。

01768 丁香散

《普济方》卷三八一。即《圣惠》卷八十七"通脑丁香散"。见该条。

01769 丁香散（《普济方》卷三九五）

【组成】丁香二十个 母丁香一个 藿香一钱 半夏五个（汤泡七次）

【用法】上为末。以姜汁浸三宿，焙干，再为末。每服一字，藿香汤下。

【主治】小儿霍乱吐泻，不食奶。

01770 丁香散

《普济方》卷三九八。为《圣济总录》卷一七三"桃皮散"之异名。见该条。

01771 丁香散（《医方类聚》卷二一二引《仙传济阴方》）

【组成】丁香 柿蒂 枇杷叶 陈皮各等分

【用法】上为末。细嚼服。

【主治】妇人上膈受风寒，气不顺，致塞噎不住者。

01772 丁香散（《袖珍小儿》卷六）

【组成】丁香十粒 陈皮一钱

【用法】上锉散。用年少妇人乳汁一盏煎，去滓，稍热与儿服。

【主治】小儿百晬内，吐乳或大便青色。

01773 丁香散（方出《奇效良方》卷二十四，名见《医统》卷五十三）

【组成】丁香一钱 白芷半两 瓜蒂一两

【用法】上为细末。每用半字，吹入鼻中即愈。

【主治】头痛不止。

01774 丁香散（《医统》卷六十四）

【组成】草豆蔻 白芷 细辛 草乌 丁香 蝎梢

【用法】上为末。先用温水漱净，以药擦之。

【主治】寒牙痛。

01775 丁香散（《回春》卷四）

【组成】苦丁香五钱 川乌（炮） 香白芷 草乌 牙皂（炮） 细辛各三钱 胡椒一钱 麝香少许

【用法】上为细末。用竹筒将药吹入肛门内，即通。

【主治】大小便不通。

01776 丁香散（《外科启玄》卷十二）

【组成】苦丁香七个 枯矾五分 轻粉五分

【用法】上为末。将息肉针破，用此药末点搽。

【主治】鼻息肉。

01777 丁香散（《叶氏女科》卷二）

【组成】丁香 砂仁 白术（蜜炙）各等分

【用法】上为末。每服二钱，白汤调下。

【主治】妊娠伤食，胸满胁痛，右关紧甚者。

【加减】若呕，加干姜。

01778 丁香散（《竹林女科》卷一）

【组成】丁香 干姜各五分 白术一钱

【用法】上为末。每晨米汤调送三匙。

【主治】经来时常呕吐，不思饮食。

01779 丁香颗（《仙拈集》卷二）

【组成】白丁香不拘多少

【用法】以乳汁点之。点少许。不可多。

【主治】目中胬肉，瞳神障蔽，面生雀斑、酒刺。

01780 丁香膏（《圣惠》卷六十三）

【组成】丁香半两（研末） 麻油一斤 黄丹七两 丈夫头发一两 蜡一两 桂心半两（研末） 当归半两（研末）

【用法】上药先炼油令香，下发，煎令发焦，次下蜡，以绵滤过，都入铛中，下黄丹，不住手搅，候色黑，滴水如珠，即下丁香、桂心、当归等末，搅令匀，以瓷盒盛。用故帛上摊贴，日二换之。

【主治】一切痈疽发背，疼痛不可忍。

01781 丁香膏（《传家秘宝》卷三）

【组成】母丁香七个 丁香一两 吴茱萸一两（先用醋浸后，汤洗七遍去涎，焙干，别捣为末，以醋半盏，于银石器内熬成膏） 硫黄一分（研） 胆矾一钱（与硫黄同研） 麝香一分 生姜自然汁一分

【用法】将丁香等为末，与硫黄、胆矾、麝香、姜汁和匀，入茱萸膏内，慢火熬成膏，豌豆大。每服五丸，生姜米饮送下；吐逆者，用盐、醋各少许化一丸服。

【主治】膈气，翻胃吐逆。

01782 丁香膏（《圣济总录》卷一一九）

【组成】丁香三两（好者，以水三升，煎至半升） 黄蜡三两 麝香一两（别研） 松脂一两（炼） 黄耆（锉）一分 丹砂半两（研如粉） 硫黄一两（研如粉） 铅丹三两 沉香二两（水三升，煎至半升） 细辛三两（去苗叶，水三升，煎至半升）

【用法】上药先以银器中煎丁香、沉香汁；次入细辛汁，煎一半以来；次入松脂又煎；次下诸药末，候药无水气，即入好麻油五两，以柳木篦子搅，不得住手，候膏成，即入银器中盛之。如牙齿疼痛，涂于绢上，可牙齿大小贴之。

【主治】牙齿痛。

【备考】贴药后，或龈肿出脓血，并是病虫出也。

01783 丁香膏（《普济方》卷三九四）

【组成】丁香 藿香各一分 硫黄二分 柿蒂十个 水银 木香各一钱 槐花 腊茶各半两

【用法】上先研水银、硫黄令匀，入众药末内，炼蜜和成膏，以蜡裹丸如一杏核大，煎桑叶汤送下；甚者三服。小

儿量大小加减，丸如一皂子大，薄荷汤送下。

【主治】小儿或大人吐逆。

01784 丁桂散（《外科传薪集》）

【组成】丁香三钱　肉桂一两

【用法】上为末。在伤膏内用之。

【功用】《中医外科学》：温化痰湿，散寒止痛。

【主治】❶《外科传薪集》：头痛。❷《青囊秘传》：无形寒湿，附骨流注。

【临床报道】❶ 老年功能性肠胀气：《中国民间疗法》[2003，11(7)：27]用于桂散温水少许混合做成饼状，贴敷于神阙穴，纱布覆盖，热水袋加温，约1小时后取下热水袋，包扎，每日1次，3次为1个疗程，治疗老年功能性肠胀气30例。均获愈。❷ 小儿腹泻：《浙江中西医结合杂志》[2001，11(11)：718]本方敷脐治疗小儿腹泻80例。每日1次，3次为1个疗程。有脱水及电解质紊乱者给予补液及纠正电解质紊乱。结果：治愈51例；显效25例；无效4例。治愈率63.8%，总有效率95%。

01785 丁夏汤（《医学入门》卷七）

【组成】丁香　半夏各三钱

【用法】加生姜，水煎，温服。

【主治】脾中虚寒，停痰留饮，哕逆呕吐。

01786 丁黑散（《幼幼新书》卷二十八引《吉氏家传》）

【组成】丁香　肉豆蔻　陈紫苏　陈皮　盐木瓜各等分

【用法】上为末。每服半钱，米饮调下。

【主治】小儿久泻不食。

01787 丁蔻散（《仙拈集》卷一）

【组成】丁香一钱　豆蔻三钱

【用法】上为末。每服五分，酒下。

【主治】胃冷恶心。

01788 丁公仙枕（《验方新编》卷九）

【组成】真川椒　桔梗　荆实子　柏子仁　姜黄　吴茱萸　白术　薄荷　肉桂　川芎　益智仁　枳实　全当归　川乌　千年健　五加皮　蒺藜　羌活　防风　辛夷　白芷　附子　白芍　藁本　苁蓉　北细辛　猪牙皂　芫荑　甘草　荆芥　菊花　杜仲　乌药　半夏各一两

【用法】务要拣好鲜明，咀片，研为细末，绢袋盛之，用槐木薄板做枕一个，高三寸三分，宽四寸五分，长一尺二寸，如天盖地，一面上钻孔一百二十八个，如梧桐子大，用上药装入枕中。药料三五个月一换。

【功用】种子，消百病，长精神，延年益寿。

【备考】丁公，康熙时人，年逾七十无嗣，遇异人授此方，不二年精力强壮，至八十一岁已生二十一子矣。如夫妇皆以此作枕，更见奇效。

01789 丁沉香丸（《博济》卷二）

【组成】甘草（炒）　官桂（去皮）　沉香　丁香　木香　槟榔　诃子（炮，去核）各半两　人参一两半　白术四两（锉碎，炒黄）　白豆蔻（去皮）半两　肉豆蔻半两（去皮）　青皮（去瓤）半两

【用法】上为细末，炼蜜为丸，如小弹子大。每服一丸，生姜汤嚼下。

【主治】一切气不和，心腹痞闷，气胀胸膈，噎塞不利；

及积冷气或时攻冲，脾胃气逆，不思饮食，霍乱不止，脏腑滑泄；酒食所伤，醋心不消，冷痰并多。

01790 丁沉香丸（《传家秘宝》卷中）

【组成】安息香　乳香　雄黄　沉香　木香　白檀　丁香　朱砂（已上细研）　阿魏少许（用面筋）　荜茇一分　槟榔二个　肉豆蔻二个（去皮）　真麝香一分（研，罗过）

【用法】上将安息香、乳香、阿魏三味，以暖水浸软后，令勿烂，将余药杵罗为末，相和入在上件药膏内，研丸，如鸡头子大。用朱砂为衣，空心、食前服一丸或二丸，用烧生姜煎酒送下。

【主治】丈夫、妇人血气上攻心胸，及腹内一切不测恶气。

01791 丁沉香丸（《普济方》卷一八一引《鲍氏方》）

【组成】丁香　沉香　木香　青皮　肉豆蔻　胡椒　荜茇　槟榔一分　乳香半两　麝香一钱

【用法】上为细末，研匀，醋糊为丸，如粟米大，朱砂为衣。每服十五丸，美酒送下。心疼，醋汤送下；气血痛，烧绵灰，酒送下。

【主治】诸气攻心腹痛，及妇人气。

【备考】方中荜茇以上诸药用量原缺。

01792 丁沉煎丸（《博济》（四库本）卷二）

【异名】荜澄茄丸。

【组成】荜澄茄（新者）　沉香　木香　肉豆蔻（去皮）　槟榔　茴香（炒）　川苦楝子　高良姜　官桂（去皮）　当归（净洗，去土，切细，焙干）　蓬莪茂　丁香各一两

【用法】上为末，用附子二两（炮），乌头二两（炮），别杵为末，用米醋五升，浸硇砂一两，经一宿，澄去砂石，以此醋煮附子，乌头为糊，搜和前药末为剂，杵三五百下为丸，如弹子大。每服一丸，细嚼，丈夫炒生盐汤下；妇人炒生姜醋汤下。

【主治】心腹冷气不和，绞刺疼痛。

【宜忌】有孕不可服。

【备考】本方方名，商务本作"沉丁煎丸"。

01793 丁沉煎丸（《鸡峰》卷二十）

【组成】丁香　白茯苓　人参　半夏曲各一两　石灰末　阳起石　礞石各半两　阿魏半分　杏仁　巴豆各五个

【用法】上为细末，蒸饼为丸，鸡头子大。每服二丸，白汤送下。

【功用】行滞气，下痰饮。

01794 丁沉煎丸（《局方》卷三绍兴续添方）

【组成】丁香十二两　沉香二两　木香一钱半　丁香皮一两　白豆蔻仁九两半

【用法】上为细末，别用甘草熬膏子为丸，每一两分作二百五十丸。每服一丸，空心，含化。

【功用】辟雾露寒邪，散膈脘凝滞，调顺三焦，和养荣卫。

【主治】心胸痞闷，噫醋吞酸，呕逆痰水，津液不收，两胁刺痛，腹中坚满，口苦无味，不思饮食。

【备考】本方方名，《普济方》引作"丁香煎丸"。方中丁香皮，《普济方》作"广皮"。

01795 丁沉煎丸（《普济方》卷一八一）

【组成】木香 丁香 甘松 沉香各三两 藿香 檀香各半两 香附 砂仁 白豆蔻各半两 丁皮 陈皮各半两 薄荷少许 脑子少许 蓬莪术三钱

【用法】上为细末，熬甘草膏丸。每服不拘丸数。

【主治】一切气疾。

01796 丁沉煎丸《普济方》卷一八二）

【组成】丁香四钱 沉香一钱 白檀三钱 甘松四钱 白豆蔻二钱 荜澄茄二钱 藿香三钱 肉豆蔻一双 缩砂仁三钱 三奈子 龙脑少许 麝香少许

【用法】上为细末，重罗过，用甘草膏子为丸，如黍米大。每服三丸，滚汤送下；含化亦得。

【主治】一切气疾。

01797 丁香饮子《鸡峰》卷二十）

【组成】丁香三十个 肉豆蔻一个 白茯苓 甘草各一钱 藿香一字

【用法】上为细末。每服二钱，水一盏，煎至七分，去滓，食后、临卧温服。

【功用】和气。

01798 丁香饼子《鸡峰》卷十八）

【组成】沉香 丁香 人参各半两 藿香叶 柿蒂各一两 甘草一分

【用法】上为细末，晋枣二十个蒸熟取肉，和搜得所用蒸饼三二个包裹，蒸熟去面，入白捣三五百下，为丸如弹子大，捏作饼子。如不进食，用生姜二大片，夹药在内，以麻缕缠定，面裹煨熟，放冷去面，空心细嚼，米饮下；如咳逆，用水一盏，药饼二枚，加生姜三片，同煎至七分，空心服。

【主治】痰涎呕逆，吐泻不止，饮食不进。

01799 丁香饼子《卫生总微》卷十三）

【组成】大丁香二钱 密陀僧二钱（研） 木香一钱半 硫黄一钱半 白丁香一钱（拣直两头尖者） 硇砂半钱（研） 甘草一钱半（炙） 麝香少许

【用法】上为细末，汤浸蒸饼为丸，如绿豆大，捻作饼子。每服二饼，乳食前用乳香、生姜汤送下。

【主治】小儿乳癖。

01800 丁香饼子《杨氏家藏方》卷十八）

【组成】丁香六十粒 龙骨一分 附子一枚（七钱者，炮，去皮脐尖） 藿香叶（去土）一分

【用法】上为细末，滴水为丸，每一两作五十丸，捏作饼子。煎杉木汤化下，不拘时候。

【主治】小儿胃气虚寒，心腹胀满，哕逆呕吐，昏困少力，及泄泻无度。

01801 丁香饼子《寿亲养老》卷四）

【组成】半夏（汤泡）二两 白茯苓（去皮）一两 丁香半两（不见火） 白术一两（炒） 川白姜一两（炮） 甘草一两（炙） 白扁豆一两（用姜汁浸，蒸熟，焙） 橘红二两（去白膜，姜汁浸一宿，焙）

【用法】上为细末，用生姜汁煮薄面糊为饼，如大棋子大。每服一饼，细嚼，生姜汤送下，不拘时候。

【功用】温胃去痰，解酒进食，宽中和气。

【主治】积滞不消，心腹坚胀，痰逆呕哕，噫醋吞酸，胁肋刺痛，胸膈痞闷，反胃恶心。

01802 丁香饼子《奇效良方》卷十八）

【组成】丁香 木香各一两 白豆蔻 半夏曲 神曲各半两 白术 白姜 陈皮各一两半 人参 荜澄茄各三钱 肉豆蔻半两 甘草二钱

【用法】上为细末，用生姜汁煮糊，和作饼子，如棋子大。每服一饼，空心嚼细，生姜汤送下。

【主治】脾胃虚寒，痰逆呕吐，饮食减少，五膈五噎，翻胃恶心。

01803 丁香煮散《博济》卷二）

【组成】丁香一两三分 蓬莪术二两 荜澄茄一两半 枳壳一两三分（炒令黄色） 藿香（一两半） 沉香一两 麝香半两 芍药半两 当归三分 诃子一两（去核） 前胡一两 人参一两 京芎一两 木香三分 槟榔七个 豆蔻（去皮）七个

【用法】上为末。每服一钱，水一盏，煎至五分，热服。

【主治】一切冷气攻冲，心胸不利，不思饮食，腹胁刺痛，口苦无味，吐逆及酒后呕吐不止。

01804 丁香煮散《传家秘宝》卷中）

【组成】丁香一分 肉桂一分 厚朴三分（去皮，姜汁炙） 甘草三分（炙） 麻黄二分（去节） 芍药半两 诃子皮四分 大黄三分 旋覆花三分 吴茱萸二分（热浆水淘五遍，浮者焙）

【用法】上为散。每服如茶点，一字至半钱，温服，不拘时候。若伤寒热痰，只半温服之。风气常服半钱，治病一钱，去大黄一分，夏添甘草二分，秋添诃子皮二分，冬添肉桂二分。

【主治】伤寒热痰，浑身疼痛，鼻塞烦壅闷躁，头痛，一切诸气疾。

01805 丁香煮散《圣济总录》卷四十七）

【组成】丁香半两 赤茯苓（去黑皮） 桔梗 白术 白芷 桂（去粗皮） 半夏（汤洗七遍，生姜作曲，焙） 甘草（炙，锉） 人参各一两 干姜（炮裂）半两 槟榔（锉） 高良姜 肉豆蔻（去壳）各一分

【用法】上为散。每服三钱匕，水一盏，加生姜三片，大枣二个（擘）。煎至六分，去滓，食前温服。

【主治】噫醋吞酸，不欲饮食。

01806 丁香煮散《幼幼新书》卷二十一引《张氏家传》）

【组成】丁香一两 神曲（湿纸裹，煨） 诃子（枣大者） 干姜（生熟各半） 半夏（火炮） 厚朴（姜制） 甘草（生熟各半）各三两 陈橘皮四两半

【用法】上为末。每服二钱，加生姜三片，水一盏，煎至五分，食前热服，甚者两服，每日二次。

【主治】脾胃不和，泄泻下痢，伤冷面色痿黄，心痛，脏腑不安，癥癖气块。

【宜忌】忌生冷，动气物。

01807 丁香煮散

《局方》卷三（吴直阁增诸家名方）。为《杨氏家藏方》卷六"大丁香煮散"之异名。见该条。

01808 丁香煮散《直指》卷七）

【组成】丁香 石莲肉各十四枚 北枣七个（截碎） 生姜七片 黄秫米半合（洗）

【用法】水碗半，煮稀粥，去药，取粥食之。

【主治】❶《直指》：翻胃呕逆。❷《张氏医通》：泄泻。

【备考】《张氏医通》无"北枣"。

01809 丁香煮散（《普济方》卷四十九引《德生堂方》）

【组成】母丁香一钱　没石子二个　川百药煎一钱半　甘松一两　针砂（醋炒）一钱半　白及二钱半　新钉子一个　诃子皮二钱　三奈子一钱

【用法】上为细末，水一大碗，煎至七分，用小瓶盛贮，用铁钉浸在药水内三日，油纸盖护，勿令灰土入内。临卧用掠发鬓，次早以温水洗去。

【功用】乌髭发。

01810 丁香煎丸（《医方类聚》卷一〇二引《烟霞圣效方》）

【组成】肉豆蔻二个　丁香三钱　硇砂没药　五灵脂各半两

【用法】上为细末，另研硇砂同匀，以滴水为丸，如绿豆大。每服十丸，蜜水送下。

【主治】胃脘结痞，吐逆腹满。

01811 丁香煎丸

《普济方》卷三十五。即《局方》卷三（绍兴续添方）"丁沉煎丸"。见该条。

01812 丁香煎丸（《普济方》卷一八二）

【组成】丁香一钱　沉香二钱　藿香二钱　附子二钱　檀香三钱　砂仁三钱　豆蔻二钱　茯苓三钱　桂花三钱　桂枝二钱　官桂三钱　甘草四钱　人参二钱　黑墨一锭　百药煎三钱　橘皮一钱　荜澄茄二钱　麝香少许　三奈三钱　甘松二钱　茯苓二钱　丁香皮三钱

【用法】上为细末，用甘草一斤作膏子，净瓷盏内盛封之。用时为丸服。

【主治】胸膈不快。

01813 丁香熟水（《李氏医鉴》卷二）

【组成】丁香一二粒。

【用法】捶碎，入壶，倾上滚水。其香郁然。

【功用】快脾利气，定痛辟寒。

【主治】腹胁冷寒胀满。

01814 丁字化毒丸（《疮疡经验全书》卷六）

【组成】牛黄　珍珠　蜈蚣（去头足，炙燥）各四分　犀角　生生乳　牙皂各一钱　月月红　白鲜皮　朱砂各一钱七分　雄黄　乳香　川山甲各一钱五分　琥珀五分　贝母一钱　血竭　郁金各一钱　制大黄二钱

【用法】上为末，用神曲末五钱，打稠糊入药，捣匀为丸，如梧桐子大，另研朱砂为衣。每早空心服十五丸，每晚空腹服十丸，人参汤送下；龙眼汤亦可。病去药减。如余毒未尽，药不可撤。

【主治】梅毒，毒结于心、小肠经者；毒注瞳仁，似乎内障，或见或不见；或毒聚舌本作肿；或十指惨痛无时；或疮生遍体，内有不易结痂，而腐烂不已者；或传他经，致生别病。

【宜忌】百日内勿使大劳大怒，顺时调理。

01815 丁沉透膈丸（《全国中药成药处方集》昆明方）

【组成】公丁　广木香　沉香各二两　白术八两　香附　砂仁　党参各四两　草蔻　麦芽各二两　陈皮三两　豆蔻二两　厚朴五两　藿香三两　青皮二两　法夏四两　甘草二两　神曲四两　草果二两　茯苓四两

【用法】水为丸。每服二钱半，开水送下。幼童减半。

【功用】消化不良，腹部胀痛。

【宜忌】体虚弱者忌服。

01816 丁沉透膈丸（《成方制剂》13册）

【组成】白术　草豆蔻　沉香　陈皮　丁香　法半夏　茯苓　甘草　广藿香　厚朴　麦芽　木香　青皮　砂仁　香附　云曲

【用法】上为水丸，每袋装10克。口服，一次10克，一日2次。

【功用】健脾和胃，行气消胀。

【主治】胃脘疼痛，气郁结滞，胸膈痞闷，嗳气吐酸，消化不良。

【宜忌】阴虚胃热、胃酸缺乏者禁用。

01817 丁沉透膈汤

《丹溪心法》卷四。为《局方》卷三（新添诸局经验秘方）"十八味丁沉透膈汤"之异名，见该条。

01818 丁附五香汤（《疮疡经验全书》卷四）

【组成】五香汤再加丁香　附子各五钱

【用法】上作一服。加生姜五片，煎至一盏，温服，不拘时候。

【主治】脑疽。

【临床报道】脑疽：一人年七十，冬至后生脑疽，肿痛而大，医士候疮熟，针出脓，因怒疮辄内陷，面色青黄不泽，四肢逆冷，汗出身凉，呕吐，脉极沉细而迟。盖衰老严寒时病苦楚，饮食淡薄，疲瘁加怒，精神损耗，故有此寒变也。病与时同，乃制五香汤一剂，再加丁香、附子各五钱。疮后大发，随症调治而安。

01819 丁附夺命散（《普济方》卷三十六）

【组成】附子一个　生姜自然汁六两（分三份）

【用法】上附子不去皮脐，破作两片；生姜汁二两煮附干；又破四片，以姜汁二两煮干；又破作八片，以姜汁二两煮干，细切焙干，入丁香二钱半，同为末。每服一钱，以汤调服。

【主治】冷吐翻胃，及吃食移时即吐。

01820 丁附治中汤（《医方大成》卷二引《局方》）

【组成】丁香　甘草（炙）　青皮（炒）　陈皮（炒）　人参各半两　附子（炮）　白术（煨）　干姜（煨）各一两

【用法】上㕮咀。每服四钱，水一盏，加生姜五片，煎八分，空心热服。

【主治】❶《医方大成》引《局方》：胃冷停痰，呕吐不已。❷《医学正传》引《局方》：胃伤寒冷之物，致心腹疞痛而呕哕不止。

【备考】《医学正传》引《局方》有大枣二个。

01821 丁附治中汤（《种痘新书》卷十二）

【组成】人参五分　白术　干姜　陈皮　青皮　厚朴　白芷各一钱　丁香五分　炙草三分　附片三分

【主治】伤食腹痛，呕吐不止；或虚寒之甚，呕吐腹痛。

01822 丁附理中汤（《伤寒全生集》卷三）

【组成】丁香　附子　干姜　人参　白术　甘草

【用法】加生姜，水煎，磨木香、姜汁，温服。

【主治】伤寒胃寒呃逆；及服寒凉药过多，伤胃呃忒。

【加减】胃寒甚者，加良姜；冷气逆上者，加沉香。

01823 丁附理中汤（《痘疹仁端录》卷十一）

【组成】人参五分　干姜　青皮各五分　陈皮　丁香各一钱　炙甘草三分　附子三片

【主治】伤食腹痛，呕哕不止。

01824 丁胡三建汤（《医学入门》卷七）

【组成】川乌　附子　天雄各等分　丁香　胡椒

【用法】加生姜，水煎，或入麝香少许服。

【主治】胃冷，阳虚寒邪外攻，手足厥冷，六脉沉微，二便滑数。

【备考】方中丁香、胡椒用量原缺。

01825 丁胡三建汤（《古今医鉴》卷十）

【组成】丁香　良姜　官桂各一钱五分

【用法】上锉一剂。水一碗，煎七分，用胡椒五十粒，炒黄色为末，调入汤药内，顿服。

【主治】❶《古今医鉴》：冷心疼，面青唇黑，手足厥冷。❷《寿世保元》：胃脘痛，属寒青。

01826 丁胡三建汤（《痘疹仁端录》卷十）

【组成】胡椒　人参　川芎　母丁香　鹿茸　天雄　附子　川乌　官桂　炙甘草　煨姜

【用法】水煎服。

【主治】痘后元气不足，忽然凹陷。

01827 丁香二陈汤（《医学入门》卷八）

【组成】陈皮二钱　茯苓　半夏各一钱半　甘草　藿香各五分　丁香四分

【用法】加生姜，水煎，入姜汁三五匙调服。

【主治】呃逆。

01828 丁香人参散（方出《圣惠》卷四十七，名见《普济方》卷二四三）

【组成】丁香一分　人参一分（去芦头）

【用法】上为细散，分为二服。每服以牛乳三合，煎三五沸，和滓温服，如人行五里再服。

【主治】霍乱，胃气虚，干呕不止。

01829 丁香大丸子（《杨氏家藏方》卷六）

【组成】人参（去芦头）　丁香　木香　白豆蔻仁　甘草（炙）　陈橘皮（去白）　干姜（炮）　姜黄　缩砂仁　神曲（炒）　麦蘖（炒）各半两　紫苏叶一两

【用法】上为细末，炼蜜为丸，每一两作十一丸。每服一丸，食前热汤化下。

【功用】和脾养胃，温中消食，降气快膈。

01830 丁香开胃丸（《幼幼新书》卷三十二引《王氏手集》）

【组成】半夏（粗末，姜汁浸，炒黄）　三棱（炮）　甘草（炙）各一两　丁香三分　干木瓜半两　姜十二两（切，青盐一两，炒润，焙末）

【用法】上为细末，炼蜜为丸，如鸡头子大。每服一丸，沸汤化下，不拘时候。儿小分减。

【主治】脾胃不调，停积痰饮，呕吐吞酸，胸膈痞闷。

01831 丁香开胃丸（《魏氏家藏方》卷五）

【组成】白豆蔻　甘草（炙）　半夏曲各半两　丁香一两半（不见火）　肥生姜三斤（薄切，焙干，取三两）　人参三两（去芦）

【用法】上为细末，炼蜜为丸，一两作十丸。每服一丸，食前白汤嚼下。

【主治】脾胃虚寒，停痰呕哕，不思饮食。

01832 丁香五辛丸（《杨氏家藏方》卷五）

【组成】丁香　木香　干姜（炮）各一两　胡椒三两　半夏二两（汤洗七遍，焙）

【用法】上为细末，生姜自然汁煮糊为丸，如梧桐子大。每服三十丸至五十丸，生姜汤送下，不拘时候。

【功用】温中暖胃，止吐逆，进食消痰。

01833 丁香五套丸（《局方》卷四淳祐新添方）

【异名】五套丸（《重订严氏济生方》）。

【组成】南星（每个切作十数块，同半夏先用水浸三日，每日易水，次用白矾二两，研碎，调入水内，再浸三日，洗净，焙干）　半夏（切破）各二两　干姜（炮）　白术　良姜　茯苓各一两　青皮　丁香（不见火）　木香　陈皮（去自）各半两

【用法】上为细末，用神曲一两，大麦蘖二两，同研取末，打糊和药为丸，如梧桐子大。每服五十丸至七十丸，温熟水送下，不拘时候。

【功用】温脾胃，去宿冷，消留滞，化饮食，辟雾露风冷，山岚瘴疠，不正非时之气。

【主治】胃气虚弱，三焦痞塞，不能宣行水谷，故为痰饮，结聚胸膈之间，头目昏眩，胸膈胀满，咳嗽气急，呕吐腹疼；或伏于中脘，则臂疼不举，腰腿沉重；或久而不散，流入于脾，脾恶湿，得水则胀，胀则不能消化水谷，腹中虚满而不食，酒癖停饮，痰水不消，屡服汤药不能作效者。

01834 丁香止痛散（《卫生宝鉴》卷十三）

【组成】良姜五两　茴香（炒）　甘草（炙）各一两半　丁香半两

【用法】上为末。每服二钱，沸汤点服，不拘时候。

【主治】❶《卫生宝鉴》：心气痛不可忍。❷《医方考》：寒气腹痛。

【方论】《医方考》：寒气入经，涩而稽迟，故令腹痛。《经》曰：得炅则痛立止。炅，热也，故用丁香、茴香、良姜之辛热者以主之；而复佐以甘草者，和中气于痛损之余也。

01835 丁香内化丸（《魏氏家藏方》卷九）

【组成】巴豆一两（去壳，针穿，灯焰上烧存性）　乌梅二两（去壳）　丁香三两（不见火）　缩砂四两（去皮）　胡椒五两

【用法】上为细末，用陈米饮搜和，杵千余下，丸如梧桐子大。每服七丸，温水送下，不拘时候。

【主治】食积腹痛；冷痢。

01836 丁香化光丸

《普济方》卷八十五。即《宣明论》卷十四"丁香复光丸"。见该条。

01837 丁香化癖散（《儒门事亲》卷十二）

【组成】白丁香　密陀僧　舶上硫黄各一钱　硇砂半钱　轻粉少许

【用法】上为细末。每儿一岁服半钱，男病女乳调，女病男乳调。后用牛黄通膈丸泄。

【主治】乳痛癖，俗称奶脾。小儿身瘦肌热，面黄腹大，或吐泻，腹有青筋，两胁结硬如碗之状。

01838 丁香气针丸（《鸡峰》卷二十）

【组成】甘草　丁香　木香　陈橘皮　青橘皮　缩砂仁　蓬莪术　京三棱　益智仁各五钱　杏仁五十个　巴豆

四十个

【用法】上药除巴豆霜外，并为细末，入巴豆霜、杏仁拌和匀，醋煮面糊为丸，如黍米大。每服二十丸或三十丸，以生姜汤送下。

【主治】远年陈积，胸中横气，心腹胁肋胀满，及一切气病。

01839 丁香乌梅丸（《三因》卷十二）

【组成】乌梅肉四两　紫苏　木瓜各二两　茯苓二两四钱　甘草三两三钱　檀香半两　人参七钱　麝香一字

【用法】上为末，用蜜一斤，蜡二两，为丸，如樱桃大。含化，不拘时候。

【主治】膈气壅蔽，外感风寒，咳嗽痰涎白沫，胸背痛，不能俯仰，口干咽燥。

【备考】本方名丁香乌梅丸，但方中无丁香，疑脱。

01840 丁香匀气丸（《圣济总录》卷六十二）

【异名】丁香丸（《圣济总录》卷七十一）。

【组成】丁香　木香　沉香（锉）　肉豆蔻（去壳）　桂（去粗皮）　京三棱（煨，先捣取末）　当归（洗，切，焙）　陈橘皮（汤浸，去白，焙）　槟榔（锉）　荜澄茄　附子（炮裂，去皮脐）　安息香（酒化，去滓）　乳香（绢包，汤内摆过，候干，研）　硇砂（飞）　丹砂（研）各一分　巴豆二十一粒（去皮。热灰内炮令紫色，研）

【用法】上为末，与安息香等一处搅和研匀，酒煮面糊和，再捣三二百下，丸如麻子大，每服五七丸，温生姜汤送下。

【主治】膈气痰结，呕逆减食；及积聚留结，心腹胀满。

01841 丁香平气丸（《杨氏家藏方》卷五）

【组成】肉桂五两（去粗皮）　丁香三两　人参（去芦头）　肉豆蔻（面裹，煨熟）　青橘皮（去白）　陈橘皮（去白）各一两半　白茯苓二两（去皮）　缩砂仁二两　白豆蔻仁三两　桔梗（去芦头）二两半　甘草（炙）二两半　木香半两

【用法】上为细末，炼蜜为丸，每一两作十丸。每服一丸，细嚼，生姜、陈橘皮汤送下；如妇人心腹痛，食前当归酒送下。

【主治】气刺气闷，中酒恶心，呕吐不定。

01842 丁香平胃丸（《杨氏家藏方》卷十八）

【组成】丁香　木香　藿香叶（去土）　沉香　附子（炮，去皮脐尖）　枇杷叶（生姜擦去毛）各一分　水银　硫黄各一分（同水银结砂子）　肉豆蔻五枚（面裹，煨熟）　草豆蔻仁五枚（面裹，煨熟）　肉桂（去粗皮）半两

【用法】上为细末，炼蜜为丸，每一两作四十九丸。每服一丸，乳食前煎生姜、大枣汤化下。

【主治】小儿胃气虚寒，气逆上行，胸膈不快，大吐不定，腹胀短气，中满痞闷。

01843 丁香平胃散（《杨氏家藏方》卷六）

【组成】厚朴（去粗皮，生姜汁制）六两　白术六两　甘草（炙）二两半　陈橘皮（去白）二两半　缩砂仁二两　丁香二两

【用法】上为细末。每服三大钱，水一盏，加生姜七片，大枣三个，同煎至八分，食前温服。

【功用】理一切气，温和脾胃，大进饮食。

【主治】腹痛泄泻。

01844 丁香生胃散（《御药院方》卷四）

【组成】丁香　藿香叶　肉桂（去粗皮）　姜黄　甘草（炙）各等分

【用法】上为细末。每服三钱，水一盏，加生姜二片，煎至七分，去滓，食前温服。

【功用】进饮食，止呕逆，消痰。

【主治】中焦不和，气滞不下，呕逆恶心，饮食进退，肢体困倦。

01845 丁香白术丸（《圣济总录》卷四十）

【组成】丁香一两　白术　沉香（锉）　胡椒各半两　肉豆蔻（去壳）　五味子各三分　芎䓖　白僵蚕各一分

【用法】上为末，研匀，好酒煮木瓜一枚取肉为丸，如梧桐子大。每服二十丸，若患泻，煎木瓜汤送下；若气痰，温酒送下。

【主治】霍乱烦躁，不得安卧。

01846 丁香白术饮（《圣济总录》卷四十四）

【组成】丁香半两　白术一两　白芍药　桂（去粗皮）　高良姜　白豆蔻（去皮）　陈橘皮（汤浸，去白，焙）　干姜（炮）　桔梗（炒）各一两半　苍术（汤浸，去皮，焙）三两　丁香皮　厚朴（去粗皮，生姜汁炙透）　乌头（炮裂，去皮脐）各一两

【用法】上药锉如麻豆大。每服三钱匕，水一盏，加生姜三片，大枣三个（擘破），同煎至六分，去滓，食前稍热服。

【主治】脾虚呕吐，寒痰滑泄，不能饮食。

01847 丁香半夏丸（《局方》卷四）

【异名】半夏藿香丸（《鸡峰》卷十八）。

【组成】肉豆蔻仁　木香　丁香　人参（去芦头）　陈皮（去白）各一分　藿香叶半两　半夏（汤洗七次，姜汁炒黄色）三两

【用法】上为细末，以生姜汁煮面糊为丸，如小豆大。每服二十丸，生姜汤送下，不拘时候。

【主治】❶《局方》：脾胃宿冷，胸膈停痰，呕吐恶心，吞酸噫醋，心腹痞满，胁肋刺痛，短气噎闷，不思饮食。❷《鸡峰》：脾胃久虚寒，痰壅滞，呕吐苦水，哕逆清涎，头痛目眩，咳嗽上喘，腹中水响。

【备考】本方方名，《景岳全书》引作"半夏丁香丸"。

01848 丁香半夏丸

《圣济总录》卷六十四。为《博济》卷三"丁香丸"之异名。见该条。

01849 丁香半夏丸

《鸡峰》卷十八。为《圣济总录》卷四十四"温白丸"之异名。见该条。

01850 丁香半夏丸

《医学发明》卷一。为《本事》卷三"槟榔丸"之异名。见该条。

01851 丁香半夏丸

《济生》卷二。为《全生指迷方》卷四"白术丸"之异名。见该条。

01852 丁香半夏丸（《玉机微义》卷四）

【组成】槟榔三分　丁香　半夏各一两　细辛　干姜　人参各半两

【用法】上为细末，姜汁糊为丸。每服三十丸，姜汤

送下。

【主治】脾胃虚寒，痰饮咳嗽，头晕多涎。❶《玉机微义》：心下停饮冷痰。❷《医学纲目》：头目眩晕，睡卧口中多涎。❸《医方考》：脾胃虚寒，痰饮咳嗽。

【方论】《医方考》：经曰：治病必求其本。证本于脾胃虚寒，则脾胃为本，咳嗽为标。故半夏之辛，所以燥脾，人参之甘，所以养胃，脾胃治则不虚；丁、姜之温，所以行痰，细辛之辛，所以散饮，辛温用则不寒，不虚不寒，则脾胃治而痰饮散，咳嗽止矣；用槟榔者，取其性重，可以坠痰，经所谓高者抑之是也。

01853 丁香半夏丸（《奇效良方》卷十九）

【组成】丁香（不见火）一两 白术一两半 半夏（汤泡七次） 干姜（炮） 橘红各二两

【用法】上为细末，用生姜自然汁煮糊为丸，如梧桐子大。每服五七十丸，食远生姜汤送下。

【主治】胃寒呕吐，吞咽酸水。

01854 丁香半夏丸（《医统》卷二十四）

【组成】丁香一两 红豆（炒） 半夏（制） 白术（炒）各二两 陈皮三两

【用法】上为末，姜汁打糊为丸，如胡椒大。每服二三十丸，姜汤送下。

【主治】❶《医统》：胃寒呕吐，吞酸。❷《饲鹤亭集方》：脾胃虚寒，痰饮咳嗽，痞闷。

【备考】方中红豆，《饲鹤亭集方》作"红豆蔻"。

01855 丁香半夏汤（《圣济总录》卷一五六）

【组成】丁香（炒） 木香（炮） 半夏（生姜汁拌炒）各半两 人参 白术（锉） 桔梗（炒） 白豆蔻（去皮） 陈橘皮（汤浸，去白，培） 甘草（炙） 槟榔（锉） 前胡（去苗，锉，炒） 赤茯苓（去黑皮）各二两

【用法】上为粗末。每服三钱匕，水一盏，加生姜三片，煎至六分，去滓温服，不拘时候。

【功用】消痰逆，和胃气。

【主治】妊娠咳嗽不止。

01856 丁香半夏汤（《杨氏家藏方》卷二十）

【组成】半夏曲（炒黄） 白术 人参（去芦头）各二两 甘草（微炙） 白檀香 生姜（去皮，切片，焙干）各一两 姜黄半两 丁香半两

【用法】上为末。每服二钱，沸汤点服。

【功用】平胃益气，宽胸化痰。

【主治】呕逆恶心，全不美食。

01857 丁香半夏汤

《洁古家珍》。为原书"木香白术散"之异名。见该条。

01858 丁香半夏汤（《魏氏家藏方》卷二）

【组成】丁香（不见火） 半夏（汤泡七次） 干姜（泡洗）各半两 香附子一两（去毛）

【用法】上为末。每服三钱，水一盏半，加生姜十片，煎至七分，去滓服，不拘时候。

【主治】冷气上攻，恶心呕逆，不思饮食，寒痰不止。

01859 丁香皮煮散（《圣济总录》卷五十七）

【组成】丁香皮 京三棱（炮，锉） 槟榔（生，锉） 白术 姜黄 陈橘皮（汤浸，去白，焙） 当归（切，焙） 甘草（炙，锉）各半两

【用法】上为散。每服二钱匕，水一盏，加生姜一枣大（切），煎至七分，去滓温服，日三夜一。

【主治】寒气结强，日久不消。

01860 丁香当归丸（《鸡峰》卷十六）

【组成】当归 母丁香 牡丹皮 红花（并生） 肉桂各等分

【用法】上为细末，水煮面糊为丸，如梧桐子大。每服二十丸，空心温酒送下。

【主治】妇人血气之病，腹中作块者。

01861 丁香曲蘖丸（《杨氏家藏方》卷十九）

【组成】丁香二钱半 神曲半两（炒黄） 麦蘖半两（微炒黄） 乌梅（去核）一两 槟榔二枚 干姜半两（炮） 陈橘皮（去白）半两

【用法】上为细末，煮面糊为丸，如黍米大。每服三十丸，温米饮送下，不拘时候。

【功用】开胃口，化宿冷，消停滞，美饮食。

【主治】小儿脾胃怯弱，乳食迟化。胸满腹胀，胃冷虫作。

01862 丁香竹茹汤（《玉案》卷四）

【组成】柿蒂 陈皮 竹茹各二钱 丁香五枚

【用法】加生姜五片，水煎服。

【主治】中焦气寒，上焦呃逆。

01863 丁香安胃丸（《卫生总微》卷十）

【组成】肉桂半两 丁皮 藿香（去上） 滑石 茯苓各一两

【用法】上为细末，炼蜜为丸，如鸡头子大。每服一丸，温汤化下，不拘时候。

【主治】小儿胃虚，气逆呕吐，泄泻，烦渴欲饮，精神昏困。

01864 丁香安胃汤

《东垣试效方》卷三。为《兰室秘藏》卷中"丁香茱萸汤"之异名。见该条。

01865 丁香安胃汤（《医学启蒙》卷四）

【组成】丁香四分 人参五分 白术五分 茯苓一钱 甘草五分 陈皮一钱 半夏一钱 藿香一钱

【用法】加生姜五片，水煎服。

【主治】胃虚呕吐不止，食不得入。

01866 丁香导痰饮（《魏氏家藏方》卷二）

【组成】半夏八两（汤泡七次） 丁香（不见火） 附子（炮，去皮脐） 甘草（炙） 白豆蔻各七钱半 陈橘皮（去白） 缩砂仁 肉桂（不见火）各半两 人参（去芦） 干姜（泡洗）各四两

【用法】上为饮子。每服三钱，水一盏半，加生姜三片，枣子二个，煎至七分。去滓服，不拘时候。

【主治】痰饮。

01867 丁香豆蔻散（《局方》卷六）

【组成】京三棱（炮） 木香（不见火） 厚朴（去粗皮，姜汁制） 芍药 肉豆蔻（炮） 人参（去芦） 干姜（炮） 茯苓（白者，去皮）各五两 吴茱萸（汤洗七次，焙） 甘草（炙） 丁香各三两半 苍术（去皮）七两

【用法】上为细末。每服三钱，水一盏，加生姜三片，大枣一个（擘破），同煎至八分，空心、食前温服。如不及

煎，以盐少许，汤点服亦得。

【主治】脾胃虚弱，宿寒停积，或饮食生冷，内伤脾胃，泄泻注下，水谷不化，胸满短气，呕逆恶心，脐腹疼痛，胁肋胀满，腹内虚鸣，饮食减少；及积寒久痢，纯白或白多赤少，日夜无度；或脾胃虚寒，泄泻日久，愈而复发者。

01868 丁香豆蔻散

《金鉴》卷四十七。为《圣惠》卷七十八"丁香散"之异名。见该条。

01869 丁香芦荟丸（《圣济总录》卷一七二）

【组成】丁香 藿香叶 熊胆（研） 铅白霜 芦荟（研） 丹砂（研） 蟾酥 使君子 雄黄（研）各一钱 麝香 生龙脑 腻粉各半钱（研） 青黛（研）一分

【用法】上为细末，白面糊为丸，如黄米大。每服十丸，米饮送下，不拘时候。

【主治】小儿惊疳，身热颊赤. 发枯皮燥，烦满吐利，心神不安。

01870 丁香补胃丸（《圣济总录》卷一七六）

【组成】丁香一钱 藿香一分 附子（炮裂，去皮脐）二钱 定粉（炒，研） 槟榔（锉）各一分

【用法】上为末，滴水为丸，如梧桐子大。每服一丸至二丸，米饮送下，不拘时候。

【主治】小儿胃气虚冷，哕逆不止。

01871 丁香阿魏丸（《痧胀玉衡》卷下）

【异名】丝一（《痧症全书》卷下）、十七号艮象方（《杂病源流犀烛》卷二十一）。

【组成】卜子 五灵脂 楂肉 神曲 青皮 枳实各一两 蓬术 厚朴各八钱 山棱 槟榔各七钱 白豆仁 乌药 姜黄各五钱 木香 沉香各三钱 阿魏二钱 丁香一钱

【用法】水为丸，如绿豆大。每服十丸，紫荆皮汤温下。

【主治】❶《痧胀玉衡》：痧胀食积成块，痛而不已，推上移下，日夕叫喊，病久不愈者。❷《杂病源流犀烛》：抽筋手足疼，青筋胀起。

01872 丁香附子散（《宣明论》卷十二）

【组成】附子一两 母丁香四十九个 生姜半斤（取自然汁半碗）

【用法】用附子钻孔四十九，以丁香填孔内，将生姜用文武火熬尽；又用大萝卜一个，取一穴子，入附子又填内，将萝卜盖之，又用文武桑柴火烧香熟为度，取出，切附子作片子，焙干，捣为细末。每服一钱，米汤一盏调下，每日三次。

【主治】脾胃虚弱，胸膈痞块，吐逆不止。

01873 丁香附子散（《卫生宝鉴》卷十三）

【组成】丁香半两 槟榔一个（重三钱） 黑附一个（重半两，炮，去皮脐） 舶上硫黄（去石，研） 胡椒各二钱

【用法】先将四味为末，入硫黄和匀，每服二钱，用飞鹏雏一个，去毛翅足肠肚，填药在内，湿纸五七重裹定，慢火烧热取出，嚼，食后用温酒送下，每日三次；如不食荤酒，粟米饮送下，不拘时候。

【主治】膈气吐食。

【备考】方中用法内"飞鹏雏"，原作"附子"，据《普济方》改。

01874 丁香和胃丸（《御药院方》卷三）

【组成】丁香 木香 沉香各半两 藿香叶 白茯苓（去皮） 白豆蔻仁 陈皮（去白） 白术 人参各一两 半夏（姜制）三两

【用法】上为细末，生姜汁面糊为丸，如梧桐子大。每服三十丸至五十丸，煎生姜汤送下，不拘时候。

【功用】温中和胃，止呕进食。

【主治】脾胃不和，中脘气痞，胸膈停痰，呕吐恶心，胁肋刺痛，饮食无味，肢体倦怠。

01875 丁香和胃丸（《医方类聚》卷一四一引《经验秘方》）

【组成】御米壳七个 生姜七片 丁香七个 灯草七根 甘草七根 枣七个 柏苓儿七个

【用法】先将各味为末，后将枣、姜同捣千杵，水为丸，如弹子大。每服一丸，赤痢，甘草汤送下；白痢，干姜汤送下；五色痢，甘草、干姜汤送下，食前。

【主治】赤白痢。

01876 丁香疝气丸

《兰室秘藏》卷下。为原书同卷"延胡丁香丸"之异名。见该条。

01877 丁香建脾散（《鸡峰》卷十二）

【组成】草果一个（炮） 肉豆蔻二个 丁香一分 舶上丁香皮四两 舶上茴香 白干姜 桂 甘草各半两 郁李仁一分

【用法】上为细末。早晨白汤点服；腹冷痛时服之尤效。

【主治】脾元上挫气弱，食少腹胀，泄泻肠鸣。

【宜忌】如渴，不得饮水。

01878 丁香柿叶汤（《丹溪心法附余》卷一）

【组成】丁香 柿叶各一钱 甘草（炙） 良姜各半两

【用法】上为末。每服二钱，用热汤点服，不拘时候。

【主治】咳逆嘻汗阴证者。

01879 丁香柿蒂汤（《妇人良方》卷八）

【组成】丁香十粒 柿蒂十五个

【用法】上㕮咀。用水一盏半，煎至八分，去滓热服。

【主治】咳逆。

【临床报道】肿瘤化疗后呃逆：《实用护理杂志》[2002，18（7）：52]用丁香柿蒂（加生姜、大枣）煎汤代水饮用治疗肿瘤化疗后呃逆80例。结果：58例显效，18例有效，4例无效，有效率为95%。

01880 丁香柿蒂汤

《卫生宝鉴·补遗》。为《医方类聚》卷一一三引《施圆端效方》"丁香柿蒂散"之异名。见该条。

01881 丁香柿蒂汤（《回春》卷三）

【组成】丁香 柿蒂 良姜 官桂 半夏（姜汁炒） 陈皮 木香（另磨） 沉香（另磨） 茴香 藿香 厚朴（姜汁炒） 砂仁各等分 甘草减半 乳香（为末）

【用法】上锉一剂。加生姜三片，水煎，磨沉、木香，调乳香末同服。

【主治】虚寒呃逆，手足冷，脉沉细者。

【加减】寒极，手足冷，脉沉细，加附子、干姜，去良姜、官桂。

【备考】方中乳香用量原缺。

01882 丁香柿蒂汤（《寿世保元》卷三）

【组成】人参二钱　白茯苓二钱　陈皮二钱　良姜二钱　丁香二钱　柿蒂二钱　甘草五分

【用法】加生姜五片,水煎服。

【主治】吐利、大病后,胃中虚寒,呃逆至七八声相连,收气不回者。

01883 丁香柿蒂汤（《症因脉治》卷二）

【组成】丁香　柿蒂　人参　生姜

【主治】胃寒呃逆,脉迟者。

【方论选录】❶《医方集解》:丁香泄肺温胃而暖肾,生姜去痰开郁而散寒,柿蒂苦涩而降气,人参所以辅真气使得展布也。火呃亦可用者,盖从治之法也。❷《医林纂要》:丁香下暖肾命,治冲脉之寒气上冲,中暖脾胃,去积秽之沉寒宿壅,上泻肺邪,去上焦风寒湿热;柿蒂苦涩寒,涩能补敛肺气,以受胃气之上辅,而不至于游散,苦能降泄肺气,以平上焦之虚热,而不至于冲逆;丁香自下而上,以主于祛寒,柿蒂自上而下,以主于泄热,使寒热得其平,而上下不相拒,则逆气平矣;人参以补正气;生姜所以行胃气而升之。

【备考】《医林纂要》本方用丁香二钱,柿蒂二钱,人参一钱,生姜五片。

01884 丁香柿蒂汤

《杂病源流犀烛》卷十七。为《得效》卷四"丁香柿蒂散"之异名。见该条。

01885 丁香柿蒂汤

《会约》卷四。为《济生》卷二引《卫生家宝》"顺气汤"之异名。见该条。

01886 丁香柿蒂汤

《医学集成》卷二。为《医方考》卷三"丁香柿蒂竹茹汤"之异名。见该条。

01887 丁香柿蒂散（《医方类聚》卷一一三引《施圆端效方》）

【异名】丁香柿蒂汤（《卫生宝鉴·补遗》）、丁香汤（《医统》卷二十七）。

【组成】丁香　柿蒂　青皮　陈皮各等分

【用法】上为细末。每服三钱,水一盏半,煎至七分,去滓温服,不拘时候。

【主治】诸种呃噫,呕吐痰涎。

01888 丁香柿蒂散（《得效》卷四）

【异名】温中散（《古今医鉴》卷五）、丁香柿蒂汤（《杂病源流犀烛》卷十七）。

【组成】人参　茯苓　橘皮　半夏　良姜（炒）　丁香　柿蒂各一两　生姜一两半　甘草五钱

【用法】上锉散。每服三钱,水一盏煎,乘热顿服。或用此调苏合香丸亦妙。

【主治】吐利及病后胃中虚寒,咳逆至七八声相连,收气不回者。

01889 丁香柿蒂散（《伤寒全生集》卷三）

【组成】丁香　柿蒂各一钱五分　茴香　干姜　良姜　陈皮各一钱

【用法】上药各为细末。用热姜汤调下。未止,宜再服。

【主治】伤寒阴证呃逆,及胸中虚寒,呃逆不止者。

01890 丁香柿蒂散

《杂病源流犀烛》卷十七。为《济生》卷二引《卫生家宝》"顺气汤"之异名。见该条。

01891 丁香草果散（《洪氏集验方》卷三）

【组成】丁香一钱半(拣新辣者)　草果三个(面裹煨,面裂为度)　麦门冬半两(去心,汤洗)　人参二钱　茯苓二钱半　半夏二钱(姜制)　甘草二钱(炙)　淡竹叶数叶

【用法】上为粗末。分作六服,用水一盏半,加生姜三片,大枣一个,煎七分,去滓服,不拘时候。

【主治】脾虚发热及潮热。

【加减】小儿加陈皮二钱(去瓤)。

01892 丁香茱萸汤（《脾胃论》卷下）

【组成】干生姜二分　黄柏二分　丁香五分　炙甘草五分　柴胡五分　橘皮五分　半夏五分　升麻七分　吴茱萸一钱　草豆蔻一钱　黄耆一钱　人参一钱　当归身一钱五分　苍术二钱

【用法】上药锉如麻豆大。每服半两,水二盏,煎至一盏,去滓,食前稍热服。

【主治】胃虚呕哕吐逆,膈咽不通。

【宜忌】忌冷物。

01893 丁香茱萸汤（《兰室秘藏》卷中）

【异名】丁香安胃汤（《东垣试效方》卷三）。

【组成】黄柏三分　炙甘草　丁香　柴胡　橘皮各五分　升麻七分　吴茱萸　苍术　人参各一钱　当归身一钱五分　草豆蔻仁　黄耆各二钱

【用法】上为粗末。每服五钱,水二大盏,煎至一盏,去滓,食前稍热服。

【主治】胃虚寒,呕吐哕。

01894 丁香茯苓汤（《普济方》卷一六七引《圣惠》）

【组成】木香　丁香各四两　干姜(炮)一两半　附子(炮,去皮脐)　半夏(洗七次)　肉桂(去皮)各一两　陈皮(去白)一两　缩砂半两(一方有茯苓,无肉桂)

【用法】上㕮咀。每服四钱,水二盏,加生姜七片,大枣一个,煎七分,不拘时候服。

【主治】脾胃虚寒,宿饮留滞,以致呕吐涎沫,或有酸水,不思饮食。

01895 丁香复光丸（《宣明论》卷十四）

【组成】丁香二钱　巴豆一钱(去皮油)　半夏二两　乌梅半两(去核)　南硼砂三钱　脑子二厘　盆消半两　缩砂仁二钱半　甘草半两　荆芥穗二钱

【用法】上为末,醋煮面糊为丸。如绿豆大。每服十丸至十五丸,食后米泔水送下,每日三次。

【主治】一切远近目疾。

【备考】本方方名,《普济方》卷八十五引作"丁香化光丸。"

01896 丁香饼子丸（方出《幼幼新书》卷十引《刘氏家传》,名见《普济方》卷三七二）

【组成】丁香五十粒　藿香一分　木香　韶粉　大附子(炮)各棋子大或各一钱

【用法】上为末,姜汁搜饼,如芡实大,水煮软服。急用散,加大枣一个,水煎服。

【主治】小儿吐泻生慢脾,及久泻胃虚。

01897 丁香烂饭丸（《内外伤辨》卷下）

【组成】丁香　京三棱　广茂（炮）　木香各一钱　甘草（炙）　甘松（去土）　缩砂仁　丁香皮　益智仁各三钱　香附子五钱

【用法】上为细末，汤浸蒸饼为丸，如绿豆大。每服三十丸，白汤送下，或细嚼亦可，不拘时候。

【主治】❶《内外伤辨》：饮食所伤。❷《脾胃论》：食伤太阴，卒心胃痛。

01898　丁香烂饭丸（《普济方》卷二九五）

【组成】丁香　木香　广术　三棱　丁皮各二分

【用法】上为末，水浸蒸饼为丸，如梧桐子大。每服三十丸，食后白汤送下。

【主治】痔。

01899　丁香烂饭丸（《饲鹤亭集方》）

【组成】丁香　木香各一钱　香附　益智　青皮　山棱　蓬茂各三钱　甘草二钱

【用法】蒸饼糊丸服。

【主治】脾胃虚弱，饮冷伤中，食滞不化，脘腹疼痛。

01900　丁香烂饭丸（《成方便读》卷三）

【组成】公丁香一两　茯苓皮三两　炙甘草一两　甘松三两　砂仁　益智仁各三两　母丁香　山棱　莪术　香附　木香各一两

【用法】蒸饭为丸。每服一钱半。

【功用】《成方制剂》：温中化积，理气止痛。

【主治】❶《成方便读》：饮冷伤中，食滞不化，脘腹疼痛。❷《成方制剂》：冷饮食伤，腰腹疼痛。

【宜忌】《成方制剂》：孕妇忌服。

【方论】《成方便读》：方中丁香、益智补火以生土；木香、砂仁导滞而宣中；甘松、香附通理一切诸气。六药皆香烈之性，各逞其长而行其效，则脾胃得其所喜，而复其健运之常。又以甘草培其不足，苓皮行其痰水，山棱、莪术行气破血，互为其功，为治积之专药。丸以蒸饭者，取谷气而为之资助耳。

【备考】《成方制剂》10册有陈皮，无母丁香、茯苓皮。

01901　丁香养气汤（《杨氏家藏方》卷五）

【组成】高良姜四两（炒）　丁香　丁香皮　干姜（炮）　益智仁　缩砂仁　赤茯苓（去皮）　肉桂（去粗皮）各二两　甘草（炙）二两半　青橘皮（去白）　陈橘皮（去白）　红豆各一两

【用法】上为细末。每服入盐一捻，空心、食前沸汤点服。

【功效】温中益胃进食。

【主治】一切气，心腹诸痛，呕逆不止。

01902　丁香神曲散（《鸡峰》卷十二）

【组成】丁香半两　神曲一两半　肉豆蔻仁一两　干姜一两　良姜一两一分

【用法】上为细末。每服三钱，白汤调下。

【主治】脾胃气虚寒，脏腑泻食不化，大便兼脓，遇冷而剧，食已多呕；大肠宿食，久下白脓，脏腑刺痛，大便稀滑，或青或黑，遇冷便剧，饮食进退，肌体瘦弱。

01903　丁香透膈丹（《玉案》卷四）

【组成】槟榔　半夏（姜矾制）　木香　砂仁（炒，研）　枳壳二两（巴豆四十九粒入内扎好，酒、醋煮干，去巴

豆不用）　橘红　枳实（炒）　白豆蔻（炒）　沉香　贝母各一两　丁香五钱　硇砂三钱　草果（炒）　益智仁（炒）各八钱。

【用法】上为末。每服一钱六分，姜汤送下。

【主治】梅核气。

01904　丁香透膈汤（《得效》卷五）

【组成】丁香五钱　沉香五钱　木香五钱（不见火）　人参（去芦）半两　青皮（去白）　神曲各一两　茯苓（去皮）　甘草（炙）　陈皮（去白）　厚朴（姜汁制）　草果仁　藿香叶（去土）　半夏（泡）七次　缩砂仁（去壳）各二两　白豆蔻（去壳）　白术（去芦，炒）　麦蘖（炒）　香附子（炒，去毛）各一两

【用法】上锉散。每服三钱，水一盏半，加生姜三片，红枣一个同煎，去滓热服。

【主治】气满不快，饮食不入，胸膈痞闷，或时膨胀，腹中刺痛。

01905　丁香透膈汤（《医统》卷二十三）

【组成】人参　白术各一钱　陈皮　半夏（制）　厚朴（制）　甘草（炙）各六分　藿香　砂仁（炒，研）　肉豆蔻（面包煨）　白豆蔻　丁香　木香　香附子（炒）　沉香各三分　草果三粒　神曲（炒）　青皮　麦芽各五分

【用法】水二盏，加生姜三片，大枣一个，煎八分，不拘时温服。

【主治】脾胃虚寒不和，恶心痰逆或呕吐，饮食不进。

【宜忌】忌生冷。

01906　丁香透膈汤（《医学入门》卷八）

【组成】丁香　木香　麦芽　青皮　肉豆蔻　白豆蔻各二分半　沉香　藿香　陈皮　厚朴各三分　甘草七分半　草果　神曲　半夏各一分半　人参　茯苓　砂仁　香附各五分　白术一钱

【用法】加生姜、大枣，水煎服。

【主治】脾胃不和，痰逆恶心呕吐，饮食不进，十膈五噎，痞塞不通。

01907　丁香胶艾汤（《兰室秘藏》卷中）

【组成】熟地黄　白芍药各三分　川芎　丁香各四分　阿胶六分　当归一钱二分　生艾叶一钱

【用法】川芎为细末，当归酒洗锉，熟地黄、丁香为细末，艾亦锉，都作一服。水五大盏，先煎五味作一盏零二分，去滓入胶，再上火煎至一大盏，带热空心服。

【主治】崩漏不止。盖心气不足，劳役及饮食不节所得，经隔少时，其脉二尺俱弦紧洪，按之无力，其证自觉脐下如冰，求厚衣被以御其寒，白带白滑之物多，间有如屋漏水下，时有鲜血，右尺脉时微洪。

01908　丁香流气汤（《医略六书》卷十九）

【组成】槟榔一钱半　厚朴一钱半（制）　草果一钱（炒）　枳实一钱半（炒）　木香一钱　青皮一钱半（炒）　肉桂一钱（去皮）　丁香一钱　泽泻一钱半

【用法】水煎，去滓温服。

【主治】气壅寒滞，腹胀便秘，脉紧。

01909　丁香益胃汤（《幼幼新书》卷二十七引张涣方）

【组成】丁香　人参各一两　诃黎勒皮一分　官桂　大黄（炮黑）各半两

【用法】上细末。每服一钱，水一小盏，加生姜二片，煎五分，温服。

【主治】胃虚挟热，吐逆不止。

01910　丁香调气汤

《朱氏集验方》卷四。为《魏氏家藏方》卷二"经进丁香调气汤"之异名。见该条。

01911　丁香理中汤（《医钞类编》卷十）

【组成】人参　白术（炒）　黑姜　炙草　丁香

【用法】水煎，温服。

【主治】中脘停寒，喜食辛物，入口即吐哕。

01912　丁香黄耆散（《幼幼新书》卷二十八引张涣方）

【组成】绵黄耆　丁香　当归（焙）　白术　鳖甲（酥炙净）　人参各一两　胡黄连　甘草（炙）各半两

【用法】上为末，每服一钱，水一盏，加生姜二片，大枣二个，煎五分，食前温服。

【主治】小儿脾胃虚弱，不食，渐损荣卫，肌体羸瘦，时下利，面青白。

01913　丁香脾积丸（《局方》卷三吴直阁　诸家名方）

【组成】丁香　木香各半两　皂荚三大枚（烧存性）　青橘皮（洗）一两　莪术三两　三棱二两　高良姜二两（以上同用米醋一升，干瓷瓶内煮干，莪术、三棱、良姜，并乘热切碎，同焙干）　巴豆（去壳）半两

【用法】上入百草霜三匙，同碾为细末，面糊为丸，如麻仁大。每服五丸、七丸至十五丸，二十丸止，食伤，随物送下；脾积气，陈橘皮汤送下；口吐酸水，淡姜汤送下；翻吐，藿香、甘草汤送下；丈夫小肠气，炒茴香酒送下；妇人血气刺痛，淡醋汤送下；呕逆，菖蒲汤送下；小儿疳气，使君子汤送下。更量虚实加减。如欲宣转，可加丸数，五更初，冷茶清送下。利三五行后，以白粥补之。

【主治】丈夫、妇人、小儿诸般食伤积聚，胸膈胀满，心腹膨胀，嗳气吞酸，宿食不化，脾疼翻胃；妇人血气刺痛。

【宜忌】孕妇不得服。

01914　丁香脾积丸（《普济方》卷三九二）

【组成】皂角（烧）一两　青皮半两　三棱二两　莪术三钱　丁香半两　砂仁半两　麦芽三钱（炒）　青黛一钱　巴豆三七粒（去油）

【用法】上为末，乌梅肉捣糊为丸，如麻子大，空心饭饮吞下，茶清亦可，每日三次。

【主治】一切积气，腹肚坚胀，不进饮食。

01915　丁香脾积丸（《痘疹心法》卷二十二）

【组成】三棱（去毛，醋浸，煨）　莪术（去皮土，制）各五钱　丁香　木香各五钱　青皮（去瓤）　乌梅（烧存性）　猪牙皂（烧存性）各三钱　巴豆（去壳取肉）四十九粒

【用法】上为细末，醋调神曲糊为丸，如绿豆大。每服五七丸，原物汤送下。

【主治】痘中伤食。

01916　丁香脾积丸（《准绳·幼科》卷八）

【组成】三棱（煨去皮毛）　莪术（去皮，炒）　神曲（炒）各七钱　青皮　巴豆霜　小茴香（炒）　陈皮各五钱　丁香　木香各三钱

【用法】上为细末，醋调神曲糊为丸，如绿豆大，每服五七丸，生姜汤送下。

【主治】❶《准绳·幼科》：宿食。❷《幼幼集成》：痘后伤食，腹痛气急。

01917　丁香温中丸（《医方类聚》卷二四五引《施圆端效方》）

【组成】人参　白术　甘草　干姜（炮）各半两　熟附子　丁香各一分

【用法】上为细末，水糊为丸，如黍米大。每服三十丸，乳前米饮送下，每日二次。

【主治】小儿呕吐泻痢，腹痛减食，四肢冷。

01918　丁香温中汤（《易简方》）

【组成】丁香半两　半夏一两　橘红二两　人参　干姜　白术　甘草二两

【用法】加生姜十片，水煎服。

【主治】脾胃不和，饮食减少，短气虚羸，呕逆恶心者。

01919　丁香温中汤（《医方类聚》卷一○○引《经验方》）

【组成】人参（去芦）　甘草（炒）　干姜（炮）　白术（锉）　青皮（炒）　陈皮（洗，去皮）　半夏各等分　丁香减半

【用法】上㕮咀。每服三钱，水一盏，煎七分，空心温服。

【主治】脾胃不和，呕吐不已。

01920　丁香温气汤（《百一》卷二）

【组成】丁香　吴茱萸（汤浸，微炒）　桂心（去粗皮）各一两　附子（炮，去皮脐）　黄耆（去芦）　白茯苓各二两　人参（去芦头）　半夏（沸汤泡七次）　良姜　白术各一两半　甘草七钱（炙）　诃子（面煨，去核）三分　沉香少许

【用法】上㕮咀。每服四钱，水一盏半，加生姜五片，大枣二个，煎至七分，去滓服，不拘时候。

【主治】胃寒呕吐涎沫。

01921　丁香温胃丸（《圣济总录》卷一七六）

【组成】丁香二钱　天南星一分（浆水煮透软，切作片子，焙令干）　半夏一分（浆水煮令软，切作片子，焙令干）　水银一分　黑铅半分（与水银结成砂子）　白豆蔻（去皮）一分

【用法】上为末，用黄蜡一两，熔和成煎丸，如绿豆大。每服二丸或三丸，丁香汤送下。

【主治】小儿胃气虚弱，多痰吐逆，乳食难停。

01922　丁桂温胃散（《成方制剂》5册）

【组成】丁香500克　肉桂500克

【用法】上二味，碎成细粉，过筛，混匀，即得。每袋装500克，每盒装6克。口服，一次0.6～1.5克；外用，将药粉少许，放于膏药中，贴患处。

【功用】温胃散寒，行气止痛。

【主治】寒性脘痛及寒性腹痛。

01923　丁香楝实丸（《医学发明》卷一）

【异名】酒煮当归丸（《活法机要》）。

【组成】当归（去芦，锉碎）　附子（炮制，去皮脐，锉）　川楝子（锉碎）　茴香（炒）各一两（上四味锉碎，以好酒三升同煮，酒尽为度，焙干作细末，每称药末一两，再入下项药）　丁香　木香各二钱　全蝎十三个　玄胡一两（上四味同为细末，入前药末内拌和）

【用法】酒糊为丸，如梧桐子大。每服三十丸至一百丸，空心、食前温酒送下。

【主治】肾肝受病，男子七疝，痛不可忍；妇人瘕聚、带下。

【方论选录】凡疝气带下者，皆属于风，全蝎治风之圣药；茴香、川楝子皆入小肠经；当归、玄胡和血止痛；疝气、带下，皆积寒邪入小肠之间，故以附子佐之，丁香、木香为其引导。

【备考】《景岳全书》引本方有没药五分。

01924 丁萸六均汤（《金鉴》卷四十二）

【组成】六君子汤加丁香 吴萸 姜

【主治】寒盛呕吐。

01925 丁蔻理中丸（《全国中药成药处方集》南昌方）

【组成】党参 焦术 炙甘草 干姜各三两 白豆蔻 公丁香各一两

【用法】上为细末，水泛为丸，如绿豆大。每服二至三钱，开水送下，每日二次。

【主治】脾胃虚寒，胸膈满闷，腹胁胀痛。

【宜忌】勿食生冷、油腻食品。

01926 丁沉四君子汤（《金鉴》卷五十二）

【组成】人参 白术（土炒） 茯苓 炙甘草 丁香 沉香

【用法】引用煨姜，水煎服。

【主治】小儿胃气虚弱，不能消纳乳食，精神倦怠，囟门煽动，睡卧露睛，自利不渴，频频呕吐。

【方论选录】参、术、苓、草补其胃，丁香、沉香温其脾。

01927 丁香石燕子散（《御药院方》卷八）

【组成】丁香二钱 石燕子一对（烧七遍，醋淬） 海马一对（刀上火焙香） 舶上茴香（生用，另研）半两 白矾（水飞） 龙骨（烧红）各半两

【用法】上为末。每用一钱，擦左右牙后，用温酒送下，临卧时用。

【主治】肾经不足，齿龈不固，或动摇不牢，或髭鬓斑白，或阳事不举。

01928 丁香吴茱萸汤（《准绳·类方》卷三引东垣方）

【组成】吴茱萸 草豆蔻 人参 苍术 黄芩各一钱 升麻七分 当归一钱半 柴胡 半夏 茯苓 干姜 丁香 甘草各五分

【用法】上为细末。每服半两，水二盏，煎至一盏，去滓，食前热服。

【主治】胃寒呕吐哕。

【禁忌】忌冷物。

01929 丁香和脾饮子（《普济方》卷一三九引《广南摄生方》）

【组成】丁香 木香各一分 大腹子三个 草豆蔻十五个 人参半两 白术一两 甘草半两 诃子二个

【用法】上锉细，分作十五服。每服用水五合，煎二合，去滓温服。滓并煎作一服。

【主治】一切伤寒，霍乱吐泻。

01930 丁香黄连点方（《圣济总录》卷一八三）

【组成】丁香二七枚（碎） 黄连（去须） 黄柏皮（切）各半两 蕤仁（研）二七枚 五铢钱十文

【用法】以水二盏，煎至六分，绵滤去滓，点目大眦，频点取愈。

【主治】乳石发，目赤痒。

01931 丁公藤风湿药酒（《中国药典》一部）

【组成】丁公藤1千克 桂枝30克 麻黄37.5克 羌活3克 当归3克 川芎3克 白芷3克 补骨脂3克 乳香3克 猪牙皂3克 陈皮13克 苍术3克 厚朴3克 香附3克 木香3克 枳壳20克 白术3克 山药3克 黄精8克 菟丝子3克 小茴香3克 苦杏仁3克 泽泻3克 五灵脂3克 蚕砂6.5克

【用法】以上二十五味，丁公藤蒸二小时后，与桂枝等二十四味，置容器内，加入白酒4.25升，密闭浸泡，浸泡期间加温二至五次，每次使浸泡液达35℃，浸泡四十天，滤过即得。口服，一次10～15毫升，一日二至三次；外用，擦患处。若有肿痛黑瘀，用生姜捣碎炒热，加入药酒适量，擦患处。

【功用】祛风除湿，活血止痛。

【主治】风寒湿痹，手足麻木，腰腿疼痛，跌仆损伤。

【禁忌】孕妇禁内服，可外擦患处，但忌擦腹部。

01932 丁香柿蒂竹茹汤（《医方考》卷三）

【异名】丁香柿蒂汤（《医学集成》卷二）。

【组成】丁香三粒 柿蒂 竹茹各三钱 陈皮一钱

【主治】大病后，中焦气塞；下焦呃逆。

【方论选录】大病后，五脏皆伤，升降失常，故令中焦否塞；五脏之阴既伤，则少阳之火奋于下，故令下焦呃逆，直冲清道而上也。是方也，丁香、陈皮，辛温者也，理中气之否塞；竹茹、柿蒂，苦寒者也，疗下焦之呃逆。或问降逆何以不用栀、柏？余曰：此少阳虚邪，非实邪也，故用竹茹、柿蒂之味薄者以主之；若栀、柏味厚，则益戕其中气，否塞不益盛乎？古人盖亦深权之矣。

七

01933 七七丹（《治疹全书》卷上）

【组成】樱桃核四十九粒 葱白七枚

【用法】水二碗，煎八分，温服。取汗。立出。

【主治】麻疹，闷疹不出。

01934 七七散（《普济方》卷一六三引《余居士选奇方》）

【组成】长皂荚三条（去黑皮，破开两边，去子，一荚入巴豆十粒，一荚入半夏十粒，一荚入杏仁十枚，用生姜汁制杏仁，麻油制巴豆，蜜制半夏）

【用法】上件一处，火炙黄色，研为细末。每服用一字，安在手掌中，临睡用生姜汁调，舌点吃。

【主治】喘嗽。

01935 七七膏（《疡科选粹》卷五）

【组成】嫩槐条 嫩柳条各四寸九分 头发（一尺长）四十九条 川椒四十九粒 真轻粉三钱 黄蜡一两

【用法】上二条并头发烧灰存性，轻粉研极细，用香油二两，煎川椒至焦黑，滤净，入蜡放冷，方入轻粉，又入三灰搅匀，将绵纸照疮大小剪十二片，以药涂尽。用黄柏、荆芥煎汤洗疮净，将纸重重贴上，用布条缚住。其痒不可当，次日揭开，仍以前汤净洗，去纸一层，又贴六日，去六层，俱着肉。

【主治】臁疮。

01936 七三丹（《中医外科学讲义》）

【组成】熟石膏七钱 升丹三钱

【用法】上为细末。掺于疮口上，或用药线蘸药插入疮中，外用膏药或油膏贴盖。

【功用】提脓祛腐。

【主治】流痰、附骨疽、瘰疬、有头疽等溃后腐肉难脱，脓水不尽者。

01937 七子丸《普济方》卷三三六引《便产须知》）

【组成】五味子一两（净） 菟丝子一两（先筛去灰，却用酒浸二三日，蒸，擂细，焙干，研用之） 韭子一两（炒） 覆盆子一两（去蒂，酒洗） 蛇床子半两 黑附子一两（炮，去皮脐） 白茯苓半两（去皮） 原蚕蛾一两（酒煮） 肉苁蓉一两（酒焙干，先洗） 鹿茸一两（酒炙，去皮毛） 益智子一两（去皮） 沉香半两（不见火） 黄耆半两（蜜炙） 远志半两（汤洗，去心） 阳起石一两（煅，细研如粉） 熟地黄一两（汤洗，酒拌蒸）

【用法】上为细末，酒煮糯米糊为丸，如梧桐子大。每服六七十丸，空心、盐酒或盐汤吞下。只与男服。

【主治】妇人闻凌霄花气不孕。

【加减】弱甚者，加天雄半两（炮，去皮）；脚腰酸痛者，加杜仲一两（去皮，姜汁炒去丝），石斛一两（去根）。

01938 七子散《千金》卷二）

【组成】五味子 牡荆子 菟丝子 车前子 薏苡子 石斛 薯蓣 干地黄 杜仲 鹿茸 远志各八铢 附子 蛇床子 芎䓖各六铢 山茱萸 天雄 人参 茯苓 黄耆 牛膝各三铢 桂心十铢 巴戟天十二铢 苁蓉十铢 钟乳粉八铢（一方加覆盆子八铢）

【用法】上药治下筛。酒服方寸匕，一日二次。不知增至二匕，以知为度。禁如药法。不能酒者，蜜和丸服亦得。

【主治】❶《千金》：丈夫风虚目暗，精气衰少，无子。❷《普济方》：因五劳七伤，虚羸百病所致妇人无子。

【方论选录】《千金方衍义》：此方专为欲勤精薄，阳气不振者设。参、耆、鹿茸，方中君主，精不足者，补之以味也；钟乳、雄、附，方中主帅，形不足者，温之以气也；参、耆温厚，非雄、附不能激之；钟乳慓悍，非鹿茸无以濡之；巴戟、苁蓉、五味、山萸、菟丝、薯蓣、杜仲、牛膝乃参、耆之匡辅；薏苡、蛇床、桂心、远志则雄、附之寮佐；然无阴则阳无以化，地黄、芎䓖不特化气成形，并化胎息蕴毒，制剂之妙，无以喻之。至于牡荆专主风虚，车前职司气化，牡荆势纷，石斛监之，车前力薄，茯苓助之，以其襄既济之功，克绍广嗣之绩，允为欲勤精薄之金锤。

01939 七气丸《医心方》卷十引《小品》）

【组成】大黄十分（炮） 人参三分 椒二分（熬） 半夏三分（炮） 乌头五分（炮） 桔梗三分 细辛三分 茱萸三分（熬） 干姜三分 菖蒲三分 茯苓三分 芎䓖三分 紫菀三分 甘草三分 石膏三分 柴胡三分 桃仁三分

【用法】上药治下筛，炼蜜为丸，如梧桐子大，每服三丸，酒送下，一日三次。不知，稍增以知，至十丸为度。

【主治】寒气、怒气、喜气、忧气、恚气、愁气、热气等七气为病，皆生积聚，坚牢如杯，在腹中，心痛烦怨，不能饮食，时去时来，发作有时，每发痛欲绝。其寒气则吐逆，心下胀满；其热气则恍惚闷乱，常如眩冒，失精；其怒气则不可当热，病上盪心，短气欲绝，不得息；其恚气则积聚心下，

不得食饮；其喜气则不可疾行久立；其忧气则不可苦作，卧不安席；其怒气则怒、忘，置物四旁，不复忆处，四肢手足肿，不得举。亦治产生早起，中风余疾。

【备考】《医心方》：今案《录验方》，有桂心，无蜀椒。治宿寒，积聚支满，诸毒气结，逆气腹中，大如杯，坚如石，令人强健，身有光泽。方中芎䓖下三分之"三"字，原脱，据《千金》补；《千金》无乌头、紫菀。

01940 七气丸《千金》卷十七）

【异名】乌头丸《普济方》卷一八一）。

【组成】乌头 大黄各七分 紫菀 半夏 前胡 细辛 丹参 茯苓 芎䓖 桃仁 菖蒲 石膏 吴茱萸 桂心 桔梗各三分 人参 甘草 防葵各一两 干姜 蜀椒各半两（一方去半夏，加甘遂三分）

【用法】上为末，炼蜜为丸，如梧桐子大。每服三丸，酒送下，一日三次。加至十丸。

【主治】七气积聚，坚大如杯，若盘在心下，腹中疾痛，饮食不能，时来时去，每发欲死，如有祸祟。寒气，即呕逆恶心；热气，即说物不竟而迫；怒气，即上气不可忍，热痛上抢心，短气欲死，不得息；恚气，即积聚在心下，不得饮食；喜气，即不可疾行，不能久立；忧气，即不可闲作，暮卧不安；愁气，即喜忘不识人语，置物四方，还取不得去处，若闻急，即四肢胕肿，手足筋挛，捉不能举；男子卒得，饮食不时所致；妇人即产后中风，诸疾。

01941 七气丸《千金翼》卷五）

【组成】葶苈子（熬） 半夏（洗）各一两 大黄 玄参 人参 苦参 麦门冬（去心） 黄芩 干姜 芎䓖 远志（去心）各一两半 消石一两 瞿麦一两半

【用法】上为末，炼蜜为丸，如梧桐子大。每服六丸，以酒送下，一日一次。

【功能】理呕逆，破积聚。

【主治】妇人劳气、食气、胸满气、吐逆大下气，其病短气，胸胁满气结痛，小便赤黄，头重。

01942 七气丸《普济方》卷一三九）

【组成】大黄（酒洗） 菖蒲 人参 肉桂 柴胡 干姜 细辛 当归 半夏 川椒（去目炒） 茱萸 厚朴 附子（炮）各等分

【用法】上为末，炼蜜为丸，如梧桐子大。每服五丸，以酒或饮送下。

【主治】病人素有久寒，而致心下两胁结痛。

01943 七气汤《外台》卷十二引《深师方》）

【组成】桔梗二两 人参三两 芍药三两 茱萸七合 黄芩二两 干地黄三两 枳实五枚（炙） 桂心二两 干姜三两 甘草三两（炙） 橘皮三两 半夏三两（洗）

【用法】上切。以水一斗，煮取三升，去滓，分三服。

【主治】❶《外台》引《深师方》：忧、劳、寒、热、愁、思，及饮食隔塞，虚劳内伤，五脏绝伤，奔气不能还下，心中悸动不安。❷《张氏医通》：七气为患，气寒而热，呕泻痞满。

【宜忌】忌海藻、菘菜、羊肉、饧、生葱、猪肉、芜荑等。

01944 七气汤《千金》卷十七）

【组成】干姜 黄芩 厚朴 半夏 甘草 栝楼根 芍药 干地黄各一两 蜀椒三两 枳实五枚 人参一两 吴茱萸五合

【用法】上㕮咀。以水一斗，煮取三升，分三服，一日三次。

【主治】忧气、劳气、寒气、热气、愁气，或饮食为膈气，或劳气内伤，五脏不调，气衰少力。

01945 七气汤（《千金》卷十七）

【异名】四七气汤（《保婴撮要》卷五）、四七汤（《内科摘要》卷下）。

【组成】半夏一升　人参　生姜　桂心　甘草各一两

【用法】上㕮咀。以水一斗，煮取三升。分三服，一日三次。

【主治】❶《千金》：虚冷上气、劳气等。❷《局方》：寒气、热气、怒气、恚气、喜气、忧气、愁气，内结积聚，坚牢如杯，心腹绞痛，不能饮食，时发时止，发则欲死。

【方论选录】《医方类聚》引《易简方》：此汤之巧，盖以半夏之性，可为君子，可为小人，各随其所流而为之。今半夏辅人参、甘草，而人参为君，甘草国老，故能使其和五脏，调七情，顺诸气。诸气既顺，不滞为痰，病可去矣。

01946 七气汤（《理伤续断方》）

【组成】青皮（去白，炒）　陈皮（去白）　三棱（湿纸裹，煨）　北梗（去芦）　肉桂（去粗皮）　藿香（去枝）　益智（去壳，炒）　香附子（炒）　甘草（炙）　半夏（汤泡）　赤芍药　乌药　独活（去芦）　羌活（去芦）　降真香各一两

【用法】上㕮咀。每服五钱，水一大盏半，生姜三片，大枣一枚，煎至七分，去滓，随病上下服之。

【主治】积年久损，入经络，服药无效，腰背拘急，咳嗽痰涎，风劳发动，日渐羸瘦，每到秋来，损病复作。

01947 七气汤（《圣济总录》卷四十六）

【组成】人参　白茯苓（去黑皮）　白术　甘草（炙，锉）　诃黎勒（去核）　连皮大腹（锉）　草豆蔻仁各一两

【用法】上为粗末。每服三钱匕，水一盏，煎至七分，去滓温服。

【功用】和顺三焦，消化痰饮。

【主治】脾虚，脏腑秘泄不常，腰重头昏，舌干眼涩，食后多胀，肢体疼倦。

【加减】寒多者，更加附子（炮裂，去皮脐）一两。

01948 七气汤（《圣济总录》卷六十七）

【组成】草豆蔻（去皮，生用）　人参　赤茯苓（去黑皮）　白术　大腹（和皮锉，生用）　诃黎勒（煨，去核）各半两　甘草（炙）一分

【用法】上为粗散。每服三钱匕，水一盏，煎至六分，去滓温服。

【主治】上气，食即吐逆。

【加减】不思食，加生姜。

01949 七气汤（《圣济总录》卷七十一）

【组成】桂（去粗皮）　赤茯苓（去黑皮）　高良姜（炒）　诃黎勒皮各一两半　大腹连皮（锉）一两　吴茱萸（汤洗，焙炒）三分　牵牛子（炒）半两

【用法】上为粗散。每服三钱匕，水一盏，煎至七分，去滓温服。微利两三行为度。

【主治】奔豚气，自少腹上至心下，若豚状，腰腹疼痛，或冲心满闷。

01950 七气汤（《全生指迷》卷二）

【异名】大七气汤（《女科百问》卷上）、聚气汤（《袖珍》卷二引《仁存方》）、大化气汤（《回春》卷三）。

【组成】京三棱　蓬莪茂　青橘皮　香附子（去毛）　陈橘皮（洗）　桔梗　藿香叶　桂（取心）　益智各一两半　甘草（炙）三钱

【用法】上为散。每服五钱，水二盏，加生姜二片，大枣二枚，煎至一盏，食前温服。

【功用】行气消滞，和血消积。❶《寿世保元》：化痰饮，宽胸腹，顺气进食，消胀软硬。❷《明医指掌》：散聚气。❸《济阳纲目》：辛温消导。

【主治】情志不舒，气郁血滞。胸脘痞闷，腹部胀痛，或有积聚，肌黄食少者。

❶《全生指迷》：聚气，由惊、恐、恚、怒，或冒寒热，留而不去，为郁伏之气，因气流行，随经上下相搏痛，久久令人痞闷，其脉短涩。❷《医方类聚》引《济生》：六聚，状如癥瘕，随气上下，发作有时，心腹疼痛，攻刺腰胁，上气窒塞，喘咳满闷，小腹膜胀，大小便不利，或复泄泻，淋沥无度。❸《医钞类编》：多饮成酒癖积块，腹胀疼痛，身肿肌黄，少食。

01951 七气汤（《鸡峰》卷二十）

【组成】半夏一钱半　人参　甘草　生姜　五味子　桂各半两　紫苏子一钱

【用法】上㕮咀。以水二盏，煎至七分，去滓，临卧温服。

【主治】虚冷上气，七气。

01952 七气汤（《三因》卷十一）

【组成】半夏（汤洗）五两　厚朴（姜制）　桂心各三两　茯苓　白芍药各四两　紫苏叶　橘皮各二两　人参一两

【用法】上锉散。每服四钱，水一盏半，加生姜七片，大枣一个，煎七分，去滓，空腹服。

【主治】喜、怒、忧、思、悲、恐、惊七气郁发，致五脏互相刑克，阴阳反戾，挥霍变乱，吐利交作，寒热眩晕，痞满咽塞。

01953 七气汤

《直指》卷五。为《金匮》卷下"半夏厚朴汤"之异名。见该条。

01954 七气汤（《女科万金方》）

【组成】人参　甘草　肉桂　陈皮

【用法】每服三钱，加生姜三片，水煎，空心服。

【主治】气郁。

01955 七气汤（《普济方》卷一八一引《澹寮》）

【组成】青皮　陈皮　桔梗　蓬莪术　辣桂　藿香　益智仁各一两　香附两半　甘草（炙）三分　半夏（制）三分

【主治】❶《澹寮》：七情相干，阴阳不得升降，气道壅滞，攻冲作痛。❷《得效》：挟冷作痛，面色或白或青，四肢冷甚。

01956 七气汤

《普济方》卷一七一。为《圣惠》卷四十八"赤茯苓散"之异名。见该条。

01957 七气汤（《普济方》卷一八二）

【组成】香附四两　木香　片姜　石菖蒲　甘草　陈

皮　缩砂仁　白术　乌药各一两

【用法】上咬咀。水一盏半，煎至七分，去滓温服，不拘时候；或为末，沸膈调服亦可。

【主治】胸膈不快。

01958 七气汤（《准绳·类方》卷四）

【组成】半夏（汤泡，洗）三钱　桂心（不见火）　玄胡索（炒，去皮）各二钱半　人参（去芦）　乳香　甘草各一钱

【用法】上作一服。用水二钟，加生姜五大片，红枣二枚，煎一钟，食远服。

【主治】喜、怒、忧、思、悲、恐、惊七气为病，则心腹刺痛不可忍，或外感风寒湿气作痛。

01959 七气汤（《郑氏家传女科万金方》）

【组成】藿香　青皮　陈皮　蓬术　三棱　桔梗　肉桂　益智仁　甘草　香附　半夏（生姜制）

【主治】妇人气血滞涩，经水将行，小腹先作痛者。

【加减】有块，加当归尾、川芎，又名香归饮；行经，加赤芍、乌药、桃仁、方黄。

01960 七气汤（《风痨臌膈》）

【组成】吴萸　木瓜　食盐各五钱

【用法】同炒令焦，先用瓷瓶盛水三升，煮令百沸，入前药，煎至二升，倾一杯，冷热随病人服。

【主治】七情郁结，五脏六腑互相刑克，阴阳不和，吐利交作，四肢厥冷。

01961 七乌丸（《永类钤方》卷七）

【组成】川乌　草乌　乌梅　何首乌　杜乌药各二两　乌豆一升（炒）　晚蚕沙一两　猪牙皂角一两（炙，去皮弦）　蔓荆子（或加木鳖子）

【用法】酒、醋浸一宿，焙干作末，酒糊为丸。

【主治】杂病脚气。

【备考】方中蔓荆子用量原缺。

01962 七乌丸（《普济方》卷一八五引《仁存方》）

【组成】草乌（去皮脐，生用，切作大块）　何首乌（作大片，忌铁器）　乌药（细切）　川乌各二两　乌梅五十个（捶碎）　黑豆半斤（拣，洗净）　猪牙皂角二两（去皮，切作半寸）

【用法】上用无灰酒二升，米醋二升，同上药一处，装于瓷瓶内，浸二宿，用文武火煮，约存一升药汁，取出焙干，为细末，仍用药汁打糊为丸，如梧桐子大；或药汁少，益以酒醋。每服五七十丸，空心盐汤送下，病在上食后，病在下食前，酒吞；脚气，木瓜汤送下，小疮疡数服效，与活络丹间服之。

【主治】风湿寒痹，瘫痪，风湿腰痛，脚气。

01963 七水凌（《千金翼》卷十八）

【组成】朴消五斤　芒消三斤（如雪者佳）滑石一斤半　玉泉石一斤　石膏一斤　卤碱五斤（如凌者）凝水石一斤（如雪者）　冻凌水五升　霜水一升　雪水一升　露水五升半　寒泉水五升　雨水一升　东流水五升半

【用法】前七味，各别捣粗筛；后七味，澄令清，铜器中纳上件七味散，极微火煎取七升，一宿澄清，纳瓷坩中净处贮之，以重帛系口一百二十日，皆如冻凌，状成如白石英，有八棱，成就或大如箸，有长一尺者，名曰七水凌。有人服金石发热者，以井花水和五分匕服之，一服极热即定；伤寒发热服一刀圭；小儿发热与麻子许。

【主治】大热及金石发动，金石凌不制者。

【宜忌】不可多用；服药得热退之后七日，乃慎酒、肉、五辛等物。

01964 七巧汤（《良方合璧》卷上）

【组成】大枣三枚（去核）　桂圆三枚（去壳核）甜杏仁七粒（去皮尖）　荔核肉三枚　甜桔梗三斤　粳米四十九粒　淡姜渣三分

【用法】水煎服。

【主治】湿痰乘邪入胃既久，邪去而胃虚，气上生呃，致兀兀小已。

01965 七正散（《医方考》卷六）

【组成】车前子　赤茯苓　山栀仁　生甘草梢　木通　扁蓄　龙胆草

【主治】❶《医方考》：痘证小便秘涩。❷《医部全录》：湿热溺血。

【方沦】治痘而必欲利小便者，水循其道，而后地平天成故也。是方也。车前能滑窍，赤苓能渗湿。木通能通滞，山栀能泻火，草梢能通茎，扁蓄能利水，胆草能利热。七物者，导其热邪，正其中气，故曰七正。

【备考】《景岳全书》本方用法：加灯心、竹叶，水煎服。

01966 七正散（《证因方论集要》卷二）

【组成】车前子　木通　滑石　山栀　瞿麦　扁蓄　甘草

【用法】加灯心为引。

【主治】心经蕴热，小便赤涩，淋闭不通及血淋。

【方沦】通可以去滞，泻可以去秘，滑可以去着，故用木通、瞿麦、扁蓄通其滞；用山栀泻其秘；用车前、滑石滑其着；用甘草梢，取其坚实能泻热于下。

01967 七正散（《医学集成》卷二）

【组成】赤苓　木通　前仁　炒栀　扁蓄　胆草　甘草梢

【用法】加灯心、竹叶心为引，水煎服。

【主治】溺血，小便不痛者。

01968 七世丸（《仙拈集》卷一引《简便》）

【组成】青矾　当归各四两　百草霜二两

【用法】上为末，浸药酒，打糊为丸。每服五丸，滚水下。

【主治】血症黄肿。

01969 七叶散（《惠直堂方》卷三）

【组成】大叶浮萍　芙蓉叶　枣　槐　桑　柳　桃各叶各等分

【用法】入盐、蜜各少许，捣烂。敷患处。

【主治】热毒。

01970 七仙丸（《御药院方》卷十）

【组成】菟丝子（酒浸，另研为末）五两　苁蓉（酒浸，去皮炒，切，焙干）一两　巴戟（去心）一两　车前子　熟干地黄　枸杞子各三两　甘菊花（拣净）四两

【用法】上为细末，炼蜜为丸，如梧桐子大。空心、食前每服三十丸至五十丸，温酒送下；盐汤亦得。

【功用】补肝肾，增目力。

【主治】肝肾俱虚，眼常昏暗，多见黑花，或生翳障，视

物不明，迎风有泪。

01971 七仙丹（《医方类聚》卷一五三引《瑞竹堂方》）

【异名】枳壳丸。

【组成】木香半两 枳壳一两（麸炒，去瓤）白茯苓（去皮）川楝子（酥炒）知母（去毛）小茴香（盐炒）甘草（去皮）各一两

【用法】上为细末，炼蜜为丸，如弹子大。每服一丸，空心细嚼，温酒送下，干物压之。

【功用】健阳。

【主治】虚损，小便频数。

01972 七仙丹（《眼科应验良方》）

【组成】防风 蝉蜕 银花 归尾 胆矾 红花 薄荷各等分。

【用法】水煎洗。

【主治】眼圈边生包。

01973 七仙丹（《丹溪心法附余》卷二十四）

【组成】何首乌（甜瓜瓣者，九蒸九晒）四两 人参（去芦）二两 生地黄二两（酒洗）熟地黄二两（酒洗）麦门冬（去心）二两 天门冬（去皮心）二两 小茴香二两（炒黄色，秋、冬用）白茯苓（去皮）二两（春、夏用）

【用法】上为细末，炼蜜为丸，如弹子大。每服一丸，嚼烂，好黄酒送下，盐汤亦可；或丸如梧桐子大，每服五十丸，空心酒送下亦可。

【功用】补心肾，驻容颜，黑髭发。

【宜忌】忌三白（葱、蒜、萝卜）、房事，合时勿犯铁器。

01974 七仙丹（《灵药秘方》卷下）

【异名】七宝丹。

【组成】盐矾 消 汞 皂矾备一两 鹅管石 朱砂各三钱

【用法】上为细末，入罐封固，升三炷香，冷定取药。配生肌散用。

【功用】去腐肉。

01975 七仙条

《青囊秘传》。为原书"降药条"之异名。见该条。

01976 七仙条（《药奁启秘》）

【组成】白降丹 熟石膏 红升丹各等分 冰片少许

【用法】上为细末，糊为条，阴干听用。插入疮口，上盖薄贴。

【功用】拔漏管。

【主治】一切疮毒阴疽，日久成漏，脓水淋漓不断。

01977 七仙酒（《仙拈集》卷三引《要览》）

【组成】香附 陈皮 半夏 枳壳 柴胡各四钱 大黄八两 蒲公英四两

【用法】用真烧酒五斤浸药。早、晚服。更用五倍子焙干为末，醋调常敷患处。

【主治】乳岩。

01978 七仙散（《仙拈集》卷一）

【组成】白术 白芍（炒）各钱半 茯苓 泽泻 厚朴 黄连各一钱 干姜五分 乌梅肉二钱（丸用三钱）

【用法】加生姜三片，水煎，食前服。为末，神曲糊丸，尤妙。

【主治】一切泄泻。

01979 七生丸（《普济方》卷一〇四引《卫生家宝》）

【组成】天南星 半夏 川乌 草乌（上并不去皮脐，生用）地龙（不去土）川芎 白僵蚕各一两

【用法】上为细末，以荞麦面打糊为丸，如梧桐子大，蛤粉为衣。每服七丸，淡茶汤送下，不拘时候。渐加至十丸、十五丸。

【主治】风盛及头风，一切痰涎。

01980 七生丸（《妇人良方》卷四引徐明仲方）

【组成】川乌 草乌 南星（三味并生，去皮）半夏（冷水洗，去滑）川芎 石膏 白芷（并生用）各等分

【用法】上为细末，研韭菜自然汁为丸，如梧桐子大。每服七丸，加至十丸，嚼生葱，茶送下。

【主治】男子、妇人八般头风，及一切头痛，痰厥、肾厥、饮厥，伤寒、伤风头痛，不可忍者。

【临床报道】头痛：邓安人头痛如破，服诸药无效，本方加北细辛等分，全蝎减半，为丸，服二十粒，即愈。

01981 七生丸（《医方类聚》卷一一三引《经验秘方》）

【组成】川芎 半夏 天南星 明矾 猪牙皂角 白僵蚕（直者）全蝎各等分

【用法】上为细末，姜汁为丸，如梧桐子大。每服三十丸至五十丸，食前、临卧各一服。

【功用】去痰。

【主治】风热。

【宜忌】忌热汤。

01982 七生丸（《普济方》卷一一五）

【组成】地龙（去土）五灵脂（去石）松脂 荆芥（去枝梗）川乌（炮，去皮脐）天南星（炮）各一两 草乌（炮，去皮尖）二两

【用法】上为细末，醋煮面糊为丸，如梧桐子大。每服五丸至七丸，茶、汤任下；温酒送下亦可。

【主治】丈夫、妇人三十六种风，五般腰疼，打扑伤损并入骨疼痛，背膊拘急，手足顽麻，走疰不定，筋脉挛缩，久患风疾。

【宜忌】孕妇不可服。

01983 七生丸（《普济方》卷一五八）

【组成】白附子 白僵蚕 大天南星 半夏（洗）川姜 干葛 草乌头（水浸三宿，去皮脐，焙干用）各等分

【用法】上七味，并用生者，以生姜汁煮糊为丸，如梧桐子大，以蛤粉为衣。每服十丸，每日空心一服，生姜自然汁浸温汤下。忌热物少时，以饭压之。

【主治】一切痰嗽。

01984 七生丹（《魏氏家藏方》卷一）

【组成】白附子 天南星 全蝎 半夏 僵蚕 干姜 川乌头各等分

【用法】上并生用，为细末，生姜汁煮面糊为丸，如梧桐子大。每服三十丸，临卧生姜、薄荷汤下。

【主治】风邪乘虚入脏，留着胞膜，因气所动，冲筑往来若块，妨进饮食，或游走经络，时发寒热，上攻头面，时作昏痛，下至足胫不仁，久为伏梁。

01985 七生汤（《回春》卷四）

【异名】七生饮（《理瀹》）。

【组成】生地黄 生荷叶 生藕汁 生韭叶 生茅根

各一两　生姜五钱

【用法】俱捣自然汁一碗。磨京墨与汁同服。

【主治】血向口鼻中出如泉涌，诸药止之不效者。

【备考】方中生藕汁，《理瀹》作"生藕节"。

01986 七生饮

《理瀹》。为《回春》卷四"七生汤"之异名。见该条。

01987 七白散《永类钤方》卷二）

【组成】白蔹　白术　白牵牛　白附子　白芷　白芍药　白僵蚕

【用法】洗面。

【主治】面䵟黯，面生疮。

01988 七白膏

《御药院方》卷十。为《医方类聚》卷八十引《千金月令》"七白挺子膏"之异名。见该条。

01989 七汁饮《类证治裁》卷二）

【组成】韭汁　藕汁　鲜荷叶汁　京墨汁　侧柏叶汁　生地汁　童便各一杯

【用法】和匀服。

【主治】衄血。

01990 七汁饮《重订通俗伤寒论》）

【组成】人乳　梨汁　竹沥　广郁金汁　甜酱油　茄楠香汁　解痕草根、子

【用法】捣汁服。

【主治】秋燥阴虚气滞，脾湿肝火，酿痰上壅，其证嗽痰白粘，气逆胸闷，口渴善呕，四肢倦懒，舌绛似干，上罩垢浊薄苔，脉左细数。

01991 七圣丸《局方》卷六）

【组成】川芎　肉桂（去粗皮）　木香（生）　羌活（去芦）　槟榔（生）各半两　郁李仁（去皮）　大黄（蒸，焙；一分生用）各一两

【用法】上为细末，炼蜜为丸，如梧桐子大。每服十五丸至二十九，食后、临卧温熟水下。

【功用】《养老奉亲》：搜风顺气。

【主治】❶《局方》：风气壅盛，痰热结搏，头目昏重，涕唾稠黏，心烦面赤，咽下口燥，精神不爽，夜卧不安，肩背拘急，胸膈痞闷，腹胁胀满，腰腿重疼，大便秘结，小便赤涩。❷《卫生宝鉴》：大肠疼痛不可忍。

【备考】岚瘴之地最宜服。

01992 七圣丸《圣济总录》卷四十三）

【组成】白茯苓（去黑皮）二两　桂（去粗皮）　远志（去心）　人参　天门冬（去心，焙）　菖蒲　地骨皮各一两

【用法】上为末，炼蜜为丸，如梧桐子大。食后茶、酒下二十丸。

【功用】益心智，令人聪明。

【主治】健忘。

01993 七圣丸《圣济总录》卷五十二）

【组成】威灵仙（去土）　乌头（炮裂，去皮脐）　乌药（锉）　茴香子（炒）　蜀椒（去子并合口者，炒）　地龙（去土，炒）　赤小豆各一两

【用法】上为末，酒煮面糊为丸，如梧桐子大。每服二十丸，空心盐汤或盐酒下，日晚再服。

【主治】肾脏风攻注，腰脚热痛，或生疮。

01994 七圣丸《圣济总录》卷九十二）

【组成】原蚕蛾（炒）　牛膝（酒浸一宿，焙，锉）　龙骨　白石脂　桑螵蛸（炒）各半两　肉苁蓉（酒浸一宿，切，焙）　山芋各一分

【用法】上为末，酒煮面糊为丸，如梧桐子大。每服二十丸，空心、食前温酒下。

【主治】虚劳，下元虚冷，小便白浊，精滑不禁。

01995 七圣丸《鸡峰》卷十二）

【组成】川羌活　绵黄耆　白附子　沙苑蒺藜　汉防己　五灵脂（别研）　地龙各等分

【用法】上为细末，水煮面糊为丸，如梧桐子大。每服十五、二十丸，腰子羹汤下，后用腰子压之。

【主治】下注生疮。

01996 七圣丸《卫生总微》卷五）

【组成】乌蛇（酒浸软，去皮骨，只取肉用）　蝎梢　白僵蚕（炒，去丝嘴）　青黛　白附子各一分　蜣螂五个（去头、翅、足，炙令焦）　蟾酥二皂子大

【用法】上为细末，炼蜜为丸，如梧桐子大。如遇病者，先以半丸，汤泡薄荷水化开，灌儿鼻中；如得嚏则可医，以金银汤化下一丸，一日二三次，不拘时候；若灌药不嚏，难治。

【主治】阴痫，体虚羸瘦多困。

01997 七圣丸《医方大成》卷十引汤氏方）

【组成】芫花（先用醋浸一宿，炒，渐入三棱、莪术，同炒令赤色，入陈皮、川楝同炒令焦，取出用）　陈皮（各去白）　蓬莪术　京三棱　川楝（取肉）　青皮　杏仁（去皮尖）各等分

【用法】上药各为细末，入巴豆二十粒（去油膜），和匀，醋糊为丸，如黍米大。一岁每服二丸，临睡熟水送下。

【功用】消积滞，调脾胃。

【宜忌】常服宜去巴豆。

01998 七圣丸《普济方》卷三三四）

【组成】当归一两（酒浸）　桂心（不见火，好者）　蒲黄　麝香少许　白芍药　川芎各七钱半　玄胡索半两

【用法】上为细末。每服二钱，空心盐汤调下。

【主治】月事方来，腹痛难忍。

01999 七圣丹《圣惠》卷八十五）

【异名】延生丹（《圣惠》卷八十五）、七神丹（《卫生总微》卷五）、七圣散（《普济方》卷三七一）。

【组成】朱砂一分（细研）　牛黄一分（细研）　麝香一钱（细研）　蝎尾七枚（微炒）　白僵蚕七枚（微炒）　羌活一分　天南星半两（炮裂）

【用法】上为末，用枣肉为丸，如绿豆大。每服三丸，以薄荷汤送下，不拘时候。

【主治】小儿慢惊风，面青口噤，四肢拘急，小儿慢惊，发歇搐搦，喉内多涎。

02000 七圣汤《圣济总录》卷二十二）

【组成】麻黄（去根节，煎，掠去沫，焙）三两　苍术（炒）二两　橘皮（汤洗，去白，焙）　木通（锉）各一两　桔梗（炒）一两半　山茵陈一两　甘草（炙，锉）二两

【用法】上为粗末。每服三钱匕，水一盏，加生姜三片，煎至七分，去滓温服。

【主治】时气头痛壮热，肢体烦疼。

02001 七圣汤（《明医指掌》卷五）

【组成】半夏一钱　黄连二钱　白豆蔻一钱　人参一钱　白茯苓一钱　竹茹一钱　生姜三片

【用法】上锉一剂。水二钟，煎八分，空心热服。

【功用】《类证治裁》：豁痰。

【主治】❶《明医指掌》：翻胃、呕吐。❷《类证治裁》：噎膈。

02002 七圣汤（《辨证录》卷十三）

【组成】人参一两　生黄耆一两　当归一两　金银花二两　白术一两　生甘草三钱　肉桂一钱

【用法】水煎服。

【主治】对口痛，阴症大溃者；各处痛毒凡低陷而不能收口者。

02003 七圣汤（《治疗汇要》卷下）

【组成】人参（或用党参）　黄耆（生）　当归　白术各一两　金银花二两　白芥子三钱　肉桂一钱

【主治】对口，阴症大溃，或低陷不能收口者。

02004 七圣饮（《玉案》卷五）

【组成】山栀仁　冬葵子　青皮各二钱　黄柏　猪苓　赤茯苓　大黄（酒蒸九次）各一钱五分

【用法】加灯心三十段，水煎，食前服。

【主治】疝气遇热即发，并痄腮肿退，忽患偏坠者。

02005 七圣散（《圣惠》卷五）

【组成】天麻一两　枳壳一两（麸炒微黄，去瓤）　芎䓖半两　白蒺藜半两（微炒，去刺）　川大黄半两（锉碎，微炒）　地骨皮半两　薏苡仁三分

【用法】上为细散。每服二钱，用温水调下，不拘时候。

【主治】脾脏中风，心腹烦壅，头面微肿，冷汗出。

【宜忌】忌生冷、油腻、猪、鸡肉。

02006 七圣散（《博济》卷二）

【组成】厚朴四两（去皮后锉细，用姜汁浸一宿，炒令紫黑色）　生姜二两（洗净，细切作片子，日晒干，另炒令紫黑色）　甘草二两（细锉，炒令紫黑色）　陈皮（去白）六两（炒令匀）　晒豆蔻二两（炮后锉细，炒令匀）

【用法】上各炒了，更同炒令匀，同为细末。常服二钱，入盐少许点吃；忽患脾气等疾，每服三钱，加生姜二片，大枣二枚，水一盏，同煎至六分，温服。

【主治】脾气，妇人冷血气，忽气泻及气痛。

【备考】本方方名，《普济方》引作"和气七圣散"。

02007 七圣散（《传家秘宝》）

【组成】川羌活　绵黄耆　白附子　沙苑蒺藜　五灵脂（别研后微炒）　地龙（去土，略炒）各等分

【用法】上为细末。每服五钱　用羊或獖猪肾一对，去筋膜，批作六片，掺药末，以线缠定，用酒半升煮熟，空心蘸盐服，良久，别以温酒一二盏投之。

【主治】肾脏风，上攻下注，生疮。

02008 七圣散（《圣济总录》卷九十三）

【组成】黄雌鸡一只（料如食法，净去毛，勿令着水，于腹下开一小窍，去肠肚，令极净，却再入心、肝用）　蜀椒（去目并合口者）一分　生地黄一升（洗，肥者）　生姜（去皮）一两　黄耆（锉）　陈橘皮（汤浸，去白，焙）　人参各一两

【用法】上七味，除鸡外，各锉如麻豆大，和匀，入在鸡腹内，却缝合，以银石器盛，新布罩，坐于甑中蒸，甑一边用碗盛米并水半碗，同盖覆，勿令透气，候碗内米并鸡烂熟为度，取出药，别焙干，捣罗为散。每服一钱匕，米饮调下，一日三次；其鸡劈碎掺少盐，令患人恣意食之，饱即止。良久厚衣被覆取汗。汗出多，即以牡蛎烧捣为粉敷之。

【主治】骨蒸积癖，鬼气痃疰；男女虚损，手足烦疼，背膊酸重，至夜病甚，四肢清瘦，颜色萎黄，两膝疼冷，腹中雷鸣，时多泄利，饮食无味，行步不能；及五脏虚劳。

【宜忌】勿冒风寒。

02009 七圣散（《圣济总录》卷一二二）

【组成】白矾二钱　马牙消五钱　消石一两　铅丹三钱　硇砂一钱　蛇蜕半条　巴豆两枚（去壳）

【用法】上七味，先研白矾、牙消、硇砂三味，入罐子内，次入消石，次掺铅丹于上面，只用平瓦一小片盖，以慢火烧成汁，便用竹片子夹蛇蜕，搅五七度，又入巴豆，更搅五七度，取出候冷，研为散。如小可咽喉肿痛，咽津妨碍及口疮，只干掺一字；或大段喉痹及马喉痹，或腮颐生瘀肉，侵咽喉，即干掺半钱，安稳仰卧，其喉痛肿处自破。

【主治】马喉痹，咽颊肿痛，吐气不快。

02010 七圣散（《鸡峰》卷十七）

【组成】茜根　圆菱子　黄芩　紫草　鸡冠花各一两　茜子　白矾各一两

【用法】上为细末。每服二钱，食前冷齑汁调下。

【主治】肠风痔瘘。

【宜忌】忌毒物。

02011 七圣散（《局方》卷一绍兴续添方）

【组成】续断　独活　防风　杜仲　萆薢　牛膝（酒浸一宿）　甘草各等分

【用法】上件各修事净，焙干半两，为细末。每服二钱，温酒调下。

【主治】风湿流注经络间，肢节缓纵不随，或脚膝疼痛，不能步履。

02012 七圣散（《杨氏家藏方》卷十二）

【组成】黄芩一两　大黄一分　白滑石四两（别研）

【用法】上为细末。用冷水调扫肿处，如干更扫。疼痛定即止。

【主治】发背痈疽，热毒赤肿，疼痛不可忍。

02013 七圣散（《传信适用方》卷一）

【组成】鸡骨川常山（锉）　制厚朴各一两　草豆蔻（去皮）　肉豆蔻各二两　乌梅七个　白槟榔半两　甘草半两（炙）

【用法】上为粗末。每服二钱，水一盏，煎七分，临发前冷饮；去滓热服，即吐，亦即愈。

【主治】山岚瘴疟，寒暑往来，或两日三日一发，累治不效者。

02014 七圣散（《普济方》卷二一五引《卫生家宝》）

【组成】五淋散半两　杏仁一分（去皮）　桃仁一分（去皮）

【用法】上为细末。每服三钱，温水调下。

【主治】酒色太过，眼赤腹胀，脓血淋漓，腹痛。

02015 七圣散（《魏氏家藏方》卷一）

【组成】白芷　川当归（去芦）　川芎　全蝎　地龙（去

土） 麻黄（去节）各一两　川乌头二两（去皮尖,半生、半醋炙黄色）

【用法】上为细末。每服半钱,加至一钱,豆淋酒调,温服;觉麻只半钱。

【主治】血风劳气,筋骨拘挛,或风痛走注。

02016 七圣散（《普济方》卷一九七引《续易简》）

【组成】槟榔一个（最小者,炒）　乌梅七个　杏仁十个（去皮尖）　姜十片　小枣七个（去核）　草果二个（大者,炒）　恒山一钱

【用法】上㕮咀。用新汲水二盏,煎至一大盏,通口服之。重者不过三服。

【主治】诸疟疾。

02017 七圣散（《朱氏集验方》卷一）

【组成】平胃散　丁香平胃散　枣肉平胃散　木香匀气散　沉香降气汤　复元通气散　流气饮,每用一贴。

【用法】上用八角茴香、麝香、大蒜（去皮心）,用火醋调面,火煨候蒜香熟,取出蒜白杵,拌和前药,加梧桐子大。用茶芽与灯心同煎汤,空心下,连三服。

【主治】脚气。

02018 七圣散（《普济方》卷二七八）

【组成】当归　黄耆（蜜炙,干）　贝母各五钱　甘草　枳壳四钱　白芷六钱　乳香三钱（不痛减用）

【用法】上用皂角刺七个（捶破）,水二大盏同煎,取一盏服。

【主治】一切肿毒。

02019 七圣散（《普济方》卷二八六）

【组成】大黄　山栀　牡蛎（生）　栝楼　金银花　皂角针（火烧,出火气）　甘草各等分

【用法】上为细末。每服半两,加生姜一大块,酒、水各一盏,煎耗半,去滓,空心服。以通利为度,却以药安于肿处。

【主治】便痈。

02020 七圣散

《普济方》卷三五六。为《妇人良方》卷十七"催生神效七圣散"之异名。见该条。

02021 七圣散

《普济方》卷三七一。为《圣惠》卷八十五"七圣丹"之异名。见该条。

02022 七圣散（《万氏女科》卷二）

【组成】柴胡　黄芩　炙草　知母　常山（酒炒）　草果仁一钱半　乌梅三个（去核）

【用法】水、酒各半煎,宜露,临发五更之。

【主治】妊娠疟久不退,转甚者。

【宜忌】忌生冷、鸡、鱼。

02023 七圣散（《解围元薮》卷四）

【组成】金银花四两　杏仁十四粒　皂角子七粒　牙皂七片　僵蚕十四条　蝉蜕二钱　土茯苓一斤

【用法】水四碗,煎二碗,作二三次服。轻二帖,重三四帖愈。

【主治】疠疮。

02024 七圣散（《疡医大全》卷三十六引胡学海方）

【组成】人粪（烧存性）三钱　生大黄　花蕊石　炉甘

石各二钱　轻粉一钱　甘草一钱五分　冰片五分

【用法】上为细末。敷之。

【主治】人咬伤,破烂。

02025 七圣散

《理瀹》。为《同寿录》卷四"七圣回疔散"之异名。见该条。

02026 七圣煎（《圣济总录》卷一五九）

【组成】瞿麦　滑石各一两　牛乳　黑豆　黄酥各二两　冬葵子一合　白蜜二合

【用法】上为细末,以乳、酥、蜜调药令匀,慢火熬成稀膏。每服一匙,热酒调下。

【主治】产难,多时不下,垂困。

02027 七圣膏（《鸡峰》卷二十二）

【组成】黄柏半两　苦参　藁本　硫黄各一两　蛇床子　腻粉各半两　猪脂六两

【用法】上为细末,煎猪脂油去滓,与前药同拌和,稀稠得所,以垍器盛。凡有患遍身者,即遍涂之,不可小有遗漏,仍先以指甲抓破。凡用此膏,夜间最佳,凌晨以浓煎藁本汤浴之。

【主治】疥癣。

02028 七皮散（《济生》卷四）

【组成】大腹皮　陈皮　茯苓皮　生姜皮　青皮　地骨皮　甘草皮各半两

【用法】上为细末。每服三钱,水一大盏,煎八分,温服,不拘时候。

【主治】水肿。

02029 七灰散（《医统》卷八十四）

【组成】莲蓬壳　益母草　旱莲草　罂粟壳　醃蟹壳　棕毛叶　藕节灰各等分（烧存性）

【用法】上为末。每服三钱,空心醋点汤调下。

【主治】血崩。

02030 七成汤（《瘟疫论》卷一）

【组成】破故纸（炒,捶碎）三钱　熟附子一钱　辽五味子八分　白茯苓一钱　人参一钱　甘草（炙）五分

【用法】水煎服。

【主治】瘟疫病愈后,命门真阳不足,脉迟细而弱,每至黎明或夜半后便作泄泻者。

02031 七贞汤（《痘医大全》卷三十三）

【组成】升麻六钱　川芎五分　甘草三钱　薄荷八分　淫羊藿一钱　穿山甲（土炒）二片

【用法】水煎服。

【主治】痘疹二三日。

02032 七伤汤（《医方类聚》卷八十九引《施圆端效方》）

【组成】益智一两　陈皮　甘草（盐炒）　桔梗各二两　木香　姜屑　甘松各半两　京三棱（炮,切）　广茂（炮）各三两　青皮一两半　麦蘗（炒黄）五两　姜黄三钱

【用法】上为细末。每服二钱,食前盐汤点下,日进三服。

【功用】和脾胃,消宿饮。

【主治】诸气刺痛,及产后血气不顺疼痛。

02033 七伤散（《圣济总录》卷八十六）

【组成】茴香子（炒）　白术　人参　白茯苓（去黑

皮）陈橘皮（汤浸，去白） 芍药 桔梗（炒） 紫苑（去苗土） 白芷各一两 苍术（去黑皮，米泔浸，切，焙）五两 柴胡（去苗）一两半 干姜（炮）二两

【用法】上为散。每服三钱匕，用獖猪肾一对，去皮膜，批作片子，入盐一钱，与药拌匀，掺在猪肾内，湿纸裹，灰火内煨令香熟为度。细嚼，米饮下。

【主治】脾劳腹胀，忧患不乐，大便滑泄，不思饮食，肌肉羸瘦。

02034 七伤散（《医学纲目》卷十七引丹溪方）

【组成】黄药子 白药子各一两半 赤芍药七钱半 知母 玄胡索各半两 郁金二钱半 当归半两 山药 乳香 没药 血竭各二钱

【用法】上为末。每服二钱，茶汤调下。一法，红花、当归煎汤下。

【主治】劳嗽吐血痰。

02035 七阳散

《普济方》卷二十五引《卫生家宝》。为《本事》卷二"七珍散"之异名。见该条。

02036 七阳散（《点点经》卷一）

【组成】苍术 羌活 防风各一钱五分 防己二钱 桂枝一钱 黄柏（炒黑）一钱 姜黄一钱五分 干葛三钱 甘草六分

【用法】生姜为引，水煎服。

【主治】酒毒初发，脾土受病，上焦受寒，胸膈两旁痛，面黄筋软，口吐淡水泡沫，身凉脉缓者。

02037 七红丸

《何氏济生论》卷四。为《惠直堂方》卷二"七红丹"之异名。见该条。

02038 七红丹（《惠直堂方》卷二）

【异名】七红丸（《何氏济生论》卷四）。

【组成】牛黄 麝香 狗宝各一分半 沉香 朱砂 赤石脂（醋煅） 松香各一钱

【用法】上为细末，饭捣为丸，如豆大，金箔为衣。每服七丸，清汤送下。

【主治】膈食。

02039 七攻散（《遵生八笺》卷十八）

【组成】木鳖子四大个 水银 轻粉 白生矾 川椒各五分 人言五厘

【用法】上为末。用猪脂油调和，擦之。

【主治】癣疮。

02040 七花丸（《医学正传》卷五）

【组成】山茶花 芙蓉花 石榴花 检漆花 松花 白茅花（锉）各一两（俱烧存性） 槐花二两（炒焦黑） 枳壳一两（麸炒黄色） 甘草（炙）五钱 地榆一钱 槟榔二钱五分

【用法】上为细末，醋调面糊为丸，如梧桐子大。每服七八十丸，煎乌梅汤送下。

【主治】肠风下血，久痔。

02041 七针丹（《异授眼科》）

【组成】白菊花三钱 花椒三钱 青盐二钱五分 铜绿三钱五分 胆矾三钱五分 乌梅一个（去核） 新绣花针七枚（用丝线穿就）

【用法】上为细末，水调，同针入瓷瓶内封浸七日，隔水煮六个时辰，针化为度。去滓，取水点眼。

【主治】双目成瞖。

02042 七补丸（《鸡峰》卷十六）

【组成】白芍药 川芎各三分 白芷 白术 熟地黄 阿胶各二分 当归三分

【用法】上为细末，炼蜜为丸，如梧桐子大。每服三十丸，空心米饮送下。

【主治】妇人血气虚弱，冲任不和，腹中坚结，状若怀妊，月候尚来，未分喜脉者。

02043 七灵丹（《卫生鸿宝》卷二）

【组成】鹅儿不食草四钱 香白芷 甘枸杞子 白甘菊 五味子各一钱 川芎二钱 川羌活八分

【用法】勿令焙炒，须晒燥，磨粉至极细，贮器封固。吹鼻。

【主治】头疼脑胀及时邪眼疾。

02044 七层丹（《朱仁康临床经验集》）

【组成】银朱60克 章丹125克 铜绿30克 松香250克

【用法】各药依次入乳钵内，研细极和。用麻油调，摊贴疮面。有新鲜肉芽时，改用生肌药。

【功用】拔毒去腐。

【主治】小腿臁疮，疮面腐肉不清。

02045 七妙散（《圣济总录》卷一四三）

【组成】枳壳（生，去瓤） 椿木皮 雷丸 天麻 白及 猪牙皂荚各半两 赤石脂一两

【用法】上为散。每服一钱匕，温酒调下，空心临卧服。

【主治】肠风。

02046 七枝煎（方出《奇方类编》卷上，名见《仙拈集》卷一）

【组成】槐枝 桃枝 柳枝 椿枝 楮枝（即垢树） 茄枝 蕲艾

【用法】上煎水三桶，大盆浸洗，如冷又添热水。以被盖出汗，避风。未愈，再洗几次。

【主治】❶《奇方类编》：中风年久瘫痪。❷《仙拈集》：筋骨疼痛。

02047 七枣汤（《局方》卷六）

【组成】茴香（去土，炒） 川乌（炮，去皮脐） 缩砂（取仁）各八两 厚朴（去粗皮，姜制）一斤 益智（去皮）半斤 干姜（炮）四两 甘草六两

【用法】上为粗末。每服二钱，水一盏，入大枣七个（擘破），同煎至七分，去滓，食前、空心温服。

【主治】脾胃虚弱，内受寒气，泄泻注下，水谷不分，腹胁胀满，脐腹疼痛，心下气逆，腹中虚鸣，呕吐恶心，胸膈痞闷，困倦少力，不思饮食。

02048 七枣汤

《鸡峰》卷十四。为《苏沈良方》卷三"七枣散"之异名。见该条。

02049 七枣汤（《三因》卷六）

【组成】附子一枚（炮裂，以盐水浸，再炮，如此凡七次，至第七次不浸，去皮脐）

【用法】上锉散。水一碗，加生姜七片，大枣七个，煎至八分盏，当发日空心温服，仍吃三五个枣子。

【功用】《瘴疟指南》：断疟。

【主治】疟疾，阴胜阳衰，寒痰阻塞，寒多热少，或但寒不热，胸脘痞闷，脉迟。

❶《三因》：五脏气虚，阴阳相胜，作为疟疾，不问寒热先后，与夫独作、叠、间日作者。❷《岭南卫生》：瘴疟，寒多热少，或但寒不热。❸《普济方》引《广南卫生》：老人、虚人发热。❹《医方考》：疟发时，独寒无热，脉迟者，名曰牝疟。

【方论选录】❶《医方考》：牝，阴也。王冰曰：益火之原，以消阴翳。故独寒无热之疟，用附子之辛以主之，佐以大枣七枚，取其能和附热，且引之入至阴耳。❷《瘴疟指南》：是方用大附子去寒痰，且能引上焦之阳气下入至阴，以成天地之交泰。正王太仆所谓益火之源，以消阴翳；加以大枣之甘，以温补脾气，则寒痰息而瘴疟止矣。

02050 七枣散（《苏沈良方》卷三）

【异名】七枣汤（《鸡峰》卷十四）、乌头七枣汤（《直指》卷十二）。

【组成】川乌头（大者）一个（炮良久，移一处再炮，凡七处炮满，去皮脐）

【用法】上为细末，都作一服。用大枣七个，生姜七片，葱白七寸，水一碗，同煎至一盏，疾发前先食枣，次温服。

【主治】❶《苏沈良方》：脾寒疟疾。❷《直指》：久疟但寒，或寒重热轻。

【临床报道】疟疾：元祐二年，两浙疟疾盛作，常州李使君举家病疟甚久，万端医禁不效，遇客传此方，一家服之，皆一服愈。

02051 七奇汤（《魏氏家藏方》卷九）

【组成】生干地黄（洗）川芎 白芍药 当归（洗）各一两（并生用）甘草 鹰爪黄连 秦皮各三钱（并生用）

【用法】上为粗末。每服患重者五钱，轻者三钱，水七分碗，煎至半碗，先熏眼，候温，去滓洗，再温再洗，日五七次，别换。妇人患眼可煎服，却用滓再煎汤洗之。

【主治】眼目病。

02052 七拗汤（《摄生众妙方》卷六）

【组成】麻黄（去节）杏仁 半夏 石膏 芽茶 北五味 甘草（炙一半，生一半）各等分

【用法】上用水二钟，加生姜三片，煎至七分服，于二更时分进一服，三更四更进一服。服毕以被覆之，少言语为佳。

【主治】喘病，及伤寒喘嗽。

【加减】喘甚，加紫苑，马兜铃。

02053 七转丹（《简明医彀》卷二）

【组成】巴豆肉（研）五钱 麝香五分 白矾五钱 白芷二钱 硫黄 雄黄各五钱 官桂五钱 朱砂一钱 青黛五钱 黑附三钱

【用法】上药各为细末，各包，端阳午时，取五家粽尖和丸，如梧桐子大。每服一丸，发日五更绵裹塞鼻，男左女右。用过醋洗，晒藏，可愈七人。

【主治】疟疾连日发者。

【宜忌】三日发者忌用。

02054 七转丹（《良朋汇集》卷二）

【组成】木香 槟榔 大黄 使君子 锡灰 白豆蔻 雷丸各等分

【用法】水二钟，连须葱白五根，煎八分，夏、秋、春天露一宿，次日五鼓重汤煮热温服；冬月煎出温服。

【主治】水蛊膨胀，五膈噎食，心腹胀满，五积六聚。

02055 七贤丹（《青囊全集》卷上）

【组成】黑砂 红粉 轻粉 正雄 硇砂（月石可代）生明矾 真血竭（若无，用珍珠代）

【功用】拔毒去瘀，取铅码。

【主治】铅码伤，并治无名肿毒。

02056 七贤汤（《辨证录》卷一）

【组成】白芍 白术各五钱 甘草一钱 肉桂三分 柴胡一钱 丹皮三钱 天花粉二钱

【用法】水煎服。

【主治】冬月伤寒，肝气邪郁不散，凡邪在半表半里之间，发厥，面青手冷，两足又热。

02057 七贤散（《外科正宗》卷三）

【组成】茯苓 山药 牡丹皮 山茱萸 熟地黄 人参各一钱 黄耆二钱

【用法】水二茶钟，加煨姜三片，大枣二枚，煎八分，食前服。

【主治】肠痈溃后疼痛，淋沥不已，或精神减少，饮食无味，面色萎黄，四肢无力，自汗盗汗，睡卧不宁。

02058 七贤散（《观聚方要补》卷八引《外科纂要》）

【组成】皂角针 皂角子 连翘 黄连 花粉 金银花各一两 土茯苓八两

【用法】分七剂。每剂水五碗，煎二碗半，一二日服完。七剂即愈。

【主治】瘰疬初起或已溃者。

02059 七味丸

《张氏医通》卷十六。为《摄生秘剖》卷一"七味地黄丸"之异名。见该条。

02060 七味丸（《经验广集》卷一）

【组成】熟地八两 山茱萸 山药各四两 丹皮 泽泻各三两 肉桂 大附子各二两

【用法】上为细末，炼蜜为丸，如梧桐子大。每服八十丸，空心白汤送下。

【主治】命门火衰，不能生土，以致脾胃虚寒而患流注不溃，或饮食少思，或食而不化，或脐腹疼痛，夜多便溺；又治妇人脬转，小便不通。

【宜忌】忌铁器。

02061 七味丸（《医级》卷八）

【异名】附子七味丸（《饲鹤亭集方》）。

【组成】六味丸加附子

【主治】❶《医级》：阴虚火不归根，及吐衄因虚火者。

❷《饲鹤亭集方》：阳亏畏冷，自汗便溏，虚火上炎，形体瘦弱。

02062 七味汤（《圣济总录》卷八十八）

【组成】柴胡（去苗）厚朴（去粗皮，姜汁炙）各二两 甘草（炙）桂（去粗皮）麻黄（去根节）陈橘皮（汤浸，去白，焙）半夏（为末，姜汁和作饼，焙干）各一两

【用法】上为粗末。每服三钱匕，水一盏，加生姜三片，大枣二枚，同煎至七分，去滓温服。

【主治】虚劳发热,咳嗽。

02063 七味饮(《四明心法》卷中)

【异名】七味地黄汤(《幼科直言》卷二)。

【组成】熟地 山药 山萸肉 丹皮 茯苓 泽泻 肉桂

【主治】❶《四明心法》:肝经气虚,筋无所养,变为寒证,以致筋骨疼痛,脚软懒行;及伤寒服凉药过多,木中无火,手足牵引;肝经血虚,以致火燥筋挛,变为结核、瘰疬。❷《幼科直言》:痘症至七八九朝,色白气虚,寒战溏泄。

【备考】《幼科直言》本方用熟地三钱,山药一钱五分,丹皮一钱,山萸肉一钱五分,泽泻一钱,白茯苓一钱,肉桂三分。白水煎服。

02064 七味鸭(《验方新编》卷十一)

【组成】生地 熟地 归身 茯神 白术(土炒)各三钱 川贝母二钱 地骨皮四钱

【用法】用老鸭一只,去毛,原汤洗净,去肚杂,不可再见水。将前药加陈甜酒一碗,生晒酱油三酒杯,同入鸭肚内缝紧,用瓦盖盆盛贮,盆内不可放水,盖好,以棉纸将盆盖缝封固,放在锅内,亦不可放水,锅盖盖好。稻草三斤打成小草结,对锅脐慢慢烧之;如锅太热,少停再烧。草完鸭烂可吃能饮,再加老酒送服。

【主治】阴虚劳伤,咳嗽痰喘。

【临床报道】虚损:雍正二年,客自江西回广,有兄弟二人,弟患虚损垂危,即到城镇,不能停泊延医,又无方药可服,唯有待毙而已。客悯之,出此方,令其兄照法制与服之,竟得平愈。

02065 七味散(《千金》卷十五)

【组成】黄连八分 龙骨 赤石脂 厚朴各二分 乌梅肉二分 甘草一分 阿胶三分

【用法】上药治下筛。浆水服二方寸匕,一日二次;小儿一钱匕。

【主治】痢下久不愈。

【方论】《千金方衍义》:七味药中,但以黄连、厚朴祛解湿热之滞;甘草、阿胶滋培偏伤之血;龙骨、石脂、乌梅并收五液之脱。在久痢得之为金铮,暴澼得之为戈戟。

02066 七味散(《麻症集成》卷四)

【组成】洋参 茯苓 归身 木香 藿香 甘草 谷芽

【主治】麻症因服寒凉太过,肺虚不生津液作渴。

02067 七物汤(《圣济总录》卷一四一)

【组成】干虾蟆一枚(锉碎) 皂荚三挺(锉碎) 艾一握 鳖甲二枚(碎) 雄黄一两 麝香一钱 草乌头一枚

【用法】上为粗末,拌匀,穿地坑,内着熟火一斤,方砖二片,中心钻孔子,盖坑口,旋入药一撮,披衣坐上熏。

【主治】诸痔。

02068 七物汤(《女科百问》卷上)

【异名】七沸汤(《准绳·女科》卷一)。

【组成】当归 芎劳 白芍 蓬术 川姜 熟地(酒蒸,焙干) 木香各等分

【用法】上为粗末。每服四钱,水一盏,煎八分,温服,不拘时候。

【主治】妇人荣卫气虚,经水愆期,或多或少而腹痛。

【方论】《济阴纲目》汪淇笺释:本方以血药治愆期,以气药治腹痛,重在腹痛上,妙在等分,不然,蓬术、川姜、木香何以用也。

02069 七物汤

《直指》卷十二。为《简易方》引《局方》(见《医方类聚》卷一二二)"七宝饮"之异名。见该条。

02070 七物饮(《圣济总录》卷一五六)

【组成】淡竹茹一两 人参二两 桔梗(炒) 前胡(去芦头) 半夏(汤洗七遍,姜汁浸,炒,焙干) 白茯苓(去黑皮)各一两 茅根三分

【用法】上药锉如麻豆大,拌匀。每服五钱匕,水一盏半,加生姜三片,大枣二枚(擘破),煎至八分,去滓温服。

【主治】妊娠呕吐,恶食。

02071 七疝丸(《外台》卷七引《范汪方》)

【组成】蜀椒五分(汗) 干姜 厚朴(炙) 黄芩 细辛 芍药 桂心各四分 桔梗二分 乌喙一分(炮) 柴胡一分 茯苓一分 牡丹皮一分

【用法】上为粗末,炼蜜为丸,如梧桐子大。先哺以酒,每服七丸,一日三次。不知渐加,以知为度。

【主治】诸寒疝,脐旁痛,上支胸中满,少气。

【宜忌】忌猪肉、冷水、生葱、生菜、酢物、胡荽。

02072 七疝丸(《医心方》卷十引《古今录验》)

【组成】人参五分 桔梗五分 黄芩五分 细辛五分 干姜五分 蜀椒五分 当归五分 芍药五分 厚朴五分 乌头五分

【用法】上药治下筛,炼蜜为丸,如梧桐子大。先食服四丸,一日三次。不知稍增。

【主治】七疝。腹中有大疾,厥逆心痛,足寒冷,食吐不下,名曰厥疝;腹中气满,心下尽痛,气积大如臂,名曰瘕疝;寒饮食即胁下腹中尽痛,名曰寒疝;腹中乍满乍减而痛,名曰气疝;腹中痛,在脐左旁,名曰盘疝;腹痛,脐右下有积聚,名曰厥疝;腹与阴相引而痛,大行难,名曰狼疝。

【宜忌】忌生鱼、猪肉。

02073 七疝丸(《外台》卷七引《张文仲方》)

【组成】椒四分(汗) 桔梗 芍药 干姜 厚朴(炙) 细辛 附子(炮)各二分 乌头一分(炮)

【用法】上为末,炼蜜为丸,如大豆大。每服三丸,加至七八丸,一日三次。

【主治】七疝。暴心腹厥逆,不得气息,痛达背膂,名曰尸疝;心下坚痛,不可手迫,名曰石疝;脐下坚痛,得寒冷食辄剧,名曰寒疝;胁下坚痛,大如手,痛时出见,若不痛不见,名曰盘疝;脐下结痛,女人月事不时,名曰血疝;少腹胀满,引膀胱急痛,名曰脉疝。

【宜忌】忌猪肉、冷水、生菜。

02074 七疝丹(《医方类聚》卷九十引《修月鲁般经》)

【组成】胡椒(炼)三百六十粒 黑牵牛(炼)三百六十粒 斑蝥二十一个(去头足) 巴豆二十一个(去心,尽去油) 木香二钱 丁香二钱

【用法】上除巴豆外,共为细末,别研细巴豆,和诸药,共乳匀,用生葱自然汁为丸,如绿豆大。每服十五丸,量病人肥瘦加减,温盐汤酒下;临发时服,减作十二丸或十四丸。

【主治】一切肾气,冲心危笃,口吐冷沫,热极气喘,甚

则牙关紧闭，不识人者。

02075 七疝汤（《杨氏家藏方》卷十）

【组成】川乌头一枚（重三钱者，炮，去皮脐）　干蝎（全者）十四枚（去毒，炒）　盐（炒）三钱

【用法】上咬咀，作一服。水一碗，煎至七分一盏，去滓放温，空心、食前服。

【主治】男子七种疝气，攻注小肠，急痛牵搐，不可忍者。

02076 七疝汤（《寿世保元》卷五引刘水山方）

【组成】延胡索　小茴香（酒炒）　川楝子　全蝎（炒）　人参　大附子　山栀子　木香各等分

【用法】上为细末。每服三钱，空心温酒调服。

【主治】七疝及奔豚小肠气，脐腹大痛。

02077 七疝散（《鸡峰》卷十三）

【组成】茴香　川楝子（每个钻一窍子）　解盐　桃仁　麸各一两　斑蝥四十九个

【用法】上同炒桃仁熟，取出放冷，去斑蝥并麸，为末。每服一钱，空心温酒调下。

【主治】疝气。

02078 七沸汤

《准绳·女科》卷一。为《女科百问》卷上"七物汤"之异名。见该条。

02079 七宝丸（《传家秘宝》卷中）

【组成】朱砂（别研）　铅白霜（研）各二分　阿魏一两（研）　绿豆粉半两（研）　坯子烟脂　远志　苏木一两

【用法】先将苏木锉为雀舌许大，以醋一大碗浸三日，煎去半，滤了滓再煎，先入阿魏，次入诸药于瓷碗内熬，干湿得所，以柳枝不住手搅，候为丸得，即丸如弹子大。每服一丸，嚼一千嚼后，以腊茶下。

【主治】中风瘫痪，气痹四肢痹痛，手足不随，筋脉搐急，痰涎不利，口眼㖞斜。

【宜忌】忌铁器炒。

02080 七宝丸（《传家秘宝》卷中）

【异名】七宝膏（《御药院方》卷一）。

【组成】丹砂　牛黄　水银　龙脑　腻粉　麝香（并细研）各一分　金箔（大者）二十一大片（与药末同研）

【用法】上再同研令水银星尽，用蒸枣肉为丸，如梧桐子大。病轻者每服十丸，重者二十丸，温水化破服。

【主治】中风，不计缓急，涎潮瞀闷，不知人事。

02081 七宝丸

《圣济总录》卷六。为《圣惠》卷二十二"玳瑁丸"之异名。见该条。

02082 七宝丸（《圣济总录》卷七十一）

【组成】丁香　沉香（锉）　硇砂（汤浸，绵滤澄，入陈曲同煎成膏）各半两　蒺藜子（炒，去角）　木香各三分　附子（炮裂，去皮脐）一两　麝香一分（研）

【用法】上药除煎外，捣研为末，用前煎搜和为丸。如梧桐子大。每服十丸，炒生姜酒或炒生姜、黑豆、小便送下。

【主治】奔豚气上冲，胁肋疗痛。

02083 七宝丸（《圣济总录》卷九十）

【组成】芦荟　柏子仁　茯神（去木）　款冬花　麦门冬（去心，焙）　知母各一两　生干地黄（焙）半两

【用法】上为末，炼蜜为丸，如弹丸大。每服一丸，河水一盏，加生姜少许，煎至六分，和滓温服，不拘时候

【主治】虚劳，喘急咳嗽，吐血咯血。

02084 七宝丸（《直指》卷二十五）

【组成】破鼓皮　蚕退纸（各烧存性）　刺猬皮　五倍子　续随子　朱砂（研）　雄黄（研）等分

【用法】上为细末，糯米稀粥糊为丸，如梧桐子大。每服七丸，空心熟水送下。

【主治】蛊毒。

02085 七宝丸（《永类钤方》卷六）

【组成】黄连四两

【用法】上为细末，用猪肚一个，洗净，入药末，线缝之，用童便五升，文火煮令烂干为度。以肚细切，同药烂研，置风中吹干，丸如梧桐子大，朱砂、麝香为衣。空心麦门冬水送下；或用阳病开关散咽下。

【主治】骨蒸传尸邪气，属阳病者。

02086 七宝丸（《秘传眼科龙木论》卷一）

【组成】龙脑一分　人参一两　珍珠五钱　石决明二两（另捣罗细研）　琥珀　青鱼胆　熊胆各二两　荛蔚子二两

【用法】上为末，炼蜜为丸，如梧桐子大。每服十丸，食前茶送下。

【主治】涩翳内障。初患之时，眼朦胧如轻烟薄雾，渐渐失明，翳如凝脂。

02087 七宝丸

《普济方》卷八十七。即《圣济总录》卷五"七宝膏"。见该条。

02088 七宝丸

《便览》卷三。为原书同卷"演气丹"之异名。见该条。

02089 七宝丸（《家塾方》）

【组成】牛膝　轻粉各二钱　土茯苓一钱　大黄八分　丁子五分

【用法】上为末，糊为丸，如绿豆大。一日八分，分为二服，每服四分，朝夕白汤服之，凡六日。

【主治】❶《家塾方》：梅疮结毒及瘤疾骨节疼痛，诸不能治者。❷《眼科锦囊》：因梅毒之眼疾。

02090 七宝丹（《幼幼新书》卷九引《万全方》）

【组成】牛黄（研）　真珠（末，研）　铅霜各一钱　腻粉　朱砂（研入，留一半为衣）各二钱　白附子　天麻　蝎尾（炒）各一分　巴豆十一粒（去皮心膜，纸裹压去油）　水银三钱（入黑铅少许，火上熔，结砂子入）

【用法】上为末，研匀，煮枣肉研为丸，如粟米大，以朱砂为衣。每服三丸，荆芥汤送下。

【功用】化痰镇心。

【主治】小儿急慢惊风。

02091 七宝丹（《养老奉亲》）

【组成】附子（炮）　当归　陈橘皮　干姜各一两　吴茱萸　厚朴（以姜汁炙）　南椒各半两　舶上硫黄一两

【用法】上前七味锉细，用慢火焙过，捣罗为末，与硫黄末同拌匀一处，煎米醋和作两剂，却以白面半斤，和令得所，亦分作两剂，用裹药如烧饼法，用文武火煨，令面熟为

度,去却面,于白中捣三百下,为丸如梧桐子大。如患诸般泻痢,以米汤下二十丸,空心日午服;如患气痛及宿食不消,以姜汤下二十丸。空心,日午服;如患气痛及宿冷并无忌。

【主治】老人久患泻痢。

02092 **七宝丹**《幼幼新书》卷二十六引《吴氏家传》)

【组成】青皮(去瓤) 干姜(麸炒) 木香(面裹,炮赤) 巴豆(净肉,米醋一碗煮干,水洗去油) 肉豆蔻(生) 槟榔 肉桂(去粗皮,不见火)各一两 硇砂半两(汤澄,慢火熬如煎盐,纸盖,收飞者)

【用法】上为细末,面糊为丸,如梧桐子大,朱砂为衣。空心服一至三丸,欲消食,食后服;酒食伤,诸般积,胸膈不快,或腹痛,姜汤送下;中酒,葱、姜汤送下;心痛,炒姜汤送下;妇人血气,当归酒送下;泻肚,陈米饮送下;赤痢,甘草汤送下;白痢,干姜汤送下;脾泄泻,煨姜一块细嚼,汤咽;心腹胀满,浑身倦怠,温酒送下;转筋霍乱,紫苏、藿香汤送下;中毒药,五倍子、雄黄汤送下;大小便不通,桐木根汤送下;吐逆,檀香汤送下;膈上食毒虚痰,姜、蜜酒送下;头风,腊茶清送下;小儿急慢惊风,金银薄荷汤送下;疳蛔,石榴汤送下。

【主治】小儿蛔疳;及饮食所伤,呕吐泄泻,腹痛腹胀,霍乱痢疾,急慢惊风。

02093 **七宝丹**《鸡峰》卷十七)

【组成】猬皮一个 皂角刺 猪牙皂角 附子各一两 榼藤子一个 硫黄 白矾各一分

【用法】上为细末,煮面糊为丸,如梧桐子大。每服二十丸,空心温酒下。如有疮者,用朱砂一小豆大同研三丸,水调涂疮上。

【主治】五痔。

02094 **七宝丹**《永乐大典》卷九八一引《小儿保生要方》)

【组成】人参半两 紫河车一分 白茯苓一分 龙齿一分 甘草(炙)一分 麝香一钱(研)

【用法】上为细末,炼蜜为丸,如鸡头子大。每服半丸,薄荷汤化下,不拘时候。

【主治】小儿惊悸。

02095 **七宝丹**《普济方》卷十八)

【组成】琥珀 当归(酒浸) 川芎 没药(研)各一两 木香(不焙) 乳香(研) 血竭(研) 辰砂(研)各半两 麝香一钱(别研,旋入)

【用法】上为末,酒糊为丸,如梧桐子大。每服三十丸,温酒送下,空心、日午、临卧各一服。

【功用】大镇心肾,生精养血,安神定志。

02096 **七宝丹**《普济方》卷一一六)

【组成】大风子五斤(去壳) 南木香 沉香各四两 当归五钱 防风五钱

【用法】上先将大风子肉碾烂为泥,别药为末和合,用陈米饮为丸;又将木香、沉香、白芷、苍耳研细末为衣,如梧桐子大。阴干服之。

【主治】三十六种风,大风为最,眉毛脱落,鼻梁崩倒,四肢顽麻,遍身生瘰,不问远年近日者。

02097 **七宝丹**《活人心统》卷下)

【组成】乳香一钱五分 雄黄一钱 硼砂一钱 绿豆四十九粒 乌豆四十九粒 乌梅十三枚

【用法】上为末,乌梅肉捣为丸,如弹子大,以雄黄为衣。每服一丸,细细嚼吞下,用蒸水饮之。如再发,再服一丸。

【主治】噎食。七情感伤,气郁于中,变成呕吐或噎食不通,大便秘结,粪如羊屎者。

02098 **七宝丹**《墨宝斋集验方》卷上)

【组成】何首乌八两(赤、白鲜者,用竹刀刮去皮,切作片,米泔水浸一宿,用黑豆五升浸软,一层豆一层药,密盖炊熟,九蒸九晒) 天门冬三两(酒浸,去心,晒干,捣末) 麦门冬三两(酒浸一宿,去心,晒干,捣末) 人参(去芦)二两 白茯苓五两(去粗皮,切片,酒洗,晒干,捣末) 川牛膝三两(去芦,酒浸一宿,晒干,捣末) 当归二两(酒洗) 枸杞子三两(甘州者佳,去枝梗,晒干,捣末) 菟丝子(酒浸一宿,洗去沙泥,捣,并晒干)二两山茱萸(去核)三两 黄柏五两(去皮,盐、酒浸一宿,炒褐色) 五味子一两(去枝梗,北者佳) 怀山药二两五钱 怀生地三西(酒浸一宿,捣膏) 怀熟地五两(酒浸一宿,捣膏)

【用法】上为末,炼蜜为丸,如梧桐子大。每服六十丸,空心盐汤送下;或酒亦可。

【功用】固元种子。

02099 **七宝丹**《济阳纲目》卷一○一)

【组成】珍珠 珊瑚 辰砂 片脑 蕤仁(去壳)各一钱 麝香五分 炉甘石一两

【用法】上为极细末。点眼。

【主治】目外障。

02100 **七宝丹**

《灵药秘方》卷下。为原书同卷"七仙丹"之异名。见该条。

02101 **七宝丹**《年氏集验良方》卷二)

【组成】牛膝八两(酒浸一日,同何首乌第七次蒸至第九次,晒干) 何首乌(赤白)各一斤 茯苓(赤、白)各一斤 破故纸四两 菟丝子半斤 当归身半斤 枸杞子半斤

【用法】上为细末,炼蜜为丸,如弹子大。日进三丸,早晨空心酒送下,午后姜汤送下,临卧盐汤送下。

【功用】益元,延年益寿。

02102 **七宝丹**《惠直堂方》卷四)

【组成】胆南星五钱 麝香二分五厘 天竺黄 山药各三钱 钩藤 羌活各三钱 全蝎一钱 琥珀 珊瑚各三分 牛黄二分

【用法】上为细末,炼蜜为丸,如梧桐子大,辰砂、金箔为衣。急慢惊风,薄荷汤送下;感冒风寒发热,姜、葱汤送下;内伤饮食生冷,清茶送下;心腹痛,霍乱吐泻,淡姜汤送下;伏暑伤热,积聚身热,清汤送下;大小便闭,灯心汤送下;泄泻,米饮送下;夜啼,灯草、薄荷汤送下,量年纪大小,一丸半丸,不拘时服。

【主治】小儿急慢惊风。

02103 **七宝丹**《盘珠集》卷下)

【组成】人参 炙甘草 当归 白芍(炒) 川芎 紫苏 生姜 大腹皮(醋炒)二三分 葱白

【主治】妊娠伤胎,腹中急痛,血从口出。

02104 **七宝丹**《同寿录》卷一)

【组成】好朱砂　好沉香　好琥珀　赤石脂各一两　真西牛黄　真狗宝　好麝香各三钱

【用法】上为细末，红枣煮烂，去皮核为丸，如绿豆大。每日空心服七粒，约重一分，滚水下。

【主治】各种翻胃痰多；各种胃气疼痛；忧思郁结以致痛及迷心，恶心呕吐，痰厥。

02105 七宝丹（《疡科捷径》卷上）

【组成】珠粉四分　琥珀二钱　甘黄一钱　辰砂五分　犀黄三分　冰片三分　滴乳石三钱

【用法】上为极细末，用药三分，加入白飞面五分，土茯苓汤送下。

【主治】胎元火毒。

02106 七宝丹（《良方合璧》卷下）

【组成】牛黄一分　陶丹三钱　铜绿三钱　陈石灰一两

【用法】上为细末，用鸡子清、香油调匀，再用坏黑油伞上黑纸缝成口袋，纳药于中，用线缝遍。对患处一面用针戳成小眼，以线系挂患处。

【主治】搭手，发背。

02107 七宝丹（《中医皮肤病学简编》）

【组成】老烟膏31克　生地榆（先研细末）31克　寒水石31克　淡秋石31克　血余炭31克　胡黄连（先研细末）31克　血竭31克

【用法】上为细末。撒于疮面；或麻油调敷。

【主治】下肢溃疡。

02108 七宝汤（《圣济总录》卷四十三）

【组成】人参　白茯苓（去黑皮）　茯神（去木）　龙骨　远志（去心）　麦门冬（去心焙）　生干地黄（洗切）　甘草（炙锉）　天门冬（去心，焙）各半两　丹砂（研）　天竺黄（研各一钱）

【用法】上十一味，粗捣筛九味，入研药和匀，每服二钱匕，水一盏半，加大枣一枚（擘），淡竹叶五叶，同煎至七分，去滓温服，不拘时候。

【主治】心热多汗，口苦舌干，涕唾稠黏，胸膈烦闷，不思饮食。

02109 七宝汤（《圣济总录》卷四十六）

【组成】草豆蔻五枚（面裹煨熟，去面及皮）　白茯苓（去黑皮）　人参各一分　大腹皮（锉）四枚　诃黎勒（炮，去核）五枚　半夏一分（汤浸洗五度，生姜汁浸一宿，去姜汁，炒黄）　甘草（炙，锉）半两

【用法】上为粗末。每服三钱匕，水一盏，加生姜三片，大枣二枚（擘破），同煎至七分，去滓温服。

【主治】脾胃不和，腹中刺痛，胃逆气冷，不能饮食。

02110 七宝汤（《圣济总录》卷一一二）

【异名】七宝散（《秘传眼科龙木论》卷一）。

【组成】羚羊角　犀角　丹砂（研）各一两　胡黄连　石决明（刮，洗，捣，研）　车前子　甘草（炙，锉）各半两

【用法】上除丹砂、决明外，为粗末。每服三钱匕，水一盏，煎至七分，去滓，入丹砂末半钱匕，决明末一字匕，再煎两沸，食后温服。

【主治】内障横翳，横着瞳神，中心起如剑脊。

02111 七宝汤（《圣济总录》卷一五五）

【组成】半夏半两（生姜汁浸透，切，炒）　大腹皮（锉）　甘草（炙）　草豆蔻（去皮）　诃黎勒（炮，去核）　白术各一两　郁李仁（去皮）一分　木香半两　干蝎（去土，炒）半两　人参　白茯苓（去黑皮）　芎劳各一两

【用法】上为粗末。每服二钱匕，水一盏，加生姜三片，大枣一枚（擘），同煎至七分，去滓温服。

【主治】妊娠心痛，胸脘不利，呕吐冷痰。

02112 七宝汤（《传信适用方》卷一）

【组成】附子（大者，炮裂，汤泡，去皮脐，锉碎）四两　人参（去芦，洗净，切片，焙）二两　干山药（去黑皮）一两　白术（去芦，洗净，锉，焙）一两半　干姜（川者，炮裂，洗净，锉，焙）一两　木香（湿纸裹，煨，锉碎）一两　肉豆蔻（炮裂，洗净，锉碎）一两

【用法】上为细末，和匀。每服二钱，水一盏，加生姜五片，枣子二个，煎七分，食前服。

【主治】脾元虚弱，肠鸣腹痛，脏气不和，四肢疼酸，心虚怔畏，胸膈不利，不欲饮食。

02113 七宝汤（《卫生家宝》卷上）

【组成】神曲一两（锉，炒）　麦蘖一两（微炒）　甘草半两（锉，炒）　干姜半两（炮，锉）　草果半两（去皮，锉）　槟榔半两（锉）　杏仁三钱（汤泡，去皮尖，炒，别研成膏）

【用法】上为末。每服二钱，入盐沸汤点服。

【功用】消宿食，逐留饮，下气宽中。

【主治】宿食，留饮。

02114 七宝汤

《易简方》。为《简易方》引《局方》（见《医方类聚》卷一二二）"七宝饮"之异名。见该条。

02115 七宝汤（《普济方》卷三一九）

【组成】防风（去芦）　知母（去芦）　生地黄各半两　柴胡（去芦）　秦艽　甘草（炙）各二钱半　前胡（去芦）二钱半

【用法】上㕮咀。每服五钱，水一盏半，加人参三分，煎至七分，热服。

【主治】妇人寒热往来。

02116 七宝饮（《简易方》引《局方》（见《医方类聚》卷一二二）

【异名】七宝散（《杨氏家藏方》卷三）、七宝汤（《易简方》）、七物汤（《直指》卷十二）。

【组成】厚朴（姜汁制）　陈皮　甘草（炙）　草果仁　常山（鸡骨者）　槟榔　青皮各等分

【用法】上㕮咀，每服五钱，水一盏半，酒半盏，煎取一盏，去滓，露一宿，来早又烫温服，睡片时。忌热物半日。寒多加酒，热多加水，须慢火煎令熟，不吐不泻，一服即效。

【功用】《中医方剂临床手册》：燥湿劫痰。

【主治】❶《简易方》引《局方》：一切疟疾，无问寒热多少先后，连日间日；及不伏水土，山岚瘴气，寒热如疟。❷《中医方剂学》：疟疾数发不止，寸口脉弦滑浮大，体壮痰湿甚者。

【宜忌】❶《医方类聚》引《局方》：服药后忌热物半日。❷《易简方》：虚怯人不宜服此，脾胃素虚寒者，亦不宜服。

【方论选录】❶《医方考》：疟疾三四发后，寸口脉来弦滑浮大者，此方吐之。三四发后，可截之时也，脉弦为饮，滑为实，浮为表，大为阳，故在可吐。师云：无痰不作疟。

疟痰为患，常山善吐，槟榔善坠，草果善消，厚朴、青皮亦理气行痰之要药，陈皮、甘草乃消痰调胃之上材也。是方也，唯脉来弦滑浮大者可用，若脉来沉涩细微者，与之则逆矣，慎之。❷《医方集解》：此足少阴、太阴药也。常山能吐老痰积饮，槟榔能下食积痰结，草果能消太阴膏粱之痰，陈皮利气，厚朴平胃，青皮伐肝，皆为温散行痰之品，加甘草入胃，佐常山以吐疟痰也。❸《中医方剂临床手册》：常山的抗疟作用，已经临床及实验室肯定。惟其易引起呕吐，配以厚朴、青皮、陈皮、甘草等健脾理气和中之药，既能减少它的副作用，又能缓和疟疾兼有胃肠道的症状。截疟方剂，多数加酒入煎，据药理实验，酒是很好的溶媒，常山等截疟药的有效成分，得酒易溶于水中。

【临床报道】疟疾：《上海中医药杂志》[1964；(8)：6]用七宝饮加减治疗45例间日疟，全部病例均于服药后终止发作。其中服2剂而终止发作者25例，3剂者15例，4剂者5例。

【现代研究】抗呕吐反应　《湖南医学院学报》(1978；3：18)：七宝饮的抗疟之效，主要来自常山，但其他各药之配合则有助于解热和促进消化功能，并能减轻和防止常山致吐的副作用。复方实验研究证明，方中各药均不减弱常山的抗疟效果，而本方对鸽的致吐作用则比常山小3～4倍。除去厚朴等，并不增加其致吐程度，除去槟榔则致吐强度与单味常山相同；仅用常山和槟榔两药，致吐强度与七宝饮相似，说明槟榔是本方中抗常山呕吐反应的主要药物。

【备考】本方方名，《医学正传》引作"截疟七宝饮"。本方改为丸剂，名"截疟七宝丸"（见《成方制剂》）。

02117 七宝饮

《普济方》卷三六九。为《活幼心书》卷下"七宝散"之异名。见该条。

02118 七宝散（《千金翼》卷十一）

【组成】琥珀一分　白真珠一分　珊瑚一分　紫贝一分　马珂一分　朱砂二分　蕤仁半两　决明子一分　石胆一分

【用法】上为极细末。敷目中，如小豆大，一日三次。

【主治】目翳，经年不愈。

02119 七宝散（《理伤续断方》）

【组成】晚蚕沙一升（炒）　蛇床子一升（炒）　肉桂二两（去皮）　荆芥穗五两　干荷叶二两　藁本五两（去土）　川乌二两（炮）　薏苡仁三两

【用法】上咬咀，约二两重。用水五升，加花椒、连须葱，同煎至七分，去滓，于痛处热斟淋洗。

【主治】冷水风脚湿气下注，脚膝生疮，左瘫右痪，筋脉拘急，脚下隐痛，不得伸屈，不能踏地。

02120 七宝散（《医方类聚》卷六十五引《龙树菩萨眼论》）

【组成】石决明（七孔者）三分　龙脑三分　真朱砂三分　琥珀三分　象胆一分　乌贼骨二分　曾青二分

【用法】上为极细末。点目中。

【主治】眼翳障，赤痒热烂。

02121 七宝散（《圣惠》卷三十三）

【组成】珊瑚　琥珀　玉屑　曾青　紫贝　朱砂　鸡子壳（去白膜）各半两

【用法】上为极细末。每用时，仰卧，以铜箸取如绿豆大，点于翳上，一食久乃起，日三五度点之。

【主治】眼翳障，年月深久，不能消散。

02122 七宝散（《圣惠》卷三十四）

【组成】海蛤　琥珀　真珠　白石英　玛瑙　光明砂各一两　麝香一分

【用法】上为散，于乳钵内重研令细。每日取柳枝，打碎一头，点药揩齿。

【功用】令齿白净。

02123 七宝散（《圣济总录》卷一〇九）

【组成】珍珠末一分（研）　石决明三分　琥珀三分（研）　龙脑一分（研）　熊胆一分（研）　水精半两（研）　贝齿半两

【用法】上为细散，再研匀。每夜卧时点眼眦中。

【主治】眼生翳肉行睛，外障虽已钩割熨烙亦宜点。

02124 七宝散（《圣济总录》卷一一八）

【组成】钟乳（研）　丹砂（研）　海水沫（研）　白石英（研）　真珠末（研）　麝香（研）　珊瑚（研）各一分

【用法】上为散，再研细。以柳木蓖子咬头令软，撼药揩齿。

【主治】口臭。

02125 七宝散（《幼幼新书》卷十引《庄氏家传》）

【组成】朱砂　生犀　牛黄　珍珠　脑麝各一钱　金箔五片

【用法】上为末。每服半钱，薄荷水调下。

【功用】退惊，化涎。

【主治】小儿惊风。

02126 七宝散（《产乳备要》）

【组成】朱砂（研如粉）　桂心　干姜（炮）　当归（切，焙）　川芎　人参　羚羊角灰　茯苓各等分

【用法】上药各为细末，若产妇平和，三腊以前直至满月，每日各取一字匕，以羌活、豆淋酒调下，空心服，日二夜一服；不饮酒者，以童便温调下。

【功用】匀血和气，补虚，压惊悸。

【主治】❶《产乳备要》：初产后惊悸。❷《女科百问》：初产后虚晕。

【加减】若觉心胸烦热，即减姜、桂，冷即加之；腹痛，加当归；心闷，加羚羊角；心中虚气，加桂；不下食或恶心，加人参；虚战，加茯苓。

【备考】《济阴纲目》汪淇笺释：此方以芎、归、姜、桂为主，似太热矣。为之温血行血则可，若谓其能调和血气，安神镇惊，则未可也。临证者，悉再详之。

02127 七宝散（《幼幼新书》（古籍本）卷二十七引《家宝》）

【组成】木香（炮）　丁香（炒）　官桂（不见火）　茯苓　麻黄（去节）　当归　甘草（炙）　人参　大腹皮　诃子　川楝子（二味去核）　秦艽（炒）各一钱　地榆（炒）二钱　肉豆蔻（炮）一枚　藿香（炒）钱半

【用法】上为末。婴孺一字，三岁半钱，四五岁一钱，水半盏，入枣半片，煎十沸，温服。

【主治】小儿霍乱，吐泻不食。

【备考】本方方名，人卫社点校本作"大七宝散"。

02128 七宝散（《幼幼新书·拾遗方》）

【组成】当归　芍药　甘草　大黄（蒸）各一分　麻黄

（去节）三分　白术（麸炒）　荆芥穗各二钱
　　【用法】上为末。每用半钱至一钱，水半盏，葱白一寸，薄荷一叶，煎三分，分二次温服；若要泻，热服。
　　【主治】小儿温壮伏热，伤寒烦躁，面赤气喘，夜热晓凉。

02129　七宝散《鸡峰》卷十）
　　【组成】琥珀　没药　乳香　蒲黄　百部末　桃胶　郁李仁（汤浸，去皮，研，入面少许，研匀令干，入温水和作饼子，焙，为末）各等分。
　　【用法】上为末。酒调下一钱，空腹服。服前先用引药好胡桃一个，烧存性，细研，酒一盏调服。移时服七宝散。
　　【主治】石淋。热伏留肠间，与水液相搏，结而成石，沙石自小便出，出辄欲死，脉散涩而无常度。

02130　七宝散《卫生总微》卷十）
　　【组成】白术四两　人参（去芦）　白茯苓各一两　甘草一两（炮）　草果子（大者）二个（炮过用）　诃子四个（炮，去核）　干姜一钱（炮）
　　【用法】上为细末。每服一钱，水半盏，加大枣一枚，生姜三片，同煎至七分，带热服。三岁下者药半钱，水半合煎之。
　　【主治】小儿霍乱吐泻，腹内撮痛。

02131　七宝散
　　《杨氏家藏方》卷三。为《简易方》引《局方》（见《医方类聚》卷一二二）"七宝饮"之异名。见该条。

02132　七宝散《杨氏家藏方》卷四）
　　【组成】晚蚕沙（微炒）一升　蛇床子（炒）一升　肉桂（去粗皮）　荆芥穗　干荷叶各三两　藁本（去土）一两半　川乌头（炮，去皮脐）一两
　　【用法】上㕮咀。药二两，水五升，加葱、椒同煎，去滓淋渫。
　　【功用】舒筋止痛，散风去湿。
　　【主治】经络寒湿，腿臂作痛，屈伸不能。

02133　七宝散《百一》卷五）
　　【组成】北五味子　罂粟壳（去顶蒂瓤）　陈皮　甘草各等分
　　【用法】上同炒，用姜擦子搅令香，碾粗末。每服三钱，水一盏半，加乌梅一个，煎至一盏，食前、临卧去滓温服。
　　【主治】诸般咳嗽。
　　【宜忌】不犯铜铁器。

02134　七宝散《直指》卷八）
　　【组成】人参　款冬花　钟乳石　鹅管石（并生研）　明矾（煅）各二钱　辣桂　甘草各一钱
　　【用法】上为细末。临卧以少许咽下。
　　【主治】肺痿劳嗽、久嗽。

02135　七宝散《御药院方》卷八）
　　【组成】黄耆　当归　防风　荆芥穗　地屑皮　木通各二两　白矾一两
　　【用法】上为粗末。每用药一两，以水三大碗，煎五六沸，滤去滓，稍热淋渫患处，拭干，避风少时。
　　【主治】热汗浸渍成疮，痒痛不已。

02136　七宝散《御药院方》卷十）
　　【组成】南炉甘石一斤（用木炭火烧令熟，为细末）　黄

连二两（去须，拣净，锉碎，用水一大碗，煎三五沸，绢滤去滓）
　　【用法】将黄连水和于炉甘石末内，用纸糊三两重，坐于灰池内，渗令干，次用枯白矾一钱，同研为细末。每点一黄米大于大眦头，渐加至一绿豆许。每日只点一箸。
　　【主治】目不明，昏涩难开。

02137　七宝散《活幼心书》卷下）
　　【异名】七宝饮《普济方》卷三六九）。
　　【组成】紫苏（去老梗）　净香附各三两　陈皮（去白）　甘草各一两半　桔梗二两半（锉，炒）　川芎　白芷各一两
　　【用法】上㕮咀。每服二钱，水一盏，加生姜二片，煎七分，不拘时温服。
　　【主治】时气伤风伤寒，头昏体热，咳嗽；及脾胃肺脏不和，口中腥气异常，或牙缝微有鲜血。
　　【加减】咳嗽，加制半夏；口腥气，加盐少许；调理诸疾，加枣子。

02138　七宝散
　　《秘传眼科龙木论》卷一。为《圣济总录》卷一一二"七宝汤"之异名。见该条。

02139　七宝散《医方类聚》卷七十二引《居家必用》）
　　【组成】胆矾三钱　缩砂仁　川芎各二钱半　细辛二钱　滑石　绿矾各一两　麝香少许
　　【用法】上为细末。先用高茶刷漱，然后用药擦之。
　　【功用】坚齿牢牙，去风坂，白缝黑。
　　【备考】《经验秘方》以石膏代滑石，川芎用三钱，细辛用二钱半。

02140　七宝散《普济方》卷六十五）
　　【组成】胆矾钱半　细辛钱半　青矾　砂仁　滑石　川芎　荜茇（如有虫牙，无用）　五倍子一钱
　　【用法】上为细末。加麝香少许，好江茶与药对半用，早晚擦牙。
　　【主治】牙疼。

02141　七宝散《普济方》卷七十五）
　　【组成】当归一钱半　芍药一钱半　甘草　白矾各一钱　杏仁（去皮）七个　黄连　真铜绿（细研）各三分
　　【用法】上㕮咀。同放瓷盏内，于锅中坐，煎至八分，去滓澄清，临卧时洗。
　　【功用】除瘀热。
　　【主治】风眼。

02142　七宝散
　　《普济方》卷三五五。为《产育宝庆集》卷上"七珍散"之异名。见该条。

02143　七宝散《普济方》卷三六九）
　　【组成】天麻（炙）　白僵蚕　羌活各一钱　麻黄（去节）　蝎一分　白附子一分　麝香少许
　　【用法】上为末。每服半钱或一字，用生姜、薄荷、蜜水调下。
　　【主治】小儿伤寒伤风，浑身壮热。

02144　七宝散《袖珍》卷三）
　　【组成】茯苓　苍术　细辛　白矾　石膏各三钱　绿矾六钱半（生）　麝香少许
　　【用法】上为末。每日临卧刷牙，用唾津频频润之。

【主治】牙疼。

02145 七宝散（《奇效良方》卷六十一）

【异名】七宝吹喉散（《喉科秘诀》卷下）。

【组成】僵蚕（直者）十个 硼砂 雄黄 全蝎十个（头尾全者，去毒） 明矾 猪牙皂角一挺（去皮弦）各一钱 胆矾半钱

【用法】上为细末。每用一字，吹入喉中。

【主治】喉闭及缠喉风。

02146 七宝散（《医统》卷八十九）

【组成】大黄（面包，煨） 栀子仁 赤茯苓 黄芩 赤芍药（炒） 滑石 甘草（炙）各一钱

【用法】上为极细末。用桑皮煎汤；喘急气满不睡，磨刀水澄清，温暖服。

【功用】散热化痰，定喘止嗽。

【主治】婴儿咳嗽，喘急气满。

02147 七宝散（《银海精微》卷四）

【组成】琥珀 珍珠各三钱 硼砂五分 珊瑚一钱五分 朱砂 硇砂各五分 玉屑一钱 蕤仁三十粒 片脑 麝香各一分

【用法】上将前药俱细研如尘埃，方入麝香、片脑、蕤仁三件再研，熟官绢筛过于罐内。临卧时，以铜箸挑一米大许，点于有翳膜处。

【主治】翳膜遮睛。

02148 七宝散

《准绳·疡医》卷一。即《本事》卷六"拔毒七宝散"。见该条。

02149 七宝散

《济阴纲目》卷十。为《妇人良方》卷十七"催生神效七圣散"之异名。见该条。

02150 七宝散（《眼科全书》卷六）

【组成】归须 赤芍 栀子 荆芥 麻黄 大黄 甘草

【用法】水煎，食后服。

【主治】大小眦赤肿痛，生肉翳者。

02151 七宝散（《良朋汇集》卷四）

【组成】硼砂 枯矾各一钱 芦荟五分 青黛二分 轻粉二分 雄黄二分 冰片一分

【用法】上为细末。掺牙疳上，或以鸡翅扫敷之。

【主治】一切牙疳。

02152 七宝散（《纲目拾遗》卷三引仇氏方）

【组成】好龙骨 象皮 血竭 人参 三七 乳香 没药 降香末各等分

【用法】上为末。温酒下；或掺上。

【功用】生肌收口。

【主治】刀伤。

02153 七宝散（《名家方选》）

【组成】半夏 厚朴 良姜各八分 甘草 青皮 草果 乌梅各五分

【用法】水煎，温服。

【主治】欲成劳瘵，疑似之间，兼治虫积羸瘦者。

02154 七宝散（《理瀹》）

【组成】山豆根 牙消 胆矾 白矾 鸡肫皮 辰砂 冰片各等分

【用法】上为末。吹喉。

【主治】喉闭，喉缠，悬痈下垂。

02155 七宝散

《医家四要》卷三。为《金鉴》卷四十三"吹喉七宝散"之异名。见该条。

02156 七宝散（《外科方外奇方》卷三）

【组成】西牛黄五分 真濂珠三钱 大梅片二分 真象牙屑三钱（焙黄） 真青黛六钱 人指甲五分（男用女、女用男） 壁喜窠四五个（多多益善，板上者不用）

【用法】共乳无声为度。吹之。

【主治】喉痧，一切喉风急症。

02157 七宝散（《全国中药成药处方集》沈阳方）

【组成】牛黄一分 梅片一钱 琥珀三钱 大连珠四粒 台麝香五厘 生石膏二钱 熊胆仁二分

【用法】上为极细末。外用，每用一分，吹喉内；内服，白开水送下，每服二分。

【功用】清热消肿，通关利窍。

【主治】双单乳蛾，咽喉肿痛，缠喉白喉，痧喉烂喉，一切喉痹，内火上炎者。

02158 七宝膏（《圣济总录》卷五）

【组成】牛黄 麝香 龙脑 丹砂 雄黄各一分（同研） 白花蛇（酒浸，去皮骨，炙） 天竺黄 白僵蚕（炒） 白附子（炮） 天麻各半两 天南星（酒浸一宿，切作片子，焙）半两 蝎梢（炒）一分 腻粉 真珠末各一钱（研） 蛇黄（煅，醋淬） 铁粉（研） 自然铜（煅，醋淬七遍） 银矿（煅） 乳香（研） 芦荟（研） 犀角（镑） 铅白霜（研）各一分 龙胆 芎䓖 人参 胡黄连 桑螵蛸（炙） 原蚕蛾（炒）各半两

【用法】上为末，炼蜜为丸，如皂子大。每服一丸，薄荷汤化下，食后、临卧服；卒病不拘时服。

【功用】顺三焦，化涎。

【主治】中风涎潮，言语謇涩，精神恍惚，烦闷，内有热气在下，使大肠秘涩，热气乘虚上冲，则神志昏昧。

【备考】本方方名，《普济方》引作"七宝丸"。

02159 七宝膏

《御药院方》卷一。为《传家秘宝》卷中"七宝丸"之异名。见该条。

02160 七宝膏（《秘传眼科龙木论》卷三）

【组成】珍珠 水晶 贝齿各一两 琥珀 石决明各三分 空青 玛瑙 龙齿各半两

【用法】上为细末，水五升，石器内煎至一升，去滓，煎至一盏，入蜜半两，煎和为膏。每至夜卧时点之，早晨不得点。

【主治】混睛外障。

02161 七宝膏（《秘传眼科龙木论》卷三）

【组成】珍珠末 龙脑 熊胆各一分 石决明 琥珀各三分 水晶 龙齿各五钱

【用法】上为末，研令极匀。水五升，石器内煎至一升，去滓，煎至一盏，入蜜半两和为膏。每至夜卧后点之，早晨不可点。

【主治】❶《秘传眼科龙木论》：胬肉侵睛外障。❷《一草亭目科》：诸翳障。

02162 七宝膏（《理瀹》）

【组成】生姜　蒜头　槐枝各一斤　葱白八两　花椒二两　一方加韭白八两　白凤仙一株（花茎子叶全用）

【用法】麻油熬，黄丹收。

【功用】消肿定痛，溃脓生肌。

【主治】痈疽，发背。

02163 七珍丸《普济方》卷三十三引《博济》）

【异名】四神煎（原书同卷）、草四神煎（《圣济总录》卷一八五）。

【组成】肉苁蓉半斤（细切，酒煮，烂研成膏）　补骨脂（炒）　巴戟天（去心）　附子（炮，去皮脐）各二两　杏仁（汤浸，去皮尖）　桃仁（汤浸，去皮尖）　胡桃仁（研）各一两

【用法】上将后六味捣研成末，与苁蓉膏同研匀，更入炼蜜捣三五百杵为丸，如梧桐子大。每服一丸，热酒化下，日三服。

【功用】补真益气，壮腰膝，进饮食。

【主治】小便白淫。

02164 七珍丸《直指小儿》卷二）

【组成】细辛　川灵脂　直僵蚕（炒）各一钱半　白附子一钱　朱砂半钱　全蝎四个（焙）

【用法】上为末，用大南星生为末，煮糊为丸，如麻子大。每服五丸，姜汤送下。

【主治】诸风，顽痰壅盛。

【备考】本方方名，《普济方》引作"七珍丹"。

02165 七珍丸《普济方》卷三三二）

【组成】斑蝥（炒）　水蛭（炒）　虻虫（炒）　干漆（炒）　当归（酒浸）　桃仁　苏木

【用法】上多用醋煎汁，打糊为丸，如梧桐子大。每服五七丸，空心酒送下。

【功用】行气血。

【主治】月水不调。

02166 七珍丸

《中国药典》2010版。为《全国中药成药处方集》天津方"七珍丹"之异名。见该条。

02167 七珍丹《普济方》卷二四九）

【组成】木香　知母（焙）　小茴香（盐炒）　橘皮（去白）　枳壳（去瓤）　川楝子　甘草各等分

【用法】上为末，炼蜜为丸，如梧桐子大。每服三十五丸，空心盐酒送下。

【主治】小肠疝气；一切下部冷疾。

02168 七珍丹

《普济方》卷三七四。即《直指小儿》卷二"七珍丸"。见该条。

02169 七珍丹《全国中药成药处方集》天津方）

【异名】七珍丸（《中国药典》2010版）。

【组成】胆星　天竺黄各五钱　淡全蝎　炒僵蚕　寒食曲各一两　朱砂面五钱　净巴豆霜二钱　麝香一钱　明雄黄面五钱

【用法】前五味共为细末，兑入后四味，研细和匀，凉开水泛小丸，如小米粒大，每斤丸药用朱砂面一两上衣。小儿三四个月，每次服三粒；五六个月服四五粒；周岁服六七粒，白开水化服。

【功用】❶《全国中药成药处方集》（天津方）：清热，利

便，化痰。❷《中药制剂手册》：祛风化痰，镇惊导滞。

【主治】伤乳伤食，积聚痞块，消化不良，肚胀腹痛，咳嗽痰涎，惊风拘挛，大便不通。

【宜忌】体弱者勿服。

【备考】《中药制剂手册》：无寒食曲者，用馒头干代替。

02170 七珍汤《医统》卷九）

【组成】青蒿　蕲艾　忍冬藤　苍耳子　桑条　桃条　柳条（三味以石捶碎）

【用法】上煎水一桶，入炒盐半斤，间日一洗浴，密室中以篝蓆围之洗。出汗为妙。不过十次愈。

【主治】大风。

【备考】《景岳全书》有槐条，无桃条。

02171 七珍汤《医统》卷四十二）

【组成】四君子汤加山药　黄柏　粟米

【用法】加生姜、大枣，水煎服。

【主治】痨瘵咯血。

02172 七珍散《产育宝庆集》卷上）

【异名】七宝散（《普济方》卷三五五）。

【组成】人参　石菖蒲　川芎　熟干地黄各一两　细辛一两　防风半两　朱砂（研）半两

【用法】上为末。每服一钱，薄荷汤调下，不以时。

【主治】❶《产育宝庆集》：产后血气虚弱，停积败血，闭于心窍，神志不能明了，舌强不语。❷《普济方》：产后乍见鬼神。

02173 七珍散《本事》卷二）

【异名】七阳散（《普济方》卷二十五引《卫生家宝》）。

【组成】人参（去芦）　白术　黄耆（蜜水涂炙）　山芋　白茯苓（去皮）　粟米（微炒）　甘草（炙）各一两

【用法】上为细末。每服二钱，水一盏，加生姜、大枣，同煎至七分，日三四服。

【功用】开胃，养气，进食，调脾胃。

【主治】伤寒、疟疾、中暑得愈之后，不思饮食。

02174 七珍散《施圆端效方》引张晋卿（见《医方类聚》卷一九四）

【组成】木鳖子仁二钱（去油）　大黄　黄连　黄芩　黄柏　郁金各二两　栀子三钱

【用法】上为细末。小油调，扫疮上。

【主治】汤火烧疮，痛不可忍。

02175 七珍散《玉案》卷五）

【组成】防风　人参　五灵脂各五钱　细辛　生地　石菖蒲各一两

【用法】上为末。每服二钱，白滚汤调下。

【主治】产后血闭心窍，疼痛闷绝，不省人事。

【备考】本方名"七珍散"，但用药仅有六味，疑脱。

02176 七珍散《嵩崖尊生》卷八）

【组成】人参　白术　黄耆　山药　茯苓　阿胶　当归

【主治】劳瘵咯血。

02177 七珍膏《万氏家抄方》卷一）

【组成】乳香　没药　轻粉　白花蛇　孩儿茶各三钱　朝脑二两　麝香七分（俱细末）

【用法】先用香油一斤，槐枝青者截百段，陆续下枝，俟煎枯再下，至滴水成珠，次下黄蜡一两五钱，又下定粉

十二两,提起微温,方下上细药,即成膏,用水浸一宿,去火气,收藏。

【主治】血风疮极痒,抓见血者;并治一切恶疮痈毒。

02178 七厘丹(《疡科捷径》卷中)

【组成】姜黄一两　川乌二钱五分　乳香二钱五分(去油)　雄黄三钱　没药二钱五分(去油)　辰砂二钱五分　巴豆霜一两

【用法】上为末,米浆作丸,如梧桐子大。每服七丸,陈元酒送下。

【功用】通幽解毒,散瘀排气。

【主治】悬痈,初起里实者。

02179 七厘顶(《串雅补》卷一)

【组成】丁香　广木香　良姜　川椒　广皮　藿香各五钱

【用法】上为末;亦可为丸,如芥子大,外用朱砂为衣,烧酒送下七粒。

【主治】斑痧肚痛,反胃噎膈,恶心呕吐。

02180 七厘散(《跌损妙方》)

【组成】猴骨　朱砂　参三七　琥珀　自然铜　血竭各二钱　人中白　沉香　红花　乳香　没药　羊血各一钱

【用法】上为末,好酒送服。外用八宝丹点眼。

【主治】太阳、太阴穴伤,血窜两目,晕死。

02181 七厘散(《跌损妙方》)

【组成】归尾　红花　桃仁　大黄(酒浸)　自然铜(醋煅七次)各一钱　地鳖虫(去头足,炙焦)五钱　黄麻根(烧存性)　乳香　没药　儿茶　朱砂　雄黄　骨碎补　古铜钱(醋煅七次)各三钱　麝香五分

【用法】上为末。每服,大人一钱二分,小儿七厘,陈酒送下。汗出为度。

【主治】折伤。

【备考】《种福堂方》有血竭三钱。

02182 七厘散(《遵生八笺》卷十八)

【组成】雄黄一钱　白滑石三钱(共为细末,听用)　巴豆三钱(去油)　杏仁三钱(去皮尖油)(二味捶千下,听用)　真轻粉一钱二分(研细末)

【用法】将真轻粉用人乳和为一丸,外用面皮包,入锅内,甘草水蒸半炷香,面熟取出;去面,就热和前四味捶,为丸如卜子大。每服七厘或一分,空心姜汤送下。

【主治】五痫。

02183 七厘散(《同寿录》卷尾)

【组成】上朱砂一钱二分(水飞净)　真麝香一分二厘　梅花冰片一分二厘　净乳香一钱五分　红花一钱五分　明没药一钱五分　瓜儿血竭一两　粉口儿茶二钱四分

【用法】上为极细末,瓷瓶收贮,黄蜡封口,贮久更妙。治外伤,先以药七厘,烧酒冲服;复用药以烧酒调敷伤处。如金刃伤重,或食嗓割断,不须鸡皮包扎,急用此药干掺。

【功用】散瘀消肿,定痛止血。

❶《同寿录》:定痛,止血。❷《中药成方配本》(苏州):活血祛瘀,止痛收口。❸《北京市中药成方选集》:消肿。❹《全国中药成药处方集》(上海方):舒筋。

【主治】跌打损伤,筋断骨折,瘀血肿痛,刀伤出血,无名肿毒,烧伤烫伤。

❶《同寿录》:金疮,跌打损伤,骨断筋折,血流不止,金刃伤重,食嗓割断;无名肿毒。❷《良方集腋》:汤泡火灼。❸《饲鹤亭集方》:闪腰挫气,筋骨疼痛,瘀血凝结。

【宜忌】本方药性走窜,耗气堕胎,不可多服;孕妇忌服。

❶《同寿录》:不可多服;孕妇忌服。❷《良方集腋》:伤轻者,不必服,只用敷。

【方论选录】《中医方剂学讲义》:本方是伤科名方。方中血竭、红花祛瘀活血;乳香、没药行气祛瘀,消肿止痛;儿茶清热止血;朱砂镇心安神;麝香、冰片辛散走窜,善于行气血,止疼痛。合用以奏活血散瘀,定痛止血之效。惟方中香窜走泄,行气祛瘀之药,皆能耗气堕胎,故孕妇忌服。

【临床报道】❶ 冠心病:《天津医药》[1977;(6):284]七厘散加减治疗 100 例冠心病患者,气阴两虚型加用黄耆、首乌、太子参,阴虚阳亢型加用首乌、寄生、钩藤等。对心绞痛总有效率为 70.8%,对心电图总有效率为 47%。疗程最长已达二年,无不良反应。❷ 带状疱疹:《中医杂志》[1965;(12):18]治带状疱疹 11 例。治疗日期 3~6 天,平均 4.6 天。服药 1~2 天后疼痛减轻或停止,2~3 天红斑丘疹消退,4~6 天水疱变干,结痂,无后遗症。❸ 痔疮:《山东中医学院学报》[1981;(1):72]本方为主治疗痔疮 20 例,内痔 15 例,外痔 5 例。痊愈 17 例,好转 3 例。疗程短者 15~20 天,长者 30 天。先用温开水 3000 毫升,加入高锰酸钾 1 克,洗浴肛门半小时,再用疮药膏或磺胺软膏 5 克,加七厘散 3 克调糊状,涂于肛门内外患处,每晚一次,连用 2~4 周,忌食辛辣及饮酒,避免重体力劳动。❹ 血栓性外痔:《实用中医药杂志》[2003,19(1):34]用七厘散外敷,治疗肛门单纯性血栓外痔 108 例。结果:敷药后 1~2 天血栓疼痛明显减轻,痔核明显缩小者 76 例,占 70%;敷药 3~4 天疼痛完全解除,痔核全部消失者 106 例,占 98%;敷药 4 天疼痛基本消除,15 天痔核消散 3 例。总有效率 100%。❺ 手足创伤手术后疼痛:《医学理论与实践》[2009,22(8):961]将 480 例手足手术后疼痛病人随机分成两组。Ⅰ组 240 例:手术后常规服用去痛片,每日 3 次,每次 1 片。痛甚时加服 1 片,连服 3 天,Ⅱ组 240 例:手术后服用七厘散,首次服 3 克,以后每次服 1.5 克。黄酒或温开水送服,每日 2 次,疼痛加重和每天晚上临睡时加服 1 次,连服 3 天。结果:两组服药后的止痛效果,Ⅰ组:0 级者 10 例;Ⅰ级者 37 例;Ⅱ级者 8 例;Ⅲ级者 3 例。Ⅱ组:0 级者 39 例;Ⅰ级者 15 例;Ⅱ级者 1 例;Ⅲ级者 1 例。结论:用七厘散治疗手足创伤及术后的疼痛,止痛效果明显优于去痛片,既有止痛消肿作用又有活血化瘀的功效。❻ 输液后静脉炎:《中医外治杂志》[2001,10(3):53]用七厘散外敷法治疗输液后静脉炎 33 例。结果:治愈 31 例,占 94.95%;显效 2 例,占 5.05%。总有效率占 100%。疗程最短 3 天,最长 7 天,平均 5 天。❼ 肱骨外上髁炎:《中医外治杂志》[1999,8(2):18]以七厘散外敷为主治疗本病 48 例。取七厘散药末适量,以酒调成糊状,敷于患处,外贴代温灸膏,每日一换,7 天为一疗程。结果:治愈 39 例,占 81.25%;有效 7 例,占 14.58%;无效 2 例,占 4.17%。总有效率为 95.83%。❽ 子宫内膜异位症:《上海针灸杂志》[2003,22(4):24]用七厘散敷贴神

阙穴,并加艾条灸,治疗临床分型为I型子宫内膜异位症患者31例。结果:本法对痛经、月经不调、肛门坠胀痛、性交痛等症状改善明显,对盆腔触痛性结节、卵巢囊肿疗效相对较差。❾小儿秋季腹泻:《上海中医药杂志》[1985,(10):29]用七厘散治疗秋季腹泻患儿41例。方法:患儿入院后除按脱水程度分别静滴或口服ORS补液外,一律口服七厘散0.2克,一日一次,重症一日二次,三天无效停止服用,有效则继服二三天。结果:显效19例,有效9例,无效13例。总有效率68.28%。❿致过敏性皮炎:《辽宁中医杂志》[1982;(2):12]两例局部外敷七厘散患者,发生过敏性皮炎,皮损呈红斑、水肿、水疱大泡,为急性、亚急性起病。经局部用3%硼酸水湿敷,口服强的松和抗组织胺药,静注10%葡萄糖酸钙,均在1周内痊愈。斑贴试验证实,血竭是主要致敏原。

【备考】本方改为胶囊剂,名"七厘胶囊"(见《中国药典》)。

02184 七厘散(《纲目拾遗》卷三引《杨氏便易良方》)

【组成】龙骨 硼砂 血竭(酒洗) 儿茶 天芝麻(即土连翘)各五分

【用法】上为细末。每服七厘。

【功用】止痛。

【主治】金刃伤。

02185 七厘散(《文堂集验方》卷四)

【组成】赤练蛇(煅存性)

【用法】上为细末,米糊为丸,如芥菜子大。每服七粒,症重者加至十四粒,好酒下。

【主治】无名恶毒,诸药不效者。

【宜忌】❶《文堂集验方》:孕妇忌服。❷《外科方外奇方》:煅灰时,勿犯铁器。

02186 七厘散(《古方汇精》卷二)

【组成】归尾二两 儿茶六分 朱砂 乳香 没药各二钱八分 红花 雄黄各八钱 冰片 麝香各二分四厘 血竭二钱四分

【用法】上药各为极细末,和匀,以瓷瓶收贮。每服七厘,烧酒调,百花酒送下;并用酒调敷伤处。

【主治】一切跌打伤损。

02187 七厘散(《伤科补要》卷四)

【组成】乳香 没药(各去油)净一钱 巴霜(去油) 血竭 自然铜(煅) 硼砂 半夏各一钱 归尾二钱

【用法】上为末。每服七厘,老酒调下。

【功用】散瘀定痛。

02188 七厘散

《春脚集》卷四。为原书同卷"接骨秘方"之异名。见该条。

02189 七厘散(《救伤秘旨》)

【组成】地鳖虫(去头足) 血竭 硼砂各八钱 蓬术(醋炒) 五加皮(酒炒) 菟丝子 木香 五灵脂(醋炒) 广皮各五钱 生大黄 土狗各六钱 朱砂 猴骨各四钱 巴豆霜 三棱 青皮 肉桂(去粗皮,不见火)各三钱 赤芍(酒炒) 乌药(炒) 枳壳 当归(酒炒) 蒲黄(生熟各半)各二钱 麝香一钱五分

【用法】上药各为末。伤轻者服七厘,重者服一分四厘,最重者服二分一厘,陈酒冲服。

【主治】跌打损伤,瘀血攻心者。

02190 七厘散(《青囊全集》卷上)

【组成】田三七一钱 豆砂五分 梅片五分 乳没各一钱 儿茶一钱 红花一钱五分 猴结一钱五分(研末)

【用法】口服,每用七厘;或搽涂。

【主治】跌打损伤。

02191 七贴方(《景岳全书》卷六十四)

【组成】防风 忍冬 皂刺 蝉退(去头足) 连翘 白鲜皮 五加皮 荆芥 穿山甲(炒)各一钱 生地 木瓜(去心,忌铁) 僵蚕(炒)各一钱半 皂子七个 薏仁三钱 土茯苓四两

【用法】上用水四碗,煎二碗。食远分二次服。

【主治】杨梅绵花疮。

【宜忌】忌牛、羊、茶、酒、醋、房事。

02192 七星丸(《圣惠》卷四十九)

【组成】巴豆一两(去皮心,油煎令黄色,去油) 朱砂半两(细研) 槟榔半两 木香半两 丁香半两 乳香半两 肉豆蔻半两(去瓤)

【用法】上为末,入朱砂、巴豆等研令匀,面糊为丸,如麻子大。每服五丸,以温酒送下;汤水亦得。

【功用】化气消食。

【主治】食积。

02193 七星丸(《魏氏家藏方》卷一)

【组成】附子(生,去皮脐) 白附子(炮)各二钱 半夏(汤泡七次) 香附子(去毛) 天南星(汤泡七次)各半两 石膏一两 地龙三钱(去土)

【用法】上为细末,韭汁为丸,如梧桐子大。每服七丸,茶汤或温酒任下,食后、临卧服。

【主治】中风,痰涎雍盛。

02194 七星丹

《疡医大全》卷七。为原书同卷"提毒丹"之异名。见该条。

02195 七星汤(《辨证录》卷十)

【组成】玄参 麦冬各一两 天花粉三钱 甘草一钱 荆芥一钱 神曲一钱 桔梗二钱

【用法】水煎服。

【主治】传染瘟疫,眼角突然大肿,身骤发寒热,喉咙大胀作痛,骂詈发渴。

【加减】若鼻中出血,加犀角一钱,切不可用升麻代之,宁用黄芩一二钱。

02196 七星茶(《成方制剂》14册)

【组成】蝉蜕 淡竹叶 灯心草 防风 钩藤 僵蚕 麦芽 神曲 天竺黄

【用法】上为粗粉及碎片,每盒装15克。煎服,小儿周岁以下一次1盒,未满周岁减半,一日2次。

【功用】驱风,消食,定惊。

【主治】小儿伤风咳嗽,积食,夜睡不宁。

02197 七星剑(《外科正宗》卷二)

【组成】野菊(嫩头) 苍耳头 豨莶草 半枝莲 地丁草各三钱 麻黄一钱 草河车二钱

【用法】用好酒一斤,煎至一碗。滤清热服。被盖,汗出为度。

【主治】❶《外科正宗》：十三种疔疮初起，憎寒作热，恶心呕吐，肢体麻木，痒痛非常，心烦作躁，甚者昏愦。❷《医钞类编》：疗毒走黄，心烦昏愦。

【临床报道】疔疮：《中医杂志》[1957;(10):535]用七星剑汤治疗疔疮六例，体温38℃以上，加连翘、银花；心烦口渴加黄连、山栀；局部炎肿剧烈，加丹皮、赤芍；恶寒，以薄荷代麻黄。平均4～5天体温恢复正常，5～6天局部炎症消失。

【备考】冬月无鲜草，宜预采阴干，临时煎服之。

02198 七星剑（《青囊全集》卷下）
【组成】野黄菊花（鲜者更妙，连槐苗并用）一两 豨莶草五钱 苍耳子三钱 天麻三钱 木通一钱五分 蚤休一两五钱 地丁草三钱
【用法】半枝莲为引。急服之。
【主治】疔毒走黄，呕热恶寒。

02199 七星散（《外台》卷九引《深师方》）
【组成】蜀椒（汗） 桑根白皮 芫花根皮 款冬花 紫菀 代赭 细辛 伏龙肝各一两
【用法】上为散，取作七星聚，聚如扁豆大，以竹筒口当药上，一一嚼咽之，令药入腹中。先食讫，即服药，日三服。后三日不愈，复作七聚，以一胾肉炙令熟，以转展药聚上，令药悉在炙肉中。仰卧咬咀炙肉汁，令药力歆歆，皆毒螫咽中；药力尽，吞肉。前后所疗皆不至，食肉便愈。若不愈，复作如初法，必愈乃止。
【主治】三十年咳嗽。
【宜忌】羊、牛、鹿肉皆可用，勿用猪肉。忌生菜。
【备考】《千金》无蜀椒、芫花根。

02200 七星散（《医心方》卷三引《耆婆方》）
【组成】秦艽 独活 茯神 薯蓣 天雄 山茱萸 藁本春各四分，夏各二分，秋各八分，冬各十二分
【用法】上为散。以酒服方寸匕，一日二次。
【主治】风气风眩，头中风病，中风脚弱，风湿痹病。

02201 七星散（《圣济总录》卷一三七）
【组成】干蝎（七节者） 白僵蚕（直者）各七枚
【用法】上为散。每服三字。用好酒一盏，入羊蹄根汁、并蜜少许调服。晡时一浴，仍用羊蹄根滓揩浴。
【主治】诸癣。

02202 七星散（《产宝诸方》）
【组成】生苎根二合（切片） 糯米一合 阿胶五片 人参一分 紫苏二十叶 姜汁一合 枣子十枚
【用法】上用水二大碗，煎至一碗，分两三服。寻常合半料，用水一碗，煎至一盏，去滓之。
【功用】安胎。

02203 七星散（《杨氏家藏方》卷八）
【组成】成炼钟乳粉（别研） 款冬花 佛耳草 肉桂（去粗皮）各半两 白矾三钱（飞过） 甘草三钱（炙）
【用法】上为细末。每服半钱，分七处，食后用芦管逐一吸之，用温白汤少许送下。
【主治】肺气虚寒，咳嗽不已，渐成劳证。

02204 七星散（《准绳·幼科》卷六）
【组成】黄耆 芍药各二钱 人参 桂心各一钱 黑鱼一个

【用法】上前四味，共研为末。置黑鱼肚内。升麻酒煮熟，连药食之。凡上焦痒，吃头；中焦痒，吃身；下焦痒，吃尾。
【主治】小儿痘疮身痒。

02205 七星散（《产孕集·补遗》）
【组成】川乌三钱 草乌三钱 桂枝 当归 甘松 紫荆皮各五钱 细辛二钱
【用法】上为细束，加飞面一两五钱，用高粱烧酒调和，隔水炖热，敷伤处。
【功用】止痛消肿。
【主治】妊娠跌仆伤痛，红肿不能行动。

02206 七香丸
《圣惠》卷九十八。为原书卷七十"沉香丸"之异名。见该条。

02207 七香丸（《博济》卷二）
【组成】丁香二分 官桂一分 青皮半两 巴豆二十粒（去皮膜，以纸压出油用） 缩砂半两（去皮） 木香一分 槟榔三枚
【用法】上为末，醋糊为丸，如绿豆大。每服十丸至十五丸，姜汤、茶、酒任下。
【功用】消化酒食霉，破心胸冷气。
【主治】心胸冷气，攻刺疼痛。

02208 七香丸（《圣济总录》卷八十八）
【组成】零陵香（去梗） 甘松香（去土）各一两 藿香（去梗） 木香各一两半 丁香皮（锉） 沉香各半两 麝香（研） 红豆蔻（去皮） 草豆蔻（去皮） 毕澄茄各一分 山芋 槟榔（煨）各二两 厚朴（去粗皮，生姜汁炙熟） 白术 半夏（汤洗七遍，去滑） 人参 青橘皮（汤浸，去白，焙） 白豆蔻（去皮） 蒟酱各一两 陈橘皮（汤浸，去白）三分 甘草（炙）一两半
【用法】上为末，面糊为丸，如梧桐子大。每服二十九，食前生姜汤送下。
【主治】虚劳。脾胃虚冷，寒痰呕吐，心腹胀满疼痛，水谷不消。

02209 七香丸（《圣济总录》卷一一八）
【组成】白豆蔻仁 丁香 藿香 零陵香 青木香 白芷 桂心各一两 香附子二两 甘松香 当归各半两 槟榔二枚 沉香一两
【用法】上为末，炼蜜为丸，如大豆大。常含一丸，咽汁，日三夜一；亦可常含咽汁。
【功用】下气去臭。
【主治】口及身臭。
【宜忌】慎五辛。
【备考】服药后，五日口香，十日体香，二七日衣被香，三七日下风人闻香，四七日洗手水落地香，五七日把他人手亦香。

02210 七香丸（《卫生总微》卷十引张涣方）
【组成】青皮（浸，去瓤，一半生，一半炒）一两 肉豆蔻半两（面裹煨，令香熟） 牵牛一两（炒）
【用法】上为末，糊为丸，如麻子大。每服二三十丸，生姜米饮下，不拘时候。
【主治】小儿吐泻，不近乳，心腹胀满，小便不利。

二画

七

02211 七香丸（《百一》卷二引徐家方）

【组成】甘草（锉碎，炒） 甘松（去土，拣净） 缩砂仁 丁香皮 姜黄 益智各一两 香附子（擦去毛，净）二两

【用法】上为细末，汤浸蒸饼为丸，如小梧桐子大。每服二十九至三十丸，细嚼，白汤送下。

【功用】《普济方》：化积气，消宿食，止泻痢。

【主治】❶《百一》：翻胃。❷《普济方》：呕逆。

02212 七香丸

《百一》卷二引冯仲柔传徐家方。为《局方》卷三（绍兴续添方）"小七香丸"之异名。见该条。

02213 七香丸

《普济方》卷一七五。即《瑞竹堂方》卷一"木香丸"。见该条。

02214 七香丸（《普济方》卷一六八）

【组成】丁香 檀香 益智仁 甘草各一两 木香 蓬莪术各一两半 香附子一两半

【用法】上用甘草膏为丸，如鸡头子大。每服二三粒，姜汤嚼下；治一切结实，冲胸膈恶气，用水、姜汁煎服。

【功用】通中快气。

02215 七香丸（《普济方》卷三九三）

【组成】木香 丁皮 檀香 甘松 丁香各三钱 陈皮（去白） 缩砂仁各五钱 三棱 莪术各五钱（醋煮） 白豆蔻三钱 香附子（炒去毛）二两 益智仁三钱

【用法】上为末，糊为丸，生姜汤吞下。

【功用】消食快膈，和胃止痛。

02216 七香丸（《婴童百问》卷五）

【组成】木香一钱五分 丁香一钱五分 八角茴香（炒）一钱五分 枳壳一钱 三棱一钱 青皮一钱 蓬莪术一钱（细切，用巴豆七粒，去壳同炒赤色，不用巴豆）

【用法】上为细末，煮糊为丸，如黍米大。每用三十丸，空心米饮下。

【主治】小儿因伤积，结成癖块，其症如肠澼之疾，便利无度，滑不成粪，似痢非痢。

02217 七香丸（《嵩崖尊生》卷九）

【组成】香附二钱 麦芽一钱 丁香皮三钱半 砂仁 藿香 官桂 甘草 陈皮各二钱半 甘松 乌药各六分半

【用法】蜜为丸服。

【主治】❶《嵩崖尊生》：伤寒物，内寒。❷《医级》：脾胃虚冷，胸膈噎塞，渐成膈气，及脾泄泻利，反胃呕吐。

【宜忌】《医级》：忌生冷、油腻。

02218 七香丸（《青囊秘传》）

【组成】香附三两 麦芽二两 砂仁一两 甘松一两 甘草二两五钱 陈皮二两五钱 丁香一两 檀香二两 官桂二两五钱 乌药二两 藿香三两 木香二两

【用法】上药为末，水叠为丸，如弹子大，降香一两研末为衣。每服一丸。

【主治】胃痛。

02219 七香饮（《霍乱论》卷下）

【组成】乌药 香附 枳壳 厚朴 木香 陈皮 紫苏

【用法】水煎服。

【主治】七情郁结，寒食停滞，而成霍乱者。

02220 七香饼（《临证指南医案》卷十）

【组成】香附 丁香皮各一两二钱 甘松八钱 益智仁六钱 砂仁 蓬术 广皮各二钱

【主治】穉年夏月，食瓜果水寒之湿，着于脾胃，令人泄泻。

【备考】《温热经纬》引本方用法：上为末，神曲糊调匀，捏成饼子，每重一二钱，干之。用时杵碎，水煎服。

02221 七香散（《圣济总录》卷一二〇）

【组成】蔓荆实（去皮） 荆芥穗 地骨皮 防风（去叉） 莎草根（炒，去毛） 白芷各一分 草乌头三枚 麝香（研）少许

【用法】上为散。每用三钱匕，水一盏，煎沸，热含冷吐。

【主治】风蛀牙疼及牙宣。

02222 七香散（《点点经》卷三）

【组成】丁香 沉香 木香 乳香各二钱 降香三分 雀香 茴香 陈皮 青皮 枳实 厚朴 槟榔各一钱半 肉桂一钱 寸香（冲服，引）

【功用】定痛。

【主治】血凝气滞，肚腹疼痛。

02223 七香散（《幼科金针》卷上）

【组成】香附 缩砂仁 益智仁 陈皮 蓬术 丁香 甘松各等分

【用法】上为末。生姜汤调服。

【主治】小儿胎寒，面青㿠白，吐沫转乳，啼哭惊悸。

02224 七胜丸（《圣济总录》卷五十一）

【组成】威灵仙（去土） 当归（酒浸，切，焙） 附子（炮裂，去皮脐） 天麻各一斤 桂（去粗皮） 牛膝（去苗，酒浸，焙） 干姜（炮）各半斤

【用法】上为细末，酒煮面糊为丸，如梧桐子大。每服二十丸，温酒送下，日二夜一。

【主治】肾着，腰冷痹，腹急痛，腰膝疼不可行，脚气。

02225 七胜饮（《圣济总录》卷一六二）

【组成】干姜半两（炮） 黄连（去须） 桃仁（去皮尖双仁，炒） 当归（切，焙） 常山（锉） 柴胡（去苗） 猪苓（去黑皮）各一两

【用法】上为粗末。每服三钱匕，水一盏，煎至七分，去滓，当未发前空心温服，欲发时再服。

【主治】产后寒热疟，烦渴引饮，头疼体痛。

02226 七宣丸（《医方类聚》卷八十六引《千金月令》）

【组成】大黄十五两 枳壳（去瓤子，炒） 柴胡 诃黎勒皮各三两 槟榔仁六两 青木香五两

【用法】上为末，蜜为丸。初服二十丸，加至四十丸，疾在下，空腹服；在上，食后服，酒、饮下并得。

【主治】冷热气疾，癥癖结聚，疝气。

02227 七宣丸（《外台》卷三十一引《必效方》）

【组成】大黄十五两 枳实（炙） 青木香 柴胡 诃黎勒皮各五两 桃仁六两（去皮尖，熬） 甘草四两（炙）

【用法】上为末，蜜为丸，如梧桐子大。每服二十丸，以酒送下，稍加至五十丸，病在下，空腹服，病在上，食后

服。以宣利为度。若是初生孩子，可与三丸、五丸，稍稍加之，取通利。

【主治】风气结聚，宿食不消，兼沙石、皮毛在腹中；积年腰膝疼痛，寒冷如冰石，脚气冲心，愤闷将死，头旋暗倒，肩背重闷，心腹胀满，胃膈闭塞；风毒肿气连及头面，及大小便或利涩，脾胃气不理，不能饮食，夜卧脚转筋，脉掣痛，恍恍然眠寝不安。

【备考】❶《外台》引《必效方》：此药功效不可尽说，如前十数种病，则须服七宣丸。自外轻病，不妨与五补丸兼服，循环不辍。❷按：本方为原书"五补七宣丸"之第二方。

02228 七宣丸（《云歧子保命集》卷下）

【组成】大黄一两 桃仁十二个（去皮尖） 木香五钱 槟榔五钱 诃子皮五钱

【用法】上为细末，炼蜜为丸，如梧桐子大。每服五十丸，温水送下。

【主治】❶《云歧子保命集》：伤寒汗下后，里急后重下利者。❷《杂病源流犀烛》：胃实，大便秘结。

02229 七宣丸（《魏氏家藏方》卷八）

【组成】木香（不见火） 羌活 枳壳（去瓤，麸炒） 川芎各一两 诃子（去核） 大黄（蒸一次） 当归（去芦）各半两

【用法】上为细末，炼蜜为丸，如梧桐子大。每服二十丸至五十丸，米饮送下，不拘时候。

【主治】脚气之后，脏腑不顺利者。

02230 七神丸（《圣惠》卷六十六）

【组成】斑蝥三十枚（去头翅足，以糯米拌炒，米黄为度） 露蜂房半两（烧灰） 蛇蜕皮一条（烧灰） 猬皮一两（烧灰） 麝香一分（细研） 雄黄半两（细研） 朱砂三分（细研，水飞过）

【用法】上为末，入研了药令匀，煮枣肉为丸，如梧桐子大。每日七丸，空心以糯米粥饮送下。如腹内觉有小痛，及憎寒，即减两丸。

【主治】瘰疬数年不愈，根株渐大，流注四肢。

02231 七神丸（《痘疹仁端录》卷十三）

【组成】肉果 骨脂 人参 麦芽 姜

【用法】煮枣肉为丸。每服一钱，参汤送下。

【主治】肾泻。

02232 七神丸（《医学集成》卷三）

【组成】焦术二两 茯苓 故纸 前仁各一两 吴黄 肉蔻 木香各五钱

【用法】蜜为丸。大枣汤送下。

【主治】肾虚，五更作泄。

02233 七神丹

《卫生总微》卷五。为《圣惠》卷八十五"七圣丹"之异名。见该条。

02234 七神汤（《解围元薮》卷四）

【组成】蜂房三钱 僵蚕二钱 角子五个 淡竹叶二十片 灯心（七寸长）二十根 土茯苓四两

【用法】用虾蟆一只，刮去腹中垢，风干，切四块，每帖下一块，水煎服。

【主治】疠风，筋骨疼痛，久不愈者。

【备考】如服虾蟆左前足则愈左手病，服左后足则愈左足病，右亦然。一二帖发起，三帖势定，四帖收功。

02235 七神散（《圣济总录》卷十）

【组成】防风（去叉） 羌活（去芦头） 桂（去粗皮） 地骨皮（去土） 芎䓖 细辛（去苗叶） 虎骨（酒浸一宿，酥炙黄）等分

【用法】上为细散。每服一钱匕，温酒调下。

【主治】白虎风，昼静夜发，痛彻骨髓，狂言妄见。

02236 七神散

《卫生总微》卷八。即《董氏小儿方论》"救生散"去朱砂。见该条。

02237 七神散（《准绳·疡医》卷二）

【组成】苦花子 紫金藤 金脑香 大小青 仙人薯 土木香 百丈光（即土人参）

【用法】上药加薄荷煎，去滓，调雄黄末服。

【主治】因剥割瘴死牛、马、猪、羊以中其毒者；或因食瘴死牛、马、猪、羊之肉而中毒者；或因蛇伤之毒者。

02238 七神散（《简明医彀》卷五）

【组成】龙胆草钱半 黄连 防风各一钱 升麻七分 草豆蔻（建宁者，研）十粒 北细辛（连叶）二分 炙草四分

【用法】水一钟，煎半钟。哈一口含浸患处，少时咽。痛甚，继以姜黄、白芷、川芎、细辛末，椒、盐汤漱，敷患处。

【主治】齿痛。

02239 七神散（《外科证治全书》卷四）

【组成】黄柏（蜜涂，炙九次，研末）一钱 僵蚕（新瓦焙燥，为末）一钱 儿茶五分（研末） 制乳香五分 制没药五分 冰片五分 人中白（煅末）一钱

【用法】上为极细末。吹之。

【主治】杨梅结毒在咽喉者。

02240 七退散（《医方类聚》二六五引《经验良方》）

【组成】鸡翁脚粗黄皮 鹅脚黄皮 抱鸡子壳 人指爪 蝉蜕 羚羊角 猪后脚悬爪（不点地者）

【用法】上焙干或日干，为细末。煎羌活汤调下。

【主治】痘疮后，眼生翳。

02241 七真汤（《冯氏锦囊·痘疹》卷十四）

【组成】淫羊藿三分（多则发痒） 人参八分 穿山甲（土炒）三分 黄耆一钱五分 甘草五分 川芎（酒洗）五分 当归（酒洗）八分（一方加木香二分）

【用法】加生姜、大枣、糯米，水煎服。

【主治】痘不起胀灌浆。

02242 七真膏（《外科大成》卷四）

【组成】乳香（去油） 没药（去油） 三七（焙） 轻粉 儿茶各三钱 麝香四分 冰片三分

【用法】上为末，罐收听用。遇杖者，勿经汤水，用白蜜调敷。

【功用】生肌。

【主治】杖伤。

02243 七胰散（《赤水玄珠》卷十三）

【组成】瓦楞子（煅） 天蓼花子各二两（一方水红花子只用七钱，无瓦楞子）

【用法】上为末。猪胰七个，针乱刺孔，同玄明粉四两煮熟，入前二末捣烂，焙干为末。每服二钱，酒下。为丸服

亦可。

【主治】疟母。疟后左胁之下，皮里膜外有块，大如掌许。

02244 七胰散（《赤水玄珠》卷十三）

【组成】皮消七钱　猪胰七个

【用法】每一钱皮消擦一胰，醃七日，铁器上焙干燥，为末服。

【主治】痞气，积块。

02245 七消丸

《成方制剂》20 册。为原书同册"湿消丸"之异名。见该条。

02246 七蚰丹（《疡科选粹》卷五）

【组成】蜒蚰七条。

【用法】捣烂。敷疮上。

【主治】痔疮。

02247 七情汤（《女科切要》卷三）

【组成】肉桂　陈皮　人参　甘草

【用法】水煎服。

【主治】妊娠内伤七情，胎动不安者。

02248 七淘散（《医方类聚》卷二四五引《施圆端效方》）

【组成】舶上硫黄一两　五灵脂二两　滑石三两

【用法】上为细末。每服半钱，浆水浮油，抄药在油上，沉下淘七次，去浮油，冷服。

【主治】小儿霍乱，吐泻不止。

02249 七液丹（《大生要旨·续编》）

【组成】上滑石十二斤　鲜佩兰叶汁　鲜藿香叶汁　鲜菜菔汁　鲜苏叶汁　鲜荷叶汁　鲜侧柏叶汁各三十两　生锦纹大黄三十两（晒干，研细末，用好陈酒二斤拌入）

【用法】上将滑石研极细去脚，称准斤两；用粉甘草三十两泡汤，浸漂飞净，以甘草汤尽为度，摊晒瓦盆内。七液不分先后随时倾入，惟柏叶难于取汁，须投生藕汁中，一同捣烂，方绞得汁出；待诸药俱已拌入，晒干研细，收贮。每服四钱，做成一大丸，晒干封固，易于携带。治痢疾，红者用黑山栀一钱，白者用生姜三片，煎汤化服；治疟疾，用生姜三大片，制半夏一钱，煎汤化服；治烂喉痧，一切杂症，白滚汤送；治大热不退，发斑发痧，不得透达，轻重一二服，重者二三服；治诸般痧气，重者此丹虽投，犹恐缓不济急，当以卧龙丹吹鼻取嚏，即与八宝红灵丹一分调下，如无，即紫金锭，塘棲痧药皆可；治外症，用姜汁调敷；火丹膀红肿发痛，葱汁调敷，壮实之体，及症重，服五六钱亦不妨。小儿减半。

【主治】❶《大生要旨·续编》：瘟疫，疟痢，烂喉丹痧斑疹，伤寒时毒，疮毒痈疽，暑风猝忤，霍乱吐泻，诸般痧气。❷《中药成方配本》（苏州）：暑湿温邪，蕴伏三焦，寒热无汗，腹痛便秘或 s。

02250 七粒散（《鲁府禁方》）

【组成】柿蒂七个（焙干）

【用法】上为末，黄酒调下。外用雄黄二钱，酒一盏，煎至七分，急令患人嗅其热气即止。或用硫黄、乳香等分，酒煎嗅之亦可。

【主治】咳逆。

02251 七雄汤（《引经证医》卷四）

【组成】麻黄　桂枝　附子　干姜　杏仁　羌活　甘草

【主治】年深不愈之头痛。

02252 七禽散

《医心方》卷二十六引《大清经》。为原书同卷引《金匮录》"七禽食方"之异名。见该条。

02253 七蒸丸（《朱氏集验方》卷七）

【组成】鹿茸七两　酸枣仁半两（去壳）　石莲肉半两（去心）　白茯苓一两　菟丝子一两（净洗）　肉苁蓉一两　益智仁一两（去壳）　北茴香半两（青盐拌匀）

【用法】上将鹿茸切片，分作七份，以碗七只，各蒸一份；以好酒一升，每处用药一份，同浸一宿，连碗排饭上蒸，饭熟取出为度，和匀焙干，为末，以山药十两，煮糊为丸，如梧桐子大，朱砂为衣。每服五十丸至一百丸，枣汤送下。

【主治】鼻衄。

02254 七福饮（《景岳全书》卷五十一）

【组成】五福饮加枣仁二钱　远志三五分（制用）

【用法】水二钟，煎七分，食远温服。

【功用】❶《景岳全书》：收复神气。❷《笔花医镜》：安神魂，敛心气。

【主治】气血虚亏，心神不安。

❶《景岳全书》：气血俱虚，心脾为甚者。❷《会约》：大恐大慎，损伤心脾肾气，神消精竭，饮食减少。❸《笔花医镜》：心血虚而惊悸者。

02255 七熬丸（《千金》卷四）

【异名】大黄丸（《圣济总录》卷二五一）。

【组成】大黄一两半　前胡（一作柴胡）　芒消（熬）各五两　葶苈　蜀椒（并熬）各六铢　生姜　芎劳各十八铢　茯苓十五铢　杏仁九铢（熬）　桃仁二十枚（熬）　虻虫（熬）　水蛭（熬）各半合　《千金翼》无芎劳。一方有䗪虫、牡丹各二两，为十四味。

【用法】上为末，炼蜜为丸，如梧桐子大。每服七丸，空腹以饮送下，一日三次。不知，加一倍。

【主治】月经不利，手足烦热，腹满，默默不欲寐，心烦。

【方论】《千金方衍义》：七熬之制，兼取抵当、陷胸之法。抵当方中虻、蛭未有不熬而用者，大陷胸丸杏仁、葶苈皆熬黑用，则专涤垢腻。杏仁、葶苈可熬，则桃仁、蜀椒、芒消无不可熬，熬则下气愈疾，大黄、芎劳、前胡、生姜皆下气之用耳。

02256 七鲜汤（《绛囊撮要》）

【组成】鲜藿香一钱五分　鲜首乌一钱五分　鲜荷叶边三钱　鲜生地五钱　鲜佩兰叶一钱五分　鲜建兰叶七瓣　鲜水梨七钱（连皮）

【用法】上药和匀，打汁滤清，用温开水冲服。

【主治】时疾厥逆。

02257 七精散

《圣济总录》卷一九八。为《圣惠》卷九十四"神仙七精散"之异名。见该条。

02258 七德丸（《景岳全书》卷五十一）

【组成】台乌药　吴茱萸（制）　干姜（炒黄）　苍术（炒）各二两　木香　茯苓各一两　补骨脂（炒）四两

【用法】神曲糊为丸，如梧桐子大。每服七八十丸或百丸，滚白汤送下。

【主治】生冷伤脾，泻痢肚腹疼痛。凡年壮气血未衰及寒湿食滞，宜和胃者。

02259 七磨散（《惠直堂方》卷二）

【组成】人参 枳壳 川贝 乌药 郁金 沉香 木香各一分

【用法】上药用清汤磨服。

【功用】消胸膈积食，不伤正气。

【主治】老年虚弱之人食积。

02260 七仙炒面

《仙拈集》卷三。为《良朋汇集》卷二"妙面"之异名，见该条。

02261 七圣饼子（《医方类聚》卷六十二引《经验秘方》）

【组成】黄连七寸（为细末） 巴豆仁七个

【用法】上为末，入蜜少许，和作饼子。放脐中，用艾炷灸之。以利为度。急用水洗去，以防泻脱。

【主治】时气结胸，发黄，药入口即吐。

02262 七里香汤（《鸡峰》卷十二）

【组成】七里香

【用法】上药炼汁。淋洗。一次便无。

【主治】腿膝肿生疮。

02263 七贤仙丹（《良朋汇集》卷一）

【组成】雄黄 朱砂 川乌（生） 蝉肚金玉 槟榔 乳香（去油） 巴豆霜各一钱

【用法】上为末，醋糊为丸，如急性子大。每服七丸，小儿三四丸，量用淡姜汤送下。如外科遍身瘾疹，恶毒初起，用金银花汤送下，病在上，食后服；病在下，食前服。

【主治】五积六聚，噎食转食，胃满作饱，胃中作痛，心腹胀满，小儿食积，大肚青筋。

02264 七味赤散（《外台》卷二引崔文行方）

【异名】七物赤散（《圣济总录》卷二十二）。

【组成】朱砂 乌头（炮）各二两 细辛 踯躅 干姜 白术各一两 栝楼一两半

【用法】上为散。每服半钱匕，用酒调服。汗出解；不解，增至一钱匕。

【功用】辟毒气疫病。

【主治】伤寒热病。

【宜忌】忌桃、李、雀肉、生菜、猪肉、生血等物。

02265 七物赤散

《圣济总录》卷二十二。为《外台》卷二引崔文行方"七味赤散"之异名。见该条。

02266 七物浴汤（《圣济总录》卷一七九）

【组成】滑石屑二两 大黄二两 雷丸三十枚 麻黄一两半 苦参一两 石膏半两 秦皮一两

【用法】上为粗末。以水七升，煮取五升，去滓。避风处温浴儿，先从肢淋之。

【主治】小儿小便不通，发热腹满。

02267 七宝散子（《医方类聚》卷六十五引《龙树菩萨眼论》）

【组成】真珠 龙脑 琥珀 朱砂各少许 紫贝（烧过） 乌贼鱼骨 石决明（烧过）各等分

【用法】上为细末。夜卧时敷眼中。翳尽为度。

【主治】外障，眼翳膜渐生。

02268 七宝锉散（《直指》卷十二）

【组成】川常山 鸡心槟榔 青皮（刮去白） 甘草（炙）各半两 草果仁二钱半

【用法】上锉细。每服三钱，桃、柳枝各七寸，乌梅三个，水一大碗，煎至一半，稍冷，空心服。

【主治】暑疟，诸疟。

02269 七宝锉散（《普济方》卷二○○引《广南卫生方》）

【组成】常山（怀中怀干，生用） 槟榔 秦艽（洗去土） 甘草（炙）各等分

【用法】上为粗末。每服药三钱，入桃枝、柳枝各七寸，乌梅三枚，水二盏，煎至一盏，于未发日前临卧放温冷进一服，当发日绝早空心旋煎又温冷进一服。

【主治】疟疾。

【宜忌】忌热物半日以上。即饮食皆无忌。服药时须放温冷，细细呷吃。

02270 七宝漱散（《卫生鸿宝》卷二）

【组成】紫荆皮四钱 荆芥穗 薄荷叶各三钱 僵蚕（炒） 苦桔梗 防风各二钱 甘草（生）钱半

【用法】晒干，忌火，为末。煎数沸，去滓，满口细细漱服。

【主治】缠喉风、锁喉风、喉蛾、喉珠、悬雍风等证，初起肿痛，恶风发热。

【加减】兼伤寒，身疼骨节疼者，加羌活、苏叶；红紫肿痛甚者，加生地汁；舌苔垢，不大便者，加大黄；痰涎壅盛者，兼噙辛乌散。

【方论选录】方省庵曰：血结气壅，乃为喉风。君以荆皮，解血结也；臣以荆、防、蚕、薄，散风壅也；佐甘草以解毒，桔梗以载药上行。漱而服之者，欲使绾结之邪，尽从上散也。

02271 七厘胶囊

《中国药典》2010版。即《同寿录》卷尾"七厘散"改为胶囊剂。见该条。

02272 七星草散（《医级》卷八）

【组成】七星草（生于松、柏、冬青、鸡枫树上者为佳，余不选） 活鲫鱼（去鳞杂，将草置腹中）

【用法】用无灰酒蒸食。

【主治】诸般目疾未盲者。

02273 七粒金丹（《仙拈集》卷一）

【组成】人言五钱 精猪肉四两

【用法】将肉剁极碎，人言研细末，入肉内拌匀，外用黄泥裹好，炭火烧肉，烟尽取出，为末，米饭捣为丸，如麻子大，朱砂为衣。每服七丸，俟病正发时，半夜子时，新汲凉水送下。

【主治】哮吼。

02274 七粒金丹（《回生集》卷上）

【组成】鹁鸽粪

【用法】将瓦放火上烧红，放鹁鸽粪于红瓦上，自然成灰，研细。每服二三钱，好酒送下。即愈。

【主治】哮吼。

02275 七禽食方（《医心方》卷二十六引《金匮录》）

【异名】七禽散（《医心方》卷二十六引《大清经》）。

【组成】泽泻（七月七日采） 柏实（八月朔日采） 葵

藜（七月七日采） 菴芦（八月采） 地衣（即车前实，八月采） 蔓荆实（九月采） 白蒿（十一月采）各等分

【用法】皆阴干，盛瓦器中，封涂无令泄气，正月合下筛，美枣三倍诸草，美桂一分，置革囊中无令泄。以三指撮，至食后为饮服之。

【功用】延年益寿。长服耳目聪明，夜视有光，气力自倍，筋骨坚强。

02276 七元归真膏

《遵生八笺》卷十三。即原书同卷"九转长生神鼎玉液膏"之七转方。见该条。

02277 七气手拈散（《准绳·女科》卷五）

【组成】玄胡索 小茴香 白芍药 干漆（炒） 枳壳各二钱 黄连 石菖蒲 香附子 苏叶各一钱半 没药 乳香各一钱 甘草六分

【用法】上锉散，分作二服。每服用水一盏半，加生姜三片，煎至七分，空心服。

【主治】产后心气攻痛。

02278 七气消聚散（《杂病广要》引《医学统旨》）

【组成】香附米一钱半 青皮 蓬术 三棱（俱醋炒） 枳壳（麸炒） 木香 砂仁各一钱 厚朴（姜制） 陈皮各一钱二分 甘草（炙）四分

【用法】水二钟，加生姜三片，煎八分，食前服。

【主治】因积聚相攻，或疼或胀初作者。

02279 七号晋象方

《杂病源流犀烛》卷二十一。为《痧胀玉衡》卷下"阿魏丸"之异名，见该条。

02280 七仙夺命丹（《仙拈集》卷一）

【组成】雄黄 硼砂各二钱 乳香一钱 乌梅十二个（去核） 绿豆 黑豆各四十九粒 百草霜一钱

【用法】上为末，乌梅肉捣匀为丸，如弹子大，朱砂二钱，研细为衣，阴干收固。每服一丸，空心口含自化，用茶漱口咽下，过三四日再服。

【主治】噎膈。

02281 七白挺子膏（《医方类聚》卷八十引《千金月令》）

【异名】七白膏（《御药院方》卷十）。

【组成】白芷 白蔹 白术 白附子 白茯苓 细辛各一分 白及三分

【用法】上为细末，以鸡子白和为挺子，如姜芽大，阴干。每洗面讫，以浆水于面上磨涂之。

【功用】令面手光白细润，去點。

02282 七汁救命膏（《同寿录》卷二）

【组成】茅根汁 竹沥汁 萝卜汁 韭菜汁 生藕汁 梨汁 人乳 童便（须清白者） 无灰好陈酒各一饭碗 姜汁一小杯（听用） 川贝母 白硼砂 白茯苓各六钱（为末） 天冬 麦冬 地骨皮各四两 泽泻一两 知母 黄柏各二两

【用法】以上粗药六味，用河水十大宫碗，煎至四碗，滤去滓，澄清，用重绢再沥过，方下前汁酒共十味，再熬至滴水不散为度，方下贝、硼、苓三末，收成膏。每用白滚汤调服二三匙。

【主治】痨怯咳嗽。

02283 七圣回疗散（《同寿录》卷四）

【异名】七圣散（《理瀹》）。

【组成】朱砂 雄黄 火消 硇砂 青盐 硼砂 胆矾各等分

【用法】上为细末。挑破见血，点之。

【主治】一切疔疮。

02284 七圣君子散（《袖珍》卷三引《烟霞圣效方》）

【组成】白樟柳根 葛根 桑白皮 甘遂 葶苈子 槟榔 牵牛各等分

【用法】上为末。每服三钱，病重服七钱，煎绿豆汤调下。如服药取下虫，或如脑长虫相似。

【主治】一切水食鼓病。

【宜忌】忌生硬、油腻、荤腥、盐、酱、面、鱼、肉一切发病之物，房室一百日；宜服白粥米食补之。

【备考】要辨患人：面生黑色者，肝死；两肩凸者，肺死；脐中突出者，脾死；两手无纹者，心死；下注脚肿者，肾死。此五证内显一证者，不治也。

02285 七圣紫金锭（《准绳·疡医》卷二）

【组成】土木香 苦花子 仙人薯 晚蚕砂 柏花各一两 朱砂 雄黄各三钱

【用法】上为末，秫米糊为丸。以毛屎梯根，磨水化下。

【主治】疔疮，瘴气，时毒。

02286 七圣截疟散（《胎产心法》卷上）

【组成】柴胡一钱五分 黄芩 知母各一钱 常山八分（白酒煮干，炒紫色，再用白术煎水煮透更妙） 草果仁五分 乌梅二枚

【用法】水、酒各半煎，露一宿。临发日五更温服。

【功用】截疟。

【主治】疟久不退转甚者。

【宜忌】忌生冷、鸡鱼、面食。

【备考】原方有炙甘草，予恐常山合之而作吐，故去之。

02287 七百五十丸（《鸡峰》卷十九）

【组成】葫芦巴 破故纸 丁香 荜澄茄 大椒各一百个 巴豆 乌梅各二十五个 木香半两

【用法】上为细末，水煮面糊为丸，如黍米大。每服五丸，食后茶汤送下。

【功用】行水，补虚，和气，进饮食，消滞积。

【主治】水气。

02288 七伤通气散（《回春》卷三）

【组成】牙皂二两（火煅） 大黄二两（面包烧熟） 硇砂二钱 巴豆六钱（去油二钱） 当归二钱半

【用法】上为末。每服一分或二分，引用好酒一口调服；不饮酒者，滚白水亦可。引不许多，引多动一二行。此药服之，不吐则泻，不泻则吐。

【主治】十膈五噎，腹内久积气块，伤力呕吐膨胀；兼治小儿惊风痰响，上窜天钓，吐痰即愈；又治中风不语。

02289 七转灵应丹（《丹溪心法附余》卷十八）

【组成】芫荑五钱（取末四钱） 牵牛五两（取头末三两） 槟榔五两（取净末三两） 大黄五两（取净末三两） 木香五钱（取净末四钱） 雷丸四两（取净末三两） 锡灰一两（煅，取净末三钱）

【用法】上各取净药末，一处拌匀，葱白汤露一宿为丸，如黍米大。每服四分；病深年远者，加至五分，用葱白汤露

一宿，早晨空心冷下。取出病根，日晚用温粥补之。

【主治】山岚瘴气，蛊毒，不问新旧诸积诸气；及妇人血瘕血闭，小儿肚大面黄疳积；一切心痛，诸般蛊毒。

【宜忌】忌生冷、硬物、荤腥等物三十日。孕妇不宜服之。

【加减】若失音者，加沉香、琥珀各五钱。

【备考】凡人面上白斑唇红，能食心嘈，颜色不常，脸上有蟹爪路者，便有虫也。

02290 七味人参丸

《校注妇人良方》卷七。为《外台》卷六引《许仁则方》"人参七味丸"之异名。见该条。

02291 七味三黄汤（《外台》卷三十八）

【异名】三黄汤（《圣济总录》卷一八四）。

【组成】豉五合（绵裹）栀子十四枚 枳实八分（炙）甘草（炙）前胡 大黄各一两 芒消二两

【用法】上切。以水七升，煮取三升，分服。以愈止。

【主治】乳石发动，热气上冲，食不下，饮酒解散，辄呕吐者。

02292 七味干漆散（《外台》卷十七引《崔氏方》）

【组成】干漆三两（熬烟断）干地黄八两 芍药二两 苁蓉二两 五味子二两 食茱萸四两 枸杞子四两

【用法】上为散。酒服方寸匕，渐加至二匕，日二服。以知为度。

【主治】虚羸。

【宜忌】忌芜荑。

02293 七味广枣丸（《中国药典》2010版）

【组成】广枣450克 肉豆蔻75克 丁香75克 木香75克 枫香脂75克 沉香75克 牛心粉75克

【用法】以上七味，粉碎成细粉，过筛，混匀。每100克粉末加炼蜜80～100克制成大蜜丸，另取朱砂粉末包衣，即得。每丸重6克。口服。一次1丸，一日1～2次。

【功用】养心益气，安神。

【主治】胸闷疼痛，心悸气短，心神不安，失眠健忘。

02294 七味白术汤

《景岳全书》卷六十四。为《小儿药证直诀》卷下"白术散"之异名。见该条。

02295 七味白术散

《校注妇人良方》卷二十一。为《小儿药证直诀》卷下"白术散"之异名。见该条。

02296 七味半夏汤（《圣济总录》卷一七六）

【组成】半夏（汤洗十遍，炒）二两 紫菀（去苗土）桂（去粗皮）阿胶（炙令燥）甘草（炙，锉）各一两 细辛（去苗叶）款冬花各半两

【用法】上为粗末。每服一钱匕，水一盏，加生姜少许，煎至五分，去滓，投蜜一匙搅化，食后服，一日三次。

【主治】小儿上气，咳逆不止。

02297 七味圣神汤（《疡医大全》卷二十三）

【组成】金银花四两 蒲公英二两 人参 当归 甘草各一两 大黄五钱 天花粉二钱

【用法】水煎服。

【主治】骑马痈。

02298 七味地黄丸（《摄生秘剖》卷一）

【异名】肉桂七味丸（《证治宝鉴》卷三）、七味丸（《张

氏医通》卷十六）。

【组成】熟地 黄八两（忌铁，杵膏）山茱萸（酒润，去核）干山药（炒）各四两 牡丹皮（酒洗，微炒）白茯苓（去皮，乳制）泽泻（去毛，酒浸，焙）各三两 肉桂（去皮，忌火）一两

【用法】上为末，炼蜜为丸，如梧桐子大。每服三钱，空心淡盐汤送下。

【功用】❶《摄生秘剖》：引火归元。❷《北京市中药成方选集》：滋阴益气，补肾祛寒。

【主治】肾水不足，虚火上炎，发热作渴，口舌生疮，或牙龈溃烂，咽喉作痛，或形体憔悴，寝汗发热，五脏齐损，火拒上焦。

【宜忌】忌萝卜。

02299 七味地黄丸（《会约》卷十）

【组成】熟地八两 枣皮四两 山药四两 茯苓三两 泽泻两半 丹皮二两 肉桂三两 当归三两 白芍二两

【用法】炼蜜为丸。每早淡盐水送下。

【功用】补阴以舒气。

【主治】宗气动能应衣，上或见于胸臆，下或见于脐旁，无时振撼，不能安。

02300 七味地黄汤（《石室秘录》卷二）

【组成】肉桂一钱 熟地一两 山茱萸四钱 茯苓二钱 车前子一钱 泽泻一钱 丹皮一钱 山药一钱

【用法】水煎服。

【主治】肾气不能行于膀胱，小便不通。

02301 七味地黄汤

《幼科直言》卷二。为《四明心法》卷中"七味饮"之异名。见该条。

02302 七味竹茹汤（《保婴撮要》卷十九）

【异名】竹茹汤。

【组成】橘红 半夏各等分 白茯苓二分 甘草 竹茹 黄连（姜炒）葛根各二分

【用法】加生姜，水煎服。

【主治】小儿痘疮，胃经有热，吐逆作渴，手足并热。

02303 七味安神丸

《景岳全书》卷六十二。为《痘疹心法》卷二十二"安神丸"之异名。见该条。

02304 七味进食丸

《普济方》卷三九一。为《圣惠》卷八十八"代赭丸"之异名。见该条。

02305 七味豆蔻丸（《育婴家秘》卷三）

【组成】肉豆蔻（面裹煨）木香 砂仁各三钱 白龙骨 诃子肉各五钱 赤石脂 枯矾各七钱

【用法】上为细末，面糊为丸，如麻子大。量儿加减，小者十五丸，服止五十丸，米饮送下。

【功用】《中药成方配本》：温脾固肠。

【主治】❶《育婴家秘》：泻泄不止。❷《饲鹤亭集方》：久痢阳伤，积滞既彻，便滑不止；及小儿痘后，虚寒腹痛便泄。

02306 七味苍柏散（《医学入门》卷七）

【组成】苍术 黄柏 杜仲 故纸 川芎 当归 白

术各一钱

【用法】水煎服。

【主治】湿热腰痛，动止滞重，不能转侧。

02307 七味连翘汤

《外科精义》卷下。即原书同卷"五香连翘汤"去五香。见该条。

02308 七味羌活膏（《御药院方》卷十一）

【组成】羌活　独活　乌蛇肉（酒浸一宿，焙）各一两　天麻　全蝎　白僵蚕　人参各半两

【用法】上为细末，炼蜜为丸，如皂角子大，每两作五十丸。每服二丸，煎荆芥汤化下。

【主治】小儿急慢惊风，壮热发搐。

【备考】《普济方》：煎荆芥薄荷汤化下；一方麝香荆芥汤化下。

02309 七味阿胶散

《景岳全书》卷六十一。为《圣惠》卷七十五"阿胶散"之异名。见该条。

02310 七味肥儿丸

《景岳全书》卷六十二。为《卫生总微》卷十二"肥儿丸"之异名。见该条。

02311 七味定痛散（《摄生众妙方》卷九）

【组成】白术二钱　当归二钱　乳香一钱　没药一钱　甘草一钱　白芷一钱　羌活八分　人参一钱

【用法】上为细末，以水调成膏子。每服一钱，用无灰冷酒调下，随以热酒尽量饮。

【主治】❶《摄生众妙方》：伤损。❷《济阳纲目》：杖疮疼痛。

02312 七味枳术汤（《重订通俗伤寒论》）

【组成】枳实一钱（拌抄生晒术三钱）　六神曲　炒麦芽各三钱

【用法】先用浙茯苓三两、杜赤豆、车前草各一两，煎汤代水，将上药煎就，调process天一丸。

【功用】培元利水。

【主治】痰胀经逐水后，以此汤善其后，以杜复发。

02313 七味荡滞饮（《产科发蒙》卷二）

【组成】枳实七分　木香五分　当归　厚朴各六分　芍药一钱　槟榔七分　甘草三分

【用法】上以水二合，煮取一合，温服。

【主治】妊娠痢疾初发二三日，不问赤白，无表证，腹痛后重者。

02314 七味保婴汤（《韩氏医通》卷下）

【异名】保婴汤（《重庆堂随笔》卷上）。

【组成】老大米　黄土（炒）　苦竹叶　萝卜子　薄荷叶　灯心　麦芽

【用法】每服不过三钱，袋盛煮汤，任意喝饮，或加蜜少许。

【功用】❶《韩氏医通》：将养小儿。❷《重庆堂随笔》：调养脾胃。

【主治】《重庆堂随笔》：小儿诸病。

【方论选录】老大米主清胃，黄土养脾，苦竹叶、薄荷叶去热，萝卜子去食积，灯心去夜啼，麦芽和脾胃。上随证所主者多用，其余次之。

【备考】《重庆堂随笔》：此汤调养脾胃，已扼幼科之要，故可随证损益，以应诸病。若夏月泄泻，尤为妙方。即痘疹后调理，亦宜备此。此不可以平淡忽之而从事温补，致酿别恙也。

02315 七味活命饮（《疡医大全》卷九引《梅秘》）

【组成】生黄耆　川芎各三钱　金银花　蒲公英各一两　当归八钱　穿山甲（炙）　皂角针各一钱五分

【用法】上作一剂。水三斤，砂锅内煎一半，热服。避风取汗，静卧。

【功用】溃痈。

【主治】一切痈疽，气血虚惫，白塌下陷者。

02316 七味除湿汤（《普济方》卷一一八引《澹寮》）

【组成】半夏曲（炒）　厚朴（姜制）　苍术（米泔浸）各二两　藿香叶（去土）　陈橘皮（去白）　赤茯苓（去皮）各一两　甘草（炙）七钱

【用法】上锉。每服四钱，水一盏半，加生姜七片，大枣二枚，同煎至七分，去滓，食前温服。

【主治】寒湿所伤，身重体痛，腠理开汗出，大便溏泄，小便或涩或利，腰脚酸疼，腿膝浮肿，及胃寒呕逆。

02317 七味都气丸

《中国药典》2010版。为《症因脉治》卷三"都气丸"之异名。见该条。

02318 七味铁屑丸（《中国药典》2010版）

【组成】铁屑（诃子制）250克　北寒水石（奶制）300克　藏木香150克　木香100克　甘青青兰150克　红花150克　五灵脂膏80克

【用法】上制成丸剂。每丸重1克。口服。一次1克，一日2次。

【功用】行气活血，平肝清热止痛。

【主治】肝区疼痛，肝脏肿大。

02319 七味益母饮（《产科发蒙》卷四）

【组成】益母草　当归　川芎　芍药　干地黄　干姜（炮）　甘草

【用法】水煎，温服。

【主治】产后发热。

【方论选录】产后发热者，多因血虚而阳无所依，浮散于表也。勿妄为外感施治，宜七味益母饮，加尿瓦一二钱，内有四物补阴，益母行血，炮姜辛温从治，而能收浮散之阳以归于阴。

02320 七味渗湿汤

《景岳全书》卷五十四。为《局方》卷二（吴直阁增诸家名方）"渗湿汤"之异名。见该条。

02321 七味葡萄散（《中国药典》2010版）

【组成】白葡萄干180克　石膏90克　红花90克　甘草90克　香附60克　肉桂60克　石榴60克

【用法】上制成散剂。口服。一次3克，一日1～2次。

【功用】清肺，止嗽，定喘。

【主治】虚劳咳嗽，年老气喘，胸满郁闷。

02322 七味葱白汤

《活人书》卷十八。为《外台》卷三引《许仁则方》"葱白七味饮"之异名。见该条。

02323 七味葱白汤（《重订通俗伤寒论》）

【组成】防风一钱　苏叶嫩枝钱半　生姜皮一钱　淡豆豉三钱　秦艽钱半　络石藤三钱　鲜葱白四个　嫩桑枝一两

【功用】通络祛风。

【主治】风湿证。头痛发热，微汗恶寒，骨节烦疼，体重微肿，小便欠利，脉来浮缓，属风胜者。

02324 七味犀角汤（《圣济总录》卷一○八）

【组成】犀角（镑）三分　车前子　栀子仁各一两　木通（锉）　黄芩（去黑心）　大黄（锉，炒）　黄连（去须）各半两

【用法】上为粗末。每服五钱匕，水一盏半，竹叶七片，煎至七分，去滓，投芒消末一钱匕，食后，临卧温服。

【主治】风邪攻眼，碜痛晕翳。

02325 七味新消丸（《成方制剂》6册）

【组成】蟾酥　丁香　没药　牛黄　乳香　麝香　雄黄

【用法】上为小蜜丸，每瓶装2克。饭后服用，一次2克，一日3次；儿童酌减。

【功用】清热解毒，消肿止痛。

【主治】急性乳腺炎，丹毒，急性淋巴结炎及各部位的痈等症。

【宜忌】有药物过敏史者、胃及十二指肠溃疡者、体质虚弱者慎用，孕妇忌服。

02326 七味鳖甲丸

《普济方》卷三九一。为《外台》卷三十五引《广济方》"鳖甲丸"之异名。见该条。

02327 七物升麻丸（《本草图经》引《王方庆岭南方》（见《证类本草》卷六））

【组成】升麻　犀角　黄芩　朴消　栀子　大黄各二两　豉二升（微熬）

【用法】上为散，炼蜜为丸。觉四肢大热，大便难，即服三十丸，取微利为知；若四肢小热，于食前服二十丸。

【主治】❶《本草图经》引《王方庆岭南方》：服乳石后觉四肢热，大便难。❷《麻科活人全书》：麻疹伏而不出。

02328 七物升麻汤（方出《肘后方》卷二，名见《外台》卷三引《深师方》）

【异名】升麻散（《圣惠》卷十六）。

【组成】升麻　当归　黄连（去毛）　甘草（炙）　芍药　桂心　黄柏各半两

【用法】上切。以水三升，煮取一升，顿服之。

【主治】天行毒病挟热，腹痛下痢。

【宜忌】忌海藻、菘菜、猪肉、冷水、生葱等物。

02329 七物虎头丸

《东医宝鉴·杂病篇》卷七引《卫生宝鉴》。为《肘后方》卷二"虎头杀鬼方"之异名。见该条。

02330 七物厚朴汤

《袖珍》卷三引《圣惠》。为《金匮》卷上"厚朴七物汤"之异名。见该条。

02331 七物独活汤（《胡洽方》引张苗（见《外台》卷十九））

【组成】独活五两　葛根四两　干姜二两　桂心四两　半夏四两（洗）　甘草二两（炙）　防风三两

【用法】上咬咀。以水一斗，煮取三升，每服一升，一日三次。得少微汗出好。

【主治】脚弱，及中风湿，缓纵不随。

【宜忌】忌羊肉、饧、海藻、菘菜、生葱。

【临床报道】中风：骑士息王恕母年五十，纱扇自扇，汗出中风，口不得语，身缓不收，积一月困笃。张苗为作七物独活汤，服五剂得愈。

02332 七物柴胡汤（《伤寒微旨》卷上）

【组成】柴胡　苍术　荆芥穗　甘草　麻黄（去节）各一两

【用法】上为末。每服三钱，水一盏，加生姜一块如枣大（擘碎），大枣三个（擘破），同煎七分，去滓热服。

【主治】病人两手脉浮数或紧或缓，寸脉短及力小于关尺脉者。

【加减】三五服后汗未止，犹恶风者，加葱白三寸；如三五服汗犹未止，加当归一两，同煎服。

02333 七物理中丸（《伤寒微旨》卷下）

【组成】人参三分　生姜屑二两　藿香三分　白术二两　桔梗三分　葛根三分

【用法】上为细末，炼蜜为丸，如弹子大。每服一丸，水一盏，煎至七分，和滓热服。

【主治】伤寒阳虚阴盛，胃中寒，胸膈满闷，腹中胀痛，身体拘急，手足逆冷，两手脉沉迟，或紧或缓，寸脉短，及力小于关、尺脉者。

【加减】如二、三服后未快，手足逆冷，呕吐，加半夏二分，干姜二分（炮）。

02334 七物黄连汤（《千金》卷九）

【组成】黄连　茯苓　黄芩各十八铢　芍药　葛根各一两　甘草一两六铢　小麦三合

【用法】上各咬咀。以水七升，煮取三升，冷分三服；不能一升者，可稍稍服之。病势安乃卧。药主解毒气，服后胸中热及咽喉痛皆愈；其明日复煮一剂，如法服之，此汤无毒。小儿服者取三分之一，以水四升，煮得二升，稍稍服。

【功用】除热下气。

【主治】夏月伤寒，寒热相搏，四肢烦疼，发热，其人喜烦，呕逆支满，剧如祸祟。

02335 七制松香膏（《种福堂方》卷二）

【组成】松香三斤（第一次姜汁煮，第二次葱汁煮，第三次白凤仙汁煮，第四次烧酒煮，第五次闹杨花汁煮，第六次商陆根汁煮，第七次红醋煮）　桐油三斤　川乌　草乌　苍术　官桂　干姜　白芥子　蓖麻子各四两　血余八两

【用法】上药共入桐油内熬至药枯发消，滴水成珠，滤去渣，入牛皮膏四两烊化，用前制过松香，渐渐收之，离火，加樟脑一两，好麝香三钱，厚纸摊之。贴患处。

【主治】湿气。

02336 七制固脂丸（《验方新编》卷十一）

【组成】固脂十斤（一制淘米水浸一夜，晒七日；二制用黄柏二斤，熬浓汁，泡一夜，晒七日；三制杜仲、四制生盐、五制鱼鳔、六制核桃肉，俱照前；七制黑枣、糯米共煮粥，将固脂磨细末，和匀，捣融）

【用法】为丸，如梧桐子大。每早空心服一钱，淡盐水送下。每服至一月后，加三分，加至二钱为止。若阴虚水亏者，早服此药，晚服六味地黄丸。半年后方效。

二画

七

【功用】补火壮阳，固精种子，保真元，壮筋骨，健脾胃，长精神，除疾病。

【主治】命门火亏，下元虚损，耳聋眼花，腰痛腿软，肾冷精流，阳痿不举，小便过多，筋骨疼痛，肚腹畏寒，脾胃虚弱，饮食难消，夜多盗汗，精神疲倦，时爱躺卧。

【宜忌】忌食羊血，油菜（又名芸苔）、菜油。忌铁器。

02337 七制金铃丸 （《寿世保元》卷五）

【组成】川楝子（不蛀者）四十九个（去皮核，切片，分七制：七个用小茴香二钱五分慢火同炒，并用茴香；七个用破故纸二钱五分同炒，并用故纸；七个用黑牵牛二钱五分同炒，并用牵牛；七个用盐一钱同炒，并用盐；七个用斑蝥十四个先去翅翼同炒，去斑蝥不用；七个用巴豆肉十四个切作叫段同炒，去巴豆不用；七个用萝卜子二钱五分同炒，去萝卜子不用）　大茴香（炒）　青木香　南木香　辣桂各二钱五分

【用法】上为细末，酒糊为丸，如梧桐子大。每服三十丸，食前盐、酒送下。

【主治】外肾肿大，麻木痛硬，及奔豚疝气偏坠。

【加减】打坠瘀血证，加元胡索半两（略炒）、没药，为末，酒调下。

02338 七制香附丸 （《医学入门》卷八）

【组成】香附米十四两（分七分，一分同当归二两酒浸，一分同莪术二两童便浸，一分同牡丹皮、艾叶各一两米泔浸，一分同乌药二两米泔浸，一分同川芎、玄胡索各一两水浸，一分同三棱、柴胡各一两醋浸，一分同红花、乌梅各一两盐水浸。春三、夏二、秋七、冬十日，晒干）

【用法】取香附为末，浸药水打糊为丸，如梧桐子大。每服八十九丸，临卧酒送下。

【主治】诸虚百损，气血不调，月水前后，结成癥瘕；或骨蒸发热，四肢无力。

02339 七制香附丸 （《奇方类编》卷下）

【组成】香附米十四两（分作七分，酒、醋、盐、童便、小茴香二两，益智仁二钱　莱菔子二钱，凡浸，春、秋三日，夏一日，冬七日，同入砂锅内，用艾叶四两，无灰酒随煮随添，以黑色为度、取制香附七两）　归身四两（酒洗）　熟地四两（姜汁焙）　生地四两（姜汁焙）　白芍四两（酒炒）　抚芎三两　人参一两　白术（土炒）二两　白茯苓二两　枣仁二两（炒）　炙甘草九钱　天冬二两九钱　益母草四两　条芩（酒炒）二两五钱　砂仁（炒）一两五钱　阿胶二两（炒）　陈皮二两　山茱萸（酒蒸）二两　元胡索一两五钱（醋炒）

【用法】上为细末，用神曲四两，酒煮神曲糊为丸，如梧桐子大。每日空心服百丸。

【功用】《卫生鸿宝》：调经、保元理气，却病延年。

【主治】❶《奇方类编》：妇人经脉不调。❷《卫生鸿宝》：妇人郁怒伤肝，思虑伤脾，肢体困倦，面目枯黄，日晡潮热，夜静昼烦，胸膈膜胀，腰胁疼痛，饮食无味，神识不安，赤白带下，如是等情，渐致经水不调，或致半产漏下，久而不孕，亦有成劳；亦治山岚异气，老幼水土不服。

【方论选录】《卫生鸿宝》：香附为主，辛温能达各经，醋浸开气中之郁，消血中之滞；盐水浸，清坎中之阳；小茴香入水同炒干，以补腰滋肾；童便浸，滋离中之阳；益智仁入水同浸炒，培脾补肾强志；萝卜子入水同浸炒，化滞开胃；

酒浸，通十二经络。当归、熟地、川芎、白芍、人参、白术、茯苓、炙甘草、枣仁、天冬为臣。益母草、山萸肉、陈皮为佐。加条芩清血热，平肝热，去膈热，解心热，泻肺热；砂仁保安胎产；炼蜜润肺滋阴。其性清上达下，导滞和中。早，白汤下，清上焦之营；晚，温酒送，养下焦之血；或用清米汤，则补肺健脾；或用桂圆汁，则养心和血。修合不易，气味和平，血病用之效，气病服之灵，不但无孕者能孕，即有孕者，可以却病延年也。

02340 七制香附丸 （《验方新编》卷十一）

【组成】香附一斤（洗净，一制淘米水泡一夜，石上擦去毛，晒干；二制陈酒泡一夜，晒干；三制童便、四制盐水、五制牛乳、六制小扁黑豆煮水，俱照前；七制真茯神六两去皮、去木心）

【用法】上为末，炼蜜为丸，如弹子大。每早空腹服一丸。

【主治】心血亏虚，火不下降，水不上升，以致心肾不交，夜梦遗精，百药不效者。

02341 七制香附丸 （《饲鹤亭集方》）

【组成】制香附七两　生地　熟地　归身　白芍　益母草各四两　党参一两　茯苓　冬术黄肉　阿胶　蕲艾　枣仁各二两　川芎三两　天冬二两九钱　黄芩二两五钱　延胡砂仁各一两五钱　炙草九钱

【用法】神曲糊为丸服。

【主治】妇人一切月事不调，参前落后，赤白带下，气血凝滞，腹痛胁胀及胎产诸症。

02342 七宝牛黄丸 （《幼幼新书·拾遗方》）

【组成】朱砂　粉霜　轻粉各一钱　牛黄半钱　脑麝各一字

【用法】上为末，糯米糊为丸，如梧桐子大。每服二三岁半丸，四五岁一丸，煎金银薄荷汤磨下；月内小儿一丸分四服，百日内一丸分三服。量儿大小壮怯及病轻重加减。

【主治】《卫生总微》：小儿急惊，目睛上视，手足发搐。

【备考】《卫生总微》有雄黄。

02343 七宝如意丹 （《同寿录》卷一）

【组成】人参（去芦）一两　川乌（炮，去皮尖）二两　川连（去芦须）一两　茯苓（去皮）一两　桔梗（去芦）一两　干姜（慢火煨）一两　柴胡（去芦）一两　肉桂（去皮，晒）一两　菖蒲（洗净）一两　木香一两　紫菀（去须，洗净）一两　槟榔（鸡心者）一两　当归（酒洗净）一两　猪牙皂（去皮）一两　川椒（去子，炒）一两　吴茱萸（去梗，盐水浸一宿）一两　厚朴（去皮，姜汁浸）一两　巴豆（去壳，去油，净）　大附子（童便泡，去皮脐）一个

【用法】以上十九味，入白中杵三千下，炼蜜为丸，如梧桐子大，用好辰砂为衣，收贮瓶内，置洁净处。遇病照后开汤引，五更时吞服。蛊胀，每服五至九丸，甘草汤送下；痞块，每服五至九丸，蓬术汤送下；膈气、五般食积、心腹膨胀，心气痛，每服五至七丸，生姜汤送下；酒毒便红，每服三至五丸，温酒送下；阴证伤寒，每服九丸，姜汤送下；肠中气块，每服五丸，煨姜汤送下；腹中成块痛不止，每服五至七丸，皂角煎汤送下；疟疾，每服三至五丸，桃枝汤送下；误吞毒物，每服九丸，温酒送下；膀胱疝气肿痛，每服三丸，研萝卜子或茴香汤送下；喉闭，每服七至九丸，温酒送下；瘟疫

热病，每服三至五丸，井水送下；阴阳二毒、伤寒伤风，每服三至五丸，薄荷汤送下；岚瘴不服水土，伏尸传劳五痫，每服九丸，姜汤送下；癫狂，每服五至九丸，黑枣汤送下；怔忡，每服三丸，黑枣、荆芥汤送下；大麻风成块，面如虫行，口眼歪斜，脱眉烂肉，每服五至九丸，荆芥煎酒送下；偏身麻木，左瘫右痪，偏正头风，每服五至七丸，荆芥酒送下；鹤膝风，紫白点，风痰风癣，每服三至五丸，煎荆芥酒送下；肠风脏毒，每服三丸，陈米汤送下；消渴，泻泄，每服三丸，温酒送下；诸般痢，大小便闭，每服七丸，温酒送下；赤痢，每服五至七丸，黄连汤送下；白痢，每服五至七丸，甘草汤送下；气喘咳嗽，每服三至五丸，生姜汤送下；翻胃吐食，每服五至七丸，荜澄茄汤送下；五淋，每服五丸，甘草、灯心汤送下；腰背痛，每服三至五丸，盐汤送下；十肿水气，每服五丸，茯苓汤送下；黄疸，每服五丸，茵陈汤送下；诸痔，每服三丸，淡矾汤送下；血气刺痛，每服三丸，牛膝汤送下；产后肠痛下血，每服五丸，阿胶酒送下；血崩，每服五丸，百草霜调酒送下；死胎，每服七丸，苧麻煎酒送下；血晕头痛，每服三丸，姜汤送下；赤白带，每服三丸，丝绵灰调酒送下；月经不调及不受孕，每服五丸，艾醋汤送下；小儿急慢惊风，金银花、薄荷汤送下，一岁一丸，三岁三丸；疳虫，使君子、灯心汤送下，一岁一丸，三岁三丸；气痛，姜汤送下，一岁一丸，三岁三丸；唾涎咬牙，盐汤送下，一岁一丸，腮肿丹瘤，痈疽疔疡，每服三至五丸，温酒送下。上药引一时不便，即用开水亦可，小儿不能吞下，化开服之。

【主治】膨胀，痞块，膈气，食积，疟疾，疝气、怔忡，癫狂，瘫痪，头风，痢疾，翻胃，黄疸，诸痔；妇人月经不调，赤白带下；小儿急慢惊风。

【宜忌】忌荤腥、油腻等物；孕妇忌服。

【备考】方中巴豆用量原缺。《理瀹》将诸药研末，绛囊盛之，佩于胸前，能避邪，或用油熬丹收贴。

02344 七宝辰砂丹

《保婴撮要》卷三。为《活幼口议》卷十五"七宝妙砂丹"之异名。见该条。

02345 七宝吹喉散

《喉科秘诀》卷下。为《奇效良方》卷六十一"七宝散"之异名。见该条。

02346 七宝牢牙散（《普济方》卷七十）

【组成】细辛 川芎 砂仁 胆矾 滑石 绿矾各等分 麝香少许 一方不用滑石，以龙骨代之

【用法】上为极细末。临刷时以茶清调匀。刷罢，用温浆水漱之。

【主治】齿疾。

02347 七宝妙灵丹（《北京市中药成方选集》）

【组成】木香三钱 枳壳（炒）四钱 茅苍术（炒）五钱 赤茯苓五钱 猪牙皂一钱二分 藿香二两 青皮（炒）三钱 草河车六钱 厚朴（炙）一两 生石膏八钱 川贝母（去心）二两 苏叶八钱 广橘红五钱 蚕砂（炒）一两 清半夏一两 甘草三钱（共研为细粉，过罗）朱砂粉（上衣用）一两 沉香粉五钱 明雄黄五钱 麝香一钱

【用法】上为细末，混合均匀，用六神曲粉一两，和水为小丸，如粟米大，用方内朱砂为衣，装瓶，每瓶重二分。每服二分，重者四分，温开水送下，生姜汤亦可。小儿

酌减。

【功用】舒气宽中，健胃消胀，化痢固肠。

【主治】胸闷胃胀，胃弱吞酸，呕吐恶心，痢疾久泄。

【宜忌】孕妇忌服。

02348 七宝妙砂丹（《直指小儿》卷二）

【组成】开元通宝钱（背后上下有两月片者，其色淡黑，颇小）一个

【用法】放铁匙头，于炭火内烧，少顷，四围上下各出黄白珠子，将出候冷，倾入盏中。只作一服，南木香煎汤送下，人参汤亦得。

【功用】利痰。

【主治】慢惊、慢脾。

【备考】本方方名，《增补内经拾遗》引作"孔方兄饮"。

02349 七宝妙砂丹（《活幼口议》卷十五）

【异名】七宝辰砂舟（《保婴撮要》卷三）。

【组成】开元通宝铜钱一文（钱背上下有两月子者，钱色淡黑，颇小，只一个月子者不用）

【用法】将钱顿铁匙头，于炭火内烧，霎时，四维上下各出黄白珠子，遍舷都是，将出候冷，倾放茶盏中，入朱砂末少许，只作一服。煎金银薄荷汤送下。

【功用】坠下小儿虚痰。

【主治】❶《活幼口议》：婴孩小儿慢惊风及慢脾，神情昏困，膈上有虚痰不得化。❷《保婴撮要》：风痰。

【备考】须审慢脾已传未传之理，其儿眼开未合，尚在慢惊，脚手不冷之时，未可便与回阳，且与此丹一二服；眼合沉困，阴证极盛者，方可回阳。

02350 七宝轻青丹（《幼幼新书》卷十四引汉东王先生方）

【异名】轻青丹（《普济方》卷三六八）。

【组成】螺头青黛半两 葛粉 钩藤（炒）天竺黄各一分 白附子三字 丁香（炒）一字 麝半皂子大 铅锡（灰）三钱

【用法】上为末，粟米糊为丸，如绿豆大。婴孩一丸，分三服，量加薄荷，熟蜜水磨下。

【主治】婴孩变蒸，及伤寒温壮，斑疮水痘，夜啼惊叫，诸惊余热，口疮，小便赤。

02351 七宝点眼方（《圣惠》卷三十二）

【组成】水精半两（捣细，研，水飞过）真珠半两（细研，水飞过）石决明三分（捣细，研，水飞过）琥珀一两（细研）贝齿半两（烧）龙脑一钱（细研）珊瑚一分（细研）

【用法】上为细末，瓷盒内盛。每用时以铜箸取如黍米大，日三两度，及夜临卧时点之。

【主治】眼生胬肉。

02352 七宝洗心散

《医方类聚》卷一二五引《简易方》。为《局方》卷六"洗心散"之异名。见该条。

02353 七宝洗心散（《婴童百问》卷二）

【组成】白术一钱半 甘草（炙）当归 荆芥穗 麻黄（不去节）芍药 大黄（面裹煨，去面，切，焙）各六钱 前胡 生地各四钱 薄荷少许

【用法】上为末。每服一钱，水一盏，加生姜一片，水煎服。

【主治】小儿发搐，有热不大便者。

02354 七宝洗心散（《婴童百问》卷二）

【组成】生地黄 荆芥穗 防风 甘草 黄芩 羌活 赤芍药各等分

【用法】上为末，入辰砂减半，加当归尤妙。每服一钱，空心、食前灯心、薄荷汤调下。

【主治】小儿烦热生疮；兼治惊风。

02355 七宝洗心散（《银海精微》卷上）

【组成】当归 赤芍 大黄各一两 麻黄二两 荆芥五分 黄连一两 栀子

【用法】上为末。每服三四钱，水煎，食后服。

【主治】目大眦赤脉传睛，大眦常壅涩，看物不准。

【备考】方中栀子用量原缺。

02356 七宝洗心散（《眼科全书》卷四）

【组成】归尾 赤芍 大黄（酒蒸，久晒） 荆芥 栀子 甘草 麻黄

【用法】水煎，食后服。

【主治】心火积郁，血热攻击，致外障疼痛，或日痛夜愈，或夜痛而日愈，如艾之灸，如针之刺，忽来忽去。

02357 七宝美髯丸

《全国中药成药处方集》（武汉方）。为《本草纲目》卷十八引《积善堂方》"七宝美髯丹"之异名，见该条。

02358 七宝美髯丹（《本草纲目》卷十八引《积善堂方》）

【异名】七珍至宝丹、乌须健阳丹（《扶寿精方》）、美髯丹（《医级》卷八）、七宝美髯丸（《全国中药成药处方集》武汉方）、首乌补益丸（《实用中成药手册》）。

【组成】赤、白何首乌各一斤（米泔水浸三四日，瓷片刮去皮，用淘净黑豆二升，以砂锅木甑，铺豆及首乌，重重铺盖蒸之，豆熟取出，去豆晒干，换豆再蒸，如此九次，晒干，为末） 赤、白茯苓各一斤（去皮，研末，以水淘去筋膜及浮者，取沉者捻块，以人乳十碗浸匀，晒干，研末） 牛膝八两（去苗，酒浸一日，同何首乌第七次蒸之，至第九次止，晒干） 当归八两（酒浸，晒） 枸杞子八两（酒浸，晒） 菟丝子八两（酒浸生芽，研烂，晒） 补骨脂四两（以黑脂麻炒香）

【用法】上为末，炼蜜为丸，如弹子大，共一百五十丸。每日三丸，侵晨温酒送下，午时姜汤送下，卧时盐汤下；其余并丸如梧桐子大，每日空心酒服一百丸。

【功用】补肾，固精，乌发，壮骨。

❶《本草纲目》：乌须发，壮筋骨，固精气，续嗣延年。❷《中药制剂手册》：滋阴益气，调理荣卫。❸《上海市中药成药制剂规范》：培补肝肾，益气养血。

【主治】肝肾不足，白发，脱发，不育，崩带，齿牙动摇，腰膝酸软，肾虚无子。

❶《医方集解》：气血不足，羸弱，周痹，肾虚无子，消渴，淋沥遗精，崩带，痈疮，痔肿。❷《全国中药成药处方集》（天津方）：女子血亏脱发，精神衰弱，男子腰虚不足，筋骨不壮。❸《中药制剂手册》：由肾水亏损，血气不足引起的须发早白，牙齿动摇。❹《上海市中药成药制剂规范》：肝肾两亏，腰酸肢软。

【宜忌】❶《本草纲目》引《积善堂方》：忌诸血、无鳞鱼、萝卜、蒜、葱、铁器。❷《中国医学大辞典》：忌食糟、醋。

【方论选录】《医方集解》：此足少阴、厥阴药也。何首乌涩精固气，补肝坚肾为君；茯苓交心肾而渗脾湿；牛膝强筋骨而益下焦；当归辛温以养血；枸杞甘寒而补水；菟丝子益三阴而强卫气；补骨脂助命火而暖丹田。此皆固本之药，使荣卫调适，水火相交，则气血太和，而诸疾自已也。即有加减，当各依本方随病而施损益。今人多以何首乌加入地黄丸，合两方为一方，是一药二君，安所适从乎？失制方之本旨矣。

【临床报道】❶肾虚乏嗣：《本草纲目》引《积善堂方》嘉靖初，邵应节真人，以七宝美髯丹方上进，世宗肃皇帝服饵有效，连生皇嗣。❷脱发：《福建中医药》[1983]；(5)：19用七宝美髯丹加减内服，并配合油麻稿、柳枝洗头，治疗脱发症，疗程6～17周，共治愈24例。

【现代研究】❶提高应激生存能力：《中成药研究》[1986]；(12)：40用七宝美髯丹给大、小鼠饲养15日后，通过应激试验证明，能显著提高小鼠在缺氧状况下的应激生存能力。测定喂养前后大鼠血红蛋白(Hb)、血清铁与过氧化氢酶(CAT)含量，结果表明：本方能增加大鼠蛋白质合成，提高大鼠聚铁能力和CAT活性，降低有害色素的累积。❷对局灶性脑缺血人鼠自由基损伤的保护作用：《中国误诊学杂志》[2009, 9(13)：3064]实验结果表明：七宝美髯丹能明显提高局灶性脑缺血大鼠超氧化物歧化酶含量，降低丙二醛含量。结论：七宝美髯丹可能通过清除自由基对缺血的脑组织产生保护作用。❸对肾阳虚动物抗衰老作用《中国实验方剂学杂志》[1996, 2(3)：33]实验结果表明：七宝美髯丹对由氢化考的松引起的肾阳虚动物能明显增强其红细胞内超氧化物歧化酶活性，并使脂质过氧化物形成明显减少，且存在剂量依赖关系，并使血红素溢出量明显增加。❹抗凝血作用：《中药药理与临床》[1988；4(4)：8]实验结果表明：本方乙醇提取物具有抗凝血作用，能明显延长家兔的出血时间和凝血时间，降低血小板数和血小板粘附功能，延长血小板第I、IV因子时间。

【备考】《扶寿精方》：初服三四日，小便多或杂色，是五脏中杂病出；二七日唇红生津液，再不夜起，若微有腹痛，勿惧，是搜病也；三七日身体轻便，两乳红润；一月鼻觉辛酸，是诸风百病皆出；四十九日补血生精，泻火益水，强筋骨，黑须发。本方改为颗粒剂，名"七宝美髯颗粒"（见《中国药典》）；改为口服液剂，名"七宝美髯口服液"（见《新药转正》）。

02359 七宝美髯丹（《仙拈集》卷三）

【组成】何首乌八两（切片，米泔水浸过，用乌豆五升浸软，一层豆，一层首乌，密盖，九蒸晒） 当归 人参 黄柏 菟丝各二两 熟地 茯苓各五两 天冬 麦冬 生地 牛膝 枸杞 山萸各三两 山药二两半 五味一两

【用法】上为末，炼蜜为丸，如梧桐子大。每服六十丸，空心淡盐汤送下。

【功用】固元气，生多男，耐饥劳，美容颜，黑须发。

02360 七宝透睛膏（《永乐大典》卷一一四一二引《经验普济加减方》）

【组成】真珠（末） 熊胆（研） 龙脑（研）各一钱半 石决明 琥珀各七钱 水晶 龙齿各半两

【用法】上为细末，水五升，石器内熬至一升，去滓；再熬至一盏，入蜜二两，再熬作膏，瓷盒内收。每点三五箸。

【主治】眼内翳膜昏晕，发赤肿疼。

02361 七宝紫苏饮

《医方类聚》卷二二四引《管见良方》。为《本事》卷十"紫苏饮"之异名。见该条。

02362 七宝槟榔散（《普济方》卷三〇一引《德生堂方》）

【组成】槟榔　密陀僧　雄黄　轻粉　黄连　黄柏　朴消

【用法】上为细末，入麝香一钱，和匀再研细。先用葱白浆水洗净，软帛拭干。如疮湿，干掺；如干，小油调涂。

【主治】下元玉茎上或包头内有痔疮，渐至蚀透不愈者。

02363 七宝镇心丸（《医心方》卷三引《博济安众方》）

【组成】虎睛一双（炙）　金箔五十片　银箔五十片　光明珠二分　雄黄二分　牛黄二分　琥珀二分　真珠二分　龙脑二分　麝香二分

【用法】上为细末，以枣肉为丸，如绿豆大。每日空心时服三丸、或五丸、或七丸，量而服之，以井花水送下。

【主治】重病后虚损或忧虑失心致惊悸心忪，或夜间狂言，恒常忧怕，或如神不足人，小儿诸惊痫，并时疾心热等。

02364 七宝镇心丸（《圣惠》卷四）

【组成】玉屑一两　真珠半两（细研如粉）　琥珀半两（细研如粉）　金屑一两　银屑一两　雄黄半两（细研如粉）　黄丹一两　朱砂一两（细研，水飞过）　铁粉精一两（细研）　远志一两（去心）　鬼臼二两（去毛）　人参一两（去芦头）　茯神一两　白鲜皮半两　牡丹半两　龙齿一两　防风半两（去芦头）　龙胆半两（去芦头）　虎睛一对（酒浸一宿，微炙）　麦门冬一两（去心，焙）　虎头骨一两（涂酥，炙令黄）　犀角屑一两　羚羊角屑半两　牛黄一分（细研）　麝香一分（细研）

【用法】上为末，入研了药，都研令匀，炼蜜和捣三五百杵为丸，如梧桐子大。每服五丸，以温水送下，不拘时候。

【主治】心风，狂语错乱，似如邪魔，发作有时。

02365 七宝镇心丸（《直指小儿》卷二）

【组成】远志肉（姜制，焙）　雄黄　铁粉　琥珀各二钱　朱砂一钱　金银箔二十片　麝少许

【用法】上为末，枣肉为丸，如梧桐子大。每服一丸，去心麦门冬煎汤送下。

【主治】小儿惊痫心热。

02366 七珍至宝丹

《扶寿精方》。为《本草纲目》卷十八引《积善堂方》"七宝美髯丹"之异名。见该条。

02367 七星洗心散（《永乐大典》卷八〇二〇引《经验普济本事方》）

【组成】柴胡（去苗）　鳖甲（炙）　黄芩　知母　黄连　杏仁（去皮，炒）　甘草（炙）各半两

【用法】上为细末。每服七钱，童子小便一升，入桃枝七茎（寸切），青蒿一把（洗净，切），灯心一束，同煎半升，分两次服，空心、食前服。

【主治】大人、小儿骨蒸热劳，皮肤干枯，痰唾稠黏，四肢疼痛，面赤唇干，烦躁，睡卧不宁，或时咳嗽。

02368 七香止痛丸（《成方制剂》2册）

【组成】八角茴香　沉香　川木香　丁香　广藿香　降香　木香　乳香　小茴香

【用法】上为水丸，每20粒重1克，口服，一次3～6克，一日2次；小儿酌减。

【功用】温中散寒，行气止痛。

【主治】脘腹气滞疼痛。

02369 七香嫩容散（《杨氏家藏方》卷二十）

【组成】黑牵牛十二两（生用）　香白芷　零陵香　甘松（去土）　栝楼根各二两　茶子（去黑皮）四两　皂角末（去皮尖）四两

【用法】上为细末。如常用之。

【主治】风刺、黵黯。

02370 七将擒拿方（《跌损妙方》）

【组成】地鳖虫　银朱　朱砂　银粉　骨碎补　接骨虫　白蜡各八分

【用法】上为细末。

【功用】《跌损妙方校释》：活血化瘀、镇静宁神。

【主治】骨折。

02371 七情手拈散

《郑氏家传女科万金方》。为《女科万金方》"手拈散"之异名。见该条。

02372 七情交感丹

《不居集》上集卷十八。为《洪氏集验方》卷一引铁瓮申先生方"交感丹"之异名。见该条。

02373 七鲜育阴汤（《重订通俗伤寒论》）

【组成】鲜生地五钱　鲜石斛四钱　鲜茅根五钱　鲜稻穗二支　鲜雅梨汁　鲜蔗汁各二瓢（冲）　鲜枇杷叶（去毛，炒香）三钱

【功用】滋养阴液。

【主治】伏暑伤寒，郁热转出阳分而解后阴液重亏者。

02374 七味无价仙方（《惠直堂方》卷二）

【组成】雄黄　南星　半夏　川乌　草乌　朱砂　白天麻

【用法】每服三分，酒下。

【主治】风痹，手足顽麻，口眼歪斜。

02375 七味肉豆蔻丸

《小儿痘疹方论》。为原书"肉豆蔻丸"之异名，见该条。

02376 七味榼藤子丸（《中国药典》2010版）

【组成】榼藤子仁（炒）220克　毛叶巴豆茎及叶220克　阿魏3克　胡椒13克　蔓荆子66克　蔓荆子叶154克　黑种草子220克　墨旱莲220克

【用法】上制成丸剂。口服。一次3～6克，一日3次；外用，研末以麻油调敷患处。

【功用】祛暑，和中，解痉止痛。

【主治】吐泻腹痛，胸闷，胁痛，头痛发热。

02377 七宝美髯颗粒

《中国药典》2010版。即《本草纲目》卷十八引《积善堂方》"七宝美髯丹"改为颗粒剂。见该条。

02378 七味人参白术散

《永类钤方》卷二十一。为《小儿药证直诀》卷下"白术散"之异名。见该条。

02379 七味龙胆泻肝汤

《景岳全书》卷五十七。为《兰室秘藏》卷八"龙胆泻肝

汤"之异名。见该条。

02380 七物小五味子汤（《外台》卷三十六引《小品方》）

【异名】五味子散（《圣惠》卷八十三）。

【组成】五味子（碎） 紫菀 黄芩 甘草（炙） 麻黄（去节） 生姜 桂心各一分

【用法】上㕮咀。以水一升，煮取七合，分五服。

【主治】❶《外台》引《小品方》：小儿咳嗽腹胀。❷《圣惠》：小儿咳逆上气，睡卧不安。

02381 七宝美髯口服液

《转正标准》34 册。即《本草纲目》卷十八引《积善堂方》"七宝美髯丹"改为口服液剂。见该条。

02382 七鞭回春乐胶囊（《成方制剂》13 册）

【组成】刺猬皮 貂肾 狗肾 枸杞子 鹿肾 驴肾 马肾 牛肾 山药 羊肾 制何首乌

【用法】上为胶囊剂，每粒装 0.3 克，口服，一次 3 粒，一日 2 次。

【功用】补肾壮阳。

【主治】肾虚阳痿，滑精早泄，性功能减退。

卜

02383 卜子散（《仙拈集》卷二）

【组成】萝卜子一合（炒，研）

【用法】加生姜，水煎服。

【主治】胸不快。

八

02384 八二丹

《外伤科学》。为《中医外科学讲义》"二宝丹"之异名。见该条。

02385 八子丸（《圣济总录》卷一一一）

【组成】青葙子 决明子（炒） 葶苈子（炒） 车前子 五味子 枸杞子 地肤子 茺蔚子 麦门冬（去心，焙） 生干地黄（洗，焙） 细辛（去苗叶） 肉桂（去粗皮） 赤茯苓（去黑皮） 泽泻 防风（去叉） 黄芩（去黑心）各一两

【用法】上为末，炼蜜为丸，如梧桐子大。每服二十丸至三十丸，茶清送下，温米饮亦得，一日三次。

【功用】《全国中药成药处方集》（沈阳方）：祛风热，补肝肾，疏气血。

【主治】❶《圣济总录》：风毒热眼，翳膜侵遮，不计久新，及一切内外障眼。❷《全国中药成药处方集》（沈阳方）：风火赤眼，翳膜遮睛，内外两障，暴发赤痛，干涩昏花。

【宜忌】《全国中药成药处方集》（沈阳方）：忌食葱、蒜、辣物。

02386 八气散

《普济方》卷一八七。为《圣济总录》卷二十"巴戟天散"之异名。见该条。

02387 八公散（《外台》卷十七引《古今录验》）

【组成】麦门冬（去心） 石韦（去毛） 五味子 茯苓 菟丝子（酒渍） 干地黄 桂心各等分

【用法】上为散。食后以饮服方寸匕，一日三次。二十日知，三十日自任意欲行百里并得。

【功用】益颜色，久服令人耐老轻身。

【主治】男子虚赢七伤。

【宜忌】忌大酢、生葱、芜荑。

02388 八斤丸（《圣济总录》卷五十二）

【组成】附子（炮裂，去皮脐） 牛膝（酒浸，切，焙） 天麻（酒浸，焙） 当归（切，焙） 乌头（炮裂，去皮脐） 白附子（炮） 乌药 五灵脂各一斤

【用法】上为末，蒸木瓜与酒入药一处，杵一二千下为丸，如梧桐子大。每服二十丸至三十丸，温酒送下，不拘时候。

【主治】肾脏风气，攻注腰脚肿痛。

02389 八反丸（《疡科心得集·家用膏丹丸散方》）

【组成】桂心 甘遂 细辛 归身 半夏 甘草 白芷 芫花 海藻 红花 全虫 牙皂 虎骨 白及 川乌（姜汁制） 草乌（姜汁制）各一两

【用法】上药各炒为末，用核桃肉泡去皮四两，乌梅净肉一斤，蒸烂，明矾末八两，量加枣肉，共捣为丸。每服三钱，清晨夏枯草汤下。

【主治】痰核，瘰疬。

02390 八反膏（《种福堂方》）

【组成】鳖头 苋菜 葱 蜜 甘草 甘遂 芫花 海藻 阿魏 鳖甲 水红花子

【用法】上应为末者为末，应捣烂者捣烂，入末再捣，如和不匀，加烧酒调之。先以水调白面作圈，围痞上，大六七分厚，其药敷在痞上，外用锡注二把，放烧酒在内，熨痞上，冷则更换。至痞内动，痛方止。明日大便下脓血，即除根。

【主治】痞块。

02391 八风丸

《圣济总录》卷十六。为《局方》卷一"八风丹"之异名。见该条。

02392 八风丹（《局方》卷一）

【异名】八风丸（《圣济总录》卷十六）。

【组成】滑石（细研） 天麻（酒浸）各一两 龙脑（研） 麝香（研）各一分 白僵蚕（微炒） 白附子（炮）各半两 半夏（白矾制）二两 寒水石（火烧通赤，细研，水飞）半斤

【用法】上为细末，入研者药同研令匀，炼蜜为丸，如樱桃大。每服一丸，食后细嚼，温荆芥汤下；茶清亦得。

【主治】诸风及痰热上攻，头痛面赤，目眩旋运，鼻塞咽干，颈项不利，痰唾稠浊，神情如醉，百节疼痛，耳啸蝉鸣，面上游风，口眼蠕动。

02393 八风丹（《扁鹊心书·神方》）

【组成】大川乌（炮） 荆芥穗各四两 当归二两 麝香（另研）五钱

【用法】上为末，酒糊为丸，如梧桐子大。每服五十丸，空心酒送下。

【主治】中风，半身不遂，手足顽麻，言语謇塞，口眼㖞斜。

【备考】服八风汤，再服此丹，永不再发。

02394 八风丹（《杨氏家藏方》卷二）

【组成】附子（去皮脐） 川乌头（去皮脐，炙） 草乌头（去皮尖） 白附子 半夏 天南星 香白芷 天麻（去苗） 川芎 细辛（去叶土）各半两（并生用） 朱砂半两（别

研）麝香一钱（别研）

【用法】上为细末，入白面五两，和匀，水和为丸，每一两作十二丸，阴干。每服一丸，细嚼，食后、临卧茶清或温酒送下。

【主治】体虚有风，痰涎壅盛、头目昏重，口眼牵引，面若虫行，瘫缓诸风。

02395 八风汤（《外台》卷十九引《深师方》）

【组成】防风二两 芍药二两 茯苓二两 黄耆三两 独活四两 当归三两 人参三两 干姜三两 甘草一两（炙） 大豆二升 附子大者一枚（炮）

【用法】上切。以水一斗，清酒二升，合煮取三升，分三服。

【主治】五缓六急不随，身体不仁，下重，腹中雷鸣，失小便。

【宜忌】忌海藻、菘菜、猪肉、冷水、酢物。

02396 八风汤（《圣济总录》卷十五）

【组成】防风（去叉）六两 人参二两 芎䓖 细辛（去苗叶） 前胡（去芦头） 羌活（去芦头） 白芷各半两 甘草（炙）三分

【用法】上为粗末。每服三钱匕，水一盏，入薄荷五叶，煎至六分，去滓温服，不拘时候。

【主治】首风，头目昏痛，肢体拘急疼痛。

02397 八风汤（《扁鹊心书·神方》）

【组成】当归 防己 人参 秦艽 官桂 防风 钗斛 芍药 黄耆 甘草 川芎 紫菀 石膏 白鲜皮 川乌 川羌活 川独活 黄芩 麻黄（去节） 干姜 远志各等分

【用法】上为末。每服五钱，水、酒各半，煎八分，食前服。

【主治】中风，半身不遂，言语謇塞，口眼㖞斜。

【备考】先灸脐下三百壮，后服此药，永不再发。若不加灸，三年后仍发也。

02398 八风汤（《女科百问》卷下）

【组成】天雄 当归 人参各五两 附子 防风 天门冬 蜀椒 独活各四两 乌头 秦艽 细辛 白术 干姜各三钱 山茱萸 五味子 桔梗 香白芷 柴胡 莽草各半两

【用法】上为末。每服二钱，温酒调下，一日三次。以身中觉如针刺者，药行也。

【主治】中风，迷惑如醉，狂言惊悸，恍惚见鬼。

02399 八风汤

《保婴撮要》卷二十。为《局方》卷一"八风散"之异名。见该条。

02400 八风散（《医心方》卷三引《耆婆方》）

【组成】秦艽 独活 茯神 薯蓣 山茱萸 藁本 天雄 钟乳（研七日）春各四分、夏各二分、秋各八分、冬各十二分

【用法】上为散。以酒服方寸匕，一日二次。

【主治】风气，风眩，头面风，中风，湿痹，脚弱，房少精。

02401 八风散（《千金》卷七）

【组成】菊花三两 石斛 天雄各一两半 人参 附子 甘草各一两六铢 钟乳 薯蓣 续断 黄耆 泽泻 麦门冬 远志 细辛 龙胆 秦艽 石韦 菟丝子 牛膝 菖蒲 杜仲 茯苓 干地黄 柏子仁 蛇床子 防风 白术 干姜 萆薢 山茱萸各一两 五味子 乌头各半两 苁蓉二两

【用法】上药治下筛。酒服方寸匕，一日三次；不知，加至二匕。

【功用】补肾治肝。

【主治】风虚，面青黑土色，不见日月光，脚气痹弱。

【方论选录】《千金方衍义》：八风取义，专主八方风气之邪。《千金》推广侯氏黑散而立此方。方中菊花得金水之精英，补水以制火，益金以平木，专主虚风蕴热，《本经》治恶风湿痹者，以其能清血脉之邪，故黑散以之为君。细辛治百节拘挛，风湿痹痛；防风治大风头眩痛，恶风，风邪周身骨节疼痛；干姜逐湿痹，为菊花祛风之向导，导火之反间；白术治风寒湿痹；茯苓治逆气，散结痛，利小便，坚筋骨；人参补五脏，安精神，除邪气，退虚热，与白术、茯苓共济实脾杜风之功，方得《本经》除邪气之旨。其外，柏子仁除五湿，安五脏；麦门冬润燥涩，利结气；山药治伤中，补虚羸，除寒热邪气；菖蒲治风寒湿痹，通九窍；甘草治五脏六腑寒热邪气，即黑散中用桔梗之义；石斛治伤中，除湿痹；石韦治劳热邪气，癃闭不通；泽泻治风寒湿痹；龙胆治骨间寒热，即黑散中用黄芩之义；秦艽治寒湿风痹，肢节痛；萆薢治骨节风寒湿周痹；远志除邪气，利九窍；乌、附、天雄统治诸风寒湿，痿躄拘挛膝痛，即黑散中用桂之义；续断续筋骨；菟丝续绝伤；牛膝治寒湿拘挛，不可屈伸，即黑散中用芎䓖之义；杜仲治腰脚痛，坚筋骨；干地黄治伤中，逐血痹；黄耆治大风癞疾，以助诸风药司开合之权，即黑散中用当归之义；蛇床除痹气，利关节；山萸治心下邪气，逐寒湿痹；五味子与肉苁蓉并强阴益精气，即黑散中用牡蛎之义；钟乳安五脏，通百节，利九窍，即黑散中用矾石之义。盖矾石性涩辟垢，得冷即止，得热则下，服后禁忌热食，调理颇难，故取钟乳温涩利窍之品代用，药性虽殊，而功力与矾石不异也。

02402 八风散（《千金》卷八）

【组成】麻黄 白术各一斤 栝楼根 甘草 栾荆 天雄 白芷 防风 芍药 石膏 天门冬各十两 羌活二斤 山茱萸 食茱萸 踯躅各五升 茵芋十四两 黄芩一斤五两 附子三十枚 大黄半斤 细辛 干姜 桂心各五两 雄黄 朱砂 丹参各六两

【用法】上药治下筛。先食酒服方寸匕，每日一次；三十日后，一日二次。五十日知，百日愈，一年平复。长服不已，佳。

【主治】八风十二痹，猥退半身不遂，历节疼痛，肌肉枯燥，皮肤瞤动，或筋缓急痛，不在一处，卒起目眩，失心恍惚，妄言倒错，身上痦瘰，面上疱起，或黄汗出，更相染渍，或燥或湿，颜色乍赤乍白，或青或黑，角弓反张，乍寒乍热。

【方论选录】《千金方衍义》：八风散主八风十二痹。方中诸药与胆腑门中芫花散、耆婆万病丸相类，其方下虽有半身不遂之证，殊非中风六经形证之比。详其立方，专以麻黄附子细辛汤开发阴邪于外；大黄附子汤分泄阴邪于里；而兼栾荆、茵芋、踯躅、雄黄皆瞑眩之药，非大风恶疾，讵可

轻试？必其人主气素强，病气方充，始为合宜。

02403 八风散（《局方》卷一）

【异名】八风汤（《保婴撮要》卷二十）。

【组成】藿香（去土）半斤　白芷　前胡（去芦）各一斤　黄耆（去芦）　甘草（炙）　人参（去芦）各二斤　羌活（去芦）　防风（去芦）各三斤

【用法】上为细末。每服二钱，水一中盏，入薄荷少许，同煎至七分，去滓，食后温服；或以腊茶清调一大钱亦得。小儿虚风，乳香、腊茶清调下半钱。

【主治】❶《局方》：风气上攻，头目昏眩，肢体拘急烦疼，或皮肤风疮痒痛，及治寒壅不调，鼻塞声重。❷《保婴撮要》：疮疹既发，声音不出，形气俱病。

【临床报道】眩晕瘙痒：《续名医类案》薛立斋治一人头目晕眩，皮肤瘙痒，搔破成疮，以八风散治之即愈。

02404 八风散（《圣济总录》卷十七）

【组成】荆芥穗　芎䓖　防风（去叉）　独活（去芦头）　甘草（炙，锉）　麻黄（去根节）各一两　人参二两

【用法】上为散。每服二钱匕，水一盏，加生姜三片，薄荷三叶，煎至七分，去滓温服。

【主治】风头旋，目暗昏眩，肢节疼痛，手足麻木，上膈壅滞，或发寒热。

02405 八风散

《普济方》卷四十七。为《圣济总录》卷十五"除风荆芥汤"之异名。见该条。

02406 八正汤

《宋氏女科》。即《局方》卷六"八正散"改为汤剂。见该条。

02407 八正散（《局方》卷六）

【异名】八珍散（《得效》卷十六）。

【组成】车前子　瞿麦　萹蓄　滑石　山栀子仁　甘草（炙）　木通　大黄（面裹煨，去面，切，焙）各一斤

【用法】上为散。每服二钱，水一盏，加灯心，煎至七分，去滓，食后、临卧温服。小儿量力少少与之。

【功用】❶《中医方剂学》：清热泻火，利水通淋。❷《中医方剂选讲》：消炎，利水散结，通便。

【主治】湿热下注，热淋，血淋，石淋，或小便癃闭不通，小腹急满；心经邪热上炎，口舌生疮，咽干口燥，目赤睛疼，唇焦鼻衄，咽喉肿痛，舌苔黄腻，脉滑数。现用于泌尿系感染，泌尿系结石，产后及术后尿潴留等。❶《局方》：大人、小儿心经邪热，一切蕴毒，咽干口燥，大渴引饮，心忪面热，烦躁不宁，目赤睛疼，唇焦鼻衄，口舌生疮，咽喉肿痛。又治小便赤涩，或癃闭不通，及热淋，血淋。❷《得效》：妊娠心气壅，胎气八个月散坠，手足浮肿，急痛不安，难产。❸《普济方》：小儿伤寒壮热，及潮热积热，斑疹水痘，心躁发渴，大便不通，小便赤涩，口舌生疮。❹《银海精微》：心经实热，或思虑劳神，或饮食太过，致使三焦发热，心火愈炽，目大眦赤脉传睛。❺《增补内经拾遗》：阳水为病，脉来沉数，色多黄赤，或烦或渴，小便赤涩，大便多秘。❻《准绳·疡医》：下疳、便毒，小便淋漓，脉证俱实者。❼《宋氏女科》：妊娠转胞，小便不通者。❽《金鉴》：石淋，尿则茎中作痛，常带砂石，因膀胱蓄热日久所致。

【宜忌】《新医学》[1975；(5)：262]孕妇及虚寒病者忌

用。本方多服会引起虚弱的症状，如头晕、心跳、四肢无力，胃口欠佳。

【方论选录】❶《医方集解》：此手足太阳、手少阳药也。木通、灯草清肺热而降心火，肺为气化之源，心为小肠之合也；车前清肝热而通膀胱，肝脉络于阴器，膀胱津液之府也；瞿麦、萹蓄降火通淋，此皆利湿而兼泻热者也。滑石利窍散结；栀子、大黄苦寒下行，此皆泻热而兼利湿者也。甘草合滑石为六一散，用梢者，取其径达茎中，甘能缓痛也；虽治下焦而不专于治下，必三焦通利，水乃下行也。❷《医略六书》：热结膀胱，不能化气，而水积下焦，故小腹硬满，小便不通焉。大黄下郁热而膀胱之气自化，滑石清六腑而水道闭塞自通，瞿麦清热利水道，木通降火利小水，萹蓄泻膀胱积水，山栀清三焦郁火，车前子清热以通关窍，生草梢泻火以达茎中。为散，灯心汤煎，使热结顿化，则膀胱肃清而小便自利，小腹硬满自除矣。此泻热通窍之剂，为热结溺闭之专方。❸《医方论》：此方治实火下注小肠、膀胱者则可。若阴虚夹湿火之体，便当去大黄，加天冬、丹参、丹皮、琥珀等味，不可再用大黄，以伤其元气。❹《成方便读》：此方以大黄导湿热直下大肠，不使再下膀胱，庶几源清而流自洁耳。其既蓄于膀胱者，又不得不疏其流。以上诸药，或清心而下降，或导浊以分消，自然痛可止热可蠲，湿热之邪尽从溺道而出矣。

【临床报道】❶ 小便不通：《保婴撮要》一小儿患腹痛，小便不利，大便干实，此形气俱实，先用八正散二剂，二便随通；又用加味清胃散二剂，再用仙方活命饮一剂而痊。❷ 肾盂肾炎：《辽宁中医杂志》[1986；(1)：19]以八正散随证加黄连、黄柏等治疗辨证为湿热蕴结型的急性肾盂肾炎女性菌尿 67 例。该组病例经尿菌培养均有不同程度的致病菌生长，其中大肠杆菌 35 例，菌落计数均在 10 万以上。结果治愈 54 例，（临床症状消失，尿检正常，尿菌培养 2 次均为阴性），临床治愈 5 例（临床症状消失，尿检正常，尿菌培养尚未转阴），无效 8 例。❸ 泌尿系感染：《中医药学报》[1984；(1)：33]应用八正散加减治疗泌尿系感染属膀胱湿热型者 94 例。结果痊愈和基本治愈共 86 例。❹ 泌尿系结石：《浙江中医杂志》[1983；(2)：59]以八正散加减为基本方（海金沙 50 克，金钱草 50 克，牛膝 30 克，滑石 50 克，大黄 20～30 克，木通 15 克，车前子 20 克，萹蓄 20 克，瞿麦 20 克，石韦 20 克，甘草 10 克），每日 1 剂，冲服消石散（地龙、鸡内金、琥珀，按 3:2:1 比例配制，共为细末）15 克，治疗泌尿系结石 34 例。结果治疗后排尿者 21 例，结石下移 2 厘米以上者 9 例，总有效率为 88.3%。本组中，共排出结石 28 块，平均排石时间为 6.2 天，最短 3 天，最长 108 天。❺ 下疳：《全国名医验案类编续编》尹性初治一患者，小便涩痛，尿血，阴茎肿大，皮破水流，花柳科所谓下疳是也。病属血淋阴肿，系热毒侵入血室，遗入膀胱，郁结不能渗泄故也。治拟仿八正散之旨，清热渗湿，解毒行瘀。萆薢、栀子、车前子、瞿麦、萹蓄各三钱，升麻一钱，大黄、银花各二钱，生甘草梢、琥珀末各一钱。另用黄连末、甘草末各三钱，用白蜜调搽。服四剂肿消大半，再服四剂而愈。❻ 产后及术后尿潴留：《赤脚医生杂志》[1976；(12)：24]以八正散加减（萹蓄、瞿麦、滑石各 15 克，木通 3 克，车前子 9 克，甘草梢 6 克，元明粉 9～15 克分冲），治疗自然产、手术产以

及其他下腹部手术所致的尿潴留32例。结果获效者（服药后4小时内自行排尿）15例，缓效（服药后4～8小时内排尿，但不通畅，须服药2～5剂始愈）17例。

【现代研究】抑菌作用：《中医杂志》[1985；（8）：57]八正散的实验研究表明：在体外无明显抑菌和杀菌作用，但能显著地抑制尿道致病性大肠杆菌凝集人的P型红细胞及粘附尿道上皮细胞的作用，后者的抑制率达95%（$P<0.001$）。

【备考】本方改为汤剂，名"八正汤"（见《宋氏女科》）；改为合剂，名"八正合剂"（见《中国药典》）；改为颗粒剂，名"清淋颗粒"（见《中国药典》）。

02408 八正散《痘疹全书》卷上）

【组成】木通 赤茯苓 滑石 甘草 连翘 升麻 猪苓 淡竹叶 瞿麦 灯心

【用法】水煎服。

【主治】痘疹小便不通。

02409 八正散《片玉痘疹》卷三）

【组成】大黄（酒炒） 滑石 甘草 赤芍 瞿麦 车前子 木通 赤茯苓 蒿蓄

【用法】灯心、水竹叶引，水煎，热服。

【主治】痘疹发热，小便不通者。

【加减】如人事虚者，去大黄，加泽泻、白术、猪苓。

02410 八正散《症因脉治》卷四）

【组成】瞿麦 滑石 山栀 木通 甘草 车前子 泽泻 赤苓 淡竹叶

【功用】清热利湿。

【主治】湿热痢，无表邪，腹痛后重。

02411 八正散《症因脉治》卷四）

【组成】瞿麦 滑石 木通 蒿蓄 甘草 车前子 山栀 赤茯苓

【主治】中热泻，二便皆滞。

【加减】应下者，加大黄。

02412 八石散《圣惠》卷二十八）

【组成】白矾 阳起石 太阴玄精 禹余粮各三两 钟乳粉 寒水石 金牙石 黄丹各一两

【用法】上为细末，以盐泥固济瓶子，纳诸药末，密封泥，候干，以火渐渐逼之，相次加火至二十时断之，火尽为度，候冷取出，重研令极细。每服二三钱，病重四钱，以猪肝一具，切作片，掺药末在肝内，并入盐二钱，葱白一握，劈碎，炉鏊煿令熟了，便以胡椒、荜茇末、生姜、醋、酱、酱吃，后饮暖酒一两盏。渴即粥饮解之，甚者不过三服。

【主治】虚劳泄痢至甚。

02413 八石散《圣济总录》卷二十三）

【组成】代赭三两 凝水石 甘草（炙，锉，别为末） 不灰木各八两 金星石 银星石 云母 石膏 太阴玄精石各四两 阳起石二两（别生研）

【用法】上药除阳起石、甘草外，余八味固济瓷罐中，歇口，约一秤，炭火煅赤，频将代赭，醋中淬五度，去火，候冷取出，湿地上纸衬盆合土盖两宿，捣罗更细研，三二日后，入阳起石、甘草末拌匀。每服半钱至一钱匕，生姜、蜜水或新汲水调下。

【主治】伤寒阳盛烦躁，及夏月中热发躁。

02414 八叶汤《三因》卷十五）

【组成】桑叶 荷叶 地黄叶 皂角叶 蕺叶 苍耳叶 菖蒲叶 何首乌叶各等分

【用法】上药晒干，烧存性，为末如面药。水煎，洗手、面、身体。

【主治】大风疮。

【宜忌】《普济方》：切须戒盐。

02415 八叶汤《外科集腋》卷四）

【组成】扁柏叶 青蒿叶 蓖麻叶 金银叶 桃叶 柳叶 槐叶 艾叶各等分

【用法】煎汤熏洗。

【主治】阴䘌。

02416 八仙丸《圣惠》卷七）

【组成】桃仁三分（汤浸，去皮尖双仁，麸炒微黄） 阿魏半两（面裹煨，面熟为度） 桂心半两 木香二（三）分 高良姜三分（锉） 腽肭脐半两（酒刷，炙微黄） 干蝎一分（微炒） 青橘皮三分（汤浸，去白瓤，焙）

【用法】上为末，用醋浸蒸饼为丸，如梧桐子大。每服二十丸，食前以热酒送下。

【主治】盲肠气。

02417 八仙丸

《养老奉亲》为《金匮》卷下"肾气丸"之异名。见该条。

02418 八仙丸《圣济总录》卷七十二）

【组成】京三棱（煨，锉） 蓬莪术（煨，锉） 五灵脂各一两 乌梅六十枚（和核用） 干漆半两（炒烟出） 巴豆四十粒（去皮，不出油，研） 木香一分 缩砂一百粒（去皮）

【用法】上为末，用酸粟米饭三两匙，同入白杵五、七百下为丸，如绿豆大。每服五丸至七丸，生姜汤送下；小儿一丸；如要宣转，十五丸。

【功用】消食化气，破积聚。

【主治】心腹胀满，噫醋恶心。

02419 八仙丸《扁鹊心书·神方》）

【组成】附子（炮） 高良姜 荜茇 砂仁 肉豆蔻各一两 生姜三两 厚朴四两（姜汁制）

【用法】上为末，醋糊为丸，如梧桐子大。每服五十丸，米饮送下。

【主治】脾胃久冷，大便泄泻，肠中疞痛，米谷不化，饮食不进。

02420 八仙丸《杨氏家藏方》卷九）

【组成】肉苁蓉 牛膝 天麻（去苗） 木瓜（去子，切）各四两（并用好酒浸三日，取出焙干） 当归（洗，焙）二两 附子（炮，去皮脐）二两 鹿茸一两（火燎去毛，涂酥炙） 麝香一分（别研）

【用法】上为细末，炼蜜为丸，如梧桐子大。每服五十丸，空心、食前温酒送下。

【主治】❶《杨氏家藏方》：元脏气虚，头昏面肿，目暗耳鸣，四肢疲倦，步履艰难，肢节麻木，肌体羸瘦，肩背拘急，两胁胀满，水谷不消，吃食无味，恍惚多忘，精神不清。❷《奇效良方》：元气虚损，血气不足，耳鸣目暗，腰膝酸疼，肌体羸瘦，饮食无味。

02421 八仙丸《普济方》卷一六三）

【组成】大枣三个（去核，纸裹巴豆，慢火烧烟尽） 天

174

南星(炮)一两　半夏(洗)　小皂角(炙黄,去皮子)　甘草(炒)　款冬花　白矾(枯)各半两　巴豆七枚　杏仁三十五个(去皮,炒)

【用法】上为细末,醋糊为丸,如梧桐子大。每服二三十丸,温齑菜汁下;或细嚼萝卜、栗子、生姜汤下。

【主治】喘嗽。

02422　八仙丹(《幼幼新书》卷三十三引《刘氏家传》)

【组成】胆矾　川黄连各三钱　通明乳香　青盐(去土)　黄丹(烧)　真脑子各一钱　轻粉三竹筒　蝎梢(连芒)七个

【用法】上为极细末,沙糖为丸,如梧桐子大。瓷器盛百沸汤浸一丸,澄清,热洗眼;复以药水倾泽中,经一二时热洗。一丸可洗五次。

【功用】退翳消疹。

【主治】小儿目内外障翳,并暴赤涩,流泪,及胎风烂眩。

【宜忌】忌一切动风热物并愁恼。

02423　八仙丹(《本事》卷二)

【组成】伏火朱砂　真磁石　赤石脂　代赭石　石中黄　禹余粮(以上五味并火煅,醋淬)　乳香(乳钵坐水盆中研)　没药各一两

【用法】上为细末,匀研极细,糯米浓饮为丸,如梧桐子大或如豆大。每服一粒,空心盐汤送下。

【功用】补精髓,壮筋骨,益心智,安魂魄,令人悦泽,驻颜轻身,延年益寿,闭固天癸。

【主治】虚损。

【临床报道】虚劳:有人年几七旬,梦漏,羸弱,气惙惙然,虚损,得此方服之,顿尔强壮,精气闭固,饮食如旧。

02424　八仙丹(《御药院方》卷一)

【组成】白附子　天麻　升麻　丹参　威灵仙　细辛　赤箭各一两　蜈蚣一对(酥炙,去头足)

【用法】上为细末,每用一两八钱药末,用胡麻子淘净一升,重五两,炒令香熟,入药末,同捣极细,炼蜜为丸,分作十丸。每日食后米饮嚼下一丸,日进三服。服之十日或一月至两月,筋骨疼痛,是其验也。

【主治】大癫病。

【宜忌】比至有验,且忌出入行动。

02425　八仙丹(《普济方》卷一六九引《医学切问》)

【组成】荆三棱(煨)　五灵脂(酒浸,淘去土)　杏仁(去皮尖,另研)　巴豆(去油膜)等分

【用法】上为末,用豆淋为丸,如梧桐子大。每服七丸,空心温水送下。

【主治】一切积气。

02426　八仙丹(《普济方》卷二二七)

【组成】小茴香(微炒)　川乌　虎骨(酥炙)　甜瓜子(微炒)　乳香　自然铜(醋火煅七次)　川楝子(酒浸)　没药　苍术(米泔浸去皮,春五、夏三、秋五、冬七日)各等分

【用法】上为细末,好头醋打糊为丸,如梧桐子大。空心服四五十丸至五六十九,温酒送下,干物压之;午后半饱服之。

【主治】五劳七伤,身体骨节疼痛,腰腿缓弱,行步艰难,肾脏虚惫。

02427　八仙丹

《奇效良方》卷二十一。为《普济方》卷二一九引《仁存方》"三仙丸"之异名。见该条。

02428　八仙丹(《解围元薮》卷三)

【组成】巨胜子　麻黄　苦参　荆芥　防风　独活各十二两　大枫子肉八两　蒺藜四两

【用法】上为末,赤米糊为丸,如梧桐子大,上朱砂为衣。每服七十丸,茶送下。

【主治】一切新久大风。

02429　八仙丹

《景岳全书》卷五十一。为原书同卷"赤金豆"之异名。见该条。

02430　八仙丹(《洞天奥旨》卷六)

【组成】大黄二钱　金银花四两　当归尾一两　玄参二两　柴胡三钱　炒栀子三钱　黄柏三钱　贝母三钱

【用法】水煎服。一剂轻,二剂痊愈。

【主治】囊痈。

【宜忌】囊痈已溃忌用。

02431　八仙丹(《灵验良方汇编》续编)

【组成】紫苏　青蒿　薄荷　大蒜子　生姜　青梅(并取自然汁等盅)　甘草一两　滑石六两(并研极细末)

【用法】以前六味自然汁为丸,如蚕豆大。每服二三丸,嚼碎冷茶送下。

【主治】暑天痧肚痛及腹泻。

【备考】此丹须于端午日或暑日办之,用雄黄或朱砂为衣尤佳。

02432　八仙丹(《惠直堂方》卷二)

【组成】雄黄(水飞)一两(一半为衣)　鹅管石(煅)一两　礞石　消石各一两(二物合煅如金色)　款冬蕊一两　胆星二两　半夏(白矾水煮透)一两五钱　天竺黄五钱　白砒一两(入白矾二两,用银罐二个,一盛一盖,上面钻一大孔出气,煅出青烟尽为度。止重一两,加麝香一分)

【用法】上为末,以甘草三钱煎汁,和绿豆粉糊为丸,如绿豆大。每服八丸,临睡津咽,或桑白皮汤冷透送下。小儿量减。

【主治】冷喘哮嗽。

【宜忌】孕妇忌服。

02433　八仙丹(《串雅内编》卷一)

【组成】巴霜一钱　朱砂五分　郁金五分　乳香二分　没药三分　沉香五分　木香四分　雄黄六分

【用法】上药为末,滴水为丸,如粟米大。每服二三丸,惊痫抽搐,赤金汤送下;潮热变蒸,灯心汤送下;伤风、伤寒,姜汤送下;痰涎壅塞,姜汁、竹沥汤送下;食积肚痛,山楂、麦芽汤送下;痢疾、泄泻,姜汁冲开水送下。

【主治】小儿百病,惊痫抽搐,潮热变蒸,伤风伤寒,痰涎壅塞,食积肚痛,痢疾,泄泻。

【宜忌】此方以巴霜为君,体质热者忌服。

02434　八仙丹

《疡医大全》卷七。为原书同卷"提毒丹"之异名。见该条。

02435　八仙丹(《外科方外奇方》卷二)

【组成】蜈蚣五条(全用)　全蝎五只(全用,漂淡)　阿

魏三钱　僵蚕二钱(炒断丝)　炙甲片二钱　血余炭二钱　乳香　没药各二钱(去油)　血竭二钱　轻粉二钱　大梅片三分　儿茶三钱　麝香三分

【功用】去腐,生肌,拔毒。

【加减】腐肉不去,加巴豆霜一钱。

02436　八仙丹(《疡科纲要》卷下)

【组成】明腰黄五钱　上血竭四钱　真轻粉二钱　炒东丹二钱　漂牡蛎粉六钱　红升丹二钱　元寸四分　梅冰一钱

【用法】上药各为极细末,和匀备用。

【功用】去腐生新。

【主治】大疡溃后,脓毒未尽。

02437　八仙丹(《伤科方书》)

【组成】乳香二钱　没药二钱　巴霜二钱　骨碎补二钱　半夏二钱　归尾(酒洗)五钱　硼砂三钱　大黄五钱　血竭三钱　自然铜(醋炒)三钱　无名异(醋炙)二钱

【用法】上为细末。每服八厘,酒调下。

【主治】跌打损伤。

02438　八仙汤(《圣济总录》卷六十五)

【组成】马兜铃　桑根白皮　桔梗各二两半　麻黄(去根节,汤煮掠去沫,焙)　白茯苓(去黑皮)　柴胡(去芦头)　陈橘皮(汤浸,去白,焙)各三两　杏仁(汤浸,去皮尖双仁,炒)一百枚

【用法】上药锉,如麻豆大。每服五钱匕,以水一盏半,煎取八分,去滓温服。频服三两剂,愈。

【主治】久患气嗽,发即奔喘,坐卧不安,喉中气欲绝。

02439　八仙汤(《普济方》卷三五三)

【组成】赤茯苓　麦门冬　知母　前胡　半夏曲各二钱

【用法】上咬咀。每服三钱,水一盏,入甘草三寸,煎至七分,空心热服。

【主治】妇人常服温补药而积温成热,致发烦渴;血热,经下少而烦热;虚热,烦满短气;痰热,烦渴而呕吐;或妊娠烦躁;或产后气虚,口干烦渴,心下闷痞。

02440　八仙汤(《解围元薮》卷四)

【组成】人参三分　米仁二钱　花粉一钱二分　皂刺二十个　蜂房七孔　浮麦一握　冷饭团三两　琉璃灰七分半

【用法】水煎,温服。

【主治】疬疮结毒。

02441　八仙汤(《嵩崖尊生》卷十二)

【组成】当归一钱　茯苓一钱　川芎　熟地　陈皮　半夏　羌活各七分　白芍八分　人参　秦艽　牛膝各六分　白术四钱　桂枝三分　柴胡四分　防风五分　炙甘草四分。

【用法】水煎服。

【主治】浑身麻木。

02442　八仙汤(《医学集成》卷二)

【组成】石膏　黄芩　二母　麻黄　杏仁　桔梗　甘草

【主治】齁证因痰火者。

02443　八仙串(《串雅补》卷二)

【组成】干漆(炒令烟尽)五钱　丁香三钱　广木香五钱　檀香五钱　槟榔五钱　防己一两　黑丑(取头末)三两　白丑(取头末)二两　(黑、白丑头末和匀,分一半生用,一半炒熟用)　楝树根皮(为末)一两(楝树须要白皮而生子者用之,无子者不用)

【用法】上为细末。每服三钱,小儿减半,沙糖泡汤送下。

【主治】一切虫积,食积,痰积,气积,血积,寒积,水饮。

【宜忌】孕妇勿服。

02444　八仙串(《串雅补》卷二)

【异名】遇仙丹。

【组成】黑丑头末四两　尖槟一两　茵陈五钱　广木香一钱　血余灰一钱　沉香一钱　牙皂五钱　五加皮二钱

【用法】上为末,醋糊为丸。每服三钱,五更冷茶送下。

【主治】虫积。

02445　八仙饮(《活幼心书·拾遗》)

【组成】生干地黄(净洗,焙干)　赤芍药　大川芎　羌活　川当归尾(酒洗,焙干)　龙胆草　汉防己　甘草各五钱

【用法】上咬咀,每服二钱,水一盏,白蜜半匙,煎八分,去滓,食后、临卧二时温服。

【主治】血风目疾,经久不愈,昼夜涩痛,视物不明,甚至生翳散漫,投诸药未验者。

02446　八仙饮(《产科发蒙·附录》)

【组成】土茯苓　陈皮　茯苓　木通　当归　金银花　大黄　川芎各等分

【用法】上药每服四钱,水二盏,煎一盏,温服。

【主治】赤白带下不止,阴门瘙痒。

02447　八仙茶(《便览》卷四)

【组成】薄荷叶(洗净)一两　甘松(净)三钱　硼砂四钱　白檀香四钱　紫苏叶五钱　儿茶五钱　片脑一钱　藿香叶三钱　桂花一钱　乌梅肉三钱

【用法】上为极细末,煎甘草半斤成膏为丸,如黄豆大。每噙化一丸。

【功用】化痰,清头目,行气止渴,消食,去躁烦,辟秽恶邪气及瘴雾毒气。

02448　八仙茶(《串雅外编》卷三)

【组成】杜仲四两(麸皮炒断丝)　菟丝子二两(酒浸,制如常)五钱　木鳖子(去油皮)十个　甘草二两(去皮,蜜炙)　广木香一两(不见火)　小茴香五钱　母丁香大者十个　附子一个(用荞麦面一撮,包煨,良久去面)　沉香八钱　诃子四两(去壳)　荔枝子(去皮)十四个　锁阳三钱(炙)　青盐八钱　熟地二两三钱(酒浸一夜,去皮)　六安茶二斤

【用法】上药与茶各为细末,用甘草膏,以火日修合,将蒸笼一扇,铺绢一层,将药平摊于绢上;又放绢一层,将茶一层,再放蒸笼一扇,铺绢一层,照前摊药并尽盖之,周围用纸封固,慢火蒸一炷香,取起,乘热为丸,如芡实大,以瓷罐收贮,以黄蜡封口,埋地下一尺七寸,取起。每服一丸,噙化。无子者用之更妙。即如血衰发白,每日衔化一丸。满百日白发返黑矣。

【功用】延寿固肾,种子,化痰,除百病。

【宜忌】切忌败血诸物、脑子、三白、酒。

02449 **八仙酒**（《仙拈集》卷一）

【组成】五加皮六两 白术四两 首乌 生地 当归各三两 虎胫骨（羊油炙酥） 续断 杜仲各二两

【用法】用好酒二十斤，煮三炷香，乘热加高烧酒三斤，窖七日。任用。

【主治】筋骨疼痛。

【宜忌】忌发物、腥荤。

02450 **八仙酒**（《仙拈集》卷三）

【组成】当归 生地 杜仲 牛膝 枸杞各一两 五加皮二两 土茯苓四两（打碎）

【用法】用好生酒三十斤，煮一炷香，将滓滤去，任服。

【功用】补脾肾，壮筋骨，和颜悦色，令人有子。

02451 **八仙酒**（《饲鹤亭集方》）

【异名】八仙庆寿酒（《全国中药成药处方集》）。

【组成】川乌 草乌 薄荷 炮姜 当归 淡竹叶 陈皮 甘草各一两 烧酒十斤 醋十二两 黄糖二十两 河水 井水各二十两

【用法】上药泡浸，密封十日。量饮。

【主治】左瘫右痪，筋软，麻痹等症。

【宜忌】《全国中药成药处方集》（吉林方）：孕妇忌服。

02452 **八仙散**（《妇人良方》卷七引《灵苑方》）

【组成】棕榈二两 当归一两（并锉碎，一处烧成炭，细研） 麝香一钱（细研）

【用法】上为末。每服一钱，温酒调下。

【主治】妇人血气不和，心腹疼痛。

02453 **八仙散**（《圣济总录》卷一三九）

【组成】石灰（风化者）十两 地菘苗（新者，切，研）半两 细辛（去苗叶） 旋覆根（切，研） 新葛叶（切，研，无即用葛粉） 青蒿（新者，切，研） 麦门冬苗各半两 猪膏（去筋膜）半斤

【用法】上药除石灰、猪膏外，将六味捣研绞取汁，和石灰并猪膏，搜研作饼子，晒干，捣罗为散，再研之如粉。以敷疮口上。五月五日合之。

【功用】辟风水，续筋骨，止血定痛生肌。

【主治】金疮。

02454 **八仙散**（《医方大成》卷九引《婴孩妙诀》）

【组成】天麻 白附子 花蛇肉 防风（去芦） 南星 半夏曲 冬瓜子 全蝎各等分

【用法】上㕮咀。每服一钱，水半盏，加生姜、大枣、薄荷，水煎服。

【主治】慢惊虚风。

【加减】加川乌尤妙。

02455 **八仙散**（《儒门事亲》卷十五）

【组成】款冬花 佛耳草 甘草 钟乳 鹅管石 白矾 官桂 井泉石各等分

【用法】上为细末。每服三钱，水煎服。

【主治】咳嗽痰涎。

02456 **八仙散**（《妇人良方》卷七）

【组成】当归 厚朴 芍药 枳壳（制） 人参各四分 甘草 茯苓各五分 肉豆蔻二分

【用法】上为末。水二升，煎取八合，空心分三服。

【主治】妇人血气，心腹疠痛。

02457 **八仙散**（《外科精义》卷下引《卫生方》）

【组成】细辛 荆芥 白芷 川芎 黄芩 防风 甘草 地骨皮各等分

【用法】上为粗末。每用药二两，水二碗，煎十沸，去滓，热淋漏患处。

【主治】游风肿痒，疥癣疮；或因洗头，游风瘙痒生疮。

02458 **八仙散**（《普济方》卷三七一引《傅氏活婴方》）

【组成】天麻一钱（热汤泡洗） 人参一钱 白术一钱 白茯苓一钱半 御米一钱（炒去油） 糯米（姜汁浸七次） 扁豆一钱（炒） 陈皮一钱 莲肉（去心）一钱 藿香叶一钱 甘草一钱（炒）

【用法】上为细末，如常调匀。用盐汤调下，或盐米饮调下，不拘时候；如吐泻，霜梅汤调下；慢惊者，冬瓜仁、陈皮煎汤调下，入盐少许。

【主治】一切身冷，瘛疭，四肢弱，吐泻不食，精神困慢，面色青黑，不省人事。

02459 **八仙散**（《普济方》卷六十七）

【组成】防风 荆芥 白芷 川芎 细辛 地骨皮 甘草 羌活各等分

【用法】上为粗末。淋洗患处。

【主治】牙疳。

02460 **八仙散**

《普济方》卷一五七。为《百一》卷五引李松"干咯散"之异名。见该条。

02461 **八仙散**（《普济方》卷二七二）

【组成】川山甲（炮） 白药子 瓜蒌仁 大黄 木黎 槐花 白矾 山栀子各等分

【用法】用水一大盏煎过，舍上迎露，日未出服之。

【主治】诸疮。

02462 **八仙散**（《摄生众妙方》卷七）

【组成】白术二两 荆芥穗一两 黄柏 甘草各七钱 黄连九钱 升麻五钱

【用法】上为细末，酒糊为丸，如梧桐子大。每服三十丸，空心米饮下。以熊胆三钱，片脑四分，为末，用猪胆汁调擦患处。

【主治】痔漏。

02463 **八仙散**（《杏苑》卷七）

【组成】羌活 独活 防风 当归 牛膝 黄柏 肉桂 白芍药各等分

【用法】上㕮咀，用生绢袋盛，浸无灰酒中。随量饮之，不拘时服。

【主治】腰腿挛疼，气血不和。

【加减】腰痛，加杜仲；血虚，加川芎。

02464 **八仙散**（《仙拈集》卷四）

【组成】川山甲（炒） 乳香 没药 海藻 昆布（一方作蜗牛） 白鸽粪各五钱 公土狗（连翘炒）二个 杨柳虫（炒）三条

【用法】上为末。每服三钱，临卧黄酒下。

【主治】瘰疬。

【宜忌】忌酒、色、油荤、甘草百日。

02465 八仙散（《伤科补要》卷四）

【组成】半夏（姜汁炒） 巴豆霜 当归 乳香 没药 硼砂 血竭 土鳖虫各等分

【用法】上为细末。服八厘，好酒调下。

【主治】杖打极重，瘀血冲心。

02466 八仙散（《喉科指掌》卷一）

【组成】人中白一两（煅存性用） 生大黄一两二钱 生石膏五钱 元参六钱（盐水炒） 黄芩一两四钱（酒炒） 玄明粉七钱 僵蚕末三钱 瓜硝八钱 轻粉一钱

【用法】上为细末，用炼蜜为锭。每服二钱，放舌上，津化咽下，连连不断，则烂斑自去矣。

【主治】咽喉溃烂。

02467 八仙膏（《回春》卷三）

【异名】八汁汤（《医学从众录》卷五）。

【组成】生藕汁 生姜汁 梨汁 萝卜汁 甘蔗汁 白果汁 竹沥 蜂蜜各一盏

【用法】加一处盛，饭甑蒸熟，任意食之。

【主治】噎食。

【备考】《东医宝鉴·杂病篇》无甘蔗汁，以砂糖代之。

02468 八仙膏

《种福堂方》卷三。为《景岳全书》卷六十四"八仙红玉膏"之异名。见该条。

02469 八仙膏（《外科十三方考》）

【组成】杏仁（去皮尖，切片）一两 蜂房（剪碎，洗净）一两 元参五钱 蛇蜕（盐水洗，焙干）一钱 黄耆三钱 黄丹（研细）五两 血余（洗净）鸡子大一团 麻油一斤

【用法】先将油入砂锅内，缓缓加入血余熬开，俟发焦溶尽时加入杏仁，候色焦时去滓，再将所熬清油入银铫内，加入玄参、黄耆，慢火熬四小时，放于冷处，候冷时再将蜂房、蛇蜕加入，慢火再熬，用柳枝不住手搅之，俟呈黄紫色时去渣，再加投黄丹，急搅片时，移于火上，以文武火缓缓熬之，并同时以柳枝不住手搅之，至滴水成珠，油变黑色时，膏即成。

【主治】一切阴疮，痈疽，发背等疮。

02470 八仙糕（《回春》卷三）

【组成】枳实（去瓤，麸炒）四两 白术（陈壁土炒）四两 白茯苓（去皮）二两 陈皮（炒）二两 干山药四两 莲肉（去心皮）二两 山楂肉（去核）二两 拣参一两（气盛者，砂仁一两代之）

【用法】上为末，用白粳米五升、糯米一升半，打粉，用蜜三斤入药末和匀；如做糕法，先就笼中划小块，蒸熟取出，火烘干，瓦罐收贮封固。取三五片食之，以白汤漱口。

【功用】理脾胃，消饮食。

【主治】脾胃虚损，泄泻不止。

02471 八仙糕（《寿世保元》卷九）

【组成】人参（去芦） 茯苓（去皮） 干山药 芡实（去壳） 莲肉（去心） 不油白术（去芦，米泔浸过一宿，切片，微炒）各四两 白糖霜一斤 白粳米二升（水淘净，磨极细末）。

【用法】将药末、米粉、糖霜和一处，搓揉极匀，筛放笼内，竹刀划成小片，蒸熟，入锅再焙干。任意食之。

【主治】痈疽发背，出脓后脾胃亏损，不思饮食，或呕吐泄泻，四肢沉困无力。

02472 八仙糕

《外科正宗》卷一。为《扶寿精方》"秘传二仙糕"之异名。见该条。

02473 八仙糕（《慈幼新书》卷二）

【组成】人参五钱 苡仁 芡实 山药 茯苓 莲肉各四两 白米粉五升 白洋糖任用

【主治】脾胃虚冷，涎流出而渍于颐间，不能收约，而成滞颐者。

02474 八仙糕（《仙拈集》卷三引《传家宝》）

【组成】白术 白茯苓 莲肉 芡实（饭上蒸熟，晒干，临合微炒） 山药各八两 陈皮 甘草各三两 腊月炒米三斗

【用法】每年腊月极冻之日，炒糯米，用大簸放天井中间，铺开冷透，同药共磨筛细，收瓷罐内。食时旋入糖，用滚水冲服。

【功用】补脾胃，肥壮身体。

【主治】饮食不消，大便泻痢。

【备考】腊月磨此糕，虽收三五年不坏不蛀，愈陈久功效愈大；若不在腊月炒磨，多生蛀虫网丝，难以久收。坛放高燥处，勿近地气潮湿，勿用盛酒盐者；白糖须食时旋入冲调，若同药拌入，糕俱潮坏。

02475 八仙糕（《疡医大全》卷九引郑氏方）

【组成】菟丝子 鱼鳔（切片，干面炒珠） 山药（炒） 芡实（炒） 白茯苓 建莲肉（去心，炒） 薏苡仁（炒） 白扁豆（炒）各四两 谷芽（炒）八两 粳米（炒黄）十八两 稇锅巴三十六两

【用法】上为细末。每早用一二两，入白糖少许，开水调服。

【主治】脾泄，肾泄，并远年休息痢。

02476 八仙糕（《医述》卷七）

【组成】茯苓 山药 苡仁 莲子 砂仁 芡实 扁豆 谷芽

【用法】上为细末，加炒陈米一升，磨粉和入，再加洋糖，做成糕样。早、晏随食。

【功用】调理脾胃。

02477 八仙糕（《医学集成》卷二）

【组成】芡实四两 条参 玉竹 山药 莲米 茯苓 苡仁 扁豆各二两 米一升 黑芝麻 黑小豆各一茶杯 核桃仁三两 花椒一撮

【用法】共炒，研为末。不论酥油、猪油、红糖、白糖，随意调服。

【功用】大养脾胃，长服益寿延年。

02478 八生散

《证治要诀类方》卷三。为《朱氏集验方》卷一"八生饮子"之异名。见该条。

02479 八生散（《证治要诀类方》卷三）

【组成】天雄（去皮脐，如无，以大附子代之） 大川乌各一两（去皮脐） 白附子 南星 天麻各五钱 川芎 半夏 木香 全蝎（去毒，姜汁拌，全用）

【用法】上并生用，加生姜，水煎服。

【主治】偏正头风作痛,痛连于脑,常如牵引之状,发则目不可开,眩晕不能抬举。

【备考】方中川芎、半夏、木香、全蝎用量原缺。

02480 八白丸（《医统》卷九）

【组成】白芷 白及 白蔹 白附子 白僵蚕 白蒺藜 白丁香 白薇 草乌 杏仁（泡,去皮尖） 甘松 藁本 山楂 豆粉 鹰条 猪牙皂角各一两 儿茶三钱 轻粉三钱 樟脑五钱 密陀僧五钱 猪胰三两（去膜） 肥皂（水煮干,去里外筋皮）

【用法】上为末,先将肥皂捣烂,用鸡蛋清、猪胰、炼蜜调和,然后下末药和捣为丸,如弹子大。一日三次洗擦之。

【功用】令人面色好。

【主治】一切黑白斑点,诸般疮疹。

02481 八白饮

《普济方》卷三九五。为《永类钤方》卷二十一"八白散"之异名。见该条。

02482 八白散（《卫生宝鉴》卷二十）

【组成】白丁香 白及 白僵蚕 白牵牛 杜蒺藜 新升麻（肉白者佳）各三两 三赖子 白蔹 白芷各二两 白附子 白茯苓各半两

【用法】上为末。至夜津调涂面,明旦以莹肌如玉散洗之。

【主治】劳汗当风,寒薄为皶,郁乃痤;及黯𪒟之类。

02483 八白散（《永类钤方》卷二十一）

【异名】八白饮（《普济方》卷三九五）。

【组成】沉香 藿香 人参 草果 干姜（炮） 半夏曲 白芍 槟榔 白豆蔻仁 白茯苓 白术 扁豆（炒） 白芷各等分

【用法】上为末,每服一钱,加生姜、大枣煎服,无时。

【主治】脾虚胃弱,膈有风痰,水谷入口悉皆呕哕;体羸气乏,饮食不下,霍乱吐利,心胸膨满,中脘不和,神情恍惚;泻后复吐,或吐后复泻。

02484 八汁汤

《医学从众录》卷五。为《回春》卷三"八仙膏"之异名。见该条。

02485 八圣丹（《奇方类编》卷下）

【异名】八圣种子丹（《同寿录》卷一）。

【组成】沙蒺藜八两 川续断四两（酒洗） 覆盆子四两（酒洗,去蒂） 干枸杞四两 山萸（去核,酒洗）二两 菟丝子（酒煮）二两 芡实四两 莲须四两

【用法】蒸饼,酒打为丸,如梧桐子大。每服三钱,空心白滚汤送下。

【功用】种子。

【主治】无子。

02486 八圣散（《寿世保元》卷二）

【组成】黄芩 黄连 黄柏 蒲黄各五钱 雄黄 蛇蜕（炒） 鸡内金 白丁香各二钱

【用法】上为末。每服一钱,用蓝靛根煎汤送下。

【主治】大头瘟病,额大项肿。

02487 八圣散（《仙拈集》卷四）

【组成】僵蚕二钱 全蝎三钱 蜈蚣八钱 斑蝥（去羽足） 山甲（炒） 巴豆各四钱 乳香 没药各钱半

【用法】上为末。重者一钱,轻者六分,酒送下。二服即效。

【主治】鱼口,便毒。

02488 八岁汤（方出《千金》卷五,名见《医部全录》卷四四一）

【组成】芍药 栀子各二两 柴胡一两六铢 升麻 黄芩 黄连各二两半 竹叶（切）一升半 桔梗一两半 细辛十五铢 知母 大黄各二两 （一本有枳实、杏仁各一两半,无桔梗、黄连）

【用法】上㕮咀。以水六升,煮取一升八合,去滓,分四服。十岁儿为三服。

【主治】八岁以上儿,热结痰实,不能食,自下。

02489 八灵丸（《圣济总录》卷七十二）

【组成】京三棱（煨,锉） 石三棱（煨,锉） 鸡爪三棱（煨,锉） 木香 槟榔（锉）各一两 肉豆蔻（去壳）半两 巴豆（去皮心膜,煎黄出油尽） 硇砂（研）各一分

【用法】上八味,捣罗六味为末,入巴豆霜、硇砂末拌匀,醋煮面糊为丸,如小豆大。每服五七丸,丈夫,生姜汤送下;妇人,醋汤送下;疬癖气,煎木香汤送下。

【主治】食癥,气块,疬癖。

02490 八灵散（《圣济总录》卷九十二）

【组成】赤茯苓（去黑皮） 天门冬（去心,焙干） 石菖蒲 椒红 泽泻 桂（去粗皮） 冬葵子 白芥子各等分

【用法】上为散。每服二钱匕,温汤调下,不拘时候。

【功用】补不足,利小便。

【主治】虚劳。

02491 八妙丸（《古今医鉴》卷十一）

【组成】香附（便制） 丹皮 川芎（酒炒） 延胡索（炒）各二两 归身（酒洗） 生地（姜汁炒） 白茯苓各二两 赤芍药（酒炒）一两半

【用法】上为细末,酒糊为丸,如绿豆大。每五十丸,空心滚水送下;腹痛,酒送下七十丸。

【主治】经脉不调,湿气白带,腹痛胃弱。

02492 八卦串（《串雅补》卷二）

【组成】茵陈一钱 苍术一钱 白术五分 槟榔五分

【用法】上为末。作一服。

【主治】一切黄病。

02493 八贤散（《普济方》卷三九五）

【组成】当归 白芍药 白茯苓 甘草各一两 川芎 桂 柴胡各半两 熟地黄一两

【用法】上㕮咀。三岁一钱,水半盏,煎至三分,去滓,不拘时服。

【主治】小儿泄泻,发热,手足梢疼。

02494 八味丸（方出《肘后方》卷四,名见《朱氏集验方》卷二）

【异名】八物肾气丸、肾气丸（《御药院方》卷六）、陈氏八味丸（《饲鹤亭集方》）。

【组成】八味丸去附子,加五味子。

【用法】用茴空及茄空煎汤下。

【功用】《御药院方》:平补气血,坚固牙齿,活血,驻颜益寿。

【主治】肾阴不足,虚火上炎,消渴,面赤足冷。

❶《肘后方》:大风冷。❷《朱氏集验方》:消渴。
❸《饲鹤亭集方》:肾水不足,虚火上炎,面赤足冷,咳嗽

痰多。

【备考】《御药院方》本方用法：上为细末，炼蜜为丸，如梧桐子大。每服五十丸，空心、食前温酒送下，一日二次。

02495 八味丸

《外台》卷十八引崔氏方。即《金匮》卷下"肾气丸"。见该条。

02496 八味丸（《魏氏家藏方》卷九）

【组成】牛膝（去芦，酒浸一宿） 当归（去芦，酒浸一宿） 菟丝子（洗净，酒浸三宿，研成饼） 地骨皮（去土） 远志（汤泡，去心） 石菖蒲（九节者，去毛） 绵黄耆（蜜炙） 熟干地黄（去上）各等分

【用法】上为细末，酒煮山药糊为丸，如梧桐子大。每服五十丸，空心盐汤送下。

【功用】补肝肾，明眼目。

02497 八味丸（《寿亲养老》卷四）

【组成】川巴戟一两半（酒浸，去心，用荔枝肉一两，同炒赤色，去荔枝肉不要） 高良姜一两（锉碎，用麦门冬一两半，去心，同炒赤色为度，去门冬） 川楝子二两（去核，用降真香一两，锉碎同炒，油出为度，去降真香） 吴茱萸一两半（去梗，用青盐一两，同炒后，茱萸炮，同用） 胡芦巴一两（用全蝎十四个，同炒后，胡芦巴炮，去全蝎不用） 山药一两半（用熟地黄同炒焦色，去地黄不用） 茯苓一两（用川椒一两，同炒赤色，去椒不用） 香附子一两半（去毛，用牡丹皮一两，同炒焦色，去牡丹皮不用）

【用法】上为细末，盐煮，面糊为丸，如梧桐子大。每服四五十丸，空心、食前盐汤送下；温酒亦得。

【功用】老人常服延寿延年，温平补肝肾，清上实下，分清浊二气，补暖丹田。

【主治】积年冷病，累岁沉疴，遗精白浊，赤白带下。

02498 八味丸（《普济方》卷三九七）

【组成】枳壳半两 杏仁一百二十粒（去皮尖） 盐梅七枚 巴豆二十粒（去油） 好茶末四钱 黄连一两 黄蜡五钱 百草霜二两 莲蓬一两

【用法】上为末，溶黄蜡为丸。赤白痢，甘草汤送下；白痢，白姜汤送下。

【主治】赤白痢。

02499 八味丸

《玉案》卷五。为《医方考》卷五"六味地黄丸加黄柏知母方"之异名。见该条。

02500 八味丹（《全国中药成药处方集》沈阳方）

【组成】朱砂 磁石 赤石脂 代赭石 人中黄 禹余粮 乳香 没药各一两

【用法】上为极细末，糯米汤为小丸。每服一钱，盐汤送下。

【功用】补精髓，壮筋骨，益心智，理虚损，明目益睛，安神定惊。

02501 八味丹（《古今名方》引《湖洲潘氏外科临证经验》）

【组成】蜈蚣 全蝎各3克 雄黄 炙穿山甲各9克 朱砂6克 乳香4.5克 冰片0.3克 文蛤18克

【用法】先将需炮制的各药加工，然后各研细末，搅拌均匀。用时均匀地掺在伤口上，每日二次。新腐欲脱时停用。

【功用】拔毒祛腐，攻坚散结，消肿止痛。

【主治】有头疽及烂皮疔、卸肉疔腐烂已止，新腐未分，根盘坚硬，毒化缓慢者。

02502 八味汤（《杨氏家藏方》卷六）

【异名】人参八味汤（《医略六书》卷十九）。

【组成】吴茱萸（汤洗七次） 干姜（炮）各二两 木香 橘红 肉桂（去粗皮） 丁香 人参（去芦头） 当归（洗，焙）各一两

【用法】上㕮咀。每服五钱，水二盏，煎至一盏，去滓温服，不拘时候。

【功用】《医略六书》：温中逐寒。

【主治】❶《杨氏家藏方》：脾胃虚寒，气不升降，心腹刺痛，脏腑虚滑。❷《丹溪心法》：内寒泄泻，恶食。

【方论选录】❶《杏苑》：用吴茱萸、干姜、肉桂、丁香等诸辛热以散寒，陈皮、木香行郁，人参补气，当归益血。❸《景岳全书》：此汤味太刚烈，当加炙甘草方妙。❸《医略六书》：人参扶元补气，肉桂暖血温营，丁香温中逐滞气，炮姜逐冷暖中州，当归养血，木香调气，陈皮利气升胃，吴萸温肝降逆。

02503 八味汤（《易简方》）

【组成】人参 干姜 白术 甘草各二两 橘红 茯苓各一两 附子一两 缩砂仁一两

【主治】不喜饮食，水谷不化。

02504 八味汤

《杂证会心录》卷上。即《金匮》卷上"肾气丸"改为汤剂。见该条。

02505 八味汤（《产科心法》卷上）

【组成】熟地三钱 黄肉一钱 山药一钱五分 茯苓一钱 泽泻八分 麦冬一钱 肉桂三分 制附子三分（此二味胎中慎用）

【用法】水煎，凉服。

【主治】下焦虚寒，胎气阴冷，致患转胞，小便不通。

02506 八味汤（《医彻》卷四）

【组成】怀熟地三钱 山茱肉二钱 肉桂五分 熟附子五分 牡丹皮一钱 山药二钱 川牛膝一钱半 茯苓一钱 泽泻一钱

【用法】水煎服。

【主治】产后阴虚发喘，气上逆者。

【加减】如汗出不止，兼进生脉散。

02507 八味饮

《西塘感症》卷上。即《金匮》卷上"肾气丸"改为饮剂。见该条。

02508 八味散（《圣济总录》卷十一）

【组成】蜀椒（去目） 吴茱萸（汤洗，焙干，炒） 青盐（研） 石硫黄（研） 腻粉（研） 白僵蚕（炒） 柏皮各一两 麝香少许（研）

【用法】上为散。猪胆汁调涂之；湿则干散。

【主治】遍身疮疥，皮破肉痛，或瘙痒脓水。

02509 八味膏（《理瀹》）

【组成】八味丸药料。

【用法】熬膏。贴脐下。

【主治】肝虚不能克制肾水，水泛为痰，吐而不咳者。

02510 八物汤（《三因》卷四）

【异名】八物散（《医学入门》卷四）。

【组成】桂心 当归 川芎 前胡 防风各三分 芍药一两半 甘草（炙） 茯苓各半两

【用法】上㕮咀。每服四钱，水一盏半，加生姜五片，大枣三个，煎八分，去滓，食前服。

【主治】厥阴伤风，恶风而倦，自汗，小腹急痛，寒热如疟，骨节烦疼，其脉尺寸俱微而迟者。

02511 八物汤（《保命集》卷下）

【组成】白术 人参 黄耆 茯苓 川芎 熟地黄 当归 芍药各等分

【用法】上为粗末。每服五七钱，水一盏，煎至七分，去滓，食后温服。

【功用】益气和血。

【主治】心肺虚损，皮聚而毛落；血脉虚损，妇人月水愆期。

02512 八物汤（《保命集》卷下）

【组成】四物内加玄胡 苦楝各一两 槟榔 木香各半两

【主治】❶《保命集》：妇人经事欲行，脐腹绞痛。❷《中国医学大辞典》：痛经及血淋。

02513 八物汤（《女科万金方》）

【组成】山栀 肉桂 泽泻 猪苓 熟地 丹皮 山茱萸 黑附子 门冬

【用法】水煎服。

【主治】下元冷惫，心火上炎，渴欲饮水；或肾不能扶养，常吐痰嗽，小便不利。

02514 八物汤（《女科万金方》）

【异名】加味八珍汤（《郑氏家传女科万金方》卷二）。

【组成】人参 白茯苓 当归 白芍 小茴香 熟地各三钱 白术 川芎各四钱 甘草 柴胡 香附各一钱

【用法】分六服，每服加生姜三片，水煎服。

【功用】补气血，扶脾胃，调经水。

【主治】室女十七八岁，经脉不通，或阻百日，或半年，颜色有异，饮食少进，寒热往来，四肢困倦，头疼目眩，腹疼恶心，烦热呕吐，腹胀，此脾胃气血虚弱，误食生冷使然。

【加减】腹痛，加枳壳、干漆、玄胡索各三钱；呕吐恶心，加良姜、砂仁各二钱；手足麻痹，恶寒，加肉桂一钱五分。

02515 八物汤（《元戎》）

【组成】四物汤四两 黄耆 甘草 茯苓 白术各一两

【主治】伤寒营卫俱虚，畏寒发热，饮食减少，或病后血气虚损，四肢不收，手足渐麻。

❶《元戎》：妇人伤寒，汗下后，饮食减少，血虚者。❷《松崖医径》：四肢不收，不能起于床，手足渐麻。❸《张氏医通》：营卫俱虚，畏寒发热。

【方论选录】《张氏医通》：八珍、八物功用悬殊，以人参专补脏腑元气，黄耆惟司营卫开合也。世人每谓黄耆代人参，恒用八物补益脏腑之气，大为喷饭。

02516 八物汤（《云歧子脉诀》）

【组成】当归 白术 人参 干姜各一两 附子（炮，去皮） 白芍药 桂各半两 丁香三钱

【用法】上㕮咀。每服一两，水煎，不拘时服。

【主治】虚气冲心，闷而不痛，手足冷，脉沉。

【备考】方中丁香用量原缺，据《普济方》补。

02517 八物汤（《云歧子脉诀》）

【组成】当归 白芍药 熟地黄 白术各一两 人参 干姜（炮） 茯苓 桂各半两

【用法】上㕮咀。每服一两，加生姜七片，水煎，食前服。

【功用】养血气。

【主治】血败不止，面色无光。

02518 八物汤

《医学正传》卷三。为《瑞竹堂方》卷四"八珍散"之异名。见该条。

02519 八物汤（《万氏女科》卷一）

【组成】人参 白术 白茯 归身 川芎 白芍 熟地 黄耆（蜜炙） 香附各一钱 炙草五分

【用法】生姜、大枣为引。更常服地黄丸。

【主治】经水色淡。

02520 八物汤（《银海精微》卷下）

【组成】黄耆 茯苓 熟地黄 川芎 当归 人参 菊花 白芍

【用法】每于半饥时温服。

【主治】虚损血枯，上攻眼目涩痛。

02521 八物汤（《产孕集》上篇引《回春》）

【组成】人参三钱 白术三钱 茯苓三钱 甘草一钱 陈皮一钱 芎劳一钱五分 当归三钱 熟地黄三钱 白芍一钱五分

【用法】上作一服。以水一升，煮四合，日一服。

【主治】曾孕十月而不产。

02522 八物汤（《宋氏女科》）

【组成】人参 甘草 白芍 白术 当归 干姜 川芎 茯苓 熟地

【用法】水煎服。

【功用】死胎下后用此调理。

02523 八物汤（《辨证录》卷八）

【组成】白芍 山药各五钱 当归 熟地 麦冬各一两 甘草五分 丹皮 沙参各三钱

【用法】水煎服。

【功用】补气益血。

【主治】失血之后，不知节劳慎色，以致内热烦渴，目中生花见火，耳内蛙䘌蝉鸣，口舌糜烂，食不知味，鼻中干燥，呼吸不利，怠惰嗜卧。

02524 八物汤（《种痘新书》卷十二）

【组成】人参 黄耆 甘草 白术 当归 川芎 白芍 地黄各等分

【用法】加生姜、大枣，水煎服。

【主治】痘疮复起，浆脓如疮疥。

02525 八物汤（《女科切要》卷一）

【组成】熟地 白芍 川芎 当归 人参 白术 广皮 半夏

【功用】生气补血。

【主治】经水过期而来，属血虚者。

【加减】经水过期而来，血虚而腹空痛，加香附；经水一月两至，数日一至者，加黄连、山栀、龟版、炒蒲黄之类。

02526 八物汤（《女科旨要》卷一）

【组成】白芷一钱五分　羌活（上部身体不痛不用）　砂仁　桂皮（无寒不用）　白术各二钱　香附二钱五分

【用法】分二帖。加生姜三片，葱三根，水煎，空心热服。

【主治】室女十三四岁行经，或行或痛，或发热，身体不宁，口苦面红，寒热不定，头目晕花。

【加减】如有血气攻心痛，加干膝、玄胡索各三分；嗽痰气急，加半夏、桔梗、杏仁、五味各三分。

02527 八物散

《医学入门》卷四。为《三因》卷四"八物汤"之异名。见该条。

02528 八物煎（《内外验方秘传》卷下）

【组成】党参　黄耆　玉竹　白术　山药　百合　燕窝　桂圆肉

【主治】劳碌伤气，音哑难言。

02529 八金散（《准绳·类方》卷五）

【组成】金精石　银精石　阳起石　玄精石　磁石　石膏　滑石　禹余粮石各等分

【用法】上为末，入金、银钳锅子内盛之，用盐泥固济口，以文、武火煅炼红透，放冷，研如粉，入水银半两，轻粉一钱，研令不见星子，却入余药，再研匀。令患人先洗疮，拭干，便用小油调稠硬作剂子，于有疮处擦上药。二次药了，用贯众汤嗽其口，不可咽下药汁，两手便洗净，不可近口、鼻、耳、目，第四日一伏时，依前上药。第七日不可更用，见效即止。

【主治】癫病。

【宜忌】擦药之后，大忌饮水；宜禁身静坐至三日，口中涎出为度。

02530 八宝丸（《普济方》卷三四八）

【组成】琥珀（别研）　没药各半两（研）　赤芍药　当归（酒浸，去芦）　细辛（去叶）　硇砂各半两　龙骨　麝香少许

【用法】上为细末，醋为丸，如梧桐子大。每服三十丸，空心醋汤送下。

【主治】血晕。

02531 八宝丹（《朱氏集验方》卷五）

【组成】雄黄　雌黄　朱砂　信砒（并生用）　白矾（飞过）　绿豆粉（生）　黑豆（生）　巴豆（去油）　皂角（炙，去黑皮）各一两

【用法】上为细末，煮糊为丸，如绿豆大。每服一丸至三丸，磨刀水送下。

【主治】痰实发喘。

02532 八宝丹（《瑞竹堂方》卷七）

【组成】广木香　母丁香　红花各二两　牡蛎五钱　地龙（去土）五钱　灯草二钱（糯，晒干，研）　干胭脂二两半　穿山甲十五片（炮）

【用法】上为末，甘草三两研末，熬成膏子为丸，如弹

子大。每服一丸，细嚼，空心酒送下，以干物压之；或用水为丸，如梧桐子大。每服五十丸，温酒送下亦可。

【功用】壮益元阳，行气生血。

02533 八宝丹（《跌损妙方》）

【组成】珍珠（豆腐煮）　滑石各一钱　炉甘石二钱（薄荷水煮，火煅）　硼砂八分　乳香　荸荠粉各一钱

【主治】跌打损伤。

02534 八宝丹（《摄生众妙方》卷二）

【组成】何首乌（赤、白）各一斤（用竹刀刮去粗皮，米泔水浸一宿，用黑豆三斗，每次用豆三升三合三勺，用水泡涨，将豆铺一层，何首乌一层，迭迭铺足，用砂锅蒸之，豆熟为节，将豆摅去，何首乌晒干，如此九次，为末听用）　赤茯苓一斤（用竹刀刮去粗皮，为末，用盆盛水，将药末倾入水内，其筋膜浮在水面者，捞而弃之，沉在盆底者留用，如此三次，湿团为块，就用黑牛乳五碗，放砂锅内慢火煮之，候乳尽，入茯苓内为度，仍研为细末听用）　白茯苓一斤（制法同上，亦湿团为块，就用人乳五碗，放砂锅内煮之，候乳尽，入茯苓内为度，仍研为细末听用）　川牛膝八两（去芦，酒浸一日，使何首乌蒸七次，将牛膝同铺黑豆内蒸之，至第九次止，晒干，研末听用）　破故纸四两（用黑芝麻炒，以芝麻熟为度，去芝麻，研末，听用）　当归八两（酒浸，晒干，为末听用）　怀山药四两（研末听用）　枸杞子八两（酒浸，晒干，研末听用）　菟丝子八两（酒浸生芽，研为泥，晒干，为末听用）

【用法】炼蜜为丸。先丸如大弹子者一百五十丸，每日三丸，清晨，酒浸一丸；午，姜汤一丸；晚，盐汤一丸。余为梧桐子大，每日清晨五七十丸，酒与盐汤任下。

【功用】❶《摄生众妙方》：乌须延寿。❷《医便》：平调气血，滋补五脏。

【主治】《医便》：阴虚阳弱无子者。

【宜忌】❶《摄生众妙方》：以上药俱不犯铁器。❷《医便》：忌黄白萝卜、牛肉。

02535 八宝丹

《医学入门》卷七。为《扶寿精方》"神应八宝丹"之异名。见该条。

02536 八宝丹（《寿世保元》卷九）

【组成】乳香　没药　孩儿茶　红褐子灰　海虮（煅）一个　珍珠（炒）　象牙（煅）　龙骨（煅）各五分

【用法】上为细末。先用米泔水洗疮，拭干掺上。

【主治】疳疮。

02537 八宝丹（《幼科金针》卷上）

【组成】狗宝三钱（如无，九节菖蒲代之）　鲤鱼胆九枚（犀角可代用之）　全蝎一钱五分（去毒，炙）　牛黄一钱五分　虎睛一对　琥珀五钱　珍珠五钱　沉香一两（镑末）

【用法】为末蜜丸，量儿大小作丸，辰砂为衣。薄荷汤化服。

【主治】小儿惊痫重症，已发声者。

02538 八宝丹（《眼科全书》卷六）

【组成】甘石一钱　熊胆三分　珍珠三分　琥珀二分　石燕七分　石蟹七分　朱砂六分　硼砂四分　蕤仁三分　麝香二分

【用法】上为极细末。点翳上。

【主治】目翳。

02539 八宝丹（《痘疹仁端录》卷九）

【组成】真珠二分 朱砂五分 琥珀二分 冰片一分 天竺黄五分 龙齿五分 白附（姜汁炒）五分 全蝎（水洗净）五分 胆星（九制者佳）五分 （一方有牛黄二分，麝香二分）

【用法】炼蜜为丸，金箔为衣。薄荷汤送下。

【主治】痘疹胖期，痰迷，手足厥冷，不省人事。

02540 八宝丹（《痘疹仁端录》卷十四）

【组成】胆星钱半 琥珀七分 牛黄五分 硼砂 朱砂 犀角 羚羊 薄荷各一钱 珍珠五分 僵蚕 防风 天麻各二钱 全蝎钱半 麝香三分 冰片二分

【主治】急惊痰热及因惊发痘，火毒盛者。

02541 八宝丹（《一草亭》）

【组成】当归一两 防风一两 川连一两 朴消二两 杏仁（去皮尖）二十粒 铜青二钱 白矾五钱 郁李仁（去皮）四十九粒

【用法】上药以生绢包之，如梅子大。放碗内，倾水泡一时，再隔水炖热，熏洗，一日五次。

【主治】赤眼。

02542 八宝丹（《女科指掌》卷一）

【组成】琥珀 没药 当归 赤芍 细辛各一两 朱砂五钱（另研） 冰片 麝香各二分

【用法】炼蜜为丸，如芡实大。每次一丸，石菖蒲汤化服。

【主治】妇人血厥，经隧乖戾，血上冲心，神昏者。

02543 八宝丹（《惠直堂方》）

【组成】琥珀一钱（新瓦炒） 珠子四分 象牙一钱（火煅外黑，内带白色） 冰片二分 乳香（炙）一钱 没药（炙）二钱 儿茶一钱 血竭一钱

【用法】上为细末。掺膏上，贴之。

【功用】生肌收口。

【主治】痈疽。

02544 八宝丹（《惠直堂方》）

【组成】箭头砂 滴乳香各五分 冰片一分 珍珠二分 琥珀一分 牛黄二分 麝香七厘

【用法】上为细末。每服一分，和飞面五分，用岐良十两，煎汤送下。用岐良十两，木槌打碎，水十碗，煎五碗，用汁一钟，将药六分送下，其余岐良汁一日服尽。服四十九日。

【主治】杨梅疮。

【加减】风毒，加轻粉五分；如破烂，加乳香四分，狗胎骨二分。

02545 八宝丹（《绛囊撮要》）

【组成】五谷虫一两（洗净，焙干） 大虾蟆一个（黄者佳） 山楂肉（蒸熟） 莲肉（去心）各二两 青黛三钱 胡连五钱 使君子肉五钱 麦芽一两

【用法】上为细末，砂糖拌匀，捣为饼。任儿食之。

【主治】疳积，脾胃怯弱，不长肌肉。

【宜忌】实者可用，虚者宜忌。

02546 八宝丹（《种福堂方》卷三）

【组成】真犀黄一钱 血珀二钱 珍珠二钱 冰片一钱 滴乳五钱 飞面八钱 辰砂二钱 飞滑石四钱

【主治】广疮结毒。

02547 八宝丹（《种福堂方》卷四）

【组成】乳香 没药（各去油） 血竭 轻粉各二钱 儿茶 龙骨 铅粉各一钱 冰片五分

【用法】上为极细末。

【主治】腐肉已尽，新肉迟生。

02548 八宝丹（《种福堂方》卷四）

【组成】螵蛸一两（去骨） 赤石脂一钱二分（煅） 文蛤一钱二分（炒焦） 白龙骨八钱 儿茶一钱 枯矾一钱 黄丹一钱 宫粉七钱

【用法】上为末。掺疮上。

【主治】黄水疮。

02549 八宝丹（《疡医大全》卷九）

【组成】珍珠（布包，入豆腐内煮一伏时，研细）一钱 牛黄五分 象皮（切片） 琥珀（灯心同乳） 龙骨（煅） 轻粉各一钱五分 冰片三分 炉甘石（银罐内煅红，研细）三钱

【用法】上为极细末，瓷瓶密贮。每用少许。

【功用】生肌长肉，收口。

【主治】痈疽不能收口。

02550 八宝丹（《疡医大全》卷三十四）

【组成】钟乳粉（制）五钱 辰砂（飞）三钱 熊胆三钱 珍珠 琥珀 西牛黄 冰片各一钱 飞白面（炒，研）五钱

【用法】上为细末，瓷瓶收贮。每用一分，土茯苓半斤煎汤调下。

【主治】杨梅疮结毒。

【加减】如毒在下部，加薏苡米五钱配用。

02551 八宝丹（《回生集》卷下）

【组成】川大黄一两 香白芷 独活 天南星 制半夏 天花粉各三钱 大贝母 穿山甲各五钱

【用法】上为细末。每药一两，加粉霜三钱，糯米浓汁为丸，如凤仙花子大，朱砂为衣。每服三分，空心白滚汤送下，一日一服。

【主治】一切鱼口便毒、顽疮二三年不愈者。

02552 八宝丹（《古方汇精》卷二）

【组成】西牛黄 明血珀各二分 生珍珠 朱砂 儿茶各一钱二分 人中白二钱（煅） 马勃八分 滴乳石一钱六分

【用法】上药各为细末，和匀，研至无声为度。掺膏上贴之。

【主治】口舌溃烂，并一切疮毒、痈疽、发背，脓溃毒尽，未全完口者。

02553 八宝丹（《疡科心得集·家用膏丹丸散方》）

【组成】珍珠五分 血珀（灯心同研）一钱 象皮（切，烘）一钱 龙骨（煅）一钱 辰砂一钱 乳香五分 没药五分 白及一钱

【用法】上为极细末，瓷瓶密贮，待用。

【功用】收口生肌长肉。

02554 八宝丹（《伤科补要》卷四）

【组成】琥珀 川连 龙骨 象皮 儿茶 轻粉 凤凰衣 血竭各一钱 珠子三分 冰片三分

【用法】上为细末。掺伤口上。

【功用】生肌。

【主治】一切破伤出血。

02555 八宝丹（《集验良方·续补》）

【组成】真珍珠一钱（豆腐内煮，研） 全蝎二个（漂净，炙） 龙骨一钱五分（煅） 蜈蚣二条（去头足，炙） 玛瑙一钱（煅） 白蜡一钱 雄精一钱 海螵蛸一钱（漂淡） 麝香一分 金毛狗脊二分（炙） 梅片一分 制甘石一钱 纹银末二分（锉，研极细） 制乳香一钱 象皮一钱五分（瓦上炙） 制没药一钱 轻粉二分

【用法】上为极细末，瓷瓶收贮备用。

【功用】拔脓除腐，生肌长肉。

【主治】痈疽，发背，搭手，无名肿毒。

02556 八宝丹（《救伤秘旨》）

【组成】没药 乳香各二钱（去油） 轻粉 儿茶 龙骨 铅粉 血竭各一钱 冰片一分 珍珠二粒 百草霜二钱

【用法】上为极细末。敷之。

【主治】跌打损伤。

02557 八宝丹

《梅氏验方新编》卷七。为《徐评外科正宗》卷二"珍珠散"之异名。见该条。

02558 八宝丹（《外科传薪集》）

【组成】大濂珠（同豆腐煮过）三钱 真青龙骨一两 上血竭 嫩儿茶各一两 石膏（童便浸百日，漂）二两 西血珀五钱 上浮甘石（煅）二两 鸡内金（炙）一两

【用法】上为细末如霜，瓷瓶藏贮。掺患处。

【主治】一切溃疡不收口。

02559 八宝丹（《外科传薪集》）

【组成】煅龙骨六钱 槟榔二钱 水飞甘石六钱 白占六钱 煅石膏八钱 寒水石六钱 东丹二钱 铅粉二钱

【用法】上为末。外掺。

【主治】疮疡溃后久不敛者。

02560 八宝丹（《外科传薪集》）

【组成】熟石膏一两 冰片一分 西黄七分 血竭三钱

【功用】拔毒长肉。

02561 八宝丹（《青囊秘传》）

【异名】拔毒生肌散。

【组成】甘石六钱 石膏八钱 东丹二钱 龙骨三钱 轻粉一钱 铅粉二钱 白蜡六钱（以刀刮极细） 寒水石六钱

【用法】先轻粉，次各药，研极细，后入白蜡令匀。

【功用】拔毒生肌。

【加减】加冰片一分，红升二分，名"桃花散"。

02562 八宝丹（《寿世新编》卷上）

【组成】九转胆星五钱 川羌活五钱 北全蝎五钱（酒洗，炒，去足） 僵蚕五钱（姜汁炒） 双钩藤（净末）八钱 雄黄二钱 天麻八钱（煨） 白附子三钱（煨） 怀山药五钱 白茯神五钱 远志肉五钱（甘草水洗） 真麝香五分 石菖蒲二钱 大梅片五分 真琥珀三钱 珍珠一钱五分（豆腐内煮过，研末，水飞） 真牛黄一钱 金箔五分 枳实三钱（炒）

【用法】上为末，用竹沥调和，少加姜汁为丸，如小疲药大。一二岁者服三五粒。三四岁或五粒或七粒。

【主治】一切风痰发痫，惊风发搐，昏沉谵语，不知人事，危在顷刻。

02563 八宝丹（《外科方外奇方》卷二）

【组成】人参 犀黄各五钱 轻粉 白龙骨各一两 濂珠 真象皮各八钱（炙） 上冰片二钱

【功用】生肌收口。

02564 八宝丹（《内外验方秘传》）

【组成】生濂珠一钱 牛黄五分 净扫盘五分 青黛五分 琥珀二钱 朱砂一钱 熊胆四分 冰片五分

【用法】研至无声。

【功用】收口生肌。

【主治】痈疡。

02565 八宝汤（《医方类聚》卷二一九引《仙传济阴方》）

【组成】当归一两 大黄半两 枳壳 赤芍 木香各三钱

【用法】水煎服。

【主治】妇人下痢赤白，腹痛。

02566 八宝汤

《回春》卷四。为原书同卷"解毒汤"之异名。见该条。

02567 八宝串

《串雅内编》卷三。为《石室秘录》卷一"消脆至神汤"之异名。见该条。

02568 八宝饮（《魏氏家藏方》卷二）

【组成】罂粟壳（去瓢蒂顶，蜜炒） 橘红 款冬花 百合 桑白皮 桔梗（炒） 人参（去芦） 阿胶（锉，蚌粉炒成珠）各等分

【用法】上为粗末。每服三大钱，水一盏半，加生姜五大片，乌梅一枚，北枣二个（擘开），同煎至八分，去滓，临卧温服。

【主治】咳嗽。

02569 八宝饮（《普济方》卷七十一）

【组成】车前子 龙胆草 谷精草 仙灵脾 藁本 威灵仙 荆芥穗 秦皮 甘草各二钱半

【用法】上锉细。每服二钱，食后煎服。

【主治】热眼肿痛。

02570 八宝饮（《玉案》卷六）

【组成】白茯苓 桔便 贝母 人参 北五味 天门冬 胡黄连 熟地各等分

【用法】水煎，食后服。

【主治】肺痿，咳嗽日久，痰腥臭，身热虚羸。

02571 八宝散（《普济方》卷一五八引《卫生家宝》）

【组成】麻黄半两（去节） 桔梗半两 马兜铃半两 罂粟壳半两 甘草（炙）半两 五味子半两 陈皮半两 桑白皮半两

【用法】上为粗末。每服三钱，用水一盏，生姜三片，杏仁三粒（去皮尖），白糖一块，煎至七分，去滓，食后、临卧服。

【主治】伤风咳嗽。

02572 八宝散（《医方类聚》卷一二九引《医林方》）

【组成】通草 灯心 木通 泽泻 瞿麦 车前子根 白茯苓各等分

【用法】上锉，如麻豆大。每服三钱，水一盏同煎，去滓放冷，服烧青丸，第一日三丸，一服，二日四丸，二服，以此加至五日服足。后用管仲黄连散嗽之五七次。

【主治】水肿。

【备考】此药疑少一味。

02573 八宝散（《普济方》卷一〇九）

【组成】藿香 破故纸 大腹皮 槟榔 雄黄 轻粉 硫黄 枯白矾各一两

【用法】上为细末。小油调搽，日上数次。痒则搽之。

【主治】风癞、松皮顽癣，久不瘥者。

02574 八宝散（《普济方》卷二九七）

【组成】大附子一个（去皮脐） 南乳香二钱半 猬皮一个（烧灰） 皂角针一两（烧灰） 楒藤子一个（去皮脐） 猪牙皂一两（去皮） 白矾半两（枯） 硫黄二钱半

【用法】上为末，醋糊为丸，如小豆大。每服七丸，温酒送下，日进一服，二日进二服止。假令十日进三次。

【主治】肠风痔漏。

【宜忌】忌诸发毒物。

02575 八宝散（《普济方》卷四〇三）

【组成】白芍药 羌活 升麻 干葛 甘草 防风 抚芎 山果子各等分

【用法】上咬咀。每服二钱，水一盏，煎至六分，去滓温服。

【主治】小儿疮疹已发或未发者。

02576 八宝散（《便览》卷四）

【组成】大腹皮 槟榔 破故纸 藿香 硫黄 轻粉 枯矾各等分

【用法】上为末。敷患处。

【主治】干湿癣疮。

02577 八宝散（《简明医彀》卷八）

【组成】牛黄 珍珠 琥珀 朱砂 雄黄 犀角 金箔 麝香 冰片

【用法】上为极细末。金与银煎汤调下。

【主治】疔如白泡轻，黄黑根紫，胀痛，头疼，寒热烦呕，指冷，狂躁，胸满，危急将死。

【宜忌】戒谷味。

02578 八宝散（《仙拈集》卷二）

【组成】珍珠 冰片 牛黄 象牙 枯矾 枯盐 铜绿 银珠 轻粉 鸡内金各等分 金箔七张

【用法】上为极细末。泔水洗净，敷药。

【主治】大人、小儿口疮牙疳，久不愈者。

02579 八宝散（《成方制剂》5册）

【组成】龙骨（煅）100克 炉甘石（制）100克 赤石脂30克 石膏（煅）30克 琥珀30克 冰片30克 朱砂20克 珍珠5克

【用法】上八味，除冰片外，朱砂、珍珠分别水飞成极细粉，其余龙骨等五味粉碎成极细粉，过筛，混匀；将冰片研细，与上述粉末配研，过筛，混匀，即得，每瓶装0.6克。外用，清洁创面，将药粉撒于创口上，外用纱布覆盖，每日换药两次。

【功用】生肌敛疮。

【主治】溃疡久不收口。

02580 八宝膏（《普济方》卷三一五）

【组成】杜牛膝 马鞭草 血见愁 剪刀草 豨莶草 灯笼草 醋浆草 螺面草 苍耳草各一把

【用法】上于端午日采，阴干。香油一斤，黄丹六两，后入乳、没、松香各五钱，依法熬贴。

【主治】诸般恶疮，肿毒，伤折疼痛。

02581 八宝膏（《仙拈集》卷二）

【组成】蕤仁二两（去油净，每料用五钱） 熊胆 硼砂各五分 乳香 没药（各去油） 珍珠（豆腐内煮过，研末）各三分 冰片一钱

【用法】用蒸熟蜜八钱，和匀，研在一处，收贮点眼。

【主治】目中障翳。

02582 八宝膏（《喉科紫珍集》卷下）

【组成】黄丹 宫粉 血余（滚水泡洗）各一两 铜青三两 白蜡二两（黄蜡亦可）末后（即黑山羊粪。以新瓦晒露七昼夜，不可经雨，为末）一两（或用午后，即白马粪）

【用法】用桐油、麻油、菜油各四两，先将丹粉、血余煎化，再下蜡末、铜青、末后，用柳枝搅匀，滴水成珠，取起出火气，备用。贴疮。

【功用】生肌长肉。

02583 八珍丸（《圣济总录》卷六十四）

【组成】丹砂（研）半两 犀角（镑） 羚羊角（镑） 牛黄（研） 茯神（去木，捣末） 龙脑（研）各一分 天南星（牛胆内制，阴干）一钱半 硼砂（研）一钱

【用法】上为末，炼蜜为丸，如鸡头子大。每服一丸，食后人参、荆芥汤嚼下。

【主治】膈痰结实，胸膈不利，喘嗽呕逆。

02584 八珍丸（《丹溪心法》卷四）

【组成】乳香 没药 代赭石 穿山甲（生用）各三钱 羌活 草乌（生用）各五钱 全蝎二十一个（炒） 川乌（生用，不去皮）一两

【用法】上为末，醋糊为丸，如梧桐子大。每服二十一丸，温酒送下。

【主治】痛风走注，脚疾。

02585 八珍丸（《青囊秘传》）

【组成】斑蝥三钱（炒黄） 当门子一分 雄黄五钱 辰砂（水飞）二钱

【用法】上为细末，用熟面为丸，辰砂为衣，如豌豆大。每服三五丸。

【主治】流注痈疽，发背疔疮。

02586 八珍丸

《中药成方配本》。即《瑞竹堂方》卷四"八珍散，改为丸剂。见该条。

02587 八珍丹（《局方》卷十）

【组成】甘草（炒） 天麻（去芦） 朱砂（研飞） 天南星（牛胆制）各五西 牛黄（研）一分 腻粉（研） 雄黄（飞）各一两一分 天浆子（微炒）三百五十个 银箔七十片（为衣）

【用法】上为细末，入研药匀，炼蜜为丸，如豌豆大，以

银箔为衣。一岁儿每服一丸,薄荷汤化下,奶食后服。疾证未退,可再服之。

【主治】小儿惊风壮热,精神昏愦,呕吐痰涎,惊悸恍惚,或发瘛疭,目睛上视。

02588 八珍丹（《卫生鸿宝》卷一）

【组成】白花藕粉　白茯苓　白扁豆（炒）　莲肉（去皮心）　川贝　山药（焙）　白蜜等分　人乳（另入）

【用法】上为细末。遇食,用一两,冲滚水服。

【功用】大补虚损。

【主治】男妇虚劳。

02589 八珍汤

《御药院方》卷十一。为《产乳备要》"八珍散"之异名。见该条。

02590 八珍汤（《元戎》）

【组成】四物汤与缩砂四君子汤各半。

【功用】保胎气,令人有子。

02591 八珍汤

《外科发挥》卷二。为《瑞竹堂方》卷四"八珍散"之异名。见该条。

02592 八珍汤（《外科启玄》卷十二）

【组成】人参　砂仁　茯苓　甘草　当归　川芎　白芷　熟地黄

【用法】上咬咀。水煎服。

【主治】痘已齐,兼气血俱虚证。

02593 八珍汤

《寿世保元》卷七。为《医方类聚》卷二三五引《济生》"八珍散"之异名。见该条。

02594 八珍汤（《石室秘录》卷二）

【组成】当归三钱　白芍二钱　黄耆三钱　白术三钱　柴胡五分　熟地五钱　升麻五分　人参一钱　茯苓一钱　川芎一钱

【用法】水煎服。

【功用】气血平补。

【主治】气沉血滞,而成呕逆、噎膈之症。

02595 八珍汤（《医彻》卷四）

【组成】人参一钱　白术一钱（土炒）　条芩一钱　阿胶二钱（蛤粉炒）　广皮一钱　当归一钱　杜仲一钱（盐水炒）　白芍药一钱（酒炒）　茯苓一钱　炙甘草三分　抚芎三分　香附一钱（酒炒）

【用法】加砂仁末五分,生姜一片,水煎服。妊娠六七八月用之。

【功用】养胎。

02596 八珍汤（《医彻》卷四）

【组成】人参一钱　白术一钱（土炒）　茯苓一钱　炙甘草三分　川芎五分　熟地一钱　当归一钱　白芍药一钱（酒炒）　杜仲一钱（盐水炒）　川续断一钱（酒炒）

【用法】加大枣二枚,生姜一片,水煎服。

【主治】产后气血两虚,四肢乏力。

02597 八珍汤（《青囊全集》卷上）

【组成】西洋参一钱五分（腹痛用丹参）　漂苍术一钱五分　茯苓二钱　甘草八分　归尾三钱　川芎一钱五分　赤芍一钱五分　生地三钱　苏木一钱　红花一钱

【主治】遍身伤,老人气弱气虚者。

02598 八珍饮（《直指》卷二十）

【组成】车前子　龙胆草　谷精草　仙灵脾　威灵仙　藁本各半两　荆芥穗　秦皮　甘草（炙）各二钱半

【用法】上锉细。每服二钱,食后煎服。

【主治】热眼肿痛。

02599 八珍酒（《回春》卷四）

【组成】当归（全用,酒洗）三两　南芎一两　白芍（煨）二两　生地黄（酒洗）四两　人参（去芦）一两　白术（去芦,炒）三两　白茯苓（去皮）二两　粉草（炙）一两半　五加皮（酒洗,晒干）八两　小肥红枣（去核）四两　核桃肉四两

【用法】上咬咀,共装入绢袋内,用好糯米酒四十斤,煮二炷香,埋净土中五日夜,取出,过三七日服。每晨、午、夕温饮一二小盏。

【功用】和气血,养脏腑,调脾胃,解宿醒,强精神,悦颜色,助劳倦,补诸虚,久服百病消除。

02600 八珍粉（《济急丹方》卷下）

【组成】淮山药四两　莲肉四两　白扁豆四两　白茯苓四两　苡仁四两　白术一两　芡实四两　楂肉二两　阳春砂仁一两

【用法】加粳米一斗,粆米二升。

【功用】消食。

02601 八珍粉（《经验奇方》卷上）

【组成】莲子（劈开,去心）　南芡实　米仁　白扁豆　淮山药　云茯苓各八两　糯米　粳米各半升

【用法】上药各炒微黄,和匀,用水磨磨细粉,储洋铁瓶。每餐饭宜少吃,俟上下半日腹微饥时,取粉一二汤匙,加白糖开水冲糊服之;早、夜各服一次亦可,至病全愈为止。

【功用】去湿健脾。

【主治】脾虚久泻,或转肿胀。

02602 八珍粉（《北京市中药成方选集》）

【组成】莲子肉三百二十两　生白术四十两　茯苓六十四两　芡实一百六十两　山药一百六十两　苡米一百六十两　扁豆六十四两　党参（去芦）四十两

【用法】上为细末,用白米面一千六百两,兑以上细料面六十四两,蒸熟晾干后,再研为细粉,兑白糖六百四十两,混匀,每包重一两六钱。每服五钱,日服二次,开水调服。小儿服用可以代乳。

【功用】培养脾胃,益气健中。

【主治】脾胃虚弱,消化不良,饮食减少,面黄体倦。

02603 八珍散（《普济方》卷三三六引《孟氏诜诜方》）

【组成】人参　白术　粟米（微炒）　白茯苓　厚朴（姜制）各一两　益智一两　黄耆二两　甘草半两

【用法】上为散。每服三钱,加生姜三片,枣子四个,同煎至八分,空心服。

【主治】妇人无子,思虑过多,伤损脾气,脾虚则不能制水,漏下五色,或只常下黄白水。

02604 八珍散（《袖珍》卷二引《圣惠》）

【组成】大黄　木通（去皮）　滑石　粉草　瞿麦　山栀　黄芩　荆芥各等分

【用法】上为末。每服一钱,食前薄荷汤调下。小儿

减服。

02605 八珍散（《圣济总录》卷五十九）

【组成】水银（入铅丹，点少水，研令星尽） 栝楼根各一两 苦参（锉） 知母（焙）各一两半 铅丹半两 密陀僧（研） 牡蛎（熬） 黄连（去须）各一两

【用法】上药除水银、铅丹外，捣罗为细散，入水银、铅丹末和匀。每服一钱匕，温水调下，不拘时候。

【主治】消渴后，烦热结成痈疽。

02606 八珍散（《产乳备要》）

【异名】八珍汤（《御药院方》卷十一）。

【组成】当归 川芎 白芍药 熟地黄 人参 茯苓 甘草（炙） 缩砂仁各等分

【用法】上为粗末。每服三钱，水一大盏，加生姜七片，大枣三枚（去核），同煎三五沸，去渣放温，空心日进二服。

【功用】调和营卫，理顺阴阳，滋血养气，进美饮食。

【备考】方中白芍药，《御药院方》作"赤芍药"。

02607 八珍散（《本事》卷二）

【组成】人参（去芦） 白术 黄耆（蜜水涂炙） 山芋 白茯苓（去皮） 粟米（微炒） 甘草（炙） 白扁豆（蒸用）各一两

【用法】上为细末。每服二钱，水一盏，加生姜、大枣，同煎至七分，日三四服。

【功用】开胃，养气，进食，调脾胃。

【主治】无故不思饮食。

02608 八珍散（《产宝诸方》卷一）

【组成】白术 人参 莲肉（去皮心） 甘草（炙）各一两 白茯苓 乌药 白扁豆各二两 熟地黄一两半

【用法】上为细末。每服二钱，水一盏，加生姜三片，大枣一个，煎至七分，空心服。

【功用】进食，养气，益卫。

【主治】产前产后脾弱血虚，心忪多困，盗汗无力。

【加减】加黄耆八钱尤妙。

02609 八珍散（《医方类聚》卷二三五引《济生》）

【异名】八珍汤（《寿世保元》卷七）。

【组成】人参 石菖蒲 生地黄（酒蒸焙） 川芎各一两 朱砂（别研） 防风（去芦）各半两 细辛（洗净）一钱 甘草（炙）半两

【用法】上为细末。每服一钱，薄荷汤调下，不拘时候。脾胃不快者，以当归代地黄。

【主治】❶《济生》：产后败血停蓄，上干于心，心气闭塞，舌强不语。❷《普济方》：产后痰迷心窍，言语不正，状如癫狂。

02610 八珍散（《朱氏集验方》卷四）

【组成】白豆蔻仁（炒） 石莲肉（不去心，炒） 白茯苓（炒） 薏苡仁（炒） 白扁豆（蒸） 沉香（不见火） 陈皮各一两（炙） 甘草半两（炒）

【用法】上㕮咀，用纸隔药炒，勿令伤药力。每服六钱重，水二盏，加生姜五片，煎八分，去滓服。

【主治】脾疼，不进饮食。

02611 八珍散（《瑞竹堂方》卷四）

【异名】八物汤（《医学正传》卷三）、八珍汤（《外科发挥》卷二）。

【组成】当归（去芦） 川芎 熟地黄 白芍药 人参 甘草（炙） 茯苓（去皮） 白术各一两

【用法】上㕮咀。每服三钱，水一盏半，加生姜五片，大枣一枚，煎至七分，去滓，不拘时候，通口服。

【功用】❶《瑞竹堂方》：调畅营卫，滋养气血，能补虚损。❷《外科发挥》：进美饮食，退虚热。

【主治】气血两虚，面色苍白或萎黄，头昏目眩，四肢倦怠，气短懒言，心悸怔忡，食欲减退，妇人气血不足，月经不调，崩漏不止，胎萎不长，或习惯性流产；外证出血过多，溃疡久不愈合者。

❶《瑞竹堂方》：脐腹疼痛，全不思食，脏腑怯弱，泄泻，小腹坚痛，时作寒热。❷《医方类聚》引《袖珍》：妇人脏躁，自笑自哭。❸《正体类要》：伤损失血过多，或因克伐，血气耗损，恶寒发热，烦躁作渴。❹《口齿类要》：血气俱虚，口舌生疮，或齿龈肿溃，恶寒发热，或烦躁作渴，胸胁作胀，或便血吐血，盗汗自汗。❺《准绳·女科》：肝脾气血俱虚，不能养筋，以致筋挛骨痛，或不能行履，或发热晡热，寒热往来。❻《外科正宗》：溃疡。❼《张氏医通》：妇人胎产崩漏。❽《医灯续焰》：眩晕昏愦，或大便不实，小便淋赤。

【方论选录】❶《医方考》：血气俱虚者，此方主之。人之身，气血而已。气者百骸之父，血者百骸之母，不可使其失养者也。是方也，人参、白术、茯苓、甘草，甘温之品也，所以补气；当归、川芎、芍药、地黄，质润之品也，所以补血。气旺则百骸资之以生，血旺则百骸资之以养。❷《沈氏女科辑要笺正》：四君、四物合为八珍，按之药理功能，可谓四君气药，能助脾阳；四物血药，能养脾阴。一属于气，一属于血。只可专主脾胃讲，决不能泛泛然谓四君补气，四物补血。

【临床报道】❶ 血枯：《内科摘要》一妇人久患血崩，肢体消瘦，饮食到口，但闻腥臊，口出津液，强食少许，腹中作胀，此血枯之症，肺肝脾亏损之患，用八珍汤、乌贼骨丸，兼服两月而经行，百余剂而康宁如旧矣。❷ 气虚血瘀型冠心病心绞痛：《中西医结合心脑血管病杂志》[2007，5（8）：731]选择42例病人予八珍散（方中熟地、白芍改为生地、赤芍）颗粒治疗，14天为1疗程。结果：治疗1个疗程后心绞痛症状疗效总有效率为90.48%，心电图疗效总有效率为85.71%。结论：八珍散颗粒治疗气虚血瘀型冠心病心绞痛疗效较好。❸ 白细胞减少症：《四川中医》[2004，22（10）：51]治疗组50例采用八珍汤治疗，西药对照组23例采用鲨肝醇、利血生、维生素 B_1 治疗。结果：治疗组有明显的促进白细胞生成的作用，其疗效优于对照组。结论：八珍汤内服是一种较为理想的生白方法，生白速度快，疗效稳定，无毒副作用。❹ 习惯性流产：《福建中医药》[1960；（10）；封3]用加味八珍汤防治习惯性流产38例，全部治愈。患者年龄一般多在二十五至三十岁之间，流产次数最少为二胎，最多为五胎。治疗方药：八珍汤加砂仁，紫苏。如气虚，加黄耆；血虚，加阿胶；虚火盛而呕者，加黄芩、竹茹；虚火引起咽干口燥者，去熟地，加生地、玉竹。

【现代研究】❶ 促进急性贫血的血细胞再生：《中医药研究参考》(1976；5：29)八珍汤与四物汤药理研究发现，两方均能促进急性贫血的血细胞再生，其主要表现在网状红

細胞的轉變成熟過程，尤以八珍湯作用較顯著。本方能促使血壓很快恢復正常，並維持一定時間，而且對機體整個功能狀態也有改善，說明急性大量失血時，氣血雙補較之單純養血補血為佳。❷對血虛模型小鼠造血調控因子的影響：《生物醫學工程學雜誌》[2004；21（5）：727～731]實驗結果表明：八珍湯對環磷酰胺所致血虛模型小鼠骨髓細胞有促進增殖作用；經八珍湯誘導制備的巨噬細胞、脾細胞、肺條件培養液和骨骼肌條件培養能促進血虛模型小鼠骨髓細胞增殖，促進血虛模型小鼠骨髓基質細胞分泌腫瘤壞死因子（TNF）。八珍湯對環磷酰胺所致化療損傷的造血調控作用可能與直接或間接刺激造血微環境的基質細胞分泌正性和負性造血生長因子有關。❸促進骨髓造血功能恢復：《江西中醫學院學報》[2007，19（6）：67]實驗結果表明：八珍湯各組均能降低骨髓抑制小鼠模型骨髓細胞中 BaxmRNA 的表達，而以中劑量組效果最為顯著。結論：八珍湯能拮抗骨髓細胞凋亡、促進骨髓造血功能的恢復。❹對 60Co γ 照射小鼠骨髓細胞及脾細胞凋亡的抑制作用：《中國中藥雜誌》[2004，29（12）：1165]實驗觀察到照射後模型組小鼠骨髓細胞在 6 小時其凋亡數最多，以後隨時間延長而逐漸減少，八珍湯組小鼠骨髓細胞和脾細胞凋亡數與模型組相比兩者在 6 小時處有顯著性差異（P<0.05，P<0.01）；在 12、18、24 小時也能相應的拮抗細胞的凋亡。結論：八珍湯對 60Co γ 射線照射小鼠骨髓細胞及脾細胞凋亡有較好的抑制作用，可能也是八珍湯補血的機制之一。

【備考】本方改為丸劑，名"女科八珍丸"（見《中國醫學大辭典》；又名"八珍丸"（見《中藥成方配本》）。改為膏劑，名"八珍膏"（見《成方制劑》14冊）。改為膠囊劑，名"八珍膠囊"（見《新藥轉正》44冊）；改為顆粒劑，名"八珍顆粒"（見《成方制劑》17冊）；改為袋泡茶劑，名"八珍袋泡茶"（見《成方制劑》5冊）。

02612 八珍散

《得效》卷十六。為《局方》卷六"八正散"之異名。見該條。

02613 八珍散（《幼科直言》卷四）

【組成】鍋巴四兩（炒） 山藥二兩（炒） 白茯苓二兩 白扁豆二兩（炒） 苡仁二兩 蓮肉二兩（去皮心） 百合二兩（炒）（春、冬加，夏、秋不加）

【用法】上為細末。每服二三錢，量加白糖五分，白滾水調下，不拘時候。

【主治】小兒虛損，泄瀉疳疾，一切病後失調。

02614 八珍散（《咽喉經驗秘傳》）

【組成】薄荷一錢 兒茶八分 珍珠二分 朱砂一錢 甘草二分 牛黃一分 冰片一分 白靈丹一錢（煅）

【用法】上為末。吹患處。

【主治】口、舌、喉內結毒生瘡；廣瘡結毒。

02615 八珍錠（《良朋匯集》卷五）

【組成】朱砂 雄黃 沒藥 乳香各五錢 真番卤八分（煅令煙盡） 人言一錢（煅過） 枯礬二錢 巴豆三十枚（去油）

【用法】上為細末，粳米飯為丸，如蕎麥大小，成錠，作線條亦可。放入孔內，上用膏貼之。

【主治】發背，癰疽，惡瘡，粉瘤，鼠漏，無名疔毒等瘡，

瘡頭孔多，膿血不通，瘀肉不腐，腐肉不脫，漏管不落。

02616 八珍膏（《魯府禁方》卷一）

【組成】梨汁 蘿蔔汁 藕汁各一碗 柏枝（搗爛，用童便熬）濃汁、稀汁各一碗 乳汁一碗

【用法】共熬成膏，再入知母、黃柏各二兩，為末，入膏攪勻。每服二茶匙，白水送下。

【主治】勞瘵。

02617 八珍糕（《證因方論集要》卷二）

【組成】人參 山藥 茯苓 苡仁 扁豆 芡實 蓮肉 炙甘草

【用法】上為末，作糕。少和白糖服。

【功用】健脾養胃。

02618 八珍糕（《飼鶴亭集方》）

【組成】白茯苓 懷山藥 生米仁 白扁豆 建蓮 芡實各一斤 使君子五兩 砂仁四兩 糯米 白米各一斗五升 （一方有五穀蟲）

【用法】蒸糕。

【功用】健脾開胃，和中利濕，固本培元，補氣消積。

【主治】小兒疳膨食滯，面黃瘦。

02619 八珍糕（《成方便讀》卷四）

【組成】白術 白茯苓 懷山藥 蓮肉 芡實（皆放飯上蒸透，曬乾，微炒） 陳皮三兩（焙） 甘草三兩（焙） 臘米（炒）三升

【用法】上為末。加洋糖作糕食之。

【主治】小兒脾胃虛弱，食少便溏，但覺形體羸瘦，不能勝苦劣之藥者。

【方論選錄】夫藥之治病也，皆以偏治偏。故藥能治病，不能養人，食能養人，不能治病。是以一切病之久而不愈者，皆當調之以甘藥，以食物之適於口者，即脾胃之所補，土旺則自能生物，生生之氣，自可源源而來。以上諸品，皆系純甘之味，而無雜劣之性。陳皮以行其滯氣，米穀以致其沖和，作而為糕，香甘可口，雖為食料之需，實亦治病之一法也。

【備考】方中白術、白茯苓、懷山藥、蓮肉、芡實用量原缺。

02620 八珍糕（《中藥成方配本》）

【組成】黨參八兩 淮山藥八兩 茯苓八兩 芡實八兩 炒白扁豆八兩 蓮心八兩 米仁八兩 炙雞內金八兩 使君子肉二兩 白砂糖十七斤

【用法】用粳米十五斤，糯米十五斤，淘過吹乾，炒微黃，與諸藥共磨細粉，白糖加入，印成糕，約成糕四十斤另八兩。嬰兒每次三塊；四歲以上，每次六塊。

【功用】健脾疏運。

【主治】脾胃虛弱，消化不良，小兒嗜食，羸瘦，蛔蟲疳膨。

【備考】病後調理及腎病忌鹽者，用代食品，尤為相宜。

02621 八珍糕

《北京市中藥成方選集》。為《中國醫學大辭典》"肥兒八珍糕"之異名。見該條。

02622 八毒丸

《聖濟總錄》卷一〇〇。為《外台》卷十三引《古今錄驗》"八毒赤丸"之異名。見該條。

02623 八毒膏

《普济方》卷九十一。为《千金》卷七"裴公八毒膏"之异名。见该条。

02624 八柱汤（《伤寒全生集》卷三）

【组成】人参 白术 茯苓 附子 干姜 甘草 肉果 诃子

【用法】加灯心,水煎服。

【主治】伤寒阴症,腹痛下利。

【加减】下利甚不止,加升麻、蜜炒粟壳。

02625 八柱汤（《回春》卷三）

【异名】八柱散（《寿世保元》卷三）。

【组成】人参（去芦） 白术（去芦） 肉蔻（煨） 干姜（炒） 诃子（煨） 附子（面裹煨,去皮脐） 粟壳（蜜炒） 甘草（炙）各等分

【用法】上锉一剂。加生姜一片,乌梅一个,灯草一团,水煎,温服。

【主治】肠胃虚寒,滑泻不禁。

02626 八柱散

《寿世保元》卷三。为《回春》卷三"八柱汤"之异名。见该条。

02627 八厘丸（《杂病源流犀烛》卷三十）

【组成】土鳖虫（头足全,纸包,焙燥） 自然铜（醋煅七次） 血竭 无名异 乳香 没药 归梢三钱 硼砂（甘草汁飞）四钱 巴霜十五粒

【用法】酒糊为丸,每丸湿重一分,干重八厘。量所责之数服多寡,总不过五丸。

【功用】消瘀散毒。

【主治】杖伤、夹伤。

02628 八厘金（《串雅补》卷一）

【组成】番木鳖（水浸去皮,麻油炸枯）五钱 蟾酥三钱 僵蚕一钱 乳香二钱 胆矾一钱 川蜈蚣三钱 甲片一钱 没药二钱 血竭一钱 朱砂三钱 蝉蜕一钱 全蝎三钱 原麝五分 牙皂五钱（去弦,炙） 川乌一钱 雄黄一钱

【用法】上为细末,端阳修合,水泛为丸,如莱菔子大。每服八厘,陈酒送下;小儿减半。

【主治】一切痈疽、发疔、疔肿未成者。

02629 八厘宝（《伤科补要》卷四）

【组成】川芎 草乌 半夏各二钱 麻黄一钱 蟾酥五分 南星四钱

【用法】以酒浸,晒干为末,再将芋苈叶绞汁拌湿,晒干研细。每服八厘,以酒调下。

【主治】跌打损伤,痛极难忍。

【宜忌】避风。

02630 八厘散（《惠直堂方》卷三）

【组成】土鳖一两 麝二分

【用法】打伤者八厘,酒下。破处以此掺之,烂疮内服外掺。肿毒服之,先治其疼。

【主治】打伤;兼治烂疮肿毒。

02631 八厘散（《金鉴》卷八十八）

【组成】苏木面一钱 半两钱一钱 自然铜（醋淬七次）三钱 乳香三钱 没药三钱 血竭三钱 麝香一分 红花一钱 丁香五分 番木鳖（油炸,去毛）一钱

【用法】上为细末。黄酒温服;童便调亦可。

【功用】接骨散瘀。

【主治】眼胞伤损而瞳神不碎者;被坠堕打伤震动盖顶骨缝,以致脑筋转拧疼痛,昏迷不省人事,少时或明者。

【宜忌】忌生冷发物,猪头肉、茶水、糠米粥。

02632 八厘散（《疡医大全》卷三十六）

【组成】土鳖虫（焙干） 乳香（去油） 没药（去油） 血竭各一钱 生半夏（大者） 当归（酒浸） 巴豆霜 砂仁 雄黄 香甜瓜子各五分

【用法】上为细末,收贮听用。每服八厘,好酒调下,小儿三厘。但能开口,服下即得活矣。

【主治】跌打损伤。

02633 八厘散（《青囊全集》卷上）

【组成】巴豆霜一钱 乳没一钱五分 生半夏三钱 西砂头一钱五分 归尾五钱 正明雄一钱五分 土鳖九只 香瓜子二钱 血结一钱五分（无真者,山羊血或田七亦可）

【用法】上为末。每次八分,酒兑服。

【主治】跌打损伤。

02634 八厘散（《成方制剂》3册）

【组成】大黄 当归 儿茶 骨碎补 红花 没药 硼砂 乳香 土鳖虫 续断 血竭 朱砂 自然铜

【用法】上为粉末,每袋装3.5克。宜用温黄酒送服,一次3.5克,一日2次。

【功用】活血消肿,舒筋接骨。

【主治】跌打损伤,骨折筋折,瘀血作痛,外用止血。

【宜忌】孕妇忌服。

02635 八骨散（《圣济总录》卷一四四）

【组成】虎骨（酥炙） 牛骨（醋炙） 龙骨（碎研） 鸡骨（炙） 狗骨（炙） 兔骨（炙） 猪骨（炙） 羊骨（炙） 枫香脂（研） 自然铜（火烧醋淬二七遍）等分

【用法】上为散。每有伤折处,掺药在疮上,用黄米粥匀摊帛上,裹疮口,用帛裹软绳缚之。

【主治】筋骨损折。

02636 八香丸（《幼幼新书》卷二十四引《庄氏家传》）

【组成】胡黄连一钱 脑 麝各半钱 牛黄半分 芦荟钱半 蟾酥五捻子（作块者亦得） 白花蛇肉（酒浸）半两 蝎梢一分

【用法】上为细末,猪胆调,为丸如米大。每服五丸,米饮送下,一日三次;患甚,生米泔调半钱服。

【主治】冷热疳,泻脓血,日渐瘦。

02637 八将丹（《疡科心得集·家用膏丹丸散方》）

【异名】八将散（《伤科方书》）。

【组成】西黄三分 冰片三分 蝉蜕（烘）七枚 大蜈蚣（炙）七条 麝香三分 山甲（炙）七片 全虫（炙）七个 五倍子（焙）三钱

【用法】上为细末。用少许掺于疮顶上,以膏盖之。

【功用】提毒化毒。

【主治】一切疽毒不起,疔毒不透,腐肉不脱。

【临床报道】结核性外科疾患:《江西中医药》1958;(11):21]用八将丹加减治疗结核性溃疡、阴疽、寒性脓疡各一例,疗程分别为六日、半月和一年。认为本方对结核

性的寒性脓疡和瘘管有很好的治疗作用。

02638 八将丹（《外科方外奇方》卷二）

【组成】川文蛤一两六钱（去毛） 乳香 没药各三钱（去油） 雄黄三钱 蜈蚣七条（酒洗，瓦上焙） 全蝎七个（漂，勿焙） 炙蝉衣七只 炙甲片七钱

【用法】上为末。掺患处。

【主治】一切痈疽。

【宜忌】疔毒不宜用。

02639 八将散（《青囊秘传》）

【组成】五倍子四钱 雄黄二钱 乳香三钱 角针二钱 全蝎二钱 蜈蚣二条 麝香一分 梅片一分

【用法】上为末。掺疮项上，小膏药盖之；或摊贴之。

【功用】提毒化毒。

【主治】一切疽毒。

02640 八将散

《伤科方书》。为《疡科心得集·家用膏丹丸散方》"八将丹"之异名。见该条。

02641 八宣汤（《慈幼新书》卷九）

【组成】葛根 升麻 川芎 甘草 麻黄 赤芍 陈皮 白芷

【主治】感冒，头痛发热恶寒者。

02642 八神丹（《准绳·类方》卷四）

【组成】地龙（去土，炒） 五灵脂（炒） 威灵仙 防风（去芦） 木鳖子（去壳） 草乌头各一两（炒） 白胶香（另研） 乳香（另研）各三钱

【用法】上为细末，酒煮面糊为丸，如梧桐子大。每服五七丸至十丸，温酒送下，不拘时候。若汗出，其痛麻自散，是其效也。

【主治】风虚走注疼痛，昏迷无力，四肢麻木。

02643 八神汤（《圣济总录》卷二十二）

【组成】麻黄（去根节，煎，掠去沫，焙）一两 当归（切，焙） 甘草（炙，锉） 大黄（锉，炒） 白术 山栀子仁各半两 芍药 荆芥穗各一分

【用法】上为粗末。每服三钱匕，水一盏，加薄荷三叶，葱白一寸，生姜二片，同煎至六分，去滓热服。

【主治】时气一二日，头痛壮热，心神烦闷。

02644 八神汤（《鸡峰》卷十三）

【异名】姜曲汤（《杨氏家藏方》卷二十）。

【组成】神曲 麦蘗 青盐 甘草各三两 生姜六两 胡椒二分 草豆蔻二个（大者，面裹，烧黄熟） 丁香二钱

【用法】上除丁香、胡椒外，将六味令杵成粗滓，带润淹一宿，焙干。八物同为细末，汤点服，不拘时候。

【功用】❶《鸡峰》：辟除雾露山岚之气，消饮食，补脾胃。❷《普济方》：温脾益胃，消酒化食。

【主治】《普济方》：胸膈痞闷，呕吐恶心。

02645 八神汤（《传信适用方》卷四）

【组成】神曲三两（捣碎，略炒） 大麦蘗三两（捣碎，略炒） 甘草三两（炙） 草果子四个（煨，去皮） 橘红一两 丁香三钱（不焙） 胡椒三钱 粟米一两（炒熟）

【用法】上为细末。入盐点服。

【功用】解毒。

02646 八神汤（《医方类聚》卷一六五引《吴氏集验方》）

【组成】神曲 麦蘗 甘草各三两 白盐四两（炒） 生姜十二两（洗、切） 草果仁半两 丁香二钱 胡椒二钱

【用法】上药一处淹一夕，拌和焙干，却入丁香、胡椒，研为末。空心沸汤点。

【功用】醒酒进食。

02647 八神散（《圣济总录》卷一八六）

【组成】附子（去皮脐）一两 乌头（去皮脐） 草乌头各二两（并，每个锉作三段，同用盐二两，慢火煮一日，焙干） 防风半斤（以上四味，并锉令块子相似） 蛇床子 莨菪子 马蔺子 吴茱萸各二两

【用法】上药用慢火炒令烟出，急倾在净地上，拣取附子、防风、乌头等四味，杵罗为细散，以瓷盒子盛。每服一钱匕，空心时取井花水调下。日后渐加至三钱匕。

【功用】壮筋骨，明耳目。

【主治】四肢沉重，脚膝无力，骨髓冷痛。

02648 八神膏（《鸡峰》卷二十二）

【组成】黄丹 南粉各一两 乳香少许

【用法】上前二味，同入乳钵内细研令匀，分作八分；用油四两，于铫子内煎令热，将铫子于地上放少时，入一分丹粉于油内，用青活柳枝如指粗者，右转搅令极匀（柳枝若煎得焦头，即旋去黑者），却将铫子于火上烧煎，依前放铫子于地上，再入一分丹粉，如此八次；都入尽丹粉后，更用乳香末一分入油内同煎，频将药滴水上；若散即再煎，若不散是药就用也。

【主治】一切恶疮。

02649 八真丹（《普济方》卷三三六）

【组成】当归 芍药 地黄 川芎 鹿茸 阿胶（炒作珠，用干草火烧） 艾叶 续断各等分

【用法】上为细末，醋打面糊为丸，如梧桐子大。每服二十丸，空心好酒送下。

【主治】妇人无子。

02650 八减丸（《医方类聚》卷六十七引《神巧万全方》）

【组成】椒红八两 甘菊花七两 大附子 旋覆花五两 苍术（米泔浸，去黑皮）四两 决明子三两 芎劳二两 紫巴戟（去心）一两

【用法】上为末，枣肉和，再杵三五百，丸如梧桐子大。每服三十丸，食前盐汤下。渐加至四十丸。

【功用】补暖元脏，明目，去风毒。

【主治】眼病。

02651 八琼丹（《圣济总录》人卫本卷五）

【组成】硫黄 水银（二味同炒，作沙子） 曾青 丹砂 雄黄 白石英 紫石英 铅丹 玄精石 胡粉各一两 消石二两

以上十一味各细研，入瓷盒盛，盒上留一眼子，外用六一泥固济毕，候干，以文火养一复时后，闭盒眼子，用大火烧令通赤，去火放冷，取出，以纸裹药，地内培三日，去火毒，取出，研令极细，入后药：

龙脑 麝香 牛黄 琥珀 天竺黄（并研细） 乌蛇（酒浸三日，去皮骨，炙） 虎骨（酥炙） 甘草（炙） 天南星（炮） 白附子（炮） 天麻 麻黄（去根节） 干蝎（炒） 桂

（去粗皮） 木香 槟榔（锉） 独活（去芦头） 细辛（去苗叶） 白术 附子（炮裂去皮脐） 白僵蚕（炒） 犀角（镑） 羚羊角（镑） 芎劳 阿胶（打碎，炒燥）各一两 蝉蜕（去土） 腻粉（研）各半两

【用法】上药除前煅研外，余捣研为末，再同研匀，炼蜜和捣一二千下，为丸如小弹子大。每服一丸，细嚼，以豆淋酒下。轻病只温酒嚼下。

【主治】五脏中风，偏风，贼风，偏枯，手足不随。

【备考】本方方名，文瑞楼本作"入琼丹"。

02652 八等散《千金翼》卷十九）

【组成】白术 厚朴（炙） 人参 茯苓 吴茱萸 陈曲 麦蘖 芎劳各三两

【用法】上为散。每服方寸匕，酒送下，一日三次。

【功用】消谷下气。

【主治】饮食不消。

02653 八痞丸《医心方》卷二十五引《产经》）

【异名】拓痞丸（《普济方》卷三九三）。

【组成】桂心 曾青（无，代以空青） 牡丹 鳢头甲（头渍，炙令黄色） 干姜各三分 蜀漆七分 细辛六分 龙胆五分 附子四分（炮）

【用法】上药治下筛，炼蜜为丸，如梧桐子大。每服二丸，一日三次。

【主治】小儿痞，面黄羸瘦，丁奚不欲饮食，食不生肌肤，心中嘈嘈烦闷，发时寒热，五脏胪胀，腹中绕脐痛，常苦下。

【宜忌】《幼幼新书》引《婴孺》：忌猪肉、鱼、生菜等物。

【备考】方中鳢头甲，《幼幼新书》引《婴孺方》作"猬头"，并有"虻虫"。

02654 八解散《杨氏家藏方》卷三）

【组成】荆芥穗三两 防风（去芦头） 人参（去芦头） 黄芩 麻黄（去根节） 肉桂（去粗皮） 苍术（米泔水浸一宿） 甘草（炙）各一两半

【用法】上㕮咀。每服五钱，水一盏半，加生姜三片，大枣一枚，淡豆豉三十粒，同煎至一盏，去滓温服。并进三服。汗出即愈。

【功用】解利。

【主治】伤寒头痛发热，浑身拘急，四肢疼痛者。

02655 八解散《局方》卷二续添诸局经验秘方）

【组成】人参 茯苓 甘草（炙） 陈皮（去白） 白术 藿香（去土）各一两 厚朴（去粗皮，锉，生姜自然汁浸一宿，炒紫色）二两 半夏（汤洗七次）一两

【用法】上为细末。每服二钱，水一盏，生姜三片，枣子一枚，葱白三寸，同煎至七分，温服，不拘时候。

【主治】四时伤寒，头疼壮热，感风多汗，及疗劳伤过度，骨节酸疼，饮食无味，四肢疼倦，行步喘乏，面色痿黄，怠惰少力，咳嗽寒热，羸弱自汗，胸膈不快，呕逆恶心。

02656 八煎散

《医方类聚》卷二一五引《医林方》。为《杨氏家藏方》卷十"前胡散"之异名。见该条。

02657 八儿不汤《饮膳正要》卷一）

【组成】羊肉一脚子（卸成事件） 草果五个 回回豆子半升（捣碎，去皮） 萝卜二个

【用法】一同熬成汤，滤净，汤内下羊肉（切如色数大），熟萝卜（切如色数大），咱夫兰一钱，姜黄二钱，胡椒二钱，哈昔泥半钱，荜菱叶（盐炒）少许，调和匀，对香粳米干饭食之，入醋少许。

【功用】补中下气，宽胸膈。

【备考】原书注：八儿不汤系西天（天竺）茶饭名；色数大，即骰子般大小。

02658 八正合剂

《中国药典》2010版。即《局方》卷六"八正散"为合剂。见该条。

02659 八仙玉液《顾松园医镜》卷十二）

【组成】藕汁二杯 梨汁 蔗浆 芦根汁 茅根（水煎取浓汁） 人乳 童便各一杯 生鸡子白三枚

【用法】上将诸汁炖滚，与鸡子白和匀，频服之。尝用米仁、山药、莲肉、麦冬各一两，白花百合二两、枇杷叶十片，煎浓汁一碗，冲入玉液，再加贝母末，真柿霜和匀，频饮之。

【主治】阴虚咳嗽，痰血。

【方论选录】藕汁性寒带涩，涤热止血；梨汁降火消痰，定喘止嗽；蔗浆消痰止咳；芦根汁清胃止呕；茅根凉金定喘；人乳补阴养血；童便引火下行。

02660 八仙玉液《重订通俗伤寒论》）

【组成】鲜生地汁 藕汁各二杯 梨汁 蔗汁 人乳各一杯 鸡子白二枚 鲜茅根一百枝 龙眼肉七朵

【用法】先将鸡子白、鲜茅根、龙眼肉煎取浓汁二杯，和入前四汁、人乳，重汤炖温服。

【功用】补心养阴。

【主治】外感病呕血吐血过多，阴液亏虚者。

02661 八仙过海《古今医鉴》卷十六引黄宾江方）

【组成】半夏（姜汁炒） 巴豆霜 当归 乳香 没药 硼砂 血竭 土鳖（倍用）各等分

【用法】上为细末。每服八厘，好酒送下。

【主治】杖打极重者。

02662 八仙饮子《普济方》卷三一九）

【组成】常山 白术 秦艽 洪州鬼臼 赤芍药 甘草 紫苏 银州柴胡各等分

【用法】洗净，为粗末。每服半两，水二碗，乌梅肉二个、葱白、韭白、桃枝、槐枝各七寸，同煎至一盏，去滓温服；滓并煎。

【主治】男妇虚劳骨蒸服鳖甲丸后作热者。

02663 八仙锉散《寿亲养老》卷四）

【异名】经进八仙散。

【组成】干葛（纹细嫩有粉者） 白豆蔻（去皮壳） 缩砂仁（实者） 丁香（大者）各半两 甘草（粉者）一两 百药煎一分 木瓜（盐窨，加倍用） 烧盐一两

【用法】上锉细。人不能饮酒者，只抄一钱，细嚼，温酒调下。即能饮酒。

【功用】壮脾进食，令人饮酒不醉。

【宜忌】只可暂服，过多伤人元气。

02664 八仙藕粉《仙拈集》卷三）

【组成】白花藕粉 白茯苓 白扁豆（炒） 莲肉 川贝母 山药 白蜜各等分 人乳（另入）

【用法】滚水冲，不拘时食。

【功用】❶《仙拈集》：保养。❷《纲目拾遗》：滋胃保元。

【主治】一切杂症虚劳。

02665 八生饮子（《朱氏集验方》卷一）

【异名】建阳汤（原书同卷）、八生散（《证治要诀类方》卷三）。

【组成】天雄二两（此药最佳，无则以大附子代之，去皮） 大川乌二两（去皮） 天南星 白附子 天麻 白术各一两 川芎 木香 全蝎（姜汁拌） 半夏各半两（同天雄、附子、南星、川乌并生用）

【用法】上件并生用，锉如麻豆大。每用一两半，生姜一两（切片子），水五盏，文武火炼，取一盏半，更以水三盏，再炼第二遍，取一盏，又用水三盏，再炼第三遍，取一盏，共炼得三盏，一处和合，分作三服，空心稍温服。一日可服此三盏。

【功用】助阳消阴，疏风去湿。

【主治】❶《朱氏集验方》：饮食起居失节，阳气不敛，风邪所侵，致患中风，半身不遂，手足无力。❷《证治要诀类方》：偏正头风作痛，痛连手脑，常如牵引之状，发则目不可开，眩晕不能抬举。

【宜忌】忌食羊内、猪头、动风气物。

02666 八君子汤（《陈素庵妇科补解》卷一）

【组成】人参 白茯苓 白术各一钱 炙草五分 半夏一钱 广皮八分 苍术八分 当归二钱五分

【功用】补脾祛湿。

【主治】脾虚兼湿痰，经行见赤白带下，或随血而下，或时时带自下。

【方论选录】方中四君子补脾虚，二陈祛湿痰，加苍术燥湿运脾，当归和营养血

02667 八味煮散（《圣济总录》卷四十六）

【组成】厚朴（去粗皮，生姜汁炙，锉） 麦蘖（炒）各二两 吴茱萸（汤洗，焙干，炒） 人参 桂（去粗皮） 芜荑（微炒） 陈橘皮（汤洗，去白，焙）各一两 荜茇半两

【用法】上为散。每服二钱匕，水一盏，加生姜三片，大枣一枚（擘），同煎至六分，去滓，空心温服。

【主治】脾胃气虚，不能饮食。

02668 八宝妆丸（《朱氏集验方》卷八）

【组成】八味丸 安肾丸 鹿角霜丸 菟丝子丸 固真丹 黄耆丸 茴香丸 鹿茸丸

【用法】上各买一帖，令有一两作一处，瓷器盛，以无灰酒浸一宿，令稀稠得所，竹木槌子于净桌子上捶数千下，却加天雄一个、大附子一个，炮为末，衮合在药内，再捶千余下，又以无灰酒再浸一宿，次日再捶数千下为丸，如梧桐子大。每服十五丸，空心盐汤、酒任下。日加二十丸，至三五十丸止。以干物压之。

【功用】壮脾肾，进饮食，行步如飞。

【主治】虚损。

02669 八宝药墨（《北京市中药成方选集》）

【组成】墨面一百〇四两 麝香四钱 冰片九钱

【用法】上为细末，过罗，加熊胆五钱，冰糖四两，二味熬汤，澄清匀合，万杵，做成墨形，每块湿重三钱五分。每服二钱或二钱，研浓汁冲服。

【功用】清肺热，止失血。

【主治】肺热气盛，咳嗽咯血，吐血衄血，痰中带血。

【宜忌】孕妇忌服。

【备考】本方加熊胆，名"药墨"（见《成方制剂》8册）

02670 八宝药墨

《中药制剂手册》。为《全国中药成药处方集》（沈阳方）"八宝止血药墨"之异名。见该条。

02671 八宝眼药（《中药成方配本》）

【组成】珠粉一钱 西牛黄三分 麝香三分 冰片一钱五分 珊瑚五分 玛瑙五分 熊胆六分 青鱼胆二只 制甘石五钱 海螵蛸七分 黄连二钱 荸荠粉二钱五分 蕤仁霜一钱

【用法】先将黄连煎汁去滓，化熊胆、青鱼胆，拌入制甘石内，晒干研末；再将珠粉、珊瑚、玛瑙各飞净末；后将其余西牛黄等六味，各取净末，与前药末一并和匀，共研至极细为度，约成粉一两二钱五分，分装一百二十瓶，每瓶一分。轻者每日点二至三次，重者点四至五次，点于大眼角。

【功用】清火止痛，消肿退翳。

【主治】暴发火眼，肿痛眵黏，障翳胬肉，羞明流泪。

02672 八宝眼药（《北京市中药成方选集》）

【组成】炉甘石（煅）十七两 梅片三两 硼砂四钱 珠子（炙）二分 牛黄二分 琥珀三钱 麝香二分

【用法】上为极细末，过罗成粉剂，装瓶，每瓶重三分。锭剂另加炼老蜜，制成圆柱形长条。用玻璃针沾药少许，点于大眼角内，每日点四五次。

【功用】明目退翳，消肿止痒。

【主治】新久眼疾，眼角刺痒，红肿溃烂，迎风流泪。

02673 八宝眼药（《全国中药成药处方集》天津方）

【组成】炉甘石一斤（用黄连一两，熬水过滤，浸煅甘石，飞净去渣，晒干，用甘石粉二两） 冰片六钱 琥珀面 煅珊瑚各一钱五分 珍珠子四分 朱砂面一钱 麝香四分 煅硼砂面二钱 熊胆二钱五分（化水）

【用法】上为极细末，和匀，三分重装瓶。用玻璃棍蘸凉水，和药点眼角内。

【功用】消炎去翳，明目止痛。

【主治】暴发火眼，两目肿痛，云翳遮盖，胬肉攀睛，羞明畏光，眼边赤烂。

02674 八宝眼药（《成方制剂》6册）

【组成】冰片 地栗粉 海螵蛸 炉甘石 硼砂 麝香 熊胆 珍珠 朱砂

【用法】上为极细粉末。每用少许，点于眼角，一日2～3次。

【功用】消肿止痛，明目退翳。

【主治】目赤肿痛，眼缘溃烂，畏光怕风，眼角涩痒。

【宜忌】孕妇慎用。

02675 八毒赤丸（《古今录验》引《胡录》，见《外台》卷十三）

【异名】李子豫赤丸（原书同卷）、八毒丸（《圣济总录》卷一〇〇）、杀鬼杖（《卫生宝鉴》卷二十）、斩鬼丹、杀鬼杖子（《不居集》下集卷十六）。

【组成】雄黄（研） 真珠（研） 礜石（泥裹烧半日） 牡丹皮 巴豆（去皮心，熬） 附子（炮） 藜芦（炙）各一两 蜈蚣一枚（炙，去足）

【用法】上为末，炼蜜为丸，如小豆大。每服二丸，每日一次。极得吐下。欲长将服者，可减一丸。

【主治】❶《古今录验》引《胡录》：五尸癥积，及恶心痛、蛊疰、鬼气，无所不疗。❷《卫生宝鉴》：鬼疰病。

【宜忌】忌猪肉、狸肉、芦笋、生血等物。

【临床报道】鬼疰：❶《卫生宝鉴》入国信副使许可道到雄州，请予看脉。予诊之，脉中乍大乍小，乍短乍长。此乃气血不匀，邪气伤正。本官说：在路到邯郸驿中，夜梦一妇人，着青衣，不见面目。用手去胁下打了一拳，遂一点痛，往来不止。兼之寒热而不能食，乃鬼击也。予曰：可服八毒赤丸。本官言：尝读《名医录》中，见李子豫八毒赤丸，为杀鬼杖。予遂与药三粒，临卧服。明旦下清水二升，立效。又进白海青陈庆玉第三子，因昼卧于水仙庙中，梦得一饼食之，心怀忧思，心腹痞满，饭食减少，约一载有余，渐渐瘦弱，腹胀如蛊，屡易医药及师巫祷之，皆不效，又不得安卧，召予治之。予诊之，问其病始末，因思之：此疾既非外感风寒，又非内伤生冷，将何据而医？予思李子豫八毒赤丸颇有相当，遂合与五七丸服之。下清黄涎斗余，渐渐气调，而以别药理之，数月良愈，不二年身体壮实如故。❷《医统》戊午秋，甫在杭城过，遇饭店一妇，年三十，颇姿，因往神庙烧香，被热，途中饮凉水一碗，归而腹胀不食，渐觉昏闷，遂至妄言妄见，皆云附邪，巫祷不效，余带有八毒赤丸，因与七粒，令服下，遂下黑汁一桶，其妇遂软而伏卧不言，复进四君子汤，一剂而愈。

02676 八威灵散（《外科大成》卷四）

【组成】大附子一钱 川乌 草乌各一钱 雄黄 朱砂各五分 红砒四分 硫黄三分 麝香二分

【用法】上为细末。用鸡子清调稀，浆小麻布手巾二条，阴干，用河水、姜汁、米醋三味，和一处，以药手中蘸湿擦患处，待行动汗出时擦之。夏月治尤佳。

【主治】紫、白癜风。

02677 八公和阳汤（《辨证录》卷一）

【组成】石膏一钱 柴胡二钱 茯苓三钱 白术二钱 甘草一钱 炒栀子一钱 青皮三分 天花粉一钱

【用法】水煎服。

【主治】冬月伤寒，邪在阳明、少阳，身热二日即有如疟之状者。

02678 八月束胎丸

《女科指掌》卷四。为《丹溪心法》卷五"束胎丸"之异名。见该条。

02679 八风九州汤（《外台》卷十四引《古今录验》）

【组成】麻黄四两（去节） 甘草（炙） 干姜 附子（炮） 防风 独活各三两 石膏（绵裹） 茯苓 白术 芎劳 柴胡 当归 人参各二两 杏仁四十枚（去皮尖两仁） 细辛二两

【用法】上切。以水一斗，清酒五升，渍三夜，煮取四升，分为三服，一日令尽。若病人羸瘦者，用水煎服。药讫厚覆，当汗出微微，去上衣，汗解，以粉粉之。

【主治】男子、妇人寒冷不自爱护，当风解衣，汗卧冷湿地，半身不遂，手足苦冷，或不遂，或俯仰屈伸难，周身淫淫痹，四肢不收，状如风狂，饮食损少。

【宜忌】忌生菜、海藻、菘菜、酢、桃、李、猪肉、雀肉。

02680 八风防风散（《千金》卷八）

【组成】防风 独活 芎劳 秦椒 干姜 黄耆 附子各四十二铢 天雄 麻黄 石膏 五味子 山茱萸各三十六铢 秦艽 桂心 薯蓣 细辛 当归 防己 人参 杜仲各三十铢 甘草十一铢 贯众二枚 甘菊 紫菀各二十四铢

【用法】上药治下筛。每服方寸匕，酒调下，一日二次。进至两匕。

【主治】厉风入肺，肺寒虚，伤言音嘶，用力战掉，缓弱虚瘠。

【宜忌】《外台》：忌海藻、菘菜、猪肉、冷水、生葱、生菜。

【方论选录】《千金方衍义》：风门诸方以八风例称者颇多，此独加防风二字立名者，取其专行督脉，与麻黄同为泄肺之品。考诸风毒脚气门中八风散与此相同者十四味，大八风散与此相同者十二味。再考本门大八风散与此相同者十味，小八风散与此相同者十一味，大八风汤与此相同者十四味。推其法，原不出《古今录验》续命汤之原方九味，又于小续命汤中采取防己、防风、附子三味互相参究，方得诸方之原委，心心相印，不啻手提面命，相向一堂也。

【备考】本方方名，《外台》作"防风散"。

02681 八风续命汤（《千金》卷八 注文引《古今录验》）

【异名】人参汤（《圣济总录》卷九）、参桂汤（《三因》卷七）。

【组成】人参 桂心 当归 独活 黄芩 干姜 甘草各十八铢 石膏二两半 杏仁四十枚

【用法】上咬咀。以井花水九升，煮取三升，分三服，一日二次，覆取汗。

【主治】卒半身不遂，手足拘急，不得屈伸，身体冷，或智或痴，或身强直不语，或生或死，狂言不可名状，角弓反张，或欲得食，或不用食，或大小便不利者。

【加减】不汗，加麻黄五两。

【方论选录】《千金方衍义》：角弓反张，正当攻收表邪，何反于《古今录验》续命方中除去麻黄、芎劳？良因身冷如狂，知邪不在表而在里，所以进用独活、黄芩，佐杏仁、石膏缓祛风热。而方后又言不汗更合加麻黄，此随表里浅深施治之法也。

02682 八正顺气汤

《喉科紫珍集》卷下。为《疮疡经验全书》卷一"八正顺气散"之异名。见该条。

02683 八正顺气汤

《喉科枕秘》卷二。为《疮疡经验全书》卷一"八正顺气散"之异名。见该条。

02684 八正顺气散（《疮疡经验全书》卷一）

【异名】八正顺气汤（《喉科枕秘》卷二）。

【组成】厚朴 砂仁 半夏 陈皮 茯苓 青皮 桔梗 芍药 枳壳 木香 玄参 鼠粘子 山栀仁

【用法】上锉。水二钟，加生姜三片，煎服。

【主治】因食煎熄油腻等物，及饮酒太过而行房事，毒气不能流行，聚结于喉根，至患喉肿。

02685 八正顺气散（《疮疡经验全书》卷一）

【异名】八正顺气汤（《喉科紫珍集》卷下）。

【组成】陈皮 砂仁 枳壳 桔梗 甘草 当归 川芎 人参 鼠粘子 白芍药 玄参

【用法】水二钟,煎八分,后服玉枢丹。

【主治】外感寒邪,内伤热物,或大寒后便入热汤洗,将寒气逼入脾经,冷气阻于中脘,邪气热客于心热,致生喉闭者。

02686 八号大有方

《杂病源流犀烛》卷二十一。为《痧胀玉衡》卷下"沉香丸"之异名。见该条。

02687 八仙长寿丸

《痘疹传心录》卷十五。为《医部全录》卷三三一引《体仁汇编》"八味地黄丸"之异名。见该条。

02688 八仙长寿丸(《寿世保元》卷四)

【组成】大怀生地黄(酒拌,入砂锅内蒸一日黑,掐断,慢火焙干)八两 山茱萸(酒拌蒸,去核)四两 白茯神(去皮木筋膜) 牡丹皮(去骨)各三两 辽五味子(去梗)二两 麦门冬(水润,去心)二两 干山药 益智仁(去壳,盐水炒)各二两

【用法】上为细末,炼蜜为丸,如梧桐子大。空心温酒调下;或炒盐汤调服;夏、秋滚汤调服。

【主治】年高之人阴虚,筋骨柔弱无力,面无光泽或暗淡,食少痰多,或喘或咳,或便溺数涩,阳痿,足膝无力;肾气久虚,形体瘦弱无力,憔悴盗汗,发热作渴;虚火牙齿痛浮、耳聋及肾虚耳鸣。

【宜忌】忌铁器。

【加减】腰痛,加木瓜、续断、鹿茸、当归;消渴,加五味子、麦门冬各二两;老人下元冷,胞转不得小便,膨急切痛,四五日困笃欲死者,用泽泻,去益智;诸淋沥,数起不通,倍茯苓,用泽泻,去益智;夜多小便,加益智一两,减茯苓一半;治耳聋及肾虚耳鸣,另用全蝎四十九枚,炒微黄色为末,每服三钱,酒调送下,早晨空心服。

02689 八仙长寿丸(《效验秘方》胡与谦方)

【组成】熟地15克 丹皮10克 淮枣皮10克 茯苓15克 泽泻10克 淮山20克 北五味10克 麦冬15克

【用法】水煎服,每日1剂。

【主治】阴囊汗出。

02690 八仙长寿丹

《医钞类编》卷十三。为《医部全录》卷三三一引《体仁汇编》"八味地黄丸"之异名。见该条。

02691 八仙长寿糕(《医学集成·补遗》卷二)

【组成】北耆 人参 茯苓 山药 莲米 芡实 苡仁 扁豆各一两

【用法】加糯米一升,炒黄磨细,入白糖一斤,打成糕。随食;调服亦佳。

【功用】大养脾胃,益寿延年。

02692 八仙早朝糕(《医便》卷一)

【组成】白术(炒)四两 白茯苓(去皮)二两 陈皮(去白)二两 山药(姜汁炒)四两 莲肉(去皮心)四两 薏苡仁(炒)四两 芡实(去壳,净)四两 人参(去芦)二两 桔梗(炒干)一两

【用法】上为末,白粳米五升半,糯米二升,共七升半,同粉,共药和匀,用蜜三斤(如无蜜,砂糖四斤代之)拌匀。

如做糕法,入笼中,划片蒸熟,焙干,瓦罐封贮。饥时取三五片食之,白汤漱口。

【功用】补脾。

【主治】脾胃虚弱,膨闷泄泻,不思饮食。

【加减】小儿,加山楂四两、麦芽面四两,去人参。

【备考】《痘疹一贯》有砂仁,无桔梗。

02693 八仙庆寿酒

《全国中药成药处方集》(吉林方)。为《饲鹤亭集方》"八仙酒"之异名。见该条。

02694 八仙红玉膏(《景岳全书》卷六十四)

【异名】八仙膏(《种福堂方》卷三)。

【组成】龙骨 赤石脂 儿茶 血竭 没药 乳香各一钱 轻粉五分或一钱 冰片二分

【用法】上用麻油二两,入当归五钱,煎枯去滓,入龙、石、茶、竭四味,再煎一二沸,次入乳、没,略煎匀后,入黄占五钱,熔化冷定,入轻、冰摊贴。

【主治】诸疮。

02695 八仙寿神汤(《家庭治病新书》)

【组成】何首乌 地骨皮 茯苓各四钱 党参 生地黄 熟地黄 天门冬 麦门冬各二钱

【用法】水煎服。

【主治】身体虚弱,精神疲倦。

02696 八仙迎生饮(《点点经》卷一)

【异名】和气养血汤。

【组成】当归二钱 白术一钱五分 小茴 羊藿 腹皮 黄耆各一钱 川芎一钱五分 炙草八分

【用法】加生姜、大枣,水煎服。

【功用】酒病后,和气养血。

02697 八仙妙应丹(《丹溪心法附余》卷十八)

【组成】雷丸一两 锡灰一两半 白芜荑一两 木香一两(不见火) 锦纹大黄一两 槟榔十二两(鸡心者) 使君子一两(取净) 黑丑头末三两(不见火)

【用法】上为细末,加葱白一斤,煮沸,露一宿,为丸,如粟米大。每服四钱,病重年深体实者,加至五钱,葱白汤送下;或木香汤送下。十五岁以上者可服,三岁、七岁者,每一服作三服,早晨空心冷水送下。有虫即取下虫,有积即取下积,有气即消了气。

【功用】驱虫,化积,消气。

【主治】男子、妇人、小儿外感内伤,以致水谷停留肠胃,生虫成积,恶心呕吐,吞酸嘈杂,疟痢黄疸,水肿臌胀,膈噎翻胃;妇人癥瘕积聚,心腹疼痛;小儿疳症,面黄肌瘦,肚大脚细,一切虫积。

【宜忌】务在房内坐桶,不要见风、出外。如虚老之人用此推荡后,服四君子汤数帖尤好。

【加减】加以硇砂、甘遂尤妙。

02698 八仙逍遥汤(《金鉴》卷八十八)

【组成】防风 荆芥 川芎 甘草各一钱 当归(酒洗) 黄柏各二钱 茅山苍术 牡丹皮 川椒各三钱 苦参五钱

【用法】共合一处,装白布袋内,扎口。水熬滚,熏洗患处。

【主治】跌仆损伤,肿硬疼痛;及一切冷振风湿,筋骨

血肉、肢体酸痛。

02699 八仙添寿丹（《摄生众妙方》卷二）

【组成】何首乌六两（用竹刀切片，用瓦甑蒸。蒸时用黑豆五升，一层豆，一层药，蒸一时，取出晒干，如此九次，豆烂换好者，晒干听用）　川牛膝六两　山茱萸肉　柏子仁　知母　黄柏　当归各四两　败龟版四两（酥炙）

【用法】上为极细末，炼蜜为丸，如梧桐子大。每服三十丸，空心酒送下。七日后添十丸，至七十丸止。

【功用】乌须发，壮神，强筋骨，调荣卫，久服延年。

【宜忌】忌烧酒、萝卜辛辣之物。

02700 八仙斑龙胶（《寿世保元》卷四）

【组成】人参　天门冬（去心）　怀生地黄（酒洗）　怀熟地黄（酒蒸）　麦门冬（去心）　怀牛膝（去芦用）各五两　甘枸杞子　白何首乌　赤何首乌（以上俱锉咀片）各八两　老鹿茸（燎去毛，截二寸长，劈两片，水洗净）二十两

【用法】将上药均入大砂锅内，熬汁五次，将滓滤净，再熬至五碗，则成胶矣。每服银茶匙二三匙，好酒调化，空心服；或酒化胶为丸尤佳。

【功用】补益。

【主治】诸虚百损，五劳七伤，虚甚者。

02701 八仙滋补丹（《良朋汇集》卷二）

【组成】头生男子乳　藕汁　大萝卜汁　梨汁各一碗（吃荤人加韭菜汁一碗）

【用法】共熬成膏，白蜜一斤炼过，小黑豆三升炒存性，为末，同膏和均为丸，每丸一钱五分，用朱砂为衣。滚水送下，一日三服。

【主治】虚劳。

02702 八仙解毒汤（《洞天奥旨》卷十四）

【组成】当归五钱　熟地五钱　甘草二钱　黄耆一两　白芍二钱　天花粉三钱　金银花一两　生地二钱

【用法】水二碗，煎八分，半饥服。

【主治】一切恶疮初起者。

02703 八仙聚会丹（《遵生八笺》卷十八）

【组成】❶熏洗方：五味　朴消　枳壳　白芷　陈皮　细辛　黄柏　水杨柳根　黄连各五钱

❷败毒散：当归　芍药　川芎　甘草　木鳖子　山栀　连翘　熟地　防风　金银花　荆芥　陈皮　枳壳　全蝎　穿山甲　僵蚕　蝉蜕　皂角子各一钱　朴消　蜈蚣一条（去头脚）　大黄各三钱

❸搽药：白矾一两（飞过，煅成枯矾）　蟢儿白衣十六个（烧成炭）

❹油药：酥合油五分　熊胆五分　头生鸡子三个（去清煎成油）

❺药水：片脑一分　朴消五分　橄榄核（烧成炭）五钱　熊胆三分　蜗牛螺肉十余个

❻治外痔方：乡村食百草鹅杀取胆油，调孩儿茶

❼治血痔方：皂荚同本身头发烧烟于坛内

❽治外痔方：刘寄奴（一名九里光）　孩儿茶　苦参各一钱　轻粉三分　血竭五分　没药五分

【用法】❶熏洗方：上用水七碗，煎至六碗，盛坛内，以痔坐坛口，着实熏之，待汤温，洗患处。后吃二方。

❷败毒散：水二钟，煎一钟，空心服。少下泻类则效。

❸搽药：上二味，共飞过为细末，搽之。

❹油药：三味匀和敷之。

❺药水：上捣烂，同前药入瓷坛内，以水浇上满坛，浸一宿，取去水，以药敷痔。

❻治外痔方：外敷。

❼治血痔方：坐上熏之，再用花椒、葱叶煎汤洗之。

❽治外痔方：刘寄奴取自然汁，煎如蜜为度，余六味作末和前膏内，一日三次，搽之。

【主治】痔漏。

02704 八圣种子丹

《同寿录》卷一。为《奇方类编》卷下"八圣丹"之异名。见该条。

02705 八角茴香丸（《医学传灯》卷下）

【组成】山楂　枳实　大茴　吴萸　荔枝核

【主治】疝气。

02706 八味平胃散（《易简方》）

【组成】厚朴三两半　苍术五两半　橘红三两半　甘草一两　缩砂　香附子各三两　茯苓　丁香各三两

【用法】上㕮咀。每服四钱，水一盏半，加生姜五片，大枣一个，煎至六分，去滓，食前服。

【主治】气不舒快，中脘痞塞，不进饮食。

02707 八味平胃散

《证治要诀类方》卷三。为《三因》卷八"平胃散"之异名。见该条。

02708 八味平胃散（《治疹全书》卷下）

【组成】苍术　厚朴　陈皮　甘草　神曲（炒）　川芎　麦芽　香附（酒炒）

【用法】煨姜为引。

【主治】疹后脾胃两伤，吐泻交作。

02709 八味石膏散（《证治宝鉴》卷十）

【组成】当归　地黄　荆芥　防风　石膏　升麻　玄参　丹皮

【主治】面肿连齿痛，出血。

02710 八味龙骨散（《外台》卷三十六引《小品方》）

【组成】龙骨（研）　甘草（炙）　赤石脂　寒水石　大黄　石膏　桂心　栝楼各三分

【用法】上为散。以水及酒五合，煮取二合，量大小分服之。

【主治】小儿壮热，渴，痢。

02711 八味生脉汤（《杂症会心录》卷上）

【组成】熟地五钱　人参一二钱或五七钱　麦冬二钱　山药一钱五分　山萸肉一钱五分　丹皮一钱　茯苓一钱　肉桂五分　泽泻五分　五味子五分　川附子五分

【用法】水二钟，煎七分，食远温服。

【主治】中风半身不遂。

【方论选录】先天无形之火乃真阳之火，人身无此火则神机灭息，生气消亡矣。惟桂、附能入肾命之间而补之，故加入六味中，复以人参、麦冬、五味以收阴生脉，而虚火归经矣。

02712 八味生姜煎（《千金》卷五）

【异名】生姜煎（《卫生总微》卷十四）。

【组成】生姜七两　干姜四两　桂心二两　甘草三

两　杏仁一升　款冬花　紫菀各三两　蜜一升

【用法】上为末，微火上煎取如饴铺。量其大小多少，与儿含咽之；百日小儿如枣核许，日四五服。

【主治】小儿咳嗽。

【方论选录】❶《千金方衍义》：此治肺气咳嗽气逆。用蜂蜜者，藉以制姜、桂之燥也。❷《历代名医良方注释》：小儿咳嗽，在临床用药上比较困难，多因味苦而拒服。本方用蜜为赋形剂和调味剂，加工成软糖的形式，苦味可大大的减少，儿童比较容易接受。处方中紫菀、款冬并用，佐以杏仁、姜、桂，疗效是肯定的。

【备考】本方方名，《外台》引作"八物生姜煎"。

02713　八味加味汤（《证因方论集要》卷三引汪蕴谷方）

【组成】熟地　黄肉　茯苓　山药　丹皮　附子　肉桂　泽泻　人参　黄耆（炙）　白术（土炒）　菟丝子　枸杞

【主治】厥阴虚寒，大虚之吐蛔。

【方论选录】八味地黄汤益火以消阴翳，复以参、术、耆温补脾阳；菟丝、枸杞温补肝肾之阳，胃中得温而蛔自止。

02714　八味地黄丸

《小儿痘疹》。为《金匮》卷下"肾气丸"之异名。见该条。

02715　八味地黄丸

《普济方》卷二十九。即《本事》卷二"地黄丸"。见该条。

02716　八味地黄丸（《医部全录》卷三一一引《体仁汇编》）

【异名】加味地黄丸、八仙长寿丸（《痘疹传心录》卷十五）、冬味地黄丸，（《胎产心法》卷上）、八仙长寿丹（《医钞类编》卷十三）、麦味地黄丸（《汤头歌诀白话解》）、麦味丸（《全国中药成药处方集》）。

【组成】熟地黄（酒蒸）　山茱萸（酒浸去核，取净肉）各八钱　丹皮　泽泻各二钱　白茯神（去皮木）　山药（蒸）各四钱　五味（去梗）　麦冬（去心）各五钱

【用法】上为细末，炼蜜为丸。每日七十丸，空心白汤送下；冬天酒下亦宜。

【功用】滋补。

【主治】❶《会约》：产后虚羸久咳。❷《汤头歌诀白话解》：虚损劳热，咳嗽吐血，潮热盗汗。

【现代研究】抗自由基和恢复细胞免疫功能作用：《上海中医药杂志》[2005，39（12）：17]将阴虚型老年肺结核60例随机分为治疗组和对照组各30例，并设正常对照组30例。对照组予抗痨治疗，治疗组在此基础上加服麦味地黄丸，疗程3个月。结果：治疗前治疗组与对照组氧自由基（SOD）水平低于正常组（$P<0.05$），白细胞介素-2（IL-2）水平与正常组无差异（$P>0.05$）；治疗后2组SOD水平均较治疗前显著提高（$P<0.05$），治疗组IL-2水平明显提高且高于对照组和正常组（$P<0.05$），正常对照组治疗前后无明显变化。提示阴虚型老年肺结核患者血清SOD和1L-2水平下降；麦味地黄丸有抗自由基和恢复阴虚型老年肺结核患者细胞免疫的机能。

【备考】本方改为汤剂，名"冬味地黄汤"（见《胎产心法》），又名"麦味地黄汤"（见《金鉴》）；改为片剂，名"麦味地黄片"（见《成方制剂》5册）；改为口服液剂，名"麦味地黄口服液"（见《成方制剂》6册）。

02717　八味地黄丸（《广嗣纪要》卷十五）

【组成】干山药（去黑皮）　山茱萸（酒拌润，蒸软去核，取肉焙干）　熟地（酒洗，焙干）各五钱　鹿茸（蜜涂炙，酒浸炙亦可）　川牛膝（酒洗，焙）各四钱　牡丹皮（去心，净洗）　白茯苓（去皮）各三钱　泽泻二钱

【用法】上药锉，焙，研为细末，炼蜜为丸，如麻仁大。每服十五丸或二十五丸，至三十丸，空心温盐汤送下；温酒亦佳。

【主治】小儿禀赋不足，肾气虚弱，骨髓枯竭，囟大头缝不合，体瘦语迟，行步多艰，齿生缓。

02718　八味地黄丸（《杏苑》卷四）

【组成】熟地黄（怀庆者，酒浸烂，研如泥）八钱　牡丹皮　白茯苓　泽泻各二钱　山茱萸　山药各四钱　黑附子（炮）二钱　厚朴二钱

【用法】依法修合，共为细末，炼蜜为丸，如梧桐子大。每服五十丸，食前滚汤送下。

【主治】肾气虚衰，不能摄养，使邪水溢上，多吐痰涎。

02719　八味地黄丸（《傅青主女科·产后编》卷上）

【组成】山茱萸　山药　牡丹皮　茯苓　熟地黄各八钱　泽泻　五味子各五钱　炙黄耆一两

【用法】上为末，炼蜜为丸。每晚服。

【主治】产后虚汗不止，血块不落。

【宜忌】宜谨避风寒，勿用利水药。

02720　八味地黄丸（《嵩崖尊生》卷六）

【组成】丹皮　茯苓　泽泻各二两　山萸　山药各四两　熟地黄八两　川附　桂心各二两　全蝎（炒黄色）三钱

【用法】上为末，炼蜜为丸。每服百丸。三服效。

【主治】肾虚耳聋。

【加减】相火盛，去桂、附，加知母、黄柏各二两，远志、菖蒲各二两。

02721　八味地黄汤（《辨证录》卷二）

【组成】熟地一两　山茱萸五钱　山药五钱　茯苓　丹皮　泽泻各三钱　川芎一两　肉桂一钱

【用法】水煎服。

【功用】补肾水以制火。

【主治】少时不慎酒色，又加气恼而得头疼，不十分重，遇劳、遇寒、遇热皆发，倘加色欲则头岑岑而欲卧。

【加减】十剂后，去川芎，加白芍、当归各五钱，再服二十剂。

【方论选录】六味汤为补精之圣药，肉桂为引火归经之神品，川芎治头痛之灵丹，能补血而走于巅顶，合而用之，所以奏功如响。

02722　八味地黄汤

《辨证录》卷九。即《金匮》卷下"肾气丸"改为汤剂。见该条。

02723　八味回阳饮（《会约》卷三）

【异名】回阳饮（《喉科种福》卷五）。

【组成】人参（无者，以蜜炒黄耆一两代之）　附子二三钱　干姜（炒）二三钱　当归身三钱（如泄泻者，或血热动血者，去之）　熟地数钱或一二两　甘草（炙）一钱　白术三四钱　黄耆（蜜炒）三钱

【用法】水煎，温服。

【主治】❶《会约》：伤寒脉虚将绝，阴阳将脱。❷《喉科

种福》：白喉，其痛甚，其无白色处，色紫红，脉沉紧者。

【加减】如泄泻者，加乌梅二个；虚火上浮者，加茯苓二钱、麦冬一钱；如肝滞而胁胀痛者，加肉桂钱半。

【方论选录】《喉科种福》：此为阴盛格阳于上之证，宜回阳饮，热药凉用。按其用姜、附、归、地也，回阳于肾以温中；其用参、耆、术、草也，暖气于肺以达外。服后如发战下利，则加倍再服，惟归、地不可再加，以归、地为阴药故也。

02724 八味竹茹汤

《普济方》卷三三七。为《三因》卷十七"竹茹汤"之异名。见该条。

02725 八味杏苏散

《普济方》卷一五七。即《杨氏家藏方》卷八"八味香苏散"。见该条。

02726 八味李根汤

《医学入门》卷四。为《活人书》卷十六"李根汤"之异名，见该条。

02727 八味还睛散 (《得效》卷十六)

【异名】还睛散 (《医学入门》卷八)。

【组成】白蒺藜 (炒，去尖) 防风 粉草 (炙) 木贼 山栀 (炒，去壳) 各半两 草决明一两 (炒) 青葙子一分 (微炒) 蝉退一分

【用法】上为末。麦门冬去心煎汤，食后调下。

【主治】❶《得效》：风热停留，肝肺相传，致患滑翳，有如水银珠子，但微含黄色，不疼不痛，无泪，遮绕瞳仁；涩翳，微如赤色，或聚或开，两旁微光，瞳仁上如凝脂色，时复涩痛，而无泪出；散翳，形如鳞点，或睑下起粟子而烂，日夜痛楚，瞳仁最痛，常下热泪。❷《医学入门》：肝肺一切风热翳膜，及肾风热，或睛忽痛如针刺，或小儿疳眼，初起涩痛，久则生疮、翳肿，泪出难开，一切肝风及泻痢后虚热上行，不可点者。

02728 八味沉香散 (《中国药典》2010版)

【组成】沉香200克 肉豆蔻100克 广枣100克 石灰华100克 乳香100克 木香100克 诃子 (煨) 100克 木棉花100克

【用法】上制成散剂。口服。一次0.9～1.5克，一日2～3次。

【功用】清心热，养心，安神，开窍。

【主治】热病攻心，神昏谵语；冠心病，心绞痛。

02729 八味补肾丸

《东医宝鉴·杂病篇》卷四。即《丹溪心法》卷三"补肾丸"。见该条。

02730 八味肾气丸

《金匮》卷上，为原书卷下"肾气丸"之异名。见该条。

02731 八味固囟膏 (《幼幼新书》卷十一引《婴孺方》)

【组成】大黄十六铢 定粉十八铢 雄黄 黄芩各六铢 雷丸八铢 附子一两十二铢 生商陆根四两

【用法】煎猪膏三斤，去滓；入药，沸七上下，滤，入雄黄，搅至凝。以摩顶、掌中、背胁皆遍讫。治粉粉之。

【主治】小儿痫证。

02732 八味知母汤 (《圣济总录》卷二十三)

【异名】知母汤 (《普济方》卷一三三)。

【组成】知母 (焙) 芍药 麦门冬 (去心，焙) 柴胡 (去苗) 泽泻各三分 石膏一两半 黄芩 (去黑心) 甘草 (炙) 各半两

【用法】上为粗末。每服三钱匕，水一盏，加生姜一枣大 (拍碎)，竹叶三七片，同煎至七分，去滓，食后温服。

【主治】伤寒数日不解，心躁烦乱，小腹胀急，脐下闷痛，大渴喘乏。

【方论选录】《历代名医良方注释》：伤寒数日不解，大渴烦乱，应为失水之征，但又小腹胀急，闷痛，是明显的体液代谢失调。这与单纯脱水是有所区别的。大渴心烦，养阴是正法，所以用知母、麦冬；表症不解而用柴胡；心躁烦乱，用石膏、黄芩清热；小腹胀急，用泽泻利尿；芍药有活血作用，改善全身循环，纠正失调的功能。处方组成药物虽只八味，立法范围则考虑到各个不同的方面。

02733 八味疝气剂 (《观聚方要补》卷五引福井氏方)

【组成】桂枝 桃仁 延胡 木通 大黄各一钱 乌头 丹皮 牵牛子 (别末) 各八分

【用法】水煎，临用点牵牛子末服。

【主治】疝气。

02734 八味定志丸

《丹溪心法》卷三。为《魏氏家藏方》卷十"八物参术丸"之异名。见该条。

02735 八味降压汤 (《效验秘方》周次清方)

【组成】何首乌15克 白芍12克 当归9克 川芎5克 炒杜仲18克 黄芪30克 黄柏6克 钩藤30克

【功用】益气养血，滋阴泻火。

【主治】原发性高血压病、肾性高血压以及更年期综合征、心脏神经官能症等，证属阴血亏虚，症见头痛、眩晕、神疲乏力，耳鸣心悸者。

【用法】先将药物用适量水浸泡1小时左右，煎两次，首煎10～15分钟，以只留药物的易挥发成分：二煎30～50分钟文火。煎好后将两煎混合，总量约250～300毫升，每日1剂，每剂分2～3次服用，饭后2小时左右温服。

【方论选录】本方系据日本人大敬节之经验方"八物降下汤"化裁而来。方用首乌、白芍、杜仲养阴血；芎、归行血滞；阴血的滋润有赖于阳气的温煦，故用黄芪益气配阳以助阴；"阴虚而阳盛、先补其阴，而后泻其阳以和之"，黄柏、钩藤之用意就在于此。全方合伍，使肾有所滋，脑有所养，肝有所平，以达肝养风熄，血压得降的目的。

【加减】伴失眠、烦躁者，加炒枣仁30克，夜交藤30克，栀子9克；便稀，苔腻，手足肿胀者，加半夏9克，白术12克，泽泻30克；大便干燥者，加生地30克，仙灵脾18克；上热下寒，舌红口干，面热，足冷者，加黄连5克，肉桂5克。

02736 八味茴香丸

《医学入门》卷七。为《扶寿精方》"回春丸"之异名。见该条。

02737 八味茴香丸 (《医略六书》卷二十四)

【组成】八味丸加茴香

【主治】肾虚，寒疝疼痛。

02738 八味荡滞饮 (《产科发蒙》卷二)

【组成】七味荡滞饮加大黄六分

【主治】妊娠下痢脓血，里急后重，腹痛，日夜无度。

02739 八味带下方(《汉药神效方》)

【组成】奇良(即土茯苓) 当归 川芎 茯苓 橘皮 金银花 通草 大黄

【用法】水煎,温服。兼用坐药。

【主治】妇人头疮,起因于带下者。

02740 八味厚朴丸(《圣济总录》卷四十五)

【异名】厚朴丸(原书卷四十七)、厚朴煎(《鸡峰》卷十三)。

【组成】厚朴(去粗皮,生姜汁炙令紫)二两 陈橘皮(汤浸去白,焙)一两 诃黎勒(取肉,生用)一两 桂(去粗皮,取肉)一两 附子(炮裂,去皮脐)一两 干姜(炮)一两 白茯苓(去黑皮)一两 甘草(炙)一两

【用法】上为细末,拌令匀,炼蜜为丸,如梧桐子大。每服三十丸,空心、晚食前温酒或盐汤送下,嚼破。如大段膈气,进食不得,即留一半散,每服二钱匕,以酒二合,水二合,同煎至二合,和滓下丸药三十粒。

【功用】开胃进食。

【主治】脾胃虚,冷气上攻胸膈,三焦不调,不思饮食,及饮食不消,肌瘦少力。

【备考】本方以醋糊为丸,名"烧胃丸"(见《普济方》)。

02741 八味香苏散(《杨氏家藏方》卷八)

【组成】紫苏叶 半夏曲 紫菀 五味子 陈橘皮(去白) 甘草(炙)各半两 杏仁二两(汤浸,去皮尖,麸炒) 桑白皮一两半

【用法】上㕮咀。每服五钱,水一盏,加生姜三片,同煎至七分,去滓,食后、临卧热服。

【主治】肺感风寒,咳嗽不已,痰涎喘满,语声不利,面目浮肿,肺气不顺。

【备考】本方方名,《普济方》引作"八味杏苏散"。

02742 八味顺气散(《医方类聚》卷二十一引《济生》)

【异名】乌药顺气散(《医宗必读》卷八)、八物顺气汤(《医学从众录》卷四)、顺气散(《医学金针》卷二)。

【组成】白术 白茯苓(去皮) 青皮(去白) 香白芷 陈皮(去白) 天台乌药 人参各一两 甘草(炙)半两

【用法】上为细末。每服三钱,水一大盏,煎至七分,温服,不拘时候。仍以酒化苏合香丸间服。

【主治】中风、中气,气滞痰阻,神志昏聩,牙关紧急,痰涎上壅,腹胀气喘;亦用于气滞腰痛。

❶《医方类聚》引《济生》:中风。❷《普济方》:中风,半身不遂,口眼㖞斜,语言謇涩,神志昏愦,筋力挛拳,痰涎壅滞,麻痹不仁,遍身疼痛。中气。❸《医宗金鉴》:气滞腰痛。❹《张氏医通》:类中风,虚胀喘逆。

【方论选录】❶《玉机微义》:四君子补脾胃中气药也,更用白芷去手阳明经风,乌药通肾胃间气,陈皮理肺气,青皮泄肝气。若风果在手阳明经,而肝、肺、肾、胃之气实者可用。但人身经有十二,皆能中邪,五脏之气互有胜负,此方安能尽其变乎?又况真气先虚之人亦难用此也。❷《医方考》:人参、白术、茯苓、甘草,四君子汤也。《经》曰:邪之所凑,其气必虚,故用四君子以补气。治痰之法,利气为先,故用青皮、白芷、台乌、陈皮以顺气,气顺则痰行,而无壅塞之患矣。此标本兼施之治也。

【备考】有风之人,先宜服此,次进治风药。

02743 八味胆草汤(《证因方论集要》卷四引黄锦芳方)

【组成】熟地 丹皮 枣皮 茯苓 山药 泽泻 黄柏 知母 龙胆草

【主治】疝气,水衰火蔽,脾气尚强,谷食未减者。

【方论选录】此方用丹溪滋阴八味以养肾水,复以胆草直泻厥阴邪火,所谓诸痛属火是也。

02744 八味养血汤(《杂症会心录》卷上)

【组成】熟地五钱 当归三钱 山药二钱(炒) 肉桂五分 茯苓一钱五分 白芍一钱五分(炒) 附子五分 丹皮一钱 泽泻五分 山萸肉一钱

【用法】水二钟,煎七分,食远服。

【主治】阳亏眩晕。

【方论选录】《证因方论集要》:地黄、萸肉、山药补足三阴经,泽泻、丹皮、茯苓补足三阳经。脏者,藏精气而不泄,以填塞浊阴为补;腑者,如府库之出入,以通利清阳为补。复以肉桂从少阳纳气归肝,附子从太阳纳气归肾。加归、芍者养血生精,并可以柔桂、附之刚也。

02745 八味桂心丸(《圣济总录》卷五十六)

【组成】桂(去粗皮)一两半 桔梗(锉,炒) 吴茱萸(汤浸,焙炒) 人参 白术 高良姜各三分 陈橘皮(汤浸,去白,焙)半两 当归(切,焙)一两

【用法】上为末,炼蜜为丸,如小豆大。每服十丸,温酒送下,日午、夜卧各一。稍加至十五、二十丸。

【主治】冷气心痛不能食。

02746 八味消风饮(《中医皮肤病学简编》)

【组成】生地9克 连翘9克 红花6克 桃仁6克 白鲜皮15克 地肤子6克 僵蚕9克 蝉蜕9克

【用法】水煎服。

【主治】荨麻疹。

【加减】血热风盛,加丹皮、赤芍、银花;肺热便燥,加青黛、大黄、白芷;风热上犯,加白芷、白蒺藜、荷叶;湿热外渗,加苦参、黄柏、苍术、荆芥、防风;风冷喘咳,加杏仁、前胡、苏子、桔梗、牛蒡子;表虚,加甘草、黄耆。

02747 八味逍遥散

《医学入门》卷八。为《内科摘要》卷下"加味逍遥散"之异名。见该条。

02748 八味理中丸(《百一》卷二)

【组成】川姜 缩砂仁 麦蘖各二两 神曲(炒) 白茯苓 人参各一两 甘草一两半(炙) 白术四两

【用法】上为细末,炼蜜为丸,每两分作十丸。空心姜汤嚼下;或加半夏曲一两,入盐点服亦可。

【主治】❶《百一》:脾胃虚弱,胸膈痞闷,心腹疼痛,腹满身重,四肢不举,肠鸣泄泻,饮食不化。❷《永类钤方》:呕吐痰水。

【备考】《普济方》加半夏曲,入盐点服,名"八味理中汤"。

02749 八味理中丸(《普济方》卷三八七)

【组成】人参 甘草(炙) 白术 干姜 枳实(治炒) 白茯苓 五味子(去梗) 桑白皮(去赤皮)各等分

【用法】上为细末,炼蜜为丸,如小指大。每次一丸,用淡豆豉五粒,水一小盏,煎至半,去豉,通口服,不拘

时候。

【主治】小儿心脾肺不和，息数脉急，上下不升降，中膈痞满，胸臆郁抑，坐卧烦闷，精神不乐，饮食不下。

02750 八味理中丸（《医统》卷八十五）

【组成】白术一两（炒） 炙甘草七钱 人参 白茯苓 干姜（炒） 滑石 麦芽（炒） 神曲（炒）各五钱

【用法】上为细末，米糊为丸，如梧桐子大。每服三四十丸，食前生姜汤送下。

【功用】壮气补虚。

【主治】产后气血俱虚，汗出呕吐。

【加减】有痰，加半夏曲。

02751 八味理中汤

《普济方》卷二十三。即《百一》卷二“八味理中丸”加半夏曲，入盐点服。见该条。

02752 八味黄耆散（《千金》卷二十二）

【组成】黄耆 芎䓖 大黄 黄连 芍药 莽草 黄芩 栀子仁各等分

【用法】上治下筛。鸡子白和如泥，涂故帛上，随肿大小敷之，干则易之。若已开口，封疮上，须开头令歇气。

【主治】痈疽发背。

【方论选录】《千金方衍义》：黄耆排脓止痛，能收敛血气，能解散热毒。在黄芩竹叶汤中全用保元，兼调血滋津之味，为助正祛邪之上药。八味黄耆散全用三黄，虽有芎、芍，皆协助祛毒之功，乌有助正之力哉？

02753 八味排脓汤

《会约》卷十九。为《外科发挥》卷四“排脓散”之异名。见该条。

02754 八味排脓散

《景岳全书》卷六十四。为《外科发挥》卷四“排脓散”之异名。见该条。

02755 八味清毒膏（《诚书》卷十五）

【组成】牛黄三分 贝母二钱 天花粉一钱 龙脑一分 白茯苓 甘草各五分 牛蒡子（炒）二钱 僵蚕三钱

【用法】上为末，蜜调膏。噙化，金银花汤净口。

【主治】三焦热毒，惊悸痰喘。

02756 八味紫菀汤（《幼幼新书》卷十六引《婴孺方》）

【组成】紫菀 细辛 甘草（炙）各二两 款冬花三两 桂心 牡蛎各一两 豉一两 竹叶一把

【用法】水七升，煮二升，五岁服五合。不知加。

【主治】小儿逆气而喘，久嗽伤肺。

02757 八味黑神散

《卫生家宝产科备要》卷七。为《苏沈良方》卷十引《灵苑方》“肉桂散”之异名。见该条。

02758 八味锡类散

《成方制剂》12期。为《赵炳南临床经验集》“锡类散”之异名，见该条。

02759 八味蜡矾丸（《痘疹传心录》卷十八）

【组成】明矾一两 蜜蜡一两 牛黄 真珠 乳香 没药 朱砂各一钱 雄黄五分

【用法】先将蜡溶化，离火下众药和匀，急为丸，如梧桐子大。每服十丸，温酒送下，日进三服。加至二十丸。

【功用】托里，护脏腑，止痛消毒。

【主治】痈疽。

02760 八味檀香散（《中国药典》2010版）

【组成】檀香200克 石膏100克 红花100克 甘草100克 丁香100克 北沙参100克 拳参100克 白葡萄干100克

【用法】上制成散剂。口服。一次2～3克，一日1～2次。

【功用】消热润肺，止咳化痰。

【主治】肺热咳嗽，痰中带脓。

02761 八物二陈汤（《医学入门》卷八）

【组成】四君子汤 四物汤 二陈汤

【用法】水煎，温服。

【主治】劳发痰火。素有痰火，略有劳动，便发寒热，全类伤寒，轻者将息周日自愈，重者颈腋膊胯之间遂结核，肿痛或消，下次遇劳又发。

02762 八物生姜煎

《外台》卷三十六。即《千金》卷五“八味生姜煎”。见该条。

02763 八物白术汤

《永类钤方》卷八。为《圣惠》卷十“白术散”之异名。见该条。

02764 八物白术散

《活人书》卷十七。为《圣惠》卷十“白术散”之异名。见该条。

02765 八物远志丸

《医统》卷五十。为《魏氏家藏办》卷七“八物参术丸”之异名。见该条。

02766 八物附子汤

《杏苑》卷七。方出《千金》卷八，名见《三因》卷三“附子八物汤”之异名。见该条。

02767 八物肾气丸

《御药院方》卷六。为方出《肘后方》卷四，名见《朱氏集验方》卷二“八味丸”之异名。见该条。

02768 八物定志丸（《魏氏家藏方》卷二）

【组成】人参（去芦） 远志（煮，去心） 茯神（去木） 酸枣仁（去皮，微炒）各一两 朱砂（别研） 紫石英（火煅，醋焠七次，别研水飞） 石菖蒲（米泔浸一宿） 乳香（别研）各半两

【用法】上为细末，煮枣肉为丸，如梧桐子大。每服三十丸，枣汤或温酒送下，不拘时候。

【主治】心气不足。

02769 八物定志丸

《御药院方》卷十一。为《魏氏家藏方》卷十“八物参术丸”之异名。见该条。

02770 八物参术丸（《魏氏家藏方》卷十）

【异名】八物定志丸（《御药院方》卷十一）、八味定志丸（《丹溪心法》卷三）、八物远志丸（《医统》卷五十）。

【组成】麦门冬（去心） 远志（去心） 菖蒲 茯神（去木） 白茯苓（去皮）各一两 白术半两（炒） 人参一两（炒，去芦） 牛黄二钱（别研）

【用法】上为细末，次研入牛黄，炼蜜为丸，如黍米大，以朱砂为衣。每服二三十丸，熟水送下。

【功用】平补心气，安神镇惊，除膈热痰实。

02771 八物茜根汤(方出《千金》卷二十四,名见《千金》卷十五)

【异名】茜根散(《圣惠》卷五十六)、茜根饮(《圣济总录》卷七十七)、茜根汤(《圣济总录》卷一四七)。

【组成】茜根 升麻 犀角各三两 桔梗 黄柏 黄芩各一两 地榆 白蘘荷各四两

【用法】上㕮咀。以水九升,煮取二升半,分三服。

【主治】中蛊毒,下血状如鸡肝,腹中搅痛难忍者。

【方论选录】《千金方衍义》:蛊毒下血如鸡肝,急需清热解毒。方中茜根,犀角专散毒血,黄柏、黄芩专散热结,升麻、桔梗升散于上,地榆、蘘荷解散于下。不特为蛊毒下血之专方,并可治热毒血痢之要药。

02772 八物顺气汤

《医学从众录》卷四。为《医方类聚》卷二十一引《济生》"八味顺气散"之异名。见该条。

02773 八物胶艾汤(方出《医学入门》卷六,名见《产孕集》卷上)

【组成】八物汤加阿胶 艾叶

【主治】胎漏,犯房下血者。

【备考】《产孕集》本方用人参、白术、茯苓各二钱,芎劳一钱五分,当归一钱五分,白芍二钱,干地黄二钱,阿胶二钱,艾叶八分。

02774 八物温经汤(《女科旨要》卷一)

【组成】当归 香附 鹿茸(醋炙,如热少用) 川芎 熟地 白术 山萸 小茴各二钱 甘草一钱

【用法】分四贴。加生姜三片,水煎,空心服。

【主治】妇人二十一二,经脉不调,赤白带下,或如梅汁,或片,或二三月不行,潮热、咳嗽,饮食不思,四肢困倦。

【加减】盗汗,加枣仁、黄耆各二钱;嗽,加杏仁、五味子各二钱;潮热,加黄芩、柴胡各二钱。

02775 八制茯苓丸(《广嗣纪要》卷四)

【组成】白茯苓二斤半(须皮光结实者,去皮,打碎如枣核大,分为八制) 黄耆六两(切片,水六钟,煎三钟,煮茯苓一分,干为度) 肉苁蓉四两(酒洗,去筋,水六钟,煎三钟,煮茯苓如前) 人参六两(水五钟,煎三钟,煮茯苓如前) 甘枸杞六两(水八钟,煎三钟,煮茯苓如前) 补骨脂五两(水八钟,煎三钟,煮茯苓如前) 何首乌半斤(用黑豆一升,煎水三斤,浸首乌,春秋二日,夏一日,冬三日,将浸过首乌豆汁煮茯苓如前) 秋石四两(水三钟化开,煮茯苓如前) 人乳半斤(煮茯苓如前)

【用法】将制过茯苓放入石臼内捣为细末,用米筛筛过,上甑蒸熟,众手为丸,如梧桐子大。生子者,每日早晚一服,每服四十丸,盐汤送下,乌须明目,用滚白汤送下。

【功用】男子壮筋骨,生心血,乌须发;女子滋颜色,暖子宫,调经气。

【主治】一切虚损。

【宜忌】忌烧酒、犬肉。

02776 八制保瞳丸(《银海指南》卷三)

【组成】枸杞一斤(分作八分,先用酒润透,一用蜜拌,一用乳拌,一用青盐拌,一用黑芝麻拌,一用川椒拌,一用小茴香拌,一用独活拌,一用菖蒲拌,俱用三钱,各炒,须不

变红色为佳,若变黑色便不效)

【用法】上药各为细末,稍加炼蜜为丸,如梧桐子大。每服二钱。

【主治】肝肾两亏,瞳神失宁,视物不明。

02777 八宝化毒丹(《药奁启秘》)

【组成】犀黄五分 珍珠一钱 中黄白 琥珀 朱砂各三钱 乳石五钱 冰片五分

【用法】上为极细末。麻油调敷;或干掺;亦可内服,土茯苓汤送下。

【功用】生肌收口。

【主治】下疳结毒腐烂者。

02778 八宝月华丹(《药奁启秘》)

【组成】炉甘石一两 羌活 荆芥 防风 细辛 薄荷 麻黄 白芷 赤芍 大黄 黄芩 黄柏 当归 木贼草 龙胆草 密蒙花 蔓荆草 蝉衣 菊花各一钱

【用法】用泉水浓煎,将甘石煅透,倾入汁,令汁尽,再用上川连五分,煎汁煅如前法,研细,加辰砂三钱。每丹一钱,加冰片一分,用人乳调;痔疮用麻油调敷。

【主治】眼目诸疾,痔疮。

02779 八宝玉枢丸(《成方制剂》3册)

【组成】冰片 寒食面 红大戟 琥珀 毛慈姑 牛黄 千金子霜 麝香 五倍子 雄黄 珍珠 朱砂

【用法】上为水丸,每袋装0.6克。温开水送服,一次0.6克,一日1次;小儿酌减。

【功用】清瘟解毒,开窍辟秽。

【主治】时疫传染,伤寒郁热,烦乱狂言,胸膈滞寒,山岚瘴气。

【宜忌】孕妇忌服。

02780 八宝玉枢丹(《摄生秘剖》卷三)

【组成】山茨菇(俗名金灯笼。花似灯笼,色白,上有黑点,结子三棱;二月开花,三月结子,四月初苗枯即挖,迟则苗烂难寻。极类有毒老鸦蒜,但蒜无毛,茨菇有毛包裹结瓣。去皮洗极净,焙)二两 川文蛤(一名五倍子。打破,洗刮净,焙干)二两 红芽大戟(杭州紫大戟为上,江南土大戟次之。去芦,洗极净,焙干)一两五钱 千金子(一名续随子。去壳,拣色之白者,用纸包裹,更换研数十次,去尽油,以色白成霜,为末)二两 真麝香(拣净白毛皮壳,细研)二两 金箔十帖 牛黄 珍珠 琥珀 朱砂 雄黄 乳香 没药各三钱

【用法】宜端午、七夕、重阳日将前药各为细末,搅和数百次,极光匀,乃重罗一二遍,方用糯米浓饮调和,于木臼内杵数千下,极光润为度,每锭一钱。每服一锭。病势重者连服,通利一二行无妨,用温粥补住。内可以服,外可以敷。一切饮食药毒、蛊毒、瘴气、恶菌、河豚,吃死牛马驰羸等诸毒,并用凉水磨服;南方蛊毒、瘴疠伤人,才觉意思不快,即磨服一锭,或吐或痢随手便愈;诸蛊肿胀大,麦芽汤送下;痈疽、发背、对口疮、天蛇头、无名疔毒等诸恶疮,诸风瘾疹、赤肿未破时,及痔疮,并用无灰酒磨服,再用凉水调涂疮上,日夜各数次,觉痒立消。已溃出脓血者,亦减分数;阴阳二毒,伤寒心闷,狂言乱语,胸膈壅滞,邪毒未发,证宜下者,及瘟疫喉闭、缠喉风,凉水薄荷小叶磨服;传尸痨瘵,用檀香汤磨服;心气痛并诸气,用淡酒或淡姜汤磨

服；久近疟疾，临发时东流水煎桃树枝汤磨服；赤白痢疾、泄泻、肚腹急痛，霍乱，绞肠痧等证，及诸痰症，并用薄荷汤磨服；男妇急诸癫邪，喝叫乱走，鬼交、鬼胎、鬼气，狂乱失心，羊儿猪癫等风，中风、中气，口眼歪斜，牙关紧急，语言謇涩，筋脉挛缩，骨节风肿，手足腰腿周身疼痛，行步艰辛及诸痫症，并用暖酒磨服；自缢溺水已死，心头暖者，惊死或鬼迷，死未隔宿者，俱冷水磨灌下；年深日近头痛，或太阳痛者，用酒入薄荷叶研烂，敷纸贴太阳穴上；牙痛酒磨涂及含少许，良久吞下；小儿急慢惊风，五疳五痢，脾病黄肿，瘾疹疮瘤，牙关紧急，并用蜜水薄荷小叶磨下，及搽，量儿大小，一锭作二三服；妇人女子经水不通，红花煎汤送下；打扑伤损，炒松节淡酒磨服，汤火伤，东流水磨涂；恶虫疯犬所伤；冷水磨涂，淡酒磨服。

【功用】解诸毒，疗诸疮，利关窍，治百病。

【宜忌】孕妇及脾泄勿服。

02781 八宝生肌丹（《药奁启秘》）

【组成】熟石膏一两　轻粉一两　黄丹三钱　龙骨三钱　血竭三钱　赤石脂一两　乳香　没药各三钱

【用法】上为极细末。掺患处，上盖薄贴。

【功用】生肌收口。

【主治】❶《药奁启秘》：疮证正气太薄，腐脱肌生，不收敛者。❷《中医皮肤病学简编》：硬结红斑。

02782 八宝生肌散（《集验良方》卷一）

【组成】炉甘石六钱（制）　熟石膏八钱　漂东丹二钱　龙骨三钱（煅、研、漂净）　轻粉二钱　铅粉二钱　白蜡六钱　寒水石六钱（漂净）

【用法】上药各为细末，和匀，再研极细，瓷瓶收贮。

【功用】生肌收口。

【主治】痈疽诸疮已溃，大毒烂肉，拔出余腐未尽，新肉将生者。

02783 八宝生肌散（《全国中药成药处方集》哈尔滨方）

【组成】血竭四钱　乳香三钱　没药三钱　龙骨三钱　海螵蛸三钱　儿茶三钱　象皮三钱　寒水石三钱　梅花片五片

【用法】上为极细末，后入梅片研净。撒覆疮口上，外用膏药贴盖之。

【功用】生肌收口。

【主治】疮疡毒气已尽，新肉不生，久不敛口。

【宜忌】疮毒未尽者勿用。

02784 八宝圣灵丹（《外科学讲义》）

【组成】朱砂　明雄　珍珠　琥珀　滴乳石　西牛黄　犀角尖　羚羊角各等分　冰片少许

【用法】上为细末。每服一刀圭，土茯苓汤送下。

【主治】梅疮。

02785 八宝光明散（《全国中药成药处方集》沙市方）

【组成】硼砂（煅）八钱　飞甘石八两　正梅片四钱八分　荸荠粉三两　珊瑚一钱二分　玛瑙一钱二分　朱砂一钱二分　麝香一钱二分　云黄连（水泡）二钱

【用法】上为极细末，装小玻璃瓶内，严密封固，勿使药性挥发。先将牙签消毒，用牙签尖端蘸凉开水一滴，再蘸药末少许，点入大、小眼角。每日约点二或三次。点药后闭目休养。

【主治】风热上壅，结膜发炎，目红肿痛，热泪羞明。

【宜忌】结膜无炎症者忌用。

02786 八宝回春汤（《朱氏集验方》卷一）

【异名】万宝回春汤（《医学入门》卷七）。

【组成】附子（炮）　人参　麻黄（去节）　黄芩　防己　香附子（去毛）　杏仁（去皮）川芎　当归各一两　茯神一两半　陈皮一两　防风一两　白芍药五两　沉香半两　半夏一两半　川乌半两（炮）　桂一两　白术二两　天台乌药半两　干姜一两　黄耆三两　甘草一两　熟地黄一两　生干地黄一两

【用法】上为末。每服三钱，水一盏半，加生姜三片，大枣一枚，煎一盏，空心通口服。合二服，滓再煎。

【功用】去风，和气，活血。

【主治】男子、妇人一切诸虚不足，风疾血气交攻，凝滞脉络，拘急挛拳，气不升降，瘫中疼痛，痰涎壅盛，脾胃不和，饮食不进。

【方论选录】方中二十四味药，祛风八味，和气八味，活血八味。故此方不专治风，而且和气；不专和气，而且又活血。血气和平，荣卫调顺，则其风证不攻而自去。

【备考】大凡病风不可专服风药，攻之愈急则愈甚。但专服此药，轻者一月，重者二三月，自然而愈，且无再作。

02787 八宝红灵丹

《痧证汇要》卷一。为《齐氏医案》卷六"红灵丹"之异名。见该条。

02788 八宝红灵丹（《应验简便良方》卷下）

【组成】真豆砂（要明亮好）五钱　明雄黄（老色）三钱　西月石五钱　青礞石（煅红，用米醋淬七次）一钱　真神金（顶好）三十张　西血珀四块　当门子三钱　大梅片二钱

【用法】入乳钵内乳碎，不见金星，再乳好，再将前各研细末如灰，合入金箔内，再乳数次，可无响声如水，下大梅片二钱，再乳数百下，可点眼内，无砂不痛，用瓶贮收，不可泄气。年久加好冰片更好。初起痈疽、对口疔疮，真米醋调搽患处数次；指头生疔，用鸡蛋一个，敲一小孔，纳药五厘入蛋内，搅匀套指头上；大小男女生白蛇串（即腹边一路红点是也），用药三五厘，米醋调搽；小儿急惊风，用此二三厘吹入鼻内；一切痧症，手足厥冷，上呕下泻，用些微点入眼角内（男左女右），用药五厘，手足厥冷，姜汁调服，手足热忌姜，开水调送下，盖被出汗立愈；风火烂眼弦，用药点大小眼角内；妇女月水不调，小肠作气，用药三分，童便、米醋各半调服一二次，盖被出汗；汤火伤人及跌打损伤，用药一二分，米醋、童便调服，汤火伤，外用麻油调搽；跌打损伤，用米醋调搽伤处；咽喉肿痛，用药吹患处数次，须徐徐咽下咽喉；阴证用药三分，姜汁一茶匙，开水送下。

【主治】痈疽对口，疔疮初起，指头生疔，白蛇串，小儿急惊风，痧症手足厥冷，上吐下泻，风火烂眼弦，妇女月水不调，小肠作气，汤火伤，跌打损伤，咽喉肿痛。

【宜忌】忌发物。

02789 八宝红灵散

《慈禧光绪医方选议》。为《齐氏医案》卷六"红灵丹"之异名。见该条。

02790 八宝坤顺丸（《中国药典》2010版）

【组成】熟地黄 80 克 地黄 80 克 白芍 80 克 当归 80 克 川芎 80 克 人参 40 克 白术 80 克 茯苓 80 克 甘草 40 克 益母草 40 克 黄芩 80 克 牛膝 40 克 橘红 80 克 沉香 40 克 木香 16 克 砂仁 40 克 琥珀 40 克

【用法】上制成丸剂。口服。一次 1 丸，一日 2 次。

【功用】益气养血调经。

【主治】气血两虚所致的月经不调、痛经，症见经期后错、经血量少、行经腹痛。

02791 八宝坤顺丹

《北京市中药成方选集》。为《痘疹一贯》卷六"坤顺丹"之异名。见该条。

02792 八宝奇秘散（《玉案》卷六）

【组成】钟乳石 牛黄各三钱 麝香 冰片各六分 蟾酥 鸦片各半分 珍珠 朱砂各三钱

【用法】上为细末收贮。临用时取药一钱，加飞面三钱同拌匀，分作十服。每一服加土茯苓一斤，水四碗，煎汤调服。

【主治】一切结毒。

02793 八宝拨云散（《家庭治病新书》）

【组成】制甘石二两 熊胆 珍珠 月石 西琥珀各三分 冰片二钱 辰砂三钱

【用法】上为极细末，瓷瓶收贮。外点本方，内服桑菊饮。

【主治】风火上攻，目赤者。

02794 八宝拨云散（《全国中药成药处方集》南京方）

【组成】珍珠粉三分（水飞） 玛瑙五分（水飞） 珊瑚五分（水飞） 琥珀五分（水飞） 硇砂七分 煅熊胆五分 麝香三分 冰片五分 制甘石三钱（水飞） 煅西月石一钱五分 飞朱砂五分 杜荠粉二钱（以鲜荸荠捣碎，滤取细汁，澄淀成粉晒干，用净粉二钱）

【用法】各取净粉，先分别乳细，再共合乳至极细无声为度，愈细愈佳。分装二分重一瓶，用玻璃瓶装，以白腊封口密藏。以点眼棒蘸凉开水点眼角。

【主治】目赤肿痛，胬翳攀睛。

02795 八宝拨云散（《成方制剂》6册）

【组成】冰片 海螵蛸 琥珀 炉甘石 硇砂 牛黄 硼砂 蕤仁 麝香 熊胆 珍珠 朱砂

【用法】上为细粉，每瓶装 0.7 克。取本品少许，用冷开水或乳汁调匀，用玻璃棒蘸药，涂入眼内，静息片刻。一日 3 次。

【功用】清热散瘀，消云退翳。

【主治】胬肉攀睛，云翳湿痒。

【宜忌】忌食刺激性食物。用时不要过量。

02796 八宝金药墨（《全国中药成药处方集》福州方）

【组成】胡连 川连各二钱 梅片三钱 麝香 珍珠各三分 牛黄五分 僵蚕一钱 青黛七分 草霜一钱 礞石二钱 大黄一钱 熊胆五分 灯心灰五分 五倍子 山慈菇 甘草各三钱 玄明粉一钱 硼砂二钱 琥珀一钱半 薄荷叶二钱 荆芥一钱

【用法】上为细末，每料加茶油烟二两，合药粉配广胶，共炼成墨锭，金衣。治时气热眼，用水磨搽；治肠风下血，用薄荷汤磨服；治汤火伤，用水磨搽；治小儿口舌生疮，用薄荷磨服；治肿毒初起，用天南星磨搽；治肿毒溃后不能收口，先煎甘草水洗过，用水磨搽；治牙痛，剪少许衔在患处；治双单蛾，用荆芥汤磨服；治刀斧伤，用水磨搽；如伤口阔大，将墨捣细敷；治咽喉肿痛，用水磨服；治热伤风，鼻塞气紧者，剪少许衔在口内；治口渴心热，用灯心汤磨服；治吐红不止，用水磨并童便和服。

【主治】时气热眼，肠风下血，汤火伤，小儿口舌生疮，肿毒初起，肿毒溃后不能收口，牙痛，双单蛾，刀斧伤，咽喉肿痛，热伤风，口渴心热，吐红不止。

02797 八宝治红丸

《成方制剂》2册。为《北京市中药成方选集》"八宝治红丹"之异名。见该条。

02798 八宝治红丹（《北京市中药成方选集》）

【异名】八宝治红丸（《成方制剂》2册。）

【组成】荷叶一百六十两 石斛四十八两 大小蓟三十二两 香墨三十二两 甘草三十二两 白芍三十二两 丹皮六十四两 藕节六十四两 侧柏炭六十四两 黄芩六十四两 百合六十四两 栀子（炒焦）六十四两 橘皮六十四两 棕榈炭十六两 贝母二十四两 生地四十两 竹茹四十两

【用法】上为细末，过罗，炼蜜为丸，重三钱。每服一丸，日服二次，温开水送下。

【功用】清热平肝，润肺止血。

【主治】急怒肝旺，肺热火盛，吐血衄血，痰中带血。

02799 八宝治红丹（《全国中药成药处方集》天津方）

【组成】铁树叶二斤 鲜荷叶十斤 侧柏叶四斤 大蓟二斤 生地炭 荷叶炭各四斤 棕榈炭一斤 橘络二斤八两 石斛三斤 甘草二斤 广陈皮 丹皮各四斤 生地二斤八两 浙贝母一斤八两 黄芩 百合各四斤 木通 香墨各二斤

【用法】上为细末，炼蜜为丸，三钱重，蜡皮或蜡纸筒封固。每次服一丸。白开水送下。

【功用】清热，化瘀，止血。

【主治】吐血，咯血，衄血，唾血，痰中带血，胸中积血，两肋刺疼，阴虚咳嗽。

02800 八宝珍珠散（《医统》卷六十一）

【组成】炉甘石一斤（倾银锅煅通红，入三黄汤内，铜锅煮二时，汤干就焙干，退冷，再乳三日，如尘无声，筛过听合众药用） 血竭二钱 胆矾一钱 白硼半两 朱砂三钱 雄胆 乳香（制） 没药（制）各四钱 轻粉二钱

【用法】上为极细末，俱以皮纸筛过，外加冰片末，每药三钱，加冰片三分。外用点眼。

【主治】一切风热流泪，翳膜诸眼疾。

02801 八宝珍珠散（《金鉴》卷六十六）

【组成】儿茶 川连末 川贝母（去心，研） 青黛各一钱五分 红褐（烧灰存性） 官粉 黄柏末 鱼脑石（微煅） 琥珀末各一钱 人中白（煅）二钱 硼砂八分 冰片六分 京牛黄 珍珠（豆腐内煮半炷香时取出，研末）各五分 麝香三分

【用法】上药各为极细末，共兑一处，再研匀。以细笔

管吹入喉内烂肉处。

【主治】喉疳腐烂。

02802 八宝珍珠散《良朋汇集》卷五）

【组成】珍珠（煅）　海巴（煅）　乳香（去油）　没药（去油）　血竭　孩儿茶各一钱　冰片五分　麝香三分

【用法】上为细末。掺患处。

【功用】生肌长肉。

【主治】一切顽疮。

02803 八宝退云散《全国中药成药处方集》大同方）

【组成】白甘石十二两　黄甘石六两　梅片四两　硼砂五钱　熊胆二钱　青黛八分　麝香五分　黄连面六钱　石蟹五钱

【用法】上为细末。将药蘸水点入大眼角。

【主治】暴发火眼，热泪难睁，膜糊云翳，赤肿作痛。

【宜忌】忌刺激性食物。

02804 八宝退云散《全国中药成药处方集》兰州方）

【组成】苏珍珠五粒　西牛黄　麝香　硇砂　真熊胆各一分　朱砂二分　广辛红八分　梅花片四钱　炉甘石一两

【用法】上为极细末。用骨簪轻蘸清水，沾药少许，点入大眼角内，一日三次。

【功用】消炎杀菌退翳。

【主治】暴发火眼，两目肿痛，白翳遮盖，羞明畏光，见风流泪，眼边红烂。

【宜忌】忌刺激性食物。

02805 八宝消毒散《青囊秘传》）

【组成】蟾酥八分　蝎尾　雄黄　僵蚕　炙乳没　银朱各四钱　黄连二钱　冰片四分

【用法】上为末。掺膏药上贴。

【主治】痈疽初起，肿痛微红，面赤者。

02806 八宝推云散《扶寿精方》）

【组成】炉甘石二两　当归一两　艾五钱　槐皮一两（以上三味，用水一碗半，煎至一碗。以火煅石，将前水洒之三次毕，则用青布裹之，埋于小便地下，更宿取出）血竭三分　没药三分　乳香三分　麝香三分　朱砂三分　轻粉三分　硼砂三分　珍珠三分　玛瑙三分　水晶三分　熊胆三分　胆矾三分　铜绿一分　牛黄三分　雄黄三分　冰片五分

【用法】上为极细末。清晨以温水洗净眼，以银簪点两眼角，一夜点三次。

【主治】眼赤暴。

02807 八宝惊风散《成方制剂》20册）

【组成】天麻（制）66克　黄芩106克　天竺黄150克　防风105克　全蝎（制）26克　沉香106克　丁香26克　钩藤106克　冰片18.3克　茯苓106克　麝香1.32克　薄荷80克　川贝母106克　金礞石（煅）106克　胆南星106克　人工牛黄30克　珍珠50克　龙齿120克　栀子80克

【用法】上十九味，珍珠水飞或粉碎成极细粉；冰片、麝香、牛黄研细；其余天麻等十五味粉碎成细粉，过筛，与上述粉末配研，过筛，混匀，即得，每瓶装0.26克。口服，小儿一次0.52克，一日3次。周岁以内遵医嘱酌减。

【功用】祛风化痰，退热镇惊。

【主治】小儿惊风，发烧咳嗽，呕吐痰涎。

02808 八宝黑虎散《内外科百病验方大全》）

【组成】冰片一分　水银一钱　宫粉一钱　明雄五分　麝香一分　铅一钱　轻粉六分　百草霜一钱

【用法】先将水银、铅放铜勺内，火炼好，研末；次将百草霜用勺炒，候烟尽为度；再将各药合研极细，收瓷瓶内，勿令泄气。用时以少许置膏药上，贴患处。

【主治】一切无名肿毒、疔疮。

02809 八宝瑞生丸

《成方制剂》2册。为《全国中药成方处方集》抚顺方"八宝瑞生丹"之异名。见该条。

02810 八宝瑞生丹《全国中药成药处方集》抚顺方）

【异名】八宝瑞生丸《成方制剂》）

【组成】当归　玄胡各三两六钱　郁金一两五钱　香附　茯苓各三两六钱　草果二两二钱五分　桂楠一两五钱　山楂三两六钱　炙草一两五钱　干姜一两五钱　神曲二两二钱五分　紫蔻　良姜各二两五钱

【用法】上为细末，炼蜜为丸，二钱重，蜡皮封。每服一丸，生姜水送下，早、晚二次服之。

【功用】❶温脾健胃。❷《成方制剂》：散寒化湿，理气消食。

【主治】胃弱消化不良，胃痛嘈杂，吞酸呕吐，食积、气积、水积，胸痞胀满，便溏寒疝。

【宜忌】孕妇及患胃炎者忌服。

02811 八宝蕤仁膏《眼科全书》卷六）

【组成】甘石　熊胆　铜绿　石燕　石蟹各一钱　朱砂二钱　珍珠　蕤仁各八分　珊瑚七分　琥珀六分　麝香五分　冰片二分　黄丹（制过）三钱　冬蜜八两　黄连四两　薄荷二两

【用法】上为细末，用连、荷二味煎汤，熬蜜如龙眼肉色，取起候冷，加前药末为膏。点眼。

【主治】一切翳膜及风眼。

02812 八宝镇惊丸《成方制剂》3册）

【组成】白附子　白芍　白术　冰片　薄荷　蝉蜕　胆南星　法半夏　防风　茯苓　甘草　钩藤　广藿香　琥珀　僵蚕　木香　牛黄　前胡　山药　天麻　天南星　天竺黄　细辛　雄黄　朱砂　猪牙皂

【用法】上为大蜜丸，每丸重3克。口服，一次1丸，一日2～3次；周岁以内酌减。

【功用】退热安神，祛痰镇惊。

【主治】小儿惊风或感冒发热，痰涎壅盛，咳嗽气喘，烦躁不安。

02813 八宝蠲痛汤《玉案》卷四）

【组成】玄胡索　乳香　甘草　沉香各一钱二分　官桂八分　陈皮　当归　白豆蔻各二钱

【用法】水煎，温服。

【主治】七情伤感，六气为病，心疼腹痛不可忍者。

02814 八珍加味汤《医中一得》）

【组成】川芎一钱　全当归（醋炒）三钱　赤芍一钱五分　熟地四钱　人参三钱　云茯苓三钱　冬术（土炒）三钱　炙甘草六分　广陈皮一钱　桃仁泥三钱　新绛一

钱　苏木一钱五分　五灵脂三钱　上桂心五分　延胡索一钱五分

【用法】用生姜三片,大枣二枚,青葱管三根为引,再加大红鸡冠花一两(如用干者减半),加酒一杯煎服。

【主治】产后房劳,月份已多,气血大伤。

02815　八珍变通汤《效验秘方·续集》张书瑞、张瑜、胡皓方)

【组成】党参　地榆炭各15克　白术　茯苓　阿胶(烊化)　炒白芍　熟地　荆芥炭各12克　川断　菟丝子各20克　当归　炒艾炭　姜炭各10克　川芎　炙甘草各6克

【用法】上药加水800毫升,泡30分钟,煎20～30分钟,取汁约200毫升,药渣再加水煎,取汁50毫升,两汁相合,兑入烊化的阿胶,早晚分2次温服,日1剂。

【主治】中老年妇人经血突然暴下不止或日久淋漓不断。

【宜忌】服药期间应避免劳累、受寒贪凉及房事。

【加减】肝郁,加柴胡10克,丹皮12克,炒栀子6克;气虚甚者,去川芎,加炙黄芪30克;胞宫虚寒甚者,加仙灵脾12克,淡附子5克;血瘀明显,加参三七(冲服)5克,五灵脂10克,蒲黄炭12克;血热,去当归、姜炭、艾炭,加炒黄芩6克,栀子炭9克,黄柏炭10克。

【方论选录】方中以八珍汤补气养血,使血有所摄,气有所主;菟丝子、川断补肝肾以调冲任;阿胶养血止血;地榆为疗崩漏要药;炒荆芥、艾叶炭、姜炭入肝经,温经散寒,引离经之血归之于肝,血有所藏,则出血自止。

【临床报道】崩漏:收治的116例中,治愈(服药6剂,临床症状消失,出血停止,各项检查均正常)104例;好转(服药15剂,临床症状改善,出血明显减少)12例。有效率100%。

02816　八珍养血丸《古方汇精》卷三)

【组成】上炙耆　大生地　白术　丹参各三两　当归　陈阿胶　茯神　云茯苓　白芍各一两五钱　远志八钱　川芎一两　炙草五钱

【用法】上药各为末,杜仲十两熬膏,和炼蜜为丸。每服四钱,淡酒送下。如症势重者,早三钱,姜汤送下,晚二钱,淡酒送下。

【主治】月候不调,赤白带下,皮寒骨热,肢体倦怠;一切崩淋、干血。

02817　八珍养胎饮《叶氏女科》卷二)

【组成】人参　白术(蜜炙)　茯苓　熟地黄　当归　白芍　川芎　香附(制)各一钱　砂仁(炒,去壳)五分　炙甘草五分

【用法】加生姜三片,大枣二枚,水煎服。

【功用】养胎。

02818　八珍除痰汤

《点点经》卷四。为原书卷二"增补八珍汤"之异名。见该条。

02819　八珍益母丸《医统》卷八十四)

【组成】益母草四两(不见铁器,只用上半截带叶者)　人参(去芦)　白术(土炒)　茯苓(去皮)各一两　炙甘草(去皮)五钱　当归(酒洗)二两　川芎　白芍药(醋炒)各一两　熟地黄(酒洗)二两

【用法】上为末,蜂蜜为丸,如弹子大。每次一丸,空心蜜汤送下。如不能嚼者,丸以细粒如小豆大,每服七八十丸。

【功用】《中国药典》:补气血,调月经。

【主治】妇人气血两虚,脾胃并弱,饮食少思,四肢无力,月经违期,或先期而至,或腰疼腹胀缓而不至,或愆期不收,或断或续,或赤白带下,身作寒热,久不受孕。

【加减】脾胃虚寒者,加砂仁一两(姜汁炒);腹中胀闷者,加山楂一两(净肉,饭上蒸);多郁者,加香附子一两(童便制)。

【临床报道】防治药物流产后出血时间延长:《中国民康医学》[2006,18(4):312]随机分为两组药流患者,对照组未口服任何药物,治疗组口服八珍益母丸防治药流后出血,两者之间进行比较。结果:治疗组阴道流血量、流血时间和平均流血时间均低于对照组。结论:八珍益母丸防治药流出血时间延长有良好效果。

【现代研究】镇痛抗炎作用:《时珍国医国药》[2007,18(4):857]实验结果表明:八珍益母丸能提高热刺激所致小鼠痛阈值,能减少醋酸所致小鼠的扭体次数,能抑制二甲苯所致小鼠耳肿和甲醛致小鼠足肿以及醋酸引起的小鼠腹腔毛细血管通透性增高。结论:八珍益母丸对小鼠有较强的镇痛抗炎作用。

【备考】方中除益母草外,用量原缺,据《景岳全书》补。本方改为片剂,名"八珍益母片"(见《成方制剂》);改为膏剂,名"八珍益母膏"(见《成方制剂》);改为胶囊剂,名"八珍益母胶囊"(见《中国药典》)。

02820　八珍益母丸《墨宝斋集验方》卷上)

【组成】益母草(上截)一斤(不见铁)　人参一两　怀熟地四两(酒煮)　白茯苓三两　当归身四两(酒洗)　川芎二两　广木香一两　砂仁二两(炒)　生甘草二两　白术四两(饭上蒸)　白芍药二两(醋炒)

【用法】上为末。炼蜜为丸,如梧桐子大。每服一百丸,空心蜜汤送下;或酒亦好。

【功用】调经种子。

02821　八珍益母丸《摄生秘剖》卷三)

【组成】当归(酒洗)　川芎(微炒)　白芍药(炒)　怀熟地　人参　白术(土炒)　白茯苓　炙甘草　香附(分四份,盐、醋、酒、童便各制听用)　阿胶(切碎,蛤粉炒珠)　益母膏

【用法】上药分两随证加减,各制为末,入益母膏,加炼蜜为丸,如梧桐子大。每服三钱,空心白滚汤送下。

【功用】行气,养血,调经,种子。

【主治】胎前、产后诸虚百损,月事不调,子宫虚寒,久不受孕。

【方论选录】纯用四物则独阴不长,纯用四君子则孤阳不生,二方合用则气血有调和之益,而阴阳无偏胜之虞矣。香附行气生血,解郁散结;阿胶调经理血,治带止崩;益母膏者活血行气,有补阴之功。凡胎前、产后有所恃者,气血也,胎前无带,产后无虚,是其行中有补矣。命名益母者,所以利有子也。

02822　八珍益母片

《成方制剂》6册。为《医统》卷八十四"八珍益母丸"改

二画

八

为片剂。见该条。

02823 八珍益母膏

《成方制剂》20册。为《医统》卷八十四"八珍益母丸"改为膏剂。见该条。

02824 八珍鹿胎膏（《成方制剂》11册）

【组成】白芍 白术 川芎 当归 茯苓 甘草 鹿角胶 鹿胎 人参 熟地黄

【异名】复方鹿胎膏。

【用法】上为长方形块，每块重50克。口服，一次10克，一日2次；炖化，黄酒或温开水送服。

【功用】养血益气，调经温寒。

【主治】肾虚，气血两亏，经血不调，经期腹痛。

【宜忌】实热火盛者勿服。

02825 八毒大黄丸（《外台》卷三引《古今录验》）

【组成】藜芦二分（炙） 大黄三分 朱砂五分 蜀椒四分 雄黄四分（研） 巴豆四分（去皮，熬） 桂心四分

【用法】上为末，炼蜜为丸，如麻子大。饮服三丸。当下。不愈更服。

【主治】天行病三四日，身热目赤，四肢不举；产乳后伤寒，舌黄白，狂言妄语；温病以后，飞尸遁尸，心腹痛隔，上下不通，癖饮积聚，壅肿苦痛。

【宜忌】忌生葱、野猪肉、芦笋、狸肉、生血物。

02826 八将驱邪散（《解围元薮》卷三）

【异名】八将追魂丹，三厘散。

【组成】麝香三分 川山甲（炙）一两 蜈蚣（炙，去头足）三钱 土狗（炙） 地龙（去土，炙） 番木鳖（酥炙） 金鼎砒 雄黄各五钱

【用法】上为末。每服三厘，温酒送下，服七日，停七日。服退药一月，又服之。如人素弱，三服三日，就服退药，五日服补药，三日再之。

【主治】大风瘫烂败症。

【备考】退药：乳香、没药、血竭、朱砂、当归、元参、胡麻、桑寄生、牛黄、沉香各等分，为末，蜜丸服。补药：桑螵蛸、晚蚕蛾、银柴胡、仙灵脾、牛膝、防己、红花、破故纸、柏子仁、天冬，上为末，蜜丸，梧桐子大。每服五十丸，酒送下，日进二次。

02827 八将追魂丹

《解围元薮》卷三。为原书同卷"八将驱邪散"之异名。见该条。

02828 八将擒王丸（《外科方外奇方》卷二）

【组成】带子蜂房三钱 象牙屑五钱 僵蚕三钱 蝉蜕三钱 全蝎一对 木香三钱 乳香三钱 没药二钱

【用法】上为细末，以黄占八两滚化熬过，入药末搅匀，倾水中取出为丸，如枣仁大。每服一丸，空心滚酒送下，连服三日。待其药从满口透出，隔一日再服一丸，至第五日再服一丸。

【主治】一切痈疽发背，疮痔成漏。

02829 八将擒王散（《疡科遗编》卷下）

【组成】天龙四条 全蝎七个 甲片二钱 儿茶一钱 蝉蜕一钱（去砂） 雄精一钱五分 冰片三分 麝香二分

【用法】上为末，用麻黄煎浓汁收药阴干，再研贮瓶，

勿泄气。未溃者，用少许掺膏上贴之；如已溃者，以此掺之。

【功用】未溃者可退消，已溃者能生肌拔毒。

【主治】痈疽未溃、已溃者。

02830 八将擒王散（《集验良方》卷一）

【组成】川五倍一两六钱（焙，研） 明雄黄三钱（水飞） 蜈蚣（七条，去钳脚，炙，净）一钱二分 全蝎十个（漂净，去尾，炙，末）七分 麝香五分 冰片五分 川山甲（七片，炙，净）二钱 蝉蜕二十个（去头足，焙脆，研）七分

【用法】上药各为细末，和匀，再研极细末，收贮瓷瓶备用。

【功用】拔脓，去腐，生肌。

【主治】痈疽大毒。

02831 八将擒王散（《外科方外奇方》卷二）

【组成】蜈蚣（去头足） 炒甲片 漂全蝎 蝉衣（去头足）各四钱 炒僵蚕 炒蛇蜕各二钱 生五倍子一两（另研极细末） 麝香一钱 雄黄五钱（水飞）

【用法】上为细末。

【功用】拔毒。

【主治】一切痈毒。

【宜忌】疔毒忌用。

02832 八神卫护膏

《遵生八笺》卷十三。为原书同卷"九转长生神鼎玉液膏"之八转方。见该条。

02833 八神来复丹（《准绳·类方》卷二引《济生》）

【组成】消石一两（同硫黄为末，瓷器内以微火炒，用柳篦搅，不可火太过，恐伤药力，再研极细，名二气末） 太阴玄精石（飞，研）一两 五灵脂（水澄清，滤去砂石，晒干） 青皮（去白） 陈皮（去白）各二两 舶上硫黄（透明） 沉香 木香（坚实者） 天南星（粉白者）各一两

【用法】上为末，飞面糊为丸，如梧桐子大。每服三十丸，空心米饮送下。

【主治】痰饮。

02834 八效虎骨散（《博济》卷五）

【异名】虎骨散（《圣济总录》卷一五〇）、大效虎骨散（《妇人良方》卷四）。

【组成】虎骨（酥炙） 败龟（炙） 当归 官桂（去皮） 地龙（去皮） 牛膝（去苗） 漏芦 威灵仙 自然铜（烧，醋炙，淬） 玄胡索各等分

【用法】上为细末。每服一钱，用热酒调下，每日一服。

【主治】血风遍痒疼痛，丈夫筋骨疼，及打扑损伤疼痛甚者。

02835 八风十二痹散（《千金翼》卷十六）

【组成】细辛 巴戟 黄耆 矾石（烧） 厚朴（炙） 白蔹 桂心 黄芩 牡荆 山茱萸 白术 女萎 菊花 人参 天雄（炮，去皮） 防风 草薢 石斛 蜀椒各一两（汗，去目、闭口者） 芎藭 龙胆 芍药 苁蓉各半两 紫菀 秦艽 茯苓 菖蒲 乌头（炮，去皮） 干姜各一两 附子（炮，去皮） 薯蓣 五味子一两半 桔梗 远志各二两半（去心）

【用法】上为散。酒服方寸匕，日二。稍增至二匕。

【主治】五劳七伤，风入五脏，手脚、身体沉重，或如邪气时闷，汗出。又蛊尸遁注相染易，或少气腹满，或皮肤筋痛，项背相牵引无常处，或咽中有气，吞之不入，吐之不出。

02836 八风十二痹散（《千金翼》卷十六）

【组成】远志（去心） 黄耆 黄芩 白蔹附子（炮，去皮） 龙胆 薯蓣 厚朴（炙） 蜀椒各半两（去目及闭口者，汗） 牡荆子 天雄（炮，去皮） 细辛 菊花 狗脊 山茱萸 防风 芎劳 桂心各三分 五味子 巴戟天各一分 茯苓 芍药 秦艽 乌头（炮，去皮） 芜荑 菖蒲 葳蕤各一两

【用法】上为散。食后饮服方寸匕，一日三次。宁从少起，稍渐增之。

【主治】风痹呕逆，不能饮食者，心痹也；咳满腹痛，气逆唾涕白者，脾痹也；津液唾血腥臭者，肝痹也；阴痿下湿者，痿痹也；腹中雷鸣，食不消，食即气满，小便数起，胃痹也；两膝寒，不能行者，湿痹也；手不能举，肿痛而逆，骨痹也；烦满短气，涕唾青黑，肾痹也。并悉主之。

02837 八正合四物汤（《保命歌括》卷二十二）

【组成】大黄（煨） 木通 滑石末 车前子 山栀仁 甘草（生） 当归梢 生地黄 赤芍药各等分

【用法】上㕮咀。水煎服。

【主治】血痢，小便赤涩。

02838 八味人参浴汤（《幼幼新书》卷十二引《婴孺方》）

【组成】人参 牡蛎 雷丸各半升 沙参 苦参 玄参 丹参各一升 大黄三升

【用法】水三斗，苇薪煮三沸，停后煮小沸，度一斗许，去滓，先以三指染药汁注儿口二七次，大染手，湿吻、额、腹、背，以后如炊物温之再浴，度尽七升。一日一浴，甚者三浴。

【主治】伤寒、温病惊痫。

【宜忌】无见风，浴时避日及阴。

02839 八味大建中汤

《景岳全书》卷五十三。为《外台》卷十七引《深师方》"大建中汤"之异名。见该条。

02840 八味补骨脂丸（《圣济总录》卷九十六）

【组成】补骨脂（炒） 巴戟天（去心） 桑螵蛸（炒） 菟丝子（酒浸三日，别捣） 牛膝（酒浸，切，焙） 熟干地黄（焙）各一两 干姜（炮）半两 枳壳（麸炒，去瓤）三分

【用法】上为末，酒煮面糊为丸，如梧桐子大。每服二十丸，空心、食前温酒下；粟米饮亦得。

【主治】小便滑数。

02841 八味款冬花散（《御药院方》卷五）

【组成】款冬花（洗，焙） 紫菀茸 五味子 甘草（炙）各七钱半 桑白皮（炒） 麻黄（去节） 杏仁（汤洗，去皮尖，麸炒） 紫苏叶各二两

【用法】上为粗末。每服五钱，水一盏半，入黄蜡皂子大，煎至一盏，去滓，食后热服。

【主治】肺寒热不调，涎嗽不已。

02842 八物加香附汤（《万氏女科》卷一）

【组成】生地 白芍 归身 川芎 人参 茯苓 白术 生草 香附（炒） 青皮各等分

【用法】水煎服。

【主治】性急躁、多怒、多妒，气逆血少，月经过期后行。

02843 八物麦门冬饮（《活人书》卷二十）

【异名】麦门冬散（《伤寒活人指掌》卷五）。

【组成】麦门冬三两（去心） 甘草（炙） 人参各一分 紫菀 升麻各二两 贝母一分半

【用法】上锉如麻豆大。每服三钱，水一盏，入茅根半握，煎至七分，去滓，再入竹沥少许，重煎服。

【主治】小儿天行壮热，咳嗽心烦。

【备考】本方方名，《医方类聚》引作"八物麦门冬散"。

02844 八物麦门冬散

《医方类聚》卷二六二。即《活人书》卷二十"八物麦门冬饮"。见该条。

02845 八物吴蓝饮子

《幼幼新书》（人卫本）卷十四引《伤寒证治》。即方出《外台》卷三十本引刘氏方，名见《幼幼新书》（古籍本）卷十四引《伤寒证治》"吴蓝饮"。见该条。

02846 八宝止血药墨（《全国中药成药处方集》沈阳方）

【异名】八宝药墨（《中药制剂手册》）。

【组成】墨面一斤二两 红花 冰片各二钱 麝香一钱 熊胆四钱 冰糖一两 阿胶一两六钱

【用法】上为极细末，万杵为坨。每服一钱四分，白开水送下。

【功用】❶《全国中药成药处方集》：清热，镇静，止血。❷《中药制剂手册》：清肺泻热，止血化瘀。

【主治】❶《全国中药成药处方集》：吐血，衄血，大小便血，急怒暴热骤然吐血。❷《中药制剂手册》：咳血咯血，痰中带血，妇人血崩，淋漓不止。外敷疗毒恶疮，疔腮初起。

【宜忌】忌食有刺激性食物。孕妇忌服。

【备考】《中药制剂手册》本方用法：外用磨汁敷患处。

02847 八珍益母胶囊

《中国药典》2010版。为《医统》卷八十四"八珍益母丸"改为胶囊剂。见该条。

02848 八正散加木香汤（《医方考》卷二）

【组成】车前子 瞿麦 萹蓄 滑石 山栀子（炒黑） 甘草梢 木通 大黄 木香

【主治】湿热下注，少腹急，小便不通者。

【方论选录】《医方考》：湿热下注，令人少腹急，则小便有可行之势矣。而卒不通者，热秘之也。陶隐居曰：通可以去滞，泻可以去秘，滑可以去着。故用木通、瞿麦、萹蓄通其滞；用大黄、山栀泻其秘；用车前、滑石滑其着；用甘草梢者，取其坚实，能泻热于下；加木香者，取其辛香，能化气于中。

02849 八味茯苓补心汤（《保婴撮要》卷十一）

【组成】茯苓 酸枣仁（炒）各二钱 五味子（炒） 当归各一钱 人参一钱五分 白术（炒）一钱 菖蒲五分 远志（去心）六分 甘草（炒）五分

【用法】上作二三服。水煎服。

【主治】心气不足，血气不和，而患疮证。

02850 八味清心沉香散（《中国药典》2010版）

【组成】沉香180克 广枣180克 檀香90克 紫檀

香 90 克　红花 90 克　肉豆蔻 60 克　天竺黄 60 克　北沙参 60 克

【用法】上制成散剂。口服。一次 3 克，一日 1～2 次。

【功用】清心肺，理气，镇静安神。

【主治】心肺火盛，胸闷不舒，胸胁闷痛，心悸气短。

02851　八珍益母十全丸（《医统》卷八十四引《医林集要》）

【组成】益母草（五月五日、六月六日俱可采，阴干，折去下半截，用上半截，连穗叶，石臼杵捣，筛为极细末）八两　人参（饭上蒸）　白术（饭上蒸）　白茯苓（饭上蒸）各一两　甘草（炙）五分　当归身（酒浸）二两　川芎五分　熟地黄（酒浸）二两　白芍药（醋炒）一两　角沉香四钱

【用法】上药各为极细末，炼蜜为丸，如梧桐子大。每服九十丸，空心蜜汤送下，食干果子压之。不善吞者，化开服尤效，冬月酒送下。

【功用】资益坤元，补养气血，除淋沥带下，俾羸形体壮，有调经、受孕之功，胎前和气，产后补虚。

【备考】妇女经脉不调者，或有气血两虚而身体素弱，服此以养调。当年而经不通者，服一料则通；经不调者，服一月则调；素不孕者，服一月即孕。胎前间或用一服则胎固而自安；妊娠微觉胎动，随用一服即安。产后用一服，以童便、酒化开调下，则无壅滞血运之候。多服之补虚活血。又治产后诸病极稳，急欲取效，以酒调化服。

02852　八仙公延年不老散（《圣惠》卷九十四）

【组成】熟干地黄三十两　五味子四两　天门冬十二两（去心，焙）　菖蒲六两　远志四两（去心）　石韦四两（去毛）　白茯苓二两　桂心二两

【用法】上为细散。每服三钱，水调服之，一日三次。

【功用】服三十日力倍于常，六十日气力盛，众病皆除，三百日行及奔马，五百日毒害不能中，千日夜视有光。

02853　八味地黄加铁落汤（《观聚方要补》卷三引《药性纂要》）

【组成】八味地黄汤加生铁落

【主治】咳逆喘急。

【临床报道】哮喘：一少年有哮喘者，其性善怒，病发寒天，每用桂附地黄汤及黑锡丹而平。一次用之未效，加生铁落于八味汤中，一剂而愈。

02854　八珍加肉果木通汤（《医林纂要》卷九）

【组成】八珍加肉果八分　木桶八分

【主治】痘疮靥后，余热下逼，时或泄泻者。

02855　八珍加黄芩知母汤（《医林纂要》卷九）

【组成】八珍汤加黄芩八分　知母八分

【主治】痘疮靥后身弱，坐立摇颤。

02856　八珍加木通牛蒡子汤（《医林纂要》卷九）

【组成】人参八分　白术一钱　茯苓八分　甘草（炙）八分　当归一钱　熟地黄八分　川芎八分　白芍八分　木通八分　牛蒡子八分

【功用】补中利水。

【主治】痘疮至十一二日，贯浆已满，热毒解散，收靥时而痘数日不焦者。

02857　八珍加肉桂补骨脂汤（《陈素庵妇科补解》卷五）

【组成】川芎　当归　白芍　熟地　人参　云苓　白术　甘草　肉桂　牛膝　川断　补骨脂　杜仲　山药

【主治】产未满月交合，损伤肾气，发热，四肢清冷，脉沉而细。

【方论选录】产妇百日后方可交合，若未及一月，或四五十日内交合者，损伤肾气。是方八珍气血两补，肉桂、骨脂辛温以暖命门右尺，杜、断、山、膝辛苦甘温以补左尺。十全大补之中，少黄耆一味，而增入杜仲、补骨、牛膝、川断、山药，使直达两尺也。

02858　八珍加麦门冬五味子汤（《医林纂要》卷九）

【组成】八珍汤加麦冬一钱　五味子五粒

【主治】痘疮靥后，烦渴，喘咳。

人

02859　人丹（《北京市中药成方选集》）

【组成】丁香一两五钱　小茴香一两　木香四钱　砂仁一两　桂皮一两六钱　胡椒四钱　干姜八钱　儿茶十两　甘草十六两　橘皮二两　石膏六两四钱　滑石六两四钱

【用法】上为细末，过罗，每四十七两五钱细粉兑薄荷冰二两六钱，冰片二两，人造麝香一钱，糖精一钱，苯甲酸钠七钱，混合均匀，研细，用糯米粉打糊为小丸，银箔为衣。每服十至二十丸，温开水送下。

【功用】清暑祛湿，辟秽排浊。

【主治】中暑受热，呕吐恶心，胸中满闷，胃口不开，头目眩晕，水土不服，晕车晕船。

【临床报道】冻伤：《实用中医药杂志》[2005，21（10）：620]54 例患者均为局部非冻结性冻伤。用人丹粉凡士林调成糊状涂于患处的方法治疗。结果：54 例均获痊愈。痊愈时间：Ⅰ度冻伤 3～5 天，Ⅱ度冻伤 7～10 天，Ⅲ度冻伤 15～20 天。

02860　人丹

《中药制剂手册》。为《北京市中药成方选集》"中国人丹"之异名。见该条。

02861　人马汤（《石室秘录》卷四）

【组成】马尿一碗　人尿半合（童便尤妙）

【用法】用雄黄一两，白芷五钱，生甘草二两，各为细末，为丸如梧桐子大。饭前合本方饮之，即消。

【主治】人感山岚水溢之气，或四时不正之气，或感尸气、病气，腹中生蛇，身上干涸如柴，似有鳞甲者；又因饮食饥饱之时，过于多食，不能消化，腹内乃生鳖甲之虫，似鳖而非鳖者。

【方论选录】雄黄乃杀虫之药，白芷乃烂蛇之品，甘草乃去毒之剂，而马尿，化鳖之圣药也。故用之随手而效耳。此则奇病而用奇药也。

02862　人牙散（《直指》卷二十二）

【异名】齿发散（《医学入门》卷八）。

【组成】人牙　油发（各烧存性）　雄鸡内金各等分

【用法】上为末；入麝香、轻粉少许。湿则掺，干则麻油调敷。

【主治】漏疮、恶疮生肌里。

02863　人牙散

《本草纲目》卷五十二引《闻人规痘疹论》。为方出《圣济总录》卷一六九，名见《卫生总微》卷八"人齿散"之异名。见该条。

02864　人牙散（《赤水玄珠》卷二十八）

【组成】人牙（自落者，火煅存性，淬入韭菜汁内，大牙三次，小牙二次）不拘多少

【用法】上为极细末，入麝香一分，或加红曲二分，上用鸡冠血调成膏，好酒半盏，人乳半盏，入葱白一撮，煎汤送下。

【主治】❶《赤水玄珠》：痘不起发，黑陷或红紫黑斑，咬牙寒战。❷《痘科类编》：痘疮未成熟，肿消目开者。

【宜忌】凡服人牙不可过多，每服止三分。多则阳气尽出于表，恐痘斑烂无血色。阴气内盛，必里寒而濡泄，急以四君子汤加芎、归服之。

【方论选录】《痘科类编》：痘之为物，外感秽气则陷入，内食秽物则凸出。牙灰、麝香亦秽物也，故用之以起陷下之痘。况牙者骨之余，麝又香之极窜者，透窍甚捷，二味研用，自筋骨直达于皮肤之外，药之托顶起陷者，再无过于此。

02865 人牙散

《寿世保元》卷八。为《得效》卷十一"人齿散"之异名。见该条。

02866 人牙散（《张氏医通》卷十五）

【组成】人牙（烧存性）

【用法】上为极细末。每服四五分至一钱，猥猪尾血调紫草汤下。

【主治】痘疮寒闭，毒邪于肾而黑陷，手足青。

【备考】古方入麝少许，酒酿调服。钱氏云：痘疹最怕麝与酒触，恐防发痒。

02867 人牙散（《嵩崖尊生》卷十五）

【组成】人牙不拘多少

【用法】烧存性，少加血竭为末。量儿大小糯米汤下。

【主治】五六日痘不发。

02868 人牙散（《疡医大全》卷十八）

【组成】人牙二两　麝香五分　羌活（酒洗）六钱

【用法】上为细末，炼蜜为丸，如龙眼大。每次一丸，白汤或酒磨服。

【主治】瘰疬，各种肿毒。

02869 人龙散（《疡医大全》卷二十七引《准绳》）

【组成】人龙（即蛔虫，人吐出者更佳，厕中者亦可用）一条　雄黄二钱

【用法】同捣烂。敷脔肉上。

【主治】青蛇头，生足大趾节上，乃染受蛇毒之气而生。初起状如汤泼火烧，痛不可忍，内毒滋甚，憎寒壮热，四肢酸痛，后则脔肉突出，痛如刀割。

02870 人龙散（《一草亭》）

【组成】人龙一条（取壮大色白者）

【用法】以线系首尾，入长流水洗净，将瓷尖破开，滴白浆，点目。

【主治】红肿翳膜。

02871 人龙散（《外科真诠》卷上）

【组成】人龙三条　明雄三钱　蟾酥二分　儿茶一钱　轻粉三分　牙硝五分　朱砂一钱五分　上寸一分

【用法】上为细末。敷患处。

【主治】天蛇疔毒。

02872 人龙散（《外科方外奇方》卷三）

【组成】蛔虫（熯燥）一钱（如无，用五谷虫代）　白矾三分　蟾酥三分

【用法】火酒化，共调匀。搽之。少刻疔破，流毒水即愈。

【主治】翻唇疔毒。

02873 人龙散（《外科方外奇方》卷四）

【组成】戍腹粮（即狗屎中骨头，瓦上煅存性）

【用法】上为末。每一钱加冰片少许，敷之。

【主治】牙疳。

02874 人龙散（《外科方外奇方》卷四）

【组成】人龙（瓦上焙）

【用法】上为极细末。加青黛、冰片少许和搽。

【主治】牙疳。

02875 人甲散（《疡科选粹》卷五）

【组成】人手足指甲（烧烟尽）六钱　朱砂（另研）　南星（姜制）　独活（去皮）各二钱

【用法】上为细末。分三服，酒调下。

【主治】破伤风，手足颤掉不已。

02876 人白膏（《鸡峰》卷二十四）

【组成】人中白（焙干，研细）

【用法】入麝香少许，同研匀。干贴病处。有涎即吐，误咽无妨。

【主治】小儿牙龈宣露，涎血臭气。

02877 人红丸（《济世养生集》卷一）

【组成】人龙（即蛔虫）二十一条（童便洗净，瓦上焙干，勿令色黑，研末）　红枣（不破皮）三十个（饭上蒸熟，去皮核）　萝卜子一钱五分（炒，研末）　大熟地五钱（煮烂，杵膏）　真藕粉五钱（研）　真川连六分（酒拌炒，研末）

【用法】上将红枣肉、熟地膏和诸药末，捣匀为丸，如梧桐子大。每早服七丸，以白滚汤送下。逐日加增二丸，加至二十一丸为止，以后不必再加。服一料全愈。

【主治】❶《济世养生集》：童子劳怯。❷《中国医学大辞典·补遗》：童子虚劳咳嗽，吐血烧热。

【备考】《中国医学大辞典·补遗》：大人亦治。

02878 人齿散（方出《圣济总录》卷一六九，名见《卫生总微》卷八）

【异名】退陷散（《医方类聚》卷二六四引《直诀》）、人牙散（《本草纲目》卷五十二引《闻人规痘疹论》）、麝香人齿散（《活幼心书》卷下）

【组成】人牙五枚

【用法】上药烧存性，加麝香半字，同研为细散。分三服，温酒调下。

【主治】❶《圣济总录》：小儿斑毒倒靥，发斑。❷《卫生总微》：痘疮黑靥；发搐危困。

02879 人齿散（《得效》卷十一）

【异名】人牙散（《寿世保元》卷八）。

【组成】人齿（烧存性）

【用法】上为末。每个作一服，酒调下。

【主治】疮痘初出光壮，忽然黑陷，心烦性躁，气喘妄语，或见鬼神。

02880 人乳酒（《仙拈集》卷三）

【组成】人乳二盏　好酒半盏

【用法】入银镟或锡镟器内荡滚。每五更服。

【主治】诸虚百损，五劳七伤。

02881 人乳粥（《寿世青编》卷下）

【组成】乳汁　酥油

【用法】用壮实无疾女人乳汁，侯粥半熟，去汤，下乳代汤，煮熟，置碗中，加酥油一二钱，调匀食。

【功效】润肺通肠，补虚养血。

【主治】燥证。

02882 人乳膏（方出《千金》卷二十二，名见《简明中医妇科学》）

【组成】人乳汁

【用法】和面敷之。

【主治】❶《千金》：痈有脓令溃。❷《简明中医妇科学》：乳岩已久，溃烂而脓不易出。

【方论选录】《简明中医妇科学》：乳岩已久，溃烂而脓不易出，这是气血虚的缘故，除内服补托药之外，再用人乳或人参末等外敷之，既能使脓易出，也能使肌肉易生，再与其他外治方法随证综合施治，确有良效。

02883 人乳膏

《明医指掌》卷七。为方出《丹溪心法》卷三，名见《医统》卷五十二"四汁膏"之异名。见该条。

02884 人乳膏（《内外科百病验大全》）

【组成】人乳（男用女胎乳，女用男胎乳）　藕汁　白蜜　甜酒（原汁）各等分

【用法】同煎，加童便熬至滴水成珠。每日空心服半盏。病深者多服。

【主治】血虚火旺，消补两难者。

【宜忌】忌服寒凉药。

02885 人参丸（《外台》卷十六引《深师方》）

【组成】人参二两　桂心　牡蛎（熬）　薯蓣　黄柏（一本云黄柏四分）　细辛　附子（炮）　苦参各三分　泽泻五分　麦门冬（去心）　干姜　干地黄各四分　菟丝子二分

【用法】上为末，炼蜜为丸，如梧桐子大。每服三丸，酒送下。

【主治】❶《外台》引《深师方》：虚劳失精。❷《圣济总录》：虚劳失精，小腹弦急，隐隐头冷，目痛，发落。

【宜忌】忌猪肉、冷水、生葱、生菜、芜荑。

【加减】痹，加附子一分（炮）；妇人血崩，加干地黄好者二分。

02886 人参丸（方出《医心方》卷二十二引《深师方》，名见原书同卷引《产经》）

【异名】半夏丸（《圣惠》卷七十五）、人参半夏丸（《济生》卷七）。

【组成】人参　干姜　半夏各等分

【用法】上为末，以地黄汁为丸，如梧桐子大。每服三丸，一日三次。

【主治】妇人妊娠恶阻，醋心，胸中冷，腹痛不能饮食，辄吐黄汁。

02887 人参丸（《千金》卷十四引徐嗣伯方）

【组成】上党人参　铁精　牛黄　丹砂　雄黄　菖蒲　防风　大黄各一两　赤足蜈蚣　蜥蜴各一枚　鬼臼一两半

【用法】上为末，炼蜜为丸，如梧桐子大。每服七丸，日三夜一，用菊花酒送下。稍增之。

【主治】心中时恍惚不定。

【方论选录】《千金方衍义》：九味祛风镇心药中，独取上党人参，以护心安神，大黄辟除风毒，用菊花酒专清头目之风也。

02888 人参丸（《外台》卷十二引《延年秘录》）

【组成】人参八分　白术六分　枳实六分（炙）　橘皮四分　桂心七分　甘草五分（炙）　桔梗五分

【用法】上为末，炼蜜为丸，如梧桐子大。每服十五丸，酒送下，一日二次。加至二三十丸。

【主治】痃癖气，不能食。

【宜忌】《普济方》：禁生冷、猪肉、生葱、桃、李、雀肉、海藻、菘菜。

02889 人参丸（《千金》卷三）

【组成】人参　甘草　茯苓各三两　麦门冬　菖蒲　泽泻　薯蓣　干姜各二两　桂心一两　大枣五十枚

【用法】上为末，以蜜、枣膏为丸，如梧桐子大。食前服二十丸，酒送下，日三夜一。不知稍增。

【主治】产后大虚，心悸，志意不安，不自觉恍惚恐畏，夜不得眠，虚烦少气；男子虚损心悸。

【加减】若有远志，纳二两为善；若风气，纳当归、独活三两。

02890 人参丸（《千金翼》卷十九）

【组成】人参　龙胆　杏仁（去皮尖及双仁，熬）　礜石各二两（炼）　曾青三分　黄石脂一两

【用法】上为末，锡和为丸，如梧桐子大。饮服二丸，一日三次；亦可作散，服一刀圭。

【主治】三虫疝瘕成鱼鳖、虾蟆，令人面目枯无润泽，精寒劳瘦。

02891 人参丸（《外台》卷七引《广济方》）

【组成】人参　白术　枳实各六分　茯苓八分　厚朴六分（炙）　青木香六分　橘皮五分　大黄六分　槟榔六分

【用法】上为末，炼蜜为丸，如梧桐子大。每服二十丸，空腹煮生姜、大枣汤送下，一日二次。不利，渐加至三十丸。

【主治】久心痛，腹满，并痰饮不下食。

【宜忌】忌醋物，桃、李、雀肉等。

02892 人参丸（《圣惠》卷四）

【组成】人参一两（去芦头）　麦门冬一两（去心，焙）　茯神一两　龙齿一两　远志一两（去心）　黄耆一两（锉）　菖蒲一两　赤石脂一两　熟干地黄二两

【用法】上为末，炼蜜为丸，如梧桐子大。每服三十丸，食后以清粥饮送下。

【功用】❶《圣济总录》：通行血脉。❷《法律》：安心神，补心血。

【主治】❶《圣惠》：心气不足，多惊悸；耳目不明，健忘。❷《圣济总录》：脉痹。

02893 人参丸（《圣惠》卷四）

【组成】人参一两（去芦头）　茯神一两半　龙齿一两（研细如粉）　白术半两　防风三分（去芦头）　金银箔各五十片（细研）　麦门冬半两（去心，焙）　甘草半两（炙微赤，锉）　熟干地黄一两

【用法】上为末，入研了药令匀，炼蜜为丸，如梧桐子

大。每服二十丸,不拘时候,以粥饮送下。

【主治】心脏风虚,心松惊悸;或因忧虑之后,时有恍惚,心神不安。

02894 人参丸(《圣惠》卷四)

【组成】人参一两(去芦头) 赤石脂一两 杜仲一两(去粗皮,炙令微黄,锉) 远志一两(去心) 黄耆三分(锉) 白茯苓二分 菖蒲一两 桂心三分 柏子仁三分

【用法】上为末,炼蜜和捣一二百杵为丸,如梧桐子大。每服二十丸,食前以温粥送下。

【功用】补心益智,强记助神,令身体光润。

02895 人参丸(《圣惠》卷五)

【组成】人参半两(去芦头) 桂心半两 干姜半两(炮裂,锉) 白茯苓半两 陈橘皮半两(汤浸去白瓤,焙) 诃黎勒一两半(煨,用皮) 厚朴一两(去粗皮,涂生姜汁,炙令香熟) 白术半两 木香半两

【用法】上为末,炼蜜和捣一二百杵为丸,如梧桐子大。每服三十丸,食前以粥饮送下。

【主治】胃中虚冷,气上奔,胸中愤闷,腹疼痛,吐利宿水。

02896 人参丸(《圣惠》卷十三)

【组成】人参一两(去芦头) 白术一两 甘草一两(炙微赤,锉) 犀角屑半两 栝楼根一两 赤茯苓一两 牡蛎一两(烧为粉)

【用法】上为末,炼蜜为丸,如梧桐子大。每服三十丸,不拘时候,以粥饮送下。

【主治】伤寒结胸,心膈躁闷。

02897 人参丸(《圣惠》卷十三)

【组成】人参三分(去芦头) 白术三分 桂心三分 白茯苓半两 木香半两 诃黎勒皮三分 陈橘皮半两(汤浸去白瓤,焙) 甘草半两(炙微赤,锉) 干姜半两(炮裂,锉)

【用法】上为末,炼蜜和捣三二百杵为丸,如梧桐子大。每服三十丸,食前以粥饮送下。

【主治】伤寒后脾胃不和,不思饮食,或如痰逆。

02898 人参丸(《圣惠》卷十四)

【组成】人参三分(去芦头) 茯神三分 黄连一两(去须) 麦门冬一两(去心,焙) 白术三分 柏子仁三分 枳壳三分(麸炒微黄,去瓤) 黄耆三分(锉) 甘草三分(炙微赤,锉) 陈橘皮半两(汤浸去白瓤,焙) 厚朴半两(去粗皮,涂生姜汁炙令香熟) 龙齿三分

【用法】上为末,炼蜜和捣三二百杵为丸,如梧桐子大。每服三十丸,不拘时候,以粥饮送下。

【主治】伤寒后心虚惊悸,卧起不安,吃食全少。

02899 人参丸(《圣惠》卷十八)

【组成】人参一两(去芦头) 白术半两 木香半两 陈橘皮一两(汤浸,去白瓤,焙) 五味子一分 厚朴半两(去粗皮,涂生姜汁炙令香熟)

【用法】上为末,煮枣肉为丸,如梧桐子大。每服二十丸,食前以生姜汤送下。

【主治】热病后,脾胃虚冷,不思饮食。

【备考】《圣济总录》有细辛,无木香。

02900 人参丸(《圣惠》卷二十三)

【组成】人参一两半(去芦头) 铁粉一两半 甘草一两半(炙微赤,锉) 黄连一两(去须) 石膏二两 茯神一两半 萎蕤一两 黄芩一两 麦门冬一两半(去心,焙)

【用法】上为末,炼蜜和捣三二百杵为丸,如梧桐子大。每服二十丸,不拘时候,以温水送下。

【主治】风热发即头痛烦闷,不能食饮,睡卧不安,心神恍惚。

【宜忌】忌猪肉、热面、炙煿。

02901 人参丸(《圣惠》卷二十六)

【异名】补虚丸(《圣济总录》卷九十二)。

【组成】人参一两(去芦头) 麦门冬一两半(去心,焙) 黄耆一两(锉) 甘草一两(炙微赤,锉) 石菖蒲一两 防风一两(去叉) 远志一两(去心) 附子一两(炮裂,去皮脐) 白茯苓一两 五味子一两 桂心一两

【用法】上为末,炼蜜和捣三二百杵为丸,如梧桐子大。每服二十丸,不拘时候,以粥饮送下。

【主治】虚劳脉极,惊跳,乍安乍发。

02902 人参丸(《圣惠》卷二十六)

【组成】人参三两(去芦头) 附子三分(炮裂,去皮脐) 远志半两(去心) 白术一两 茯神一两 桂心一两 川椒一两(去目及闭口者,微炒去汗) 细辛一两 干姜三分(炮裂,锉) 麦门冬一两半(去心,焙) 甘草一两(炙微赤,锉)

【用法】上为末,炼蜜和捣二三百杵为丸,如梧桐子大。食前服三十丸,以温酒送下。

【主治】虚劳肉极,四肢急强,连胁肋背,心下满痛,饮食不多,手足不举,忧恚思虑。

02903 人参丸(《圣惠》卷二十八)

【组成】人参三分(去芦头) 茯神一两 芎藭半两 枳壳半两(麸炒微黄,去瓤) 薏苡仁一两(微炒) 桂心半两 甘草半两(炙微赤,锉) 薯蓣一两 白术半两 龙齿三分(研细) 铁粉半两(研细) 黄耆一两(锉) 厚朴三分(去粗皮,涂生姜汁炙令香熟)

【用法】上为末,入研了药,更研令匀,炼蜜和捣三二百杵为丸,如梧桐子大。每服二十丸,不拘时候,以温酒送下。

【功用】安神定志,令人嗜食。

【主治】虚劳惊悸,不能食,神思虚烦,不多睡。

02904 人参丸(《圣惠》卷四十三)

【组成】人参半两(去芦头) 白术一两 桂心一两 枳壳一两(麸炒微黄,去瓤) 旋覆花(生干)半两 半夏一两(汤洗七遍去滑) 厚朴一两(去粗皮,涂生姜汁,炙令香熟) 赤茯苓一两 前胡一两(去芦头) 木香半两 陈橘皮一两(汤浸,去白瓤,焙) 川大黄一两半(锉碎,微炒) 槟榔一两

【用法】上为末,炼蜜和捣三二百杵为丸,如梧桐子大。每服二十丸,不拘时候,以生姜、橘皮汤送下。

【主治】心痛,痰饮多唾,心腹胀满,不能下食。

02905 人参丸(《圣惠》卷四十九)

【组成】人参一两(去芦头) 白术三分 枳壳三分(麸炒微黄,去瓤) 陈橘皮半两(汤浸去白瓤,焙) 桂心三分 甘草半两(炙微赤,锉) 桔梗半两(去芦头) 干姜三

二画

人

分(炮裂,锉)

【用法】上为末,炼蜜和捣三二百杵为丸,如梧桐子大。每服三十丸,以温酒送下,不拘时候;生姜、大枣汤送下亦得。

【主治】痃癖气,不能食,四肢少力。

02906 **人参丸**（《圣惠》卷五十）

【组成】人参三分（去芦头） 甘草三分（炙微赤,锉） 赤茯苓三分 干姜三分（炮裂,锉） 桂心三分 细辛三分 赤芍药三分 诃黎勒皮一两半 槟榔一两 陈橘皮一两（汤浸去白瓤,焙） 厚朴二两（去粗皮,涂生姜汁,炙令香熟） 草豆蔻一两（去皮）

【用法】上为末,炼蜜和捣三二百杵为丸,如梧桐子大。每服二十丸,不拘时候,以生姜、枣汤送下。如似有物在咽喉中,即取十丸并成一丸,含化咽津。

【主治】五膈气,心胸不利,痰饮留滞,宿食不消,或为霍乱,心痛醋心,心腹气满,积冷时多。

02907 **人参丸**（《圣惠》卷五十）

【组成】人参二两（去芦头） 桂心一两 赤茯苓一两 诃黎勒皮一两 甘草一分（炙微赤,锉） 干姜半两（炮裂,锉） 槟榔一两 陈橘皮一两（汤浸,去白瓤,焙）

【用法】上为末,炼蜜和捣三二百杵为丸,如梧桐子大。每服三十丸,不拘时候,以生姜汤送下。

【主治】气膈,心腹痞满,不下饮食,或时呕吐,四肢不和。

02908 **人参丸**

《圣惠》卷五十。为《外台》卷八引《经心录》"五噎丸"之异名。见该条。

02909 **人参丸**（《圣惠》卷五十二）

【组成】人参一两（去芦头） 鳖甲一两（涂醋,炙令黄,去裙襕） 高良姜一两（锉） 白茯苓一两 桂心一两 甘草一两（炙微赤,锉） 麝香一分（细研）

【用法】上为末,入麝香研匀,炼蜜和捣三二百杵为丸,如弹子大。以温酒一合半,纳药一丸,研破,食前服之。

【主治】脾疟,霍乱吐逆下利。

02910 **人参丸**（《圣惠》卷八十二）

【组成】人参半两（去芦头） 黄连半两（去须） 龙胆半两（去芦头） 马牙消半两 甘草半两（炙微赤,锉） 枳实半两（麸炒微黄）

【用法】上为末,炼蜜为丸,如梧桐子大。每服二丸,以乳汁研灌口中,一日四五次。

【主治】小儿腹痛,不食乳。

02911 **人参丸**（《圣惠》卷八十三）

【异名】人参黄耆丸（《圣济总录》卷一七五）。

【组成】人参（去芦头） 麦门冬（去心,焙） 半夏（汤洗七遍去滑） 黄耆（锉） 川大黄（锉碎,微炒） 白茯苓 柴胡（去苗） 黄芩各三分 诃黎勒一两（煨,用皮） 甘草半两（炙微赤,锉） 鳖甲一两（涂醋炙令黄,去裙襕） 芎䓖半两

【用法】上为末,炼蜜为丸,如麻子大。一二岁儿每服三丸,以粥饮送下;四五岁儿,服五丸,一日三次。

【主治】小儿哺露失衣,当风湿冷水浴,苦腹大时痢,或寒热如疟,不欲食,纵食不生肌肉,或不消化,四肢羸瘦。

02912 **人参丸**（《圣惠》卷八十八）

【组成】人参半两（去芦头） 生姜半两（切,炒干） 桂心半两 赤茯苓半两 白术半两 枳壳半两（麸炒微黄,去瓤） 木香半两 当归半两（锉,微炒） 槟榔半两 京三棱半两（微煨,锉） 鳖甲半两（涂醋炙令黄,去裙襕） 川大黄半两（锉碎,微炒）

【用法】上为末,炼蜜为丸,如绿豆大。每一岁儿服三丸,以粥饮化下,一日三次。

【主治】小儿乳癖,手脚心热,面色青黄,不下乳食,日渐羸瘦。

02913 **人参丸**（《医方类聚》卷十引《简要济众方》）

【组成】人参一两（去芦头） 远志一两（去心） 白茯苓一两 生干地黄一两

【用法】上为末,用枣肉为丸,如梧桐子大。每服十五丸,生姜、薄荷汤送下,不拘时候。

【功用】镇心安神,化痰利胸膈。

【主治】惊悸。

02914 **人参丸**（《医方类聚》卷十引《神巧万全方》）

【组成】人参 麦门冬（去心）各一两 牛蒡子 射干 川升麻 犀角屑 甘草（炙） 马牙消（研） 黄药子 木通各半两 龙脑一钱（研）

【用法】上件捣罗为末,入研末同匀,炼蜜和丸,如梧桐子大。每服二十丸,食后以竹叶汤送下。

【主治】脾脏实热,咽喉不利,口舌干燥。

02915 **人参丸**（方出《妇人良方》卷一引《养生必用》名见《校注妇人良方》卷一）

【异名】葶苈丸（《济阴纲目》卷七）。

【组成】人参 当归 大黄（湿纸裹,三斗米下蒸,米熟去纸,切,焙） 桂心 瞿麦穗 赤芍药 白茯苓各半两 葶苈（炒,别研）一分

【用法】上为末,炼蜜为丸,如梧桐子大。每服十五至二三十丸,空心以米饮送下。

【主治】经脉不利,四肢肿满。

02916 **人参丸**（《传家秘宝》卷三）

【组成】人参半两（去芦） 生蒲黄半两 甘草一分 麦门冬（浸,去心,焙干） 生地黄一两 当归半两（净洗去尘,锉,研,焙）

【用法】上为末,炼蜜为丸,如酸枣仁大。每服一丸,温水化下,日可三五服。

【主治】鼻衄及咯血咳嗽。

【宜忌】忌热面、炙煿、毒物等。

02917 **人参丸**（《圣济总录》卷六）

【组成】人参 草乌头（生,去皮尖） 牛膝（去苗,酒浸,焙干）各一两

【用法】上为细末,水煮面糊为丸,如梧桐子大。每服十丸,炒黑豆淋酒送下,一日二次。

【主治】中风。因坐卧处对耳有窍为风所中,筋牵过一边,口眼㖞斜,睡着一眼不合,手足无事,语不謇涩者。

02918 **人参丸**（《圣济总录》卷十三）

【组成】人参一两半 芦荟 白术 藁本（去苗土） 桔梗（锉,炒）各半两 白附子（炮） 赤茯苓（去黑皮） 菊花各一两 防风（去叉） 天麻（酒浸,切,焙）各三

分　龙脑（研）　麝香（研）各一分

【用法】上为末，以面糊为丸，如梧桐子大。每服十五丸，食后煎黄耆、荆芥汤送下。

【功用】解烦渴，镇心神。

【主治】风邪热中，烦渴心神不安。

02919　人参丸（《圣济总录》卷十四）

【组成】人参　桂（去粗皮）各二两　桔梗（炒）　白蔹　白茯苓（去黑皮）　防风（去叉）　大黄（蒸三度，熬）　防己　干姜（炮）各一两　银箔十五片（研）　牛膝（酒浸，切，焙）　远志（去心）各一两一分

【用法】上为末，炼蜜为丸，如梧桐子大。每服二十丸，食后米饮送下，一日二次。

【主治】惊悸恍惚，喜忘心怖，神不安；及风邪胸胁满，不思饮食。

02920　人参丸（《圣济总录》卷十七）

【组成】人参　甘草（炙，锉）　白术　旋覆花（微炒）各一两　麦门冬（去心，焙）　前胡（去芦头）　枳壳（去瓤，麸炒）各二两　木香半两

【用法】上为细末，以汤浸炊饼为丸，如梧桐子大。每服二十丸，食后温生姜汤送下。

【主治】风头旋目眩，痰逆恶心，胸膈痞滞，咳嗽痰涎，喘满呕逆，不欲饮食。

02921　人参丸（《圣济总录》卷二十五）

【组成】人参　茯苓（去黑皮）　茯神（去木）　丁香　半夏（汤洗去滑，焙）　白扁豆各等分

【用法】上为细末，滴水为丸，如梧桐子大。每服二十丸，生姜汤送下。

【主治】伤寒风邪在胃，干呕不止，饮食不下。

02922　人参丸（《圣济总录》卷二十五）

【组成】人参　厚朴（去粗皮，生姜汁炙）　白茯苓（去黑皮）各一两　半夏（汤洗七遍）二两

【用法】上为末，用姜汁作面糊为丸，如梧桐子大。每服三十丸，生姜汤送下。

【主治】伤寒四五日，呕哕有痰，胸膈不利。

02923　人参丸（《圣济总录》卷三十一）

【组成】人参　前胡（去芦头）各一两　干姜（炮）半两　鳖甲（去裙襴，醋浸，炙）　桔梗（锉，炒）　甘草（炙）各三分

【用法】上为末，炼蜜为丸，如梧桐子大。每服二十丸，生姜、大枣汤送下，不拘时候。

【主治】伤寒瘥后夹劳气，四肢无力，骨节烦疼，不思饮食。

02924　人参丸（《圣济总录》卷三十五）

【组成】人参　乌梅肉（炒）　桃仁（汤浸，去皮尖双仁，别研）　常山（锉）　肉苁蓉（酒浸，切，焙）　升麻各三分　杏仁（汤浸，去皮尖双仁，别研）　桂（去粗皮）各半两　鳖甲（去裙襴，醋浸，炙）　甘草（炙）各三分　丹砂（研）　阿魏（研）　龙齿（研）各一分

【用法】上为末，炼蜜为丸，如梧桐子大。每服二十丸，空腹米饮送下，未发时并两服。

【主治】劳疟、肺疟，心寒热善惊，如有所见。

02925　人参丸（《圣济总录》卷三十八）

【组成】人参　高良姜（炮）各一两

【用法】上为末，炼蜜为丸，如弹子大。每服一丸，温水饮嚼下，不拘时候。

【主治】饮食过多，当风履湿，薄衣露坐，或夜卧失复，霍乱吐利。

02926　人参丸（《圣济总录》卷四十五）

【组成】人参二两　白术二两半　干姜（炮）半两　山芋二两　附子（炮裂，去皮脐）一两　甘草（炙，锉）一两半

【用法】上为末，炼蜜为丸，如弹子大。每服一丸，水一盏，加大枣二枚（擘破），同煎至六分，去滓温服；白汤嚼服亦得。

【主治】❶《圣济总录》：脾胃气虚弱，呕吐不下食。
❷《普济方》：心腹刺痛，频并泄利。

02927　人参丸（《圣济总录》卷五十七）

【组成】人参　桂（去粗皮）　茯神（去木）　黄耆（锉）　木香（炒）　牡蛎（烧，研如粉）　远志（去心，炒）　甘草（炙，锉）各半两

【用法】上为末，枣肉为丸，如小豆大。每服二十丸，麦门冬汤送下。加至三十丸。

【主治】腹中冷痛。

02928　人参丸（《圣济总录》卷五十九）

【异名】人参鹿茸丸（《圣济总录纂要》卷九）。

【组成】人参三分　鹿茸（去毛，酒炙）一两　黄耆（锉）三分　栝楼根一两　桑螵蛸（炙）一两　杜仲（去粗皮，炙，锉）三分　鸡肶胵四枚（炙）　山茱萸三分　菟丝子（酒浸一宿，焙干，别捣为末）一两半

【用法】上为细末，炼蜜为丸，如梧桐子大。每服三十丸，煎大枣汤送下，一日三次。

【主治】消肾，身体羸瘦，小便频数。

02929　人参丸（《圣济总录》卷六十二）

【组成】人参　厚朴（去粗皮，生姜汁炙）　枇杷叶（去毛，炙）　槟榔（锉）各一两　半夏（淡浆水煮三二十沸，切碎）半两

【用法】上为末，面糊为丸，如梧桐子大。每服二十丸，生姜汤送下，不拘时候。

【主治】膈气，咽喉噎塞，心烦呕逆，不进饮食。

02930　人参丸（《圣济总录》卷六十三）

【组成】人参三两　半夏（汤洗七遍，焙）二两　前胡（去芦头）一两　铅丹（研）半两

【用法】上为细末，煮枣肉为丸，如梧桐子大。每服二十丸，食后生姜汤送下。

【主治】呕吐不下食，头痛。

02931　人参丸（《圣济总录》卷六十四）

【组成】人参　半夏（汤洗，去滑）　白矾（烧令枯）　干姜（炮裂）等分

【用法】上为末，将皂荚五挺（去皮尖），小挼滤汁，煮成煎，和上件药为丸，如梧桐子大。每服二十丸，温水下，不拘时候。

【主治】咯唾冷痰，膈脘不利，不思饮食。

02932　人参丸（《圣济总录》卷六十五）

【组成】人参　诃黎勒皮　木香各一分

【用法】上细末，生蜜和作七丸。每服一丸，水二盏，

煎沸，以药散为度，去滓服，不拘时候。

【主治】脾胃虚，痰壅咳嗽。

02933 人参丸（《圣济总录》卷六十六）

【组成】人参一两　蛤蚧一对（全者净洗，酥炙）　百部（切）　紫菀（去苗土）各一两　大黄（锉，炒）半两　葶苈（隔纸炒）一分　款冬花　百合　贝母（去心）　知母（焙）　白前各半两　山芋　半夏（汤洗十遍，焙）　桑根白皮（炙黄，锉）　五味子（炒）各三分

【用法】上为末，炼蜜为丸，如梧桐子大。每服二十丸，糯米饮送下；橘皮汤亦得。

【主治】年深喘嗽，春秋发动，痞满短气，痰涕如胶，睡卧不宁。

02934 人参丸（《圣济总录》卷六十七）

【组成】人参　白茯苓（去黑皮）　陈橘皮（汤浸，去白，焙）　槟榔（锉）　白术　甘草（炙，锉）　诃黎勒（炮，取皮）各一两　桂（去粗皮）　厚朴（去粗皮，生姜汁炙）　干姜（炮）各二两

【用法】上为细末，炼蜜为丸，如梧桐子大。每服十丸，嚼破，煎生姜汤送下，食前服。

【主治】诸冷气，胸膈不利，噎塞喘闷，呼吸少气，恶寒战栗，腹胁膨胀。

02935 人参丸（《圣济总录》卷七十一）

【组成】人参一两　陈橘皮（汤浸，去白，焙）二两（捣末，醋一升煎膏）　射干　自然铜（研如粉）　金牙（研如粉）　枳壳（去瓤，麸炒）　知母（锉）　当归（切，焙）　细辛（去苗叶）　槟榔（锉）　石菖蒲（泔浸一宿，切，焙）　赤茯苓（去黑皮）　远志（去心）　麦门冬（去心，焙）各一两

【用法】上药除煎研者外，捣罗为末，入煎研者药和匀，炼蜜为丸，如梧桐子大。每服二十丸，空心炒生姜、黑豆汤送下，一日二次，稍加至三十丸。

【主治】心积伏梁。

02936 人参丸（《圣济总录》卷七十二）

【组成】人参　玄参　沙参　丹参　苦参　防风（去叉）各一两　䗪虫三十枚（熬）　附子（炮裂，去皮脐）一两　巴豆（去皮心，煮，研出油）三十枚　蜀椒（去目并闭口，炒出汗）一合　干姜（炮）半两　葶苈（微炒，研）一合

【用法】上为末，炼蜜为丸，如梧桐子大。每服一丸，食后米饮送下。未利再服。

【主治】癖块久聚，心腹胀满。

02937 人参丸（《圣济总录》卷八十六）

【组成】人参　桔梗（炒）　乌梅（捶碎）　麻黄（去根节）　甘草（炙，锉）　杏仁（去皮尖双仁，炒）各一两

【用法】上药先以童便五升浸三宿，同煎至小便尽，焙干，捣罗为末，炼蜜为丸，如梧桐子大。每服二十丸，蜜汤送下。临时看患深浅加减。

【主治】肺劳咳嗽。

02938 人参丸（《圣济总录》卷八十八）

【组成】人参二两　陈橘皮（汤浸，去白）一两一分　厚朴（去粗皮，生姜汁炙）　白术（锉）各二两　干姜（炮裂）半两　甘草（炙，锉）　赤石脂　茯神（去木）　当归（切，焙）　薏苡仁　麦门冬（去心，焙）　麦芽（炒）各一两　紫苏子（炒）二合　细辛（去苗叶）　杏仁（去皮尖双仁，炒）各

三分

【用法】上为末，炼蜜为丸，如梧桐子大。每服二十丸，食前温酒送下，一日三次。

【主治】虚劳，脾胃冷弱，饮食不消，气逆烦满，稍热即发虚烦。

02939 人参丸（《圣济总录》卷九十二）

【组成】人参一两一分　附子（炮裂，去皮脐）三分　干姜（炮）三分　远志（去心）半两　蜀椒（去目并合口者，炒出汗）一两一分　麦门冬（去心，焙）三分　甘草（炙，锉）三分　细辛（去苗叶）半两

【用法】上为末，炼蜜为丸，如弹子大。每服一丸，含化，细细咽津。觉胸中热，药尽再服。

【主治】虚劳，肉极虚寒，四肢怠惰，或咳引胁肋，心下坚满痛，不嗜饮食，手足厥冷，忧恚思虑。

02940 人参丸（《圣济总录》卷九十二）

【异名】磁石千金方（《普济方》卷三十三）。

【组成】人参　麦门冬（去心，焙）　赤石脂　远志（去心）　续断各三分　韭子（炒）一两　鹿茸（去毛，酥炙）三分　茯神（去木）　龙齿（研）　磁石（煅，醋淬）　肉苁蓉（酒浸，切，焙）各一两　丹参　柏子仁（炒，别研）各半两　熟干地黄（焙）一两半

【用法】上为末，炼蜜为丸，如梧桐子大。每日服二十丸，空腹温酒送下。

【主治】❶《圣济总录》：精极虚寒，少腹拘急，耳聋发落，行步不正，梦寐失精。❷《普济方》：惊悸遗沥，小便白浊，甚则劳弱咳嗽。

02941 人参丸（《圣济总录》卷一〇一）

【组成】人参五两　熟干地黄（焙）　天门冬（去心，焙）　白茯苓（去黑皮）各十两　胡麻仁（汤浸，去皮，炒）五升

【用法】上为末，炼蜜为丸，如梧桐子大。每服十丸，早食后温酒送下。

【主治】发髭白。

02942 人参丸（《圣济总录》卷一一六）

【组成】人参　防风（去叉）　细辛（去苗叶）　黄耆（锉）　沙参　木通（锉）　甘菊花（微炒）各半两

【用法】上为末，炼蜜为丸，如梧桐子大。每服十丸，温水送下，一日二次。

【主治】肺风上攻，鼻塞不通。

02943 人参丸（《圣济总录》卷一二四）

【组成】人参一两　桂（去粗皮）　甘草（炙，锉）　陈橘皮（汤浸，去白，焙）各半两

【用法】上为末，炼蜜为丸，如梧桐子大。每服二十丸，食后生姜汤送下，一日二次。渐加至三十丸。

【主治】咽喉如有物妨塞，气噎，饮食不下。

02944 人参丸（《圣济总录》卷一四七）

【组成】人参　紫参　半夏（汤洗七遍去滑）　藜芦（炒）　代赭（研）　桔梗（炒）　白薇　肉苁蓉（酒浸，切，焙）　石膏（碎）　牡蛎粉　丹参各三分　干虾蟆灰狼毒（炒）　附子（炮裂，去皮脐）各一两　巴豆七十枚（去皮心膜，出油尽）

【用法】上为末，炼蜜为丸，如梧桐子大。每服一丸至

三丸，量虚实米饮送下。

【主治】蛊注，四肢浮肿，肌肤消瘦，咳逆，腹大如水状。

02945 人参丸（《圣济总录》卷一五六）

【组成】人参　高良姜　白茯苓（去黑皮）　陈橘皮（汤浸，去白，焙）　厚朴（去粗皮，生姜汁炙令香熟）各一两　半夏二两（汤洗七遍，去滑，炒令干）　干姜（炮）　甘草（炙）各半两

【用法】上为末，用生姜汁浸蒸饼心和剂为丸，如梧桐子大。每服三十丸，食后、临卧生姜汤送下。

【功用】调脾胃，进饮食。

【主治】妊娠痰盛。'

02946 人参丸（《圣济总录》卷一六○）

【组成】人参　茯神（去木）各一两　枳壳（去瓤，麸炒）一两半　羚羊角（镑，炒）　芎䓖各一两　槟榔（锉）三枚　桃仁（汤浸，去皮尖双仁，炒）三十枚　远志（去心）　桂（去粗皮）　木香　白芷各半两　诃黎勒皮一两

【用法】上为末，炼蜜为丸，如梧桐子大。每服二十丸，空心、日午、夜卧煎人参汤送下。

【主治】产后血虚狂语，卧起不安，妄有所见。

02947 人参丸（《圣济总录》卷一六三）

【组成】人参一两半　延胡索　桂（去粗皮）　芎䓖　木香　当归（切，焙）　白茯苓（去黑皮）　厚朴（去粗皮，生姜汁炙）　蒲黄　白芷各一两　熟干地黄（焙）二两

【用法】上为末，炼蜜为丸，如梧桐子大。每服三十丸，温酒送下，一日三次。

【主治】产后气血滞，或腰腹疼痛，烦闷少力。

02948 人参丸（《圣济总录》卷一六四）

【组成】人参　草豆蔻仁（炮）　诃黎勒（炮，去核）　甘草（炙）各一两　白矾（熬令汁尽）半两

【用法】上为末，面糊为丸，如梧桐子大。食前用米饮送下。

【主治】产后泄泻不止。

02949 人参丸（《圣济总录》卷一六五）

【组成】人参　槟榔（锉）各一两半　当归（切，焙）一两　厚朴（去粗皮，生姜汁炙透）三分　郁李仁（去双仁皮尖，研如膏）半两

【用法】上为末，入郁李仁膏同研令匀，炼蜜为丸，如梧桐子大。每服二十丸，温水送下，不拘时候。加至三十丸。

【主治】产后大便不通。

02950 人参丸（《圣济总录》卷一六九）

【组成】人参一分（为末）

【用法】上药用牛李子汁，瓷器内熬成膏，和为丸，如豌豆大。每服一丸，杏胶汤化下，不拘时候。

【主治】小儿疮子黑色。

02951 人参丸（《圣济总录》卷一七一）

【组成】人参　牛黄　细辛（去苗叶）各半两　蚱蝉（去翅足，炙）七枚　大黄（湿纸裹煨，锉）一两　芍药　当归（切，焙）各半两　蛇蜕（炙）三寸　甘草（炙，锉）三分　栝楼根　防风（去叉）各半两　巴豆（去皮心膜，别研如膏）三十粒　麝香（研）半两

【用法】上药除巴豆、牛黄、麝香外，捣罗为末，研匀，

炼蜜为丸，如麻子大。初生至百日儿，每服二丸；一岁至五岁儿，每服三五丸，并用薄荷汤化下。若儿惊惕及客忤，温壮发热，腹满，增丸数服之。以快利为度。

【主治】小儿诸般痫，惊惕瘈疭，及中客忤。

02952 人参丸（《圣济总录》卷一七五）

【组成】人参　麦门冬（去心，焙）　半夏（汤浸十遍去滑）　黄耆（锉）　大黄（锉，炒）　苦参（锉）　矾石（烧汁尽，研）　甘草（锉，炙）　远志（去心）　黄芩（去黑心）各三分　消石（研）　芎䓖各半两

【用法】上为末，炼蜜为丸，如麻子大。一二岁儿每服三丸，米饮化下；四五岁儿五丸，早、晚各一服。

【主治】小儿伤食失衣，当风湿冷水浴，腹大丁奚，时下痢，寒热如疟，不欲饮食，虽食不充肌肉，又不能消化，羸瘦不耐。

02953 人参丸（《圣济总录》卷一七六）

【组成】人参　白茯苓（去黑皮）各一分　白术　木香　山芋　丁香各一钱

【用法】上为细末，白面糊和丸，如绿豆大。每服七丸，奶食前用生姜汤化下。

【主治】小儿脾胃虚寒，哕逆不入乳食。

02954 人参丸（《圣济总录》卷一七六）

【组成】人参半两　白茯苓（去黑皮）　陈橘皮（去白，焙）　白术　半夏（汤洗，去滑）各半分　甘草（炙，锉）　干姜（炮）各一分。

【用法】上为末，面糊为丸，如黄米大，每服十丸或十五丸，煎藿香汤化下。

【主治】小儿胃寒多哕。

02955 人参丸（《圣济总录》卷一八七）

【组成】人参　白茯苓（去黑皮）　厚朴（去粗皮，生姜汁炙）　青橘皮（去白，焙）各一两　高良姜（炒）　半夏（汤浸七遍，焙）　桂（去粗皮）各半两　甘草（炙）三分

【用法】上为末，生姜汁煮面糊为丸，如梧桐子大。每服二十丸，生姜汤送下，不拘时候。

【主治】脾脏虚冷，脐腹疼痛，胸胁痞闷，不思饮食。

02956 人参丸（《幼幼新书》卷十引《吉氏家传》）

【组成】人参　芍药　甘草（炙）各一钱　大黄二钱（蒸）

【用法】上为末，炼蜜为丸，如麻子大。每服一丸，米饮送下。

【功用】镇惊。

【主治】心惊。

02957 人参丸（《普济方》卷一五七引《卫生家宝》）

【组成】人参半两　枳壳半两（去瓤，用皂角水浸三日，焙干）　半夏半两　南星半两（二味用白矾水浸三日，令干为细末，生姜汁捻成饼子，炙干入药）　诃黎勒半两（用麸炒，去核）　木香一分

【用法】上为细末，炼蜜为丸，如梧桐子大。每服二十丸，食后用生姜汤吞下。

【主治】肺壅嗽有痰，寒热涕腥。

02958 人参丸

《幼幼新书》卷十引《张氏家传》。为原书同卷引《刘氏家传》"白附丸"之异名。见该条。

02959 人参丸（《幼幼新书》卷二十一引《赵氏家传》）

二画

人

【组成】人参　木香　白术　蓬莪术　当归（炒）各半两　白芍药一分

【用法】上为末，汤浸蒸饼为丸，如黍米大。每服十丸，空心麝汤送下；米饮亦得。

【功用】调气。

【主治】冷热不调，饮食不化。

02960　人参丸（《鸡峰》卷十）

【组成】人参　生蒲黄各半两　甘草（生）一分　麦门冬二分

【用法】上为细末，炼蜜为丸，如酸枣大。每服一丸，温水化下；含化亦佳。

【主治】鼻血。

【宜忌】忌热面、炙爆等物。

02961　人参丸（《鸡峰》卷十六）

【组成】鹿角胶　熟地黄　白芍药　当归　白术　人参　川芎各一两

【用法】上为细末，炼蜜为丸，如梧桐子大。每服三十丸，空心米饮送下。

【功用】养阴生血补虚。

02962　人参丸（《本事》卷二）

【组成】人参（去芦）　山芋　白术　白茯苓（去皮）　石斛（去根，净洗，细锉，酒炒）　黄耆（蜜水涂炙，取头末）　五味子（拣）各一两

【用法】上为细末，炼蜜为丸，如梧桐子大。每服三十丸，空心、食前米饮送下。

【功用】平补五脏虚羸，六腑怯弱，充肌肤，进饮食。

02963　人参丸（方出《续本事》卷一，名见《普济方》卷二二六）

【异名】青春丸（《普济方》卷二二六）。

【组成】人参　白茯苓　川牛膝（去苗，酒浸）一两　地骨皮（真者）　川当归（去芦，酒浸一宿）　熟地黄各等分

【用法】上为末，炼蜜为丸，如梧桐子大。每服三十丸，空心用温酒或盐汤送下。常服只二十丸，用三五匙干饭压下。服三五日后，每日饱饭后及临卧时，服局中鸡苏丸五十粒，不嚼破，熟水吞下，次又服前药。

【主治】丈夫、妇人房事不节，渐至虚损，行步如踏空，夜梦从高坠下，及梦大水、溺水、诸般水梦。

02964　人参丸（《局方》卷十（吴直阁增诸家名方））

【异名】参术丸（《普济方》卷三九三）。

【组成】人参（去芦）　丁香　陈皮（去白）　干姜（炮）　白术各一分　半夏（汤洗七次）半两

【用法】上为末，炼蜜为丸，如麻子大。每三岁小儿服十丸，温汤送下，不拘时候，一日二次。

【主治】❶《局方》（吴直阁增诸家名方）：小儿乳哺，饮冷过度，伤冷脾胃，腹胁胀满，多吐痰涎。❷《普济方》：小儿宿食不消，吐痰涎；逆食，干呕食少。

02965　人参丸

《普济方》卷二十一。为《肘后方》卷四"五膈丸"之异名。见该条。

02966　人参丸

《普济方》卷七十九。即《圣惠》卷三十三"明目人参丸"。见该条。

02967　人参丸

《普济方》卷一〇二。为《圣济总录》卷十四"防己丸"之异名。见该条。

02968　人参丸

《普济方》卷一六〇。为《御药院方》卷五"紫团参丸"之异名。见该条。

02969　人参丸（《普济方》卷一六三）

【组成】人参二钱半　苦葶苈（炒）五两　南星三钱　半夏三两

【用法】上为细末，生姜自然汁调面糊为丸，如黍米大。每服五十丸，生姜汤送下。渐加亦可，小儿减数服之。

【主治】喘。

02970　人参丸（《普济方》卷一九一）

【组成】人参　木防己各八分　杏仁八分（去皮尖双仁，熬紫色，捣细）　葶苈十分（熬）　川大黄八分（捣）

【用法】上为末，炼蜜为丸，如梧桐子大。每日服十二丸。

【主治】水肿。

02971　人参丸

《普济方》卷二〇六。为《外台》卷六引《许仁则方》"人参七味丸"之异名。见该条。

02972　人参丸（《普济方》卷二一二）

【组成】人参　干姜　枳实各四分　龙骨　赤石脂　黄连　苦参各六分　厚朴　黄芩五分

【用法】上为末，炼蜜为丸，如大豆大。每服十五丸，空腹以饮送下，一日二次。渐加服者亦得。

【主治】冷热不调，痢脓水。

02973　人参丸

《普济方》卷二三三。为《圣济总录》卷八十七"五补人参丸"之异名。见该条。

02974　人参丸

《普济方》卷三七三。为《百一》卷十九"抱龙丸"之异名。见该条。

02975　人参丸（《普济方》卷三九四）

【组成】人参　白茯苓（去黑皮）　陈橘皮（去白，焙）　白术　半夏（汤洗去滑）各半分　甘草（炙，锉）　干姜（炮）各一分

【用法】上为末，面糊为丸，如黄米大。每服十丸或十五丸，煎藿香汤送下。

【主治】小儿胃寒多哕。

02976　人参丸（《玉机微义》卷五十）

【异名】参半丹（《普济方》卷三八七）。

【组成】人参　半夏　白术　川姜　南星（炮）等分

【用法】上为末，姜糊为丸，如小豆大。每服三十丸，生姜汤送下。

【功用】《普济方》：消痰饮，止嗽。

【主治】小儿咳嗽有痰，气急恶心。

02977　人参丸（《奇效良方》卷三十）

【组成】人参　桔梗　甘草（炙）各一两　阿胶（蛤粉炒如珠）　北五味子各半两　肉桂（去皮）　杏仁（泡去皮，炒）　乌梅肉各二钱半

【用法】上为细末，炼蜜为丸，每两作十五丸，每服一丸，用新绵裹定，于汤内湿过，嚼化咽津。

【主治】远年近日咳嗽，诸药不效者。

02978 人参丸

《景岳全书》卷五十三。为方出《丹溪心法》卷三，名见《丹溪治法心要》卷四"宁心益志丸"之异名。见该条。

02979 人参汤

《金匮》卷上。为《伤寒论》"理中汤"之异名。见该条。

02980 人参汤（方出《肘后方》卷一，名见《外台》卷七引《必效方》）

【组成】人参　桂心　栀子（擘）　甘草（炙）　黄芩各一两

【用法】以水六升，煮取二升，分三服。

【主治】卒心痛。

【宜忌】《外台》引《必效方》：忌海藻、菘菜、生葱。

02981 人参汤（方出《肘后方》卷三，名见《医心方》卷二十二引《产经》）

【异名】生姜汤（《医心方》卷五引《古今录验》）、生姜甘草汤（《千金》卷十七）、人参甘草汤（《三因》卷十三）。

【组成】生姜五两　人参二两　甘草二两　大枣十二枚

【用法】上㕮咀。以水三升，煮取一升半，分再服。

【主治】肺痿咳嗽，吐血。

❶《肘后方》：肺痿咳嗽，吐涎沫，心中温温，咽燥而不渴者。❷《医心方》引《产经》：妊娠咳逆若伤寒咳。❸《医心方》引《古今录验》：吐血。

【方论选录】《千金方衍义》：肺痿日久，胃气并虚，虽用甘草，不得人参协助之力，无以建温肺之功；且津气既衰，不能胜干姜之燥，故易生姜散肺之络；佐以大枣运脾之津。土沃金生，虚则补其母，上皆属寒主治。

02982 人参汤（《外台》卷三十八引靳邵方）

【组成】麻黄三两（去节）　人参　枳实（炙）　黄芩　甘草（炙）　茯苓各一两

【用法】上切。以水五升，煮二升，分服之。

【主治】乳石发动，荣卫不通，心腹痛不解，通身颤寒者。

02983 人参汤（《外台》卷六引《小品方》）

【组成】人参二两　茯苓二两　葛根二两　橘皮二两　麦门冬（去心）二两　甘草（炙）二两

【用法】上切。以水五升，煮取二升，绞去滓，分三次温服。

【主治】霍乱，卒吐下不禁，脉暴数。

02984 人参汤（《外台》卷十五引《深师方》）

【组成】人参　甘草（炙）各二两　半夏（洗）一两　龙骨六两　远志八两　麦门冬（洗，去心）一升　干地黄四两　大枣（擘）五十枚　小麦一升　阿胶（炙）三两　胶饴八两　石膏四两（碎，绵裹）

【用法】上切。以水三斗，煮小麦令熟，去麦纳药，煮取七升，去滓，纳胶饴令烊，一服一升，日三夜一。安卧，当小汗弥佳。

【功用】安志养魂。

【主治】忽忽善忘，小便赤黄，喜梦见死人，或梦居水中，惊恐惕惕如怖，目视䀮䀮，不欲闻人声，饮食不得味，神志恍惚不安。

【宜忌】忌海藻、菘菜、羊肉、芜荑。

【备考】《圣济总录》有生姜三片。

02985 人参汤（《医心方》卷九引《深师方》）

【组成】人参二两　干姜四两　泽泻二两　桂心二两　甘草二两　茯苓四两　大黄一两

【用法】以水八升，煮取三升，每服八合，一日三次。

【主治】胃逆，干呕欲吐。

02986 人参汤（《医心方》卷九引《耆婆方》）

【组成】人参二两　茯苓三两　麦门冬一两　粟二两

【用法】以水七升，煮取四升，分三服，日三夜二。

【主治】内虚上热下冷，气上，头痛，胸烦。

02987 人参汤（《外台》卷六引《删繁方》）

【组成】人参三两　甘草二两（炙）　黄芩二两　当归三两　茯苓四两　干姜四两　厚朴四两（炙）　芎䓖三两　粟米二升

【用法】上切。以水一斗五升，煮米取熟，去米澄，取七升，下诸药，煎取三升，分三服。

【主治】中焦虚寒，洞泄。

【宜忌】忌海藻、菘菜、大醋等物。

02988 人参汤（《外台》卷十六引《删繁方》）

【组成】人参　厚朴（炙）各二两　葱白一虎口　白术四两　蓼一把（长三寸）

【用法】上切。以水五升，煮取二升，去滓，分二服。

【主治】筋虚胞转；或因霍乱转筋，腹满痛；或因服药吐利过度，脚手虚转，肠胞转痛。

【宜忌】忌桃、李、雀肉等。

02989 人参汤（《外台》卷十引《古今录验》）

【组成】桂心　甘草（炙）各三两　人参　干姜　防风各二两　白术一两半

【用法】上切。以水八升，煮取三升，分三服，一日三次。

【主治】肺客热，并心肝家气。

【宜忌】忌桃、李、雀肉、生葱、海藻、菘菜。

02990 人参汤（《外台》卷三十三引《古今录验》）

【组成】人参四两　厚朴（炙）　生姜　枳实（炙）　甘草（炙）各二两

【用法】上切。以水六升，煮取三升，分三服。

【主治】妇人妊娠恶食。

【宜忌】忌海藻、菘菜。

02991 人参汤（方出《千金》卷五，名见《医心方》卷二十五引《产经》）

【组成】人参一两　厚朴　甘草各半两　白术十八铢（一方加干姜一分　或加生姜三分）

【用法】上㕮咀。以水一升二合，煮取半升。六十日儿服一合，百日儿分三服，期岁儿分二服，中间隔乳食之。

【主治】❶《千金》：小儿霍乱吐痢。❷《卫生总微》：吐利不止。心烦，四肢逆冷。

【宜忌】乳母忌生冷、油腻等。

02992 人参汤（方出《千金》卷十三，名见《千金翼》卷十六）

【组成】人参　当归　防风　黄耆　芍药　麦门冬各二两　独活　白术　桂心各三两

【用法】上㕮咀。以水一斗，煮取三升，分三服。

【主治】风眩屋转,眼不得开。

【方论选录】《千金方衍义》:方合保元、生脉、四君、四物、建中等方,平调津液血气,兼取独活、防风透入参、耆、归、芍剂中,并赖桂心以行其势,允为虚风眩晕之神丹也。

02993 人参汤(《千金》卷十四)

【组成】人参 防风 乌头 干姜 泽泻 狗脊 远志 附子 栝楼根 黄芩 独活各五分 秦艽 牡蛎 五味子 前胡 细辛 石膏 芎劳 蜀椒 牛膝 甘草 石南 桂心 麻黄 竹皮 白术 山茱萸 橘皮 桑根白皮各十八铢 茯苓 鬼箭各十二铢 大枣十六枚

【用法】上咬咀。以水六升,酒六升,合煮取四升,分五服,日三夜二。

【主治】风癫,往来发作,有时或无时节。

【备考】《千金翼》有桔梗、泽兰,无栝楼根、鬼箭。

02994 人参汤(方出《千金》卷十六,名见《圣济总录》卷四十七)

【组成】人参一两 泽泻 甘草 桂心各二两 橘皮 干姜各三两 茯苓四两 青竹茹五两 大黄六两

【用法】上咬咀。以水八升,煮取三升,一服七合,日三夜一。

【主治】胃虚反,食下咽便吐。

【加减】已利者,去大黄。

02995 人参汤(方出《千金》卷十六,名见《外台》卷八引《必效方》)

【组成】人参 泽泻 桂心各二两 茯苓四两 橘皮 甘草 黄耆各三两 大黄一两半 生姜八两 半夏一升 麦门冬三升

【用法】上咬咀。以水一斗二升,煮取三升二合,一服八合,日三夜一;羸人服六合。

【主治】胃反,吐逆不消食,吐不止。

【宜忌】《外台》引《必效方》:忌海藻、生葱、羊肉、饧、菘菜、酢物。

【加减】已利,去大黄。

02996 人参汤(方出《千金》卷十六,名见《外台》卷六引《崔氏方》)

【组成】人参一两 胡麻仁八合 橘皮一分 枇杷叶八两

【用法】上咬咀。以水一斗,煮枇杷叶,取五升;下药,煮取三升,纳麻仁,稍饮之。

【主治】呕哕。

02997 人参汤(《千金》卷十七)

【组成】人参 麦门冬 干姜 当归 茯苓 甘草 五味子 黄耆 芍药 枳实各一两 桂心三两 半夏一升 大枣十五枚

【用法】上咬咀。以水九升,煮取三升,去滓,一服九合,从旦至晡令尽,皆热服,慎勿冷。

【功用】安食下气,理胸胁。

【主治】肺积气,并客热。

【方论选录】《千金方衍义》:方中参、耆、甘草、麦冬、五味,保元、生脉之制也;更兼干姜、桂、苓、枳、半、大枣理中运痰;当归、芍药以和营血。

02998 人参汤(《千金》卷十九)

【组成】人参 麦门冬 当归 芍药 甘草 生

姜 白糖各二两 前胡 茯苓 蜀椒 五味子 橘皮各一两 桂心二两 大枣十五枚 枳实三两

【用法】上咬咀。取东流水一斗半,渍药半日,用三岁陈芦梢以煎之,取四升,纳糖,复上火煎令十沸。年二十以上,六十以下,一服二升;二十以下,六十以上,服七八合;虽年盛而久羸者,亦服七八合,日三夜一。不尔,药力不接,则不能救病也。要用劳水、陈芦,不则水强火盛猛,即药力不出也。

【功用】调中平脏,理绝伤。

【主治】男子五劳七伤,胸中逆满,害食乏气,呕逆,两胁下胀,少腹急痛,宛转欲死。

【方论选录】《千金方衍义》:五劳七伤,不独肾脏受病。然多醉饱入房,胃气受伤,所以胸中逆满乏气,呕逆气竭;肝伤,所以两胁下胀;肾气失职,所以小腹急痛,宛转欲死,总由肾气受伤而为种种诸患。故以甘草、人参、麦冬、茯苓平调中气;归、芍、姜、枣、饴糖调和营血;椒、桂、五味下达肾逆;前胡、枳、橘开豁痰气,全赖内补建中,护持绝伤为主。用东流水煮煎者,取其通利肾邪,以清委积之陈气也。

【临床报道】虚劳羸瘦:贞观初,有人患羸瘦殆死,孙思邈处此方,一剂即愈,如汤沃雪。

02999 人参汤(《千金》卷二十)

【异名】人参散(《圣惠》卷四十七)。

【组成】人参 附子 厚朴 茯苓 甘草 橘皮 当归 葛根 干姜 桂心各一两

【用法】上咬咀。以水七升,煮取二升半,分三服。取愈乃止,随吐续更服勿止,并灸之。

【主治】胃冷霍乱,吐利烦呕,转筋,肉冷汗出,手足指肿,喘息垂死,语音不出,脉不通。

【方论选录】《千金方衍义》:胃中虚冷吐利,而用参、苓益气;姜、附暖中;归、桂温血;葛根、甘草通调胃津;厚朴、橘皮温散痰气,破阴助阳,补正除邪兼致之矣。

03000 人参汤(《千金翼》卷十九)

【组成】人参 干姜 黄耆 芍药 细辛 甘草(炙)各一两

【用法】上咬咀。以水四升,煮取一升八合,一服三合。

【功用】养神补益,安利五脏,通血脉,长肌肉,调气进食。

03001 人参汤(《神巧万全方》引《传信方》,见《医方类聚》卷一〇三)

【异名】薤白粥(《得效》卷五)。

【组成】人参一两(细切,以水一升,火煎,取三合) 鸡子白三枚 薤白三七茎(切) 粟米粥一大合

【用法】上以鸡子白、薤白、粟米粥三味调搅,然后暖人参汤相合,顿服。未定,更准前服。

【主治】反胃。

【临床报道】反胃:唐李直方舍人,任韶州刺史,病反胃,服诸药无效,用此立验。

03002 人参汤(方出《经效产宝》卷中,名见《普济方》卷三五〇)

【组成】人参六分 茯神 麦门冬 羚羊角各八分 黄芩 白鲜皮 甘草各四两 石膏十二分 淡竹沥二大合

【用法】以水二大升,煎取七合,下竹沥,分为三服。

【主治】❶《经效产宝》:产后中风,心忪悸,或志意不

定恍惚,言语错乱。❷《普济方》:产后中风,口面㖞斜。

03003 人参汤(方出《医心方》卷二十五引《博济安众方》,名见《圣济总录》卷一七六)

【组成】人参二两　橘皮一两　生姜一两

【用法】以水一升半,煎取八合,细细服之。

【主治】小儿吐乳。

03004 人参汤(《圣惠》卷九)

【组成】人参三分(去芦头)　诃黎勒皮三分　干姜三分(炮裂,锉)　桂枝三分　赤茯苓一分　附子三分(炮裂,去皮脐)　甘草(炙微赤,锉)一分

【用法】上为散。每服三钱,以水一中盏,煎至六分,去滓,不拘时候温服,频服之。汗出愈。

【主治】伤寒二日,头痛鼻干,面赤壮热,四肢烦疼。

03005 人参汤(《普济方》卷三三三引《圣惠》)

【组成】人参　槟榔(锉)　麦门冬(去心,焙)　大腹皮(锉)　牡丹皮　芍药　防己　芎䓖　草豆蔻　白术　生干地黄(焙)　丁香皮®　桔梗(炒)　枳壳(去瓤,麸炒)　茯神(去木)　当归(切,焙)　甘草(炙)各一两　桂(去粗皮)　远志(去心)　大黄(锉,炒)各半两

【用法】上为粗末。每服三钱,水一盏,加生姜二片,大枣一枚(擘破),同煎至七分,去滓温服,不拘时候。

【功用】通心气,行荣卫,滑经脉。

【主治】室女思虑太过,心气不足,气结不得宣利,月水不应时,或久不通,或血隔成痨,渐有寒热,肌肉消瘦,不思谷味。

【宜忌】不可服破血有性之药。

03006 人参汤(《普济方》卷一四八引《博济》)

【组成】人参一两　赤茯苓(去黑皮)一两　白术一两　甘草一两(锉)　麻黄(去根节,煎,掠去沫,焙)一两五钱

【用法】上为粗末。每服三钱,以水一盏,加葱白、盐、豉各少许,同煎至六分,去滓温服。

【主治】时气三日,浑身疼痛,壮热不解。

03007 人参汤(《伤寒微旨》卷上)

【组成】人参半两　石膏二两　柴胡一两　芍药　甘草各三分

【用法】上为末,每服三钱,水一盏,加生姜三片如钱大,同煎至七分,去滓热服。

【功用】消阳助阴,解表。

【主治】伤寒,阳盛阴虚,邪气在表,阳气独有余,身热冒闷,口燥咽干,脉浮数,或紧或缓,上出鱼际,寸脉力大于关尺,发病在立春以后至清明以前者。

【加减】若三五服后依前发者,每服加豆豉十五粒;若热再不解,更加石膏二两。

03008 人参汤(《普济方》卷二〇四引《护命》)

【组成】桑寄生半两　川芎　木香　沉香　甘草　乌药　人参　枳壳(只使青)各一分

【用法】上为细末。每服一钱九分,水一盏,煎取七分,空心和滓服之。

【主治】喜怒膈气,心前噎塞,空呕。

03009 人参汤(《圣济总录》卷八)

【组成】人参三分　麻黄(去节,先煎,掠去沫,焙干)

一两半　石膏二两半(捣碎)　芍药三分　芎䓖　防己(锉)　桂(去粗皮)　防风(去叉)一两　附子(炮裂,去脐皮)一枚重半两　杏仁(汤浸,去皮尖双仁,炒)四十九枚

【用法】上药锉如麻豆。每服五钱匕,水二盏,加生姜半分(切),煎至一盏,去滓温服,空心一服,相去如人行五里再一服。衣覆微汗,勿触外风。

【主治】中风,四肢拘挛,舌强不能语,精神恍惚。

【加减】如体中觉热,每服加竹沥一合。

03010 人参汤(《圣济总录》卷九)

【组成】人参一两　麻黄(去节,煎,掠去沫,焙)一两半　甘草(炙,锉)一两　白术一两　防风(去叉)一两半　羚羊角(镑)二两　独活(去芦头)一两　芎䓖一两　升麻一两　石膏二两　防己一两　芍药一两半　桂(去粗皮)一两　黄芩(去黑心)一两　附子(炮裂,去皮脐)三分

【用法】上锉,如麻豆大。每用十钱匕,以水三盏,加生姜十片,煮取一盏半,入竹沥一合,更煎三沸,去滓,分三服,日二夜一,微热服之。

【主治】偏风.半身不遂,手足常冷。

【加减】若有冷气,加陈橘皮(汤浸,去白,焙)、牛膝(去苗)、五加皮(锉细)各一两。

03011 人参汤

《圣济总录》卷九。为《千金》卷八注文引《古今录验》"八风续命汤"之异名。见该条。

03012 人参汤(《圣济总录》卷十)

【组成】人参三两　白术四两　桂(去粗皮)　防己　甘草(炙,锉)各三两　乌头(炮裂,去皮脐)七枚　防风(去叉)三分　赤茯苓(去黑皮)二两

【用法】上锉,如麻豆大。每服四钱匕,水一盏半,加生姜三片,同煎至一盏,入醋少许,更煎三四沸,去滓温服,日二夜一。当觉热痹。未觉,加药末并醋,如前煎服,觉热痹即止。

【主治】历节风疼痛,日夜发歇不可忍。

03013 人参汤(《圣济总录》卷十三)

【组成】人参三分　半夏(汤浸七遍去滑)　干姜(炮,锉)　白茯苓(去黑皮)　白术　甘草(炙,锉)　五味子(炒)　桂(去粗皮)　黄耆(锉)各半两　陈橘皮(汤浸,去白,焙)一两　诃黎勒(煨,用皮)三分

【用法】上为粗末。每服三钱匕,以水一中盏,加生姜半分,大枣三枚(擘破),同煎至六分,去滓,不拘时候,稍热服。

【主治】风气汗泄太多,寒中泣出。

03014 人参汤

《圣济总录》卷十三。为《圣惠》卷六"人参散"之异名。见该条。

03015 人参汤(《圣济总录》卷十五)

【组成】人参　芎䓖　枳壳(去瓤,麸炒)　芍药　防风(去叉)　细辛(去苗叶)　桂(去粗皮)　附子(炮裂,去皮脐)　甘草(炙)各半两　桔梗(炒)　木香　茯神(去木)各三钱

【用法】上锉细,如麻豆大。每服五钱匕,水一盏半,加生姜半分(切),煎至八分,去滓温服。

【主治】风厥,志意不乐,身背疼痛,多惊善欠,噫气。

03016 人参汤（《圣济总录》卷十六）

【组成】人参　柴胡（去苗）　羌活（去芦头）　荆芥穗　旋覆花　甘菊花（择去梗）　桑白皮（锉）各等分

【用法】上为粗末。每服三钱匕，水一盏，煎至七分，去滓，早晚食后、临卧温服。

【主治】风头眩，涕唾稠黏，心胸烦闷。

03017 人参汤

《圣济总录》卷十七。为《圣惠》卷二十"茵芋散"之异名。见该条。

03018 人参汤（《圣济总录》人卫本卷二十一）

【组成】人参一两　白术　甘草（炙）各半两　麻黄（去根节）　桂（去粗皮）各三两

【用法】上为粗末。每服三钱匕，水一盏，加生姜三片，煎至七分，去滓，连并温服，不拘时候，衣覆出汗。

【主治】伤寒一日至三日，头痛壮热，烦闷，其脉洪数。

【备考】方中麻、桂用量，文瑞楼本作"各三分"。

03019 人参汤（《圣济总录》卷二十一）

【组成】人参半两　灯心一小束　枳壳（去瓤，麸炒）一分　大腹皮（锉）一枚　茶末二钱　生甘草半两

【用法】上药除茶末外，各细锉。用淡浆水二大盏，煎至一盏，去滓，下茶末搅匀，分温二服。以纸捻子于咽喉中取吐为度。

【主治】伤寒出汗后，心胸妨闷，烦热未退。

03020 人参汤（《圣济总录》卷二十二）

【组成】人参　赤茯苓（去黑皮）　白术　干葛（锉）　甘草（锉，生用）各一两　麻黄（去根节，煎，掠去沫，焙）一两半

【用法】上为粗末。每服三钱匕，水一盏，入葱白、盐、豉各少许，同煎至六分，去滓温服。

【主治】时气，浑身疼痛，壮热不解。

03021 人参汤（《圣济总录》卷二十三）

【组成】人参　麦门冬（去心，焙）　五味子（炒）　石膏（碎）各一两　甘草（炙）半两

【用法】上为粗末。每服五钱匕，水一盏半，煎至八分，去滓温服，不拘时候。

【主治】伤寒下后，发热烦渴。

03022 人参汤（《圣济总录》卷二十三）

【组成】人参　黄芩（去黑心）　柴胡（去苗）　葛根（锉）各一两　山栀子仁　甘草（炙，锉）各半两

【用法】上为粗末。每服五钱匕，水一盏半，加生姜一枣大（拍碎），煎至七分，去滓，不拘时候温服。

【主治】伤寒七八日，汗后心烦，躁渴。

03023 人参汤（《圣济总录》卷二十三）

【组成】人参　白术各一两　细辛（去苗叶）　干姜（炮裂）各三分　甘草（炙）半两

【用法】上为粗末。每服五钱匕，以水一盏半，煎至一盏，去滓，食前温服。

【主治】伤寒，里寒外热，手足多厥。

03024 人参汤（《圣济总录》卷二十四）

【组成】人参　甘草（炙）各二两　桂（去粗皮）　陈橘皮（汤浸，去白，焙）　白茯苓（去黑皮）　防风（去叉）　五味子　柴胡（去苗）各一两　附子（炮裂，去皮脐）　半夏（生姜汁浸一伏时）各半两

【用法】上锉，如麻豆大。每服三钱匕，水一盏，加生姜二片，大枣二枚（擘破），同煎至七分，去滓热服，不拘时候。

【主治】伤寒头痛，自汗壮热，身体拘急，喘粗，骨节酸痛。

03025 人参汤

《圣济总录》卷二十五。为《外台》卷二引《深师方》"大橘皮汤"之异名。见该条。

03026 人参汤（《圣济总录》卷二十五）

【组成】人参　白术　白茯苓（去黑皮）　附子（炮裂，去皮脐）　陈橘皮（汤浸，去白，炒）各一两　桂（去粗皮）　干姜（炮）各半两　丁香一分

【用法】上为粗末。每服五钱匕，水一盏半，加生姜半分（拍碎），粳米半匙，煎至一盏，去滓温服，不拘时候。

【主治】伤寒后，服冷药过多，胃寒呕哕，不下饮食。

03027 人参汤（《圣济总录》卷二十六）

【组成】人参　厚朴（去粗皮，生姜汁炙）　干木瓜各一两　高良姜（炒）　木香　白茯苓（去黑皮）　芍药　白豆蔻（去皮）　桂（去粗皮）　白术　陈橘皮（去白，炒）各半两

【用法】上为粗末。每服三钱匕，水一盏，煎至七分，去滓温服，一日三次。

【主治】伤寒后，霍乱吐利不止，吃食不消，心腹胀闷。

03028 人参汤（《圣济总录》卷二十七）

【组成】人参一两　赤茯苓（去黑皮）　黄芩（去黑心）各三分　诃黎勒（炮，去核）　高良姜（锉，炒）　厚朴（去粗皮，生姜汁炙，锉）　陈橘皮（去白，炒）　甘草（炙，锉）　草豆蔻（去皮）　附子（炮裂，去皮脐）各半两　干姜（炮）　细辛（去苗叶）各一分

【用法】上咬咀，如麻豆大。每服三钱匕，水一盏，加生姜三片，煎至七分，去滓温服。以粥饮投，取汗。

【主治】伤寒兼食毒。初得病，身体不大热，心胸痞闷，不思饮食，吐逆不定，上气筑心，下利不止，水谷不化。

03029 人参汤（《圣济总录》卷二十八）

【组成】人参　羚羊角屑　葛根（锉）　竹茹　前胡（去芦头）　麦门冬（去心，焙）各半两　甘草（炙，锉）一分　半夏（汤洗去滑，炒干）半两

【用法】上为粗末。每服五钱匕，水一盏半，加生姜一分（拍碎），大枣三枚（擘破），煎至八分，去滓，食后温服。

【主治】伤寒后，狂言欲走，口干，或时吐逆。

03030 人参汤（《圣济总录》卷三十）

【组成】人参　芍药　桔梗（锉，炒）　芎䓖　当归（切，焙）　桂（去粗皮）　甘草（炙，锉）各一两　竹茹三分

【用法】上为粗末。每服五钱匕，煎至八分，去滓，食后温服。

【主治】伤寒吐血、下血及血汗。

03031 人参汤（《圣济总录》卷三十一）

【组成】人参　桔梗（炒）　白术　芍药　白茯苓（去黑皮）　紫菀（去苗土）　茴香子（炒）各一两　秦艽（去苗土）三分　甘草（炙）一两半　柴胡（去苗）　陈橘皮（汤浸，焙）　苍术（米泔浸洗，切，炒）　羌活（去芦头）各二两

【用法】上为粗末。每服三钱匕，水一盏，加生姜三片，

大枣一枚（擘），同煎七分，去滓温服，不拘时候。

【主治】伤寒后夹劳，骨节疼痛，浑身壮热，气力虚乏。

03032 人参汤（《圣济总录》卷三十一）

【组成】人参一两 知母一分 甘草（炙，锉） 石膏（碎） 黄芩（去黑心）各半两

【用法】上为粗末。每服三钱匕，水一盏，加竹叶、粳米各少许，同煎至七分，去滓，不拘时候温服。

【主治】伤寒后，余热不退。

03033 人参汤（《圣济总录》卷三十一）

【组成】人参 白茯苓（去黑皮）各二分 麦门冬（去心，焙） 黄耆（锉）各一两 半夏（汤洗七遍，炒干） 白术 陈橘皮（汤浸，去白，焙）各半两 甘草（炙）一分

【用法】上为粗末。每服五钱匕，水二盏半，加生姜一枣大（拍碎），大枣三枚（擘破），同煎至八分，去滓，食前温服。

【主治】伤寒后，虚羸少力，呕哕气逆。

03034 人参汤（《圣济总录》卷三十一）

【组成】人参 白茯苓（去黑皮） 杏仁（去皮尖双仁，研细）各半两

【用法】上药除杏仁外，锉如麻豆。每服三钱匕，水一盏半，入粳米百余粒同煎，米熟去滓，空心温服。

【主治】伤寒后，虚烦，心胸满闷，腹胀微喘。

03035 人参汤（《圣济总录》卷三十一）

【组成】人参一两 酸枣仁（微炒）三两 当归（切，焙） 芎䓖（锉） 桂（去粗皮） 甘草（炙，锉） 柴胡（去苗） 白茯苓（去黑皮） 石膏（碎）各一两

【用法】上为粗末。每服五钱匕，水一盏半，加生姜三片，煎至一盏，去滓，食前温服。

【主治】伤寒后，虚劳不得眠，烦闷，四肢乏力。

03036 人参汤（《圣济总录》卷三十一）

【组成】人参 半夏（汤洗去滑，生姜汁制） 黄耆（锉） 麻黄根各一两 牡蛎（烧）二两 防风（去叉）三分

【用法】上为粗末。每服五钱匕，水一盏半，加生姜三片，煎至八分，去滓，不拘时候温服。

【主治】伤寒后，体虚，夜卧汗出不止，头旋恶心，不思饮食。

03037 人参汤（《圣济总录》卷三十一）

【组成】人参一两 远志（去心）一分 甘草（炙，锉） 白茯苓（去黑皮，锉） 麦门冬（去心，焙） 竹茹 黄耆（锉） 柴胡（去苗） 桔梗（锉，炒） 龙骨（烧）各半两

【用法】上为粗末。每服五钱匕，水一盏半，加生姜三片，大枣一枚（擘破），煎至八分，去滓温服，不拘时候。

【主治】伤寒后，盗汗不止，心多烦躁，惊悸。

03038 人参汤（《圣济总录》卷三十一）

【组成】人参三分 犀角屑 甘草（炙） 黄芩（去黑心） 玄参（坚者） 秦艽（去苗土） 地骨皮各半两

【用法】上为粗末。每服三钱匕，水一盏，煎至五分，去滓，下竹沥一合，搅匀，食后温服。

【主治】伤寒病后壅热，心忪惊悸。

03039 人参汤（《圣济总录》卷三十四）

【组成】人参半两 蜀椒（去目及闭口者，出汗）一分 干姜（炮）一两 阿魏（酒浸，去砂石，面和作饼，炙）三分

【用法】上为粗末。每服三钱匕，水一盏，煎至七分，去滓温服，不拘时候。

【主治】寒疟胸满。

03040 人参汤

《圣济总录》卷三十四。为《圣惠》卷五十二"人参散"之异名。见该条。

03041 人参汤（《圣济总录》卷三十八）

【组成】人参 干姜（炮） 陈橘皮（去白，焙） 桂（去粗皮）各一两 甘草（炙）半两

【用法】上为粗末。每服三钱匕，水二盏，加大枣二枚（擘），煎取一盏，去滓热服，连进三服。

【主治】霍乱吐下。

03042 人参汤

《圣济总录》卷三十八。为《外台》卷六引《删繁方》"止呕人参汤"之异名。见该条。

03043 人参汤（《圣济总录》卷三十九）

【组成】人参 厚朴（去粗皮，生姜汁炙）各一两 高良姜 桂（去粗皮）各半两 白茯苓（去黑皮）一两 甘草（炙）半两

【用法】上为粗末。每服三钱匕，水一盏，加生姜三片，煎至七分，去滓温服，不拘时候。

【主治】干霍乱。

03044 人参汤（《圣济总录》卷三十九）

【组成】人参三分 乌梅（去核）二枚

【用法】上为粗末。每服五钱匕，水一盏半，加竹茹弹子大，煎至一盏，去滓热服。一日四次。

【主治】霍乱吐利不止，津液虚少，不至上焦而烦渴。

03045 人参汤（《圣济总录》卷三十九）

【组成】人参三分 葛根（锉） 白术 桔梗（去芦头，锉，炒） 赤茯苓（去黑皮）各半两

【用法】上为粗末。每服三钱匕，浆水一盏，煎至七分，去滓温服。

【主治】霍乱吐利，渴燥不止。

03046 人参汤（《圣济总录》卷三十九）

【组成】人参 炙甘草 陈橘皮（汤浸，去白，焙）各二两

【用法】上为粗末。每服三钱匕，水一盏，加葱白二寸，煎至六分，去滓温服。

【主治】霍乱干呕；上气心腹胀满。

【加减】如觉心闷，加白茯苓一分。

03047 人参汤（《圣济总录》卷四十一）

【异名】人参散（《宣明论》卷一）。

【组成】人参 远志（去心） 赤茯苓（去黑皮） 防风（去叉）各二两 芍药 麦门冬（去心） 陈橘皮（汤浸，去白，焙） 白术各一两

【用法】上锉，如麻豆大。每服五钱匕。水一盏半，煎取八分，去滓温服，一日二次。

【主治】煎厥气逆，头目昏聩，视听不明，少气善怒。

03048 人参汤

《圣济总录》卷四十二。为原书卷三十二"酸枣仁汤"之异名。见该条。

03049 人参汤

《圣济总录》卷四十二。为《圣惠》卷三"人参散"之异名。见该条。

03050 人参汤

《圣济总录》卷四十三。为《医方类聚》卷十引《简要济众方》"人参散"之异名。见该条。

03051 人参汤（《圣济总录》卷四十三）

【组成】人参 藿香（去梗） 远志（去心） 芎劳 菖蒲 白术 白芷 陈橘皮（去白，切，焙）各等分

【用法】上为粗末。每服三钱匕，水一盏，煎至八分，去滓，食前温服。

【功用】补益心气。

【主治】心气不足，脾乏生气，脾既受邪，心脾脉俱虚弱。

03052 人参汤（《圣济总录》卷四十三）

【组成】人参 茯神（去木） 羌活（去芦头） 芍药 黄耆各三分 龙齿 桂（去粗皮）各半两

【用法】上细锉，如麻豆大。每服五钱匕，水一盏半，加生姜三片，同煎至八分，去滓温服，一日二次。

【主治】心虚不足，惊悸不安，言语谬乱。

03053 人参汤（《圣济总录》卷四十三）

【组成】人参 赤茯苓（去黑皮） 茯神（去木） 龙骨 远志（去心） 麦门冬（去心，焙） 生干地黄（洗，切，焙） 甘草（炙，锉）各半两 丹砂（别研） 天竺黄各一钱 天门冬（去心，焙）半两

【用法】上为粗末。每服三钱匕，水一盏，加大枣一枚（去核），淡竹叶五片，灯心十茎，煎至七分，去滓温服。

【主治】心实壅热，口苦舌干，涕唾稠黏，胸膈烦闷，不思饮食；心热多汗。

03054 人参汤（《圣济总录》卷四十四）

【组成】人参 石斛（去根） 白术 桂（去粗皮） 泽泻各一两 黄耆 五味子 陈橘皮（汤浸，去白，焙） 白茯苓（去黑皮）各一两半 草豆蔻（去皮）三枚

【用法】上为粗末。每服三钱匕，水一盏，加生姜三片，大枣一枚（擘破），同煎至六分，食前去滓温服。

【主治】脾气久虚，遍身浮肿，四肢不举，腹胀满闷；及水病后，气虚未平。

03055 人参汤（《圣济总录》卷四十四）

【组成】人参 白茯苓（去黑皮） 桔梗（炒） 甘草（炙，锉） 缩砂蜜（去皮） 干姜（炮）各半两 白术二两 陈橘皮（汤浸，去白，焙）一两半

【用法】上为粗末。每服三钱匕，水一盏，加大枣二枚（擘破），煎至六分，去滓，食前稍热服。

【主治】脾脏虚冷，泄痢不止。

03056 人参汤（《圣济总录》卷四十五）

【组成】人参 半夏（汤洗去滑，生姜汁制） 甘草（炙，锉） 白茅根 白茯苓（去黑皮） 竹茹 陈橘皮（去白，焙） 麦门冬（去心，焙）各三分

【用法】上为粗末。每服四钱匕，水一盏半，加生姜五片，煎至八分，去滓温服。

【主治】脾胃气逆，呕吐不止，心下澹澹。

03057 人参汤（《圣济总录》卷四十五）

【组成】人参 白茯苓（去黑皮） 白术 陈橘皮（汤浸，去白，焙） 桂（去粗皮）各一两 厚朴（去粗皮，生姜汁炙）二两 半夏（汤洗去滑，炒）二两半 甘草（炙，锉）三分

【用法】上为粗末。每服三钱匕，水一盏，加生姜五片，煎至七分，去滓，空心温服。

【主治】脾胃虚冷，呕逆醋心，冷癖翻胃，中酒后不得食，面色萎黄。

03058 人参汤（《圣济总录》卷四十六）

【组成】人参 陈橘皮（汤浸，去白，焙） 半夏（汤洗七遍去滑，焙） 枳壳（去瓤，麸炒） 草豆蔻（去皮）各三分 丁香 木香 芍药 甘草（炙，锉）各一分 赤茯苓（去黑皮）半两

【用法】上锉，如麻豆大。每服五钱匕，水一盏半，加生姜一枣大（切），煎取八分，去滓温服。

【主治】久患气胀，上壅心胸，食物不化，肠中切痛不止。

03059 人参汤（《圣济总录》卷四十六）

【组成】人参 半夏（汤洗去滑，生姜汁制） 草豆蔻（去皮） 大腹皮（锉） 前胡（去芦头） 陈橘皮（汤浸，去白，焙） 桂（去粗皮） 芍药 当归（切，焙） 白茯苓（去黑皮）各等分

【用法】上为粗末。每服三钱匕，水一盏半，加生姜半分（切），大枣二枚（擘），煎至八分，去滓稍热服，不拘时候。

【主治】脾胃气虚弱，肌体羸瘦。

03060 人参汤（《圣济总录》卷四十七）

【组成】人参 白术 白茯苓（去黑皮） 藿香各一两半 甘草一分（炙，锉）

【用法】上为粗末。每服三钱匕，水一盏，煎至七分，去滓温服。

【主治】哕逆不止。

03061 人参汤（《圣济总录》卷四十八）

【组成】人参 桂（去粗皮）各二两 阿胶（炙令燥） 紫菀（去苗土）各一两 桑根白皮（锉，炒）八两 熟干地黄（切，炒）四两

【用法】上为粗末。每服五钱匕，水一盏半，加生姜一枣大（拍碎），饴糖一枣大，煎至八分，去滓温服，日三夜一。

【主治】肺虚短气，咳嗽唾脓血，不得卧。

03062 人参汤

《圣济总录》卷五十三。为《圣惠》卷七"人参散"之异名。见该条。

03063 人参汤（《圣济总录》卷五十三）

【组成】人参 芍药 麦门冬（去心，焙） 生干地黄（酒浸，去土，焙） 当归（切，焙） 甘草（炙） 芎劳 远志（去心） 赤茯苓（去黑皮） 五味子各一两 黄芩（去黑心）半两 桂（去粗皮）三两 干姜（炮）一两

【用法】上为粗末。每服五钱匕，先用水二盏，煮羊肾一只至一盏半，除肾下药末，加大枣三枚（擘破），同煎至一盏，去滓，空心温服，一日三次。

【主治】胞痹，小便不利。

03064 人参汤

《圣济总录》卷五十四。为《圣惠》卷四十六"人参散"之异名。见该条。

03065 人参汤（《圣济总录》卷五十五）

【组成】人参一两半 吴茱萸（汤浸去涎，焙干，炒）一两

【用法】上为粗末。每服三钱匕,水一盏,加生姜半分(拍碎),大枣二枚(擘破),同煎至七分,去滓温服,空心、日晡各一。

【主治】心痛。

03066 人参汤（《圣济总录》卷五十六）

【组成】人参 赤茯苓(去黑皮) 厚朴(去粗皮,生姜汁炙透) 紫苏子(炒) 大腹 桑根白皮(锉) 槟榔(锉)各一两 陈橘皮(去白,焙) 防己各一两半

【用法】上为粗末。每服五钱匕,水一盏,加生姜一块(拍破),葱白三茎(切),煎至八分,去滓,空心温服。

【主治】厥逆,三焦不调,及脾胃气攻,头面虚肿,气喘,心急胀满。

03067 人参汤（《圣济总录》卷五十七）

【组成】人参 附子(炮裂,去脐皮) 甘草(炙)各二两 干姜(炮裂) 大黄(锉碎,醋炒) 当归(切,焙)各一两

【用法】上锉,如麻豆大。每服五钱匕,水二盏,煎至一盏,去滓温服,一日三次。

【功用】除寒冷,温脾。

【主治】腹痛疗刺。

03068 人参汤（《圣济总录》卷五十七）

【组成】人参 白茯苓(去黑皮) 肉豆蔻(去壳) 槟榔(锉) 木香各一分 白术 诃黎勒皮(半生半炮) 陈橘皮(汤浸,去白,焙)各半两 蓬莪茂(煨,锉) 京三棱(煨,锉)各一两

【用法】上为粗末。每服二钱匕,水一盏,加生姜三片,木瓜一片,同煎至八分,去滓热服。

【主治】脾胃不和,中寒虚胀。

03069 人参汤（《圣济总录》卷五十八）

【组成】人参 桑根白皮(锉,炒)各二两 麦门冬(去心,焙) 知母 枇杷叶(拭去毛,炙) 黄连(去须,微炒) 葛根(锉) 白茯苓(去黑皮) 地骨皮 淡竹根各一两

【用法】上锉细,如麻豆大。每服五钱匕,用水一盏半,煎至八分,去滓温服。

【主治】消渴,发作有时,心脾有热,饮水无度。

【备考】方中"淡竹根",《普济方》作"淡竹叶"。

03070 人参汤（《圣济总录》卷五十八）

【组成】人参 甘草(半生半炙)各一两

【用法】上为粗末。以炜猪水,去滓澄清,取五升,同煎至二升半,去滓,渴即饮之。

【主治】消渴,初因酒得。

03071 人参汤

《圣济总录》卷五十八。为《圣惠》卷五十三"人参散"之异名。见该条。

03072 人参汤（《圣济总录》卷五十八）

【组成】人参 芍药各一两 大腹子(慢灰火内煨,锉)二枚 葛根(锉) 赤茯苓(去黑皮) 黄芩(去黑心) 桑根白皮(锉) 知母(焙)各一两半 荬蓝一两一分 枳壳(去瓤,麸炒)三分

【用法】上为粗末。每服三钱匕,水一盏,加生姜如枣大(拍破),煎至七分,去滓,空心温服,食后、夜卧再服。

【主治】消渴,饮水过多,心腹胀满,或胁肋间痛,腰腿沉重。

03073 人参汤（《圣济总录》卷五十九）

【组成】人参 黄耆(锉细)各二两 旋覆花 桑根白皮(锉)各一两 紫苏叶 犀角(镑屑)各半两 赤茯苓(去黑皮) 陈橘皮(汤浸,去白,焙) 五味子(去梗) 泽泻各一两半

【用法】上为粗末。每服三钱匕,水一盏半,煎至一盏,去滓温服,不拘时候。

【主治】虚渴,饮水过多,身体浮肿。

03074 人参汤（《圣济总录》卷五十九）

【组成】人参二两 五味子 大腹皮各三分 赤茯苓(去黑皮) 桑根白皮(锉,炒) 黄耆(锉细)各一两半 芍药 黄芩(去黑心) 葛根(锉)各一两 枳壳(去瓤,麸炒)三分

【用法】上为粗末。每服三钱匕,水一盏,煎至七分,去滓温服,不拘时候。

【主治】虚渴,饮水无节。

03075 人参汤（《圣济总录》卷六十二）

【组成】人参 赤茯苓(去黑皮) 白术桂(去粗皮) 诃黎勒皮(炒) 京三棱(炮,锉) 陈橘皮(汤浸,去白,焙) 枳壳(去瓤,麸炒) 甘草(炙,锉) 槟榔(锉)各一两 木香半两 草豆蔻(去皮)半两

【用法】上为粗末。每服三钱匕,水一盏,煎至七分,去滓温服,日二夜一。

【主治】膈气咽塞,忧结不散。

03076 人参汤（《圣济总录》卷六十三）

【组成】人参 陈橘皮(汤浸,去白,焙) 附子(炮裂,去脐皮) 草豆蔻(去皮)各一两 半夏(汤洗去滑、生姜汁制) 白术(炒) 甘草(炙,锉) 前胡(去芦头)各三分 干姜(炮) 桂(去粗皮)各半两

【用法】上锉,如麻豆大。每服三钱匕,水一盏半,加生姜五片,煎至八分,去滓温服。

【主治】胃腑虚寒,其气上逆,干呕不止。

03077 人参汤（《圣济总录》卷六十六）

【组成】人参 杏仁(去皮尖双仁,炒) 白茯苓(去黑皮) 柴胡(去苗)各二两 陈橘皮(汤浸,去白,炒) 紫菀(去苗土)各三两

【用法】上为粗末。每服三钱匕,加生姜半两(拍碎),水一盏,煎至七分,去滓温服,一日三次。

【主治】上气咳嗽,呕逆不下食。

【加减】患冷,加干姜(炮)二两;患热,加麦门冬(去心)三两;不能食,加白术二两,厚朴(去粗皮,生姜汁炙)二两。

03078 人参汤（《圣济总录》卷六十七）

【组成】人参二两 槟榔(锉) 荜澄茄 芎藭 甘草(炙,锉) 白檀香(锉) 木香 陈橘皮(汤浸,去白,焙)各一两半 山芋二两 半夏(汤洗七遍去滑,焙)一两

【用法】上为粗末。每服三钱匕,水一盏,加生姜五片,煎至七分,去滓,空心、食前温服。

【功用】温胃调中。

【主治】冷气上逆,霍乱吐利,心腹撮痛,吞酸胀满,不

欲饮食。

03079 人参汤（《圣济总录》卷六十九）

【组成】人参 桂（去粗皮） 甘草（炙，锉） 白术 赤芍药各一两 黄芩（去黑心） 芎劳 当归（切，焙） 淡竹茹各二两

【用法】上为粗末。每服三钱匕，水一盏，煎至七分，去滓温服，不拘时候。

【主治】肝心伤邪，血汗。

03080 人参汤（《圣济总录》卷七十三）

【组成】人参 陈橘皮（汤浸，去白，焙） 白术各一两 桂（去粗皮）三分 赤茯苓（去黑皮）一两半

【用法】上为粗末。每服三钱匕，水一盏半，加生姜半枣大（拍破），同煎至七分，去滓温服，一日三次。

【主治】疢气撮痛，不能饮食。

03081 人参汤（《圣济总录》卷七十五）

【组成】人参 龙骨 当归（切，焙） 干姜（炮裂） 白茯苓（去黑皮）各半两 甘草（炙，锉）半两 厚朴（去粗皮，涂生姜汁炙熟）一两

【用法】上为粗末。每服五钱匕，水一盏半，煎至一盏，去滓，空心服，日晚再服。如小儿患，量大小以意加减。

【主治】白滞痢及小便白。

03082 人参汤（《圣济总录》人卫本卷七十七）

【组成】人参 陈橘皮（汤浸，去白，焙） 黄连（去须，炒） 赤茯苓（去黑皮） 樗皮 地榆 当归（切，炒） 五味子 黄芩（去黑心） 枳壳（去瓤，麸炒） 白术（炒） 甘草（炙，锉） 桂（去粗皮） 大腹（锉）各一两

【用法】上为粗末。每服五钱匕，水一盏半，加生姜一枣大（拍碎），煎至八分，去滓，空心顿服。

【主治】气痢并休息痢。

【备考】本方方名，文瑞楼本作"人参散"。

03083 人参汤（《圣济总录》卷七十八）

【组成】人参 白茯苓（去黑皮） 木香 麦门冬（去心，焙） 葛根（锉） 前胡（去芦头） 栀子仁 黄耆（锉） 陈橘皮（汤浸，去白，焙） 诃黎勒（炮，去核）各一两 半夏（汤洗七遍，焙）二两 甘草（炙，锉）半两

【用法】上为粗末。每服四钱匕，水一盏半，加生姜三片，陈米一合，同煎至七分，去滓，空心温服，日晚再服。

【主治】泄痢，上膈虚热，烦渴引饮，口疮不下食，困劣。

03084 人参汤（《圣济总录》卷八十一）

【组成】人参 防风（去叉）各二两 芍药（锉） 甘草（炙，锉） 当归（切，焙）各一两半 赤茯苓（去黑皮）半两 肉苁蓉（去皱皮，酒浸一宿，切，焙） 黄耆（锉）各二两 陈橘皮（汤浸，去白，焙） 桂（去粗皮） 龙骨各一两

【用法】上为粗末。每服三钱匕，水一盏半，加大枣一枚（擘破），生姜二片，同煎至一盏，去滓服，日三夜一。

【主治】脚气，风虚痹弱。

03085 人参汤（《圣济总录》卷八十三）

【组成】人参二分 陈橘皮（汤浸，去白，焙）半两 赤茯苓（去黑皮） 厚朴（去粗皮，生姜汁炙熟）各三分 大腹（并皮子用）三枚

【用法】上为粗末。每服三钱匕，以水一盏，煎至六分，

去滓，食前温服，一日二次。

【主治】脚气，呕吐不下食，口干。

03086 人参汤（《圣济总录》卷八十五）

【组成】人参三分 杜仲（去粗皮，锉，炒） 桂（去粗皮）各一两 芍药三两 熟干地黄（焙） 白术 木通（锉） 玄参 当归（切，焙）各三分 芎劳 桑寄生各一两 防风（去叉）牡丹皮 独活（去芦头）各半两

【用法】上为粗末。每服三钱匕，水一盏，煎七分，去滓温服，空心、日午、夜卧服。

【主治】五种腰痛。

【宜忌】《普济方》：忌生葱、桃、李。

03087 人参汤（《圣济总录》卷八十六）

【组成】人参一两半 木通（锉）一两半 茯神（去木）一两 麦门冬（去心，焙）一两半 百合一两 龙齿一两半 柴胡（去苗）一两

【用法】上为粗末。每服五钱匕，用水一盏半，加大枣三枚（擘破），煎至一盏，去滓，分温二服，食后相次服之。

【主治】心劳。多言喜乐过度伤心，或愁忧思虑伤血，不欲视听，心烦惊悸，言语谬误。

03088 人参汤（《圣济总录》卷八十六）

【组成】人参 白茯苓（去黑皮） 前胡（去芦头） 麦门冬（去心，焙） 黄芩（去黑心） 枳壳（去瓤，麸炒） 木通（锉） 甘草（炙，锉） 生干地黄（焙） 防风（去叉） 独活（去芦头）各一两 陈橘皮（汤浸，去白，焙） 旋覆花各一两半

【用法】上为粗末。每服五钱匕，水一盏半，加生姜半分（切），煎至八分，去滓，食后温服。

【主治】心劳，烦闷虚满，胸膈痞塞，饮食不下，气噎。

03089 人参汤（《圣济总录》卷八十七）

【组成】人参一两 地骨皮半两 青蒿二钱 山栀子（去皮）半两 甘草（炙）一两

【用法】上为粗末。每服三钱匕，水一盏，加小麦少许，煎至六分，去滓，不拘时候温服。

【主治】热劳，肌热烦躁，面红颊赤。

03090 人参汤

《圣济总录》卷八十七。为方出《千金》卷二十五，名见《圣惠》卷三十九"人参散"之异名。见该条。

03091 人参汤（《圣济总录》卷八十八）

【组成】人参 肉豆蔻（去壳，炮） 半夏（汤洗七遍去滑） 藿香（去梗） 黄耆（锉） 厚朴（去粗皮，生姜汁炙熟） 枇杷叶（拭去毛，炙） 白茯苓（去黑皮）各一两 甘草（炙）三分 白术二两

【用法】上为粗末。每服三钱匕，水一盏，加生姜指大（拍碎），大枣二枚（擘破），煎取七分，去滓，空心、食前温服。

【主治】虚劳，脾胃气弱，呕吐不纳饮食，四肢怠惰。

03092 人参汤（《圣济总录》卷八十八）

【组成】人参 木香 青橘皮（汤浸，去白，焙） 陈橘皮（汤浸，去白，焙） 藿香叶 白茯苓（去黑皮） 甘草（炙）各一两

【用法】上七味，粗捣筛。每服三钱匕，水一盏，加生姜三片，大枣二枚（擘破），同煎至七分，去滓温服，不拘

时候。

【功用】进食补虚。

【主治】虚劳，不思饮食。

03093 人参汤（《圣济总录》卷八十八）

【组成】人参　白茯苓（去黑皮）　附子（炮裂）半两　柴胡（去苗）　枳壳（去瓤，麸炒）　白术　秦艽（去苗土）各一两

【用法】上锉，如麻豆大。每服水三盏，猪肾一枚（去脂膜，切作薄片），煮熟猪肾，入药末二钱匕，葱白一寸，乌梅半枚（拍碎），生姜二片，同煎数沸，去滓温服，不拘时候。

【主治】五劳七伤，气虚羸疲，骨节疼痛。

03094 人参汤（《圣济总录》卷八十八）

【组成】人参　鳖甲（去裙襕，醋炙）　泽泻　柴胡（去苗）　防风（去叉）　枳壳（去瓤，麸炒）　生干地黄（焙）　白术　胡黄连　羚羊角（镑）　款冬花　甘草（炙，锉）各等分

【用法】上为粗末。每服二钱匕，水一盏，入乌梅一枚，竹叶五片，煎至六分，去滓温服，一日三次。

【主治】虚劳，潮热咳嗽，心腹妨闷，肢体疼痛，饮食减少。

03095 人参汤（《圣济总录》卷八十八）

【组成】人参半两　柴胡（去苗）　白术　黄耆（锉）　知母各一两　槟榔（锉）一枚　桔梗（炒）半两　当归（切，焙）　陈橘皮（去白，焙干）　甘草（炙，锉）　白茯苓（去黑皮）　白檀香（锉）各一两　山芋　黄芩（去黑心）各半两

【用法】上为粗末。每服三钱匕，水一盏，煎至七分，去滓，食前温服。

【功用】进饮食，退肌热。

【主治】虚劳潮热，咳嗽盗汗。

03096 人参汤（《圣济总录》卷八十九）

【组成】人参　柴胡（去苗）　石膏（碎）　甘草（炙，锉）　当归（切，炒）各一两　常山（炒）半两　大黄（湿纸裹，略炮）一分　干漆半两（炒烟出）　鳖甲（去裙襕，醋炙）三分

【用法】上为粗末。每服二钱匕，水一盏半，加乌梅半个，小麦一百粒，同煎至八分，去滓温服，不拘时候。

【主治】虚劳，身体烦痛，潮热盗汗，多惊，头痛，四肢拘倦。

03097 人参汤（《圣济总录》卷八十九）

【组成】人参一分　白茯苓（去黑皮）半两　桂（去粗皮）半两　紫菀（去苗土）半两　木香一分　青橘皮（汤浸，去白，焙）半两　桔梗一两（炒）　赤芍药一两　五味子一两　芎䓖半两　诃黎勒皮半两　羌活（去芦头）半两　当归（切，焙）半两　防己一分　秦艽（去苗土）半两　甘草（炙，锉）一两　鳖甲一两（醋炙令焦黄）　柴胡（去苗）半两　地骨皮一两

【用法】上为粗末。每服二钱，加葱白二寸，生姜半分（切碎），同煎至半盏，去滓，入童子小便半盏，再煎一两沸，每日食前温服。

【主治】虚劳羸瘦，肌热盗汗，四肢少力，不思饮食，咳嗽多痰。

03098 人参汤

《圣济总录》卷九十。为《外台》卷十七引《延年秘录》"酸枣饮"之异名。见该条。

03099 人参汤

《圣济总录》卷九十一。为《千金》卷十九"枣仁汤"之异名。见该条。

03100 人参汤（《圣济总录》卷九十一）

【组成】人参　赤茯苓（去黑皮）　桑根白皮（锉，炒）　芍药　秦艽（去苗土）　半夏（汤洗去滑七遍）各一两　鳖甲（去裙襕，醋炙）三两　柴胡（去苗）　大腹（炮）　木香各一两　京三棱（醋浸泡，捶碎）二两　甘草（炙，锉）三分　枳壳（去瓤，麸炒）一分

【用法】上为粗末。每服三钱匕，水一盏，加生姜三片，大枣二枚，同煎至五分，去滓温服，不拘时候。

【主治】虚劳四肢发肿，饮食不进，百节无力，多卧少起。

03101 人参汤（《圣济总录》卷九十二）

【组成】人参　远志（去心）　泽泻　五味子　桂（去粗皮）　当归（切，焙）　芎䓖　桑螵蛸（炙）　熟干地黄（焙）各一两　黄芩（去黑心）　白茯苓（去黑皮）　芍药　鸡膍胵里黄皮（炙）各半两　麦门冬（去心，焙）二两

【用法】上为粗末。每服五钱匕，水一盏半，加羊肾一枚（切），生姜半分，大枣三枚（擘），同煎至一盏，去滓，空心，食前温服。

【主治】虚劳，肾虚引饮，小便白浊，羸瘦腰疼。

03102 人参汤（《圣济总录》卷九十四）

【组成】人参　白茯苓（去黑皮）各一两　蜀椒（去目并闭口者，炒出汗）　干姜（炮）各半两　附子（炮裂，去皮脐）　槟榔　白术　青橘皮（汤浸，去白，焙）各一两

【用法】上锉，如麻豆大。每服三钱匕，水一盏，煎七分，去滓温服。

【主治】寒疝冷痛，气弱，汗自出，不欲食。

03103 人参汤（《圣济总录》卷九十四）

【组成】人参　白茯苓（去黑皮）　槟榔（锉）　木香　芍药　芎䓖　当归（切，焙）　桂（去粗皮）　青橘皮（汤浸，去白，焙）各一两

【用法】上九味，粗捣筛。每服三钱匕，水一盏，煎至七分，去滓温服，不拘时候。

【主治】寒疝，心腹痛，胸胁支满，不下食，汗出呕逆。

03104 人参汤（《圣济总录》卷九十六）

【组成】人参　生干地黄（锉）　芍药（锉）　桔梗（锉）　当归（切，焙）　甘草（炙，锉）　桂（去粗皮）　芎䓖（锉）各一两　淡竹茹二两

【用法】上为粗末。每服四钱匕，水二盏，煎至一盏，去滓温服，不拘时候。

【主治】小便出血。

03105 人参汤（《圣济总录》卷一〇五）

【异名】还睛汤（《圣济总录》卷一一二）、还睛散（《普济方》卷七十九引《济生》）。

【组成】人参　赤茯苓（去黑皮）　细辛（去苗叶）　桔梗（炒）　车前子各一两　五味子　防风（去叉）各半两

【用法】上为粗末。每服五钱匕，水一盏半，煎取七分，去滓，食后、临卧温服。

【主治】❶《圣济总录》：血灌瞳仁涩痛。❷《普济方》：内障散翳，状如酥点溃烂，以针拨如涎散乱。

03106 **人参汤**（《圣济总录》卷一○七）

【组成】人参　茺蔚子　细辛（去苗叶）　桔梗（炒）　防风（去叉）　黄芩（去黑心）　大黄（锉，炒）各一两　赤茯苓（去黑皮）半两

【用法】上为粗末。每服五钱匕，水一盏半，煎至七分，去滓，食后、临卧温服。

【主治】心肺风热，目干涩赤痛。

03107 **人参汤**（《圣济总录》卷一○八）

【组成】人参　地骨皮　羚羊角（镑）　防风（去叉）　赤茯苓（去黑皮）各三分　升麻　玄参　黄芩（去黑心）各半两　决明子（微炒）一两

【用法】上为粗末。每服五钱匕，水一盏半，煎取八分，去滓，食后、临卧各一服。

【主治】时气患后，起早劳发，风眼赤痛。

03108 **人参汤**（《圣济总录》卷一一六）

【组成】人参　白茯苓（去黑皮）　黄芩（去黑心）　麻黄（去根节）　陈橘皮（汤浸，去白，炒）　蜀椒（去目及闭口者，炒出汗）　羌活（去芦头）各半两

【用法】上为粗末。每服三钱匕，水一盏半，煎至七分，去滓，食后温服。

【主治】肺风上攻，鼻塞不通。

03109 **人参汤**（《圣济总录》卷一二四）

【组成】人参一两　诃黎勒皮一两　甘草（炙）　射干（去皮）　陈橘皮（汤浸，去白，焙）　桂（去粗皮）　乌梅（去核）各半两　陈曲（炒）三分

【用法】上为粗末。每服三钱匕，水一盏，煎至六分，去滓温服，不拘时候。

【主治】咽喉如有物噎塞。

03110 **人参汤**（《圣济总录》卷一四六）

【组成】人参二两　芍药　栝楼实　枳实（去瓤，麸炒）　茯神（去木）　生地黄（洗，切）　甘草（炙，锉）　葛根（锉）　酸枣仁各一两

【用法】上锉，如麻豆大。每服三钱匕，水一盏半，煎至七分，去滓温服，不拘时候。

【主治】❶《圣济总录》：饮酒太过，内热烦躁，言语错谬。❷《普济方》引《三因》：房劳。

03111 **人参汤**（《圣济总录》卷一五○）

【组成】人参　荆芥穗　柴胡（去苗）　白术　鳖甲（去裙襕，醋炙）　酸枣仁（微炒）　紫菀（去土）　黄耆（锉）　厚朴（去粗皮，生姜汁炙）各二两　木香　桂（去粗皮）　白茯苓（去黑皮）　桔梗（炒）　五味子（炒）　陈橘皮（去白，焙）　枳壳（去瓤，麸炒）　细辛（去苗叶）　大腹皮各一两　沉香（锉）半两

【用法】上为粗末。每服三钱匕，水一盏，加生姜三片，乌梅半枚，同煎至七分，去滓温服，一日三次。

【主治】妇人血风劳气，肌瘦寒热，咳嗽，盗汗，减食。

03112 **人参汤**（《圣济总录》卷一五○）

【组成】人参　牛膝（酒浸，切，焙）　羌活（去芦头）　独活（去芦头）　白芷　黄耆（锉）　芍药　当归（酒浸，切，焙）　天雄（炮裂，去皮脐）各一两

【用法】上锉，如麻豆大。每服三钱匕，水一盏，加生姜三片，大枣一枚（擘破），煎至七分，去滓，空心、日午、临卧温服。

【主治】妇人风虚劳冷，筋脉拘急，肢体烦疼，气滞血涩，肠胃不快。

03113 **人参汤**（《圣济总录》卷一五四）

【组成】人参　知母（焙）　枳壳（去瓤，麸炒令黄）　黄芩（去黑心）各一两　大腹（并皮子用，锉碎）一枚

【用法】上为粗末。每服三钱匕，以水一盏，加生姜半分（切），煎至七分，去滓，食后温服，一日二次。

【主治】妊娠一两月，恶食，手足烦热。

03114 **人参汤**（《圣济总录》卷一五四）

【组成】人参　柴胡（去苗）　桑寄生　青橘皮（汤浸，去白，焙）　甘竹茹　续断　芎劳各一两　艾叶（焙干）半两

【用法】上为粗末。每服三钱匕，以水一盏，加大枣三枚（擘破），同煎至七分，去滓，空心温服。

【主治】妊娠因惊，胎内转动。

03115 **人参汤**（《圣济总录》卷一五五）

【组成】人参　当归（切，微炒）　阿胶（炙令燥）各二两　甘草（炙令赤）　芎劳　黄芩（去黑心）　艾叶各一两　吴茱萸（汤洗，焙）　生干地黄（微炒）各二两

【用法】上为粗末。每服三钱匕，水一盏，加生姜一枣大（切），同煎至七分，去滓，空心温服，一日三次。

【主治】妊娠卒下血，致胎动不安，少腹疼痛。

03116 **人参汤**（《圣济总录》卷一五五）

【组成】人参　阿胶（炙令燥）　芎劳各一两　当归（微炙，切）　杜仲（去粗皮，锉，炒）各二两

【用法】上为粗末。每服三钱匕，以水、酒各一盏，煎至七分，去滓，食前温服。

【主治】妊娠卒下血，胎动不安，少腹痛连腰。

03117 **人参汤**

《圣济总录》卷一五五。为《圣惠》卷七十五"人参散"之异名。见该条。

03118 **人参汤**（《圣济总录》卷一五五）

【组成】人参四两　大腹三枚　槟榔三枚　枳壳（去瓤，麸炒）　芍药各四两　柴胡（去苗）三分　附子（炮裂，去皮脐）三分

【用法】上锉，如麻豆大。每服三钱匕，水一盏半，加生姜三片，煎至八分，去滓，空心、食前温服。

【主治】妊娠腹内疞痛，如刀所刺。

03119 **人参汤**（《圣济总录》卷一五六）

【组成】人参　山芋　白茯苓（去黑皮）　陈粳米各一两　半夏半两（汤洗七遍，姜汁炒）

【用法】上为粗末。每服三钱匕，水一盏，加生姜五片，大枣三枚（擘破），同煎至六分，去滓，不拘时候温服。

【功用】和胃气，利胸膈。

【主治】妊娠呕逆，不下食。

03120 **人参汤**

《圣济总录》卷一五六。为《圣惠》卷七十五"人参散"之异名。见该条。

03121 **人参汤**（《圣济总录》卷一五七）

【组成】人参　麦门冬（去心，焙）　生干地黄（焙）　当

归(切,炒)　芍药　黄耆(锉)　白茯苓(去黑皮)　甘草(炙)各一两

【用法】上为粗末。每服三钱匕,水一盏,煎至七分,去滓,食前温服。

【主治】半产后,血下过多,心惊体颤,头目运转,或寒或热,脐腹虚胀疼痛。

03122 人参汤(《圣济总录》卷一六〇)

【组成】人参半两　大黄(锉,炒)一两　当归(切,焙)一两　甘草(炙)一两　芍药一两　牡丹皮(去心)一两　吴茱萸(微炒过)半两

【用法】上为粗末。每服三钱匕,水一盏,加生姜三片,煎至七分,去滓温服,一日四五次。

【主治】产后恶露不下。

03123 人参汤(《圣济总录》卷一六一)

【组成】人参　当归(切,焙)各二两　芍药　干桑耳　防风(去叉)　独活(去芦头)　葛根(锉)　甘草(炙)各半两

【用法】上为粗末。每服三钱匕,水一盏,煎至七分,去滓温服,不拘时候。

【主治】产后中风,里急气短,头目昏痛,体热。

【备考】方中桑耳,《普济方》作"干桑叶"。

03124 人参汤(《圣济总录》卷一六一)

【组成】人参　防己　麻黄(去根节,煎,掠去沫,焙)　芍药　芎䓖　甘草　黄芩(去黑心)　白术(锉,炒)各半两　桂(去粗皮)　防风(去叉)各一两　附子一枚(炮裂,去皮脐)

【用法】上锉,如麻豆大。每服五钱匕,水一盏半,加生姜一枣大(切),煎至七分,去滓温服,不拘时候。

【主治】产后中风,口面㖞斜。

03125 人参汤(《圣济总录》卷一六二)

【组成】人参　赤茯苓(去黑皮)　当归(切,炒)　前胡(去芦头)　芎䓖(锉)　羌活(去芦头)　白术　柴胡(去苗)　枳壳(去瓤,麸炒)　桔梗　甘草(炙)　独活(去芦头)各一两

【用法】上为粗末。每服三钱匕,水一盏,加生姜三片,薄荷五叶,煎至七分,去滓温服,不拘时候。

【主治】产后伤寒,头痛项强,壮热恶寒,身体烦痛,寒壅咳嗽,鼻塞声重。

03126 人参汤(《圣济总录》卷一六二)

【组成】人参　陈橘皮(去白,切,焙)　干姜(炮)　甘草(炙)各一两

【用法】上为粗末。每服三钱匕,水一盏,煎七分,去滓温服,一日三次。

【主治】产后霍乱吐利。

03127 人参汤(《圣济总录》卷一六三)

【组成】人参　当归(切)　附子(炮裂,去皮脐)　厚朴(去粗皮,生姜汁炙)　槟榔(生,锉)　桂(去粗皮)　甘草(炙)　鬼箭羽各一两　干姜(炮)　木香各半两

【用法】上锉,如麻豆大。每服三钱匕,水一盏,煎至七分,去滓温服,不拘时候。

【主治】产后虚冷,气血不和,腰痛。

03128 人参汤(《圣济总录》卷一六三)

【组成】人参　桂(去粗皮)　陈橘皮(去白,焙)　厚朴(去粗皮,生姜汁炙)　半夏(生姜汁制)　当归(切,焙)　白术　藿香叶各一两　丁香半两(炒)

【用法】上为粗末。每服三钱匕,水一盏,加生姜三片,煎至七分,去滓温服,不拘时候。

【主治】产后呕逆,不进食。

03129 人参汤(《圣济总录》卷一六三)

【组成】人参　诃黎勒(炮,去核)　木香　五味子　陈橘皮(汤浸,去白皮)　白茯苓(去黑皮)　白术　杏仁(汤浸,去皮尖双仁,炒)各一两

【用法】上为粗末。每服三钱匕,水一盏,煎至七分,去滓温服,不拘时候。

【主治】产后短气,上膈壅闷。

03130 人参汤(《圣济总录》卷一六三)

【组成】人参　陈橘皮(汤浸,去白,焙)　厚朴(去粗皮,生姜汁炙)　麻黄(去根节)　白前　防己　桑根白皮(锉)　杏仁(汤浸,去皮尖双仁,研如膏)　诃黎勒(炮,去核)　当归(切,焙)各一两

【用法】上为粗末。每服二钱匕,水一盏,煎至七分,去滓温服,不拘时候。

【主治】产后上气,喘急烦闷。

03131 人参汤(《圣济总录》卷一六三)

【组成】人参(锉)一两　麦门冬(去心)半两　木通(锉)　芍药各二两　甘草(炙)一两　羚羊角(镑屑)一分

【用法】上为粗末。每用水三盏,先煮羊肉三两,取汁一盏,去肉入药末三钱匕,再煎至七分,去滓温服,不拘时候。

【主治】产后虚惊,心神恍惚。

03132 人参汤(《圣济总录》卷一六三)

【组成】人参一两　远志(去心)半两　白茯苓(去黑皮)二两　麦门冬(去心,焙)　芍药(锉)各半两　甘草(炙,锉碎)　当归(切,焙)　桂(去粗皮)各一两

【用法】上为粗末。每服二钱匕,加生姜二片,大枣一枚(擘破),水一盏,煎至七分,去滓,通口服,不拘时候。

【主治】产后惊悸不安。

03133 人参汤(《圣济总录》卷一六四)

【组成】人参　芎䓖　黄耆(锉)　甘草(炙令黄)　生干地黄(焙)各二两　桂(去粗皮)一两　干姜(炮裂)半两

【用法】上为粗末。每服三钱匕,用煮羊肉汁一盏,煎七分,去滓温服,不拘时候。

【主治】产后虚羸困乏,肌肉不生,血脉不荣。

03134 人参汤(《圣济总录》卷一六八)

【组成】人参三分　柴胡(去苗)一分　大黄(锉,炒)一分　升麻半两　芍药一分　山栀子仁半两　甘草(炙)半两　钩藤半两

【用法】上为粗末。每服一钱匕,水七分,煎取四分,去滓温服。

【主治】小儿壮热面赤,唇口焦干,大小便不通,四肢掣动,惊啼,或时发渴。

03135 人参汤(《圣济总录》卷一六八)

【组成】人参　白茯苓(去黑皮)　甘草(炙,锉)　大黄(煅,锉)　芍药　钩藤　当归(焙)各半两

【用法】上为粗末。每服一钱匕，水八分，加竹叶五片，煎至五分，去滓温服。

【主治】小儿风热多惊。

03136 人参汤（《圣济总录》卷一六九）

【组成】人参一钱 葡萄苗一分 林檎一枚 木猴梨七枚

【用法】上各锉碎。以水二盏，煎至一盏，去滓放冷，时时令吃。

【主治】小儿痘疮将出。

03137 人参汤（《圣济总录》卷一七〇）

【组成】人参三分 茯神（去木）半两 龙齿（研如粉）一两 钩藤一分 蚱蝉（去足头翅，微炙）二枚 麦门冬（去心，焙）一两 杏仁（去双仁、皮尖，麸炒令熟）一两半 蛇蜕皮（微炙令黄）二寸

【用法】上为粗末。一二岁儿，每服一钱匕，水半盏，煎至三分，去滓，入牛黄一豆许大，分温二服，空心、午后各一。

【主治】小儿壮热，惊悸，并热疮出。

03138 人参汤（《圣济总录》卷一七一）

【组成】人参一两 木通（锉） 黄芩（去黑心） 升麻各半两 龙齿（研）三分 犀角（镑，炒） 赤茯苓（去黑皮，锉） 铁粉（研）各半两 蛞蝓（去足，炙）十枚 钩藤半两 蚱蝉（去翅足，炙）二七枚

【用法】上为粗末。三四岁儿，每服一钱匕，水一小盏，煎至五分，加竹沥少许，更煎三两沸，去滓，分为三服，一日三次。

【主治】小儿邪热，惊痫口噤。

03139 人参汤（《圣济总录》卷一七四）

【组成】人参 麻黄（去根节） 赤茯苓（去黑皮） 白术 干葛（锉） 甘草（炙）各半两

【用法】上为粗末。每服二钱匕，水一小盏，加葱白少许，同煎至六分，去滓，分温二服。

【主治】小儿伤寒，身热脉浮。

03140 人参汤（《圣济总录》卷一七四）

【组成】人参 桂（去粗皮） 桃、柳枝（锉，焙） 狼牙 乳香（研） 青橘皮（去白，焙，炒）各一分 吴茱萸（汤浸，焙，炒）各一分 古老钱四文（火烧，醋淬）

【用法】上为粗末。每服一钱匕，水六分，煎至四分，去滓温服。

【主治】小儿疳虫，不时咬心痛，日夜不睡。

03141 人参汤（《圣济总录》卷一七五）

【组成】人参 赤茯苓（去黑皮） 白术 半夏（汤浸过，生姜汁炒干）各半两 甘草（炙）一分

【用法】上为粗末。每服二钱匕，水一盏，加生姜二片，煎至五分，去滓温服，不拘时候，一日三次。

【主治】❶《圣济总录》：小儿胃虚，宿食不消。❷《普济方》：小儿胃气虚，吐利。

03142 人参汤

《圣济总录》卷一七五。为《圣惠》卷八十三"人参散"之异名。见该条。

03143 人参汤

《圣济总录》卷一七五。为《圣惠》卷八十四"温脾散"之异名。见该条。

03144 人参汤（《圣济总录》卷一七五）

【组成】人参 甘草（炙） 黄明胶（炙燥）各一分 杏仁（汤浸，去皮尖双仁，炒） 麻黄（去根节） 贝母（去心）各半两

【用法】上为粗末。每服一钱匕，水七分，加糯米少许，同煎至四分，去滓温服，不拘时候。

【主治】小儿肺经感寒，语声不出。

03145 人参汤（《圣济总录》卷一七七）

【组成】人参 龙胆 钩藤 柴胡（去苗） 黄芩（去黑心） 桔梗（炒） 赤芍药 茯神（去木） 当归（切，焙）各半两 蛞蝓（去足，炙） 二枚 大黄（锉，炒）一两

【用法】上为粗末。每服一钱匕，水一盏，煎至五分，去滓，分温二服。

【主治】小儿客忤，腹满痛，大便不通。

03146 人参汤（《圣济总录》卷一七八）

【组成】人参一两半 厚朴（去粗皮，生姜汁炙）一两 白茯苓（去黑皮） 桔梗（锉，炒）各一两一分 樗皮（去粗皮，炙）二两 甘草（炙）一两半

【用法】上为粗末。每服一钱匕，水半盏，煎至三分，去滓，早晨、午后服。

【主治】小儿赤白痢。

03147 人参汤（《圣济总录》卷一七九）

【组成】人参 桔梗（炒）各半两 当归（切，焙）三分 乌梅（去核，焙）二枚 艾叶（微炙） 黄耆（锉）各半两

【用法】上为粗末。一二岁儿，每服一钱匕，水半盏，加生姜二片，同煎至三分，去滓，分温二服，空心、午后各一服。

【主治】小儿久痢，及腹痛兼渴。

03148 人参汤

《圣济总录》卷一八〇。为《圣惠》卷八十九"人参散"之异名。见该条。

03149 人参汤（《圣济总录》卷一八三）

【组成】人参 枳壳（去瓤，麸炒） 甘草（炙，锉） 栝楼根（锉） 白术各一两

【用法】上为粗末。每服四钱匕，水一盏半，加大枣二枚（擘破），同煎至一盏，去滓温服，不拘时候。

【主治】服乳石将适失度，饮食冷热不消，虚胀吐清水，渴闷。

03150 人参汤（《圣济总录》卷一八三）

【组成】人参 甘草（炙，锉） 黄耆（炙，锉） 芍药各一两半 赤茯苓（去黑皮） 当归（切，焙） 芎䓖 黄芩（去黑心） 木通（锉）各一两

【用法】上为粗末。每服五钱匕，以水二盏加竹叶十片（切碎），生地黄汁少许，煎至一盏，滤去滓，温服，空心、日午各一。

【主治】乳石发动，痈疽，虚热。

03151 人参汤（《鸡峰》卷十）

【异名】瓜蒂散（《普济方》卷一八八）。

【组成】瓜蒂 杜衡 人参各一两

【用法】上为细末，温浆水调服方寸匕。须臾更吐清黄汁或血一二升，无害。

【主治】❶《鸡峰》：吐血服汤后，逆气停留，血在胸上，转加闷乱烦躁，纷纷欲吐，颠倒不安，其脉沉伏。❷《普济方》：吐血后，体中但觉奄奄然，烦躁，心中闷乱，纷纷呕吐，颠倒不安。医工又与黄土汤、阿胶散，益加闷乱，卒至不济。

03152 人参汤（方出《续本事》卷一，名见《普济方》卷一二〇）

【组成】人参一两 茯苓二两（白者） 附子（每枚七钱重，炮，去皮脐）一两 牡蛎一两（煅） 粉草半两 黄耆一两（盐炙）

【用法】上为末。每服三大钱，盐汤点服。

【功用】健胃气，生肌肉，进饮食，顺荣卫。

【主治】唇青面黄，肚里冷痛牵引小腹，以致翻胃，口苦舌干，少寐多寤，脚手不遂，远年日近一切脾胃冷病。

【宜忌】忌生冷、油面、粘腻等物

【临床报道】翻胃：一妇人，年四十余岁，患十年翻胃，面目黄黑，历三十余人医不取效，脾腧诸穴烧灸交通，其疾愈甚。服此药不五七日间顿然无事。服至一月，遂去其根。

03153 人参汤

《妇人良方》卷十九引胡氏方。为《卫生家宝产科备要》卷六"人参散"之异名。见该条。

03154 人参汤

《直指》卷二十六。为《百一》卷七"破证夺命丹"之异名。见该条。

03155 人参汤（《直指》卷二十六）

【组成】人参 川芎 茯苓 半夏（制）各三分 甘草（炒）一分

【用法】上锉。每服三钱，加生姜五片，水煎服。

【主治】❶《直指》：吐血，咯血。❷普济方：血汗，大小便下血。

03156 人参汤（《饮膳正要》卷一）

【组成】新罗参（去芦，锉）四两 橘皮（去白）一两 紫苏叶二两 沙糖一斤

【用法】用水二斗，熬至一斗，去滓澄清，任意饮之。

【功用】顺气，开胸膈，止渴生津。

03157 人参汤

《得效》卷十一。为《伤寒论》"小柴胡汤"之异名。见该条。

03158 人参汤（《普济方》卷三五二引《便产须知》）

【组成】人参 茯苓 羌活 桂心 大枣 远志各十分 竹沥一升

【用法】用水六升，煮取三升，下竹沥，更煎取二升，温分三服。

【主治】产后多虚羸弱，致重虚，昏闷不省人事。

03159 人参汤

《普济方》卷二十。即《圣惠》卷五"补脾人参散"。见该条。

03160 人参汤

《普济方》卷二十四。即《圣惠》卷五"誓人参散"。见该条。

03161 人参汤

《普济方》卷一〇一。为《圣济总录》卷五"人参饮"之异名。见该条。

03162 人参汤（《普济方》卷一三三）

【组成】人参 茯苓各二两 甘草 菖蒲 当归 紫石英 熟地黄各一两

【用法】以水五升，煮取二升，去滓，温服七合。

【主治】厥阴病，亡阳谵语，惊狂。

03163 人参汤（《普济方》卷一三七）

【组成】人参 茯苓 甘草 桑白皮 黄耆 白术 生姜各一两 大枣六枚

【用法】以水四升，煮取二升，去滓，温服五。

【主治】霍乱，大烦渴，身热上气。

03164 人参汤

《普济方》卷一三八。即《圣济总录》卷二十五"藿香人参汤"。见该条。

03165 人参汤（《普济方》卷一六〇）

【组成】人参二两 官桂 茯苓各一两 麻黄 贝母 菖蒲各半两 甘草一分

【用法】上为粗末。每服五钱，水一盏，煎至半盏，去滓服。

【主治】心咳恶风。

03166 人参汤

《普济方》卷一六一。为《圣惠》卷六"补肺人参散"之异名。见该条。

03167 人参汤

《普济方》卷二〇四。即《圣惠》卷五十"人参散"。见该条。

03168 人参汤

《普济方》卷二〇五。即《圣惠》卷五十"人参散"。见该条。

03169 人参汤（《普济方》卷二三二）

【组成】人参 肉豆蔻（去壳，炮） 半夏（汤洗七遍去滑） 黄耆（锉） 厚朴（去粗皮，生姜汁炙熟） 枇杷叶（拭去毛，炙） 藿香（去梗） 白茯苓（去黑皮）各二两

【用法】上为粗末。每服三钱，水一盏，加生姜指大（拍碎），大枣二枚（擘破），煎取七分，去滓，空心、食前温服。

【主治】虚劳，脾胃虚弱，呕吐，不纳饮食，四肢怠惰。

03170 人参汤

《普济方》卷三一八。为原书同卷引《圣惠》"小柴胡加地黄汤"之异名。见该条。

03171 人参汤（《普济方》卷三三八）

【组成】人参（去芦） 茯苓（去粗皮） 赤芍药 桔梗（去芦）各半两 制厚朴一两 甘草二钱半

【用法】上咬咀。每服三钱，水一盏，煎至七分，去滓，热服之。

【主治】妊娠心腹疼痛。

03172 人参汤（《普济方》卷三九七）

【组成】人参一两半 厚朴（去粗皮，生姜汁炙）一两半 白茯苓（去黑皮） 甘草（炙）各一两半 桔梗（锉，炒）各一两一分 桂皮（去粗皮，炙）二两 良姜一两

【用法】上为末。每服一钱，水半盏，煎至三分，去滓，早晨、午后服。

【主治】小儿赤白痢。

03173 人参汤（《袖珍》卷一引《经验方》）

【组成】麻黄（去节）　杏仁（去皮尖，炒）各一两　甘草（炙）四两　桑白皮　五味子　粟壳（制）　陈皮各五钱　麦门冬三钱　紫菀一两　人参（去芦）四钱　阿胶七钱（炒）

【用法】上咬咀。每服一两，水二盏，煎至八分，去滓，食后温服。

【主治】远年咳嗽。

【备考】本方方名，《医方类聚》引作"人参散"。

03174 人参汤（《医方类聚》卷一九七引《御医撮要》）

【组成】人参　白茯苓各二两　橘皮　桑白皮　甘草　杏仁各一两

【用法】上为细末。每服一钱，白汤点进。

【功用】安和心神。

03175 人参汤

《奇效良良》卷五十。为方出《博济》卷一，名见《圣济总录》卷六十八"人参散"之异名。见该条。

03176 人参汤（《秘传眼科龙术论》卷三）

【组成】人参　茯苓　五味子　桔梗　大黄　黑参　车前子各一两　黄芩　知母各一两半

【用法】上为细末。以水一盏，散一钱，煎至五分，食后温服。

【主治】冰瑕翳外障。

03177 人参汤（《秘传眼科龙术论》卷五）

【组成】人参二两　茯苓　黄芩　五味子　黑参　羌活　细辛各一两　车前子一两半

【用法】上为末。以水一盏，散一钱，煎至五分，食后去滓温服。

【主治】撞刺生翳外障。

03178 人参汤（《观聚方要补》卷三引《医经会解》）

【组成】生南星　人参　陈皮　乌药　枳壳　真苏子

【用法】加生姜，水煎，磨木香服。

【主治】肺虚咳嗽。

03179 人参汤

《十药神书》（周扬俊注）。即《医方类聚》卷一五○引《劳证药神书》"独参汤"。见该条。

03180 人参汤（《证治汇补》卷六）

【组成】人参　厚朴　广皮各一钱　木香　干姜各五分　加桂心　半夏

【主治】寒湿霍乱，吐泻久而脉虚。

03181 人参汤（《异授眼科》）

【组成】人参三钱　黄连五钱　蔓荆子（炒）三钱　甘草三钱　白芍二钱　黄柏（盐水炒）二钱　知母（盐水炒）二钱

【用法】水煎，温服。

【主治】迎风流泪，目中多膜而昏痛。

03182 人参汤

《产孕集》卷下。为《千金》卷三"人参当归汤"之异名。见该条。

03183 人参饮（《延年秘录》引蒋孝璋方，（见《外台》卷六）

【组成】人参八分　厚朴六分（炙）　橘皮六分　白术八分　生姜八分

【用法】上切。以水四大升，煮取一升五合，分温三服。

【主治】呕不能食。

【宜忌】忌桃、李、雀肉等。

03184 人参饮（《延年秘录》引蒋孝瑜方，见《外台》卷八）

【组成】人参　麦门冬（去心）　橘皮　白术　厚朴（炙）各二两　茯苓四两　生姜三两（切）　甘草一两（炙）

【用法】上切。以水八升，煮取三升，分为三服，一日三次。

【主治】虚客热，不能食，恶心。

【宜忌】忌海藻、菘菜、桃、李、雀肉等。

03185 人参饮（《外台》卷六引《延年秘录》）

【组成】人参一两　橘皮三两　生姜一两

【用法】上切。以水四升，煮取一升五合，分温三服。

【主治】呕吐。

03186 人参饮（《圣济总录》卷五）

【异名】人参汤（《普济方》卷一○一）。

【组成】人参　甘草（炙）　麻黄（去根节，煎，掠去沫，焙）　独活（去芦头）　当归（切，焙）　芎䓖　石膏（碎）　秦艽（去苗土）各二两　附子（炮裂，去皮脐）一枚　白术　细辛（去苗叶）　桂（去粗皮）各三分　防风（去叉）一两一分　杏仁（汤浸，去皮尖双仁，炒）四十枚　黄芩（去黑心）一两　赤芍药　干姜（炮）各半两

【用法】上锉，如麻豆大。每服三钱匕，水一盏，煎至七分，去滓温服，一次三次。

【主治】因于惊，邪风入心包，或加胸背闷痛，惊怖，小腹微痛，寒热，心烦闷，色变青黄赤白；兼治虚劳惊惧，风邪诸疾。

03187 人参饮（《圣济总录》卷三十一）

【组成】人参　赤茯苓（去黑皮）　陈橘皮（去白，焙）　白术（锉，炒）各一两，

【用法】上为粗末。每服五钱匕，水一盏，加生姜三片，煎至七分，去滓温服，一日三次。

【主治】伤寒汗后，气虚烦闷，心神不宁。

03188 人参饮（《圣济总录》卷三十六）

【组成】人参　甘草（炙）各一分　陈橘皮（汤浸，去白，焙）半两　乌梅五枚（去核，焙）　草豆蔻七枚（去皮）

【用法】上为粗末。每服五钱匕，用湿纸裹定，熟水二盏，加生姜一枣大（拍碎），大枣二枚（擘破），瓷器内煎至一盏，去滓，未发前温服。

【主治】脾疟。

03189 人参饮（《圣济总录》卷四十一）

【组成】人参　厚朴（去粗皮，姜汁炙）各一两　白术二两

【用法】上为粗末。每服五钱匕，水一盏，加葱白五寸（切碎），同煎八分，去滓，不拘时候温服。

【主治】肝虚筋急，或霍乱转筋，手足麻痹。

03190 人参饮（《圣济总录》卷四十六）

【异名】人参散（《普济方》卷二十五）。

【组成】人参　白茯苓（去黑皮）　山黄　白术各一分　甘草（生，锉）半分

【用法】上为粗末。每服三钱匕，水一盏，加生姜二片，大枣二枚（擘），同煎至七分，去滓温服；小儿诸疾未痊，乳食不进者，用药末一钱匕，水一中盏，加紫苏、木瓜，煎至四分，去滓放温，并吃二服。

【主治】脾胃气虚弱，不进饮食。

03191 人参饮（《圣济总录》卷五十三）

【组成】人参　五味子　熟干地黄（焙）　赤芍药　麦门冬（去心，焙）　甘草（炙，锉）　当归（切，焙）各一两半　干姜（炮）　芎䓖　黄芩（去黑心）　远志（去心）　白茯苓（去黑皮）　桂（去粗皮）各一两

【用法】上为粗末。每服五钱匕，水一盏，加羊肾一只（去筋膜，切），同煎至八分，去滓，不拘时候温服。

【主治】骨极虚寒，面肿垢黑，腰脊痛，不能久立屈伸，梦寐惊悸，上气，小腹急痛，腰背四肢常冷，小便白浊。

03192 人参饮（《圣济总录》卷五十八）

【组成】人参一两　白茯苓（去黑皮）　甘草（炙）各半两　麦门冬（去心）一分

【用法】上咬咀，如麻豆大。以水五盏，煎取二盏，去滓，温，顿服之。

【主治】消渴，胸膈烦闷，燥渴，饮水无度。

03193 人参饮（《圣济总录》卷九十一）

【组成】人参一两　鳖甲（醋浸，去裙襕，炙黄）二两　柴胡（去苗）　当归（切，焙）　枳壳（去瓤，麸炒）　甘草（炙，锉）各一两　桃仁七十枚（汤浸，去皮尖，别研）　白槟榔一枚（锉）

【用法】上为粗末。每服三钱匕，加童便一盏，浸一宿，平旦煎至七分，去滓，空心温服。

【主治】虚劳脚气，脐腹及面目浮肿。

【加减】若女人病，加牛膝一两。

03194 人参饮（《圣济总录》卷九十八）

【组成】人参　熟干地黄（切，焙）　五味子　郁李仁（汤浸，去皮尖，研）　栀子仁　瞿麦穗　木通（锉）　木香各半两　榆皮三分　槟榔三枚

【用法】上为粗末。每服三钱匕，水一盏，煎至七分，去滓温服，不拘时候。

【主治】劳淋，水道不利，腰脚无力，虚烦。

03195 人参饮（《圣济总录》卷一五四）

【组成】人参二两　白茯苓（去黑皮）　厚朴（去粗皮，涂生姜汁，炙七遍）　白术各一两半　陈橘皮（汤浸，去白，焙）　葛根（锉）各一两

【用法】上为粗末。每服三钱匕，以水一盏，加生姜五片，同煎至六分，去滓温服，一日二次。

【主治】妊娠阻病，心中愦闷，头目眩，四肢沉重懈怠，恶闻食气，好吃酸咸果实，多卧少起，三月、四月皆多呕逆，百节不能自举者。

03196 人参饮（《圣济总录》卷一五四）

【组成】人参　麦门冬（去心）　白茯苓（去黑皮）　生姜各三分　陈橘皮（汤浸，去白，焙）　甘草（炙）各半两　大枣五枚

【用法】上锉，如麻豆大，分为二剂。每剂以水五盏，煎取二盏，去滓，食前分为三服，如人行三五里再服。

【主治】妊娠阻病，心中烦闷，呕哕吐逆，恶闻食气，头眩重，四肢百节疼酸，嗜卧汗出，疲极黄瘦。

【宜忌】《妇人良方》：忌菘菜、醋等。

03197 人参饮（《圣济总录》卷一五四）

【组成】人参　芎䓖　当归（切，焙）　阿胶（炙，焙）　杜仲（去粗皮，炙）各二两　艾叶一握　熟干地黄（焙）　甘草（炙，锉）各一两

【用法】上为粗末。每服五钱匕，水一盏半，加大枣一枚（擘），煎至一盏，去滓温服，不拘时候。

【主治】妊娠胎动不安，腰腹痛，血下不止。

03198 人参饮（《圣济总录》卷一五五）

【组成】人参　桑寄生　阿胶（炒燥）　陈橘皮（去白，焙）　白茯苓（去黑皮）各一两　白术　甘草（炙，锉）　厚朴（去粗皮，生姜汁炙，锉）各三分

【用法】上为粗末。每服四钱匕，水一盏半，煎至七分，去滓温服，不拘时候。

【主治】妊娠心痛，腹胁胀满，不思饮食，呕逆不止。

03199 人参饮（《圣济总录》卷一六一）

【组成】人参半两　当归（切，焙）一两半　生干地黄（焙）二两　地榆一两

【用法】上为粗末。每服三钱匕，加生姜三片，水一盏，同煎至七分，去滓温服。

【主治】产后恶露下多，短气乏力。

03200 人参饮（《圣济总录》卷一六二）

【组成】人参　甘草（炙）　厚朴（去粗皮，生姜汁炙）各三分　知母半两　常山半两　麦门冬（去心，焙）　柴胡（去苗）　猪苓（去黑皮）　白茯苓（去黑皮）各一两

【用法】上为粗末。每服五钱匕，水一盏半，加生姜三片，同煎至八分，去滓，当未发前服。

【主治】产后寒热疟，往来不已，烦渴体痛。

03201 人参饮（《圣济总录》卷一七七）

【组成】人参半两　赤芍药一分

【用法】上为粗末。每服一钱匕，水半盏，加生姜一片，同煎至三分，去滓，分三次温服。

【主治】小儿百日以来，痰实，乳食不下，吐涎沫而微壮热者。

03202 人参饮（《圣济总录》卷一七九）

【组成】人参　龙骨　地龙粪各半两　乌梅七枚（去核，炒干）

【用法】上为粗末。一二岁每服半钱匕，水七分一盏，煎至四分，去滓，分为二服，空心、午后各一服。

【主治】小儿夏秋患痢后，渴不止，变作疳。

03203 人参饮（《三因》卷十）

【组成】人参　白芍药　栝楼根　枳壳（麸炒，去瓤）　茯神　酸枣仁　甘草（炙）各一两　熟地黄二两

【用法】上锉散。每服四大钱，水一盏，煎七分，去滓，食后、临卧温服。

【主治】饮酒房劳，酒入百脉，令人恍惚失常。

03204 人参饮（《直指》卷七）

【组成】人参　桔梗　半夏曲　五味子　细辛　枳壳（制）　赤茯苓各一分　甘草（炒）半分

【用法】上锉散。每服三钱，加生姜五片，煎服。

【主治】咳嗽痰壅。

【加减】痰嗽，加紫菀、甘草。

03205 人参饮（《直指》卷八）

【组成】人参　北梗　半夏曲　五味子　细辛　枳壳（制）　赤茯苓　杏仁（不去皮）各一分　甘草（炙）半分

【用法】上锉细。每服三钱，加生姜五片、乌梅半个，食后煎服。

【主治】咳嗽痰壅。

03206 人参饮

《普济方》卷二五三。即方出《千金》卷二十五，名见《圣惠》卷三十九"人参散"。见该条。

03207 人参饮（《普济方》卷三六八）

【组成】人参 荆芥 甘草 防风 干葛 肉桂 五加皮 桔梗 川芎 柴胡 陈皮 芍药各半两 麻黄一两（去节，依法制）

【用法】上为细末。每用一钱，水一盏，加乌梅一枚，煎六分服。常服出汗，热进三二服。

【主治】伤寒。

03208 人参饮（《袖珍》卷一）

【组成】半夏（汤洗七次） 天南星 寒水石 柴胡（去苗） 五味子 猪牙皂角 甘草（炙） 款冬花

【用法】上㕮咀。每服八钱，加生姜五片，水一盏半，煎至八分，去滓，通口临卧服。

【主治】诸嗽。

【加减】热，加黄芩。

【备考】本方名人参饮，但组成中无人参，疑脱。

03209 人参饮（《医便》卷一）

【异名】补气汤（《古今医鉴》卷四）。

【组成】黄耆（蜜炙）一钱半 人参一钱半 甘草（炙）七分 陈皮（去白）一钱 白术一钱二分 五味子二十粒（打碎） 麦门冬（去心）一钱

【用法】加生姜二片，大枣二枚，水一钟半，煎八分，食前服。

【功用】补气。人遇劳倦，辛苦过多，即服此方，免生内伤发热之病。

【加减】劳倦甚，加熟附子四分。

03210 人参饮

《嵩崖尊生》卷八。为《兰室秘藏》卷中"人参饮子"之异名。见该条。

03211 人参酒（《千金》卷十一）

【异名】乌麻酒（《三因》卷八）。

【组成】人参 防风 茯苓 细辛 秦椒 黄耆 当归 牛膝 桔梗各一两半 干地黄 丹参 薯蓣 钟乳 矾石各三两 山茱萸 芎䓖各二两 白术 麻黄各二两半 大枣三十枚 五加皮一升 生姜（切，炒干） 乌麻（碎）各二升

【用法】上㕮咀，钟乳别以小袋子盛，以清酒二升半，浸五宿。温服三合，一日二次。无所闻，随意增进。

【主治】❶《千金》：筋虚极，则筋不能转，十指爪皆痛，数转筋；或交接过度，或病未平复交接，伤气内筋绝，舌卷唇青引卵缩，脉疼急，腹中绞痛；或便欲绝，不能饮食。❷《普济方》：好悲思，四肢虚极，脚手拘挛。

【方论选录】《千金方衍义》：此治肾虚筋极，故用山萸、薯蓣、地黄、牛膝补养真阴，芎䓖、当归、乌麻滋培营血，人参、黄耆、茯苓，白术保养元神，麻黄、细辛、桔梗、防风开泄肺气，钟乳、矾石、秦椒、五加皮固敛阳精，生姜、大枣调和营卫，共襄扶阳续筋之功。其间白术与钟乳相反，《千金》每用相激以壮其威，且与矾石并用，不独为气伤精脱之所需，并可御麻黄发汗之外脱，况渍酒缓进，与汤药急追，用法迥乎不类也。

03212 人参酒（《本草纲目》卷二十五）

【组成】人参

【用法】上为末，同曲、米酿酒，或袋盛浸酒。煮饮。

【功用】补中益气。

【主治】诸虚。

03213 人参散（方出《肘后方》卷三，名见《圣济总录》卷六十八）

【组成】人参

【用法】上为末。每服方寸匕，一日五六次。

【主治】卒上气，鸣息便欲绝。

【宜忌】《普济方》引《肘后方》：忌腥、咸、醋、酱、面等，并勿过醉饱。

03214 人参散（《千金》卷十六）

【组成】人参 甘草 细辛各六两 麦门冬 桂心 当归各七分 干姜二两 远志一两 吴茱萸二分 蜀椒三分

【用法】上药治下筛。食后服方寸匕，温酒送下。

【功用】补胃虚寒。

【主治】胃虚寒，身枯绝，诸骨节皆痛。

【方论选录】《千金方衍义》：胃气虚寒而用参、甘、姜、桂、椒、萸、志、辛，辛温散逆，亦人所共喻。其外，当归、麦冬，一以主身枯骨痛，一以滋诸味辛燥也。

03215 人参散（方出《千金》卷二十五，名见《圣惠》卷三十九）

【异名】人参汤（《圣济总录》卷八十七）。

【组成】芍药 栝楼根 人参 白薇 枳实 知母各二两 甘草一两 生地黄八两 酸枣仁半升 茯神（《外台》作茯苓）三两

【用法】上㕮咀。以水一斗，煮取三升，分为三服。

【主治】❶《千金》：饮酒房劳，虚而受热，积日不食，四肢中热，饮酒不已，酒入百脉，心气虚，令人错谬失常。❷《圣济总录》：热劳，心神烦躁，肢体酸疼，不能饮食。

【方论选录】《千金方衍义》：夏月耽嗜太过，令人错谬失常，皆由精神血气离散所致，故用芍药、地黄滋敛阴津；人参、甘草培养阳气；栝楼、知母解渴除烦；枣仁、茯神收摄精神；白薇、枳实宣通胃气。虚火退而精津复，神气安而错谬除矣。

【备考】本方方名，《普济方》卷引作"人参饮"。

03216 人参散（《千金翼》卷十六）

【组成】人参 当归各五分 天雄（炮，去皮） 前胡 吴茱萸 白术 秦艽 乌头（炮，去皮） 细辛各二分 附子一两（炮，去皮） 独活一分 防风 麻黄（去节） 莽草 蜀椒（去目、闭口者，汗） 桔梗 天门冬（去心） 五味子 白芷各三两 芎䓖一两

【用法】上为散。每服方寸匕，酒送下，一日三次。中热者，加减服之。若卒中风、伤寒鼻塞者，服讫覆取汗，即愈。

【主治】一切诸风。

03217 人参散（《千金翼》卷十九）

【组成】人参 茯苓 陈曲 厚朴（炙） 麦蘖 白术 吴茱萸各二两 槟榔八枚

【用法】上为散。食后服方寸匕，酒送下，一日二次。

【主治】虚劳，冷饮食不消，劳倦，噫气，胀满，忧恚不解。

03218 人参散（《千金翼》卷二十四）

【组成】人参 干姜 白芷 甘草各一两

【用法】上为散。先食服方寸匕，以饮送下，一日三次；少小半匕。

【主治】寒热，瘰疬在颈，脉如杏李。

03219 人参散（《圣惠》卷三）

【组成】人参一两（去芦头） 枳壳三分（麸炒微黄，去瓤） 五味子三分 桂心三分 柏子仁一两 山茱萸三分 甘菊花三分 茯神三分 枸杞子三分 熟干地黄一两

【用法】上为散。每服一钱，以温酒调下，不拘时候。

【主治】胆虚冷，恒多恐畏，不能独卧，心下澹澹，如人将捕，头目不利，胸中满闷。

03220 人参散（《圣惠》卷三）

【异名】枳壳汤、人参汤（《圣济总录》卷四十二）。

【组成】人参半两（去芦头） 甘草半两（炙微赤，锉） 葵子半两 黄芩三分 赤茯苓三分 枳壳三分（麸炒微黄，去瓤）

【用法】上为散。每服三钱，以水一中盏，加生姜半分，同煎至六分，去滓，不拘时候温服。

【主治】❶《圣惠》：胆实热，心神惊悸，小便不利。❷《圣济总录》：胆经有余，腹中冒冒，气满不安，咽干头重；胆虚气逆，邪热攻冲，口苦烦渴。

03221 人参散（《圣惠》卷三）

【组成】人参三分（去芦头） 赤茯苓一两 牛黄一分（细研如粉） 羌活三分 远志三分（去心） 川升麻半两 麦门冬一两（去心，焙） 犀角屑半两

【用法】上为细散。每服一钱，食后用薄荷温水调下。

【主治】胆热，心神昏闷，多睡。

【宜忌】忌猪肉、湿面等。

【备考】方中赤茯苓，《普济方》引作"赤芍药"。

03222 人参散（《圣惠》卷四）

【组成】人参一两（去芦头） 白茯苓一两 子芩半两 桂心半两 白术半两 麦门冬一两（去心） 射干半两 川升麻一两 甘草半两（炙微赤，锉） 紫石英一两（细研如粉）

【用法】上为粗散。每服三钱，以水一中盏，煎至六分，去滓，食后温服。

【主治】心气不足，或喜或悲，时时嗔怒烦闷；或鼻衄，眼目黄赤；或独言语，不自觉知。咽喉强痛，唇口干燥，冷汗自出，惊悸心烦，面赤。

【宜忌】忌炙爆、热面。

03223 人参散（《圣惠》卷四）

【组成】人参三分（去芦头） 犀角屑三分 赤茯苓三分 菖蒲三分 鬼箭羽三分 龙齿一两

【用法】上为细末。每服四钱，以水一中盏，煎至六分，去滓，不拘时候温服。

【主治】心脏风邪，有如鬼语，闷乱恍惚。

03224 人参散（《圣惠》卷四）

【组成】人参一两（去芦头）沙参一两（去芦头） 赤茯苓一两 黄耆一两（锉） 地骨皮一两 麦门冬一两（去心） 柴胡一两（去芦头） 羚羊角屑一两 甘草半两（炙微赤，锉）

【用法】上为散。每服三钱，以水一中盏，煎至六分，去滓，不拘时候温服。

【主治】心胸烦热，不思饮食。

03225 人参散（《圣惠》卷五）

【组成】人参一两（去芦头） 赤茯苓一两 桂心一两 干姜半两（炮裂，锉） 诃黎勒一两（煨，用皮） 川大黄一两（锉细，微炒） 细辛半两 枳壳一两（麸炒微黄，去瓤） 赤芍药一两 槟榔一两 甘草半两（炙微赤，锉）。

【用法】上为末，炼蜜为丸，如梧桐子大。每服二十丸，以生姜汤送下，不拘时候。

【主治】脾胃冷热气不和，胸膈不利，三焦闭塞。

【宜忌】忌生冷、油腻、湿面。

【备考】本方方名，《普济方》引作"人参汤"，均与剂型不符。据本方用法，当为"人参丸"。

03226 人参散（《圣惠》卷五）

【组成】人参一两（去芦头） 丁香半两 白术二两 草豆蔻一两（去皮） 枳壳实半两（麸炒微黄） 木香半两 甘草一分（炙微赤，锉）

【用法】上为粗散。每服三钱，以水一中盏，加生姜半分，大枣三枚，煎至六分，去滓，不拘时候温服。

【主治】脾气虚，心腹胀满，不思饮食，体重无力。

【宜忌】忌生冷、油腻、湿面。

03227 人参散（《圣惠》卷五）

【组成】人参一两（去芦头） 附子一两（炮裂，去皮脐） 神曲一两（微炒令黄） 白术三分 麦蘖一两（炒微黄） 吴茱萸半两（汤洗七遍，焙干，微炒） 厚朴一两半（去粗皮，涂生姜汁，炙令香熟） 干姜半两（炮裂） 陈橘皮一两半（汤浸，去白瓤，焙） 甘草一分（炙微赤，锉） 草豆蔻一两（去皮）

【用法】上为散。每服三钱，以水一中盏，加大枣三枚，煎至六分，去滓，不拘时候，稍热服。

【主治】脾胃虚冷，食不消化，腹胁气胀，不思饮食，四肢少力。

03228 人参散（《圣惠》卷五）

【组成】人参一两（去芦头） 白术一两 厚朴一两半（去粗皮，涂生姜汁，炙令香熟） 高良姜一两（锉） 川乌头一两（炮裂，去皮脐） 桂心一两

【用法】上为散。每服三钱，以水一中盏，加大枣三枚，煎至六分，去滓，不拘时候，稍热服。

【主治】脾胃气虚弱，不能饮食，背心常冷，四肢不和。

03229 人参散（《圣惠》卷五）

【组成】人参一两（去芦头） 前胡一两（去芦头） 生姜半两 粟米半合 薤白七茎 豉半合

【用法】上锉细，和匀。都以水二大盏，煎至一盏一分，去滓，不拘时候，分温三服。

【主治】脾胃壅热，气满不能食，纵食呕哕。

03230 人参散（《圣惠》卷五）

【组成】人参一两（去芦头） 柴胡一两半（去苗） 白茯苓一两 厚朴二两（去粗皮，涂生姜汁，炙令香熟） 白术一两 桔梗一两（去芦头） 陈橘皮二两（汤浸，去白瓤，焙） 五味子一两 黄耆一两（锉） 当归一两（锉，微

炒) 槟榔一两 甘草半两(炙微赤，锉) 桂心三分 半夏一两(汤洗七遍，去滑)

【用法】上为散。每服三钱，以水一中盏，加生姜半分，大枣三枚，煎至六分，去滓，不拘时候温服。

【主治】脾胃气久弱，肌体羸瘦；或加劳气，大肠不调，有时痰逆，不思饮食，四肢少力。

03231 人参散《圣惠》卷五

【组成】人参三分(去芦头) 白术半两 赤茯苓半两 黄耆半两(锉) 附子三分(炮裂，去皮脐) 木香半两 桔梗半两(去芦头) 大腹皮半两(锉) 甘草一分(炙微赤，锉) 陈橘皮一两(汤浸，去白瓤，焙) 诃黎勒一两(煨，用皮)

【用法】上为散。每服三钱，以水一中盏，煎至六分，去滓，食前温服。

【主治】胃中虚冷，胸膈腹胁胀满，四肢不利。

03232 人参散《圣惠》卷六

【异名】人参汤(《圣济总录》卷十三)。

【组成】人参三分(去芦头) 半夏半两(汤浸洗七遍去滑) 干姜半两(炮裂，锉) 白茯苓半两 白术半两 甘草半两(炙微赤，锉) 五味子半两 肉桂半两(去粗皮) 陈橘皮一两(汤浸，去白瓤，焙) 黄耆半两(锉) 诃黎勒三分(煨，用皮)

【用法】上为散。每服三钱，以水一中盏，加生姜半分，大枣三枚，煎至六分，去滓，不拘时候，稍热服。

【主治】❶《圣惠》：肺脏伤风冷，咳嗽多涕，心膈痰逆，不欲饮食。❷《圣济总录》：风气汗泄太多，寒中泣出。

03233 人参散《圣惠》卷六

【组成】人参一两(去芦头) 麻黄三分(去根节) 甜葶苈三分(隔纸炒令紫色) 枳壳三分(麸炒微黄，去瓤) 木通三分(锉) 乌梅七枚(用肉，微炒) 桔梗三分(去芦头) 紫菀三分(洗，去苗土) 桑根白皮三分(锉) 甘草半两(炙微赤，锉) 赤茯苓半两 款冬花三分

【用法】上为散。每服三钱，以水一中盏，加生姜半分，煎至六分，去滓，不拘时候温服。

【主治】肺脏痰毒壅滞，气逆咳嗽，不思饮食。

03234 人参散《圣惠》卷七

【异名】人参汤(《圣济总录》卷五十三)。

【组成】人参一两(去芦头) 五味子三分 白术三分 附子三分(炮裂，去皮脐) 细辛三分 半夏三分(汤洗七遍去滑) 前胡三分(去芦头) 黄耆三分(锉) 桂心三分 枳实半两(麸炒微黄) 甘草半两(炙微赤，锉)

【用法】上为粗散。每服三钱，以水一中盏，加生姜半分，煎至六分，去滓，不拘时候温服。

【主治】肾脏虚损，冷气所攻，下焦虚，上焦壅滞，多唾稠黏，四肢不利。

03235 人参散《圣惠》卷九

【组成】人参半两(去芦头) 桂心三分 赤芍药半两 白术半两 干姜半两(炮裂，锉) 麻黄二分(去根节) 甘草一两(炙微赤，锉)

【用法】上为散。每服四钱，以水一中盏，煎至六分，去滓，不拘时候温服。并四五服，汗出效。

【主治】伤寒一日，头痛壮热，烦闷，其脉洪数。

03236 人参散《圣惠》卷九

【组成】人参二两(去芦头) 柴胡二两(去苗) 黄芩一两 甘草一两(炙微赤，锉) 白术一两 半夏半两(汤洗七遍去滑) 厚朴一两(去粗皮，涂姜汁，炙令香熟)

【用法】上为粗散。每服三钱，以水一中盏，加生姜半分，大枣三枚，煎至六分，去滓，不拘时候温服。

【主治】伤寒六日，呕哕不定，头痛体疼，时有虚汗。

03237 人参散《圣惠》卷九

【组成】人参三分(去芦头) 柴胡三分(去苗) 白茯苓三分 牡蛎三分(烧为粉) 黄芩三分 白芍药三分 桂心三分 半夏三分(汤洗七遍去滑) 甘草三分(炙微赤，锉) 干姜三分(炮裂，锉)

【用法】上为散。每服三钱，以水一中盏，加生姜半分，大枣三枚，煎至五分，去滓，不拘时候温服。

【主治】伤寒六日，吐泻，百骨疼痛，脚冷腹热。

03238 人参散《圣惠》卷九

【异名】十味人参散(《博济》卷二)、十味人参汤(《圣济总录》卷二十一)。

【组成】人参二两(去芦头) 桂心二两 陈橘皮二两(汤浸，去白瓤，焙) 厚朴二两(去粗皮，涂生姜汁，炙令香熟) 干姜二两(炮裂，锉) 赤茯苓二两 杏仁二两(汤浸，去皮尖双仁，麸炒微黄) 白术二两 甘草二两(炙微赤，锉) 麻黄四两(去根节)

【用法】上为散。每服四钱，以水一中盏，加生姜半分，大枣三枚，煎至六分，去滓，不拘时候热服。

【功用】❶《圣惠》：解表，利四肢，和胃气。❷《博济》：调理荣卫，进饮食，解利经络，去久滞风邪。

【主治】❶《圣惠》：伤寒。❷《圣济总录》：伤寒头痛体疼，寒热不解。

03239 人参散《圣惠》卷十

【组成】人参(去芦头) 犀角屑 麦门冬(去心) 柴胡(去苗) 黄芩 川升麻 玄参 赤茯苓 地骨皮 葛根(锉) 栀子仁 甘草(炙微赤，锉)各一两

【用法】上为粗末。每服四钱，以水一中盏，煎至六分，去滓，不拘时候温服。

【主治】伤寒汗后，热不除，进退发歇，身体温，心神烦闷，口干舌涩，不思饮食。

03240 人参散《圣惠》卷十

【组成】人参一两(去芦头) 知母一两 甘草半两(炙微赤，锉) 石膏二两

【用法】上为粗散。每服五钱，以水一大盏，加生姜半分，煎至五分，去滓，不拘时候温服。

【主治】伤寒大汗后，烦渴，热不解，脉大者。

03241 人参散《圣惠》卷十一

【组成】人参(去芦头) 木香 附子(炮裂，去皮脐) 桂心 干姜(炮裂，锉) 当归(锉，微炒) 吴茱萸(汤浸七遍，焙干微炒) 槟榔各一两

【用法】上为粗散。每服四钱，以水一中盏，加大枣三枚，煎至六分，去滓，不拘时候，稍热频服

【主治】阴毒伤寒，手足逆冷，心下烦满。

03242 人参散《圣惠》卷十一

【组成】人参一两(去芦头) 赤茯苓三分 高良姜半两(锉) 草豆蔻半两(去皮) 附子半两(炮裂，去皮

脐）　陈橘皮半两（汤浸,去白瓤,焙）　细辛一分　甘草半分（炙微赤,锉）　子芩三分　诃黎勒皮半两　厚朴半两（去粗皮,涂生姜汁,炙令香熟）

【用法】上为粗散。每服二钱,以水一中盏,加生姜半分,煎至五分,去生姜,不拘时候,和滓稍热服。

【主治】食毒伤寒,初得病,身体不大热,心闷,吐逆上气,小便赤色,下利不止,水谷不化。

03243 人参散《圣惠》卷十一）

【组成】人参三分（去芦头）　桔梗半两（去芦头）　龙骨三分　茯神三分　半夏半两（汤洗七遍,去滑）　远志一分（去心）　枳实三分（麸炒微黄）　麦门冬三分（去心）　沙参半两（去芦头）　黄耆半两（锉）　甘草一分（炙微赤,锉）

【用法】上为散。每服五钱,以水一大盏,加生姜半分,大枣三枚,粳米五十粒,煎至五分,去滓,不拘时候温服。

【主治】伤寒邪热伤心,恍惚狂言,时有痰逆,不欲饮食。

03244 人参散《圣惠》卷十一）

【组成】人参一两（去芦头）　半夏半两（汤洗七遍,去滑）　芦根一两（锉）　麦门冬半两（去心）　枳实半两（麸炒微黄）　黄耆三分（锉）　赤芍药半两　白术半两　赤茯苓半两　甘草半两（炙微赤,锉）

【用法】上为散。每服五钱,以水一大盏,加生姜半分,大枣三枚,粳米五十粒,煎至五分,去滓,不拘时候温服。

【主治】伤寒潮热不退,每发口干渴逆,饮食全少,四肢无力。

03245 人参散《圣惠》卷十一）

【组成】人参（去芦头）　赤芍药　附子（炮裂,去皮脐）　白术各一两　甘草半两（炙微赤,锉）　赤茯苓一两

【用法】上为散。每服四钱,以水一中盏,加生姜半分,煎至六分,去滓,不拘时候温服。

【主治】伤寒,发汗热不解,心下悸,头眩,身胸振。

03246 人参散《圣惠》卷十二）

【组成】人参（去芦头）　赤茯苓　陈橘皮（汤浸,去白瓤,焙）　紫苏茎叶　前胡（去芦头）　白术　紫菀（去苗土）各半两　甘草一分（炙微赤,锉）

【用法】上为散。每服四钱,以水一中盏,加生姜半分,煎至六分,去滓,不拘时候温服。

【主治】伤寒,咳嗽呕逆,不纳饮食。

03247 人参散《圣惠》卷十二）

【组成】人参一两（去芦头）　陈橘皮半两（汤浸,去白瓤,焙）　麦门冬半两（去心）　栀子仁半两　茯神半两

【用法】上为散。每服四钱,以水一中盏,煎至六分,去滓,不拘时候温服。

【主治】伤寒,发汗大下之后,余热不去,心中多烦。

03248 人参散《圣惠》卷十二）

【组成】人参一两（去芦头）　赤茯苓一两　旋覆花一两　细辛一两　白芷一两　干姜半两（炮裂,锉）　赤芍药一两　半夏半两（汤洗七遍,去滑）　前胡一两（去芦头）

【用法】上为散。每服三钱,以水一中盏,加生姜半分,煎至六分,去滓,不拘时候温服。

【主治】伤寒头痛,痰毒壮热,心膈滞闷。

03249 人参散《圣惠》卷十二）

【组成】人参（去芦头）　枳实（麸炒令黄色）　附子（炮裂,去皮脐）　桂心　甘草（炙微赤,锉）　干姜（炮裂,锉）　黄连（去须）　赤石脂　当归（锉,微炒）　半夏（汤洗七遍去滑）　白茯苓各半两

【用法】上为散。每服四钱,以水一中盏,加生姜半分,煎至六分,去滓,不拘时候温服。

【主治】伤寒,霍乱吐利,心烦腹痛。

03250 人参散《圣惠》卷十二）

【组成】人参一两（去芦头）　陈橘皮一两（汤浸,去白瓤,焙）　甘草半两（炙微赤,锉）　白术一两　厚朴一两半（去粗皮,涂生姜汁,炙黄熟）　肉豆蔻一两（去壳）　枳壳一两（麸炒微黄,去瓤）　桂心一两

【用法】上为散。每服三钱,以水一中盏,加生姜半分,煎至六分,去滓,不拘时候,稍热频服。

【主治】伤寒、霍乱,吐泻不定,兼脾胃冷气攻心,腹胀满,不下饮食。

03251 人参散《圣惠》卷十二）

【组成】人参（去芦头）　远志（去心）　白茯苓　麦门冬（去心）　黄耆（锉）　柴胡（去苗）各一两　甘草一分（炙微赤,锉）　龙骨一两

【用法】上为散。每服五钱,以水一大盏,加生姜半分,大枣三枚,竹茹一分,煎至五分,去滓,不拘时候温服。

【主治】伤寒虚汗不止,心多烦躁,时时惊悸。

03252 人参散《圣惠》卷十三）

【组成】人参一两（去芦头）　附子三分（炮裂,去皮脐）　干姜三分（炮裂,锉）　川大黄一两（锉碎,微炒）　槟榔半两　诃黎勒皮三分

【用法】上为散。每服五钱,以水一中盏,加生姜半分,煎至六分,去滓,不拘时候热服。良久,吃热粥以助药力。

【主治】两感伤寒,一两日不得汗,脉沉迟,心中烦闷,毒气相传,阴阳交并。

03253 人参散《圣惠》卷十三）

【组成】人参一两（去芦头）　陈橘皮半两（汤浸,去白瓤,焙）　桂心半两　干姜半两（炮裂,锉）　赤茯苓一两　神曲一两（炒令微黄）　麦蘖一两（炒令微黄）　白术一两　甘草半两（炙微赤,锉）　诃黎勒皮半两　槟榔一两　厚朴一两（去粗皮,涂生姜汁,炙令香熟）

【用法】上为散。每服五钱,以水一中盏,加生姜半分,煎至六分,去滓,不拘时候,稍热服。

【主治】伤寒后,脾胃气不和,腹胀气满,噎闷食少。

03254 人参散《圣惠》卷十三）

【组成】人参二两（去芦头）　桂心一两　陈橘皮二两（汤浸,去白瓤,焙）　厚朴二两（去粗皮,涂生姜汁,炙令香熟）　干姜一两（炮裂,锉）　赤茯苓二两　麦蘖一两（炒令黄色）　白术二两　甘草一两（炙微赤,锉）　草豆蔻一两（去皮）

【用法】上为散。每服四钱,以水一中盏,加生姜半分,大枣一枚,煎至六分,去滓,不拘时候温服。

【主治】伤寒后,胃气不和,食即心腹妨闷,四肢少力。

【备考】《普济方》有“神曲一两”。

03255 人参散《圣惠》卷十四）

【组成】人参一两（去芦头）　白茯苓一两　黄耆一两

半（锉）　熟干地黄一两半　肉苁蓉二两（酒浸一宿，刮去皱皮，炙干）　五味子一两　附子一两（炮裂，去皮脐）　陈橘皮三分（汤浸，去白瓤，焙）　半夏三分（汤洗七遍去滑）　柴胡一两（去苗）　桂心一两　白术三分

【用法】上为散。每服五钱，以水一中盏，加生姜半分，大枣五枚，煎至五分，去滓，不拘时候，稍热服。

【主治】伤寒重病后，四肢沉困，肢体酸疼，翕翕少气；或两胁拘急，腰背强直，面少颜色，不能饮食，渐至虚羸。

03256　人参散（《圣惠》卷十四）

【组成】人参半两（去芦头）　桂心半两　干姜半两（炮裂，锉）　半夏半两（汤洗七遍去滑）　黄耆一两（锉）　白芍药半两　甘草一分（炙微赤，锉）　五味子半两　熟干地黄一两

【用法】上为散。每服五钱，以水一大盏，加生姜半分，大枣三枚，煎至五分，去滓，食前稍热服。

【主治】伤寒后，虚羸不足，五脏气乏。

03257　人参散（《圣惠》卷十四）

【组成】人参一两（去芦头）　茯神一两　陈橘皮三分（汤浸，去白瓤，焙）　杏仁一分（汤浸，去皮尖双仁，麸炒微黄）

【用法】上为散。每服三钱，以水一中盏，加生姜半分，大枣三枚，煎至六分，去滓，不拘时候温服。

【主治】伤寒后，心虚惊悸，恍惚不安。

03258　人参散（《圣惠》卷十五）

【组成】人参一两（去芦头）　麦门冬一两（去心）　陈橘皮半两（汤浸，去白瓤，焙）　黄耆半两（锉）　甘草半两（炙微赤，锉）　草豆蔻一两

【用法】上为散。每服三钱，以水一中盏，煎至五分，去滓，不拘时候温服。

【主治】时气，大下后，胃气虚冷，呕逆不止。

03259　人参散（《圣惠》卷十五）

【组成】人参二两（去芦头）　大腹皮一两（锉）　枳实一两（麸炒微黄）　赤茯苓一两　麦门冬一两半（去心，焙）　甘草半两（炙微赤，锉）　诃黎勒一两（用皮）　白术一两　桔梗一两（去芦头）

【用法】上为散。每服五钱，以水一大盏，煎至五分，去滓，食前温服。

【主治】时气后，胃虚，心膈壅闷，时有寒热，宿食不消。

03260　人参散（《圣惠》卷十七）

【组成】人参一两（去芦头）　知母一两　枳实一两（麸炒令微黄）　陈橘皮一两（汤浸，去白瓤）　栀子仁一两　槟榔一两　豉三两（微炒变色）　甘草一两（炙微赤，锉）

【用法】上为粗散。每服五钱，以水一大盏，煎至五分，去滓，不拘时候温服。

【主治】热病四日，热毒解后，时来时往，恶寒微热，不能食。

03261　人参散（《圣惠》卷十七）

【组成】人参三分（去芦头）　黄连三分（去须）　黄芩一两　桂心半两　栝楼根一两　甘草三分（炙微赤，锉）

【用法】上为散。每服四钱，以水一中盏，煎至六分，去滓，不拘时候温服。

【主治】热病，经吐下后，有余热，烦渴不止。

03262　人参散（《圣惠》卷十七）

【组成】人参三分（去芦头）　犀角屑半两　甘草半两（炙微赤，锉）　黄芩半两　远志半两　秦艽半两（去苗）　地骨皮半两　沙参半两（去芦头）

【用法】上为散。每服五钱，以水一中盏，煎至五分，去滓，下竹沥一合，搅令匀，不拘时候温服。

【主治】热病，壅热发狂，心忪惊悸。

03263　人参散（《圣惠》卷十七）

【组成】人参一两（去芦头）　栀子仁一两　蓝叶一两　甘草一两（炙微赤，锉）　大青一两　白鲜皮一两

【用法】上为散。每服四钱，以水一中盏，煎至六分，去滓，不拘时候服。

【主治】热病汗后，余热不除，烦躁，恍惚不安。

03264　人参散（《圣惠》卷十七）

【组成】人参半两（去芦头）　木香半两　白术三分　半夏半两（汤浸七遍，去滑）　甘草半两（炙微赤，锉）　陈橘皮三分（汤浸，去白瓤，焙）

【用法】上为散。每服三钱，以水一中盏，加生姜半分，大枣三枚，煎至六分，去滓，不拘时候温服。

【主治】热病出汗后，心腹胀满，呕逆少气。

03265　人参散（《圣惠》卷十八）

【组成】人参一两（去芦头）　枳壳半两（麸炒微黄，去瓤）　甘草半两（炙微赤，锉）　沉香一两　黄耆半两（锉）　厚朴二两（去粗皮，涂生姜汁，炙令香熟）

【用法】上为散。每服三钱，以水一中盏，加生姜半分，大枣三枚，煎至六分，去滓，食前温服。

【主治】热病后，脾胃虚，不思饮食，胁下有气，腹肚不调。

03266　人参散（《圣惠》卷十八）

【组成】人参一两（去芦头）　麦门冬一两半（去心，焙）　赤芍药一两　柴胡一两（去苗）　白茯苓一两　黄耆一两（锉）　牡蛎一两（烧为粉）　甘草半两（炙微赤，锉）　鳖甲一两（涂醋，炙令微黄，去裙襕）

【用法】上为散。每服四钱，以水一中盏，煎至六分，去滓，不拘时候温服。

【主治】热病后，虚劳盗汗，口苦，不得睡卧，四肢烦疼，舌干卷涩。

03267　人参散（《圣惠》卷二十）

【组成】人参三分（去芦头）　防风半两（去芦头）　桂心半两　细辛半两　石菖蒲半两　杨上寄生一两　附子半两（炮裂，去皮脐）　干姜半两（炮裂，锉）　莽草一两（微炒）　鬼箭半两　茯神三分　甘草半两（炙微赤，锉）

【用法】上为粗散。每服三钱，以水一中盏，煎至六分，去滓，不拘时候温服。

【主治】风邪入心，神思恍惚，悲愁不乐，喜怒无常。

03268　人参散（《圣惠》卷二十）

【组成】人参二两（去芦头）　生干地黄一两　麦门冬一两半（去心，焙）　白茯苓一两　龙齿二两　犀角屑一两　小草一两

【用法】上为粗散。每服三钱，以水一中盏，煎至六分，去滓，不拘时候温服。

【主治】风惊，闷乱恍惚。

03269　人参散（《圣惠》卷二十）

【组成】人参一两（去芦头）　五味子半两　桂心三

分　杏仁半两（汤浸，去皮尖双仁，麸炒微黄）　细辛三分　石菖蒲三分　附子三分（炮裂，去皮脐）　诃黎勒皮半两　甘草一分（炙微赤，锉）

【用法】上为散。每服三钱，以水一中盏，加生姜半分，大枣三枚，煎至六分，去滓，不拘时候，稍热服。

【主治】风冷失声，肺寒少气。

03270　人参散（《圣惠》卷二十三）

【组成】人参二两（去芦头）　牡蛎一两半（烧为粉）　石膏三两　甘草一两（炙微赤，锉）

【用法】上为细散。每服二钱，不拘时候，以温水调下。

【主治】风虚汗出，热闷甚者。

03271　人参散（《圣惠》卷二十六）

【组成】人参一两（去芦头）　石膏五两　沙参一两（去芦头）　茯神一两半　赤芍药一两　栀子仁半两　赤石脂一两　犀角屑半两　紫菀一两（洗，去苗土）　远志半两（去心）　甘草半两（炙微赤，锉）

【用法】上为散。每服五钱，以水一大盏，煎至六分，去滓，加竹沥半合，生地黄汁半合，搅匀，食后分温二服。

【主治】心劳实热，多惊，梦中恐畏不安。

03272　人参散（《圣惠》卷二十六）

【组成】人参半两（去芦头）　白茯苓三分　芎䓖半两　厚朴三分（去粗皮，涂生姜汁，炙令香熟）　枳壳半两（麸炒微黄，去瓤）　麦蘖半两（微炒）　吴茱萸一分（汤浸七遍，焙干，微炒）　陈橘皮半两（汤浸，去白瓤，焙）　诃黎勒一两（煨，用皮）　木香半两　草豆蔻三分（去皮）

【用法】上为粗散。每服四钱，以水一中盏，加生姜半分，大枣二枚，煎至六分，去滓，食前温服。

【主治】脾劳，四肢羸瘦，腹中冷痛，不能饮食。

【宜忌】忌生冷、油腻。

03273　人参散（《圣惠》卷二十六）

【组成】人参一两（去芦头）　茯神一两　牛黄一分（研细）　薯蓣一两　麦门冬一两半（去心，焙）　铁粉一两（研细）　麝香半分（细研）　远志半两（去心）　生干地黄一两　羚羊角屑半两　酸枣仁一两（微炒）

【用法】上为细散，入研了药，同研令匀。每服一钱，煎竹茹汤调下，不拘时候。

【主治】脉极。好忘，言语不快，精神恍惚，脉虚，惊跳不定。

03274　人参散（《圣惠》卷二十七）

【组成】人参半两（去芦头）　黄耆三分（锉）　麦门冬一两半（去心，焙）　甘草半两（炙微赤，锉）　熟干地黄一两　当归半两　白芍药三分　白术三分　酸枣仁一两（微炒）

【用法】上为粗散。每服三钱，以水一中盏，加生姜半分，大枣三枚，煎至六分，去滓，不拘时候温服。

【主治】虚劳少气，四肢疼痛，心神烦热，不得睡卧，吃食全少。

03275　人参散（方出《圣惠》卷二十八，名见《普济方》卷二三三）

【组成】人参一两（去芦头）　龙骨一两半　桑螵蛸一两（微炒）　熟干地黄一两半　桂心三分　黄耆一两（锉）　茯神一两　麦门冬一两半（去心，焙）　甘草半两（炙微赤，锉）　白术三分　肉苁蓉一两（酒浸一宿，刮去皱皮，炙干）

【用法】上为粗散。每服四钱，以水一中盏，加生姜半分，大枣三枚，煎至六分，去滓，食前温服。

【主治】虚劳羸瘦，夜卧失精，心神虚烦，咽喉不利，少思饮食。

03276　人参散（《圣惠》卷二十八）

【组成】人参一两（去芦头）　当归三分（锉，微炒）　草豆蔻三分（去皮）　陈橘皮一两（汤浸，去白瓤，焙）　厚朴二两（去粗皮，涂生姜汁，炙令香熟）　桂心三分　甘草半两（炙微赤，锉）　白术三分　大麦蘖二两（炒微黄）　吴茱萸半两（汤浸七遍，焙干，微炒）

【用法】上罗为散。每服三钱，以水一中盏，加生姜半分，大枣三枚，煎至六分，去滓，食前稍热服。

【主治】虚劳，脾胃虚冷，食不消化，腹胁气痛。

03277　人参散（《圣惠》卷二十八）

【异名】人参煮散（《鸡峰》卷七）。

【组成】人参一两（去芦头）　白芍药三分　桂心三分　黄耆二两（锉）　甘草半两（炙微赤，锉）　茯神一两　白龙骨一两　牡蛎一两（烧为粉）　远志一两（去心）　泽泻一两　酸枣仁二两（微炒）

【用法】上为粗散。每服三钱，以水一中盏，煎至六分，去滓，不拘时候温服。

【主治】虚劳惊悸，心神不安。

03278　人参散（《圣惠》卷二十九）

【组成】人参一两（去芦头）　桔梗一两（去芦头）　桑根白皮一两（锉）　枳壳三分（麸炒微黄，去瓤）　麦门冬三分（去心）　柴胡一两（去苗）　黄耆二两（锉）　赤茯苓三分　鳖甲一两（涂醋，炙令黄，去裙襕）　诃黎勒皮一两　木香三分　桂心三分

【用法】上为散。每服四钱，以水一中盏，加生姜半分，煎至六分，去滓，不拘时候温服。

【主治】虚劳，上焦气壅，每唾稠黏，不思饮食，四肢少力。

03279　人参散（《圣惠》卷二十九）

【组成】人参一两（去芦头）　赤茯苓一两　柴胡一两（去苗）　地骨皮三分　鳖甲一两（涂醋，炙令黄，去裙襕）　芎䓖三分　枳壳半两（麸炒微黄，去瓤）　陈橘皮一两（汤浸，去白瓤，焙）　木香半两　甘草半两（炙微赤，锉）　白术三分　赤芍药一两

【用法】上为散。每服四钱，以水一中盏，加生姜半分，煎至六分，去滓，不拘时候温服。

【主治】虚劳羸瘦，身体疼痛，不欲饮食。

【宜忌】忌苋菜。

03280　人参散（《圣惠》卷二十九）

【组成】人参三分（去芦头）　黄耆一两（锉）　半夏三分（汤洗七遍去滑）　白茯苓一两　桂心三分　赤芍药三分　甘草半两（炙微赤，锉）　当归三分　熟干地黄一两　桑螵蛸三分（微炒）　酸枣仁三分（微炒）　草薢三分（锉）

【用法】上为粗散。每服四钱，以水一中盏，加生姜半分，大枣二枚，煎至六分，去滓，不拘时候温服。

【主治】虚劳，食少乏力，四肢烦疼。

03281　人参散（《圣惠》卷三十）

【组成】人参一两（去芦头）　白茯苓一两　白芍药一两　前胡一两（去芦头）　川椒半两（去目及开口者，微炒去汗）　桂心一两　麦门冬一两半（去心，焙）　当归半两　陈橘皮三分（汤浸，去白瓤，焙）　五味子半两　枳壳半两（麸炒微黄，去瓤）　甘草半两（炙微赤，锉）

【用法】上为散。每服四钱，以水一中盏，加生姜半分，大枣三枚，煎至六分，去滓，不拘时候温服。

【主治】虚劳少气，胸中逆满，不能下食，渐加羸弱。

03282 人参散（《圣惠》卷三十八）

【组成】人参一两（去芦头）　栝楼根一两　枳壳一两（麸炒微黄，去瓤）　甘草半两（生，锉）　前胡一两（去芦头）

【用法】上为散。每服四钱，以水一中盏，加生姜半分，煎至六分，去滓，不拘时候温服。

【主治】乳石发动，心闷烦渴，不下饮食。

03283 人参散（《圣惠》卷三十八）

【组成】人参一两（去芦头）　甘草半两（炙微赤，锉）　白术半两　栝楼根一两　黄芩半两

【用法】上为粗散。每服四钱，以水一中盏，加生姜半分，煎至六分，去滓，不拘时候温服。

【主治】乳石发动，虚热烦闷，痰饮呕逆。

03284 人参散（《圣惠》卷四十二）

【组成】人参二两（去芦头）　麦门冬一两（去心）　陈橘皮一两（汤浸，去白瓤，焙）　黄耆一两（锉）　紫苏茎叶一两　赤茯苓一两　枇杷叶一两（拭去毛，炙微黄）　诃黎勒皮一两半　甘草半两（炙微赤，锉）

【用法】上为散。每服三钱，以水一中盏，加生姜半分，大枣三枚，煎至六分，去滓，不拘时候温服。

【主治】上气，胃中烦热，痰壅吐逆，不能下食。

03285 人参散（《圣惠》卷四十二）

【组成】人参一两（去芦头）　陈橘皮三分（汤浸，去白瓤，焙）　紫菀一两（洗去苗土）　赤茯苓一两　款冬花三分　射干一两　细辛三分　杏仁三分（汤浸，去皮尖双仁，麸炒微黄）　菖蒲三分

【用法】上为散。每服五钱，以水一大盏，加生姜半分，煎至五分，去滓，不拘时候温服。

【主治】上气咳逆，喉中不利。

03286 人参散（《圣惠》卷四十二）

【组成】人参一两（去芦头）　赤芍药一两　木香一两　桂心一两　吴茱萸半两（汤浸七遍，焙干，微炒）　前胡一两（去芦头）　白术一两　诃黎勒皮一两　半夏一两（汤浸七遍去滑）　甘草半两（炙微赤，锉）　青橘皮一两（汤浸，去白瓤，焙）　熟干地黄一两

【用法】上为散。每服五钱，以水一中盏，加生姜半分，煎至六分，去滓，每于食后稍热服。

【主治】忧恚寒热喜怒，及饮食阻隔，内伤五脏，气攻上不能还下，心中悸动不安。

【备考】方中熟干地黄用量原缺，据《普济方》补。

03287 人参散（《圣惠》卷四十三）

【组成】人参一两（去芦头）　赤茯苓一两　白术一两　枇杷叶半两（拭去毛，炙微赤）　厚朴一两半（去粗皮，涂生姜汁，炙令香熟）　桂心一两　陈橘皮一两（汤浸，去白瓤，焙）　木香三分　桔梗一两（去芦头）

【用法】上为粗散。每服三钱，以水一中盏，加生姜半分，煎至六分，去滓，不拘时候温服。

【主治】心痛，痰饮多唾，不能食。

03288 人参散（《圣惠》卷四十三）

【组成】人参（去芦头）　白茯苓　桔梗（去芦头）　干木瓜　白术　桂心　当归（锉，微炒）各三两（分）　诃黎勒一两（炮裂，锉）　干姜半两（炮裂，锉）　吴茱萸半两（汤浸七遍，焙干微炒）　陈橘皮一两（汤浸，去白瓤，焙）

【用法】上为细散。每服一钱，以热粥饮调下，不拘时候。

【主治】久冷心痛，气攻两胁，妨闷，不能饮食。

03289 人参散（《圣惠》卷四十五）

【组成】人参一两（去芦头）　赤茯苓一两　陈橘皮一两（汤浸，去白瓤，焙）　槟榔一两　麦门冬一两（去心）　桂心三分

【用法】上为散。每服三钱，以水一中盏，加生姜半分，煎至六分，去滓，不拘时候温服。

【主治】脚气呕逆，心乱，不能下食。

03290 人参散（方出《圣惠》卷四十五，名见《普济方》卷二四五）

【组成】人参一两（去芦头）　陈橘皮一两（汤浸，去白瓤，焙）　紫苏茎叶一两

【用法】上为散。每服四钱，以水一中盏，加生姜半分，煎至六分，去滓，不拘时候温服。

【主治】脚气，痰壅呕逆，心胸烦闷，不下饮食。

03291 人参散（《圣惠》卷四十六）

【异名】人参汤（《圣济总录》卷五十四）。

【组成】人参一两（去芦头）　杏仁三分（汤浸，去皮尖双仁，麸炒微黄）　干姜三分（炮裂，锉）　麻黄三分（去根节）　桂心半两　甘草半两（炙微赤，锉）　五味子三分　紫菀三分（去苗土）　陈橘皮三分（汤浸，去白瓤，焙）

【用法】上为散。每服四钱，以水一中盏，加大枣二枚，煎至六分，去滓温服，一日三次。

【主治】气嗽，心胸滞闷，四肢不和。

03292 人参散（《圣惠》卷四十六）

【组成】人参一两（去芦头）　赤茯苓一两　半夏半两（汤洗七遍去滑）　枳壳三分（麸炒微黄，去瓤）　甘草半两（炙微赤，锉）　旋覆花三分　前胡一两（去芦头）　杏仁三分（汤浸，去皮尖双仁，麸炒微黄）

【用法】上为散。每服四钱，以水一中盏，加生姜半分，煎至六分，去滓，不拘时候温服。

【主治】咳嗽痰壅，呕吐不食，心胸妨闷。

03293 人参散（《圣惠》卷四十七）

【组成】人参一两（去芦头）　干姜半两（炮）　吴白术一两　木瓜一两（干者）

【用法】上为粗散。每服三钱，以水一中盏，加生姜半分，煎至五分，去滓，不拘时候温服。

【主治】霍乱，吐逆及利，并脚转筋。

03294 人参散（《圣惠》卷四十七）

【组成】人参一两（去芦头）　白术一两　甘草半两（炙微赤，锉）　厚朴一两（去粗皮，涂生姜汁，炙令香熟）　陈橘皮一两（汤浸，去白瓤，焙）　半夏半两（汤浸七遍去滑）

【用法】上为粗散。每服三钱，以水一中盏，加大枣二

枚,生姜半分,煎至六分,去滓,不拘时候温服。

【主治】霍乱,呕吐不止。

03295 人参散(《圣惠》卷四十七)

【组成】人参半两(去芦头) 白术半两 赤芍药半两 甘草半两(炙微赤,锉) 当归半两(锉,微炒) 干姜一两(炮裂,锉) 赤茯苓一两 肉豆蔻半两(去壳) 桂心半两

【用法】上为散。每服三钱,以水一中盏,煎至六分,去滓,不拘时候温服。

【主治】霍乱吐泻,心腹痛,四肢不和。

03296 人参散(方出《圣惠》卷四十七,名见《普济方》卷二〇二)

【组成】人参三分(去芦头) 香薷一握(锉) 陈橘皮一两(汤浸,去白瓤,焙)

【用法】上为散,分为四服。每服以水一中盏,加大枣二枚,生姜半分,煎至六分,去滓,不拘时候温服。

【主治】霍乱及脾胃气虚,腹胀,不能饮食。

03297 人参散

《圣惠》卷四十七。为《千金》卷二十"人参汤"之异名。见该条。

03298 人参散(《圣惠》卷四十七)

【异名】麦门冬汤(《圣济总录》卷三十九)

【组成】人参一两(去芦头) 麦门冬一两(去心) 陈橘皮一两(汤浸,去白瓤,焙) 茯神三分 甘草半两(炙微赤,锉)

【用法】上为散。每服三钱,以水一中盏,加生姜半分,小麦五十粒,竹叶二七片,煎至六分,去滓,温温频服。

【主治】霍乱吐泻,心烦。

03299 人参散(方出《圣惠》卷四十七,名见《普济方》卷二〇三)

【组成】人参三分(去芦头) 白术半两 黄耆半两(锉) 茯神三分 甘草半两(炙微赤,锉) 干姜半两(炮裂,锉) 桂心半两 麦门冬三分(去心)

【用法】上为散。每服四钱,以水一中盏,加生姜半分,煎至六分,去滓,温温频服。

【主治】霍乱吐利,汗出心烦。

03300 人参散(《圣惠》卷四十七)

【组成】人参一两(去芦头) 白术二两 白茯苓一两 葛根一两(锉) 陈橘皮一两(汤浸,去白瓤,焙) 麦门冬一两(去心) 甘草半两(炙微赤,锉)

【用法】上为散。每服四钱,以水一中盏,加生姜半分,煎至六分,去滓,温温频服。

【主治】霍乱,卒吐下利不禁,脉数烦渴。

03301 人参散(《圣惠》卷四十七)

【组成】人参一两(去芦头) 甘草半两(炙微赤,锉) 干姜半两(炮裂,锉) 桂心三分 泽泻三分 附子一两(炮裂,去皮脐)

【用法】上为散。每服三钱,以水一中盏,煎至六分,去滓,不拘时候热服。

【主治】霍乱,吐利过多,脐下气筑悸。

03302 人参散(《圣惠》卷四十七)

【组成】人参一两(去芦头) 甘草一两(炙微赤,锉) 黄芩一两 白茯苓二两 芎䓖一两半 当归一两半(锉,微炒) 干姜二两(炮裂,锉) 厚朴二两(去粗皮,涂

生姜汁,炙令香熟)

【用法】上为散。每服五钱,以水一大盏,加粟米五合,煎至五分,去滓,不拘时候热服。

【主治】霍乱后下利。

03303 人参散(《圣惠》卷四十七)

【组成】人参二两(去芦头) 附子二两(炮裂,去皮脐) 甘草三两(炙微赤,锉) 白术二两 干姜二两(炮裂,锉) 麦门冬二两(去心)

【用法】上为散。每服三钱,以水一中盏,煎至六分,去滓,不拘时候热服。

【主治】霍乱,吐泻不定,四肢逆冷,大渴欲水。

03304 人参散(方出《圣惠》卷四十七,名见《普济方》卷二〇一)

【组成】人参一两(去芦头) 附子二两(炮裂,去皮脐) 白芍药一两 桂心二两 当归一两(锉碎,微炒) 陈橘皮二两(汤浸,去白瓤,焙) 白术一两 高良姜二两(锉)

【用法】上为散。每服四钱,以水一中盏,加大枣三枚,煎至六分,去滓,不拘时候热服。

【主治】霍乱,身体疼痛,四肢逆冷,服理中、四顺不效者。

03305 人参散(《圣惠》卷四十七)

【组成】人参二两(去芦头) 芦根二两(锉) 栀子仁二两 葳蕤二两 黄芩二两 知母二两 赤茯苓二两 麦门冬二两(去心) 陈橘皮二两(汤浸,去白瓤,焙) 石膏二两

【用法】上为散。每服五钱,以水一大盏,煎至五分,去滓,不拘时候温服。

【功用】和气止呕。

【主治】下焦壅热,气逆不续,呕吐不禁,名曰走哺。

03306 人参散(《圣惠》卷五十)

【组成】人参三分(去芦头) 甘草半两(炙微赤,锉) 射干一两 陈橘皮三分(汤浸,去白瓤,焙) 羚羊角屑三分 桂心半两 诃黎勒皮一两半 乌梅一两(去核,微炒)

【用法】上为散。每服三钱,以水一中盏,加生姜半分,煎至六分,去滓,不拘时候,稍热服之。

【主治】膈气,咽喉噎塞,心神虚烦,难下饮食。

03307 人参散(《圣惠》卷五十)

【组成】人参半两(去芦头) 厚朴半两(去粗皮,涂生姜汁,炙令香熟) 陈橘皮一两(汤浸,去白瓤,焙) 白术半两 沉香半两 紫苏茎叶一两

【用法】上为散。每服三钱,以水一中盏,加生姜半分,大枣三枚,煎至六分,去滓,不拘时候,稍热服。

【主治】膈气,噎塞不能下食,食即呕逆。

【备考】本方方名,《普济方》引作"人参汤"。

03308 人参散(《圣惠》卷五十)

【组成】人参一两(去芦头) 槟榔一两 高良姜半两(锉) 陈橘皮二两(汤浸,去白瓤,焙) 荜茇一两 白术一两

【用法】上为散。每服三钱,以水一中盏,加生姜半分,煎至六分,去滓,不拘时候,稍热服。

【主治】五膈气,脾胃冷滞,每欲食则多呕吐酸水。

03309 人参散(《圣惠》卷五十)

【组成】人参一两（去芦头）　木香半两　槟榔半两　干姜三分（炮裂，锉）　白术一两　枳壳半两（麸炒微黄，去瓤）　桂心一两　青橘皮三分（汤浸，去白瓤，焙）　京三棱一两（微煨，锉）　甘草半分（炙微赤，锉）　赤茯苓一两　诃黎勒皮一两　厚朴二两（去粗皮，涂生姜汁，炙令香熟）

【用法】上为散。每服三钱，以水一中盏，煎至六分，去滓，不拘时候，稍热服。

【主治】膈气壅滞，不下饮食。或宿食不消。

【备考】本方方名，《普济方》引作"人参汤"。

03310　人参散（《圣惠》卷五十）

【组成】人参一两（去芦头）　赤茯苓一两　木香半两　白术一两　麦蘖三分（炒微黄）　附子一两（炮裂，去皮脐）　诃黎勒皮一两　缩砂半两（去皮）　吴茱萸一两（汤浸七遍，焙干，微炒）

【用法】上为细散。每服一钱，不拘时候，以粥饮调下。

【主治】胸膈气滞，脾胃虚冷，饮食不消，面无颜色。

03311　人参散（《圣惠》卷五十）

【组成】人参半两（去芦头）　半夏半两（汤洗七遍去滑）　桂心半两　干姜半两（炮裂，锉）　白术半两　草豆蔻一两（去皮）　甘草半两（炙微赤，锉）　陈橘皮一两（汤浸，去白瓤，焙）　枇杷叶半两（拭去毛，炙微黄）　荜茇半两　大腹一两（锉）　丁香半两　诃黎勒皮一两　厚朴一两（去粗皮，涂生姜汁，炙令香熟）

【用法】上为粗散。每服三钱，以水一中盏，加生姜半分，煎至六分，去滓，不拘时候，稍热服。

【主治】五噎，胃管气滞，心胸满闷，咽中噎塞，不能下食。

03312　人参散（《圣惠》卷五十）

【组成】人参二两（去芦头）　吴茱萸半两（汤浸七遍，焙干，微炒）　木香半两　半夏一两（汤洗七遍去滑）　陈橘皮二两（汤浸，去白瓤，焙）　高良姜一两（锉）

【用法】上为粗散，每服三钱，以水一中盏，加生姜半分，大枣三枚，煎至六分，去滓，不拘时候，稍热服。

【主治】食毕即醋咽，心胸气滞，腹胁疼痛，不能下食。

03313　人参散（《圣惠》卷五十一）

【组成】人参一两（去芦头）　桂心一两　附子一两（炮裂，去皮脐）　甘草半两（炙微赤，锉）　半夏一两（汤洗七遍去滑）　桔梗半两（去芦头）　川椒半分（去目及闭口者，微炒去汗）　陈橘皮三分（汤浸，去白瓤，焙）　槟榔一两

【用法】上为散。每服五钱，以水一大盏，加生姜半分，煎至五分，去滓，不拘时候温服。

【主治】胸中积聚痰饮，时有呕逆，胃气不和，食不消化。

03314　人参散（《圣惠》卷五十二）

【异名】人参汤（《圣济总录》卷三十四）。

【组成】人参芦头半两　恒山半两　甘草半两（生用）　灯心三大束　陈橘皮一分（汤浸，去白瓤，焙）　茶末二钱

【用法】上锉细。都以水二大盏，煎至一大盏，入入酒一中盏，更煎三两沸，去滓，空腹分为三服。每服药后，取吐，吐了再服，以痰出尽为度。

【主治】疟，往来寒热，作时面色青黄。

03315　人参散（方出《圣惠》卷五十三，名见《普济方》卷一七六）

【组成】铅霜半两（研细）　黄连半两（去须）　栝楼根半两　人参半两（去芦头）　黄丹半两（炒令紫色）

【用法】上为细散。入研了药令匀。每服半钱，不拘时候，以温水调下。

【主治】消渴不止。

03316　人参散（《圣惠》卷五十三）

【组成】人参三分（去芦头）　地骨皮一两　赤茯苓三分　麦门冬二两（去心）　甘草三分（炙微赤，锉）　芦根二两（锉）　葛根三分（锉）　黄耆三分（锉）　川升麻一两　黄芩半两

【用法】上为散。每服四钱，以水一中盏，加生姜半分，淡竹叶二十片，煎至六分，去滓，不拘时候温服。

【主治】消渴，口舌干燥，烦热。

03317　人参散（方出《圣惠》卷五十三，名见《普济方》卷一七八）

【组成】麦门冬一两（去心）　人参半两（去芦头）　黄耆三分（锉）　赤茯苓三分　甘草半两（炙微赤，锉）　葛根半两（锉）　枇杷叶三分（拭去毛，炙微黄）

【用法】上为散。每服四钱，以水一中盏，加生姜半分，淡竹叶二七片，煎至六分，去滓，不拘时候温服。

【主治】消渴，虚烦，口舌干燥。

03318　人参散（《圣惠》卷五十三）

【异名】人参汤（《圣济总录》卷五十八）。

【组成】人参一两（去芦头）　桑根白皮半两（锉）　陈橘皮一两（汤浸，去白瓤，焙）　半夏半两（汤浸七遍去滑）　黄耆三分（锉）　木香半两　赤芍药半两　草豆蔻半两（去皮）　桂心半两　槟榔半两　枇杷叶半两（拭去毛，炙微黄）

【用法】上为散。每服三钱。以水一中盏，加生姜半分，煎至六分，去滓，不拘时候温服。

【主治】消渴，饮水过多，心腹胀满，不能下食。

03319　人参散（《圣惠》卷五十三）

【组成】人参三分（去芦头）　猪苓三分（去黑皮）　木通一两（锉）　黄连一两（去须）　麦门冬一两（去心，焙）　栝楼根二两

【用法】上为细散。每服一钱，以温水调下，一日三四次。

【主治】消渴后，四肢虚肿，小便不利。

03320　人参散（《圣惠》卷五十五）

【组成】人参一两（去芦头）　黄芩一两　赤茯苓一两　栝楼一枚　枳壳一两半（麸炒微黄，去瓤）　甘草半两（炙微赤，锉）

【用法】上为散。每服五钱，以水一大盏，煎至五分，去滓，不拘时候温服。

【主治】胃黄。

03321　人参散（《圣惠》卷五十六）

【组成】人参（去芦头）　茯神　远志（去心）　赤石脂　龙骨　干姜（炮裂，锉）　当归（锉，微炒）　甘草（炙微赤，锉）　白术　白芍药　熟干地黄　桂心　防风（去芦头）　紫菀（去苗土）各一两

【用法】上为散。每服四钱，以水一中盏，加大枣三枚，煎至六分，去滓，不拘时候温服，一日三次。

【主治】心气虚悸，恍惚多忘，或梦寐惊魇，肾气不足。

03322 人参散（《圣惠》卷五十八）

【组成】人参一两（去芦头） 高良姜一两（锉） 白术一两 白茯苓一两 厚朴二两（去粗皮，涂生姜汁，炙令黄香熟） 干姜一两 肉豆蔻一两（去壳） 当归一两（锉，微炒） 甘草半两（炙微赤，锉）

【用法】上为细散。每服二钱，煮枣粥饮调下，不拘时候。

【主治】痢后脾胃虚乏，不能饮食，四肢羸瘦。

03323 人参散（《圣惠》卷六十一）

【组成】人参一两（去芦头） 白术三分 麦门冬一两（去心） 地骨皮半两 熟干地黄一两 黄耆一两（锉） 白茯苓一两 甘草半两（生，锉）

【用法】上为散。每服四钱，以水一中盏，煎至六分，去滓，不拘时候温服。

【主治】痈穴后，脓水过多，致内虚体热。

03324 人参散（《圣惠》卷六十一）

【组成】人参一两（去芦头） 黄耆二两（锉） 甘草半两（炙微赤，锉） 当归半两（锉碎，微炒） 白芍药半两 熟干地黄二两 白茯苓一两 桂心半两 枸杞子一两 白术一两

【用法】上为散。每服四钱，以水一中盏，加生姜半分，大枣三枚，煎至六分，去滓，不拘时候温服。

【主治】痈疽内虚不足。

03325 人参散（《圣惠》卷六十二）

【组成】人参一两（去芦头） 芎藭一两 生干地黄二两 石膏二两 甘草一两（生，锉） 知母一两 黄耆一两半（锉） 黄芩一两 前胡一两（去芦头） 麦门冬一两半（去心） 赤芍药一两 枳实一两半（炒微黄） 川升麻一两半 柏子仁一两半

【用法】上为散。每服四钱，以水一中盏，加竹叶二七片，小麦百粒，煎至六分，去滓，不拘时候温服。

【主治】发背肿毒，寒热疼痛，口干心躁。

03326 人参散（《圣惠》卷六十九）

【组成】人参一两（去芦头） 远志半两（去心） 当归三分（锉，微炒） 附子半两（炮裂，去皮脐） 细辛半两 桂心半两 干姜半两（炮裂，锉） 防风半两（去芦头） 龙齿一两 菖蒲半两 茯神一两 黄耆半两（锉） 白术三分 熟干地黄一两 甘草一分（炙微赤，锉）

【用法】上为散。每服四钱，以水一中盏，加生姜半分，大枣三枚，煎至六分，去滓，不拘时候温服。

【主治】妇人血风气，心烦惊悸，恐畏恍惚，神思不定，少欲饮食，四肢疼痛。

03327 人参散（《圣惠》卷七十）

【组成】人参三两（去芦头） 鳖甲三两（涂醋，炙令黄，去裙襕） 羚羊角屑二两 赤茯苓二两 知母一两 柴胡三两（去苗） 地骨皮二两 枳壳二两（麸炒微黄，去瓤） 牛膝二两（去苗） 赤芍药一两 生干地黄一两半 牡丹二两半 川大黄一两（锉碎，微炒） 百部二两 贝母二两（煨令微黄） 黄芩三分 栝楼根一两 当归三分 桃仁一两（汤浸，去皮尖双仁，麸炒微黄） 草豆蔻一两（去皮） 安息香半两 川朴消三分 甘草三分（炙微赤，锉） 紫菀一两（洗，去苗土） 麦门冬一两半（去心） 天门冬一两半（去心，焙） 天灵盖一两半（涂酥，炙令黄）

【用法】上为粗散。每服四钱，以水一中盏，加生姜半分，大枣三枚，煎至六分，去滓，食前温服。

【主治】妇人骨蒸劳，身体壮热，手臂疼痛，月水不通，日渐瘦瘁，两胁气刺，四肢羸弱，腹内块生，时有咳嗽，不欲饮食。

03328 人参散（《圣惠》卷七十）

【组成】人参一两（去芦头） 细辛半两 白术三分 陈橘皮一两（汤浸，去白瓤，焙） 肉桂三分（去皱皮） 厚朴二两（去粗皮，涂生姜汁，炙令香熟） 紫菀三分（洗，去苗土） 五味子半两 白茯苓三分 干姜三分（炮裂，锉） 桔梗半两（去芦头） 甘草半两（炙微赤，锉）

【用法】上为散。每服三钱，以水一中盏，加生姜半分，大枣三枚，煎至六分，去滓，不拘时候温服。

【主治】妇人肺脏虚冷，时有咳嗽，不思饮食。

03329 人参散（《圣惠》卷七十四）

【异名】麦门冬汤（《活人书》卷十九）。

【组成】人参一两（去芦头） 石膏一两 前胡二分（去芦头） 子芩三分 麦门冬半两（去心） 葛根半两（锉）

【用法】上为散。每服二钱，以水一中盏，加生姜半分，大枣三枚，淡竹茹一合，煎至六分，去滓，不拘时候温服。

【主治】妊娠三两月，伤寒壮热，呕逆头疼，不思饮食，胎气不安。

03330 人参散（《圣惠》卷七十四）

【组成】人参（去芦头） 知母 麦门冬（去心） 柴胡（去苗） 桑寄生 白茯苓 厚朴（去粗皮，涂生姜汁，炙令香熟）各一两 甘草半两（炙微赤，锉）

【用法】上为散。每服四钱，以水一中盏，煎至六分，去滓，不拘时候温服。

【主治】妊娠疟疾，头疼，憎寒壮热，面黄，不思饮食。

03331 人参散（《圣惠》卷七十四）

【组成】人参一两（去芦头） 陈橘皮一两（汤浸，去白瓤，焙） 当归半两（锉，微炒） 干姜半两（炮裂，锉） 厚朴一两（去粗皮，涂生姜汁，炙令香熟） 甘草半两（炙微赤，锉）

【用法】上为散。每服四钱，以水一中盏，加大枣三枚，煎至六分，去滓，不拘时候温服。

【主治】❶《圣惠》：妊娠霍乱吐泻，心烦腹痛。❷《校注妇人良方》：脾胃虚寒，霍乱吐泻，心烦腹痛，饮食不入。

03332 人参散（《圣惠》卷七十四）

【组成】人参（去芦头） 麦门冬（去心） 赤茯苓 地骨皮 葛根（锉） 黄芩 犀角屑各三分 甘草半两（炙微赤，锉）

【用法】上为散。每服四钱，以水一中盏，煎至六分，去滓，不拘时候温服。

【主治】❶《圣惠》：妊娠烦躁壅热，口干多渴。❷《妇人良方》：妊娠热气乘于心脾，津液枯少，烦躁壅热，口舌干渴。

03333 人参散（《圣惠》卷七十五）

【组成】人参三分（去芦头） 陈橘皮一两（汤浸，去白瓤，焙） 枳壳三分（麸炒微黄，去瓤） 知母三分 甘草半两（炙微赤，锉） 麦门冬半两（去心） 黄芩半两 大腹皮

半两（锉）

【用法】上为散。每服三钱，以水一中盏，加生姜半分，煎至六分，去滓，不拘时候温服。

【主治】妊娠一两月，恶闻食气，手足烦闷。

03334 人参散《圣惠》卷七十五）

【异名】人参汤（《圣济总录》卷一五六）。

【组成】人参三分（去芦头）　前胡一两（去芦头）　白术三分　甘草半两（炙微赤，锉）　麦门冬一两（去心）　陈橘皮一两（汤浸，去白瓤，焙）　白茯苓二两　葛根半两（锉）　半夏二分（汤洗七遍去滑）

【用法】上为散。每服三钱，以水一中盏，加生姜半分，大枣二枚，煎至六分，去滓，不拘时候温服。

【主治】妊娠呕逆，不下饮食，四肢少力，头疼憎寒。

03335 人参散《圣惠》卷七十五）

【组成】人参一两（去芦头）　前胡一两（去芦头）　细辛一两　赤茯苓一两　厚朴一两（去粗皮，涂生姜汁，炙令香熟）　芎䓖一两　甘草半两（炙微赤，锉）　半夏三分（汤洗七遍去滑）

【用法】上为散。每服三钱，以水一中盏，加生姜半分，煎至六分，去滓，不拘时候温服。

【主治】妊娠呕逆，头痛，不纳饮食，寒热，心膈壅闷。

03336 人参散《圣惠》卷七十五）

【组成】人参一两（去芦头）　当归一两（锉，微炒）　阿胶一两（捣碎，炒令黄燥）　芎䓖一两　艾叶半两（微炒）

【用法】上为散。每服四钱，以水一中盏，加大枣三枚，煎至六分，去滓，每于食前温服。

【主治】妊娠胎不安，漏下腹痛。

03337 人参散《圣惠》卷七十五）

【异名】人参汤（《圣济总录》卷一五五）。

【组成】人参一两（去芦头）　厚朴一两（去粗皮，涂生姜汁，炙令香熟）　诃黎勒一两（煨，用皮）　阿胶一两（捣碎，炒令黄燥）　陈橘皮三分（汤浸，去白瓤，焙）　赤茯苓一两　白术三分　甘草半两（炙微赤，锉）

【用法】上为散。每服四钱，以水一中盏，加生姜半分，大枣三枚，煎至六分，去滓，不拘时候温服。

【主治】妊娠心腹胀满，两肋妨闷，不思饮食。

03338 人参散《圣惠》卷七十六）

【组成】人参一两（去芦头）　当归一两（锉，微炒）　阿胶二两（捣碎，炒令黄燥）　芎䓖一两　甘草半两（炙微赤，锉）　黄芩一两　艾叶一两（微炒）　桑寄生一两　熟干地黄一两　吴茱萸半两（汤浸七遍，焙干，微炒）

【用法】上为散。每服三钱，以水一中盏，煎至五分，去滓，食前温服。

【主治】妊娠四五月，胎不安，或有所下。

03339 人参散《圣惠》卷七十八）

【组成】人参（去芦头）　茯神　麦门冬（去心，焙）　羚羊角屑　黄芩　犀角屑　龙齿各一两　白鲜皮半两　甘草半两（炙微赤，锉）

【用法】上为粗散。每服四钱，以水一中盏，煎至六分，去滓，加竹沥半合，更煎一二沸，不拘时候温服。

【主治】产后脏虚，心忪惊悸，言语错乱。

03340 人参散《圣惠》卷七十八）

【组成】人参一两（去芦头）　丁香半两　前胡一两（去芦头）　半夏半两（汤洗七遍，去滑）　桂心半两　甘草半两（炙微赤，锉）　诃黎勒皮三分　厚朴一两（去粗皮，涂生姜汁，炙令香熟）

【用法】上罗为散。每服四钱，以水一中盏，加生姜半分，大枣三枚，煎至六分，去滓，不拘时候温服。

【主治】产后伤寒，心膈痰壅，呕逆，四肢烦热。

03341 人参散《圣惠》卷七十八）

【组成】人参（去芦头）　续断　白茯苓　黄耆（锉）　熟干地黄　白术各三分　白薇　五味子　当归（锉，微炒）　芎䓖各半两　麦门冬一两（去心，焙）　甘草一分（炙微赤，锉）

【用法】上为粗散。每服四钱，以水一中盏，加生姜半分，大枣三枚，煎至六分，去滓，不拘时候温服。

【主治】产后虚乏，短气咳嗽，不思饮食。

03342 人参散《圣惠》卷七十八）

【组成】人参（去芦头）　白术　陈橘皮（汤浸，去白瓤，焙）　干姜（炮裂，锉）　厚朴（去粗皮，涂生姜汁，炙令香熟）　白茯苓各三分　紫菀（洗，去苗土）　桂心　细辛　甘草（炙微赤，锉）各半两

【用法】上为散。每服三钱，以水一中盏，加大枣三枚，煎至六分，去滓，不拘时候温服。

【主治】产后伤冷，肺寒咳嗽，鼻多清涕，不欲饮食，四肢少力。

03343 人参散《圣惠》卷七十八）

【组成】人参一两（去芦头）　麦门冬三分（去心，焙）　黄耆一两（锉）　桂心半两　半夏半两（汤洗七遍去滑）　白茯苓三分　陈橘皮半两（汤浸，去白瓤，焙）　当归半两（锉，微炒）　厚朴二分（去粗皮，涂生姜汁，炙令香熟）

【用法】上为粗散。每服四钱，以水一中盏，加生姜半分，大枣三枚，煎至六分，去滓，不拘时候温服。

【主治】产后虚羸呕逆，饮食不下。

03344 人参散《圣惠》卷七十八）

【组成】人参三分（去芦头）　忽鹿麻一两　红蓝花一两　生干地黄二分　葛根三分（锉）　甘草半两（炙微赤，锉）

【用法】上为粗散。每服四钱，以水一中盏，加生姜半分，煎至六分，去滓，不拘时候温服。

【主治】产后血气未和，心烦呕逆，不下饮食。

【备考】方中忽鹿麻，《普济方》作"苎麻"。

03345 人参散《圣惠》卷七十八）

【组成】人参（去芦头）　白术　当归（锉，微炒）　麦门冬（去心，焙）　芎䓖　厚朴（去粗皮，涂生姜汁，炙令香熟）　草豆蔻（去壳）　白茯苓　诃黎勒皮　沉香各三分　甘草半两（炙微赤，锉）

【用法】上为粗散。每服三钱，以水一中盏，加生姜半分，大枣三枚，煎至六分，去滓，不拘时候温服。

【主治】产后霍乱吐利，胃虚烦躁。

03346 人参散《圣惠》卷七十八）

【异名】人参煮散（《圣济总录》卷一六二）。

【组成】人参三分（去芦头）　前胡一两（去芦头）　白术半两　葛根三分（锉）　枳壳半两（麸炒微黄，去瓤）　酸枣仁三分（微炒）　芎䓖三分　石膏二两　甘草半两（炙微

赤,锉) 桂心半两

【用法】上为粗散。每服四钱,以水一中盏,加生姜半分,煎至六分,去滓,不拘时候温服。

【主治】❶《圣惠》:产后因伤风冷,头痛壮热,胸膈满闷,不得睡卧。❷《圣济总录》:产后风虚,头痛运旋,干呕不能饮食。

03347 人参散（《圣惠》卷七十九）

【组成】人参一两（去芦头） 麦门冬一两（去心） 石膏一两 当归一两（锉,微炒） 甘草半两（炙微赤,锉） 栝楼根三（二）分 生干地黄三分 柴胡三分（去苗） 赤茯苓三分

【用法】上为散。每服三钱,以水一中盏,加生姜半分,大枣三枚,煎至六分,去滓,不拘时候温服。

【主治】产后烦渴,体热头痛,食少。

03348 人参散（《圣惠》卷八十一）

【组成】人参一两（去芦头） 黄耆一两（锉） 白术半两 当归半两（锉,微炒） 白茯苓 木香 芎䓖各半两 草豆蔻一两（去皮） 白芍药半两 诃黎勒皮二分 桂心半两 附子一两（炮裂,去皮脐） 陈橘皮三分（汤浸,去白瓤,焙） 甘草半两（炙微赤,锉） 高良姜二分（锉） 厚朴一两（去粗皮,涂生姜汁,炙令香熟）

【用法】上为粗散。每服四钱,以水一中盏,加生姜半分,大枣二枚,煎至六分,去滓,不拘时候温服。

【主治】产后虚羸,脾胃乏弱,四肢无力,全不思食,心腹气胀。

03349 人参散（《圣惠》卷八十一）

【组成】人参一两（去芦头） 当归半两（锉,微炒） 五味子三分 黄耆三分（锉） 芎䓖三分 桂心三分 续断三分 白茯苓三分 熟干地黄一两 白术半两 麦门冬半两（去心） 甘草一分（炙微赤,锉）

【用法】上为散。每服四钱,以水一中盏,加生姜半分,大枣三枚,煎至六分,去滓温服,一日三次。

【主治】产后虚羸,腑脏气乏,食饮不进。

03350 人参散（《圣惠》卷八十一）

【组成】人参一两（去芦头） 桂心半两 黄耆一两（锉） 熟干地黄一两 当归一两（锉,微炒） 芎䓖半两 防风半两（去芦头） 羚羊角屑三分 五味子半两 白茯苓半两 白术半两 甘草一分（炙微赤,锉）

【用法】上为散。每服用獖猪肾一对（切去脂膜）,生姜半分,大枣三枚。先以水二大盏,煎至一盏,去滓,入药末五钱,煎至四分,去滓,食前温服。

【主治】产后风虚,劳损羸瘦,四肢无力,不思饮食。

03351 人参散（《圣惠》卷八十二）

【组成】人参半两（去芦头） 钩藤半两 赤茯苓半两 犀角屑一分 山栀子一分 川升麻半两 甘草一分（炙微赤,锉）

【用法】上为粗散。每服一钱,以水一小盏,煎至五分,去滓,量儿大小分减,不拘时候温服。

【主治】小儿壮热,心神不安。

03352 人参散（《圣惠》卷八十二）

【组成】人参半两（去芦头） 茯神半两（分） 甘草半分（生,锉） 川大黄半两（锉碎,微炒） 蛇黄半分 牛黄

半分（研细） 犀角屑半分 白芥子半两（分）（微炒）

【用法】上为细散。每服半钱,用水煎柳枝、桃枝汤调下,频服。

【主治】小儿夜啼,不可禁止。

03353 人参散（《圣惠》卷八十三）

【组成】人参半两（去芦头） 白术半两 半夏半两（汤浸七遍,炒令黄） 干姜半两（微炒） 陈橘皮半两（汤浸,去白瓤,焙） 桑根白皮半两

【用法】上为粗散。每服一钱,以水一小盏,加生姜少许,大枣一枚,煎至五分,去滓温服。

【主治】小儿呕逆。

03354 人参散（《圣惠》卷八十三）

【异名】麦门冬汤（《圣济总录》卷一七〇）。

【组成】人参半两（去芦头） 麦门冬一两（去心,焙） 龙骨一两 茯神三分 甘草半两（炙微赤,锉） 犀角屑半两

【用法】上为粗散。每服一钱,以水一小盏,煎至五分,去滓,加地黄汁半合,更煎一二沸,量儿大小,以意分减温服。

【主治】❶《圣惠》:小儿惊悸,情思不安。❷《圣济总录》:小儿虚热惊悸,睡中时叫。

03355 人参散（《圣惠》卷八十三）

【组成】人参一分（去芦头） 天竹黄一分（研细） 甘草半两（炙微赤,锉） 钩藤一分 牛黄半分（研细）

【用法】上为细散。每服半钱,不计时候,煎竹叶汤调下。

【主治】小儿烦热多惊。

03356 人参散（《圣惠》卷八十三）

【组成】人参三分（去芦头） 桔梗（去芦头） 赤茯苓 麦门冬（去心,焙） 前胡（去芦头） 子芩 款冬花 甘草（炙微赤,锉）各半两

【用法】上为粗散。每服一钱,以水一小盏,加竹叶七片,煎至六分,去滓,量儿大小,以意加减温服。

【主治】小儿咳嗽,心胸壅闷,喘急,不欲乳食。

03357 人参散（《圣惠》卷八十三）

【组成】人参（去芦头） 半夏（汤洗七遍去滑） 紫苏子各半两 桂心 紫菀（洗去苗土） 甘草（炙微赤,锉） 款冬花 陈橘皮（汤浸,去白瓤,焙）各一分

【用法】上为粗散。每服一钱,以水一小盏,加生姜少许,煎至五分,去滓,不拘时候温服。

【主治】小儿咳逆上气,乳食即吐。

03358 人参散（《圣惠》卷八十三）

【组成】人参半两（去芦头） 当归半两（锉,微炒） 甘草一分（炙微赤,锉） 干姜一分（炮裂,锉） 黄耆一分（锉） 细辛一分

【用法】上为粗散。每服一钱,以水一小盏,煎至五分,去滓,稍热频服。

【主治】小儿卒吐下,腹痛不止。

03359 人参散（《圣惠》卷八十三）

【异名】人参汤（《圣济总录》卷一七五）。

【组成】人参一分（去芦头） 甘草一分（炙微赤,锉） 陈橘皮一分（汤浸,去白瓤,焙）

【用法】上为粗散。每服一钱,以水一小盏,加生姜少许,煎至五分,去滓,不拘时候温服。

【主治】小儿心腹胀满,干呕不止。

03360 人参散《圣惠》卷八十四）

【组成】人参半两（去芦头） 麻黄半两（去根节） 甘草半两（炙微赤,锉） 贝母一分（煨微黄） 杏仁一分（汤浸,去皮尖、双仁,麸炒微黄）

【用法】上为粗散：每服一钱,以水一小盏,煎至五分,去滓,不拘时候,量儿大小,分减温服。

【主治】小儿伤寒,心胸烦闷喘促。

03361 人参散《圣惠》卷八十四）

【组成】人参半两（去芦头） 蜣螂二枚（去翅足,微炒） 黄耆半两（锉） 麻黄半两（去根节） 赤茯苓半两

【用法】上为粗散。每服一钱,以水一小盏,加生姜少许,煎至五分,去滓,不拘时候温服。

【主治】小儿伤寒,头热足冷,口干多渴。

03362 人参散《圣惠》卷八十四）

【组成】人参半两（去芦头） 生干地黄一两 麦门冬一分（两）（去心,焙） 芦（茅）根一两（锉） 甘草半两（炙微赤,锉）

【用法】上为粗散。每服一钱,以水一小盏,煎至五分,去滓,不拘时候温服。

【主治】❶《圣惠》：小儿时气,头疼壮热,咳嗽心烦。❷《伤寒活人指掌图》：小儿天行壮热,咳嗽,心腹胀。

03363 人参散《圣惠》卷八十四）

【组成】人参半两（去芦头） 诃黎勒皮三分 黄耆半两（锉） 柴胡半两（去苗） 白茯苓半两 白术一分 鳖甲半两（涂醋,炙令黄,去裙襕） 木香半两 桃仁一分（汤浸,去皮尖、双仁,麸炒微黄） 甘草一分（炙微赤,锉）

【用法】上为细散。每服半钱,以粥饮调下,不拘时候。

【主治】小儿寒热往来,食少羸瘦。

03364 人参散《圣惠》卷八十四）

【组成】人参半两（去芦头） 厚朴半两（刮去皱皮,涂生姜汁,炙令香熟） 陈橘皮半两（汤浸,去白瓤,焙） 当归一分（锉碎,微炒） 丁香一分 白术半两

【用法】上为粗散。每服一钱,以水一小盏,加生姜少许,同煎至五分,去滓,不拘时候温服。

【主治】小儿胸中有寒,多吐清水,不能饮食。

03365 人参散《圣惠》卷八十四）

【异名】六味人参汤（《圣济总录》卷一七五）。

【组成】人参一分（去芦头） 丁香一分 陈橘皮半两（汤浸,去白瓤,焙） 黄耆一分（锉） 甘草一分（炙微赤,锉） 诃黎勒皮半两

【用法】上为粗散。每服一钱,以水一小盏,加生姜少许,大枣一枚,煎至五分,去滓,不拘时候温服。

【主治】小儿脾胃气不和,腹胁妨闷,不能饮食,四肢羸弱。

03366 人参散《圣惠》卷八十四）

【组成】人参一分（去芦头） 丁香一分 菖蒲一分

【用法】上为细散。每服一钱,以水一中盏,加生姜少许,煎至五分,去滓放温,渐渐与服。

【主治】小儿呕吐不止,心神烦闷,恶闻食气。

03367 人参散《圣惠》卷八十四）

【组成】人参半两（去芦头） 白术半两 白茯苓半两 甘草一分（炙微赤,锉） 藿香一分

【用法】上为粗散。每服一钱,以水一小盏,煎至五分,去滓,不拘时候,稍热服之。

【主治】小儿哕逆不止,心神烦乱。

03368 人参散《圣惠》卷八十四）

【异名】止吐散（《魏氏家藏方》卷十）。

【组成】人参三分（去芦头） 陈橘皮一两（汤浸,去白瓤,焙）

【用法】上为粗散。每服三钱,以水一中盏,加生姜半分,煎至六分,去滓热服,至夜三四服。乳母服讫即乳儿。

【主治】小儿哕。

03369 人参散《圣惠》卷八十四）

【组成】人参半两（去芦头） 白术一分 藿香半两 葛根半两（锉） 厚朴一分（去粗皮,涂生姜汁,炙令香熟） 甘草一分（炙微赤,锉）

【用法】上为粗散。每服一钱,以水一小盏,煎至五分,去滓,不拘时候,量儿大小分减温服。

【主治】小儿霍乱,吐逆不止。

03370 人参散《圣惠》卷八十四）

【组成】人参三分（去芦头） 黄连二分（去须） 陈橘皮三分（汤浸,去白瓤,焙） 厚朴三分（去粗发,涂生姜汁,炙令香熟）

【用法】上为细散。每服半钱,以陈粟米粥饮调下。三岁以上加药服之。

【主治】小儿霍乱,吐泻不定。

03371 人参散《圣惠》卷八十四）

【组成】人参一分（去芦头） 丁香一分 桂心一分 草豆蔻一分（去皮） 厚朴一分（去粗皮,涂生姜汁,炙令香熟） 当归一分（锉,微炒） 陈橘皮一分（汤浸,去白瓤,焙） 白术一分 芎䓖一分

【用法】上为细散。每服半钱,煮生姜、大枣、米饮调下,不拘时候。

【主治】小儿霍乱,心腹痛,不欲饮食。

03372 人参散《圣惠》卷八十四）

【组成】人参半两（去芦头） 甘草一分（炙微赤,锉） 黄芩二分 干姜二分（炮裂,锉） 桂心一分

【用法】上为散。每服一钱,以水一小盏,加大枣一枚,煎至五分,去滓,不拘时候,稍热服之。

【主治】小儿吐利,发热,不欲乳食。

03373 人参散《圣惠》卷八十九）

【异名】人参汤（《圣济总录》卷一八〇）。

【组成】人参（去芦头） 前胡（去芦头） 细辛 杏仁（汤浸,去皮尖、双仁,麸炒微黄） 桂心 甘草（炙微赤,锉）各一分

【用法】上为粗散。每服一钱,以水一小盏,加生姜少许,大枣一枚,煎至五分,去滓,不拘时候温服。

【主治】小儿肺寒,鼻多清涕,精神不爽,少欲乳食。

03374 人参散《圣惠》卷九十三）

【组成】人参半两（去芦头） 当归半两（锉,微炒） 地榆半两（微炙,锉） 阿胶半两（捣碎,炒令黄燥） 黄连半

两（去须，微炒） 子芩半两 黄柏半两（微炙，锉） 赤芍药半两 芜荑半两（微炒） 厚朴半两（去粗皮，涂生姜汁，炙令香熟）

【用法】上为粗散。每服一钱，以水一小盏，入薤白二茎，豉五十粒，煎至五分，去滓温服，不拘时候。

【主治】小儿脓血痢，多时不愈，腹痛羸瘦，不欲饮食。

03375 人参散（《圣惠》卷九十三）

【组成】人参半两（去芦头） 桔梗三分（去芦头） 当归三分（锉，微炒） 乌梅肉一分（微炒） 地榆三分（微炙，锉） 艾叶半两（微炒） 黄耆半两（锉） 龙骨一两

【用法】上为粗散。每服一钱，以水一小盏，煎至五分，去滓温服，不拘时候。

【主治】小儿一切痢久不愈，腹痛多渴。

03376 人参散（《普济方》卷三十四引《圣惠》）

【异名】安神散。

【组成】人参 白茯苓各一两 茯神（去木）一两 丹砂（别研）五钱

【用法】上为末。每服一钱，粥饮调下，不拘时服。

【主治】胆虚，睡卧不安，多惊悸。

03377 人参散（《袖珍》卷一引《圣惠》）

【组成】人参 知母 贝母 半夏 杏仁（生） 马兜铃（去皮，用肉） 麻黄（不去节）各半两 天仙藤二两

【用法】上咬咀。每服八钱，水二盏，加乌梅一个，蜜一匙，煎至八分，去滓，食后、临卧温服。年久者四五服，日近者三四服。

【主治】诸咳嗽喘急，语言不出者。

【宜忌】忌酒、醋、鸡、面、咸、酸、生冷。

03378 人参散（《博济》卷一）

【组成】人参 茯苓（去皮） 白术（米泔浸一宿） 陈橘皮各一两

【用法】上为末。每服二钱，水一钟，加生姜二片，煎至六分，温服之，每日三服。

【功用】和气温中，安神魂。

【主治】伤寒。

03379 人参散（方出《博济》卷一，名见《圣济总录》卷六十八）

【异名】人参汤（《奇效良方》卷五十）。

【组成】人参

【用法】上为末。每服一大钱，以鸡子清投新水半盏调下。

【主治】❶《博济》：暴吐血不止。❷《普济方》：吐血、咯血。

03380 人参散（《医方类聚》卷十引《简要济众方》）

【异名】人参汤（《圣济总录》卷四十三）。

【组成】人参半两（去芦头） 远志一两（去心） 石菖蒲一两

【用法】上为散。每服二钱，水一中盏，加生姜三片，薄荷三五叶，同煎至七分，去滓温服，不拘时候。

【主治】心脏虚烦，恍惚多忘，神思不宁。

03381 人参散（《医方类聚》卷十引《简要济众方》）

【组成】人参一两（去芦头） 附子三分（炮裂，去脐皮） 白术半两 桔梗半两 赤茯苓半两

【用法】上为散。每服二钱，水一中盏，加生姜三片，

大枣二枚，同煎至六分，去滓，食前温服。

【主治】胃气虚冷，胸膈不利，腹胁胀满，四肢少力。

03382 人参散（《幼幼新书》卷二十七引《神巧万全方》）

【组成】人参 白茯苓 白术 干葛 陈皮（去白） 厚朴（姜炙）各等分

【用法】上为末。每服半钱，百沸汤点，量服。

【功用】止吐泻。

【主治】小儿吐利，脾胃气虚。

03383 人参散（《医方类聚》卷十引《神巧万全方》）

【组成】人参一两 厚朴（姜汁浸，炙） 白茯苓 木瓜 诃黎勒 木香各三分 甘草一分（炙） 草豆蔻 干姜各半两

【用法】上为散。每服一钱，生姜、大枣汤调下，不拘时候。

【主治】脾胃冷热气不和，心腹虚胀，痰逆，少思饮食，四肢无力。

03384 人参散（《医方类聚》卷一三三引《神巧万全方》）

【组成】人参 桂心 葵子 磁石（火烧红，醋淬，研，水飞过） 滑石 川大黄（炒） 腻粉 木通 琥珀 木香各半两

【用法】上为散。每服二钱，食前以葱白、灯心汤调下。

【主治】石淋，水道涩痛，频下砂石。

03385 人参散（《局方》卷十）

【组成】干葛二两 人参 白茯苓（去皮）各一两 木香 甘草（炙） 藿香叶各一分

【用法】上为末。每服一钱，水一中盏，煎七分，去滓，放温服，不拘时候。

【功用】调中和气，止呕逆，除烦渴。

【主治】❶《局方》：小儿昏困多睡，乳食减少，及伤寒时气，胃气不顺，吐利止后，燥渴不解。❷《圣济总录》：小儿宿有疳气，心肺壅热，内亡津液，烦渴不止。

【备考】《奇效良方》有生姜五片、红枣一枚。

03386 人参散（《史载之方》卷上）

【组成】人参半两 当归 桑寄生 白蒺藜 蓬莪术 芎䓖 独活 京三棱 甘草各一分（炙） 藿香四铢 五味子半两 木香四铢

【用法】上为细末。每服三钱，水一盏，加大枣二个，同煎八分服。

【功用】暖行肝气。

【主治】肺胜伤肝，腹痛，体重烦冤，胸痛引背而痛。

03387 人参散（《史载之方》卷下）

【组成】人参七钱 茯神 山药各半两 白芍药 黄耆 熟干地黄各一分 防风一分半 甘草一分（炙） 官桂（去皮）一分半 天南星（炮过）二分

【用法】上为细末。每服二钱，水一盏，加生姜，大枣少许，煎七分服。

【功用】补心气。

03388 人参散（《本草衍义》卷十五）

【异名】樗参散（《医学入门》卷七）、人参樗皮散（《医方集解》）、樗白皮散（《杂病源流犀烛》卷十七）。

【组成】樗根白皮一两 人参一两

【用法】上为末。每服二钱匕，空心以温酒调服。如不

饮酒，以温米饮代。

【主治】大肠风虚，饮酒过度，挟热下痢脓血，疼痛，多日不愈。

【宜忌】忌油腻、湿面、青菜、果子、甜物、鸡、猪、鱼腥等。

【方论选录】《医方集解》：此手足阳明药也。人参之甘，以补其气，樗皮之苦，以燥其湿，寒以解其热，涩以收其脱，使虚者补而陷者升，亦劫剂也。

【临床报道】脏毒：洛阳一女子，年四十六七，耽饮无度，多食鱼蟹，摄理之方蔑如也。后以饮啖过常，蓄毒在脏，日夜二三十泻，大便与脓血杂下，大肠连肛门痛不堪忍。医以止血痢药不效，又以肠风药则益甚。凡如此已半年余，气血渐弱，食渐减，肌肉渐瘦。稍服热药，则腹愈痛，血愈下；服稍凉药，即泄注气羸，粥食愈减；服温平药则病不知，如此将期岁，医告术穷，垂命待尽。或有人教服人参散。才一服，知；二服，减；三服，脓血皆定，自此不十服，其疾遂愈。

03389 人参散《圣济总录》卷五）

【组成】人参四两 乌雌鸡一只（中分，一半治如食法，剥去肠胃并皮肤、筋骨及头足不用） 附子四枚（炮裂，去皮脐） 细辛（去苗叶，微炒）四两 桂（去粗皮）二两半 干姜（炮裂）二两 雄黑豆（炒香熟，去皮）四两（粒小者是）

【用法】上药以鸡分半边，炙令黄黑干，刮去黑者，与药同捣，细罗为散。每服一钱至二钱匕，温酒调下，空心、午时各一服。稍加之至三钱匕。

【主治】脾中风，手臂不随，口唇㖞僻。

03390 人参散《圣济总录》卷十九）

【异名】奇效人参散（《医灯续焰》卷十）。

【组成】人参二两 酸枣仁（微炒） 杜仲（去皮，锉，微炒） 黄耆（蜜炙，锉） 茯神（去木）各一两 五味子 熟干地黄 芎䓖 细辛（去苗叶） 秦艽（去苗土） 羌活（去芦头） 丹砂（飞研）各半两

【用法】上药除丹砂外，同捣罗为散，入丹砂研匀。每服一钱匕，温酒调下，不拘时候，一日三次。

【功用】镇肝，去邪。

【主治】肝痹气逆，胸胁引痛，眠卧多惊，筋脉挛急。

03391 人参散《圣济总录》卷四十五）

【组成】人参 诃黎勒皮各三分 枳壳（去瓤，麸炒） 槟榔（锉）各四钱 陈橘皮（汤浸，去白，焙） 丁香各半两 木香一分

【用法】上为散。每服二钱匕，用姜米饮调下，空心、食前服。

【主治】脾脏冷气，腹胀虚鸣，饮食不化，泄泻不止。

03392 人参散《圣济总录》卷五十四）

【组成】人参（紫团者） 甘草（炙）各二两 前胡（去芦头） 五味子（炒） 桔梗（炒） 木香 大腹（锉） 益智（去皮） 白茯苓（去黑皮） 山芋 乌药 蓬莪术 沉香（锉） 姜黄 槟榔（锉） 白术 檀香（锉） 莎草根（去毛） 藿香叶 白芷各一两 丁香皮 京三棱各一两半 丁香 陈橘皮（汤浸，去白，焙）各三分 白豆蔻（去皮） 青橘皮（汤浸，去白，焙）各半两

【用法】上药以京三棱、乌药、蓬莪术、白术等四味细

锉。别用陈曲末，同四味药炒令黄色，去陈曲，同余药为散。每服二钱匕，水一盏，加生姜半分（切），同煎至七分，不去滓，食前温服。

【功用】上引肺气，补气。

【主治】三焦俱虚。

03393 人参散《圣济总录》卷六十五）

【组成】人参一两 白茯苓（去黑皮） 黄耆（锉，炙） 山芋 甘草（炙，锉） 乌药各一分

【用法】上为细散。每服一钱匕，沸汤点，不拘时候温服。

【主治】膀胱咳，咳而遗溺。

03394 人参散《圣济总录》卷六十七）

【组成】人参一两 葶苈子（隔纸炒） 麻黄（去节） 木通（锉） 桑根白皮（锉） 桔梗（炒） 紫菀（去苗土） 款冬花 甘草（炙、锉）各三分 赤茯苓（去黑皮）半两 乌梅七枚（取肉）

【用法】上为粗末。每服五钱匕，以水一盏半，煎取八分，去滓，空心顿服。要转下痰，并煎服之。

【主治】肺气喘息不安，胸满上气。

03395 人参散《圣济总录》卷六十七）

【组成】人参 白术（锉，炒）各二两 白茯苓（去黑皮）一两 甘草（炙、锉） 干姜（炮）各半两 粟米一合

【用法】上为散。每服二钱匕，用竹茹、生姜煎汤调下。

【主治】上气呕吐，或胸中痰饮，停积呕吐。

03396 人参散《圣济总录》卷六十八）

【组成】人参一分 天茄子苗半两

【用法】上为散。每服二钱匕，新水调下，不拘时候。

【主治】吐血不止。

03397 人参散《圣济总录》卷六十九）

【组成】人参二两 阿胶（炙蜜）一两 甘草（炙，锉）半两 黄耆（锉细）一两半

【用法】上为细散。每服二钱匕，温糯米饮调下，不拘时候。

【主治】吐血后虚热，胸中痞，口干。

03398 人参散《圣济总录》卷七十六）

【组成】人参三分 肉豆蔻（去壳，炮） 乌贼鱼骨（去甲）各二两

【用法】上为散。每服一钱匕，食前温米饮调下。

【主治】一切血痢腹痛。

03399 人参散

《圣济总录》（文瑞楼本）卷七十七。即原书人卫本"人参汤"。见该条。

03400 人参散《圣济总录》卷九十）

【组成】人参半两 黄蜀葵花一两

【用法】上为散。每服一钱匕，食后糯米饮调下。

【主治】肺劳吐血。

03401 人参散《圣济总录》卷九十一）

【组成】人参三分 桔梗（炒）一两 桂（去粗皮）一两半 秦艽（去苗土）一两 牡蛎（烧令通赤）半两 黄芩（去黑心）半两 白术一两 干姜（炮）一两 白茯苓（去黑皮）一两 附子（炮裂，去皮脐）三分 细辛（去苗叶）半两 防风（去叉）一两半 蜀椒（去目及闭口，炒出汗）一两

【用法】上为细散。每服三钱匕,空腹温酒调下。

【主治】虚劳,风寒冷毒,休息下痢,垂命欲死。

03402 人参散(《圣济总录》卷九十二)

【组成】人参 赤茯苓(去黑皮) 牛黄(研) 铁粉(研) 麝香(研) 远志(去心) 蛇黄(烧,醋淬) 羚羊角(镑) 酸枣仁等分

【用法】上为散。每服二钱匕,煎淡竹茹汤,放冷调下。

【主治】脉极。好忘,言语错乱,精神不守,肩臂痛,虚惊不定。

03403 人参散(《圣济总录》卷九十八)

【组成】人参 木通(锉) 青盐(研) 海金沙(别研)各一分 莎草根(炒,去毛)半两

【用法】上药除海金沙、青盐外,捣罗为散,合研匀。每服二钱匕,空心米饮调下。

【主治】❶《圣济总录》:沙石淋。❷《普济方》:妊娠子淋。

03404 人参散

《圣济总录》卷一三一。为原书同卷"人参当归散"之异名。见该条。

03405 人参散(《圣济总录》卷一五〇)

【组成】人参 远志(去心) 赤小豆(炒) 白茯苓(去黑皮) 细辛(去苗叶) 桂(去粗皮) 干姜(炮) 防风(去叉)各一两 熟干地黄(焙) 黄耆(炙、锉)各一两半 龙齿(研)半两 菖蒲(洗、锉、焙) 白术各三分

【用法】上为散。每服二钱匕,温酒调下,一日三次。

【主治】妇人风邪惊悸,恍惚不安。

03406 人参散(《圣济总录》卷一五三)

【组成】人参 五味子 地榆 艾叶(烧灰) 牡蛎(煅) 白茯苓(去黑皮) 熟干地黄(焙) 龙骨(煅) 续断 芎䓖 甘草(炙、锉)各一两

【用法】上为散。每服二钱匕,温酒调下;水一盏,煎至七分,温服亦得,空心,日午、卧时各一

【主治】妇人血伤兼赤白带下,日久不止,羸困。

03407 人参散(《圣济总录》卷一五六)

【组成】人参 陈橘皮(汤浸去白,焙) 甘草(炙)各三两 生姜五两(洗,切作片子,焙)

【用法】上为散。每服二钱匕,沸汤调下。

【主治】妊娠咳嗽。

03408 人参散(《圣济总录》卷一六三)

【组成】人参 乌药各一两 槟榔(锉)半两 黄耆(锉)一分 熟干地黄(焙)一两 麦门冬(去心,炒) 甘草(炙,锉)各三分 木香一分

【用法】上为散。每服二钱匕,沸汤调下,不拘时候。

【主治】产后烦气短,心下不利。

03409 人参散(《圣济总录》卷一六四)

【组成】人参 芍药(锉) 甘草(炙) 龙骨各一两

【用法】上为散。每服二钱匕,麝香温酒调服,一日三次。

【主治】产后虚汗不止,烦热体痛,渴燥引饮。

03410 人参散(《圣济总录》卷一七六)

【组成】人参一两(为末) 丹砂半两(研)

【用法】上为末。每服半钱匕,熟米饮调下。

【主治】小儿呕吐不止。

03411 人参散(《圣济总录》卷一八〇)

【组成】人参一两 白茯苓(去黑皮)二两 甘草(炙)一两 白药子二两 白术一两 槐花 白芷各半两。

【用法】上为散。用薄荷汁调如糊,涂舌上,咽下不妨,不拘时候。

【主治】小儿木舌,日渐长大,满塞口中及重舌。

03412 人参散(《全生指迷方》卷二)

【异名】参芦散(《医方集解》)。

【组成】人参芦

【用法】上为末。每服一二钱,水调下。

【主治】❶《全生指迷方》:若吐血服汤后,转加闷乱烦躁,纷纷欲呕,颠倒不安,由胸上有留血,其脉沉伏。❷《医方集解》:虚弱人痰涎壅盛。

【方论选录】《医方集解》:此手太阴、足太阳药也,痰涎上壅,法当涌之。病人虚羸,故以参芦代藜芦、瓜蒂,宣犹带补,不致耗伤元气也。

03413 人参散(《幼幼新书》卷二十八引张涣方)

【组成】人参 白茯苓 枇杷叶 甘草(炙)各半两 丁香一分 肉豆蔻二个 藿香 厚朴(姜制)各一两 青皮 当归 干姜(炮)各一分

【用法】上为末。每服半钱,水半盏,加生姜一片,煎三分,温服。

【主治】小儿胃气虚弱,泄泻不止。

03414 人参散(《幼幼新书》卷十四引汉东王先生方)

【组成】人参 莲肉 茯苓各一分 黄耆(蜜炙)半两 甘草(炙)二钱

【用法】上为末。婴孩一字,二三岁半钱,水半盏,加大枣半个,煎十数沸服。

【功用】❶《幼幼新书》:补虚调胃,进食,止吐泻。❷《普济方》:解热补虚。

【主治】❶《幼幼新书》:小儿夹食伤寒取后。❷《卫生总微》:脾胃不和,吐泻不进乳食。

03415 人参散(《幼幼新书》卷十四引《吉氏家传》)

【组成】人参 茯苓 羌活 当归 前胡 甘草各一钱 麻黄(去节)三钱

【用法】上为末。每服半钱,水半盏,加生姜一片,煎三分,温服。

【主治】小儿伤寒潮热,鼻塞头疼。并治清涕壮热。

03416 人参散(《产乳备要》)

【组成】人参一两 枳壳三分(面炒,去隔) 厚朴(姜汁涂炙) 甘草(炙)各半两

【用法】上为粗末。每服四钱,水一盏半,加生姜弹子大一块(拍破),同煎至七分,去滓温服,不拘时候。

【主治】初妊娠,恶食呕逆。

03417 人参散(《幼幼新书》卷十四引《朱氏家传》)

【组成】人参 茯苓 羌活 独活 桔梗 知母 麻黄(去根节) 枳壳(麸炒) 甘草(炙) 川芎 陈皮(白) 白术 厚朴(姜制) 茱萸(水煮) 桂心(不见火) 前胡 苍术 甘草节各等分

【用法】上为末。每服二钱,水一盏,加生姜、大枣,煎至七分,如要出汗,加葱白、豆豉、生姜同煎;嗽,加杏仁、

麻黄同煎；小儿入薄荷同煎；妇人只入生姜同煎；岚疟，柳、桃条二七节同煎服。

【主治】伤寒，四时气疫，上焦虚热，心神恍惚，脾胃不和，饮食无味，口苦舌干，烦闷。

【备考】方中苍术，原作"削木"，据《普济方》改。

03418 人参散（《幼幼新书》卷十五引《庄氏家传》）

【组成】人参（去芦头）　白术　麻黄（去根节）　藿香叶　甘草（炙）　干葛各一分　石膏（透明）半两

【用法】上为末。每服一钱，水一盏，加葱白一寸，豉三十粒，煎五分，去滓温服。

【功用】和气止逆，止渴。

【主治】小儿伤寒头痛。

03419 人参散（《幼幼新书》卷十六引《张氏家传》）

【组成】人参　贝母（去心，炒）　款冬花　半夏（水煮透，干为末，用姜汁作饼子，焙干）　甘草（炙黄）各一钱

【用法】上为细末。每服半钱，水四分，加杏仁二粒（去皮尖），同煎至二分，温服。

【主治】小儿虚热，生涎咳嗽。

03420 人参散（《幼幼新书》卷二十一引《刘氏家传》）

【组成】人参　白术　川芎　神曲　木香　陈皮　肉桂（去粗皮）　甘草（炙）各等分　小麦蘗加一倍

【用法】上为末。每服半钱，加盐少许，百沸汤点服。

【功用】调胃进食。

【主治】胃气不和。

03421 人参散（《幼幼新书》卷二十七引丁时发方）

【异名】犀角人参散（《局方》卷十，吴直阁增诸家名方）、犀角人参汤（《普济方》卷三八四）。

【组成】人参　茯苓　桔梗　干葛各半两　生犀角　甘草（炙）各一分

【用法】上为细末。每服一钱，水一中盏，入灯心煎至五分，放温服，不拘时候。

【主治】小儿虚热，及吐利烦渴。

03422 人参散（《鸡峰》卷十二）

【组成】人参　白术　陈皮　五味子　黄耆　附子各一两　木香　桂心各半两　甘草一分

【用法】上为粗末。每服三钱，水一中盏，加生姜半分，大枣三个，煎至六分，去滓，不拘时候温服。

【主治】脾胃气弱，食饮不下，肌体羸瘦，四肢无力。

03423 人参散（《鸡峰》卷十五）

【组成】人参　麦门冬各三分　沉香　桔梗　鳖甲　当归　白术　生干地黄　芎劳各半两　赤茯苓　阿胶　甘草各一分　青木香　陈橘皮　黄耆　菊花各一两

【用法】上为细末。每服二钱，水一盏，煎至七分，去滓，食前温服。老少可服。

【功用】生肌肉，活血脉，除百病，进饮食。

【主治】妇人产前产后惊风上攻，头旋目晕，四肢少力，手足颤掉，肌肉瘦瘁，胸膈痞满，脏腑不调，状如虚劳，春秋发歇，寒热作时，口苦舌干，心忪短气，咳嗽上喘，多惊爱睡，昏沉困倦，呕逆痰涎，不思饮食，腹胁胀满，皆可治之。

03424 人参散（《本事》卷四）

【组成】人参（去芦）　白术　白茯苓（去皮）　柴胡（去曲，洗）　半夏曲　当归（洗，去芦，薄切，焙干）　赤芍药　干葛　甘草各一两（炙）　子芩半两（去皮）

【用法】上为细末。每服三钱，水一盏，加生姜四片，大枣二个，煎至八分，不拘时候，带热服。但是有劳热证，皆可服，热退即止。

【功用】补和其气，解劳倦。

【主治】邪热客于经络，肌热痰嗽，五心烦躁，头目昏痛，夜多盗汗；妇人血热，虚劳骨蒸并皆治。

【方论选录】《法律》：此方治邪热浅在经络，未深入脏腑，虽用柴胡、干葛之轻，全借参、术之力，以达其邪。又恐邪入痰隧，用茯苓、半夏兼动其痰，合之当归、赤芍、黄芩并治其血中之热，且只用三钱（一本作二钱）为剂。盖方成知约，庶几敢用柴胡、干葛耳。

03425 人参散（《本事》卷十）

【异名】惺惺散（《普济方》卷三七二）。

【组成】人参（去芦）　冬瓜仁各半两　天南星一两（切片，用浆水、姜汗煮，略存性）

【用法】上为细末；每服一钱，水半盏，煎二三分，温服。

【主治】❶《本事》：脾风多困。❷《普济方》：慢脾风，多困神昏，痰盛，潮热；并伤寒咳嗽，或吐逆惊风，曾吐利再发者。

03426 人参散（方出《续本事》卷一，名见《普济方》卷二二四）

【组成】人参　桂（去皮，不见火）　茯苓　黄耆　熟干地黄　川芎　甘草　川当归各等分

【用法】上为末。每服二大钱，水一盏，加生姜三片，枣子二枚，同煎至七分，空心服。老少皆可服。

【功用】补虚损。

【主治】一切虚证。

【备考】《普济方》有白术。

03427 人参散（《卫生总微》卷八）

【组成】人参　白术　贯众　甘草（炙）　羌活（去芦）各等分

【用法】上为细末。每服一钱，水一盏，煎至六分，去滓温服，不拘时候。

【功用】令疹稀少。

【主治】疮疹才出。

03428 人参散（《产宝诸方》）

【组成】罂粟一两（炒）　白扁豆一两　藿香一分　甘草半两（炙）　人参一分

【用法】上为细末。每服一钱，麦门冬熟水调下，日午、夜卧服。

【功用】调正脾胃，进食补胎，流利关膈。

【主治】妊娠心气不足。

03429 人参散

《宣明论》卷一。为《圣济总录》卷四十一"人参汤"之异名。见该条。

03430 人参散（《宣明论》卷九）

【异名】既济解毒丸。

【组成】石膏　甘草各一两　滑石四两　寒水石二两　人参半两

【用法】上为末。每服二钱，早、晚食后温水调下。兼服栀子金花丸。

【主治】❶《宣明论》：身热头痛，积热黄瘦，肌热恶寒，畜热发战，膈热呕吐，烦渴，湿热泻利，或目赤口疮，咽喉肿痛，或风昏眩，虚汗，肺痿劳嗽不已者。❷《儒门事亲》：消渴，一切邪热变化，真阴损虚。

03431 人参散（《宣明论》卷十）

【组成】人参三钱 白术 泽泻 瓜蒌 桔梗 栀子 连翘各半两 葛根 黄芩 大黄 薄荷 白茯苓各一两 甘草一两半 石膏二两 滑石 寒水石各三两

【用法】上为末。加缩砂仁三钱，每服五钱，水一盏，煎至七分，入蜜少许，再煎二三沸，去滓，食前服。食后服消痞丸。

【主治】❶《宣明论》：消肾善饮，食后小便数者。❷《医学正传》引东垣方：小便频数，白浊如膏。

【备考】《医学正传》：肾消食前服，上消食后服。

03432 人参散（《三因》卷十二）

【异名】敲枕散（《普济方》卷三八七）。

【组成】人参 款冬花 罂粟壳各等分（醋炙）

【用法】上锉散。每服四大钱，水一盏半，阿胶一片，加乌梅半个，同煎七分，去滓，睡正着时，急唤醒服。

【主治】咳嗽，肺虚不能制下，大肠泄泻，上气喘咳，服热药不效。

03433 人参散（《杨氏家藏方》卷六）

【组成】人参（去芦头）一两 白术一两 大麦蘖（炒） 陈橘皮（去白） 五味子 白茯苓（去皮） 黄耆（蜜炙） 附子（炮，去皮脐） 木香 肉桂（去粗皮）各半两 甘草三分（炙）

【用法】上为粗末。每服五钱，水一盏半，加生姜五片，大枣二枚，煎至一盏，去滓，食前温服。

【主治】脾胃虚弱，不思饮食，肢体倦怠。

03434 人参散（《卫生家宝产科备要》卷六）

【异名】人参汤（《妇人良方》卷十九引胡氏方）、参归汤（《景岳全书》卷六十一）。

【组成】人参（去芦，切作片子，焙） 当归（净洗，去芦，切，焙）各半两。

【用法】上分作两服。每用猪石子一只，切作八片，以灰去血水，用水二盏，葱二茎，粳米一合，生姜三片，煎一盏，去石子等，温服，早、晚各一次。

【主治】产后虚汗发热。

03435 人参散（方出《百一》卷六，名见《普济方》卷一八八）

【组成】紫参 人参 阿胶（蛤粉炒成珠子）等各分

【用法】上为细末。乌梅汤调下。

【主治】吐血不止。

03436 人参散（方出《百一》卷十二，名见《普济方》卷一七六）

【异名】参梅散（《普济方》卷一七六）。

【组成】牛蒡木二个（洗净，锉细）男患用雌，女患用雄） 甘草 人参各半两 白梅十个（大者）

【用法】用水四碗，煎至二碗，滤去滓，热服。

【主治】消渴。

03437 人参散（《普济方》卷三八三引汤氏方）

【组成】人参（去芦） 白术（炒） 黄耆（蜜炙） 茯苓（去皮） 甘草（炙）各一钱 丁香二钱 肉豆蔻一钱 使君子肉五个 白姜五分 木香一钱 胡黄连二钱 一方加白豆蔻

【用法】上为末，陈米煎，空心服。先服麝香散，常服

六神丸，次服人参丸。

【主治】疳㿗泻。此泻与积泻相类，但臭如抱退鸡子，泻又不止，有如水聚。

【备考】用法中人参丸，当作"人参散"。

03438 人参散（《魏氏家藏方》卷二）

【组成】人参一钱 陈皮（全者）五个 乌梅 枣子各十个 甘草五寸 生姜五块 草果七枚

【用法】上为粗末，分作五服。每服以湿纸裹，入盐少许，煨令香熟，去纸，入水一大碗，于瓷器内同煎至一大盏，去滓，当发日空心、食前温服。不发住服。

【主治】五般疟疾。

03439 人参散（《魏氏家藏方》卷七）

【组成】人参（去芦） 罂粟壳（去顶蒂瓤，蜜炙） 阿胶（蛤粉炒成珠子） 糯米各等分

【用法】上㕮咀，每一两分作四服。每服水一盏，煎至七分，去滓，通口服。

【主治】久痢不止。

03440 人参散（《普济方》卷三十八引《家藏经验方》）

【组成】人参 白茯苓 黄耆（蜜炙） 甘草 五味子各等分

【用法】上为细末。每服二钱，白汤调下，每日三五服。

【主治】肠风脏毒。

03441 人参散（方出《妇人良方》卷十九，名见《准绳·女科》卷五）

【组成】麦门冬（去心） 人参各八钱 牛黄（研） 白薇各二钱 茯神 独活 远志 生地黄 朱砂（飞） 防风 天竺黄 甘草 龙齿（研）各四钱 龙脑 麝香（并研细）各一钱

【用法】上为末。每服二钱，薄荷酒调下。

【主治】产后脏腑虚，心忪惊悸，言语错乱。

03442 人参散（《妇人良方》卷二十一）

【组成】黄耆 人参 草果仁 厚朴 附子各一两 白术 当归 白茯苓 木香 川芎 桂心 甘草各半两 陈皮 良姜 诃黎勒皮各三分

【用法】上㕮咀。每服四钱，水一盏，加生姜三片，大枣一枚，煎至六分，去滓，不拘时温服。

【主治】产后虚羸，脾胃乏弱，四肢无力，全不思饮食，心腹胀满。

03443 人参散（《朱氏集验方》卷十一）

【组成】麻黄二钱 芍药 荆芥 白茯苓 人参 甘草一钱

【用法】上为末。每服半钱，薄荷汤送下。

【主治】疹痘。

03444 人参散

《医部全录》卷二八二引东垣方。为原书同卷"人参茯苓散"之异名。见该条。

03445 人参散（《活幼口议》卷十八）

【组成】肉豆蔻（炮） 胡黄连 人参 杏仁（炒） 甘草（炙）各等分

【用法】上为末。每服一两匕，小者半两，温熟水调服。

【主治】肾疳溃槽候。

【备考】《医方类聚》本方用法：每服一钱匕，小者半钱。

03446 人参散（《活幼口议》卷十八）

【组成】人参 蓬莪术 川当归 龙胆草根 甘草

（炙）　赤芍药　白茯苓　枳壳（浸，去瓤，切作小片，用麸炒令赤色）各等分

【用法】上为末。每服半两，煎麦门冬汤调服，不拘时候。

【主治】小儿疳热，虚烦作渴，不思饮食，四体沉重。

03447 人参散《云岐子保命集》卷下）

【组成】人参　栀子　蓝叶　甘草　白鲜皮各半两

【用法】上锉细。每服五钱，水煎服。

【主治】伤寒汗下后，余热不退，或烦或渴，面赤者。

03448 人参散《医方类聚》卷八十五引《王氏集验方》）

【组成】人参　黄耆　血余（烧灰存性）　京墨各等分

【用法】上为末。食后温酒调下；水调亦可。

【主治】吐血，衄血。

03449 人参散《普济方》卷三八七引《医方集成》）

【组成】人参　天花粉各等分

【用法】上为末。每服半钱，蜜水调下。

【主治】小儿咳嗽发热，气喘面红。

03450 人参散《得效》卷三）

【组成】人参　白芍药　栝楼根　枳壳（麸炒，去瓤）　茯神　酸枣仁　甘草（炙）各一两　熟地黄二两

【用法】上锉散。每服四大钱，水一盏，煎至七分，食后、临卧温服。

【主治】饮酒房劳，酒入百脉，令人恍惚先常。

03451 人参散《得效》卷四）

【组成】白茯苓　人参各半两　白干葛一两　藿香　木香　甘草各一钱半　嫩黄耆（去芦）一钱半

【用法】上锉散。每服三钱，水一盏半，煎七分，去滓温服。

【功用】调中和气，除烦渴。

【主治】吐逆及泻后烦渴。

【加减】泻后渴甚者，每服加滑石末二钱同煎。

03452 人参散《得效》卷十一）

【组成】人参　甘草　麦门冬（去心）　北柴胡各一钱　龙胆草　防风各一钱

【用法】上锉散。每服三字，水一盏，煎服。

【主治】小儿变蒸骨热，心烦啼叫。

03453 人参散《得效》卷十五）

【组成】人参　知母　秦艽　款冬花　麻黄　杏仁　苦梗　马兜铃　寒水石　南星　地骨皮　粉草　半夏各等分

【用法】上锉散。每服三钱，水一盏半，麦门冬（去心）二十粒，水煎，温服。

【主治】妇人血风劳嗽，乍寒乍热；伤寒咳嗽，起坐不能。

【加减】喘嗽，加乌梅；气急，加桑白皮。

03454 人参散《普济方》卷一五八引《经验良方》）

【组成】人参　茯苓　紫苏叶各一两　枳壳（去瓤，麸炒）半两

【用法】上为粗末。每服三钱，水一盏，煎七分，去滓，温热服。

【主治】老人痰嗽逾年。

03455 人参散《普济方》卷十七引《经验方》）

【组成】新罗人参　沉香　白茯苓各半两　大麦蘖一两　丁香一钱

【用法】上为末。每服二钱，水一中盏，生姜二片，煎至六分，去滓，空心、食前热服。

【功用】生心胃气，散滞郁。

03456 人参散《普济方》卷三六一引《傅氏活婴方》）

【组成】人参　当归　白茯苓　白芍药　川芎　甘草各等分

【用法】上为末。每服半钱，乳汁调入口中。

【主治】胎寒。

03457 人参散《医学纲目》卷二十三）

【组成】人参　黄耆各一钱　厚朴八分（炒）　地黄七分　桃仁　枳壳（炒）各一钱　甘草少许（炙）

【用法】水煎，加竹沥、姜汁饮之。

【主治】脾约，血虚肠燥，大便秘涩，小便如常，咽塞不通，食下便有痰出，脉涩，左右手同。

03458 人参散

《普济方》卷二十五。为《圣济总录》卷四十六"人参饮"之异名。见该条。

03459 人参散

《普济方》卷一三二。为《圣惠》卷十"附子散"之异名。见该条。

03460 人参散

《普济方》卷一五一。即《圣惠》卷十六"人参饮子"。见该条。

03461 人参散《普济方》卷一五七）

【组成】御米壳二两（蜜炒黄）　甜葶苈　乌梅肉　桔梗各一两　人参　甘草（炒）　紫菀各半两

【用法】上为细末。每服一钱，白汤调下。

【功用】止嗽。

【主治】咳嗽。

03462 人参散

《普济方》卷一六二。为方出《肘后方》卷三，名见《外台》卷十引《宫泰方》"三味吐散"之异名。见该条。

03463 人参散《普济方》卷一八九）

【组成】人参　黑豆　灯心　淡竹茹　放棒行　扁柏脑　茅根　紫萍各等分

【用法】上咬咀。水煎服；或为细末，以红酒调下。

【主治】吐血，衄血。

03464 人参散《普济方》卷二〇八）

【组成】橡斗皮四两（去子，蜜炒）　人参七钱　木香三钱　甘草四钱　黄橘皮半两　诃子四个　藿香三钱

【用法】上为细末，炼蜜为丸，如弹子大。每服一粒，嚼细，煎艾汤下。每两作十丸，将后五件（见加减项）同入在内亦佳。

【主治】泄泻。

【加减】立春后，芒种前，加白术半两；立夏后，秋分前，加芍药、茯苓各三分；立秋后加缩砂半两；如瘀血、吐血、下血，加当归半两。

【备考】本方方名，据剂型当作"人参丸"。

03465 人参散《普济方》卷三一九）

【组成】人参二两（去芦头）　地骨皮二两　鳖甲三两

（涂醋，炙令黄，去裙襕）　羚羊角屑二两　赤茯苓二两　知母一两半　柴胡三两（去苗）　枳壳二两（麸炒微黄，去瓤）　牛膝二两（去苗）　赤芍药一两　贝母三两（煨令微黄）　黄芩三分　栝楼根一两　当归三分　桃仁一两（汤浸，去皮尖、双仁，麸炒微黄）

【用法】上为粗末。每服四钱，以水一盏，加生姜半钱，大枣三枚，煎至六分，去滓，食前温服。

【主治】妇人骨蒸劳，身体壮热，手臂疼痛，月水不通，日渐瘦瘁，两胁气刺，四肢羸弱，腹内生块，时有咳嗽，不欲饮食。

03466 人参散

《普济方》卷三四二。为原书同卷引《医学类证》"截诃散"之异名。见该条。

03467 人参散

《普济方》卷三六一。为《圣惠》卷八十五"牛黄散"之异名。见该条。

03468 人参散（《普济方》卷三六九）

【组成】人参　甘草（炙）各一分　麻黄一两半　桔梗一两　茯苓半两

【用法】上为末。每服一钱，葱白、薄荷汤调下。

【主治】伤寒。

03469 人参散

《普济方》卷三九四。为《圣济总录》卷八十"白术汤"之异名。见该条。

03470 人参散

《普济方》卷三九四。为方出《圣惠》卷八十二，名见《御药院方》卷十一"人参橘皮汤"之异名。见该条。

03471 人参散

《普济方》卷三九四。为《卫生总微》卷十"丁香散"之异名。见该条。

03472 人参散（《普济方》卷三九四）

【组成】人参（末）二分　丁香（末）一分　藿香（末）　甘草（炙）各半两

【用法】上和匀。每服一字半钱，饭饮送下。

【主治】小儿吐逆。

03473 人参散（《普济方》卷三九五）

【组成】人参　木香（炮）　白术　白茯苓各一钱　山药一分　白豆蔻一个（炮）　附子（炮）一钱　甘草（炙）半钱

【用法】上为末。加生姜、大枣，水煎服。

【主治】小儿脏寒泄泻。

03474 人参散（《普济方》卷三九五）

【组成】人参　白术（炮）　黄耆　白茯苓　甘草（炙）等分　肉豆蔻一个　使君子半两　胡黄连二分　宣连二钱　青皮半两（去瓤）　莪术半两

【用法】上为末。用陈米同煎，大小以意加减。

【主治】小儿腹泻。

03475 人参散（《普济方》卷三九五）

【组成】人参　陈皮　桔梗　甘草（炙）　白芷二钱

【用法】上为末。每服一钱，水五分，加淡竹叶，煎二分；入虚荻根煎亦得。

【主治】小儿霍乱，呕逆不止，心胃虚热。

【备考】方中甘草以上诸药用量原缺。

03476 人参散（《普济方》卷三九五）

【组成】人参一分（去芦头）　丁香一分　桂心一分　白术　芎劳各三分

【用法】上为散。每服半钱，煮生姜、大枣、米饮送下，不拘时服。

【主治】小儿霍乱，心腹痛，不欲食饮。

03477 人参散（《普济方》卷四〇六）

【组成】人参三钱　蝉蜕（去足）十五只　羌活二钱　防风三钱　当归二钱　粉草二钱　全蝎十只　茯苓三钱　红花三钱

【用法】上㕮咀。每服用灯心、薄荷、生地黄同煎。

【主治】赤游丹。

03478 人参散

《医方类聚》卷一一九，即《袖珍》卷一引《经验方》"人参汤"。见该条。

03479 人参散（《婴童百问》卷七）

【组成】人参半两　白术半两　茯苓半两　沉香半两　乌药半两　甘草半两

【用法】上为细末，以盒收之。遇小儿有后项形症，半岁一字，二三岁半钱，大者一钱，煎枣子、米饮调下。

【功用】《准绳·幼科》：常服开胃益乳食。

【主治】小儿脏腑冷，若才吃乳食，即又吐出，或因才吃乳，为惊所触，令小儿外症面唇青白，手足心热，口多清涎，吐逆不住；或作泻候，青黄紫白，或如鼻涕鸡子清者。

【备考】《准绳·幼科》有白芍药半两，无乌药。

03480 人参散（《医统》卷六十二）

【组成】人参　白茯苓　陈皮　黄芩　麻黄　羌活　川椒（去目及合口者，炒出汗）各半两

【用法】上㕮咀。每服五钱，水一盏半，煎七分，食后温服。

【主治】肺气不通，鼻塞上壅。

03481 人参散（《医学六要·治法汇》卷七）

【组成】人参　甘菊花　柏子仁　熟地黄　枳壳　五味子　枸杞子　山萸肉　桂心

【用法】上为细末。每服二钱，温酒调下。

【主治】胆虚，头眩而恐，多畏惧，脉弦无力。

03482 人参散（《准绳·类方》卷三）

【组成】人参　麝香　片脑各少许

【用法】上为末。甘草汤调服。

【主治】❶《准绳·类方》：关格。❷《张氏医通》：噎膈胃反，关格不通。

【方论选录】《张氏医通》：此云岐子治噎膈胃反、关格不通九方之一。用独参汤峻补其胃，稍加脑、麝，以发越其气，得补中寓泻之至诀。乃肥盛气虚、痰窒中脘、及酒客湿热、郁痰固结之专剂。以中有脑、麝，善能开结利窍散郁也。

【备考】❶《法律》：此方辄用脑、麝，耗散真气，才过胸中，大气、宗气、谷气交乱，生机索然尽矣，能愈病乎？❷《法律》与《张氏医通》，均称此方出云岐子，考今《云岐子保命集》关格门无此方。

03483 人参散（《眼科全书》卷三）

【组成】人参　白茯苓　石决明（炼过）　草决明　白蒺藜　麦门冬　蝉蜕　菟丝子　黄芩　地骨皮　木贼草　牛膝　远志　青葙子　枳壳　甘草　木通各等分

【用法】上为末。以木贼草、淡竹叶煎汤调，食后温服。

【主治】涩翳内障。

03484 人参散（《痘疹仁端录》卷十四）

【组成】人参五钱　黄耆三钱　当归三钱　川芎二钱

【用法】用好酒煎服。

【主治】痘疹黑陷倒靥。

03485 人参散（《幼幼集成》卷四）

【组成】人参一钱　大麦冬二钱　川黄柏五分　炙甘草一钱　生姜三片

【用法】水煎服。

【主治】气虚津液不足，小便不通。

03486 人参散

《医钞类编》卷十七。为《永类钤方》卷十八"郑氏人参散"之异名。见该条。

03487 人参散（《伤科方书》）

【组成】人参　白术　肉桂　续断　黄耆　当归　乌药各等分

【用法】水煎服。

【主治】接骨之后，无力，不能行动。

03488 人参粥（《圣惠》卷九十七）

【组成】人参半两（去芦头）　白茯苓三分　粟米半合　麦门冬一两（去心）

【用法】上锉细。每服半两，以水一大盏，煎诸药至七分盏，去滓，下米作粥食之。

【主治】小儿冷伤脾胃，呕逆及痢，惊痫。

03489 人参粥（《圣济总录》卷一八八）

【组成】人参一两（锉如粟，以水四升，煮至二升，去滓下米）　粟米五合　薤白（切）一合　鸡子（去黄）一枚

【用法】上药先用参汁煮粟米粥，将熟，下鸡子清、薤白，候熟食之。如食不尽，可作两次。

【主治】中偏风，冒闷烦躁，食饮不得。

03490 人参粥（《圣济总录》卷一八九）

【组成】人参（为末）半两　生姜（取汁）半两

【用法】以水二升，煮取一升，入粟米一合，煮为稀粥，觉饥即食之。

【功用】《长寿药粥谱》：益元气，补五脏，抗衰老。

【主治】❶《圣济总录》：反胃，吐酸水。❷《长寿药粥谱》：年老体弱，五脏虚衰，久病羸瘦，劳伤亏损，食欲不振，慢性腹泻，心慌气短，失眠健忘，性机能减退等一切气血津液不足的病症。

【宜忌】《长寿药粥谱》：宜秋、冬季节早餐空腹食用。凡属阴虚火旺体质，或身体壮实的中老年人以及炎热的夏季忌用。

03491 人参粥（《圣济总录》卷一九〇）

【组成】人参（为末）一合　防风（去叉，为末）一分　磁石（捣碎，绵裹）二两　猪肾（去筋膜，细切）一对

【用法】上药先将磁石于银器中，以水一斗，煮取三升，入猪肾及粳米五合，如常法煮粥，候熟入前二味，更煮数沸，空腹服。

【主治】耳聋，耳虚鸣。

03492 人参粥（《喉证指南》卷四）

【组成】潞党三钱　白茯苓六钱

【用法】上为末，同粳米一茶钟熬成粥。先以盐汤将口漱净，后再食粥。

【主治】脾胃虚弱，饮食短少。

03493 人参煎（《圣济总录》卷五十八）

【组成】人参一两　葛根（锉）二两

【用法】上为末。每发时，须得㶸猪汤一升已来，入药末三钱匕，又入蜜二两，都一处于铫子内，慢火熬之，至三合已来，似稠黑饧，便取出，贮于新瓷器内。每夜饭后取一匙头，含化咽津。重者不过三服。

【主治】消渴。

03494 人参煎（《圣济总录》卷六十五）

【组成】人参（末）一两　栝楼（取肉，捣研）　酥　蜜各二两

【用法】上药调匀，盏子盛，于饭上蒸九度。每服一匙，温水化下，一日三次。

【主治】积年咳嗽。

03495 人参膏（《卫生总微》卷十）

【组成】人参（去芦）　滑石　藿香叶（去土）半两　丁香一分　甘草二钱（炙）　朱砂一钱半（研，水飞）

【用法】上为末，炼蜜和膏。每用皂子大，米饮化下，不拘时候。

【主治】小儿脾胃虚冷，乳食不化，吐逆连并，不喜乳食。

03496 人参膏（《传信适用方》卷四）

【组成】人参一两　白术半两　丁香半两　藿香半两　白扁豆一分

【用法】上为细末，炼蜜为丸，如绿豆或麦粒大。量儿大小，以生姜汤下五七丸至十丸。

【主治】小儿泄泻，烦渴呕逆。

【备考】本方方名，据剂型当作"人参丸。"

03497 人参膏（《魏氏家藏方》卷十）

【组成】人参（去芦）一两　白术（炒）　丁香（不见火）　藿香叶各半两　白豆蔻一分

【用法】上为细末，炼蜜为丸，如鸡头子大。每服一丸至二丸，米饮化下，乳前服。

【主治】❶《魏氏家藏方》：小儿一切脾胃不和。❷《普济方》：小儿啼哭未定。气喘未调，便儿急饮乳，即儿气逆，乳不得下，反致呕逆，甚则吐利，成胃虚病。

【备考】本方方名，据剂型当作"人参丸"。方中白豆蔻用量原缺。据《普济方》补。

03498 人参膏（《永类钤方》卷二十一）

【组成】人参　诃子肉（炮）　木香　肉豆蔻（煨）　丁香　藿香　砂仁　甘草（炙）各一钱

【用法】上为末，炼蜜为丸，如鸡头子大。三岁一丸，空心白汤化下。

【主治】吐泻脾虚，困倦不食，腹痛而满。

【加减】腹满，加沉香。

03499 人参膏（《丹溪心法·附录》）

【组成】人参

【用法】煎膏服。并灸气海穴。

【功用】《韩氏医通》：回元气。

【主治】❶《丹溪心法》：滞下，昏仆目上视，溲注而汗

泄，阴虚阳暴绝；嗽而肺虚者。❷《寿世保元》：诸症因攻击之过，以致元气耗惫，用此补之。

【临床报道】滞下昏厥：浦江郑义士，病滞下。一夕，忽昏仆，目上视，溲注而汗泄。翁诊之，脉大无伦。即告曰：此阴虚阳暴绝也。盖得之病后酒且内，然吾能愈之。急命治人参膏，而且促灸其气海。顷之手动，又顷而唇动。及参膏成，三饮之，甦矣。其后服参膏尽数斤，病已。

【备考】《摄生众妙方》：用好人参（去芦）或一斤二斤，随意切片，入瓷锅，水浮于药一手背，文武火煎干一半，倾置一瓶盛之；又将渣煎，又如前并之于瓶，凡煎三次，验参渣嚼无味乃止。却将三次所煎之汁去渣，仍入瓷锅内，文武火慢慢熬成膏。如一斤参，只好熬得一饭碗足矣。及成膏入碗，隔宿必有清水浮上，亦宜去之，只留稠膏。

03500 人参膏（《普济方》卷一五八引《经验良方》）

【组成】人参　知母　黄芩　款冬花　贝母　紫菀　杏仁　猪牙皂角　桔梗　荆芥　防风　甘草各等分

【用法】上为细末，炼蜜成膏，为丸如皂荚子大。每服一丸，用好蜜和熟水化下。

【主治】大人小儿，伤风咳嗽，气粗多涎，身热。

03501 人黄散（《医学正传》卷二）

【组成】甘草三钱　辰砂　雄黄各一钱五分　粪缸岸（置风露中年远者佳，水飞细研）一两

【用法】上为细末。每服三钱，煎薄荷、桔梗汤送下，日三五服。

【主治】四时疫疬，大头天行等病。

03502 人中白丸（《嵩崖尊生》卷十一）

【组成】人中白（年久夜壶内入枣三十个，酒八分满，盐泥封，以炭火煅之，待酒耗三分，再封住口，用慢炭火煅一夜，去枣，取白）四钱　羚羊角　生地　当归　黄蒿子　银柴胡　鳖甲（洗净，醋炙）　阿胶珠　白术（土蒸，不可炒）　白芍（炒）各二钱　熟地四钱

【用法】百部膏为丸。男服四钱，女服三钱。

【主治】❶《嵩崖尊生》：阴虚欲成虚劳。❷《杂病源流犀烛》：虚损，血虚发热，兼燥渴，睡卧不安。

03503 人中白散（《圣惠》卷八十六）

【组成】人中白一分　芦荟半两　麝香半分　虾蟆半两（涂酥，炙焦）

【用法】上为细散。每服半钱，空心及晚后用热水调下。服后当下恶物。

【主治】小儿无辜疳气，寒热积滞不化，腹肚胀痛。

03504 人中白散（《医学正传》卷二）

【组成】人中白二两　黄柏（盐酒拌炒褐色）　生甘草　青黛各五钱

【用法】上为细末。每服二钱，童便调服。

【主治】阴虚火盛，及五心烦热。

03505 人中白散（《保婴撮要》卷十八）

【组成】人中白（煅）一两　黄柏（炒黑）二钱

【用法】上为末。搽口内。

【主治】小儿痘后患口疳，延蚀牙龈。

03506 人中白散（《痘疹传心录》卷十五）

【组成】人中白（煅）一两　枯矾二钱　黄柏末五钱　黄连末三钱　冰片一分　蚕蜕纸（火煅）三钱

【用法】上为末。敷之。

【主治】痘后口疮。

03507 人中白散（《外科正宗》卷四）

【异名】六仙散（《仙拈集》卷三）、青黛散（《全国中成药处方集》）。

【组成】人中白（溺壶者佳，煅红）二两　孩儿茶一两　黄柏　薄荷　青黛（各末）各六钱　冰片五分

【用法】上为极细末。先用温汤漱净，吹药疮上，日用六七次。吹药后涎从外流为吉，内收涎入里为凶。

【主治】小儿口疳、走马疳及牙龈腐烂黑臭者；葡萄疫而牙根腐烂者。

【备考】本方方名，《青囊秘传》引作"中白散"。

03508 人中白散（《玉案》卷三）

【组成】人中白二两　黄柏　知母　青黛　甘草各五钱

【用法】上为末。每服二钱，滚白汤调下。

【主治】五心烦热。

03509 人中白散（《幼科金针》卷下）

【组成】人中白一两　儿茶五钱　柏末三钱　薄荷五钱　月石五钱　川黄连二钱　冰片四分　枯矾五分　青黛五钱

【用法】上为细末。密贮瓷瓶。用时先将盐梅汤或金汁搅口，次吹药患处，取涎流出，其毒自解；如涎咽入腹中，大便必泻，其毒愈炽矣。

【主治】❶《幼科金针》：小儿走马疳。积热奔涌上焦，牙龈腐烂，流涎臭秽，以致齿落者。❷《疡医大全》：痔疮，脓耳，男妇腿上伤、手臁疮。

【加减】病甚者，加牛黄、珍珠、辰砂、龙骨、五倍子等。

【备考】外用本方，宜配合内服芦荟消疳饮。

03510 人中白散（《种痘新书》卷十一）

【组成】人中白　芦荟　使君子肉　龙胆草　川连　五灵脂各等分

【用法】上为末。蒸饼为丸服。

【主治】痘后走马牙疳。

03511 人中白散（《金鉴》卷五十九）

【组成】人中白（煅）二钱　雄黄八分　冰片四分　硼砂　青黛　儿茶各一钱

【用法】上为细末。搽敷患处。并内服清毒凉血饮。

【主治】痘后余毒未解，上攻牙齿，致生牙疳。初起口臭龈肿，牙缝出血，尚觉疼痛；甚则色黑腐烂，牙齿脱落，穿腮破颊，牙缝出血。

03512 人中白散（《杂病源流犀烛》卷十七）

【组成】人中白（新瓦上焙干）

【用法】入麝香少许，温酒调服。

【主治】衄血，至五七日不止者。

03513 人中白散（《杂病源流犀烛》卷三十）

【组成】人中白（醋淬）

【用法】上为末。每次五分，酒送服。

【主治】闪挫跌扑，伤骨极重者。

03514 人中白散（《玉钥》卷上）

【异名】异功散。

【组成】白霜梅二钱　人中白五钱（火煅）　枯白矾二钱　大梅片二分

【用法】上为细末。先用韭根、萝茶煎浓汁,乘热以鸡翎蘸洗患处,去净腐肉见鲜血,再敷此药。若烂至咽喉者,以芦筒吹之。

【主治】走马牙疳。

03515 人中白散《古方汇精》卷二

【组成】真青黛 硼砂 人中白 粉儿茶各一钱 元明粉 马勃 龙脑 薄荷叶各五分 梅花冰片二分

【用法】上为极细末。擦之;咽喉病,以芦管吹之,日三次,夜二次。

【主治】口舌糜烂,走马牙疳,咽喉肿痛,牙床腐溃。

【加减】病甚者,可加西黄三分,珍珠五分。

03516 人中白散

《理瀹》。即原书"青黛散"加人中白。见该条。

03517 人中白散

《全国中药成药处方集》(南京方)。为原书"牙疳散"之异名。见该条。

03518 人中黄丸《医学入门》卷四

【组成】大黄 黄连 黄芩 人参 桔梗 苍术 防风 滑石 香附 人中黄各等分

【用法】上为末,神曲糊为丸,如梧桐子大。每服七十丸,气虚,四君子汤送下;血虚,四物汤送下;痰多,二陈汤下;热者,加童便。如无人中黄,用粪缸岸代之,或朱砂、雄黄为衣亦好。

【主治】❶《医学入门》:春夏秋冬疫疠。❷《张氏医通》:温疫诸热毒。

【方论选录】《张氏医通》:此方专以伊尹三黄,大解湿热疫疠之邪;其奥妙全在人中黄一味,以污秽之味,同气相求,直清中上污秽热毒;合滑石、益元之制,则兼清渗道;用苍术、香附者,宣其六气之郁也;用桔梗者,清其膈上之气也;用防风者,开其肌腠之热也;十味去邪散毒药,不得人参鼓舞其势,无以逞迅扫之力也;用神曲为丸者,取其留中而易化也。

03519 人中黄丸《松峰说疫》卷五

【组成】人中黄不拘多少

【用法】饭为丸,如绿豆大。每服五十丸。

【主治】瘟疫。

03520 人中黄散《古今医鉴》卷十四

【组成】人中黄(即粪缸内厚垢)

【用法】炭火中煅过通红,取出火毒,研细为末。每服一茶匙,酒调服;糯米清汤亦可。

【功用】解毒排脓。

【主治】痘六七日不肥满,及陷入,及不灌脓。

03521 人中黄散

《痘疹仁端录》卷十三。为《便览》卷四"国老散"之异名。见该条。

03522 人中黄散《温热暑疫全书》卷四

【组成】辰砂 雄黄各一钱五分 人中黄一两

【用法】上为末。每服二钱,薄荷,桔梗汤调下,日三、夜二服。并用三棱针刺入委中三分出血。

【主治】疙瘩瘟,发块如瘤,遍身流走,旦发夕死。

03523 人中黄散《杂病源流犀烛》卷十七

【组成】人中黄

【用法】上为末。每服四钱或三钱,用茜根汁、姜汁、竹沥和匀服之。

【主治】吐痰夹血,心烦骨蒸者。

03524 人参芦汤

《医部全录》卷三二五。为方出《格致余论》,名见《本草纲目》卷十二"参芦汤"之异名。见该条。

03525 人参饮子《圣惠》卷五

【组成】人参一两(去芦头) 甘草一分(炙微赤,锉) 陈橘皮一两(汤浸去白瓤,焙) 薤白十四茎 生姜半两

【用法】上锉细。以水二大盏,煎取一盏二分,去滓,不拘时候,稍热分为三服。

【主治】脾胃气虚弱,食即呕吐。

03526 人参饮子(方出《圣惠》卷十一,名见《泻疫新论》卷下)

【组成】柴胡(去苗) 黄芩 人参(去芦头) 甘草(炙微赤,锉) 麦门冬(去心,焙)以上各一两 半夏半两(汤洗七遍,去滑)

【用法】上为粗散。每服四钱,水一中盏,加竹叶二七片,生姜半分,煎至六分,去滓,不拘时候温服。

【主治】阳毒伤寒,四肢壮热,心膈烦躁,呕吐不止。

【备考】《泻疫新论》:此方邪犹盛,呕渴不止者宜之,方中人参宜去之。

03527 人参饮子《圣惠》卷十五

【组成】人参一两(去芦头,锉) 生姜汁一合 川芒消一分 蜜一合

【用法】以水一大盏,先煎人参取汁五合,去滓,下鸡子清一枚,及芒硝、姜汁、蜜等,搅令匀,不拘时候,分温二服。

【主治】时气六日,心胸结硬,呕吐,不下饮食。

03528 人参饮子《圣惠》卷十六

【组成】人参(去芦头)二两 甘草一两(炙微赤,锉) 石膏二两 赤茯苓二两 半夏(汤浸七遍去滑)一两 前胡二两(去芦头) 知母二两 黄芩二两 小麦一合 竹叶一握

【用法】上锉细。每服半两,以水一大盏,加大枣三枚,生姜半分,煎至五分,不拘时候温服。

【主治】时气后劳复,虚热不退,四肢沉重,或半起半卧,气力虚羸。

【备考】本方方名,《普济方》引作"人参散"。

03529 人参饮子《圣惠》卷十七

【组成】人参一两(去芦头) 陈橘皮一两(汤浸,去白瓤,焙) 生姜二两 赤茯苓一两 葛根一两 麦门冬一两(去白)

【用法】上锉细。每服半两,以水一大盏,煎至五分,去滓,不拘时候温服。

【主治】热病壮热,呕逆,不下饮食。

03530 人参饮子《圣惠》卷七十四

【组成】人参一两(去芦头) 竹茹一两 葛根一两(锉) 茅(芦)根一两(锉) 麦门冬一两半(去心) 知母三分

【用法】上锉细。每服一分,以水一中盏,加葱白三茎,煎至六分,去滓,不拘时候温服。

【主治】妊娠热病,壮热头痛,呕吐不下食,心烦闷。

03531 人参饮子《圣惠》卷七十四

【组成】人参半两(去芦头) 生姜半两(炒,切) 陈橘

皮一两（汤浸，去白瓤，焙）

【用法】以水一大盏，煎取八分，去滓，不拘时候，分三次暖服。

【主治】妊娠痰逆，不思饮食。

03532 人参饮子（《幼幼新书》卷三十七引郑愈方）

【组成】人参 大黄 荆芥 天竺黄 甘草（炙）各二钱 白芷 灯心各一钱 栀子仁五枚 钓藤钩子二七枚

【用法】上为粗末。水一碗，煎半碗服。

【主治】脏腑热毒，疮壅热滞，疮疥。

03533 人参饮子（《普济方》卷二三一引《海上名方》）

【组成】粟壳二两（去顶蒂，蜜炙） 人参（去芦头） 杏仁（汤浸，去皮尖）各一两 甘草（炙）一两

【用法】上为末。每服三大钱，水一盏，加乌梅一个，大枣三个，同煎至七分，去滓温服，食后或临卧时服。

【主治】劳嗽喘急。

03534 人参饮子（《产宝诸方》）

【组成】大腹连皮（锉碎） 人参各半两 甘草半两（炙） 陈橘皮两个（和瓤）

【用法】上为粗末。每服三大钱，水一盏，银石器内煎至八分，温服，不拘时候。

【功用】安胎宽气，止腹痛。

03535 人参饮子（《普济方》卷二三〇引《杨氏家藏方》）

【组成】黄耆 五味子各一两 人参 白术 当归 白芍药 茯苓 白芷各半两

【用法】上为饮子。每服三钱，加生姜、大枣，水煎，不拘时服。

【主治】虚劳潮热。

03536 人参饮子（《百一》卷五）

【组成】人参（去芦） 桔梗 半夏（汤洗七次） 五味子 赤茯苓 白术各一两 枳壳 甘草（炙）各半两

【用法】上㕮咀。每服三钱，水一盏半，加生姜五片，煎至七分，去滓，空心服。

【主治】❶《百一》：痰嗽，寒热壅嗽。❷《得效》：时行病，寒热上壅，咳嗽痰涎。寒暑之交，气盛人衣厚作壅，忽痰盛微热，此药最宜。

【加减】寒壅者，加杏仁（不去皮尖）、紫苏各半两。

03537 人参饮子（《兰室秘藏》卷中）

【异名】人参饮（《嵩崖尊生》卷八）。

【组成】麦门冬二分 人参（去芦） 当归身各三分 黄耆 白芍药 甘草各一钱 五味子五个

【用法】上为粗末，都作一服。用水二盏，煎至一盏，去滓，稍热服。

【主治】❶《兰室秘藏》：脾胃虚弱，气促气弱，精神短少，衄血吐血。❷《证因方论集要》：暑月衄血。

【方论选录】《证因方论集要》：《内经》云：必先岁气，无伐天和。故时当暑月则肺金受克，令人乏气之时也，理宜清金益气。清金故用麦冬、五味；益气故用参、耆、甘草；白芍之酸所以收其阴；当归之辛所以养其血；此亦虚火可补之剂也。

03538 人参饮子（《普济方》卷三六九）

【组成】人参（去芦头） 生干地黄各一两 犀角（末） 黄芩 柴胡（去苗）各半两 甘草（炙）一分

【用法】上为粗末。每服一钱，水一小盏，加生姜二片，煎至五分，温服。

【主治】小儿时气病。

03539 人参补膏（《成方制剂》15册）

【组成】白术 大枣 当归 茯苓 枸杞子 红参 熟地黄 制何首乌

【用法】上制成膏剂。口服，一次15克，一日2～3次。

【功用】补益气血，健脾滋肾。

【主治】脾肾虚弱，气血两亏，神疲乏力，头昏耳鸣。

03540 人参药酒（《成方制剂》13册）

【组成】白术 苍术 陈皮 丁香 高良姜 红花 黄精 黄芪 莱菔子 鹿角胶 肉桂 五味子 鲜人参 淫羊藿

【用法】上制成酒剂。口服，一次10～15毫升，一日2～3次。

【功用】补气养血，暖胃散寒。

【主治】气血两亏，神疲乏力，胃寒作痛，食欲不振。

【宜忌】孕妇忌服。

03541 人参煮散（《博济》卷一）

【组成】人参一两 白术三分 陈橘皮（去白） 干姜（炮） 杏仁（去皮尖） 甘草（炙） 枳壳各半两 芍药三分 蛮姜一分

【用法】上为末。每服二钱，加生姜五片，大枣二个，水一盏，煎至七分，热服。再以稀粥助之，汗出愈。

【主治】❶《博济》：内伤寒冷，外伤寒气，呕吐烦热，头痛身不痛，及气虚伤寒。❷《圣济总录》：伤寒胃气虚冷，干呕不止。

03542 人参煮散（《普济方》卷十七引《护命》）

【组成】人参 远志（去心） 桑寄生各半两 牡丹皮一钱 木香一钱半 沉香二钱

【用法】上为散。每服二钱，水一盏，煎八分，温服，不拘时候。

【主治】久怀忧戚，气滞血涩，失志健忘，饮食无味，精神错乱，心中不安。

03543 人参煮散（《圣济总录》卷三十二）

【组成】人参 厚朴（去粗皮，姜汁炙） 白茯苓（去黑皮）各一两 柴胡（去苗）三分 半夏（汤浸去滑七遍，焙） 枇杷叶（去毛，姜汁炙） 草豆蔻（去皮）各半两

【用法】上为散。每服五钱匕，水一盏半，加生姜一分（拍碎），同煎至七分，去滓，食前温服。

【主治】伤寒后胃气冷，不思饮食。

03544 人参煮散（《圣济总录》卷五十六）

【组成】人参一两 丁香 草豆蔻（去皮）各一分 羌活（去芦头） 甘草（炙，锉） 陈曲各半两 京三棱（煨，锉）三分

【用法】上为散。每服三钱匕，水一盏，煎至七分，和滓温服，不拘时候。

【主治】心掣气乏，咳逆泄利。

03545 人参煮散（《圣济总录》卷九十）

【组成】人参 鳖甲（去裙襕，醋炙）各一两 附子（炮裂，去皮脐） 缩砂蜜（去皮） 桂（去粗皮） 陈橘皮（汤浸，去白，焙） 干姜（炮） 柴胡（去苗） 桔梗（略炒） 当归各

二画

人

254

（总254）

三分(切,焙) 五味子 甘草(锉,炒)各半两

【用法】上为散。每服三钱匕,水一盏,加生姜二片,盐少许,同煎至七分,去滓温服,每日空心、午前、日晚各一。

【功用】补虚,进饮食。

【主治】虚劳心胸痞闷。腹胁虚胀。

03546 人参煮散

《圣济总录》卷一六二。为《圣惠》卷七十八"人参散"之异名。见该条。

03547 人参煮散

《鸡峰》卷七。为《圣惠》卷二十八"人参散"之异名,见该条。

03548 人参煮散(《杨氏家藏方》卷十五)

【组成】人参(去芦头)四两 黄耆(蜜炙) 苍术(米泔浸一宿)各三两 当归(洗,焙) 麻黄(去根节) 柴胡(去苗) 黄芩各二两 川乌头(炮,去皮脐) 羌活(去芦头) 肉桂(去粗皮) 各一两半 高良姜 益智仁 干姜(炮) 陈橘皮(去白) 青橘皮(去白) 香白芷 枳壳(去瓤,麸炒) 白芍药 牛膝(酒浸一宿,焙干) 独活 青蒿子 鳖甲(醋炙黄) 川芎 荆芥穗 炙甘草各一两

【用法】上咬咀。每服三钱,水一盏半,加生姜三片,乌梅半枚,同煎至八分,去滓温服,不拘时候。

【主治】妇人血风劳倦,骨蒸盗汗,心烦气劣,浑身疼痛。

03549 人参煮散(《局方》卷三续添诸局经验秘方)

【组成】人参四两 青皮(去白)十二两 甘草(炙)十两 干姜(炮)六两 三棱(煨,捣碎)十二两 芍药一斤 丁皮六两 茯苓(去皮) 苍术(去皮)各半斤

【用法】上为末。每服二钱,水一盏,加生姜五片,大枣三个,同煎至七分,食前、空心温服。

【主治】脾胃不和,中脘气滞,心腹胀痛,不思饮食,宿寒留饮,停积不消。或因饮冷过度,内伤脾气,呕吐痰逆,寒热往来,或时汗出。又治肠胃冷湿,泄泻注下,水谷不分,腹中雷鸣,胁肋虚满。并疗伤寒阴盛,四肢逆冷。

【备考】本方方名,《观聚方要补》卷三引作"人参煮煎"。

03550 人参煮煎

《观聚方要补》卷三。即《局方》卷三"人参煮散"。见该条。

03551 人参锉散(《女科百问》卷上)

【组成】黄耆三分 黄芩 赤茯苓 白术 熟地 赤芍药 麦冬各一两 柴胡半两 人参 知母 当归 甘草(炙)各三钱五分

【用法】上并生锉,如麻豆大,焙干,入瓷器中收。每服四钱,水一盏半,加竹叶、灯心三寸长,各七茎,同煎七分,去滓温服,不拘时候,一日三次。如病退,不必服。

【功用】去热解劳,调顺经水,滋养新血。

03552 人参煎丸(《普济方》卷一五八)

【组成】紫菀(去根,洗,焙干) 人参(去芦) 贝母(去心) 款冬花(去梗) 枳壳(麸炒) 百合 茯苓 桑白皮(自取者) 地黄(生,干)各半两 甘草一钱 真酥二钱(别研) 杏仁一两(去皮尖,别研)

【用法】上为末,入杏仁、真酥和匀,炼蜜为丸,如梧桐子大。每服三十丸,食后、临卧茶清送下。

【主治】咳嗽,痰盛喘急。

03553 人参膏子(《普济方》卷一五八)

【组成】人参半两(好者,生用) 麻黄半两(不去节) 甘草一分 汉防己半两(生用) 杏仁四十九枚(汤泡,去皮尖,研) 百部一分(生用)

【用法】上为细末,炼蜜为膏子。每日含化一钱。

【主治】大人小儿,肺壅痰嗽。

03554 人马平安散(《痘后方》)

【组成】乌梅一个 川乌 草乌 猪牙皂角 狗头灰(狗头骨烧灰存性)各一钱 硇砂一分 麝香少许

【用法】上为极细末。点眼。

【主治】一切时瘟。

03555 人马平安散

《张氏医通》卷十五。为原书同卷"点眼砂"之异名。见该条。

03556 人马平安散(《良朋汇集》卷三)

【组成】川乌 草乌各用七个,重一钱(生用) 干姜 葱子(微炒) 川芎 硼砂各一钱 麝香三分 皂角 火消各一钱五分 狗头(烧黑,用天灵盖) 雄黄各一钱 硇砂(煅存性)三分

【用法】上为细末,入瓷罐内听用。以药少许,苇筒吹鼻中,男左女右;或用稀糊为丸,黄豆大,棉裹塞鼻中;眼目暴发,点之即愈。

【主治】偏正头痛,咽喉肿痛,乳蛾缠喉,喉闭,腹内寒疼,绞肠痧,干霍乱,眼目暴发。

03557 人马平安散(《良朋汇集》卷五)

【异名】红平安散(《北京市中药成方选集》)。

【组成】大块朱砂四钱 明雄四钱 麝香四分 硼砂五钱六分 火消二钱四分 大赤金十六张 冰片四分

【用法】上为细末。男左女右,点大眼角。

【功用】《北京市中药成方选集》:祛暑散寒,辟秽解毒。

【主治】❶《良朋汇集》:四时感风寒。❷《北京市中药成方选集》:中暑中寒,呕吐恶心,霍乱腹痛,暑邪郁闷,四肢厥冷,绞肠痧症。

【禁忌】孕妇忌服。

【备考】《北京市中药成方选集》本方用法:每服二分,温开水送下,或闻入鼻内少许。

03558 人马平安散(《奇方类编》卷下)

【组成】上好雄黄二两(为末) 火消(飞成朱,拣白者)一两

【用法】上为细末.收贮瓷瓶听用。伤暑、霍乱吐泻转筋、水泻、痢疾、心腹疼痛、疟疾、翻胃、腰痛、时眼、俱用骨簪点大眼角内;头疼鼻痣,吹鼻内;咽喉肿痛,吹入喉内;牙疼,夹于酱瓜内,咬在痛处;一切虫蚊蝎蜇、疮毒疡痒,水和涂之。

【主治】伤暑,霍乱吐泻转筋,水泻,痢疾,心腹疼痛,疟疾,翻胃,腰痛,时眼,头疼,鼻痣,咽喉肿痛,牙疼,一切虫蚊蝎蜇,疮毒疡痒。

03559 人马平安散(《治痧要略》)

【组成】朱砂(研细,水飞)三钱 火消二钱 麝香 冰

片 炒荜茇 白矾各三分 牛黄 食盐各一分 真金箔三十张

【用法】上为极细末。入瓷瓶内，勿泄气。点眼角内。

【主治】瘀症。

03560 人马平安散

《兰台轨范》卷四。为《何氏济生论》卷三"平安散"之异名。见该条。

03561 人马平安散 (徐评《外科正宗》卷十二)

【组成】西牛黄四分 冰片六分 麝香六分 蟾酥一钱 火消三钱 滑石四钱 石膏二两（煅） 大赤金箔四十张

【用法】上为极细末，瓷瓶收藏。吹鼻中。

【主治】夏月受暑，头目昏晕，或不省人事，或患瘀腹痛。

03562 人参一捻金

《全国中药成药处方集》（吉林方）。为《古今医鉴》卷十三"一捻金"之异名。见该条。

03563 人参丁香散 (《妇人良方》卷十二)

【组成】人参半两 丁香 藿香叶各一分

【用法】上为散。每服三钱，水一盏，煎至七分，去滓温服，不拘时候。

【主治】妊娠恶阻，胃寒呕逆，翻胃吐食及心腹刺痛。

03564 人参丁香散 (《妇人良方》卷十二)

【组成】人参 丁香 柿蒂各二两 甘草 良姜各半两

【用法】上为细末。每服二钱，热汤点下，不拘时候。

【主治】妊娠恶阻，胃寒呕逆，翻胃吐食及心腹刺痛。

03565 人参丁香散 (《局方》卷三（续添诸局经验秘方）)

【组成】白芍药半斤 当归（去芦） 丁香 丁皮 肉桂（去粗皮） 蓬莪术 人参各二两 干姜（炮） 茯苓（去皮） 香附（炒） 白术 甘草（炒） 山药各四两

【用法】上为细末。每服五钱，水一盏，加生姜三片，同煎至七分，空心、食前温服。小儿二岁，可服半钱，水五分盏，加生姜一片，同煎四分以下，温服。

【功用】和脾胃，进饮食。

【主治】呕吐之病，皆因三焦不调，脾胃虚弱，冷热失和，邪正相干，清浊不分，阴阳错乱，停痰留饮，不能运化，呕吐不已，粥饮汤药不下；或胸膈痞满，呕逆恶心，腹胁胀痛，短气噫闷，咳呕痰水，噫醋吞酸，不思饮食，渐至羸瘦；及疗女人妊娠阻病，心中烦愦，头目眩重，憎闻食气，呕吐烦闷，颠倒不安，四肢困弱，不自胜持，多卧少起。又治久病羸弱，脾胃虚极，中满呕逆，全不入食。

03566 人参七味丸 (《外台》卷六引《许仁则方》)

【异名】人参丸（《普济方》卷二〇六）、七味人参丸（《校注妇人良方》卷七）。

【组成】人参五两 白术五两 生姜屑八两 厚朴四两（炙） 细辛四两 橘皮三两 桂心二两

【用法】上为末，炼蜜为丸，如梧桐子大。饮下之，初服十九，一日二次。稍稍加至二十丸。欲与前半夏丸间服亦得。

【主治】积冷在胃，呕逆不下食。

【宜忌】忌桃、李、雀肉、生葱、生菜。

【备考】用法中半夏丸，全称"半夏二味丸"。

03567 人参八仙丹 (《普济方》卷一五七)

【组成】人参 官桂 麻黄（去节） 甘草（炒） 百部 款冬花 杏仁（汤浸，去皮，炒） 枯白矾各等分

【用法】上为细末，炼蜜为丸，如小弹子大。每服一丸，口含化，食后，晨、晚日二服之。

【主治】远年近日咳嗽痰喘，肌热盗汗，虚损肺痿。

03568 人参八味汤

《医略六书》卷十九。为《杨氏家藏方》卷六"八味汤"之异名。见该条。

03569 人参八味汤 (《杂症会心录》卷上)

【组成】熟地三钱 山药三钱（炒） 茯苓一钱五分 人参一钱五分 丹皮一钱 山萸肉一钱 川附子一钱 肉桂一钱 泽泻五分

【功用】敛虚阳，复真元。

【主治】❶《杂症会心录》：阴盛格阳，内真寒而外现假热。症见壮热不退，口渴不饮，烦躁不宁，大便不解，舌黑如墨，小便如血，两脉虚数或沉细而数。❷《证因方论集要》：痢症体虚，余邪不下，虚阳不敛。

03570 人参三白汤 (《卫生宝鉴·补遗》)

【异名】人参三白散（《伤寒广要》卷七引《伤寒蕴要》）。

【组成】白术 白芍药 白茯苓各一两 人参二两

【用法】上锉。每服五钱，水二盏，加生姜三片，煎八分，去滓温服。

【主治】伤寒阴证或汗下后，手足厥冷，身微热，烦躁少气，或见身斑，脉沉细微弱。

❶《卫生宝鉴·补遗》：伤寒阴证，手足冷或身微热，脉皆沉细微弱而烦躁者。❷《伤寒广要》引《伤寒蕴要》：伤寒发汗后，脉虚人弱者。❸《准绳·伤寒》：伤寒阴斑。

【加减】手足冷或身微热，脉皆沉细微弱而烦躁者，用人参三白汤加竹茹。如病后无他证，独见呃逆者，治用人参三白汤加当归。

【临床报道】伤寒黑斑：《准绳·伤寒》曾治一人，伤寒七八日，因服凉药太过，遂变身凉，手足厥冷，通身黑斑，惟心头温暖，乃伏火也。诊其六脉沉细，昏沉不知人事，亦不能语言，状似尸厥，遂用人参三白汤加附子半枚，干姜二钱，水二钟，煎一钟与之服下，待一时许斑色渐红，手足渐暖而苏醒。

【备考】原书治上证，用本方加竹茹一两。

03571 人参三白汤 (《医学入门》卷四)

【组成】人参 白术 白芍 白茯各一钱半 柴胡三钱 川芎一钱 天麻五分

【用法】水煎，温服。

【主治】太阳病误下误汗，表里俱虚，以致郁冒不得汗解者。

03572 人参三白汤 (《医林绳墨大全》卷一)

【组成】人参 白术 白茯苓 泽泻

【用法】加灯心一握，生姜二片，水煎服。

【主治】伤寒表里俱虚，自汗，大便利者。

【备考】据方名，方中当有白芍。

03573 人参三白汤 (《医学心悟》卷二)

【组成】人参二钱 白术 白芍 白茯苓各一钱五分 甘草（炙）五分 附子（炮）一钱 枣二枚

【用法】水煎服。

【主治】女劳复。其症头重不举，目中生花，腰背疼痛，小腹里急绞痛。

03574 人参三白散

《伤寒广要》卷七引《伤寒蕴要》。为《卫生宝鉴·补遗》"人参三白汤"之异名。见该条。

03575 人参干姜汤（《医方易简》卷二）

【组成】人参（另煎，冲）　白芍（酒炒）　山药各一钱　归身二钱　炮姜五分　甘草五分（炙）

【用法】水煎服。

【主治】子宫下脱。

03576 人参干葛汤（《圣济总录》卷二十二）

【组成】人参　干葛（锉）　白芍药　桔梗（炒）各一两　赤茯苓（去黑皮）三分　甘草（炙，锉）　木香各半两　麻黄（去根节，煎，掠去沫，焙）一分

【用法】上为粗末。每服三钱匕，水一盏，煎至七分，去滓热服，并三两服。温覆出汗。

【主治】时行表不解，壮热恶寒。

03577 人参大补汤（《女科万金方》）

【组成】人参　白茯苓　白术　甘草　当归　白芍　川芎　熟地　黄耆　柴胡

【用法】加生姜、大枣，水煎，食前服。

【主治】经事不准，淋漓不尽，面黄内热，乏力瘦弱。

03578 人参大黄汤

《千金》卷三。即原书同卷"大黄汤"加人参。见该条。

03579 人参大黄汤（《辨证录》卷一）

【组成】人参一两　大黄一钱

【用法】水煎服。

【主治】冬月伤寒，谵语发潮热，以承气汤下之不应，脉反微涩者。

03580 人参大黄汤（《嵩崖尊生》卷七）

【组成】人参　当归　大黄（炒）各一钱　桂心　瞿穗　赤芍　茯苓各一钱　葶苈二分

【主治】经脉不利化水，身肿胀，皮肉赤纹。

03581 人参大黄汤（《医略十三篇》）

【组成】生大黄三钱至五钱或八钱　人参一钱至钱半或三钱

【用法】长流水另煎，和服。

【主治】伏邪温疫，日久失下，阴液枯涸，神志沉迷，溲赤而浑，大便不解，不思米饮，手足掉摇，形消脉夺。

03582 人参山漆汤（《家庭治病新书》）

【组成】参山漆一钱　白芍　川柏　艾炭　荆芥炭　红花炭　炒丹皮各一钱五分　地榆炭三钱

【用法】水煎服。

【主治】崩中下血。

03583 人参门冬汤（《医学入门》卷七）

【组成】人参　麦门冬　小麦　茯苓各一钱　竹茹一团　白芍八分　甘草五分

【用法】水煎服。

【主治】虚热烦渴。

03584 人参门冬饮

《明医杂著》卷六。为《小儿痘疹方论》"人参麦门冬散"之异名。见该条。

03585 人参女金丸（《成方制剂》13册）

【组成】白芍　白术　白薇　白芷　沉香　赤石脂　川芎　茯苓　藁本　红参　没药　牡丹皮　肉桂　香附　延胡索

【用法】上制成丸剂。口服，一次1丸，一日2次。

【功用】调经养血，逐瘀生新。

【主治】月经不调，赤白带下，子宫寒冷，行经腹痛。

03586 人参天麻汤（《治疹全书》卷下）

【组成】人参　天麻　白术　陈皮　半夏　僵蚕　钩藤　防风　厚朴　全蝎

【用法】先用皂角末取嚏，次以雄黄解毒丸开其喉；如不开者，以艾炷灸颊车各三壮，又以醋调胆矾末，鹅毛蘸探之；或将指甲剪净，令蘸矾末探之，俟开声出，即是生机，内服本方。

【功用】和中保元，平肝补脾。

【主治】疹后服凉药太过，脾气不足，中气虚衰，变成慢惊风。其证牙关紧急，痰涎壅盛，目直上视，手足搐搦，发无休止；及小儿诸病后成慢惊者。

03587 人参开胃汤（《直指》卷六）

【组成】人参　橘红　丁香　木香　藿香　神曲（炒）　麦芽（炒）　白术　茯苓　缩砂仁　莲子肉　厚朴（制）　半夏曲　甘草（炙）各等分

【用法】上锉散。每服三钱。加生姜四片，水煎服。

【功用】助胃进食。

【主治】脾胃不和，不思饮食。

03588 人参开胃汤（《医略六书》卷十九）

【组成】人参五分　白术一钱半（炒）　丁香一钱　藿香二钱　神曲二钱（炒）　麦芽二钱（炒）　茯苓钱半　陈皮一钱半　甘草五分

【用法】水煎，去滓温服。

【主治】脾胃虚衰，停食不化，脉细涩滞者。

【方论选录】脾胃虚衰，寒邪内滞而不能运化，故易于停食焉。人参扶元补胃气，白术燥湿健脾元，丁香温中散滞，藿香开胃辟寒，神曲消食，麦芽化滞，陈皮利气和中，炙草缓中益胃，茯苓渗湿和脾，生姜散寒开胃也。水煎温服，使胃暖寒消，则中气自健，而停食无不化，何脾胃虚衰之足虑哉。此补中消食之剂，为脾胃虚衰停食之专方。

03589 人参木瓜汤（《妇科玉尺》卷二）

【组成】人参　木瓜　橘红　枇杷叶　麦冬　藿香　竹茹

【主治】妊娠恶阻，心虚烦闷。

03590 人参木香汤（《普济方》卷一九七）

【组成】人参　木香　官桂　白术　茯苓　黄连　附子　柴胡　黄耆　厚朴　甘草　麻黄各三钱　肉豆蔻十个　槟榔五个

【用法】上㕮咀。每服三钱，水一盏，加生姜三片，乌梅一个，同煎至七分，入酒少许，又煎三四五沸，温服。

【主治】脾胃有积，久不克化，或原有此证，遂成寒疟之疾，或先寒后热，或先热后寒，或但热不寒，或但寒不热，或头痛谵语，除阳热之外，是疟疾者，并皆治之。

03591 人参木香散（方出《百一》卷五引张子驷方，名见《普济方》卷二三一）

【组成】人参　破故纸(微炒,不可焦)各一两　木香一钱　罂粟壳半斤(去蒂,并拣取无蛀,净蜜炙,为末,不可焦)

【用法】上为细末,炼蜜为饼子,半两重。每服一饼,水一盏半,加生姜三片,枣子二枚,慢火煎至一盏,去滓温服。

【主治】劳嗽。

03592 人参木香散《局方》卷三续添诸局经验秘方)

【组成】人参　木香(不见火)　青皮(不去白)各三斤　姜黄　麦芽(去土,炒)各五斤　甘草(锉,炒)十一斤　蓬莪术(刷洗)四斤　盐(炒)十一斤

【用法】上为末。每服一钱,沸汤点服,不拘时候。

【功用】顺气宽中。

【主治】胸膈痞塞,心腹刺痛,胁肋胀满,饮食减少,噫气吞酸,呕逆嗳闷,一切气疾,并皆治之。

【备考】方中人参原缺,据《普济方》补。

03593 人参木香散《普济方》卷一九二)

【组成】人参　甘草　滑石　木香　枳壳　茯苓　琥珀　海金沙　槟榔　猪苓各等分

【用法】上为末。每服三钱,加生姜一片,同煎至七分,温服,日进三服。

【主治】水气病。

03594 人参木香散《医统》卷三十一引《良方》)

【组成】人参　木香　茯苓　白术　滑石　猪苓　泽泻　甘草　槟榔　琥珀各等分

【用法】上为末。每服五钱,水盏半,加生姜三片,煎七分,不拘时服,一日三次。

【主治】水气肿病。

03595 人参五皮散《种痘新书》卷九)

【组成】人参　白术　官桂　麦冬　大腹皮　陈皮　桑皮　姜皮　茯苓皮　木香　泽泻　车前　木通

【主治】痘后脾气不行而浮肿,其皮如鼓,按之难下。

03596 人参五补散《普济方》卷二二八)

【组成】人参二分　黄耆一两　当归一两(酒浸)　木香一两(生)　川芎一两　生干地黄二两(酒焙)　桑白皮一两　秦艽一两(去芦)　白术一两　白芍药二两　沉香半两　紫菀一两　柴胡一两(去芦)　天门冬一两(去心)　甘草三两(炙)　白芷一两　半夏一两(汤洗十四次,为末,姜汁作饼,炙)

【用法】上为末。每服二钱,水一盏,加生姜三片,大枣一枚,煎至八分,温服,不拘时候。

【主治】五劳七伤,肌瘦体热,皮毛干槁,四肢疼倦,不思饮食,气虚耳鸣,便旋频并,痰嗽盗汗。

03597 人参五味汤

《外科正宗》卷二。为《直指》卷八引《圣惠》"人参五味子散"之异名。见该条。

03598 人参五味散《外台》卷三引《许仁则方》)

【组成】人参五两　生犀角(末)二两　乌梅肉三两(熬)　生姜屑三两　黄连三两(去毛。无,亦可以龙骨四两代之)

【用法】上为散。每服一方寸匕,以饮送下,一日三次。稍加至二匕。

【主治】天行急黄,服半夏十味汤后,虽得毒热势退,利尚不休,体力渐弱者。

【宜忌】忌猪肉,冷水等。

03599 人参五味散

《寿世保元》卷四。为《直指》卷八引《圣惠》"人参五味子散"之异名。见该条。

03600 人参车前汤《症因脉治》卷四)

【组成】人参　车前子

【用法】水煎服。

【主治】气虚小便不利。因膀胱气弱,不及州都,症见气怯神离,面色痿黄,言语轻微,里无热候,唇不焦,口不渴,欲便而不能,右尺脉细。

03601 人参太乙丹《圣济总录》卷十四)

【组成】人参　酸枣仁(炒)　山栀子仁　阿胶(炒令燥)各半两　甘草(微炙)　天南星(牛胆制者)各一两　玄精石(研)　麝香(研)　龙脑(研)各一分　丹砂(研)三两

【用法】上为细末,炼蜜为丸,如小弹子大,以金箔为衣。每服一丸,食后荆芥汤嚼下。

【功用】消化痰涎,清利头目。

【主治】心经风邪,其发不自觉知,狂惑妄言,悲喜无度。

【备考】本方方名,《普济方》引作"太乙丹"。

03602 人参内托散《外科枢要》卷四)

【组成】人参　黄耆　当归　川芎　厚朴　防风　白芷　桔梗　官桂　紫草　木香　甘草

【用法】上入糯米一撮,水煎服。

【主治】疮疡溃脓而作痛者。

03603 人参内托散《疮疡经验全书》卷二)

【组成】人参二钱　白术二钱　陈皮一钱　半夏一钱五分　芥子一钱　黄耆一钱　茯苓一钱　当归一钱五分　川芎一钱　白芍一钱(酒炒)　黄芩一钱(酒炒)　苍术一钱　香附五分　麦冬五分　枳实一钱五分　黄连五分　桔梗一钱　青皮八分　乌药一钱　天花粉一钱五分　防风七分　甘草四分　升麻一钱　厚朴一钱(姜汁拌炒)

【用法】上作一剂,加生姜五片,砂仁末五分,水煎,临服加淡竹沥、姜汁半酒杯和服之。服至百剂方愈。

【主治】痰注,其形或圆或歪,或如米袋,坚硬如石。

03604 人参内托散《古今医彻》卷三)

【组成】人参一钱半　黄耆三钱　当归　川芎　穿山甲　白芷　广皮各一钱　甘草五分

【用法】加生姜一片,水煎服。

【主治】腿痈。

【加减】血虚,加熟地、白芍药;脾弱,加白术、茯苓;虚寒,加炮姜、附子;化毒,加金银花。

03605 人参内补散《外科精要》卷下)

【组成】芍药(炒)　黄芩(炒)　茯苓各一两　粉草(炙)一两半　桂心　人参各一两　麦门冬　当归(酒浸,炒)　熟地黄(自制)　木香各二两

【用法】每服五钱,加生姜、大枣,水煎服。

【主治】痈疽而气血虚弱者。

03606 人参化风膏《卫生总微》卷五)

【组成】天麻一两(酒浸)　全蝎十四个(微炒)　僵蚕

（去丝嘴，微炒）　人参（去芦）　川芎　白附子各半两　羌活（去芦）　独活（去芦）　防风（去芦并叉枝）各一分

【用法】上为细末，炼蜜为丸，如皂子大。每服一丸，荆芥汤化下，不拘时候。

【主治】风痫发搐，涕咳无时。

03607　人参化斑汤

《回春》卷三。为《伤寒论》"白虎加人参汤"之异名。见该条。

03608　人参化斑汤（《寿世保元》卷四）

【组成】人参三钱　石膏一两　知母二钱五分　当归　紫草茸　白茯苓（去皮）　甘草各三钱

【用法】上锉一剂。水煎服。

【功用】清热降火，凉血气。

【主治】斑疹，因内热发出皮肤，如蚊虫之唼，热甚烦渴，脉洪数者。

03609　人参化痰丸（《传信适用方》卷一引朱季益方）

【组成】半夏（大者，切作二破，以汤浸七遍，却用萝卜切作大片，拌匀，用水慢火煮，直候尝其味不袭人方止，焙干，去萝卜不用）　人参各等分

【用法】上为末，水浸蒸饼为丸，如梧桐子大。食后生姜汤送下。

【主治】痰嗽。

03610　人参牛黄散（《卫生总微》卷三）

【组成】人参　牛黄各等分

【用法】上为末。以薄荷水调下。

【主治】小儿惊热如火；亦治温壮。

03611　人参升胃汤（《医学纲目》卷二十三引东垣方）

【组成】黄耆二钱　甘草（炙）一分　升麻六分　柴胡　陈皮　归身　益智各二钱　红花少许　人参六分

【用法】上锉，作二服。水二盏，煎至一盏，去滓稍热，食前服。

【主治】一日大便三四次，溏而不多，有时泄泻腹鸣，小便黄。

03612　人参升麻汤（《妇科玉尺》卷二）

【组成】人参　升麻各二钱

【主治】妊娠转胎。

03613　人参乌梅汤（《温病条辨》卷三）

【组成】人参　莲子（炒）　炙甘草　乌梅　木瓜　山药

【主治】久痢伤阴，口渴舌干，微热微咳。

【备考】此方为酸甘化阴法，于救阴之中，仍然兼护脾胃。若液亏甚而土无他病者，则去山药、莲子，加生地、麦冬，又一法也。

03614　人参乌梅散（《金匮翼》卷三）

【组成】人参三钱　乌梅一枚　黄耆　当归　茯苓　陈皮各一钱　鳖甲　制首乌　白术各二钱

【用法】上作一服。加生姜，水煎服。

【主治】虚疟久疟，少气不食；亦治劳疟，遇劳即发，经年不瘥者。

03615　人参丹砂丸（《圣济总录》卷五）

【组成】人参　丹砂（研）各二两　紫石英（研）　白石英（研）　龙齿（研）　细辛（去皮叶）　赤箭　天门冬（去心，焙）　远志（去心）　生干地黄（焙）　菖蒲（九节者，米泔浸，

切，焙）　龙脑（研）各一分　白茯苓（去黑皮）三两　犀角（镑）　沙参　防风（去叉）各半两　麝香（研）半分

【用法】上为末，炼蜜为丸，如小鸡头子大。每服一丸，温酒嚼下，不拘时候。

【功用】安神志，化痰涎。

【主治】心中风，恍惚惊悸。

03616　人参六合汤（《元戎》）

【组成】四物汤四两　人参　五味子各五钱

【主治】妊娠伤寒，汗下后，咳嗽不止者。

【方论选录】《济阴纲目》：以咳嗽而用人参、五味，人皆难之，此重在"汗下后"三字。

03617　人参双姜汤（《辨证录》卷一）

【组成】人参一两　干姜三钱　生姜三钱

【用法】水煎服。

【主治】冬月伤寒，四五日后下利，手足逆冷，无脉者。

03618　人参平补汤（《直指》卷八）

【异名】滋肾汤（《回春》卷五）。

【组成】人参　川芎　当归　熟地黄（洗，晒）　白芍药　白茯苓　菟丝子（酒浸烂，研细）　北五味子　杜仲（去粗皮，锉，姜汁制，炒去丝）　巴戟（酒浸，去心，晒）　橘红　半夏曲各半两　牛膝（酒浸，焙）　白术　补骨脂（炒）　葫芦巴（炒）　益智仁　甘草（炙）各二钱半　石菖蒲一钱半

【用法】上锉细。每服三钱，加生姜五片，大枣二枚，食前煎吞山药丸十七粒。五更头肾气开，不得咳唾，言语默然，再进上药。

【主治】肾虚声不出。

03619　人参平肺汤

《医学六要·治法汇》卷三。为《医学发明》卷六"人参平肺散"之异名。见该条。

03620　人参平肺汤（《不居集》下集卷四）

【组成】人参　青皮　茯苓　知母　桑白皮　麦冬　天麻　甘草　粳米　五味子　地骨皮　滑石粉

【用法】水煎服。

【主治】伤暑咳嗽。

03621　人参平肺汤（《证因方论集要》卷一）

【组成】人参　天冬　橘红　知母　甘草　茯苓　地骨皮　桑白皮

【用法】加生姜，水煎服。

【主治】肺痿。

【方论选录】萎靡之象，无非木火上炎，肺脏之真气全泄而迫血外溢。人参、甘草益气，天冬清金，知母、地骨养胃生津，桑皮泻燥，生姜、橘红辛通，茯苓味甘和脾，气平肺和，津生燥平，金得保全矣。

03622　人参平肺饮

《正体类要》卷下。为《医学发明》卷六"人参平肺散"之异名。见该条。

03623　人参平肺散（《医学发明》卷六）

【异名】人参平肺饮（《正体类要》卷下）、人参平肺汤（《医学六要·治法汇》卷三）。

【组成】桑白皮一两　知母七钱　炙甘草　地骨皮各半两　五味子三百个　茯苓　青皮　人参各四钱　陈皮半两（去白）　天门冬（去心）四钱

【用法】上咬咀。水二盏，煎至一盏，食后去滓温服。

【主治】❶《医学发明》：心火刑肺，传为肺痿，咳嗽喘呕，痰涎壅盛，胸膈痞满，咽嗌不利。❷《准绳·类方》；肺受热而喘。

【加减】热甚，加黄芩四钱，紫苏叶、半夏（洗）各半两。

03624 人参平肺散（《疮疡验方》）

【组成】桑白皮（炒） 知母各七分（炒） 杏仁（去皮尖，炒） 地骨皮 紫苏 橘红 半夏（姜制） 茯苓 青皮 人参各一钱 五味子二十粒（炒，杵） 甘草（炙）五分

【用法】水二钟，加生姜三片，煎八分，食远服。

【主治】心火克肺，痈疽喘急，恍惚嗜卧。

【备考】《疮疡验方》薛己按：此方理气清肺化痰之剂，若肺脉洪数无力者宜用。若兼发热作渴，脉洪数有力者，宜用如金解毒散。此证火克金为恶候，面赤者亦不治。

03625 人参平肺散（《外科百效》卷二）

【组成】桑皮（倍下） 人参 知母 地骨皮 五味子 青皮 陈皮 半夏 茯苓 黄芩 麦门冬各等分

【用法】上为末，炼蜜为丸，如弹子大。含化。

【主治】火盛咳嗽。

【备考】本方方名，据剂型当作"人参平肺丸"。

03626 人参平肺散（《症因脉治》卷二）

【组成】人参 桑白皮 甘草 地骨皮 拣冬 橘红 川贝母

【主治】心经咳嗽。咳则心痛，喉中介介如梗状，甚则舌肿咽痛，右寸虚数。

03627 人参平肺散（《症因脉治》卷三）

【组成】人参 桑白皮 地骨皮 肥知母 天门冬 橘红 甘草

【主治】肺痹。烦满喘呕，逆气上冲，右胁刺痛，牵引缺盆，右臂不举，痛引腋下，属气虚上逆者。

03628 人参平疟丸（《医林绳墨大全》卷一）

【组成】常山半斤（用浓醋一壶，春浸五日，夏浸三日，秋浸七日，冬浸十日，取起晒干） 半夏四两（姜汁煮） 贝母一两 鸡心槟榔四两 人参一两 公母丁香五钱

【用法】上为末，鸡蛋清共醋糊为丸，朱砂为衣。每服八分，酒送下；姜汤亦可。

【主治】久疟成痞。

03629 人参平胃散（《医学集成》卷二）

【组成】人参 茯苓 陈皮 青皮 桑皮 骨皮 黄芩 天冬 知母 五味 甘草 生姜

【主治】喘由心火克肺金，而不能生肾水。

03630 人参甘草汤

《三因》卷十三。为方出《肘后方》卷三，名见《医心方》卷二十二引《产经》"人参汤"之异名。见该条。

03631 人参甘草汤（《医方类聚》卷七十五引《经验秘方》）

【组成】甘草一两（去皮） 桔梗五钱 人参二钱半 黄耆二钱

【用法】上咬咀。每服三钱，加生姜三片，水一盏半，煎至一盏，去滓，临卧极热细呷。

【主治】咽喉肿痛。

03632 人参甘桔汤（《活幼心书》卷下）

【组成】人参（去芦）半两 桔梗（锉，用蜜水浸透）一

两 甘草（半生半炙）三钱

【用法】上咬咀。每服二钱，水一盏，煎七分，不拘时候温服。

【主治】感冒风热，火气熏逼，痘疮蕴毒上攻，咽喉肿痛，痰气不顺，咳嗽失音，饮食减少者。

【加减】风热，加荆芥、杏仁煎；痘疮后目生翳膜，用蝉壳净洗，去嘴足同煎；咽痛，入硼砂末煎，去滓，无时含咽。

03633 人参石脂汤（《温病条辨》卷二）

【组成】人参三钱 赤石脂（细末）三钱 炮姜二钱 白粳米（炒）一合

【用法】水五杯，先煮人参、白米、炮姜令浓，得二杯，后调石脂细末和匀，分二次服。

【主治】久痢阳明不阖。

【备考】本方为辛甘温合涩法，即桃花汤之变法也。

03634 人参石膏汤

《袖珍》卷三引《圣惠》。为《伤寒论》"白虎加人参汤"之异名。见该条。

03635 人参石膏汤（《宣明论》卷六）

【组成】人参一钱 石膏三两 川芎半两 半夏二钱（去滑） 白术半两 茯苓半两 甘草一两（炙） 大栀子三钱 知母一两半 黄芩三钱

【用法】上为末。每服一钱，水一盏，加生姜三片，煎至六分，去滓温服。

【主治】伤寒咳嗽不已，心烦；及风热头痛，精神不利，憎愦。

03636 人参石膏汤（《宣明论》卷六）

【组成】人参二钱半 石膏一两 川芎一两 黄芩二钱 茯苓三钱 甘草半两 防风三钱

【用法】上为细末。每服五钱 水一盏半，煎至六分，去滓温服，不拘时候。

【功用】清头目，定喘嗽。

【主治】❶《宣明论》：伤寒头痛，心烦闷；风热并汗后余热，自汗多。❷《伤寒标本》：咳嗽不已。

03637 人参石膏汤（《洁古家珍》）

【组成】人参半两 石膏一两二钱 知母七钱 甘草四钱

【用法】上为粗末。水煎，食后服。

【主治】膈消，上焦燥渴，不欲多食。

03638 人参石膏汤（《济生拔粹》卷八引东垣方）

【组成】人参（去芦）三钱 石膏四钱 知母二钱 甘草 黄芩 杏仁各一钱

【用法】上作一服。水二钟，加粳米一撮，煎至一钟，不拘时候。

【主治】膈消，上焦燥渴，不欲多食。

03639 人参龙骨散（方出《千金》卷二十二，名见《普济方》卷二七四）

【组成】赤石脂 人参 龙骨 甘草 干姜各三两 附子一枚

【用法】上咬咀。以水八升，煮取二升半，分三服，每服八合。

【主治】患痈疽服冷药，愈后有患冷痢不止者。

03640 人参归芎汤（《医碥》卷六）

【组成】人参　辣桂（去粗皮）　五灵脂（炒）各二钱五分　乌药　蓬术　木香　砂仁　炙甘草各半两　川芎　当归　半夏（汤泡）各七钱五分

【用法】上㕮咀。每服一两五钱，加生姜五片，红枣二枚，紫苏四叶，水煎，空心服。

【主治】血胀。烦躁，漱水不咽，迷忘如痴，痛闷喘急，大便黑，小便利，虚汗，厥逆。

03641　人参归耆汤（《痘疹仁端录》卷十）

【组成】黄耆钱半　人参　川芎　当归各一钱　甘草　山楂　红花　白术各八分　官桂三分

【用法】水煎服。

【主治】痘疮气血不足，顶陷不起，血不红活，虽然成浆，而皮软色白。

03642　人参归脾丸

《北京市中药成方选集》。即《口齿类要》"归脾汤"改为丸剂。见该条。

03643　人参四物汤（《竹林女科》卷一）

【组成】生地黄　当归　川芎　白芍各一钱　知母（酒炒）　麦冬（去心）各八分　甘草五分（炙）

【用法】生姜、大枣为引，水煎，空心服。

【主治】形瘦血热经闭。

【备考】本方名人参四物汤，但方中无人参，疑脱。

03644　人参四物汤（《宁坤秘籍》卷上）

【组成】人参一钱　白芍一钱　当归二钱　川芎八分

【用法】加生姜三片，大枣三个，水煎服。

【主治】经来已尽，作痛，手足麻痹，腹中虚冷，血气衰甚者。

03645　人参四顺汤

《鸡峰》卷五。为《伤寒论》"四逆加人参汤"之异名。见该条。

03646　人参四逆汤

《古方选注》卷上。为《伤寒论》"四逆加人参汤"之异名。见该条。

03647　人参冬花膏（《幼幼集成》卷三）

【组成】人参　天门冬　麦门冬　款冬花　川贝母　桑白皮　金井胶　片枯芩　白当归各一钱　北五味　炙甘草各五分

【用法】上为细末，炼蜜为丸，如龙眼核大。每服一丸，灯心汤送下。

【主治】气逆咳血，痰中带血。

03648　人参冬梨方（《医学从众录》卷二）

【组成】人参　天冬　麦冬各一钱五分　茯苓五分　杏仁二个（去皮尖）　红枣二个（去核）　莲子六个（去皮心）　人乳三匙　白蜜三匙　大甜梨一个（铜刀挖去心）

【用法】将前药制碎，纳梨内，仍以梨盖盖之，用绵纸封固，饭上蒸熟。日间吃其药，临卧吃此梨。

【主治】痰火骨蒸，吐血不足。

03649　人参生化汤（《杂症会心录》卷下）

【组成】人参三钱　当归五钱　川芎二钱　炮姜一钱　甘草五分（炙）　桃仁十粒（去皮尖）

【用法】水二钟，加酒少许，煎一钟，温服。

【功用】补元逐瘀。

【主治】产后恶露未尽，败血停凝，上熏肺金，令人喘者。

03650　人参生化汤（《会约》卷十五）

【组成】人参（少者，以蜜炙黄耆一二两略可代之）　当归五钱　川芎一钱半　甘草（炙）八分　干姜（炒黑）五七分　熟地二三钱

【用法】大枣为引，温服。或加附子一钱，以助药力。外以鞋底炙热，于小腹上下熨之。

【功用】补气生血。

【主治】产后喘促。

03651　人参生脉散

《症因脉治》卷二。为《医学启源》卷下"生脉散"之异名。见该条。

03652　人参生津散（《医部全录》卷四九二）

【组成】人参　麦冬　天花粉　葛根　甘草

【用法】水煎服。

【主治】痘后作渴。

【加减】有热，加知母、软石膏；自利，加白术、升麻。

03653　人参生犀散（《小儿药证直诀》卷下）

【组成】人参（切，去芦）三钱　前胡（去芦）七钱　甘草（炙黄）二钱　桔梗　杏仁去皮尖，略晒干，为末）各五钱

【用法】将前四味为末，后入杏仁，再粗箩罗过。每服二钱，水一盏，煎至八分，去滓，食后温服。

【功用】解时气，调胃进食。

【主治】小儿时气寒壅，咳嗽，痰逆喘满，心忪惊悸，脏腑或秘或泄；及一切风热，服寻常凉药即泻而减食者。

【方论选录】《小儿药证直诀译注》：方用前胡之祛风宣肺，下气祛痰，桔梗宣肺开闭，祛痰排脓，桔梗主升，前胡能降，故两药相配，为一升一降，是宣肺祛痰的主药；杏仁疏肺散寒，降气祛痰以平喘咳；人参、炙草补虚扶正。故本方能治体虚而外感风寒咳嗽有痰之方。

03654　人参生犀散（《奇效良方》卷六十四）

【组成】羚羊角（镑）　地骨皮肉　秦艽（去土）　麦门冬（去心）　枳壳（麸炒）　川大黄（蒸）　柴胡（去芦）　赤茯苓（去皮）　赤芍药　桑白皮（炒）　黄耆　人参　鳖甲（去裙，醋炙黄）各等分

【用法】上锉。每服二钱，水半盏，加乌梅半个，煎至三分，不拘时候。

【主治】小儿骨蒸，肌瘦颊赤口干，日晡潮热，夜有盗汗，五心烦躁，四肢困倦；及大病愈后，余毒不解；或伤寒病后食羊肉，体热不思食。

03655　人参白术丸（《圣济总录》卷六十三）

【组成】人参　半夏曲　白术（锉）　白茯苓（去黑皮）各半两　天麻　丁香各一分　龙脑（研）一钱半　丹砂（研，水飞）一钱

【用法】上药除研者外，捣罗为细末，和令匀，煮枣肉为丸，如梧桐子大。每服十丸至十五丸，食后温生姜汤送下；茶清亦得。

【功用】利胸膈，去痰逆。

【主治】胸膈痰逆，不思饮食。

03656　人参白术汤（《外台》卷三十五引《古今录验》）

【组成】人参六分　白术　茯苓各四分　厚朴

（炙） 甘草（炙）各三分

【用法】上切。以水一升半，煮取六合，分温服。

【主治】小儿霍乱吐痢。

03657 人参白术汤（《宣明论》卷十）

【异名】人参白术散（《儒门事亲》卷十三）。

【组成】人参 白术 当归 芍药 大黄 山栀子 荆芥穗 薄荷 桔梗 知母 泽泻各半两 茯苓（去皮） 连翘 瓜蒌根 干葛各一两 甘草三两 藿香叶 青木香 官桂各一分，石膏四两 寒水石二两 滑石半斤

【用法】上为细末。每服抄五钱，水一茶盏，入盆消半两，加生姜三片，煎至半盏，绞汁，入蜜少许，温服。渐加至十余钱，得脏腑流利取效。如常服，以意加减，兼服消痞丸散，以散肠胃结滞。

【主治】胃膈瘅热，烦满，饥不欲食；瘅成为消中，善食而瘦；燥热郁甚而成消渴，多饮而数小便。兼疗一切阳实阴虚，风热燥郁，头目昏眩，风中偏枯，酒过积毒，一切肠胃燥涩，倦闷壅塞，疮疥痿痹；并伤寒杂病，产后烦渴，气液不得宣通。

【加减】湿热内甚自利者，去大黄、芒消。

【备考】按：《儒门事亲》人参白术散较本方少荆芥、薄荷、桔梗、知母，疑脱。

03658 人参白术汤（《丹溪心法》卷三）

【组成】人参 黄芩 柴胡 干葛 栀子仁 甘草（炙）各半两 白术 防风 半夏（泡七次） 五味

【用法】上㕮咀。每服四钱，加生姜三片，水煎服。

【主治】气虚不足，咳逆有痰者。

【备考】方中白术、防风、半夏，五味用量原缺。

03659 人参白术汤（《医统》卷四十四引《医抄》）

【组成】人参 白术 天门冬 麦门冬各一钱 五味子二十粒 半夏 阿胶（炒）各八分 甘草（炙）五分

【用法】水二盏，加生姜三片，煎八分，通口服。

【主治】气逆喘急。

03660 人参白术汤（《杏苑》卷六）

【组成】人参 白术各一钱五分 当归 白芍药 橘皮 茯苓各一钱 川芎八分 黄连三分 厚朴四分 甘草（生）二分

【用法】上㕮咀，用水煎，空心服。

【主治】病久气虚腹胀，手足瘦而腹大如蜘蛛，脉弦而涩，重则大。

03661 人参白术汤（《冯氏锦囊杂症》卷十四）

【组成】人参三钱五分 白术二钱 茯苓二钱 槟榔二钱 黄耆二钱 当归二钱 生地二钱

【用法】水煎，食前服。

【主治】水肿臌胀。

03662 人参白术汤（《梅氏验方新编》卷四）

【组成】白术一斤 人参一两

【用法】水六碗，煎去其半，如法再煎，如此三次，去滓取汁，共九碗，慢火煎至一碗。每日服半酒杯，白汤送下。

【主治】产及一月，其人素虚而患疟者。

03663 人参白术饮（《普济方》卷三三五）

【组成】人参 白术（炒） 草果（去皮） 厚朴（姜制） 川椒（炮） 半夏曲 大附子（炮） 甘草（炙）各一两 泽兰叶半两

【用法】上为粗末。每服四钱，水一盏，加生姜二十片，大枣一个，同煎至八分，去滓，食前服。

【主治】妇人水肿。

03664 人参白术散（《全生指迷方》卷四）

【组成】白术一两 人参半两 丁香 甘草（炙）各一分

【用法】上为末。每服三钱，水一盏，加生姜三片，同煎至七分，去滓，食前温服。

【主治】妊娠恶阻，恶闻食臭，但嗜一物，或大吐，时吐清水。

03665 人参白术散（《卫生总微》卷十）

【组成】厚朴（去粗皮，生姜制）二两 人参（去芦） 白术 半夏（汤洗七次） 陈皮（去白）各一两

【用法】上为细末。每服一钱，水一小盏，加生姜二片，煎至六分，去滓温服。

【主治】胃气不和，吐逆不思乳食；亦治霍乱吐逆。

03666 人参白术散（《陈素庵妇科补解》卷三）

【组成】人参 白术 茯苓 猪苓 泽泻 苍术 陈皮 甘草 砂仁 当归 木香 香薷 厚朴

【主治】妊娠泄泻者，由胃有宿冷，饮食不节；或下焦虚寒，命门火衰；或冷食停饮留滞肠胃；或脾土虚弱，不能运化，加以寒、风、暑、湿乘之，使水道不通，米谷不运，清气在下，浊气在上，肠鸣腹痛，泄泻不止。久则面黄，肌肉消瘦，食少，胎气不安。

【加减】或加肉果，佐木香以理气而温三焦。

【方论选录】是方四君补土以固本；陈、朴、香、砂行气温中；二术渗湿壮土；猪、泽、香薷行水止泻；少加当归之润以养血，不致太燥耳。土为万物之母，脏病则腑亦病，未有泻而胃仍旺者。况妊娠之胎，全赖血养。血者，水谷之精也。脾土受伤，不能生血养胎，必有腰酸腹痛，胎气急坠之患。初起一二剂，朴、陈、砂、藿或可为温中消食之助，至于猪、泽、香薷行水太过，则肾气走泄，胎元受伤矣。当用参、术大剂，助脾扶胃，则胎自安。

03667 人参白术散（《宣明论》卷十一）

【组成】人参三钱 白术七钱 薄荷半两 缩砂仁三钱 生地黄 茯苓（去皮） 甘草各半两 黄芩一钱 滑石三两 藿香三钱半 石膏一两

【用法】上为末。每服三钱，水一盏，煎至六分，食前去滓温服。日进二三服。

【主治】遍身燥湿相搏，玄府致密，遂令松悸发渴，饮食减少，不为肌肤。

03668 人参白术散（《宣明论》卷十二）

【组成】人参 白术 茯苓 甘草 橘皮 葛根 泽泻 滑石 藿香各半两

【用法】上为末。每服三钱，水一盏，煎至六分，温服。

【主治】中寒痞闷急痛，寒湿相搏，吐泻腹痛。

【加减】妊娠，加苍术三五片，热服。

03669 人参白术散

《儒门事亲》卷十三。为《宣明论》卷十"人参白术汤"之异名。见该条。

03670 人参白术散

《小儿痘疹方论》。为《小儿药证直诀》卷下"白术散"

之异名。见该条。

03671 人参白术散《普济方》卷三九五

【组成】白术(去芦) 白茯苓(去皮) 人参(去芦) 木香 藿香叶 干葛(锉)各半两 滑石(腻白者)六钱 甘草(炙)三钱

【用法】上为细末。每服一二钱,百沸汤调下;或生姜汤亦可;或㕮咀,煎服更妙。

【主治】小儿呕吐泄泻,口干唇燥,烦渴引饮,小便赤涩。

【加减】呕吐,加丁香二钱。

03672 人参白术散《万氏女科》卷二

【组成】人参 白术 白茯 炙草各一钱 藿香五分 木香 干姜二钱五分

【用法】作大剂,水煎,频频与之,以代汤水。

【主治】妊娠久泻大渴。

03673 人参白术散《痘疹心法》卷二十二

【异名】参苓白术散。

【组成】人参 白术 藿香 木香 甘草 白茯苓各一钱 干姜二钱

【用法】上锉细。加生姜一片,水一盏,煎七分,去滓温服,不拘时候。

【主治】痘泄渴。

03674 人参白术散《片玉痘疹》卷十

【组成】人参 白术 白茯苓 甘草 桔梗 薏苡仁

【用法】水煎服。

【主治】痘证收靥后,宜常服调理。

03675 人参白术膏《育婴秘诀》卷三

【组成】人参 白术(土炒) 白茯苓 山药 莲肉(去心)各一两 山楂肉七钱 当归 麦芽(炒) 泽泻各五钱

【用法】上为末,炼蜜为丸,如龙眼大。每服一丸,米饮化下。

【主治】脾胃虚弱,肌肤瘦怯,欲成疳症者。

【备考】本方方名,据剂型当作"人参白术丸"。

03676 人参白虎汤

《玉机微义》卷九引《局方》。为《伤寒论》"白虎加人参汤"之异名。见该条。

03677 人参白虎汤《痘疹全书》卷上

【组成】人参 知母 石膏 甘草 香薷 麦门冬 藿香

【用法】水一盏,加淡竹叶、粳米、白扁豆炒过作引,水煎服。

【主治】痘疹,酷热熏蒸而发热病者。

03678 人参白虎汤《痘疹全书》卷下

【组成】知母 石膏 人参 天花粉 葛根 粳米 麦门冬 淡竹叶

【用法】水煎,以米熟为度。

【主治】疹子发热口渴。

03679 人参白虎汤《回春》卷二

【组成】人参五分 石膏 知母各一钱半 甘草三分 麦门冬(去心) 白术各七分 栀子 茯苓 芍药一钱 陈皮七分 香薷一钱 扁豆八个

【用法】上锉。加莲肉十个、乌梅一个,水煎服。

【主治】夏日中暍。其症身热头痛、洒然毛耸、畏寒、口开,前板齿燥,舌燥生苔刺,大烦渴。

【加减】热极,小便遗尿不止,加黄柏(炒);烦躁,加辰砂末、酸枣仁;若腹痛呕哕,吐泻饱闷,切不可用石膏。

03680 人参白虎汤《重订通俗伤寒论》

【组成】西洋参三钱 生石膏四钱 知母四钱 生甘草一钱 生粳米三钱(荷叶包)

【功用】甘凉救液,大生肺津。

【主治】伤寒服新加白虎汤后,斑发虽透,谵狂虽除,而身热不退,口燥渴,汗大出,脉虚芤。

03681 人参宁肺汤《奇效良方》卷三十

【组成】人参 陈皮各二钱 粟壳 乌梅各一钱半 桑皮 甘草各一钱

【用法】上作一服。用水二钟,煎至一钟,入蜜一匙,临睡服。

【主治】日久咳嗽不止。

03682 人参宁肺汤《冯氏锦囊·杂症》卷十二

【组成】人参 五味子 茯苓 白术 陈皮(去白) 甘草(炙)各三钱

【用法】加生姜、大枣,水煎,食远服。

【主治】小儿肺胃俱寒,涎喘气急,不得安眠。

03683 人参宁神汤《嵩崖尊生》卷十一

【组成】人参 茯神 五味 生地 甘草 知母 干葛 花粉 竹叶各二钱

【主治】消渴,胸满心烦,无精神。

03684 人参半夏丸《博济》卷三

【组成】半夏一两(生姜四两取汁,先以汤洗半夏七遍,浸三日后,于日内煎干,切作片子,焙干用) 北矾一两(研) 人参一两 赤茯苓(去皮)一两 天南星半两(生用)

【用法】上为细末,以蒸饼水浸过,却用纸裹煨熟为丸,如绿豆大。每日空心、夜卧服十五丸,用淡生姜汤送下;开胃,生姜、大枣汤送下;风涎,皂角一寸,生姜三片,萝卜三片,同煎汤送下。

【功用】❶《博济》:坠痰化涎。❷《医方类聚》引《寿亲养老》:和脾胃。

【主治】痰饮。

【备考】方中赤茯苓用量原缺,据《医方类聚》引《寿亲养老》补。

03685 人参半夏丸《鸡峰》卷十一

【组成】人参 细辛 陈皮各二两 丁香 半夏 厚朴各四两

【用法】上为细末,用生姜汁煮面糊为丸,如麻子大。食后服二十丸,生姜汤送下。

【主治】肺胃受冷,咳嗽气急,胸膈痞满,喉中呀呷,呕逆涎沫,饮食不下。

【备考】原书卷二十四无陈皮。服法中有三岁儿每服十丸,量儿大小加减。

03686 人参半夏丸

《卫生总微》卷十四。为《幼幼新书》卷十六引张涣方"人参半夏丹"之异名。见该条。

03687 人参半夏丸《宣明论》卷九

【组成】白矾 天南星 半夏各半两 甘草二钱半

（炙） 人参二钱　赤小豆四十九粒　杏仁四十九粒　猪牙皂角一钱

【用法】上为末，用多年小米一升（一本作秫米三升、醋一升），熬粥为丸，如梧桐子大。每服十五丸，临卧用炒萝卜子汤送下。

【主治】一切痰饮，喘嗽不已。

03688 人参半夏丸

《儒门事亲》卷十二。为原书同卷"搜风丸"之异名。见该条。

03689 人参半夏丸

《济生》卷七。为方出《医心方》卷二十二引《深师方》，名见原书同卷引《产经》"人参丸"之异名。见该条。

03690 人参半夏丸（《卫生宝鉴》卷十二）

【组成】人参　茯苓（去皮）　南星　薄荷各半两　寒水石　白矾（生）　半夏　姜屑各一两　蛤粉二两　藿香二钱半

【用法】上为末，水面糊为丸，如梧桐子大。食后每服三十丸，生姜汤送下，一日三次；温水送亦得。

【功用】化痰坠涎，止咳定喘。

【主治】风痰、食痰，一切痰逆呕吐，痰厥头痛。或风气偏正头痛，或风壅头目昏，或耳鸣、鼻塞、咽干、胸膈不利。

03691 人参半夏丸（《郑氏家传女科万金方》卷一）

【组成】人参　半夏　南星　茯苓　薄荷　明矾　蛤粉　藿香　寒水石

【主治】妇人肥白，痰闭子宫，月水准信，其腹不痛，不受胎者。

03692 人参半夏丸（《眼科临症笔记》）

【组成】软胆星一两　人参一两　半夏一两　茯苓一两　郁金五钱　薄荷五钱　生石膏一两　白矾四钱　陈皮三钱　藿香三钱

【用法】水为丸。每服二钱，白水送下。先将迎香、上星略刺，再用苏合丸吹鼻，如小儿患此症，内服小儿回春丹，待项部不直，二目稍动时，再刺风池、后顶，常服人参半夏丸即可。

【主治】脾胃虚弱，中气不足，痰气结胸，壅塞经络，以致轻清之正气不能上达于目，二目直视不动，眼皮稍能开合，目视忽明忽暗无定。

03693 人参半夏丹（《幼幼新书》卷十六引张涣方）

【异名】人参半夏丸（《卫生总微》卷十四）。

【组成】人参　半夏（汤洗七次，焙）　川面姜　白术　天南星（并炮）各一两

【用法】上为细末，姜汁糊为丸，如黍米大。每服十丸，生姜汤送下。百晬儿，针头大，沾乳母乳头吮之。

【功用】消痰饮，止咳嗽。

【主治】小儿痰嗽。

03694 人参半夏汤（《博济》卷一）

【异名】人参橘皮汤（《圣济总录》卷八十七）。

【组成】半夏一两（汤洗三七遍）　大腹皮二枚　人参三分　枇杷叶三分（去毛，炙）　鳖甲三分（醋炙令黄）　柴胡三分（去苗）　茯苓一两（去皮）　前胡三分（去苗）　橘皮三分（去白）　芍药半两

【用法】上为散。每服三钱，水一中盏半，加生姜三片，

同煎至七分，温服。

【主治】❶《博济》：患劳气，心胸烦闷，痰涎壅塞，不思饮食，头目昏眩。❷《圣济总录》：虚劳，脾胃不调，痰饮留滞，心胸烦闷，不思饮食，呕逆头眩。

【备考】本方原名人参半夏丸，与剂型不符，据《圣济总录》改。

03695 人参半夏汤（《卫生总微》卷十四）

【组成】人参（去芦）　半夏曲　白芷各半两　藿香叶（去土）一分　丁香　杏仁霜各半分

【用法】上为细末。每服二钱，水一钟，加生姜五片，陈粟米五十粒，煎至七分，去滓，时时呷服，一日三四次。

【主治】小儿痰逆，咳嗽不止。

【宜忌】忌醋、咸、炙煿、生冷。

03696 人参半夏汤（《医醇剩义》卷二）

【组成】人参二钱　半夏三钱　广皮一钱　茯苓二钱　当归二钱　沉香五分　郁金二钱　砂仁一钱　佩兰一钱　苡仁四钱　牛膝二钱　佛手五分　白檀香五分

【主治】关格。痰气上逆，食入即吐。

03697 人参半夏散（《鸡峰》卷二十引《广济方》）

【组成】桑根白皮八两　半夏七两　干姜四两　茯苓三两　人参　甘草各二两　附子一两　桂四两

【用法】上切。以水一斗，煮取三升，滤去滓，分作三服，食后服。

【主治】奔豚气在心，吸吸短气，不欲闻人声，心下烦乱不安，发作有时，四肢烦疼，手足逆冷。

【宜忌】忌生冷、羊肉、饧、海藻、菘菜、油腻等。

03698 人参加味汤（《喉科种福》卷五）

【组成】洋参　姜汁　淡竹叶

【主治】孕妇虚寒白喉，痰涎阻塞喉咙，声如拽锯者。

03699 人参地骨散（《医学入门》卷七）

【组成】人参　地骨皮　柴胡　生地　黄耆各一钱半　知母　石膏各一钱　茯苓五分

【用法】加生姜，水煎服。

【主治】脏中积冷，荣中热，脉按不足举有余，乃阴不足阳有余也。

03700 人参地黄丸（《圣济总录》卷一八六）

【组成】人参　巴戟天（去心）　肉苁蓉（酒浸一宿，切，焙）　白术　甘菊花　菟丝子（酒浸一宿，焙干，捣末）　五加皮（锉）　石斛（去根）　柏子仁（别研）　熟干地黄（焙）各一两

【用法】上为细末，炼蜜为丸，如梧桐子大。每服三十丸，温酒送下，食前服。

【功用】去风冷邪气，调顺脾胃，壮气明目，进美饮食。

【主治】因虚挟风，下经不足，或心神惊悸，手足颤掉，筋脉拘急。

03701 人参地黄丸（《袖珍小儿》卷七）

【组成】人参（去芦）二钱　熟地黄四钱　鹿茸（酒炙）　山药（去皮）　白茯苓（去皮）　牡丹皮（去心）　山茱萸（去核）各三钱

【用法】上为极细末，炼白蜜为丸，如芡实大。食远用人参煎汤送下。

【主治】婴孩、小儿囟门开解，头缝不合。

03702 人参芍药汤（《脾胃论》卷下）

【组成】麦门冬二分　当归身　人参各三分　炙甘草　白芍药　黄耆各一钱　五味子五个

【用法】上㕮咀，分作二服。每服用水二盏，煎至一盏，去滓，稍热服。

【主治】脾胃虚弱。气促憔悴。

03703　人参芎归汤（《直指》卷八）

【组成】当归　川芎　白芍药各二分　人参　半夏（制）　橘皮　赤茯苓　阿胶（炒）　细辛　北五味子　甘草（炙）各一分

【用法】上锉。每服三钱，加生姜四片，大枣二个，水煎服。

【主治】虚劳少血，津液内耗，心火自炎，燥热乘肺，咳嗽咯血，及血不荣肌，动辄毛寒、咳嗽。

03704　人参芎归汤（《直指》卷十七）

【组成】当归七钱五分　半夏（制）三分　川芎一两　蓬术　木香　缩砂仁　乌药　甘草（炙）各半两　人参　辣桂　五灵脂各一分

【用法】上锉散。每服三钱，加生姜五片，大枣二个，紫苏四叶，水煎，食前服。

【主治】❶《直指》：胀满，血胀。❷《丹溪心法》：血胀，烦躁，漱水不咽，迷忘，小便多，大便黑，或虚厥逆，妇人多有此证。

【备考】方中当归用量原缺，据《准绳·类方》补。《丹溪心法》有白芍，无乌药。

03705　人参芎归汤（《活幼心书》卷下）

【组成】人参（去芦）　川芎　当归（酒洗）各半两　荆芥二钱半

【用法】上㕮咀。每服二钱，水一盏，煎七分，不拘时候温服。

【主治】九道血妄行。

03706　人参芎归散（《直指小儿》卷三）

【组成】北参　当归　远志（浸，取肉，姜制，焙）　北前胡　柴胡　地骨皮　防风　北梗　枳壳（制）　半夏曲各一钱半　川芎　茯苓　赤芍药　麦门冬（去心）各二钱　甘草三钱（焙）

【用法】上锉细。每服二钱，水一小盏，加生姜三片，紫苏三四叶，煎服。发疮者，兼服猪肚黄连丸，别作小丸，米饮常服二十丸。

【主治】儿童虚劳，烘热潮热，或遍身疮。

03707　人参芎附汤（《金鉴》卷四十三）

【组成】人参　川芎　川附

【主治】虚寒雷头风痛，头面疙瘩，耳闻雷声。

03708　人参再造丸（《中药成方配本》）

【组成】人参二两　麝香五钱　炙黄耆二两　炒于术一两　熟地二两　制首乌二两　炒玄参二两　当归二两　川芎二两　炒赤芍一两　蕲蛇肉四两　全蝎二两五钱　炙虎骨二两　炙僵蚕一两　炙地龙五钱　炙龟版一两　去节麻黄二两　防风二两　炒白芷一两　细辛一两　炒天麻二两　沉香一两　广木香四钱　母丁香一两　制香附一两　豆蔻仁二两　广藿香二两　羌活一两　威灵仙二两五钱　制乳香一两　制没药一两　制川朴五钱　炒青皮一两　天竺黄一两　胆星一两　琥珀二

两　血竭八钱　冰片二钱五分　制大黄二两　黄连二两　红花八钱　片姜黄二两　桑寄生二两五钱　茯苓二两　炙甘草二两　草蔻仁二两　制附子一两　肉桂二两　酒炒毛姜一两　炒乌药一两　炙穿山甲二两　川萆薢二两　炒葛根二两五钱　飞朱砂一两　葱制松香五钱（制二次）

【用法】各取净末和匀，约计净粉八十五两二钱，加白蜜八十五两，炼熟，和温开水三十五两，打和为丸，分作七百粒，蜡壳封固。每日服一丸，分二次化服，酒或开水皆可化服。连续服十天为一疗程。

【功用】行血祛风，舒筋活络。

【主治】真中，类中，左瘫右痪，半身不遂，步履艰难，口眼歪斜，舌强语謇，手足麻木，筋骨酸痛。

【宜忌】孕妇忌服。

03709　人参再造丸（《北京市中药成方选集》）

【组成】蕲蛇（酒炙）四两　龟版（炙）一两　玄参（去芦）一两　麻黄二两　香附（炙）一两　山甲（珠）二两　天竺黄一两　白芷二两　地龙肉五钱　大黄（炙）二两　威灵仙二两五钱　熟地二两　羌活一两　姜黄二两　乌药一两　首乌（炙）二两　茯苓二两　葛根二两五钱　细辛一两　草豆蔻二两　紫豆蔻二两　藿香二两　赤芍一两　黑附片一两　虎骨（炙）一两　杭菊八钱　川芎二两　青皮（炒）一两　僵蚕（炒）一两　白术（炒）一两　黄耆二两　天麻二两　黄连二两　骨碎补一两　全蝎二两五钱　白附子（炙）二两　防风二两　萆薢二两　桑寄生二两五钱　党参（去芦）一两　沉香一两　肉桂（去粗皮）二两　松香（炙）五钱　没药（炙）一两　乳香（炙）一两　血竭花八钱　山羊血五钱　母丁香一两　甘草二两　当归二两

【用法】上为细末，过罗。每七十八两一钱细粉兑：麝香三钱，牛黄三钱五分，朱砂粉一两，犀角粉八钱，高丽参粉二两，冰片三钱五分。混合均匀，研细，炼蜜为丸，每丸重三钱，金衣十六开，蜡皮封固。每服一丸，日服二次，温开水送下。

【功用】舒筋活血，祛风化痰。

【主治】中风中痰，口眼歪斜，言语不清，手足拘挛，左瘫右痪，半身不遂。

03710　人参百合汤（方出《丹溪心法》卷二，名见《东医宝鉴·杂病篇》卷五）

【组成】人参　白术　茯苓　百合　红花　细辛　五味　官桂　阿胶　黄耆　半夏　杏仁　甘草　白芍　天门冬

【用法】上锉。水煎服。

【主治】劳嗽吐红。

【加减】若热，去桂、耆，用桑白皮、麻黄（不去节）、杏仁（不去皮）。

【备考】按：《东医宝鉴·杂病篇》本方用白术、茯苓、百合、阿胶珠、天门冬各一钱，白芍药、人参、五味子、黄耆、半夏、杏仁各七分，细辛、红花、桂皮、甘草各三分。

03711　人参当归汤（《千金》卷三）

【异名】人参当归散（《局方》卷九续添诸局经验秘方）、人参当归饮、人参汤（《产孕集》卷下）。

【组成】人参　当归　麦门冬　桂心　干地黄各一两　大枣二十个　粳米一升　淡竹叶三升　芍药四两

【用法】上㕮咀。以水一斗二升，先煮竹叶及米，取八升；去滓纳药，煮取三升，去滓，分三服。若烦闷不安者，当取豉一升，以水三升，煮取一升，尽服之。甚良。

【主治】❶《千金》：产后烦闷不安。❷《局方》（续添诸局方经验秘方）：产后去血过多，血虚则阴虚，阴虚生内热，内热曰烦，其证心胸烦满，呼吸短气，头痛闷乱，骨节疼痛，晡时辄甚，与大病后虚烦相类。

【方论选录】《千金方衍义》：此以气血两虚，虚火上炎而烦闷不安，故用人参、大枣以益气，归、芍、地黄以滋血，竹叶、门冬、粳米以除烦，用桂心者，专摄上炎之火也。

【备考】❶《局方》（续添诸局经验秘方）：地黄宜用生干者，虚甚则用熟者。❷本方去竹叶，加生姜，名"当归芍药汤"（见《张氏医通》）。

03712　人参当归汤（《女科指掌》卷五）

【组成】人参　当归　麦冬　生地　白芍　竹叶　粳米

【用法】加大枣，水煎服。

【主治】产后烦渴，因去血津虚，或食酸碱不宜之物。

03713　人参当归汤（《嵩崖尊生》卷十四）

【组成】人参　当归　麦冬　熟地各二钱　肉桂四钱　白芍一钱　生地八分　竹叶十片

【用法】水煎服。

【主治】产后拘挛痛，属虚或有热者。

03714　人参当归汤（《金鉴》卷四十八）

【组成】人参　当归　熟地　麦冬　白芍各二钱　五味三分　桂枝一钱

【用法】上锉。水煎服。

【主治】产后血虚，心烦短气。

03715　人参当归饮

《产孕集》卷下。为《千金》卷三"人参当归汤"之异名。见该条。

03716　人参当归散（《圣济总录》卷一三一）

【异名】人参散。

【组成】人参　当归　密陀僧　没药　雄黄各半两　丹砂一钱　栝楼二个（去瓤，取子生用）

【用法】上为散。每服二钱匕，用甘草煎汤，放温调下，一日三次。

【主治】发背，身体寒热。

03717　人参当归散

《局方》卷九（续添诸局经验秘方）。为《千金》卷三"人参当归汤"之异名。见该条。

03718　人参当归散（《幼科指南》卷下）

【组成】人参　麦冬　归身　生地　地骨皮　炙草　柴胡

【用法】生姜为引，水煎服。

【主治】小儿血虚，夜间发热，昼则退了。

03719　人参当归散（《杏苑》卷六）

【组成】人参　黄芪　当归　白术　陈皮各等分。

【用法】上㕮咀。水煎，热服。

【主治】痘疮不起，为因平日气血不足，或劳力气弱。

03720　人参当归散（《明医指掌》卷九）

【组成】人参一两（去芦）　当归一两（酒洗）　肉桂一两　熟地黄一两（酒洗）　麦冬（去心）一两　白芍药（炒）二两

【用法】每服五钱，加竹叶、生姜，水煎服。

【主治】产后血虚发热，头痛自汗，心烦短气。

03721　人参回生丹

《饲鹤亭集方》。为《金鉴》卷四十八"回生丹"之异名。见该条。

03722　人参回生丹

《全国中药成药处方集》（南京方）。为原书"产后丸"之异名。见该条。

03723　人参竹叶汤（方出《千金》卷二十一，名见《普济方》卷一七九）

【组成】葛根一斤　人参　甘草各一两　竹叶一把

【用法】上㕮咀。以水一斗五升，煮取五升，渴即饮之，日三夜二。

【主治】热病后虚热，渴，四肢烦疼。

03724　人参竹叶汤

《三因》卷五。为《伤寒论》"竹叶石膏汤"之异名，见该条。

03725　人参竹叶汤（《伤寒全生集》卷四）

【组成】人参　竹叶　麦冬　甘草　软柴胡　黄芩

【用法】加生姜、大枣，水煎服。

【主治】伤寒过经，烦热不解。

【加减】舌干口燥，欲饮水者，加石膏、知母；胃弱者，加炒粳米；如口苦不干燥，有津液，若呕者，加半夏；口苦心烦，加黄连；无热不渴，脉沉足冷，加熟附。

03726　人参竹叶汤（《奇效良方》卷六十五）

【组成】人参　半夏（汤泡，炒七次）　当归　淡竹叶　天门冬（去心）各等分

【用法】上为粗末。每服抄二钱，用水一小盏，加生姜二片，同煎至半盏，去滓温服，不拘时候。

【主治】夏月壮热烦躁，心闷口干渴，心神不宁，痰壅呕逆；兼治疮疹后余毒，热不退，小便赤涩，成赤斑者；疮疹始觉不恶寒，但烦躁，小便赤涩，干渴，成赤斑点者。

03727　人参竹叶汤（《保婴撮要》卷二十）

【组成】人参　竹叶　甘草各二钱　半夏二钱五分　小麦　麦门冬各一钱半

【用法】上药每服二三钱，加生姜二片，粳米二撮，水煎服。

【主治】虚烦不得寐，或兼自汗。

03728　人参竹叶汤（《玉案》卷二）

【组成】石膏五钱　人参二钱　甘草七分　麦门冬一钱五分　淡竹叶四片　粳米一撮

【用法】水煎，入姜汁二匙服。

【主治】虚烦，外亦发热，有类伤寒初症，但头身不痛，不恶寒，脉不紧数，但浮而无力。

【加减】如气弱大渴，加倍人参；汗多，加黄芪；痰，加贝母；泄，加白术、泽泻；阴虚夜烦，加知母、黄柏、生地、芍药；呕吐，去石膏，加陈皮、茯苓。

03729　人参竹叶汤（《医略六书》卷二十二）

【组成】人参一钱半　黄连一钱半　麦冬三钱（去心）　黄

芩一钱半　炙草七分　山栀一钱半(炒)　竹叶三钱

【用法】水煎,去滓热服。

【主治】上消,热盛脉数者。

【方论选录】心火刑金,元津暗耗,不能分布上朝,故消渴不止焉。黄连清心火以存阴,黄芩清肺火以生水,麦冬滋热伤之津液,人参补热伤之元气,炙草缓中和胃,竹叶清膈凉心,山栀降火下行,从小便而出。俾热降气布,则肺金清肃,而津液得全,消渴无不止矣。此降火回津之剂,为上消热伤元津之专方。

03730 人参竹叶汤(《医略六书》卷三十)

【组成】竹叶三钱　人参一钱半　甘草八分　防风一钱半(砂糖炒黑)　桔梗八分

【用法】水煎,去滓温服。

【主治】产后伤风,脉浮数者。

【方论选录】产后冒风,手足烦热,面赤气喘,此感于鼓动之阳风焉。竹叶疗膈上之热,防风疏感冒之风,桔梗清咽利膈,甘草泻火缓中,人参扶元气以杜风热复来之路,水煎温服,使汗出津津,则风热外解而不复内陷,何烦喘不退,面赤不除乎?

03731 人参竹沥饮(《回春》卷三)

【组成】人参(去芦)　白术(去芦)　茯苓(去皮)　当归　生地黄　酸枣仁(炒)　麦门冬(去心)　知母　陈皮　芍药各一钱　乌梅一个　甘草三分

【用法】上锉一剂。加生姜三片,大枣一枚,水煎,入竹沥半盏,姜汁少许同服。

【主治】虚疟昏倦,汗多痰盛,舌大,语言混杂不清,脉虚大无力。

03732 人参竹沥饮(《重订通俗伤寒论》)

【组成】吉林参一钱半　淡竹沥两瓢

【用法】重汤炖好,去参渣,冲热童便一杯,调下狂证夺命丹,须臾当发寒战汗出,其狂即止。若服一时许不作汗,再服一丸。以汗出狂定为止。

【主治】伤寒发狂,热结胸,口噤不能言,阳毒狂言不得汗,温热病狂妄不得汗,热毒壅闭,精神将竭者。

03733 人参竹茹汤(《医方类聚》卷一五八引《三因》)

【组成】人参半两　半夏一两　竹茹(一方加橘红一两)

【用法】上作六服。用水一盏半,加生姜七片,竹茹一团,水煎,温服。

【主治】胃口有热,呕吐咳逆,虚烦不安。

03734 人参竹茹汤(《普济方》卷二〇六引《卫生家宝》)

【组方】人参一两　橘皮一两(去白)　半夏一两(汤洗)甘草半两(炙)　新竹茹一两(青者)

【用法】上㕮咀。每服四钱重,水二盏,加生姜十片,煎至七分,去滓,通口服。

【主治】一切呕逆,及伤寒、中暑等呕吐不止。

03735 人参竹茹汤(《穷乡便方》)

【组成】陈皮　川芎　桔梗　半夏(香油炒)　白茯苓　白芍药各八分　人参　竹茹　砂仁各五分(炒)　甘草二分

【用法】加生姜三片,水煎,空心服。

【主治】初受孕,多有呕逆,饮食不下,为之恶阻,火

甚者。

03736 人参交龙散(《急救仙方》卷六)

【组成】人参　阿胶(炒)　款冬花　粟壳(米醋炒)各等分

【用法】每服三钱,加乌梅一个,水煎,半夜服。

【主治】诸嗽不愈者。

03737 人参冲和丸(《杨氏家藏方》卷六)

【组成】人参(去芦头)　白术　大麦蘖(炒)　陈橘皮(汤浸,去白)　干姜(炮)　甘草(炙)各二两　青橘皮(汤浸,去白)　神曲(先捣细,炒香)各一两

【用法】上为细末,炼蜜为丸,每一两作十丸,食前服一丸,细嚼,浓煎大枣汤下;或每服一丸,水一盏,煎至七分,温服。

【功用】常服大进饮食,消谷散滞。

【主治】脾经受冷,心腹疼痛,呕逆中满,不进饮食;兼因伤冷作泻。

【加减】如脾胃虚弱,不进饮食,大便溏泄,不因伤滞者,可去青橘皮,加肉豆蔻、缩砂仁各半两。

03738 人参安肺汤(《普济方》卷一五七)

【组成】人参　杏仁　麻黄　枳壳　甘草　乌梅　五味子　桑白皮各等分

【用法】上为细末。加枣子、生姜同煎,去滓,临卧温服。

【主治】咳嗽。

03739 人参安胃散(《东垣试效方》卷四)

【组成】人参一钱　黄耆二钱　生甘草　炙甘草各五分　白芍药七分　白茯苓四分　陈皮三分　黄连二分

【用法】上为细末。每服二钱,水一盏半,煎至一盏,去滓,食前大温服。

【主治】脾胃虚热,呕吐泄泻,致成慢惊,及口舌生疮、弄舌者。

❶《东垣试效方》:胃中风热。因热药巴豆之过剂损其脾胃,或因暑天伤热乳食损其脾胃而吐泻,口鼻中气热而成慢惊者。❷《校注妇人良方》:脾胃虚热,呕吐泄泻,或饮食不入,服峻剂损脾胃,口舌生疮。❸《张氏医通》:小儿心脾虚极弄舌。

【方论选录】❶《东垣试效方》:《内经》云,热淫于内,治以甘寒,以甘泻之,以酸收之。甘草、人参、黄耆之温,能补元气,甘能泻火补土;白茯苓甘平,白芍药酸寒,补肺金之不足;陈皮、黄连之苦寒为佐,以退火邪,土金得平,风证无由作矣。❷《冯氏锦囊·杂症》:脾胃虚伤,补中益气,或四君子、异功散可也。此独于甘温剂中,加芍药之酸寒,黄连之苦寒,盖因乍虚而内有燥热,故暂用以伐其标也。白术为补胃正药,何不用乎?此名安胃,与补胃不同,胃气纯虚,术为要品,今虽虚而有燥热,则胃不安,未至纯虚也,故不用术耳。以三钱之参、耆,投以二分之炒连,与世之肆用苦寒者不同也。

03740 人参安胃散(《口齿类要》)

【组成】人参　白茯苓各一钱　黄芩二钱　甘草(炙)　陈皮各五分　黄连三分　芍药七分。

【用法】水煎服。

【主治】胃经虚热,口舌生疮,喜热饮食。

03741 人参安神丸(《痘疹传心录》卷十八)

【组成】人参一钱　当归三钱　麦冬三钱　黄连二

钱　生地三钱　朱砂二钱　茯神二钱　枣仁二钱

【用法】上为末，猪心血为丸，如芡实大，朱砂为衣。灯心汤化下。

【主治】小儿不寐，精神短乏者。

03742　**人参安神汤**（《幼科发挥》卷四）

【组成】麦冬　人参　当归　黄连　枣仁　生地　茯神

【主治】心血不足，惊悸不眠。

03743　**人参异功散**（《幼幼新书》卷二十七引《刘氏家传》）

【组成】人参钱半　白术半两　青皮　陈皮　茯苓　甘草各一分　豆蔻三个

【用法】上为末。每服一钱，陈米饮调下。秋入诃子或紫苏、木瓜，煎五七沸，早服。

【功用】止呕逆，顺气补虚。

【主治】小儿泻利，呃逆。

03744　**人参防己汤**（《圣济总录》卷五十）

【组成】人参半两　防己一分　羌活（去芦头）　芎䓖　槟榔（锉）　连翘　天麻　玄参　防风（去叉）　犀角（镑）　木香各半两　恶实（微炒）　甘草（炙）各一两

【用法】上为粗末。每服三钱匕，水一盏，加生姜三片，葱白一寸，煨至六分，不拘时候，去滓温服。

【主治】肺脏壅热，咽喉肿痛，头目昏重，烦满引饮，客热痰毒，大小便秘涩。

【备考】方中防己，《普济方》用一两。

03745　**人参麦冬汤**（《万氏女科》卷三）

【组成】人参　麦冬　生地　栝楼根　炙甘草各二钱

【用法】先取淡竹叶十片，粳米一合，煎汤一盏，去米、叶，加生姜三片，大枣二枚，煎至七分，温服。

【主治】产后去血甚多，津液内耗，胃气暴虚，顿生内热，口燥咽干而渴。

03746　**人参麦冬汤**（《济阳纲目》卷五十）

【组成】人参　麦门冬　小麦　茯苓各一钱　竹茹一团　白芍药八分　甘草五分

【用法】上锉。水煎服。

【主治】虚热烦渴。

03747　**人参麦冬汤**（《辨证录》卷六）

【组成】人参二两　麦冬三两

【用法】水煎服。

【主治】中暑热极，阴阳两衰，妄见妄言，宛如见鬼，然人又安宁不生烦躁，口不甚渴。

03748　**人参麦冬汤**（《嵩崖尊生》卷十一）

【组成】人参　枸杞　茯苓　甘草各七钱五分　五味五钱　麦冬五钱

【主治】消渴及老人、虚弱人大渴。

03749　**人参麦冬汤**（《痘疹一贯》卷二）

【组成】人参　麦冬　白术　干葛　甘草　花粉　黄芩（酒炒）　灯心

【用法】竹叶、大枣为引。

【主治】痘齐或胀或靥，渴不止。

03750　**人参麦冬汤**

《痘科金镜赋集解》卷六。为《痘疹心法》卷二十二"人参麦冬散"之异名。见该条。

03751　**人参麦冬散**（《万氏女科》卷二）

【组成】参　茯　芩　麦　知母　炙草　生地各等分　竹茹一大团

【用法】水煎，食前服。

【主治】孕妇心惊胆怯，终日烦闷不安者。谓之子烦。

03752　**人参麦冬散**（《痘疹心法》卷二十二）

【异名】人参麦门冬散（《准绳·幼科》卷五）、人参麦冬汤（《痘科金镜赋集解》卷六）。

【组成】麦门冬　葛粉各二钱　人参　甘草　升麻各等分　白术一钱

【用法】上锉细。加糯米一合，淡竹叶七片，水一盏煎，米熟去滓，温服。

【主治】❶《痘疹心法》：如疮已出，或起发，或收靥，一向渴不止者。❷《痘科金镜赋集解》：痘疹，便实燥渴，津液枯耗，中气不足，血热不荣，斑点不化。

【备考】方中白术用量原缺，据《准绳·幼科》补。

03753　**人参麦冬散**（《片玉痘疹》卷三）

【组成】人参　麦冬　干葛　甘草　花粉　乌梅

【用法】水煎服。

【主治】痘疹，光壮作浆，津液不足，时常作渴。

03754　**人参麦冬散**（《片玉痘疹》卷三）

【组成】人参　麦冬　干葛　天花粉　归尾　乌梅　甘草　生地黄　知母　木通

【用法】水竹叶七片为引，水煎服。

【主治】痘疮，火邪甚，发热作渴。

【加减】如火太甚者，去人参，加黄连、连翘、桔梗、牛蒡子。

03755　**人参麦冬散**（《片玉痘疹》卷六）

【组成】人参　麦冬　葛根　白术　甘草　天花粉　酒芩

【用法】水煎，和竹沥、乳汁服。

【主治】痘已出齐，或起发，或收靥，而渴不止者。

03756　**人参麦冬散**（《幼科指南》卷下）

【组成】人参　麦冬　白术　黄连　甘草　干葛　柴胡

【用法】加竹叶一片，水煎服。

【主治】疳渴。小儿日则烦渴饮水，乳食不进，夜则渴止。

【备考】原书云：治疗小儿疳渴，先以集圣丸去莪术、砂仁，加人参、白术治之，兼服本方。

03757　**人参远志丸**（《医统》卷五十引《圣惠》）

【组成】人参　远志　白茯苓　天门冬　黄耆　酸枣仁　石菖蒲　桔梗各一两　丹砂　半两　官桂二钱

【用法】上为末，炼蜜为丸，如绿豆大。每服二十丸至三十丸，米汤送下。

【主治】神思不安，健忘惊悸。

03758　**人参远志丸**（《圣济总录》卷四十三）

【组成】人参　远志（去心）　黄耆（薄切）　酸枣仁各一两　桂（去粗皮）　桔梗（去芦头，炒）　丹砂（别研）各半两　天门冬（去心，焙）　菖蒲　白茯苓（去黑皮）各一两半

【用法】上为细末，炼蜜为丸，如梧桐子大。每服十五丸至二十丸，米饮送下，不拘时候。

【主治】思虑过多，心气不安，惊悸恍惚，烦倦，神思不清。

03759 人参远志汤（《鸡峰》卷十二）

【组成】远志 人参 泽泻 熟地黄 桂 当归 白茯苓 黄芩 甘草 芎 白龙骨各一钱 五味子二钱

【用法】上为细末。每服三钱。羊肾汤煎服，一日三次。觉减，则服山药地黄丸。

【主治】肾气不足，消渴，小便数，腰痛无力，消瘦。

03760 人参远志散（《圣济总录》卷四十三）

【组成】人参 远志（去心） 熟干地黄（焙）各三分 琥珀（研） 白茯苓（去黑皮）各一两 甘草（炙，锉）一分 铁粉（研）半两

【用法】上为散。每服二钱匕，煎金银汤调下。

【主治】心虚不足，惊悸不安，言语谬乱。

03761 人参豆蔻汤（《景岳全书》卷五十四引《局方》）

【组成】人参 白豆蔻各五分 白术 陈皮（去白） 半夏曲各八分 藿香 丁香各三分 厚朴（姜炒） 萝卜子（炒研） 当归各八分 甘草（炙） 石菖蒲各五分

【用法】水一盏半，加生姜三片，粟米一撮，煎七分服。

【功用】宽中顺气。

【主治】膈噎。

03762 人参豆蔻汤（《普济方》卷二十五引《十便良方》）

【组成】白豆蔻半两 缩砂 人参 白术 甘草各一两 川姜四两 山药二两 绵黄耆三分

【用法】上为细末。每服二钱，水一盏，盐一捻，加生姜二片，大枣一个，煎至六分，去滓或和滓通口服；入盐点亦得，不拘时候。

【主治】本虚气弱，中满膨闷，不思饮食。

03763 人参豆蔻散

《传信适用方》卷四。为《幼幼新书》卷二十七引张涣方"香豆散"之异名。见该条。

03764 人参豆蔻散（《妇人良方》卷八引石道人方）

【组成】人参 肉豆蔻 干姜 厚朴 甘草 陈橘皮各一两 川芎 桂心 诃子 北茴香各半两

【用法】上为细末。每服三钱，水一小盏，加生姜三片，大枣一枚，煎至六分服。

【主治】久泄不止，服诸药无效。

03765 人参豆蔻散（《直指》卷十四）

【组成】木香 厚朴（制） 苍术（米泔浸，晒） 干姜（炮） 肉豆蔻（生）各二两 半夏曲 陈皮 阿胶（炒）各四两 缩砂 甘草（炒）各二两半 罂粟壳（去筋蒂，醋淹，炒）四两

【用法】上锉。每服三钱，加生姜、大枣，水煎，食前服。

【主治】冷证泻痢。

03766 人参苏木汤（《医方简义》卷六）

【组成】人参二钱 苏木一钱五分

【用法】水煎，加陈酒二匙冲入。

【主治】产后败血冲肺，面赤呕逆，喘急欲死。

03767 人参苏木散

《杏苑》卷八。为《妇人良方》卷二十二引胡氏"参苏饮"之异名。见该条。

03768 人参赤芍汤（《中医皮肤病学简编》）

【组成】人参3~15克 赤芍9克 白术6克 甘草

15克 阿胶6克 丹参9克 大蓟9克 当归9克 木香6克 茯苓9克

【用法】水煎服。

【主治】紫斑。

03769 人参杏子汤（《玉机微义》卷八）

【组成】人参 半夏 茯苓 白芍 桂枝 干姜 细辛 甘草各一钱 五味子半钱 杏仁一钱

【用法】上㕮咀。加生姜，水煎服。

【功用】止嗽，散风寒，逐痰饮。

【主治】咳嗽。

03770 人参辰砂丸（《普济方》卷一〇四引《十便良方》）

【组成】人参（好者，生研）一两（为末） 辰砂（晶明佳者）半两（细研，同人参末研匀）

【用法】上同以糯米粉汁和成锤，煎汤内煮熟，取出放冷，丸如赤豆大。每服二十丸，空心温酒或枣汤送下，一日二次。

【功用】去骨髓内风冷，壮筋力，安神爽思，宽快膈脘，益胃进食。

03771 人参针头丸（《普济方》卷一六三）

【组成】巴豆五个（去皮） 半夏五个（研，汤洗七次） 杏仁五个（去皮尖） 蓖麻五个（去皮） 白矾二钱

【用法】上为细末，枣肉为丸。针签药于灯焰上燎过，青烟起，吹息药，菾菜叶裹之，浆水送下，临卧服之。

【主治】风饮喘嗽。

03772 人参利膈丸

《卫生宝鉴》卷十三。为《医学发明》卷一"利膈丸"之异名。见该条。

03773 人参利膈丸（《顾松园医镜》卷九）

【组成】人参 白芍 大黄（九制） 枳实 厚朴 槟榔各等分 沉香减半

【用法】水泛为丸。每服钱许，白汤送下，一日三服。

【主治】脾胃食滞成膈，痞满不利，大便燥结。

03774 人参利膈丸（《金鉴》卷四十二）

【组成】枳壳 厚朴 大黄 人参 甘草 木香 当归 藿香 槟榔 桃仁 火麻仁

【用法】蜜为丸服。

【主治】噎膈翻胃，胸痛如刺，便如羊粪。

03775 人参利膈丸（《杂病源流犀烛》卷十七）

【组成】木香 槟榔 人参 当归 藿香 甘草 枳实 厚朴 大黄

【功用】调气。

【主治】气呃。劳役过度，怒伤中焦，丹田之气逆而上行，故呃。

03776 人参佛耳散（《普济方》卷二三二）

【组成】人参 佛耳草 款冬花 寒水石 没药（另研）各二钱

【用法】上为细末，加大枣十四枚（去核），以没药末入于枣内。每服枣二枚，药末一钱，同枣相合，细嚼，白沸汤或淡姜汤下。

【主治】劳伤虚怯，咳嗽咯血，虚热喘急胁痛。

03777 人参辛梗汤（《奇效良方》卷六十四）

【组成】人参七分 细辛五分 桔梗 干葛 升

麻　白术　茯苓　柴胡各七分　薄荷　甘草各五分

【用法】上作一服。用水一盏，加生姜三片，煎至五分，不拘时服。

【主治】小儿伤风发热，鼻塞咳嗽，时行疮疹。

03778　人参应梦散（《不居集》上集卷十五）

【组成】甘草六两　人参　桔梗　青皮　白芷　干葛　白术各三两　干姜五钱五分　生姜三片　大枣二枚

【主治】久嗽。

03779　人参快斑散

《张氏医通》卷十五。为《杨氏家藏方》卷十九"快斑散"之异名。见该条。

03780　人参沉香散（《丹溪心法附余》卷二十二）

【组成】人参　木香　白术　沉香各五钱　茯苓二两　甘草　白芷各三钱

【用法】上为末，每服一钱，米饮调下；呕吐，藿香汤下。

【主治】脾气虚。

03781　人参羌活汤（《女科百问》）

【组成】白茯苓　羌活　独活　前胡　芎藭　枳壳（炒）　桔梗　人参各一两　甘草（炙）半两　干葛　陈皮各一两

【用法】上为细末。每服三钱，水一盏，加生姜五片，大枣一枚，煎七分，去滓温服。

【主治】妊娠感冒，发热头疼，身体痛。

03782　人参羌活汤

《婴童百问》卷二。为《局方》卷十"人参羌活散"之异名。见该条。

03783　人参羌活汤（《幼科指掌》卷三）

【组成】人参　羌活　川芎　防风　荆芥　干葛　白附子　陈皮　半夏　天麻　桔梗　木通　蝉蜕　滑石　泽泻　甘草

【用法】用长流水二盏，煎汤饮。

【主治】小儿天钓，身热啼叫，目睛上视，四肢翻张，囟门突壅，手纹青红、针形，两颊腮红，唇口焦燥，仰面号哭，鼻塞肚痛，口渴身热，小水燥涩，牙关手掣。

03784　人参羌活汤（《种痘新书》卷十二）

【组成】人参　羌活　黄芩（炒）　枳壳　桔梗　天麻各五分　前胡　柴胡　地骨皮各八分　防风　荆芥　川芎各四分　牛蒡子（炒）一钱　茯苓　紫草各六分　蝉蜕　甘草各三分　猪苓　泽泻各六分

【用法】水煎，热服。如热不减，连服数剂无妨。

【主治】痘色淡白，大热惊谵。

03785　人参羌活散（《局方》卷十）

【异名】羌活散（《幼幼新书》卷十九引《孔氏家传》）、惺惺散（《普济方》卷四〇三）、人参羌活汤（《婴童百问》卷二）。

【组成】柴胡（去苗）　独活（去芦）　羌活（去苗）各二两　人参（去芦）　芎藭　枳壳（去瓤，麸炒）　茯苓（去皮）　甘草（炙）各一两　桔梗　前胡　天麻（酒浸，炙）　地骨皮（去土）各半两

【用法】上为散。每服一钱，水七分盏，入薄荷少许，煎至五分，去滓温服，不拘时候。

【功用】《普济方》：散风邪，除风热。

【主治】❶《局方》：小儿寒邪温病，时疫疮疹，头痛体痛，壮热多睡，及潮热烦渴，痰实咳嗽。❷《普济方》：初作急惊；小儿疹痘，因服热药，多发而不透，身体头面两目皆肿，连日风搐，奋身硬直。

03786　人参羌活散（《直指》卷二十）

【组成】羌活　独活　柴胡　人参　川芎　枳壳（麸炒）　茯苓各半两　前胡　北梗　天麻　地骨皮　甘草（炙）各二钱半

【用法】上为末。每服一钱半，荆芥煎汤调下。

【主治】风眼热眼，涩痒昏矇；风热瘾疹瘙痒。

03787　人参羌活散（《医方类聚》卷六十二引《经验秘方》）

【组成】人参　川芎　羌活　白芷　升麻　芍药　甘草　紫苏　香附子　干姜各一两

【用法】上㕮咀。水一盏半，加生姜三片，煎至一盏，如要出汗，热服；小儿感冒，呕吐发热，白水煎服。

【主治】阴阳二感，风寒发热，头疼伤食，呕吐，心胸烦闷，酒食所伤。

【加减】如头疼，加生葱白一根，同煎服；如烦热，加薄荷五叶同煎，皆不拘时。

03788　人参羌活散（《得效》卷十三）

【组成】前胡　羌活　人参　防风　天麻　赤茯苓（去皮）　薄荷叶　蔓荆子　川芎　粉草　黄芩　枳壳（去瓤）　桔梗　川独活各一两

【用法】上锉散。每服四钱，加生姜三片，桑白皮七寸，水煎，不拘时服。

【主治】风壅痰实，头目昏晕，遍体拘挛，头项强急，肢节烦疼，壮热烦渴。

03789　人参羌活散（《普济方》卷四〇〇引《德生堂方》）

【组成】麻黄（去节）五钱（冬用七钱半）　人参半两　川芎半两　前胡二钱半　独活半钱　羌活半两

【用法】上㕮咀。每服用水半盏，加生姜一片，薄荷一叶，煎至三分，去滓服。三岁之下，一岁之上，一服。

【主治】小儿感冒诸疾。

03790　人参羌活散（《普济方》卷一一四）

【组成】人参半两　羌活半两　防风半两（去芦）　天麻三钱　甘草半两　半夏一两　川乌半两（生用，去皮脐）　白芷半两　川芎半两　细辛四钱　藁本半两　南星一两　白茯苓半两　陈皮半两　天台乌药半两　木香半两（另入）　枳壳半两　赤芍药半两　当归半两

【用法】上㕮咀。每服四钱，水一盏半，加生姜五片，同煎至一盏，入麝香少许搅匀，空心，食前服。

【主治】一切风疾。

【加减】如手足疼痛，加乳香、没药；如热多，加荆芥穗半两。

03791　人参羌活散（《万氏家抄方》卷五）

【组成】柴胡　天麻　前胡　人参　枳壳　茯神　羌活　桔梗　陈皮　防风　僵蚕　甘草

【用法】水煎，入姜汁、竹沥服。

【功用】截风定搐，豁痰安神。

【主治】诸风。

【加减】痰盛，加南星；泻加泽泻、诃子；大便结，加皂

二画

人

角;昏迷,加黄连;壮热,加黄芩;嗽,加杏仁;天吊,加钩藤;心跳,加当归;胸闷,加枳壳;目连眴动及肝风,加青皮、黄连。

03792 人参羌活散(《育婴秘诀》卷三)

【组成】柴胡 防风 天麻 前胡 人参 当归 川芎 枳壳 茯苓 羌活 桔梗 甘草 蝉蜕各等分

【用法】上为末。薄荷汤同煎服。

【主治】小儿伤食,发搐者。

03793 人参羌活散(《痘疹金镜录》卷首)

【组成】柴胡 独活 天麻 前胡 人参 地骨皮 川芎 枳壳 茯神 羌活 桔梗 陈皮 防风 僵蚕 甘草 蝉蜕

【用法】加姜汁、竹沥,水煎服。

【功用】截风定搐,豁痰安神。

【主治】小儿惊风。

【加减】痰盛,加南星;泻者,加诃子、泽泻;大便结,加皂角子;昏迷不省,加黄连;壮热,加黄芩;嗽,加杏仁;天吊,加钩藤;心跳,加当归;目连眴眴动,肝风盛也,加青皮、黄连;胸膈不宽者,加枳实。

03794 人参羌活散(《穷乡便方》)

【组成】人参三分 羌活 猪苓 泽泻 防风各七分 甘草二分 柴胡 枳壳各八分 半夏 木通 赤芍药各一钱

【用法】加生姜,水煎服。初用芎苏五苓饮,二用人参羌活散。

【主治】湿温,有头痛潮热,身体沉困,或汗或泄。

03795 人参羌活散(《穷乡便方》)

【组成】人参 甘草各二分 茯苓 羌活 防风 厚朴各八分 藿香 猪苓 泽泻 木通 槟榔各六分 薄桂四分

【用法】加生姜三片,水煎,食远服。

【主治】阴疟,发自下午,面青寒多,有吐。

03796 人参羌活散(《治痘全书》卷十三)

【组成】羌活 独活 川芎 桔梗 蝉蜕 前胡 柴胡 甘草 天麻 荆芥 防风 地骨皮 薄荷三叶 黄芩 枳壳 紫草 牛蒡子 茯苓 人参

【主治】疹痘。痰甚发热,谵语昏迷,惊搐。

【加减】小儿惊风热盛,涎潮,牙关紧急者,去蝉蜕、荆芥。

03797 人参羌活散(《幼科折衷》)

【组成】人参 羌活 赤芍 赤茯苓 柴胡 前胡 独活 川芎 桔梗 甘草 苍术 枳壳

【主治】伤寒发热,热极生风,发搐。

03798 人参羌活散(《痘疹仁端录》卷九)

【组成】茯苓 柴胡 前胡 荆芥 防风 羌活 黄芩 桔梗 山栀 紫草 地骨皮 牛蒡 蝉蜕 天麻

【主治】痘疹痰盛,谵语发热。

03799 人参诃子丸(《局方》卷四宝庆新增方)

【组成】缩砂仁 诃子(去核) 藿香(去梗) 龙脑 薄荷叶各一两 百药煎 葛粉各八两 甘草五两 乌梅肉三两 人参一两二钱

【用法】上为末,面糊为丸。每服一二丸,食后、临卧含化咽津。

【主治】大人、小儿上膈热,或伤风感冷,搏于肺经,语声不出,痰涎不利,咳嗽喘急,日夜不止,咯唾稠黏。

03800 人参诃子散(《博济》卷一)

【组成】人参 干葛 厚朴(去皮) 地黄各二分 丁香一分 诃子七枚 豆蔻一个(去皮)

【用法】上为末。水一盏,药末二钱,加生姜、大枣,水煎,热服。

【主治】伤寒气不顺,食呕,胸膈不利,有时泻泄。

03801 人参诃子散(《普济方》卷二十二引《博济》)

【组成】草豆蔻二枚(煨) 甘草半两(炮) 茯苓五钱 人参一分 诃子二枚(炮) 陈皮(去白)半两 苍术一分(炙)

【用法】上为末。每服二钱,加煨姜一块,水一盏,煎至七分,温服。

【功用】和胃气,进饮食。

03802 人参诃子散(《传信适用方》卷上)

【组成】人参 诃子(青白者,炮,去核) 甘草各等分

【用法】上为细末。每服二钱,白沸汤点服。

【主治】中风涎盛,不省人事。

03803 人参补气汤(《陈素庵妇科补解》卷五)

【组成】人参 白术 茯苓 甘草 当归 川芎 白芍 熟地 陈皮 川断 黄耆 肉桂 白芷 香附 厚朴 大枣

【主治】产妇年少,或百日内将养失宜,劳动太早,气血亏损,风冷所搏,余血流注肠胃。昼凉夜热,肌肤憔悴,渐至尪羸。

【方论选录】此十全大补之遗意也。六君子去半夏,加黄耆以培补元气;四物加川断以滋阴养血;佐以厚朴、香附温中快膈,通利三焦,风冷自散,余血渐消;加肉桂之辛热以行之,自无留滞之患。气血得补,则阴阳和,荣卫调,而虚羸者且渐平复矣。但蓐劳由坐草时努力劳伤所得,月内即有此疾,至百日则不可治。

03804 人参补气汤(《兰室秘藏》卷中)

【异名】人参补虚汤(《普济方》卷二二八)。

【组成】丁香末二分 生甘草梢 炙甘草各三分 生地黄 白芍药各五分 熟地黄 人参 防风 羌活 黄柏 知母 当归身 升麻各七分 柴胡一钱 黄耆一钱五分 全蝎一个 五味子二十个

【用法】上锉如麻豆大,都作一服。水二盏,煎至一盏,去滓,空心稍热服。

【主治】四肢懒倦,自汗无力。

03805 人参补气汤(《医学纲目》卷二十五)

【组成】黄耆一钱半 人参七分 甘草(炙)三分 生地五分 防风七分 白芍五分 五味二十粒 升麻七分 肉桂二分 熟地六分 生甘草一分 黄柏七分 知母七分

【用法】上为粗末,作一服。水二盏,煎至一盏,滤去滓,空心热服。

【主治】四肢懒倦。

03806 人参补气汤(《普济方》卷一八五)

【组成】黄耆八分 人参五钱 生甘草根半两 炙甘

草二钱 五味子一百四十个 白芍药三钱 升麻二钱 柴胡根二钱

【用法】上咬咀,作四服。煎法如常。

【主治】两手麻木。

【备考】❶《法律》:诸阳起于指,风已见端,宜亟补其气,以御外入之风,故用此为绸缪计也。❷方中黄耆,《奇效良方》用八钱。

03807 人参补气汤

《成方切用》卷二。为《校注妇人良方》卷二十四"人参补肺汤"之异名。见该条。

03808 人参补阳汤（《原机启微》卷下）

【异名】人参补胃汤（《审视瑶函》卷二）。

【组成】羌活 独活各六分 白芍药 生地黄 泽泻各三分 人参 白术 茯苓 黄耆 炙草 当归各四分 柴胡 防风各五分 熟地黄(酒洗,炒)四分

【用法】上作一服。水二盏,煎至一盏,去滓热服。

【主治】伤寒余邪不散,上走空窍,其病瘾涩赤胀,生翳羞明,头痛骨痛。

【方论选录】《原机启微》薛己按:上方分利阴阳升降上下之药。羌活、独活为君者,导阳之升也;茯苓、泽泻为臣者,导阴之降也;人参、白术大补脾胃,内盛则邪自不容,黄耆、防风大实皮毛,外密则邪自不入,为之佐也;当归、熟地黄俱生血,谓目得血而能视,生地黄补肾水,谓神水属肾,白芍药理气,柴胡行经,甘草和百药,为之使也。

03809 人参补声饮（《痘疹仁端录》卷十）

【组成】人参 阿胶 牛蒡 杏仁 麦冬 石菖蒲 淡竹叶 粘米

【主治】痘后音哑。

03810 人参补肾汤（《外台》卷十六引《删繁方》）

【组成】人参 甘草(炙) 桂心 橘皮 茯苓各三两 杜仲 白术各四两 生姜五两 羊肾一具(去膏,四破) 猪肾一具(去膏,四破) 薤白(切)一升

【用法】上切。以水三斗,煮取六升,去滓,分为六服,昼四夜二服。覆头眠。

【主治】肾劳虚寒,关格塞,腰背强直,饮食减少,气力渐羸。

【宜忌】忌海藻、菘菜、生葱、酢物、桃、李、雀肉等。

03811 人参补肺汤（《外科枢要》卷四）

【异名】参耆补肺汤（《医学入门》卷八）、人参补气汤（《成方切用》卷二）。

【组成】人参 黄耆 白术 茯苓 陈皮 当归各一钱 山茱萸肉 山药各二钱 五味子五分 麦门冬七分 甘草(炙)五分 熟地(自制)一钱半 牡丹皮八分

【用法】加生姜、大枣,水煎服。

【主治】肺症,咳喘短气,或肾水不足,虚火上炎,痰涎涌盛,或唾脓血,发热作渴,小便短涩。

03812 人参补肺饮（《症因脉治》卷二）

【组成】人参 麦冬 五味子 天冬 薏苡 黄耆 百合 炙甘草

【主治】肺经咳嗽,脉见迟细者。

03813 人参补肺散（《儒门事亲》卷十二）

【组成】人参 麻黄(去节) 白术 防己 防风各等分 桑白皮倍加

【用法】上咬咀。每服半两,以浆水一碗,煎至半碗,去滓温服。

【主治】咳嗽。

03814 人参补肺散

《御药院方》卷五。为《宣明论》卷九"人参保肺汤"之异名。见该条。

03815 人参补肺散（《普济方》卷一五七）

【组成】半夏(制) 陈皮 知母 甘草 人参 款冬花各半两 御米壳一两(炒)

【用法】上为细末。每服三钱,水一大盏,加生姜五片,煎至七分,去滓,食后温服。

【主治】咳嗽,肺上喘。

03816 人参补胃汤

《东垣试效方》卷五。为《兰室秘藏》卷上"蔓荆子汤"之异名。见该条。

03817 人参补胃汤

《审视瑶函》卷三。为《原机启微》卷下"人参补阳汤"之异名。见该条。

03818 人参补虚汤（《外台》卷八引《删繁方》）

【组成】人参 当归 茯苓 桔梗 芎藭 橘皮 厚朴(炙)各三两 桂心 甘草(炙)各二两 白术五两 吴茱萸二两 大麦蘗二升(炒)

【用法】上切。以水一斗二升,煮取三升,去滓,分三服。

【主治】胃虚,苦饥寒痛。

【宜忌】忌海藻、菘菜、桃李、雀肉、生葱、猪肉、酢等物。

03819 人参补虚汤（《御药院方》卷六）

【组成】黄耆 人参 陈皮(去白) 当归(炙) 桂(去皮) 细辛(去叶、土) 前胡 白芍药(去皮) 甘草(炙) 白茯苓(去皮) 麦门冬(去心) 半夏(炮) 熟干地黄以上各二两

【用法】上为细末。每服三钱,水一大盏,加生姜五片,大枣两个,煎至七分,食前稍热服。

【功效】补诸虚不足,健中进食。

【主治】虚劳,少气不足,四肢困弱,嗜卧少力,心中悸动,夜多盗汗。

03820 人参补虚汤

《普济方》卷二二八。为《兰室秘藏》卷中"人参补气汤"之异名。见该条。

03821 人参启脾丸（《金鉴》卷五十二）

【组成】人参五钱 白术(土炒)五钱 白茯苓五钱 陈皮四钱 扁豆(炒)五钱 山药(炒)五钱 木香(煨)二钱 谷芽(炒)三钱 神曲(炒)三钱 炙甘草二钱

【用法】上为细末,炼蜜为丸,重一钱。用建莲汤化下。

【主治】丁奚疳,遍身骨露,其状似丁,肌肉干涩,啼哭不已,手足枯细,面色黧黑,项细腹大,肚脐突出,尻削身软,精神倦怠,骨蒸潮热,燥渴烦急。

【备考】先用五疳消积丸化其滞,继用人参启脾丸理其脾病,丁奚疳可渐愈矣。

03822 人参启脾汤（《医统》卷二十三）

【组成】人参　白术各一钱　茯苓　半夏（制）　藿香　砂仁各五分　橘红七分　神曲（炒）　麦芽（炒）　黄连（微炒）　甘草（炙）各四分　木香三分（磨）

【主治】脾胃虚弱，不进饮食。

【加减】口渴，加干葛一钱；头痛，加川芎五分；腹胀，加苍术一钱；恶心呕吐，加白豆蔻五分。

03823 人参阿胶饮（《普济方》卷一八八）

【组成】糯米二合　阿胶一片（小者二片）　生姜少许　人参末半钱

【用法】用糯米洗净煮粥，入阿胶、生姜同煎，候微温胶化，入人参末搅和，不拘时服。

【主治】吐血。

03824 人参阿胶散（《万氏女科》卷二）

【组成】人参　白术　茯苓　甘草（炙）　苏叶　阿胶　桔梗各等分

【用法】水煎，食后服。

【主治】妊妇久嗽不已，谓之子嗽，引动其气，恐其堕胎。

03825 人参附子汤（《圣济总录》卷四十七）

【组成】人参一两　附子（炮裂，去皮脐）一两　桂（去粗皮）一两　干姜（炮）三分　甘草（炙）一分半　半夏（汤洗七遍，焙）一两　枳壳（去瓤，麸炒）　丁香　陈橘皮（去白，炒）　白术　草豆蔻（去皮）各一两

【用法】上锉如麻豆。每服三钱匕，加生姜如钱大二片，水一盏，煎至七分，去滓温服。

【主治】胃气冷，不思食。

03826 人参附子汤

《御药院方》卷一。为方出《千金》卷八，名见《三因》卷三"附子八物汤"之异名。见该条。

03827 人参青蒿汤（《辨证录》卷六）

【组成】人参二两　生地　麦冬各一两　青蒿五钱　北五味子一钱

【用法】水煎服。

【主治】中暑热症，大汗亡阴。

03828 人参枫香丸（《圣济总录》卷五十）

【组成】人参　天南星（炮）　枫香　羚羊角（镑）各一两　赤箭三分　黄耆（锉）　白茯苓（去黑皮）　防风（去叉）　零陵香叶　天麻　白鲜皮　木香　马牙消　龙脑（研）　麝香（研）　秦艽各半两

【用法】上药除研外，捣罗为末，入研药和令匀，炼蜜为丸，如鸡头子大。每服一丸，薄荷汤嚼下，不拘时候。

【主治】肺脏风毒，皮肤生疮瘙痒。

03829 人参枣仁汤（《医略六书》卷三十）

【组成】人参钱半　枣仁三钱　五味一钱半　茯神二钱（去木）　归身三钱　草灰六分　黄肉三钱　乌梅三钱

【用法】水煎，去滓温服。

【主治】产后汗雨不止，脉虚者。

【方论选录】产后心肾乏竭，元气疏泄，不能统摄津液而汗雨不收，势甚危急。人参扶元以济心肾之气，枣仁养神以摄心肾之液，黄肉涩精和气，乌梅摄液敛津，茯神入心以安神，归身入冲以养血，草灰和胃燥湿，五味敛液收津，复耗散之气也。水煎温服，俾精血内充，则心肾气密而汗雨自收，何危急之有哉。

03830 人参抱龙丸（《医方歌括》）

【组成】飞金　朱砂　黄柏　胆星　天竹黄　檀香　乌药　甘草　茯苓　人参

【主治】因虚发搐。

03831 人参抱龙丸

《饲鹤亭集方》。即《古方选注》卷下"抱龙丸"加人参、草河车。见该条。

03832 人参肾沥汤（《鸡峰》卷十九）

【组成】人参　石斛　麦门冬　泽泻　熟地黄　栝楼根　地骨皮各一两　远志　甘草　当归　五味子　桑白皮　桂心　茯苓各半两

【用法】上为粗末。以水一盏半，煮羊肾一个至一盏，入药二钱，仍先去肾，煎至六分，去滓温服，不拘时候。

【主治】大虚不足，小便数，嘘吸，焦渴引饮，膀胱满。

03833 人参败毒散（《局方》卷二）

【异名】败毒散（《活人书》卷十七）、羌活汤（《圣济总录》卷二十一）、十味汤（《圣济总录》卷一七四）、人参前胡散（《鸡峰》卷五）。

【组成】柴胡（去苗）　甘草（爁）　桔梗　人参（去芦）　芎䓖　茯苓（去皮）　枳壳（去瓤，麸炒）　前胡（去苗，洗）　羌活（去苗）　独活（去苗）各三十两

【用法】上为粗末。每服二钱，水一盏，加生姜、薄荷各少许，同煎七分，去滓，不拘时服，寒多则热服，热多则温服。

【功用】❶《医方集解》：扶正匡邪，疏导经络，表散邪滞。❷《中医方剂学讲义》：益气发汗，散风祛湿。

【主治】外感风寒湿邪，正气不足，憎寒壮热，头痛项强，身体烦疼，无汗，胸膈痞满，鼻塞声重，咳嗽有痰，苔白腻，脉浮软者。也用于疮疡、痢疾等病证初起，见有上述症状者。❶《局方》：伤寒时气，头痛项强，壮热恶寒，身体烦疼。及寒壅咳嗽，鼻塞声重；风痰头痛，呕哕寒热。❷《活人书》：伤风、温疫、风温，头目昏眩，四肢痛，憎寒壮热，项强目睛疼。寻常风眩，拘倦。❸《幼科证治大全》引《澹寮》：小儿噤口痢，毒气冲心肺，食即吐逆。❹《外科经验方》：痈疽、疔肿、发背、乳痈等证，憎寒壮热，甚至头痛拘急，状似伤寒者。❺《保婴撮要》：斑疹发热，恶寒咳嗽等症。❻《准绳·幼科》：小儿风热瘙痒，顽核毒疮。❼《寿世保元》：肠风下血，色清而鲜，其脉又浮。❽《痘科类编释意》：痘毒壅遏，出不快，发不透。及靥后痘疔溃成坑，见筋骨者。❾《医方集解》：时气疫疠，岚瘴鬼疟，或声如蛙鸣，赤眼口疮，湿毒流注，脚肿腮肿，喉痹毒痢。❿《金鉴》：外感风寒成痢者。⓫《温病条辨》：暑湿风寒杂感，寒热迭作，表证正盛，里证复急，腹不和而滞下者。

【宜忌】《温病条辨》叶霖按：非夹表证不可用。

【方论选录】❶《寓意草》：伤寒病有宜用人参入药者，其辨不可不明。若元气素弱之人，药虽外行，气从中馁。轻者半出不出，留连为困；重者随元气缩入，发热无休。所以虚弱之体，必用人参三、五、七分，入表药中，少助元气，以为驱邪之主，使邪气得药，一涌而出，全非补养虚弱之意也。❷《医方集解》：此足太阳、少阳、手太阴药也。羌活入太阳而理游风，独活入少阴而理伏风，兼能去湿除痛，柴

胡散热升清，协川芎和血平肝，以治头痛目昏，前胡、枳壳降气行痰，协桔梗、茯苓以泄肺热而除湿消肿，甘草和里而发表，人参辅正以匡邪，疏导经络，表散邪滞，故曰败毒。❸《张氏医通》：问时疫初起，用人参败毒，得毋助邪为虐之患乎，又何以治非时寒疫，汗后热不止？盖时疫之发，必入伤中土，土主百骸，无分经络，毒气流行，随虚辄陷，最难叵测。亟乘邪气未陷时，尽力峻攻，庶克有济。其立方之妙，全在人参一味，力致开合，始则鼓舞羌、独、柴、前，各走其经，而与热毒分解之门；继则调御津精血气，各守其乡，以断邪气复入之路。以非时之邪，混厕经中，屡行疏表不应，邪伏幽隐不出，非藉人参之大力，不能载之外泄也。❹《温病条辨》：此证乃内伤水谷之酿湿，外受时令之风湿，中气本自不足之人，又气为湿伤，内外俱急，立方之法，以人参为君，坐镇中州，为督战之帅，以二活、二胡合芎劳，从半表半里之际领邪外出，喻氏所谓逆流挽舟者此也，以枳壳宣中焦之气，茯苓渗中焦之湿，以桔梗开肺与大肠之痹，甘草和合诸药，乃陷者举之之法，不治痢而治致痢之源。痢之初起，憎寒壮热者，非此不可也。❺《成方便读》：方中必先以人参补正却邪，羌活走表，以散游邪，独活行里，以宣伏邪，柴胡、桔梗散热升清，枳壳、前胡消痰降气，川芎芳香以行血中之气，茯苓淡渗以利气中之湿，甘草协和各药，使之不争，生姜辟秽祛邪，令其无滞。于是各建其长，以收全功，皆赖人参之天力，驾驭其间耳。至于治痢用此者，此喻氏逆流挽舟之法，以邪从表而陷里，仍使里而出表也。

【临床报道】❶时行瘟病：《寓意草》嘉靖己未，五六七月间，江南淮北，在处患时行瘟热病，沿门阖境，传染相似，用本方倍人参，去前胡、独活，服者尽效，全无违失。万历戊子己丑年，时疫盛行，凡跟本方发者，无不全活。❷痢疾：《医学六要·治法汇》一人病痢，发寒热，头痛，左脉浮紧，而右脉滑大，乃内伤挟外感也，先用败毒散加姜、葱一服，表证悉退。但中脘作胀闷，后重不已，以平胃散加枳壳、木香、槟榔、山楂，又二服胀闷移于小腹，投木香槟榔丸三钱，下黏硬物而愈。❸小儿斑疹：《云南中医杂志》[1981，(6)：20]王某，男，一岁，患儿发热三天，全身出现猩红热样皮疹，颌下、颈部及腹股沟淋巴结肿大，肝肋下二指，血常规：白细胞 $26 \times 10^9/L$，分类淋巴 51%，有异常淋巴细胞，诊为：传染性单核细胞增多症。面色萎黄，六脉细浮数，舌尖红，苔薄津少。用人参败毒散（人参改党参）加丹皮、紫草、赤芍、板蓝根，连服三剂，病情较减，后隔日一剂，加减服药二旬而愈。

【备考】本方改为胶囊剂，名"人参败毒胶囊"（见《新药转正》）。

03834 人参败毒散（《痘疹全书》卷上）

【组成】羌活 独活 前胡 柴胡 桔梗 人参 白茯苓 枳壳 甘草 川芎 升麻 葛根

【用法】水一盏，生姜为引，煎七分。入竹沥同服。

【主治】痘疮发热，腰痛；兼治疫疠之气。

03835 人参败毒散（《种痘新书》卷十二）

【组成】人参 赤苓 羌活 独活 前胡 柴胡 薄荷 枳壳 川芎 桔梗 连翘 金银花 白芷各等分 甘草 牛蒡 防风 荆芥 乳香 没药减半

【用法】水煎服。

【主治】余毒痛肿。

【加减】余毒在头，加升麻；在上身，倍加桔梗；在手上，加桂枝；在腰，加杜仲、续断；在腿脚，加牛膝、木瓜。

03836 人参败毒散（《异授眼科》）

【组成】人参 前胡 薄荷 羌活 桔梗 枳壳 陈皮 川当归 川芎 半夏 茯苓 黄连 黄芩 栀子 生地

【用法】水煎服。

【功用】散热。

【主治】体虚脾弱，酒色过度，致目暴发赤肿，沙涩难开。

03837 人参败毒散（《白喉全生集》）

【组成】洋参（或用条参） 防风（去芦） 白芷 浙贝（去心）各二钱 桔梗 银花 僵蚕（姜汁炒） 鼠粘各三钱 荆芥 人中黄各一钱 蝉蜕七只（去头翅足） 皂角刺三针（煨）

【用法】水煎服。

【主治】白喉热证尚轻，热邪尚在表，白见于外关，或薄或小，淡红微肿略痛，声音响亮，牙关饮食稍碍，口干，头闷目胀，舌苔与小便微黄。

03838 人参固本丸（《简易方》引《叶氏录验方》）（见《医方类聚》卷一五〇）

【异名】二黄丸（原书同卷）、地黄丸（《普济方》卷二二六引《如宜方》）、固本丸（《医方类聚》卷七十引《简奇方》）、生料固本丸（《医略六书》卷二十二）。

【组成】生地黄（洗） 熟地黄（洗，再蒸） 天门冬（去皮） 麦门冬（去心）各一两 人参半两

【用法】上为末，炼蜜为丸，如梧桐子大。每服三十丸，空心温酒、盐汤送下。

【功用】❶《医略六书》：扶元润燥。❷《饲鹤亭集方》：滋阴养血，清金降火，补精益肾。

【主治】虚劳肺肾阴虚，咳嗽痰血，盗汗自汗，虚热燥渴，小便短赤；反胃，津枯胃燥者。❶《外科发挥》：肺气燥热作渴，或小便短少赤色，及肺气虚热，小便涩滞如淋。❷《医略六书》：反胃，津枯便燥脉涩者。❸《饲鹤亭集方》：肺劳虚热，真阴亏损，咳嗽失血，自汗盗汗，水泛为痰。

【宜忌】《外科发挥》：中寒人不可服。

【方论选录】❶《医方类聚》引《叶氏录验方》：夫人心生血，血生气，气生精，精盛则须发不白，颜貌不衰，延年益寿；其夭阏者，多由服性热之药，不能滋生精血也。而药之滋补者，无出生熟二地黄，天麦二门冬，人徒知服二地黄，而不知以二门冬为引也。盖生地黄能生精血，用天门冬引入所生之地，熟地黄能补精血，用麦门冬引入所补之地，四味互相该载；本草又以人参为通心气之主使，五味并归于心。而药之滋补，诚无过此。❷《医方集解》：此手太阴、足少阴药也。肺主气，而气根于丹田，故肺肾为子母之脏，必水能制火，而火不刑金也，二冬清肺；二地益肾，人参大补元气，气者水之母也，且人参之用，无所不宜，以气药引之则补阳，以血药引之亦补阴也。❸《成方便读》：夫虚劳一证，有阴虚阳虚之分，其由于阴虚者，皆始于肾，而终于肺。以肾水不足，则虚火凌灼肺金，金受火刑，不能生水。于是肾愈虚，金愈燥，煎熬焚灼，不至同归于尽不止也。故以二地滋肾水，二冬保肺金，然二地二冬，皆重浊滋腻，有质

而无气。虽有补肾保肺之能，而不能使金水相生，循环上下，不得不赖人参之气厚力足者，从中而赞助之。且脾胃者中流砥柱，肺肾阴虚之盛者，总宜以甘药补中，使上下受荫耳。

03839 人参固本丸（《解围元薮》卷三）

【组成】白术四两　没药　沉香各五钱　天麻一两　青皮一两　人参一两　白芷一两　苍耳子二两　乌药三两　紫苏一两五钱　甘草五钱

【用法】上为末，酒糊为丸，如梧桐子大。每服百丸，用白术、桂心、防风、人参、柴胡、甘草、川乌、当归、防己、芍药、赤茯苓、生姜、大枣煎汤送下。

【主治】手足挛痛，昼静夜剧，历节大风，腰腿痛，口眼㖞斜。

03840 人参固本丸（《成方制剂》1册）

【组成】地黄　茯苓　麦冬　牡丹皮　人参　山药　山茱萸　熟地黄　天冬　泽泻

【用法】上制成丸剂。口服，一次1丸，一日2次。

【功用】滋阴益气，固本培元。

【主治】阴虚气弱，虚劳咳嗽，心悸气短，骨蒸潮热，腰酸耳鸣，遗精盗汗，大便干燥。

03841 人参固本汤（《寒温条辨》卷五）

【组成】人参二钱　熟地三钱　生地二钱　当归二钱　杭菊一钱五分　天冬（去心）　麦冬（去心）　五味　陈皮　知母　甘草（炙）各一钱

【用法】水煎，温冷服。服后虚回，止后服。

【功用】《血证论》：滋养肺胃，兼输肾水。

【主治】❶《寒温条辨》：温病虚极热极，循衣撮空，不下必死者；下后神思稍醒，续得肢体振寒，怔忡惊悸，如人将捕之状，四肢厥逆，眩晕郁冒，项背强直，此大虚之兆，将危之候也，宜此救之。❷《血证论》：虚热清蒸，咳喘回食。

【方论选录】《血证论》：此方名曰固本，谓胃为肺之本，肺为肾之本，而肾又为生气之本，三脏互相灌溉，则根本固。

【备考】温病乃火邪燥证，人参固为补元气之神丹，但恐偏于益阳，恣意投之，有助火固邪之弊，不可不知。

03842 人参固本酒（《墨宝斋集验方》卷上）

【组成】人参二两　天门冬（去心）　麦门冬（去心）　怀生地　怀熟地　枸杞子各四两　虎胫骨二两（酥炙黄脆）　龟版二两（酥炙黄脆）　何首乌四两（大者佳，竹刀去皮，切片，米泔水浸一宿，用黑豆三升浸软，一层豆，一层药，密盖蒸熟，九蒸九晒）　当归一两

【用法】用好酒三十斤，盛入二罐内，将药分一半，用好绢小袋盛药，吊入罐内，将面封固，桑柴文武火煮二炷香为度，埋土内。一七后，空心任服。

【功用】固精健骨，补精髓。

03843 人参固本酒（《墨宝斋集验方》卷上）

【组成】人参　枸杞　天门冬（去心）　怀生地　怀熟地各二两　当归二两　白茯苓一两　麦门冬（去心）二两　何首乌二两（制法如常）

【用法】用酒二十四五斤，盛入二罐内，将药各一半，用好绢小袋盛药，入罐内，用面糊封固，用桑柴阴阳火煮二炷香为度。一七后方可服。

【功用】种子。

【加减】不卧，加酸枣仁；虚甚，加黄耆；脾虚，加白术、陈皮；肾虚，加黄柏、知母。

03844 人参固本膏（《诚书》卷十一）

【组成】天门冬　黄耆（蜜炙）　龟甲（酥炙）　茯苓　枸杞子　白芍药　莲子（炒黄）　生地　人参　甘草（炙）各等分

【用法】水煎膏服；或为末，蜜丸服。

【主治】蒸热消瘅，洞泄溲白。

03845 人参固本膏（《冯氏锦囊·痘疹》卷十一）

【组成】人参一两　天冬　麦冬　生地　熟地各四两

【用法】以二冬、二地熬成膏，以人参细末和匀。时时挑少许，口中噙化。

【主治】肾虚肺热，喘嗽烦渴，肺痿咯血。

【方论选录】天一生水，故肾为万物之元，乃人身之本也。奈人自伐其元，则本不固，而劳热作矣。热则火刑于金而喘嗽生焉。二地补肾为君，精不足者，补之以味也；二冬保肺为臣，虚则补其母也；火刑金而肺气衰，非人参莫可救援，东垣所谓无阳则阴无以生也。况肺主气，水之母也，根于丹田。人参大补元气，无所不宜，以气药引之则补阳，以血药引之则补阴。倘泥于肺热伤肺之说，则孤阴不长，不几坐而待毙耶。

03846 人参固肌汤（《赤水玄珠》卷二十八）

【异名】人参固肌散（《痘科类编释意》卷三）、固肌汤（《不知医必要》卷三）。

【组成】人参　黄耆　甘草　当归　蝉蜕各等分

【用法】加糯米一撮，水煎服。

【主治】痘疮表发太过，致肌肉不密，痘痂粘肉，久不落者。

03847 人参固肌汤（《张氏医通》卷十六）

【组成】黄耆　人参　甘草　当归　白术　茯苓　枣仁　忍冬　连翘

【主治】痘疮表虚，斑烂不能收靥。

03848 人参固肌汤（《痘麻绀珠》卷十七）

【组成】人参　黄耆　白术　当归　芍药　茯苓　甘草　木通　蝉蜕　糯米

【用法】每服三钱，水一盏，煎至半盏，徐服之。

【主治】痘疮表散太过，伤其津液，以致腠理虚涩，无力脱却，结痂至半月一月，粘肉不脱，或发痒者。

03849 人参固肌散

《痘科类编释意》卷三。为《赤水玄珠》卷二十八"人参固肌汤"之异名。见该条。

03850 人参和中散（《奇效良方》卷六十四）

【组成】人参　白术　茯苓各七分　木香三分　陈皮　当归　川芎　前胡各五分　甘草（炙）三分

【用法】上作一服。用水一盏，加生姜三片，大枣一枚，煎至五分，食前服。

【主治】小儿冷热不调，上盛下泻。

03851 人参知母散（《卫生总微》卷十六）

【组成】知母一两　蓝叶半两　人参（去芦）半两　钩藤一分　川升麻一分　干葛一分　黄芩一分

【用法】上为细末。每服一钱，水八分，入竹沥三两滴，

煎至五分，去滓温服，不拘时候。

【功用】退热。

【主治】小儿心热弄舌。

03852 人参泻心汤（《温病条辨》卷二）

【组成】人参二钱　干姜二钱　黄连一钱五分　黄芩一钱五分　枳实一钱　生白芍二钱

【用法】水五杯，煮取二杯，分二次服。滓再煮一杯服。

【主治】上焦温热未消，里虚内陷，神识如蒙，舌滑，脉缓。

【方论选录】本方为苦辛寒兼甘法。里虚，故用人参以护里阳，白芍以护真阴；湿陷于里，故用干姜、枳实之辛通；湿中兼热，故用黄芩、黄连之苦降。此邪已内陷，其势不能还表，法用通降，从里治之。

03853 人参泻肺汤（《袖珍》卷三）

【组成】黄芩　栀子　枳壳　人参　薄荷　连翘　甘草（炙）　杏仁（炒，去皮）　桑白皮（炒）　大黄　加桔梗（炒）各等分

【用法】上咬咀。每服一两，水二盏，煎至一盏，去滓，食后通口服。

【主治】肺经积热。上喘咳嗽，胸胁胀满，痰多，大便涩滞。

【方论选录】《法律》：此方清肺经积热，以人参泻肺立名，可见泻其肺热，必不可伤其肺气也。况人参之温，以一味清凉，监之有余，如此大队寒下之药，不推之为君，其敢用乎？

03854 人参定喘汤（《局方》卷四续添诸局经验秘方）

【组成】人参（切片）　麻黄（去节）　甘草（炙）　阿胶（炒）　半夏曲各一两　桑白皮　五味子各一两半　罂粟壳（蜜刷，炙）二两

【用法】上为粗末，入人参片拌匀。每服三大钱，水一盏半，加生姜三片，同煎至七分，去滓，食后温服。

【主治】丈夫、妇人远年近日肺气咳嗽，上喘气急，喉中涎声，胸满气逆，坐卧不安，饮食不下；肺感寒邪，咳嗽声重，语音不出，鼻塞头昏；小儿久病，肺气喘急，喉中涎声，胸膈不利，呕吐痰沫。

03855 人参定喘汤（《保命歌括》卷二十五）

【组成】人参一两　陈皮（去白）　甘草各五钱　杏仁（去皮尖，炒）一两（另研）　木香三钱

【用法】上为末。每服三钱，浓煎苏叶汤调，食远服。三服喘即止。

【主治】蛊胀有喘。

03856 人参官桂饮（《普济方》卷二三一）

【组成】人参　官桂　佛耳草　款冬花　寒水石各等分

【用法】上焙干，研为细末。食后服一大钱，用芦筒干吸之；若呕吐，用生姜嚼之，温水浣漱。

【主治】咳嗽，五劳七伤。

【宜忌】忌鸡、面。

03857 人参实卫汤（《张氏医通》卷十六）

【组成】黄耆（蜜、酒炙）三钱至六钱　人参三钱至一两　甘草（炙）一两　白术　芍药

【主治】疟疾，自汗不止。

【加减】初发，加桂枝；久疟，加乌梅。

【备考】方中白术、芍药用量原缺。

03858 人参建中汤（《景岳全书》卷五十三）

【组成】即《金匮》小建中汤加人参二两

【用法】同小建中汤。

【主治】虚劳自汗。

03859 人参枳术丸（《普济方》卷一六四）

【组成】人参半两　枳壳三两（炒）　术香三钱　半夏五钱　茯苓半两　神曲三钱（炒）　白术一两　麦芽三钱（炒）　南星半两

【用法】上为细末，水浸蒸饼为丸，如绿豆大。每服八九丸，茶汤送下，不拘时候。

【功用】祛痰，消食。

【主治】痰饮。

03860 人参枳壳汤（《御药院方》卷五）

【组成】人参一两（去芦头）　枳壳（麸炒，去瓤）一两　陈皮（去白）三两　半夏（汤洗七次）二两半

【用法】上咬咀，作一剂。每用药二两半为一服，用泉水二大盏半，先扬水二百一十遍，加生姜一钱匕（切碎），慢火同熬至六分，滤去滓，食后温服。

【功用】消痰利膈，下气润肠胃，消导一切气。

【主治】痰饮。

【加减】大便秘者，加白蜜半匙头，再熬蜜消服之。

03861 人参枳壳散（《圣济总录》卷一六三）

【组成】人参半两　枳壳（击瓤，麸炒）一分

【用法】上药再以陈米二合，纸上炒熟，捣罗为细散。每服二钱匕，温水调下。

【主治】产后恶心不下食。

03862 人参枳壳散（《产宝诸方》引潘适道方）

【组成】人参一两　枳壳一两半（去瓤，麸炒）　白茯苓一两　甘草半两（炙）　糯米二合半（炒）　干姜一分（炮）

【用法】上为末，每服二钱，水一盏，煎至七分，去滓服。

【主治】妊娠胸膈气烦闷，时或腹痛。

【加减】如腹痛，加吴萸（滴醋炒，为末），每服入半匙许，同煎。

03863 人参枳壳散（《普济方》卷一六二）

【组成】枳壳　陈皮　杏仁　甘草　槟榔　香附子　火麻灰　桑白皮　人参各一钱　紫苏二钱

【用法】上咬咀。每服用水二盏，加生姜三片，大枣一枚，水煎服。

【主治】七情所伤，饮食不美，忧闷之气，忽患咳嗽有痰，倒头不得，气急喘促，睡卧不得，每日咽喉如拽锯之声，不思饮食，胸膈满闷。

【加减】肚腹实，加枳实、青皮；有痰，加半夏。

03864 人参枳实汤（《直指小儿》卷四）

【组成】人参一分　枳实（制）　桑白皮（炒）　半夏（制）　赤茯苓　五味子　细辛（净）　北梗　麻黄（去节）　阿胶（炒酥）　甘草（炙）各半两

【用法】上锉散。每服一钱，如生姜三片，紫苏三叶，水煎服。

【主治】感冒嗽喘，胸满痰滞。

【备考】《直指小儿》：凡治喘嗽，不论其肺实肺虚，可

汗、可温、可下，药中须用阿胶，便得安肺润肺，其性和平，肺经要药。

03865 人参柏叶汤《鸡峰》卷十

【组成】人参 柏叶仁 芍药 熟地黄 当归 阿胶各半两

【用法】上为粗末。每服二钱，水一盏，煎至六分，去滓温服。

【主治】宫脏虚弱，下血不止。

【加减】里急虚寒，脉凝欲绝者，宜加干姜、附子、桂等分。

03866 人参柿蒂汤《杏苑》卷三

【组成】人参 柿蒂 橘红各一钱五分 白茯苓一钱 半夏一钱 甘草（炙）四分 竹茹一团 生姜五片

【用法】上咬咀。水煎，食前温服。

【主治】病久胃虚，痰火咳逆。

【加减】饱闷加缩砂仁。

03867 人参胡桃汤

《济生》卷二。为《百一》卷五引《夷坚·己志》卷三"观音人参胡桃汤"之异名。见该条。

03868 人参荆芥汤《圣济总录》卷十三

【组成】荆芥穗二两 芍药 天麻 芎䓖 当归（洗，切，焙） 京三棱（煨，锉） 黄耆（薄切） 鳖甲（醋浸，去裙襕，炙） 牛膝（去苗，酒浸，切，焙）各一两 木香半两 熟干地黄（切，焙） 柴胡（去苗）各一两半 防风（去叉） 牡丹皮 大腹皮各三分 枳壳（去瓤，麸炒）三两 半夏（为末，生姜汁作饼，晒干）一两 秦艽（去苗土）一分 人参 石膏（碎研） 白术 羌活（去芦头） 款冬花（择） 陈橘皮（去白，切，炒）各半两

【用法】上为粗末。每服三钱匕，水一盏，加生姜二片，大枣一枚（去核），同煎七分，去滓，空心、日午、临卧服。

【主治】风消。血气虚损，攻刺疼痛，四肢无力。多困黄瘁，胸膈痞闷，或大便多秘，或时泄利。

03869 人参荆芥汤《卫生总微》卷十六

【组成】人参五分 荆芥一钱

【用法】上为末，和匀。水一盏，煎至七分，放冷，量儿大小，时时与服。

【主治】小儿大便不通。

03870 人参荆芥汤《医统》卷八十一

【组成】人参 桂心 柴胡 鳖甲（醋炙） 荆芥 枳壳 生地黄（酒洗） 酸枣仁（炒） 羚羊角（镑） 白术各一钱 川芎 当归（酒洗） 防风 炙甘草各五分

【用法】以水二盏，加生姜三片，煎八分，入羚羊角末，食后服。

【主治】妇人血风发热，或疮毒瘙痒，肢体疼痛，头目眩昏，烦渴，盗汗；或月水不调，脐腹疼痛，疭癖积块。

03871 人参荆芥汤

《法律》卷五。为《济生》卷二"人参荆芥散"之异名。见该条。

03872 人参荆芥散《博济》卷二

【组成】人参 柴胡（去苗） 羌活 荆芥 旋覆花 甘菊 桑白皮各等分

【用法】上为末。每服二钱，水一盏，煎七分，食后、临卧温服。

【主治】上焦壅滞，头目昏眩，涕唾稠黏，心胸烦满。

03873 人参荆芥散《局方》卷九

【组成】荆芥穗 羚羊角（镑） 酸枣仁（微炒） 生干地黄 枳壳（麸炒，去瓤称） 人参 鳖甲（醋浸，去裙，炙黄） 肉桂（去粗皮） 白术 柴胡各七两半 甘草（锉，爁） 芎䓖 赤芍药 牡丹皮 当归 防风（去苗叉）各五两

【用法】上为粗末。每服三钱，水一盏半，加生姜三片，煎至八分，去滓热服，不拘时候，一日二次。

【主治】妇人血风劳气。身体疼痛，头昏目涩，心怔烦倦，寒热盗汗，颊赤口干，痰嗽胸满，精神不爽；或月水不调，脐腹疞痛，疭癖块硬，疼痛发歇；或时呕逆，饮食不进；或因产将理失节，淹延瘦瘁，乍起乍卧，甚即着床。

【宜忌】有孕不宜服。

【方论选录】《医方集解》：此足太阴、厥阴、手少阴药也。陈来章曰：血中之风，荆芥、防风散之；木盛生风，羚角、柴胡平之；阴虚发热，地黄、鳖甲滋之；血气痛滞，月水不调，芎䓖、当归、桂心、枳壳调之；烦怠食少，盗汗心忡，人参、白术、炙草、枣仁补而收之。

03874 人参荆芥散《洁古家珍》

【组成】人参半两 荆芥穗一两 大黄二分

【用法】上为细末。水煎，调槟榔、木香细末各半钱，轻粉一字，乳后服。

【功用】下膈去热。

【主治】小儿身热痰嗽，胸膈不利。

03875 人参荆芥散《济生》卷二

【异名】人参荆芥汤（《法律》卷五）。

【组成】荆芥穗 麻黄（去根节） 细辛（去土，洗） 桔梗（去芦，锉，炒） 陈皮（去白） 半夏（汤泡七次） 杏仁（去皮尖） 人参 通草 甘草（炙）各半两

【用法】上咬咀。每服四钱，水一盏半，加生姜五片，煎至八分，去滓，食后温服。

【主治】肺感寒邪，或感风热，痰多咳嗽，头目不清，言语不出，咽干痰实，或项背强硬，皮肤不仁。

03876 人参荆芥散《不居集》上集卷二十八

【组成】人参 肉桂 桑寄生 当归 茯苓 白芍 桃仁 熟地 麦冬 甘草各五钱 续断二钱五分 牛膝七钱五分 鳖甲 黄耆各一两

【用法】上为细末。猪肾一对，去膜脂，用水二盏，加生姜三片，大枣三枚，煎一盏，入末药二钱，葱三寸，乌梅半个，荆芥五穗，水煎，空心服。

【主治】产后蓐劳，虚羸咳嗽，头目昏痛，发渴盗汗，寒热如疟，臂膊拘急。

03877 人参南星丸《朱氏集验方》卷一

【组成】天南星（生） 白附子（生） 白茯苓 天麻 人参 远志肉 酸枣仁（炒熟）各等分

【用法】上为细末，薄荷水糊为丸，如梧桐子大，用生朱砂为衣。每服三五十丸，食后或卧时用姜汤吞下。

【主治】心虚，因为惊气所触，风邪乘虚而入，或因气触，或因惊触，或因微热流入心经，则神志昏乱，涎潮，手足搐搦，如风之状。

03878 人参茯苓丸《圣济总录》卷四十八

【组成】人参　白茯苓（去黑皮）　白术各二两半　桂（去粗皮）　干姜（炮）　当归（切，炒）　甘草（炙，锉）　芎劳　黄耆（锉）各二两　陈橘皮（汤浸，去白，焙）一两半

【用法】上为末，炼蜜为丸，如梧桐子大。每服三十丸，空心酒送下；生姜汤亦得，一日二次。稍加至五十丸。

【主治】肺气虚寒，咳逆，下利，少气。

【加减】若利甚，加厚朴（去粗皮）二两半。

03879　人参茯苓汤（《圣济总录》卷四十六）

【组成】人参　白茯苓（去黑皮）　益智（去皮，微炒）　桔梗（炒）各三分　前胡（去芦头）一两　旋覆花二两　木香半两　甘草（炙，锉）一分　枇杷叶（炙，去毛）　柴胡（去苗）各三分　陈橘皮（汤浸，去白，焙）一分　大腹（锉）五枚

【用法】上为粗末。每服五钱匕，水二盏，加生姜三片，大枣二枚（擘破），同煎至一盏，去滓温服，空心、夜卧各一。

【主治】脾胃气弱，不思饮食，日渐黄瘦。

03880　人参茯苓汤（《圣济总录》卷六十二）

【组成】人参二两　赤茯苓（去黑皮）一两半　附子（炮裂，去皮脐）　黄耆　白术　干姜（炮）　前胡（去芦头）　甘草（炙）　诃黎勒皮　枇杷叶（拭去毛）　陈橘皮（汤浸，去白，焙）　麻黄（去根节）　桂（去粗皮）　益智子（去皮）各一两

【用法】上为粗末。每服三钱匕，水一盏，加生姜三片，大枣一枚（擘破），同煎至七分，去滓温服。伤寒三日外，要出汗，并三服，衣被盖出汗。

【主治】膈气，宿食不消，痰毒气虚，饮食无味，壮热憎寒，霍乱吐逆，及脾泄气痢，阴阳二毒，食毒，伤寒。

03881　人参茯苓汤（《圣济总录》卷一七九）

【组成】人参　赤茯苓（去黑皮）各一两半　枳壳（去瓤，麸炒）　甘草（炙）各一两　黄芩（去黑心）二两　榉皮二两半（梁州者佳）

【用法】上为粗末。一二岁儿，每服一钱匕，水五分盏，煎至三分，去滓，分温二服，空心、午后各一；儿大者，稍增之。

【主治】小儿洞泄不调。

03882　人参茯苓汤

《普济方》卷十八。即《千金》卷十四"补心汤"。

03883　人参茯苓汤（《普济方》卷一五八）

【组成】人参（去芦头）　川芎　白茯苓　桂心　知母　贝母（炒）　杏仁（去皮尖，麸炒）　苦葶苈（炒）　柴胡（去芦头）　半夏（汤泡七次，为粗末，取生姜自然汁制三次）　麻黄（去根节）各二钱半　石膏二钱　陈皮一两（去白）　诃子（煨）二两（取去皮）　白术一两　甘草一两（炙）　羌活半两　马兜铃半两

【用法】上为粗末。每服五钱，水一盏半，加生姜七片，枣子二枚，煎至八分，去滓，不拘时候温服。

【功用】降气。

【主治】痰盛，喘满咳嗽。

03884　人参茯苓散（《医部全录》卷二八二引东垣方）

【异名】人参散。

【组成】滑石　寒水石各一钱半　甘草七分　赤茯苓　干葛　黄芩　薄荷　大黄各五分　连翘三分　人参　白术　泽泻　桔梗　栀子　天花粉　缩砂各二分

【用法】上锉作一帖。水煎服。

【主治】肾消，尿浊如膏。

03885　人参茯苓粥（《金鉴》卷六十五）

【组成】人参一钱　白茯苓六钱

【用法】上为末，同粳米一茶钟，熬成粥。先以盐汤将口漱净，后再食粥。

【功用】善扶脾，理胃虚。

【主治】走马牙疳，脾胃虚弱。

03886　人参茯神汤（《圣济总录》卷三十一）

【组成】人参　茯神（去木）各一两　陈橘皮（汤浸，去白，焙）二分　杏仁（汤浸，去皮尖双仁，炒）一分

【用法】上为粗末。每服三钱匕，水一盏，加生姜半分（拍碎），同煎至半盏，去滓温服。

【主治】伤寒后，心虚惊悸，恍惚不宁。

03887　人参茯神汤（《卫生总微》卷六）

【组成】羚羊角屑　人参（去芦）　茯神（锉，去心木）各一两　天门冬（去心）　白鲜皮各半两　天竺黄　甘草各一分

【用法】上为末。每服一钱，水一盏，加生姜二片，薄荷三叶，同煎至半盏，去滓温服，不拘时候。

【主治】诸痫发搐，精神昏聩。

03888　人参厚朴汤（《圣济总录》卷四十七）

【组成】人参　厚朴（去粗皮，涂生姜汁，炙透熟）　桂（去粗皮）　半夏（汤洗去滑，姜汁制，炒干）各二两　陈橘皮（去白，炒）　甘草（炙，锉）　白术各一两

【用法】上为粗末，分作十帖。每帖以水二盏，加生姜半分（拍破），同煎取一盏，去滓，空心顿服。

【主治】胃反，胃气虚弱，停饮相击，发为虚胀，其气逆上，食已反出。

03889　人参厚朴汤

《三因》卷八。为《千金》卷十七"半夏汤"之异名。见该条。

03890　人参厚朴散（《鸡峰》卷十二）

【组成】厚朴　橘皮各二两　人参　茯苓　半夏　甘草　桔梗　白术　槟榔　黄耆　五味子　桂　当归各一两　柴胡一两半

【用法】上为细末。每服二钱，水一盏，加生姜三片，大枣一枚，煎至六分，去滓，食前温服。

【功用】调脾胃，进饮食，顺三焦，调营卫。

03891　人参威灵散（《普济方》卷三四七引《卫生家宝》）

【组成】人参　茯苓　藿香叶　白芷　甘草（炙）　桔梗各一两　威灵仙一分（微炒）

【用法】上为末，每服一大钱，加大枣二枚，生姜二片，水一盏，煎至八分，空心，食前温服。

【主治】产后痞病，胸膈不快，噎闷不进饮食。

03892　人参轻骨散（《局方》卷二吴直阁增诸家名方）

【组成】贝母（去心）　白茯苓（焙）　半夏（煮）各一两　枳壳（去瓤，炒）二两半　苍术（浸一宿）六两　人参　白术（焙）　白芷（不见火）　陈皮（去白）　秦艽　赤芍药各二两　川芎　当归（去芦，焙）　肉桂（去粗皮）　干姜（炮）各一两半　柴胡（去芦）　麻黄（去根节）各三两　桔

梗（去芦）　甘草（爁）　厚朴各四两（姜汁浸）

【用法】上件为细末。每服三钱，水一盏，加生姜三片，同煎至七分，通口稍热服，不拘时候。

【主治】四时伤寒，头痛壮热，项背拘急，骨节烦疼，憎寒恶风，肢体困倦，大便不调，小便赤涩，呕逆烦渴；或伤风感寒，头痛体热，鼻塞声重，咳嗽涎嗽；或山岚瘴气，时行疫疠，潮热往来；或疗五劳七伤，中脘气滞，心腹痞闷，停痰呕逆，冷气奔冲，攻注刺痛；妇人血气撮痛，经候不调。

【加减】身体倦怠，加乌梅一个；咳嗽加大枣二枚。

03893 人参胃风汤

《张氏医通》卷十六。即《局方》卷六"胃风汤"。见该条。

03894 人参胃爱散（《明医杂著》卷六）

【组成】人参　藿香　紫苏　木瓜　丁香　茯苓　甘草　糯米

【用法】上为末。每服三钱，加生姜、大枣，水煎服。

【主治】❶《明医杂著》：痘疮已发未发，吐泻不止，不思饮食等证。❷《痘麻绀珠》：痘疮因误服凉药而致白塌不起者。

03895 人参复脉散（《寿世保元》卷三）

【组成】人参二钱　白术一钱半（去芦）　麦门冬（去心）二钱　白茯苓（去皮）三钱　五味子四分　陈皮二钱　半夏（姜炒）二钱　竹茹四钱　甘草八分

【用法】上锉。加生姜五片，水煎服。

【主治】咳逆而无脉者。

03896 人参香术散（《圣济总录》卷五十四）

【组成】人参　甘草（炙，锉）各一两　木香半两　白术五两　五味子（微炒）三两

【用法】上为散。每服二钱匕，加生姜及盐各少许，白汤点服，不拘时候。

【主治】阴阳不和，三焦气滞，胸膈虚痞，腹胁满胀，小便不利，饮食不消。

03897 人参香薷散（《杏苑》卷七）

【组成】人参　白术　赤茯苓　香薷各一钱　泽泻　猪苓　莲心　麦门冬各八分

【用法】上㕮咀。水煎，食前温服。

【主治】伏暑心经，小便赤浊。

03898 人参保肺丸（《成方制剂》9册）

【组成】陈皮　川贝母　甘草　苦杏仁　麻黄　人参　砂仁　石膏　五味子　玄参　罂粟壳　枳实

【用法】上制成丸剂。口服，一次2丸，一日2～3次。

【功用】益气补肺，止咳定喘。

【主治】肺气虚弱，气血亏虚引起的虚劳久嗽，气短喘促等症。

03899 人参保肺汤（《宣明论》卷九）

【异名】人参补肺散（《御药院方》卷五）。

【组成】人参　柴胡　当归　芍药　桑白皮　知母　白术　川芎　黄耆　紫菀　荆芥　地骨皮各一分　茯苓（去皮）　黄芩　连翘　大黄　薄荷　山栀子仁各半两　甘草　桔梗各一钱　石膏　滑石　寒水石半两

【用法】上为末。每服三钱，水一盏，加生姜三片，煎至七分，去滓温服。

【主治】❶《宣明论》：五劳七伤，喘气不接，涎痰稠黏，骨蒸潮热。❷《御药院方》：一切风痰热证。

【加减】泄者，去大黄，同人参半夏丸服。

03900 人参保肺汤（《郑氏家传女科万金方》卷二）

【组成】人参　桑皮　五味子　青皮　橘红　知母　天冬　地骨皮　甘草

【用法】加生姜，水煎服。

【主治】胎前咳嗽。

【宜忌】如肺中有寒热郁者，人参酌用之。

03901 人参保童丸（《普济方》卷三八四）

【组成】人参　石莲肉　使君子（去皮）　没石子　干山药各半两　黄连一分（捣，半夏末一分炒黄连，候半夏黑色，去半夏末不用）　木香一分　白术　白芍药　当归各半分

【用法】上为末，稀糊为丸，如麻子大。每服七至十丸，三岁以上十五丸，温汤送下。

【主治】小儿禀气弱，筋骨软，肌肉浅薄，乳食不成肌肉，面黄体热，多汗。

03902 人参顺气散（《活人书》卷十七）

【组成】麻黄（去节称）一两半　干葛一两　白术一两　甘草一两（炙）　桔梗（去芦）一两　人参一两　干姜半两（炮）　香白芷一两

【用法】上为细末。每服三钱，水一大盏，加生姜三片，葱白二寸，煎至八分，通口服。如要出汗，连进二服。

【主治】❶《活人书》：伤寒头痛，憎寒壮热，四肢疼痛。❷《普济方》引《如宜方》：风邪上攻，头目昏痛，耳鸣目眩，鼻塞，肉胸拘急。

03903 人参顺气散（《局方》卷二宝庆新增方）

【异名】通气祛风汤（《准绳·类方》卷八）、人参通气散（《证治宝鉴》卷十）。

【组成】干姜　人参各一两　川芎　甘草（炙）　苦梗（去芦）　厚朴（去粗皮，姜汁制）　白术　陈皮（洗，去白）　白芷　麻黄（去节）各四两　干葛（去粗皮）三两半

【用法】上为细末。每服二钱，水一盏，加生姜三片，大枣一枚，薄荷五七叶，同煎八分，不拘时候。

【功用】❶《普济方》：疏风顺气。❷《准绳·类方》：疏通气道。

【主治】❶《局方》（宝庆新增方）：风虚气弱，荣卫不和，肢节疼痛，身体沉重，头目眩晕，肩背拘急，手足冷麻，半身不遂，口眼㖞斜，痰涎不利，言语謇涩；或脾胃不和，心腹刺痛，胸膈痞满，倦怠少力，霍乱转筋，吐泻不止，胎前产后。❷《证治宝鉴》：一切上焦风热。

【加减】如伤风感冷，头疼腰重，咳嗽鼻塞，加葱白煎。

03904 人参顺气散（《直指》卷三引《良方》）

【异名】驱风通气散（《医部全录》卷二二二）。

【组成】川芎　桔梗　白术　白芷　陈皮　枳壳（炒）　甘草各一两（炒）　麻黄（去节）　天台乌药（去心）各一两半　人参　白姜（炮）各半两

【用法】上为细末。每服二钱，加生姜、大枣，水煎服。

【功用】《普济方》：调荣卫进食，去风通滞气。

【主治】气虚中风，肢体颤掉，手足拳挛，口眼㖞斜，半身不遂；脾胃不和，胸膈不快，心腹刺痛。

❶《直指》引《良方》：诸风颤掉，拳挛，眩晕，㖞斜，麻痹，疼痛。❷《普济方》：男子妇人血气虚弱，虚风攻疰，肢体颤掉，肩背刺痛，手足拳挛，口眼㖞斜，半身不遂，头目旋晕，痰涎壅盛，语言謇涩，行步艰难，心怯气短；客风所凑，四肢拘急，鼻塞头痛；脾胃不和，心腹刺痛，胸膈不快，少力多困，精神不爽，不思饮食，呕吐恶心，霍乱吐泻，胎前产后，气虚百病。❸《奇效良方》：气滞腰痛。

【备考】本方方名，《普济方》引《直指》作"通气驱风汤"。

03905 人参顺气散（《外科精要》卷下）

【组成】乌药一两五钱　白茯苓　真苏子（微炒）　人参各一两　青皮　粉草（炙）各五钱　白术（麸炒）　白芷各一两

【用法】上为末。每服三钱，加生姜、大枣，水煎服。

【功用】健脾胃，进饮食。

【主治】❶《外科精要》：滞气。❷《外科精要》薛己注：脾肺肾气盛壅遏。

【备考】本方方名，《医方类聚》作"参苓顺气散"。

03906 人参顺气散（《普济方》卷一三一引鲍氏方）

【组成】麻黄三两　干姜一两　干葛　白术　白芷　桔梗各六两　川芎　茯苓　陈皮各四两　甘草三两　人参二两

【用法】上为末。每服二钱，加生姜三片，葱白三寸，薄荷三叶，不拘时候。

【主治】伤寒壮热，肢节疼痛，手足冷麻，半身不遂。

【宜忌】有汗人勿服。

03907 人参前胡汤（《直指》卷十一）

【组成】前胡　橘红　半夏曲　木香　枳壳（制）　紫苏叶　赤茯苓　南星（炮）　甘草（炙）各半两　人参三钱

【用法】上为粗末。每服三钱，水一盏半，加生姜七厚片，慢火熟煎服。

【主治】风痰头晕目眩。

03908 人参前胡汤（《医方大成》卷十引汤氏方）

【异名】人参前胡散（《奇效良方》卷六十四）。

【组成】前胡一两　柴胡　半夏（汤洗七次）　黄芩（去心）　人参　桔梗（各去芦）　甘草（炙）各半两

【用法】上㕮咀。每服二钱，水半盏，加生姜、大枣，水煎服。

【主治】❶《医方大成》引汤氏方：感冒发热。❷《普济方》：寒热往来。

03909 人参前胡散

《鸡峰》卷五。为《局方》卷二"人参败毒散"之异名。见该条。

03910 人参前胡散（《卫生总微》卷十六）

【组成】人参（去芦）　柴胡（去苗）各一两　前胡（去芦）一两　桔梗（去芦）　半夏（汤洗七次，焙干）　地骨皮（去骨）　甘草（炙）各半两

【用法】上为细末。每服一钱，水一盏，加生姜二片，煎至半盏，去滓服，不拘时候。

【主治】寒热往来。

03911 人参前胡散（《御药院方》卷五）

【组成】前胡（去苗）　人参　紫苏叶　赤茯苓各一分　陈皮（不去白）　半夏（汤浸，切）　甘草（炙）　木

香　枳壳（麸炒，去瓤）各半两

【用法】上为粗末。每服三钱，水一大盏半，加生姜七片，同煎至一盏，去滓温服，不拘时候，日进三服。

【主治】痰气客于上焦，呕吐，胸中痞闷，不欲饮食，头目昏眩。

03912 人参前胡散

《奇效良方》卷六十四。为《三因》卷十三"参苏饮"之异名。见该条。

03913 人参前胡散

《奇效良方》卷六十四。为《医方大成》卷十引汤氏方"人参前胡汤"之异名。见该条。

03914 人参养卫汤（《证治汇补》卷二）

【组成】人参　白术（炒）　麦门冬（去心）各二钱　黄耆（蜜炙）　陈皮各一钱半　五味子十粒（研）　炙甘草七分

【用法】加生姜、大枣，水煎，食前服。

【功用】《医略六书》：补气生津。

【主治】❶《证治汇补》：劳役辛苦，用力过多，以致内伤发热。❷《医略六书》：劳倦伤气，发热口渴，脉软数者。

【加减】如劳倦甚者，加熟附子五分。

【方论选录】《医略六书》：劳伤元气，倦怠乏力，不能摄火而津液暗耗，故发热口渴，不喜冷饮焉。人参扶元补气，黄耆实卫补中，炙草缓中益胃，麦冬润燥生津，五味收耗散之气，陈皮理耆、草之滞，使滞化气行，则脾胃内强而精微四达，营卫调和，其发热口渴，无不自除，何倦怠乏力之有？此补气生津之剂，为劳倦发热口渴之专方。恶寒加熟附子，乃补火扶阳，以助参耆养卫之力欤。

【备考】《医略六书》：无白术。

03915 人参养血丸（《普济方》卷三四二引孟诜方）

【组成】人参　白茯苓　白术　川芎　白薇　藁本头　粉草　厚朴　川白芷　牡丹皮　炮姜　玄胡索　没药（别研）　北石脂（醋淬七次）　木香（不见火）　南芍药各一两　当归一两半（酒浸）　大艾四钱（烧灰）

【用法】上为末，炼蜜为丸，一两作四丸，如弹子大。每服四丸，温酒嚼下；妇人不受孕，浓煎北枣汤送下；妇人常服，有孕能保产气；入月每日服二丸，临产小腹无痛；催生，黄蜀葵子煎汤送下；产后血晕，生地黄汤送下。

【功用】养血安胎，顺气催生，去子宫风冷。

【主治】妇人诸虚不足及不孕，产后血晕。

03916 人参养血丸（《局方》卷九续添诸局经验秘方）

【组成】乌梅肉三两　熟干地黄五两　当归（去苗）二两　人参　川芎　赤芍药　菖蒲（微炒）各一两

【用法】上为细末，炼蜜为丸，如梧桐子大。每服五十丸至百丸，食前用温酒或米汤送下。

【功用】❶《局方》（续添诸局经验方）：补冲任，调血脉。❷《永类钤方》：补冲任，调经候，暖下元，生血气。

【主治】女人禀受怯弱，血气虚损；或妇人怀身，腹中绞痛，口干不食，崩伤眩晕；及产出月，羸瘦不复常者。

【方论选录】《济阴纲目》汪淇注：禀弱者，先天之气弱也。血生于气，气生于下，故用熟地为君，人参佐之，以生下焦之气，使阴气旺而生血也；臣以乌梅，以生液而敛血入肝。夫既生矣，敛矣，而不为流行之，则血凝而不通，故以归、芎为使；其或瘀也，以赤芍破之；其或溃也，以炒蒲黄涩

之，庶乎生而不壅，止而不塞，降中有升，温之不热。

【备考】本方组成"菖蒲"，而《济阳纲目》汪淇注：以"炒蒲黄"涩之，疑"蒲黄"为"菖蒲"之倒误。

03917 人参养肺丸《局方》卷四宝庆新增方）

【组成】黄耆（去芦，蜜涂炙）人参各一两八钱 白茯苓（去皮）瓜蒌根各六两 杏仁（去皮尖，麸炒）二两四钱 皂角子（炒）三百个 半夏（洗，为末，姜汁作曲）四两（炒）

【用法】上为细末，炼蜜为丸，如弹子大。每服一丸，食后细嚼，用紫苏汤送下；如喘急，用桑白皮汤送下。

【主治】肺胃俱伤，气奔于上，客热熏肺，咳嗽气急，胸中烦悸，涕唾稠黏，或有鲜血，上气喘急，不得安卧，肢体倦痛，咽干口燥，饮食减少，渐至羸弱喘乏；或坠堕恐惧，渡水跌仆；或因叫怒，醉饱房劳，致伤肺胃，吐血呕血。

03918 人参养肺汤《袖珍》卷一）

【组成】人参（去芦）甘草 阿胶珠各一钱 茯苓一钱半 柴胡四钱 五味子 贝母 杏仁（炒）桔梗（炒）各一钱半 桑白皮二钱 枳实一钱半

【用法】上咬咀。每服八钱，加生姜三片，枣子一枚，水一盏半，煎至八分，去滓，食后温服。

【主治】肺痿证。咳嗽有痰，午后热，并声嘶者。

03919 人参养肺汤《杂症会心录》卷上）

【组成】人参一钱五分 茯苓一钱 炙甘草一钱 黄耆一钱（蜜炙）阿胶一钱 五味子二十粒

【用法】水煎，温服。

【主治】肺痿。咳吐痰涎色白，痿顿，脉大无力，肺虚之证。

【方论选录】《证因方论集要》：肺痿一证，大抵君火灼于上，肾气不相顾，土气不相救而阴液内耗。以参、耆、炙草补脾，大建中气，阿胶清肺，五味敛气归肾，茯苓以通阳明。如是则胃津大生，以救肺燥，金水相生，而清肃令行矣。

03920 人参养荣丸《保命歌括》卷十二）

【组成】白术 炙耆 白芍 远志（甘草水煮）各一两半 当归 山药 熟地黄 五味 人参各二两 白茯苓二两 山萸肉 生地黄各五钱 陈皮（洗）八钱

【用法】上为细末，用鸭一只，取血，入蜜炼，和药为丸，如梧桐子大。每服八十九，盐汤送下；寒月，盐、酒送下。

【主治】男、妇气血两虚；精神短少，脾胃不足，形体羸瘦。

【加减】咳嗽，加麦冬、贝母、紫菀、冬花各一两；热，加黄柏、知母各一两；遗精、带浊，加牡蛎一两、龙骨五钱；吐衄血腥，加丹皮、赤芍各二两。

03921 人参养荣丸

《中国医学大辞典》。即《三因》卷十三"养荣汤"改为丸剂。见该条。

03922 人参养荣汤

《局方》卷五（淳祐新添方）。为《三因》卷十三"养荣汤"之异名。见该条。

03923 人参养荣汤《普济方》卷二一九）

【组成】人参二钱 生地黄四钱 麦门冬（去心）三

钱 石莲肉（去心）五钱 茯神（去木）四钱 五味子三钱 山药二钱半 甘草二钱 远志肉（去木）三钱

【用法】上作四服。水二钟，加大枣一枚，煎至八分，去滓，食前服。再以二滓并煎服。

【主治】诸虚。

03924 人参养荣汤《痘疹传心录》卷十五）

【组成】人参 白术 黄耆 白芍药 甘草 当归 陈皮 麦门冬 升麻 远志 桂心 五味子

【主治】痘痈已溃，因气血不足，不能收敛，恶寒发热，肉削倦怠。

03925 人参养荣汤《寿世保元》卷二）

【组成】熟地黄六分 白芍七分 麦门冬一钱 五味子六个 黄柏（酒炒）三分 远志四分 陈皮三分 人参四分 白术六分 白茯苓四分 归身（酒洗）四分 川芎四分

【用法】上锉一剂。水煎，温服。

【主治】伤风寒后，余毒未散，上攻头颈，鼻塞身重；怒气上攻，时常有血，从脑上落至口中，或出红痰。

【备考】上证是目道不利作梗，非血症病也。先用防风五分，川芎七分，辛夷五分，生甘草四分，薄荷五分，羌活三分，独活七分，升麻六分，葛根七分，白芷四分，藁本四分，黄芩（酒炒）八分，生姜一片，水煎服，清阳道以通关窍，次服本方。

03926 人参养荣汤《瘟疫论》卷上）

【组成】人参八分 麦门冬七分 辽五味一钱 地黄五分 当归身八分 白芍药一钱五分 知母七分 陈皮六分 甘草五分

【用法】水煎服。

【主治】瘟疫邪实正虚，纯用承气，下证稍减，神思稍逆，续得肢体振战，怔忡惊悸，如人将捕之状，四肢反厥，眩晕郁冒，项背强直，循衣摸床，撮空，此皆大虚之候也。

03927 人参养荣汤《嵩崖尊生》卷十）

【组成】人参 麦冬 五味子 地黄 归身 白芍 知母 陈皮 甘草 黄耆（倍加）

【用法】水煎服。

【主治】大病愈后数日，表里虚怯，每饮食及惊动即汗。

03928 人参养荣膏

《成方制剂》6册。即《三因》卷十三"养荣汤"改为膏剂。见该条。

03929 人参养胃汤《陈素庵妇科补解》卷五）

【组成】人参 茯苓 白术 甘草 陈皮 半夏 当归 苍术 川朴 柴胡 黄芩 前胡 白芷 牡蛎 乌梅 生姜

【主治】产后疟疾。

【方论选录】产后气血俱虚，虽有外邪，不可竟用发表，但当固肾健脾。是以六君健脾益气，苍、朴燥湿行滞，芎、归补血扶阴，柴、芩、参、甘、夏去半表半里之邪以退寒热，乌梅、生姜生津止渴。总以益胃为主，故名养胃也。

03930 人参养胃汤

《局方》卷二（淳祐新添方）。为《易简方》"养胃汤"之异名。见该条。

03931 人参养胃汤《普济方》卷二一九）

【组成】人参三钱 茯苓（去皮）四钱 北五味子五

钱　黄耆三钱　白扁豆三钱　远志三钱　石莲肉（去皮）五钱　生地黄五钱　益智仁三钱　川当归三钱半　川芎二钱半　麦门冬（去心）三钱　甘草二钱　大枣六枚

【用法】上锉散，分作六服。每服用水二钟，加大枣一枚，煎至八分，去滓，食前服。滓再煎服。

【主治】虚损血衰，手足软，行步无力，口苦舌干。

03932　人参养胃汤（《松崖医径》卷下）

【组成】苍术　厚朴　陈皮（去白）　甘草（炙）　人参　白茯苓　半夏（去皮）　草果　藿香　砂仁　香附子

【用法】上切细。用水二盏，加生姜三片，乌梅一个，煎至一盏，去滓温服。

【主治】内伤饮食，心腹胀痛，吐泻；疟疾初起及疟后调理。

【加减】若痰疟寒多者，加炮附子。

03933　人参养胃汤（《摄生众妙方》卷四）

【组成】人参（去芦）　白术（酒炒）各一钱五分　厚朴（姜汁制）六分　陈皮（去白）一钱五分　苍术（米泔浸，炒）二钱　茯苓（去皮）　半夏（汤泡七次）　草果（去壳）各一钱　藿香八分　甘草八分　黄芩（酒炒）　柴胡（去芦）各六分

【用法】上咬咀，作一服。水二钟，加生姜三片，红枣一枚，煎至一钟，不拘时温服。虚者多服数帖，壮者一二服，不拘远近。

【主治】暑疟、风疟、痰疟、食疟、瘅疟。

03934　人参养胃汤（《痘疹金镜录》卷上）

【组成】苍术　厚朴　陈皮　炙草　茯苓　半夏　芍药　人参　白术

【用法】加生姜、黄米，水煎服。

【主治】小儿脾胃不和，或吐或膨，时泄泻，或烦或渴，饮食少进者。

【加减】呕吐，加藿香、木香；泻，加肉果、诃子；腹胀，加枳壳、大腹皮；不思饮食，加益智。

03935　人参养胃汤（《回春》卷三）

【组成】人参　茯苓（去皮）　陈皮　半夏（姜汁炒）　厚朴（姜汁炒）　苍术（米泔浸）　藿香　当归　川芎　草果（去壳）各八分　甘草三分　乌梅一个

【用法】上锉一剂。加生姜三片，大枣一枚，水煎，温服。服二帖后，用人参截疟饮加减截之。

【主治】暴疟初起。

【加减】寒多，加宫桂；热多，加柴胡；汗多，去苍术、藿香、川芎，加白术、黄耆，饱闷，加青皮、砂仁，去人参；渴，加麦门冬，知母，去半夏；泻，加炒白术、芍药；泻不止，加肉豆蔻，去厚朴、草果；呕哕，加白术、山药、炒砂仁、炒米仁，去草果、厚朴、苍术；痰多，加贝母、竹沥，去半夏、草果；内热盛，加炒黄芩，去半夏；长夏暑热盛，加香薷、扁豆，去半夏、藿香。

03936　人参养胃汤（《准绳·幼科》卷五）

【组成】白术　陈皮　神曲各一钱五分　人参　茯苓　栀子　黄芩各一钱　甘草八分

【用法】上锉散，分为二服。水煎，不拘时服。

【功用】补脾进食。

【主治】不能食。

03937　人参养胃汤（《胎产秘书》卷下）

【组成】人参　白术　当归各二钱　茯苓　半夏各八分　草果　甘草　青皮　藿香各四分　乌梅二枚

【主治】产后一月，其人素虚而患疟。

03938　人参养胃汤（《医略六书》卷二十八）

【组成】人参钱半　白术二钱（生）　草果一钱（炒）　条芩钱半　炙草五分　茯苓三钱　陈皮钱半　茵陈三钱

【用法】水煎，去滓温服。

【主治】妊娠身肿，脉细数者。

【方论选录】妊娠胃虚，湿热窒塞于中，不能纳化饮食，故湿热郁蒸于内，而浮肿面黄于外焉。人参扶元补胃虚，白术壮胃健脾气，条芩清热安胎，草果消滞进食，陈皮理气和中，炙草缓中益胃，茯苓渗湿气以退肿，茵陈泻湿热以除黄也。水煎温服，使湿热化而胃气充，则脾气健而运化如常，何致饮食不进，面黄浮肿不退乎？

03939　人参养脾汤（《点点经》卷三）

【组成】人参　淮耆（炙）　茯神　杜仲　枸杞　车前　当归　白术　熟地　川芎　白芍

【用法】生姜、大枣为引。

【主治】气血大败，肌肉消瘦，作渴，胸膈烦躁，时烧时退，饮食减少，人事困倦。

03940　人参首乌精（《成方制剂》2册）

【组成】红参　制何首乌

【用法】饭前温开水冲服，一次1～2毫升，一日3次。

【功用】补肝肾，益气血。

【主治】气血虚弱，须发早白，神经衰弱，健忘失眠，食欲不振，疲劳过度等。

【宜忌】高血压及动脉硬化患者忌服。

【备考】本方改为胶囊剂，名"人参首乌胶囊"（见《中国药典》2010版）。

03941　人参退热散（《普济方》卷三九〇）

【组成】人参　知母　乌梅　草果　陈皮（消热可用青皮代之）　莪术　白芷　甘草　川芎　苏叶

【用法】上咬咀。水煎服。

【功用】下痰去积。

【主治】疟疾寒热，胸膈多痰。

03942　人参桂心散（《景岳全书》卷五十四）

【组成】人参（去芦）　赤茯苓　槟榔　麦门冬　橘红各一两　桂心七钱半

【用法】上咬咀。每用八钱，水一钟半，加生姜七片，煎服。

【主治】脚气，呕逆心烦不能饮食。

03943　人参桂姜汤（《卫生总微》卷十）

【组成】人参（去芦）三分　桂（去皮）　良姜各一两　甘草半两（炙）

【用法】上为细末。每服一钱，水一小盏，加生姜三片，煎至六分，温服，不拘时候。

【主治】小儿热气不调，吐逆，腹满胀痛。

03944　人参桔梗汤（《伤寒微旨》）

【组成】人参　桔梗各三分　麻黄（去节）一两　石膏三两　甘草三分（炙）

【用法】上为末,每服二钱,水一盏,加荆芥五穗,煎至七分,去滓热服。

【主治】伤寒阴气已盛,关前寸脉力小,关后脉力大,恶风,不自汗,得之芒种以后,立秋以前者。

【加减】如尺脉依前力小,加麻黄二分(去节),同煎服。

03945 人参桔梗散（《圣济总录》卷六十五）

【组成】人参一两 桔梗(炒)四两 甘草(炙,锉)一两半 白茯苓(去黑皮) 恶实(慢火炒)各二两

【用法】上为细散,每服一钱匕,不拘时候,沸汤点服。

【主治】心咳,咽喉肿痛。

03946 人参桔梗散（《圣济总录》卷一六八）

【组成】人参 白茯苓(去黑皮) 桔梗(微炒) 甘草(炙,锉)各等分

【用法】上为散。每服半钱匕,熟水调下。

【主治】小儿风热。

03947 人参莲心散（《金匮翼》卷二）

【组成】人参一钱 莲子心一分

【用法】上为末。每服二钱,空心用水送下。以愈为度。

【主治】鼻衄。

03948 人参耆苓汤（《疡医大全》卷三十四）

【组成】土茯苓四两 人参一分 土黄耆三钱(如无,以黄耆代之)

【用法】以水十五茶钟,煎汤当茶。

【主治】杨梅疮。

【宜忌】只食淡肉,忌咸。

03949 人参柴胡汤（《圣济总录》卷二十三）

【组成】人参三分 柴胡(去苗)一两 芍药 知母 黄芩(去黑心) 大黄(锉,微炒) 葳蕤 半夏(汤洗七遍,焙) 甘草(炙)各半两

【用法】上为粗末。每服五钱匕,水一盏半,加生姜一分(拍碎),同煎至七分,去滓温服。

【主治】伤寒六七日不解,默默烦心,腹中干燥,大肠结涩,谵言妄语。

03950 人参柴胡汤（《圣济总录》卷四十四）

【组成】柴胡(去苗) 人参 白术 赤茯苓(去黑皮) 桔梗(炒) 陈橘皮(去白,炒) 五味子 当归(切,焙) 细辛(去苗叶) 半夏(汤洗七遍去滑,炒干) 大黄(锉,炒)各一两 厚朴(去粗皮,生姜汁炙香熟)二两半 桂(去粗皮) 黄耆(锉)各一两半

【用法】上为粗末。每服四钱匕,以水一盏,加生姜一枣大(拍破),煎取七分,去滓,空心顿服,日晚再服。

【主治】脾胃不调,宿食留滞,腹胀发热,呕逆酸水,日渐羸瘦。

03951 人参柴胡汤（《圣济总录》卷一六八）

【组成】人参 柴胡(去苗) 白茯苓(去黑皮) 芎劳各一两 知母(焙) 升麻 藁本(去苗土) 甘草(炙) 天门冬(去心,焙)各半两 独活(去芦头) 柏子仁(研)各一分

【用法】上为粗末。每服一钱匕,水半盏,加生姜二片,青蒿一穗,同煎至三分,去滓,食后温服。五岁以上,十五岁以下,入醋炙鳖甲半两,每服二钱,水一盏,煎六分服。

【功用】长肌肤,进饮食。

【主治】小儿潮热不解。

03952 人参柴胡汤（《普济方》卷一三三）

【组成】人参二两 柴胡 麦门冬(去心)各二两

【用法】上咬咀。分作三服,水一大碗,煎,至七分,去滓冷服,热亦可。滓再煎服。

【主治】伤寒不分阳阴,汗下太早,为红癍,发大热,并谵语,不得安宁。

03953 人参柴胡汤（《竹林女科》卷一）

【组成】人参三分 茯苓 白芍 干地黄 知母(酒炒) 麦冬(去心) 柴胡各一钱 甘草五分(蜜炙)

【用法】水煎,食远服。

【主治】室女经闭,骨蒸,五心烦热而脉虚者。

【加减】如有汗,加牡丹皮、淡竹叶;如热甚,服此方不平,加干姜一钱(炒黑)。

03954 人参柴胡散（《幼幼新书》卷十七引张涣方）

【组成】人参 前胡 柴胡各一两 桔梗 地骨皮 甘草(炙) 半夏(洗七次,焙)各半两

【用法】上为细末,每用一大钱,水一盏,加生姜二片,煎半盏,温服。

【主治】寒热往来。

03955 人参柴胡散（《卫生宝鉴》卷五）

【组成】人参 白术 白茯苓 柴胡 甘草(炙) 半夏曲 当归 干葛 赤芍药各等分

【用法】上为末。每服三钱,水一盏,加生姜四片,大枣二个,煎至八分,带热服,不拘时候。但是有劳热证皆可服,病退即止。

【功用】补和真气,透肌解热。

【主治】邪热客于经络,肌热痰嗽,五心烦躁,头目昏痛,夜有盗汗,劳倦;及妇人血热,虚劳骨蒸。

03956 人参逍遥散（《医学入门》卷四）

【组成】人参 当归各二钱 柴胡一钱半 白术 白芍 白茯苓各一钱

【用法】水煎,温服。

【主治】伤寒女劳复虚弱者。

【加减】心烦口干,加麦门冬、五味子,阴虚火动精泄,加知母、黄柏、牡蛎;心下痞满,加黄连、枳实;不眠,加竹茹。

03957 人参透肌饮（《明医杂著》卷六）

【异名】人参透肌散(《保婴撮要》卷十七),透肌散(《张氏医通》卷十五)。

【组成】人参 紫草 白术 茯苓 当归 芍药 木通 蝉蜕 甘草 糯米各等分

【用法】每服三钱,水煎服。

【主治】❶《明医杂著》:痘疮虽出不齐,隐于肌肤间者。❷《张氏医通》:痘发迟作痒,大便不实。

03958 人参透肌散

《保婴撮要》卷十七。为《明医杂著》卷六“人参透肌饮”之异名。见该条。

03959 人参透肌散（《治痘全书》卷十三）

【组成】人参 白芍 川芎 甘草 陈皮 蝉蜕 白术 白茯苓 木通 紫草 当归 糯米

二画

人

283

(总283)

【主治】痘疮元气不足，三四日内无他症，但隐于皮肤间不长发者。

03960 人参健脾丸（《饲鹤亭集方》）

【组成】党参 冬术 神曲 麦芽各四两 枳实六两 陈皮二两 山楂三两

【用法】上为末。水法丸服。

【功用】健补脾胃。

【主治】脾胃虚弱，食不消化，胸膈饱闷，便溏泄泻，内热体倦，伤酒吞酸，反胃呕吐。

03961 人参健脾丸（《北京市中药成方选集》）

【组成】人参（去芦）八十两 远志（炙）八十两 砂仁八十两 木香四十两 茯苓一百六十两 酸枣仁（炒）一百六十两 当归一百六十两 橘皮一百六十两 黄耆三百二十两 山药三百二十两 白术（炒）四百八十两

【用法】上为细末，过罗，炼蜜为丸，重三钱。每服一丸，日服二次，温开水送下。

【功用】健脾理气。

【主治】身体瘦弱，失眠健忘，不思饮食，时常作泻。

03962 人参消风散

《卫生宝鉴》卷九。为《局方》卷一"消风散"之异名。见该条。

03963 人参润肺丸（《局方》卷四续添诸局经验秘方）

【组成】人参 款冬花（去梗） 细辛（去叶，洗） 杏仁（去皮尖，麸炒） 甘草（爁）各四两 知母六两 肉桂（去粗皮） 桔梗各五两

【用法】上为细末，炼蜜为丸，如鸡头子大。每服一丸，食后细嚼，淡姜汤送下；含化亦得。

【主治】肺气不足，咳嗽喘急，痰涎不利，胸膈烦闷，涕唾稠黏，唇干口燥；及风壅痰实，头目昏眩，精神不爽；或肺胃俱虚，久嗽不已，渐成虚劳，肢体羸瘦，胸腹短气，行动喘乏，饮食减少；或远年日近诸般咳嗽。

03964 人参润肺丸（《袖珍》卷一）

【组成】人参 山药 莲肉 款冬花 蛤粉 杏仁（去皮尖）各一两 藕节五两 红枣（炙，去核）半斤 大萝卜一个（煮熟）

【用法】上为末，枣肉为丸，如梧桐子大。每服五十丸，食后白汤下。

【主治】咳嗽。

03965 人参润肺汤（《袖珍》卷一引《圣惠》）

【组成】人参 桔梗 白芷 麻黄（去节） 干葛 白术 甘草（炙）各一两 干姜五钱

【用法】上㕮咀。每服八钱，水一盏半，加生姜三片，葱白三茎，煎至八分，去滓，通口服，不拘时候。

【主治】肺气不足，喘急咳嗽不已，并伤寒壮热，头疼身痛。

【备考】本方方名，《医方类聚》引《袖珍》作"人参润肺散"。

03966 人参润肺散

《直指》卷八。为《局方》卷十"润肺散"之异名。见该条。

03967 人参润肺散

《医方类聚》卷一一九。即《袖珍》卷一引《圣惠》"人参

润肺汤"。见该条。

03968 人参益气汤（《兰室秘藏》卷下）

【组成】黄耆八钱 生甘草 人参各五钱 白芍药三钱 柴胡二钱五分 炙甘草 升麻各二钱 五味子一百四十个

【用法】上㕮咀，分作四服。每服水二盏，煎至一盏，去滓，稍热食远服。

【主治】热伤元气，两手指麻木，四肢困倦，怠惰嗜卧。

03969 人参益气汤（《卫生宝鉴》卷二十四）

【组成】黄耆五分 人参 黄柏（去皮） 升麻 柴胡 白芍药各三分 当归 白术 炙甘草各二分 陈皮三分 生甘草二分

【用法】上㕮咀，都为一服。水二盏半，先浸两时辰，煎至一盏，去滓热服，早食后、午饭前各一服。

【功用】补气，益水，清热。

【主治】❶《卫生宝鉴》：过汗亡阳变证。❷《医统》：虚而瘛瘲。

【方论选录】《内经》曰：热淫所胜，治以甘寒，以酸收之。人参、黄耆之甘温，补其不足之气而缓其急瘲，故以为君；肾恶燥，急食辛以润之，生甘草甘微寒，黄柏苦辛寒以救肾水而生津液，故以为臣；当归辛温和血脉，橘皮苦辛，白术苦甘，炙甘草甘温，益脾胃，进饮食，肺欲收，急食酸以收之，白芍药之酸微寒，以收耗散之气而补肺金，故以为佐；升麻、柴胡苦平，上升生发不足之气，故以为使，乃从阴引阳之谓也。

【临床报道】伤湿过汗：中山王知府次子薛里，因戏水，衣服尽湿，其母责之。至晚，觉精神昏愦，怠情嗜卧。次日，病头痛身热，腿脚沉重。一女医用和解散发之，闭户塞牖，覆以重衾，以致苦热不胜禁，遂发狂言，欲去其衾。明日，寻衣撮空，又以承气汤下之，下后语言渐不出，四肢不能收持，有时项强，手足瘛疭，搐急而挛，目左视而白睛多，口唇肌肉蠕动，饮食减少，形体羸瘦。命予治之。具说前由。予详之，盖伤湿而失于过汗也。今盛暑之时，大发其汗，汗多则亡阳，百脉行涩，故三焦之气，不能上荣心肺，心火旺而肺气焦。夺汗无血，今发汗过多，气血俱衰，筋无所养，其病为痉。脾热则肌肉蠕动。气欲竭，热留于脾，四肢不用。此伤湿过汗而成坏证明矣。当治时之热，益水之原救其逆，补上升生发之气。以人参益气汤治之，投三日后，语声渐出，少能行步，四肢柔和，食饮渐进，至秋而愈。

03970 人参益母丸（《成方制剂》2册）

【组成】白芍 白术 川芎 当归 茯苓 甘草 人参 熟地黄 益母草

【用法】上制成丸剂。口服，一次1丸，一日3次。

【功用】补养气血，化瘀调经。

【主治】妇女气血两虚，月经不调，赤白带下，恶露不尽，体弱倦怠等。

03971 人参益肺散（《医学发明》卷五）

【异名】升麻柴胡汤（《济阳纲目》卷七十八）。

【组成】柴胡 升麻 黄耆各一钱 羌活 防风 人参 甘草 陈皮各五分 藁本三分 青皮 黄芩 白豆蔻仁各二分

【用法】上咬咀,都作一服。水二盏,煎至一盏,食后去滓温服。

【功用】泻风热。

【主治】风热乘肺,肺气郁甚,肩背痛,汗出,小便数而欠者。

【宜忌】如面色白,脱色气短者,不可服。

03972 人参益胃汤《兰室秘藏》卷下)

【组成】黄耆 甘草 当归梢 益智仁各二分 人参 黄芩 柴胡 半夏 白术各三分 陈皮 升麻各五分 苍术一钱五分 红花 少许

【用法】上都作一服。水二盏,煎至一盏,去滓稍热,食前服之。

【主治】头闷,劳动则微痛,不喜饮食,四肢怠惰,躁热短气,口不知味,腹鸣,大便微溏,身体昏闷,觉渴不喜冷物。

03973 人参益胃汤

《医方集解》。为《兰室秘藏》卷上"蔓荆子汤"之异名。见该条。

03974 人参资生丸

《金鉴》卷四十。为《广笔记》卷二"保胎资生丸"之异名。见该条。

03975 人参调元汤《玉案》卷二)

【组成】人参 沙参 黄耆各二钱 甘草五分 肉苁蓉 白芍 川芎各一钱 北五味二十七粒

【用法】水煎,温服。

【主治】一身麻木,四肢倦怠。

03976 人参调中汤《儒门事亲》卷十二)

【组成】沉香二两 木香 白豆蔻一两(用仁) 甘草一分 脑子一钱 麝香半钱 人参半两

【用法】上为细末。每服半钱,用沸汤点服;或入生姜、盐少许,食后服。

【功用】《普济方》:调脾胃,宽中顺气。

【主治】妇人心下脐上结硬如斗,按之如石,以瓜蒂散吐之之后者。

【备考】方中木香用量原缺。

03977 人参调中汤

《普济方》卷三三七。即《杨氏家藏方》卷十六"人参调中散"。见该条。

03978 人参调中散《杨氏家藏方》卷十六)

【组成】人参(去芦头) 甘草(炙)各半两 枳壳(麸炒,去瓤) 厚朴(姜汁制) 白术 白茯苓(去皮)各一两 柴胡(去苗) 细辛(去叶土) 藿香叶(去土) 陈橘皮(去白)各三分

【用法】上咬咀。每服三钱,水一盏,加生姜三片,同煎至七分,食前去滓温服。

【功用】调脾肺气。

【主治】胸胁满闷,四肢烦热;及妊娠阻病,心胸注闷,呕逆,不思饮食。

【备考】本方方名,《普济方》引作"人参调中汤"。

03979 人参调胃膏《卫生总微》卷十)

【组成】人参(去芦) 白术 丁香各一两 干姜(炮) 甘草 赤茯苓各半两

【用法】上为细末,炼蜜为丸,如皂子大。每服一丸,热汤化破,以新水沉极冷即服,不拘时候。

【主治】小儿霍乱吐逆,服药不下,烦渴者。

03980 人参通气散

《证治宝鉴》卷十。为《局方》卷二(宝庆新增方)"人参顺气散"之异名。见该条。

03981 人参理中丸

《疠疡机要》卷下。为《伤寒论》"理中丸"之异名。见该条。

03982 人参理中汤《外台》卷六引《删繁方》)

【组成】人参 干姜 甘草(炙)各三两 茯苓四两 橘皮四两 桂心三两 黄耆二两

【用法】上切。以水九升,煮取三升,去滓,分三次温服。

【主治】霍乱洞泄不止,脐上筑筑,肾气虚。

【宜忌】忌海藻、菘菜、生葱、酢物。

03983 人参理中汤

《校注妇人良方》卷二十。为《伤寒论》"理中汤"之异名。见该条。

03984 人参理肺汤《李氏医鉴》卷五)

【组成】人参 杏仁 当归 罂粟壳 木香

【主治】久喘不除。

03985 人参理肺散《卫生宝鉴》卷十二)

【组成】麻黄(去节,炒黄) 木香 当归各一两 人参(去芦)二两 杏仁二两(麸炒) 御米壳(去顶,炒)三两

【用法】上为末。每服四钱,水一盏半,煎至一盏,食后去滓温服。

【主治】咳嗽不止。

03986 人参萝卜饮《活幼口议》卷二十)

【组成】白术 苦梗 甘草(炙) 人参 麦门冬子(去心)各等分

【用法】上为末。每服一大钱匕,取生萝卜汁半盏,煎至半,候冷与服。

【主治】小儿痞癖,因食砒药丸子,作渴烦躁,头面浮肿,腹肚紧张,喘促,坐卧不得,肌体羸瘦困乏,寒热尚在。

03987 人参黄连散《保婴撮要》卷四)

【组成】人参二钱五分 黄连一钱五分(炒) 炙甘草五分 竹叶二十片

【用法】加生姜,水煎服。

【主治】小儿心经蕴热,夜啼。

03988 人参黄耆丸

《圣济总录》卷一七五。为《圣惠》卷八十三"人参丸"之异名。见该条。

03989 人参黄耆汤《洁古家珍》)

【组成】人参二钱 黄耆三钱 白术一钱 陈皮(去白)一钱 甘草半钱(炙) 当归二钱 茯苓一钱

【用法】上咬咀。水煎,空心热服。

【主治】虚损。

【加减】胃热不能食者,加生姜、大枣。

03990 人参黄耆汤《云岐子脉诀》)

【组成】人参 白茯苓 熟地黄 甘草(炙) 地骨皮各半两 黄耆 白芍药 桔梗 天门冬 半夏(制) 当归

各一两　陈皮(去白)二两

【用法】上咬咀。每次一两，加生姜十片，水煎去滓，食前服。

【功用】滋养血气，调和荣卫，和顺三焦，通行血脉。

【主治】暴损气血，以至元气不续而脉代，形容羸瘦，口不能言者。

03991　人参黄耆汤

《普济方》卷三八四。为《得效》卷十一"人参黄耆散"之异名。见该条。

03992　人参黄耆汤(《医统》卷三十六引《医学集成》)

【组成】人参　黄耆　当归　白术　地榆　泽泻各五分　砂仁四分　白芍药　陈皮各一钱　甘草(炙)　木香　升麻　白豆蔻　粟壳各三钱

【用法】上作一服。水盏半，加生姜三片，大枣二枚，水煎服。

【主治】痢疾，虚惫不能起床，食不进。

【加减】脉微细，四肢冷者，加煨干姜、豆蔻、附子数片。

03993　人参黄耆汤(《外科枢要》卷四)

【组成】人参　麦门冬　陈皮　白术　苍术各五分　黄耆一钱　黄柏(炒)四分　升麻　归身各五分

【用法】水煎服。

【主治】溃疡，饮食少思，无睡发热。

03994　人参黄耆汤(《校注妇人良方》卷十三)

【组成】人参　黄耆(炒)　当归　白术(炒)　白芍药(炒)　艾叶各一钱　阿胶(炒)二钱

【用法】上作一剂。水煎服。

【主治】小产气虚，血下不止。

03995　人参黄耆汤(《杏苑》卷四)

【组成】人参　升麻　白术　苍术各一钱　麦门冬　橘皮各八分　黄耆一钱五分　黄柏(酒洗)四分　当归身六分　神曲　甘草(炙)　五味子各五分

【用法】上咬咀。用水煎熟，食前温服。

【主治】❶《杏苑》：夏天热盛，损伤元气，脾胃虚弱，上焦之气不足，阴阳气血俱虚，怠惰嗜卧，四肢不收，精神不足，两足痿软，早晚寒厥，日高之后阳气将旺，复热如火；或热厥阴虚，或口不知味，目中溜火而视物晾晾无所见，小便频数，大便难而闭结，胃脘当心痛，两胁痛，脐下周围如绳束缚，甚则如刀刺，腹难舒伸，胸中闭塞，时呈呕哕，饮食不下，或食即饱，全不思食，或有痰嗽，口沃白沫，舌强，腰背胛眼皆痛，头疼时作，自汗尤甚。❷《外科正宗》：溃疡虚热，不睡少食，或秽气所触作痛者。

03996　人参黄耆汤(《痘科类编》卷三)

【组成】黄耆一钱五分　人参　川芎　当归各一钱　甘草　白术　山楂各八分　红花五分　官桂二分　生姜一片

【用法】水钟半，煎至半钟，温服。

【功用】益气补血，逐毒酿浆。

【主治】痘疮不起，或浆清，或不满，或倒靥，或身凉者。

【方论选录】参、耆、甘、术补气也；归、芎补血也；加以红花，尤能令血流动而不壅滞；官桂辛热，领诸药达经络，无处不到。

03997　人参黄耆散(方出《圣惠》卷七十四，名见《妇人良方》卷十三)

【组成】人参(去芦头)　葛根(锉)　黄耆(锉)　秦艽(去苗)　麦门冬(去心)　赤茯苓各一两　知母三分　甘草半两(炙微赤，锉)

【用法】上为散。每服四钱，以水一中盏，加生姜半分，淡竹叶二七片，煎至六分，去滓，不拘时候温服。

【主治】妊娠体热，烦躁口干，吃食减少。

03998　人参黄耆散(《局方》卷五)

【组成】天门冬(去心)三十两　半夏(汤洗七次，姜汁制)　知母　桑白皮(锉，炒)　赤芍药　黄耆　紫菀　甘草(爁)各十五两　白茯苓(去皮)　柴胡(去苗)　秦艽(去土)　生干地黄　地骨皮各二十两　人参　桔梗各十两　鳖甲(去裙，醋炙)一两

【用法】上为粗末。每服二大钱，以水一盏，煎至七分，食后去滓温服。

【主治】虚劳客热，肌肉消瘦，四肢倦怠，五心烦热，口燥咽干，颊赤心忪，日晚潮热，夜有盗汗，胸胁不利，减食多渴，咳唾稠黏，时有脓血。

【备考】方中生干地黄，《医方类聚》引作生熟地黄。

03999　人参黄耆散(《鸡峰》卷十)

【组成】黄耆二两　紫菀　款冬花　知母　芍药　人参　阿胶各一两　食茱萸　桂各半两　糯米半升　伏龙肝一鸡子大　鳖甲一个

【用法】上为细末。水一盏，煎三钱，食后、临卧热服。

【主治】劳嗽，呕咯血出。

【加减】盗汗，加竹叶三片；咽痛，加干姜皂大；困乏，加葱二寸，生姜七片，大枣二个；嗽甚，加杏仁七个；惊悸，加茯神半钱；烦渴，加乌梅二个(捶碎)；气逆，加橘皮二钱；头目痛，加生甘草二寸；咯血，加红花少许。

04000　人参黄耆散(《魏氏家藏方》卷十)

【组成】人参(去芦)　绵黄耆(蜜炙)　白茯苓(去皮)　山药　百合　甘草(炒)各一两

【用法】上为细末。每服二钱，浓煎麦门冬汤点服，不拘时候。小儿服一钱，频服甚妙。

【主治】小儿身热，肌瘦自汗。

04001　人参黄耆散(《永类钤方》卷二十一)

【组成】人参　黄耆　白术　白茯苓　甘草　木香　丁香　胡黄连各一分　白豆蔻一钱半　肉豆蔻一个　使君子五个　干姜半钱

【用法】上咬咀。加陈苍米，水煎服。

【主治】脾虚冷泻并疳泻。

04002　人参黄耆散(《得效》卷十一)

【异名】人参黄耆汤(《普济方》卷三八四)。

【组成】人参　黄耆　杨芍药各五钱　粉草三钱

【用法】上锉散。每服二钱，加生姜二片，红枣一枚，麦子三十粒，水一盏煎，空心温服。

【主治】发热，自汗，虚烦。

04003　人参黄耆散(《准绳·类方》卷三引《卫生宝鉴》)

【组成】人参　桔梗各一两　秦艽　鳖甲(去裙，酥

炙）茯苓各二两　知母二钱半　半夏（汤洗）桑白皮各一两半　紫菀　柴胡各二两半　黄耆三两半

【用法】上为粗末。每服五钱，水煎服。

【主治】虚劳客热，肌肉消瘦，四肢倦怠，五心烦热，咽干颊赤，心忡潮热盗汗，减食，咳嗽脓血。

04004　人参黄耆散（《冯氏锦囊》卷十六）

【组成】川归身　茯苓各一钱　芍药（炒）真地骨皮　白术八分　川芎　人参各八分　车前子五分　黄耆一钱　炙甘草五分　熟地一钱五分　鹿角胶（如气虚者入五茶匙）

【用法】水一钟，加大枣二枚，水煎服。

【主治】久患白带，瘦弱无力，腰腹腿痛，饮食无味，面黄浮肿，小水淋沥，气虚血少。

04005　人参救肺汤

《医学纲目》卷十七。为《兰室秘藏》卷中"救脉汤"之异名。见该条。

04006　人参救肺散

《兰室秘藏》卷中。为原书同卷"救脉汤"之异名。见该条。

04007　人参常山汤（《圣济总录》卷三十三）

【组成】人参　常山各半两　甘草（生）陈橘皮（汤浸，去白，焙）各一分　灯心十茎

【用法】上锉细。用水二盏，酒一盏，同至两盏，去滓，入好茶末二钱匕，分作两服温服。取吐即瘥。

【主治】伤寒后变成疟，痰毒壅脾肺，面萎黄，寒热时作。

04008　人参常山汤（《圣济总录》卷八十七）

【组成】人参　常山　干漆（炒令烟尽）大黄（锉，炒）黄耆（锉，焙）石膏（研，飞过）鳖甲（去裙襕，醋炙黄）干地黄（焙）地骨皮各半两　柴胡（苗）白茯苓（去黑皮）甘草（炙）各两

【用法】上为粗末。每服三钱匕，水一大盏加青蒿少许，同煎至七分，去滓温服，不拘时候。

【主治】热劳气。饮食渐少，潮热频发，咳嗽不止，日加羸瘦，盗汗心忪。

04009　人参鹿角膏（《墨宝斋集验方》卷上）

【组成】人参四两　鹿角胶四两

【用法】人参咀片，入铜锅，或砂锅亦可用水八碗，约熬二碗，去滓，又熬一碗取起又将鹿角胶入京酒三杯熬化，同人参膏和匀以瓷瓶贮之，入好白蜜四两，铜锅隔水煮，膏滴水成珠为度。每早淡酒调数匙，就以压之。

【功用】种子。

04010　人参鹿茸丸

《鸡峰》卷十九。为《圣惠》卷五十三"鹿茸丸"之异名。见该条。

04011　人参鹿茸丸（《普济方》卷二一六）

【组成】人参　柏子仁　赤石脂　川续断　鹿茸　大当归　白茯苓　酸枣仁　代赭　草薢　干莲肉　山药　天麻仁　桑寄生

【用法】上为末，炼蜜为丸，如梧桐子大，朱砂为衣。每服以莲肉（去皮心）煎汤，早、晚进三四十丸。

【主治】劳心过度，心肾不足，小便频数，津液随下，虚损食少，身体羸瘦。

04012　人参鹿茸丸

《圣济总录纂要》卷九。为《圣济总录》卷五十九"人参丸"之异名。见该条。

04013　人参鹿茸丸（《医级》卷八）

【组成】人参　鹿茸（酥炙）熟地　当归　枸杞　枣仁（炒）茯神　附子　牛膝　远志（姜汁浸，炒）山药　沉香　苁蓉（酒浸）各一两

【用法】上为末，炼蜜为丸，如梧桐子大。每服五十丸，盐汤送下。

【功用】补心肾，益气血。

【主治】诸虚百损，五劳七伤。

04014　人参鹿茸丸（《北京市中药成方选集》）

【组成】人参（去芦）二两五钱　鹿茸（去毛）二两　当归四两　杜仲（炒）四两　补骨脂（盐水炒）四两　巴戟天（炙）四两　菟丝子四两　牛膝四两　茯苓四两　黄耆四两　五味子（炙）四两　冬虫草一两　桂元肉四两　香附（醋炙）四两　黄柏四两

【用法】上为细末，炼蜜为丸，重三钱，蜡皮封固，每服一丸，温开水送下；黄酒亦可。

【功用】滋肾益气，补血生精。

【主治】精神衰弱，目暗耳鸣，遗精盗汗，腰腿酸软。

【宜忌】忌食生冷。

04015　人参清肌散（《医学入门》卷七）

【组成】人参二钱　白术一钱五分　白茯苓三钱（去皮）当归二钱　赤芍二钱　柴胡八分　半夏二钱　葛粉二钱　甘草八分

【用法】上锉。加生姜、大枣，水煎服。

【主治】男妇气虚，无汗潮热者。

【方论选录】《医方集解》：此足少阳、阳明药也。四君以补阳虚，归、芍以调阴血，半夏和胃而行痰，柴、葛升阳而退热。而以甘温泻火，酸寒活血，辛甘解肌。此之无汗与伤寒无汗不同，故但解其肌热，而不必发出其汗也。

04016　人参清补汤（《种痘新书》卷九）

【组成】人参　黄耆　当归　白术　茯神　枣仁　麦冬　陈皮　甘草

【主治】痘痂不落，虚弱之甚，昏沉不省人事。

04017　人参清金丸

《医学纲目》卷二十六。为《内外伤辨》卷中"人参清镇丸"之异名。见该条。

04018　人参清肺汤（《女科万金方》）

【组成】白芍　赤芍　知母　桔梗　白术　人参　当归　柴胡　川芎　黄耆　连翘　薄荷　滑石　地骨皮　山栀仁

【主治】胎前咳嗽。

04019　人参清肺汤（《局方》卷四续添诸局经验秘方）

【异名】人参清肺饮（《医学入门》卷八）、人参清肺散（《便览》卷二）。

【组成】地骨皮　人参（去芦）阿胶（麸炒）杏仁（去皮尖，炒）桑白皮（去粗皮）知母　乌梅（去核）甘草（炙）罂粟壳（去盖，蜜炙）各等分

【用法】上为粗散。每服三钱，水一盏半，加乌梅、枣子各一个，同煎至一盏，滤去滓，食后、临卧温服。两滓留并煎作一服。

【主治】肺胃虚寒，咳嗽喘急，胸膈噎闷，腹胁胀满，迫塞短气，喜欲饮冷，咽嗌隐痛；及疗肺痿劳嗽，唾血腥臭，干呕烦热，声音不出，肌肉消瘦，倦怠减食。

【备考】《得效》有桔梗。主治中肺胃虚寒，《便览》作"肺胃虚热"。

04020 人参清肺饮

《医学入门》卷八。为《局方》卷四（续添诸局经验秘方）"人参清肺汤"之异名。见该条。

04021 人参清肺饮（《痘疹传心录》卷十七）

【组成】四君子汤加贝母 麦冬 五味 款冬花

【主治】肺虚咳嗽。

04022 人参清肺散（《御药院方》卷九）

【组成】人参（去芦头） 甘草（生） 山栀子 盆消各一两 薄荷叶 黄芩（净） 川大黄（生）各一两半 连翘三两 黄连五钱（去须） 白附子七钱（去皮）

【用法】上为粗末。每服五钱，水一盏半，煎至一盏，去滓，食后温服。

【主治】脾肺不利，风热攻冲，咽喉肿痛，咽物妨闷。

04023 人参清肺散（《丹溪心法》卷二）

【组成】人参一钱半 陈皮一钱半 半夏一钱 桔梗一钱 麦门冬半钱 五味子十个 茯苓一钱 甘草半钱 桑白皮一钱 知母一钱 地骨皮一钱 枳壳一钱 贝母一钱半 杏仁一钱 款冬花七分 黄连一钱

【用法】加生姜三片，水煎服。

【主治】痰嗽咽干，声不出。

04024 人参清肺散

《便览》卷二。为《局方》卷四（续添诸局经验秘方）"人参清肺汤"之异名。见该条。

04025 人参清神汤（《赤水玄珠》卷二十八）

【组成】人参 黄耆 甘草 当归 白术（土炒） 麦冬 陈皮 酸枣仁 黄连（酒炒） 茯苓各等分

【用法】加大枣、糯米，水煎服。

【主治】痘痂不满，昏迷沉睡者。

04026 人参清神汤（《外科正宗》卷二）

【组成】人参 黄耆 当归 白术 麦门冬 陈皮 茯苓 地骨皮 远志各一钱 甘草 柴胡 黄连各五分

【用法】水二茶钟，加糯米一撮，煎八分，食远服。

【功用】降火清心，保扶元气。

【主治】疗疮溃脓后，余毒未尽，五心烦躁，精神恍惚不宁，言语不清。

04027 人参清解散

《奇效良有》卷六十四。为《卫生总微》卷七"欢喜散"之异名。见该条。

04028 人参清膈饮（《痘疹仁端录》卷九）

【组成】当归 白芍 人参 白术 知母 桑皮 紫菀 茯苓 炙黄耆 甘草 桔梗 地骨皮 石膏 滑石

【主治】痘疹，肺热鼻干，涕唾稠黏。

04029 人参清膈散（《小儿痘疹方论》）

【组成】人参 柴胡 当归 芍药 知母（炒） 桑白皮 白术（炒） 黄耆（炒） 紫菀 地骨皮 茯苓 甘草 桔梗（炒）各一两 黄芩半两 石膏 滑石各一两半

【用法】上为粗末。每服三钱，水一大盏，加生姜三片，同煎至六分，去滓，不拘时候，徐徐温服。

【功用】解散邪气。

【主治】❶《小儿痘疹方论》：小儿痘疹，脾肺蕴热，涕唾稠黏，身热鼻干，大便如常，小便黄赤。❷《普济方》：疮痘靥后，热毒不解，咳嗽痰喘，潮热烦渴，咽膈不利。

【临床报道】痘疹：一小儿痘赤壮热，咳嗽痰甚，烦热作渴，用人参清膈散一剂，诸症顿退。日用芹菜汁，旬余而靥。

04030 人参清镇丸（《内外伤辨》卷中）

【异名】人参清金丸（《医学纲目》卷二十六）。

【组成】柴胡 人参各一两五钱 生黄芩 半夏 甘草（炙）各七钱五分 青黛六钱 天门冬（去心）三钱 陈皮（去白） 五味子（去核）二钱

【用法】上为细末，水糊为丸，如梧桐子大。每服三十丸至五十丸，食后用温白汤送下。

【功用】治热止嗽，消痰定喘。

【备考】方中天门冬，《医学纲目》作"麦门冬"。

04031 人参续气汤（《千金》卷二十）

【组成】人参 橘皮 茯苓 乌梅 麦门冬 黄耆 干姜 芎劳各三两 白术 厚朴各四两 桂心二两 吴茱萸三合

【用法】上㕮咀。以水一斗二升，煮取三升，分三服。

【主治】下焦虚寒，津液不止，短气欲绝。

【方论选录】《千金方衍义》：此治下焦虚寒而用理中、四君温补中焦之药者，以下焦之气靡不本诸水谷精微孚化，故去甘草之甘缓恋膈，易黄耆以温下焦，加乌梅以通胆液，麦冬以致津气，川芎以和荣血，吴萸、桂心温中暖下以助理中之功，橘皮、厚朴降气泄滞以行四君之力。所以方下统治下焦虚寒，不分精液气血也。

04032 人参琥珀丸（《准绳·类方》卷五）

【组成】人参（去芦） 琥珀（另研） 茯神（去木） 白茯苓（去皮） 石菖蒲（节密小者） 远志各半两（酒浸半日，去心） 乳香（另研） 酸枣仁（温酒浸半日，去壳，纸上炒令香熟） 朱砂（另研，水飞）各二钱半

【用法】上为细末，炼蜜为丸，如梧桐子大。每服二十丸，食后温酒送下，一日二次；如不能饮，大枣汤送下。可常服。

【主治】癫、痫、狂，惊悸失眠，恍惚不宁。❶《准绳·类方》：癫病。❷《景岳全书》：癫痫。❸《医灯续焰》：失神狂乱，哀乐无由，惊悸不时，夜不能寐，一切恍惚不宁。

04033 人参款花散（《卫生宝鉴》卷十二引高仲宽方）

【组成】人参 款冬花各五钱 知母 贝母 半夏各三钱 御米壳（去顶，炒）二两

【用法】上为粗末。每服五六钱，水一盏半，加乌梅一个，煎至一盏，去滓，临卧温服。

【主治】喘嗽久不已者。

【宜忌】忌多言语。

【备考】本方方名，《普济方》引作"人参款冬花散"。

04034 人参款花膏（《局方》卷四吴直阁增诸家名方）

【组成】款冬花（去梗）　人参（去芦）　五味子（去梗，炒）　紫菀（去芦，洗）　桑白皮（去赤皮）各一两

【用法】上为细末，炼蜜为丸，如鸡头子大。每服一丸，食后细嚼，淡姜汤送下；或每一大丸分作四小丸，含化亦得。

【主治】肺胃虚寒，久嗽不已，咽膈满闷，咳嗽痰涎，呕逆恶心，腹胁胀满，腰背倦痛；或虚劳冷嗽，及远年日近一切嗽病。

【备考】本方方名，据剂型，当作"人参款花丸"。

04035 人参款花膏（《卫生宝鉴》（拔粹本））

【组成】款冬花　人参　五味子各八钱　紫菀　桑白皮各一两　杏仁八钱　木香　槟榔　紫苏叶　半夏（汤洗）各五钱

【用法】上为粗末，炼蜜为丸，如鸡头子大。每服一丸，食后细嚼，淡姜汤送下。

【主治】肺胃虚寒，久嗽不已，咽膈满闷，咳嗽痰涎，呕逆恶心，腹胁胀满，腰背倦痛，或虚劳冷嗽，及远年日近一切嗽病。

【备考】本方方名，据剂型，当作"人参款花丸"。

04036 人参款花膏

《奇效良方》卷三十。为《普济方》卷一五七"人参款冬花膏"之异名。见该条。

04037 人参葛根汤（《普济方》卷一五一）

【组成】人参一两　干葛（锉）一两　白芍药一两　桔梗（炒）一两　甘草（锉）五钱　木香五钱　麻黄（去根节）一分

【用法】上为粗末。每服三钱，以水一盏，煎至七分，去滓热服。并三二服，温覆出汗。

【主治】时气表里不解，壮热恶寒。

04038 人参葶苈丸（《卫生宝鉴》卷十四）

【组成】人参一两（去芦）　苦葶苈四两（炒）

【用法】上为末，枣肉为丸，如梧桐子大。每服三十丸，食前煎桑白皮汤送下。

【主治】一切水肿，及喘满不可当者。

04039 人参紫苏丹（《袖珍》卷一）

【组成】五味子三钱　官桂五钱（去皮）　紫苏　人参各五钱

【用法】上为末，炼蜜为丸，如弹子大。每服一丸，嚼化，临卧服。

【主治】一切喘嗽。

04040 人参紫金丸（《妇人良方》卷七）

【组成】紫金皮　苍术　石菖蒲各一两　香附子二两　人参半两　木香三钱

【用法】上为末，米糊为丸，如梧桐子大。每服三十丸，食后生姜汤送下。

【主治】妇人荣卫不和，心腹刺痛，胸膈胀满，不进饮食。

04041 人参紫金丹（《金鉴》卷八十八）

【组成】人参三钱　丁香一两　五加皮二两　甘草八钱　茯苓二钱　当归（酒洗）一两　血竭一两　骨碎补一两　五味子一两　没药（去油）二两

【用法】上为细末，炼蜜为丸。每服三钱，早、晚淡黄酒化服；童便化服亦可。

【功用】提补元气，健壮脾胃，止渴生津，增长精神，和通筋血。

【主治】跌仆闪撞而气虚者。

【备考】原书谓：肉破出血者，当先用马勃粉止血，次用榆树皮炙熨法，内服本方。

04042 人参紫菀汤（《百一》卷五）

【组成】人参　五味子　甘草　桂枝各一分　京紫菀　款冬花　杏仁各半两　缩砂仁　罂粟壳（去顶瓢，用姜汁制炒）各一两

【用法】上并为饮子。每服四钱，水一盏半，加生姜五片，乌梅二个，煎至七分，去滓温服。

【主治】肺气不调，咳嗽喘急，胸膈烦闷，痰涎不利，坐卧不安，昼夜不止，日久不愈，以致形容瘦减，力气羸劣者。

04043 人参紫菀汤（《御药院方》卷五）

【异名】人参紫菀散（《普济方》卷一一八）。

【组成】人参　川芎　木香　防己　白术各一两　紫菀（去土）　苦葶苈（炒紫色）各二两

【用法】上为粗散。每服三钱，水一大盏，加生姜四片，乌梅一个，煎至八分，去滓，食前温服，日进三服。

【主治】湿热流注，足胫浮肿，痰咳等。

【宜忌】慎湿面、温酒等物。

04044 人参紫菀汤（《袖珍》卷一）

【组成】紫苏　橘皮　半夏（姜制）　桔梗（炒）　杏仁（炒）　乌梅（去核）　紫菀　知母　薄荷　桑白皮　五味子　粟壳（蜜炙）　人参　甘草（炙）

【用法】上㕮咀。每服八钱，加生姜三片，水一盏半，煎至八分，去滓，食后、临卧温服。

【主治】咳嗽痰喘。

【备考】方中诸药用量原缺。《医统》用人参、紫菀、陈皮、半夏、桔梗、杏仁各七分，乌梅三枚，罂粟壳二钱，五味子、桑白皮、紫苏、薄荷、知母、甘草各五分。

04045 人参紫菀散（《杨氏家藏方》卷十）

【组成】人参（去芦头）一两　紫菀（洗，去芦头）一两　陈橘皮（去白）一两　贝母（去心）二两　甘草半两（炙）　紫苏叶四两　桑白皮二两　白茯苓（去皮）半两　杏仁（去皮尖，用麸炒令熟）半两　五味子二两

【用法】上为细末。每服三钱，水一盏，加生姜五片，煎至七分，温服，不拘时候。

【主治】虚劳咯血，痰涎上盛，咳嗽喘急，寒热往来，肩背拘急，劳倦少力，盗汗发渴，面目浮肿。

04046 人参紫菀散

《普济方》卷一一八。为《御药院方》卷五"人参紫菀汤"之异名。见该条。

04047 人参紫菀散（《普济方》卷一五七）

【组成】柴胡　紫菀　乌梅肉（炒）　甘草各半两（炒）　人参三钱　御米壳（蜜水炒）二两

【用法】上为细末。每服二钱，白汤调下。

【主治】远年近日咳嗽痰涎。

04048 人参紫菀散

《金匮翼》卷七。即《直指》卷九"加味人参紫菀散"。

见该条。

04049 人参紫菀煎（《杨氏家藏方》卷八）

【组成】人参（去芦头） 紫菀 百合 贝母 款冬花 杏仁（汤浸，去皮尖，麸炒） 甘草（炙） 桔梗各一两 细辛（去叶土）半两

【用法】上为细末，次研杏仁令细，同前药和匀，炼蜜为丸，每一两作十五丸。食后、临卧每服一丸，细嚼，温熟水送下。

【主治】肺感寒邪，咳嗽喘急，胸膈满闷，肢体烦疼。

【备考】本方方名，据剂型，当作"人参紫菀丸"。

04050 人参蛤蚧丸（《医级》卷九）

【组成】人参一两 胡桃（取紫衣者） 补骨脂 菟丝子 芡实各二两 龙骨 牡蛎 益智仁 川椒各一两 首乌 黄肉 山药各三两 鹿鞭一条（横切） 雀脑五十个（煮） 蛤蚧一对

【用法】将蛤蚧刷去浮鳞，除头、足、浸一日，洗净，炙用。先将胡桃、雀脑捣，再入余药末，溶鹿胶为丸。每服三四钱，白汤送下。

【主治】妇人气血不足，胞宫虚冷，精滑不能受孕；并男子衰滑易遗。

04051 人参蛤蚧散（《杨氏家藏方》卷十）

【组成】蛤蚧一对（蜜炙） 人参（去芦头） 百部 款冬花（去梗） 贝母（去心） 紫菀茸各半两 阿胶（蛤粉炒） 柴胡（去苗） 肉桂（去粗皮） 黄耆（蜜炙） 甘草（炙） 鳖甲（醋炙） 杏仁（汤浸，去皮尖） 半夏（生姜汁制）各一分

【用法】上为细末。每服三钱，水一盏半，加生姜三片，煎至一盏，温服，不拘时候。

【主治】虚劳咳嗽咯血，潮热盗汗，不思饮食。

【宜忌】肉桂虽去风寒，有热人不宜服，则当改用细辛。

【备考】本方方名，《普济方》引作"蛤蚧散"。

04052 人参蛤蚧散

《御药院方》卷五。为《博济》卷二"蛤蚧散"之异名。见该条。

04053 人参猬皮丸（方出《圣惠》卷四十七，名见《普济方》卷三十六）

【组成】猬皮一两（炙令焦黄） 人参一两（去芦头） 白茯苓一两 厚朴一两（去粗皮，涂生姜汁，炙令香熟） 生干地黄一两 甘草一两（炙微赤，锉）

【用法】上为末，炼蜜为丸，如梧桐子大。以温生姜汤送下二十丸，不拘时候。

【主治】反胃呕哕，不下食。

04054 人参温中丸（《活幼口议》卷十九）

【组成】人参 白术 白茯苓 半夏（汤洗七次） 陈皮 肉豆蔻（煨）各等分

【用法】上为细末，蒸淮枣肉为丸，如麻子大，朱砂为衣。每服三五十丸，煎藿香、生姜汤送下，不拘时候。多服勿虑。

【主治】婴孩小儿，惊吐热吐，心神闷乱，中脘不和，渐加恐悸，恍惚无定。

04055 人参温脾散（《永乐大典》卷九八一引《方便集》）

【组成】人参 白茯苓 白术（炮） 肉豆蔻（面裹，煨） 木香 黄耆（锉） 白附子 藿香 陈皮（汤浸，去白，焙干） 白僵蚕（直者佳） 防风 羌活 冬瓜子仁（微炒，取仁） 山药 芎䓖各半两 北南星半两（每个破作四分，同醋涂黄土煮，内一点黄豆大白为度，洗去泥用） 甘草一钱（炙微赤）

【用法】上为细末。三岁儿每用一钱，水一盏，加生姜三片，淮枣一个，煎至五分，去滓温服，不拘时候。

【功用】温调脾胃。

【主治】小儿慢脾风，脾虚胃冷，作吐泻。

04056 人参犀角汤（《竹林女科》卷二）

【组成】人参 麦冬（去心） 知母（炒） 山栀仁（炒）各一钱 瓜蒌根 犀角（磨入）各八分 条芩 甘草各五分

【用法】水煎，温服。

【主治】妊娠脏腑气虚，荣卫不调，阴阳隔绝，热乘心脾，津液枯少，烦躁而舌干口渴者。

【加减】夏加竹沥，入姜汁少许，冲服。

04057 人参犀角散（《幼幼新书》卷二十引《庄氏家传》）

【组成】人参 茯苓 白术各半两 犀角 柴胡 鳖甲（醋炙） 半夏（姜制） 甘草（炙）各一分

【用法】上为末。每服半钱，水半盏，加生姜、大枣，煎至三分，食后温服。

【主治】小儿荣卫不和，上焦虚热，因积变为肌热，肌热不已，变为疳劳，夜汗颊赤，多嗽。

04058 人参蜀椒汤（《圣济总录》卷三十六）

【组成】人参半两 蜀椒（去目及闭口者，炒出汗）一分 干姜（炮）一两 阿魏（面和作饼，炙）三分

【用法】上锉，如麻豆大。每服三钱匕，水一盏，煎至七分，未发前去滓温服。

【主治】胃疟腹满。

04059 人参解毒汤（《痘疹传心录》卷十五）

【组成】人参 黄连 山栀仁 牛蒡子 柴胡 黄芩

【功用】清火解毒。

【主治】六七日痘。

04060 人参解毒汤（《种痘新书》卷四）

【组成】人参 玄参 牛蒡 石膏 知母 黄芩 豆根 甘草

【用法】水煎服。

【主治】痘疮毒火未化，熏蒸胃口，而元气又虚，落痂而喉痛者。

04061 人参酸枣汤（《张氏医通》卷十五）

【组成】人参 枣仁（炒，研） 山栀（熬黑） 生地黄 麦门冬（去心） 当归各等分 甘草（炙）减半

【用法】水煎，温服。

【主治】小儿心肺虚热，烦躁不宁。

04062 人参截疟饮（《回春》卷三）

【组成】人参 白术（去芦） 茯苓（去皮） 当归 青皮（去瓤，麸炒） 厚朴（姜汁炒） 柴胡 黄芩 知母（去毛）各八分 桂枝三分 常山（酒浸） 草果（去壳）各八分 鳖甲（醋炙）八分 乌梅一个 甘草三分

【用法】上锉一剂。加生姜一片，大枣二枚、桃脑七个，水煎，加酒少许尤妙，露一宿。临发日五更空心温服；滓待日午再煎服，糖拌乌梅下药。

【功用】截疟。

【主治】虚人疟疾，及一切疟疾。

【宜忌】切忌鸡、鱼、豆腐、面食及房劳、怒气。

【加减】寒多，加官桂；热多，加柴胡；汗多，去苍术、藿香、川芎、加白术、黄耆；饱闷，加青皮、砂仁，去人参；渴，加麦门冬、知母，去半夏；泻，加炒白术、芍药，泻不止，加肉豆蔻，去厚朴、草果；呕哕，加白术、山药、炒砂仁、炒米，去草果、厚朴、苍术；痰多，加贝母、竹沥，去半夏、草果；内热盛，加炒黄芩，去半夏；长夏暑热盛，加香薷、扁豆，去半夏、藿香。

04063 人参雌鸡汤

出《千金》卷二，名见《圣惠》卷七十六。即《千金》卷二"麦门冬汤"用乌雌鸡煮水煎药。见该条。

04064 人参蝉蜕散（《保婴撮要》卷十九）

【组成】人参 蝉蜕 白芍药 木通 赤芍药 甘草 紫草茸

【用法】上每服三四钱，水煎服。

【主治】小便不利，痘疮不发，烦躁作渴，咬牙喘满。

04065 人参漏芦散（《张氏医通》卷十五）

【组成】黄耆三两 防风一两半 大黄（酒浸） 人参 远志（甘草汤泡，去骨） 当归尾（一作地骨皮） 赤茯苓各二两 黄芩 漏芦各一两

【用法】上为散。每服四五钱，水煎，食后服。

【主治】眼漏，脓水不止。

04066 人参橘皮散

《医方集解》。为《本草衍义》卷十五"人参散"之异名。见该条。

04067 人参橘皮汤（方出《圣惠》卷八十二，名见《御药院方》卷十一）

【异名】人参散（《普济方》卷三九四）。

【组成】人参一两（去芦头） 陈橘皮半两（汤浸去白瓤，焙） 生姜半两（切，炮干）

【用法】上为散。每服三钱，以水一中盏，煎至六分，去滓，令乳母分二次温服。服了良久，令儿饮乳。

【主治】小儿吐乳。

04068 人参橘皮汤

《圣济总录》卷八十七。为《博济》卷一"人参半夏汤"之异名。见该条。

04069 人参橘皮汤

《妇人良方》卷十二。为《三因》卷十七"竹茹汤"之异名。见该条。

04070 人参橘皮散

《便览》卷四。为《三因》卷十七"竹茹汤"之异名。见该条。

04071 人参薯蓣丸（《鸡峰》卷七）

【组成】生地黄 人参 防风 薯蓣 五味子 茯苓各一两 麦门冬二两半 贝母 远志各半两 熟地黄 百部 柏子仁 丹参 杜仲 茯神 黄耆各三分

【用法】上为细末，炼蜜为丸，如樱桃大，或梧桐子大。每服十丸，食后熟水送下。

【功用】聪明耳目，保定骨髓，开心强记，去惊怖，除邪热。

【主治】虚劳，肾脏虚弱，客风流入四肢，四肢烦满沉重，腰背拘急，不能俯仰，体热身重，毒风上攻，心胸闷满，攻注颈项，志意不乐，肌肤消瘦，嗜卧无力，喜怒健忘，若服

暖药，又加转甚者。

04072 人参螵蛸散

《胎产心法》卷下。为《妇人良方》卷二十三引《千金翼》"桑螵蛸散"之异名。见该条。

04073 人参藿香汤

《圣济总录》卷三十八。为《博济》卷三"人参藿香散"之异名。见该条。

04074 人参藿香汤（《圣济总录》卷四十五）

【异名】人参藿香散（《卫生总微》卷十）。

【组成】人参一两 藿香叶半两 白术 丁香 枇杷叶（拭去毛，微炙） 高良姜各一两 甘草（炙，锉）一钱

【用法】上为粗末。每服三钱匕，水一盏，加干木瓜二片，同煎至七分，去滓热服。

【主治】脾胃气虚弱，呕吐不下食。

04075 人参藿香汤（《局方》卷四续添诸局经验秘方）

【组成】藿香（去梗） 人参（切片）各六两 半夏（汤洗七次，姜汁制）二两半

【用法】上为粗末，入人参令匀。每服三钱，水一盏半，加生姜十片，煎至一盏，去滓，通口服。

【功用】温脾胃，化痰饮，消宿冷，止吐呕。

【主治】脾胃气弱，呕吐哕逆，饮食不下，手足逆冷，涎痰稠黏。又治似喘不喘，欲呕不呕，彻心愦愦，闷乱不安。或瘴疟诸疾，水浆粥药入口便吐，及久病翻胃。

【宜忌】孕妇忌服。

04076 人参藿香散（《博济》卷三）

【异名】人参藿香汤（《圣济总录》卷三十八）。

【组成】藿香（去土）二两 青皮 人参 茯苓 干姜 枇杷叶（布拭去毛，炙令黄色）各一两 半夏三两（以生姜六两一处杵，作饼子，焙干） 草豆蔻六个（去皮） 丁香半两 甘草三分（炙） 厚朴（去皮）二两

【用法】上为末。每服一钱，水一盏，加生姜，大枣，同煎至七分，热服。

【功用】化痰益气，降逆止痛，大进饮食。

【主治】霍乱呕逆，心腹刺痛。

04077 人参藿香散（《鸡峰》卷十二）

【组成】人参二两 藿香三两 丁香二两 沉香一两 肉豆蔻二两 木香一两 官桂 干姜各二两 厚朴四两 陈皮三两 枇杷叶一两 甘草二两 半夏一两

【用法】上为细末。每服一钱，水一盏，加生姜三片，大枣一个，同煎至七分，和滓温服，不拘时候。

【主治】一切气，及脾胃呕逆，心胸痞满，泄泻。

04078 人参藿香散

《卫生总微》卷十。为《圣济总录》卷四十五"人参藿香汤"之异名。见该条。

04079 人参藿香散（《魏氏家藏方》卷五）

【组成】半夏曲 白术各一两（炒） 白茯苓（去皮） 藿香各三分（去土） 橘红 甘草（炙） 人参（去芦）各半两

【用法】上㕮咀。每服四钱，水一盏半，加生姜七片，枣子一枚，煎至七分，去滓温服，不拘时候。

【功用】和气利膈，进食化痰。

04080 人参藿香散（《普济方》卷三九五）

【组成】藿香半两 人参七钱半 白术 甘草 厚朴

各半两　葛根二钱半

【用法】上为末。每服二钱，水半盏，加生姜一片，大枣二枚，煎三分服。

【主治】小儿霍乱，吐利不止，身热头痛。

04081 人参藿香散《杏苑》卷六）

【组成】天南星四钱　缩砂仁二十枚　人参二钱五分　丁香二十粒　白茯苓二钱半　白术　甘草各二钱五分

【用法】上为末。每服二钱，加生姜一片，冬瓜子十粒，水盏半，煎六分，作二服。

【主治】小儿脾胃虚弱，吐逆痰水、或含哭饮乳，食物停滞不散，腹满呕吐。

【备考】本方名"人参藿香散"，但方中无藿香，疑脱。

04082 人参鳖甲丸《局方》卷九淳祐新添方）

【组成】杏仁（汤浸，去皮尖，炒）　人参　当归（洗，焙）　赤芍药　甘草（炙）　柴胡（去苗）　桔梗（去芦）各一两　地骨皮　宣黄连（去须）　胡黄连各一分　肉桂（去粗皮）　木香各半两　麝香（别研）半分　鳖甲一枚（重二两者，醋炙黄色为度）

【用法】上为细末，用青蒿一斤，研烂，绞取汁，童便五升，酒五升，同熬至二升以来；次入真酥三两，白沙蜜三两，再熬成膏，候冷，方下从药末，搜和令匀为丸，如梧桐子大。每服五十丸，温酒送下，不拘时候。

【主治】妇人一切虚损，肌肉瘦悴，盗汗心忪，咳嗽上气，经脉不调，或作寒热，不思饮食。

【方论】《济阴纲目》汪淇笺释：此方谓治虚损者，为气血不足也，故用参、归。惟不足，则津液枯而肌肉瘦，故用酥蜜以润之，且酥、蜜同杏仁、甘、桔，又可润肺下气而除嗽也。然气不足则寒而心忪，血不足则热而盗汗，故又于补气血之中，一加柴胡、地骨、黄连以除热；一加肉桂、木香以温寒，赤芍散血中之瘀，杏仁破气中之滞，胡连、鳖甲、青蒿、童便搜骨蒸之热。而以麝香为引者，是欲内外通而结热散也。

04083 人参鳖甲汤《圣济总录》卷三十一）

【组成】人参　鳖甲（去裙襕，醋浸炙）　附子（炮裂，去皮脐）　柴胡（去苗）各一两　桃仁（去皮尖双仁，炒）　芍药　知母（焙）　桂（去粗皮）　乌梅（去核，炒）　陈橘皮（汤浸，去白，炒）　当归（切，焙）　秦艽（去苗土）　羌活（去芦头）　五味子各半两

【用法】上锉，如麻豆大。每服三钱匕，水一盏，加生姜三片；煎至七分，去滓，早、晚食前温服。

【主治】伤寒后夹劳，寒热往来，进退不时，头痛体痛，口苦咽干，不思饮食。

04084 人参鳖甲汤《圣济总录》卷六十七）

【组成】人参　鳖甲（去裙襕，醋炙）　知母（焙）各一两二钱　诃黎勒皮一两　芍药三分　青橘皮（汤浸，去白）半两　大腹（锉）　槟榔（锉）各三枚　柴胡（去苗）　茯神（去木）　当归（切，焙）各一两　甘草（炙）一两

【用法】上为粗末。每服三钱匕，水一盏，加生姜一枣大（切），煎至七分，去滓温服，不拘时候。

【主治】上气心腹胀满，不能饮食。

04085 人参鳖甲散《妇人良方》卷二十一引胡氏方）

【组成】人参　桂心　当归　桑寄生　白茯苓　白芍药　桃仁　熟地黄　甘草　麦门冬各半两　续断一分　牛膝三分　鳖甲（炙）　黄耆各一两

【用法】上为细末。每服先以猪肾一对，去筋膜，以水二大盏，生姜半分，大枣三个，煎至一盏，去猪肾、姜、枣，然后下药末二钱，葱三寸，乌梅一个，荆芥五穗，煎至七分，去滓，空心、晚食前温服。

【主治】妇人产后未满百日，体中虚损，血气尚弱；失于将理，或劳动作伤，致成蓐劳。其状虚羸，乍起乍卧，饮食不消，时有咳嗽，头目昏痛，发歇无常，夜有盗汗，寒热如疟，背膊拘急，沉困在床。

04086 人参鳖甲散《普济方》卷二三一）

【组成】柴胡（茸）　前胡　人参　秦艽　汉防己　木香　茯苓　桔梗　白术各五钱　鳖甲一个（去裙襕，醋炙）

【用法】上为细末，每服二钱，酒炙猪脑子，少许同和，食前以热酒调下。衣盖汗出效。男用母猪，女用雄猪。

【主治】冷热虚劳，肌热盗汗，喘嗽困乏。

04087 人参丁香煮散《魏氏家藏方》卷五）

【组成】人参（去芦）　丁香（不见火）　高良姜（炒）　红豆（去壳，炒）　官桂（去粗皮，不见火）　厚朴（去粗皮，姜制炒）　干姜（炮，洗）　青皮（去瓤）　附子（炮，去皮脐）　胡椒各二两　甘草一两半（炒）

【用法】上为粗末。每服半两，水三盏，加生姜五片，肥枣五枚，煎至八分，去滓，食前热服。

【主治】脾胃久虚，翻胃吐逆。

04088 人参大再造丸《饲鹤亭集方》）

【组成】水安息　蕲蛇各一两　人参　琥珀　肉桂　黄耆　熟地　首乌　茯苓　当归　麻黄　大黄　黄连　姜黄　元参　天麻　川贝　川芎　羌活　防风　藿香　白芷　草蔻　蔻仁　甘草　山甲　两头尖各五钱　犀黄　冰片各六分二厘五　犀角　血竭　红花各二钱　麝香　松香　地龙各一钱二分一　灵仙六钱二分五　葛根　桑寄生　全蝎各六钱二分一　附子　母丁香　胆星　申姜　沉香　乌药　白术　赤芍　香附　青皮　乳香　没药　竺黄　龟版　僵蚕　细辛　辰砂各二钱五分　木香一钱　虎膝一对

【用法】炼蜜为丸，每重三钱，金箔为衣，封固。淡姜汤送下。

【功用】固本培元，搜风顺气，平肝养血，豁痰清心，宣通百脉。

【主治】中风中寒，痰迷气厥，口眼㖞斜，癫痫痰疾，风寒湿痹，瘫痪风痱，半身不遂，骨节疼痛，筋脉拘挛，手足麻木，步履艰难；及小儿急慢惊风，紫白癜风。

【宜忌】孕妇忌服。

04089 人参大温中丸《洪氏集验方》卷三）

【组成】人参（去芦头）一两　白术一两（锉）　陈橘皮（去白）一两　紫苏子（拣净）一两　高良姜一两（锉）　官桂（去粗皮）一两　川干姜五钱（炮）

【用法】上为细末，炼蜜为丸，每一两作十丸。每服一丸，煎生姜汤嚼下，不拘时候。

【功用】温脾暖胃。

【主治】三焦不顺，脾胃积冷，心腹大痛，呕逆恶心，两胁刺痛，胸膈满闷，腹胀肠鸣，泄泻频作。

04090 人参小柴胡汤（《症因脉治》卷二）

【组成】人参　柴胡　半夏　黄芩　陈皮　甘草

【主治】胆胃内伤，表无外邪，但呕苦水，或白睛黄绿，或胁肋胀痛，长太息，属虚者。

04091 人参天麻药酒（《成方制剂》3册）

【组成】川牛膝　穿山龙　红花　黄芪　人参　天麻

【用法】上制成酒剂。口服，一次10毫升，一日3次。

【功用】益气活血，舒筋止痛。

【主治】各种关节痛、腰腿痛、四肢麻木。

04092 人参五味子丸（《育婴秘诀》卷三）

【组成】人参　五味子　桔梗　白术　白茯苓　炙甘草　熟地黄　当归各五钱　地骨皮　前胡　桑白皮　枳壳（炒）　黄耆（炒）　陈皮（去白）　柴胡各三钱

【用法】上为末，炼蜜为丸，如芡实大。每服一丸或三丸，生姜、大枣汤化下。

【主治】小儿咳嗽久病，胃气虚者。

04093 人参五味子汤

《普济方》卷一六〇。为《直指》卷八引《圣惠》"人参五味子散"之异名。见该条。

04094 人参五味子汤（《幼幼集成》卷三）

【组成】人参一钱　漂白术一钱五分　白云苓一钱　北五味五分　杭麦冬一钱　炙甘草八分

【用法】加生姜三片，大枣三枚，水煎，温服。

【主治】久嗽脾虚，中气怯弱，面白唇白。

04095 人参五味子散（《直指》卷八引《圣惠》）

【异名】人参五味子汤（《普济方》卷一六〇）、人参五味散（《寿世保元》卷四）、人参五味汤（《外科正宗》卷二）。

【组成】人参　五味子　桔梗　白术　白茯苓　甘草（炙）　熟地黄　当归（焙）半两　地骨皮　前胡（去苗）　桑白皮（炒）　枳壳（去瓤，炒）　黄耆（炙）　陈皮（去白）　柴胡各三钱

【用法】上咬咀。每服八钱，水一盏半，加生姜三片，煎至八分，去滓，食后温服，一日三次。

【主治】虚劳，气血两虚，热邪内伏，咳唾脓血，寒热往来，夜卧盗汗，形体羸瘦。

❶《直指》：男女老幼，诸虚百损，气血劳伤，涎喘咳脓，或嗽咯血，寒热往来，夜有盗汗，羸瘦困乏，一切虚损。
❷《外科理例》：劳复，咳脓或咯血。❸《景岳全书》：肺痿。
❹《不居集》：肺痈。

【加减】烦渴，加乌梅、青蒿；咳脓血，加知母、阿胶。

04096 人参玉液金丹

《全国中药成药处方集》（南京方）。为原书"妇科补益丸"之异名。见该条。

04097 人参白扁豆散（《幼幼新书》卷二十八引《王氏家传》）

【组成】人参　白扁豆（炒熟，去皮）　白术　茯苓各一两　罂粟子　甘草（炙）　山药各半两

【用法】上为末。每服二钱，水一中盏，加生姜二片，大枣半个，煎七分，通口服。

【主治】小儿脾胃不和，不思饮食，吐泻，渴，虚热烦躁。

【加减】如腹痛，加紫苏；小儿惊热，加薄荷。

04098 人参地骨皮散（《卫生宝鉴》卷五）

【组成】人参　地骨皮　柴胡　黄耆　生地黄各一两　知母　石膏各一两　茯苓半两

【用法】上咬咀。每服一两，水一盏，加生姜三片，大枣一枚，煎至一盏，去滓，细细温服，连夜顿服。间服生精补虚地黄丸。

【主治】❶《卫生宝鉴》：营中热，脉象按之不足，举之有余，是阴不足，阳有余。❷《不居集》：风劳，午后发热恶风，四肢沉困，小便色黄，又治汗后发热。

04099 人参当归颗粒（《成方制剂》17册）

【组成】当归　红参须

【用法】上制成颗粒剂。开水冲服，一次3克，一日2次。

【功用】补益气血。

【主治】气血两亏，面色萎黄、心悸气短、食少倦怠。

04100 人参麦门冬汤（《痘疹全书》卷上）

【组成】人参　黄芩　麦冬　葛根　甘草　白术

【用法】水煎，和竹沥，乳汁饮之。

【主治】痘已出，或收靥，或起发，一向渴而不止者。

04101 人参麦门冬汤（《杏苑》卷五）

【组成】人参　麦门冬　小麦　白茯苓各一钱　淡竹茹栗大一团　半夏八分　甘草（炙）五分

【用法】上咬咀。加生姜五片，水煎熟，空心服。

【主治】心虚烦闷，内热不解。

04102 人参麦门冬散（《小儿痘疹方论》）

【异名】麦门冬散（原书同卷）、人参门冬饮（《明医杂著》卷六）。

【组成】麦门冬一两　人参　甘草（炙）　陈皮　白术　厚朴（姜制）各半两

【用法】上为粗散。每服三钱，水一大盏，煎至六分，去滓，徐徐温服，不拘时候。

【主治】❶《小儿痘疹方论》：痘疮微渴。❷《仁术便览》：痘疮欲靥已靥之间，身热小渴。

【临床报道】痘疹：《保婴撮要》一小儿痘疮发热作渴，此痘未出尽，脾胃虚而热也，用人参麦门冬散一剂，痘复出而热渴止。

04103 人参麦门冬散

《准绳·幼科》卷五。为《痘疹心法》卷二十二"人参麦冬散"之异名。见该条。

04104 人参豆蔻煮散（《圣济总录》卷四十四）

【组成】人参　黄耆（锉）各一两　干木瓜（锉，焙）诃黎勒皮各三两　肉豆蔻（煨，去壳）一枚　陈橘皮（汤浸，去白，焙）　白术　高良姜　木香　甘草（炙，锉）各半两　白茯苓（去黑皮）一两半

【用法】上为散。每服三钱匕，水一盏，煎至七分，去滓，空腹、午时温服，一日二次。

【主治】脾胃虚冷，呕逆不思食，脐腹疗痛，大便滑泄。

04105 人参补气胶囊（《成方制剂》20册）

【组成】红参125克　红参须125克　生晒参250克

【用法】将上药粉碎成细粉，过筛，混匀，装入胶囊，制成1000粒，即得。口服，一次2粒，一日2次。

【功用】大补元气，复脉固脱，补脾益肺，生津，安神。

【主治】体虚欲脱，肢冷脉微，脾虚食少，肺虚喘咳，津伤口渴，内热消渴，久病虚羸，惊悸失眠，阳痿宫冷；心力衰竭，心源性休克。

04106 人参败毒胶囊

《新药转正》30册。即《局方》卷二"人参败毒散"改为胶囊剂。见该条。

04107 人参泽兰叶汤《金鉴》卷四十八）

【组成】人参五钱　泽兰叶　丹皮　牛膝各二钱　生地三钱　熟地五钱

【用法】加藕节五枚，水煎，冲童便服。

【主治】产后胃绝肺败，恶露不下，虚火帮血上行，变黑色见于口鼻。

04108 人参荆芥煮散《博济》卷四）

【组成】荆芥穗四两　柴胡（去芦）　秦艽（洗去泥）　肉豆蔻（去壳）　白芷　黄耆各二两　当归（洗）一两　鳖甲（洗净，酢炙黄）　官桂（去粗皮）各二两　蓬莪术　芎䓖　麦门冬（去心）　酸枣仁　海桐皮　芍药　人参　茯苓　甘草（炙）　干地黄　枳壳（麸炒，去瓤）　木香各一两　沉香半两　槟榔半两

【用法】上为末。每服二钱，水一盏，加生姜三片，乌梅二个，同煎至七分，温服，一日二服；如觉脏腑热，即空心服；小便多，即食后、卧时服。

【主治】妇人血风劳气，攻刺疼痛，四肢无力，不思饮食，多困黄瘦，胸膈痞满，经水不利，心多怔忡；丈夫风劳病。

04109 人参顺气饮子

《兰室秘藏》卷上。为原书同卷"葶苈丸"之异名。见该条。

04110 人参禹余粮丸《鸡峰》卷十五）

【组成】禹余粮　龙骨　人参　桂　紫石英　川乌头　桑寄生　杜仲　五味子　远志各二两　泽泻　当归　石斛　苁蓉　干姜　川椒　牡蛎　甘草各二两

【用法】上为细末，炼蜜为丸，如梧桐子大。空心、食前服二十丸，米饮送下，一日三次。渐加至三十丸。

【功用】调阴阳，顺血气。

【主治】冲任虚弱，荣卫不调，或阴乘阳，胞寒气冷，血不运行。经候乍多乍少，或前或后，脐腹时痛，面色不泽，久不治之，渐至虚损，令人断产，变生他病。

04111 人参胎产金丹《外科传薪集》）

【组成】人参一两　全当归一两　丹皮一两　川芎一两　元胡索一两　白芷一两　野于术一两　生甘草一两　藁本一两　上桂心一两　白薇一两　赤石脂（煅）一两　怀山药一两　没药一两　女贞子（蒸）二两　白蒺藜（去刺）三两　春砂仁二钱　白茯苓一两　白芍一两　杜仲二两（盐水炒）

【用法】上为细末，炼蜜为丸，如龙眼核大，朱砂为衣，以蜡固封。临产，参汤化服；产后，童便、陈酒服；经后，当归汤化服；怀孕后，每日白术、条芩化服三五丸；胎动不安，白莲花汤化服；屡经小产不受孕，当归、熟地汤化服；劳役虚弱，中气不足，人参汤化服；劳役虚损，小黄米汤化服；胎漏下血，藕节、棕灰汤化服；妊孕腹痛胀满，木香磨水化服；妊孕赤带，红鸡冠花汤化服，如白带，白鸡冠花汤化服；妊孕腰腿酸痛，桑寄生汤化服；产后儿枕痛，山楂煎陈酒、黑糖化服；横生逆产，并子死腹中，当归、川芎汤化服；胞衣不下，红花、益母草汤化服；头胎交骨不开，龟版汤化服；产后乳汁不得，以好酒、当归、山甲煎汤化服；妊孕转胞，小便不通，琥珀磨水化服；妊孕四肢浮肿，桑皮汤化服；妊孕子胀，香附、腹皮汤化服；妊孕子痫、抽搐，钩藤汤化服；经脉不调，月事参差，有余不足，诸虚百损，癥瘕积聚，干血劳伤，子宫虚冷，血海枯涸等证，俱用煮陈酒化服。

【主治】妇人经、带、胎、产诸病。

04112 人参柴胡饮子《卫生总微》卷七）

【组成】人参（去芦）　柴胡（去苗）　白术　白茯苓　青皮（去瓤）　桔梗（去芦）　麦门冬（去心）　川芎　白芍药　甘草（炙）　桑白皮　升麻各等分

【用法】上为末。每服一钱或二钱，水一盏，加乌梅一个，煎至六分，量大小分服，不拘时候。

【主治】小儿体虚，伤于寒邪，浑身壮热，头目昏重，项背拘急，肢体疼痛，干哕呕逆；或作寒热，发歇无时，烦渴不食。

04113 人参柴胡饮子

《准绳·类方》卷一。为《宣明论》卷四"柴胡饮子"之异名。见该条。

04114 人参款冬花散

《普济方》卷一六三。即《卫生宝鉴》卷十二引高仲宽方"人参款花散"。见该条。

04115 人参款冬花膏《普济方》卷一五七）

【异名】人参款花膏（《奇效良方》卷三十）。

【组成】麻黄（去节）　桔梗　粉草　杏仁　葶苈（炒）　知母　贝母　款冬花　人参　乌梅各等分

【用法】上为细末，炼蜜为丸，如弹子大。含化一丸。

【主治】多年咳嗽变为痨。

04116 人参款冬花膏《寿世保元》卷八）

【组成】人参八钱　紫菀一钱　款冬花（去梗）八钱　桑白皮（炒）一两　贝母二钱半　桔梗（炒）二钱半　紫苏五钱　槟榔五钱　木香五钱　杏仁（去皮，炒）八钱　五味子八钱　马兜铃二钱半

【用法】上为末，炼蜜为丸，如龙眼大。每服一丸。生姜汤化下。

【主治】小儿脾胃虚寒，久嗽不已，咽膈满闷，咳嗽痰涎，呕逆恶心，肚腹膨胀，腰背倦痛，诸药无效者。

04117 人马平安行军散《良朋汇集》卷三）

【组成】明雄　朱砂　硼砂　火消　枯矾　乳香　没药　儿茶　冰片　麝香各等分

【用法】上为细末。点大眼角。

【主治】急心痛，绞肠痧，气滞腰痛，重伤风，急头痛，火眼，火牙疼，蛇虫咬伤，风痹。

04118 人参五味子颗粒《成方制剂》第6册）

【组成】生晒参　五味子

【用法】上制成颗粒剂。口服，一次5克，一日2次。

【功用】益气敛阴，安神镇静。

【主治】病后体虚，神经衰弱。

04119 人参四苓五皮散　《痘科类编释意》卷三）

【组成】人参　白术　茯苓　甘草　麦冬　猪苓　泽泻　陈皮　黄芩　木通　滑石　大腹皮　桑白皮　茯苓皮　姜皮各等分

【用法】水煎服。

【主治】痘后浮肿。腹觉不快,利而面目遍身皆肿。

04120 人参白虎桂枝汤（《杏苑》卷四）

【组成】人参二钱　粳米一撮　甘草（炙）六分　知母一钱　石膏钱半　桂枝七分

【用法】上咬咀。水钟半,煎七分,温服。

【功用】补正气,清邪热,和荣卫。

【主治】夏伤于暑成疟。

【方论选录】本方证以补正气为本,清邪热为标。是以用人参、粳米、甘草等诸甘温以补正气,知母、石膏等辛寒以清热,佐桂枝和荣卫。

04121 人参竹叶石膏汤

《治痘全书》卷十三。即原书同卷"竹叶石膏汤"加人参。见该条。

04122 人参竹叶石膏汤（《辨证录》卷六）

【组成】人参五钱　石膏一两　麦冬一两　竹叶三百片　知母三钱　甘草一钱　糯米一撮

【用法】水煎服。

【功用】泻胃火。

【主治】❶《辨证录》:阳明火起发狂,腹满不得卧,面赤而热,妄见妄言。❷《石室秘录》:胃中有火,大渴饮水,有汗如雨。

04123 人参败毒加味散（《治疫全书》卷五）

【组成】羌活　独活　前胡　柴胡　川芎　茯苓　枳壳　桔梗　甘草　人参　黄芩　大黄　薄荷　生姜

【主治】瘟疫初起一二日,身热头痛,舌白或黄,或渴。

04124 人参珍珠口服液（《成方制剂》6册）

【组成】人参　珍珠

【用法】上制成口服液剂。口服,一次10毫升,一日1～2次。

【功用】补气健脾,安神益智。

【主治】心悸失眠,头昏目糊,健忘,乏力等。

04125 人参消食八味散（《外台》卷十六引《删繁方》）

【组成】人参　茯苓　陈麦曲（熬）　麦蘖（熬）　白术　吴茱萸　厚朴（炙）　槟榔仁（炙）各八分（合子用）

【用法】上为散。每服方寸匕,食后用清酒送下,一日二次。

【主治】脾虚劳寒,饮食不消,劳倦噫气胀满,忧恚不解。

【宜忌】忌酢物、桃、李、雀肉等。

04126 人参橘皮竹茹汤（《伤寒大白》卷三）

【组成】橘皮　竹茹　生姜　厚朴　半夏　甘草　人参　藿香

【功用】补胃和中。

【主治】胃虚呃逆。

04127 人参燕窝百合汤（《医医偶录》卷二）

【组成】人参一钱（如无力,以洋参、沙参二三钱代之）　燕窝三钱　百合五钱

【用法】共炖烂食之。

【功用】润肺清金。

【主治】肺痿。

04128 人参三白合四逆汤（《温热暑疫全书》卷二）

【组成】人参二钱五分　白术（蒸,炒）　白茯苓　白芍药各一钱五分　生姜三片　大枣三枚（去核）　干姜　附子（炮）　甘草各一钱（炙）

【用法】水煎,冷服。并急用葱饼于脐上熨之。

【主治】阴毒发斑。身重眼睛疼,额冷汗出,呕哕呃逆,或爪甲青,或腹绞痛,或面赤足冷厥逆,躁渴不欲饮,身发青黑色斑,目鼻灰色,舌黑而卷,茎与囊俱缩,脉沉细而迟,或伏而不出,或疾至七八至而不可数者。

04129 人参白虎加元麦汤（《四圣悬枢》卷二）

【组成】石膏五钱　知母三钱　甘草二钱（炙）　人参三钱　元参三钱　麦冬八钱　粳米一杯

【用法】流水煎至米熟,取大半杯,热服。

【主治】温疫,太阳经罢,气虚烦渴者。

04130 人参黄芩黄连干姜汤

《麻科活人》卷三。为《伤寒论》"干姜黄芩黄连人参汤"之异名。见该条。

04131 人参白虎加元麦紫苏汤（《四圣悬枢》卷三）

【组成】石膏一钱　知母一钱　甘草一钱　粳米半杯　人参一钱　麦冬三钱　元参一钱　紫苏三钱

【用法】流水煎至米熟,取半杯,热服。覆衣取微汗。

【功用】清金,发表,益气。

【主治】太阳内连阳明,卫郁发热而烦渴,且气虚者。

【方论选录】白虎加元、麦、紫苏,清金而发表;气虚,加人参以益气,防其渴止阳亡而卫气虚败也。

04132 人参白虎合黄连解毒汤（《专治麻痧初编》卷四）

【组成】官拣参　净知母　熟石膏　生甘草　正雅连　川黄柏　片黄芩　黑栀仁

【用法】白米一撮为引,水煎,热服。

【主治】麻疹发热,自汗太过。

入

04133 入圣散（《疡科选粹》卷三）

【组成】鸡内金（炒存性）飞矾　青黛各一钱　蟾酥　壁钱（炒存性）各五分

【用法】上为极细末。吹入立愈。不能开口者,吹鼻内。

【主治】喉风。

04134 入军丸（《医心方》卷二十六引《古今录验》）

【组成】雄黄三两　礜石二两（炮）　矾石二两（烧）　鬼箭一两　煅雄柄一分（烧令焦）　羖羊角一分半　煅灶中灰二分

【用法】上为末,以鸡子中黄并丹雄鸡冠血为丸,如杏仁大。以一丸涂毒上。立已。数试有验。

【主治】蛇、虺、蜂所中。

【备考】方中煅雄柄,疑为"锻椎柄"之讹。

04135 入顶散（《千金》卷十三）

【组成】山茱萸　芎䓖　防风　独活各一两半　细辛　莽草　白术　薯蓣　牛膝　石南　甘草各一两　乌头　通草　菖蒲　附子　麻黄　天雄　蜀椒　桔梗各一两六铢

【用法】上药治下筛。每服方寸匕,酒送下,一日三次。

【主治】❶《千金》:头面胀满,脑瘦偏枯,发作有时,状似刀刺,失声,阴阴然疼,面目变青。❷《圣济总录》:厥逆

头痛,齿亦痛。

04136 入顶散(《千金翼》卷十六)

【组成】天雄(炮,去皮) 山茱萸各一两半 麻黄一两(去节) 薯蓣二两 细辛 石南 牛膝 莽草各半两 蜀椒(去目、闭口者,汗) 白术 乌头(炮,去皮) 桔梗 防风 甘草(炙)各四两

【用法】上为散。以酒服方寸匕,一日三次。

【主治】三十六种风,偏枯不遂。

04137 入神散(《疡科选粹》卷四)

【组成】杏树叶(阴干为末)五分 蝙蝠(火焙干,为末) 白花蛇蜕(烧灰存性,为末) 人中白(火煅为末)各二分五厘 蜜蜂七个(焙,为末)

【用法】用清水调杏树叶末,却入后四味,调匀敷患处。以绵纸一片,针刺小孔贴药上,水干,再用清水纸上刷之,每一昼夜换一次。如面上发热,服清凉饮子数帖。

【主治】瘰疬未破者。

04138 入琼丹

《圣济总录》(文瑞楼本)卷五。即原书(人卫本)卷五"八琼丹"。见该条。

04139 入药灵砂(《济生》卷二)

【组成】灵砂末一两 丁香末 木香末 胡椒末各半钱

【用法】和匀,煮枣圈肉,杵和为丸,如绿豆大。每服五十粒,生姜米饮送下,不拘时候。

【主治】翻胃呕吐,食饮不下。

【备考】本方方名,《医统》引作"入药灵砂丸"。

04140 入药灵砂丸(《得效》卷七)

【组成】当归(酒洗) 鹿茸(去毛,盐、酒炙) 黄耆(盐水炙) 沉香(镑) 北五味(炒) 远志肉 酸枣仁(炒) 吴茱萸(去枝) 茴香(炒) 破故纸(炒) 牡蛎(煅) 熟地黄(蒸) 人参(去芦) 龙骨(煅) 附子(炮) 巴戟各一两(净) 灵砂二两(研)

【用法】上为末,酒糊为丸。每服五十粒至七十粒,空心温酒、盐汤任下。

【主治】诸虚,白浊,耳鸣。

04141 入药灵砂丸

《医统》卷二十八。即《济生》卷二"入药灵砂"。见该条。

儿

04142 儿枕散(《郑氏家传女科万金方》卷四)

【组成】乌药 香附(盐水炒) 红花 丹皮 赤芍 官桂 干姜(炒黑) 陈皮 姜黄 元胡 桃仁(或加山楂、归尾、川芎、甘草、熟地)

【主治】产后恶露不行,儿枕痛。

04143 儿疟饮(《仙拈集》卷三引《集验》)

【组成】槟榔 草果 半夏 贝母 柴胡 黄芩各一钱 甘草三分

【用法】水煎服。

【主治】小儿疟疾,内有食积痰饮者。

04144 儿宝膏(《成方制剂》17册)

【组成】白扁豆 白芍 北沙参 陈皮 茯苓 葛根 麦冬 麦芽 山药 山楂 太子参

【用法】上制成膏剂。口服,一岁至三岁一次10克,四岁至六岁一次15克,六岁以上一次20克~25克,一日2~3次。

【功用】健脾益气,生津开胃。

【主治】小儿面黄体弱,纳呆畏食,脾虚久泻,精神不振,口干燥渴,盗汗等症。

【备考】本方改为颗粒剂,名"儿宝颗粒"(见《中国药典》)。

04145 儿茶散(《痘科类编》卷三)

【组成】硼砂二钱 孩儿茶五钱

【用法】上为细末。每服一匙,凉水一钟调下。

【主治】麻疹声哑无音者。

04146 儿茶散(《疡医大全》卷二十四)

【组成】铜绿(煅红,放地上冷定;又煅,又冷定;乳细) 儿茶各等分

【用法】和匀。将下疳洗净,掺之。

【主治】下疳疳杆。

04147 儿茶散(《杂病源流犀烛》卷二十三)

【组成】儿茶适量 冰片少许

【用法】儿茶为细末,加冰片少许。吹患处。

【主治】牙根肿,极痛,微赤有白泡,舌尖粉碎者。

04148 儿宝颗粒

《中国药典》2010版。即《成方制剂》17册"儿宝膏"改为颗粒剂。见该条。

04149 儿童咳液(《北京市中成药规范》第二册)

【组成】紫菀75千克 百部75千克 前胡75千克 枇杷叶75千克 甘草25千克 杏仁50千克 桔梗25千克 麻黄12.5千克 大青叶75千克

【用法】将药材加工洗净,煮提:紫菀、百部、前胡、甘草、桔梗、枇杷叶,煮提三次,首次煮提三小时,其余各一小时三十分钟。热浸:麻黄、大青叶,浸热三次,时间为二小时、一小时、半小时。回流:杏仁用80%乙醇,第一次四倍,第二次三倍,回流二次,时间分别为三小时、二小时,将回流药液回收乙醇,与提取药液减压浓缩成膏,温度(55℃),至比重1.20的稠膏,加入白绵糖18.75千克,糖精18克,苯甲酸钠1.9千克,生产200升。每瓶内装100毫升,重量上下不超过5%。口服:1~3岁儿童每次5毫升,4岁以上每次10毫升,每日2~3次。

【功用】润肺,去痰,止咳。

【主治】急慢性气管炎,咳嗽。

04150 儿茶五倍散(《中医皮肤病学简编》)

【组成】儿茶6克 五倍子6克 冰片0.6克 马钱子6克 炉甘石粉6克 黄连末1克

【用法】用白醋或冷开水调成糊状。外敷。

【主治】带状疱疹。

04151 儿茶轻粉散(《中医皮肤病学简编》)

【组成】儿茶3克 鸡内金3克 轻粉1.5克 冰片1克

【用法】上为细末。外敷。

【主治】女阴溃疡。

04152 儿科七离散(《成方制剂》9册)

【组成】白附子 冰片 薄荷 蝉蜕 防风 甘草 钩藤 琥珀 僵蚕 牛黄 牛膝 全蝎 麝香 天

麻　天竺黄　硝石　雄黄　珍珠　朱砂

【用法】上制成散剂。口服，一岁一下一次1/2瓶，一岁以上一次1瓶，一日1次。

【功用】清热震惊，祛风化痰。

【主治】小儿急热惊风，感冒发热，痰涎壅盛。

04153　儿康宁糖浆（《中国药典》2010版）

【组成】党参　黄芪　白术　茯苓　山药　薏苡仁　麦冬　制何首乌　大枣　焦山楂　麦芽（炒）　桑枝

【用法】上制成糖浆剂。口服。一次10毫升，一日3次，20～30天为一疗程。

【功用】益气健脾，消食开胃。

【主治】脾胃气虚所致的厌食，症见食欲不振、消化不良、面黄身瘦、大便稀溏。

04154　儿滞灵冲剂（《成方制剂》19册）

【组成】槟榔　茯苓　广山楂　小槐花

【用法】上制成冲剂。开水冲服，一岁至三岁一次1块，四岁至六岁一次1.5块，一日2～3次。

【功用】消食健脾，消热导滞。

【主治】小儿疳积、纳差、腹胀、腹痛、泻下、发热、精神倦怠、消瘦、面黄、毛发枯焦等，以及小儿单纯性消化不良具有上述证候者。

04155　儿童七珍丸（《成方制剂》12册）

【组成】胆南星（酒炙）60克　天麻90克　半夏曲（麸炒）90克　滑石180克　寒食曲180克　全蝎90克　巴豆霜22.5克

【用法】上制成丸剂，每100粒重1克。口服，一至二岁，一次10粒，二至三岁，一次15粒，四至五岁，一次20粒，周岁以内小儿酌减。一日1～2次，或遵医嘱。

【功用】祛风镇惊，消食导滞。

【主治】停食停乳引起的肚胀腹硬，呕吐乳食，大便秘结，痰热惊风。

【宜忌】痘疹及久泻脾虚者忌服。

04156　儿童化毒散（《成方制剂》11册）

【组成】冰片　赤芍　大黄　甘草　黄连　没药　牛黄　乳香　天花粉　雄黄　浙贝母

【用法】上制成散剂。口服，一次0.6克，一日2次；周岁以内小儿酌减。外用敷患处。

【功用】清热化毒，活血消肿。

【主治】小儿蕴积火毒引起的头痛身热，痈疖疔疮，丹毒疱疹，疹后余毒。

04157　儿童清肺丸（《中国药典》2010版）

【组成】麻黄10克　炒苦杏仁20克　石膏40克　甘草10克　蜜桑白皮30克　瓜蒌皮30克　黄芩40克　板蓝根40克　橘红30克　法半夏30克　炒紫苏子20克　葶苈子10克　浙贝母40克　紫苏叶20克　细辛8克　薄荷30克　蜜枇杷叶40克　白前30克　前胡20克　石菖蒲30克　天花粉30克　煅青礞石10克

【用法】上制成丸剂。每丸重3克。口服。一次1丸，一日2次；三岁以下一次半丸。

【功用】清肺，解表，化痰，止嗽。

【主治】小儿风寒外束，肺经痰热所致的面赤身热、咳嗽气促、痰多黏稠、咽痛声哑。

04158　儿感清口服液（《新药转正》40册）

【组成】荆芥穗　薄荷　化橘红　黄芩　紫苏叶　法半夏　桔梗　甘草

【用法】上制成口服液，每支装100毫升。口服，1～3岁，一次10毫升，一日2次；47岁，一次10毫升，一日3次；8～14岁，一次20毫升，一日3次。

【功用】解表清热，宣肺化痰。

【主治】小儿外感风寒，肺胃蕴热证，发热恶寒，鼻塞流涕，咳嗽有痰，咽喉肿痛，口渴。

04159　儿童清肺口服液（《新药转正标准》6册）

【组成】板蓝根　法半夏　甘草　瓜蒌皮　黄芩　苦杏仁　麻黄　桑白皮　石膏　浙贝母

【用法】上制成口服液。口服，一次20毫升；六岁以下，一次10毫升，一日3次。

【功用】清肺，化痰，止嗽。

【主治】小儿肺经痰热。外感风寒引起的面赤身热、咳嗽气促、痰多黏稠、咽痛声哑。

04160　儿童清热口服液（《成方制剂》18册）

【组成】板蓝根　蝉蜕　赤芍　大黄　广藿香　滑石　黄芩　羚羊角片　石膏

【用法】上制成口服液。口服，一岁至三岁一次10毫升，四岁至六岁一次20毫升，周岁以内酌减，四小时一次，热退停服。

【功用】清热解毒，解肌退热。

【主治】内蕴伏热，外感时邪引起的高热不退，烦躁不安，咽喉肿痛，大便秘结等症。

04161　儿童清热导滞丸（《中国药典》2010版）

【组成】醋鸡内金120克　醋莪术90克　姜厚朴90克　枳实90克　焦山楂60克　醋青皮90克　法半夏60克　六神曲（焦）60克　焦麦芽60克　焦槟榔120克　栀子90克　使君子仁120克　胡黄连60克　苦楝皮90克　知母120克　青蒿60克　酒黄芩120克　薄荷60克　钩藤90克　盐车前子120克

【用法】上制成丸剂。口服，一次1丸，一日3次，周岁以内小儿酌减。

【功用】健胃导滞，消积化虫。

【主治】食滞肠胃所致的疳症，症见不思饮食、消化不良、面黄肌瘦、烦躁口渴、胸膈满闷、积聚痞块，亦用于虫积腹痛。

04162　儿感退热宁口服液（《中国药典》2010版）

【组成】青蒿　板蓝根　菊花　苦杏仁　桔梗　连翘　薄荷　甘草

【用法】上制成口服液剂，每支装10毫升。口服。十岁以上儿童一次10～15毫升，五岁至十岁儿童一次6～10毫升，三岁至五岁儿童一次4～6毫升，一日三次，或遵医嘱。

【功用】解表清热，化痰止咳，解毒利咽。

【主治】小儿外感风热，内郁化火，发烧头痛，咳嗽，咽喉肿痛。

九

04163　九一丹（《金鉴》卷七十二）

【异名】清凉散（《外科传薪集》）、珠宝丹（《青囊秘传》)、九仙丹(《药奁启秘》)。

【组成】石膏(煅)九钱　黄灵药一钱

【用法】上为极细末。撒于患处。

【功用】清热、搜脓、生肌。

【主治】疔疮破溃。

04164 九一丹(《疡科遗编》卷下)

【组成】煨石膏四两　漂净冬丹五钱　上好黄升丹二钱

【用法】上为细末，和匀。掺患处。

【功用】生肌长肉。

【主治】一切痈疽并发背、烂脚、恶疮。

04165 九一丹(徐评《外科正宗》卷二)

【组成】生石膏九分　白降丹一分

【用法】上为极细末，用绵纸捻作药线，润以面糊，将丹拌上，插入脓管；或掺疮上，以膏贴之。

【功用】提脓拔毒，退管生肌。

04166 九一丹

《全国中药成药处方集》(上海方)。为《外科传薪集》"九转丹"之异名。见该条。

04167 九一散

《中国药典》一部。为《外科传薪集》"九转丹"之异名。见该条。

04168 九二丹(《青囊立效秘方》卷一)

【组成】熟石膏一两　净黄升二钱　水飞黄丹一钱

【用法】乳至无声。外散。

【功用】生肌长肉。

【主治】痈疽、疮疡，腐脱脓净者。

04169 九子丸(《圣济总录》卷一〇五)

【组成】蔓菁子　五味子　枸杞子　地肤子　青葙子　决明子(微炒)　楮实(麸炒黄)　茺蔚子　菟丝子(酒浸一宿，焙干，别捣为末)各一两

【用法】上为末，炼蜜为丸，如梧桐子大。每服二十丸，空心温酒下，夜食前再进一服。

【主治】久患风毒，眼赤，日夜昏暗。

04170 九子丸(《御药院方》卷六)

【组成】鹿茸一两(去毛，炙令黄色)　肉苁蓉四两(酒浸三宿，切，焙干)　远志一两(去心)　续断一两(捶碎，去筋丝，酒浸一宿)　蛇床子一两(微炒)　巴戟一两(去心)　茴香子一两(舶上者，微炒)　车前子一两

【用法】上为细末，用鹿角脊髓五条，去血脉筋膜，以无灰酒一升，煮熬成膏；更研烂，用炼蜜少许和丸，如梧桐子大。每服五十丸，空心温酒送下。

【功用】补阴血，补阳气，壮精神，倍气力，强阳补肾，益精气，壮筋骨。

【主治】男子腰肾虚冷，膝脚少力，夜多异梦，精道自出，阳事不兴；女子失血，绝阴不产；老人失溺。

04171 九子丸(《活人心统》卷下)

【组成】菟丝子(酒煮)　枸杞子　韭子(炒)　车前子　酸枣仁　覆盆子　益智子(去壳，盐炒)　鸡头子　柏子(去壳)各一两

【用法】上为末，炼蜜为丸，如梧桐子大。每服七十丸，莲子汤送下。

【功用】益阳补肾。

【主治】男子诸虚，心气不足，遗精梦泄。

04172 九气汤(《传信适用方》卷一)

【组成】香附子(炒，去毛)　甘草一两(炙)　姜黄一分　山药半两　木香半钱　蓬术一钱(炮)　缩砂仁半两　(一方加益智仁一分)

【用法】上为细末。每服二钱，入盐沸汤点服，不拘时候。

【功用】舒畅经络。

【主治】诸般气疾。

【备考】《普济方》引本方有甘松一分。

04173 九气汤

《得效》卷四。为《百一》卷四"不老汤"之异名。见该条。

04174 九气汤(《回春》卷五)

【组成】香附米　郁金　甘草

【用法】上锉。加生姜三片，水煎服。

【主治】膈气、风气、寒气、忧气、惊气、喜气、怒气、山岚瘴气、积聚痞气，心腹刺痛，不能饮食，时止时发，攻则欲死。

04175 九气汤(《松峰说疫》卷三)

【组成】香附　郁金　雄黄

【用法】上锉。

【主治】无故自缢，名扣颈瘟。

04176 九气饮(《医学集成》卷一)

【组成】熟地　干姜　附子　肉蔻　吴萸　补骨脂　荜茇　五味　炙草

【用法】水煎服。

【主治】寒在脾肾，冷泻冷痢，脉迟而细小者。

04177 九分散

《理瀹》。为《春脚集》卷四"神效九分散"之异名。见该条。

04178 九分散(《急救应验良方》善化堂本)

【组成】马钱子四两(去皮毛)　麻黄四两(去节)　乳香四两(去油)　没药四两(去油)

【用法】上各为细末，再合研极细，收瓷瓶内，勿令泄气，遇有受伤人，即与准九分服下，以无灰老酒调。药力甚大，服时万不可过九分。外伤处破者，干上；若未破，只见青肿，用烧酒调涂。服药后，如觉胸中发闷，周身发麻，此是药力行动，勿恐。若受伤甚重，服后不见动静，过一个半时辰，再用无灰老酒调服九分。如此敷服，无论何样重伤，皆能起死回生，真破伤第一方也。

【功用】《北京市中药成方选集》：活血止痛。

【主治】《北京市中药成方选集》：跌打损伤，坠车落马，伤筋动骨，青肿疼痛。

【宜忌】孕妇忌服。

【备考】本方方名，原书啸园本作"九厘散"，每服不过九厘。

04179 九分散(《青囊全集》卷上)

【组成】制马钱子三钱(去毛)　麻黄二钱(去节)　乳香五钱

【用法】上为末。童便下九分。

【主治】跌打损伤。

04180 九分散（《慈禧光绪医方选议》）

【组成】乳香　没药　马钱子　麻黄各四两　土鳖虫　自然铜各四钱

【用法】上为细末。每服九分。

【功用】化瘀止痛。

【主治】跌打损伤，伤筋动骨，红肿疼痛；或刑杖之伤。

【方论选录】本方系活血化瘀之方，药味少，药量大，力大功专，为伤科要药。因取九分重药装袋，每服一袋，故名"九分散"。

04181 九风汤（《普济方》卷一一五）

【组成】天台乌药　沉香（少许）　香附子　甘草　陈皮　青皮　木香　木通　槟榔　厚朴　桂皮　人参　藿香　白茯苓　半夏　菖蒲各等分

【用法】水一盏半，加生姜三片，大枣二个，煎八分，不拘时候，通口服。滓再煎服。

【主治】诸风疾。

04182 九龙丸（《袖珍》卷二引《圣惠》）

【异名】九仙丹（《简明医彀》卷五）。

【组成】川芎　石膏　白芷　川乌头　草乌头　半夏　南星各半两　细辛　全蝎各二钱半

【用法】上为末，韭汁为丸，如梧桐子大。每服五七丸，茶清送下。

【主治】男女八般头风，一切头痛。

04183 九龙丸

《医统》卷七十。即《医学正传》卷六引丹溪方"九龙丹"。见该条。

04184 九龙丸（《张氏医通》卷十四）

【组成】当归　苦参各二两　防风　荆芥　羌活各半两　蝉蜕　川芎各五钱　全蝎（滚水泡去咸）一钱　大风仁八两（一方无川芎，蝉蜕，有大麻仁二两，风藤一两）

【用法】上为细末，红米饭为丸，如梧桐子大。不得见火、日、阴干，布囊盛之。每服三钱，茶清送下，一日三次。病起一年者服一料，十年余者服十余料。

【主治】疠风焮肿痒痛。

【加减】如下体甚者，加牛膝二两，防己一两。

04185 九龙丸

《中药成方配本》。为《外科正宗》卷三"九龙丹"之异名。见该条。

04186 九龙丹（《医学正传》卷六引丹溪方）

【组成】枸杞子　金樱子　山果子（又名山楂）　莲肉　佛座须（莲花心也）　熟地黄　芡实　白茯苓　川归各等分

【用法】上为末，酒面糊为丸，如梧桐子大。每服五十丸，或酒或盐汤送下。如精滑便浊者，服二、三日，溺清如水，饮食倍常，行步轻健。妇人厌产者，二三服便住孕。如仍欲产，服通利之药。

【主治】肾水不足，精关不固，男子滑精，女子梦交。❶《医学正传》：精滑；❷《增补内经拾遗》：白淫。❸《张氏医通》：斫伤太过，败精失道，滑泄不禁。

【方论选录】《医方考》：精浊者，宜滋肾清心，健脾固脱。是方也，枸杞、熟地、当归，味厚者也，可以滋阴，滋阴则是以制阳光；金樱、莲须、芡实，味涩者也，可以固脱，固

脱则无遗失；石莲肉苦寒，可以清心，心清则淫火不炽；白茯苓甘平，可以益土，益土则制肾邪；而山楂肉者，又所以消阴分之障碍也。

【备考】本方方名，《医统》引作"九龙丸"。方中山果子，《医统》作"山茱萸肉"。

04187 九龙丹

《解围元薮》卷四。为原书同卷"夺命丹"之异名。见该条。

04188 九龙丹（《外科正宗》卷三）

【异名】九龙败毒丸（《经验奇方》卷上）、九龙丸（《中药成方配本》）、花柳九龙丹（《全国中药成药处方集》福州方）。

【组成】儿茶　血竭　乳香　没药　巴豆（不去油）　木香各等分

【用法】上为末，生蜜调成一块，瓷盒盛之。临时旋丸寒豆大，每服九丸，空心用热酒一杯送下。行四五次，方吃稀粥。肿甚者，间日再用一服，自消。

【功用】《北京市中药成方选集》：活血，消肿，败毒。

【主治】❶《外科正宗》：鱼口，便毒，骑马痈，横痃，初起未成脓者。❷《经验奇方》：梅毒初发，遍身见红点者。或阳物肿痛破烂者。

【宜忌】《北京市中药成方选集》：孕妇忌服。

【方论选录】《成方便读》：本方所治病证，皆湿热蕴结，挟痰与血，酿成大毒，有牢不可破之势。若以轻浅通套之药，祛其湿热，解其郁毒，杯水车薪，决难济事，即以大黄、芒消等寒药下之，亦如以水沃石，水去而石依然。故必以巴豆之大辛大热，无坚不破，无闭不开，腐化一切有形之物，由大便荡涤而下，方能剿寇擒巨，悉无遗类。至于血竭之行瘀，木香之理气，儿茶之化痰，乳香没药，芳香通络，定痛疏邪，皆为巴豆之辅佐，而各搜求其病本耳。

04189 九龙丹（《惠直堂方》卷二）

【组成】枳壳一两　红花　五灵脂各三钱　良姜　木香　巴豆　母丁香　胡椒　雄黄各五钱

【用法】上为细末，烧酒为丸，如芥子大。每服七厘，将药放在手心，舌舐咽下，空心服更妙。服药后不可即服茶汤。少刻其痛立止，如远年久病，三服永不再发。

【主治】九种心痛。

04190 九龙丹（《伤科汇纂》卷七）

【组成】粪池内陈年砖头

【用法】洗净火煅，醋淬九次，为细末。每服三钱。

【主治】跌打损打。

04191 九龙丹（《外科方外奇方》卷二）

【组成】斑蝥五分（去头足，糯米炒黄）　乳香　没药各三分（去油）　雄黄二分　血竭一分　麝香一分五厘　冰片七厘　元胡五厘　元参五厘

【用法】上为极细末。掺患处。

【功用】拔毒，生肌，化腐。

04192 九龙丹（《跌打损伤方》）

【组成】牛黄三分　冰片一钱五分　当门子一钱五分　月石一钱　朱砂（水飞）二钱　雄黄（水飞）二钱　火消一钱二分　荜茇四分　金页十张

【用法】预于三四日前为细末，至五月五日午时修合，

置瓷瓶内。用者取少许吹鼻、点眼角，男先左，女先右；甚者冷水冲服。

【主治】跌打损伤。

04193 九龙汤（《证治宝鉴》卷八）

【组成】荆芥 防风 升麻 白芷 葛根 苏叶 川芎 赤芍 苍术

【用法】加生姜、葱，水煎服。后服九味槐花散。

【主治】时行疫疠，痢疾，遍身发丹痒。

04194 九龙针（《良朋汇集》卷三）

【异名】观音针。

【组成】川乌尖 草乌尖 穿山甲各七厘 麝香一分 朱砂半分 蝎梢三个 蜈蚣一分 火消二分 硫黄一钱四分

【用法】上将硫黄、火消二味熔化，众药为末入内，成薄片令碎。遇不明大疮，不知阴阳疼痛，痰核，发背，恶毒，用药一片，认准病头，安顶上或痛处，用香火点着，二、三、五、七灸。

【主治】无名疮毒，痰核，发背。

04195 九龙针（《串雅补》卷四）

【组成】硫黄二两 雄黄一钱 肉桂三分 朱砂一钱 川乌三分 草乌三分 原麝三分 干蝎尾三分 蜈蚣箱三分

【用法】上为细末，放碗中微火熔，倾作片子。每用一米粒许，患上先用铜钱一枚，放药于中灼之；或用米饭三粒，捻作饼子，先贴患上，纳药于中灼之，其痛立止。

【主治】一切风痛痹湿，闪跌拳伤。

04196 九龙散（《普济方》卷七十八）

【组成】羌活（酒浸） 龙胆草 甘草 菊花 荆芥 苍术（米泔浸） 秦皮 海螵蛸 木贼（去节，童子小便浸一宿）各一两

【用法】上为末。每服二钱，米泔水调服；茶、酒亦可。

【主治】诸般障眼，翳膜攀睛。

04197 九龙膏（《卫生鸿宝》卷二）

【组成】儿茶 血竭 乳香 没药 青木香 山甲各等分

【用法】上为细末，用归尾三两，红花三两，酒煎膏为丸，如梧桐子大。每服二钱，空心热酒送下。

【主治】鱼口，便毒，悬痈，横痃，初起未成脓者。

04198 九仙丸（《圣济总录》卷一八五）

【组成】生地黄二十斤（捣取汁） 生牛膝十斤（捣取汁） 生姜三斤（取汁） 巨胜子（甑内炊熟，晒干，汤浸九遍，去皮，炒，研） 菟丝子（酒浸三日，水洗去浮者，焙，别取末） 杏仁（汤浸，去皮尖双仁，炒，细研） 桃仁（汤煮，去皮尖取仁，炒，细研） 蒺藜子（炒，去角，末）各一升 白蜜一斤

【用法】上九味，先将地黄汁量三升，入银石器中，浸到处刻记定；次入余地黄汁，慢火煎至刻处；次下牛膝汁，又煎至刻处；次下生姜汁，又煎至刻处，其火常令如鱼眼沸；次下杏仁，桃仁末，次下巨胜末，次下蒺藜末，次下菟丝子末，次下白蜜，搅匀住手；候可丸，即捣三千下，丸如梧桐子大。每服空心温酒送下三十丸，晚再服。加至四十丸。百日后白发变黄，二百日后从黄变黑。

【功用】补腰肾，填精髓，除风乌发，益气明目。

04199 九仙丸（《惠直堂方》卷一）

【组成】黑驴肾（并肾子、腰子，全切片，以伏龙肝为末，铺锅底，将前物铺上，再用伏龙肝末盖之，慢火焙干，去伏龙肝） 枸杞子二两 巴戟（去心） 核桃肉（去皮）各四两 莲蕊 白芍（酒洗） 当归（酒炒） 破故纸（炒） 茯苓 胡芦巴（酒炒） 芡实 肉苁蓉（酒洗） 牡蛎（煅） 牛膝（酒蒸） 龙骨（煅，童便淬） 杜仲（盐水炒） 沙苑蒺藜各二两（炒） 大茴一两

【用法】上为末，酒糊为丸。每服二钱，清晨开水送下。如欲种子，可日三服，先忌房事三七日效。此药须长服为妙。

【功用】益肾固精，壮阳种子。

04200 九仙丹（《魏氏家藏方》卷二）

【组成】菟丝子（水淘净，酒浸一宿，研烂成饼，焙，为末） 益智仁（炒，不去壳） 石莲子（去壳心） 北五味子（酒浸） 香附子（炒，去毛） 韭子（洗净，晒干，酒浸） 金铃子（酒浸，蒸，去皮核，炒赤） 车前子（水淘净，焙干） 覆盆子（洗净，酒浸，去蒂，炒）各等分

【用法】上为细末，酒糊为丸，如梧桐子大。每服百丸，空心、食前温酒送下。

【功用】安心志，固精气。

04201 九仙丹

《医方类聚》卷八十九引《王氏集验方》。为《普济方》卷二五六引《博济》"九仙山何处士黑神丸"之异名。见该条。

04202 九仙丹

《简明医彀》卷五。为《袖珍》卷二引《圣惠》"九龙丸"之异名。见该条。

04203 九仙丹

《眼科全书》卷六。为《银海精微》卷上"九仙散"之异名。见该条。

04204 九仙丹

《药奁启秘》。为《金鉴》卷七十二"九一丹"之异名。见该条。

04205 九仙丹（《经验奇效良方》）

【组成】旱三七 刘寄奴 骨碎补 白及 白蔹 乳香 没药 血竭 儿茶各五钱

【用法】上为细末。每服二钱，白水送下；或以酒调敷患处。

【主治】跌打损伤。

04206 九仙饮

《眼科全书》卷四。为《银海精微》卷上"九仙散"之异名。见该条。

04207 九仙顶（《串雅补》卷一）

【组成】川木鳖一斤（水浸一日，用陈酒四吊，煎百沸，脱去皮毛，用真麻油一斤，放入锅内，同煎至黄色，勿令焦枯，取起放瓦上，草灰拌干晒燥，为细末，分作九包，包好候用。九包药末，配上九包木鳖，将九味药各煎汁一钟，每一钟放末一包，须要浸一宿，晒干炒燥，再研细末用之） 花椒 石菖蒲 川乌 草乌 皂角 麻黄 生老姜 地葱 生甘草各二两

【用法】上九味，各煎汁九钟，浸药九包，各制燥为末，

300

(总300)

二画

九

和匀收藏，每服一、二、三分；小儿减半。感冒发热，姜汤送下；狂热不识人事，薄荷汤送下；呕吐，砂仁、煨姜汤送下；头痛，川芎、白芷、老姜、葱白汤送下；口渴，干葛、薄荷、老姜、乌梅汤送下；头晕、不省人事，半夏、陈皮汤送下；骨节风痛，防风、羌活、姜皮汤送下；火气暴升，黄柏汤和童便送下；哮喘痰火，陈皮汤送下；伤食，神曲、山楂汤送下；痰多气多，白芥子、半夏、南星泡汤和姜汁送下；小便闭涩，木通、灯心汤送下，不通，和淡竹叶汤送下；冷汗不止，炙黄耆汤送下；食隔，神曲、麦芽汤送下；四肢身背风痛，防风、薄荷、羌活、老姜汤送下；鼻塞，细辛辛夷汤送下；去邪退热，远志、朱砂、竹茹汤送下；恶寒，老姜汤送下；咳嗽，姜汤送下；霍乱吐泻，茴香汤送下；水泻，浓茶汁送下；大便闭涩，芝麻三钱研末，白汤送下；年久热痰，积滞腹痛，牙皂汤送下；酒醉呕吐，公英、枇杷叶、竹茹汤送下；耳聋眩晕，竹沥汤送下；痰多盗汗，黑豆汤送下；阴症热燥，荆芥、丹皮、竹茹、淡豉汤送下；头风痛甚，防风、蔓荆、寄生、川芎、白芷汤送下；遍身骨节疼痛，又兼畏寒怕热，老酒送下；风气疼痛，腰寒怕冷，烧酒送下；年久腹痛，山楂、乳香汤送下；年久风气疼，手足拘挛难伸，寄生、河车酒送下；手足痿弱难伸，牛膝汤送下；皮肤痒极，桑白皮汤送下；胁痛，木香、乳香汤送下；半身不遂，莫能起止，若冷痛，五加皮、地榆、制酒服半月愈，如热痛，菊花、豨莶浸酒送服，二十日愈；中风口哑，生黄耆汤送下，不语，薄荷汤送下；腰骨痛，羌活汤送下；阳症寒热不调，川芎汤送下；遍身风痛、怕热，菊花酒送下；心气走痛，川椒、乌梅汤送下；腰眼痛，乳香汤送下；阳症结胸，大黄汤送下；积痛走动者，莪术、老姜汤送下；腹痛难忍，姜皮汤调木香末下，又使君子、川楝子、木香、乳香汤送下；经年肚痛，诸医不效，黑栀、明矾汤送下；痰郁积滞年深，黑栀、明矾汤送下；伤寒阳症痰多者，萝卜子、半夏、老姜汤送下，又痰渴，硼砂汤送下；阳症热多，黄柏、黄芩汤送下或葱头汤送下；阳症狂热口渴，元明粉泡新汲水送下；阳症大便干涩闭结，麻仁研新汲水送下；阳症小便干涩不利，六一散一钱新汲水调下；阳症转作疟疾，取向东桃、柳枝各二寸，露水煎送下，如阴症变疟，半夏、陈皮、山楂、艾叶汤送下；阳症转痢，苦参、艾叶、木香汤下，如红，加银花，白，加生姜；阴症沉重昏睡者，参耆汤送下，若痰甚，姜汁、竹沥送下；阴症冷汗常流，参耆汤送下；（外用陈小麦煎汤洗澡）阴症痰盛者，南星、半夏、老姜汤送下，又陈皮半夏汤亦效；阴症转痢，苍术、半夏、陈皮、木香汤送下；伤暑口渴甚，呼水不止，六一散一钱新汲水送下；伤暑面红，眼昏气喘者，新汲水泡元明粉送下；伤暑劳力发痧，面嘴手足变色青黑，心窝尚暖者，用前末调赤泥水灌下，俄顷战汗如水即苏；中暑，地浆水送下（素中寒而中暑者蒜头捣烂，冷水调下）膈食翻胃，竹茹、枇杷叶、南枣汤送下；寒热疟症，逐日来者，陈皮、半夏汤送下；间日疟或二三日一发，厚朴、槟榔、山楂、半夏汤送下；山岚瘴气，槟榔汤送下；呕吐清水，乌梅、诃子汤送下；瘟疫时症，凉水送下；小肠疝气，小茴汤送下；呕血，白茅根斤许煎浓汤送下；吐血不止，京墨汁送下；劳伤虚损，咳痰带血丝者，知母、麦芽、童便送下；痰咳，柏叶、茅根汤送下；鼻血流不止，硼砂一钱为末，白汤送下；火眼痛，甘菊花汤送下；肠风下血，沥脓不止，生地、归尾汤送下；吐血发热，扁柏叶、茅根、藕节汤送下；粪后下血

不止，生地榆汤送下；大便下血，槐花、大蓟汤送下；患病日久，梦与鬼交，朱砂、茯神汤送下；精神不宁，朱砂汤送下；病后精神恍惚，梦与鬼交，安息香汤送下；梦泄遗精，莲须汤送下；寝卧乱言，桃柳枝汤送下；羞见三光，眼痛，白芍、甘菊花汤送下；痰迷心窍，琥珀汤送下；目病赤涩，甘菊、桑皮汤送下；眼患热通，水煎百沸泡置天井中露一宿，温热，调药末如浆，擦敷眼眶。治女科症引：月经凝滞不行，红花酒送下；血热未及信期而来，苏木汤送下；血虚过期不来，益母草汤送下；赤白带下，血淋不止，硫黄汤下，单白带，胡椒汤送下；苦热又吐血，乌梅、牡蛎、童便送下；热淋痛甚，车前、地肤子草捣汁，和陈酒下；血崩，侧柏叶、山茶花、归须汤送下；乳痈，鹿角屑焙干焦为末，调酒下；胎衣不下，石花水澄清送下；产后血痛，益母丸姜汁下；肚痛难忍，栀子汤送下；血毒，硫黄汤送下；妇人梦与鬼交，安息香汤下。小儿科汤引：啼哭无常，雄黄汤送下；惊风发热，薄荷灯心汤送下；（或加姜汁一匙）惊风危甚，抱龙丸、淡姜汤送下；慢脾风泄泻，莲子、薄荷、老姜汤送下；发热惊叫，银花、朱砂汤送下；大头瘟，瓮菜（即大头菜）汤送下，仍研末醋调敷肿处；咳嗽痰升喘急，贝母、知母汤送下；痰迷心窍，四肢冷逆，灯心、姜皮泡麝香半厘下；吐乳夜啼，薄荷、砂仁、姜皮、半夏、蝉蜕汤送下；疳积，潮热时剧，麦冬、黄连汤送下；肚腹虚胀，茯苓汤送下；疳病腹痛，史君子汤送下；伤风恐怖惊惶，茯神、琥珀汤送下；食积肚痛，五灵脂汤送下；水泻不止，白术汤送下；冷泻如水直出，参术汤送下；小儿耳内流脓臭，用药末和麝香少许吹入耳内；急惊风，朱砂、金箔汤下，再用末吹鼻。外科汤引：无名肿毒，银花汤送下；结核走鼠，防风汤送下；跌扑头面身黑肿痛，用烧酒调敷，仍用酒送服；肿毒、背肿毒，皂角汤送下；痈疽势危，角刺汤送下；背疽、疔毒、流注，山茶花、银花汤送下；杨梅、天泡等疮，银花汤送下；痰注、病串、结核，弥勒草浸酒送下；病疮结核，并秽烂不堪，土茯苓汤送下；病疽臭烂，不生肌肉，土茯苓汤送下；喉癣等疮，银花汤送下，再用末吹喉；双单喉蛾，明矾汤送下，喉黄，生草汤送下；五蛊胀满，不论久近，五加皮汤送下；五淋痛甚，生车前草捣汁送下；通肠痔漏，脓血淋漓，秽疼难忍，土茯苓汤送下；四肢浮肿，木瓜汤送下；食蛊，石燕汤下。

【主治】感冒发热，咳嗽哮喘，头风头痛，伤食积滞，历节痛风，手足痿弱；妇人月经凝滞不行，产后血痛；小儿慢脾风，疳积腹痛，或虚胀冷泻；外科瘰疬结核，跌扑损伤等病证。

04208 九仙饼（《医方类聚》卷一〇四引《急救仙方》）

【异名】九仙夺命丹（《瞿仙活人方》）。

【组成】人参 南木香（不见火） 南星（姜汁洗七次）各二钱 甘草一钱 半夏（姜洗十次）五钱 枳壳（去瓤，面炒） 白矾（明净者，火枯） 豆豉（煅过）各十钱 厚朴（姜汁浸，炒）十五钱

【用法】上为细末，候夜间晴时露过，以人参、厚朴煎汤，糊作饼子，小平钱大，慢火焙干。每服一饼，用姜一大块，切作两片，夹饼子药，用纸裹浸湿，慢火熟煨，连姜及饼子嚼碎，以真料平胃散调汤吞下。

【主治】反胃噎食。

【宜忌】令病者宽心开怀，服药调理。切忌诸般生冷。

04209 九仙酒（《古今医鉴》卷七）

【组成】八物汤四两,加甘州枸杞子八两。

【用法】用生姜二两,大枣十个,煮好酒一坛。不拘时候,随量饮。

【主治】诸虚百损。

04210 九仙散（《儒门事亲》卷十五）

【组成】九尖蓖麻子叶三钱　白矾(飞过)二钱

【用法】上用猪肉四两,薄批,棋盘摊开,掺药二味,荷叶裹,文武火煨熟。细嚼,白汤送下,后用干食压之。

【主治】咳嗽痰涎。

04211 九仙散（《卫生宝鉴》卷十二引太医王子昭方）

【组成】人参　款冬花　桑白皮　桔梗　五味子　阿胶　乌梅各一两　贝母半两　御米壳八两(去顶,蜜炒黄)

【用法】上为细末。每服三钱,白汤点服。嗽住止后服。

【主治】一切咳嗽。

【方论选录】《中医方剂学》:本方主治久咳不愈,以致肺气耗散,肺阴亏损之证。久咳不已,伤肺伤气,用人参以补气,阿胶以补肺;喘则气耗,用五味子之酸收,以敛耗散之肺气;益以乌梅、罂粟壳敛肺止咳;复用款冬、桑皮、贝母止咳平喘,兼以化痰;桔梗载药上行。合用具有益气、敛肺、止咳之效。凡咳嗽经久不愈,气耗阴亏,咳喘自汗者,本方较为合适。若痰涎壅盛,或外有表邪者,切勿误用,以免留邪之患。

04212 九仙散（《活幼心书》卷下）

【组成】柴胡(去芦)　苍术(米泔水浸一宿,去粗皮,滤干锉片,用火炒至微黄色)各二两　赤芍药　荆芥　甘草各六钱半　麻黄(不去根节)　川芎　薄荷(和梗)各半两　旋覆花(去老梗)三钱

【用法】上咬咀。每服二钱,水一盏,加生姜二片,葱一根,煎七分,不拘时温服。

【主治】诸目疾,不拘岁月远近。

04213 九仙散（《银海精微》卷上）

【异名】九仙饮(《眼科全书》卷四)、九仙丹(《眼科全书》卷六)。

【组成】黄芩　荆芥　甘草　赤芍药　菊花　川芎　当归　木通　白芷各等分

【用法】上为末。每服三钱,用水煎,食后服。

【主治】❶《银海精微》:心经虚热,小眦赤脉传睛。❷《眼科全书》:眼通红,久不退。

04214 九仙膏

《圣济总录》卷一七二。为原书同卷"麝香膏"之异名。见该条。

04215 九仙膏

《普济方》卷三八一。为《医方类聚》卷二五五引《经验良方》"麝香散"之异名。见该条。

04216 九生丸（《普济方》卷四十六）

【组成】半夏　南星　大草乌　川芎　白芷　硬石膏　细辛各等分

【用法】上为末,生韭汁、飞罗面为丸。每服十丸,生姜汤送下。

【主治】头风。

04217 九鸟散（《中国接骨图说》）

【组成】蔓陀罗花一钱　露蜂房三分五厘　鸠粪三分五厘　反鼻一钱　(一方无反鼻)

【用法】上为细末,以麻酒饮服。实人九分,虚人八分。昏沉不醒者,与浓煎茗一碗为妙。

【功用】麻醉整骨。

04218 九汁膏

《种福堂方》卷二。为原书同卷"九制松香膏"之异名。见该条。

04219 九圣丸（《得效》卷六）

【异名】紧皮丸。

【组成】罂粟壳(去蒂膜,米醋炒)一两　川乌(炮,去皮脐)　黄连(去须)　南木香　北赤石脂　枯矾　肉豆蔻(火煨)　干姜　白茯苓(去皮)各五钱

【用法】上为末,醋煮陈米粉糊为丸,如梧桐子大。每服五十丸,空心米饮送下,腹痛不止,当归、乳香汤送下。

【主治】下痢赤白,日夜无度,里急后重紧痛。

04220 九圣散（《北京市中药成方选集》）

【异名】异功散。

【组成】薄荷十六两　苏叶八两　黄柏十二两　苍术十六两　防风十六两　杏仁炭八两　甘草八两　青黛四两二钱

【用法】上为细末,过罗,兑红粉五两,轻粉二两五钱研细,混合均匀。用花椒油调敷患处。

【功用】消肿祛湿,解毒止痛。

【主治】各种湿疮,黄水疮,溃烂流脓流水,疼痒不止。

04221 九圣散（《全国中药成药处方集》天津方）

【组成】苍术一两五钱　黄柏　苏叶各二两　杏仁(去皮)四两　生乳香　生没药各一两二钱　薄荷二两(共为细粉)　轻粉　红粉各五钱

【用法】上为细末,和匀,二钱重装袋,用花椒油调均,敷患处。

【功用】消肿渗湿,解毒止痛。

【主治】各种湿疮,臁疮、脚气、黄水疮,红肿溃烂,流脓流水,疼痒不止。

04222 九虫丸（《医心方》卷七引承祖方）

【组成】牙子　贯众　蜀漆　芜荑　雷丸　橘皮各等分

【用法】上药治下筛,炼蜜为丸,如大豆大。每服三十丸,浆送下,一日二次。令虫下。

【主治】百虫。

04223 九虫散（《医心方》卷七引承祖方）

【组成】藿芦二两(炙)　贯众一两　干漆二两(炙)　狼牙一两

【用法】上药治下筛。以羊肉羹汁服一合,一日三次。

【主治】诸虫。

04224 九似丸（《鸡峰》卷五）

【组成】舶上硫黄　玄精石　滑石　寒水石(煅过,江水浸一宿)　甘草　白矾　盆消各半两　寒食面一两

【用法】上为末,滴水为丸,如弹子大。每服一丸,同芝麻、生姜各少许,细嚼,唾津咽下,食后、临卧;非时服亦可。

【主治】中暑伏渴，变生诸疾，时发寒热似疟疾，头痛壮热似伤寒，翻胃吐食似膈气，饮水不止似消渴，小便不利似淋沥，大便有血似脏毒，困倦无力似虚劳，通身黄肿似食黄，眼睛黄赤似酒疸。

04225 九华膏（《中医外科学》）

【组成】滑石600克　月石90克　龙骨120克　川贝18克　冰片18克　朱砂18克

【用法】上为细末，放凡士林油中调成20%的软膏，冬季可适当放入香油。外用。

【功用】消肿止痛，生肌润肤。

【主治】内外痔发炎。

04226 九江散（《千金》卷二十三）

【组成】当归七分　石南六分　踯躅　秦艽　菊花　干姜　防风　雄黄　麝香　丹砂　斑蝥各四两　蜀椒　鬼箭羽　连翘　石长生　知母各八分　蜈蚣三枚　虻虫　地胆各十枚　附子四两　鬼臼十一分　人参　石斛　天雄　王不留行　乌头　独活　防己　莽草各十二分　水蛭百枚

【用法】上三十味，诸虫皆去足翅，熬炙令熟，为散。每服方寸匕，酒送下，一日二次。

【主治】白癜风，及二百六十种大风。

04227 九阳丹（《鸡峰》卷二十九）

【组成】辰砂　雄黄　雌黄　阳起石　硫黄　石燕子　禹余粮　牡蛎　紫石英（并研）　钟乳粉　鹿茸各一两　天雄　木香　舶上茴香各半两　蛤蚧一对　桑螵蛸半两　麝香一分

【用法】上将禹余粮末一半铺盒子底，次用辰砂，次用雄黄，次用硫黄，次用雌黄，又将禹余粮末一半在上；次用阳起石，上铺纸一张，用櫲药：槐花、黄芩、马鞭草、草决明为末；次用赤石脂末固缝；又用纸、盐和泥固济，窨干，醋拌灰塚盒子，用纸火一斤烧，欲耗，再添熟炭火一斤，欲耗，再添炭火三斤，烧煅候冷，闻鸡子香取出，去火毒一宿，开，收药研一日，以细为妙；除前六味烧煅外，石燕子、紫石英、牡蛎研为细末，并钟乳粉共四味，与鹿茸等药不入火，后与烧煅药同研匀，用醋煮半夏曲糊为丸，如皂角子大，朱砂为衣。每服一丸，空心温酒送下，盐汤亦得；虚急者每服三丸，空心温酒或盐汤送下；气壮人用冷水送下。后以软羊肉压之，又吃酒亦佳。

【功用】补益。

【主治】虚冷。

04228 九灵汤（《洞天奥旨》卷六）

【组成】熟地二两　山茱萸一两　白术二两　防己一钱　紫花地丁一两　荆芥（炒黑）三钱　生地五钱　丹皮五钱　生甘草三钱

【用法】水数碗，煎一碗服。

【主治】腰眼生疽疼痛。

04229 九转丹（《外科传薪集》）

【异名】九一丹（《全国中药成药处方集》上海方）、九一散（《中国药典》一部）。

【组成】红升一两　熟石膏四两

【用法】上为细末。出脓后用。

【主治】痈疡。

04230 九转丹（《内外验方秘传》）

【组成】净红升二两　煅石膏四两　雄黄二钱（水飞）　桃丹二钱

【用法】上为细末，研至无声。放膏药上贴之。

【功用】提毒祛脓脱腐。

04231 九炁丹（《景岳全书》卷五十一）

【组成】熟地八面　制附子四两　肉豆蔻（面炒）二两　焦姜　吴茱萸　补骨脂（酒炒）　荜茇（炒）　五味子（炒）各二两　粉甘草（炒）一两

【用法】炼白蜜为丸，或山药糊为丸，如梧桐子大。每服六七十丸或百丸，滚白汤送下。

【主治】脾肾虚寒，如五德丸证之甚者。

【加减】如气虚者，加人参二两或四两，尤妙甚。

04232 九味丸（《种痘新书》卷三）

【组成】白术一两　茯苓八钱　豆蔻（去净油）一两　诃子（煨，去肉）一两　砂仁八分　木香四钱　龙骨六钱（煅用）　赤石脂（煅）　枯白矾（煅）各三钱

【用法】上为末，米糊为丸服。

【主治】痘疮虚泄。

04233 九味汤（方出《千金》卷五，名见《幼幼新书》卷十六引《婴孺方》）

【组成】半夏四两　紫菀二两　款冬花二合　蜜一合　桂心　生姜　细辛　阿胶　甘草各二两

【用法】上㕮咀。以水一斗，煮半夏，取六升，去滓；纳诸药，煮取二升五合，五岁儿服一升，二岁服六合。

【主治】小儿咳逆喘息如水鸡声。

【备考】本方用法中"以水一斗"，原书作"以水一升"，据《幼幼新书》改。

04234 九味汤（《普济方》卷二十六引《护命》）

【组成】黄耆（锉）一分　厚朴（去粗皮，生姜汁炙）一分　陈皮（汤浸，去白，焙）　白术　诃黎勒皮　防风（去叉）　甘草（炙，锉）　桂（去粗皮）　细辛（去苗叶）各一分

【用法】上每服三钱，水一盏，加生姜三片，煎至九分，去滓，空心温服。

【主治】肺气虚冷，胸中气微，不能太息，形体怯寒，鼻多清涕。

04235 九物饮（《产科发蒙》卷二）

【组成】神曲（炒）　麦芽　山楂　香附　青皮　干姜（炮）　木香　厚朴　槟榔各等分

【用法】加生姜，水煎服。

【主治】诸饮食伤。

04236 九宝丸（《圣济总录》卷六十四）

【组成】木香　肉豆蔻（去壳）　厚朴（去粗皮，姜汁炙）　麝香（研）　丹砂（研）各半两　槟榔（锉）二两　桂（去粗皮）三分　半夏一两半（为末，生姜汁和作饼，晒干）　乳香（研）一两

【用法】上为末，加生姜汁为丸，如豌豆大。每服七丸，橘皮汤送下。

【主治】留饮宿食，腹胁胀满，吞酸呕逆。

04237 九宝丸（《成方制剂》3册）

【组成】陈皮　法半夏　甘草　葛根　桔梗　六神曲　麻黄　麦芽　木香　前胡　枳壳　枳实　紫苏叶

【用法】上制成丸剂。口服，一次1丸，一日2次，周岁以内小儿酌减。

【功用】解表止嗽，消食豁痰。

【主治】小儿肺热宿滞，外感风寒引起头痛身烧，鼻流清涕，咳嗽痰盛，胸膈不利，呕吐食水，夜卧不安。

04238 九宝丹

《景岳全书》卷五十八。即《医统》卷三十五引《良方》"九宝饮"。见该条。

04239 九宝丹（《青囊秘传》）

【组成】带子蜂房（煅，研为末） 大黄各三钱 冰片三分 白螺蛳壳（煅，研） 朱砂各二钱 血竭一钱 麝香三分 炙没药二钱

【用法】上为极细末，和匀，瓶贮。外用掺疮口，上盖薄贴。

【功用】呼脓定痛，收口生肌。

04240 九宝丹（《北京市中药成方选集》）

【组成】苏叶四两 薄荷四两 桑皮四两 橘皮四两 麻黄一两 桂枝尖一两 杏仁（去皮，炒）四两 甘草二两 茯苓六两

【用法】上为细末，过罗，炼蜜为丸，重一钱。三岁以上，每服一丸，温开水送下；三岁以下小儿酌减。

【功用】清热解表，止嗽化痰。

【主治】小儿感冒风寒，头痛身热，肺热不清，咳嗽痰盛。

04241 九宝汤（《普济方》卷二十二引《卫生家宝》）

【组成】真厚朴（去粗皮）三两 半夏三两（沸汤泡九次，切片焙干，作粗末）二味和作一处，用生姜十二两，净洗，和粗皮捣令细，同厚朴、半夏罨一宿，晒干，却入下药：甘草（炙） 桔梗一两（去芦头，切碎，酒炒金黄色） 藿香三两 陈皮三两 人参一两 紫苏叶三两

【用法】上为粗末。每服三大钱，水一盏，加紫苏十叶，煎至六分，去滓，不拘时服。

【功用】和中化痰，快脾胃。

04242 九宝汤

《易简方》。为《苏沈良方》卷五"九宝散"之异名。见该条。

04243 九宝汤（《女科万金方》）

【组成】桑皮 陈皮 官桂 杏仁 乌梅 薄荷 甘草 紫苏 茅根 大腹皮

【用法】加生姜三片，水二钟煎，食远服。

【主治】男妇咳嗽，睡卧不得，有血。

04244 九宝汤（《普济方》卷一五八）

【组成】薄荷 贝母 橘红 甘草 紫苏 杏仁 槟榔 麻黄 半夏 桑叶 乌梅 官桂各等分

【用法】加生姜五片，用水二盏，煎至一盏，食后服。

【主治】痰嗽。

04245 九宝饮

《洪氏集验方》卷五。为《苏沈良方》卷五"九宝散"之异名。见该条。

04246 九宝饮（《丹溪心法附余》卷十六）

【组成】当归 白芷 甘草 瓜蒌 黄芩 生地黄 赤芍药 熟地黄 川芎各等分

【用法】每服五钱，水、酒共一钟半煎，分病上下，食前食后服。

【主治】痈疽，脏腑闭涩者。

04247 九宝饮（《医统》卷三十五引《良方》）

【异名】九味理中汤（《准绳·幼科》卷五）。

【组成】人参 白术 干姜（炮） 诃子（去核） 茯苓 木香 藿香（去土） 炙甘草 肉豆蔻（面煨）各一钱

【用法】水盏半，加生姜、大枣，水煎，食前服。

【功用】调理脾胃，止泄泻。

【主治】《准绳·幼科》痘疮已出而利者。

【备考】本方方名，《景岳全书》引作"九宝丹"。

04248 九宝饮

《诚书》卷十二。为《准绳·幼科》卷九"九宝散"之异名。见该条。

04249 九宝散（《苏沈良方》卷五）

【异名】九宝汤（《易简方》）、九宝饮（《洪氏集验方》卷五）、苏沈九宝汤（《证治要诀类方》卷一）、苏陈九宝汤（《医统》卷四十四）。

【组成】大腹并皮 肉桂 甘草（炙） 干紫苏 杏仁（去皮尖） 桑根白皮各一两 麻黄（去根） 陈皮（炒） 干薄荷各三两

【用法】上为粗末。每服十钱匕，用水一大盏，童便半盏，加乌梅二个，生姜五片，同煎至一中盏，滤去滓，食后、临卧服。

【主治】感风伏热，肺气壅滞，咳嗽喘急，积年累发；或时下感冒，鼻塞流涕。

❶《苏沈良方》：积年肺气。❷《妇人良方》：感风伏热，一切咳嗽喘急。❸《易简方》：时下感冒，头重鼻塞，或流清涕，或作咳嗽。❹《洪氏集验方》：小儿因伤寒邪，不曾解利，致成连年嗽。

【临床报道】喘证：两浙张大夫，病喘二十年，每至秋冬辄剧，不可坐卧，百方不愈，后得临平僧法本方服之遂愈。法本凡病喘三十年，服此药半年，乃绝根本，永不复发。凡服此药须久乃效。

【宜忌】《易简方》：虚劳自汗不可服。

04250 九宝散（《杨氏家藏方》卷十一）

【组成】青盐 细辛（去叶土） 延胡索 高良姜 荜茇 胡椒 麝香（别研） 乳香（别研） 雄黄（别研）各等分

【用法】上为细末，次入别研药令匀。每用少许，微微擦痛处。

【主治】牙痛。

04251 九宝散（《奇效良方》卷六十二）

【组成】胆矾 细辛各一钱半 青盐 荜茇（如有虫用，无虫不用） 川芎 砂仁 滑石 五倍子各一钱 麝香少许

【用法】上为细末，与好茶对半研匀。早、晚擦牙。

【主治】牙疼。

04252 九宝散（《准绳·幼科》卷九）

【异名】九宝饮（《诚书》卷十二）。

【组成】麻黄（去节） 薄荷 大腹皮 紫苏各半两 陈皮 杏仁（去皮尖） 桑白皮（炙） 肉桂 枳壳各二钱半 甘草一钱

【用法】上锉散。每服二钱，加生姜、乌梅，水煎服。

【主治】小儿咳嗽，肺脏感寒。

【加减】冷症，去薄荷；热症，去陈皮、肉桂。

04253 九房散（《千金》卷二十一）

【异名】久房散（《千金翼》卷十九）。

【组成】菟丝子 黄连 蒲黄各三两 消石一两 肉苁蓉二两

【用法】上药治下筛，并鸡肶胵中黄皮三两，同为散。饮服方寸匕，一日三次。如人行十里，更服之。

【主治】小便多或不禁。

【方论选录】《千金方衍义》：方中菟丝续绝伤，补精气；蒲黄消瘀血，止茎痛；黄连泻心火，除积热；苁蓉助少火，滋阴精；消石通固结，解石毒；鸡肶胵消积气，安肠胃，能使便溺有常，妙用全在乎此。

【备考】《千金翼》久房散用法下注"一方有五味子三两"。

04254 九珍散（《杨氏家藏方》卷八）

【组成】细辛（去叶土） 射干 半夏（汤洗七次） 麻黄（去根节） 黄芩 白芍药 五味子 款冬花 甘草（炙）各等分

【用法】上咬咀。每服三钱、水一盏半加生姜七片，煎至八分，去滓，食后、临卧热服。

【主治】肺脏乘寒，咳嗽喘急，喉中有声。

04255 九珍散（《医方大成》卷九引《简易方》）

【组成】赤芍 白芷 当归 川芎 大黄 甘草 生地 瓜蒌 黄芩各等分

【用法】上咬咀。每服四钱，水二盏，酒一盏，煎至二盏，去滓热服。

【主治】一切痈疽、疮疖、肿毒，因气壅血热而生者；兼治妇人乳痈。

04256 九厘散

《急救应验良方》（啸园本）。即原书（善化堂本）"九分散"。见该条。

04257 九香膏（《饲鹤亭集方》）

【组成】麝香五分 冰片一钱 白及 白芷 乳香（去油） 没药（去油）各一两 丁香五钱 辰砂三钱

【用法】上为极细末，用清凉膏一斤四两，滚化和匀。用时摊贴。

【功用】疏气和血，通腠开窍。

【主治】痈疽发背，乳中结核；一切无名肿毒，贴之未成易消，已成易溃，已溃易敛。

【备考】用法中清凉膏，即原书"太乙清凉膏"。

04258 九宫汤（《辨证录》卷七）

【组成】人参一两 巴戟天 葳蕤各五钱 半夏 乌药 秦艽各一钱 陈皮 附子 天麻各五分

【用法】水煎服。

【主治】痉病，手足牵掣，口眼歪斜。

04259 九盏汤（《证类本草》卷七引胡洽方）

【组成】黄连（长三寸）三十枚（秤重二两半） 龙骨（如棋子） 四枚（重四分） 附子（大者）一枚 干姜一两半 胶一两半

【用法】上切。先以水五合，着铜器中，去火三寸，煎沸便下，着生土上，沸止，又上水五合；如此九上九下，纳诸

药，着火止，沸辄下，着土上，沸止又复，九上九下，度可得一升，顿服即止。

【主治】下痢。无问冷热、赤白、谷滞、休息、久下者。

04260 九黄丹（《药奁启秘》）

【组成】没药 乳香各二钱 川贝 雄黄各二钱 升丹三钱 辰砂一钱 月石二钱 梅片三分 石膏（煅）六钱

【用法】上为极细末。掺疮口，上盖薄贴。

【功用】❶《药奁启秘》：提毒拔脓，去瘀化腐。❷《外伤科学》：止痛平胬。

【主治】❶《外伤科学》：痈疽已溃，脓流不畅，肿胀疼痛。❷《中医皮肤病学简编》：淋巴腺结核；疖、疔、痈、疽、溃疡。

04261 九痛丸（《金匮》卷上）

【异名】附子丸（《外台》卷七引《经心录》）。

【组成】附子三两（炮） 生狼牙一两（炙香） 巴豆一两（去皮心，熬，研如脂） 人参 干姜 吴茱萸各一两

【用法】上为末，炼蜜为丸，如梧桐子大。强人初服三丸，一日三次，酒送下，弱者二丸。

【主治】九种心痛，兼治卒中恶，腹胀痛，口不能言；又治连年积冷，流注心胸痛，并冷冲上气，落马坠车血疾等。

【宜忌】《外台》引《必效方》：忌猪肉、芦笋。

【方论选录】❶《法律》：仲景于胸痹证后，附九痛丸，治九种心痛，以其久著之邪，不同暴病，故药则加峻，而汤改为丸，取缓攻不取急荡也。九种心痛，乃久客之剧证，即肾水乘心，脚气攻心之别名也。痛久血瘀，阴邪团结，温散药中，加生狼牙、巴豆、吴茱萸驱之，使从阴窍而出。以其邪据胸中，结成坚垒，非捣其巢，邪终不去耳。❷《金匮要略直解》：心痛虽分九种，不外积聚、痰饮、结血、虫注、寒冷而成。附子、巴豆，散寒冷而破坚积；狼牙、茱萸，杀虫注而除痰饮；干姜、人参，理中气而和胃脘，相将治九种之心痛。巴豆除邪杀鬼，故治中恶腹胀痛，口不能言，连年积冷，流注心胸痛，冷气上冲，皆宜于辛热，辛热能行血破血，落马坠车，血凝血积者，故并宜之。

【备考】《外台》引《必效方》：疗九种心痛。一，虫心痛；二，注心痛；三，气心痛；四，悸心痛；五，食心痛；六，饮心痛；七，冷心痛；八，热心痛；九，去来心痛。方中生狼牙，《千金》作"生狼毒"。

04262 九痛丸（《疡科纲要》卷下）

【组成】白川椒 公丁香 高良姜 广木香 明腰黄 江子仁（即巴豆，拣取白仁，压净油质）各一两 五灵脂八钱 西藏红花六钱

【用法】上药各为极细末，用汾酒为丸，如绿豆大。每服七厘，温汾酒一杯吞服，泄一二次，饮冷粥汤一二口即止。不蜜丸。定痛极验，重者不过三服，有年久恙，可铲根株。

【主治】宿年九种胃痛，如刀如锥。

04263 九熏丹（《种福堂方》卷四）

【组成】上好铜青二三两（研细）

【用法】上药以好烧酒拌之，须不干不湿，涂于粗工碗底内，翻转合地上，以砖垫，露一线，下以薪艾熏之，候干再拌再熏，如此九次，少亦要七次，约以青色带黑为度，然后再研细，将烧酒拌做成锭子。用时以醋磨搽，每日三五次。

三五日后，若觉干裂，以菜油少许润之，七日可愈矣。

【主治】癣，疥。

04264 九精丸

《圣济总录》卷一〇〇。为《千金》卷十四"九物牛黄丸"之异名。见该条。

04265 九蜜煎(《景岳全书》卷五十一)

【组成】当归 熟地各三钱 芍药(酒炒焦) 茯苓各钱半 炙甘草 干姜(炒) 肉桂 北细辛各一钱 吴茱萸(制)五分

【用法】水二钟，煎服。

【主治】产后阳气虚寒，或阴邪入脏，心腹疼痛，呕吐不食，四肢厥冷。

04266 九霄丸(《普济方》卷三三三)

【组成】茯苓(去粗皮) 甘遂(炒) 葶苈(炒) 白芍药 防风 芫花(醋煮干)

【用法】上为细末，炼蜜为丸，如梧桐子大。每服三十丸，空心嚼，当归酒送下。

【主治】月经不通，遍身肿满。

04267 九霄丸(《竹林女科证治》卷一)

【组成】蕲艾(酒浸一宿，煮干) 牡蛎粉 龙骨(煅) 当归(酒炒)各一两 干姜(炮)二两 吴茱萸(滚汤泡，炒) 白芍(酒炒)各七钱 山药(姜汁炒)一两半 白石脂(醋煅，淬七次，研)一两

【用法】上为末，酒为丸。每服三十丸，白汤送下。

【主治】白带日久不止，脐腹冷痛。

04268 九霄丸(《女科秘要》卷八)

【组成】艾叶(酒浸一宿，煮干为度) 牡蛎(盐泥包煨) 龙骨(煅)各一两 赤石脂(醋煅七次) 一两五钱 吴茱萸(炮) 当归(酒蒸)各七钱

【用法】上为末，酒为丸。每服三四十丸，酒送下；或淡盐汤亦可。

【主治】妇人月经不断，崩漏带下。

04269 九子油膏(《解围元薮》卷四)

【组成】蛇床子 瓜蒌子 牛蒡子 棉花子 木鳖子 蓖麻子 胡麻子 大枫子 苍耳子各等分

【用法】上捣和，入瓶内，倒转，炭火煏油，加雄黄、麝香、樟脑末涂。

【主治】癣疮。

04270 九君子汤

《医学入门》卷七。为《济生》卷三"麦门冬汤"之异名。见该条。

04271 九转仙丹

《集验良方》卷二。为原书同卷"紫霞丹"之异名。见该条。

04272 九转灵丹(《灵药秘方》卷下)

【组成】灵砂 石菖蒲(一寸九节者佳)各一两 生矾九钱 制辰砂 制雄黄各五钱

【用法】上为细末，枣肉杵烂为丸，如粟米大，金箔为衣，阴干收固。每服二十丸，枣汤送下。

【功用】固精添髓，壮颜补虚。

【主治】四时伤寒，五劳七伤，中风痰喘，膈食，疟痢，痰嗽，男子遗精、白浊、劳瘵、盗汗，妇人崩漏、赤白带下。

04273 九转灵丹(《医学集成》卷三)

【组成】黑丑 白丑 槟榔各五两 大黄二两 芜荑 雷丸各一两

【用法】上为末。每服三四钱，木香汤送下。晚食米粥，次服双和饮。

【主治】诸肿。

【宜忌】忌生冷、油荤。

04274 九转神丹(《洞天奥旨》卷六)

【组成】白矾二钱 茯苓一两 车前子五钱 黄柏三钱 紫花地丁五钱 连翘三钱 牛蒡子三钱 穿山甲一片 萆薢五钱

【用法】水煎服。四剂骨消，再用加味四君子汤调理。

【主治】多。

04275 九宝饮子(《永类钤方》卷十三引《简易方》)

【组成】罂粟壳(蜜炙) 青皮 陈皮 木通各一两二钱 赤茯苓 车前子(略炒) 黄耆(微炒) 制厚朴 粉甘草各二钱半

【用法】上㕮咀。每服三钱，水一盏煎，温服。

【功用】分利水谷，止泄泻。

04276 九子地黄丸(《蒲辅周医疗经验》)

【组成】熟地黄二两 山萸肉 山药 茯苓 泽泻 丹皮 五味子 枸杞子 沙苑子 决明子 青葙子 茺蔚子 菟丝子 覆盆子 车前子各五钱

【用法】上为细末；醋制龟版一两，另研细；灵磁石一两，火煅醋淬三次，另研细；沉香粉一钱，不见火，诸药和匀，炼蜜为丸。早、晚各服三钱，淡盐汤送下。

【功用】滋补肝肾，明目除痰。

【主治】内眼病及。

【宜忌】忌辛辣、酒、大蒜；不过用目力。

04277 九子还阳丹(《北京市中药成方选集》)

【组成】熟地十六两 白芍六两 黄连四两 甘草八两 泽泻六两 杜仲炭八两 川贝四两 苁蓉(炙)六两 牡蛎(煅)八两 玉竹六两 砂仁四两 五味子(炙)四两 山萸肉(炙)八两 茯苓六两 黄耆(炙)六两 菟丝子六两 知母六两 檀香八两 远志(炙)六两 当归(酒炙)八两 人参(去芦)四两 枣仁(炒)六两 牛膝六两 丹皮六两 龙骨(煅)六两 丹参六两 芡实(炒)六两 枸杞子四两 乳香(炙)八两 山药八两 麦冬四两 木香一两 鳖甲(炙)六两 续断六两 肉桂(去粗皮)四两

【用法】上为细末，过罗，炼蜜为丸，重二钱二分，朱砂为衣。每服二丸，日服二次，温开水送下。

【功用】补肾固精，散寒止痛。

【主治】身体衰弱，梦遗滑精，偏坠，腰酸腿软。

04278 九气拈痛丸(《慈禧光绪医方选议》)

【组成】当归四两 良姜四两 五灵脂四两 莪术四两 槟榔四两 青皮四两 元胡二两 郁金二两 木香二两 陈皮二两 姜黄二两 香附五两 甘草一两五钱

【用法】上为末，醋为丸。每服三钱，白开水送下。

【功用】理气止痛。

【主治】❶《慈禧光绪医方选议》：心胃疼痛。❷《中国药典》：气滞血瘀导致的胸胁胀满疼痛、痛经。

【备考】《中国药典》2010版无当归、姜黄、青皮。

04279 九月束胎丸（《女科指掌》卷四）

【组成】白术 枳壳 黄芩 甘草

【用法】粥为丸。每服三十丸，饮送下。

【功用】束胎。

04280 九龙化风丸（《成方制剂》11册）

【组成】巴豆霜 白附子 冰片 薄荷 常山 大黄 胆南星 地龙 防风 僵蚕 桔梗 麻黄 羌活 全蝎 麝香 天麻 细辛 枳壳 朱砂 猪牙皂

【用法】上制成丸剂。口服，周岁以内小儿一次半丸，二岁至三岁一次1丸，四岁至五岁一次1.5丸，五岁至十岁一次2丸；成人一次3丸。癫痫应在发病前服用。

【功用】镇痉息风，开窍豁痰。

【主治】小儿急惊风，癫痫，热病抽搐，时气瘴疟。

04281 九龙扶寿膏

《遵生八笺》卷十三。即原书同卷"九转长生神鼎玉液膏"之九转方。见该条。

04282 九龙败毒丸

《经验奇方》卷上。为《外科正宗》卷三"九龙丹"之异名。见该条。

04283 九龙定风针（《经验奇方》卷上）

【组成】生草乌 生川乌 北细辛 闹羊花各三钱 漂苍术三钱五分 瑶桂心四钱 白芷二钱五分 艾绒五钱 麝香八分

【用法】上药各为细末，和匀，再研极细，姜汁炼作条。如不好做，以白及研细末，滚姜汁搅作糊，捣药搓条，每条长寸许，如细笔杆粗，晒干，储锡瓶，封口，勿令泄气受蒸。临医时，先用竹筷头点酸痛之处，墨圈记之，令病人切勿稍动，以免墨圈移位，再以竹纸，春八、夏十二、秋十、冬六层，纸放墨圈患上，将药条向灯火燃着，一头用力挂纸上，看准隔墨圈患处，一次呼吸之间火灭。纸面层见焦，余层如故。少顷针处起泡，用铁针挑破，火炮药搽之。无论患穴多少，凡竹筷头点之，觉甚酸痛者，均宜针之。一二旬后，患泡两愈，永不复发。

【主治】跌打损伤，或手足肩腰疯痛，年久不愈，酸痛隐在骨节筋间，非膏药煎剂之力所能到者。

04284 九龙控心散（《普济方》卷三七二引《仁存方》）

【组成】蜈蚣一条（酥炙）硼砂一钱 铅白霜一钱 雄黄一钱 乳香一钱 腊茶末一钱 天竺黄一钱 全蝎一钱 甘草一钱

【用法】上为末，研和匀，用瓷盒盛，放地上五日。每服一字至半钱，奶汁调下；急慢惊风，薄荷自然汁调下。

【主治】小儿惊风发热，涎盛喉内鸣。

04285 九龙控心散

《普济方》卷三七二。为《医方大成》卷十引汤氏方"九龙控涎丹"之异名。见该条。

04286 九龙控涎丹（《医方大成》卷十引汤氏方）

【异名】九龙控心散（《普济方》卷三七二）。

【组成】滴乳香一钱（别研）天竺黄二钱半 雄黄（别研）腊茶 白矾（煅）各一钱 甘草（炙）荆芥穗（炒）各二钱 绿豆一百粒（半生半炒）赤足蜈蚣一条（酒浸，炙）

【用法】上为末。每服半钱至一钱，煎人参汤、薄荷汤送下。

【主治】小儿蕴热，痰塞经络，头目仰视，名为天吊者。

04287 九号坎象方

《杂病源流犀烛》卷二十一。为《痧胀玉衡》卷下"沉香阿魏丸"之异名。见该条。

04288 九仙王道糕（《回春》卷二）

【组成】莲肉（去皮心）山药（炒）白茯苓（去皮）薏苡仁各四两 大麦芽（炒）白扁豆 芡实（去壳）各二两 柿霜一两 白糖二十两

【用法】上为细末，入粳米粉五升，蒸糕晒干。不拘时候，任意食之，米汤送下。

【功用】养精神，扶元气，健脾胃，进饮食，补虚损，生肌肉，除湿热。

04289 九仙夺命丹

《瞿仙活人方》。为《医方类聚》卷一○四引《急救仙方》"九仙饼"之异名。见该条。

04290 九仙夺命丹（《叶氏女科》卷一）

【组成】豆豉 木香 陈皮 山楂各一钱 草果一个 枳壳（麸炒）白茯苓 厚朴（姜制）苍术各三钱

【用法】上为末。姜汤调下。

【主治】经来饮食后即吐。

04291 九仙夺命丹（《纲目拾遗》卷七引《集听》）

【异名】十圣丹。

【组成】朱砂三钱 雄黄 乳香 没药 冰片 血竭各二钱 石胆矾 铜青 麝香 枯矾 熊胆 飞过黄丹各一钱五分 蜈蚣 蚯蚓 僵蚕各二条（微炒黄色、去嘴）梅花一升 寒水石 牛黄 蟾酥 白官粉 硼砂各一钱 全蝎九个 蜗牛七条

【用法】上为极细末，以朱砂一钱五分为衣。其修合之法，先将蟾酥用乳汁化开，共为丸；如丸不起，略加面糊，如桐子大。每服一丸，命病人口嚼生葱一根咽下，又嚼一根极烂，吐在手心上，裹药，用滚热老酒吞下。量冷暖时候，盖被出汗。如病人不能嚼；人代嚼之亦可。如无汗，再服一丸自愈。凡诸毒医迟，毒走攻心，必不可救，若汗来迟，以热酒催之，不可以手摸摩，患处如痒，以旧木梳梳之自止。

【主治】无名肿毒，恶疮流注，火痹。

04292 九仙灵应散（《回春》卷四）

【异名】九品扶阳散（《医学正印》卷上）。

【组成】黑附子 蛇床子 紫梢花 远志 菖蒲 海螵蛸 木鳖子 丁香各二钱 潮脑一钱五分

【用法】上为末。每用五钱，水三碗，煎至一碗半，温洗阴囊并湿处，日洗二次。留水温洗，多洗更好。

【主治】男子阴湿，阳痿。

04293 九仙驱红散（《增补内经拾遗》卷四引《集验方》）

【组成】黄芩（酒炒）黄连（酒炒）当归（酒洗）生地（酒洗）栀子（酒炒）蒲黄（隔纸炒）槐花（炒）各一钱 积雪草五钱（即千年矮）上部血用藕节三枚（捣烂）下部血用地榆钱半

【用法】水二钟，煎八分，看血上下，分食前后服。

【主治】呕吐血，便血，妇人崩中。

【加减】如胸膈饱闷，加莱菔子七分。

04294 九仙固元丹（《医方类聚》卷一五三引《经验秘方》）

【组成】川乌（去皮尖，细切，食盐淹一宿）一两 苍术（米泔浸过，切片，葱管涎淹一宿，炒）一两 茴香（炒）三两 川草薢一两 宣州木瓜二两 白术一两 虎胫骨（全用，前脚下截为妙，有髓者佳，酥炙黄色，约酥四两，炙到干极妙）一两（有子者用一两，无子者用二两） 杜仲（去粗皮，锉碎）一两（姜汁淹一宿，炒为丝） 川牛膝（去芦，酒浸一宿，焙干）一两 川续断二两（去芦，无子者用，有子者不用）

【用法】上为细末，酒糊为丸，如梧桐子大，焙干。每服七十丸，空心盐汤送下。

【功用】强肾壮筋。

【主治】元阳虚惫，腰重疼痛，腿脚缓弱，行步不随。

04295 九仙薯蓣煎（《圣惠》卷九十五）

【组成】薯蓣一斤 杏仁一升（汤浸，去皮尖双仁） 生牛乳三升

【用法】烂研杏仁，入牛乳，绞取汁，以杏仁尽为度；后取薯蓣相和，都入新瓷瓶盛之，蜜封瓶口，安于釜中；以重汤煮一伏时乃成。每服一匙，空心以温酒调下。

【功用】令人肥白，颜色悦泽，身体轻健，骨髓坚牢，行及奔马。

【主治】腰脚疼痛，及腹内一切冷病。

04296 九华粉洗剂（《朱仁康临床经验集》）

【组成】朱砂18克 川贝母18克 龙骨120克 月石90克 滑石620克 冰片18克

【用法】上药各为细末，研和，每用30克，加甘油30克，蒸馏水1升，配成洗剂。用毛笔刷涂布。

【功用】收湿止痒。

【主治】脂溢性皮炎，丘疹性湿疹。

04297 九华痔疮栓（《成方制剂》18册）

【组成】白及 冰片 侧柏叶 大黄 厚朴 浙贝母 紫草

【用法】上制成栓剂。大便前或临睡前用温水洗净肛门，塞入栓剂1粒。一次1粒，一日1次，痔疮严重或出血量较多者，早晚各塞1粒。

【功用】消肿化瘀，生肌止血，清热止痛。

【主治】各种类型的痔疮、肛裂等肛门疾患。

04298 九江太守散（《千金翼》卷十六）

【组成】知母 人参 茯苓各三分 蜀椒半两（汗，去目闭口者） 栝楼一两半 防风 白术各三两 泽泻二两 干姜 附子（炮，去皮） 桂心各一两 细辛一两

【用法】上为散。以每服方寸匕，酒送下，一日二次；饮酒，常令有酒色，勿令大醉。

【功用】延年益寿，轻身明目，强筋骨，愈折伤。

【主治】男子五劳七伤，妇人产后余疾，五脏六腑诸风。

【宜忌】禁房室、猪、鱼、生冷。

04299 九还金液丹（《景岳全书》卷六十二）

【组成】胆星（九制者）二两 朱砂（飞）一两 生牛黄五钱 僵蚕五钱（炒） 牙皂（去皮弦，炒焦）三钱 冰片 麝香各五分

【用法】小麦面炒熟，炼蜜为丸，如芡实大，金箔为衣，黄蜡区收藏。如大人牙关紧急，先以通关散开其窍，随用淡姜汤化下一二丸；若治小儿，用薄荷汤化下一丸。

【主治】男妇痰盛气急，中风不语，口眼歪斜，左瘫右痪，牙关紧急；及小儿急惊风，手足抽搐，不省人事，痰多气急。

04300 九转大降丹（《外科图说》卷一）

【组成】白马（即火消）一两 黑铅二钱 青盐三钱 胆矾四钱 雄精五钱 明矾一两 大红砒七分 汞（即水银）一两 辰砂（即朱砂，如豆色紫佳）九分

【用法】先将上药九味，除水银外，都研细，放于阳城罐内，然后放下水银，上则放一小砂盆，缝处先用桑皮纸搓软，嵌于缝道内；又将光粉打潮湿，用以封口，极要留心，不可走气，外又将桑皮纸满糊。放于八卦炉中，然后举火，合五九四根半香为度，结胎时烛香三根六寸，合四九之数，用文火；谓之结胎。只须三小块，中匀炭火，不可旺生。炭火当设一总炉，以便换炭，四九之香数毕，炉中取出冷定，其胎自成。切忌开看，恐伤封口出气，即走炉也。后乃另取一小脚缸，注入水，只须齐小砂盆口下，再将预备铁丝做就的载火器套在阳城罐底，约露底一寸八分，然后取总火炉内旺炭，攒围罐底，随少随添，用扇搧拂；又烛九寸香，降乃毕矣。取出，择一净室中冷定，次日开看，砂盆内所有之霜，即大降也。另将瓷瓶收贮待用，愈陈愈妙。每用药厘许，以津唾调点疮上，以膏药盖之，毒气收聚顶上，自然结成黑肉一块，三四日即脱落矣。

【主治】痈疽、发背、疔毒、恶疮、蛇伤、犬咬。

04301 九转灵砂丹（《医方类聚》卷一五三引《经验秘方》）

【组成】破故纸五两（芝麻同炒香熟，去芝麻） 杜仲三两（去皮，锉细，麦麸同炒去丝，麸不用） 川当归二两（去芦皮及须用） 川巴戟二两（汤浸，去心用肉） 川草薢二两（切作薄片，新瓦焙微黄） 木香一两（形如枯骨者。薄切，醋浸一宿） 苍术四两（酒浸二两，米泔浸二两，各一宿，去黑皮，切片，用黑叶葱头炒香黄） 川茴香一两（盐炒微黄香，去盐） 大胡桃三十个（酒浸，去膜，切成薄片，铺于纸上一宿）

【用法】上先将前八味制度毕，称净分两定，为末罗过后，入胡桃同药再碾细，酒面糊丸，如梧桐子大。空心温酒送下；如不能饮，盐汤亦可。初服二十丸，每日加五丸，至五十丸；看药力未到，至七十丸。

【功用】补腰肾，祛风湿，壮脾肾。

【主治】腰脚疼痛，筋脉不舒，行步艰难。

【宜忌】忌咸猪肥肉、湿面并房事七日。

04302 九转灵砂丹（《灵药秘方》卷上）

【组成】朱砂八两 倭硫一两五钱

【用法】上先将滴醋煮朱砂，一二时辰取起，以倭硫末炒砂，频频添硫入砂，砂黑为度。入罐封固擦盏，三文两武，约水十二盏为度，冷取药刮下，再以硫炒，砂黑为度。如起火，以醋喷之，研末入罐，仍以前打罐中药底研末，盖面封固，打火五烛香。如此打法，至五转，俱是一样，至六转，以醋煮砂，不用硫炒，入罐仍以渣盖面，不用大罐，只用小罐，上约空三指，封固，还打五烛香，上用棉花浸水放盏上，冷取药，看有无汞珠，如有珠，仍用硫炒，其醋煮转转，如是至七转，先从上打半烛香，慢慢退火，不可见风。从下再打五烛香，看罐口有无气味，如无，竟不用棉花浸水，候冷取药，再煮再打，照前七次，降打七烛香为度，九转九烛香，五文五武，取药，瓷罐收贮封固。每用毫厘，入口立能

化痰。凡丸药中，俱可量入。

【功用】化痰。

04303 九转灵砂丹（《成方便读》卷二）

【组成】水银三两　硫黄三两

【用法】上二味，用文火炒成砂子，入水火鼎中，炼成为末。米饮送服一钱，或用参汤更妙。

【主治】诸虚痼冷，上盛下虚，或眩晕喘促，或痰涎壅塞，一切真气上逆脱厥。

【方论选录】此方用水银、硫黄二味，亦犹黑锡丹中黑铅、硫黄之意。水银色黑质重，能入肾家，为阴中之阴；硫黄入肾补火，为阴中之阳，二味交炼成丹，有阴阳互根之象，故能镇逆返元，扶危济急，真不愧名称其实也。况又以人参之大力，煎汤送下，引至下焦，而成其功乎。

04304 九转黄精丸

《中药制剂汇编》引《北京市中成药规范》。为《北京市中药成方选集》"九转黄精丹"之异名。见该条。

04305 九转黄精丹（《北京市中成药成方选集》）

【异名】黄精丹（原书）、九转黄精丸（《中药制剂汇编》引《北京市中成药规范》）。

【组成】当归三百二十两　黄精三百二十两

【用法】上药用黄酒三百二十两入罐内，浸透加热，蒸黑为度。晒干。研为细末，炼蜜为丸，重三钱。每服一丸，日服二次，温开水送下。

【功用】补气养血。

【主治】身体衰弱，面黄肌瘦，饮食减少。

04306 九味二陈汤（《不居集》上集卷十四）

【组成】人参二钱　白术一钱　茯苓八分　炙甘草五分　陈皮　青皮各一钱　川芎七分　神曲六分　半夏八分

【用法】水煎，温服。

【主治】中气亏败，运动失常，郁成痰饮，杂血而出。

04307 九味木香丸（《圣济总录》卷八十二）

【组成】木香　诃黎勒皮　桂（去粗皮）　枳壳（去瓤，麸炒）各二两　芍药　柴胡（去苗）各一两半　槟榔（锉）　厚朴（去粗皮，生姜汁炙）各二两半　大黄（锉，炒）三两

【用法】上为末，炼蜜为丸，如梧桐子大。每服二十丸至三十丸，食前酒送下。

【主治】脚气冲心，胸膈烦满，喘急呕吐。

04308 九味仓廪汤（《重订通俗伤寒论》）

【组成】潞党参一钱至钱半　羌活八分至一钱　薄荷一钱至钱半　茯苓二钱至三钱　防风一钱至钱半　前胡一钱至钱半　苦桔梗一钱至钱半　清炙草六分至八分　陈仓米三钱至四钱

【用法】水煎服。

【功用】益气发汗。

【方论选录】此方妙在参、苓、仓米益气和胃，协济羌、防、薄、前、桔、甘，各走其经以散寒，又能鼓舞胃中津液上输于肺以化汗，正俞氏所谓"藉胃汁以汗之"也。凡气虚者，适感非时之寒邪，混厕经中，屡行疏表不应，邪伏幽隐不出，非藉参、苓、米辅佐之力，不能载之外泄也。

04309 九味平胸丸（《麻疹阐注》卷三）

【组成】百合　天冬　杏仁　桑皮　石膏　大黄　葶苈　木通　枳壳

【用法】上为末，炼蜜为丸，如绿豆大。清汤送下。

【功用】清肺，化痰，降火。

【主治】麻后余毒，留于肺经，阳火熏灼而成龟胸。

04310 九味龙荟丸（《青囊秘传》）

为《原机启微·附录》"九味芦荟丸"之异名，见该条。

04311 九味四物汤（《竹林女科》卷一）

【组成】熟地黄　当归　川芎　白芍　人参　柴胡　黄芩　黄连　甘草

【用法】水煎，空心服。

【主治】性躁多气伤肝，而动冲任之脉，一月经再行者。

04312 九味地黄丸（《明医指掌》卷十）

为《普济方》卷三八一引《百一》"地黄丸"之异名。见该条。

04313 九味当归汤（《外台》卷三十五引《小品方》）

【组成】当归　甘草（炙）　芍药　人参　桂心　黄芩　干姜各一分　大枣五枚　大黄二分

【用法】上切。以水一升半，煎取六合，去滓分服。

【主治】小儿宿食不消，发热。

04314 九味安肾丸（《医学入门》卷七）

【组成】破故纸　小茴香　胡芦巴　川楝肉　续断　桃仁　杏仁　山药　茯苓各等分

【用法】上为末，炼蜜为丸，如梧桐子大。每服三十丸，空心盐汤送下。

【主治】肾虚腰痛，目眩耳聋，面黑羸瘦。

04315 九味异功散

《痘科类编释意》卷三。为《景岳全书》卷五十一"九味异功煎"之异名。见该条。

04316 九味异功煎（《景岳全书》卷五十一）

【异名】九味异功散（《痘科类编释意》卷三）。

【组成】人参二三钱　黄耆（炙）一二钱　当归　熟地各二三钱　炙甘草七分或一钱　丁香三五分或一钱　肉桂一钱　干姜（炮）一二钱　制附子一二钱

【用法】用水一钟半，煎七分，徐徐与服之。

【主治】痘疮，寒战咬牙，倒陷，呕吐泄泻，腹痛虚寒。

【加减】如泄泻腹痛，加肉豆蔻（麸炒）一钱，或加白术一二钱。

04317 九味芦荟丸（《原机启微·附录》）

【异名】九味龙荟丸（《青囊秘传》）。

【组成】芦荟半两　胡黄连　当归　龙胆草（酒浸，炒）　芍药　川芎　芜荑各一两　木香　甘草（炙）各三钱

【用法】上为末，茯神糊为丸，如麻子大。每服五七十丸，滚汤送下。

【主治】❶《原机启微·附录》：三焦及肝胆经风热，目生云翳；或瘰疬，耳内生疮，寒热作痛；或肝火肌体消瘦，发热作渴，饮食少思，肚腹不调；或肝疳口内生疮，牙龈溃烂；或牙齿蚀落，颊腮腐烂，发热口渴，饮食少用，下部生疮。❷《青囊秘传》：肝脾疳积，或瘰疬结核，耳内生疮。

【备考】《青囊秘传》用法：米粥为丸。每服一钱。

04318 九味芦荟丸（《明医杂著》卷六）

【异名】芦荟丸（《外科理例·附方》）、大芦荟丸（《疬疡机要》卷下）、小芦荟丸（《古今医鉴》卷十三）。

【组成】胡黄连　黄连　芦荟　木香　芜荑（炒）　青皮　白雷丸　鹤虱草各一两　麝香三钱

【用法】上为末，蒸饼糊为丸，如麻子大。每服一钱，空心白汤送下。

【主治】小儿疳积，体瘦发热，耳或口鼻生疮，或眼中生翳。

❶《明医杂著》：小儿肝脾疳积，体瘦热渴，大便不调，或瘰疬结核，耳内生疮。❷《外科理例·附方》：下疳溃烂或作痛；及小儿肝积发热，口鼻生疮，或牙龈蚀烂。❸《眼科阐微》：小儿肝经积热，眼中生翳。

【备考】方中鹤虱草，原作"鹤膝草"，据《外科理例》改。

04319 九味羌活丸

《中国药典》。即《此事难知》卷上引张元素方"九味羌活汤"改为丸剂。见该条。

04320 九味羌活汤（《此事难知》卷上引张元素方）

【异名】大羌活汤（《医方类聚》卷六十二引《经验秘方》）、羌活冲和汤（《伤寒全生集》卷二）、冲和汤（《医统》卷十四）、神解散（《寿世保元》卷二）、羌活散（《嵩崖尊生》卷十五）。

【组成】羌活一两半 防风一两半 苍术一两半 细辛五分 川芎一两 香白芷一两 生地黄一两 黄芩一两 甘草一两

【用法】上咬咀，水煎服。若急汗，热服，以羹粥投之；若缓汗，温服之，而不用汤投之。

【功用】解利伤寒。

【主治】外感风寒湿邪，恶寒发热，无汗头痛，肢体骨节酸痛，口中苦而微渴，苔薄白，脉象浮或浮紧者。

❶《伤寒全生集》：感冒风寒，非时暴寒，春可治温，夏可治热，秋可治湿，四时时疫，脉浮紧，发热恶寒，头痛，骨节烦疼之表证。❷《医方考》：水病，腰以上肿者。❸《准绳·幼科》：痘出不快。

【宜忌】《医方考》：阴虚气弱者慎用。

【加减】中风行经者，加附子；中风秘涩者，加大黄；中风并三气合而成痹等证，各随十二经上、下、内、外、寒、热、温、凉、四时、六气，加减补泻用之。

【方论选录】❶《医方考》：触冒四时不正之气，而成时气病，憎寒壮热，头疼身痛，口渴，人人相似者，此方主方。羌、防、苍、细、芎、芷皆辛物也，分经而治：邪在太阳者，治以羌活；邪在阳明者，治以白芷；邪在少阳者，治以黄芩；邪在太阴者，治以苍术；邪在少阴者，治以细辛；邪在厥阴者，治以川芎；而防风者，又诸药之卒徒也。用生地所以去血中之热，而甘草者，又所以和诸药而除气中之热也。❷《退思集类方歌注》：诸药气味辛温，恐其僭亢，故用黄芩苦寒以监制，甘草以调和之。生地、川芎引诸药入血祛邪，即借以调营。徐灵胎嫌生地寒滞，易以当归。甚是，宜遵之。

【临床报道】风寒感冒：《福建中医药》（1964，5：13）以本方随证加减，治疗风寒感冒患者149例，经复诊及随访者120例。结果：有效者112例，占93.33%；无效者8例，占6.67%；有反应者9例。其诊断依据为：以恶寒发热、寒多热少、头痛、肢体酸痛为主证，其次结合脉浮、舌苔白、鼻塞、咳嗽、纳差等作为诊断风寒感冒之依据。作者指出：本方对风寒外束，病在阳经，寒重热轻无汗者，取效频捷，且对痹证有一定疗效。

【现代研究】解热镇痛作用：《中药药理与临床》[2006，22（3、4）：21]实验结果表明：九味羌活汤浸膏可明显抑制

2,4—二硝基酚所致大鼠及家兔体温的增高；明显对抗醋酸所致小鼠的扭体次数增加，提高热板所致小鼠的痛阈值；抑制巴豆油所致小鼠耳的肿胀度；抑制醋酸所致小鼠腹腔毛细血管通透性的增加。结论：九味羌活汤具有解热、镇痛、抗炎作用。

【备考】《洁古家珍》载此方，有方名而无内容，方见《此事难知》。本方改为丸剂，名"九味羌活丸"（见《中国药典》2010版）；本方改为喷雾剂，名"九味羌活喷雾剂"（见《新药转正》）第39册）；改为口服剂，名"九味羌活口服液"（见《中国药典》2010版）；改为颗粒剂，名"九味羌活颗粒"（《中国药典》2010版）。

04321 九味羌活汤（《治疹全书》卷下）

【组成】羌活 防风 前胡 枳壳 川芎 白芷 甘草 苍术 黄芩

【用法】水煎服。

【主治】疹后阴血虚损，腠理不固，或脱衣洗浴，或坐卧当风，令人头痛无汗，恶寒发热者。

【加减】胸膈饱闷，加厚朴；停食，加山楂；呕吐，去黄芩，加生姜；身体痛，加独活；汗少，加苏叶；口渴，加葛根；咳嗽，加杏仁。

04322 九味败毒汤（《外科证治全书》卷二）

【组成】黄连 荆芥 黄芩 连翘 牛蒡子 薄荷叶 木通 山栀各一钱 甘草（生）四分

【用法】加灯心一撮，水煎，去滓温服。

【主治】紫舌胀，一名木舌。心脾壅热，舌肿，色如猪肝，胀塞满口，坚硬疼痛，不能转动，粥药不入。

04323 九味香附丸（《济阴纲目》卷一）

【异名】调经香附丸（《仙拈集》卷三引《汇编》）。

【组成】香附子（童便浸一宿，再用醋煮，晒干，炒）四两 当归（酒洗） 芍药（酒炒） 川芎（酒洗） 生地黄（酒洗） 陈皮（去白）各一两 白术二两 黄芩（酒炒）一两五钱 小茴香（炒）五钱

【用法】上为末，醋糊为丸，如梧桐子大。每服八九十丸，空心酒送下。

【主治】妇人百病。

【加减】热，加地骨皮、软柴胡（酒浸）各一两。

04324 九味顺气散（《痘疹心法》卷二十三）

【异名】匀气散。

【组成】白术 白茯苓 青皮 白芷 陈皮 乌药 人参各半钱 甘草二分半 木香二分

【用法】上锉细末。水一盏，煎七分，去滓温服。

【主治】痘疮四周沸起，中心陷落者。

04325 九味前胡汤（《治疹全书》卷上）

【组成】前胡 防风 枳壳 桔梗 杏仁 红花 当归 荆芥各一钱 山楂一钱

【用法】加笋尖三个，樱桃核三十粒，水煎，温服。仍用熏洗法。

【功用】平调气血。

【主治】疹初出时，头面匀净，淡红滋润，身有微汗，吐泻交作。

04326 九味养脾汤（《保婴撮要》卷二）

【组成】白术一钱二分 白芍药（酒炒） 白茯苓各

八分　人参　陈皮　川芎各六分　甘草（炙）　黄耆（蜜炙）　当归（酒洗）各四分　半夏　山楂　麦门冬各六分

【用法】加生姜、大枣，水煎服。

【主治】小儿大病后，面黄肌瘦，目动咬牙，发少，未能强步，因误服解毒、泻利伤克诸药而致者。

04327 九味神功散

《痘疹活幼至宝》卷末。为《准绳·幼科》卷五"神功散"之异名。见该条。

04328 九味神效散

《疡医大全》卷三十三。为《准绳·幼科》卷五"神功散"之异名。见该条。

04329 九味柴胡汤（《校注妇人良方》卷二十四）

【组成】柴胡　黄芩（炒）各一钱　人参　山栀（炒）　半夏　龙胆草（炒焦）　当归　芍药　甘草各五分

【用法】水煎服。

【主治】❶《校注妇人良方》：肝经湿热下注，便毒肿痛，或小腹胁肋结核；肝胆经一切疮疡或风热结核瘰疬。❷《医略六书》：阴痛，寒热，脉数洪涩。

【方论选录】《医略六书》：湿热郁于厥阴营气有伤于肝胆，故寒热往来，阴部肿痛焉。龙胆草清热泻湿以清经脉；柴胡梢升阳散郁以清肝胆；人参扶元补气，兼通血脉；当归养血荣筋，善利经脉；黄芩清热燥湿；半夏燥湿醒脾；山栀降湿火以屈曲下行；炙草缓中气以调和脾胃也。水煎温服，使湿热化而营气调，则寒热解而阴部之肿痛无不并除矣。

04330 九味流气饮（《证治宝鉴》卷十二）

【组成】赤芍　羌活　荆芥　防风　桂　川芎　当归　连翘　金银花

【用法】加生姜，水煎服。

【主治】遍身流痰，起泡作赤肿者。

【加减】湿，加苍术。

04331 九味宽中散（《万氏家抄方》卷二）

【组成】苍术八两（米泔浸，炒）　厚朴四两（姜汁炒）　甘草（炙）一两　山楂（去核）八两　枳实（炒）　茯苓（去皮）　藿香各二两　陈皮四两　香附四两（米泔浸，炒）

【用法】上为末，空心姜汤送下；赤痢，白汤送下。

【主治】感寒伤食，饱闷胀痛，呕吐泄泻，头疼畏风，饮食不进，及赤白痢疾，里急后重。

04332 九味资生丸（《张氏医通》卷十六）

【异名】资生丸（《霍乱论》卷下）。

【组成】人参　白术各三两　茯苓一两半　炙甘草半两　橘红　楂肉　真神曲各二两　川黄连　白豆蔻各三钱半

【用法】炼蜜为丸服。

【功用】健脾开胃，消食止泻，调和脏腑，滋养营卫。

【主治】老人食难克运。

04333 九味理中汤

《准绳·幼科》卷五。即《医统》卷三十五引《良方》"九宝饮"。见该条。

04334 九味理中汤（《诚书》卷九）

【组成】人参五分　茯苓　木香各七分　白术（炒）五分　甘草（炙）三分　干姜（炮）三分　藿香五分　香附八分　砂仁四分　丁香二分

【用法】用水二钟，加大枣，水煎服。

【主治】吐泻。

04335 九味理中汤

《医部全录》卷二八四。即《回春》卷二"理中汤"。见该条。

04336 九味萸连丸（《医学入门》卷七）

【组成】吴茱萸　陈皮　苍术　黄连（土炒）　黄芩（土炒）　桔梗　茯苓　半夏各一两

【用法】上为末，神曲糊为丸，如绿豆大。每服二三十丸，时时津液送下。

【功用】清痰降火。

【主治】郁积酸证，吞酸嘈杂。

04337 九味清心丸（《方出续医说》卷一引《癸辛杂志》，名见《东医宝鉴·杂病篇》卷三）

【组成】蒲黄二两半　犀角二两　黄芩一两半　牛黄一两二钱　羚羊角　麝香　龙脑各一两　石雄黄八钱　金箔一千二百箔（内四百箔为衣）

【用法】上为末，炼蜜为丸，每两作三十丸，金箔为衣。每用一丸，熟水化服。

【主治】❶《局方》：诸风，缓纵不随，语言謇涩，心怔健忘，恍惚去来，头目眩冒，胸中烦郁，痰涎壅塞，精神昏愦。❷《东医宝鉴·杂病篇》：心胸蕴热。

【备考】《续医说》引《癸辛杂志》：《和剂局方》牛黄清心丸，一方用药二十九味，药性寒热交错，殊不可晓。昔见老医云：此方只是黄芩、麝香、龙脑、羚羊角、牛黄、犀角、雄黄、蒲黄、金箔九味而已，自干山药以后二十一味，乃《局方》补虚门中山芋丸，不知何故，误作一方。

04338 九味清脾汤

《泻疫新论》卷下。为《济生》卷一"清脾汤"之异名。见该条。

04339 九味犀角汤（《圣济总录》卷一〇八）

【组成】犀角（镑）一面半　栀子仁　木通（锉）　黄芩（去黑心）　大黄（锉，炒）　黄连（去须）　甘草（炙，锉）　芎劳各一两　车前子二两

【用法】上为粗末。每服五钱匕，水一盏半，加竹叶七片，煎至八分，去滓，入朴消末一钱匕，食后、临卧温服。

【主治】风热乘虚，搏于精气，令目干涩碜痛，兼有晕翳。

04340 九味槐花散（《证活宝鉴》卷八）

【组成】槐花　黄芩　黄连　枳壳　青皮　陈皮　乌药　鸡脚草

【用法】加谷芽、灯心，水煎服。先服九龙汤。

【主治】时行疫疠，发为阳毒，遍身发丹痒。

【加减】腹痛，加没药末五分，临服搅入；有热，加柴胡；头痛，加川芎、白芷。

04341 九味解毒汤（《明医杂著》卷六）

【组成】黄连三分　金银花　连翘　漏芦各五分　山栀四分　白芷六分　当归八分　防风三分　甘草二分

【用法】每服二钱，水煎服。

【主治】一切热毒肿痛，或风热瘙痒，脾胃无伤者。

04342 九味解毒散（《保婴撮要》卷十二）

【组成】黄连（炒）三分　金银花　连翘　芍药各三分　山栀四分　白芷六分　当归八分　防风三分　甘草

三分

【用法】水煎，母子并服。

【主治】热毒胎毒，发为疮疡，未溃作痛者。

04343 九味蟠葱散（《张氏医通》卷十四）

【组成】延胡索一两　肉桂五钱　干姜（炮）二钱　丁香一钱　茯苓六钱　甘草（炙）　苍术（泔浸，炒）　槟榔　羌活各三钱

【用法】上为散。每服五钱，加连须葱白二茎，水煎，食前热服。取微汗效，不愈再服。

【功用】《医略六书》：散寒开结。

【主治】疝因风寒湿气，睾丸肿痛。

【加减】腹胀便秘，有食积梗痛，去羌活、加三棱、蓬术、缩砂仁。

【方论选录】《医略六书》：风寒湿三气交互乘间袭入经中，故疝结小腹，睾丸肿痛不止。羌活散风寒以胜湿，苍术燥脾湿以消肿，槟榔破滞气以开结，延胡通经气以活血，丁香温中散寒，肉桂暖血祛风，茯苓和脾胜湿，甘草和中和胃，干姜暖胃气以散寒湿；为散，葱白汤下以通阳，连须更通络脉，使滞化结开，则风寒解散而湿气无不化，疝气无不消，何睾丸肿痛之不瘳哉。

04344 九物五膈丸

《外台》卷八引《延年秘录》。为《肘后方》卷四"五膈丸"之异名。见该条。

04345 九物牛黄丸（《千金》卷十四）

【异名】九精丸（《圣济总录》卷一〇〇）。

【组成】牛黄　荆实　曾青　玉屑　雄黄　空青　赤石脂　玄参　龙骨各一两

【用法】上药治下筛，蜜为丸，如小豆大。食前服一丸，一日三次。稍加，以知为度。

【主治】男子得鬼魅欲死，所见惊怖欲走，时有休止。

【方论选录】《千金方衍义》：夫魑魅异端，正人之所不屑，然阴柔细人，因邪入邪，往往有之。有真阳素亏，阴邪内结，不能辟除邪妄者；有遭风失溺，心神恐惧而成惑乱者；有积疑难释，惊痰堵塞而妄言妄见者；凡此皆惊恐恚劳所变，而《千金》咸以列之小肠腑者，以小肠之脉上冲心，贯肝、肺，肺病则魄不安，肝病则魂不归，妄言妄见，迨所不免。如九物牛黄丸，良由心肾不虚，神志失守，而为惊邪所触，故以牛黄主惊痫寒热，热盛狂痉，《本经》原有除邪逐鬼之治；佐以荆实，治风逐湿，祛痰解热，曾、空二青、玉屑、雄黄、赤脂、龙骨镇摄惊妄，独取元参以导虚热，共襄配合九精之妙。

04346 九物金锁丹（《圣济总录》卷一八五）

【组成】龙齿　败龟（酥炙）　雄蚕蛾（未对者）　巴戟天（去心）　白莲花（叶）各半两　莲子心　肉苁蓉各一两　雄鸡肝一分　山芋二两

【用法】上为末，面糊为丸，如梧桐子大。每服十丸，空心温酒送下。

【功用】去风，闭精，固元阳。

【主治】虚损。

04347 九制大黄丸（《饲鹤亭集方》）

【组成】大黄不拘多少（酒拌，九蒸九晒）

【用法】打烂为丸服。

【功用】《北京市中药成方选集》：去脏腑湿热，消滞通便。

【主治】❶《饲鹤亭集方》：积瘀停滞，宿食积痰，血结心腹；以及痛痹诸症。❷《北京市中药成方选集》：胃肠滞热，大便燥结，宿食不消。

【宜忌】《北京市中药成方选集》：孕妇忌服。

04348 九制松香膏（《种福堂方》卷二）

【异名】九汁膏。

【组成】上好片松香三斤（用清水煮烊，拉拔过，倾去水，再换水煮，再拉拔换水，如此以十遍为度，将松香研末，用姜汁、葱汁、白凤仙汁、烧酒、闹羊花汁、商陆根汁、韭菜汁、童便，挨次将松香拌浸透，晒干，作八次制过，其第九次，将好醋少许，不可多，再拌松香，晒干，研极细末）　川乌　草乌　苍术　上肉桂　白芥子　干姜　蓖麻子各四两　血余八两

【用法】另用桐油三斤浸药，春五、夏三、秋七、冬十日、熬枯，滤过渣，再熬；先入广胶四两，俟溶化后，将制过松香末，筛入收之；离火，入樟冰一两，待冷，入麝香二钱，搅匀收贮。摊贴患处。

【主治】风寒湿痹。

04349 九制草灵丹（《外科大成》卷四）

【组成】槐角子十斤　侧柏叶三斤（冬至后取者佳）　陈皮十斤　枸杞一斤

【用法】合一处，黄酒洗，入甑内蒸透，晒干，再用酒浸透，蒸之如式；九蒸九晒足，为末，炼蜜为丸，如梧桐子大。每服一二钱，空心白滚汤送下。

【功用】止嗽化痰。

【主治】肺痈，肺痿，肠风痔漏。

04350 九制香附丸（《惠直堂方》卷四）

【组成】香附十八两（杵净，分作九份，每份二两，一份酒制，一份醋制，一份盐水制，一份童便制，一份小茴二两煎汁制，一份益智仁二两煎汁制，一份栀子炒黑二两煎汁制，一份莱菔子二两煎汁制，一份白附子、石菖蒲各一两共煎制。各汁俱春浸三日，夏浸一日，秋浸五日，冬浸七日，浸至日足，连渣同香附晒干，捡出香附，再将香附合一处，入砂锅内，用蕲艾五两，无灰陈酒同煮，酒干再添，再煮。须煮至香附黑色为度，取起晒干，为末听用）　香附末八两　归身（酒洗）　大熟地（姜汁蒸）　大生地（姜汁蒸）　白芍（酒炒）各四两　川芎（酒洗）三两　白术（土炒）四两　甘草（蜜炙）九钱　枣仁（炒）二两　人参一两　茯苓一两　天冬（去心）二两七钱　益母草（嫩叶）四两　山萸肉二两　真化皮二两　元胡（醋炒）一两　阿胶（蛤粉炒）四两　条芩（酒炒）二两　砂仁（连壳）一两五钱

【用法】上药各制如法，共为细末，炼蜜为丸，如梧桐子大。早、晚各服三钱，清汤送下。

【功用】调经，种子，安胎。

【主治】妇人百病。

04351 九制香附丸（《饲鹤亭集方》）

【组成】香附十四两　艾四两

【用法】春三日，夏一日，秋三日，冬七日，一次酒，二次醋，三次盐，四次童便，五次小茴香二两，六次益智仁二两，七次丹参二两，八次姜汁，九次莱菔子二两，制如法，糊为丸，每服三四钱，开水送下。

【功用】安胎种子，养血调经，健脾胃，开郁结。

【主治】妇人经事不调，赤白带下，气血凝滞，腹痛胸

闷，两胁胀满，呕吐恶心，气块血块，胎前产后诸症。

04352 九制硫黄丸（《内外科百病验方大全》）

【组成】硫黄

【用法】用老白豆腐，每硫黄一斤，豆腐一斤（或黑豆煮亦可），将硫黄研末，用砂净锅，以竹篾夹锅底，篾上盖豆腐一层，铺硫黄一层，迭迭铺好，入水煮至豆腐黑黄为度，用清水漂净腐渣，再煮三次；二制用大生萝卜挖空，一硫二卜，将硫黄末入内盖紧，缚好，慢火煮至萝卜黄黑烂为度，清水漂净，复煮二次，或萝卜切片拌亦可；三制将紫背鲜浮萍洗净，一硫三萍，拌硫黄末，煮至硫、萍烂为度，但煮根须叶最多，清水漂净，或打烂取汁，拌煮亦可；四制用新绿豆拣淘洗净，一硫二豆，以取末拌，煮至豆烂为度，清水漂净；五制用石菖蒲或菖蒲，洗净，切小段，拌硫黄末，入水煮烂为度，取汁拌煮更妙；六制松柏叶各半，洗净，去枝用叶，剪碎拌硫黄，煮至叶烂为度，清水漂净；七制或藕或梨，或藕、梨各半，切片，同硫黄煮至藕、梨烂为度；八制肥壮猪大肠，洗净气味，将硫黄末研细漂净，装入大肠，两头扎紧，勿令走漏，煮至大肠熟烂为度，用清水漂过夜，澄出阴干；九制地黄二两，全归、天冬、麦冬各一两，川芎、陈皮、枸杞、杜仲、茯苓、炙草、前胡、防风、泽泻、蛇床子、五加皮各五钱，每硫黄一斤，用药一料，照硫黄递加，用清水煎浓，将硫末投入，煎至药汁干，起出阴干，用糯米煮粥，拌为丸，如绿豆大，阴干，用瓷瓶收贮。每早用盐汤送服；一日用三分，第二日用四分，三日用六分，四日八分，五日一钱，每日递加，至二钱为度。如恐服久发毒，病愈则止，自无妨碍。

【功用】补先天本元，健脾胃，壮筋骨。

【主治】耳聋眼花，齿落发白，阳痿。

【宜忌】忌一切牲畜血及细辛。

04353 九金六马散（《准绳·疡医》卷五）

【组成】铁马鞭　白马骨　地马梢　紫金藤　马蹄藤　金星草　金惊根　金银花　山红花根　马蹄金　紫金皮　金凉伞根　金脑香　山乌豆　鸡屎子　毛里金钗　水滚子根　穿山蜈蚣

【用法】水煎，入酒和服。

【主治】马痕流注、马瘰、马面、马腿、马挪、痈疽肿疡、乳痈、胁痈、便毒、头风、风核。

04354 九品扶瘟散

《医学正印》卷上。为《回春》卷四"九仙灵应散"之异名。见该条。

04355 九香如意丸（《丁甘仁家传珍方选》）

【组成】檀香二两　降香二两　沉香六钱　木香三两　丁香六钱　藿香五钱　砂仁二两　乌药三两　厚朴二两　广皮二两　苍术二两

【用法】上为末，水为丸，檀香末为衣。

【功用】平肝和胃。

04356 九疸秦王散（《外台》卷四引《古今录验》）

【异名】秦王散（原书同卷）、九疸秦椒散（《普济方》卷一九六）。

【组成】栀子仁　葛根　葶苈子　栝楼　秦椒（汗）　瓜蒂　石钟乳　凝水石　牡蛎　泽泻　白术各等分

【用法】上药随所在加二分，捣合下筛。饮服五分匕，一日三次，稍加至方寸匕。

【主治】胃疸、心疸、肾疸、脾疸、肺疸、舌疸、肉疸、髓疸、肝疸。

【宜忌】忌桃、李、雀肉等。

【备考】《外台》：胃疸，食多喜饮，栀子仁主之；心疸，烦心，心中热，葛根主之；肾疸，其人唇干，葶苈子主之；脾疸，溺赤出少，心惕惕若恐，栝楼主之；肺疸，饮少小便多，秦椒（汗）、瓜蒂主之（一云膏疸）；舌疸，渴而数便，石钟乳主之；肉疸，其人小便白，凝水石主之；髓疸，目眶深，多嗜卧，牡蛎、泽泻主之；肝疸，胃热饮多水激肝，白术主之。上十一味，随病所在加二分。

04357 九疸秦椒散

《普济方》卷一九六。为《外台》卷四引《古今录验》"九疸秦王散"之异名。见该条。

04358 九蒸苍术散（《医方考》卷二）

【组成】苍术（九蒸九晒）

【用法】上为极细末。每服一钱，浆水调下。

【主治】湿痰腹痛。

【方论选录】湿痰腹痛，是土实也。经曰：土欲实，木当平之。苍术九蒸九晒，则其气轻清而薄，风木胜湿之品也，故治湿痰腹痛神良。

04359 九味石灰华散（《中国药典》一部）

【组成】石灰华100克　红花80克　牛黄4克　红景天80克　榜嘎100克　甘草（去皮）80克　高山辣根菜80克　檀香100克　洪连100克

【用法】上药除牛黄外，其余八味研成细粉。将牛黄研细，再与上述粉末配研，过筛，混匀，即得。口服一次0.6～0.9克，一日二次，三岁以下小儿酌减。

【功用】清热，解毒，止咳，安神。

【主治】小儿肺炎。高热烦躁，咳嗽。

04360 九物大黄薄贴（《外台》卷二十四引《删繁方》）

【异名】大黄薄贴（《普济方》卷二八三）。

【组成】大黄　黄芩各三两　白芷二两　寒水石五两　白蔹五两　黄柏二两　石膏　赤石脂　黄连各三两

【用法】上药治下筛，以三合投粉糜二升中和之。薄涂纸，贴肿上，燥易之。肿下，止；不下，厚敷之。

【主治】痈疽发背。

【宜忌】忌生冷、热面、大酢。

04361 九蒸单豨莶丸

《医学入门》卷七。为《证类本草》卷十一引成讷方"豨莶丸"之异名。见该条。

04362 九味龙胆泻肝汤（《小儿痘疹方论》）

【组成】龙胆草（酒炒）五分　车前子（炒）　木通　当归尾　泽泻各五分　甘草　黄芩　生地黄　栀子各三分

【用法】水煎。子母同服。

【主治】肝经湿热，或囊痈、下疳、便毒，小便涩滞，或阴囊作痛，小便短少。

04363 九制牛膝葆真丸（《惠直堂方》卷一）

【组成】牛膝（去头尾）三斤（分作九分听制。一分用补骨脂、巴戟肉各一两，黄酒三斤，煎至斤半，将汁泡牛膝拌透晒干，俟汁尽为度，其二味渣不用；一分用川椒、狗脊各一两，亦用酒煎，如上法；一分用肉苁蓉三两，洗净去甲，制如上法；一分用蛇床子、覆盆子各一两五钱，制如上法；一分用紫梢花、天门冬各四两，制如上法；一分用五加皮、菟丝子各一两，制如上法；一分用熟地、五味各一两，制如上法；一分用天雄二枚切片，用童便十碗，煎汁二碗，拌晒，制如上法；一分用小茴香一两，煎汁一碗，鹿茸血尖一两，研末，入小茴香汁，拌牛膝晒干）

【用法】上为末，用核桃肉四两，去皮捣烂，加炼蜜为丸，如梧桐子大。清晨好酒送下三钱。少壮者只服六两，衰弱者八两，老迈者亦不过十两，诸症皆愈，精神强健。

【功用】补精神，强腰膝。

04364 九制豨莶草药酒（《成方制剂》5册）

【组成】豨莶草（九制）712克 海风藤130克 千年健130克 威灵仙130克 油松节130克 川牛膝130克 续断130克 桑寄生130克 白术130克 狗脊130克 秦艽130克 独活80克 川芎80克 乳香（制）80克 肉桂60克 防己110克 苍术130克 陈皮130克 杜仲130克 当归130克 伸筋草130克 熟地黄130克 茜草130克 防风130克 木瓜130克 玉竹130克 地枫皮80克 没药（制）80克 红花80克 麻黄20克

【用法】以上三十味，混匀，加白酒密闭浸泡，每天搅拌一次，一周后每周搅拌一次，30天后滤过，取红糖5千克用少量白酒加热溶化，加入上述滤液内，混匀，共制成50千克，静置10天左右，取上清液，滤过，即得。口服，一次30～60毫升，一日2次，温服。

【功用】活血补肾，祛风除湿。

【主治】肝肾不足，骨痛膝弱，四肢麻痹，腰酸腿痛，手足无力，口眼歪斜，语言謇涩。

04365 九仙山何处士黑神丸（《普济方》卷二五六引《博济》）

【异名】黑神丸（《活人书》卷十八）、九仙丹（《医方类聚》卷八十九引《王氏集验方》）。

【组成】巴豆（新好者）一两（轻捶去皮，以长流水约两碗，浸一宿，然后更煮三五十沸后冷，粗去心膜，以布子拭去水，然后研如膏，用厚纸十数张裹，以重物压去油用） 豆豉三两（须是新者好的，软者为妙。不得用盐煮干，与上巴豆膏同研细匀） 京三棱半两（生用） 大戟半两（生用，不去皮。其里面白如粉白者为妙） 五灵脂一分（黑色者为上） 杏仁半两（烧过后研，入药再研之）

【用法】上为极细末，入巴豆、豉膏研匀，后入杏仁，更研令极细，别研入飞罗面半匙，以井花水调如糊，渐次拌药搜和得所，入白中捣二三千杵为丸，如绿豆大，晒干，收入瓷瓶内合顿，或微微火焙亦得。具汤使疗如下：瘟疫时气，阴阳二毒，伤寒及头疼壮热，每服十丸或十五丸，用葱白连须一茎，好茶一盏，泼葱茶内盖定片时吞下，以衣被盖，或吐或泻，或只汗出便愈；如未吐未泻未出汗，更吃热茶一盏便愈，但避风二三日将息，一切风，薄荷茶下五丸或七丸；伤寒腹满，姜汤送下七丸；一切气，橘皮、生姜汤送下五丸至十丸；肺气喘急，杏仁汤送下五丸；心痛，醋汤送下十丸；小便不通，葱汤送下五丸；血刺、血症、血癥，煎当归酒送下五丸至七丸；呀呷、上气，杏仁汤送下五丸；淋疾，滑石汤送下七丸；赤眼，山栀汤送下五丸，食后服；中恶心气闷绝，面青手冷，桃仁汤送下七丸；水土痧气，虚胀满急，大小便赤涩，橘皮汤送下十丸，忌甘草；眼昏，葛粉汤送下五丸；疰刺气，桃仁汤送下七丸；水泻，新汲水送下三丸，忌

热汤；赤痢，山栀子七粒、百草霜同煎送下七丸；赤白痢，山栀子、干姜汤送下七丸；疳疾蛔虫，粥饮送下五丸；食伤，茴香汤送下十丸；酒伤，嚼下十丸；奔豚气绞痛，茴香汤送下七丸；水气肿满，煎桑皮汤送下十丸；肾泻，送下五丸；气疾或上引攻心，七枣汤送下五丸至七丸；小儿五疳八痢，腹胀气恶，茴香汤送下五丸；四时宣转，以五更初温茶送下七丸，须臾热茶咽之，如转泻加多，以冷浆水服之即止。凡有诸般疾状，只用热茶汤任下五七丸，无不瘥验。约人脏腑虚实，加减丸数。如修治巴豆子，先以黄连水净手。

【主治】瘟疫时气及中恶，心气闷绝，面青手冷，痢疾，疳疾，水肿胀满。

04366 九转长生神鼎玉液膏（《遵生八笺》卷十三）

【组成】白术二斤（秋冬采，去粗皮） 赤术（即苍术）十六两（秋冬采，去粗皮）

【用法】二药用木石白捣碎，入缸中，用千里水浸一日夜，山泉亦好；次入砂锅煎汁一次，收起再煎一次，绢滤滓汁，去滓，将汁用桑柴火徐徐炼之，熬成膏，磁罐盛贮，封好入土，埋一二日出火气。三钱一次，白汤调下，或含化。

【功用】轻身延年，悦泽颜色。

【宜忌】忌食桃、李、雀、蛤、海味等。

【加减】更有加法，名曰九转。二转加人参三两，煎浓十二次，熬膏，入前膏内，名曰长生神芝膏；三转加黄精一斤，煎汁熬膏，入前膏内，名曰三台益算膏；四转加茯苓、远志（去心）各八两，熬膏，加入前膏，名曰四仙求志膏；五转加当归八两，酒洗熬膏，和前熬膏内，名曰五老朝元膏；六转加鹿茸、麋茸各三两，研为末，熬膏，和前膏内，名曰六龙御天膏；七转加琥珀（红色如血者佳）饭上蒸一炊，为细末）一两，和前膏内，名曰七元归真膏；八转加酸枣仁（去核）八两，熬膏，和前膏内，名曰八神卫护膏；九转加柏子仁（净仁，研如泥）四两，入前膏内，名曰九龙扶寿膏。

刀

04367 刀伤散（《揣摩有得集》）

【组成】参三七 琥珀 去油乳香 去油没药 生龙骨 血竭 土炒象皮 儿茶 海螵蛸各等分

【用法】上为细末，贮瓶。

【主治】一切刀伤，血流不止。

04368 刀豆散（《医级》卷八）

【组成】刀豆（取老而绽者，切，炒，研用）。

【用法】每服二三钱，开水送下。

【主治】气滞呃逆，膈闷不舒。

了

04369 了脾丸（《普济方》卷二十五）

【组成】石燕子一枚（烧红，醋淬七次） 舶上硫黄一两 白丁香七钱 丁香七钱（净） 木香五钱 使君子（去壳）一两 陈皮五钱

【用法】上用三棱一两，咬咀；用巴豆五钱净炒京三棱，巴豆焦黄为度，去巴豆不用。同前药为细末，醋煮大黄末为丸，如梧桐子大，晒干。每服四十丸，空心用，随意汤送下；小儿如黍米大，每服一百丸。见黑粪为效。

【功用】和脾胃，宽胸膈，消痰逆，止呕吐，进益美食。

三 画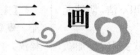

三

04370 三七丹（《准绳·类方》卷七）

【组成】阴丹三分 阳丹七分 硼砂七厘 生矾三厘 麝香三厘 片脑一分

【用法】上为末。点眼。

【主治】眼生翳膜。

04371 三七汤（《外科集腋》卷二）

【组成】生地 当归 川芎 玄参 黄芩 三七根 荆芥炭 甘草

【主治】鼻衄。

04372 三七汤（《医方简义》卷三）

【组成】参三七（研，冲）一钱 姜半夏一钱五分 厚朴一钱 茯苓三钱 琥珀末八分 醋炒柴胡八分 左牡蛎四钱 焦山栀三钱 苏梗一钱

【用法】加藕一斤，煎汤代水；如无藕时，以荷叶一枚代之。

【主治】热伤络血，或郁怒伤肝，吐血紫黑有块。

04373 三七膏（《医级》卷八）

【组成】土三七

【用法】捣膏。先用童便洗净伤处，然后敷之。

【主治】蛇咬伤。

04374 三匕汤（《千金》卷九）

【组成】茯苓如鸡子大 黄芩 人参各三两 栝楼根四两 芒消 干地黄各一升 大黄 麻黄 寒水石各半斤

【用法】上为散。每用三方寸匕，水一升，煮令三沸，绞去滓服之，一日三次。温覆汗出即愈。病剧，与六七匕。

【主治】伤寒中风，得之三日至七八日不解，胸胁痛，四肢逆，干呕，水浆不下，腹中有宿食不消，重下血一日数十行者。

【方论选录】《千金方衍义》：此治风寒杂合伤外，饮食壅滞伤内，七八日，胸胁痛，四肢逆，乃中气内结不能旁达四末之候。干呕，水浆不下，宿消种种，皆里实蕴热而迫血妄行，不可以其四肢逆、干呕疑似夹阴症而扼腕也。方中麻黄、大黄、地黄分治外内实结，血热妄行；茯苓、人参、栝楼根助胃通津，以行三药之势；黄芩佐麻黄分解表热；芒消佐大黄疏涤里实；寒水石佐地黄滋降血滞，取其咸润走血也。

04375 三三丸（《古今医鉴》卷十五引孙北楼方）

【组成】孩儿茶一分 砒八厘（壮者用一分） 轻粉五分

【用法】上为末，面糊为丸，如绿豆大。分作九服，一日三服，清茶送下。三日后无形迹。

【主治】杨梅疮等。

04376 三才丸（《杨氏家藏方》卷二）

【组成】天麻（去苗） 人参（去芦头） 干熟地黄（洗，焙）各等分

【用法】上为细末，炼蜜为丸，每一两作十丸。每服一丸，临睡含化。

【主治】肺气不和，上焦壅盛，头目昏重。

04377 三才丸（《儒门事亲》卷十五）

【异名】三才封髓丹、三才丹（《症因脉治》卷二）、天地人三才丸（《麻疹全书》）。

【组成】人参 天门冬（去心） 熟干地黄各等分

【用法】上为细末，炼蜜为丸，如樱桃大。含化服之。

【功用】❶《御药院方》：滋阴养血，润补不燥。❷《饲鹤亭集方》：生津润燥。

【主治】阴虚咳嗽。

❶《赤水玄珠》：痨瘵。❷《症因脉治》：肾经咳嗽，真阴涸竭。❸《张氏医通》：气血俱虚，精神不固，元阳失合。❹《医方集解》：脾肺虚劳咳嗽。❺《兰台轨范》：上下纯虚而不嗽者。

【方论选录】《医方集解》：天冬以补肺生水；人参以补脾益气；熟地以补肾滋阴。以药有天、地、人之名，而补亦在上、中、下之分，使天地位育，参赞居中，故曰三才也。

【备考】本方改为膏剂，名"三才膏"（见《诚书》）；改为汤剂，名"三才汤"（见《医方集解》）。

04378 三才丸（《御药院方》卷六）

【组成】天门冬三两（去心） 生地黄三两（上用柳甑箅，以酒洒之，九蒸九晒干） 人参（去芦）二两

【用法】上同为末，以枣肉为丸，如梧桐子大。每服三十丸，食前温酒送下，一日三次。岁久为验。

【功用】滋阴养血，润补不燥，养气和血，养神。

04379 三才丸（《医部全录》卷三三三引《身经通考》）

【组成】天门冬（去心，蜜水洗） 生地黄（九蒸九晒，杵为膏） 赤白茯苓（人乳浸透，夏一日夜，春、秋二日，冬三日）各一斤

【用法】炼蜜为丸，如梧桐子大。量服多寡。

【功用】延年益子。

04380 三才丹

《症因脉治》卷二。为《儒门事亲》卷十五"三才丸"之异名。见该条。

04381 三才汤

《医方集解》。即《儒门事亲》卷十五"三才丸"改作汤

剂。见该条。

04382 三才汤（《温病条辨》卷三）

【组成】人参三钱　天冬二钱　干地黄五钱

【用法】水五杯，浓煎两杯，分二次温服。

【主治】暑邪久热，寝不安，食不甘，神识不清，阴液元气两伤者。

【加减】欲复阴者，加麦冬、五味子；欲复阳者，加茯苓、炙甘草。

【方论选录】凡热病久入下焦，消烁真阴，必以复阴为主。其或元气亦伤，又必兼护其阳。三才汤两复阴阳，而偏于复阴为多者也。

04383 三才散（《千金珍秘方选》引马南星方）

【组成】升药底一钱　煅石决五钱　铜绿一钱五分

【用法】上为细末，和匀。醋调敷。

【主治】癣。

04384 三才膏

《诚书》卷十一。即《儒门事亲》卷十五"三才丸"改为膏剂。见该条。

04385 三山丸

《鸡峰》卷五。为《千金》卷十"茵陈丸"之异名。见该条。

04386 三子汤

《寿世保元》卷三。为《杂病广要》引《皆效方》"三子养亲汤"之异名。见该条。

04387 三子散（《医学正印》卷上）

【组成】真苏子（微焙）一两　白芥子（微焙）一两　韭菜子（微焙）一两

【用法】上为末。用河水三碗，煎一碗，如稀粥样，带热服下。

【主治】积痰宿滞。

04388 三子散（《中国药典》一部）

【组成】诃子200克　川楝子200克　栀子200克

【用法】上为粗末，过筛，混匀即得。水煎服，一次3～4.5克，一日二至三次。

【功用】清热凉血，解毒。

【主治】温热，血热，新久热。

04389 三元汤（《保命集》卷下）

【组成】柴胡八钱　黄芩　人参　半夏（洗）甘草（炙）各三钱　川芎　芍药　熟地黄　当归各二钱半

【用法】上为粗末。水煎服。

【主治】产后日久虚劳，脉浮疾。

04390 三元汤（《郑氏家传女科万金方》卷一）

【组成】柴胡　当归　白芍　川芎　熟地　人参　青皮　黄芩（或用黄耆）乌梅（或用乌药）升麻　滑石　木通　灯心一结

【用法】食前服。

【主治】经血如茄片，小便不利，口干微热，胁痛，小腹急痛。

04391 三友丸（《眼科菁华》卷上）

【组成】石膏　麻黄　杏仁

【用法】为丸服。

【主治】风寒失表，邪气传入肠胃，睑肿睛赤，发热头痛，无汗口渴。

04392 三仁丸（《脚气治法总要》卷下）

【组成】柏子仁一两　松子仁二两　麻子仁三两

【用法】上研成膏，以蜡为剂。每服半两，嚼吃，米饮下；或为丸，如梧桐子大，随虚实之。

【主治】❶《脚气治法总要》：风虚老人津液少，大便秘滞。❷《圣济总录》：大肠有热，津液燥竭，里急后重，大便秘涩。

04393 三仁丸（《济生》卷四）

【组成】郁李仁　杏仁（炮，去皮尖）薏苡仁各一两

【用法】上为细末，米糊为丸，如梧桐子大。每服四十丸，不拘时候，米饮送下。

【主治】水肿喘急，大小便不利。

04394 三仁汤

《医学入门》卷八。为《医心方》卷十五引《集验方》"肠痈汤"之异名。见该条。

04395 三仁汤（《温病条辨》卷一）

【组成】杏仁五钱　飞滑石六钱　白通草二钱　白蔻仁二钱　竹叶二钱　厚朴二钱　生薏仁六钱　半夏五钱

【用法】甘澜水八碗，煮取三碗，每服一碗，一日三次。

【功用】❶《中医方剂学》：宣化畅中，清热利湿。❷《蒲辅周医疗经验》：芳香化浊，通阳利湿。

【主治】湿温初起，邪在气分，湿热互结，留恋三焦，及暑湿初起，头痛恶寒，身重疼痛，面色淡黄，胸闷不饥，午后身热，口不渴或渴不欲饮之湿重于热者。现用于急性黄疸型肝炎，急性肾炎、肾盂肾炎，及伤寒、副伤寒之属于湿热为患者。

❶《温病条辨》：头痛恶寒，身重疼痛，舌白不渴，脉弦细而濡，面色淡黄，胸闷不饥，午后身热，状若阴虚，病难速已，名曰湿温。❷《谦斋医学讲稿》：湿温邪在中焦，亦照顾上下两焦。❸《实用中医学》：湿温初起，湿热互结，而湿重于热者。❹《历代名医良方注释》：湿温初起，邪留气分，未曾化燥，湿胜热微，及暑温挟湿。

【宜忌】《古今名方》：若湿已化燥者，不宜使用。

【方论选录】❶《温病条辨》：湿为阴邪，自长夏而来，其来有渐，且其性氤氲黏腻，非若寒邪之一汗而解，温热之一凉则退，故难速已。世医不知其为湿温，见其头痛恶寒身重疼痛也，以为伤寒而汗之，汗伤心阳，湿随辛温发表之药蒸腾上逆，内蒙心窍则神昏，上蒙清窍则耳聋目瞑不言。见其中满不饥，以为停滞而大下之，误下伤阴，而重抑脾阳之升，脾气转陷，湿邪乘势内渍，故洞泄。见其午后身热，以为阴虚而用柔药润之，湿为胶滞阴邪，再加柔润阴药，二阴相合，同气相求，遂有锢结而不可解之势。惟以三仁汤轻开上焦肺气，盖肺主一身之气，气化则湿亦化也。❷《中医热病论》：本方用杏仁宣肺利气以化湿，蔻仁、厚朴、半夏芳化理气以燥湿，通草、苡仁、滑石淡渗利湿，竹叶以透热于外，合而共奏宣畅气机，清热利湿之效。

【临床报道】❶湿温：《中原医刊》[1983,（5）：23]张某某，男，35岁，工人。身热，午后尤甚，时有汗出，身困无力，胸闷纳呆，心烦少寐，口渴不欲饮，舌红苔黄腻，脉滑数，此乃湿热交阻，治以芳香化湿，佐以清热，投三仁汤加减：杏仁12克，白蔻仁10克，生薏仁15克，滑石30克，半夏12克，竹叶15克，香薷10克，银柴胡12克，连翘20克，

车前草20克,陈皮12克,6剂而愈。❷伤寒、副伤寒:《新中医》[1982,(7):23]以三仁汤加减治疗伤寒31例,副伤寒6例。其中初期13例,极期22例,缓解期1例,并发肠穿孔中转手术者1例。证属湿重于热者,选加藿香、法半夏;热重于湿者,选加生石膏、知母、黄连;湿热并重者,选加柴胡、黄芩、连翘。大部分病例于服药后2~3天体温下降,5天体温正常,消化道症状也相应改善。❸急性黄疸型肝炎:《浙江中医杂志》[1985,(9):397]以三仁汤加味治疗急性黄疸型肝炎72例,其中男45例,女27例,年龄3~68岁,黄疸指数12~150,30以上者39例;谷丙转氨酶57~200以上,200以上者51例,以本方加丹参10克,秦艽6克,茵陈、虎杖各15克,重症剂量加倍,儿童用量酌减,疗程最短17天,最长49天,平均24.2天,痊愈64例(症状消失,肝功能正常),显效7例(症状消失,谷丙转氨酶或黄疸指数一项正常),无效1例。❹肾盂肾炎:《中医杂志》[1966,(5):41]用三仁汤加减治疗肾盂肾炎15例,其中急性9例,慢性而急性发作6例。症状表现多有腰痛、尿频、尿急、尿道热痛,口干不欲饮,胸闷不饥,或恶寒发热,身重疼痛,舌苔白腻或黄腻,脉象濡数或濡缓;尿常规化验,15例均有不同程度的蛋白、脓细胞及红血球,尿培养致病菌均为阳性。根据湿重、热重等症情随症加味,每日一剂,煎取浓汁200毫升左右,分二次服。经治疗痊愈5例,临床治愈7例,好转3例,症状消失时间平均为6.4天,尿菌转阴时间平均为26.6天。❺急性肾炎:《中医杂志》[1980,(12):33]许某某,男,8岁。半月前因发寒热,咽痛咳嗽,治疗后外感已除,但晨起面目浮肿,尿少,神疲乏力,纳食不佳,面色苍白少华,舌质正红,苔白而腻,脉来沉缓,尿检蛋白(+++),红细胞(++),颗粒管型(+),治以三仁汤加赤小豆30克,茯苓皮15克,每日一剂,服三剂后病情好转;惟虑其正气虚弱,增入黄耆9克,再服三剂,浮肿全消,舌脉正常,尿检均呈阴性。

【备考】本方改为合剂,名"三仁合剂"(见《中药制剂汇编》)。

04396 三仁汤(《医学摘粹》)

【组成】杏仁三钱　白蔻仁二钱　生薏仁三钱　滑石三钱　竹叶一钱　桑叶三钱　白通草二钱　半夏二钱

【用法】甘澜水煎大半杯,温服。

【主治】湿温头痛恶寒,身重疼痛,舌白或渴,午后身热,脉浮虚者。

【备考】方中仍有温药者,以湿属阴邪,非温行则湿不去也。

04397 三仁粥

《东医宝鉴·内景篇》卷四,为《济众新编》卷七"三仙粥"之异名。见该条。

04398 三仁膏(《赤水玄珠》卷二十七)

【组成】火麻仁(炒,去壳)一两　松子(去壳,去皮)七钱　桃仁(去皮,炒)五钱

【用法】上研烂,加脂麻一合,微炒研细,入蜜水,研极烂,以帛滤去壳,同前三仁蜜汤调下,看大小用之。

【功用】润通。

【主治】痘疹,大便坚实,不宜下者。

04399 三仁膏(《济众新编》卷五)

【组成】萆麻子(去壳取仁)　麻子(去壳取仁)　杏仁(留皮尖)

【用法】上各为细末,鸡蛋清搅匀调敷。

【主治】痈疽初发。

04400 三化丸(《幼科发挥》卷三)

【组成】枳实(麸炒)　厚朴(姜汁炒)　大黄各等分

【用法】上为末,神曲糊为丸,如麻子大。每服量大小虚实,温水送下。

【功用】去胸中宿食菀莝之热。

04401 三化丹(《治痘全书》卷十四)

【组成】白术　茯苓(一两归、酒同浸,一两参、乳同浸,一两雄、附同浸,一两同米炒)

【用法】用甜酒服。

【主治】痘疮水泡。

04402 三化汤(《保命集》卷中)

【组成】厚朴　大黄　枳实　羌活各等分

【用法】上锉,如麻豆大。每服三两,水三升,煎至一升半,终日服之,不拘时候。以微利为度。

【主治】中风入脏,邪气内实,热势极盛,二便不通;及阳明发狂谵语。

❶《保命集》:中风内有便溺之阻隔者。❷《医学入门》:中风九窍俱闭,唇缓舌强。❸《医学心悟》:中风入脏,热势极盛,闭结不通。❹《文堂集验方》:大肠燥闭,不见虚症者。

【宜忌】《玉机微义》:非内实者不可用。

【方论选录】❶《医方考》:大黄、厚朴、枳实,小承气汤也。上焦满,治以厚朴;中焦满,破以枳实;下焦实,夺以大黄;用羌活者,不忘乎风也。服后二便微利,则三焦之气无所阻塞,而复其传化之职矣,故曰三化。❷《增补内经拾遗》:三者,风、滞、痰也。化,变化以清散之也。方用羌活以化风,厚朴、大黄以化滞,枳实以化痰,故曰三化。

【临床报道】阳明发狂证:《名医类案》滑伯仁治一僧,病发狂谵语,视人皆为鬼,诊其脉,累累如薏苡子,且喘且掉。曰:此得之阳明胃实。《素问》云:阳明主肉,其经血气并盛,甚则弃衣升高,踰垣骂詈。遂以三化汤三四下,复进以火剂(黄连解毒汤)乃愈。

04403 三化汤(《普济方》卷九十一引《德生堂方》)

【组成】大黄　牵牛　朴消各五钱

【用法】上咬咀。水一盏半,煎一盏,却下消,煎一二沸,去滓温服,不拘时候。

【主治】诸卒中风,不省人事,痰喘上壅,一切危急之证,大便秘结,至五七日不利。

04404 三气饮(《景岳全书》卷五十一)

【组成】当归　枸杞　杜仲各二钱　熟地三钱或五钱　牛膝　茯苓　芍药(酒炒)　肉桂各一钱　北细辛(或代以独活)　白芷　炙甘草各一钱　附子随宜一二钱

【用法】水二钟,加生姜三片,煎服。此饮亦可浸酒,大约每药一斤,可用烧酒六七升,浸十余日,徐徐服之。

【主治】血气亏损,风寒湿三气乘虚内侵,筋骨历节痹痛之极,及痢后鹤膝风痛。

【加减】如气虚者,加人参、白术随宜;风寒胜者,加麻黄一二钱。

04405 三公散(《医方类聚》卷二十三引《澹寮方》)

【异名】三蚣散(《普济方》卷九十二)。

【组成】蜈蚣三条（一蜜炙，一酒浸，一纸裹煨熟，各去屎） 南星三个（每个切作四段，逐个如蜈蚣法制） 白芷半两

【用法】上为细末。入真麝香少许，热酒调一钱，食后服。

【主治】诸口眼㖞斜。

04406 三分茶（《儒门事亲》卷十五）

【组成】茶二钱 蜜二两 荞麦面四两

【用法】上以新水一大碗，约打千余数，连饮之。饮毕良久，下气不可停，人喘自止。

【主治】咳嗽痰涎气喘者。

04407 三分散（《保命集》卷下）

【异名】三圣散（《丹溪心法附余》卷二十一引《济生》）、三合散（《医学纲目》卷三十五）。

【组成】白术 茯苓 黄耆 川芎 芍药 熟地黄 当归各一两 柴胡一两六钱 黄芩六钱 人参一两六钱 半夏六钱 甘草六钱

【用法】上为粗末。每服一两，水一盏，煎至半盏，温服清，每日一服。

【主治】❶《保命集》：产后日久虚劳，针灸、服药俱不效者。❷《医学入门》：产后伤寒并痢。

【备考】《奇效良方》有生姜三片，红枣一枚。本方方名，《东医宝鉴·杂病篇》引作"三合汤"。

04408 三分散（《内经拾遗》卷一）

【组成】当归 川芎 白芍 熟地 人参 白术 白茯苓 甘草 柴胡 黄芩 半夏

【用法】上水二钟，加生姜三片，大枣二个，煎八分服。

【功用】调荣益卫，止嗽。

04409 三分散（《解围元薮》卷三）

【组成】闹羊花（酒拌，九蒸晒） 生漆（每两加樟冰二钱、雄黄二钱搅匀，隔汤炖化，拌蒸，晒干；又以茜草根捣汁拌蒸，晒干为末，每两加雄黄三钱，麝香五分，蟾酥二钱）

【用法】上为末。每服三分，沙糖调，温酒送下。

【主治】诸恶风，痿困瘫烂危笃者。

【宜忌】服药后，半日不可见风。

04410 三分散（《解围元薮》卷四）

【组成】黄花（酒拌，九蒸晒）

【用法】上为末。温酒送下三分，酒尽量饮。麻木一昼夜，随服补中汤三帖。第四日照前又服三分，又服补中汤三帖，如此三次。初服发疮，二服出水尽干，三服脱光，永不再发。

【主治】疬风初起。

04411 三分散（《接骨入骱》卷二）

【组成】野连翘（又名六轴子，生，晒干为末） 地鳖虫（炙末）各等分

【用法】上为末，和匀。每服三分五厘，陈酒送下。如发麻寒抖，用冷绿豆汤解之即安。

【主治】一切损伤。

04412 三反膏（《种福堂方》卷四）

【组成】生甘草 甘遂 苋菜各三钱 鳖肉一两 硇砂一钱 木鳖子肉四个（去壳）

【用法】加葱白七根，入蜜少许，捣成膏。摊狗皮上贴之。如药略干，加葱、蜜润下。用二次愈。

【主治】小儿痞块。

04413 三反膏（《理瀹》）

【组成】大戟 甘遂末 芫花 甘草

【用法】甘草煎浓汤，在瘤外圈三次后，另用醋调大戟、芫花、甘遂末装其中，勿近甘草。次日缩小。

【主治】瘤。

04414 三乌丸（《卫生总微》卷十一）

【组成】川乌一个 草乌一个 巴豆七个

【用法】上各烧及九分，为细末，酒煮黄蜡熔化，入少好油拌和，搅匀成膏，每用旋丸绿豆大。每服三丸，血痢，黄连汤送下；白痢，干姜汤送下；水谷痢，倒流水送下；赤白痢，干姜、甘草汤送下。

【主治】小儿诸般赤白痢。

04415 三乌丸（《医方类聚》卷二六○引《吴氏集验方》）

【组成】草乌（一生，一炮，一烧灰，各去皮脐）

【用法】上为末，醋面糊丸，如粟米大。每服五十丸，倒流水送下。

【主治】小儿夹惊吐泻。

04416 三乌胶

《成方制剂》20册。即原书同册"三乌胶丸"之异名。见该条。

04417 三节汤（《圣济总录》卷八十四）

【组成】石南节 杉木节 松木节 茵芋 蒴藋 原蚕砂 麻黄根 蓖麻叶 柳蛀粪 煮絮桶中灰各三两

【用法】上锉细。用水一斗五升，煮取一斗，乘热淋洗。

【主治】脚气，及偏风、历节风、手足不随疼痛。

04418 三石丸（《圣济总录》卷九）

【组成】凝水石（火煅通赤，研为细末）三两半 石膏（煅令通赤，研为细末）一分 阳起石（煅令通赤，研为细末）一钱一字 天南星（炮裂，去皮，为末） 天雄（炮裂，去皮脐，为末） 草乌头（炮裂，去皮脐，为末） 白附子（炮，为末） 干蝎（去土，炒，为末） 白僵蚕（炒，为末） 蝉壳（去土，焙干，为末）各半钱 龙脑（研） 麝香（研）一钱 海蛤（烧通赤，细研）二两

【用法】上药再同研令细，入白面一钱半令匀，炼蜜为丸，如鸡头子大。每服一丸，细嚼，荆芥、薄荷汤送下；茶、酒亦得，不拘时候。

【主治】中风半身不随，病苦悲伤，恶闻人声，少气多汗，偏臂不举。

04419 三石水（《朱仁康临床经验集》）

【组成】炉甘石90克 滑石90克 赤石脂90克 冰片9克 甘油150毫升

【用法】上为细末，加入蒸馏水10升中，最后加入甘油，配成药水。用时摇动，然后用毛笔涂布皮损上。

【功用】收湿止痒。

【主治】丘疹性湿疹，皮肤瘙痒症，脂溢性皮炎，过敏性皮炎。

04420 三石汤（《千金》卷三）

【组成】紫石英二两 白石英二两半 钟乳二两半 生姜 当归 人参 甘草各二两 茯苓 干地黄 桂心各三两 半夏五两 大枣十五枚

【用法】上药三石末之，㕮咀诸药。以水一斗二升，煮取三升，去滓，分四服。

【功用】补肾。

【主治】产后虚冷七伤,时寒热,体痛乏力。

【加减】若中风,加葛根四两。

04421 三石汤《温病条辨》卷二)

【组成】飞滑石三钱　生石膏五钱　寒水石三钱　杏仁三钱　竹茹(炒)二钱　银花三钱(花露更妙)　金汁一酒杯(冲)　白通草二钱

【用法】水五杯,煮成二杯,分二次温服。

【功用】❶《温病条辨》:辛凉清热,芳香败毒化浊。❷《温病学》:清热利湿,宣通三焦。

【主治】❶《温病条辨》:暑温蔓延三焦,舌滑微黄,邪在气分者。❷《温病学》:身热,面赤耳聋,胸闷脘痞,下利稀水,小便短赤,咳痰带血,不甚渴饮,舌红赤。

【方论选录】❶《温病条辨》:三石,紫雪丹中之君药,取其清热退暑利窍,兼走肺胃者也;杏仁、通草为宣气分之用,且通草直达膀胱,杏仁直达大肠;竹茹以通脉络;金汁、银花败毒中之热毒。❷《温病学》:本证属暑湿弥漫三焦,故予三石汤清宣上中下三焦暑湿之邪。方中以杏仁宣开上焦肺气,气化则暑湿易化;石膏、竹茹清泄中焦邪热;滑石、寒水石、通草清利下焦湿热;另用银花、金汁涤暑解毒。全方重在清暑泄热,兼以利湿。

04422 三石散《千金》卷十九)

【组成】钟乳　紫石英　白石英各五分　人参　栝楼根　蜀椒　干姜　附子　牡蛎　桂心　杜仲　细辛　茯苓各十分　白术　桔梗　防风各五分

【用法】上药治下筛。每服方寸匕,酒送下,一日三次。行十数步至五十步以上服此大佳。

【功用】补虚。

【主治】风劳毒冷,百治不愈者。

【宜忌】少年勿用之。

04423 三石散《圣惠》卷三十八)

【组成】炼成钟乳二两　紫石英一两(细研,水飞过)　白石英一两(细研,水飞过)　人参三分(去芦头)　白术三分　白茯苓一两　细辛三分　附子三分(炮裂,去皮脐)　川椒三分(去目及闭口者,微炒出汗)　杜仲一两(去粗皮,炙令微黄,锉)　牡蛎一两(烧为粉)　干姜二三分(炮裂,锉)　防风一两(去芦头)　桔梗半两(去芦头)

【用法】上为细散,入研了药令匀。每服二钱,空心及晚食前以温酒调下。

【主治】风劳积冷。

04424 三石散《仙传外科集验方》)

【组成】人参　白术　当归　白芍药各一钱　桔梗　知母　山栀子各一钱　茯苓　连翘　天花粉　干葛各二钱　肉桂　藿香　木香各半钱　甘草六钱　朴消一两六钱　寒水石　石膏各八钱　滑石一两　大黄八钱

【用法】上为散。每服五钱,水一盏,加生姜三片,煎至一半,用布绢绞汁,入蜜少许,一日三服。渐加一两重,常使小便疏通。

【主治】疮疡,消渴小便数。

【加减】如自利,不用朴消、大黄。

04425 三石散《中医外科学讲义》)

【组成】制炉甘石　熟石膏　赤石脂各三两

【用法】上为细末。麻油调搽。

【功用】收涩生肌。

【主治】一切湿疹及烫伤。

04426 三龙散《魏氏家藏方》卷十)

【组成】乌龙尾(屋上悬尘)　赤龙须(棕榈皮烧灰存性)　黄龙肝(大灶下中心土)各等分

【用法】上为细末。温酒调下。

【主治】妇人赤白带下。

04427 三出丸《幼幼新书》卷二十二引郑愈方)

【组成】陈皮(去瓤)　缩砂　藿香　京三棱　蓬莪术　芫花各一分(同醋煮干为度)　巴豆五十粒(和壳瓦上焙焦为度)

【用法】上前六味为末,次外杵巴豆令烂,方与诸药拌匀,以醋面糊为丸,如绿豆大,朱砂为衣。每服三五丸,薄荷汤化下,乳食后服。

【主治】积聚。

04428 三甲散《温疫论》卷下)

【组成】鳖甲　龟甲(并用酥炙黄,如无酥,各以醋炙代之,为末)各一钱　穿山甲(土炒黄,为末)五分　蝉蜕(洗净,炙干)五分　僵蚕(白硬者,切断,生用)五分　牡蛎(煅,为末)五分(咽燥者酌用)　䗪虫三个(干者擘碎,鲜者捣烂,和酒少许取汁,入汤药同服,其渣入诸药同煎)　白芍药(酒炒)七分　当归五分　甘草三分

【用法】水二钟,煎八分,去滓温服。

【主治】瘟疫伏邪已溃,正气衰微,不能托出表邪,客邪胶固于血脉,主客交浑,肢体时疼,脉数身热,胁下锥痛,过期不愈,致成痼疾者。

【宜忌】服后病减半,勿服,当尽调理法。

【加减】若素有老疟或瘅疟者,加牛膝一钱,何首乌一钱(胃弱欲作泻者,宜九蒸九晒);若素有郁痰者,加贝母一钱;有老痰者,加瓜蒌霜五分(善呕者勿用);若咽干作痒者,加花粉、知母各五分;若素有燥嗽者,加杏仁(捣烂)一钱五分;若素有内伤瘀血者,倍䗪虫(如无䗪虫,以干漆炒烟尽为度,研末五分,及桃仁捣烂一钱代之)。

【方论选录】《瘟疫论评注》:方中以鳖甲、龟甲、穿山甲三甲为主,扶正不恋邪,达邪不伤正;蝉蜕、僵蚕祛风熄风;牡蛎平肝,归、芍和血,甘草和中,加䗪虫以引诸药入血脉,搜剔血中之邪。立意新颖,用药独特。

04429 三甲散《成方制剂》6册)

【组成】鳖甲　穿山甲　龟甲　鸡内金

【用法】上制成散剂。口服,不满周岁一次0.45克。一岁至三岁一次0.9~1.8克,一日3次。

【功用】软坚化积。

【主治】食积,乳积,痞块。

04430 三仙丸《普济方》卷二二三引《杨氏家藏方》)

【异名】长寿丸(原书同卷)、三仙丹《局方》卷五淳佑新添方)、三圣丸《普济方》卷一二〇)。

【组成】茴香三两(炒,香)　川乌头一两(去皮尖,锉如骰子,用盐半两炒黄,去盐)　苍术二两(米泔浸一宿,用竹刀刮去黑皮,切碎,用葱白一握,炒黄去葱)

【用法】上各为细末,酒和为丸,如梧桐子大,每服五十丸,空心、食前盐汤送下,一日二次。

【功用】补实下经，理脾健胃，顺气搜风，驻颜活血，增筋力，乌髭须。

【主治】❶《普济方》引《杨氏家藏方》：耳聋并眼暗。❷《局方》（淳佑新添）：肾经虚寒，元气损弱，神衰力怯。

【宜忌】忌猪、羊血。

04431 三仙丸（《传信适用方》卷二）

【组成】甘菊花一两　苍术（米泔浸，去油）　椒红各二两

【用法】上为末，酒糊为丸，如梧桐子大。每服三五十粒，食前茶、酒送下。

【功用】明目。

04432 三仙丸（《百一》卷五）

【异名】玉粉丸（《保命歌括》卷九）。

【组成】天南星（生，去皮）　半夏（沸汤泡七遍）各五两（二味碾为细末，用生姜自然汁和，不可太软，但手捏得聚为度，摊在筛内，用楮叶盖之，令发黄色，晒干收之，须是五六月内做曲，如酱黄法）　香附子（略炒，于砖上磨去毛）五两

【用法】上用南星、半夏曲饼子二两，净香附子一两，同为细末，水煮面糊为丸，如梧桐子大。每服二十至三十丸，食后、临卧姜汤送下。

【主治】❶《百一》：中脘气滞，胸膈烦满，痰涎不利，头目不清。❷《杂病源流犀烛》：湿痰身重而软，倦怠困弱。

【方论选录】《医方集解》：此足阳明、手足太阴药也。星、夏以燥肺胃之痰，香附以快三焦之气，使气行则痰行也。

【备考】本方方名，《医方集解》引作"三仙丹"。《保命歌括》有陈皮五两。

04433 三仙丸

《得效》卷七。为《魏氏家藏方》卷六"固真丹"之异名。见该条。

04434 三仙丸（《普济方》卷二一九引《仁存方》）

【异名】八仙丹（《奇效良方》卷二十一）。

【组成】首乌一两　苍术二两（米泔浸一宿用）　茴香一两　香附子二两　椒一两（炒）　川楝子肉一两　牡蛎一两（煅）　白姜一两（炒）

【用法】上为末，为丸如梧桐子大。每服三十丸，用盐汤送下，空心服；小肠气，用霹雳酒送下。

【功用】调荣卫，壮元阳。

【主治】耳聋，目暗，妇人脾血疾。

04435 三仙丸（《袖珍》卷一）

【组成】苍术八两（泔浸）　牛膝二两　地黄四两

【用法】上为末，醋糊为丸。每服三十丸，空心酒送下。

【主治】山岚瘴气，时气瘟疫，并异乡人不服水土，面黄羸瘦，不思饮食，一切劳气痰病。

04436 三仙丸（《医统》卷一〇八）

【组成】侧柏叶八两（烘干）　当归（全身）四两　榧子仁二两

【用法】上为末，水糊为丸，如梧桐子大。每五七十丸，黄酒、盐汤任下，早、晚各一服。

【主治】头发脱落。

【宜忌】忌铁器。

04437 三仙丸（《寿世保元》卷五）

【组成】雄黄　白矾　槟榔各等分

【用法】上为末，饭为丸，如黍米大。每服五分，食远白水送下。

【主治】腹内有虫疼痛。

04438 三仙升

《经验方》卷上。为《医林绳墨大全》卷九"红粉霜"之异名。见该条。

04439 三仙丹

《局方》卷五（淳祐新添方）。为《普济方》卷二二三引《杨氏家藏方》"三仙丸"之异名。见该条。

04440 三仙丹（《普济方》卷二五〇引《医学切问》）

【组成】川乌半两（炒）　苍术三两（米泔水浸）　茴香一两　山药一两　金铃子四两（去皮核，肉炒）　萆薢五钱　青盐　破故纸各一两

【用法】上为末，酒糊为丸，如梧桐子大。每服三十丸，温酒送下，干物压之。

【功用】此药行四方皆可服水土，防山岚瘴气，去风湿；避寒暑，进饮食，厚肠胃，和血脉，添精补髓血，驻颜壮筋骨，明目暖水脏，黑须发，延年益寿，安和肾气，壮阳事。

【主治】浑身走注痛，冷积，寒疝气，小肠疼。

04441 三仙丹（《慎斋遗书》卷九）

【组成】川芎一两五钱（盐炒）　茴香三两（炒）　苍术二两（葱白同炒）

【用法】酒煮面糊为丸。盐水、酒任下。

【主治】腰痛。

04442 三仙丹（《回春》卷五）

【组成】白信（煨）　巴豆（去皮油）　黄蜡各等分

【用法】上为末，熔黄蜡为丸，如黍米大。每服三丸，烧酒送下。

【主治】心疼至危者。

【宜忌】忌醋。

04443 三仙丹

《医方集解》。即《百一》卷五"三仙丸"。见该条。

04444 三仙丹

《良朋汇集》卷二。为原书卷一"沉香百消丸"之异名。见该条。

04445 三仙丹

《一盘珠》卷九。为《万氏家抄方》卷六"三仙散"之异名。见该条。

04446 三仙丹

《幼幼集成》卷二。为原书同卷"集成三仙丹"之异名。见该条。

04447 三仙丹（《方症会要》卷一）

【组成】柏枝　槐子　生矾各等分

【用法】上为末，面糊为丸，如梧桐子大。每服百丸，临卧冷茶送下。

【主治】男妇久嗽不止。

04448 三仙丹

《疡医大全》卷七。为《医林绳墨大全》卷九"红粉霜"之异名。见该条。

04449 三仙丹（《外科真诠》卷上）

【组成】轻粉一钱　朱砂三分　上片二分

【用法】上为细末。吹喉中。

【主治】结毒喉疳腐烂。

04450 三仙丹（《良方合璧》卷下）

【组成】水银一两　明矾一两（研）　消一两（研）

【用法】上三味，并放于小铁罐内用粗中碗合住，碗缝用面浆掺皮纸捻，同糊固上，将河沙堆满空碗底，炭火炼线香一炷时，碗底放新棉花一块，候棉花黄即妙，若至焦则太老矣。

【主治】痈疽。

04451 三仙丹（《外科方外奇方》卷三）

【组成】雄黄一钱　胡椒八分　硫黄一钱

【用法】上为细末。香油调过一夜，取油调擦。

【主治】脓窠疮疥。

04452 三仙丹（《喉科种福》卷三）

【组成】三梅片一分　熟石膏一两　红粉片三钱

【用法】麻油调搽；或刮猪肚内秽垢，置瓦上焙研，加入丹内；或用猪胆汁调搽。

【主治】小儿因受父母遗毒，致生杨梅疮，初出胎时，即遍身糜烂。

04453 三仙丹（《药奁启秘》）

【组成】升丹三分　橄榄炭三分　梅片一分

【用法】上为极细末。麻油调敷或干掺。

【主治】下疳腐烂。

04454 三仙丹

《全国中药成药处方集》（武汉方）。为原书"提脓丹"之异名。见该条。

04455 三仙汤（《仙拈集》卷一引《海上方》）

【组成】马齿苋二斤　五加皮半斤　苍术四两

【用法】上为末，以水煎汤洗澡。急用葱、生姜捣烂，冲热汤三碗服之。暖处取汗，立时痛止。

【功用】止痛。

【主治】筋骨疼痛，不拘风湿、杨梅。

04456 三仙汤（《东医宝鉴·杂病篇》卷七）

【组成】苍术四钱　干地黄二钱　牛膝一钱

【用法】上锉一剂。水煎服；或为末，醋糊为丸，如梧桐子大。每服三五十丸，空心酒送下。

【主治】山岚瘴气，时行温疫。

04457 三仙汤（《疡科选粹》卷七）

【组成】缩砂　威灵仙各一钱五分

【用法】上用无根水二钟，入砂糖半碗，煎一钟。噙在口中慢慢咽下。四五次即出。

【主治】咽喉骨鲠。

04458 三仙串

《串雅补》卷二。为《金匮》卷下"三物备急丸"之异名。见该条。

04459 三仙饮（《一盘珠》卷四）

【组成】熟附子　上肉桂　干姜各三钱

【用法】艾叶为引，水煎服。

【主治】真阳耗散之阴症，手足厥冷，脐下微痛，两目昏昏神不足者。

04460 三仙饮（《仙拈集》卷一）

【组成】沙糖　生姜各四两　乌梅十五个（去核）

【用法】共捣汁。以滚汤调匀，频服。

【主治】噤口痢；兼治反胃。

04461 三仙顶（《串雅补》卷一）

【组成】生附子五钱　草乌一两　紫荆皮二两

【用法】上为细末。每服三分，陈酒送下。

【主治】疯病瘫痪。

【宜忌】虚人忌服。

04462 三仙酒

《种福堂方》卷二。为《奇方类编》卷下"三仙延寿酒"之异名。见该条。

04463 三仙酒（《仙拈集》卷二）

【组成】荔枝核（烧存性）三钱　小茴香　川楝肉各钱半

【用法】上为末，酒调。入盐少许，热服，再以葱汤催汗出为妙。

【主治】疝。

04464 三仙酒（《仙拈集》卷三）

【组成】圆眼肉一斤　桂花蕊四两　沙糖八两

【用法】浸高粱烧酒一坛，愈久愈妙。

【功用】安神悦颜。

04465 三仙散

《普济方》卷二五〇。为《续本事》卷一"御方三仙散"之异名。见该条。

04466 三仙散（《万氏家抄方》卷六）

【异名】三仙丹（《一盘珠》卷九）。

【组成】紫花地丁　番白草　归尾

【用法】水一钟，入酒二盏；煎服。

【主治】痘疔。

04467 三仙散

《丹溪心法附余》卷二十四。为《儒门事亲》卷十二"三圣散"之异名。见该条。

04468 三仙散（《医统》卷六十四）

【组成】妇人溺桶中垢（白者，火煅）一钱　铜绿三分　麝香一分

【用法】上为极细末。敷齿上。不可太多。

【主治】走马牙疳，一时腐烂即死。

04469 三仙散（《回春》卷三）

【组成】干姜　大附子（炮，去皮脐）　官桂

【用法】上为细末。每服三钱，滚酒调服。

【主治】❶《回春》：阴症。❷《寿世保元》：一切阴症，手足厥冷。

04470 三仙散（《痘科类编》卷三）

【异名】云盖三仙散（《慈幼新书》卷七）。

【组成】山楂　神曲　麦芽各一两

【用法】上为细末。每服二钱，入白糖一分，百沸汤调下。

【功用】《北京市中药成方选集》：消食化滞。

【主治】❶《痘科类编》：痘疮愈后，数日之间，内伤饮食，外感风寒，身忽烧热，发出盖痘疹如云成片，一名云头疹。❷《北京市中药成方选集》：小儿宿食停滞，消化不良，腹痛胀满，饮食减少。

04471 三仙散（《良朋汇集》卷二）

【组成】轻粉一钱 乳香二钱 地肤子二两

【用法】上为细末。每服二钱，热黄酒调服。出汗愈，如调白酒更妙。

【主治】下寒流白。

04472 三仙散（《麻科活人》卷一）

【组成】红花 牛蒡子（炒） 穿山甲（炒成珠）

【用法】水煎，热服。

【主治】小儿皮肤坚实，而麻难现，用加减参苏饮，发散不出者。

04473 三仙散（《仙拈集》卷一）

【组成】肉蔻二个 半夏五钱 木香二钱半

【用法】上为末，空心滚水下一钱；或为丸，如芥子大，每服五六十丸。

【功用】暖胃除痰，消滞进食。

04474 三仙散（《仙拈集》卷三）

【组成】枯矾五分 冰片二分 麝香五厘

【用法】上为细末。吹患处。四次即愈。

【主治】牙疳。

04475 三仙散（《仙拈集》卷四）

【组成】大风子 槟榔各五钱 硫黄三钱

【用法】醋煎滚，调搽。

【主治】癣遍身及面。

04476 三仙散（《杂病源流犀烛》卷二十三）

【组成】胆汁炒黄柏 酒炒红花 冰片少许

【用法】上为末。吹耳。

【主治】肝风郁滞，耳内生疮有脓者。

04477 三仙散（《增补验方新编》卷五）

【组成】罗裙带叶 杉树皮 槐树皮各等分

【用法】煎水热洗，其滓捣融炒热，布包敷之，冷则随换，日夜不断。

【主治】闪跌殴打腰痛。

04478 三仙散（《麻症集成》卷四）

【组成】力子 甲珠 天仙子

【用法】上为细末。白汤泡或煎服。

【主治】麻症，痰火相搏，热极闭标，胃窍受郁，狂躁。

04479 三仙粥（《济众新编》卷七）

【异名】三仁粥（《东医宝鉴·内景篇》卷四）

【组成】海松子（去皮） 桃仁（泡，去皮尖）各一合，郁李仁（泡，去皮）一钱

【用法】上同捣烂，和水滤取汁，入碎粳米少许，煮粥，空心服之。

【主治】老人风秘，脏腑壅滞，气聚脑中，忽然头痛、腹痛，恶心不食。

04480 三仙膏（《圣济总录》卷一三〇）

【组成】麻油四两 铅丹 定粉（各研）一两

【用法】上三味，先炼油熟，将铅丹、定粉同罗过，同煎，用槐枝搅匀，候稀稠得所，滴水内如珠即止。每用随疮大小贴之。

【主治】一切恶疮。

04481 三仙膏（《普济方》卷三一五）

【组成】香油二斤 黄丹一斤 白巴豆四百八十枚

【用法】上将油于铜锅内煎热，入桃枝二十根，煎枯将出；次下柳枝二十根，每长二寸，煎枯将出；三次下巴豆煎枯将出，放温，入砂锅内，煎油热下丹，文武火搅匀，一个半时辰，熬丹起，抬下于地，再搅，滴水成珠，沉下膏成矣，就锅番合地上，三日至第四日即可用。贴、服皆可。

【主治】金疮，肚痛泻痢。

04482 三仙膏（《疡科选粹》卷三）

【组成】马兰菊 车前草 五爪龙草各等分

【用法】上捣取汁。徐徐饮之。

【主治】咽喉肿痛。

04483 三仙膏

《广笔记》卷三。为原书同卷"无敌大将军"组成之一。见该条。

04484 三仙膏（《辨证录》卷六）

【组成】熟地五两 人参二两 丹皮一两

【用法】水煎服。

【主治】血精。

04485 三仙膏（《仙拈集》卷二）

【组成】百合四两 蜜半斤 梨汁一碗

【用法】炼蜜成珠，将百合研末熬透，入梨汁搅匀。早、晚服数匙。

【主治】劳嗽。

04486 三生丸（《本事》卷三）

【组成】半夏二两 南星 白附子各一两

【用法】上并生为末，滴水为丸，如梧桐子大，以生面滚衣，阴干。每服十九至二十丸，生姜汤送下。

【主治】痰饮内伏，头晕目眩，呕吐酸水；中风痰多，口眼㖞斜，半身不遂；痰厥头痛。

❶《本事》：中脘风涎痰饮，眩瞑，呕吐酸水，头疼恶心。❷《济生》：痰厥头痛。❸《医学入门》：中风昏迷，痰涎壅并，口眼㖞斜，半身不遂，脉沉无热者。❹《本草纲目》：小儿暑风，暑毒入心，痰塞心孔，昏迷抽搐。

【方论选录】《本事方释义》：半夏气味辛温入足阳阴，天南星气味苦辛温入手足太阴，白附子气味辛甘大温入足阳明。三味皆生用而以姜汤送者，以脘中之痰饮窃据为患，致瞑眩呕吐，头疼恶心，非峻利之药，不能扫除也。

04487 三生丸（《儒门事亲》卷十五）

【组成】胡桃仁一两 生姜一两（去皮，细切） 杏仁一两

【用法】上药同研如泥，就和作剂，得十三四丸。临卧烂嚼一丸。

【主治】咳嗽。

04488 三生丸（《普济方》卷一六五引《德生堂方》）

【组成】皂角（去皮子）一斤 牵牛（头末）二斤 白矾半斤 萝卜子（炒）半斤 青木香半斤

【用法】上为末，煮萝卜水调面糊为丸，如梧桐子大。每服三五十丸，食后、临卧用温水送服。大便下痰，方见效。

【主治】气痰壅上，不升降，胸膈闷塞不通。

04489 三生丹

《疡医大全》卷二十八。为原书同卷"利疯丹"之异名。见该条。

04490 三生汤

《张氏医通》卷十六,即《易简方》"三生饮"。见该条。

04491 三生饮（《易简方》）

【组成】南星一两　川乌半两　生附半两　木香一分

【用法】上咬咀。每服半两,水二盏,加生姜十片,煎至六分,去滓温服。

【主治】寒痰壅于经络,卒中不知人事,痰涎壅盛,语言謇涩,或口眼喎斜,或半身不遂。

❶《易简方》:卒中,昏不知人,口眼喎斜,半身不遂,咽喉作声,痰气上壅,无问外感风寒,内伤喜怒,或六脉沉伏,或指下浮盛;兼治痰厥饮厥,及气虚眩晕。❷《直指小儿》:柔痉自汗,肢体厥冷。❸《朱氏集验方》:虚怯之人发痰疟。❹《中风斠诠》:卒中壅塞,昏仆不醒,脉沉无热。

【宜忌】《岭南卫生方》:若挟热中风者,不宜。

【方论选录】❶《明医杂著》薛己按:三生饮乃行经络、治寒痰之药,有斩关夺旗之功。每服必用人参两许,以祛其邪而补助真气。否则不惟无益,适足以取败耳。观先哲用耆附、参附等汤,其义可见。❷《删补名医方论》引柯琴:此取三物之大辛大热者,且不炮不制,更佐以木香,乘其至刚至锐之气而用之,非专以治风,兼以治寒也。然邪之所凑,其气必虚,但知勇于攻邪,若正气虚而不支,能无倒戈之患乎?必用人参两许以驾驭其邪,此薛己真知确见,立于不败之地,而收万全之效者也。今之畏事者,用乌、附分数,必制熟而后敢用,更以芩、连监制之,乌能挽回如是之危证哉?❸《医方集解》:此足太阴、阳明、厥阴、手少阳药也。南星辛烈,散风除痰;附子猛峻,温脾逐寒,乌头轻疏,温脾逐风,二药通行经络,无所不至。皆用生者,取其力峻而行速也。重加人参,所以扶其正气,少佐木香,所以行其逆气也。❹《中风斠诠》:痰涎壅塞,而脉已沉,且身无热,则唇舌淡白,可想而知。是为寒痰上涌,胸中清阳之气,已为浊阴闭塞不通,非燥烈大温,不能开泄。此方三者俱用其生,非仅为回阳计,正赖其雄烈刚燥,始能驱除浊阴,苟得阴霾一开,寒痰少减,即当随证用药,似此大燥大烈,非可多服频服也。

【备考】本方方名,《张氏医通》引作"三生汤"。本方去木香,加人参,名"四生饮"(见《观聚方要补》引《万全备急方》)。

04492 三生饮（《傅青主男科》）

【组成】人参一两　生半夏三钱　生南星三钱　生附子一个

【用法】水煎,急灌之。

【功用】固正气,祛痰。

【主治】跌倒昏迷,或自卧而跌在床下,中风不语。

04493 三生饮（《医学集成》卷二）

【组成】生南星四钱　生川乌　生半夏各三钱　广木香一钱　人参一两　生姜

【主治】中风闭证。

【加减】痰盛,加白芥子、枯矾。

【备考】方中生姜用量原缺。

04494 三生散（《中藏经》卷下）

【组成】草乌七个　厚朴一尺　甘草三寸(并生用)

【用法】上为末。水一中盏,末一钱,加大枣七个,煎至七分服,重者灌之。

【主治】卒死,阴盛四逆,吐泻不止。

04495 三生散

《保命集》卷下。为《圣济总录》卷一二八"蛇皮散"之异名。见该条。

04496 三生散（《明医指掌》卷六）

【组成】乌头(炮)一钱　白附(炮)二钱　南星(炮)二钱半　生姜三片

【用法】水煎服。

【主治】风上攻头脑,痰滞上行,以致偏正头疼。

04497 三生散（《幼科指掌》卷四）

【组成】防风　天南星　熟半夏　黄芩　川乌　川羌活　麻黄根　石菖蒲　白茯苓　陈皮　焦白术　甘草

【用法】加生姜,河水煎服。

【主治】心中风,头仰面倾侧卧,痰迷关窍,言语不清,汗出唇红者。

04498 三白丸（《魏氏家藏方》卷四）

【异名】素丹

【组成】龙骨(煅,别研)　牡蛎粉各一两　鹿角霜二两

【用法】上为细末,滴水为丸,如梧桐子大,以滑石为衣。每服十丸,加至十五丸,盐汤吞下,空心服。

【主治】小便滑数,遗精,白浊,盗汗。

04499 三白丸（《回春》卷二）

【组成】白大半夏一两(生用)　白砒三钱　白矾三钱　雄黄(通明)三钱　巴豆仁(去油)三钱

【用法】上将白矾溶化,入砒末在矾内,焙干取出擂烂,再炒成砂,同前药为细末,面糊为丸,如粟米大。大人服十丸,小儿三五丸,咳嗽,茶送下;吼气,桑白皮汤送下。

【主治】诸般咳嗽,吼气。

04500 三白丸（《女科切要》卷八）

【组成】白及　白蔹　白茯苓　秦艽　厚朴　当归　吴萸　人参　肉桂　乳香各四钱

【用法】上为末,炼蜜为丸,如梧桐子大。每服三十丸,空心服。

【功用】绝产不育,令妇人不生子。

04501 三白丹（《张氏医通》卷十五）

【组成】水银一两　白矾　焰消各二两

【用法】上三味,纳铁铫中,以厚瓷碗合定,盐泥固济,压定碗足,文火煅三炷香,升在碗内,取出放地一夕,以出火毒,瓷罐收贮,经年方可用。每服三分,入飞面三钱,壮者分三服,中者分五服,羸者分七服。每日以土茯苓半斤,捶碎,用水七碗,煮至五碗,去滓,入前丹一服,再煎至三碗,一日服尽,明日如前法再服。二三日后,喉腭肿痛,齿龈出水,七日毒尽自愈。肿甚者,用黄连、犀角、骨碎补各一钱、黑豆一合,煎汤漱之。

【主治】梅疮结毒。

04502 三白汤（《医学入门》卷四）

【组成】白芍　白术　白茯苓各一钱　甘草五分

【用法】水煎,温服。

【主治】伤寒虚烦,或泄或渴。

04503 三白汤（《古今医鉴》卷五引杜守玄方）

【组成】白砂糖一两　鸡子清一个　烧酒一盅半

【用法】煎取八分，温服。

【主治】赤白痢。

04504 三白汤（《疝癥积聚编》）

【组成】白丑三分 桑皮 白术 木通 陈皮 茯苓各五分 大枣一枚

【用法】上水煎，临服入姜汁一茶匙，温服。

【主治】疝作腹胀满者。

04505 三白汤（《医门补要》卷中）

【组成】杏仁 苡仁 通草 滑石 郁金 厚朴 半夏 豆豉

【主治】湿温。头如裹痛，四肢沉困，身重极痛胸痞，舌不干燥。

04506 三白饮（《古今医鉴》卷三）

【组成】鸡子一个（用清） 白蜜一大匙 芒消三钱

【用法】上合作一处，用凉水和下。

【主治】❶《古今医鉴》：伤寒时气，热极狂乱，及发热不退者。❷《良朋汇集》：天行时气，大便燥结不通。

【加减】如心不宁者，加珍珠末五分。

04507 三白顶（《串雅补》卷一）

【组成】生明矾三钱 枯矾三钱 生月石三钱 飞月石三钱 豆豉二两 白信一钱

【用法】上为末，神曲糊为丸，如绿豆大。每日清晨白汤送下五分。至眼角红即愈。

【主治】哮病。

04508 三白酒（《李氏医鉴》卷四）

【组成】火酒三斤 白糖 白萝卜 生梨各一斤半

【用法】将梨、萝卜捣汁，并糖入酒内，封固坛口。三日后，徐徐饮之。

【功用】祛痰养血。

【主治】噎膈反胃。

04509 三白散（《卫生总微》卷二十）

【组成】砒霜 粉霜（二物先研细末） 石灰（研细，罗二次用）各等分

【用法】上相合，先左研千下，却右转研千下，当极细腻如粉。每用以鸡羽尖撩少许，扫疮上，其疮便干。

【主治】小儿走马急疳蚀唇，牙齿臭烂，逡巡狼狈者。

【宜忌】慎勿多用，恐毒入腹，无令咽津。此药儿小者难用。

04510 三白散（《三因》卷十四）

【组成】白牵牛（略炒）二两 白术半两 桑白皮 陈皮 木通各半两

【用法】上为末。每服二钱，姜汤调下，空腹服。初进一服，未觉再进。

【功用】导利留滞。

【主治】膀胱蕴热，风湿相乘，阴癞肿胀，大小便不利。

04511 三白散（《普济方》卷二四四引鲍氏方）

【组成】陈萝卜子 地枯蒌（即萝卜种） 三白叶（生溪涧边，叶如蓝，顶上三叶白）

【用法】上为末，糊为丸，每服五十丸，空心下。

【主治】脚气。脚偏大如柱，皮肉不仁，时发寒热。

04512 三白散

《普济方》卷六十引《仁存方》。为原书同卷"僵蚕散"之异名。见该条。

04513 三白散（《普济方》卷三十三）

【组成】远志（去心） 莲肉 白茯苓各等分

【用法】上为细末。每服二三钱，空心用好酒调下。

【主治】小便遗涩痛，赤白浊。

04514 三白散（《杂病广要》引《医林集要》）

【组成】白术 茯苓 芍药各等分

【用法】水煎服。

【功用】❶《杂病广要》引《医林集要》：调胃去湿。❷《明医指掌》：益气健脾，和中养胃。

【主治】❶《杂病广要》引《医林集要》：感湿气，四肢懒倦，小便少，或下利，大便走泄，神思沉困，饮食减少。❷《明医指掌》：孕妇泄泻。

【加减】腹痛甚者，加当归，倍芍药。

04515 三白散（《扶寿精方》）

【组成】白术 白芍药（炒）各钱半 白茯苓二钱 泽泻 厚朴（姜汁炒） 黄连（炒）各一钱 干姜（炒）五分 乌梅肉（煎用二钱，为丸用三钱）

【用法】上加生姜三片，水钟半，煎一钟，食前服。神曲糊为丸服更妙。

【主治】泄泻。

【加减】如兼伤食，加神曲、麦芽各一钱。

【临床报道】肠易激综合征：《南京中医药大学学报（自然科学版）》[1998，14（04）：250]三白散治疗肠易激综合征56例，对照组予黄连素和谷维素治疗30例。结果：治疗组56例，显效34例（60.7%），有效16例（28.5%），无效6例（10.7%），总有效率89.2%。对照组30例，显效7例（23.3%），有效9例（30%），无效14例（46.6%），总有效率53.3%。治疗组与对照组疗效有显著差异，χ^2=20.76，$P<0.01$。

04516 三白散

《本草纲目》卷十九。为《局方》卷二（宝庆新增方）"解暑三白散"之异名。见该条。

04517 三白散（《回春》卷八）

【组成】白及一两 白蔹一两 白矾（煅）五钱

【用法】上为细末。用时入药于水碗中即沉底，外用桑皮纸托水搭于患处，热则再易，连搭连易，直待其肿处冰冷，将药敷上。立时即消。

【主治】一切肿毒、诸疮疼痛。

04518 三白散（《外科正宗》卷四）

【组成】杭粉一两 石膏三钱 轻粉五钱

【用法】上药各为末。韭菜汁调敷，纸盖；如无菜汁，凉水调敷。

【功用】《金鉴》：去热解毒。

【主治】漆疮。

04519 三白散（《辨证录》卷五）

【组成】白芍 川芎各五钱 栀子 茯神 天花粉各三钱 当归五钱 白豆蔻二枚 南星 菖蒲 枳壳各一钱

【用法】水煎服。

【主治】大怒之后，又加拂抑，事不如意，忽大叫而厥，吐痰如涌，目不识人。

04520 三白散（《嵩崖尊生》卷十三）

【组成】白薇 白蔹 白芍各一钱

【用法】上为末。酒调服。

【主治】遗尿滑脱之有热者。

04521 三白散（《良朋汇集》卷四）

【组成】红绒褐子（烧灰） 珍珠（煅）各一钱 冰片一分

【用法】上为极细末。先用净米泔水洗，后上药。

【主治】小儿牙疳，红白口疮。

04522 三白散（《眼科临症笔记》）

【组成】白矾三钱 硼砂二钱 冰片五分

【用法】上为细末。秋梨一个去皮核，捣涂之。

【主治】炎性睑肿，暴发赤痒。

04523 三白散（《中医皮肤病学简编》）

【组成】煅石膏31克 轻粉（炒）3克 冰片1.5克

【用法】上为细末。撒布，外敷藤黄软膏。

【主治】慢性湿疹，局部溃疡及瘙痒者。

04524 三白膏（《圣惠》卷六十六）

【组成】白及半两 白蔹半两 白芷三分 熟干地黄三分 甘草一两（生用） 猪脂半斤（炼了者）

【用法】上为细散，入猪脂内，熬成膏，候降。日三四度涂之。

【功用】生肌。

【主治】金疮。

04525 三白膏（《解围元薮》卷四）

【组成】大风子白肉 冰片 水银 车米

【用法】和研不见星。涂二三次即愈。

【主治】风疬癣疮乖烂。

04526 三白膏（《洞天奥旨》卷十五）

【组成】白芷六钱 白蔹六钱 白及六钱 黄连六钱 黄柏六钱 五倍子六钱 雄黄六钱 血竭六钱 海螵蛸六钱 黄丹（飞）六钱 乳香二钱 轻粉一钱

【用法】上药各为末，香油熬熟调成膏。贴患处，外用布包定。有脓水去之，常以药水内加盐洗之。

【主治】内外臁疮。

04527 三汁丸（《医统》卷四十六）

【组成】生地黄汁 青蒿汁 薄荷叶汁 童便 好酒各二升（同煎成膏） 柴胡 鳖甲（醋炙黄） 秦艽各一两 朱砂 麝香各半两（研，上为细末）

【用法】将药末调前膏内，捣为丸，如梧桐子大。每服十五丸或十丸，不拘时候，温酒送下。

【主治】传尸劳瘵。

【宜忌】忌生冷、毒物。

04528 三汁丹（《脉因证治》卷上）

【组成】水杨树脑 老鸦饭草 赤脚马兰

【用法】各取自然汁，以水服之。

【主治】小便出血。

04529 三汁饮（方出《圣惠》卷三十七，名见《普济方》卷一八九）

【组成】刺蓟汁二合 生地黄汁一合 生姜汁半合

【用法】上药调和令匀，徐徐饮之；仍将滓塞鼻中。

【主治】鼻中出血不绝，心闷欲绝。

04530 三汁饮（《仙拈集》卷二）

【组成】生地黄汁 生姜汁 蜜各半钟

【用法】和匀，空心热服。

【主治】溺血，口鼻出血。

04531 三汁膏（《仙拈集》卷三）

【组成】萝卜汁 梨汁 姜汁各一钱

【用法】加蜜半钟，蒸熟，不拘时服。

【主治】咳嗽痰喘。

04532 三台丸（《医心方》卷十引《范汪方》）

【组成】大黄十二两（一方二两，椎碎、熬令变色） 葶苈一升（熬令变色） 附子一两（煨令坼） 杏仁一升（熬令变色） 消石一升 柴胡（一方前胡）二两 半夏一两（洗） 厚朴一两 茯苓半两 细辛一两

【用法】上为末，以蜜捣三万杵为丸，如梧桐子大。从五丸起，不知稍增。取大便调利为度。

【主治】五脏寒热积聚，胪胀腹大空鸣而噫，食不生肌肤，剧者咳逆。

【方论选录】《千金方衍义》：三台丸取大黄附子汤，专破肾肝脾三经之结；兼大陷胸丸，但以消石易芒消，以泄肺胃逆气之满；更加前胡、厚朴、茯苓、半夏导气涤痰；方中仅有细辛一味达肝，于此可以默悟坚癥积聚诸方，不独为肝脏一门设也。

【备考】方中厚朴、茯苓、细辛用量原缺，据《千金》补。

04533 三圣丸（《博济》卷三）

【组成】舶上硫黄一两 水银一两 硇砂（去砂石）一分

【用法】上三味，乳盆内滚研如粉，放生铁铫内，用文武火熬熔成汁，以铁火箸搅令匀，放冷，刀铲下，以纸裹，入地坑内埋一宿，取出再研令细，次入赤芍药、当归、荆三棱、蓬莪术、红花各一分，生用并细锉，以法酒一升，煎及一半，漉出，于砂盆内研，生布捩汁，再熬放冷，入飞罗面为糊，丸如绿豆大。若因产后伤于饮食，结伏在腹胁，时发疼痛，不可忍者，当归浸酒一升，逐渐取酒少许，送下七丸至十丸；若取磨癥块，空心温酒送下三丸至五丸。所有药渣捩了，焙干为末，别入干地黄半两，真蒲黄、芫花（醋炒焦黄色）各一分，同研为末，以前三圣丸所剩面糊为丸，如绿豆大。治妇人血脏冷气攻冲，心胸疼闷，及一切血块，温酒送下十丸。

【主治】积年血气癥瘕痃聚，诸药疗理不瘥者。

04534 三圣丸（《养老奉亲》）

【组成】威灵仙（净洗，去土，拣择，焙干）五两 干姜二两（炮制） 乌头二两（炮制，去皮脐）

【用法】上为末，煮枣肉为丸，如梧桐子大。每服十五丸至二十丸，温姜汤送下。

【功用】祛逐风冷气，进食和胃，去痰滞。

【主治】腰膝冷痛。

04535 三圣丸（《圣济总录》卷三十四）

【组成】凝水石三两 砒霜一两 腻粉一分

【用法】上为细末，用陈粟米饭和作挺子，以湿纸十重裹，慢火内烧令焦黑，再研为末，粟米饭和丸，如绿豆大。每服三丸，夜半桃心水送下。

【主治】疟疾作发寒热。

04536 三圣丸（《圣济总录》卷三十五）

【方药】雌黄（研） 雄黄（研） 大黄（生，为细末）各一两

【用法】上药再研为细末，水浸炊饼为丸，如梧桐子大。每服二丸，发日早晨新汲水送下。宜五月五日午时合。

【主治】鬼疟。

04537 三圣丸

《小儿药证直诀》卷下。本方中有小青丸、小红丸、小黄丸三方。各详专条。

04538 三圣丸（《幼幼新书·拾遗方》引茅先生方）

【组成】黄连 木香 茱萸各一钱

【用法】铜铫先炒黄连色变，下茱萸炒烟起，下木香同炒一时，取出放冷，入矾灰一钱，醋面糊为丸，如梧桐子大。每服十丸至十五丸，葱汤送下。

【主治】小儿泻痢。

04539 三圣丸（《幼幼新书》卷二十一引《赵氏家传》）

【组成】黄连 干姜（炮） 甘草（炙）等分

【用法】上为末，面糊丸，如绿豆大。每服七丸，赤痢，甘草汤送下；白痢，干姜汤送下；赤白痢，二宜汤送下。

【主治】冷热不调，泻痢不止，腹中疼痛。

04540 三圣丸（《三因》卷十二）

【组成】柏皮（大厚者，去粗皮，切） 大蒜（细切，研） 罂粟壳（去瓣，细切）各等分

【用法】上三物，一处捣筛过，粗者更捣，同腌一宿，次日慢火炒香熟，亦旋筛取细者，余更炒，碾为末，粟米饮糊为丸，如梧桐子大。每服五十丸，米汤送下。

【主治】下痢赤白，日夜无度，及泄泻注下。

04541 三圣丸（《济生》卷八）

【组成】丁香五十个 斑蝥十个 麝香一钱（别研）

【用法】上为细末，用盐豉五十粒，汤浸，研如泥，和前药令匀，丸如绿豆大。每服五七丸，食前温酒送下，一日三次。如至五七日外，觉小便淋沥，是药之效，便加服；或便下如青筋膜之状，是病之根也。

【主治】瘰疬。

【宜忌】忌湿面、鱼肉、一切动气物。

04542 三圣丸（《朱氏集验方》卷十一）

【组成】黄连三钱 使君子二钱 木香半钱

【用法】上为末，糊为丸，米饮空心送下。

【主治】小儿疳病。

04543 三圣丸（《活幼心书》卷下）

【组成】穿山甲一两半（汤浸透，取甲锉碎，放热灰铛内慢火炒令焦黄色） 鸡骨常山 鸡心槟榔各一两（薄锉，晒干）

【用法】上件再晒，为末，水煮糯米粉糊为丸，如绿豆大，就带润以红丹为衣，阴干。每服三十丸至五十丸，未发前隔晚用酒空心投一服，重者二服。

【主治】诸疟不拘远近。

04544 三圣丸（《永乐大典》卷一一一四一二引《大方》）

【组成】蔓菁子四两 甘菊花 小椒各一两半（去目）

【用法】上为细末，炼蜜为丸，如梧桐子大。每服二十丸，水送下，一日二次。

【主治】眼久昏，细小浮晕。

04545 三圣丸

《普济方》卷一二〇。为《普济方》卷二二三引《杨氏家藏方》"三仙丸"之异名。见该条。

04546 三圣丸

《普济方》卷一七五。为《外台》卷十二引《广济方》"巴

豆丸"之异名。见该条。

04547 三圣丸（《普济方》卷三三四）

【组成】当归（酒浸，去芦） 干漆（炒烟尽）各一两 大黄（湿纸煨）半两

【用法】上为细末，醋糊为丸，如梧桐子大。每服三十丸，空心当归酒送下。

【主治】妇人月经不利，小腹急痛。

04548 三圣丸（《医学正传》卷三）

【组成】白术四两 黄连五钱 橘红一两

【用法】上为细末，神曲糊丸，如绿豆大。每服五十丸，津唾下；或姜汤送下。

【功用】《慈禧光绪医方选议》：消积化食。

【主治】嘈杂。

04549 三圣丸（《不居集》下集卷八）

【组成】半夏一两 槟榔 雄黄各二钱

【用法】研末为丸。姜汤送下。

【主治】虚劳，恶心欲吐并喘者。

04550 三圣丸（《疡医大全》卷三十五）

【组成】水银 潮脑各二钱 川风子肉五十粒

【用法】上为极细末，加柏油二钱，研匀为丸。周身滚之。

【主治】疥疮。

【加减】若兼脓窠，加硫黄一钱。

04551 三圣丸（《类证治裁》卷二）

【组成】半夏 陈皮 黄连

【用法】上为末，曲糊为丸。生姜煎汤送下。

【主治】顽痰，饮癖，呕酸嘈杂，心悬如饥。

04552 三圣丹（《医方类聚》卷一二九引《王氏集验方》）

【组成】甘遂三钱 胡椒三钱 巴豆（去油）一钱半

【用法】上为细末，醋煮面糊为丸，如梧桐子大。每服七丸或二七丸，五更初葱汤送下。

【主治】水肿。

04553 三圣丹（《医学正传》卷二）

【组成】天南星（炮制）一两 半夏（汤泡七次）二两 甘草（生用）五钱

【用法】先以星、夏二味研为细末，用生姜自然汁拌匀，置作曲，春、秋七日，冬十日，夏五日，取出，再同甘草共研为细末；别取淡竹沥一碗，将前药末用竹沥拌匀作饼子，焙干；又将竹沥沃湿，又焙干，如此沃焙十数次，待竹沥尽为度，研为极细末，用白砂蜜调如饧。每临卧抄一匙于口内，嚼化下，再用竹沥漱口咽下。

【主治】久嗽。

04554 三圣丹

《仙拈集》卷一。为《金匮》卷下"三物备急丸"之异名。见该条。

04555 三圣丹（《霍乱论》卷下）

【组成】木香一两（不见火） 明雄黄二两 明矾三两

【用法】上为细末，以鲜荷叶、橘叶、藿香叶各二两捣汁为丸，如绿豆大。每服九分，重者再服。

【主治】寒湿为病，诸痧腹痛，霍乱吐泻。

04556 三圣汤（《辨证录》卷六）

【组成】人参三两 石膏三两 玄参三两

【用法】水煎数碗,灌之。

【主治】中暑热极发狂,登高而呼,弃衣而走,见水而投。

【方论选录】三圣汤用石膏、人参、玄参各至三两,未免少有霸气。然火热之极,非杯水可息,苟不重用,则烁干肾水,立成乌烬。方中石膏虽多,而人参之分两与之相同,实足以驱驾其白虎之威,故但能泻胃中之火,而断不致伤胃中之气,玄参又能滋润生水,水生而火尤易灭也。

04557 三圣饮(《朱氏集验方》卷五引肖行之方)

【组成】桔梗(用百合子根煮一伏时) 甘草 贝母(姜汁炒)各等分

【用法】上为细末,热酒调服;如作咬咀,则用姜煎亦可。

【主治】痰嗽。

04558 三圣饮(《普济方》卷二五二)

【组成】大黄汁 紫草汁 冬瓜汁

【用法】上取汁共一大盏,饮之。

【主治】食蟹中毒。

04559 三圣饮(《赤水玄珠》卷八)

【组成】苍术 枳壳 知母各三钱

【用法】水煎服。

【主治】疟疾,胸膈饱闷,口渴,热多寒少。

04560 三圣散(《圣惠》卷十三)

【组成】天灵盖一枚(白色者,涂酥炙令黄) 苦参三两 甘草一两(炙微赤,锉)

【用法】上为细散。每服一钱,以热酒调下,不拘时候。

【主治】两感伤寒,昏沉迷闷,燥渴头疼,渐加沉重。

04561 三圣散(《圣惠》卷三十一)

【组成】胡黄连二两 柴胡二两(去苗) 鳖甲二两(生用)

【用法】上为细散。每服一钱,用生姜酒调下,早晨、日午、临卧各一服。

【主治】骨蒸劳气烦热,四肢无力,夜卧虚汗,唇口干焦,面无血色,日渐羸瘦。

04562 三圣散(《圣惠》卷九十三)

【组成】地榆半两(微炙,锉) 厚朴三分(去粗皮,涂生姜汁炙令香熟) 诃黎勒半两(煨,用皮)

【用法】上为细散。每服半钱,以粥饮调下,一日三四次。

【主治】小儿洞泄下痢,羸困。

04563 三圣散(《传家秘宝》卷三)

【组成】没药 琥珀各一分 干蝎七个(须尾者)。

【用法】上为细末,分作两服。每服鹅梨汁半盏,好肥皂角末三两,浓煎汤一合,与梨汁相合和调下。药了吐出涎,便能言语。

【主治】中风舌强不语,及发心狂。

04564 三圣散(《圣济总录》卷四十七)

【组成】丁香四十九枚 胡椒十四枚 半夏七枚(大者,先以锥子钻透心,用麻线穿过,井花水浸,一日一度,七日后焙干)

【用法】上为散。大人,生姜汤调一字;小儿,箸头蘸生姜汁后点药少许口中。

【主治】❶《圣济总录》:哕逆不止。❷《医统》:胃寒呕逆不食。

04565 三圣散(《圣济总录》卷五十五)

【组成】附子(炮裂,去皮脐) 蓬莪茂(锉)各一两 胡椒半两

【用法】上为散。每服一钱匕,热酒调下,妇人醋汤调下,不拘时候。

【主治】卒心痛不可忍。

04566 三圣散(《圣济总录》卷六十三)

【组成】甘遂(锉,炒) 芫花(醋浸,炒)各半两 大戟(锉,炒)三分

【用法】上为散。每先用水三盏,大枣十枚(擘破),煎取二盏,入药末一钱匕,同煎至一盏,温分三服。以吐利为度。

【主治】久病饮癖停痰,及支饮胁满,辄引胁下痛。

04567 三圣散(《宣明论》卷十一)

【组成】乌鱼骨(炒) 烧绵灰 血余灰(汗脂者)各等分

【用法】上为细末。每服一钱,煎石榴皮汤调下,热服。

【主治】产后下血痢不止。

04568 三圣散(《百一》卷三)

【异名】舒筋散(原书同卷)、神应散(《普济方》卷一五四引《家藏经验方》)、如神汤(《妇人良方》卷四)、延胡散(《普济方》卷三五一)、延胡索散(《校注妇人良方》卷二十)、舒筋汤(《准绳·类方》卷四)、如神散(《治痘全书》卷十三)、舒筋三圣散(《张氏医通》卷十三)、元胡散(《仙拈集》卷二)。

【组成】当归(洗,焙) 肉桂(去皮) 玄胡索(灰炒)各等分

【用法】上为细末。每服二钱,温酒调下,空心、临卧日进三服。

【主治】中风瘫痪,腰痛,产后瘀血腹痛。

❶《百一》:中风手足拘挛,口眼㖞斜,左瘫右痪,骨节酸疼,脚软无力,行步不正。❷《妇人良方》:男妇腰痛。❸《校注妇人良方》:产后恶血凝滞,脐下作痛,或作寒热。❹《准绳·类方》:闪肭血滞,腹中疞痛,产后服之更妙。

【宜忌】孕妇忌服。

04569 三圣散(《儒门事亲》卷十二)

【异名】三仙散(《丹溪心法附余》卷二十四)。

【组成】防风三两(去芦) 瓜蒂三两(拣净研破,以纸卷定,连纸锉细,去纸,用粗罗子罗过,另放末,将渣炒微黄,次入末一处同炒黄用) 藜芦(去苗及心,加减用之)或一两,或半两,或一分

【用法】上各为粗末。每服约半两,以齑汁三茶盏,先用二盏,煎三五沸,去齑汁,次入一盏,煎至三沸,却将原二盏同一处熬二沸,去滓澄清,放温,徐徐服之。牙关紧闭者,鼻内灌之。不必尽剂,以吐为度。

【主治】中风闭证,痫、癫、狂,痰厥头痛。

❶《儒门事亲》:中风失音闷乱,口眼㖞斜,不省人事,牙关紧闭。❷《东医宝鉴·杂病篇》引《必用全书》:阴痫及癫狂。❸《医方集解》:痰厥头痛。

【方论选录】《东医宝鉴·杂病篇》引《必用全书》:此方汗吐下俱行,防风发汗,瓜蒂下泄,藜芦涌吐。

【临床报道】❶ 癞：阳夏张主薄，病癞十余年，眉须皆落，皮肤皱涩如树皮，戴人断之曰：是有汗者，可治之，当大发汗，其汗出当臭，其涎当腥，乃置燠室中，遍塞风隙，以三圣散吐之，汗出周身，如卧水中，其汗果粘臭不可闻，痰皆腥如鱼涎，两足心微有汗，次以舟车丸、濬川散大下五七行，如此数次乃瘳。❷ 妇人痰积不孕：有一卒妻，心下有冷积如复杯，按之如水声，以热手熨之如水聚，诊其脉沉而迟，尺脉洪大而有力，先以三圣散吐涎一斗，心下平软，次服白术调中汤、五苓散，后以四物汤和之，不再月，气血合度，数月而娠二子。

04570 三圣散（《儒门事亲》卷十五）
【组成】葱白一斤 马苋一斤 石灰一斤。
【用法】上三味，湿捣为团，阴干为细末。贴疮。如有死肉者，宜先用溃死肉药。
【主治】瘰疬，疔疮，搭手，背疽。

04571 三圣散
《丹溪心法附余》卷二十一引《济生》。为《保命集》卷下"三分散"之异名。见该条。

04572 三圣散（《朱氏集验方》卷十）
【组成】生料五积散 治中汤 嘉禾散
【用法】上三药，合而为一，随意水煎服。
【主治】妇人脚气，遇发吐水至一桶，粥药不下者。
【备考】阴证方可用。

04573 三圣散（《御药院方》卷九）
【组成】细辛一两（锉） 荆芥穗二两（锉） 苍耳茎三两（锉）
【用法】上咬咀。每用半两，水三盏，煎至一盏半，去滓，热漱冷吐，误咽无妨。以痛止为度。
【主治】牙齿疼痛久不已。

04574 三圣散（《普济方》卷二七八）
【组成】好石灰一斤 大黄二两
【用法】以好石灰铁锅内炒红，倾入瓷器内，加大黄和匀。水调，搽肿晕处。
【主治】无名肿毒，恶物所伤；并破伤风。

04575 三圣散（《幼科发挥》卷三）
【组成】苍术（盐炒） 香附子（盐炒） 良姜（清油炒）
【用法】上为细末。热酒调下。
【主治】脾痛腹中无积者。

04576 三圣散（《便览》卷四）
【组成】白术 茯苓 黄耆各一两 柴胡 人参各一两六钱 黄芩 半夏 甘草各七钱。
【用法】水一钟半加生姜三片，煎至一钟，食远温服。
【主治】产后日久虚劳。

04577 三圣散（《外科正宗》卷四）
【组成】闹羊花（净末）一钱 槿树花（净末）一钱 大枫子（白肉去油）五分。
【用法】上为末。每服六分，葱、酒调服。洗浴发汗。
【主治】男妇头痛，不论偏正新久，但夏月欲重绵包裹者。

04578 三圣散
《医灯续焰》卷十二。为方出《百一》卷五，名见《医学纲目》卷二十五"二贤散"之异名。见该条。

04579 三圣散（《医方集解》）
【组成】瓜蒂 郁金 韭汁
【用法】鹅翎探吐。
【主治】中风，风痫，痰厥头痛。

04580 三圣散
《医部全录》卷四〇九。为《育婴秘诀》"秘传三圣散"之异名。见该条。

04581 三圣散（《仙拈集》卷四）
【组成】硫黄一两 朴消 白矾各一钱
【用法】先将硫黄入倾银锅化开，再入消、矾末搅匀，土内作锭样，倾入内埋七日。醋磨搽三五次。
【主治】多年顽癣。

04582 三圣散（《产科发蒙》卷一）
【组成】蒲黄（醋炙） 棕榈（烧存性） 乱发（烧存性）各等分
【用法】上为细末。每服一钱，童便和下；急则淡醋汤下亦得。
【功用】止血。
【主治】妊娠吐血。

04583 三圣锭（《良朋汇集》卷五）
【组成】陈石灰（水飞，细末）一斤 蜗牛五十个 马齿苋（绞汁）多些
【用法】晒干作锭。用水醋研，涂疮上。初觉便涂，五日后留顶圈上，干则又换。
【主治】初起无名大疮，疔毒。

04584 三圣膏（《御药院方》卷八）
【组成】黑附子（生） 蔓荆子 柏子仁各半两
【用法】上为细末，乌鸡脂和捣研千下，于瓷合内密封百日。取出，涂在髭发落处。
【主治】鬓发髭脱落。

04585 三圣膏（《丹溪心法》卷三）
【组成】未化石灰半斤（为末） 大黄（为末）一两 桂心（为末）半两
【用法】先将石灰于瓦器中炒令淡红色，提出火，候热稍减，次下大黄末，就炉外炒，候热减，下桂心末略炒，入米醋熬搅成黑膏。厚纸摊贴患处。
【主治】积聚痞块。

04586 三圣膏（《准绳·疡医》卷五）
【组成】硫黄（生，研） 黄丹各半两（研）
【用法】上件用生绢袋盛，紧缚定。沾生姜自然汁于白癜上搽之，日夜十次。
【主治】白癜风。

04587 三圣膏（《仙拈集》卷四）
【组成】川椒 松香 黄蜡各四分
【用法】共研，用连根葱白十四段，捣烂，作夹纸膏。贴之。
【主治】瘰疬溃烂。

04588 三皮汤（《袖珍》卷二引《圣惠》）
【组成】青皮 桂皮 陈皮等分
【用法】上件先煎青皮数沸，次煎桂皮，又下陈皮，去滓服之。
【主治】肚腹绞痛不可忍者。

04589 三皮散（《朱氏集验方》卷一）

【组成】海桐皮（去皮） 五加皮（自采者） 桑白皮 川独活 川牛膝 制杜仲各一两 黑附子（炮，去皮）斟酌用多少 薏苡仁（生用）二两 生干地黄升半

【用法】上为粗末，用绵裹作一包，以无灰好酒一斗许，春浸七日，秋、冬二七日，夏三五日，滤起药。空心温服一盏，一日三五次；如服药酒时，却饮它酒，常令酒气相接，勿令大醉，重者不过二剂。服此药后旬日，两腿必发大疹，渐渐破，出紫黑血，候干，赎磨风膏贴疮上，自然好也。

【主治】风毒湿气，流注脚膝，四肢挛拳，筋脉不伸，脚足疼痛，步履艰难。

04590 三地汤（《辨证录》卷三）

【组成】熟地一两 当归一两 生地一两 地榆三钱 木耳末五钱

【用法】水煎，调服。

【主治】便血。

【方论选录】精血双补，则肠中自润，既无干燥之苦，自无渗漏之患，况地榆以凉之，木耳以塞之，有不取效之速者乎！

04591 三灰散（方出《圣惠》卷六十七，名见《普济方》卷三一一）

【组成】茅根灰三两 牛皮胶灰二两 麻秔灰二两

【用法】上为细末。敷疮口上。

【功用】止血。

【主治】伤折骨碎，割刺皮肉，有疮口出血不止。

【备考】方中麻秔灰，《普济方》引作"麻黯灰"；《医方类聚》引作"麻秭灰"。

04592 三灰散（《普济方》卷三八七引《博济》）

【异名】犀灰散。

【组成】巴豆（去壳） 杏仁（去尖） 半夏等分

【用法】上用瓷盒盛，以赤石脂闭口，炭火煅令透赤，取出放冷，为细末。二岁儿每服半钱匕，淡生姜汤下。

【主治】小儿咳嗽。

04593 三灰散（《圣济总录》卷一六七）

【组成】干虾蟆（烧） 白矾（烧） 皂荚子（烧）各一分

【用法】上为细末。少少敷脐中。

【主治】小儿脐湿，逾月不止。

04594 三灰散（《朱氏集验方》卷十）

【组成】败棕 棕皮 桎木叶

【用法】上药烧灰存性。每服二钱，酒煎至七分，空心服；要为丸，酒煮糊丸，黄丹为衣。

【主治】血崩。

04595 三灰散（《证治要诀类方》卷三引杨氏方）

【组成】侧柏叶（焙，为末）五钱 棕榈（烧存性，勿令白色）三钱 桐子（烧作炭）二钱

【用法】上为末。分作二服，空心米饮调服。

【主治】崩中。

04596 三灰散

《外科大成》卷二。为《疮疡经验全书》卷三"一抹散"之异名。见该条。

04597 三灰煎（《外台》卷二十九引《集验方》）

【组成】生藜芦灰五升 生姜灰五升 石灰二升半

【用法】上药合和令调，蒸令气溜，取甑下汤一斗，从上淋之，尽汤取汁，于铁器中煎减半，更闹火煎，以鸡羽摇中即然断，药成。欲去黑子疣赘，先小伤其上皮，令裁破，以药点之。

【主治】黑子及疣赘。

04598 三灰膏（《疡科选粹》卷六）

【组成】土蜂窝 长脚蜂窝 油松节各等分

【用法】上药同烧过，以碗罩住，成炭，研极细；用香油煎滚，入黄蜡再煎，方入三灰，搅成膏。贴疮。

【功用】生肌。

【主治】杨梅疮结毒。

04599 三邪饮（《简明医彀》卷三）

【组成】麻黄 苍术 浮萍（七月半采）白芷 苦参 桑皮 川芎 甘松各一钱

【用法】水、酒煎服。暖室出汗，三日再服。

【主治】风寒湿邪成痹，痛甚，四肢麻木不举。

04600 三光散（《医心方》卷三引《耆婆方》）

【组成】秦艽十二分 茯神十二分 独活八分

【用法】上为散。每服方寸匕，酒送下，一日三次。

【主治】一切风气、风眩病。

04601 三光膏（《东医宝鉴·外形篇》卷一引《医鉴》）

【组成】朱砂 雄黄 硼砂各等分

【用法】上为细末。乳汁调涂，盛碗内，覆地上，以艾叶烧烟熏之，至黄色为度，带碗收贮。用时以香油少许调匀，点眼角。

【主治】犯土伤眼。

04602 三因散（《治痧要略》）

【组成】山楂 莱菔子 槟榔 香附各一钱 红花 泽泻各五分

【用法】上为细末。每服五分，清茶稍冷服。

【主治】痧因食积，致气血阻滞者。

04603 三肉臛（《寿亲养老》卷四）

【组成】龟肉二两（洗，切） 羊肉三两（洗，切） 獐肉三两（洗，切）

【用法】用水不拘多少，入五味，煮为臛食之。

【主治】产后乳汁不下。

04604 三合丸（《圣济总录》卷七十一）

【组成】大黄（锉，炒） 消石（研） 杏仁（去皮尖双仁，炒，研如膏） 葶苈子（隔纸炒） 前胡（去芦头）各二两 半夏（汤洗七遍，焙） 附子（炮裂，去皮脐）各一两 赤茯苓（去黑皮）半两 细辛（去苗叶）一两半

【用法】上药除研外，捣罗为末，与消石、杏仁研匀，炼蜜为丸，如梧桐子大。每服五丸，食后米饮送下。

【功用】通便，生肌。

【主治】五脏寒热，积聚腹胀，肠鸣而噫，食不作肌肤，甚者呕逆；若伤寒疟状已愈，令不复发。

04605 三合汤（《普济方》卷六十三）

【组成】升麻 桔梗（去芦） 甘草各半两

【用法】上㕮咀。每服三钱，水一盏，煎至七分，食后服之。

【主治】喉痛。

04606 三合汤（《片玉痘疹》卷四）

【组成】四君子汤、四物汤加陈皮 半夏

【用法】加莲肉十五枚，大胶枣二个，糯米四十九粒，

煨姜三片为引，水一碗，煎六分，空心温服。

【主治】小儿痘疹收后落靥，遍身肉色尽白者。

【备考】先服十全大补汤数剂，后服本方。

04607 三合汤《医方考》卷六)

【组成】人参　白术　茯苓　甘草　当归　川芎　芍药　地黄　半夏　陈皮

【用法】水煎服，探吐。

【主治】妊娠转胞，不得小便者。

【方论选录】胞，非转也，由孕妇中气怯弱，不能举胎，胎压其胞，胞系了戾，而小便不通耳。故用二陈、四物、四君子三合煎汤而探吐之，所以升提其气，上窍通而下窍自利也。

04608 三合汤

《东医宝鉴·外形篇》卷二。即《古今医鉴》卷十"三合散"。见该条。

04609 三合汤

《东医宝鉴·杂病篇》卷十。即《保命集》卷下"三分散"。见该条。

04610 三合汤《寿世保元》卷七)

【组成】当归(酒洗)　川芎　白芍(酒炒)　生地黄　陈皮　白茯苓(去皮)　远志(甘草水泡，去心)　麦门冬(去心)　竹茹　石菖蒲　甘草　半夏(姜泡，香油炒)

【用法】上锉。生姜水煎服。

【主治】妊娠忽然口噤吐沫，不省人事，言语错乱。

【备考】本方方名，《救急选方》引作"三合汤"，并谓："四物汤合二陈，加麦冬、远志、石菖、竹茹。"

04611 三合汤《寒温条辨》卷五)

【组成】当归八钱(酒洗)　川芎三钱　桃仁(不用皮尖，炒，研)一钱　红花一钱(酒洗)　益母草(去老梗)五钱　软柴胡四钱　黄芩三钱　栀子三钱　粉丹皮三钱　白僵蚕(酒炒)三钱　蝉蜕(全)十二个　金银花二钱　泽兰叶三钱　生甘草一钱

【用法】水煎，去滓，入蜜、酒、童便，和匀服。

【主治】产后温病，大热神昏，四肢厥逆，谵语或不语。

【加减】发狂、燥结，加大黄、芒消。

04612 三合汤《效验秘方·续集》焦树德方)

【组成】高良姜6～10克　制香附6～10克　百合30克　乌药9～12克　丹参30克　檀香6～9克(后下)　砂仁3～5克

【用法】每日一剂，水煎二次分服。

【功用】温中和胃，散郁化滞，调气养血。

【主治】各种慢性胃炎(浅表性、萎缩性、肥厚性)，胃及十二指肠球部溃疡、胃黏膜脱落、胃神经官能症以及胃癌等所致的胃痛。

【方论选录】本方是良附丸、百合汤、丹参饮三个药方组合而成，故名"三合汤"，其中良附丸由高良姜、香附组成，主治肝郁气滞，胃部寒凝瘀所致的胃脘疼痛。良姜辛热，温胃散寒，《本草求真》说："同香附则除寒祛郁"；香附味辛微苦甘，性平，理气行滞，利三焦，解六郁，李杲曾说它"治一切气"，"消食下气"。二药合用，善治寒凝气滞胃痛。寒凝重者，重用高良姜，因气滞而痛者，重用制香附。百合汤由百合、乌药组成，主治诸气俱调：配以乌药快气宣通，疏

散滞气，温顺胃经逆气。二药合用，既能清泄肺胃郁气，又能防止百合平凉之性有碍中运，再参《本草经》说：百合能"补中益气"，王好古说乌药能"理元气"，故本方更适用于日久不愈，正气渐衰之证。丹参饮为丹参、檀香、砂仁三药组成，是治疗心胸、胃脘疼痛的有效良方。其中丹参味苦性微凉，活血祛瘀，痛经止痛。《吴普本草》言其"治心腹痛"；檀香辛温理气，利胸膈，调脾胃。《日化子本草》言其"治心痛"；砂仁辛温，行气调中，和胃醒脾。三药相合，以丹参功同四物，砂仁兼益肾"理元气"、"引诸药归宿丹田"，故对久久难愈、气滞血瘀、正气渐虚的胃脘痛，不但能够活瘀定痛，并能养血、益肾、醒脾、调胃。以上三个药方组合，组成三合汤，则既主气又主血，既主寒又主滞，治疗心腹诸痛，既能治病，又能益人，功效全面。

【加减】胃脘痛以寒湿为主，遇寒痛重，得暖痛好，苔白，脉缓或沉弦，症属胃寒盛者，可减丹参为20克，加砂仁为6克，高良姜用10克，再加吴茱萸5克，干姜3克。兼有胸脘发闷，泛恶吐水，喜干食，不欲饮水，舌苔白腻，便溏脉濡，证属中湿不化者，可加陈皮10克，半夏9～12克，茯苓10～15克，木香6～9克，煅瓦楞10克。兼有右胁或两胁胀痛或隐痛，情绪不佳则胃痛加重，喜长吁、嗳气，大便时干时软，脉象沉弦或弦细，证属肝郁犯胃者，可用高良姜，重用香附，再加柴胡9克，厚朴10克，炒川楝子10克，绿萼梅5克，白芍10克，把檀香改为9克。兼有口苦，舌苔微黄，虽思冷饮食，但食冷物痛又加重，胃中似有灼热感，脉略有数象，证属标热本寒者，减高良姜为5克，加炒川连6克，千年健12克，去砂仁。兼舌红无苔，口干不欲饮水，饭后迟消，大便少而涩或干燥，证属中焦气化不利，津不上输者，可加知母9克，焦三仙9克，香稻芽10克，葛根9克。大便色黑，潜血阳性者，加白及9克，生藕节15～30克，茜草炭12克，减良姜为5克。舌红无苔，口干，喜稀饮食，夜间口渴，胃中有灼热感，食欲不振，大便干涩不爽，脉象沉细数或细略数，证属胃阴不足者，可减高良姜3克，去砂仁，加沙参9克，麦冬6克，知母9克，白梅花3克。

04613 三合散

《医学纲目》卷三十五。为《保命集》卷下"三分散"之异名。见该条。

04614 三合散《痈疽神验秘方》)

【组成】新江子肉　砒　斑蝥各等分

【用法】上为细末。纴疮内，恶肉自化。

【主治】痈疽不肯作脓。

04615 三合散《古今医鉴》卷十)

【组成】乌药顺气散、二陈汤、香苏散加苍术　羌活

【用法】水煎服。

【主治】背心一点痛。

【备考】本方方名，《东医宝鉴·外形篇》卷二引作"三合汤"。

04616 三合散《医钞类编》卷十七)

【组成】人参　白术　茯苓　炙草　熟地　川芎　白芍　当归　柴胡　半夏

【用法】加生姜、大枣，水煎服。

【主治】产后日久，虚劳发热。

04617 三色膏（《百一》卷十六）

【组成】蚌粉半两　黄丹一分　草乌一两（生，为末）

【用法】上和匀。水调涂，干即再上。

【功用】拔毒，止痛，消肿。

【主治】痈疖未成。

04618 三汗煎（《仙拈集》卷三引王永光方）

【组成】红花　桃仁　生姜各三钱　红枣七个　麝香一分　葱白三根

【用法】用黄酒半斤，入砂壶内悬煮一炷香，温服。头服上焦有汗，二服中焦有汗，三服下焦有汗，即愈。如三服无汗，其病亦不能治也。

【主治】干血痨。

04619 三安散（《圣济总录》卷八十七）

【组成】柴胡（去苗）　秦艽（去苗土）各二两　甘草五钱

【用法】上为散。每服三钱匕，熟水调下，不拘时候。

【主治】急劳。骨节、手足烦热，身体酸疼，饮食不得。

【备考】方中甘草用量原缺，据《普济方》补。

04620 三羊散（《魏氏家藏方》卷九）

【组成】三月羊粪（入瓶内，盐泥固济，煅存性，为末）　腻粉各等分

【用法】拌和。先以温水净洗疮去皮，用一匙掺放疮上。

【主治】内外臁疮及诸般恶疮。

04621 三军丸（《竹林女科》卷一）

【组成】大黄（酒浸，九蒸九晒）四两　血竭（研）　没药各五钱（去油）

【用法】上为末，水为丸。每服七八十丸，以熟地、白芍、当归、川芎各一钱煎汤送下。候大便利一二次，经脉自通。

【功用】荡涤瘀秽。

【主治】妇人三十二三岁，气血盛实，热结血闭，脐腹疼痛，手不可近者。

04622 三阳丹（《鸡峰》卷二十）

【组成】附子二两　羊肉四两　桂　干姜　硫黄　阳起石　鹿茸　白术各一两

【用法】上为细末，与研药合匀，以前附子和膏为丸，如梧桐子大，以朱砂为衣。每服三十丸，空心米饮送下。

【功用】助阳正气，去风冷，除寒湿。

04623 三阳丹（《普济方》卷一二〇引《卫生家宝》）

【组成】大艾叶

【用法】五月五日将新瓶一只，收大艾叶一瓶，按紧不令虚，用好煮酒三升淋下瓶内，以箬叶并纸扎缚了，次又用泥封却，逐日将去日中晒。至九月重阳日取开，焙干为细末，用煮酒打面糊修为丸，如梧桐子大。每服三十丸至四十丸，空心用盐汤吞下；妇人醋汤下。

【主治】男子气弱；丹田冷痛，脏腑泄泻；妇人血海冷疼，一切冷病。

04624 三阳汤（《外台》卷十四引《古今录验》）

【组成】当归一两　生姜二两　甘草五分（炙）　麻黄五两（去节）　杏仁四十枚（去尖皮两仁，碎）　石膏二两（碎，绵裹）

【用法】上切。以水六升，煮取三升，再服。

【主治】中风发三夏，脉沉紧，恶寒不汗，烦。

【宜忌】忌海藻、菘菜等物。

04625 三阳汤（方出《元戎》，名见《东医宝鉴·外形篇》卷一）

【组成】羌活　防风　荆芥　升麻　葛根　白芷　柴胡　川芎　芍药　细辛　葱白（连须）

【用法】分两旋加。水煎服。

【主治】三阳头痛。

【备考】《玉机微义》引本方有石膏。《东医宝鉴·外形篇》本方用羌活、防风、石膏、白芷、柴胡、川芎各一钱，荆芥、升麻、葛根、芍药、细辛各五分，连根葱白三茎。

04626 三阳酒（《疡医大全》卷十八引陆公节方）

【组成】三阳草（即蛇莓藤，连藤叶红果采取）二斤

【用法】浸火酒十斤，煮三炷香，出火气，埋土中十四日取出。每饮数杯，酒尽患愈。

【主治】远年近日瘰疬，毋论已溃未溃。

04627 三阴煎（《景岳全书》卷五十一）

【组成】当归二三钱　熟地三五钱　炙甘草一钱　芍药（酒炒）二钱　枣仁二钱　人参随宜

【用法】水二钟，煎七分，食远服。

【主治】肝脾虚损，精血不足，及营虚失血。凡中风，血不养筋，及疟疾汗多邪散而寒热犹不能止者；产后阴虚发热，怔忡恍惚。

【加减】如呕恶者，加生姜三五片；汗多烦躁者，加五味子十四粒；汗多气虚者，加黄耆一二钱；小腹隐痛，加枸杞二三钱；如有胀闷，加陈皮一钱；如腰膝筋骨无力，加杜仲、牛膝。

【临床报道】失眠：《吉林中医药》[1986，(3)：24]赵某，女，24岁。患失眠证月余，服多种中西药罔效。诊见：每晚不易入睡，入睡即多作恶梦而醒，醒后再难入眠，神疲乏力，心悸纳少，两目干涩，食后腹胀，时有便溏，舌质淡，苔薄白，脉细数。证属肝脾阴虚型失眠。治宜补脾、养肝、安神。方用三阴煎加黄耆、远志，水煎服，每午、晚各服一次。继服十一剂疾愈。

04628 三豆丹

《疡医大全》卷三十三。为《痘疹传心录》卷十九"三豆浆"之异名。见该条。

04629 三豆汤（《朱氏集验方》卷七）

【组成】乌豆　赤小豆　绿豆各等分

【用法】浑水服。

【功用】《纲目拾遗》：稀痘。

【主治】饮酒太过，衄血，吐血，起则无事，睡则尤甚。

【备考】《纲目拾遗》：每日煮汤，与小儿吃，出痘自稀。如遇痘毒，亦用此汤饮之；捣搽敷上，其毒自消。

04630 三豆汤

《医学正传》卷八。为《伤寒总病论》卷四"三豆饮子"之异名。见该条。

04631 三豆汤（《医统》卷八十八）

【组成】赤小豆　豆豉　天南星（制）　白敛各一钱

【用法】上为细末。每用半钱，用芭蕉自然汁调，敷脐四傍，一日一次，二日二次。若得小腑下白即安。

【主治】小儿脐突。

04632 三豆饮

《得效》卷十一。为《伤寒总病论》卷四"三豆饮子"之异名。见该条。

04633 三豆饮（《医级》卷八）

【组成】赤小豆　绿豆　大豆黄卷等分

【用法】水煎服；或为末作散，日服。

【主治】水肿胀满，脉数而虚细，小便不利，不堪行水者。

04634 三豆饮（《集成良方三百种》）

【组成】赤小豆六钱　毛绿豆七钱　乌豆三钱　鲜芦根三钱

【用法】水煎服。小孩可加白糖少许。

【功用】预防痘疹、咽喉、瘟疫。

04635 三豆浆（《痘疹传心录》卷十九）

【异名】三豆散（《准绳·幼科》卷六）、三豆丹（《痘医大全》卷三十三）。

【组成】黑豆　绿豆　赤小豆各一合

【用法】研烂为末。用醋研浓浆，时时以鹅翎扫之，红肿退去。

【主治】❶《痘疹传心录》：痘毒。❷《准绳·幼科》：痘后痛毒，初起红肿。

04636 三豆散

《准绳·幼科》卷六。为《痘疹传心录》卷十九"三豆浆"之异名。见该条。

04637 三花丹（《赤水玄珠》卷二十七）

【组成】梅花　桃花　梨花各等分

【用法】取已开、未开、盛开者，阴干为末。取兔脑为丸，雄黄为衣。用赤小豆、绿豆、黑大豆三豆汤送下。

【功用】稀痘。

【主治】痘疹将出。

04638 三花汤（《洞天奥旨》卷五）

【组成】当归二两　川芎一两　生甘草五分　天花粉三钱　紫地丁一两　甘菊花五钱

【用法】水煎服。

【主治】对口初起。

04639 三花汤（《医学集成》卷三）

【组成】菊花　银花　紫花地丁

【主治】疔疮。

04640 三花饮（《疯门全书》）

【组成】菊花　银花　红花　艾绒　藿香　甘松　白芷　蝉蜕　僵蚕　薄荷　防风　荆芥　羌活　独活　蒺藜　蔓荆　川芎　归尾　甘草

【用法】灯心为引。

【主治】麻风。

04641 三苏饮（《幼科直言》卷五）

【组成】苏梗　苏子（炒）　苏薄荷　陈皮　杏仁　川芎　防风　枳壳

【用法】葱白一寸为引。

【主治】小儿伤风咳嗽，有涕泪，作喘者。

04642 三皂丸（《圣惠》卷二十七）

【组成】皂荚十斤　皂荚树皮一斤　皂荚刺一斤

【用法】上药烧为灰，以水三升，淋取汁，更于灰上再淋；如此三五度，即煎之，候稍凝，入研了麝香一分，用童便浸蒸饼和丸，如小豆大。每日空心以温水送下七丸。

【主治】急劳，烦热体瘦。

04643 三角散（《卫生总微》卷十三）

【组成】蒺藜子（七月七日采）不拘多少（阴干）

【用法】上为散。每服半钱或一钱，以饮调服，一日三次，不拘时候。

【主治】蛔虫攻心，其痛如刺，吐出清水。

04644 三辛散

《三因》卷十八。为《千金》卷五"三物细辛敷方"之异名。见该条。

04645 三应散（《圣济总录》卷一八二）

【组成】茴香虫一枚（研汁）　腻粉二钱匕　胡黄连末一分

【用法】上药同研令干。每服一字匕，阵米饮调下，不拘时候。

【主治】小儿肝经虚弱，筋脉缓纵，气脉下坠，阴器肿大，久成癞疝。

04646 三补丸（方出《圣惠》卷五十九，名见《丹溪心法》卷三）

【异名】三黄丸（《内科摘要》卷下）。

【组成】黄连（去须，微炒）　黄柏（炙微赤）　黄芩各一两

【用法】上为末，炼蜜为丸，如梧桐子大。每服十五丸，食前以粥饮送下。

【功用】❶《丹溪心法》：泄五脏火。❷《医统》：泻三焦火。

【主治】三焦积热，热毒血痢，眼目赤肿，口舌生疮，咽喉齿痛，脉痿，肠风痔漏，妇女赤带。

❶《圣惠》：血痢日夜不止，腹中疗痛，心神烦闷。❷《丹溪心法》：上焦积热。❸《内科摘要》：热痢腹痛，或口舌咽喉齿痛，大小便结涩，及一切实火之症。❹《万氏女科》：不及期而经先行，由于血热者。❺《医方考》：心气热，下脉厥而上，色赤，络脉满溢，枢纽折挚，胫纵而不任地者，名曰脉痿。❻《准绳·杂病》：口疮，胃中有热，脉洪大。❼《审视瑶函》：三焦积热上攻，眼目赤肿，小便赤涩，大便结燥，五脏俱热，肠风痔漏。❽《会约》：赤带，血热之甚者。

【宜忌】《校注妇人良方》：忌煎炒、椒、姜、辛辣等热物。

【方论选录】《医方考》：少火宜升，壮火宜降。今以三物降其三焦之壮火，则气得其生，血得其养，而三焦皆受益矣，故曰三补。黄芩苦而枯，故清热于上；黄连苦而实，故泻火于中；黄柏苦而润，故泻火于下。虽然，火有虚实，是方但可以治实火，若虚者用之，则火反盛，谓降多亡阴也。

04647 三补丸（《医林纂要》卷四）

【组成】枯黄芩　黄连　黄柏　栀子

【用法】用浓粥为丸，如梧桐子大。临卧每服三钱。

【主治】三焦有火，嗌燥喉干，二便秘结，夜作烦热。

【方论选录】此大寒之剂，而曰三补者，壮火食气，是抑其火，乃所以补其气。枯黄芩泻上焦肺火，黄连泻中焦心肝脾火，黄柏泻下焦肾膀胱火，栀子泻三焦屈曲之火。三补不数栀子，以其能摄之也。

04648 三良散（《圣济总录》卷一五二）

【组成】吴茱萸（黑豆间炒）　寒食面　干姜（炮）各一两

【用法】上为散。每服二钱匕，食前温酒调下，一日三次。

【主治】妇人五色带下不止。

04649 三灵丸（《圣济总录》卷一八七）

【组成】甘菊花（去茎叶） 松脂（炼成者，别研，炼法在后） 白茯苓（去黑皮）各二斤

【用法】上药除松脂外，捣罗为细末，入松脂、炼蜜和捣千余杵，为丸如弹子大。每服一丸，温酒空心嚼下。

【功用】延年驻颜。

【备考】炼松脂法：松脂十斤，以桑柴灰汁煮三五次，候色白止，即用布滤，入冷水中，其精者入水即凝，其滓弃之；将精者再以无灰酒一斗，慢火微煮令软，再滤，令色白如玉。净器密收，合药旋取。

04650 三灵丹（《圣惠》卷二十三）

【组成】朱砂三两（细研如粉） 雌黄一两半（细研如粉） 硫黄半两（细研如粉）

【用法】上药先将雌黄、硫黄于铛中消成汁，后下朱砂末，搅令匀，候冷，却下桑柴灰汁，煮三日三夜，旋旋添暖灰汁，候日足即住，刮入鼎子中，以文火逼干，出阴气，入盒子内固济，以二十斤火煅，候火消至三五斤，其药已在盒底作一片，候冷凿取，放瓷器中，入水煮一日，出火毒了，更研令细，入枣肉和研为丸，如绿豆大。每日三丸，空心以冷椒汤送下，渐加至五丸。服半月即愈。

【主治】中风偏枯不遂，口不收涩。

【宜忌】忌羊血。

04651 三灵丹（《疡科纲要》卷下）

【组成】生青龙齿 麒麟竭 明腰黄 炙龟板各一两 红升丹 海碘仿各五钱

【用法】上药各为极细末，和匀，加大梅片五钱，密贮。

【主治】疮疡久溃，流水不已，不能收口者。

04652 三灵汤（《续名家方选》）

【组成】红花 槟榔 香附子各等分

【用法】上药以麻沸汤渍之须臾而用之。

【主治】呕吐腹痛，胸中气结，痰饮窒塞，恶闻药食气，脉微弱，专属虫积诸证者。

【加减】因虫呕吐不止者，加橘皮、茯苓、生姜，水煎服；咳甚不止，属虫者，合二陈汤加青皮、苏子、杏仁，水煎服；热病吐不止，谵语，全不纳食者，间有虫积热不解者，加柴胡、葛根、山栀子、芍药、茯苓、生姜，煎服；妇人、小儿风热解后，余热不除者，有属虫者，加柴胡、葛根、陈皮、茯苓，水煎服；痫症气逆冲上，眩晕恶心者，加沉香，沸汤用。

04653 三灵汤（《医醇剩义》卷四）

【组成】当归二钱 白芍一钱 羚羊角一钱五分 龙齿二钱 石决明六钱 半夏曲三钱 柴胡一钱 葛根二钱 茯神二钱 白术一钱 青皮一钱

【用法】冬瓜子三钱，煎汤代水。

【功用】养血疏肝，兼调脾胃。

【主治】肝痹。夜卧则惊，多饮，数小便，腹大如怀物。

04654 三灵散（《圣济总录》卷一七二）

【组成】绿矾（研） 白矾（烧汁尽）各半两 麝香一钱

【用法】上为细末。每用少许，贴牙龈上，不拘时候。

【主治】小儿牙疳口臭。

04655 三灵散（《医方类聚》卷二十四引《急救仙方》）

【组成】草乌 细辛等分 黄丹少许

【用法】上为极细末。搐入鼻中。

【主治】八般头风。

04656 三妙丸（《圣济总录》卷五十五）

【组成】巴豆一枚（去皮心膜，研出油） 斑蝥七枚（去头翅足，炒） 胡椒四十九粒

【用法】上药捣罗二味为末，入巴豆合研匀，醋浸糊饼为丸，如梧桐子大。每服一丸，用熟水滴热油一两点，搅匀送下。

【主治】心痛不可忍。

04657 三妙丸（《魏氏家藏方》卷六）

【组成】鹿茸（燖去毛，酥炙） 钟乳粉 肉豆蔻（面裹煨）各等分

【用法】上为细末，枣肉为丸，如梧桐子大。每服三五十丸，枣汤食前送下。

【功用】补益脾肾。

04658 三妙丸（《医学正传》卷五）

【组成】黄柏四两（切片，酒拌，略炒） 苍术六两（米泔浸一二宿，细切，焙干） 川牛膝（去芦）二两

【用法】上为细末，面糊为丸，如梧桐子大。每服五七十丸，空心姜、盐汤任下。

【功用】《中医方剂临床手册》：清热，燥湿。

【主治】肝肾不足，湿热下注，腰腿疼痛麻木，脚气，湿疮，淋病，白带。

❶《医学正传》：湿热下流，两脚麻木，或如火烙之热。❷《顾松园医镜》：湿热腰痛，或作或止。❸《中医方剂临床手册》：湿热下引起的脚气病，腰膝关节酸痛，湿疮，以及带下、淋浊。

【宜忌】❶《医学正传》：忌鱼腥、荞麦、热面、煎炒等物。❷《中国药典》：孕妇慎用。

【方论选录】《成方便读》：邪之所凑，其气必虚，若肝肾不虚，湿热决不流入筋骨。牛膝补肝肾，强筋骨，领苍术、黄柏入下焦而祛湿热也。

04659 三妙丸（《仙拈集》卷二）

【组成】黄连二两（切片，煎汁） 木香四两（用黄连汁浸，慢火焙干） 乌梅肉

【用法】上为丸，如梧桐子大。每服五六十丸，空心白滚水送下。

【主治】肠风脏毒。

【备考】本方原名二妙丸，与方中用药之数不符，据《经验广集》改。方中乌梅肉用量原缺。

04660 三妙丸（《谦斋医学讲稿》）

【组成】苍术 黄柏 知母

【主治】下肢痛，属湿热下注者。

04661 三妙丹（《幼科指掌》卷四）

【组成】雄黄 巴豆霜

【用法】研细为丸，如绿豆大。贴两眉中间一宿，将膏药盖之。

【主治】走马牙疳。

04662 三妙方（《仙拈集》卷四）

【异名】三妙散（《经验广集》卷四）。

【组成】大风子肉 枯矾各二两 轻粉一两 一方有杏仁，无枯矾

【用法】柏油熔化，和匀搽之。

【主治】一切疥疮。

04663 三妙血（《卫生鸿宝》卷四）

【组成】鸡冠血（老白雄鸡更妙）　豕尾血　蚯蚓血各等分

【用法】酒冲服。一方用白酒酿。

【主治】痘五六朝，根赤转紫，而顶有孔，如针刺，如嵌顿，身热，苔黄，口渴，便秘。

【加减】凡根紫甚至转黑，而顶下陷者，为毒陷，三妙合紫雪加金汁；如身热便秘，顶嵌根紫，或发水泡，而间有半浆者，将无浆之泡挑去，三妙入流气败毒之药。

【方论选录】鸡冠居至高之分，取其阳气充足，天庭不起者，须此攻发，但系盛阳之品，故加豕、蚓之血为佐。豕，阴畜，尾又居至阴，凡血皆热，惟此清凉，尾善动，故尤活血。地龙善窜，活血通经，能引诸药直破恶毒所聚之处。

04664 三妙汤（《普济方》卷一五七引《家藏经验方》）

【组成】罂粟壳（大者）四个　乌梅二枚（肥）　北枣二枚

【用法】上药于银石器中，用水两大盏，煎一半，候熟入少许饧。临睡随意热温冷饮数两，略仰卧少时嗽止。

【主治】嗽。

04665 三妙汤（《寿亲养老》卷三）

【异名】杞黄汤（《医方类聚》卷一九八引《神隐》）。

【组成】地黄　枸杞实各取汁一升　蜜半升

【用法】银器中同煎如稀饧。每服一大匙，汤调、酒调皆可。

【功用】实气养血。久服弥益人。

04666 三妙汤（《痘科金镜赋集解》卷六）

【组成】紫苏二两　荆芥二两　芫荽干一两，鲜二两

【用法】水二十斤，煎五六沸，入盆内浴之；加入煮酒二三斤更妙。

【主治】痘出不快。

04667 三妙散（《仙拈集》卷三引《全幼》）

【组成】蛇床子　黄连各一钱　轻粉一分

【用法】上为末。吹入耳内。

【主治】耳内湿疮。

04668 三妙散（《仙拈集》卷二引《医方选要》）

【组成】苍术（米泔浸，盐炒）　黄柏（酒浸，炙）　牛膝各五钱

【用法】水煎，空心服。

【主治】脚气。

04669 三妙散（《金鉴》卷六十七）

【组成】槟榔　苍术（生）　黄柏（生）各等分

【用法】上为细末，干撒肚脐；治湿癣，以苏合油调搽。

【功用】止痒渗湿。

【主治】❶《金鉴》：脐痈。脐中不痛不肿，甚痒，时津黄水，浸淫成片。❷《全国中药成药处方集》（沈阳方）：湿热流注，黄水疮，一切温毒诸疮。

【宜忌】忌酒、面、生冷、果菜。

04670 三妙散（《仙拈集》卷四引《济世奇方》）

【组成】夏枯草　金银花　蒲公英各五钱

【用法】酒、水煎，频服之。

【主治】结核瘰疬遍满脖项者。

【方论选录】《串雅内编选注》：金银花味甘性寒，轻扬入肺，为散达解毒之品；蒲公英味苦，有清热解毒、消肿散结之力。二药合用，可解一切痈疡肿毒。夏枯草味辛苦，辛能散结，苦能泄热，故凡瘰疬、乳痈、目赤、头晕之疾，服之可以清肝火、散结气，古今用本品治疗瘰疬均收到良好效果。

【备考】本方原名"二妙散"，据《经验广集》卷四改。

04671 三妙散（《仙拈集》卷二）

【组成】轻粉二钱　白矾五钱　杏仁七粒（去皮）

【用法】上为末。吹鼻中。

【主治】鼻痔。

04672 三妙散（《仙拈集》卷三）

【组成】松香　枯矾各五钱　黄丹一钱

【用法】上为末。香油调搽。

【主治】头面黄水疮，秃疮。

04673 三妙散

《经验广集》卷四。为《仙拈集》卷四"三妙方"之异名。见该条。

04674 三妙散（《集验良方》卷一）

【组成】生明矾三钱　冰片五分　白茄子　梗根（瓦上煅炭存性）一两

【用法】上为细末。瓷瓶收贮。

【主治】一切咽喉疼痛，并烂喉痧症。

04675 三妙散（《中医皮肤病学简编》）

【组成】黄连 30 克　苍术 30 克　姜黄 30 克

【用法】上为细末。撒布或水调外敷。

【主治】急性湿疹。

04676 三妙散（《中医皮肤病学简编》）

【组成】黄柏 31 克　寒水石 156 克　青黛 31 克

【用法】上为细末。花生油调，外涂。

【主治】急性湿疹。

04677 三妙煎（《仙拈集》卷一）

【组成】知母　贝母　杏仁各五钱。

【用法】加砂糖、姜汁泡、蒸饼为丸，如弹子大。每一丸，慢慢嚼化。

【主治】喘急，血虚火盛。

【备考】本方方名，据剂型，当作"三妙丸"。

04678 三妙膏（《仙拈集》卷一）

【组成】松香四两（煎）　蓖麻肉二两（捣烂）　皮消五钱

【用法】共捣为膏。量痞大小摊布上，贴时加麝二厘。痞消膏自落。

【主治】痞积。

04679 三妙膏（《仙拈集》卷三）

【组成】蓖麻仁十九粒　巴豆八粒　麝香半分

【用法】共捣如泥。摊贴脐下丹田穴。须臾即下，急急洗去。

【主治】横生逆产，胎死腹中，胞衣不下。

04680 三妙膏

《膏药方集》。为《良方集腋》卷下"仙传三妙膏"之异名。见该条。

04681 三青膏

《瑞竹堂方》卷十。为《御药院方》卷十"倒流油乌髭三圣膏"之异名。见该条。

04682 三枝散（《医方类聚》卷七十一引《神巧万全方》）

【组成】槐枝　柳枝　桑枝各锉寸长

【用法】用水三斗，煮耗留一斗许，其槐、柳、桑枝仍先滤去。却引用升麻、细辛末各二两，胡桐泪二两，青盐（细研入）四两，各同入三枝汁中熬干，于瓷器内收贮。每日如齿药使。

【功用】牢牙，去疳气。

04683 **三枝散**（《圣济总录》卷一二〇）

【组成】槐枝 柳枝 桑枝各七两（焙干） 麻秕七两（将一枚取中心者） 晚蚕砂五两 青盐三两半

【用法】上药除蚕砂、青盐外，锉如麻豆大。盐泥固济一罐子，晒干后，入诸药在内，敞口，于地坑子内，四面炭簇，烧令通赤，时用柳枝搅拨转，烧令均匀，烟尽去炭火，用湿纸三五重盖罐口，候冷出药，研为散，瓷盒盛。每日揩齿，日久良。

【主治】肾虚齿痛。

04684 **三枝膏**

《鸡峰》卷二十一。为原书同卷"槐枝膏"之异名。见该条。

04685 **三苓散**（《普济方》卷一四七引《保生回车论》）

【组成】茯苓一两 桂一分 白术二两

【用法】上为细末。每服二钱匕，粥饮调下，日二三服，不拘时候。

【主治】伤寒。

04686 **三苓散**（《麻科活人》卷二）

【组成】茯苓 猪苓各二钱 泽泻三钱

【用法】水煎服。伤暑者，用朱砂、灯心为引。

【主治】麻疹因中气本虚不能透表，皮肤不燥，唇口淡白，二便如常；亦用于伤暑。

【备考】原书用本方治上证，宜以消毒饮去甘草，合三苓散加连翘、枳壳以分利之。

04687 **三矾散**（《圣惠》卷三十四）

【组成】青矾 黄矾各半两 白矾灰一分 麝香一钱

【用法】上为细末。每用半钱，敷于疮上。有涎即吐却。

【主治】牙齿急疳。

04688 **三矾散**（《圣济总录》卷一七二）

【组成】黄矾 青矾各半两（烧令枯） 白矾（烧枯，研） 麝香（研） 石胆（研） 莨菪子（微炒） 人粪（烧灰） 莽草 雄黄（研） 白狗粪（烧灰） 地龙各一分

【用法】上为细散。每用半钱匕，掺患处。有涎吐之。

【主治】小儿急疳，蚀口唇鼻。

04689 **三奇丸**（《一草亭》）

【组成】熟地黄（九制） 麦门冬（去心） 车前子（去壳）各等分

【用法】上为末，炼蜜为丸，如梧桐子大。每服五十丸，食前滚水送下。

【主治】目内障。

04690 **三奇丸**（《续名家方选》）

【组成】黄芩 黄连各三钱 犀角 滑石 地黄 青黛各一钱

【用法】上糊为丸，如梧桐子大。每服三十丸，一日三四次，白汤送下。

【功用】《古今名方》：清热凉血止血。

【主治】咯血、吐血、下血。

04691 **三奇汤**（《卫生总微》卷十一）

【组成】御米壳二两（涂蜜炙） 酸石榴皮一两（涂蜜炙焦） 阿胶半两（蛤粉炒，去粉）

【用法】上为细末。每服半钱，乳食前用乌梅、甘草汤调下。

【主治】小儿白痢。

04692 **三奇汤**（《普济方》卷一五七引《海上方》）

【组成】乌梅三个（拍碎） 白饧两块 米囊皮三个（去瓤，蜜炙，为粗末）

【用法】上药以饧汁大半盏煎，去滓，临卧服。

【主治】咳嗽。

04693 **三奇汤**（《卫生宝鉴》卷十一）

【组成】桔梗三两（蜜拌甑蒸） 甘草二两（半生半炒） 诃子大者四个（去核，两个炮，两个生）

【用法】上为末。每服十钱匕，入砂糖一小块，水五盏，煎至三盏，时时细呷，一日服尽，其声速出。

【主治】感寒语声不出。

04694 **三奇汤**（《便览》卷四）

【组成】金银花二钱 赤芍 甘草节 穿山甲（蛤粉炒）各一钱 白蒺藜（去刺，炒）二钱 白僵蚕（炒） 连翘 当归尾各一钱半 蜈蚣一条（去头足尾，焙） 皂角刺一钱 大黄三钱

【用法】用水、酒各一钟，煎至一钟，空心热服。其毒化为脓水，从大便泻出。

【主治】杨梅疮未破，疳疮，肿毒，便毒，四肢肿毒。

04695 **三奇汤**（《辨证录》卷五）

【组成】玄参一两 干葛 天花粉各三钱

【用法】水煎服。

【主治】春月伤风汗多，微发热恶风，口燥，但欲漱水不欲咽下。

04696 **三奇顶**（《串雅内编》卷三）

【组成】经霜天烛子 腊梅花各三钱 水蜒蚰一条（俱预收）

【用法】水煎服。

【主治】小儿天哮。

04697 **三奇散**（《卫生总微》卷十九）

【组成】凌霄花 白扁豆 甘草各等分

【用法】上为细末。每用一字或半钱，蜜汤调服。

【主治】小儿风疾瘾疹。

04698 **三奇散**（《普济方》卷二九三引《卫生家宝》）

【组成】麒麟竭 黄连（去须） 白矾各半两

【用法】上为末。敷于疮上，用膏药宽贴之。

【主治】漏疮经久不生肌肉，臭烂不止。

04699 **三奇散**（《医方类聚》卷八十五引《施圆端效方》）

【组成】乱发灰一钱 人中白半钱 麝香一字

【用法】上为细末。鼻内搐少许。

【主治】衄血不止。

04700 **三奇散**（《普济方》卷一六二引《经验方》）

【组成】款冬花二百枚 熟地黄（干）二两 佛耳草五十枚

【用法】上药焙干，碾为粗末。每次二钱，装猛火于香

炉中烧之，用纸作筒子，一头大，一头小，如粽样，安在炉上，以口吸烟尽为度，即以清茶咽下。有痰涎吐之。

【主治】一切咳嗽，不问新旧，喘顿不止，昼夜无时。

【临证举例】咳嗽　陈氏云：予家一仆，久苦此疾，数令医治，如石投水。在典江置得杭州一婢，亲制此药，两服而愈。

04701 三奇散（《普济方》卷二一三）

【组成】枳壳　黄耆　防风各等分

【用法】上为末。每服二钱，蜜汤调下；米饮亦得。

【主治】痢后里急后重。

【临床报道】肝郁胁痛：《得心集医案》：刘氏妇，青年寡居多郁，素有肝气不调之患，今秋将半，大便下坠，欲解不出，医用疏导之药，并进大黄丸，重闭愈增。两胁满痛，诊脉浮大而缓，饮食不进，四肢微热，小水甚利，月经不行，据此谛审，不得其法。细思独阴无阳之妇，值此天令下降之时，而患下坠之症，脉来浮大且缓，系中气久伤，继受风邪入脏无疑，两胁满痛，肝气郁而不舒，惟有升阳一着，四肢独热，亦风淫末疾之义，月经不行，乃风居血海之故，执此阳气下陷，用三奇散加升麻以提阳气，夏入当归，少佐桃仁以润阴血，果然应手而愈。

04702 三奇散（《治痢捷要新书》）

【组成】黄耆二两　枳壳　防风　吴萸各一两

【用法】上为末。每服二三钱，米饮调下；十分之一煎汤亦可。

【主治】风入肠胃，痢疾下重。

04703 三拗方（《墨宝斋集验方》卷上）

【组成】麻黄（不去节）　干姜（不去皮）　杏仁（不去皮尖）各二钱

【用法】葱、生姜为引，水煎服。微取汗。

【主治】伤寒伤风后咳嗽不止。

04704 三拗汤（《局方》卷二续添诸局经验秘方）

【组成】甘草（不炙）　麻黄（不去根节）　杏仁（不去皮尖）各等分

【用法】上为粗散。每服五钱，水一盏半，姜钱五片，同煎至一盏，去滓，通口服。以衣被盖覆睡，取微汗为度。

【功用】《方剂学》：发汗解表，止咳平喘。

【主治】感冒风邪，鼻塞声重，咳嗽多痰，胸满气短，痰稠喘急。

❶《局方》（续添诸局经验秘方）：感冒风邪，鼻塞声重，语音不出；或伤风伤冷，头痛目眩，四肢拘倦，咳嗽多痰，胸满气短。❷《普济方》：寒燠不常，人多暴嗽，咽痛声嗄鼻塞，痰稠喘急。❸《医学正传》：肺感风寒，喘急不已。

【方论选录】❶《医方集解》：麻黄留节，发中有收；杏仁留尖，取其发，连皮取其涩；甘草生用，补中有发也。❷《中医内科临床治疗学》：麻黄辛温，辛则入肺，温则散寒，质地体轻中空，轻轻上浮，发散风寒，宣肺平喘；杏仁苦温，专入肺经，助麻黄温散寒邪，下气定喘；甘草合麻黄，辛甘发散而解表，合杏仁，止嗽化痰而利肺。合有发散风寒，止嗽平喘的作用。

【临床报道】❶ 伤风咳嗽：《四川中医》[1983]，（4）：49任某，女，40岁，体温38℃，头身疼痛，鼻塞声重，流清涕，喉痒，咽部微充血，咳嗽，吐白色泡沫痰，纳差神疲，经服四

环素等未效。诊得脉浮，苔薄白。辨证属外感风寒，肺气不宣，治以三拗汤加味：麻黄6克、杏仁10克、桔梗6克、蝉衣6克、陈皮10克、甘草3克，煎服。嘱其服药后覆被而卧，进热粥，一服得微汗，热退，形寒解，头身疼痛减半，咳痰稀少。守方再剂，后痊愈。❷ 哮喘：《旧德堂医案》秦商张玉环感寒咳嗽，变成哮喘，口张不闭，语言不续，呀呷有声，外闻邻里。投以二陈枳、桔，毫不见减，延予救之。诊六脉，右手寸关俱见浮紧，重取带滑，断为新寒外束，旧痰内搏，闭结清道，鼓动肺金。当以三拗汤宣发外邪，涌吐痰涎为要。一剂而汗出津津，一日夜而吐痰斗许，哮喘遂平。

04705 三拗汤（《扶寿精方》）

【组成】麻黄五钱　石膏一两　细茶五钱　甘草五钱（火炮，去皮）

【用法】水一碗煎，分三次温服。

【主治】痰涎咳嗽。

04706 三拗汤（《一盘珠》卷九）

【组成】麻黄茸　杏仁　桔梗　荆芥各八分

【用法】水煎服。

【主治】麻疹初发之时喘者。

04707 三拗汤（《麻疹阐注》卷一）

【组成】麻黄　石膏　杏仁

【用法】水煎服。

【主治】风寒外袭，麻毒内攻。

04708 三虎丸（《朱氏集验方》卷二）

【组成】北常山　草果子　甘草各等分

【用法】用白酒饼一个，小者二个，共为细末，生蜜为丸，如弹子大。隔先一日盐汤送下一丸，临发又一丸，发时又一丸。

【主治】疟疾。

04709 三肾丸（《北京市中药成方选集》）

【组成】人参（去芦）十六两　当归一百六十两　鹿鞭子（代睾丸）五条　枸杞子八十两　白术（炒）一百六十两　川芎十六两　驴鞭子（代睾丸）五条　杜仲炭一百六十两　茯苓一百六十两　生地一百六十两　狗鞭（代睾丸）三十条　续断一百六十两　甘草十六两　白芍八十两　鹿茸（去毛）六十四两　川牛膝一百六十两　葫芦巴（炒）一百六十两　巴戟肉（炙）八十两　补骨脂（炒）八十两　锁阳一百六十两　冬虫夏草四十八两　青盐六十四两　小茴香（盐炒）一百六十两　菟丝子一百六十两　韭菜子一百六十两　肉苁蓉（炙）一百六十两　五味子（炙）十六两

【用法】以上除三鞭外，重二千六百四十两，用黄酒一千六百两下罐蒸（包括三鞭），蒸后晒干。共研为细末，过罗，炼蜜为丸，重三钱。每服一丸，日服二次，温开水送下。

【功用】滋阴益气，补肾壮阳。

【主治】肾水亏损，阳痿不举，命门火衰，精神疲倦。

04710 三肾丸（《全国中药成药处方集》天津方）

【组成】鹿肾　驴肾　狗肾各一条　生黄耆　人参（去芦）　当归　熟地黄　龟版（醋制）　茯苓（去皮）　枸杞子各二两　生于术　生阿胶　山茱萸（酒蒸）　制附子　淫羊藿（羊油炒）　蒺藜（盐炒）　补骨脂（盐炒）　菟丝子　鱼鳔（滑石烫）　杜仲炭（盐炒）　鹿茸（去毛）各一两　肉桂（去粗皮）八钱

【用法】先将方内三种肾洗净,用水煮烂,连原汤与群药共串一处晒干,共为细粉,炼蜜为丸,重二钱,蜡皮或蜡纸筒封固。每次服一丸,白开水送下。

【功用】滋补腰肾,强阴补阳。

【主治】腰肾不足,腰腿酸痛,肾囊湿冷,身体衰弱,倦怠少食。

04711 三肾丸(《全国中药成药处方集》(沈阳方))

【组成】熟地六两　丹皮二两　广砂仁二两　锁阳二两　苁蓉二两　车前二两　茯苓二两　故纸二两　枸杞二两　川断二两　白术六两　附子五钱　川芎八钱　黄肉一两五钱　怀膝一两五钱　制草一两五钱　山药三两　杜仲二两　泽泻二两　当归二两　羊藿二两　丝瓜二两　白芍一两　肉桂五钱　广木香八钱　首乌二两　黑驴肾一具　黄狗肾一个

【用法】上为极细末,炼蜜为丸,重二钱。每服一丸,淡盐汤送下。

【功用】温暖肾脏,强精壮髓。

【主治】肾脏衰弱,畏寒怕冷,过劳气喘,四肢疲乏,下焦虚寒,腰腿酸痛,生殖功能减退,一切肾病偏于寒凉者。

【宜忌】忌食生冷,禁房事。

04712 三味丸(《圣济总录》卷四十八)

【异名】出声散(《普济方》卷二十六)。

【组成】桔梗一两(切,用蜜拌,于饭上蒸三日)　诃黎勒(去核)四个(二个炮,二个生用,趁热捣)　甘草一两(半生半炙)

【用法】上为末,每服二钱匕,用马勃同砂糖少许拌和为丸。含化咽津。

【主治】肺虚声音不出。

04713 三味丸(《疮疡经验全书》卷六)

【组成】苦参(净末)八两　白蒺藜(炒,去刺,净末)四两　皂荚一斤

【用法】煎膏,加炼蜜为丸,如梧桐子大。每用二钱,或酒或汤送下。

【主治】癣。

04714 三味汤(方出《圣惠》卷六,名见《圣济总录》卷四十九)

【组成】白芍药一两半　干姜一两(炮裂,锉)　甘草一两半(炙微赤,锉)

【用法】上为散。每服三钱,以水一钟,煎至六分,去滓,不拘时候温服。

【主治】肺痿多涎唾,小便数。

04715 三味汤(《圣济总录》卷三十三)

【组成】常山一两　秫米半匙　甘草(炙,锉)一分

【用法】上为粗末。每服五钱匕,水一盏半,加生姜一枣大(拍碎),同煎至八分,去滓,临发时温服。

【主治】伤寒后肺疟。痰热聚于胸膈,令人心寒,甚则发热,热则惊,如有所见者。

04716 三味汤(《普济方》卷一九七引《大衍方》)

【组成】厚朴三方寸　草果三个　甘草二寸

【用法】上咬咀。加生姜二两,切作片子,水一碗煎,未发前作二服尽。

【主治】脾疟。

04717 三味散(《良方合璧》卷上)

【组成】小茴香　青皮　荔枝核各等分

【用法】上炒为末。每服二钱,用酒调下

【主治】外肾大如斗。

04718 三物丸

《普济方》卷三六六。为原书卷三六五"三物备急丸"之异名。见该条。

04719 三物汤(《外台》卷三引《许仁则方》)

【组成】桃枝(细切)五斗　柳叶(细切)五斗　酢浆水一斗

【用法】上药先以水一石煮桃、柳枝叶二物,取七斗汁,去滓,内酢浆水搅,带热以浴。浴讫,拭身体令干,以粉摩之。勿触风。再于密处刺头、眼后两边及舌下,血断,以盐末压刺处,则入被卧。

【主治】天行病一二日,觉身体壮热,头痛,骨肉酸楚,背脊强,口鼻干,手足微冷,小便黄赤。

04720 三物汤(《圣济总录》卷二十一)

【组成】薄荷一握(锉)　人参半两(锉)　生姜(切)一分

【用法】用水一大盏,煎至半盏,去滓,空心温服,晚再服。

【主治】伤寒三四日,服撩膈汤吐后,头痛,壮热未退者。

04721 三物汤(《圣济总录》卷三十一)

【组成】山栀子仁三七枚　鳖甲(去裙襕,醋炙)　生干地黄(焙)各一两

【用法】上咬咀,如麻豆大。每服五钱匕,水一盏半,加豉一百粒,同煎至八分,去滓,食后温服,一日二次。

【主治】伤寒温病愈后,或食肉,或沐浴,或嗔怒动作,劳复。

04722 三物汤(《圣济总录》卷六十八)

【组成】生地黄七两半　阿胶(炙令燥)三分　白蔹八两

【用法】上药咬咀,如麻豆大。每服七钱匕,水二盏,煎至八分,去滓,空腹温服。

【主治】吐血及大小便血。

04723 三物汤

《圣济总录》卷一七八。为《千金》卷十五"大黄汤"之异名。见该条。

04724 三物汤(《鸡峰》卷十七)

【组成】桂　白术各二分　枳实半分

【用法】上为粗末。每服二钱,水一盏,加生姜三片,同煎至六分,去滓温服,不拘时候。

【主治】妊娠心痛,及心中痞,诸逆悬痛。

04725 三物汤(《普济方》卷二八六)

【组成】牡蛎　大黄　山栀子各等分

【用法】上为末。水酒一大盏,煎至七分,露一宿,炖温,空心服。

【主治】便痈。

04726 三物汤(《普济方》卷三三三)

【组成】人参　茯苓各一两　白术二两

【用法】上咬咀。水一盏半,加枣肉一个煎,食前服。

【主治】月经不行，四肢虚肿。

04727 三物汤

《普济方》卷三九七。为《苏沈良方》卷八引陈应之"三物散"之异名。见该条。

04728 三物汤（《赤水玄珠》卷七）

【组成】桑皮（蜜炙）　百部根　马兜铃各等分

【用法】水煎服。

【主治】大人、小儿久嗽。

04729 三物汤（《杏苑》卷八）

【组成】荆芥　藿香　臭椿皮各等分

【用法】上㕮咀。煎汤熏洗。

【主治】产后子宫不收。

04730 三物汤

《治痘全书》卷十四。为《痘治理辨》"三物散"之异名。见该条。

04731 三物汤

《济阴纲目》卷九。为《儒门事亲》卷十二"白术汤"之异名。见该条。

04732 三物汤（《良朋汇集》卷二）

【组成】茵陈蒿三钱　栀子　黄连各二钱

【用法】水二钟，煎八分，温服。

【主治】黄疸，大便自利而黄。

04733 三物汤

《血证论》卷八。为《金匮》卷上"厚朴三物汤"之异名。见该条。

04734 三物散（《苏沈良方》卷八引陈应之方）

【异名】乌梅三物散（《鸡峰》卷十四）、三物汤（《普济方》卷三九七）。

【组成】胡黄连　乌梅肉　灶下土各等分

【用法】上为末。腊茶清调，食前空腹温服。

【主治】痢血。

【临床报道】痢血：丞相庄肃梁公痢血，应之曰：此授水谷，当用三物散。数服而愈。

04735 三物散（《圣济总录》卷一一五）

【组成】赤小豆　大黄各半两　木鳖子仁一两

【用法】上各为末，再同研匀。每用少许，以生油旋调，涂耳肿处。

【主治】耳肿热痛及暴觉肿者。

04736 三物散（《圣济总录》卷一二七）

【组成】红娘子六十枚（不蚛者，去翅足）　大黄半两　陈粟米一合（无，即以陈粳米代之）

【用法】上药同炒令米黄为度，共为细散。初服一字匕，每日空心温酒调下；第四日后，服半钱匕。及五七日，觉脐下疼，小便涩，勿怪，是药验也。更服后药：青橘皮（汤浸，去白，焙），虎杖等分。上二味，捣罗为末。以醋煮面糊为丸，如绿豆大。每服五丸至七丸，用青橘皮汤送下。与前散药相间，食后临卧服，一日二次。

【主治】瘰疬。

04737 三物散（《鸡峰》卷十四）

【组成】黄连四分　当归　石榴皮　吴茱萸各三分

【用法】上为细末。每服二钱，水一盏，煎至六分，去滓温服。

【主治】血痢。

04738 三物散（《得效》卷十二）

【组成】猪颈上毛　猫颈上毛各一撮（烧灰）　鼠屎一粒

【用法】上为末。清油调敷。或加轻粉尤妙。

【主治】鬓边生软疖，名发鬓，有数年不愈者。

04739 三物散（《痘治理辨》）

【异名】三物汤（《治痘全书》卷十四）。

【组成】生地黄（炒）　熟地黄（炒）　朱砂（另研）一两

【用法】上为细末。每服一字，煎胡荽酒少许，同温汤调下。

【主治】疮痘毒，气少倒伏不出，大小便利。

04740 三物散（《千金珍秘方选》）

【组成】小鳜鱼不拘多少　真肉桂五分　荜澄茄五分

【用法】冬天取小鳜鱼烘脆，为末；每服一钱，加真肉桂五分、荜澄茄五分，共为末。冲服。

【主治】肝胃气大发，作呕。

04741 三物膏（《圣济总录》卷一○一）

【组成】柳枝　桑枝　槐枝各（锉）一升

【用法】以水二斗，同煮至一斗，去滓，入好盐一斤，熬成膏，瓷盒盛。临卧揩牙。

【功用】❶《圣济总录》：荣养髭发。❷《普济方》：令牙齿坚牢。

04742 三和丸（《圣济总录》卷一七三）

【组成】胡黄连一两　木香半两　麝香（研）一钱

【用法】上为细末，面糊为丸，如麻子大。一二岁每服十丸，温粥饮送下，一日三次。

【主治】小儿诸疳，肢体羸弱，脏腑虚滑，不思乳食。

04743 三和丸（《普许方》卷二四○引《海上方》）

【组成】皂角一挺　破故纸少许　黑牵牛一合　核桃肉少许

【用法】上为末。酒糊为丸，如梧桐子大。每服五十丸，温酒送下；木瓜汤亦可。

【主治】脚气。

04744 三和丸（《御药院方》卷三）

【组成】枳实（麸炒）　槟榔　半夏（汤洗）各二两　木香　青皮（去白）　陈皮（去瓤）　赤茯苓（去皮）　丁香皮　萝卜子（炒）　白术各一两半　京三棱四两　蓬莪术三两　白豆蔻仁　沉香　桂（去粗皮）　藿香各一两　黑牵牛一斤（微炒，捣细，头末取半斤）

【用法】上为细末，酒、面糊为丸，如梧桐子大。每服三十丸至五十丸，食后生姜汤送下。

【主治】三焦不和，气不升降，心胸痞闷，胁肋疼痛，因伤冷物，传化失常。

04745 三和丹（《证治要诀类方》卷四）

【组成】养正丹　黑锡丹　来复丹

【用法】三丹和匀。每服一钱半，米饮、酒任下。

【主治】❶《证治要诀类方》：中气。其人本虚，痰气上逆，关膈不通，上下不升降；或大便虚闭。❷《张氏医通》：一切阴寒，诸药不效者。

【备考】诸气皆可用，不独中气。

04746 三和汤

《圣济总录》卷五十四。为《局方》卷三"三和散"之异名。见该条。

04747 三和汤（《魏氏家藏方》卷五）

【组成】肉豆蔻（面裹煨）　人参（去芦）　草豆蔻仁　白茯苓（去皮）　白豆蔻仁各六两　甘草二十两　青州枣肉三斤　陈皮二斤（去白）　苍术二斤（去皮，锉，米泔浸一宿）　厚朴三斤三两（去皮，姜汁制炙）

【用法】上为细末。每服二钱，入盐，空心用沸汤调下。

【功用】调理脾胃。

04748 三和汤（《儒门事亲》卷十二）

【异名】三和散（《济阴纲目》卷二）。

【组成】四物汤合凉膈散

【用法】水煎服。先用茶调散吐之；吐讫服本方。

【主治】妇人月事不来。

04749 三和汤（《普济方》卷一三八）

【组成】橘皮　厚朴　槟榔　白术　甘草（炙）　紫苏　海金沙各二两　木通三两

【用法】以水一斗，煮取六升，去滓，再煮取三升，温服一升。

【主治】脾胀，善哕，四肢满。

04750 三和汤（《普济方》卷三六九）

【组成】麻黄三两（去节）　杏仁二两（去皮尖）　甘草一两（炙）

【用法】上为末。每服三钱，水半盏，煎三分，热服，进三服。葱粥投之，衣被盖，汗出立愈。

【主治】小儿伤寒，鼻塞声重，痰嗽，体热烦躁。

04751 三和汤（《古今医鉴》卷七）

【组成】当归一钱五分　川芎五分　白芍药一钱　熟地黄二钱　陈皮八分　制半夏八分　茯苓一钱　黄连（姜汁炒）一钱　枯芩八分　黄柏（炒）八分　山栀（炒）八分　枳壳八分　桔梗　杏仁（去皮尖）　桑白皮　五味子（去梗）　知母（去毛）　贝母（去心）　玄参　白术（土炒）　阿胶（蛤粉炒或面炒成珠子）　马兜铃　甘草各等分

【用法】上锉一剂。加生姜三片，水二碗，煎八分，空心服。

【主治】咳嗽痰盛，潮热阴虚。

04752 三和汤

《东医宝鉴·杂病篇》卷六。为《医学纲目》卷二十四"索氏三和汤三倍加白术方"之异名。见该条。

04753 三和饮（《杏苑》卷四）

【组成】木香　羌活各一两　川芎　白术　茯苓各一两一钱　槟榔　炙甘草　沉香各五钱　陈皮　紫苏　木瓜　大腹皮各二两

【用法】上为细末，每服一二钱，用淡姜汤调下。

【主治】湿气胀，浮肿，痞证。

【方论选录】本方用木香、槟榔、陈皮、川芎、羌活、紫苏、沉香、木瓜等，及大腹皮，诸辛剂疏壅散滞，佐白术、茯苓、甘草胜湿补中。

04754 三和散（《局方》卷三）

【异名】三和汤（《圣济总录》卷五十四）。

【组成】羌活（去芦）　紫苏茎叶（去粗梗）　沉香　宣州木瓜（薄切，焙干）　大腹皮（炙焦黄）各一两　芎劳　甘草（炒）　陈皮（去白）　木香　槟榔（面裹煨熟，去面）　白术各三分

【用法】上为粗末。每服二大钱，水一盏，煎至六分，去滓温服，不拘时候。

【主治】❶《局方》：五脏不调，三焦不和，心腹痞闷，胁肋膜胀，风气壅滞，肢节烦痛，头面虚浮，手足微肿，肠胃燥涩，大便秘难，虽年高气弱，并可服之；又治背痛、胁痛，有妨饮食；及脚气上攻，胸腹满闷，大便不通。❷《圣济总录》：三焦病气不升降，水道不利，渐成水胀。

04755 三和散（《幼幼新书》卷二十七引张涣方）

【组成】白茯苓一两　乌梅肉（炒干）　干木瓜等分

【用法】上为细末。每服一钱，水一小盏，煎五分，温，时时服。

【主治】吐利，津液燥少。

04756 三和散

《济阴纲目》卷二。为《儒门事亲》卷十二"三和汤"之异名。见该条。

04757 三金片（《中国药典》2010版）

【组成】菝葜　积雪草　金沙藤　金樱根　羊开口

【用法】上制成片剂。口服，小片一次5片，大片一次3片，一日3～4次。

【功用】清热解毒，利湿通淋，益肾。

【主治】下焦湿热，热淋，小便短赤，淋沥涩痛；急、慢性肾盂肾炎，膀胱炎，尿路感染属肾虚湿热下注证者。

04758 三金汤（《中医症状鉴别诊断学》引上海曙光医院经验方）

【组成】金钱草　海金沙　鸡内金　石韦　冬葵子　瞿麦

【用法】水煎服。

【功用】清热利湿，通淋排石。

【主治】石淋。

【方论选录】《福建中医药》（1983；1:13）：以金钱草为君药，其性味微咸平，入肝、肾、膀胱经，具有利水通淋、清热消肿的功效，治疗石淋有特效，盖取其咸能软坚之意，有利于尿道结石的排出，故列为君药；海金沙性味甘寒，入小肠、膀胱经，有利水通淋作用，治石淋茎痛，助金钱草的排石之功，故列为臣药；炙鸡内金性味甘平，入脾、胃、小肠、膀胱经，具有健脾理肠的作用，防止消石之品碍胃之弊；再以冬葵子、石韦相辅，均具有通淋的功效。所以本方治疗尿路结石有良好疗效。

04759 三疟丸（《慈航集》卷下引苏东坡方）

【组成】草乌头四两（去皮，开水泡十四次，以碗盖良久，切片，焙干）

【用法】上为极细末。神曲打糊为丸，如豌豆大。用老姜五钱，大枣五个，葱头三个煎汤，在疟未来之前两个时辰送服三十丸。一服痊愈，多则二服，再无不止者。疟不致再发矣。

【主治】先寒后热，名曰寒疟；但寒不热，面色黑者，名曰厥疟；寒多热少，面黄腹痛，名曰脾疟；三证并宜治之。

【宜忌】服药后停进饮食三时。

【备考】《苏沈良方》卷三有七枣散，方用炮川乌头、大枣、生姜、葱白。见该条。

04760 三疟饮（《仙拈集》卷一）

【组成】首乌五钱　苍术三钱　白术二钱　甘草一钱　知母五分

【用法】水四碗，煎碗半，鸡鸣时服。

【主治】三日疟。

04761 三疝汤（《东医宝鉴·外形篇》卷四引《医学集成》）

【组成】车前子二钱四分　茴香一钱六分　葱白一钱二分　沙参八分

【用法】上锉作一帖。水煎服。

【主治】膀胱气肿痛。

04762 三炒丹（《百一》卷十五）

【组成】吴茱萸一两（去枝梗，洗净，以破故纸一两，慢火炒，候香熟，去破故纸）　草果仁一两（以舶上茴香一两炒，候香熟，去茴香）　葫芦巴一两（以山茱萸一两炒，候香熟，去山茱萸）

【用法】上为细末。酒煮面糊为丸，如梧桐子大。每服六十丸，盐汤送下。

【主治】脾肾病。

04763 三油膏（《外科大成》卷二）

【组成】柏油　牛油　香油各一两　黄蜡一两　银朱一两　铅粉二钱　麝香二钱

【用法】成膏。搽患处，火烘之，以油干为度。

【主治】鹅掌风及血风等疮。

【备考】本方原名二油膏，与方中所用三油之数不符，据《金鉴》改。

04764 三宝丹

《成方制剂》3册。为原书"三宝胶囊"之异名。见该条。

04765 三宝散（《医方类聚》卷二十三引《经验秘方》）

【组成】脑子二分　牛黄二分　朱砂六分

【用法】上为细末。每次一钱，取竹沥油调服。

【主治】风昏气厥不省，痰壅失音。

04766 三宝粥（《衷中参西》上册）

【组成】生山药（轧细）一两　三七（轧细）二钱　鸦蛋子（去皮）五十粒

【用法】上药先用水四钟，调和山药末煮作粥。煮时，不住以箸搅之，一两沸即熟，约得粥一大碗，即用其粥送服三七末、鸦蛋子。

【主治】痢久，脓血腥臭，肠中欲腐；兼下焦虚惫，气虚滑脱者。

【临床报道】痢疾：己巳之岁，愚客居德州，有卢雅雨公曾孙女，年五十六，于季夏下痢赤白，迁延至仲冬不愈。因诊之，脉象微弱，至数略数，饮食减少，头目时或眩晕，心中微觉烦热，便时下坠作疼，然不甚剧。询其平素下焦畏凉，是以从前服药，略加温补，上即烦热；略为清理，下又腹疼泄泻也。为拟此方，一日连服两次，其病遂愈。

04767 三建丸（《鸡峰》卷十三）

【组成】硫黄　礜石　乌头　干姜　吴茱萸　人参　当归　蜀椒　细辛　皂角　桂附子各一两（一方加天雄、赤石脂）

【用法】上为细末。炼蜜为丸，如梧桐子大。每服十丸，米饮送下。

【主治】气极虚寒，癖饮留滞，胸中痰满，心腹疼痛，气急，不下饮食，腹胀虚满，寒冷积聚。

04768 三建丸（《魏氏家藏方》卷七）

【组成】天雄　附子各一两　川乌头二只（以上并炮，去皮脐）　阳起石（别研）　钟乳粉各半两

【用法】上为细末，神曲打糊为丸，如梧桐子大，朱砂为衣。每服十丸，食前用生姜汤送下。

【功用】止泻，宽膈，进食，补助真元。

【主治】赤白痢疾。

04769 三建丹（《局方》卷五续添诸局经验秘方）

【组成】阳起石（火煅通红）　附子（炮，去皮脐）　钟乳粉各等分

【用法】上为细末，和匀，用糯米糊为丸，如梧桐子大。每服二十丸至三十丸，食前用米饮送下。

【功用】壮元阳，补真气。

【主治】劳伤虚损，下经衰竭，肾气不固，精溺遗失，脏腑自利，手足厥冷；或脉理如丝，形肉消脱；或恶闻食气，声嘶失音。

【宜忌】忌豉汁、羊血。

04770 三建汤（《局方》卷五续添诸局经验秘方）

【组成】天雄（炮，去皮脐）　附子（炮，去皮脐）　大川乌（炮，去皮脐）各等分

【用法】上为粗末。每服四钱，水二盏，加生姜十五片，煎至八分，去滓温服，不拘时候。

【功用】《永类钤方》：除癖冷，扶元气。

【主治】真气不足，元阳久虚，寒邪攻冲，肢节烦疼，腰背酸痛，自汗厥冷，大便滑泄，小便白浊；及中风涎潮，不省人事；伤寒阴证，厥逆脉微。

04771 三建散

《千金》卷十二。为原书同卷"莞花散"之异名。见该条。

04772 三建膏（《张氏医通》卷十三）

【组成】天雄　附子　川乌各一枚　桂心　观桂　桂枝　细辛　干姜　蜀椒各二两

【用法】上切为片。麻油二斤浸，春五、夏三、秋七、冬十日，煎熬去滓，滤净再熬，徐下黄丹，不住手搅，滴水不散为度。阴疽，以葱汤洗净，摊成加银粉少许，贴患处；腹痛、少食、泄泻，摊成加丁香末少许，贴脐中及中脘；阳衰精冷，摊成加阿芙蓉少许，贴脐中及丹田；冷哮喘嗽，摊成加麝少许，贴肺俞及华盖、膻中；癥瘕冷积，摊成加麝香、阿魏少许贴患处。

【主治】阴疽歹肉不化，腹痛泄泻，阳衰精冷，冷哮喘嗽，癥瘕冷积。

04773 三参饮（《证治宝鉴》卷十）

【组成】沙参　人参　玄参　知母　黄耆　当归　黄柏（酒炒）　金银花　白芍　天冬　麦冬（去心）各一钱　北五味十二粒　生甘草五分

【用法】水煎，食后服。

【主治】双乳蛾。

【备考】原书治上证，先服清咽抑火汤、牛蒡饮子、牛蒡槐花饮之类，继以本方调理。

04774 三茱丸（《中藏经·附录》）

【组成】山茱萸　石茱萸　吴茱萸各一两　金铃子（取肉并皮）一两　青皮（去瓤）　舶上茴香　马蔺花各一两

【用法】上药逐味于银铫内炒令香，为末，酒糊为丸，如梧桐子大。每疾作服三五十丸，盐、酒送下。年久不愈，五七服，可除根。

【主治】小肠气痛。

【备考】方中马蔺花，原作"马兰"，据《普济方》改。

《百一》有小儿胎发（烧存性）一两。

04775 三茱丸（《杨氏家藏方》卷十）

【组成】山茱萸　吴茱萸（汤洗七次）　食茱萸　青橘皮（去白）　茴香（微炒）　肉桂（去粗皮）　金铃子（去核，炒）　陈橘皮（去白）　木香各等分

【用法】上为细末，酒煮面糊为丸，如梧桐子大，朱砂为衣。每服三十丸，食前用温酒或盐汤送下。

【主治】膀胱疝气，时发疼痛，久而不除，渐至坚大。

04776 三茱丸（《百一》卷十五）

【组成】山茱萸　吴茱萸　食茱萸各二两　黑牵牛（炒熟）　川楝子一两（用斑蝥十四个，去翅嘴，同炒赤色，去斑蝥）　破故纸一两七钱（炒香熟）　青皮　青盐　茴香各三两（微炒）

【用法】上为细末，醋煮面糊为丸，如梧桐子大。先吃炒桃仁十五个，后服上方，每服三五十丸，空心、食前以温酒或盐汤送下；炒茴香酒送下亦得。

【主治】小肠气，外肾肿疼；肾痛。

04777 三茱丸

《医统》卷八十三。为《普济方》卷三二六"三萸丸"之异名。见该条。

04778 三茱丸（《寿世保元》卷七）

【组成】吴茱萸（水泡七次）　家茱萸（陈者，加温水洗去尘垢）　山茱萸（去核）各一两　白蒺藜（炒，去刺）八钱　海藻八钱（洗去盐）　小茴香七钱（炒，入盐少许）　延胡索七钱五分　牙桔梗八钱五分　白茯苓七钱五分　川楝子（去核）两半　五味子七钱五分　花青皮（去瓤）七钱五分

【用法】上为极细末，用真正头酒调，早米粉打糊为丸，如梧桐子火。空心用白汤加酒化下。

【主治】妇人茄病。

04779 三厘散

《解围元薮》卷三。为原书同卷"八将驱邪散"之异名。见该条。

04780 三品锭

《疡科捷径》卷上。为《外科正宗》卷二"三品一条枪"之异名。见该条。

04781 三星丹（《外科传薪集》）

【组成】北枣三十　白砒二分　雄黄五分　胆矾三分

【用法】将枣去核，三味研，入枣内，湿纸包，炭火煨脆，冷定研细，加梅片二分为末。吹患处。

【主治】走马牙疳，黑腐不去，近腮穿肿，危险不堪。

04782 三星汤（《辨证录》卷十三）

【组成】金银花二两　蒲公英一两　生甘草三钱

【用法】水煎服。

【主治】❶《辨证录》：对口痈。患对口之后，忽生小疮，先痒后痛，随至溃烂。❷《外科真诠》：妇人乳疳。乳头腐烂，延及周围。

04783 三星散

《普济方》卷兰八〇引《傅氏活婴方》。为《伤寒论》"十枣汤"之异名。见该条。

04784 三骨散（《圣惠》卷九十三）

【组成】狗头骨一两　羊骨一两　鹿骨一两

【用法】上药并烧为灰，细研。每服半钱，以粥饮调下，不拘时候。

【主治】小儿赤白痢不止。

04785 三香丸（《圣济总录》卷一四一）

【组成】乳香半两（研）　安息香　密陀僧（研）各一分　巴豆七粒（去皮油）　丹砂（研）　麝香（研）　砒霜（研）各半钱　猬皮一枚（炙，捣为细末）

【用法】上药各为细末，一处和匀，用水化炊饼为丸，如绿豆大。每服一丸，空心冷茶清送下。

【主治】五痔。

04786 三香丸（《魏氏家藏方》卷十）

【组成】五灵脂半两　乳香　没药各二两

【用法】上为细末，醋面糊为丸，如麻子大。每服三四十丸，醋汤送下，不拘时候。

【主治】妇人血虚及冷伤血。

04787 三香丸（《痧胀玉衡》卷下）

【异名】匏一（《痧症全书》卷下）。三十三号巽象方（《杂病源流犀烛》卷二十一）。

【组成】木香　沉香　檀香各五钱　砂仁　卜子各八钱　五灵脂六钱

【用法】上为末，水泛为丸。微温白汤送下。

【主治】痧症过服冷水，痞闷者。

04788 三香丸（《外科十三方考》）

【组成】丁香二钱　木香三钱　小茴七钱　砂仁五钱　紫苏七钱　黄芩一钱　茯苓三钱　猪苓一钱　白术三钱　陈皮三钱　干姜一钱　泽泻一钱　香附二钱　木通一钱　草果五个　花粉三钱

【用法】上为细末，面糊为丸，如绿豆大。每服三钱，空心姜汤送下。

【主治】一切冷痰危症；或患者体质虚弱，胃纳不旺，服中九丸后发生恶心、呕吐、头眩、腹痛、泄泻者。

04789 三香丹（《幼幼新书》卷二十七引张涣方）

【组成】藿香　丁香各一两　半夏（洗七次，焙）半两　腻粉一分　龙脑　麝香各一钱

【用法】姜汁面糊为丸，如黍米大。每服十粒，人参、薄荷汤送下。

【主治】挟惊呕吐。

04790 三香汤（《温病条辨》卷二）

【组成】瓜蒌皮三钱　桔梗三钱　黑山栀二钱　枳壳二钱　郁金二钱　香豉二钱　降香末三钱

【用法】水五杯，煮取二杯，分二次温服。

【主治】湿热受自口鼻，由募原直走中道，不饥不食，机窍不灵。

【方论选录】此证由上焦而来，其机尚浅，故用蒌皮、桔梗、枳壳微苦微辛开上；山栀轻浮微苦清热；香豉、郁金、降香化中上之秽浊而开郁。

【临床报道】右胁胸痛：《浙江中医杂志》：[1981，(6)：257]。周某，男，28岁。负重右侧胸胁被撞，自觉疼痛，影响呼吸。平日嗜酒，兼咳嗽有痰，有时不易咯出，口渴，尿黄，大便燥结，食纳较差，舌尖稍红，苔薄黄，脉数而略弦滑。服三香汤加减，二剂告愈。

04791 三香酒（《古今医鉴》卷十）

【组成】南木香三钱　小茴香三钱　八角茴香三

钱　川楝肉三钱

【用法】上合一服，锅内炒，入连须葱白五根，水一碗，淬入锅，将碗罩住，候煎至半碗，取出去滓，加陈酒半碗合和，入炒盐一茶匙，空心热服。

【主治】❶《古今医鉴》：偏坠气。❷《仙拈集》引《外科全生集》：疝初起肿痛。

04792　三香散（《朱氏集验方》卷一）

【组成】檀香一钱　麝香二钱　穿山甲三钱（酒炙）　没药三钱　白胶香五钱　红曲五钱　川乌二钱　全蝎一钱（草乌炒，去乌）

【用法】上为末。每服二钱，空心温酒调下。

【主治】脚气。

04793　三香散（《医学入门》卷七）

【组成】沉香　紫苏　白豆蔻各等分

【用法】上为细末。每服五七分，柿蒂煎汤调下。

【主治】胃冷呃逆，经久不止。

04794　三香散（《景岳全书》卷五十一）

【组成】丁香　川椒（取红）等分　冰片少许

【用法】上为末。敷痛处。

【主治】牙根肿痛。

【备考】如无川椒，以荜茇代之亦可。

04795　三香散（《痧胀玉衡》卷下）

【异名】丝二（《痧症全书》卷下）、十八号贲象方（《杂病源流犀烛》卷二十一）。

【组成】木香　沉香　檀香等分

【用法】上为细末。每服五分，砂仁汤微冷调下。

【主治】痧症过饮冷水，痧不愈者。

04796　三香散（《杂病源流犀烛》卷十七）

【组成】沉香　木香　蔻仁　苏叶　藿香

【主治】食呃。饮食填塞胸中，或食物太甚，咽而不下，发为呃逆。

04797　三香膏（《回春》卷八）

【组成】乳香二钱　松香三钱

【用法】上为细末，用香油调，用包粽子的箬叶薄者密密刺孔，将药摊其上。用箬叶贴患处，药居中上，用完笋叶盖之，帛扎住。

【功用】止痛生肌。

【主治】远年近日，一切臁疮溃烂至骨疼痛。

04798　三香膏（《外科正宗》卷四）

【组成】乳香　松香　轻粉各等分

【用法】上为细末，香油调稠。用夹纸，一面以针密刺细孔。将药夹纸内。先以葱汤洗净，将有孔一面对疮贴之。三日一换。

【主治】臁疮初起，多疼少痒，未经受风，紫黑者。

【宜忌】忌房事及食煎炒等物。

04799　三顺丸（《圣济总录》卷八十七）

【组成】附子（炮裂，去皮脐）　天南星（炮）　楝实（锉，炒）　威灵仙（去土）　乌药（锉）　地龙（去土，炒）　黑牵牛（捣，取粉）　乌头（炮裂，去皮脐）　蜀椒（取红）　茴香子（炒）各一两

【用法】上为末，酒煮面糊为丸，如梧桐子大。每服二十丸，空心、食后温酒送下；妇人醋汤送下。

【主治】风劳。风气攻作，大肠秘涩，下部疼痛，脊臂牵强。

【宜忌】有孕不可服。

04800　三顺散（《鸡峰》卷五）

【组成】干姜　陈橘皮　甘草各半两

【用法】上为粗末。每服二钱，水一盏，煎至六分，去滓温服，不拘时候。

【主治】暑气。

04801　三胜膏（《仙传外科集验方》）

【组成】赤芍药　木蜡　紫荆皮

【用法】作箍药。

【功用】初生痈肿。

04802　三济丸（《三因》卷十五）

【组成】当归　熟地黄　川芎　荆芥穗各二两　防风　细辛各一两　桂心一分

【用法】上为锉散，先以醋一升浸一宿，漉出焙干；再以生地黄一斤捣汁浸一宿，焙干；酒一升浸一宿，焙干；旋入乳香半两，以余酒、醋、地黄汁释蒸饼为丸，如梧桐子大。每服五十丸，用川乌头一个（炮裂，锉），荆芥穗半两，浸酒三升，旋温送下。

【主治】大风恶疾。

04803　三将丸（《续易简方后集》卷一）

【异名】三将军丸（《普济方》卷二四五引《澹寮方》）。

【组成】吴茱萸　宣木瓜　川大黄各等分

【用法】上为细末，糊丸，如绿豆大。每服五十丸，米饮送下；未应，多加丸数。

【主治】❶《续易简方后集》：脚气留连，奔上绞痛，呕吐号啼。❷《普济方》引《澹寮方》：脚气冲心，大便不通，疼痛不仁，喘闷欲死。

【方论选录】《救急选方》：茱萸、木瓜已是理脚气要药，又赖大黄领而宣泄之，为至巧也。

04804　三将丹（《经验方》卷上）

【组成】升丹　银朱　血竭各等分

【用法】上为末。外用。

【功用】拔毒生肌。

【主治】疮疡，脓水将净者。

04805　三宣汤（《解围元薮》卷四）

【组成】麻黄根　地骨皮　草乌头各二两

【用法】加朴消二两，研匀，每用一两，水一桶，椒一合，葱三十根，艾一两，煎十数沸，加入米醋一碗，去滓，于密室中先以帨巾拖搭四肢，候温即澡洗之，令汗透身面如珠。就于室中睡一时，汗解方出。五日一浴。

【主治】麻风。

04806　三祛汤（方出《丹溪心法》卷四，名见《观聚方要补》卷四引《百代医宗》）

【组成】酒片芩一两　苍术　羌活　防风各五钱　细辛二钱　苍耳三钱

【用法】上为末。每服三钱，加生姜一大片，同捣匀，茶汤荡起服之。

【主治】❶《丹溪心法》：头风。❷《观聚方要补》引《百代医宗》：风湿热头痛。

04807　三神丸（《圣惠》卷九）

【组成】附子半两（烧令半黑）　芫花一两（醋拌炒令黄）　皂荚一两（不蛀者，去皮子，炙焦黄）

【用法】上为末，以豆豉心，用汤浸一宿，至来旦，研绞，

取细稀者,用和药末为丸,如梧桐子大。每服十丸。不拘时候,以粥饮送下。服药后,或吐或泻,若得一般,当便为效。

【主治】伤寒表里不解。

04808 三神丸(《证类本草》卷十引《修真秘诀》)

【异名】三神丹(《卫生总微》卷十一)。

【组成】草乌头三两(一两生,一两熟,炒一两)

【用法】烧存性,研为末,以醋面糊为丸,如绿豆大。空心每服五丸,泻,用井花水送下;赤痢,甘草汤送下;白痢,干姜汤送下;赤白痢,生姜、甘草汤送下。

【主治】虚寒泻痢。❶《证类本草》引《修真秘诀》:泻痢。❷《局方》(吴直阁增诸家名方):清浊不分,泄泻注下,或赤或白,脐腹疼痛,里急后重。❸《卫生总微》:肠胃虚冷,泄泻不止,变成白利。

【宜忌】《本草纲目》:忌鱼腥、生冷。

04809 三神丸(《圣济总录》卷一二七)

【组成】斑蝥一分 石决明一枚 麝香(研)一分

【用法】上药先将前二味为末,和粥面少许,捣成剂,入麝香再捣研为丸,如绿豆大。每服五丸,临卧煎生姜汤送下。

【主治】瘰疬。

04810 三神丸(《圣济总录》卷一三七)

【组成】蒺藜子(炒) 海桐皮(锉) 草乌头(盐炒熟,去盐不用)各一两

【用法】上为细末,面糊为丸,如绿豆大。每服十丸至十五丸,温酒、盐汤任下。

【主治】一切癣。

04811 三神丸(《济生》卷六)

【组成】橘红二两 延胡索(去皮,醋煮)一两 当归(去芦,酒浸,醋略炒)一两

【用法】上为细末,酒煮米糊为丸,如梧桐子大。每服七十丸,加至一百丸,空心艾汤送下,米饮亦得。

【主治】妇女血气相搏,腹中刺痛,痛引心端,经行涩少;或经事不调,以致疼痛。

【方论选录】《医略六书》:心肝血滞,不能输化于经隧,故经行涩少,牵引作痛。橘红调肝以化滞气,当归养血以荣心,延胡活血止痛以调经脉。酒煮为糊以丸之,艾汤以温之,米饮以下之,无不血调经荣,则心肝二气和平,可无牵引作痛之患,何有经水涩少之虞。

04812 三神丸(《外科精义》卷下)

【组成】枳壳(炒,去瓤) 皂角(烧存性) 五倍子各等分

【用法】上为细末,炼蜜为丸,如梧桐子大。每服三二十丸,食前温水送下。

【主治】痔疾。

04813 三神丸

《东医宝鉴·内景篇》卷四。为《朱氏集验方》卷六"枣肉丸"之异名。见该条。

04814 三神丸

《医部全录》卷四三六。为《幼幼新书》卷二十六引《养生必用》"苦散"之异名。见该条。

04815 三神丸(《临证指南医案》卷七)

【组成】五味子 补骨脂 肉果

【功用】《温病条辨》:温补肾阳,收涩止痢。

【主治】痢久伤肾阴,下焦坎阳亦衰,八脉不固,肠腻自滑而下,纳谷运迟。

【备考】本方改为汤剂,名"三神汤"(见《镐京直指》)。

04816 三神丹

《卫生总微》卷十一。为《证类本草》卷十引《修真秘诀》"三神丸"之异名。见该条。

04817 三神丹(《晋济方》卷二一一)

【组成】巴豆七个 乌梅一个 肉豆蔻一个

【用法】上用黄黍米酒浆浸二宿,饭上蒸米熟,同药为丸,如梧桐子大。每服一丸,红痢,黑豆汤送下;赤白痢,甘草汤送下;白痢,米汤送下。

【主治】赤白痢疾。

04818 三神汁(《仙拈集》卷一引《摘要》)

【组成】萝卜汁 沙糖 蜜各一盏

【用法】饭上蒸熟,灌下。

【主治】噤口痢。

04819 三神汤

《普济方》卷二一一引《十便良方》。为原书同卷"甘草汤"之异名。见该条。

04820 三神汤(《魏氏家藏方》卷九)

【组成】川黄连(去须)一两 川当归(去芦,洗净)半两 杏仁(去皮尖)一分

【用法】上咬咀。每用三钱,以软净生绢片包,线系定,银盏盛水半盏,重汤煮令水减三分之一,候冷,时时以药包蘸药汁洗眼,入眼中,渐渐化翳膜成泪消去。每次煎可用三五日,每用毕,须以净物密盖,勿使尘垢入药。

【主治】肝肾俱虚,虚热上冲,眼目隐涩,或生翳膜侵睛,迎风有泪,视远无力;及眼暴赤肿,目睛疼痛,热泪如汤者。

04821 三神汤(《洗冤集录》卷五)

【组成】苍术二两 (米泔浸二宿,焙干) 白术半两 甘草半两(炙)

【用法】上为细末。每服二钱,入盐少许,点服。

【功用】辟死气。

04822 三神汤

《医方类聚》卷七十四引《济生》。为《三因》卷十六"荆芥汤"之异名。见该条。

04823 三神汤(《得效》卷七)

【组成】乌梅肉 远志(去心,甘草水煮过,却以姜汁拌炒)各一两 枳实(去瓤)一两

【用法】上锉散。每服四钱,水二盏,糯稻根一握,煎七分,去滓,不拘时温服;若无糯稻根,白茅根亦可;若无白茅根,禾秆 绳代之亦可。

【主治】消渴。饮酒多,发积为酷热,熏蒸五脏,津液枯燥,血泣,小便并多,肌肉消烁,专食冷物寒浆。

【加减】夏,加黄连五钱。

04824 三神汤(《普济方》卷一七七引《郑氏家传渴浊方》)

【组成】乌梅肉 白茯苓 枳壳 白术各一两

【用法】上为细末。每服二钱,用糯藁头煎。

【主治】消渴。

【加减】有热者,加黄连,去茯苓、白术。

04825 三神汤(《普济方》卷一七七)

【组成】羚羊角(屑) 葛粉 犀角(屑) 瓜蒌根 白

茯苓　白茅根各等分

【用法】上为末。煎人参汤调下。更合八味丸、山药丸服。

【主治】消渴。

04826 三神汤（《古今医鉴》卷八）

【组成】苍术七钱　川萆薢七钱　小茴香一两

【用法】上锉。加生姜三片煎，入盐一捻同服。

【主治】遗精白浊。

04827 三神汤

《镐京直指》二集。即《临证指南医案》卷七"三神丸"改为汤剂。见该条。

04828 三神饮（《仙拈集》卷二）

【组成】大黄　皮消　牙皂各等分

【用法】水煎服。

【主治】大肠实热，大便不通。

04829 三神油（方出《广笔记》卷三，名见《仙拈集》卷四）

【组成】松香五钱（研细）　雄黄一钱（研细）　苍术三钱

【用法】上药各为末，和匀，以绵纸包裹捻成纸捻二条，腊月猪油浸透，点火烧着，取滴下油搽疮上。

【主治】❶《广笔记》：坐板疮。❷《仙拈集》：一切恶疮。

04830 三神散（《圣济总录》卷十）

【组成】黑豆二两（连皮炒）　当归（酒浸，切，焙）　熟干地黄（焙）各一两

【用法】上为细散。每服二钱匕，温酒调下，食前服。

【主治】历节风，腰脚痛不得履地，及拗折伤肿，瘀血攻痛。

04831 三神散（《杨氏家藏方》卷十二）

【组成】白僵蚕二十四枚（炒，去丝嘴）　蝎梢五枚（去毒，微炒）　地龙三条

【用法】上为极细末，分作二服，小儿作五服。温酒调下。服药后澡浴。

【主治】一切疥癣。

04832 三神散（《杨氏家藏方》卷十八）

【组成】干葛一两半　甘草（微炙）三钱　半夏（汤洗七次去滑）一两

【用法】上咬咀。每服一钱，水六分盏，生姜二片，青竹茹少许，同煎至二分，去滓，乳食前温服。

【主治】小儿痰乳停积，烦渴喜饮，呕吐不定。

04833 三神散（《内经拾遗》）

【组成】大茴香　荔枝核　橄榄核各一钱五分

【用法】上为细末。空心酒调下。

【主治】寒疝疼痛。

04834 三神散（《普济方》卷一七七）

【组成】荆芥穗　桔梗各一两半　甘草半两

【用法】上咬咀。加生姜，水煎服。

【主治】消渴。

04835 三神散（方出《直指附遗》卷二十六，名见《医部全录》卷一七一）

【组成】明白矾　黄丹

【用法】加麝少许，研末。敷。

【主治】腋气。

【备考】《医部全录》：明矾、黄丹各一钱，麝香少许。上为细末。频擦之。

04836 三神散（《医统》卷五十）

【组成】白茯神　远志（制）　石菖蒲（去毛）各三两

【用法】上为细末。每服四钱，水一盏，煎八分，和滓，食后、空心各一服。

【主治】健忘不记事者。

04837 三神散（《医统》卷七十九）

【组成】降真香末　五倍子末　铜末（铸镜面上削下者，于乳钵内研细）各等分

【用法】上和匀。敷损处。

【主治】金刃或打伤出血不止。

04838 三神散

《叶氏女科》卷四。为《千金》卷五"三物细辛敷方"之异名。见该条。

04839 三神散

《仙拈集》卷一。为《杨氏家藏方》卷一"牵正散"之异名。见该条。

04840 三神散（《仙拈集》卷一）

【组成】大附子　官桂　干姜（炒黑）各等分

【用法】上为细末。每服三钱，滚酒调下。

【主治】中寒。阴囊缩入，手足厥冷，腹痛胀满，冷汗大出。

04841 三神散（《仙拈集》卷四）

【组成】生矾二两　硫黄八钱　胡椒四钱

【用法】上为末。猪油调擦，湿者干掺。

【主治】坐板疮。

04842 三神煎（《圣惠》卷二十八）

【组成】桃仁一千三（二）百粒（汤浸，去皮尖双仁，研，旋以水滤取浓汁五升）　荆三棱三两（炮裂，锉）　鳖甲三两（涂醋炙微黄，去裙襕）

【用法】上件药，除桃仁外，捣罗为末。于铛中先煎桃仁汁耗一半，下二味药末，以木篦不住手搅，煎良久；又下好酒三升，煎如稀饧，收瓷瓶中盛。每日空心及晚食前以热酒一中盏，调下一茶匙。

【主治】虚劳癥瘕，结块不消者。

【宜忌】忌苋菜、生冷、湿面。

04843 三神煎（《仙拈集》卷二）

【组成】官桂一钱半　白芍（酒炒）二钱　甘草五分

【用法】水煎服。

【主治】心腹疼痛，不论寒热新久。

04844 三神膏

《圣济总录》卷一三一。为《医方类聚》卷一七二引《千金月令》"鹿角膏"之异名。见该条。

04845 三神膏（《古今医鉴》卷十五）

【组成】蓖麻子（去壳）四十九枚　陈醋一碗半　好盐一撮

【用法】上药置锅中，用文武火熬之，槐枝搅成膏。先将米泔水洗净疮，涂上药，留顶。未成脓者即散，已成脓者即溃。

【主治】痈疽发背。

【宜忌】忌一切发物并酒。

04846 三退饮（《医学正传》卷七）

【异名】三退散（《医统》卷八十五）。

【组成】蛇退一条（全者）　蚕退纸一方　蝉退四十九个

【用法】用瓷瓶盛，烧存性，细研。顺流水调服。

【主治】胎衣不下。

04847 三退纸（《疡医大全》卷十九）

【组成】蝉退 凤凰衣各三钱 密陀僧六钱

【用法】桐油八两熬成膏，以刷蘸膏，于连四纸上阴干。用时照疮大小剪贴，三日一换。换三次痊愈。

【主治】马蚁窝疮。风湿结成，多生手足，形似蚁窝，俨如针眼，奇痒入心，破流脂水。

04848 三退散

《医统》卷八十五。为《医学正传》卷七"三退饮"之异名。见该条。

04849 三退散

《医学入门》卷八。为《丹溪心法附余》卷二十一"催生散"之异名。见该条。

04850 三根汤

《杏苑》卷四。为《医学正传》卷三"三根饮"之异名。见该条。

04851 三根饮（《医学正传》卷三）

【异名】三根汤（《杏苑》卷四）。

【组成】五倍木根 苍耳草根 臭樗木根（刮取白皮）各等分

【用法】上切细。每服七钱，加生姜三片，大枣一个，大黑豆三十六粒，糯米四十九粒，水二盏，煎至一盏，去滓温服。

【功用】《杏苑》：酸涩固肠，清化湿热。

【主治】休息痢年久不愈者。

04852 三根散（《普济方》卷三九九引《医方妙选》）

【组成】贯仲根 苦楝根 酸石榴根各一两 栗刺 故绵 干漆各半两

【用法】以上各烧灰存性，为细末。每服一钱，用水八分，煎至四分，去滓温服，不拘时候。

【主治】蛔虫动，啼叫不止，每至月间临尤甚。

【备考】苦楝根，《卫生总微》作"棠梨根"。

04853 三真汤（《洞天奥旨》卷六）

【组成】地榆一斤 生甘草二两 金银花一两

【用法】水十碗，先煎地榆至三碗，再入后二味同煎至一碗，服一剂。服完则消。

【主治】大小肠痈。

04854 三蚣散

《普济方》卷九十二。为《医方类聚》卷二十三引《澹寮》"三公散"之异名。见该条。

04855 三倍丸（《圣惠》卷四十一）

【组成】川椒（取红）一斤 牛膝三斤（去苗） 生地黄三十斤（净洗，捣绞取汁）

【用法】上为末，用生地黄汁拌之令湿，晒干即更拌，以地黄汁尽为度，晒干，捣罗为末，和为丸，如梧桐子大。每日空心及晚食前服四十丸，以温酒送下。

【功用】补益明目，壮气延年，驻颜容，乌髭发。

【宜忌】忌生葱、萝卜、大蒜。

04856 三倍丸（《圣济总录》卷一〇一）

【组成】丹砂（研）一两 磁石（煅，研）二两 陈曲（炒，研）三两

【用法】上为末，细罗，别以猪肾三只，去脂膜，用浓酒二升熬，肾烂去肾，取酒和药末为丸，如绿豆大。每服二十丸，空心用温酒或熟水送下。

【功用】荣养髭发，固牙齿，补益血气。

04857 三倍丸（《鸡峰》卷十八）

【组成】木香一两 陈皮二两 半夏曲三两

【用法】上为细末，生姜汁糊为丸，如梧桐子大。每服三四十丸，食后白汤送下。

【主治】痰饮不热不冷，呕吐不已。

04858 三倍丸

《传信适用方》卷一。为《鸡峰》卷二十"三倍丹"之异名。见该条。

04859 三倍丸（《普济方》卷一六九引《医学切问》）

【组成】巴豆一两 蛤粉二两 黄柏三两

【用法】上为细末，滴水为丸。每服五丸，如梧桐子大，井水送下。

【主治】积聚。

04860 三倍丹（《鸡峰》卷二十）

【异名】二倍丸（传信适用方）卷一）。

【组成】木香一两 青皮二两 半夏四两

【用法】上为细末，姜煮面糊为丸，如梧桐子大。每服三十丸，食后白汤送下。

【功用】❶《鸡峰》：逐阴气，快胸膈，散痰饮，开胃进食。❷《御药院方》：温中下气。

【主治】❶《传信适用方》：气不升降，结痞；因风咳嗽，及小儿暴嗽。❷《御药院方》：胸膈痞闷，痰逆呕吐，腹胁胀满。

04861 三倍汤

《普济方》卷一〇四引《十便良方》。为《易简方》"醒风汤"之异名。见该条。

04862 三倍汤（《局方》卷十吴直阁增诸家名方）

【组成】草豆蔻仁二两 甘草一两 生姜五两 炒盐五两

【用法】上药杵和匀，入瓷器内淹一宿，焙干为末。沸汤点服。

【主治】脾胃不和，胸膈闷满，饮食不化，呕逆恶心，或霍乱呕吐，心腹刺痛，肠鸣泄痢，水谷不分。

04863 三倍汤（《魏氏家藏方》卷二）

【组成】干姜一两（炮） 草果二两（去皮） 白术三两（炒）

【用法】上㕮咀。每服五钱，水一盏，加生姜三片，枣子一个，煎七分，去滓，通口服；并二服滓再煎，日进三服。

【主治】疟疾时行，湿多风少，寒甚热微，全不进食。

04864 三倍汤（《医方类聚》卷二十一引《管见良方》）。

【组成】炮南星三两 防风（去芦叉）一两 甘草（炙）半两

【用法】上为细末。每服二钱，水盏半，加生姜十片，煎至七分，温服。

【主治】男子妇人，左瘫右痪，口眼㖞斜，卒中涎盛，口噤不语，手足颤掉，顽麻；一切风疾，半身不遂，不能举者。

04865 三效散（《普济方》卷三八八引《全婴方》）

【组成】石榴皮（研末） 五倍子（研末） 茄蒂（烧灰存

性,为末)

【用法】上每服半钱,粪前下血,石榴皮末,煎茄枝汤调下;粪后下血,五倍子末,煎艾汤调下;粪夹血,或肠风下血,茄蒂灰为末,米汤调下,食前服。

【主治】小儿粪前后血,并肠风下血,久不瘥。

04866 三效散(《何氏济生论》卷三)

【组成】山栀(炒)五钱 瞿麦穗一两 甘草三分

【用法】加葱白七根,灯心五十茎,生姜七片,水煎服。

【主治】下焦热,小便出血。

04867 三消丸(《圣济总录》卷七十九)

【组成】朴消(色青白者,炼熟)二两 芒消(色青白者) 消石(色青白,烧之有金色者)各一两(同上二味研令极细) 犀角(镑) 椒目(微炒)各一两(捣罗为末,合三消,重研令匀) 葶苈(纸上炒) 葫荽子(炒)各一两 杏仁(去皮尖双仁,炒)二两(以上三味别捣末,更与诸药合捣千杵)

【用法】上药用大枣十一个,煮熟去皮核,炒令水尽,和为剂,或硬即添少许熟蜜,杵千下为丸,如小豆大。每服十五丸,空心煎生姜汤送下,加至三十丸。以利为度。

【主治】十种水病。

【宜忌】不宜冲冒寒霜,并单衣服,受风冷,虽夏中亦宜就温;不宜饱食,禁食咸味难消之物,禁盐一年。唯宜吃粳米、粟米、葱、薤、生姜、橘皮。不宜悲喜忧伤。兼不得近生产房劳等事。

04868 三消丸

《赤水玄珠》卷十一。为《本事》卷六"三痟丸"之异名。见该条。

04869 三消丸(《回春》卷三)

【组成】甘遂 木香 巴豆(去壳)各一钱

【用法】上为末,寒粟米饭为丸,如梧桐子大。量人虚实用之,实者每服二分,虚者每服半分。先用五苓散加瞿麦、车前、木通、滑石煎服,后服此三消丸。消上用陈皮汤送下;消下用葱白汤送下。隔一日进一服,三服止。若动三五次,以冷粥补之。消完后用白术三两,陈皮三两,甘草(炙)三两,厚朴(姜炒)二两,皂矾三两,用面炒尽烟,或用醋炒皂矾三五次,同前药研为末,醋糊为丸,如梧桐子大。每服五十丸,米汤送下,每日进三服,连服四十九日而安。

【主治】肿胀。

【宜忌】忌恼怒,戒煎炒及无鳞鱼、诸般发物。

04870 三消丸(《傅青主女科·产后编》卷下)

【组成】黄连一两(一半用吴萸煎汁去渣浸炒,一半用益智仁炒,去益智仁不用) 川芎五钱 莱菔子一两五钱(炒) 桃仁十粒 山栀 青皮 三棱 莪术各五钱(俱用醋炒) 山楂一两 香附一两(童便浸,炒)

【用法】上为末,蒸饼为丸。食远服,用补中益气汤送下五六十丸;或用白术三钱,陈皮五钱,水一钟,煎五分送下亦可。

【主治】妇人产后死血、食积、痰饮凝滞不散,而致恶露不尽者。

04871 三消汤(《仙拈集》卷二)

【异名】三消散(《吉人集验方》卷下)。

【组成】人参 白术 茯苓 当归 生地各一钱 黄柏 知母 黄连 麦冬 天花粉 黄芩各七分 甘草五分

【用法】水煎服。

【主治】三消。

04872 三消饮(《温疫论》卷一)

【组成】槟榔 草果 厚朴 白芍 甘草 知母 黄芩 大黄 葛根 羌活 柴胡

【用法】加生姜、大枣,水煎服。

【主治】温疫毒邪表里分传,膜原尚有余结,舌根渐黄至中央者。

04873 三消饮

《中国医学大辞典·补遗》。即《外科大成》卷四"三消散"。见该条。

04874 三消散(《医学正传》卷六引《疮疡集》)

【组成】朴消 焰消 大黄 栀子(炒黑色) 寒水石 南星各等分

【用法】上为末。生地黄汁调涂;芙蓉叶汁调亦可。

【主治】疮疡极热证,红肿焮赤者。

04875 三消散(《外科大成》卷四)

【组成】半夏 当归 茯苓 甘草 木通 红花 生地 芍药 牛蒡子 天花粉 蝉退 灯草

【用法】水煎服。

【主治】痘发至三四日而作瘿者。

【备考】本方方名,《中国医学大辞典·补遗》引作"三消饮"。方中诸药用量原缺,《金鉴》用各八分。

04876 三消散

《吉人集验方》卷下。为《仙拈集》卷二"三消汤"之异名。见该条。

04877 三瓶糁(《徐评外科正宗》卷二)

【组成】朱砂一钱(研极细,水飞净) 炉甘石一钱(以黄连五分,煎汁煅淬,研极细,水飞净) 川连一钱 生龙骨五钱 冰片一分

【用法】上各研极细末,拌匀,瓷瓶收贮,勿令泄气。肿疡初起,掺膏上贴;生肌长肉,即薄掺新肌上。

【功用】解毒消肿,生肌长肉。

【主治】肿疡初起及溃后肌肉不生者。

04878 三益膏(《外科大成》卷二)

【组成】银朱 蓖麻子肉

【用法】杵如泥,作夹纸膏贴。去黑肉令尽,随煮猪头肉汤洗之;次用青布五寸,入生猪板油一两,白蜡末三钱,卷条燃着,接其油搽之。

【主治】血风臁疮。

04879 三能散(《普济方》卷三四七引《十便良方》)

【组成】绵黄耆 皂角刺(烧存性)各一两

【用法】上为散。每服二钱,以酒调下。

【主治】奶痈。

04880 三萸丸(《普济方》卷三二六)

【异名】三茱丸(《医统》卷八十三)。

【组成】食茱萸 吴茱萸(汤浸,微炒) 桔梗(水浸一伏时漉出,慢火炒) 白蒺藜 青皮(去白) 山茱萸(去核取肉,微炒) 舶上茴香(淘去沙土,焙干)各一两 五味子(净拣) 海藻(洗,焙) 大腹皮(酒洗过,晒干) 川楝子

（去核）　玄胡索各一两半

【用法】上为末，酒糊为丸，如梧桐子大。每服三五十丸，木通汤送下。

【主治】因多服热药及煎煿，或犯非理房事兼意淫不遂，阴中生一物渐大，牵引腰腹胀痛，甚至不思饮食，名阴挺。

【加减】下虚，加川芎、炮姜（去皮）、肉桂（去粗皮）各一两；腰腹痛甚，加桃仁（去皮尖，麸炒，别研）；肝郁，加青皮（去白）、枳实（去瓤）各一两，真南木香七钱半。

04881 三黄丸（《保命歌括》卷二十）

【组成】六一散一料　吴茱萸（制）一两

【用法】上为末，捣饭为丸服。

【主治】吞酸，自利。

04882 三黄丸（《千金》卷二十一引巴郡太守方）

【异名】加减三黄丸《准绳•类方》卷五）、四季三黄泻心丸（《审视瑶函》卷六）、四季三黄丸（《北京市中药成方选集》）。

【组成】春三月黄芩四两　大黄三两　黄连四两　夏三月　黄芩六两　大黄一两　黄连七两　秋三月黄芩六两　大黄二两　黄连三两　冬三月黄芩三两　大黄五两　黄连二两

【用法】上药随时和捣，以密为丸，如大豆大。饮服五丸，一日三次；不知，稍加至七丸，取下而已。

【主治】❶《千金》：男予五劳七伤，消渴不生肌肉，妇人带下，手足寒热。❷《审视瑶函》：男妇三焦积热，上焦有热攻冲，眼目赤肿，头项疼痛，口舌生疮；中焦有热，心膈烦躁，不美饮食；下焦有热，小便赤涩，大便秘结；五脏俱热，生痈疖疮痍。及治五般痔疾，粪门肿或下鲜血，小儿积热。

【宜忌】❶《外台》：忌猪肉。❷《千金方衍义》：津枯血燥慎勿投。

【方论选录】❶《千金方衍义》：巴蜀风土刚厚，民多血气刚强，虽有劳伤消渴肌肉不生，多属水亏火旺。故巴郡所奏之方专取伊尹三黄随四序而为加减，在春阳气方强之时，虽当寒折，只宜平调以分解之；夏月阴气在内，总有湿热，反堪以苦燥之；又秋燥令权，热邪伤表居多，故取轻剂以外泄之；平冬阳气潜藏，热邪内伏，专事苦寒以内夺之，药虽峻削，日服无几，可无伤中之虑，妇人湿热带下亦不出此。❷《医方考》：上件皆火证也。火炎则水干，故令消渴；燥万物者，莫熯于火，故令羸瘦，不生肌肉；火甚则速于传化，故善谷。芩、连、大黄，苦寒物也，寒能胜热，苦能泻火，火去而阴自生，阴生而肌肉自长矣。❸《审视瑶函》：味之苦者能降火，黄芩味苦而质枯，黄连味苦而气燥，大黄苦寒而味厚。质枯则上浮，故能泻火于膈；气燥则就火，故能泻火于心；味厚则喜降，故能荡邪攻实。此天地亲上亲下之道，水流湿，火就燥之义也。

【备考】原书注：一本云，夏三月不服。

04883 三黄丸（《外台》卷三十八）

【组成】黄连　黄芩各三两　大黄二两

【用法】上药研末，炼蜜为丸，如梧桐子大。每服十五丸至二十丸，汤饮送下。以利即愈。

【功用】《良朋汇集》：清上焦之火，润大便。

【主治】❶《外台》：乳石发动，虚热气壅不通。❷《良朋

汇集》：头痛，上焦有火而大便稍滞者。

04884 三黄丸（《圣惠》卷十七）

【异名】小三黄丸（《得效》卷三）、清热三黄丸（《全国中药成药处方集》•武汉方）。

【组成】黄芩二两　黄连一两（去须）　川大黄一两（锉碎，微炒）

【用法】上为末，炼蜜为丸，如梧桐子大。不拘时候，每服三十丸，以温水送下。

【功用】《中药制剂手册》：清热通便。

【主治】三焦积热，目赤肿痛，口舌生疮，消渴烦躁，尿赤便秘；或热迫血行，吐血、衄血、便血；或热毒壅聚，致生疮疖、痔疮等。

❶《圣惠》：热病烦渴，诸脏不安。❷《局方》（吴直阁诸家名方）：丈夫、妇人三焦积热。上焦有热，攻冲头目赤肿，头项肿痛，口舌生疮；中焦有热，心膈烦躁，不美饮食；下焦有热，小便赤涩，大便秘结，五脏俱热，即生痈疖疮痍；及五般痔疾，粪门肿痛，或下鲜血。❸《得效》：三焦积热，头目昏痛，肩背拘急，肢节疼痛，热气上冲，口苦唇焦，咽喉肿痛，痰涎壅滞，眼赤睛痛。❹《永类钤方》：小儿诸热及身黄黄疸，鼻衄便血，积热吐血，咽膈不利。❺《普济方》：肾咳恶热。❻《医学正传》引河间：三焦火盛，消渴不生肌肉。❼《仁术便览》：脾热口甜。

【宜忌】《中药制剂手册》：孕妇忌服。

04885 三黄丸（《圣惠》卷八十三）

【组成】黄芩　黄连（去须）　川大黄（锉，微炒）各一两

【用法】上为末，以水浸蒸饼为丸，如绿豆大。每服五丸，以热水送下。

【主治】小儿诸热。

04886 三黄丸（《活人书》卷十八）

【组成】黄连三两　大黄一两　黄芩二两

【用法】上为细末，炼蜜为丸，如梧桐子大。每服十五丸，滚白汤送下。

【主治】三消吐血，黄疸。

04887 三黄丸（《圣济总录》卷一二六）

【组成】大黄（锉，炒）　当归（切，焙）各一两　栀子仁一分　柴胡（去苗）三分　黄连（去须）　黄芩（去黑心）　赤茯苓（去黑皮）　桂（去粗皮）　干姜（炮）　芍药各半两

【用法】上为末，炼蜜为丸，如小豆大。每服十丸，空心温酒送下，一日三次。取微利。更以意加减。

【主治】瘰疬肿毒，结成恶核。

04888 三黄丸（《小儿药证直诀》卷下）

【组成】黄芩半两（去心）　大黄（去皮，湿纸裹煨）　黄连（去须）各一钱

【用法】上为细末，面糊为丸，绿豆大或麻子大。每服五七丸至十五丸、二十丸，食后米饮送下。

【主治】❶《小儿药证直诀》：小儿诸热。❷《卫生总微》：热症心躁夜啼，亦治昼啼。

【备考】《卫生总微》用人参汤送服。

04889 三黄丸（《幼幼新书》卷十六引《家宝》）

【组成】雄黄　郁金（焙）各一钱　巴豆三个

【用法】上为末，烂饭为丸，如粟米大。婴孩三丸，饭

饮送下；薄荷汤亦可。

【主治】小儿咳嗽有痰，并解诸药毒，及上焦壅热，身上生疮。

04890　三黄丸（《三因》卷八）

【异名】金黄丸（《普济方》卷三十三》。

【组成】黄芩六两（冬用三两）　大黄二两（冬用四两，夏用三两）　黄连四两（夏用七两，秋用六两，冬用二两）

【用法】上为末，炼蜜为丸，如豆大。每服十丸至十五丸，米饮送下。

【主治】骨实极热，耳鸣，面色焦枯，隐曲膀胱不通，牙齿脑髓苦痛，手足酸疼，大小便闭。

04891　三黄丸（《儒门事亲》卷十二）

【组成】大黄　黄芩　黄柏各等分

【用法】上为末，水为丸。每服三十丸，水送下。

【主治】❶《儒门事亲》：男子、妇人咯血、衄血、嗽血、咳脓血。❷《良朋汇集》：杨梅疮。

04892　三黄丸（《脉因证治》卷上）

【组成】大黄半两　芒消　地黄二钱　连芩　栀各一钱

【用法】炼蜜为丸服。

【主治】衄血不止，大便结燥者。

【备考】方中芒消用量原缺。

04893　三黄丸（《医方类聚》卷一八四引《经验良方》）

【组成】黄连　黄柏　槐花（炒变色）各等分

【用法】上为末，面糊为丸。每服三十丸，米饮送下；酒亦得。

【主治】痔。

04894　三黄丸（《普济方》卷二九六）

【组成】雄黄一两　硫黄一两　黄丹二两

【用法】上为细末，入盏内，以黄丹盖定，用湿纸封却，火烧，候青烟出为度，取出候冷，研细，以软柿干和为丸，如绿豆大。每服十丸，若大肠出血有窍，或粪前出，以木通汤送下；若粪后有血，甘草汤送下；甚者加至十五丸，空心服。

【主治】痔。

04895　三黄丸（《袖珍》卷三）

【异名】嚼化三黄丸（《奇效良方》卷四十八）。

【组成】大黄　黄芩　黄连各二两半　黄药子　白药子各一两半　山豆根　黄柏　苦参各一两　硼砂二两　京墨三钱　麝香少许　片脑一钱半

【用法】上为末，猪胆调，摊甑内蒸药三次后，入片、麝、硼为丸，如豆大。嚼化一丸，后食。

【主治】喉痹。

【加减】冬，加知母。

04896　三黄丸

《内科摘要》卷下。为方出《圣惠》卷五十九，名见《丹溪心法》卷三"三补丸"之异名。见该条。

04897　三黄丸（《银海精微》卷上）

【组成】黄连　黄芩各一两　大黄（酒浸过，炒）三两

【用法】上为末，炼蜜为丸，如梧桐子大。每服三十丸，热水送下。

【功用】泻心火。

【主治】心经火盛，大眦赤脉传睛，大眦常壅涩，看物不准者。

04898　三黄丸（《片玉心书》卷四）

【组成】黄连　黄芩　大黄各等分

【用法】上为末，神曲糊丸。木香、槟榔汤送下。

【主治】小儿痢疾初起，里急后重，腹中胀痛者。

04899　三黄丸（《明医指掌》卷六）

【组成】苍术一两半　陈皮一两半　黄连七钱半　连翘半两

【用法】上为末，生地捣烂糊丸，如梧桐子大。白汤送下。

【主治】积热便血。

04900　三黄丸（《外科全生集》卷四）

【组成】熟大黄三两　乳香　没药末各一两　雄精五钱　麝香一钱五分　西牛黄三分

【用法】先将熟大黄酒浸透，隔水蒸软，捣烂；然后以乳、没、雄、麝、西五末和入，再捣千捶为丸，如梧桐予大。每服五钱，连服十次。

【主治】悬痈，红肿疼痛，热毒大痈，杨梅广疮结毒。

【宜忌】《验方新编》：孕妇忌服。

04901　三黄丸（《青囊秘传》）

【组成】制军三两　乳香（去油）　没药（去油）各一两　雄精五钱　麝香一钱五分　犀黄二分　淡芩（酒拌，晒干）一两　雅连三钱

【用法】先将制军酒浸透，入碗隔汤蒸软，打烂，然后将乳香、没药、雄精、麝香、犀黄、芩、连等和入，再打千捶为丸，如梧桐子大。每服五钱。

【主治】悬痈红肿疼痛，热毒大痈，杨梅广疮结毒，火毒。

04902　三黄丸（《喉科秘诀》卷下）

【组成】大黄　黄芩　黄连　山豆根各等分

【用法】加入冰片少许，共为细末，和熟，青鱼胆为丸，如绿豆大。每服三五丸。

【主治】喉风。

04903　三黄丹（《扁鹊心书·神方》）

【组成】雄黄　雌黄　硫黄各五两

【用法】上为粗末，制法如大丹，研极细，醋糊为丸，如芡实大。每服十丸，空心米饮送下。

【主治】中满胸膈痞闷，中风痰喘气急，大便虚秘。

04904　三黄丹（《疡医大全》卷三十五）

【组成】硫黄　雄黄　黄丹　潮脑　川椒（焙）　枯矾各等分

【用法】用麻油四两，鸡蛋一个，将蛋煎枯如絮，去蛋不用，将药末装粗布袋内，慢慢摆入油内，取起冷定搓之；或同猪板油捣匀搓之亦可。

【主治】疥疮。

04905　三黄丹（《外科传薪集》）

【组成】大黄三两　黄柏一两　黄连三钱　石膏（煅）二两　炉底少许

【用法】上为末。川连水调敷。

【主治】风毒黄水疮。

04906　三黄丹（《朱仁康临床经验集》）

【组成】大黄90克　黄柏30克　黄连9克　煅石膏60克　枯矾180克

【用法】上为细末。用麻油调搽，每日一次。

【功用】清热，解毒，收湿。

【主治】黄水疮。

04907 三黄汤（《祖剂》卷一引伊尹）

【异名】火齐汤（《张氏医通》卷十六引仓公方）。

【组成】大黄二两（如丸，春三两、夏秋二两、冬五两）　黄连一两（如丸，春四两、夏五两、秋三两、冬二两）　黄芩一两（如丸，春四两、夏秋六两）

【用法】上药以麻沸汤二升渍之，须臾绞去滓，分温再服。

【主治】心下痞，按之濡，关上脉浮。

04908 三黄汤（《千金》卷八引张仲景方）

【异名】千金三黄汤（《金匮》卷上附方）、加减三黄汤（《圣济总录》卷十）、三黄散（《普济方》卷三一六）、三黄独活汤（《校注妇人良方》卷三）。

【组成】麻黄三十铢（去节）　黄耆十二铢　黄芩十八铢　独活一两　细辛十二铢

【用法】以水五升，煮取二升，分二服。一服小汗出，两服大汗。

【主治】❶《千金》引张仲景方：中风，手足拘挛，百节痛烦，烦热心乱，恶寒经日，不欲饮食。❷《普济方》：贼风偏猥腿风，半身不遂，失音不语。

【加减】《千金》引张仲景方：心中热，加大黄半两；胀满，加枳实六铢；气逆，加人参十八铢；心悸，加牡蛎十八铢；渴，加栝楼十八铢；先有寒，加八角附子一枚。

【方论选录】❶张氏医通：此方《千金》云仲景三黄汤，治恶寒经日不止，不欲饮食，全似内外虚寒之候，而方中仅用黄芩之苦寒，岂不疑麻黄辈之温散乎？既用麻黄，复用黄耆，岂不疑表气之闭拒乎？曷知恶寒经日不止，虽有似乎虚寒，而实卫气虚不能胜邪所致；不欲饮食，亦是风热内蕴之故；观烦热心乱一语，病情灼然。故方中虽以麻黄、独活、细辛开发腠理于外，即以黄芩清解风热于内，更虑卫虚难于作汗，乃以大剂黄耆助之，与黄耆建中之义不殊。其用黄耆之意有二：一以佐麻黄开发之权，一以杜虚风复入之路也。方后复云，心热加大黄，言服前药后心中烦热不除，知黄芩不能祛之外散，即以本方加大黄以引之下泄也。其加枳实、加人参、加牡蛎、加栝楼等法，或治旺气，或助本元，各随标本而施。加附子者，专佐麻黄之蒸发，助黄耆温经，殊非阴邪之谓，与麻黄附子细辛汤同源异流。❷《法律》：此方治风入荣卫肢节之间，扰乱既久，证显烦热恶寒不食，邪盛正虚可知。其用麻黄为君者，以麻黄能通阳气而开痹也；故痹非得汗不开，然内虚当虑，须用参、耆以佐之；而虚复有寒热之不同，虚热则用黄芩，虚寒则加附子。

04909 三黄汤（《医心方》卷二十引《小品方》）

【组成】黄连二两　黄芩二两　大黄二两　甘草二两　芒消二两

【用法】以水五升，煮取二升半，纳芒消令烊，分三服。

【主治】服石后盛热不除，心腹满，小便赤，大便不利，吐逆，气充胸中，口焦燥，目赤熏热。

04910 三黄汤（《千金》卷十五）

【组成】大黄三两　黄芩二两　甘草一两　栀子二七枚

【用法】上㕮咀。以水五升，煮取一升八合，分三服。

【主治】下焦热结，不得大便。

【加减】若便秘，加芒消二两。

【方论选录】《千金方衍义》：此于伊尹三黄汤中以栀子、甘草之轻剂易去黄连之苦寒，使速消分利阴阳，不致重味侵犯中州也。

04911 三黄汤（《千金》卷十九）

【异名】大黄汤（《圣济总录》卷九十二）。

【组成】大黄（切，别渍水）一升　黄芩三两　栀子十四枚　甘草一两　芒消二两

【用法】上㕮咀。以水四升，先煮三物，取一升五合，去滓；下大黄，又煮两沸；下芒消，分三服。

【主治】骨极。肾热病则膀胱不通，大小便秘塞，颜焦枯黑，耳鸣虚热。

【宜忌】《外台》：忌海藻、菘菜。

【方论选录】《千金方衍义》：邪之所凑，其气必虚。此因肾水之涸不能涵养少火，而致孤阳独发，中外皆从火化，所以骨极肾热，二便不通。故栀、芩、甘草、芒消、大黄急夺其阳以保伤残之余。若以肾伤不敢峻用三黄，而用滋水制阳，此与杯水救车薪之燎不殊也。

04912 三黄汤（《千金翼》卷十五）

【异名】泻心三黄汤（《活人书》卷十九）、泻心汤（《得效》卷八）。

【组成】大黄　黄连　黄芩各三两

【用法】上㕮咀。以水七升，煮取三升，分为三服。

【主治】三焦壅热，烦躁谵语，腹痛胀满，大便秘结，胬肉攀睛。❶《千金翼》：服石后，石忽发动，目赤口疮，腹痛胀满卒急。❷《活人书》：妇人伤寒六七日，胃中有燥屎，大便难，烦躁谵语，目赤，毒气闭塞不得流通。❸《兰台轨范》引《本事》：三焦实热，一切有余火症，大便秘结者。❹《得效》：心受积热，谵语发狂，逾墙上屋。❺《银海精微》：脾胃积热，胬肉攀睛。❻《嵩崖尊生》：热证口疮。

04913 三黄汤（方出《千金翼》卷二十二，名见《外台》卷三十八）

【组成】大黄三两　黄芩二两　栀子十四枚（擘）　豉一升（绵裹）　麻黄（去节）　甘草（炙）各二两

【用法】上㕮咀。以水九升，煮麻黄，去上沫，纳诸药，煮取四升，纳豉三沸，分三服。得下止。

【功用】❶《千金翼》：杀石气，下去实，兼发汗解肌。❷《外台》：折石热，通气，泄肠胃。

【主治】服石发热或中风发热。

04914 三黄汤（《袖珍》卷一引《圣惠》）

【组成】黄连　黄芩　黄柏等分

【用法】上㕮咀。每服一两，水二盏，煎至一盏，去滓，食前温服。

【主治】火热内壅，口渴目痛，眩晕，血崩，赤白痢赤多白少。❶《袖珍》引《圣惠》：赤白痢，多赤少白。❷《保婴撮要》：三焦虚烦作渴。❸《杂症会心录》：实火眩晕。❹《女科切要》：血崩。❺《异授眼科》：目有大角刺痛，热泪倾出，沙涩睛疼，怕日羞明，胞肿。

04915 三黄汤

《圣济总录》卷三十。为《金匮》卷中"泻心汤"之异名。见该条。

04916 三黄汤

《圣济总录》卷一八四。为《外台》卷三十八"七味三黄汤"之异名。见该条。

04917 三黄汤（《证治汇补》卷一引东垣方）

【组成】黄连 黄芩 黄柏各一钱 炒山栀 玄参各八两 知母一钱半 石膏二钱 甘草七分。

【用法】加灯心，水煎服。

【主治】膏粱醇酒太过，积热上中二焦，变诸火症。

04918 三黄汤

《普济方》卷三六九。为《圣惠》卷八十四"三黄散"之异名。见该条。

04919 三黄汤（《回春》卷五）

【组成】黄连 黄芩 山栀 石膏 芍药 白术（去芦）减半 桔梗 陈皮 茯苓（去皮）各等分 甘草减半 乌梅一个

【用法】上锉一剂。水煎，食后服。

【主治】脾热口甜。

04920 三黄汤（《痘疹仁端录》卷十一）

【组成】防风 荆芥 枳壳 黄耆 白芍 牛蒡 地骨皮

【用法】水煎服。

【主治】痘疹。

04921 三黄汤

《不居集》下集卷四。为方出《肘后方》卷二，名见《外台》卷一引崔氏"黄连解毒汤"之异名。见该条。

04922 三黄汤（《医略六书》卷十八）

【组成】黄连钱半 黄芩钱半 黄柏钱半 山栀钱半（炒）玄参钱半 知母钱半 石膏五钱 甘草五分 淡豉钱半

【用法】水煎服。

【主治】膏粱积热，三焦见诸火证，脉洪数者。

【方论选录】膏粱积热，蕴蓄于中，不得舒泄，而弥漫三焦，故发火证。黄连清心、脾之火，黄芩清肺、肠之火，黄柏清肾、膀胱之火，栀子清三焦之火，玄参清浮游之火，知母清肠胃之火，石膏清胃泻热，甘草缓中和药，佐淡豉以泄热邪也。使热化火降，则三焦肃清而经络宣通，安有火发之患哉！此清火疏热之剂，为三焦热盛之专方。

04923 三黄汤（《喉科紫珍集》卷下）

【组成】川连 甘草 川芎 黄柏 黄芩 栀子 赤芍 薄荷各等分

【用法】灯心、竹叶为引，水煎，食后凉服。

【功用】泻火。

【主治】咽喉诸症，初起黄红，甚至紫黑，壅肿疼痛，恶寒发热。

04924 三黄汤（《笔花医镜》卷三）

【组成】黄芩 黄柏 川黄连 大黄各一钱

【用法】浓煎，将丝绵作乳头状，蘸药时时令吮，每日五六回。不必尽剂。

【功用】解小儿胎毒。

04925 三黄汤

《喉科枕秘》。为《喉科紫珍集》卷上"三黄凉膈散"之异名。见该条。

04926 三黄汤（《医学集成》卷二）

【组成】生地 赤芍 玄参 大黄 人中黄 黄连 丹皮 滑石 甘草

【主治】杨梅瘟，遍身紫块，忽发梅疮。

【加减】渴，加石膏、葛根。

04927 三黄汤（《中医皮肤病学简编》）

【组成】银花31克 连翘31克 黄芩9克 黄连9克 黄柏9克 紫草9克 栀子9克 蒲公英15克

【用法】水煎，内服。

【主治】疖。

04928 三黄串（《串雅补》卷二）

【组成】雷丸一两 生大黄九钱三分 使君子肉一两 广木香三钱

【用法】上为细末。每服五钱，沙糖调服。

【主治】食积、气块。

04929 三黄酒

《中国医学大辞典·补遗》。为《六经方证中西通解》卷三"酒煎饮"之异名。见该条。

04930 三黄粉（《赵炳南临床经验集》）

【组成】雄黄二钱 硫黄二铁 雌黄五分 白附子五钱 密陀僧二钱 白及三钱 麝香三分 冰片三分 朱砂二钱

【用法】治疗白癜风，用茄蒂或茄皮蘸药外用；圆形脱发，用生姜蘸药外用；面部色素沉着，用牛奶或蜂蜜水调药外用。

【功用】和营血，生毛发，消斑痣。

【主治】白癜风，圆形脱发，面部色素沉着。

【宜忌】肉芽溃疡疱面及汞过敏者禁用；慎勿入口。

04931 三黄散（方出《千金》卷三，名见《普济方》卷三二六）

【异名】大黄散（《普济方》卷三二六）

【组成】大黄 黄芩 黄耆各一两 芍药半两 玄参 丹参各十八铢 吴茱萸三十铢

【用法】上药治下筛。酒服方寸匕，一日三次。

【主治】阴中痒入骨肉。

04932 三黄散（《千金》卷十）

【组成】大黄 黄连 黄芩各四两

【用法】上药治下筛。食前服方寸匕，一日三次。亦可为丸。

【主治】❶《千金》：黄疸，身体面皆黄。❷《普济方》引《旅舍备要》：鼻衄过多，并酒渣，大便闭而有热者。

04933 三黄散（《圣惠》卷九）

【组成】黄芩一两 栀子仁一两 川大黄一两半（锉碎，微炒）

【用法】上为散。每服四钱，以水一中盏，入竹叶三七片，朴消末二钱，前至六分，去滓，食前温服。大便利即药止，未利再服。

【主治】伤寒四日，三阴受病，其脉浮而滑，腹满，口热，舌干而渴，大便不利。

04934 三黄散（《圣惠》卷八十四）

【组成】川大黄半两（锉碎，微炒）麦门冬半两（去心，焙）石膏一两（细研）黄芩一分 甘草一分（炙微赤，锉）川芒消一分 黄连一分（去须）

【用法】上为粗散。每服一钱,以水一小盏,煎至五分,去滓,量儿大小,分减频服。以利为效。

【主治】小儿伤寒五六日,壮热心躁,口干烦渴,大小便难。

04935 三黄散(《圣惠》卷八十四)

【异名】三黄汤(《普济方》卷三六九)。

【组成】川大黄半两(锉碎,微炒) 黄芩半两 栀子仁一分

【用法】上为粗散。每服一钱,以水一小盏,煎至五分,去滓,不拘时候温服。

【主治】小儿天行病,发黄,心腹胀急。

04936 三黄散(《圣济总录》卷二十八)

【组成】大黄(锉,炒) 黄芩(去黑心) 黄连(去须) 栀子仁 苦参各一两

【用法】上为细散。每服二钱匕,用米饮调下,一日三次。

【主治】伤寒发黄,服药瘥后,未全除,余热发动。

04937 三黄散

《圣济总录》卷一〇〇。为《圣惠》卷五十六"朱砂散"之异名。见该条。

04938 三黄散(《圣济总录》卷一八二)

【组成】黄连(去须) 黄柏(去粗皮,炙) 臭黄(研) 赤小豆各二两 水银半两(研)

【用法】上五味,将黄连、黄柏、赤小豆三味捣罗为散,与水银、臭黄同研匀细。旋取油调涂疮上。

【主治】小儿疮疥。

04939 三黄散(《小儿药证直诀·附方》)

【组成】牛黄 大黄 生地黄 木香 青黛各等分

【用法】上为末。每服一钱匕,熟水调服。

【主治】❶《小儿药证直诀·附方》:肾疳。❷《准绳·幼科》:牙龈肿烂出血,牙齿摇动,口内气臭,身微潮热。

04940 三黄散(《幼幼新书》卷九引《吉氏家传》)

【组成】郁金(大者三个) 巴豆三粒 皂角七条

【用法】郁金,大者三个,以一个破作二边,用巴豆一粒去壳入在郁金内,用线系定。用水一盏,皂角七条截断,同郁金煮干为度,去皂角。又用一个如前入巴豆一粒,只以湿纸裹,入火炮,候纸干取出。又一个生用,并巴豆一个亦生。通前共生熟三枚。先以郁金焙干为末,后入巴豆三粒入钵中同研,入郁金令匀。每服一字,小儿半字,用冷茶调下。

【主治】小儿急慢惊风,喉中有涎。

04941 三黄散(《本事》卷五)

【组成】大黄一两(湿纸裹,甑上蒸) 黄连半两(去须) 黄芩(去皮)半两

【用法】上为细末。每服二钱,新水调下;蜜水亦得。

【主治】❶《本事》:衄血无时。❷《卫生总微》:小儿伤寒发黄。

【方论选录】《本事方释义》:大黄气味苦寒,入足阳明、太阴;黄连气味苦寒,入手少阴、太阳;黄芩气味苦寒,入手太阴、阳明。此阳气上逆,血热妄行,非大苦大寒之药,不能使阳气下行,乃正治之方也。

04942 三黄散(《卫生总微》卷十七)

【组成】黄连(去须)半两 黄芩三分 甘草半两 玄

胡索(去皮)半两

【用法】上为末。每服一分,用童便半小盏,酒三分之二,同煎四五沸,热服。取下恶物,立愈。

【主治】小儿因损伤,败血不出,但伤不断者。

04943 三黄散(《杨氏家藏方》卷十三)

【组成】黄丹二两(水飞) 黄柏皮(去粗皮) 黄连(去须)各四两 白矾一两(枯)

【用法】上为细末。津唾调敷。

【主治】漏疮。

04944 三黄散(《普济方》卷五十五)

【组成】雄黄 硫黄 雌黄各等分

【用法】上为细末。吹耳内。

【主治】耳内流脓。

04945 三黄散

《普济方》卷三一六。为《千金》卷八引张仲景方"三黄汤"之异名。见该条。

04946 三黄散(《普济方》卷三六八)

【组成】麻黄半钱(去节) 大黄二钱(炒) 黄芩一分 犀角二钱 茵陈 甘草(炙)各一钱

【用法】上为散。每服半钱,浓煎葱白、薄荷调,连进二三服。譬如大段壮热,只用一钱。

【主治】小儿正受伤寒。

04947 三黄散(《普济方》卷四〇六)

【组成】大黄 黄柏 黄连各等分

【用法】上为末。獖猪胆汁调涂头心及贴脚心。

【主治】一切丹肿毒。

04948 三黄散(《医方类聚》卷二一八引《仙传济阴方》)

【组成】防风 枳壳各半两 大黄二两

【用法】上为末。薄荷汤调下。

【主治】妇人大便秘结。

04949 三黄散(《婴童百问》卷六)

【组成】白术 大黄(蒸) 赤芍药半两 黄芩三钱 麻黄(去节)一钱 桂枝二钱

【用法】上㕮咀。加生姜一片,大枣二个,水一盏,煎七分,温服。

【主治】小儿伤风热症。

04950 三黄散(《保婴撮要》卷十二)

【组成】松香 五倍子 黄连 黄丹 海螵蛸各一钱 轻粉 雄黄各少许

【用法】上为末。用莹肌散煎水洗渗之,干者油敷。

【主治】小儿风热、疳热生疮,水浸淫脓流处便湿烂。

04951 三黄散(《医学入门》卷八)

【组成】黄连 黄芩 大黄各三钱 蛇床子 寒水石各三两 黄丹五分 白矾一钱 轻粉 白芷 无名异 木香各少许

【用法】上为末。须先洗刺破,油调敷之。

【功用】退热消肿止痛,干脓结痂。

【主治】❶《医学入门》:脓窠疮。❷《东医宝鉴·杂病篇》:疥疮。

04952 三黄散(《古今医鉴》卷十五)

【组成】雄黄 硫黄各五钱 黄丹 天南星各三钱 枯矾 密陀僧各三钱

三画

三

(总351)

【用法】上为末。先以姜汁擦患处，姜蘸药擦，擦后渐黑，次日再擦，黑散则无恙矣。

【主治】白癜风。

04953 三黄散（《点点经》卷一）

【组成】大黄　黄芩　黄柏各二钱

【用法】上为细末。用开水泡散五钱，入乳汁一杯在内，放饭上蒸一会，拿起令冷，用鹅翎常刷数次。以退红为度。

【主治】酒病，骨节红肿，或已溃而红肿，久注不退。

04954 三黄散（《明医指掌》卷八）

【组成】芫荑半两　枯白矾半两　软石膏半两　大黄半两　樟脑半两　贯众一两　蛇床子一两　硫黄二钱五分　雄黄二钱五分

【用法】上为末。油调敷。

【主治】脓窠疮。

04955 三黄散（《疡医大全》卷十七）

【组成】生地　蒲黄　牛黄　冰片

【用法】上为极细末。用芭蕉根汁或扁柏叶汁和蜜调敷。如肿硬不消，因气凝血滞，或痰块结而不散，则兼阴证矣，宜用姜汁、葱汁调敷。

【主治】头痛，面痛，小儿丹毒。

04956 三黄散（《杂病源流犀烛》卷二十四）

【组成】生大黄　姜黄各二钱　生蒲黄五分　冰片五厘　麝香二厘

【用法】上为细末。用白蜜调，加葱、姜汁二三匙敷患处；或芭蕉根汁、扁柏叶汁和蜜调俱可。

【主治】颈痛、面痛、打腮痛、小儿丹毒。兼阴症疮疡。

04957 三黄散（《梅氏验方新编》卷六）

【组成】金银花　归尾各五钱　大黄四钱　黄芩　黄柏　赤芍各三钱　荆芥　薄荷　山慈姑　甘草各二钱　防风　黄连各一钱

【用法】水煎洗。

【主治】痈疡溃后，脓血不尽。

04958 三黄散（《喉舌备要》）

【组成】大黄一两　黄柏五钱　生甘草五钱　羌活三钱　陈皮二钱　栀子三钱　地骨皮二钱　青黛二钱

【用法】上为末。调白酒，外敷患处。

【主治】一切咽喉所患属阳症者。

04959 三黄膏（《医心方》卷二十引秦承祖方）

【组成】大黄二两　黄连二两　黄芩二两

【用法】上药以好苦酒渍一宿，猪膏二斤，微火煎三沸，去滓摩之。

【主治】服石身体生热疮。

04960 三黄膏（《杨氏家藏方》卷十二）

【组成】雄黄（别研）　雌黄（别研）　砒（别研）各半钱　白矾（别研）　黄丹　蛇床子（取末）　蓖茹各一两　白胶香一钱（别研）　轻粉一钱

【用法】上药用麻油四两，入巴豆四枚，煎黄色，去巴豆入众药，又入黄蜡少许，熬作膏子。先用荆芥汤洗，后用药擦之。

【主治】疮癣疥疬，紫白癜风。

04961 三黄膏（《普济方》卷二八〇）

【组成】皂角三个　斑蝥　巴豆各二十个　黄柏半两

【用法】上将腊脂一斤，煎至药黑色，滤去滓，次入硫黄、雄黄末，搅匀搽。

【主治】疥疮久不愈者。

04962 三黄膏（《普济方》卷三一四）

【组成】黄栀子（去壳）　黄柏皮（去粗皮）　槐花　黄连各一两

【用法】上为粗末，用井水一碗，浸药一宿，次日去滓，用无灰白皮纸将药水浸之令透，取晒干，次用麻黄三两，轻粉五十文（煎油成膏入），蓖麻子七粒（煎焦取出），杏仁七粒（煎焦取出），黄丹一两（煎油成膏入），将油刷纸上，成油单纸。看杖疮大小贴之。

【主治】杖疮。

04963 三黄膏（《洞天奥旨》卷十五）

【组成】生大黄三两（为末）　樟脑一两五钱（研末）　黄丹三两（水飞过）　黄香三两　生猪油三两

【用法】将猪油熬熟，入余药化，为膏一大个。贴棒疮上，外用布缠紧。

【主治】杖疮。

04964 三捷汤（《医学传心录》）

【组成】青皮一钱　官桂五分　归尾一钱　槟榔二钱　大茴香七分（微炒）　黄柏三分　橘核二钱　木通二钱　紫苏七分　香附一钱　赤茯苓二钱　柴胡一钱　荔枝核七个（炒）　姜一片

【用法】水三钟，煎一钟，空心热服。

【主治】肝经湿热下注，不得泄越，或为偏坠。或为疝痛。

04965 三辅散（《圣济总录》卷四十一）

【组成】赤茯苓（去黑发）七两　赤芍药三两　菖蒲（去须）　蜀漆　桂（去粗皮）各二两　丹砂（别研）　紫石英（别研）　柴胡（去苗）　山茱萸各一两

【用法】上药除别研外，捣罗为散，再一处拌匀。每服一钱匕，渐加至二钱，早、晚前用温酒调下。

【主治】邪气客于肝经，攻胀两胁，时引少腹痛，四肢厥逆。

04966 三匮丹

《医方类聚》卷一五二引《澹寮》。为《简易方》引《叶氏录验方》（见《医方大成》卷五）"玉匮丸"之异名。见该条。

04967 三蛇丹（《医学入门》卷八）

【异名】三蛇愈风丹（《本草纲目》卷四十三）。

【组成】土桃蛇　乌梢蛇　白花蛇各一条　苦参四两

【用法】上为末，用皂角煎膏为丸，如梧桐子大。每服六七十丸，煎防风通圣散送下，粥饭压之，日三服，三日一洗。

【主治】大风手足麻木，发脱眉落，遍身疮疹瘙痒，一切疥癣风痰。

【备考】方中土桃蛇，《本草纲目》作"土腹蛇"。

04968 三停散（《普济方》卷六十七）

【组成】朱砂（另研）　硫黄（滴水研细）　麝香（研细）各一钱

【用法】上药一处拌匀。量疮大小，生蜜调摊于棉花子上，临卧贴之。

【主治】大人、小儿走马牙疳。

【宜忌】忌油腻、晕腥、恶物。

04969 三脱散

《胎产秘书》卷上。为《丹溪心法附余》卷二十一"催生散"之异名。见该条。

04970 三脘汤（《圣济总录》卷一六五）

【组成】大腹皮（锉）　紫苏茎叶　羌活（去芦头）　甘草（炙）　木瓜（切，焙）　芎藭　陈橘皮（去白，切，炒）　槟榔（锉）　沉香　白术　木香各一两

【用法】上为粗末。每服二钱匕，水一盏，煎七分，去滓温服，不拘时候。

【主治】产后大便不通。

04971 三脘汤

《普济方》卷三五四。为《脚气治法总要》卷下"三脘散"之异名。见该条。

04972 三脘散（《脚气治法总要》卷下）

【异名】大三脘散（《传家秘宝》卷三）、三脘汤（《普济方》卷三五四）。

【组成】大腹皮（酒浸一遍，更以大豆汁洗三遍，焙干用）一两　白术　木香　甘草（微炙）　槟榔　陈橘皮（汤浸，去瓤）　川芎各三分　独活　紫苏（并梗）　沉香　木瓜（干者）各一两

【用法】上为散。每服一分，水二盏，同煎至一盏，去滓温服。取大便通效。

【主治】❶《脚气治法总要》：脚气，三焦气逆，大便秘滞，胸膈胀憋气。❷《妇人良方》：妇人中焦虚痞，两胁气痛，面目手足浮肿，大便秘涩。

【临床报道】妇人胁痛：《妇人良方》一妇人，中焦虚痞，腹胁胀痛，大便秘结，六脉微弱，更数医服药无效，投此药不终剂而愈。

04973 三脘散（《普济方》卷三二〇）

【组成】大腹皮　紫苏　藿香　干木瓜　独活各一两　白术　川芎　木香　甘草　陈皮　槟榔各三两

【用法】上咬咀。每服三钱，水一盏，煎至七分，去滓，空心热服，日中服。

【主治】中焦虚痞，两胁气痛，面目手足浮肿，大便秘涩，兼治脚气。

04974 三清丸（《辨证录》卷八）

【组成】苍术半斤（炒）　人参三两　山茱萸一斤　白薇三两　䗪虫三两　阿胶三两　白芍十两　鳖甲十两　鳗鱼骨三两　白术一斤　柏子仁（不去油）四两　地骨皮十两　沙参五两　肉桂一两　地栗粉一斤　神曲三两　贝母二两

【用法】上药各为细末，炼蜜为丸。每日早、晚各服三钱。

【主治】痨瘵，转相染易者。

04975 三清汤（《辨证录》卷六）

【组成】玄参四两　石膏一两　青蒿一两

【用法】水煎服。

【主治】中暑热极发狂，登高而呼，弃衣而走，见水而投。

04976 三棱丸（《圣惠》卷四十八）

【组成】京三棱一两　川乌头一两（炮裂，去皮脐）　雄黄半两（细研）　硼砂一两（不夹石者，细锉）　青橘皮半两（汤浸，去白瓤，焙）　干漆半两（捣碎，炒令烟出）　鳖甲一两（涂酥，炙令黄，去裙襴）　防葵一两　麝香一分（研入）

【用法】上为细末，入研了药令匀，以米醋一升，熬令稠，入少面作糊为丸，如绿豆大。每服以温酒下十丸，空心服。

【主治】肥气。在左胁下，如覆杯，有头足，令人羸瘦，发寒热，不能食。

04977 三棱丸（《圣惠》卷四十八）

【组成】京三棱二两（锉碎，醋拌炒令干）　诃黎勒皮一两　川大黄二两（锉碎，微炒）　鳖甲一两半（涂醋炙令黄，去裙襴）　木香一两　干漆一两（捣碎，炒令烟出）　桃仁一两（汤浸，去皮尖双仁，麸炒微黄）　槟榔一两　川乌头一两（去皮脐，锉碎，盐拌炒令黄）

【用法】上为细末，取米醋三升，熬成膏，入蒸饼和溶为丸，如梧桐子大。每日空心温酒送下二十丸。

【主治】痞气。在胃管，状如覆杯，心腹胀满，不能饮食，肌体渐瘦。

04978 三棱丸（《圣惠》卷四十八）

【组成】京三棱一两（炮，锉碎，醋拌炒令黄）　川大黄二两（锉碎，微炒）　附子二两（炮裂，去皮脐）　鳖甲二两（炮，锉，醋拌炒令黄）　槟榔一两　诃黎勒皮一两　木香一两　桃仁一两（汤浸，去皮尖双仁，麸炒微黄）　吴茱萸半两（汤浸七遍，焙干微炒）

【用法】上为细末，以醋煮面糊为丸，如梧桐子大。每服二十丸，食前生姜汤送下。

【主治】息贲气。右胁下结聚成块，喘咳胸痛，呕吐痰涎，面黄体瘦。

04979 三棱丸（《圣惠》卷七十九）

【组成】京三棱一两（微煨，锉）　木香半两　硇砂三分（细研）　莞花半两（醋拌，炒干）　巴豆一分（去心、皮，纸裹压去油）

【用法】上为细末，研入前件硇砂、巴豆令匀，以米醋二升，熬令减半，下诸药，慢火熬令稠，可丸即丸，如绿豆大。每服空心以醋汤送下二丸。

【主治】产后癥块。

04980 三棱丸（《博济》卷二）

【组成】荆三棱　石三棱（二味酽醋浸一宿，取出切，杵为末，醋熬成膏）　青皮（去白）　硇砂（以温水飞过，熬成霜）　厚朴（去皮，姜汁涂炙）　鸡爪三棱（炮）　巴豆（出油，去皮膜）各半两　槟榔二个（生用一个，炮用一个）　肉豆蔻一个（去壳）　干漆一分（炒）　木香一分

【用法】上为末，入于膏子内，和捣一千下，为丸如绿豆大。每服五丸，如气痛，茴香汤送下；脐下气块，神曲汤送下；心膈气，禹余粮汤送下；左胁块，柴胡汤送下；右胁块，木香汤送下；血气块，当归汤送下；血气痛，赤芍药汤送下。

【主治】积年五脏气块积滞。

【备考】用法中"禹余粮汤"，《普济方》作"良姜"。

04981 三棱丸（《博济》卷二）

【组成】荆三棱三两（劈破，以好醋三升，用文武火煮，令尽为度。勿用铁器）　枳壳（去瓤，麸微炒）一两　木香

一两　青皮一两　槟榔一两　官桂(去皮)一两　甘草二两(炮)

【用法】上为末。每服一大钱，水一盏，煎至七分，去滓温服。如患在膈上，即食后服之。

【功用】和脾胃。

【主治】积聚气块，或心腹满闷噎塞者。

【备考】本方方名，按剂型当作"三棱散"。

04982 三棱丸(《圣济总录》卷七十二)

【组成】京三棱(煨，锉)　鸡爪三棱(煨，锉)　陈橘皮(汤浸去白，焙)　青橘皮(汤浸去白，焙)　巴豆(去皮心膜，出油)　石三棱(煨，锉)各五两　槟榔十枚(半生用半炮，锉)肉豆蔻十枚(去壳，醋浸二宿)　丁香　益智(去皮)各一两　木香二两　硇砂一两半(研，飞过)

【用法】上为末，醋煮面糊为丸，如梧桐子大。每服三丸，如当心气块，茱萸汤送下；左右气块，木香汤送下；本脏气块，茴香子汤送下。

【主治】多年积气癥癖。

04983 三棱丸(《圣济总录》卷七十二)

【组成】京三棱　石三棱　鸡爪三棱　黑三棱　蓬莪术(各煨、锉)　巴豆(连皮)　干姜(炮)　附子(炮裂，去皮脐)各一两(以上八味，用好醋一斗，于银器中煮令尽，除巴豆不用外，并切焙干)　丁香　木香　桂(去粗皮)　槟榔(锉)　青橘皮(去白，炒)　肉豆蔻(去壳)各半两

【用法】上为末，每称一两末，别用巴豆七枚，去皮心膜出油，细研拌匀，更用硇砂一分，醋化，煮面糊和丸，如大麻子大，丹砂末为衣。每服三丸至五丸，生姜汤送下。

【主治】食癥劳气，五积五膈，脾胃久冷，吃食无味，饮食不化，四肢少力，痰毒气胀，胸膈不利。

04984 三棱丸(《圣济总录》卷七十三)

【异名】鸡爪三棱丸(《卫生宝鉴》卷十四)。

【组成】鸡爪三棱　石三棱　京三棱(煨)　木香　青橘皮(汤浸，去白，焙)各半两　槟榔(锉)　肉豆蔻(去壳)各二枚　硇砂(研)二分

【用法】上为末，用生姜汁面糊为丸，如绿豆大。每服十五丸，空心、临卧生姜汤送下。

【主治】五积，痃癖气块。

【宜忌】《卫生宝鉴》：忌一切生冷、硬、黏物。

【备考】《卫生宝鉴》有陈皮五钱。

04985 三棱丸(《圣济总录》卷七十三)

【组成】京三棱(炮，锉)　芍药　桔梗(炒)　干姜(炮)　槟榔(生，锉)　吴茱萸(汤浸，焙干，炒)　乌头(炮裂，去皮脐)各半两　大黄(煨，锉)　诃黎勒(煨，去核)各一两　鳖甲(去裙襕，醋炙)一两半　桃仁(汤浸，去皮尖双仁，麸炒，研)三分

【用法】上为末，酒煮面糊为丸，如梧桐子大。每服十五丸，炒橘皮、盐汤送下；如酒食所伤，胸膈不快，腹胀醋心，熟水送下。

【主治】食气癖块，胸膈噎塞，冷气攻刺，吐酸水，不美饮食，腹胁胀痛，气不升降。

04986 三棱丸(《圣济总录》卷一七六)

【组成】京三棱(锉)　石三棱(锉)　鸡爪三棱(锉)　蓬莪术(锉)各半两　木香一分

【用法】上药并生杵罗为末，酒煮面糊为丸，如麻子大，腻粉为衣。每服五丸，乌梅、生姜汤送下。

【主治】小儿脾积气。

04987 三棱丸(《鸡峰》卷十三)

【组成】京三棱　蓬莪术　青橘皮　陈橘皮各等分

【用法】上为细末，白面糊为丸，如梧桐子大。生姜汤送下二十丸。未知，加三十丸。

【主治】❶《鸡峰》：脾元虚弱，心腹满，旦食暮不能食，脉沉实而滑，病名谷胀。❷《普济方》：大人、小儿过食杂瓜果，腹胀气急。

04988 三棱丸(《鸡峰》卷十九)

【组成】荆三棱　茴香　白附子　破故纸　甘遂　芫花　槟榔　黄橘皮　当归　川楝子　桂　木香　川椒各半两

【用法】上为细末，酒煮面糊为丸，如梧桐子大。每服七丸至十丸，食后白米汤送下。

【主治】膀胱气，两胁疼痛，遍身虚肿，状如水气。常服治大小肠气，女人血气。

04989 三棱丸(《杨氏家藏方》卷十九)

【组成】京三棱(煨香，切)　木香　神曲(炒黄)　半夏(入生姜四两，同捣成膏，炒令黄)　陈橘皮(去白)各一两　丁香半两　肉桂(去粗皮)半两

【用法】上为细末，煮面糊为丸，如黄米大。每服二十丸，乳食后温生姜汤送下。

【主治】停积不散，腹胁胀满，干哕恶心，全不入食。

04990 三棱丸(《百一》卷二)

【组成】陈仓米四两(拣净，以新好色巴豆二十一粒，剥去皮，慢火同炒，候仓米香黄，巴豆黑色为度，不令米焦，拣去巴豆不用，只用仓米)　橘皮(去白，焙干)与仓米等分秤。

【用法】上为细末，白面糊为丸，如黍米大。每服三四十丸，生姜汤送下。少加甘草亦得。

【主治】❶《百一》：诸般积聚，酒食百物所伤。❷《普济方》引《百一》：脾胃因饥饱不时生病。

【备考】本方方名，《普济方》引作"食药二仙丸"；《本草纲目》引作"太仓丸"。

04991 三棱丸(《魏氏家藏方》卷五)

【组成】京三棱(炮)　益智仁　蓬莪术(炮)　青皮(去瓤)　陈皮(去白)　干姜(炮，洗)各等分

【用法】上为末，同炒令黄色，面糊为丸，如梧桐子大。每服三十丸，生姜汤送下。

【功用】去积滞，快脾气。

04992 三棱丸(《朱氏集验方》卷三)

【组成】三棱　莪术各四两　芫花二两

【用法】上药用米醋三升，煮令醋尽，独炒芫花令干，将二味切作片子，焙干，同为末，面糊为丸，如豌豆大。每服五丸，橘皮汤送下。以知为度。

【主治】肝病传脾，脾当传肾，肾乘旺而不受，邪气留于脾，谓之痞气。心下如盘，久不已，令人四肢不收，发黄疸，饮食不为肌肤。其脉缓涩；兼治食癥、酒癥、血蛊、血瘕、气块，时发刺痛，妇人血分，男子脾气横泄。

04993 三棱丸（《朱氏集验方》卷六）

【异名】陈米三棱丸（《景岳全书》卷五十五）。

【组成】陈仓米一两（巴豆新者五粒，去壳，同仓米慢火炒巴豆焦色，去巴豆不用）　陈皮（去瓤）一两　半夏半两　缩砂仁　麦糵各二钱　南木香一钱

【用法】上为末，煮面糊为丸，如绿豆大。每服十丸，加至二十丸，食后生姜汤送下。

【功用】化积聚，去米面五谷等积。

【备考】《医方类聚》有三棱（炮）二钱，无半夏。

04994 三棱丸（《医方类聚》卷八十九引《王氏集验方》）

【组成】大黄（纸裹，煨）　硇砂　三棱（煨，乘热切）　干漆（炒至烟尽）　巴豆（去皮油）各一两

【用法】上为末，醋煮面糊为丸，如绿豆大。每服三丸或五七丸，空心米饮汤送下。随人虚实，加减服饵。

【功用】破一切血，下一切气。

【主治】五积六聚，七癥八瘕。

04995 三棱丸（《得效》卷十五）

【组成】当归（去尾）　川芎　牛膝（去苗）　芫花　三棱　莪术（煨）　蒲黄　玄胡索　牡丹皮　干姜　菴䕡　白芷　地龙（去泥土，酒浸，炒）各一两　大黄二两（为末，米醋一升，文武火熬成膏）

【用法】上为末，入大黄膏和研，杵烂为丸。每服二十丸，气痛，淡醋汤送下，炒姜酒亦可；未通，红花酒送下。

【主治】经脉不通，气痛滞下；兼治血瘕，形如镰铁样。

04996 三棱丸

《普济方》卷一七一。即《圣惠》卷四十八"京三棱丸"。见该条。

04997 三棱丸

《普济方》卷二三四。即《圣惠》卷二十八"京三棱丸"。见该条。

04998 三棱丸（《普济方》卷三九二）

【组成】京三棱（煨香，切）　木香　神曲（炒黄）　陈橘皮（去白）　半夏（入生姜四两，同捣成膏，炒令黄）各一两

【用法】上为细末，煮面糊为丸，如黍米大。乳食后每服二十丸，用温生姜汤送下。

【主治】小儿停积不散，腹胁胀满，干哕恶心，全不入食。

04999 三棱丸（《育婴秘诀》卷四）

【组成】三棱（醋炒，煨）　莪术（制）　青皮　陈皮　枳实（炒）　厚朴（麦焙）　半夏（姜汁炒）　黄连（炒）　香附（醋焙）　川芎　使君子肉　夜明砂　神曲　麦芽　干蟾（烧存性）　槟榔　木香　砂仁各三钱半　当归一钱

【用法】另取神曲煮糊为丸，如黍米大。每服二十丸至五十丸，米饮送下。大便黄涎臭秽为度，此乃积滞去也。

【主治】小儿先脾虚，后伤食，不可下者；及疳疾腹胀。

05000 三棱丸

《景岳全书》卷五十五。为《三因》卷十八"三棱煎"之异名。见该条。

05001 三棱丸（《症因脉治》卷一）

【组成】京三棱　枳壳　厚朴　广皮　甘草。

【主治】食积胃脘痛。伤于饮食，填塞太仓，胸前闷痛，痛极应背，背心亦痛。

05002 三棱丸（《金鉴》卷五十二）

【组成】三棱（煨）　陈皮　半夏（姜制）　神曲（炒）各一两　黄连（姜炒）　枳实（麸炒）　丁香各五钱

【用法】上为细末，面和为丸，如黄米大。每服二十丸，食后生姜汤送下。

【功用】清胃，和中，止呕。

【主治】小儿饮食无节，过食油腻、面食等物，以致壅塞中脘。其证肚腹胀热，恶食口臭，频吐酸黏，眼胞虚浮，身体潮热。

05003 三棱丸（《幼幼集成》卷四）

【组成】京三棱（煨）　蓬莪术（煨）　半夏曲（焙）　小枳实（麸炒）　正川连（姜炒）　吴茱萸（泡）　正广皮（酒炒）　杭青皮（醋炒）　南木香（屑）　尖槟榔（炒）　川厚朴（姜制）　川楝肉（炒）　小茴香（酒炒）

【用法】上为末，神曲糊为丸，米饮调服。

【主治】小儿食积，胃脘痛，心腹痛，小腹痛，癖痛，虫痛。

05004 三棱丸（《医级》卷八）

【组成】三棱　莪术各二两　木香　槟榔各五钱　砂仁　青皮　半夏　麦芽各一两　老黄米（以巴豆十五粒同炒焦色，去豆不用）

【用法】醋糊为丸，如绿豆大。每服二十丸，痰食之积，生姜汤送下；癥瘕痞积，淡盐汤或白汤送下；挟虚者，白术、当归汤送下。

【主治】癥瘕疢癖，食痰诸积，坚硬痞满，饮食不下。

05005 三棱丹（《幼幼新书》卷二十一引张涣方）

【组成】京三棱（炮，乘热破）　神曲　木香　半夏（姜捣膏，炒黄）各一两　干姜（炮）　陈橘皮（去白）　丁香　桂心各半两

【用法】上为细末，炼蜜为丸，如鸡头子大。每服一粒，生姜汤化下。

【功用】调冷热，消宿食。

05006 三棱汁（《卫生总微》卷十三）

【异名】三棱粥（《仙拈集》卷三引《秘录方》）。

【组成】京三棱

【用法】以京三棱取汁，作羹、粥、米面任为，与乳母食之。每日取枣大与儿吃，大者渐加之。

【主治】小儿诸气积、气聚、气癖；十岁以下至百日儿无辜疳，痢，诸疰癖。

05007 三棱汤（《圣济总录》卷七十二）

【组成】京三棱三两（捶破，以好醋三升，银石器内用文武火煮醋尽为度，再锉、焙）　枳壳（去瓤，麸炒）　青橘皮（汤浸，去白，焙）　木香　槟榔（锉）各一两　干姜（炮）半两　桂（去粗皮）一两　甘草二两（炙，锉）

【用法】上为粗末，每服三钱匕，水一盏，煎至七分，去滓温服，不拘时候。

【主治】积聚气块，心腹膨胀，胸膈痞闷，气逆噎塞。

05008 三棱汤（《圣济总录》卷七十二）

【组成】京三棱（炒）　鳖甲（醋炙，去裙襕）　大腹（锉，炒）各一两　桂（去粗皮）　芍药　当归（切，焙）　枳壳（去瓤，麸炒）　陈橘皮（去白，焙）　高良姜各三分　木香　诃黎勒（煨，去核）各半两

【用法】上锉细。每服五钱匕，水一盏半，煎取八分，去滓温服。

【主治】久积癥癖不散，心下结痛，状如伏梁。

05009 三棱汤（《圣济总录》卷一五一）

【组成】京三棱（炮，锉） 川芎 天雄（炮裂，去皮脐） 桑根白皮（锉） 地榆 黄连（去须） 代赭（煅，醋淬） 当归（切，焙） 白术各一两 厚朴（去粗皮，生姜汁炙，锉） 黄芩（去黑心） 桂（去粗皮）各半两 肉豆蔻（去壳）一枚

【用法】上㕮咀，如麻豆大。每服五钱匕，水一盏半，加生姜五片，煎取八分，去滓温服，不拘时候。

【主治】妇人月水欲来，腰腹先痛，呕逆不食。

05010 三棱汤（《鸡峰》卷二十）

【组成】三棱一两 莪术半两 益智 乌药 沉香 厚朴 黄橘皮 甘草各一分

【用法】上为细末。每服三钱，水一盏，煎至七分，去滓，食后温服。

【主治】乖气，饮食积滞迟化。

05011 三棱汤（《宣明论》卷七）

【组成】荆三棱二两 白术一两 蓬莪术半两 当归半两（焙） 槟榔 木香各三钱

【用法】上为末。每服三钱，食后沸汤点服，每日三次。

【主治】癥瘕痃癖，积聚不散，坚满痞膈，食不下，腹胀。

【备考】本方方名，《景岳全书》引作"三棱散"。

05012 三棱汤（《普济方》卷一六九）

【组成】荆三棱四两 蓬莪术四两（二味先洗过，水五升，煮半日，取出切片子，焙干） 益智仁二两 青皮半两（汤浸，去瓤，焙干） 甘草二两（炙） 陈皮（汤浸，去白瓤，焙干）半两

【用法】上为末。每服三钱，入盐点服；或用水一盏，加生姜三片，大枣一个，煎至七分服。

【功用】和脾胃，消积滞，快膈化痰进食。

【主治】脾胃积滞，心腹暴疼。

05013 三棱汤（《片玉心书》卷五）

【组成】三棱 莪术 青点 陈皮 神曲 麦芽 甘草 黄连 白术 茯苓

【用法】水煎服。

【主治】黄疸吐泻。

【加减】伤食吐泻，加山楂；时气吐泻，加滑石；发热吐泻，加薄荷。

05014 三棱汤（《效验秘方》于占祥方）

【组成】山楂核20克 海藻15克 桃仁10克 杜仲炭15克 防己10克 荔枝核20克 公英20克 木香25克 牛膝10克 泽泻15克 橘核20克

【用法】每日一剂，水煎分2次服。

【主治】急性睾丸炎。

05015 三棱饮（《幼幼新书》（古籍本）卷十七引《婴孺方》）

【组成】三棱根 鳖甲 大黄各三分

【用法】水八合，煮二合半，分为三服。

【主治】癖疟，发无时。

【宜忌】乳母忌苋菜，油腻。

【备考】本方方名，人卫本作"三棱饮子"。

05016 三棱散（《圣惠》卷二十八）

【组成】京三棱一两（炮、锉） 木香三分 鳖甲一两（涂醋，炙微黄，去裙襕） 当归三分 陈橘皮一两（汤浸，去白瓤，焙） 赤芍药半两 川大黄三分（锉，微炒） 桔梗三分（去芦头） 桂心三分 槟榔三分 柴胡一两（去苗） 干姜三分（炮裂，锉） 诃黎勒三分（煨，用皮） 防葵三分 白术半两

【用法】上为粗散。服每三钱，以水一中盏，加生姜半分，煎至六分，去滓，不拘时候稍热服。

【主治】气劳，心腹积聚，两胁妨闷，四肢羸瘦，不能起立。

【宜忌】忌苋菜。

05017 三棱散（《幼幼新书》卷二十二引张涣方）

【组成】京三棱（炮，锉碎） 赤茯苓 当归（洗，焙干） 鳖甲（涂醋炙令黄，去裙襕）各一两 白术 枳壳（麸炒，去瓤） 木香各半两

【用法】上为细散。每服一钱，水一盏，加生姜七片，煎至五分，去滓放温，时时与服。

【主治】小儿乳癖，结实不愈。

05018 三棱散（《鸡峰》卷十二）

【组成】三棱 莪术各三两 白术 人参 茯苓 大麦蘖 豆蔻仁 青皮各一两 木香三分 桃仁 沉香 神曲 诃子皮 槟榔各半两 甘草三分 干姜一分

【用法】上为细末。每服一钱，入盐点服，不拘时候。

【主治】脾元虚冷，心胸满闷，腹胁胀满。

05019 三棱散（《普济方》卷三九九引《全婴方》）

【组成】京三棱（面裹煨焦，去面）

【用法】上为末。三岁半钱，空心盐汤调下。

【主治】小儿阴疝核肿。

05020 三棱散（《局方》卷三吴直阁增诸象名方）

【组成】蓬莪术（煨） 益智仁 京三棱（煨，切） 青皮（去白）各二两 白茯苓（焙）四两 甘草（炙）三两

【用法】上为细末。每服二钱，用水一大盏，加大枣一个（擘破），盐少许，同煎至半盏，温服，不拘时服。

【功用】宽胸利膈，消酒食，和胃。

【主治】酒食所伤，胸膈不快，腹胁胀满，呕吐酸水，翻胃脾疼；食积气块，攻刺腹胁，不思饮食，日渐羸瘦；年高气弱；三焦痞塞，常觉妨闷。

05021 三棱散（《医方大成》卷十引汤氏方）

【组成】缩砂仁 甘草（炙） 益智（炒，去壳） 三棱 莪术 青皮（去白，炒）各等分

【用法】上为末。每服一钱，白汤点服。

【主治】气积腹痛。

05022 三棱散（《活幼心书》卷下）

【组成】人参（去芦）七钱半 三棱（炮，锉） 净香附二味各一两半 青皮（去白） 益智仁 陈皮（去白） 半夏（汤煮透，滤，仍锉，焙干） 枳壳（水浸润，去壳，锉片，麦麸炒微黄） 神曲（炒） 谷芽（洗，焙） 莪术（醋煮透，滤干，锉，焙） 大黄（半生半炮） 紫苏（去老梗）各半两 甘草（半生半炙）一两二钱

【用法】上㕮咀。每服二钱，水一盏，加生姜二片，仓米

百粒,煎七分,温服,不拘时候。

【功用】和脾胃,进饮食,长肌肉,益神气。

【主治】诸般停滞,疳积发热,泻痢酸馊,水谷不化。

【加减】气虚劳,加白茯苓一两。

【备考】方中谷芽,《奇效良方》作"麦芽"。

05023 三棱散(《普济方》卷三九〇)

【组成】益智(炒,去壳) 三棱 莪术 青皮(炒) 香附子 青木香 砂仁各半两 甘草二钱半

【用法】上咬咀。加生姜,水煎服。次与保童丸之类,微利取效也。

【主治】小儿心腹痛。

05024 三棱散(《普济方》卷三九二)

《普济方》卷三九二。为《圣惠》卷八十八"京三棱散"之异名。见该条。

05025 三棱散(《普济方》卷三九三)

【组成】三棱(炮) 莪术(炮) 益智仁(去壳) 甘草(炙) 神曲 麦糵 橘红各五分

【用法】上为末。白汤调下。

【功用】疏脾土,消食化积。

【主治】❶《婴童百问》:乳哺不节,过伤于脾,久则成疳。❷《丹溪心法附余》:小儿积聚癖块。

05026 三棱散(《景岳全书》卷五十五)

《景岳全书》卷五十五。即《宣明论》卷七"三棱汤"。见该条。

05027 三棱散(《幼科折衷》卷上)

【组成】人参 莪术 三棱 陈皮 枳壳 香附 青皮 益智 神曲 谷芽 半夏 大黄 紫苏 甘草

【主治】小儿积吐。由宿乳滞胃,吐黄酸水,或有溃痰,脉实而滑;如食积所伤,吐酸馊气,或宿食并出,儿小者,呃乳不化;积症盗汗,脾冷所致,睡中汗出如水,觉之经久不干。

05028 三棱散(《嵩崖尊生》卷七)

【组成】三棱八钱 川芎四钱 大黄(醋煨)一钱

【主治】❶《嵩崖尊生》:一切积聚。❷《杂病源流犀烛》:气痛。

【备考】《中国医学大辞典》本方用法:研为末,清水煎服。

05029 三棱散(《采艾编翼》卷二)

【组成】荆三棱二两 白芍(炒)三两 蓬莪术五钱 槟榔 木香各三钱

【用法】上为末。每服二三钱,沸汤调下。

【主治】积聚癥瘕不散,痞闷,痃癖,食不下。

05030 三棱散(《汉药神效方》)

【组成】三棱 莪术 芍药 延胡索 乙切草(即小连翘,茎叶皆用)各十钱五分 黑大豆 生姜各一两(豆、姜二物用醋五分煮之,豆煮烂时,取出炙干) 牡丹皮 肉桂 当归 干地黄 乌药 黄菊花各九钱八分

【用法】上药各为细末,混和。每次用五分,和温酒或白汤醋服之。

【主治】妇人经水时腹痛甚,数年不愈;及产后瘀血不下,气上冲,谵言狂语。

05031 三棱粥

《仙拈集》卷三引《秘录方》。为《卫生总微》卷十三"三棱汁"之异名。见该条。

05032 三棱煎

《全生指迷方》卷三。为《博济》卷三"小三棱煎"之异名。见该条。

05033 三棱煎(《三因》卷十八)

【异名】三棱丸(《景岳全书》卷五十五)。

【组成】三棱 蓬术各四两 青皮 半夏(汤洗七次) 麦糵各三两

【用法】上用好醋六升煮干,焙为末,醋糊为丸,如梧桐子大。每服三四十丸,醋汤送下;痰积,生姜汤送下。

【主治】妇人血癥、血瘕、食积、痰滞。

05034 三酥饼(《医统》卷九十一)

【组成】辰砂(万山明亮者,无夹石铁屑,以绢囊盛之,用麻黄、升麻、紫草、荔枝壳煮一日夜,研细,仍用前汤飞过,晒干再研极细,用真蟾酥另调作饼子) 紫草(细末,亦用蟾酥调作饼子用) 麻黄(去节,汤泡过,晒干,为极细末,亦用蟾酥另作饼) 蟾酥(于端日捉取蟾酥,捻前三饼,每饼加麝香少许,炒)

【用法】上方如遇时行痘疹,小儿发热之初,每三岁者,将三饼各取半分,热酒化下,盖覆出汗;不能饮酒,败毒散煎汤化下更好;若痘已出满,顶红紫色,为热毒之盛,宜煎紫草、红花汤或化毒汤将辰砂、紫草二饼调下少许解之。

【功用】表汗、解毒、稀痘。

【宜忌】痘出之后,不可服麻黄饼子。

【方论选录】辰砂能解毒,凉心火,制过又能发痘;紫草亦发痘解毒;麻黄发表发痘;蟾酥能驱脏腑中毒气从毛腠中作臭汗出。此四药诚解毒稀痘之神方也。

05035 三焦散(《博济》卷二)

【组成】前胡 柴胡(各去苗) 桔梗 羌活 独活 人参 枳壳(麸炒) 鳖甲(去裙襕,醋浸,炙黄)各一两 旋覆花一两半 甘草半两(炙) 石膏一分(如头疼,旋入)

【用法】上为细末。每服一钱至二钱,水一盏,煎至七分,温服。

【主治】三焦不和,荣卫不调,肢体烦倦,头目昏疼,饮食无味,多困少力,寒热痰壅,头眩。

【加减】解伤寒,发汗,入麻黄一两(去节),同杵为末;如上焦多壅热,入地骨皮一两半。

05036 三痘汤(《景岳全书》卷六十三)

【组成】大黑豆 赤小豆 绿豆等分(淘净)

【用法】上用甘草浸水去滓,以甘草水煮豆熟为度。逐日空心任意饮其汁。冬月煮熟,令儿常食豆尤妙。

【主治】痘疹未发时。

05037 三痟丸(《本事》卷六)

【异名】瓜莲丸(《直指》卷十七)、三消丸(《赤水玄珠》卷十一)。

【组成】好黄连(去须,细末)不计多少

【用法】锉冬瓜肉,研裂,自然汁和黄连末做成饼子,阴干;再为末,再用汁浸和,如是七次,即用冬瓜汁为丸,如梧桐子大。每服三四十丸,以冬瓜汁煎大麦仁汤送下。寻常渴,只一服。

【主治】消渴。

【方论选录】《本事方释义》：川连气味苦寒，入手少阴；冬瓜气味微寒，入手太阳、手足阳明。此治三消之证致消渴不止者，皆由火气上炎，津液被劫，以苦寒、甘寒之味，制其上炎之火，而津液自振矣。

05038 三痫丸（《丹溪心法》卷四）

【组成】荆芥穗二两　白矾一两（半生半枯）

【用法】上为末，面糊为丸，如黍米大，朱砂为衣。每服二十丸，生姜汤送下。

【主治】小儿惊痫。

05039 三痫丹（《东医宝鉴·杂病篇》卷十一引钱乙）

【异名】全蝎五痫丸（《直指小儿》卷二）、五痫丹（《医部全录》卷四三二）。

【组成】蜈蚣一条　牛胆南星二钱　全蝎　防风　白附子　远志　芦荟　延胡索　辰砂各一钱　麝香一字　金、银箔各三片

【用法】上为末，糊为丸，如梧桐子大，金、银箔为衣。每服一丸，以薄荷汤化下。

【主治】急惊为痫。

【备考】《直指小儿》：每服一丸，菖蒲、紫苏煎汤调下。

05040 三痫丹（《卫生总微》卷五）

【组成】黑锡一两　水银半两（二味同结沙子，研极细）蝎　梢半两　木香半两　天南星半两（炮裂）　僵蚕（去丝嘴）半两（炒黄）　人参（去芦）半两　半夏半两（汤洗七次）　防风（去芦并叉枝）半两

【用法】上为细末，石脑油半盏，研极细，入麝香一钱，脑子半钱，各研细，与众药末拌匀，枣肉为丸，如黍米大。每服三五丸至十丸，煎荆芥、薄荷汤调下，不拘时候。

【主治】痫证发，未能分辨何痫者。

05041 三温散（《圣济总录》卷九十四）

【组成】附子（炮裂，去皮脐）　蓬莪术（煨，锉）各一两　胡椒半两

【用法】上为细散。每服一钱匕，热酒调下，不拘时候；妇人醋汤调下。

【主治】心疝，冷痛不可忍。

05042 三禁汤

《此事难知》。为《伤寒论》"小柴胡汤"之异名。见该条。

05043 三搏丸（《普济方》卷一八〇引《郑氏家传渴浊方》）

【组成】人参　五味子　黄耆各一两（蜜炒）　白矾　龙骨　五倍子　罂粟壳　川楝子（炒）　茴香　牡蛎（煅）　熟地黄　泽泻　牡丹皮　木鳖子各半两

【用法】上为末，炼蜜为丸。每服三十丸，盐汤或酒任下。

【主治】遗精，白浊。

05044 三蜕散（《胎产秘书》卷中）

【组成】人脱（男子脱下头发，如鸡子大）一丸　蝉蜕十四枚　蛇蜕一条

【用法】俱烧灰，为末。分三服，酒调下。

【功用】催生。

【主治】横逆难产，子死腹中。

05045 三解汤（《圣济总录》卷一二二）

【组成】甘草（炙、锉）一分　荆芥穗半两　恶实（隔纸炒香）一两

【用法】上为粗末。每服三钱匕，水一盏，煎至七分，去滓温服。

【主治】脾肺壅热，咽膈肿疼不利。

05046 三解汤（《医方考》卷二）

【组成】麻黄（去节）　柴胡（去芦）　泽泻各三钱

【主治】时行之疟，长幼相似者。

【方论选录】❶《医方考》：病有三在：在表，在里，在半表半里也。人在气交之中，鼻受无形之气，藏于分肉之间，邪正分争，并于表则在表，并于里则在里，未有所并，则在半表半里。是方也，麻黄之辛，能散表邪，由汗而泄；泽泻之咸，能引里邪，由溺而泄；柴胡之温，能使半表半里之邪，由中以解，则病之三在，此方率治之矣。虽然，此方但可以泻实耳，虚者犹当辨其气血而补之，所谓虚者十补，勿一泻也。❷《增补内经拾遗》：壶隐子曰，夏伤于暑，秋必痎疟；故用泽泻泻心经之热自小肠中出也；寒热不清，故用柴胡以清之；无汗要有汗，故用麻黄以发之。三解云者，谓三药能通解之也。❸《医林纂要》：麻黄以经言，则行太阳经，浮在皮毛，而太阳经夹脊脊以行者；以脏言，则麻黄泻肺邪，而肺俞则附于脊骨之第三椎下。寒凉之气袭于皮毛，栖于脊脊，故用麻黄最为对证之药，勿以过于表散疑之也。因湿暑之留伏于内，而导而下之，泽泻以渗湿，而暑气亦随之以下。以阳气之郁而不能升也，籍柴胡以升之，柴胡主能散邪，不必问其专经。疟之初起，此方为最宜。疟之邪气方殷，无庸虑其虚而遽加补也。

【备考】《增补内经拾遗》本方用法：水二钟，煎八分，未发先温服。

05047 三解汤（《医醇賸义》卷一）

【组成】黄连五分　黄芩一钱　大黄四钱　栀子一钱五分　花粉二钱　连翘一钱五分　半夏一钱　茯苓二钱　木通一钱　泽泻一钱五分　青荷梗一尺

【功用】急下存阴，三焦通治。

【主治】暑湿气合，郁为大热，五心烦躁，坐卧不安，渴饮胸痞。

05048 三解散（《幼幼新书》卷十九引《灵苑方》）

【组成】川大黄（炒）　芍药　甘草（炙）　干蝎　白僵蚕　桔梗　人参　郁金各一分　白附子　防风　黄芩各半两

【用法】上为散。壮热吐泻，防风、麦蘖汤调一字至一钱；只身热，甘草、柳枝汤调；不退热，蜜牛蒡子、薄荷汤调；吐泻不止，用肉豆蔻三个，面裹煨，研细末，裹面和杵，丸如绿豆大，饭汤吞五七丸，立止。

【主治】惊风，内外热，心胸烦闷，不思饮食，吐逆不止及诸般风热。

05049 三解散（《活幼心书》卷下）

【异名】宁心汤。

【组成】人参（去芦）　防风（去芦）　天麻　茯神（去皮、木根）　郁金（无，以山栀仁代）　白附子　大黄各二钱半　赤芍药　黄芩　僵蚕各五钱　全蝎十五尾（去尖毒）　枳壳二钱（水浸润，去瓤锉片，麸炒微黄）　粉草六钱

【用法】上药锉、焙，为末。每服半钱至一钱，用温薄荷汤或灯心汤调下，不拘时候。

【主治】❶《活幼心书》：上焦蕴热，伤风，面红目赤，狂躁气急，渴水，惊啼烦闷，丹毒，口疮，痰嗽，搐掣。❷《片玉心书》：露丹。小儿生后，百日之内，半岁以上，忽两眼红晕微起，面青黯色，夜间烦哭，或脸如胭脂。初则满面状如水痘，脚微红而不壮，出没无定，次至颈项，赤如丹砂。

05050 三解散 (《普济方》卷三七三)

【组成】白附子(炮)三钱　防风(去芦)三钱　黄芩三钱　桔梗(去芦)三钱　人参(去芦)三钱　全蝎五钱(薄荷汁炙)　南星二钱(炮)　北细辛三钱(去叶、土)　厚朴五钱(姜制)　缩砂仁五钱　赤芍药三钱　粉草二钱　郁金三钱(皂角水煮)　曲饼五钱　半夏曲五钱(以半夏为末，姜汁作饼子晒干)

【用法】上为末。金银箔、薄荷汤调下。

【功用】解惊风、积热、伤寒。

【主治】夹惊夹食，伤寒，丹疮，赤眼，惊风，痰热等候。

【加减】大便不通，加大黄、枳壳；急惊痰壅，加南星、半夏；惊搐不止，加金银箔、薄荷，鸡冠血下；里热壅实搐盛，加大黄、雄黄、朱砂，煎麦门冬汤，入竹沥下；惊风不语，石菖蒲汤下；食积，热酒饼汤调下；大热不退，用青龙汤、解肌汤同下，谓之和解；搐不止，加全蝎二个，不蛀皂角子七粒；惊风内瘹，紫苏、钩藤汤下。

【宜忌】药性稍凉，虚者莫服。

05051 三解散 (《治疹全书》卷下)

【组成】当归　川芎　白芍　生地　防风　荆芥　陈皮　枳壳　黄芩　黄连　连翘　牛蒡

【用法】上为散服。

【主治】疹后口干，变成牙疳者。

05052 三痹汤 (《妇人良方》卷三)

【组成】川续断　杜仲(去皮，切，姜汁炒)　防风　桂心　华阴细辛　人参　白茯苓　当归　白芍药　甘草各一两　秦艽　生地黄　川芎　川独活各半两　黄耆　川牛膝各一两

【用法】上为末。每服五钱，水二盏，加生姜三片，大枣一枚，煎至一盏，去滓热服，不拘时候，但腹稍空服之。

【主治】❶《妇人良方》：血气凝滞，手足拘挛、风痹、气痹等疾。❷《谦斋医学讲稿》：下肢痛，常因坐卧阴冷潮湿之处引起，痛时伴有寒冷、沉重感觉，或足胫有轻微浮肿。

【方论选录】❶《法律》：此用参、耆、四物一派补药，内加防风、秦艽以胜风湿，桂心以胜寒，细辛、独活以通肾气。凡治三气袭虚而成痹患者，宜准诸此。❷《医方集解》：风痹诸方，大约祛风胜湿泻热之药多，而养血补气固本之药少。惟此方专以补养为主，而以治三气之药从之，散药得补药以行其势，辅正驱邪，尤易于见功。❸《古今名方》：本方与独活寄生汤的功效与证治近似，但独活寄生汤略重于治腰腿痹痛，偏于血弱；本方略重于治手足拘挛，偏于气虚。使用时应有所区别。

【临床报道】手指不便：有人病左臂不随，后已痊平，而手指不便，无力，试诸药不验，服此药才半即安。

05053 三痹汤 (《张氏医通》卷十四)

【组成】人参　黄耆(酒炒)　白术　当归　川芎　白芍　茯苓各一钱　甘草(炙)　桂心　防己　乌头(炮)各五分　细辛三分　生姜三片　红枣二个

【用法】水煎，不拘时候热服。

【主治】❶《张氏医通》：治风寒湿气合病，气血凝滞，手足拘挛。❷《一盘珠》：治腰痛兼湿，痛必酸而麻木者。

【方论选录】此方合保元、四君、内补建中、防己黄耆、防己茯苓汤、《千金》防己汤等方，但加防风以搜气分之风，川芎以搜血分之风，细辛以搜骨髓之风，于原方中削去生地、牛膝、杜仲、续断、秦艽、独活，增入防己、白术、乌头以祛除风湿，则术附、耆附、术附、桂附、真武等法俱在其中。彼用附子之雄以播真阳，此藉乌头之烈以祛痹着。盖杂合之气，须杂合之方，方为合剂。第恐地黄、牛膝辈阴柔之药难振迅扫之威，是不得不稍为裁酌。

【备考】本方方名，《观聚方要补》引作"改定三痹汤"。

05054 三满丸 (《鸡峰》卷十四)

【组成】恒山末　白蜜　生鸡子白各一鸡子壳

【用法】上药于铛中相和熬，看丸得即止。早四十丸，晚四十丸，粥饮送下。大约鸡子白二个，方得一壳。

【主治】疟疾。

05055 三煎方 (《卫生鸿宝》卷二)

【组成】银花　紫花地丁各一两　当归　白芷　陈皮各一钱　甘草八分　乳香　没药(二味去油)　土贝各一钱　山甲(炒)三片

【用法】水煎服。

【主治】无名肿毒初起。

05056 三鲜饮 (《医钞类编》卷八)

【组成】鲜茅根四两(切碎)　鲜藕四两(切片)　鲜小蓟根二两

【用法】煮汁，常常饮之。

【主治】虚劳证，痰中带血，兼有虚热者。

05057 三漏丸 (《纲目拾遗》卷十引《活人书》)

【组成】土蜂窝(煅)　鬼螺蛳(煅)　蝉蜕(煅)各七钱　乳香　没药　川草薢(酥炙)　陈棕(煅)　贯众(煅)各五钱　猪悬蹄甲(煅)十个　刺猬皮(炙)一个　雷丸三钱　黄蜡四两

【用法】将黄蜡化开，加麻油六七匙，入药为丸，如梧桐子大。每服六七十丸，空心白汤送下。

【功用】杀虫退管。

【主治】湿热邪毒所致穿屁漏，通肠漏，瓜藤漏。

05058 三精丸 (《医学入门》卷七)

【组成】苍术(天精)　地骨皮(地精)各净末一斤　黑桑椹(人精)二十斤

【用法】将黑桑椹揉碎，入绢袋内压去渣。将前药投于汁内调匀，倾入瓷罐内，蜜封罐口，搁于栏上，昼采日精，夜采月华，直待日月自然煎干，方取为末，炼蜜为丸，如小豆大。每服十丸，酒、汤任下。

【功用】健脾去湿，息火消痰，久服轻身，发白转黑，面如童子。

05059 三磨散 (《魏氏家藏方》卷七)

【组成】川厚朴长三寸阔一寸(去皮，钻数十孔，姜汁半盏涂炙，姜汁尽为度)　附子一只(炮，去皮脐)　肉豆蔻大者一枚　(面裹煨)

【用法】上用第一米泔水一大盏，分三处，三味各磨浓和入，生姜五片，煎至七分，食前温服。

【主治】脏腑虚滑,泄泻不止。

05060 三霜丸(《幼幼新书》卷二十九引《张氏家传》)

【组成】巴豆(去皮,拣选白色肥好者)三钱(研细,先用白绢包二三十重,次用白纸外面包定,大石压令油尽,取二钱,轻者为用) 真轻粉 粉霜各一钱

【用法】上为极细末,别取好黄蜡三钱,酒煮三二十沸取出,去酒令净,再溶入药和之。如有酒煮蜡亦堪用,和成剂,油单内盛。如服食,旋丸如小绿豆大,三岁以下如粟米大。每服三五丸,温熟水送下。

【主治】小儿赤白或五色积痢。

05061 三霜丸(《银海精微》卷上)

【组成】姜粉 枯矾 白硼砂

【用法】上为末,口津液调和如粟米大。要用时将一丸放于大眦内。

【主治】目疾,痒极难忍者。

05062 三鞭酒(《成方制剂》11册)

【组成】白芍 当归 甘草 狗鞭 牛鞭 天花粉 蜈蚣 羊鞭

【用法】上制成酒剂。口服,一次12.5毫升,早晚各服一次,10日为一疗程,前后疗程间隔5～7天。

【功用】补益肝肾,养血兴阳。

【主治】腰膝酸疼,足踝无力,阳痿早泄等症。

【备考】本方改为胶囊,名"三鞭胶囊"(见《成方制剂》)。

05063 三七药酒(《成方制剂》11册)

【组成】补骨脂 川芎 大血藤 当归 莪术 红花 没药 牛膝 全蝎 乳香 三七 四块瓦 苏木 土鳖虫 五加皮 香附 血竭 延胡索 叶下花 淫羊藿 制川乌

【用法】上制成酒剂。口服,一次10～15毫升,一日2次。

【功用】舒筋活络,散瘀镇痛,祛风除湿,强筋壮骨。

【主治】跌打损伤,风湿骨痛,四肢麻木。

05064 三之一汤(《洁古家珍》)

【组成】柴胡八分 黄芩 人参 半夏 甘草(炒) 川芎 芍药 熟地黄 当归各三分

【用法】上为粗末。依小柴胡汤煎服。

【主治】❶《洁古家珍》:产后虚劳,虽日久而脉盛浮疾。❷《奇效良方》:产后虚劳发热,日久不安。

【方论选录】《增补内经拾遗》:四物汤全用以养血,小柴胡汤但用三分之一以清热,故曰三之一。

05065 三尸虫丸

《医方类聚》卷二〇二引《得效》。为《千金》卷二十七"去三虫方"之异名。见该条。

05066 三元秘方(《痘疹仁端录》卷十三)

【组成】茜根三钱 芫荽子五钱 荔枝四枚

【用法】好酒一钟,煎至五分,候冷,用半盏,和入熟水半盏。时时慢慢喂之,二日服尽,次再用水煎之,如前慢喂。此就五岁儿份量,每岁加之。服后色转热退。可补则补之。

【主治】痘疹标点稠密无缝,如蚕种者,或发热一日即出者,或一齐拥出者。

【宜忌】服药后,不可杂食他物,只能吃乳,大者只能吃素粥。

【加减】痘疹如不起,加锁锁葡萄一钱五分。

05067 三不鸣散(《中藏经》卷下)

【组成】蝼蛄(水边、灯下、道旁各一个)

【用法】上纳于瓶中,封之,令相噬,取活者一个,焙干为末。每服一钱匕,温酒调服,立通。

【主治】小便不通及五淋。

05068 三木节散

《圣济总录》卷八十七。为《圣惠》卷二十七"樟木散"之异名。见该条。

05069 三五七汤

《医方类聚》卷一〇九。即《三因》卷七"三五七散"。见该条。

05070 三五七散

《圣济总录》卷五十一。为《千金》卷十三"大三五七散"之异名。见该条。

05071 三五七散(《扁鹊心书》)

【组成】人参 麻黄(去节) 川芎 官桂 当归各一两 川乌 甘草各五钱

【用法】上为末。每服二钱,茶调下,一日三次。

【主治】贼风入耳,口眼㖞斜。

05072 三五七散(《三因》卷七)

【组成】大附子三两(炮,去皮脐) 山茱萸五两 山药七两

【用法】上为末。每服二钱匕,酒调服;或㕮咀,每服四大钱,水盏半,加生姜五片,大枣一个,煎七分,去滓服。

【主治】外感风寒,恶寒,头痛,眩晕,口眼㖞斜,耳聋,以及风湿寒痹。

❶《三因》:感寒头眩,恶寒,口眼㖞斜,耳聋。❷《永乐大典·医药集》引《风科集验方》:风湿寒痹。❸《增补内经拾遗》:脑风头痛。

【方论选录】《增补内经拾遗》:"三",附子三两;"五",山茱萸五两;"七",干山药七两,因数而名也。

【备考】本方方名,《医方类聚》卷一〇九引作"三五七汤"。

05073 三五七散(《得效》卷三)

【组成】人参 附子 北细辛各三钱 甘草 干姜 山茱萸 防风 山药各五钱

【用法】上锉散。每服四钱,加生姜五片,大枣二枚,水煎,食前服。

【主治】阳虚眩晕,头痛恶寒,耳鸣或耳聋。

05074 三五七散

《丹溪心法》卷四。为《局方》卷一(绍兴续添方)"加减三五七散"之异名。见该条。

05075 三五七散(《校注妇人良方》卷四)

【组成】附子(炮) 细辛各三两 山茱萸 干姜(炮)各五两 防风 山药(炒)各七两

【用法】上为末。每服二钱,温酒调服。

【主治】八风五痹,肢体不仁,或风寒入脑,头痛目眩,耳内蝉鸣。

05076 三仁合剂

《中药制剂汇编》卷二。即《温病条辨》卷一"三仁汤"制成合剂。见该条。

05077 三乌胶丸（《成方制剂》20册）

【异名】三乌胶。

【组成】生草乌 900 克　生川乌 600 克　何首乌 450 克　附子（附片）150 克　生白附子 300 克　乳香 30 克　冰糖 90 克　鲜猪蹄 500 克

【用法】上制成丸剂。口服，一次 5 克，一日 2 次，饭后服。老人、少年酌减；重症、顽症酌减。

【功用】祛寒除湿，祛风通络，活血止痛，强筋健骨。

【主治】风寒湿邪、风痰、瘀血引起的风湿麻木、骨节肿痛、腰腿疼痛、四肢瘫痪、陈伤劳损、中风偏瘫、口眼歪斜、失语及风湿性关节炎，类风湿性关节炎，风湿性肌炎，骨质增生，坐骨神经痛，肩周炎，创伤性关节炎等。

05078 三石浸酒（《圣惠》卷九十五）

【组成】磁石八两　白石英十两（细研）　阳起石六两

【用法】上件药，并捣研，以水淘清后，用生绢袋盛，以酒一斗浸。经五日后，任意暖服。其酒旋取旋添。

【主治】肾气虚损。

05079 三龙眼膏（《鸡峰》卷二十一）

【组成】朴消半两　草龙胆二分　白蒺藜一分　旋覆花一分半　仙灵脾二钱（锉）

以上药用黄土半斤，将五味药一处拌匀，于五更取井花水一碗，和黄土并药为泥，稀稠得所，安在坩碗内，以匙摊平，面铺白色开通钱五文，却以硇砂绿豆大二十块子，便别于安排上，每文上安四块子，却以别碗合定，置净土上，用新黄土周回并上面培遍，仍透风气。得三四昼夜开看，其硇砂钱上生半寸长如翡翠色，便取下，次坩器中收之。又用：斑蝥（不去翅足）　乳香一块（如枣大）　秦皮　胡黄连各三钱　肥干枣三个　灯心一握（长七寸）　古老钱七文。

上七味，入无油石器中，取新井花水一大盏，煎至半盏，以棉滤入石器中；其滓再入水一盏，煎至半盏，滤去滓，合汁，以文武火熬成膏子，约得一匙头半。

【用法】将已刮下空青和膏子，入新坩器中盛顿，以硼砂末、龙脑各少许同研匀，以银箸搅匀，用角合子收之。三五年不坏。每日用银箸点一黄米大，次日依旧再点，翳膜自随泪下。点药亦不觉痛。如眼微昏，三两日并愈。

【主治】翳膜。

05080 三生萝卜（《仙拈集》卷一）

【组成】水萝卜一枚

【用法】周围钻七孔，入巴豆七粒，入土种之。待其结子，取子又种。待萝卜成，仍钻七孔，入巴豆七粒，再种。如此三次。至第四次将开花时，连根拔起，阴干，收净磁器内。遇臌胀者，取一个捶碎，煎汤服之。重者二个即愈。

【主治】臌胀。

05081 三白饼子（《重订通俗伤寒论》）

【组成】白面粉　白糖各二钱　饴糖饼（化汁）

【用法】三药捻作饼子，炉内煤熟，铲出，加轻粉四钱捣匀，分作二三服。令病人食尽，吐出病根即愈。体虚及年幼者，分四五次服之。

【功用】搜涤瘀积，涌痰。

【主治】哮证，因酸盐过食，遇冷饮食而发。

05082 三圣饮子（方出《千金》卷十八，名见《医学正传》卷四）

【组成】狼牙三两　东行桑根白皮（切）一升　东行吴茱萸根白皮五合

【用法】上㕮咀。以酒七升，煮取一升，平旦顿服之。

【主治】劳热生虫，在肺为病。

05083 三色吹药

《喉科紫珍集·补遗》。本方内有红吹药、黄吹药、蓝吹药三方。各详专条。

05084 三色敷药（《中医伤科学讲义》）

【组成】黄荆子（去衣，炒黑）八两　紫荆皮（炒黑）八两　全当归　五加皮　木瓜　丹参　羌活　赤芍　白芷　片姜黄　独活各二两　甘草六钱　秦艽一两　天花粉二两　怀牛膝二两　川芎一两　莲翘八钱　威灵仙二两　木防己二两　防风二两　马钱子二两

【用法】上为细末。用蜜或饴糖调拌如厚糊状，敷于患处。

【功用】消肿止痛，续筋骨，利关节。

【主治】❶《中医伤科学讲义》：寒湿痹痛。❷《中医方剂临床手册》：跌打损伤。

05085 三豆子汤

《便览》卷四。为《伤寒总病论》卷四"三豆饮子"之异名。见该条。

05086 三豆饮子（《伤寒总病论》卷四）

【异名】三豆饮（《得效》卷十一）、三豆汤（《医学正传》卷八）、三豆饼子（《医统》卷九十一）、三豆稀痘丹（《痘疹仁端录》卷十三）、三豆子汤（《便览》卷四）。

【组成】赤小豆　黑豆　绿豆各一升　甘草一两

【用法】净淘，水八升煮熟。逐日空心任性食豆饮汁七日，永不发。预服此则不发。

【功用】❶《伤寒总病论》：预防痘疹。❷《得效》：活血解毒。

【主治】痘疮，瘟疫。

❶《伤寒总病论》：天行疮痘。❷《医统》：时行瘟疫。❸《痘疹金镜录》：痘蕴热烦躁。

【备考】❶《医学正传》：三豆淘净，同甘草用雪水八升（无则用长流水）煮豆熟为度，去甘草，将豆晒干，又入汁再浸再晒，汁尽为度，逐日取豆水煮，任意食之。❷《医统》：饮之七日后疮必发快。

05087 三豆饼子

《医统》卷九十一。为《伤寒总病论》卷四"三豆饮子"之异名。见该条。

05088 三味吐散（方出《肘后方》卷三，名见《外台》卷十引《宫泰方》）

【异名】人参散（《普济方》卷一六二）、三味瓜蒂散（《普济方》卷一八四）。

【组成】瓜蒂二分　杜衡三分　人参一分

【用法】上为散。每服一钱匕，以汤调下，一日二三次。

【主治】水饮积滞，停于胸膈，胸满气喘者。

❶《肘后方》：饮水过多，滞在心胸，膈中不利。❷《外台》引《宫泰方》：上气呼吸喘逆。❸《外台》引《广济方》：痰嗽，吐脓损肺。

【宜忌】《外台》引《广济方》：忌生冷、油腻、猪、鱼。

【备考】《外台》引《广济方》本方用法：三味捣筛为散。平旦空腹，以热汤服方寸匕，当吐痰水、恶汁一二升。吐

己，复煮白粥，食淡水。未尽，停三日更进一服。

05089 三味饮子（《外台》卷六引许仁则）

【组成】高良姜二两　豆蔻子十二枚　桂心二两

【用法】上药切。以水四升，煮取一升，去滓，细细啜之。

【主治】湿霍乱，吐利无限。

【宜忌】忌生葱。

05090 三物白散

《活人书》卷十五。为《伤寒论》"白散"之异名。见该条。

05091 三物浴汤（《杨氏家藏方》卷十二）

【组成】山牡丹（枝叶）二斤　鹿梨根二斤　生姜一斤

【用法】上咬咀，作一次用。水五斗，煮三五沸，浴之。久患疮疥者，不过三五次浴取效。初时用药亦未知觉，浴至三五次，皮肤痛即愈。

【主治】遍身疮疥瘙痒。

05092 三和饮子（《圣济总录》卷四十五）

【组成】生姜半两（研，取汁）　糯米半合（淘，研）　蜜一合

【用法】上三味相和，分为五服。每服以新水一盏调下，不拘时候。

【主治】脾疸烦渴。

05093 三和饮子（《幼幼新书》卷二十六引《张氏家传》）

【组成】紫团人参三两半　甘草（炙）一两半　绵黄耆（酒浸一宿）五两

【用法】上为散。每服三钱，水二盏，加生姜三片，大枣三个，煎八分，不拘时候服。

【主治】三焦膈塞，五脏涩滞，气逆痰涎，太阳昏痛；及山岚瘴气，吐逆食不美，面色浮黄，指甲青黑；儿府劳吐乳，久病乍安，神气未复，寒热往来。

05094 三疟神方（《冯氏锦囊》卷十三）

【组成】人参八分　白术（炒黄）一钱　青皮四分　陈皮六分　猪苓四分　泽泻四分　甘草三分　柴胡六分　黄芩八分　茯苓八分　半夏八分　常山（酒炒）六分　草果六分　姜皮三片　大枣二枚

【用法】水煎七分，发日五更服。

【主治】疟疾年久不愈。

05095 三宝胶囊（《成方制剂》3册）

【异名】三宝丹

【组成】赤芍　丹参　当归　杜仲　龟甲　何首乌　菊花　灵芝　鹿茸　麦冬　牡丹皮　人参　肉苁蓉　砂仁　山药　山茱萸　熟地黄　菟丝子　五味子　玄参　泽泻

【用法】上制成胶囊剂。口服，一次3～5粒，一日2次。

【功用】填精益肾，养心安神，化瘀生新，益寿延年。

【主治】腰酸腿软，阳痿遗精，头晕眼花，耳鸣耳聋，心悸失眠，食欲不振。

05096 三枯髅酒（《普济方》卷三十七）

【组成】天枯髅（即木馒头，收二三年者佳）　地枯髅（即白烂田螺壳）　水枯髅（即莲蓬壳，久者为佳）

【用法】上烧灰存性，窨小油调下。

【主治】便红。

05097 三品锭子

《万氏家抄方》卷三。本方内有上品锭子、中品锭子、下品锭子三方。各详专条。

05098 三品锭子

《外科发挥》卷五。本方内有上品锭子、中品锭子、下品锭子三方。各详专条。

05099 三将军丸

《普济方》卷二四五引《澹寮》。为《续易简后集》卷一"三将丸"之异名。见该条。

05100 三柴胡饮（《景岳全书》卷五十一）

【组成】柴胡二三钱　芍药一钱半　炙甘草一钱　陈皮一钱　生姜三五片　当归二钱（溏泄者，易以熟地）

【用法】水一钟半，煎七八分，温服。

【主治】素禀阴分不足，或肝经血少而偶感风寒者；或感邪不深，可兼补而散者；或病后、产后感冒，不得不从解散，而血气虚弱不能外达者。

【加减】微寒咳呕者，加半夏一二钱。

05101 三请诸葛（《串雅补》卷二）

【组成】铅粉二钱　蚂蟥干一钱（火炙干，为末）　急性三钱（生研，净末）　干漆二钱（炒透）　雌雄蟹壳一月一对（炙黄，研为细末）

【用法】用苏木八两，煎汁熬膏为丸。每日空腹送下三钱。

【功用】下胎。

【主治】难产。

05102 三教归一（《古今医鉴》卷十五）

【组成】水银　银朱　朱砂各一钱

【用法】上为末，用大枣去核，再研，分作两丸。每用一丸，置瓦上，用炭火四块，将药居中，令患人仰卧，缩脚盖被，将口频吹火，烧烟熏之，再服解毒散数次。

【主治】杨梅疮。先用表药，后用此，不问远近一切顽疮。

05103 三黄洗剂（《外伤科学》）

【组成】大黄　黄柏　黄芩　苦参各等量

【用法】上为细末。10～15克加入蒸馏水100毫升、医用石炭酸1毫升，摇匀，以棉签蘸搽，每日多次。

【功用】❶《外伤科学》：清热止痒，保护收敛。❷《中医耳鼻喉科学》：解毒除湿。

【主治】风热湿毒蕴结所致的皮炎、疔毒、耳疮。❶《外伤科学》：各种急性无渗出性皮炎，单纯性皮肤瘙痒。❷《中医症状鉴别诊断学》：风热湿毒耳疮。❸《中医耳鼻喉科学》：旋耳疮。患处红肿焮痛，瘙痒，出水者。❹《中医外科学》：急性皮肤病、疔病等有红肿焮痒，渗液者。

05104 三黄犀散（《冯氏锦囊·杂证》卷三）

【组成】犀角屑　大黄（酒蒸）　钩藤　栀子仁　甘草　黄芩各等分

【用法】上为末。热汤调服。

【主治】脏腑热秘。

05105 三蛇药酒（《成方制剂》1册）

【组成】白芷　草乌　陈皮　川木香　川乌　川芎　大血藤　大枣　当归　独活　杜仲　甘草　桂枝　黄

精 南沙参 南蛇藤 牛膝 桑寄生 山木通 伸筋草 石菖蒲 石南藤 锁阳 威灵仙 乌梢蛇 乌药 香加皮 寻骨风 眼镜蛇 银环蛇

【用法】上制成酒剂。睡前服用,一次25～100克,一日1次。

【功用】祛风除湿,通经活络。

【主治】风寒湿痹,手足麻木,筋骨疼痛,腰膝无力等症。

05106 三棱饮子

《幼幼新书》(人卫点校本)卷十七引《婴孺方》。即同书(古籍本)"三棱饮"。见该条。

05107 三棱草煎(《千金翼》卷十九)

【组成】三棱草(切取)一石

【用法】上一味,以水五石,煮取一石,去滓;更煎取三斗,于铜器中重釜煎如稠糖,出纳密器中。旦以酒一盏,服一七,一日二次。每服常令酒气相续。

【主治】癥癖。

05108 三棱煎丸(《圣惠》卷四十八)

【组成】湿三棱七斤(净洗,去泥土,锉碎) 川大黄三两 芫花一两(醋拌炒令干) 鳖甲三两(涂醋炙令黄,去裙襕) 木香一两

【用法】上件药,先以水二斗,煮三棱至三升,去滓;捣罗诸药为末,入前煎中,于铜器内慢火熬之;更入米醋一升,同煎熬令稠,候稍冷,并手丸如梧桐子大。每日空腹,以温酒送下十丸。

【主治】肥气,结固不散,腹胁急疼,食少体瘦。

05109 三棱煎丸(《局方》卷三)

【异名】大三棱煎丸(《古今医鉴》卷六)。

【组成】杏仁(汤浸,去皮尖,麸炒黄色) 硇砂(飞,研)各一两 神曲(碎,炒) 麦蘖(炒)各三两 青皮(去白) 干漆(炒) 萝卜子(微炒)各二两 三棱(生,细锉,捣罗为末)八两(以酒三升,石器内熬成膏)

【用法】上为末,以三棱膏匀搜和为丸,如梧桐子大。每服十五丸至二十丸,食后温米饮送下。

【功用】❶《局方》:顺气宽中,消积滞,化痰饮。❷《寿世保元》:消胀软坚。

【主治】食积痰饮,阻于中脘,气机不宣,脘痞腹胀,噫气不畅,呕吐痰涎,食欲不振,大便或溏或泻。

❶《局方》:中脘气痞,心腹坚胀,胁下紧硬,胸中痞塞,喘满短气,噫气不通,呕吐痰逆,饮食不下,大便不调,或泄或秘。❷《得效》:脾虚,为肉食所伤,停久不散,发为腹满膨痛;宿食积聚,翻吐酸馊;膨满,食积气块,伤食夹脐痛甚。❸《奇效良方》:癥瘕。

【备考】《得效》:加阿魏五钱重,名阿魏丸,又名起祖三棱丸。《医方类聚》引《经验秘方》"三棱煎丸"有蓬莪术、木香。

05110 三棱煎丸

《鸡峰》卷九。为《圣惠》卷二十八"京三棱煎丸"之异名。见该条。

05111 三棱煎丸(《鸡峰》卷九)

【组成】桂一斤 干姜 三棱 当归 半夏 丁香皮 乌梅各四两 硇砂一两 巴豆半两

【用法】上为细末,煮面糊为丸,如麻子大。每服三五丸,橘皮汤送下。

【功用】消积化滞。

【主治】积聚。

05112 三棱煎丸

《卫生总微》卷十三。为《博济》卷三"小三棱煎"之异名。见该条。

05113 三棱煎丸(《济生》卷六)

【组成】京三棱 蓬术各二两 芫花半两 青皮(去瓤净)一两半

【用法】上锉,如豆大,用好醋一升,煮干,焙为细末,醋糊为丸,如梧桐子大。每服五十丸,食前用淡醋汤送下。

【主治】妇人、室女血瘕,月经不通,脐下坚结大如杯,久而不治,必成血蛊。

05114 三棱煎丸(《卫生宝鉴》卷十九)

【组成】广茂(黑角者) 三棱(二味湿纸煨香,为末)各一两 大黄(去皮)八两(为末)

【用法】将大黄银石器内以好醋渍令平,慢火熬可,以二味为丸,如麻子大,或绿豆大。每服十丸至二十丸,食后温水送下;大人丸如梧桐子大,每服四十丸。

【主治】小儿食积成癖,脘癖腹痛;妇人气滞血结,经闭不通。

❶《卫生宝鉴》:小儿饮食过多,痞闷疼痛,食不消化,久而成癖;并治妇人血积血块。❷《古今医鉴》:干血气郁,经闭不通。❸《东医宝鉴·杂病篇》:血蛊。

05115 三棱煎丸(《活幼口议》卷十七)

【异名】化积丸、消痞丸。

【组成】京三棱 蓬莪术(并炮)各半两 芫花一分 鳖甲(去裙,米醋炙令焦)半两 淡豆豉二钱 巴豆二十一粒(去壳) 川当归半两 杏仁(去皮尖)一分(炒令赤)

【用法】上前六味一处,以米醋一碗,煮令干,仍就炒起,更细截,焙为末;次入当归末,又入杏仁、巴豆、淡豆豉和匀,水煮面糊为丸,如麻子大。每服二十丸,生姜汤送下。

【功用】破气行血,和脾开胃。

【主治】婴孩小儿食伤生冷、粘腻、热毒等物,脾胃积滞,久不克化,肚热脚冷,痞癖寒热,及疔癥瘕,中脘膨胀,上膈气壅,心腹不得宣通;诸积滞,食不化。

05116 三棱煎丸(《普济方》卷一六八)

【组成】三棱八两 杏仁 萝卜子 大硼砂各一两五钱 神曲 麦蘖 青皮 干漆各二两 缩砂 丁香 蓬术各一两五钱

【用法】上为细末,薄糊为丸,如梧桐子大。每服二三十丸,饮汤送下。

【主治】积聚。

05117 三棱煎丸(《普济方》卷三九二)

【组成】三棱(炮) 莪术(炮)各半两 芫花三钱(三味同醋煮一夕,焙干) 南木香二钱 乌梅肉二钱半(用巴豆三七粒同炒 黑色,去巴豆不用) 丁香二钱

【用法】上为末,醋糊为丸,如绿豆大。每服二十丸,饭饮吞下。

【主治】虚中有积,腹痛不进饮食,及面目浮肿。

05118 三鞭胶囊

《成方制剂》15册。即《成方制剂》11册"三鞭酒"改为胶囊剂。见该条。

05119 三一肾气丸（《丹溪心法附余》卷十九）

【组成】熟地黄　生地黄　山药（俱怀庆者）　山茱萸　肉各四两　牡丹皮　赤、白茯苓　泽泻　锁阳　龟版各三两　牛膝（川者）　枸杞子（甘州者）　人参（辽）　麦门冬　天门冬各二两　知母　黄柏　五味子（辽）　肉桂各一两

【用法】上为细末，炼蜜为丸，如梧桐子大。每服五十丸，渐加至六七十丸，空心淡盐汤送下；或温酒送下。

【功用】❶《丹溪心法附余》：补心肾诸脏精血，泻心肾诸脏火湿。❷《北京市中药成方选集》：滋阴补气，强肾助阳。

【主治】《北京市中药成方选集》：身体衰弱，四肢无力，气血虚损，精髓不足。

【加减】虚甚，加鹿茸一两，虎胫骨一两。

【方论选录】人之一身，阳常有余，阴常不足，气常有余，血常不足，故滋阴补血之药，自幼迄老，不可缺也。古方如肾气丸、补阴丸，俱是滋阴补血之剂，然固本丸胸满有痰者忌之，补阴丸脾虚有湿者忌之。惟肾气丸专于补血滋阴而兼理痰湿，最为切当，但品味数少，不足以尽其度。今广将三方合而为一，略用加减，名曰三一肾气丸，有补有泻，其故何哉？夫五脏藏精血者也，精血一虚，邪火乘之，而为湿热。补者，所以补其精血；泻者，所以泻其湿热也。世人徒知五脏精血虚而生火，殊不知五脏精血虚而邪火得以乘之。此方既用知母、黄柏以泻火，又用茯苓、泽泻以渗湿，尤为备也。

05120 三一承气汤（《宣明论》卷六）

【异名】三乙承气汤（《得效》卷四）。

【组成】大黄半两（去皮）　芒消半两　厚朴半两（去皮）　枳实半两　甘草一两

【用法】上锉，如麻豆大。水一盏半，加生姜三片，煎至七分，纳消，煎二沸，去滓服。

【功用】《血证论》：攻下火结。

【主治】伤寒、杂病里热壅盛，大、小、调胃三承气汤证兼备，腹满实痛，谵语下利，内热不便；及中风僵仆，风痫发作；产妇胞衣不下；小儿斑疹黑陷。

❶《宣明论》：伤寒、杂病，内外所伤，日数远近，烦渴谵妄，心下按之硬痛，小便赤涩，大便结滞；或湿热内甚而为滑泄，热甚喘咳，闷乱惊悸，狂癫目疼，口疮舌肿，喉痹痈疡，阳明胃热发斑，脉沉可下者；小儿热极，风惊抽搐，气喘昏塞，并斑疹黑陷，小便不通，腹满欲死；或斑疹后热不退，久不作痂；或作斑纹疮癣，久已不已者；怫热内成痈疖；坚积黄瘦，卒暴心痛，风痰酒膈，肠垢积滞，久壅风热，暴伤酒食，烦心闷乱，脉数沉实；或肾水阴虚，阳热独甚，而僵仆卒中，一切暴喑不语，蓄热内甚，阳厥极深，脉反沉细欲绝；或表之冲和正气，与邪热并之于里，则里热亢极，阳极似阴，反为寒战，脉微而绝；或风热燥甚，客于下焦，而大小便涩滞不通者；或产妇死胎不下，及两感表里热甚，须可下者。❷《医方类聚》引《修月鲁般经》：伤寒结胸，虽脉浮而里势恶，虽可下者。❸《医学入门》：玉茎中痛。❹《准绳·类方》：伤寒大承气汤证腹满实痛，调胃承气汤证谵语下利，小承

气汤证内热不便，三一承气汤合而为一也。及治中风僵仆，风痫发作。

【方论选录】❶《医方类聚》引《修月鲁般经》：此方河间先生所制，缓中急下，善开发而解郁结，可通用三一承气，最为妙也。盖大黄苦寒，而通九窍二便，除五脏六腑积热；芒硝咸寒，破痰散热，润肠胃；枳实苦寒，为佐使，散滞气，消痞满，除腹胀；厚朴辛温，和脾胃，宽中通气；四味虽下剂，有泄有补，加甘草以和其中。然以甘草之甘，能缓其急结，湿能润燥，而又善以和合诸药而成功，是三承气而合成一也。善能随证消息，但用此方，则不须用大、小承气并调胃等方也。❷《成方切用》：谓合三承气为一方也。成无己曰：若大承气证，反用小承气，则邪不服；若小承气证，反用大承气，则过伤元气，而腹满不能食。仲景所以分而治之，后人以三方合而为一，云通治三方之证，及伤寒、杂病，内外一切所伤。与仲景之方，甚相违戾，失轩岐缓急之旨，使病人暗受其害，将谁咎哉？

【临床报道】少阴伏暑：《全国名医验案类编·续编》引朱镜洲案：病者女，年十八岁。嫁未弥月，贪凉过食，患伏暑症，恶寒发热，投发散风寒，佐以芳香透达，寒热将罢，下利纯清，脉象长洪，舌苔厚腻，色带糙黄，系少阴热证。仲景有急下之法，盖暑虽属于三焦，膜原出入于阳明、太阳之间，然肠胃有宿食，少阴有伏气，燥屎不下，热结旁流，所下非血也，若不急下，必致内焰亡阴，用三一承气汤下之。大黄、芒硝、枳实、厚朴、甘草。大便解后，黄苔即退，脉形洪大，转为柔软，病即愈。

05121 三乙承气汤（《永类钤方》卷四）

【组成】北大黄（去粗皮）　芒硝（即焰消）　厚朴（姜制）　枳实（生用）各半两　甘草（去皮，炙）一两　当归（酒洗，焙）二钱半

【用法】上㕮咀。每服半两，水盏半，加生姜五片，大枣二个（擘开），同煎七分，去滓热服，不拘时候。病重者，每服一两，加生姜二片，大枣一个。若不纳药，须时时呷服之，以通为度。

【主治】噎膈。

【方论选录】虽为下药，有泄有补，卓有奇功。刘河间又加甘草，以为三乙承气，以甘和其中，最得仲景之秘。试论只论四味，当归不在试论之列，不可即用；然等分不多，纵用亦无妨。

05122 三乙承气汤

《得效》卷四。为《宣明论》卷六"三一承气汤"之异名。见该条。

05123 三乙承气汤（《痘疹心法》卷二十二）

【组成】大黄　厚朴　枳实各一钱　升麻五分

【用法】上锉细。水一盏，加生姜一片，煎七分，去滓，食前服。

【主治】痘疹实热症，纯阳无阴者。

05124 三乙承气汤（《寿世保元》卷三）

【组成】大黄　芒硝　厚朴　枳实　甘草　木香　槟榔

【用法】上锉。加生姜三片，水煎，热服。

【主治】在里邪实不便，脉实而喘者。

05125 三乙承气汤（《伤寒大白》卷二）

【组成】枳壳　厚朴　大黄　芒硝　甘草

【主治】潮热，腹胀满作痛，欲大便不得，手足挚挚多汗。

05126 三七止血片（《成方制剂》11册）

【组成】地锦草　三七

【用法】上制成片剂。口服，一次3片，一日3次；儿童酌减。

【功用】行瘀止血，消肿定痛。

【主治】吐血，衄血，血痢，血崩，产后流血不止，月经过多及外伤出血。

05127 三七化毒丹（《慈幼新书》卷十一）

【组成】荆芥　防风　乳香　没药　僵蚕　全蝎　蜈蚣　穿山甲　三七叶（酒洗）各五钱　朱砂　雄黄各三钱

【用法】上为末，陈米打糊为丸，如绿豆大，朱砂为衣。每服三分，黄酒送下。

【主治】杨梅疳疮，鱼口便毒，不拘新久，服神效散未愈者。

05128 三七化痔丸（《成方制剂》19册）

【组成】白毛根　岗稔子　勒苋菜　千里光　三七　盐肤木

【用法】上制成丸剂。口服，一次3克，一日2～3次。

【功用】清热解毒，止血止痛。

【主治】外痔清肠解毒；内痔出血脱肛，消肿止痛，收缩脱肛。

05129 三七伤科片（《成方制剂》14册）

【组成】对节蓝　黑骨头　金丝矮陀陀　九股牛　萝卜矮陀陀　人参　三七　天花粉　雪上一枝蒿　浙贝母　制草乌

【用法】上制成片剂。口服，一次4片，五岁至十岁儿童一次2片，一日2次。

【功用】活血祛瘀，止痛止血。

【主治】跌打刀伤，远年瘀患，劳积内伤，咳血，吐血，筋骨肿痛，风湿麻木。

【备考】本方改为散剂，名"三七伤科散"（见《成方制剂》）

05130 三七伤科散

《成方制剂》14册。即《成方制剂》14册"三七伤科片"改为散剂。见该条。

05131 三七伤药片（《中国药典》2010版）

【组成】三七52.5克　制草乌52.5克　雪上一枝蒿23克　冰片1.05克　骨碎补492.2克　红花157.5克　接骨木787.5克　赤芍87.5克

【用法】上制成片剂，口服。一次3片，一日3次；或遵医嘱。

【功用】舒筋活血，散瘀止痛。

【主治】跌打损伤，风湿瘀阻，关节痹痛；急慢性扭挫伤、神经痛见上述证候者。

【宜忌】本品药性强烈，应按规定量服用；孕妇忌用；有心血管疾病患者慎用。

05132 三七补血丸

《成方制剂》7册。为原书同册"田七补丸"之异名。见该条。

05133 三七活血丸（《成方制剂》3册）

【组成】赤芍　大黄　当归　地龙　骨碎补　红花　没药　木香　蒲黄　三七　苏木　五灵脂　续断

【用法】上制成丸剂。口服，一次1丸，一日2次。

【功用】通络散瘀。

【主治】跌打损伤，骨折初期肿胀严重者。

05134 三八全应丸（《古今医鉴》卷八引张明山方）

【组成】刺猬皮一个（连刺酒浸，晒干）　当归二两（酒洗）　槐角二两（酒浸，炒）　黄连（酒炒）二两　地骨皮（酒炒干）二两　甘草（蜜炙）二两　乳香二钱　核桃十八个（内取隔三十六片）

【用法】上为末，醋糊为丸，如梧桐子大。每服三十五丸，白汤或酒送下，早晚二服。一月后平复。

【主治】痔漏。

05135 三人九子丸（《千金》卷十九）

【组成】酸枣仁　柏子仁　薏苡仁　菟丝子　菊花子　枸杞子　蛇床子　五味子　菴䕡子　地肤子　乌麻子　牡荆子　干地黄　薯蓣　桂心各二两　苁蓉三两

【用法】上为末，炼蜜为丸，如梧桐子大。每服二十丸，酒送下，日二夜一。

【功用】补益。

【主治】五劳七伤。

05136 三人九子丸（《圣惠》卷二十六）

【组成】酸枣仁一两（微炒）　柏子仁一两　薏苡仁一两　枸杞子一两　蛇床子一两　五味子一两　韭子一两（微炒）　菴䕡子一两　覆盆子一两　地肤子一两　乌麻子一两　薯蓣一两　桂心一两　菟丝子一两（酒浸三日，曝干，别捣为末）　熟干地黄一两　肉苁蓉一两（酒浸一宿，刮去皱皮，炙干）

【用法】上为末，炼蜜为丸，如梧桐子大。空腹及晚食前以温酒送下三十丸。

【功用】补益。

【主治】五劳六极七伤。

05137 三才大补丸（《陈素庵妇科补解》卷一）

【组成】人参　白术　杜仲　熟地黄　当归　川芎　香附　黄耆　白芍　熟艾　补骨脂　阿胶　山药

【用法】生姜汤送下。如余血未尽痛不止者，可先服艾附丸二三两。

【主治】妇人经行后腹痛。

【方论选录】经已行则血海空，血去多亡阴，则阳气无辅。虚则生寒，故腹痛。非气血俱补，将来虚证陡起，久则经闭。或经行时腹痛，过后仍痛，是余血未尽也。以大补药中加一二行滞药，则痛自止。是方人参、白术、黄耆、山药以补阳；归、芎、芍、地以补阴；杜仲、阿胶以固左尺，滋阴血；熟艾、补骨脂以助右尺，暖命门、丹田；香附以行气，使上、中、下三焦诸气运行不滞，经血自如期而止，不致作痛矣。

05138 三才大补膏（《古今医鉴》卷七）

【组成】生地黄一斤　熟地黄一斤　天门冬四两　麦门冬四两　人参四两　甘枸杞四两　牛膝四两　何首乌八两

【用法】上咬咀，勿犯铁器，同入大砂锅内，用水二十碗，煎至七碗，取汁别贮；药渣如前再煮九次，共得汁七十碗，滤渣极净；别用中等砂锅，入汁七碗，慢火煎熬，耗汁一碗，方添一碗，六十三碗皆添尽，则汁已浓矣，盖只得汁六碗；却用山白蜜去蜡，可一斤半，同前药入砂锅内，重汤煮汁，滴水不散，则成膏矣。瓷罐盛之，埋土中七日，取出，如前再煮一昼夜，再埋一宿，乃分贮小罂内封固。自煎至煮，但用桑柴火，药本寻常，妙在火候。不拘时以醇酒调服，味美而功多。若惩忿窒欲之人，又深居简出，时服此膏，亦可以擅其天年矣。

【功用】补益。

05139 三才却病丹《良朋汇集》卷一）

【组成】巴豆七百粒（拣白仁，去油成霜） 绿豆（拣净）十三两四钱（研细末） 黑脐白豇豆二十两（拣净，研末） 飞罗面八两

【用法】上四味，和匀，清水为丸，如绿豆大。每服，大人五分，小儿三分。如九种心痛，艾醋汤送下；五积六聚，鲜姜汤送下；脐腹疼痛，盐汤送下；小儿诸般胀闷，萝卜子汤送下；妇人产后百病，益母草煎汤送下；干血痨症，一钱红花汤送下；小儿疳疾痞块，凉水送下；余疾不问内外虚实，概用白滚水送下。

【主治】五积六聚，心疼腹痛，小儿诸般胀闷，及妇人干血痞满。

05140 三才固本膏《陈素庵妇科补解》卷三）

【组成】天冬六两 麦冬四两 熟地一两 当归八两 白术六两 人参一两 黄芩四两 杜仲四两

【用法】上熬成，人乳、牛、羊乳各一盏，白蜜八两，和匀再熬，滴水成珠为度，白汤送下。

【主治】妊娠胎瘦不长。

【方论选录】是方大补气血，以三才之中分主佐，更有深义。其人乳、牛乳、羊乳者，以血补血，同气相求之义也。

05141 三才封髓丹《医学发明》卷七）

【组成】天门冬（去心） 熟地黄 人参（去芦）各半两 黄柏三两 缩砂仁一两半 甘草七钱半（炙）

【用法】上为细末，水糊为丸，如梧桐子大。空心服五十丸，用苁蓉半两，切作片子，酒一大盏，浸一宿，次日煎三四沸，去滓，送下前丸。

【功用】❶《医学发明》：降心火，益肾水。❷《卫生宝鉴》：滋阴养血，润补下燥。

【主治】❶《症因脉治》：肾虚舌音不清。肾经咳嗽，真阴涸竭。❷《医方论》：梦遗走泄。

【方论选录】❶《法律》：此于三才丸方内加黄柏、砂仁、甘草。以黄柏入肾滋阴，以砂仁入脾行滞，而以甘草少变天冬、黄柏之苦，俾合人参建立中气。❷《医方集解》：此手足太阴少阴药也。天冬以补肺生水，人参以补脾益气，熟地以补肾滋阴。以药有天、地、人之名，而补亦在上、中、下之分，使天地位育，参赞居中，故曰三才也。❸《医方论》：此方治龙雷之火不安，梦遗走泄则可，若肾气久虚，精宫不固者，岂得再用苦寒！断宜补肾纳气之法为是。

【临床报道】牙痛：《现代中西医结合杂志》[2008，17（08）：1199]三才封髓丹治疗虚火牙痛96例，结果：96例中临床治愈85例（89%），显效8例（8%），有效3例（3%），总有效率100%。治愈时间1～14天，平均6天，服中药1剂痊愈9例，2剂16例，3～4剂31例，5～6剂28例，7～14剂12例，平均4.1剂。

05142 三才封髓丹

《症因脉治》卷二。为《儒门事亲》卷十五"三才丸"之异名。见该条。

05143 三才葆真丸《惠怡堂方》）

【组成】背阴草（即豨莶草，用老酒白蜜拌匀之，九蒸九阴干，取净末）一斤 白蒺藜（去刺，童便浸三日，清水淘清，阴干，如法三次，阴干取末）一斤 天冬 熟地 人参各八两 黄耆 茯神 枣仁 枸杞 牛膝 杜仲 续断 五加皮 山药 山萸 白术 菟丝 沉香 朱砂 南星 沙苑 半夏 鹿茸 虎胫各四两 乳香 没药 黄芩 山楂 龙骨 地龙 土鳖 甜瓜子 骨碎补 肉桂 附子 炙甘草各二两

【用法】上为末，炼蜜为丸，如梧桐子大。老酒、盐汤任下。

【主治】五痨七伤，左瘫右痪。

05144 三山拱岳丹《灵药秘方》卷下）

【组成】硝一两六钱 水银 明矾各一两

【用法】上共研，入锅，碗盖泥封，升一炷香，取药收用。化管用新米饭打条，插患处。

【功用】退管，去恶生新。

05145 三川神应汤《解围元薮》卷四）

【组成】川芎 牛膝各五分 川黄连 土黄连各一钱

【用法】先以饭团一斤半，将竹刀括去皮，止用白肉，不用黄色，打碎，不见铁器，用水四大碗，煎至二碗，去滓入药，再煎取一碗，又用雄猪夹肝，煎油三匙入内服。三四贴止。

【主治】疠疮。

05146 三子地黄汤《张皆春眼科证治》）

【组成】熟地12克 山药 山萸肉 茯苓各9克 泽泻 牡丹皮各6克 菟丝子 沙苑子各9克 枸杞子12克

【功用】补肾填精。

【主治】肾中精气不足，症见神光受戗，幻影色黑，不任久视，头晕耳鸣，腰膝酸软。

【方论选录】方中六味地黄汤，滋补肾精以填精；菟丝子、沙苑子、枸杞子皆为甘温之品，阴阳双补，以助真元，真元充沛，神光升发，幻影自除。

05147 三子养亲汤《杂病广要》引《皆效方》）

【异名】三子汤（《寿世保元》卷三）。

【组成】紫苏子 芥菜子 萝卜子

【用法】上药各洗净，微炒，击碎。看何证多，则以所主者为君，余次之。每剂不过三钱，用生绢袋盛之，煮作汤饮，随甘旨，代茶水啜用，不宜煎熬太过。

【功用】《中医方剂学》：顺气降逆，化痰消食。

【主治】高年咳嗽，气逆痰痞。

【加减】若大便素实者，临服加熟蜜少许；若冬寒，加生姜三片。

【方论选录】❶《韩氏医通》：紫苏子，主气喘咳嗽，白芥子主痰，萝卜子主食痞兼痰。❷《医方考》：年高痰盛气实者，此方主之。痰不自动也，因气而动，故气上则痰上，气下则痰下，气行则痰行，气滞则痰滞。是方也，卜子能耗气，苏子能降气，芥子能行气。气耗则邪不实，气降则痰不逆，气利则膈自宽，奚痰患之有？此方为人子事亲者设也。虽然治痰先理气，此治标之论耳，终不若二陈有健脾去湿治本之妙也，但气实之证，则养亲汤亦径捷之方也。❸《医

方集解》：此手足太阴药也。白芥子除痰，紫苏子行气，莱菔子消食。然皆行气豁痰之药，气行则火降，而痰消矣。❹《成方便读》：夫痰之生也，或因津液所化，或由水饮而成，然亦有因食而化者，皆由脾运失常，以致所食之物，不化精微而化为痰。然痰壅则气滞，气滞则伤肺，气失下行之令，于是为咳嗽，为喘逆等证矣。病因食积而起，故方中以莱菔子消食行痰；痰壅则气滞，以苏子降气行痰；气滞则膈塞，白芥子畅膈行痰。三者皆治痰之药，而又能于治痰之中各逞其长，食消气顺，喘咳日宁，而诸证自愈矣。

【临床报道】扁平疣：《浙江中医杂志》[2006, 41（02）：90]三子养亲汤治疗扁平疣66例，结果：皮损全部消退为痊愈；皮损消退70%为显效；皮损无改变为无效。全部病例服用1～2疗程后，痊愈49例，显效8例，无效9例，总有效率86%。

【现代研究】镇咳、祛痰、平喘的作用：《中成药》[2003, 19（02）：11]实验结果表明：三子养亲汤醚提取物有明显的镇咳作用；三子养亲汤水提取物的祛痰作用显著；三子养亲汤醇、醚提取物的平喘作用明显。

05148 三子养亲汤《寿世保元》卷三）

【组成】白芥子（研） 萝卜子（研） 苏子（研） 南星（水泡） 半夏（水泡） 片芩（去朽） 赤茯苓（去皮）各八分 陈皮（去白）六分 枳实（炒）六分 甘草二分

【用法】上锉一剂。加生姜三片，水煎，温服。

【主治】痰嗽气喘。

05149 三子养亲汤《症因脉治》卷二）

【组成】山楂子 莱菔子 白芥子

【功用】消食化痰，利气宣导。

【主治】食积痰，饱满不食，恶心呕吐，或攻四肢肩背作痛；下遗大肠，时泻时止；或时吐痰，口中觉甘，脉多滑大。

05150 三子养亲汤《镐京直指》卷二）

【组成】莱菔子（炒）八钱 苏子（炒）八钱 枳实三钱 白芥子五钱 葶苈四钱 瓜蒌子（杵）八钱。

【用法】水煎服。

【功用】涤痰降火。

【主治】气逆痰火，膈膜痰裹，大便秘结。

05151 三子调气丸《赤水玄珠》卷三）

【组成】苏子 白芥子 萝卜子 半夏曲 滑石（飞）各一两 前胡六钱 桂心三钱 黄芩 黄连各五钱 生诃子三钱 桔梗七钱 甘草四钱 橘红（明矾、硼砂、玄明粉各二钱，煮干）二两

【用法】上为末，生姜汁少许，竹沥一碗，打糊为丸，如绿豆大。食后服一钱，白汤送下，一日三次。

【主治】梅核气。

05152 三子愈疮膏《千金珍秘方选》）

【组成】大枫子五十粒 蓖麻子五十粒 蛇床子三钱

【用法】上药研细另包；另以麻黄一钱五分，斑蝥（去翅足）三只，入猪油一两中，煎枯去煎，再将前三味放下，缓缓熬煎，待滓黑取起，用绢袋包裹。频频擦之。

【主治】风湿疮癣。

05153 三丰伐木丸

《中国医学大辞典》。为《本草纲目》卷十一引《张三丰仙传方》"伐木丸"之异名。见该条。

05154 三仁五子丸《杨氏家藏方》卷九）

【组成】菟丝子（酒浸一宿，别捣，焙干） 五味子 枸杞子 覆盆子 车前子 柏子仁 酸枣仁（炒） 薏苡仁（微炒） 沉香 鹿茸（醋涂，炙黄，锉） 肉苁蓉（酒浸一宿，切，焙） 巴戟（去心） 当归（洗，焙） 白茯苓（去皮） 乳香（别研） 熟干地黄（洗，焙）各一两

【用法】上为细末，次入研了药和匀，炼蜜为丸，如梧桐子大。每服五十丸，空心温酒或盐汤送下。

【功用】常服养心益肝，生血补气，润泽肌肤，倍进饮食。

【主治】血气耗虚，五脏不足，睡中惊悸，盗汗怔忪，梦遗失精，四肢倦懒，肌肤瘦弱，或发寒热，饮食减少。

05155 三仁五子丸《永类钤方》卷十一）

【组成】菟丝子（制） 五味子 枸杞子（酒蒸） 覆盆子（酒浸） 车前子（酒浸） 酸枣仁（去壳） 薏苡仁（炒） 柏子仁（炒） 鹿茸 苁蓉 当归 熟地黄 沉香 茯苓各等分

【用法】上为末，炼蜜为丸。空心盐、酒送下。

【主治】肝肾不足，体弱眼昏，内障生花，不计远近。

05156 三仁降气汤《医学探骊集》卷五）

【组成】枳实四钱 延胡索三钱 焦槟榔三钱 桔梗二钱 莱菔子三钱 瓜蒌仁三钱 桃仁 杏仁各三钱（水煮，去皮尖） 海藻二钱 茶叶一钱

【用法】水煎，温服。

【主治】梅核气。

【宜忌】忌用香燥药。

【方论选录】此方以海藻为君，专能破食管上下之逆气；以蒌仁、桃仁、杏仁为臣，通行其食管之结气；以枳实、莱菔子、槟榔、元胡为佐，开解其中焦之积气；以桔梗、茶叶为使，使之引药上行。服二三剂，其梅核气自消散矣。

05157 三仁承气汤《重订通俗伤寒论》）

【组成】大麻仁三钱（炒香） 松子仁三钱（研透） 小枳实一钱半（炒香） 大腹皮二钱 光杏仁三钱（勿研） 生川军一钱（蜜炙） 油木香五分 猪胰（略炒）一钱

【功用】缓下脾脏结热。

【主治】胃燥脾约，液枯便闭。

【方论选录】脾与胃以膜相连，膜者，脂膜也；上济胃阴，下滋肠液，皆脾所司。若发汗利小便太过，则胆火炽盛，烁脾熏胃，胃中燥而烦实，实则大便难，其脾为约，约则脾之脂膜枯缩矣。故君以麻、杏、松仁等多脂而香之物，濡润脾约，以滋胃燥；然胃热不去，则胆火仍炽，又必臣从生军、枳实，去胃热以清胆火，所谓釜底抽薪是也；佐以油木香、大腹皮者，以脾气喜焦香，而油木香则滑利脂膜，脾络喜疏通，而大腹皮又能直达脾膜也；妙在使以猪胰，善去油腻而助消化，以洗涤肠中垢浊。此胃燥脾约，液枯便闭之良方。

05158 三化复遂汤《效验秘方·续集》焦树德方）

【组成】生大黄3～10克 枳实10克 厚朴10克 羌活10克 全瓜蒌30克 半夏10克 防风10克 桃仁泥10克 钩藤20～30克 元明粉（分冲）6～9克

【用法】每日一剂，水煎服，元明粉需每次以半量冲服，

日服二次。

【功用】通腑化痰，活血通络。

【主治】中风病中经证，神志清楚，半身不遂，病侧肢体不能活动，肌力0度或1度。大便秘结，数日甚至十余日不能自行排便。可兼有口中有热腐气味，舌苔厚腻而黄，脉象沉滑，重按有力等症。或渐渐出现神识恍惚，有欲向中腑证转化趋势。

【方论选录】本证不仅腑气不通，而且还有痰浊瘀血阻滞，经络血脉不通之证，故在三化汤中加入化痰降浊，活瘀通络之品，而成三化复遂汤。方中以大黄荡涤肠胃，下燥结除瘀热推陈致新，枳实行气降痰，除痞消积，二药一走血一走气，共为主药。以厚朴行气除满，消痰化食，半夏除湿化痰，下逆止呕，羌活搜肝风，理游风，共为辅药。以全瓜蒌降气化痰，润肺滑肠，桃仁泥活血润燥，通大肠血秘，防风搜肝散风行滞气，钩藤舒筋活络，平肝息风，共为佐药。元明粉咸能软坚，通腑泻热，为使药。

【加减】上肢不遂者，加桑枝30克，片姜黄10克，红花10克。下肢不遂者，加桑寄生30克，怀牛膝12～15克，川断15克。大便通畅后，可减去元明粉；去元明粉后大便仍一日二三次者，可减少大黄用量，但不可去掉；去元明粉后，大便虽能一日1次，但感到排便不太通畅，腹部略感胀满者，可另加焦槟榔10～12克消滞行痰，通降腑气。时日稍久，病入血分，瘀血症明显者，加红花10克，鸡血藤15克，川芎6克。患肢感到有胀痛者，可加红花10克，地龙9克，地鳖虫6克，络石藤20～30克，伸筋草20～30克。舌苔厚腻、食纳不香者，可加苍术9克，藿香10克，佩兰10克，陈皮3～6克，茯苓10克。兼有言语不利者，可加全蝎6～9克（或蝎尾10～20条），菖蒲10克，远志10克。有欲向中腑证转化者（神识有些恍惚），可加菖蒲12克，远志12克，天竺黄10克，或再加服牛黄清心丸。

05159　三气合痹针（《种福堂方》卷二）

【组成】乳香　没药　牙皂　羌活　独活　川乌　草乌　白芷　细辛各五分　肉桂　苍术　雄黄　硫黄　山甲　樟冰各一钱　麝香三分　艾绒一两半

【用法】上为细末，作针。按穴针之。

【主治】风寒湿毒留住经络，痛肿不散者。

05160　三乌追风散（《扶寿精方》）

【组成】川乌　草乌（各以火炮，水淬去毒）　何首乌　石菖蒲　甘草

【用法】上为细末。每次一分，紫苏、荆芥煎汤送下，或酒下亦可。

【主治】诸疮惹风者。

【宜忌】服后宜居密室，切忌触风。

05161　三石水煮粥（《圣惠》卷九十七）

【组成】紫石英四两　白石英四两　磁石八两（捶碎，淘去赤汁）

【用法】上药捶碎，布裹。以水五大盏，煮取二盏，去石，下米三合，作粥食之。其石每日煎用之，经三个月即换之。

【主治】阴痿，囊下湿，或有疮，虚乏无力。

05162　三石更生散

《千金翼》卷二十二。即原书同卷引何候方"寒食散"

去石硫黄、赤石脂。见该条。

05163　三石肾气丸（《千金翼》卷二十二）

【组成】钟乳　白石英　赤石脂　禹余粮　海蛤（并研，炼）各二两半　干地黄　石斛　白术各一两半　桔梗　五味子　寄生　山茱萸　杜仲（炙）　牛膝　泽泻　天门冬（去心）　蛇床子　当归各三两　人参　薯蓣　远志（去心）　细辛　菟丝子（酒浸）　茯苓　苁蓉　附子（炮去皮）各一两　干姜　桂心各五两　甘草半两（炙）　鹿茸二两（炙）

【用法】上为末，炼蜜为丸，如梧桐子大。每服十五丸，酒送下，稍加至三十丸，一日二次。

【主治】虚劳。

05164　三石泽兰丸（《千金》卷四）

【异名】石斛泽兰丸。

【组成】钟乳　白石英各四两　紫石英　防风　藁本　茯神各一两六铢　泽兰二两六铢　黄耆　石斛　石膏各二两　甘草　当归　芎劳各一两十八铢　白术　桂心　人参　干姜　独活　干地黄各一两半　白芷　桔梗　细辛　柏子仁　五味子　蜀椒　黄芩　苁蓉　芍药　秦艽　防葵各一两　厚朴　芜荑各十八铢

【用法】上为末，炼蜜为丸，如梧桐子大。每服二十丸，酒送下，加至三十丸，日二三服。

【功用】通血脉，补寒冷。

【主治】妇人风虚不足。

05165　三石泽兰丸（《圣惠》卷七十）

【组成】泽兰二两　芜荑三分　甘草半两（炙微赤，锉）　桂心一两　白术三分　人参一两（去芦头）　干姜三分（炮裂，锉）　羌活三分　熟干地黄二两　黄耆一两　石斛一两（去根，锉）　石膏二两（细研，水飞过）　防风一两（去芦头）　白石英一两（细研，水飞过）　白芷一两　柏子仁一两　桔梗三分（去芦头）　川椒一两（去目及闭口者，微炒出汗）　细辛三分　钟乳粉一两　厚朴一两（去粗皮，涂生姜汁，炙令香熟）　紫石英一两（细研，水飞过）　藁本半两　肉苁蓉一两（酒浸一宿，刮去皱皮，炙令干）　白芍药半两　干漆三分（捣研，炒令烟出）　琥珀一两　五味子半两　防葵半两　当归一两（锉碎，微炒）　白茯苓一两　芎劳一两

【用法】上为末，炼蜜为丸，如梧桐子大。每服三十丸，空心及晚食前以温酒送下。

【功用】补益。

【主治】妇人虚损不足，气血不调，四肢羸瘦疼痛，不欲饮食。

05166　三石猪肾羹（《圣惠》卷九十七）

【组成】紫石英　白石英　磁石（捶碎，掏去赤汁）各三两（捶碎布裹）　猪肾二对（去脂膜，切）　肉苁蓉二两（酒浸一宿，刮去皱皮，切）　枸杞叶半斤（切）

【用法】先以水五大盏，煮石取二盏半，去石，著猪肾、苁蓉、枸杞、盐、酱、五味末等，作羹，空腹食之。

【主治】肾气不足，阳道衰弱。

05167　三号遯象方

《杂病源流犀烛》卷二十一。为《痧胀玉衡》卷下"紫苏厚朴汤"之异名。见该条。

05168 三甲复脉汤（《温病条辨》卷三）

【组成】炙甘草六钱　干生地六钱　生白芍六钱　麦冬五钱（不去心）　阿胶三钱　麻仁三钱　生牡蛎五钱　生鳖甲八钱　生龟版一两

【用法】水八杯，煮取三杯，分三次服。

【功用】《医方发挥》：滋阴清热，潜阳熄风。

【主治】❶《温病条辨》：下焦温病，热深厥甚，脉细促，心中憺憺大动，甚则心中痛者。❷《医方发挥》：温病后期，热烁肝肾之阴，虚风内动之手指蠕动，心中憺憺大动，舌干齿黑，唇裂，脉沉细数。

【加减】剧者，加甘草一两，地黄、白芍各八钱，麦冬七钱，日三夜一服。

【方论选录】二甲复脉，防痉厥之渐，即痉厥已作，亦可以二甲复脉止厥。兹又加龟版名之三甲者，以心中大动，甚则痛而然也。心中动者，火以水为体，肝风鸱张，立刻有吸尽西江之势，肾水本虚，不能济肝而后发痉，既痉而水难猝补，心之本体欲失，故憺憺然大动也。甚则痛者，阴维为病主心痛，此证热久伤阴，八脉丽于肝肾，肝肾虚而累及阴维，故心痛，非如寒气客于心胸之痛可用温通，故以镇肾气、补任脉、通阴维之龟版止心痛，合入肝搜邪之二甲，相济成功也。

【临床报道】骨质疏松症：《中医药导报》[2006，12（01）：32]三甲复脉汤治疗骨质疏松症68例，对照组予葡萄糖酸钙口服液治疗64例。结果：显治疗组效38例，好转22例，无效8例，总有效率88.24%；对照组显效15例，好转26例，无效23例，总有效率64.06%

05169 三仙飞步丹（《永类钤方》卷七）

【组成】白芷　草乌（醋煮）　破故纸　杜当归　乳香各二两　川山甲（土炒）　南星（醋煮）各二两　苍术六两　杜乌药五两　香附子四两　蚕沙四两（去土，炒）

【用法】上为末，姜汁为丸。常服，生姜酒送下；挫气，茴香酒送下；腰痛，胡桃酒送下；头风，生葱茶送下。

【主治】脚气，挫气，腰痛，头风。

05170 三仙不老丸（《普济方》卷四十六引《海上方》）

【组成】草乌（去皮尖）　苦参（生用）　香附子各等分

【用法】上为细末，醋糊为丸，如梧桐子大。每服三十丸，空心陈米汤送下。

【主治】头风，腰痛，疮癣。

05171 三仙丹药膏（《中医皮肤病学简编》）

【组成】狼毒187克　枳壳93克　烟叶9克　花椒9克　川乌25克　草乌25克　川羌6克　防风25克　南星12克　五倍子46克

【用法】上药加水3升，煎至500毫升，捞出药渣，用药液加硫黄（研）25克，樟脑（研）20克，白矾（研）25克，同醋1.5毫升，熬成膏状，然后放入三仙丹15克搅匀，外用。

【主治】白癜风。

05172 三仙延寿酒（《奇方类编》卷下）

【异名】三仙酒（《种福堂方》卷二）。

【组成】上好堆花烧酒一坛　圆眼肉一斤　桂花四两　白糖八两

【用法】封固经年，愈久愈妙。

【功用】补益。

【主治】《串雅外编》：肾虚精冷。

【宜忌】饮不可过多。

05173 三仙红升丹

《集成良方三百种》。为《医林绳墨大全》卷九"红粉霜"之异名。见该条。

05174 三仙散火汤（《辨证录》卷三）

【组成】玄参三两　生地二两　白芍一两

【用法】水煎服。

【主治】肾经实火挟心包实火上冲，而见吐血色黑，痰嗽甚，口渴思饮。

05175 三生祛痛方（《蒲辅周医疗经验》）

【组成】生乌头（草乌亦可）　生南星　生白附子各等分

【用法】上为细末。每用一两，以葱白（连须）七茎，生姜五钱，切碎捣如泥，入药末和匀，用软布包好蒸热，包在痛处。其效颇速，痛可缓解。

【功用】《古今名方》：祛寒止痛。

【主治】偏风头痛久治无效者。

【宜忌】《古今名方》：本方毒性剧烈，仅供外用，勿入口。

【临证举例】偏风头痛某患偏风头痛，屡发已三十余年，痛不可忍，针灸服药皆难获效。拟此方，屡用屡效。

05176 三生益元散（《医方考》卷四）

【组成】生柏叶　生藕节　生车前汁各一杯　益元散三钱

【用法】调服。

【主治】血淋。

【方论选录】淋虽有五，皆主于热。此知要之言也。是方也，三物之生，皆能疗热；析而论之，则柏叶凉心，藕节消血，车前导利。益元散者，滑石、甘草也。滑石能清六腑之热，而甘草者，和中泻火，能协木石之性者也。

05177 三白广生汤（《杂病源流犀烛》卷八）

【组成】地骨皮　白术　白芍　茯苓　甘草　陈皮　枣仁　山药　贝母　丹皮　芡实　莲肉　乌梅

【主治】虚损痨瘵，吐痰白色，胃逆不思饮食，食不消化，遗浊便溏，神瘁肉削。

05178 三白姜枣汤（《医学入门》卷八）

【组成】三白汤加姜　枣

【用法】水煎服。

【主治】伤寒汗、下后，发热无汗，心满痛，小便不利。

05179 三汁宁络饮（《重订通俗伤寒论》）

【组成】白颈活地龙四条（水洗净，入砂盆内研如水泥，滤取清汁）　龙脑　西黄　辰砂各一分（研匀）　生姜汁半小匙　鲜薄荷汁二小匙

【用法】用井水半杯，调三汁及脑、黄、辰砂三味。

【功用】开窍透络，兼解火毒。

【备考】如嫌西黄价昂，用九制胆星八分代之，亦验。

05180 三加生化汤（《女科秘要》卷六）

【组成】川芎六分　当归三钱　黄耆　麻黄根　天麻　杏仁各一钱　人参二钱　荆芥　甘草各四分　防风三分　枣三枚

【用法】水煎服。

【主治】产后汗多，项强口噤，牙紧筋搐，类伤寒证者。

【加减】如脉脱，加人参二三钱，附子四五分。

【宜忌】忌食姜、葱、煎炒、生冷。

05181 三台益算膏

《遵生八笺》卷十三。即原书同卷"九转长生神鼎玉液膏"之三转方。见该条。

05182 三台救命汤（《辨证录》卷三）

【组成】熟地半斤　麦冬三两　丹皮二两

【用法】水煎两碗，一日服尽。

【主治】肝肾不足，虚火上炎，吐血久而未止，或半月一吐，或一月一吐，或三月数吐，或终年频吐，虽未咳嗽，但吐痰不已。

【方论选录】熟地补肾以滋肝，麦冬清肺以制肝，丹皮去肝中浮游之火，又能引上焦之火以下归于肾脏，使血归经也。然非大用之，则火势燎原，何能止抑其炎炎之势，故必用重剂，则滂沱大雨，而遍野炎氛始能熄焰。至于火息血静，用地黄丸调理三年，乃延生之善计，愿人守服，以当续命膏也。

05183 三圣地肤汤（《洞天奥旨》卷十一）

【组成】地肤子一两　防风二钱　黄芩三钱

【用法】煎汤一大碗，加猪胆二个取汁，和药同煎。以鹅翎蘸药汁扫之。即痒止疮愈。

【主治】风热疮生四肢胸胁，初起形如疙瘩，痒而难忍，搔之成疮，甚则鲜血淋漓，似疥非疥。

05184 三民地黄汤

《嵩崖尊生》卷七。为《证治金鉴》卷七"参耆地黄汤"之异名。见该条。

05185 三母五子丹（《解围元薮》卷四）

【组成】益母草　知母　贝母　槐子　苍耳子　蔓荆子　皂角子　牛蒡子各等分

【用法】上为末，每一两加虎胫骨一钱，煅存性，和白酒糊丸，如梧桐子大。每服一二十丸，温酒送下。

【主治】疠疯。

05186 三因神秘汤（《症因脉治》卷二）

【组成】苏梗　桔梗　桑白皮　地骨皮　青皮　陈皮　木香　枳壳

【主治】肺胀。喘不得卧，短息倚肩，抬身撷肚，肩背皆痛，痛引缺盆，脉寸口独大，或见浮数，或见浮紧。

05187 三虫神解散（《遵生八笺》卷十八）

【组成】二蚕绵（烧灰）一钱　竹蛀末一钱　壁蟢儿窠白衣（烧灰存性）一钱

【用法】上为细末。散上妙甚。

【主治】下疳。

05188 三合保胎丸（《幼幼集成》卷一）

【组成】大怀地十二两（用砂仁三钱，老姜三钱，将地黄入砂锅内，先以净水煮两昼夜，俟地黄将烂，始入好酒煮之，总以地黄糜烂为度，将酒煮干取起，拣去砂仁，姜滓不用，将地黄捣膏听用）　大当归（去头尾，取身切片）十二两（以好酒洗过，晒干听用）　漂白术（取净干片）十二两（以黄土研碎拌匀，极黄取起，筛去土。）　实条芩（枯飘者不用，取小实者切片）六两（酒炒三次）　棉杜仲（切片）十二两（盐水拌炒，以丝断为度）　川续断（切片）十二两（酒炒）

【用法】上将后五味和为一处，火焙干燥，石磨磨细末，筛过，以前地黄膏和匀，少加炼蜜入石臼内，捣千余杵为

丸，如绿豆大。每早盐汤送下三钱，晚临卧酒送下三钱，每日如此，不可间断。孕妇素怯者，须两料方可。自一月服起，过七个月方保无虞。

【主治】素惯堕胎者。

【加减】孕妇肥白气虚者，再加白术二两；黑瘦者，再加条芩一两，性躁者二两；至怯者，加人参。

【方论选录】以古之内补丸、杜仲丸、白术散三方合凑，名三合保胎丸。以条芩清肝火而凉血，白术扶中气以健脾，当归养血宁心，熟地滋阴补肾，续断填损伤而坚胞系，杜仲益腰膝而暖子宫。药虽平易，功胜神丹，诚所谓针芥相投，捷如影响。

05189 三合济生丸（《伤科方书》）

【组成】川厚朴六两五钱　乌药二两　枳壳三两五钱　羌活四两　广藿香七两　木瓜一两三钱　紫豆蔻二两　茅术三两　半夏四两五钱　苏叶七两　香茹二两　草果二两　赤苓六两　香附三两　桔梗二两五钱　甘草三两　茯苓二两　川芎三两　白术一两五钱　檀香一两　陈皮六两五钱　防风三两　木香三两六钱　柴胡八钱　白芷五两　神曲五两　砂仁三钱

【用法】上为细末，用薄荷、茶叶、大腹皮熬汁，米汤一碗为丸，朱砂为衣，每丸重七分，晒干收入小口瓷瓶不可泄气。每服一钱，重症加倍。舌苔白者，用藿香汤送下；黄者，用荷叶汤送下；寒重，用姜汤送下。

【主治】四时不正之气，头疼身热，腹痛胀闷，霍乱转筋，呕吐泄泻，四肢厥冷，绞肠痧气，伤寒，伤暑，伤食，疟，痢。

【加减】吐泻转筋，用丸四服，加生姜、灶心土煎服。

【宜忌】忌食米粒。

05190 三合济生汤（《摄生众妙方》卷十一）

【异名】济生汤（《古今医鉴》卷十二）。

【组成】枳壳二钱（麸炒）　香附一钱半（炒）　粉草七分　川芎二钱　当归三钱　苏叶八分　大腹皮（姜汁洗）一钱半

【用法】水二钟，煎至一钟，待腰痛甚，服之即产。

【主治】临产艰难，或一二日不下者。

【备考】《古今医鉴》有白芷。

05191 三合绛覆汤（《重订通俗伤寒论》）

【组成】真新绛钱半　旋覆花三钱　青葱管五寸（冲）　光桃仁七粒　东白薇三钱　归须钱半　广金钱　苏合丸一颗（磨汁冲）

【主治】夹瘀伤寒，发自阴经，郁积伤中，形厥如尸者。

05192 三阴疟疾膏（《饲鹤亭集方》）

【组成】常山　槟榔各二两　法半夏　南星　附子各一两　炮姜五钱　芥子四两　麻油二斤

【用法】如法炼膏。再用白川一两，肉桂、麝香各一钱，共为细末，枣肉为丸，如绿豆大。先将此药一丸填满脐中，次以膏药烘热盖之，不令泄气。

【功用】行十二经络，追散风寒，祛一切气，消周身痰沫。

【主治】一切疟疾。三阴久发，疟母内结，中气虚衰，湿痰久缠，服药无效者。

【宜忌】忌食鸡、羊、面、蛋一切发物。

05193 三阴春雷丸（《集验良方》卷二）

【异名】春雷丸（《理瀹》）。

【组成】青黛 官桂 雄黄(大块) 附子(制) 漂朱砂 生矾 生硫黄 巴豆霜各五钱 白芷二钱 当门麝四分

【用法】上药各为细末，用白水糯粽捣为丸，如梧桐子大，收藏瓷瓶，幸勿泄气。临日清晨用薄棉包裹塞鼻，男左女右，俟病发过再拿出。如法连塞三次，永不再发。用过将醋洗净收贮，尚可再用。

【主治】三日疟症，毋论远年近发。

【宜忌】一切鲜发滞气荤腥勿食，孕妇勿用。

05194 三豆稀痘丹

《痘疹仁端录》卷十三。为《伤寒总病论》卷四"三豆饮子"之异名。见该条。

05195 三豆解酲汤（《东医宝鉴·杂病篇》卷四）

【组成】葛根二钱 苍术一钱半 陈皮 木瓜 赤茯苓 半夏各一钱 神曲七分 泽泻五分 干生姜三分 黑豆 绿豆 赤小豆各二钱

【用法】上作一服。水煎，不拘时候，微温服。

【功用】善解酒毒。

【主治】中酒发病，头痛呕吐，烦渴，及因酒患消渴者。

【加减】夏月及酒渴者，加黄连五分。

05196 三豆蔻饮子（《魏氏家藏方》卷五）

【组成】肉豆蔻一两(锉) 白豆蔻一两(锉) 草豆蔻二两(锉) 甘草一两半(锉) 生姜七两

【用法】上先以生姜二两研烂，入前药拌和，盒一时许打开，再以生姜二两研烂如前，以前药拌和，盒一时，再打开，再以生姜三两研烂，入前药拌和，趁湿捻成丸，如鸡子大，焙干。每服一丸，旋打散，用水一大盏半，煎至一盏，入盐一捻，再煎一二沸，约至八九分，热服，并二服；滓再煎服，不拘时候。

【主治】脾胃受冷过多，胸膈痞闷，气不舒畅，饮食之后，胸间噎塞，呼吸气短，全不思食，面无颜色，日渐气弱，遂成瘦怯者。

05197 三花五子丸（《东医宝鉴·外形篇》卷一引《医林集要》）

【组成】密蒙花 旋覆花 甘菊花 决明子 枸杞子 菟丝子(酒制) 鼠粘子 地肤子 石决明(煅) 甘草各等分

【用法】上为末，炼蜜为丸，如梧桐子大。每服五十丸，麦门冬汤送下。

【主治】❶《东医宝鉴·外形篇》引《医林集要》：眼见黑花飞蝇，或生翳障。❷《医统》：五脏风热上攻，肝虚头痛。

05198 三花五子丸（《扶寿精方》）

【组成】甘菊花 旋覆花 密蒙花各一两 地肤子 青葙子 覆盆子 牛蒡子 蔓荆子各一两五钱

【用法】上为细末，无灰酒糊为丸，如梧桐子大。每服三五十丸，麦门冬煎汤送下。

【主治】肾气虚血弱，风毒上攻，眼目昏花，久成内障。

【加减】用本方治上证，外加草决明一两五钱，白蒺藜炒杵去刺，川芎，木贼，黄芩去节，防风各一两；有翳，用桑白皮煎汤下。

05199 三花神祐丸（《宣明论》卷八）

【异名】神祐丸（《张氏医通》卷十六）。

【组成】甘遂 大戟 芫花(醋拌湿，炒)各半两 牵牛二两 大黄一两(为细末) 轻粉一钱

【用法】上为末，滴水为丸，如小豆大。初服五丸，后每服加五丸，温水送下，每日三服。加至快利，利后却常服，病去为度。病癖闷极甚者，便多服则顿攻不开，转加痛闷，则初服二丸，后每服加二丸，至快利为度。小儿丸如麻子大，随强弱增损，三四岁者三五丸，依前法。

【功用】❶《宣明论》：宣通气血，消进酒食。❷《普济方》：进饮食，削痞满。

【主治】❶《宣明论》：中满腹胀，喘嗽淋闷，一切水湿肿满，湿热肠垢沉积，变生疾病；久病不已，黄瘦困倦，气血壅滞，不得宣通；或风热燥郁，肢体麻痹，走注疼痛；风痰涎嗽，头目旋运；疟疾不已，癥瘕积聚，坚满痞闷；酒积食积，痰饮呕逆；妇人经病不快，带下淋沥，无问赤白；男子妇人伤寒，湿热腹满实痛，久新瘦弱，久新腰痛，一切下痢；小儿惊疳积热，乳癖肿满。❷《张氏医通》：阳水肿胀，大小便秘。

【方论选录】❶《医方考》：甘遂能达痰涎窠匿之处，大戟、芫花能下十二经之饮，黑丑亦逐饮之物，大黄乃推荡之剂，佐以轻粉者，取其无窍不入，且逐风痰积热，而解诸药之辛烈耳。❷《张氏医通》：此方守真本仲景十枣汤加牵牛、大黄、轻粉三味。较十枣倍峻，然作丸缓进，则威而不猛。

05200 三花聚顶丹（《灵药秘方》卷上）

【组成】明矾一两六钱 白消一两四钱 水银一两

【用法】上药如法封固，文武火熬五炷香，擦盏冷定，开罐取药，配用。

【功用】去腐生肌，退管。

05201 三两半药酒（《中国药典》2010版）

【组成】当归100克 炙黄芪100克 牛膝100克 防风50克

【用法】上制成酒剂。口服。一次30～60毫升，一日3次。

【功用】益气活血，祛风通络。

【主治】气血不和、感受风湿所致的痹病，症见四肢疼痛、筋脉拘挛。

【宜忌】高血压患者慎服；孕妇忌服。

05202 三补枳术丸（《扶寿精方》）

【组成】白术二两 枳实(麸炒) 黄柏(青盐炒) 陈皮(去白)各一两 贝母八钱白茯苓 黄连 黄芩(醋浸一宿，炒) 山楂肉(神曲炒)各五钱 麦芽 砂仁 香附(醋浸一宿，炒)各三钱

【用法】上为细末，荷叶煮饭为丸，如梧桐子大。每服七八十丸，食后用生姜汤送下；有热，茶汤送下。

【功用】顺气消痰。

05203 三补枳术丸（《古今医鉴》卷四）

【组成】白术(土炒)二两 陈皮(去白)一两 枳实(麸炒)一两 黄连(姜炒)五钱 黄芩(酒炒)五钱 黄柏(盐炒)一两 贝母(去心)八钱 白茯苓五钱 神曲(炒)五钱 山楂(去核)五钱 麦芽(炒)三钱 香附(醋炒)五钱 砂仁一钱 桔梗二钱 连翘二钱 甘草(炙)三钱

【用法】上为末，荷叶煮饭为丸，如梧桐子大。每服百丸，生姜汤送下。

【功能】化痰清热,健胃补脾,消食顺气。

【主治】伤食。

05204 三层茴香丸

《准绳·类方》卷六。为《百一》卷十五"三增茴香丸"之异名。见该条。

05205 三妙种子丸（《仙拈集》卷三引《良方》）

【组成】沙苑蒺藜（水淘净,晒干,炒） 当归（酒炒）各八两 鱼鳔（蛤粉炒焦）一斤

【用法】上为末,炼蜜为丸,如梧桐子大。每服二钱,空心淡盐汤送下。

【功用】保养,种子。

05206 三甲降龙丹（《白喉条辨》）

【组成】西洋参 生石膏 海浮石 牡蛎（生用） 阿胶（或用燕窝） 白芍药 生地黄 败龟板 珍珠母 麦门冬（去心） 犀角

【用法】以旋覆花、荆竹茹先煎代水煎药,服时冲入荆竹沥、鲜莱菔汁。

【主治】太阴燥火炽盛,白喉初起,咽燥无痰,七八日后忽痰声漉漉,甚则喘促心烦。

【加减】如痰涎壅盛,药不得下,加入白苏子另煎冲入,待药得下即撤去,甚则微滴生姜汁数点为引。

【方论选录】三甲降火丹,导龙归海之药也。龟板、牡蛎、真珠母得至静之精,介以潜阳,故名三甲;冬、地、西洋参专保肺液;阿胶、白芍兼导龙雷;石膏直清燥火,坠一切之热痰;犀角通利喉咙,载诸药以下行;旋覆、竹茹用以代水,使重而不滞,尤能疏通经隧。

【临床报道】白喉:余长女曾病此,咽干音哑,喘促心烦,痰声漉漉如潮,大便泄,张氏所列不治之候已居其八,竟以此方日服三剂获效。一剂而大便止,喘促稍安,再剂而痰声如失。

05207 三味川楝散（《医学入门》卷八）

【组成】川楝肉 山栀各一两 菖蒲二钱

【用法】上为末。每次二钱,淡姜汤调服。

【主治】热厥心痛。

05208 三味牛黄丸

《景岳全书》卷六十二。为《小儿药证直诀》卷下"牛黄丸"之异名。见该条。

05209 三味牛膝汤

《景岳全书》卷五十七。为《圣济总录》卷九十五"牛膝汤"之异名。见该条。

05210 三味乌蛇散（《圣济总录》卷一三七）

【组成】乌蛇（酒浸,去皮骨,炙）一两 干荷叶半两 枳壳（去瓤,麸炒）三分

【用法】上为散。每服一钱匕,空心蜜酒调下,日晚再服。

【主治】一切干湿癣。

【备考】本方方名,《普济方》引作"乌蛇散"。

05211 三味甘桔汤

《疮疡经验全书》卷八。为《小儿痘疹方论》"桔梗甘草防风汤"之异名。见该条。

05212 三味白术汤

《景岳全书》卷六十一引《良方》。为《外台》卷三十三引《古今录验》"术汤"之异名。见该条。

05213 三味瓜蒂散

《普济方》卷一八四。为方出《肘后方》卷三,名见《外台》卷十引《宫泰方》"三味吐散"之异名。见该条。

05214 三味玄胡散（《医学入门》卷八）

【组成】玄胡索 肉桂各一两 木香二钱

【用法】上为末。每次二钱,生姜汤或酒调服。

【主治】冷心痛。

05215 三味曲末丸（《明医杂著》卷六）

【组成】神曲（炒）三两 苍术（泔浸三宿,洗净日干,炒）一两半 陈皮一两

【用法】上为末,生姜汁煮神曲糊为丸。生姜汤送下。

【主治】中脘宿食流饮,酸蜇心痛,口吐清水。

05216 三味安肾丸

《医学入门》卷七。为《丹溪心法附余》卷二十四"安肾丸"之异名。见该条。

05217 三味芦荟丸（《原机启微·附录》）

【组成】芦荟 甘草各一钱 羚羊角（蜜炙）二两

【用法】上为细末,炼蜜为丸,如梧桐子大。每服十丸,空心茶清送下。

【主治】黑水凝翳内障,不痛不痒,微有头旋胀涩者。

05218 三味补阴丸（《摄生众妙方》卷二）

【组成】龟版半斤（酥炙） 黄柏一斤（酒炒） 知母半斤（酒炒）

【用法】炼蜜为丸,如梧桐子大。每服四十丸,空心酒送下;或盐汤亦可。

【主治】酒色过伤少阴。

05219 三味备急散

《外台》卷十引《宫泰方》。为《金匮》卷下"三物备急散"之异名。见该条。

05220 三味建中汤（《景岳全书》卷五十三）

【组成】芍药二钱 甘草一钱 官桂五分

【用法】加生姜三片,大枣一枚,水煎服。

【主治】表虚自汗。

05221 三味健脾汤（《鸡峰》卷十二）

【组成】草豆蔻仁一分 甘草半分 麝香一字

【用法】上为细末。每服二钱,白汤调下。

【功用】行滞气,进饮食。

05222 三味参萸汤

《医学入门》卷四。为《伤寒论》"吴茱萸汤"之异名。见该条。

05223 三味追风散

《普济方》卷一一三。为《圣济总录》卷六"追风散"之异名。见该条。

05224 三味桂心丸（《圣济总录》卷五十六）

【组成】桂（去粗皮）半两 当归（切,焙）三分 吴茱萸（汤浸一宿,焙炒干）一两

【用法】上为末,炼蜜为丸,如小豆大。每服二十丸,空心炒盐、酒送下,日晚再服。

【主治】冷气冲心痛。

05225 三味消毒饮

《麻科活人》卷二。为《局方》卷十"消毒散"之异名。

见该条。

05226 三味消毒散

《疮疡经验全书》卷八。为《局方》卷十"消毒散"之异名。见该条。

05227 三味黄丸子（《医方大成》卷一引《经验秘方》）

【组成】黄连八两　枳壳四两　黄柏四两

【用法】上为细末，面糊为丸。空心饭汤送下。

【主治】诸痢。

【加减】如里急后重，加枳壳汤下。

【备考】本方方名，《普济方》引作"黄丸子"。

05228 三味黄连丸

《鸡峰》卷十四。为《幼幼新书》卷二十六引《养生必用》"苦散"之异名。见该条。

05229 三味黄连汤（《幼幼新书》卷二十九引《婴孺方》）

【组成】黄连二分　黄柏五寸　阿胶指大

【用法】水三升，煎一升，下胶化尽，温服一鸡子大，一日三次。

【主治】小儿热痢。

05230 三味黄耆丸（《疡医大全》卷二十八）

【组成】黄耆三两　苍耳子一两　防风三钱

【用法】水为丸。每服三钱，米饮送下。

【主治】紫白癜风。

05231 三味葶苈散（《医学入门》卷七）

【组成】通草　茯苓各三两　葶苈二两

【用法】上为末。每服方寸匕，水调下，一日三次。

【主治】小便急痛不利，茎中疼痛。

05232 三味紫霜丸

《普济方》卷三九二。为《圣济总录》卷一七五"紫霜丸"之异名。见该条。

05233 三味蒺藜散（《中国药典》一部）

【组成】蒺藜250克　冬葵果150克　方海150克

【用法】以上三味，粉碎成粗粉，过筛混匀，即得。水煎服，一次3～4.5克，一日二至三次。

【功用】清湿热，利尿。

【主治】湿热下注，小便热痛。

05234 三味解毒散（《保婴撮要》卷十五）

【组成】金银花一两　甘草五分　牛黄一钱（量人用之）

【用法】上为末。每服五分，白汤调下。

【主治】疮疡热毒出血，或禀热毒、金石毒者。

05235 三物小白散

《金匮玉函经》卷三。为《伤寒论》"白散"之异名。见该条。

05236 三物天雄散（《外台》卷十六引《范汪方》）

【异名】天雄散（《圣济总录》卷九十一）。

【组成】天雄三两（炮）　白术八分　桂心六分

【用法】上药治下筛。每服半钱匕，一日三次。稍稍增之。

【主治】男子虚，失精。

【宜忌】忌猪肉、冷水、桃、李、雀肉、生葱。

05237 三物化坚散（《眼科临症笔记》）

【组成】大青盐二钱　白矾三钱　艾叶十个

【用法】水煎洗。

【主治】胞虚如球（非炎性眼睑水肿）。两眼珠微赤，稍酸不痒，无泪虚胀，不坚硬，皮不变色。

05238 三物备急丸（《金匮》卷下）

【异名】备急丸（《千金翼》卷二十）、抵圣备急丸（《医方类聚》卷一〇七引《千金月令》）、巴豆三味丸（《外台》卷六引《许仁则方》）、追魂丹（《普济方》卷二五四引《圣惠》）、备急三物丸（《圣济总录》卷一八〇）、返魂丹（《鸡峰》卷九）、独行丸（《景岳全书》卷五十五引易老方）、备急大黄丸（《内外伤辨》卷十一）、备急丹（《卫生宝鉴》卷四）、大黄备急丸（《医学入门》卷七）、三圣丹（《仙拈集》卷一）、三仙串（《串雅补》卷二）。

【组成】大黄一两　干姜一两　巴豆一两（去皮心，熬，外研如脂）

【用法】上药各须精新，先捣大黄、干姜为末，研巴豆纳中，合治一千杵，炼蜜为丸。密器中贮之，莫令泄。若中恶客忤，心腹胀满，卒痛如锥刺，气急口噤，停尸卒死者，以暖水若酒，服大豆许三四丸，或不下，捧头起，灌令下咽，须臾当愈；如未愈，更与三丸，当腹中鸣，即吐下便愈；若口噤，亦须折齿灌之。

【功用】《中医方剂学》：攻逐冷积。

【主治】寒凝积滞，卒然心腹胀痛，脘腹胀满高起，二便不通，甚则痛如锥刺，面青气急，或口噤暴厥，苔白，脉沉而紧。现用于急性肠梗阻、急性胰腺炎、食物中毒属于寒积冷结而体质壮实者。

❶《金匮》：心腹诸卒暴百病。❷《千金》：卒中恶风气忤，迷绝不知人。❸《医方类聚》引《千金月令》：干霍乱，心腹百病，痓痛。❹《外台》引《许仁则方》：干霍乱，心腹胀满，搅刺疼痛，手足厥冷，甚者流汗如水，大小便不通，求吐不出，求利不下，须臾不救，便有性命之虑，卒死及感忤口噤不开者。❺《圣济总录》：喉痹水浆不下：小儿木舌，肿胀满口中。

【宜忌】❶《济阴纲目》：妇人有孕不可服。❷《张氏医通》：备急丸治寒实积结之峻药，凡伤寒热传胃腑，舌苔黄黑刺裂，唇口赤燥者，误用必死。

【方论选录】❶《医方考》：饮食自倍，冷热不调，腹中急痛欲死者，急以此方主之。脾胃以饮食而自养，亦以饮食而伤，故饮食自倍，填塞至阴，上焦不行，下脘不通，则令人腹痛欲死。《经》曰：升降息，则气立孤危。是也。以平药与之，性缓无益于治。故用大黄、巴豆夺门之将军以主之，佐以辛利之干姜，则其性益速而效益捷矣。❷《医方集解》：此手足阳明药也。大黄苦寒以下热结，巴豆霜辛热以下寒结，加干姜辛散以宣通之。三药峻厉，非急莫施，故曰备急。❸《金鉴·删补名医方论》：柯韵伯曰，大便不通，当分阳结阴结。阳结有承气、更衣之剂，阴结又制备急、白散之方。《金匮》用此治中恶，当知寒邪卒中者宜之，若用于温暑热邪，速其死矣。是方允为阴结者立，干姜散中焦寒邪，巴豆逐肠胃冷积，大黄通地道，又能解巴豆毒，是有制之师也。然白散治寒结在胸，故用桔梗佐巴豆，用吐下两解法。此则治寒结肠胃，故用大黄佐姜、巴，以直攻其寒。世徒知有温补之法，而不知有温下之法，所以但讲寒虚，不议及寒实也。

【临床报道】❶水肿：《金匮今释》引《建殊录》某禅者

病肿胀,二便不通,仅存呼吸,即出备急丸服之,下利数十行,肿消减,未及十日,痊愈。❷卒中:《金匮今释》引《建殊录》病人一日卒倒,呼吸促迫,角弓反张,不能自转侧,急为备急丸饮之。下利如倾,即复故。❸食滞:《上海中医药杂志》[1964,(5):28]古人治食带,如肉伤用山楂,面伤用莱菔,一物有一药所制,决非任何食滞,均可用一般消导之剂可医。报道2例病案,都已用过保和丸、枳实导滞丸、承气汤以及润肠、灌肠等法,皆未能取效,改用三物备急丸后积滞即得下逐,症状亦缓解。❹急性肠梗阻:《云南中医杂志》[1982,(2):27]用三物备急丸治疗39例机械性肠梗阻,其中单纯性29例,蛔虫性7例,粘连性3例。痊愈35例,有效3例,无效1例,总有效率为97.4%,治愈率89.7%。

05239 三物备急丸(《普济方》卷三六五)

【异名】三物丸(《普济方》卷三六六)。

【组成】木香(锉,炒) 干姜(炮) 巴豆(去皮心膜)各等分

【用法】上为末,炼蜜为丸如绿豆大。每服五丸,温水送下。大便利为度。

【主治】小儿心脾经为邪所客,重舌肿胀,语声不出,水饮不下;喉痹,水浆不下。

05240 三物备急散(《金匮》卷下)

【异名】三味备急散(《外台》卷十引《宫泰方》)、备急散(《得效》卷十)、大黄散(《普济方》卷一六三)。

【组成】大黄一两 干姜一两 巴豆一两(去皮心,熬,外研如脂)

【用法】上药各须精新,先捣大黄、干姜为末,研巴豆纳中,合治一千杵,为散,密器中贮之,莫令泄。若中恶客忤,心腹胀满,卒痛如锥刺,气急口噤,停尸卒死者,以暖水若酒,服三四大豆许,或不下,捧头起,灌令下咽,须臾当愈;如未愈,更与三大豆许,当腹中鸣,即吐下便愈;若口噤,亦须折齿灌之。

【主治】卒死客忤,大热行极,上气喘逆。❶《金匮》:心腹诸卒暴百病。❷《肘后》:大热行极,及食热饼,饮水过多,冲咽不即消,呼吸喘息。❸《外台》引《宫泰方》:卒死客忤;卒上气,呼吸不得下。

05241 三物桂心贴(方出《肘后方》卷五,名见《外台》卷三十四引《集验方》)

【组成】桂心 甘草各二分 乌头一分(炮)

【用法】上为末,和苦酒涂,纸覆之。

【主治】❶《肘后方》:乳肿。❷《外台》引《集验方》:乳痈。

05242 三物桃花丸(《广嗣纪要》卷十二)

【组成】赤石脂 白龙骨各等分 干姜(炒焦)减半

【用法】上为末,粥为丸,如梧桐子大。每服三十丸或五十丸,米饮送下。

【主治】妊娠泻久不止。

【备考】本方为妊娠伤于瓜果生冷,或贪凉受寒而泻,用安胎和气饮和加减八珍汤后之兼服方。

05243 三物桃花汤
《杏苑》卷三。为《伤寒论》"桃花汤"之异名。见该条。

05244 三物胶艾汤(方出《千金》卷二,名见《张氏医通》卷十四)

【组成】阿胶 艾叶 酸石榴皮各二两

【用法】上㕮咀。以水七升,煮取二升,去滓,内胶令烊,分三服。

【主治】❶《千金》:妊娠注下不止。❷《张氏医通》:妊娠血痢。

【方论选录】《医略六书》:胎热内迫,阴血暗伤,故腹痛胎动,下利不止焉。阿胶益三阴之血以安胎,艾灰理下元之气以止血,石榴涩肠止痢,而胎自安也。

05245 三物梓叶汤(《汉药神效方》)

【组成】梓叶 忍冬 木通

【用法】煎汤分服。

【主治】一切疮疡。

05246 三物黄芩汤(《千金》卷三)

【异名】黄芩汤(《伤寒活人指掌》卷五)。

【组成】黄芩 苦参各二两 干地黄四两

【用法】上㕮咀。以水八升,煮取二升,去滓,适寒温,服一升,一日二次。

【主治】妇人在草褥,自发露得风,四肢苦烦热,头不痛。

【备考】《张氏医通》:上三味皆纯阴苦寒,伤胃滞血之药,产后虽有烦热,难以轻用,必有质壮气盛,脉证俱实,能实便硬者,始堪任此,用者审之。

05247 三物黄连粉(《千金》卷五)

【异名】黄连散(《圣济总录》卷一七九)、黄连粉(《卫生总微》卷十五)。

【组成】黄连 牡蛎 贝母各十八铢

【用法】以上粉一升,合捣下筛。以粉身,良。

【主治】少小盗汗。

05248 三物猪苓散
《三因》卷十一。为《金匮》卷中"猪苓散"之异名。见该条。

05249 三物解毒汤(《济阴纲目》卷八)

【异名】解毒汤(《医略六书》卷二十八)。

【组成】甘草 黑豆 淡竹叶各等分

【用法】水煎浓汤服。

【主治】误服毒药动胎。

【方论选录】《医略六书》:中毒损胎,致胎动不安,胸微烦。黑豆补肾养胎以解毒,甘草缓中除烦以解毒,淡竹叶清膈热以利小便,使余毒尽从小便下泄。以水煎服,俾毒气解散,则血气无伤,而胎得所养,何胎动之不宁哉!

05250 三物䗪虫丸(《重订通俗伤寒论》)

【组成】䗪虫(酒炒)十个 光桃仁十粒 生川军(酒炒)一两

【用法】上为末,炼蜜为丸。每服五丸,陈酒送下,一日三次。

【主治】干血内滞,目暗腹疼,及妇人经闭作痛。

05251 三和甘露饮(《奇效良方》卷三十三)

【组成】滑石六钱 石膏四钱 知母 人参 白术 茯苓 猪苓 泽泻各一钱半 甘草一钱

【用法】上㕮咀,分作二贴。每贴用水二盏,煎至一盏,食远温服,每日一二次。

【主治】消渴。

05252 三金胡桃汤(《千家妙方》上册)

【组成】金钱草30～60克 炙鸡内金粉6克(分二次

冲服）海金沙 12 克　石韦 12 克　瞿麦 12 克　萹蓄 12 克　车前草 12 克　滑石 12 克　生地 15 克　天冬 9 克　怀牛膝 9 克　木通 4.5 克　生甘草 4.5 克　胡桃仁 4 枚（分两次嚼服）

【用法】加水 600 毫升，文火煎沸后 30 分钟，得约 400 毫升；二煎再加水 500 毫升，煎法如前，余约 300 毫升，两次药汁合总。早晚分服，每日一剂。

【功用】滋肾清热，渗湿利尿，通淋化结。

【主治】输尿管结石。肾虚而膀胱气化不行，湿热蕴积下焦，日积月累，尿液受湿热煎熬，以致浊质凝结而为结石。

【临床报道】输尿管结石：钱某某，女，39 岁，干部。1970 年 5 月间，突然感右腰部疼痛剧烈，辗转不宁，大汗肢冷，呕吐。查尿：红细胞（+++）。经用保守治疗，疼痛缓解。1970 年 9 月 25 日腰痛复犯，在某医院检查：右侧输尿管下段有一块 0.6 厘米 ×0.9 厘米结石阴影。于 10 月 20 日开始服上方，于 11 月 3 日排出一块结石如黄豆大。至 1974 年 1 月 26 日肾区绞痛复犯，仍服上方，于 2 月 10 日又排出有棱角如小花生米大之结石一块。又于 1977 年 8 月 22 日两肾区绞痛又复发，又服上方，于 9 月 11 日再排出结石，9 月 24 日拍片检查，双侧输尿管无异常发现。

05253 三金排石汤（《效验秘方》印会河方）

【组成】海金沙 60 克　川金钱草 60 克　鸡内金 12 克　石韦 15 克　冬葵子 9 克　硝石（包）15 克　车前子（包）15 克

【用法】每日一剂，水煎 2 次分服。

【功用】利尿排石。

【主治】泌尿系结石。

【方论选录】方中海金沙、金钱草、石韦清热利湿，活血化瘀，为治结石之佳品；鸡内金、硝石善化结石；车前子、冬葵子能淋利尿。诸药合用，共奏利尿排石、化石之功。

05254 三疟神效膏（《顾氏医径》卷六）

【组成】雄黄　雌黄　硫黄各等分

【用法】膏药一张，贴脊梁第三节。

【主治】疟疾。

05255 三建二香汤

《法律》卷三。为《袖珍》卷一引《济生》"二香三建汤"之异名。见该条。

05256 三建登仙酒（《魏氏家藏方》卷八）

【组成】牛膝（去芦、酒浸）　当归（去芦、酒浸）　天麻（生）　杜仲（去皮，锉，姜制，炒去丝）　独活　薏米（略炒）　防风（去芦）　人参（去芦）　白术（麸炒）　川椒（去目、合口者，炒出汗）　木香（不见火）　肉苁蓉　熟干地黄　萆薢　羌活　附子（生，去皮脐）　肉桂（去粗皮，不见火）各半两　川乌头（生，去皮脐）　白茯苓（去皮）　干木瓜　茴香（淘去沙，炒）　破故纸（炒）各二钱半

【用法】上咬咀，以好酒五升（每升三盏）浸，春五日，夏三日，秋、冬七日。每取酒一盏，汤烫令热，空心、日午、临卧服，使酒气熏熏相续，如能饮两盏亦不妨。不能饮者可作五六日饮尽，则病自除。如未效，更一料，其病可除矣。

【主治】中风瘫痪，及脚膝软弱，不能行步，顽麻疼痹；及老人、虚人、产妇一切脚气。

05257 三参冬燕汤（《温热时疫治疗法》引樊开周方）

【组成】太子参　西洋参各一钱　北沙参四钱　麦冬二钱　光燕条八分　青蔗浆一酒杯，建兰叶三片

【用法】水煎服。

【功用】《重订通俗伤寒论》：补肺。

【主治】❶《温热时疫治疗法》：血分温毒，与气滞相并，内攻胃肠，劫夺血液下趋，而致肠澼下血，身热口渴，脐腹大痛，里急后重，经急救后，尚有积热未净者。❷《重订通俗伤寒论》：夹血伤寒，呕血吐血后。

05258 三参降脂液（《成方制剂》8 册）

【组成】刺五加　丹参　黄芪　三七　生晒参　石菖蒲　泽泻　制何首乌

【用法】上制成口服液。口服，一次 20 毫升，一日 2 次。

【功用】补气活血，化瘀降脂。

【主治】冠心病引起的胸闷、胸痹、心痛气短及高脂血症。

05259 三草二核汤（《效验秘方》李宇俊方）

【组成】夏枯草 30 克　败酱草 20 克　龙胆草 15 克　橘核 20 克　荔枝核 20 克　乌药 15 克　小茴香 10 克　木香 10 克　赤芍 10 克　延胡索 15 克　桃仁 10 克　枳壳 10 克

【用法】水煎服，每日一剂作 3 次服。

【主治】睾丸炎，症见阴囊肿大，疼痛剧烈，向腹股沟及下肢放射痛，附睾肿大，质硬有硬结及压痛，全身不适者。

【加减】若热毒炽盛，高热烦渴，局部红肿痛甚者，加生石膏 50 克，鱼腥草 30 克，虎杖 50 克，以增强清热解毒之力；头痛恶寒、四肢酸楚者，加荆芥 15 克，防风 15 克以解表祛风。若已酿脓者，加穿山甲、皂角刺 10 克，白芷 15 克以托里排脓；局部坚硬胀痛者加昆布、海藻各 20 克，莪术 10 克以软坚散结；大便秘结者，加生大黄 15 克，芒硝 15 克以泻热通便；小便短赤不利者，加车前草 20 克，滑石 20 克，淡竹叶 10 克以清热利湿。

05260 三厘抽筋散（《良朋汇集》卷一）

【组成】番木鳖不拘多少（用香油炸，待浮起取出，乘热去皮）

【用法】上为末。每服三分，黄酒调下。汗出即愈。

【主治】半身不遂。

05261 三品一条枪（《外科正宗》卷二）

【异名】三品锭（《疡科捷径》卷上）。

【组成】明矾二两　白砒一两五钱　雄黄二钱四分　乳香一钱二分

【用法】砒、矾二味共为细末，入小罐内，加炭火煅红，青烟已尽，旋起白烟，约片时上下红彻，取罐顿地上，一宿取出，约有砒、矾净末一两，加前雄黄、乳香，共研极细，厚糊调稠，搓成如线条，阴干。凡前症有孔者，纸入孔内，无孔者，先用针放孔窍，早、晚插药二次。插到三日后，孔大者每插十余条，插至七日，患孔药条满足方住。以后所患四边自然裂开大缝，共至十四日前后，其疗核、瘰疬、痔漏诸管，自然落下，随用汤洗，搽上玉红膏，虚者兼服健脾之药。

【主治】十八种痔,五漏翻花,瘰疬,疔疮,发背,脑疽。现用于早期宫颈癌。

【宜忌】《中成药研究》(1981;8,27):本方治早期宫颈癌的禁忌证为:❶宫颈鳞癌早期浸润脉管型者(淋巴管、血管内有栓者);❷宫颈鳞癌早期浸润,癌灶汇合、融合者;❸宫颈鳞状上皮原位癌、宫颈鳞癌早期间质浸润波及阴道穹隆者;❹老年妇女,宫颈高度萎缩者;❺单纯颈管癌不便观察浸润深度者;❻并发急性传染病或心、肝、肾脏等脏器有严重疾病者。

【临床报道】早期宫颈癌:《中成药研究》[1981,(8):27]将本方改成饼、杆状剂型,外敷于宫颈局部,临床对照观察治疗早期宫颈癌210例,获得较好疗效。其中宫颈间变1例,宫颈原位癌140例,宫颈鳞癌 I_a 期61例, I_b 期8例。临床近期治愈204例,近愈率97.1%。其中4例患者于治后1至4年各足月妊娠正常分娩,母子健存,6例患者治疗后病情恶化,改用放疗或手术切除。

【现代研究】❶化学成分研究:《中成药研究》[1981,(8):27]"三品"制剂,是比较复杂的无机化合物。经用火焰发射光谱分析和经X光衍射仪检测,证明制剂主要有效成分为三价砷,制剂中三氧化二砷的含量以15%±1%为宜。❷抗肿瘤作用:《中成药研究》[1981,(8):27]抑瘤试验证明三价砷有直接杀伤瘤细胞作用,其杀瘤作用是渐进性的,治愈过程是:凝固坏死→结痂→痂皮下瘢痕愈合;实验进一步还证明"三品"杀伤瘤组织的范围,与其有效剂量局部分布区相一致。❸临床前毒性试验:《中成药研究》[1981,(8):27]动物实验证明,给最大耐受量时,实验动物骨髓无明显抑制,肝、肾功能未见明显影响。临床前人体试用,局部一次最大药量为0.8克(约16毫克/公斤)。人体毒、副反应,轻者早期出现恶心、呕吐、纳减等,数天内可自行恢复;重者腹泻、排深棕色稀便,心电图检查ST段明显下降至T波倒置。

05262 三香内托散(《疮疡经验全书》卷一)

【组成】人参 木香 黄耆 厚朴 甘草 紫苏 官桂 乌药 白芍药 白芷 川芎 防风 枳壳 乳香

【用法】加生姜三片,大枣二枚,水煎,不拘时候服。

【主治】脑疽初起三日,及上、中、下三搭手。

05263 三香内托散(《疮疡经验全书》卷二)

【组成】人参 黄耆 当归 川芎 芍药 甘草 乳香 乌药 防风 官桂 厚朴 桔梗

【用法】加生姜三片,大枣一枚,水煎,温服。

【主治】螻蛄三串。

05264 三香正气散(《杨氏家藏方》卷五)

【组成】木香 丁香各半两 香附子(炒去毛)二两 陈橘皮(去白) 益智仁 甘草(炒) 缩砂仁 厚朴(去粗皮,生姜汁制)各一两半 乌药 干姜(炮) 丁香皮 蓬莪茂(炮)各一两

【用法】上为细末。每服三钱,水一盏,加生姜三片,大枣一枚,同煎至七分,热服,不拘时候。

【主治】阴多阳少,手足厥冷,气刺气滞,胸膈噎塞,胁肋膨胀,心下坚痞,吐利咳逆,呕哕酸水,怠惰嗜卧,不思饮食。

05265 三香沉麝丸

《寿世保元》卷五。为《苏沈良方》卷四"沉麝丸"之异

名。见该条。

05266 三香昆布丸(《卫生总微》卷十七)

【组成】熏陆香三分 青木香三分 藿香叶(去土)半两 昆布三分(洗去咸味) 牵牛子半两(微炒)

【用法】上为细末,枣肉为丸,如麻子大。每服十丸,空心牡蛎汤送下。

【主治】疝气偏坠,一大一小。

05267 三香定痛饮(《寿世新编》)

【组成】木香 黄耆 紫苏 人参 厚朴 甘草 桔梗 官桂 乌药 当归 芍药 白芷 川芎 防风 乳香 没药

【用法】上水一钟,加生姜三片,大枣二枚,煎八分,食后服。

【主治】疮毒。

05268 三香神术丸(《普济方》卷二十四引《德生堂方》)

【组成】香附子 苍术 厚朴 藿香 甘草 良姜 枳实 枳壳 青皮 陈皮 广术 三棱 槟榔 神曲 半夏曲 益智仁 瓜三棱 石三棱 曲蘖 雷丸 干葛 黄连 木香各一两

【用法】上为细末,萝卜熬水打曲糊为丸,如梧桐子大。每服五十丸,酒、水任意下。

【功用】温中快膈,化积顺气。

【主治】中酒吐酒,呕逆吐酸,气壅食噎,饮食迟化,胸膈痞闷,腰胁刺痛,胃脘停痰,饮食无味,妇人血气,脐腹疼痛。

05269 三香槟榔丸(《幼科证治大全》引《全幼心鉴》)

【组成】香附(炒) 沉香各二钱 槟榔 人参 虾蟆(烧灰)各二钱半 麝香少许

【用法】上为细末,羊髓煮烂为丸,如黍米大。食后用米饮送服。

【主治】婴孩小儿禀受肾气不足,牙齿不生。

05270 三胆点眼方(《圣惠》卷三十三)

【组成】羊胆一枚 鸡胆三枚 鲤鱼胆二枚

【用法】上药摘破,调合令匀。频频点之。

【主治】眼为他物所伤。

05271 三神乌金丸(《医方类聚》卷八十五引《澹寮》)

【异名】三神金乌散(《普济方》卷三十七引《仁存方》)。

【组成】卷柏 侧柏 棕榈(各烧存性)

【用法】上用白酒调三钱,空心服。一法用研饭为丸,如梧桐子大,每服一百粒,饭饮吞下亦妙。

【主治】内外有所感伤,凝停在肠胃,随气下通,以致大便下血,或清、或浊,或点滴、或溅注,或在便前,或在便后,或与泄物并下。

05272 三神金乌散

《普济方》卷三十七引《仁存方》。为《医方类聚》卷八十五引《澹寮》"三神乌金散"之异名。见该条。

05273 三部茯苓丸(《千金翼》卷十九)

【组成】茯苓七分 大黄 白术各一两半 芎藭 桔梗各五分 前胡 干地黄 神曲各二两半 干姜 桂心各一两 人参 芍药 黄芩 菖蒲各三分

【用法】上为末,炼蜜为丸,如梧桐子大。食后十丸,以饮送下,一日二次。

【主治】三焦闭塞不通,留水在膈上不消化,名曰淡水,

积年不去，服药下之，虽得小去，随复如故。其病面目黧黑，手足逆冷，身体枯燥，肌肤甲错，身无润泽，吸吸羸瘦，或已呕吐，或大便燥，或复重下，起止甚难，久或绞痛雷鸣，时时下痢者。

05274 三消菟丝丸（《吉人集验方》卷下）

【组成】菟丝子（酒浸，洗净，焙干）十两　白茯苓三两　莲子肉三两　五味子一两

【用法】焙燥，共研为末，另加真山药末六两酒煮，捣千杵为丸，如梧桐子大。每服五十丸，空心米汤送下。

【主治】三消证。

05275 三教济世膏

《玉机微义》卷十五引郭氏方。为原书同卷"万灵夺命丹"之异名。见该条。

05276 三萸内消丸（《医部全录》卷二〇四）

【组成】山茱萸　食茱萸　吴茱萸　桔梗　川乌　茴香　蒺藜　青皮　肉桂　川楝各二两　桃仁　枳实　陈皮各一两　木香一两半　大腹皮　五味子　海藻　延胡索各二两半

【用法】上为末，酒为丸，如梧桐子大。每服三十丸，空心温酒送下。

【主治】肾虚受邪，结成寒疝，阴囊偏坠，痛引脐腹，或生疮疡，时出黄水。

05277 三黄二地汤（《外科正宗》卷三）

【组成】生地黄　熟地黄各一钱半　苍术　厚朴　陈皮　黄连　黄柏　黄芩　归身　白术　人参各一钱　甘草　防风　泽泻　地榆各六分　乌梅二个

【用法】水二钟，煎八分，食前服。

【主治】肠风诸痔，便血不止，及面色萎黄，四肢无力。

05278 三黄二香散（《温病条辨》卷一）

【组成】黄连一两　黄柏一两　生大黄一两　乳香五钱　没药五钱

【用法】上为极细末。初用细茶汁调敷，干则易之；继则用香油调敷。

【主治】温毒敷水仙膏后，皮间有小黄疮如黍米者。

【方论选录】三黄峻泻诸火而不烂皮肤，二香透络中余热而定痛。

05279 三黄二香散（《喉痧症治概要》）

【组成】大黄二两　蒲黄一两　雄黄二钱　麝香二分　冰片三分

【用法】用菜油调敷。

【功用】清火解毒。

【主治】时疫喉痧。

05280 三黄八宝丹（《鸡鸣录》）

【组成】明矾一两　象牙屑　乳香（炙）各三钱　血竭　雄黄　辰砂　琥珀各二钱　没药（炙）一钱五分　牛黄　冰片各五分

【用法】上为极细末，每药末一两，配黄蜡五钱，加麻油少许烊化为丸，如黍米大。每服三五分，陈酒送下。

【功用】护心消毒。

【主治】肿毒初起。

05281 三黄三白丸（《女科指掌》卷一）

【组成】黄连（炒）　黄芩　黄柏（炒）各五钱　白术　白芍各一两　白芷二两（炒黑）　香附一两（醋炒）　扁柏五钱（酒炒）　樗根皮二两（酒炒）

【用法】上为末，粥为丸。每服汤送下七十丸。

【主治】带下，阳盛阴虚，形衰肤燥，口苦咽干，耳鸣。

05282 三黄五色丸

《幼科发挥》卷二。为原书同卷"三黄泻心丸"之异名。见该条。

05283 三黄巨胜汤（《伤寒六书》卷一）

【组成】石膏　黄芩　黄连　黄柏各七钱　山栀仁三十斤　芒硝　大黄　一方有枳实

【用法】水二钟，加生姜一片，大枣二枚，煎之，临服入泥浆清水二匙，调服即安。

【主治】伤寒阳毒发斑，狂乱妄言，大渴叫喊，目赤脉数，大便燥实不通，上气喘急。

【备考】方中大黄、芒硝用量原缺。

05284 三黄巨胜汤（《伤寒大白》卷二）

【组成】黄芩　黄连　大黄　山栀　石膏

【主治】伤寒谵语。

【方论选录】此因三阳经皆热，故以三黄汤兼清三阳，加石膏、栀子，则功力巨大。

05285 三黄巨胜汤（《伤寒大白》卷二）

【异名】三黄石膏汤（《古今医彻》卷一）。

【组成】黄芩　黄连　大黄　石膏

【主治】❶《伤寒大白》：伤寒，中有积热，身热多汗，二便赤闭，目赤唇焦，谵妄，口渴欲饮。❷《古今医彻》：斑毒。

05286 三黄石膏汤

《伤寒总病论》卷五。为《外台》卷一引《深师方》"石膏汤"之异名。见该条。

05287 三黄石膏汤（《准绳·类方》卷一）

【组成】黄连二钱　黄柏　山栀　玄参各一钱　黄芩　知母各一钱五分　石膏三钱　甘草七分

【用法】水煎服。

【主治】《准绳·杂病》：暑毒深入，结热在里，谵语烦渴，不欲近衣，大便秘结，小便赤涩。

05288 三黄石膏汤

《古今医彻》卷一。为《伤寒大白》卷二"三黄巨胜汤"之异名。见该条。

05289 三黄石膏汤（《治疹全书》卷上）

【组成】麻黄　黄芩　黄连　黄柏　石膏　栀子　淡竹叶

【用法】水煎服。

【主治】风寒热毒，郁滞闷疹。

05290 三黄石膏汤（《麻症集成》卷四）

【组成】麻黄　川连　天冬　川柏　力子　犀角　石膏　黄芩　黑栀　知母　连翘　甘草

【主治】麻痘，肺胃表里俱热，狂叫欲走，烦躁而渴，两目如火，六脉洪数。

05291 三黄四物汤（《医方集解》）

【组成】四物汤加黄柏　黄芩　甘草

【主治】阴虚潮热。

05292 三黄四物汤（《金鉴》卷四十四）

【组成】当归　白芍　川芎　生地　黄连　黄芩　大黄

【用法】上锉。水煎服。

【主治】内热壅迫,经前吐衄。

05293 三黄四物汤(《金鉴》卷六十二)

【组成】四物汤加黄连 黄芩 黄柏

【主治】❶《金鉴》:溃疡,六腑阳火烦热者。❷《温热经解》:妇人血热肝旺症。

【备考】《温热经解》本方用黄柏、酒芩、川连、川芎各五分,当归、白芍各一钱,生地二钱。

05294 三黄白虎汤(《保命歌括》卷五)

【组成】黄连一分 黄柏 生地各五分 赤芍 知母 黄芩各三分 甘草二分 石膏五分 淡竹叶七片

【用法】水煎服。

【主治】心火亢盛,乘于脾胃之位,掌中热,目黄嗌干,渴而欲饮者。

05295 三黄地榆油(《中医皮肤病学简编》)

【组成】黄柏31克 黄芩31克 大黄31克 地榆15克 五倍子15克 罂粟壳15克 冰片1克 香油500毫升

【用法】文火煎熬至药呈焦黄色,滤渣,放入冰片,装瓶外用。

【主治】烫火伤。

05296 三黄朱砂煎(《产科发蒙》卷三)

【组成】黄连 黄芩 大黄各等分

【用法】每服二钱 水煎,临入朱砂一钱,搅匀服。

【主治】产后颠狂,言语错乱,神思不安,如有鬼祟者。

05297 三黄补血汤(《兰室秘藏》卷上)

【组成】牡丹皮 黄耆 升麻各一钱 当归 柴胡各一钱五分 熟地黄 川芎各二钱 生地黄三钱 白芍药五钱

【用法】上咬咀,如麻豆大。每服五钱,水二大盏,煎至一大盏,去滓,食前稍热服。

【主治】❶《兰室秘藏》:吐血、衄血,六脉俱大,按之空虚,心动善惊,面赤,上热者。❷《医略六书》:衄血不止,脉软数者。

【方论选录】❶《兰室秘藏》:此气盛多而亡血,以甘寒镇坠之剂,大泻其气,以坠其浮;以甘辛温微苦,峻补其血。❷《医方集解》:二地补血,丹皮凉血,黄耆补气,升、柴升阳。气旺则能生血,阳生则阴自长矣。❸《医略六书》:血气两虚,虚阳迫肺,不能摄血,而从鼻上溢,故衄血久不止焉。黄耆补肺气以摄血,白芍敛肺阴以止衄,生地滋阴凉血;熟地滋肾补阴,当归养血归经,丹皮凉血止血也。俾血气完复,则虚阳自敛,而肺气清宁焉,而衄血久不止之患乎?

【备考】按:《医略六书》无升麻、柴胡。

05298 三黄败毒散(《扶寿精方》)

【组成】升麻 当归尾 川芎 生地黄 赤芍药 白粉葛 黄芩各一钱 黄连 黄柏 连翘 防风各八分 羌活 金银花 甘草节各五分 蝉蜕二个

【用法】上锉片。水煎服。

【主治】杨梅疮,并一切疮毒。

05299 三黄败毒散(《古今医鉴》卷十五)

【组成】防风 荆芥 连翘 白芷梢 黄芩 黄连 栀子 地骨皮 归尾 赤芍 川芎(上部疮多倍用) 五加皮 木瓜 苦参 黄柏 薏苡仁 僵蚕 蝉蜕 蒺藜 甘草 白鲜皮 皂角刺 木通(下部疮多倍用)各二两 土茯苓(白者)三斤

【用法】共锉作五十剂。水煎滚,每日二服。

【主治】天泡、杨梅等疮。

【宜忌】忌生盐、牛肉、烧酒。

【加减】疮痛,加羌活、独活;体虚,去栀子,加人参、茯苓。

05300 三黄败毒散(《梅氏验方新编》卷六)

【组成】金银花四钱 防风 杉木蕊(烧灰)各三钱 黄连 黄芩 赤芍药各二钱 黄柏八分

【用法】水煎,待冷洗之。

【功用】洗脓合口。

【主治】痈疡溃后,有脓血者。

05301 三黄金花丸

《医方集解》。为《宣明论》卷四"栀子金花丸"之异名。见该条。

05302 三黄金花丸(《李氏医鉴》卷四)

【组成】黄连(酒炒) 黄芩(酒炒) 大黄(酒拌,九蒸) 石膏 淡豉 麻黄

【主治】内外诸热。

05303 三黄泻心丸(《幼科发挥》卷二)

【异名】三黄五色丸。

【组成】黄连 黄芩 大黄各等分

【用法】上为末,雪水为丸,如麻子大,均分作五分用衣,一分朱砂衣,一分青黛衣,一分雄黄衣,一分轻粉衣,一分芦荟衣。温水送下。

【功用】利诸惊热。

05304 三黄泻心丸

《眼科全书》卷六。为《宣明论》卷四"大金花丸"之异名。见该条。

05305 三黄泻心丸(《重订通俗伤寒论》)

【组成】川连三钱 青子芩 煨甘遂各二钱 西牛黄 广郁金各一钱半 猪心血一枚

【用法】上为丸,重一钱,朱砂为衣。用犀地清络饮调下。

【功能】开窍透斑以清神。

【主治】伤寒发狂,阳毒虽解,而斑发未透,神识昏迷者。

05306 三黄泻心汤

《奇效良方》卷六十三。为《金匮》卷中"泻心汤"之异名。见该条。

05307 三黄宝蜡丸(《金鉴》卷七十五)

【组成】藤黄(以秋荷叶露泡之,隔汤煮十余次,去浮、沉,取中,将山羊血拌入,晒干)四两 天竹黄(无真者,九转南星代之) 红芽大戟 刘寄奴 血竭各三两 孩儿茶 雄黄各三两 朴消一两 当归尾一两五钱 铅粉 水银 乳香 麝香各三钱 琥珀二钱

【用法】上药各为极细末,称准和一处,将水银同铅粉放在铁锅内,火上热研成末,入前药内,共研匀;用炼净黄蜡二十四两,放瓷器内,坐滚水中化开,将药入内搅匀。病

重者每丸一钱，病轻者每丸五分，热黄酒调服。倘受伤至重，连服数次，服药后饮酒出汗，更妙。治一切恶疮，以香油化开敷之。

【主治】金疮初起，伤破出血；一切恶疮。

05308 三黄宝蜡丸（《金鉴》卷八十九）

【组成】天竹黄三两 雄黄二两 刘寄奴 红芽大戟（去骨） 麒麟竭各三两 归尾一两五钱 朱砂 儿茶各一两 净乳香（去油）三钱 琥珀 轻粉 水银（同轻粉研不见星） 麝香各三钱 （如无真天竹黄，以真胆星三两代之）

【用法】以上各称足分两，各为细末，再用好黄蜡二十四两，炼净，滚汤坐定，将药投入，不住手搅匀，取出装瓷罐内备用。重者一钱，轻者三分，用无灰酒送下，立刻全生；如被鸟枪伤，铅子在内，危在顷刻，服一钱，吃酒数杯，睡一时，汗出即愈；如外敷，将香油热化少许，鸡翎扫患处。

【主治】一切跌打损伤及破伤风，并伤力成痨；女人产后恶露不尽，致生怪证，瘀血奔心，痰迷心窍，危在旦夕。

【宜忌】服药后忌凉水、生冷、烧酒三日。如不忌此酒，则药无功。

05309 三黄宝蜡丸（《慈禧光绪医方选议》）

【组成】藤黄二两 天竹黄二两 大戟一两 归尾一两 牛黄一两 刘寄奴一两 麝香一两 琥珀一两 雄黄五钱 血竭五钱 儿茶五钱 乳香五钱 冰片五钱 水银五钱

【用法】上为细末，用净黄蜡十二两为丸，每丸重一钱。外治内服均可，外敷用清香油调化，鹅翎摅敷。

【功用】破顽痰，保元气，解诸毒，活经络，接筋骨，消瘀血。

【主治】诸疮恶毒，一切跌打损伤，闪腰岔气，伤力成痨及破伤风；或妇女经闭不通；或产妇胎衣不下；或半身不遂，不能动履。

【宜忌】外敷不可见火。服药初期，应忌食生冷、瓜果、烧酒及发物。

05310 三黄承气丸（《育婴秘诀》卷三）

【组成】大黄（酒蒸）一两 枳实（炒） 厚朴（炒） 槟榔各五钱 黄连（酒炒） 黄芩（酒炒） 黄柏（酒炒） 当归各三钱 木香二钱

【用法】上为细末，神曲作糊为丸，如黍米大。儿小者十五丸，儿大者三十丸，滚白水送下。

【主治】痢疾初起，腹痛，眉皱而啼哭，里急后重，烦躁不安者。

05311 三黄承气汤（《圣惠》卷九）

【组成】栀子仁一两 黄芩一两 川大黄一两（锉碎，微炒） 陈橘皮一两（汤浸，去白瓤，焙） 川芒消一两

【用法】上为粗散。每服四钱，以水一中盏，煎至六分，去滓温服，不拘时候。

【主治】伤寒五日，口热舌干，头痛，脚胫酸痛。

05312 三黄珍珠膏（《新药转正》3册）

【组成】硫磺 麝香 藤黄 雄黄 珍珠

【用法】上制成膏剂。将患处清疮，涂药适量，一般创面45平方厘米涂药1克。

【功用】解毒消肿，去腐生肌，止痛。

【主治】中小面积Ⅱ度烧伤、烫伤、残留创面等。

05313 三黄枳术丸（《内外伤辨》卷下）

【组成】黄芩二两 黄连（酒洗） 大黄（湿纸裹煨） 神曲（炒） 橘皮 白术各一两 枳实（麸炒）五钱

【用法】上为细末，汤浸蒸饼为丸，如绿豆大一倍。每服五十丸，白汤送下。量所伤服之。

【主治】伤肉食湿面辛辣厚味之物，填塞闷乱不快。

05314 三黄枳术丸（《保婴撮要》卷九）

【组成】枳实（面炒）五钱 黄连（酒浸，炒） 大黄（湿纸裹煨） 白术各一两 黄芩五钱

【用法】上为末，汤浸蒸饼为丸，如绿豆大，每服五十丸，白汤送下。临时量所伤多少，加减服之。

【主治】伤肉湿面辛辣味厚之物，致填塞闷乱不快。

05315 三黄枳朴丸（《幼科发挥》卷三）

【组成】黄连 黄芩 黄柏（皆酒炒）各三钱 大黄（酒煨）五钱 枳实（麸炒） 厚朴（姜汁炒） 槟榔各二钱

【用法】上为末，酒为丸，如麻子大。生姜汤送下。

【主治】湿热成痢，并有食积者。

05316 三黄枳实汤（《明医指掌》卷二）

【组成】黄芩 黄连 大黄（煨）各一钱 厚朴 甘草各五分 枳实一钱

【用法】水煎，热服，不拘时候。

【主治】类中风，痰火炽盛，烦渴便秘，脉数大。

05317 三黄香黛散（《外科大成》卷三）

【组成】牛黄 黄连 大黄（酒蒸） 木香 青黛各等分

【用法】上为末。用淡竹叶、薄荷煎汤调服。

【功用】清腑热。

【主治】牙根作烂，随变黑腐，臭秽难闻，肝胃二经虚火热极上攻致患走马牙疳。

05318 三黄独活汤

《校注妇人良方》卷三。为《千金》卷八引张仲景方"三黄汤"之异名。见该条。

05319 三黄真珠散（《婴童百问》卷十）

【组成】松香 五味子 黄连 黄丹 海螵蛸各三钱 轻粉 雄黄各少许

【用法】上为细末。疮干则以香油调敷，湿以干渗。先以莹肌散煎洗，然后用此药。

【主治】疳积壮热，生敛淫疮，俗呼为溜，脓水流处便湿烂成疮。

【备考】此证当先内服消食退疳之药，后用此。

05320 三黄凉膈散（《喉科紫珍集》卷上）

【异名】三黄汤（《喉科枕秘》）。

【组成】黄连四分 甘草五分 川芎七分 黄柏 黄芩 栀子 赤芍 薄荷各一钱 青皮八分 陈皮 花粉 射干各一钱 银花 当归各一钱五分 元参二钱

【用法】加灯心二十寸，竹叶十片，水煎服。

【主治】咽喉一切诸症，初起黄红，甚至紫黑，壅肿疼痛，恶寒发热。

【加减】口干便闭，加大黄三钱；虚人虚火，不必加大黄。

05321 三黄调冲汤（《效验秘方·续集》王少华方）

【组成】黄芪15～30克 当归身10克 生地黄15～20克 熟地黄15～20克 大黄3～6克 乌贼骨20～30

克　茜草 10 克

【用法】每日一剂，水煎二次，早晚分服。

【功用】健脾益肾，止血祛瘀。

【主治】正虚夹瘀的月经病，如血崩、经漏、闭经等。

【方论选录】本方由当归补血汤、生地大黄方和四乌贼骨一藘茹丸复方组成。当归补血汤用黄芪大补脾肺元气，资后天以充生血之源，用当归益血和营，终致刚生阴长，气充血旺。生地大黄方乃孙思邈氏所创，原用此方治疗内科吐衄诸证，迨至又试用于妇科，开始以之止经漏，包括近 20 年来因上环、人流等引起的月经淋漓不断，尔后又逐步应用于崩中、产后血晕、闭经或虚实夹杂证。方中大黄苦寒，功善推陈致新，破血逐瘀，瘀血去则血得归经而自止。关于大黄的用量，也有一定的法度：如治崩漏疾患，大黄用小量，控制在 3～6 克之间；其中崩初如涌，有厥脱之兆者，用大黄炭 3 克；崩量渐减及经漏者，用生大黄 3～6 克，每收化瘀磨积之效，而无克伐伤正之虞。大黄与生地黄相配，取大黄苦寒直折，藉涤荡以祛瘀；生地甘寒育阴，凭凉营以止血；大黄泻其实，地黄补其虚；大黄走而不守，地黄守而不走；两者配伍，则动静结合，开阖相济。大黄得地黄，则清泄而不伤阴，逐瘀而少耗血之虑；地黄得大黄，则养阴而腻滞，止血而无留瘀之弊，相反而实相成，乃两者合用之特色，适用于热扰胞宫、血海沸腾夹瘀得崩漏、痛经等证。四乌贼骨一藘茹丸，出自《素问·腹中论》。乌贼骨入肝肾二经，为收涩之品，有止血之功，李时珍说它可治"血枯、血痕、经闭、崩漏"等"厥阴本病"。茜草，古名藘茹，入心肝血分，味辛能散，有行血活血之能。此两味配合使用，则其性一涩一散，其用一止一行。则止血而不留瘀，活血而不耗血。在治疗崩漏，尤其是由崩而漏，由漏而崩的循环往复的崩漏疾患，常以此两味为首选药。三黄调冲汤诸药相合能健脾益肾、补气、止血、祛瘀。

【加减】治血崩：因肝肾阴虚火旺而起，反复发作者，去当归，加知母、黄柏、地榆、二至丸。量多如涌者，大黄用炭。对于少女因先天不足，肾气不摄而崩者，去大黄，或改用大黄炭，加右归丸。如属肝郁化火型者，去黄芪，加丹皮、山栀、白芍、青黛等。至于脾气不摄而崩者，去当归，加党参或红参、炮姜，大黄改用炭；治经漏：加赤芍、川芎、香附。无火热象者，去生地；有血热见证者，再加丹皮；治闭经：肝肾亏虚，冲任失养者，加菟丝子、山萸肉、巴戟肉、怀牛膝。阴虚血燥，血海枯竭者，开始治疗时，黄芪减用半量，随着阴血来复程度，逐步选增至常用量；另加山萸肉、阿胶、黄精；有火象者，参入知母、黄柏、地骨皮等；治痛经：去生地黄、乌贼骨。如属气滞血瘀者，加失笑散、制香附、当归用尾。行经不畅，痛剧者，再加手拈散。气血亏虚者加党参、鸡血藤、白芍、甘草。痛经因于寒者，去大黄、加艾叶、香附、肉桂；因于热者，仍用生地，另加丹皮、红藤。

05322 三黄调经汤（《温热经解》）

【组成】川连一钱　黄柏一钱　真阿胶二钱　炒续断二钱　酒芩一钱　炙草一钱　炒白芍二钱

【主治】血奔不止，误服人参，神志欲狂，热血上冲心者。

【临床报道】血奔误服人参：宁波余某之妻患血奔不止，津医林子皋用老山人参，服后神志欲狂，延余往诊。予曰：此热血上冲心也，令其先服童便，为拟三黄调经汤，数

剂始愈。

05323 三黄散糊剂（《中医皮肤病学简编》）

【组成】大黄 62 克　黄芩 62 克　黄柏 62 克

【用法】加开水二升，浓缩煎至 1 升；继取石灰 500 克，筛取细末 200 克，放入三黄滤液中，不断搅拌，使成饱和状态后，用滤纸过滤，即成红褐色三黄石灰混和液；同时加入适量香油（高压消毒更好），即可。将消毒纱布在糊剂中浸透，稍捻干，外敷。

【主治】汤火伤。

05324 三黄犀角汤（《重订通俗伤寒论》）

【组成】生川军　青子芩　粉丹皮各二钱（加醋炒黑）　鲜生地一两　生赤白芍各三钱　黑犀角　川连（盐水炒）各八分　淡竹叶五钱

【主治】外感温热，内夹愤怒，怒则气逆，血从上溢而大吐，胸胁热痛，口燥心烦，二便赤热，手足躁扰，用龙胆泻肝汤清肝火后，血失仍多，而精神声色，起居如常，唇舌赤，尚属热逼血溢者。

05325 三黄解毒丸

《回春》卷二。为《普济方》卷二八六"解毒丸"之异名。见该条。

05326 三黄解毒汤（《广嗣纪要》卷十）

【组成】黄柏　黄芩　黄连　山栀　大黄各等分

【用法】水煎服。

【主治】妊娠伤寒五六日后，表邪悉罢，并无头疼恶寒之症，只烦躁发热大渴，小便赤，大便秘，或利下赤水，六脉沉实。

【加减】随五脏脉症加减。如烦满消渴，溲便难，尺寸脉沉弦有力，是肝经本脏受病，加当归一钱半，甘草五分，倍山栀；如腹胀满，谵妄，脉沉缓有力，是脾经本脏受病，加枳实（炒），厚朴（姜汁炒）各一钱半，倍大黄；如烦躁心痛，掌中热而哕，尺寸脉沉数有力，是心经本脏受病，加麦冬一钱，竹茹一团，倍黄连；如喘咳胸满，尺寸脉沉涩有力，是肺经本脏受病，加葶苈（炒）一钱，桔梗五分，倍黄芩；如下重，足胫寒而逆，尺寸脉沉而石，是肾经本脏受病，加干姜五分，熟地黄一钱半，倍黄柏。

05327 三黄解毒汤（《片玉痘疹》卷六）

【组成】酒芩　酒连　紫草　红花　枳实　当归梢　木通　酒大黄　槟榔

【用法】水煎服。

【主治】痘疹，大便秘结，烦躁作渴，腹痛者。

05328 三黄解毒汤（《片玉痘疹》卷八）

【组成】酒芩　酒连　酒柏　木通　甘草　酒栀仁　升麻　牛蒡子（炒）　连翘

【用法】加淡竹叶，水煎服。

【主治】体实之人误服热药，致痘疹红紫焮肿者。

05329 三黄解毒汤（《片玉心书》卷五）

【组成】黄连　黄芩　黄柏　红花　木通　大黄　生地　归身　甘草

【用法】水煎服。

【主治】小儿热积于心肺，大小便出血。

05330 三黄解毒汤

《医学心悟》卷六。为方出《肘后方》卷二，名见《外台》

卷一引崔氏方"黄连解毒汤"之异名。见该条。

05331 三黄解毒汤（《疯门全书》）

【组成】黄连 黄柏 黄芩 赤芍 枳壳 木通 元参 独活 防风 薄荷 甘草

【用法】姜皮、灯心为引，食远服。

【主治】疠风。

05332 三黄解毒汤（《医学实在易》卷七）

【组成】黄柏 黄芩 黄连 栀子各二钱 甘草一钱

【用法】水煎服。

【主治】大热谵语。发斑发黄，吐衄下血。

05333 三黄熟艾汤（《活人书》卷十八）

【组成】黄芩 黄连 黄柏各三分 熟艾半鸡子大

【用法】上锉，如麻豆大。以水二大盏，煎至七分，去滓温服。

【功用】❶《活人书》：除热止利。❷《普济方》：解毒。

【主治】热毒而成之痢疾。

❶《活人书》：伤寒四五日而大下，热利时作，白通汤诸药多不得止者。❷《得效》：时行毒痢。❸《普济方》：疮正出，下利黄赤脓血，身热大渴，乃毒入大肠。❹《准绳·幼科》：痘后咽塞喉痹，小儿脏腑积滞，下痢赤白。❺《济阴纲目》：妊娠挟热下痢。

05334 三黄熟艾汤（《伤寒全生集》卷三）

【组成】黄芩 黄柏 黄连 熟艾 猪苓 泽泻 芍药 苍术

【用法】加灯心、乌梅，水煎服。

【功用】《重订通俗伤寒论》：酸苦泄热，芳香利湿。

【主治】❶《伤寒全生集》：伤寒，协热下利不止。❷《重订通俗伤寒论》：漏底伤寒，协热自利。

【备考】《重订通俗伤寒论》无苍术，方中用条芩一钱，川连六分，川柏四分，熟艾二分，猪苓、泽泻、生白芍各一钱半，乌梅肉二分，灯心二小帚。

05335 三黄熟艾汤（《治痘全书》卷十三）

【组成】黄连 黄芩 栀子 艾叶

【主治】痘中热痢。

【方论选录】此治痘中热痢之良剂也。艾叶止痢，而必用之以佐三黄者，取其气温所以制寒也。

05336 三蛇愈风丹

《本草纲目》卷四十三。为《医学入门》卷八"三蛇丹"之异名。见该条。

05337 三脘痞气丸（《御药院方》卷三）

【组成】木香 白豆蔻（去皮） 青皮（去皮） 陈皮（去白） 荆三棱（炮）各一两 大腹子三分 半夏（汤洗七次）二两 缩砂仁 槟榔 沉香各半两

【用法】上为细末，水面糊为丸，如梧桐子大。每服三十丸，渐加至五六十丸，食后陈皮汤送下。

【主治】三焦痞滞，气不升降，水饮停积，不得流行，胁下虚满，或时刺痛。

【备考】本方方名，《普济方》引作"痞气丸"。

05338 三脘痞气丸（《普济方》卷一七〇）

【组成】木香 青皮 三棱 砂仁 白豆蔻 沉香各等分

【用法】上为末，姜糊为丸，如梧桐子大。每服三四十丸，食前姜汤、米饮送下。

【主治】痞气。

05339 三清神异丹（《良朋汇集》卷三）

【组成】川乌（生用） 巴豆（去油）各一两 干姜（炮）二两

【用法】上为末，醋糊为丸，如急性子大，朱砂为衣。每服五七丸，头痛、遍身疼、伤风，好酒送下；伤食，原物汤送下。量人加减。

【主治】偏正头痛及伤食。

05340 三清救苦丹（《杂病源流犀烛》卷二十三）

【组成】大黄二两 僵蚕一两

【用法】上为末，加枯矾一钱，炼蜜为丸，如弹子大。噙化。

【主治】耳后腮边忽然肿痛，属阳明蕴热者；兼治发颐。

05341 三棱化积丸（《古今医鉴》卷六引李九河方）

【组成】三棱六两（醋煮） 莪术一两（醋煮） 木香一两 槟榔六两 青皮一两 陈皮一两 香附一两（醋炒） 枳实一两（麸炒） 厚朴一两 砂仁一两 神曲一两（炒） 山楂四两（去子） 麦芽一两（炒） 南星一两（姜汤泡） 半夏一两（姜制） 萝卜子（炒） 大黄三两（酒蒸） 黄连一两（炒） 桃仁一两（去皮尖） 干漆一两（炒） 甘草一两

【用法】上为细末，醋糊为丸，如梧桐子大。每服四十丸，白汤送下。渐渐加用。

【主治】积聚。

【备考】方中萝卜子用量原缺。

05342 三棱化癭丸（《中医内科临床治疗学》）

【组成】三棱6克 莪术6克 归尾9克 丹参12克 青皮6克 穿山甲6克（醋炙）生牡蛎12克 昆布9克 海浮石9克

【用法】水煎服；或加倍研细，枣肉为丸，每丸6克，早、晚各服一丸。

【功用】行气活血，软坚消癭。

【主治】癭气。颈部粗肿日久，赤络显露，按之硬痛，呼吸不畅，声音嘶哑，呛咳气急，或吞咽障碍，舌质暗红，脉象沉涩。

【宜忌】虚弱患者，孕妇，哺乳妇均宜忌服。

【方论选录】三棱、青皮疏肝行气；归尾、丹参、莪术、山甲珠活血祛瘀，消肿通络；昆布、海浮石、生牡蛎化痰软坚，散结消癭；枣肉为丸，既能补脾益气，又能防止诸药攻伐之峻猛，损伤脾胃。组合成方，共具行气活血，散结消癭之功效。

05343 三棱当归散

《普济方》卷三三四。为《本事》卷十"琥珀散"之异名。见该条。

05344 三棱没药丸（《施圆端效方》引杜子茂方（见《医方类聚》卷一一二）

【组成】京三棱（炮） 广莪（煨） 槟榔 鳖甲（醋炙） 矾石（烧赤） 青皮 干漆（炒烟尽） 雷丸各半两 丁皮 硇砂 没药各二钱

【用法】上为细末，醋糊为丸，如绿豆大。每服五七丸，食前白汤送下，一日四次。

【主治】远久沉积块痞,疼闷。

05345 三棱和伤汤（《中医伤科学讲义》）

【组成】三棱 莪术 青皮 陈皮 白术 枳壳 当归 白芍 党参 乳香 没药 甘草

【用法】水煎服。

【主治】胸胁陈伤,气滞血瘀,隐隐作痛。

05346 三棱莪术汤（《普济方》卷三八三）

【组成】青皮 三棱 莪术 北柴胡 半夏 大腹皮 秦艽 净香附 陈皮 紫苏 青木香 枳壳 槟榔 甘草各等分

【用法】上㕮咀。每服一钱,加生姜,同煎服。

【主治】小儿疳积。

05347 三棱消积丸（《内外伤辨》卷下）

【组成】京三棱(炮) 广莪(炒) 炒曲各七钱 青橘皮 巴豆(和皮,米炒黑焦,去米) 茴香(炒) 陈橘皮各五钱 丁皮益智各三钱

【用法】上为细末,醋加面糊为丸,如梧桐子大。每服十丸,加至二十丸,食前温生姜汤下。量虚实加减。如更衣,止后服。

【主治】伤生冷硬物,不能消化,心腹满闷。

05348 三棱消积丸（《育婴秘诀》卷四）

【组成】三棱(煨) 莪术(煨) 半夏曲 枳实(麸炒) 黄连 吴茱萸(水拌炒) 陈皮 青皮 木香 槟榔 厚朴(姜汁炒) 川楝子肉 小茴各等分

【用法】上为末。另取神曲糊为丸,如黍米大。每服二三十丸,米饮送下。

【主治】积痛,胃脘痛,心腹痛,小便痛,疝痛,虫痛。

05349 三棱消积丸（《医略六书》卷三十）

【组成】三棱三两(醋炒) 蓬术三两(醋炒) 于术三两(炒) 枳实一两半(炒) 香附三两(醋炒) 延胡二两(酒炒) 肉桂一两半(去皮) 泽泻一两半 木香一两半

【用法】上为末,䗪虫汁为丸。每服三钱红花子煎汤送下。

【主治】产后五积,脉紧涩结滞者。

【方论选录】产后夹气受寒,血气不化,而成五脏之积,或瘀痛不止,或腹胀不已。三棱破气中之血,蓬术破血中之气,二物俱消坚削积之剂;协之于术健脾运化以培本;枳实破滞消结以治标;香附调气解郁,治积之由来;延胡活血通经,治积之成就;木香调中气以解郁;泽泻泻浊阴以分化;肉桂暖血,祛寒,以通闭结也。䗪虫汁丸以活血,红花子汤以散其结,使寒散结消,则积块自化,脾气健运,安有胀满疼痛之患乎。

05350 三棱蓬术丸（《袖珍小儿》卷七）

【组成】蓬术一两(用巴豆三十枚同炒黄色,去巴豆) 三棱(酒浸一宿) 木香二钱 青皮 丁皮各半两 川楝子 茴香各二钱

【用法】上为末,醋为丸,如绿豆大。每服三丸,淡姜汤送下。

【主治】积滞,痞块,乳癖。

05351 三棱鳖甲丸（《圣惠》卷二十八）

【组成】京三棱一两(炮裂,锉) 鳖甲二两(涂醋,炙微黄焦,去裙襕) 干姜一两(炮裂,锉) 蓬莪术一两 青橘皮一两(汤浸,去白瓤,焙) 芫花一两(醋拌,炒令干) 川椒一两(去目及闭口者,微炒去汗)

【用法】上为末,醋煮面糊为丸,如梧桐子大。每服十五丸,食前以生姜汤送下。

【主治】虚劳癥瘕,心腹冷气,胃管烦痛,脐下多疼,气块发即上抢心胸,手足逆冷。

【宜忌】忌苋菜。

05352 三紫调心汤（《效验秘方》姚寓晨方）

【组成】紫石英 紫丹参 紫参各15克 琥珀末5克 淮小麦30克 合欢花10克 柏子仁 广郁金 生卷柏各12克

【用法】先将紫石英加水入煎,沸后30分钟,除琥珀末外,将其他药加入共煎,合欢花后下,两次煎液合并,分早晚温服,琥珀末亦分二次吞服,每日一剂。

【功用】润燥宁心,活血调经。

【主治】继发性闭经,月经停闭逾3个月,且为明显的精神因素所致者。症见性情忧郁、心烦易躁、口干咽燥、大便干结、夜寐不宁,苔薄舌质暗红,脉细涩。

【方论选录】紫丹参功能活血通经,凉血除烦。为心、肝二经之要药;紫参又名石见穿,专司活血止痛;紫石英功能镇心定惊,且能暖宫。三紫相伍,上能定志除烦,下能养血通经;柏子仁功专安神、润肠,为心脾之要药;淮小麦养心安神、专疗神志不宁,与柏子仁相伍,养心安神,润燥养荣;广郁金有行气解郁,凉血除烦破瘀之功效,亦属疗志之要药;生卷柏既能破血通经,又能止血、破血通经当生用。《名医别录》谓卷柏能"强阴益精",《日华子本草》云:卷柏"生用破血";琥珀末为重镇安神之要药,且本品主降,善走血分、消气滞、逐瘀血、通经脉和气血;合欢花有解郁畅心安神之功。两药合用,镇惊安神,畅气破瘀,以收通补兼治之效,《济阴纲目》引朱丹溪云:"因七情伤心,心气停结,故血闭而不行。"此证盖因忧思过度,暗耗心阴,虚火伤精则经闭血枯。故本方使用要点为:闭经有明显的精神因素,苔薄舌质暗红,脉细涩。

05353 三黑荣脑汤（《效验秘方·续集》谢海洲方）

【组成】黑桑椹子30克 黑大豆30克 黑芝麻30克 黄芪15克 党参10克 熟地15克 菟丝子15克 枸杞子10克 全蝎10克 地龙10克 水蛭6克 地鳖虫6克 柴胡6克 羌活6克 陈皮6克 谷芽30克 麦芽30克

【用法】以清水适量浸透药物约30分钟,置火上煮沸后,文火煎40分钟。每日1剂,共2煎,滤渣取汁约200~250毫升,分2次饭后2小时温服。

【功用】补肾健脾,益精荣脑,化瘀通络。

【主治】脑萎缩,老年性痴呆等。

【方论选录】脑主元神,为"精明之府"、"髓之海",是人体生命活动的中枢、精神意识的主宰。《灵枢·本神》云:"两精相搏谓之神",言阴精与阳气的转化输注是脑发挥正常生理功能的根本保证。精气旺则脑纯灵,精气衰则脑杂钝。根据"虚者补之""损者益之"的原则,方用桑椹子、黑大豆、黑芝麻、熟地、菟丝子、枸杞益肾补脑,填精补髓;黄芪、党参补中益气,健脾升阳。最妙之处用辛香气浓、味薄升散之祛风药柴胡、羌活,味少量轻,寓意深刻。一则升阳

达巅行经入脑。脑为诸阳之会居于巅高，唯风药辛宣，方可疏通经脉，使清阳之气灌注于脑，以壮髓海。二则醒脾助肾，以促化源。《脾胃论·脾胃盛衰论》云："三元真气衰惫皆由脾胃先虚而气不上行所致也"。脾胃为后天之本，气血生化之源，气机升降之枢，脾气升发，有助于五脏之气旺盛，气血津精化生有源，充分保证了脑府功能活动所需的精微物质。三则阳升气旺，可化痰瘀。气帅血行，气能行津，脑气充盛则气化畅利，既可防止津血凝滞成为痰瘀之害，又能消散少量痰瘀之浊。全蝎、地龙、水蛭、地鳖虫又名四虫饮。依"结者散之，留者攻之"之法则，有化瘀浊、散结聚、通窍隧、畅络脉以修复病变脑组织，开窍醒脑的作用，实为治疗本病的关键。陈皮、麦芽、谷芽可健脾理气，顾护胃气，促进约食运化，而勿使之壅塞。

【加减】对神智散乱，睡眠不安，梦呓苦笑者，酌加琥珀、远志、莲子心、淡竹叶等以清心醒脑；语言障碍、迟缓不利者，加石菖蒲、广郁金以通窍解语；神情淡漠、行为呆滞、记忆障碍者，加苏合香末入丸，可芳香开窍，提神醒脑；痰瘀浊邪动风、肢体颤动、行动困难者，每参以天麻、生牡蛎、白蒺藜等熄风之品；有中风病史，颜面晦暗，肌肤甲错，乱梦纷纭，舌黯瘀紫者，可加茺蔚子、丹参、桃仁、红花、鸡血藤等以增强化瘀通脉之功。补肾还可合用五子衍宗丸或右归丸，或左归丸以平衡阴阳，益精填髓，健脑荣脑。祛风药还可选用防风、藁本、白芷、升麻、苍耳子、辛夷花等一二味以助升阳，共奏健运脾胃、生发清阳之气，从而使脑得充分荣养和修复。

05354 三黑神奇饮（《傅青主男女科》）

【组成】丹皮（炒黑）七分　黑栀五分　真蒲黄（炒黑）一钱二分　川芎（酒洗）　贝母　生地（酒洗）各一钱

【用法】水二樽，童便、藕汁各半樽，煎服。

【主治】吐血。

05355 三蜕六一散（《胎产秘书》卷中）

【组成】蛇蜕　蚕蜕　蝉蜕（各煅）　滑石一钱　甘草一钱

【用法】上为末。酒送下。

【功用】催生。

【备考】❶蛇蜕、蚕蜕、蝉蜕用量原缺。❷《梅氏验方新编》滑石用六钱，其余各为一钱。

05356 三解牛黄散（《幼幼新书》卷十九引茅先生方）

【组成】白僵蚕　全蝎（炙）　防风　白附子　桔梗　川大黄　甘草（炙）　白茯苓　川黄芩　人参　川郁金（皂角水煮）各等分

【用法】上为末。每服半钱至一钱，薄荷蜜汤调下。

【主治】小儿实热，潮热。

【备考】本方名三解牛黄散，但方中无牛黄，疑脱。《奇教良方》本方用川大黄（湿纸裹，煨熟）、牛黄、黄芩、白附子、防风各半两，白茯苓、桔梗、甘草（炙）、人参、全蝎（去毒，微炙）、白僵蚕（去丝嘴，炒）、郁金（皂角水煮）各二钱半。

05357 三增茴香丸（《百一》卷十五）

【异名】三层茴香丸（《准绳·类方》卷六）、一二三层茴香丸（《全国中药成药处方集》济南方）。

【组成】第一料：茴香（舶上者，用海盐半两同炒焦黄，和盐称）　川楝子（炮，去核）　沙参（洗，锉）　木香（洗）各一两

第二料：加荜茇一两　槟榔半两

第三料：又加白茯苓四两（紧小实者，去黑皮）　黑附子半两（炮，去皮脐称。或加作一两）

【用法】第一料：为细末，以水煮米粉稠糊为丸，如梧桐子大。每服二十丸，温酒或盐汤送下，空心食前，每日三次。小病此一料可安。才尽，便可服第二料。

第二料：入前件药，共六味，重五两半，细末，依前法糊丸，汤使丸数服之。若病大未愈，便服第三料。

第三料：通前件药共八味，重十两，并依前法糊丸，汤使丸数服之；加至三十丸。新久大病，不过此三料可愈。

【功用】温导阳气，渐退寒邪，补虚消疝，暖养肾经。

【主治】肾与膀胱俱虚，为邪气搏结，遂成寒疝，伏留不散，脐腹撮痛，阴核偏大，肤囊壅肿，重坠滋长，有妨行步，瘙痒不止，时行黄水，浸成疮疡；或长怪肉，屡治不瘥，致令肾经闭结，阴阳不通，外肾肿胀，冷硬如石，渐渐丑大者。

05358 三十六种喉散（《喉舌备要》）

【组成】山豆根一钱半　粉甘草一钱半　川连一钱半　薄荷一钱半　寒水石二钱（飞）　儿茶一钱半　人中白二钱　白僵蚕二钱半　白莲花三钱　白硼砂二钱（飞）　青黛二钱（飞）　大梅片钱半　川麝香二分　珍珠一钱（飞）

【用法】上为极细末如尘，罐贮勿泄气，听用。

【主治】喉症。

05359 三十号井象方

《杂病源流犀烛》卷二十一。为方出《痧胀玉衡》卷中、名见《痧症全书》卷下"竹六"之异名。见该条。

05360 三七丹参颗粒（《成方制剂》13册）

【组成】丹参　三七

【用法】上制成颗粒。开水冲服，一次20克，一日3～5次。

【功用】活血化瘀，理气止痛。

【主治】长期服用有预防和治疗冠心病、心绞痛的作用。

05361 三九胃泰胶囊（《成方制剂》15册）

【组成】白芍　地黄　茯苓　黄芩　九里香　两面针　木香　三桠苦

【用法】上制成胶囊。口服，一次2～4粒，一日2次。

【功用】清热燥湿，行气活血，柔肝止痛。

【主治】上腹隐痛，饱胀、反酸、恶心、呕吐纳减、心口嘈杂感等及浅表性胃炎、糜烂性胃炎、萎缩性胃炎等慢性胃炎见有上述证候者。

【备考】本方改为颗粒剂，名"三九胃泰颗粒"（《中国药典》2010版）。

05362 三才绛云锭子（《准绳·疡医》卷三）

【组成】天才：白矾（煅）五钱　雄黄三钱　信石（生）　硇砂（生）　朱砂各二钱　胆矾（生）　乳香　没药各一钱半　麝香　片脑各少许

地才：白矾（煅）五钱　雄黄三钱　信石（煅过）　朱砂各二钱　硇砂（生）　胆矾（生）　乳香　没药各一钱半　儿

茶　血竭　轻粉各五分　麝香　片脑各少许

人才：白矾（煅）五钱　雄黄三钱　赤石脂（煅）儿茶　朱砂各二钱　硇砂（水煮干）胆矾（煅）乳香　没药　轻粉　血竭各一钱半　麝香　片脑各少许

【用法】上为末，用秫米糊为锭子，如豆大，带扁些，阴干；又作药线如麻黄样。先用铁罐膏点病头令黑，次纸此锭膏药贴上，三日一换药，腐肉不尽出者，可更用下品锭子及针头散取尽腐肉；止有脓汁不干者，用生肌干脓散掺疮口，膏药贴上。如要生肌，速用生肌散掺疮口上，膏药贴之。

【功用】天才：开疮口，其效峻峻；地才：去死肉，其效紧缓；人才：生新肌，去瘀肉，其效缓慢。

【主治】瘰疬，痔漏，六瘤，恶疮。

05363 三加减正气散（《温病条辨》卷二）

【组成】藿香三钱（连梗叶）　茯苓皮三钱　厚朴二钱　广皮一钱五分　杏仁三钱　滑石五钱

【用法】水五杯，煮取二杯，再服。

【主治】秽湿着里，舌黄脘闷，气机不宣，久则酿热。

【方论选录】《温病学讲义》：舌黄脘痞，为湿阻中焦而微有化热之象，故以藿梗、厚朴、陈皮疏理中焦，滑石、茯苓皮渗湿泄热，因湿渐化热；所以用藿香叶以透热向外，杏仁宣利肺气，气化则湿热俱化。

05364 三味天浆子散

《御药院方》卷十一。为《圣济总录》卷一七〇"天浆子散"之异名。见该条。

05365 三味谷精草散（《永类钤方》卷二十一引《小儿痘疹方论》）

【异名】谷精草散（《小儿痘疹方论·薛己附方》）。

【组成】谷精草一两　生蛤粉二两　生黑豆皮二钱

【用法】上为细末，猭猪肝一叶，竹刀批作两片，掺药缚好，放瓦器内，慢火煮熟。令儿食之，不拘时候。

【主治】❶《永类钤方》引《小儿痘疹方论》：小儿痘疹，热毒攻肝，眼生翳膜。❷《保婴撮要》：痘疹，翳膜遮睛障瞳子。

05366 三物大建中汤

《张氏医通》卷十六。即《金匮》卷上"大建中汤"。见该条。

05367 三物细辛敷方（《千金》卷五）

【异名】三辛散（《三因》卷十八）、封囟散（《婴童百问》卷四）、桂号散（《婴童百问》卷四）、桂心散（《普济方》卷三六三）、三神散（《叶氏女科》卷四）。

【组成】细辛　桂心各半两　干姜十八铢

【用法】上为末。以乳汁和敷颅上，干复敷之。儿面赤即愈。

【主治】小儿解颅。

【备考】《叶氏女科》本方用法：为末，姜汁调敷囟上，以夹巾裹护之。

05368 三物茵陈蒿汤（《外台》卷四引《小品方》）

【组成】茵陈蒿一把　栀子二十四枚　石膏一斤

【用法】以水八升，煮取二升半，去滓；以猛火烧石膏令正赤，投汤中，沸定取清汁。适寒温，服一升。自覆令汗出周身遍，以温粉粉之则愈。若不汗，更服一升，汗出乃愈。

【主治】黄疸，身目皆黄，皮肤曲尘出。

05369 三物茵陈蒿汤（《普济方》卷一九五）

【组成】茵陈蒿一把　石膏一斤　大黄二两

【用法】以水八升，煮取二升半，去滓，以猛火烧石膏令正赤，投汤中，沸定取清汁。适寒温服一升。自覆令汗出周身遍，以温粉粉之则愈。若未汗，更服一升，汗出乃愈也。

【主治】黄疸，身目皆黄，皮肤曲尘出。

05370 三黄栀子豉汤（《张氏医通》卷十六）

【组成】三黄汤合栀子豉汤

【主治】热病时疫，头痛壮热。

05371 三十一号大过方

《杂病源流犀烛》卷二十一。为《痧胀玉衡》卷下"连翘薄荷饮"之异名。见该条。

05372 三十二号随象方

《杂病源流犀烛》卷二十一。为《痧症全书》卷下"竹八"之异名。见该条。

05373 三十七号无妄方

《杂病源流犀烛》卷二十一。为《痧胀玉衡》卷下"防风胜金汤"之异名。见该条。

05374 三十八号噬嗑方

《杂病源流犀烛》卷二十一。为方出《痧胀玉衡》卷上，名见《痧症全书》卷下，"鲍六"之异名。见该条。

05375 三十九号颐象方

《杂病源流犀烛》卷二十一。为方出《痧胀玉衡》卷上，名见《痧症全书》卷下，"鲍七"之异名。见该条。

05376 三十三号巽象方

《杂病源流犀烛》卷二十一。为《痧胀玉衡》卷下"三香丸"之异名。见该条。

05377 三十五号家人方

《杂病源流犀烛》卷二十一。为《痧胀玉衡》卷下"当归枳壳汤"之异名。见该条。

05378 三十六号益象方

《杂病源流犀烛》卷二十一。为《痧胀玉衡》卷下"桃仁红花汤"之异名。见该条。

05379 三十四号小畜方

《杂病源流犀烛》卷二十一。为《痧胀玉衡》卷下"必胜汤"之异名。见该条。

05380 三七血伤宁胶囊（《中国药典》2010版）

【组成】三七　重楼　制草乌　大叶紫珠　山药　黑紫藜芦　冰片

【用法】上制成颗粒剂，每粒装0.4克。每100丸保险子重4克。每10粒胶囊配制装1丸保险子。用温开水送服。一次1粒（重症者2粒），一日3次，每隔4小时服一次，初服者若无副作用，可如法连服多次；小儿二岁至五岁一次1/10粒，五岁以上一次1/5粒。跌打损伤较重者，可先用黄酒送服1丸保险子。瘀血肿痛者，用酒调和药粉，外擦患处；如外伤皮肤破损或外伤出血，只需内服。

【功用】止血镇痛，祛瘀生新。

【主治】瘀血阻滞、血不归经所致的咯血、吐血、月经过多、痛经、闭经、外伤出血、痔疮出血；胃及十二指肠溃疡出血、支气管扩张出血、肺结核咯血、功能性子宫出血。

【宜忌】轻伤及其他病症患者忌服保险子；服药期间忌食蚕豆、鱼类和酸冷食物，孕妇禁用。

05381 三号蛇胆川贝片（《成方制剂》8册）

【组成】川贝母 法半夏 甘草 黄连 蛇胆

【用法】上制成片剂。口服，一次3～4片，一日2～3次；小儿酌减。

【功用】清热，祛痰，止咳。

【主治】邪热蕴肺，或痰热郁肺，肺失宣降所致的咳嗽咳痰，或久咳痰多，咯吐不利等症。

05382 三白草肝炎糖浆（《成方制剂》9册）

【组成】地耳草 茯苓 黄芩 三白草

【用法】上制成糖浆剂。口服，一次15～20毫升，一日3～4次。

【功用】清热利湿，疏肝解郁，祛瘀退黄，利胆降酶。

【主治】急性黄疸和无黄疸型肝炎，迁延性、慢性肝炎等。

05383 三军上马无敌丸（《医方类聚》卷二十三引《经验秘方》）

【组成】川牛膝（怀州者好） 当归 干木瓜 乳香 防风 苍术（米泔水浸，炒） 川草薢 狗脊 虎骨 没药各等分

【用法】上为细末，酒糊为丸，如梧桐子大。空心温酒或盐汤任下。

【主治】一切风中，半身不遂，浑身麻痹；风湿。

05384 三军上马无敌丸（《医方类聚》卷二十三引《经验秘方》）

【组成】杜仲（去粗皮）一两（细锉，酒浸，炒去丝） 草薢一两（细锉，酒浸，焙） 川牛膝（去芦）一两（酒浸，焙） 防风（去芦）一两 木瓜一两（淡者好） 金毛狗脊（去毛）一两（细锉，微炒） 虎胫骨一两（文武火，用酥炙香） 苍术一两（切片，酒浸，焙干） 天麻一两 桃仁一两半 乳香七钱（另研入） 没药七钱（另研入）

【用法】上为细末，搅匀，将原浸药酒，煮面糊为丸，如梧桐子大，晒干。每服五十丸，加至八十丸，随病上下，食前食后温酒送下。

【主治】手足因感寒湿，在于行步，经络或冷或痛，骨节酸疼；左瘫右痪，不问久近。

【宜忌】忌生冷、海味。

05385 三物桔梗防风汤

《永类钤方》卷二十一。为《小儿痘疹方论》"桔梗甘草防风汤"之异名。见该条。

05386 三黄犀角地黄汤（《救急选方》卷上）

【组成】三黄汤合犀角地黄汤

【主治】走马疳。

05387 三清化毒黄蜡丸（《救产全书》）

【异名】化毒黄腊丸（《惠直堂方》卷四）。

【组成】朱砂五两（用红亮者） 当归一两 生地一两 人参五钱 犀角（镑）五钱 黄连四钱 白术八钱 牛蒡子七钱 连翘七钱 葛根四钱 升麻二钱 荆芥穗四钱 黄柏四钱 牛黄一钱五分 甘草四钱

【用法】上咬咀，将朱砂打作绿豆大块，用绢袋装缝，酒二碗，水六碗，同药十五味入砂锅内，文武火煮之，以净剩一碗汁为度，滤清，拌朱砂晒干，以猪心血调糊为丸，干重五分，外以黄蜡护之。凡痘初出，即细研一丸，用薄荷汤调服，痘即减少轻快。

【功用】稀痘补气，和血解毒，益元清心。

05388 三清百解绿蜡丸（《救产全书》）

【异名】百解绿蜡丸（《惠直堂方》卷四）。

【组成】归尾（红花汁浸）二两 生地（酒洗）一两二钱 白术（土炒）八钱 人参八钱 威灵仙（酒浸）五钱 牛蒡子（炒、研）八钱 犀角（镑）六钱 天花粉六钱 滑石（煅）六钱 槟榔（升麻汁浸）四钱 牡丹皮七钱 人中黄五钱 牛黄一钱 大黄（酒浸，蒸晒三次）一两二钱（祛毒复元全在此味）

【用法】上为极细末，炼蜜为丸，如皂角子大。三岁儿一丸，一岁儿半丸。余剩者，仍以蜡封住，候后再用，愈久愈效。

【主治】痘疮已靥，毒气内收，不能散降，伏于脏腑之间，乘虚窃发，变症百端。

05389 三清快斑红蜡丸（《救产全书》）

【异名】快斑红蜡丸（《惠直堂方》卷四）

【组成】当归（红花汁浸，焙）二两 熟地（姜制）二两 生地（酒洗）一两 人参（去芦）七钱 白茯苓八钱 犀角（镑）三钱 川芎（酒洗）一两 白术一两 荆芥穗七钱 牛蒡子（炒）五钱 牛黄一钱五分 烧人粪五钱 人中黄三钱 甘草六钱 元参六钱

【用法】上为极细末，炼蜜为丸，如皂角子大。三岁儿一丸，一岁儿半丸，薄荷、灯心汤调下，时常以胡荽酒些须与饮更妙。

【功用】益血，补气，化毒。

【主治】痘不起，起而脓不全，全而不苍厚，烦满不宁，或遍身塌痒，间有干黑者。

05390 三鞭参茸固本丸（《成方制剂》11册）

【组成】杜仲 茯苓 狗鞭 枸杞子 鹿茸 驴鞭 女贞子 人参 山茱萸 菟丝子 淫羊藿 制何首乌

【用法】上制成丸剂。口服，一次1～2丸，一日2次。

【功用】补气养血，助阳添精，强筋壮骨。

【主治】身体虚弱，气血双亏，腰腿酸软，阳痿，遗精早泄。

05391 三黄石膏加柽叶汤（《麻科活人》卷二）

【组成】黄连 黄柏 黄芩各五钱 石膏 麦冬（去心）各三钱 西河柳 知母各一两 淡竹叶二百片

【用法】水煎服。

【主治】麻虽尽出，而烦躁不宁，势尚不可保。

干

05392 干香（《千金翼》卷五）

【组成】丁香一两 麝香 白檀 沉香各半两 零陵香五两 甘松香七钱 藿香八两

【用法】上药先捣丁香令碎，次捣甘松香，合捣讫，乃和麝香合和，泡衣。

【功用】香身。

05393 干散（《肘后方》卷二）

【异名】干敷散（《古今录验》引许季山方，见《外台》卷四）

【组成】火麻仁 柏子仁 干姜 细辛各一两 附子

半两（炮）

【用法】上为末。正旦以井花水，举家各服方寸匕，日一服，疫极则三服。

【功用】辟温疫。

05394 干艾煎（《松峰说疫》卷五）

【组成】干艾叶三升

【用法】水一斗，煮一升，顿服取汗。

【主治】瘟疫头痛，壮热脉盛。

05395 干枣丸（方出《千金》卷十，名见《外台》卷二）

【组成】大枣二十枚 乌梅十枚

【用法】上药合捣，炼蜜为丸，如杏核大。含咽其汁。

【主治】伤寒热病后，口干喜唾，咽痛。

05396 干枣方（方出《圣济总录》卷七十四，名见《普济方》卷二〇八）

【组成】青州干枣十枚（去核，入莨菪子填满，以麻缠，用炭火烧令烟尽）

【用法】上为细末。每服一钱匕，煎陈粟米稀粥饮调下。

【主治】水泻。

05397 干枣汤（《外台》卷十六引《删繁方》）

【组成】干枣十枚（擘，去核） 大黄 大戟（切，炒令黄） 甘草（炙） 甘遂 黄芩各一两 芫花半两（炒） 芒消二两 荛花半两（炒）

【用法】上切。以水五升，煮取一升六合，后下芒消，分为四服。

【主治】骨极，肾实热，病则面色黑，隐曲膀胱不通，大便壅塞，四肢满急。

【宜忌】忌海藻、菘菜。

05398 干枣汤（《千金》卷十八）

【组成】芫花 荛花各半两 甘草 大戟 甘遂 大黄 黄芩各一两 大枣十枚

【用法】上㕮咀。以水五升，煮取一升六合，分四服，空心服。以快下为度。

【主治】肿及支满澼饮。

【宜忌】《外台》卷八：忌海藻、菘菜。

【方论选录】《千金方衍义》：此即十枣汤加用甘草之相反，激发大戟、芫花逐饮之性，更加荛花以佐芫花之破积，大黄、黄芩以佐大戟而攻悬饮坚澼也。

05399 干枣汤（《圣济总录》卷五十六）

【组成】干枣二七枚（去核） 生姜（切）一两 白蜜一匙头

【用法】以水二盏，煎五六沸，去滓热服。未愈，再作服。

【主治】冷气心痛。

05400 干枣汤（《圣济总录》卷一一七）

【组成】干枣（去核，焙） 贝母（当心）各一两半 生干地黄（焙） 胡桃瓤各二两 陈橘皮（去白，焙）一两 牛膝（酒浸，切，焙） 葛根（锉） 鳖甲（去裙襕，醋炙） 柴胡（去苗） 桑根白皮各一两

【用法】上为粗末。每服五钱匕，水一盏半，煎至一盏，去滓温服，不拘时候。

【主治】口舌干焦。

05401 干枣膏（《普济方》卷五十三）

【组成】干枣 松脂 巴豆十粒（去壳，生用）

【用法】上同捣，绵裹塞耳中。以愈为度。

【主治】耳聋。

【备考】方中干枣、松脂用量原缺。

05402 干泻散（《幼幼新书》卷二十八引《庄氏家传》）

【组成】黑山棱（去皮） 神曲（炒） 鳖甲（生） 蓬莪术 陈橘皮 蜗牛壳（自干死者）各等分

【用法】上为细末。每服半钱，热米饮调下，不拘时候。

【主治】小儿脾癖。

05403 干柿丸（《圣济总录》卷七十三）

【组成】硇砂（研） 砒霜 粉霜 干漆（烧烟出） 鳖甲（去裙襕，醋炙） 黄连（去须）各一分 旋覆花（炒） 荆三棱（炮）各半两 杏仁（去皮尖双仁，麸炒） 干姜（炮）各一两 皂荚四挺（不蛀者，去皮，酥炙） 巴豆四十九粒（去皮心膜，出油）

【用法】上药各为细末，先将干漆、鳖甲、荆三棱三味药末，用粟米半盏，不淘洗，以酽醋五升，同熬成粥，后入众药拌和为丸，如豌豆大。每服三丸，用干柿裹药，临卧时烂嚼，温开水送下。

【主治】积聚，气块，癥瘕。

05404 干柿丸（《卫生宝鉴》卷十四）

【组成】朱砂（研，为衣） 没药（研） 猪牙皂角（去皮弦子，为末） 干漆（碎，炒烟尽，为末） 荆三棱（炮，为末） 青礞石（为末） 干姜（炮，为末） 水银结沙子各一钱 轻粉二钱 巴豆三十个（去皮膜，醋煮十沸）

【用法】上药各为末，软饭为丸，如绿豆大，朱砂为衣。煎柿蒂汤冷下三五丸。

【功用】取虚实积，下膈。

【宜忌】妇人有胎勿用。

【备考】方中水银（结沙子），《医学纲目》作"水银一钱、铅一钱，结沙子"。

05405 干柿散（《古今医鉴》卷八）

【组成】干柿不拘多少（焙干，烧存性）

【用法】上为末。每服三钱，米饮调下。

【主治】肠风脏毒，肠澼。

05406 干柿粥（《圣惠》卷九十七）

【组成】干柿三枚（细切） 粳米三合

【用法】于豉汁中煮粥。空腹食之。

【主治】耳聋及鼻不闻香臭。

05407 干咯散（《百一》卷五引李松方）

【异名】八仙散（《普济方》卷一五七）

【组成】鹅管石（尝着不涩而凉者） 钟乳石 井泉石 款冬花 佛耳草 甘草（炙） 白矾各一两 官桂 人参各半两

【用法】上为细末。每服一钱半。食后用芦管吸之，冷茶清送下。

【主治】❶《百一》：嗽。❷《普济方》：一切咳嗽喘急。

05408 干疮散（《普济方》卷三〇〇）

【组成】白矾 石胆（同于铁器内以炭火煨） 朱砂各一两

【用法】上为末。掺疮上，以绵缠定，逐日换一遍。

【主治】一切毒气攻手足，指甲生疮及胬肉。

05409 干姜丸（方出《肘后方》卷二，名见《外台》卷二引《深师方》）

【组成】干姜六分 附子四分

【用法】上为末，苦酒为丸，如梧桐子大。一服三丸，一日三次。

【主治】伤寒哕不止。

【宜忌】《外台》：忌猪肉。

05410 干姜丸（《普济方》卷二——引《肘后方》）

【组成】曲末 干姜各六两 当归末三钱 厚朴 人参 阿胶各二两 甘草（炙）一两半

【用法】上为末，以水一大升，煮胶令消，煎取半合为丸，如小豆大，晒干。每服六七十丸，微以水湿，以干面拌丸，令着面上厚薄匀调，先煮一升汤令极沸，下药，即将匙抄取，及暖吞之，日三夜一。

【主治】冷痢。

05411 干姜丸（《外台》卷七引《范汪方》）

【组成】干姜一分 桂心一分 矾石一分（熬令汁尽）半夏一分 蜀椒一分

【用法】上为末，炼蜜为丸，如大豆许。每服二丸，一日三次。不知稍加，以知为度。

【主治】胸中寒热、心痛、清唾满口，数数欲吐，食不化。

【宜忌】忌生葱、羊肉、饧。

【备考】本方所治胸中寒热，《圣惠》作"胸中不利"。

05412 干姜丸（《医心方》卷九引《效验方》）

【组成】吴茱萸二两 小麦二两（熬）杏仁二两（去皮、熬）干姜二两 好豉二两（熬）蜀椒二两（去目，汗）

【用法】上药治下筛，炼蜜为丸，如梧桐子大。每服七丸，一日三次。

【功用】温中下气，进食。

【主治】胃反，大吐逆，不得食饮，胸痛羸瘦。

05413 干姜丸（《千金》卷四）

【组成】干姜 芎䓖 茯苓 消石 杏仁 水蛭 虻虫 桃仁 蛴螬 蝱虫各一两 柴胡 芍药 人参 大黄 蜀椒 当归各二两

【用法】上为末，炼蜜为丸，如梧桐子大。每服三丸，空心饮送下。不知，加至十丸。

【主治】妇人寒热羸瘦，酸消怠惰，胸中支满，肩背脊重痛，腹里坚满积聚；或痛不可忍，引腰小腹痛，四肢烦疼，手足厥逆，寒至肘膝；或烦满，手足虚热，意欲投水中，百节尽痛，心下常苦悬痛，时寒时热，恶心，涎唾喜出，每爱咸酸甜苦之物，身体或如鸡皮，月经不通，大小便苦难，食不生肌。

【方论选录】《千金方衍义》：干姜丸虽本《玉函》抵当丸，兼《金匮》下瘀血汤、大黄蛰虫丸等法，而药味兼护，且用蜜丸，而所服甚少，药虽峻猛而用法最缓。虻、蛭、蝱、蛴攻血之专剂，济以消、黄、椒、姜，和以芎、归、芍药，佐以桃、杏、柴、苓，使虻、蛭等味，得寒热互击之威；助以人参壮诸药力，续续循搜，为破干血之良法。盖入伏之瘀，在人身中与元气混成一片，虽急攻之不能速去。故宜峻药缓攻，法克有济。所以治干血之方用丸居多，间用酒煎以行经络，汤则藉为前导，继之以丸可也。

05414 干姜丸（《千金翼》卷五）

【组成】干姜一两半 芎䓖 芍药各二两 前胡（熬）干地黄（熬）桃仁（熬，去皮尖两仁者）茯苓各一

两 人参 当归各三两 杏仁（熬，去皮尖两仁者）朴消 蜀椒（汗）蛴螬（熬）蝱虫（熬）虻虫（去翅足，熬）水蛭各一合（熬）

【用法】上为末，炼蜜为丸，如梧桐子大。食前以饮服三丸。可增至十丸。

【主治】妇人瘕结胁肋下。

05415 干姜丸（《千金翼》卷十九）

【组成】干姜十两 赤石脂六两

【用法】上为末，炼蜜为丸，如梧桐子大。每服十丸，一日三次，不拘时候。稍加至三十九。

【主治】胃中冷不能食，或食已不消。

05416 干姜丸（《圣惠》卷四十二）

【组成】干姜半两（炮裂，锉）桂心半两 柑子皮三分（汤浸，去白瓤）细辛半两 甘草半两（炙微赤，锉）款冬花三分 紫菀三分（洗，去苗土）附子三分（炮裂，去皮脐）

【用法】上为末，炼蜜为丸，如梧桐子大。每服三十丸，以姜、枣汤送下，不拘时候。

【主治】上气咳逆，多唾食少。

05417 干姜丸（方出《圣惠》卷四十七，名见《普济方》卷二〇二）

【组成】干姜二分（炮裂，锉）川大黄一两（锉碎，微炒）巴豆三枚（去皮心，研，纸裹压去油）吴茱萸一两（汤浸七遍，焙干，微炒）

【用法】上为末，入巴豆令匀，炼蜜为丸，如梧桐子大。每服十五丸，以粥饮送下。须臾更以热茶投之。当吐利即愈。

【主治】干霍乱。心腹疼痛，气短急，四体闷，不吐利，烦哕难忍。

05418 干姜丸（《圣惠》卷四十八）

【组成】干姜半两（炮裂，锉）皂荚一两（去黑皮，涂酥，炙令黄焦，去子）菖蒲 桂心各三分 川乌头半两（炮裂，去皮脐）柴胡三分（去苗）人参三分（去芦头）黄连三分（去须）赤茯苓三分 吴茱萸半两（汤浸七遍，焙干，微炒）川椒三分（去目及闭口者，微炒去汗）厚朴二两（去粗皮，涂生姜汁，炙令香熟）

【用法】上为末，炼蜜为丸，如梧桐子大。每服二十丸，食前温酒送下。

【主治】积聚，心腹胀满，食少。

05419 干姜丸（《圣惠》卷四十九）

【组成】干姜一两（炮裂，锉）葛根一两（锉）白术二两 枳壳一两（麸炒微黄，去瓤）陈橘皮三分（汤浸，去白瓤，焙）甘草一两

【用法】上为末，炼蜜为丸，如梧桐子大。每服三十丸，以粥饮送下，一日三次。

【主治】酒癖痃水不消，两胁胀满，时复呕吐，腹中如水声。

05420 干姜丸（《圣惠》卷五十）

【组成】干姜半两（炮裂，锉）川椒半两（去目及闭口者，微炒去汗）食茱萸半两 羚羊角屑半两 射干一两 马蔺子一两（微炒）人参一两（去芦头）桂心一两 细辛一两 白术一两 赤茯苓一两 附子一两（炮裂，去皮脐）陈橘皮一两（汤浸，去白瓤，焙）诃黎勒皮一两

【用法】上为末，炼蜜为丸，如梧桐子大。每服三十丸，以生姜汤送下。不拘时候。

【主治】五噎，喉咽壅塞不通，胸膈忧恚气滞，胃寒食少。

05421 干姜丸（《圣惠》卷五十）

【组成】干姜一两（炮裂，锉） 麦门冬一两半（去心，焙） 附子半两（炮裂，去皮脐） 细辛一两 川椒半两（去目及闭口者，微炒去汗） 远志半两（去心） 甘草半两（炙微赤，锉） 人参半两（去芦头） 食茱萸一两

【用法】上为末，炼蜜为丸，如梧桐子大。每服二十丸，以生姜汤送下，不拘时候。

【主治】五膈气，心痛，咽中如有物，吐之不出，食饮渐少。

05422 干姜丸（《圣惠》卷七十九）

【组成】干姜一两（炮裂，锉） 黄连二两（去须，微炒） 当归一两（锉，微炒） 乌梅肉二两（微炒） 熟干地黄一两 木香一两

【用法】上为末，炼蜜为丸，如梧桐子大。每服三十丸，以粥饮送下，一日三四次。

【主治】产后冷痢，久不愈。

05423 干姜丸（《本事》卷三引《圣惠》）

【组成】干姜（炮） 葛根 枳壳（去瓤，锉，麸炒） 橘红 前胡（去苗，净洗）各半两 白术 半夏曲各一两 甘草（炙） 吴茱萸（汤泡七次，焙）各一分

【用法】上为细末，炼蜜为丸，如梧桐子大。每服三十丸，米饮送下。

【主治】酒癖停饮，吐酸水。

【方论选录】《本事方释义》：干姜气味辛温，入手足太阴；葛根气味辛微温，入足阳明，能解酒毒；枳壳气味苦寒，入足太阴；橘红气味辛微温，入手足太阴；前胡气味苦辛微寒，入手太阴；白术气味甘温，入手足太阴；半夏曲气味辛微温，入足阳明；甘草气味甘平入脾；吴茱萸气味辛热，入足阳明、厥阴。此方治酒癖停饮，呕吐酸水，皆中宫脾土受困，以辛温培土之药乾健佐运，以辛散升腾之药鼓动阳气，则中土之阳气振，阴浊自然扫除矣。

05424 干姜丸（《圣济总录》卷四十七）

【组成】干姜（炮裂）一两半 附子（炮裂，去皮脐） 胡椒 桂（去粗皮）各一两

【用法】上为末，炼蜜为丸，如梧桐子大。每服十五丸至二十丸，食前浓米饮送下；如呕哕冷沫，浓煎烧生姜橘皮汤送下。

【主治】脾胃俱虚，内夹风冷，哕逆上气。

05425 干姜丸（《圣济总录》卷五十四）

【组成】干姜（炮） 白术 附子（炮裂，去皮脐） 桂（去粗皮） 五味子各三分 甘草（炙，锉）半两 陈橘皮（汤浸，去白，焙） 麻黄（去根节）各一两

【用法】上为末，炼蜜为丸，如梧桐子大。每服二十丸至三十丸，温酒送下。

【主治】上焦虚寒，气短，语声不出。

05426 干姜丸（《圣济总录》卷六十二）

【组成】干姜（炮）一分 半夏（汤浸，去滑，焙）二两 丁香半两

【用法】上为末，以生姜自然汁煮面糊为丸，如梧桐子大。每服十五丸，煎木瓜、盐汤送下，不拘时候。

【主治】膈气痰结，上焦冷气，吞酸吐沫，呕逆不食。

05427 干姜丸（《圣济总录》卷七十四）

【组成】干姜（炮） 厚朴（去粗皮，生姜汁炙） 当归（切，焙）各三分 阿胶（炙燥） 龙骨各一两

【用法】上为末，炼蜜为丸，如梧桐子大。每服三十丸，空心枣汤送下，日午再服。

【主治】肠胃风冷，飧泄注下，腹痛不止。

05428 干姜丸（《圣济总录》卷七十四）

【组成】干姜（炮） 黄连（去须，炒）各一两半

【用法】上为末，先以酒一升，微火煎，候可丸，即丸如梧桐子大。每服三十丸，空心米饮送下，日午再服。

【主治】❶《圣济总录》：飧泄色白，食不消化。❷《普济方》：气痢泻，里急后重。

05429 干姜丸（《圣济总录》卷七十五）

【组成】干姜（炮） 附子（生，去皮脐） 赤石脂 黄连（去须）各一两

【用法】上为末，面糊为丸，如梧桐子大。每服二十丸，米饮送下，一日三次。加至三十丸。

【主治】冷痢，久不愈。

05430 干姜丸（《圣济总录》卷七十六）

【组成】干姜（炮） 黄连（去须） 黄柏（去粗皮）各一两 熟艾（炒） 附子（炮裂，去皮脐） 乌梅肉（炒）各三分 甘草（炙）半两

【用法】上为末，炼蜜为丸，如梧桐子大。每服三十丸，食前米饮送下。

【主治】脓血痢，日久不愈。

05431 干姜丸（《圣济总录》卷九十一）

【组成】干姜（炮）二两

【用法】上为末，熔黄蜡拌和为丸，如梧桐子大。每服二十丸，空腹粥饮送下。未愈，日再服。

【主治】冷劳，气痢等疾。

05432 干姜丸（《圣济总录》卷一五一）

【组成】干姜（炮） 吴茱萸（汤洗，焙，炒） 附子（炮裂，去皮脐）各一两半 黄芩（去黑心） 蜀椒（去目并合口，炒出汗） 熟干地黄（焙） 当归（切，焙） 大黄（锉，炒） 桂（去粗皮） 白术各一两 赤芍药 人参 石韦（去毛）各半两 桃仁（汤浸，去皮尖双仁，炒黄）三十五枚 薏苡仁二两

【用法】上为末，炼蜜为丸，如梧桐子大。每服二十丸，温酒送下，一日二次。未知稍加，以知为度。

【主治】妇人月水不调，绕脐疗痛，手足烦热，两脚酸疼。

05433 干姜丸（《圣济总录》卷一五一）

【组成】干姜（炮） 白矾（烧灰）各半两 白石脂二两 熟干地黄（焙） 白茯苓（去黑皮） 人参 乌贼鱼骨各一两

【用法】上为末，醋煮面糊为丸，如梧桐子大。每服二十丸，空心、食前用温酒或米饮送下。

【主治】室女经水过多，连绵不绝，脐腹疼痛。

05434 干姜丸（《圣济总录》卷一五六）

【组成】干姜（炮裂） 白矾（熬令汁尽） 川芎 半夏（生姜汁同炒黄）各一两 白术二两

【用法】上为末，煮枣肉为丸，如小豆大。每服十五丸，温淡生姜汤送下，不拘时服。

【主治】妊娠痰饮，浸渍膈脘，目运头旋。

05435 干姜丸（《圣济总录》卷一七九）

【组成】干姜（炮）　人参　黄芩（去黑心）各半两

【用法】上为末，炼蜜为丸，如绿豆大。每服三丸，米饮送下，空心、日午、夜卧各一。

【主治】小儿洞痢，昼夜不止。

05436 干姜丸

《鸡峰》卷十二。为《圣济总录》卷四十五"胡椒丸"之异名。见该条。

05437 干姜丸（《鸡峰》卷十六）

【组成】干姜　细墨各等分

【用法】上为细末，醋糊为丸，如梧桐子大。每服三十丸，空心温酒送下。

【主治】崩中漏下，青黄赤白。

05438 干姜丸（《本事》卷四）

【组成】干姜（炮）　巴豆（去心，炒黄，研）　大黄（湿纸裹，甑上蒸）　人参各一钱（去芦）

【用法】上除巴豆，余为末，同研，炼蜜为丸，如梧桐子大。用温脾汤吞下一丸，米饮亦得。

【主治】忧愁中伤，食结积在肠胃，故发吐利。

【方论选录】《本事方释义》：干姜气味辛温，入手足太阴；巴豆气味辛温，入足太阴阳明；大黄气味苦寒，入足阳明；人参气味甘温，入足阳明。此即古方中之备急丸加参也。因忧愁中伤，食积久在肠胃，吐利频发，暑月更甚，以数年久不愈之证，欲攻病虑其体虚，欲补虚虑其留邪，故温下之药，佐以扶正，则两不相悖矣。

05439 干姜丸（《普济方》卷三三一）

【组成】干姜　阿胶　伏龙肝（细研）各一两　白石脂　熟干地黄各二两

【用法】上为末，炼蜜为丸，如梧桐子大。每服三十丸，食前以热酒送下。

【主治】妇人久赤白带下，脐腹冷痛。

05440 干姜汤（《外台》卷九引《深师方》）

【组成】干姜四两　紫菀一两　杏仁七十枚（去皮尖双仁，切）　麻黄（去节）四两　桂心　甘草（炙）各二两　五味子一两

【用法】上切。水八升，煮取二升七合，分三服。

【主治】冷咳逆气。

【宜忌】忌海藻、菘菜、生葱等。

05441 干姜汤（《外台》卷八引《古今录验》）

【组成】干姜　石膏各四两　栝楼根　人参　桂心各二两　半夏一升　吴茱萸二升　小麦一升　甘草一两　赤小豆三十粒

【用法】上㕮咀。以酒五升，水一斗，煮枣二十枚，去滓，合煮取三升，分三服。

【主治】饮食辄噎。

【方论选录】《千金方衍义》：此因胃气之虚寒，不能运化水谷之精微，蕴酿而成本寒标热之病。非寒热补泻之兼投，何以解虚实反正之纠结。详方中人参、甘草、干姜、萸、桂以治本寒，石膏以化标热，半夏、栝楼一热一寒，分解脾湿上逆之痰饮于中，小麦、小豆开泄木邪内蕴之虚火于下，共裹洗涤之功。举世但知柴胡、白芍和解肝邪，木通、车前

降泄火气，曷知谷菽有如此之妙用哉。

05442 干姜汤（方出《千金》卷十四，名见《圣济总录》卷四十三）

【异名】干姜黄连汤（《圣济总录》卷四十三）。

【组成】干姜三两　当归　黄柏　地榆各四两　黄连　阿胶各二两　石榴皮三枚。

【用法】上㕮咀。以水七升，煮取二升五合，去滓，下胶煮，取胶烊尽，分三服。

【主治】❶《千金》：小肠虚寒，痛下赤白，肠滑，肠中懊侬。❷《普济方》：腹中疠痛，里急后重，头偏痛，耳颊痛。

05443 干姜汤（《圣济总录》卷二十七）

【组成】干姜（炮）　甘草（炙，锉）各半两　附子（炮裂，去皮脐）　陈橘皮（去白，炒）　厚朴（去粗皮，生姜汁炙）各三分

【用法】上药锉如麻豆大。每服三钱匕，水一盏，煎至七分，去滓，食前温服。

【主治】伤寒食毒，头痛恶寒，心腹虚胀，大便泄利。

05444 干姜汤（《圣济总录》卷三十八）

【组成】干姜（炮）　甘草（炙）　桂（去粗皮）　附子（炮裂，去皮脐）　草豆蔻（去皮）　肉豆蔻（去壳，面裹煨）　木香　高良姜（炒）　干木瓜各半两

【用法】上药锉，如麻豆大。每服三钱匕，水一盏，煎至七分，去滓温服。

【主治】霍乱吐利，心腹疼痛，气逆，手足冷。

05445 干姜汤（《圣济总录》卷三十八）

【异名】四正汤（《圣济总录》卷一六二）、四味回阳饮（《景岳全书》卷五十一）。

【组成】干姜（炮）　甘草（炙）　人参各二两　附子（炮裂，去皮脐）一枚

【用法】上㕮咀，如麻豆大。每服六钱匕，水二盏，煎至一盏，去滓温服。

【主治】❶《圣济总录》：霍乱吐下，虚冷厥逆。❷《景岳全书》：元阳虚脱，危在顷刻者。

【加减】下甚者，加龙骨（捣研）二两；腹痛不止，加当归二两（切，焙）。

05446 干姜汤（《圣济总录》卷三十八）

【组成】干姜（炮）　人参　甘草（炙）各三两　白茯苓（去黑皮）　陈橘皮（汤浸，去白，焙）各四两　桂（去粗皮）　黄耆（锉）各二两

【用法】上为粗末。每服三钱匕，水一盏，煎至七分，去滓温服，一日三次。

【主治】霍乱，洞泄不止，脐上筑悸。

05447 干姜汤

《圣济总录》卷五十四。为《圣惠》卷四十六"干姜散"之异名。见该条。

05448 干姜汤（《圣济总录》卷七十七。）

【组成】干姜（炮）　黄柏（去粗皮，炒）　阿胶（炒令燥）　酸石榴皮（炒）各一两

【用法】上为粗末。每服三钱匕，水一盏，煎至七分，去滓温服，不拘时候。

【主治】积年痢，困笃，肠极滑。

05449 干姜汤（《圣济总录》卷八十三）

【组成】干姜（炮）　木瓜各一两　吴茱萸（汤洗去涎，炒黄）　桂（去粗皮）各三分　槟榔（锉）十枚　木香二两

【用法】上为粗末。每服三钱匕，水一盏，加生姜一枣大（拍碎），大枣二枚（擘破），同煎至六分，去滓温服。

【主治】脚气攻心，呕逆闷绝，脚冷头痛。

05450 干姜汤（《圣济总录》卷九十四）

【组成】干姜（炮裂） 白茯苓（去黑皮） 椒（去目并闭口，炒出汗） 附子（炮裂，去皮脐） 桂（去粗皮） 芎藭 当归（切，焙） 芍药各一两

【用法】上㕮咀，如麻豆大。每服二钱匕，水一盏，煎至七分，去滓温服，不拘时候。

【主治】卒疝，绕脐腹卒暴疼痛。

05451 干姜汤（《圣济总录》卷一六二）

【组成】干姜（炮） 黄连（去须） 赤石脂 当归（锉，炒）各三两 半夏（先研为末，生姜汁制作饼子用）五两 赤茯苓（去黑皮）一两 甘草（炙） 桂（去粗皮） 龙骨（火烧红） 枳壳（去瓤，麸炒） 人参 附子（炮裂，去皮脐）各二两

【用法】上锉，如麻豆大。每服五钱匕，水一盏半，加生姜五片，煎取八分，去滓。食前温服。

【主治】产后霍乱吐利，四肢逆冷，虚烦。

05452 干姜汤

《圣济总录》卷一七一。为《千金》卷五"大黄汤"之异名。见该条。

05453 干姜汤（《普济方》卷二一一）

【组成】干姜二两 黄柏 石榴皮各一两 阿胶二两半 渍豉一升 前胡四两

【用法】上为散，以水三升，煮取三合，去滓，纳阿胶，顿服。不愈更作服之。

【主治】卒大注，及赤白滞下，困笃欲死，肠已滑。

05454 干姜汤

《普济方》卷二四五。为《圣济总录》卷八十二"木瓜茱萸汤"之异名。见该条。

05455 干姜汤（《古今医彻》卷一）

【组成】炮姜一钱 茯苓一钱 炙甘草三分 当归一钱 泽兰一钱 广陈皮一钱 半夏一钱 钩藤一钱五分。

【用法】加大枣两个，水煎服。

【主治】失血而呕逆肢冷。

05456 干姜饮（《圣济总录》卷九十五）

【组成】干姜（炮裂）一两 附子（炮裂，去皮脐）半两 芎藭三分 桂（去粗皮）半两 麻黄（去根节）半两

【用法】上锉，如麻豆大。每服四钱匕，水一盏半，煎至一盏，去滓，空心温服，至晚再服。

【主治】小便不禁。

05457 干姜饼（《圣济总录》卷一八九）

【组成】干姜（炮，为末）一两

【用法】上用面五两，拌和作饼子。烧熟，空腹食之。

【主治】冷痢，泻不止，食物不消。

05458 干姜酒（方出《肘后方》卷三，名见《养老奉亲》）

【组成】干姜三两

【用法】上㕮咀。以酒一升渍之。每服三合，一日三次。

【主治】❶《肘后方》：卒乏气，气不复报，肩息。❷《养老奉亲》：老人冷气逆，心痛结，举动不得。

【备考】本方用法，《养老奉亲》：干姜末半两，清酒六合，温酒热，即下姜末投酒中，顿服之。

05459 干姜散（《医心方》卷五引《效验方》）

【组成】干姜二分 桂心一分

【用法】上药治下筛。取如大豆许，以绵裹，塞鼻中。觉鼻中热便去之。

【主治】鼻中不利。

05460 干姜散（《医心方》卷九引《效验方》）

【组成】食茱萸一两 干姜一两 术一两 甘草一两

【用法】上药治下筛。每服方寸匕，用酒或汤送下，一日三次。

【主治】胃冷，食后吐醋水，洗洗如醋浆，食羹即剧。

05461 干姜散（《外台》卷二十五引《古今录验》）

【组成】干姜 黄连 桂心各一分

【用法】上为末。酒服方寸匕，着麋中食，一日三次。

【主治】肠澼，溏便脓血。

【宜忌】《普济方》：忌猪肉、冷水，生葱。

【加减】多脓，加姜；多血，加桂。

05462 干姜散（《医心方》卷五引《古今录验》）

【组成】干姜 雄黄

【用法】上各为细末，分别下筛。取如米，着翳上，一日二次。

【主治】目翳。

05463 干姜散（方出《千金》卷六，名见《三因》卷十六）

【组成】干姜 半夏各等分

【用法】上为末。以少许着舌上。

【主治】悬痈，咽热，暴肿。

05464 干姜散（《千金》卷十五）

【组成】法曲 干姜 豉 蜀椒 大麦蘖各一升

【用法】上药治下筛。食后服五方寸匕，一日三次。以能食为度。

【主治】❶《千金》：不能食，心意冥然，忘食。❷《古今医统》：胃寒不能食。

05465 干姜散（《圣惠》卷二十）

【组成】干姜半两（炮裂，锉） 当归三分（锉，微炒） 桂心半两 生干地黄一两 细辛半两 赤茯苓半两 吴茱萸一分（汤浸七遍，焙干，微炒） 赤芍药半两 栀子仁半两 甘草半两（炙微赤，锉）

【用法】上为粗散。每服三钱，以水、酒各半中盏，煎至六分，去滓，不拘时候，稍热服。

【主治】风入腹，疞痛闷乱不止。

05466 干姜散（《圣惠》卷四十六）

【异名】干姜汤（《圣济总录》卷五十四）。

【组成】干姜半两（炮裂，锉） 桂心半两 款冬花半两 细辛三分 白术三分 甘草三分（炙微赤，锉） 附子一两（炮裂，去皮脐） 五味子三分 木香三分

【用法】上为散。每服三钱，以水一中盏，加大枣二个，煎至六分，去滓温服，一日三次。

【主治】气嗽，呼吸短气，心胸不利，不思饮食。

05467 干姜散（方出《圣惠》卷五十，名见《普济方》卷二〇五）

【组成】干姜半两（炮裂，锉） 吴茱萸半两（汤浸七遍，焙干，微炒） 白术二两

【用法】上为细散。每服一钱，以热酒调下，不拘时候。

【主治】膈气，食后呕逆，心胸中疞痛。

05468 干姜散（《圣惠》卷五十九）

【组成】干姜二两（炮裂，锉）　栀子仁十四枚

【用法】上为散。每服三钱，以水一中盏，加薤白七茎，豉半合，煎至五分，去滓，稍热服，不拘时候。

【主治】赤白痢。

05469 干姜散（《圣惠》卷五十九）

【组成】干姜三分（炮裂，锉）　黄连三分（去须，微炒）　桂心三分　木香半两　厚朴一两半（去粗皮，涂生姜汁，炙令香熟）　当归三分（锉，微炒）

【用法】上为细散。每服二钱，以粥饮调下，不拘时候。

【主治】脓血痢，腹痛，不欲饮食。

05470 干姜散（《圣惠》卷五十九）

【组成】干姜三两（炮裂，锉）　附子一两半（炮裂，去皮脐）　龙骨二两

【用法】上为细散。每服一钱，煎乌梅汤调下，不拘时候。

【主治】久冷痢，食不消化，脐腹疼痛。

05471 干姜散

《圣惠》卷六十八。为《外台》卷二十九引《深师方》"预备金疮散"之异名。见该条。

05472 干姜散（《圣惠》卷七十九）

【组成】干姜半两（炮裂，锉）　当归半两（锉，微炒）　川椒半两（去目及闭口者，微炒去汗）　白术一两　艾叶一两（微炒）　熟干地黄一两　缩砂半两（去皮）　甘草半两（炙微赤，锉）　赤石脂一两

【用法】上为细散。每服三钱，以粥饮调下，日三四服。

【主治】产后脓血痢，腹中疞痛，四肢逆冷。

05473 干姜散（《圣惠》卷七十九）

【组成】干姜一两（炮裂，锉）　人参半两（去芦头）　枳壳半两（麸炒微黄，去瓤）　白术三分　神曲一两（炒微黄）　赤石脂一两

【用法】上为细散。每服二钱，以粥饮调下，日三四服。

【主治】产后下痢不止。

05474 干姜散（《圣惠》卷九十三）

【组成】干姜一分（炮裂，锉）　人参三分（去芦头）　甘草一分（炙微赤，锉）　诃黎勒半两（煨，用皮）　厚朴半两（去粗皮，涂生姜汁，炙令香熟）

【用法】上为粗散。每服一钱，以水一小盏，加薤白一茎，煎至五分，去滓温服，不拘时候。

【主治】小儿暴痢，腹痛不食。

05475 干姜散（《圣济总录》卷三十八）

【组成】干姜（炮）　诃黎勒（去核）　白矾（烧汁尽）　丁香　甘草（炙）各半两

【用法】上为细散。每服一钱匕，饭饮调下，不拘时候。

【主治】脾脏有积，霍乱吐逆。

05476 干姜散（《圣济总录》卷七十七）

【组成】干姜　榭白皮（姜汁炙五度）各一两

【用法】上为散。每服二钱匕，空心食前温米饮调下。

【主治】一切赤白痢，久不愈。

05477 干姜散（《圣济总录》卷一一六）

【组成】干姜（炮）半两

【用法】上为散。以少许吹入鼻中。

【主治】齆鼻。

05478 干姜散（《圣济总录》卷一二〇）

【组成】干姜（炮）　白矾（烧）　蛇床子（微炒）　甘草（炙，锉）　细辛（去苗叶）　蜀椒（去目并闭口，炒出汗）　附子（炮裂，去皮脐）　防风（去叉）各一两　藜芦（去芦头）一分

【用法】上为散。每用一钱匕，热酒调，热漱冷吐，一日三次。

【主治】风疳虫蚀牙齿动摇，挺出隐痛。

05479 干姜散（《圣济总录》卷一二三）

【组成】干姜（炮裂）　半夏（汤洗七遍）各一分

【用法】上为散。盐豉和涂患处。

【主治】悬痈肿，生息肉。

05480 干姜散（《圣济总录》卷一四〇）

【组成】干姜末　盐各等分

【用法】上为散。敷疮上，毒自出。

【功用】去毒。

【主治】毒箭所伤。

05481 干姜散（《圣济总录》卷一五六）

【组成】干姜（炮）　细辛（去苗叶）　桂（去粗皮）　附子（炮裂，去皮脐）各一两　椒目　猪苓各半两　小麦曲（炒）二两

【用法】上为散。每服方寸匕，温酒调下。

【主治】妊娠下痢。

05482 干姜散（《圣济总录》卷一七八）

【组成】干姜（炮裂）一分　黄连（去须）三分　人参三分　肉豆蔻（去壳）一枚　当归（锉，焙）三分　厚朴（去粗皮，涂生姜汁，炙五遍）半两

【用法】上为细散。每服半钱匕，以粥饮调下，空心、午后各一服。

【主治】小儿下痢脓血，腹痛肠鸣。

05483 干姜散（《卫生总微》卷十）

【组成】二姜末

【用法】粥饮调下半钱或一字。

【主治】小儿水泻无度。

05484 干姜散（《普济方》卷九十八）

【组成】栀子　甘草　干地黄　细辛　茯苓　吴茱萸　芍药　芎䓖　干姜　当归　桂心

【用法】上㕮咀，水、酒煎服。

【主治】贼风，腹中绞痛，并飞尸遁注，发作无时，发即抢心胀满，胁下如锥刀刺；并主少阴伤寒。

05485 干姜散（《赤水玄珠》卷九）

【组成】姜炭

【用法】上为末。童便调服。

【主治】吐血不止。

05486 干姜散（《济阳纲目》卷一〇〇）

【组成】干姜二两　人参　甘草　细辛各一两半　麦门冬　桂心　当归各一两七钱半　远志一两　吴茱萸五钱　蜀胡椒七钱半

【用法】上为细末。每服二钱，温酒调服。

【主治】胃虚胫寒，面浮身枯，诸骨节皆痛。

05487 干姜粥（《寿世青编》卷下）

【组成】白米四合　干姜　良姜各一两

【用法】水煎服。

【功用】《药粥疗法》：温暖脾胃，散寒止痛。

【主治】❶《寿世青编》：一切寒冷气郁，心痛，胸腹胀痛。❷《药粥疗法》：脾胃虚寒，心腹冷痛，呕吐，呃逆，泛吐清水，肠鸣腹泻。

【宜忌】《药粥疗法》：凡发热之时以及阴虚内热的病人，不可选用。

05488 干桃丸（《圣济总录》卷三十五）

【组成】树上自干桃子二七枚　黑豆一两　巴豆七粒（去皮心膜，出尽油）

【用法】上为细末，滴冷水为丸，如梧桐子大，丹砂为衣。每服一丸，清晨用井花水吞下。

【主治】鬼疟。

05489 干桃散（《玉案》卷五）

【组成】干桃（乃树上干不落桃子，烧灰存性）　地榆各等分

【用法】上为末。每服二钱，空心白滚汤调下。

【主治】妊娠下血不止。

05490 干荷散

《御药院方》卷六。为《普济方》卷三〇一引《直指》"干荷叶散"之异名。见该条。

05491 干脂膏（《松峰说疫》卷二）

【组成】射干　猪脂各一两

【用法】合煎焦，去滓。冷，噙化枣大。

【主治】瘟疫，喉闭肿痛。

05492 干脓散（《妇人良方》卷二十三引《产乳》）

【组成】乌贼骨　黄丹　天竺黄各二钱　轻粉二匕　麝香一字　老降真骨三钱

【用法】上为细末。干掺疮口。

【功用】敛疮口。

【主治】乳痈已溃。

05493 干眼药（《中药成方配本》）

【组成】制甘石四两　荸荠粉四两　冰片八钱

【用法】各取净末，共研至极细为度，约成粉八两六钱。每日二次至三次，点于大眼角内。

【功用】退赤止泪。

【主治】目赤昏糊，怕光流泪。

05494 干脯汤（《圣济总录》卷九十九）

【组成】干脯一片（如手大）　石榴根一握

【用法】上锉细。以水四升，浸一宿，明日平旦煎至一升，去滓，分三服，空腹先嚼干脯一片，即服药，如人行十里许，又一服。每服药后，以手按患人腹上，药力易行，其虫自下。凡服药取月一日至五日，虫头向上，服良。

【主治】寸白虫。

05495 干清散（《大生要旨》）

【组成】荆芥穗　薄荷叶　黄芩（酒炒）　黑山栀　桔梗　甘草

【用法】上为极细末，重罗再筛。每服每岁一钱，滚汤调下。

【主治】小儿感冒风邪，发热咳嗽，鼻塞流涕。

05496 干葛汤（《鸡峰》卷十八）

【组成】干葛三两　甘草　半夏各三分

【用法】上为粗末。每服五钱，水二盏，加生姜三片，竹茹枣许大，煎至一盏，去滓温服。

【主治】邪热蓄于胃中，胃中得热则气不清，气不清则阴阳浑，以致心下微烦，恶闻热物，得热即呕，时时喜渴，其脉虚数或细而疾。

05497 干葛汤（《直指》卷二十三）

【异名】干葛散（《普济方》卷二一二）、葛根汤（《普济方》卷二九八）。

【组成】白干葛　枳壳（炒）　半夏（制）　茯苓　生干地黄　杏仁各半两　黄芩　甘草各一分

【用法】上锉。每服三钱，黑豆百粒，加生姜五片，白梅一个，水煎服。

【主治】❶《直指》：酒痔。❷《普济方》：酒痢便血。

05498 干葛汤（《普济方》卷一三六引《经验良方》）

【组成】石膏二两　麻黄（去根节）　干葛　川芎各一两

【用法】上为细末。每服四钱，加生姜三片，水一盏，煎至七分，温服。

【主治】伤寒头痛不可忍者。

05499 干葛汤（《证治要诀类方》卷一）

【组成】干葛二钱　枳实（麸炒）　栀子仁　豆豉各一钱　甘草五分

【用法】水煎服。

【主治】《准绳·类方》：消瘅，口渴咽干。

05500 干葛汤

《准绳·女科》卷五。为《外台》卷三十四引《深师方》"小独活汤"之异名。见该条。

05501 干葛汤（《症因脉治》卷一）

【异名】葛根汤。

【组成】干葛　桂枝　麻黄　白芍药　甘草

【主治】伤寒阳明经表证，目痛，鼻干，不眠，脉弦长。

【加减】里有热，加石膏；时寒时热，加柴胡；恶寒身痛，加羌活；头痛，加川芎。

05502 干葛汤

《症因脉治》卷三。为《局方》卷二"升麻葛根汤"之异名。见该条。

05503 干葛汤（《症因脉治》卷四）

【组成】干葛　知母　石膏　大黄　枳壳

【主治】温热便结，发热自汗，汗出热仍不减，不恶寒而渴，或壮热唇焦，口渴引饮，谵语神昏，大便不通，脉尺寸洪数，为正阳阳明症者。

05504 干葛饮（《普济方》卷二八八）

【组成】黄芩　朴消各五钱　干葛一两

【用法】上锉散。每服三钱，用枇杷叶去背上白毛，净洗同煎，不拘时服。

【主治】发背作渴。

05505 干葛散（《外台》卷十四引《许仁则方》）

【组成】干葛　干地黄各三斤　新香豉心一升

【用法】上药晒干为散。每服一方寸匕，一日二次，稍稍加至三匕，食后牛乳、蜜汤、竹沥、粥饮、梅浆，任意下之。

【功用】预防热病、急黄、贼风。

05506 干葛散（《元和纪用经》）

【组成】绵黄耆　白茯苓各四两　蒺草（即甘草）　干

葛各二两(葛汁中粉尤佳)

【用法】上为末。每服方寸匕,以沸汤调下。

【功用】凉膈,止烦渴咽干。

05507 干葛散《传家秘宝》卷三)

【组成】干葛十二两(如白面肥好者) 甘草三两(上者,生用) 齐州半夏三两(用生姜汁半盏,水一斗,同煮,切,焙干)

【用法】上为散。每服一钱,加生姜三片,大枣二枚,青竹茹、槐子,同煎七分,去滓,日二服。小儿每服一钱。

【主治】胃膈热,吐逆不定,诸药无效。

05508 干葛散《鸡峰》卷十九)

【组成】仙人骨(去花结子后之干萝卜) 仙人蓑衣(出了莲子之干莲蓬) 干葛 银汤瓶内碱各等分

【用法】上为细末。每服二钱,紫苏熟水下。

【主治】消渴。

05509 干葛散

《普济方》卷二一二。为《直指》卷二十三"干葛汤"之异名。见该条。

05510 干葛粥《医方类聚》卷二六六引《食医心鉴》)

【组成】干葛一两

【用法】以水一升半,煎取汁,去滓,下米一合,煮粥食之。

【主治】小儿风热呕吐,壮热头痛,惊悸夜啼。

05511 干粪汤

《外台》卷三引《救急方》。为《医心方》卷十四引唐本草"破棺汤"之异名。见该条。

05512 干蓝汤《圣济总录》卷一〇九)

【组成】干蓝 车前子 秦皮(去粗皮) 细辛(去苗叶) 决明子(炒) 山栀子仁 升麻 芍药 甘草(炙,锉)各一两 葵仁一两半

【用法】上为粗末。每服五钱匕,水一盏半,加苦竹叶十片,煎至一盏,去滓,食后、临卧温服。

【主治】眼眦生赤脉息肉,涩痛不开,热势不歇,及目睛昏黄。

05513 干蓝汤《圣济总录》卷一七八)

【组成】干蓝叶 升麻 芍药各一两 栀子仁四枚

【用法】上为粗末。百晬至二百日儿,每服一钱匕,以水半盏,加香豉七枚,薤白一茎(拍破),同煎至三分,去滓,食前分温三服。

【主治】小儿百晬内下痢如鱼脑,赤白杂痢,腹痛多啼。

05514 干蓝散《普济方》卷二一二)

【组成】干蓝 犀角 地榆各二两 蜜一合

【用法】上为末。以水五升,煮取一升半,去滓,下蜜微煎,分三服。

【主治】热毒蛊,下杂血。

05515 干颓汤《衷中参西》中册)

【组成】生箭耆五两 当归一两 甘枸杞果一两 净杭萸肉一两 生滴乳香三钱 生明没药三钱 真鹿角胶六钱(捣碎)

【用法】先将黄耆煎十余沸,去滓;再将当归、枸杞、萸肉、乳香、没药入汤同煎十余沸,去滓;入鹿角胶末融化,取汤两大钟,分两次温饮下。

【主治】肢体痿废,或偏枯,脉象极微细无力者。

【方论选录】方中重用黄耆以升补胸中大气,且能助气上升,上达脑中,而血液亦即可随气上注。惟其副作用能外透肌表,具有宣散之性,去滓重煎,则其宣散之性减,专于补气升气矣。当归为生血之主药,与黄耆并用,古名补血汤,因气旺血自易生,而黄耆得当归之濡润,又不至燥热也。萸肉性善补肝,枸杞性善补肾,肝肾充足,元气必然壮旺,且二药又善赞助当归生血也。用乳香、没药者,因二药善开血痹,血痹开则痿废者久瘀之经络自流通矣。用鹿角胶者,诚以脑既贫血,其脑髓亦必空虚,鹿角其所熬之胶善补脑髓,脑髓足则脑中贫血之病自易愈也。

【临床报道】四肢痿废:天津于某,年过四旬,自觉呼吸不顺,胸中满闷,言语动作皆渐觉不利,头目昏沉,时作眩晕。延医治疗,投以开胸理气之品,则四肢遽然痿废。再延他医,改用补剂而仍兼用开气之品,服后痿废加剧,言语竟不能发声。愚诊视其脉象沉微,右部尤不任循按,知其胸中大气及中焦脾胃之气皆虚陷也。于斯投以拙拟升陷汤加白术、当归各二钱。服两剂,诸病似皆稍愈,而脉象仍如旧。因将耆、术、当归、知母各加倍,升麻改用钱半,又加党参、天冬各六钱,连服三剂,口可出声而仍不能言,肢体稍能运动而不能步履,脉象较前有起色似堪循按。因但将黄耆加重至四两,又加天花粉八钱,先用水六大盅将黄耆煎透,去滓,再入他药,煎取清汤两大盅,分两次服下,又连服三剂,勉强可作言语,然恒不成句,人扶之可以移步。遂改用干颓汤,惟黄耆仍用四两,服过十剂,脉搏又较前有力;步履虽仍需人,而起卧可自如矣;言语亦稍能达意,其说不真之句,间可执笔写出;从前之头目昏沉眩晕者,至斯亦见轻。

05516 干漆丸(方出《肘后方》卷四,名见《医心方》卷二十一引《古今录验》)

【组成】干漆末一斤 生地黄三十斤(捣绞取汁)

【用法】火煎干漆,令可丸,如梧桐子大。食后服三丸,一日三次。

【主治】妇人气瘕,脐下结物,大如杯升。月经不通,发作往来,下痢羸瘦。

【备考】《医心方》引《古今录验》:生地黄三斤,(一方廿斤,取汁)干漆一斤(熬,捣筛)。凡二物,地黄捣绞取汁,漆治下筛,纳地黄汁中,微火煎,令可丸。酒服如梧子十五丸,当以食后服之。

05517 干漆丸《千金》卷四)

【组成】干漆 土瓜根 射干 芍药各一两半 牡丹 牛膝 黄芩 桂心 吴茱萸 大黄 柴胡各一两六铢 桃仁 鳖甲各二两 䗪虫 蛴螬各四十枚 水蛭 虻虫各七十枚 大麻仁四合 乱发(鸡子大)二枚 菴茴子二合

【用法】上为末,炼蜜为丸,如梧桐子大。每服十五丸,渐加至三十丸,酒送下,一日三次。

【主治】月经不通,百疗不瘥。

【方论选录】《千金方衍义》:方下但言月经不通,百病不瘥,并未明言所见何病。详方中所用破血之味不待言矣。其用柴胡、鳖甲,必有日晡寒热也;用麻仁、土瓜根者,必是津液固结也;用射干、菴茴者,必是上气浮肿也;用萸、桂、芩、连者,必因本寒标热也;其余牡丹、芍药、牛膝、桃仁辈,

皆干漆、虻蛭之辅助也。百病不瘥，渐成劳瘵，劳瘵之根，不出干血。如上等味，虽有兼治，然无一不为瘀血起见也。

05518 干漆丸（《外台》卷七引张文仲方）

【组成】干漆（熬）

【用法】上为末，炼蜜为丸。每服十五丸，一日二次。

【主治】蛔虫心痛。

05519 干漆丸（《圣惠》卷二十六）

【组成】干漆半两（捣碎，炒令烟出）　熟干地黄一两　山茱萸半两　五味子半两　牛膝一两（去苗）　白术半两　续断半两　蛇床子半两　甘草半两（炙微赤，锉）　桂心半两　肉苁蓉一两（酒浸一宿，刮去皱皮，炙干）　石斛一两（去根，锉）　菟丝子一两（酒浸一宿，晒干，别捣罗为末）　巴戟半两　酸枣仁半两（微炒）　柏子仁半两　薏苡仁半两　鹿茸一两（去毛，涂酥炙微黄）

【用法】上为末，炼蜜为丸，如梧桐子大。每服三十丸，空腹及食前以温酒送下。

【功用】令人肥健，益气力。

【主治】五劳六极七伤，虚羸不足。

05520 干漆丸（《圣惠》卷四十三）

【组成】干漆一两（捣碎，炒令烟出）　木香半两　陈橘皮一两（汤浸，去白瓤，焙）　巴豆一分（去皮心，研，纸裹压去油）　当归半两（锉，微炒）　干姜半两（炮裂，锉）

【用法】上为末，入巴豆，研令匀，炼蜜为丸，如绿豆大。每服五丸，于食前以生姜、橘皮汤送下。

【主治】腹内诸气胀满，胁下坚硬，四肢羸瘦，面色萎黄，不欲饮食。

05521 干漆丸（《圣惠》卷四十八）

【组成】干漆一两（捣碎，炒令烟出）　川乌头半两（去皮脐，锉碎，盐拌，炒令黄）　芫花一两（醋拌，炒令黄）　桃仁半两（汤浸，去皮尖双仁，麸炒微黄）　雄黄一分（细研）　鳖甲一两（涂醋，炙令黄，去裙襕）　木香半两　硼砂一两（不夹石者，细研）　麝香一分（细研）

【用法】上为细末，入研了药令匀，以醋煮面糊为丸，如绿豆大。每服十丸，食前以温酒送下。

【主治】伏梁气，横在心下，坚牢不散，胸中连背多疼。

05522 干漆丸（《圣惠》卷四十八）

【组成】干漆一两（捣碎，炒令烟出）　鳖甲一两（涂醋，炙令黄，去裙襕）　诃黎勒皮二两　当归一两（锉，微炒）　附子一两（炮裂，去皮脐）　木香三分　枳壳一两（麸炒微黄，去瓤）　白术一两　桂心一两　京三棱一两（炮裂）　桃仁一两（汤浸，去皮尖双仁，炒微黄）　川大黄二两（锉碎，微炒）　厚朴三两（去粗皮，涂生姜汁，炙令香熟）　川椒三分（去目及闭口者，微炒去汗）

【用法】上为细末，以酒煮面糊为丸，如梧桐子大。每服三十丸，食前以粥饮送下。

【主治】积聚气，心腹坚胀，食饮减少，面色萎黄，肌体羸瘦。

05523 干漆丸（《圣惠》卷五十九）

【组成】干漆（捣碎，炒令烟出）　砒霜　朱砂各一分　麝香半钱　巴豆十枚（去皮心，不出油）

【用法】上为极细末，以软饭和丸，如麻子大。每服一丸，不拘时候，以新汲水送下。

【主治】一切痢，久医不愈。

05524 干漆丸（《圣惠》卷七十一）

【组成】干漆一两（捣碎，炒令烟出）　穿山甲一两（炙令微黄）　槟榔三分　乳香半两　京三棱半两（微炮，锉）　桂心三分　川乌头半两（炮裂，去皮脐）　硇砂一两（不夹石者，细研）　阿魏半两（面裹煨，面熟为度）　朱砂三分（细研，水飞过）　鳖甲一两（涂醋，炙令黄，去裙襕）　木香半两　巴豆二十枚（去皮心，研，纸裹压去油）

【用法】上为末，炼蜜为丸，如麻子大。每服五丸，不拘时候，以热生姜酒送下；当归酒下亦得。

【主治】妇人积聚，及恶血不散，多攻心腹疼痛，面无颜色，四肢不和。

05525 干漆丸（《圣惠》卷七十一）

【组成】干漆一两（捣碎，炒令烟出）　川大黄一两（锉碎，微炒）　琥珀三分　消石三分　红蓝花半两　延胡索半两　蓬莪术三分　腻粉一分　硇砂三分　桂心半两　巴豆三七枚（去皮，研，纸裹，压去油，用浆水二盏，煎如饧）

【用法】上为末，入巴豆拌匀，用熟枣瓤和丸，如梧桐子大。每服十丸，于日未出时煎苏木汤送下。

【主治】妇人积年血癥块，或攻心腹疼痛，四肢不和，面少血色，饮食全微。

05526 干漆丸（《圣惠》卷七十一）

【组成】干漆一分（捣碎，炒令烟出）　芫花一分（醋拌，炒令干）　当归一分（锉，微炒）　五灵脂一分　硇砂半两（细研）　香墨一分　麝香半分（细研）　巴豆十枚（去皮心，研，纸裹压去油）

【用法】上为末，同研令匀，用醋煮面糊为丸，如绿豆大。每服五丸，空心以温酒送下。

【主治】妇人食癥，夹恶血气攻刺，腹胁疼痛不止。

05527 干漆丸（《圣惠》卷七十二）

【组成】干漆一两（捣碎，炒令烟出）　桃仁三分（汤浸，去皮尖双仁，麸炒微黄）　木香半两　槟榔半两　芫花三分（醋拌，炒令干）　赤芍药三分　硇砂半两　当归三分（锉，微炒）　桂心三分

【用法】上为末，以醋煮面糊为丸，如梧桐子大。每服七丸，以生姜酒送下，不拘时候。

【主治】妇人凤有滞血，至月水来时，脐腹疼痛。

05528 干漆丸（《圣惠》卷七十二）

【组成】干漆一两（捣碎，炒令烟出）　牡丹一两　射干一两　黄芩一两　桃仁二两（汤浸，去皮尖双仁，麸炒微黄）　桂心一两　吴茱萸一两（汤浸七遍，焙干，微炒）　川大黄一两（锉，微炒）　水蛭半两（炒微黄）　柴胡一两（去苗）　蓬莪子一两　虻虫半两（炒微黄，去翅足）　乱发灰半两　蟅虫半两（微炒）　蛴螬二十枚（微炒）　大麻仁一两（别研如膏）　鳖甲二两（涂酥炙令黄，去裙襕）

【用法】上为末，以酒煎干漆为膏，和捣为丸，如梧桐子大。每服二十丸，以浸药酒送下，一日二次。

【主治】妇人脏腑宿冷，恶血凝结，月水不通，致令无子。

05529 干漆丸（《圣惠》卷七十九）

【组成】干漆一两（捣碎，炒令烟出）　牡丹三分　赤芍药半两　琥珀一两　桃仁一两（汤浸，去皮尖双仁，麸

炒微黄） 牛膝一两（去苗） 桂心三分 吴茱萸三分（汤浸七遍，炒） 川大黄一两（锉，微炒） 水蛭三十枚（炒令黄） 虻虫三十枚（去翅足，微炒） 䗪虫一两乱发灰一钱 蠮虫三十五枚（微炒） 大麻仁半两 鳖甲一两（涂醋，炙令黄，去裙襕） 蛴螬十三枚（微炒）

【用法】上为末，炼蜜和丸，如梧桐子大。每服二十丸，空心以温酒送下。

【主治】产后恶血不散，结成癥块，经脉不利。

05530 干漆丸（《圣惠》卷七十九）

【组成】干漆二两（捣碎，炒令烟出） 川大黄二两（锉碎，微炒） 柏子仁一两 牛膝一两（去苗） 人参一两（去芦头） 牡丹一两 生干地黄一两 蠮虫四十枚（微炒） 赤芍药一两 桂心一两 蛴螬四十枚（微炒） 当归一两半（剉，微炒） 干姜一两（炮裂，剉） 虻虫四十枚（去翅足，微炒） 麝香一分（研入）

【用法】上为末，炼蜜为丸，如梧桐子大。每服十丸，空心以热酒送下。

【主治】产后血瘕坚积，按之跃手，食饮不为肌肤，面色萎黄，不耐劳动，呕逆上气，月水不通。

05531 干漆丸（方出《证类本草》卷十二引《简要济众方》，名见《圣济总录》卷五十六）

【组成】筒子干漆二两（捣碎，炒烟出）

【用法】上为细末，醋煮面糊为丸，如梧桐子大。每服五丸至七丸，热酒送下；醋汤亦得，不拘时服。

【主治】❶《证类本草》引《简要济众方》：九种心痛及腹胁积聚滞气。❷《济阳纲目》：妇人瘀血作痛。

05532 干漆丸（《普济方》卷一八六引《指南方》）

【组成】鹿茸 干地黄各四两 干漆半两

【用法】上为末，炼蜜为丸，如梧桐子大。每服三十丸，空心温酒送下。

【主治】骨痹，皮肉寒。

05533 干漆丸（《圣济总录》卷七十二）

【组成】干漆四两（捣为末，炒令烟尽） 五灵脂（用瓶子盛地坑子内，以火煅烟尽，取灰）二两 皂荚（长五寸许，剉，以麻缠定，用泥固济，煅烟尽，取灰）二两 茴香子（炒令香） 木香（鸡骨者） 槟榔（结实者，剉） 桂（去粗皮） 附子（炮裂，去皮脐） 青橘皮（去白，炒） 陈橘皮（去白，炒） 白牵牛（炒令香熟） 大黄（劈开绵纹者，炒）蓬莪术（炮，剉） 京三棱（用醋纸裹，煨，剉） 芫花（米醋浸一宿，炒干用）各二两

【用法】上为末，炼蜜为丸，如梧桐子大。每服二十丸至三十丸，生姜汤送下。

【功用】破癥块，消积气。

【主治】诸癥。

【宜忌】忌猪、鱼、热面等物。

05534 干漆丸（《圣济总录》卷八十九）

【组成】干漆（以醋炒令烟出）三两 牛膝（剉，酒浸，焙干）三分 桂（去粗皮） 甘草（炙，剉） 肉苁蓉（酒浸，去皱皮，切，焙令干） 菟丝子（酒浸，别捣） 蛇床子（炒令香） 白术各半两

【用法】上八味，捣罗七味为末，入菟丝子相和令匀，炼蜜为丸，如梧桐子大。每服十五丸，空腹以温酒送下，夜食后再服。

【功用】悦泽颜色，益精补气。

【主治】虚劳羸瘦。

05535 干漆丸（《圣济总录》卷一〇一）

【组成】干漆（炒令烟尽） 柏子仁（微炒） 生干地黄（焙） 熟干地黄（焙）各一两

【用法】上为末，研糯米饭和捣三五百杵，涂酥为丸，如梧桐子大。每服二十丸，空心温酒送下。

【主治】髭发白。

05536 干漆丸（《圣济总录》卷一六〇）

【组成】干漆（捣碎，炒烟出） 五灵脂 没药（研） 牡丹皮（去心） 陈曲（炒）各半两 菴䕡子 延胡索 桂（去粗皮） 当归（切，焙）各一两

【用法】上为末，醋煮面糊为丸，如梧桐子大。每服二十丸，煎生姜醋汤送下，温酒亦可，不拘候。

【主治】产后恶露不下，攻刺心腹疼痛。

05537 干漆丸（《鸡峰》卷十四）

【组成】鹿茸 生干地黄各四两 干漆半两 附子一两

【用法】上为细末，酒煮面糊为丸，如梧桐子大。每服三十丸，酒送下，空心服。

【主治】骨痹疟，皮寒至骨，汤火不能热，厚衣不能温，然不冻慄，久久不治，令挛缩，此由肾气素盛，恣欲太过，水竭脂枯，髓不满骨，津华不充所致。

05538 干漆丸（《医方类聚》卷二五四引《保童秘要》）

【组成】狗骨（烧灰） 蝉壳 蜗牛壳（烧灰） 干漆 夜明砂各等分

【用法】上为细末，以烂饭为丸，如绿豆大。两岁以下每服一丸，两岁以上二丸至三丸，米饮送下，空心服。

【主治】疳。

05539 干漆丸（《普济方》卷三八三）

【组成】陈粳米一合（炒过，去火毒） 黄连（去须）一两（剉，炒，放冷，出火毒） 陈橘皮（去白）半两 干漆一分（炒去烟，出火毒，存性）

【用法】上为末，猪胆汁煮面糊为丸，如小豆大。每服七八丸，米饮送下，不拘时候。

【主治】小儿无辜疳。

05540 干漆丸（《产科发蒙·附录》）

【组成】归尾 红花各三钱 干漆五钱 大黄 桃仁各二钱

【用法】上为细末，醋糊为丸，如梧桐子大。每服二三十丸，白汤送下。

【主治】瘀血在膀胱者。

05541 干漆汤（《千金》卷四）

【组成】干漆 葳蕤 芍药 细辛 甘草 附子各一两 当归 桂心 芒消 黄芩各二两 大黄三两 吴茱萸一升

【用法】上㕮咀。以清酒一斗浸一宿，煮取三升，去滓，纳消烊尽。分为三服，每服间隔如一炊顷。

【主治】月水不通，小腹坚痛不得近。

【方论选录】《千金方衍义》：干漆灰破血之猛帅，济以桂、附、消、黄交通寒热，纵久伏之血可无负隅之悍；益以

归、芍、葳蕤资其润泽,无可坚干之戚;其细辛、茱萸、黄芩各随寒热之佐使耳。

05542 干漆汤(《圣济总录》卷五十六)

【组成】干漆(炒烟尽)一两　胡椒一分

【用法】上为粗末。每服一钱匕,水一盏,入葱白一寸,麝香少许,煎七分,去滓温服。

【主治】虫咬心痛。

05543 干漆散(《外台》卷十七引《崔氏方》)

【组成】干漆八两(熬,令断烟)　苁蓉八两　石斛八分　枸杞子一升　干地黄十两　远志皮五两　续断五两　菟丝子五两　天雄三两(炮)　桂心三两

【用法】上为散。每旦服一匕,暮服一匕,酒饮皆得。

【主治】丈夫五劳七伤。

【宜忌】忌猪肉、生葱、芜荑、冷水。

05544 干漆散(《圣惠》卷七十一)

【组成】干漆一两(捣碎,炒令烟出)　木香半两　芫花半两(醋拌,炒令干)　芎劳半两　桂心半两　川大黄二两(锉碎,微炒)　当归半两(锉,微炒)　赤芍药半两　琥珀半两　牛膝三分(去苗)　桃仁一两(汤浸,去皮尖双仁,炒微黄)　麝香一分(研入)

【用法】上为细散。每服一钱,以热酒调下,不拘时候。

【主治】妇人疝瘕久不消,令人黄瘦羸弱,两胁妨闷,心腹疼痛。

05545 干漆散(《圣惠》卷七十一)

【组成】干漆一两(捣碎,炒令烟出)　芫花半两(醋拌,炒令干)　木香半两　槟榔半两　肉豆蔻半两(去壳)　当归三分(锉,微炒)　桂心三分　青橘皮三分(汤浸,去白瓤,焙)

【用法】上为细散。每服一钱,以热酒调下,不拘时候。

【主治】妇人血气攻小腹,疼痛不可忍。

05546 干漆散(《圣惠》卷八十)

【组成】干漆一两(捣碎,炒令烟出)　没药一两

【用法】上为细散。每服一钱,食前以热酒调下。

【主治】产后恶露不尽,腹内痛。

05547 干漆散(《圣惠》卷八十四)

【组成】干漆一分(捣碎,炒令烟出)　川大黄一分(锉碎,微炒)　恒山半两　石膏一两(研)　甘草半两(炙微赤,锉)

【用法】上为粗散。每服一钱,以水一小盏,加小麦三十粒,煎至五分,去滓放温,发前服之。

【主治】小儿七八岁,患疟发歇,寒热心烦,或渴。

05548 干漆散(《圣惠》卷八十七)

【组成】干漆半两(捣碎,炒令烟出)　硫黄半两(细研)　文蛤灰半两　兰香灰半两　虾蟆半两(烧为灰)　麝香一钱(细研)　没石子半两　马齿苋末半两

【用法】上为细散。用腊月猪脂四两,并药末,放铫子内相和,煎热,用槐枝子绵缠,及热蘸取烙齿根上,令血止,每日二上。以肉生为度。

【主治】小儿口中疳疮,蚀齿根宣露。

05549 干漆散(《圣济总录》卷五十六)

【组成】干漆(炒出烟)　蓬莪术(炮)各一两半　桂(去粗皮)　吴茱萸(汤浸一宿,炒干)各一两

【用法】上为散。每服二钱匕,温酒或醋汤调下,不拘时候。

【主治】九种心痛,冷热吐逆,疰刺疼痛。

05550 干漆散(《圣济总录》卷八十五)

【组成】干漆(炒令烟出)　木香　桂(去粗皮)　甘草(炙,锉)各一两一分　熟干地黄(焙)二两半

【用法】上为散。每服三钱匕,温酒调下,一日三次。

【主治】多年腰痛。

05551 干漆散(《圣济总录》卷九十九)

【组成】干漆(炒令烟出)半两　雄黄(研)一分　槟榔一枚(锉)　诃黎勒(煨,去核)一分

【用法】上为散。每服半钱匕,入麝香少许,用葱汁、生油调下,空心服。

【主治】诸虫痛。

05552 干漆散(《圣济总录》卷一五一)

【组成】干漆一两(炒令烟出)　五灵脂二两半(用浆水一碗熬干,去沙石)　没药(研)　桂(去粗皮)　当归(切,炒)各半两　胡椒一分　麝香一钱(研入)

【用法】上为散。每服一钱匕,空心食前用热酒或醋汤调下。

【主治】血气滞涩,月经不行,呕逆酸水,心腹疼痛不可忍者。

05553 干漆散(《圣济总录》卷一五二)

【组成】干漆(炒令烟尽)　大黄(锉,炒)　细辛(去苗叶)　桂(去粗皮)各一两　甘草(炙,锉)三分

【用法】上为散。每服二钱匕,粥饮调下;温酒亦得,食前服。

【主治】漏下黑色。

05554 干漆散(《圣济总录》卷一五九)

【组成】干漆(碎,炒令烟尽)　当归(切,焙)一两

【用法】上为散。每服二钱匕,用荆芥酒调下,时一服。以下为度。

【主治】胞衣不出,及恶血不行。

【备考】方中干漆用量原缺。

05555 干漆散(《圣济总录》卷一七九)

【组成】干漆(炒烟出)一钱　使君子(取肉)十四枚　楝木皮(东边皮厚者,晒干,去粗皮)一两　芜荑一钱半

【用法】上为散。每服半钱匕,砂糖熟水调下。

【主治】小儿疳虫腹痛。

05556 干漆散(《圣济总录》卷一七九)

【组成】干漆(烧出烟)一两

【用法】上为散。每服半钱匕,煎葱白汤调下。

【主治】小儿胃虚,虫动吐逆。

05557 干漆散(《幼幼新书》卷二十六引丁左藏方)

【组成】狗脊　干漆　大麻仁　鹤虱各等分

【用法】上为细末,炒香。每服一钱,精羊肉汤调下。

【主治】小儿疳蛔心痛。

05558 干敷散

《古今录验》引许季山方(见《外台》卷四)。为《肘后方》卷二"干散"之异名。见该条。

05559 干蝎丸(《圣惠》卷八十五)

【组成】干蝎一分(微炒)　真珠末一钱　虎睛一对(酒

浸，微炙） 铅霜一分（细研） 腊月紫驴护肝一分（细切，炒令焦黄）

【用法】上为末，用鸱枭脑髓和丸，如麻子大。每服一丸，以乳汁送下，不拘时候。二岁以上加丸服之。

【主治】小儿急惊风，搐搦口噤。

05560 干蝎丸（《普济方》卷十四引《博济》）

【组成】干蝎（醋炒）半两 巴戟天（去心，糯米炒，候米赤黄，去米不用） 附子（炮裂，去皮脐） 羌活（去芦头） 白蒺藜（炒）各一两

【用法】上为细末，炼蜜为丸，如梧桐子大。每服十五丸至二十九，空心盐汤送下；食后、临卧米饮送下。

【主治】肝脏虚风上攻，头旋项筋急，眼有黑花，耳内虚鸣。

05561 干蝎丸（《圣济总录》卷六）

【组成】干蝎（酒炒） 天麻各半两 蟾酥二钱（汤浸化如稀糊）

【用法】上药先将二味捣罗为末，用蟾酥糊丸，如绿豆大。每服一丸至二丸，豆淋酒送下。甚者加三丸至五丸。

【主治】破伤风。

05562 干蝎丸

《圣济总录》卷八。为《苏沈良方》卷二"蚯蚓丸"之异名。见该条。

05563 干蝎丸（《圣济总录》卷十）

【组成】干蝎（去土，微炒） 天麻 羌活（去芦头） 独活（去芦头） 附子（炮裂，去皮脐） 槟榔（锉） 沉香（锉） 木香 狼毒（切作块，先用醋煮三五沸，焙干，锉） 牛膝（酒浸，切，焙） 白附子（微炒） 桂（去粗皮） 当归（切，焙） 枳壳（去瓤，麸炒） 巴戟天（去心） 防风（去叉） 昆布（洗去咸汁，微炒） 牵牛子（炒半熟） 人参 蒺藜子（炒去角） 高良姜 萝卜子（微炒） 肉豆蔻（去壳） 没药 白术 防己（锉，焙） 硇砂（醋化尽，去夹石，炼霜）各二两 阿魏一分

【用法】上药先将没药、硇砂、阿魏三味，用好酒一升熬成膏。余药同为末，炼蜜同膏为丸，如梧桐子大。每日五更后，空心薄荷酒下二十丸。向晓利一行即愈。

【主治】元脏风气攻注，腰脚疼痛，及一切风气。

05564 干蝎丸（《圣济总录》卷五十一）

【组成】干蝎（去土，炒） 肉豆蔻（炮，去皮） 青橘皮（汤浸，去白，焙） 磁石（煅，醋淬二七遍）各一两 木香三分 阿魏（醋化开，面调作饼子，炙干）一分 附子（炮裂，去皮脐） 桃仁（去皮尖双仁，别研作膏）各半两 安息香一分

【用法】上药除别研外，捣罗为细末，入研药拌匀，酒浸炊饼为丸，如梧桐子大。每服二十丸，温酒送下。

【主治】肾脏风冷气攻腹胀痛，腰胁拘急，及膀胱冷气痛。

05565 干蝎丸

《普济方》卷三十一。为《圣惠》卷七"定痛丸"之异名。见该条。

05566 干蝎散（《圣惠》卷二十二）

【组成】干蝎一分（微炒） 白僵蚕半两（微炒） 桑螵蛸一分（微炒） 蝉壳一分（微炒） 白附子一分（炮裂） 腻粉一分

【用法】上为细散。每服一钱，以温酒调下，不拘时候。

【主治】急风，顽涎壅闷，不知人事。

05567 干蝎散（方出《证类本草》卷二十二引《杜壬方》，名见《三因》卷十六）

【异名】姜蝎散（《医方类聚》卷七十八引《瑞竹堂方》）。

【组成】蝎（至小者）四十九枚 生姜（如蝎大）四十九片

【用法】上二物，铜器内炒生姜至干为度，为末，都作一服。初夜温酒调下；至二更尽量饮酒，至醉不妨。次日耳中如笙簧即效。

【主治】耳聋，因肾虚所致。

05568 干蝎散

《圣济总录》卷十九。为《圣惠》卷十九"蚰蜒散"之异名。见该条。

05569 干蝎散（《圣济总录》卷一七〇）

【组成】干蝎五枚（全者，炒） 细辛（去苗叶） 乳香（研）各一分 青黛（研） 白附子（炮）各半两

【用法】上为细散。每服半钱匕，煎冬瓜子汤调下，不拘时候。

【主治】小儿慢惊风。

05570 干蝎散（《圣济总录》卷一七二）

【组成】干蝎（去土，炒） 枫香脂（研）各一分 白芥子五十粒 阿魏（研）一钱 白僵蚕（直者）十五枚（炒）

【用法】上为散，再和匀。每服一字匕，不拘时候，煎薄荷汤调下。

【主治】小儿胎风，发惊搐搦。

05571 干蝎散

《普济方》卷三六一。为《圣惠》卷八十五"蚰蜒散"之异名。见该条。

05572 干蟾丸（《圣惠》卷八十七）

【组成】干蟾一枚（涂酥，炙微焦） 木香半分 肉豆蔻二颗（去壳） 雄黄一分（细研） 丁香半分 熊胆半分（细研） 胡黄连一分 朱砂一分（细研） 青黛一分（细研）麝香一分（细研） 赤石脂一分 代赭一分

【用法】上为末，都研令匀，炼蜜和丸，如黍米大。一岁儿以粥饮送下二丸，早晨一服，晡时再服。

【主治】小儿奶疳，腹大黄瘦，或时吐乳，壮热下痢。

05573 干蟾丸（《圣惠》卷八十七）

【组成】干蟾一枚（五月五日者良） 蛇蜕皮一条（大者） 谷精草二两（与上药同入罐子内，以盐泥固济，晒干，烧令通赤，放冷，细研） 胡黄连 瓜蒂 母丁香（上三味同捣末）各一分 青黛半两 牛黄 白龙骨 朱砂 雄黄 芦荟 麝香 天竹黄各一分（细研）

【用法】上药都入乳钵内，为极细末，用獖猪胆汁煎，面糊为丸，如绿豆大。三岁儿以温米泔半合化下五丸。服药后，以桃、柳汤浴儿，仍宜粥饮送下二丸，一日三次。甚者半月内愈。

【主治】小儿五疳，及惊风疳虫。

05574 干蟾丸（《圣惠》卷九十三）

【组成】干虾蟆一枚（涂酥炙微黄） 漏芦一两 菖蒲一两 雄黄三分（细研） 朱砂三分（细研） 麝香一分（细研）

【用法】上为末，都研令匀，炼蜜为丸，如绿豆大，每服

五丸，以粥饮送下，一日三次。

【主治】小儿无辜疳痢，黄瘦腹痛，或腹内有虫。

05575 干蟾丸

《普济方》卷三七九。为《圣惠》卷八十六"酒煎干蟾丸"之异名。见该条。

05576 干蟾丸（《医宗说约》卷五）

【组成】虾蟆 食蛆（或虾蟆、食蛆俱烧存性） 广陈皮一斤（炒） 甘草（炙）四两 蓬术（炒）六两 厚朴（米泔浸，炒）八两 枳实（麸炒）八两 连翘六两 香附（米泔浸，炒）一斤 山楂六两 神曲（炒）六两 菔子（炒）八两 龙胆草六两 青皮子（炒）八两 川黄连（炒） 白术（土炒） 槟榔各八两

【用法】上为极细末，炼蜜为丸，如龙眼大，空心清米汤化下。

【功用】消积化食，健脾和胃，长肌肉，驱蛔虫。

【主治】五疳五痢，泻蛔虫，脏腑虚弱，身体羸瘦，发竖焦黄，小便浊色，肚腹膨胀。

【加减】虚者，加米仁、山药；虚甚，加人参；有虫，加川楝子、使君子肉、鹤虱。

【备考】方中虾蟆、食蛆用量原缺。

05577 干蟾散（《圣惠》卷三十四）

【组成】干蟾一枚（烧灰） 龙柏花 地骨皮 没药各一分 麝香一钱

【用法】上为细散。每有口齿疳疮蚀破者，先以消石少许掺之；相次以此药半钱，敷于患处，日三两度。

【主治】牙齿走马疳。

05578 干蟾散（《圣济总录》卷一一七）

【组成】干蟾（炙）一枚

【用法】上为散。绵裹半钱匕，含吐津。

【主治】口疮。

05579 干木瓜丸（《鸡峰》卷十二）

【组成】干木瓜（无盐）一两 干紫苏 白术 甘草 干生姜各一钱 乌梅肉 神曲 大麦芽各一钱 丁香半钱 百药煎三字 人参 茯苓各一分

【用法】上为细末，炼蜜为丸，如鸡头子大。每服一丸，含化，不拘时候。

【功用】理脾胃，生津液，止烦渴。

05580 干木瓜汤（《医方类聚》卷一九八引《居家必用》）

【组成】干木瓜（去瓤，净）四两 粉甘草（炙）二两半 茴香（炒） 白檀各一两 白豆蔻仁半两 缩砂仁 干生姜各二两

【用法】上为极细末。每用半钱，加盐，沸汤点服。

【功用】止渴，快气，除湿。

05581 干地黄丸（《外台》卷十七引《古今录验》）

【组成】干地黄五分 干漆四分（熬） 草薢三分 防风二分 椒一分（汗） 附子二分（炮） 乌头一分（炮）

【用法】上为末，炼蜜为丸，如梧桐子大。每服三丸，渐加至五丸，酒送下，一日三次。以知为度。

【主治】劳损之人，新饮水未散而交接，令人偏枯，身偏不足。

【宜忌】忌芜荑、猪肉、冷水。

05582 干地黄丸（《外台》卷二十七引《延年秘录》）

【组成】干地黄 黄耆各六分 防风 远志 茯

神 栝楼 子芩各四分 鹿茸（炙）三分 龙骨四分（五色者） 人参五分 滑石十二分 石韦（汤渍一宿，刮去皮） 当归各二分 芍药 蒲黄 甘草（炙） 戎盐各三分 车前子八分

【用法】上为末，以蜜及枣膏各半相和，煎令消散，和药为丸，如梧桐子大。每服十丸，食后少时以粥清送下。日二三服。稍加至十五、二十丸，以知为度。

【功用】补心神，益脾气，散客热。

【主治】心气虚热，小便赤色如浅红花汁。

【宜忌】忌忧愁在心，并勿食热食及冷水等。

05583 干地黄丸（《千金》卷八）

【组成】干地黄一两半 茯苓 天雄 钟乳各二两 杜仲 牛膝 苁蓉 柏子仁各四十二铢 桂心 续断 山茱萸 天门冬各一两半 松脂 远志 干姜各三十铢 菖蒲 薯蓣 甘草各一两

【用法】上为末，炼蜜为丸，如梧桐子大。每服三十丸，酒送下，一日二次。加至四十丸。

【主治】肾虚，呻吟，喜恚怒，反常心性，阳气弱，腰背强急，髓冷。

【方论选录】《千金方衍义》：肾虚风毒袭于髓府，阳衰精冷，故用钟乳、松脂填塞骨空；天雄、姜、桂辟除阴毒；远志、菖蒲通利关窍；余皆辅佐之功，亦可助力成功也。

05584 干地黄丸（《千金》卷十二）

【组成】干地黄三两 当归 干姜 甘草 麦门冬 黄芩各二两 厚朴 干漆 枳实 防风 大黄 细辛 白术各一两 茯苓五两 前胡六分 人参五分 虻虫 䗪虫各五十枚

【用法】上为末，炼蜜为丸，如梧桐子大。先食服十丸，一日三次。稍加之。

【功用】补中理血。

【主治】血虚劳。胸腹烦满疼痛，瘀血往来，脏虚不受谷，气逆不得食。

05585 干地黄丸（《千金》卷十九）

【组成】干地黄七分 蛇床子六分 远志十分 茯苓七分 苁蓉十分 五味子四分 麦门冬五分 杜仲十分 阿胶八分 桂心五分 天雄七分 枣肉八分 甘草十分

【用法】上为末，炼蜜为丸，如梧桐子大。每服二十丸，酒送下，一日二次。加至三十丸。

【功用】补虚益气，能食，资颜色，长元阳。

【主治】五劳七伤六极，脏腑虚弱，食饮不下，颜色黧黯，八风所伤。

【方论选录】《千金方衍义》：地黄得天雄则滋而不壅，桂心得五味则辛而不散，阴阳兼济，寒热交通；麦冬、阿胶、茯苓助地黄之滋阴；苁蓉、远志、蛇床、杜仲助天雄之补火；枣肉、甘草通脾津而和寒热诸性也。

05586 干地黄丸（《千金》卷二十二）

【组成】干地黄五两 芍药 甘草 桂心 黄耆 黄芩 远志各二两 石斛 当归 大黄各三两 人参 巴戟天 栝楼根各一两 苁蓉 天门冬各四两

【用法】上为末，炼蜜为丸，如梧桐子大。每服十丸，酒送下，一日三次。加至二十丸。

【功用】壮热人长将服之，终身不患痈疽，令人肥悦耐劳苦。

【方论选录】《千金方衍义》：无故脉数，须防发痈，今见肌常壮热，洵是壮火凭凌之象。故以地黄、黄芩、石斛、栝楼清热剂中兼进人参、天冬以滋津气；巴戟、苁蓉以摄虚阳；黄耆、甘草以固卫气；当归、芍药以和营血；桂心、远志开导伏火；大黄涤除宿热。寓补于泻，而用人参、黄耆佐大黄、黄芩祛热，已是举世所昧；至用巴戟、苁蓉助桂心、远志通肾，即先哲方中罕具此法。盖肾窍一通，热邪悉从二便开泄矣。

05587 干地黄丸（《千金》卷二十二）

【异名】生干地黄丸（《圣惠》卷六十一）。

【组成】干地黄四两 大黄六分 芍药 茯苓 王不留行 甘草 远志 麦冬 人参 升麻 黄芩各三两 桂心六两（一方有枳实三两）

【用法】上为末，炼蜜为丸，如梧桐子大。每服十九，酒送下，一日三次。加至二十九。

【功用】消疮疖，退虚热；长服令人肥健。

05588 干地黄丸（《千金》卷二十二）

【组成】干地黄四两 天门冬五两 黄耆 黄芩 大黄 黄连 泽泻 细辛各三两 甘草 桂心 芍药 茯苓 干漆各二两 人参一两

【用法】上为末，炼蜜为丸，如梧桐子大。每服十九，酒送下，日三夜一。加至二十九。

【功用】久服延年，终身不发痈疽。

【主治】虚劳客热，数发痈肿疮疖，经年不除。

【备考】本方方名，《普济方》引作"五香丸"。

05589 干地黄丸（《圣惠》卷二十六）

【组成】熟干地黄二两 柏子仁一两 山茱萸一两 牛膝一两（去苗） 肉桂二两（去皱皮） 酸枣仁一两（微炒）

【用法】上为末，炼蜜为丸，如梧桐子大。每服三十九，食前以温酒送下。

【功用】益筋骨，除四肢疼痛。

【主治】筋极。四肢疼痛。

05590 干地黄丸（《圣惠》卷四十一）

【组成】熟干地黄一斤 牛膝一斤（去苗） 枳壳五两（麸炒微黄，去瓤） 茯神三两 菟丝子五两（酒浸三日，曝干，别捣为末） 车前子五两 地骨皮二两 诃黎勒皮三两

【用法】上件药，别取生地黄肥者捣绞取汁五升，浸牛膝及地黄，晒干；如前又浸，晒干，以地黄汁尽为度，放令干，捣罗为末，炼蜜为丸，如梧桐子大。每服三十九，以温酒送下。一日二次。

【功用】补益，乌发。

【宜忌】忌血食、生葱、大蒜、萝卜等。

【备考】本方方名，《普济方》引作"地黄丸"。

05591 干地黄丸（《圣惠》卷五十三）

【异名】熟干地黄丸（《鸡峰》卷十九）。

【组成】熟干地黄二两 五味子半两 黄耆三分（锉） 枸杞子三分 肉苁蓉三分（酒浸一宿，刮去皱皮，炙干） 麦门冬一两半（去心，焙） 薯蓣三分 泽泻半两 远志半两（去心） 菟丝子一两（酒浸三日，晒干，别

捣为末） 牛膝半两（去苗） 玄参半两 车前子半两 桑螵蛸半两（微炒） 白石英一两（细研，水飞过） 山茱萸半两 桂心半两 人参半两（去芦头） 附子半两（炮裂，去皮脐） 牡丹三分 甘草三分（炙微赤，锉） 白茯苓三分

【用法】上为末，入石英，研令匀，炼蜜为丸，如梧桐子大。每服三十九，食前以温酒送下；粥饮下亦得。

【主治】痟肾。烦渴，小便数多，味如饴糖，脚弱阴痿，唇干眼涩，身体乏力。

05592 干地黄丸（《圣惠》卷七十五）

【组成】熟干地黄一两 芎䓖三分 白茯苓三分 人参三分（去芦头） 当归三分 柴胡半两（去苗） 刺蓟半两 桑寄生半两 厚朴一两（去粗皮，涂生姜汁，炙令香熟） 龙骨三分 阿胶三分（捣碎，炒令黄燥） 白石脂三分 黄耆半两（锉） 甘草一分（炙微赤，锉）

【用法】上为末，炼蜜为丸，如梧桐子大。每服三十九，以清粥饮送下。不拘时候。

【功用】和气，安养胎脏。

【主治】妊娠气血虚弱，胎不长。

05593 干地黄丸（《圣济总录》卷八）

【组成】熟干地黄（切，焙） 大麻仁（炒，研）各一两半 萆薢（炒） 五加皮（锉） 石斛（去根） 赤芍药 防风（去叉）各一两 牛膝（酒浸，切，焙） 桂（去粗皮） 酸枣仁（炒） 羌活（去芦头） 木香各三分 附子（炮裂，去皮脐）一枚 牡丹皮半两 槟榔二枚（锉）

【用法】上为末，炼蜜为丸，如梧桐子大。每服十五丸至二十九，空腹温酒送下，一日二次。

【主治】中风，腰脚不随，膝胫沉重，饮食减少，日渐无力。

05594 干地黄丸（《圣济总录》卷十）

【组成】生干地黄（焙） 白芷 当归（切焙） 没药（研） 乌头（炮裂，去皮脐） 防风（去叉） 木香 赤小豆（拣）各等分

【用法】上为末，水浸蒸饼心为丸，如梧桐子大。每服五丸，空心食前冷酒送下，一日二次。

【主治】走注疼痛。

05595 干地黄丸

《圣济总录》卷十九。为《圣惠》卷十九"地黄丸"之异名。见该条。

05596 干地黄丸（《圣济总录》卷十九）

【组成】生干地黄（焙）二两半 独活（去芦头） 五味子 桂（去粗皮） 秦艽（去苗土） 附子（炮裂，去皮脐） 石斛（去根）各一两半 远志（去心）一两 肉苁蓉（酒浸，切，焙） 萆薢（炒） 菟丝子（酒浸，别捣） 蛇床子（炒） 牛膝（酒浸，切，焙） 狗脊（去毛） 桃仁（去皮尖双仁，炒）各一两半 诃黎勒皮 槟榔（锉）各三两半

【用法】上为末，炼蜜为丸，如梧桐子大。每服二十九，空心、食前温酒送下。

【功用】去邪益心，悦颜色，壮筋力。

【主治】血痹。

05597 干地黄丸（《圣济总录》卷五十二）

【组成】熟干地黄三两半 白茯苓（去黑皮） 肉苁蓉（酒浸，去皱皮，切，焙）一两 远志（去心） 牛膝（酒

浸,切,焙) 山芋 山茱萸 蛇床子(微炒) 续断 黄耆(炙,锉) 覆盆子(去蒂) 石斛(去根) 巴戟天(去心) 泽泻 附子(炮裂,去皮脐)各一两半 菟丝子(酒浸,别捣) 桂(去粗皮) 牡丹皮 杜仲(去皱皮,锉,炒) 人参 鹿茸(去毛,酥炙)各一两一分

【用法】上为末,炼蜜为丸,如梧桐子大。每服三十丸,空腹温酒送下,一日三次。加至四十丸。

【主治】肾脏虚损,腰重不举,阳气痿弱,肢体瘦瘁。

05598 干地黄丸(《圣济总录》卷八十九)

【组成】生干地黄(酒洗去土,炙令干)二两(锉) 干漆(炒令烟出)半两 白术一分半 甘草(炙令赤,锉)一分半 桂(去粗皮)半两 石钟乳(炼成者)一分(研) 酸枣仁(微炒,去皮)一分(别研) 柏子仁(微炒,别研)一分

【用法】除研药外,捣罗为末,和匀,炼蜜为丸,如梧桐子大。每服二十丸,空腹温酒送下,夜卧再服。渐增之。

【功用】令人肥白。

【主治】虚劳羸瘦,虚损少气。

05599 干地黄丸(《圣济总录》卷八十九)

【组成】熟干地黄(焙)一两 细辛(去苗叶) 附子(炮裂,去皮脐)各一分 白茯苓(去黑皮) 山芋 泽泻 干姜(炮) 山茱萸 牡丹皮各半两

【用法】上为末,炼蜜为丸,如梧桐子大。每服三十丸,空腹、夜卧温酒送下。渐加至五十丸。

【主治】虚劳腰脚疼痛,羸瘦不能食。

05600 干地黄丸(《圣济总录》卷八十九)

【组成】熟干地黄(焙)四两 五味子 鹿茸(去毛,酥炙) 桂(去粗皮) 巴戟天(去心) 远志(去心)各一两 肉苁蓉(酒浸,切,焙)二两 菟丝子(酒浸,别捣)二两半

【用法】上为末,炼蜜为丸,如梧桐子大。每服三十丸,食前枣汤或黄耆汤送下。

【功用】补益。

【主治】五劳七伤,阳气不足,腰脚酸痛。

05601 干地黄丸(《圣济总录》卷九十四)

【组成】熟干地黄(焙)二两 钟乳粉半两 龙骨 菟丝子(酒浸一宿,别捣) 磁石(火煅,醋淬七遍) 芍药 黄芩(去黑心)各一两

【用法】上为末,酒煮面糊为丸,如梧桐子大。每服二十丸,温酒或盐汤送下,空心、日晚各一服。

【主治】蛊病。精气不守,便溺出白,少腹冤热而痛。

05602 干地黄丸(《圣济总录》卷一〇二)

【组成】熟干地黄(焙) 五味子 菟丝子(酒浸一宿,别捣) 蕤仁(去皮,研) 车前子各一两 细辛(去苗叶) 甘草(炙,锉) 防风(去叉) 白茯苓(去黑皮) 柏子仁(研)各半两

【用法】上为末,炼蜜为丸,如梧桐子大。每服二十丸,空心温酒送下。

【主治】肝虚,泪出不止,翳晕侵睛,视物不远,或睛昏浊,黑白不明。

05603 干地黄丸

《圣济总录》卷一〇九。为《圣惠》卷三十三"熟干地黄丸"之异名。见该条。

05604 干地黄丸(《圣济总录》卷一二四)

【组成】生干地黄(焙)一两 人参三分 赤苓(去黑皮)三分 天门冬(去心,焙)一两

【用法】上为末,炼蜜为丸,如梧桐子大。每服十丸,米饮送下,一日三次。

【主治】咽喉干痛,不能食。

05605 干地黄丸《圣济总录》卷一五一。为《千金》卷四"干地黄当归丸"之异名。见该条。

05606 干地黄丸(《圣济总录》卷一五一)

【组成】生干地黄(微炒) 桃仁(汤浸,去皮尖双仁,麸炒黄)各一两一分 芎䓖 白芷 蒲黄各一两 当归(微炙) 牛膝(酒浸,去苗,切,焙) 甘草(炙) 芍药 牡丹 干姜(炮裂) 人参 桂(去粗皮)各三分 水蛭(以糯米少许同炒,米熟为度) 虻虫(去翅足,微炒)各三十枚

【用法】上为末,炼蜜和丸,如梧桐子大。每服三十丸,温酒送下;米饮亦得。

【主治】妇人月事欲下,腰腹刺痛,或多或少,或月内再来,或如清水,或似败汁,心下坚满,沉重虚乏,日渐黄瘦。

05607 干地黄丸(《圣济总录》卷一六四)

【组成】熟干地黄(焙) 人参 鳖甲(醋炙,去裙襕) 肉苁蓉(酒浸、切,焙)各一两 白术(炒) 续断 桂(去粗皮) 附子(炮裂,去皮脐) 五味子 当归(切,焙) 牛膝(酒浸、切,焙)各三分 羌活(去芦头) 白茯苓(去黑皮)各半两 黄耆(锉)一两半

【用法】上为末,研匀,炼蜜和丸,如梧桐子大。每服十五丸,温酒送下,不拘时候。

【主治】产后蓐劳寒热,体虚羸瘦,不思饮食。

05608 干地黄丸(《圣济总录》卷一六七)

【异名】地黄丸(《普济方》卷三六三)。

【组成】熟干地黄(焙) 芍药 当归(切,焙) 白术各半两 桂(去粗皮)一分

【用法】上为细末,炼蜜为丸,如黍米大。每服七丸,乳食前粥饮送下。

【主治】小儿气血虚弱,囟陷不平。

05609 干地黄丸

《圣济总录》卷一七五。为《千金》卷五"地黄丸"之异名。见该条。

05610 干地黄丸(《永乐大典》卷一四九四七引《大方》)

【组成】熟干地黄一两半 白芍药 人参 当归 芎䓖各一两 阿胶半两(炒) 犀角四钱

【用法】上为细末,炼蜜为丸,如梧桐子大。每服三十丸,食前米汤送下。

【主治】吐血,下血妄行,血虚月候缩。

05611 干地黄丸

《普济方》卷二十九,为《千金》卷十九"肾气丸"之异名。见该条。

05612 干地黄丸(《普济方》卷三十一)

【组成】枸杞叶上虫窠子

【用法】晒干为末,干地黄为丸服。

【功用】益精气,益阳事。

【主治】肾家风。

05613 干地黄丸

《普济方》卷三十二。为《圣惠》卷七"熟干地黄丸"之异名。见该条。

05614 干地黄丸

《普济方》卷三十三。为《圣惠》卷二十六"熟干地黄丸"之异名。见该条。

05615 干地黄丸

《准绳·幼科》卷二。为《圣惠》卷八十九"生干地黄丸"之异名。见该条。

05616 干地黄汤（《千金》卷三）

【组成】干地黄 芍药各三两 当归 蒲黄各三两 生姜五两 桂心六两 甘草一两 大枣二十枚

【用法】上咀。以水一斗，煮取二升半，去滓分服，一日三次。

【主治】妇人产后两胁满痛。

【方论选录】❶《济阴纲目》汪淇笺释：世谓木得桂而枯，故用之以治胁痛，然不可不审寒热虚实也。此方以桂心为君，而以血药为辅，用之以温肝家血寒之痛则可，用之以治肝火作痛则不可，须详辨之。❷《千金方衍义》：产后虽两胁满痛而无寒热往来，知非少阳客邪，仍须内补建中，加地黄辅佐归、芍和营，加蒲黄辅佐桂心散血；以肝血不能循经输运而流入少阳部分，故专散血为主。

05617 干地黄汤（《千金》卷三）

【组成】干地黄三两 芎藭 桂心 黄耆 当归各二两 人参 防风 茯苓 细辛 芍药 甘草各一两

【用法】上咀。以水一斗，煮取三升，去滓，分三服，日再夜一。

【功用】除诸疾，补不足。

【主治】产后恶露不尽。

【方论选录】《千金方衍义》：此方以保元，四物兼补气血，佐细辛、防风以行保元之力，桂心、茯苓以行四物之滞。滞通而恶露自行，本虚挟血之良法也。

05618 干地黄汤（《千金》卷三）

【组成】干地黄三两 白头翁 黄连各一两 蜜蜡一方寸 阿胶（如手掌大）一枚

【用法】上咀。以水五升，煮取二升半，去滓，纳胶、蜡令烊，分三服，一日三次。

【主治】产后下痢。

【方论选录】《千金方衍义》：于白头翁加甘草阿胶汤中去秦皮、黄柏，但用黄连以坚肠胃，白头翁以止腹痛，阿胶以治内崩，加地黄以除血热，蜜蜡以清胃气，《本经》专主下利脓血，以蜡味至淡入胃，胃为五脏之本，淡为五味之先也。

05619 干地黄汤（方出《千金》卷六，名见《圣济总录》卷一一九）

【异名】牢牙散（《普济方》卷六十五）。

【组成】生地黄 独活各三两

【用法】上咀。以酒一升，渍一宿，以含之。

【主治】齿根动痛。

05620 干地黄汤（《活人书》卷十九）

【组成】干地黄 大黄 黄连 黄芩各一两 柴胡（去芦） 白芍药 甘草（炙）各一两

【用法】上为粗末。每服抄四钱匕，以水一盏半，煎至

七分，去滓温服。取溻利汗出解。

【主治】妇人伤寒愈后，犹有余热不去。

05621 干地黄汤（《圣济总录》卷十七）

【组成】熟干地黄（切，焙）一两 当归（切，焙）一两半 芍药一两半 甘草（炙，锉）一两 吴茱萸（汤洗，焙干，炒）三分 细辛（去苗叶）一两半 干姜（炮裂）一两半 附子（炮裂，去皮脐）一两 人参一两 桂（去粗皮）一两 厚朴（去粗皮，涂生姜汁炙，烟起即止）一两

【用法】上为粗末。每服三钱匕，以水一盏，煎去滓，取七分，空腹服，日三夜一。

【主治】风入腹，兼尸疰入腹，心腹疼痛，气短喘息不得。

05622 干地黄汤（《圣济总录》卷三十）

【组成】生干地黄（焙）二两 青竹茹 鸡苏 赤茯苓（去黑皮）各一两 麦门冬（去心，焙）一两半 玄参三分

【用法】上为粗末。每服五钱匕，水一盏半，煎至八分，去滓，食后温服，一日二次。

【主治】伤寒心脾虚热，喉中有疮，连舌根肿，涕唾，不下食。

05623 干地黄汤（《圣济总录》卷三十一）

【组成】熟干地黄（焙） 地骨皮 五味子各一两 桂（去粗皮）半两 黄耆（锉）一两半

【用法】上为粗末。每服五钱匕，水一盏半，先将羊肾一只，去筋膜切，煮至一盏，次下药，更煎至七分，去滓，空心温服。

【主治】伤寒后血气不足，脚膝无力，四肢羸劣。

【备考】本方方名，《普济方》引作"地黄散"。

05624 干地黄汤（《圣济总录》卷四十七）

【组成】生干地黄 麦门冬（去心，焙） 栝楼根各三两 甘草（炙，锉） 枳壳（去瓤，麸炒） 黄芩（去黑心）各一两

【用法】上为粗末。每服五钱匕，水一盏半，煎取七分，去滓温服，日二三次。

【主治】食亦。胃热善食而瘦。

05625 干地黄汤（《圣济总录》卷四十七）

【组成】熟干地黄 人参 白茯苓（去黑皮） 麦门冬（去心，焙） 枇杷叶（拭去毛） 地骨皮 甘草（炙，锉）石斛（去根） 黄耆（细锉）各等分

【用法】上为粗末。每服一钱匕，水一盏半，煎至七分，去滓服，不拘时候。

【主治】胃热肠寒，善食数饥，少腹痛胀。

【备考】本方方名，《普济方》引作"地黄汤"。

05626 干地黄汤

《圣济总录》卷四十九。为《外台》卷十引《删繁方》"干地黄煎"之异名。见该条。

05627 干地黄汤（《圣济总录》卷四十九）

【异名】地黄汤（《普济方》卷二十七）。

【组成】生干地黄（炒）二两 芒消 羚羊角（镑）各一两半 石膏三两 麻黄（去根节，汤煮，掠去沫）二两半 杏仁（去皮尖双仁，焙）二两

【用法】上为粗末。每服三钱匕，水一盏，加竹茹少许，同煎至七分，去滓，纳蜜半匙，再煎两沸，食后温服。

【主治】肺壅热，喘息短气，唾脓血。

05628 干地黄汤（《圣济总录》卷五十三）

【异名】地黄汤（《普济方》卷三十二）。

【组成】熟干地黄（焙） 鹿茸（去毛，酥炙） 巴戟天（去心） 枸杞子 丹参 五加皮各二两 车前子一两 桂（去粗皮）三分 防风（去叉）一两

【用法】上咬咀，如麻豆大。每服四钱匕，水二盏，煎取一盏，去滓，通口服。

【主治】肾虚多唾。

05629 干地黄汤（《圣济总录》卷六十八）

【组成】生干地黄（焙）八两 伏龙肝六两 芎䓖一两 当归（酒浸，切，焙）三两 桂（去粗皮） 赤芍药 白芷 干姜（炮裂）各二两 细辛（去苗叶）半两 甘草（炙，锉）一两 吴茱萸（汤浸去涎，大豆同炒，去豆用）二两

【用法】上为粗末。每服三钱匕，水、酒各半盏，同煎至七分，去滓温服，空心、食前服。

【主治】吐血。

05630 干地黄汤（《圣济总录》卷九十三）

【异名】地黄汤（《普济方》卷二三七）。

【组成】生干地黄（酒洗，切，焙）二两半 续断 桔梗（炒） 五味子各一两半 紫菀（去苗土） 甘草（炙，锉） 羚羊角（镑） 犀角（镑）各半两 肉苁蓉（酒浸，切，焙） 桑根白皮（炙，锉）各一两 赤小豆一合

【用法】上为粗末。每服五钱匕，水一盏半，加竹茹如弹子大，煎至一盏，去滓温服，空心、食后各一服。

【主治】伏连传尸，骨蒸。

【加减】后若口渴唇干，加麦门冬（去心）、地骨皮各半两。

05631 干地黄汤（《圣济总录》卷一四三）

【组成】熟干地黄（焙） 赤石脂各二两 玄胡索 牡蒙 桔梗 黄耆（锉） 龙骨各一两半 当归（切，焙） 黄连（去须） 白芷 地榆 木香 红蓝花（炒）各一两 桂（去粗皮）三分 干姜（炮） 黄芩（去黑心）各半两

【用法】上为粗末。每服五钱匕，水一盏半，煎八分，去滓温服，不拘时候。

【主治】大便下血，并多年肠风，食饮不得。

05632 干地黄汤（《圣济总录》卷一五一）

【组成】熟干地黄（切，焙）三两 黄芩（去黑心） 当归（切，焙） 柏叶（炙） 艾叶（炒）各半两 伏龙肝一两

【用法】上为粗末。每服三钱匕，水一盏，加生姜一枣大（拍破），煎至七分，去滓，下蒲黄一钱匕，更煎一二沸，温服，一日三次。

【主治】妇人月经不调。

05633 干地黄汤（《圣济总录》卷一五一）

【组成】生干地黄（焙） 玄胡索 大腹（锉）各二两 当归（切，焙） 桑耳 威灵仙（去土） 桔梗各一两半 木香 附子（炮裂，去皮脐） 王不留行 桂（去粗皮）各一两

【用法】上咬咀，如麻豆大。每服三钱匕，水一盏，加生姜三片，同煎至七分，食前去滓温服，一日二次。

【主治】月水不调，或在月前，或在月后，乍多乍少。

05634 干地黄汤

《圣济总录》卷一五三。为《外台》卷三十三引《广济方》

"地黄汤"之异名。见该条。

05635 干地黄汤（《圣济总录》卷一五三）

【异名】熟地黄汤（《校注妇人良方》卷一）。

【组成】熟干地黄 泽兰叶 白茯苓（去黑皮） 人参 五味子 附子（炮裂，去皮脐） 当归（切，炒） 禹余粮（火煅，醋淬）各一两

【用法】上为粗末。每服三钱匕，水一盏，煎至七分，去滓，空心、日午、夜卧温服。

【主治】妇人先有所脱血，或醉中房劳伤肝，致使月事不来，血枯燥。

05636 干地黄汤（《圣济总录》卷一五五）

【组成】熟干地黄（焙） 阿胶（米炒沸） 芎䓖 当归（切，米炒）各二两 赤芍药 甘草（炙，锉） 人参各半两

【用法】上为粗末。每服三钱匕，水一盏，加粳米少许，同煎七分，去滓温服，一日三次。

【主治】妊娠气血不足，胎瘦不长。

05637 干地黄汤（《圣济总录》卷一六一）

【组成】生干地黄（焙）二两 生姜（去皮，切碎，炒干） 甘草（炙） 当归（切，炒） 桂（去粗皮）各一两

【用法】上为粗末。每服三钱匕，水一盏，煎取七分，去滓温服，不拘时候。

【主治】产后血气不利，或感风冷，心腹疼痛，肢体虚冷，胸膈不快。

05638 干地黄汤（《圣济总录》卷一六三）

【组成】生干地黄（焙）三分 芍药 芎䓖各一两 桔梗（炒）三分 丹参一两 当归（切，微炒） 干姜（炮裂）半两 白茯苓（去黑皮）一两半 知母（焙）半两 人参一两 葛根（锉碎）三分 甘草（炙）半两

【用法】上为粗散。每服三钱匕，水一盏，煎至七分，去滓温服，不拘时候。

【主治】产后下血过多，虚热烦渴。

05639 干地黄汤（《圣济总录》卷一六五）

【组成】生干地黄（焙） 白术 芍药 赤茯苓（去黑皮）各一两 桑根白皮（锉）二两 甘草（锉）半两 赤小豆五合 黄耆（锉） 商陆根（锉）各二两

【用法】上九味，并生用，为粗散。每服五钱匕，水一盏半，煎至一盏，去滓温服，不拘时候。

【主治】产后遍身头面浮肿。

05640 干地黄汤

《普济方》卷一八八。为《千金》卷十二"黄土汤"之异名。见该条。

05641 干地黄汤（方出《千金》卷十九，名见《圣济总录》卷五十一）

【组成】生干地黄五斤 苁蓉 白术 巴戟天 麦门冬 茯苓 甘草 牛膝 五味子 杜仲各八两 车前子 干姜各五两

【用法】上药治下筛。每服方寸匕，食后酒送下，一日三次。

【主治】肾气虚寒，阴痿，腰脊痛，身重缓弱，言音混浊，阳气顿绝。

【方论选录】《千金方衍义》：此以肾气不能流布中外而腰痛身重，阴痿阳绝，故用地黄、牛膝、五味滋阴，苁蓉、巴

载、杜仲助阳，干姜、白术、甘草固本，麦冬、茯苓、车前治标，滋培气化以资通调之力。

05642 干地黄汤（方出《千金》卷二十，名见《圣济总录》卷五十三）

【组成】赤雄鸡肠两具　鸡肶胵两具　干地黄三分　桑螵蛸　牡蛎　龙骨　黄连各四分　白石脂五分　苁蓉六分　赤石脂五分

【用法】上药治下筛，纳鸡肠及肶胵中缝塞，蒸之令熟，晒干，合捣为散。以酒和方寸匕，日三服。

【主治】膀胱寒，小便数，漏精稠厚如米白泔。

【方论选录】《千金方衍义》：方中赤、白石脂固脱，龙骨、牡蛎、桑螵蛸涩精，地黄、苁蓉滋髓，鸡肠、肶利水消积，川连专治便如泔汁也。

05643 干地黄散（方出《千金》卷二十五，名见《圣济总录》卷一四五）

【组成】干地黄　当归　羌活　苦参各二分

【用法】上药治下筛。每服方寸匕，酒送下，一日三次。

【主治】折骨断筋疼痛。

【方论选录】《千金方衍义》：盖筋伤则风乘虚藉，骨伤则湿乘虚藉，风湿相搏，则为热为肿，故以羌活祛风散热，苦参逐湿除肿，地黄滋血和伤，当归和血止痛也。

05644 干地黄散（《圣惠》卷二十六）

【异名】地黄汤（《普济方》卷三十）。

【组成】生干地黄二两　赤茯苓一两　玄参一两　石菖蒲一两　人参一两（去芦头）　黄耆一两（锉）　远志半两（去心）　甘草半两（炙微赤，锉）

【用法】上为散。每服四钱，以水一中盏，煎至六分，去滓，食前温服。

【主治】肾劳实热，胀满，四肢黑色，耳聋，多梦见大水，腰脊离解。

05645 干地黄散（《圣惠》卷三十六）

【组成】熟干地黄一两　防风一两（去芦头）　桑耳三分（微炒）　枳壳三分（麸炒微黄，去瓤）　杏仁三分（汤浸，去皮尖双仁，麸炒微黄）　黄连一分（去须）　木通三分（锉）　黄耆三分（锉）　槟榔三分　茯神三分　甘草三分（炙微赤，锉）

【用法】上为粗散。每服三钱，以水一中盏，加生姜半分，煎至五分，去滓，食前温服。

【主治】耳中蝉鸣。

05646 干地黄散（《圣惠》卷四十六）

【组成】熟干地黄一两　白茯苓三分　芎藭一两　鹿角胶一两（捣碎，炒令黄燥）　桂心三分　紫菀三分（去苗土）　人参一两（去芦头）　大麻仁一两

【用法】上为散。每服二钱，以水一中盏，加大枣二枚，大麦一匙，煎至六分，去滓温服，不拘时候。

【主治】肺伤咳嗽唾脓血，腹中有气，不欲饮食，恶风目暗，足胫酸寒。

【备考】主治中"恶风"，原作"恶水"，据《普济方》改。

05647 干地黄散（《圣惠》卷四十六）

【组成】熟干地黄一两　茜根三分　白芍药三分　甘草半两（炙微赤，锉）　柏叶三分　白茯苓三分　当归半两　杏仁三分（汤浸，去皮尖双仁，麸炒微黄）　鹿角胶一

分（捣碎，炒令黄燥）　羚羊角屑半两　子芩半两　贝母半两（煨微黄）

【用法】上为粗散。每服三钱，以水一中盏，加生姜半分，煎至六分，去滓温服，不拘时候。

【主治】久咳嗽，唾脓血，四肢瘦弱。

【备考】本方方名，《普济方》引作"地黄散"。

05648 干地黄散（《圣惠》卷六十七）

【组成】生干地黄一两　当归一两（锉，微炒）　附子一两（炮裂，去皮脐）　川大黄半两　续断半两　桂一两　琥珀半两　枳壳半两（麸炒微黄，去瓤）　桃仁一两（汤浸，去皮尖双仁，微炒）

【用法】上为细散。以温酒调下一钱，不拘时候。

【主治】从高坠下，伤损疼痛。

05649 干地黄散（《圣惠》卷七十五）

【组成】熟干地黄一两半　干姜半两（炮裂，锉）　当归一两（锉，微炒）　人参三分（去芦头）　阿胶三分（捣碎，炒令黄燥）　甘草一分（炙微赤，锉）

【用法】上为散。每服三钱，以水一中盏，加大枣三枚，煎至六分，去滓，不拘时候，稍热服。

【主治】妊娠胎动，心神烦闷，腹痛不止。

05650 干地黄散（《圣惠》卷七十五）

【组成】生干地黄一两　益母草一两　当归半两（锉，微炒）　黄耆半两（锉）　芎藭半两

【用法】上为散。每服四钱，以水一中盏，加生姜半分，煎至六分，去滓温服，不拘时候。

【主治】妊娠从高坠下，腹痛下血，烦闷。

05651 干地黄散（《圣惠》卷七十六）

【组成】熟干地黄一两　甘草一两（炙微赤，锉）　麦门冬一两（去心）　黄芩一两　五味子一两　桑寄生一两

【用法】上为散。每服四钱，以水一大盏，加生姜八分，大枣三枚，煎至五分，去滓，每于食前温服。

【功用】预防小产。

【主治】妊娠曾伤五月胎。

05652 干地黄散（《圣济总录》卷一五一）

【组成】生干地黄（焙）四两　当归（切，焙）　桂（去粗皮）　熟干地黄（焙）各一两

【用法】上为散。每服三钱匕，空心、临卧温酒调下。

【主治】室女月水不通，脐下疼痛。

05653 干地黄散（《圣济总录》卷一六一）

【组成】生干地黄（焙）　芎藭各等分

【用法】上为粗散。每服三钱匕，以酒、水各半盏，煎至八分，去滓，食前温服，一日三次。

【主治】产后余血不尽，结块上冲，心烦腹痛。

05654 干地黄散

《普济方》卷六十二。为《圣惠》卷三十五"生干地黄散"之异名。见该条。

05655 干地黄散

《普济方》卷三四三。为《外台》卷三十三引《删繁方》"黄耆散"之异名。见该条。

05656 干地黄散

《普济方》卷三四四。为方出《妇人良方》卷十二，名见《医方类聚》卷二二四引《胎产救急方》"益母散"之异名。

见该条。

05657　干地黄煎（《外台》卷十引《删繁方》）

【异名】干地黄汤（《圣济总录》卷四十九）、地黄汤（《普济方》卷二十七）。

【组成】干地黄五两　桑根白皮（切）二升　芎䓖五两　桂心　人参各三两　大麻仁一升（炒）

【用法】上切。以水九升，先煮五味，取三升，去滓，纳大麻仁煎数沸，分三服。

【主治】虚寒肺痿喘气。

【宜忌】忌生葱、芜荑。

05658　干地黄煎

《准绳·幼科》卷八。即《颅囟经》卷上"地黄煎"，见该条。

05659　干柿煎丸（《博济》卷四）

【组成】好干柿十个（去盖，细切）　沉香一两（杵为末，用好酒三升，浸沉香、柿子两伏时，入银器中，文武火熬成膏，乳钵内研如糊，次入下诸药）　禹余粮四两（紫色者，烧通赤，入头醋内淬十度，杵为末，研令细，入诸药内）　白术一两　吴茱萸一两（汤浸一宿，去浮者，慢火炒）　川乌头一两（酒浸一宿，炮裂、去皮脐）　干姜半两（炮）　地龙二两（捶碎，去土，于新瓦上，慢火炒令黄色）　陈橘皮（去白）一两

【用法】上为末，入前药膏，和令得所，入白内，杵一二千下，取出为丸，如梧桐子大。每服十丸至十五丸，温酒送下；醋汤送下亦可。如患多倦少力，全不思食，粥饮送下，空心、食前服。

【主治】❶《博济》：妇人冲任久虚，下漏不时，连年未止，变生多病，夜有盗汗，咳嗽痰涎，头顶多痛，百节酸痛，血海虚冷，面生黚黯，脐腹刺疼，不吃饮食，日渐瘦弱，怀妊不牢，或无娠孕。❷《圣济总录》：赤白带下。

05660　干荔枝汤（《寿亲养老》卷三）

【组成】蔗糖一斤（糖球亦好）　大乌梅（润者）二两（汤浸，时复换水，澄去酸汁，不去核，焙干）　桂（去皮，为末）　生姜二两（薄切作片，焙干）

【用法】上先将乌梅、生姜为细末，入在砂糖内，与桂末拌和匀，再取粗隔过，如茶点吃。欲作膏子吃，乌梅用去核，修事如上法，不焙，桂作小片为末，姜切片不焙，用水三碗，煎至二碗，汤调服；暑热心烦，并水调服。

【主治】暑热。

【备考】方中桂用量原缺。

05661　干姜煮散（《圣济总录》卷一五一）

【组成】干姜（半生半烧灰）　黄明胶（烧）各一两　楮纸五张（烧灰）　白面一匙（炒）

【用法】上为散。每服三钱匕，水一盏，煎至六分，去滓，空心、食前温服。

【主治】妇人月水绵绵不断。

05662　干荷叶散（《普济方》卷三〇一引《直指》）

【异名】干荷散（《御药院方》卷六）。

【组成】干荷叶　牡蛎粉　蛇床子　浮萍草各等分

【用法】上为细末，用罗筛，每次用两匙，水一碗，同煎三五沸，滤去滓，淋汁洗。避风冷。

【主治】阴囊肿痛，湿润瘙痒，及阴萎弱。

05663　干荷叶散（《医略六书》卷三十）

【组成】干荷叶三两（炒）　刘寄奴三两　桃仁泥三两　生蒲黄三两

【用法】上为散。每服三钱，童便煎，去滓温服。

【主治】恶露不下，脉滞者。

【方论选录】产后血瘀，冲任不能营运于经，故腹痛不止，恶露不下焉。干荷叶升阳散瘀，桃仁泥破血开结，生蒲黄破瘀下血，刘寄奴破血通经，为散，童便煎，使瘀化气调，则清阳上升而浊阴下降，何患腹痛不退，恶露不通乎？

05664　干胭脂散（《医统》卷六十二）

【组成】干胭脂　枯矾各等分

【用法】上为末。先用绵杖子缠去脓，别以净绵杖引药入耳。

【主治】聤耳。

05665　干胭脂膏（《婴童百问》卷四）

【组成】干胭脂　白龙骨　白矾（煅）　白石脂（研）等分

【用法】上为末，用枣肉为丸，如枣核大。以绵裹一丸，纳耳中，日三换之。

【主治】小儿聤耳，常出脓水不止。

05666　干漆煎丸（《圣惠》卷七十二）

【组成】干漆半斤（杵末）　生地黄半斤（捣绞取汁）　生牛膝五斤（捣绞取汁）

【用法】上药入于银锅中，以慢火熬，不住手搅成煎；又用桂心、芎䓖末各二两，和丸如梧桐子大。每于食前服二十丸，以热酒送下。

【主治】妇人月水不通，脐下积聚，结硬如杯，发热往来，食少羸瘦。

05667　干藕节散（《杂病源流犀烛》卷十七）

【组成】干藕节

【用法】上为末。每服方寸匕，酒送下，一日二次。

【主治】坠跌瘀血，积在胸腹，吐血无数者。

05668　干生地黄散（《医统》卷八十三）

【组成】干生地黄二钱　柏叶　黄芩各一钱　阿胶（炒）八分

【用法】上以水盏半，加生姜三片，煎七分，温服。

【主治】妇人尿血不止。

05669　干枣杏仁丸（《圣济总录》卷一一七）

【组成】干枣肉（焙）　杏仁（去皮尖双仁，研）　乌梅肉（焙）甘草（炙，锉）各一两

【用法】上为末，炼蜜为丸，如弹子大。每服一丸，不拘时候含化。

【主治】口舌干燥。

05670　干枣补肺煎（《外台》卷二十二引《删繁方》）

【组成】枣肉二升（取膏）　杏仁一升（去尖皮，研）　酥一升　姜汁一升　蜜一升　饧糖一升

【用法】上依常微火煎。每服一匙，愈止服。

【主治】肺寒损伤，气咳，及多唾，呼声鼻塞。

05671　干咽妙功丸（《圣济总录》卷六十二）

【组成】硼砂（研，抄末）二钱匕　丹砂（研，抄末）四钱　硇砂（飞，研，抄末）一钱　巴豆霜（抄末）三钱匕　桂末　益智仁末各半两

【用法】上拌和令匀，用糯米粥为丸，如麻子大。每服一丸或两丸，食后、临寝干咽。

【主治】膈气。咽喉噎塞，咳嗽上气，痰盛喘满，气道痞滞，不得升降。

05672 干姜人参丸（《鸡峰》卷十六）

【组成】甘草五两　当归　干姜　人参各二两半。

【用法】上为细末，炼蜜为丸，如梧桐子大。每服三十丸，空心温酒送下，一日三次。

【主治】产后诸疾。

05673 干姜人参汤（方出《圣惠》卷四十七，名见《普济方》卷二〇三）

【组成】干姜一两　人参一两（去芦头）　陈橘皮一两（汤浸，去白瓤，焙）

【用法】上锉细和匀。每服半两，以水一大盏，煎至五分，去滓温服，不拘时候。

【主治】霍乱干呕。

05674 干姜双黄汤（《麻症集成》卷四）

【组成】干姜　黄芩　黄连　人参

【主治】泻久成痢。

05675 干姜甘草汤

《外台》卷六引《备急》。为《伤寒论》"甘草干姜汤"之异名。见该条。

05676 干姜甘草汤（《圣济总录》卷四十八）

【组成】干姜（炮）四两　生干地黄（焙）　麦门冬（去心，焙）　蒺藜子（炒）　桂（去粗皮）　续断各二两　甘草（炙）一两

【用法】上咬咀，如麻豆大。每服五钱匕，水二盏，煎至一盏，空心、食前去滓温服，日三。

【主治】肺消。

05677 干姜四物汤（《医略六书》卷三十）

【组成】熟地五钱　人参钱半　白术钱半（炒）　当归三钱　白芍钱半　川芎钱半　干姜钱半

【用法】水煎，去滓温服。

【主治】产后身痛，脉虚细者。

【方论选录】产后中风虚寒，不能统运营气，而营血暗耗，无以灌注一身，故遍身疼痛不休焉。人参扶元补气，善通血脉；白术健脾生血，能运血脉；熟地补血以滋经脉；当归养血以荣经脉；川芎行血中之气；白芍敛营中之阴；干姜温中气以散寒，而复其布护之常也。水煎温服，俾中气内充则营血完复而灌溉如常，经络润泽，何遍身疼痛之不已哉。

05678 干姜白术散（《鸡峰》卷十四）

【组成】白术　干姜　附子　地榆　黄连各一两　阿胶　龙骨各二两　赤石脂三两

【用法】上为粗末。每服二钱，水一盏，煎至六分，去滓，食前温服。

【主治】赤白痢久不止，肠中疼痛。

05679 干姜地黄散（《准绳·女科》卷二引《神巧万全方》）

【组成】熟干地黄　柴胡　黄耆　苍术　牛膝（去苗）各一两　鳖甲（醋炙黄）二两　白芍药　当归　姜黄　琥珀　厚朴（去皮，姜汁涂炙）　川芎　陈橘皮（去白）各七钱半　木香　桂心　羌活各半两

【用法】上为散。每服四钱，以水一中盏，生姜半分，煎六分，热服。

【主治】妇人血风劳，冷气攻心腹疼痛，四肢不和，食

减少，日渐羸瘦。

05680 干姜地黄散

《张氏医通》卷十五。为方出《千金》卷二，名见《圣济总录》卷一五四"地黄散"之异名。见该条。

05681 干姜芎䓖丸（《鸡峰》卷十八）

【组成】蜈蚣二个　芫花根五分　踯躅花四分　干姜　芎䓖　桂各四两　人参　细辛各二两

【用法】上为细末，炼蜜为丸，如大豆大。每服五丸，米饮送下，一日三次。稍加至十丸。

【主治】冷嗽。

【宜忌】忌生葱菜等。

05682 干姜附子汤（《伤寒论》）

【异名】姜附汤（《局方》卷二）。

【组成】干姜一两　附子一枚（生用，去皮，切八片）

【用法】以水三升，煮取一升，去滓顿服。

【功用】《伤寒来苏集》：回阳。

【主治】汗下伤阳，昼躁夜静，不呕不渴，表证不见，身无大热，脉沉微；中焦阳虚，寒饮内停，心腹冷痛；中寒晕倒，四肢厥冷，眩晕无汗，或自汗淋漓者。

❶《伤寒论》：下之后，复发汗，昼日烦躁不得眠，夜而安静，不呕不渴，无表证，脉沉微，身无大热。❷《局方》：暴中风冷，久积痰水，心腹冷痛，霍乱转筋。❸《三因》中寒，卒然晕倒，或吐逆涎沫，状如暗风，手脚挛搐，口噤，四肢厥冷或复躁热。❹《医方集解》：中寒厥逆，眩晕无汗，或自汗淋漓，及外热烦躁，阴盛格阳。

【方论选录】❶《古方选注》：干姜附子汤，救太阳坏病转属少阴者，由于下后复汗，一误再误，而亡其阳，致阴躁而见于昼日，是阳亡在顷刻矣。当急用生干姜助生附子，纯用辛热走窜，透入阴经，比四逆之势力尤峻，方能驱散阴霾，复焕散其阳，若犹豫未决，必致阳亡而后已。❷《伤寒瘟疫条辨》：此即四逆减去甘寒之甘草，为回阳重剂。若加增药味，反牵制其雄悍之力，必致迁缓无功矣。干姜辛以润燥散烦，和表里之误伤；附子热以温中固表，调阴阳于既济，阳回即可用平补之药。盖阳既安堵，即宜休养其阴，切勿误用辛热太过之药，转化他患也，审之慎之。

05683 干姜附子汤（《千金》卷八）

【组成】干姜　附子各八两　桂心　麻黄各四两　芎䓖三两

【用法】上咬咀，以水九升，煮取三升，分三服。三日后服一剂。

【主治】心虚寒风，半身不遂，骨节离解，缓弱不收，便利无度，口眼㖞斜。

【方论选录】《千金方衍义》：方下虽言心虚，而实少火气衰，不能代天宣化。故用干姜附子汤峻补命门之阳；兼桂心，助姜、附益火消阴；肾气有权，则麻黄得以振发之力；心主血，芎䓖既能治风，又能和血。

【备考】本方方名，《外台》引作"姜附汤"。

05684 干姜附子汤（《伤寒全生集》卷二）

【组成】干姜　附子　人参　白术　甘草

【用法】加生姜，水煎服。

【主治】阴症发躁，及发汗或下之后，昼日不眠，夜安静，脉来沉细。

05685 干姜建脾散（《鸡峰》卷十二）

【组成】厚朴一斤　陈皮半斤　半夏五两　干姜五两　枣一斤　甘草五两

【用法】上为粗末。每服三钱，水一盏，煎至七分，食前、空心去滓温服。

【功用】和脾胃，进饮食。

05686 干姜茱萸汤（《外台》卷六引《肘后方》）

【组成】干姜（切）　茱萸各二两（熬）

【用法】以水二升，煮取一升，顿服之。

【主治】霍乱苦呕不息。

【加减】下不止，手足逆冷者，加椒百粒，附子一枚（炮），水三升，煮取一升，顿服。

05687 干姜柴胡汤（《活人书》卷十九）

【组成】柴胡四两（去芦）　瓜蒌根二两　桂枝一两半　牡蛎一两（熬）　干姜一两（炮）　甘草（炙）一两

【用法】上锉，如麻豆大。每服五钱，水一盏半，煎至七分，去滓温服。初服微烦，再服汗出而愈。

【主治】妇人伤寒，经脉方来初断，寒热如疟，狂言见鬼者。

05688 干姜胶艾汤

《医林纂要》卷十。即《金匮》卷下"胶艾汤"加干姜。见该条。

05689 干姜理中汤

《中国医学大辞典》。为《伤寒论》"理中汤"之异名。见该条。

05690 干姜黄连丸（《普济方》卷三四〇）

【组成】干姜　黄连　缩砂仁　芎䓖　阿胶　白术各一两　乳香三钱　枳壳半两（一方有诃子一两，龙骨半两，无砂仁、阿胶、枳壳）

【用法】上为细末，用盐梅三个取肉，入少醋糊为丸，如梧桐子大。每服四十丸。

【主治】妊娠因冷物伤脾，辛酸损胃，冷热不调，胎气不安，气血凝滞，下痢频频，时有时无，或赤或白，肠鸣后重，谷道疼痛。

05691 干姜黄连丸（《医略六书》卷二十八）

【组成】干姜一两　黄连一两　白术二两（炒）　阿胶二两（粉炒）　川芎一两　木香一两

【用法】上为末，乌梅肉三两，醋煮为丸。每服三钱，白痢，砂仁汤送下；赤痢，砂糖汤送下。

【主治】孕妇赤白痢，脉紧数者。

【方论选录】妊娠冷热不调，肠胃敷化之权顿失，无以传送糟粕，故下痢赤白，胎孕不安焉。黄连清心脾之火以燥湿，干姜暖肠胃之冷以止痢，白术健脾生血，阿胶益血补阴，川芎行血海以升阳，木香调中气以醒脾胃也。为末，乌梅肉捣丸，白痢，熟砂仁汤下，赤痢，炒砂糖汤下，使血气各有所归，则肠胃之冷热无不化，而下痢之赤白无不除，何胎孕有不安者乎？

05692 干姜黄连汤

《圣济总录》卷四十三。为方出《千金》卷十四，名见《圣济总录》卷四十三"干姜汤"之异名。见该条。

05693 干葛平胃散（《症因脉治》卷二）

【组成】干葛　苍术　厚朴　广皮　甘草

【功用】和胃宽胸。

【主治】内伤吐苦水夹食，脉右关弦数；寒湿痢，胸满，呕吐饱闷，脉长者。

05694 干葛石膏汤（《症因脉治》卷一）

【组成】干葛　知母　石膏　甘草

【主治】伤寒阳明经半表半里证。口渴消水，昼夜皆热，六脉洪数而长；湿热腹胀，烦渴口淡。

【加减】心烦躁，加麦冬、竹叶；呕而多痰，加半夏；烦渴痰多，加花粉；小便涩，加木通、灯心；腹皮热，加地骨皮、川黄连。

05695 干葛石膏汤（《症因脉治》卷一）

【组成】干葛　柴胡　黄芩　石膏　枳壳　广皮　甘草　木通　苏梗

【主治】运气胁痛，阳明司政，燥火用事，脉多弦数者。

05696 干葛石膏汤（《症因脉治》卷二）

【组成】干葛　石膏　知母　甘草　陈皮　竹茹　鲜藿香

【主治】燥邪呕吐。燥气行令，肺胃有热，而致喘逆呕吐，吐则气急，呕少难出，口唇干燥，烦渴引饮。

05697 干葛石膏汤（《症因脉治》卷三）

【异名】葛根石膏汤。

【组成】干葛　石膏　知母

【主治】阳明多火，肺受熏蒸，肺热身肿，则喘咳烦满，不得仰卧，喘息倚肩，身首皆肿，小便赤涩，关脉实大。

05698 干葛石膏汤（《伤寒大白》卷一）

【组成】干葛　柴胡　黄芩　石膏　广皮　甘草

【主治】阳明伤寒，中暑烦渴，自汗，盗汗，面赤，脉洪长者；及阳明温疫。

05699 干葛石膏汤（《伤寒大白》卷二）

【组成】干葛　石膏　知母　甘草　丹皮　生地黄芩

【主治】外感衄血。

05700 干葛石膏汤（《伤寒大白》卷四）

【组成】升麻　干葛　知母　石膏　甘草

【功用】和解阳明表里。

【主治】阳明温病，寒热。

【加减】带太阳证，加羌活。

05701 干葛竹茹汤（《症因脉治》卷二）

【组成】干葛　竹茹　广皮　白茯苓　熟半夏　甘草

【功用】清理胃气，去烦止呕。

【主治】外感风寒，寒郁成热，逆于阳明，喘逆呕吐，六脉沉数。

【加减】有风，加防风；有寒，加生姜。

05702 干葛防风汤（《症因脉治》卷一）

【异名】葛根防风汤。

【组成】干葛　防风　石膏　甘草

【主治】阳明外感风热，齿痛，脉右关浮数。

05703 干葛防风汤（《症因脉治》卷二）

【组成】干葛　防风　荆芥　石膏　知母

【主治】外感牙衄，右脉浮数，身热无汗，有表邪者。

05704 干葛防风汤（《症因脉治》卷二）

【组成】干葛　防风　荆芥　柴胡　紫苏　广皮

【主治】感寒劳伤，恶寒发热，咳嗽气逆，胁肋刺痛，无汗身热，或朝凉暮热，脉右关浮紧，属气分感寒者。

05705 干葛防风汤（《症因脉治》卷二）

【组成】干葛 石膏 知母 甘草 防风

【主治】外感眩晕，头痛额痛，骨节烦痛，身热多汗，上气喘逆，躁扰时眩。

05706 干葛防风汤（《症因脉治》卷三）

【组成】干葛 防风 荆芥 羌活 川芎 枳壳 甘草

【主治】外感筋挛，恶寒身痛，手足拘挛，不能转侧，右脉浮紧，属寒湿伤于阳明者；风入阳明，大肠脉弦之外感泄泻。

05707 干葛防风汤（《伤寒大白》卷二）

【组成】干葛 防风 荆芥 甘草

【主治】表邪火郁，阳明身痒，如虫行皮中。

05708 干葛麦冬汤

《痘疹会通》卷四。为《小儿痘疹方论》"葛根麦门冬散"之异名。见该条。

05709 干葛羌活汤（《症因脉治》卷二）

【组成】干葛 羌活 防风 白芷

【主治】外感风寒眩晕，身热无汗，恶寒拘紧，头痛身痛，时时目眩，右脉浮紧，属阳明寒邪者。

05710 干葛厚朴汤（《古今医彻》卷一）

【组成】葛根 厚朴（姜制） 枳壳（麸炒） 陈皮 桔梗各一钱 山楂一钱半 甘草三分

【用法】水煎服。

【主治】伤寒发斑，胃实胸膈胀满，身发红点，脉大有力。

【加减】烦躁，加豆豉；实满，加莱菔子、姜。

05711 干葛神术汤（《伤寒大白》卷三）

【组成】干葛 苍术 防风 石膏

【功用】宣发胃气。

【主治】阳明湿热，闭郁中焦，胃阳不能敷布，但头汗，周身无汗。

05712 干葛清胃汤（《症因脉治》卷一）

【组成】清胃汤加干葛

【主治】内伤酒湿成痈，四肢不举，热在上者。

05713 干葛清胃汤（《症因脉治》卷一）

【组成】升麻 川黄连 山栀 丹皮 生地 甘草 干葛

【主治】内伤膏粱积热，口眼㖞斜，肌肉不仁，脉右关洪长；外感阳明积热，齿痛，脉右关沉数；饮食内伤，肠胃积热之痢，脉滑大者。

【加减】右上盘牙痛，加枳壳、石膏；右下盘牙痛，加石膏、桑白皮；上正门牙痛、加川连；下正门牙痛，加知母、黄柏；上二虎牙痛，加葛根、石膏；下二虎牙痛，加白芍药；左上盘牙痛，加柴胡、黄芩；左下盘牙痛，加白芍药、黄芩。

05714 干葛清胃汤（《症因脉治》卷二）

【组成】升麻 生地 丹皮 川连 甘草 干葛 石膏

【主治】外感衄血，身热有汗，右脉浮数，无表邪者。

05715 干葛清胃汤（《症因脉治》卷二）

【组成】干葛 竹茹 黄连 广皮 甘草

【主治】内伤阳明呕吐，吐苦水，脉长大而洪。

05716 干葛清胃汤（《症因脉治》卷四）

【组成】升麻 葛根 甘草 川黄连

【主治】酒积腹痛，口苦舌干者。

【加减】口干脉大，加石膏、知母。

05717 干葛清胃汤（《伤寒大白》卷二）

【组成】干葛 石膏 熟半夏 厚朴 广皮 甘草

【主治】阳明外有表邪，内有积热，呕吐，目痛鼻干，先渴后呕，无汗，脉浮大。

【方论选录】干葛解表，石膏清里，加半夏、厚朴、广皮化痰涎，和胃止呕。

05718 干葛清胃散（《症因脉治》卷二）

【组成】升麻 丹皮 生地 当归 石膏 川黄连 干葛 甘草

【主治】脾胃火冲，眩晕，右关数大者。

05719 干葛续命汤（《症因脉治》卷一）

【组成】小续命汤加干葛 桂枝 黄芩各一倍

【主治】风中阳明表证，身热不恶风，无汗，脉缓长。

05720 干葛续命汤（《症因脉治》卷三）

【组成】小续命汤倍加干葛

【主治】寒痹，寒伤阳明，疼痛苦楚，手足拘紧，得热稍减，得寒愈甚者。

05721 干葛解肌汤（《伤寒六书》卷四）

【异名】葛根汤。

【组成】柴胡 干葛 甘草 黄芩 芍药 羌活 白芷 桔梗

【主治】伤寒足阳明胃经受证，目痛鼻干，不眠，微头痛，眼眶痛，脉来微洪。

05722 干葛解肌汤

《症因脉治》卷二。为《伤寒论》"葛根汤"之异名。见该条。

05723 干葛解肌汤（《伤寒大白》卷一）

【组成】干葛 升麻 防风 荆芥

【功用】散阳明表邪，发阳明伏斑。

【加减】恶寒身痛，加羌活；时寒时热，加柴胡；腰痛足冷，加羌活。

05724 干葛解肌汤（《幼科直言》卷五）

【组成】干葛 陈皮 甘草 柴胡 枳壳 神曲 川芎 红花 山楂肉

【用法】葱白一寸为引。

【主治】伤寒发表已过，仍在表里相兼，发热恶心作渴者。

05725 干葛解肌汤（《痘疹会通》卷五）

【组成】干葛根 防风 薄荷 前胡 桔梗 小甘草 牛蒡子 蝉退 连翘（去心）

【用法】加淡竹叶、西河柳，水煎服。

【主治】麻疹初发热一二日。

05726 干嗽补肺膏

《杂病源流犀烛》卷一。为《续本事》卷五"补肺法"之异名，见该条。

05727 干漆芜荑散（《卫生总微》卷六）

【组成】干漆（杵碎，炒令烟尽即止） 白芜荑（去皮）各等分

【用法】上为末。每小者一字,大者一钱,米饮调下,乳食前服,一日三次。

【主治】诸般虫证,传带惊痫,啮齿,直视上窜,叫呼搐搦,渐成危急。

05728 干蝎天麻散《圣济总录》卷一七〇）

【组成】干蝎（全者）十枚（炒） 蔓陀罗七朵 天麻 乳香（研） 天南星（炮） 丹砂（研）各一分

【用法】上为细散。每服半钱匕,薄荷汤调下,不拘时候。

【主治】小儿慢惊风。

05729 干熟地黄丸

《医方考》卷五。为《兰室秘藏》卷上"熟干地黄丸"之异名。见该条。

05730 干熟地黄散

《济阴纲目》卷十一。为《圣惠》卷七十九"熟干地黄散"之异名。见该条。

05731 干地黄当归丸《千金》卷四）

【异名】干地黄丸（《圣济总录》卷一五一）。

【组成】干地黄三两 当归 甘草各一两半 牛膝 芍药 干姜 泽兰 人参 牡丹各一两六铢 丹参 蜀椒 白芷 黄芩 桑耳 桂心各一两 䗪虫四十枚 䗪𧉍一两十八铢 桃仁二两 水蛭 虻虫各七十枚 蒲黄二合

【用法】上为末,炼蜜为丸,如梧桐子大。每日十五丸,空心酒送下。渐加至三十丸,以知为度。

【主治】月水不通,或一月再来,或隔月不至,或多或少,或淋沥不断,或来而腰腹刺痛不可忍,四体虚弱,不欲食,心腹坚痛,有青黄黑色水下,或如清水,不欲行动,举体沉重,惟思眠卧,欲食酸物,虚乏黄瘦。

【备考】本方主治中"四体虚弱",原作"四体虚吸",据《圣济总录》改。

05732 干姜人参半夏丸《金匮》卷下）

【组成】干姜一两 人参一两 半夏二两

【用法】上为末,以生姜汁糊为丸,如梧桐子大。饮服十丸,一日三次。

【主治】妊娠呕吐不止。

【方论选录】❶《金匮玉函经二注》:妊娠二月之后,胚化成胎,浊气上冲,中焦不胜其逆,痰饮遂涌,呕吐不已,中寒乃起,故用干姜止寒,人参补虚,生姜、半夏治痰散逆也。❷《金匮要略浅注》:此为妊娠之呕吐不止而出其方也。半夏得人参,不惟不碍胎,且能固胎。❸《金鉴》:恶阻者,谓胃中素有寒饮,恶阻其胎而妨饮食也。主之以干姜去寒,半夏止呕;恶阻之人,日日呕吐,必伤胃气,故又佐人参也。

【临床报道】❶妊娠呕吐:《钱伯煊妇科医案》:郭某,女。妊娠一个半月,泛恶呕吐黄水,不能饮水进食,头晕,大便干燥,心中烦热,口干且苦,但喜热饮食,胃脘作痛,少腹胀坠,舌苔淡黄腻,根微垢,脉左细弦数,右滑数。病因痰湿中阻,胃浊不克下降。治以益气温中,化痰降浊。党参3克,干姜6克,清半夏3克,研末。早晚各服1.5克,加生姜汁4滴,调和徐服。❷产后呕吐:《金匮要略今释》引《橘窗书影》一妇人年二十许,产后胃中不和,时时吐饮食,羸瘦极,遂发大呕吐,药食不能入口,脉微细,四肢微冷,口干

燥,欲冷水。余诊之,作半夏干姜人参丸料,煎为冷液,令时时饮少许;又三日,啜稀粥,胃气渐复。❸吐水:《金匮要略今释》引《橘窗书影》某女人,年四十余。尝有吐水之癖,经炎暑,其病益甚,食气绝粒,身体骨立,心中疼热,好冷水。余与半夏干姜人参丸料,兼服乌梅丸,呕吐顿止,心中疼热日减,方得进饮食。

【备考】本方改为汤剂,名"干姜人参半夏汤"（见《产科发蒙》）。

05733 干姜人参半夏汤

《产科发蒙》卷一。即《金匮》卷下"干姜人参半夏丸"改为汤剂。见该条。

05734 干姜五味甘草汤《温热经解》）

【组成】干姜八分 炙草二钱 五味子三十粒

【用法】水煎服。

【主治】肺冷咳嗽。

05735 干姜芩连人参汤

《医学入门》卷四。为《伤寒论》"干姜黄芩黄连人参汤"之异名。见该条。

05736 干姜黄连人参汤

《外台》卷二。即《伤寒论》"干姜黄芩黄连人参汤"。见该条。

05737 干姜黄连黄芩汤

《伤寒大白》卷二。为《伤寒论》"干姜黄芩黄连人参汤"之异名。见该条。

05738 干葛半夏生姜汤《伤寒全生集》卷二）

【组成】干葛 半夏 生姜

【用法】加陈皮、茯苓。水煎,入姜汁温服。

【主治】阳明壮热,目痛鼻干,呕吐;及太阳阳明合病,下利呕吐;又治得汤反剧,属上焦呕吐者。

05739 干葛参苓白术散

《痘疹全书》卷上。为《小儿药证直诀》卷下"白术散"之异名。见该条。

05740 干葛黄芩黄连汤《伤寒大白》卷二）

【组成】干葛 黄芩 黄连

【主治】桂枝汤证,仅用承气误下,表未解,喘而汗出,协热下利不止,病在阳明、下焦,脉促。

05741 干姜黄芩黄连人参汤《伤寒论》）

【异名】四味人参汤（《卫生总微》卷七）、干姜芩连人参汤（《医学入门》卷四）、干姜黄连黄芩汤（《伤寒大白》卷二）、人参黄芩黄连干姜汤（《麻科活人》卷三）。

【组成】干姜三两 黄芩三两 黄连三两 人参三两

【用法】以水六升,煮取二升,去滓,分温再服。

【主治】❶《伤寒论》:伤寒,本自寒下,医复吐下之,寒格,更逆吐下,食入口即吐者。❷《张氏医通》:胃虚客热痞满。

【方论选录】❶《注解伤寒论》:食入口即吐,谓之寒格;更复吐下,则重虚而死,是更逆吐下。与干姜黄芩黄连人参汤以通寒格。辛以散之,甘以缓之,干姜、人参之甘辛以补正气;苦以泄之,黄连、黄芩之苦以通寒格。❷《医方考》:中气既虚且寒,便恶谷气,故食入口即吐。入口即吐者,犹未下咽之谓也。用干姜之辛热,可以散寒;用人参之甘温,可以补虚;复用芩、连之苦寒者,所以假之从寒而通格也。❸《伤寒本旨》:食入口即吐者,阻在上脘,阴阳不相

交通，故以干姜、芩、连寒热并用，通其阴阳，辛苦开泄以降浊；人参补正而升清，则中宫和而吐利可止矣。❹《伤寒论今释》：本方证，胃虽热而肠则寒，故芩、连与干姜并用，以其上热下寒，故入厥阴篇。

【临床报道】❶冒风伤胃：《伤寒论方运用法》患者女，6岁。前日注射百日咳疫苗，当夜发寒热。某医给服下剂后，反见饮食入口即吐，胸痛，大便三日未解。神志昏沉，肛温38℃，舌苔黄白，舌尖红，脉沉细。证属发热冒风，复伤其胃。干姜黄芩黄连人参汤加味：干姜6克，黄芩6克，黄连4.5克，党参6克，川桂枝4.5克，法半夏4.5克，服一剂。药后神志清醒，肛温37.5℃，吐止，胸痛除。❷胃虚呕吐：《伤寒论汇要分析》林某，50岁。患胃痛已久，经常呕吐，胸间痞闷，一见食物便产生恶心感，有时勉强进食少许，有时食下即呕，口微燥，大便溏泄，脉虚数。与干姜黄芩黄连人参汤：横纹潞15克，干姜9克，黄芩6克，黄连4.5克，水煎，待稍温时分四次服。一剂后呕恶泄泻均愈。

【备考】本方方名，《外台》引作"干姜黄连人参汤"。

05742 干地黄补虚益气能食资颜色长阳方（《千金》卷十九）

【组成】干地黄七分 蛇床子六分 远志十分 茯苓七分 苁蓉十分 五味子四分 麦门冬五分 杜仲十分 阿胶八分 桂心五分 天雄七分 枣肉八分 甘草十分

【用法】上为末，炼蜜为丸，如梧桐子大。每服二十丸，酒送下，一日二次。加至三十丸。常服尤佳。

【功用】补虚，益气，进食，资颜色，长阳。

【主治】五劳、七伤、六极，脏腑虚弱，饮食不下，颜色鬵黯，八风所伤。

于

05743 于仙姑搜风丹（《普济方》卷一一六）

【组成】甘草一两 半夏一两（炮，洗七次）防风一两（并净洗）细辛半两（洗净去土）川芎一两 天南星一两（炮）川乌头（炮）一两 白附子半两（洗净，炮）天麻一两 香白芷一两 草乌头一两（炮，去皮脐）麻黄（去根节）一两 干姜四钱 地龙（洗净去土）半两

【用法】上焙干，为细末，每一两，用头面二两半，同药拌匀，再罗过，用新水和得所，丸如鸡头子大，晒干。每服一丸至二丸，茶、酒嚼下。

【主治】诸风。

土

05744 土一（《痧症全书》卷下）

【异名】四十一号离象方（《杂病源流犀烛》卷二十一）。

【组成】葛根 柴胡 知母 枳壳 青皮 陈皮 紫朴 川贝 藿香 槟榔

【用法】水煎，温服。

【主治】痧痰气壅盛。

05745 土二

《痧症全书》卷下。为《痧胀玉衡》卷下"清气化痰饮"之异名。见该条。

05746 土七（方出《痧胀玉衡》卷中，名见《痧症全书》卷下）

【异名】四十七号讼象方（《杂病源流犀烛》卷二十一）。

【组成】桃仁 赤芍 泽兰 玄胡索 红花 陈皮 乌药 独活

【主治】内伤兼痧。

【临证举例】内伤兼痧：曹洪宇子之外戚，争夺家产，讼公庭，有老妇造其家，互相争殴，发热沉重，咳嗽吐痰，胸中胀闷，诸亲戚唯恐毙于曹姓室中，邀余往视。余为诊之，知其内伤兼痧症也，刺痧筋二十余针，付宝花散微温服之，胀闷稍松。又用上方治其内伤，服后下黑粪，瘀血俱消，诸症俱愈。

【备考】《痧症全书》有丹参。

05747 土八

《痧症全书》卷下。为《痧胀玉衡》卷下"当归枳壳汤"之异名。见该条。

05748 土三

《痧症全书》卷下。为《痧胀玉衡》卷下"蒲黄饮"之异名。见该条。

05749 土五

《痧症全书》卷下。为《痧胀玉衡》卷下"牛黄丸"之异名。见该条。

05750 土六（方出《痧胀玉衡》卷中，名见《痧症全书》卷下）

【异名】四十六号涣象方（《杂病源流犀烛》卷二十一）。

【组成】丹参 旋覆 山楂 橘红 泽兰 角刺 山甲 姜黄 延胡 赤芍

【用法】水煎服。

【功用】散毒，消瘀，解痛麻。

【主治】痧症，半身不遂。

05751 土四

《痧症全书》卷下。为《痧胀玉衡》卷下"木通汤"之异名。见该条。

05752 土龙散（《伤科汇纂》卷七）

【组成】白颈蚯蚓不拘多少（去土，洗净，焙干，研末）

【用法】每服二钱，葱、姜汤调下。衣被盖暖，出汗即愈。

【主治】打伤将死，痛风。

05753 土龙膏（《济众新编》卷七）

【组成】地龙大者十余条

【用法】入黄土泥饼中，作团如鹅鸭卵，慢火煨熟，浸香薷煎汤，或车前子、糯米同炒煎汤，澄取用，微温，和些蜜频服。一方真黄土化水，煎数沸，入地龙，旋即倾出，待清取用。

【主治】小儿暑热入心肺，身热烦渴，吐泻，小便不利。

05754 土瓜丸（《千金》卷十一）

【组成】土瓜根（末）桔梗（末）各半升 大黄一斤（蒸二升米下，晒干）杏仁一升

【用法】上为末，炼蜜为丸，如梧桐子大。空腹饮服三丸，每日三次。不知加之，以知为度。

【主治】诸脏寒气积聚，烦满，热；饮食中蛊毒，或食生物及水中蛊卵生入腹而成虫蛇，若为鱼鳖；留饮宿食；妇人产瘕，带下百病，阴阳不通利，大小便不节，绝伤堕落，寒热交结，唇口焦黑，身体消瘦，嗜卧少食多魇；产乳胞中余疾，股里热，心腹中急结，痛引阴中。

05755 土瓜丸（方出《外台》卷十一引《广济方》，名见《普济方》卷一七七）

【异名】麦门冬丸（《普济方》卷一七七）。

【组成】麦门冬十二分（去心）苦参八分 栝楼八分 知母八分 茯神八分 土瓜根八分 甘草六分

（炙） 人参六分 （一方有黄连十二分）

【用法】上为末，炼蜜为丸，如梧桐子大。每服二十丸，食后少时煮芦根、大麦饮送下，一日二次。渐加至三十丸。

【主治】脾胃中虚邪热消渴，小便数，骨肉日渐消瘦。

【宜忌】忌海藻、菘菜、猪肉、大酢。

05756 土瓜丸（《圣惠》卷八十三）

【组成】土瓜根五两

【用法】上为末，以粳米饭和丸，如麻子大。每服三丸，以薄荷、生姜汤送下。

【功用】解心热，止虚惊。

【主治】小儿心热多惊。

05757 土瓜饮（方出《肘后方》卷四，名见《圣济总录》卷六十）

【组成】土瓜根

【用法】捣取汁，顿服一升。至三服，须发汗，当小便去；不尔，更服之。

【主治】❶《肘后方》：黄汗变成疸者，多死。❷《圣济总录》：黄疸变成黑疸，医所不能疗。

【备考】《圣济总录》：每日空心服半盏，其病随小便出即愈。然须量病人，强壮者可半盏，羸人一合。如无生者，即锉干者一两，水一盏半，煎取七分，去滓顿服，羸人量减。

05758 土瓜膏（《圣济总录》卷一〇一）

【组成】土瓜根二两

【用法】上为细散，以浆水和研成膏，入瓷盒中盛。每临卧以浆水洗面后，涂少许。

【主治】面粉皶痛。

05759 土朱散（《朱氏集验方》卷十二）

【组成】土朱 虢丹 牛皮胶

【用法】上为细末。用好酒一碗溶牛皮胶，入此二味和匀，澄清。吃清药酒，留脚敷疮上，干又再贴。

【主治】一切疮。

05760 土朱散（《医学入门》卷七）

【组成】土朱 青黛各二钱 滑石 荆芥各一钱

【用法】上为末。蜜水调搽；服之亦可。

【主治】丹毒。

05761 土朱散（《准绳·类方》卷七）

【组成】土朱三分 石膏（煅）一分 片脑少许

【用法】上为末，新汲水入蜜，调敷眼眦头尾及太阳处，更以栀子煎汤调治。

【主治】眼赤肿闭合。

05762 土质汗（《外台》卷二十九引《近效方》）

【组成】益母草（三月采，一名夏枯草）一重担

【用法】拣择，去诸杂草及干叶，以新水净洗，于箔上摊晒，令水尽，则用手掷断，可长五寸，勿用刀切；即置镬中，量水两石，令水高草三二寸，则纵火煎，候益母草糜烂，水三分减二，滤去草，取五六斗汁，泻入盆中，澄之半日，以绵滤取清汁，盆中渟淀并尽弃之。其清汁于小釜中慢火煎，取一斗如稀饧。每服取梨许大，暖酒和服之，一日二次。和羹粥吃并得。如远行不能将稀煎去，即更炼令稠硬，停作小丸服之。七日内则疼痛渐瘥，二七日平复。或有产妇恶露不尽及血运，一两服即愈。

【功用】疗风，益心力。

【主治】折伤内损，有瘀血，每天阴则疼痛。兼疗产妇产后诸疾。

【备考】《外台》注：《开宝本草》云：质汗主金疮伤折，瘀血内损，补筋，消恶血，下血，妇人产后诸血。并酒消服之，亦敷病处。出西番，如凝血，蕃人煎甘草、松泪、柽乳、地黄，并热血成之。今以益母成煎，故谓之土质汗也。

05763 土狗散（方出《医宗必读》卷七，名见《仙拈集》卷一）

【组成】土狗（一名蝼蛄）

【用法】焙干，为末服。

【功用】上半截消上身之水，下半截消下身之水，左可消左，右可消右。

【主治】❶《医宗必读》：水肿。❷《卫生鸿宝》：十种水病，肿满，气喘不得卧，小便闭者。

【备考】《卫生鸿宝》本方用法：水服半钱。

05764 土砂散（《普济方》卷四〇五）

【组成】土砂 当归各等分

【用法】上为末。每服一钱，冷酒调下；兼用涂之。

【主治】小儿风疹进退，肿痒。

05765 土鬼丹（《百一》卷十六引化宫使方）

【组成】金头蜈蚣一条（全者） 铜绿 胆矾各一钱 乌鱼骨二钱 麝香一字

【用法】上为细末。用针豚蘸油摛药在上；若疮不破，灸破用药。

【主治】疔疮。

【备考】《直指》：上为细末。以纸捻蘸麻油粘药引入疮中，如疮顶硬，即灸破或针刺破，然后入药。

05766 土黄散（《普济方》卷四〇六）

【组成】土消一两，大黄（细末）一钱

【用法】上二味相合，新汲水调，搅匀。先用一小铍刀刺赤流，去赤晕恶血毒汁，次用鸡毛蘸，时时涂扫。

【主治】赤流丹毒。

05767 土槐饮（《赵炳南临床经验集》）

【组成】土获苓一两 生槐花一两 生甘草三钱

【用法】煎煮服用；或泡水代饮。

【功用】除湿，清热，解毒。

【主治】亚急性湿疹，慢性湿疹，植物日光性皮炎，脂溢性皮炎，牛皮癣。

05768 土蜂丸（《圣惠》卷二十二）

【组成】土蜂一枚 雄黄一分 硫黄一分 腻粉一钱 朱砂一分 干蝎十枚（头足全者） 蝉壳十枚（微炒） 龙脑一钱 麝香一钱

【用法】上为末，用槐胶和丸，如绿豆大。每服十丸，以热豆淋酒送下，不拘时候，频服。汗出为度。

【主治】急风，筋脉拘急，口眼㖞斜。

05769 土鳖酒（《仙拈集》卷四）

【组成】土鳖十余个（焙干）

【用法】上为末。滚黄酒冲服。

【功用】接骨。

【备考】《绛囊撮要》：地鳖虫生捣绞汁，用滚黄酒冲服。

05770 土大黄膏（《外科正宗》卷四）

【组成】硫黄八两 生矾四两 点红川椒二两

【用法】上各为末，用土大黄根捣汁，和前药调成膏，

碗贮。新癣，抓损擦之；多年顽癣，加醋和擦；如日久药干，以醋调搽；牛皮癣，用穿山甲抓损擦之。

【主治】干湿顽癣，不论新久，但皮肤顽厚，串走不定，惟痒不痛者。

05771 **土马鬃丸**（《杨氏家藏方》卷十八）

【组成】青礞石四钱　水银　硫黄各三钱（细研，同水银结砂子）　干漆二钱（炒青烟出）　铁粉　木香各一钱

【用法】上为细末，熔黄蜡一两半，入麻油少许，为丸如麻子大。每服五丸，煎土马鬃汤令沸，入醋两点，乳食前放温送下。

【主治】小儿脾胃夹伤，大吐不止。

05772 **土马鬃丸**（《圣济总录》卷六十八）

【组成】土马鬃（焙干）二两　枳实（去瓤，麸炒）　白茯苓（去黑皮）　秦艽（去苗土）　甘草（炙，锉）　柴胡（去苗）　人参　生干地黄（焙）各一两

【用法】上为粗末。每服三钱匕，水一盏，煎至七分，去滓，食后温服。

【主治】心肺蕴热，或恚怒气逆，使血妄行，日夕不止。

05773 **土马鬃汤**（《圣济总录》卷九十五）

【组成】土马鬃不拘多少

【用法】上一味，水淘，用新瓦煅过，为粗末。每服二钱匕，水一盏，煎至七分，去滓温服。

【主治】大小便不通。

05774 **土木鳖膏**（《幼科指掌》卷三）

【组成】土木鳖（去壳油，研如泥）　乳香各三钱

【用法】每服一二分，钩藤、枳壳煎汤调下。

【主治】小儿腹痛啼哭，有声无泪。

05775 **土牛膝散**（《奇效良方》卷六十三）

【组成】土牛膝　当归尾各一两　桃仁（去皮，麸炒，另研）　红花各半两

【用法】上为细末。每服二钱，空心用温酒调下。

【主治】妇人室女血闭不通，五心烦热。

05776 **土瓜根丸**（《圣惠》卷五十三）

【组成】土瓜根三分　栝楼根一两　麦门冬一两（去心）　知母三分　苦参一两（锉）　石膏一两（细研）　鸡肶胵七枚（微炒）　子芩三分　铁粉一两（细研）　川大黄一两（锉碎微炒）　龙齿三分　大麻仁一两（研如膏）　金箔五十片（细研）　银箔五十片（细研）　泽泻三分

【用法】捣罗为末，入研了药令匀，炼蜜为丸，如梧桐子大。每于食后服三十丸，煎竹叶、小麦汤送下。

【主治】消渴，饮水过度，烦热不解，心神恍惚，眠卧不安。

05777 **土瓜根丸**（《圣济总录》卷一五一）

【组成】土瓜根　大黄（锉，炒令烟尽）芍药　当归（切，焙）各半两　蜀椒（去目并闭口，炒汗出）　黄芩（去黑心）各一分　干漆（熬令烟尽）一分半

【用法】上为末，炼蜜为丸，如梧桐子大。空腹服五丸，酒下，每日二次。

【主治】妇人忧悒，心下支满，气胀腹热，月水不利，血气上攻，心痛欲呕。

05778 **土瓜根丸**（《鸡峰》卷十五）

【组成】蛴螬一升　熟地黄　牡丹　干漆　赤芍药　牛膝　土瓜根　桂各四两　桃仁　黄芩　牡蒙各三两　海藻　茯苓各五两　虻虫四百个　水蛭三百个　芒消二两　人参六分　茱萸二两

【用法】上为细末，炼蜜为丸，如梧桐子大。每服七丸，空心温酒送下。

【主治】月经不通六七年，或肿满气逆，腹胀瘕痛之疾。

05779 **土瓜根汤**（《圣济总录》卷二十三）

【组成】土瓜根　甘草（炙）各半两　豉半合

【用法】上锉细，分作三服。每服用水一盏半，加大枣二枚（擘破），同煎至七分，去滓，食后温服。

【主治】伤寒后，毒气上攻，津液燥少，大渴引饮。

05780 **土瓜根汤**

《圣济总录》卷一八二。为方出《千金》卷五，名见《圣惠》卷九十二“土瓜根散”之异名。见该条。

05781 **土瓜根汤**（《鸡峰》卷二十四）

【组成】土瓜根　牡丹皮　当归各等分

【用法】上为末。每服一钱，水七分，同煎至半盏，去滓，食前温服。

【主治】疝气，腹中弦起，右阴偏大，夜微发热，脉细而数。

05782 **土瓜根酒**（方出《外台》卷二十八引《小品方》，名见《圣济总录》卷一四七）

【组成】土瓜根大如拇指，长三寸

【用法】上切，以酒半升，渍一宿。一服当吐下。

【主治】蛊。

05783 **土瓜根散**（《金匮》卷下）

【组成】土瓜根　芍药　桂枝　䗪虫各三两

【用法】上为散。酒服方寸匕，每日三次。

【主治】带下，经水不利，少腹满痛，经一月再见者；亦主阴癞肿。

【方论选录】❶《金匮玉函经二注》：土瓜根者，能通月水，消瘀血，生津液，津生则化血也；芍药主邪气腹痛，除血痹，开阴寒；桂枝通血脉，引阳气；䗪虫破血积，以消行之，非独血积冲任者有是证，肝藏血，主化生之气，与冲任同病，而脉循阴器，任、督脉亦结阴下，故皆用是汤治之。❷《张氏医通》：土瓜根，黄瓜根也，往往以栝楼根代用。考之《本经》，栝楼根性味虽同苦寒，而无散瘀血，通月闭之功，此治虽专，惜乎其力绵缓，故以桂、䗪䖧之，芍药监之，与旋覆花汤之用新绛不殊。❸《金匮要略浅注》：土瓜，即王瓜也，主驱热行瘀；佐以䗪虫之蠕动逐血，桂、芍之调和阴阳，为有制之师。

05784 **土瓜根散**（方出《千金》卷五，名见《圣惠》卷九十二）

【异名】土瓜根汤（《圣济总录》卷一八二）。

【组成】土瓜根　芍药　当归各一两

【用法】上㕮咀。以水二升，煎取一升，服五合，每日二次。

【主治】❶《千金》：小儿气癞。❷《圣惠》：小儿阴癞肿硬，时复疼痛。

05785 **土瓜根散**（《圣惠》卷十）

【异名】麦门冬饮（《圣济总录》卷二十三）。

【组成】土瓜根一两　麦门冬一两（去心）　甘草半两（炙微赤，锉）　枇杷叶半两（拭去毛，炙微黄）

【用法】上为粗散。每服四钱,以水一中盏,煎至六分,去滓温服,不拘时候。

【主治】伤寒,烦渴不止。

05786 土瓜根散(《圣惠》卷五十五)

【组成】土瓜根一两 白石脂一两 桂心一两 栝楼根一两 菟丝子一两(酒浸一日,晒干,别捣为末) 牡蛎一两(烧为粉)

【用法】上为细散。每服二钱,煮大麦粥饮调下,一日三四次。

【主治】黄疸,其小便自利,白如泔色,此状得之因酒过伤。

05787 土瓜根散(《圣惠》卷五十五)

【组成】土瓜根半两 栝楼根半两 甘草半两(炙微赤,锉) 枳壳半两(麸炒微黄,去瓤)

【用法】上为散。每服三钱,以水一中盏,煎至七分,去滓温服,不拘时候。

【主治】脾黄。

05788 土瓜根散(《圣惠》卷八十四)

【组成】土瓜根半两 麦门冬半两(去心,焙) 甘草一分(炙微赤,锉) 葛根一分(锉) 枇杷叶一分(拭去毛,炙微黄) 柴胡半两(去苗)

【用法】上为粗散。每服一钱,以水一小盏,煎至五分,去滓温服,不拘时候。

【主治】小儿伤寒烦热,大渴不止。

05789 土瓜根散(《圣济总录》卷一二六)

【组成】土瓜根(去土) 连翘 龙胆 黄连(去须) 苦参 栝楼实(微焙) 大黄(微炒) 芍药 木香各等分

【用法】上为散。食后、临卧以温酒调下一钱匕,每日三次。

【主治】寒热瘰疬。

05790 土瓜根散

《普济方》卷一五〇。即《圣惠》卷十六"土瓜根饮子"。见该条。

05791 土荆皮散(《青囊立效秘方》卷一)

【组成】土荆皮 吴萸 洋庄 西丁 人信 斑蝥 番八仁 明矾 川椒 细辛 海桐皮 槟榔 胆矾 煅皂矾 皮消 巴豆仁 蛇床子 烟胶 雄黄 桃丹各三钱

【用法】上为细末。烧酒浸搽。

【主治】一切风湿癣、癞、痒风。

05792 土茯苓丸(《朱仁康临床经验集》)

【组成】土茯苓 310 克 白鲜皮 125 克 山豆根 250 克 草河车 250 克 黄药子 125 克 夏枯草 250 克

【用法】上为细末,炼蜜为丸,每丸重 6 克。每次三丸,开水送服,一日二次。

【功用】清热解毒。

【主治】银屑病进行期。

05793 土茯苓汤(《洞天奥旨》卷十六)

【组成】土茯苓二斤(竹刀去皮) 雄猪油(铜刀切碎)四两 没药二钱

【用法】初次水七碗,煮四碗;二次水四碗,煮两碗;三次水二碗,煮一碗;其七碗去滓并油,将汤共盛瓷钵内露一

宿,次日作三次温服。

【主治】梅毒结毒。

【宜忌】忌茶、酒、油、盐、酱、醋、鸡、鱼、鹅、鸭、海味等物,只吃大米饭、蒸糕,滚水下,余物一切不可用。

05794 土茯苓汤

《灵验良方汇编》卷一。为《外科发挥》卷六"萆薢汤"之异名。见该条。

05795 土茯苓汤(《医林纂要》卷十)

【组成】土茯苓四两 黄柏二两 生黄耆二两 生甘草一两

【用法】水煎服。

【主治】杨梅疮,鱼口,肾疳。

【方论选录】淫疮之毒本于下,惟土茯苓解之,以其形状亦似此疮累累下生成串,皮赤肉白,团如粳饭,而甘淡能解其热;其相火溢于血,惟黄柏制之,抑相火之药,惟此入血分;惟肾纳气,肾亏则气不足,而毒不能外出,故黄耆、甘草以托之,药平而大功可奏也,必须如此大剂。

05796 土茯苓汤(《续名家方选》)

【组成】土茯苓 樱皮 忍冬 甘草 榭木皮各等分

【用法】水煎服。

【主治】臁疮。

05797 土茯苓汤

《外科真诠》卷二。为《洞天奥旨》卷九"土茯苓散"之异名。见该条。

05798 土茯苓酒(《万氏家抄方》卷四)

【组成】土茯苓(不犯铁器)

【用法】上为细末。每糯米一斗,入土茯苓八两蒸熟,用白酒药造成醇酒用,酒与糟俱可食。

【功用】暖筋骨,去风湿。

【主治】风气痛及风毒疮癣。

05799 土茯苓酒(《疡科选粹》卷六)

【组成】土茯苓八两 乳香三钱

【用法】上用初出山铅打大壶一把,以可容烧酒十五斤为度,计用铅十斤;盛酒,与土茯苓、乳香,隔水煮一昼夜取出,坐地空中二三日出火毒。早、晚任意饮之。

【主治】杨梅疮结毒,延绵岁月,遍及肢体,毒流筋骨,昼夜疼痛,肉腐骨朽。

05800 土茯苓散(《洞天奥旨》卷九)

【异名】土茯苓汤(《外科真诠》卷二)。

【组成】土茯苓一两 白茯苓三钱 薏仁五钱 肉桂三分 金银花一两 人参二钱 白术二钱 车前子二钱

【用法】水煎服。外用炒黄柏一钱,轻粉三分,儿茶三钱,冰片一分,各为末掺之。

【主治】阴囊破裂漏疮。

05801 土茯苓露(《中国医学大辞典》)

【组成】土茯苓(蒸)

【用法】取蒸成之露,每温饮三四两;或用以送五宝丹、八宝丹。

【功用】去湿热,利筋骨。

【主治】杨梅毒疮,筋骨拘挛。

05802 土骨皮汤(《名家方选》)

【组成】土骨皮 忍冬各二钱 防风 大黄各八

分 羌活 桂枝各五钱 甘草三分

【用法】水煎服。

【主治】疮肿，毒气在表将发者。

05803 土萆薢汤（《景岳全书》卷六十四）

【异名】土茯苓煎剂（《中医皮肤病学简编》）。

【组成】土萆薢（即土茯苓）二三两

【用法】以水三钟，煎二钟，不拘时候，徐徐服之。

【主治】杨梅疮，瘰疬，咽喉恶疮，痈漏溃烂，筋骨拘挛疼痛。

05804 土蒺藜散（《御药院方》卷九）

【组成】土蒺藜（去角生用）不以多少

【用法】上为粗末。每服五钱，淡浆水半碗，煎七八沸，去滓，入盐末一捻，带热时时漱之。

【主治】牙齿疼痛，龈肿动摇。

05805 土蜂窝散（《鸡峰》卷二十二）

【组成】土蜂窝 露蜂窝 白矾 硇砂 雄黄各半两 麝香一钱

【用法】上为细末。用醋涂病处，每日二次。

【主治】漏疮及三十六般蜘蛛疮。

05806 土槿皮酊（《中医皮肤病学简编》）

【组成】土槿皮30克 斑蝥10克 高粱酒100毫升

【用法】浸出过滤，再加升华硫黄及樟脑各5克混合。外用。

【主治】体癣。

05807 土马鬃涂方（《圣济总录》卷一一五）

【组成】土马鬃 井中苔各等分

【用法】上为末。以灯盏内油调涂之。

【主治】耳疮。

05808 土瓜根饮子（《圣惠》卷十六）

【组成】土瓜根半两 干枣五枚 麦门冬半两（去心） 甘草三分（炙微赤，锉） 豉半合

【用法】上锉细，和匀。每服半两，以水一大盏，煎至五分，去滓服，不拘时候。

【主治】时气大热，心胸烦渴。

【备考】本方方名，《普济方》引作"土瓜根散"。

05809 土金双培汤（《辨证录》卷十一）

【组成】人参 苏子 茯苓 谷芽 巴戟天 菟丝子 白芍各三钱 白术 薏仁各五钱 山药五钱 神曲二钱 砂仁一粒 甘草二分 柴胡五分

【用法】水煎服。

【主治】妊娠恶阻。

05810 土茯苓合剂（《中医外科学讲义》）

【组成】土茯苓一两至二两 金银花四钱 威灵仙三钱 白鲜皮三钱 生甘草二钱 苍耳子五钱

【用法】加水800毫升，煎成400毫升。每日服一剂，分早、中、晚三次服完，连服二个月为一疗程。

【主治】梅毒。

05811 土茯苓复方（《中医喉科学讲义》）

【组成】土茯苓一两 银花四钱 生甘草二钱 紫地丁四钱 连翘三钱 制川军三钱 马齿苋三钱

【用法】水煎服。

【主治】杨梅结毒未尽而结于咽喉之喉疳。咽部红肿疼痛，纳食不利，痰多稠黏，喉间腐烂，甚则连及鼻窍、耳窍，颈项部结核肿痛，或便秘头痛，身发广痘。

05812 土茯苓煎剂

《中医皮肤病学简编》。为《景岳全书》卷六十四"土萆薢汤"之异名。见该条。

下

05813 下气丸（《外台》卷二十三引《范汪方》）

【组成】射干 附子（炮） 人参 杏仁各一分

【用法】上药合捣下筛，炼蜜为丸，如梧桐子大。含一丸，咽汁，日三夜一。

【主治】咽喉不利。

【宜忌】忌猪肉、冷水。

05814 下气方（《千金》卷十七）

【组成】半夏一升 生姜一斤 人参一两半 橘皮三两 （一方无人参）

【用法】上㕮咀。以水七升，煮取三升，去滓，分三服，每日三次。

【主治】气满腹胀。

【备考】本方方名，《医心方》引作"下气汤"。

05815 下气方（《千金》卷十七）

【异名】姜麦汤（《普济方》卷一八三）。

【组成】生姜五两 小麦一升

【用法】以水七升，煮取一升，顿服。

【功用】下气。

【主治】《普济方》：上气短气。

【方论选录】《千金方衍义》：生姜散气，小麦安中，不使木邪反干肺气。

05816 下气汤（《千金》卷十三）

【组成】大腹槟榔二七枚 杏仁四七枚

【用法】上㕮咀。以童便三升，煎取一升半，分为二服。

【主治】胸腹背闭满，上气喘息。

【方论选录】《千金方衍义》：杏仁以下气，大腹槟榔以泄满，童便导之下行。然唯初病气实者为宜。

05817 下气汤

《医心方》卷九。即《千金》卷十七"下气方"。见该条。

05818 下气汤

《校注妇人良方》卷十二。为《妇人良方》卷十二"仓公下气汤"之异名。见该条。

05819 下气汤（《女科指掌》卷三）

【组成】苏叶 陈皮 桑皮 茯苓 青皮 白芍 大腹皮 甘草

【主治】子悬。

05820 下气汤（《四圣心源》卷四）

【组成】甘草二钱 半夏三钱 五味一钱 茯苓三钱 杏仁三钱（泡，去皮尖） 贝母二钱（去心） 芍药三钱 橘皮二钱

【用法】煎大半杯，温服。

【主治】肺气不降，胸膈右肋痞塞。

05821 下气散

《女科万金方》。为《妇人良方》卷十二"仓公下气汤"之异名。见该条。

05822 下甲丸（《医学入门》卷七引丹溪方）

【组成】下甲五两 侧柏一两半 香附三两

【用法】上为末，姜汁浸地黄膏为丸，如梧桐子大。每服三十丸，空心白汤送下。

【主治】结不散。

【备考】下甲，即龟版。

05823 下虫丸（《直指小儿》卷三）

【组成】新白苦楝根皮（酒浸，焙） 绿色贯众 木香 桃仁（浸，去皮，焙） 芜荑（焙） 鸡心槟榔各二钱 鹤虱（炒）一钱 轻粉半钱 干虾蟆（炙焦）三钱 使君子（略煨，取肉）五十枚

【用法】上为末，飞面糊为丸，如麻子大。每服二十丸，天明清肉汁送下。

【主治】疳蛔诸虫。

【加减】治脊疳兼疳劳，择加当归、川黄连各二钱半。

05824 下虫丸（《活幼口议》卷十七）

【组成】鹤虱（炒）一两 光粉（炒）二两 腻粉二大两 使君子一百个（炒） 槟榔一分（生） 龙牙根一钱 贯众（绿色者佳）二两 龙胆根二钱 苦楝根皮（酒炙）二钱

【用法】上为细末，水煮面糊为丸，如麻子大。每服三五十丸，空心、食前甘草汤送下。

【主治】小儿蛔虫。

05825 下虫丸（《准绳·类方》卷八）

【组成】苦楝皮（去外粗皮用，根皮为上，树皮次之）

【用法】上为末，面糊为丸，如弹子大。如欲服药，宜戒午饭，晡时预食油煎鸡卵饼一二个，待上床时滚白汤化下一丸。至五更取下异虫为效。

【功用】追虫取积。

05826 下虫方（《圣惠》卷二十四）

【异名】虾蟆丸（《直指》卷二十四）、小虫丸（《普济方》卷一一〇）。

【组成】干虾蟆头一两（炙令黄，为末） 皂荚一挺（去皮，涂酥炙微黄，去子杵末）

【用法】上为末。以竹筒引入羊肠内，抵可一尺，系定两头，用麸二升，裹，于饭甑中蒸熟，去麸，入麝香一钱，和捣为丸，如梧桐子大。强壮者空心温酒下三十丸，劣弱者服二十丸。任意饮酒，取醉为度。专看大肠内有虫下即愈。

【主治】大风，遍身生疮，腹藏有虫，眉鬓半落，语声欲破。

05827 下虫散（《古今医鉴》卷八）

【组成】使君子一钱（去壳） 槟榔一钱 雄黄五分

【用法】上为末。每服大人二钱，苦楝根煎汤下。

【主治】大人、小儿腹内有虫。

【备考】方中雄黄，《东医宝鉴·内景篇》引作"大黄"。

05828 下虫散（《仙拈集》卷三引《全生》）

【组成】槟榔六钱 黑白丑四钱 乌梅二个 花椒（去子）三十粒 楝根树皮一钱

【用法】上为末。每服五分，黑糖调下。

【主治】诸虫。

05829 下虫煎（《仙拈集》卷二）

【组成】乌梅一个 老姜三片 榧子七个 花椒十四粒

【用法】加黑糖少许同煎，空心服。

【主治】腹内诸虫。

05830 下乳方（《何氏济生论》卷八）

【组成】土瓜根

【用法】上为末。酒调服一钱，每日四五服。

【主治】乳少。

05831 下乳汤（《揣摩有得集》）

【组成】生耆三钱 当归三钱 白术一钱半（炒） 川芎一钱半（炒） 甲珠三分 通草一钱 王不留行五钱（炒） 川贝一钱（去心） 漏芦二钱 白芷五分 桔梗八分 生草六分

【用法】藕节三寸为引，水煎服。

【主治】产后无乳，或人弱气血两亏。

05832 下乳散（《医心方》卷二十三引《小品方》）

【组成】钟乳五分 通草五分 漏芦二分 桂心二分 栝楼根一分 甘草一分

【用法】上药治下筛。酒服方寸匕，每日三次。

【主治】产后无乳汁。

05833 下乳散（《医方类聚》卷二三八引《徐氏胎产方》）

【组成】粳米 糯米各半合 莴苣子一合（并淘净） 生甘草半两

【用法】上为极细末。煎汁一升，去滓，分作三服。

【功用】下乳。

05834 下胞煎（《仙拈集》卷三）

【组成】当归 牛膝各五钱 芒消二钱

【用法】酒煎服。

【主治】胎衣不下。

05835 下胎丸（《保命集》卷下）

【组成】半夏 白蔹各二两

【用法】上为细末，滴水为丸，如梧桐子大。每服二三丸，食后用半夏汤送下，续渐加至五七丸。

【主治】胎衣不下，或子死腹中，或血冲上昏闷，或血暴下，或胎干而不能产。

05836 下胎方（《医统》卷八十五引《广济方》）

【组成】天花粉四两 肉桂 牛膝 豆豉各三两

【用法】上㕮咀。水七碗，煎至二碗半，分三服，每服后一时远，又进一服。

【功用】下胎，并下死胎。

05837 下胎散（《医略六书》卷二十九）

【组成】大黄三两 桃仁三两 肉桂一两半 甘草一两半 冬葵子三两

【用法】上为散。每服三钱，葱白汤调下。

【主治】子死胞干，脉大者。

【方论选录】产妇胎死腹中，胀满疼痛，致二便不通，气迫欲绝焉。大黄荡涤壅闭以逐死胎，肉桂开通产门以宣壅闭，桃仁破瘀开结以下胎，甘草和胃缓中以调气，冬葵子利窍门以滑死胎也。为散，葱白汤下，使二便通利，则瘀化气行，而死胎不致久羁腹中，何患胀满不退、气迫不顺乎？

05838 下积丸（《直指小儿》卷三）

【组成】丁香 缩砂仁各十二个 使君子五个（焙） 乌梅肉（焙） 川巴豆肉（不去油）各三个

【用法】上为细末，烂饭为丸，如麻子大。每服三丸，橘皮煎汤送下。

【主治】乳食伤积,心腹胀满,气粗壮热,或泻或呕。

05839 **下疳散**（《医学纲目》卷二十引丹溪方）

【组成】蛤粉 蜡茶 苦参 密陀僧 青黛

【用法】上为末。河水洗净患处,腊猪油调敷。

【主治】下疳,臁疮。

05840 **下疳散**（方出《疡医大全》卷二十四,名见《北京市中药成方选集》）

【组成】陈毡灰 橄榄核（煅灰） 儿茶 轻粉各三钱 冰片一钱

【用法】上为极细末,搽上。用鸡蛋软皮黄连汤煮过,贴之。

【功用】《北京市中药成方选集》:除湿,消肿。

【主治】下疳。

05841 **下疳膏**（《名家方选》）

【组成】黄柏 猪膏各等分 轻粉少许

【用法】上药和炼。敷患处。

【主治】下疳。

05842 **下病散**（《千金翼》卷八）

【组成】大黄 细辛 朴消各一两 消石 附子（炮,去皮） 虻虫（去翅足,熬）各三分 黄芩 干姜各一两 芍药 土瓜根 代赭 丹砂各二两（研） 牛膝一斤 桃仁二升（去皮尖双仁） 蛴螬二枚（炙）

【用法】上㕮咀。水、酒各五升,渍药一宿,明旦乃煮取四升,去滓;纳朴消、消石,烊令尽,分四服。服别相去如一炊顷。

【主治】瘕,月水瘀血不通。

【宜忌】去病后,宜食黄鸭羹。

05843 **下消丸**（《成方制剂》9册）

【组成】地骨皮 茯苓 诃子 金樱子 莲须 莲子 龙骨 芡实 山药 酸枣 菟丝子 远志 泽泻 制何首乌

【用法】上制成丸剂。口服,一次6~9克,一日2次。

【功用】固肾,涩精,化浊。

【主治】遗精,精浊,遗尿,尿频。

05844 **下番锭**（《成方制剂》3册）

【组成】荆芥穗 枯矾 硇砂 青花椒 蛇床子 五倍子 雄黄 樟脑

【用法】上制成锭剂。外用,一次1锭,临睡前纳入阴道内,将绳留在外边。

【功用】解毒,祛湿,止痒。

【主治】肝脾郁结,湿热下注引起的阴门刺痒,溃烂流水,痛痒心烦。

05845 **下痢丸**（《千金》卷十五）

【组成】法曲一升 附子 干姜 黄连 黄柏 桂心各三两 蜀椒半两 乌梅二升半 大麦糵一升 吴茱萸四两

【用法】上为末,炼蜜为丸,如梧桐子大。食后服十丸,每日三次,三食三服。加至二十丸,亦可至四十丸。

【功用】下气消谷,令人能食。夏月长将服之,不霍乱。

【主治】数十年痢。

【方论选录】《千金方衍义》:下痢积年不瘥,必然正气虚寒,然能食消谷,必有热伏于内,且浊气下泄,虽能进食,不能如期克运,必有留滞于中。所以首推曲、糵推陈致新,

连、柏破除积热,则椒、姜、萸、附之属得以建温脾之功,乌梅专收耗散之津液也。

05846 **下痰丸**（《百一》卷五引李铺方）

【组成】橘红四两 白术一两半 半夏一两（姜制） 天南星二两（炮）

【用法】上为细末,姜汁煮面糊为丸,如梧桐子大。每服四十粒,姜汤送下,不拘时候。

【功用】下痰。

05847 **下痰丸**（《增补验方新编》卷四）

【组成】白矾一两 细茶叶五钱

【用法】上为末,炼蜜为丸,如梧桐子大。每服五十丸,食远姜汤送下。

【主治】风痰眩晕,癫痫,久不愈者。

05848 **下膈散**（《秘传外科方》引《李防御五痔方》）

【组成】苦参 蓬莪术（炮） 荆芥穗（炒） 益智（去皮）各一两

【用法】上为末。每服一钱,水一盏,加生姜、蜜同煎八分,入盐,空心服之。

【主治】不思饮食。

05849 **下瘑丸**（《集成良方三百种》上册）

【组成】枯矾六两 铜绿五钱 桃仁一两 雄黄一两 五味子五钱

【用法】上为细末,炼蜜为丸,每丸重一钱,雄黄为衣。用时纳阴中。

【功用】除小肠湿热。

【主治】妇人阴中生物,如蛇如茄,名曰阴挺,痛痒难忍。

05850 **下瘑锭**（《北京市中药成方选集》）

【组成】蛇床子五钱 枯矾一两 川椒三钱 樟脑三钱 雄黄四钱 芥穗三钱 五倍子三钱 硇砂三钱

【用法】上为细末,过罗,炼老蜜为锭,重四钱。用丝棉包裹,长绳捆好。每次一锭,坐入阴门内,将绳留在外边。

【功用】清热,去湿,止痒。

【主治】妇人下瘑,阴门刺痒,湿热下注,溃流黄水。

05851 **下乳妙方**（《良朋汇集》卷四）

【组成】鲜虾米一斤（去须足,用肉）不拘多少

【用法】净瓷器内捣烂,东酒热服,尽量服。少时乳至,再用猪蹄汤饮之,一日几次。但虾米只服一次,猪蹄汤不拘数可服。

【功用】催乳。

05852 **下品锭子**（《万氏家抄方》卷三）

【组成】红矾三两二钱 乳香六钱 没药五钱 朱砂三钱 牛黄四分半 硇砂二钱四分（半生半熟） 白信三两（火煅至烟尽,半日取起方可用）

【用法】各依法制,用面糊和匀,捻成锭子,看疮漏大小深浅,插入锭子。如肉内黑色,勿上生肌散,只待黑肉落尽方可上。

【主治】疔疮发背有漏管者。

【备考】本方为原书"三品锭子"之第三方。

05853 **下品锭子**（《外科发挥》卷五）

【组成】白明矾二两 白砒一两五钱 乳香二钱五

分 没药二钱五分 牛黄三分

【用法】先将砒末入紫泥罐内，次用矾末盖之，以炭火煅令烟尽，取出研极细末，用糯米糊和为梃子，状如线香，阴干。纴疮内三四次，年深者五六次，其根自腐溃。如疮露在外，更用蜜水调搽，干上亦可。

【主治】瘰疬、气核、疔疮、发背、脑疽诸恶证。

【备考】本方为原书"三品锭子"之第三方。

05854 下便毒方（《名家方选》）

【组成】苦荬 大黄 荞麦各等分

【用法】上为散。酒服一钱，每日三次。

【主治】便毒。

05855 下瘀血方（《名家方选》）

【组成】绵实 番茄 胡椒各五钱 红花 牵牛子 牛膝 釜煤墨各二钱

【用法】上为细末，面糊为丸，如梧桐子大。每服三十丸，以半夏、红花、桃仁、大黄、白芥子煎汤送下，或温酒送下。

【主治】经闭血癖。

05856 下瘀血汤（《金匮》卷下）

【异名】瘀血汤（《普济方》卷三五一）、大黄䗪虫丸（《古方选注》卷中）。

【组成】大黄二两 桃仁二十枚 䗪虫二十枚（熬，去足）

【用法】上为末，炼蜜和为四丸。以酒一升，煎一丸，取八合，顿服之。新血下如豚肝。

【主治】产妇腹痛，腹中有干血着脐下，经水不利。

【方论选录】❶《金匮玉函经二注》：血之干燥凝着者，非润燥荡涤不能去也。芍药、枳实不能治，须用大黄荡逐之。桃仁润燥，缓中破结；䗪虫下血；用蜜补不足，止血，和药，缓大黄之急，尤为润也。❷《金匮要略心典》：大黄、桃仁、䗪虫下血之力颇猛，用蜜丸者，缓其性不使骤发，恐伤上二焦也。酒煎顿服者，补下治下制以急，且去疾惟恐不尽也。

【临床报道】腹痛：《汉方新解》引《腹证奇览》余旧在东都时，一男子三十四五岁，大腹痛、脐下痛者三年，百药无效。余诊之，暗然觉冷气，腹皮强急，如有头足。乃与大建中汤，一月许，渐渐告愈。忽又觉脐下疼痛难忍，乃与下瘀血汤，数日全愈。

05857 下瘵虫方（《续名家方选》）

【组成】蜀椒 乌梅 青黛 薏苡各等分

【用法】上为末，为丸如梧桐子大。日用百丸。

【主治】劳瘵。

05858 下气槟榔散（《圣惠》卷五十）

【组成】槟榔一两 木香一两 陈橘皮一两半（汤浸，去白瓤，焙） 枳实一两（麸炒微黄） 前胡一两（去芦头） 川大黄二两（锉碎，微炒）

【用法】上为粗散。每服三钱，以水一中盏，加生姜半分，煎至六分，去滓，稍热服，不拘时候。

【主治】膈气，心胸冷硬结痛。

【备考】本方方名，《普济方》引作"槟榔散"。

05859 下气橘皮汤（《外台》卷二引《古今录验》）

【异名】陈橘皮散（《圣惠》卷十二）。

【组成】橘皮 紫菀 麻黄（去节） 杏仁（去双仁尖皮） 当归 桂枝 甘草（炙） 黄芩各三分

【用法】上切。以水七升，煮取三升，分三服。不愈，重合之。

【主治】春冬伤寒，秋夏冷湿，咳嗽，喉中鸣声，上气不得下，头痛。

【宜忌】忌海藻、菘菜、生葱。

【备考】本方方名，《活人书》引作"橘皮汤"。

05860 下取通经丸（《寿世保元》卷七）

【组成】乳香 没药 孩儿茶 巴豆（去壳） 血竭 葱白各五分 斑蝥五个

【用法】上为末，共捣为丸。绵裹三层，将线系住，送入阴户内三四寸许。俟一炷香，经水即下。

【主治】妇人经闭不通，不论新久。

05861 下乳天浆饮

（《疡医大全》卷二十。为《外科正宗》卷三"下乳天浆散"之异名。见该条。

05862 下乳天浆散（《外科正宗》卷三）

【异名】下乳天浆饮（《疡医大全》卷二十）。

【组成】川芎 当归 白芍 熟地 茯苓 天花粉 甘草 王不留行（炒） 麦门冬 漏芦 穿山甲（炒） 通草各一钱

【用法】用健猪前蹄一只煮烂，取汁二碗，同药煎至一碗半，二次顿热，食远服之。以热木梳梳其乳房，其汁如泉涌而来。

【主治】乳母元气虚弱，乳汁微少，或生儿日久乳少。

05863 下乳涌泉散（《清太医院配方》）

【组成】当归 川芎 天花粉 白芍药 生地黄 柴胡各一两 青皮 漏芦 桔梗 木通 白芷 通草各五钱 穿山甲一两五钱 王不留行三两 甘草二钱五分

【用法】上为细末。每服二至三钱，临卧黄酒调下。

【主治】产妇乳汁不行。

05864 下乳涌泉散（《北京市中药成方选集》）

【组成】当归六十四两 穿山甲（炒）六十四两 王不留行（炒）六十四两 川芎三十八两

【用法】上为细末。每服二钱，一日三次，温黄酒送下。

【功用】活血通乳。

【主治】乳汁不下。

05865 下乳涌泉膏（《北京市中药成方选集》）

【组成】生麦芽三十二两 川芎四两 白芍四两 山甲（炒）四两 漏芦四两 当归八两 生黄耆八两 王不留（炒）八两 通草二两

【用法】用七星肘之棒骨十个熬汤，去净油，用汤熬药，煎熬三次，分次过滤去滓；将滤液合并，用文火煎熬浓缩成膏状，以不渗纸为度。每十六两膏汁兑蜜三十二两，装瓶重二两。每服五钱，一日二次，热开水调服。

【功用】补养气血，通经下乳。

【主治】妇人产后乳汁短少，气血虚弱，经脉不通。

05866 下胞葵子汤（方出《千金》卷二，名见《医略六书》卷三十）

【组成】牛膝三两 葵子一升

【用法】以水七升，煮取三升，分三服。

【主治】❶《千金》：胎死腹中，若母病欲下之。❷《医略六书》：产后瘀阻，胞干，脉涩者。

【方论选录】《医略六书》：产后瘀血内结，新血不行，故胞衣干涩不下，遂成危迫之证。冬葵子滑胞利窍道，杜牛膝破瘀下胞衣，水煎入蜜以润之，务使瘀血化而新血行，则胞门润泽，而胞衣无不自下，何危迫之有哉。

05867 下胎乌金散

《医略六书》卷二十九。为《产育宝庆集》卷上"黑神散"之异名。见该条。

05868 下胎蟹爪散

《本草纲目》卷四十五。为《圣惠》卷七十七"蟹爪散"之异名。见该条。

05869 下疳八宝丹（《青囊秘传》）

【组成】制炉甘石三钱　扫盆一钱　五倍子一钱　青黛五分

【用法】上为末。掺之。

【主治】下疳。

05870 下疳珍珠散（《青囊秘传》）

【组成】珍珠一钱　乳香　没药　儿茶　牡蛎（煅）　龙骨　象皮各二钱　轻粉五分　蛤粉　枯矾各三钱　冰片五分

【用法】上为末，干掺之。四边白腐之上，贴真金箔。或用葱、椒汤洗净后掺药。

【主治】下疳。此由妇人交接不禁，秽浊败精臭气所致，初起奇痒，茎头起粟。

05871 下疳神效散（《青囊秘传》）

【组成】陈蛤粉一两　青黛三分　冰片一分　人中白（煅）三钱

【主治】下疳。

05872 下消六味汤（《古今医彻》卷二）

【组成】怀熟地三钱　牡丹皮一钱　泽泻一钱　山茱肉一钱半　山药一钱半　茯苓一钱　牛膝一钱半　车前子一钱半

【用法】水煎服。

【主治】消渴，属下消者。

【加减】火衰，加肉桂、五味子。

05873 下气海藻橘皮丸（《千金》卷十七）

【组成】海藻　橘皮各三分　杏仁　茯苓各二分　人参　吴茱萸　白术　葶苈各一两　桑根白皮　枣肉　昆布各二两　芍药　桂心各五分　白前三分　苏子五合

【用法】上为末，炼蜜为丸，如梧桐子大。饮服十丸，每日二次。加至十五丸，以利小便为度。

【主治】风虚支满，膀胱虚冷，气上冲肺，息奔，令咽喉气闷往来。

【方论选录】《千金方衍义》：海藻、昆布、葶苈皆破水涤痰伐肾之猛剂，佐以苏子、杏仁、橘皮、白前、桑皮泄肺诸品，不得不以参、术、黄、桂、苓、芍、枣肉以安中气之崩迫也。

大

05874 大丸（《三因》卷十四）

【组成】羌活　白术各半两　陈皮　木通　黄耆　桑白皮各三分　木香一分　黑牵牛十两（五两炒，五两生）

【用法】上为末，炼蜜为丸，如弹子大。治风痰，散腹胁壅滞，清头目，浓煎生姜汤送下；取食伤，止赤白痢，煎枣汤送下；小便不利，灯心汤送下；伤寒，葱茶送下；如未快，用稀粥投之，用热茶汤亦可。须七日后方可服。已得泻，急欲止之，投冷白粥，即自止。

【主治】通身肿满，及痰气食积，伤寒感风，脾气横泄。

【宜忌】不得吃生冷、荤腥及滋味一日，只软饭淡粥可也。

05875 大丸

《普济方》卷一三四。为《圣济总录》卷三十"升麻丸"之异名。见该条。

05876 大丹（《扁鹊心书·神方》）

【组成】大朱砂一斤（要有墙壁者）

【用法】上为粗末，入阳城罐，先用蜜拌，安砂在底；次以瞿麦末、草乌末、菠棱末各五钱，以鸡子清五钱拌匀，盖在砂上，以罐盖盖住，铁丝扎好，盐泥封固、阴干。掘地作坑，下埋五分，上露五分，烈火煅一日夜。寒炉取出，研细，醋打半夏糊丸，如芡实大，滑石为衣，以发光彩，银器收贮。每服五粒或三粒，空心热酒送下。

【功用】补肾气，驻颜色，活血脉，壮筋骨，轻步履，明耳目，延年益寿。

【主治】虚劳，发热，咳嗽，咯血，骨蒸盗汗，怔忡惊悸。一切阴疽冷漏，小儿斑痘缩陷，水肿臌胀，黄、黑疸，虚羸大病。

05877 大力丸（《本经逢原》卷四）

【组成】熊筋　虎骨　当归　人参各等分

【用法】上为末，酒蒸大鳝鱼，取肉捣烂为丸。每日服一两许，空腹酒送下。

【功用】增力。

05878 大力丸（《良朋汇集》卷五）

【组成】蒺藜（酒洗，炒，去刺）　白茯苓　白芍　苁蓉（酒洗）　杜仲（酥油炒）　菟丝子（酒煮）　续断　当归　覆盆子　威灵仙　破故纸　薏苡仁各一两五钱　牛膝（酒洗）　无名异　自然铜（醋煅七次）各一两　乳香　没药　朱砂（飞过）　血竭　青盐各五钱　天雄二两（童便浸五日）　象鳖十个（去头足翅，如无，用土鳖）　跳百丈十个（去足）　龙骨二两（酥油炙）

【用法】上为细末，炼蜜为丸，每丸二钱半重。每服一丸，早、晚盐汤或黄酒送下。少时，用力行功，散于四肢。

【功用】增力。

05879 大力丸（《良朋汇集》卷五）

【组成】土鳖（酒洗，去肠秽）十五个　地龙（去土，酒洗）　无名异（焙）　当归（酒洗）　自然铜（醋炒成粉）　乳香（去油）各四两　白蒺藜（炒，去刺）一斤

【用法】上为细末，炼蜜为丸，重二钱五分。每服一丸，空心盐汤或黄酒送下。

【功用】增力。

05880 大士膏

《外科方外奇方》卷二。为《仙拈集》卷四"观音救苦神膏"之异名。见该条。

05881 大下汤（《脉症正宗》卷一）

【组成】生地二钱　当归一钱　黄连八分　枳壳八

分　大黄三钱　芒消一钱　麻仁一钱　蜂蜜一杯（冲和）

【主治】大便秘结。

05882 大夫酒（《惠直堂方》卷二）

【组成】松叶（捣）一斤

【用法】以酒三升，浸七日。每服一合，一日二次；或切细为末，酒下二钱；或蜜丸服。俱宜久服。

【功用】祛风。

【主治】腰脚疼痛，不可践地；中风口眼歪斜，及历节痛风。

05883 大牙散（《外科大成》卷三）

【组成】象牙梳（油透者，煅存性）

【用法】上为末。加冰片掺之。

【主治】走马牙疳烂极者。

05884 大中汤（《医醇剩义》卷四）

【组成】党参四钱　附子七分　茯苓三钱　白术一钱五分　当归二钱　广皮一钱　厚朴一钱　枳壳一钱　乌药一钱　木香五分　大枣二个　生姜三片

【主治】脾虚下利，食少神疲，胸腹时痛。

05885 大乌散（《丹溪心法附余》卷二十二）

【组成】南星　赤小豆　草乌　黄柏各等分

【用法】上为末。生姜自然汁调贴患处；或用米醋调尤佳。

【主治】小儿痈疖肿毒。

05886 大风丸（《解围元薮》卷四）

【组成】大风子肉三十两　防风　川芎各十两　蝉壳　羌活　细辛　首乌　独活　苦参　当归　牛膝　全蝎　黄耆　薄荷各二两　白芷　狗脊　牛黄　血竭各五钱

【用法】上为末，米糊为丸，如梧桐子大。每服十五丸，空心以茶送下，一日三次。外以桑条灰二斗，滚汤淋汁洗头面；有疮者，以汁调灰涂之。或用黑豆、绿豆浸取豆浆，三日煎汤浴一次，仍频洗脚。

【主治】麻风病，眉目遍身秽烂者。

05887 大风丸（《医统》卷九）

【组成】大风子一斤　全蝎一两半　蝉蜕二钱半　当归尾五钱　白僵蚕二钱半　苦参　防风　羌活各二两　独活　大黄　荆芥　川芎各一两　乌蛇肉二两

【用法】上为细末，白米烂饭为丸，如梧桐子大。每服五十丸，茶清送下。

【主治】疥癞。

【宜忌】《济阳纲目》：忌咸酱辛辣及一切发物、房事。

05888 大风丸（《医学入门》卷八）

【组成】大风子肉半斤　荆芥　当归　苦参各一两半　羌活　独活　防风　蝉蜕　全蝎各一两

【用法】上为末，用大风子壳煮汁，和晚米糊为丸，如梧桐子大，每服一百丸，一日三次，温酒送下。

【主治】麻风。

【宜忌】大风子性热，燥痰伤血，服多病愈失明，用者慎之。

05889 大风丸（《成方制剂》6册）

【组成】白芍　苍术　当归　独活　杜仲　桔梗　木耳　木瓜　牛膝

【用法】上制成丸剂。淡黄酒或温开水送服，一次9

克，一日2次。

【功用】舒筋活血，补虚祛风。

【主治】腰腿疼痛，四肢麻木，半身不遂，筋骨酸困。

05890 大风门

《串雅补》卷一。为原书同卷"风顶"之异名。见该条。

05891 大风丹（《血证论》卷八）

【组成】大风子肉三钱　土硫黄二钱　枯矾一钱　明雄二钱

【用法】上为末。灯油调搽。

【主治】癣痒各疮。

05892 大风油（《得效》卷十）

【组成】草乌尖七个　大风油五十文　真麝香五十文

【用法】上以草乌尖为末，入麝研匀；次用大风子油，瓷盒子盛，于火上调匀。先以生姜擦患处，次用药擦之，每日二三次。

【主治】肺风，面赤鼻赤。

05893 大风膏（《得效》卷十一）

【组成】花蛇（酒浸，去皮骨）　蜈蚣（酒浸，去粪）一条　全蝎五个（去毒）　蛇含石二两（烧红，醋淬七遍）　大赭石一两（烧红，醋淬七遍）　天竺黄五钱　天麻三钱　防风一两　青黛　紫粉各三钱　僵蚕（炒去丝）五钱　白附子　辰砂各五钱　麝香半钱　天南星三两（姜汁浸，焙干）

【用法】上为末，炼蜜为丸，（久留，用面糊丸），如小指头大。每服大者一丸，小者半丸。慢惊，冬瓜子仁煎汤送下；搐搦，鸡冠血、薄荷汤送下；急惊，斑竹叶、薄荷汤送下；化涎，桑白皮汤送下；退潮热，薄荷、磨刀水送下；止嗽，北五味子、杏仁汤送下；夜啼，灯心、灶心土、蝉蜕浓磨灌下。

【主治】诸般风搐。

【备考】本方方名，据剂型当作"大风丸"。方中花蛇用量原缺。

05894 大风膏（《摄生众妙方》卷八）

【组成】大风子四十九个　杏仁四十九个　川椒　枯矾　轻粉　樟脑　蛇床子各三钱　柏油烛三两

【用法】上为细末，入柏油烛同研涂之。

【主治】疥疮。

05895 大风膏（《摄生众妙方》卷八）

【组成】大风子（连壳）二两（去壳用）　枯矾四钱　樟脑三分　蛇蜕（火炼存性）　蜂窠（火炼存性）各三分　水银五钱　柏油烛四两

【用法】先将大风子诸药为末，次入柏油烛，次入水银，同研匀。涂敷。

【主治】一切干湿疥癣，并脓窠烂疮。

【备考】方中枯矾，《便览》用四两；水银，《便览》用五分。

05896 大风膏（《摄生众妙方》卷八）

【组成】水银一钱　生矾三钱　松香五钱　柏油烛九钱

【用法】将诸药研细，入柏油烛同研，黑色为度。疥癣抓破敷之。

【主治】疥疮。

05897 大风膏（《摄生众妙方》卷八）

【组成】槟榔　苍术　柴胡　人言　硫黄　花椒　飞

矾　大风子

【用法】上为细末。香油熬搽。

【主治】疥疮。

05898　大风膏（《摄生众妙方》卷八）

【组成】大风子　樟脑各三钱　水银一钱　枯矾七分　黄柏八分

【用法】先将黄柏研极细，次研大风子如泥，和水、矾、柏再研匀后，入樟脑研合湿润。擦疮上。

【主治】疥疮。

05899　大风膏（《保婴撮要》卷十八）

【组成】大风子肉（研膏）　黄连各二两　真轻粉　枯矾　蛇床子各一两　柏油六两

【用法】上药各为末，入大风膏和匀，更入柏油，杵百余即成膏矣。每用少许涂患处。

【主治】一切疮疥。

05900　大风膏（《医便》卷三）

【组成】大风子（去壳）四十九个　杏仁（不去皮尖）四十九个　川椒　枯矾　轻粉（水银代亦可）　蛇床子（另研，净，末）　樟脑各三钱　蜂窝（火烧存性）　蛇蜕（火烧存性）各三分　柏油烛三两

【用法】上为细末，以柏油烛化开和匀，调涂三五日即愈。

【主治】脓窠疥疮。

【备考】方中杏仁原作“杏”，柏油烛原作“柜油烛”，据《摄生众妙方》改。

05901　大风膏（《外科启玄》卷十二）

【组成】大风子一百个　枯矾五分　川椒末一钱　轻粉一钱

【用法】上为末。用真柏油调搽。

【主治】裙边疮。

05902　大功散（《普济方》卷四〇三）

【组成】苍术五钱（米泔浸一宿）　陈皮五钱（去白）　防风（去芦）　紫草　荆芥穗各三钱　赤芍药五钱　厚朴（姜制，炒）　柴胡（去芦）　缩砂仁各二钱　川芎五钱　当归（酒浸）二钱　干姜二钱　牛蒡子（炒）二钱　甘草（炙）一钱　黄芩二钱

【用法】上为末。每用田螺靥七个，桃、柳枝各七寸，绿豆汤浸透，取皮半盏，净洗锅，入井水煎熟，去滓，取清汁；再研雄黄末一钱，同入锅内搅匀，取四盏，将药与已出及方受热与未受证者服。

【主治】痘疮未发正发，及未受证者。

05903　大龙丹（《鸡峰》卷十六引常器之方）

【组成】百草霜不拘多少（罗过，更研极细）

【用法】上为细末，用头醋作面糊为丸，如弹子大，朱砂为衣。每服一丸，火烧焰出，入醋内蘸过，再烧再蘸，用半盏，候醋尽，细研；以酒半盏，童便半盏调下。初一服，减腹内疼痛；二服，败血自下，神体和畅；三服，永破诸疾。

【主治】产后血刺、血晕、血迷，败血上冲，不省人事，儿枕痛，小腹硬痛，一切疼痛不可忍者。

05904　大归汤（《奇方类编》卷下）

【组成】大全当归（重一两三、四钱者）八钱二分　生黄耆五钱　金银花五钱　生甘草一钱八分

【用法】用酒二碗，煎八分，温服。

【主治】❶《奇方类编》：一切火毒初起及已溃者。❷《梅氏验方新编》：发背、对口，痈疽疮毒，蛇毒、虫毒、犬毒。

【加减】上部，加川芎一钱；下部，加牛膝一钱；中部，加桔梗一钱。

05905　大甲丸

《圣济总录》（文瑞楼本）卷二十。即原书（人卫本）“大黄丸”。见该条。

05906　大仙饮（《直指》卷二十）

【组成】石决明（煅存半生）　明烂石膏（生）　川芎　木贼（去节，童便浸一夜，晒干）各一两　杏仁（浸，去皮）半两　甘草（炙）二钱

【用法】上为细末。每服二钱，加灯心、薄荷少许，水煎，食后、临卧服。

【主治】内外障翳，目睛疼痛。

05907　大生丸（《竹林女科》卷四）

【组成】熟地黄（酒蒸）　当归身各四两　续断（盐水炒）　阿胶（蒲黄末炒珠）　杜仲（盐水炒）　丹参（炒）各二两　黄耆（蜜炙）　白芍（酒炒）　延胡索（炒）　川芎各一两五钱　广皮五钱　香附（四制者）各一两

【用法】上为末，炼蜜为丸。每服三钱，空心白汤送下。行经时加二钱。

【功用】调经。

【主治】经水不调，久不受孕。

【加减】若先期色紫，改为煎剂，一两改作一钱，加黄芩八分，生姜三片，水煎，空心服，临卧再服；若后期色淡，加肉桂、熟艾、干姜各五分，生姜三片，水煎服；若经未至而腹痛，则用丹参一两为末，黄酒下二钱，俱以经尽为止。

05908　大白丸

《普济方》卷一五八。为《圣济总录》卷六十五“太白丸”之异名。见该条。

05909　大白散（《普济方》卷三十六引《指南方》）

【组成】大天南星（炮）

【用法】上为末。每服三钱，水一盏，加生姜三片，粟米一撮，煎至一盏，去滓温服。

【主治】胃反呕吐。

05910　大白膏（《千金翼》卷二十一引《耆婆方》）

【组成】白芷　白术　前胡　吴茱萸各一升　芎劳二升　蜀椒　细辛各三两　当归　桂心各二两　苦酒四升

【用法】上以苦酒浸诸药经一宿，取不中水猪脂十斤，铜器中煎令三沸，三上三下，候白芷色黄膏成，贮以瓶中。随病摩之。

【主治】癫风。

05911　大宁散（《卫生宝鉴》卷十八）

【组成】黑豆二十粒　甘草二寸半（生用）　粟壳二个（去须蒂，半生半炒）

【用法】上为粗末，作一服。水一盏半，加生姜三片，煎至七分，去滓，食前温服。

【主治】妊娠下痢赤白，及泄泻，疼痛垂死者。

05912　大圣丸（《普济方》卷九十三引《博济》）

【组成】川乌头（炮裂，去皮脐）　五灵脂（炙）　麝

香　乳香　寒食面各等分　辰锦砂（别研）

【用法】上件五灵脂、乌头，先细杵为末，后称与下四味和匀，取不污井花水为丸，如樱桃大。丸子用生绢袋子盛，挂当风，每日一服。临卧用姜汁浸化，温酒投服。切不可多服，无事不得服。如是不思饮食，大段昏沉，取绿豆汁解之，明日再服。男子女人皆吃得。合时取辰时。

【主治】瘫痪风，及肾脏风，上攻下疰，一切诸风疾。

【宜忌】忌动风物，孕妇不服。

【备考】方中辰锦砂用量原缺。

05913 大圣丸（《普济方》卷二〇七引《局方》）

【组成】御米壳（蜜浴，炒）二两　甘草（炒）　芍药　川芎各半两

【用法】上为粗末。每服二钱，水一盏，煎至七分，去滓，食前温服。

【主治】腹痛泄痢不可忍者。

【备考】本方方名，据剂型当作"大圣散"。

05914 大圣丸（《圣济总录》卷十七）

【组成】木香　白槟榔（锉）　枳壳（去瓤，麸炒）　大黄（锉）　羌活（去芦头）　芎䓖　桂（去粗皮）　郁李仁（去皮，研）各一两

【用法】上为末，炼蜜为丸，如梧桐子大。每服三十丸，温熟水送下，早、晚食前服。以利为度。

【主治】三焦风热，气不调顺，大肠结燥，不得宣通。

05915 大圣丸

《宣明论》卷四。为原书同卷"妙香丸"之异名。见该条。

05916 大圣丸（《医方类聚》卷一九一引《烟霞圣效方》）

【组成】巴豆一两（去皮，研为泥）　白面四两

【用法】上为末，滴水为丸，如梧桐子大。微干，用麸炒，火上浮为度。每服三五丸，食后冷水送下。

【主治】疮肿。

【宜忌】忌食热物。

05917 大圣丸

《普济方》卷一〇六。为《普济方》卷一〇五引《圣惠》"木香丸"之异名。见该条。

05918 大圣丹

《百一》卷三。为《证类本草》卷十引《梅师方》"神验乌龙丹"之异名。见该条。

05919 大圣散（《普济方》卷三四二引《产经》）

【组成】白茯苓（去皮）　川芎　麦冬（去心）　黄耆（去芦，蜜水炙）　当归（去芦，酒浸）各一两　木香（不见火）　人参　甘草（炙）各半两

【用法】上咬咀。每服四钱，水一盏半，加生姜五片，煎七分，去滓，不拘时候温服。常服至分娩，亦无恙。

【功用】安养胎气。

【主治】妊娠心神松悸，睡里多惊，两胁膨胀，腹满透脐，急痛，坐卧不宁，气急迫逼，胎惊。

【宜忌】忌生冷。

05920 大圣散（《博济》卷三）

【组成】川乌头四两（生用）　益智仁三两　生干姜二两　青皮二两　茴香二两

【用法】上为末。每服一大钱，水一盏，入盐一捻，煎

至五分，温服；如小肠气攻刺，急煎一二服，热吃。

【功用】和阴气，进饮食。

【主治】脾元脏冷，滑泄不止，腹痛绞刺。

05921 大圣散（《博济》卷四）

【异名】泽兰散（《苏沈良方》卷十）、大圣泽兰散（《永类钤方》卷十九）。

【组成】兰九分（使嫩者，不用根）　白术三分（米泔浸，切作片子，以麸炒令黄）　白芷三分（湿纸裹，煨过）　人参三分　川椒一两（只取三分红皮用）　厚朴一两（去皮，姜汁炙）　藁本二分　桔梗一两　白芜荑七分（拣择，只用仁子）　阿胶半两（研，炒令虚，别杵）　细辛一两　丹参三分　肉桂五分（去皮，不见火）　生干地黄一两半　吴茱萸四分（洗，炒）　黄耆三分　川乌头三分（炮，去皮脐）　卷柏四分（不用根）　白茯苓一两　甘草七分（炙）　石膏二两（研细，水飞过）　五味子三分　柏子仁一两（生用）　防风一两　当归七分　芍药七分　川芎七分（微炒）　干姜三分（炮）　白薇二分（去土）

【用法】上为末。每日服一钱，空心以热酒调下。

【功用】《局方》：常服暖子宫，和血气，悦颜色，退风冷，消除万病。

【主治】妇人子脏虚冷，频频堕胎；或子死腹中，疞刺疼痛；产后血晕、血癥、血滞、血崩，胎衣不下；伤寒呕吐，遍身生疮，经候不调，赤白带下，咳嗽寒热。丈夫五劳七伤。

05922 大圣散（《圣济总录》卷一二一）

【组成】皂荚（锉）二挺　诃黎勒皮　盐各一两

【用法】上为末，以面裹成团，用槐枝火烧，烟尽为度；别入升麻、细辛各一两，同研为末。每日早夜擦牙，温水漱口。

【功用】牢牙益齿。

05923 大圣散（《圣济总录》卷一四二）

【组成】枳壳十四枚　胡桃十枚　荆芥穗　木贼（炒）各一两　延胡索半两

【用法】上五味，将枳壳、胡桃同入藏瓶内，用泥固济，烧存性，捣后三味为细末，再同研匀。每服二钱匕，米饮调下。

【主治】脉痔下血，大肠肿痒。

05924 大圣散（《鸡峰》卷十）

【组成】黄蜀葵（去蕚，焙干）

【用法】上为细末。每服一钱，食后鸡子清或温酒调下。

【主治】吐血、咯血。

05925 大圣散（《鸡峰》卷十六）

【组成】乌贼鱼骨

【用法】上为细末。每服二钱，如下殿物黑色，用胡姜酒送下；红色，煎木贼汤送下。

【主治】崩中不止。

05926 大圣散（《杨氏家藏方》卷十六）

【组成】槐鹅（炒令黄色）　赤石脂各二两

【用法】上为细末。每服二钱，食前热酒调下。

【主治】妇人崩漏不止，日渐黄瘦。

05927 大圣散（《御药院方》卷七）

【组成】益智仁二两（连皮炒）　川乌头（炮裂，去脐）　陈皮（汤浸，去白）各一两　干姜（炮裂）半两　茴香

七钱半（炒） 甘草二钱半（炒）

【用法】上为末。每服二分，水一盏，加盐一捻，同煎至七分，去滓，食前热服。

【主治】脾胃积寒，心腹疼闷，脏腑泄泻，肠鸣绞痛。

【备考】方中"每服二分"，《医方类聚》引作"每服二钱"。

05928 大圣散

《医方类聚》卷一八〇引《吴氏集验方》。为《杨氏家藏方》卷十二"神秘散"之异名。见该条。

05929 大圣散（《医学类聚》卷一七九引《施圆端效方》）

【组成】川大黄一两 寒水石一两

【用法】上为细末。每服二钱，新水沸汤，随病人意调下；恶疮，热酒调下。

【主治】疙瘩病，及恶疮肿毒闷痛。

【加减】恶疮，加当归一两。

05930 大圣散（《医方类聚》卷一八〇引《经验良方》）

【组成】羌活 荆芥 升麻 薄荷 防风 甘草 大黄 玄参 黄芩各等分

【用法】上为末。每服一钱，水一盏，煎六分，温服。

【主治】壮人多食煎爆，上壅内热，多生瘰疬，瘾疹风丹。

05931 大圣散（《普济方》卷三二二）

【组成】川白芷 藁本 川椒 人参 白姜 丹参 白术 厚朴 石枣 卷柏 茯苓 柏子仁 细辛 桔梗 当归 白芍药 川芎 阿胶 石膏 桂心各二两

【用法】上为细末，用生藕自然汁、生姜自然汁、蜜各一盏，同煎数沸，令香熟，入药调成膏，用砂器贮。每服一匙，灯心、枣汤化下。

【主治】五劳七伤。

05932 大圣膏（《圣济总录》卷一三〇）

【组成】当归（切） 柳根白皮（切）各二两 桂（锉）一分 槐实 白蔹（锉） 白及（锉） 没药 柏皮（去粗皮，锉）各一两

用腊月猪脂半斤，黄蜡四两，清油半斤，同药熬焦色，去滓，再下后药：

铅丹（研） 乳香（研）各半两 麝香（研）一分 芦荟半两

【用法】熬成膏，以瓷瓶盛，入地内七七日取出。将熟绢片留眼，贴在疮口上，去尽恶物，疮口自合。

【主治】发背，疮口未合。

05933 大圣膏（《鸡峰》卷十二）

【组成】厚朴 大腹皮 枇杷叶 半夏 人参各等分

【用法】上为粗末，再加生姜二钱（去皮），切作片子，一处捣烂，和作饼子，当二钱大，焙干。每服一饼，煎至七分，去滓热服，不拘时候。

【主治】脾胃虚弱，中脘寒冷，呕吐痰涎不止。

05934 大朴散（《医方考》卷五）

【组成】大黄 朴消各等分

【用法】上为末。酒调敷之。

【主治】鼻如榴者。

【方论】鼻赤者，热也；所以赤者，血也。大黄之寒能泻热，朴消之咸能败血。

【宜忌】戒酒。

05935 大芎丸（《圣济总录》卷十五）

【组成】芎藭一斤（大者） 天麻四两

【用法】上为末，炼蜜者丸，如樱桃大。每服一丸，茶酒嚼下；荆芥汤嚼下亦得。不拘时候。

【功用】宣行阳经风寒，化导胸膈痰饮，清爽神志，通利关窍。

【主治】偏正头痛，头风眩晕，目系眩急，身体拘倦。

05936 大芎汤（《史载之方》卷上）

【组成】大芎一两 蓬莪术半两 木香四钱 茯苓半两 甘草 萆薢各一分

【用法】上为细末。水一盏，加盐少许，同煎三钱匕，空心和滓服。

【主治】湿气寒气之盛，同犯于心，心气上行，不得小便。

05937 大成汤（《理伤续断方》）

【异名】大承气汤。

【组成】大黄四两 川芒消 甘草 陈皮 红花 当归 苏木 木通各二两 枳壳四两 厚朴少许

【用法】上㕮咀。每服二钱，水一盏半，煎至一沸，去滓温服，不拘时候。待通下瘀血后，方可服损药。

【功用】通下瘀血。

【主治】男子伤重，瘀血不散，腹肚膨胀，大小便不通，上攻心腹，闷乱至死者。

【宜忌】孕妇、小儿莫服。

05938 大成散（《准绳·幼科》卷六）

【异名】六圣散（《种痘新书》卷十二）。

【组成】穿山甲一两（酒炒） 甘草末二钱 雄黄 朱砂各一钱半 紫草三钱 麝香二分

【用法】上为细末。每五岁儿用二分；冷证，加入治中散内，用热酒调下；热证，加入小无比散内，用紫草汤下。

【主治】痘出不快，或顶陷，或灰白黑陷，一切不发之症。

05939 大安丸（《圣济总录》卷二十三）

【组成】凝水石半斤（煅赤，黄土内罨两宿，取出研末，用菠薐汁和作饼，阴干再研，又和又阴，三次为度） 朴消四两 甘草二两（炙，锉为末）

【用法】上为细末，再用菠薐汁为丸，难丸即入少许炊饼，丸如弹子大，又有丸如梧桐子大。每服一丸，生地黄汁化下。如复躁时，即化大丸子，下小丸子十五丸。只一服定。如无地黄汁，新水化下。

【主治】伤寒狂躁闷乱。

05940 大安丸（《圣济总录》卷一七九）

【组成】木香 诃黎勒皮 人参 白茯苓（去黑皮）各半两 陈橘皮（汤浸，去白，焙） 厚朴（去粗皮，生姜汁炙） 白术 乌药各一两

【用法】上为末，炼蜜为丸，如鸡头子大。每服一丸，温米饮化下。岁数小者半丸。

【主治】小儿脾胃冷气，洞泄注下，腹痛呕逆，肠鸣胀满，大便青白。

05941 大安丸（《丹溪心法》卷五）

【组成】山楂二两 神曲（炒） 半夏 茯苓各一两 陈皮 萝卜子 连翘各半两 白术二两

【用法】上为末，粥糊为丸服。

【功用】消导脾经积滞。

【主治】《景岳全书》：小儿饮食酒积停滞，胸膈痞满腹胀。

05942 大安丸（《普济方》卷三九五）

【组成】南木香 白芍药 人参 白术各一钱 白茯苓 诃子（炮） 厚朴（制） 橘红各半钱

【用法】上为末，炼蜜为丸，如鸡头子大。每服三丸，陈米饮汤化下。

【主治】小儿吐泻不止。

05943 大安汤（《圣济总录》卷十三）

【组成】麻黄（去根节，汤煮，掠去沫，焙）四两 防风（去叉）一两半 芎劳 羌活（去芦头） 桔梗（去芦头，锉，炒） 柴胡（去苗） 赤箭 白鲜皮 蔓荆实（去皮）各一两 独活（去芦头） 前胡（去芦头）各一两半 甘草（炙，锉）半两 人参 松花各二两 石膏（碎，研）三两

【用法】上为粗末。每服五钱匕，水一盏半，加薄荷五叶，煎至八分，去滓温服，不拘时候。

【主治】风邪伤人，寒热时作，头痛烦躁，周身疼痛，颈项拘急。

05944 大安汤（《圣济总录》卷二十二）

【组成】麻黄（去根节，煎，掠去沫）恶实（炒）各三两 甘草（炙，锉）二两 人参 赤茯苓（去黑皮）各半两 天门冬（去心，焙） 麦门冬（去心，焙）各一两

【用法】上为粗末。每服三钱匕，水一盏，加生姜三片，大枣二枚，同煎至七分，去滓温服。并三服，取汗愈。

【主治】四时伤寒，头疼，遍身壮热，口苦舌干。

05945 大安汤（《医醇賸义》卷二）

【组成】白芍一钱五分（酒炒） 五味子五分 牡蛎四钱（煅，研） 龙齿二钱 木瓜一钱（酒炒） 枣仁二钱（炒，研） 地黄五钱 人参五钱 茯苓二钱 柏仁二钱

【用法】金器一具，同煎服。

【主治】惊伤气浮，真阳外越，真阴不守，心悸筋惕。

05946 大安散

《圣济总录》卷一四三。为《圣惠》卷六十"白矾散"之异名。见该条。

05947 大安散（《圣济总录》卷一五四）

【组成】茴香子三两（炒） 白茯苓（去黑皮）一两 阿胶（炒令燥）半两 芎劳 当归（切，焙） 桑寄生（锉） 甘草（炙） 陈橘皮（汤浸去白，焙）各三分

【用法】上为散。每服二钱匕，温酒调下，食前服。

【主治】妊娠胎动腹痛。

05948 大安散（《百一》卷十一）

【组成】乌梅 枣子各七个（去核） 草果子三个（去皮） 青皮 陈皮各一钱 大甘草三寸 生姜一两半 鳖甲半两（醋炙） 大川乌二钱半（去皮脐） 半夏十四个（汤浸洗七次）

【用法】上咬咀，作一服，用皮纸裹之，凡四重，外再以湿纸裹，用慢火煨，闻药香即取出。用水二碗，煎至一碗，热服。

【主治】一切寒热，久而欲成劳瘵者。

【加减】如病未久，可去鳖甲、川乌二味。

05949 大安散（《女科百问》卷下）

【组成】草豆蔻七个（和皮细切） 厚朴半两 乌梅十个（去核仁） 甘草 人参各一分 大枣十枚 肥姜一分（连皮） 陈皮七个（全者，洗净，切） 良姜一分

【用法】上为末，分作六裹，先以盐水蘸纸湿，裹煨香熟。第一服一裹，水一碗，煎一碗，温服；第二服用二裹，并煎滓，以水二碗，煎一碗，温服；第三服用三裹，并煎滓，以水三碗，煎一碗，作二服，并空心食前温服。

【主治】妊娠脾寒如疟，发热无时。

05950 大安散（《普济方》卷二〇〇）

【组成】鳖甲一枚重二两（好醋煮一时辰，令裙襕自脱而出，净洗，别以醋煮，为粗末，取半两净者） 大草果五枚（去皮） 半夏五枚 生姜五块（如大拇指大，连皮用） 甘草五寸（炙） 大枣五枚（去核）

【用法】上同捣烂，并作一服。以无字白纸数重裹之，水湿透，入灰火内煨令香熟取出。以水五盏，煎一盏，去滓；再以水二盏煎至一盏，连前者和匀，分二服，每服发日五更暖服一盏，至欲发时再暖服一盏。轻者当日即止。

【主治】久疟不瘥，不拘寒热多少。

05951 大安散（《陈素庵妇科补解》卷三）

【组成】人参 茯苓 黄耆 白术 黄芩 当归 白芍 熟地 川芎 陈皮 香附 知母 柴胡 牡蛎 前胡

【功用】和营卫，调血气。

【主治】妊娠气血两虚，风寒外袭。寒热如疟，或寒多热少，热多寒少，早晏无常。始则头痛脊强，憎寒发热，状类伤寒。日久体瘦，口苦咽干，胎气不安。

【方论选录】寒热往来，虽由风寒而作，究因妊娠气血两亏，阳微生外寒，阴虚发内热。治宜气血双补，固其根本。阴阳和，寒热止，胎自安矣。四君补气实卫；四物补血和荣；寒热则气逆，陈、附以利气；久发必多汗，耆、蛎以敛汗固表；知母佐黄芩以清阳明独胜之热；柴胡得参、耆升清气，以除太阴独胜之寒；略加前胡以清六腑之痰热，无痰不成疟故也。

05952 大阳丹（《普济方》卷二二六引《鲍氏方》）

【组成】朱砂 雄黄 雌黄半两（末） 乳汁半升（男儿者）

【用法】上以酒一升，同熬干三次，为丸，如麻子大。每服一丸至三丸，空心米汤送下，兼服地仙酒、老仙酒更妙。

【主治】诸虚百损。

05953 大红丸（《理伤续断方》）

【组成】赤敛一斤（即何首乌，焙干） 川乌一斤七两（火煨坼） 天南星一斤（焙） 芍药一斤（焙） 土当归十两（焙） 骨碎补一斤（姜制，焙） 牛膝十两（酒浸，焙） 细辛八两（去苗叶，焙） 赤小豆二升（焙） 自然铜四两（煅存性） 青桑炭五斤（煅，醋淬。欠此一味亦可。其上俱要制焙后，方秤斤两）

【用法】上敛、星、芍、归、补、膝、辛七味，并用当土者，同余药罗为末，醋煮面糊为丸，如梧桐子大，朱砂为衣。每服三十丸，温酒送下；醋汤亦可。损在上，食后服；在下，空心服；伤重不拘时服。或与小红丸互用亦可。

【功用】常服补损，坚筋固骨，滋血生力。

【主治】扑损伤折，骨碎筋断，疼痛痹冷，内外俱损，瘀

血留滞，外肿内痛，肢节痛倦。

【宜忌】孕妇莫服。

05954 大红丸（《医林绳墨大全》卷七）

【异名】血竭丹。

【组成】真血竭一两　乳香一两　朱砂五钱（要箭头上好者）　巴豆仁四钱（如枯者加一钱）

【用法】上为极细末，碾至自润成块，如卵色一样，以瓷罐或瓷盒盛之。临用时，看人大小虚实而用，小儿丸如麻子大，大人丸如米粒大，均每用三粒，温开水送下。不用热水，热水即作痛。倘积重多年者，上午先食生、熟使君子各三个，下午再服本丸。晚间不可饮食。可置净桶，看其泻下大便，如红药未出，则为积尚未出，饮温酒一杯催之，其药与积自然一同下来。如泻不止，以温粥止之。

【主治】血块、血盅，大人小儿一切积癖。

【宜忌】七日内忌食油、盐。

05955 大红升

《疡科遗编》卷上。为《医宗说约》卷六"红升丹"之异名。见该条。

05956 大红膏（《御药院方》卷十）

【组成】当归（锉）一两　赤芍药一两（锉）　天台乌药一两（锉）　小油半斤（以上三味浸油七日七夜）　没药一两　乳香二两　琥珀一两（以上同研为细末）　沥青一斤　黄丹十两

【用法】上药先将沥青以银石器内慢火熬，铁篦子搅，化开为度，觑时月看硬软，旋旋入浸药油，硬软停当；次入另研药三味搅匀，用绵滤在净水盆内，以手持拔，如锡白色；次入黄丹，再持拔匀，盛在瓷盒内。每用热铁篦子摊在厚软纸上，贴患处。

【主治】从高下坠，落马伤损，瘀血结滞，筋脉拳急，肌肉肿硬，疼痛不可忍者。

05957 大红膏（《御药院方》卷十）

【异名】乳香膏（《普济方》卷三一四）。

【组成】沥青一斤　黄丹十两　乳香二两　油不以多少（添减用）

【用法】上药先用沥青以银器内慢火熬开，铁篦子搅，觑时月看硬软，旋旋入油，硬软恰好；次下乳香搅匀，用绵滤过；次入黄丹，再搅匀，盛在瓷盆子内。每用药时，熁过热铁篦子摊在厚软纸上。先将定痛没药散干捻在痛处，用手擦摩十余遍，然后盖贴大红膏。

【主治】跌扑损伤疼痛。

05958 大红膏（《御药院方》卷十）

【组成】乳香　当归各二两　琥珀　香白芷　没药　白芍　白及　白蔹各一两　沥青十六两　黄丹一两　小油四两　绵子一两　木炭三斤　定瓷碗二只

【用法】上为细末，同沥青放在碗内，用文武火熬，以沥青熔开，次下小油，徐徐下之，看视硬软得所，用绵滤在木盆内，放温，次下丹熬成膏。用时摊于纸上用之。

【主治】折伤。

05959 大红膏（《医方类聚》卷一八八引《医林方》）

【组成】沥青一两　小油二钱

【用法】上将沥青于银石器内慢火熬开，搅多时，看硬软，次下乳香、没药、黄丹、黄蜡，再搅匀，盛瓷瓶内。用时敷之。

【主治】打破损伤。

05960 大红膏（《外科正宗》卷二）

【组成】南星二两　银朱　血竭　消石　潮脑各三钱　轻粉　乳香各二钱　猫头骨一具（煅）　石灰一两（用大黄三钱，切片，同炒至石灰红色，去大黄）

【用法】上为细末，陈米醋熬稠，调药敷核上，三日一换。敷后皮嫩微损者，另换紫霞膏贴之，其核自消。

【主治】瘰疬、痰核、结块，不分新久，但未穿破者。

05961 大红膏（《丁甘仁家传珍方选》）

【组成】蓖麻肉五两（打烂）　嫩松香十两　杏仁霜二两　银朱二两　广丹二两　扫盆二两　茶油夏用一两五钱，冬用二两

【用法】上捣透，千捶成膏，不可太老。外贴之。

【主治】一切痈疽疮疖，未成能消，已成能溃，已溃能拔毒排脓。

05962 大麦汤（《饮膳正要》卷一）

【组成】羊肉一脚子（卸成事件）　草果五个　大麦仁二升（滚水淘洗净，微煮熟）

【用法】上件草果熬成汤，滤净；下大麦仁熬熟，加盐少许，调和令匀，下事件肉。

【功用】温中下气，壮脾胃，止烦渴，破冷气，去腹胀。

05963 大麦汤（《医方类聚》卷一二六引《必用全书》）

【组成】寒食残大麦二升　赤饧二合

【用法】以水七升，煎取五升，去滓，下饧调之。渴即服。

【主治】老人烦渴不止，饮水不定，转渴，舌卷干焦。

05964 大麦面（《卫生总微》卷十三）

【组成】大麦生面（如无，麦蘖或白面炒微香亦得）

【用法】每次一钱，水调服。

【主治】乳食过饱，烦闷腹胀，但欲睡。

05965 大豆丸（《圣济总录》卷一八六）

【组成】大豆黄卷一升（微炒）　熏陆香（研）　白龙骨（研）　黄蜡（酒煮过）各一两　蜜二升　真酥半升　白茯苓（去黑皮）一斤

【用法】上七味，捣研四味为细末，入蜜、蜡、真酥为丸，如鸡子黄大。每日服一丸，空心酒嚼下，食后再服。

【功用】补心气，强力益志。

05966 大豆方（《养老奉亲》）

【组成】大豆二升　白术二两　鲤鱼一斤

【用法】上以水和煮，令豆烂熟。空心常食之。食鱼、豆，饮其汁，尤佳。

【主治】水气胀满，手足俱肿，心烦闷无力者。

05967 大豆汤

《医心方》卷十引《小品方》。为方出《肘后方》卷三，名见《外台》卷二十引《范汪方》"豆酒"之异名。见该条。

05968 大豆汤（《外台》卷二十引《深师方》）

【组成】大豆一升　杏仁一升（去皮尖，熬）　黄耆二两　防风三两　白术五两　木防己四两　茯苓四两　麻黄四两（去节）　甘草四两（炙）　生姜六两　清酒一升

【用法】上切。以水三斗，先煮豆，取一斗，去滓；纳酒及药，煮取七升，分七服，一日一夜令尽。当下小便极利。

【主治】风水气，举身肿满，短气欲绝。

【宜忌】忌海藻、菘菜、桃、李、雀肉、大酢等。

05969 大豆汤（《千金》卷三）

【组成】大豆五升（炒令微焦） 葛根 独活各八两 防己六两

【用法】上㕮咀。以酒一斗二升，煮豆，取八升，去滓；纳药煮取四升，去滓，分六服，日四夜二。

【主治】产后卒中风发病，倒闷不知人；及妊娠挟风，在蓐诸疾。

【方论选录】《千金方衍义》：独活祛风，防己逐湿，葛根解肌，不得大豆紫汤，何得司血气之开合。

05970 大豆汤（《千金》卷二十一）

【组成】大豆 杏仁 清酒各一升 麻黄 防风 木防己 猪苓各四两 泽泻 黄耆 乌头各三两 生姜七两 半夏六两 茯苓 白术各五两 甘遂 甘草各二两

【用法】以水一斗四升煮豆，取一斗，去豆；纳药及酒合煮，取七升。分七服，日四夜三。得小便快利为度，肿消停药，不必尽剂。

【主治】❶《千金》：风水，通身大肿，眼合不得开，短气欲绝。❷《三因》：风气通身大肿，眼合不得开，短气，骨节疼，恶风自汗，其脉浮。

【加减】若小便不利者，加生大戟一升，葶苈二两。

【方论选录】《千金方衍义》：甘遂、防己、乌头、半夏、甘草、生姜专为阴邪逶迤，眼合不开，故用以通阳气，散阴结。且得乌头、半夏、甘遂、甘草反激之大力，可无藉于独活之祛风也。

05971 大豆汤（《圣济总录》卷一四五）

【组成】大豆（炒，去皮） 大黄（炮） 生干地黄（焙） 桂（去粗皮）各一两

【用法】上为粗末。每服三钱匕，水、酒共一盏，煎至七分，去滓温服，不拘时候。

【功用】补伤绝。

【主治】诸骨蹉跌。

05972 大豆汤（《普济方》卷三五○）

【组成】大豆三升（以水六升，煮取一升半，去豆澄清，更煎，取一升） 附子 白术 独活各三两 生姜八两

【用法】上以煮豆水一升，纳药后，添水一斗，煎取五升，入好酒五升合煎，取五升，分五服，日三夜二。与粥间服。

【主治】产后中风，头面手臂通满。

05973 大豆饮（《普济方》卷二七二引《肘后方》）

【异名】大豆酒（《圣济总录》卷一一四）、豆淋酒（《普济方》卷三○三）。

【组成】鸡屎白一升 大豆五升

【用法】和炒令变色，乘热以酒沃之，微煮令豆味出。量性饮之。

【主治】❶《普济方》引《肘后方》：因疮中风。腰脊反张，牙关口噤，四肢强直。❷《圣济总录》：耳聋。

【宜忌】服后宜以热生姜稀粥投之，覆身出汗，勿触风。

05974 大豆饮（《圣济总录》卷十四）

【组成】大豆一升（紧小者）

【用法】以水五升煮，去豆，取汁五合，顿服。汗出佳。

【主治】中风，惊悸恍惚。

05975 大豆饮（《圣济总录》卷三十八）

【组成】大豆 香薷 芦根 枇杷叶（拭去毛，炙） 竹茹 前胡（去芦头） 陈橘皮（去白，焙）各等分

【用法】上㕮咀。每服五钱匕，以水一盏半，加生姜一分（切碎），煎取一盏，去滓温服。

【主治】霍乱。

05976 大豆饮（《圣济总录》卷一六五）

【组成】大豆（炒）一升 小麦半升 蒲黄半两 吴茱萸（炒）一两

【用法】上为粗末。每服五钱匕，水一盏半，煎至八分。去滓温服。

【主治】产后下痢赤白，久不止，身面虚肿。

05977 大豆酒（方出《肘后方》卷三，名见《普济方》卷九十二）

【异名】豆淋酒（《证类本草》卷二十五引《产书》）、豆淋紫酒（《卫生家宝产科备要》卷七）。

【组成】大豆五升（熬令黄黑）

【用法】以酒五升渍，取汁，以物强发开口而灌之。取汗。

【主治】中风口噤口喝，身体强直，角弓反张；风湿顽痹；头风；妇人产后中风诸病。

❶《肘后方》：卒中风，口噤不开。❷《千金》：卒中风，口喝；头破脑出，中风口噤。❸《医方类聚》引《必用全书》：阴证急伤寒。❹《普济方》：头风，伤风湿，身体痛痹。❺《本草纲目》：阴毒腹痛，小便尿血，妇人产后一切中风诸病。

【方论选录】《千金方衍义》：黑大豆去风活血，更兼酒沃，通行经络。产蓐前后，一切虚风关节不利，无不宜之。

【备考】《千金》本方用法：炒豆令焦，以酒淋汁顿服；豆熬，捣末，熟蒸，以酒淋之温服。《卫生家宝产科备要》：豆炒出烟，以好酒浸，即漉出豆，饮之。《医方类聚》引《必用全书》：豆熬熟，下无灰好酒煮沸顿服。《普济方》：豆炒至无声，乘热入清酒中，密泥头七日温服；豆炒极熟，以清酒沃之，旋旋温服。

05978 大豆酒

《圣济总录》卷一一四。为《普济方》卷二七二引《肘后方》"本豆饮"之异名。见该条。

05979 大豆酒（《圣济总录》卷一二九）

【组成】大豆（紧小者）三升 麻子仁（研碎）三升 乌蛇一条（去头尾皮骨，重四两，捶碎）

【用法】上相和令匀，就甑内蒸，临熟去甑底汤，将好酒一斗五升，就甑内中淋，候酒热又淋，凡七八遍，入瓷瓶中密封。候冷，量性饮之。常带酒气佳。

【主治】热毒风肿恶疮，日夜热痛。

05980 大豆散（《医心方》卷三引《效验方》）

【组成】大豆二两（熬令焦） 姜二两 蜀椒二两（去目，汗）

【用法】上为末。酒服一钱匕，每日一次。

【主治】卒中风欲死，口不开，身不得着席。

【备考】《圣济总录》本方用法：每服一钱匕，温酒调下，日夜各二次，汗出即愈。

05981 大豆散（《千金》卷二十一）

【组成】乌豆一斗

【用法】熬令香，勿令大熟，去皮，为细末，筛下。饧、粥皆得服之，初服一合。稍加之。若服初多，后即嫌臭。服尽则更造，取愈止。

【主治】久水，腹肚如大鼓者。

【宜忌】不得食肥腻，渴则饮羹汁；慎酒、肉、猪、鸡、鱼、生冷、酢滑、房室。得食浆、粥、牛、羊、兔、鹿肉，此据大饥渴得食之，可忍，亦勿食也。其所禁之食，常须少噉，莫恣意咸物、诸杂食等。

【方论选录】《千金方衍义》：黑大豆粥虽有清热解毒之功，毕竟气味壅浊，如何可治水肿腹大？以意推之，当是百药毒发，乃为合剂。

05982 大豆散（《圣济总录》卷八十）

【组成】大豆黄（醋拌，炒干）　大黄（微煨，去皮）各一两

【用法】上为散。每服二钱匕，临卧时煎葱、橘皮汤调下。平明以利大肠为度。

【主治】水病通身肿满，喘急，大小便涩。

05983 大豆散（《鸡峰》卷十九）

【组成】大豆一升（炒焦，去皮）　白术二两

【用法】上为细末。米饮调下二钱，不拘时候。

【功用】消滞气，去湿。

【主治】水气。

05984 大豆煎（《医心方》卷十引《经心录》）

【组成】生桑根白皮（入土一尺者，细切）三升　大豆一斗

【用法】以水六斗，煮取一斗，去滓；下生姜汁二升更煎，取汁四升，每服五合，日三夜一。以知为度。

【主治】风水。

05985 大豆煎（《医心方》卷八引唐临方）

【组成】大豆一升（净择）　榖树皮一握　橘皮三两　桑根白皮二握　紫苏茎一握

【用法】先以水四斗煮大豆，取二斗汁，去滓，待清；别以清酒七升，共豆汁合煮前件药，取七升，分为三服。如气力强者，每日二三次；力弱者，每日一次。

【主治】脚气，手足肿满洪直者。

【宜忌】肿消后忌食大醋。

05986 大豆煎

《千金》卷二十一。为方出《肘后方》卷三，名见《外台》卷二十引《范汪方》"豆酒"之异名。见该条。

05987 大豆煎（《圣济总录》卷七）

【组成】大豆（紧小者）二升（洗净）　生姜汁一合

【用法】上先用水五升煮豆，至二升，绞去豆，入姜汁，慢火煎如稀膏。空心、食后、夜卧时各用一匙，细细含咽；甚者用竹沥二合调服。

【主治】中风，失音不语。

05988 大豆膏（《圣济总录》卷一四四）

【组成】大豆（略炒，去皮）不拘多少

【用法】上为细末，生姜汁调如膏。涂肿处，频易之。

【主治】伤折，皮肉破裂，风伤成肿。

05989 大志丸（《医学入门》卷七）

【组成】人参　茯神　芦荟　琥珀　蔓荆子各五钱　川芎　生地　熟地　茺蔚子　蝉蜕各一两　车前子　细辛　白蒺藜　远志各七钱半　全蝎五枚

【用法】上为末，炼蜜为丸，如梧桐子大。每服五十丸，空心粥饮送下，临卧菖蒲煎汤送下。

【功用】清心益肝，明目退翳。

05990 大苍散（《普济方》卷六十九）

【组成】苍术（大者）

【用法】切作两片，于中穿一孔，入盐实之，湿纸裹，烧存性，取出研细。以此揩之。去风涎即愈，以盐汤漱口。

【主治】牙床风肿。

05991 大还丹（《内外科百病验方大全》）

【组成】淫羊藿（剪去边毛，羊油炒）十两　地黄（酒浸，九蒸九晒）十二两　金樱（去心毛，酒浸）　破故纸（酒浸）　仙茅（酒浸）各八两　当归（酒浸）　石斛（酒浸）各六两　菟丝子（酒洗）五两　麦冬（去心，炒）　白菊花各四两二钱　杜仲（盐水炒）　肉苁蓉（酒洗，去筋膜，焙干）　山萸肉（酒浸）　枸杞子（酒浸）　锁阳（酒浸）　真山药（炒）　白蒺藜（砂锅炒）　沙苑蒺藜（炒）各四两　续断（炒）　青盐各三两二钱　巴戟肉（酒洗）　白茯苓　牡丹皮（炒）　小茴香（酒浸）　楮实子（酒浸）　覆盆子（酒浸）　淮牛膝（酒浸）　远志肉（甘草水炒）　泽泻（炒）　石菖蒲（炒）各三两　天冬（晒干）二两一钱　北五味（炒）二两　葫芦巴（酒浸）二两　核桃肉一斤（又名胡桃）　猪腰子十二个　羊腰子十二个

【用法】上药各为细末，将腰子切开，以药塞满为度，不必尽入，麻绳缚定，放蒸笼内蒸熟，晒干，连腰子捣成细末；用白蜜六七斤炼熟，和药为丸，如梧桐子大。每早、晚用二三钱，淡盐汤送下。

【功用】水火兼补，壮元阳，暖丹田，益精神，饮食加增，筋力强健，百证不生。

05992 大皂丸（《解围元薮》卷四）

【组成】皂角二十片（刮去黑皮，酒炙黄）

【用法】上为末，另以皂角十片捣取汁，炼膏为丸，如梧桐子大。每服三十丸，空心酒送下。

【主治】大风诸恶危证。

05993 大龟丸（《外科启玄》卷十二）

【组成】大乌龟一个（重一斤多）　雄黄五钱　胡椒三钱　川山甲三钱

【用法】上为末，入龟颈内，以麻绳横缚定，勿令头出，面裹严，外用盐泥固济，火煅红透，取出为末，炼蜜为丸。每服五十丸，酒送下。

【主治】瘰疬毒。

05994 大应丸（《圣济总录》卷四十四）

【组成】巴豆十五粒（去皮，浆水一盏，煮干为度）　大黄（蒸熟）一分　五灵脂（炒）　青橘皮（炒）各半两

【用法】上为细末，面糊为丸，如绿豆大。每服七丸，食后、临卧生姜汤送下。

【主治】脾胃虚寒，宿食不消，壮热憎寒，头目重痛。

05995 大冶汤（《医林纂要》卷十）

【组成】当归四两　生地黄三两　玄参三两　人参二两　麦门冬二两　白术五钱　生甘草三钱　地榆一两　三七五钱　续断五钱　刘寄奴三钱　乳香三钱　没药三钱　花蕊石二钱

【用法】上分六剂,水煎服。

【主治】金创及杀伤而气未绝,血流过多,口渴欲死者。

【宜忌】刀伤作渴,切忌饮冷水,以血伤虚火,灭其火则气绝。

【加减】血冲心,加生熟蒲黄;破血伤风,加防风、荆芥(炒黑);如刀箭有毒,加黑豆、炙甘草。

【方论选录】方中当归、生地黄、玄参三味为滋阴补血去热之主药;人参、麦门冬、白术、生甘草四味补气以帅血,气充而后血滋;不用黄耆者,耆行卫气,恐使血外行,反不得止也;地榆、三七二味以止血;续断、刘寄奴、乳香、没药、花蕊石五味皆以护里止血,祛瘀生新而长肉。此为金伤重绝者治,故大补其气血,而加以止血除热、去瘀生新、生肌止痛之药,如大冶铸金,合之可无衅漏矣。

05996 大补丸(《宣明论》卷十二)

【组成】陈韭子 陈萝卜子(以上炒) 蕤仁(去皮)各半两 川山甲七片(用酒炙) 麝香少许

【用法】上为细末,炼蜜为丸,如樱桃大。每服一丸,食前、空心温酒送下。

【主治】男子脾肾不足,不问久新者。

05997 大补丸(《三因》卷十三)

【异名】苁蓉大补丸(《局方》卷五续添诸局经验秘方)

【组成】木香(炮) 附子(炮,去皮脐) 茴香(炒) 苁蓉(酒浸) 川椒(炒去汗)各十两 桃仁(炒,去皮尖) 葫芦巴 牛膝(酒浸) 巴戟(去心) 五味子 黄耆 白蒺藜(炒,去刺) 泽泻各五两 羌活 槟榔 天麻 川芎 桂心各二两

【用法】上为末,炼蜜为丸,如梧桐子大。每服三五十丸,空心盐汤、盐酒任下。

【主治】元脏虚惫,血气不足,白浊遗泄,自汗自利,口苦舌干,四肢羸瘦;妇人诸虚。

05998 大补丸(《丹溪心法》卷三)

【组成】川黄柏(炒褐色)

【用法】水为丸服。气虚以补气药下,血虚以补血药下,并不单用。

【功用】❶《丹溪心法》:去肾经火,燥下焦湿。❷《景岳全书》:去阴火。

【主治】❶《丹溪心法》:筋骨软。❷《张氏医通》:阴火亢极,足胫疼热,不能久立,及妇人火郁发热。

【方论选录】《医方考》:柏皮味苦而厚,为阴中之阴,故能制肾经冲逆之火,火去则阴生,故曰大补。王冰曰:壮水之主,以制阳光,此之谓也。

【备考】《景岳全书》本方用法:米粥为丸,血虚,四物汤送下;气虚,四君子汤送下。《张氏医通》本方用法:炼蜜为丸,如梧桐子大。每服二钱,空心醇酒下。如服之不应,每斤加厚肉桂一两。

05999 大补丸(《丹溪心法》卷三)

【异名】大补阴丸(《医学正传》卷三)

【组成】黄柏(炒褐色) 知母(酒浸,炒)各四两 熟地黄(酒蒸) 龟版(酥炙)各六两

【用法】上为末,猪脊髓、蜜为丸。每服七十丸,空心盐白汤送下。

【功用】降阴火,补肾水。

【主治】肝肾不足,阴虚火旺的骨蒸潮热,盗汗遗精,尿血淋浊,腰膝酸痛;或咳嗽咯血,烦热易饥,眩晕耳鸣,舌红少苔,脉细数等。亦用于甲状腺功能亢进、肾结核、骨结核、糖尿病等属阴虚火旺者。

❶《摄生众妙方》:遗精,尿血。❷《明医指掌》:肾虚腰痛。❸《医方集解》:水亏火炎,耳鸣耳聋,咳逆虚热,肾脉洪大,不能受峻补者。❹《张氏医通》:阴虚燥热。❺《会约》:肾水亏败,小便淋浊如膏,阴火上炎,左尺空虚者。❻《中医方剂学》:肝肾阴虚,虚火上炎。骨蒸潮热,盗汗遗精,咳嗽咯血,心烦易怒,足膝疼热或酸软,舌红少苔,尺脉数而有力。❼《医方发挥》:甲状腺功能亢进、肾结核、骨结核、糖尿病等属阴虚火旺者。

【宜忌】❶《删补名医方论》:虽有是证,若食少便溏,则为胃虚,不可轻用。❷《医方论》:此治阴火炽盛以致厥逆者则可,至内伤虚热,断不可用。

【方论选录】❶《医方集解》:此足少阴药也,四者皆滋补肾阴之药,补水即所以降火,所谓壮水之主,以制阳光是也。加脊髓者,取其能通肾命,以骨入骨,以髓补髓是也。❷《古方选注》:丹溪补阴立法,义专重于黄柏,主治肾虚劳热,水亏火炎,以之治虚火呃逆,亦为至当。第肝肾之气,在下相凌,左肾属水,不能自逆,而右肾为相火所寓,相火炎上,挟其冲气,乃能逆上为呃。主之以黄柏,从其性以折右肾之相火,知母滋肾水之化源,熟地固肾中之元气,龟版潜通其脉,伏藏冲任之气,使水不妄动。治虚呃用参术汤下之者,人之阴气,依胃为养,胃土伤损,则相火直冲清道而上,此土败于相火之贼,当崇土以制龙雷之火也。❸《删补名医方论》:是方能骤补真阴,承制相火,较之六味功效尤捷。盖因此时以六味补水,水不能遽生,以生脉保肺,金不免犹燥,惟急以黄柏之苦以坚肾,则能制龙家之火,继以知母之清以凉肺,则能全破伤之金。若不顾其本,则病去犹恐复来,故又以熟地、龟版大补其阴,是谓培其本,清其源矣。❹《血证论》:苦寒之品,能大伐生气,亦能大培生气,盖因虚火旺者,非此不足以泻火滋阴。夫人之生气根于肾,此气全赖水阴含之,若水阴不足,则阳气亢烈,烦逆痿热。方用知、柏折其亢,龟版潜其阳,熟地滋其阴,阴足阳秘,而生气不泄矣。❺《成方便读》:治肾水亏极,相火独旺,而为梦遗、骨蒸、痨瘵等证。夫相火之有余,皆由肾水之不足,故以熟地大滋肾水为君。然火有余则少火化为壮火,壮火食气,若仅以滋水配阳之法,何足以导其猖厥之势,故必须黄柏、知母之苦寒入肾,能直清下焦之火者,以折服之。龟为北方之神,其性善藏,取其甘寒益肾,介类潜阳之意,则龙雷之火自能潜藏勿用。猪为水畜,用骨髓者,取其能通肾命,以有形之精髓而补之也。和蜜为丸者,欲其入下焦,续以奏功也。

【临床报道】❶女童单纯性乳房早发育:《中国药业》[2008,17(16):66]用大补阴丸治疗女童单纯性乳房早发育43例,结果:1个月和2个月后治疗组乳房肿块消退率为88.37%和95.35%。❷女性更年期综合征:《中国中药杂志》[2004,29(4):374]用大补阴丸治疗女性更年期综合征60例,对照组用更年安片治疗30例。结果:治疗组总有效率95%;对照组总有效率83.3%,治疗组疗效优于对照组($P<0.05$)。

【现代研究】❶ 对空肠弯曲杆菌致敏小鼠的免疫调节作用：《中草药》[2005,36(3):413]实验结果表明：大补阴丸可明显减轻空肠弯曲杆菌 CJ-S$_{131}$ 致敏小鼠肝脏自身免疫性炎症反应，而且可降低血清中 ds-DNA、ss-DNA 抗体水平。表明大补阴丸对 CJ-S$_{131}$ 所致自身免疫反应有改善作用。❷ 对实验性甲亢大鼠胸腺病理改变的影响：《世界中西医结合杂志》[2008,3(6):322]试验结果表明：用左甲状腺素钠（优甲乐）灌服造成大鼠甲亢模型，观察大补阴丸（汤剂）不同剂量内服对大鼠胸腺病理改变的影响。结果：大补阴丸低、中剂量组和西药组胸腺厚度明显增加，细胞数目增多，密度增大，网状细胞散在、成熟，小血管丰富充血，可见胸腺小体，其中大补阴丸高剂量组胸腺组织结构同正常组基本相同。结论：大补阴丸能改善甲亢大鼠胸腺病理改变。

【备考】本方方名，《本草纲目》引作"补阴丸"。

06000 大补丸

《普济方》卷二一七引《仁存方》。为《局方》卷五（续添诸局经验秘方）"十补丸"之异名。见该条。

06001 大补丸（《医学集成》卷三）

【组成】黄耆 人参 焦术 熟地 当归 文蛤

【用法】上为末，为丸服。外用附子研末，口津作饼如钱厚，贴患处，灸至微热又另换，以直至肉平为度。随用补药作膏贴。

【主治】痔疮日久成漏。

06002 大补丸（《万氏家抄方》卷四）

【组成】赤、白何首乌（大者）各四两（用黑豆拌蒸） 人参二两 黄耆三两（蜜炙） 白术二两（炒） 白茯苓三两 当归四两（酒洗） 熟地四两（酒蒸） 白芍二两（酒炒） 牛膝二两（酒洗） 杜仲二两（去皮，酒炒去丝） 山茱萸（去核）二两 五味子一两 白龙骨（煅）一两 菟丝子四两（酒煮，炒） 石莲肉（去壳净）二两 陈皮二两 黄柏四两（盐、酒炒） 胡桃肉三两 知母二两（盐、酒炒） 虎胫骨二两（酥炙） 龟版二两（酥炙）

【用法】炼蜜为丸，如梧桐子大。每服百丸，空心盐汤送下。

【功用】乌须发，补肾肾，固元阳，生血气。

06003 大补丸（《育婴秘诀》卷二）

【组成】黄耆（炙） 人参 白术 白茯苓 甘草（炙） 当归（酒洗） 川芎 白芍（酒炒） 半夏（泡） 陈皮各二钱 川乌（炮）三分

【用法】上为末，酒糊为丸。姜汤送下。更灸曲池、三里、绝骨、肩髃各二七壮；若口眼逆向一边者，灸颊车穴，左灸右，右灸左。

【功用】补脾行痰。

【主治】脾胃虚弱，痰涎流注经络，瘫病在右，手足缓而不能举。

06004 大补丸

《金鉴》卷四十五。为《普济方》卷二二四引《圣济总录》"大五补丸"之异名。

06005 大补丸

《履霜集》卷二。为原书同卷"大补益母丸"之异名。见该条。

06006 大补汤（《千金翼》卷六）

【组成】当归 干地黄 半夏（洗去滑） 桂心各三两 吴茱萸一升（一本无） 人参 麦门冬（去心） 芎䓖 干姜 甘草（炙） 白芷各二两 芍药四两 大枣四十枚（擘）

【用法】上㕮咀。以水一斗，煮取三升，分三服。

【主治】产后虚不足，少气乏力，腹中拘急痛；诸疾痛，内崩伤绝，虚竭里急，腰及小腹痛。

06007 大补汤（《万氏家抄方》卷六）

【组成】人参 黄耆 当归 牛蒡 甘草 连翘 官桂

【用法】上㕮咀。白水煎服。

【主治】❶《万氏家抄方》：痘疮破损，灌脓作痛，出血不止，脓水不干。❷《痘疹全书》：痘疹，正气不足而不能成痂者。

06008 大补汤（《片玉心书》卷五）

【组成】当归 人参 黄耆 白芍 生地 甘草（炙） 白术 白茯苓 川芎

【用法】熟附子一片，浮小麦一撮为引，水煎服。

【主治】❶《片玉心书》：慢惊危症，自汗，遍身俱有，其冷如冰。❷《种痘新书》：痘疹气血两虚者。

06009 大补汤（《幼科指南》卷下）

【组成】人参 黄耆 白术 茯苓 甘草 当归 川芎 生地 亦芍 连翘

【用法】生姜、大枣为引，水煎服。已溃者，内服大补汤，外涂紫金丹。

【主治】小儿生痈毒，疔肿已溃者。

【备考】《幼幼集成》本方有白芷。

06010 大补汤（《准绳·女科》卷五）

【组成】当归头 大川芎 大白术 白芍药 白茯苓（多） 人参（多） 黄耆（多） 五味子 熟地黄 干姜（上下） 甘草（少）

【用法】上锉散，水煎服。

【主治】产后百日外，面青，浮肿，唇白，气急有汗，乃大虚之证。

【加减】服此二帖不退，即加川乌、木香（另磨入服）；有泻，加诃子、肉豆蔻、粟壳。

06011 大补汤（《玉案》卷六）

【组成】人参 白术 白茯苓 甘草 当归 川芎 白芍 熟地 黄耆 肉桂 白芷 连翘 金银花各等分

【用法】水煎，温服。

【主治】痘毒流脓不止，气血两虚。

06012 大补汤（《痘疹全书》卷下）

【组成】人参 黄耆 当归 川芎 白芍 白芷 牛蒡（炒） 官桂 连翘 甘草

【用法】白水煎服。外用绵茧散敷之。

【主治】痘疮收靥之后，内有不着痂者，内蚀肌肉，脓血日久不干，或时作痛。

06013 大补汤（《痘疹全书》卷下）

【组成】人参 黄耆 生地 甘草 当归 川芎 白芍 桂心 木香 青皮

【用法】水煎服。

【主治】女子痘疹起发至泡浆数日，忽然行经，恐血出里寒而生陷伏之变。

06014 大补汤（《痘疹全书》卷下）

【组成】人参 当归 黄耆 熟地 川芎 桂心 炙甘草

【用法】水煎服。

【主治】孕妇正产时出痘。

【加减】虚甚者，加熟附子；腹中不和，有滞气者，加青皮、木香。

06015 大补汤（《痘疹全书》卷下）

【组成】人参 黄耆 熟地 当归 川芎 白术 白芍（酒炒） 木香 官桂 甘草 白茯苓 青皮

【用法】水煎，入烧人屎服。

【主治】妇人产后，遇天行出疹痘者。

【加减】发热，加酒炒升麻、葛根；出大甚，加连翘、大力子；虚甚者，加熟附子；自利，加诃子；寒月，加桂。

06016 大补汤（《种痘新书》卷八）

【组成】黄耆 人参 当归 官桂 牛子 连翘 甘草 茯苓

【用法】水煎服。外敷绵茧散。

【主治】痘损破，溃脓作痛，不干脓水者，名麻蚀疮。

06017 大灵丹（《赤水玄珠》卷二十八）

【组成】滑石（飞过）三两 雄黄（飞过） 犀角各三钱 辰砂（飞过）三钱半 牛黄 冰片各一钱 麝香五分

【用法】上为极细末。用升麻、甘草、防风、薄荷、灯草、牛子、红花、紫草、黄连各三钱，水二碗，煎至半碗，细绢滤去滓，加蜜四两同熬，滴水成珠，和前药为丸，如小龙眼大，金箔为衣。每服一丸，灯心汤送下；暑月冷水化下。

【主治】痘疮，壮热癫狂，惊搐谵语，红紫斑焦干陷，一切恶症。

06018 大灵丹（《玉案》卷五）

【组成】当归身 人参各四两 阿胶三两 川芎 牡蛎 天麻各一两八钱 生地 丹皮 续断 何首乌（九蒸九晒） 山栀（炒黑）各二两 甘草八钱

【用法】上为末，炼蜜为丸。每服三钱，空心白滚汤送下。

【主治】妇人一切赤白带下，因此久不孕育，及诸虚百损。

06019 大附丸（《三因》卷十六）

【异名】葱附丸（《医方类聚》卷八十一引《济生》）、葱涎丸（《医方类聚》卷八十一引《澹寮》）。

【组成】大附子（炮，去皮脐）一枚

【用法】上为末，葱汁糊丸，如绿豆大。每服十丸至十五丸，茶清送下。

【主治】元气虚壅上攻，偏正头痛不可忍者。

06020 大附方（《普济方》卷六十四）

【组成】大附子一枚（炮令裂，削去皮。乌头亦得）

【用法】上切如豆。每含一块，咽汁。一方蜜涂炙坼，含之咽汁，甜尽更涂蜜炙，准前含咽之。

【主治】咽喉肿痛极盛，语声不出者，及喉痹毒气，咽门闭不能咽。

【宜忌】忌猪肉、冷水。

06021 大附散（《魏氏家藏方》卷四）

【组成】附子（炮，去皮脐） 人参（去芦） 茯苓（白者，去皮） 白术（炒） 金钗石斛（洗净，锉细，酒拌微炒） 山药 黄耆（蜜水或盐水炙） 当归（去芦尾，酒浸） 川芎各一两 木香（不见火） 甘草（炙）各半两

【用法】上为细末。每服二钱，水一盏半，加生姜三片，枣子一个，煎至七分，空心食前服。

【主治】真阳不足，脏气虚弱，荣卫损耗。

【加减】虚弱人伤风，加葱白三寸；盗汗，加小麦三五十粒同煎。

06022 大青丸（《千金翼》卷十五）

【组成】大青 麦门冬（去心） 香豉各四两 石膏（研） 葶苈子（熬） 栀子 栝楼根 枳实（炙） 芍药 知母 茯苓 大黄 黄耆 黄芩 甘草（炙）各二两

【用法】上为末，炼蜜为丸，如梧桐子大。每服五丸，以饮送下，一日二次。五日不知，则更服之，以知为度。

【主治】服寒食散发动，积年不解，不能食，羸瘦欲死者。

06023 大青丸（《圣惠》卷三十五）

【组成】大青一两 黄芩半两 蚤休半两 黄药半两（锉） 黄连半两（去须） 蔷薇根皮一两（锉） 川升麻半两 栝楼根半两 知母半两 石青半两（细研） 马牙消一两

【用法】上为末，炼蜜为丸，如酸枣大。绵裹一丸，含咽津。

【主治】咽喉肿痛，上焦实热，口舌生疮。

06024 大青丸（《圣济总录》卷一一五）

【组成】大青 大黄（锉，炒） 栀子（去皮） 黄耆（锉） 升麻 黄连（去须）各一两 朴消二两

【用法】上为末，炼蜜为丸，如梧桐子大。每服三十丸，空心温水送下。

【主治】脑热，脑脂流下，塞耳成聋。

06025 大青丸（《圣济总录》卷一一七）

【组成】大青（去根） 甘草（炙、锉） 枳壳（去瓤，麸炒） 苦参（锉）各三分 黄连（去须） 生干地黄（焙） 升麻各一两

【用法】上为末，炼蜜为丸，如梧桐子大。每服二十丸，食后热水送下，一日二次。

【主治】心脾中热，口糜生疮，乍发乍退，久不瘥。

06026 大青丸（《永乐大典》卷九七八引《聚宝方》）

【组成】天麻 水银（另研） 朱砂 天南星（炮） 铁粉 白附子 硇砂 好墨 僵蚕各一钱 金箔五片 银箔七片 轻粉半钱 黑附子 全蝎（麸炒） 粉霜各二钱 半夏十八个（姜浸） 脑子 麝香 雄黄（酒煮）各三钱 蜈蚣一条（盐汤洗去土）

【用法】上为末，酒糊为丸，如梧桐子大。每服一丸，薄荷、蜜水磨下。急慢惊痫等疾，量大小用。如寻常潮热、惊热、风热温壮，或变蒸，一丸可作两服。

【主治】小儿急慢惊痫。

【宜忌】伤寒不得用。

【备考】本方名大青丸，但方中无大青。疑脱。

06027 大青丸（《卫生总微》卷五引许宣赞方）

【组成】青黛（炒）五钱 蜈蚣一对（全者，微炒） 蝎二十一个（全者，微炒） 巴豆二十个（去皮心膜，出油尽用）

【用法】上为末，用鹅梨汁煎，绿豆粉作糊为丸，如豌豆大。每服一丸，酒一匙，水一匙，乳食前用薄荷汁少许同化下。

【主治】食痫发搐及有惊积者。

06028 **大青丸**（《直指附遗》卷三）

【组成】薄荷 甘草 栀子 黄芩 黄连各三钱 大黄八钱 玄明粉 连翘各六钱

【用法】上为细末，用青蒿自然汁为丸，如绿豆大，用雄黄为衣；治杂病发热者，朱砂、青黛为衣。每服五六十丸，白汤送下。

【主治】时行瘟疫发热，并劳役发热，上膈一切结热。

06029 **大青丹**（《普济方》卷三七三引《医方妙选》）

【组成】蝎梢一分 白附子一分 白僵蚕一分 干虾蟆二个（烧灰） 木香一分 槟榔一分（以上捣罗为细末） 次入：青黛一分（研） 续随子一分（研）

【用法】上拌匀，用糯米饭为丸，如黍米大。每服十粒，点麝香、薄荷汤下。

【主治】小儿惊风潮发，荏苒不瘥。

【备考】方中青黛、续随子二药之后原无"研"字。据《永乐大典》补。

06030 **大青丹**

《普济方》卷三七三。即《得效》卷十一"大青膏"。见该条。

06031 **大青汤**（方出《肘后方》卷二，名见《外台》卷二引《深师方》）

【异名】大青四物汤（《活人书》卷十八）、阿胶汤（《圣济总录》卷二十七）、阿胶大青汤（《古今医彻》卷一）。

【组成】大青四两 甘草 胶各二两 豉八合

【用法】以水一斗，煮二物，取三升半，去滓；纳豉煮三沸，去滓，乃纳胶。分作四服。尽又合。

【功用】❶《外台》引《深师方》：止下痢。❷《千金》：除热，止吐泻。

【主治】伤寒，热病，发热多日，汗、吐、下不解；或下利不止，或发黄疸，或发斑疹，烦躁不安者。

❶《肘后方》：伤寒、时疫、温病得至七八日，发汗不解，及吐下大热。❷《外台》引《深师方》：伤寒劳复。❸《千金》：下利不止，斑出。❹《普济方》：伤寒一二日及十余日，发黄疸，斑出，烦躁不得卧。

【宜忌】《外台》引《深师方》：忌菘菜、海藻。

【方论选录】《千金方衍义》：大青乃蓝之一种，善解陷伏至阴之邪；豆豉专搜少阴不正之气；阿胶滋血润燥；甘草解毒和中。不特为阳毒发斑之专药，一切时行温热汗吐不解，下利不止，并得用之，取其解散阴经热毒也。

06032 **大青汤**（《肘后方》卷二）

【组成】大青四两 甘草三两 胶二两 豉八合 赤石脂三两

【用法】以水一斗，煮取三升，分三服。尽更作，日夜两剂，愈。

【主治】热病不解，而下痢困笃欲死者。

06033 **大青汤**（《外台》卷三引《延年秘录》）

【组成】大青三两 栀子二七枚（擘） 犀角（屑）一两 豉五合

【用法】上切。以水五升，煮取二升，分三次服。

【主治】天行壮热头痛，遍身发疮如豌豆者。

06034 **大青汤**（《伤寒总病论》卷三）

【组成】大青叶 秦艽 吴兰 升麻 茅苣 栝楼根

各二分 甘菊一分 石膏三分 竹沥二合 朴消三分

【用法】上㕮咀，分二帖。每服一贴，水二升半，煎至一升二合，去滓，下竹沥、朴消，分温四服。

【主治】时行头痛，心如醉状，面爱向黑处，不欲见人，此为里热不散，甚则狂走赶人。

【如减】肉色黄，加茵陈六分；面似火，加栀子十四枚。

06035 **大青汤**

《圣济总录》卷二十六。为《圣惠》卷十三"大青散"之异名。见该条。

06036 **大青汤**（《圣济总录》卷二十七）

【组成】大青二两 秦艽（去苗土）一两 犀角（镑） 山栀子仁 甘草（炙，锉） 黄连（去须）各半两

【用法】上为粗末。每服五钱匕，水一盏半，加豉一百粒，薤白一寸，煎至八分，去滓，食前温服。

【主治】阳毒伤寒，烦躁不解，或下利危困。

06037 **大青汤**（《圣济总录》卷五十）

【组成】大青（锉）三分 麻黄（去根节） 石膏（碎） 芒消 黄柏（去粗皮） 生干地黄（焙）各一两半 枳壳（麸炒，去瓤） 赤茯苓（去黑皮）各一两

【用法】上为粗末。每服三钱匕，水一盏半，加苦竹叶十片，煎至八分，去滓温服。

【主治】大肠热满，肠中切痛，或生鼠乳，大便不通。

06038 **大青汤**（《圣济总录》卷五十四）

【组成】大青三两 百部根五两 紫菀（去苗土） 茜根 黄芩（去黑心）各二两 生干地黄（焙） 白前 五味子（炒） 甘草（生）各一两

【用法】上为粗末。每服三钱匕，水一盏，煎至七分，去滓，食后温服。以知为度。

【主治】上焦气胜，热结头痛。

06039 **大青汤**（《圣济总录》卷一六八）

【组成】大青半两 大黄（锉，炒）一分 甘草（炙）半两 麻黄（去根节）半两

【用法】上为粗末。二三岁儿每服半钱匕，以水半盏，煎至三分，去滓，食后服，相继三服。

【主治】小儿诸热，服药吐利后，身壮热，精神昏昧，或微利而内有热结。

06040 **大青汤**（《圣济总录》卷一七四）

【组成】大青 鳖甲（醋炙，去裙襕） 赤芍药各半两 当归（切，焙） 茵陈蒿 麻黄（去节，煎去沫，焙） 猪苓（去黑皮）各一分

【用法】上为粗末。每服半钱匕，水半盏，煎至三分，去滓温服，每日三次。

【主治】小儿诸疟。

06041 **大青汤**（《圣济总录》卷一八〇）

【组成】大青三分 黄连（去须）三分

【用法】上为粗末。每服半钱匕，以水半盏，煎至二分，去滓，食后服。

【主治】小儿口疮。

06042 **大青汤**

《济生》卷五。为《圣济总录》卷一二四"泻脾大青汤"之异名。见该条。

06043 大青汤（《痘疹心法》卷二十三）

【组成】大青　玄参　生地黄　石膏　知母　木通　甘草　地骨皮　荆芥穗各等分

【用法】上锉细。水一盏，加淡竹叶十二片，煎七分，去滓温服，不拘时候。

【主治】斑疹火毒。

06044 大青汤（《痘疹全书》卷下）

【组成】元参　大青　桔梗　人中黄　知母　升麻　石膏　栀子仁　木通

【用法】水煎，调烧人屎服之。

【主治】麻疹之出，浑身如锦纹黑斑者。

【加减】便闭者，加酒蒸大黄。

06045 大青汤（《家庭治病新书》引《医通》）

【组成】大青三钱　元参　山栀各二钱　黄芩一钱　黄柏一钱五分　黄连六分　甘草八分

【用法】水煎服。

【主治】伤寒久热不解者。

06046 大青汤（《杂病源流犀烛》卷二）

【组成】大青（无大青，以青黛代之）　木通　元参　桔梗　知母　山栀　升麻　石膏

【用法】水煎，调路东黄土末二三钱服之。

【主治】疹出为风寒所中，毒邪内陷，一日即没者。

【加减】大便结闭，口干腹胀，身热烦躁者，此为热秘，加酒炒大黄。

06047 大青汤（《痧喉汇言》）

【组成】大青三分　知母八分　荆芥一钱　木通六分　石膏四钱　生地三钱　甘草六分　地骨皮二钱　元参一钱

【用法】水煎，热服。

【主治】喉痧得透，惟口渴烦躁，小便短少，热盛舌绛。

06048 大青饮（《圣济总录》卷三十四）

【组成】大青一两（茎叶紫者是，不紫即是远志，不可用也。如无真者，以青黛代之）　大黄（醋炒）　赤芍药　常山（细锉，炒）　甘草（炙）　龙胆（去土）各半两

【用法】上为粗末。每服五钱匕，用水一盏半，煎至八分，去滓温服。气盛热多宜服，得利或热稍退即止。

【主治】瘅疟，积热痰盛，寒少热多，但热不寒，烦躁引饮。

【宜忌】人素有冷疾，年四十以上者，虽有热证，不宜多服。

06049 大青饮（《圣济总录》卷一一八）

【组成】大青（去根）一两　吴蓝（去根）半两　石膏（研）一两　芍药一两

【用法】上为粗末。每服三钱匕，以水一盏，加葱白、盐豉各少许，煎至六分，去滓，临卧温服。

【主治】伤寒后，口生疮，咽喉肿塞。

06050 大青散（《普济方》卷二九九引《肘后方》）

【组成】黄芩　芍药　羚羊角（屑）　苦竹叶　黄柏　大青　升麻各二两

【用法】上切。以水七升，煎取二升，去滓，纳蜜二合搅，含冷吐，愈。

【主治】口疮。

06051 大青散（《圣惠》卷九）

【组成】大青三分　柴胡一两（去苗）　栀子仁一分　川升麻三分　知母三分　石膏一两　甘草三分（炙微赤，锉）

【用法】上为散。每服四钱，以水一中盏，加生姜半分，煎至六分，去滓温服，不拘时候。

【主治】伤寒六日，心躁烦闷，四肢疼痛，小腹满急。

06052 大青散（《圣惠》卷十）

【组成】大青三分　远志三分（去心）　川升麻一两半　柴胡一两（去苗）　黄芩一两　犀角屑三分　人参三分（去芦头）　甘草半两（炙微赤，锉）　芦根半两（锉）

【用法】上为粗末。每服四钱，以水一中盏，煎至五分，去滓温服，不拘时候。

【主治】伤寒邪热在胃，谵言妄语，身体壮热。

06053 大青散（《圣惠》卷十）

【组成】大青一两半　川升麻二两　甘草二两（炙微赤，锉）

【用法】上为散。每服五钱，以水一大盏，加豉小半合，煎至五分，去滓温服，不拘时候。

【主治】伤寒身面发斑。

06054 大青散（《圣惠》卷十）

【组成】大青　栀子仁　川大黄（锉碎，微炒）　犀角屑　川升麻　甘草（炙微赤，锉）各一两

【用法】上为散。每服五钱、以水一大盏，煎至五分，去滓温服，不拘时候。

【主治】伤寒壮热头痛，遍身发疮如豌豆。

06055 大青散（《圣惠》卷十三）

【异名】大青汤（《圣济总录》卷二十六）。

【组成】大青一两　甘草一两（炙微赤，锉）　阿胶一两（捣碎，炒令黄燥）　赤石脂一两　栀子仁半两

【用法】上为散。每服五钱，以水一大盏，加豉五十粒，薤白三茎，煎至五分，去滓温服，不拘时候。

【主治】伤寒烦热不解，下痢困笃。

06056 大青散（《圣惠》卷十四）

【组成】大青二两　甘草一两（炙微赤，锉）　阿胶一两（杵碎，炒令黄燥）　豉三两　白术一两　陈橘皮一两（汤浸，去白瓤，焙）

【用法】上为粗散。每服五钱，以水一大盏，煎至五分，去滓温服，不拘时候。

【主治】伤寒后，劳复壮热，肢节不利。

06057 大青散（《圣惠》卷十五）

【组成】大青一两　蓝叶三分　川升麻三分　秦艽一两（去苗）　栝楼根一两　川芒消一两半　茵陈三分　栀子仁半两　甘草半两（炙微赤，锉）

【用法】上为粗散。每服二钱，以水一中盏，煎至五分，去滓，入竹沥半合温服，不拘时候。

【主治】时气六日，头痛壮热，心神烦乱，积热不散，或狂走不定。

06058 大青散（《圣惠》卷十五）

【组成】大青　黄芩　川升麻　麦门冬（去心，焙）　栀子仁　甘草（炙微赤，锉）各一两

【用法】上为粗散。每服四钱，以水一中盏，加竹叶

六七片,煎至六分,去滓温服,不拘时候。

【主治】时气,咽痛口疮,烦躁头重。

06059 大青散《圣惠》卷十七)

【组成】大青半两 黄药半两 川朴消半两 川大黄半两(锉碎,微炒) 羚羊角屑半两 土瓜根半两 栀子仁半两 秦艽半两(去苗) 甘草半两(炙微赤,锉)

【用法】上为散。每服二钱,以冷蜜水调下,不拘时候。以利为度。

【主治】热病盛,发黄,皮肤如金色,小便赤涩,大便不通,口干烦渴,闷乱发狂。

06060 大青散《圣惠》卷十八)

【组成】大青一两 沙参一两(去芦头) 川升麻一两 川大黄二两(锉碎,微炒) 黄芩半两 枳壳半两(麸炒微黄,去瓤) 生干地黄三两 川朴消三分

【用法】上为散。每服四钱,以水一中盏,煎至六分,去滓温服,不拘时候。

【主治】热病心脏壅热,口内生疮。

06061 大青散《圣惠》卷十八)

【组成】大青二两 阿胶半两(捣碎,炒令香燥) 豉一合

【用法】以水一大盏半,煎至一盏,去滓,纳胶令消,不拘时候,分温二服。

【主治】热病热毒斑出,头面遍身。

06062 大青散《圣惠》卷三十八)

【组成】大青一两 蔷薇根一两(锉) 栀子仁一两 川大黄一两(锉碎,微炒) 川升麻一两 甘草半两(生,锉)

【用法】上为散。每服四钱,以水一中盏,煎至六分,去滓温服,不拘时候。

【主治】乳石发动,体赤烦乱,口舌疮烂,表里如烧,疼痛不能食。

06063 大青散《圣惠》卷三十八)

【组成】大青三分 苦竹叶三十片 石膏一两 地骨皮一分 甘草一分(生,锉) 黄芩一分 犀角屑一分 吴蓝一分 川升麻一分

【用法】上为散。以水三大盏,加黑豆一合,煎至一盏半,去滓,分为三服,不拘时候温服。

【主治】乳石发动,生痈肿,烦热疼痛,口干心躁。

06064 大青散《圣惠》卷四十五)

【组成】大青三分 犀角屑三分 玄参三分 黄芩三分 麦门冬三分(去心) 川升麻三分 茅莲三分 甘草半两(炙微赤,锉) 知母三分 石膏一两 枳壳一两(麸炒微黄,去瓤) 川大黄一两(锉碎,微炒) 红雪一两 吴蓝三分 葛根一两(锉)

【用法】上为粗散。每服四钱,以水一中盏,加生姜半分,淡竹叶二七片,煎至六分,去滓温服,不拘时候。

【主治】服乳石,补养过度,饮酒、食肉热面太多,致脚气发盛攻心,烦热,躁渴,闷乱,神思恍惚。

【备考】本方方名,《普济方》引作"大青龙散"。

06065 大青散《圣惠》卷八十三)

【组成】大青半两 川大黄半两(锉,微炒) 牛黄半分(细研) 朱砂(细研) 甘草(炙微赤,锉) 犀角屑 玄

参 川升麻 栀子仁各一分

【用法】上为细散,入研了药,都研令匀。每服半钱,以沙糖水调下,不拘时候。

【主治】小儿气壅烦热,心躁目赤。

06066 大青散《圣惠》卷八十四)

【组成】大青半两 知母半两 柴胡半两(去苗) 葛根半两(锉) 甘草半两(炙微赤,锉) 川升麻半两 石膏一两 黄芩半两 川芒消一分 赤芍药半两 栀子仁半两

【用法】上为粗散。每服一钱,以水一小盏,煎至五分,去滓温服,不拘时候。

【主治】小儿伤寒,头痛壮热,烦渴。

06067 大青散《圣惠》卷八十四)

【组成】大青半两 玄参半两 川升麻半两 栀子仁半两 川大黄半两(锉碎,微炒) 甘草半两(炙微赤,锉)

【用法】上为散。每服一钱,以水一小盏,煎至五分,去滓温服,不拘时候。

【主治】小儿热毒,发斑不止,心神烦闷。

06068 大青散《圣惠》卷九十二)

【组成】大青 川升麻 瞿麦 黄芩 甘草(炙微赤,锉)以上各半两 川大黄三分(锉,微炒) 川朴消三分 滑石三分

【用法】上为细散。每服半钱,以温水调下,不拘时候。

【主治】小儿脏腑壅热,心神烦躁,小便赤涩不通。

06069 大青散《圣济总录》卷二十一)

【组成】大青 知母 黄芩(去黑心) 大黄(煨) 山栀子仁 升麻 黄连(去须)各一两 甘草(炙,锉)半两

【用法】上为散。每服三钱匕,入朴消一钱匕,用蜜水调下。

【主治】阳盛发狂有斑,大小便秘涩。

06070 大青散《圣济总录》卷一〇六)

【组成】大青 栀子仁 羖羊角(镑) 大黄(锉,炒) 桑根白皮(锉)各一两

【用法】上为粗散。每服三钱匕,水一盏,煎至五分,去滓,入生地黄汁半合服之。

【主治】肝肺热甚上攻,白睛覆盖瞳人。

06071 大青散《卫生鸿宝》卷二)

【组成】大青叶(烘燥,研细)

【用法】每服一钱半,好酒调下。黑退即愈。

【主治】气血失养,风寒乘之,大人小儿肚痛败症,肚皮骤然青黑色者。

06072 大青煎《圣济总录》卷三十)

【组成】大青 升麻 射干(去毛) 苦竹叶 山栀子仁各一两 黄柏(去粗皮,蜜炙)半两 玄参(坚者)三分 蔷薇根二两 生地黄汁 白蜜各半斤

【用法】上将八味锉如麻豆大。用水五升,煎至一升,去滓,下蜜、地黄汁,搅匀,再煎如稠饧,以净器盛。每服半匙,含化咽津,不拘时候。

【主治】伤寒后,下冷上热,口舌生疮。

06073 大青煎《圣济总录》卷一二四)

【组成】大青 黄柏(去粗皮,蜜炙) 升麻 射干 蔷薇根各半两 苦竹叶一握(细切) 生地黄半两 玄参一两 白蜜二两 天门冬(去心,焙)半两

【用法】上除蜜外，细锉。用水三升，煎取一升，去滓下蜜，再煎成膏。每服半匙，含化咽津，不拘时候。

【主治】喉中热塞，及舌上腭生疮。

06074 大青膏（《小儿药证直诀》卷下）

【组成】天麻（末）一钱 白附子（末，生）一钱五分 青黛（研）一钱 蝎尾（去毒，生，末） 乌梢蛇肉（酒浸，焙干取末）各一钱 朱砂（研） 天竺黄（研）

【用法】上同再研细，生蜜和成膏。每服半皂子大至一皂子大，月中儿粳米大，同牛黄膏、温薄荷水一处化服。五岁以上，同甘露散服之。

【功用】《小儿药证直诀》：发散。

【主治】小儿血气未实，外受风热，身热恶风，呵欠顿闷，口中气热，热盛动风，手足动摇；或心肝热盛，又触惊邪，而成痫证，惊搐神昏者。

❶《小儿药证直诀》：小儿伤风后发搐。口中气出热，呵欠顿闷，手足动摇。小儿生本怯者，多此病也。小儿热盛生风，欲为惊搐，血气未实，不能胜邪，故发搐。❷《御药院方》：小儿外伤寒，其候伸欠顿闷，口中气热，或怕畏人，恶风脉浮者。❸《金鉴》：小儿心肝热盛，偶被惊邪所触，因而神气溃乱，遂成痫证，发时吐舌急叫，面色乍红乍白，惊惕不安，如人将捕之状。

【临床报道】伤风发搐：李司户孙病，生百日，发搐三五次。请众医治，作天钓或作胎惊痫，皆无应者。后钱用大青膏如小豆许，作一服发之，复与涂囟法封之，及浴法，三日而愈。何以然？婴儿初生，肌骨嫩怯，被风伤之，子不能任，故发搐。频发者，轻也。何者？客风在内，每遇不任即搐。搐稀者是内脏发病，不可救也。搐频者，宜散风冷，故用大青膏。不可多服，盖儿至小，易虚易实，多即生热，止一服而已，更当封浴，无不效者。

【备考】周学海按："聚珍本"蝎尾、蛇梢肉各五分，有麝香（研），同朱砂、竺黄各一字匕。方末附录云：阎氏集《宝生信效方》内小儿诸方，言皆得于汝人钱氏，其间大青膏无天麻，有大青生研一分，其余药味，分料和制，与此皆同。其方下证治云：治小儿伤风，其候伸欠顿闷，口中气热，恶风脉浮，比此为详，只用薄荷汤下。

06075 大青膏（《扁鹊心书·神方》）

【组成】乌蛇（去头尾，酒浸，炙） 全蝎十枚（去头足） 蜈蚣五条（去头足，炙） 钟乳粉（真者，煅，研极细末，冰飞净）五钱 青黛 丁香 木香 川附子（制）各五钱 白附子（面包，煨熟）一两

【用法】上为末，炼蜜为丸，如龙眼大。每服一丸，滚水送下，连进二服，立愈。甚者灸中脘五十壮。

【主治】小儿吐泻后成慢惊，脾虚发搐，或斑疹后发搐者。

06076 大青膏（《得效》卷十一）

【组成】大青叶一钱 天麻一钱 白附子一钱半 蝎梢半钱（去毒） 朱砂一字 青黛一钱 天竺黄一字 麝香一字 乌蛇肉（酒浸，焙）半钱

【用法】上为末，炼蜜为丸，如梧桐子大。每服一钱，薄荷、斑竹叶煎汤送下。

【主治】❶《得效》：小儿急惊，筋脉抽搐。❷《普济方》：热盛生风，欲成惊搐，血气未实，不能胜邪，故发搐也，涎盛眠卧不安。

【备考】本方方名，《普济方》引作"大青丹"。

06077 大青膏（《幼科类萃》卷十四）

【组成】大黄一分 白附子一钱半 青黛 天麻各一钱 蝎尾半钱 朱砂一字 麝香一分 乌梢蛇（酒浸，焙）半钱 天竺黄半钱

【用法】上为末，生蜜为丸，如鸡头子大。三岁一丸，薄荷汤化下。

【主治】风痫。

06078 大青膏（《保婴撮要》卷一）

【组成】天麻 青黛各一钱 白附子（煨） 乌蛇（酒浸，取肉，焙） 蝎尾各五分 天竺黄 麝香各一字

【用法】上为末，生蜜为丸，如豆大。每服半丸，薄荷汤化下。

【主治】伤风痰热发搐。

06079 大枣丸（《医心方》卷九引张仲景方）

【组成】大枣百枚（去核） 杏仁一百枚（熬） 豉一百三十枚

【用法】豉、杏仁捣令相得，乃纳大枣，捣令就和，调丸，如枣核大。一丸含之，稍咽汁，每日二次。渐增之，常用良。

【主治】三十年咳。

06080 大枣丸（《圣济总录》卷一一四）

【组成】大枣十五枚（去核） 蓖麻子一百粒（去皮）

【用法】上药，烂捣，捻如枣核。塞耳中，二十日效。

【主治】耳聋。

06081 大枣丸（《圣济总录》卷一八七）

【组成】大枣四升（蒸熟，去皮核，研膏） 熟艾叶（浓煮粳米粥，拌匀焙干）六两 杏仁（去皮尖、双仁，炒） 半夏（姜汁浸一宿，炒）各二两 人参四两

【用法】上药捣罗四味为末，以枣膏为丸，如梧桐子大。每服二十丸，空心温酒或米饮送下。

【功用】补脾胃，悦颜色，长肌进食。

06082 大枣丸（《鸡峰》卷二十）

【组成】葶苈 黄橘皮 桔梗各一两

【用法】上为细末，枣肉为丸，如梧桐子大。米饮送下五丸。以知为度。

【主治】肺积息贲，胁下大如杯，久不已，令人洒淅寒热，喘嗽，发肺痈，其脉结涩者。

06083 大枣丸（《外科正宗》卷五）

【组成】山羊屎 大枣

【用法】将山羊屎晒干，入锅炒炭存性，焖息，磨粉收藏。遇久烂不堪，将见内脏者，以大枣去皮核，先捣烂如泥，然后酌量分前粉，捣至成丸。每服四钱，仍以黑枣汤送下。

【主治】❶《徐评外科正宗》：瘰疬。❷《古方汇精》：风湿热毒、痈疽等患，日久溃烂，将见内脏者。

【备考】《古方汇精》本方用山羊粪八两，大枣八两。并云："服至腐去生新，外贴膏加脓溃生肌散，可渐收口。"

06084 大枣汤（《医心方》卷二十一引《小品方》）

【组成】大枣一百枚 黄耆三两 胶八两 甘草一尺

【用法】以水一斗，煮取三升半，纳胶令烊，分三服。

【主治】妇人五崩,下赤、白、青、黄、黑。

06085 大枣汤（《外台》卷六引《删繁方》）

【异名】大枣煎（《圣惠》卷四十七）。

【组成】大枣三十枚 杏仁三两（去皮尖） 人参三两 紫菀二两 蒌蕤三两 麦门冬三两（去心） 百部三两 通草三两 石膏八两 五味子一两 羊肾三枚（去膏） 麻黄三两（去节）

【用法】上切。以水一斗,煮取二升五合,去滓,下蜜三合,生姜汁三合,淡竹沥三合,更上火煎取三升,分三服。

【功用】润肺,止心痛。

【主治】❶《外台》引《删繁方》：上焦热,牵肘挛心痛,喘咳短气,动而好唾。❷《圣惠》：上焦虚热,胸背连心痛。

06086 大枣汤

《医心方》卷九引《古今录验》。为《外台》卷十引《深师方》"投杯汤"之异名。见该条。

06087 大枣汤（《千金》卷八）

【组成】大枣十五枚 黄耆四两 附子一枚 生姜二两 麻黄五两 甘草一尺

【用法】上咬咀。以水七升,煮取三升,服一升,每日三次。

【主治】历节疼痛。

【宜忌】《外台》：忌猪肉、冷水、海藻、菘菜。

【方论选录】《张氏医通》：麻黄附子甘草汤加黄耆、姜、枣,日三服之。发表重剂莫如麻黄,温经峻药首推附子,表里补泻,功用天渊。仲景于少阴病脉沉发热,二味合用,单刀直破坚垒,而建补天浴日之功。在一二日间,势难逅测,则用细辛以助其锐。二三日无里证,则用甘草以缓其治,各有权度。《金匮》于水肿治例,亦用二汤,喘嗽则兼细辛,以开肺气之壅;脉沉则兼甘草,以缓肾气之逆,与初起防变,二三日无里证互发。而仓公乃于麻附细辛方中,加当归、防、独,以疗贼风口噤发痉。《千金》复以麻附甘草汤内加黄耆、姜、枣,以治历节疼痛,总赖麻黄、附子,彻外彻内,迅扫其邪,杲日当阳,何有阴霾之患乎?

06088 大枣汤（《千金翼》卷十八）

【组成】大枣三十枚（擘） 石膏三两（劈） 白薇 前胡 人参 防风各二两 桂心 甘草各一尺（炙）

【用法】上咬咀。以水七升,煮取二升,分三服。

【主治】虚烦短气,气逆胸满,上热下冷。

06089 大枣汤（《圣济总录》卷四十一）

【组成】大枣五十枚（去核,焙,别捣） 生干地黄半斤（切,焙） 阿胶（炙令燥） 甘草（炙,锉）各三两

【用法】上除大枣外,为粗末,再作一处捣匀。每服五钱匕,水一盏半,煎至八分,去滓温服,日二夜一,不拘时候。

【主治】恚怒伤肝,胸中菀结,或至呕血者。盖气血相薄而厥逆。

06090 大枣汤（《圣济总录》卷一七二）

【组成】大枣（去核,焙） 人参 白术 白茯苓（去黑皮） 陈曲（炒）各一两 甘草（炙） 檀香（锉）各一分

【用法】上为粗末。一岁儿童一钱匕,水半盏,加大枣一枚（擘）,煎至三分,去滓温服,每日三次。

【主治】小儿久疳多渴,不美乳食。

06091 大枣汤（《本事》卷四）

【组成】白术三两 大枣三枚

【用法】白术咬咀。每服半两,水一盏半,大枣拍破,同煎至九分,去滓温服,一日三四次,不拘时候。

【主治】四肢肿满。

【方论选录】《本事方释义》：白术气味甘温微苦,入足太阴;大枣气味甘酸微温,入手少阳、足太阴、阳明。四肢浮肿,由乎中宫气弱土衰,不能运湿,故用培土之药。得中焦气旺,脾胃不致失职,自然肿消而病安矣。

06092 大枣汤

《本事》卷十。为《金匮》卷下"甘草小麦大枣汤"之异名。见该条。

06093 大枣汤（《陈素庵妇科补解》卷三）

【组成】大枣 浮小麦 麦冬 人参 川芎 当归 竹茹 茯苓 茯神 陈皮 熟地 香附 白芍 黄耆

【功用】养心血,滋肺金,肃清上焦,安胎定神。

【主治】妊娠无故终日悲泣,或独居一室,喜笑不休,状如鬼祟所附,或惊悸数发,此由脏燥故也。

【方论选录】是方以枣、麦为君;四物养血,参、苓、甘、耆补气为臣;麦冬、茹、神清心安神,陈、附使气不上逆为佐。使气以煦之,血以濡之,脏不燥而血自安。

06094 大枣汤（《陈素庵妇科补解》卷三）

【组成】麦冬一钱 石菖蒲六分 浮小麦六合 枣仁一钱半 茯神一钱半 天冬一钱 柏子仁三钱 大枣十个 甘草六分 白芍一钱 元参五钱 黄芩一钱 竹茹一钱 当归一钱

【主治】妇人脏躁,妊娠无故悲泣。

06095 大枣汤

《伤寒大白》卷三。为《伤寒论》"十枣汤"之异名。见该条。

06096 大枣饼（《仙拈集》卷一）

【组成】大枣二个（去皮核） 斑蝥二个（焙干）

【用法】上为末,以熟猪油调,捏成饼,指头大。贴在印堂。一宿即愈。

【主治】疟疾。

06097 大枣散（《圣济总录》卷八十）

【组成】芫花（微炒）一分 甘遂（炙）半两 大戟（煨,去皮）一分

【用法】上为散。每服一钱匕,以大枣十枚,水一盏半,煮枣二十沸,去枣调药,空心顿服。当利勿止。如此三服后,可服海蛤丸。

【主治】❶《圣济总录》：遍体浮肿,腹胀上气,不得卧,大小便涩。❷《普济方》：太阳中风,下利,呕逆,短气,不恶寒,热汗出,发作有时,头痛,心下痞硬,引胁下痛。兼及水肿,腹胁胀,酒食积,肠垢积滞,疢癖肾积,蓄热极痛,上气久不已。并风热燥甚,结于下焦,大小便不通。

【宜忌】愈后三年,不得食肉、入房。不尔,病必重发。

06098 大枣粥（《圣惠》卷九十六）

【组成】大枣二十七枚 茯神半两 粟米二合

【用法】上细锉。先以水二大盏,煮至一盏半,去滓,下米煮粥,温温食之。

【功用】养脾胃气,助十二络脉,通九窍,安神,除恍惚。

【主治】风热烦闷心悬,肠癖,腹中邪气。

06099 大枣煎《千金》卷六）

【异名】大枣膏（《圣济总录》卷一〇九）。

【组成】大枣七枚（去皮核） 黄连二两（碎,绵裹） 淡竹叶（切）五合

【用法】上以水二升煮竹叶,取一升,澄清,取八合;纳枣肉、黄连,煎取四合,去滓令净。细细以点目眦中。

【主治】目热眦赤,生赤脉侵睛,息肉急痛,闭不开,如芥在眼瘆痛。

【宜忌】《外台》:忌猪肉。

【方论选录】《千金方衍义》:心、脾、阳跻之热,非黄连、竹叶无以折之。用大枣者,以和黄连苦燥之性,此与栀子仁煎用蜜之意不殊。

06100 大枣煎

《圣惠》卷四十七。为《外台》卷六引《删繁方》"大枣汤"之异名。见该条。

06101 大枣膏《圣惠》卷九十一）

【组成】蒸大枣二枚（取肉） 水银半分

【用法】上药研令水银星尽,捻为挺子,长一寸。以绵裹,宿纳下部中。明旦虫出为效。

【主治】小儿蛲虫,蚀下部中痒。

06102 大枣膏

《圣济总录》卷一〇九。为《千金》卷六"大枣煎"之异名。见该条。

06103 大枣膏《鸡峰》卷二十四）

【组成】大枣一个（蒸熟用） 巴豆三个（去皮,烧存性用）

【用法】上研成膏,如麻子大。一岁一丸,食后浓煎荆芥汤送下。吐利之后,其疾便愈。

【主治】急慢惊风。

06104 大明散《博济》卷三）

【组成】蝉蜕 白蒺藜 川羌活 荆芥穗 黄耆 乌蛇皮各等分（蛇皮、蝉蜕二味,洗,入罐子内,盖好口,煅过）

【用法】上为末。每服一大钱,酒调下,一日三次。

【主治】一切风毒眼疾,翳膜昏暗,眼睛涩痛,热泪时多。

06105 大易方《千金》卷八）

【异名】萆薢丸（《圣济总录》卷十九）。

【组成】萆薢 薯蓣 牛膝 泽泻各二两 白术 地肤子各半两 干漆 蛴螬 天雄 狗脊 车前子各十铢 茵芋六铢 山茱萸三十铢 干地黄二两半

【用法】上为末,炼蜜为丸,如梧桐子大。每服十丸,以酒送下,一日三次,稍稍加之。

【主治】风痹游走无定处,名曰血痹。

06106 大和汤

《普济方》卷三二六。为方出《千金翼》卷四,名见《外台》卷三十五"单行大黄汤"之异名。见该条。

06107 大和散《杨氏家藏方》卷十九）

【组成】熟干地黄（洗） 当归（洗,焙） 人参（去芦头） 地骨皮 赤芍药 甘草（炙）各等分

【用法】上㕮咀。每服一钱,水半盏,煎至三分,去滓温服,不拘时候。

【主治】❶《杨氏家藏方》:小儿疮疱,及伤寒时气,病后余邪不解,翕翕发热,潮热往来。❷《普济方》:疮痘后,寒热往来,嗜卧,烦躁闷乱。

06108 大金丹《遵生八笺》卷十八）

【组成】牛黄 珍珠 冰片 麝香 犀角 狗宝 羚羊角 孩儿茶各五钱 血竭 朱砂 鸦片各三钱 琥珀 珊瑚 沉香 木香 白檀香各三钱 金箔五帖（存一半为衣）

【用法】上为细末,用人乳汁为丸,如芡实大,金箔为衣。每服一丸,不拘时候,用梨汁送下。

【主治】痰火燔膈,中风湿痰,虚损怯症。

06109 大金丹《慈幼新书》卷首）

【组成】当归（酒洗净,晒干,切片） 白茯苓（乳拌,晒） 白术（黄土裹,饭上煮七次,去土,切片） 延胡索（酒煮透,晒干） 蕲艾（去梗,淘净灰尘,醋煮） 川芎 川藁本（去土,洗净,晒干） 丹皮（水洗净,晒） 赤石脂（煅） 茵陈（童便煮） 鳖甲（醋炙酥） 黄芩（酒炒） 白芷各二两 人参（切片,饭上蒸） 大地黄（酒煮烂） 益母草（取上半截,熬膏） 香附（醋、乳、酒、童便、盐水、泔水六制）各四两 桂心 大粉草（酒洗,炒） 没药（透明者,去油）各一两二钱 五味子（去梗,净炒）一两 沉香六钱 阿胶（蛤粉炒成珠）三两 紫河车一具

【用法】先将紫河车一具,盛竹篮内,放长流水中,浸半日,去其秽恶;用黄柏四两,入煨罐内,将河车放在黄柏上,酒浸,炭火煨烂,取起,合各药同捣晒干,磨极细如飞面,复合益母草膏、地黄、阿胶和匀,捣二十杵,如干渐加炼蜜,为丸如弹子大,每重三钱五分。

【主治】产后血晕、血崩、风痉,气血不调,小产胎坠,诸虚百损。

06110 大金丹《理瀹》）

【组成】甘草 黄芩 黄柏 栀子 黄连各二两

【用法】加大黄三两,麻油熬,黄丹收,加雄黄、朱砂各五钱和匀。临用掺药末贴,亦可为丸,口服或磨敷。

【主治】疫疬心疼,一切热毒,不服水土等。

06111 大金丹《外科传薪集》）

【组成】朱砂三钱 雄精一钱 硼砂一钱 川连三钱 西黄一分 甘草一钱 枯矾三分 黄精三钱 淡秋石一钱 制熟附一钱半

【用法】上为细末。吹患处。

【主治】虚火上升,咽喉疼痛。

06112 大金丹《全国中药成药处方集》（天津方）

【组成】甘草 黑郁金各四两 玄明粉二两八钱 生硼砂一两 煅金礞石一两（共为细粉） 冰片 薄荷冰各八分 朱砂面 姜汁各三钱 竹沥膏四钱

【用法】上为细朱,炼蜜为丸,一钱五分重,蜡皮或蜡纸筒封固。每服一丸,开水送下。

【功用】化痰顺气,定喘止嗽。

【主治】卒然中风,痰壅气闭,神昏不语,胸膈不利,头眩耳鸣,哮喘咳嗽。

06113 大金散《卫生总微》卷五）

【组成】辰砂（水飞）五钱 真铁粉一钱 轻粉一钱 金箔一大片

【用法】上为细末,分作九服。如遇患者,将一服分二

处，每一半用童便并酒共半盏，煎三四沸，放冷，调药一半送下必救丹。如行五里许，再一服。约半日后，便下惊痰恶积便安。如已经取转虚者，即用井花水调大金散下必救丹。须认是慢惊者，方可与服，立见其效。气虽绝，心头温者，灌下药即醒。

【主治】阴痫，慢惊，瘈疭。

06114 大疟丹（《青囊秘传》）

【组成】胡椒 荜茇 生半夏 丁香 细辛各等分

【用法】上为末。塞鼻；或掺药于膏药中，贴大椎穴。

【主治】疟疾。

06115 大泽汤（《医醇剩义》卷四）

【组成】天冬二钱 生地六钱 人参一钱五分 龟版八钱 麦冬一钱五分 茯神二钱 柏仁二钱 蛤粉四钱 丹参二钱 石斛二钱 灯心三尺 藕五大片

【主治】阴液大亏，心火上炽，舌色绛红，边尖破碎，舌有血痕而痛者。

06116 大宝丹（《诚书》卷八）

【组成】羚羊角 犀角 琥珀 防风各一钱 甘草（炙） 胆星（炒）各二钱 辰砂（飞） 麝香 龙脑各五分 金箔三十片

【用法】上为末，糯米粉为丸，金箔为衣。薄荷汤送下。

【主治】脏热，狂癫见鬼，大叫飞走。

06117 大荣煎

《会约》卷十四。为《景岳全书》卷五十一"大营煎"之异名。见该条。

06118 大顺丸（《方症会要》卷二）

【组成】萝卜子 连翘各五钱 山楂肉二两 广术四钱 陈皮七钱 砂仁五钱 赤茯苓 神曲 半夏 白术各一两

【用法】老米糊为丸。每服一钱二分，小儿减半。

【主治】痰裹食积肿胀。

06119 大顺汤（《叶氏女科》卷三）

【组成】人参二钱 砂仁一钱 麻油一两（熬）

【用法】水煎服。

【主治】难产。

06120 大顺汤（《医醇剩义》卷四）

【组成】蒺藜四钱 郁金二钱 乌药一钱 木香五分 广皮一钱 厚朴一钱 枳壳一钱 青皮一钱 茯苓二钱 白术一钱 橘饼四钱 煨姜三片

【主治】肝郁下利，胁痛腹痛，噫气食少。

06121 大顺汤（《衷中参西》上册）

【组成】野党参一两 当归一两 生赭石（轧细）二两

【用法】用卫足花子炒爆一钱为引，或丈菊花瓣一钱作引皆可，无二物为引亦可。不可早服，必胎衣破后，小儿头至产门者，然后服之。

【主治】产难。

【方论选录】赭石性至和平，虽重坠下行，而不伤气血，况有党参补气，当归生血，参、归之微温，济赭石之微凉，温凉调和，愈觉稳妥。夫产难者，非气血虚弱，即气血壅滞，不能下行。人参、当归虽能补助气血，而性皆微兼升浮，得赭石之重坠，则力能下行，自能与赭石相助为理，以成催生开交骨之功也。至于当归之滑润，原为利产良药，

与赭石同用，其滑润之力亦愈增也。

06122 大顺饮（《活幼心书》卷下）

【组成】细面二十两 生姜十六两 赤茯苓（去皮） 粉草各五两

【用法】上先以生姜方切如绿豆样，石钵内略杵烂，入面再杵匀，摊作薄片，烈日中晒干；赤茯苓、粉草二味细锉，同前姜、面片或晒或焙，合研为末。每服一钱至二钱，新汲井水或温热汤调服，不拘时候。

【主治】冒暑毒，烦渴吐泻，腹痛，发热，神昏；或衄血、略血，及大腑下血，小便黄少，口干汗多。

06123 大顺饮（《症因脉治》卷一）

【组成】草豆蔻 炮姜 熟附子 广皮 白茯苓 炙甘草 熟半夏

【主治】内伤中风，口噤不语，脉沉而迟。

06124 大顺饮（《伤寒大白》卷三）

【组成】缩砂 草豆蔻 厚朴 青皮

【用法】生姜汤调服。

【功用】辛散疏利。

【主治】因热伤冷，误服寒凉，中焦凝滞，六脉沉迟，或沉大，呃逆腹痛，肠鸣下利。

【方论选录】本是阳证，因过服寒凉，以致腹痛，故用辛散疏利。缩砂、草蔻温燥，以开寒凝；厚朴、青皮辛散，以散滞气。

06125 大顺散（《局方》卷二）

【异名】二宜汤（原书卷十）。

【组成】甘草（锉寸长）三十斤 干姜 杏仁（去皮尖，炒） 肉桂（去粗皮，炙）各四斤

【用法】上先将甘草用白沙炒及八分黄熟，次入干姜同炒，令姜裂，再入杏仁又同炒，候杏仁不作声为度，用筛隔净，后入桂，一处捣罗为散。每服二钱，水一中盏，煎至七分，去滓温服。如烦躁，井花水调下，不拘时候；以沸汤点服亦得。

【功用】《医方集解》：温中散暑。

【主治】❶《局方》：冒暑伏热，引饮过多，脾胃受湿，水谷不分，清浊相干，阴阳气逆，霍乱呕吐；脏腑冷热不调，泄泻多渴，心腹烦闷，痢下赤白，腹痛后重。❷《会约》：中阴暑，食少体倦，发热伤渴，腹痛吐泻，脉沉微者。

【方论选录】❶《医方集解》：脾胃者，喜燥而恶湿，喜温而恶寒，干姜、肉桂散寒燥湿，杏仁、甘草利气调脾，皆辛甘发散之药，升伏阳于阴中，亦从治之法也。如伤暑无寒证者，不可执泥。❷《古方选注》：《局方》祖仲景大青龙汤，以肉桂易桂枝，而变为里法。病由暑湿伤脾也，故先将甘草、干姜同炒，辛甘化阳以快脾欲；再入杏仁同炒，利肺气以安吐逆；白沙，本草主治绞肠痧痛，用之拌炒，以燥脾湿；复以肉桂为散，俾芳香入阴，升发阳气以交中焦，去脾之湿。湿去而阳气得升，三焦之气皆顺，故曰大顺。

【备考】❶《景岳全书》：此方加附子，即名"附子大顺散"。❷本方改为丸剂，名"杏仁丸"（见《普济方》）。

06126 大衍丸（《解围元薮》卷三）

【组成】羌活 当归 白芷 防风 粉草 连翘 熟地 牛蒡子 僵蚕各二两 蒺藜六两 玄参半斤（酒拌，晒） 苦参皮一斤（酒浸，九蒸晒）

【用法】上为末,酒糊为丸,如梧桐子大。每服百丸,滚汤送下,一日三次。

【主治】诸风瘫痪变形,胀肿困败者。

06127 大饼子(《幼幼新书》卷二十八引《石壁经》)

【组成】大附子(破,炮,净)二片 韶粉一块(附子大) 藿香五钱 丁香五十粒

【用法】上为末,滴水为饼,如棋子大。每服一饼,饭饮化下。

【主治】惊泻。

06128 大疯丸(《古方汇精》卷二)

【组成】大风子(不可见火) 小胡麻 白蒺藜(去刺)各二十两 苍术 荆芥(晒)各六两 牛膝 川断各四两 苦参十二两 防风(晒)八两 蝉蜕(去头足)五两 蛇蜕(白净者,去头足)三两

【用法】上药各为末,用白凤仙花叶六两,煎汁为丸。每早服三钱,毛尖茶送下。

【主治】大麻疯。

【宜忌】服者须吃白淡。

06129 大神丸(《普济方》卷三八○)

【组成】芦荟一两 诃子皮半两 肉豆蔻(面裹二味,火煨,以面熟为度)

【用法】上为末,枣肉为丸,如绿豆大。每服三五丸,米汤送下。

【主治】疳泻,渴饮无度。

【备考】方中肉豆蔻用量原缺。

06130 大神丸(《疯门全书》)

【组成】熟川乌(黑豆水煮)五钱 制草乌(姜汁、甘草水煮)五钱 大风子(去油壳,净)五钱 白僵蚕三钱 北全蝎(姜汁炒)五钱 北蝉蜕五钱 川山甲(土炒成珠)五钱 明雄黄二钱 台乌药五钱 漂苍术(童便浸一宿)五钱 北防风四钱 荆芥穗四钱 苏薄荷四钱 绿升麻二钱半 全当归五钱 大川芎四钱 大秦艽(酒洗)五钱 条甘草(去皮)五钱 羌活七钱 生地黄四钱半

【用法】上以老米饭为丸,如梧桐子大。加减同小神丸法。每服百丸,茶送下。

【主治】麻疯。

【宜忌】忌铁。

【备考】服小神丸后,尚未除根,服此以断根。倘服药欲呕,煮乌豆一勺食之。倘毒气再发,外复施针灸熏洗各法治之。若痊愈,明年再服小神丸一料,连服二三年,病根永除。

06131 大桂汤(《千金》卷十六)

【组成】桂心一斤 半夏一升 生姜一斤 黄耆四两

【用法】上㕮咀。以水一斗半,煮取五升,分五服,日三夜二。

【主治】虚羸,胸膈满。

06132 大造丸(《扶寿精方》)

【异名】河车大造丸(《不居集》上集卷二)。

【组成】紫河车一具(米泔水洗净,新瓦上焙干。用须首生者佳。或云砂锅随水煮干,捣烂) 败龟版(年久者,童便浸三日,酥炙黄)二两 黄柏(去粗皮,盐酒浸,炒褐色)一两五钱 杜仲(酥炙,去丝)一两五钱 牛膝(去苗,酒浸,晒干)一两二钱 怀生地黄二两五钱(肥大沉水者,纳入砂仁末六钱,白茯苓一块重二两,稀绢包,同入银罐内,好酒煮七次,去茯苓不用) 天门冬(去心)一两二钱 麦门冬(去心)一两二钱 人参一两

【用法】上除地黄另用石木舂一日,余共为末,和地黄膏,再加酒米糊为丸,如小豆大。每服八九十丸,空心、临卧盐汤、沸汤、姜汤任下;寒月好酒下。

【主治】❶《扶寿精方》:男子阳痿遗精,妇人带下,素无孕育;大病后久不能作声,足痿不任地者。❷《医方集解》:虚损劳伤,咳嗽潮热。

【加减】夏月,加五味子七钱;妇人,加当归二两,去龟版;男子遗精,妇人带下,并加牡蛎(煅粉)两半。

【方论选录】《医方集解》:此手太阴、足少阴药也。河车本血气所生,大补气血为君;败龟版阴气最全,黄柏禀阴气最厚,滋阴补水为臣。杜仲润肾补腰,腰者肾之府;牛膝强筋壮骨,地黄养阴退热,制以茯苓、砂仁,入少阴而益肾精;二冬降火清金,合之人参、五味,能生脉而补肺气。大要以金水为生化之源,合补之以成大造之功也。

【临床报道】❶阳痿、足痿:《本草纲目》引《诸证辨疑》一人病弱,阳事大萎,服此二料,体貌顿异,连生四子。一人病痿,足不任地者半年,服此后能远行。❷补虚益寿:《本草纲目》引《诸证辨疑》一妇年六十已衰惫,服此寿至九十,犹强健。

06133 大造丸(《东医宝鉴·杂病篇》卷四引《医方集略》)

【组成】紫河车一具(泔浸,洗净,盛竹器,长流水中浸一刻,以回生气;盛小瓦盆于木甑或瓦甑内,蒸极熟如糊,取出,先倾自然汁别贮,将河车石臼内捣千下,同前汁和匀) 生干地黄四两 龟版 杜仲 天门冬 黄柏(盐酒炒)各一两半 牛膝 麦门冬 当归身各一两二钱 人参一两 五味子五钱

【用法】上为末,河车汁和米糊烂捣为丸。每服一百丸,以温酒或盐汤任下,一日二次。

【功用】滋阴补阳,养寿。

【主治】❶《东医宝鉴·杂病篇》引《医方集略》:六脉虚微,血气衰弱。❷《杂病源流犀烛》:阴虚遗泄。

06134 大造丸(《症因脉治》卷三)

【组成】怀熟地 甘枸杞 菟丝子 厚杜仲 山药 白茯苓 紫河车

【主治】肝肾虚胀,腰软常痛。

06135 大造丸(《医灯续焰》卷二)

【组成】紫河车一具(用米泔水浸,轻轻摆开换洗,令净白为度,勿动筋膜;用竹器盛于长流水中浸一刻,取生气,提回以瓦瓶隔汤煮极烂如糊,取出;先倾汁入药内,用石臼、木椎捣极匀细为度,入后药) 干地黄一两五钱 熟黄二两 麦门冬(去心) 天门冬(去心)各一两半 当归一两 枸杞子七钱 五味子 牛膝各七钱 杜仲一两半 小茴香 黄柏 白术各二两 陈皮二钱 干姜二钱 侧柏叶(采向东嫩枝,隔纸焙)二两

【用法】上为末,用河车为丸,如梧桐子大。每服三钱,清晨白汤送下。

【主治】诸虚百损,精血两亏,形体尪羸,筋骨痿弱;或七情伤感,以致成劳;或外感失调,久成虚乏。

【加减】气虚，加人参、黄耆各一两；血虚，倍当归、地黄；肾虚，加覆盆子（炒）、巴戟（去心）、山茱萸肉各一两；腰痛，加白术（盐水炒）、萆薢、锁阳（酥炙）、续断（酒洗）各一两；骨蒸，加地骨皮、知母、丹皮各一两；如妇人，去黄柏，加川芎、香附、条芩（俱酒炒）一两。

06136 大造丸（《何氏济生论》卷二）

【组成】紫河车（首胎尤妙，洗去筋膜紫血，入小口瓦罐，花椒一钱、酒半杯，竹箸扎口，重汤煮一日，去花椒） 大生地四两（用砂仁六钱，茯苓一两，砂锅煮一日，去砂仁、茯苓） 天冬（去心） 杜仲（炒断丝）二两 当归（酒洗） 人参 五味子 麦冬各一两五钱 败龟版（酒浸三日，去黑，炙）三两 牛膝二两

【用法】上为末，炼蜜为丸。每服四五钱，白汤送下。

【主治】诸虚百损，骨蒸劳热。

【加减】妇人，去龟版；男子梦遗，女人带下，加牡蛎一两。

【备考】方中紫河车用量原缺。

06137 大造丸（《胎产秘书》卷上）

【组成】紫河车一具（泔水洗净，炙酥） 杞子一两 人参一两五钱 当归二两 麦冬一两三钱 天冬一两 益智仁一两 茯苓二两 五味五钱 熟地（姜炒）二两 川膝五钱 山药八钱 菟丝子（盐水炒）四两 川柏（盐水炒）一两

【用法】上为末，炼蜜为丸，如梧桐子大。每服五十丸，白汤送下。

【主治】妊娠二三月，子宫久虚，气血两弱，不能摄养胎元，胎动不安，先经堕过者。

【加减】气虚中寒，舌白便精者，宜去天冬、麦冬、川柏。

06138 大造丸（《女科指掌》卷一）

【组成】紫河车一具（米泔净，去红筋，砂锅煮烂，捣） 败龟版（童便浸，酥炙）二两 黄柏（盐酒炒）一两五钱 杜仲二两（盐炒） 牛膝二两 茯苓二两 地黄三两（酒煮，入砂仁六钱） 天冬一两二钱（去心） 麦冬一两二钱（去心） 五味七钱 当归二两

【用法】上为末，捣河车、地黄成膏，少加米糊为丸。每服八十丸。

【功用】调经。

06139 大造丸（《古方选注》卷中）

【组成】紫河车一具（用米泔水浸，逾时轻轻摆开，换水洗洁净，白如杨妃色者佳，用竹器盛于长流水内浸一刻，取生气，提回，再入川椒滚汤内一过，以铅罐封固，隔汤煮一伏取出，先倾汁入药，用石白木椎捣极匀，入后药） 熟地（以生地五两，砂仁一两二钱，茯苓切块四两，绢袋盛，入瓦罐，酒煮七次，去砂、苓，晒干）二两 生地一两五钱 淡天门冬七钱（去心，清水浸五日，晒干） 当归七钱 枸杞子一两五钱 牛膝七钱（酒拌，蒸） 五味子七钱 淡肉苁蓉七钱（去甲，切片，浸，去白膜，以淡为度，晒干） 黄柏七钱（盐水炒） 锁阳七钱（酒净） 生杜仲一两（另磨去绵）

【用法】上为末，河车捣，量加炼蜜为丸。每服三钱，清晨百滚汤送下。

【功用】金水相生，肝肾同治，潜阴固阳。

【方论录录】大造者，其功之大，有如再造，故名。河车得父母精中之气而成，乃乾坤之橐籥，铅汞之匡廓，所谓

胚胎兆九，混元归一者也，为补养先天之妙品；用熟地，即以生地为佐，乃白飞霞天一生水之法；当归、枸杞益血添精；牛膝、杜仲强筋壮骨；肉苁蓉暖肾中真阳；五味子摄肾中真阴；天冬保肺，恐邪火上僭烁金；黄柏坚肾，下守丹田真气；复以锁阳之涩，封固周密。诸法具备，力量宏深，夫是谓之大造，庶得曰可。

06140 大造丸（《金匮翼》卷三）

【组成】紫河车一具（米泔洗净，少加酒蒸极烂，以山药末捣和，焙干） 败龟版（酥炙）一两 天冬 麦冬各一两二钱 熟地二两半

【用法】上除熟地另杵外，共为末，用酒煮米糊，同熟地捣膏为丸，如梧桐子大；或炼蜜为丸亦可。每服八九十丸，空心、临卧盐汤送下；冬月酒送下。

【主治】热劳。

【加减】夏，加五味七钱；妇人，去龟版，加当归二两。

06141 大造丸（《古方汇精》卷一）

【组成】白术 苡仁 沙苑子各二两

【用法】各取净末，用杜仲四两熬膏为丸。每服四钱，酒送下。

【主治】肾虚腰疼，羸瘦怔怯。

06142 大造丸（《医述》卷六）

【组成】紫河车 山药

【用法】为丸服。

【主治】虚损。

06143 大脏丸

《赤水玄珠》卷九。为《普济方》卷二一五"独连丸"之异名。见该条。

06144 大脏丹（《魏氏家藏方》卷七）

【组成】大蒜（湿纸煨） 厚朴（去皮，姜制，研）各一两 硫黄半两（别研）

以上三味，用猪大肠七寸，去膜，入药在内，两头缚定，以好酒煮烂，同研成膏。

茴香（淘去沙，炒） 肉豆蔻（面裹煨） 诃子（煨，去核） 白茯苓（去皮） 神曲（炒） 草果仁（煨）白矾（枯） 白艾叶 麦蘖（炒）各半两

【用法】上为细末，入前膏子为丸，如梧桐子大。每服五七十丸，米饮送下。

【主治】脾元虚弱，久泻不止，肠胃不固，致成五泄。

06145 大效丸（方出《千金》卷二十三，名见《圣济总录》卷一四三）

【异名】白矾丸（《普济方》卷二九八）。

【组成】好矾石一两 附子一两

【用法】上为末，白蜜为丸，如梧桐子大。酒服二丸，一日三次，稍加。不过数日便断。百日服之，终身不发。

【主治】痔疮下血，及新产漏下。

06146 大效丸（《圣济总录》卷二十九）

【组成】乌头 附子各一两（二味去皮脐，为末，用醋一升，煎尽为度；又入好酒一升再煎，成膏后，入诸药） 乌蛇（酒浸，去皮骨，炙） 细辛（去苗叶） 厚朴（去粗皮，姜汁炙） 人参 赤茯苓（去黑皮） 桂（去粗皮） 干蝎（炒） 木香 乳香（研） 草豆蔻（去皮） 硇砂（研） 胡桐泪 槟榔（锉） 腻粉 不灰木各一分

【用法】上将十五味为末，入二味膏子内和捣为丸，如

梧桐子大。每服十丸，如阳盛，研牛黄、腻粉，水下；如阴盛发厥，心胸结痞，煎柳枝汤下。

【主治】伤寒坏病。

06147 大效丸（《圣济总录》卷一二六）

【组成】斑蝥一枚　黑豆七粒（生芽者）

【用法】上为丸，如绿豆大。每服五丸，茶清下；小儿一丸。

【主治】瘰疬，一切结核。

06148 大效丸（《圣济总录》卷一四三）

【组成】大蓟根七截（各长一寸，又名刺芥）　白矾一两（细研）　麝香当门子七颗许

【用法】用不沾土大瓜蒌一个，割下盖子，并不去瓤，入大蓟根并矾、当门子在内，用篦子左搅七遭，却安盖子在上，以盐一合，和土为泥固济，阴干，用炭火煅，候透赤便住，直候冷，打去泥，细碾为末，取一半为散，一半以糯米粥为丸，如梧桐子大。每日空心将大蓟苗煎汤，调下半钱匕，至日午、临卧，又煎大蓟苗酒下十丸。服三两日便住。须是吃得三五个瓜蒌，永去根本。

【主治】肠风泻血。

06149 大效散（方出《圣济总录》卷一二六，名见《普济方》卷二九二）

【组成】蜗牛壳不拘多少

【用法】上为细散。每服二钱匕，空心米饮调下，一日二次，至四十九日自消。

【主治】瘰疬肿结。

06150 大效散（《百一》卷二引罗太丞方）

【组成】田螺壳　黄蚬壳二件不以多少（久在泥土中多年，陈者尤佳，各另烧成白灰）

【用法】上每剂用白梅肉四两，田螺壳灰二两，黄蚬壳灰一两，同搜拌令匀，作团，用砂盒子盛，盖了，盐泥固济，发顶火煅令焦黑存性，取出研细。每服二钱，食前用人参、缩砂汤调下；陈米饮亦得。如无盒子，只用建盏两只相合，依前法烧。

【主治】翻胃。

06151 大畜方（《杂病源流犀烛》卷二十一）

【组成】白蒺藜二两　泽兰　姜黄　莱菔子　山楂　茜草　土贝母各一两　延胡索　五灵脂各一两五钱　槟榔七钱　金银花八钱　乌药　青皮各六钱　桃仁一两二钱

【用法】上为末。每服一钱，温酒送下。

【主治】食积瘀血，痧毒凝滞成块，日久不愈。

06152 大疳丸（《圣济总录》卷一七三）

【组成】白矾（枯）　绿矾各一两　胆矾二钱　干虾蟆一枚（去肠肚，炙）　莨菪子　葶苈（炒）各一分　蜗牛四枚（以上七味入瓶内，盐泥固济，候干，火烧令赤，取出研为细末）　胡黄连一分　生蜗牛（研）三枚　麝香（研）　丹砂（研）　雄黄（研）　牛黄（研）各一钱　熊胆（研）　诃黎勒皮　细辛（去苗叶）各二钱　青黛半钱

【用法】上为末，和令匀，烧粟米饭为丸，如麻子大。每服三丸至五丸，薄荷汤送下，不拘时候。

【主治】小儿疳痢羸瘦。

06153 大通丸（《千金》卷十九）

【组成】干地黄八两　天门冬　干姜　当归　石

斛　肉苁蓉　白术　甘草　芍药　人参各六两　麻子仁半两　大黄　黄芩各五两　蜀椒三升　防风四两　紫菀五两　茯苓　杏仁各三两　白芷一两

【用法】上为末，白蜜、枣膏为丸，如弹子大。空腹服一丸，每日三次。

【功用】补虚益精。

【主治】五劳七伤。

06154 大通丸（《圣惠》卷二十五）

【组成】雄黄二两　雌黄二两　密陀僧一两　紫石英二两　朱砂三两　黄丹五两　定粉一两　曾青三两　铅霜二两　水银二两　金箔五十片　银箔五十片　生金屑一两　生银屑一两　磁石一两　滑石半两　绿矾半两　白矾一两　硫黄一两（并水银结为砂子）

以上药都细研，入一固济了瓶子中，瓶盖上钻一小窍子，用出阴气；初以炭火一斤，去瓶三寸养三日，便以盐泥塞其上窍子，以炭火五斤，烧令通赤，便去火放冷，于净地上铺纸三重，将药末匀摊在上，以盆盖之，四畔以土拥闭，经三伏时，出火毒毕，研令极细，入后药末：

猪牙皂角三分（去黑皮，涂酥，炙令微焦，去子）　伏龙肝半两　香墨一两　丁香半两　槟榔半两　木香一两　白僵蚕一两（微炒）　蝉壳半两　干蝎一两（微炒）　白花蛇二两（酒浸，炙微黄）　蛇蜕皮半两（炙微黄）　龙脑半两（细研）　麝香半两（细研）

【用法】上为末，入龙脑、麝香，并前石药，都研令匀，以面糊为丸，如楝实大。每服一丸，以薄荷酒研下。

【主治】一切风。

【宜忌】忌生血物。

06155 大通丸（《圣惠》卷四十九）

【组成】川乌头二两（炮裂，去皮脐）　砒黄一分（细研）　巴豆一两（去皮心，研，纸裹压去油）　芫花一两（醋拌，炒令黄）　杏仁一两半（汤浸，去皮尖双仁，麸炒微黄）　麝香一钱（细研）　黄丹一分（炒令紫色）　猪牙皂荚一两（去黑皮，涂酥，炙令焦黄，去子）　自然铜一两（细研，别用）

【用法】上为末，入研了药令匀，用黑豆面为丸，如绿豆大，以研了自然铜末滚过。每服三丸，空心煎生姜、橘汤送下。

【主治】癥瘕。

06156 大通丸（《普济方》卷三十二引《博济》）

【组成】金钗石斛一两　牛膝一两（酒浸）　大附子二个一两（去皮脐）　干姜三分（炒）　豆蔻四个（去壳，面煨）　槟榔四个　木香一分　菊花二两　硫黄一分　白花蛇（酒浸，去皮骨）二两　枸杞子二两（九蒸九晒，炒）

【用法】上为细末，以酒煮糊为丸，如梧桐子大。每服空心温酒下；妇人，当归酒下。如作散，温酒调下。如吃了转觉脑骨内疼甚者，乃药效力；如疼发过后，只管吃即永愈。

【主治】❶《普济方》引《博济》：丈夫肾脏风，上攻下注，脚膝疼痛生疮；及小便膀胱宿冷，滞气攻刺腹胁；并妇人血风攻注，腰膝拘挛。❷《圣济总录》：风走注，身体疼痛，荣卫凝涩。

【备考】《圣济总录》：每服二十丸，空心温酒送下；如作

细散,每服钱半匕,温酒、粥饮任调下。

06157 大通丸（《圣济总录》卷九十一）

【组成】熟干地黄（焙）半斤 天门冬（去心,焙） 白术（锉） 干姜（炮） 当归（切,焙） 石斛（去根） 甘草（炙,锉） 肉苁蓉（酒浸,去皱皮,切,焙） 芍药 人参 大黄（锉,炒） 紫菀（洗）各一两半 白茯苓（去黑皮） 杏仁（汤浸,去皮尖双仁,炒） 防风（去叉） 麻仁（生研）各三分 白芷半两 蜀椒（去目及闭口,炒出汗）一两

【用法】上为末,炼蜜煮枣肉合为丸,如梧桐子大。每服二十丸,米饮送下,一日三次。

【主治】虚劳,心腹积聚,胁肋刺痛,肌体羸瘦,不欲饮食;八风十二痹,气血不荣。

06158 大通丸（《杨氏家藏方》卷一）

【组成】甘草八两（微炙） 川乌头八两（炮,去皮脐尖） 寒水石二斤（用瓷盒盛,以炭火十斤煅过,火尽为度） 肉桂（去粗皮） 荆芥穗 藿香叶（去土） 薄荷叶（去土） 天南星（炮） 甘松（去土） 藁本（洗去土,切,焙干） 香白芷 麻黄（去根不去节） 乌药 没药（别研） 天麻（去苗） 川芎 牛膝（水洗,细切,焙）各三两 乳香二两（别研）

【用法】上为细末,合和匀,糯米糊和成剂,每一两作一十五丸。男子、妇人一切风疾,每服一丸,磨化,茶、酒任下;卒中风不语,口眼㖞斜,左瘫右痪,煨葱、酒送下;伤风头疼,夹脑风,生葱、茶送下;四肢、头面虚肿,炒豆淋酒送下;风热肿痛,生姜、薄荷汁同调酒送下;胸膈痰实,旋运昏闷,腊茶清送下;浑身瘾疹,蜜汤送下;下脏风攻,耳内蝉鸣,煨猪腰子细嚼,温酒送下;腰脚疼痛,乳香酒送下;风毒攻眼,冷泪昏暗,菊花茶送下;干湿脚气,木瓜酒送下;妇人血气攻刺,当归酒送下;血风疼痛,醋汤送下,不拘时候。

【主治】卒中不语,口眼㖞斜,左瘫右痪;伤风头疼,夹脑风,四肢头面虚肿,风热肿痛;胸膈痰实,眩晕昏闷;浑身瘙痒,皮肤瘾疹;下脏风攻,耳内蝉鸣,腰脚疼痛;风毒攻眼,冷泪昏暗;妇人血气攻注疼痛。

06159 大通丸

《普济方》卷一〇三。为原书同卷引《博济》"牵牛子丸"之异名。见该条。

06160 大通丸（《良朋汇集》卷五）

【组成】生地二钱 朴消一两 没药五分

【用法】上为末。酒调下。

【主治】血灌瞳仁。

06161 大通丹（《普济方》卷一一四引《博济》）

【组成】雄黄 硫黄 丹砂（三味同研） 水银 金 银（二味同水银结成沙子） 铅丹 胡粉 消石 白矾（四味研）各二两

上共一处和匀,入固济瓷瓶内,瓶子上注一小眼,用火养之,渐渐加火;若窍内有烟出,便用盐泥塞,更养一日。

铅霜二两 龙脑（研）半两 麝香（研）一两 玉屑半两 犀角（镑）半两 乌蛇一条（去皮骨,炙） 白花蛇三两（去皮骨,炙） 附子（炮裂,去皮脐）二两 牛黄（研）半两 高良姜 蝉蜕 白僵蚕（炒）各一两 天竺黄 荜澄茄 天麻 白附子（炮）各二两

【用法】上药铅霜以下为末,并前十味末再研匀,糯米饭为丸,如小弹子大,阴干。若初得患,先洗浴,豆淋酒化下一丸。心膈不烦,津液俱生。相隔如人行十里以来,用稀粥饮投之,须臾汗出便解。三日服一丸。

【主治】瘫痪,并一切风,口眼㖞斜,语言謇涩,手足不便。

06162 大通散

《圣济总录》卷十二。为《局方》卷一"大通圣白花蛇散"之异名。见该条。

06163 大通散（《圣济总录》卷二十二）

【组成】甘遂（麸炒）一分 生干地黄一两（与甘遂一处同捣,焙干） 槟榔（锉）二枚 麦蘖（微炒）半两 铅白霜（研）一分

【用法】上为末。看虚实,用龙脑、浆水调下半钱匕。

【主治】伤寒结胸,及疮疹后毒气攻心,咳嗽喘急。

06164 大通散（《圣济总录》卷七十三）

【异名】木通散（《普济方》卷二四五）。

【组成】沉香（锉） 木香 白术 陈橘皮（汤浸,去白,焙） 桑根白皮（锉） 木通（锉）各一分 胡椒一钱一字 黑牵牛三两（半生半炒,捣取粉一两半,余者不用）

【用法】上除牵牛外,别捣罗为细散。每服一钱匕,入牵牛末一钱匕,五更初以沸汤点腊茶调热服。却卧,不住以热茶及热粥投饮,取利为效。少壮多用牵牛,少用药末;老弱多用药末,少用牵牛。

【主治】痃癖积聚,腹胀气逆,烦满呕逆;脚气呕逆,心胸烦闷。

06165 大通散（《扁鹊心书·神方》）

【组成】大黄二钱 枳实（麸炒）二钱 甘草一钱

【用法】水煎,空心热服。不利再服,得利即止。

【主治】伤寒胃中有热,或服热药太多,狂言,弃衣而走,登高而歌;或腹痛下血,但实热者。

06166 大通散

《医方类聚》卷二一二引《施圆端效方》。即原书"大黄散"加木香半两。见该条。

06167 大通膏

《杨氏家藏方》卷二十。为《圣济总录》卷一一四"蓖麻丸"之异名。见该条。

06168 大豉汤（方出《千金》卷十六,名见《千金翼》卷十八）

【组成】豉一升 半夏八两 生姜二两 人参 前胡 桂心 甘草各一两

【用法】上㕮咀。以水九升,煮取三升,分三服。

【主治】❶《千金》:气厥,呕哕不得息。❷《千金翼》:霍乱。

06169 大营煎（《景岳全书》卷五十一）

【异名】大荣煎（《会约》卷十四）。

【组成】当归二三钱（或五钱） 熟地三五七钱 枸杞二钱 炙甘草一二钱 杜仲二钱 牛膝一钱半 肉桂一二钱

【用法】水二钟,煎七分,食远温服。

【主治】❶《景岳全书》:真阴精血亏损,及妇人经迟血少,腰膝筋骨疼痛;或气血虚寒,心腹疼痛等证。❷《通俗内科学》:阴萎。

【加减】如寒滞在经,气血不能流通,筋骨疼痛之甚者,必加制附子一二钱;如带浊腹痛者,加故纸一钱（炒

用）；如气虚者，加人参、白术；中气虚寒呕恶者，加炒焦干姜一二钱。

06170 大营煎（《会约》卷八）

【主成】当归二三钱　熟地三钱　枸杞二钱　炙草一钱　杜仲一钱半　牛膝（酒蒸）一钱半　肉桂一二钱　肉苁蓉三钱（酒洗）

【用法】水煎服。

【主治】阴虚无火、血燥，噎膈便结。

【加减】如气虚者，加人参；若中气虚寒呕恶者，加炒干姜一钱；如干燥之甚者，加蜜糖三四钱，生威参七八钱。

06171 大黄丸（方出《肘后方》卷三，名见《千金翼》卷十五引靳邵方）

【异名】细丸（《千金》卷十六）。

【组成】大黄　葶苈　豉各一合　杏仁　巴豆各三十枚。

【用法】上为末，炼蜜为丸，如胡豆大。旦服二丸。利者减之，痞者加之。

【主治】❶《千金》：客热结塞不流利。❷《千金翼》引靳邵方：服寒食散成痰澼水气，心痛，百节俱肿。

06172 大黄丸（方出《肘后方》卷四，名见《圣惠》卷五十一）

【组成】大黄　茯苓　芒消各三两　巴豆一分

【用法】上为末，炼蜜为丸，如梧桐子大。一服二丸。不痛止。

【主治】暴宿食，留饮不除，腹中为患者。

06173 大黄丸（方出《医心方》卷十二引《葛氏单方》，名见《圣济总录》卷九十七）

【组成】大黄三两　芍药三两　厚朴三两　枳实六斤　麻子仁六合

【用法】上为末，炼蜜为丸，如梧桐子大。每服十丸，一日三次。稍增，以通利为度，可恒将之。

【主治】❶《医心方》引《葛氏单方》：脾胃不和，常患大便坚强难者。❷《圣济总录》：内有虫滞。

06174 大黄丸（《医心方》卷二引《经心录》）

【组成】大黄一两　黄芩一两　黄连三两　苦参二两　龙胆二两

【用法】上为末，炼蜜为丸，如梧桐子大。每服五丸，每日三次。

【主治】虚热，食饮不消化，头眩引胸胁，喉中介介，口中烂伤，不嗜食。

06175 大黄丸（《外台》卷四引《古今录验》）

【组成】大黄一两（蒸之二斗米下）　巴豆五十枚（去心皮，熬）　消石三分（熬，无者以芒消代之）　桂心二分　干姜二分（炮）

【用法】上药别捣巴豆令如泥，余药研末，合和，以蜜为丸，如梧桐子大。每服一丸，以汤送下。但热在膈上当吐，在膈下当利，预作粥，如服他吐下丸法。服药两食顷不吐下，以热饮助之；若不得吐下，可更服一丸半，耐药壮人可二丸。此药优于他下药，故宜大小。下多，冷粥解之。若有疮，绵挺如指，蜜和一丸涂挺头，且纳疮中，晡出之，不愈更作；温病不得大便，服之得下佳，宿食不消亦服之；飞尸遁尸，浆服半丸，每日一次，应须臾止；心腹胀满痛，服一丸；疟者依发日先宿勿食，清晨服一丸，丁壮人服二丸，得吐下，忍饥过发时乃食；妇人产后血结，中奔走起上下，

或绝产无子，或月经不调，面目青黄，服半丸；小儿淋沥寒热，胪胀大腹，不欲食，食不生肌，三四岁者如麻子服一丸，每日一次；六七岁儿服二丸，比三十日心腹诸病愈；儿小半之，愈。

【主治】温病不得大便，或宿食不消，飞尸遁尸，心腹胀满痛，疟疾；妇人产后血结，或绝产无子，或月经不调，面目青黄；小儿淋沥寒热，胪胀腹大，不欲食，食不生肌。

【宜忌】忌野猪肉、芦笋、生葱。

06176 大黄丸（《千金》卷二）

【组成】大黄（破如米豆，熬令黑）　柴胡　朴消各一升　芎劳五两　干姜一升　蜀椒二两　茯苓（如鸡子大）一枚

【用法】上为末，炼蜜为丸，如梧桐子大。先食服七丸，米饮送下。加至十丸，以知为度，五日微下。

【主治】带下、百病、无子。

【方论选录】《千金方衍义》：此治妇人带下、百病、无子，故用大黄、朴消以散积血；即用干姜、蜀椒以温子脏；柴胡升发生气；芎劳理荣血；茯苓引领消、黄专行渗道，与后养胎令易产方蒸大黄丸用法相仿。

【备考】服十日下血，二十日下长虫及清黄汁，三十日病除，五十日肥白。

06177 大黄丸（《千金》卷十）

【异名】甜葶苈丸《圣济总录》卷六十、葶苈丸（《普济方》卷一九五）。

【组成】大黄　葶苈子各二两

【用法】上为末，炼蜜为丸，如梧桐子大。未食服三十丸，每日三次。病愈止。

【主治】❶《千金》：黄疸。❷《圣济总录》：大小便难，喘息促。

【方论选录】《千金方衍义》：（本方）从《金匮》大黄消石汤化出。彼用消石之辛温，以行大黄、栀、柏之苦寒；此用葶苈佐大黄之开泄，不必复用消石之散结。识此变通之法，可推《金匮》妙用也。

06178 大黄丸（《千金》卷十）

【组成】大黄二两　黄连三两　黄柏一两　黄芩一两　曲衣五合

【用法】上为末，炼蜜为丸，如梧桐子大。先食服三丸，每日三次。不知，加至五丸。

【主治】黄疸。

【方论选录】《千金方衍义》：（本方）从《金匮》大黄消石汤化出。取曲米以佐四黄之涤热，即是消石佐大黄、栀、柏之义。识此变通之法，可推《金匮》妙用也。

06179 大黄丸（《千金》卷十四）

【组成】大黄　芍药　葶苈各二两　大戟　朴消各三两　杏仁五十枚　巴豆七枚

【用法】上为末，炼蜜为丸，如梧桐子大。大人七丸，小儿二三丸，以饮送下，每日三次。热去，一日一次。

【主治】小肠热结。

【方论选录】《千金方衍义》：热结不通，不用承气、陷胸者，以小肠虽居下位，治节却在中、上二焦。故取葶苈专攻心下逆满，杏仁开发肺气于上，消、黄荡涤痰垢于下。杏仁力绵，更借备急丸中巴豆以佐之；消、黄性下，复采十枣汤中大戟以激之；芍药一味，专护营血，即柴胡泽泻汤中用地

黄之意。

06180 **大黄丸**（《外台》卷五引《崔氏方》）

【组成】大黄三两　朴消二两　巴豆一两（去皮，熬令黑，研如泥）

【用法】上捣筛大黄、朴消，然后纳巴豆，以蜜和捣为丸，如梧桐子大。每服两丸，以米饮送下，一日二次。不断，再服即愈。

【主治】一切疟。

【宜忌】忌芦笋、野猪肉等物。

06181 **大黄丸**（《千金翼》卷十九）

【组成】大黄一斤　栝楼　土瓜根各八两　杏仁五合（去皮尖双仁，熬）

【用法】上破大黄如棋子，冷水渍一宿，蒸晒干，捣筛为末，炼蜜为丸，如梧桐子大。每服五丸，以饮送下，一日三次。以知为度。

【主治】消渴，小便多，大便秘。

06182 **大黄丸**（《外台》卷七引《广济方》）

【组成】大黄十二分　厚朴四分（炙）　枳实四分（炙）　芒消八分　杏仁六分（去皮尖）　葶苈子四分（熬）

【用法】上为末，炼蜜为丸，如梧桐子大。每服十丸，空腹以饮送下，一日二次。稍稍加，以大便微调为度。

【主治】胸胁妨闷，胃中客气，大便苦难。

【宜忌】忌生冷、油腻、黏食。

06183 **大黄丸**（《外台》卷三十八）

【组成】大黄五两（捣末）　大麻子五两（熬，勿令焦，待冷于簸箕中以手挼去皮，取仁研如膏）

【用法】上药合治令匀，炼蜜为丸，如梧桐子大。每服十九至二十丸，以汤饮送下。以宣利为度。

【功用】通畅壅秘。

【主治】乳石发动，热气上冲。

06184 **大黄丸**（《圣惠》卷三）

【组成】川大黄一两（锉碎，微炒）　枳壳一两（麸炒微黄，去瓤）　甘草半两（炙微赤，锉）　麦门冬三分（去心，焙）　羚羊角屑三分　川升麻三分　生干地黄三分　犀角屑三分

【用法】上为细末，炼蜜为丸，如梧桐子大。每服二十丸，食后煎竹叶汤送下。

【主治】肝脏壅热，心膈烦闷，头目不利。

【宜忌】忌酒、热面等。

【备考】《圣济总录》：食前竹叶汤下。

06185 **大黄丸**（《圣惠》卷十二）

【组成】川大黄一两（锉碎，微炒）　木香一分　槟榔半两　桂心一分　枳壳半两（麸炒微黄，去瓤）　甘草一分（炙微赤，锉）　郁李仁三分（汤浸，去皮尖，微炒）

【用法】上为末，炼蜜为丸，如梧桐子大。每服三十丸，以温酒送下，不拘时候。以利为度。

【主治】伤寒大肠气壅，心腹胀满疼痛，四肢骨节酸疼烦闷，不得眠卧。

06186 **大黄丸**（《圣惠》卷十三）

【组成】川大黄三两（锉碎，微炒）　枳壳（麸炒微黄，去瓤）　陈橘皮（汤浸，去白瓤）　麻仁　槟榔　木通（锉）各二两

【用法】上为末，炼蜜为丸，如梧桐子大。每服三十丸，以温水送下，不拘时候。

【主治】伤寒大便秘涩，内有积热，其脉两手寸口悉洪大而数。

06187 **大黄丸**（《圣惠》卷十四）

【组成】川大黄一两（锉碎，微炒）　牛膝三分（去苗）　槟榔一两　枳壳三分（麸炒微黄，去瓤）　木香三分　人参三分（去芦头）　郁李仁一两（汤浸，去皮尖，微炒）　桂心三分　前胡一两（去芦头）

【用法】上为末，炼蜜为丸，如梧桐子大。每服二十丸，食前以温酒送下。

【主治】伤寒后脚气，并肾气上冲。

【备考】方中主治"并肾气上冲"，原作"并背气"，据《普济方》改。

06188 **大黄丸**（《圣惠》卷十五）

【组成】川大黄二两（锉碎，微炒）　黄芩　犀角屑　猪苓（去黑皮）　枳壳（麸炒微黄，去瓤）　川朴消各一两

【用法】上为末，炼蜜为丸，如梧桐子大。每服三十丸，以麦门冬汤温温送下，不拘时候。

【主治】时气大热不退，谵语，大便难。

06189 **大黄丸**（《圣惠》卷十五）

【组成】川大黄二两（锉碎，微炒）　黄芩一两半　栀子仁一两半　大青二两　龙胆一两（去芦头）　苦参一两（锉）　川朴消二两（细研）

【用法】上为末，入朴消研匀，炼蜜为丸，如梧桐子大。每服三十丸，以麦门冬汤送下，不拘时候。

【主治】时气已得汗，热毒不解，心烦躁闷，言语不定，小便赤涩，大便不通，狂乱欲走。

06190 **大黄丸**（《圣惠》卷十六）

【组成】川大黄二两（锉碎，微炒）　柴胡（去苗）　黄芩　黄连（去须）　白鲜皮　栀子仁　秦艽（去苗）　龙胆（去芦头）　赤芍药　大麻仁（别杵如膏）各一两

【用法】上为末，炼蜜为丸，如梧桐子大。每服三十丸，以竹叶汤送下，不拘时候。以利为度。

【主治】时气余热不退，发歇不定，大便秘涩。

06191 **大黄丸**（《圣惠》卷十六）

【组成】川大黄（锉碎，微炒）　黄连（去须）　黄芩　黄柏（锉）　曲衣　栀子仁各一两

【用法】上为末，炼蜜为丸，如梧桐子大。每服三十丸，以温水送下，不拘时候。

【主治】时气遍身发黄，心膈烦热。

06192 **大黄丸**

《圣惠》卷二十三。为《医方类聚》卷九十六引《千金月令》"大麻丸"之异名。见该条。

06193 **大黄丸**（《圣惠》卷二十九）

【组成】川大黄一两（锉碎，微炒）　赤芍药三分　木通一两（锉）　陈橘皮一两（汤浸，去白瓤，焙）　大麻仁一两　槟榔一两

【用法】上为末，炼蜜为丸，如梧桐子大。每服三十丸，食前以清粥饮送下。以利为度。

【主治】虚劳小便不利，腹胁满闷，四肢烦疼。

06194 **大黄丸**（《圣惠》卷三十）

【组成】川大黄二两（锉碎，微炒）　鳖甲三两（涂醋，炙令黄，去裙襕）

【用法】上为末；以酽醋二升，纳铛中，先煎令稠，下药末更煎之，以柳木篦搅，勿住手，候可丸，即丸如梧桐子大。每服七丸，空腹及晚食前以粥饮送下。渐加至十丸，以溏利下脓血烂肉为度。老少以意加减。唯得食煮饭、葱煎汁、生姜而已，此外不得食之。

【主治】骨蒸劳，两胁下有痃癖，渐上攻心，食少或不消化，腹内积聚不散，黄瘦，久困久痢，或大便秘涩，小便赤黄。

【宜忌】忌苋菜。

06195 大黄丸（《圣惠》卷三十二）

【组成】川大黄一两（锉碎，微炒） 麦门冬一两半（去心，焙） 玄参 黄芩 决明子 车前子 青葙子 黄连（去须） 寒水石各三分 甘草半两（炙微赤，锉） 马牙消 栀子仁 蕤仁（汤浸，去赤皮） 犀角屑各三分

【用法】上为末，炼蜜为丸，如梧桐子大。每服二十丸，煎竹叶汤下，不拘时候。

【主治】丹石毒上攻，眼目赤肿，开眼不得，涩痛，生阴翳，心神烦躁。

06196 大黄丸（《圣惠》卷三十二）

【组成】川大黄二两（锉碎，微炒） 栀子仁二两 黄芩二两 黄连二两（去须） 车前子二两

【用法】上为末，炼蜜为丸，如梧桐子大。每服三十丸，食后以温浆水送下，夜卧临时再服。

【主治】上焦积热，眼赤涩痛。

06197 大黄丸（《圣惠》卷三十六）

【组成】川大黄半两（炙碎，微炒） 栀子仁半两 黄耆半两（锉） 川升麻半两 川朴消半两 黄连半两（去须） 生干地黄半两 玄参半两 磁石一两（烧醋淬七遍，捣碎，细研，水飞过）

【用法】上为末，炼蜜为丸，如梧桐子大。每服三十丸，食后以温水送下。以利为度。

【主治】风热毒气攻耳，暴聋，由肾气实热所致。

06198 大黄丸（《圣惠》卷四十二）

【组成】川大黄一两（锉碎，微炒） 海藻一两（洗去咸味） 川朴消一两 昆布一两（洗去咸味） 苦瓠子仁一两 甜葶苈一两（隔纸炒令紫色） 木通一两（锉） 桃仁一两（汤浸，去皮尖双仁，麸炒微黄）

【用法】上为末，炼蜜为丸，如梧桐子大。每服三十丸，以生姜汤送下，一日三次。

【主治】上气胸满，咽喉噎塞，心神烦闷，大小便不利。

06199 大黄丸（《圣惠》卷四十二）

【组成】川大黄一两（锉碎，微炒） 川椒半两（去目及闭口者，微炒去汗） 人参三分（去芦头） 半夏三分（汤洗七遍，去滑） 桔梗三分（去芦头） 菖蒲三分 柴胡三分（去苗） 赤茯苓三分 芎䓖三分 桂心三分 桃仁三分（汤浸，去皮尖双仁，麸炒微黄） 木香三分 吴茱萸三分（汤浸七遍，焙干，微炒） 干姜三分（炮裂，锉） 细辛三分

【用法】上为末，炼蜜为丸，如梧桐子大。每服十丸，食前以温酒送下。渐加至二十丸。

【主治】七气，积聚坚牢，心腹胀痛。

06200 大黄丸（《圣惠》卷四十四）

【组成】川大黄二两（锉碎，微炒） 芎䓖半两 桂心半两 杏仁半两（汤浸，去皮尖双仁，麸炒微黄）

【用法】上为末，炼蜜为丸，如梧桐子大。每服三十丸，食前以温酒送下。以利为度。

【主治】腰脚疼痛，大肠壅滞。

06201 大黄丸（《圣惠》卷四十八）

【组成】川大黄二两（锉碎，微炒） 防葵一两 木香三分 川乌头一两（炮裂，去皮脐） 鳖甲一两半（醋炙令黄，去裙襕） 干姜三分（炮裂，锉）

【用法】上为细末，以陈米醋三升，熬令稠，入神曲末半两，煎成糊，溶和诸药末为丸，如梧桐子大。每服三十丸，空心以温酒送下。以微利为度。

【主治】肥气结聚在左胁下，坚牢疼痛，食少体瘦。

06202 大黄丸（《圣惠》卷四十八）

【组成】川大黄二两（锉碎，微炒） 桃仁一两半（汤浸，去皮尖双仁，麸炒微黄） 槟榔一两半 鳖甲一两（涂醋，炙令黄，去裙襕） 京三棱一两（炮，锉） 干姜一两（炮裂，锉） 川乌头一两（炮裂，去皮脐） 桂心一两 吴茱萸一两（汤浸七遍，焙干，微炒）

【用法】上为细末，以醋煮面糊为丸，如梧桐子大。每服二十丸，食前以生姜、橘皮汤送下；温酒下亦得。

【主治】积聚气在腹胁，胸背疼痛。

06203 大黄丸（《圣惠》卷四十八）

【组成】川大黄一两（锉碎，微炒） 当归三分（锉，微炒） 芎䓖三分 诃黎勒皮一两 槟榔一两 吴茱萸半两（汤浸七遍，焙干，微炒） 干姜三分（炮裂，锉） 川乌头一两（炮裂，去皮脐） 桃仁一两（汤浸，去皮尖双仁，麸炒微黄）

【用法】上为末，炼蜜为丸，如梧桐子大。每服三十丸，以温酒送下，不拘时候。

【主治】聚积气，心腹妨闷疼痛。

06204 大黄丸（《圣惠》卷四十九）

【组成】川大黄一斤（生，为末） 鳖甲三两（涂醋，炙令黄，去裙襕） 枳壳二两半（麸炒微黄，去瓤） 当归一两半（锉，微炒） 赤芍药一两半 京三棱三两（微煨，锉） 吴茱萸一两（汤浸七遍，焙干，微炒）

【用法】上为散，先以米醋三升，熬大黄为膏，次入诸药为丸，如梧桐子大。每服三十丸，食前以温酒送下。

【主治】痃癖气，时攻心腹疼痛，令人不思饮食，渐为瘦病。

06205 大黄丸（《圣惠》卷四十九）

【组成】川大黄二两（锉碎，微炒） 川朴消一两 蓬莪术二两 诃黎勒一两（煨，用皮） 桂心三分 枳壳一两（麸炒微黄，去瓤） 吴茱萸三分（汤浸七遍，焙干，微炒） 金星矾石二两 柴胡一两（去苗） 狼毒半两（微煨） 巴豆一分（去皮心，研，纸裹压去油）

【用法】上为末，入巴豆、矾石令匀，以熟枣瓤和捣为丸，如梧桐子大。每服十丸，空心以温酒送下。

【主治】久痃癖气，发歇不定，肌肉消瘦，往往吐逆，肩背疼痛。

06206 大黄丸（《圣惠》卷四十九）

【组成】川大黄半两（锉碎，微炒） 木香半两 肉豆蔻半两（去壳） 硼砂半两（细研） 干姜半两（炮裂，锉） 青橘皮三分（汤浸，去白瓤，焙） 吴茱萸一两（汤浸七遍，焙干，微炒） 槟榔半两 桂心半两 蓬莪术一两 巴豆一分

（去皮心，研，纸裹压去油）

【用法】上为末，入巴豆、硼砂，研令匀，以醋熬成膏为丸，如梧桐子大。每服三丸，空心以粥饮送下。

【主治】癥病，心腹妨闷，不欲饮食，四肢不和。

06207 **大黄丸**《圣惠》卷四十九）

【组成】川大黄二两（锉碎，微炒） 干姜一两（炮裂，锉） 甜葶苈一两半（隔纸炒令紫色） 川芒消一两 桔梗一两（去芦头） 赤茯苓半两 石膏半两（细研，水飞过） 附子半两（炮裂，去皮脐） 川乌头半两（炮裂，去皮脐） 杏仁半两（汤浸，去皮尖双仁，麸炒微黄） 川椒半两（去目及闭口者，微炒去汗）

【用法】上为末。入研了药令匀，炼蜜为丸，如绿豆大。每服二十丸，以温酒送下，不拘时候。

【主治】久积癥癖，坚牢，羸瘦，不能饮食。

06208 **大黄丸**《圣惠》卷四十九）

【组成】大黄二两（锉碎，微炒） 天雄一两（炮裂，去皮脐） 雄黄半两（细研） 麝香二钱（细研） 朱砂一分（细研） 胡椒半两 巴豆十四枚（去皮心，炒令黄，研，以纸裹压去油） 京三棱二两（微煨，锉） 槟榔四两 当归一两（锉，微炒） 桂心一两 木香半两 犀角屑一两 干姜半两（炮裂，锉）

【用法】上为末。入研了药令匀，炼蜜为丸，如小豆大。每服七丸，空心以清粥饮送下。

【主治】久积癥瘕发动，心腹疼痛不可忍。

06209 **大黄丸**《圣惠》卷四十九）

【异名】大黄桃仁丸（《圣济总录》卷七十三）。

【组成】川大黄一两（锉碎，微炒） 干姜三分（炮裂，锉） 高良姜三分（锉） 小草三分 芎䓖一两 陈橘皮一两（汤浸，去白瓤，焙） 桃仁一两（汤浸，去皮尖双仁，麸炒微黄） 川椒一两（去目及闭口者，微炒去汗）

【用法】上为末，炼蜜为丸，如梧桐子大。每服三十丸，以粥饮送下，一日三次。

【主治】酒癖，痰吐不止，两胁胀痛，气喘上奔，不下食饮。

【备考】方中小草，原作"甘草"，据《圣济总录》改。

06210 **大黄丸**《圣惠》卷五十）

【组成】川大黄（锉碎，微炒） 诃黎勒（煨，用皮）各半两

【用法】上为末，炼蜜为丸，如梧桐子大。每服二十丸，以温水送下。以微利为度。

【主治】五膈气。

06211 **大黄丸**《圣惠》卷五十二）

【组成】川大黄半两（锉碎，微炒） 恒山一两 香豉四十九粒 砒霜一分（细研） 鳖甲一分（涂醋，炙令黄，去裙襕） 麝香一钱（细研） 朱砂一分（细研）

【用法】上为末，入后三味，研令匀，以醋煮面糊为丸，如梧桐子大。每服二丸，食前用桃仁冷醋汤送下。

【主治】心疟，发歇不定。

【宜忌】忌食热物。

06212 **大黄丸**《圣惠》卷五十三）

【组成】川大黄三两（锉碎，微炒） 栝楼根一两 芎䓖三分 枳壳一两（麸炒微黄，去瓤） 槟榔一两 桂心三分

【用法】上为末，炼蜜为丸，如梧桐子大。每服三十丸，

以温水送下，不拘时候。

【功用】利大小肠。

【主治】消渴腹胀。

06213 **大黄丸**《圣惠》卷五十八）

【组成】川大黄二两（锉碎，微炒） 大戟一两（锉碎，微炒） 赤芍药一两 川朴消一两 甜葶苈一两（隔纸炒令紫色） 杏仁五十枚（汤浸，去皮尖双仁，麸炒微黄）

【用法】上为末，炼蜜为丸，如梧桐子大。每服二十丸，食前以葱白汤送下。

【主治】小肠热结胀满，小便不通。

06214 **大黄丸**《圣惠》卷六十二）

【组成】川大黄二两（锉碎，用醋浸一炷久，沥干，慢火熬令熟） 槟榔一两 枳壳一两（麸炒微黄，去瓤） 牵牛子二两（半微炒，半生用） 木香半两 甘草半两（生，锉） 皂荚五挺（不蛀者，捶碎，用酒一升浸，挼取汁，遍滤过） 青橘皮半两（汤浸，去白瓤，焙）

【用法】上为末，取皂荚汁于银锅内，以慢火熬成膏，入药末为丸，如梧桐子大。每服三十丸，食前以葱、茶送下。以快利为度。

【功用】通利脏腑壅滞。

【主治】发脑及一切热毒气，结硬肿痛。

06215 **大黄丸**《圣惠》卷六十八）

【组成】川大黄二两（蒸三度） 桃仁一两（汤浸，去皮尖双仁，微炒） 枳壳一两（麸炒微黄，去瓤）

【用法】上为末，炼蜜为丸，如梧桐子大。每服三十丸，以温水送下，一日三次。以利为度。

【主治】金疮烦闷疼痛，大便不利。

06216 **大黄丸**《圣惠》卷七十一）

【组成】川大黄三两（锉碎，微炒） 鳖甲二两（涂醋，炙令黄，去裙襕） 防葵一两半 琥珀一两 干漆一两（捣碎，炒令烟出）

【用法】上为细末，以米醋一升，熬令稠，入少面煮作糊，和搜为丸，如梧桐子大。每服五丸，食前以酒送下。

【主治】妇人积聚气，久不散。

06217 **大黄丸**《圣惠》卷七十一）

【组成】川大黄二两（锉碎，微炒） 麝香一分（细研） 硇砂三分（细研） 槟榔三分 巴豆一分（去皮心，研，纸裹压去油） 川乌头三分（炮裂，去皮脐） 桂心三分 木香三分 当归三分（锉，微炒） 京三棱一两（锉，醋拌炒干） 干姜三分（炮裂，锉）

【用法】上为末，炼蜜为丸，如小豆大。每服五丸，空心及晚食前以粥饮送下。以利为度。

【主治】妇人疹癖气，疼痛。

06218 **大黄丸**《圣惠》卷七十一）

【组成】川大黄四两（蒸，饭熟为度，晒干） 土瓜根二两 牛膝二两（去苗） 桃仁二两（汤浸，去皮尖双仁，麸炒微黄）

【用法】上为末，炼蜜为丸，如梧桐子大。每服三十丸，食前以粥饮送下。

【主治】妇人疝瘕，及胞中积瘀诸病。

06219 **大黄丸**《圣惠》卷七十一）

【组成】川大黄一两（锉碎，微炒） 鳖甲一两（涂醋，

炙令黄，去裙襕） 干漆三分（捣碎，炒令烟出） 京三棱一两（微炮，锉） 吴茱萸半两（汤浸七遍，焙干，微炒） 琥珀三分（细研） 桂心半两 槟榔三分 防葵半两 川乌头三分（炮裂，去皮脐）

【用法】上为末，以酽醋一升半，熬令稠，煮面糊为丸，如梧桐子大。每服二十丸，以生姜、醋汤送下，不拘时候。

【主治】妇人癥痞，及恶血气筑心，闷乱疼痛，四肢不和，身体羸瘦，不欲饮食。

06220 大黄丸（《圣惠》卷七十一）

【组成】川大黄一两（锉，微炒） 桂心半两 薏苡仁半两 鸡骨香半两 黄连十两（去须） 人参半两（去芦头） 附子半两（炮裂，去皮脐） 黄耆半两（锉） 木通半两（锉） 当归半两（锉，微炒） 枳实半两（麸炒微黄） 败酱二分 赤芍药半两 白蒺藜一两（微炒，去刺）

【用法】上为末，炼蜜为丸，如梧桐子大。每服三十丸，以温水送下，不拘时候。

【功用】除热。

【主治】妇人乳痈，疮肿疼痛。

06221 大黄丸（《圣惠》卷七十二）

【组成】川大黄三两（锉，微炒，别研为末） 鳖甲一两（涂醋，炙令黄，去裙襕） 柴胡一两（去苗） 吴茱萸半两（汤浸七遍，焙干，微炒） 当归半两（锉，微炒） 京三棱半两（微煨，锉） 赤芍药半两 牛膝半两（去苗） 槟榔半两 桂心半两 干漆三分（捣碎，炒令烟出）

【用法】上为末。先以醋一升，入大黄末，熬成膏。入药末为丸，如梧桐子大。每服三十丸，食前以生姜、橘皮汤送下。

【主治】妇人月水不通，积聚成块，或歇寒热，时复刺痛。

06222 大黄丸（《圣惠》卷七十九）

【组成】川大黄一两（锉，微炒） 桃仁一两（汤浸，去皮尖双仁，麸炒微黄） 干漆一两（捣碎，炒令烟出） 赤茯苓三分 甜葶苈三分（隔纸炒令紫色） 牛膝一两（去苗） 牡丹三分 水蛭半两（炒令黄） 芎䓖半两 桂心半两 柴胡三分（去苗） 牡蒿三分 人参半两（去芦头） 当归半两（锉，微炒） 干姜一分（炮裂，锉） 虻虫半两（微炒令黄，去翅足） 川椒一两（去目及闭口者，微炒去汗） 䗪虫半两（炒令微黄） 吴茱萸一分（汤浸七遍，焙干，微炒） 生地黄一两

【用法】上为末，炼蜜为丸，如梧桐子大。每服十丸，食前以温酒送下。

【主治】产后恶血凝滞，月水不通。

06223 大黄丸（《圣惠》卷八十二）

【组成】川大黄一两（锉碎，微炒） 鳖甲半两（涂醋，炙令黄，去裙襕） 赤茯苓半两

【用法】上为末，炼蜜为丸，如麻子大。一二岁儿，每服五丸，以粥饮送下，空心、午后各一服。

【主治】小儿滞结壮热。

06224 大黄丸（《圣惠》卷八十四）

【组成】川大黄半两（锉碎，微炒） 茵陈半两 甜葶苈半两（隔纸炒令紫色）

【用法】上为末，炼蜜为丸，如梧桐子大。每服三丸，

以新汲水研下，不拘时候。

【主治】小儿诸黄，心胸壅闷。

06225 大黄丸（《圣惠》卷八十四）

【组成】川大黄半两（锉碎，微炒） 柴胡半两（去苗） 赤茯苓一分 人参一分（去芦头） 木香一分 桂心一分 枳壳一分（麸炒微黄，去瓤） 槟榔半两 桃仁二分（汤浸，去皮尖双仁，麸炒微黄）

【用法】上为末，炼蜜为丸，如麻子大。每服五丸，以温水送下，一日三次。

【主治】小儿憎寒壮热，发歇不定，腹中结实，不能乳食。

06226 大黄丸

《圣惠》卷八十五。为《幼幼新书》卷十引《婴孺方》"龙角丸"之异名。见该条。

06227 大黄丸（《圣惠》卷八十六）

【组成】川大黄（锉，微炒） 黄连（去须） 桂心 代赭（细研）各一两 朱砂一分（细研） 木香半两 麝香一分（细研） 肉豆蔻二枚（去壳） 杏仁半两（汤浸，去皮尖双仁，麸炒黄，研如膏） 巴豆一分（去皮心，研，纸裹压去油）

【用法】上为末，入巴豆、杏仁，都研令匀，炼蜜为丸，如麻子大。每服三丸，以粥饮送下。

【主治】小儿食疳，心腹虚胀、妨闷，或时热渴。

06228 大黄丸（《圣惠》卷八十八）

【异名】知母大黄丸（《普济方》卷三九一）。

【组成】川大黄三分（锉碎，微炒） 知母半两 牡蛎半两（烧，为粉） 当归半两（锉，微炒） 枳壳半两（麸炒微黄，去瓤） 鳖甲一两（涂醋，炙令黄，去裙襕）

【用法】上为末，炼蜜为丸，如绿豆大。三四岁儿，每服五丸，空心以粥饮送下，晚后再服。

【主治】小儿癥瘕，腹痛黄瘦。

06229 大黄丸（《圣惠》卷八十八）

【组成】川大黄三分（锉碎，微炒） 鳖甲三分（涂醋，炙令黄，去裙襕） 赤芍药三分 火麻仁三分 防葵三分 法曲一分（炒微黄） 白术一分 青橘皮一分（汤浸，去白瓤，焙）

【用法】上为末，炼蜜为丸，如绿豆大。三岁儿，每早晨服五丸，以温水送下，晚后再服。

【主治】小儿食癥，大肠涩，心腹妨闷。

06230 大黄丸（《圣惠》卷八十八）

【组成】川大黄三分（锉碎，微炒） 鳖甲三分（涂醋，炙令黄，去裙襕） 赤芍药三分 大麻仁三分（研入） 白术一分 防葵一分 神曲一分（微炒） 木香一分

【用法】上为末，炼蜜为丸，如绿豆大。每服五丸，以温水化下，一日二次。

【主治】小儿癥气不消，四肢黄瘦，时有腹痛。

06231 大黄丸（《圣惠》卷八十八）

【组成】川大黄半两（锉碎，微炒） 诃黎勒皮半两 桔梗一分（去芦头） 乌梅肉一分（微炒） 川朴消三分 陈橘皮一分（汤浸，去白瓤，焙） 木香一分 郁李仁三分（汤浸，去皮，微炒）

【用法】上为末，炼蜜为丸，如绿豆大。一岁儿，每服

五丸,以粥饮研下,晚后再服。

【主治】小儿乳癖,胁下坚硬,大便难,小便赤。

06232 大黄丸《圣惠》卷八十八

【组成】川大黄一分(锉碎,微炒) 蛇蜕皮二条(烧灰) 蝉壳三十枚 巴豆霜一字 干蛤蟆一枚(涂醋,炙令黄) 铅霜半钱(细研) 皮巾子灰(有孔子处取)半钱

【用法】上为末,都研令匀,炼蜜和丸,如绿豆大。三岁儿每服三丸,空心以浆水、粥饮送下。后以桃、柳汤洗,拭干,以青衣盖,良久有虫出为妙。

【主治】小儿丁奚腹胀,头大颈细,手脚心热,唯吃冷水,此是肺脏内疳。

06233 大黄丸《圣惠》卷八十九

【组成】川大黄三分(锉,微炒) 天门冬(去心,焙) 百合 杏仁(汤浸,去皮尖双仁,麸炒微黄) 木通(锉) 桑根白皮(锉) 甜葶苈(隔纸炒令紫色) 川朴消各半两

【用法】上为末,炼蜜为丸,如绿豆大。每服五丸,以温水研破服,不拘时候。

【主治】小儿龟胸,肺热壅滞,心膈满闷。

06234 大黄丸《圣惠》卷九十二

【组成】川大黄一两(锉,微炒) 枳壳三分(麸炒微黄,去瓤) 栀子仁三分 郁李仁三分(汤浸,去皮,微炒)

【用法】上为末,炼蜜为丸,如麻子大。每服五丸,以熟水送下。

【主治】小儿大便不通,心腹壅闷。

06235 大黄丸《圣惠》卷九十八

【组成】川大黄二两(锉碎,微炒) 槟榔二两 牛膝一两(去苗) 芎䓖一两 枳壳一两(麸炒微黄,去瓤) 独活一两 防风一两(去芦头) 桂心一两 大麻仁二两 郁李仁二两(汤浸,去皮,微炒) 桃仁一两(去皮尖双仁,麸炒微黄)

【用法】上为末,炼蜜为丸,如梧桐子大。每服三十丸,空心以生姜汤送下。

【功用】调利胸膈,祛逐壅滞,推陈致新,疏风顺气。

06236 大黄丸《圣惠》卷九十八

【组成】川大黄二两(锉碎,微炒) 木香一两 干姜一两(炮裂,锉) 桂心一两 槟榔一两 巴豆一分(去皮心,研,纸裹压去油) 郁李仁一两(汤浸,去皮,微炒) 当归一两(锉,微炒) 神曲一两(炒微黄)

【用法】上为末,入巴豆,研令匀,炼蜜为丸,如梧桐子大。每服三丸至五丸,空心或夜卧时以温茶送下。以溏利为度。如要快泻,良久以热茶投之。

【功用】转气。

06237 大黄丸《圣惠》卷九十八

【组成】川大黄四两(锉碎,微炒) 诃黎勒皮四两 人参二两(去芦头) 大麻子二两

【用法】上为末,炼蜜为丸,如梧桐子大。每服十五丸,以酒送下。老少以意增减服之,以溏利为度。

【主治】久积滞气,不能饮食,食即不消,风热气上冲。

06238 大黄丸《医方类聚》卷十引《简要济众方》

【组成】大黄一两(锉,炒) 牵牛子三两(微炒) 木香一分 郁李仁二两(汤浸,去皮,焙干)

【用法】上为末,炼蜜为丸,如梧桐子大。每服二十丸,

食后、临卧煎竹叶汤送下;生姜汤送下亦得。

【功用】《圣济总录》:宽胸膈,消壅滞。

【主治】❶《医方类聚》引《简要济众方》:大肠实热,秘涩不通,心烦闷乱。❷《圣济总录》:风气大肠涩结。

06239 大黄丸

《医方类聚》卷二五三引《神巧万全方》。为《外台》卷十三引《崔氏方》"大黄煎丸"之异名。见该条。

06240 大黄丸《圣济总录》卷五

【组成】大黄(锉) 蔓荆实 桂(去粗皮) 麻黄(去根节,汤煮,掠去沫)各一两 羌活(去芦头) 芎䓖各一两半 防己白附子(炮)各二两半 白花蛇(酒浸,去皮骨,炙干)三两 雄黄(研) 空青(研)各半两 腻粉(研) 麝香(研)各半钱

【用法】上为末,炼蜜为丸,如梧桐子大。每服三十丸,温酒送下。服讫饮酒三两盏,以衣覆出汗如桃胶。后每夜服七丸,四十九日愈。

【主治】三十六种风。

06241 大黄丸《圣济总录》卷六

【组成】大黄(煨) 干姜(炮) 白僵蚕(炒) 天麻 白附子(炮) 天南星(炮) 附子(炮裂,去皮脐) 半夏(汤洗,去滑)各一两 牛黄(研)半两 腻粉一分 麝香(研)半分

【用法】上为末,炼蜜为丸,如鸡头子大。每服一丸,冷酒化下。

【主治】急风手足拳挛,不得屈伸,大小便涩,百节痛不转行。

06242 大黄丸《圣济总录》卷十二

【组成】大黄(锉如骰子样)三两 青橘皮(去白,不锉) 半夏(洗,去滑)各一两

【用法】上三味,一处炒熟,捣罗为末,水浸蒸饼为丸,如梧桐子大。每服二十丸,食后、临卧温水送下。加至三十丸。

【主治】上焦风热痰毒。

06243 大黄丸《圣济总录》(人卫本)卷二十

【组成】五味子(炒) 䗪虫(熬) 芎䓖 肉苁蓉(酒浸,切,焙) 麦门冬(去心,焙) 续断 石斛(去根) 甘草(炙,锉) 吴茱萸(汤洗,焙,炒) 商陆根(切) 芒消 细辛(去苗叶) 厚朴(去粗皮,生姜汁炙,锉)各一两 乌头(炮裂,去皮脐) 生干地黄(焙)各一两一分 大黄二两半 附子(炮裂,去皮脐)一分

【用法】上为末,炼蜜为丸,如梧桐子大。每服五丸,日三夜再,温水送下。渐加至十丸,以知为度。

【主治】男女恶风湿痹,周身不仁,小腹拘急,绕脐疠痛,头目昏眩,时吐涎沫,咳嗽背强,难以俯仰;心下懊恼,面目脱色,喉咽不利,耳聋恶寒,饮食失味,膀胱忽满,大小便不利,两胫酸痛,手足厥逆,吸吸短气;时复失精,白汗自出,梦寐不安,心神恍惚,肌肤瘾疹。

【备考】本方方名,文瑞楼本作"大甲丸"。

06244 大黄丸《圣济总录》卷三十二

【异名】涤中丸(《圣济总录》卷九十七)、承气丸(《普济方》卷三十九)。

【组成】大黄二两(细锉,醋炒) 葶苈(微炒) 杏仁

（汤浸，去皮尖双仁） 朴消各一两

【用法】上为末，炼蜜为丸，如梧桐子大。每服十丸，食前米饮送下。以利为度。

【主治】伤寒后宿食不消，大肠气滞。

06245 大黄丸（《圣济总录》卷三十四）

【组成】大黄（锉，炒） 甘草（炙，锉） 黄连（去须） 恶实（微炒） 荆芥穗等分

【用法】上为末，炼蜜为丸，如梧桐子大。每服二十丸，食后温水送下；若为散，水调亦得。

【主治】暑毒及心经积热。

06246 大黄丸（《圣济总录》卷三十九）

【组成】大黄（锉，炒）一两 干姜（炮）半两 桂（去粗皮）三分 巴豆十四枚（去皮心膜，炒，研）

【用法】上四味，先捣前三味为细末，与巴豆同研令匀，炼蜜为丸，如梧桐子大。每服五丸至七丸，温水送下。服久未动，更服三丸，以温粥饮一盏投之。取利为效。

【主治】干霍乱，不吐利。

06247 大黄丸（《圣济总录》卷五十）

【组成】大黄（炮，锉）半两 桔梗（炒） 枳壳（麸炒，去瓤） 芎䓖 羌活（去芦头） 木香 柴胡（去苗） 独活（去芦头）各一分 牵牛子一两（半炒熟，半生用）

【用法】上为末，熟煮莱菔，入药末，同于木臼内捣，令丸得为度，丸如梧桐子大。每服三十丸，食后、临卧熟汤送下。加至四十丸。

【主治】大肠秘热，心胸烦躁，头痛便难，腹胁胀满，口舌干燥。

06248 大黄丸（《圣济总录》卷六十）

【组成】大黄（锉）一斤 芎䓖半斤

【用法】上为末，用蜜和成剂，甑上炊七遍，丸如梧桐子大。每服三十丸，熟水送下，空心、食前、临卧日三服。

【主治】黄疸，面黄肌瘦。

06249 大黄丸（《圣济总录》卷七十三）

【组成】大黄二两（捣罗为末，以酒二升，慢火熬如饧） 槟榔（煨，锉） 丁香各三分 诃黎勒（煨，去核） 桂（去粗皮） 木香各一两

【用法】上药除大黄煎外，捣罗为末，入大黄煎中为丸，如梧桐子大。每服二十丸，食后、临卧温酒送下。渐加至三十丸。

【主治】痃气搐痛，吐酸水，大便不通。

06250 大黄丸（《圣济总录》卷七十九）

【组成】大黄（锉，炒） 消石 大戟（去皮，炒） 甘遂（炒）芫花（醋炒焦） 椒目（炒出汗） 葶苈（炒）各一分

【用法】上为末，炼蜜为丸，如小豆大。每服一丸，空心桑根白皮汤送下，一日二次。渐增，以知为度。

【主治】十水。

06251 大黄丸（《圣济总录》卷九十二）

【组成】大黄（锉，炒） 黄芩（去黑心） 黄连（去须） 当归（切，焙） 赤茯苓（去黑皮） 黄耆（锉） 生干地黄（焙）赤芍药 柴胡（去苗）各三分 栀子仁半两

【用法】上为末，炼蜜为丸，如梧桐子大。每服二十丸，温水送下，不拘时候。

【主治】虚劳骨蒸，心神烦躁，大小便难，四肢疼痛。

06252 大黄丸（《圣济总录》卷九十八）

【组成】大黄（锉，炒）二两 赤芍药 黄芩（去黑心） 杏仁（去皮尖，别研如膏） 芒消各一两半

【用法】上为末，和匀，炼蜜为丸，如梧桐子大。每服二十丸，食前温热水送下。

【主治】气淋，小便不快。

06253 大黄丸（《圣济总录》卷一○六）

【组成】大黄（锉，炒） 蔓荆实（去皮） 丹参 吴蓝 土瓜根（锉） 防风（去叉） 甘菊花 秦皮（去粗皮） 黄连（去须） 萎蕤 陈橘皮（去白，焙） 前胡（去芦头）各一两 决明子（微炒） 冬瓜子 青葙子 地肤子 车前子各一两半

【用法】上为末，炼蜜为丸，如梧桐子大。每服三十丸，食前温酒下，一日二次。

【主治】白睛肿胀，痛不可忍。

06254 大黄丸（《圣济总录》卷一○九）

【组成】大黄（锉，炒） 黄芩（去黑心）各二两 人参 地骨皮（洗去土，焙） 决明子（微炒） 防风（去叉） 石胆 地肤子 黄连（去须） 甘草（炙，锉） 车前子各一两 兔肝三具（洗，切，炙干） 萤火虫一百枚（去翼，焙干）

【用法】上为细末，用鲤鱼胆拌为剂，更捣令匀为丸，如梧桐子大。每服二十丸，食后温水送下，临卧再服。

【主治】眼风热，生赤脉胬肉。

06255 大黄丸（《圣济总录》卷一三五）

【组成】大黄（切作小块，酒、醋微炒） 三两 甘草（炙）三两 杏仁（去皮尖并双仁，研如膏）四两 诃黎勒（煨，取皮）三两 芒消（研）五两

【用法】上五味，先将三味捣罗为末，后入芒消末、杏仁膏，同和入，炼蜜为丸，如梧桐子大。每服十五丸，温水送下。初服未利，加二十丸，脏腑实则三十丸，量虚实服之，以效为度。

【主治】风毒热结，日夜疼痛，心烦懊闷。

06256 大黄丸（《圣济总录》卷一三六）

【组成】大黄（锉，炒）二两半 防风（去叉） 黄耆（锉） 黄连（去须）各一两半 漏芦（去芦头）一两 秦艽（去苗土） 苦参 乌蛇（酒浸，炙黄，去皮骨）各二两

【用法】上为末，炼蜜为丸，如梧桐子大。每服二十丸，空心温酒送下，晚再服。

【主治】疥疮痒痛不止。

06257 大黄丸（《圣济总录》卷一三九）

【组成】大黄（锉碎，微炒） 黄芩（去黑心）各一两

【用法】上为末，炼蜜为丸，如梧桐子大。每服十五丸，加至二十丸，空心、日午、临卧各一服。

【主治】外感风热及金疮所致大便不利。❶《圣济总录》：金疮烦闷疼痛，大便不利。❷《小儿药证直诀》：伤风有下证者；诸热。❸《普济方》：囟鼻塞闭。❹《医统》：伤风内挟痰热。

06258 大黄丸

《圣济总录》卷一五一。为《千金》卷四"七熬丸"之异名。见该条。

06259 大黄丸（《圣济总录》卷一五三）

【组成】大黄（锉，炒） 消石（熬沸，研细）各二两 蜀

椒(去目及闭口者,炒出汗)半两　代赭(别研)　干漆(炒烟尽)　芎䓖　赤茯苓(去黑皮)　干姜(炮)　虻虫(去翅足并头,炒)各一两

【用法】上为末,炼蜜为丸,如梧桐子大。每服二十丸,空心、食前酒送下;米饮亦得。渐加至三十丸。

【主治】妇人月水不通,结坚瘕如石,腹胀血积不散。

06260 大黄丸(《圣济总录》卷一六五)

【组成】大黄(锉,炒)　赤芍药　当归(切,焙)　厚朴(去粗皮,生姜汁炙透)各一两　枳实(去瓤,麸炒)　火麻仁(别研如膏)　生干地黄(焙)各三分

【用法】上七味,捣罗六味为末,与麻仁膏同研令匀,炼蜜为丸,如梧桐子大。每服二十丸,米饮送下,不拘时候。

【主治】产后大便秘涩不通。

06261 大黄丸(《圣济总录》卷一六五)

【组成】大黄(锉,炒)　大麻仁(研如膏)　当归(切,焙)各三两　生干地黄(焙)四两

【用法】上四味,捣罗三味为末,与麻仁膏研令匀,炼蜜为丸,如梧桐子大。每服二十丸,米饮送下。以利为度。

【主治】产后风热,大便秘涩。

06262 大黄丸(《圣济总录》卷一六六)

【组成】大黄二两(锉,炒)　芒消一两(别研)　黄芩(去黑心)　赤芍药　杏仁(去双仁皮尖,麸炒)　赤茯苓(去黑皮)　生干地黄(焙)各一两半

【用法】上为末,炼蜜为丸,如梧桐子大。每服二十丸,食前煎粟米饮送下。以利为度。

【主治】产后关格闭塞,大小便不通。

06263 大黄丸(《圣济总录》卷一七五)

【组成】大黄(锉,炒)二两　干姜(炮)半两　人参二两　丹参(去芦头)　沙参　苦参　防风(去叉)各一两　桂(去粗皮)半两　玄参一两半　蟅虫(炙焦)八枚　附子(炮裂,去皮脐)半两　白术　赤茯苓(去黑皮)各一两　葶苈(纸上炒)半两　杏仁(去皮尖双仁,麸炒,研)　蜀椒(去目并闭口者,炒出汗)各一分　巴豆十枚(去皮膜,研出油尽)

【用法】上十七味,捣罗十五味为末,与巴豆、杏仁同研,炼蜜为丸,如麻子大。每服二丸至三丸,米饮送下。

【主治】小儿哺露,胁下痞坚,腹满虚胀,手足烦热,往来无时。

06264 大黄丸(《圣济总录》卷一七六)

【组成】大黄(锉,炒)一两　丹砂(研)　人参　枳壳(去瓤,麸炒)　白茯苓(去黑皮)各一分半　柴胡(去苗)　桂(去粗皮)半分　木香一分

【用法】上为末,炼蜜为丸,如绿豆大。每服五丸,乳汁送下,一日三次。大者加至二十丸。

【功用】宣下胎中宿物。

【主治】小儿初生至百日周晬,腹内有气,冲心喉;及壮热头疼,呕逆腹痛,寒热乳癖。

06265 大黄丸(《圣济总录》卷一八一)

【组成】大黄(锉)　郁金　人参　黄连(去须)各二钱

【用法】上为末,研鼠肝为丸,如绿豆大。每服三丸,米泔送下,奶食后服。

【主治】小儿目赤涩痛,渐生翳膜,昏暗。

06266 大黄丸(《小儿药证直诀·附方》)

【组成】大黄一两(酒洗过,采下蒸熟,切片,晒干)　川芎一两(锉)　甘草一分(锉,炙)　黑牵牛半两(半生熟炒)

【用法】上为细末,稀糊为丸,如麻子大。二岁每服十丸,温蜜水送下,乳后服。以溏利为度。未利,加丸数再服。

【主治】❶《小儿药证直诀·附方》:风热里实,口中气热,大小便闭赤,饮水不止,有下证者。❷《奇效良方》:疮痂初起而能食,食而胀满,不大便而喘急,昏甚而谵语者。

【方论选录】《小儿药证直诀类证释义》:此方大黄、黑丑攻涤泻下,而以川芎升之,甘草缓之,相辅而行,使泻下而有所制。

06267 大黄丸(《幼幼新书》卷八引张涣方)

【组成】白附子　全蝎(炒)各三分　乌蛇(酒浸取肉)　天麻(酒浸,焙)　白僵蚕(直者,麸炒黄)　朱砂各一两　麝　雄黄　牛黄　真珠　脑子各一分　金箔三十片　天南星(水浸三日,日换,慢火煮一伏时,切,焙,麸炒)一两

【用法】研一两日,炼蜜为丸,如鸡头子大。每服一丸,荆芥茶汤化服。

【主治】惊风潮搐,背强牙紧,发歇不时。

06268 大黄丸(《普济方》三八〇引《全婴方》)

【组成】大黄三两　木香半两

【用法】上为末,米醋一升,相和置铜碗下,于铫内煮浮于水上,炭火煮,竹篦子搅药,候可丸,即入稠糊为丸,如小豆大。三岁三十丸,米汤下。加减与之。当下青脓为效。

【主治】小儿无辜疳病,急疳壮热,疳劳骨蒸,头发作穗,身上生疮,瘰疬核块,服食不成肌肤,腹大颈细。

06269 大黄丸(《直指》卷四)

【组成】木香　大黄各半两　黑豆一两　升麻三分

【用法】上锉。每服三钱,加乌梅二个,新汲水煎服。

【主治】脚气,风热烦闷发渴,大便不通。

06270 大黄丸(《普济方》卷三十九)

【组成】大黄(锉,炒)五两　大麻仁(研)二两

【用法】上为末,炼蜜为丸,如梧桐子大。每服十丸,食后熟水送下。

【主治】大便不通。

06271 大黄丸(《普济方》卷七十三)

【组成】川大黄(锉碎,微炒)　栀子仁五两　荠苨五两　葛根(锉)一两

【用法】上为粗末。每服五钱,水一盏半,加竹叶七片,去滓,取温,食后、临卧服。

【主治】上焦积热,目赤涩痛。

【备考】方中大黄用量原缺。

06272 大黄丸(《普济方》卷一九一)

【组成】大黄　白术　木防己

【用法】上为末,炼蜜为丸,如梧桐子大。每服十丸,米饮送下。小便利为度。不知增之。

【功用】利小便。

【主治】水肿。

06273 大黄丸

《普济方》卷一九七。为方出《肘后方》卷三,名见《鸡

峰》卷十四"雄黄丹"之异名。见该条。

06274 大黄丸

《普济方》卷二四二。为《杨氏家藏方》卷四"万灵丸"之异名。见该条。

06275 大黄丸（《普济方》卷三一一）

【组成】大黄二两 桃仁（去皮尖，熬） 虻虫各二十一枚（去翅足，熬）

【用法】上为末，炼蜜为丸，纳酒一升中，煎取七合，一服之。

【主治】被打有瘀血。

06276 大黄丸（《普济方》卷三九二）

【组成】大黄 苦参 人参 桔梗 杏仁（去皮尖） 芎 劳各三分 半夏（洗） 黄芩各二分 葶苈四分（炒）

【用法】上为末，炼蜜为丸，如小豆大。每服一丸，一日三次，白汤送下。

【主治】小儿伤食，腹大膨脝，时泄，困甚如寒热状，又如霍乱；时痢，肠出脓血。

06277 大黄丸（《准绳·幼科》卷八）

【组成】大黄 干地黄 茯苓 当归 柴胡 杏仁各三分

【用法】上为末，炼蜜为丸，如麻子大。每服五丸，以饮送下，一日三次。

【主治】小儿胃气不调，不嗜食，不生肌肉。

06278 大黄丸（《广笔记》卷一）

【组成】川大黄（切片，蜜蒸）一斤 白芍药（酒浸，切片，炒）六两 甘草（炙）三两 槟榔四两 木香（切片，不见火，为末）一两 枳壳（炒）四两

【用法】上为细末，炼蜜同水煎木香，和捣为丸，如绿豆大。每服三钱，重者五钱，白莱菔汤送下。以行两三次，腹中爽快为度。积滞重而元气虚者，以人参汤送下；孕妇，以人参缩砂汤送下。行后另用人参丸补之。

【主治】痢初起壮实者。

【宜忌】胃弱者禁施。

06279 大黄汤（方出《金匮》卷下，名见《普济方》卷三一二）

【组成】大黄一两（切，浸，汤成下） 绯帛如手大（烧灰） 乱发如鸡子大（烧灰用） 久用炊单布一尺（烧灰） 败蒲一握（三寸） 桃仁四十九个（去皮尖，熬） 甘草如中指节（炙，锉）

【用法】上药以童子小便量多少煎，汤成纳酒一大盏，次下大黄，去滓，分温三服。先锉败蒲席半领，煎汤浴，衣被盖覆。斯须通利数行，痛楚立瘥。利及浴水赤，勿怪，即瘀血也。

【功用】《普济方》：利大便，散风活血。

【主治】❶《金匮》：马坠及一切筋骨损。❷《普济方》：坠马及一切筋骨损，腹中有瘀血，烦闷，不省人事。

【方论选录】《古方选注》：驰骋之时，阳鼓于上，卒然而坠，伤在于首，病头胀颈粗，发热体痛，故其所治有不同于平常跌扑所伤者。方中多用陈败之物，取其伏阳而行瘀也。败蒲席须作帆之蒲，惟乡船中尝以为卧具者佳，借其精神所凭，可以伏阳，且陈蒲可逐上焦瘀血；炊单布久蒸，则受汤熟之气，可以化阳自熄，退肿除陈；乱发疗惊安神；绯帛行瘀搜伤；大黄、桃仁、甘草，即桃仁、调胃承气二汤之义，

用以扫除三焦之瘀；外用败蒲沐浴，以逐肌肉筋骨之瘀，内外兼治。

【备考】本方方名，《古方选注》引作"败蒲煎"。

06280 大黄汤（方出《肘后方》卷二，名见张文仲引许推然方〔见《外台》卷三〕）

【组成】大黄 黄连 黄柏 栀子各半两

【用法】水八升，煮六七沸，纳豉一升，葱白七茎，煮取三升，分服。

【功用】《兰台轨范》：除六经之热。

【主治】❶《肘后方》：伤寒五六日以上者。❷张文仲引许推然：天行，若已五六日不解，头痛壮热，四肢烦疼，不得饮食。

【宜忌】《外台》：忌猪肉、冷水。

06281 大黄汤（《肘后方》卷五）

【异名】大黄散（《圣惠》卷六十一）、升麻汤（《圣济总录》卷一三一）。

【组成】大黄 甘草 炙黄芩各二两 升麻二两 栀子一百枚

【用法】以水九升，煮取三升半服。得快下数行便止，不下则更服。

【主治】❶《肘后方》：发背上初欲肿。❷《圣惠》：热毒生疖，五脏壅滞。

06282 大黄汤（《普济方》卷三三六引《肘后方》）

【组成】大黄（锉，炒）一两 桃仁（汤浸，去皮尖双仁）四十九枚 虻虫（去翅足，微炒）三十枚 水蛭（糯米内炒，候米黄，即去米）三枚

【用法】上锉，如麻豆大。每服一钱，酒一盏，煎至七分，去滓，空腹温服。

【主治】妇人月水不利，结积无子。

【宜忌】如无结积，不可服。

06283 大黄汤（《鬼遗》卷三）

【异名】五利汤（《千金》卷二十二）、五利大黄汤（《圣济总录》卷一三〇）。

【组成】大黄三两 栀子五十个 升麻二两 黄芩三两 芒消一两

【用法】上切。以水五升，煮取二升四合，去滓，下消搅调，分温三服。快利为度。

【主治】痈疽，发背，时毒。

❶《鬼遗》：年四十已，还强壮，常大患热痈无定处，大小便不通。❷《普济方》：发背。❸《外科发挥》：时毒焮肿赤痛，烦渴便秘，脉实数。

【方论选录】《千金方衍义》：升麻升举清阳于上，消、黄荡涤热毒于下，黄芩、栀子兼清表热，从渗道而泄也。

【临床报道】时毒：《外科正宗》一男子冬月耳面赤肿，发热口干，脉洪实而便秘，此三阳蕴热症也。必舍时从症治之，以五利大黄汤一剂便行二次，赤肿稍退，内热稍疏，又以升麻解毒汤二服，肿消而病愈。此为用寒远寒之意也。

06284 大黄汤（《鬼遗》卷三）

【组成】大黄二两 牡丹三两 芥子半升 消石三合 桃仁五十枚（去皮，炒，切之）

【用法】上㕮咀。以水六升五合，煮取一升，分为两服，脓下；无者，下血大良。

【主治】❶《鬼遗》：肠痈之为病，诊小腹肿痞坚，按之则痛，或在膀胱左右，其色或赤，或白色，坚大如掌，热，小便欲调，时色色汗出，时复恶寒。其脉迟坚，未成脓者。❷《嵩崖尊生》：肠内生痈，腹痛，小便数似淋，身甲错，腹皮急，按之濡，如肿状，或连脐生疮。肠痈初起，小腹隐痛，小便淋涩，小腹坚硬如掌而热，按之则痛，肉色如故，或焮赤微肿。

【宜忌】脉数脓成，不可服此方。

06285 大黄汤《医心方》卷十五引《鬼遗》）

【组成】大黄二两　黄芩一两　白蔹一两

【用法】上为末。以水一升二合，煮一沸，绞去滓，适冷暖以洗疮，每日十遍。

【主治】痈疽臭烂。

06286 大黄汤《医心方》卷二十一引《古今录验》）

【组成】大黄二两半　黄芩二两　黄柏二两　半夏二两　细辛二两　生地黄二两　虎掌一两半　莔草一两半

【用法】以新汲井水一斗，煮取三升。洗疮。若阴里病，取练沾汤中，著阴道中，时复易，半日久佳。

【主治】妇人、男人阴蚀，及脓血不禁，男子茎尽入腹。

06287 大黄汤《千金》卷三）

【组成】大黄　当归　甘草　生姜　牡丹　芍药各三两　吴茱萸一升

【用法】上㕮咀。以水一斗，煮取四升，去滓，分四服，一日令尽。

【主治】❶《千金》：产后恶露不尽。❷《圣济总录》：妊娠堕胎后，血不出。

【备考】加人参二两，名"人参大黄汤"。

06288 大黄汤《千金》卷五）

【异名】干姜汤（《圣济总录》卷一七一）。

【组成】大黄　人参　细辛　干姜　当归　甘皮各三铢

【用法】上㕮咀。以水一升，煮取四合，服如枣许，一日三次。

【主治】少小风痫，积聚腹痛。

【方论选录】《千金方衍义》：方下所治少小风痫，明是木邪内盛，乘克中土，殊非外风袭入之谓。故于理中方内除去白术之滞、甘草之缓，但取参、姜，参入细辛以散内盛之风，当归以调紊乱之血，甘皮以豁壅遏之痰，大黄以涤固结之积，与黄龙汤同一手笔。彼以病气盘错，胃气伤残，虽用消、黄，徒增胀满，必藉人参大力以鼓荡练之威；此以孩提血气未实，不胜病气留连，虽宜大黄迅扫，必兼参、姜温散，可无伤中之虞。然此仅堪为智者道，难使庸俗知也。

【备考】方中甘皮，《圣济总录》作"甘草"。

06289 大黄汤（方出《千金》卷五，名见《普济方》卷三六七）

【组成】大黄　牡蛎　龙骨　栝楼根　甘草　桂心各十二铢　赤石脂　寒水石（如无，以朴消代之）各六铢

【用法】上㕮咀。以水一升，纳药半两，煮再沸，绞去滓，半岁儿服如鸡头子大一枚，大儿尽服。入口中即愈，汗出粉之。药无毒，可每日二服。

【主治】少小中风，状如欲绝。

【加减】有热，加大黄；不汗，加麻黄。

06290 大黄汤《千金》卷五）

【组成】大黄　甘草　芒消各半两　桂心八铢　石膏

一两　大枣五枚

【用法】上㕮咀。以水三升，煮取一升，每服二合。

【主治】小儿伤寒，肉中久挟宿热，瘦瘠，热进退，休作无时。

【方论选录】《千金方衍义》：肉中久挟宿热，故用大枣引消、黄、甘、石入于营分，然非桂心，无以散之。

06291 大黄汤《千金》卷十一）

【组成】大黄　茯苓各半两（一本作黄芩）　乌贼骨二枚　皂荚六枚（如猪牙者）　甘草（如指大者）一尺　芒消（如鸡子）一枚

【用法】上㕮咀。以水六升，煮三沸，去滓纳消。适寒温，尽服之。十日一剂，作如上法，欲服之宿勿食，平旦服，当下病根也。

【主治】❶《千金》：蛇瘕。❷《外台》引崔氏：蛇瘕。

【宜忌】《普济方》：忌海藻、菘菜等。

06292 大黄汤《千金》卷十五）

【异名】三物汤（《圣济总录》卷一七八）。

【组成】大黄　甘草　麦门冬各一两

【用法】上㕮咀。以水二升，煮取一升，二三岁儿分三四服。

【主治】少小下痢，苦热不食，伤饱不乳。

【宜忌】《千金方衍义》：所禀偏燥者宜之，若儿肥，痰多滑脱，殊非所宜。

【方论选录】《千金方衍义》：大黄涤除积热，麦门冬滋培气化，甘草调和中气。

06293 大黄汤（方出《千金》卷二十二，名见《三因》卷十四）

【异名】单煮大黄汤（《外科精要》卷中）。

【组成】大黄

【用法】单煮为汤服。

【功用】《外科精要》：宣热拔毒。

【主治】痈疽，大便秘结，脉实者。

❶《千金》：痈疽。❷《三因》：痈疽，热盛脉数者。❸《外科精要》：痈疽，大便秘结，热毒蓄于内。❹《准绳·疡医》：脉实沉而数，膏粱食肉之辈，大腑秘者。

06294 大黄汤《千金翼》卷六）

【组成】大黄　黄芩　甘草（炙）各一两　蒲黄半两　大枣三十枚（擘）

【用法】上㕮咀。以水三升，煮取一升，清朝服。至日中当利。若下不止，进冷粥半升即止；若不下，与少热饮自下。人羸者半之。

【主治】产后余疾，有积血不去，腹大短气，不得饮食，上冲心胸，时时烦愦逆满，手足烦疼，胃中结热。

06295 大黄汤《千金翼》卷六）

【组成】大黄　黄芩　当归　芍药　芒消　甘草（炙）各一两　桃仁　杏仁各三十枚（去皮尖）

【用法】上㕮咀。以水一斗，煮取三升，去滓；纳芒消令烊，分为四服。法当下利。利若不止，作白粥饮一杯暖服；去一炊久，乃再服。

【主治】产后恶露不行。

06296 大黄汤《千金翼》卷十七）

【组成】大黄　芒消各一两　荞草　黄芩各二两　蒺藜子半升（一方有黄连）

【用法】上切。以水七升，煮取三升半，去滓；纳芒消令烊，以帛揾肿上数百遍，日三夜三。

【主治】头面风瘙肿痒。

【宜忌】勿令近眼。

06297 大黄汤

《千金翼》卷十八。为《金匮》卷中"大黄消石汤"之异名。见该条。

06298 大黄汤（《千金翼》卷二十二）

【组成】大黄三两　麦门冬一两（去心）　栀子十四枚（擘）　黄芩　芒消　甘草（炙）各二两

【用法】上㕮咀。以水七升，煮取二升五合，分为五服。得下止。

【主治】石发，烦热胀满，身生疮，年月深久，治不愈，虚热生疮。

06299 大黄汤（《备急方》引蒋家方（见《外台》卷五））

【组成】大黄　常山　升麻　甘草（炙）各三两

【用法】上切。以水七升，煮取二升半，分三服，发前尽服。任取吐利。

【主治】患瘴热实，兼吐利者。

【宜忌】忌海藻、菘菜、生葱、生菜。

06300 大黄汤（《外台》卷三十五引《备急方》）

【组成】甘草（炙）　大黄　甘皮　当归各一两　细辛半两

【用法】上为末。以指撮，著水一升，煮取二合，一岁儿服一合，每日二次。

【主治】少小二十五痫。

06301 大黄汤（《外台》卷四引《必效方》）

【异名】大黄散（《普济方》卷一九五）。

【组成】大黄三两（切）　芒消二两

【用法】以水二升，生渍大黄一宿，平旦绞汁一升半，纳芒消搅服。须臾当快利，愈。

【主治】急黄疸。

06302 大黄汤（《外台》卷二十一引谢道人方）

【组成】大黄四两　芍药五两　细辛　甘草（炙）各四两　黄芩二两

【用法】上切。以水七升，煮取二升半，分为三次温服。

【主治】❶《外台》引谢道人：两眼痛。❷《圣济总录》：眼赤肿痛。

06303 大黄汤（《幼幼新书》卷二十八引《婴孺方》）

【组成】大黄四分　升麻二分　芍药三分　竹叶（切）五合　甘草一分　细辛半分　杏仁二十个（麸炒，去皮尖）

【用法】上切。以水二升，煮六合，为三服。如儿未百日，用药量多少。

【主治】百日儿结实痰多，自下。

06304 大黄汤（《幼幼新书》卷二十八引《婴孺方》）

【组成】大黄　柴胡　甘草（炙）　生姜各十二分　升麻　知母　黄芩各七分　大青五分　石膏十分　芍药　枳实（炙）各六分

【用法】以水四升七合，煮取一升三合，分为四服。

【主治】小儿结实，壮热头痛，自下。

06305 大黄汤（《幼幼新书》卷三十九引《婴孺方》）

【组成】大黄五两　滑石　龙骨　当归　芍药　黄芩　桂心　甘草（炙）　人参　青石脂　牡蛎（煅）　石膏各二两

【用法】上为粗末，囊盛。五岁以下加大枣五枚，水八合，煮五合，撮药汤中煮三沸，绞滓，先食尽服。有乳痰即吐宿乳，若下宿乳当止。中风汗出疠痛，服后安卧衣盖。

【主治】五痫吐痢，寒热不乳。

06306 大黄汤（《圣惠》卷三十八）

【组成】川大黄三分（锉碎，微炒）　前胡半两（去芦头）　当归半两（锉碎，微炒）　枳壳半两（麸炒微黄，去瓤）　葱白二两半（切）　豉一合　生姜半两

【用法】上锉细，和匀。每服半两，以水一中盏，煎至六分，去滓温服，不拘时候。

【主治】乳石发动，大肠壅滞，心膈痞满，腹痛烦热。

06307 大黄汤（《脚气治法总要》卷下）

【组成】红雪（研）　大黄（锉）各一两　木香（锉）　黑豆各二两

【用法】以水一升，煎取八合，将药汁浸大黄一炊久，去滓，不限早晚，分三次温服。以通为度。

【主治】脚气，大便秘涩，服诸药不通，风毒攻心，气闷心欲狂，热闷口干，喉中如火生，秘涩不通。

06308 大黄汤（《圣济总录》卷二十三）

【组成】大黄（锉，炒）　黄连（去须）　甘草（炙，锉）各半两　麦门冬（去心，焙）　柴胡（去苗）各一两

【用法】上为粗末。每服三钱匕，水一盏，加竹叶十片，生姜三片，煎至六分，去滓温服，不拘时候。

【主治】伤寒，心神烦躁，壮热狂言，毒气伏留于胸膈。

06309 大黄汤

《圣济总录》卷二十七。为《圣惠》卷十一"大黄散"之异名。见该条。

06310 大黄汤（《圣济总录》卷二十七）

【组成】大黄（锉，炒）　白术　厚朴（去粗皮，生姜汁炙，锉）　大腹皮（锉）各一两　木香　桂（去粗皮）　朴消（研）　牵牛子（炒）各半两

【用法】上为粗末。每服二钱匕，水一盏，加生姜三片，煎至六分，去滓温服，不拘时候。

【主治】伤寒食毒，心腹胀满，时复呕吐，憎寒，不下食，大小便秘涩。

06311 大黄汤（《圣济总录》卷二十八）

【组成】大黄（细锉，微炒）　木通（锉）各三分　木香一分　升麻　羚羊角屑　白茅根（锉）　黄芩（去黑心）各半两

【用法】上为粗末。每服五钱匕，用水一盏半，加葱白五寸，同煎至八分，去滓温服。

【主治】伤寒，狂言欲走，大小便不通，腹痛胀满。

06312 大黄汤（《圣济总录》卷三十）

【组成】大黄（锉，炒）一两　桃仁（汤浸，去皮尖双仁，麸炒黄，研）半两　水蛭（米炒黄）一分　木通半两（锉）

【用法】上四味，除桃仁外，为粗末，加桃仁同研令匀。每服二钱匕，以水一盏，煎至七分，去滓温服，不拘时候。

【主治】伤寒，内有瘀血，大便不利，小腹急痛。

06313 大黄汤（《圣济总录》卷三十五）

【组成】大黄（生）半两　甘草（炙，锉）　常山（锉）　桂

（去粗皮）各一分

【用法】上为粗末。每服五钱匕，水一盏半，煎至七分，去滓，未发前温服。

【主治】间日疟。

06314 大黄汤（《圣济总录》卷四十九）

【组成】大黄（锉，炒）一钱半 甘草（炙，锉）一分 桑根白皮（炙，锉）三分 葱白（并根）三茎

【用法】上锉，如麻豆大，童便一盏半，同煎至七分，去滓，空腹温服。

【主治】肺热，久咳嗽，涕唾多。

06315 大黄汤

《圣济总录》卷六十。为《金匮》卷中"栀子大黄汤"之异名。见该条。

06316 大黄汤（《圣济总录》卷六十一）

【组成】大黄（锉，炒） 木香 枳壳（去瓤，麸炒）各一两

【用法】上为粗末。每服五钱匕，水一盏半，煎至七分，去滓，食前温服。

【主治】厌黄。病人四肢烦疼，手足无力，吐逆不下饮食，渐渐瘦弱。

【备考】先烙玉泉及灸三十壮，次烙口中黑脉并曲池，灸里廉后心百壮。如未愈，宜服本方。

06317 大黄汤（《圣济总录》卷七十三）

【组成】大黄（锉，炒） 芍药各二两 桂（去粗皮） 鳖甲（醋炙，去裙襕）各一两半 甘草（炙） 诃黎勒（微煨，去核） 防葵各一两

【用法】上为粗末。每服三钱匕，水一盏，煎至六分，去滓，下朴消一字，搅匀温服，空心、日晚各一次。以利下烂肉血为验。

【主治】疟气急痛，日渐黄瘦。

06318 大黄汤（《圣济总录》卷七十九）

【组成】大黄（锉碎，醋炒）二两 桂（去粗皮） 甘草（炙，锉） 人参 细辛（去苗叶）各一两 桑根白皮（炙黄色，锉）二两

【用法】上为粗末。每服用水三盏，药五钱匕，加大枣二枚（擘破），同煎至九分，去滓，入白饧一匙头，更煎一沸，温服，每日三次。利小便三五升即愈。

【主治】水肿。

06319 大黄汤（《圣济总录》卷八十）

【组成】大黄（锉碎，醋拌炒干）一两半 麦门冬（去心，焙）三分 甘遂（微炒） 茅根（锉） 黄连（去须）各一两 贝母（炮，去心）三分

【用法】上为粗末。每服二钱匕，水一盏，煎至七分，去滓温服。

【主治】水盅，大小便不通，急胀壅塞。

06320 大黄汤

《圣济总录》卷九十二。为《千金》卷十九"三黄汤"之异名。见该条。

06321 大黄汤（《圣济总录》卷九十二）

【组成】大黄（锉，炒） 大戟（锉，炒） 赤茯苓（去黑皮） 甘遂（炮） 黄芩（去黑心）各一两 芫花（醋拌炒焦） 荛花（炒）各半两

【用法】上为粗末。每服三钱匕，水一盏半，加大枣二枚（擘破），煎至一盏，去滓，温分二服，空心、日午各一。

【主治】骨极，色黑肖痛，隐曲膀胱不通，小便壅塞，四肢满急。

06322 大黄汤（《圣济总录》卷九十五）

【组成】大黄（锉，微炒） 前胡（去芦头） 半夏（汤洗七遍，炒） 人参各三分 黄芩（去黑心） 赤茯苓（去黑皮） 木香 槟榔（锉）各半两

【用法】上为粗末。每服五钱匕，水一盏半，加生姜五片，同煎至八分，去滓温服。

【主治】中焦热实闭塞，关格不通，吐逆喘急。

06323 大黄汤（《圣济总录》卷九十七）

【组成】大黄（锉，炒） 栀子仁（炒）各四两 升麻 前胡（去芦头）各二两

【用法】上为粗末。每服五钱匕，水一盏半，煎至八分，去滓，食前温服。

【主治】荣卫否涩，蕴热不散，腹中烦满，大便不通。

06324 大黄汤（《圣济总录》卷一〇三）

【组成】大黄（锉，炒） 山栀子（去皮） 黄连（去须） 龙胆 郁金 黄柏各半两 甘草一两

【用法】上为粗末。每服三钱匕，水一盏，加竹叶七片，同煎至六分，去滓放温，食后服。

【主治】肝经邪热攻眼，赤涩肿痛，畏日羞明。

06325 大黄汤（《圣济总录》卷一〇四）

【组成】大黄 栀子仁各一两 茯神（去木） 生麦门冬（去心，焙） 犀角（镑） 旋覆花各一两半

【用法】上锉，如麻豆大。以水六盏，煎至三盏，下芒消一两，再煎至两盏，去滓，食后分三次温服。

【主治】眼暴赤热痛。

06326 大黄汤（《圣济总录》卷一〇六）

【组成】大黄（蒸过）

【用法】上锉，如麻豆大。每用五钱匕，水二盏，渍之一宿，明旦绞汁服之。以利为度。

【主治】❶《圣济总录》：目热痛。❷《普济方》：目热痛暴肿。

06327 大黄汤（《圣济总录》卷一〇六）

【组成】大黄（锉，炒）四两 麻黄（去根节）二两 旋覆花二两 甘草（炙，锉）一两 山栀子仁二两

【用法】上为粗末。每服五钱匕，以水一盏半，煎取八分，去滓，入朴消末半钱匕，食后服，临卧再服。

【主治】眼风肿热痛。

06328 大黄汤（《圣济总录》卷一〇八）

【组成】大黄（锉，炒） 当归 生干地黄（焙） 芎䓖 葛根（锉） 甘草（炙，锉） 紫葳根（凌霄花根是也，焙） 麦门冬（去心，焙） 天门冬（去心，焙）各半两 山栀子仁 地骨皮 黄连（去须）各一两

【用法】上为粗末。每服五钱匕，水一盏半，加竹叶片，煎至八分，去滓，食后、临卧服。

【主治】丹石热毒上攻，目生翳，心躁，面赤，头痛。

06329 大黄汤（《圣济总录》卷一〇八）

【组成】大黄（锉，炒）二两 枳壳（去瓤，麸炒） 黄芩（去黑心） 菊花 栀子仁各一两

【用法】上为粗末。每服五钱匕，水一盏半，煎取八分，去滓，食后温服。得利即止。

【主治】时气病后，风毒眼热痛。

06330 **大黄汤**（《圣济总录》卷一一三）

【组成】大黄（锉，炒） 枳壳（去瓤，麸炒） 芍药各三两 山栀子仁 黄芩（去黑心）各二两

【用法】上为粗末。每服五钱匕，水一盏半，煎至七分，去滓，食后、临卧服。

【主治】眼暴热痛，眦头肿起。

06331 **大黄汤**（《圣济总录》卷一一七）

【组成】大黄（锉）一两 芒消（研） 黄连（去须） 黄柏（炙）各半两

【用法】上为粗末。每服三钱匕，水一盏，煎至六分，去滓，加蜜半匙，酥少许，细呷含咽。

【主治】口糜生疮。

06332 **大黄汤**（《圣济总录》卷一三一）

【组成】大黄 朴消各三钱

【用法】上为粗末。水一盏，浓煎热服。

【功用】泻毒气。

【主治】发背溃后。

06333 **大黄汤**（《圣济总录》卷一四三）

【组成】大黄（锉，炒）五两 滑石三两半 芒消（研） 桑根白皮（锉） 黄芩（去黑心） 杏仁（汤浸，去皮尖双仁，炒）各一两

【用法】上为粗末。每服六钱匕，以酒一盏，水一盏，加大枣二枚（擘破），同煎至一盏，去滓，空心温服。微利一两行为度，未利再服。

【主治】数十年五痔，下血如鸡肝，肛边结核如鼠乳，肛中疼痛。

06334 **大黄汤**（《圣济总录》卷一四四）

【组成】大黄（生） 桂（去粗皮） 桃仁（去皮尖双仁，炒）各半两

【用法】上为粗末。每服三钱匕，水一盏，煎至七分，去滓温服。

【主治】伤折，血瘀不散。

06335 **大黄汤**（《圣济总录》卷一五一）

【组成】大黄（锉，炒） 牛膝（去苗，酒浸，切，焙）二两 牡丹皮 紫葳（凌霄花是也） 虻虫（去翅足，炒） 甘草（炙）各一两 水蛭（炒） 代赭（别研） 干姜（炮） 细辛（去苗叶）各半两 桃仁（去皮尖双仁，麸炒）四两 麻仁一两半

【用法】上为粗末。每服三钱匕，水一盏，煎至六分，去滓，下朴消末一钱匕，再煎令沸，温服，有顷再服。

【主治】妇人经年月水不通，胞中有风冷。

【宜忌】取下恶物后避风。

【备考】方中大黄用量原缺。

06336 **大黄汤**（《圣济总录》卷一五一）

【组成】大黄（锉碎，微炒） 朴消 当归（微炙） 芍药各一两 芎䓖一两一分 桂（去粗皮）二两半 厚朴（去粗皮，生姜汁炙烟出，如此七遍）一两一分

【用法】上为粗末。每服三钱匕，水一盏，加生姜三片，煎至七分，去滓温服。血行即止服。

【主治】妇人月水来腹痛，脐下坚硬，积血不下。

06337 **大黄汤**（《圣济总录》卷一五一）

【组成】大黄（锉碎，微炒） 人参 牛膝（去苗，酒浸，切，焙）各一两 桂（去粗皮） 羌活（去芦头） 枳壳（去瓤，麸炒黄） 当归（微炙） 芎䓖 瞿麦穗各三分 槟榔（锉）三枚 芍药 吴茱萸（微炒）半两

【用法】上为粗末。每服三钱匕，水一盏，加生姜一分（拍破），同煎至六分，去滓，下消石半钱，温服，如人行三五里再服。

【主治】妇人月水不利，脐腹疼痛。

【备考】方中芍药用量原缺。

06338 **大黄汤**（《圣济总录》卷一五三）

【组成】大黄（生用） 桃仁（汤浸，去皮尖双仁）各一两 桂（去粗皮）半两 生干地黄（焙）一两 郁李仁（去皮，研）半两

【用法】上为粗末。每服三钱匕，水、酒各半盏，同煎至七分，去滓温服。

【主治】妇人血瘀不消，及扑损血瘀。

06339 **大黄汤**（《圣济总录》卷一五七）

【组成】大黄（锉，炒） 地肤草 猪苓（去黑皮） 知母（微炒） 芍药 枳实（去瓤，麸炒） 升麻 木通（锉） 甘草（炙）各一两 黄芩（去黑心）半两

【用法】上为粗末。每服三钱匕，以水一盏，煎至七分，去滓温服，一日二次。

【主治】妊娠子淋，小便不通。

06340 **大黄汤**（《圣济总录》卷一六二）

【组成】大黄（锉碎，醋少许炒） 当归（切，焙） 熟干地黄（焙） 桂（去粗皮） 芍药各半两 吴茱萸（浸洗，焙干，炒） 雄黄（研）各一分

【用法】上为粗末。每服三钱匕，水一盏，加羊脂一枣大，同煎七分，去滓温服，不拘时候。

【主治】产后中风，角弓反张，不得俯仰，筋脉急痛。

06341 **大黄汤**

《圣济总录》卷一六六。为原书卷一二八"大黄散"之异名。见该条。

06342 **大黄汤**（《圣济总录》卷一七一）

【组成】大黄（碎锉，炒令香熟）一两 当归（切，焙） 赤芍药 黄芩（去黑心） 栝楼根 桂（去粗皮） 人参 赤石脂 麻黄（去节，先煎，掠去沫，焙） 牡蛎粉（微炒） 紫石英（碎） 甘草（炙，锉）各半两

【用法】上为粗末。七八岁儿每服二钱匕，水一盏，加大枣三枚（擘），同煎至五分，去滓，一日四五服，带热服。

【主治】小儿诸种风痫，吐痢寒热百病，不食。

06343 **大黄汤**（《圣济总录》卷一七七）

【组成】大黄（锉，炒）一两 柴胡（去苗） 升麻 黄芩（去黑心） 知母（焙） 芍药 栀子仁各三分 枳实（去瓤，麸炒黄）半两 细辛（去苗叶）一分

【用法】上为粗末。每服二钱匕，水一盏，加竹叶十片，同煎至六分，去滓，分温三服，早、晚各一次。

【主治】小儿八岁以上热结痰实，不能食。

06344 **大黄汤**（《圣济总录》卷一七九）

【组成】大黄（锉，炒）一两半 厚朴（去粗皮，生姜汁

炙）干姜（炮）桂（去粗皮）甘草（炙）各一分 当归（切，焙）人参 白茯苓（去黑皮）白术各半两 桔梗（微炒）三分

【用法】上为粗末。一二百日儿每用一钱匕，水半盏，煎至三分，去滓，分三次温服；二三岁儿每服二钱匕，水一盏，煎至六分，去滓，分二次温服，空心、午后各一次。

【主治】小儿暴冷，洞泄注下，或乳冷结不消，或吐下呕逆，及赤白利下。若中乳，或乳母洗浴，水气未消，饮儿为霍乱者。

【加减】若已服诸利药，胃中虚冷，大下如水，干呕眼白者，可去大黄。

06345 大黄汤（《圣济总录》卷一七九）

【组成】大黄（锉，炒）黄芩（去黑心）各一分

【用法】上为粗末。三四岁儿每服一钱匕，水七分，加黑豆三十粒，同煎至四分，去滓温服，每日三次。

【主治】小儿吐血。

06346 大黄汤（《圣济总录》卷一八〇）

【组成】大黄（锉，炒）柴胡（去苗）防风（去叉）甘草（炙）各一分

【用法】上为粗末。每服一钱匕，水七分，煎至三分，去滓放温，食后、临卧各一服。

【主治】小儿脑热，鼻干无涕。

06347 大黄汤（《圣济总录》卷一八二）

【异名】大黄散（《普济方》卷四〇五）。

【组成】大黄（锉，炒）升麻 栀子仁 朴消（别研）枳壳（去瓤，麸炒）黄耆（锉）各半两

【用法】上为粗末。每服一钱匕，水七分，煎四分，去滓温服。

【主治】小儿痈疮，脏腑壅热，心神烦躁，大小便不利。

06348 大黄汤

《圣济总录》卷一八二。为《圣惠》卷九十"淋洗大黄汤"之异名。见该条。

06349 大黄汤（《圣济总录》卷一八三）

【组成】大黄（锉，炒）黄连（去须）石膏（研）各二两 黄芩（去黑心）甘草（炙，锉）细辛（去苗叶）半夏（汤洗，去滑尽）各一两 山栀子仁七枚

【用法】上为粗末。每服五钱匕，水三盏，加生姜一分（拍碎），煎至一盏半，去滓，早、晚分三次温服。

【主治】乳石发，目昏赤痛，不睹物。

06350 大黄汤（《圣济总录》卷一八三）

【组成】大黄（锉，炒）一两 栀子仁 犀角屑各半两 栝楼根二两 升麻 黄芩（去黑心）甘草（炙，锉）各三分

【用法】上为粗末。每服五钱匕，用水一盏半，煎至一盏，滤去滓，空心、日午温服。

【功用】疏利毒气。

【主治】乳石发动，痈疽发背。

06351 大黄汤（《圣济总录》卷一八四）

【组成】大黄（锉，炒）一两 黄芩（去黑心）三两 黄连（去须）甘草（炙，锉）麦门冬（去心，焙）各二两

【用法】上为粗末。每服五钱匕，水一盏半，煎至八分，去滓，纳芒消一钱匕，再煎三两沸，温服，早晨、近晚各一次。通利即愈。

【主治】乳石发动，上气热实，心腹满，小便赤，大便不利，痞逆冲胸，口焦燥，目赤痛。

06352 大黄汤（《圣济总录》卷一八四）

【组成】大黄（锉，炒）芍药 赤茯苓（去黑皮）各一两 大麻仁半升（别研，每服旋入一合）

【用法】上药除麻仁外，为粗末。每服五钱匕，水三盏，加麻仁一合，同煎至一盏半，去滓，分二次温服，空心一服，日午再服。

【主治】乳石发动，热结，小便淋涩，小腹痛。

06353 大黄汤（《续本事》卷三）

【组成】大黄一两（生姜自然汁半茶盏，炙大黄令干，又淬入姜汁中，如此淬尽，切，焙，为末）

【用法】上每服二钱，加陈米一撮，葱白二茎，水一大盏，煎至七分，先食葱白，次服其药。不十日去根。

【主治】冷涎翻胃。其候欲发时先流冷涎，次则吐食。

06354 大黄汤（《保命集》卷中）

【异名】将军饮（《古今医鉴》卷五）、酒煎大黄汤（《症因脉治》卷四）。

【组成】大黄一两

【用法】上细锉。好酒二大盏，同浸半日许，再同煎至一盏半，去大黄不用，将酒分为二服，顿服之。痢止一服，如未止再服。以利为度。

【主治】痢疾，脓血稠黏，里急后重，腹痛，脉实。

❶《保命集》：泄痢久不愈，脓血稠黏，里急后重，日夜无度，久不愈者。❷《医方类聚》引《医林方》：便血，身热，脉胜。❸《医统》：痢初作及久不愈，或脉实。❹《古今医鉴》：休息痢。❺《症因脉治》：湿热痢无表邪者。

【方论选录】《玉机微义》：此乃阳明经荡涤邪热之药，用酒煎者，欲其上至顶巅，外彻皮毛也。

06355 大黄汤（《直指》卷四）

【组成】木香 大黄各半两 黑豆一两 升麻三分

【用法】上锉。每服三钱，加乌梅二个，新水煎服。

【主治】脚气风热，烦闷发渴，大便不通。

06356 大黄汤（《脉因证治》卷下）

【组成】大黄（煨）皂角 甘草（炙）

【用法】水煎服。外以麝香、瓜蒌仁敷之。

【主治】❶《脉因证治》：瘰疬。❷《李氏医鉴》：瘿瘤，结核。

06357 大黄汤

《普济方》卷二十。即《圣惠》卷五"泻脾大黄散"。见该条。

06358 大黄汤

《普济方》卷二十九。即《圣惠》卷七"泻肾大黄散"。见该条。

06359 大黄汤

《普济方》卷三十九，即《圣惠》卷五十八"大黄散"。见该条。

06360 大黄汤（《普济方》卷七十四）

【组成】大黄（炒令香）细辛（去苗）甘草（炙）黄芩各一两（去黑心）芍药二两 青州枣（去核）淡竹叶一分

【用法】用水七合，入银器内，煎取二合，滤去滓，重汤内暖过，以铜箸点眼中。

【主治】赤眼肿痛。

【备考】方中青州枣用量原缺。

06361 大黄汤（《普济方》卷一一九）

【组成】川大黄二两　山栀子仁一两　朴消二两　连翘二两　薄荷二两（去枝根梗）　甘草一两　干葛二两　赤芍药一两

【用法】上为末。每服二钱，水一盏，加竹叶七片，蜜三匙，同煎至七分，去滓，食后服。

【主治】大人小儿五脏积热，烦躁多渴，唇裂喉闭，目赤鼻衄，颔颊结硬，口舌生疮，阳明证伤寒发狂，见鬼谵语，大小便秘；一切风壅。

06362 大黄汤

《普济方》卷二三四。为《圣济总录》卷九十一"槟榔大黄汤"之异名。见该条。

06363 大黄汤

《普济方》卷二六三。为《千金》卷二十四"解散"之异名。见该条。

06364 大黄汤（《普济方》卷二八四）

【组成】大黄一两　木鳖仁半两　甘草节二钱半

【用法】每服三钱，入少酒煎。

【功用】宣热拔毒。

【主治】痈疽。

06365 大黄汤（《普济方》卷三○七）

【组成】牛膝　大青草　下马草　胡麻草　铁扫草　将军草（如无，用雄黄少许）　槐花头　淡竹叶　小青各等分

【用法】上同捣汁，用煮酒调服。将针破伤处，用葱盐汤洗净，将药滓敷疮口。

【主治】毒蛇伤。

06366 大黄汤（《普济方》卷三八六）

【组成】麝香三铢（别研）　大黄四分　甘遂　石膏各三分　黄芩　甘草　青木香各三分　前胡四分

【用法】上为粗末。水七升，煮一升九合，每服三合，日四服，夜三服。

【主治】小儿咳肿，壮热有实。

06367 大黄汤

《普济方》卷四○八。为《圣惠》卷九十"洗浴大黄汤"之异名。见该条。

06368 大黄汤（方出《韩氏医通》卷下，名见《金匮翼》卷七）

【组成】黄连（茱萸炒）　木香各等分　生大黄加倍

【用法】水为丸服。

【主治】五痢。

【备考】《金匮翼》引本方用川黄连（吴茱萸炒）一两，广木香一两，大黄（酒浸，炒）二两。

06369 大黄汤

《校注妇人良方》卷二十四。为《普济方》卷二八五"牡丹汤"之异名。见该条。

06370 大黄汤

《济阳纲目》卷七十。为《古今医鉴》卷七"黑将军散"之异名。见该条。

06371 大黄汤（《经验女科》）

【组成】大黄　枳壳

【用法】水煎服。

【主治】胎前大便不通。

06372 大黄汤

《外科集腋》卷四。为《金匮》卷中"大黄牡丹汤"之异名。见该条。

06373 大黄汤（《医方简义》卷四）

【组成】生锦纹大黄八钱　生石膏三钱　银花四钱　栝楼子六钱　桔梗二钱　焦栀子三钱　牛蒡子（炒）三钱　苏子二钱　连翘二钱　射干八分（即乌扇）

【用法】加竹沥一盏，姜汁三匙，青果二枚（打取汁），冲入，徐徐呷下。得吐出胶痰数碗，痰出便通，可转危为安。

【功用】通便泄热。

【主治】喉症火毒太甚，壮热痰盛，胸痞便秘，咽痛水浆不入，危在旦夕者。

06374 大黄汤（《外科学讲义》）

【组成】大黄一两　穿山甲　川厚朴　白芷　大枫子仁　花椒　甘草各三钱

【用法】水煎，和酒一杯服。令毒气从大便出，七日痊愈。

【主治】杨梅疮。

06375 大黄饮（《圣济总录》卷八）

【组成】大黄（蒸三度）　熟干地黄（切，焙）各二两　雄黄（研）　青羊脂（细切）　干姜（炮）　桂（去粗皮）　赤芍药　细辛（去苗叶）　甘草（炙，锉）各一两

【用法】上锉，如麻豆大。每服三钱匕，水一大盏，煎至七分，去滓温服，日二夜一。

【主治】中风，身如角弓反张，及飞尸入腹，疠痛闷绝，往来有时，筋急，少阴寒热，口噤不开。

06376 大黄饮（《圣济总录》卷五十）

【组成】大黄（锉，绢裹，蒸三度，焙干，微炒）　泽泻　黄芩（去黑心，锉碎）　甘草（炙，锉）各一两半　石膏（研）四两　山栀子仁　桂（去粗皮，锉）各一两半

【用法】上为粗末。每服三钱匕，水一盏半，煎至八分，去滓，空心温服，晚再服。

【主治】小肠移热于大肠，腹胁胀满，瘕聚秘涩。

06377 大黄饮（《圣济总录》卷一○○）

【组成】大黄（煨）　桂（去粗皮）各一两半　赤芍药　甘草（炙，锉）各一两　乌头（炮裂，去皮脐）五个

【用法】上锉，如麻豆大。每服五钱匕，水一盏半，加生姜一分（拍碎），蜜一匙头，同煎至七分，去滓，空腹温服。

【主治】五注。卒中贼风，遁尸鬼邪，心腹刺痛，胀急。

06378 大黄饮（《圣济总录》卷一四四）

【组成】大黄（锉，蒸）　芎藭　荆芥穗各一两　䗪虫（麸炒）　蒲黄　当归（切，焙）　桂（去粗皮）　甘草（炙，锉）　桃仁（去皮尖双仁，炒）各一两半

【用法】上为粗末。每服三钱匕，水一盏，煎至七分，去滓温服，不拘时候。

【主治】打扑伤损，瘀血在腹内。

06379 大黄饮（《圣济总录》卷一五八）

【组成】大黄（锉，炒）　芍药　黄芩（去黑心）　当归（微炙）　桃仁（汤浸，去皮尖双仁，麸炒黄色）各一两　生干地黄（焙）一两半　桂（去粗皮）　甘草（炙赤）各三分

三
画

大

【用法】上为粗末。每服三钱匕，水一盏，煎至七分，去滓温服，食顷再服。

【主治】妊娠堕胎后，血不出，腹中疞痛不可忍。

06380 大黄饮（《圣济总录》卷一六八）

【异名】大黄散（《普济方》卷三八五）。

【组成】大黄（锉，炒）一两 黄芩（去黑心） 栝楼根 甘草（炙）各三分 牡蛎（熬） 龙骨 凝水石（研） 白石脂各半两 滑石（研） 消石（研） 人参 桂（去粗皮）各二两

【用法】上十二味，以九味粗捣筛，入研药和匀。五六岁儿，每服一钱匕，以水一中盏，煎至五分，食后去滓温服。相继三服。

【主治】小儿壮热，实滞不去，及寒热往来，微惊。

06381 大黄饮

《校注妇人良方》卷十四。为《圣惠》卷七十四"大黄饮子"之异名。见该条。

06382 大黄酊（《药剂学及制剂注解》）

【组成】大黄粉200克

【用法】上药用60%乙醇适量浸渍24小时后，以每分钟3～5毫升的速度渗漉，待滤液达750毫升时，停止渗漉，压榨药滓，压出液滤过，与滤液合并，加甘油100毫升与适量的60%乙醇使成一升即得。口服。每次1～4毫升。

【功用】健胃。

【主治】食欲不振。

06383 大黄散（《外台》卷四引《集验方》）

【组成】大黄四两 黄连四两 黄芩四两

【用法】上为散。先食服方寸匕，日三服。亦可为丸服。

【主治】黄疸，身体面目皆黄。

06384 大黄散（方出《千金》卷四，名见《圣济总录》卷一五二）

【组成】大黄 黄芩 白薇各半两 桂心 牡蛎各六铢

【用法】上药治下筛。每服方寸匕，空心以酒调下，一日三次。

【主治】妇人漏下青色。

06385 大黄散（方出《千金》卷五，名见《普济方》卷三八四）

【组成】大黄 黄芩 甘草 芒消 麦门冬各半两 石膏一两 桂心八铢

【用法】上㕮咀。以水三升，煮取一升半，分三服；期岁以下儿作五服。

【主治】小儿腹大短气，热有进退，食不安，谷为不化。

06386 大黄散（方出《千金》卷二十五，名见《圣惠》卷六十七）

【组成】大黄（如指节大）一枚 桃仁四十枚 乱发一握

【用法】上药以布方广四寸，以绕乱发烧之；㕮咀大黄、桃仁，以酒三升，煮取一升，尽服之。血尽出。

【主治】腕折瘀血。

06387 大黄散（《幼幼新书》卷二十八引《婴孺方》）

【组成】大黄十二分 柴胡 枳壳 升麻 芍药 栀子仁各十分 竹叶一升 姜三分 知母 杏仁（净）各八分

【用法】以水六升，煮二升，分为四服。十岁外分为三服，儿小量之。

【主治】积泻。十二三岁热结痰多，壮热食少，结实者自下。

06388 大黄散（方出《医心方》卷二十一引《极要方》，名见《圣济总录》卷一五一）

【组成】大黄四两 芍药二两 土瓜根一两

【用法】上为散。酒服方寸匕，每日三次。血下痛即愈。

【主治】妇人月水不利，血瘀不通，或一月，或一岁，令人无子，腹坚如石，亦如妊娠之状。

06389 大黄散（《圣惠》卷四）

【组成】川大黄一两（锉碎，微炒） 黄芩一两 赤芍药半两 柴胡一两（去苗） 知母一两 黄连半两（去须） 甘草半两（炙微赤，锉） 葳蕤半两 秦艽半两（去苗）

【用法】上为粗末。每服三钱，以水一中盏，煎至六分，去滓，食后温服。

【主治】心脏实热，身体烦疼，口干多燥。

06390 大黄散（《圣惠》卷七）

【组成】川大黄一两（锉碎，微炒） 黄芩三分 赤茯苓三分 冬葵子一两 紫苏茎叶三分 槟榔二分 瞿麦一两 木通二分（锉） 白茅根三分（锉）

【用法】上为粗末。每服三钱，以水一中盏，加生姜半分，同煎至六分，去滓，食前温服。

【主治】膀胱实热，腹胁胀满，小便不利。

06391 大黄散（《圣惠》卷十）

【组成】川大黄一两半（锉碎，微炒） 柴胡三分（去苗） 赤芍药三分 鳖甲一两（涂醋，炙令黄，去裙襕） 黄芩三分 犀角屑三分 川升麻三分 赤茯苓三分 知母三分 槟榔三分 杏仁三分（汤浸，去皮尖双仁，麸炒微黄） 木通一两（锉）

【用法】上为粗末。每服四钱，以水一中盏，煎至六分，去滓温服，不拘时候。如人行十里再服。以通利为度。

【主治】伤寒虽得汗后，热不除，心腹烦满，大小便秘涩。

06392 大黄散（《圣惠》卷十一）

【异名】大黄汤（《圣济总录》卷二十七）。

【组成】川大黄一两半（锉碎，微炒） 桂心三分 甘草一两（炙微赤，锉） 川芒消二两 木通一两（锉） 大腹皮一两（锉） 桃仁二十枚（汤浸，去皮尖双仁，麸炒微黄）

【用法】上件药，每服四钱，以水一中盏，煎至六分，去滓温服，不拘时候。以通利为度。

【主治】阳毒伤寒未解，热在内，恍惚如狂者。

06393 大黄散（《圣惠》卷十一）

【组成】川大黄一两（锉碎，微炒） 黄连一两（去须） 黄芩三分 川升麻三分 黄药三分 甘草半两（生，锉）

【用法】上为末。每服四钱，以水一中盏，加黑豆三十粒，煎至五分，去滓温服，不拘时候。

【主治】伤寒心脾热，舌肿。

06394 大黄散（《圣惠》卷十三）

【组成】川大黄一两（锉碎，微炒） 柴胡一两（去苗） 枳实三分（麸炒微黄） 川朴消一两 赤芍药一两 黄芩一两 虎掌三分（微炒）

【用法】上为散。每服四钱，以水一中盏，加生姜半分，煎至六分，去滓温服，不拘时候。

【主治】伤寒十余日，热气结于胸中，往来寒热，头痛。

06395 大黄散（《圣惠》卷十三）

【组成】川大黄二两（锉碎，微炒） 枳实二两（麸炒微黄） 川芒消二两 甘草一两（炙微赤，锉） 厚朴二两（去粗皮，涂生姜汁，炙令香熟）

【用法】上为粗末。每服四钱，以水一中盏，煎至六分，去滓温服，不拘时候。以得利为度。

【主治】伤寒未解，烦热口干，腹中有结燥不通。

06396 大黄散（《圣惠》卷十五）

【组成】川大黄一两（锉碎，微炒） 秦艽一两（去苗） 桂心一两 石膏二两 柴胡一两（去苗） 甘草半两（炙微赤，锉）

【用法】上为粗散。每服四钱，以水一中盏，加生姜半分，煎至六分，去滓温服，不拘时候。

【主治】时气三日，头痛烦热。

06397 大黄散（《圣惠》卷十五）

【组成】川大黄（锉碎，微炒） 甘草（炙微赤，锉） 川芒消 桂心 桃仁（汤浸，去皮尖双仁，微炒） 麻黄（去根节）各一两

【用法】上为粗散。每服四钱，以水一中盏，加生姜半分，煎至六分，去滓温服，不拘时候。以利为度。

【主治】时气七日，往来寒热，胸胁逆满，大肠秘涩。

06398 大黄散（《圣惠》卷十五）

【组成】川大黄一两（锉碎，微炒） 槟榔半两 郁李仁一两（汤浸，去皮） 枳壳一两（麸炒微黄，去瓤） 木香半两 厚朴一两（去粗皮，涂生姜汁，炙令香熟）

【用法】上为粗散。每服五钱，以水一大盏，煎至五分，去滓，食前温服。

【主治】时气后宿食不消，大肠秘涩。

06399 大黄散（《圣惠》卷十六）

【组成】川大黄半两（锉碎，微炒） 寒水石半两 川芒消半两 石膏半两 川升麻半两 甘草半两（炙微赤，锉） 葛根半两

【用法】上为细散。每服二钱，不拘时候，以新汲水调下。

【主治】时气表里如火，烦躁欲死。

06400 大黄散（《圣惠》卷十六）

【组成】川大黄半两（锉碎，微炒） 黄连半两（去须） 麦门冬一两（去心） 栀子仁半两（锉） 柴胡一两（去苗） 甘草半两（炙微赤，锉）

【用法】上为散。每服五钱，以水一大盏，加豉少半合，葱白二茎，煎至五分，去滓温服，不拘时候。

【主治】时气头痛，壮热不解，心神烦躁。

06401 大黄散（《圣惠》卷十六）

【组成】川大黄（锉碎，微炒） 栀子仁 犀角屑 麦门冬（去心） 黄连（去须） 地骨皮 甘草（炙微赤，锉） 黄芩 柴胡（去苗） 白鲜皮各一两

【用法】上为散。每服五钱，以水一大盏，煎至五分，去滓温服，不拘时候。

【主抬】时气余热不退，发渴躁闷。

06402 大黄散（《圣惠》卷十六）

【组成】川大黄二两（锉碎，微炒） 羚羊角屑一两 枳实一两（麸炒微黄） 川芒消二两 桑根白皮一两

【用法】上为散。每服五钱，以水一大盏，煎至五分，去滓温服，不拘时候。以利为度。

【主治】时气十日以上，腹微满而喘，脐下疠痛，大便不通。

06403 大黄散（《圣惠》卷十七）

【组成】川大黄一两（锉碎，微炒） 柴胡一两 秦艽一两半（去苗） 石膏二两 麻黄一两（去根节） 甘草半两（炙微赤，锉）

【用法】上为粗散。每服四钱，以水一中盏，加生姜半分，煎至五分，去滓，不拘时候，稍热频服。汗出为度。

【主治】热病三日，发汗未解，头痛口干，心胸烦闷。

06404 大黄散（《圣惠》卷十七）

【组成】川大黄一两（锉碎，微炒） 黄连半两（去须） 甘草半两（炙微赤，锉） 黄柏半两（锉） 栀子仁半两 石膏一两

【用法】上为粗散。每服四钱，以水一中盏，加葱白一茎，豉五十粒，煎至五分，去滓温服，不拘时候。

【主治】热病五日，口苦舌干，烦热头痛不解。

06405 大黄散（《圣惠》卷十八）

【组成】川大黄三分（锉碎，微炒） 犀角屑一两 赤芍药一两 黄芩一两 生干地黄一两 甘草三分（炙微赤，锉）

【用法】上为散。每服四钱，以水一中盏，煎至五分，去滓温服，不拘时候。

【主治】热病吐血不止，心神烦闷。

06406 大黄散（《圣惠》卷十八）

【组成】川大黄二两（锉碎，微炒） 黄连一两半（去须） 川升麻一两 黄芩三分 漏芦三分 玄参三分 甘草三分（炙微赤，锉）

【用法】上为散。每服五钱，以水一大盏，煎至五分，去滓温服，不拘时候。

【主治】热病，胃中热毒，生疱疮如豌豆。

06407 大黄散（《圣惠》卷十八）

【组成】川大黄一两（锉碎，微炒） 枳实半两（麸炒令黄色） 羚羊角屑一两 川朴消一两 黄芩一两 甘草半两（炙微赤，锉）

【用法】上为粗散。每服五钱，用水一大盏，煎至六分，去滓温服，不拘时候。

【主治】热病大便涩滞，妄语心烦。

06408 大黄散（《圣惠》卷二十六）

【组成】川大黄一两（锉碎，微炒） 泽泻一两 黄芩一两 栀子仁一两 柴胡一两（去苗） 羚羊角屑一两 木香（石膏）二两 甘草一两（炙微赤，锉） 木通一两（锉）

【用法】上为粗散。每服四钱，以水一中盏，加淡竹叶二七片，煎至六分，去滓，食前温服。

【主治】心劳热，口疮，心烦腹满，小肠不利。

【宜忌】忌炙煿、热面、生果。

06409 大黄散（《圣惠》卷二十九）

【组成】川大黄一两（锉碎，微炒） 芎䓖半两 槟榔三分 桑根白皮半两（锉） 汉防己半两 甘草半两（炙微赤，锉）

【用法】上为粗散。每服三钱，以水一中盏，加生姜半分，煎至六分，去滓温服，不拘时候。

【主治】虚劳气壅，大便难，头目昏，心神烦热。

06410 大黄散《圣惠》卷三十一）

【组成】川大黄二两（锉碎，微炒） 木香半两 柴胡一两（去苗） 赤芍药三分 诃黎勒三分（用皮） 枳实半两（麸炒微黄） 甘草半两（炙微赤，锉） 桃仁一两（汤浸，去皮尖双仁，麸炒微黄） 鳖甲一两（涂醋，炙微黄，去裙襕）

【用法】上为粗散。每服三钱，以水一中盏，加生姜半分，煎至六分，去滓，食前温服。

【主治】骨蒸痃癖，胁下妨闷，肢节疼痛。

06411 大黄散《圣惠》卷三十二）

【组成】川大黄（锉碎，微炒） 黄连（去须） 蓝叶 川朴消各一两 川升麻 决明子（微炒） 黄芩 栀子仁各三分 甘草半两（炙微赤，锉）

【用法】上为粗散。每服三钱，以水一中盏，煎至六分，去滓，每于食后及夜临卧温服。

【主治】风热毒气，忽冲眼睑，生如米豆，名曰针眼，或白睛似水泡，疼痛，不可睡卧。

【宜忌】忌炙煿、油腻、面、生果。

【备考】《普济方》引本方无决明子，有甘菊花一两五钱，升麻、黄芩、栀子仁各用三两。余同。

06412 大黄散《圣惠》卷三十二）

【组成】川大黄（锉碎，微炒） 栀子仁 井泉石 秋桑叶 甘草（炙微赤，锉） 决明子各三分

【用法】上为散。每服三钱，以水一中盏，煎至六分，去滓，食后温服。

【主治】眼睑垂肿，疼痛。

06413 大黄散《圣惠》卷三十三）

【组成】川大黄（锉碎，微炒） 大青 羚羊角屑 栀子仁 桑根白皮（锉）各一两 甘草半两（炙微赤，锉）

【用法】上为粗散。每服三钱，以水一中盏，煎至六分，去滓，加生地黄汁半合服之，每日三四次。

【主治】肝肺大热，白睛肿胀，盖覆瞳仁，疼痛。

06414 大黄散《圣惠》卷三十五）

【组成】川大黄牛两（锉碎，微炒） 牛蒡子一两（微炒） 甘草半两（炙微赤，锉）

【用法】上为粗散。每服三钱，以水一中盏，加生姜半分，煎至六分，去滓温服，不拘时候。先须深针结聚之处，使毒气散后，再服此方。

【主治】风热积于咽喉之间，咽喉中如有物妨闷，或在左，或在右，名曰蛊。

06415 大黄散《圣惠》卷三十六）

【组成】川大黄一两（锉碎，微炒） 犀角屑三分 射干三分 川升麻三分 玄参二分 大青三分 络石三分 木通三分（锉） 甘草三分（炙微赤，锉）

【用法】上为散。每服五钱，以水一大盏，煎至三分，去滓温服，不拘时候。

【主治】心脾热毒，生木舌，肿涩妨闷。

06416 大黄散（方出《圣惠》卷三十六，名见《圣济总录》卷一一五）

【组成】川大黄半两 黄连末一分 龙骨末一分

【用法】上为末。每用少许，绵裹纳耳中。

【主治】耳有恶疮。

06417 大黄散（方出《圣惠》卷三十七，名见《普济方》卷四十七）

【组成】川大黄一分（生用） 黄连一分（去须） 麝香一钱（细研）

【用法】上为细散。研入麝香令匀，以生油旋调，涂于鼻中。

【主治】肺壅，鼻中生疮，肿痛。

06418 大黄散《圣惠》卷三十八）

【组成】川大黄二两（锉碎，微炒） 黄柏一两（锉） 黄连三两（去须） 川升麻一两 甘草一两（炙微赤，锉） 赤芍药一两 黄芩一两 犀角屑一两 栀子仁三分

【用法】上为散。每服半两，以水一大盏，加淡竹叶三七片，豉半合，煎至七分，去滓，不拘时候，分温三服。

【主治】五石发动，体热心烦，肢节疼痛，大小便难。

06419 大黄散《圣惠》卷四十三）

【组成】川大黄（锉碎，微炒） 赤芍药 川升麻 鬼箭羽 鬼臼（去根） 桂心 桔梗（去芦头） 柴胡（去苗）各一两 川朴消二两

【用法】上为散。每服三钱，以水一中盏，煎至六分，去滓温服，不拘时候。

【主治】中恶心痛，腹胀闷乱。

06420 大黄散《圣惠》卷四十三）

【组成】川大黄一两（锉碎，微炒） 当归半两（锉，微炒） 桂心半两 桃仁半两（汤浸，去皮尖双仁，麸炒微黄） 鳖甲一两（涂醋，炙令黄，去裙襕） 陈橘皮一两（汤浸，去白瓤，焙）

【用法】上为散。每服三钱。以水一中盏，加生姜半分，煎至六分，去滓稍热服，不拘时候。

【主治】心腹卒胀满，胁肋疼痛，不欲饮食。

06421 大黄散（方出《圣惠》卷四十五，名见《普济方》卷二四五）

【组成】川大黄一两（锉碎，微炒） 枳壳一两（麸炒微黄，去瓤） 旋覆花半两 赤芍药半两 木通一两（锉） 紫苏茎叶一两 犀角屑三分 川朴消一两 黄芩三分

【用法】上为粗散。每服四钱，以水一中盏，加生姜半分，煎至六分，去滓温服，不拘时候。

【主治】脚气发动，大小便秘涩，肢节烦疼，头目旋晕，气壅昏沉，不欲饮食。

06422 大黄散《圣惠》卷四十七）

【组成】川大黄二两（锉碎，微炒） 黄芩一两 泽泻一两 川升麻一两 羚羊角屑一两 栀子仁一两 玄参一两 川芒消二两

【用法】上为散。每服五钱，以水一大盏，煎至五分，去滓，下生地黄汁半合，温温频服。

【功用】泻热，开隔绝。

【主治】中焦壅热，闭塞隔绝，上下不通，不吐不下，肠胃膨膨，喘息常急。

06423 大黄散《圣惠》卷四十九）

【组成】川大黄一两（锉，微炒） 当归一两（锉，微炒） 白术一两 枳壳一两（麸炒微黄，去瓤） 柴胡一两半（去苗） 鳖甲一两（涂醋，炙令黄，去裙襕）。

【用法】上为散。每服三钱，以水一中盏，加生姜半分，煎至五分，去滓温服，不拘时候。

【主治】痃癖坚急，气连心肋相引痛。

06424 大黄散（《圣惠》卷四十九）

【组成】川大黄一两（锉碎，微炒） 京三棱一两（微煨，锉） 鳖甲一两（涂醋，炙令黄，去裙襕） 槟榔一两 木香三分 赤芍药三分 桃仁一两（汤浸，去皮尖双仁，麸炒微黄）

【用法】上为散。每服三钱，以水一中盏，加生姜半分，煎至六分，去滓温服，不拘时候。

【主治】癖结，两胁胀痛。

06425 大黄散（《圣惠》卷五十五）

【组成】川大黄二两（锉碎，微炒） 黄柏一两（锉） 栀子仁一两 川朴消二两 甘草一两（炙微赤，锉） 木通一两（锉）

【用法】上为粗散。每服四钱，以水一中盏，煎至六分，去滓温服，如人行十里再服。以利为度。

【主治】阴黄，表和里实，小便不利而赤，身汗出者。

06426 大黄散

《圣惠》卷五十五。为《金匮》卷中“栀子大黄汤”之异名。见该条。

06427 大黄散（《圣惠》卷五十八）

【异名】透关散（《杨氏家藏方》卷四）。

【组成】川大黄一两（锉碎，微炒） 槟榔一两 木香半两 川芒消一两 枳壳一两（麸炒微黄，去瓤） 子芩半两

【用法】上为散。每服四钱，以水一中盏，加生姜半分，葱白七寸，煎至六分，去滓，空腹温服；如未通，晚再服。

【主治】大便不通，下焦伤热壅闷。

【备考】本方方名，《普济方》引作“大黄汤”。

06428 大黄散（《圣惠》卷五十八）

【组成】川大黄一两（锉碎，微炒） 苦参一两（锉） 贝齿一两（烧为灰） 滑石一两

【用法】上为细散。每服二钱，煮葵根汤调下，不拘时候。

【主治】关格。风冷气入小肠，忽痛坚急，大小便不通；或小肠有气结如升大，胀起如吹状。

06429 大黄散（《圣惠》卷五十九）

【组成】川大黄二两（锉碎，微炒） 川芒消二两 赤芍药半两 大麻仁二两 桑根白皮一两（锉） 瞿麦一两 防葵一两 榆白皮一两（锉）

【用法】上为粗散。每服四钱，以水一中盏，煎至六分，去滓，空腹温服，如人行十里再服。以大小便利为度。

【主治】大小便难，心腹满闷，不可能遏。

06430 大黄散（《圣惠》卷六十）

【组成】川大黄一两（锉碎，微炒） 枳壳一两（麸炒微黄，去瓤） 甘草半两（炙微赤，锉） 生干地黄一两 桑根白皮一两（锉） 黄耆一两（锉） 羚羊角屑一两 赤小豆花一两 当归一两

【用法】上为散。每服四钱，以水一中盏，煎至六分，去滓温服，不拘时候。

【主治】酒痔，下血如鸡肝，肛边出疮疼痛，因醉饱，气壅即发。

06431 大黄散（《圣惠》卷六十一）

【组成】川大黄一两（生用） 赤小豆一两 牡蛎一两 黄连一两 白蔹一两 土瓜根一两 当归一两（锉，微炒）

【用法】上为细散。每以鸡子白调涂故布上，贴肿处，燥即易之。

【主治】痈肿，皮剥烂，汁流出如火燋，热甚不可耐。

06432 大黄散（《圣惠》卷六十一）

【组成】川大黄一两（生用） 黄芩一两 白芷三分 寒水石一两 白蔹一两 黄柏三分（锉） 石膏一两 赤石脂一两 黄连一两（去须）

【用法】上为细散。以浆水调为膏，厚涂于疮上，干即易之。

【主治】痈肿发背。

06433 大黄散（《圣惠》卷六十一）

【组成】川大黄一两（生用） 黄芩三两 龙骨一两 甘草一两 黄连一两（去须） 当归一两（锉，微炒） 牡蛎一两 白蔹一两 白及一两 赤芍药一两 赤石脂一两

【用法】上为细散。每用猪胆汁调，涂于细布上，如肿大小，贴之，燥即易之。

【主治】痈疮不消，欲结成瘘。

06434 大黄散（《圣惠》卷六十一）

【组成】川大黄一两（锉碎，微炒） 当归一分 川芒消半两 黑豆皮半两 枳壳半两（麸炒微黄，去瓤） 牛蒡子一分（微炒） 芎劳一分 甘草半两（生锉）

【用法】上为末，分为三服。每服以水一大盏，煎至五分，去滓温服，不拘时候。以利为度。

【主治】石痈，肿硬疼痛，心腹烦闷，不得宣畅。

06435 大黄散（《圣惠》卷六十一）

【组成】川大黄一两 当归一两 细辛半两 木通一两（锉） 芎劳一两 黄连一两 赤芍药一两 黄耆一两（锉） 白及一两

【用法】上为细散。每用鸡子白和，涂于细布上，以贴肿处，燥复易之。

【主治】痈肿已作脓。

06436 大黄散

《圣惠》卷六十一。为《肘后方》卷五“大黄汤”之异名。见该条。

06437 大黄散（《圣惠》卷六十一）

【组成】川大黄半两（锉碎，微炒） 川升麻半两 栀子仁半两 川朴消半两 葵子半两

【用法】上锉。以水二大盏，煮取一盏三分，去滓，分温三服。以快利为度。

【主治】痈疽，脏腑壅热太过，心神烦闷，大小便不通。

06438 大黄散（方出《圣惠》卷六十二，名见《圣济总录》卷一三一）

【组成】川大黄一两（锉碎，微炒） 栀子仁一两 川升麻一两 黄芩一两 甘草一两（生，锉） 玄参一两

【用法】上为散。每服四钱，以水一中盏，煎至六分，去滓温服，不拘时候。

【主治】发背初欲作肿。

06439 大黄散（《圣惠》卷六十二）

【组成】川大黄 木香 玄参 黄芩 赤芍药 白蔹 紫葛 赤小豆各一两

【用法】上为细散。用鸡子白调如面糊，于绢上涂贴，干即再贴。以散为度。

【主治】发背初发，如麻子粒大，渐以结硬疼痛。

06440 大黄散方出《圣惠》卷六十四，名见《圣济总录》卷一三三)

【组成】川大黄（捣罗为末） 石灰末 赤小豆（捣罗为末）各一两

【用法】上药以酒调涂肿上，干即易之。

【主治】一切恶毒肿。

06441 大黄散(《圣惠》卷六十四)

【组成】川大黄二两（生用） 木香一两 丁香半两 独活一两 桑寄生一两 射干一两 甘草半两（生，锉） 麝香一分（细研）

【用法】上为粗散，入麝香研令匀。每服五钱，以水一大盏，煎至五分，去滓，食前温服。

【功用】疏利毒气，防恶气入腹。

【主治】毒肿。

06442 大黄散(《圣惠》卷六十四)

【组成】川大黄（生用） 白蔹 赤芍药 黄连（去须） 槐白皮（锉） 龙骨各一两

【用法】上为末。以敷疮上。三度良。

【主治】热毒疮多汁。

06443 大黄散(《圣惠》卷六十八)

【组成】川大黄一两（锉，生用） 甘草一两（锉，生用） 黄柏三两（锉） 甘菊花一两 旋覆花一两 桑根白皮二两（锉） 槟榔一两 黄连一两（去须） 白芷二两 蔓菁花一两

【用法】上为细散。敷患处。

【主治】金疮，刀箭所伤，血不止，日夜疼痛。

06444 大黄散(《圣惠》卷六十九)

【组成】川大黄半两（锉碎，微炒） 赤芍药半两 牡丹半两 姜黄半两 当归半两（锉，微炒） 蒲黄一两 荷叶三片 羚羊角屑半两

【用法】上为粗散。每服二钱，以水一中盏，煎至六分，去滓温服，不拘时候。

【主治】妇人血风，气冲心，烦闷，腹内疼痛。

06445 大黄散(《圣惠》卷七十一)

【组成】川大黄一两（锉碎，微炒） 桂心半两 枳壳三分（麸炒微黄，去瓤） 诃黎勒一两（煨，用皮） 前胡一两（去芦头） 桔梗一两（去芦头）

【用法】上为粗散。每服四钱，以水一中盏，入生姜半分，煎至六分，去滓温服，不拘时候。

【主治】妇人心胸气壅，两胁满闷，不能饮食。

06446 大黄散(《圣惠》卷七十一)

【组成】川大黄一两（锉碎，微炒） 川楝子一两 赤芍药一两 马蹄一两（烧灰） 玄参一两 蒲公英一两

【用法】上为细散。每服一钱，以温酒调下，一日三次，汗出愈。

【主治】妇人乳痈，焮肿疼痛。

06447 大黄散(《圣惠》卷七十一)

【组成】川大黄一两（锉） 当归一两（锉，微炒） 赤芍药一两 黄耆一两（锉） 芎䓖一两 防风一两（去芦头） 黄连一两（去须） 莽草一两 栀子仁一两 腻粉一分 乳香半两

【用法】上为细散。入腻粉和匀，以鸡子白并蜜调令匀，涂帛上贴，干即易之。

【主治】妇人乳痈，经年肿硬，如石不消。

06448 大黄散(《圣惠》卷七十二)

【组成】川大黄一两（锉，微炒） 川朴消半两 牛膝三分（去苗） 当归三分（锉，微炒） 桃仁三分（汤浸，去皮尖双仁，麸炒微黄） 虻虫一分（炒令黄，去翅足） 赤芍药三分 水蛭一分（炒微黄） 土瓜根三分 干漆半两（捣碎，炒令烟出） 桂心半两

【用法】上为细散。每服一钱，食前温酒调下。

【主治】妇人月水不通，心腹妨闷，四肢烦疼。

06449 大黄散(《圣惠》卷七十二)

【组成】川大黄二两（锉，微炒） 牡丹一两 川朴消二两 甘草半两（炙微赤，锉） 牛膝一两（去苗） 当归一两（锉，微炒） 赤茯苓一两 水蛭半两（炒微黄） 桃仁一两（汤浸，去皮尖双仁，麸炒微黄） 虻虫半两（炒令黄，去翅足）

【用法】上为粗散。每服五钱，以水一大盏，煎至五分，去滓，空心服。如人行十里以外，当下恶物；如未下，次日再服。

【主治】妇人月水不调，或月前，或月后，或如豆汁，腰痛如折，两脚疼痛，胞中风冷。

06450 大黄散(《圣惠》卷七十二)

【组成】川大黄二两（锉，微炒） 鳖甲一两（涂醋，炙令黄，去裙襕） 牛膝一两（去苗） 桃仁一两（汤浸，去皮尖双仁，麸炒微黄） 桂心三分 当归三分（锉，微炒） 白术三分 芎䓖三分 防葵三分

【用法】上为粗散。每服三钱，以水一中盏，加生姜半分，煎至五分，去滓，每于食前稍热服。

【主治】妇人月水不通，腹内有癥块，或时寒热，渐加羸瘦。

06451 大黄散(《圣惠》卷七十二)

【组成】川大黄半两（锉，微炒） 川芒消半两 蒲黄三分

【用法】上为细散。每服二钱，食前以冷水调下。

【主治】妇人卒伤热，尿血。

06452 大黄散(《圣惠》卷七十三)

【组成】川大黄一两（锉碎，微炒） 黄芩一两 赤芍药半两 玄参半两 黄耆一两（锉） 丹参半两 山茱萸半两 蛇床子半两

【用法】上为细散。每服二钱，食前以温酒调下。

【主治】妇人阴痒。

06453 大黄散

《圣惠》卷七十四。为《外台》卷三十三引《小品方》"地肤大黄汤"之异名。见该条。

06454 大黄散(《圣惠》卷八十)

【组成】川大黄一两（锉，微炒） 干漆一两（捣碎，炒令烟出） 桂心一两 生干地黄一两 干姜半两（炮裂，锉） 当归三分（锉，微炒）

【用法】上为粗散。每服三钱，以酒一中盏，煎至六分，去滓稍热服，不拘时候。

【主治】产后恶血内攻，腹内疞痛不可忍。

06455 大黄散（《圣惠》卷八十二）

【组成】川大黄一两（锉碎，微炒） 柴胡三分（去苗） 川升麻三分 黄芩三分 枳壳三分（麸炒微黄，去瓤） 赤芍药三分 栀子仁三分 石膏一两半 知母三分 杏仁三分（汤浸，去皮尖双仁，麸炒微黄）

【用法】上为粗散。每服一钱，以水一小盏，加青竹叶二七片，煎至五分，去滓，量儿大小，分减服之。

【主治】小儿周岁至三岁壮热。

06456 大黄散（《圣惠》卷八十四）

【组成】川大黄半两（锉碎，微炒） 栀子仁一分 黄芩一分 赤芍药一分 甘草一分（炙微赤，锉）

【用法】上为粗散。每服一钱，以水一中盏，煎至五分，去滓，量儿大小，分减温服。以利为效。

【主治】小儿伤寒，壮热，心躁，头痛，口干，小便赤，大便难。

06457 大黄散（《圣惠》卷八十四）

【组成】川大黄一两（锉，微炒） 甘草半两（炙微赤，锉） 麦门冬半两（去心，焙） 细辛半两 黄芩半两

【用法】上为粗散。每服一钱，以水一小盏，煎至五分，去滓温服，不拘时候。

【主治】小儿四五岁伤寒，壮热挟实，心腹胀闷。

06458 大黄散（《圣惠》卷八十四）

【异名】参黄散（《杨氏家藏方》卷十九）。

【组成】川大黄半两（锉碎，微炒） 黄芩半两 玄参半两

【用法】上为粗散。每服一钱，以水一小盏，煎至五分，去滓放温，量儿大小，分减服之。

【主治】❶《圣惠》：小儿疹痘疮出尽后。❷《杨氏家藏方》：小儿疮疹后一切余毒。

06459 大黄散（《圣惠》卷八十四）

【组成】川大黄半两（锉碎，微炒） 甘草半两（炙微赤，锉） 黄芩半两 枳壳半两（麸炒微黄，去瓤）

【用法】上为细散。每服一钱以新汲水调下，三岁以下可服半钱。不拘时候。

【主治】小儿斑疮，大便壅滞，心神烦躁。

06460 大黄散（《圣惠》卷八十四）

【组成】川大黄半两（锉碎，微炒） 黄连半两（去须） 栝楼根半两 黄芩半两 栀子仁半两

【用法】上为粗散。每服一钱，以水一小盏，煎至五分，去滓温服，不拘时候。

【主治】小儿诸黄。

06461 大黄散（《圣惠》卷八十八）

【组成】川大黄一两（锉碎，微炒） 鳖甲一两（涂醋，炙令黄，去裙襕） 京三棱半两（微煨，锉） 木香一分 槟榔半两 麝香一分（细研） 甘草半两（炙微赤，锉）

【用法】上为细散。都研令匀，每服半钱，以粥饮调下，一日三四次。

【主治】小儿痃气，发即紧缩，痛不欲食。

06462 大黄散（《圣惠》卷八十八）

【组成】川大黄半两（锉碎，微炒） 赤芍药一分 白鲜皮半两 黄芩一分 甘草半两（炙微赤，锉） 犀角屑一分 赤茯苓一分

【用法】上为粗散。每服一钱，以水一小盏，煎至五分，去滓，量儿大小加减，一日三四次。

【主治】小儿魃病夹实。

06463 大黄散（《圣惠》卷九十）

【组成】川大黄半两 槟榔半两 川芒消半两 黄连半两（去须） 黄柏半两 雄黄半两（细研） 赤小豆半两

【用法】上为末。用蜜水调涂患处，一日三次。

【功用】解风热，消毒肿。

【主治】小儿风热毒肿。

06464 大黄散（《圣惠》卷九十一）

【异名】芫黄散（《诚书》卷十五）。

【组成】川大黄半两（锉碎，微炒） 防风半两（去芦头） 川升麻二分 黄芩二分 麻黄一分（去根节） 秦艽一分（去苗） 川朴消三分

【用法】上为粗散。每服一钱，以水一小盏，煎至五分，去滓放温，不拘时候，量儿大小，分减服之。

【主治】小儿丹毒，遍身赤痛。

06465 大黄散（《圣惠》卷九十一）

【异名】截毒散（《永乐大典》卷一〇三七引《医方妙选》）。

【组成】川大黄半两（生用） 郁金半两 黄药半两 腻粉半两 猪牙皂荚半两（去皮子用）

【用法】上为细散。以生油调涂之。

【主治】小儿赤流，热如火。

【备考】方中黄药，《永乐大典》引《医方妙选》作"黄芍药"，《卫生总微》作"赤芍药"。

06466 大黄散（《圣惠》卷九十二）

【组成】川大黄一两（锉，微炒） 犀角屑半两 川升麻半两 当归一分 赤芍药一分 红雪一两 甘草一分（炙微赤，锉）

【用法】上为粗散。每服一钱，以水一小盏，煎至六分，去滓，三四岁温服一合，每日三四次。以利为度。

【主治】小儿脏腑壅热，心神烦躁，大便不通。

06467 大黄散（《圣惠》卷九十二）

【组成】川大黄一分（锉，微炒） 木通一分（锉） 桑根白皮半两（锉） 羌活一分 川朴消三分

【用法】上为粗散。一二岁儿，每服一钱，以水一小盏，煎至五分，去滓温服。

【主治】小儿阴肿。

06468 大黄散（《医方类聚》卷五十四引《神巧万全方》）

【组成】川大黄三两 牛蒡子一两（炮） 枳壳一两（麸炒）

【用法】上为粗散。每服四钱，以水一中盏，煎至六分，去滓温服。以利为度。

【主治】伤寒五六日，热结在内，大便不通。

06469 大黄散（《苏沈良方》卷十引《灵苑方》）

【异名】托骨大黄散（《伤科汇纂》卷八）。

【组成】羊胫炭（烧赤，酒淬十过）五两 大黄（小便浸七日，日一易，以湿纸裹煨，切，焙） 巴豆肉（浆水煮黄色，焙）各三两半 古铜钱（用半两烧赤，米醋淬，为粉，新水飞过，去粗取细者）二两

【用法】上和研一日。每服半钱，当归一分，小便煎浓，稍温调下。产后血晕百疾，且当逐血者，至甚乃服；口噤

者,挖开灌下,候识人,更一服。累经生产,有血积癥癖块,及败血风劳,寒热诸疾,当下如烂猪肝片,永无他疾。坠击内损,当归酒送下一字。

【主治】产后血晕及伤折内损,妇人血癥血瘕。

06470 大黄散(《伤寒总病论》卷三)

【组成】地黄汁半升 生大黄末一方寸匕

【用法】煎地黄汁三沸,下大黄末调匀。空腹时温饮一小盏,每日三次。血即止。

【主治】吐血百治不愈。

06471 大黄散(《圣济总录》卷十三)

【组成】大黄(锉)二两 栝楼根 甘草(生,锉) 马牙消(研)各一两

【用法】上为散。每服二钱匕,食后熟水调下。

【主治】热毒风肿,遍身生疮。

06472 大黄散(《圣济总录》卷九十五)

【组成】大黄(锉)二两 桂(去粗皮)三分 冬瓜子(微炒)一合 滑石(研)三两 朴消(生铁铫子炒干,刮出,纸裹,于黄土内窨一宿,取出细研)二两半

【用法】上五味,先捣前三味为细散,更与滑石、朴消同研匀细。每服二钱匕,浓煎白茅根汤调下,空腹服之,至晚再服。

【主治】关格不通,妨闷,大小便秘涩。

06473 大黄散(《圣济总录》卷九十八)

【组成】大黄(略蒸熟,切,焙)二两 乱发(烧灰)一两

【用法】上为散。每服二钱匕,温熟水调下,一日三次。

【主治】血淋,热痛不可忍。

06474 大黄散(《圣济总录》卷一〇六)

【组成】川大黄(锉碎,炒) 黄连各一两 羖羊角屑一两

【用法】上为粗散。每服三钱匕,水一盏,煎至六分,去滓,食后温服,一日二次。

【主治】肝肺大热,白睛肿胀,盖覆瞳仁,疼痛。

06475 大黄散(《圣济总录》卷一一七)

【组成】大黄(糖灰火煨,锉) 甘草(炙,锉) 黄柏(炙,锉)各一两 密陀僧(研) 滑石(研)各一分

【用法】上为散。每用一钱匕,绵裹含。有涎即吐。

【主治】口糜生疮,久不愈。

06476 大黄散(《圣济总录》卷一二六)

【组成】大黄(湿纸裹,煨微焦色) 甘草(炮) 白僵蚕(去土,焙干)各一两 槟榔(煨)一分

【用法】上为散。每服二钱匕,用蜜熟水调下,日可三五服。取下恶物如鱼脑。

【主治】风毒、气毒、热毒瘰疬不破者。

06477 大黄散(《圣济总录》卷一二八)

【异名】大黄汤(《圣济总录》卷一六六)。

【组成】大黄(锉,炒) 芍药(锉,炒) 楝实 马蹄(炙令黄焦)各一两

【用法】上为散,每服二钱匕,以温酒调下。衣盖出汗。若睡觉后,肿散不痛,经宿乃消,百无一失,次日早晨再服。

【主治】乳痈大坚硬,赤紫色,衣不得近,痛不可忍;产后乳结核,肿痛发热烦闷。

06478 大黄散(《圣济总录》卷一三三)

【组成】大黄(生,为末) 消石(研)各半两 黑胶一分

【用法】上药先捣大黄、消石为末,用醋半合,熔胶烊,调散子如糊,涂敷患处,一日三五次。

【主治】热疮。

06479 大黄散(《圣济总录》卷一三五)

【组成】大黄 栝楼根 黄芩(去黑心) 百合 当归(切,焙)各半两 葛根一两(锉) 黄柏根(锉) 芒消 赤小豆各一分 粳米一合

【用法】上锉,焙,捣罗为散。量肿处大小,用新汲水化蜜调药如膏,摊于肿处,纸盖之,一日一换。

【主治】诸热毒肿痛,欲成疮疖者。

06480 大黄散(《圣济总录》卷一三五)

【组成】大黄(生,锉)五两 白蔹(生,锉)三两 寒水石(生,研) 紫葛(生用) 木香各一两 消石(研) 黄芩(去黑心) 大青 苦参(锉)各二两

【用法】上九味,捣罗七味为细末,入研药,和牛乳调如膏。涂于故帛,拓肿上。随拓即消,干复易之。

【主治】恶毒风肿及一切肿毒。

06481 大黄散(《圣济总录》卷一三五)

【组成】大黄(生,锉) 木通(锉) 葶苈子各二两

【用法】上为细散。以水和调,涂肿上,干则易之。

【主治】恶毒风肿。

06482 大黄散(《圣济总录》卷一三六)

【组成】大黄(锉,炒) 秦艽(去苗土) 藜芦(去芦头) 石硫黄(研) 硇砂(研)各一两

【用法】上五味,将前三味为散,与后二味研者和匀。水调涂敷,一日三五次。以愈为度。

【主治】疔肿。

06483 大黄散(《圣济总录》卷一三七)

【组成】大黄如枣大一块 斑蝥(全者)七个

【用法】上为细散。以酽醋调如糊,先揩破癣疮,然后涂药,候干洗之。

【主治】一切癣。

06484 大黄散(《圣济总录》卷一四四)

【组成】大黄(锉,炒) 当归(切,焙) 芎䓖(锉)各半两

【用法】上为散。每服二钱匕,空心、日午、临卧温酒调下。

【主治】打扑内伤,瘀血在腹。

06485 大黄散(《圣济总录》卷一四五)

【组成】大黄(蒸,切) 大豆(炒,去皮)各二两 桂(去粗皮)一两

【用法】上为细散。每服二钱匕,温酒调下,一日三次。

【主治】诸骨蹉跌血瘀,肿热疼痛。

06486 大黄散(《幼幼新书》卷十引《惠眼观证》)

【组成】大黄 芍药各等分

【用法】上为末。猪胆汁调,贴囟。

【主治】惊风。

06487 大黄散(《鸡峰》卷二十五)

【组成】大黄 瞿麦 白干葛 牛蒡子 地骨皮 苍术各一两 升麻 大青 芍药(赤者) 枸杞子 当归 吊藤 黄芩 黄连 连翘 羌活 青皮 郁金 芎 桑白

皮 甘草 牵牛（黄者） 荆芥穗各二两

【用法】上为细末。每服一二钱，食后、临卧用生姜自然汁调下。

【主治】百种毒。

06488 大黄散（《保命集》卷中）

【组成】栀子半两 大黄半两 郁金半两 甘草二钱半

【用法】上为细末。每服五钱，水煎，食后温服。微利则已。

【主治】上焦热而烦，不能睡卧。

06489 大黄散（《医方类聚》卷二一二引《施圆端效方》）

【组成】大黄 陈皮 黑牵牛（炒）各一两

【用法】上为细末。每服一二钱，清茶调下。

【主治】妇人天行疟病，因产之后，心下痞满，气逆潮热，小便涩秘不通。

【加减】加木香半两，名"大通散"。

06490 大黄散

《普济方》卷三十九。为《圣济总录》卷九十五"芍药汤"之异名。见该条。

06491 大黄散（《普济方》卷三十九）

【组成】大黄五钱（炮） 甘草五钱 滑石五钱 绿豆一合

【用法】上为细末。每服二钱，新汲水调，去滓服之。

【主治】大小便不通。

06492 大黄散

《普济方》卷四十。即《圣惠》卷六十"川大黄散"。见该条。

06493 大黄散

《普济方》卷一六三。为《金匮》卷下"三物备急散"之异名。见该条。

06494 大黄散（《普济方》卷一六三）

【组成】川大黄

【用法】上为末。以新水调下。

【主治】肺喘。

【备考】方中大黄用量原缺。

06495 大黄散

《普济方》卷一九五。为《外台》卷四引《必效方》"大黄汤"之异名。见该条。

06496 大黄散（《普济方》卷一九五）

【组成】大黄（炒）二两 朴消 栀子仁各二两 黄柏 冬葵子各一两

【用法】上为散。每服四钱，水一盏，煎至六分，温服，每日四五次。以利为度。

【主治】黄病，腹胀满，小便赤而涩。

06497 大黄散

《普济方》卷三二六。为方出《千金》卷三，名见《普济方》卷三二六"三黄散"之异名。见该条。

06498 大黄散（《普济方》卷三五二）

【组成】大黄三两 芒消一两 桃仁 水蛭 虻虫各三十枚 甘草 当归各三两 蟅虫四十枚

【用法】上㕮咀。以水三升，酒二升，合煎，取三升。去滓，分三服。

【主治】崩漏下血不止。

06499 大黄散（《普济方》卷三八四）

【组成】甘草半两（炙） 川大黄半两（炙） 栝楼根三分

【用法】上为散。每服一钱，水一小盏，煮至五分，温服。

【主治】小儿胃中热，日渐瘦。

06500 大黄散

《普济方》卷三八五。为《圣济总录》卷一六八"大黄饮"之异名。见该条。

06501 大黄散

《普济方》卷四〇五。为《圣济总录》卷一八二"大黄汤"之异名。见该条。

06502 大黄散（《普济方》卷四〇五）

【组成】白牵牛一两半（炒） 大黄三钱 青皮 甘草 朴消各一钱

【用法】上为细末。每服一钱，砂糖水调下。

【主治】小儿风毒。

06503 大黄散（《医学入门》卷八）

【组成】大黄 川芎各一两 甘草 黄芩枳壳各五钱

【用法】每服一钱，加紫草少许，水煎，温服。

【主治】麸疮及斑疮，大便不通。

06504 大黄散

《济阴纲目》卷五。为《圣惠》卷七十一"大黄煎"之异名。见该条。

06505 大黄散（《诚书》卷十五）

【组成】大黄 槟榔 芒消 黄连 黄柏 雄黄 白及 赤小豆 草乌各等分

【用法】上为末。蜜水调涂，一日三次。

【主治】风热毒肿。

06506 大黄散（《仙拈集》卷四）

【组成】大黄一两 沙糖五钱

【用法】上为末。香油或桐油调敷。

【主治】汤火伤。

06507 大黄散（《类证治裁》卷三）

【组成】三棱 大黄

【用法】生姜、橘皮，煎汤调下。

【主治】痞结，胁坚如石。

06508 大黄煎（《圣惠》卷七十一）

【异名】大黄散（《济阴纲目》卷五）。

【组成】川大黄三两（锉碎，微炒） 鳖甲二两（涂醋，炙令黄，去裙襕） 牛膝一两（去苗） 干漆一两（捣碎，炒令烟出）

【用法】上为末。用米醋一升，煎为膏，每服一钱，食前用热酒调下。

【主治】妇人积年血气，癥块结痛。

06509 大黄煎（《圣惠》卷七十九）

【组成】川大黄一两（锉碎，微炒） 芫花一两（醋拌，炒令干） 蓬莪术一两 咸消一两 桃仁一两（汤浸，去皮尖双仁，麸炒微黄） 朱粉半分

【用法】上为末。以醋二升，于铁器中慢火熬令稀稠得所，即下米粉搅匀。每服一茶匙，空心以温酒调下。

【主治】产后积聚，血块攻心腹，发即令人闷绝；兼破鬼胎。

06510 **大黄膏**（《外台》卷三十引《深师方》）

【组成】黄连十四铢　藜芦十二铢　大黄一两　干姜十四铢　蔄茹十铢　莽草十二铢　羊踯躅十铢

【用法】上药治下筛。以成煎猪脂二斤，微火煎之，三上三下，膏成。去痂汁尽，敷之。

【主治】疥疮。

06511 **大黄膏**（《医心方》卷八引陶氏方）

【组成】大黄　附子　细辛　连翘　巴豆　水蛭各一两

【用法】苦酒淹一宿，以腊月猪膏煎三上三下，去滓，以敷患处；亦可酒服。

【主治】足肿。

06512 **大黄膏**（《外台》卷二十三引《经效方》）

【组成】大黄六分　附子四分（炮）　细辛三分　连翘四分　巴豆一分

【用法】上药以苦酒浸一宿，以腊月猪膏煎三上三下，去滓，以绵滤之，用敷之，一日三次。

【主治】痈肿，瘰疬核不消。

06513 **大黄膏**（《圣惠》卷三十二）

【组成】川大黄二两（锉，生用）　木香半两

【用法】上为细散。以生地黄汁调和如稀膏。敷于肿处，干即换之。以愈为度。

【主治】丹石毒，眼肿痛，热泪出。

06514 **大黄膏**（《圣惠》卷六十四）

【组成】川大黄一两（生用）　附子一两（生，去皮脐）　芎䓖一两　黄芩二两　白蔹二两　雄黄一两（细研）　真珠末一两　蔄茹二两（别捣为末）　白矾二两（烧令汁尽，细研）

【用法】上件药，大黄等五味并锉，先以猪脂一斤半，煎十余沸，滤去滓，纳雄黄、真珠、蔄茹、白矾等末，搅令匀。涂于恶肉上。

【主治】恶肉久不愈。

06515 **大黄膏**（《圣惠》卷六十五）

【组成】川大黄一两　干姜半两（锉）　黄连一两（去须）　藜芦半两（去芦头）　蔄茹一两　莽草一两

【用法】上为细散。入炼成猪膏一斤相和，同煎成膏。候冷，旋取涂之。

【主治】疥疮。

06516 **大黄膏**（《圣惠》卷八十四）

【组成】川大黄三分　雄黄二分　丹参一分　黄芩一分　生商陆一两　雷丸半两　猪脂一斤　附子半两（去皮脐，生用）

【用法】上为末，以猪脂先入锅中，以文火熬令溶，以绵滤过，然后下药，煎令七上七下，去滓，细研雄黄下膏中，搅令至凝，于瓷器中盛。每用少许，热炙手，摩儿囟及掌中、背、胁，皆使遍讫，以蛤粉粉之。

【主治】小儿诸痫。

06517 **大黄膏**（《圣济总录》卷一〇三）

【组成】大黄三两　玄参　芒消　黄芩（去心）　白蔹　木香　射干各二两

【用法】上为末，以鸡子清和如膏。贴眼上下睑，干易之，不计度数。

【主治】眼赤肿痛。

06518 **大黄膏**（《圣济总录》卷一〇四）

【组成】大黄（生，捣末）半两　大麦面三钱　鸡子（去黄，看多少，用清）

【用法】上药调如膏。贴上下睑。

【主治】暴赤眼。

06519 **大黄膏**（《圣济总录》卷一〇四）

【组成】大黄（末）　解毒子　木香各三分

【用法】上为细末。浆水调如膏。于生绢上摊匀，贴睑上，频易之。

【主治】暴赤眼痛，脑热。

06520 **大黄膏**（《圣济总录》卷一三一）

【组成】大黄（锉）　雄黄（研）　芎䓖　黄连（去须）　白芷　槟榔（锉）　当归（切，焙）　木香　桂（去粗皮）　黄柏（去粗皮）　芍药　附子（去皮脐）　乳香（研）　麒麟竭各半两　鸡舌香　麝香各一分　猪脂一斤

【用法】上一十七味，捣研十六味为末，拌匀；先于银器内熬猪脂令沸，去筋膜，下诸药末，调成膏。涂患处，一日三次。以愈为度。

【主治】发背疼痛，日夜不可忍。

06521 **大黄膏**（《瑞竹堂方》卷四）

【组成】大黄　朴消各等分

【用法】上为细末。同蒜泥和成膏，用绢帛摊成膏药。贴于病处，其痞气自软消。

【主治】痞癖。

06522 **大黄膏**（《普济方》卷二七九）

【组成】信一钱半　巴豆仁　雄黄各一钱　大黄　黄芩　黄连　硫磺各二钱　黄柏四钱

【用法】上用好酒煮巴豆焦黑，去巴豆不用，入黄蜡四钱作面，入油，量稀稠，擦涂。

【主治】恶疥癣疮。

06523 **大黄膏**

《医学入门》卷七。为方出《儒门事亲》卷十五，名见《卫生宝鉴》卷十八"血竭膏"之异名。见该条。

06524 **大偻丸**（《疡科选粹》卷五）

【组成】羌活　防风　细辛　附子　甘草　川芎　续断　白芍药　白术　当归　桂心　麻黄　黄耆　熟地黄各等分

【用法】上为细末，炼蜜为丸，如梧桐子大。空心盐汤送下。与骨碎补丸间服。

【主治】瘘疮。

06525 **大麻丸**（《医方类聚》卷九十六引《千金月令》）

【异名】大黄丸（《圣惠》卷二十三）、搜风顺气丸（《直指》卷三引《圣惠》）、顺气丸（《袖珍》卷一引《简易》）、消风顺气丸（《医林绳墨大全》卷六）、镇风润气丸（《杂病源流犀烛》卷十七）。

【组成】大黄十五两　枳壳三两（炒）　槟榔五两　郁李仁五两　薯蓣五两　牛膝五两　独活三两　防风三两　山茱萸三两　麻仁十两（别研）　菟丝子四两（酒浸，别捣粉）车前子六两

【用法】上为散，炼蜜为丸，如梧桐子大。每服四十九，加至五十丸，空腹温水送下；如腹脏热，即浆水下。自然微利。

【功用】疏风顺气，益阴润肠。

❶《袖珍》引《简易》：补精驻颜，疏风顺气。❷《普济方》引《如宜方》：补益通利。❸《明医指掌》：润三焦，和五脏，润肠，除风湿。

【主治】中风后，风壅气滞，阴亏津伤，大便秘涩，身体羸瘦，腰膝冷痛，四肢无力，遍身瘙痒。

❶《医方类聚》引《千金月令》：脚气，及一切风气虚损。❷《圣惠》：风壅大肠涩滞。❸《医方类聚》引《简易》：三十六种风，七十二般气，上热下冷，腰脚疼痛，四肢无力，多睡少食，渐加羸瘦，颜色不定，或黄或赤，恶疮下疰，口苦无味，憎寒毛耸，积年癥癖气块，丈夫世事断绝，女子久无子息，久患寒疟，吐逆泻利，变成劳疾，百节酸疼。❹《普济方》引《如宜方》：腰膝无力，大肠闭则痛发，膝下似水冷。❺《普济方》：脚气欲发，大便先闭。❻《医方集解》：中风，风秘，气秘；便溺阻隔，遍身虚痒，脉来浮数。亦治肠风下血，中风瘫痪。

【宜忌】❶《医方类聚》引《千金月令》：忌牛肉生。❷《医方类聚》引《简易》：孕妇勿服。如服药觉脏腑微动，以羊肚肺羹补之。

【方论选录】《医方集解》：此手足阳明药也。大黄苦寒峻猛，能下燥结而祛瘀热，加以蒸晒，则性稍和缓，故以为君；麻仁滑利，杏仁甘润，并能入大肠而润燥通幽；车前利水，牛膝下行，又能益肝肾而不走元气；羌本于风，独活、防风之辛以润肾而搜风；滞由于气，枳壳、槟榔之苦以破滞而顺气；数药未免攻散，故又用山药益气固脾，山茱温肝补肾，菟丝益阳强阴，以补助之也。

【临床报道】❶便秘：《医方类聚》引《简易方》教授韩远举，福唐人，言渠祖母昔年常苦大便闭涩，初作即腰足冷痛，久遂不能行。渠取游氏与蔡君谟所藏异方，服之一日，而腰膝温暖如初。即从此大肠复无前日之苦，平时头风、血气诸疾，消除殆尽。饮食快美，肌肤充肥，迨今七十七，而步履轻健，耳目聪明，皆韩同年所传药功力之效。❷言语謇涩：《医方类聚》引《简易》予通判邵阳，日遇王仲及舍人，自靖解官还郡中。见其手颤，言语謇涩，似有瘫痪候，授以此方，随即平复如常。

【备考】《直指》引《圣惠》此方中无山茱萸、菟丝子，疑脱。《医方类聚》引《简易》本方用法：上为末，炼蜜为丸，如梧桐子大。每服二十丸，茶、酒、粥饮送下，百无所忌，平旦、临卧各一服。服经一月消食，二月去肠内宿滞，三月无倦少睡，四月精神强盛，五月耳目聪明，六月腰腿轻健，一年百病皆除，老者返少。

06526 大麻膏

《普济方》卷四〇八。为《圣惠》卷九十一"大麻子膏"之异名。见该条。

06527 大惊丸（《幼幼新书》卷十引《养生必用》）

【组成】雄黄　青礞石　辰砂　蛇黄各一钱匕　铁华粉三钱匕

【用法】上为末，水浸蒸饼为丸，如梧桐子大。薄荷煎磨刀水化一丸服。利即止药，未知再服。

【功用】宣利热毒涎。

【主治】❶《幼幼新书》引《养生必用》：小儿热毒涎，并潮搐搦。❷《普济方》：痫疾。

06528 大惊丸（《局方》卷十）

【异名】罢惊丸（《御药院方》卷十一）。

【组成】蛇黄（火煅，醋淬九次，研，飞）二钱　青礞石（研）一钱　朱砂（研，飞）三钱　虾蟆灰　雄黄各一钱　铁粉（研）二钱半

【用法】上为末，以水浸蒸饼为丸，如梧桐子大。每服一丸，煎薄荷水磨剪刀股化下，一日二三次。

【功用】治惊化涎。

【主治】小儿惊风诸痫，壮热昏愦，神志恍惚，痰涎壅塞；或发搐搦，目睛直视。

06529 大惊丸（《幼幼新书》卷八引《王氏手集》）

【组成】蛇含一个　天麻半两　乳香一分　犀角屑半钱　真珠末一钱　蝎梢四十九个　白附子二个　莲心四十九个

【用法】上为细末，粟米粽为丸，如小鸡头子大，金、银箔为衣。薄荷汤磨下；甚者煎乳香汤送下。

【主治】小儿惊风搐搦。

06530 大惊丸（《幼幼新书》卷十引《惠眼观证》）

【组成】白附子二钱　朱砂一分（研）　片脑　麝香各半字　白僵蚕半两（与附子并用麦麸炒，麸黄赤，去麸不用）　金银箔各五片

【用法】上分出一半朱砂，入前二味，同金、银箔研匀，入面糊为丸，将所留出来朱砂为衣。一丸分作两服，蜂糖、薄荷熟水磨下；如大段惊疾发作，一丸只作一服。

【主治】小儿惊气狂躁，及涎牵响，一切惊疾。

06531 大惊丸

《得效》卷十一。为原书同卷"大安神丸"之异名。见该条。

06532 大清饮（《不居集》上集卷十六）

【组成】知母　石斛　木通各一钱五分　石膏（生用）五七钱（一方加麦冬）

【主治】脾经实热，轻手扪之不热，重按至筋骨又不热，不轻不重，在轻手重手之间，乃热在肌肉，遇夜尤甚，心烦，怠惰嗜卧，四肢不收，无气以动。

06533 大椒丸（《普济方》卷一八七）

【组成】大川椒（去目）二分（炒出汗）　荜茇　辣桂　川白姜　华阴细辛各一分

【用法】上为细末，酒、面糊为丸，如梧桐子大。每服七十丸，食后温酒吞下。

【主治】脚筋冷缩，顽痹。

06534 大散方（《圣惠》卷六十八）

【异名】百草散（《圣济总录》卷一三九）、备急百灵膏（《传信适用方》卷三）。

【组成】草木茎叶（五月五日平旦在方圆五里内采）每种各半把。

【用法】日正午时切，碓捣，用石灰一斗，捣令极烂，仍先选拣大实桑树三两株，凿作孔，令可受药，后分药于孔中，实筑令坚，后以桑树皮蔽之，用麻捣，石灰密泥，令不泄气。更以桑皮缠之令牢，至九月九日午时，出取阴干，百日药成，捣之，日晒令干，更捣，绢罗，贮之。凡有金疮伤折出血，用药封裹，勿令转动。不过十日愈。若伤后数日始得用药，须暖水洗令血出，即敷之。

【主治】金疮伤折出血。

06535 大戟丸（方出《肘后方》卷三，名见《普济方》卷一九三）

【组成】大戟 乌翅 术各二两

【用法】上为末，炼蜜为丸，如梧桐子大。旦服二丸。当下渐退，更取令消，乃止之。

【主治】肿入腹，苦满急，害饮食。

06536 大戟丸（《圣惠》卷五十四）

【组成】大戟一两（锉碎，微炒） 牵牛子一两（微炒） 皂荚一两（去皮，涂酥，炙令黄焦，去子） 海蛤一两（细研） 甜葶苈一两（隔纸炒令紫色） 川大黄一两（锉碎，微炒） 桑根白皮一两（锉） 郁李仁一两（汤浸，去皮，微炒）

【用法】上为末，炼蜜为丸，如梧桐子大。每日空心服二十丸，以温水送下。以利为效。

【主治】十种水气，遍身肿满，上气喘息，大小便俱涩。

06537 大戟丸（方出《圣惠》卷五十四，名见《普济方》卷一九一）

【组成】大戟一分（锉碎，微炒） 甜葶苈一分（隔纸炒令紫色） 芫花一分（醋拌，炒令干） 甘遂一分（煨令微黄） 泽漆一分 桑根白皮一分（锉） 赤小豆一分（炒熟） 巴豆一分（去皮心，研，纸裹压去油） 泽泻一分

【用法】上为末，入巴豆研令匀，炼蜜为丸，如梧桐子大。每服三丸，空心粥饮送下。

【主治】十种水气，遍身肿满，喘急烦闷，心腹壅滞，大小便不利。

【宜忌】《普济方》：忌盐一百二十日，缘盐能化水故也。外忌鱼鲊、面食、一切毒物及生冷等物。

06538 大戟丸（方出《圣惠》卷五十四，名见《普济方》卷一九三）

【组成】大戟一两（锉碎，微炒） 皂荚一两（炙黄焦，去皮子） 乌扇一两

【用法】上为末，炼蜜为丸，如梧桐子大。每服五丸，空心温水下。当下利一两行，次日更服，以愈为度。

【主治】水气，肿入腹，臌胀，恶饮食。

【备考】方中乌扇，《普济方》作"乌头"。

06539 大戟丸（《圣惠》卷五十八）

【组成】大戟一两（锉碎，微炒） 川大黄二两（锉碎，微炒） 木香半两 羌活一两 陈橘皮一两（汤浸，去白瓤，焙） 桑根白皮一两（锉） 牵牛子四两（微炒，别捣罗取末二两）

【用法】上为末，入牵牛子末，同研令匀，炼蜜为丸，如梧桐子大。每服二十丸，空心以生姜汤送下。

【主治】肠胃积滞，大便不通，气壅上奔。

06540 大戟丸（《圣济总录》卷三十三）

【组成】大戟（炒） 芫花（醋炒令焦） 苦葶苈（炒）各半两 续随子（去皮，炒） 巴豆（去皮心，压去油尽，别研）各一分

【用法】上五味，四味为细末，入巴豆和研匀，炼蜜为丸，如梧桐子大。每服三丸至五丸，温米饮下，不拘时候。

【主治】伤寒后，脚气攻心，腹胀硬，小便赤涩。

06541 大戟丸（《圣济总录》卷七十二）

【组成】大戟半两 芫花（醋炒）一两 巴豆一百粒（去皮，以水五升，煮水尽为度，去心，少出油，细研） 甘遂 干姜（炮） 陈橘皮（去白，焙） 硇砂 姜黄 桂（去粗皮）各一分

【用法】上为末，于银石器内炒令极热，勿令焦，炼蜜为丸，如梧桐子大。常服，生姜汤送下一丸；如取转，量脏腑虚实加减。

【主治】癥癖，食积；水疾蛊胀。

06542 大戟丸（《圣济总录》卷七十九）

【组成】大戟（炒） 陈橘皮（去白，焙）各一分 巴豆七粒（去皮，大麦内炒熟，不用大麦）

【用法】上为末，用大麦面糊丸，如梧桐子大。每服三丸，空心、日晚生姜汤送下。

【主治】水肿久不愈。

06543 大戟丸（《圣济总录》卷一七六）

【组成】大戟（浆水煮过，切，焙干，捣罗取末）三钱 腻粉 粉霜各一钱半 水银 铅各一分（二味结沙子） 乳香（研） 丁香（为末）各一钱 龙脑半钱

【用法】上为末，熔黄腊一分，和为膏，旋丸如麻子大。每服三丸至五丸，如烦躁，研生脂麻、马齿苋水送下；吐逆，煎马齿苋、丁香汤送下。

【主治】小儿心膈伏热生涎，霍乱烦闷，身体多热，乳食难停，吐逆不定。

06544 大戟丸（《宣明论》卷八）

【组成】大戟 芫花（醋炒） 甘遂 海带 海藻 郁李仁 续随子各半两 樟柳根一两（上八味，为末，每料抄药末十五钱七分，便入后药） 硇砂 轻粉 粉霜各一钱 水银沙子一皂子大 龙脑半钱 巴豆二十一个（生用，去皮）

【用法】上八味以下同研匀，用枣肉为丸，如绿豆大。每服五丸至七丸，食后、临卧用龙脑、腊茶送下。

【主治】十种水气，肿胀喘满，热寒咳嗽，心胸痞闷，背项拘急，膀胱紧，肿于小腹，小便不通，反转大便溏泄，不能坐卧。

06545 大戟丸（《三因》卷十四）

【异名】麝香大戟丸（《局方》卷八续添诸局经验秘方）。

【组成】大戟（去皮，锉，炒黄）半两 葫芦巴四两（炒） 木香一两 附子（炮，去皮脐） 舶上茴香 诃子（煨，去核） 槟榔各一两 川楝五两（后入） 麝香半钱（别研）

【用法】上为末，独留川楝，以好酒一二升，葱白七枚，长三四寸，煮川楝软，去皮核，取肉，和上药为丸，如梧桐子大。每服五七丸至十丸，空心温酒送下；姜汤亦得；潮发疼痛，炒姜热酒送下十五丸。

【主治】阴癩肿胀，或小肠气痛。

06546 大戟丸（《普济方》卷三八六）

【组成】大戟 葶苈（炒）各一钱 青皮三钱 江子半钱

【用法】上为末，饭为丸。每服五丸，茶汤送下。如泻后，用人参白术散补之。

【主治】小儿水气浮肿。

06547 大戟丸（《普济方》卷三九四）

【组成】大戟（水略煮过，焙干，为末） 丁香各半两 腻粉一钱（研） 水银砂子 朱砂各一钱半

【用法】上为末，黄腊半两，乳香皂子大，用蜡同化为汁，和药为膏，旋丸如绿豆大。每服三五丸，小儿如黄米大二三丸，热吐，研脂麻油冷水送下；冷吐，煎丁香汤送下；惊吐，煎马齿苋汤送下。

【主治】小儿、大人吐。

06548 大戟汤 [方出《本草图经》引《兵部手集方》(见《证类本草》卷十)，名见《普济方》卷一九一]

【组成】大戟 当归 橘皮各一大两

【用法】上切。以水二大升，煮取七合，顿服。利水二三斗勿怪，至重不过再服便愈。水下后更服，永不作。

【主治】水病，无问年月深浅。

【宜忌】禁毒食一年。

06549 大戟汤 《圣济总录》卷八十

【组成】大戟(去皮，炒) 甘遂(炒)各等分

【用法】上为粗末。每服一钱匕，水一盏半，加大枣三枚(劈破)，煎至七分，去滓温服。

【主治】水蛊，水肿。

06550 大戟散 《圣惠》卷五十四

【组成】大戟(锉碎，微炒) 甘遂(煨令微黄) 续随子 牵牛子(微炒) 葶苈子(隔纸炒令紫色)各半两

【用法】上为细散。每服半钱，煎灯心汤调下，空心服。得通利水下为效。

【主治】水气，心腹胀膜，喘息，大小便不利。

06551 大戟散 《圣惠》卷五十四

【组成】大戟一两半(锉碎，微炒) 木通半两(锉) 当归半两(锉碎，微炒) 陈橘皮三分(汤浸，去白瓤，焙) 木香半两

【用法】上为散。每服四钱，以水一中盏，煎至六分，去滓，空心温服。服后当利；未得快利，夜临卧时再服。

【主治】水气，脚膝肿满入腹，气喘烦闷，小便不利。

06552 大戟散 《圣惠》卷五十四

【组成】大戟一两(锉碎，微炒) 陈橘皮一两(汤浸，去白瓤，焙) 商陆一两 木通一两(锉) 瞿麦一两

【用法】上为粗散。每服三钱，以水一中盏，煎至六分，去滓，空腹温服。如未通，即良久再服。

【主治】水气肿满，大小便涩壅。

06553 大戟散 《圣惠》卷六十九

【组成】大戟一两 前胡一两(去芦头) 木通一两(锉) 当归半两 陈橘皮三分(汤浸，去白瓤，焙) 桑根白皮半两(锉) 赤茯苓一两 紫苏茎叶三分 汉防己半两 槟榔一两

【用法】上为粗散。每服四钱，以水一中盏，加生姜半分，煎至六分，去滓，空心温服。以利为效，未利再服。

【主治】妇人水气，四肢浮肿，心胸痞满，痰毒壅滞，喘息稍急，小便不利，坐卧不安。

06554 大戟散 《圣惠》卷六十九

【组成】大戟三分 当归三分(锉，微炒) 芫花半两(醋拌，炒令干) 青橘皮三分(汤浸，去白瓤，焙) 川大黄半两(锉碎，微炒) 猪苓三分(去黑皮) 赤芍药三分 桃仁三分(汤浸，去皮尖双仁，麸炒微黄)

【用法】上为细散。每服一钱，食前以温酒调下。

【主治】妇人血分，心腹胀满，手足浮肿，肩背烦疼。

06555 大戟散 《圣济总录》卷二十二

【组成】大戟(炒) 甘遂(炒)各一两 腻粉半两 硫黄(研)一分 水银(盏子内与硫黄同研作沙子)半两

【用法】上为散，再同研匀。每服二钱匕，温浆水调下。

【主治】伤寒结胸，已转下不除者。

06556 大戟散 《圣济总录》卷八十

【组成】大戟(去皮，细切，微炒)二两 干姜(炮裂)半两

【用法】上为散。每服三钱匕，用生姜汤调下，良久以糯米饮压之。以大小便利为度。

【主治】通身肿满，喘急，小便涩。

06557 大戟散 《洁古家珍》

【组成】大戟 白牵牛(头末) 木香各等分

【用法】上为细末。每用三钱，以猪腰子一对，批开，掺药在内，烧熟，空心食之；如肿不能全去，于腹绕脐涂甘遂细末，饮甘草水，其肿尽去。

【主治】水肿，腹大如鼓，或遍身皆肿。

06558 大戟散 《医方类聚》卷一二九引《王氏集验方》

【组成】白大戟(去粗皮)不拘多少

【用法】上为细末。每服一钱，空心温酒调下。利下，四肢水并从小便中去，其肿立消。

【主治】水溢四肢，浮肿。

06559 大戟散 《永类钤方》卷二十一

【组成】红芽大戟

【用法】上为末。三岁儿抄半钱，研脂麻汤调下。

【主治】痘疮紫黑色陷，寒战噤牙，戛齿，身黄紫肿。

【备考】此药治戛齿甚妙。或恐有毒性，不敢用，但对证分明，用之不妨。寻常小儿，睡中戛齿者，肾经风热，是惊风入肾，一服即效，后与惊药，更不复作。仍戛齿寒战属肾水，但温脾土，养肺金，以胜复之。

06560 大戟散 《普济方》卷一九二引《经验良方》

【组成】红芽大戟(炒。主脾) 甜葶苈(炒。主肺) 黑牵牛(半生半熟。主肾) 续随子(炒，去壳。主肝) 甘遂(炒。主心)各一两

【用法】观其五脏病证，其病证之药加一两，共二两，并为末。煎灯心汤，五更初服一钱。用药多少，相老少虚实加减。至天明其水下三五次，其肿即消，却用生葱、姜煮粥止之，隔日服平胃散补贴。如体虚不堪再下者，只用前药面糊为丸，谓之磨化丸，每服二十丸，三日一服。

【主治】脾元虚惫，水气肿满。

06561 大戟散 《普济方》卷一九二

【组成】大戟 大黄 木香 商陆各等分

【用法】上为末。每服一二钱，空心温酒调下；白汤亦可。

【主治】水气。

06562 大戟散 《医统》卷六十四

【组成】大戟三两 露蜂房(炒) 细辛各一两 防风半两

【用法】上咬咀。每服五钱，水一钟，煎八分，不拘时热漱。

【主治】风火诸牙疼痛。

06563 大戟膏 《内外科百病验方大全》

【组成】真红芽大戟(用整枝)

【用法】温茶洗净，去心，嚼融敷之。立刻止痛而愈，再发再敷收功；不痛者敷之亦愈。

【主治】一切恶疮及疔毒，痛不可忍者，阴疽尤属相宜。

【宜忌】嚼药时药汁勿咽下。

06564 大黑丸(《青囊秘传》)

【组成】夏枯草（煅存性）

【用法】上为末，面和为丸，如梧桐子大，每服一钱。

【主治】风热痰。

06565 大黑丸(《陈氏幼科秘诀》)

【异名】保和丸。

【组成】炒香附一两 炒厚朴 醋炒青皮 陈皮 使君子 槟榔 醋炒三棱 炒甘草各五钱 炒神曲 黄连（姜汁炒）炒麦芽 土炒白术 醋炒蓬术各一两 山楂一两半

【用法】炼蜜为丸，如龙眼大。每服一丸，空心米汤送下。

【主治】小儿痢下纯血。

06566 大黑膏(《千金翼》卷二十一引《耆婆恶病论》)

【组成】乌头 芎䓖 雄黄 胡粉 木防己 升麻 黄连 雌黄 藜芦 矾石各半两 杏仁（去皮尖）巴豆各四十枚 黄柏一分 松脂 乱发各如鸡子大

【用法】上为末，以猪脂二升合药煎乱发消尽，膏成。用涂疮上，每日三敷，先以盐汤洗，然后涂之；若患人眉睫坠落不生者，服药后经一百日外，即以铁浆洗其眉睫处所，一日三度洗之。生毛则速出一大彻，眉睫如本，与不患时同也。

【主治】疾风，遍体生疮，脓血溃坏。

06567 大智丸

《医学纲目》卷二十。为《儒门事亲》卷十二"泄水丸"之异名。见该条。

06568 大温丸(《痰火点雪》卷二)

【组成】大附子（童便煮一炷香）人参（去芦）三分 桔梗一钱 生地黄一钱 蛤粉五分 玄参七分 升麻四分

【用法】上为细末，炼蜜为丸，金箔为衣。薄荷汤送下。

【主治】口舌生疮，服诸凉药不效者。

【备考】方中附子用量原缺。

06569 大蒜丸(《圣惠》卷八十四)

【组成】独颗蒜一枚（去心）巴豆一枚（去皮心）

【用法】上药取巴豆纳蒜中，用湿纸裹煨令熟，捣如膏为丸，如麻子大。每服三丸，以醋汤送下。以吐利为度。

【主治】小儿疟疾。

06570 大蒜丸(《得效》卷九)

【组成】大蒜不以多少（煨，剥去皮，烂研）

【用法】上药同淡豆豉末搜丸，如梧桐子大，朱砂为衣。每服三十丸，大枣、灯心煎汤送下。

【主治】阴汗湿痒。

06571 大蒜丸(《普济方》卷二四九)

【组成】川楝子（取肉，炒）破故纸（炒）黑牵牛（炒熟）各二两 玄胡索一两半 青木香（南木香拣细青者）

【用法】上用大蒜十枚，每瓣内夹巴豆一粒，火内煨热大蒜令香，去皮及巴豆，只用大蒜十头擂细，加前药末为丸，如梧桐子大。每服四五十丸，空心、食前用盐酒送下。

【主治】一切小肠气，肾囊大。

06572 大蒜丸(《仙拈集》卷一)

【组成】大蒜十个

【用法】捣如泥，入蛤粉为丸，如梧桐子大。每服二十丸，食前白汤送下。小便下数桶即愈。若气不升降，即以大蒜每瓣切开，入茴香七粒，湿纸裹，煨烂嚼，白汤送下；如下不止，即以丁香照茴香煨服，每瓣用三粒。

【主治】水肿浮胀垂危。

06573 大蒜丸(《杂病源流犀烛》卷十七)

【组成】煨大蒜二枚 淡豆豉十枚

【用法】同捣为丸，如梧桐子大。每服二十丸，香菜汤送下，一日二次；大蒜九蒸更佳，仍以冷齑水送下。

【主治】诸血。

06574 大蒜汤(《圣济总录》卷一六二)

【组成】大蒜

【用法】上一味，每取两瓣拍碎，水一盏半。煎至七分，去滓灌之。

【主治】产后中风，角弓反张，口不能言。

06575 大蒜酒(《仙拈集》卷一)

【组成】大蒜七枚

【用法】捣烂，黄酒冲服。

【主治】霍乱，心胃并肚腹疼痛。

06576 大蒜酒(《仙拈集》卷一引王永先方)

【组成】独头蒜

【用法】一岁一个，去皮，真窝儿白酒六七分，对水白酒二三成，量酒盖过蒜为度，蒸熟。如夏月露一宿，再温热用；冬月乘热连白酒服完。从大便出虚气，即下秽物，其肿自消，一服除根。

【主治】诸臌。

06577 大蒜煎(《千金》卷十七)

【组成】蒜六斤四两（去皮，切，水四升，煮取一升，去滓）酥一升（纳蒜汁中）牛乳二升 荜茇 胡椒 干姜各三两 石蜜 阿魏 戎盐各二两 石上菖蒲 木香各一两 干蒲桃四两

【用法】上为末。合纳蒜汁、牛乳中，以铜器微火煎取一斗。每次一两，空腹以酒和服；五日以上，稍加至三两；二十日觉四体安和，更加至六两。

【主治】一切冷气，疝瘕积聚，冷癖痰饮，心腹胀满，上气咳嗽，刺风，风癫，偏风，半身不遂，腰疼膝冷，气息痃塞。

【方论选录】《千金方衍义》：蒜气秽浊，用以治秽浊之疾，同气相感之用。然在藜藿之人为当，若素禀清癯者用之，反伤清纯之气，良非所宜。其大蒜煎，治诸冷癖痃塞百病，用椒、姜、荜、魏、木香、菖蒲、胡、蒜之烈，以破积结；牛乳、乳酥、石蜜、戎盐佐胡桃之润，以化辛烈也。

06578 大蒜膏(《圣济总录》卷一二六)

【组成】大蒜三枚（捣烂）麝香（研）半钱匕

【用法】上和匀。敷于帛上，贴之，一日二易；旋捣最好。

【主治】瘰疬结聚不散，硬如石。

06579 大蒜膏(《仙拈集》卷一)

【组成】独蒜

【用法】用草从左手中指顶尖处量至中指根处为止掐断，即用此草从根量至掌，再从掌量至腕为度，用墨点记，名内关穴，用核桃半个，盛独蒜研烂敷于墨点处，以绵扎上，一个时辰即去之。

【主治】疟疾。

06580 **大蒜膏**（《中国医学大辞典》）

【组成】独头蒜数颗

【用法】捣烂，麻油拌和。厚敷疮上，干又换敷。

【功用】消毒止痛。

【主治】恶疮肿痛不眠。

06581 **大蒜膏**（《汉药神效方》）

【组成】大蒜　沙糖　陈酒

【用法】浓煎成膏。内服。

【主治】膈病因极，及老人虚弱羸瘦者。

06582 **大蓟饮**（《医方类聚》卷八十五引《济生续方》）

【组成】大蓟汁　生地黄汁各一两

【用法】上和匀，入姜汁少许，生蜜少许，搅匀，不拘时候冷服。

【主治】吐血呕血。

06583 **大蓟饮**（《普济方》卷二三一）

【组成】紫蓟菜

【用法】捣汁半盏，调飞罗生面三钱，作一服。

【主治】内损吐血。

06584 **大蓟饮**（《奇效良方》卷五十）

【组成】大蓟汁　地黄汁　生姜汁　麦门冬汁　刺蓟汁各三合

【用法】上用白蜜半匙相和匀，冷服。

【主治】吐呕血。

06585 **大蓟饮**（《不居集》上集卷十四）

【组成】大蓟一握（为末，无生者以干者代）

【用法】捣汁，以酒和服之。干者则以冷水调下三钱。

【主治】九窍出血。

06586 **大蓟散**（《济生》卷二）

【异名】大蓟饮子（《东医宝鉴·内景篇》卷二引《丹溪心法》）。

【组成】大蓟根（洗）　犀角（镑）　升麻　桑白皮（炙）　蒲黄（炒）　杏仁（去皮尖）　桔梗（去芦）各一两　甘草（炙）半两

【用法】上㕮咀。每服四钱，水一盏半，加生姜五片，煎至八分，去滓温服，不拘时候。

【主治】饮啖辛热，热邪伤肺，呕吐出血一合或半升许，名曰肺疽。

06587 **大蛾散**（《外科精义》卷下）

【组成】晚蚕蛾不以多少

【用法】上为细末。每用药贴于疮口上，用绵裹。不须再动，一上便可。

【功用】止血定痛生肌。

【主治】刀斧伤。

06588 **大腹丸**（《圣济总录》卷六十三）

【异名】高良姜丸（《圣济总录》卷六十四）。

【组成】大腹（连皮锉）　槟榔（生用）　桃仁（汤浸，去皮尖双仁，炒黄，研）各三两　高良姜三两半

【用法】上四味，除研外为末，入研药令匀，炼蜜为丸，如弹子大。每服一丸，空心、食前嚼破，生姜汤送下。

【主治】痰癖，醋心吐沫，食饮不消，气逆腹满。

06589 **大腹汤**（《圣济总录》卷三十八）

【组成】大腹（和皮用）　厚朴（去粗皮，生姜汁涂三度，炙干）　防风（去叉）　半夏（汤洗七遍去滑，焙干）各半两　人参一两

【用法】上为粗末。每服五钱匕，加木瓜三片，小麦半合，生姜一分（拍碎），水两盏，煎至一盏，去滓温服；如吐时热服。

【主治】霍乱未得利，腹胀疼刺痛，呕逆不已。

06590 **大腹汤**（《圣济总录》卷四十六）

【组成】大腹（锉）　陈曲（炒）　厚朴（去粗皮，生姜汁炙）　木香（锉）各一两　肉豆蔻（去皮）　干姜（炮）　人参　白茯苓（去黑皮）　青橘皮（汤浸，去白，焙）　诃黎勒（炮，取皮）　桂（去粗皮）　大麦蘖（微炒）　半夏（汤洗七遍去滑，焙干）各半两　京三棱（炮，锉）一两半

【用法】上为粗末。每服二钱匕，水一盏，加生姜三片，大枣二枚（擘破），同煎至六分，去滓；稍热食前服。

【主治】脾胃不和，不能饮食。

06591 **大腹汤**（《圣济总录》卷五十）

【组成】大腹二两　木香一两　诃黎勒皮三分　枳壳（去瓤，麸炒）一两半　大黄（生，锉）二两　芎藭三分

【用法】上为粗末。每服三钱匕，更入朴消一钱匕，水一盏半，煎至八分，去滓温服。

【主治】大肠实热，腹胀不通，上冲口内生疮。

06592 **大腹汤**（《圣济总录》卷五十七）

【组成】大腹子四枚（锉）　槟榔二枚（锉）　陈橘皮（汤浸，去白，焙）　前胡（去芦头）　桔梗（锉，炒）　半夏（汤洗七遍，切，焙）　枳壳（去瓤，麸炒）各一钱　赤茯苓（去黑皮）一两

【用法】上为粗末。每服二钱匕，水一盏，加生姜三片，煎至六分，去滓温服，不拘时候。

【主治】心胸满闷，气滞腹虚胀。

06593 **大腹汤**（《圣济总录》卷六十二）

【异名】大腹皮汤（《普济方》卷二〇四）。

【组成】大腹皮（切）　槟榔（锉）　木通（锉）　防己青橘皮（汤浸，去白，焙）　紫苏茎叶　桑根白皮（锉）　甘草（炙，锉）　枳壳（去瓤，麸炒）各一两　草豆蔻（去皮）　丁香皮（锉）　大黄（锉，炒）各半两　木香一分

【用法】上为粗末。每服三钱匕，水一盏，加生姜二片，大枣一枚（擘），同煎七分，去滓温服，日三夜一。

【主治】诸膈气，冷热不调，喜怒无度，胸中咽塞，不思饮食；或忧思过甚，不足之气蕴积心臆，日渐消瘦。

06594 **大腹汤**（《圣济总录》卷八十一）

【组成】大腹（连皮锉）四枚　防己　青橘皮（汤浸，去白，焙）　紫苏茎叶　木通（锉）　羌活（去芦头）　草蘖　芎藭　地骨皮　五加皮（酒浸，炙黄）各一两　木香半两　诃黎勒（焙）五两

【用法】上为粗末。每服三钱匕，水一盏，加生姜半分（拍破），同煎至六分，去滓，食前温服，日晚再服。

【主治】脚气痹挛，寒搏筋脉，不能转侧。

06595 **大腹汤**（《圣济总录》卷八十二）

【组成】大腹皮（锉）四枚　杏仁（汤浸，去皮尖双仁，拍碎）二十一枚

【用法】上药以童便一盏半，同煎八分，去滓，空心、前分温二服。

【主治】脚气攻心烦满，及脚膝浮肿。

06596 大腹汤《圣济总录》卷八十三）

【组成】大腹皮（锉）一两半 紫苏茎叶 干木瓜 桑根白皮（锉）各一两 沉香（锉） 木香茴香子根（切，焙） 羌活（去芦头） 木通（锉） 枳壳（麸炒，去瓤） 青橘皮（汤浸，去白，焙） 陈橘皮（汤浸，去白，焙） 槟榔（锉） 莱菔子（焙）各半两

【用法】上为粗末。每服二钱匕，水一盏，加葱白三寸（切），生姜三片，煎至六分，早、晚食后服。

【主治】风毒脚气上攻，头目昏眩时痛，脚膝痹弱，不能履地；或时发寒热，呕吐痰涎。

06597 大腹汤《圣济总录》卷八十三）

【组成】大腹十枚（和皮，锉） 陈橘皮（汤浸，去白，炒）一两 吴茱萸三分（炒） 木香 郁李仁（汤浸，去皮尖双仁）各一两半

【用法】上为粗末。每服三钱匕，水一盏，煎至六分，去滓，食前温服，一日二次。

【主治】风毒脚气，攻入五脏，心腹气胀，喘急，大小便不通，渐成水肿。

06598 大腹汤《圣济总录》卷八十四）

【组成】大腹七颗（连皮子，锉） 犀角（镑） 木香各二两 前胡（去芦头）一两半 旋覆花一两 半夏（汤浸七遍去滑，焙） 赤茯苓（去黑皮）各二两

【用法】上为粗末。每服五钱匕，水一盏半，加生姜一分（拍碎），煎至七分，去滓，空腹服，一日二次。

【主治】脚气盛发，上冲脾胃，胸膈妨闷，噫气不畅，烦热口干，眼暗不识人；或服羚羊角汤得快利后，微热未除，气复呕逆，不下饮食，胸膈有痰，腹常如空虚。

06599 大腹汤《圣济总录》卷九十三）

【组成】大腹四枚 芍药 赤茯苓（去黑皮） 桔梗（锉，炒）各一两半 木香 诃黎勒皮各一两 桃仁（汤浸，去皮尖双仁，别研）一两半

【用法】上为粗末。每服五钱匕，水一盏半，煎至一盏，去滓，分温二服，空腹、日晚各一服。

【主治】骨蒸，腹中积癖，胁下妨痛，渐加羸弱。

06600 大腹汤《圣济总录》卷九十七）

【组成】连皮大腹十五枚 木瓜一枚 葱白五茎

【用法】上锉，如麻豆大。以水五盏，煎至二盏半，去滓，分温五服。

【主治】老人虚秘。

06601 大腹汤《圣济总录》卷一五四）

【组成】连皮大腹（锉，微炒）二两 草豆蔻（去皮，煨） 陈橘皮（浸，去白，炙）各一两

【用法】上为粗末。每服三钱匕，水一盏，煎至七分，去滓温服，不拘时候。

【主治】胎动不安，腰腹疼痛。

06602 大腹汤《圣济总录》卷一五五）

【组成】大腹皮（锉） 芎藭 赤茯苓（去黑皮） 陈橘皮（汤浸，去白，焙） 人参各三分 当归（切，焙） 苎麻根（锉） 紫苏茎叶各一两

【用法】上为粗末。每服五钱匕，水一盏半，煎取一盏，去滓温服，不拘时候。

【主治】妊娠心痛胀满，胎不安。

06603 大腹汤《圣济总录》卷一六三）

【组成】大腹皮（锉，炒） 前胡（去芦头） 槟榔（煨，锉） 百部根（锉） 陈橘皮（汤浸，去白，焙） 枳实（去瓤，麸炒） 桑根白皮（锉，炒） 杏仁（汤洗，去皮尖双仁，炒，研如膏） 当归（切，焙） 人参各一两

【用法】上为粗末。每服二钱匕，水一盏，煎至七分，去滓温服，不拘时候。

【主治】产后上气，喘急满闷。

06604 大腹汤《圣济总录》卷一八四）

【组成】大腹皮一两（锉） 木香 枳壳（去瓤，麸炒） 赤芍药 甘草（炙，锉）各半两 前胡（去芦头） 陈橘皮（汤浸，去白，焙） 赤茯苓（去黑皮）各三分

【用法】上为粗末。每服三钱匕，水一盏，加生姜一枣大（拍碎），煎至七分，去滓温服，不拘时候。

【主治】乳石发动，心膈痞满，喘息微促，腹胁妨闷疼痛。

06605 大腹汤《鸡峰》卷二十）

【组成】大腹子 橘皮各八钱 厚朴 白芷各四钱 人参 神曲 桂心 桔梗各三钱

【用法】上为细末。每服三钱，水一盏，煎至七分，去滓温服。

【主治】中满下虚，气不升降，心胸痞闷，食饮难消，呕吐多痰，胁肋膨胀，肢体羸瘦，便利不调；妊娠恶阻，憎闻食臭，痰逆头眩。

06606 大腹汤《卫生总微》卷十三）

【组成】大腹皮一两（锉，炒） 槟榔半两 枳壳（麸炒，去瓤）半两 人参（去芦）半两 知母半两 陈皮半两（去白） 甘遂一分（慢火煨令黄）

【用法】上为细末。每服一钱，水一小盏，煎至五分，去滓，放温服，不拘时候。

【主治】癥癖腹胀，小便不利。

06607 大腹汤

《普济方》卷一三六。即《圣惠》卷十一"大腹皮散"少生姜。见该条。

06608 大腹饮《圣济总录》卷八十一）

【组成】大腹（并子，锉）十枚 杏仁（汤浸，去皮尖双仁） 木瓜（切，焙） 生姜（切片） 桑根白皮（锉）各二两 吴茱萸（汤洗，再焙干，炒）二分 黑豆五升

【用法】上七味，先将豆并生姜以水五盏煎令浮，去豆，即将余药为粗末，入汤内，同煎至三盏，去滓，分温二服，空心服；良久再服。取利为度。

【主治】脚气初觉，风毒攻作，脚膝虚肿，筋骨疼痛；或痹痹不知痛痒；或气喘烦闷。

06609 大腹饮《圣济总录》卷八十九）

【组成】大腹（并皮，煨，锉） 诃黎勒皮各二枚 陈橘皮（去白，炒）一分 猪胆一枚 桃白皮一两

【用法】上五味，除胆外，为粗末。每服五钱匕，以童子小便一盏半，先浸一宿，五更煎取五分，去滓，摘破胆，搅和服。

【主治】虚劳羸瘦咳嗽。

06610 大腹散《传家秘宝》）

【组成】大腹子二两（生） 橘皮一两（去白，焙） 厚

朴一两（姜汁炙）　人参半两　吴白芷一两（炒）　肉桂半两　桔梗半两　神曲一两（炒）

【用法】上为末。每服二钱，加生姜汁少许同煎，热服，每日三次。

【主治】或饥或饱，滞气烦闷，大小肠不调，腹胀满；酒病不食，面黑黄瘦，状似酒劳。

06611　大腹散（《圣济总录》卷一五三）

【组成】大腹皮（锉）　桑根白皮（锉）　槟榔（锉）各一两　当归二两（切，炒）　牡丹皮　甘遂各半两　苦葶苈一分（炒）　牛膝（去苗，酒浸，切，焙）　赤茯苓（去黑皮）　生干地黄（焙）各一两　人参　木香各半两

【用法】上为散。每服二钱匕，浓煎紫苏汤调下，一日二次。

【主治】妇人血分，身体通肿，虚烦不食。

06612　大腹散

《普济方》卷一八三。即《圣惠》卷四十二"大腹皮散"。见该条。

06613　大解散（《痘医大全》卷三十三）

【组成】黄耆　羌活各二钱　赤芍药　桔梗各七分　白芷　黄连　甘草各五分　地肤皮　川芎各三分　明天麻二分

【用法】水煎服。

【主治】痘疹。

06614　大僻汤（《嵩崖尊生》卷十二）

【组成】升麻　干葛　羌活各五分　防风二分半　甘草六分（半生半炙）　柴胡三分　人参　白芍各五分

【用法】加葱白，水煎服。

【主治】热郁，手心热。

06615　大蟾丸

《医部全录》卷四四五。为《圣惠》卷八十六"四灵丸"之异名。见该条。

06616　大丁沉丸（《鸡峰》卷十四）

【组成】丁香　白茯苓　人参　不灰木　半夏（为末，生姜汁和作饼子，煿令干）各一两　阳起石　礞石各半两　阿魏半分（醋化，面和饼子，煿干）　杏仁五个（去皮，针上灯燎去皮，研）　巴豆五个（去皮，心膜，瓦上出油，炒）

【用法】上为细末，白蒸饼浸，滤出控干为丸，如鸡子大。每服二丸，加生姜三片，水七分，煎至四分，温服，不拘时候。小儿减服。

【主治】呕吐不止。

06617　大丁香丸（《圣济总录》卷四十四）

【异名】丁香丸（《普济方》卷二十三）。

【组成】丁香　丁香皮　干姜（炮）　陈橘皮（汤浸去白，焙）各一两　巴豆霜一分

【用法】上五味，捣罗四味为末，入巴豆霜，拌匀再罗，用好酒煮面糊为丸，如绿豆大。每服五丸至七丸，食后温生姜汤送下。

【主治】脾胃虚寒，宿饮不消，两胁满痛。

06618　大七气汤

《三因》卷八。为《金匮》卷下"半夏厚朴汤"之异名。见该条。

06619　大七气汤

《女科百问》卷上。为《全生指迷方》卷二"七气汤"之异名。见该条。

06620　大七气汤（《医碥》卷六）

【组成】京三棱　蓬莪术　青皮　陈皮（各去白）　藿香叶　香附（炒，去毛）一两半

【用法】上㕮咀。每服五钱，水二盏，煎一盏，食前温服。

【主治】积聚。

06621　大七宝散

《幼幼新书》（人卫点校本）卷二十七引《家宝》。即原书（古籍本）"七宝散"。见该条。

06622　大七厘散（《成方制剂》9册）

【组成】冰片　大黄　当归尾　地鳖虫　骨碎补　没药　硼砂　乳香　三七血竭　自然铜

【用法】上制成散剂。用黄酒或温开水冲服，一次0.6～1.5克，一日2～3次；外用以白酒调敷患处。

【功用】化瘀消肿，止痛止血。

【主治】跌打损伤，瘀血疼痛，外伤止血。

06623　大七香丸（《局方》卷三《绍兴续添方》）

【组成】香附子（炒）一百九十二两　麦蘖（炒）一百两　丁香皮三百三十两　缩砂仁　藿香叶各二百五十两　甘松　乌药各六十四两　肉桂（去粗皮）　甘草（炒）　陈皮（去白，洗）各二百五十两

【用法】上为末，炼蜜为丸，如弹子大。每服一粒，盐酒、盐汤嚼下；妇人脾血气，如经水不调，并用炒姜酒嚼下；醋汤亦得。

【功用】《御药院方》：消谷进食。

【主治】❶《局方》（绍兴续添方）：男子、妇人脾元气冷，胃气虚乏，不思饮食，心膈噎塞，渐成膈气，脾泄泻痢，气刺气注，中酒吐酒，冷痰翻胃，霍乱吐泻。❷《御药院方》：脾胃不和，三焦痞滞，气不宣通，食饮迟化。

【宜忌】忌生冷、肥腻。

06624　大七香丸（《普济方》卷一六九）

【组成】丁香　香附子　甘草各十二两　莪术　砂仁各二两　甘松八两　益智仁六两　乌药　藿香　陈皮　麦芽　肉桂

【用法】炼蜜为丸，如弹子大。姜汤嚼下。如酒积，酒送下；茶积，茶送下；食积，丁香良姜汤送下。

【主治】茶、酒、食积，吐酒酸心。

【备考】方中乌药、藿香、陈皮、麦芽、肉桂用量原缺。

06625　大七香丸（《证治要诀类方》卷四）

【组成】木香　丁香　檀香　甘松　丁皮　橘皮　砂仁　白豆蔻　三棱　莪术（醋煮）各四两　大茴香二两半

【用法】上为末，米糊为丸，如绿豆大。每服三十丸，姜汤送下。

【主治】中脘停滞，气不流转，水谷不分，致生气泻，肠鸣，气走胸膈，痞闷腹急而痛，泻则腹下须臾又急，亦有腹急气塞而不通者。

06626　大八风汤（《千金》卷八）

【组成】当归一两半　升麻　五味子各一两半　乌

头 黄芩 芍药 远志 独活 防风 芎劳 麻黄 秦艽 石斛 人参 茯苓 石膏 黄耆 紫菀各一两 杏仁四十枚 甘草 桂心 干姜各二两 大豆一升

【用法】上㕮咀。以水一斗三升,酒二升,合煮取四升,强人分四服,羸人分六服。

【功用】《千金方衍义》:排风散邪。

【主治】❶《千金》:外中毒风,顽痹踠曳,手脚不遂,身体偏枯,或毒弱不任,或风入五脏,恍恍惚惚,多语喜忘,有时恐怖;或肢节疼痛,头眩烦闷;或腰脊强直,不得俯仰,腹满不食,咳嗽;或始遇病时,卒倒闷绝,即不能语,便失瘖,半身不遂,不仁沉重。皆由体虚怯少,不避风冷所致。
❷《普济方》:脚气上攻心腹,语言謇涩。

【方论选录】《千金方衍义》:方下见证,浑是湿著为患,故于续命方中兼取大秦艽汤之制,其妙用尤在黑大豆一味,及和酒煮服,为开发毒风脚气之捷径,亦量人元气用药之的诀。

06627 大八风散《千金》卷七)

【组成】巴戟天 黄耆 桂心 细辛 天雄 萆薢 苁蓉 牡荆子 薯蓣 菊花 蒌蕤 山茱萸 秦艽 黄芩 石斛 白术 礜石(一作矾石) 厚朴 龙胆 人参 蜀椒各半两 附子 五味子各十八铢 菖蒲 茯苓 牛膝 乌喙 远志各一两 桔梗三十铢 芎劳 白蔹 芍药各六铢

【用法】上药治下筛。酒服半寸匕,每日三次。不知,稍增令微觉。

【主治】诸缓风湿痹脚弱。

06628 大八宝丹《外科集腋》卷一)

【组成】珍珠一钱 琥珀 龙骨(煅)各二钱 象皮(炙) 血竭 乳香 没药(去油)各一钱 赤石脂二钱 冰片二分 人参五分 辰砂五分

【用法】上为极细末,收贮。

【功用】生肌。

【主治】疮疡腐肉已净。

06629 大人参丸

《普济方》卷二二二。为《医方类聚》卷一〇〇引《简易方》"思食大人参丸"之异名。见该条。

06630 大人参丸《普济方》卷三九四)

【组成】丁香 木香 白术各半两 藿香一两半 人参二两

【用法】上为末,炼蜜为丸,如鸡头子大。每服一丸,粟饮送下。

【功用】和脾,止吐呕,进乳食。

【主治】小儿便泻青黄,腹痛多啼。

06631 大人参散《普济方》卷三六八)

【组成】人参 白茯苓 羌活 川芎 天麻 防风 白术 陈皮(去白) 甘草 藁本 厚朴(姜制) 干葛 白芷 桑白皮(炙) 白芍药各等分

【用法】上为粗末。一岁儿每服二钱,水半盏,加生姜二片,枣子一个,煎至二分,去滓温服。

【主治】小儿四时伤寒,温壮头痛,喘粗鼻鸣;及夹食夹惊,烦渴惊悸,哽唉不进乳食。

06632 大九宝饮《永类钤方》卷十一引《澹寮方》)

【组成】天雄(以大附子代亦可) 沉香 防风 南星(炮) 薄荷 地龙(去土) 木香 全蝎(去毒)各等分

【用法】上㕮咀。每服二钱,水一盏,加生姜五片,煎熟入麝香少许,不拘时服。

【功用】顺气开关。

【主治】挟气中风。

06633 大力子丸

《松峰说疫》卷三。即《古今医鉴》卷三"大力子汤"改为丸剂。见该条。

06634 大力子汤《古今医鉴》卷三)

【组成】黄芩(酒洗)二钱 黄连(酒炒)二钱 桔梗一钱五分 甘草一钱 连翘一钱 鼠粘子(炒,研) 玄参各一钱 大黄(酒蒸)一钱五分 荆芥三分 防风三分 羌活三分 石膏一钱五分

【用法】上锉一剂,生姜煎服。

【主治】大头天行病,腮颊颈项肿胀,头疼发热,证似伤寒。兼治哑瘴。

06635 大力药酒《成方制剂》12册)

【组成】紫丹参6.8克 当归尾1.7克 莪术6.8克 续断(炒)6.8克 地黄10.23克 三七10.23克 三棱6.8克 五加皮10.23克 骨碎补(砂炒)5.1克 赤芍5.1克 大黄5.1克 乳香5.1克 没药5.1克 青皮(炒)5.1克 制川乌3.4克 白芷3.4克 红花3.4克 土鳖虫20.45克 茜草27.3克 自然铜(煅)6.8克 脆蛇1.4克 牛膝10.23克

【用法】上制成酒剂。口服,新伤、轻伤一次5～10毫升;旧伤、重伤一次10～20毫升,一日3次。

【功用】舒筋活络,祛风除湿,止痛。

【主治】跌打损伤,风寒湿痹。

【宜忌】孕妇忌服,身体虚弱者慎用。

06636 大三黄丸《得效》卷八)

【组成】大柏皮 黄连 山豆根 黄芩各四钱 滑石二钱 黄药二钱 硼砂二钱 脑子 麝香 甘草各一钱 百草霜四钱

【用法】上为末,新汲井华水为丸,如小指头大。每服一丸,入口嚼化,旋旋咽下。

【主治】上焦壅热,咽喉肿闭,心膈烦躁,小便赤涩,口舌生疮,目赤睛疼,燥渴心烦,齿痛。

06637 大三脘散

《传家秘宝》卷三。为《脚气治法总要》卷下"三脘散"之异名。见该条。

06638 大干葛汤《伤寒大白》卷二)

【组成】干葛 石膏 大黄 枳壳

【功用】双解阳明表里,清手阳明大肠热。

【主治】头痛,手足溅溅多汗,大便不行,脐腹胀满。

06639 大万病丸《准绳·女科》卷一)

【组成】干漆(杵碎,炒烟尽) 牛膝(去苗,酒浸一宿,焙干)各一两

【用法】上为末,以生地黄汁一升,入二味药末银器内,慢火熬,可丸即丸,如梧桐子大。每服二丸,空心米饮或温酒送下。

【主治】经事不来,绕脐痛。

06640 大山楂丸《北京市中药成方选集》)

【组成】生山楂三百二十两 麦芽(炒)四十八两 神

曲(炒)四十八两

【用法】上为细末。每十六两细末加白糖八两,炼蜜为丸,重三钱。每服一丸,一日二次,温开水送下。

【功用】消食化滞,调和脾胃。

【主治】脾胃失和,清化不良。

06641 大山蓣丸

《局方》卷五。为《金匮》卷上"薯蓣丸"之异名。见该条。

06642 大川乌丸(《集验背疽方》)

【组成】大川乌(生,去皮尖) 当归 赤芍 苏木(锉,炒) 没药(生用,别研)各一两 乳香一两(别研) 穿山甲(用蚌粉炒脆,去粉)二两 独活二两

【用法】上为细末,酒煮面糊为丸,如梧桐子大。每服三十丸,空心温酒送下。

【功用】活经络,生肌肉。

【主治】发背。

06643 大川芎丸(《宣明论》卷二)

【组成】川芎一斤 天麻四两

【用法】上为末,炼蜜为丸,每两作十丸。每服一丸,食后茶、酒细嚼送下。

【主治】首风,眩晕眩急,外合阳气,风寒相搏,胃膈痰饮,偏正头痛,身拘倦。

06644 大川芎丸

《法律》卷五。为《局方》卷一"川芎丸"之异名。见该条。

06645 大川芎汤

《鸡峰》卷十六。为《理伤续断方》"四物汤"之异名。见该条。

06646 大已寒丸(《局方》卷二(绍兴续添方)

【组成】荜茇 肉桂各四斤 干姜(炮) 高良姜各六斤

【用法】上为细末,水煮面糊为丸,如梧桐子大。每服二十丸,食前米饮送下。

【主治】久寒积冷,脏腑虚弱,心腹疠痛,胁肋胀满,泄泻肠鸣,自利自汗,米谷不化;阳气暴衰,阴气独盛,手足厥冷;伤寒阴盛,神昏脉短,四肢怠惰。

06647 大已寒丸(《儒门事亲》卷十二)

【组成】附子(炮,去皮脐) 川乌头(炮,去皮脐,作豆大,再炒黄) 干姜(炮裂) 良姜(炒) 官桂(去粗皮) 吴茱萸各一两

【用法】上为细末,醋糊为丸,如梧桐子大。每服五七十丸,食前米饮送下。

【功用】《御药院方》:退阴助阳,除脏腑积冷。

【主治】❶《儒门事亲》:恶冷湿痹,肘臂挛急,寒嗽痰厥,心中澹澹大动,屈伸不便,积水足浮肿,囊缩。❷《御药院方》:中焦气弱,脾胃受寒,饮食不美,气不调和,心腹疼痛,大便滑泄,腹中雷鸣,霍乱吐泻,手足厥逆,便利无度;及疗伤寒阴湿,形气沉困,自汗。

06648 大已寒丸(《元戎》)

【组成】肉桂 茯苓各五钱 良姜 乌头(炮)各七钱 附子(炮) 干姜(炮) 芍药 茴香(炒)各一两

【用法】上为细末,酒或醋为丸,如梧桐子大。每服五七十丸或八九十丸,空腹、食前温酒送下。

【主治】阴证服四逆辈,胸中发躁而渴者;或数日大便

秘,小便涩赤。

【备考】服此丸上不躁,大小便自利。

06649 大马齿膏

《医学入门》卷八。为《丹溪心法附余》卷四"马齿苋膏"之异名。见该条。

06650 大元门顶(《串雅补》卷一)

【异名】紫金丹。

【组成】番木鳖六两(用甘草水煮胀,去皮毛,用真麻油八两,放入锅内同煎至黄色,勿令焦枯) 虎骨五钱(麻油炙) 茅山苍术 川芎 川断 羌活 桂枝 白芷 当归 川乌 草乌(姜汁炒) 木瓜 甲片 川膝 川蜈蚣 闹羊花 全蝎(酒浸,焙) 僵蚕 雄黄 乳香 没药 南星 地龙各七钱 蟾酥二钱二分 麻黄(冬四两,夏二两,春、秋各三两)

【用法】上药煎浓汁,打糊为丸,如绿豆大,朱砂一两为衣。每服四至八分,酒送下。汗出如若冒风,以姜汤解之,或地浆水同姜汤解之。

【主治】诸毒疯气。

【禁忌】避风。

06651 大元胡散(《陈素庵妇科补解》卷五)

【组成】乌药 灵脂 当归 熟地 白芍 川芎 三棱 香附 甘草 元胡 陈皮 官桂 厚朴 防风

【主治】儿枕痛。

【方论选录】产时其血块与儿俱下,则产后无患。若产妇脏腑风冷,使血瘀小腹不下,结聚疼痛,名曰儿枕痛。七日后血块仍不下,此积寒凤冷结血而成块,难以速消。痛久则血愈虚,产妇愈危也,故用熟地、白芍、川芎、当归以补血,用三棱以削坚祛积,防风以祛风冷,厚朴以温中。总以辛温去血块为第一。

06652 大无比散(《赤水玄珠》卷二十八)

【组成】桂府滑石(飞过)六两 粉草一两 辰砂(飞)三钱 雄黄(飞)一钱

【用法】上为末。每三五岁服一钱,十岁服二钱,发热之初,用败毒散调下;若报痘后,用灯心汤调下。

【功用】稀痘。

【主治】痘疮热毒大甚,红黑紫陷,惊狂谵语,引饮。

06653 大木香丸(《御药院方》卷一)

【组成】木香一两一分 天麻 桔梗 防风 天南星(姜制) 半夏曲 黄耆 白芷 白鲜皮 海桐皮 羌活 川芎 当归 茯苓(去皮) 麻黄(去根节) 白僵蚕(炒) 虎胫骨(酥炙)各一两 白花蛇(酒浸取肉) 乌蛇(酒浸,取肉) 犀角(镑) 羚羊角(镑) 人参 阿胶(炒) 蝉壳 没药 桂心各六分 干姜(炮) 白附子(炮) 全蝎(微炒) 麝香(别研)各四钱 牛黄(别研) 脑子(别研)各二钱

【用法】上为细末,炼蜜为丸,如弹子大,朱砂为衣。每服一丸,食前生姜汤送下。

【主治】偏风,半身不遂,语言謇涩,麻痹不仁;风毒注肿,痰潮涎出,精神昏愦。

06654 大木香散(《圣惠》卷六十二)

【异名】木香散(《普济方》卷二八九)。

【组成】木香一两 地骨皮二两 玄参二两 甘草一

两（生，锉）　川升麻二两　川大黄一两（锉碎，微炒）

【用法】上为散。每服四钱，以水一中盏，煎至六分，去滓温服，不拘时候。

【主治】发背毒肿如杏，烦热疼痛。

06655 大木香散（《普济方》卷三八〇）

【组成】木香　陈皮各二钱　腻粉一字　牛蒡子（瓦上焙）二钱

【用法】上为末。每服半钱，用陈米煎汤送下。

【主治】小儿气疳，腹胀似鼓，兼日到晚壮热。

06656 大五饮丸（《千金》卷十八）

【组成】远志　苦参　乌贼骨　藜芦　白术　甘遂　五味子　大黄　石膏　桔梗　半夏　紫菀　前胡　芒消　栝楼根　桂心　芫花　当归　人参　贝母　茯苓　芍药　大戟　葶苈　黄芩各一两　恒山　薯蓣　厚朴　细辛　附子各三分　巴豆三十枚　苁蓉一两　甘草三分

【用法】上为末，炼蜜为丸，如梧桐子大。饮服三丸，每日三次。稍稍加之，以知为度。

【主治】由饮酒后及伤寒饮冷水过多所致五饮：留饮，停水在心下；澼饮，水澼在两胁下；淡饮，水在胃中；溢饮，水溢在膈上五脏间；流饮，水在肠间，动摇有声。

【方论选录】《千金方衍义》：水饮为阴类，缘其人内乏真阳，虽有湿热，但蕴为粘韧，不能稠厚，所以五饮丸中，必需辛温益气以鼓诸药之力。如人参、白术、附子、桂心，助阳药也；藜芦、恒山，涌吐药也；大戟、芫花、甘遂、葶苈，破水药也；大黄、芒消，攻下药也；半夏、巴豆，涤痰药也；巴豆不独涤痰，兼能涌吐，所以白散用之，吐中便具发散之义，使驱壳之水，从皮腠而泄也；其用甘草、人参、芍药，取相反之味，以激大戟、芫花、甘遂、藜芦攻伐之力；因方中攻伐之剂过多，恐其津随饮脱，是以苁蓉、薯蓣、五味、茯苓之属，又为必需；其余诸药，或相扶正，或佐去邪，总不出五种诸法，以为五饮通治也。

06657 大五补丸（《千金翼》卷十五）

【组成】薯蓣　石龙芮　覆盆子　干地黄　五味子各二两　石南　秦艽　五加皮　天雄（炮，去皮）　狗脊　人参　黄耆　防风　山茱萸　白术　杜仲（炙）　桂心各一两　麦门冬（去心）　巴戟天各一两半　远志二两半（去心）　石斛　菟丝子　天门冬（去心）各七分　蛇床子　萆薢各半两　茯苓五分　干姜三分　肉苁蓉三两

【用法】上为末，炼蜜为丸，如梧桐子大。每服十丸，空腹以酒送下，一日三次。稍加至三十丸。

【主治】五劳七伤，虚损不足，冷热不调，饮食无味。

06658 大五补丸（《普济方》卷二二四引《圣济总录》）

【异名】大补丸（《医宗金鉴》卷四十五）。

【组成】天门冬　麦门冬　菖蒲　茯神　人参　益智（炒）　枸杞　地骨皮　远志　熟地黄各等分

【用法】上为末，炼蜜为丸，如梧桐子大。每服三十丸，空心以酒送下。本方数服，以七宣丸泄之。

【功用】养血摄精，交济水火。

❶《丹溪心法》：补诸虚不足。❷《医学正印》：养血摄精。❸《东医宝鉴·杂病篇》：能交济水火。

【主治】诸虚，无子。

❶《普济方》：诸虚不足。❷《准绳·女科》：瘦人无血。

❸《济阴纲目》：瘦人无孕。

06659 大五补汤（《千金》卷十）

【组成】桂心三十铢　远志　桔梗　芎䓖各二两　茯苓　干地黄　芍药　人参　白术　当归　黄耆　甘草各三两　竹叶五两　大枣二十枚　生枸杞根　生姜各一斤　半夏　麦门冬各一升

【用法】上㕮咀。以水三斗，煮竹叶、枸杞，取二斗；次纳诸药，煎取六升，分六服，一日一夜令尽。

【主治】时行后变成瘴疟。

【备考】《千金方衍义》：方下所主时行后变成瘴疟，瘴则山岚嶂气，非由变成。详方中诸药一皆调补之味，又非治瘴之品，此必瘠字误刊瘴字，亥豕相似之故耳。

06660 大五香汤（《外台》卷二十三引《崔氏方》）

【组成】青木香　鸡舌香　沉香　升麻各五分　藿香　犀角（屑）　吴茱萸　桂心　麻黄　甘草（炙）各三分　熏陆香四分　细辛二分

【用法】上㕮咀。以水七升，煮取二升，分三服，不愈复合。急者，便当急速与汤，并以滓敷肿脉上。

【主治】毒气，苦肌肉中肿痛，结脉寒热，如瘰疬，痛不可近，急者数日杀人，苦心烦闷。

【加减】若啬啬恶寒，加附子中形者一枚（炮令坼，八破用）。

06661 大五香汤（《圣济总录》卷一三六）

【组成】鸡舌香　沉香　藿香各五两　熏陆香　麝香（研）一钱　甘草（炙）　吴茱萸（汤浸，焙，洗）各三分　细辛（去苗叶）　桂（去粗皮）各半两　升麻一两一分

【用法】上一十味，除麝香外，为粗末，入麝拌匀。每服五钱匕，水一盏半，煎至一盏，去滓温服，一日三次。若心腹闷，当急服。

【主治】毒气在肌肉之中，肿痛寒热，急者数日杀人。

06662 大五柔丸（《千金》卷十五）

【组成】大黄　芍药　枳实　苁蓉　葶苈　甘草　黄芩　牛膝各二两　桃仁一百枚　杏仁四十枚

【用法】上为末，炼蜜为丸，如梧桐子大。每服三丸，酒送下，每日三次。加至二十丸。

【功用】通营卫，利九窍，消谷，益气力。

【主治】脏气不调，大便难，

06663 大五柔丸（《妇人良方》卷八）

【组成】大黄（斗米下蒸，切，焙）　枳壳（去瓤、麸炒）　白芍药　葶苈（炒香，别研）　牛脂（去筋膜，熬成油，与葶苈、杏仁杵）　肉苁蓉（酒浸软，温水洗，切，焙）各一两　桃仁百枚　杏仁四十枚（并去皮尖，麸炒黄，别研）

【用法】上除有油药，并为末，入牛脂、桃仁、杏仁、葶苈，杵数千下，炼蜜为丸，如梧桐子大。每服三丸，米饮送下，每日三次，腹稍空时服。未知稍增，以知为度。

【功用】通荣卫，利九窍，进饮食。

【主治】脏器不调，大便难。

06664 大五积丸（《圣济总录》卷七十一）

【异名】化积丸（《圣济总录》卷七十二）。

【组成】硇砂　芫花　干漆（炒出烟）各一两　巴豆半两（去皮心膜，研，出油）　猪牙皂荚　乌头（炮裂，去皮脐）各三分（以上六味，捣罗四味为末，入硇砂、巴豆拌

匀,用米醋三升,于银石器内,慢火熬成膏) 大黄(蒸熟,焙,锉) 鳖甲(去裙襕,醋炙)各一两 青橘皮(汤浸,去白,焙) 京三棱(煨,锉) 陈曲(炒) 当归(切,焙)各一分 桂(去粗皮) 木香各三分

【用法】上药十四味,捣罗八味为末,入煎膏为丸,如绿豆大。每服二丸至三丸,茶、酒任下。如要取积,量虚实加减服。

【主治】五积气,胸膈痞闷,腹胁胀满,宿饮不消,积气成块,心腹疗痛,不能饮食。

06665 大五膈丸(《外台》卷八引《古今录验》)

【组成】细辛 桂心 黄芩 食茱萸 厚朴(炙)各三分 杏仁三十枚(去尖) 干姜 川椒(汗) 远志(去心)各三分 小草 芍药 附子(炮) 当归各二分 黄连二分。

【用法】上为末,炼蜜为丸,如梧桐子大。每服二丸,一日三次。不知加之,以知为度。

【功用】令人能食,长肌肉,强筋骨,利五脏,好颜色,补不足,益气力。

【主治】膈中游气,上下无常处,脏有虚冷,气迫咽喉,胸满气逆,胁有邪气,食已气满,羸瘦著床骨立,往来寒热,腹中不调,或下痢呕逆咳嗽,骨肉销尽。

【宜忌】忌猪肉、冷水、生葱、菜等。

06666 大车螯散(《卫济宝书》卷下)

【组成】车螯一个(黄泥固济,煅通红,去泥,置地上去火气) 大戟(净洗) 芫花(醋炒) 漏芦 甘草(炙) 槟榔各半两 甘菊(去梗叶) 大黄三分 腻粉一分

【用法】上药各为末。每服二钱,加车螯末二钱,腻粉一钱,拌和。于更初用瓜蒌酒下。如人行五里,即下恶毒脓血二三行,不用止自住。凡后生只用一服,老少加减。

【主治】瘰、瘕、疽、瘤四发,初觉发作寒热,或不寒只热之状,疼痛肿赤,或在头背,或在肢节,或不见形状者。

06667 大车螯散(《普济方》卷二八四)

【组成】大戟 芫花 菊花 槟榔 漏芦各半两 大黄 黄芩各三分 轻粉一钱

【用法】上为末。每服二钱,加车螯一钱,轻粉一钱,和匀。五更初芥菜汤调下。如人行五里久,取下恶物三四行,自住。少壮者加一钱。

【主治】痈疽。

06668 大车螯散(《普济方》卷二八八)

【组成】大紫色车螯一个(黄泥固干,火煅通赤,去泥末之) 大戟 芫花(醋炒) 甘遂 甘菊 槟榔 大黄 黄芩 漏芦各三分 腻粉一分

【用法】上为末。每服二钱,车螯末二钱,腻粉一钱五,更用栝楼煎调下。良久下恶物脓血,不久自止。后生壮者加一服,老弱量与。

【主治】癌、瘰、瘤、疽未破者。

【备考】痈不用此,如已破者,只用五积散疏利风气,然后服此药。

06669 大中风汤(《脉症正宗》卷一)

【组成】附子一钱 肉桂六分 黄耆一钱 川羌八分 独活一钱 干姜八分 香附一钱 川芎八分。

【用法】水煎服。

【主治】陈寒。

06670 大内伤丸(《准绳·类方》卷三)

【组成】白术(黄土炒) 枳壳(麸炒) 黄芩(酒炒)各六钱 厚朴(姜汁炒) 香附(童便炒) 苍术(米泔水洗,葱汁炒) 草果(炒) 木瓜 赤曲(炒) 三棱(蜜炙)各五钱 蓬术(蜜水炒)七钱 青皮(麸炒) 川芎 白芍药(酒炒) 神曲(炒) 枳实(麸炒) 石菖蒲各一两 小茴香(炒) 肉桂 甘草(炙) 乳香(出汗)各一两

【用法】上为细末,神曲糊为丸,如弹子大,朱砂一两为衣。汤、酒任下。多不过二丸。

【主治】血瘀。

06671 大化气汤

《回春》卷三。为《全生指迷方》卷二"七气汤"之异名。见该条。

06672 大分清饮(《景岳全书》卷五十一)

【组成】茯苓 泽泻 木通各二钱 猪苓 栀子(或倍之) 枳壳 车前子各一钱

【用法】水一钟半,煎八分,食远温服。

【功用】《证治宝鉴》:清利。

【主治】❶《景岳全书》:积热闭结,小水不利,或致腰腹下部极痛;或湿热下利,黄疸,溺血,邪热蓄血,腹痛淋闭。❷《医学集成》:耳鸣属火盛者。

【加减】内热甚者,加黄芩、黄柏、草龙胆之属;大便坚硬胀满者,加大黄二三钱;黄疸小水不利热甚者,加茵陈二钱;邪热畜血腹痛者,加红花、青皮各一钱五分。

06673 大牛黄丸(《幼幼新书》卷十九引《张氏家传》)

【组成】牛黄 生脑子各半两 朱砂(研)一两半 天南星(浆水浸,火煮透,切,焙) 乌蛇(酒浸,取肉) 白僵蚕(炒) 天麻 人参各一两 干全蝎 白附子(各炒) 水磨雄黄 生犀(镑)各三分 麝香一分

【用法】上除研者药外,为细末。后入研者,合和匀,炼蜜为丸,如鸡头子大。每服一丸至二丸,细嚼,食后、临卧人参、薄荷汤送下;或化亦得。

【功用】镇心化涎。

【主治】小儿风壅痰实,头痛目弦,怔忡恶心,神昏语涩,颈项拘急,手足麻痹;风热上盛,眠睡不宁,颊赤涎潮,欲变惊痫。

【宜忌】有风涎,食后最宜常服。

06674 大牛膝丸

《鸡峰》卷四。为《脚气治法总要》卷下"牛膝丸"之异名。见该条。

06675 大乌头汤

《三因》卷七。为《金匮》卷上"乌头煎"之异名。见该条。

06676 大乌头煎

《金匮》卷上。为原书同卷"乌头煎"之异名。见该条。

06677 大乌鸡丸

《普济方》卷三二七。为《局方》卷九(续添诸局经验秘方)"乌鸡煎丸"之异名。见该条。

06678 大乌鸡丸

《医学入门》卷八。为《丹溪心法附余》卷二十一"乌鸡丸"之异名。见该条。

06679 大乌金丸(《朱氏集验方》卷十)

【异名】大乌金散丸(《普济方》卷三三五)。

【组成】当归　熟地黄　白芍药　川芎　附子　肉桂　沉香各一两　延胡索　粉草　香附子　乳香　缩砂仁　败姜　白芷　蒲黄　姜黄　槟榔各半两　丁香　白术各二两　没药　人参各二钱

【用法】上为细末，酒糊为丸，如弹子大，百草霜为衣。每服一丸，当归酒送下，或嚼姜下。或作梧桐子大，则加丸数。

【主治】妇人心腹刺痛，身体疼痛，产前恶心，产后恶露不下，疼痛不已。

【加减】如经行盛，则去白芷、延胡索。

06680 大乌金丸《丹溪心法附余》卷二十）

【组成】大艾叶　当归（醋炒）　破故纸（炒）　茴香（炒）　熟地黄（醋炒）　南木香（不见火）　吴茱萸　三棱　莪术各二两　川芎（醋炒）　芍药（醋炒）各三两　香附子六两　延胡索一两　紫荆皮（醋炒）四两。

【用法】上先将艾、香附子用米醋一升，浸一日一夜，冬月三昼夜，煮干炒令黑色，入后十二味，同为末，米醋煮糯米糊为丸，如梧桐子大。每服七八十丸，空心盐汤、盐酒任下，一日二次。

【主治】妇人思虑过度，变生多疾，孕育不成，崩中带下，五心烦热，口苦咽干，饮食无味，身疼羸瘦，面目萎黄，手足酸软，经水不匀，肚腹胀痛，鬓发黄落，喜卧倦起；产后恶血上行，心腹刺痛，败血不止，及子宫一切恶疾。

【加减】如崩中下血不止，加棕灰一两，棉灰五钱，蒲黄（炒）一两，百草霜七钱。

06681 大乌金散

《医方类聚》卷二三八引《施圆端效方》。为《儒门事亲》卷十二"乌金散"之异名。见该条。

06682 大乌梅汤

《医心方》卷十一引《小品方》。为方出《肘后方》卷二，名见《外台》卷二"乌梅豉汤"之异名。见该条。

06683 大乌犀散《圣济总录》卷六）

【组成】犀角（镑）　羚羊角（镑）　龙脑（研）　麝香（研）　雄黄（研）　熊胆（研）　牛黄（研）　乳香（研）　阿魏（研）　丹砂（研）　水银（与丹砂同研，慢火搅匀，结砂子，研）　干蝎（酒炒）　猪牙皂荚（酥炙，去皮、子）　乌头（炮裂，去皮脐）　附子（炮裂，去皮脐）　白附子（炮）　干姜（炮）各一分　天麻　升麻　独活（去芦头）　狗脊（去土）　细辛（去苗叶）　秦艽（去苗土）　芎䓖　杜仲（去粗皮，切，炒）　当归（切，焙）　厚朴（去粗皮，生姜汁炙）　黄耆（锉，炙）　藁本（去土）　葶苈子（淘去浮者，炒）　麻黄（去根节，先煎掠去沫，焙）　蜀椒（去目并闭口，炒出汗）　白鲜皮（锉）　防风（去叉）　天南星（炮）各一两

【用法】上三十五味，将二十六味为散，与九味研者拌匀，再罗一遍。每服一钱半匕，加至二钱匕，豆淋酒调下，生姜酒投。甚者用米醋与水同煎服之。

【主治】破伤中风。

06684 大丹砂丸《圣济总录》卷十四）

【组成】丹砂（研）半两　牛黄（研）一分　金箔二十片（研）　银箔二十片（研）　龙脑（研）一分　硼砂（研）　琥珀（研）各一钱　甘草（炙，锉为末）　犀角（镑为末）　羚羊角（镑为末）各一分

【用法】上为极细末，炼蜜为丸，如鸡头子大。每服一丸至两丸，熟水嚼下。

【功用】安魂定魄，镇心神。

【主治】风痰热气。

06685 大丹砂丸《圣济总录》卷一七〇）

【组成】丹砂（研，水飞过）　甘草（炙）　白茯苓（去黑皮）各二两　人参一两　马牙消（研）一分　硼砂（研）三钱　牛黄（研）半钱　龙脑（研）　麝香（研）各一钱

【用法】上为末，炼蜜为丸，如鸡头子大。每服一丸，食后、临睡用竹叶汤化下。

【功用】镇心神，凉咽膈，压惊悸，退壮热，化风涎。

【主治】小儿惊悸。

06686 大风门顶《串雅补》卷一）

【组成】川芎　草乌　川乌各五钱　乳香三钱　秦艽一钱五分　川牛膝三钱　羌活　防风　地龙各三钱　桂枝　麻黄各一两　当归五钱　虎骨三钱　白芷五钱　红花　独活各五钱　川木鳖二两（水煮胀，去皮毛，麻油炸黄）　木瓜三钱　苍术　五加皮　蕲蛇肉各三钱　原麝香五分

【用法】上为细末。每服七八分至一钱，陈酒送下。另加山杨柳四两（即芫花根），朴消一两，作掺敷药。

【主治】无名肿毒，痈疽发背，筋骨疼，痛风流注。

06687 大风门散《外科集腋》卷八）

【组成】独活　羌活　木瓜　川牛膝　威灵仙各一两　细辛　制首乌　钻地风　川乌（炮，去尖）　防风　川芎　五加皮　苍术（炒）　白芷　草乌（泡，去皮尖）　穿山甲各五钱

【用法】上为末。每服一钱，酒送下。

【主治】跌打之后，伤入骨髓，隐隐疼痛，四肢沉重，麻木无力。

06688 大风子丸《汉药神效方》）

【组成】大风子一两七钱

【用法】上为末，米糊为丸，如无患子大。日服三十丸。

【主治】疠风。

06689 大风子油《北京市中药成方选集》）

【组成】大风子油二百两　麝香一分　冰片一两　硼酸十两

【用法】将麝香、冰片研为细粉，与大风子油、硼酸混合均匀，装瓶重一两，封固。擦患处。

【功用】除风湿，润皮肤。

【主治】❶《北京市中药成方选集》：皮肤诸疮，粉刺疥癣，面部雀斑，白癜风，酒渣鼻。❷《赵炳南临床经验集》：皮肤扁平苔癣。

06690 大风子油《全国中药成药处方集》（杭州方）

【组成】大风子不拘多少

【用法】打油去尽水气为度。用时搽敷患处，油纸裹之。

【功用】杀虫攻毒，去腐生新。

【主治】风湿癣疮，疥疮，癞疮，杨梅毒疮。

06691 大风子膏《疬疡机要》卷下）

【组成】大风子肉　白矾（枯）各二两　真轻粉一两　柏油六两

【用法】上为末,将柏油溶化和匀。涂患处。

【主治】一切疮疖、脓窠等疮。

06692 大风子膏(《保婴撮要》卷十一)

【组成】大风子二两(研膏) 真轻粉一两 枯矾一两 黄连二两 蛇床子二两 柏油六两

【用法】上药各为末,另入大风子膏和匀,更入柏油,杵百余即成膏矣。每用少许,涂患处。

【主治】疮疥。

06693 大风子膏(《增补内经拾遗》卷四引《集验方》)

【组成】大风子(去壳)十个 木鳖子(去壳)十个 硫黄三分 轻粉三分

【用法】上药捣成膏。不时以自己唾津调擦患处。

【主治】肺风并鼻。

【加减】如有肉瘤者,加冰片一分。

06694 大风引汤(《千金》卷七引《胡洽方》)

【组成】独活 茯苓 人参各三两 防风 当归 甘草 桂心 黄耆各二两 附子一枚 大豆二升

【用法】上㕮咀。以水九升,酒三升,煮取三升,分四服。服别相去如人行十里久。

【主治】中风腰脚疼痛弱者。

06695 大风引汤(《外台》卷十四引《深师方》)

【组成】茯苓 防风 当归 白前 干姜 甘草(炙)各二两 大豆一升 生姜 独活各三两 远志(去心) 附子(炮) 人参各一两 大枣三十枚

【用法】上切。先以水一斗五升,煮豆、枣,取一斗,去滓;纳诸药,煮取三升,分为五服。

【主治】男女历节风大虚,手脚曲戾,或变狂走,或悲笑,言语错乱。

【宜忌】忌海藻、菘菜、猪肉、醋物、蒜、面、生菜等物。

06696 大风引汤(《外台》卷十六引《删繁方》)

【异名】风引汤(《圣济总录》卷十九)

【组成】独活四两 当归 茯苓各二两 干姜 甘草(炙) 人参 黄耆 防风各二两 桂心 附子(炮)各一两 大豆二升(熬去皮)

【用法】上切。以水一斗,酒三升,煮取四升,去滓,分为四服,昼三夜一。

【主治】❶《外台》引《删繁方》:肉极虚寒,则皮肤不通,外不得泄,名曰厉风,内虚外实,腰脚疼弱。❷《圣济总录》:脾痹四肢解惰。

【宜忌】忌海藻、菘菜、猪肉、生葱、醋等物。

06697 大风引汤(《圣惠》卷四十五)

【组成】麻黄一两(去根节) 吴茱萸半两(汤浸七遍,焙干,微炒) 独活一两 秦艽半两(去苗) 杏仁一两(汤浸去皮尖、双仁,麸炒微黄) 细辛半两 白术一两 赤茯苓一两 桂心半两 人参半两(去芦头) 干姜半两(炮裂,锉) 防风半两(去芦头) 汉防己半两 芎䓖半两 甘草半两(炙微赤,锉)

【用法】上为粗散。每服四钱,以水一中盏,煎至六分,去滓温服,不拘时候。

【主治】脚气痹挛肿疼,或不仁,拘屈不得。

06698 大风引汤(《妇人良方》卷三)

【组成】小风引汤加麻黄 苁蓉 附子 当归 羚羊角各等分

【用法】上㕮咀。每服三钱,水一盏,加生姜三片,杏仁五个(去皮尖,搥碎),同煎至七分,去滓温服。

【主治】妇人中风。

06699 大风引汤(《永乐大典》卷一三八七七引《可用方》)

【组成】大豆三升 附子三两 枳实 泽泻 陈皮各四两 甘草 茯苓 防风各二两。

【用法】上为粗末。酒二斗,水二斗,煮大豆,取一斗;纳药,煮取三升,分三服。

【功用】去风湿痛。

【主治】痞满上气,便身胀,膝痛。

【备考】三剂肿消,去豆、泽泻,更服三剂。

06700 大风髓丹(《元戎》卷十)

【组成】黄柏(炒)二两 缩砂一两 甘草半两 半夏(炒) 木猪苓 茯苓 莲花蕊 益智仁各二钱五分

【用法】酒糊为丸,如梧桐子大。每服三十丸,早晨温酒送下。

【功用】固真元,降心火,益肾水。

【主治】心火狂阳太盛,肾水真阴虚损,夜梦遗精。

06701 大风髓丹(《杂病源流犀烛》卷十八)

【异名】封髓丹。

【组成】炒黄柏二两 砂仁(盐水炒)一两 甘草五钱 熟半夏 猪苓 茯苓 红莲须 益智仁各二钱五分

【用法】上为极细末,用盐水为丸,如梧桐子大。每服五十丸或七十丸。空心糯米饮下。

【主治】心火,色欲伤,遗泄。

06702 大双解散(《点点经》卷四)

【组成】黄连(姜炙) 黄柏 连翘 羌活 秦艽各一钱 生地二钱 黄芩 山栀 淡竹 木通各一钱五分 大黄 芒消各三钱

【用法】竹茹一团为引。

【主治】六脉俱数,烦热不退,身热体重,骨节疼痛,呕吐不出,诸病攻作,命在危急。

06703 大艾煎丸(《活幼口议》卷十八)

【组成】大艾叶(烧灰) 干葛粉 胡粉(炒) 海螵蛸 龙齿各等分

【用法】上为末,炼蜜为丸,如鸡头子大。每服一丸至二丸,饭饮磨化。

【主治】小儿虚痢,作渴不止。

06704 大正气汤

《赤水玄珠》卷五。为《医方类聚》卷一三〇引《济生》"大正气散"之异名。见该条。

06705 大正气散(《三因》卷六)

【组成】附子(炮,去皮脐) 厚朴(姜汁制) 桂心 甘草(炙) 干姜(炮) 陈皮各一两 茱萸半两(微炒)

【用法】上为细末。每服二大钱,水一盏半,加生姜五片,大枣一枚,同煎至七分,热服,不拘时候。

【主治】山岚瘴气,发作寒热,遂成疟疾;霍乱呕泻,一切气疾。

06706 大正气散(《魏氏家藏方》卷四)

【组成】白茯苓(去皮) 黄耆(蜜炙) 陈橘皮(去白) 白术(麸炒)各四两 川芎(炒) 甘草(炙) 附子

（炮，去皮脐）　干葛（生）　乌药（去心）　肉桂（去粗皮，不见火）　山药（炮）各二两　白姜（炮，洗）　红豆（炒）各一两

【用法】上为细末。每服二钱，水一盏，加生姜二片，枣子一枚，煎至七分，食前服。

【功用】补壮脾元，平顺胃气，调和脏气。

【主治】真阳不足，脏气虚弱，荣卫损耗。头目昏暗，耳鸣重听，四肢瘦倦，胸膈痞满，面色萎黄，畏风怯冷，肚腹时痛，噫气吞酸，恶心呕逆，不进饮食，心忪盗汗；或阴伏下焦，足胫如冰，血气虚竭，阴阳失守，冷热相搏，四肢烦疼，或发寒热；及阴证伤寒，气虚感冷等症。

【加减】自汗，加小麦百余粒同煎。

【备考】若空腹常服，令人饮食进美，血气充盛。

06707　大正气散（《医方类聚》卷一三〇引《济生》）

【异名】大正气汤（《赤水玄珠》卷五）。

【组成】厚朴（姜制炒）　藿香叶　半夏（汤泡七次）　橘红　白术各一两　甘草（炙）　槟榔　桂枝（不见火）　枳壳（去瓤，麸炒）　干姜（炮）各半两。

【用法】上㕮咀。每服四钱，水一盏半，加生姜五片，枣子二枚，煎至七分，去滓温服，不拘时候。

【主治】脾胃怯弱，风寒湿气伤动冲和，心腹胀满，有妨饮食。

06708　大正气散（《朱氏集验方》卷三引陈必胜方）

【组成】当归　香附子（炒）　陈皮（去白）各半两　甘草（炙）　木香各二钱　白姜　白术　缩砂仁　桂心各三钱　大附子一枚（炮）

【用法】上㕮咀。每服三钱，水一盏半，加生姜五片，大枣一枚，煎至八分，去滓，空心热服。

【功用】补虚，快气。

【主治】腹胁疼痛。

06709　大玉辰丹

《圣济总录》卷一八六。为原书同卷"天仙丸"之异名。见该条。

06710　大玉柱丸（《普济方》卷三九三）

【组成】白术　人参　厚朴　藿香　当归　茯苓　芎䓖　青橘皮　甘草　陈橘皮各一两　神曲　麦蘖各半两　肉豆蔻　丁香各一分

【用法】上为细末，炼蜜为丸，如樱桃大。每服一丸至二丸，食前生姜汤化下。大人亦可服。

【主治】小儿脾胃虚弱，胸腹胀满，饮食减退，脏腑不调，呕吐恶心，肢体倦怠。

06711　大玉容丹（《串雅外编》卷三）

【组成】白僵蚕三钱　白丁香一钱五分　白附子三钱　白芷三钱　三柰三钱　滑石五钱　硼砂三钱　白荷花瓣三钱　密陀僧三钱　白茉莉子（研粉）三钱　绿豆粉二两　白冬瓜子三钱（晒研）　白蜜一两五钱

【用法】上为丸。敷面。

【主治】雀斑、䵟𪒟。

06712　大甘桔汤

《古方汇精》卷二。为《外科启玄》卷十二"甘桔汤"之异名。见该条。

06713　大甘遂丸（《外台》卷八引《范汪方》）

【异名】甘遂丸（《普济方》卷一六六）。

【组成】芫花（熬）　甘遂　葶苈子（熬）　大黄　苦参　大戟　芒消　贝母　桂心各一两　杏仁三十枚　巴豆三十枚（去心皮，熬）　乌喙三分（炮令折）

【用法】上药治下筛，其巴豆、杏仁捣如膏，合以蜜和丸，如大豆许。每服二丸，一日三次。不知稍加，以意将息之。

【主治】久澼，留水，澼饮。

【宜忌】忌食芦笋、猪肉、生葱等。

06714　大甘露饮

《咽喉经验秘传》。为《阎氏小儿方论》"甘露饮子"之异名。见该条。

06715　大石斛丸（《鸡峰》卷十二）

【组成】石斛一两半　草薢一两　柏子仁　石龙芮　泽泻各三分　附子　杜仲各一两　牛膝一两半　赤芍药三分　云母粉　松柏各一两　防风　山茱萸各三分　菟丝子一两　细辛三分　鹿茸　巴戟各一两

【用法】上为细末，酒煮面糊为丸，如梧桐子大。每服五十丸，空心温酒送下。

【功用】补肝肾，益精髓，养荣卫，去风毒，强筋骨，明目强阴，轻身壮气。

【主治】肝肾风虚，头目诸疾。

【宜忌】忌生冷、油腻、牛肉。

【备考】方中"松柏"，疑讹。

06716　大归芍汤（《知医必辨》引王子圣方）

【组成】全当归八钱　生黄芩一钱　大白芍八钱　川连一钱　山楂肉三钱　莱菔子二钱　车前子一钱半　槟榔八分　生大黄二三钱　厚朴八分　枳壳八分　甘草五分

【主治】痢疾。

06717　大归命散（《袖珍小儿》卷四）

【组成】石膏（煅）五钱　白术　甘草（炙）　麻黄（去节）　川芎各五钱　陈皮（去白）二钱半　荆芥穗七钱五分　龙脑少许　麝香少许

【用法】上为极细末。用枣一个（去核），煎汤调化，食远服。

【主治】婴孩小儿伤食，伤寒伤风，夹惊伤寒，惊潮虚热，面色红赤，鼻流清涕，浑身温壮，手足心热，气微粗喘嗌牙，口气温热，似渴不渴，夜卧不安，或时呻吟，目白微红。

06718　大归神丹

《丹溪心法附余》卷十九。为《得效》卷八"归神丹"之异名。见该条。

06719　大四斤丸（《直指》卷四）

【组成】宣木瓜（去瓤，切，焙）　天麻（锉）　牛膝（锉，焙）　苁蓉（洗，切，焙）各一斤（用好酒五升浸三日）　熟附子　虎骨（酥炙）各二两　当归三分　乳香　没药　五灵脂各半两　麝香一钱

【用法】上为末，用浸药酒调面糊为丸，如梧桐子大。每服三四十丸，用木瓜煎汤送下。

【主治】脚气。

06720　大四神丹（《鸡峰》卷二十八）

【组成】硫黄（明净者）　消石各一两（研碎，将硫黄、消石置于沙碗中，慢火上熔消，不住手搅匀，顿净地上捶碎，别研）

【用法】上为细末，水煮面糊为丸，如梧桐子大。每服

十五丸,食后煎生姜汤送下。

【主治】中脘虚弱,饮食多伤,气不通快。

06721 大四神煎（《鸡峰》卷十三）

【组成】肉豆蔻 丁香 厚朴 白术 半夏 陈皮 硫黄 附子 干姜 桂各一两

【用法】上为细末,水煮面糊为丸,如梧桐大。每服三十丸,空心米饮送下。

【主治】癥冷。

06722 大生脉汤（《赤水玄珠》卷十一）

【组成】人参 麦冬 五味子 天冬 黄柏 川归 牛膝 红花 枸杞子 生地

【用法】水煎服。

【主治】心热脉痿,胫纵不任地。

【加减】有汗,加黄耆。

06723 大白术丸

《鸡峰》卷九。为《外台》卷十二引《延年秘录》"白术丸"之异名。见该条。

06724 大白术汤（《保命集》卷中）

【组成】白术二两 防风 羌活 川芎各一两 黄芩五钱 细辛三钱 白芷一两半 石膏二两 知母七钱 甘草五钱或一两 枳实五钱（去瓤）

【用法】上为粗末。每服半两,水一盏半,煎至一盏,大温服清。未解更一服,两服药滓又作一服。

【功用】解利伤寒。

【主治】伤寒。

【加减】春,倍防风、羌活;夏,倍黄芩、知母;季夏雨淫,倍白术、白芷;秋,加桂枝五钱;冬,桂枝八钱或一两。

06725 大白术散（《得效》卷一）

【组成】白术 附子（炮裂,去皮脐） 川乌头（制同上） 桔梗（去芦头） 细辛各一两 干姜半两（炮裂,锉）

【用法】上为末。每服二钱,水一中盏,煎至六分,不拘时候,稍热服。

【主治】阴毒伤寒,心间烦躁,四肢逆冷。

06726 大白前汤

《圣济总录》卷八十。为《外台》卷二十引《深师方》"白前汤"之异名。见该条。

06727 大瓜蒌散（《杂病源流犀烛》卷十）

【组成】大瓜蒌一个（捣烂） 红花少许 甘草

【主治】受暑。

06728 大玄胡汤（《丹溪心法》卷四）

【组成】莪术 三棱 当归 芍药 官桂 槟榔 厚朴 木香 玄胡 大黄 桔梗 川楝子 川芎 甘草（炙） 黄芩

【用法】水煎服。

【功用】破滞气。

06729 大宁肺汤（《郑氏家传女科万金方》卷四）

【组成】紫苏 杏仁 桑皮 半夏 五味 橘红 甘草 阿胶 枳壳 黄芩 细辛 粟壳

【用法】加生姜五片,水煎服。

【主治】妇人素有哮喘之疾,遇产而发。

06730 大宁嗽汤（《直指》卷九）

【组成】北五味子 茯苓 桑白皮（炒） 紫苏 细辛 橘皮 枳壳（制） 杏仁（去皮,炒） 阿胶（炒酥） 甘草（炙） 罂粟壳（去筋萼,截碎,蜜、酒炒热）各一分 半夏（制）二分

【用法】上锉散。每服三钱,加生姜五片,大枣二枚,乌梅半个,食后煎服。

【主治】劳嗽;诸嗽通用。

【加减】劳嗽,多加川芎。

06731 大半夏丸（《圣济总录》卷六十三）

【组成】半夏四两（汤洗七遍,去滑,焙干,为末） 生姜（细擦） 蜜各三两 青州枣二两（别煮取肉,去皮核,同生姜、蜜入银石器内与半夏末和熬,令稀稠得所） 木香 沉香 青橘皮（汤浸去白,焙） 白术 陈橘皮（汤浸去白,焙） 干姜（炮） 附子（炮裂,去皮脐） 肉豆蔻（去壳） 红豆蔻各半两

【用法】上十三味,除前四味外为末,与半夏膏和匀为丸,如梧桐子大。每服十丸,空心煎干姜、大枣汤送下。加至十五丸。

【主治】支饮,膈脘不利,咳嗽喘满。

06732 大半夏丸（《圣济总录》卷六十四）

【组成】半夏二两（为末,生姜汁作饼,曝干） 木香 青橘皮（汤浸,去白,焙） 丁香各一钱 人参三分 草豆蔻（去皮） 槟榔（锉）各三枚

【用法】上为末,用生姜汁煮面糊为丸,如小豆大。每服三十丸,生姜、大枣汤送下,不拘时候。

【功用】止逆温胃。

【主治】留饮,宿食不消。

06733 大半夏丸（《鸡峰》卷十八）

【组成】半夏 生姜各半斤

【用法】同研如泥,焙干为细末,用生姜汁煮糊为丸,如梧桐子大。每服三十丸,食后生姜汤送下。

【功用】坠痰涎。

06734 大半夏丸（《御药院方》卷五）

【组成】半夏六两 桑白皮 生甘草各一两 皂角（捶碎） 生姜（锉碎）各六两 青皮 槟榔 木香 郁李仁（汤浸,去皮,别研）各二两

【用法】前五味,浆水五升,同煮令汁尽,取出半夏焙干为末,后四味与前半夏末拌匀,取生姜自然汁打白面糊为丸,如梧桐子大。每服三十丸,食后生姜汤送下。

【功用】消痰顺气。

【主治】咳嗽。

【备考】方中青皮、槟榔、木香三味原脱,据《普济方》补。

06735 大半夏丸（《摄生众妙方》卷六）

【组成】人参 白茯苓 薄荷叶 南星各半两 寒水石 白矾 干姜 半夏各一两 白蛤粉二两 藿香二钱五分

【用法】上为细末,蒸饼糊为丸,如绿豆大。每服四十丸,白汤送下。

【功用】化痰。

【主治】痰嗽。

06736 大半夏汤（《金匮》卷中）

【组成】半夏二升（洗,完用） 人参三两 白蜜一升

【用法】以水一斗二升,和蜜扬之二百四十遍,煮药取

二升半,温服一升,余分再服。

【主治】脾阴不濡,胃虚气逆,朝食暮吐;膈间痰饮,心下痞硬,肠中沥沥有声。

❶《金匮》:胃反呕吐。❷《肘后方》:膈间痰饮。❸《外台》:呕,心下痞坚。❹《三因》:心气不行,郁生涎饮,聚结不散,心下痞硬,肠中沥沥有声,食入即吐。

【方论选录】❶《金匮玉函经二注》:阳明,燥金也,与太阴湿土为合。腑脏不和,则湿自内聚,为痰为饮,燥自外款,为胃脘痛;玄府干涸,而胃之上脘尤燥,故食难入,虽食亦吐出也。半夏解湿饮之聚结,分阴阳,散气逆;人参补正;蜜润燥;以水扬之者,《内经》云:清上补下,治之以缓,水性走下,故扬以缓之;佐蜜以润上脘之燥也。❷《金匮要略心典》:胃反呕吐者,胃虚不能消谷,朝食而暮吐也。又胃脉本下行,虚则反逆也。故以半夏降逆,人参、白蜜益虚安中。东垣云:辛药生姜之类治呕吐,但治上焦气壅表实之病,若胃虚谷气不行,胸中闭塞而呕者,惟宜益胃推扬谷气而已,此大半夏汤之旨也。❸《古方选注》:大半夏汤,通补胃腑之药,以人参、白蜜之甘,厚于半夏之辛,则能兼补脾脏,故名其方曰大。以之治胃反者,胃中虚冷,脾因湿动而不磨谷,胃乃反其常道而为朝食暮吐。朝暮者,厥阴肝气尽于戌,旺于丑也,宿谷藉肝气上升而乃吐出。主之以半夏辛温利窍除寒,人参扶胃正气,佐以白蜜扬之二百四十遍,升之缓之,俾半夏、人参之性下行不速,自可斡旋胃气,何患其宿谷不消,肝气僭升也乎?❹《金匮要略浅注补正》:此反胃即脾阴不濡,胃气独逆,今之膈食病足矣,或粪如羊屎,或吐后微带血水。用半夏降冲逆,即是降胃,用参、蜜滋脾液以濡化水谷,则肠润谷下。

【临床报道】噎膈:《医宗必读》邑宰张孟端夫人,忧怒之余,得食则噎,胸中隐隐痛。余诊之曰:脉紧且滑,痰在上脘,用二陈加姜汁、竹沥。长公伯元曰:半夏燥乎?余曰:湿痰满中,非此不治。遂用四剂,病尚不减,改大半夏汤,服四帖,胸痛乃止,又四帖,而噎亦减,服二十剂而安。若泥半夏为燥,而以他药代之,其能愈乎?惟痰不盛、形不肥者,不宜予也。

06737 大半夏汤(《外台》卷八引《集验方》)

【组成】人参一两 茯苓四两 青竹茹五两 大黄六两 橘皮 干姜各三两 泽泻 甘草(炙) 桂心各二两

【用法】上切。以水八升(用泉水、东流水尤佳),煮取三升,服七合,日三夜一。

【主治】胃反不受食,食已即呕吐。

【加减】已利,去大黄。

【宜忌】忌海藻、菘菜、生葱、大酢。

06738 大半夏汤(《外台》卷十六引《删繁方》)

【组成】半夏一升(洗) 白术 茯苓 人参 甘草(炙) 附子(炮) 橘皮各二两 生姜八两 桂心三两

【用法】上切。以水一斗,煮取三升,去滓,分为四服。

【主治】❶《外台》引《删繁方》:肉极虚寒则脾咳,其状右胁下痛,阴阴引肩背痛,不可以动,动则咳,腹胀满,留饮痰癖,大小便不利,少腹切痛,膈上寒。❷《圣济总录》:脾痹,四肢怠惰,发咳。

【宜忌】忌羊肉、饧、桃、李、雀肉、生葱、海藻、菘菜、猪肉、冷水。

06739 大半夏汤(《千金》卷十六)

【组成】半夏三升 人参二两 白蜜一升 白术一升 生姜三两

【用法】上㕮咀。以水五升,和蜜扬之二三百下,煮取一升半,分三服。

【主治】胃反不受食,食已即呕吐。

【方论选录】《千金方衍义》:《金匮》大半夏汤本治胃反呕逆,取人参助半夏之祛痰,白蜜滋半夏之辛燥,《千金》加白术、生姜,不但佐参、半之祛痰,且善行白蜜之滞也。

06740 大半夏汤(《千金》卷十六)

【组成】半夏一升 大枣二十枚 甘草 附子 当归 人参 厚朴各二两 桂心五两 生姜八两 茯苓 枳实各二两 蜀椒二百粒

【用法】上㕮咀。以水一斗,煮取三升,分三服。

【功用】下气。

【主治】❶《千金》:胃中虚冷,腹满塞。❷《三因》:中虚胃冷胀满。肝气不平,胜克于脾,脾郁不行,结聚涎沫,闭于脏气,腑气不舒,胃中胀满,其脉弦迟。

【方论选录】《千金方衍义》:《金匮》治胃反呕逆大半夏汤,止人参、半夏、白蜜三味。此以胃虚腹满,故去白蜜之腻滞,加椒、姜、附子以散寒结,枳实、厚朴以泄腹满,当归、茯苓以和血气,生姜、大枣以和荣卫,甘草代白蜜之和脾,并和椒、姜、附子之烈也。

06741 大半夏汤(《千金》卷十八)

【组成】半夏一升 白术三两 生姜八两 茯苓 人参 桂心 甘草 附子各二两

【用法】上㕮咀。以水八升,煮取三升,分三服。

【主治】痰冷澼饮,胸膈中不利。

【方论选录】《千金方衍义》:《金匮》大半夏汤但用半夏、人参、甘草三味,水、蜜和煎以治胃反呕吐。此用参附、术附、桂附,合苓桂术甘汤,仍用《金匮》三味以治冷痰饮澼,故不用水、蜜和煎,而用生姜以涤痰气也。

06742 大半夏汤

《活人书》卷十八。为《金匮》卷中“小半夏加茯苓汤”之异名。见该条。

06743 大半夏汤(《鸡峰》卷五)

【组成】半夏 大黄各五两 吴茱萸 朴消 桂各一两 牡丹 柴胡 干姜 细辛 白术各三两。

【用法】上为粗末。每服三钱,水二盏,煎至一盏,去滓温服,不拘时候。

【主治】天行病,七日以上,热势弥固,大便秘涩,心腹痞满,饮食不下,精神昏乱恍惚,狂言异语,其脉沉细。

06744 大半夏汤(《鸡峰》卷十二)

【组成】半夏三升 人参二两 白蜜一升 泉水二斗 生姜三两

【用法】上为细末。和水、蜜扬之二三百下,煮取一升半,分四服,不拘时候。

【主治】反胃不受食,食已即吐。

06745 大半夏汤(《鸡峰》卷十八)

【组成】半夏 白术各五两 人参半两

【用法】上为粗末。每服五钱,水三盏,煎至一盏,去滓,加白蜜皂子大,停少时温服。

【主治】宿寒在胃，胃寒则不能运化水谷，胃属土而恶湿，以致心中温温欲呕，恶闻饮食，有时吞酸、其脉关上小弦而短。

06746 大半夏汤（《御药院方》卷五）

【异名】橘皮汤（《痘疹心法》卷十一）。

【组成】半夏　白茯苓（去皮）　陈皮各二钱半

【用法】上㕮咀。用水二盏半，加生姜二钱半（细切），同煎至一盏，滤去滓，临睡温呷。

【主治】❶《御药院方》：痰饮及脾胃不和。❷《丹溪心法》：恶心，欲吐不吐，心中兀兀，如人畏舟船。

06747 大半夏汤（《得效》卷六）

【组成】半夏（汤洗）　陈皮　茯苓　桔梗　槟榔　甘草各等分

【用法】上锉散。每服三钱，水一盏半，加生姜三片，水煎，温服。

【主治】水胀。脾土受湿，不能制水，水渍于肠胃，溢于皮肤，漉漉有声，怔忡喘息。

06748 大半夏汤（《医统》卷十四）

【组成】半夏　茯苓　生姜各二钱

【用法】水二盏，煎一盏，临卧服。

【主治】伤寒痰证。

06749 大发表汤（《脉症正宗》卷一）

【组成】麻黄八分　紫苏八分　羌活八分　独活八分　香附一钱　川芎八分　防风六分　白芷一钱

【主治】强实寒深。

06750 大地黄丸（《妇人良方》卷十二引《信效方》）

【组成】熟地黄二两　乌梅肉　当归各一两

【用法】上为细末，炼蜜为丸，如弹子大。每服一丸，空心白汤嚼下。

【主治】❶《妇人良方》引《信效方》：血气虚，四肢不举，骨髓热疼。❷《妇人良方》：产前后腰腹疼，一切血疼。

06751 大芎辛汤

《得效》卷十。为《三因》卷十五"芎辛汤"之异名。见该条。

06752 大芎劳散

《普济方》卷三一八。为《圣惠》卷六十九"芎劳散"之异名。见该条。

06753 大芎黄汤（《保命集》卷中）

【异名】芎黄汤（《杏苑》卷八）。

【组成】川芎二两　羌活　黄芩　大黄各一两

【用法】上㕮咀。每服五七钱，水一盏半，同煎至七分，去滓温服，不拘时候。宜利为度。

【主治】❶《保命集》：破伤风，脏腑秘，小便赤，自汗不止。❷《景岳全书》：破伤风，邪传于里，舌强口噤，项背反张，筋惕搐搦，痰涎壅盛。

【备考】先用芎黄汤三二服后，用大芎黄汤下之。

06754 大芎犀丸（《普济方》卷四十七引《经验良方》）

【组成】川芎二两　生犀屑三分　防风半两　白菊花（邓州者）三两　香白芷（略炒）半两（蔡州者，锉细）　细辛（华荫者，去苗）一分　甘草（炙）一分　龙脑（研）一钱

【用法】上为末，炼蜜为丸，如半弹子大，朱砂为衣。每服一丸，细嚼，食后煎荆芥汤送下。

【功用】清头目，化痰。

【主治】风虚，头目昏眩，肢节烦倦，痰涎壅盛，意思昏倦，或头痛。

06755 大达生散（《杏苑》卷八）

【组成】紫苏　人参　陈皮　当归　大腹皮　白芍药　川芎各一钱　甘草（炙）五分

【用法】上㕮咀。加生姜五片，葱白二茎，水煎，食前服。

【主治】难产气弱者；及分娩之际，惊恐连日不下。

06756 大百中饮

《汉药神效方》卷十。为《霉疠新书》"百中饮"之异名。见该条。

06757 大百风顶（《串雅补》卷一）

【组成】苍术　草乌头　葱头　老姜各八两　羌活　秦艽　川芎　白芷　麻黄　生草各一两

【用法】前四味共捣碎成饼，入瓦罐内封固，埋土中，冬七日，夏三日，取出晒干，入后六味，共研细末和匀，酒糊为丸，如绿豆大。每服八九分或一钱，酒送下。避风出汗为度。又可作掺敷。

【主治】无名肿毒，痈疽，发背，筋骨疼，痛风，流注，不论阴症阳症。

06758 大百劳散（《宣明论》卷九）

【组成】蛤蚧一对（蜜炙）　元卅鳖甲一个（去裙，醋炙）　附子一两　人参　柴胡　川干姜　白茯苓（去皮）　白术　茴香　青皮（去白）　杏仁（去皮尖）　知母　贝母　陈皮（去白）　官桂　甘草（炙）　半夏（生姜制）　苍术（汤浸）各一两　苏木　龙胆草各半两

【用法】上为末。每服二钱，水一盏，加生姜三片，大枣二枚，乌梅二枚，同煎，空心稍热服。

【主治】一切劳疾，肌劣，喘息不卧，痰涎不食。

【加减】有汗加小麦二十粒。

【宜忌】不用铁器。

06759 大托里散（《魏氏家藏方》卷九）

【组成】绿豆　甘草各半两（炙）　大栝楼一个（取子，炒）　乳香二钱（别研）　没药三钱（别研）

【用法】上为细末。用无灰酒三升，熬一升，顿服；毒未消再服。

【主治】发背，痈疽。

06760 大当归汤（《医方类聚》卷二二九引《仙传济阴方》）

【组成】川当归半两　地黄　川芎　白茯苓　赤芍药　甘草　熟枳壳各半两　桂心一钱半

【用法】上每服三钱，水一盏，煎七分，入滴乳香末一字，煎一沸，温服，不拘时候。

【主治】因惊动稍早，与催生药急，以致临产腹虽趁痛，生理未顺，破水已行，血道凝滞，经一二日不下。

【备考】儿身已下，而胎衣未即来，且须断带以物系之，进黑神散及夺命丹亦用此药。如儿已下，腹尚满，仍服小黑神散打醋炭，调和胃气，无令粥食缺少，如能饮者，少与酒亦佳，不可过多，乳香汤亦可。

06761 大当归汤（《外科真诠》卷上）

【组成】归身一钱五分　吴萸三分　玉桂三分　川芎七分　炭委一钱　木香三分　小茴三分　炙草五分

【用法】临服入盐五分为引。

【主治】因肝气虚损，不能舒达，阴茎全缩不见，而阴囊光肿不痛。

【备考】方中"炭委"，疑讹。

06762 大曲蘖丸《《千金》卷十五》

【组成】大麦蘖　曲各一升　附子　干姜　当归　人参各三两　赤石脂一两　桔梗　女萎各二两　吴茱萸　皂荚各五两　蜀椒二两半　乌梅五十枚

【用法】上为末，蜜酢中半渍梅一宿，蒸三斗米下，去核，捣如泥，和药炼蜜为丸。每服十丸，一日三次。

【功用】消谷，断下，温和；寒冷者长服不患霍乱。

【加减】下甚者，加龙骨、阿胶、艾各三两。

06763 大竹叶汤《《外台》卷十七引《古今录验》》

【组成】甘草二两（炙）　小麦（完用）五合　黄耆二两　人参二两　知母二两　大枣二十枚（擘）　半夏三两（洗）　栝楼一两　粳米一升　黄芩一两　当归二两　生姜四两　前胡二两　芍药二两　麦门冬六合（去心）　龙骨三两　桂心三两　竹叶（切）一两

【用法】上切。用东流水二升，煮取五升，去滓，分服一升，日三夜二。

【主治】虚劳客热，百病之后，虚劳烦扰，不得眠卧，骨间劳热，面目青黄，口干烦躁，短气乏力，食不得味，纵食不生肌肤，胸中痰热，烦满愦闷。

【宜忌】忌海藻、菘菜、羊肉、饧、生葱。

06764 大竹沥汤《《外台》卷十五引《古今录验》》

【组成】秦艽　防风　茯苓　人参各二两　茵芋　乌头（炮）　黄芩　干姜　当归　细辛　白术各一两　天雄一枚（炮）　甘草三两（炙）　防己二两

【用法】上切。以竹沥一斗，水五升，煮取四升，分服一升，羸人服五合佳。风轻者，用竹沥三升，水七升；小重者，竹沥五升，水五升；风大剧，停水，用竹沥一斗。

【主治】大虚，风气入腹拘急，心痛烦冤，恍惚迷惑不知人，或惊悸时怖，吸吸口干，濇濇恶寒，时失精明，历节疼痛，或缓或不摄；产妇体虚，受风恶寒，惨惨愦愦，闷心欲绝；风痉，口噤不开，目视如故，耳亦闻人语，心亦解人语，但口不得开，剧者背强反折，百脉掣动。

【宜忌】忌酢、生菜、海藻、菘菜、桃、李、雀肉。此汤令人痹，宁少服也。茵芋有毒，令人闷乱目花，虚人可半两良。

06765 大竹沥汤《《千金》卷七》

【组成】竹沥一斗四升　独活　芍药　防风　茵芋　甘草　白术　葛根　细辛　黄芩　芎䓖各二两　桂心　防己　人参　石膏　麻黄各一两　生姜　茯苓各三两　乌头一枚

【用法】上㕮咀。以竹沥煮取四升，分六服，先未汗者取汗，一状相当即服。

【主治】❶《千金》：卒中风。口噤不能言，四肢缓纵，偏痹挛急，风经五脏，恍惚恚怒无常，手足不随。❷《圣惠》：脚气痹挛，风毒所致。口噤不能语，四肢顽痹缓弱，挛急疼痛。

06766 大朱砂丸《《魏氏家藏方》卷十》

【组成】朱砂（别研）　人参（去芦）　石菖蒲　远志（去心）　麦门冬（去心）　甘草（炙）　茯神（去木）各半两　酸

枣仁（去皮，炒，别研）　全蝎（石灰炒，去毒）　杏仁（去皮尖）各一分　麝香少许（别研）

【用法】上为末，炼蜜为丸，如鸡头子大。每服半丸，煎木香、麦门冬汤化下。

【主治】小儿心气不足，不省人事，多恐惧。

06767 大行谐散《《外台》卷十七引《范汪方》》

【组成】白防己二两　菴䕡子五两　猪苓七两　六安石斛二两　占斯四两（一名良无极）　钟乳五两（研）　苁蓉七两　麦门冬二两（去心）　茯苓五两　牡丹皮七两　地肤子五两　泽泻二两　桂心五两　甘草五两（炙）　白术七两　胡麻三升（熬令香）　当归五两　覆盆子五两　蔷薇五两　牛膝三两　八角附子三两（炮）

【用法】上药治下筛，蜜一升，生地黄汁三斤，取汁合令相和，微煎以和前药，晒干，以作散，每服方寸匕；或为丸，如梧桐子大，晒干，以酒汤饮送下三十丸。

【功用】强中益气，补力不足，长养肌肉，通和百脉，调利机关，轻身润泽，安定五脏，强识不忘。

【宜忌】忌猪肉、冷水、海藻、菘菜、生葱、酢物、胡荽、桃、李、雀肉。

06768 大杀鬼丸《《圣惠》卷五十六》

【异名】杀鬼丸（《圣济总录》卷一〇〇）。

【组成】虎头骨三十两　雄黄一两（细研）　鬼臼一两（去须）　天雄一两（去皮脐）　皂荚一两（去皮及子）　芜荑一两　藜芦六两（去芦头）

【用法】上为末，炼蜜为丸，如杏核大。主伏尸恶为患者，烧一丸安室四角；热疾时气，烧一丸安床头边。

【主治】热疾、时气、伏尸。

06769 大交泰丹《《洪氏集验方》卷一》

【异名】交泰丹（《杨氏家藏方》卷三）。

【组成】金星石　太阴玄精石　银星石　云母石（白色片子）　代赭石　桂府滑石　禹余石各一两　寒水石（吉州者）一两半　不灰木一两（色青黑性软者）

【用法】上药入瓷瓶子，炭半秤，煅，候火耗一半，取出放冷，研为细末，糯米粥为丸，如弹子大，候干用。每服一粒，炭火内煅通赤，良久取出，放冷，细研如粉，米饮一盏，煎七分，温服，不拘时候。隔半时辰再进一服。系医坏证伤寒，一服可活一人。

【主治】阴阳二毒伤寒，或因下早亡阳，或致结伏胸膈，四肢厥冷，脉息俱无，心躁如火；或因冷物伤脾，夹脐疞痛，生硬入胃，中满痞塞，潮发寒热；翻胃哕逆，霍乱吐痢，小肠疝癖，胁肋气痛；小儿疮疹倒黡。

06770 大决明散《《得效》卷十六》

【异名】石决明散（《普济方》卷七十一）。

【组成】石决明一两（炒）　草决明（炒）　羌活　山栀子各半两　木贼五钱　大黄（煨）　荆芥各一分　青葙子（炒）　芍药各半钱

【用法】上为末。每服二钱，麦门冬（去心）煎汤调，食后服。

【主治】肝脏积热，眼先患赤痛肿疼，怕日泪涩难开，忽生翳膜肿；或初患一目不见，以致两目齐患。

06771 大决明散《《眼科秘诀》卷一》

【组成】石决明一钱半（火煅如粉）　荆芥穗八分　青

葙子八分（酒炒，研） 木贼八分 羌活八分 麦冬一钱半（去心） 栀仁（炒）八分 白芍六分（酒炒） 大黄三分（酒微炒）

【用法】远重者，加雌雄石末一分，水煎八分，食后服。将诸药煎，冲倒在碗内，澄清去滓，外加雌雄石末搅匀服之。雄石体重沉碗底，将药吃完，以舌尖舐雄石末于口内，白水送下；点眼。头一七服七剂；二七不点，服七剂；三七点药，服七剂；症极重者服百剂；半重五六十剂，轻者三四十剂。

【主治】眼科七十二症。

【备考】❶雌雄石即磁石吸针者，用醋煅七次，水飞过用之。❷本方用法中所谓"点眼"，是指用原书中赛宝丹点眼中。

06772 **大壮气丸**（《普济方》卷三五五）

【组成】白术 干姜 半夏曲 桂心 当归（酒浸） 白豆蔻（焙） 丁香各半两 甘草（炙）一钱半

【用法】上为细末，炼蜜为丸，如弹子大。每服一丸，细嚼，白汤送下。

【主治】产后恶心。

06773 **大安补散**（《普济方》卷二四〇引《海上方》）

【组成】大附子一个（去皮脐，炮） 桂末 粉姜末各一钱

【用法】水二盏，加葱白三寸，煎七分，先吃葱白，次服药。

【主治】脚气。

【宜忌】忌甘草十日。

06774 **大安胎饮**（《叶氏女科》卷二）

【组成】当归二钱 熟地黄 白术（蜜炙） 川芎（煨） 白芍（酒炒） 续断（盐水炒） 条芩（酒炒） 砂仁（炒，不去壳） 桑寄生各一钱 人参 炙甘草 荆芥穗各五分。

【用法】水一钟半，煎七分服。

【主治】妊娠一月，素体弱及惯堕胎者。

【加减】如气不顺而喘，加苏梗一钱。

06775 **大安胎饮**（《大生要旨》）

【组成】当归二钱 人参五分 炙甘草五分 阿胶二钱 砂仁（炒，不去壳） 桑寄生 白术（炒） 白芍（酒炒） 条芩（炒） 续断（盐水炒）各一钱 杜仲（盐水炒） 熟地各二钱（酒洗）

【用法】水煎服。

【主治】怀孕一月，胎动不安。

【加减】如气不顺而喘，加苏梗一钱，去参。

06776 **大安神丸**（《得效》卷十一）

【异名】大惊丸。

【组成】人参（去芦） 茯苓各半两 甘草一两（炙） 僵蚕（去丝）二钱半 白术半两（煨） 桔梗尾二钱半 辰砂半两 全蝎五个（去毒） 金银箔各六片 麦门冬（去心，炒） 木香各半两 酸枣仁一两（汤去皮壳） 蚌粉（炒） 大赭石半两（醋煮）

【用法】上为末，水丸或蜜丸。急惊潮热，竹青、薄荷叶汤送下；夜啼，灶心土煎汤送下；伤食，荆芥煎汤送下；痧痘，蝉退（去足翼）煎汤送下；搐搦，防风煎汤送下；常服，金银薄荷煎汤送下；慢惊，冬瓜仁煎汤送下。

【功用】安神定志，去惊。

【主治】心热夜啼烦躁；心疳面黄脸赤，烦满壮热，心躁口疮，虚惊。

【加减】凡惊风已退，神志未定，加琥珀三钱（别研），远志半两（去心），姜汁（炒焦为度）。

06777 **大安营煎**（《陈素庵妇科补解》卷一）

【组成】当归一钱二分 白芍一钱二分 生地三钱 川芎八分 秦艽一钱 黄芩一钱 丹皮一钱五分 焦栀一钱 川断一钱五分 薄荷八分 甘草五分 茯苓一钱二分

【功用】清热泻火，养血祛风。

【主治】妇人血热或营分有风。

【加减】血色紫，经量过多，加黑黄柏一钱。

【方论选录】方以四物汤、川断养血，丹皮、焦栀、黑柏、黄芩清热，茯苓、甘草泻火，秦艽、薄荷祛风。养血所以固其本，清热泻火祛风所以治其标也。

06778 **大羊肾汤**（《鸡峰》卷九）

【组成】人参 白芍药各一两 麦门冬一两半 熟干地黄 杜仲 当归 芎䓖 远志 白茯苓 石斛 五味子 桂心 续断各一两 黄耆半两 磁石三两

【用法】上为粗末，每服用羊肾一对，切去脂膜，以水一盏半，煎至一盏，去肾，下药末五钱，加生姜半分，大枣三枚，煎至五分，去滓，空心及晚食前温服。

【主治】肾劳虚寒，面肿垢黑，腰脊痛不能久立，屈伸不利，梦寤惊悸上气，小腹里急，痛引腰脊，四肢苦寒，小便白浊。

06779 **大异功散**

《医钞类编》卷九。为《直指》卷十七"大异香散"之异名。见该条。

06780 **大异香散**（《直指》卷十七）

【异名】大异功散（《医钞类编》卷九）。

【组成】京三棱 蓬术 青皮 陈皮 半夏曲 藿香 北梗 益智仁 枳壳（制） 香附（炒）各半两 甘草（炙）三分

【用法】上锉散。每服三钱，加生姜五片，大枣二枚，水煎服。

【主治】积聚胀满，早食暮不能食。

❶《直指》：谷胀，气胀。❷《得效》：谷胀，失饥伤饱，痞闷停酸，早食暮不能食。❸《景岳全书》：积聚胀满。

06781 **大防风丸**（《杨氏家藏方》卷二）

【组成】防风（去芦头） 山药 甘草（炙）各二两半 川芎 蔓荆子 香白芷 独活（去芦头） 藁本（去土）各一两半 天麻（去苗） 肉桂（去粗皮） 白附子（炮）各一两 全蝎（去毒，微炒） 细辛（去叶土） 大豆黄卷（炒） 雄黄各半两

【用法】上为细末，炼蜜为丸。每一两作十丸，朱砂一分为衣。每服一丸，细嚼，食后茶、酒任下。

【主治】风邪上攻，头目昏眩，鼻塞耳鸣，项背拘急。

06782 **大防风汤**（《千金》卷八）

【组成】防风 当归 麻黄 白术 甘草各十八铢 黄芩三十铢 茯苓 干地黄 附子 山茱萸各一两

【用法】上㕮咀。以水九升，煮取二升半，一服七合。

【主治】中风，发热无汗，肢节烦，腹急痛，大小便不利。

【加减】大小便不利，纳大黄、人参各十八铢，大枣三十枚，生姜三两，煮取三升，分三服。《深师》加天门冬一两。

【方论选录】《千金方衍义》：中风外有六经形证，故用麻黄、防风；内有便溺阻隔，故用地黄、当归；肾主二便，大小便不利多属肾虚风燥，故用术、附为主，加茯苓、甘草，则真武汤中之二也；山茱萸，《本经》治心下邪气，温中逐寒湿痹，去三虫，佐地黄则有酸收肝肾虚风之功；黄芩，《本经》治诸热、黄疸，逐水，下血闭，佐麻黄则有解散肌表风热之用。

06783 大防风汤《百一》卷三）

【组成】防风（去芦）白术 杜仲（去粗皮，炒令丝断）川当归（洗）熟干地黄（洗）白芍药 黄耆（微炒）各二两 羌活（去芦）牛膝（去芦）甘草（炒）人参（去芦）各一两 附子（炮，去皮脐）川芎各一两半（抚芎不可用）

【用法】上为粗末。每服五钱，水一盏半，加生姜七片，大枣一枚，同煎至八分，去滓，食前温服。

【功用】祛风顺气，活血脉，壮筋骨，除寒湿，逐冷气。

【主治】《局方》（续添诸局经验秘方）：患痢后脚痛痪弱，不能行履，名曰痢风；或两膝肿大痛，髀胫枯腊，但存皮骨，拘挛蹙卧，不能屈伸，名曰鹤膝风。

【方论选录】《医学正传》：此方用归、芎、芍药、熟地以补血，用参、耆、白术、甘草以补气，用羌活、防风散风湿以利关节，用牛膝、杜仲以补腰膝，用附子以行参、耆之气而走周身脉络。盖治气血两虚、挟风湿而成痿痹不能行者之圣药也，观其治痢后风可见矣。然可以治不足之痿弱，而不可以活有余之风痹也。

【临床报道】鹤膝风：善法寺僧如真师孙遂良，绍熙壬子年，患痢之后，足履痪弱，遂成鹤膝风，两膝肿大而痛，髀胫枯腊，但存皮骨而已，拘挛蹙卧，不能屈伸，待人抱持而后能起，如此数月，分为废人。淮东赵德远参议之甥李二十七官人，惠以此方，服之气血流畅，肌肉渐生，遂能良行，不终剂平复如故，真奇方也！

06784 大防风汤《普济方》卷二二六引《如宜方》）

【组成】熟地黄 防风 白术 当归 杜仲（制）黄耆（炙）白芍药各二两 羌活（制）人参 甘草各一两

【用法】上咬咀。每服四钱，加生姜七片，大枣一枚，水煎服。

【主治】诸虚损风冷，腰膝筋骨疼痛。

06785 大防风汤《保婴撮要》卷十三）

【组成】附子（炮）牛膝（酒炒）各一钱 白术 羌活 人参 防风各二钱 杜仲（去皮，姜制）川芎 肉桂（去皮）黄耆（炒）熟地黄（自制）芍药（炒）各一钱五分 甘草一钱

【用法】每服三五钱，水煎服。

【主治】❶《保婴撮要》：鹤膝风，肿痛不消，或溃而不敛。❷《准绳·类方》：足三阴经亏损，外邪乘虚，患鹤膝风，或附骨疽，肿痛，或肿而不痛，不问已溃未溃。

06786 大防风汤《重订通俗伤寒论》）

【组成】防风二钱 当归 熟地 生黄耆 川杜仲各三钱 党参 白术 羌活 川芎各钱半 淮牛膝 生赤芍

各一钱 淡附片 官桂 清炙草各五分

【主治】肢脱，有脱一足者，有脱二足者，有仅脱足趾者，由秋夏露卧，为寒所袭，燉热内作，搏于肢节，痛彻于骨，遇寒尤甚，以热熨之稍减者。

06787 大防风汤《会约》卷十一）

【组成】人参 白水 防风 黄耆（蜜炙）熟地 杜仲各二钱 白芍 牛膝 羌活 附子各一钱 肉桂 甘草（炙）各七分 川芎一钱半 当归一钱半 生姜一钱

【用法】水煎服。

【主治】足三阴亏损，风寒湿乘虚侵入，发为痹证。

06788 大如圣汤《得效》卷十一）

【异名】大如圣饮子（《明医杂著》卷六）。

【组成】桔梗 甘草（生）牛蒡子（炒）各一两 麦门冬（去心）半两

【用法】上为末。每服二钱，沸汤点，细细呷服，加竹叶五片煎汤，尤妙。

【主治】疮疹毒攻咽喉，肿痛。

06789 大如圣汤《杏苑》卷八）

【组成】白茯苓 黄耆各一钱五分 川芎 当归 人参 麦门冬各一钱 木香 甘草各五分

【用法】上咬咀。加生姜五片，水煎，食远、临卧服。

【主治】妊娠怔悸，睡里多惊。

06790 大红末子《鲁府禁方》卷三）

【组成】乌药顺气散一贴 朱砂五钱

【用法】上为细末。量大小与服，黄酒或米汤下，多则一钱或几分。

【主治】小儿发热惊风，及痘疹诸疾。

06791 大红花丸《宣明论》卷十一）

【组成】川大黄 红花各二两 虻虫十个（去翅足）

【用法】上取大黄七钱，醋熬成膏，和药为丸，如梧桐子大。每服五七丸，食后温酒下，一日三次。

【主治】妇人血积聚癥瘕，经络注滞。

06792 大麦片粉《饮膳正要》卷一）

【组成】羊肉一脚子（卸成事件）草果五个 良姜二钱

【用法】上药同熬成汤，滤净，下羊肝酱，取清汁，胡椒五钱，熟羊肉切作甲叶，糟姜二两，瓜齑一两，切如甲叶，盐、醋调和，或浑汁亦可。

【功用】补中益气，健脾胃。

【备考】本方名大麦片粉，但组成中无大麦片粉，疑脱。

06793 大麦芽散《医学从众录》卷八）

【组成】大麦芽（炒）一合

【用法】上为末。每服三钱，陈酒调下。

【主治】产后腹胀闭结，膨闷气结，坐卧不安。

06794 大麦煎散《鸡蜂》卷九）

【组成】九肋鳖甲一两半 银州柴胡 秦艽各一两 木香 川乌头各半两 干漆 干葛 石菖蒲 宣连各一两 官桂 黑附子各半两 石斛 沉香各一两

【用法】上锉细，如豆大。每服一两，用小麦汤一升，同煎至五合，去滓，分二次温服。

【主治】劳气，四肢烦疼，拘急劳倦；兼治虚风。

06795 大麦敷方《圣济总录》卷一四九）

【组成】大麦一合

【用法】上药细嚼,涂疮上。

【主治】蝼蝈尿疮。

06796　大麦蘖丸（《圣济总录》卷三十二）

【组成】大麦蘖（炒黄）一两　白术　人参各一两半　枳壳（去瓤,麸炒）　槟榔（锉）　半夏（汤洗七遍,焙）　陈橘皮（汤浸,去白,焙）　薏苡仁（炒）　干姜（炮）　大黄（细锉,醋炒）　厚朴（去粗皮,生姜汁炙）各一两　甘草（炙）三分

【用法】上为末,炼蜜为丸,如梧桐子大。每服十五丸,加至二十丸,空心米饮送下,每日二次。

【功用】坚筋倍力。

【主治】伤寒后,饮食不消,腹胁虚满。

06797　大远志丸（《千金》卷三）

【异名】远志丸（《圣济总录》卷一六〇）。

【组成】远志　甘草　茯苓　麦门冬　人参　当归　白术　泽泻　独活　菖蒲各三两　薯蓣　阿胶各二两　干姜四两　干地黄五两　桂心三两

【用法】上为末,炼蜜为丸,如大豆大。每服二十丸,食前用温酒送下,每日三次。不知,稍增至五十丸。

【功用】内补伤损,益气,安定心神。

【主治】产后心虚不足,心下虚悸,志意不安,恍恍惚惚,腹中拘急痛,夜卧不安,胸中吸吸少气。

【加减】若太虚,身体冷,少津液,加钟乳三两为善。

06798　大豆子汤

《明医指掌》卷九。为《千金》卷三"独活紫汤"之异名。见该条。

06799　大豆帛方

《普济方》卷二九八。为方出《圣惠》卷六十,名见《圣济总录》卷一四二"拓痔大豆帛方"之异名。见该条。

06800　大豆卷散

《圣济总录》卷一五七。即《外台》卷三十四引《小品方》"甘草散"去粳米,加大麦蘖。见该条。

06801　大豆卷散（《育婴秘诀》卷三）

【组成】黑豆（水浸生芽,取出晒干）　贯众　板蓝根　炙甘草各等分

【用法】浆水煎服。

【主治】误服热药而发热者。

【备考】浆水者,乃粟米泔水也。

06802　大豆浸酒（《普济方》卷九十三）

【组成】黑豆一升（拣紧小者净淘）　酒五升

【用法】上同入瓶中密封,用灰火煨,常令热,约至酒减半,即去豆取酒。空心及临卧时各饮二合至三合。

【主治】中风,手足不遂。

06803　大豆䴷方（《圣济总录》卷九十七）

【组成】大豆黄卷（炒熟,捣末）一升　酥半两

【用法】上为末。每服一匙,温水调下,不拘时候。

【主治】诸风湿痹,筋挛膝痛,胃中积热,口疮烦闷,大便秘涩。

06804　大豆紫汤（《医心方》卷三引《范汪方》）

【异名】紫汤（《千金翼》卷六）。

【组成】大豆一升（熬令焦）　好酒二升

【用法】合煮令沸,随人多少服,取令醉。

【功用】《外台》引《小品方》:去风,消血结。

【主治】中风失音；腰痛拘急；妇人五色带下；产后中风,或产后恶露未尽,感风身痛。

❶《医心方》引《范汪方》:中风失音。❷《外台》引《小品方》:妇人产后中风困笃,或背强口噤,或但烦热苦渴,或头身皆重,或身痒,剧者呕逆直视,此皆为风冷湿所为。❸《千金》:产后百病及中风痱痓；妊娠伤折,胎死在腹中三日；妇人五色带下。❹《千金翼》:产后恶露未尽。又兼有风,身中急痛。❺《外台》引《延年秘录》:腰卒痛拘急,不得喘息,若醉饱得之欲死者。

【临证举例】胎死腹中:《医心方》引《范汪方》周德成妻妊胎,因触伤,胎死在腹中三日,困笃,服此酒即愈。后疗无不佳。

06805　大豆紫汤

《三因》卷七。为《千金》卷三"独活紫汤"之异名。见该条。

06806　大豆紫汤

《普济方》卷三五五。为《圣惠》卷六十九"紫汤"之异名。见该条。

06807　大豆紫酒

《医钞类编》卷十七。为《千金》卷三"独活紫汤"之异名。见该条。

06808　大豆蔻丸

《宣明论》卷二。为《圣济总录》卷十七"豆蔻丸"之异名。见该条。

06809　大豆蘖散（《宣明论》卷二）

【组成】大豆蘖一斤（炒香熟）

【用法】上为末。每服半钱,空心温酒调下,加至一钱,一日三次。

【功用】益气,出毒,润皮毛,补肾气。

【主治】周痹注五脏,留滞胃中结聚。

06810　大芜荑汤（《兰室秘藏》卷下）

【异名】栀子茯苓汤。

【组成】防风　黄连各一分　炙甘草　麻黄（不去根节）　羌活各二分　山栀子仁　柴胡　茯苓各三分　当归四分　大芜荑　白术各五分

【用法】上锉,如麻豆大,都作一服。用水一大盏半,煎至六分,去滓,食前稍热服。

【功用】滋营润燥,除烦热,致津液。

【主治】❶《兰室秘藏》:小儿黄疸,胃热荣燥,小便利,发黄脱落,鼻、下龈作疮,能乳,喜食土,面黑、大便青,为寒。❷《保婴撮要》:小儿脾疳,少食,发热作渴,大便不调。

06811　大芦荟丸（《小儿药证直诀》卷下）

【组成】芦荟（研）　木香　青橘皮　胡黄连　黄连　白芜荑（去扇称）　雷丸（破开,白者佳,赤者杀人,勿用）　鹤虱（微炒）各半两　麝香二钱（另研）

【用法】上为细末,粟米饭为丸,如绿豆大。每服二十丸,米饮送下,不拘时候。

【功用】治疳杀虫,和胃止泻。

【主治】❶《普济方》:小儿疳积、虫积。肚腹紧胀,心胸膨满,消瘦神困,肚胀青筋,肠鸣泻臭,食即呕哕。喜食酒肉,食不生肌,胸满胁胀,烦躁迷闷,眠不安席。❷《保婴

撮要》：肝脾疳积，食积发热，目生云翳；或疳热，颈项结核；或耳内生疮，肌体消瘦，发热作渴，饮食少思，肚腹膨胀；或牙龈蚀落，颊腮腐烂；阴囊、玉茎生疮；或胸胁小腹作痛。

06812 大芦荟丸《直指小儿》卷三

【组成】芦荟 芜荑 木香 青黛（干） 槟榔 川黄连（净）各一分 蝉蜕二十一枚 胡黄连半两 麝少许

【用法】上为末，猪胆二个，取汁浸糕为丸，如麻子大。每服二十丸，米饮送下。

【功用】《普济方》：杀虫。

【主治】小儿疳积。

❶《直指小儿》：诸疳。❷《得效》：脊疳，虫蚀脊膂，身热羸黄，烦热下痢．脊骨如锯齿。十指皆疮，频啮指甲。❸《普济方》：小儿五疳，不长肌肤，不思饮食，日渐黄瘦。

06813 大芦荟丸

《疬疡机要》卷下。为《明医杂著》卷六"九味芦荟丸"之异名。见该条。

06814 大芦荟丸《医统》卷八十九

【组成】芦荟 黄连 胡黄连 木香 槟榔 芜荑雷丸（白者佳，赤者毒） 青皮各半两 藿香少许（另研）

【用法】上为末，用猪胆汁为丸，如麻仁大。每服十余丸，米饮送下。

【功用】治疳杀虫，和胃止泻。

【主治】诸疳。

06815 大芦荟丸《古今医鉴》卷十三

【组成】苍术（米泔浸，炒） 陈皮 厚朴（姜炒） 青皮 枳实（炒） 槟榔 神曲（炒） 山楂（去子） 麦芽（炒） 三棱（煨） 莪术（煨） 砂仁 茯苓 黄连 胡黄连 芜荑仁 使君子 青黛 芦荟各等分

【用法】上为细末，使君子壳煎汤浸，蒸饼为丸，如弹子大。每服一丸，清米汤化服。

【主治】小儿五疳，皮黄肌瘦，发直尿白，肚大青筋，好食泥炭米茶之物，或吐或泻。

06816 大芦荟丸《活幼心法》卷九

【组成】芦荟 芜荑 青黛 槟榔 黄连各一两 胡黄连 使君子肉各七钱 广木香三钱 蝉蜕二十四只 麝香少许（另研）

【用法】上为细末，猪胆二枚，取汁浸糕为丸，如麻子大。每服三十丸，米饮送下。

【主治】疳虫食脊膂，身热羸瘦，十指生疮，频啮指甲。

06817 大芦荟丸《灵验良方汇编》卷三

【组成】胡黄连 黄连 芦荟 白芜荑（炒） 白雷丸（破开，赤者勿用） 木香 鹤虱草（微炒） 龙胆草各一两

【用法】上为末，米糊为丸，如麻子大。每服一钱，白酒送下。

【功用】《会约》：清热治疳。

【主治】小儿肝脾疳积，发热体瘦，热渴，大便不调或瘰疬结核，耳内生疮，牙腮蚀烂，目生云翳。

06818 大辰砂丸《御药院方》卷一

【组成】天麻（去苗）一两 防风（去芦头）二两 细辛（去苗叶土）半两 薄荷叶半两 川芎一两 甘草（炙）一两 吴白芷一两 朱砂一两（为末）

【用法】上为细末，炼蜜为丸，如弹子大，朱砂为衣。

每服一丸，细嚼，食后生姜汤送下；茶清亦得。

【功用】清头目，化痰涎，利咽膈。

【主治】手足麻木，肢节疼痛，鼻塞声重，头昏目眩，项背拘急，皮肤瘙痒，卒生瘾疹，冒触风寒。

06819 大投杯汤《千金翼》卷十七

【组成】麻黄（去节） 杏仁（去皮尖及双仁） 桂心 黄芩 橘皮 石膏各二两（碎） 生姜六两（切） 半夏（洗） 厚朴（炙） 枳实（炙）各三两 茯苓四两 秦艽一两半 大戟 细辛各一两 大枣二十枚（擘） 甘草二两（炙）

【用法】上㕮咀。以水一斗二升，煮取四升，分五服，日三夜二。

【主治】脚弱，举体肿满气急，日夜不得眠。

06820 大连翘汤《直指小儿》卷五

【异名】连翘饮（《得效》卷十一）、连翘汤（《幼科类萃》卷二十八）。

【组成】连翘 瞿麦 荆芥 木通 车前子 赤芍药 当归 防风 柴胡 滑石 蝉蜕 甘草（炒）各一钱 山栀仁 黄芩各半钱

【用法】上锉散。每服一钱，加紫草煎，温服。

【功用】《麻科活人》：解里热。

【主治】❶《直指小儿》：疮疹壮热，小便不通。❷《婴童百问》：诸般疮疖，丹毒脐风。

06821 大连翘汤《婴童百问》卷一

【异名】连翘汤（原书卷四）、大连翘饮（《小儿痘疹方论》附方）。

【组成】连翘 瞿麦 荆芥 木通 当归 防风 赤芍药 柴胡 滑石 蝉蜕 甘草（炙）各一钱 山栀仁 黄芩各五分

【用法】上锉细。每服二钱，加紫草，水煎温服。

【主治】疮疹发热，焮痛作痒，丹毒脐风，小便不通。

❶《婴童百问》：小儿疮疹壮热，小便不通，诸般疮疖，丹毒脐风。❷《外科发挥》：斑疹丹毒瘙痒或作痛；大人、小儿风邪热毒焮痛或作痒，小便涩。❸《小儿痘疹方论》（附方）：小儿积热，大小便不利，及痘后余毒不解，肢体患疮或丹瘤，游走不止。

06822 大连翘饮

《小儿痘疹方论》（附方）。为《婴童百问》卷一"大连翘汤"之异名。见该条。

06823 大连翘饮《活幼口议》卷十六

【异名】大连翘饮子。

【组成】连翘 瞿麦穗 滑石 车前子 牛蒡子（炒） 红芍药各一两 山栀 木通 川当归 防风各半两 黄芩（去心）一两半 柴胡（去芦） 甘草（炙）各二两 荆芥穗一两半 蝉蜕（去大脚）一分

【用法】上㕮咀。每服一大钱，水一小盏，煎服。

【功用】解利心经邪热。

【主治】❶《活幼口议》：风热，丹热，疮疹热，余毒热。❷《奇效良方》：小儿上焦壅热，口舌生疮，小便赤涩。

【加减】风热、痰热、变蒸热、肝热、大肠热、瘾疹热，加麦门冬去心煎；丹热、实热、血热、三焦热、小肠热、龙带热，加大黄及灯心煎；疮疹热、麻子热、温气热、已出证热、未出证热，加紫草茸、川当归同煎；余毒热、胎热、肺热、伤

寒后余毒热、疮疹后余毒热,加薄荷煎;项上生核作热,痄腮热,痈疖毒热,加大黄、朴消煎。

【方论选录】《医方考》:是方也,防风、柴胡、蝉蜕解热于表,表有热者,自皮毛汗孔而泄;荆芥、牛蒡解热于上,头目咽喉有热者,从口鼻而泄;滑石、木通、栀子、车前解热于里,里有热者,导之从小便而泄;连翘去诸经之客热;黄芩去诸经之游火;乃甘草者,所以解热于气;而芍药、当归,所以调热于血也。

06824 大连翘饮(《伤寒图歌活人指掌》卷五)

【组成】连翘 瞿麦 滑石 车前子 牛蒡子 赤芍各一两 山栀子 木通 当归 防风各半两 黄芩一两半 柴胡二两 甘草 荆芥穗各一两半 蝉蜕二钱半

【用法】上锉散。每服二钱,加灯心、薄荷、麦门冬,水煎,温服。

【主治】小儿伤寒,伤风发热,时行发热,痰盛壅,风热丹毒,疮疹,项上生核,腮赤,痈疖,一切发热。

【加减】疮疹,加紫苏。

06825 大连翘饮(《回春》卷七)

【组成】连翘 瞿麦 滑石 车前子 牛蒡子 赤芍 栀子 木通 当归 防风各四分 柴胡 黄芩 荆芥各一钱二分 蝉蜕五分 甘草一钱六分

【用法】上锉。加竹叶十个,灯心十茎,水煎,温服,不拘时候。

【主治】❶《回春》:小儿伤风感冒,发热痰壅,风热丹毒肿痛,颈项有核,腮赤痈疖,眼目赤肿,口舌生疮,咽喉疼痛,小便淋沥,胎毒、痘疹余毒、一切热毒。❷《冯氏锦囊》:三焦积热,二便不利,重舌、木舌,咽痛疮疡。

【加减】风痰热、变蒸,加麦冬;实热、丹热,加大黄;胎热、疮疹余毒,加薄荷叶;痈疖、热毒,加大黄、芒消。

06826 大连翘饮(《慈幼心传》卷上)

【组成】连翘 当归尾 赤芍 木通 甘草 防风 荆芥

【主治】❶《慈幼心传》:小儿胎热。❷《医学集成》:小儿囟肿。

【加减】胎热,加生地;胎黄,加茵陈;目赤,加黄连、牡丹皮;惊啼,加蝉壳、灯心、薄荷;咽痛,加玄参;便秘,加大黄、枳壳;小便赤,加山栀、车前子、淡竹叶。

06827 大连翘饮(《活幼心法》卷九)

【组成】连翘 牛蒡 柴胡 当归 赤芍 防风各八分 木通 车前子 荆芥 黄芩 山栀(俱酒炒) 滑石 甘草 蝉蜕各五分

【用法】加生姜一片,同煎服。

【主治】痘症结痂后,余毒犹盛,壮热烦渴,胸腹、手足、头面俱热,大便秘涩,小便赤涩者;又郁热不散,赤肿而成痈者;又痘疮原多溃烂,收结后,仍作热作脓者。

【加减】大便秘者,加酒炒大黄。

06828 大连翘饮(《外科正宗》卷四)

【组成】连翘 瞿麦 滑石 车前子 赤芍 山栀 木通 当归 防风 黄芩 柴胡 甘草 荆芥 蝉蜕 石膏各五分

【用法】水二钟,加灯心二十根。煎八分,母子同服。

【主治】小儿丹毒发热。痰涎壅盛,一切诸疮瘰疹。颈

项生核;或伤风伤寒,时行发热等证。

06829 大连翘饮(《种痘新书》卷十二)

【组成】连翘 防风 牛子 荆芥 当归 川芎 柴胡 栀子 蝉蜕 赤芍 木通 车前 滑石 甘草等分

【用法】水煎服。

【主治】痘后余毒,发热赤肿。

06830 大连翘饮(《麻症集成》卷四)

【组成】连翘 黄芩 瓜蒌 力子 防风 蝉蜕 甘草 栀炭 赤芍 木通 荆芥 楂粉

【用法】水煎服。

【主治】胎热,遍体赤色,大小便不利,丹毒。

06831 大连翘饮(《太古痘科要略》卷上)

【组成】连翘 粘子 桔梗 知母 花粉 甘草 生地 玄参 山楂 丹皮

【用法】水煎服。

【主治】麻疹余毒未尽透,热退三五日后又复发热。

06832 大利惊丸(《医学入门》卷八)

【组成】南星二钱 白附子 牙消 天麻 五灵脂 全蝎各一钱 轻粉五分 巴霜一字

【用法】上为末,糊为丸,如麻子大。每服一丸,薄荷、生姜泡汤送下。

【功用】下痰利惊。

【主治】小儿脐风,肚胀脐肿,身体重着,四肢柔直,日夜多啼,不能吮乳,甚则发为风搐;及钓肠锁肚撮口,内气引痛,肠胃郁结不通。

06833 大利膈丸

《卫生宝鉴》卷十二。为《儒门事亲》卷十二"利膈丸"之异名。见该条。

06834 大利膈丸

《袖珍》卷一。即《医学发明》卷一"利膈丸"。见该条。

06835 大快斑丸(《医方类聚》卷二六五引《施圆端效方》)

【组成】辰砂一钱 紫草茸半两 川升麻 钓藤钩 赤小豆各半两 甘草(炒)一钱 川地龙(去土,焙)三钱

【用法】上为细末,炼蜜为丸,如樱桃大,朱砂为衣。每服一丸,石榴汤化下;或用温水与乳汁送下。

【主治】斑疹倒靥,黑陷恶候。

06836 大沉香丸(《局方》卷三)

【组成】天台乌药 白芷 甘松(洗,晒) 甘草(燃)各二斤半 姜黄(去皮) 檀香干姜(炮) 肉桂(去粗皮)各二十两 白豆蔻(去皮)十两 沉香二十两 香附子(去毛,燃)五斤

【用法】上为末,炼蜜搜和,每一两作二十丸。每服一丸,嚼破,炒生姜盐汤下,元气发动,炒茴香热酒下,空心、食前服。

【主治】一切冷气攻心腹刺痛,胸膈噎塞,呕吐痰水,噫气吞酸,口苦舌涩,不思饮食;膀胱、肾间冷气攻冲,腰背拘急,脐腹绞痛,手足逆冷,小便滑数;又治卒暴心痛,霍乱吐利,疝瘕气痛,妇人血气刺痛。

06837 大沉香丸(《普济方》卷二二五引《德生堂方》)

【组成】沉香 木香 丁香 白檀香 胡桃仁(去皮) 枸杞子 大茴香 小茴香 破故纸(用羖羊番白肠一

尺半,盛上项药在内,好酒煮熟,瓦器内阴干) 胡芦巴(酒浸)半两(同前药治之) 全蝎(去毒,炒)半两 川山甲(酥炙) 川楝子 木通 肉苁蓉(酒浸) 远志(去心) 韭子各半两(酒浸) 莲蕊二钱 川巴戟半两(酒浸,去心) 干山药半两(蛀者) 山茱萸半两(去核) 知母半两 仙灵脾(酥炙)三钱 青皮(去白)三钱 白茯苓半两 牛膝(酒浸)三钱 黄精(酒浸)半两 天门冬(去心)半两 麦门冬(去心) 人参 熟地黄 乳香(另研)各半两 细墨(一锭,烧灰)半两 生地黄半两 巨胜子半两 菟丝子半两(酒浸带湿与群药同研) 北五味子半两 陈皮二钱

【用法】上为细末,好酒调面糊为丸,如梧桐子大。每服三十丸至五十丸,空心酒送下,干物压之。

【功用】辟山岚瘴气,通饮食,厚肠胃,令人肥白,填精补髓。去浑身走注,活经脉,健身体,顺气宁心。

【主治】诸虚。

【宜忌】忌诸血、豆粉等冷物。

06838 大羌活丸《普济方》卷一一六引《博济》)

【组成】官桂(去皮) 茯苓 麻黄(去节) 剑脊乌蛇(酒浸,去皮骨,炙令香) 僵蚕 防风 枳壳 酸枣仁 苦参 羌活 独活 郁李仁(去皮尖) 龙骨 犀角(镑细。如无,即羚羊角充亦得) 乌脂(炒过,去心。如无,即以乌头半两代之,炮裂用) 人参各一两

【用法】上为末,炼蜜为丸,如梧桐子大。每服七丸,热酒送下。

【主治】夹脑风、暗风头旋;但是三十六种风疾,皆宜服之。

06839 大羌活丸

《鸡峰》卷九。为《圣惠》卷二十六"羌活丸"之异名。见该条。

06840 大羌活汤《此事难知》卷上)

【组成】防风 羌活 独活 防己 黄芩 黄连 苍术 白术 甘草(炙) 细辛各三钱 知母 川芎 地黄各一两

【用法】上㕮咀。每服半两,水二盏,煎至一盏半,去滓,得清药一大盏,热饮之。不解,再服三四盏解之亦可,病愈则止。若有余证,并依仲景随经法治之。

【功用】❶《医方考》:升阳散热,滋养阴脏。❷《方剂学》:发散风寒,祛湿清热。

【主治】两感伤寒,太阳与少阴俱病,头痛,发热,恶寒,口干,烦满而渴。

【宜忌】《会约》:若内伤,不系外感传里者,忌用。

【方论选录】《医方考》:经曰:气薄则发泄,故用羌活、独活、防风、苍术、细辛、川芎之气薄者,以升发其传经之邪;又曰:寒胜热,故用黄连、黄芩、防己、生地,知母之苦寒者,以培养其受伤之阴。以升散诸药而臣以寒凉,则升者不峻;以寒凉诸药而君以升散,则寒者不滞。白术、甘草,脾家药也,用之者,所以益其脾胃而建中营之职尔。

06841 大羌活汤

《医方类聚》卷六十二引《经验秘方》。为《此事难知》卷上引张元素方"九味羌活汤"之异名。见该条。

06842 大羌活汤《卫生宝鉴》卷二十三)

【组成】羌活 升麻各一钱 独活七分 苍术 防风(去芦) 威灵仙(去芦) 白术 当归 白茯苓(去皮) 泽泻各半钱

【用法】上㕮咀,作一服。水二盏,煎至一盏,去滓温服,食前一服,食后一服。

【功用】《杂病源流犀烛》:疏风理湿。

【主治】❶《卫生宝鉴》:湿气流于四肢,肢节肿痛。❷《杂病源流犀烛》:风湿相搏,肢节肿痛,不可屈伸。

【宜忌】忌酒、面、生冷、硬物。

【方论选录】《内经》云:湿淫于内,治以苦温,以苦发之,以淡渗之。又云:风能胜湿。羌活、独活苦温,透关节而胜湿,故以为君;升麻苦平,威灵仙、防风、苍术苦辛温,发之者也,故以为臣;血壅而不流则痛,当归辛温以散之,甘草甘温,益气缓中,泽泻咸平,茯苓甘平,导湿而利小便,以淡渗之也,使气味相合,上下分散其湿也。

【备考】方中防风,《医学正传》作"防己"。

06843 大羌活汤

《医学正传》卷六。为《保命集》卷中"羌活汤"之异名。见该条。

06844 大牢牙散《魏氏家藏方》卷九)

【组成】白矾(枯) 百药煎(炒) 干姜(洗,炮) 荜茇各一两 草乌头(炒) 川乌头(炒) 地骨皮 缩砂各半两

【用法】上为细末。每日食后及早、晚用以揩牙,少顷以温水或盐汤漱口。

【功用】生齿、固齿,消虫,通肾气。

【主治】齿痛及血出,齿疏肉烂恶气。缠喉风,小儿走马疳。

【宜忌】忌咸、酸、鲊、酱。

06845 大补元丸《仁斋直指附遗》卷四)

【组成】人参(去芦)二两 黄耆(去芦)四两 白术四两(泔浸) 当归(酒洗)二两 生地黄(酒洗)三两 陈皮(去白)二两 白芍(酒炒)一两 黄柏(酒炒)二两 知母(酒炒)二两 山药二两 山茱萸(净肉)二两 枸杞二两 牛膝(酒洗)二两 杜仲(姜汁炒)一两五钱 远志(去心)二两 石菖蒲(去毛)二两 巴戟(去心)三两 破故纸(炒)二两 菟丝子(炒)二两 桔梗二两

【用法】上为细末,炼蜜为丸,如梧桐子大,每服七八十丸,用白滚汤送下;或淡酒、姜汤、清米饮送下亦可。

【主治】历节风。

06846 大补元汤《寿世保元》卷三)

【组成】嫩黄耆(蜜水炒)一钱半 拣参(去芦)一钱五分 白术(炒)二钱 怀山药一钱 广陈皮七分 石斛七分 白豆蔻(研)六分 沉香二分 广木香三分 甘草(炙)七分

【用法】上锉一剂。加生姜三片,红枣二枚,粳米一撮,水煎温服,不拘时候。

【主治】因服攻病药,元气将离,或久病胃气衰惫而至于呃者。

06847 大补元汤《会约》卷十)

【组成】人参二钱 淮山药(炒)二钱 黄耆(蜜炒)二钱 白术二钱 熟地二三钱或多加 当归二三钱 山茱萸一钱 枸杞二三钱 甘草一二钱 五味(蜜炒)七分 杜仲(姜炒)二钱 生姜八分 红枣三枚

【用法】水煎服。

【主治】气血虚甚，元气将脱，一时昏沉、掉摇等证。

【加减】如元阳不足多寒者，加附子、肉桂、炮姜之类；如无力用人参者，再加黄耆三四钱；如气滞，减黄耆二分，加去白陈皮一钱；如血滞，去山茱萸，加川芎一钱；如泄者，去当归，加补骨脂钱半、肉豆蔻一钱（面炒）；如腹痛喜按者，加吴茱萸，汤泡二次，用一钱。

06848 大补元煎《景岳全书》卷五十一）

【异名】补元煎（《经验广集》卷一）。

【组成】人参少则用一二钱，多则用一二两　山药（炒）二钱　熟地少则用二三钱，多则用二三两　杜仲二钱　当归二三钱　山茱萸一钱　枸杞二三钱　炙甘草一二钱

【用法】水二钟，煎七分，食远温服。

【功用】回天赞化，救本培元。

【主治】男妇气血大坏，精神失守。

【加减】元阳不足多寒者，加附子、肉桂、炮姜之类；气分偏虚者，加黄耆、白术，胃口多滞者不必用；血滞者，加川芎，去山茱萸；滑泄者，去当归，加五味、故纸之属；畏酸吞酸者，去山茱萸。

【备考】本方改为丸剂，名"大补元煎丸"（见《成方制剂》第10册）。

06849 大补元煎《验方新编》卷十）

【组成】熟地五钱　党参三钱　山药二钱　杜仲二钱　枣仁二钱　枸杞二钱　萸肉一钱　炙草二钱　故纸二钱　白术三钱　肉桂二钱　附子一钱

【用法】加生姜三大片，好核桃仁三个打碎为引，速宜大剂连进，不可减去附子。与六味回阳饮相间服之，立见奇功。

【功用】大补气血。

【主治】痘疹误服凉药，呕吐泄泻，痘不起发，危在旦夕。

【加减】倘二三剂后泄泻不止，酌加附子，更加龙骨、粟壳各一钱；倘泄泻全止，减去附子，若附子太多则小便闭塞。痘后减去附子，只用肉桂数分，调理数剂，计日可复元。

06850 大补元煎《千家妙方》下册）

【组成】人参10克　山药15克　熟地15克　杜仲15克　当归15克　山萸15克　枸杞15克　升麻10克　鹿角胶10克

【用法】水煎服。隔日一剂。

【功用】补气升陷。

【主治】年老体虚，中气不足，重度子宫脱垂。

【临床报道】子宫脱垂：王某某，女，68岁，于1979年11月17日来诊。其患子宫脱出阴道口外，呈淡红色，其症已20余年，行走即感困难，屡经治疗，均无显效，其痛苦不堪。前来求治，余诊其两脉浮而虚，问其病史，乃为产后过于劳累所致。余即投以大补元煎方，并配合用针灸治疗，常用之穴为中极、大赫、气海、三阴交、足三里等。服药40日，结合针灸之效，使其宫体己收。后嘱其大补元煎以丸剂常服，共治近10个月，病情稳定，20余年病苦得以消除。

06851 大补天丸《医统》卷四十八）

【组成】黄柏（蜜炒褐色）　知母（乳汁炒）　龟板（酥炙）各三两　怀熟地黄五两　牛膝（酒洗）　麦门冬（去心）　肉苁蓉（酒洗）　虎胫骨（酥炙）　山药（炒）　茯神　黄耆（蜜炙）各两半　杜仲（制）　甘枸杞子　何首乌（制）　人参各二两　当归（酒洗）　天门冬　五味子各一两　怀生地黄（酒洗，用砂锅煮烂，捣）一两　白芍药（酒炒）二两（冬月只用一两）　紫河车一具（取初胎者，米泔洗净，入小砂罐内，水一碗煮沸，候冷取起，放竹篮中，四围纸糊密，烘干为末，入群药和匀）

【用法】上为细末，炼蜜加猪脊髓三条为丸，如梧桐子大。每服八十丸，空心淡盐汤送下，冬月酒送下。

【主治】男妇虚损劳伤，形体羸乏，腰背疼痛，遗精带浊。

【加减】冬，加干姜半两（炒黑）。

06852 大补气方《千金》卷十七）

【组成】羊肚一具（治如食法，去膏瞖）　羊肾一具（去膏，四破）　干地黄五两　甘草　秦椒各一两　白术　桂心　人参　厚朴　海藻各三两　干姜　昆布　地骨皮各四两

【用法】上药治下筛，纳羊肚中，合肾缝塞肚口，蒸极熟为度，乘热于木臼中合捣，取肚、肾与药为一家，晒干，更捣为散。每服方寸匕，酒送下，一日二次。

【功用】补气。

06853 大补心丹《三因》卷九）

【异名】补心神效丸（《百一》卷一、安神补气丸（《中药制剂手册》）。

【组成】黄耆（蜜炙）　茯神　人参　酸枣仁（炒）　熟地黄各一两　远志（去心，炒）　五味子　柏子仁各半两（别研）

【用法】上为末，炼蜜为丸，如梧桐子大，用辰砂为衣。每服三十丸，米汤、温酒任下；盗汗不止，麦麸汤送下；乱梦失精，人参、龙骨汤送下；卒暴心痛，乳香汤送下；肌热虚烦，麦门冬汤送下；吐血，人参卷柏汤送下；大便下血，当归、地榆汤送下；小便尿血，赤茯苓汤送下；中风不语，薄荷、牛黄汤送下；风痫涎潮，防风汤送下。

【功用】安心神，调血脉，镇惊补心。

【主治】狂证，因忧愁思虑过多，而致神志不宁，魂魄失守。阳虚外泄则自汗，呕吐，泻利频数，诸阴不生，则语言重复，怔悸眩晕；兼治大病后虚烦不得眠，羸瘦困乏。

06854 大补心汤《千金》卷十三）

【异名】补心汤（《普济方》卷三七八）。

【组成】黄芩　附子各一两　甘草　茯苓　桂心各三两　石膏　半夏　远志各四两　生姜六两　大枣二十枚　饴糖一斤　干地黄　阿胶　麦门冬各三两

【用法】上咬咀。以水一斗五升，煮取五升，汤成下糖，分四服。

【主治】❶《千金》：虚损不足，心气弱悸，或时妄语，颜色不荣。❷《准绳·幼科》：小儿愈后，风冷留滞于心络，使心气不和，语声不发。

06855 大补血丸《医学纲目》卷十七）

【组成】当归一钱　生地一钱半

【用法】上以杜牛膝汁浸三日，取起，酒洗净，入臼内，杵千杵为丸，如梧桐子大。白汤送下。

【主治】阴虚吐血。

06856 大补阴丸

《医方类聚》卷一五三引《新效方》。为《丹溪心法》卷

三"补阴丸"之异名。见该条。

06857 大补阴丸

《医学正传》卷三。为《丹溪心法》卷三"大补丸"之异名。见该条。

06858 大补阴丸（《同寿录》卷一）

【组成】黄柏（酒炒）　知母（酒炒）　龟版（酥炙，去边）各三两（净）　熟地（酒蒸九次）五两　锁阳二两　甘枸杞二两　干姜（炒紫色）二两　五味子　白芍（酒炒）　天冬各一两　覆盆子　菟丝子（酒炒）各二两　于白术三两（炒）　陈皮　牡蛎（童便煅）　山萸肉　虎胫骨　防己（酒洗）　牛膝（酒洗）各一两　当归（酒洗）二两

【用法】上为末，炼蜜为丸，如梧桐子大。每服八九十丸，空心炒淡盐汤送下；冬月酒送下或米汤送下。

【功用】益精明目，补肾水，壮腰膝。

06859 大补阴汤（《会约》卷九）

【组成】熟地一两或五钱，附子三钱　肉桂三钱　白术二钱半　当归三钱　茯苓一钱　人参二钱　干姜（炒）一钱　甘草（炙）一钱

【用法】水煎服。大剂与之，必须多服，方得有效。

【功用】纯补水火。

【主治】水肿，肾中水火大亏，服肾气丸不效者。

06860 大补阴膏（《遵生八笺》卷十七）

【组成】茯神二两（去皮心）　远志二两（去梗，炒干用）　人参五钱（去芦）　白术四两（切片，水洗，去油，晒干）　茯苓二两（去皮）　橘红一两五钱（去白）　贝母一两五钱（姜汤煮过）　甘草三钱（炙，去皮）　紫菀一两（洗去土）　阿胶一两（蛤粉炒成珠）　五味子五钱　当归身三两（酒洗）　生地黄一两五钱（酒洗）　白芍药二两（炒）　熟地黄一两五钱（酒洗，蒸九次，晒九次）　天门冬一两五钱（去心）　麦门冬一两五钱（去心）　菟丝子二两（水洗去土，晒干）　枸杞子三两（蒸，焙干）　黄柏二两（去皮，盐水炒干）　山茱萸二两（汤浸）　知母一两（盐水炒干）

【用法】上切，用井花水二十四碗，入鲜姜四两二钱，胡桃肉、圆眼肉、枣肉、莲肉各二十四个，乌梅肉十二个，春浸半月，夏不浸，秋浸一日，冬浸一日夜，于静室内，用炭火煎至五碗，去药滓，用好蜂蜜二十四两，煎一滚，用纸渗去面上沫，入前药同煎至滴水不散为度；用瓷罐盛，白纸封口，放水盘中，露罐口七日，去火毒，取出。每服三茶匙，空腹白滚汤调下。

【功用】安心神，健脾胃，滋肺金，补元气。

【宜忌】忌食羊肉。

06861 大补肾汤（《千金翼》卷十五）

【组成】磁石　石斛　茯苓　橘皮　麦门冬（去心）　芍药　牛膝　棘刺　桂心各三两　地骨皮三升　人参　当归　五味子　高良姜　杜仲各五两（炙）　紫菀　干姜各四两　远志一两半（去心）　干地黄六两　甘草二两（炙）

【用法】上㕮咀。以水四升，煮取一升，分十服。

【主治】肾气不足，腰背疼重。

06862 大补经汤（《回春》卷六）

【组成】当归（酒洗）　白芍　香附各六分　川芎　熟地黄各五分　白术（去芦）　白茯苓　黄耆　陈皮　玄胡索各四分　人参　砂仁　阿胶（炒）　沉香（另研）　小茴（酒炒）　吴茱萸（炒）　肉桂　粉甘（炙）各三分

【用法】上锉一剂。加生姜、大枣，水煎服。

【主治】妇人气血虚弱，血海寒冷，经水不调，或时心腹疼痛，或下白带如鱼脑髓，或似米泔色，错乱不分，信期每月淋沥不止，面色萎黄，四肢无力，头目眩晕，肌体羸瘦。

06863 大补茶膏（《嵩崖尊生》卷十一）

【组成】稻米　小米　糯米　苡仁　芡实　莲肉　山药　茯苓　白糖少许

【用法】炒熟黄色，为细末。白滚水调服。

【功用】补虚。

【主治】老弱虚损。

06864 大补药酒（《成方制剂》6册）

【组成】白芍　白术　川芎　当归　党参　杜仲　茯苓　甘草　黄精　黄芪　山药　玉竹

【用法】上制成酒剂。口服，一次15～30毫升，一日2次。

【功用】益气补血。

【主治】气血两亏，倦怠，乏力。

06865 大补益散（《千金翼》卷十五）

【异名】大补益石斛散（《圣惠》卷二十七）、石斛散（《鸡峰》卷七）。

【组成】肉苁蓉　干枣肉　石斛各八两　枸杞子一斤　菟丝子　续断　远志各五两（去心）　天雄三两（炮，去皮）　干地黄十两

【用法】上为散。每服方寸匕，酒送下，一日二次。

【主治】❶《圣惠》：虚劳不足，乏力少食。❷《圣济总录》：虚劳脱营，失精多惊，荣卫耗夺，形体毁沮。

06866 大补脾丸（《陈素庵妇科补解》卷三）

【组成】人参　白术　当归　熟地　白芍　甘草　茯苓　杜仲　黄芩　广皮　木香　砂仁

【功用】大补脾胃，开郁。

【主治】妊娠忧郁不解，以致阴血衰耗，胎燥而萎。

【方论选录】是方四君以补气，归、芍、熟地以养血，芩、术清热凉血，佐以木香、香附、砂仁行气开郁，而总以朴脾土为主，故曰大补脾丸。

06867 大灵宝丹（《医方类聚》卷二十四引《御医撮要》）

【组成】天麻　乌蛇（酒浸，去皮骨，炙）　天南星（炮）各二两　黑附子（炮，去皮）　白附子　川芎　僵蚕　蔓荆子　干姜（炮）　肉桂（去皮）各一两　防风一两半　麻黄二两（去节，称三分）　当归三分　龙脑一分　麝香一分　朱砂三分（为衣）

【用法】上为细末，炼蜜为丸，如莲子大。每服一丸，温酒送下；如急风瘫痪，薄荷汤送下三丸。衣服盖出汗。

【功用】理一切风。

【主治】诸风。

06868 大灵砂丹

《北京市中药成方选集》。即《医学启源》卷中"灵砂丹"。见该条。

06869 大阿胶丸（《局方》卷四）

【组成】麦门冬（去心）　丹参　贝母（炒）　防风（去芦叉头）　柏子仁　茯神（去木）　杜仲（去粗皮，炒）　百部根各半两　干山药　阿胶（炒）　茯苓（去皮）　熟干地黄五

味子各一两　远志（去心）　人参各一分

【用法】上为细末，炼蜜为丸，每两作二十四丸。每服一丸，水一中盏，煎至六分，和滓温服，少少频呷，不拘时候。

【功用】《鸡峰》：补肺去风。

【主治】肺虚客热，咳嗽气急，胸中烦悸，肢体倦痛，咽干口燥，渴欲饮冷，多吐涎沫，或有鲜血，肌瘦发热，减食嗜卧；又治或因叫怒，或即房劳，肺胃受伤，吐血呕血。

06870　大阿胶丸（《杨氏家藏方》卷一）

【组成】白花蛇（酒浸，取肉）四两　乌蛇（酒浸，取肉）　虎胫骨（酥炙）　海桐皮　赤箭各三两　麻黄（去根节）　蝉蜕（去土）　天南星（酒浸一宿）　木香　白僵蚕（炒，去丝嘴）　半夏（汤洗，生姜汁制）　附子（炮，去皮脐尖）　白术各二两半　全蝎（去毒，糯米炒）　香白芷　川芎　防风（去芦头）　独活（去芦头）　羌活（去芦头）　当归（酒洗，焙）　白鲜皮　白附子（炮）各二两　阿胶（蛤粉炒）　没药（别研）　肉桂（去粗皮）　细辛（去土叶）　人参（去芦头）　犀角屑　朱砂（别研）　麝香（别研）各一两半

【用法】上为细末，炼蜜为丸，每一两作十丸。每服一丸，空心生姜酒磨下；小儿每一丸分作四次服，薄荷汤化下。

【主治】中风，半身不遂，口眼喝斜；并产后中风，及风气注痛，游走不定。

06871　大阿胶丸［《简易方》引《必用方》（见《医方类聚》卷八十五）］

【异名】润膈丸（《普济方》卷一六一）。

【组成】葶苈二两（炒）　人参（去芦）　远志（去心）　防风　白茯苓（去皮）　防己　贝母（炒）　阿胶（炒）　五味子　熟地黄（洗）　杏仁（汤去皮尖）　山药各一两　丹参　麦门冬　杜仲（去皮，锉，炒令黑）　柏子仁　甘草　百部各半两

【用法】上为末，炼蜜为丸，如弹子大，瓷器收，勿泄气。每服一丸，水一盏，研化，煎六分，食后、临卧温服，每日二三次。

【主治】❶《医方类聚》引《简易》：肺有热，或因劳叫怒，肺胃致伤，嗽中有血。❷《普济方》：积年咳嗽上气，涎唾稠黏，五心烦躁，不思饮食，心肺留热。

【临床报道】呕血：昔盛文肃太尉，因赴召甚急，后病呕血，医官独孤及为处此方，服之立效。

06872　大阿胶丸（《卫生宝鉴》卷十二）

【组成】阿胶（锉碎，炒）　卷柏（去土）　生地黄　大蓟（独根者，日干）　干山药　五味子　薄荷各一两　柏子仁　人参　远志　百部　麦门冬　茯苓（去皮）　防风各半两熟地黄一两

【用法】上为末，炼蜜为丸，如弹子大。每服半丸，加至一丸，浓煎小麦并麦门冬汤嚼下，不拘时候。

【主治】咳嗽，并嗽血、唾血。

【宜忌】若觉气虚，空心不可服此。

06873　大阿胶丸（《得效》卷六）

【组成】当归　阿胶（炒）　豆蔻（煨）　龙骨　赤石脂　大艾　黄连各半两　木香　乳香（别研）五钱　白矾（枯）一分

【用法】上为末，盐梅肉为丸，如梧桐子大。每服三十丸，陈米饮送下。

【主治】发热下痢，腹痛至甚，肛门痛欲绝者。

06874　大阿胶丸（《育婴秘诀》卷三）

【组成】阿胶（炒）　熟地黄　白茯苓　五味子　山药各一两　贝母　百部　柏子仁　破故纸　桂心　杜仲（姜汁炒）　麦门冬（焙干）各半两　人参　沉香各三钱

【用法】炼蜜为丸，如芡实大。每服一丸，紫苏汤送下。

【主治】肺病兼肾症，咳嗽久不止，吐痰涎水。

06875　大阿胶汤（《普济方》卷三四三）

【组成】阿胶（炙令燥）　冬葵子（炒）　牛膝（酒浸，切，焙）　当归（切，焙）各三钱

【用法】上㕮咀。每服三钱，以水一盏半，煎至八分，去滓温服。以下为度。

【主治】妊娠堕胎，胞衣不出。

06876　大阿胶汤（《产科发蒙》卷二）

【组成】当归一钱半　芍药一钱半　地黄一钱　阿胶三钱　艾叶三钱　干姜炭一钱半　川芎一钱半　甘草五分

【用法】水煎服。

【主治】胎动不安，腰腹痛。

06877　大阿魏丸（《博济》卷二）

【异名】十味理中丸（《圣济总录》卷六十七）、正气丸（《普济方》卷一八四）。

【组成】阿魏一两半（以醋化，入白面三两匙，同和为饼子，炙令黄）　石菖蒲一两半（并以泔浸一宿，炒）　厚朴三分（去粗皮，以生姜汁涂炙）　硫黄一两半（别研如粉）　槟榔　白术各一两（炒）　诃子一两（炮，去核）　桃仁三分（麸炒，去皮尖，研细）　青木香一两　干姜半两（生）　附子一两半（炮）　当归三分

【用法】上药除硫黄、桃仁外，同杵为细末，次入硫黄、桃仁同研令匀，以稀面糊为丸，如梧桐子大。每服十丸，温酒、盐汤任下；女人醋汤送下，并用空心服。

【功用】大壮元气，进食驻颜。

【主治】❶《博济》：男子、女人一切冷气，霍乱吐泻，元气将脱，四肢厥冷，本脏气上攻筑，心疼闷绝，不知人事；及治伤冷、伤寒，或气虚夹阴气伤寒。❷《圣济总录》：一切冷气，攻刺疼痛，心腹胀满。

06878　大阿魏丸（《鸡峰》卷十三）

【组成】阿魏一两半（以醋化，入白面三匙，同和为饼子，炒令黄）　硫黄一两半　青木香一两　附子一两半（浸一宿，炒）　石菖蒲一两半（泔浸，炒）　槟榔各一两　白术四两　干姜　肉豆蔻　青皮　白豆蔻各半两

【用法】上为细末，炼蜜为丸，如弹子大。每服一丸，食前生姜汤嚼下。

【功用】固真气。

【主治】男子、女人一切冷气，霍乱吐泻，元气将脱，四肢厥冷，本脏气上攻筑，心闷绝不知人事；及治伤冷、伤寒、气虚挟阴伤寒。

06879　大阿魏丸（《万氏家抄方》卷二）

【组成】山楂肉二两　南星（姜制）　枳壳（炒）　半夏（姜制）各一两　麦芽（炒）五钱　神曲（炒）一两　黄连（姜制）二两　连翘一两　贝母　瓜蒌仁　石碱　风化消　当归　茯苓各一两　陈皮二两　萝卜子五钱　香附（炒）二

两　葛花一两　阿魏五钱（酒调化）

【用法】上药除阿魏外，余为末，再入阿魏、姜汁、米糊为丸，如梧桐子大。每服九十丸，半饥姜汤送下。

【主治】酒积食积，一切痞积、痰痞癥瘕。

06880　大阿魏丸

《明医指掌》卷四。为《丹溪心法》卷三"阿魏丸"之异名。见该条。

06881　大附子丸（《鸡峰》卷十七）

【组成】大附子　禹余粮　白马蹄　鹿茸各二两　乌贼鱼骨　龙骨各一两　当归一两半

【用法】上为细末，炼蜜为丸，如梧桐子大。每服三十丸，空心温酒送下。

【主治】血崩日夜不绝，将欲困笃。

06882　大附著散（《千金》卷十七）

【异名】金牙散（《圣惠》卷五十五）。

【组成】黄芩　由跋各一两　金牙　犀角　麝香　牛黄各一分　天雄　桂心各半两　椒目　细辛　雄黄　干姜　黄连各一两　真珠三分　蜈蚣一枚

【用法】上药治下筛。每服一钱匕，酒送下，一日三次。以知为度。

【主治】❶《千金》：五尸疰忤。❷《圣惠》：风尸疰忤，鬼气，心腹刺痛。

06883　大附著散（《千金翼》卷二十）

【组成】附子七分（炮，去皮）　乌头七分（炮，去皮）　蜈蚣两枚（炙）　芫青八分　雄黄七分　朱砂七分　干姜七分　细辛七分　蜥蜴二枚　人参七分　莽草七分　鬼白七分

【用法】上为散。每服半钱匕，酒送下，一日二次。

【主治】一切飞尸、鬼疰，风痹，百处如针刀刺痛，呕逆，澼饮，五劳七伤。

06884　大鸡骨丸

《普济方》卷三九三。为《圣惠》卷八十八"鸡骨丸"之异名。见该条。

06885　大驱风散（《医方类聚》卷二十引《神巧万全方》）

【组成】麻黄二两（去节）　芎䓖一两半　石膏一两半　肉桂　白芷　甘草（炙）　干姜（炮）　当归（炒）　黄芩　杏仁（去皮尖，炒黄）各三分

【用法】上为散。每服四钱，以水一中盏，煎至六分，去滓稍热服，不拘时候。以汗出为度。一法，入荆沥五合同煎，大验。

【主治】卒中欲死，风攻身体及五脏，言语謇涩，神思昏昧。

06886　大青龙汤（《伤寒论》）

【异名】甘草汤（《圣济总录》卷十三）。

【组成】麻黄六两（去节）　桂枝二两（去皮）　甘草二两（炙）　杏仁四十枚（去皮尖）　生姜三两（切）　大枣十二枚（擘）　石膏如鸡子大（碎）

【用法】以水九升，先煮麻黄，减二升，去上沫，纳诸药，煮取三升，去滓，温服一升。取微似汗，汗出多者，温粉扑之；一服汗者，停后服；若复服，汗多亡阳，遂虚，恶风烦躁不得眠也。

【功用】❶《医方集解》：风寒两解。❷《伤寒论方解》：发汗定喘，解热除烦，利小便以驱除水气。

【主治】外感风寒，内有郁热，发热恶寒俱重，头痛身疼，无汗烦躁，脉浮紧；或咳嗽气喘；或溢饮有表证兼里热者。

❶《伤寒论》：太阳中风，脉浮紧，发热恶寒，身疼痛，不汗出而烦躁者；伤寒，脉浮缓，身不疼，但重，乍有轻时，无少阴证者。❷《金匮》：病溢饮者。❸《方极》：喘及咳嗽，渴欲饮水，上冲，或身疼，恶风寒者。❹《伤寒论方古今临床》：用于急性热病之初起高热者，如上呼吸道感染、流感、急性支气管炎（风寒型）、哮喘性支气管炎、流行性脑脊髓膜炎等病。

【宜忌】若脉微弱，汗出恶风者，不可服之。

【方论选录】❶《尚论篇》：解肌兼发汗，而取义于青龙者，龙升而云兴，云兴而雨降，郁热顿除，烦躁乃解。观仲景制方之义，本是桂枝、麻黄二汤合用，但因芍药酸收，为兴龙致雨所不宜，故易以石膏之辛甘大寒。辛以散风，甘以散寒，寒以胜热，一药而三善俱备，且能助青龙升腾之势，所以为至当至神之法也。❷《伤寒附翼》：此麻黄汤之剧者，故加味以治之也。喘者是寒郁其气，升降不得如自，故多用杏仁之苦以降气；烦躁是热伤其气，无津不能作汗，故特加石膏之甘以生津；然其性沉大寒，恐内热顿除，而表寒不解，变为寒中而挟热下利，是引贼破家矣，故必备麻黄以发表，又倍甘草以和中，更用姜、枣以调营卫。一汗而表里双解，风热两除，此大青龙清热攘外之功，所以佐麻、桂二方之不及也。

【临床报道】❶ 感冒：《浙江中医学院通讯》[1977,(2):60]康氏患感冒，恶寒无汗，头身痛，烦躁呻吟，脉浮紧稍数。自处大青龙汤：麻黄12克，石膏30克，桂枝6克，杏仁6克，甘草6克，大枣4枚，生姜9克，水煎服。药后不及10分钟，则见汗出津津，随即恶寒发热及周身疼痛均见明显减轻，烦躁呻吟亦除，遂得酣睡一夜。次日身仍潮润，热除身静，病去七八，故改桂枝汤以和营卫，止头痛，一剂即愈。❷ 支气管肺炎：《古方临床之运用》患者男性，年三十七。初因感冒咳嗽而起，后成肺炎，气急、胸痛、咳嗽，痰中带瘀血，病已两周，高热无汗，身疼痛，颜面及两颧绯红，烦躁谵语、喘咳气急，两胁痛，脉弦紧，径与大青龙汤加鲜竹沥，是夜大汗淋漓，即呈分利解热，诸证悉退，病家惊为神异。❸ 溢饮浮肿：《生生堂治验》一妇人，产后浮肿腹满，大小便不利，饮食不进。其夫医人也，躬亲疗之不验，可一年而疾愈进，短气微喘，时与桃花加芒消汤无效。于是请救于师。师往诊之，脉浮滑，按其腹，水声漉漉然。因与大青龙，温覆之。其夜大发热，汗如流，翌又与如初，三四日小便通利，日数行，五六日间，腹满如忘。与前方百余贴复故。❹ 慢性支气管哮喘：《云南中医中药杂志》[1995,16(3):29]用本方控制慢性支气管之哮喘发作46例，结果：显效18例，好转23例，无效5例，有效率为89.1%。❺ 小儿高热：《陕西中医》[2000,21(8):346]治疗儿科高热急症88例，结果：显效43例，有效30例，无效15例，总有效率为83%。

06887　大青龙散

《普济方》卷二六二。即《圣惠》卷四十五"大青散"。见该条。

06888 大青饮子（《圣惠》卷十七）

【组成】大青二两　石膏三两　香豉二合　葛根一两（锉）　栀子仁一两　生地黄二两　川芒消三两　甘草半两（炙微赤，锉）

【用法】上细锉。每服半两，以水一大盏，煎至五分，去滓温服，不拘时候。

【主治】热病六日不解，通身内热，毒气令人更相染着。

06889 大苦参丸

《医学入门》卷八。为《急救仙方》卷五"苦参丸"之异名。见该条。

06890 大肾着汤

《圣济总录》卷五十一。为《外台》卷十七引《经心录》"肾着散"之异名。见该条。

06891 大败毒膏（《北京市中药成方选集》）

【组成】大黄十两　公英二十两　橘皮八两　木鳖子二两　银花二两　黄柏十两　乳香（炙）二两　白芷六两　花粉六两　赤芍十两　当归二两　甘草二两　蛇蜕五钱　干蟾（烧）十个　蜈蚣二十条　全蝎三钱

【用法】上切，水煎三次，分次过滤去滓，滤液合并，用文火煎熬，浓缩至膏状，以不渗纸为度，兑芒消十两；每十六两汁，兑炼蜜二十四两成膏；装瓶，每瓶重二两。每服五钱，一日二次，开水调服。

【功用】消肿败毒止痛。

【主治】❶《北京市中药成方选集》：痈疽疮疡，坚硬不消，鱼口便毒，杨梅疥疮。❷《赵炳南临床经验集》：皮肤结节性痒疹等。

【宜忌】孕妇勿服。

06892 大岩蜜丸（《陈素庵妇科补解》卷五）

【组成】防风　灵脂　延胡　生地　当归　甘草　赤芍　益母草　川芎　干姜　乌药　白芷　蒲黄　陈皮　细辛　吴茱萸

【功用】温经散寒。

【主治】产后心痛，因虚寒血凝上冲于心之包络。

【方论选录】产后虚寒血凝，故用四物加益母、蒲黄、甘草以养血，干姜、吴茱萸、乌药、陈皮以温中，防风、细辛、白芷以逐寒，温经散寒则血不滞；恐其凝而上冲也，加延胡、灵脂以祛瘀止痛。至于火因血虚而上升冲心包络致痛者，则非吴萸、干姜之辛热所能止者，即痛止而血必得热则行，血来太甚，产妇益弱矣。

06893 大岩蜜汤（《千金》卷八（小字注）引《小品方》）

【组成】栀子十五枚　甘草　干地黄　细辛　羊脂（青羊角亦得）　茯苓　吴茱萸　芎䓖（《千金》用芍药）　干姜　当归　桂心各一两

【用法】上㕮咀。以水八升，煮取三升，去滓，纳脂令烊，温分三服，每服相去如人行十里顷。

【主治】贼风，腹中绞痛；并飞尸遁注，发作无时，发即抢心胀满，胁下如锥刀刺；并主少阴伤寒。

【加减】若痛甚者，加羊脂三两，当归、芍药、人参各一两；心腹胀满坚急者，加大黄三两。

06894 大岩蜜汤（《外台》卷十四引《小品方》）

【组成】茯苓　芎䓖　当归　甘草各一两（炙）　桂心二两半　栀子十四枚（擘）　吴茱萸三两　细辛　干姜　干地黄各二两

【用法】上切。以水八升，煮取三升，分为三服。

【主治】中风，身如角弓反张；并主卒心腹绞痛。

【加减】若痛甚者，加羊脂三两，当归、芍药、人参各一两；心腹胀满坚急者，加大黄三两。

【宜忌】忌酢、生葱、生菜、海藻、菘菜、芜荑等。

06895 大岩蜜汤（《外台》卷三十四引《集验方》）

【组成】干地黄　当归　独活　甘草（炙）　芍药　挂心　小草　细辛各一两　吴茱萸一升　干姜三两

【用法】上切。以水九升，煮取三升，分三服。

【主治】❶《外台》卷三十四引《集验方》：产后心痛。❷《妇人良方》：产后阳气虚寒，心腹作痛，不食呕吐，四肢厥逆。

06896 大固阳汤（《得效》卷八）

【组成】附子一两（炮，切作八片）　白术　干姜各半两　木香一分

【用法】上锉散。用水二碗，煎至八分，去滓，放冷灌服，须臾又进一服。

【主治】脱阳证。或因大吐大泻之后，四肢逆冷，元气不接，不省人事；或伤寒新瘥误行房，小腹紧痛，外肾抽缩，面黑气喘，冷汗自出。

06897 大固肠丸（《医方类聚》卷一五三引《经验秘方》）

【组成】附子二两（炮）　丁香二两　良姜半斤　干姜半斤（灰炮）　肉豆蔻二两　白术四两　茯苓四两（白者）　诃子肉二两　厚朴四两（去皮、姜制）　赤石脂四两

【用法】上为细末，面糊为丸，如梧桐子大。每服二钱，空心、食前米饮汤送下。

【主治】诸虚。

06898 大固肠汤（《魏氏家藏方》卷五）

【组成】肉豆蔻（面裹煨）　丁香（不见火）　缩砂仁　附子（炮，去皮脐）　藿香叶（去土）　肉桂（去粗皮，不见火）　草果仁各半两　厚朴（去粗皮，姜制炙）　荆南茴香各一两　川姜三分（炮，洗）　诃黎勒（湿煨）　甘草（炙）各一两

【用法】上除肉桂、丁香外，十味一处，炒令香熟，入二药后，为细末。每服二钱，入盐少许，食前沸汤调服。

【功用】补脾元，温肠胃，养脏气，进饮食。

06899 大固脬丸

《鸡峰》卷十。为《全生指迷方》卷四"固脬丸"之异名。见该条。

06900 大果蜜汤（《万氏女科》卷三）

【组成】生地　当归身　独活　吴茱萸（炒）　白芍（酒炒）　干姜（炒）　炙草　桂心　小草各一钱　细辛五分

【用法】水煎，热服。

【主治】宿寒内伏，因产后虚寒血凝，上冲心之脉络而心痛者。

06901 大和中丸（《医方类聚》卷一〇九引《新效方》）

【组成】木香　沉香　枳实　槟榔　蓬术　宿砂　青皮　陈皮　木通　当归　黄芩　三棱　猪牙皂角　白豆蔻　郁李仁　黄连各半两　牵牛（头末）一两　大黄二两　黄柏　香附各一两半

【用法】上为末，滴水为丸，如梧桐子大。每服三五十

丸，温水送下。

【主治】食伤气滞。

06902 大和中饮（《景岳全书》卷五十一）

【组成】陈皮一二钱　枳实一钱　砂仁五分　山楂二钱　麦芽二钱　厚朴一钱半　泽泻一钱半

【用法】水一钟半，煎七八分，食远温服。

【主治】饮食留滞积聚等证。

【加减】胀甚者，加白芥子；胃寒无火或恶心者，加炮干姜一二钱；疼痛者，加木香、乌药、香附之类；多痰者，加半夏。

06903 大和中饮（《会约》卷十二）

【组成】熟地　白术　当归各二三钱　人参随便　山药一钱半　甘草（炙）一钱　柴胡　麻黄　肉桂各一二钱　白芍（酒炒）一钱　生姜一钱半

【用法】水煎，温服。

【主治】痉，因汗下太过，阳虚阴盛，复感邪而畏寒莫解者。

【加减】如汗甚，去麻黄，加黄耆二钱；如寒甚，加附子一二钱。

06904 大垂云膏（《圣惠》卷六十三）

【组成】当归　附子（去皮脐，生用）　芎䓖　防风　川升麻　槐子　细辛（去苗）　侧柏叶各一两　桃仁（汤浸，去皮尖双仁）　杏仁（汤浸，去皮尖双仁）　甘草　桑根白皮　白及　黄耆　白僵蚕各一分　垂柳一握（煎了不在吊）　黄丹七两　雄黄半两　朱砂一分（细研）　硫黄二分（细研）　麝香一钱（细研）　白芷一分　没药一分　麒麟竭一分（细研）　龙脑一分（细研）　黄蜡四两（细研）　油一斤半

【用法】上药除研了药并丹外，细研，先熬油令沸，下锉药，煎候白芷黄赤色，以绵滤过，拭铛令净，再煎，下丹，以柳木篦搅，候变黑，即下蜡熔尽，滴于水中为珠子不散，即次下诸药末，搅令匀，以瓷盒盛。发背疮，热酒调一钱服，外贴之。余症外贴，虎豹咬着，用甘草水洗后贴之。

【主治】一切恶疮燉肿，发背，疽疮，风肿，肠痈，乳痈，瘰疬，疥癣，发鬓，牙痈，发脑，肾痈，马坠磕破骨损，及一切虫蛇毒物咬伤。

06905 大乳没散（《杂病源流犀烛》卷三十）

【组成】白术　当归　白芷　炙甘草　没药（研匀）各三钱　乳香二钱（另研）　桂心一钱半

【用法】上为极细末。每服三钱，温酒送下。

【主治】跌扑损伤，痛不可忍。

06906 大金牙酒（《千金》卷七）

【异名】金牙酒（《脚气治法总要》卷下）。

【组成】金牙一斤　侧子　附子　天雄　人参　苁蓉　茯苓　当归　防风　黄耆　薯蓣　细辛　桂心　草薢　萆薢　白芷　桔梗　黄芩　远志　牡荆子　芎䓖　地骨皮　五加皮　杜仲　厚朴　枳实　白术各三两　独活半斤　茵芋　石南　狗脊各二两　牛膝　丹参各三两　磁石十两　薏苡仁　麦门冬各一升　莽草四两　生地（切）二升

【用法】上三十九味，石药细研，别绢袋盛，余药㕮咀，以酒八斗同渍七日。温服一合，日四五次，夜一次。药力和善。

【主治】瘴疬毒气中人，风冷湿痹，口喎面戾，半身不遂，手足拘挛，历节肿痛，甚者小腹不仁，名曰脚气。凡是风虚，四体小觉有风痏者，皆须将服之。

【宜忌】《外台》：忌猪肉、冷水、生葱、生菜、桃李、雀肉、芜荑等。

【方论选录】《千金方衍义》：金牙专辟瘴疬毒风、鬼疰、恶气，而汤液罕用，惟酒散中间有用之者。侧、附、天雄辟除阴毒，桂心、石南、萆薢，狗脊坚强筋骨，莽草、牡荆、茵芋、祛逐贼风，皆药中颖锐。磁石一味，《本经》治周痹风湿，肢节中痛，与金牙相为表里，一追风痹外散，一杜恶气内入也；人参、茯苓、黄耆、白术，以助侧、附、天雄之威；苁蓉、牛膝、杜仲、远志，以助桂、南、萆薢之势；细辛、防风、独活、白术，以助莽、荆、茵芋之力；其余门冬、薯蓣、山药、薏苡，又为人参、黄耆之辅；丹参、川芎、当归、地黄，又为苁蓉、牛膝之辅；石斛、地骨、加皮，又为细辛、独活之辅；黄芩、桔梗开发毒风于外；枳实、厚朴疏通恶气于内。无坚不克，非独为脚气之金錍，而八风五痹，靡不疗之。

06907 大金牙散（《千金》卷十二）

【组成】金牙　鹳骨　石膏各八分　大黄　鳖甲　栀子仁　鬼督邮　龟甲　桃白皮　铜镜鼻　干膝各四分　桂心　芍药　射干　升麻　徐长卿　鸢尾　蜂房　细辛　干姜　芒消　由跋　马目毒公　羚羊角　犀角　甘草　狼毒　蜣螂　龙胆　狼牙　雄黄　真珠各三分　地胆　樗鸡　芫青各七枚　桃奴　巴豆各二七枚　雷丸　龙牙　白术　胡燕矢　活草子各六分　铁精　赤小豆各二合　芫花　莽草　射罔　乌梅各一分　蛇蜕皮一尺　斑猫七分　（一本有麝香，无白术；《千金翼》有杏仁，无芫花。）

【用法】上药治下筛。每服一刀圭。稍加至二刀圭。

【功用】带之辟百邪。

【主治】一切蛊毒、百疰。

【方论选录】《千金方衍义》：大金牙散专主蛊毒百疰，纯是大辛大烈，以毒攻毒之药。射罔、射干、由跋、鸢尾、芫花、莽草、督邮、长卿、马目毒公专治蛊疰；斑猫、樗鸡、芫青、地胆、蜣螂、干漆专破毒血；巴豆、雷丸、狼毒、狼牙、芒消、大黄、龟甲、鳖甲专攻内结；龙牙、真珠、雄黄、铁精、镜鼻、蛇蜕、蜂房、燕矢、桃奴、桃皮专辟疫邪；犀角、石膏、胆草、栀子、赤小豆专解热毒；鹳骨、羚羊专利筋骨；干姜、桂心、细辛、白术、甘草、升麻、芍药、乌梅专利气血；协辅金牙为荡蛊疰之主帅。

06908 大金牙散（《千金翼》卷二十）

【组成】金牙（烧）　雄黄　丹砂　龙胆　防风　玉支　大黄　曾青　茯苓　桂心　松脂　干姜　乌头（炮，去皮）　斑蝥（去翅足，熬）　亭长　细辛　消石　野葛　大戟　商陆　蛇蜕（熬）　芫青　鹳骨　芫花　附子（炮，去皮）　寒水石　人参　贯众　龙骨　蜀椒（汗，去目，闭口者）　露蜂房（熬）　巴豆（去皮心）　蜥蜴　蜈蚣（炙）　礜石（烧）　天雄　狸骨（炙）　石胆　莽草各等分

【用法】上为散。以绛囊佩带之，男左女右；每服一刀圭，未食以浆水或酒调下。以知为度。

【主治】南方百毒，瘴气疫毒，脚弱肿痛，湿痹，风邪鬼疰。

06909 大金牙散（《圣济总录》卷九十三）

【组成】金牙 曾青（研，飞） 雄黄（研） 大黄（锉，炒） 丹砂（研，飞） 牛黄（研） 凝水石（煅，研） 野葛皮 龙骨 朴消（研） 犀角（镑） 獭肝（切片，炙干） 狸骨（醋，炙） 鹳骨（炙黄）各三分 升麻一两半 附子（去皮脐，生用） 桂（去粗皮） 鬼臼 鬼督邮 黄环青木香 常山 牡蛎（煅，研） 人参 知母（切，焙） 徐长卿各半两 鬼箭羽 桔梗（炒） 代赭石 莽草 蜀漆 当归（切，焙） 白薇 巴豆（去皮心膜，炒，研） 露蜂房各一分 蜀椒四十九粒（去目及闭口，炒出汗） 蜈蚣二条（去足，炙） 芫青（去翅足，炒） 斑蝥（去翅足，炒） 亭长（去翅足，炒）各二十一枚

【用法】上为散，再和研细，勿令秽污触犯。当于净室中，焚香密盖之，勿透气。如传尸骨蒸，殗殜注癖、冷气积聚，每服半钱匕，热汤调下，一日二次，病愈即止。仍以绛囊盛方寸匕带之，辟诸鬼气了如有诸邪病，狂言妄见者，带二、三钱；若中恶心痛、注忤喘满、鼓胀闷乱诸疾，每服四钱匕，米饮调下，吐利为应；若蛇虫毒疮，以津唾调敷之；若瘟疫瘴疠，服如前法；若虫毒，吐出即愈；若卒死中恶，汤调一钱匕，灌下即愈；卒中邪毒，眼戴上视，狂言者，亦用汤化三钱匕，未愈更服。若忽有恶疮肿，以汤和敷之，日一易，愈即止。

【主治】传尸骨蒸、肺痿殗殜；及诸蛊注忤，虫蛇蜂蝎等毒；或恶疮肿瘤，中恶卒心痛，大小便不通，心腹鼓胀，疫疠瘴毒，积癖邪气。

06910 大金花丸（《宣明论》卷四）

【异名】金花丸（《杂病源流犀烛》卷二）、三黄泻心丸（《眼科全书》卷六）。

【组成】黄柏 黄芩 黄连 大黄各半两

【用法】上为末，滴水为丸，如小豆大。每服二三十丸，新汲水送下；小儿丸如麻子大，每服三丸。

【主治】❶《宣明论》：中外诸热，寝汗咬牙，睡语惊悸，溺血淋闭，咳血衄血，瘦弱头痛，并骨蒸、肺痿、喘嗽。❷《杂病源流犀烛》：疹后痨，疹既收没，毒邪犹郁于肌肉间，昼夜发热，渐致发焦肤槁，羸瘦如柴，变成骨蒸痨瘵。

06911 大金花丸

《保命集》卷中。为《宣明论》卷四"栀子金花丸"之异名。见该条。

06912 大金针丸

《圣济总录》卷二十二。为《博济》卷一"金针丸"之异名。见该条。

06913 大金液丹（《普济方》卷二二六引《澹寮》）

【组成】硫黄三斤（水火鼎飞，烁取一斤半） 鹿茸（真蜀地者）十二两 鹿角霜（如上） 大天雄 大川乌 大附子（并真蜀地者）各十二两（炮，去皮脐） 肉苁蓉四斤（真淮者） 川牛膝（真道地者）八两

【用法】上用鹿角胶为丸服。

【主治】大吐大泻，卒暴虚脱，孤阴绝阳

06914 大金粟丸（《幼幼新书》卷二十六引《婴童宝鉴》）

【组成】草龙胆 宣连各一两 芦荟半两 芜荑 巴豆霜 大黄各一分 木香二分

【用法】上为末，用猪胆汁为丸，如粟米大。每服三丸，甘草汤送下。

【主治】疳热。

06915 大金箔丸（《幼幼新书》卷十一引《灵苑方》）

【组成】金银箔各百片 辰砂一两 牛黄 生犀 丁香 沉香 真珠 木香 脑麝 琥珀 硼砂 乌蛇肉（酒炙） 天麻（酒炙） 雄黄 蝎梢 白僵蚕 附子（炮） 天南星（炮） 防风 白附子 甘草（炙）各一钱 香墨半两

【用法】金银箔同水银三分研如泥；余药为细末，再同研，炼蜜为丸，如绿豆大。每服大人五丸，薄荷酒送下；小儿三丸，薄荷汤送下。

【功用】解心胸壅热，消痰坠涎。

【主治】❶《幼幼新书》：一切风及痫。❷《杨氏家藏方》：大人、小儿癫痫，无时发动，口吐涎沫，项背强直，神志昏愦。

06916 大肥儿丸（《疠疡机要》卷下）

【组成】四味肥儿丸加干蟾一两 芜荑五钱

【用法】上为末，猪胆汁或米糊为丸，如黍米大。每服一二十丸，木通汤送下。

【主治】脾疳，饮食少思，肌肉消瘦，肚大颈细，发稀成穗，项间结核，发热作渴，精神倦怠，便出酸臭，爱食泥土；或口鼻头疮；或肚见青筋，啮齿下利，便白五疳。

06917 大肥儿丸（《痘疹传心录》卷十七）

【组成】人参 白术 山药 陈皮 山楂肉 蓬术各一两 茯苓 白芍 川黄连 胡黄连 厚朴 神曲 青皮 泽泻各七钱 槟榔 川芎 肉豆蔻 使君子肉 柴胡 甘草各五钱 五谷虫一两 干蟾头五钱（煅）

【用法】上为末，炼蜜为丸，如弹子大。空心清米汤化下。

【主治】❶《痘疹传心录》：脾虚，疳积泄泻。❷《诚书》：五疳脾虚，泄泻骨蒸。

【备考】《诚书》有地骨皮，无山药。

06918 大油煎散（《杨氏家藏方》卷十五）

【组成】海桐皮 桑白皮（炙） 川乌头（炮，去皮尖） 五加皮 乌药 甘草（炙） 牡丹皮 白芍药 地骨皮 当归（洗，焙） 没药（别研）各等分

【用法】上咬咀。每服三钱，水一盏半，加生姜三片，大枣一枚，滴麻油数点，同煎至八分，去滓温服。

【主治】经候不调，脐腹胀痛，腰腿无力，烦渴潮热，身体拘倦；日渐羸瘦。

06919 大油煎散（《得效》卷十五）

【组成】海桐皮 五加皮 牡丹皮 地骨皮 桑白皮各等分

【用法】上锉散。每服四钱，加生姜三片，大枣一枚，清油数点，水一盏半，同煎，空心温服。

【主治】经候不调，脐腹胀满，腰腿无力，烦渴潮热，身体拘倦，日渐羸瘦。

06920 大泽兰丸（《千金》卷四）

【异名】补益大泽兰丸（《圣惠》卷七十）。

【组成】泽兰二两六铢 藁本 当归 甘草各一两十八铢 紫石英三两 芎䓖 干地黄 柏子仁 五味子各一两半 桂心 石斛 白术一两六铢 白芷 苁蓉 厚朴 防风 薯蓣 茯苓 干姜 禹余粮 细辛 卷柏各一

两 蜀椒 人参 杜仲 牛膝 蛇床子 续断 艾叶 芜黄各十八铢 赤石脂 石膏各二两(一方有枳实十八铢,门冬一两半)

【用法】上为末,炼蜜为丸,如梧桐子大。每服二十丸至四十丸,酒送下。

【主治】妇人虚损及中风余病,疝瘕,阴中冷痛;或头风入脑,寒痹筋挛缓急,血闭无子,面上游风去来,目泪出,多涕唾,忽忽如醉;或胃中冷逆胸中,呕不止,及泄痢淋沥;或五脏六腑寒热不调,心下痞急,邪气咳逆;或漏下赤白,阴中肿痛,胸胁支满;或身体皮肤中涩如麻豆,若痒,痰癖结气;或四肢拘挛,风行周身,骨节疼痛,目眩无所见;或上气恶寒,洒淅如疟;或喉痹鼻齆,风痫癫疾;或月水不通,魂魄不定,饮食无味,并产后内衄。

【加减】久赤白痢,去干地黄、石膏、麦门冬、柏子仁,加大麦蘖、陈曲、龙骨、阿胶、黄连各一两半;有钟乳,加三两,良。

06921 大泽兰丸《圣济总录》卷一五〇

【组成】泽兰(去梗) 当归(切,焙)各二两 细辛(去苗叶) 白术(炒) 人参 桔梗(锉,炒) 防风(去叉) 蜀椒(去目并合口者,炒出汗) 厚朴(去粗皮,生姜汁炙) 白芷 藁本(去苗土) 石膏(碎)各一两半 桂(去粗皮) 干姜(炮) 乌头(炮裂,去皮脐) 芍药 芎藭 白薇 芜黄(炒) 甘草(炙、锉) 柏子仁(研) 吴茱萸(汤浸,焙干,炒)各一两

【用法】上为末,炼蜜为丸,如弹子大。每服半丸,早、晚食前温酒嚼下。死胎不出,儿衣未下,并服一丸至二丸,用瞿麦煎汤送下;腹中疗痛,冷血气刺,经脉不利,用当归煎酒送下;产后中风,伤寒汗不出,用麻黄一分(去节)煎汤,并三服,厚衣盖覆,取微汗;血脏久冷无子,及数堕胎,胎漏血下,以熟干地黄煎酒送下。

【主治】妇人血风劳气,血海虚冷,经候不调,肌肤黄瘦,八风十二痹,带下三十六疾,妊娠胎动不安,或子死腹中,产后诸疾。

06922 大泽泻汤(方出《千金》卷十九,名见《圣济总录》卷五十一)

【组成】柴胡 茯神(《外台》作茯苓) 黄芩 泽泻 升麻 杏仁各一两 磁石四两(碎) 羚羊角一两 地黄 大青 芒消各三两 淡竹叶(切)一升

【用法】上㕮咀。以水一斗,煮取三升,去滓,下芒消,分三服。

【主治】肾热。好怒好忘,耳听无闻,四肢满急,腰背转动强直。

【方论选录】《千金方衍义》:好怒是龙雷激其壮火,原非肾之本病,故用升麻、柴胡升散上盛之气,芒消、泽泻分利下阻之热,地黄、磁石滋肾水而镇虚阳,茯神、竹叶清心神而愈健忘,杏仁、黄芩泄肺窍而通视听,大青、羚羊清肝热而利腰背,并起阳事之萎顿也。

06923 大定风丸《解围元薮》卷三

【组成】南星 白芍 木瓜 官桂 甘草 荆芥 川乌 僵蚕 白芷 牛膝 当归 槟榔 天麻 人参 首乌各一两五钱 羌活 桔梗 独活 白术 防己 全蝎 木香 半夏 厚朴 杜仲 黄芩各二两 陈皮 枳实 麻黄

各三两 白附子 防风各二两五钱 苍术一斤 川乌一两 乳香 没药 沉香 血竭各五钱

【用法】上为末,酒糊为丸,如梧桐子大。每服七十丸,酒送下。

【主治】痛风麻痹,寒湿走注疼痛。

06924 大定风丸《疡医大全》卷二十八

【组成】苍术八两 草乌三两 杏仁 川乌 白芷 半夏各四两

【用法】上药用生姜二斤,葱一斤,取汁拌匀,以姜、葱渣一半铺瓶底,将药铺瓶内,瓶上又将渣一半盖上,埋土内,春五、夏三、秋七、冬九日,取出,晒干为末,外加猴姜、牛膝、红花末各二两,当归、草薢根末各四两,酒糊为丸,如梧桐子大。每服六十丸,茶、酒任下,一日三次。

【主治】痛风,历节风。

06925 大定风珠《温病条辨》卷三

【组成】生白芍六钱 阿胶三钱 生龟版四钱 干地黄六钱 麻仁二钱 五味子二钱 生牡蛎四钱 麦冬(连心)六钱 炙甘草四钱 鸡子黄(生)二枚 鳖甲(生)四钱

【用法】水八杯,煮取三杯,去滓,再入鸡子黄,搅令相得,分三次服。

【功用】❶《中医方剂学讲义》:滋液息风。❷《温病条辨白话解》:滋阴潜阳。

【主治】❶《温病条辨》:热邪久羁,吸烁真阴,或因误表,或因妄攻,神倦瘛疭,脉气虚弱,舌绛苔少,时时欲脱者。❷《谦斋医学讲稿》:肝肾阴血极虚,内风煽动不息,眩晕不能张目,耳鸣,筋惕肉瞤,心慌泛漾。

【宜忌】《中医方剂学讲义》:如阴液虽虚,而邪气犹盛者,非本方所宜。

【加减】喘,加人参;自汗者,加龙骨、人参、小麦;悸者,加茯神、人参、小麦。

【方论选录】❶《温病条辨》:此邪气已去八九,真阴仅存一二之治也。观脉虚苔少可知,故以大队浓浊填阴塞隙,介属潜阳镇定。以鸡子黄一味,从足太阴下安足三阴,上济手三阴,使上下交合,阴得安其位,斯阳可立根基,俾阴阳有眷属一家之义,庶可不致绝脱欤!❷《中医方剂学讲义》:本方从加减复脉汤(炙甘草、干地黄、生白芍、麦冬、阿胶、麻仁)加减而成。方用加减复脉汤甘润存阴,加龟板、鳖甲、牡蛎育阴潜阳;五味子与甘草合用,取其酸甘化阴;鸡子黄为血肉有情之品,可以滋阴液、息风阳。合用以奏酸甘化阴,滋液息风之效。❸《医方发挥》:本方用鸡子黄味甘入脾,镇定中焦,上通心气,下达肾气,阿胶为血肉有情之品,补血滋阴力强,为治血虚之要药,二药合用滋阴以息风,为主药;白芍苦酸微寒,甘草甘平,五味子酸温,三药合用酸甘化阴,滋阴柔肝,生地黄养阴生津,麦门冬养阴润肺,火麻仁质润多脂滋养补虚,上六药皆能加强鸡子黄、阿胶滋阴养液之效,共为辅药;复用龟板、鳖甲、牡蛎等介类育阴潜阳,为佐药;其中甘草又可调和诸药,为使。各药合用,使阴液增,浮阳潜,虚风息,共奏滋阴息风之效。为治疗虚风内动的有效方剂。

【临床报道】❶流行性乙型脑炎后遗症——失语:《中医杂志》[1956,(5):239]患者赵某,四周岁,患流行性乙型

脑炎、后遗失语、意识不清、痴呆、乱跑不安静、吃石头瓦块纸屑、咬人、晚上睡眠惊悸、有时发热、颜面潮红等症。作者认为，久患热性病，势必热邪伤阴，血络燥结，神经失其滋润，以致神经干燥而蠕动，筋脉拘挛，故有乱跑不安静、夜眠惊悸、发热等症状，拟用育阴镇静剂，遂仿定风珠方加减。生杭芍二钱、阿胶一钱、生龟板二钱、生地八分、生牡蛎一钱、麦冬一钱、条沙参一钱、生石决明二钱、菖蒲五分、鸡子黄一枚。将药煎成过滤，待温和鸡子黄顿服。服后睡眠安静，乱跑减少，白天能午睡约一个多小时，再不发烧，后每十天服一剂，服至三剂，除失语外，其他症状逐渐消失，意识较前清醒。服至第六剂，语言完全恢复。❷肝厥：《吴鞠通医案》额氏，二十二岁，除夕日亥时，先是受寒痹痛，医用桂、附等极燥之品，服之大效；医见其效也，以为此人非此不可，用之一年有余，不知温燥与温养不同，可以治病，不可以养身，以致少阴津液被劫无余，厥阴头痛，单巅顶一点痛不可忍，至于窗间有豆大微光即大叫，必室漆黑而后稍安，一日厥去四五次，脉弦细数，按之无力，危急已极。勉与定风珠潜阳育阴，以息肝风。大生地八钱，麻仁四钱，生白芍四钱，生龟板六钱，麦冬（不去心）四钱，生阿胶四钱，生鳖甲六钱，海参二条，生牡蛎六钱，鸡子黄（去渣后，化入搅匀）二枚，甘草（炙）五钱，煮成八杯，去渣，上火煎成四杯，不时频服。服后见小效，加鲍鱼片一两，煮成十杯，去渣，煎至五杯，服如前。上方服二日，厥止，头痛大减，犹畏明，方法如前。服至第四日，腰以上发热，腰以下冰凉，上下浑如两截；身左半有汗，身右半无汗，左右浑如两畔。此症当令其复厥再安则愈。照前方定风珠减半，加青蒿八分，当夜即厥二三次。至第五日，仍照定风珠原方量，服至第八日愈。❸高血压：《中医杂志》[1983，（6）：33]谭某，男，65岁，素嗜饮酒，且禀性刚强，因劳累过度，五天前突然眩仆，前医从虚论治，屡进温补，病情加重。症见面赤颧红，唇干口燥，舌质红，苔薄黄，脉象细数。血压180/90毫米汞柱。此乃肝肾阴亏，五志之火无制。治用滋阴涵阳法，拟大定风珠加味：阿胶10克（烊冲），鸡子黄2枚（冲），白芍15克，干地黄15克，麻仁10克，五味子5克，生牡蛎30克，麦冬10克，炙草5克，鳖甲10克，龟板10克，乌梅10克，蔗汁100毫升（兑服）。上方连服四剂，头目眩晕减半，血压160/80毫米汞柱。再服十二剂，诸证悉除，随访一年未见复发。❹放疗后舌萎缩：《浙江中医杂志》[1985，（6）：275]施某，女，50岁，1982年8月18日诊。因患鼻咽癌，曾在医院作放射治疗，治后病情稳定，但出现舌僵硬、左歪、痿缩，感觉基本消失，言语不清，吞咽障碍，不能饮食，脉象弦细，按之无力，舌薄红少苔。此属热伤阴分，津液被劫，舌体失荣，予大定风珠。五剂后舌较柔和，言语略清，能进稀粥，连服十七剂，言语基本清楚，能进粥及软饭。❺产后郁冒自汗：《吴鞠通医案》王氏，郁冒，自汗出，大便难，产后三大症俱备。因血虚极而身热发厥，六脉散大。俗云产后惊风，不知皆内症也。断断不可误认外感症，议崇摄真阴法。大生地六钱，麦冬（不去心）三钱，白芍二钱（炒），生龟版五钱，阿胶三钱，五味子（制）一钱，生牡蛎三钱，鲍鱼三钱，炙甘草一钱，鸡子黄二枚（去渣后搅入，上火二三沸），海参二条，煮三杯，分三次服。❻顽固性荨麻疹：《中国民间疗法》[2000，（8）：30]用本方治疗顽

固性荨麻疹患者31例，结果：服药10天治愈8例；服药14天治愈23例，随访2年仅1例因饮酒、嗜辛辣较重而复发。❼肝纤维化：《中医杂志》[2002，（7）：520]用大定风珠治疗慢性乙型肝炎纤维化56例，随即分为大定风珠组30例和秋水仙碱对照组26例，结果：本方能降低血清肝纤维化指标，有抗肝纤维化作用。

06926 大定心丸（《外台》卷十五引《深师方》）

【组成】人参 桂心各三两 白术 防己 茯苓 干姜 防风 大黄 茯神 桔梗 白薇各一两 牛膝十铢 远志二两（去心） 银屑六铢 （一方无牛膝，有吴萸一两，银屑十铢）

【用法】上药治下筛，炼蜜为丸，如梧桐子大。每次五丸，食前服，一日三次。不知，稍稍增之。

【主治】恍惚惊悸，心神不宁，或风邪因虚加脏，语言喜忘，胸胁满，不得饮食。

【宜忌】忌生葱、酢物、猪肉、桃李、雀肉等。

06927 大定心汤（《千金》卷十四）

【组成】人参 茯苓 茯神 远志 龙骨 干姜 当归 甘草 白术 芍药 桂心 紫菀 防风 赤石脂各二两 大枣二十枚

【用法】上㕮咀。以水一斗二升，煮取二升半，分五服，日三夜二。

【主治】心气虚悸，恍惚多忘，或梦寤惊魇，志少不足。

【方论选录】《千金方衍义》：本方即于小定心汤中加白术以理中气，辅桂心以和营血，更须龙骨、赤脂以镇心肝之怯，其余茯神、防风、当归、紫菀则又桂心、茯苓、芍药、大枣之佐也。

06928 大定心散（《圣惠》卷四）

【组成】人参（去芦头） 茯神 熟干地黄 远志（去心） 龙齿 白术 琥珀 白芍药 紫菀（净，去苗土） 防风（去芦头） 赤石脂各一两 柏子仁三分 甘草半两（炙微赤，锉）

【用法】上为散。每服四钱，以水一中盏，加大枣三枚，煎至六分，去滓，不拘时候温服。

【主治】心风惊悸，恍惚多忘，或梦寐惊魇。

06929 大定志丸（《圣济总录》卷四十三）

【组成】消石一两 丹砂一分 白茯苓（去黑皮） 人参各二两

【用法】上为末，粟米饭为丸，如弹丸大。每服一丸，沙糖新汲水调下。

【主治】心脏实热，狂言妄语，心神不宁。

06930 大建中汤（《金匮》卷上）

【异名】三物大建中汤（《张氏医通》卷十六）。

【组成】蜀椒二合（去汗） 干姜四两 人参二两

【用法】以水四升，煎取二升，去滓，纳胶饴一升，微火煮取一升半，分温再服。如一炊顷，可饮粥二升，后更服。当一日食糜，温覆之。

【功用】❶《医方论》：补心脾，祛寒气。❷《中医方剂学讲义》：温中补虚，降逆止痛。

【主治】中阳虚衰，阴寒内盛，或蛔虫为患，脘腹寒痛，呕不能食，腹皮高起，出现头足状包块，痛而拒按，或腹中漉漉有声，舌苔白滑，脉细紧，甚则肢厥脉伏。

❶《金匮》：心胸中大寒痛，呕不能饮食，腹中寒，上冲皮起，出见有头足，上下痛而不可触近。❷《千金》：饮食下咽，自知偏从一面下流，有声决决然。❸《金匮要略心典》：心腹寒痛，呕不能食，腹中虫物乘之而动。❹《医部全录》：阴黄。❺《金鉴》：厥逆，脉伏。❻《金匮要略今释》引《类聚方广义》：寒饮升降，心腹剧痛而呕；疝瘕腹中痛者；又治挟蛔虫者。

【宜忌】《医方发挥》：实热内结，湿热积滞，阴虚血热等腹痛忌用。

【方论选录】❶《医方集解》：此足太阴阳明方也。蜀椒辛热，入肺散寒，入脾暖胃，入肾命补火；干姜辛热通心，助阳逐冷散逆；人参甘温，大补脾肺之气；饴糖甘能补土，缓可和中。盖人之一身，以中气为主，用辛辣甘热之药，温健其中脏，以大祛下焦之阴，而复其上焦之阳也。❷《千金方衍义》：虚寒积聚之治，此方最力，故《千金》效《金匮》用之。其方中人参辅椒、姜温散之法，人皆得之。至于胶饴为助满之首列，而反用以治病呕不能食，是专用助满之味，引领椒、姜、人参为泄满之通使。❸《医方论》：非人参不能大补心脾，非姜、椒不能大祛寒气，故曰大建中。又有饴糖之甘缓以杀姜、椒之辛燥。非圣于医者，不辨有此。❹《金匮要略释义》：《本草经》谓蜀椒主邪气，温中，逐痹痛，下气。夫大寒乃邪气也。心胸中大寒痛，呕而不能食，法当温中。寒气上冲皮起，出见有头足，又宜下气，故舍蜀椒莫与。从而可知中不受温，痛痹之不必下气者，则非蜀椒所宜矣。干姜亦温中之品，此证沉寒痼冷之在中者，性动而猖，其势向上，因用蜀椒复佐以干姜，镇以静而抑之使平。有谓附子驱寒止痛，何以舍而不用？曰：夫向上者，阴中有阳，实中有虚，何则？呕为实而有火之证，呕而不能饮食，中气大伤，自不得以附子攻也。爰用人参、饴糖补其虚乏。方名大建中汤者，宜矣。

【临床报道】❶腹痛呕吐：《环溪草堂医案》腹中痛甚则有块，平则无形，每每呕吐酸水。此属中虚，阳气不运。当与大建中汤。党参、蜀椒、干姜、金橘饼。❷蛔虫性肠梗阻：《金匮要略浅述》杨某，男，6岁。患蛔虫性肠梗阻，脐腹绞痛，呕吐不能食，呕出蛔虫一条。患儿面色萎黄有虫斑，身体瘦弱，手脚清冷，按其腹部有一肿块如绳团状，舌苔薄白，脉沉细。此中气虚寒，蛔虫内阻。治以温中散寒，祛虫止痛，用大建中汤。西党10克、川椒3克、干姜3克、饴糖30克，加槟榔10克、使君子10克，嘱服2剂。因患儿哭闹不休，进城买药缓不济急，乃先用青葱、老姜切碎捣烂，加胡椒末拌匀，白酒炒热，布包揉熨腹部，冷则加热再熨。肠鸣转气，腹痛渐减。药买到后急煎成汤，分小量多次服，一剂呕吐已止，再剂腹痛消失，并排出蛔虫一百多条。❸嗜睡：《新中医》[1986，(5)：50]刘某，女，18岁。患病半年。起初胸脘闷痛，渐次困顿喜卧，多眠睡。近一月余来，无论上课或进餐行路时均不自主地入睡，以致辍学。神经科诊断为"发作性睡病"。刻诊精神困顿、时时入睡、呼之蒙昧、胸腹时时窜痛，余无所苦。舌质淡，苔白润，脉沉缓。此乃脾胃阳衰，中焦寒甚，阳为阴困，不得舒展，阳入于阴则寐；中阳虚衰，阴寒之气攻冲则胸腹窜痛。治拟温中健脾，大健中阳。人参、蜀椒各9克，干姜12克，饴糖30克，水煎服。服药五剂后，胸腹窜痛消失，嗜睡渐减，舌质淡，苔薄

白，脉沉缓。原方继进五剂，嗜睡大减，精神振作，舌质淡，苔薄，脉沉。更以原法加减服药十余剂，诸恙悉平。半年后随访无复发。

【现代研究】❶对脾阳虚大鼠血栓素 B_2（TXB_2）及 6- 酮前列腺素 1α（6-Keto-PFG$_1\alpha$）的影响：《江苏中医药》[2003，24(2)：49]研究结果表明大建中汤能调节大鼠血浆 TXB_2、6-Keto-PFG$_1\alpha$ 水平，且存在明显量效关系，从而改善胃肠系统微循环灌注，迅速清除和缓冲对上皮屏障具有损伤作用的代谢产物，促进损伤黏膜和萎缩腺体的再生和修复，保护胃肠黏膜不受致病因子的损害。临床观察已证实大建中汤具有缓解虚寒型腹痛的作用，推测可能亦与该方能扩张血管，解除病变部位的血管痉挛，改善血液微循环，促进溃疡愈合，恢复胃黏膜屏障功能有关。❷对人血浆3种脑肠肽的影响：《国外医学中医中药分册》[2000，(5)：294]该方能使胃泌素水平短暂升高，不能改变促生长素抑制素水平，大建中汤的药理作用与人血浆中促胃动素 Is 水平的变化密切相关。

06931 大建中汤（《外台》卷十七引《深师方》）

【异名】八味大建中汤（《景岳全书》卷五十三）。

【组成】黄耆四两　人参二两　大枣二十枚（擘）　当归二两　桂心六两　生姜一斤　半夏一升（洗）　芍药四两　附子一两（炮）　甘草二两（炙）

【用法】上切。以水一斗二升，煮取四升，分四次食前服。

【功用】补中益气。

【主治】虚劳气血俱虚，腹中拘急或疼痛，喜温喜按，呼吸气短，动则汗出，手足不温，及阴证发斑。

❶《外台》引《深师方》：内虚绝，里急少气，手足厥逆，少腹挛急；或腹满弦急，不能食，起即微汗出，阴缩；或腹中寒痛，不堪劳苦，唇口舌干，精自出；或手足乍寒乍热，而烦苦酸疼，不能久立，多梦寤。❷《丹溪心法》：阴证发斑。无根失守之火，聚于胸中，上独熏肺，传于皮肤，胸背、手足发斑，稀少而微红，如蚊、蚋、虱、蚤咬形状。❸《卫生宝鉴·补遗》：发黄。❹《兰台轨范》：兼治下焦虚寒之证。

【宜忌】忌海藻、菘菜、生葱、猪、羊肉、饧、冷水等。

【方论选录】《伤寒温疫条辨》：方中参、耆所以补中，夏、草所以调中，以此皆脾胃药也；复有归、芍之和血，则外溢之斑，流而不滞；又有桂、附之温中，则失守之火，引而归原。此中营之帜一端，而失位之师，各就其列也。是方也，以参、耆、桂、附而治斑，犹兵法之变者也。

06932 大建中汤（《千金》卷十九）

【组成】甘草二两　人参三两　半夏一升　生姜一斤　蜀椒二合　饴糖八两

【用法】上㕮咀。以水一斗，煮取三升，去滓，纳糖消，服七合。

【主治】虚劳寒澼，饮在胁下，决决有声，饮已如从一边下，有头并冲皮起，引两乳内痛，里急，善梦失精，气短，目晌晌，忽忽多忘。

【加减】里急拘引，加芍药、桂心各三两；手足厥，腰背冷，加附子一枚；劳者，加黄耆一两。

【方论选录】《千金方衍义》：此本《金匮》三物大建中

汤,于中除去干姜之守中,易入生姜以散表,更加半夏以运痰,甘草缓急。药虽小变而大义不殊。

06933 大建中汤(《千金》卷十九)

【异名】大建中黄耆汤(《圣济总录》卷九十一)。

【组成】饴糖半斤 黄耆 远志 当归 泽泻各三两 芍药 人参 龙骨 甘草各二两 生姜八两 大枣二十枚

【用法】上咬咀。以水一斗,煮取二升半,汤成纳糖令烊,一服八合,消息又一服。

【主治】五劳七伤。小腹急,脐下彭亨,两胁胀满,腰脊相引,鼻口干燥,目暗眈眈,愦愦不乐,胸中气逆,不下食饮,茎中策策痛,小便黄赤,尿有余沥,梦与鬼神交通,失精,惊恐虚乏。

06934 大建中汤(《圣济总录》卷五十)

【组成】干姜(炮裂)一两半 芍药 甘草(炙,锉) 桂(去粗皮)各一两

【用法】上为粗末。每服二钱匕,加大枣三枚(去核),饧一块,水一盏,煎至七分,去滓,空腹温服,一日三次。

【主治】大肠虚。

06935 大建中汤(《宣明论》卷一)

【异名】大建中黄耆汤(《普济方》卷二一七引《究原方》)、黄耆建中汤(《普济方》卷二一八)。

【组成】黄耆 远志(去心) 当归 泽泻各三两 芍药 人参 龙骨 甘草(炙)各二两

【用法】上为末。每服三钱,水一盏,加生姜五片,煎至八分,去滓温服,不拘时候。

【主治】房事过度,气血俱亏,精关不固,少腹急痛,尿频尿精,虚热,自汗或盗汗,形体羸瘦。

❶《宣明论》:蛊病,小腹急痛,便溺失精,溲而出白液。❷《普济方》引《十便良方》:思虑太过,心气耗弱,阳气流散,精神不收,阴无所使,热自腹中,或从背膂,渐渐蒸热,日间小剧,至夜渐退,或寐而汗出,小便或赤或白或浊,甚则频数尿精,夜梦鬼交,日渐羸瘦。❸《普济方》引《究原方》:虚热盗汗,四肢倦怠,百节烦疼,口苦舌涩,心怔短气。

06936 大建中汤(《女科百问》卷上)

【组成】白芍六两 黄耆 远志 当归 泽泻各三两 龙骨 人参 甘草(炙)各二两 吴术一分

【用法】上为粗末。每服五钱,水二盏,加生姜三片,大枣一枚(擘破),入饧少许,煎一盏,食前温服。

【主治】热自腹中,或从背膂,渐渐蒸热,或寐而汗,日渐羸瘦。

06937 大建中汤(《济生》卷一)

【组成】黄耆(去芦) 附子(炮,去皮脐) 鹿茸(酒蒸) 地骨皮(去木) 续断 石斛(去根) 人参 川芎 当归(去芦,酒浸) 白芍药 小草各一两 甘草(炙)半两

【用法】上咬咀。每服四钱,水一盏半,加生姜五片,煎至七分,去滓温服,不拘时候。

【主治】诸虚不足,小腹急痛,胁肋䐜胀,骨肉酸痛,短气喘咄,痰多咳嗽,潮热多汗,心下惊悸,腰背强痛,多卧少气。

【加减】咳嗽者,加款冬花;咳血者,加阿胶;便精遗泄

者,加龙骨;怔忡者,加茯神。

06938 大建中汤(《普济方》卷二一七引《定斋未病方》)

【组成】苁蓉(酒浸一夕) 肉桂 白芍药 甘草 人参 茯苓 鹿茸(蜜炙) 龙骨(煅)各等分

【用法】加生姜、大枣,水煎服。

【功用】滋气养血,充益五脏。

06939 大建中汤(《医方类聚》卷一五〇引《管见大全良方》)

【组成】人参(去芦) 粉草(炙)各二两 龙齿(研) 当归(酒洗,去芦) 酸枣仁(去皮) 黄耆(去芦)各三两 白芍药四两 远志(去心) 白茯苓(去皮) 石莲肉(去心) 泽泻各一两半

【用法】上为粗末。每服三钱,水一盏,加生姜三片,大枣二枚,煎至七分,去滓,入饧少许,再煎溶,空心温服,一日二次。

【主治】思虑太过,心气耗弱,阳气流散,精神不收,阴无所归,小便或赤或白,甚则尿精滑数,夜梦鬼交,或睡而汗出,日渐瘦悴,或生虚热,六脉虚弱,或大而软,按之不应。

06940 大建中汤

《证治要诀类方》卷一。为《局方》卷五(宝庆新增方)"十四味建中汤"之异名。见该条。

06941 大建中汤(《临证指南医案》卷一)

【组成】人参 桂心 归身 川椒 茯苓 炙草 白芍 饴糖 南枣

【主治】❶《临证指南医案》:劳伤阳气,不肯复元,清阳凋丧,闪气疼痛,脘中痞结,经和补调理,右脉濡,来去涩者。❷《医学从众录》:虚劳腹痛。

【备考】本方方名,《医学从众录》引作"加减大建中汤"。

06942 大建中散

《普济方》卷二一七。为《圣惠》卷二十七"建中散"之异名。见该条。

06943 大建脾丸(《杨氏家藏方》卷六)

【组成】肉桂(去粗皮) 厚朴(去粗皮,细锉,用生姜一两研烂,同淹一宿,炒令香熟) 干姜(炮) 甘草(炙)各一两 肉豆蔻(面裹煨熟) 附子(炮,去皮脐) 丁香 胡椒 木香 荜茇 神曲(炒) 白茯苓(去皮) 白术 麦蘖(炒) 人参(去芦头) 白豆蔻各半两 诃子(煨,去核)二钱半

【用法】上为细末,炼蜜为丸,每一两作十丸。每服一丸,细嚼,温米饮送下,食前服。

【功用】调中养气,和胃健脾。

【主治】中焦积寒,胸膈有痞,呕逆恶心,腹胁疼痛,脏腑虚滑,饮食多伤,困倦少力,肢体怠惰。

06944 大建脾汤(《治痢捷要新书》)

【组成】人参 茯苓 白术各二钱 枳实 当归 山楂 谷芽各一钱半 陈皮 豆蔻各一钱 青皮 木香 姜连各七分

【用法】加生姜、大枣,水煎服;加十倍荷叶,粥为丸亦可。

【功用】健脾胃,滋谷气,除湿热,宽胸膈,去膨胀。

06945 大建脾散(《百一》卷二)

【组成】荜澄茄 干姜 白豆蔻 丁香各半两 白茯

苓　甘草　肉豆蔻　青皮　半夏（姜制一宿）　茴香　缩砂仁　厚朴（姜制一宿）　神曲　陈皮　檀香各一两　草乌（炮，去皮脐尖）　附子（炮，去皮脐）　草果仁各二两　白术四两

【用法】上为细末。每服二钱，水一盏半，加生姜七片，大枣一枚，煎至七分，去滓，食前服。

【主治】《永类钤方》：脾胃虚寒，不进饮食。

06946 大降气汤《杨氏家藏方》卷八）

【组成】紫苏子（微炒）　川芎　细辛（去叶土）　前胡　当归（洗，焙）　厚朴（去粗皮，生姜制）　桔梗（去芦头）　白茯苓（去皮）　半夏曲（炙）　陈橘皮（去白）　肉桂（去粗皮）　甘草（炙）各等分

【用法】上㕮咀。每服二钱，水一大盏，加生姜五片、紫苏五叶，煎至八分，去滓，空心、食前热服。

【主治】上盛下虚，膈壅涎实，咽干不利，咳嗽喘粗，腹胁满闷。

06947 大承气汤（《伤寒论》）

【异名】小承气汤（《理伤续断方》）。

【组成】大黄四两（酒洗）　厚朴半斤（炙，去皮）　枳实五枚（炙）　芒消三合

【用法】以水一斗，先煮二物，取五升，去滓；纳大黄，更煮取二升，去滓；纳芒消，更上微火一二沸，分温再服。得下，余勿服。

【功用】峻下热结。

❶《医方集解》：急下救阴。❷《温病条辨》：通胃结，救胃阴。❸《金匮要略浅注》：泻阳明之燥气而救其津液，清少阴之热气而复其元阴。❹《医方论》：荡涤三焦之坚实。❺《中医方剂学讲义》：峻泻热结。

【主治】伤寒、温病或瘟疫阳明府实。身热，大便秘结，频转矢气，胸脘痞满，腹部胀痛拒按，甚或潮热谵语，舌苔焦黄而厚，甚或起刺，或焦黑燥裂，脉象沉实或弦数，甚或沉迟；或热结旁流，下利清水臭秽，脐腹疼痛，按之坚实，口舌干燥者；或热厥、痉病，神志昏迷而见阳明热实者。现用于急性单纯性肠梗阻、急性菌痢等属里实热证者。

❶《伤寒论》：阳明病，脉迟，虽汗出不恶寒者，其身必重，短气、腹满而喘，有潮热，手足濈然汗出者；阴明病，潮热，大便微硬者；伤寒若吐、若下后不解，不大便五、六日，上至十余日，日晡所发潮热，不恶寒，独语如见鬼状者；阳明病，谵语有潮热，反不能食者；二阳并病，太阳证罢，但发潮热，手足漐漐汗出，大便难而谵语者；阳明病，下之，心中懊侬而烦，胃中有燥屎者；病人烦热，汗出则解，又如疟状，日晡所发热，属阳明，脉实者；大下后，六七日不大便，烦不解，腹满痛者；病人小便不利，大便乍难乍易，时有微热，喘冒不能卧，有燥屎；伤寒六七日，目中不了了，睛不和，无表里证，大便难，身微热者。阳明病，发热汗多者；发汗不解，腹满痛者；腹满不减，减不足言；脉滑而数，有宿食；少阴病，得之二三日，口燥咽干者；少阴病，自利清水，色纯青，心下必痛，口干燥者；少阴病，六七日，腹胀不大便者。❷《金匮》：痉为病，胸满口噤，卧不着席，脚挛急，必齘齿；下利不欲食者，有宿食。❸《理伤续断方》：男子伤重，瘀血不散，腹肚膨胀，大小便不通，上攻心腹，闷乱至死者。❹《瘟疫论》：瘟疫伏邪传胃，烦躁发热，通舌变黑生刺，鼻如烟煤，此邪最重，复瘀到胃。❺《温病条辨》：阳明温病，面目俱赤，肢厥，甚者通体皆厥，不瘛疭，但神昏，不大便，七八日以外，小便赤，脉沉伏，或并脉亦厥，胸腹满坚，甚则拒按，喜凉饮者。

【宜忌】里实虽具，外证未解，脾胃虚寒，肾阳不足及孕妇均忌用。❶《伤寒论》：伤寒呕多，虽有阳明证，不可攻之；阳明病，心下硬满者，不可攻之；阳明病，面合色赤，不可攻之；阳明病，脉迟，若汗多，发热恶寒者，外未解也，其热不潮，未可与承气汤；阳明病，潮热，大便不硬者，不可与之。❷《伤寒论今释》：肠窒扶斯（肠伤寒）将出血穿孔时，亦腹痛拒按；腹膜炎附子粳米汤证，痛至手不可近，皆禁下。❸《古方临床之运用》：病初起即便溏而体力衰弱者，则不得妄用本方。❹《医方发挥》：孕妇禁用。

【方论选录】❶《医方考》：伤寒阳邪入里，痞、满、燥、实、坚全具者，急以此方主之。厚朴苦温以去痞，枳实苦寒以泄满，芒消咸寒以润燥软坚，大黄苦寒以泄实去热。❷《金鉴》：诸积热结于里而成痞、满、燥、实者，均以大承气汤下之也。满者，胸胁满急膜胀，故用厚朴以消气壅；痞者，心下痞塞硬坚，故用枳实以破气结；燥者，肠中燥屎干结，故用芒消润燥软坚；实者，腹痛大便不通，故用大黄攻积泻热。然必审四证之轻重，四药之多少，适其宜，始可与之，若邪重剂轻，则邪气不服；邪轻剂重，则正气转伤，不可不慎也。❸《金鉴》：诸病皆因于气，秽物之不去，由气之不顺也，故攻积之剂，必用气分之药，故以承气名；汤分大小，有二义焉。厚朴倍大黄，是气药为君，味多性猛，制大其服，欲令大泄下也；大黄倍厚朴，是气药为臣，味少性缓，制小其服，欲微和胃气也。煎法更有妙义，大承气汤之先后作三次煎者，何哉？盖生者气锐而先行，熟者气钝而和缓，欲使芒消先化燥屎，大黄继通地道，而后枳朴除其痞满也。❹《本经疏证》：柯韵伯云：厚朴倍大黄为大承气，大黄倍厚朴为小承气，是承气者在枳、朴，应不在大黄矣。曰：此说亦颇有理。但调胃承气不用枳、朴，亦名承气，则不可通耳！三承气汤中有用枳、朴者，有不用枳、朴者；有用芒消者，有不用芒消者；有用甘草者，有不用甘草者，唯大黄则无不用，是承气之名，固当属之大黄。况厚朴三物汤，即小承气汤，厚朴分数且倍于大黄，而命名反不加承气字，犹不可见承气不在枳、朴乎！

【临床报道】❶阳明热实：《经方实验录》江阴街吴姓妇人，病起已六七日，壮热，头汗出，脉大，便闭七日未行，满头剧痛，不言语，眼胀，瞳神不能瞬，人过其前，亦不能辨，证颇危重。余曰：目中不了了，睛不如，燥热上冲，此阳明三急下之第一证也。不速治，病不可为矣。于是遂书大承气汤方与之：大黄四钱，枳实三钱，川朴一钱，芒消三钱。并嘱其家人速煎服之，竟一剂而愈。❷阳明府实，热深厥深：《卫生宝鉴》南省参议官常德甫，至元甲戌三月间，路感伤寒证，迁延数日，病不瘥。予诊得六脉沉数，外症却身凉，四肢厥逆，发斑微紫，见于皮肤，唇及齿龈破裂无色，咽干声哑，默默欲眠，目不能闭，精神郁冒，反侧不安。此证乃热深厥深，其证最急。此因平时积热于内，已燥津液，又兼发汗过多，津液重竭，因转属阳明。急以大承气汤下之，得更衣，再用黄连解毒汤，病减大半，复与黄连犀角汤，数日而安。❸妇人伤寒阳明壅实：《伤寒论直解》一妇人患伤

寒九日，发狂面白，谵语不识人，循衣摸床，口目𥇦动，肌肉抽搐，遍身手足尽冷，六脉皆脱，聆听其声重而长。此阳明壅实，热郁于内，故令脉迟不通，非脉脱。即作大承气汤，启齿而下。夜间即解黑便半床，次晨脉出身热，人事亦知。

❹ 手术后腹部胀痛：《新医学》[1975，(4)：212]陈某，男，35 岁。急性坏疽性阑尾炎切除术后三天，出现肠梗阻症。腹部胀满，阵发性疼痛，饮食不下，大便秘结，肠鸣亢进，下腹部胀痛，以左下侧为甚，脉弦数，苔黄干厚。辨证属里实热，气血郁滞，宜攻里通下。投以大承气汤加黄芩，一剂，服后半小时呕吐，乃改用大承气汤灌汤，注入后不久，排出多量大便，症状减轻，次日再灌肠一剂，大便通畅，症状消失，恢复饮食。《新医药学杂志》[1977，(2)：31]以本方加味，治疗腹部手术后胀气者 98 例。结果：94 例有效，有效率 95.92%。❺ 急性痢疾：《中医教学》[1977，(2)：28]丁某，男，47 岁。夏日炎暑，腹中绞痛，下痢红白，红多白少，里急后重，一夜之间大便 30 多次。形体壮实，面色潮红，兼见垢腻，渴喜冷饮，小便短赤，口唇干红，舌边尖俱红，舌苔黄厚，六脉滑数有力。拟"通因通用"法为治。投大承气汤，清泻肠胃实热。方用大黄 15 克，厚朴 9 克，枳实 9 克，元明粉 12 克（冲服）。水煎分二次服完。一剂病减，再剂诸症均退，改用葛根黄芩黄连汤善后，诸症消失，恢复健康。❻ 顽固性便秘：《实用中医内科杂志》[2008，(3)：53]用本方保留灌肠治疗顽固性便秘 76 例，结果：治愈率 78.95%，好转率为 19.73%；总有效率为 98.68%。❼ 慢性肾衰竭：《中国民族民间医药杂志》[2004，(11)：85]用本方保留灌汤治疗早期慢性肾衰竭（CRF）38 例，对照组予西药对症治疗 38 例。结果：治疗组痊愈率、显效率分别为 31%，65%，总有效率 96%；与对照组比较，差异有显著性意义（P<0.05）。❽ 急性胆源性胰腺炎：《陕西中医》[2003，(1)：39]用本方治疗急性胆源性胰腺炎 72 例，结果：痊愈 53 例，好转 14 例，无效 5 例，总有效率为 93.1%。

【现代研究】❶ 泻下作用：《天津医药杂志》[1965，(10)：790]根据动物实验结果，大承气汤经口投药后，有明显增加消化道推进运动的作用，在投药后 10 分钟，作用就很明显。此外，还有明显增加肠容积的作用。实验表明，大承气汤的泻下作用，是通过肠壁的纵肌和环肌的收缩增强和肠腔容积增加来完成的。在肠内注入大承气汤后，原来安静的肠管，立即开始收缩和蠕动，同时肠容积急骤的增加，使肠腔处于充盈状态，由于运动和肠腔容积的增加，推进肠管运动不断前进，故使套叠的肠管得以迅速还纳。实验还表明，本方对肠管的作用，以局部作用为主，静脉注射或切断迷走神经，既不能使肠套叠加速还纳，亦不能干扰其对肠管的局部作用。❷ 大黄煎法：《哈尔滨中医》[1964，(6)：27]大黄在不同煎煮条件下，所含的蒽醌甙成份有所变化：生药在加热水煮过程中，其结合状态蒽醌甙是不稳定的，随着温度的增高和时间的延长，逐渐减低其含量。大承气汤的大黄是后下法，所测得的大黄蒽醌甙总量较高，尤以结合状态成份保留的多，而鞣质的煎出率较低。调胃承气汤测定的蒽醌甙含量较低，而鞣质的煎出率稍高。由于大黄的蒽醌甙是泻下成份，鞣质是收敛成份，两者关系至为密切，直接影响临床疗效。先煎法要比后下法的泻下程度缓和些，轻些，可能

是这方面的原因之一。❸ 保护线粒体的实验研究：《中药药理与临床》[1999，(4)：7]实验表明大承气汤能够拮抗内毒素所诱导的脂质过氧化损伤，保护肝线粒体，减轻内毒素对机体的损害。❹ 对促进胆道术后肠功能恢复：《中国中西医结合外科杂志》[1999，(12)：360]对 60 例择期胆道手术病人，于术后早期分别采用大承气汤肛滴，研究表明：大承气汤肛滴对促进术后肠功能恢复具有良好作用，其作用机理与 MOT 有关。❺ 对多器官功能障碍症（MODS）时肠道细菌微生态学的影响：《中国微生态学杂志》[2007，(2)：133]MODS 时大鼠肠道细菌微生态出现明显变化，发生肠源性内毒素血症和细菌易位。大承气汤可以调整肠道菌群，恢复肠道微生态平衡，增加机体定植抗力，防治细菌易位和内毒素血症。❻ 对大鼠结肠手术后肠蠕动的恢复：《江苏中医药》[2004，(5)：53]研究表明大承气汤能促进结肠手术后大鼠的肠蠕动，表现为在肠蠕动功能恢复后能进一步加速其运动，其作用机制可能并不是通过促进胃动素的释放增加。❼ 对胃肠激素的分泌及其促胃肠运动：《河南中医学院学报》[2008，5：19]里实热证大鼠胃肠组织中血浆胃动素（MTL），碱性肠肽（VIP）含量改变可能与其胃肠运动减弱有关，大承气汤能调节正常大鼠和里实热证模型大鼠胃肠激素的分泌，与其促进胃肠运动有一定关系。

06948 大承气汤

《理伤续断方》。为原书"大成汤"之异名。见该条。

06949 大承气汤（《石室秘录》卷二）

【组成】大黄三钱 芒消 厚朴 柴胡 黄芩 甘草各一钱

【主治】邪气夹食，存于大肠，火气炎蒸，夹食作祟，痛而手不可按。

【方论选录】此方之妙，全在用大黄、芒消二味。盖大黄性凉而散，又走而不守；芒消性更紧于大黄；辅之黄芩，则相济有功；尤妙在用柴胡，以舒其肝经之邪气；又佐以厚朴之祛荡。若邪甚者，或再加枳实，尤易成功，此堕之又一法也。

06950 大枳壳丸（《御药院方》卷四）

【组成】枳壳（麸炒，去瓤） 茯苓（去皮） 白术 厚朴（去粗皮，生姜制） 半夏（汤洗七次） 人参（去芦头） 木香 青橘皮 陈橘皮（二味各汤浸，去瓤，焙干，称） 京三棱 蓬莪术（二味煨香熟） 槟榔 神曲（炒黄） 麦蘖（微炒）各一两 干生姜半两 牵牛（拣净，微炒） 大黄（锦纹者）各二两

【用法】上为细末，生姜汁、面糊为丸，如梧桐子大。每服一百丸，饮食后生姜汤送下。

【主治】一切酒食所伤，胸膈痞闷，胁肋胀满，心腹疼痛，饮食不消，痰逆呕吐，噫醋吞酸，饮食迟化。

【备考】《丹溪心法附余》引本方有枳实，名"木香枳壳丸"。

06951 大胡连丸（《医学入门》卷七）

【组成】胡黄连 银柴胡 黄芩 当归 白芍 茯苓 陈皮 熟地 知母各一两 人参 白术 川芎 桔梗 甘草 地骨皮 半夏 秦艽各八钱 黄耆一两二钱 黄柏 五味子各一两半 牛黄二钱 犀角二钱

【用法】上为末，炼蜜为丸，如梧桐子大。每服六七十丸，茶清送下。

【主治】传尸痨热，面红咳嗽。

06952 大胡连丸《不居集》上集卷三十）

【组成】胡连 黄连 苦楝子各一两 芜荑五钱 干蟾头（研）一分 麝香一钱 青黛一钱五分 芦荟一分

【用法】上先用前四味，猪胆汁和为剂，每一丸如胡桃大，入巴豆仁一枚置其中，用油单纸一重裹之，同米一升许，蒸米熟为度，入后四味，少入面糊为丸，如麻子大。每服十丸或十五丸，清米饮送下。

【功用】杀虫，进饮食。

【主治】一切惊疳，腹胀虫动，好吃泥土生米，不思饮食，多唾吼哽，脏腑或泻或秘，肌肤黄瘦，饮水，五心烦热；兼治疮癣。

06953 大胡麻散《医统》卷五十五）

【组成】胡麻子二两 苦参 荆芥 何首乌 威灵仙 防风 石菖蒲 牛蒡子 菊花 蔓荆子 白蒺藜 甘草各七钱

【用法】上为细末。每服二钱，薄荷汤调下。助以热葱汤出汗。

【主治】风热瘾疹瘙痒。

06954 大荆芥方《普济方》卷二八八）

【组成】大荆芥根（洗净，细切，烂研。一云加些少米醋同研，即荆芥易烂）不拘多少

【用法】加小粉和匀。用药一粟许，点于疮头，少顷再点，便觉肉地软；或随疮大小，涂敷疮上，其冷如冰，留口如一围大，才干又换，其口渐小，以口溃为度。

【功用】初发者能消散，已成肿者无不取效。

【主治】痈疽、发背、脑疽等，不问有头无头，但要肿起知痛。

【备考】一云，大荆芥即大蓟。

06955 大荆芥散《陈素庵妇科补解》卷一）

【组成】荆芥（炒黑）三钱 黑小豆（炒，研）半升 当归（姜汁拌炒）三钱 红花一钱 乌药一钱 泽兰一钱

【用法】水两碗，酒小半盏同煎，空心服。

【主治】妇人经正行，因天暑畏热，浴时受风，风从胞门而入，与产后受风无异，头面四肢发肿，项强颈急，脊背痛，身体壮热，状类伤寒。

【方论选录】荆芥、黑豆炒黑治产后中风，为上品之药；经行受风用之，再加当归、红花行血，乌药行气，泽兰辛香散血中伏风，膈上结气，故用以为佐。

06956 大荜茇丸《鸡峰》卷十二）

【组成】荜茇 神曲 附子 白豆蔻仁 人参 白术各一两 丁香 荜澄茄 沉香各半两 诃黎勒 陈橘皮各三分 厚朴二两

【用法】上为细末，酒煮枣肉为丸，如梧桐子大。每服二十丸，食前生姜汤送下。

【功用】补脾。

【主治】脾虚，心腹胀满，食少无力。

06957 大茵陈汤《医心方》卷十引《深师方》）

【组成】茵陈蒿二两 黄柏二两 大黄一两 甘草一两 人参一两 栀子十四枚 黄连一两

【用法】上切。水一斗，煮得三升，分三服。

【主治】谷疸发寒热，不可食，食即头眩，心中怫冒不安。

06958 大茵陈汤《千金》卷十）

【组成】茵陈 黄柏各一两半 大黄 白术各三两 黄芩 栝楼根 甘草 茯苓 前胡 枳实各一两 栀子二十枚

【用法】上㕮咀。以水九升，煮取三升，分三服。得快下，消息三四日，更治之。

【主治】内实热盛发黄，黄如金色，脉浮大滑实紧数者。

【方论选录】《千金方衍义》：发黄本乎湿热，湿热本乎脾虚。此以枳、术、苓、甘加入茵陈蒿汤中，助脾逐湿；佐以前胡、栝楼下气通津，黄柏、黄芩燥湿清火，皆本经治诸热黄疸之专药。较茵陈蒿功力倍常，因以大字衔之。

06959 大茵陈汤

《准绳·类方》卷五。为《伤寒论》"茵陈蒿汤"之异名。见该条。

06960 大茴香丸《奇效良方》卷三十四）

【组成】大茴香 酸枣仁（炒） 破故纸（炒） 白术 白茯苓 牡蛎（用左顾者，砂锅内慢火煅爆为度） 益智仁 人参各等分

【用法】上为细末，用青盐、酒糊为丸，如梧桐子大。每服二十丸，食前用温酒或米饮送下。

【主治】小便白浊，出髓条。

06961 大茴香丸《杏苑》卷六）

【组成】山楂（炒）四两 橘核（炒） 茴香（炒） 山栀仁各二两 柴胡 牡丹皮 桃仁（炒）各一两 八角茴香（炒）一两 吴茱萸（炒）半两

【用法】上为细末，酒糊为丸，如梧桐子大。每服五十丸，空心盐汤送下。

【主治】癀气结核偏坠，头肿胀；或一核缩入小腹，痛不可忍，用手捺按，方得还旧。

06962 大茴香汤《幼科金针》卷下）

【组成】白术 枳实 延胡索 青木香 肉桂 橘核 香附 吴茱萸 大茴香 生姜

【用法】水煎服。

【主治】积气。小儿骤然腹痛，面色㿠白，脉来沉细。

06963 大茱萸丸《外台》卷七引《范汪方》）

【组成】吴茱萸半升 细辛 芍药 柴胡 旋覆花 黄芩 紫菀 人参 白术 茯苓 干姜 桂心 附子（炮） 甘草（炙） 半夏（洗） 当归各半两（一方有前胡、干地黄、蜀椒，无柴胡、黄芩、桂心）

【用法】上药治下筛，炼蜜为丸，如梧桐子大。每次三丸，食前服，一日三次。不知稍加。

【主治】心腹寒疝，胸中有逆气，时上抢心痛，烦渴，不得卧，面目恶风，悸掉，惕惕时惊，不欲饮食而呕，变发寒热。

【宜忌】忌生葱、羊肉、饧、酢物、桃、李、雀肉、猪肉、生菜、海藻、菘菜。

06964 大茱萸丸《活幼口议》卷十七）

【组成】蓬莪术 京三棱各一分（醋煮） 干姜（炮） 青皮 陈皮（并去白） 木香 丁香各二分 巴豆二十一粒（去壳心膜，出油） 绿小细吴茱萸二钱

【用法】上为末,醋糊为丸,如麻子大。每服七丸至十丸;大者加服;生姜、大枣汤送下。

【功用】大宽胸膈,平厚肠胃,正气温中,消疳磨积,止吐泻,进美饮食。

【主治】小儿饮食过度,膨胀,胸膈上下气不宣通,郁滞迷闷,情思少乐,大则作喘,强食不化,作渴烦躁,坐卧不任,肢体倦怠,腹胁疼痛。

06965 大茯苓丸(《圣济总录》卷一九八)

【组成】白茯苓(去黑皮) 茯神(抱木者,去木) 大枣 桂(去粗皮)各一斤 人参 白术 远志(去心,炒黄) 细辛(去苗叶) 石菖蒲(九节者,米泔浸三日,换泔,切,晒干)各十二两 甘草八两(水蘸,劈破,炙) 干姜十两(炮裂)

【用法】上为末,炼蜜黄色,掠去沫,停冷,拌和为丸,如弹子大。每服一丸,五脏积聚气逆,心腹切痛,结气腹胀,吐逆不下食,生姜汤送下;羸瘦,饮食无味,酒送下。

【功用】轻身不老,明耳目,强力。

【主治】曾食生菜果子,食冷水不消;五脏积聚气逆,心腹切痛,结气腹胀,吐逆不下食;羸瘦,饮食无味。

06966 大茯苓丸(《圣济总录》卷一九八)

【组成】白茯苓(去黑皮,锉碎,水浸四十九日,每七日一易水,日足蒸一复时,却入水中安罗子内,以手缓缓挼去筋脉令净,澄,取出晒干,为末) 柏叶(采嫩枝上者,蒸令黄色,勿采道旁冢墓上者) 大麻子(水浸一宿,晒干,炒,才闻一两声即出之,以净砖两口磨取之) 车前子 粳米(炒) 大豆黄(炒令焦,取黄) 蔓荆子(水煮一复时,晒干) 地骨皮(去粗皮)各一升 人参 地肤皮(蒸半炊久,晒干)各二升 黍米(炒) 麦门冬(去心,焙) 茯神(去木)各半升

【用法】上十三味,捣罗十一味为末,唯麦门冬、麻子仁熟捣极细,即和诸药令匀,炼蜜六十两,绵滤净器中,令温,和搜诸药,更捣万杵为丸,如小酸枣大,盛净器中,其药永不坏。若明朝欲服,隔夜须先服黍米粥一杯,次日平旦服五十丸,温青酒或粥饮送下,每日二次;若三日内腹中不安稳,更服之。

【功用】轻便四肢,聪明耳目,强健气力;久服补精髓,安魂魄,调荣卫,通神明,耐寒暑。

【主治】劳损,大风诸气。

06967 大茯苓丸(《圣济总录》卷一九八)

【组成】白茯苓(炼成粉) 柏叶(蒸熟,晒干,为末) 车前子(淘净,干) 地骨皮 大豆(炒,取黄) 蔓荆子(煮令苦味尽,晒干)各五两

【用法】上为末,炼蜜为丸,如梧桐子大。欲服时,隔夜食黍米粥令饱,次日服药二百丸,酒或井华水送下。

【功用】轻身不老,明耳目,强力。

【宜忌】忌房室。

06968 大茯苓丸(《圣济总录》卷一九八)

【组成】白茯苓(炼成粉) 云母(炼成粉) 天门冬粉各二斤 羊脂 白沙蜜 白蜡各五斤 麻子油三斤 松脂(炼成者)十斤

【用法】上药入银器中,微火煎令匀,紫色乃止,为丸如小弹子大。日服三丸。

【功用】轻身不老,明耳目,强力。

06969 大茯苓丸(《圣济总录》卷一九八)

【组成】白茯苓五斤(锉碎,甑中蒸一炊久,晒干,为末) 白沙蜜三斤 柏脂七斤(静处作灶泥,大釜于上,加甑,取白茅锉令齐整,先入甑内衬,次安柏脂在上,釜内用石灰水蒸之令消,入釜中,去甑,接取釜内脂入冷水中,以扇扇之,两人对引之三十过,复蒸,如前三遍,逐遍换釜中石灰水;取柏脂再入甑釜中,用醋浆水添深,又如上法蒸之三遍,逐遍换醋浆水;满三遍,又以好酒入釜中添深,如上法三遍,蒸炼了)

【用法】上药炼白沙蜜为丸,如梧桐子大。每服十丸,酒送下,冬月温酒送下,饥者频服,不饥为度;如饮酒不得,只以温水送下。

【功用】轻身不老,明耳目,强力。

06970 大茯苓丸(《圣济总录》卷一九八)

【组成】白茯苓(去黑皮)一斤半 生干地黄(焙)四两 天门冬一斤(去心,焙) 泽泻五两 胡麻一斗(炒作声) (一方无泽泻)

【用法】上药各为末,和令匀,蜜拌旋丸。每服如鸡子大,每日五六次,浆水或酒送下。

【功用】轻身不老,明耳目,增强气力。

06971 大茯苓丸(《圣济总录》卷一九八)

【组成】白茯苓(去黑皮) 天门冬(去心,焙)各一斤 枣肉三十枚 麻子仁五斤

【用法】上药合和,于三硕米下蒸一炊久,合捣,炼蜜为丸,如鸡子黄大。早晨、近晚服一丸。渴即饮水。

【功用】轻身不老,明耳目,强力。

06972 大茯苓汤(《千金》卷十八)

【组成】茯苓 白术各三两 当归 橘皮 附子各二两 生姜 半夏 桂心 细辛(一作人参)各四两

【用法】上㕮咀。以水一斗,煮取三升,去滓,分三服。服三剂良。

【主治】胸中痰饮癖结,脐下弦满,呕逆不得食;亦主风水。

【方论选录】《千金方衍义》:水饮结于脐下,虽有桂、苓,不得生附子,不能破除阴分之水癖;虽有半夏,不得生术,不能祛涤胸中之痰气;橘皮者,茯苓之佐;细辛者,附子之佐;当归者,桂心之佐也。

06973 大荡胞汤

《医学正印》卷下。为《千金》卷二"朴消荡胞汤"之异名。见该条。

06974 大厚朴丸(《圣济总录》卷四十五)

【组成】厚朴(去粗皮,生姜汁炙焦) 白术各一两 陈曲(炒) 陈橘皮(汤浸,去白,焙干)各三分 麦蘖(炒) 人参 沉香(锉) 木香 丁香 甘草(炙)各半两 缩砂仁 草豆蔻(去皮) 槟榔(锉)各一分

【用法】上为末,炼蜜为丸,如樱桃仁大。每服一丸,空心、食前细嚼,橘皮汤送下。

【主治】脾胃虚冷,食已胀满,水谷不化。

06975 大省风汤(《普济方》卷八十九引《杨氏家藏方》)

【组成】附子 吴术一两 肉果(一方使丁香) 天南星 防风各半两 藿香一分

【用法】上为饮子。每服三钱,加生姜五片,水煎,去

滓服。

【主治】中风,天阴雨作痛。

【备考】方中附子用量原缺。

06976 大省风汤(《医方类聚》卷二十一引《易简方》)

【异名】大醒风汤(《直指》卷三)、大省风散(《普济方》卷九十一)。

【组成】大附子一两(生,去皮脐) 天南星一两(生) 全蝎半两 防风二钱 川芎二钱半

【用法】上为粗末。每服三钱,水三盏,加生姜七片,煎八分,温服。

【主治】一切风卒中,涎潮痰厥,神昏语涩。

06977 大省风汤(《得效》卷十三)

【组成】川芎 半夏 防风各一两 甘草(炙)半两 全蝎(去毒)三个 附子(炮,去皮脐) 川乌(炮,去皮脐) 木香 南星各半两

【用法】上锉散。每服四钱,水一盏半,加生姜十片,水煎,温服,不拘时候。

【主治】诸虚风涎潮,痰厥神昏,头晕语涩,手足搐搦,半身不遂;历节风痛,筋脉挛急。

【加减】气虚,加沉香;气逆,加紫苏;胸膈不利,有痰,倍加半夏、人参;头晕头痛,加天麻半两,全蝎一个,煎熟入麝香;热风左瘫右痪,口眼㖞斜,口噤不能言,手足顽麻,去附子、川乌。

06978 大省风汤(《医学入门》卷七)

【组成】防风 生半夏各一两 甘草 生川乌 生南星 生白附子 木香各五钱 全蝎二两

【用法】每服五钱,加生姜十片,水煎服。

【主治】中风痰涎壅盛,口眼歪斜,半身不遂。

06979 大省风汤

《张氏医通》卷十六。即《局方》卷一(淳祐新添方)"大醒风汤"。见该条。

06980 大省风散

《普济方》卷九十一。为《医方类聚》卷二十一引《易简方》"大省风汤"之异名。见该条。

06981 大虻虫丸(《千金》卷四)

【组成】虻虫四百枚 蛴螬一升 干地黄 牡丹 干漆 芍药 牛膝 土瓜根 桂心各四 吴茱萸 桃仁 黄芩 牡蒙各三两 茯苓 海藻各五两 水蛭三百枚 芒消一两 人参一两半 葶苈五合

【用法】上为末,炼蜜为丸,如梧桐子大。每服七丸,空心酒送下,一日三次。不知加之。

【主治】月经不通六七年,或肿满气逆,腹胀瘕痛。

【方论选录】《千金方衍义》:瘕结岁久,月闭不通,非师《金匮》之法,无以措指。方中虻虫、水蛭、蛴螬、干漆、桃仁、芍药、地黄、黄芩等味,大黄䗪虫丸中药也;其外牡蒙、土瓜根、牛膝、牡丹专破瘀积之瘕;葶苈、海藻、芒消专破血化之水;参、苓、桂心专扶正气,而行药力也。

06982 大星附汤

《医方类聚》卷二十三引《澹寮》。为《本事》卷一"星附散"之异名。见该条。

06983 大思食丸(《百一》卷二引张承祖)

【异名】透气丹(原书同卷)、千金大思食丸(《普济方》卷二十三)

【组成】乌梅(去仁不去核) 神曲(炒)各十两 苍术四两 麦蘖(炒)十五两 干姜(炮) 京三棱 陈皮(去白)各二两 蓬莪术三两

【用法】上为细末,醋糊为丸,如梧桐子大。每服三五十丸,生姜、橘皮汤送下。

【功用】《普济方》:快气消食。

【主治】翻胃。

06984 大钩藤饮(《圣济总录》卷一七一)

【组成】钩藤 黄芩(去黑心) 麻黄(去节)各一两一分 当归(切,焙)三分 龙齿(研)一两 石膏(碎)二两半 赤芍药(去黑皮) 桂(去粗皮) 龙胆(去土) 牛黄(研)各一两 杏仁(去双仁皮尖,麸炒,研)半两 甘草(炙,锉)一分

【用法】上十二味,十味为粗末。每服三钱匕,以水一盏,煎至六分,去滓;下牛黄、杏仁,加白蜜、竹沥各少许,炼如饧,汤调服,如人行五里再服。

【主治】小儿发痫,壮热。

06985 大复苏饮(《温证指归》卷三)

【组成】白僵蚕三钱 蝉蜕十个 当归三钱 生地二钱 人参 茯苓 麦冬 天麻 犀角(磨汁,入汤和服) 丹皮 栀子(炒黑) 黄连(酒炒) 黄芩(酒炒) 知母 甘草(生)各一钱 滑石二钱

【用法】水煎去滓,入冷黄酒、蜜、犀角汁,和匀服。

【主治】温病,表里大热,或误服温补、和解药,以致神昏不语,形如呆人,或哭笑无常,或手舞足蹈,或谵语骂人,不省人事,目不能闭者,名越经证;误服表药而大汗不止者,名亡阳证。

06986 大香甲散(《博济》卷四)

【异名】大香甲丸散(《妇人良方》卷五)。

【组成】沉香半两 鳖甲(汤浸,去裙襕,炙令黄香用)一两 柴胡(去芦)半两 人参半两 桔梗半两 茯苓(去皮)半两 川芎半两 藿香叶半两 羌活半两 木香半两 陈橘皮(去白)半两 牡丹皮半两 安息香半两 当归半两 厚朴半两(姜汁炙令香) 京三棱半两(炮) 官桂(去皮) 附子(炮,去皮脐) 牛膝(去苗)各半两 桃仁(汤浸,去皮尖)半两 和皮大腹子一分

【用法】上为末,分一半。每服二钱,水一盏,加生姜、乌梅各少许,同煎至八分,温服。余一半更入干漆一分,阿魏半两,赤芍药一分同为末,炼蜜为丸,如梧桐子大。每服二十丸至三十丸,空心煎乌梅、地黄汤送下。与散子相间服。

【功用】补血海,调气。

【主治】妇人血脏风虚冷气,肌肉黄瘦,饮食进退,经候不匀,心腹多胀,渐变如劳。

06987 大香连丸(《局方》卷六(吴直阁增诸家名方))

【异名】香连丸(《直指》卷十四)、二味香连丸(《全国中药成药处方集》青岛方)。

【组成】黄连(去芦须)二十两(用茱萸十两同炒令赤,去茱萸不用) 木香(不见火)四两八钱八分

【用法】上为细末,醋糊为丸,如梧桐子大。每服二十丸,饭饮吞下。

【主治】丈夫妇人肠胃虚弱，冷热不调，泄泻烦渴，米谷不化，腹胀肠鸣，胸膈痞闷，胁肋胀满；或下痢脓血，里急后重，夜起频并，不思饮食；或小便不利，肢体倦惰，渐即瘦弱。

06988　大保元汤（《赤水玄珠》卷二十八）

【组成】黄耆三钱　人参一钱半　甘草　川芎各一钱　官桂一分

【用法】加生姜、大枣，水煎服。

【主治】痘疮顶陷，根窠虽红而皮软薄，血有余而气不足。

【加减】如气不行，加木香，减去桂；若不食，加人乳半钟。

06989　大保元汤（《痘疹传心录》卷五）

【组成】人参　黄耆　甘草　官桂　糯米　防风　白芷　川芎　当归　白术　生姜

【功用】痘疮助浆。

06990　大保元汤（《治痘全书》卷十三）

【组成】保元汤加川芎　白术　肉桂

【用法】水煎服。

【主治】痘疹气虚顶陷者。

06991　大保生丸（《产乳备要》）

【组成】人参　藁本　白茯苓　当归　赤石脂　生干地黄　白芷　延胡索　肉桂（去皮）　白芍药　白薇　川芎　白术　甘草（炙）　没药　牡丹皮各半两

【用法】上为细末，炼蜜为丸，如弹子大。每服一丸，空心、食前温酒化下。

【功用】调和本气，滋补荣卫。

【主治】妇人诸疾。

06992　大保生丸（《普济方》卷三三四）

【组成】人参　藁本　赤茯苓　当归　白芷　玄胡索　肉桂（去皮）　白薇　赤芍药　川芎　白术　甘草（炙）　没药　牡丹皮各半两

【用法】上为末，炼蜜为丸，如弹子大。每服一丸，细嚼，空心、食前温酒送下。

【主治】妇人月事沉滞，寒热往来，日渐羸瘦，不思饮食；经水如小豆汁，或经事全绝者。

【加减】如经事过多，加赤石脂一两。

06993　大保安汤（《外科正宗》卷二）

【组成】白术　当归　人参　茯苓　川芎　白芍　山茱萸　黄耆　山药　丹皮　熟地　五味子各一钱　肉桂　甘草　麦门冬　熟附子各五分　煨姜三片　大枣二枚　莲肉七粒

【用法】水煎，食前后服。

【主治】脑项诸发、痈疽、恶疮、大毒已溃之后，脓水出多，气血虚弱，精神短少，饮食少思，坐卧不宁，烦躁不眠，昼则安静，夜则发热，及虚阳烦渴。

06994　大追风散

《奇效良方》卷二十四。为《局方》卷一（宝庆新增方）"追风散"之异名。见该条。

06995　大追风散（《张氏医通》卷十四）

【组成】川乌头（炮）　防风　羌活　川芎各一两　全蝎（去毒，醋泡，炒黄）　地龙（去土，炒脆）　南星（炮）　天麻（煨）各五钱　荆芥　甘草（炙）　僵蚕（炒黄）　石膏（煅）各八钱

【用法】上为散。每服二钱，临卧茶清调服。

【主治】一切头风攻注属虚寒者。

06996　大追毒散（《宣明论》卷十）

【组成】甘草一两　苍术二两　麻黄二两（去节）　滑石四两

【用法】水煎，去滓温服。

【主治】伤寒两感。

06997　大胜金丸（《鸡峰》卷十五）

【组成】牡丹　藁本　人参　白术　白芷　白薇　白茯苓　当归　赤石脂　白芍药　甘草　川芎　没药　延胡索各一两　桂二两

【用法】上为细末，炼蜜为丸，如弹子大。每服一丸，空心温酒送下。

【功用】保养冲任，顺政子道，温中益气，进美饮食。

【主治】妊娠风冷，气血劳伤，头旋体胸，怔忡惊悸，寒热往来，心腹胁痛，肢节烦倦，赤白带下，胎气不宁，难产疼痛，及产后一切病。

06998　大度世丸（《千金》卷十七）

【组成】牛黄　大黄　雄黄　细辛　附子　真珠　甘草　人参　射罔　丹砂　鬼臼　莽草各一两　蜀椒　麝香　鬼箭羽　茯苓　桂心　紫菀各二两　干姜三两　野葛一尺　蜥蜴　蜈蚣各一枚　巴豆仁八十枚　地胆五十枚　芫青二十枚　樗鸡二十枚

【用法】上为末，炼蜜为丸，如小豆大。每次二丸，食前服，一日三次。

【主治】癥结积聚，伏尸，长病寒热，注气流行皮中，久病着床，肌肉消尽，四肢烦热，呕逆不食，伤寒时气恶症，汗出，口噤不开，心痛。

06999　大活血丸（《准绳·疡医》卷六）

【组成】青桑炭一斤　栗间　骨碎补　南星（制）　白芍药　牛膝　川乌（炮）　黑豆（酒煮）各一两六钱　自然铜　木鳖子各八钱　细辛一两　降真香节　枫香各三钱　乳香　没药　血竭各六钱

【用法】上为末，醋煮秫米粉糊，集众手搓为丸，缓则发裂，如弹子大，候干，用生漆为衣，久则不坏。每用一丸，用无灰酒磨化服。

【主治】打扑伤损，折骨碎筋，瘀血肿痛，瘫痪顽痹，四肢酸疼，一切痛风。

07000　大活血丹（《理伤续断方》）

【组成】天南星一斤（姜汁浸一宿，焙）　芍药一斤（赤、白者皆可）　骨碎补一斤（焙，石上生者佳）　黑豆一斤（酒煮，焙干）　大栗间一斤（老者，去皮，焙）　川乌一斤（炮）　自然铜（火煅，酸醋淬存性）半斤　血竭六两（别研）　细辛（去苗叶）十两　白芷一斤　木鳖（去壳，细切，麸炒）半斤　川牛膝（去芦，酒浸，焙）一斤　没药四两（别研，如无，降真香为末代）　乳香半斤（别研，如无，以三倍枫香代之）　青桑炭十斤（青桑木取如臂大者，去皮叶，炭火煅令赤烟起，用酸醋杀为炭）

【用法】上桑、栗、豆、补、星、药六味为末，和余药研为细末，用米醋煮糯糊拌入白捣千杵，方聚众人急下手丸，下手稍缓则拆，阴干半月，然后用火焙或晒一日，大丸重六文，湿中丸重三文，湿干则以漆抹在手上，取两三丸挪漆为衣。每服半丸，无灰酒磨化，微煎三五沸，温服，不拘时候；

损在上,食后服;损在下,空心服。

【主治】扑损伤折,骨碎筋伤,疼痛浮肿,腹有瘀血,灌注四肢,烦满不安,痈疽发背,筋肉坏烂,诸般风疾,左瘫右痪,手足顽麻;妇人血气诸疾,产后败血不行,流入四肢,头面浮肿,血气疼痛,浑身疼痹,经脉湛浊,风痨发动,百节酸疼。

07001 大活血丹《《普济方》卷三一〇引《卫生家宝》》

【组成】当归二两(研为末) 陈橄子一两半 没药一两(别研) 麻黄一两半(去根节) 香墨一两 生地黄三两(研为末) 芥菜子一两 香附子二两 芍药二两 乳香半两(别研)

【用法】上用生姜一斤,取自然汁,熬当归、地黄末为膏,入众药末杵匀为丸,如弹子大,阴干。每服一丸,浓煎苏木酒磨下;妇人温酒磨下。

【主治】打扑折伤,筋骨俱损,痛楚呻吟,瘀血不散,内成痤气,转侧不得,或下恶血,皮肤青肿,破损伤风,手足腰膝不能举;及牛触犬伤,刀斧所损,恶血凝结,疼痛不止;又治痈疽发背,脑痈,一切恶毒疮疖。

【宜忌】忌一切动风物七日。孕妇不可服。

07002 大活血汤《《医方类聚》卷一八八引《施圆端效方》》

【组成】川大黄一两 当归一分 麝香少许

【用法】上为细末。每服三钱至四五钱,醋一大盏,煎三五沸,食前和滓温服。大便下黑血为验。

【主治】打扑损伤,落马坠车,瘀血,大便不通,红肿暗青,疼痛昏闷,蓄血内壅欲死。

07003 大活络丹《《兰台轨范》卷一引《圣济》》

【异名】神效大活络丹(《经验各种秘方辑要》)。

【组成】白花蛇 乌梢蛇 威灵仙 两头尖(俱酒浸) 草乌 天麻(煨) 全蝎(去毒) 首乌(黑豆水浸) 龟版(炙) 麻黄 贯仲 炙草 羌活 官桂 藿香 乌药 黄连 熟地 大黄(蒸) 木香 沉香各二两 细辛 赤芍 没药(去油,另研) 丁香 乳香(去油,另研) 僵蚕 天南星(姜制) 青皮 骨碎补 白蔻 安息香(酒熬) 黑附子(制) 黄芩(蒸) 茯苓 香附(酒浸,焙) 玄参 白术各一两 防风二两半 葛根 虎胫骨(炙) 当归各一两半 血竭(另研)七钱 地龙(炙) 犀角 麝香(另研) 松脂各五钱 牛黄(另研) 片脑(另研)各一钱五分 人参三两

【用法】上为末,炼蜜为丸,如龙眼核大,金箔为衣。陈酒送下。

【主治】一切中风瘫痪,痿痹痰厥,拘挛疼痛,痈疽流注,跌扑损伤,小儿惊痫,妇人停经。

07004 大活络丹

《中药制剂手册》。为《奇效良方》卷二"大神效活络丹"之异名。见该条。

07005 大济阴汤《《陈素庵妇科补解》卷五》

【组成】当归一钱五分 白芍一钱五分 川芎八钱 生地二钱 熟地二钱 丹参一钱五分 丹皮一钱五分 麦冬一钱五分 黄耆一钱 人参八分 防风五分 五味子五分 蔓荆子八分 小麦一撮

【功用】补阴敛阳。

【主治】产后去血多,阴虚而孤阳上越,身无汗,但头有汗,至颈而还。

【方论选录】是方四物加丹皮、丹参、麦冬峻补其阴,人参、五味、麦冬以敛心火,缘汗乃心之液也;防风、黄耆、小麦以敛汗,头汗虽喜其抑阳以济阴,然既为孤阳,亦不可过汗,致阳虚也。

07006 大前胡汤《《外台》卷一引《古今录验》》

【组成】前胡半斤 半夏半升(洗) 生姜五两 枳实八片(炙) 芍药四两 黄芩三两 干枣十二枚(擘)

【用法】上切。以水一斗,煮取三升,分四服,日三夜一服。

【主治】伤寒八九日不解,心腹坚满,身体疼痛,内外有热,烦呕不安。

07007 大前胡汤《《千金》卷十七》

【组成】前胡八两 半夏 麻黄 芍药各四两 枳实四枚 生姜五两 黄芩三两 大枣十二枚

【用法】上㕮咀。以水九升,煮取三升,去滓,分温三服。

【主治】气极伤热,喘息冲胸,常欲自恚,心腹满痛,内外有热,烦呕不安。

【方论选录】《千金方衍义》:气极伤热而用前胡、麻黄开发于外,半夏、枳实消豁于内,芍药、黄芩清解于中,生姜、大枣兼和中外也。

07008 大养胃汤《《三因》卷十一》

【组成】厚朴(去皮) 生姜各二两 肥枣三两(锉,上三味同炒) 白术 山药(炒) 人参 川芎 橘皮 当归 五味子 藿香 甘草(炙) 枇杷叶(刷毛,姜炙) 黄耆各一两

【用法】上锉散。每服四钱,水一盏半,加生姜三片,大枣一个,煎七分,去滓,空腹服;或为细末,米汤调下。

【主治】饮食伤脾,宿谷不化,朝食暮吐,暮食朝吐,上气复热,四肢冷痹,三焦不调;及胃虚寒气在上,忧气在下,二气并争,但出不入,呕不得食。

07009 大养脾丸《《圣济总录》卷四十四》

【异名】养脾丸(《鸡峰》卷十二)。

【组成】白术 荜茇 红豆(去皮) 胡椒桂(去粗皮) 白茯苓(去黑皮) 附子(炮裂,去脐) 陈橘皮(汤浸,去白,焙) 诃黎勒(炮,去核)各三两 厚朴(去粗皮,生姜汁炙透) 干姜(炮) 陈曲(炒) 大麦蘖(炒)各二两

【用法】上为末,炼蜜为丸,如弹丸大。每服一丸,细嚼,米饮送下,食前服。

【功用】《鸡峰》:养脾,健胃,和中,散风冷宿寒。

【主治】❶《圣济总录》:脾虚饮食减少,肌肉羸瘦。

❷《鸡峰》:腹心肋胁痞塞刺痛,呕逆恶心,吞酸食气,腹鸣洞泄泻,下痢频滑,后重里急;久新病后肌羸气劣,困怠无力,全不入食。

07010 大养脾丸《《杨氏家藏方》卷六》

【组成】人参(去芦头) 白术 附子(炮,去皮脐) 荜茇 红豆 胡椒 诃子(煨,去核) 缩砂仁 白豆蔻仁 肉豆蔻(面裹煨熟)各一两 白茯苓(去皮)半两 丁香半两 干姜(炮)二两 肉桂(去粗皮)二两 厚朴(去皮,姜制)一两半 甘草(炙)一两半

【用法】上为细末,炼蜜为丸,每一两作十丸。每服一

丸，空心食前白汤化下；或水煎五七沸亦得。

【主治】脾胃久虚，不进饮食，胸膈痞闷，腹胁膨胀，呕吐不止，倦怠嗜卧；大病之后气血虚羸，胃弱少食。

07011 大养脾丸（《百一》卷二引张防御方）

【组成】丁香皮 良姜各一两 藿香叶 甘草各一两半

【用法】上药并生为细末，炼蜜为丸，如弹子大。随意服之。

【功用】健脾。

07012 大养脾丸（《百一》卷二引赵学谕方）

【异名】参苓壮脾丸《局方》卷三（续添诸局经验秘方）。

【组成】人参（去芦） 川姜（炮） 桂（去粗皮） 干山药各半两 白术 白茯苓 缩砂仁 胡椒 白扁豆（炒） 神曲（炒） 麦糵（炒）各一两

【用法】上为细末，炼蜜为丸，每两只作十丸。每服一丸，食前细嚼，白汤送下。

【功用】❶《百一》：健脾胃。❷《局方》：育神养气，和补脾胃，进美饮食。

【主治】《局方》：脾胃虚弱，胸膈痞闷，胁肋胀满，心腹刺痛，反胃吐食，口苦吞酸，胸满短气，肢体怠惰，面色萎黄；中焦痞，不任攻击，脏腑虚寒，不受峻补；或因病气衰，气不复常，禀受怯弱，不能饮食；久病泄痢，肠胃虚滑。

07013 大养脾丸（《朱氏集验方》卷八引张必胜方）

【组成】缩砂仁 麦芽 人参各半两 神曲 木香 肉豆蔻（枣肉包煨）各三钱 沉香 扁豆 青皮 白豆蔻仁 石莲肉 陈皮 红豆 草果子 丁香 厚朴（制）各二钱

【用法】上为末，炼蜜为丸。空心粟米汤嚼下，一日三次。

【功用】补气血虚。

【主治】虚损。

07014 大养脾丸

《岭南卫生方》卷中。为《局方》卷三"养脾丸"之异名。见该条。

07015 大姜煎汤

《普济方》卷三九五。为《局方》卷五"附子理中丸"之异名。见该条。

07016 大祛风丹（《魏氏家藏方》卷一）

【组成】犀角（镑屑） 羚羊角（镑屑） 牛黄（真者，别研） 鹿速脑（别研） 玳瑁（镑屑）各三钱 真珠二钱（盐汤洗净，别研） 全蝎（新者，只用梢尾） 白花蛇（真蕲州者，酒浸，取净肉） 防风（去芦）各半两 石膏一两（切开，用方白石者） 天南星（用大块白者八两，入生姜二斤切片，慢火煮令姜不辣，焙干）二两

【用法】上为细末，加水飞过朱砂二两，同再研和，炼紧蜜为丸，每两分作十二丸。每服一丸，用生姜自然汁化开，热汤浸服，不拘时候。

【主治】中风。

07017 大神术汤（《此事难知》）

【组成】苍术四两（制） 羌活 防风 川芎各一两 黄芩 枳壳（一作枳实） 甘草各半两 白芷一两半 石膏二两 细辛三钱 知母七钱

【用法】上㕮咀，石膏为细末入药。水煎，欲汗之，热汤投服。

【主治】四时伤寒。

【加减】春，倍防风、羌活；夏，倍黄芩、知母；季夏淫雨，倍术、白芷；秋，加桂五钱；冬，加桂至一两亦可。

【宜忌】非发热而渴，不可用石膏、知母；非里实心下满，不可用枳实。

07018 大秦艽汤（《陈素庵妇科补解》卷五）

【组成】秦艽一钱五分 黄耆二钱 肉桂三分 当归一钱五分 白术一钱 人参一钱 熟地二钱 川芎八分 桑寄生一钱五分 川断一钱五分 白芍一钱 浮小麦（炒）三合（煎汤代水）

【功用】大补气血，祛风解表。

【主治】产后角弓反张，两手足强硬而反向背，口噤，汗出如水，口吐沫。

【方论选录】是方以参、耆祛风固表为君；以参、术、归、地补气血为臣；芎、断、寄生，佐秦艽祛经络之风，白芍佐黄耆敛亡阳之汗，浮麦、肉桂为使；一以入心止汗，一以温经，壮参、耆、归、熟之力也。

07019 大秦艽汤（《保命集》卷中）

【异名】秦艽汤（《校注妇人良方》卷三）。

【组成】秦艽三两 甘草二两 川芎二两 当归二两 白芍药二两 细辛半两 川羌活 防风 黄芩各一两 石膏二两 吴白芷一两 白术一两 生地黄一两 熟地黄一两 白茯苓一两 川独活二两

【用法】上锉。每服一两，水煎，去滓温服。

【功用】《张氏医通》：养血荣筋。

【主治】血弱不能养筋，风邪初中经络，手足不能运动，舌强不能言语；或半身不遂，口眼㖞斜。

❶《保命集》：中风，外无六经之形证，内无便溺之阻格，知血弱不能养筋，故手足不能运动，舌强不能言语。❷《法律》：阴虚不能养筋，筋燥而手足不能运动，指爪干燥，属风热甚者。❸《金鉴》：㖞斜偏废。

【加减】如遇天阴，加生姜七八片煎；如心下痞，每两加枳实一钱同煎。

【方论选录】❶《医学正传》：此方用归、芎、芍药、生、熟地黄，以补血养筋，甚得体。既曰外无六经之形证，但当少用羌活、秦艽，引用以利关节。其防风、独活、细辛、白芷、石膏等药，恐太燥而耗血。虽用此，川芎只可六分之一，尤宜加竹沥、姜汁同剂最好，达者详之。❷《明医指掌》：中风，虚邪也。许学士云：留而不去，其病则实。故用祛风养血之剂。以秦艽为君者，攻一身之风也；以石膏为臣者，去胸中之火也；羌活散太阳百节之风疼；防风为诸风药中之军卒；三阳数变之风邪，责之细辛；三阴内淫之风湿，责之苓、术。去厥阴经之风，则有川芎；去阳明经之风，则有白芷；风热干乎气，清以黄芩；风热干乎血，凉以生地；独活疗风湿在足少阴；甘草缓风邪上逆于肺；用归、芍、熟地者，所以养血于疏风之后，一以济风药之燥，一使手得血而能握，足得血而能步也。❸《医方论》：此方刘宗厚与喻嘉言俱谓其风药太多，不能养血益筋骨；汪讱庵又谓用此方者，取效甚多。各执一见。予谓方中四物咸备，不可谓无血药也。若中风初起，表邪重者，用之尚可取效，然石膏、

细辛二味必须减去。

【临床报道】❶ 风湿热痹:《广西中医药》[1983,(5):49]杜某,右肩关节反复疼痛,活动不便,每逢阴雨天气症状加剧已八年。入院时体温 36.5℃,右肩关节红、肿、痛、热,主、被动运动均障碍,舌质红,脉滑数,诊为风湿热痹痛,用大秦艽汤治疗。服药一剂,疼痛明显减轻;服药二剂,肿痛全消。随访一年,未见复发。❷ 眼肌麻痹:《北京中医》[2004,(4):224]用本方治疗眼肌麻痹 50 例,结果:服药 1、2、3 个疗程后分别有 8、23、9 例痊愈,总有效率为96%。

07020 大秦艽汤(《嵩崖尊生》卷十四)

【组成】防风 知母 生地各一钱 柴胡 前胡 秦艽 甘草各五分 人参五分

【主治】妇人血病,寒热往来。

07021 大秦艽散(《得效》卷十三)

【组成】条参(去芦) 川羌活(去芦) 枳壳(去瓤) 秦艽(去芦) 赤芍药 苦梗(去芦) 前胡(去芦) 川芎 白芷 黄芩 薄荷 桑白皮(去赤) 天麻 防己 防风 粉草 荆芥穗 赤茯苓 木瓜 川牛膝(去苗)各等分

【用法】上锉散。每服四钱,水一盏半,加生姜三片,水煎,温服,不拘时候。

【主治】中风,风痰壅盛,四体重著,或软瘫疼痛,或拘挛,麻痹颤掉,口干目赤,烦热,睡卧不宁。

07022 大桂皮汤(《千金翼》卷十九)

【组成】桂心六两 当归 细辛 黄芩各二两 人参五两 厚朴(炙) 枳实(炙) 芍药 芎䓖各三两 黄耆四两 麦门冬(去心) 吴茱萸 半夏(洗)各一升 蜜五合 附子一枚(炮,去皮) 生姜二斤 五味子 饴各半斤 甘草六两(炙)

【用法】上㕮咀。捣生姜取汁三升;以水二斗煮药,取六升,去滓,微火上煎,纳姜汁、蜜、饴,搅相得,煮取六升,每服一升,一日二次。

【主治】气逆。又胸,寒热往来,吸吸短气,恶闻人声,诸烦酸疼,咳逆不能饮食,饮食不生肌肉,溺黄里急绞痛,气上冲发咳,胃管有热,雷鸣相逐,寒冷厥逆,伤损五脏,语言难,喜直视,大便难。

07023 大桂枝丸(《千金翼》卷十九)

【组成】桂心 附子(炮,去皮)各二两半 芍药七分 当归 蜀椒(去目闭口者,汗)各一两半 人参一两 干姜 前胡各二分 特生礜石一分(炼)

【用法】上为末,炼蜜为丸,如梧桐子大。每服十丸,空腹以饮送下,一日二次。

【主治】三焦受寒,寒在中焦即满,噫气吞酸;或咽中不下,食已或满不消,痛上抢心,时时泄利。

07024 大桃花汤(《千金》卷十五)

【异名】附子汤;牡蛎汤(《圣济总录》卷七十五)。

【组成】赤石脂 干姜 当归 龙骨 牡蛎各三两 附子二两 白术一升 甘草 芍药各一两 人参一两半

【用法】上㕮咀。以水一斗二升,煮术取九升;纳诸药,煮取二升,分三服。

【主治】❶《千金》:冷白滞痢,腹痛。❷《张氏医通》:下痢久脱虚冷。

【加减】胀者,加厚朴三两;呕者,加橘皮三两。

07025 大真珠丸(《卫生总微》卷十三)

【组成】滑石末三钱 轻粉三钱 半夏曲末二钱 天南星末二钱 全蝎七个 巴豆十四个(去皮膜,出油,取霜) 麝香少许

【用法】上为细末,蒸饼为丸,如绿豆大。一岁儿每服一丸,乳食前葱汤送下。

【主治】乳食所伤,痰涎壅滞,诸般积聚,急惊食痫。

07026 大莽草散(《圣惠》卷二十五)

【组成】莽草一两半(微炙) 木香 人参(去芦头) 白术 半夏(汤洗七遍,去滑) 萆薢(锉) 仙灵脾 柏子仁 石斛(去根,锉) 牛膝(去苗) 石龙芮 细辛 山茱萸 松脂 桂心 白附子(炮裂) 干蝎(微炒) 杜仲(去皱皮,炙微赤,锉) 赤芍药 防风(去芦头) 芎䓖各三分 龙脑(细研) 牛黄(细研) 麝香(细研) 雄黄(细研) 铅霜(细研)各一分 天南星(炮裂) 牛蒡子(微炒) 羌活 巴戟 蝉壳 白僵蚕(微炒)各半两 附子一两(炮裂,去皮脐) 天麻一两 麻黄一两(去根节) 乌蛇肉一两(酒浸,炙微黄)

【用法】上为细散,入研了药,同研令匀。每服一钱,以温酒调下。

【主治】一切风,无问新久。

【宜忌】忌生冷、猪、鸡肉。

07027 大莽草散(《普济方》卷九十三引《博济》)

【组成】莽草 石斛(炙) 牛胶(炙) 附子(炮) 萆薢 天麻(炙) 麻黄(去节) 泽泻 防风 石龙芮 松脂 独活 杜仲 芎 芍药 人参 茯苓(去皮) 乌蛇(酒浸,炙,去皮骨) 薯蓣 桂心(去皮) 吴白术 细辛 麝香 柏子仁 菟丝子(酒浸三日后,焙干炒熟,杵)各等分

【用法】上为末。每服一钱,温酒下。

【主治】丈夫、女人瘫痪风、血风及一切风疾。

07028 大莲心散(《普济方》卷十六引《卫生家宝》)

【组成】石莲肉并心三两 赤茯苓一两 细辛半两 远志一两(并苗梗,浸,去心) 桔梗一两(炒) 人参半两 白术一两 甘草三钱(炙) 白芷半两 麦门冬一两半 青皮三钱 川芎半两

【用法】上为细末。每服三钱,水一盏,加生姜三片,大枣一个,煎至七分,空心食前服。

【主治】心气不足,白浊,遗精。

07029 大柴胡汤(《伤寒论》)

【组成】柴胡半斤 黄芩三两 芍药三两 半夏半升(洗) 生姜五两(切) 枳实四枚(炙) 大枣十二枚(擘)

【用法】以水一斗二升,煮取六升,去滓再煎,温服一升,一日三次。

【功用】❶《医方论》:发表攻里。❷《伤寒论讲义》:和解少阳,通下里实。

【主治】少阳、阳明合病。往来寒热,胸胁苦满,呕不止,郁郁微烦,脘腹痞硬或满痛,大便不解或协热下利,舌苔黄,脉弦有力。现用于急性胰腺炎、急性胆囊炎、胆石症见上述证候者。

❶《伤寒论》:太阳病,过经十余日,反二三下之,后

四五日，柴胡证仍在者，先与小柴胡汤，呕不止，心下急，郁郁微烦者；伤寒十余日，热结在里，复往来寒热者；伤寒发热，汗出不解，心中痞硬，呕吐而下利者。❷《金匮》：按之心下满痛者。❸《肘后方》：若有热实，得汗不解，腹满痛烦躁，欲谬语者。❹《普济方》引《旅舍备要方》：疟，寒热呕逆，脉弦小紧，间日频日，发作无时；及伤寒热在里，腹满谵语，烦渴，大小便涩。❺《局方》：伤寒十余日，邪气结在里，寒热往来，大便秘涩，腹满胀痛，语言谵妄，心中痞硬，饮食不下，或不大便五六日，绕脐刺痛，时发烦躁；及汗后如疟，日晚发热，兼脏腑实，脉有力者。❻《得效》：下痢舌黄口燥，胸满作渴，身热腹胀，谵语，有燥屎。❼《玉机微义》：伤寒、杂证，发热，脉沉实弦数，热日数多，或有表复有里，脉洪，头痛而谵妄，或湿热自利，表里证已急。❽《准绳·幼科》：风热痰嗽，腹胀及里证未解。❾《证治汇补》：地道不通，因而呃逆，及火郁为患者；心脾胃脘积热，壅滞作痛而便闭者。❿《幼幼集成》：夹食伤寒，其证壮热头痛，嗳气腹胀，大便酸臭，延绵不解。⓫《急腹症方药新解》：急性胆道感染，胆石病并发感染；胰腺炎，溃疡病穿孔第二期。⓬《实用中医外科学》：急性阑尾炎，急性胰腺炎。

【宜忌】《外台》：忌海藻、菘菜、羊肉、饧。

【方论选录】❶《伤寒明理论》：大柴胡为下剂之缓也。柴胡味苦平微寒，伤寒至于可下，则为热气有余，应火而归心。苦先入心，折热之剂，必以苦为主，故以柴胡为君；黄芩味苦寒，王冰曰，大热之气，寒以取之。推除邪热，必以寒为助，故以黄芩为臣；芍药味酸苦微寒，枳实味苦寒，《内经》曰：酸苦涌泄为阴。泄实折热，必以酸苦，故以枳实、芍药为佐；半夏味辛温，生姜味辛温，大枣味甘温，辛者，散也，散逆气者，必以辛，甘者，缓也，缓正气者，必以甘，故以半夏、生姜、大枣为之使也。一方加大黄，以大黄有将军之号，而功专于荡涤，不加大黄，恐难攻下，必应以大黄为使也。❷《医方考》：表证未除者，寒热往来、胁痛口苦尚在也；里证又急者，大便难而燥实也。表证未除，故用柴胡、黄芩以解表；里证燥实，故用大黄、枳实以攻里。芍药能和少阳，半夏能治呕逆，大枣、生姜，又所以调和荣卫也。❸《伤寒附翼》：此方是治三焦无形之热邪也，非治胃府有形之实邪也。因往来寒热，故倍生姜，佐柴胡以解表；热结在里，故去参、甘，加枳、芍以破结。条中并不言及大便硬，而且有下利证，仲景不用大黄之意晓然。后人因有下之二字，妄加大黄以伤胃气，非大谬乎？❹《古方选注》：热邪从少阳而来，结于阳明，而少阳未罢，不得不借柴胡汤以下阳明无形之热，故于小柴胡汤去人参、甘草实脾之药，倍加生姜，佐柴胡解表，加赤芍破里结，则枳实、大黄下之不碍表邪矣。柴胡治中，大黄导下，二焦并治，故称大。❺《金鉴》：柴胡证在，又复有里，故立少阳两解之法。以小柴胡汤加枳实、芍药者，解其外以和其内也。去参、草者，以里不虚也；少加大黄，所以泻结热也；倍生姜者，因呕不止也。斯方也，柴胡得生姜之倍，解半表之功捷，枳、芍得大黄之少，攻半里之效徐。虽云下之，亦下中之和剂也。

【临床报道】❶热结在里证：《伤寒九十论》羽流蒋尊病，其初心烦喜呕，往来寒热，医初以小柴胡汤与之，不除。予诊之日，脉洪大而实，热结在里，小柴胡安能除之也。仲景云，伤寒十余日，热结在里，复往来寒热者，与大柴胡。

二服而病除。❷急性胰腺炎：《辽宁中医杂志》[1986，(2)：21]本方随证加减，水煎口服。治疗结果：痊愈129例（急性水肿型），死亡3例（急性坏死型）。腹痛平均4.2天缓解，尿淀粉酶平均3.9天恢复正常。❸胆绞痛：《中医杂志》[1986，(4)：48]本方加减治疗324例，结果：单服本方解除疼痛者306例(94.5%)。❹胆道感染：《辽宁中医杂志》[1980，(8)：43]本方加减治疗胆系感染69例，除2例因胆囊极度肿大，积脓过多，化脓性胆管炎合并休克而转手术治疗外，其余平均13天痊愈。❺肝炎：《浙江中医杂志》[1981，(5)：207]治疗毛细胆管型肝炎20例，其中7例属阴黄，用本方加减（年老体弱，兼脾虚者酌减苦寒药；阴黄去黄芩加附片；血瘀者加水蛭粉吞服），症状全部消除，其中8例肝肿大恢复正常。肝功能除3例锌浊度偏高外，余均恢复正常。❻糖尿病：《汉方临床》[1968，(4)：37]本方加地黄治疗2例，疗效良好。认为本方有调整新陈代谢功能的作用，对证候属实者较好。❼习惯性便秘：《河北中医》[2003，(3)：199]用本方内服与灌肠治疗习惯性便秘49例，对照组予西沙比利等药物治疗46例。结果：治疗组治愈34例，好转11例，无效4例，总有效率为91.8%，对照组治愈22例，好转13例，无效11例，总有效率76.1%，（与对照组比较P<0.05）。❽痛风性关节炎：《中国现代应用药学杂志》[2002，(4)：159]用本方加减治疗痛风性关节炎36例，结果：总有效率91.7%。❾粘连性肠梗阻：《时珍国医国药》[2006，(2)：255]用本方治疗粘连性肠梗阻40例，结果：痊愈32例，好转7例，无效1例，总有效率97.5%。❿脂肪肝：《四川中医》[2002，(4)：46]用本方治疗脂肪肝53例，结果：治愈19例，有效19例，无效5例，总有效率90.6%。

【现代研究】❶对肾上腺与胸腺的影响：《药学杂志》[1980，(6)：602]大鼠口服本方可使肾上腺肥大，约增加20%，肾上腺组织内可见囊状带及网状细胞的细胞质内脂质小滴显著增加，类似于肾上腺皮质在应激状态下恢复或在脑垂体障碍时的改变。本方并能使胸腺萎缩，相对重量较对照组减少约14%。并发现大鼠血中甾体类化合物含量超出正常大鼠。❷消炎作用：《药学杂志》[1980，(6)：603]对小鼠角叉菜胶性水肿的抑制率为16.4%，与200毫克/千克阿司匹林作用相同；对葡萄糖性水肿的抑制率为12.8%，与10毫克/千克消炎痛作用相等；以小鼠足跖皮内注射乳酪死菌第六天的炎症峰为第一次，第24天的峰为第二次，则两次的抑制率分别为20.2%和36.1%。❸对血液流变学的影响：《中医杂志》[1986，(4)：48]36例胆绞痛患者，西医诊断为胆石胆囊炎19例，化脓性胆管炎者4例，胆道蛔虫伴感染者13例，根据中医辨证，分为气滞证、血瘀证两大类。治疗前血瘀证之全血黏度（高切变和低切变）、血浆黏度、全血还原黏度、白细胞电泳时间均较气滞证高，两者差异显著或非常显著，提示气滞证治疗前属"低黏综合征"，血瘀证属"高黏综合征"。用大柴胡汤原方浓煎150毫升灌肠，静脉滴注丹参注射液，并辅以抗感染、抗休克、驱虫等对症处理方法。经治疗后，全血黏度，气滞证较治疗前有所增高，差异显著；血瘀证则有所降低，差异非常显著。血浆黏度，气滞证较治疗前亦有增高，差异显著；血瘀证则有所降低，差异显著。红细胞电泳时间，气滞证治疗前后无变化，血瘀证治疗后有所缩短，差异显著。血沉，气滞证治疗前后变化不明显，血瘀证治疗后明显下降，差异非常显著。所有指标，气滞证治疗后大多有不同程度的升高；血瘀证都有不同程度的下降。治疗前后，气滞证与血瘀证对比现实观察结果表明，治疗前两组对比，除红细胞电泳时间，血小板电泳时间、血沉、红细胞压积外，各项指标差异均显著；治疗后则仅细胞电泳时间（红细胞、白细胞及血小板）差异显著，其他均无明显差异。❹ 利胆作用：《上海中医药杂志》[1981，（1）：45]用实验狗经十二指肠导管灌注复方大柴胡汤（柴胡、木香、白芍各25克，黄芩、枳壳、玄胡各15克，大黄后下40克，金钱草50克）4毫克／千克，给药后胆汁返流量约增加3倍，与对照组比较，有非常显著性差异。说明本方具有明显利胆和降低括约肌张力的作用，且不抑制括约肌的运动功能，对解除胆汁瘀滞有积极作用。其利胆作用有助于炎症的消退。❺ 对家兔实验性动脉粥样硬化（AS）的形成及磷脂氢谷胱甘肽过氧化物酶（PHGPX）的影响：《中华中医药学刊》[2007，（3）：454]研究表明大柴胡汤组血脂水平、PHGPX、铜锌超氧化物歧化酶（Cu-Zn-SOD）、脂质过氧化物（LPO）以及动脉粥样硬化斑块厚度，与AS组比较有非常显著性差异（$P<0.05$）。大柴胡汤具有抗动脉粥样硬化作用，其机制可能与降低血脂、抗脂质过氧化有关。

【备考】《金匮》有大黄二两。

07030 大柴胡汤（《外台》卷一引《范汪方》）

【组成】柴胡 半夏（汤洗）各八两 生姜四两 知母 芍药 大黄 萎蕤各二两 甘草（炙） 人参三两

【用法】上切。以水一斗，煮取三升，去滓，温服一升，每日三次。

【主治】伤寒七八日不解，默默烦闷，腹中有干粪，谵语。

【宜忌】忌海藻、菘菜、羊肉、饧。

【备考】方中甘草用量原缺。《外台》引《集验方》无人参。

07031 大柴胡汤（《圣惠》卷十一）

【组成】柴胡二两（去苗） 黄芩一两 赤芍药 半夏（汤洗七遍去滑） 枳实（麸炒令黄） 槟榔 白术 赤茯苓各一两

【用法】上为粗散。每服四钱，以水一中盏，加生姜半分，大枣三枚，煎至六分，去滓温服，不拘时候。

【主治】伤寒二三日，心中悸，呕吐不止，心急郁郁微烦者，尚未解。

07032 大柴胡汤（《普济方》卷四十四引《指南方》）

【组成】柴胡 黄芩 芍药 甘草（炙）各三两 半夏二两半（汤洗七次） 大黄二两 枳实一两（麸炒，去瓤）

【用法】上为粗末。每服五钱，水二盏，加生姜十片，大枣二个，同煎至一盏，去滓温服。

【功用】《活幼心书》：疏利风热。

【主治】❶《普济方》引《指南方》：头痛。❷《活幼心书》：痰嗽，腹胀，及里证未解。

07033 大柴胡汤（《医方类聚》卷五十四引《通真子伤寒括要》）

【组成】柴胡二两（去苗） 枳壳半两（麸炒微黄） 黄芩二两 赤芍药一两 半夏一两（汤洗七次）

【用法】上为粗末。每服四钱，水一盏，加生姜五片，

大枣二枚，煎至六分，去滓，不拘时候热服。

【主治】阳明病，外证身热汗出，不恶寒，但恶热；阳明病，脉迟，发热头眩，小便难，欲作谷疸；阳明病，胁下坚满，大便秘而呕，口燥者；阳明病中风，其脉浮大，短气心痛，鼻干，嗜卧，不得汗，一身悉黄，小便难，有潮热而哕；耳前后肿，刺之虽小愈，外未解者；少阳病，口苦干燥，目眩者；少阳中风，两耳无所闻，目赤，胸中满而烦者；少阴病，汗则谵语者；少阴病，恶寒而踡，时时自烦，不欲厚衣者；少阴病，下利清水，色青，心下痛，口干燥者；厥阴病，阳脉涩，阴脉弦，当腹中急痛，先与小建中汤，不瘥者；厥阴下之，胸满烦惊，小便不利，谵语，一身不可转侧者。

【备考】此方比大柴胡汤，无大黄、枳实，用枳壳；比小柴胡汤，无甘草、人参，多枳壳、芍药。详上之治十一证，皆治大柴胡汤之轻证，小柴胡汤之重证。又治阴病可下证中，度量自得其宜。

07034 大柴胡汤（《易简方》）

【组成】柴胡二两 半夏 黄芩 甘草各三分 枳实半两 大黄一两

【用法】上咬咀。每服五钱，水一盏半，加生姜七片，大枣一个，煎六分，去滓，食前服。

【主治】伤寒十余日，热结在里，往来寒热；或心下急，郁郁微烦；或口生白苔，大便不通；或发热汗出；或腹中满痛；或日晡发热如疟；或六七日目中不了了，睛不和，无表里证，大便难，身微热者。

【宜忌】热除，不宜遽服补药，仍忌羊肉、腰子、酒，并难化之物。避房室。

07035 大柴胡汤（《治痘全书》卷十三）

【组成】柴胡 白芍 枳壳 黄芩 大黄

【用法】水煎服。

【主治】❶《治痘全书》：痘疮，腰疼腹痛，寒热往来，热毒欲发不出者。❷《痘科类编》：痘疮寒热，大便秘者。

【加减】表里俱见之症，加石膏、知母。

【备考】《痘科类编》用量作"各一钱"。

07036 大柴胡汤（《伤寒大白》卷二）

【组成】柴胡 黄芩 广皮 甘草 半夏 大黄

【功用】双解表里。

【主治】少阳表症未解，里症又急，潮热，大便秘，有下症者。

【加减】口燥渴，去半夏；腹中胀，加枳壳；小便涩，加木通。

07037 大柴胡汤（《痢疟纂要》卷九）

【组成】柴胡 黄芩 半夏 枳实 芒消 大黄

【用法】生姜、大枣为引。

【主治】感时行疠气，表邪里邪俱实者。

07038 大柴胡散（《圣惠》卷十七）

【组成】柴胡一两 川大黄一两（锉碎，微炒） 黄芩一两 赤芍药一两 枳实一两（麸炒微黄） 半夏半两（汤洗七遍，去滑） 人参一两（去芦头） 甘草半两（炙微赤，锉） 黄耆一两（锉）

【用法】上为粗散。每服五钱，以水一大盏，加竹茹一分，生姜半分，煎至五分，去滓温服，不拘时候。

【主治】热病已得汗，热犹不解，腹胀烦躁，狂言不定。

07039 大铁弹丸（《医方类聚》卷二十引《神巧万全方》）

【组成】大乌头四两（生用，去皮脐，别杵末）　五灵脂四两（淘澄令极细）　没药（别研）　乳香（别研）　朱砂（研）　无名异　血竭（研入）各三分　牛黄　麝香（研）　龙脑各一分

【用法】上为末，滴水为丸，如小弹子大。每服一丸，以生姜自然汁二分盏研化，热酒浸，温服。

【主治】瘫痪风。

07040 大铁弹丸（《直指》卷四）

【组成】自然铜（烧红，醋淬七次）一两半　虎胫骨（酒浸，炙黄）　当归（酒浸，焙）　白附子（炮）　川乌（炮，去皮脐）　五灵脂（炒）　麻黄（去节）各一两　没药　乳香　全蝎（焙）　安息香　白芷　真僵蚕（炒去丝）各半两　乌蛇肉（酒浸，焙干）三分　木鳖二十一个（去壳，炒熟）　朱砂　麝香各一分

【用法】上为末，以酒煮安息香，入飞白面为糊，丸如弹子大。每服一丸，温酒磨下。

【主治】中风瘫缓，口眼㖞斜，筋骨挛疼，肢体麻木。

07041 大铁箍散（《医学正传》卷六引《疮疡集》）

【组成】芙蓉叶　猪卷皮　木鳖子各四两　白芷　黄柏　寒水石各二两　大黄　紫荆皮各一两　赤豆　白蔹各二两　白及一两　防风五钱　贝母二两　真地青　羌活各一两

【用法】上为细末。凉水调，围痈四畔。

【主治】疮疡。

【加减】如肉脆，去白及、白蔹，加生地黄、地榆，用芭蕉油调敷。

07042 大透肌散（《中国医学大辞典·补遗》引《石氏秘传》）

【组成】人参　芍药　川芎　甘草　茯苓　白术　木通　陈皮　黄耆　糯米各等分

【用法】上为粗末。每服四钱，清水煎服。

【功用】健脾胃。

07043 大健步丸（《陈素庵妇科补解》卷三）

【组成】熟地（砂仁、酒煮）三两　白术（麸炒）三两　苍术（米泔浸一夜）五钱　山药一两　独活五钱　黄柏（酒炒）五钱　当归（酒炒）二两　白芍（酒炒）二两　远志肉二两　益智仁一两　香附（醋炒黑色）一两　川断二两大茴香五钱　杜仲（盐水炒）二两　黄芩三两　虎胫骨（酥炙）一对

【用法】炼蜜为丸，如梧桐子大。每服七十丸，空心酒送下，或盐汤送下，一日三次。

【功用】养血滋荣，壮筋健骨。

【主治】妊娠足痿。自膝胻至踝胫，艰于履地，状如痿躄。

【宜忌】不可妄行针灸。

【加减】男子去香附，加龟版、秦艽。

【方论选录】是方苍术、黄柏泻下焦湿热，名二妙散，治痿必用之药。加虎胫骨、独活引入两足；而归、芍、地、芩、术、远凉血清心以安胎，杜、续、山、益壮能健骨以固肾，附、茴行气温经，则两足之力可下，而痿痹之患不生矣。

07044 大健脾丸（《医统》卷二十三）

【异名】百谷丸。

【组成】人参（清河者）二两（饭上蒸）　白术（无油者）三两（土炒）　枳实一两（饭上蒸）　广陈皮二两（米泔洗）　广青皮一两（米醋炒）　白茯苓二两（饭上蒸）　半夏曲一两（炒）　谷芽一两六钱（炒）　山楂肉一两（饭上蒸）　川黄连一两六钱（用吴茱萸半两浸，炒赤色，去萸）　广木香季半两（不见火）　白蔻仁半两（炒）

【用法】上为末，长流水煮老米荷叶汤为丸，如绿豆大。每服百丸，食前白汤送下。

【功用】❶《医统》：健脾养胃，滋谷气，除湿热，宽胸膈，去痞满，久服强中益气，百病不生，元精炯炯，长寿之基。❷《北京市中药成方选集》：理气健脾，和胃祛湿。

【主治】❶《墨宝斋集验方》：小儿脾胃脆弱，饱则易伤者。❷《北京市中药成方选集》：饮食不节，停湿伤脾，食物不化，体倦神疲。

【备考】方中半夏曲，《墨宝斋集验方》作"神曲"，有当归身，无山楂肉。

07045 大健脾丸

《不居集》下集卷九。为《准绳·类方》卷五"健脾丸"之异名。见该条。

07046 大健脾糕（《灵验良方汇编》卷一）

【组成】茯苓　白扁豆（炒去壳）　山药（炒）　莲子（去心）　芡实（去壳，净炒）各八两　麦芽（炒）四两　砂仁四两　广皮二两　甘草（炙）四两　米五升（半糯米、半晚米，炒至老黄色，同上诸药磨为粉）

【用法】饥时用白滚汤加白糖调服。

【主治】泄泻。

【备考】此方既大健脾，而又味皆可口，毫无药气。老人、小儿脾胃虚弱者，用此作点心，功效不可胜述。若欲常服省费，则茯苓、砂仁不用亦可。磨成粉后，须停三日，使火气尽出方可服。

07047 大射干汤（《杏苑》卷三）

【组成】射干　当归　麻黄各一钱　肉桂三分　桑皮一钱　枳壳　紫菀　独活　杏仁各六分　半夏一钱二分　甘草五分

【用法】上咬咀，加生姜五片，水煎服，不拘时候。

【主治】暴寒，热伏于内，咳嗽呕吐。

07048 大射干汤

《疡医大全》卷二十一。为《圣济总录》卷一二九"射干汤"之异名。见该条。

07049 大胶艾汤

《普济方》卷三一二。为《千金翼》卷二十"胶艾汤"之异名。见该条。

07050 大效双丸（《圣惠》卷八十八）

【组成】甘遂半两（煨令微黄）　巴豆霜半两　麦门冬半两（去心，焙）　牡蛎一分（烧为粉）　蓣仁一分（汤浸，去皮，研入）　真珠末一分

【用法】上为末，入研了药，都研令匀，炼蜜为丸。半岁儿以温水服一双，如荏子大，一岁服一双，如半麻子大；二岁、三岁服一双，如麻子大，常以鸡鸣时服。至日出当下；如不下者，以热粥饮投之，即下。

【主治】小儿百病，身热头痛，饮食不消，心腹胀满，或心腹疼痛，大小便不利；或重下数起；或别无异疾，惟饮食

过度，不知自止，哺乳失覆；或惊寒热；或蒸候，哺食减少，气息不快，夜啼不眠，是腹内不调。

07051 大效圣散（《圣济总录》卷六十八）

【组成】金星石 银星石 禹余粮 寒水石（以上并碎）不灰木 半夏（汤洗七遍，去滑，生姜汁制焙）大黄（锉）蛤粉各等分

【用法】上为散。每服一钱匕，新汲水调下，更入龙脑少许佳。

【主治】吐血不止。

【备考】兼解五毒。

07052 大效疟丹（《百一》卷十一）

【组成】飞罗面 淡豉（炒）雄黄各半两 乳香一分 黄丹一两（炒变色）桃仁一百个（汤泡，去皮尖）朱砂一钱（为衣）

【用法】上为细末，以独头蒜研如泥，新布中擦过为丸，如鸡头子大，朱砂为衣。每服一丸，当发日服，温酒或井花水送下。

【主治】疟疾。

【宜忌】孕妇勿服。

07053 大消风散（《解围元薮》卷三）

【组成】防风 蒺藜 荆芥 苦参各十二两 乳香 没药各二两 麝香五钱 当归 黄柏各八两 黄芩 胡麻各十两 大风子肉一斤（煮一昼夜）

【用法】先以一料去大风子、没、麝、乳，均作十帖煎服。再用一全料，不见火，为末，酒、米糊为丸，如梧桐子大。辰、午、戌时各服三钱，温酒下。如服此药，须用细辛、苍耳草、豨莶草、遍地香、马鞭子草煎汤，不时洗浴，待汗透神爽方止，久则脱愈。

【主治】鸡爪、痒风、脱跟、鱼鳞、鹅掌、馋馋、截蛎、癣风等症。

【加减】如面上病重，加白芷、风藤、蝉壳各四两，升麻五钱；口眼㖞斜，加白僵蚕四两；四肢重，加羌活、独活各四两。

【备考】《疡医大全》有柴胡、麻黄，无当归、黄柏。

07054 大消石丸

《三因》卷九。为《千金》卷十一"消石大丸"之异名。见该条。

07055 大消痞丸

《东垣试效方》卷二。为《兰室秘藏》卷上"消痞丸"之异名。见该条。

07056 大消痞丸（《医钞类编》卷九）

【组成】厚朴 枳实 木香 大黄 黄连 炙甘草 姜黄 黄芩 泽泻 砂仁

【用法】水为丸服。

【功用】苦寒泄热。

【主治】热痞，烦渴溺赤。

07057 大海藻汤（《圣济总录》卷七十九）

【组成】海藻（洗去咸，焙）芫花（炒焦）猪苓（去黑皮）连翘 泽漆（炒）郁李仁（去皮尖双仁，研）陈橘皮（汤浸，去白，焙）桑根白皮（锉，炒）白蒺藜（炒）各一两 藁本（去苗土）昆布（洗去咸，焙）大戟（炒）防己 葶苈（炒）朴消 甘遂（炒）杏仁（去皮尖双仁，炒）

各半两 槟榔（煨，锉）七枚

【用法】上为粗末。每服四钱匕，水一盏半，加生姜一枣大（拍碎）同煎至八分，去滓，空心温服，一日三次。以利为度。

【主治】十种水病。

07058 大润肠丸

《得效》卷六。为《直指》卷十五"润肠丸"之异名。见该条。

07059 大粉草膏

《疡医大全》卷二十三。为《外科正宗》卷三"炙粉草膏"之异名。见该条。

07060 大益母丸（《中药成方配本》）

【组成】益母膏八两 当归四两 白芍四两 川芎四两 肉桂三钱 广木香二两

【用法】上为细末，用益母膏打和为丸，分作九十粒，每粒约干重二钱。每服一丸至二丸，开水或黄酒化服。

【功用】调经止痛。

【主治】经行不畅，少腹疼痛。

【宜忌】孕妇忌服。

07061 大益智散（《准绳·类方》卷五）

【组成】熟地黄 人参（去芦）白茯苓（去皮）苁蓉（酒浸）各二两 菟丝子（酒浸）远志（去心）各七钱半 蛇床子二钱半

【用法】上为细末。每服一钱，食后米饮调下，一日二次。

【主治】心志不宁，语言健忘。

【宜忌】忌食猪肉。

07062 大调中汤（《医学入门》卷八）

【组成】原书小调中汤加人参 白术 茯苓 川芎 当归 生地 白芍

【用法】前四味各等分，炒干为度，少加后七味，加生姜煎，温服；或姜汁糊为丸服尤妙。

【主治】血虚而夹痰火者。

07063 大调经丸（《陈素庵妇科补解》卷一）

【组成】制香附三两 当归（姜汁炒）三两 川芎一两 白芍（酒炒）二两 生地（酒煮）四两 白术（姜汁拌炒）二两 人参一两 乌药一两 肉桂五钱 山药三两 丹参二两 川断二两

【用法】炼蜜为丸服。

【主治】妇人血虚，四十左右，经血先绝，肌热面黄，饮食减少，脉左寸两尺涩而细。

【方论选录】参、术、山药补气，四物、川断、丹参补血，香、乌行气开郁，桂祛内寒。

07064 大调经汤（《陈素庵妇科补解》卷五）

【组成】香附（六制泔浸，姜汁炒，醋炒，童便浸，焙燥，红花汁煮，细磨为末）当归（姜汁拌炒）川芎 白术 秦艽 川断 远志 红花 白芍（酒炒）丹皮 丹参 熟地（酒煮）延胡 乌药

【主治】产后一二年，血虚，月水不至，夜热肌热，面黄食减，恐成血枯经闭。

【加减】有夜热肌热症者，加柴胡、泽兰，去延胡索。

【方论选录】产后一二年后，子已长大不吮乳，而月水不至，非血虚而何？或阴火燥血而经枯，或脾气郁结而经

阻，或外邪伤冲任二经，必调经以开郁，补阴以生血，则月水自通。是方四物、远志、川断、白术以滋阴补血，红花、玄胡、丹皮、丹参以行血祛滞，香附、乌药顺气，秦艽以祛荣经之风。经调则百病除矣。至以或前或后，或来或止，或经行腹痛，或经尽发热，即为月水不调，亦宜此方作丸久服。

07065 大调经散（《三因》卷十七）

【组成】大豆（炒，去皮）一两半 茯神一两 真琥珀一钱

【用法】上为末。浓煎乌豆、紫苏汤调下。

【主治】❶《三因》：产后血虚，恶露未消，气血未平，气为败浊凝滞，荣卫不调，阴阳相乘，憎寒发热，或自汗，或肿满。❷《普济方》：产后肿满，喘急烦渴，小便不利，乍寒乍热。

【方论选录】《济阴纲目》：此方重在恶露未消，而茯神之用，所以和阴阳也。有谓此方如神者，功在琥珀、大豆汤饮间也。

07066 大陷胸丸（《伤寒论》）

【异名】陷胸丸（《圣惠》卷十五）。

【组成】大黄半斤 葶苈子半升（熬） 芒消半升 杏仁半升（去皮尖，熬黑）

【用法】上药捣筛二味，纳杏仁、芒消，合研如脂，和散，取如弹丸一枚；别捣甘遂末一钱匕，白蜜二合，水二升，煮取一升；温顿服之，一宿乃下。如不下，更服，取下为效。

【功用】❶《医方发挥》：泻热破结，下气逐饮。❷《伤寒论讲义》：逐水破结，峻药缓攻。

【主治】热实结胸，胸中硬满而痛，颈项强直，自汗出，大便不通，脉沉实。

❶《伤寒论》：太阳病，而反下之，热入因作结胸；结胸者，项亦强，如柔痉状。❷《圣惠》：时气结胸，热实在内，其脉沉坚，心下痛满，按之如石。❸《云岐子保命集》：太阳经病，项背强，如柔痉状，自汗直视，脉寸沉、关浮、尺弱。❹《退思集类方歌注》：阳明热喘，及水肿初起形实者。❺《中医方剂临床手册》：胸胁积水，痞满疼痛，大便燥结，小便短少者。

【宜忌】《丸散膏丹集成》：利水攻积之力甚捷，然非身体壮实者，不宜轻服。

【方论选录】❶《注解伤寒论》：大黄、芒消之苦咸，所以下热；葶苈、杏仁之苦甘，所以泄满；甘遂取其直达，白蜜取其润利，皆以下泄满实物也。❷《医方集解》：此足太阳、阳明药也。大黄性寒苦以泄热，芒消性咸寒以软坚，杏仁性苦甘以降气，葶苈、甘遂取其行水而直达，白蜜取其润滑而甘缓。❸《古方选注》：大陷胸丸，从高陷下，三焦并攻。结胸项强，邪据太阳之高位矣，故用葶苈、杏仁以陷上焦，甘遂以陷中焦，大黄、芒消以陷下焦，庶上下之邪，一治成功。其法之微妙，并申明之。捣为丸者，唯恐药性峻利，不能逗留于上而攻结也。不与丸服者，唯恐滞而不行也。以水煮之，而纳白蜜者，又欲其缓攻于下也。❹《伤寒贯珠集》：大陷胸丸以荡涤之体，为和缓之用，盖以其邪结在胸，而至如柔痉状，则非峻药不能逐之，而又不可以急剂一下而尽，故变汤为丸，煮而并渣服之。及峻药缓用之法，峻则能胜破坚荡实之任，缓则能尽际上迄下之邪也。

07067 大陷胸汤（《伤寒论》）

【异名】陷胸汤（《儒门事亲》卷十二）。

【组成】大黄六两（去皮） 芒消一升 甘遂一钱匕

【用法】以水六升，先煮大黄，取二升，去滓，纳芒消，煮一两沸，纳甘遂末，温服一升。得快利，止后服。

【功用】《中医方剂学》：泻热逐水。

【主治】结胸证。从心下至少腹硬满而痛不可近，大便秘结，日晡潮热，或短气躁烦，舌上燥而渴，脉沉紧有力。现用于肠梗阻、胆道感染、胆石病、急性胰腺炎等见有上述证候者。

❶《伤寒论》：太阳病，脉浮而动数，头痛发热，微盗汗出，反恶寒，表未解，医反下之，动数变迟，膈内拒痛，胃中空虚，客气动膈，短气躁烦，心中懊侬，阳气内陷，心下因硬，则为结胸；伤寒六七日，结胸热实，脉沉而紧，心下痛，按之石硬者；结胸，无大热，水结在胸胁，但头微汗出者；太阳病，重发汗而复下之，不大便五六日，舌上燥而渴，日晡所小有潮热，从心下至少腹硬满而痛不可近者。❷《新急腹症学》：各类腹腔炎症发展到严重阶段而出现的肠麻痹、肠梗阻；胆道系统感染和胆石病；急性出血、坏死性胰腺炎合并麻痹性肠梗阻。❸《急腹症方药新解》：单纯性肠梗阻肠腔积液较多者；幽门梗阻、急性胃扩张、急性胰腺炎，里壮里实者。

【宜忌】❶《伤寒附翼》：平素虚弱，或病后不任攻伐者，当念虚虚之祸。❷《成方便读》：三者皆峻下之品，非表邪尽除，内有水热互结者，不可用之。

【方论选录】❶《伤寒明理论》：结胸，由邪结在胸中，处身之高分。邪气与阳气互结，不能分解，气不通，壅于心下，为硬为痛，是邪正因结于胸中，非虚烦、膈实之所同，是须攻下之物可理。低者举之，高者陷之，以平为正。结胸为高邪，陷下以平之，故治结胸，曰陷胸汤。甘遂味苦寒，苦性泄，寒胜热，陷胸破结，是以甘遂为君；芒消味咸寒，《内经》曰：咸味下泄为阴。又曰：咸以软之。气坚者，以咸软之；热胜者，以寒消之，是以芒消为臣；大黄味苦寒，将军也，荡涤邪寇，除去不平，将军之功也，陷胸涤热，是以大黄为使。利药之中，此为快剂。伤寒错恶，结胸为甚，非此汤则不能通利之。剂大而数少，取其迅疾，分解结邪，此奇方之制也。❷《内台方议》：脉沉者，办病在里；紧为里实；心下结者，邪气上结也，此为大结胸之症。若非大下泄之，其病不去也。故用大黄为君，而荡涤邪结，苦以散之；芒消为臣，以软其硬，盐以软之；甘遂为佐为使，以通其水，而下其邪之峻烈者也。❸《医方考》：三阳经表证未解，而用承气汤以攻里者，此下之早也。下之早则里虚，里虚则表邪乘之而入，三焦皆实，故心下至少腹硬满而痛不可近也。此其为证危急，寻常药饵不能平矣，故用大黄以荡实，消石以软坚，甘遂以直达。❹《伤寒附翼》：甘遂以浚太阳之水，消、黄以攻阳明之实。汤以荡之，是为两阳表里之下法也。❺《古方选注》：大陷胸汤，陷胸膈间与肠胃有形之垢并解，邪从心下至少腹硬满而痛不可近，邪不在一经矣。胸膈为阳明之维，太阳之门户，太阳寒水之气结于阳明，当以猛烈之剂，竟从阳明攻陷。大黄陷热结，甘遂攻水结，佐以芒消之监制二者之苦，不令直行而下，使其引入硬满之处，软坚破结，导去热邪。❻《衷中参西》：结胸之证，虽填塞于胸中异常满闷，然纯为外感之风热内陷，与胸中素蓄之水饮结成，纵有客气上干至于动膈，然仍阻于膈而未能上达，是以若枳实、厚朴一切开气之药皆无须用。惟重用大黄、芒消以

开痰而清热，又虑大黄、芒消之力虽猛，或难奏效于顷刻，故以少佐以甘遂，其性以攻决为用，异常迅速，与大黄、芒消化合为方，立能清肃其空旷之府，使毫无障碍。制此方者，乃霹雳手段也。

【临床报道】❶ 结胸证：《伤寒九十论》李某，始病头痛，发热恶风，医者下之，忽尔心下坚硬，项强短气，宛然结胸中证也。予曰：幸尔脉不浮，心不烦躁，非陷胸汤不可，投之，一宿乃下。❷ 大陷胸汤证：《经方实验录》陈姓孩，年十四，一日忽得病，脉洪大，大热，口干，自汗，右足不得伸屈。病属阳明，然口虽渴，终日不欲饮水，胸部如塞，按之似痛，不胀不硬，又类悬饮内痛。大便五日未通，上湿下燥，于此可见。且太阳之湿内入胸膈，与阳明内热同病。不攻其湿痰，燥热焉除？于是遂书大陷胸汤与之。制甘遂一钱五分，大黄三钱，芒消二钱。服后大便畅通，燥屎与痰涎先后俱下，其余诸恙，均各霍然，乃复书一清热之方以肃余邪。❸ 肠梗阻：《中草药通讯》[1979，(9)：(35)]用大陷胸汤治疗30例肠梗阻，治愈27例，3例（均为肠扭转）转手术治疗。❹ 急性胰腺炎：《医学情况交流》[1975，(5)：56]用大陷胸汤加减治疗急性胰腺炎20例，其腹痛缓解平均时间为19.5小时，腹痛完全消失平均为68小时。❺ 溃疡病穿孔：《中草药通讯》[1979，(9)：35]大陷胸汤治疗24例上消化道穿孔，23例治愈，1例因属胃癌穿孔无效。❻ 胆道疾患：《哈尔滨中医》[1960，(11)：56]用大陷胸汤治疗胆道疾患44例（包括胆石症胆囊火32例，胆道感染2例，胆道蛔虫症9例），配合输液及对症治疗，治愈39例。

【现代研究】❶ 对大鼠急性胰腺炎有治疗作用：《辽宁中医杂志》[2008，(7)：1103]研究结果表明：急性胰腺炎时血淀粉酶升高、肿瘤坏死因子-α和白细胞介素-6水平显著升高，镜下见大量炎细胞浸润，大陷胸汤可改善上述变化。❷ 免疫作用观察：《新疆中医药》[2002，(4)：8]研究发现：大陷胸汤能明显增加小白鼠腹腔巨噬细胞吞噬率和吞噬指数，提示大陷胸汤有提高机体非特异性免疫功能作用；对小白鼠T淋巴细胞无明显增加，揭示大陷胸汤对T淋巴细胞无明显影响，即无提高机体特异性免疫功能之细胞免疫功能作用。

07068 大陷胸汤（《活人书》卷十三）

【组成】桂枝一两　甘遂一两（或作半两）　大枣一两（或作三枚）　人参一两　瓜蒌实一枚（去皮，只用四分之一）

【用法】上锉，如麻豆大。每服五钱匕，水一盏，或作二盏，煮至八分，去滓温服。

【主治】结胸。

【宜忌】胸中无坚物者勿服。

07069 大通真丸（《圣惠》卷七十）

【组成】蚕纸十张（烧灰）　防风一两（去芦头）　白芍药三分　桔梗一两（去芦头）　石膏一两（细研，水飞过）　白芷三分　当归一两（锉碎，微炒）　干姜半两（炮裂，锉）　附子一两（炮裂，去皮脐）　芎䓖半两　藁本半两　泽兰一两　白芜荑半两　川椒一两（去目及闭口者，微炒出汗）　食茱萸三分　柏子仁一两（微炒）　白薇半两　白术半两　苍术半两（锉碎，微炒）　蝉壳半两（微炒）　人参一

两（去芦头）　甘草半两（炙微赤，锉）　厚朴三分（去粗皮，涂生姜汁，炙令香熟）

【用法】上为末，炼蜜为丸，如梧桐子大。每服二丸，食前以温酒调下。

【主治】妇人血风劳气，经络不调，腹内时痛，面色萎黄，四肢羸弱，心神昏闷，不欲饮食，及产后余疾。

07070 大理中丸（《圣济总录》卷四十四）

【组成】厚朴（去粗皮，生姜汁炙透）　桂（去粗皮）　陈橘皮（汤浸，去白，焙）　白术　甘草（炙）　芎䓖　五味子　缩砂（去皮）　茴香子（炒）各四两　槟榔（锉）　硇砂各二两　干姜（炮）三分　胡椒　丁香各半两

【用法】上为末，炼蜜为丸，如鸡头子大。每服一丸，细嚼，温酒或盐汤送下。

【主治】脾虚胸膈痞闷，心腹撮痛，不思饮食。

07071 大理中丸

《得效》卷五。为《伤寒论》"理中丸"之异名。见该条。

07072 大理气丸（《千金》卷十二）

【组成】牛膝　甘草　人参　茯苓　远志　恒山　苦参　丹参　沙参　龙胆　芍药　牡蒙　半夏　杏仁　紫菀　龙骨　天雄　附子　葛根　橘皮　巴豆　狼牙各二两　大黄　牡蛎　白术各三两　白薇六分　玄参十分　藋芦一枚（大者）　生姜屑五两

【用法】上二十九味，捣筛二十七味生药令熟，又捣巴豆、杏仁如膏，然后和使相得，加白蜜为丸，如梧桐子大。每服七丸，空腹酒送下，一日三次。

【功用】理气。

【主治】万病，疝瘕癥结。

07073 大菖蒲散（《医统》卷八十三）

【组成】菖蒲　当归各一两　秦艽二钱　吴茱萸（炒）半两

【用法】上㕮咀。每服三钱，水盏半，加葱白五寸，煎六分，空心温服。

【主治】妇人月水涩滞，阴户间肿大而痛。

07074 大萝皂丸（《医学入门》卷七）

【组成】萝卜子（炒）二两　皂角（烧存性）一两　南星（制）　半夏（制）　杏仁　栝楼仁　香附（便制）　青黛　陈皮各五钱

【用法】上为末，神曲煮糊为丸，如梧桐子大。每服六十丸，生姜汤吞下。

【主治】气喘，痰喘，风痰，食痰，酒痰，面毒。

07075 大萆薢丸（方出《圣惠》卷六十，名见《普济方》卷二九七）

【组成】黄耆一两（锉）　枳实一两半（麸炒微黄）　萆薢二两（锉）　白蒺藜三两（微炒，去刺）　菟丝子二两（酒浸三日，曝干，别捣末）　乌蛇三两（酒浸，去皮骨，微炙）

【用法】上为末，炼蜜为丸，如梧桐子大。每服十五丸，空心及晚食前以温粥饮送下。

【主治】痔瘘。

07076 大萆薢散

《元和纪用经》。为原书"萆薢散"之异名。见该条。

07077 大菟丝丸（《饲鹤亭集方》）

【组成】鹿茸　熟地　苁蓉　戟肉　茯苓　石斛　牛膝　防风　泽泻　川断　杜仲　小茴香　补骨脂　沉

香 荜茇 桑螵蛸各三两 黄肉二两 龙骨 菟丝子 附子 肉桂各一两 川芎 五味子 覆盆子各五钱

【用法】米糊为丸。每服三钱，淡盐汤送下。

【功用】温固下元，升举督脉。

【主治】肾气虚损，五劳七伤，脚膝酸痛，目眩耳鸣，心悸气短，阳痿精泄。

07078 大菟丝饼（《普济方》卷二一八）

【组成】菟丝子（酒浸一宿，别捣） 鹿茸（去毛，酥炙） 附子（炮裂，去皮脐） 泽泻 石龙芮各一两 巴戟天（去心） 桑螵蛸（炒） 芎䓖 五味子 覆盆子 木香各半两

【用法】上为末，酒煮糊为丸，如梧桐子大。每服三十丸，空心温酒或盐汤送下。

【主治】虚劳瘦弱，元阳痼冷。

【备考】本方方名，据剂型，当为"大菟丝丸"。

07079 大黄龙丸（《三因》卷二）

【异名】黄龙丸（《丹溪心法》卷一）、清暑丸（《普济方》卷一一七）。

【组成】硫黄 消石各一两 雄黄（通明者） 滑石 白矾各半两 寒食面四两

【用法】上为末，滴水为丸，如梧桐子大。每服五丸至七丸，渐加至二十丸，新汲水送下。昏塞不知人，则以水化开灌之。

【功用】去暑毒，分利阴阳。

【主治】中暑眩晕，昏不知人；或身热恶寒，头痛，状如伤寒；或往来寒热，烦躁渴甚，呕吐泄泻。

【备考】中暑忌得冷，此药却以冷水下之，乃热因寒用，疑者释之。

07080 大黄饮子（《圣惠》卷十五）

【组成】川大黄一两半（锉碎，微炒） 栀子仁三分 枳壳半两（麸炒微黄，去瓤） 黄芩一两 川朴消一两半 甘草半两（炙微赤，锉）

【用法】上锉细，和匀。每服半两，以水一大盏，煎至五分，去滓温服，不拘时候。

【主治】时气五日，大热，三部脉悉洪数者。

07081 大黄饮子（《圣惠》卷五十八）

【组成】川大黄一两（锉碎，微炒） 杏仁一两（汤浸，去皮尖双仁，麸炒微黄） 栀子仁一两 川升麻一两 枳实一两（麸炒微黄） 黄芩一两 生地黄二两 人参半两（去芦头） 甘草半两（炙微赤，锉）

【用法】上锉细，和匀。每服半两，以水一大盏，加生姜半分，豉半合，煎至五分，去滓，空腹温服。

【主治】身有大热，热毒流于四肢，骨节急痛不可忍，腹中烦满，大便涩难。

【备考】《医统》有乌梅一个，无枳实，有枳壳。

07082 大黄饮子（《圣惠》卷七十四）

【异名】大黄饮（《校注妇人良方》卷十四）。

【组成】川大黄一两（锉碎，微炒） 知母三分 石膏一两（捣碎） 栀子仁半两 前胡一分（去芦头） 黄芩一两 赤茯苓三分 甘草半两（炙微赤，锉）

【用法】上锉细，拌令匀。每服半两，以水一大盏，加生地黄一分，煎至六分，去滓温服，不拘时候。

【主治】妊娠热病六七日，热入腹，大小便秘涩，烦热。

07083 大黄苦酒（《千金翼》卷六）

【组成】大黄八铢（切）

【用法】以苦酒二升合煮，取一升，适寒温服之。即血下，甚良。

【主治】产后子血不尽。

07084 大黄拓汤

《圣济总录》卷一八二。为《千金》卷五"拓汤"之异名。见该条。

07085 大黄耆丸（《千金翼》卷十二）

【组成】黄耆 柏子仁 天门冬（去心） 白术 干地黄 远志（去心） 泽泻 薯蓣 甘草（炙） 人参 石斛 麦门冬（去心） 牛膝 杜仲（炙） 薏苡仁 防风 茯苓 五味子 茯神 干姜 丹参 肉苁蓉 枸杞子 车前子 山茱萸 狗脊 萆薢 阿胶（炙） 巴戟天 菟丝子 覆盆子各一两

【用法】上药治下筛，炼蜜为丸。每服十丸，酒送下。日稍加至四十丸。

【主治】虚劳百病。

【宜忌】百日以内，慎生冷、醋滑、猪、鸡、鱼、蒜、生菜、冷食；五十以上，虽暑月三伏时，亦忌冷饭。

【加减】性冷者，加干姜、桂心、细辛各二两，去车前子、麦门冬、泽泻；多忘者，加远志、菖蒲各二两；患风者，加独活、防风、芎䓖各二两；老人，加牛膝、杜仲、萆薢、狗脊、石斛、鹿茸、白马茎各二两。

07086 大黄耆汤（《千金》卷十九引胡洽方）

【组成】黄耆 芍药 桂心各三两 甘草 人参各一两 大枣二十枚 生姜 半夏各八两

【用法】上㕮咀。以水一斗四升，煮取三升。每服八合，一日二次。

【主治】五脏内伤。

07087 大黄耆汤（《三因》卷八）

【组成】黄耆 桂心 巴戟（去心） 石斛（酒浸） 泽泻 茯苓 干姜（炮）各三两 防风 独活 人参各二两 天雄（炮，去皮脐） 芍药 附子（炮，去皮脐） 半夏（汤浸七次） 细辛（去苗） 白术 黄芩 瓜蒌根各一两

【用法】上锉散。每服四钱，水二盏，加生姜七片，煎七分，去滓，食前服。

【主治】肉虚极，体重怠惰，四肢不欲举，关节疼痛，不嗜饮食，食则咳，咳则右胁下痛，阴引背及肩，不可动转。

07088 大黄耆酒（《千金》卷七引胡洽方）

【组成】黄耆 乌头 附子 干姜 蜀椒 独活 白术 细辛各三两 山茱萸 桂心 柏子仁 天雄 石斛 防风各二两 石南一两 泽泻三两 茯苓二两 人参 茵芋 半夏 栝楼 芍药各一两

【用法】上㕮咀，清酒三斗渍之。先食服一合，不知，可至五合。

【功用】补虚祛风。

【主治】风虚脚疼，痿弱气闷，不自收摄。

07089 大黄耆酒（《千金》卷十五）

【组成】黄耆 桂心 巴戟天 石斛 泽泻 茯苓 柏子仁 干姜 蜀椒 防风 独活 人参各二两 天雄 芍药 附子 乌头 茵芋 半夏 细辛 白术 黄

芩 栝楼根 山茱萸各一两

【用法】上㕮咀，绢袋贮，以清酒三斗渍之，秋、冬七日，春、夏三日。初服三合，渐渐加，微痹为度，每日二次。

【主治】肉极虚寒，为脾风，阴动伤寒，体重怠堕，四肢不欲举，关节疼痛，不嗜饮食。

07090 大黄耆散（《普济方》卷二二三引《卫生家宝》）

【组成】黄耆（生，细锉） 款冬花（焙） 牛膝（去头，酒浸一宿，焙） 柴胡（去芦，洗） 秦艽（生） 青橘皮（去白，炒） 茴香（舶上者，炒） 木香（水调面裹，煨，忌伤火。以上拣净）各半两 贝母（大者）七个（汤泡七次） 杜仲（酒浸一宿，劈开，渗尽酒，炙色黄） 肉桂（去皮，不见火） 穿心巴戟（去心，生用） 甘草（炙黄） 草薢 石斛各一分 附子（大者）七钱（炮裂，去皮尖）

【用法】上药焙，为末。每服二钱，水一盏，加生姜三片，大枣一枚，同煎至七分，倾向盏内，去滓，空心、食前温服，一日三次。

【功用】补虚，益颜色，填骨髓。

【主治】劳倦。

【宜忌】忌生冷、油面、炙煿、带壳物。

07091 大黄涂方（《圣济总录》卷一一八）

【组成】大黄一分

【用法】上为末。每用少许，醋调涂。

【主治】紧唇。

07092 大黄豉汤（《外台》卷二引《范汪方》）

【组成】豉五合 甘草二两（炙） 桂心二两 大黄四两 芒消半斤

【用法】上㕮咀。以水六升，煮得二升，去滓，食前适寒温饮一升，每日二次。

【主治】伤寒已愈，食饮多劳复。

【宜忌】忌海藻、菘菜、生葱等物。

07093 大黄煎丸（《外台》卷十三引《崔氏方》）

【异名】大黄丸（《医方类聚》卷二五三引《神巧万全方》）。

【组成】大黄九两（锦纹新实者，若微朽即不堪用，削去苍皮乃称）

【用法】上为散，以上好米醋三升和之，置铜碗内，于大铛中浮汤上，炭火煮之，火不用猛，又以竹木篦搅药，候堪丸，乃丸如梧桐子大，于小瓷器中密贮。儿年三岁，每服七丸，一日二次。当以下青赤脓为度；若不下脓，或下脓少者，稍稍加丸；下脓若多，丸又须减；病重者，或至七八剂方尽根本；大人小儿不等，以意量之。

【功用】下脓及宿结。

【主治】小儿无辜闪癖，或头干瘰疬、头发黄耸分去，或乍痢乍瘥。

【宜忌】禁牛、马、驴、鸡、猪、鱼、兔肉、生冷、黏滑、油腻、小豆、荞麦。乳母亦同此忌。

07094 大黄煎丸（《圣惠》卷四十八）

【组成】川大黄（锉碎，微炒，别捣罗为末，以酒、醋各一升熬如膏） 京三棱一两（锉碎，醋拌，炒令干） 木香一两 桃仁一两（汤浸，去皮尖双仁，麸炒微黄） 诃黎勒皮一两 桂心一两 青橘皮一两（汤浸，去白瓤，焙） 槟榔一两

【用法】上为细末，入大黄煎中，更入蒸饼少许为丸，如梧桐子大。每日空心以温酒送下十丸至十五丸。

【主治】伏梁气，心胸妨实，背膊烦疼，不能食，四肢无力。

07095 大黄膏散（《医方类聚》卷二五五引《医林方》）

【组成】川大黄不以多少

【用法】醋煮熬成膏子为丸，如黄米大。每服十五丸至二十丸，食后煎皂子汤送下。

【主治】小儿无辜疳，头目后生瘰疬结核，久不治，为疮疖。

07096 大黄膏子（《玉案》卷五）

【组成】大黄四两（酒浸，焙干）

【用法】上为末，以醋一碗，熬成膏为丸，如芡实大。每服一丸，空心酒调下。

【主治】闺女经闭。

07097 大黄蜜煎（《圣济总录》卷一一七）

【组成】大黄一两（切如指头大）

【用法】以蜜煎五七沸，候冷取出。每含一块，咽津。

【主治】口糜生疮。

07098 大黄敷方（《圣济总录》卷一三五）

【组成】大黄（锉，炒）一两 木通（锉） 葶苈（纸上炒） 荛草各半两

【用法】上为末。以水和敷之，干即易。

【功用】消肿。

【主治】毒肿，初觉肿痛。

07099 大黄薄贴

《普济方》卷二八三。为《外台》卷二十四引《删繁方》"九物大黄薄贴"之异名。见该条。

07100 大硇砂丸

《鸡峰》卷十三。即《圣惠》卷四十九"硼砂丸"，方中硼砂改作"硇砂"。见该条。

07101 大排风汤（《千金翼》卷十七）

【组成】白鲜皮 附子（炮，去皮） 麻黄（去节） 杏仁（去皮尖，熬） 白术 防风 葛根 独活 防己 当归 人参 茯神 甘草（炙）各三两 石膏六两（碎） 桂心二两 白芷一两

【用法】上㕮咀。以水一斗七升，先煮麻黄，取一升半，去沫澄清，纳药煮取四升，分四服，日三夜一服。

【主治】半身不遂，口不能言，及诸偏枯。

07102 大排风散（《千金翼》卷二十一）

【组成】芫花 狼毒 栾荆 天雄（去皮） 五加皮 麻花 白芷 紫菀 乌头（去皮） 莽草 茵芋 栝楼 荆芥 踯躅 菀花 大戟 王不留行 赤车使者 麻黄各二十分 石斛 半夏 石南 薯蓣 长生各十四分 藜芦七分 狗脊 人参 牛膝 苁蓉 蛇床子 菟丝子 草薢 车前子 秦艽各七分 薏苡 五味子 独活 藁本 柴胡 牡丹 柏子仁 芎劳 芍药 吴茱萸 桔梗 杜仲 桂心 橘皮 续断 茯苓 细辛 干姜 厚朴 茯神 山茱萸 防己 黄耆 蜀椒 巴戟天 高良姜 紫葳 黄芩 当归 菖蒲 干地黄 通草各四分

【用法】上药勿熬炼，振去尘土，即捣，粗筛下药三两，黍米三升，曲末二升，上酒一斗五升；净淘米，以水五升，煮

米极熟，停如人肌，下曲末熟搦，次下散，搦如前，次下酒，搅之百遍，贮不津器中，以布片盖之一宿，旦以一净杖子搅三十匝。空腹五更温一盏服之。以四肢头面习习为度，勿辄。加减非理，造次必大吐利。欲服散者，以绢筛下之，每服方寸匕。只一服，勿再也。水饮、浆酒皆得服之。丸服者，蜜和服，如梧桐子七丸。惟不得汤服也。须补者，药少服令内消，即是补也。凡服此药法，先多服，令人大吐下利三五度后，乃少服，方可得益也。

【主治】一切风冷。

【加减】主风多者，准冷热加减以下三十六味：麻花、乌头、王不留行、赤车使者、麻黄、蹋躅、茵芋、芫花、五加皮、白芷、莽草、附子、栝楼、荆芥、天雄、芎劳、藁本、薯蓣、巴戟天、细辛、独活、当归、黄耆、干姜、厚朴、防己、山茱萸、大戟、草薢、桔梗、牡丹、柏子仁、狗脊、薏苡、秦艽、菖蒲；主湿痹腰脊，准冷热加减以下三十二味：苁蓉、芎劳、续断、蛇床子、王不留行、桔梗、芫花、天雄、附子、蹋躅、茵芋、当归、秦艽、芍药、干姜、狗脊、草薢、石南、蜀椒、干地黄、菖蒲、薯蓣、石斛、牛膝、细辛、柴胡、车前子、桂心、柏子仁、五加皮、杜仲、薏苡；挛急瘈疭，准冷热加减以下十六味：秦艽、藁本、狗脊、草薢、通草、石南、芎劳、续断、牛膝、干地黄、石斛、薏苡、菟丝子、杜仲、天雄（去皮）、附子（去皮）；主身痒疥瘙，准冷热加减以下三味：莽草、防己、藜芦；主惊痫，准冷热加减以下九味：紫菀、牡丹、茯苓、茯神、柏子仁、芫花、人参、远志、细辛；主鬼魅，准冷热加减以下三味：蜀椒、长生、蹋躅；主蛊毒，准冷热加减以下三味：紫菀、芫花、藜芦；主癥冷积聚、腹痛坚实，准冷热加减以下十七味：高良姜、桔梗、芫花、山茱萸、茯苓、人参、柴胡、牡丹、芫花、苁蓉、巴戟天、芍药、干姜、附子、乌头（去皮）、麻黄、莽草；主腹痛胀满、吐逆，准冷热加减以下十味：厚朴、橘皮、桔梗、大戟、藜芦、半夏、干姜、藁本、人参、吴茱萸；主痰实，准冷热加减以下九味：茯苓、厚朴、芫花、半夏、细辛、乌头、黄芩、柴胡、山茱萸；主胸满痛，准冷热加减以下十味：厚朴、干姜、紫菀、茯苓、桔梗、芫花、乌头、人参、细辛、柴胡；主补五脏虚损，准冷热加减以下十五味：紫菀、薯蓣、石斛、细辛、巴戟天、牡丹、当归、人参、菖蒲、五味子、桔梗、柏子仁、吴茱萸、山茱萸、干地黄；主益气，准冷热加减以下七味：柏子、续断、黄耆、薯蓣、芍药、巴戟天、五味子；主益精髓，准冷热加减以下十九味：肉苁蓉、蛇床子、五味子、附子、天雄、草薢、栝楼、薯蓣、远志、巴戟天、菟丝子、牛膝、柴胡、车前子、细辛、茯苓、杜仲、五加皮、石斛；主补骨髓，准冷热加减以下四味：干地黄、菟丝子、天雄、附子；主长肌肉，准冷热加减以下十味：当归、藁本、白芷、干地黄、五加皮、石斛、菟丝子、薯蓣、五味子、厚朴；主阴下湿痒，准冷热加减以下三味：五加皮、杜仲、续断；主消渴，准冷热加减以下三味：茯苓、人参、栝楼；主利小便，准冷热加减以下七味：栝楼、茯苓、芍药、橘皮、秦艽、山茱萸、车前子；主小便利，准冷热加减以下三味：菖蒲、栝楼、山茱萸；主明目，准冷热加减以下四味：人参、细辛、菟丝子、狗脊；主止泪，准冷热加减以下二味：芎劳、白芷；补益气，准冷热加减以下三味：细辛（益肝气）、远志、人参（补心气）；补养肾气，准冷热加减以下五味：石南、草薢、狗脊、车前子、石斛；主咳嗽上气，准冷热加减以下十六味：蜀椒、当归、麻黄、桂心、吴茱萸、紫菀、芫花、藜芦、附子、半夏、乌头、菖蒲、远志、细辛、芫花、五味子；主下气，准冷热加减以下五味：蛇床子、石斛、细辛、薯蓣、橘皮；主霍乱，准冷热加减以下六味：附子、干姜、人参、桂心、橘皮、厚朴；主月闭，准冷热加减以下十四味：黄耆、通草（主漏）、厚朴、山茱萸、荞草（主三虫）、紫菀、当归、白芷（主崩中、带下）、黄芩、蛇床子（主寒热、漏）、芎劳、牛膝、栝楼、紫葳；主唾稠如胶，准冷热加减以下十六味：麻黄、栝楼、柴胡、桂心、芍药（主伤寒）、通草、菖蒲、远志、人参（主健忘）、附子、黄芩、干姜、蜀椒（主下利）、紫菀、茯苓、芎劳。

07103 大排风散（《圣惠》卷二十五）

【组成】天麻三两　羚羊角屑三分　羌活一两　防风一两（去芦头）　芎劳一两　甘菊花三分　山茱萸三分　薯蓣三分　细辛三分　藁本三分　独活一两　秦艽三分（去苗）　麻黄一两（去根节）　枳壳一两（麸炒微黄，去瓤）　白蒺藜一两（微炒，去刺）　蔓荆子三分　黄耆三分（锉）　鹿角胶三分（捣碎，炒令黄燥）　酸枣仁三分（微炒）　丹参半两　莽草半两（微炙）　地骨皮半两　白鲜皮半两　汉防己三分　桂心三分　附子三分（炮裂，去皮脐）　牛膝三分（去苗）　薏苡仁三分　杜仲半两（去皱皮，炙微黄，锉）　石南半两　当归三分　生干地黄三分　草薢半两（锉）　侧子三分（炮裂，去皮脐）　苍耳苗半两　干姜三分（炮裂，锉）　阿胶三分（捣碎，炒令黄燥）　犀角屑三分　人参三分（去芦头）　白术三分　川椒三分（去目及闭口者，微炒去汗）　白芷三分　茵芋三分　甘草半两（炙微赤，锉）　杏仁半两（汤浸，去皮尖双仁，麸炒微黄）

【用法】上为细散。每服二钱，食前以温酒调下，生姜、薄荷汤调服亦得。

【主治】一切风。

【宜忌】忌生冷、鸡、猪肉。

07104 大救生丸（《普济方》卷一七六引《卫生家宝》）

【组成】牡蛎（生用）　苦参（生、为末）　栝楼（生捣）　知母（生、为末）　密陀僧（生用）各一两　白蜡（熔）　水银（研）八分　黄丹半斤（研）（一方有天花粉半两；一方有灰坏，无密陀僧）

【用法】上为末。用猪肚一个贮药，以线缝合，用绳系在新瓦砖上，不令走转；更用栝楼根半斤，细切，入在水中，一处和砖煮，早晨至午，取猪肚细切，与诸药末为丸，如梧桐子大，阴干。每服三十丸，空心米饮送下，一日三次。

【主治】三消渴病，日夜饮水，百杯不歇；子母疮，或生于背，或生于鬓间；五漏疮。

【宜忌】忌酒、色、热面、咸物、豚、鱼、葱、蒜、炙煿等物。

【备考】若饮酒则渴愈甚者，专心服饵之。数日后，见酒与水若仇，顿尔口中津润，小便缩减。五日后，小便赤色，是病毒归于下也。或令人吐，或腰背脚膝疼痛，或呕逆恶心，精神昏困，此乃药验，使病毒消散也。方中白蜡用量原缺。

07105 大麻子汤（《圣济总录》卷八十二）

【组成】大麻子（炒）　槟榔末一钱　生姜汁一合

【用法】上药先以童便一盏，研麻子取汁，与槟榔末、生姜汁银器盛，重汤上微煎。空心温服。

【主治】脚气胀满，妨闷喘促。

【备考】方中大麻子用量原缺。

07106 大麻子汤（《圣济总录》卷八十四）

【组成】大麻子仁（微炒）升麻 射干 菖蒲 甘草（炙）麻黄（去根节）大黄（锉碎，醋炒）各一两

【用法】上为粗末。每服五钱匕，水一盏半，加豉半合，同煎至七分，去滓，下芒消一钱，更煎一两沸，空心、日午、近晚各一服。以微利为度。

【主治】❶《圣济总录》：脚气瘴气，乍寒乍热，状似疟疾，脚肿气上攻，心闷咳嗽，筋缓瘄痹。❷《普济方》：脚弱风毒面肿。

07107 大麻子酒（《外台》卷十九引《张文仲方》）

【组成】大麻子一升

【用法】上为末，清酒三升，渍三宿。温服随性；亦可敷用。

【功用】补益。

【主治】脚气气上，脚肿，小腹痹；头风。

07108 大麻子散（《圣惠》卷五十四）

【组成】大麻子三斤（捣碎）商陆四两 防风三两（去芦头）附子一两（去皮脐，生用）赤小豆一斤 桑根白皮二两（锉）

【用法】以水二斗，先煮麻子至一斗，入药并小豆同煮，取四升，去滓，每于食前饮汁一小盏。相次任性随多少食小豆。

【主治】水气，遍身浮肿。

07109 大麻子膏（《圣惠》卷九十一）

【异名】大麻膏（《普济方》卷四〇八）。

【组成】大麻子一合 柏白皮一两 白芷一两 甘草一两 栀子仁一两

【用法】上锉细，以猪脂一升，煎至白芷色黄为度，以绵滤去滓，盛于瓷器中，候冷，涂于疮上，每日三四次。

【主治】小儿卒被汤泼火烧。

07110 大麻仁丸（《圣惠》卷六）

【组成】大麻仁二两（锉，研如膏）防风一两（去芦头）枳壳一两（麸炒微黄，去瓤）旋覆花一两 川大黄三两（锉碎，微炒）木香一两 槟榔一两 川升麻一两 杏仁一两（汤浸，去皮尖双仁，麸炒微黄）

【用法】上为末。以不蛀皂荚二十梃，捶碎，用水四升，揉取汁，慢火熬成膏，入前药末为丸，如梧桐子大。每服三十丸，温水送下，不拘时候。

【主治】肺脏风毒，皮肤结硬，及遍身瘙痒生疮，大肠不利。

【备考】本方方名，《普济方》引作"火麻仁丸"。

07111 大麻仁丸（《圣惠》卷十六）

【组成】大麻仁二两（研入）川大黄二两 郁李仁一两（汤浸，去皮尖，研）犀角屑 川朴消 枳壳（麸炒微黄，去瓤）木通各一两

【用法】上为细末，入大麻仁等令匀，炼蜜为丸，如梧桐子大。每服二十丸，温水送下，不拘时候。

【主治】时气胃中壅热，大便不通。

07112 大麻仁丸（《圣惠》卷十八）

【组成】大麻仁二两（研入）郁李仁一两（汤浸，去皮，研入）川大黄二两（锉碎，微炒）木通一两（锉）羚羊角

屑一两（锉）

【用法】上为细末，入研了药令匀，炼蜜为丸，如梧桐子大。每服三十丸，温水送下，不拘时候。

【主治】热病大便不通。

07113 大麻仁丸（《圣惠》卷二十九）

【组成】大麻仁二两 枳实一两（麸炒微黄）赤芍药一两 杏仁一两（汤浸，去皮尖双仁，麸炒微黄）川大黄一两（锉碎，微炒）陈橘皮一两（汤浸，去白瓤，焙）

【用法】上为末，炼蜜为丸，如梧桐子大。每服三十丸，食前以清粥饮送下。

【主治】虚劳，小便不利，心神烦闷，不欲饮食，四肢赢瘦。

07114 大麻仁丸（《圣惠》卷六十一）

【组成】大麻仁三两 木香一两 枳壳一两（麸炒微黄，去瓤）牛蒡子二两 甘草一两（炙微赤，锉）川大黄三两（锉碎，微炒）

【用法】上为末，炼蜜为丸，如梧桐子大。每服三十丸，食前以暖水送下。以利为度。

【主治】发背及一切痈肿，脏腑涩滞，大小便不通。

07115 大麻仁丸（《圣惠》卷七十二）

【组成】大麻仁二两（别捣如膏）川大黄二两（锉碎，微炒）槟榔一两 木香一两 枳壳一两（麸炒微黄，去瓤）

【用法】上为末，入大麻仁膏，研令匀，以炼蜜为丸，如梧桐子大。每服二十丸，空心以温水送下。

【主治】妇人肠胃风结，大便常秘。

07116 大麻仁丸（《圣惠》卷九十八）

【组成】大麻仁三两（别研如膏）川大黄二两（锉，研，微炒）诃黎勒皮二两 人参一两（去芦头）陈橘皮一两（汤浸，去白瓤，焙）

【用法】上为末，炼蜜为丸，如梧桐子大。每服二十丸，食前以生姜汤送下，酒下亦得。如未利，加至三十丸。

【主治】积年心腹气、肺气、脚气、冷热气、疝癖气，不能饮食，纵食不消，脏腑不调，大肠秘涩。

07117 大麻仁丸（《圣济总录》卷五）

【组成】大麻仁（研）吴茱萸（汤浸，焙炒）麻黄（去根节）枳壳（麸炒，去瓤）白芷各半两 天雄（炮裂，去皮脐）当归（切，焙）各一两一分 茯神（去木）三分 乌头（炮裂，去皮脐）秦艽（去土）细辛（去苗叶）白术各三分 蜀椒（去目并闭口，炒出汗）天门冬（去心，焙）独活（去芦头）防风（去叉）羚羊角（镑）桂（去粗皮）各一两 白槟榔（煨）一两半 熟干地黄（切，焙）三两

【用法】上为末，炼蜜为丸，如梧桐子大。每服三十丸，空心温酒送下，一日三次。

【主治】中风诸疾。

07118 大麻仁丸（《圣济总录》卷九十七）

【组成】大麻仁（研如泥）五两 芎䓖一两一分 附子（生，去皮脐）半两 大黄（锉碎，酥炒）二两 甜消半两

【用法】上为末，炼蜜为丸，如梧桐子大。每服三十丸，温酒送下。

【主治】大肠风壅，秘涩不通。

07119 大麻仁汤（《圣济总录》卷一〇二）

【组成】大麻仁 人参 决明子（微炒）车前子 黄

连（去须）各三分　诃黎勒皮　秦皮（去粗皮）　大黄（锉，炒）各一两

【用法】上为粗末。每服五钱匕，水一盏半，煎至七分，去滓，食后、临卧服。

【功用】泻肝热。

【主治】目赤。

07120　大麻仁饮（《圣济总录》卷一八四）

【组成】大麻仁五合（研烂，绞取汁）　豉三合（以绵裹作袋子）

【用法】以水四盏，将麻仁研烂，绞取汁，并豉袋子与水同煎至二盏，去滓，分为四服，早晨、日午、晚食前各一，夜更一服。

【功用】折石败热。

【主治】乳石发动，致人虚劳，下焦有热，骨节烦疼，肌急内痞，小便不利，大便涩难，口干舌燥，气乏少力。

07121　大麻仁酒（《圣惠》卷二十四）

【组成】大麻仁三升

【用法】水淘令净，候干，以酒一斗浸一宿后，和酒研取白汁，以生绢滤过，却入瓷瓶中，以重汤煮数沸即止。每服取一小盏暖过送下大风神验方。仍兼服紫茄子根散，相间服之。

【主治】大风。

07122　大麻仁酒（《证类本草》卷二十四引《箧中方》）

【组成】大麻仁（水中浸，取沉者）一大升（漉出曝干）

【用法】上药于银器中旋旋炒，直须慢火，待香熟调匀，即入木臼中，令三两人更互捣一二数，令及万杵，看极细如白粉即止，平分为十帖。每用一帖，取家酿无灰酒一大瓷汤碗，以砂盆柳木锤子点酒研麻粉，旋滤取白酒，直令麻粉尽，余壳即去之。都合酒一处，煎取一半，待冷热得所，空腹顿服，日服一帖，药尽瘥愈。

【主治】骨髓风毒，疼痛不可运动。

07123　大麻仁散（《圣惠》卷二十二）

【组成】大麻仁三两　防风一两（去芦头）　麻黄二两（去根节）　陈橘皮一两（汤浸，去白瓤，焙）　桂心二两　独活二两　石膏二两　附子一两（炮裂，去皮脐）　白蒺藜一两（微炒，去刺）

【用法】上为粗散。每服四钱，以水一中盏，加生姜半分，煎至六分，去滓温服，不拘时候。

【主治】大风，周身皮肤肌体之内，如针所刺，精神昏昧。

【宜忌】忌猪、鸡肉，生冷，油腻。

07124　大麻仁散（《圣惠》卷四十六）

【组成】大麻仁一两（炒令黄）　川大黄一两（锉碎，微炒）　射干一两　菖蒲一两　甘草半两（炙微赤，锉）　麻黄一两（去根节）　川升麻一两

【用法】上为粗散。每服四钱，以水一中盏，加生姜半分，豉一百粒，煎至六分，去滓温服，不拘时候。

【主治】岭南瘴毒脚气，头面及脚肿，乍寒乍热，有似疟状，或气上逼心，烦闷喘嗽。

07125　大麻仁散（《圣惠》卷七十九）

【组成】大麻仁一两　榆白皮一两（锉）　葵子一两　瞿麦半两　甘草一分（炙微赤，锉）

【用法】上为散。每服三钱，以水一中盏，煎至六分，去滓温服，一日三四次。

【主治】产后小便淋涩疼痛。

07126　大麻仁散（《圣惠》卷八十三）

【组成】大麻仁　犀角屑　杏仁（汤浸，去皮尖双仁，麸炒微黄）　百合各半两　牛黄一钱（细研）　槟榔一分　龙脑一钱（细研）

【用法】上为细散。每服半钱，煎生姜、甘草汤调下。

【主治】小儿肝肺风壅，致心膈不利，痰嗽。

07127　大麻仁丸（《医学入门》卷八）

【组成】苦参三斤　羌活　独活　白芷　白蔹　白蒺藜　天花粉　何首乌各四两　皂刺（煅）　当归各半斤

【用法】上为末，用皂角五斤切细，温水浸五日，去滓，慢火熬成膏为丸，如梧桐子大。每服百丸，空心酒送下。

【主治】大麻风初起，遍身疮点五色，不知痛痒，手足麻木。

07128　大麻风丸（《内外验方秘传》）

【组成】大胡麻一斤　苦参一斤　白蒺藜一斤　生地一斤（另捣）　苡仁四两　防风四两　荆芥四两　当归六两　灵仙八两　苍术六两　羌、独活各三两　海风藤六两　全蝎四两　乌梢蛇八两　丹皮四两　蕲蛇八两　秦艽六两　干浮萍八两　角针八两　知母八两　苍耳草八两　僵蚕四两　地肤子六两　白鲜皮八两　白附子四两　蝉衣四两　豨莶草八两　胡黄连二两　夏枯草八两　川芎四两　蛇床子四两　黑芝麻二升（另捣）　甘菊四两　首乌六两　杏仁四两　枫子仁二斤（煮七天，捣溶，铺纸上压去油）

【用法】上药各为末，炼蜜为丸。每早、晚各下三钱，开水送服。

【主治】大麻风。

07129　大麻风丸（《全国中药成药处方集》杭州方）

【组成】陈皮二钱　当归二钱　防风二钱　白芷二钱　荆芥二钱　海桐皮二钱　苦参二钱　羌活二钱　茅苍术二钱　明天麻二钱　海风藤二两　广木香二钱　秦艽二钱　薏米仁二钱　生甘草二钱　川续断二钱　川牛膝二钱　连翘二钱　桂枝一钱　大红枣四枚　生姜二片（以上共煎汁泛后丸药用）　大胡麻二十两　小胡麻二十两　白蒺藜二十两　苦参十六两　防风八两　荆芥八两　全当归六两　茅苍术六两　薏米仁四两　川续断四两　川牛膝四两　大风子霜十两

【用法】上为极细末，用前药汁为丸。每服二至三钱，用细芽茶汤送下，一日三次。

【主治】风湿相乘，恶血凝滞，成大麻风恶症，周身不仁，红斑破烂，遍身如癣。

【宜忌】忌房事、厚味动风之物。

07130　大清肺散（《全国中药成药处方集》抚顺方）

【组成】甘草二两　米壳　麻黄各三两　川贝　生石膏各二两　朱砂一钱　杏仁二两

【用法】上为细末。每服一钱四分，姜水送下。

【功用】定喘镇咳。

【主治】风寒咳嗽，感冒咳嗽，咳嗽喘息。

【宜忌】忌油腻、辛辣等物。

07131 大清凉散（《伤寒温疫条辨》卷四）

【组成】白僵蚕（酒炒）三钱 蝉蜕（全）十二个 全蝎（去毒）三个 当归 生地（酒洗） 金银花 泽兰各二钱 泽泻 木通 车前子（炒，研） 黄连（姜汁炒） 黄芩 栀仁（炒黑） 五味子 麦冬（去心） 龙胆草（酒炒） 丹皮 知母各一钱 甘草（生）五分

【用法】水煎，去滓，加蜂蜜三匙，冷米酒半小杯，童便半小杯，和匀冷服。

【功用】❶《伤寒温疫条辨》：通泻三焦之热。❷《血证论》：清热利水。

【主治】温病表里三焦大热，胸满胁痛，耳聋目赤，口鼻出血，唇干舌燥，口苦自汗，咽喉肿痛，谵语狂乱者。

【方论录录】《血证论》：诸药清热利水，使瘟毒伏热，从小便去；妙在三虫引药及酒达于外，使外邪俱豁然而解，是彻内彻外之方。

【备考】《血证论》有天门冬。

07132 大断下丸（《杨氏家藏方》卷七）

【组成】附子（炮，去皮脐）一两 细辛（去土叶）七钱半 干姜（炮）一两半 高良姜一两半 肉豆蔻一两（面裹煨） 诃子（煨，去核）一两 酸石榴皮（去瓤子）一两半（醋浸一宿，取出炙令焦黄） 龙骨一两半（研） 赤石脂一两半（研） 牡蛎（火煅，称）一两（研） 白矾（枯）一两

【用法】上为细末，醋煮面糊为丸，如梧桐子大。每服三十丸，食前温米饮送下。

【主治】❶《杨氏家藏方》：脏腑停寒，肠胃虚弱，腹痛泄泻，全不思食。❷《普济方》：下痢滑数，肌肉消瘦，饮食不入，脉细皮寒，气少不能言，有时发虚汗，及脏腑停寒，脐腹疗痛。

07133 大断下丸（《百一》卷六引史防御方）

【组成】附子二两（炮） 细辛一两半 干姜（炮） 良姜（炮） 白龙骨 赤石脂 酸石榴皮（醋煮干为度，焙干）各三两 肉豆蔻 牡蛎（火煅）各二两

【用法】上为细末，糊为丸，如梧桐子大。每服三十丸，白汤送下。

【主治】滑泄。

07134 大续命汤

《千金》卷八引胡洽方。为《外台》卷十四引《肘后方》"西州续命汤"之异名。见该条。

07135 大续命汤（《外台》卷十八引《深师方》）

【组成】当归二两 芎䓖一两 桂心一两 麻黄二两（去节） 芍药一两 石膏一两 生姜三两 人参一两 防风二两 黄芩一两 杏仁四十枚 甘草一两（炙）

【用法】上切。以水九升，煮取三升，去滓，分四服。

【主治】❶《外台》卷十八引《深师方》：手足挛急及不随；苦脚气上；中风，四肢壮热如火，挛急，或纵不随，气冲胸中。❷《圣惠》：脚气痹弱不随，风毒攻四肢，壮热如火，头项挛急，气冲胸中。

07136 大续命汤（《千金》卷八）

【组成】麻黄八两 石膏四两 桂心 干姜 芎䓖各二两 当归 黄芩各一两 杏仁三十枚 荆沥一升。

【用法】上㕮咀。以水一斗，先煮麻黄两沸，掠去沫，下诸药，煮取四升，去滓，又下荆沥煮数沸，分四服。

【主治】中风喑哑，昏迷不省，半身不遂，口眼㖞斜。

❶《千金》：卒然喑哑，五脏偏枯贼风。❷《圣济总录》：妇人产后中风。❸《张氏医通》：中风肥盛，多痰多渴，肢体不遂。❹《医林纂要》：风中五脏，舌纵难言，昏迷不省，半身不遂，口眼㖞斜。

【备考】《千金翼》有甘草。

07137 大续命汤（《千金》卷八）

【组成】独活 麻黄各三两 芎䓖 防风 当归 葛根 生姜 桂心各一两 茯苓 附子 细辛 甘草各一两

【用法】上㕮咀。以水一斗二升，煮取四升，分五服，老小半之。

【主治】大风经脏，奄忽不能言，四肢垂曳，皮肉痛痒不自知。

【加减】若初得病，便自大汗者，减麻黄，不汗者，依方；上气者，加吴茱萸二两，厚朴一两；干呕者，倍加附子一两；哕者，加橘皮一两；若胸中吸吸少气者，加大枣十二枚；心下惊悸者，加茯苓一两；若热者，可除生姜，加葛根。

07138 大续命汤

《千金》卷八。为《外台》卷十四引《古今录验》"续命汤"之异名。见该条。

07139 大续命汤（《圣济总录》卷七）

【组成】麻黄（去根节，煎，掠去沫，焙）三两 石膏（碎） 防风（去叉）各二两 干姜（炮）一两半 黄芩（去黑心） 芎䓖 甘草（炙） 白术 远志（去心） 独活（去芦头）各一两 紫石英半两 杏仁三十五枚（去皮尖双仁，炒）

【用法】上为粗末。每服五钱匕，水一盏半，煎至一盏，去滓温服，不拘时候，良久再服。

【主治】中贼风，急强，大呼，身体疼痛。

07140 大续命汤（《医学入门》卷八）

【组成】肉桂 附子 石膏 防己各二分 麻黄 防风 龙齿 生姜各四分

【用法】水煎，加竹沥七匙，生地汁五匙，频服。

【主治】痫病，角弓反张，窜视，口噤，吐沫。

07141 大续命散（《千金》卷八）

【组成】麻黄 乌头 防风 桂心 甘草 蜀椒 杏仁 石膏 人参 芍药 当归 葛茄 黄芩 茯苓 干姜各一两

【用法】上药治下筛。每服方寸匕，酒送下，一日二次；稍加，以知为度。

【主治】八风十二痹，偏枯不仁，手足拘急，疼痛不得伸屈，头眩不能自举，起止颠倒，或卧苦惊如堕状，盗汗，临事不起；妇人带下无子；风入五脏，甚者恐怖，夜多异梦，悲愁哭泣，忽忽欲走。

【备考】《千金翼》本方无葛茄，有芎䓖。

07142 大续命散（《圣惠》卷二十二）

【组成】麻黄一两（去根节） 人参一两（去芦头） 黄芩一两 赤芍药一两 芎䓖一两 甘草五钱（炙微赤，锉） 杏仁一两（汤浸，去皮尖双仁，麸炒微黄） 防风一两（去芦头） 桂心一两 附子一两（炮裂，去皮脐）

【用法】上为散。每服四钱，以水一中盏，加生姜半分，煎至六分，去滓，不拘时候温服。

【主治】柔风，皮肤缓弱，四肢不仁，腹内拘急，骨节

疼痛。

07143 大琥珀丸（《博济》卷四）

【组成】木香二两（细切，微炒）　琥珀二两（生用）　北亭一两（以热汤化为水，澄去砂石，取青者，白瓷器内熬成粉）　京芎二两（炒）　官桂一两（去皮）　当归一两（略炒）　白僵蚕一两（拣直者，去丝取净，用生姜自然汁于白碗内，焙干）　没药一两（生用）　姜黄一两（略炒）　蝉壳一两（去土爪面，洗净用之）

【用法】上为末，别以乳香一两，用水磨尽，香在水内，入少白面糊为丸，如绿豆大，以好生朱砂一两半、麝香一钱为衣，将朱砂、麝香末分三度上之，贵色匀也。常服五丸，久病十五丸至二十丸，温酒汤送下；每日二次。赤白带下，煎荆芥酒送下；经脉不通，虎杖、芎、蜜同煎酒送下；心气痛不可忍，生姜、醋汤送下；上喘咳嗽，诃子、人参煎汤送下；五劳，乌梅、鳖甲、葱白煎酒送下；血邪发狂，磨刀水磨生犀角送下，铅白霜亦得；四肢瘙痒，遍身生疮及五痔，何首乌煎酒送下；血海积冷，腹中绞痛，食后气胀，腰脚无力，炒姜酒送下；血晕闷乱，童便、酒各半盏煮沸，放温下；血山崩，白艾叶煎酒送下；临产作阵，血闭闷乱，胎息不顺，子死腹中，胞衣不下，及要催产，并用生鸡子清一个，热酒调下；小产产后，败血奔心，口噤舌强，寒热发渴，头面浮肿，坐卧不得，百节酸痛，用生地黄、生姜汁各少许，入童便半盏，同煎三五沸，去滓温服下；产后中风，用川乌头二个（炮制去皮脐），白僵蚕少许，一处为末，酒煎半盏送下；产后淋沥不止，口苦盗汗，干荷叶、阿胶煎酒送下；头面及四肢肿痛，伸缩拘急，延胡索酒送下；血瘀结块，刺痛难忍，煎当归酒送下；赤白等痢，陈米饮送下。

【主治】妇人、室女百病。

【宜忌】有孕不得服。

07144 大琥珀散（《圣济总录》卷九十一）

【组成】琥珀（研）二两　干姜（炮）　石苇（去毛）　滑石（研）　牡丹皮　白茯苓（去黑皮）　芎䓖　石斛（去根）　续断　当归（切，焙）　远志（去心）　人参　牛膝（去苗）各三两　桂（去粗皮）二两半　肉苁蓉（酒浸，去皱皮，焙）　松脂（炼了者）　牡蒙　陈橘皮（汤浸，去白，焙）各四两　荏子　松实（和皮用）　柏子仁各三升　车前　菟丝子（酒浸，别捣，焙）　蕳茴子　枸杞子　胡麻子　芜菁子　麦门冬（去心，焙）各一升　木通一十四两　蛇床子（炒）半升

【用法】上为细散。每服三钱匕，以牛乳半盏，水一盏，同煎少时，和滓温热服。

【功用】轻身益气，消谷能食，耐寒暑，驻颜，润肌肤，力倍常人。

【主治】虚劳脱营，真气不足，形体毁沮，四肢沉重，咽干口燥，饮食无味，远视眈眈，惊悸不安，五脏虚损，病从内生。

07145 大戟枣子（《医方考》）

【组成】大戟（连根叶）一握　大枣一斗

【用法】用水同煮一时，去大戟不用。旋旋吃枣，无时，服尽。

【功用】攻水。

【主治】臌胀。

【宜忌】忌甘草。

【方论选录】大戟气大寒而味苦甘，有小毒，能下十二经之水；大枣味甘，取其大补脾胃，而不为攻伐伤耳。

07146 大戟饼子（《幼幼新书》卷二十二引丁时发方）

【组成】大戟半两（匀切作片子，以好醋浸一宿，取出焙干，为末）

【用法】用药末一钱，好面一钱，滴水为丸，捻作饼子，如小钱大，厚三分，锹上煿熟。米饮嚼下一饼。儿小减服。

【主治】小儿食癖，胁下有一小块，饮食不生肌肉。

07147 大戟洗汤（《医心方》卷十引《范汪方》）

【组成】大戟四两　莽草二两　茵芋二两　大黄二两　黄连二两　芒消二两　葶苈二两　皂荚二两

【用法】上㕮咀。以水一斗五升，煮得一升，绞去滓，洗肿上，一日三次。

【主治】身面卒洪肿。

07148 大戟洗汤（《千金》卷八）

【组成】大戟　苦参等分

【用法】上为末，以药半升，白酢浆一斗，煮三沸。适寒温洗之，从上而下，寒乃止。小儿用药三指撮，浆水四升煮洗之。

【主治】中风发热。

【方论选录】《千金方衍义》：中风发热不止，用大戟、苦参为散煮汤以涤肢体，而祛毒邪。专取大戟以治中风皮肤疼痛，苦参以治结气，皆《本经》主治也。

07149 大葛根汤（《伤寒大白》卷一）

【组成】干葛　石膏　枳壳　大黄　广皮　甘草　知母

【主治】❶《伤寒大白》：阳明表邪未尽，大便秘结，积热上冲，头痛。❷《医级》：阳明经表未解，里热内结，口渴便秘。

【宜忌】若带恶寒表热，症兼太阳者，即不可用。

07150 大葶苈丸（《圣济总录》卷八十）

【组成】葶苈一两一分（熬，研如泥）　泽漆茎（熬）　赤茯苓（去黑皮）　陈橘皮（汤浸，去白，焙）各半两　甘遂　牵牛子各三分　郁李仁（研）半两

【用法】上为末，炼蜜为丸，如梧桐子大。每服五丸，稍加至七丸，以赤小豆饮及大麻子饮送下，一日二次。以大小便微利为度。若渴，即饮以小豆、麻子等汁。

【主治】水肿，上气不得卧，头面身体悉肿。

07151 大提毒丹（《青囊立效秘方》卷二）

【组成】陈降药三钱　红升一钱　生石膏一两五钱　朱砂一钱

【用法】乳至无声便用。掺疮上，隔六日即可上收功药。

【主治】梅毒、臁疮久不愈。

07152 大提药方（《纲目拾遗》卷七引《良方汇选》）

【组成】雄黄　藤黄　麝香各一钱　朱砂三分　蓖麻肉三钱　红升丹一钱五分

【用法】先将蓖麻研如泥，后和各药研烂，用瓶封贮，勿令泄气。同时围敷患处，四五日即消。

【主治】对口、发背、恶疽初起。

07153 大紫双丸（《圣惠》卷八十八）

【组成】代赭半两（细研）　朱砂半两（细研，水飞

过）犀角屑半两　麝香一分（细研）　杏仁半两（汤浸，去皮尖双仁，麸炒，微黄）　当归三分（锉，微炒）　牛黄一分（细研）　川大黄三分（锉碎，微炒）　巴豆一分（去皮心，研，纸裹压去油）　鳖甲三分（涂醋，炙令黄，去裙襕）

【用法】上为末，入研了药，更研令匀，炼蜜为丸，如麻子大，每服二丸，以粥饮送下；惊风天吊，荆芥、薄荷汤送下。以利下恶物为效。

【主治】小儿腹中癖气不散，肌肉瘦瘁；或多心烦，不能饮食，食即吐逆；或大小便闭涩，及天吊惊风。

07154 大紫豆汤（《续易简》卷四）

【组成】羌活一两　大豆一升　酒三升

【用法】上以酒浸羌活，煎沸，别炒大豆极焦，急投酒中，密封候冷。

【功用】《医方类聚》引《澹寮方》：去风散血。

【主治】❶《续易简》热中风。❷《医方类聚》引《澹寮方》：中风头眩，恶风自汗，吐冷痰，及产后中风，痱痉背强，口噤直视，烦热；妊娠折伤，胎死腹中。

【备考】本方用法"密封候冷"句下未言服用量，《医方类聚》卷二一三引《澹寮方》此下有："去豆，每服一二合许，得少许则愈"。

07155 大紫豆汤

《普济方》卷三一六。为《圣惠》卷六十九"紫汤"之异名。见该条。

07156 大紫苏饮（《魏氏家藏方》卷二）

【组成】大腹子　诃子（炮，去核）　桑白皮　厚朴（去粗皮，姜制，炒）　人参（去芦）各三分　陈皮（去白）　紫苏叶各一两　草果（炮）　五味子（去枝）　茯苓（白者，去皮）　甘草（炙）　桔梗（炒）各半两

【用法】上为粗末。每服四钱，水一盏半，加生姜三片，盐一字，煎至八分，去滓温服，不拘时候。

【功用】通利胸膈。

【主治】一切气。

【临证举例】子悬：《赤水玄珠·医案》费少垣乃眷，妊已九月，痰多喘嗽，胎气上逆，眼撑不起，两太阳微疼。予曰：此子悬症兼痰火也。以大紫苏饮为主。才服一帖，逆即不逆，胸膈顿宽，唯咳嗽不止，与七制化痰丸而安。

07157 大紫菀丸（《医心方》卷九引《古今录验》）

【组成】紫菀二两　五味子二两　橘皮二两　香豉二两　干姜二两　桂心二两　杏仁二两　细辛二两　甘草二两　款冬花二两　食茱萸二两

【用法】上为末，炼蜜为丸，如梧桐子大。每服五丸，一日二次。夜含一丸如杏核大，咽汁尽，更含。

【主治】上气咳逆。

07158 大紫菀丸（《医方类聚》卷二十四引《施圆端效方》）

【组成】紫菀茸　吴茱萸（汤洗七次，焙）　菖蒲　厚朴（姜制）　柴胡茸　桔梗　皂角（去皮子，炒黄）　茯苓（去皮）　官桂　干姜（炮）　黄连（净）　槟榔　蜀椒（去目并闭口者，炒）　巴豆霜　人参　羌活　苁蓉（酒浸，焙）　川大黄　当归（切，焙）　陈皮（去白）　防风　麦门冬（去心，焙）　熟地黄（焙）　汉防己　车前子（炒）　白术　鳖甲（去裙襕，醋炙）各半两　川乌头（炮，去皮）二两半

【用法】上为细末，入巴豆霜匀，炼蜜为剂，捣千下，油

单裹旋丸，如梧桐子大。每服三丸，温酒送下；米饮亦得。

【主治】诸风偏枯，风痫暗风；五癫大风，眉发退落，肢体顽痹；五噎五膈，九种心痛，八种痞闷；五邪失心，或歌或哭，如鬼所使；积癖气块，黄疸水肿；妇人经病，脐腹疼痛；疟疾连年不愈，一切风痹，不知痛痒。

07159 大掌中金（《得效》卷五）

【组成】大绵附一个　生姜自然汁一碗　母丁香一个

【用法】以姜汁煮绵附，煮干为度，同母丁香为末。以少许安掌中舐吃。

【主治】翻胃，服水药不得者。

07160 大黑龙丸

《准绳·幼科》卷二。为《丹溪心法》卷五"黑龙丸"之异名。见该条。

07161 大黑虎丹（《圣惠》卷三十一）

【组成】蛤蚧三对（微炒）　虾蟆一枚（涂酥炙令赤）　丹砂五铢（细研）　金箔五片（研）　银箔五片（研）　白鲜皮　苦参各三钱　蛇蜕皮一两（微炙）　白狗粪一分（微炒）　皮巾子六钱（三年者，炙令黄）　金刚子三钱　乌驴蹄三钱（炙黄）　硫黄一钱（细研）　雄黄一分（细研）　天灵盖一分（涂酥炙令微赤）　麝香一两（细研）　沉香一分甲香三铢（微炙）　乳香三钱　夜明砂六钱（雄者，两头尖）　人中白一分

【用法】上为末，更都研令匀，用猪胆汁并软饭和捣为丸，如绿豆大。每服药，先以新汲水一盏，入少许麝香、砂糖，以药十丸，浸于露下，来旦，先用煎茅香汤浴后，吃淡面一小盏子，便吃药。服了，以衣被厚盖卧，直候汗出。

【主治】传尸复连，及一切劳证，不问冷热大小。

07162 大黑虎膏（《万氏家抄方》卷四）

【组成】白芷　大黄　黄连　白及　白蔹　黄芩　木鳖子　黄柏　羌活　独活　金毛狗脊　杏仁　当归　芍药　川芎　肉苁蓉　生地　前胡　肉桂　柴胡　荆芥　黄耆　连翘　防风　蓖麻子各一两　乳香　没药　血竭各一两　樟脑　血余各四两　香油三斤　飞丹一斤　麝香五钱　槐、柳枝各二两

【用法】乳香等细药另研，听用。余药入油熬黑枯色，滤去滓，再熬，滴水不散，入飞丹，以槐柳枝不住手搅，入水和软，不断不粘，住火；入乳香、没药、血竭三味，次入樟脑、麝香搅匀，收用摊贴。

【主治】痈疽发背，跌扑损伤，折骨，疔疮。

07163 大黑神丸（《圣惠》卷二十五）

【组成】曾青一两　硫黄一两　水银一两（与硫黄结为砂子）　朱砂一两　雄黄一两　白石英一两　紫石英一两　白矾一两　黄丹一两半　金箔五十片　银箔五十片　消石一两　定粉一两　太阴玄精一两

上为细末，入于固济了瓶子中，其瓶子上开一小窍子，用出阴气。初以小火养二日，候阴气出尽，以盐泥塞窍，便以大火，渐令通赤，候冷，以湿沙土培瓶子一复时，出火毒毕，取出药，更研如粉。

白龙脑一两　麝香一两　牛黄一两半　腻粉一两　天竺黄一两　真珠末半两　琥珀半两

以上都细研，与诸药临时合和。

鹿胎一两半　乌蛇二两半（去皮骨）　狸骨一两　虎胫骨一两半　甘草一两　败龟一两

以上并涂酥炙，捣罗为末。

天南星一两（炮裂）　白附子一两（炮裂）　天麻一两　麻黄一两半（去根节）　干蝎一两（微炒）　蝉壳一两　桂心一两　木香一两　槟榔一两　独活一两　细辛一两　白术一两　附子一两（炮裂，去皮脐）　白僵蚕一两（微炒）　犀角屑一两半　羚羊角屑一两半

【用法】上为末，同研令匀，炼蜜为丸，如酸枣大。每服一丸，以豆淋酒研下。

【主治】一切风。

【宜忌】忌一切毒、滑、鱼、肉、动风物。

07164　大黑神散（《医方类聚》卷二三五引《简易方》）

【组成】生地黄（干秤）半两　熟地黄（干燥秤）一两（蒸二十遍如黑角色，不可沾水）　甘草（炙）一两　当归（酒浸半日，干燥秤）　肉桂（去皮，不见火）各一两一分　干姜（炮）一两一分　白芍药　真蒲黄（纸衬，铫内漫火炒）各一两　极小黑豆（炒去皮）一两半　附子（炮，六钱重，去皮脐用）二钱

【用法】上为末。每服二钱，产后一旬内，并以童子小便温调下，胎毙腹中，温酒下。

【主治】妇人产后众疾。

【加减】月内不语，衣带断，胞衣不下，血晕口干，心闷，乍寒乍热，四肢虚肿，加独活末，酒调下；恶露不尽，血气刺痛，入炒三棱，加延胡索各半钱，酒调下；小便不通，或出血，加琥珀末半钱，木通汤下；大便秘结，加火麻仁末半钱，煎桔壳汤下；水泻，加干姜末，陈皮饮下；恶痢，浓煎罂粟汤下；中风，手足抽搐，加荆芥末，煎荆芥汤下；遍身疼痛，加黄耆末，酒下；血崩，浓煎艾汤下；咳嗽微汗，加人参、白术末，姜汤下；血渴，加蒲黄、干葛汤下；米饮亦可；呕逆恶心，煎人参、陈皮汤下；鼻衄，煎茅根汤下。

07165　大黑神膏（《准绳·疡医》卷五）

【组成】川乌头　芎䓖　川升麻　防己（去皮）　黄柏　藜芦　黄连　白矾（细研）　雄黄　雌黄（并细研）　胡粉（研）各半两　巴豆　杏仁各十四粒　松脂　乱发各如鸡子大

【用法】上锉，如大豆粒，用猪脂二升，并药同煎，以乱发消尽为度，绵滤去滓，后入雄黄、雌黄、胡粉、白矾，搅匀，收入瓷器中。每用先以热盐汤洗过，然后涂药于疮上，一日三次。

【主治】乌癞及诸癞，遍身生疮及多脓血。

【宜忌】勿令入口眼。

07166　大惺惺丸（《小儿药证直诀》卷下）

【组成】辰砂（研）　青礞石　金牙石各一钱半　雄黄一钱　蟾灰二钱（干燥虾蟆一个，烧灰存性，研末）　牛黄　龙脑各一钱（别研）　麝香半钱（别研）　蛇黄三钱（醋淬五次）

【用法】上为细末，水煮蒸饼为丸，朱砂为衣，如绿豆大。百日儿每服一丸，一岁儿二丸，薄荷温汤化下，食后服。

【主治】惊疳百病及诸坏病。

【备考】《鸡峰》无蛇黄，有生干地黄三钱。

07167　大温中丸（《丹溪心法》卷三）

【异名】温中丸（《保命歌括》卷二十七）。

【组成】陈皮　苍术　厚朴　三棱　蓬术　青皮各五两　香附一斤　甘草一两　针砂二两（醋炒红）

【用法】上为末，醋糊为丸。空心姜、盐汤送下；午后、饭前酒送下；脾虚者，以参、术、芍药、陈皮、甘草作汤使下。

【功用】制肝燥脾。

【主治】❶《丹溪心法》：食积，黄肿。❷《医方考》：谷疸、酒疸。

【宜忌】忌犬肉、果、菜。

【方论选录】《医方考》：方名温中者，主疗湿郁于中之义也。水谷酒食，无非湿化，传化得宜则治。一或积于中宫，则遏少火，热而病黄矣。故用苍术、香附、陈皮、青皮、厚朴以平胃中之敦阜而利其气，气利则水谷不滞；用三棱、莪术以削坚，削坚则积滞渐除，用针砂者，一借其锐金之令，以伐土中之木邪，一用其清肃之气，以除少火之蒸热也，甘草之用，和中而协诸药尔。

07168　大温中丸

《丹溪心法》卷三。为《兰室秘藏》卷上"消痞丸"之异名。见该条。

07169　大温中丸（《医学六要·治法汇》卷六引丹溪方）

【组成】香附（醋浸）一斤（春、夏一宿，秋、冬二宿）　甘草二两　针砂（炒红，醋淬七次）一两　厚朴（姜制）　陈皮　山楂各五两　苍术五两（泔浸）　白术　茯苓各二两　青皮六两　芍药　黄连　三棱　蓬术　苦参各五两

【用法】上为细末，醋为丸，如梧桐子大。苍黑筋骨露，气实者，米饮送下五六十丸；肥白气虚者，白术汤送下三四十丸。服七日后，便觉手掌心热凉，口唇内有红晕，半月愈。

【主治】❶《医学六要·治法汇》：黄病久者。❷《成方制剂》：脾虚湿阻，气滞腹胀。

【宜忌】忌一切油腻、生冷、肉、面、鸡、鹅、羊、鸭、糍粽难化之物。

【备考】《成方制剂》11册无"黄连、三棱、蓬术"，有"六神曲"。

07170　大温中丸（《医统》卷十八）

【组成】针砂十两（炒红，醋淬七次）　陈皮　苍术　青皮　厚朴（姜制）　三棱（醋煮）　莪术（醋煮）　黄连　苦参　白术各五两　生甘草二两　香附子一斤（制）

【用法】上为细末，醋糊为丸，如梧桐子大。每服七八十丸，食远盐汤送下。

【功用】《医学入门》：制肝燥脾。

【主治】疸证。

❶《医统》：疸证。❷《医学入门》：黄疸黄胖与黄肿。❸《明医指掌》：虚黄，耳鸣，口淡，怔忡，微热，四肢无力，怠惰嗜卧，脚软，脉沉细，或兼食积发黄者。

07171　大温中丸（《重订通俗伤寒论》）

【组成】制苍术二两　炒山楂一两半　川朴　广皮　青皮　云苓　炒白术　醋炒针砂各一两　生甘草梢二钱

【用法】六神曲糊为丸。每服二三钱。

【主治】❶《重订通俗伤寒论》：黄胖水臌，腹膨肿满。❷《饲鹤亭集方》：脾虚生湿，湿郁为热，腹膨肿满，黄肿水臌，气化不行，饮食衰少。

【备考】《饲鹤亭集方》本方用法：炼蜜为丸，瘦人米饮送下，肥人白术汤送下。

07172 大温中汤

《医学从众录》卷八。为《景岳全书》卷五十一"大温中饮"之异名。见该条。

07173 大温中饮（《景岳全书》卷五十一）

【异名】大温中汤（《医学从众录》卷八）。

【组成】熟地三五七钱　冬白术三五钱　当归三五钱（如泄泻不宜用，或以山药代之）　人参二五钱（甚者一两，或不用亦可）　炙甘草一钱　柴胡二三四钱　麻黄一二三钱　肉桂一二钱　干姜（炒熟）一二钱（或煨生姜三五七片亦可）

【用法】水二钟，煎七分，去浮沫，温服。或略盖取微汗。

【主治】❶《景岳全书》：阳虚伤寒，及一切四时劳倦，寒疫阴暑之气，身虽炽热，时犹畏寒，即在夏月，亦欲衣被覆盖，或喜热汤，或兼呕恶泄泻，但六脉无力，肩背怯寒，邪气不能外达。❷《验方新编》：小儿痘疹，气虚兼寒者。

【宜忌】❶《景岳全书》：此方宜与理阴煎、麻桂饮相参用。❷《成方切用》：此方惟气血两虚而重感寒邪者宜之，非正伤寒治法。

【加减】如气虚，加黄耆二三钱；如寒甚阳虚者，加制附子一二钱；头痛，加川芎或白芷、细辛；阳虚气陷，加升麻；如肚腹泄泻，宜少减柴胡，加防风、细辛亦可。

【方论选录】《景岳全书》：此元阳大虚，正不胜邪之候，若非峻补托散则寒邪日深，必致不救。温中自可散寒，即此方也。服后畏寒悉除，觉有燥热，乃阳回作汗佳兆，不可疑之畏之。此外，凡以素禀薄弱之辈或感阴邪时疫，发热困倦，虽未见如前阴证，而热邪未盛者，但于初感时，即速用此饮，连进二三服，无不随药随愈。

07174 大温白丸（《魏氏家藏方》卷二）

【组成】生姜二十两（去皮，切作片子）　橘皮八两（去白，将姜一处碾烂，晒干入）　白术一两　白茯苓七钱　甘草半两（炙黄）

【用法】上为细末，炼蜜为丸，如弹子大。每服一丸，空心沸汤嚼下。

【功用】《普济方》：顺气温中，宣通壅滞。

【主治】恚怒忿郁，三焦气滞，咽嗌噎塞，胁肋膨胀，心腹疼痛，上气奔喘，翻胃呕吐，不思饮食；及饮酒过度，噫酸恶心，气脉闭涩，痰饮不散，胸痹短气，痛彻背膂，霍乱吐利，手足逆冷。

07175 大温白丹（《鸡峰》卷九）

【组成】紫菀　吴茱萸　菖蒲　枇杷叶　桔梗　茯苓　皂角　厚朴　姜　连翘　椒　巴豆各等分（一方无枇杷叶，有柴胡、人参、桂、川乌头）

【用法】上为细末，炼蜜为丸，如梧桐子大。每服三丸，食后米饮送下。

【主治】男子妇人心腹积聚，久癥癖块，大如杯碗；黄疸宿食，朝起呕吐，支满上气，心腹胀满，心下坚结，气攻胃胁连背，痛无常处，心痛状如虫咬；十种水气，八种痞塞，反

胃吐呕，饮食噎食，五淋；九种心痛，七十二种风，三十六遁尸注；或癫痫五邪，失心愁忧思虑，情意不乐，恐惧悲啼；妇人月水不通，直似怀妊，连年累月，四肢沉重，羸瘦困弊。

07176 大温经丸（《女科指掌》卷一）

【组成】吴茱萸一两　当归　川芎　白芍各五钱　熟地二两　牡丹皮五钱　石菖蒲一两　阿胶五钱　人参五钱　茯苓一两　肉桂五钱　艾叶一两（醋炒）　琥珀三钱（另研）　附子七钱（炮）　朱砂二钱（另研）

【用法】炼蜜为丸。每服四十丸，饮送下。

【主治】带下恶寒腹痛，饮食少进，或时时利，吞酸水，足冷腰痛，面色不荣，脉沉迟。

07177 大温经汤

《丹溪心法附余》卷二十。为《金匮》卷下"温经汤"之异名。见该条。

07178 大温经汤（《古今医鉴》卷十一）

【组成】人参五分　白术（土炒）五分　当归八分　白芍七分　川芎五分　熟地五分　砂仁（炒）　小茴各四分　茯苓五分　甘草三分　香附八分（童便制）　陈皮（炒）四分　沉香三分（另研）　吴茱萸（炮）　玄胡索（炒）　鹿茸（酒炙）各五分

【用法】上锉一剂。加生姜，水煎服。

【主治】❶《古今医鉴》：妇人气血虚弱，经水不调，或赤白带下，或如梅汁淋沥，或成片，有隔二三个月，渐生潮热，饮食少进，四肢倦怠，日久生骨蒸，即成劳疾。❷《女科切要》：血海虚寒，少腹冷痛。

【加减】汗出不止，加黄耆、酸枣仁（炒）各四分；潮热，加柴胡、黄芩各五分；咳嗽，加杏仁、桔梗、五味子、半夏。

【备考】《寿世保元》有黄耆（蜜炒）五分、阿胶（炒）、肉桂各三分。

07179 大温惊丸（《医学入门》卷八）

【组成】人参　茯苓　白术　辰砂　麦门冬　木香　代赭石各五钱　甘草　酸枣仁各一两　僵蚕　桔梗尾各钱半　全蝎五个　金银箔各六片

【用法】上为末，炼蜜为丸，如绿豆大。量小儿大小服之。

【主治】急惊潮热，慢惊夜啼，搐搦，心热烦躁。

【加减】急惊潮热，加薄荷、竹茹；慢惊，加冬瓜仁，夜啼，加灶心土；搐搦，加防风；伤风，加荆芥；痘疹，加蝉退；常服用金银花、薄荷，俱煎汤下；治心热烦躁夜啼，常用安神定志去惊药；如惊风已退，神志未定者，加琥珀、远志。

07180 大温脾丸（《千金翼》卷十五）

【异名】温脾丸（《圣济总录》卷一六五）。

【组成】法曲　大麦蘖　吴茱萸各五合　枳实三枚（炙）　干姜三两　细辛三两　桂心五两　桔梗三两　附子（炮，去皮）二两　人参　甘草（炙）各三两

【用法】上为末，炼蜜为丸，如梧桐子大。每服七丸，酒送下，一日三次。加至十五丸。

【功用】《局方》：温脾益胃，消谷进食。

【主治】❶《千金翼》：脾中冷，水谷不化，胀满，或时寒极。❷《局方》：脾胃虚弱，冷气攻冲，饮食不化，心腹胀痛，呕吐吞酸，痞噎不通，肠鸣泄利，水谷不分，面黄肌瘦，食减嗜卧。

【宜忌】《外台》：忌海藻、菘菜、猪肉、生菜。

【备考】方中法曲、大麦蘖、吴茱萸，《局方》均用五两。

07181 大温脾丹（《百一》卷二）

【组成】神曲三两（炒）　麦蘖（炒）　附子（炮，去皮脐）　干姜（炮）　良姜　吴茱萸（汤洗）　桂（去皮）　陈橘皮（汤洗）　白术各二两　细辛（去叶）　桔梗各一两

【用法】上为细末，用面糊为丸，如梧桐子大。每服五十丸，米饮汤送下，食前服之。

【功用】温脾胃。

【主治】《普济方》：脾虚冷。

07182 大温脾汤（《外台》卷十六引《深师方》）

【组成】黄芩　人参　芍药　附子（炮）各一两　甘草（炙）　干姜　大黄　厚朴（炙）各二两

【用法】上切。以水八升，煮取二升八合，分为三服，亦可四服。得下佳；不下，须臾复服。

【主治】脾胃中寒，不得食，又谷不消，腹响胀满，时苦下痢。

【宜忌】忌猪肉、海藻、菘菜。

07183 大尊重丸（《卫生总微》卷十一）

【组成】粉霜三钱　黄丹半两　定粉半两　硇砂半两　腻粉二钱　京三棱末一两　白面五钱（少即量添些小）

【用法】上为末。同和匀，滴水为丸，晒干，炭火上炒令烈焦，再杵罗为末，枣肉为丸，绿豆大。每服一二丸，乳食前，米饮送下。

【主治】虚中有积，肠滑下利，里急后重，脐腹疼痛。

07184 大犀角汤（《千金》卷七）

【异名】犀角汤（《圣济总录》卷八十三）。

【组成】犀角　旋覆花　白术　桂心　防己　黄芩各二两　香豉一升　生姜　橘皮　茯苓各二两　前胡　桑白皮各四两　紫苏茎叶一握　大枣十枚

【用法】上㕮咀。以水九升，煮取二升七合，分三次服，每次间隔约人行十里久。取下气为度。若得气下，小便利，脚肿即消，能食。

【主治】❶《千金》：脚气毒冲心变成水，身体遍肿，闷绝欲死者。❷《三因》：脾肾经脚胫痛痹，小腹顽麻，上攻头面，遍身红肿，小便不利，上气喘满，闷绝欲死。

07185 大犀角散

《鸡峰》卷十。为《圣惠》卷十八"犀角散"之异名。见该条。

07186 大蒜糊剂（《中医皮肤病学简编》）

【组成】独头蒜 10 克　豆豉 2 克　精食盐 0.5 克　5%醋酸（食用醋）2 毫升

【用法】上药混合，捣烂如泥。外敷，每次敷 20～30 分钟，隔三日一次。

【主治】神经性皮炎。

07187 大蓟饮子

《东医宝鉴·内景篇》卷二引《丹溪心法》。为《济生》卷二"大蓟散"之异名。见该条。

07188 大蓟根散（《圣济总录》卷一二七）

【组成】大蓟根一斤

【用法】上为散。每服三钱匕，食后温酒调下，一日二次。

【主治】热结瘰疬。

07189 大硼砂散（《医方类聚》卷七十五引《施圆端效方》）

【组成】硼砂　茯苓　甘草各半两　马牙消　盆消　朴消　薄荷叶各一两　僵蚕二两　蛇退皮一条

【用法】上为细末。腊月牛胆汁和成膏，瓢在胆内，高悬阴干。每用一钱，绵裹咽津。

【主治】喉闭，咽肿疮痛，水米难下。

07190 大蜈蚣散（《杂病源流犀烛》卷十三）

【组成】蜈蚣二条　鱼鳔（炒）　左蟠龙（即野鸽粪，炒烟尽）各五钱

【用法】上为末。每服二钱，防风汤调下。

【主治】破伤风，腰脊反张，四肢僵直，牙噤口喎，遍身冷，不知人者。

07191 大愈风丹（《鸡峰》卷十八）

【组成】薄荷叶　牛胆　天南星　防风各三两　甘草（炙或生用）　干姜各一两

【用法】上为细末，炼蜜为丸，每一两作十五丸。食后茶清嚼下。

【主治】上焦风热，头疼脑痛无时。

07192 大愈风汤

《普济方》卷一一四。为《保命集》卷中"愈风汤"之异名。见该条。

07193 大腹子汤（《幼幼新书》卷二十二引张涣方）

【组成】大腹皮一两　槟榔　枳壳（麸炒）　赤芍药　人参　知母　陈皮（去白）各半两　甘遂（煨）一分

【用法】上为细末。每服一钱，水一小盏，煎五分，去滓温服。

【主治】癥癖腹满，小便不利。

07194 大腹子散（《圣惠》卷十四）

【组成】大腹子一两　木香一两　当归半两（锉，微炒）　芎䓖半两　瞿麦半两　柴胡一两（去苗）

【用法】上为散。每服四钱，用水一中盏，加生姜半分，煎至五分，去滓温服，不拘时候。

【主治】伤寒后，真气尚虚，因合阴阳，致小腹拘急，便溺涩痛。

07195 大腹子散

《云岐子保命集》卷下。为《圣惠》卷六十九"大腹皮散"之异名。见该条。

07196 大腹子膏（《圣济总录》卷十八）

【组成】大腹子（生者，用皮全者，勿令伤动）二枚（如无生者，干者亦得）

【用法】以酒一升浸，缓火熬令酒尽药干，为末，炼腊月猪脂，调和如膏。敷之。

【主治】乌癞。

07197 大腹皮丸（《圣惠》卷四十三）

【组成】大腹皮二两（锉）　桔梗三分（去芦头）　枳壳一两（麸炒微黄，去瓤）　白术半两　当归一两（锉，微炒）　川大黄二两（锉碎，微炒）　桂心半两　木香半两　芎䓖三分

【用法】上为末，炼蜜为丸，如梧桐子大。每服二十丸，以生姜汤送下，不拘时候。

【主治】腹内诸气胀满，上攻肩背，烦闷，四肢疼痛，不

能饮食。

07198 大腹皮丸（《圣惠》卷五十）

【组成】大腹子一两（锉） 木香一两 诃黎勒皮一两 桂心半两 川大黄一两半（锉碎，微炒） 半夏一两（汤洗七遍去滑） 前胡一两（去芦头） 枳壳一两（麸炒微黄，去瓤） 青橘皮一两（汤浸，去白瓤，焙） 芎䓖三分 干木瓜一两 郁李仁一两（汤浸，去皮，微炒）

【用法】上为末，炼蜜为丸，如梧桐子大。每服三十丸，煎生姜、木通汤送下，不拘时候。

【主治】胸膈气噎塞，烦闷不下饮食，腹胁妨胀，秘涩不通。

07199 大腹皮丸

《圣济总录》卷二十四。为《圣惠》卷十一"诃黎勒丸"之异名。见该条。

07200 大腹皮丸（《圣济总录》卷一五三）

【组成】连皮大腹一两半 防己 泽泻 木香 蓬莪术（煨，锉） 枳壳（去瓤，麸炒）各一两 槟榔（煨，锉） 陈橘皮（汤浸，去白，焙） 牵牛子（微炒）各三分

【用法】上为末，炼蜜为丸，如梧桐子大。每服三十丸至四十丸，空心、日午、夜卧生姜汤送下。如减，即少服。

【主治】妇人水分，肿满不消，经水断绝。

07201 大腹皮汤（《圣济总录》卷二十四）

【组成】大腹皮（锉） 柴胡（去苗）各一两 赤茯苓（去黑皮）三分 桑根白皮（微炙，锉）半两

【用法】上为粗末。每服三钱匕，水一盏，加生姜三片，同煎至六分，去滓温服，不拘时候。

【主治】伤寒汗后发喘，壮热不除。

07202 大腹皮汤（《圣济总录》卷二十七）

【组成】大腹皮（锉） 大黄（锉，醋炒）各一两 朴消 木香 桂（去粗皮）各半两 白术 厚朴（去粗皮，生姜汁炙）各三分

【用法】上为粗末。每服五钱匕，水一盏半，煎至一盏，去滓，食前温服。以利为度。

【主治】伤寒食毒，心腹胀满，时复呕吐，不下饮食，大便秘涩。

07203 大腹皮汤

《圣济总录》卷四十五。为《圣惠》卷五"大腹皮散"之异名。见该条。

07204 大腹皮汤（《圣济总录》卷八十七）

【组成】大腹皮（锉，炒）三分 柴胡（去苗）二两 白茯苓（去黑皮） 桂（去粗皮） 半夏（汤浸去滑，生姜汁同炒干） 青蒿（童便浸一日，晒干） 白术 桔梗（炒） 黄芩（去黑心） 山栀子（去皮）各一两

【用法】上为粗末。每服五钱匕，水一盏，童便半盏，煎至一盏，去滓温服。

【主治】热劳，肌瘦盗汗，潮热咳嗽。

【加减】如妇人服，加虎杖、当归各少许。

07205 大腹皮汤（《圣济总录》卷九十一）

【组成】大腹皮（锉） 槟榔（煨，锉） 前胡（去芦头） 赤茯苓（去黑皮） 防己 陈橘皮（汤浸，去白，焙） 赤芍药各一两 甘草（炙，锉）半两 桑根白皮（锉） 木通（锉）各二两

【用法】上为粗末。每服三钱匕，水一盏，煎至五分，去滓温服，一日二次。

【主治】虚劳，身体浮肿，上气喘促，小便不利。

07206 大腹皮汤（《圣济总录》卷一六五）

【组成】大腹皮 赤茯苓（去黑皮） 当归（切，焙） 紫苏茎叶 青橘皮（汤浸，去白，炒） 甘草（炙，锉） 木通（锉）各一两 桑根白皮（锉） 木香 槟榔（锉） 大黄（锉，炒）各半两

【用法】上为粗末。每服三钱匕，水一盏，煎至七分，去滓温服，一日三次。

【主治】产后肿满，因宿有抑郁，滞气留结不散，变为浮肿，烦闷咳逆，恶血不行。

07207 大腹皮汤（《圣济总录》卷一六五）

【组成】大腹皮五枚（细锉） 枳壳（去瓤，麸炒） 赤芍药（锉）各一两 秦艽（去苗土） 羌活（去芦头）各半两 天门冬（去心，焙干）三分 生干地黄（焙）一两 甘草（炙）三分 郁李仁（去皮）半两（炒）

【用法】上为粗末。每服三钱匕，水一盏，煎至七分，去滓温服。得利为度。

【主治】产后热毒气结燥，大便不通，壅滞气闷疼痛，腰重胁胀。

07208 大腹皮汤

《普济方》卷三十七。即《圣惠》卷六"大腹皮散"。见该条。

07209 大腹皮汤

《普济方》卷一五五。即《圣惠》卷四十四"大腹皮散"。见该条。

07210 大腹皮汤

《普济方》卷二○四。为《圣济总录》卷六十二"大腹汤"之异名。见该条。

07211 大腹皮汤（《普济方》卷三五五）

【组成】大腹皮 前胡（去芦） 槟榔（煨） 百部根 陈皮（去白） 枳实（麸炒） 桑皮 杏仁（去皮尖双仁，麸炒） 当归 人参各一两

【用法】上为末。每服二钱，水一盏，煎七分，去滓温服，不拘时候。

【主治】产后上气，喘急满闷。

07212 大腹皮汤（《袖珍小儿》卷下）

【组成】大腹皮 槟榔 三棱（煨） 莪术各三钱 枳壳 苍术二两 甘草二钱

【用法】上锉散。每服三钱，加生姜皮、萝卜子、椒目同煎服。

【主治】小儿疟疾，用药太早，退热变作浮肿，外肾肿大，饮食塞于脾胃。

07213 大腹皮汤

《准绳·女科》卷四。为《济生》引《校正时贤胎前十八论治》（见《医方类聚》卷二二四）"大腹皮散"之异名。见该条。

07214 大腹皮汤（《经验女科》）

【组成】大腹皮 五加皮 青皮 陈皮 姜皮

【用法】水煎服。

【主治】胎前浮肿。

07215 **大腹皮汤**(《古今医彻》卷五)

【组成】大腹皮一钱五分 桑白皮(蜜炒)一钱 生姜皮五分 茯苓皮一钱五分 广陈皮一钱 白术(土炒)一钱 条芩七分 车前子二钱(焙,研) 木瓜七分 大枣二枚

【用法】水煎服。

【主治】子肿。

07216 **大腹皮饮**(《圣济总录》卷一五五)

【组成】大腹皮(锉)三分 人参 赤茯苓(去黑皮)各一两 当归(切,焙) 枳壳(去瓤,麸炒) 柴胡(去苗) 白术各一两半

【用法】上为粗末。每服三钱匕,水一盏,加生姜三片,大枣一枚(擘),煎至七分,去滓温服,一日三次。

【主治】妇人妊娠,心腹疼痛,及两胁肋内妨闷,呕逆恶心不止,饮食不下,体倦,四肢少力;或时发气胀,喘息粗大,胎不安稳。

07217 **大腹皮饮**(《三因》卷十八)

【组成】大腹皮 防己 木通 厚朴(姜制) 栝楼 黄耆 枳壳(麸炒) 桑白皮(炙) 大黄(蒸) 陈皮 青皮 五味子各等分

【用法】上锉散。每服一两,水一碗,煎至六分盏,去滓,入酒一分,温服,不拘时候。

【主治】妇人血癥,单单腹肿。

【备考】方中主治"血癥",原作"血瘿",据《准绳·女科》改。

07218 **大腹皮饮**(《慈幼新书》卷二)

【组成】大腹皮 当归尾 何首乌 麻黄 川芎 北细辛

【主治】头疼眼胀及偏正头风。

07219 **大腹皮饮**

《郑氏家传女科万金方》卷二。为《济生》引《校正时贤胎前十八论治》(见《医方类聚》卷二二四)"大腹皮散"之异名。见该条。

07220 **大腹皮散**(《济生》引《校正时贤胎前十八论治》)(见《医方类聚》卷二二四)

【异名】大腹皮汤(《准绳·女科》卷四)、大腹皮饮(《郑氏家传女科万金方》卷二)。

【组成】枳壳(去瓤,麸炒) 大腹皮 甘草(炙)各一钱 赤茯苓(去皮)三钱

【用法】上为细末。每服二钱,浓煎葱白汤调下,不拘时候。

【主治】❶《济生》引《校正时贤胎前十八论治》:妊娠大小便赤涩。❷《济阴纲目》:妊妇八九月,胎形肥硕,胎气逼塞,膀胱之气不行,小便短少,小腹胀,身重恶寒,起则晕眩欲倒。

07221 **大腹皮散**(《圣惠》卷五)

【异名】大腹皮汤(《圣济总录》卷四十五)。

【组成】大腹皮半两(锉) 槟榔半两 诃黎勒三分(煨,用皮) 桑根白皮半两(锉) 陈橘皮三分(汤浸,去白瓤,焙) 赤茯苓三分

【用法】上为散。每服三钱,以水一中盏,加生姜半分,煎至六分,去滓温服,不拘时候。

【主治】脾胃冷热气不和,胸膈气滞,不下饮食。

07222 **大腹皮散**(《圣惠》卷六)

【组成】大腹皮三分(锉) 汉防己半两 桑根白皮三分(锉) 木通三分(锉) 赤茯苓一两 郁李仁一两(汤浸,去皮尖,微炒) 甜葶苈一两半(隔纸炒令黄或紫色) 泽漆三分 桂心半两 百合二分 陈橘皮一两(汤浸,去白瓤,焙)

【用法】上为散。每服三钱,以水一中盏,加生姜半分,大枣三枚,煎至六分,去滓温服,不拘时候。

【主治】肺气壅滞,关膈不通,四肢浮肿,喘息促急,坐卧不得。

07223 **大腹皮散**(《圣惠》卷六)

【组成】大腹皮(锉) 赤茯苓 枳壳(麸炒微黄,去瓤) 桔梗(去芦头) 人参 (去芦头) 陈橘皮(汤浸,去白瓤,焙) 半夏(汤浸七遍去滑) 川大黄(锉碎,微炒) 杏仁(汤浸,去皮尖双仁,麸炒微黄) 诃黎勒皮 桂心各半两 甘草半两(炙微赤,锉)

【用法】上为散。每服四钱,煎至六分,去滓温服,不拘时候。

【主治】肺气喘急,不思饮食。

07224 **大腹皮散**(《圣惠》卷六)

【组成】大腹皮二两(锉) 柴胡二(一)两(去苗) 诃黎勒皮一两 枳壳一两(麸炒微黄,去瓤) 川大黄二两(锉碎,微炒) 羚羊角屑三分 川朴消二两 甘草半两(炙微赤,锉)

【用法】上为散。每服三钱,以水一中盏,煎至六分,去滓,食前温服。

【主治】大肠实热,肠胀不通,热气上冲,口内生疮。

【备考】本方方名,《普济方》引作"大腹皮汤"。

07225 **大腹皮散**(《圣惠》卷十一)

【组成】大腹皮一两(锉) 川大黄一两(锉碎,微炒) 木香半两 桂心半两 白术三分 川芒消一两 厚朴三分(去粗皮,涂生姜汁,炙令香熟)

【用法】上为散。每服四钱,以水一中盏,加生姜半分,煎至六分,去滓温服,不拘时候。

【主治】食毒伤寒,心腹胀满,时复呕吐,憎寒,不下饮食,大小便秘涩。

【备考】《普济方》卷一三六引本方无生姜,名"大腹汤"。

07226 **大腹皮散**(《圣惠》卷十三)

【组成】大腹皮一两(锉) 草豆蔻半两(去皮) 人参半两(去芦头) 白茯苓半两 白术一两半 陈橘皮三分(汤浸,去白瓤,焙) 干姜半两(炮裂,锉) 厚朴半两(去粗皮,涂生姜汁,炙令香熟) 枳壳半两(麸炒微黄,去白瓤) 甘草半两(炙微赤,锉) 桂心半两

【用法】上为粗散。每服五钱,以水一大盏,加生姜半分,大枣三枚,煎至五分,去滓温服。不拘时候。

【功用】和气,益脾胃。

【主治】伤寒后,胃气不和,不思饮食。

07227 **大腹皮散**(《圣惠》卷十三)

【组成】大腹皮半两(锉碎) 枳壳一分(麸炒令微黄,去瓤) 赤茯苓三分 赤芍药三分 桑根白皮三分(锉) 百合一两 牵牛子一两(微炒) 甘草一分(炙微赤,

锉）郁李仁一两（汤浸，去皮尖，微炒）

【用法】上为散。每服五钱，以水一大盏，加生姜半分，煎至五分，去滓温服，不拘时候。以得利为度。

【主治】伤寒六七日，大肠壅结不通，腹胁胀满，不下饮食。

07228 大腹皮散《圣惠》卷十四）

【组成】大腹皮一两（锉） 桂心一两 槟榔半两 赤芍药一两 泽泻一两 木通三分（锉） 木香半两 川朴消三分

【用法】上为粗散。每服四钱，以水一中盏，加生姜半分，煎至六分，去滓，食前温服。

【主治】伤寒后，肝肾风虚，毒气壅滞，大小肠秘涩，气攻腰脚，疼痛妨闷。

07229 大腹皮散《圣惠》卷十七）

【组成】大腹皮一两（锉） 赤茯苓三分 枳实三分（麸炒微黄） 柴胡三分（去苗） 桑根白皮三分（锉） 人参一两（去芦头）

【用法】上为散。每服四钱，以水一大盏，煎至五分，去滓温服，不拘时候。

【主治】热病，肺壅气喘，膈中不利。

07230 大腹皮散《圣惠》卷二十八）

【组成】大腹皮一两（锉） 木香半两 枳壳半两（麸炒微黄，去瓤） 赤芍药半两 前胡三分（去芦头） 甘草半两（炙微赤，锉） 陈橘皮三分（汤浸，去白瓤，焙） 赤茯苓三分

【用法】上为散。每服四钱，以水一中盏，加生姜半分，煎至六分，去滓温服，不拘时候。

【主治】乳石发动，心膈痞满，喘息微促，腹胁妨痛。

07231 大腹皮散《圣惠》卷三十八）

【组成】大腹皮一两 前胡一两（去芦头） 半夏半两（汤浸七遍，去滑） 旋覆花半两 枳壳一两（麸炒微黄，去瓤） 赤茯苓一两 川大黄二两（锉碎，微炒） 川升麻三分 川芒消一两 陈橘皮半两（汤浸，去白瓤，焙） 甘草半两（炙微赤，锉）

【用法】上为散。每服四钱，以水一中盏，加生姜半分，煎至六分，去滓温服，一日三四次。

【主治】乳石发动，心胸痰结，头目昏闷，大小肠壅滞不通，四肢烦疼，饮食不下。

07232 大腹皮散《圣惠》卷四十二）

【组成】大腹皮一两（锉） 紫苏子一两（微炒） 前胡一两（去芦头） 诃黎勒皮一两半 五味子一两 赤茯苓一两 槟榔半两 甘草半两（炙微赤，锉）

【用法】上为散。每服三钱，以水一中盏，加生姜半分，煎至六分，去滓温服，不拘时候。

【主治】上气，肺壅胀，胸中满闷，喘急不利。

【备考】本方方名，《普济方》引作"大腹散"。

07233 大腹皮散《圣惠》卷四十二）

【组成】大腹皮一两（锉） 甜葶苈一两（隔纸炒令紫色） 桑根白皮一两（锉） 桔梗一两（去芦头） 赤茯苓一两 桂心一两 枳壳一两（麸炒微黄，去瓤） 杏仁一两（汤浸，去皮尖双仁，麸炒微黄）

【用法】上为散。每服五钱，以水一大盏，加生姜半分，大枣三枚，煎至五分，去滓温服，不拘时候。

【主治】上焦壅滞，上气，腹胀满。

【备考】本方方名，《普济方》引作"大腹散"。

07234 大腹皮散《圣惠》卷四十四）

【组成】大腹皮三分（锉） 桂心一分 赤茯苓半两 赤芍药半两 木香一分 泽泻二分 枳壳半两（麸炒微黄，去瓤）

【用法】上为粗散。每服四钱，以水一中盏，加生姜半分，煎至六分，去滓，每于食前温服。

【主治】臂腰疼痛，腹胁胀闷。

【备考】本方方名，《普济方》引作"大腹皮汤"。

07235 大腹皮散《圣惠》卷四十五）

【组成】大腹皮一两（锉） 前胡一两（去芦头） 木通一两（锉） 赤茯苓一两 枳壳三分（麸炒微黄，去瓤） 桑根白皮三分（锉） 汉防己三分 羌活三分 桂心半两 紫苏茎叶一两 酸枣仁三分（微炒） 郁李仁一两半（汤浸去皮，微炒） 赤芍药三分 川大黄一两（锉碎，微炒） 槟榔一两

【用法】上为散。每服四钱，以水一中盏，加生姜半分，煎至六分，去滓温服，不拘时候。

【主治】脚气肿满疼痛，皮肤不仁，大小便滞涩，心胸壅闷喘促，不能下食。

07236 大腹皮散《圣惠》卷四十五）

【组成】大腹皮一两（锉） 防风半两（去芦头） 羌活半两 桑根白皮一两（锉） 赤茯苓一两 郁李仁一两（汤浸去皮，微炒） 羚羊角屑三分 木通三分（锉） 槟榔一两 枳壳一两（麸炒微黄，去瓤） 木香半两 紫苏茎叶一两

【用法】上为粗散。每服四钱，以水一中盏，加生姜半分，煎至六分，每于食前温服。

【主治】脚气风毒，头面脚膝浮肿，心腹壅闷。

07237 大腹皮散（方出《圣惠》卷四十五，名见《普济方》卷二四四）

【组成】大腹皮一两（锉） 槟榔一两 木香半两 木通二两（锉） 郁李仁一两（汤浸去皮，微炒） 桑根白皮二两（锉） 牵牛子二两（微炒）

【用法】上为散。每服四钱，以水一中盏，加生姜半分，葱白二七寸，煎至六分，去滓温服，不拘时候。以利为度。

【主治】脚气肿满腹胀，大小便秘涩。

07238 大腹皮散《圣惠》卷四十五）

【组成】大腹皮一两（锉） 木香半两 诃勒黎皮三分 羚羊角屑半两 川大黄一两（锉碎，微炒） 枳壳一两（麸炒微黄，去瓤） 独活半两 前胡三分（去芦头） 赤茯苓一两

【用法】上为粗散。每服四钱，以水一中盏，加生姜半分，煎至六分，去滓，每于食前温服。

【功用】疏风利气；春夏防发风毒脚气。

07239 大腹皮散《圣惠》卷四十六）

【组成】大腹皮三分（锉） 杏仁一两（汤浸，去皮尖双仁，麸炒微黄） 甜葶苈一两（隔纸炒令紫色） 百合半两 紫菀三分（去苗土） 半夏半两（汤浸七遍，去滑） 赤茯苓一两 桔梗三分（去芦头） 桑根白皮一两（锉） 甘草半两（炙微赤，锉）

【用法】上为散。每服五钱，以水一大盏，入生姜半分，煎至五分，去滓温服，不拘时候。

【主治】咳嗽上气，肺胀喘急，胸中满闷。

07240 大腹皮散《圣惠》卷四十六）

【组成】大腹皮一两（锉） 麻黄一两半（去根节） 紫苏茎叶一两半 陈橘皮一两半（汤浸去白瓤，焙） 杏仁二两（汤浸，去皮尖双仁，麸炒微黄） 赤茯苓一两 柴胡一两（去苗） 甘草半两（炙微赤，锉）

【用法】上为散。每服四钱，以水一中盏，入生姜半分，煎至六分，去滓温服，不拘时候。

【主治】久咳嗽上气，坐卧不得，咽喉不利，胸中满闷。

07241 大腹皮散《圣惠》卷四十七）

【组成】大腹皮一两（锉） 厚朴一两（去粗皮，涂生姜汁，炙令香熟） 人参一两（去芦头） 桂心三分 白术一两 甘草一分（炙微赤，锉） 陈橘皮一两（汤浸，去白瓤，焙） 半夏一两（汤洗七遍，去滑）

【用法】上为散。每服三钱，以水一中盏，加生姜半分，大枣三枚，煎至六分，去滓温服，不拘时候。

【主治】反胃呕哕，全不任食。

07242 大腹皮散《圣惠》卷四十七）

【组成】大腹皮三分（锉） 槟榔三分 木香半两 赤茯苓一两 桂心半两 半夏半两（汤洗七遍，去滑） 青橘皮二分（汤浸，去白瓤，焙） 沉香半两 枳壳三分（麸炒微黄，去瓤） 芎䓖半两 前胡一两（去芦头） 白芷半两 人参半两（去芦头）

【用法】上为散。每服三钱，以水一中盏，加生姜半分，煎至五分，去滓温服，不拘时候。

【主治】上焦虚寒气壅，攻注头痛，胸膈不利。

07243 大腹皮散《圣惠》卷四十八）

【组成】大腹皮五枚 赤茯苓一两 前胡一两（去芦头） 诃黎勒皮半两 汉防己半两 木香一两 槟榔半两 桃仁一两（汤浸，去皮尖双仁，麸炒微黄） 川大黄一两（锉碎，微炒）

【用法】上为散。每服三钱，以水一中盏，加生姜半分，煎至六分，去滓温服，不拘时候。

【主治】息贲气，腹胁胀满，喘急咳嗽，坐卧不安。

07244 大腹皮散《圣惠》卷四十九）

【组成】大腹皮一两（锉） 赤茯苓三分 桔梗三分（去芦头） 牡丹三分 桃仁半两（汤浸，去皮尖双仁，麸炒微黄） 槟榔一两 桑根白皮一两（锉） 枳壳三分（麸炒微黄） 鳖甲一两（涂醋炙令黄，去裙襕） 郁李仁一两（汤浸，去皮，微炒） 川大黄一两半（锉碎，微炒）

【用法】上为粗散。每服三钱，以水一中盏，加生姜半分，煎至六分，去滓温服，不拘时候。

【主治】疟癖气，腹胁胀满，喘息促急，不思饮食。

【备考】方中鳖甲、郁李仁、川大黄三味用量原缺，据《普济方》补。

07245 大腹皮散《圣惠》卷五十）

【组成】大腹皮（锉） 赤茯苓 木香 丁香 芎䓖 白术 沉香 陈橘皮（汤浸，去白瓤，焙） 人参（去芦头） 草豆蔻（去皮） 厚朴（去粗皮，涂生姜汁，炙令香熟） 桂心各半两 甘草一分（炙微赤，锉）

【用法】上为散。每服三钱，以水一中盏，加生姜半分，煎至六分，去滓稍热服，不拘时候。

【主治】膈气，心胸壅滞，妨闷。

07246 大腹皮散《圣惠》卷五十）

【组成】大腹皮一两（锉） 吴茱萸一两（汤浸七遍，焙干，微炒） 白术一两 旋覆花一两 枇杷叶一两（拭去毛，炙微黄） 桔梗一两（去芦头） 甘草三分（炙微赤，锉） 木香三分 桂心一两 厚朴一两半（去粗皮，涂生姜汁，炙令香熟）

【用法】上为粗散。每服四钱，以水一中盏，加生姜半分，煎至六分，去滓稍热服，不拘时候。

【主治】膈气。胸中痰结，食不消化，腹中胀满雷鸣。

07247 大腹皮散《圣惠》卷五十四）

【组成】大腹皮二两（锉） 桑根白皮二两（锉） 芎䓖一两 汉防己一两 羌活一两 青橘皮一两（汤浸，去白瓤，焙） 槟榔一两 桂心一两 川大黄一两半（锉碎，微炒） 甘草半两（炙微赤，锉）

【用法】上为散。每服五钱，以水一大盏，煎至五分，去滓温服，不拘时候。

【主治】风水，身体浮肿，发歇不定，肢节疼痛，上气喘息。

07248 大腹皮散《圣惠》卷五十四）

【组成】大腹皮一两（锉） 槟榔一两 桑根白皮二两（锉） 前胡一两（去芦头） 赤茯苓一两 木通二两（锉） 汉防己一两 陈橘皮一两（汤浸，去白瓤，焙） 赤芍药一两 甘草半两（炙微赤，锉）

【用法】上为粗散。每服五钱，以水一大盏，煎至五分，去滓温服，一日三四次。

【主治】气水肿满，喘息，小便涩。

07249 大腹皮散《圣惠》卷六十九）

【异名】大腹子散（《云岐子保命集》卷下）。

【组成】大腹皮一两（锉） 紫苏茎叶二两 木通一两（锉） 桑根白皮一两（锉） 羌活一两 赤芍药一两 荆芥一两 独活一两 青橘皮一两（汤浸，去白瓤，焙） 木瓜一两（干者） 枳壳二两（麸炒微黄，去瓤）

【用法】上为粗散。每服四钱，以水一中盏，加生姜半分，葱白七寸，煎至六分，去滓，食前温服。

【主治】妇人风毒脚气，肢节烦疼，心神壅闷。

【备考】方中大腹皮，《云岐子保命集》作"大腹子"。

07250 大腹皮散《圣惠》卷七十一）

【组成】大腹皮一两（锉） 前胡三分（去芦头） 桔梗半两（去芦头） 赤茯苓三分 青橘皮半两（汤浸，去白瓤，焙） 桂心半两

【用法】上为粗散。每服三钱，水一中盏，加生姜半分，煎至六分，去滓，分温服，不拘时候。

【主治】妇人两胁胀满，上冲心胸满闷，不下饮食。

07251 大腹皮散《圣惠》卷七十四）

【组成】大腹皮三分（锉） 前胡三分（去芦头） 厚朴一两（去粗皮，涂生姜汁，炙令香熟） 鸡苏茎叶三分 木香半两 枳实三分（麸炒微黄） 白术三分 桑根白皮三分（锉） 赤芍药半两 续断半两 茯神三分 甘草半两（炙微赤，锉）

【用法】上为散。每服三钱，以水一中盏，加生姜半分，煎至六分，去滓稍热服，不拘时候。

【主治】妊娠四月伤寒，胃中有冷，心中欲呕，胸膈烦闷，不思饮食，时有虚热；或小便如淋，脐下急满；或头项强痛，有时胎上迫心，心中烦闷。

07252 大腹皮散《圣惠》卷七十五）

【组成】大腹皮一两（锉） 郁李仁一两（汤浸，去皮尖，微炒） 泽泻一两

【用法】上为散。每服四钱，以水一中盏，加生姜半分，煎至六分，去滓温服，不拘时候。

【主治】妊娠气壅攻腰，疼痛不可忍。

07253 大腹皮散《圣惠》卷七十九）

【组成】大腹皮一两（锉） 天蓼木半两（锉） 白薇半两 猪苓一两（去黑皮） 杏仁半两（汤浸，去皮尖双仁，麸炒微黄） 槟榔半两 枳壳三分（麸炒微黄，去瓤） 桑根白皮一两（锉） 紫苏叶半两 麻黄半两（去根节） 细辛半两 甘草半两（炙微赤，锉）

【用法】上为散。每服三钱，以水一中盏，加生姜半分，煎至六分，去滓温服，不拘时候。

【主治】产后风虚气滞，头面四肢浮肿，喘息促，不思饮食。

07254 大腹皮散《圣惠》卷八十八）

【组成】大腹皮三分（锉） 桔梗三分（去芦头） 陈橘皮三分（汤浸，去白瓤，焙） 人参半两（去芦头） 赤芍药半两 木通半两（锉） 川大黄半两（锉碎，微炒） 鳖甲三分（涂醋炙令黄，去裙襕） 甘草一分（炙微赤，锉）

【用法】上为粗散。每服一钱，以水一小盏，煎至五分，去滓温服。

【主治】小儿腹内痞结。壮热憎寒，大小便不利。

07255 大腹皮散《史载之方》卷上）

【组成】陈橘皮一两 青橘皮 大芎 五味子 芍药 香白芷 甘草各一分 大腹皮 草豆蔻各半两 木香 槟榔各四铢

【用法】上为细末。每服三钱匕，水一盏，煎八分，和滓服，不拘时候。

【主治】寒湿之胜，大腑反秘。

07256 大腹皮散《圣济总录》卷四十三）

【组成】大腹皮（锉）半两 高良姜一两 芍药一两 吴茱萸（汤浸一宿，焙干，炒）一分

【用法】上为散。每服二钱匕。温酒调下；不饮酒，生姜汤亦得。

【主治】心中寒发痛甚。

07257 大腹皮散《济生》卷三）

【组成】大腹皮三两 紫苏子（微炒） 槟榔 荆芥穗 乌药 橘红 紫苏叶各一两 萝卜子（炒）半两 沉香（不见火） 桑白皮（炙） 枳壳（去瓤，麸炒）各一两半 干宣木瓜（去瓤）二两半

【用法】上㕮咀。每服四钱，水一盏半，加生姜五片，煎至八分，去滓温服，不拘时候。

【主治】脚气肿满，小便不利。

07258 大腹皮散《普济方》卷一八四引《广南四时摄生论》）

【组成】大腹皮二两（生用） 陈橘皮二两（去瓤） 厚朴一两（用生姜汁涂，旋炙干，令香熟） 吴白芷一两（生用） 人参（去芦头后称）半两 肉桂（新者，去粗皮称）半两

【用法】上为散。每服一钱，用水二盏，加大枣二枚，生姜少许，同煎至八分以下，热服，一日三两次，不拘时候。

【主治】丈夫或妇人虚滞，饱后冷气烦闷，大小肠不调，心腹胀。

【宜忌】忌生冷、油腻。

07259 大腹皮散《症因脉治》卷三）

【组成】青皮 陈皮 槟榔 川芎 羌活 大腹皮 防己

【主治】风寒身肿。

07260 大解毒汤《名家方选》）

【组成】土茯苓 川芎 通草 忍冬 茯苓各九钱 大黄一钱二分

【用法】以水三合，煮取二合服。

【主治】梅毒发疮，或骨节疼痛，或下疳腐烂，不问新久难愈者。

07261 大滚脓丹《外科十三方考》）

【组成】水银五钱 火消五钱 白矾五钱 青矾二钱五分 胆矾二钱五分 淮盐二钱五分 铜绿五分

【用法】如红升丹法，升九支香后，取出作捻用之。

【主治】痈疽。

07262 大辟瘟丹《羊毛温症论》卷下）

【组成】桔梗三两 陈橘皮三两 麻黄（去根节）四钱五分 藿香（去梗）三两 升麻三两 生香附二两五钱 半夏（姜汁炒）一两五钱 川乌（煨熟，去皮）一两五钱 滑石（水飞）一两二钱 紫苏叶七钱五分 雄黄（研细，水飞）三两 雌黄（研细，水飞）一两二钱 生大黄三两 赤小豆六两 鬼箭羽一两二钱 丹参一两五钱 忍冬藤花三两 山茨菇（去毛）二两五钱 千金子（去油）一两五钱 广木香一两五钱 茅苍术（生）一两五钱 山豆根一两五钱 五倍子二两五钱 北细辛（去叶）一两二钱 麝香当门子三钱 红芽大戟（米泔浸，去骨）一两二钱五分

【用法】上为细末，糯米粥为丸，重一钱一粒，用朱砂一两，研细水飞为衣。忌烘干。瘟疫伏邪，阴阳二毒，狂躁昏乱，胸膈阻滞，毒邪未发，用薄荷泡汤磨服；羊毛温邪，毒火发动，微见寒热，恍惚神迷，头痛或眩，面色露青，舌有红点，或有疹块，胸胀身板，用石膏泡水磨服；霍乱绞肠痧，或感山岚瘴气，温痢温疟，俱用灯草汤磨服；中蛊毒、狐狸毒，并野菌、河豚、死牛马肉、草木鸟兽等毒，腹痛呕吐，气阻神昏，俱用黄酒磨服；类中风，口眼歪斜，语言謇涩，牙关紧闭，并历节风痛，筋骨拘挛，手足肿痛，行步艰难，俱用淡姜汤磨服；九种心痛、胃痛、腹痛，头晕作哕，并急中癫痫，鬼气狂叫，奔走失心，羊毛诸风，俱用开水磨服或淡姜汤亦可；男妇传尸骨蒸，劳瘵咳嗽，为虫所伤，每上半个月每日早间用开水磨服一粒；妇人癥瘕积块，经闭不调，腹中作痛，梦与鬼交，俱用红花煎汤磨，加黄酒少许服之；小儿惊风发热，积聚腹痛，五疳潮热，痧疹温邪，俱用薄荷叶泡汤磨服；偏正头风，左右上下牙疼，俱用生莱菔汁磨敷患处，内用开水磨服；痈疽发背，无名肿毒，俱用烧酒磨，加蟾酥、冰片敷患处，内服用开水磨。预防时行疫证，以绛纱囊装丹，悬于当胸或系左腕。

【主治】诸般时疫,霍乱疟痢,中毒中风,历节疼痛,心痛腹痛,羊痫失心,传尸骨蒸,偏正头痛,癥瘕积块,经闭梦交,小儿惊风发热,疳积腹痛。

07263 大槟榔丸《外台》卷二十引《范汪方》)

【异名】槟榔丸(《千金翼》卷十九)。

【组成】槟榔三两 桂心三两 附子二两(炮) 栝楼三两 杏仁三两(熬) 干姜二两甘草(炙)二两 麻黄三两(去节) 黄耆三两 茯苓三两 厚朴二两(炙) 葶苈三两(熬) 椒目三两 吴茱萸五合 白术三两 防己二两

【用法】上药治下筛,炼蜜为丸,如梧桐子大。每服二丸,一日三次。不知,稍增至四丸;不知,又加二丸;不下,还服四丸。得小下为验。

【主治】老小水肿;虚肿;大病客肿作喘病。

【宜忌】忌海藻、菘菜、猪肉、冷水、生葱、桃李、雀肉、大醋。

07264 大槟榔散(《外科精义》卷下引成子玉方)

【组成】硫黄 黑狗脊各五钱 轻粉一钱 红娘子 大槟榔各1个

【用法】上为细末。每用药末半钱,于手掌中,临卧时油调如糊,两手搓摩极热,鼻内闻之,及摩擦疥上,隔日再用。甚者不过三上。

【主治】干湿疥癣。

07265 大酸枣汤(《千金翼》卷十八)

【组成】酸枣仁五升 人参 茯苓 生姜(切) 芎藭 桂心各二两 甘草(炙)一两半

【用法】上㕮咀。以水一斗二升,煮枣仁取七升,去滓;纳诸药,煮取三升,分三服。

【主治】虚劳烦悸,奔气在胸中,不得眠。

07266 大增力丸(《集验良方》卷二)

【组成】大肉苁蓉(酒洗,去鳞甲)四两 土茯苓四两 川牛膝 当归各一两 大鳝鱼重二斤者(炙干)

【用法】上为末,以黄精自然汁为丸服。

【功用】服之气力倍增。

07267 大镇心丸(《千金》卷十四)

【组成】干地黄六分 牛黄五分(一方用牛膝) 杏仁 蜀椒各五分 泽泻 黄耆 茯苓 大豆卷 薯蓣 茯神 前胡 铁精 柏子仁各二分 羌活 桂心 秦艽 芎藭 人参 麦门冬 远志 丹砂 阿胶 甘草 大黄 银屑各八分 桑螵蛸十二枚 大枣四十枚 白蔹 当归 干姜 紫石英 防风各八分

【用法】上为末,炼蜜、枣肉为丸。每服七丸,酒送下,一日三次。加至二十丸。

【主治】男子妇人虚损,梦寐惊悸,或失精神;妇女赤白注漏,或月水不利,风邪鬼注,寒热往来,腹中积聚,忧患结气诸病。

07268 大镇心丸

《外台》卷十五。即《千金》卷十四"大镇心散"改为丸剂,见该条。

07269 大镇心丸(《圣济总录》卷一七〇)

【组成】生犀角(镑末)一两 羚羊角(镑末) 龟甲(镑末) 赤箭各半两 牛黄(研) 茯神(去土) 远志(去心) 真珠末(研) 人参 桂(去粗皮) 天竺黄(研) 蛇蜕皮(炙令焦黄) 龙脑(研)各一分 铁粉(研)一两 麝香(研) 菖蒲各半两 丹砂(研)半分 金箔(研) 银箔(研)各五十片

【用法】上为末,炼蜜为丸,如梧桐子大。每服一丸至二丸,食后、临卧薄荷汤化下。

【功用】退惊风,化痰壅,壮心气,益精神。

【主治】小儿精神不爽,寝寐多悸,心忪恐悸,四肢战掉,举动欲倒,状类暗风,或烦躁多啼。

07270 大镇心丹(《三因》卷九)

【异名】镇心丹(《医学纲目》卷十三)、镇心丸(《赤水玄珠》)卷六)。

【组成】辰砂(用黄松节酒煮) 龙齿(用远志苗醋煮)各等分

【用法】上只取辰砂、龙齿为末,猪心血为丸,如鸡头子大。每服一丸,以麦门冬叶、绿豆、灯心、生姜、白蜜、水煮,豆熟为度,临卧咽下;小儿磨化半丸。

【主治】癫痫惊狂,谵妄颠倒,昏不知人,喷吐涎沫;及心惊胆寒,清醒不睡,或左胁偏疼。

07271 大镇心散(《千金》卷十四)

【组成】紫石英 茯苓 防风 人参 甘草 泽泻各八分 秦艽 白术 薯蓣 白蔹各六分 麦门冬 当归各五分 桂心 远志 大黄 石膏 桔梗 柏子仁各四分 蜀椒 芍药 干姜 细辛各三分 黄耆六分 大豆卷四分

【用法】上药治下筛。每服二方寸匕,酒送下,一日三次。

【主治】心虚惊悸,梦寐恐畏。

【宜忌】《外台》引《千金》:忌海藻、菘菜、生葱、猪肉、生菜、桃李、雀肉等。

【方论选录】《千金方衍义》:镇心汤中防风、当归、麦门冬、大豆卷、白蔹、薯蓣、人参、白术、甘草、干姜、茯苓、桔梗,皆薯蓣丸中之药;大黄、桂心、石膏又从风引汤中参入,加入附子一味收敛虚阳,其余菖蒲、远志、茯神、紫菀、秦艽、泽泻、粳米、大枣,不过通达上下之佐使耳。大镇心散较前镇心汤,但少附子、菖蒲、紫菀、粳米、大枣,而多紫石英、黄耆、芍药、柏仁、蜀椒。一用附子镇摄虚阳,一用紫石英温暖营血,主治虽异,取法则一。

【备考】本方改为丸剂,名"大镇心丸"(见《外台》引《千金》)。

07272 大镇心散(《千金》卷十四)

【异名】镇心散(《鸡峰》卷十一)。

【组成】紫石英 白石英 朱砂 龙齿 人参 细辛 天雄 附子 远志 干姜 干地黄 茯苓 白术 桂心 防风各二两

【用法】上药治下筛。每服两方寸匕,一日三次。

【主治】风虚心气惊弱,恍惚失常,忽嗔恚悲,志意不乐。

07273 大橘皮丸(《鸡峰》卷十二)

【组成】陈皮四两 肥生姜三两 丁香半两 人参二两

【用法】上为细末,炼蜜为丸,如弹子大。每服一丸,姜汤嚼下,不拘时候。

【功用】调中顺气,开胃进食。

【主治】伤冷,胸膈噎塞,吞酸。

07274 大橘皮丸(《鸡峰》卷十三)

【组成】厚朴 橘皮各三两 杏仁五两

【用法】上为细末,炼蜜为丸,如梧桐子大。每服五七十丸,米饮送下,不拘时候。

【主治】大便秘。

07275 大橘皮丸(《杨氏家藏方》卷五)

【组成】陈橘皮(去白)一斤 生姜(洗净不去皮,切,焙干)一斤 丁香 人参(去芦头) 甘草(炙)各四两 神曲(微炒)二两 麦蘖(微炒)二两

【用法】上为细末,炼蜜为丸,每一两作一十丸。每服一丸,空心煎生姜、橘皮汤化下。

【主治】中寒气痞,饮食不下。

07276 大橘皮汤(《外台》卷二引《深师方》)

【异名】人参汤(《圣济总录》卷二十五)。

【组成】橘皮一两 甘草一两(炙) 生姜四两 人参二两

【用法】上切。以水六升,煮取二升,去滓,分三服。

【主治】❶《外台》引《深师方》:伤寒呕哕,胸满虚烦不安。❷《伤寒标本》:伤寒汗下后胃虚者。

【宜忌】忌海藻、菘菜。

07277 大橘皮汤(《伤寒总病论》卷二)

【异名】橘皮汤(《济生》卷二)、橘皮竹茹汤(《得效》卷四)。

【组成】橘皮一两半 生姜二两 枣二十四个 甘草半两 人参一分 竹茹半两

【用法】上咬咀。水三升,煎一升半,去滓,温服一盏,食顷再服。

【主治】❶《伤寒总病论》:动气在下,不可发汗,发汗则心中大烦,骨节苦痛,目运恶寒,食则反吐,谷不得入;亦主手足冷,呕哕。❷《济生》:吐利后,胃中虚,膈上热,咳逆。

07278 大橘皮汤(《宣明论》卷八)

【组成】橘皮一两(去白) 木香一分 滑石六两 槟榔三钱 茯苓一两(去皮) 木猪苓(去皮) 泽泻 白术 官桂各半两 甘草二钱

【用法】上为末。每服五钱,水一盏,加生钱五片,煎至六分,去滓温服。

【主治】湿热内甚,心腹胀满,水肿,小便不利,大便滑泄。

【临床报道】顽固性肝硬化腹水:《河北中医》[2004,(1):11]用本方颗粒剂治疗顽固性肝硬化腹水者33例,对照组予速尿、安体舒通等药物治疗36例。结果:治疗组显效12例,好转18例,无效3例,总有效率90.91%;对照组显效9例,好转15例,无效12例,总有效率66.67%。

07279 大橘皮汤(《赤水玄珠》卷七)

【组成】滑石九钱 炙甘草 木香 槟榔各一钱半 陈皮三钱

【用法】上分二帖。水煎服。

【主治】感湿面肿上喘。

07280 大橘皮汤(《准绳·类方》卷二)

【组成】橘皮 厚朴(姜制)各一钱半 猪苓 泽泻 白术各一钱二分 槟榔 赤茯苓 陈皮 半夏 山楂肉 苍术 藿香 白茯苓各一钱 木香五分 滑石三钱

【用法】水二钟,加生姜三片,煎八分,食前服。

【主治】湿热内甚,心腹胀满,小便不利,大便滑泄及水肿。

07281 大橘皮汤(《重订通俗伤寒论》)

【组成】广陈皮三钱 赤苓三钱 飞滑石四钱 槟榔汁四匙(冲) 杜苍术一钱 猪苓二钱 泽泻一钱半 官桂三分

【功用】温化湿热。

【主治】湿温初起,湿重热轻,或湿遏热伏。

【方论选录】湿温初起,如湿重热轻,或湿遏热伏,必先用辛淡温化,始能湿开热透,故以橘术温中燥湿为君;臣以二苓、滑、泽,化气利溺;佐以槟榔导下;官桂为诸药通使。合而为温运中气、导湿下行之良方。

07282 大橘皮汤(《麻症集成》卷四)

【组成】赤苓 橘皮 槟榔 茵陈 泽泻 木香 川朴 猪苓

【主治】湿热内攻,心腹胀痛,小便不利,大便泄泻,水肿。

07283 大醒风汤(《局方》卷一淳祐新添方)

【组成】南星(生)八两 防风(生)四两 独活(生) 附子(生,去皮脐) 全蝎(微炒) 甘草(生)各二两

【用法】上咬咀。每服四钱,水二大盏,加生姜二十片,煎至八分,去滓温服,不拘时候,一日二次。

【主治】中风痰厥,涎潮昏晕,手足搐搦,半身不遂,及历节痛风,筋脉挛急。

【备考】本方方名,《张氏医通》引作"大省风汤"。

07284 大醒风汤(《直指》卷三)

《直指》卷三。为《医方类聚》卷二十一引《易简方》"大省风汤"之异名。见该条。

07285 大醒脾散(《直指小儿》卷二)

【组成】南星 白茯苓 橘红各一分 全蝎(焙) 甘草(炒) 白附子(炮) 石莲子 人参 木香各半分 陈仓米二百粒

【用法】上为末。每服三字,加生姜,大枣,水煎服。

【功用】驱风醒脾,酿乳。

【主治】小儿脾胃虚弱,运化不良,食少吐泻。

❶《直指小儿》:小儿胃虚,不消乳食。❷《赤水玄珠》:小儿吐泻,脾困不食。❸《准绳·幼科》:痰作惊风。

07286 大醒脾散(《普济方》卷三七二)

【组成】全蝎(焙) 白附子(炮) 天麻(炮) 甘草(炙) 人参(去芦) 白茯苓(去皮) 木香(炮) 石菖蒲 白术 陈皮(去白) 南星(炮) 石莲肉 肉豆蔻 山药各二分 缩砂仁一分 丁香一分

【用法】上咬咀。加生姜、大枣,水煎服。

【主治】脾风内虚,昏迷不醒。

【加减】回阳,加附子、白僵蚕。

07287 大醒脾散(《奇效良方》卷六十四)

【组成】人参 茯苓 木香(炮) 全蝎(焙) 南星(炮) 白术 陈皮 石莲肉 甘草(炙) 丁香 砂仁 白附子(炮)各等分 陈仓米一撮(炒)

【用法】上锉散。每服三钱,用水一盏,加生姜三片,

大枣一枚，煎至五分，不拘时候服。

【主治】 慢脾风内虚，昏闷不醒。

07288 大薯蓣丸（《外台》卷十七引《古今录验》）

【组成】 薯蓣五分　大黄六分　前胡三分　茯苓二分　人参二分　杏仁三分（熬，去皮尖）　当归十分　桔梗二分　防风二分　黄芩八分　麦门冬八分　甘草五分（炙，加二分）　五味子四分　干地黄十分　枣一百个　芍药四分　石膏四分（研）　泽泻八分　阿胶四分（炙）　白术二分　干姜四分　桂心四分　干漆三分　黄耆五分

【用法】 上为末，炼蜜为丸，如梧桐子大。每服三十丸，空腹酒送下，一日二次。

【功用】 令人肥白，补虚益气。

【主治】 男子五劳七伤，晨夜气喘急，内冷身重，骨节烦疼，腰背强痛引腹内，羸瘦不得饮食。妇人绝孕、疝瘕诸病。

【宜忌】 忌猪肉、冷水、桃、李、雀肉、海藻、菘菜、生葱、芜荑。

07289 大薯蓣丸（《千金》卷十九）

【组成】 薯蓣　人参　泽泻　附子各八分　黄芩　天门冬　当归各十分　桔梗　干姜　桂心各四分　干地黄十分　白术　芍药　白蔹　石膏　前胡各三分　干漆　杏仁　阿胶各二分　五味子十六分　大豆卷五分　甘草二十分　大枣一百枚　大黄六分

【用法】 上为末，炼蜜和枣膏为丸，如梧桐子大。每服五丸，酒送下，一日三次。渐增至十丸。

【主治】 男子、女人虚损伤绝，头目眩，骨节烦痛，饮食微少，羸瘦百病。

【方论选录】 《千金方衍义》：大薯蓣丸则于《金匮》薯蓣丸中之相同者一十五味，又以前胡易柴胡，天冬易麦冬。彼治房劳不足风气百疾，故用川芎、防风、茯苓、神曲；此治虚损绝伤，内有干血，故用大黄、附子、干漆，石膏、芩、泽、五味。其力较《金匮》倍，用枣膏者，以和干漆之峻利也。

07290 大藿香散（《全生指迷方》卷四）

【异名】 藿香汤（原书同卷注文引《琐碎录》）。

【组成】 藿香叶　人参　茯苓　桔梗　木香（取心）　白术各半两　半夏（汤洗七遍，为末）半两（姜汁和成饼子，阴干）　枇杷叶十片（刷去毛）

【用法】 上为末。每服三大钱，水一盏，加炒姜丝一分，与药同煎至七分，去滓，食前温服。

【主治】 病愈之后，复为寒邪伤气，气寒则不能食，胃无谷气以养，心下虚满，不入饮食，时时欲呕，呕无所出，惬惬短气，其脉微弱。

07291 大藿香散（《百一》卷二）

【组成】 藿香叶一两　木香　青皮（去瓤，麸炒）　神曲（炒）　人参（去芦）　肉豆蔻（面裹煨）　良姜（炒）　大麦蘖　诃子（煨，去核）　白茯苓　甘草（炙）　厚朴（姜汁制，炒）　陈皮（去白）各一两　白干姜半两（炮）

【用法】 上为细末。每服二钱，不拘时候。如汤点，加生姜、盐、紫苏最佳。吐逆泻痢，不下食或呕酸苦水，翻胃恶心，并用水一盏，加煨生姜半块（拍破），同煎，盐一捻安盏中，候煎药及七分，热呷；水泻滑泄，肠风脏毒，陈米饮入盐，热调下；赤白痢，煎甘草、黑豆汤下；脾元受虚邪，变为

寒热，或脾胃虚冷，醋心气胀，宿滞酒食，噎满不化，膈上不快，面色积黑，痰气作晕，头目眩掉，水一盏，加生姜三片，大枣一个（擘破），同煎至七分，入盐少许，嚼姜，枣汤热服；胃气吃噫，生姜自然汁半茶脚，入盐点，热呷，绝不思食，或吃少气弱膈满，煨姜小块先嚼，入盐点，热服，中酒亦如之。

【功用】 消食顺气，利膈开胃。

【主治】 ❶《百一》：心肺脾胃气，变为万病。❷《奇效良方》：脾胃虚寒，呕吐霍乱，心腹撮痛，泄泻不已。

【临证举例】 霍乱呕吐　盛季文传于贺方回云：顷在河朔，因食羊肝，生脾胃泄泻脓血，仍发脾气，呕吐霍乱，心腹撮痛，时出冷汗，四体厥逆，殆不可忍，邑宰万俟湜怀此药，煎以进，再服即定。

07292 大藿香散（《医方类聚》卷一〇五引《济生》）

【组成】 藿香叶　半夏曲　白术　木香（不见火）各一两　白茯苓（去皮）　桔梗（去芦，锉，炒）　人参　枇杷叶（拭去毛）　官桂（不见火）　甘草（炙）各半两

【用法】 上为细末。每服三钱，水一大盏，加生姜五片，大枣一枚，煎至七分，去滓温服，不拘时候。

【主治】 忧、愁、思、虑、悲、恐、惊七情伤感，气郁于中，变成呕吐；或作寒热，眩晕痞满，不进饮食。

07293 大藿香散（《医方类聚》卷一〇二引《经验秘方》）

【组成】 藿香叶　木香　沉香（去白）　肉豆蔻（面裹煨）　诃子（煨，去核）　人参（去芦）　良姜（炒）　麦蘖（炒，大麦炒）　神曲（炒）　白茯苓（炒）　甘草（炒）　青皮（去瓤，麸炒）　厚朴（姜汁制，炒）　缩砂仁各一两　白干姜（炒）半两

【用法】 上为细末。每服二钱，加生姜三片，大枣一枚（擘开），水一盏，同煎七分，盏中先放盐一捻，将药倾在内，空心热服。

【主治】 心气脾胃，变为万病。

【加减】 常服加紫苏。

07294 大鳖甲丸（《圣济总录》卷九十一）

【组成】 鳖甲一枚重二两（去裙襕，醋炙）　柴胡（去苗）　大黄（湿纸裹煨）　熟干地黄（焙）　乌梅（去核，炒）　桃仁（汤浸，去皮尖、双仁，炒）各一两　干姜（炮）　槟榔（锉）　木香　人参　白茯苓（去黑皮）　芎藭　桂（去粗皮）　紫菀（去苗土）　芍药　牛膝（酒浸，切，焙）　知母（焙）　京三棱（炮，锉）　五味子　白术　黄连（去须）　厚朴（去粗皮，姜汁炙）　黄芩（去黑心）　陈橘皮（汤浸，去白，炒）　枳壳（去瓤，麸炒）　当归（切，焙）各半两

【用法】 上为末，炼蜜为丸，如梧桐子大。每服二十丸至三十丸，温酒送下，一日三次。

【主治】 虚劳积聚，心腹胀满，喘促气逆，面色萎黄，痰嗽心忪，不思饮食。

07295 大鳖甲丸（《圣济总录》卷一七六）

【组成】 鳖甲（醋炙，去裙襕）　犀角（镑）　丹砂（研）　桂（去粗皮）各半两　大黄（锉，炒）　当归（切，焙）　萆薢（炒）　代赭（捣，研）　巴豆（去皮心膜，研如膏）各一两　枳壳（去瓤，麸炒）　牛黄（研）　麝香（研）各一分

【用法】 上为末，炼蜜为丸，如麻子大。三四岁儿每服二丸至三丸，空心新汲水送下。愈即止。

【主治】 小儿癥癖。

【备考】本方方名,《普济方》引作"鳖甲丸"。

07296 大鳖甲汤(《千金》卷七)

【组成】鳖甲二两 防风 麻黄 白术 石膏 知母 升麻 茯苓 橘皮 芎䓖 杏仁 人参 半夏 当归 芍药 萎蕤 甘草 麦门冬各一两 羚羊角六铢 大黄一两半 犀角 青木香 雄黄各半两 大枣二十枚 贝齿 乌头各七枚 生姜三两 薤白十四枚 麝香三铢 赤小豆三合 吴茱萸五合

【用法】上㕮咀。以水二斗,煮取四升,分六服。相去十里久,得下止。

【主治】脚弱风毒,挛痹气上;及伤寒恶风,温毒,山水瘴气热毒,四肢痹弱。

07297 大鳖甲汤(《千金翼》卷十七)

【组成】鳖甲(炙) 防风 麻黄(去节) 半夏(洗) 白术 茯苓 芍药 杏仁(去皮尖双仁) 麦门冬(去心) 生姜(切) 人参 石膏(碎) 羚羊角(屑) 甘草(炙)各一两 犀角一分(屑) 雄黄半两(研) 青木香二两 吴茱萸半升 大黄一分半 麝香三分 薤白十四枚(切) 乌梅 贝齿各七枚 大枣二十枚(擘) 赤小豆二十四枚

【用法】上㕮咀。以水二斗,煮取四升。分四服,日二夜一服。

【主治】❶《千金翼》:脚弱风毒,挛痹气上。❷《圣惠》:江东岭南,瘴毒脚气,或其中即脚膝肿满,心神闷乱,寒热痰逆,头痛口干,肩背拘急,肢节烦疼,不欲饮食。

07298 大鳖甲煎

《外台》卷五。为《金匮》卷上"鳖甲煎丸"之异名。见该条。

07299 大露宿丸

《本草图经》引《胡洽方》(见《证类本草》卷五)。为《肘后方》卷四"露宿丸"之异名。见该条。

07300 大麝香丸(《深师方》引华佗方(见《外台》卷二十)

【组成】麝香三铢(研) 雄黄六铢(研) 甘遂十二铢(熬) 芫花十二铢(熬)

【用法】上药治下筛,炼蜜为丸,如大豆大。每服二丸,酒送下,一日三次。可至四丸。

【主治】水病。三焦决漏,水在胁外,腹独肿大,水在腹里。

【宜忌】节饮食,禁肥肉、生菜。

07301 大麝香丸(《千金》卷十二)

【组成】麝香三分 牛黄 附子 鬼臼 真珠 莽草 犀角 矾石 细辛 桂心 獭肝 藜芦各二分 蜈蚣 蜥蜴各一枚 丹砂二两 雄黄一两 巴豆 杏仁各五十枚 地胆 元青 亭长 斑蝥各七枚 礜石八分

【用法】上为末,炼蜜为丸,如小豆大。每服一丸,一日二次。渐加至三丸。虫毒所螫,摩之。以知为度。若欲入毒疫疠乡,死伤病处,及恶鬼塚墓间,绛袋盛之,男左女右,肘后系之。又以少敷鼻下人中,及卧不魇。

【主治】鬼疰、飞尸诸病。

【方论选录】《千金方衍义》:玉壳丸中加入斑蝥、地胆、芫青、亭长、蜈蚣、蜥蜴、獭肝以攻毒邪,犀角、牛黄、麝香、真珠以和药毒,杏仁、细辛、莽草、桂心、矾石、鬼臼以佐玉壶丸中六味,并毒虫野兽之药,共襄厥功。

【备考】《千金翼》有大黄,无莽草。

07302 大麝香丸(《外台》卷十三引《近效方》)

【组成】麝香 牛黄 藜芦(炙) 朱砂 蜀当归 茯苓 桔梗 鬼箭羽 金牙 乌头(炮) 桂心 吴茱萸 贯众 丹参各一分 蜈蚣(去足,炙) 干姜 人参 虎骨各二分 鬼臼半分 芍药 雄黄各一分半 巴豆二十枚(去心皮,熬) 蜥蜴半枚(炙)

【用法】上药治下筛,炼蜜为丸,如梧桐子大。以饮下三丸。至辰时下利。若不利,热饮投之,即利,三两行后,饮冷醋止之,即定。然后煮葱食之,勿食冷水。明日依前服之,永愈。蛇蝎蜂螫,取一丸研破,和醋涂之。

【主治】积年心痛,尸注蛊毒,癥癖气乘心,两肋下有块,温瘴毒气,精魅邪气,或悲或哭,蛇蝎蜂等所螫。

【宜忌】忌热面、生菜、柿子、梨、狸肉、生血物、猪肉、生葱、芦笋。

07303 大麝香丸

《普济方》卷三二五。为《圣惠》卷七十一"麝香丸"之异名。见该条。

07304 大麝香丹(《幼幼新书》卷二十二引张涣方)

【组成】麝香 粉霜(各研) 朱砂(细研、水飞) 白矾(灰)各半两 五灵脂 肉豆蔻仁 干蟾(涂酥炙)各一两 干地龙一分(炒) 夜明砂半两 干蜣螂七枚(去翅、炙黄熟)

【用法】上为末,与朱砂等同研匀细,炼蜜为丸,如黍米大。每服三至五丸,温水送下。

【主治】❶《幼幼新书》:小儿羸瘦,腹大见青筋及丁奚。❷《卫生总微》:诸疳积癖,头重颈细,腹中有积,毛焦气急。

07305 大丁香煮散(《杨氏家藏方》卷六)

【异名】十味丁香散(《百一》卷二)、丁香煮散(《局方》卷三吴直阁增诸家名方)。

【组成】丁香 附子(炮,去皮脐) 干姜(炮) 高良姜(锉,油炒) 红豆(去皮) 益智仁 青橘皮(去白) 陈橘皮(去白) 甘草(炙)各一两 胡椒半两

【用法】上㕮咀。每服五钱,水一盏半,加生姜七片,盐一捻,煎至一盏,去滓,食前温服。

【主治】❶《杨氏家藏方》:脾经受冷,胃脘停寒,胸膈痞闷,腹胁攻刺疼痛,痰逆恶寒,咳嗽中满,脏腑虚鸣,饮食减少,四肢逆冷。❷《百一》:脾胃伤冷,中脘痞滞,胃口宿寒,停痰留饮,气积不散,心腹大痛,胁肋膨胀,泄利水谷,呕逆恶心,下竭上虚,食饮不下,肢体瘦怠,自汗不止,阳气暴脱。

【备考】方中附子,《局方》(吴直阁增诸家名方)作"川乌"。

07306 大力夺命丸(《医学正传》卷三)

【异名】杵糠丸(《医学入门》卷七)。

【组成】杵头糠 牛转草各半斤 糯米一斤

【用法】上为细末,取黄母牛口中涎沫为丸,如龙眼大。入锅中,慢火煮熟食。加沙糖二三两入内丸尤佳。

【主治】膈噎不下食及翻胃等。

07307 大三五七散(《千金》卷十三)

【异名】天雄散(《圣惠》卷二十二)、三五七散(《圣济总录》卷五十一)。

【组成】天雄 细辛各三两 山茱萸 干姜各五

两　薯蓣　防风各七两

【用法】上药治下筛。每服五分匕,清酒送下,一日二次。不知稍加。

【主治】肝肾不足,风寒外袭,头痛眩晕,口眼㖞斜,耳聋耳鸣,风寒湿痹。

❶《千金》:头风眩,口㖞目斜,耳聋。❷《千金翼》:面骨痛,风眩痛。❸《医方类聚》引《济生》:阳虚风寒入脑,头痛目眩,如在舟车之上,耳内蝉鸣,或如风雨之声应,风寒湿痹,脚气缓弱。❹《普济方》:产后风。

【方论选录】《医方考》:大寒中于风府,令人头痛,项筋紧急者,此方主之。风府,脑后之穴,督脉之所主也。寒者,天地严凝之气,故令项筋紧急。干姜、附子,辛热之物也,可以散真寒;细辛、防风,气薄之品也,可使至高巅;山萸养督脉之阴,茯苓和督脉之阳。

07308　大三五七散

《局方》卷一(绍兴续添方)。为原书同卷"加减三五七散"之异名。见该条。

07309　大三棱煎丸

《古今医鉴》卷六。为《局方》卷三"三棱煎丸"之异名。见该条。

07310　大小茴香丸(《回春》卷五)

【组成】大茴香　小茴香　吴茱萸　川楝子(去核)　川椒各一两

【用法】上为末,连须葱白八两,同药捣成饼子,晒干,用黏米半升,同药饼捣碎,微火炒黄,为末,酒糊为丸,如梧桐子大。每服八九十丸,空心盐汤或酒送下。

【主治】疝气。

【宜忌】忌发气物。

07311　大飞扬洗剂(《中医皮肤病学简编》)

【组成】大飞扬500克　青凡木1千克　毛麝香12克

【用法】上药加水2.250升,煎成750毫升,湿敷、坐浴或外洗。

【主治】慢性湿疹。

07312　大无肥儿丸

《不居集》上集卷三十。为《卫生总微》卷十二"肥儿丸"之异名。见该条。

07313　大天南星丸(《局方》卷十)

【异名】天南星丸(《圣济总录》卷一七一)。

【组成】龙脑(研)　牛黄(研)　乳香(研)各一钱　天南星(牛胆制者)半两　人参　天麻(去芦)　防风(去芦)各一分　朱砂(研)三钱　干蝎十四个(汤浸润,去土,微炒,为末)　麝香(研)一钱半

【用法】上为末,炼蜜为丸,如大鸡头子大。每服一丸,荆芥、薄荷汤化下,不拘时候。

【主治】小儿急慢惊风,涎潮发搐,目睛上视,口眼相引,牙关紧急,背脊强直,精神昏塞,连日不省。

07314　大天南星散(《卫生总微》卷五)

【组成】天南星一枚(重八九钱至一两)

【用法】先撅一地坑,深三寸许,用炭火五斤,烧通赤,去火,入好酒半盏在内,然后入天南星,却用炭火三两条,盖却坑子,候南星微裂,取出锉碎,再炒令匀熟,不可稍生,放冷,为细末。每服一字或半钱,浓煎生姜、防风汤调下,

不拘时候。

【主治】吐泻,或服泻药过度,脾虚生风,为慢惊,或作脾风,危急之候。

07315　大五味子丸(《杨氏家藏方》卷八)

【组成】五味子一两　干姜一钱(炮)　肉桂(去粗皮)三分　甘草一钱半(炙)　款冬花二钱　紫菀一钱半

【用法】上为细末,炼蜜为丸,每一两作一十五丸。空腹时用热汤化下。

【主治】肺胃受寒,咳嗽不已,呕吐痰沫,胁肋引痛,喘满气短,睡卧不安。

07316　大乌金散丸

《普济方》卷三三五。为《朱氏集验方》卷十"大乌金丸"之异名。见该条。

07317　大风水银膏(《疡科选粹》卷六)

【组成】牙消　绿矾(二味烧酒炒过)　白矾各四两(同入罐内,泥封固,煅二炷香足,取出为极细末)　水银　黑铅各二两(入铁勺内化开,煅过,为细末)　胆矾五钱(另研极细末)　川椒(另研)　杏仁(去皮尖,另研)　蛇床子(另研)　半夏　硫黄(另研)　槟榔(以水浸一宿,细片,同水磨二三次,连水晒干)　杜木鳖(去壳,细切薄片,另研)　雄黄(另研)各二两　大风子(去壳,细切片)　油核桃各三两(二味共研)　柏油烛二斤

【用法】上各为极细末,和匀,柏油化开,为丸。用川椒、葱白、甘草煎汤,洗去腌脓,软绢拭干后用药。手内揉软,揩擦疮上,二三次效。

【主治】远年近日疮癞,脓窠风癣,及鹅掌风。

【宜忌】忌食鸡、鹅、羊肉、猪首肠蹄、辛辣发毒之物。

07318　大风龙胆膏(《本草纲目》卷四十三引《博济》)

【组成】冬瓜一个(截去五寸长,去瓤)　乌蛇胆一个　消梨一个

【用法】掘地坑深三尺,令净,安瓜于内,以乌蛇胆、消梨置于瓜上,以土隔盖之;至三七日看一度,瓜未甚坏,候七七日,三物俱化为水,在瓜皮内取出。每用一茶脚,以酒和服之,三两次立愈。小可风疾,每服一匙头。

【主治】大风疾。

07319　大风神验方(《圣惠》卷二十四)

【组成】通明乳香二十两　苦参四两(肥好者。细锉)

【用法】上先用好酒五升浸苦参于瓷瓶内,以重汤煮一复时,其锅釜下火亦不用绝猛,但令常小沸为候,经一复时足,即取出,滤去滓,只将酒浸乳香于银锅内煎如饧即止。入天麻末四两,大麻仁二两(别研如膏),于乳香膏内,研搅令匀,慢火熬之,可丸即丸,如梧桐子大。每服二十丸,空心及夜饭前以大麻仁酒送下。

【主治】大风。

07320　大风桃杏油(《千金珍秘方选》引马南星方)

【组成】大风子肉一两　桃仁五钱　杏仁五钱

【用法】上三味,以蜡烛油不拘多少,熔化滤清同煎,不可太焦,捞出研烂;如干,加油少许,如糊粥,调匀候用;如多加轻粉,少加樟脑,调匀。敷各肥疮。并发疮痒者,加升药,共蜡烛油倾入瓦罐内收贮,日后要煎,仍将此油;如煎过十次油用更妙。

【主治】癫疥,沿皮蛀,肥疮并癣。

07321 大水银珠丹（《御药院方》卷十一）

【组成】黑铅（炼十遍）三两（与水银结砂子,分为小块,同甘草十两,水煮半日,候冷,取甘草细研） 水银三两 铁粉三两 朱砂（飞）半两 腻粉（研）一两 天南星（炮,为末）三分

【用法】上为细末,面糊为丸,如麻子大。每一岁儿服一丸,乳食后用薄荷、蜜汤送下。以利为度,未利再服。

【主治】小儿惊风,壮热,涎多发搐,手足搐搦,目睛上视,及风蕴痰实,心膈满闷,呕吐痰涎。

07322 大白再生丸（《普济方》卷三七二）

【组成】阳起石（煅,浸酒酿） 生硫黄 南星（炮） 大附子（炮,去皮脐）等分

【用法】上为末,用蒸饼为丸,如绿豆大。每服五至七丸,陈米饮送下。

【主治】小儿慢脾惊风,常似睡,四肢与口中气温,合睡露睛,或啼泣如鸦声。

07323 大圣人参散（《鸡峰》卷五）

【组成】白术 人参 白芷 葛根 青皮 桔梗各三分 甘草 干姜各二钱

【用法】上为细末。每服二钱,水一盏,加生姜三片,大枣一枚,煎至六分,去滓,食前温服。

【功用】和气快膈,养胃生津液。

【主治】头昏体倦,胸膈不利,状若感寒。

07324 大圣万安散（《济阴纲目》卷三）

【组成】白术 木香 胡椒各二钱半 陈皮（去白） 黄耆 桑白皮 木通各五钱 白牵牛（炒,取头末）二两

【用法】上为末。每服二钱,用生姜五片,水一钟半,煎至一钟,去姜,调药临卧服;须臾,又用姜汤或温白汤,饮三五口催之。平明可行三五次,取下恶物及臭污水为度。后以白粥补之。

【主治】❶《济阴纲目》:女人癥瘕癖气,腹胀胸满,赤白带下;久患血气虚弱,痿黄无力,并休息赤白痢疾。❷《妇科玉尺》:寒湿带下。

【宜忌】孕妇不可服,天阴晦不可服,服药不可食晚饭及荤酒等物。

07325 大圣枕中方

《医略六书》卷二十二。为《医心方》卷二十六引《葛氏方》"孔子枕中神效方"之异名。见该条。

07326 大圣金真散（《宣明论》卷十）

【组成】御米壳半斤（炒） 甘草一两（炙） 干姜半两（炮） 当归 酸石榴皮一两（炒） 陈皮（去白） 白茯苓（去皮）各一两

【用法】上为末。每服二钱,水一盏,小儿半盏,加乳香同煎至七分,食前服。

【主治】一切寒热,赤白痢疾,溏泻。

【宜忌】忌油腻,生冷,毒物。

07327 大圣泽兰散

《永类钤方》卷十九。为《博济》卷四"大圣散"之异名。见该条。

07328 大圣泽兰散（《医略六书》卷三十）

【组成】泽兰三两 生地五两 白芍两半（炒） 当归

三两 石膏三两 人参两半 甘草六钱 白薇两半 川芎八钱 柏子仁三两 茯苓两半 白术两半（炒）

【用法】上为散。砂糖灰汤煎三钱,去滓温服。

【主治】产后狂病,脉洪数软涩者。

【方论选录】产后气血大虚,阳明伏热而上扰心包,故神明失指,狂叛无知焉。今以四君补气,四物补血,石膏泻火清热,白薇抑阳扶阴,泽兰通利血脉,柏仁安定心神。为散,砂糖灰汤下,使血气安定,则伏热自解,而瘀去新生,心神得养,何有狂叛之患哉。

07329 大圣茯苓散（《陈素庵妇科补解》卷三）

【组成】茯苓 麦冬 香附 陈皮 厚朴 黄耆 紫苏 茯神 黄芩 黄连 川芎 当归 白芍 地黄 人参 白术 木香 甘草

【功用】安心神,保胎定痛。

【主治】妊娠无外感症,血虚内热乘心,忽然心悸如怔忡状,醒则烦闷,睡则多惊,或卧中言语恍惚,加以臟胀腹满,连脐急痛,坐卧不宁,气逆迫胎。

【方论选录】妊娠患此,由受孕则血聚养胎,血已虚而又有邪热乘之,血虚则生内热。是方麦、神安神清心;四君、黄耆补气生血;芩、连清上、中二焦之热;四物养血益荣;陈、朴消胀除满;木、附通利三焦之气。本病则心悸,标病则胀满迫痛。此方标本两治而胎自安矣。

07330 大圣茯苓散（《得效》卷十四）

【组成】白茯苓（去皮） 川芎各一两 麦门冬（去心）一两 黄耆（去芦,蜜炙）一两 当归（去芦,酒浸）一两 木香（不见火） 条参 甘草各一两

【用法】上锉散。每服四钱,水一盏半,加生姜五片,水煎,温服,不拘时候。常服至分娩亦无恙。

【功用】安养胎气。

【主治】妊娠气闷,或为喧呼,心忪悸乱,睡里多惊,两胁膨胀,腹满连脐急痛,坐卧不安,气急逼迫胎惊者。

07331 大圣保命丹（《局方》卷一续添诸局经验秘方）

【组成】大黑附子（炮,去皮尖） 大川乌头（炮,去皮尖） 新罗白附子（炮）各二两 白蒺藜（炒,去尖刺） 白僵蚕（洗,去丝,微炒） 五灵脂（研）各一两 没药（别研） 白矾（枯,别研） 麝香净肉（研） 细香墨（磨汁） 朱砂（研）各半两 金箔二百箔（为衣）

【用法】上为细末,拌匀,用上件墨汁和药,每一两分作六丸,窨干,用金箔为衣。每服一丸,用生姜半两和皮擦取自然汁,将药丸于姜汁内化尽为度,用无灰酒盏暖热,同浸化,温服。量病人酒性多少,更吃温酒一二升,投之以助药力。次用衣被盖覆便卧,汗出为度。势轻者,每服半丸,不拘时候。如有风疾,常服尤佳。

【功用】补五脏,固真元,通流关节,祛逐风邪,壮筋骨,活血驻颜。

【主治】一切风疾,气血俱虚,阴阳偏发,卒暴中风,僵卧昏塞,涎潮搐搦,脚手颤掉,不省人事,舌强失音,手足軃曳,口眼喎斜,或瘫痪偏枯,半身不遂,语言謇涩,举止错乱,四肢麻木;又治癫痫倒卧,目瞑不开,涎盛作声,或角弓反张,目睛直视,口噤闷绝,牙关紧急;又治风搏于阳经,目眩头痛,耳作蝉声,皮肤瞤搐,频欠好睡,项强拘急,不能回顾;及肾脏风虚,脚膝疼痛,步履艰辛,偏风流注一边,屈伸

不得。

07332 大圣浚川散《医学纲目》卷四引张从正）

【异名】浚川散。

【组成】大黄一两（煨）甘遂半钱 牵牛一两（头末）木香三钱 郁李仁一两 芒消三钱半

【功用】下诸积。

【主治】《金鉴》：阳水，身热盛，烦渴，大便难，小便赤涩，脉沉数。

【备考】《金鉴》本方用法：上为细末，姜汤调下。量儿大小用之。

07333 大圣通真丸《博济》卷四）

【组成】马鸣退二两 人参一两 甘草二两（炮）防风一两一分 当归二两（炙）芍药二两 桔梗三两 石膏二两（研如粉）白芷一两一分 干姜一两（炮）附子一两（炮）川芎一两 藁本一两 泽兰三两一分 白芜荑一两 川椒三两（出汗，取红）柏子仁一两 石茱萸一两一分（醋炒）蝉蜕二两（炒）苍术一两（炒）白薇一两 白术一两 厚朴一两一分（入生姜汁涂，炙令香熟）木香 黄耆 牛膝各一两

【用法】上为末，炼蜜为丸，如弹子大。每日空心服，茶、酒任下。如胎不安，服一丸便止；如妊娠临月，日服一丸，至产不知楚露；如产后复发恶露，中风兼伤寒，汗不出，以麻黄三分（去根节），杵末，酒煎下丸药，汗出如多，更进二丸便止；肠坚积聚，朝暮进一丸；阴中痛，月经不定，不过三丸即愈；绝产无子，朝暮服之，辄因有子；四肢胀满，泄痢呕吐，不能饮食，赤白痢，如因产，恶物积于大肠，中风口噤不语，挑开口，研酒化一丸，灌之。

【主治】八风，十二痹，寒气，乳风，血瘀，胎不安，子死腹中；兼治伤寒。

07334 大圣通真丸《医方类聚》卷二一二引《仙传济阴方》）

【组成】黑豆一升（与羌活同炒）香附子末四两半 干姜（炮）生干地黄各一两

【用法】以酒煮面糊为丸，如梧桐子大。每服三十丸，酒送下。

【主治】妇人时行杂病，诸中风口噤，角弓反张，手足瘈疭。

07335 大圣黑神丸《圣济总录》卷七）

【组成】木香一两 踯躅花 紫葳花各半两 乌头（炮裂，去皮脐）乌蛇（酒浸，去皮骨，慢火炙）各四两 干蝎（去土，炒）一两 苍术（炒）二两 防风（去叉）二两 白芷二两 麻黄（去根节）三两 厚朴（去粗皮，生姜汁炙）二两 芎䓖三两 芫花（醋浸，炒）一两 桂（去粗皮）二两 芍药一两 陈橘皮（汤浸，去白，焙）二两 天南星（炮）一两 吴茱萸（汤浸，焙，炒）一两半 自然铜（煅，醋淬，别研为末）六两

【用法】上一十九味，捣罗十八味为末，入自然铜末，和匀，炼蜜为丸，如鸡头子大，每服一丸，温酒化下，一日三次；不饮酒，薄荷汤送下；如伤风三日，豆淋酒送下，连三服。以热葱粥投之，衣被盖，出汗。

【主治】瘫痪及一切风。

07336 大肉豆蔻丸

《鸡峰》卷十二。为《圣惠》卷五"补脾肉豆蔻丸"之异

名。见该条。

07337 大延胡索散《陈素庵妇科补解》卷一）

【组成】延胡索一钱五分 肉桂一钱 木香八分 红花八分 青皮八分 枳壳八分 香附（醋炒）一钱五分 艾叶（搓熟）一钱 当归二钱 川芎一钱五分 赤芍一钱 生地一钱五分 吴茱萸八分（川连二分，汁拌炒）

【功用】行气和血。

【主治】妇人经正来而腹痛。

【方论选录】妇人经正行而腹痛，是血滞。是方延胡索、红花、赤芍、生地行血，肉桂、吴茱萸祛寒逐滞，香附、青皮、木香、枳壳行气止痛，当归、川芎、艾叶补血温经，行周身筋骨。

07338 大延胡索散《宣明论》卷七）

【组成】延胡索 当归 芍药 京三棱（煨）川苦楝 蓬莪术 官桂（去粗皮）厚朴（姜制）木香 川芎各一分 桔梗 黄芩 大黄各半两 甘草一两 槟榔二钱

【用法】上为粗末。每服三钱，水一盏，煎至六分，去滓，食前热服。

【主治】妇人经病，并产后腹痛，或腹满喘闷，或癥瘕癖块，及一切心腹暴痛。

【加减】如恶物过多，去大黄、官桂、加黄药子、染槐子、龙骨各半两。

07339 大全内消散

《直指》卷二十二。为《传信适用方》卷三"羚羊角散"之异名。见该条。

07340 大全牛膝散《赤水玄珠》卷十二）

【组成】牛膝 大麦芽

【用法】上为细末，以新瓦罐子中填一层麦芽，一层牛膝，如此填满，用盐泥固济，火煅赤，放冷，研末。每服二钱，热酒调下。

【主治】产后遍身青肿疼痛，及众疾。

07341 大全宝光散《瑞竹堂方》卷三）

【组成】黄连半斤（去须）当归二两 蕤仁一两六钱（去皮油）生白矾二两二钱 甘草二两三分 杏仁二两四钱（去皮尖）龙胆草四两八分 干姜二两四分 赤芍药三两三钱

【用法】上用骨刀子锉细，如秫米大，不捣。每用二钱，水一大盏，煎数沸，去滓，热洗。

【功用】除昏退翳，止泪，截赤定痛。

【主治】远年近日风弦烂眼。

07342 大安汤饮子《宋氏女科》）

【组成】白术 茯苓 条芩 砂仁 桑寄生 当归 甘草

【用法】上剂作一帖，水煎温服，六日一服。

【主治】怀妊六月，觉胎气不安，或胀满，或微动，或胎动不安。

07343 大安胎饮子《卫生家宝产科备要》卷四）

【组成】当归（洗去芦须，切片焙干）干地黄（锉，洗晾干，再焙用）川芎（洗锉）赤芍药（锉）地榆（锉）各一两 阿胶（锉碎，蛤粉炒，泡起去粉用）熟艾各半两 黄芩一分（锉）

【用法】上为粗末，分作十五服。每服水二盏，煎至六

分,去滓,通口服,不拘时候。

【主治】妊娠胎气不安,腹胁刺痛,经脉适来,气急上喘等疾。

07344 大如圣饮子

《明医杂著》卷六。为《得效》卷十一"大如圣汤"之异名。见该条。

07345 大红朱砂膏(《集验良方》卷一)

【组成】松香四两(葱兜制) 麝香三分 冰片三分 樟脑一两 蓖麻霜一两 漂朱砂八钱 制乳香一钱 制没药一钱 (一方加巴豆霜二钱)

【用法】上为细末,放入瓷器大盖碗内,用桑皮纸封糊其口,隔水炖,炼三炷香为度,调匀,不可见火。用时隔水炖化,摊贴患处。

【主治】疔疮、痈毒,对口,发背,一切无名恶毒。

07346 大进黑神散

《产宝诸方》。为《妇人良方》卷十八"黑神散"之异名。见该条。

07347 大豆甘草汤(《杏苑》卷八)

【组成】甘草三两 丹参 黄芩 白蔹各等分

【用法】上咬咀。每用五钱,水一升,煎十沸,帛蘸频渫之。

【主治】茎上湿痒作疮,及注干疮。

【备考】本方名"大豆甘草汤",但方中无大豆,疑脱。

07348 大豆甘草汤

《金鉴》卷六十九。为《外科精义》卷下引《圣惠》"甘草大豆汤"之异名。见该条。

07349 大豆汁涂方(《圣济总录》卷一二九)

【组成】大豆一升 马尿二升 白蜜半斤

【用法】上药拌匀,用青竹筒盛,筑实,架于炭火上当中慢烧,将瓷碗两头盛取汁,先用泔清入盐少许和。温洗疮上,拭干后,以药汁涂,一日三五次。

【主治】风疽,搔之黄水出。

07350 大豆茯苓散(方出《千金》卷二十一,名见《普济方》卷一九二)

【组成】大豆三升 桑白皮五升(以水二斗,煮取一斗,去滓,纳后药) 茯苓 白术各五两 防风 橘皮 半夏 生姜各四两 当归 防己 麻黄 猪苓各三两 大戟一两 葵子一升 鳖甲三两

【用法】上咬咀。纳前汁中,煮取五升,一服八合,一日三次。每服相去如人行十里久。

【主治】风水肿。

07351 大连翘饮子

《活幼口议》卷十六。为原书同卷"大连翘饮"之异名。见该条。

07352 大助气血汤(《灵验良方汇编》卷上)

【组成】当归四两 川芎 人参 熟地 益母草各一两 甘草一钱 滑石二钱 茯苓五钱

【主治】胞水来而产门不开,停胎不下者。

07353 大诃黎勒丸(《元和纪用经》)

【组成】诃黎勒皮四两 藿香二两 肉豆蔻八颗

【用法】上为末,炼蜜为丸,如栗大。每服一丸,细嚼饮服,不拘时候。小儿量岁一丸,分三四服,姜汤、米饮送

下更妙。

【主治】老人、小儿吐泻胃逆,心腹胀满,霍乱恐迫。

07354 大补二天膏(《陈素庵妇科补解》卷一)

【组成】熟地 丹皮 山茱萸 黄耆 白术 枣仁 云苓 泽泻 山药 远志肉 当归 白芍 茯神 龙眼肉

【用法】内服。作煎亦可。

【功用】滋补阴血,补脾和胃。

【主治】室女天癸已至,复止不来。

【方论选录】先后二天俱不足,是以任脉虽通,冲脉未盛,气血不能充满,当二七之期,天癸乍而仍断也。是方用山茱萸、熟地、丹皮、山药、茯苓、泽泻以补肾水,即六味丸遗意也。用黄耆、当归、白芍、白术、茯神、远志、枣仁、龙眼肉以补脾土,即归脾汤治法也。先天不足则补肾,以益真阴;后天不足则补脾,以生阴血。气血充足,则月事自以时下矣。

07355 大补十全散

《元戎》。为《传信适用方》卷二"十全散"之异名。见该条。

07356 大补元煎丸

《成方制剂》10册,即《景岳全书》卷五十一"大补元煎"改为丸剂。见该条。

07357 大补化毒汤(《痘疹全书》卷下)

【组成】人参 白术 甘草 黄耆 桂 当归 赤芍

【用法】水煎服。

【主治】痘色灰白,因于气血不足者。

07358 大补地黄丸(《准绳·类方》卷一)

【组成】黄柏(盐酒炒) 熟地黄(酒蒸)各四两 当归(酒洗) 山药 枸杞子(甘州佳)各三两 知母(盐酒炒) 山茱萸肉 白芍药各二两 生地黄二两五钱 肉苁蓉(酒浸) 玄参各一两五钱

【用法】上为细末,炼蜜为丸,如梧桐子大。每服七八十丸,空心淡盐汤送下。

【主治】精血枯涸,燥热。

07359 大补地黄丸(《叶氏女科》卷二)

【组成】人参 白术(蜜炙) 当归各五钱 茯苓三钱 熟地黄一两 杜仲(盐水炒)二钱 炮姜五分

【功用】大补气血。

【主治】小产。

07360 大补延龄膏(《理瀹》)

【异名】太极膏。

【组成】党参 丹参 玄参 黄耆 于术 木通 生地 熟地 酒川芎 酒当归 酒白芍 川乌 黄肉 香白芷 淮山药 羌活 防风 柴胡 秦艽 苍术 厚朴 青皮 陈皮 乌药 杏仁 香附子 苏子 贝母 生半夏 生南星 枳实 丹皮 地骨皮 桑白皮 菟丝子 蛇床子 杜仲 牛膝 续断 炙甘草 破故纸 黄柏 知母 锁阳 巴戟天 胡桃仁 五味子 天冬 麦冬 枣仁 柏子仁 远志肉(炒) 肉蔻仁 吴萸 大茴 灵仙 覆盆子 川楝子 车前子 泽泻 益智仁 黄连 黄芩 黑山栀 大黄 桂枝 红花 木鳖仁 草麻仁 山甲 金樱子 五倍子 龙骨 牡蛎各一两 生姜 干

姜　葱白　薤白　韭蒜头　干艾　侧柏叶各二两　槐枝　柳枝　桑枝　桃枝　冬青枝　鲜菊花各八两　苍耳草　凤仙草各一株　石菖蒲　白芥子　莱菔子　花椒　大枣　乌梅各一两　发团三两

【用法】共用油二十斤，分熬丹收。再入：铅粉(炒)一斤、陀僧、净松香各四两、赤石脂、木香、砂仁、官桂、丁香、檀香、雄黄、明矾、轻粉、降香、乳香(制)、没药(制)各一两，另用龟胶、鹿胶(酒蒸化)，俟丹收后，搅至温温，以一滴试之不爆，方下，再搅千余遍令匀。或加桂、麝以为引更妙。

【功用】调和五脏，配合阴阳。

【主治】气血两衰证。

07361 大补全鹿丸

《全国中药成药处方集》(杭州方)。为《医统》卷四十八"全鹿丸"之异名。见该条。

07362 大补阴阳汤（《会约》卷十五）

【组成】黄耆三钱(蜜炙)　白术　益智仁　山药(炒)各一钱半　当归(去尾)　熟地　益母草各二钱　牡蛎(煅，研粉)三钱　甘草(炙)　白芍(酒炒)各一钱　干姜(炒)六分

【用法】生姜、大枣为引。速进二三剂。或加附子七分，以助药力。

【主治】产后气血两虚，遗尿莫禁。

07363 大补肝肾丸（《医方简义》卷三）

【组成】熟地六两　淡苁蓉　菟丝子　枸杞子各四两　潼蒺藜　白蒺藜　川草薢　豨莶草各二两　海风藤　海桐皮　当归　赤芍　党参各一两五钱　川芎五钱　桑寄生　怀牛膝　杜仲(炒)　茯苓　丹参各一两　炙甘草五钱

【用法】上为末，用虎骨胶二两，阿胶二两，鹿角胶一两，陈酒少许溶化为丸，如弹子大，每丸重二钱。每服一二丸，以陈酒化服。

【主治】痿痹，气血偏枯。

07364 大补快斑汤

《医部全录》卷四九一引《幼科全书》。为《痘疹全书》卷上"大补保命汤"之异名。见该条。

07365 大补快斑汤（《幼幼集成》卷五）

【组成】人参　炙黄耆　全当归　大川芎　赤芍药　怀生地　牛蒡子　炙甘草　北防风　连翘壳　柳杨桂

【用法】水煎服。

【主治】痘起发，皮嫩易破。防痒塌。

07366 大补快斑汤（《幼幼集成》卷五）

【组成】人参　炙黄耆　漂白术　炙甘草　杭白芍　全当归　正川芎　南木香　上薄桂　广陈皮　藿香叶

【用法】大枣三枚为引。水煎，半饥服。

【主治】痘起发，由吐泻不能饮食而灰白。

07367 大补肾气丸（《痈疽验方》）

【组成】五味子(炒)　黄柏(酒炒)各一两　知母(去皮，酒拌，捣膏)一两　龟版(童便炙)二两　熟地黄二两(用生者，酒拌，铜锅内蒸半日，捣膏)

【用法】上为细末，入二膏，加酒糊为丸，如梧桐子大。每服四五十丸，五更酒送下；盐汤亦可。

【主治】痈疽愈后作渴。

07368 大补枳术丸（《寿世保元》卷二）

【组成】白术(去芦，炒)一两　陈皮(去白)一两　枳实(麸炒)一两　黄连(姜汁炒)五钱　黄芩(醋炒)五钱　黄柏(青盐水炒)一两　白茯苓(去皮)五钱　贝母(去心)八钱　神曲(炒)五钱　山楂(去核)五钱　麦芽(炒)五钱　加砂仁三钱　香附(醋炒)三钱

【用法】上为细末，荷叶汤下粳米煮稀粥，同药捣和为丸，如梧桐子大。每服一百丸，食后姜汤送下；有热，茶汤送下。

【主治】人禀素弱，脾胃虚怯，上焦有火、有痰、有郁气、有食积，胸中不快，饮食少思。

07369 大补保命汤（《痘疹全书》卷上）

【异名】大补快斑汤(《医部全录》卷四九一引《幼科全书》)。

【组成】黄耆　人参　川芎　赤芍　地黄　当归梢　官桂　甘草　防风　连翘　荆芥　牛蒡子

【用法】上咬咀。水煎，入烧人屎服。

【主治】❶《痘疹全书》：痘疹红活充肥，以指捺之欲破者。❷《医部全录》引《幼科全书》：痘疮浮囊空壳如麸皮，中无水色。

07370 大补养命汤（《医部全录》卷四九一引《幼科全书》）

【组成】黄耆　官桂　川芎　赤芍　白术　白茯苓　甘草　木香　当归　大枣

【用法】水煎服。

【主治】痘疮皮嫩易破。

07371 大补真元汤（《眼科临症笔记》）

【组成】大熟地一两　生龟板四钱　萸肉四钱　枸杞四钱　泽泻三钱　云苓三钱　生牡蛎四钱　生龙骨四钱　黄耆六钱　丹皮三钱　边桂五分　甘草一钱

【用法】水煎服。

【功用】补气强阴。

【主治】视定反动症，两眼不疼不红，又无云翳，视物皆动，常觉头晕目眩。

07372 大补真阴汤（《会约》卷九）

【组成】当归二三钱(血虚有寒者宜多用，血虚有热者宜少用)　熟地四五钱(或再重用)　甘草(炙)一二钱　山药　杜仲　枸杞　女贞子各二钱　牛膝(酒炒)一钱　枣皮一钱半

【用法】空心多服。

【功用】滋阴救根，以接真气。

【主治】左尺脉弱，肝肾真阴亏损，气自小腹冲上，呼吸似喘而不能接续。

【加减】如虚火上炎，宜用纯阴之品，本方去枸杞，加龟板胶(用蛤蚧粉炒成珠)二钱、麦冬钱半；如火烁肺金兼咳者，加百合二钱；如夜热骨蒸，加地骨皮钱半；如脏平无火，加骨脂(盐炒)一钱。

07373 大补益母丸（《履霜集》卷二）

【异名】大补丸。

【组成】益母草八两(用上截)　香附二两(七制)　嫩黄耆三两(蜜炒)　人参二两(去芦)　白术三两(土炒)　白茯苓二两(蒸透)　炙草二两　当归身三两(俱酒洗)　白芍二两(酒炒)　陈皮二两　熟地三两　砂仁二两(炒)

【用法】为丸服。经不调，龙眼肉、炒枣仁、去心莲子煎汤送下；经闭，炒桃仁、炒红花煎汤送下；下血，生地、炒芩、丹皮煎汤送下；小胎不稳，炒芩、陈皮(去白)、苏梗煎汤送下，俱四、五分为率；产后恶露未净，腹中心硬疼，先用黄酒服救产丸，下净瘀血，继服此丸；若无恶露，多服此丸，补虚为主；感寒，加生姜；发热，加童便。

【功用】调经安胎。

【主治】虚损而经候不调，或因虚损而经闭不行，或因虚损吐衄崩带，或因虚损而小胎不稳，或因虚损而产后多疾。

07374 大补益摩膏(《圣济总录》卷八十九)

【组成】木香 丁香 零陵香 附子(炮裂) 沉香 吴茱萸 干姜(炮) 舶上硫黄(研) 桂(去粗皮) 白矾(烧灰，研)各一两 麝香(研) 腻粉(研)各一分

【用法】上一十二味，捣罗八味为末，与四味研者和匀，炼蜜为丸，如鸡头子大。每先取生姜自然汁一合煎沸，投水一盏，药一丸同煎，良久化破，以指研之，就温空中蘸药摩腰上，药尽为度。仍加绵裹肚，系之，有顷腰上如火。久用之，血脉舒畅，容颜悦泽。

【主治】五劳七伤，腰膝疼痛，鬓发早白，面色萎黄，水脏久冷，疝气下坠，耳聋眼暗，痔漏肠风；女人子脏久冷，头鬓疏薄，面生皯黯，风劳血气，产后诸疾，赤白带下。

07375 大补调经汤(《简明医彀》卷七)

【组成】当归 熟地黄 白芍药 川芎各二钱 香附(制) 白术 茯苓 黄耆(蜜炒) 阿胶各一钱 人参 砂仁 吴茱萸(炒) 陈皮 小茴香 玄胡各五分 肉桂 炙草各三分

【用法】加生姜、大枣，水煎服。

【主治】妇人气血虚损，血海虚寒，经水不调；或心腹作痛，带下淋沥，面黄肢瘦，头眩肌羸。

07376 大补营卫汤(《会约》卷十五)

【组成】人参(随便) 黄耆(蜜炒)二两 当归(去尾)二两 川芎三四钱 益母草(用赤花者)一两

【用法】浓煎汤，频频服之。如无参，加附子一钱以助药力。

【主治】产妇气血虚弱，或胞浆下而不生者。

07377 大补黄庭丸(《张氏医通》卷十三)

【组成】人参一两 茯苓一两 山药二两

【用法】上为末，用鲜紫河车一具，河水二升，稍入白蜜，隔水熬膏，代蜜为丸。每服三钱，空心淡盐汤送下。

【主治】虚劳，食少便溏，不宜阴药者。

07378 大补黄耆汤(《魏氏家藏方》卷四)

【异名】黄耆大补汤(《杏苑》卷五)。

【组成】黄耆(蜜炙) 防风(去芦) 川芎 山茱萸(去核) 当归(去芦，酒浸) 白术(炒) 肉桂(去粗皮，不见火) 甘草(炙) 人参(去芦) 五味子各一两 白茯苓一两半(去皮) 熟干地黄二两(洗) 肉苁蓉三两(酒浸)

【用法】上咬咀。每服五钱，水一中盏半，加生姜五片，大枣一枚，同煎至八分，去滓，空心、食前温服。

【功用】调养气血。

【主治】自汗虚弱。

07379 大补滋肾丸

《医林绳墨大全》卷六。为《兰室秘藏》卷下"通关丸"

之异名。见该条。

07380 大灵明月丹

《普济方》卷三一九。为《中藏经》卷下"明目丹"之异名。见该条。

07381 大青四物汤

《活人书》卷十八。为方出《肘后方》卷二，名见《外台》卷二引《深师方》"大青汤"之异名。见该条。

07382 大青消毒汤(《外台》卷三引《删繁方》)

【组成】大青四两 香豉八合(熬，绵裹) 干葛 栀子各四两 生干地黄一升(切) 芒消三两(一方有石膏八两)

【用法】上切。以水五升，煮诸药味，取二升五合，去滓，下芒消，分三服。

【主治】天行三日外至七日不歇，肉热，令人更相染着。

【宜忌】忌芜荑、热面、酒、蒜等物。

【备考】本方方名，《普济方》卷一五一引作"大青消毒散"。

07383 大青消毒散

《普济方》卷一五一。即《外台》卷三引《删繁方》"大青消毒汤"。见该条。

07384 大枣七味汤(《外台》卷九引《许仁则方》)

【组成】大干枣三十枚(擘) 桂心四两 杏仁一百枚(去皮尖双仁，研) 细辛五两 吴茱萸 当归各三两

【用法】上切。以水八升，煮取二升六合，去滓，温分三服，每次相隔如人行十里久。服一剂觉得力，至三四剂亦佳，隔三四日服一剂。

【主治】冷嗽，遇诸冷便发者。

【宜忌】忌生葱、生菜。

【备考】此汤原欠一味。

07385 大枣小麦汤

《孙氏医案》卷四。即《金匮》卷下"甘草小麦大枣汤"。见该条。

07386 大枣甘草汤

《一见知医》卷四。为《金匮》卷下"甘草小麦大枣汤"之异名。见该条。

07387 大枣杏仁丸(方出《外台》卷二十引《崔氏方》，名见《鸡峰》卷十九)

【异名】大枣葶苈丸(《普济方》卷一九三)。

【组成】大枣四十枚(饭蒸，剥去皮核) 葶苈子五两(取苦者，熬令紫色) 杏仁三两(熬令黄色) (一方加萤火虫粪)

【用法】上三味，先捣葶苈子一万杵，泻出之；乃捣杏仁三百杵讫，总和合枣膏，捣一万杵药成，为丸如枣核大。平旦空腹服八丸，日晚食消更服五丸，以饭汁下之。三日后，每旦服五丸，日晚服三丸。若正服药，次忽患痢，即先食二三口饭，然后吃药；若利过多，停药即可，烂煮小豆，勿以盐食之。

【主治】大腹水病，身体肿，上气，小便涩赤，脐深，颈上有两大脉动，睡稠，不得眠睡；每肿先随脚肿，亦有在前头面肿，或大便涩者。

【宜忌】忌咸、粘、脂腻及大冷热物等；唯得食秔粟米饭及淡醋，不得吃稀粥，唯只得吃饭佳；如食欲粥，即稠煮，不得遣大便利。若先患大便利，脐凸腹大胀，手掌平满，即不可服此药。

07388 大枣葶苈丸

《普济方》卷一九三。为方出《外台》卷二十引《崔氏

方》，名见《鸡峰》卷十九"大枣杏仁丸"之异名。见该条。

07389 大败毒胶囊《《成方制剂》12册》

【组成】大黄300克 蒲公英600克 陈皮240克 木鳖子60克 白芷180克 天花粉180克 金银花60克 黄柏300克 乳香（制）60克 当归60克 赤芍300克 甘草60克 蛇蜕（酒炙）15克 干蟾（制）120克 蜈蚣30克 全蝎9克 芒硝300克

【用法】上制成胶囊剂。口服，一次5粒，一日4次。

【功用】清血败毒，消肿止痛。

【主治】脏腑毒热，血液不清引起的梅毒，血淋、白浊，尿道刺痛，大便秘结，疥疮，痈疽疮疡，红肿疼痛。

07390 大明复光散《《古今医鉴》卷九》

【组成】当归尾（酒洗） 生地黄（酒浸） 黄柏（酒炒） 黄连 黄芩 柴胡 白茯苓 枳壳 羌活 防风 荆芥 石膏（煅） 甘菊花 蝉蜕 车前子（炒） 密蒙花 白蒺藜（炒） 木贼（童便浸，焙） 青葙子（炒） 羚羊角 石决明（煅） 甘草

【用法】上锉。每服一两，食后温服。

【主治】眦赤生眵，胬肉浸睛，羞明流泪，视物不清。

【加减】大眦赤者，乃心经实热，加龙胆草、赤芍、白术，减车前，荆芥；小眦赤者，乃心经虚热，加白茯苓，黄耆、朱砂，去青葙子、石决明；赤而不痛，乃肝经实热，加柴胡、陈皮、白术，减荆芥；赤而昏者，乃肝之虚也，加苍术、楮实子，减蒺藜；羞明怕日，乃脾之实，加密蒙花，减柴胡；视物不真，乃脾之虚，加苍术、细辛，减防风、木贼；眵多结硬，乃肺之实，加桑白皮、茅根、白术，减蝉蜕、石膏；眵虚不结，乃肺虚，加阿胶，陈皮，减归尾，枳壳；迎风出泪，乃肾虚，加熟地黄、石斛，减生地黄、菊花；白珠鲜红常痛，加山栀子、乳香、没药、防风、黄芩，减青葙子、蒺藜；胬肉侵睛，加大黄、牵牛、牛蒡子，减石膏、枳壳；白膜侵睛，加蒺藜、木贼、连翘、车前子、荆芥；痒极难当，加僵蚕、草乌，减菊花、木贼；风中泪出，加旋覆花、草乌（煨），减归尾、石决明；坐起生花，加山药、熟地黄，减防风、荆芥；两眼贴睛，加藿香、白芷、茯苓、荆芥。

07391 大剂归芍汤《《傅青主男女科》》

【组成】当归 白芍各二两 枳壳 槟榔各二钱 滑石三钱 广木香 莱菔子 甘草各一钱

【用法】水煎服。

【主治】痢疾感湿热而成，红白相见，如脓如血，至危至急者。

【方论选录】此方妙在用归、芍至二两之多，则肝血有余，不去刔脾土，自然大肠有传送之功；加之枳壳、槟榔，俱逐秽去积之品，尤能于补中用攻；而滑石、甘草、木香，调达于迟速之间，不疾不徐，使瘀滞尽下也。其余些小痢疾，减半用之。

07392 大宝红药方《《跌损妙方》》

【组成】琥珀 血竭各四钱 金粉一钱 朱砂五分

【用法】上为末。每服八分。

【主治】跌打损伤。

07393 大胡黄连丸《《小儿药证直诀》卷下》

【组成】胡黄连 黄连 苦楝子各一两 白芜荑（去扇）半两（秋初三分） 芦荟（另研） 干蟾头（烧，存性，另

研）各一分 麝香一钱（另研） 青黛一两半（另研）

【用法】上先将前四味为细末，猪胆汁和为剂，每一胡桃大，入巴豆仁一枚置其中，用油单一重裹之，蒸熟，去巴豆，用米一升许，蒸米熟为度，入后四味为丸；如难丸，少入面糊为丸，如麻子大。每服十丸、十五丸，食后、临卧清米饮送下，一日二三次。

【功用】杀虫，消胀进食。

【主治】一切惊疳，腹胀虫动，好吃泥土生米，不思饮食，多睡吼嗌，脏腑或秘或泻，肌肤黄瘦，毛焦发黄，饮水，五心烦热。

07394 大胡黄连丸

《袖珍小儿》卷五。为《活幼口议》卷十八"胡黄连丸"之异名。见该条。

07395 大荜澄茄丸《《普济方》卷二十三》

【组成】荜澄茄一两 青皮（去白） 广茂（煨） 陈皮（去白） 川丁皮 半夏（洗七次） 厚朴（去粗皮，姜制）各二两五钱 赤茯苓（去皮）四两 麦芽（炒）三两

【用法】上为末，生姜汁面糊为丸，如梧桐子大。每服六七十丸，温生姜汤送下，不拘时候。

【功用】和脾胃，进饮食，消积滞，化痰饮。

【主治】脾胃虚满。

07396 大草乌头丸《《千金翼》卷十五》

【异名】乌头丸（《圣济总录》卷九十一）。

【组成】乌头十五分（炮，去皮） 人参五分 生姜二两 前胡 蜀椒（去目并闭口者，汗） 黄芩 白术 半夏（洗） 黄连 吴茱萸 龙骨 白头翁 干姜 细辛 桔梗 紫菀 芎䓖 厚朴（炙） 女萎 矾石（烧） 桂心 甘草（炙）各一两

【用法】上为末，炼蜜为丸，如梧桐子大。每服十丸，酒送下，日三夜一。以知为度。

【功用】破积聚。

【主治】寒冷虚损，五十年心腹积聚，百病邪气往来，厥逆抢心，痹顽羸瘦骨立，不能食。

07397 大药紫金丹《《魏氏家藏方》卷一》

【组成】川乌头（炮，去皮脐） 五灵脂各二两（别研） 乳香（别研） 没药各一两半（别研） 地龙（去土） 木鳖子（去壳） 白胶香各一两（别研） 自然铜（火煅，醋淬七次） 天麻各半两 麝香肉三钱（别研）

【用法】上为细末，取长流水为丸，作一百六十丸，阴干。霹雳酒（用铁秤锤，猛火内烧通红，淬入酒中）磨下，如风证病重者，一更、二更、三更各一服；如病轻者，用酒化下，不拘时服，即愈。手臂不能屈伸，只磨药敷臂上。

【主治】左瘫右痪，不能坐立；伤寒汗不流，腰脚搐搦；妇人产后软瘫，脚膝细弱；打扑伤损，筋骨损败；寻常伤风，及头风，筋骨挛急，不能转侧。

07398 大香甲丸散

《妇人良方》卷五。为《博济》卷四"大香甲散"之异名。见该条。

07399 大造固真丹

《类证治裁》卷七。为《冯氏锦囊·杂证》卷十四"大造固真膏"之异名。见该条。

07400 大造固真膏（《冯氏锦囊·杂证》卷十四）

【异名】大造固真丹（《类证治裁》卷七）。

【组成】补骨脂六两（盐、酒浸一宿，炒香）　胡桃仁（酒蒸，去皮，另研）三两　山药四两（炒黄）　山茱萸（去核，酒蒸，焙）三两　菟丝子（酒洗，晒干，炒燥，另磨细末，不出气）四两　小茴香一两五钱（焙）　肉苁蓉（酒洗，去鳞甲，焙）二两　巴戟天（酒洗，去心，焙）二两　鹿茸（去毛骨，酥炙）二两　五味子一两五钱（蜜酒拌蒸、晒干，焙）　人参二两（锉片，隔纸焙）　地黄十二两（酒煮，去滓，熬膏）　枸杞子六两（水煮，去滓，熬膏三两）　于白术（米泔水浸一宿，锉片，晒干，人乳拌蒸，炒黄，水煮，去滓，熬成膏）三两　紫河车一具（酒洗，酒煨，去筋膜，熬成膏）

【用法】前药各制度，共为细末，用后四膏和剂，如干，加炼老蜜少许，杵千下为丸，如梧桐子大。每早、晚食前各服三钱，白汤、温酒任下。

【功用】填补精血，壮固元阳。

【主治】阳痿。

07401 大造保童丸（《准绳·幼科》卷六）

【组成】蛮子（人胎骨，炙过）　狼子（狗胎骨，酥炙）　猫子（猫胎骨，炙过）

【用法】上加脐香下。

【主治】痘疮黑陷倒靥，干枯不起。

07402 大效人参散（《百一》卷十一）

【组成】人参（去芦头）　常山（锉）　青蒿（去根梗）各等分

【用法】上为细末。每服二钱半。如明日当发，今日午时用酒一大盏调，分作三服，一更尽时一服，三更一服，五更一服。

【主治】山岚瘴疟，不以久近，或寒或热，或寒热相兼，或连日、或间日、或三四日一发。

07403 大效小风丹（《普济方》卷一一六引《卫生家宝》）

【组成】草乌头（去皮尖）　何首乌（以好酒同浸两宿，取出净洗）各等分

【用法】上为细末，酒糊为丸，如梧桐子大。每服七丸，食后茶、酒任下。

【主治】一切风疾。

07404 大效内补丸（《妇人良方》卷二十四）

【组成】萆薢四两　牛膝　五加皮　白术各二两　川乌（炮）　枳实（炒）　丹参各一两

【用法】上为细末，炼蜜为丸，如梧桐子大。每服二十丸，温酒送下，空心、日午、晚食前各进一服。

【主治】受气虚弱及五劳七伤，脏腑积冷，痃癖癥块，虚胀或经脉不调，疳冷，赤白带下，口苦舌干，面色萎黄，黑黯，心烦惊悸，头目眩晕，不思饮食，痰涕黏涎，手足百节热痛无力，肌肉消瘦，子息断续。

07405 大效内补丸

《得效》卷十五。为《千金》卷四"大补益当归丸"之异名。见该条。

07406 大效牛膝丸（《普济方》卷二四二）

【组成】牛膝　天麻　宣木瓜　肉苁蓉各一斤（锉，用好酒五升，浸一伏时，于银石器中文武火煮，酒干为度，焙干）　没药四两（别研）　川乌四两（生，去脐尖）　虎骨半斤（酥炙黄）　黑豆三升（同乌头煮两时辰，取出切开，用盐二两炒）

【用法】上为末，炼蜜为丸，如梧桐子大。每服三十丸，空心时温酒、盐汤送下。

【主治】一切干湿风毒脚气，远年近日，发动无时，不能移步，浮肿疼痛。

07407 大效四神丸（《普济方》卷二二一引《圣惠》）

【异名】四圣丸（《圣济总录》卷一八七）。

【组成】草乌　蜀椒　苍术　干姜各等分

【用法】上用盐半斤，先着锅内炒欲干，先将草乌炒赤色，次入苍术，次入干姜，再入椒炒，候椒香熟为度，都倾出，纸衬地上，出火毒；夏月俱筛去盐，冬月三分，存一分在药内，同为末，用法醋捣熟为丸，如梧桐子大；如难丸，入少薄糊和之。每服三十丸，空心温酒送下；盐汤亦得。如久服，夜卧再服亦可。

【功用】壮神益气，添精髓，倍气力，令耳目聪明。

【主治】丈夫妇人，元气血气交冷，腰膝重沉，行步无力，手足酸痛，下元虚惫，小便夜多。

07408 大效牡丹散

《准绳·女科》卷五。为《圣济总录》卷一五〇"牡丹汤"之异名。见该条。

07409 大效没药丸（《普济方》卷三二三）

【组成】五灵脂二两　草乌头一两半　血余一两半（用纸筋泥固济一合子，令干，先入乌头，次灵脂，以血余盖头，泥固济，口绢牢，候干，以十斤炭火煅之，火三分去二，然后拨去火，候冷，取研为末）　酸酱子二十五个　没药半两　当归半两　地龙（去土，研）半两

【用法】上为细末，入前烧者药，纳在一处，罗三五遍令匀，用水浸蒸饼和为丸，如小豆大。每服十丸，温酒送下，空心、日午、临卧各一服，不嚼破。多年患者，不过二十服愈；近日患者，十服愈。

【主治】妇人血风虚劳，身体壮热疼痛，肌肉黄瘦，饮食进退，多困少力，口苦舌干，百骨节酸痛，头目昏重，涕唾不利，心胸满塞，时发寒热。

07410 大效妙应丸（《魏氏家藏方》卷五）

【组成】附子一只（六钱重，炮，去皮脐）　木香（不见火）　丁香（不见火）　荜茇　荜澄茄　胡椒各三分　硇砂二分（别研）

【用法】上为细末，与硇砂和调，汤浸炊饼心，搦去水，成糊为丸，如梧桐子大。每服七丸，用生姜一块如大拇指大，劈开中心，去少姜肉，入药在内，连纸包裹数重，浸湿，煨令香熟，取出去纸，和药细嚼，百沸汤少许送下，不拘时候。

【功用】宽中快膈。

【主治】久积沉滞，结癖气块，时发疼痛，心脾疼痛，下痢无度，不思饮食。

07411 大效虎骨散

《妇人良方》卷四。为《博济》卷五"八效虎骨散"之异名。见该条。

07412 大效金丝膏（《活动口议》卷二十）

【异名】石胆散（《普济方》卷三六五）。

【组成】黄丹一钱　生蜜一两

【用法】上相和，深瓯盛，甑内蒸令黑为度。每用少许，鸡毛蘸刷口内。

【主治】小儿口疮。

07413 大效油煎散

《妇人良方》卷五。为《圣济总录》卷一五〇"油煎散"之异名。见该条。

07414 大效拱辰丸（《袖珍》卷四）

【组成】琥珀二钱 当归（酒浸） 沉香 木香 官桂（各不见火） 人参 苁蓉（酒浸） 黄耆 川乌一只（炮，去皮脐） 鹿茸（酥炙） 乳香 没药各一两 酸枣仁 鹿角霜 干姜 延胡索 柏子仁各半两

【用法】上为细末，炼蜜为丸，如龙眼大。每服一丸，空心温酒化下。

【功用】久服延年，精神充实，多子嗣。

【主治】妇人血海虚冷，白带时下，脐腹刺痛。

07415 大效点明膏（《活幼口议》卷十九）

【组成】覆盆根

【用法】净洗，捣取粉，澄滤令细，晒干。每用蜜和，以少许点白丁上，一日二三次，令其自消自散。

【主治】斑疮眼患。

07416 大效香砂丸（《博济》卷三）

【组成】巴豆（生，出油，去皮） 生珠 乳香 细辛 当归（去苗）各等分 丁香少许 官桂少许（去皮） 龙脑五十文 麝香五十文 槟榔少许

【用法】上为末，以水浸蒸饼和为丸，如梧桐子大。发病日，用好茶送下一丸。额上汗出即愈。

【主治】头风眩晕，头面多汗，恶风，甚则头痛心烦闷，脉寸口洪大而长。

07417 大效胜金丸（《圣济总录》卷九十七）

【组成】羊肉（精者，去筋膜）一斤半（切如柳叶，用硫黄末掺在肉中，以好醋一斗，于银石器中浸一复时，慢火煎如泥，入白杵千下） 硫黄（滴生甘草水，研三日，极细，候干，掺入肉中） 葫芦巴 荜澄茄 沉香（锉）各半两 巴戟天（去心） 补骨脂（炒） 牛膝 肉苁蓉（与牛膝同用酒浸，切，焙） 海桐皮（锉） 桂（去粗皮） 白茯苓（去黑皮） 甘草（炙，锉） 人参各一两 丁香一分 肉豆蔻（去壳）三枚 附子（炮裂，去皮脐，用大者）二枚

【用法】上药除羊肉外，为末，以羊肉膏拌和令匀，更杵千余下，丸如梧桐子大。每服二十丸，空心温酒送下。加至三十丸。

【主治】结阴便血，及肠风不止。

07418 大效洗轮散（《博济》卷三）

【组成】仙灵脾叶（去梗） 秦皮 黄连 槐花各等分 生犀角（镑）少许

【用法】上为细末。每服半钱，以新水调，澄清洗之。砂铁等物入目，上三两次，自然退在水中。如风毒眼，每次用半钱，水一盏，煎至七分，放热洗之，每服可经三次。

【功用】退翳膜，去瘀肉。

【主治】风毒攻注，眼目赤痛；风砂、铁屑、瓷末入目涩痛。

07419 大效萝卜丸（《鸡峰》卷十三）

【异名】萝卜丸（《朱氏集验方》卷三）。

【组成】萝卜子三两 沉香一分半 草豆蔻一两半 白术 青橘皮各半两

【用法】上件除萝卜子为末别研，面糊为丸，如梧桐子大。每服十丸。老少皆可服。

【主治】诸冷积，腹胀气痛。

07420 大效黄耆汤（《普济方》卷一九〇引《卫生家宝》）

【组成】绵黄耆（打扁，二寸许，切，以汤炮蜜一大匙，浸半日，控干，焙黄色）一两 官桂八钱（去粗皮，不见火） 川当归（用生地黄汁浸，焙干，汁多尤妙） 白芍药（以童子小便浸少时，焙干）一两 败龟壳一两（蘸醋炙，并黄色用） 茅花八钱（生用） 人参八钱（紫晕者，焙干） 大蓟一两（旋取微焙用） 白茯苓八钱（米泔净去红丝，焙干） 蒲黄半两（银器中炒墨紫色用） 伏龙肝半两 甘草一分（炙）

【用法】上咬咀。每服五钱，用酒小半盏，煎九分，放温，并三服妙。

【主治】诸血妄行。

07421 大效琥珀散（《妇人良方》卷七引《灵苑方》）

【异名】乌药散（《圣济总录》卷一五一）、琥珀散（《校注妇人良方》卷七）。

【组成】乌药 莪术各二两 当归一两

【用法】上药并生为细末。每服二钱，温酒调下，服后以食压之。如是产后诸疾，炒生姜、酒调下。

【主治】妇人心膈迷闷，腹脏掐撮疼痛，气急气闷，月经不调。

【宜忌】忌生冷、油腻等物。

07422 大效琥珀散（《传信适用方》卷四引王稚川方）

【组成】琥珀半两（不见火） 南木香半两（纸裹煨熟） 血竭半两（不见火） 延胡索半两 川当归一两 川芎半两（不见火） 肉桂半两（不见火） 赤芍药半两 荆芥穗半两 枳壳一两（温汤浸，去瓤，麦麸炒黄色） 生地黄二两（用生姜一两切，同炒黄干）

【用法】上为细末。每服二钱，用麝香、红花酒调下，空心、日午各一服。

【功用】益血温补，调经养气，进饮食。

【主治】妇人经寒月闭，沉浊无时，血滞四肢或结痛，子宫久冷，诸虚不足。

07423 大效紫菀丸（《鸡峰》卷二十五）

【组成】紫菀 人参各二两 巴豆（醋煮，去心膜，研） 肉苁蓉 吴茱萸 菖蒲 干姜 白槟榔 当归 防风 茯神 桔梗 车前子 川椒 乌头（炮，去皮脐） 猪牙皂角（去皮子，涂酥炙）各一两 白术 汉防己 柴胡 羌活 麦门冬 甘草各一两一分 黄连 厚朴 干地黄 茯苓 大黄各一两半 肉豆蔻三分

【用法】上为末，炼蜜为丸，如梧桐子大。每服五丸，空心茶、酒或熟水送下。当宣三五行，不定，以温粥止之。

【主治】积聚癖块，大如拳掌，亦如杯碗；及黄疸病，朝起呕吐，上攻心膈，两肋分痛胀，彻连甲脊，痛无休息，时常绕脐；九种心痛，五淋、五痔；胃口闭塞，吐逆，饮食积年不消；妇人断续多年；诸风，身体顽麻，不知痒痛，半面浮疼，眼目冷泪，遍身如锥刀所刺，眉毛坠落，面上生疮，游如虫行，莫知所有，或手足烦热，或夜卧不安；小儿七十二种风；

及二十五种惊痫；夜梦鬼交，四肢无力沉重，饮食无味，昏昏似醉，只欲求死，真如鬼魅，终日忧烦不乐，悲啼歌哭；月候不调，或多或少，时似有孕，连年羸瘦，在床渐困。

【临床报道】心痛：主簿陈胜妻，久患心痛，羸瘦在床，气急心悬，饮食不下。日服五丸，十日取下青虫六十四个，大如箸头，又出脓水三升，自后渐安。

07424 大效疏风散（《活幼口议》卷十八）

【组成】锦纹大黄（紧实者）三钱　鸡心槟榔二钱　旧陈橘皮（去白）二钱　朴消一钱　黑牵牛一分（半熟）

【用法】上为末。每二岁儿服半钱，三岁一钱匕，先用生蜜调就，次煎薄荷汤点服，不拘时候。

【主治】婴孩小儿，惊、热、风、痰四证，结聚于胸臆之间，令儿昏困沉重，关窍不通，诸脉气闭，所以默默，欲食不食，欲起不起，倦伏不知。

07425 大海金砂散

《赤水玄珠》卷十五。为《御药院方》卷八"海金砂散"之异名。见该条。

07426 大通水银丸（《圣济总录》卷五）

【组成】水银　铅丹（研）　丹砂（研）　胡粉（研）　铅霜（别研，候药成入）　雄黄（研）　硫黄（先以铫子销熔，熟帛搅，入水银，柳杖子急搅，结砂子，捣研）　硇砂（以水银、硫黄、雄黄、丹砂同研）　曾青各一两（别研，次以曾青、铅丹、胡粉同研）

【用法】上九味，先将水银砂子、雄黄、丹砂、硇砂研，入湖南瓶子中实筑，次以曾青、沿丹、胡粉实筑，用盖子盖讫，用六一泥固济，留缝一寸不泥，合火炙令干；先以文火养一日夜，后用武火从午时烧至申时，通赤，缝中有烟焰，药气起，即抽火向后，急泥不缝；用筛之净灰盖窖瓶子，候至来日，冷即开取药出，捣罗，下用筛之湿净沙土摊开，上以重抄纸三重衬，置药在上，上更以三重抄纸盖，细匀洒湿土，以盆合盖，经三日夜，每日微洒水，日满取药；再入钵与铅霜一味同研匀，用烂蒸青州大枣，取肉研如膏，拌和为丸，如梧桐子大。每服一丸至两丸，用豆淋酒送下，空心、午时、夜卧服。未汗，用熟生姜稀粥投之，汗出即愈。

【主治】中风。

【宜忌】慎外风。

07427 大通青金丹（《圣济总录》卷五）

【组成】曾青三分（螺髻者为上，研）　金箔四十九片　丹砂（别研）　硫黄（研）　胡粉（研）　紫石英（研）各一两　水银三分（与硫黄结砂子，研）　铅霜（研）　铅丹（与曾青末、紫石英末、定粉、铅霜再同研）　雄黄（与沙子丹砂同研）各三分

【用法】上药取一湖南烧药瓶子并盖，用六一泥固济，火燧令干；先下金箔二十片，次下沙子，同研四味末，实按令平；又下金箔二十片，次下曾青，同研五味末，又实按令平；次又下金箔九片，始用盖子，六一泥泥合盖子，留缝一寸不泥合；用火法并再捣罗、出火毒及再研法，并与上方大通水银丸同；用槐胶浓煮汤，去滓，停令温，入白面煮作稠糊为丸，如梧桐子大。凡中风瘫痪风、手足挛急风、口面㖞斜风、癫痫风、狂风邪风，并用温酒下五丸至七丸，空心、日午、夜卧各一服。

【主治】中风。

07428 大梧桐律散（《鸡峰》卷二十一）

【组成】梧桐律　川芎　白芷各半两　生干地黄　槟榔　细辛各二分　丁香　雄黄各一分

【用法】上为细末，入雄黄再研令匀。每食后并夜卧先用温水漱口，次用药少许擦痛处。

【主治】一切风蚛，牙齿动摇疼痛。

07429 大菟丝子丸

《准绳·类方》卷二。为《局方》卷五"菟丝子丸"之异名。见该条。

07430 大菟丝子散（《医学入门》卷七）

【组成】菟丝子　苁蓉各二两　黑附子　五味子　鹿茸　鸡肶胵　桑螵蛸各一两

【用法】上为末，酒糊为丸，如梧桐子大。每服七十丸，空心盐汤送下。

【主治】内虚里寒，自汗不止，小便不禁。

【备考】本方名大菟丝子散，据剂型当作"大菟丝子丸"。

07431 大黄一物汤（《医方考》卷五）

【组成】大黄四两（酒浸一宿）

【用法】水三升煎之，分三服。

【主治】癫狂。

07432 大黄干漆汤（《千金》卷三）

【组成】大黄　干漆　干地黄　桂心　干姜各二两

【用法】上㕮咀。以水三升，清酒五升，煮取三升，去滓，温服一升。血当下。若不愈，明旦服一升。满三服，病无不愈。

【主治】新产后有血，腹中切痛者。

07433 大黄化毒汤（《痘疹全书》卷下）

【组成】升麻　归尾　生地　桃仁　红花　枳壳　大黄　槟榔　麻子仁

【用法】水煎服。

【主治】痘出之初，腹痛，大便燥结者。

07434 大黄化毒汤（《治痘全书》卷十四）

【组成】白芍　厚朴　甘草　陈皮　大黄

【主治】大便秘结，痘疮作痛。

07435 大黄化毒汤（《种痘新书》卷十一）

【组成】白芍二钱　厚朴一钱五分　陈皮七分　大黄　枳壳各一钱

【主治】麻后身热不退，饮食不进，常常腹痛者。

07436 大黄化瘀丸（《成方制剂》15册）

【异名】五香聚宝丸

【组成】槟榔　赤芍　大黄　莪术　干姜　干漆　红曲　六神曲　木香　青皮　三棱　山楂　五灵脂　玄明粉　延胡索　枳壳　枳实

【用法】上制成丸剂。口服，一次6克，一日2次，服药后半小时加服绿豆汤。

【功用】活血祛瘀，消积化滞，舒郁理气。

【主治】癥瘕积聚，饮食停滞，气积腹胀，血瘀经闭。

【宜忌】孕妇忌服。

07437 大黄六合汤（《元戎》）

【异名】四物汤（《玉机微义》卷十三）。

【组成】四物汤四两　大黄半两　桃仁十个（去皮尖，麸炒）

【主治】❶《元戎》：妊娠伤寒，大便硬，小便赤，气满而脉沉数，阳明、太阳本病也。

❷《玉机微义》：脏结秘涩者。

【备考】《玉机微义》本方用法：上咬咀。水煎，或为丸服亦可。

07438 大黄甘草丸（《千金翼》卷十九）

【组成】大黄 甘草（炙） 桂心 桔梗各二两 白蔹 茯苓各半两 附子（炮，去皮） 芎䓖 阿胶（炙） 泽泻 防风 薯蓣 石斛 芍药 干姜 紫菀 黄芩 蜀椒（汗，去目及闭口者） 白术各一两 当归 人参 苁蓉 干地黄 山茱萸 麦门冬（去心）各一两半

【用法】上为末。炼蜜为丸，如梧桐子大。每服十丸，空腹酒送下，一日三次。稍加至三十丸。

【主治】久寒，胸胁支满，忧思伤损，奔气膈气，肠中虚冷，呼吸短气，不得饮食，淡气肿聚，辄转上下，眩冒厥绝，颜色恍惚，梦寐不定，羸瘦萎黄，经年不起。

07439 大黄甘草汤（《金匮》卷中）

【组成】大黄四两 甘草一两

【用法】以水三升，煮取一升，分温再服。

【主治】食已即吐者。

【方论选录】《高注金匮要略》：此胃热上熏之吐，为吐家之变证变治，而非胃反也。以苦寒泻火之大黄为君，而佐以守中之甘草，不特浮大黄下趋之性，使从胃脘而下，且治急冲者，惟宜以缓降胜之也。

【临床报道】呕吐：《成都中医学院学报》[1979，（2）：57]李某，男，20岁。呕吐近半月，胃脘热痛，大便干燥，舌质红，苔薄黄少津，脉实有力，右关脉滑，精神尚佳，初用连苏饮加竹茹、甘草。服两剂无效。仍每餐刚完即吐（平时不吐），并伴口臭，胃脘灼热，胀痛，大便三日未解，小便短黄，脉滑有力。此系积热在胃，腑气不通，胃热上冲之呕吐。改用泄热和胃之大黄甘草汤（大黄12克，甘草3克）。服一剂后，食已不吐，大便畅通；服完二剂，诸证消失。

07440 大黄甘草汤（《圣济总录》卷六十一）

【组成】大黄（锉，炒） 甘草（炙）各半两

【用法】上锉，如麻豆大，分为二服。每服水一盏，煎至六分，去滓，食后温服。

【主治】水黄。面目俱青，狂言妄语，语声不出。

07441 大黄甘草汤（《张氏医通》卷十五）

【组成】大黄一倍 甘草（生）减半

【用法】水煎频服。不应，更服。

【主治】痘为痰闷，不得发出。

【方论选录】《金匮》本方用大黄四倍于甘草，治食已即吐，专取大黄之沉降，以泄逆满之滞，此用大黄再倍于甘草，治痰闷痘闭，反借甘草之上溢，以涌固结之积。一方小变，而功用不同若此。

07442 大黄甘草汤（《医方集解》）

【组成】甘草黑豆汤加大黄

【主治】上中下三焦消渴。

07443 大黄甘草饮（《圣济总录》卷一六九）

【组成】大黄（锉，炒） 甘草（炙，锉） 芍药各半两 当归（切，焙）一两

【用法】上锉，如麻豆大。以水三盏，浸一宿，煎取一

盏澄清。儿生三日，与一蚬壳许，余量儿大小加减服。若一服得快利，即不须再服。

【主治】小儿惊热。

07444 大黄甘遂汤（《金匮》卷下）

【组成】大黄四两 甘遂二两 阿胶二两

【用法】以水三升，煮取一升，顿服之。其血当下。

【主治】妇人产后，水与血结于血室，少腹满如敦状；及男女膨胀、癃闭、淋毒，小腹满痛者。

❶《金匮》：妇人少腹满如敦状，小便微难而不渴，生后者，此为水与血俱结在血室也。❷《金匮要略今释》引《类聚方广义》：经水不调，男女癃闭，小腹满痛者；淋毒沉滞，梅淋小腹满痛不可忍，尿脓血者。❸《金匮要略方义》：膨胀，瘀血内阻，水气内停，腹大坚满，脉络怒张，胁腹攻痛，大便难，小便涩，口不渴，舌暗苔白者。

【方论选录】❶《金匮要略心典》：敦，音对。按《周礼》注：槃以盛血，敦以盛食，盖古器也。少腹满如敦状者，言少腹有形高起，如敦之状，与《内经》胁下大如覆杯之文略同。小便难，病不独在血矣；不渴，知非上焦气热不化；生后即产后，产后得此，乃是水血并结，而病属下焦也。故以大黄下血，甘遂逐水，加阿胶者，所以去瘀浊而兼安养也。❷《金匮要略方义》：方中以大黄破血攻瘀；甘遂攻逐水邪。盖产后多虚，易伤阴血，纯用破逐之剂，恐重伤阴血，故佐以阿胶益阴养血，使攻邪而不伤正。

【临床报道】❶ 淋证：《金匮要略今释》引《古方便览》：一僧年二十八，患淋沥数年，时出脓血，或如米泔水，大便下利，时又秘闭，下利时淋漓稍安，秘闭则甚。余诊之，少腹满如敦状，按之引茎中痛，乃作此方饮之，大下利，病顿退，数日而全愈。❷ 产后尿潴留：《河南中医》[1983，（4）：30]李某，女，26岁，1970年11月就诊，第一胎是足月横位难产。产后三日，腹胀日重，疼痛加剧，少腹与脐周隆起，如孕六七月状，按之硬，小便不利，滴滴可下，尚不甚急迫，脉沉涩，舌质红暗苔滑，乃投《金匮》大黄甘遂汤而愈。

【现代研究】对小鼠实验性肝纤维化的治疗作用：《天津中医药》[2005，（2）：152]本方对四氯化碳导致的小鼠肝纤维化有明显的治疗作用，其机制可能与抑制了贮脂细胞的激活和转化，减小了成纤维细胞的生成有关。

07445 大黄左经汤（《三因》卷三）

【组成】大黄（蒸） 细辛（去苗） 茯苓 防己 羌活 黄芩 前胡 枳壳（麸炒，去瓤） 厚朴（去皮，锉，姜制，炒） 甘草（炙） 杏仁（麸炒，去皮尖，别研）

【用法】上锉散。每服四大钱，水一盏半，加生姜三片，大枣一个，煎七分，去滓，空腹热服。

【主治】风寒暑湿流注足阳明经，使腰脚痹痛，行步艰难，涎潮昏塞，大小便秘涩，腹痛呕吐，或复下利，恶闻食气，喘满肩息，或自汗谵妄。

【加减】腹痛，加芍药；秘结，加阿胶；喘，加桑白皮、紫苏；小便秘，加泽泻；四肢疮痒浸淫，加升麻。所加并等分。

07446 大黄朴消汤（《千金》卷四）

【组成】大黄 牛膝各五两 朴消 牡丹 甘草 紫菀各三两 代赭一两 桃仁 虻虫 水蛭 干姜 细辛 芒消各二两 麻仁五合

【用法】上咬咀。以水一斗五升，煮取五升，去滓，纳消

令烊,分五服,五更为首,相去一炊顷。自下后将息。

【主治】经年月水不利,胞中有风冷所致。

【宜忌】忌见风。

【备考】方中紫菀,《千金翼》作"紫葳"。

07447 大黄朴消汤(《奇效良方》卷六十四)

【组成】川大黄(蒸) 甘草(生) 朴消各一两

【用法】上锉。每服二钱,水半盏,入蜜少许,煎至三分,不拘时服。

【主治】小儿惊热涎风,前后不通。

07448 大黄芍药汤(《圣济总录》卷三十)

【组成】大黄(锉炒)半两 芍药 牡丹皮 犀角(镑屑)各一两 生干地黄一两半

【用法】上锉,如麻豆大。每服五钱匕,用水二盏,煎取一盏,去滓温服。

【主治】伤寒太阳病,随经入里,瘀热内积,蓄血喜忘如狂。

07449 大黄当归散(《银海精微》卷上)

【组成】当归 芍药 川芎 菊花 大黄 黄芩 杏仁 薄荷各等分

【用法】上咬咀。水煎,食后温服。

【主治】胃中有热,眼生赤膜垂下,遮于黑睛疼痛者。

07450 大黄当归散(《银海精微》卷下)

【组成】归尾(酒洗) 川芎各一两 菊花三两 大黄(酒洗)五钱 黄芩 苏木 栀子(酒炒)各一两 红花五钱(一方无川芎)

【用法】水煎,食后服。

【主治】眼壅肿,瘀血凝滞不散,攻冲生翳。

07451 大黄当归散(《张氏医通》卷十五)

【组成】大黄(酒蒸) 黄芩(酒炒)各一两 红花二钱 苏木屑 当归 栀子(酒炒) 木贼各五钱

【用法】上为散。每服四钱,水煎,食后服。

【主治】眼壅肿,瘀血凝滞,攻脉见翳。

07452 大黄当归散(《金鉴》卷七十八)

【组成】大黄一两 当归一钱 木贼一两 黄芩一两 栀子五钱 菊花三钱 苏木五钱 红花八钱

【用法】上为细末,令匀。每服二钱,食远茶清调下。宜服止痛没药散,止疼后服。

【主治】血灌瞳仁,目睛疼痛。

07453 大黄豆卷散

《幼科发挥》卷三。为《小儿药证直诀》卷下"豆卷散"之异名。见该条。

07454 大黄连翘汤(《治痘全书》卷十三)

【组成】大黄 连翘 防风 瞿麦 荆芥 当归 赤芍 滑石 蝉蜕 黄芩 山栀 甘草(加紫草五分)

【用法】水煎服。

【主治】痘疮身热如火,疮势稠密,心烦狂躁,气喘妄言,大小便秘,渴而腹胀,内外蒸烁,毒复入里者。

07455 大黄牡丹汤(《金匮》卷中)

【异名】瓜子汤(《千金》卷二十三(注文)引《肘后方》)、大黄汤(《外科集腋》卷四)、大黄牡丹皮汤(《杂病证治新义》)。

【组成】大黄四两 牡丹一两 桃仁五十个 瓜子半升 芒消三合

【用法】以水六升,煮取一升,去滓;纳芒消,再煎沸,顿服之。有脓当下;如无脓,当下血。

【功用】泻热破瘀,散结消肿。

❶《金匮要略今释》引《方函口诀》:排血利尿。❷《杂病证治新义》:攻下荡热消痈,清肠消炎。❸《云南中医杂志》(1983;6:19):抗菌消炎,增进血液循环,促进胃肠蠕动,排出肠内积物。

【主治】肠痈初起,湿热瘀滞,少腹肿痞,疼痛拒按,小便自调,或善屈右足,牵引则痛剧,或时时发热,身汗恶寒,舌苔薄腻而黄。现用于湿热瘀滞的急性阑尾炎、妇女急性盆腔炎、附件炎、痔漏。

❶《金匮》:肠痈者,少腹肿痞,按之即痛如淋,小便自调,时时发热,自汗出,复恶寒,其脉迟紧,脓未成。❷《金匮要略今释》引《类聚方广义》:产后恶露不下,小便不利,血水壅遏,少腹满痛,通身浮肿,大便难者;经水不调,赤白带下,赤白痢疾,小腹凝结,小便赤涩,或有水气者。❸《金匮要略今释》引《方函口诀》:瘀血冲逆;桃核承气汤证而小便不利;内痔、毒淋、便毒。

【宜忌】❶《杂病证治新义》:阑尾炎既经化脓,本方所用大黄之刺激肠管增强蠕动,往往有引起化脓灶之溃破穿孔之虞,故不宜用。❷《医方发挥》:凡重型急性化脓或坏疽性阑尾炎,阑尾炎并发腹膜炎(或有中毒性休克,或腹腔脓液多者),婴儿急性阑尾炎,妊娠阑尾炎合并弥漫性腹膜炎,阑尾寄生虫病等,均不宜用本方。

【方论选录】❶《千金方衍义》:大黄下瘀血血闭;牡丹治瘀血留舍;芒消治五脏积热,涤去蓄结,推成致新之功,较大黄尤锐;桃仁治疝瘕邪气,下瘀血血闭之功。亦与大黄不异;甜瓜瓣,《别录》治腹内结聚,破溃脓血,专于开痰利气,为内痈脉迟紧未成脓之专药。❷《金鉴》引李彣:大黄,芒消泄热,桃仁行瘀,丹皮逐血痹,去血分中伏火,瓜子主溃脓血。❸《成方便读》:夫肠痈之病,皆由湿热瘀聚郁结而成。故用大黄之苦寒行血,芒消之咸寒软坚,荡涤一切湿热瘀结之毒,推之而下。桃仁入肝破血,瓜子润肺行痰,丹皮清散血分之郁热,以除不尽之余气耳。

【临床报道】❶肠痈:《云南中医杂志》[1983,(6):19]大黄牡丹汤为主中西医结合治疗急腹症104例。急性阑尾炎20例,包裹性阑尾脓肿20例,粘连性肠梗阻20例,肠道蛔虫堵塞10例,胆道蛔虫症10例,急性胆囊炎15例,结石性胆道感染并中毒性休克5例,急性坏死性胰腺炎4例。痊愈100例,中转手术者仅4例。治愈率达96.15%。❷血瘀经闭:《金匮要略今释》引《方伎杂志》:某妇人,经水不来三四个月,一医以为妊娠,至五个月,产婆亦以为妊,施镇带(即妊娠带)。其人曾产数胎,以经验故,亦信为妊。然至十一月,全无产意,于是乞诊于余。余熟诊之,腹状虽似妊,实非妊也。因告以经闭。夫妇闻之大惊,频乞药,乃与大黄牡丹汤,日用四服,服至四五日,下紫黑坏血甚夥,二十日许而止,腹状如常。翌月月信来,自其月妊娠,翌年夏,举一子,此瘀血取尽之故也。❸痔疾:《山东中医杂志》[1984,(3):50]用大黄牡丹汤治疗血栓性外痔20例,19例痊愈,1例无效。一般服药一至三剂疼痛锐减,痔核明显内缩,三至六剂痔核逐渐吸收。❹交肠:《生生堂治验》一妇人，年可三十，后窍闭塞不通，大便却从前阴泄。如是旬许，而腰腹阵痛，大烦闷，燥屎始通，前阴所出亦自止，嗣后周而又发。盖患之十余年，医药百端，无不为矣。容貌日羸，神气甚乏。师诊之，其脉数而无力，始按其脐下，有黏屎即从前阴出，再按有一块应手。师问曰：月事不行者几年？曰：十余年矣。先与大黄牡丹汤缓缓下之，佐以龙门丸（梅肉、山栀子、巴豆、轻粉、滑石）泻之者，月一次，自是前后阴口得其所居。数旬，自谓曰：妾有牡痔，方临厕也，疾痛不可忍。师视之，肛旁有如指头者，以药线截而治之，仍服前方一周年许，块亦自消。

【现代研究】对实验性结肠炎小鼠模型的治疗作用：《中药新药与临床药理》[2007，(7)：263]研究表明大黄牡丹汤对三硝基苯磺酸(TNBS)诱导的结肠炎小鼠的一般状况及 DNA 评分有改善作用，并能缓解结肠局部的炎症，降低血清中肿瘤坏死因子-α(TNF-α)的水平。提示大黄牡丹汤对 TNBS 诱导的小鼠结肠炎有一定的防治作用，其机制可能与抑制 TNF-α 的分泌有关。

【备考】《金匮要略今释》：盲肠阑尾之炎，当其发炎而脓未成之际，服本方则炎性渗出物随下，其状亦似脓。方后所云：有脓当下者，盖指此。非谓脓成之证亦可用本方也。脓成与否，为本方与薏苡附子败酱散之界画，不容假借。其证候，在肿痛处之痦硬与濡软，在寒热与无热，在脉之迟紧与数，学者详焉。

07456 大黄牡蛎汤（方出《千金》卷五，名见《医部全录》四二〇）

【组成】大黄一两　黄芩　栝楼根　甘草各十八铢　桂心半两　滑石二两　牡蛎　人参　龙骨　凝水石　白石脂　消石各半两（一本加紫石英半两）

【用法】上㕮咀。以水四升，煮取一升半，服三合，一日一夜令尽，虽吐亦与之。

【主治】小儿连壮热，实滞不去，寒热往来，微惊悸。

07457 大黄没药煎（《鸡峰》卷十六）

【组成】没药（别研）　大黄各一两　当归二两

【用法】上为细末，用米醋二升，入前药末调匀，于银器中慢火熬成稠饧相似，摊冷，刮入瓷盒盛。每服一弹子许，童子小便一盏化开，同煎至七分，入醋半杓子，重煎五七沸，温服；未止，半日后再进。

【主治】妇人产后，恶物不快，时发寒热，躁烦闷乱狂语，发渴面赤。

07458 大黄附子丸（《圣济总录》卷七十九）

【组成】大黄（锉炒）　旋覆花　附子（炮裂，去皮脐）　赤茯苓（去黑皮）　椒目　桂（去粗皮）　芫花（醋浸，炒焦）　狼毒　干姜（炮）　芍药　枳实（去瓤，麸炒）　细辛（去苗叶）各二两

【用法】上为末。炼蜜为丸，如梧桐子大。每服三丸，熟水送下，渐增之，早晚食前、临卧各一服。

【主治】涌水腹满。

07459 大黄附子汤（《金匮》卷上）

【异名】大黄附子细辛汤（《金匮要略今释》卷三引《漫游杂记》）。

【组成】大黄三两　附子三枚（炮）　细辛二两

【用法】以水五升，煮取二升，分温三服。若强人煮取二升半，分温三服。服后如人行四五里，进一服。

【功用】《中医方剂学》：温阳散寒，通便止痛。

【主治】阳虚寒结，腹痛便秘，胁下偏痛，发热，手足厥冷，舌苔白腻，脉紧弦。现用于肋间神经痛、坐骨神经痛、肾结石、胆结石、慢性阑尾炎、胰腺炎、腹股疝等见上述证候者。

❶《金匮》：胁下偏痛，发热，其脉紧弦，此寒也，以温药下之。❷《张氏医通》：色疸者，身黄，额上微汗，小便利，大便黑，此因房事过伤，血蓄小腹而发黄，故小腹连腰下痛。❸《金匮要略今释》引《类聚方广义》：此方实能治偏痛，然不特偏痛而已，亦治寒疝、胸腹绞痛绵延及心胸腰部、阴囊㿗肿、腹中时有水声、恶寒甚者。

【方论选录】❶《金鉴》引张璐：大黄附子汤，为寒热互结，刚柔并济之和剂。近世但知寒下一途，绝不知有温下一法。盖暴感之热结而以寒下，久积之寒结亦可寒下乎？大黄附子汤用细辛佐附子，以攻胁下寒结，即兼大黄之寒以导之。寒热合用，温攻兼施，此圣法昭然，不可思议者也。❷《温病条辨》：附子温里通阳，细辛暖水脏而散寒湿之邪；肝胆无出路，故用大黄，借胃腑以为出路也。大黄之苦，合附子、细辛之辛，苦与辛合，能降能通，通则不痛。❸《成方便读》：阴寒成聚，偏着一处，虽有发热，亦是阳气被郁所致。是以非温不能散其寒，非下不能去其积，故以附子、细辛之辛热善走者搜散之，而后用大黄得以行其积也。

【临床报道】❶ 腹痛：《古方便览》一男子，年五十余，腹痛数年。余诊之，心下痦硬，腹中雷鸣，乃作半夏泻心汤饮之，未奏效。一日，忽然大恶寒战慄，绞痛倍于常时，于是更作大黄附子汤饮之，痛顿止。续服数日，病不再发。❷ 肋间神经痛：《日本东洋医学会志》(12卷，3号)71岁男子，主诉右侧胸痛剧烈来院就诊，面色不华，贫血貌，足活动受限，行走不便。脉洪大，舌润无苔，腹力中等，略微柔软，腹直肌挛急，便4～5日一次。给予大黄附子汤，经过良好，服药25日痊愈。❸ 梅尼埃病：《浙江中医杂志》[1985，(8)：35]齐某，女，40岁。素患梅尼埃病：时常发作。一周前，因感冒过劳，眩晕又作，视物旋转，卧床不起，头身动则加剧，呕吐痰涎，脐下2寸处胀痛，泻下清稀，纳呆，口干而欲饮，舌淡，苔白厚黏腻，脉滑缓。以痰饮停胃而眩而论，拟《金匮》泽泻汤合二陈汤加味，治之未效。再诊舌象，参以脐下痛证，悟此为阳虚寒实，积聚于里而胀痛，三焦痞塞，清阳不升，浊阴不降而致眩晕。改投大黄附子汤加味：附子8克，大黄10克，细辛、人参各6克，2剂。药后轻泻一次，眩晕和胀痛已减大半；再2剂，诸证悉除。❹ 慢性肾功能不全：《成都中医药大学学报》[1999，(2)：24]用本方治疗46例，结果：显效16例，有效22例，无效8例，总有效率为82.6%。❺ 下肢静脉曲张疼痛：《河南中医》[1998，(6)：342]用本方热敷治疗56例，结果：治愈43例，好转8例，有效3例，无效2例，总有效率96.4%。

【现代研究】❶ 抗缺氧作用：《辽宁中医杂志》[1988，(11)：33]对常压下致小鼠整体缺氧和结扎颈动脉所致小鼠脑缺血性缺氧，大黄附子汤水醇法提取液14.4克/千克腹腔注射，能明显延长动物存活时间。对氰化钾和亚硝酸钠中毒所致细胞缺氧，本方亦具有保护作用。大黄附子汤还能对抗异丙肾上腺素所致小鼠缺氧，其作用较普萘洛尔0.2毫升/10克好。❷ 对家兔心电图的影响：《河北中医学院学报》[1994，9(2)：22]研究表明，本方具有明显的拮抗脑垂

体后叶素引起的心肌缺血和心率减慢的作用,而对正常心电图没有明显影响。❸对重症急性胰腺炎大鼠细胞因子的影响:《中国中西医结合急救杂志》[2004,11(6):352]研究表明本方能显著降低重症急性胰腺炎(SAP)大鼠血清淀粉酶,肿瘤坏死因子-α(TNF-α),白细胞介素-1β((IL-1β)及IL-18水平,提示大黄附子汤对SAP的防治作用可能在于使大鼠血清TNF-α,及IL-1β、IL-18水平下调。

07460 大黄拓洗方(《千金》卷二十二)

【组成】大黄 芒消各四分 莽草二分(一作甘草三两) 黄连六分 黄芩八分 蒺藜子五合

【用法】上㕮咀。以水七升,煮取三升,去滓,下消,以帛染拓之,每日一次。

【主治】头面风瘙肿痒。

【宜忌】洗时勿近目。

07461 大黄备急丸

《医学入门》卷七。为《金匮》卷下"三物备急丸"之异名。见该条。

07462 大黄泄热汤(《外台》卷十六引《删繁方》)

【异名】泄热汤(《圣济总录》卷九十二)。

【组成】大黄 泽泻 黄芩 栀子仁 芒消各二两 桂心二两 大枣三十枚 石膏八两(碎,绵裹) 甘草一两(炙)

【用法】上切。以水九升,先取一升水,别渍大黄一宿,以余八升煮诸药,取二升五合,去滓;下大黄,更煮两沸,去大黄滓;下芒消,分为三服。

【主治】心劳热,口中生疮,大便难,闭塞不通,心满痛,小腹热。

【宜忌】忌海藻、生葱、菘菜。

【备考】《千金》有通草。

07463 大黄泻火散(《成方制剂》19册)

【组成】薄荷 大黄 甘草 黄芩 连翘 芒硝 栀子仁

【用法】上制成散剂。口服,一次9～15克,用布袋包煎或包煎时加蜂蜜少许,一日2次。

【功用】清热泻火。

【主治】胸膈烦热,口渴便秘。

07464 大黄泻肝散(《准绳·类方》卷七)

【组成】郁李仁 荆芥各二钱半 甘草 大黄各五钱

【用法】水煎,食后服。

【主治】乌风内障。

07465 大黄泻热汤(《外台》卷六引《删繁方》)

【组成】大黄三两(切,别渍) 黄芩三两 泽泻三两 升麻三两 羚羊角四两 栀子仁四两 生地黄汁一升 玄参八两 芒消三两

【用法】上切。以水七升,先煮七味,取二升三合,下大黄更煎数沸,绞去滓,下消,分三服。

【功用】开关格,通隔绝。

【主治】中焦实热闭塞,上下不通,隔绝关格,不吐不下,腹满膨膨,喘急。

【宜忌】忌芜荑。

07466 大黄泻热汤(《千金》卷十五)

【组成】大黄三两(细切,水一升半,别渍一宿) 泽泻 茯苓 黄芩 细辛 芒消各二两 甘草三两 橘皮二两

【用法】上㕮咀。以水七升。煮取三升三合,去滓;下大黄,更煎两沸,去滓;下芒消,分三服。

【主治】脾脉厥逆,大腹中热,切痛,舌强,腹胀,身重,食不下,心脾急痛。

07467 大黄枳壳丸(《症因脉治》卷四)

【组成】大黄 枳壳 厚朴 陈皮 甘草 木通

【用法】六一散二钱调服。

【主治】积热泄泻,发热口渴,肚腹皮热,时或疼痛,小便赤涩,泻下黄沫,肛门重滞,腹痛,欲便而不得便。

07468 大黄栀子汤(《伤寒总病论》卷三)

【组成】生大黄一两 升麻半两 瞿麦 甘草各一分 栀子七个

【用法】上㕮咀。水二升,煮至一升,去滓,作四次温服。以利为度。难利者,先煮诸药至一升半,乃下大黄。大黄先以水渍,和水下之,煎药毕,下朴消,则折热易利。

【主治】热病毒气入眼,赤痛生翳,不见光明者。

07469 大黄茯苓丸(《产科发蒙》卷二)

【组成】大黄 茯苓 桂枝 芍药 桃仁 牡丹皮各等分

【用法】上为细末,炼蜜为丸,如兔屎大。每日一丸,食前服。不知,加至三丸。

【主治】妇人有癥瘤蓄瘀害妊娠者。

07470 大黄牵牛散(《保命集》卷中)

【组成】大黄一两 牵牛(头末)五钱

【用法】上为细末。每服三钱,食后服。有厥冷,用酒调下三钱;无厥冷而手足烦热者,蜜汤调下。微利为度。

【主治】相火之气,游走脏腑,大便秘结。

07471 大黄厚朴汤(《镐京直指》卷二)

【组成】制锦纹六钱 炙枳壳三钱 川朴二钱 炙广木香一钱半

【用法】水煎服。

【主治】下痢赤白,一二日间,腹痛拒按,里急后重,脉实体强。

07472 大黄蚀肉膏(《鬼遗》卷五)

【组成】大黄 附子 茵草 芎藭 雄黄(研) 真珠末各一两 白蔹 矾石(研) 黄芩 漆头芦茹(末)各二两 雌黄(研)一两

【用法】上十一味,㕮咀六物,以猪脂一升四合,微火煎三上下,去滓;下矾石、芦茹等研者药,煎成膏。敷疮中。须恶肉尽,勿使过也。

【主治】痈疽。

【备考】方中雄黄、雌黄、矾石下"研"字原脱,据《普济方》补。

07473 大黄活命丹(《慈幼新书》卷十一)

【组成】大黄半斤 僵蚕(去头足)四两 白芷二两

【用法】上为末,姜汁为丸,如弹子大,朱砂、雄黄为衣。冷水化下。汗出即愈。

【主治】天时疫病。

07474 大黄除热汤(《普济方》卷一一九引《指南方》)

【组成】大黄三两 黄芩三两 柴胡 芒消(别研) 甘草各一两

【用法】上为粗末。每服五钱，水一盏半，煎一盏，去滓；入芒消一钱匕，再煎三两沸，温服。

【主治】阳实发热。

07475 大黄桔梗汤（《圣济总录》卷二十二）

【组成】大黄（锉，醋炒）二两　桔梗（炒）一两　甘草（炙，锉）　朴消各半两

【用法】上为粗末。每服五钱匕，水一盏半，煎至七分，去滓，食前温服。

【主治】伤寒热病饮水，结胸硬满。

07476 大黄桔梗散（《圣济总录》卷一一〇）

【组成】大黄（锉，炒）一两半　桔梗（锉，炒）　黄芩（去黑心）　玄参　羚羊角（镑）　人参　白茯苓（去黑皮）各一两

【用法】上为散。每服一钱半匕，至二钱匕，食后、临卧米饮调下，一日三次。

【主治】眼睑肿硬刺痛。

07477 大黄桃仁丸

《圣济总录》卷七十三。为《圣惠》卷四十九"大黄丸"之异名。见该条。

07478 大黄桃仁汤（《伤寒总病论》卷六）

【组成】朴消　大黄各等分

【用法】上为末。每服一钱或二钱，用桃仁（去双仁皮尖，碎之）浓煎汤调下，一日三次。以通为度。

【主治】伤寒小产，恶露不行，腹胀烦闷欲死。

07479 大黄消石汤（《金匮》卷中）

【异名】大黄黄柏栀子芒消汤（《脉经》卷八）、大黄汤（《千金翼》卷十八）、大黄黄柏皮栀子消石汤（《外台》卷四）、大黄黄柏汤（《普济方》卷一四二）、消黄汤（《杂病源流犀烛》卷十六）。

【组成】大黄　黄柏　消石各四两　栀子十五枚

【用法】以水六升，煮取二升，去滓；纳消，更煮取一升，顿服。

【主治】湿热黄疸，黄色鲜明如橘色，腹满汗出，口渴，大便秘，小便不利，苔黄腻，脉沉实或滑数；或湿热淋浊等。

❶《金匮》：黄疸腹满，小便不利而赤，自汗出，此为表和里实。❷《金匮要略今释》引方舆輗：热淋暴淋，不见血者。❸《金匮要略今释》引《类聚方广义》：嘈杂，胸中煎熬，腹满有块，二便不利，或口中觉苦辛酸咸等，此症后为膈噎者。

【方论选录】❶《金匮要略论注》：此为黄疸之有里无表者言之，谓疸色黄，见于表矣，乃腹满，小便不利且赤，里热可知。黄疸最难得汗，乃自汗，则表从汗解，故曰此为表和里实。实者邪也，有邪则宜去，故主大黄消石汤。大黄、消石解气血中之实热，黄柏苦寒主下焦，栀子虽轻浮在上，能使里热从上而下，故以为使，且轻浮则与郁结相宜也。❷《金鉴》引李彣：腹满、小便不利而赤，里病也；自汗出，表和也。里病者，湿热内甚，用栀子清上焦湿热，大黄泻中焦湿热，黄柏清下焦湿热，消石则于苦寒泻热之中，而有燥烈发散之意，使药力无所不至，而湿热悉消散矣。

【临床报道】黄疸：《静俭堂治验》获原辨藏患黄疸，更数医，累月不见效，发黄益甚，周身如橘子色，无光泽，带黯黑，眼中黄如金色，小便短少，色黄如柏汁，呼吸迫促，起居不安。求治于予，乃以指头按胸肋上，黄色不散，此疸证之

尤重者也。乃合茵陈蒿汤、大黄消石汤，作大剂，日服三四帖。及三十日，黄色才散去，小便清利而痊愈。

【备考】❶《金匮玉函要略述义》按：消石，即火消。❷《金匮要略今释》：消石，《脉经》、《千金》并作芒消，日医亦多用芒消，盖非。宋本、俞桥本，消石并误作滑石。

07480 大黄通格丸（《普济方》卷三十九）

【组成】黑牵牛子　大黄　木通各半两（各另取末）

【用法】上为末，炼蜜为丸，如梧桐子大。每服三十丸，温水送下。未动加丸数。

【主治】大便秘涩不通。

07481 大黄黄连汤（《金鉴》卷四十二）

【组成】大黄　黄连

【用法】好酒煎服。

【主治】痢疾里热盛，上冲心作呕，噤口者。

【备考】本方方名，《治痢南针》引作"大黄黄连酒"。

07482 大黄黄连酒

《治痢南针》。即《金鉴》卷四十二"大黄黄连汤"。见该条。

07483 大黄黄柏汤

《普济方》卷一四二。为《金匮》卷中"大黄消石汤"之异名。见该条。

07484 大黄清胃丸（《中国药典》2010版）

【组成】大黄504克　木通63克　槟榔63克　黄芩96克　胆南星42克　羌活42克　滑石粉168克　白芷42克　炒牵牛子42克　芒消63克

【用法】上制成大蜜丸。每丸重9克。口服。一次1丸，一日2次。

【功用】清热通便。

【主治】胃火炽盛所致的口燥舌干，头痛目眩，大便燥结。

【宜忌】孕妇忌服。

07485 大黄散瘀汤（《辨证录》卷九）

【组成】水蛭（炒黑）三钱　大黄　丹皮各三钱　当归一两　红花三钱　桃仁十四个　生地五钱

【用法】水煎服。

【主治】蓄血病，小便利而大便结。

07486 大黄葶苈丸（方出《圣惠》卷六，名见《普济方》卷二十八）

【组成】甘遂半两（煨令微黄）　川大黄半两（锉碎，微炒）　甜葶苈半两（隔纸炒，令紫色）　前胡二分（去芦头）　巴豆一分（去心，研，纸裹压去油）

【用法】上为末，炼蜜为丸，如绿豆大。每服三丸，空心粥饮送下。

【主治】肺气咳嗽，头面虚肿，小便秘涩。

07487 大黄葶苈丸（方出《续本事》卷五，名见《普济方》卷一六三）

【组成】大黄五钱（炒）　葶苈子（洗净，瓦上炒）一两

【用法】上为末，炼蜜为丸，如梧桐子大。每服五七丸，桑白皮汤送下。

【主治】气喘咳嗽。

07488 大黄揭毒散（《景岳全书》卷六十四）

【组成】大黄一两半　白及一两　朴消二两

【用法】上为末。井水调搽，干则润之。

【主治】热壅肿毒。

07489 大黄寒水散（《医方类聚》卷一九四引《施圆端效方》）

【组成】大黄一两　生寒水石半两

【用法】上为细末。清油调，扫烧破处。

【主治】汤火烧疮。

07490 大黄槟榔丸（《医方类聚》卷一四一引《医林方》）

【组成】大黄一两　细墨半两　大槟榔二个　荞面一钱

【用法】上为细末，醋为丸，分为三丸，用灰火内烧令紫色，醋内磨开，临卧都作一服。早晨取下恶物为效。

【主治】痢疾便血久不可止，脐腹疼痛，里急后重，诸药无效者。

07491 大黄醋煎丸（《医方类聚》卷一一三引《烟霞圣效方》）

【组成】川大黄（末，极细者）四两　酽醋一升

【用法】上药同煎，熬至如稀面糊相似，和成剂，放在瓷器内。如遇用药，称一两，分作小块，男子温嚼送下，妇人墨醋汁送下。可三两时辰，积物下为效，后服白米粥补之。

【主治】远年日近积病。

【宜忌】忌生硬冷物。

07492 大黄䗪虫丸（《金匮》卷上）

【异名】妇科大黄䗪虫丸（《饲鹤亭集方》）。

【组成】大黄十分（蒸）　黄芩二两　甘草二两　桃仁一升　杏仁一升　芍药四两　干地黄十两　干漆一两　虻虫一升　水蛭一百个　蛴螬一升　䗪虫半升

【用法】上为末，炼蜜为丸，如小豆大。每服五丸，酒送下，一日三次。

【功用】活血化瘀，通经消癥。❶《金匮》：缓中补虚。❷《金鉴》：攻热下血。❸《中国药典》：活血破瘀，通经消痞。

【主治】瘀血内停，腹部肿块，肌肤甲错，形体羸瘦，目眶黯黑，潮热，食欲不振；妇人瘀血经闭不行。❶《金匮》：五劳虚极，羸瘦腹满，不能饮食；食伤、忧伤、饮伤、房室伤、饥伤、劳伤、经络营卫气伤，内有干血，肌肤甲错，两目黯黑。❷《金匮要略今释》引《类聚方广义》：妇人经水不利，渐为心腹胀满，烦热咳嗽，面色煤黄，肌肤干皮细起，状如麸片，目中昏暗，或赤涩羞明怕日者；小儿疳眼，生云翳，睑烂羞明，不能视物，并治雀目。❸《金匮要略今释》：早期肝硬化。

【宜忌】《中国药典》：孕妇禁用。若出现皮肤过敏者停服。

【方论选录】❶《医方考》：是方也，干漆、桃仁、虻虫、水蛭、蛴螬、䗪虫去干血之品也；君以大黄，是听令于将军矣；佐以芍药、地黄，生新血也；佐以杏仁、甘草，致新气也；佐以黄芩，驱游热而坚肠胃也。❷《金鉴》引李中梓：劳伤之证，肌肤甲错，两目黯黑，此内有瘀血者也。仲景洞见此证，补之不可，凉之无益，而立此方。《经》曰：血主濡之，故以地黄为君；坚者削之，故以大黄为臣；统血者脾也，脾欲缓急，食甘以缓之；又酸苦涌泄为阴，故以甘、芍、桃仁为佐；咸走血，苦胜血，四虫之咸为使。❸《张氏医通》：夫五劳七伤，多缘劳动不节，气血凝滞，郁积生热，致伤其阴。世俗所称干血痨是也。所以仲景乘其元气未漓，先用大黄、䗪虫、水蛭、虻虫、蛴螬等蠕动啖血之物，佐以干漆、生地、桃仁、杏仁，行去其血；略兼甘草、芍药以

缓中补虚，黄芩开通郁热，酒服以行药势。待干血行尽，然后纯行缓中补虚收功。

【临床报道】❶慢性活动性肝炎：《陕西中药》[1986，（7）：301]用本方治疗慢性活动性肝炎40例。治愈17例，症状体征消失，肝功能恢复正常，HBSAg转阴；有效19例，症状体征消失，肝功能恢复正常，HBSAg呈阳性，或肝功能损害减轻，但未恢复正常，HBSAg呈阳性者；无效4例。❷早期肝硬化：《岳美中医话集》张某，男，49岁，经某医院确诊为早期肝硬变。中医诊为血瘀气滞而肝硬，处以大黄䗪虫丸，日二丸，早晚各服一丸，并用《冷庐医话》化瘀汤，日一帖，计服䗪虫丸240丸，化瘀汤180剂，其间服柴芍六君汤加当归、瓦楞、橘叶。一年后肝脾不能扪及，肝功化验正常。❸慢性盆腔炎，继发性不孕：《北京中医》[1984，（2）：54]孔某，女，32岁。小腹胀痛，腰骶酸痛，经期更剧。月经量少色紫黑有块，经期延后，经前经期乳胀痛，素日白带量多，质清稀，舌质黯红，舌尖有瘀点，苔白稍腻，脉象沉涩。十年前生一女孩已殁。有产后发热腹痛史，后未再孕。检查：阴道分泌物多，宫体活动受限，两侧压痛，增厚，可扪及条索状物。诊断为：慢性盆腔炎，继发性不孕症。投以大黄䗪虫丸，消其癥结，祛其瘀阻，然后以补肾调经法收其全功。❹慢性肝炎肝纤维化：《中国药房》[2008，19（21）：1685]用本方及常规护肝治疗68例，它与只用常规护肝治疗的60例对照组治疗一个疗程后相比较，结果：治疗组HA、PCⅢ、CG、IVC均有明显下降，且临床症状明显改善，血清丙氨酸氨基转移酶、门冬氨酸氨基转移酶等指标均显著降低。❺乳腺增生：《实用中医药杂志》[2008，25（1）：46]用本方治疗22例，治愈（症状及肿块消失）15例，好转6例，占27例，总有效率为95.5%。

【备考】本方改为胶囊剂，名"大黄䗪虫胶囊"（见《新药转正》）。

07493 大黄䗪虫丸

《古方选注》卷中。为《金匮》卷下"下瘀血汤"之异名。见该条。

07494 大黄䗪虫丸（《镐京直指》卷二）

【组成】生锦纹　荆三棱　䗪虫　蓬莪术　干漆　元明粉

【用法】为丸服。

【主治】腹胀血盅，先有积块化胀，或石瘕肠覃，脉实形壮者。

07495 大蛇皮涂方（《圣济总录》卷十八）

【组成】蛇蜕皮一条（大者，烧作灰用）　石硫黄（研）　楸皮（烧作灰）各二钱

【用法】上为极细末，以清熟漆调和，勿令稠硬，薄涂白驳处。欲涂药时，先以巴豆一粒中截，以平处摩，令皮微起，然后敷药。

【主治】面项身体白驳风。

07496 大麻子涂方（《圣济总录》卷一八二）

【组成】大麻子五升

【用法】上为末。水和，绞汁涂疮上。

【主治】小儿头面疮，疥癣。

07497 大麻仁敷方（《圣济总录》卷一三六）

【组成】大麻仁（生用）　赤小豆（生用）各二合

【用法】上为极细末。冷水调敷之。

【主治】风肿。

07498 大戟芫花散（方出《圣惠》卷五十四，名见《普济方》卷一九一）

【组成】大戟一两（锉碎，微炒）　芫花一两（醋拌，炒令干）　苦葫芦子一两（微炒）　甜葶苈一两（隔纸炒，令紫色）

【用法】上为细散。每服一钱，以陈大麦面二钱，水一中盏，煎至四分，每日空心和滓温服。良久腹内作雷声，更吃热茶投之，使大小肠通利，不过三服效。

【主治】十种水病，肿满喘促，不得眠卧。

07499 大紫金皮散（《得效》卷十八）

【异名】大紫荆皮散（《伤科汇纂》卷八）。

【组成】紫金藤皮　降真香　续断　补骨脂　无名异（烧红，酒淬七次）　琥珀（别研）　蒲黄　牛膝（酒浸一夕）　当归（洗焙）　桃仁（去皮，炒）各一两　大黄（纸裹煨）　朴消（别研）各一两半

【用法】上为末。每服二钱，浓煎苏木、当归酒调，每日三次。利即安。

【主治】打扑伤折，内损肺肝，呕血不止，或瘀血停积于内，心腹胀闷。

07500 大紫荆皮散

《伤科汇纂》卷八。为《得效》卷十八"大紫金皮散"之异名。见该条。

07501 大道固肠丸（《御药院方》卷七）

【组成】阳起石（烧一日）　硫黄（水飞）　赤石脂（烧通红）　白矾（枯过）　肉豆蔻（醋面裹，烧熟为度）各一两　白龙骨二两半　川乌头（炮，去皮脐）　干姜（炮）各一两半　木香　缩砂仁各半两

【用法】上为细末，醋面糊为丸，如梧桐子大。每服五七十丸，空心粥饮送下。

【主治】肠虚滑泄，水谷直下，完谷不化，久寒积冷，心腹胀满，不思饮食，怠堕嗜卧，困倦少力；又治白带，脉候沉微。

07502 大蒜平胃散（《朱氏集验方》卷二）

【组成】平胃散一帖　大蒜一个（擂烂）

【用法】用一大碗井水调蒜，澄清，以一半调平胃散，饮尽；又以余蒜水再饮。用厚被盖卧，汗出即愈。

【主治】一切疟。

07503 大蒜鸡子方（《普济方》卷二五九）

【组成】大蒜（剥去皮）二颗　鸡子二枚

【用法】上先将蒜放铛中，取鸡子打破沃蒜上，以盏子盖，候蒜熟，空腹食之。下过再服。

【主治】休息痢。

07504 大蓟止血片（《成方制剂》13册）

【组成】大蓟草　干姜

【用法】制成片剂。口服，一次3～4片，一日3次。

【功用】凉血，止血。

【主治】妇女功能性子宫出血，子宫复旧不全等。

07505 大鼠粘子汤

《张氏医通》卷十五。为《兰室秘藏》卷八"黍粘子汤"之异名。见该条。

07506 大腽肭脐丸

《圣济总录》卷一八六。为《局方》卷五"腽肭脐丸"之异名。见该条。

07507 大腹木香汤（《圣济总录》卷四十六）

【组成】大腹（锉）　木香各一两　前胡（去芦头）　肉豆蔻（去壳）　人参　白茯苓（去黑皮）各半两　京三棱（炮，锉）一两半　干姜（炮）　青橘皮（汤浸，去白，焙）　诃黎勒（炮，去核）各半两　陈曲（微炒）一两桂（去粗皮）　大麦芽（微炒）各半两　厚朴（去粗皮，生姜汁炙）一两　半夏（汤洗七遍，去滑，焙）半两

【用法】上为粗末。每服三钱匕。水一盏，加生姜三片，大枣二枚（去核），同煎至七分，去滓，稍热食前服。

【主治】脾气虚弱，心腹胀满，呕吐痰逆，胸膈不利，腹胁刺痛，不思饮食。

07508 大腹木香汤（《圣济总录》卷四十七）

【组成】大腹（锉）　木香（锉）　半夏（汤洗七遍，焙）各二两　枳壳（去瓤，麸炒）　白术（锉）　前胡（去芦头）　白芷（锉）　桂（去粗皮）　陈橘皮（汤浸，去白，焙）各一两　延胡索　当归（切，焙）　甘草（炙，锉）　旋覆花　柴胡（去苗）　芍药各半两　干姜（炮）　人参各三分

【用法】上为粗末。每服三钱匕，水一盏，加生姜三片，大枣三枚（擘破），同煎至六分，去滓，稍热食前服。

【主治】胃寒肠热，腹胀泄利。

07509 大慎火草散（《千金翼》卷八）

【组成】慎火草　白石脂　鳖甲（炙）　黄连　细辛　石斛　芎䓖　干姜　芍药　当归　熟艾　牡蛎（熬）　禹余粮各二两　桂心一两　蔷薇根皮　干地黄各四两

【用法】上为散。每服方寸匕，空腹酒调下，一日三次，稍增至二匕。

【主治】妇人崩中漏下，赤白青黑，腐臭不可近，面黑无颜色，皮骨相连，月经失度，往来无常，小腹弦急，或苦绞痛，上至于心，两胁胀满，令人倚坐，气息少力，食不生肌肤，腰背疼痛，痛连两脚，不能久立，但欲得卧。

【加减】若寒多，加附子及椒（用椒当汗，去目及闭口者）；热多，加知母、黄芩，加石斛两倍；白多，加干姜、白石脂；赤多（一方云青黑），加桂心，代赭石各二两。

07510 大瓢李末药（《解围元薮》卷三）

【组成】当归　防风　川芎　白芷　细辛　麻黄　荆芥　全蝎　天麻　藁本　雄黄　羌活　甘草各五钱　朱砂　人参　白花蛇　大茴香　两头尖各三钱　香蛇七钱　川乌　草乌　苍术各四两

【用法】上为末。每服五六分，渐至一钱，临卧以无灰酒调服。

【主治】男妇疬风瘫痪，口眼歪斜，面如虫行，身痛如切，或皮肉淫痒难忍，久而手足反张者。

【宜忌】忌一切热物。服此后用凤仙花梗煎汤洗浴，汗出为度。

【备考】服药后若有汗麻木，身痒，乃药力至也。

07511 大瓢李遗丸（《解围元薮》卷三）

【组成】琥珀五钱　天麻一钱　真珠　冰片　朱砂　胆星　血竭　僵蚕各二钱　蝉蜕　细辛各四钱　川芎　羌活　防风各六钱　远志五钱　茯神八钱　犀角三钱五分　菖蒲六钱五分　铁粉三钱六分　雄黄　牛黄各五钱

异名。见该条。

六分　蛇含石（醋煅）四钱六分　白附子五钱二分　半夏四钱四分　麝香　芦荟　乌梢蛇各五钱五分　牙皂一两　枫子霜八两　青礞石（煅）四两

【用法】上为末，酒糊为丸，如梧桐子大。每服一百丸，空心酒送下。如觉恍惚、困倦、麻木、萎厥者，以豨莶、苍耳、金银藤，炼膏服之。

【主治】截虬、蛇皮、刺风、痒风、鸡爪、疙瘩、历节等风；并麻木冷痛，手足屈折痛痒，不知痿躄瘫痪，腐烂危笃等证。

07512　大鳖头足丸（《幼幼新书》卷二十二引《婴孺方》）

【组成】鳖头、足一具（酒浸一宿，炙令黄）　干漆二分（炒）　紫芝　芍药　人参　栝楼根各三分　甘草四分

【用法】上为末，炼蜜为丸，如胡豆大。每服一丸，一日三次。鳖截之，去颔，下段足，取腕前。

【主治】小儿胁下积气，羸瘦骨立，圊便不节。

07513　大八风乌蛇散（《普济方》卷九十五）

【组成】乌蛇（酒浸，去皮骨，炙）　青葙子　防风（去叉）　独活（去芦）　麻黄（去根节，先煎，撩去沫，焙）　桔梗（炒）　秦艽（去土）各一两一分　羌活（去芦头）一两　当归（切，焙）　细辛（去苗叶）　桂（去粗皮）各三两　芎䓖　白芷（微炒）各二两半　白芍药　蒺藜子（炒，去角）　人参　天麻各二两　附子（炮裂，去皮脐）二两半

【用法】上为极细末。每服二钱匕，空心温酒调下，一日三次。微汗为度。

【主治】风不仁，皮肤瘙痒，手足挛急。

07514　大人参白虎汤（《种痘新书》卷十一）

【组成】人参一钱　石膏四钱　知母一钱五分　加升麻　防风　牛子　炒芩

【主治】毒气本盛，元气又亏，而麻疹出不快者。

07515　大人参半夏丸（《宣明论》卷九）

【组成】人参　茯苓（去皮）　天南星　薄荷叶各半两　半夏　干姜　白矾（生）　寒水石　蛤粉各一两　藿香叶一分

【用法】上为末，面糊为丸，如小豆大。每服二三十丸，生姜汤送下；食后温水下亦得。一法，加黄连半两、黄柏二两，水为丸，取效愈妙。

【功用】化痰坠涎，止嗽定喘，宣通气血，调和脏腑，进饮食。

【主治】诸痰呕吐，痰逆、痰厥头痛，风气偏正头疼，风壅头目昏眩，耳鸣鼻塞，咽膈不利，心腹痞满，筋脉拘挛，肢体麻痹疼痛，中风偏枯，咳唾稠黏，肺痿，酒病。

07516　大干枣三味丸（《外台》卷九引《许仁则方》）

【异名】枣杏丸（《朱氏集验方》卷五）。

【组成】大枣六十枚（擘，去核）　葶苈子一升（熬）　杏仁一升（去皮尖、两仁者，熬）

【用法】上药合捣令如膏，可作丸。如硬燥不相著，细细下蜜作丸。依前以桑白皮饮下之，初服七八丸，日再服。稍稍加之，以大便通为度。病重者，时令鸭溏佳。亦有以前三味煮汤服之。

【主治】饮气嗽，经久不已，渐成水病，大小便秘涩，头面身体浮肿。

【备考】饮气嗽，已服细辛八味汤、葶苈子十五味丸，

不觉可，见证如上者，服此方。

07517　大川芎口服液（《中国药典》2010版）

【组成】川芎　天麻

【用法】上制成口服液剂。口服，一次10毫升，一日3次，连服半个月为一个疗程。或遵医嘱。

【功用】活血化瘀，平肝息风。

【主治】头风及瘀血型头痛。症见头痛、脑胀、眩晕、颈项紧张不舒、上下肢及偏身麻木、舌部瘀斑。

【备考】重症患者请遵医嘱服用。

07518　大五石泽兰丸（《千金》卷四）

【异名】补益大泽兰丸（《圣惠》卷七十）。

【组成】钟乳　禹余粮　紫石英　甘草　黄耆各二两半　石膏　白石英　蜀椒　干姜各二两　泽兰二两六铢　当归　桂心　芎䓖　厚朴　柏子仁　干地黄　细辛　茯苓　五味子　龙骨各一两半　石斛　远志　人参　续断　白术　防风　乌头各三十铢　山茱萸　紫菀各一两　白芷　藁本　芜荑各十八铢　（《千金翼》有阳起石二两）

【用法】上为末，炼蜜为丸，如梧桐子大。每服二十丸，酒送下。加至三十丸。

【主治】妇人风虚寒中，腹内雷鸣，缓急风，头痛寒热，月经不调，绕脐侧恻痛；或心腹痞坚，逆害饮食，手足常冷，多梦纷纭，身体痹痛，荣卫不和，虚弱不能动摇，及产后虚损。

07519　大五明狼毒丸（《千金》卷十一）

【组成】狼毒　干地黄各四两　附子　大黄　苁蓉　人参　当归各一两　半夏二两　干姜　桂心各一两半　细辛　五味子　蜀椒　茵芋（熬令烟尽）各一两　芫花　莽草　厚朴　防己　旋覆花各半两　巴豆二十四枚　杏仁三十枚

【用法】上为末，炼蜜为丸，如梧桐子大。每服二丸，日二夜一。以知为度。

【主治】坚癖痞在人胸胁，或在心腹。

【方论选录】《千金方衍义》：《金匮》九痛丸，《千金》取治坚癖，参入蜀椒，易去吴萸，萸、椒性味相类，《本经》言下气温中则一，椒则专治虫积也。更加茵芋、芫花、莽草、防己、大黄、厚朴助巴豆攻积之威；半夏、细辛、杏仁，助干姜涤饮之力；桂心、当归、地黄助附子散血之用；旋覆花专散心下结气，《肘后方》与狼毒、附子同治心腹逆痛；苁蓉味咸，《本经》有软坚去癥瘕之治；五味子强阴益精，辅人参固敛精血，不使随毒劣耗散也。

07520　大内塞排脓散（《千金》卷二十二）

【组成】山茱萸　五味子　茯苓　干姜各一分　当归　石韦　芎䓖各四分　附子二分　苁蓉　巴戟天　远志　麦门冬　干地黄各八分　桂心　芍药各三分　地胆　菟丝子各三分　石斛　人参　甘草各五分

【用法】上药治下筛。每服方寸匕，酒送下，日三夜一。稍加之。常服，终身不患痈疖。

【主治】发背痈肿经年，瘥后复发。此因大风，或结气在内，经脉闭塞，至夏月以来出攻于背，久不治，积聚作脓血，为疮内漏。

【方论选录】《千金方衍义》：痈肿久败不瘥，或瘥后复发，而成内漏，总由中气告匮，气血乖离，不能化腐生新所

致。故于温补肾脏气血药中，专赖地胆之破血攻毒，石韦之疏泄旺气，然后温补诸药，得以建内塞之功，寓泻于补之妙用。

07521 大牛角中人散 《千金》卷四

【组成】牛角人一枚（烧） 续断 干地黄 桑耳 白术 赤石脂 矾石 干姜 附子 龙骨 当归各三两 人参一两 蒲黄 防风 禹余粮各二两

【用法】上药治下筛。未食前服方寸匕，以温酒送下，每日三次。不知，稍加。

【主治】妇人积冷崩中，去血不止，腰背痛，四肢沉重，虚极者。

【方论选录】《千金方衍义》：此即前小牛角䚡散之变法。方中地黄乃阿胶之变；桑耳乃赤小豆之变；蒲黄乃乌贼骨之变；人参乃鹿茸之变；附子、白术专用温经；石脂、矾石专行固脱；防风一味，专祛子脏中风，且治腰背痛，四肢沉重，兼行地黄之滞。以其积冷虚极，非峻用温补兜涩，必难取效耳。

07522 大牛黄清心丸

《医统》卷八十八。为《局方》卷一"牛黄清心丸"之异名。见该条。

07523 大乌头桂枝汤

《三因》卷七。为《金匮》卷上"乌头桂枝汤"之异名。见该条。

07524 大乌药顺气散 《直指》卷三

【异名】乌药顺气散（《古今医鉴》卷二）。

【组成】当归 芍药 生地黄 川芎 乌药 陈皮 地龙 香附子 砂仁 枳壳 黄芩 半夏 防风 紫苏 桔梗 甘草各半两 乳香 没药 沉香各二钱五分（此三味为末，入煎熟药内同服）

【用法】加生姜、大枣，同煎服。

【主治】诸风气，手足瘫痪。

07525 大平胃泽兰丸 《千金》卷四

【组成】泽兰 细辛 黄耆 钟乳各三两 柏子仁 干地黄各二两半 大黄 前胡 远志 紫石英各二两 芎䓖 白术 蜀椒各一两半 白芷 丹参 栀子（一本用枳实） 芍药 桔梗 秦艽 沙参 桂心 厚朴 石斛 苦参 人参 麦门冬 干姜各一两 附子六两 吴茱萸 麦蘗各五合 陈曲一升 大枣五十枚（作膏）（一本无干姜，有当归三两）

【用法】上为末，炼蜜为丸，如梧桐子大。每服二十丸，酒送下。加至三十丸。令人肥健。

【功用】定志意，除烦满。

【主治】五劳七伤诸不足，手足虚冷，羸瘦，及月水往来不调，体不能动。

【方论选录】《千金方衍义》：此以大平胃名方，则知专平胃中陈气也。而方中一派峻补之药，与柏子仁丸、大小五石泽兰丸、三石泽兰丸等方，大都仿佛，惟曲、蘗、枳、朴、大黄平胃之品，为承气之正治，其间补泻杂陈，寒热互用，良难体会其旨。三复求之，始知其为《金匮》薯蓣丸之变方。方中秦艽、前胡、细辛、白芷，即薯蓣丸中柴胡、防风、杏仁、白敛开发风气之变法；泽兰、柏仁、门冬、沙参，即薯蓣丸中门冬、桔梗清润膈气之变法；曲、蘗、大黄，即薯蓣丸中法曲、大豆、黄芩疏通里气之变法；椒、姜、萸、附

协济参、耆、白术、生干地黄，即薯蓣丸中干姜、桂枝协济四君、四物温理血气之变法，较薯蓣丸药虽异，而理一揆，且配合不可思议。参、耆得桂、附则补而不壅，桂、附得芍、地则温而不烈，蘗、柏、大黄得参、术、桂、附则泄而不利，允为补中寓泻之良法，不特为薯蓣丸之变方，又为大黄䗪虫丸之变法。观方下主治，恰与大黄䗪虫丸相类，彼以内有干血，故虻、䗪、干漆为专药；此以胃有陈气，则曲、蘗、大黄为必需，况人参助术、石英辅乳，较柏子仁丸等方之反激愈甚，立法愈奇。

07526 大加减建中汤 《医方类聚》卷二一二引《施圆端效方》

【组成】芍药二两 当归 川芎 黄耆 桂各一两 甘草（炙） 白术各三分

【用法】上为细末。每服二钱半，水一盏半，加生姜、大枣，同煎至六分，去滓，食前温服。

【主治】妇人胎前产后，气血虚损，月水不调，脐腹疼痛，往来寒热，自汗，口干烦渴。

07527 大圣一粒金丹 《传信适用方》卷一

【异名】保命金丹。

【组成】黑附子（生，去皮脐） 川乌头（如上） 白附子 五灵脂 白僵蚕（炒） 白蒺藜（炒）各一两（以上六味别为末） 白矾（枯）一两 朱砂（别研）半两 没药半两 麝香（研）一钱 乳香（研）半两 全蝎半两（碎亦可用）

【用法】将上诸药和得所，以井花水磨细墨半两，滴水为丸，如弹子大，窨干，金箔为衣。每服一粒，用生姜一两，去皮细捣，取自然汁，将药丸于姜汁内磨，化尽为度，用无灰酒一盏温服。量病人酒性多少，更吃温酒一二升，投之以助药力。次用衣被盖覆便卧，汗出为效。疾势轻者，每服半丸，不拘时候。

【功用】补益五脏，固密真元，通流关节，祛逐风邪，壮筋续骨。

【主治】男子、妇人一切诸风，气血俱虚，阴阳偏废；卒暴中风，僵仆昏塞，涎潮搐搦，不省人事，失音舌强，手足瘈疭，口眼㖞斜；或瘫痪偏枯，半身不遂，语言謇涩，举止错乱，四肢麻痹；及治癫痫倒仆，目眩不开，涎盛作声；或角弓反张，目睛直视，口噤闷绝，牙关紧急；并治风搏于阳经，目眩头痛，耳作蝉鸣，皮肤瞤搐，频欠喜睡，项强拘急，不能回顾，及肾脏风虚，脚膝疼痛，步履艰难，偏风流注，一边屈伸不得。

07528 大圣一粒金丹

《百一》卷三。为《洪氏集验方》卷一引张真甫方"一粒金丹"之异名。见该条。

07529 大圣夺命金丹 《普济方》卷三七三

【组成】天麻（炮） 全蝎（去毒） 防风（去芦） 羌活 天南星（大者） 白附子（炮） 茯神 白僵蚕（炒） 川芎 远志肉 桔梗（去芦） 石菖蒲 半夏（生） 人参（去芦） 白术 白茯苓（去皮） 乌蛇尾（酒浸，炙）各五钱 酸枣仁（炒） 荆芥穗 北细辛各五分 大川乌（炮焦） 粉草三钱 大赤足蜈蚣一条（薄荷汁浸，焙）

以上除全蝎、蛇尾、蜈蚣外，余药各制，同研细为末，入全蝎三味、沉香三钱，如法研细，方入下药：

辰砂三钱 龙脑三钱 珍珠三钱 金箔三十片 银箔四十片 真琥珀三钱 麝香一钱 雄黄一钱

【用法】上为细末，姜汁面糊为丸，朱砂为衣。金钱薄

荷汤研化服;惊风牙关不开,搐鼻不嚏,以上药搐鼻,开关。如欲存久,宜安暖处,常加晒焙,免失药味。

【主治】婴孩急慢惊风,癫痫天钓,客忤物忤,中恶;及初生脐风撮口,胎惊胎痫,牙关紧急,惊风痰热,搐搦掣颤,反引窜视,昏闷不醒。

07530 大圣镇风金丹（《普济方》卷九十二）

【组成】川乌头四两（去皮脐） 全蝎一两（去毒,生用） 晋矾二两（坩埚内枯,存性） 附子四两（炮,去皮脐） 白蒺藜二两（炮,去刺,另研） 防风四两（去芦头） 五灵脂二两（去石,别研） 白附子四两（生用） 白僵蚕二两（去丝嘴,微炒） 朱砂半两（另研细） 没药二两（去石,另研） 麝香半两（另研细）

【用法】上为细末,以熟汤放冷,磨京墨一两,成浓汁,搜和合匀,每温剂一两,可停分作四丸,只于风中干之,不可日晒,金箔为衣。每服一粒,食后、临睡生姜自然汁磨化,热酒调服,再饮少量热酒。即就暖处,覆以衣被,候汗出即愈。病小者,每粒分二服。

【主治】卒患中风,左瘫右痪,口眼㖞斜,涎潮搐搦,言语謇涩,偏正头风。

【宜忌】忌发风物。孕妇不可服。

07531 大虫魄五味散（《外台》卷二十七引《许仁则方》）

【异名】五味散（《普济方》卷二一四）。

【组成】大虫魄（即琥珀）六两 石韦三两（去毛） 瞿麦穗四两 冬葵子一升 茯苓六两

【用法】上为散。煮桑白皮作饮子。初服一方寸匕,每日二次。稍加至三匕。

【主治】淋病,体气热,小便涩,出处酸洒。

【宜忌】忌酢物。

07532 大安胎如胜饮（《大生要旨》卷二）

【组成】当归二钱 白术一钱半 茯苓一钱 子芩一钱 白芍（酒炒） 砂仁（炒,去衣） 桑寄生各一钱 甘草一钱半

【用法】水煎服。

【主治】怀妊六月,或腹痛,或胀闷,或胎动不安。

07533 大豆桑白皮汤（方出《外台》卷十九引《崔氏方》,名见《普济方》卷二四四）

【组成】大豆二大升 桑根白皮一握（切） 槟榔二七枚（劈） 茯苓二两（切）

【用法】先将大豆加水一斗,煮取五升,去豆,再将后三物,以前豆汁浸经宿,煮取二升,绞去滓,添酒二合,纳药中,随多少服之。

【主治】脚气遍身肿。

【宜忌】忌酢物。

07534 大沉香降气汤（《朱氏集验方》卷四）

【组成】沉香 木香 丁香 真紫苏子（炒） 白术 茯苓 橘红 肉豆蔻各一钱 檀香 厚朴 半夏（汤泡七次） 五味子 人参各一钱半 甘草 当归各二钱半 藿香叶半两 白豆蔻仁二钱

【用法】上㕮咀。分作十服。水一盏半,加生姜三片,大枣一枚,煎八分,空心服。

【主治】男子、妇人气不升降,气聚衰弱,脾胃不和,饮食不进,呕逆恶心,自痢腹痛,虚喘气促,虚阳上攻;男子、妇人气血不调,流注脚气。

【加减】大便不通,加枳壳（去瓤）;心下不宁,加麦门冬子（去心）;不思饮食,加神曲、麦蘖（炒）;夜不得卧,加酸枣仁（炒）;壮筋骨、长肉、补血,加黄耆（盐水浸,炙）;四肢疼痛,加桂与芍药;脏腑有寒,加熟附子。

07535 大沉香尊重丸（《杂类名方》）

【组成】沉香 丁香 人参 槟榔 车前子 苦葶苈各二钱 青皮（去白） 陈皮（去白） 枳实（麸炒） 白牵牛 木通各四钱 胡椒 木香 海金沙 蝎尾（去毒） 赤茯苓 白豆蔻各二钱半 萝卜子六钱（炒） 白丁香一钱半 滑石三钱 郁李仁（汤浸,去皮）一两二钱半。

【用法】上为细末,生姜自然汁为糊丸,如梧桐子大。生姜汤送下,一日三次。

【主治】蛊胀,腹满水肿,遍身仰满,气逆呕哕,喘乏,小便赤涩,大便不调;一切中满下虚危困病证。

【宜忌】忌盐、鱼、面等。只可食白粥。

07536 大沉香煨姜丸（《圣济总录》卷七十三）

【组成】沉香一两半 硇砂（研） 木香各半两 附子一枚（炮裂,去皮脐） 黑三棱（炮,锉） 鸡爪三棱（炮,锉） 京三棱（炮,锉）各半两 青橘皮（汤浸,去白,焙） 当归（切,焙）各一两

【用法】上为末,酒煮面糊为丸,如小樱桃大。每服用生姜一块,剜作瓮子,入药一丸,以湿纸裹煨令香熟,安地上出去火毒少时,细嚼,盐汤送下。

【主治】寒癖积气,疞痛下利。

07537 大补中当归汤（《千金》卷三）

【组成】当归 续断 桂心 芎劳 干姜 麦门冬各三两 芍药四两 吴茱萸一升 干地黄六两 甘草 白芷各二两 大枣四十枚

【用法】上㕮咀。以酒一斗,渍药一宿,明旦以水一斗合煮,取五升,去滓,分五服,日三夜二。

【主治】产后虚损不足,腹中拘急;或溺血,少腹苦痛;或从高堕下犯内,及金疮血多内伤。

【加减】如加黄耆二两,益佳。

【方论选录】《千金方衍义》:本方合内补当归建中汤和内补芎劳汤两方诸味,更加吴茱萸以佐干姜,麦门冬以佐地黄,续断以佐芎劳,白芷以佐桂、芍也。用酒渍者,专行和血止痛也。

07538 大补内黄耆汤（《千金翼》卷五）

【组成】黄耆 半夏各三两（洗） 大枣三十枚 当归 干地黄 桂心 人参 茯苓 远志（去心） 芍药 泽泻 五味子 麦门冬（去心） 白术 甘草各二两（炙） 干姜四两

【用法】上㕮咀。以水一斗半,煮取二升,每服五合,一日三次。

【主治】妇人七伤,骨髓疼,小腹急满,面目黄黑,不能饮食;诸虚不足,少气,心悸不安。

07539 大补益石斛散

《圣惠》卷二十七。为《千金翼》卷十五"大补益散"之异名。见该条。

07540 大补益当归丸（《千金》卷四）

【异名】当归丸（《局方》卷九）、内补当归丸（《直指》卷

二十六)、大效内补丸（《得效》卷十五）。

【组成】当归　芎劳　续断　干姜　阿胶　甘草各四两　白术　吴茱萸　附子　白芷各三两　桂心　芍药各二两　干地黄十两

【用法】上为末，炼蜜为丸，如梧桐子大。每服二十丸，酒送下，日三夜一。不知，加至五十丸。

【主治】产后虚羸不足，胸中少气，腹中拘急疼痛，或引腰背痛；或所下过多，血不止，虚竭乏气，昼夜不得眠；及崩中，面目脱色，唇干口燥；亦治男子伤绝，或从高堕下，内有所伤，脏虚吐血，及金疮伤犯皮肉。

【加减】若有真蒲黄，加一升，绝妙。

07541 大附子当归散

《医方类聚》卷一五七引《施圆端效方》。为《活人书》卷十六"附子散"之异名。见该条。

07542 大青龙加味汤（《医中一得》）

【组成】石膏六钱　麻黄八分　桂枝四分　杏仁（去皮尖）三钱　甘草五分　葛根一钱五分

【主治】瘅疟。

07543 大建中黄耆汤

《圣济总录》卷九十一。为《千金》卷十九"大建中汤"之异名。见该条。

07544 大建中黄耆汤

《普济方》卷二一七引《究原方》。为《宣明论》卷一"大建中汤"之异名。见该条。

07545 大贯众平胃散（《医统》卷八十三）

【组成】贯众　苍术　厚朴　陈皮　甘草各等分

【用法】上为细末。每服二钱，熟煮猪肝拌药末，入阴户内。数日愈。

【主治】妇人阴中生虫，痛痒不定。

07546 大承气加味汤（《医学摘粹》）

【组成】大黄五钱（生）　芒消三钱　枳实二钱（炒）　厚朴二钱（炒）　芍药三钱　生地三钱

【用法】流水煎大半杯，热服。

【主治】温病已入阳明之腑，肠胃燥结者。

07547 大神效活络丹（《奇效良方》卷二）

【异名】活络丹（《北京市中药成方选集》）、大活络丹（《中药制剂手册》）。

【组成】白花蛇二两（酒浸，焙干）　乌梢蛇半两（酒浸，焙干）　麻黄二两（去节）　细辛一两（去土）　全蝎一两半（去毒，炒）　两头尖二两（酒浸）　赤芍药一两　贯芎二两　防风二两半　葛根一两半　没药一两（另研）　血竭七钱半（另研）　朱砂一两（另研）　乌犀屑半两　地龙半两（去土）　甘草二两（去皮，炙）　丁香一两（去枝）　白僵蚕一两（炒）　乳香一两（另研）　麝香半两（另研）　片脑一钱半（另研）　官桂二两（去粗皮）　草豆蔻二两　川羌活二两　虎胫骨一两（酥炙）　玄参一两　牛黄二钱半（另研）　威灵仙一两半（酒浸）　天麻二两　藿香二两（去土）　天竺黄一两　败龟版一两（炙）　人参一两　何首乌二两　白芷二两　乌药一两　安息香一两　青皮一两　黑附子一两（炮，去皮脐）　香附一两　白豆蔻一两　骨碎补一两　黄连二两　茯苓一两　黄芩二两　白术一两　熟地黄二两　松香脂半两　大黄二两　当归一两半　木香二两　沉香一两　金箔（为衣）

【用法】上为细末，炼蜜为丸，如弹子大。每服一丸，细嚼，温酒、茶清漱下，随证上下服之。头风，擂茶下。

【功用】清心明目，宽胸活血，养气暖膝。

【主治】风湿诸痹，筋骨疼痛，腰臂疼痛，口眼㖞斜，行步艰辛，筋脉拘挛。

07548 大神验木通散（《圣惠》卷五十四）

【异名】木通汤（《圣济总录》卷八十）。

【组成】木通一两半（锉）　泽泻三分　苦瓠子一两半　猪苓一两（去黑皮）　汉防己三分　海蛤一两（细研）

【用法】上为散。每服四钱，以水、酒各半中盏，加葱白五寸，煎至六分，去滓，食前温服。当下小便数升，肿消。

【主治】水肿，遍身肿满。

07549 大柴胡鳖甲散（《博济》卷一）

【组成】柴胡（去芦）　秦艽　常山　贝母　甘草　乌梅　山栀　豉心　鳖甲（醋炙）　黄芩各一两　生姜　大黄各半两　桃枝　柳枝葱白　薤白各一握　糯米半合

【用法】上为末，分作八帖。用水一升，酒一盏，同煎至八分，早、午、晚三次分服。两帖滓，煎作一服。

【主治】❶《博济》：痨瘦。❷《续易简》：劳疟及五劳。

【备考】本方方名，《普济方》引作"柴胡鳖甲散"。

07550 大效五丁饮子（《普济方》卷一九八引《海上方》）

【组成】白豆蔻五个（每个分作五块）　生姜（切如皂子大）二十五块　京枣五个（每个分五块）　半夏二十五个　甘草五寸（每寸分作五块）

【用法】上于未发前一日至晚作一剂，水二碗，煎一碗，去滓，再烧两沸滚，作三服。夜间露于中庭，至四鼓，暖过，热吃一服；再于曙色分时，吃一服；次至天晓，吃些粥，若稍空，更吃一服，便去睡。

【主治】疟发作重者。

07551 大效牡丹皮散

《元戎》卷二十。为《鸡峰》卷十五引《灵苑方》"牡丹散"之异名。见该条。

07552 大效厚朴煎丸（《鸡峰》卷十二）

【组成】厚朴一斤（去皮，用生姜半斤和皮，切作片子，水七升同朴煮，水尽为度，不用生姜，朴焙干）　干姜四两（锉作骰子大，用甘草二两，半寸截，水七升，同煮水尽，不用甘草，干姜焙干）　茴香四两（舶上者佳，微炒）　川附子二两（炮，去皮脐）

【用法】上为末，枣肉为丸，如梧桐子大。每服三十丸至五十丸，空心、食前米饮送下。

【功用】大补脾胃虚损，温中降气，化痰进食。

【主治】脾胃虚弱，不思饮食。

07553 大理中露宿丸（《千金翼》卷十五）

【组成】人参　桂心　吴茱萸　乌头（炮去皮）　礜石（烧）各等分

【用法】上为末，炼蜜为丸，如梧桐子大。每服三丸，酒送下，一日二次。以知为度。

【主治】风劳四十年，癖绝冷，并主咳逆上气。

07554 大黄五味子丸（方出《至惠》卷六，名见《普济方》卷二十六）

【组成】川大黄一两（锉碎，微炒）　五味子一两　车前

子一两

【用法】上为末,炼蜜为丸,如梧桐子大。每服三十丸,温水送下,不拘时候。

【主治】肺脏气实,心胸壅闷,咳嗽喘促,大肠气滞。

07555 大黄车前子汤（《圣济总录》卷一一○）

【异名】卓肝汤（《圣济总录》卷一一二）、洗肝汤（《秘传眼科龙木论》卷二）、卓肝散（《普济立》卷八十三）。

【组成】大黄（煨、锉） 车前子 玄参 黄芩（去黑心） 细辛（去苗叶） 茺蔚子各二两

【用法】上为粗末。每服二钱匕,水一盏,加黑豆三七粒,煎至五分,去滓,空心、临卧各一服。

【主治】雀目。

07556 大黄甘草饮子（《宣明论》卷十）

【组成】大豆五升（先煮三沸,淘去苦水,再煮） 大黄一两半 甘草（大粗者）四两（打碎）

【用法】用井水一桶,将前药同煮三五时,如稠糯水,少候大豆软,盛大盆中,放冷。令病人食豆,渴食豆汤,不拘时候。脏腑自然清润。如渴尚不止,再服前药,不三五日自愈。

【主治】一切消渴,饮水不止者。

【方论选录】《医方考》:此治中、上二焦消渴之方也。大黄能去胃中实热,甘草能缓燥急之势,大豆能解诸家热毒,而必冷服者,寒因寒用也。

07557 大黄牡丹皮汤

《杂病证治新义》。为《金匮》卷中"大黄牡丹汤"之异名。见该条。

07558 大黄䗪虫胶囊

《新药转正》32册。即《金匮》卷上"大黄䗪虫丸"改为胶囊剂。

07559 大排风天麻散（《圣济总录》卷五）

【组成】天麻二两 乌蛇（酒炙,用肉）一两一分 羌活（去芦头）一两 独活（去芦头）一两 秦艽（去苗土）二两半 当归（切,焙）一两一分 桂（去粗皮）三分 白芷（炒）一两一分 麻黄（去根节,先煎,掠去沫,焙干）二两一分 细辛（去苗叶）二两 青葙子（微炒）二两 枳壳（去瓤,麸炒）二两半 附子（炮裂,去皮脐）一分 白蒺藜（炒）二两 羚羊角（镑）半两 芍药一两一分

【用法】上为散。每服二钱匕,空心及晚食前温酒调下。

【主治】肺中风,瘼麻不仁,手足牵急。

07560 大续筋接骨丹（《医方类聚》卷一八八引《施圆端效方》）

【组成】肉苁蓉 川山甲 黄丹（飞） 龙骨 虎骨（炙） 白及 木鳖子仁 天灵盖各半两 寒食面一两

【用法】上为细末,醋熬为膏。摊绢帛上,涂折处,绵缠,竹神正,绳扎,一日一换。

【主治】打扑损胸,筋骨锉折。

07561 大蒜新汲水方（《种福堂方》卷二）

【组成】大蒜一握 新黄土

【用法】二药同研烂,以新汲水和之,滤去滓,灌入即活。

【主治】中暑,伤暑。

07562 大聪明枕中方

《医林绳墨大全》卷四。为《医心方》卷二十六引葛氏方"孔子枕中神效方"之异名。见该条。

07563 大圣玉屑无忧散

《卫生总微》卷十七。为《局方》卷七"玉屑无忧散"之异名。见该条。

07564 大圣花蛇牛黄丸（《圣济总录》卷七）

【异名】大圣通中花蛇丸（《普济方》卷九十三）。

【组成】白花蛇 乌蛇（二味并酒浸,去皮骨,炙） 磁石（煅,醋淬） 赤箭 半夏（生姜汁浸一宿,切,焙） 威灵仙（去苗土） 防风（去叉） 自然铜（煅,醋淬七遍）各四两 羌活（去芦头） 海桐皮（锉） 干蝎（去土,炒） 白僵蚕（炒） 白鲜皮 蔓荆实各三两 当归（切,焙） 芎䓖 青橘皮（汤浸去白,焙） 蒺藜子（炒）各三两 五味子 远志（去心） 萆薢 桂（去粗皮） 木香各一两半 胡芦巴 楝实 白豆蔻（去皮） 芍药 泽泻 牵牛子（一半生,一半炒） 荆芥穗 白头翁 肉苁蓉（酒浸,切,焙） 沉香各一两 干姜（炮） 麝香（别研） 牛黄（别研）各半两 麻黄（去根节）三两 丹砂（别研）一两半 水银一两（用黑锡一两结作砂子） 龙脑（研）二分

【用法】上药除别研外,为细末,再与研者和匀,炼蜜为丸,如弹子大。每服一丸,细嚼,用豆淋薄荷温酒送下,不拘时候。

【主治】瘫缓,口眼㖞斜,涎多语涩,筋骨无力,行履艰难,遍身疼痛。

【宜忌】《普济方》:如要出汗,浓煎盐豉汤一盏投之。宜避风坐卧。

07565 大圣通中花蛇丸

《普济方》卷九十三。为《圣济总录》卷七"大圣花蛇牛黄丸"之异名。见该条。

07566 大圣通神乳香膏（《中藏经》卷下）

【组成】乳香一两 没药一两 血竭一两 黄蜡一两 黄丹二两 木鳖二两（去壳） 乌贼骨二两 海桐皮二两 不灰木四两 沥青四两 五灵脂二两 麝香二钱 腻粉三钱

【用法】上为末,用好油四两,熬令热,下药末熬,不住手搅之,令黑色,滴水中成珠即止。临用摊贴疮上。

【主治】诸毒疮肿,发背痈疽。

07567 大青龙加黄芩汤（《伤寒图歌活人指掌》卷四）

【组成】麻黄二两 桂枝 甘草六钱二字半 杏仁四十个 生姜一两 大枣十二枚 石膏二鸡子大 黄芩六钱二字半

【主治】❶《伤寒图歌活人指掌》:太阳无汗,恶风烦躁。❷《济阳纲目》:寒疫头痛,身热无汗,恶风烦躁者。

【方论选录】《医方考》:春分以后,至秋分前,天有暴寒,抑遏阳气,不得泄越,有上件诸证者,皆为时行寒疫。表有风寒,故见太阳证,头痛身热,无汗恶风;里有温热,故见烦躁。麻黄、桂枝、甘草、杏仁、生姜、大枣,辛甘物也,辛以解风寒,甘以调营卫。石膏、黄芩,寒苦物也,寒以清温热,苦以治烦躁。

【备考】《济阳纲目》本方用法:每服五钱,水煎,温服,取汗。

07568 大效人参枳实汤（《活幼口议》卷十七）

【组成】枳实四个（米泔浸,去瓤,切,麸炒） 桑白

皮　半夏（汤洗七八次，切，仍以姜汁浸）　甘草（炙）　白茯苓　款冬花　五味子　阿胶（麸炒）　细辛各半两　人参一分　麻黄（去节）　苦梗各半两

【用法】上咬咀，每服一小撮，水一盏，加生姜三小片，大枣半个，乌梅少许，同煎至半盏，去滓，通口服。二滓并煎。

【功用】《普济方》：泻肺补气，宽膈化痰，滋润五脏，和益三焦，理嗽调中。

【主治】婴孩小儿伤寒后，气不和顺，喘急咳嗽，胸膈郁塞，日夜烦闷，神困力乏，不思饮食；虚痰烦满，头目昏晕；伤风感冷咳嗽之证。

07569　大效使君槟榔丸（《活幼口议》卷十七）

【组成】肉豆蔻二个（炮）　槟榔一个（生）　宣黄连　胡黄连　陈皮　青皮　川楝子肉（炒）　芜荑（炒，去皮）　神曲　麦芽（并炒）　木香　夜明砂（炒，去土）　芦荟　川芎各一钱　麝一字

【用法】上为末，猳猪胆汁、薄荷为丸，如麻子大。每服三五十丸，温饭饮送下。

【主治】婴孩小儿食肉太早，伤及脾胃，水谷不分，积滞不化，疾作疳气等候。

【备考】本方名大效使君槟榔丸，但方中无使君子，疑脱。《准绳·幼科》引作"使君槟榔丸"。

07570　大效神功救生丹（《活幼口议》卷十七）

【组成】雄黄（别研）　朱砂各一分（另研）　巴豆二十一粒（去壳）　干姜二钱

【用法】上用水醋一盏，以巴、姜就煮令干，去姜不用，将巴出油，和雄、朱研匀，雪糕搜丸，如麻子大。每服一岁三丸，并用酒浸赤芍药，以少许送下。

【主治】小儿久停虚积，荣卫不顺，气虚喘息，四肢浮肿，肚腹胀急，冲满胁肋，乍热乍寒，或泻或秘。

07571　大效润肺杏仁散（《普济方》卷一六二引《卫生家宝方》）

【组成】紫菀一两半（去泥）　半夏一两（煮）　五味子一两　杏仁二两（汤浸，去皮尖，泡七次）　罂粟壳半两（炙）　紫苏叶一两

【用法】上为粗末。每服三钱，加生姜三片，大枣一枚，水一盏半，煎至八分，去滓，食后服。

【主治】咳嗽，上气喘急，唾血，咯血。

07572　大效雄朱化痰丸

《赤水玄珠》卷二十六。为《活幼口议》卷十九"大效雄朱化痰定喘丸"之异名。见该条。

07573　大料神秘左经汤（《三因》卷三）

【异名】神秘左经汤（《得效》卷九）。

【组成】麻黄（去节）　干葛　细辛　厚朴（姜制，炒）　茯苓　防己　枳壳（麸炒，去瓤）　桂心　羌活　防风（去叉）　柴胡　黄芩　小草（即远志苗）　白姜（炮）　半夏（汤洗去滑）　甘草　麦门冬（去心）各等分

【用法】上锉散，每服四大钱，水一盏半，加生姜三片，大枣一个，煎七分，去滓，空腹服。

【功用】下气，消痰，散风湿，退肿，进饮食，令人不虚。

【主治】风寒暑湿流注足三阳经，手足拘挛疼痛，行步艰难，憎寒发热，自汗恶风，头眩腰重，关节掣痛；或卒中昏塞，大小便秘涩；或腹痛，呕吐下利，恶闻食臭，髀腿顽痹，

缓纵不随，热闷惊悸，心烦气上，脐下冷痹，喘满肩息。

【加减】自汗，加牡蛎、白术，去麻黄；肿满，加泽泻、木通；热甚无汗，减桂，加橘皮、前胡、升麻；腹满吐利，去黄芩，加芍药、附子（炮）；大便秘，加大黄、竹沥；喘满，加杏仁、桑白皮、紫苏，所加并等分。

07574　大通圣白花蛇散（《局方》卷一）

【异名】大通散（《圣济总录》卷十二）。

【组成】海桐皮（去粗皮）　杜仲（锉，炒）　天麻（去苗）　干蝎（炒）　郁李仁　赤箭　当归（去芦头，酒浸）　厚朴（生姜汁制）　蔓荆子（去白皮）　木香　防风（去苗）　藁本（去土）　白附子（炮）　肉桂（去粗皮）　羌活（去芦头）　萆薢（酒浸一宿）　虎骨（醋炙）　白芷　山药　白花蛇（酒浸，炙，去皮骨，用肉）　菊花（去枝梗）　牛膝（去苗）　甘草（炙）　威灵仙（去土）各一两

【用法】上为末。每服一钱至二钱，空心、温酒调下；荆芥汤亦得。久病风人，尤宜常服。

【功用】祛逐风气，通行荣卫。

【主治】❶《局方》：诸风，无问新久，手足觯曳，腰脚缓弱，行步不正，精神昏冒，口面㖞斜，语言謇涩，痰涎壅盛；或筋脉挛急，肌肉顽痹，皮肤瘙痒，骨节烦疼；或痛无常处，游走不定，及风气上攻，面浮耳鸣，头痛目眩；下注腰脚，腰疼腿重，肿痒生疮。❷《圣济总录》：风气冷热不调，四肢厥冷，心神烦愦。

【备考】本方方名，《普济方》引作"白花蛇散"。

07575　大黄芒消二味汤（《外台》卷二十七引《许仁则方》）

【组成】大黄六两　芒消五两

【用法】上药先切大黄，以水四升，煮取二升，去滓；纳芒消，顿服之。须臾利。良久不觉，以热饮投之。

【主治】大便暴秘不通，骨肉强痛，体气烦热，唇口干焦。

07576　大黄附子细辛汤

《金匮要略今释》卷三引《漫游杂记》。为《金匮》卷上。"大黄附子汤"之异名。见该条。

07577　大黄黄连泻心汤（《伤寒论》）

【组成】大黄二两　黄连一两

【用法】以麻沸汤二升渍之，须臾绞去滓，分温再服。

【主治】心下痞，按之濡，其脉关上浮者。

【方论选录】《古方选注》：痞有不因下而成者，君火亢盛，不得下交于阴而为痞，按之虚者，非有形之痞，独用苦寒，便可泄却。如大黄泻营分之热，黄连泻气分之热，且大黄有攻坚破结之能，其泄痞之功即寓于泻热之内，故以大黄名其汤。以麻沸汤渍其须臾，去滓，取其气，不取其味，治虚痞不伤正气也。

【备考】《伤寒论》林亿按：大黄黄连泻心汤诸本皆二味，又后附子泻心汤，用大黄、黄连、黄芩、附子，恐是前方中亦有黄芩，后但加附子一味也。《活人书》本方有黄芩。

07578　大黄黄连泻心汤

《活人书》卷十四。为《金匮》卷中"泻心汤"之异名。见该条。

07579　大黄黄连泻心汤（《云岐子保命集》卷上）

【组成】大黄　黄连各二两　甘草一两

【用法】上锉，如麻豆大。沸汤二盏，热渍之一时久，

三画

大

绞出滓,暖动,分二服。

【主治】❶《云岐子保命集》:热痞。❷《伤寒大白》:口渴。

【临床报道】放射性口腔黏膜炎:《中国中医急症》[2004,(7):438]用本方防治癌症放化疗后引起的放射性口腔黏膜炎60例,与以复方呋喃西林液含漱治疗为主的30例对照组相比较,结果:对照组轻、中、重度放射性口腔黏膜炎的发生率分别为100%、83.33%、53.33%,治疗组则分别为100%、36.67%、16.67%。

07580 大麻子赤小豆汤《千金翼》卷二十四

【组成】大麻子(熬) 赤小豆各五升 生商陆二升(薄切之) 升麻四两 附子(炮) 射干各三两

【用法】以水四斗,煮诸药,取二斗五升,去滓,研麻子令破,以麻子汁煮豆,令极熟,去滓,可得六七升,一服一升,一日一夜令尽。

【主治】疮痈毒气深重,毒肿无定处,或欸涩恶寒,或心腹刺痛、烦闷者。

【宜忌】服药后,小便当利,即当除肿减。食兼此豆益佳,如汤沃雪。凡用麻子,皆不得用郁悒者,可拣择用之。

07581 大水银硫黄紫粉丹《普济方》卷二六五

【组成】硫黄六两 水银二两半 针砂一两(淘洗令净) 太阴玄精石三两(研入)

【用法】上先细研硫黄,次下水银,点少热水研如泥,候水银星断,即入鼎中,并玄精、针砂,以水煮七日七夜,当如鱼目沸,水耗即以暖水添之;时以铁匙搅,七日满,即沥干,仍以微火煿阴气尽,即入盒子中,固之泥,法用砂盆末、白垩土、盐花捣如泥,固济,干了入灰池内,埋盒子两边以五两灰养六十日,日夜长令不绝,日满,以大火十斤煅一日,任火自销,冷了,以甘草汤浸一日,出火毒已,鲜紫色,候干,细研为末,以粳米饭和丸,如黍米大。每日空心以温酒下七丸,渐加至十丸,经百日效。

【主治】一切冷气,反胃吐食,冷热血气,冷癖肠风,一切冷病。

07582 大效至圣千金饮子《活幼口议》卷十八

【组成】绵黄耆(蜜炙) 甘草 陈皮 罂粟壳(炙) 木香 白芍药 地榆 川当归 枳壳(制,炒) 黑豆(炒) 乌梅 淮枣 白术 诃子(炮,去核) 黄连各等分

【用法】上㕮咀。每服二钱,水一小盏,煎至半,去滓,通口与服。

【主治】小儿脾积虚痢,便下五色,先由呕吐,后作泄泻,脐腹疼痛,胁肋胀满;受湿虚鸣,脓血相杂,下如豆汁,亦如瘀血,日夜无度,食少肌羸。

07583 大圣夺命玉雪无忧散

《幼幼新书》卷三十四。为《局方》卷七"玉屑无忧散"之异名。见该条。

07584 大承气加生地苁蓉汤《四圣悬枢》卷三

【组成】大黄三钱 枳实二钱 芒消二钱 肉苁蓉三钱 生地三钱 白蜜半杯 厚朴二钱

【用法】流水煎大半杯,分热服。

【主治】小儿痘病,胃燥便结,确有下证。

07585 大承气加芍药地黄汤《医学摘粹》

【组成】大黄八钱(生) 芒消三钱 厚朴四钱 枳实四钱 芍药三钱 生地八钱

【用法】流水煎一杯,去滓,入芒消,火化温服。不下再服。

【主治】温疫,阳明腑证,潮热汗出,谵语,腹痛便秘者。

07586 大承气加麦冬玄参汤《医学摘粹》

【组成】大黄三钱 芒消三钱 枳实三钱 厚朴三钱 玄参三钱 麦冬五钱 白蜜一杯

【用法】流水煎大半杯,入白蜜热服。

【主治】寒疫,阳明腑证,潮热汗出,谵语,腹满便秘者。

07587 大柴胡加玄参地黄汤《四圣悬枢》卷四

【组成】柴胡三钱 黄芩二钱 半夏三钱 芍药一钱 枳实一钱 大黄二钱 生姜二钱 大枣二枚 玄参二钱 生地三钱

【用法】流水煎大半杯,分二次温服。

【主治】少阳疹病,半入阳明胃腑,呕吐泄利。

07588 大柴胡加葳蕤知母汤《千金》卷九

【组成】柴胡半斤 黄芩 芍药各三两 半夏半升 生姜五两 大黄 甘草各一两 人参三两 葳蕤 知母各二两

【用法】上㕮咀。以水一斗,煮取三升,去滓,服一升,一日三次。取下为效。

【主治】伤寒七八日不解,默默心烦,腹中有干粪,谵语。

07589 大效雄朱化痰定喘丸《活幼口议》卷十九

【异名】大效雄朱化痰丸(《赤水玄珠》卷二十六)。

【组成】雄黄 朱砂各一钱(研) 蝉蜕 全蝎(炒) 地龙 白僵蚕 天南星 白附子(炮)各一分 轻粉半钱

【用法】上为末,面糊为丸,如麻子大。每服三十丸,薄荷茶清送下,食后服之。

【主治】小儿因惊发喘,逆触心肺,暴急张口,虚烦神困。

07590 大黄黄柏栀子芒消汤

《脉经》卷八。为《金匮》卷中"大黄消石汤"之异名。见该条。

07591 大黄黄柏皮栀子消石汤

《外台》卷四。为《金匮》卷中"大黄消石汤"之异名。见该条。

万

07592 万一丹《喉科指掌》卷一

【组成】乳香(去油) 血竭 没药(去油) 硼砂各一钱

【用法】上为末。吹入口内。其血即止。

【主治】误用刀针,流血不止。

07593 万亿丸

《回春》卷七。为《古今医鉴》卷十六引张三丰方"神效仙方万亿丸"之异名。见该条。

07594 万亿丸

《饲鹤集方》。为原书"万应散"之异名。见该条。

07595 万亿丸《北京市中药成方选集》

【组成】巴豆霜五钱 朱砂五钱 神曲(炒)五钱

【用法】上为细末,过罗,用白面打糊为小丸,如绿豆大;每十六两丸药外加朱砂八钱为衣。每服七丸,温开水

送下。

【功用】宽胸消滞，通利大便。

【主治】气滞胸满，胃口胀痛，积聚痞块，大便燥结。

【宜忌】孕妇忌服。

07596 万化膏（《鲁府禁方》卷三）

【组成】真香油一小酒杯　蜂蜜一小酒杯

【用法】上共合一处，瓷碗内盛之，重汤煮一炷香，空心热服即通。

【主治】日久经闭不行。

07597 万圣丹（《永乐大典》卷一一四一二引《经验普济加减方》）

【组成】刺猬皮（去上浮）半两　乌鱼骨三钱　獭猪指甲（去肉）三钱（三味盛盒子内，盐泥固济，烧取研细）　轻粉　硇砂　密佗僧（研）各一钱　蕤仁（去皮，研）二钱

【用法】上为细末，熔黄蜡半两，消和搅匀作块，为丸绿豆大。入绒线少许，于指甲上按作饼子，觑翳膜大小加减。临卧，夜贴于眼睛上有翳膜处，至明日早晨洗了。不过十次，粘贴下脂膜，多年病眼，不过半月取下。

【主治】久翳不愈，晕膜昏暗瘀肉。

07598 万全丸（《永类钤方》卷三）

【异名】万金丸（《得效》卷四）。

【组成】石菖蒲（去根须，锉如米大）半斤　斑蝥半斤（去足翅）

【用法】同炒，慢火，不可烧了，候菖蒲黄色取出，拣去斑蝥；用小布袋盛菖蒲，两人牵掣，去尽斑蝥屑；止用菖蒲研末，用米醋煮面糊为丸，如梧桐子大。每服二三十丸，随意加减，温酒或熟水送下。

【主治】食积，气积，血气。

【加减】如治蛊胀，加香附子末，汤调下，治肿尤快。

07599 万全丸（《医学入门》卷七）

【组成】赤石脂　干姜各一两　胡椒五钱

【用法】上为末，醋糊为丸，如梧桐子大。每服五七丸，米饮送下。

【主治】❶《医学入门》：大肠寒滑，小便精出，诸热药未效者。❷《东医宝鉴·内景篇》：久痢。

07600 万全汤（《傅青主男女科》卷下）

【组成】柴胡　白术　黄芩　神曲各三分　白芍　麦冬各一钱　当归五分　茯苓二分　甘草　苏叶各二分　山楂三个

【用法】水煎服。

【主治】小儿不拘早晚发热。

【加减】冬，加麻黄一分；夏，加石膏三分；春，加青蒿三分；秋，加桔梗三分；有食，加枳壳三分；有痰，加白芥子三分；吐，加白蔻仁一粒；泻，加猪苓一钱；惊风，加人参五分。

【方论选录】《傅青主男科重编考释》：万全汤亦逍遥散之变方也。用逍遥散舒肝解郁，以清肝郁内热；苏叶、柴胡以解外风；麦冬、黄芩以清肺热；加山楂、神曲，调理脾胃而固胃气。用此方统治小儿早晚发热，实属万全也。傅氏治惊风用人参，人多不知其奥者，以只知人参大补元气，而不知人参尚有镇静、安神、止惊之功也。

【临床报道】小儿外感发热：《时珍国医国药》[2004，15（5）：293]用万全汤治疗小儿外感发热40例，结果：治愈26例，显效10例，有效3例，无效1例，总有效率为97.5%，对小儿无明显副用。

07601 万全饮（《普济方》卷二三五引《圣惠》）

【异名】青蒿饮。

【组成】阿魏一分（童便磨化）　甘草（大者）二寸　东引桃枝（小者）一握　青蒿（一大握，用子皮）一两　槟榔一两（末）　葱白二寸（并根）　（一方有东向柳枝，无葱白）

【用法】上用童便二升，浸桃枝、蒿、草、葱白四味一宿，来日五更初煎取六合，去滓，入阿魏更煎四沸，分为二服，每服临吃时入槟榔末半两同服。如觉恶心必吐，吐后更进第二服，服时不得与患人语，及不可与患人对面，恐恶虫飞入口鼻内。春二服，秋三服，一年五服，劳虫并尽。病若在上先吐，若在下则利，皆出黑虫如发，及如马尾。

【主治】一切痨疾，传尸劳瘵，不问远年近日。

07602 万全散（《圣济总录》卷十七）

【组成】白僵蚕（炒）　附子（炮裂，去皮脐）　半夏（汤浸七遍去滑，炒）　细辛（去苗叶）　藿香叶　芎䓖　羌活（去芦头）各一分　牵牛（捣取粉）半两　干姜（炮）二钱

【用法】上为散。每服二钱匕，空心、临卧浓煎生姜、薄荷汤调下。

【主治】风痰水饮积聚，心胸痞膈，饮食不化，头目不利，神思昏浊，甚则呕逆不思饮食。

07603 万全散（《幼幼新书》卷七引张涣方）

【异名】万金散（《卫生总微》卷十五）。

【组成】沉香　丁香　人参　五味子　当归（焙）一两　赤芍药　白术各半两　桂心一分

【用法】上为细末。每服一钱，淡浆水一盏，煎五分，时滴口中。

【主治】婴儿脏寒禀弱，或多囟解，面色青白，遇夜多啼，甚者烦闷，状若神祟。

07604 万全散（《医方类聚》卷二二七引《仙传济阴方》）

【组成】苍术（米泔浸，锉，炒）　厚朴各一斤（去粗皮，姜制，炒）　陈皮半斤（去白，锉，炒）　青皮半斤（去白，锉，炒）　军姜半斤（锉，炒）　良姜半斤（锉，炒）　砂仁六两（去膜，炒）　草果六两（锉，炒）　益智五两（炒）　香附一斤（洗，炒）　粉草半斤（炒）　杜乌药一斤（锉，炒）　丁皮五两（不见火）　大腹皮四两（净洗，锉，姜汁炒）　紫苏一斤（炒）　桂皮（不见火）

【用法】水一盏半，加生姜五片，同煎七分，去滓，空心温服。

【主治】妇人妊娠，感风恶寒，头疼，腹疼，腰脚疼，四肢浮肿。

【宜忌】切忌生冷毒物。

【加减】腹疼，加小茴香一撮；四肢浮肿，加陈萝卜子（炒入）；冷气，加吴茱萸（炒入）；腰脚疼，加川牛膝（酒洗，不见火）、木瓜（锉）；头疼风证者，加防风（去芦）、北细辛（去叶），或加川乌（汤炮，去皮尖，生用，焙，姜汁煎）；四肢骨节痛，加小茴香（炒）；感风恶寒者，加葱白煎；潮热，加葱白，热退则止；心气不通、喘急，加麦门冬（去心），每三粒，或加灯心三寸；作渴，加乌梅，每半个，或加粉葛；咳嗽，加桑白皮（向东取，去粗皮，锉，蜜炒干，再入蜜炒）；伤肺者，加北五味子，或加桑叶一皮（向东取）；五心烦热，小便赤，

加车前草、茆根藨，或灯心；经脉来不已，加烧棕灰（存性）；泄泻，加炒糯米一撮，或肉豆蔻；催生，用苎根三茎；经脉败，正胶艾汤；经脉不匀，加北艾叶（浸洗，炒干，用醋）。

07605 万全散（《医学正传》卷八引阮氏方）

【组成】防风　人参　蝉蜕各等分

【用法】上切细。每服四钱，水一盏，入薄荷三叶，煎六分，温服。

【主治】痘疮出不红润。

【加减】热而实者，加升麻。

07606 万全散（《准绳·疡医》卷二）

【组成】嫩柏根　水圹根　狸咬柴　乌苞根　青玉刘　生蓝叶　溪枫根　穿山蜈蚣　薄荷

【用法】水煎，调雄黄末服。或合七神散更妙。

【主治】瘴气时毒，疔疮，蛇犬咬。

07607 万全膏（《育婴秘决》）

【组成】羌活　川芎　细辛　石菖蒲　木通　麻黄各一钱　脑　麝各一字

【用法】上为末，入炼蜜为丸，如芡实大。每服一丸，灯心汤化下；或用一丸，棉包塞鼻中。

【主治】齆鼻。

07608 万全膏

《胎产心法》卷中。为原书同卷"神应丹"之异名。见该条。

07609 万安丸（《圣济总录》卷三十五）

【组成】虎头骨（酒炙）三两　藜芦六两　雄黄（研）　鬼臼　天雄（炮裂，去皮脐）　芫荑（炒）　皂荚（酥炙，去皮子）各一两

【用法】上七味，除雄黄外，捣罗为末，入研者雄黄和匀，炼蜜为丸，如弹子大。令患者头上戴一丸，立愈。若除伏尸，于房四角烧四粒；若除疫气，于床前烧一粒。

【主治】鬼疟。

07610 万安丸（《圣济总录》卷一八六）

【组成】干蝎（炒）二两　白花蛇（酒浸，取肉炙）　桃仁（去皮尖双仁，炒，研）各四两　肉苁蓉（酒浸，切）　槟榔（锉）　木香　当归（切，焙）　茴香子（炒）　羌活（去芦头）　芎䓖　天麻　桂（去粗皮）　沉香（锉）　白附子（炮）　阿魏（米醋研用）　安息香（研）各一两半

【用法】上为末，用蜜一斤，拌和为丸，如鸡头子大。每服温酒或茶嚼一丸。

【功用】补益，调气，除风。

【主治】虚损。

07611 万安丸（《全生指迷方》卷三）

【组成】大戟（炒）　甘遂（炒）　牵牛（炒）　五灵脂各半两　芫花（炒）一分　胆矾一钱（研）　细墨（烧）一钱（研）　巴豆（去皮，出油）一钱　芫青四十个（去头翅）　斑蝥二十个（去头翅）　石膏（细研）一分　延胡索（炒）半两　吴茱萸（炒）半两

【用法】上为细末，白面糊为丸，如绿豆大。每服一丸，生姜、橘皮汤送下，一日二次。病去六七分即住服。

【主治】忧思惊恐寒热，以致阴阳痞滞，气结成形。腹中作块，按之不移，推之不动，动辄微喘，令人寒热，腹中时痛，渐渐羸瘦，其脉结涩，久则成水虚劳。

07612 万安丸

《御药院方》卷六。为《千金》卷十九"无比薯蓣丸"之异名。见该条。

07613 万安丸（《瑞竹堂方》）

【组成】川楝子半斤（微炒出汗）　知母半斤（微炒出汗）　甘草四两（微炒）　茴香四两（炒黄色）　莲子心　木香各一两　晚蚕砂一两（微炒）

【用法】上将甘草、茴香二味先捣为末，以四两熬膏，外将余四两与其余药同为末，用膏为丸，如梧桐子大。每服七八十丸，空心温酒送下。

【主治】劳伤。

07614 万安丸（《医方类聚》卷一五三引《瑞竹堂》）

【组成】肉苁蓉四两（酒浸）　干薯蓣　五味子各二两半　杜仲三两（炒）　牛膝（酒浸）　菟丝子（酒浸）　泽泻　白茯苓（酒浸）　熟干地黄　当归　山茱萸各二两（去核）　巴戟三两（去心）　赤茯苓（去皮）

【用法】上为细末，用苁蓉末半斤，酒熬膏和为丸，如梧桐子大。每服五七十丸，空心温酒送下。

【功用】《普济方》：补下元，起阴阳，安魂定魄，和三焦，破积聚，消五谷，安脏腑，除心中伏热，强骨轻身，明目，去冷除风。

【主治】下元极虚。

【宜忌】❶《医方类聚》引《瑞竹堂方》：忌醋、陈腐、自死之物。❷《普济方》：忌猪羊肉、血七日。

【备考】方中赤茯苓用量原缺。

07615 万安丸（《得效》卷八）

【组成】苁蓉四两（酒浸）　干薯蓣　五味子各二两半　杜仲三两半　牛膝（酒浸）　菟丝子（酒浸）　赤石脂（煅）　白茯苓（去皮）　泽泻　山茱萸（去核）　巴戟（去心）　熟干地黄各二两　附子（炮，去皮脐）　牡丹皮（去骨）　官桂（去粗皮）各一两

【用法】上为末，别用苁蓉末半斤，酒熬膏为丸，如梧桐子大。每服五七十丸，空心温酒送下。

【功用】补下经，起阴发阳，安魂定魄，开三焦，破积聚，消五谷，益精气，安脏腑，除心中虚热，强筋骨，轻身明目，去冷除风。

【主治】虚损。

【宜忌】忌酽醋及陈臭之物。

【加减】若要肥，加炖煌石膏二两（炖煌，如火色也）；如失狂多忘，加远志一两；体少津润，加柏子仁一两；欲进房事，加白马茎（若无，用鹿茸代之）二两（去毛，酥炙）；阴下湿痒，加蛇床子一两。

07616 万安丸（《医方类聚》卷一一三引《烟霞圣效方》）

【组成】黑牵牛二两（取一两二钱头末）

【用法】上为细末，醋浸一宿，蒸饼如糊相似，就药末为丸，如绿豆大。每服七八丸，水送下。加减服之。

【主治】癥瘕积聚。

07617 万安丸（《普济方》卷三三八）

【组成】知母一两（洗，焙）

【用法】上为细末，以枣肉为丸，如弹子大。每服一丸，细嚼，秦艽、糯米汤化下。

【主治】妊娠因服药致胎动不安，有似虚损，不得卧者。

07618 **万安丸**《丹溪治法心要》卷八)

【组成】白术 茯苓 人参各一钱半 陈皮 苍术 厚朴 猪苓 泽泻各五钱 干姜三钱 官桂二钱 甘草二钱半

【用法】上为末，炼蜜为丸，如梧桐子大。每服五丸，食前米汤化下。

【功用】壮胃进食，止吐泻。

【主治】小儿泄泻。

07619 **万安丸**《金鉴》卷四十五)

【组成】牵牛(头末) 胡椒 木香 小茴香(焙)各等分

【用法】上为末，水泛为丸。量虚实服。

【主治】带下。

07620 **万安丸**《慈航集》卷上)

【组成】冬白术二十两(土炒) 云苓二十两(炒) 泽泻十五两(炒) 广藿香三十两(微炒) 官桂八两(研) 紫苏二十两(炒) 制半夏二十两(姜汁炒) 茅苍术八两(炒) 草蔻仁二十两(炒) 神曲三十两(炒) 陈皮十五两(炒) 麦芽三十两(炒) 山楂三十两(炒焦) 枳壳二十两(麦麸炒) 厚朴二十两(姜汁炒) 羌活十二两(炒) 独活十五两(酒炒) 生甘草四两(炙) 丹参三十两(酒炒) 苡仁米二十两(炒)

【用法】上药如法炮制，各研净细末，炼蜜为丸，每颗重四钱。照后汤头煎汤送服：感冒伤风，头痛，恶寒，发烧，遍身骨节疼痛，用煨姜二钱，葱头三个，煎汤化服一丸，取汗即愈；霍乱吐泻，用煨姜三钱，大枣三个，灶心土三钱，煎汤化服一丸；疟疾，用煨姜三钱，大枣三枚，煎汤化服一丸，于未来早一时服；红痢，用金银花三钱，炒黑荆芥二钱，煎汤化服一丸；如腹痛，加广木香一钱五分；白痢，用煨姜二钱，红砂糖五钱，煎汤化服一丸；斑疹，用生石膏五钱，炒升麻一钱，煎汤化服一丸；孕妇，用当归八钱，炮姜八钱，煎汤化服一丸；产后用当归八钱，益母草三钱、炮姜一钱五分，煎汤化服一丸。大人一丸，小儿半丸。

【主治】夏秋感冒寒暑，伤风头痛，恶寒发烧，遍身骨节疼痛，霍乱吐泻，瘟疫疟痢，时毒斑疹，四时不正之气。

07621 **万安丹**《卫生总微》卷十)

【组成】半夏一分(汤洗七次，焙干) 白术一分 附子一个(炮制，去皮脐) 硫黄一分(研) 朱砂半两(研，飞)

【用法】上前三味先为末，入研药拌匀，生姜汁为丸，如黍米大。每服十丸，乳食前米饮送下。

【主治】胃虚，伤冷吐逆。

07622 **万安丹**

《良朋汇集》卷二。为原书同卷"白沙草灵丹"之异名。见该条。

07623 **万安汤**《魏氏家藏方》卷七)

【组成】人参(去芦) 甘草(炙)各半两 大川乌(炮，去皮脐，锉，盐炒黄，去盐) 草果子(面裹煨) 干姜(炮，洗)各二两

【用法】上为粗末。每服三钱，水一盏半，加生姜二片，枣子一个(去核)，同煎至八分，去滓，空心、食前热服。

【主治】脾泄冷痢，腹痛里急，寒中色白，米谷不化。

07624 **万安汤**《观聚方要补》卷一)

【组成】八解散加羌活 桔梗

【主治】虚人感冒。

07625 **万安饮**《活幼心书》卷下)

【组成】人参(去芦) 当归(酒洗) 大黄(生用) 防风(去芦) 柴胡(去芦) 枳壳(水浸润，去瓤，锉片，麸炒微黄) 半夏(汤煮透，滤，锉，焙干) 芍药(净洗) 黄芩 甘草各一两 滑石末六两

【用法】上㕮咀，滑石末临入和匀。每服二钱，水一盏，加生姜二片，煎七分，不拘时温服；或加枣一个同煎。

【功用】推陈致新，除邪辅正，和益脾胃，宣通气血，调顺饮食，疏解风寒，宁心化痰，去烦理热，表里并治。

07626 **万安散**《圣济总录》卷一七九)

【组成】海金沙 滑石 续随子(炒)各半两 蝼蛄七枚(炒令黑)

【用法】上为细散。每服半钱匕，空心、食前煎灯心汤温调下。

【主治】小儿小便不通欲死。

07627 **万安散**《圣济总录》卷一七九)

【组成】蛤蟆 蛇蜕皮 蝉壳各一分(烧)

【用法】上为散，用麝香半钱同研。每服一字匕，午时温水调下。午后煎柳枝汤洗浴，用青纱帛子盖之，即虫自出而安。

【主治】小儿疳渴，虫动心痛。

07628 **万安散**《幼幼新书》卷九引《吉氏家传》)

【组成】全蝎七个(姜汁浸) 朱砂半钱 麻黄(细直者)一钱(姜汁浸) 生薄荷叶七片(裹蝎，麻黄系，箸夹炙黄；无，干者姜汁浸开) 厚朴二钱(姜制) 白术一钱(水七分，银石器熬水尽，切，焙)

【用法】上各为细末，入朱砂研匀。新生儿半钱，周晬以上一钱，量儿大小加减，金银薄荷汤送下，每日三次。

【主治】慢惊、慢脾风。

07629 **万安散**《鸡峰》卷十五)

【组成】人参 茯苓 木香 芍药 川楝子 芎 厚朴 神曲 麦芽 干姜 熟地黄 术 当归 枳壳 茴香 青皮 荆三棱 桂各一两

【用法】上为粗末。每服二钱，水一盏，加葱白二寸，煎至七分，去滓，食前温服。

【主治】下经不足，冷气攻冲，胁肋胀痛，小腹坚满，气不施化，小便不利；及妇人冲任宿寒，脐腹刺痛，经候不匀，肢体疼倦。

07630 **万安散**《鸡峰》卷二十二)

【组成】五倍子 密陀僧(研) 白丁香各等分

【用法】上为末。先以甘草二两，捶碎，以酢醋汁一升，煎五七沸，去滓口含，洗疮上令净，拭干，将药末旋入麝香少许，以唾调作花子贴之。

【主治】一切恶疮。

07631 **万安散**《普济方》卷一九七引《济生》)

【组成】苍术(泔水浸，去黑皮，锉，炒) 厚朴(姜制，炒) 陈皮(去白) 槟榔 常山(酒浸一宿)各一钱半 (一方有炙甘草)

【用法】上和匀，用水二盏，酒一盏，煎至一盏半，去滓，夜露一宿。当发日，分作二服，烫温，早晨进一服，候其

发时,再进一服。

【主治】一切疟疾,病初气壮者。

【宜忌】气虚胃弱及妊妇不宜服之。忌食热物片时。

07632 万安散《普济方》卷一四七引《经验良方》）

【组成】紫苏叶 陈皮 香附子（去毛） 桔梗（微炒） 白芷 半夏（汤泡,姜制） 甘草 前胡（去芦） 藁本各一两 干葛二两

【用法】上为粗末。每服五钱,水一大盏,加生姜五片,大枣一个,煎八分,去滓,食前服。

【功用】轻清发散。

【主治】伤寒。

【加减】如热多,口渴心烦,脏腑坚硬,再加前胡少许;口渴,脏腑稀,加干葛少许;嗽,加桑白皮少许;欲出汗,热极服;无汗,加麻黄（去节）少许;体虚不出汗,加桂少许;风赤眼羞明不开,再加前胡半两;无大热,出汗太过,加麻黄根少许。

07633 万安散《普济方》卷一九四）

【组成】大黄 雷丸 木香各一两 苦荬荙 樟柳根各半两 黑牵牛 白牵牛各一两半 槟榔七枚

【用法】上为末。每服五钱,用熟蜜五钱,酒一盏,空心、食前调服。

【主治】蛊病。

07634 万安散《济阴纲目》卷三）

【组成】小茴香（炒香） 木香各二钱半 黑牵牛一两（另取头末）

【用法】上为细末。以生姜自然汁调二钱,临卧服。取尽恶物为效。未尽,间日再服二钱,后以白粥补之。

【主治】女人赤白带下,或出白物如脂,或有臭浊污水。

【宜忌】忌热毒物。

07635 万安散《痧喉证治汇言》）

【组成】桔梗一钱 硼砂一钱 生甘草一钱 冰片一分 山豆根一钱

【用法】上为极细末。

【主治】喉痧。

07636 万安膏《医学纲目》卷三十八）

【组成】木香三钱 沉香二钱 檀香三钱 香附一两 槟榔半两 白术二两 肉蔻半两 薄荷二两 人参半两 甘草二两 辰砂三钱 琥珀 真珠 青黛 犀角各二钱半 黄耆一两 麝香五分 使君子一两 天竺黄半两

【用法】上为末,炼蜜为丸。临卧服,薄荷汁或蜜水、米饮化下。

【功用】调脾顺气,定惊。

【主治】小儿脾胃不足,吐乳,黄疸。

07637 万安膏《医学纲目》卷三十八）

【组成】人参一两 木香 沉香 藿香各半两 厚朴（姜制）一两 甘草半两 陈皮 青皮 干姜 肉桂（夏不用）各一两 使君子（炮）十个 泽泻（冬不用,春、秋减半用）（一方无木香、沉香、藿香、青皮、使君子,有白术、苍术、茯苓、猪苓）

【用法】上为末,炼蜜为丸,如芡实大。食前米饮化下;如热,薄荷汤下。

【功用】消疳去积,助胃气,和中,疏气滞。

【主治】小儿脾胃虚弱,腹生疳虫,癥瘕,食积,泄泻。

【备考】方中泽泻用量原缺。

07638 万安膏《良朋汇集》卷三）

【组成】川乌 草乌 归尾 蛤蟆 巴豆 白及 大黄 血余 连翘 蜂房 白蔹 川山甲 蒺藜 木鳖子 何首乌各一两 槐 柳 桑 榆 楮 桃枝各一两

【用法】脂麻油七斤,将药入油泡,春五、夏三、秋七、冬十日;然后用火煎黑枯色,去渣尽,入飞过黄丹三斤,用槐条搅令烟净,滴水成珠,待温再入乳香、没药、血竭各一两,麝香一钱,研末搅令匀,入水中退火毒。或绢或纸,任意摊贴。

【主治】跌打损伤,疮毒痞块,背寒肿痛。

07639 万安膏《济众新编》卷七）

【组成】平胃散 苏合香丸

【用法】平胃散水煎,调苏合香丸二三丸,入蜜少许,不拘时服。

【主治】伤食吐泻,心腹绞痛,或痢疾腹痛。

07640 万字丸《疯门全书》）

【组成】白花蛇一条（去头皮脏骨） 白蒺藜七两 白僵蚕一两 白附子一两 威灵仙一两 风子肉一两 土麻仁六两 川黄连（乳蒸）五钱

【用法】炼蜜为丸。早、晚空心各服五钱。

【主治】麻风。

【加减】血热,加丹皮、栀仁;溃烂,加牛子、骨皮;拘挛拳曲,加天麻、钩藤;麻木甚,加蒺藜、土麻仁;面上红云红堆,加白附、僵蚕;面如油光,加白附、蝉蜕;鼻塞声散,加桑皮,黄芩;肉痹,加玄参;足麻木溃烂,加黄柏、银花、土茯苓;骨节疼痛,加独活;瘙痒,加丹皮、蝉蜕;癣多,加鲜皮、浮萍;红堆红圈,加山甲、皂刺;热甚,加川连;遍身麻木,非花蛇不能。

07641 万寿丸《圣惠》卷八十六）

【组成】人参（去芦头） 白茯苓 青橘皮（汤浸,去白瓤,焙） 犀角屑 朱砂（细研,水飞过）各半两 木香三分 川大黄（锉,微炒） 当归（锉,微炒） 牛黄（细研） 麝香（细研）各一分

【用法】上为末,入研了药令匀,以烧饭和丸,如黍粒大。每服五丸,以温水送下,一日三次。

【主治】小儿惊痫兼诸疾。

07642 万寿丸《普济方》卷三八二）

【组成】干蜗牛半两 干蚯蚓半两 蛇蜕皮一分 干蛤蟆头三个 黑丑五个（炮） 麝香一分 使君子五个（炮）

【用法】上前四味药入罐子内,封闭口,炭火烧通赤,取出捣罗为末;后三味为末,同烂研入如粉,用粟米饭为丸,如绿豆大。每服五丸,米饮送下,一日二次。

【主治】小儿气疳羸瘦,腹大项小,头发稀疏,脏腑不调,或泻或秘。

07643 万寿方《博济》卷四）

【组成】干蜗牛半两 干蚯蚓半两 蛇蜕皮一分 干蛤蟆三个 使君子五个（炮） 没食子五个（炮） 麝香一分

【用法】上前四味药,入罐子内,封闭口,炭火烧通红,同后三味研细,取为丸,如绿豆大。每服五丸,米饮送下,

一日二次。

【主治】小儿疳气羸瘦，腹大颈小，头发稀疏，脏腑不调，或泻或秘。

07644 万应丸（《医学正传》卷四引《外台》）

【组成】槟榔五两　大黄八两　黑丑四两（以上三味为末）　皂荚七挺（不蛀者）　苦楝根皮一斤

【用法】上先以皂荚、苦楝，用水二大碗熬成膏，一处搜和药末为丸，如梧桐子大；又以沉香、木香、雷丸各一两为末为衣，先以沉香衣，次用雷丸衣，又次用木香衣。每服三丸，四更时用砂糖水送下。

【功用】下诸虫。

【主治】虫积心痛腹胀，有块硬起，吐清水，面黄肌瘦，小便如泔。

❶《袖珍》：诸虫。❷《证治汇补》：虫积心痛。❸《张氏医通》：腹中诸虫血积。❹《嵩崖尊生》：虫痛有块硬起，吐清水。❺《丸散膏丹集成》：面黄肌瘦，小便如泔。

【宜忌】《张氏医通》：孕妇忌服。

07645 万应丸（《本草纲目》卷三十五引《指南方》）

【异名】万病丸（《三因》卷十八）、地黄煎丸（《普济方》卷三五二）。

【组成】干漆一两（打碎，炒烟尽）　牛膝末一两　生地黄汁一升

【用法】入银、石器中慢熬，俟可丸，丸如梧桐子大。每服一丸，加至三五丸，酒、饮任下。以通为度。

【主治】月经瘀闭不来，绕脐寒疝痛彻；及产后血气不调，诸癥瘕病。

07646 万应丸（《圣济总录》卷八十三）

【组成】没药（研）　乳香（研）　木香　白附子（炮）　乌药　蒺藜子（炒，去角）　乌头（炮裂，去皮脐）各半两　硇砂（研）一分

【用法】上药各为细末。用木瓜二枚，去皮瓤，剜内空，留盖子，将硇砂入木瓜内，盖了，用竹签子签定，以湿纸三五重裹，热灰煨令香熟，取出不令倾侧，别顿一处；次用好酒一升，银、石锅内煎，先下蒺藜、乳香末，熬去一二分；次下诸药末同熬，少时取出，不得令干；却将煨的木瓜同捣三五百杵，可丸即丸，如豌豆大。空心冷酒送下十丸。如人行三五里，吃荆芥茶半盏，每日一次。渐加至十五丸止。以觉药力到脚膝下为效。

【主治】干湿脚气。

07647 万应丸

《圣济总录》卷一七六。为原书同卷"妙应丸"之异名。见该条。

07648 万应丸（《中藏经》卷下）

【组成】甘遂三两　芫花三两　大戟三两　大黄三两　三棱三两　巴豆二两（和皮）　干漆二两（炒）　蓬术二两　当归五两　桑皮二两　硼砂三两　泽泻八两　山栀仁二两　槟榔一两　木通一两　雷丸一两　诃子一两　黑牵牛五两　五灵脂五两　皂角七挺（去皮弦）。上药锉碎，洗净，入米醋二斗，浸三日，入银器或石器内，慢火熬，令醋尽，焙干焦，再炒为黄色，存性。入后药）　木香一两　丁香一两　肉桂一两（去皮）　肉豆蔻一两　白术一两　黄耆一两　没药一两　附子一两（炮，去皮脐）　茯苓一两　赤

芍药一两　川芎二两　牡丹皮二两　白牵牛二两　干姜二两　陈皮二两　芸苔二两（炒）　地黄三两　鳖甲三两（醋炙）　青皮三两　南星二两（浆水煮软，切，焙）

【用法】上为末，醋煮面糊为丸，如绿豆大。用度谨具如下：结胸伤寒，每服七丸，用油浆水送下，当逐下恶物，如人行二十里，未动再服；多年积结、殕食、癥块，每服三丸至五丸，临卧水送下，每夜服之，病即止；如记得因伤物作积，每服七丸，即随所伤物送下；水气，通身肿黄者，每服五丸，茯苓汤送下，每日二次，水消为度；如要消酒进食，每服一丸，生姜汤送下；食后腹中一切痛，每服七丸，醋汤送下；膈气噎病，每服三丸，丁香汤送下，夜一服；因伤成劳，每服十丸，鳖甲汤送下，每日三次，渐安减服；小肠疝癖气，每服三丸，茴香汤送下；大小便不通，每服五丸，蜜汤送下，未通加至七丸；九种心痛，每服五丸，茱萸汤送下，立止；尸注走痛，每服三丸，木瓜汤送下；脚气，每服五丸，每日食前石楠汤送下；卒死气未绝，每服七丸，小便化，灌之立活；产后血不行，每服三丸，当归酒送下；血晕、血迷、血蛊、血痢、血胀、血刺、血块、血积、血瘕、血瘕，每服二丸，并用当归酒送下，逐日服；难产横倒，每服二丸，榆白皮汤送下；胎衣不下，每服二丸，烧秤锤通红，以酒淬之，带热送下；脾泻血痢，每服一丸，干姜汤送下；赤白痢，每服一丸，甘草、干姜汤送下；赤痢，每服一丸，甘草汤送下；白痢，每服一丸，干姜汤送下；胃冷吐逆，并反胃吐食，每服二丸，丁香汤送下；卒心腹痛不可忍者，每服三丸，热醋盐汤送下；如常服一丸，临卧茶清送下；五烂疾，每服一丸，牛乳送下，每日二次；如发疟时，每服十丸，童便、酒化开灌之，吐利即愈。

【主治】伤寒结胸，癥瘕积聚，心腹疼痛，痢疾，疟疾，水肿，脚气，产后血晕，胎衣不下。

【宜忌】小儿、妊妇、老人勿服。

07649 万应丸（《杨氏家藏方》卷七）

【组成】白牵牛　槟榔　肉豆蔻（面裹煨）各等分

【用法】上为细末，炼蜜为丸，如绿豆大。食前服五十丸，赤痢，甘草汤送下；白痢，干姜汤送下；赤白痢，甘草干姜汤送下。

【主治】久夹积滞，因伤生冷，遂作痢疾，或赤或白，经久不愈。

07650 万应丸

《卫生宝鉴》卷十八。为《医方类聚》卷二二四引《管见良方》"一母丸"之异名。见该条。

07651 万应丸（《活幼心书》卷下）

【组成】五倍子（去内虫屑）　胡黄连　青皮（去白）　陈皮（去白）　黄柏　神曲　麦芽（净洗，焙干）　三棱（炮，锉）　莪术（炮，锉）　芜荑　槟榔　龙胆草　川楝子肉　使君子肉各一两

【用法】上除槟榔（不过火）、麦芽二味外，余十二味锉碎，炒令微焦色，候冷，同前麦芽、槟榔研为细末，水煮面糊为丸，如麻仁大。每服三十丸至五十丸，或七十丸，温米清汤送下，不拘时候或空心。儿小者，丸作粟谷大，粒数、下法同前。

【主治】诸般疳证，胃口有热，饮食不进，头发作穗，面色萎黄。

07652 万应丸（《医方类聚》卷八十九引《王氏集验方》）

【组成】硇砂半两（水飞过，研） 阿魏（醋研，去砂土） 大黄 吴茱萸（去枝梗） 青礞石（研细末，用焰消拌和，于银锅内煅，取净） 肉桂 木香 青皮（去瓤） 玄胡索 五灵脂（酒淘，去沙） 小茴香（炒） 川山甲（蛤粉炒） 乳香 没药 当归 石菖蒲 皂角（去皮弦子） 干漆（炒烟尽） 槟榔 陈皮（去白） 枳壳（去瓤，炒） 京三棱（煨） 丁香 莪术（煨） 良姜（炒） 甘遂 芫花（醋煮，焙） 大戟 雄黄各半两 巴豆（去油膜）三钱

【用法】上为细末，醋煮面糊为丸，如梧桐子大。每服三十丸，空心生姜汤送下。利后以白粥补之。

【功用】破一切积，散一切气。

【主治】蛊气，血气，结块疼痛，癥瘕积聚，心气脾疼，食积、肉积、酒积，胃冷吐食，气膈噎塞不通，遍身水气浮肿，气急痰壅。妇人血气下行，腹肚疼痛，年深日久者。

【临床报道】蛊胀：一妇人年四十余岁，经脉不行十三个月，腹肚蛊胀而疼，时肿时消，医以行经动胎之药服之，如水浇石，脉息沉细而实。予曰：此非胎也，当作血气治之，予以此药，生姜汤下三十丸，大便如常，腹疼稍减。至次日五更初，再进五十丸，至天明，粪下异色，腥臭难闻，腹蛊稍消，旋以白粥补之。第三日早，又以五十丸进之，至天明，粪下如故，腹胀又减。如是者服药十日，其病全获安矣。

07653 万应丸（《医方类聚》卷一一三引《医林方》）

【组成】荆三棱 干葛根 大戟 芫花各等分 巴豆少许

【用法】上为细末，水煮面糊为丸，如梧桐子大。每服三十丸，煎生姜汤送下。取下水为效。

【主治】酒积通身黄肿。

07654 万应丸（《便览》卷三）

【组成】大腹子二两（同槟榔制法） 使君子二十枚 贯众（去土）五钱 土朱五钱 雷丸（水浸，刮去黑皮）五钱（红者不用） 木香三钱（另研） 鸡心槟榔二两（用无灰酒浸半日，至心黑为度，以黄豆煎汤洗） 自然铜一两（有金星小者佳，用醋煅七次，以酥为度） 锦纹大黄五两五钱（湿纸裹，煨半生半熟） 黑牵牛四两（炒半生半熟，取头末二两） 滑石一两（白者佳）

【用法】上为细末，皂角水煎成膏为丸，如梧桐子大。大人三钱，小人减半，莫食晚饭，四更时冷茶送下。行五七次无妨。候虫积诸毒下尽，以温米粥补之。

【功用】追虫取积。

【主治】虫积，面色萎黄，肌肤羸瘦，胸膈停痰，宿食不化，肚腹膨胀，虫咬心疼，吃泥炭米物。五脏中诸气血积聚，妇人癥瘕。

【宜忌】忌腥冷面食。孕妇忌服。

07655 万应丸

《准绳·类方》卷八。为《医方类聚》卷一一三引《瑞竹堂方》"万灵丸"之异名。见该条。

07656 万应丸（《症因脉治》卷一）

【组成】麦芽 神曲 雷丸 陈皮 甘草 京三棱 莪术 槟榔 芜荑 鹤虱 使君子

【主治】虫积胃脘痛。

07657 万应丸（《症因脉治》卷三）

【组成】黑丑 大黄 槟榔 雷丸 南木香 沉香

【主治】虫积腹胀。

07658 万应丸

《证治宝鉴》卷四。为《赤水玄珠》卷四"秘方万应丸"之异名。见该条。

07659 万应丸（《女科指掌》卷四）

【组成】知母（盐水炒） 青皮（醋炒）各等分

【用法】上为末，炼蜜为丸，如弹子大。每服一丸，芎、归汤化下；酒服亦得。

【主治】产后玉门不闭。

07660 万应丸（《人己良方》）

【组成】人参三分 白术四分半 茯苓六分半 甘草六分半 当归六分 川芎三分七厘 白芍九分 熟地三分六厘 半夏六分 柴胡六分 黄芩三分六厘 黄连三分七厘 地骨皮三分半 知母六分 桔梗七分 陈皮三分半 防风六分 薄荷六分 麻黄八分 枳壳五分 羌活九分 独活四分 藁本六分 石膏三分半 细辛九分 天麻六分 肉桂三分半 木香六分 僵蚕三分 全蝎十个（去头足） 小茴六分 菟丝子四分 甘菊三分 杜仲六分 蔓荆子三分半 生地三分半 朱砂五分

【用法】上为细末，炼蜜为丸，重一钱整。百病俱用姜汤送下；咳嗽有痰，薄荷汤送下；寒，用姜汤送下；水泻，姜米汤送下；泻火、色，滚水送下；白滞腹痛，姜艾汤送下；麻疹后，作呕食及翻胃，淡姜汤送下。

【主治】小儿一岁之中或月内诸症：脐风，天吊，惊痫，惊搐，外感风邪，头痛发热，痰涌咳嗽，疹子，麻子，痘疮，身热泄泻，痢疾，吐乳，呕逆。大人亦可用。

07661 万应丸（《全国中药成药处方集》（吉林方））

【异名】朱砂万应丸。

【组成】大黄 巴豆霜 广郁金 滴乳香各五钱 明雄黄 朱砂各二钱半

【用法】朱砂、雄黄各自另研，余药共为细末，一处调匀，陈醋打糊为丸，如小豆粒大。每服十丸，空腹开水送下。

【功用】温降寒积。

【主治】寒积腹痛，寒食凝聚，脐腹绞结，疼痛拒按，坚硬结块，胃脘寒痛，酒醒伤胃，停食，胸口疼痛，咯气呕逆。

【禁忌】忌食辛辣生冷等。

07662 万应丹（《普济方》卷三七五引《兰室秘藏》）

【组成】青蒿节 红云 雪

【用法】七月二十五日取青蒿上物，与后二物研和为丸，如梧桐子大。每服，半岁、一岁者一丸，二岁二丸，三岁三丸，乳汁磨下。

【主治】小儿急、慢惊风。

【备考】《本草纲目》"青蒿蠹虫"条下载有本方，方源为《保婴集》。查《兰室秘藏》与《保婴集》，均未见此方。方中"青蒿节"及"青蒿上物"，《本草纲目》作"青蒿蠹虫"；"红云"，《本草纲目》作"朱砂"；"雪"，《本草纲目》点校本注云："当是'紫雪'之类"。

07663 万应丹（《同寿录》卷一）

【组成】乌药 防风 紫苏 半夏 川芎 厚朴 香

附 白芷各一—三两 甘草 枳壳各四十五两 青皮 麦芽各四十两 白蔻七十五两 朱砂八十两 草果三十七两五钱 神曲一〇四八两

【用法】上各为末，姜汁水滴为丸。每服三钱，小儿每服一钱，淡姜汤送下。

【主治】中风中寒，中气中暑，口眼歪斜，牙关紧闭，不省人事；红白痢疾，水泻疟疾，霍乱吐泻，腹痛转筋，山岚瘴气，吐酸，伤食生冷，胃口停痰，胸膈胀闷，不思饮食；远方不服水土，作泻，心痛，恶心；四时感冒伤寒，头疼发热，遍身疼痛，恶寒无汗，伤风咳嗽；妇人产后昏迷，恶露不尽；小儿急慢惊风。

【宜忌】孕妇勿服。小儿未出天花勿服。

07664 万应丹《纲目拾遗》卷八引海昌方）

【组成】人中白（以露天不见粪者方佳，火煅醋淬七次）一两 神曲 白卜子 地骷髅（即土中萝卜）各五钱 砂仁二钱（以上俱炒） 陈香橼一个

【用法】上为末，炼蜜为丸，如梧桐子大。每服三五七丸，灯草汤或酒送下。

【主治】黄疸变为臌胀，气喘，翻胃，胸膈饱闷，中脘疼痛；噤口痢疾，结胸伤寒，伤力黄肿；小儿疳疾结热。

07665 万应丹《玉钥》卷上）

【组成】建青黛（水飞去渣，晒干）五钱 鸡肫皮（洗，炙干）一钱 牛胆消三钱 山栀仁（拣净仁，炒黑，碾细末）三钱 黄连末三钱 生黄芩三钱 真熊胆一钱 人中白（取经霜雪多年者，火煅三次）五钱 大红绒灰一钱 西牛黄一钱 雄黄一钱 青梅干（煅，存性）五钱（临时加才妙） 硼砂三钱 枯矾二钱 儿茶三钱 铜青二钱 珍珠一分

【用法】上为极细末，和匀。加真麝香五分，大梅片七分，再研和匀，入瓷罐内，以乌金纸塞紧口。每用少许吹患处，日夜徐徐吹之，流出痰涎渐愈。如有腐臭，急用蚌水洗净，或用猪牙草、扁柏子和捣，加水去滓洗净，再以前药去青梅干，加滴乳香（去油）二钱，吹用。

【主治】咽喉口舌肿闭，并穿腮腐臭延烂。

【备考】制青梅法：大青梅一斤，去核，略捣碎，入白矾、食盐各五钱，拌和，再加蜒蚰不拘多少，层层间之。一日夜取梅晒干，收尽汁再晒干，煅灰存性，临用加入。

制胆消法：冬月约入朴消在黑牛胆内，挂在风前一百二十日，去皮用消。

07666 万应丹《串雅补》卷一）

【组成】斑蝥（糯米泔浸一宿，炒黄色勿令焦） 川乌（煨） 草乌（炒） 三棱 莪术 首乌 大茴 生地 熟地 黑丑 白丑 雄黄 五灵脂 朱砂 龟板 全蝎 甲片各五钱 半夏（姜制） 大黄 白芍 赤芍 麻黄各三钱 升麻二钱 僵蚕四钱 杏仁二十粒（去皮，炙） 生草一两 川蜈蚣十条（酒洗，炙干） 麝香五分

【用法】上为细末，用大黑枣二斤八两，去皮核蒸熟，捣如泥，入药末杵千下为丸，每丸重三分。每服一丸，随症引下，症治悉照黄金顶引送；或陈酒送下，酒随量饮。

【主治】伤寒，瘟疫，中暑，疟疾，山岚瘴气，感冒，咳喘痰多，鼻衄，吐血，肠风下血，食积腹痛，霍乱吐泻，胁痛，心气走痛，大便闭涩，五淋痛甚，四肢浮肿，遍身骨节疼痛，腰痛怕冷，手足拘挛，痿弱难伸，年久风气疼，中风口哑不

语，半身不遂，盗汗，耳聋眩晕，阴症热燥，梦与鬼交，梦泄遗精，痰迷心窍。妇人月经不调，血崩，赤白带下，乳痈，胎衣不下，产后血痛。小儿惊风发热，吐乳夜啼，慢脾风，大头瘟，疳积，泄泻，耳内流脓。无名肿毒，痈疽，背疮，流注，结核走窜，杨梅疮，天疱疮，喉癣，喉蛾，目赤涩痛，皮肤痒极，五蛊胀肿。

【宜忌】孕妇忌服。

07667 万应丹《良方合璧》卷上）

【组成】香附四两（酒、醋、童便、乳汁四制，各拌浸一两） 皂矾二两（隔纸炒） 干漆四钱（炒净烟） 陈皮五钱（盐水炒） 山棱一两（醋制，炒） 青皮五钱（炒） 山栀五钱（炒） 麦芽一两（炒） 干姜五钱（炒） 针砂三钱（炒） 神曲一两（醋制，炒） 枳壳一两（炒） 枳实一两（炒） 山楂二两（炒） 莪术一两（醋制，炒） 乌药二两（炒） 大黄一两（酒制，炒） 良姜五钱（炒） 槟榔五钱（炒） 胡连五钱（水炒） 猪苓五钱（炒） 泽泻五钱（炒） 厚朴一两（去皮，姜汁制，炒） 川楝子五钱（酒制，炒） 使君子肉五钱（炒）

【用法】上药锅内炒黑，为极细末。男妇每服二钱，滚汤送下；小儿每服一钱，用黄糖调下。

【主治】黄疸，痞块；妇人痛经；小儿疳膨食积。

07668 万应丹《医学探骊集》卷三）

【组成】江子霜六钱（要肥润者，去皮，去净油） 木香一两五钱 丁香一两 乳香一两五钱 猪牙皂一两 皂矾一两 沉香一两 荸荠子一两

【用法】上为细末，曲糊为丸，如吉豆大，晒干，用瓶盛之备用。每早、晚服一丸或二丸，温水送下。

【功用】温脾暖胃。

【主治】伤寒病后，脾胃为热所伤，或因饮食生冷之物，脾胃为生冷所伤，至病后脉象微细，不思饮食；胃脘痛，泄泻，腹痛，痢疾。

【加减】原方加檀香，名五香丸；加檀香、蓬莪术，名十仙丹；再加京三棱，名化痞丸；去檀香、三棱、莪术，加紫蔻、官桂，名增力丹。

【方论选录】方中以江子霜为君，其它佐使之药，不过如配眼药，用炉甘石作胎之意，盖欲分其力，使之不猛耳。但诸方中所用豆霜轻重不等，人服此药，往往暴下。凡降药多寒凉之品，惟江子乃温药之需，多用固然不可，少用颇能入妙，兹特配对均匀，使其热而不猛。约豆霜七分五厘，对佐药一两，每丸中不些许江子耳，最能暖胃清寒。凡人于二旬后，饮食不节，腹中大半多有积聚之寒，如胃脘痛，或泄泻，或腹痛，或痢，或不思食，此药温脾助胃，多进饮食，其功效不可胜述。

07669 万应茶《成方制剂》9册）

【组成】白扁豆 白术 白芷 半夏 槟榔 薄荷 苍术 茶叶 陈皮 大黄 丁香 豆蔻 茯苓 甘草 广藿香 厚朴 桔梗 明党参 木瓜 木香 前胡 羌活 肉豆蔻 肉桂 砂仁 山楂 檀香 香附 香薷 小茴香 泽泻 枳壳 猪苓 紫苏叶

【用法】上制成茶剂。开水泡服或煎服，一次12克，一日3次。

【功用】疏风解表，健脾和胃，祛痰利湿。

【主治】外感风寒,食积腹痛,呕吐泄泻,胸满腹胀,痢疾。

【宜忌】孕妇慎用。

07670 万应散《圣济总录》卷二十一)

【组成】甘遂(连珠者) 威灵仙(去土) 五灵脂各一两

【用法】上为散。每服一钱匕。如伤寒日数多,有积热者,用鸡子清、蜜水调下;如妇人后列病证者,绵灰酒调下;寻常热气,蜜水调下;冷即用葱汤调下;阳毒积热,入腻粉、白丁香各半钱,生姜汁、蜜水调下。

【主治】伤寒过经,心胸痞满,烦躁狂言,积热毒气;及妇人血风血气,经候不调,寒热有积。

07671 万应散《饲鹤亭集方》)

【异名】万亿丸。

【组成】江子仁(拣选色白不油,去尽衣膜及心,隔棉纸压净油,只取霜)一两 飞辰砂三钱

【用法】上为极细末。每服一耳挖子,凉开水冲下。

【主治】婴孩诸疾,厥闭气绝。

【宜忌】不可多服。

07672 万应散

《经验奇效良方》。为原书"保赤万应散"之异名。见该条。

07673 万应锭《饲鹤亭集方》)

【异名】老鼠屎。

【组成】川黄连 胡黄连 明乳香 净没药 孩儿茶 生大黄 延胡索各二两 麒麟竭 明天麻 真熊胆各一两 陈京墨四两 自然铜五钱 梅花冰片 原麝香各二分

【用法】上为细末,用头胎男子乳化熊胆,杵和成锭,如鼠粪样,飞金千叶为衣,密储勿泄气,听用。大人四五分,小儿二三分,俱用凉水送下;一切无名肿毒、臁疮、手疮,俱用醋磨,敷于患处。

【主治】痰火中风,半身不遂;疔毒归心,痔疮、漏疮,喉闭,乳蛾,牙疳;温疹,伤寒,中暑,痢疾,血热,霍乱,瘟毒,黄病,疟疾,牙痛;小儿痘疹、惊风;妇人月经不调;无名肿毒,臁疮,手疮。

07674 万应锭《慈禧光绪医方选议》)

【组成】胡连四斤 黄连四斤 儿茶四斤 朱砂四两 熊胆二两 冰片二两 麝香二两 古墨六斤四两

【用法】上为细末,用胆汁合药,拈鼠粪形,上金衣。

【功用】清火解热。

【主治】中暑头晕,咽喉肿痛,无名肿毒。

07675 万应锭《疡科纲要》卷下)

【异名】金老鼠屎。

【组成】陈胆星 生锦纹 天竺黄 红芽大戟 千金子霜(去净油) 生玄胡索 象贝母 川黄连 仙半夏 明天麻 建神曲各三两 毛慈姑 陈京墨各四两 胡黄连二两 麒麟竭 净腰黄 真熊胆各一两五钱 麝香大梅片各三钱

【用法】上各为极细末,糯米饮杵为锭,不拘大小。临用磨服,大人四五分至一钱,小儿减之,随证酌量;肿疡亦可磨敷。

【功用】清热解毒,消食导滞,活血行气。

【主治】小儿停痰积热,发热不退,大便不爽;温热病

胃肠实热,斑疹丹痧,暑湿痰热,赤白滞下,实热便闭;妇女血热瘀垢,月事不调;疡科瘰疬,痰核,时毒发颐,痄腮温毒,实热咽喉肿烂,乳蛾喉疳,喉痹喉癣,牙疳舌疳,口糜重舌,暑天热疖。

【宜忌】妊身勿服。

07676 万应锭《中国医学大辞典》)

【异名】金鼠矢《全国中药成方处方集》抚顺方)。

【组成】京墨二两 儿茶 胡黄连 川黄连各一两 冰片六分 麝香当门子 犀牛黄各五分 熊胆二钱

【用法】上为细末,再用人乳合糊为丸,如梧桐子大,金箔为衣。内证每服四五分,小儿减半,熟汤化下;外证用醋研敷。

【功用】清热镇惊,凉血止血。

❶《北京市中药成方选集》:清热祛暑,解毒止血。❷《全国中药成药处方集》:清火,凉血舒风。❸《中国药典》:镇惊。

【主治】❶《中国医学大辞典》:中风中痰,中寒中暑,半身不遂,口眼歪斜,喉闭乳蛾,牙疳,霍乱,瘟疫,疟痢,血热便血,斑疹,伤寒,黄病,疔毒攻心;小儿痘证,惊风;无名肿毒,臁疮,伤水疮。❷《北京市中药成方选集》:吐血衄血,口舌生疮,牙齿疼痛,及小儿热症。

【禁忌】孕妇忌服。

07677 万应锭《北京市中药成方选集》)

【组成】乳香(炙) 儿茶 没药(炙) 香墨 胡黄连各一千〇五十六两

【用法】上为细末,过罗,每五百七十六两细粉兑麝香、冰片各三两六钱,研细,混合均匀,用牛胆汁三百六十两为锭,每两约作二百粒(干重),放在阴凉通风处晾干,每十六两上金衣四十张,阴干,蜡袋装一钱。每服五分至一钱,每日二次,温开水送下;小儿每服五粒,三岁以下者,酌情递减。

【功用】清热祛暑,解毒止血。

【主治】中暑头昏,吐血衄血,无名肿毒,咽喉肿痛,及小儿热症。

【禁忌】忌食辛辣、油腻等物,孕妇忌服。

07678 万应膏《医方类聚》卷一九四引《经验秘方》)

【组成】黄丹二斤 没药(另研) 乳香(另研) 血余(烧头发灰) 紫矿 槐角 鳖子 蛤蚧 白蔹 白及 当归 官桂 麝香 白芷 杏仁各一两 柳枝条一斤(如著长) 脂麻油五斤 血竭(别研)一两

【用法】上除黄丹、没药、乳香、血竭,余药用油浸一宿,炭火上用铁器熬令变黑,滤去滓;次下黄丹入锅,用新柳枝搅药,烟火尽,入没药、乳香、血竭在内,搅匀,倾在瓷器内,放药硬,用刀子切成块子,油纸封裹,修合时春、秋妙。如下没药时,褐色用之;用时火上熔化,夹纸摊之。妇人吹奶,丸如梧桐子大,每服二十丸,新汲水送下;又兼催生,产后余血,脐腹刺痛,月水不调,每服二十丸,食前温水送下。

【主治】痈疽肿毒,恶疮,漏疮,发背,脑疽,瘰子疮;寒温气刺痛,冷痹顽麻;牙肿,打扑骨折,内损血毒气不散,刀伤;小儿头面疮疖,聚热杂疮;蜈蚣、蜂儿、蝎螫,犬马咬,蛇伤;火烧,漆疮,疳疮,水毒,臁疮,干湿疥癣;妇人吹奶,

产后余血，脐腹刺痛，月水不调。

07679 万应膏（《瑞竹堂方》卷五）

【组成】当归 芍药 白蔹 白及 白芷 木鳖子 杏仁 轻粉 乳香 黄耆各一两 巴豆六钱（去皮） 雄黄（研）一两 好油三斤 蓖麻子二百余个 白矾少许 没药一两（研） 黄丹二斤 血余三两（净）

【用法】上先将乳香、没药、黄丹、雄黄、白矾另研极细外，将余药锉碎，同槐、柳条各二两锉碎。蓖麻子二百五十个，去皮研碎，先入油内浸一二日，于铁锅内熬，用槐、柳条各二根二尺长，不住手搅，微黑色，滴水中不散，捞去粗滓，再用绵滤净，再入锅内熬滚。先下黄丹，次下血余，次下白矾、雄黄，又下乳香、没药，不住手搅至烟尽。微热，下轻粉搅匀，倾于水盆内浸一宿，出尽火毒，于瓷器内盛之。外用贴之。若心痛，丸如梧桐子大，每服三十丸，酒醋汤送下；肚痛，每服三十丸，温酒送下。

【主治】一切恶疮，及刀斧所伤，蛇咬狗咬，虫伤，牙痛，心痛，眼痛，腹痛，脚气，骨节疼痛，大人、小儿痹癣。

07680 万应膏（《外科精义》卷下）

【组成】黄柏 芍药 白芷 黄耆 木鳖仁 杏仁 当归 白及 生地黄 官桂 玄参（去皮，锉碎） 没药 乳香各五钱（研） 白蔹 黄蜡各一两 黄芩 大黄各二两 黄丹一斤 脂麻油二斤八两

【用法】上药入油内浸一宿，绝早入沙锅慢火熬，用生柳条搅至申时，以焦褐色出火，去粗滓，又以重绵滤过，入丹再熬，旋滴水中成珠子不散者，出火毒绝烟，入乳香、没药、黄蜡搅匀，用瓷器收贮于土内埋七日，取出摊用。一切疮疡初生，肿焮甚者，无问大小，以膏可肿痕贴之，煎葱白水热淋两炊时，良久再淋，肿消为度。

【功用】收敛聚脓。

【主治】疮疡初生，肿焮甚，及疮老不能瘥者。

07681 万应膏（《医方类聚》卷一七七引《烟霞圣效方》）

【组成】小油三斤 黄丹一斤 槐条八斤 桃、柳条各四斤 龙骨 虎骨 乌鱼骨 骨碎补 龟骨 血余（发是童子发妙） 金花 自然铜 当归 没药 乳香各半两

【用法】上先将前三枝锉四指长，旋旋下在油内，焦去，而后用尽了枝，取出油；冷定再下丹，文武火熬，柳篦子频搅，不管溢了，丹死无沫，绵滤过，入没药、乳香，候滴药在铁器上成珠子，不粘手，倾在瓷器内盛定，纸封盖，合地出火毒为用。

【主治】发背痈背，一切恶疮。

07682 万应膏（《普济方》卷三一三）

【组成】当归 黄耆 防风 香白芷 五倍子 生熟地黄 白蔹 白及 赤芍药 玄参 乳香 没药各半两 黄丹六两 油一斤

【用法】上㕮咀，入油煎黑色，却入乳、没同煎，用绵滤去滓，将药油熬，渐入黄丹，用柳枝搅候黑，滴水中不散为度，入地穴三日，出火毒用。

【主治】痈疽、疮疖、瘰疬等已成、未成、已破，及风毒眼，一切蛇虫犬伤。

07683 万应膏（《普济方》卷三一三）

【组成】乳香一钱 木鳖子四个（去皮） 当归半两 黄丹四两 桃枝 槐枝各四寸 清脂麻油半斤

【用法】上入油内慢火熬，不住手搅匀，变色为度，入黄丹熬，滴水中不散，入乳香搅匀收用。

【主治】一切恶疮疼痛。

07684 万应膏（《袖珍》卷三）

【组成】木鳖子（去壳）三十四个 川山甲三叶 槐、柳条各六十条长三寸 巴豆一两（去壳） 蓖麻子一两（去壳） 川芎 当归 防风各五钱 黄丹一斤 血竭五钱 没药五钱 阿魏一两

【用法】上药先用香油二斤，于铁锅内熬滚，下槐、柳条、川山甲、木鳖子，熬令极到焦，取出如灰；次下巴豆、蓖麻子；次下川芎、防风、当归，熬黑色去滓；次下黄丹，必待油冷，细细下，就搅令极匀；血竭、没药、阿魏研为细末，在丹后下，搅匀，锅就覆于净地上，取于水盆内，然后用香油先透于厚纸，次用桐油油过，摊膏药。贴。

【主治】痈疽疮疖。

【宜忌】忌鱼腥。

07685 万应膏（《袖珍》卷三）

【组成】沥青（滤净）十两 乳香三钱 没药五钱 轻粉三钱 雄黄三钱 木鳖子七个（末） 黄蜡三钱 油三两（四时加减）

【用法】上于砂石器内，文武火熬；先将沥青、黄蜡熔开，入药末熬，柳、槐四五条，把不住手搅，常如鱼津泡起；少顷，入油再熬一饭时，淡黄色，水内漂浮，待沉底扯拔；或硬干再添油，再扯拔，至浮水为度。依常法用贴数日，痒有疮，用粉扑之。

【主治】痈疽疮疖。

07686 万应膏（《跌损妙方》）

【组成】羌活 独活 荆芥 防风 黄柏 白芷 赤芍 栀子 川芎 当归 细辛 连翘 木鳖 甘草 苏木 红花 玄参 升麻 松节 地榆 白及 白芨 半夏 木瓜 薄荷 生地 白菊 降香 知母 贝母 僵蚕 骨皮 苦参 麻黄 蝉退 牙皂 只壳 白术 云皮 黄耆 猪苓 泽泻 牛膝 木通 良姜 秦艽 淮药 艾叶 故纸 炮姜 牵牛 灵仙 杏仁 木贼 车前 刘寄奴 续断 乌药 陈皮 槐花 香附 砂仁 牛蒡 远志 三棱 木香 天冬 麦冬 山奈 芫花 大戟 骨碎补 山豆根 菖蒲 桂枝 苍术 草薢 花粉 海桐皮 青皮 阿胶 桔梗 黄芩 大黄 姜黄 全蝎 白矾各一两 血余 苏叶 黄丹 水粉各二两

【主治】折伤。

07687 万应膏（《摄生众妙方》卷六）

【组成】天麻六钱（去皮） 艾六两（去梗） 白及二两 巴豆一两五钱（去皮） 白松香二两 香油一斤（炼过） 硇砂四两 铜绿二两半 人言五钱（煅） 细茶二两半 木鳖子二两（去壳） 皮消五两（焙过，只有三两） 斑蝥一两（去翅皮） 黄蜡三两半（炼过）

【用法】上为细末，香油调和，捣烂成膏，贮瓷器内。量痣大小，用油纸一张，针刺成碎孔，剪方圆摊药贴之。复用绢帛拴住，二日一换。血出病消。

【主治】痣块。

【宜忌】三七日不可食生冷、毒蒜之类。

07688 万应膏（《医学入门》卷八）

【组成】木香 川芎 牛膝 生地 细辛 白芷 秦

尤 归尾 枳壳 独活 防风 大风子 羌活 黄芩 南星 蓖麻子 半夏 苍术 贝母 赤芍 杏仁 白蔹 茅香 两头尖 艾叶 连翘 川乌 甘草节 肉桂 良姜 续断 威灵仙 荆芥 藁本 丁香 金银花 丁皮 藿香 红花 青风藤 乌药 苏木 玄参 白鲜皮 僵蚕 草乌 桃仁 五加皮 山栀 牙皂 苦参 穿山甲 五倍子 降真节 骨碎补 苍耳头 蝉蜕 蜂房 鳖甲 全蝎 麻黄 白及各一两 大黄二两 蜈蚣二十一条 蛇退三条 桃柳榆槐桑楝楮（七样树皮）各二十一寸

【用法】用麻油十二斤浸，春五、夏七、秋七、冬十日，方入铜锅内，文武火煎，至药枯黑，滤去滓，瓷器收贮。另用松香一斤熔化，入前药油二两同熬，滴水成珠，不软不硬，仍滤入水中，翻复揉扯，如金色即成膏矣。一切风气寒湿，手足拘挛，骨节酸疼，男人痞积，女人血瘕，及腰疼胁痛，诸般疼痛，结核转筋，顽癣、顽疮积年不愈，肿毒初发，杨梅肿硬，未破者俱贴患处。肚腹疼痛，疟、痢，俱贴脐上，痢白而寒者尤效；咳嗽哮喘，受寒恶心，胸膈胀满，男妇面色萎黄，脾胃等症，及心疼，俱贴前心；负重伤力，浑身拘痛者，贴后心与肾眼；诸疝、小肠气等症，贴脐下。

【主治】风寒湿痹，腰胁疼痛，咳嗽哮喘，胸膈胀满，心腹疼痛，疟疾痢疾，顽癣顽疮，肿毒初发，杨梅肿硬，男人痞积，女人血瘕。

07689 万应膏（《本草纲目》卷十五引《集简方》）

【组成】（五月五日采）苍耳根叶数担（洗净晒萎，细锉）

【用法】以大锅五口，入水煮烂，以筛滤去粗滓，布绢再滤；复入净锅，武火煎滚，文火煎稠，搅成膏，以新罐贮封。每以敷贴即愈，牙疼即敷牙上，喉痹敷舌上；或噙化，二三次即效；每日用酒服一匙，极有效。

【主治】痈疽发背，无头恶疮，肿毒疔疖，风痒，臁疮，杖疮，牙疼，喉痹。

07690 万应膏（《准绳·疡医》卷六）

【组成】香油二斤（真者，滤净） 黄连 黄柏 黄芩各五两 柏枝 槐枝各一束（以上俱咬咀，去碎屑） 府丹一斤（水飞，去标脚，晒干） 乳香 没药 血竭 孩儿茶各三钱（以上四件用槌打碎，和匀，入锅中炭火炒沸，为细末，筛过） 象皮灰（用砂炒过，去砂，取细末） 海螵蛸各五分（细末） 半夏一钱（细末） 龙骨五分（以上八味为极细末，用极细筛筛过，和匀，渐入后药） 阿魏五分

【用法】真香油二斤，滤净入铜锅中煎沸；入黄连、黄柏、黄芩、槐条，煎三四沸，将细夏布及薄绢纸滤去滓，揩净铜锅，仍入油于锅中煎沸；入前府丹，用槐条急搅，煎至滴水成珠，乘热入瓷器中；即将前细末药八味，及阿魏渐入药中，急搅不停，候和匀，去阿魏滓，药冷为度，七日后可用。藏、摊、洗法并如前。凡人一杖后，切不可用手拍之，急用明净松香、水龙骨炭火煅过，须多年者佳，二味俱为细末，鸡子清调敷，恶血自出。若能予调此药，以待杖过即敷尤妙。

【主治】杖疮。

【备考】用法中藏、摊、洗法，参考原书同卷"秘传杖疮膏"。

07691 万应膏

《奇方类编》卷下。为《回春》卷八"万病无忧膏"之异

名。见该条。

07692 万应膏（《金鉴》卷六十二）

【组成】川乌 草乌 生地 白蔹 白及 象皮 官桂 白芷 当归 赤芍 羌活 苦参 土木鳖 穿山甲 乌药 甘草 独活 玄参 定粉 大黄各五钱

【用法】上十九味，定粉在外，用净香油五斤，将药浸入油内，春五、夏三、秋七、冬十，候日数已足，入洁净大锅内，慢火熬至药枯浮起为度；住火片时，用布袋滤去渣，将油称准，每油一斤，对定粉半斤，用桃柳枝不时搅之，以黑如漆、亮如镜为度，滴入水内成珠，薄纸摊贴。

【主治】痈疽，发背，对口，诸疮，痰核，流注。

07693 万应膏（《疡医大全》卷七）

【组成】好松香十斤 葱汁 生姜汁各二斤 黄柏 生大黄 甘草 苦参各二两 苍术一两

【用法】同入锅内，熬至水气升尽，再入真麻油三斤，熬至滴少许入水中，约看凝片不散，即是火候已到。但须不时以竹片搅之，免其巴底。随用麻布一方，过入水中，又用大缸一只，贮水大半缸，临倾膏时，将缸周围泼湿，免得膏滋粘缸。膏既入缸，再取起，捏去水头，复入净锅内熬化；加乳香（去油，研）、没药（去油，研）各六两，黄蜡八两熬化，撤去火，再入百草霜（筛细）四五两，均匀筛入搅匀，另用麻布一方，滤入水内，扯捏成团。平日浸水内，临用时取起摊贴。如火候太老，量加麻油少许。

【主治】痈疽内外诸证；痛风。

07694 万应膏

《疡科心得集·方汇》。为《疡科心得集·家用膏丹丸散方》"万灵膏"之异名。见该条。

07695 万应膏（《青囊秘传》）

【组成】制南星四钱 大黄三钱 川乌四钱 桃仁三钱 红花三钱 羌活一钱五分 当归五钱 独活三钱 半夏四钱 草乌三钱 生姜二两 松香末三斤 密陀僧（研末）三两 硫黄（研末）八两 葱白不拘

【用法】麻油一斤，浸上药五天，熬枯去滓，麻布二层沥净，熬至滴水成珠，入松香、陀僧、硫黄，搅匀，换微火。摊膏用。

【主治】阴症。

07696 万应膏（《经验奇方》卷上）

【组成】嫩松香一斤（黄老者不用） 蓖麻仁 巴豆仁各二两 康青 杏仁（开水泡，去皮）各一两 胆矾五钱

【用法】上药先将松香用铁锅水煎三次，取起候干，隔一日，研细末；再以蓖麻仁、巴豆仁各炒黑枯（若不黑枯，其性太烈不能用），康青、胆矾各研细末；先将杏仁落石臼，舂烂如泥；次下巴豆、蓖麻仁，一并舂烂；再下康青、胆矾，缓缓舂之；并将松香分数次下，随下随舂；再用麻油屡涂杵臼，勿致粘住，千捶成膏，储瓷器。临用时须重汤炖烊，摊贴患处。

【主治】跌打损伤，青肿疼痛；痛风，肝胃气痛，腰痛，胸腹膈气疼痛；痈疽初起。

【宜忌】皮破出血、痈疽已成作痛者忌之。

07697 万应膏（《医学探骊集》卷五）

【组成】透骨草二钱 附子二钱 桂心三钱 江子二十个（去皮，勿研） 山甲二钱（生） 香油半斤 漳丹四

两 （又）冰片五分 轻粉五分 麝香一分（细研，瓶盛备用）

【用法】将附子、透骨草、桂心为粗末，江子勿研，用布袋装一处；再将香油入铁勺内，将药袋入油内，生甲片亦入油内炸之，俟甲片浮起，将甲片并药袋捞出，入漳丹稍为熬之，以滴水成珠为妙。摊布上，再将冰片等三味药面，用一小捻撒在膏上，贴之极效。

【主治】腰痛，并连腿痛。

07698 万应膏（《北京市中药成方选集》）

【组成】白芷四两 玄参（去芦）四两 木鳖子四两 官桂三两 大黄四两 血余三两 当归十一两 赤芍四两 生地十一两

【用法】上药酌予碎断，用香油二百四十两炸枯，过滤去滓，炼至滴水成珠，入黄丹一百两搅匀成膏，取出入水中，出火毒后，加热熔化；另兑阿魏、乳香、没药各二两五钱（共研为细末，过罗）每十六两膏油，兑药粉五钱，搅匀摊之，每张油重一钱五分。微火化开，贴患处。

【功用】活血散风，消积化痞。

【主治】风寒湿痹，腰腿疼痛，跌打损伤，积聚痞块；妇女月经不调。

07699 万应膏（《全国中药成药处方集》福州方）

【组成】生地一两 黄柏 归尾 山甲各八钱 蜈蚣五条 蛇退 甘草各三钱 巴豆 蓖麻 红花 桃仁各五钱 大黄二钱

【用法】上药用茶油二斤，春浸夏熬，数沸后，再熬至滴水成珠，入炒黄丹十二两。

【主治】各种恶疮成脓。

07700 万应膏（《全国中药成药处方集》（抚顺方））

【组成】羌活 透骨草 当归 赤芍 甲片 生地 防风 灵脂 连翘 官桂 白及 白蔹 白芷各二两 草乌 乌药 川军 川乌 苦参各五钱 牙皂一两二钱 木鳖肉二两

【用法】香油十斤，漳丹五斤，后兑乳香、没药各二两熬膏。贴敷患处。

【功用】消肿化毒镇痛。

【主治】痈疽，发背，对口，痰核，流注，一切外科疮毒恶疮，未溃者敷之可消，已溃者敷之可敛。

07701 万应膏（《中医伤科学讲义》）

【组成】附子 红花 血余 莪术 桂枝 羌活 独活 僵蚕 秦艽 麻黄 当归 川乌 防风 威灵仙 草乌 大黄 赤芍 山栀 桃仁 三棱 白芷 全虫 五加皮 良姜各二两 生地 香附 乌药各四两

【用法】麻油十五斤，加丹六十两，收膏后，再加肉桂粉五钱，苏合油五钱，及香料药二两。摊贴。

【主治】跌打损伤，负重闪腰，筋骨疼痛，胸腹气痛，腹胀寒痛。

07702 万补丸（《奇效良方》卷十三）

【组成】人参 当归（切，焙） 草豆蔻（炮，去皮） 嫩茄茸（酥炙） 乳香各一两半 白术 阳起石（火煅，细研） 肉桂（去皮） 缩砂仁 赤石脂 钟乳粉 肉豆蔻（面裹煨熟） 沉香 白姜（炮） 荜茇（牛乳半盏，用火煎干，焙） 茴香（炒） 丁香 厚朴（去皮，姜制） 白茯苓各一两 地榆 大麦芽（炒） 神曲（炒）各半两 大附子七

钱（炮，去皮脐） 肉苁蓉二两 （净洗，用酒浸一宿，切，焙） 罂粟壳（和米者）二十枚（炙）

【用法】上为细末，研匀，用木瓜十五个，去瓤蒸烂，同药末捣和得所为丸，如梧桐子大，晒干。每服三十丸，食前用米饮送下。频并者加至五七十丸。

【主治】脾胃久虚，大肠积冷，下痢白脓，或肠滑不固，久服诸药不效。

07703 万补丸（《鲁府禁方》卷一）

【组成】苍术八两 厚朴（去皮） 陈皮各五两 甘草 小茴（略炒）各三两

【用法】上为末，听用；用牙猪肚一个，莲肉末半斤，将猪肚擦洗极净，入莲肉末于中，线扎住，用猪腰二个同煮，用童便煮极烂为度，取出捣如泥，和前药再捣极匀为丸，如梧桐子大。每服七八十丸，姜汤送下；白水亦可。

【主治】脾胃不和，溏泄晨泄，一切脾气不足；男子遗精，女人赤白带下。

07704 万灵丸（《圣济总录》卷五十六）

【组成】石菖蒲二两

【用法】上为末，醋面糊为丸，如鸡头子大，以丹砂为衣。每服一丸，丈夫盐汤、妇人醋汤嚼下。

【主治】九种心痛。

07705 万灵丸（《圣济总录》卷七十一）

【组成】雄黄（研） 陈橘皮（去白，焙）各一两 京三棱（煨，锉） 巴豆（去皮心膜，出油）各半两 大黄（锉，炒）一两 肉苁蓉（酒浸，切，焙） 干漆（炒烟出）各半两 白牵牛末（炒）一两 胡椒半分 天南星（炮）一分 藿香叶一分 诃黎勒（炮，去核）三分 白术一分 杏仁（去皮尖双仁，炒）半两 木香一分 青橘皮（汤浸，去白，焙）半两

【用法】上为末，用薄荷汁煮面糊为丸，如绿豆大。伤饮食，每服三丸至五丸，生姜汤送下；伤酒，每服十丸，嚼烧生姜送下；妇人血气心痛，每服十丸，酒煎当归调没药末一钱匕送下。

【主治】积聚滞气，胸膈痞闷，心腹刺痛。

07706 万灵丸（《圣济总录》卷八十）

【组成】苦葫芦子（焙干）五两 苦葫芦瓢（焙干）二两半 牵牛子三两（一半生，一半炒熟）

【用法】上为细末，酵糊为丸，如梧桐子大。每服三十丸，空心、临卧各一服，煎桑根白皮汤送下。

【主治】水气肿满。

07707 万灵丸（《幼幼新书》卷二十二引茅先生方）

【组成】木香 黄连 蓬莪术各半分 陈皮 青橘（去瓤）各一分 槟榔一个重一钱半

【用法】上为末，每一钱，加净巴豆一粒（醋煮紫色），杏仁肉一个（灯火上煅留性，研），醋糊为丸，如绿豆大。每服五七至十丸，薄荷、姜汤送下。

【主治】诸积。

07708 万灵丸（《鸡峰》卷九）

【组成】硇砂 没药 乳香各一皂子大 丁香五个 巴豆五个 肉豆蔻一个

【用法】上为细末，每用晋枣一个，去核，内盛硇砂、没药，用面裹烧熟，不用面，取出枣，将其余药末同枣合和，每量虚实旋丸。每服一丸至二三丸，伤寒，葱茶送下；伤食，

食汤送下；心痛，艾、醋汤送下；妇人产后，红花酒送下；妇人赤白带下，当归酒送下；痔疾，桃、柳汤送下；赤痢，甘草汤送下；白痢，干姜汤送下；五色痢，荆芥、木瓜汤送下。

【主治】腹中积块疼痛。

07709 万灵丸（《洪氏集验方》卷五）

【组成】牡丹皮（洗）　川藁本（洗）　川当归（切开，里面赤黑色者佳，洗）　白茯苓（去皮）　赤石脂（别研）　香白芷　官桂（去皮，不见火）　白薇（洗）　京芎（洗）　延胡索（去皮）　白芍药　白术（米泔浸一宿）各一两　甘草（炙）　沉香（不见火）　没药（别研）各半两

【用法】上药皆用温水洗净，杵罗为末，炼蜜为丸，如弹子大。每服一丸或半丸，空心温酒化下。凡妊娠临月，服此五六丸，产时无痛；如久无子，服二十丸，当月有子。

【主治】妇人月水湛浊不通，久无嗣息，血癥气痛，四肢浮肿，呕逆心疼，虚烦劳闷，面色萎黄，崩漏带下，寒热蒸劳，头疼齿痛，血下无度，淋沥诸疾。产前安胎，临产催生，产后胎结痛，伤寒烦渴，泻痢，血劳，血运，筋挛，痰盛头痛，败血上冲，血刺泄泻，咳嗽喘急，嗽血，血块起伏，气瘕，气膈，血作腰痛，小便不禁，子死腹中，失盖汗不出，脚手痹烦，产后诸疾，积年血风，半身不遂，种种血疾。

07710 万灵丸（《宣明论》卷三）

【组成】赤芍药　五灵脂　防风　草乌头二两（炮）　黄耆　细辛　海桐皮　山茵陈　骨碎补　地龙各八钱　黑狗脊二两　牛膝　何首乌　蔓荆子　白附子　川乌头　巨胜子各八钱　仙术一两　芫花三钱（炒）　黑牵牛半两　青皮二钱　御米子二钱（炒）

【用法】上为末，酒面糊为丸，如梧桐子大。每服十丸至二十丸，空心、食前温酒送下。

【主治】肾脏一切耳鸣、腰疼、筋骨痛。

07711 万灵丸（《普济方》卷三九九引《全婴方》）

【组成】京三棱（湿纸裹煨）　茴香（炒）各一两　斑蝥一钱（蛤粉炒，去头足）

【用法】上为末，酒糊为丸，如小豆大。三岁五丸，食前茴香汤送下，常服。渐退住药。

【主治】小儿疝气偏坠。

07712 万灵丸（《杨氏家藏方》卷四）

【异名】大黄丸（《普济方》卷二四二）。

【组成】大黄一两（生用）　黑牵牛一两（炒）　破故纸一两（炒香）

【用法】上为细末，用不蛀皂角十挺，水浸一宿，揉皂角去滓，用汁煎成膏，和前药末为丸，如梧桐子大。每服十五丸，空心、临卧用温热水送下。

【主治】干湿脚气，膝胫疼痛，大便秘涩，小便赤黄。

07713 万灵丸（《杨氏家藏方》卷十三）

【组成】硫黄二钱（别研）　白矾（枯）二钱　猪牙皂角半两（炙）　附子一两（炮，去皮脐）　皂角刺一两（烧留性）　刺猬皮一两（烧留性）　楮藤子一枚（生广中，圆者，色如肥皂子）

【用法】上为细末，煮稀面糊为丸，如梧桐子大。每服二十丸，空心温酒送下。如已有头者，用朱砂少许，同药三五丸一处细研，涂于头上，旬日自落；又用米醋调药三五丸，敷疮上即愈；如疮在里面，即将米醋和糟，拌药三两丸，烧熏之。

【主治】五种痔漏。凡谷道生瘤似鼠奶，时时发动，或出血者，名曰酒痔，又曰冷痔；若生核子者，曰肠风痔；发时热，大便难下，脱肛良久不入，名曰气痔；大便或出清血，名曰血痔。此因湿地久坐，肠胃虚冷搏结得之。

07714 万灵丸（《传信适用方》卷三引张元辅方）

【异名】二乌丸（《集验背疽方》）。

【组成】羌活　薄荷叶各三两　川芎　玄参　地榆　麻黄（去节）　防风　天麻　吴白芷　白僵蚕　牛蒡子（炒）　蔓荆子　旋覆花　荆芥穗各二两　甘菊三两　何首乌四两　大川乌（生）四两　甘草四两半（炙）　蝉蜕（去足）半两

【用法】上为细末，炼蜜为丸，如弹子大。细嚼一丸，茶、酒送下。

【功用】❶《传信适用方》：托里定疼。❷《集验背疽方》：驱风毒，凉血脉。

【主治】痈疽疮疖，发背肿痛。

07715 万灵丸（《医方类聚》卷一一三引《瑞竹堂方》）

【异名】万应丸（《准绳·类方》卷八）。

【组成】黑牵牛一斤（取头末十两，生用）　大腹子一斤（扁者，取七两末，生用，如尖者是槟榔）　京三棱五两（炮）　广木香五两（面裹煨干为度）　雷丸五两（炮）　蓬术（煨）二两

【用法】上为细末，和匀，用好紫色皂角半斤，去皮弦，切碎，用水两大碗浸一宿，冬月两宿，捞去粗滓，铜、瓷器内熬数沸，白沫出为度，放冷，和药必须揉杵捣，丸如梧桐子大。每服四钱重，五更用沙糖水送下，温冷不妨。至天明去利四五行者，看取下是何虫积，以温白粥补之。

【功用】取虫宣积。

【宜忌】忌生冷腥硬之物，孕妇勿服。

07716 万灵丸（《外科精义》卷下）

【组成】朱砂　血竭　莲蕊各等分　麝香少许

【用法】上为细末，酒糊为丸，如黄米大。每服七丸，温酒送下，疮在上食后，在下食前。不过二服即效。

【主治】脑背疽，并一切恶疮，初觉一二日。

07717 万灵丸（《医方类聚》卷二四四引《医林方》）

【组成】百草霜一两　轻粉二钱

【用法】上为细末，用饭为丸，如黄米大。每服一丸，米饮汤送下。

【主治】小儿呕吐，咳嗽不止。

【宜忌】不可多服。

07718 万灵丸（《普济方》卷一九九）

【组成】川常山（好者）一两

【用法】上为细末，以水两碗，沙糖一块如小胡桃大，白沙蜜一匙，令同于砂石器内，慢火熬令水尽，候冷，丸如弹子大。每服一丸，于当发日五更时先用热汤洗漱，着鞋袜了，方细嚼，用温酒半盏送下。

【主治】瘴疟。

【宜忌】忌三日鱼、肉、生冷、糟腥、荤味、菜蔬。只吃淡粥饭。

07719 万灵丸（《普济方》卷二四四）

【组成】红曲　白胶香　破故纸（炒）　蚕沙（炒）　乌

头(炮)　木鳖子　牵牛(半生半熟)　五灵脂各半两

【用法】上为末,苏木汁面糊为丸,如梧桐子大。每服三十五丸,温水送下。

【功用】破气消毒。

【主治】脚气腿肿。

07720　万灵丸

《普济方》卷三一六。为《产乳备要》"保安丸"之异名。见该条。

07721　万灵丸(《普济方》卷三三一)

【组成】当归(焙)　川芎　熟地黄(焙)　茯苓　干姜(炮)　桂　白术　芍药　甘草　附子各等分

【用法】上为细末,炼蜜为丸,如弹子大,每服一丸,热酒化下;或作小丸,如梧桐子大,空心、食前温米饮送下,每日二次。

【主治】妇人诸虚瘤冷,腰腹困疼,赤白带下,一切虚冷。

07722　万灵片(《成方制剂》6册)

【组成】川芎　当归　防风　甘草　何首乌　荆芥　麻黄　茅苍术　羌活　全蝎　石斛　天麻　细辛　雄黄　制草乌　制川乌　朱砂

【用法】上制成片剂。口服,一次4片,一日3次。

【功用】温散寒凝,活血通络,解毒消肿。

【主治】痈疽初起,发背流注以及风湿疼痛。

【宜忌】忌食生冷食物。孕妇慎用。

07723　万灵丹(《圣惠》卷八十五)

【组成】牛黄一钱(细研)　麝香半钱(细研)　熊胆半钱(研入)　腻粉半钱(研入)　干蝎五枚(微炒)　朱砂一分(细研)　巴豆二枚(去皮心,细研)　木香半钱　白附子三枚(炮裂)　蝉壳七枚(微炒)

【用法】上为末,都研令匀,炼蜜为丸,如黍米大。每服三丸,以薄荷、荆芥汤送下。

【主治】❶《圣惠》:小儿慢惊风,多涎,腹胀,发歇搐搦。❷《普济方》:潮热发渴。

07724　万灵丹(《博济》卷三)

【异名】万露丹(《普济方》卷二五一)。

【组成】光明朱砂一两(令人净洁,研一伏时)　大天南星三两(为末,生用)　黄沙牛胆一枚(取汁,如无新者,阴干者用时以温水浸软,温水调用)

【用法】以胆汁和搜前二味为丸,如皂子大,阴干。如有中诸毒者,服时先取汗脚袜,以新水洗之,澄清者半盏,入盐,磨化一丸,顿服。续以薄粥投之,以吐为度,其病永除。

【主治】一切药毒,及蛊毒、金蚕等毒。

【备考】本方用法中"服时先取汗脚袜",原作"服时先取汁脚",据《普济方》改。

07725　万灵丹(《幼幼新书》卷二十二引张涣方)

【组成】肉桂　川黄连　蓬莪术各一两　肉豆蔻　槟榔　陈皮(去白)　木香　丁香各半两　巴豆　杏仁(麸炒,并灯上烧)各二七个

【用法】上为末,滴水为丸,如黍米大。未周晬一丸,十岁上七丸,冷姜汤送下。

【主治】脾胃久不和,挟积及乳癖,温热药皆不效者。

07726　万灵丹(《永乐大典》卷一三八八〇引《风科集验方》)

【异名】灵龟丹(原书同卷引《极济方》)。

【组成】败龟壳七钱半(醋炙)　五灵脂(微炒)　虎胫骨(醋浸,火烧存性)　自然铜(煅,醋淬)　生地黄(酒浸,焙干)　麻黄(去节)各一两　川乌(生用)　草乌(锉如豆,盐炒)各半两(不用盐)　乳香(别研)　木香各三钱半　干木瓜二两

【用法】上为细末,炼蜜为丸,如小弹子大,每两作十丸。每丸分作二服,用生姜自然汁同温酒化开服,更饮好酒一二盏,空心、临卧各一服。初服觉口唇吻微麻,勿怪。

【主治】风寒湿三气合而成痹,腿脚沉重,手足麻木,久则偏枯,脚气不能行履,腰胯不能动移;瘀风、湿痹、瘫中者。

【宜忌】忌食油腻热物。

07727　万灵丹(《医方类聚》卷一九一引《经验秘方》)

【组成】轻粉一两　血竭一钱　麝香一钱　蜈蚣一对　龙脑半钱　蟾酥一钱　硇砂一钱

【用法】上为细末,生蜜为剂。于疮顶用针刺破,入药一豆大,以纸花贴之。背疮走胤,于正顶上贴药,及于走胤头上黑紫处亦贴药,一日一易。

【主治】一切恶疮。

07728　万灵丹(《杏苑》卷四)

【组成】川乌一只(重八钱,炮)　石菖蒲　桂心　黄连　人参　桔梗　干姜　杏仁　厚朴(酥炙)　威灵仙(浸,火炙)　吴茱萸(汤泡七次,晒干,山栀汤浸一宿,取出焙干)　紫菀　柴胡　防风　猪牙皂角　甘遂　白茯苓　巴豆(盐炒黄)各二钱五分(另研)

【用法】上为末,入巴豆和匀,炼蜜成剂,杵一二千下,瓷器收贮,临服丸如梧桐子大。每服大人服五丸,气实者七丸,小儿看大小虚实斟酌用,温酒或白汤空心送下。

【主治】积滞成痢。

07729　万灵丹

《济阳纲目》卷一。为《外科正宗》卷一"保安万灵丹"之异名。见该条。

07730　万灵丹(《玉案》卷四)

【组成】半夏(姜制)　南星(姜汁炒)　瓦楞子(煅)　青礞石(煅)　沉香(锉)各二两　青皮(醋炒)　莪术(醋煮)　三棱　香附(醋炒)　白芍各一两二钱

【用法】上为末,醋糊为丸。每服二钱,空心酒送下。

【主治】痰积成块。

07731　万灵丹(《证治汇补》卷三)

【组成】朱砂　盐花各一钱五分　雄黄　明矾(生用)　枫香各二钱　赤石脂　黄丹　琥珀　轻粉各一钱五分　麝香　片脑各一钱　巴豆(去壳,水煮十沸)　蓖麻子(另研)各四十九个

【用法】上为末,用巴豆、蓖麻子膏和药为丸,如和不就,加炼蜜就成膏,收瓷器内,如用时旋丸,如芡实大。每服一丸,并花水送下,或汤亦得。

【主治】疮毒初起,脉沉实;及服汗药后,毒气在里不尽者。

07732　万灵丹(《良朋汇集》卷三)

【组成】沉香　乳香(去油)　砂仁　香附米(炒)　姜

黄 丁香 藿香 白芷 黄连 枳实(麸炒) 甘草 巴豆霜 黄芩 厚朴(苏油炙)六钱 木香 牙皂(去皮,炒) 青皮 连翘(去心) 大黄(酒炒) 草豆蔻 陈皮 黄柏 生地 南山楂(去核) 川芎 红花 栀子(炒) 杏仁(去尖,炒)各一两 雄黄 朱砂各四钱 血竭八钱

【用法】上为细末,醋糊为丸,如梧桐子大。每服大人二十丸,小儿十丸、五丸、六丸;水泻,姜汤送下,小儿米汤送下;红痢,甘草汤送下;白痢,灯心、姜汤送下;疟疾,桃叶汤送下;气滞,乳香汤送下;酒滞,茶清送下;食滞,滚白水送下;胸膈嘈杂,茶清送下;胃脘疼,姜汤送下;心口疼,茶醋汤送下;眼目赤肿,菊花汤送下;大小便不通,茶清送下;五淋白浊,车前子汤送下;寒嗽,甘草汤送下;热嗽,桑白皮汤送下;疝气,小茴香汤送下;牙疼,细辛汤送下;口内生疮,薄荷汤送下;宿食宿酒,茶清送下;小儿疳症,竹叶、蜜汤送下;小儿惊悸,朱砂、乌梅汤送下;以上引俱凉用。

【主治】气滞、酒滞、食滞,胸膈嘈杂,胃脘疼,水泻,赤白痢,大便不通,五淋白浊,疝气,咳嗽,疟疾,眼目赤肿,牙疼,口内生疮;小儿惊悸、疳症。

【宜忌】孕妇勿服。

07733 万灵丹(《经验奇方》卷上引徐喆甫方)

【组成】明雄精四钱 制甘石一钱五分 牙消一钱三分 真云麝当门子一钱 大梅冰九分 飞月石九分 广牛黄四分

【用法】上各为细末,和匀,再研极细,贮瓷瓶,黄蜡封口,勿令泄气。临医时,令患人仰卧,患口务须露出,切勿以别药涂封,用银小揪取丹少许,抹两眼大角,半日间抹三次,三日内抹九次。或患毒较重,须多抹二三日,其毒仍由伤口而出,治以毒尽患愈为度,保无后患。

【主治】癫狗毒蛇咬伤,并一切中毒疼痛。

07734 万灵汤(《圣济总录》卷二十二)

【异名】万灵散。

【组成】前胡(去芦头) 柴胡(去苗) 秦艽(去苗土) 甘草(炙)各半斤 茴香子(炒) 木香 桂(去粗皮)各一斤 槟榔十枚 肉豆蔻(去壳)半斤 芍药半斤 青橘皮(去白)半斤 芎藭半斤 甜葶苈半斤(微炒) 桔梗四两

【用法】上为粗末。每服三钱匕,水一盏,加大枣二枚(擘破),同煎至七分,去滓,食前温服。

【功用】和养三焦,调顺阴阳,升降痞滞,祛遣寒邪,温中散湿,暖胃和脾,滋助气血,思美饮食。

【主治】虚寒瘤冷,痰癖动气,心膈疼痛,噎闷呕逆,一切气疾。

07735 万灵汤(《圣济总录》卷七十六)

【组成】罂子粟(炒赤)半斤 甘草(炙,锉)一两

【用法】上为粗末。每服五钱匕,水一盏半,煎至八分,去滓,临卧空腹温服。

【主治】赤白泻痢,腹脏疼痛,里急后重,疝气。

07736 万灵油(《全国中药成药处方集》禹县方)

【组成】冰片一钱 麝香二厘 薄荷冰一钱五分 蕤仁霜三分 潮脑五钱 硼砂一钱 白蜡 香油各一两八钱

【用法】先将油、蜡化开,再加入上六味即成。均抹患处。

【主治】脚气溃烂,风火牙疼,痔疮肿疼,蝎螫蜂刺,薄皮湿烂,干湿疮症,蚊咬作痒,火眼红肿,风火头疼。

【宜忌】眼内忌用。

07737 万灵散

《圣济总录》卷二十二。为原书同卷"万灵汤"之异名。见该条。

07738 万灵散(《产宝诸方》)

【组成】牡丹皮 芍药 当归 蓬术 川乌 青橘皮 官桂 牛膝各等分

【用法】上为末。每服二钱,温酒送下。

【主治】妇人产后血气。

07739 万灵散(《女科百问》卷上)

【组成】当归 赤芍 乌药 青皮各一两 白术 肉桂各半两 黑牵牛二两

【用法】上为粗末。每服三钱,水一盏半,酒少许,煎八分,去滓,食前温服。

【主治】妇人脚气。

07740 万灵散(《医方类聚》卷二一八引《仙传济阴方》)

【组成】桂半两 当归一两 莪术半两 木香三钱 地黄六钱

【用法】上为末。热酒调下。又以小建中汤补之。

【主治】妇人小腹痛,小便淋沥。

07741 万灵膏(《传信适用方》卷三)

【组成】清油八两 妇人油发一两 侧松枝一两 沥青一两 卷柏一两 太平白芷一两 当归一两 木鳖肉(切片)一两 柏枝香一两 白胶香一两 没药一两 乳香一两 黄丹一两 剪刀草末一两

【用法】用净铛一只,下清油、妇人油发,炭火熬令焦尽;次下侧松枝等,熬令紫色,用杨柳枝不住手搅,焦即锉头,以绵两重滤去滓;再熬油滚,依次下白胶香、没药、乳香、黄丹、剪刀草末,慢火熬成膏,滴水成珠子为度,就地用新汲井水沉去火毒。先以葱盐汤洗疮,次用软帛火炙摊上,不得留孔,贴之。

【主治】痈疽疮疖。

07742 万灵膏(《医方类聚》卷一九一引《居家必用》)

【组成】南青木香 连翘 木鳖仁 桃仁 蓖麻仁 巴豆仁 地黄(生用) 白芷 防风 川芎 黄耆 羌活 当归 黄连 蓬术 露蜂房 槐枝 柳枝 桃枝(已上皆为㕮咀) 乳香(另研) 没药(另研) 轻粉各半两 黄丹十五两(水飞,煮去水,再换新水煮,如此三次,炒至紫黑色佳)

【用法】上药㕮咀者入真香油三十两浸,春、秋七日,夏五日,冬十日,慢火煎至巴豆、蓖麻仁抹开如黑泥,滤去滓,逐旋入丹,以槐、柳枝不住手搅,候丹尽,然后下乳香、没药,挑药滴入水中成珠为度,提起离火,不住手搅至微温,入轻粉搅匀至冷,以碗覆地上出火毒,收藏时,先用真蛤粉扑裹,却入净瓷器内收贮。

【主治】一切恶疮肿毒。

07743 万灵膏(《普济方》卷二七六)

【组成】脂麻油二两 黄蜡二两 乳香 龙骨

【用法】上将乳香、龙骨为末,先将油煎过,次下二味搅匀,冷,摊油纸上。贴之。

【主治】臁疮。

【备考】方中乳香、龙骨用量原缺。

07744 万灵膏

《秘传外科方》。为原书"太一神应膏"之异名。见该条。

07745 万灵膏（《医方类聚》卷一七八引《御医撮要》）

【组成】黄丹六两　皂荚二挺各长三寸　巴豆二十八个　麻油十二两　白及　白蔹各一两　槐枝五两

【用法】先入油于铛内，次下皂荚、巴豆、白及、白蔹、槐枝，慢火煎，以柳木篦搅，至滴水中成珠不散则止，去滓，入黄丹，慢火煎至紫黑色，出冷处，不住手搅至软硬。每于绢上摊之，敷患处。

【主治】痈疽恶疮及瘰疬瘘疮。

07746 万灵膏（《万氏家抄方》卷二）

【组成】归尾　红花　大黄　苏木（捶碎）桃仁　杏仁　三棱　蓬术　枳壳　枳实　苍术　厚朴　槟榔　青皮　白芥子　香附　青木香　乌药　水红花根各五钱　野苎根　生地　川椒　肉桂　干漆　皂角　玄胡索　白芷　仙灵脾　南星　半夏　防风　荆芥　羌活　独活　紫苏　巴豆（去壳）麻黄　秦艽　木鳖子（去壳）大风子（去壳）赤芍　海风藤　防己　川山甲　蜂房　白附子　高良姜　骨碎补　川芎各三钱　蜈蚣十二条　蛇蜕二条　桑枝　槐枝　柳枝　桃枝长三寸者各三十段

【用法】上咬咀，入麻油内，用铜锅煎药枯黑色，滤去滓，再煎，滴水成珠，取起；松香明净者不拘多少，先用水煮滤净，次用老酒煮入水中，抽扯数十次，每松香三斤，入葱汁、姜汁、蒜汁、韭汁、艾汁各一碗，再熬汁干，又入水中抽扯数十次；然后每药油四两，入松香一斤，飞丹四两，熬成膏，取起，入后细药末：五灵脂、雄黄，木香各五钱，沉香三钱，乳香、没药各一两（焙去汗），黄蜡二两，樟脑二两。共为细末，配膏药一斤半，慢火熬，用槐枝不住手搅匀，再入水抽扯百余次用。如痞症，每膏药一斤，加阿魏五钱，酒化和入，用狗皮摊贴患处，常以热手摩之．令药气透。

【主治】痞积，并未溃肿毒，瘰疬痰核，跌打闪挫，及心腹疼痛、泻痢、风气、杖疮。

07747 万灵膏（《医便》卷五）

【组成】香油四斤　槐柳桃榴椿杏楮各二枝　两尖　白芷　赤芍药　大黄　人参　黄连　白芍药　草乌　苦参　川芎　生地黄　川椒　胎发　川山甲　熟地黄　槐子　杏仁各一两　当归二两　蓖麻一百二十个（去皮）巴豆一百二十个（去皮）黄柏一两（去皮）木鳖五十个（去皮）

【用法】上两尖等二十二味，咬咀如麻豆大，入香油内浸，春五、夏三、秋七、冬十日。再用黄香十二两，黄丹二斤（水飞澄，火焙七次）、阿魏、沉香、丁香、麝香、血竭各一两，乳香、没药各三两，俱为细末。先将香油并药入铜锅内熬焦，将药锅取温冷，用生绢过净，将药再熬；下黄丹，用槐、柳等枝不住手搅，此时用烧火宜慢，常滴药在水中成珠不散，入黄香，将锅取下冷片时，减火性，乃下阿魏等八味搅均；用凉水一大桶，将药拔下水中，一日换水一次，浸七日七夜，去火力。用时以滚水化开，量疾大小，裁榜绵纸贴。痈疽、发背、疔疮、瘰疬、无名肿毒初发一二日，未成

大患，俱用此膏贴之，火烘双手，熨一百五十余手，务要出汗，其疮即日消散，若疮出四五日，已成肿硬，内已有脓，亦贴之，拔出脓净，其疮自然生肌平满；干湿疥癣，诸般瘙痒、风疹，俱贴于脐中，火烘双手，熨一百余手，出汗；癫疮肿肤，膏内加捣细木鳖一个贴脐中，火烘双手，熨一百余手，出汗，一切小疮疖，随疮大小贴用之；膀胱肿硬，用膏贴之，火烘双手，熨五十余手；肩背、腰腿、两脚寒湿疼痛，脚气穿心疼痛，俱贴之，火烘双手，熨一百余手；男子阳痿不起、遗精白浊、元气虚冷，女人阴萎瘦弱、赤白带下、子宫冷闭，男妇赤白痢疾，俱用此膏内加捣细木鳖一个，贴丹田，火烘双手，熨一百余手；五劳七伤俱贴肺俞、肩井、三里、曲池，火烘双手，熨一百余手；痞块，用曲作圈围痞处，内放皮消一两，上用重纸盖，熨斗熨纸上令内热，去其消面，内加捣细木鳖一个贴之，火烘双手，熨一百余手，出汗；小男癖疾，不用消面，只用此膏贴之，火烘双手，熨二三十次，觉腹内热即止；左瘫右痪，膏内加捣细木鳖一个，贴丹田，火烘双手，熨一百余手患处，仍服此药三丸，好酒下；偏正头疼，俱贴脐内，火烘双手，熨八十余手；冷积攻心，依积症大小摊贴，火烘双手，熨六十余手；舌胀，贴心中肺俞，并心坎下三寸，火烘双手，熨一百余手，出汗；酒积，酒后呕吐，转食暗风，俱贴肺俞，兼心坎下二寸许，火烘双手，熨六十余手；风寒、风热、痨病咳嗽，贴肺俞，火烘双手。熨六十余手，出汗；打扑血凝，贴疼处，如打扑虚肿，火烘双手，熨一十余手，觉热即止；胸膈不利，气喘不止，俱贴肺俞，火烘双手，熨一百余手；安胎不定，先用此膏脐内贴，后用此膏内加捣细木鳖一个，贴丹田，火烘双手，熨一百余手；月经不通，贴陶康二穴骨上，火烘双手，熨六十余手；犬咬蛇伤蝎螫，用此膏贴之，不许用手烘，若用手烘，作脓难好；春三月，伤寒已过日期，贴脐上心坎下，火烘双手，熨八十余手；伤寒未过日期，用此膏二两半贴脐中，火烘双手，熨六十余手，出汗；夏三月，伤寒走黄结胸，用此膏二两，贴心坎下，火烘双手，熨八十余手；秋三月，伤寒兼赤白痢，用此膏二两，贴脐中，火烘双手，熨九十余手；冬三月，伤寒兼赤白痢，用此膏二两半，贴脐中，火烘双手，熨一百余手；四季伤寒，俱贴脐中，酉时分贴，一服时见效。服用：将前膏药为丸，如梧桐子大，蛤粉为衣。每服三丸，各随症引下：发背疮，冷水送下；血气未通，酒送下；咳嗽、缠喉风、喉闭，绵裹噙化；风赤眼，山栀汤送下；打扑伤损，橘皮汤送下；腰膝疼痛，盐汤送下；唾血，桑白皮汤送下；赤痢，甘草汤送下；白痢，生姜汤送下；产后诸疾，当归汤送下；赤白带下，当归汤送下。

【主治】痈疽，发背，疔疮，瘰疬，无名肿毒，干湿疥癣，风疹瘙痒，癫疮肿块，疮疖，膀胱肿块，喉闭，缠喉风，风赤眼，口疮，牙疳，牙龈出血，肩背、腰腿脚疼痛，脚气穿心疼痛，中风左瘫右痪，口眼歪斜，语言不正，破伤风，偏正头痛，冷积攻心，心痛，反胃噎食，呕吐酸水脓血，舌胀，酒积，酒后呕吐，霍乱吐泻，赤白痢疾，大小便不通，脱肛，肠风泻血，肠澼脓血，痔漏，小肠疝气，诸淋，消渴，五劳七伤，耳鸣耳聋，阳痿遗精，白浊，咳嗽，唾血，胸膈不利，气喘不止，单腹蛊胀；女子阴痿瘦弱，赤白带下，子宫冷闭，月经不通，产后诸疾；小儿痘疹，急慢惊风；打扑伤损，犬咬蛇伤蝎螫。

07748 万灵膏（《疮疡经验全书》卷一）

【组成】木香　乳香　没药各三钱　血竭二钱　蟾酥

五钱　紫石英二钱　雄黄二钱　犀角一钱　冰片五分　麝香一钱

【用法】上为细末，糯米粥和匀，捣千下成条，每条五分。如遇后症，以津液磨搽，水亦可。

【主治】喉闭，痈疽，疔癀，蛇咬。

07749 万灵膏（《古今医鉴》卷十六引龚竹林方）

【组成】香油二斤　血余一握

【用法】同煎，柳条搅不住手，化尽，将锅下地，入黄丹一斤，放油内滚起，略扇几下，紧搅不住手，滴水成珠为度；如不成珠，再于火上略煎，候水珠则止，又不可制过了；再入乳香、没药为末各三钱，入内搅匀。孩儿茶、血竭加入尤妙。纸摊贴之。

【主治】久年顽疮，诸般恶毒，杖疮。

【加减】筋骨痛，加麝香少许。

07750 万灵膏（《本草纲目》卷十七引《摘玄方》）

【组成】甘遂二两　蓖麻子仁四两　樟脑一两

【用法】捣作饼。贴之。

【主治】麻木疼痛。

07751 万灵膏（《医部全录》卷三九八引《医贯》）

【组成】香油四斤　白芷　赤芍　大黄　黄连　白芍　两头尖　草乌　玄参　川芎　生地　川椒　胎发（头生男者）　穿山甲　熟地　杏仁　槐角　黄柏各一两　归尾二两　木鳖子五十个（去壳）　黄香十二两（化开，倾米泔水九次）　蓖麻子（去壳）　巴豆各一百二十粒（去壳）

【用法】上各咬咀，入油内浸，春五日、夏三日、秋七日、冬十日，取倾锅内，熬枯黑色，滤去滓，将净油入锅，文武火熬，滴水成珠，方细退火；黄丹二斤，飞过焙干，徐徐下，以槐、柳、桃、杏、楮各二枝，不住手搅；再下黄香，去火少冷，又下阿魏、丁香、沉香各一两，麝香二钱、血竭、孩儿茶、乳香、没药各三两，珍珠（制）五钱，琥珀三钱（各为极细末）入煎膏内搅匀，将好瓶贮之，放水内浸七日，出火气。用时放滚水内，顿化摊开，贴丹田，熨一百二十手。

【主治】元气虚弱，女人赤白带下，子宫虚冷，血山崩。

07752 万灵膏（《疡科选粹》卷八）

【组成】血余二两　皂角一两　黄蜡一两　松香一两　当归四两　大黄四两　玄参四两　白芷二两　生地四两　赤芍药二两　乳香五钱　没药五钱　威灵仙二两　密陀僧一斤　飞丹半斤　赤炼　乌梢　蜂房　癞蛳

【用法】油三斤，熬膏。外贴。

【主治】诸疮。

【备考】方中赤炼以下四味用量原缺。

07753 万灵膏（《简明医彀》卷八）

【组成】木鳖（去壳）二十个　蓖麻（去壳）一百粒　威灵仙　当归　川芎　赤芍　防风　荆芥　羌活　独活　生地黄　白芷　黄芩　黄连　黄柏　姜黄各二钱　蛇退一条　麻油（冬）七两（夏）五两（秋）六两

【用法】浸药一日，煎药焦，滤去滓，油入锅煎滚，下黄蜡二两，次入嫩松香二斤（老松添油），桃、柳枝搅化，滴水成珠，不拈手；预备水半缸，稀麻布一幅，铺绵少许，二人扯定，将膏倾于布上，滤入水中，二人对扯；黄色入钵。陆续置小器中，微火炖，摊油纸或布。如风气闪挫，捣炒姜、葱擦患处，次贴膏药。泄泻、腹痛，贴脐上。

【主治】风寒湿气，跌扑损伤，风毒脚气，遍身疼痛，挫气闪肭，筋骨酸疼，及血风、脓窠、裙边、臁疮，手足一切诸疮毒。

07754 万灵膏（《金鉴》卷八十八）

【组成】鹳筋草　透骨草　紫丁香根　当归（酒洗）　自然铜（醋淬七次）　瓜儿血竭　没药各一两　川芎八钱　赤芍二两　半两钱（醋淬）一枚　红花一两　川牛膝　五加皮　石菖蒲　茅山苍术各五钱　木香　秦艽　蛇床子　肉桂　川附子（制）　半夏（制）　石斛　草薢　鹿茸各三钱　虎胫骨一对　麝香二钱

【用法】上除血竭、没药、麝香三味各研细末另包外，共二十三味，先将香油十斤微火煨浸三日，然后将群药入油内，熬黑为度，去滓，加黄丹五斤再熬，将至滴水成珠，离火；俟少时药温，将血竭、没药、麝香下入搅匀，取起出火气。

【功用】消瘀散毒，舒筋活血，止痛接骨。

【主治】跌打损伤，兼去麻木风痰、寒湿疼痛。

07755 万灵膏（《活人方》卷六）

【组成】羌活　防风　秦艽　苍术　独活　白芷　草薢　官桂　天麻　川乌　草乌　干姜　当归　木瓜　川芎　牛膝　防己　豨莶　风藤　半夏　前胡　枸杞　南星　虎骨　白茄根　麻黄　苍耳子　高良姜　晚蚕沙　威灵仙　五加皮　玄胡索　川续断　红花　桃仁　苏木　枳壳　丹皮　骨碎补　乌药各等分　闹羊花　绵花子各倍用

【用法】麻油熬，炒东丹收起，冷加细料香药：五灵脂、鸦片、血竭、木香、乳香、没药、冰片、麝香。凡用，先以生姜擦过贴，贴后以炒热艾或炒麸皮熨之。

【主治】风寒湿痹，遍身经络骨节酸疼，跌打损伤，闷肭膪气，心胸腰背攻刺为痛。

【加减】治癣，加入阿魏、雄黄。

07756 万灵膏（《疡科心得集·家用膏丹丸散方》）

【异名】万应膏（《疡科心得集·方汇》）。

【组成】生地　归身　川芎　苍耳子　大戟　尖槟　甘菊　蒲公英　生大黄　土槿皮　羌活　独活　红花　川乌　草乌　赤芍　紫草　香附　川椒　番木鳖　桂枝　狗脊　泽兰　生姜　胡椒　附子　牙皂　白附子　荆芥　金银花　黄柏　山慈姑　生首乌　全虫　玄胡　僵蚕　百部　南星　白蒺藜　山甲　白芷　白芥子　花粉　益母草　蛇床子　川牛膝　黄耆　大风子肉　细辛　苦参　龟版　桑寄生　升麻　黄芩　胡麻　杜菖蒲根　冬瓜皮　天麻　杨树须　闹羊花　茜草各五钱　茯苓一两

【用法】用香油八斤，将前药入油，加嫩桑枝二三斤，熬药至枯，滤去滓，入后药：松香四两，朴消、雄黄、桂圆核灰、皂矾、牛皮灰、樟冰各五钱，麝香三钱，冰片三钱，龙骨五钱，再入东丹三斤，收成膏。

【主治】一切无名肿毒，未成即消，已成即溃；及一切寒湿之证。

07757 万灵膏（《理瀹》）

【组成】玄参　苦参　生地黄　黄连　黄芩　山栀　大黄　当归　川芎　白芷　赤芍　羌活　独活　防风　连翘　花粉　桔梗　五倍子　皂角　白及　白蔹　山

慈姑 红大戟 官桂 蓖麻仁 木鳖仁 巴仁 山甲 杏仁 发团各一两 槐枝 柳枝 桃枝 马齿苋各八两（一方无百草霜，有两头尖五钱）

【用法】麻油熬，黄丹、铅粉各等分，松香、黄蜡二两收膏，百草霜一两半，轻粉、儿茶、乳香、没药各二钱，麝一钱，搅匀。凡一切内外热病，皆可贴于背心、胸口，可代羌活汤、通圣散、败毒散用。

【主治】四时伤寒、温热症，及一切内外热病。

07758 万灵膏《理瀹》

【组成】玄参 苦参 生地黄 黄连 大黄 当归 川芎 白芷 赤芍 皂角 官桂 蓖麻仁 木鳖仁 巴仁 山甲 杏仁 发团各一两 党参 熟地 草乌 白芍 沉香 丁香 木香

【用法】麻油熬，黄丹、铅粉各等分，松香、黄蜡二两收膏，百草霜一两半，儿茶、乳香、没药五钱，麝一钱，搅匀。

【主治】四时伤寒及外症。

【备考】方中党参以下七味用量原缺。

07759 万和散《百一》卷四

【组成】茴香（炒） 萝卜子（生） 官桂（去粗皮） 蓬莪术（湿纸裹，煨）各一两 香白芷一两半 陈皮一两一分（去瓤） 麦蘖一分 荆三棱三两半（用湿纸裹，炮） 干姜三分（煨） 甘草一两三分（炙） 白术（米泔浸一宿） 桔梗 牵牛子（炒，过熟不妨）各半两

【用法】上为细末。每服一钱，水八分盏，煎至六分，去滓，稍热服；或入大枣煎如汤，点服亦得；妇人血气，入当归少许；心痛，炒茴香酒调下；中毒，热酒调下；小儿久泻不止，及泻后伤动胃气，不思饮食，瘦瘁，并以药一钱，大枣半个，水五分，煎四分，热服。

【主治】男子妇人，一切气刺气闷，气胀食伤；及中毒积滞，两胁脐下四肢攻注；宿有气疾，心腹痞塞，呕吐，不思饮食；伤风烦闷，鼻出清水，夜多盗汗，渐成瘦弱；肠滑水泻不止。

07760 万金丸《博济》卷二

【组成】舶上硫黄一分 巴豆（去皮）半两（二味同以生绢袋子盛于浆水内，用文武火煮一伏时，放冷，另研极细） 柴胡半两（去芦） 附子一两（炮） 干姜半两 陈橘皮（去白）一分 桔梗一分 青黛半两 当归一分

【用法】上为细末，面糊为丸，如小豆大。每服二丸至三丸，温水送下。妇人血气，醋汤送下；小儿夜啼，常服一丸，温水送下；水泻，生、熟水送下；血淋，地榆汤送下；白痢，干姜汤送下；痰涎并多，生姜汤送下；一切气疾，煎生姜橘皮汤送下，不拘时候。

【功用】消化积滞，调三焦，宣利胸膈，理气止痛。

【主治】诸积，腹胁胀痛，冷气攻疰；妇人血气；小儿夜啼，胃冷痰涎等。

07761 万金丸《普济方》卷一四九引《博济》

【组成】木香一两 干姜一两（炮） 大黄一两（生） 陈橘皮（汤浸，去瓤）一两 巴豆（去皮膜）一两（冷水浸一宿，焙干研细，或与前药一处捣罗）

【用法】上为细末，用沙糖为丸，如梧桐子大。患者三日外，酌其毒气传入，未曾疏利，每服五丸，早、晚以粥饮送下。如药未行，热茶投之。上有疾即吐，下有疾即泻。汗出或吐泻不止，即以黄连汤止之。

【功用】疏理脏腑，通利胸膈，调顺荣卫。

【主治】时气。

【宜忌】怀身人不得与吃。

07762 万金丸《圣济总录》卷四十三

【组成】熟干地黄（焙）十两 天门冬（去心，焙）七两 巨胜子（炊去皮，晒干）五两 白茯苓（去黑皮） 甘菊花各三两 肉苁蓉（酒浸，切，焙） 牛膝（酒浸，切，焙） 山芋各二两 桂（去粗皮） 酸枣仁（炒） 甘草（炙，锉） 巴戟天（去心）各一两

【用法】上为细末，煮枣肉与熟蜜和捣三千杵为丸，如梧桐子大。每服三十丸至四十丸，空心、日午温酒送下。

【主治】瘿病筋脉相引。

07763 万金丸《圣济总录》卷七十二

【组成】槟榔（锉） 肉豆蔻（去壳） 青橘皮（汤浸，去白，焙） 干姜（炮） 木香各一两 巴豆（去皮心膜）五十粒（炒黑色，研如膏）

【用法】上药五味为末，入巴豆同研令匀，浸研盐、豉为丸，如梧桐子大。每服一二丸，煎生姜、橘皮汤送下，良久以粥饮投之。以利为度。

【主治】食癥，气聚不消。

07764 万金丸《圣济总录》卷一四三

【组成】安息香 乳香 丁香 木香 沉香（锉） 无食子 肉豆蔻（去壳） 当归（切，焙） 麒麟竭 没药 密陀僧（煅） 阿魏各半两 巴豆（去皮心膜，醋煮） 砒霜（入绿豆半两同研）各三分

【用法】上十四味，先将乳香、安息香、阿魏、麒麟竭、没药等细锉，水少许浸一宿，来日细研如膏，余药捣罗为末，与膏同研为丸，如黄米大。每服一丸，空心冷茶咽下。

【主治】肠风痔疾，远年不愈，疼痛不可忍者。

07765 万金丸《杨氏家藏方》卷一

【组成】天雄 附子 草乌头各一两半（并炮，去皮脐尖） 骨碎补三两（去毛） 白胶香二两（研） 川乌头一两二钱（炮，去皮脐尖） 防风（去芦头） 天南星（炮） 锡蔺脂（甘锅盛，火煅七遍，醋淬七遍） 革薢 白附子（炮） 自然铜（火煅七遍，醋淬七遍） 胡芦巴 破故纸 白僵蚕（炒，去丝嘴） 五灵脂（炒） 赤小豆（生用） 糯米（炒焦） 乳香（别研） 没药（别研）各一两

【用法】上为细末，酒煮面糊为丸，如梧桐子大。每服二十丸，如腰以上疼痛等病，食后细嚼，荆芥茶送下；如腰以下疼痛等病，食前嚼，胡桃酒送下。

【主治】男子妇人，左瘫右痪，口眼㖞斜，打扑伤损，筋骨疼痛，语言謇涩，行步艰难；一切风疾，下注腰脚，鹤膝风等。

07766 万金丸《杨氏家藏方》卷十三

【组成】木贼 何首乌 荆芥穗 防风（去芦头） 鸡冠花（焙） 枳壳（去瓤，麸炒） 五倍子 黄耆（锉，焙） 槐花（炒） 槐角各一两（同为细末） 猪蹄甲（用猪蹄向后小爪，不着地甲） 皂角子 皂角刺 麝香皮子 檵藤子 百药煎 刺猬皮各一两（入瓷罐内盐泥固济了，候干，用炭火煅至青烟出，取出与前药末同研细，次入麝香二钱）

【用法】上药用酒煮面糊为丸，如梧桐子大。每服五十

丸，食前米饮送下。病久者当常服，即去根本。

【主治】一切痔漏，久不愈者。

07767 万金丸（《医方类聚》卷一九一引《经验秘方》）

【组成】海浮石一两（醅醋淬七次，余醋另放） 草乌头一两（醋浸，炮裂） 巴豆四十九粒（去皮，生用，另研） 乳香 没药各半两（另研）

【用法】上为细末，用前余醋打糊为丸，如豌豆大。每服七丸至九丸，食前冷酒送下。取快利二三行或吐出恶物为效。

【主治】❶《医方类聚》引《经验秘方》：恶疮。❷《医方类聚》引《居家必用》：疔黄，脑背痈疽。

【宜忌】忌食热物半日。

07768 万金丸（《普济方》卷三七四引《瑞竹堂方》）

【异名】万金丹、如圣丸。

【组成】蒿节内虫（七月初五日或十五日取） 辰砂 轻粉 麝香少许（一方不用）

【用法】上先以辰砂、轻粉为末，入蒿虫研匀，入麝香，丸如黍米大。每服半岁、一岁儿一丸，二岁二丸，三岁三丸，乳汁送下；或冷水亦疗。一方男取女乳，女取男乳。

【主治】慢惊风，急惊风。

07769 万金丸

《得效》卷四。为《永类钤方》卷三"万金丸"之异名。见该条。

07770 万金丸（《普济方》卷三七三）

【组成】镇心丸十丸 天麻防风丸十五丸 牛黄清心丸十丸 抱龙丸十丸加麝香半两 龙脑半钱 朱砂（水飞为衣）

【用法】上一处为丸，如粟米大。每服三丸，十岁以上五丸，以下者二三丸，薄荷汤送下。

【主治】小儿惊风。

07771 万金丸（《袖珍》卷四）

【组成】木香 全蝎 胡椒

【用法】上为细末，米糊为丸，如绿豆大。每服三四十丸，空心饮送下。

【主治】小儿脾癖癥瘕，及一切脾疳。

07772 万金丸（《医学入门》卷六）

【组成】苍术二两 陈皮 厚朴 夜明砂各一两

【用法】上为末，用绿矾二两化水，入醋少许，煮面糊，或煮枣肉为丸，如绿豆大。每服五十丸，米饮送下。

【功用】磨积去黄。

【主治】小儿胀久中虚，停湿生热，致生黄疸。

07773 万金丸（《赤水玄珠》卷二十六）

【组成】平胃散加夜明砂（略炒） 针砂（醋淬，炒） 皂矾（醋煮干，煅红）各等分

【用法】上为末，红枣肉为丸，如绿豆大。空心米饮送下。

【功用】磨积块，去黄胖。

【宜忌】忌一切血及荞麦面。

07774 万金丹（《卫生总微》卷十六）

【组成】阿魏一钱（汤化，去砂石，和面作饼，煨熟，锉细，炒干） 朱砂一分（研，水飞） 砒霜一钱（用醋半盏，慢火上熬醋尽） 丁香半两 巴豆七个（去皮膜，油尽取霜） 木香半两 相思子十四个

【用法】上为细末，炼蜜为丸，如黍米大。未发前服一二

丸，新水送下，一岁加一丸，至十岁以上每服十丸，绝早服。

【主治】小儿痰盛夹积，疟久不瘥。

【宜忌】忌热物一时辰。

07775 万金丹（《百一》卷十九）

【组成】朱砂一钱 轻粉一小盏 全蝎一个（微去梢） 雀儿饭瓮三个（其状如雀卵，树刺上有之，去壳取肉，生用。候前三味研细，方入同研）

【用法】上为细末，以男儿乳汁为丸，如鸡头子大。半周半丸，一周一丸，一岁加一丸，至三丸止，用金银薄荷汤化下。服药后必昏睡，虽终日亦不可惊觉，自醒即无事，其惊涎随大便出。然药性微冷，若慢惊宜少服。

【主治】小儿急慢惊风。

07776 万金丹

《普济方》卷三七四。为原书同卷引《瑞竹堂方》"万金丸"之异名。见该条。

07777 万金丹（《医方类聚》卷二五九引《瑞竹堂方》）

【组成】朱砂五钱（别研） 麝香二钱半（别研） 珍珠半钱 白僵蚕十个（炒） 琥珀一钱（明者） 全蝎十个（去尾，火炙） 脑子（别研） 犀角（镑） 干胭脂上三味不以多少 天南星一钱 钩藤五钱 巴豆五粒（去皮油）

【用法】上为细末，用薄荷汤打糊为丸，如麻子大。一岁小儿服十八丸，急惊，薄荷汤送下；慢惊，煎地龙汤送下。

【主治】小儿急慢惊风。

07778 万金丹

《得效》卷九。为《三因》卷十三"禹余粮丸"之异名。见该条。

07779 万金丹（《普济方》卷一一六）

【组成】藿香叶 踯躅花 天南星（炮裂） 甘松（去土） 麻黄（不去节） 吴白芷 甘草（炙） 蔓荆子（去白皮）各一两 川乌 何首乌各三两 草乌头七个（生用） 五灵脂（酒浸一宿，去沙石） 白胶香（细研）各一两 麝香二钱 没药三钱（研细） 蛤粉（为衣）一两

【用法】上药除蛤粉为衣外，十五味并捣罗为末，糯米一盏，好酒一升，煮粥为丸，如鸡头子大，窨干。每服一丸，茶、酒任下；若牙关紧急，酒磨灌下，不拘时候。

【主治】一切风，左瘫右痪，筋骨拘急，遍身生疮，及风毒攻疰，妇人血风，暗风，夹脑风，偏正头痛。

【宜忌】忌热物少时。

07780 万金丹（《外科启玄》卷十二）

【组成】赤矾一两 牛黄三钱 金脚信一两 乳香 没药 朱砂各三钱 黄丹二钱

【用法】上为末，新铁勺内先下牛黄，次下矾、信，煅至无烟，方群药冷定为细末，用蒸饼和成线香样截段，三四分重。量疮大小敷之。如疮未破，以艾灸之一二壮，待破，入此锭子在内，外以膏药贴之，勿露风。三四日开视之，周围渐渐蚀开者，只用一锭，如未甚开，再一锭换之。待去净核，须用生肌等药上之，愈。

【主治】多年瘰疬。

07781 万金汤

《三因》卷十四。为《圣济总录》卷一三一"一醉膏"之异名。见该条。

07782 万金汤

《朱氏集验方》卷一。为《千金》卷八"独活寄生汤"之异名。见该条。

07783 万金汤

《得效》卷十三。为《医方类聚》卷二十引《叶氏录验方》"万金散"之异名。见该条。

07784 万金汤（《宋氏女科》）

【组成】肉桂 陈皮 干姜 当归 茯苓 枳壳 甘草 厚朴 半夏 桔梗 白芷 芍药 苍术 川芎 麦芽 山楂 乌药 香附

【用法】加生姜三片，水煎，入酒、便，随证加减服之。

【主治】产后发热，无分瘀血、积食。

【加减】产后血块痛，加苏木，临服时加米醋半盏；如遍身痛，亦如前二味煎服之；倘泄泻，去枳壳，加肉果、木香、诃子；如产后浑身壮热，重加干姜；如腹痛甚者，加桃仁、红花、玄胡索、三棱、蓬莪术，或血块血枕痛，加前味可也；如四肢肿痛，加牛膝、乳香、没药；如遍身肿浮，加大腹皮（酒炒）、桃仁、没药、蓬术、玄胡索；倘恶露过多不止，加藁本、干姜、香附（俱炒黑）；若狂言乱语，诃笑讴唱，加砂仁末五分，投药汁冲。

07785 万金饮

《局方》卷六（续添诸局经验秘方）。为《三因》卷十二"万金散"之异名。见该条。

07786 万金散（《普济方》卷三七〇引《千金》）

【组成】生砂 轻粉 蜈蚣一条（全者）各等分

【用法】上为末，用阴阳乳汁为丸，如绿豆大。每岁一丸，逐旋加减，乳汁送下。

【主治】小儿急惊。

【备考】本方方名，据剂型，当作"万金丸"。

07787 万金散（《千金翼》卷十六）

【组成】石斛 防风 巴戟天 天雄（炮，去皮） 干地黄 石南 远志（去心） 踯躅 乌头（炮去皮） 干姜 桂心各一两半 蜀椒半升（汗，去目、闭口者） 瞿麦 茵陈 秦艽 茵芋 黄耆 蔷薇 独活 细辛 牛膝各一两 柏子 泽泻 杜仲各半两（炙） 山茱萸 通草 甘草各三分

【用法】上为散。每用五分匕，冷酒调服，鸡未鸣时一次，白天三次。加至一匕。

【主治】头痛眩乱耳聋，两目泪出，鼻不闻香臭，口烂恶疮，鼠漏瘰疬，喉咽生疮，烦热咳嗽，胸满脚肿，半身偏枯不遂，手足筋急缓不能屈伸，贼风猥退，飞尸蛊疰，江南恶气在人心下，或在膏肓，游走四肢，针灸不及，积聚癖瘕，五缓六急，湿痹，女人带下积聚，生产中风，男女五劳七伤。

07788 万金散（《博济》卷四）

【组成】白槟榔半分 苦楝根 石榴根皮 鹤虱 藜芦

【用法】上为末。每服一钱，空心热茶调下。

【主治】小儿疳，蛔咬心痛，面伏地卧，口吐清水痰涎。

【宜忌】忌饧糖、黏滑食。

07789 万金散（《圣济总录》卷三十四）

【组成】硫黄（研） 蛤粉各一两

【用法】上为细末。每服一钱匕，新汲水调下。

【主治】中暑毒，闷乱不省人事。

07790 万金散（《圣济总录》卷一四三）

【组成】椿根皮（锉）一两 楝实（去核，麸炒） 胡粉（炒）各半两 藁本（去苗土）一分 臭橘皮（去瓤，切，炒）二两

【用法】上为散。每服一钱匕，热酒调下，半夜时服，至天明再服。后用续随子不计多少，捣为末，煎汤淋洗三五次。

【主治】久患痔疾。

07791 万金散（《圣济总录》卷一七九）

【组成】干漆（炒烟出）一两 雄黄二两

【用法】上为细散。每服半钱匕，油一点，温水调下。

【主治】小儿蛔动，卒叫如心痛。

07792 万金散（《鸡峰》卷十九）

【组成】川独活不拘多少

【用法】上为末。每服二钱，精肉四两，批大片，洗过，入药在内，麻线系定，银石器内，河水煮令熟，令患人吃尽，小肠取下泔糊之状。老人五七日再服。

【主治】十种水气。

07793 万金散

《卫生总微》卷十五。为《幼幼新书》卷七引张涣方"万全散"之异名。见该条。

07794 万金散（《三因》卷十二）

【异名】万金饮（《局方》卷六续添诸局经验秘方）。

【组成】罂粟壳一两（赤用蜜炙；白不炙；赤白杂，半生半炙） 橘皮 甘草（并如上法）各一两

【用法】上为散。每服四钱，以百沸汤七分盏，急用盏盖之，候温，澄清者服。

【功用】《全国中药成药处方集》（沈阳方）：收敛止泻。

【主治】❶《三因》：冷热痢。❷《局方》（续添诸局经验秘方）：脾胃虚弱，内受风寒，或饮食生冷，伤于脾胃，呕吐泄泻，脐腹疗痛，胁肋胀满，肠内虚鸣；及肠胃受湿，脓血相杂，下如豆汁，或下瘀血，里急后重，日夜无度，饮食减少，渐至瘦弱者。

【加减】血痢，加乌梅一个。

【宜忌】《传信适用方》：切忌生冷、鱼腥。

07795 万金散

《卫生家宝产科备要》卷七。为《圣济总录》卷一三一"一醉膏"之异名。见该条。

07796 万金散（《医方类聚》卷二十引《叶氏录验方》）

【异名】万金汤（《得效》卷十三）。

【组成】续断 杜仲（去粗皮，炙香，切） 防风 牛膝（酒浸，焙） 细辛（华阴者） 白茯苓 人参 桂（去粗皮，取有味处，不见火） 当归（切，焙） 甘草（炙）各一两 川芎 独活 秦艽（去土） 熟干地黄各半两

【用法】上为粗末。每服五钱匕，水二盏，煎至一盏，滤去滓，空心热服，不拘时候。

【功用】祛风补虚，顺荣卫，通血气。

【主治】感中风邪，腰膝沉重，脚弱无力。

【临床报道】手指无力：文潜云：余尝左臂不随，后已痊愈，而手指不便，无力，试诸药不验，遂服此药，才半剂而愈。

07797 万金散（《百一》卷十六引任和卿方）

【组成】牛皮胶

【用法】以汤泡，摊纸上，随大小贴疮上。

【主治】痈疽，发背，疮肿，便毒。

07798 万金散（《外科精要》卷上）

【异名】内托散（《朱氏集验方》卷十二）。

【组成】栝楼一个（杵细） 大甘草节二钱 没药一钱（研末）

【用法】用酒二碗，煎一碗，去滓，入没药服。

【功用】❶《外科精要》薛己注：消毒破血。❷《杏苑》：排脓托里。

【主治】❶《外科精要》：一切痈疽已溃未溃者。❷《杏苑》：恶核肿痛，发脑、发颐、发背。

【备考】《外科精要》薛己注：上散有消毒破血之功，无溃腐生肌之力。

07799 万金散（《医方类聚》卷五十六引《管见大全良方》）

【组成】苦梗（去芦，炒） 川芎 前胡（去芦） 苍术（泔浸，切，焙）各十二钱 甘草（炙） 独活（去芦）各六钱 枳壳（去瓤，麸炒）八钱

【用法】上㕮咀。每服三钱重，水一大盏，加生姜三片，煎至八分，去滓热服，不拘时候。并进三服，汗出即愈。

【功用】善截四时伤寒，和表里。

【主治】伤寒。

07800 万金散（《医方类聚》卷二十三引《经验秘方》）

【组成】泽乌头六两 吴白芷五两 甘草四两 雄黄二钱半 藿香二钱半

【用法】上为细末。每服半钱，温酒调下，病重者一钱。小儿加减用。

【主治】一切诸风，破伤风，狗咬，及小儿慢惊风。

07801 万金散（《永类钤方》卷二十）

【组成】沉香 丁香 人参 五味子 当归 乳香各半两 肉桂一钱半 赤芍 白术各一分

【用法】上㕮咀。水煎服。

【主治】小儿脏冷，内钓，夜啼。

07802 万金散（《得效》卷七）

【组成】槐花不拘多少

【用法】上为末。每服二钱，食后热酒调服。

【主治】咯血。

07803 万金散（《得效》卷十一）

【组成】防风三钱 人参 蝉蜕各二钱

【用法】上为末。萝卜煎汤调下。服了，急用芥子末，白汤调如膏，涂儿脚心，干即再敷。其毒渐渐复出，疮疹依前红活。

【主治】疮疹已出，未能匀遍，色不红润。

07804 万金散（《普济方》卷八十五）

【组成】郁金一钱 荜茇 薄荷 甘草 道人头 细辛 盆消各二钱 蜈蚣一个 两头尖 青黛 川芎 雄黄各二钱 白芷 乳香各二钱 石膏半两 蝎梢半分 麻黄五分（烧存性）

【用法】上为细末。口噙水，搐之。

【主治】夹脑头风，一切眼疾。

07805 万金散（《普济方》卷一五一）

【组成】桔梗 川芎 前胡 苍术 枳壳 蜀椒六两 甘草三两

【用法】上㕮咀。每服三钱，水一盏半，加生姜五片，煎八分，热服。并进三服，汗出即愈。

【功用】解时气伤寒，和表里。

【主治】时气伤寒。

07806 万金散

《普济方》卷一八八。为《圣济总录》卷六十八"槐香散"之异名。见该条。

07807 万金散（《中国医学大辞典》引《医林集要》）

【组成】大黄一斤 白芷六两

【用法】上为末。每服三钱，热酒调下；亦可水泛为丸服，更以清茶调涂患处。

【主治】背疽，木硬坚闷，脉沉实者；及一切毒疮。

07808 万金散（方出《本草纲目》卷五十引《邵氏经验方》，名见《绛囊撮要》）

【组成】猪胆五六个 黄连 青黛 薄荷 僵蚕 白矾 朴消各五钱

【用法】腊月初一日取胆，将药装入胆内，青纸包固，挖地方、深各一尺，以竹棒横悬此胆在内，盖好，候至立春日取出，待风吹干，去胆皮青纸，研末蜜收。每日吹少许。

【主治】乳蛾，喉闭。

07809 万金散（《外科理例·附方》）

【组成】栝楼一个（全） 没药 乳香各一钱（研） 甘草节二钱

【用法】先以栝楼、甘草用无灰酒二碗煎至一碗，去滓，入乳、没，不拘时候服。

【主治】痈疽、恶核肿痛、发背等疮，不问已溃未溃。

07810 万金散

《古今医鉴》卷十四。为《御药院方》卷十一"无价散"之异名。见该条。

07811 万金散（《良朋汇集》卷三）

【组成】香附子四两（炒） 当归尾一两二钱 五灵脂一两（炒）

【用法】上为细末。每服五钱，醋调，空心服。

【主治】妇人血崩不止。

07812 万金散（《慈航集》卷下）

【组成】人参一钱 於术二钱（土炒） 云苓二钱 当归二钱（酒炒） 白芍二钱（酒炒） 沉香八分 乳香一钱（去油） 肉桂五分 丁香二分

【用法】上为细末，炼蜜为丸，如梧桐子大。每服三丸。

【主治】小儿脏冷，腹痛夜啼，面色青白，手足冷者。

【备考】本方方名，据剂型，当作"万金丸"。

07813 万金散

《卫生鸿宝》卷二。为原书同卷"元霜散"之异名。见该条。

07814 万金膏（《杨氏家藏方》卷十二）

【组成】黄连 黄柏 黄芩 白及 白蔹 龙骨 当归（洗，焙） 厚朴（去粗皮） 川芎 没药（研） 槐枝 柳枝 猪牙皂角 鳖甲 苦参 香白芷 木鳖子仁 草乌头 乌贼鱼骨各一分（同锉碎） 乳香一钱（研） 黄丹一两半 清麻油四两（冬月用半斤）

【用法】上除黄丹外，银、石器中将诸药油内慢火煎得油色紫赤，滤去药不用，入一半黄丹在油内，不住手搅，煎微黑，更入一半黄丹，不住手搅，只是用慢火熬得紫黑色，滴在水上不散，捻不粘手，然后更入黄丹少许，再熬，如捻

着硬时，却更入油少许，但不粘手即止。如寻常膏药，摊在纸花上，看疮大小敷贴。

【主治】❶《杨氏家藏方》：痈疽发背，及诸般恶疮。❷《局方》（淳祐新添方）：从高坠堕，打扑伤损，脚膝生疮，远年臁疮，五般痔漏。

07815 万金膏（《百一》卷二十）

【组成】大甘草根节四两（锉，去皮）　真麻油八两　黄丹四两（真好者）

【用法】上将甘草根节锉成寸段，捶破，内留一条长者搅药，用银、石器入油，煎甘草令焦黄，取出不用，入黄丹，以前所留长甘草一条，不住手搅，如黑色，点少许入水，试候成膏不散，用绵滤，入瓶，封令密，坎地二尺许埋药，二十日取出，腊月合尤妙。敷贴如常法。发背，丸如梧桐子大，每服五十丸，甘草汤送下。

【主治】一切痈疖毒。

【临床报道】脑疽：沈仁父司理，年七八岁时，苦脑疽见骨，痛楚异常，沈德和尚书传此方，一夕敷之即减，不数日间，凡五换，遂痊愈。

07816 万金膏（《百一》卷二十）

【组成】五倍子一钱　赤芍药　白芷　大黄　官桂　当归　玄参　干地黄各二钱半（以上第一次煎）　虢丹四两（第一次入）　当归二钱半　羌活　云母（别研）各一钱　巴豆三十五粒（以上第二次煎）　乳香（别研）　滑石（别研）　白胶香（别研）各一钱　没药（别研）二钱半　虢丹四两（以上第二次入）

【用法】上锉细，用真清麻油一斤，先将半斤入铫煎沸，下五倍子、芍药、白芷、大黄、官桂、当归、玄参、地黄八件，以柳枝一条搅油，候药带焦色，用绵一绹滤去滓，再将药油入铫，候略沸，下虢丹四两，打转看候紫色，将油一二点滴在水面上，成珠子，即便倾出，安稳处。再将清油半斤，如前煎沸，下当归、羌活、云母、巴豆及青杨柳枝皮指面大一二十片，同煎，候药带焦，用绵子滤去滓，再煎药油，下乳香、滑石、胶香、没药、虢丹同煎，候如前带紫色，滴入水中，才成珠子，却将前煎药油倾作一铫同煎，打匀为度。煎药时不要火太紧，恐病过药味。

【主治】诸般恶疮。

【临床报道】漏疮：唐仲举云：渠令嗣颏颊间苦一漏疮年余，用此膏两枚而愈。后以治他人，亦多验。

07817 万金膏（《朱氏集验方》卷十二）

【组成】黄耆半两　当归半两　白芷三钱　杏仁三钱　防风三钱　羌活二钱　独活二钱　官桂二钱　白蔹二钱　狼毒二钱　乳香三钱　没药三钱　黄连一钱　黄丹四两　清油一斤　桑白皮二钱

【用法】上除黄丹一味，以文武火于银器内炼，不住手搅千余下，后入黄丹，次用柳枝子搅，滴水上如珠为度。阴天炼，春、冬软收，夏月苍收，用新瓷器盛。以竹篦子摊用，勿使沾尘，常好好盖覆，愈久愈好，艾疮尤佳，贴上不痛。

【功用】败毒生肌。

【主治】诸毒疮。

07818 万金膏（《普济方》卷二八二）

【组成】川乌　草乌　白芷　黄柏皮　藁本　荆芥　蝉蜕　肉桂　白僵蚕　赤小豆　乳香　没药　蚕沙　天花粉各等分

【用法】上为末。薄荷汁和蜜调涂患处，以纸掩住。或姜汁、地黄汁调搽；如干，用地黄汁或薄荷汁刷湿。

【主治】痈疽、发背、五发、瘰疬、阴毒，痛不能忍；或肿毒侵内沉伏者。

07819 万金膏（《普济方》卷三一五）

【组成】蜡　乱发　轻粉　油　白及

【用法】上将油入连根葱二根，发少许，白及熬黄去滓，下轻粉丹，熬黑为度，下蜡为膏。

【主治】伤折损破，痛不止，肉不合。

07820 万金膏（《幼科类萃》卷二十六）

【组成】羌活　川芎　细辛　石菖蒲　木通　麻黄各一钱　龙脑　麝香各半钱

【用法】上为极细末，炼白蜜为丸，如梧桐子大。用新绵包一丸，塞鼻孔中，男左女右。

【主治】小儿䶎鼻。

07821 万金膏（《医统》卷六十一）

【组成】黄连　黄芩　黄柏　栀子　防风　连翘　白芷　当归　薄荷　朴消各等分

【用法】上为细末，炼蜜为丸，如芡实大。每用一丸，滚水泡化，趁热洗眼。

【主治】一切目疾。

07822 万金膏（《玉案》卷六）

【组成】黄连　粉霜各三钱　轻粉　铅粉各二钱　樟脑　银珠各五分　冰片三分

【用法】上为细末，以猪脂熔化，入前末，候冷加入冰片和匀。摊贴。

【主治】臁疮久不收口。

07823 万金膏（《嵩崖尊生》（致和堂本）卷十一）

【组成】天冬八钱　杏仁　贝母　百部各四钱　紫菀一钱　冬花五钱　百合四钱

【用法】水煎，味尽去滓，加饴糖八钱，蜜一两六钱，再熬；又入阿胶、茯苓末各四钱，入前汁，和匀如膏。不拘时挑服之。

【主治】痨瘵。

【备考】本方方名，原书三让堂本作"补金膏"。

07824 万金膏（《灵验良方汇编》卷一）

【组成】文蛤　黄连（去毛，净）　防风　荆芥穗各五钱　苦参四钱　铜绿五分　（一方有当归、川芎各四钱）

【用法】上为极细末，用薄荷煎汤作丸，如弹子大。临用时，以热水化开，趁热洗眼，一日三次。

【主治】烂弦风赤眼。

07825 万金膏（《幼幼集成》卷四）

【组成】川羌活　正川芎　北细辛　淮木通　净麻黄　石菖蒲各一钱

【用法】上为末。每次一钱，以蜜和匀，姜汤化服。

【主治】小儿风热侵肺，鼻䶎不闻香臭。

07826 万宝丹（《灵药秘方》卷下）

【组成】水银　密陀僧　白矾　食盐（炒）　火消各一两　明雄黄五钱　朱砂五钱　滁州青瓷器（打碎研细）二两

【用法】先将水银、瓷末共研不见星，次下陀僧再研，再下矾、盐、消、雄、砂共研匀，入阳城罐内封口，升三炷香,取出灵药。二转加法,取前灵药,又加水银一两,研不见星,又下火消、盐、矾各一两,明雄、朱砂各五钱,研匀听用,再取出山铅四两,打薄剪碎,放阳城罐底上,再放药末在上,封固,打三炷香,取灵药配后药用。配药法,每前药一钱,用牛黄、狗宝各五分,珍珠、琥珀、直僵蚕(糯米炒)、全蝎(酒洗,去头足,糯米炒)、沉香、川贝母、硼砂、朱砂、雄黄、元明粉、木香、川连、吴茱萸(煮)、川芎、白芥子、萝卜子,以上各一钱,巴豆仁(甘草水煮,去油)五分,麝香三分,牙皂八分(炒),金银箔各三十张,五倍子一个,打一孔,入大黄末填满塞紧,入多年瓦便壶内封口,火煅候冷,取五倍子、大黄为末,与前诸药和匀,用小竹刮青煎汁,打糊为丸,萝卜子大,朱砂为衣。初服三分五厘,用雄鼠粪煎汤送下;以后只用竹青煎汤,微加姜汁服。

【主治】臌胀膈气。

07827 万参散《鸡峰》卷五

【组成】萎蕤 干葛 人参 甘草 芎各等分

【用法】上为细末。每服二钱,水一盏,煎至七分,去滓,食后热服。

【主治】风温,时疫,疮疹。

07828 万春膏《同寿录》卷四

【组成】川芎 连翘 穿山甲 黄柏 柴胡 南星 山栀 防风 泽泻 白鲜皮 麻黄 羌活 山药 巴豆(去壳、油) 白芷 当归 半夏 川连 薄荷 何首乌 桔梗 远志(去骨) 威灵仙 五倍子 乳香 桃仁 白术 青皮 大风子 苍耳头 续断 前胡 赤芍 黄芩 没药 龙骨 杏仁(去皮尖) 细辛 良姜 淮熟地 藁本 川乌 五加皮 升麻 茵陈 草乌 青风藤 白蔹 芫花 陈皮 益母草 海螵蛸 香附 知母 大黄 元参 木通 地榆 赤石脂(醋淬) 牛膝 生地 枳壳 贝母 桑白皮 猪苓 杜仲 乌药 荆芥各五钱 轻粉 樟脑各三钱 麝香 蟾酥各二钱 冰片一钱 桃、柳、槐、桑、枣树枝各三十条(约寸长)

【用法】共药七十八味,四小料,用真麻油二十四斤,共成一大料。药味每各二两,细药照数加之,外黄丹照油派算,一切病症按穴贴之。五劳七伤,负重伤力,通身筋骨疼痛,腰腿软弱,骨节酸疼,贴两膏肓穴、两肾穴、三里穴;痰喘气逆,咳嗽吐痰,贴肺俞穴;左瘫右痪,手足麻木,贴肩井穴、两曲池穴;男子遗精白浊,妇人赤白带下,月经不调,血山崩漏,贴阴交穴;赤白痢疾,贴丹田穴;疟疾,男贴左臂,女贴右臂;腰疼背疼,贴命门穴;小肠疝气,贴两膀胱穴;偏正头风,贴风门穴;心胃两气疼痛,胸膈不宽,肚腹饱胀,贴中脘穴;浑身流走气痛,贴两章门穴;寒湿脚气,贴两三里穴;一切无名恶毒、疔疮发背、杨梅瘰疬、痞块、痈疽肿痛,跌打损伤,妇人害乳等症,不必寻穴,即贴患处。

【主治】五劳七伤,负重伤力,通身筋骨疼痛,左瘫右痪,手足麻木,偏正头风,痰喘气逆,咳嗽吐痰,心胃两气疼痛,小肠疝气,浑身流走气痛,寒湿脚气,男子遗精白浊,妇人赤白带下,月经不调,赤白痢疾,疟疾,一切无名恶毒,疔疮、发背、杨梅、瘰疬、痞块,痈疽肿痛等。

【宜忌】孕妇勿贴,有火者不宜贴。

07829 万春膏《理瀹》

【组成】桑枝 槐枝 柳枝各四斤 麻油四斤 生大

黄一两半 白芷 当归 红花 防风 羌活 独活 生香附 南星 木瓜 佛手 乳香 没药 沉香 丁香 木香各八钱 白芥子二钱 肉桂五钱 麝一钱

【用法】将桑、槐、柳枝入麻油内熬,以铅粉收膏,桃枝搅。余药研末,和入膏内,忌火。掺贴。

【主治】肝胃气,痞块,癥瘕,鹤膝,疝气,脾虚泄泻,一切内症疼痛,跌扑闪挫,风气。

【加减】如火衰泄泻,加硫黄;痞,加米炒斑蝥(去头足)。

【备考】原书注云:原方有黄耆、川乌、牛膝、麻黄、茜草,无香附、木瓜、佛手,此从张刻本减,然原方力大。

07830 万胜丸

《圣惠》卷八十六。即原书同卷"金粟丸"加麝香。见该条。

07831 万胜散《宣明论》卷八

【组成】海带 海藻 海蛤 芫花(醋浸,炒) 甘遂 大戟 甜葶苈 樟柳根 续随子 巴戟(去心)各等分

【用法】上为末。每服三钱至五钱,临卧温酒调下,一日二次。

【主治】十种水气。

07832 万胜散《永乐大典》卷一三八七八引《大方》

【组成】虎胫骨(酒煮) 海桐皮 乌药 附子各八钱 松节三两(碎锉,以酒半盏煎赤色)

【用法】上为粗末。每服二钱,水一盏,煎至七分,去滓温服。

【主治】一切风,四肢皮肤疼痛,或忧愁气痹,肢体不遂,及荣卫不和,皮肤急痛。

07833 万病丸

《千金》卷十二。为原书同卷"耆婆万病丸"之异名。见该条。

07834 万病丸

《千金》卷二十四。为《外台》卷二十八引《小品方》"雄黄丸"之异名。见该条。

07835 万病丸

《圣济总录》卷九十三。为原书同卷"青蒿丸"之异名。见该条。

07836 万病丸《圣济总录》卷一〇〇

【组成】远志(去心) 泽泻 石斛(去根) 柏子仁(别研) 云母(水飞) 石韦(去毛) 杜仲(去粗皮,炙) 天雄(炮裂,去皮脐) 牛膝(去油,酒浸,切,焙) 白茯苓(去黑皮) 菖蒲 山芋 熟干地黄(焙) 肉苁蓉(酒浸,切,焙) 续断 干姜(炮) 甘菊花 桂(去粗皮) 五味子 蛇床子(炒) 山茱萸各半两 桔梗(炒) 防风(去叉) 白术各一两 附子四枚(炮裂,去皮脐) 天门冬(去心,焙)一两半 细辛(去苗叶)三分

【用法】上为末,炼蜜为丸,如梧桐子大。每服二十丸,空心温酒送下,春、秋日再服,夏、季日一服,冬季日三服。

【主治】五劳七伤,尸疰所侵,心腹疼痛,饮食不化,两胁鼓胀,皮肤挛缩等病。

【加减】如久服,即减天雄、附子各一半。

07837 万病丸《圣济总录》卷一七一

【组成】雄黄(研) 丹砂(研) 麝香(研) 龙脑(研) 芦荟(研) 木香 槟榔(锉)各一分 牛黄(研)半

两　胡黄连一分　青黛(研)半两　巴豆(去皮心膜,研出油尽)　桂(去粗皮)　人参各一分

【用法】上为末,炼蜜为丸,如小豆大。每服一丸至二丸,温水送下。

【主治】小儿惊痫,乳癖。

07838　万病丸(《产乳备要》)

【异名】滋阴养血丸(《鸡峰》卷十六)、滋阴万病丸(原书冀致君注引《十便良方》)、内补丸(原书冀致君注引《郑汝明产经》)。

【组成】熟干地黄　当归各四两

【用法】上为细末,面糊为丸,如梧桐子大。每服五十丸,空心、食前温粥饮送下。

【主治】❶《产乳备要》:妇人久虚,血气衰少,怠惰嗜卧,饮食不进,肌体瘦悴,精神不足。❷《鸡峰》:妇人劳虚血弱,肌肉枯燥,手足多烦,肢节酸疼,鬓发脱落,面少颜色,腹中拘急,痛引腰背,去血过多,崩伤内竭,胸中短气,昼夜不得眠,情思不乐,怔忡多汗;诸虚不足,腹胁疼痛,翕翕发热,及妇人经病,月事不调。

07839　万病丸(《鸡峰》卷九)

【组成】雄黄　狼毒　附子　乌头　巴豆　甘遂　芫花　大戟　桃仁　桂　当归　川芎　蜀椒　吴茱萸　厚朴　干姜　鳖甲　大黄　柴胡　枳壳　干漆　犀角　槟榔　朱砂各等分

【用法】上为末,炼蜜为丸,如梧桐子大。每服一二丸,空心米饮送下。

【主治】积聚癥癖,气块,血脉不通。

07840　万病丸

《三因》卷十八。为《本草纲目》卷三十五引《指南方》"万应丸"之异名。见该条。

07841　万病丸

《外科精要》卷中。为《百一》卷十七"神仙解毒万病丸"之异名。见该条。

07842　万病丸(《普济方》卷一六九引《医学切问》)

【组成】硼砂　阿魏(醋研,去土)　大黄　吴茱萸(去皮)　青礞石(研细末,用缩砂拌和,锅内炒,取净)　肉桂　木香　玄胡索　五灵脂(酒淘净)　小茴香(炒)　穿山甲(蛤粉炒)　乳香　没药　当归　石菖蒲　皂角(去皮弦)　干漆(炒烟尽)　槟榔　陈皮(去白)　枳壳　荆三棱(煨)　丁香　莪术(煨)　良姜(炒)　甘遂　芫花(醋炒)　大戟　雄黄各半两　巴豆(去皮油膜)二钱半

【用法】上为细末,醋煮面糊为丸。每服三十丸,空心生姜汤送下。利行,白粥补之。

【功用】破积散气。

【主治】气蛊、血气、结块、冷痛,癥瘕积聚,心气脾疼,食积、酒积、肉积,胃冷吐食,气膈噎塞不通,遍身浮肿,气急痰壅;妇人血气不行,肚腹疼痛,年深日久者。

07843　万病丸(《本草纲目》卷二十九)

【组成】杏仁一斗二升

【用法】童便煮七次,以蜜四两拌匀,再以童便五升于碗内重蒸,取出,日晒夜露数日。任意嚼食。

【主治】男妇五劳七伤。

07844　万病汤(《普济方》卷三七六)

【组成】当归　细辛　矾石(烧)　甘草(炙)各一两

【用法】以水四升,煮取一升,去滓,纳白蜜鸡子大,分为五服,当日令尽。

【主治】小儿痫。

07845　万病散(《圣惠》卷五十六)

【异名】附子散(《圣济总录》卷一〇〇)。

【组成】附子(炮裂,去皮脐)　川乌头(炮裂,去皮脐)　朱砂(细研)　芫青(糯米拌炒令黄色,去翅足)　川椒(去目及闭口者,微炒出汗)　雄黄(细研)　干姜(炮裂,锉)　人参(去芦头)　细辛　莽草(微炙)　鬼臼(去须)各半两　蜈蚣一枚(微炙,去足)　蜥蜴一枚(微炙)

【用法】上为细散。每服半钱,以温酒调下,不拘时候。

【主治】风尸,及飞尸鬼疰,风痹,身上痛如针刺,呕逆痰癖,五劳七伤。

07846　万病散(《幼幼新书》卷三十九引《灵苑方》)

【异名】无忧散(原书同卷)、万病无忧散(《御药院方》卷四)。

【组成】黄耆　木通　桑白皮　陈皮　白术　木香　胡椒各半两(作一服,别研置)　牵牛子(微炒,勿过热,取头末)一两

【用法】前七味,为细末。每服二钱,牵牛末二钱,天色晴明五更,姜汤小半盏调药顿服,更以汤送。平明宣三二行,下多不妨,应脏腑百病悉出,转后吃一日白粥补。

【功用】《御药院方》:消积快气,散饮逐湿。

【主治】诸风疮肿疥癣,脏腑积冷壅滞,结为风劳,膀胱宿冷,脏腑衰败,面黄,癥癖气块,疳蛔攻心痛,中寒脑痛,状如山岚时疫;或中风口喎、语謇,睡后涎出;久患腰膝疼痛,拜跪艰难,坐食不安;小儿疳痢脱肛,男女久泄气痢,状似休息;妇人久患血劳,萎黄无力。

【宜忌】《宣明论》:有孕妇人或遇阴晦时即不可服。

07847　万病散(《鸡峰》卷十九)

【组成】牵牛子　桑白皮　白术　黄耆　丁香　陈橘皮　破故纸各等分

【用法】上为末。先煎生姜汤一盏半,先喝半盏,用半盏调药一大钱匕,服药后更喝半盏。

【主治】十种水病。

07848　万益丹(《玉钥》卷上)

【组成】滴乳香一两(去尽油)　没药一两(去尽油)　真血竭一两　明硼砂一两

【用法】上为极细末。每用少许,吹入刀患处,效。

【主治】金刃所伤,血流不止。

07849　万痊膏(《御药院方》卷十)

【组成】乳香　没药各四钱半(另研)　半夏　当归　续断　杏仁　桃仁　巴豆(和皮捶碎)　木鳖子(去壳)　芫花　大戟　川芎　熟地黄　芍药　苍术　防风　干姜(生用)　桂　蛇床子各半两　松枝　桃枝(新者)各二两　乱发二块(如马打毬子大)　澄清芝麻油十斤。

【用法】将前项药下在油内浸七日,慢火煎熬,令铁马杓搅至半夏黄黑色为度,用竹筛滤去滓,另研血竭三钱半,下在油内搅令匀,用新绵滤在盆器中,澄去滓油,揩锅并马杓至净,再用绵滤入锅内,入油每一斤用上好黄丹五两,若

黄丹性紧者，只用四两半，准备冬春秋间使用，如夏月用者，使黄丹五两二三钱，并看丹急慢调品，用慢柴火烧熬，不住手和，令候变黑色微溢住火，至沫下，依前用慢火熬，候黑烟出住火，如此二日后，用木炭火养，仍不得暂住手搅，直至通前四五日以来，摊纸上不溢，硬软得所，盛在瓷器内，方欲凝时，用绢子裹水银搭在膏药面上，如用时揩去水银，如此不至膏药上面重干了，腊月内熬者佳。每用粘在铁锅子上，炭火炙消摊纸上，贴患处，一二日一换。

【功用】敛疮生肌。

【主治】一切疮疡，已溃未溃，脓水不绝，及灸疮久不愈。

07850 万露丹

《普济方》卷二五一。为《博济》卷三"万灵丹"之异名。见该条。

07851 万生丸子（《医方类聚》卷二二七引《川玉集》）

【组成】沉香　藿香　丁香　青橘　牵牛子(炒)各二分　白檀　海蛤　瞿麦　豆蔻各一分　大戟三分(炙)

【用法】上为末，每一两药末，用巴豆五个，于生铁铫子内麸炒令黄，研如泥，更入腻粉一钱相和，炼蜜为丸，如麻子大，每服五丸至七丸，粥饮送下。大肠取下。患未愈，隔日更再之。依前下大小肠恶物后，服补虚散治之愈。

【主治】妇人妊娠，下死胎后，头面两眼并肿，脚胫细瘦，胸背疼闷，肚肿，脐下疠痛，旦晨惺惺，午后四肢无力，昏沉如醉，食饮不多，大便不通，小便赤涩，身体枯悴。

【宜忌】忌生冷、面、盐、毒物五十日。

07852 万寿药酒（《奇方类编》卷下）

【组成】红枣二斤　石菖蒲一两　川郁金一两　全当归二两　五加皮　陈皮　茯神　牛膝　麦冬各一两　红花五钱

【用法】用烧酒二十四斤，绢袋盛药入坛内，煮一炷香，入土数日，退火取饮。

【功用】补益。

07853 万寿香面（《全国中药成药处方集》沈阳方）

【组成】檀香三两　甘松　广木香　零陵香　芸香各五钱　白芷　辛夷　公丁香各三钱　山柰　大黄各二钱　香草二两　排草五钱

【用法】上为极细末。炉内燃之，利用烟气；或用纱布包裹佩带之。

【功用】解瘟疫毒疠，避山岚瘴气，一切恶邪味。

07854 万寿香盒（《青囊秘传》）

【组成】桂枝二钱　五加皮二钱　排草香四钱　春花四钱　小茴香二钱　公丁香三钱　苍术二钱　粉丹皮三钱　甘松香五钱　白芷三钱　大茴香二钱　广湘黄二钱　灵草(即神护草)三钱　高良姜四钱　大山柰三钱

【用法】上为细末，做成线香，或装入芸香盒中。用时焚烧。

【功用】辟臭去邪。

07855 万应灵丹（《疡医大全》卷七引《济生》）

【异名】万应灵膏（《何氏济生论》卷八）。

【组成】水银　青盐各五钱　皂矾一两　生铅二钱五分(与水银同研碎)　生矾一两五钱　火消一两二钱五分　白砒　硼砂　明雄黄各一钱五分

【用法】上为极细末，入小瓦罐内，炖炭火上熔化，俟药枯结住罐底，用瓦盆一个，将有药罐倒置盆内正中，罐口以盐泥封固。另用一大盆盛水，将药罐安置水内，罐口四围以砖围罐半截，下衬冷灰，然后砖上及罐底俱架炭火，先从顶上着火，从上而下，先文后武，三炷香为度；冷定开看，盆内丹药刮下，研细，瓷瓶密贮。以针挑破浮皮，用丹一厘，醋调点患处，即溃头出脓；或发背痈疽大毒，每用一厘，针挑破，醋调点患处，一日上三次。药性内攻，深可寸余，毒气有门而泄，则毒易消。如根盘大者，用丹五厘，川贝母末一钱，浓茶卤调敷周围，必起黄泡，自有黄水流出，其毒自消。

【功用】《灵药秘方》：拔毒。

【主治】❶《疡医大全》引《济生》：一切痈疽发背诸毒，有脓怕开刀者。❷《灵药秘方》：疔疮对口，发背痈疽初起。

07856 万应灵丹（《家用良方》）

【组成】川芎一两(瓦上焙脆)　石菖蒲三钱(瓦上炒)　白芷六钱(去梗、净)　羌活八钱(晒)　苏叶六钱(去梗、净)　茅术一两(生切，晒脆)　半夏三钱(生用，姜汁拌晒)　薄荷八钱　大黄一两(生用)　木香五钱(晒脆)　川乌五钱(汤泡，去芦皮)　草乌五钱(汤泡，去芦皮)　独活四钱(晒脆)　当归一两　葛根六钱　细辛三钱　胆星五钱(另研)　甘草五钱(生用)　牙皂三钱(生研)　蟾酥五钱(另研)　明矾五钱(另研)　麝香一钱(另研)

【用法】上药各为极细末，用鬼箭羽二两，煎浓汤滴为丸，如粟米大，飞雄黄为衣，晒干，瓷罐装存，勿令泄气。视病之轻重，每服二三十丸至四五十丸，老幼减半，沸水待温送下。再研数丸，吸鼻取嚏。

【主治】受暑感风，冒寒夹湿，气闭发痧，肚腹胀痛，呕吐泄泻，山岚瘴气，痰迷气逆，头风心痛，中邪中恶，厥气迷闷，羊癫诸风，及妇人产后惊风，小儿急慢惊风。

【宜忌】忌食鱼腥、生冷、面食及难消化之物；孕妇忌服。

07857 万应灵膏

《何氏济生论》卷八。为《疡医大全》卷七引《济生》"万应灵丹"之异名。见该条。

07858 万应灵膏（《良方汇录》）

【组成】川芎　白芷　干生地　熟地　当归　白术　苍术　陈皮　香附　枳壳　乌药　半夏　青皮　细辛　知母　贝母　杏仁　黄连　黄芩　黄柏　桂枝　大黄　桑白皮　柴胡　薄荷　赤芍　木通　桃仁　玄参　猪苓　泽泻　桔梗　前胡　升麻　麻黄　牛膝　杜仲　山药　远志　续断　良姜　何首乌　甘草　连翘　藁本　茵陈　地榆　防风　荆芥　羌活　金银花　独活　白蒺藜　苦参　僵蚕　天麻　南星　川乌　草乌　威灵仙　白鲜皮　五加皮　益母草　两头尖　五倍子　巴戟肉　川山甲　芫花　附子　肉桂　虎骨　鹿茸　鲜生地　山栀　红花　丹皮　三棱　蓬术　木香　全蝎　鳖甲　青风藤　地骨皮　干姜　补骨脂各二两　蜈蚣二十条　苍耳头七个　桃柳槐榆桑楝楮枝各三十枝

【用法】用真麻油四十斤浸药，春、秋二十日，冬天一月，夏天十日，先煎血余油二斤，同药归一处，用槐枝、桃枝、桑枝、柳枝、枣枝向东者搅药，煎好将细筛滤渣，熬至滴水成珠，老嫩要得法，然后将黄丹二十斤，水漂净炒干研末，收炼成膏。另加细药末开后：人参二两、牛黄、麝香、冰片、珍珠、琥珀、樟脑、龙骨、雄黄、熊胆、儿茶、乳香、没药、轻粉、血竭、母丁香、安息香、自然铜、赤石脂、海螵蛸各八钱。以上二十味共研细末，听用。上已熬八十八味，用苏合油十两，铅粉一匣收膏。其收膏之法，须住火凉至温热，将苏合油分作数次搅入，再将铅粉搅入，然后将各药末作数次搅入，不住手搅，搅至冷为度。隔水浸，去火气，四十九日方可用之。搅木须用槐木枝尤妙。

【主治】男妇小儿不分远近，五劳七伤，咳嗽痰喘气急，左瘫右痪，手足麻木，遍身筋骨疼痛，腰脚软弱，偏正头风，心气疼痛，小肠疝气，偏坠，跌打损伤，寒湿脚气，痢疾，疟疾，走气痞块，男子遗精白浊，妇人赤白带下，月经不调，血崩；兼治无名肿毒，瘰疬，臁疮，杨梅顽疮，误服轻粉致伤筋骨疼痛，变成为恶毒，肿烂成疮，大如盘，或流黄水，或流脓血，遍身臭烂，不能动履者。

【宜忌】孕妇忌贴。

07859 万应灵膏（《青囊秘传》）

【组成】当归 赤芍 川军 白及 白蔹 羌活 乌药 木鳖子 苦参 连翘 皂角 生地 防风 甘草 山柰 五灵脂 半夏各一两 槐 柳 桃 枣 桑枝各一两

【用法】麻油五斤，入药煎枯去渣，下净血余二两，烊化，再入炒过广丹二斤，熬成膏，入后细料药：细辛、附子、良姜、官桂、乳香、没药、丁香、甲片、洋樟、川草乌、阿魏各一两，麝香一钱，研末，调入膏内。红布摊贴。

【主治】筋骨疼痛，跌打损伤，一切泻痢，妇人赤白带下，肚痛。

07860 万应灵膏（《饲鹤亭集方》）

【组成】生地 川附 香附 乌药各二两 五加皮 桂枝 当归 防风 羌活 独活 秦艽 天虫 全蝎 灵仙 川乌 草乌 白芷 良姜 大黄 麻黄 赤芍 莪术 三棱 桃仁 红花 六轴子 头发各一两 麻油八斤

【用法】浸数日，煎炼成膏，再加香料：官桂、丁香、木香、甘松、山柰、排草、辛夷、檀香、乳香、没药、白胡椒、苏合油，上药等分，官桂加重，胡椒减半，生晒为末，搅匀摊贴。照铜人图按穴贴之。

【主治】跌打损伤，闪腰挫气，筋骨疼痛，一切疟痞、内伤。

07861 万应灵膏（《药奁启秘》）

【组成】当归 生地 白芷 银花 川乌各二两 防风 荆芥 赤芍 羌独活 僵蚕 蝉衣 蒺藜 灵仙 首乌 鲜皮 川牛膝 山甲 蛇退 甘草 陀僧（后入）官桂 黄柏各一两 草乌二两 乳香 没药各四钱（后入）东丹一斤半

【用法】上为末，麻油六斤，入药油浸，春五、夏三、秋七、冬十日，数足乃移投入锅内，慢火熬枯，沥去滓，净油再投入锅内，熬至滴水成珠，初下陀僧末，熬沸，将锅端于冷炉上片时，再投东丹，东丹不烘不炒，下为冷丹，或烘炒为热丹。下冷丹极要仔细，热丹好收。此丹投入不住手搅，候冷将成膏时，再投乳香、没药，搅匀，即成膏，摊贴。

【功用】消散败毒。

【主治】疮疡。

07862 万应灵膏

《全国中药成药处方集》（杭州方）。为原书"万应宝珍膏"之异名。见该条。

07863 万应神曲（《续补集验良方》）

【组成】荆芥 防风 桔梗 冬术 苍术 香薷 葛根 枳壳 苏叶 羌活 诃子 青蒿 川厚朴 淡黄芩 片黄柏 明天麻 生香附 粉甘草 蕲艾绒 绵茵陈 苍耳草 山楂肉 使君子 赤小豆 生谷芽 生麦芽各八两 川连 川郁金 川桂枝 上沉香 广木香 阳砂仁 白芍药 广陈皮 槟榔片 石菖蒲 熟半夏 高良姜 天花粉 白扁豆 福泽泻 柴胡 薄荷叶 川木通 白杏仁 车前子各八两

【用法】上药四十六味，加酒药二十丸，共研细末，用淮小麦一斗，煮熟捣烂，入诸药内拌匀，遏成曲，另用白干面二斤，将滚水泡成饼，遏存性，候过五六日后，用热水将面饼化浆，共入石臼内捣烂，做成小块，重不过两，晒干。大人每服三钱，水一汤盏，煎七分。小儿减半，或一钱，水一大茶钟，煎七分。每钱破作五六块。

【功用】搜风解表，开胸快膈，调胃健脾，消积进食，和中解酒，止泻利水。

【主治】四时不正之气，感冒发热，头眩咳嗽；及伤食腹痛，痞满气痛，呕吐泄泻，痢疾，饮食不进；不服水土，瘴气疟疾。

【加减】外感发热头眩，咳嗽，疟疾，呕吐，加生姜；泄泻，加乌梅；痢疾，须加倍用，再同好陈茶心煎服。

07864 万应神膏（《经验广集》卷四）

【组成】木香 川芎 牛膝 生地 细辛 白芷 秦艽 归尾 枳壳 独活 羌活 防风 黄芩 南星 半夏 苍术 贝母 赤芍 白蔹 香薷 艾叶 连翘 甘草 肉桂 良姜 续断 荆芥 藁本 丁香 藿香 红花 乌药 苏子 玄参 麻黄 桃仁 山栀 牙皂 苦参 风子 蓖麻 风藤 灵仙 五加皮 两头尖 五倍 山甲 故纸 苍耳 真降香 全蝎 蝉退 蜂房 鳖甲 白及各一两 大黄二两 蛇退三条 蜈蚣二十一条 桃枝 柳枝 槐枝 榆枝 桑枝 楝枝 楮枝各二十一寸

【用法】上切为粗片，用真麻油十二斤浸药，春五、夏三、秋七、冬十，煎药枯滤去滓，倾瓷器内，另以松香先下油锅熔化，后方加油药，大约油四两入松香二斤，试软硬得所，仍滤入水缸中，令人抽扯，色如黄金即成膏矣。一料计十七斤，摊大膏药。风寒湿气，腰膝酸疼，男子痞块，女人血瘕，及肿毒恶疮，瘰疬，顽癣，俱贴患处；肚腹疼痛，泻痢疟疾，俱贴脐上，痢白而寒者尤效；咳嗽喘急，胸膈胀闷，男妇面色萎，并心胃脘疼痛，俱贴前心；负重伤力，浑身拘痛，贴后心腰眼；小肠疝气，贴脐下。

【主治】风寒湿气，腰膝酸疼，男子痞块，女人血瘕；肿毒恶疮，瘰疬，顽癣；肚腹疼痛，泻痢，疟疾，咳嗽喘急，胸膈胀闷，面色萎，胃脘疼痛；负重伤力，浑身拘痛；小肠疝气。

07865 万灵神膏（《经验广集》卷四）

【组成】连翘 山栀 防风 羌活 独活 黄连 赤芍 生地 当归 川芎 大黄 玄参 苦参 白芷 五

倍　桔梗　白及　白蔹　官桂　两头尖　山慈姑　花粉　蓖麻子　木鳖子　红芽大戟各一两　杏仁　巴豆各四十粒

【用法】麻油一斤半熬药枯黑，滤去滓，再入锅内熬，滴水成珠，倾出瓷器，称准熟油二斤，入松香一黄蜡、桐油各二两，如嫩少加杭粉，熬至嫩硬得中，待温下后药：乳香、没药、儿茶、血竭、阿魏、麝香、轻粉，为细末，徐徐下油，以不粘手为度。土埋三日出火毒，瓷器收贮任用。咽喉喘嗽，或负重伤力，贴前心胸，用火烤手摩百次；男子遗精，女人白带，月经不调，膨胀，俱贴气海穴；左瘫右痪及心胃肚腹疼痛，俱贴患处；男妇痞块，贴患处，再用面作圈放痞上，皮消一两，鸽粪五钱，共和匀捣烂入圈内，以熨斗频熨即愈；痈疽瘰疬初起，火烤手摩出汗即愈，其疥癣有脓血者不用摩，一切肿毒并跌打损伤，俱贴患处；四时伤寒贴背，火烤出汗为度；呕吐贴心口，或肺俞穴。

【主治】咽喉喘嗽，负重伤力，男子遗精，女人白带，月经不调，膨胀，左瘫右痪，心胃肚腹疼痛，痞块，痈疽瘰疬，疥癣，一切肿毒，跌打损伤，四时伤寒，呕吐。

07866 万版春酒《成方制剂》4册）

【组成】白术　川牛膝　丹参　地枫皮　狗脊　枸杞子　红参　红花　锁阳　淫羊藿　玉竹

【用法】上制成酒剂。口服，一次25～50毫升，或随量饮服。

【功用】补气健脾，益精滋肾，祛风活血，强壮筋胃。

【主治】气虚脾弱，腰膝酸软，风湿关节痛等。

07867 万氏化斑汤《麻科活人》卷二）

【组成】玄参　知母　石膏　牛蒡子　麦冬　淡竹叶　桔梗　甘草

【用法】水煎服。

【功用】清凉解毒。

【主治】麻痘。

07868 万氏牛黄丸

《医方简义》卷三。为《痘疹心法》卷二十二"牛黄清心丸"之异名。见该条。

07869 万氏润燥膏《金鉴》卷六十六）

【组成】猪脂一斤（切碎，炼油，去滓）　白蜜一斤（炼）

【用法】搅匀候凝。挑服二匙，每日三五次。

【功用】降火清金。

【主治】阴虚喉疳，失音，大便干。

07870 万氏清肺饮

《麻科活人》卷三。为《治痘全书》卷十四"清肺饮"之异名。见该条。

07871 万圣神应丹《儒门事亲》卷十五）

【异名】万全神应丹（《医学纲目》卷二十）、神应丹（《疡科选粹》卷七）。

【组成】莨菪科（一名天仙子。取着中一科，根、枝、叶、花、实全者佳）

【用法】用净水洗了，以石臼捣如泥为丸，如弹子大，黄丹为衣，以纸袋封了，悬于高处阴干。用时以绯绢盛此药一丸，放脐中，用绵裹肚系了。先用象牙末于疮口上贴之，后用前药。如疮口生合，用刀子利开贴之。

【功用】❶《儒门事亲》：出箭头。❷《卫生宝鉴》：出箭

头、鱼骨、针、麦芒等。

07872 万年延寿丹《普济方》卷二二三）

【组成】川乌一两　苍术（竹刀刮去皮用）二两　好花椒二两（炒出汗）　小茴香二两（微炒）　白茯苓二两　南木香一两

【用法】上为细末，酒糊为丸，如梧桐子大。每服八十丸，空心温酒、盐汤送下，以干物压之。

【功用】补益、轻身、延年。

07873 万全木通汤

《景岳全书》卷五十四。为《圣惠》卷十三"木通散"之异名。见该条。

07874 万全木通散

《医统》卷十四。为《圣惠》卷十三"木通散"之异名。见该条。

07875 万全不传方《普济方》卷三二八引《生育定鉴》）

【组成】阿胶　大芎　人参　白术　五味子　麦门冬　当归　茯苓　黄耆　续断　干地黄各一两　甘草半两　木香半两　鳖甲一两（醋炙）　柴胡一两

【用法】上锉，拌匀。每服三钱，加生姜三片，水两盏，如茶法煎至七分，空心热服。

【主治】妇人久患宫脏、骨节、腰腿逆痛，四肢少力，常患风寒，有如劳状候。

07876 万全金花散《中藏经》卷八）

【组成】车螯（紫色者，出海际。用火煅赤，地上出火毒气了，研细）　生黄柏（为末）　干芦皮（取皮，为末）　生甘草（为末）

【用法】上各为末，旋抄车螯末、黄柏末各一钱，甘草末半钱以上，芦皮末一钱半以上，拌匀，用津唾调，以竹篦子敷肿上，须盖遍疮根。未穴者自穴，已穴者恶物自出，凡十上取效。每敷疮时，须先用赤根葱三两茎，薄荷少许，盐少许，一处煎汤放冷，淋洗，旋用帛拭干，方可上药。应系恶疮疖并敷之，无头者即消，有头者即脓出。

【主治】发背疽疮，疼痛不可忍者。

07877 万全茯苓散《圣济总录》卷七十六）

【组成】赤茯苓（去黑皮）　黄连（去须）　阿胶（炙燥）　黄柏（去粗皮）各等分

【用法】上为散。每服二钱匕，空腹甘草汤调下，每日二次。以愈为度。如三岁以下小儿，每服半钱匕，五岁至十岁，每服一钱匕。

【主治】赤白痢。

07878 万全神应丹

《医学纲目》卷二十。为《儒门事亲》卷十五"万圣神应丹"之异名。见该条。

07879 万全逍遥散《济阴纲目》卷四）

【组成】人参　黄耆　白术　白茯苓（去皮）　柴胡（去苗）各等分

【用法】上为散。每服三钱，加甘草一寸同煎，温服。

【主治】血风劳。五心烦躁，心多怔忡，恍惚忧惧，头目昏重，夜多盗汗。

07880 万寿地芝丸《保命集》卷下）

【组成】生姜四两（焙）　天门冬四两（去心）　枳壳二两（去瓤，炒）　甘菊二两

【用法】上为细末，炼蜜为丸，如梧桐子大。每服一百丸，食后用茶清或温酒送下。

【功用】能愈大风热。

【主治】目能近视，不能远视。

07881 万寿地芝丸

《御药院方》卷六。为《东垣试效方》卷五"地芝丸"之异名。见该条。

07882 万两黄金散

《救偏琐言·备用良方》。为《御药院方》卷十一"无价散"之异名。见该条。

07883 万应山楂丸（《北京市中药成方选集》）

【组成】橘皮八十两　厚朴（炙）八十两　枳壳（炒）八十两　青皮（炒）八十两　槟榔四十两　大黄一百六十两　莪术（炙）四十两　三棱（炒）四十两　麦芽（炒）一百六十两　神曲（炒）一百六十两　木香四十两　甘草二十两　山楂三百二十两

【用法】上为细末，过罗，用冷开水泛为小丸。每服二钱，温开水送下，每日二次。

【功用】消化食滞，顺气宽胸。

【主治】胃肠积滞，宿食难消，积聚腹胀，胸膈不畅。

【宜忌】孕妇忌服。

07884 万应无忧散（《古方汇精》卷三）

【组成】当归身三钱　焦术　炒黄芩各一钱五分　广皮五分　益母草　大熟地各二钱　大川芎　茯苓块各一钱　炙草四分　大腹皮八分（黑豆汁洗净）

【用法】胎前临产之月，间一日服一剂。

【功用】保胎，助产。

【加减】临产时，照方加好人参七分或加上炙黄耆二钱。

07885 万应太乙膏

《全国中药成药处方集》（南京方）。为《中国医学大辞典》"万应宝珍膏"之异名。见该条。

07886 万应太平丹（《春脚集》卷三）

【组成】南星　木香　细辛　羌活　硼砂各五钱　冰片二钱　蟾酥三钱　沉香　檀香　香橼　白芷各一两　佛手二两

【用法】上药切勿火烤，俱为细末，和匀，以瓷瓶收贮，勿令泄气。治小儿急慢惊风，痰迷厥症，用化州橘红汤送下，腹中如响，立刻回生；治赤白痢疾，以玫瑰膏拌之，开水送下。

【主治】一切风寒时疫，胸膈不开，胃气疼痛，四时痧胀；小儿急慢惊风，痰迷厥症，赤白痢疾。

【宜忌】孕妇忌服。

07887 万应内伤膏

《全国中药成药处方集》（南京方）。为《中国医学大辞典》"万应宝珍膏"之异名。见该条。

07888 万应化毒膏（《医学探骊集》卷六）

【组成】漳丹七两五钱　宫粉八钱　铜绿四钱　大绿四钱　生山甲四片　香油一斤

【用法】将前四味药，细研各包，用大铁锅一个，将香油入内，再将生甲片入油内，微火熬之，俟甲片浮起捞出，将漳丹慢慢撒在油内，俟其变色，再将宫粉等三味，慢慢撒

在其内，此三味最易发锅，不可撒聚，滴水成珠，取下放凝。外敷用。

【主治】对口。初起紫红板硬，结成一片，并无头可寻，直至十数日，其内已溃，外必出数头，与蜂房相似者。

07889 万应午时茶（《中国医学大辞典》）

【组成】川厚朴（制）　砂仁　桔梗　羌活　干葛　香薷　茵陈　白芍药　枳壳　黄芩（酒炒）　木瓜　防风　陈皮　苏叶　白芷　大腹皮　青蒿　茯苓各一两　麦芽（炒焦）　苍术（米泔浸）　扁豆　藿香　山楂（炒焦）　滑石（飞）各二两　薄荷　甘草　川黄连（酒炒）各五钱　陈红茶八两

【用法】生晒共研为末，面糊为块。每服一二块，清水煎，温服。

【功用】辟暑止渴，开胃进食。

【主治】内伤饮食，外感风寒暑湿，寒热交作，霍乱吐泻，胸膈膨胀，头疼骨痛，腹痛便泻，或酒湿伤脾，倦怠恶食，及一切山岚瘴气，时疫传染，疟疾痢疾，不服水土。

【加减】若风寒太甚，鼻流清涕，发热不休，加生姜二片，生葱二根，同煎热服，盖被取汗。

07890 万应甘和茶（《成方制剂》9册）

【组成】白扁豆　白术　半夏　苍术　茶叶　陈皮　茯苓　甘草　厚朴　藿香　苦杏仁　木瓜　砂仁　泽泻　紫苏

【用法】上制成茶剂。开水泡服，一次9克。

【功用】芳香解表，燥湿和中，升清降浊。

【主治】感冒发热，腹痛吐泻，暑湿泄泻。

【加减】感冒发热，另加生姜、葱、紫苏叶少许同煎服。

07891 万应代针膏

《外科方外奇方》卷二。为《普济方》卷二七五引《德生堂方》"万宝代针膏"之异名。见该条。

07892 万应白玉丸（《济急丹方》卷下）

【组成】生白矾（研末）

【用法】以米饭捣为丸，如桐子大。每服三十丸，白滚汤送下。

【功用】解毒。

【主治】信、蛊毒及诸疮百毒，瘰疬。

07893 万应头风膏（《全国中药成药处方集》杭州方）

【组成】万应灵膏药肉一两加细辛（研末）一两　白芷（研末）一两　薄荷油少许

【用法】调入药肉搅匀，摊黑缎上。贴太阳穴，两边痛则俱贴。

【功用】散风止痛。

【主治】感受风湿，偏正头痛及酒后吹风头痛、眩晕。

07894 万应夺命散（《痘疹传心录》卷十八）

【组成】乳香（置竹筒内煮，自然去油）　没药（制同上）　丁香　木香　苦丁香　麝香各一钱　牛黄　蟾蜍各五分　血竭二根　巴霜五钱

【用法】上为末，酒浆糊为丸，如黍米大。壮实人每用九厘，瘦人七厘，小儿三厘，临卧用温酒送下。便利三四次愈。

【主治】痈疽发背，疔疮，无名肿毒，喉闭。

07895 万应至宝膏（《医方类聚》卷一七七引《新效方》）

【组成】松香　沥青各二斤半　麻油一斤（随时加减）

【用法】上先以麻油煎熟，次下松香、沥青，以草柴慢火煎，柳条不住搅，候沫消，如油之清亮即止，试令软硬得所，布滤入水盆，去滓，众手引拔令色白，可浮水上为度，仍置水中浸顿，待后药水同煎：天花粉、贝母、黄连、草乌、黄柏、大黄、赤敛、细辛各二钱半、知母、威灵仙、半夏、白及、马蹄香、杏仁、马鞭草各五钱、白芷二两、独活四两、桃、柳、槐嫩枝头各一两，惟春月者用。上㕮咀，东流水七八碗浸之，冬六日，夏二日，滤去滓，留清汁，滓再煎，取清汁，共入松香、沥青、膏子肉，同煎至七八分干，却下生姜汁、葱汁各半碗，米醋小半碗，巴豆、蓖麻子各四十九粒，研碎，同煎至十分干，方以下项二十一味药：木香、沉香、血竭、当归、牛膝、犀角、没药、天麻、虎骨（酥炙）、降真、马勃、白虎蛇（或乌梢蛇，酒炙）各三钱；南星、生地黄、官桂、五灵脂（炒）、乳香、木鳖子、自然铜（煅、醋淬）各五钱、五加皮一两、蜂房七钱半，上研为细末，细细撒入前膏内，搅匀，停火，入麝香二钱半，再搅匀，瓷器收藏。疮口未破者，剪去当中一窍贴之。

【功用】定痛追脓，生肌长肉，收敛疮口。

【主治】痈疽，诸发肿毒疮疖，风寒湿气，麻木疼痛，打扑损伤，闪朒跌磕，坠高落马，筋疼骨痛，肌肤青肿。

07896 万应回生膏《伤科方书》

【组成】生地 熟地各五钱 当归 川乌各二钱五分 草乌 红花各五钱 灵仙 寄奴各二钱五分 杜仲 木瓜各一钱五分 牛膝二钱五分 胡索三钱 桂枝 防风 骨脂 荆芥各二钱五分 独活二钱 赤芍一钱五分 碎补五钱 香附三钱 桃仁三十粒 升麻三钱 丹皮二钱五分 苏木 青皮 乌药 韭子 松节 蒲黄 秦艽 续断各二钱五分 玄参 麻黄各二钱 虎骨五钱 猴骨三钱

【用法】上为末，麻油一斤，血余四两，煎好，共熬成膏，临贴用加膏上末药：木香七分，丁香一钱，血竭一钱，木香一钱，桂心一钱，乳香一钱，没药一钱，香附一钱，东丹一钱，苏合油一钱。

【功用】接骨。

【主治】远近跌打，周身大穴受伤。

【备考】本方方名，《膏药方集》引作"万应回春膏"。

07897 万应回生膏《伤科秘方》

【组成】生地五钱 独活二钱 玄参二钱 木鳖一钱五分 当归二钱五分 红花一钱五分 升麻二钱五分 韭子一钱五分 草乌五钱 檀香五钱四分 牛膝二钱半 虎骨五钱 荆芥一钱五分 苏木三钱 羌活五钱 麻黄二钱 青皮一钱半 川断二钱半 川乌五钱 杜仲一钱五分 熟地五钱 防风二钱半 赤芍一钱半 秦艽二钱五分 香附三钱 桂枝二钱半 松节二钱五分 乌药一钱五分 桃仁三十粒 蒲黄五钱 补骨脂五钱 灵仙一钱五分 刘寄奴二钱五分 骨碎补五钱 玄胡三钱 灵脂三钱（打）丹皮二钱半 血余四钱

【用法】用麻油煎好，滴水成珠为度，每斤油用炒过东丹四两，加入后六味药末：血竭五钱，元寸七分，肉桂五钱，丁香五钱，附子三钱，木香五钱，乳香一两，没药一两，苏合油，文火收好。随时摊贴。

【主治】跌打损伤，远年拳伤，筋骨疼痛，寒湿气，漏肩风，鹤膝风，各穴道伤。

【备考】方中苏合油用量原缺。

07898 万应回春膏

《膏药方集》。即《伤科方书》"万应回生膏"。见该条。

07899 万应延寿丹《普济方》卷二二五

【异名】万应延龄丹（《奇效良方》卷二十一）。

【组成】麦门冬一两（去心） 天门冬一两（去心） 熟地黄一两（酒蒸） 生地黄一两（酒洗） 人参一两 干山药二两 牛膝三两（酒浸） 巴戟二两（去心） 泽泻一两 肉豆蔻四两（酒浸，洗） 杜仲一两（姜汁炒去丝） 枸杞子一两（酒浸，洗去须） 赤石脂一两（煅） 远志一两 白茯苓一两（去皮） 覆盆子一两 地骨皮一两（酒洗，去土） 五味子六两半 车前子一两 石菖蒲一两 柏子仁一两 川椒七钱 菟丝子三两（酒浸） 山茱萸一两

【用法】上为细末，炼蜜为丸，如梧桐子大。每服三十丸，空心温酒送下，初服每日三次，二日至三日，每日只一次。渐加至五十丸，老者加百丸。服四十九日见效，至百日百病散去，身体荣润。

【功用】《奇效良方》：补诸虚不足。

【备考】小便或落杂色恶物，是肾间病出；五日间气瘕，是脏腑间寒热气出；至七日唇口生津液，粗觉腹痛勿怪；十日全体渐肥润；至二十日，鼻顶辛酸，消除腹中一切痛证；四十五日语言雄壮，胸膈微痛，或吐微血，去积滞思虑郁结；至百日百病皆散，身体强健，至诚修合服饵，其效不浅也。

07900 万应延龄丹

《奇效良方》卷二十一。为《普济方》卷二二五"万应延寿丹"之异名。见该条。

07901 万应红毛膏

《全国中药成药处方集》（南京方）。为《中国医学大辞典》"万应宝珍膏"之异名。见该条。

07902 万应红玉膏《救伤秘旨》

【组成】麻油二十三两 鸡子黄十个 血余三钱 黄蜡 樟冰各五两 黄丹六两

【用法】先将油煎极滚，下鸡子一个，熬枯去之，又下又去，十个尽后，下血余煎烊，以棉滤净，再入黄蜡，待沫净离火，用槐枝搅，入黄丹、樟冰，稍冷，入水浸一夜，出火毒，备用。不拘破伤疮毒烂孔，以旧棉摊，加乳香、没药、儿茶各一钱，珍珠五分，冰片三分，共为细末，掺膏内贴。

【主治】破伤溃烂，不得收敛者；并治疮疡。

07903 万应吹喉散《青囊秘传》

【组成】牛黄一钱 珍珠一钱 灯草炭三钱 梅片一钱 黄柏三钱 甘草三钱 血竭三钱 乳香五分 朱砂一钱 儿茶五钱 白芷二钱 薄荷七钱 青黛三钱

【用法】上为细末，和匀。吹患处。

【主治】喉痹、喉风、乳蛾、喉痛，阴虚咽痛。

07904 万应吹喉散《经验奇方》卷上

【组成】上犀黄一钱 滴乳石 儿茶各五钱 黄连 川郁金各四钱 上血竭 青黛 真硼砂 生甘草各三钱 灯草灰 白芷 黄柏 薄荷各二钱 大梅冰 珍珠 辰砂各一钱

【用法】上药各为细末，按件称准和匀，再研极细，瓷

瓶收藏，勿令泄气。遇症连吹数次。

【主治】喉痈、喉痹、喉痧、缠喉风、双单乳蛾，阴虚咽喉痛。

【宜忌】忌食发气诸物一百二十日。

07905 万应针头丸（《杂类名方》）

【异名】万应铁针丸（《普济方》卷二八三）。

【组成】麝香三钱　血竭三钱　蟾酥三钱　轻粉三钱　硇砂三钱　片脑一钱　蜈蚣一对（全用）

【用法】上为极细末，炼蜜和为剂。如疮有头者，用针头挑破，微有血出，将药一粟米大，放挑开疮口内，上用纸花周围唾津湿沾疮上，其药不过时刻即愈。如两腋见无头疮者，即是暗疔，俗云耍胡是也，即将两手虎口内白土纹用针挑破如前，用药封盖。

【主治】一切脑背疽，恶毒大疮，欲死者。

【宜忌】忌鸡、鹅、酒、湿面一切发热之物。

07906 万应抵金散（《摄生众妙方》卷五）

【组成】罂粟壳二钱（蜜炙）　萝卜子一钱半　黑豆一钱半（炒）　石榴皮二钱　甘草一钱

【用法】上锉细。用水二钟，煎至八分，空心服。一方用白酒煎。

【主治】久痢诸药不效者。

07907 万应乳香膏（《活人心统》卷三）

【组成】白及　木鳖子　蓖麻子　白蔹　防风　川归　天花粉　大风子　土归　官桂　葱豉　金银花　九里花　川柏　苦参　连翘　赤芍　生地　荆芥　蜈蚣　蜂房　鸡子壳　何首乌　白芷　血竭　蝉退　川山甲　槐柳枝　乳香　没药各等分　白松香二斤半

【用法】上为末，用桐油一斤半，煎至药黑色，滴水成珠，方入松香，熬煎过滤，入乳香、没药、血竭末，搅匀，入水扯白，任用。

【主治】痈疽疔毒，挫闪外伤。

07908 万应宝珍膏（《中国医学大辞典》）

【异名】内伤膏药、万应内伤膏、万应太乙膏、万应红毛膏［《全国中药成药处方集》（南京方）］。

【组成】生地黄　茅术　枳壳　五加皮　莪术　桃仁　山奈　当归　川乌　陈皮　乌药　三棱　川军　何首乌　草乌　柴胡　防风　刘寄奴　牙皂　川芎　官桂　羌活　威灵仙　赤芍药　天南星　香附　荆芥　白芷　海风藤　藁本　川续断　高良姜　独活　麻黄（去节）　甘松　连翘各三钱

【用法】用麻油四斤，入药煎枯，滤去滓，下净血余二两溶化，再下伟丹三十两，熬成膏，再下肉桂、麝香（后入）各一钱，附子片、木香各二钱，冰片、洋樟、茴香、乳香、没药、阿魏、细辛各三钱，共研细末，搅入膏内，退火摊匀。五劳七伤，筋骨疼痛，负重伤力，腰膝酸软，贴两膏肓穴及两肾俞穴；左瘫右痪，手足麻木，牵急偏枯，满肩疼痛，贴两肩井穴、两曲池穴、两手腕穴、两膝眼穴；心胃气痛，肚腹饱胀，贴膻中穴及中脘穴；鼻塞脑漏，偏正头风，贴太阳穴及风门穴；冷哮咳嗽，痰鸣气急，贴肺俞穴及膻中穴；遗精、滑精、淋浊，贴丹田穴及俞门穴；月经不调，赤白带下，贴关元穴及尾闾穴；满身走气，闪挫疼痛，贴章门穴；寒湿脚气，鹤膝软，贴膝眼穴；小肠疝气，偏坠木子，贴气海穴；脾虚泄

泻，久泻痢疾，受寒腹痛，则腹脐穴；一切跌打损伤，风湿积聚，瘰疬流注，各贴患处。

【功用】《全国中药成药处方集》（南京方）：舒筋活络，消肿止痛。

【主治】五劳七伤，筋骨疼痛，左瘫右痪，手足麻木；心胃气痛，肚腹饱胀，鼻塞脑漏，偏正头风；冷哮咳嗽，痰鸣气急；月经不调，赤白带下；寒湿脚气，鹤膝酸软；小肠疝气，偏坠木子；脾虚泄泻，久泻痢疾；跌打损伤，瘰疬流注。

07909 万应宝珍膏（《全国中药成药处方集》杭州方）

【异名】万应灵膏。

【组成】淡附子　鲜红花　血余　莪术　桂枝　羌活　独活　白僵蚕　秦艽　麻黄　当归　制川乌　防风　威灵仙　制草乌　生大黄　赤芍　生山栀　桃仁　三棱　白芷　淡全虫　五加皮　良姜各二两　生地　香附　乌药各四两

【用法】用麻油十五斤，入药熬枯去滓，熬至滴水成珠，加章丹六十两收膏。临摊时每一斤药油再加香料二两，肉桂粉五钱，苏合香油五钱，同药油搅匀，摊红布上。用时烘热，按症各贴患处。

【主治】跌打损伤，负重闪腰，筋骨疼痛，腿膝酸软，瘫痪风痹，手足麻木；以及痈疽发背，痰核流注，胸胃气痛，腹胀寒痛。

07910 万应宝珍膏（《成方制剂》2册）

【组成】阿魏　白芷　冰片　苍术　柴胡　赤芍　川芎　大黄　当归　地黄　独活　莪术　防风　附子　藁本　海风藤　何首乌　荆芥　连翘　麻黄　没药　木香　南刘寄奴　羌活　肉桂　乳香　三棱　山奈　生草乌　生川乌　生天南星　桃仁　威灵仙　五加皮　细辛　香附　小茴香　续断　樟脑　枳壳　猪牙皂

【用法】上制成膏剂。加温软化，贴于患处。

【功用】舒筋活血，解毒。

【主治】跌打损伤，风湿痹痛，痈疽肿痛。

【宜忌】阳痈肿痛慎用。

07911 万应保赤丹（《中国医学大辞典》）

【组成】巴豆霜三钱　胆星一两　神曲一两五钱

【用法】上为末，神曲打糊为丸，如小绿豆大，朱砂一两为衣。每服二三丸，熟汤化下。可略加白糖，或吞服亦可。

【功用】下痰化滞，开窍安神。

【主治】小儿急慢惊风，痫证疳疾，寒热泻痢，痰涎壅滞，腹痛胃呆，大便酸臭；并治大人痰热积聚，痰饮气急。

【宜忌】《丸散膏丹集成》：只宜于寒湿痰滞，身体壮实之小儿。体虚有热而无积滞者忌服。近多为散用之，慎勿多服。

07912 万应保赤散

《全国中药成药处方集》（杭州方）。为《中药成方配本》"保赤散"之异名。见该条。

07913 万应保胎丸（《中国医学大辞典》）

【组成】于术三两　延胡索　黄芩　香附　益母　红花各一两　茯苓二两　没药三钱

【用法】上为细末，炼蜜为丸，如梧桐子大。每服三钱，熟汤送下。

【主治】妊娠气血虚弱，不能滋养胎元，致腹痛经漏，

或至小产。

07914 万应神曲膏《验方新编》卷十一）

【组成】前胡 大黄 苍术 莪术 防风 良姜 姜黄 山楂 柴胡 厚朴 紫苏 豆蔻 葛根 槟榔 薏米 黄芩 荆芥 麻黄 青皮 使君子 甘草 黄柏 百合 栀子 薄荷 羌活 陈皮 蒲黄 扁豆 杏仁 车前子 泽兰 独活 木香 益母草 麦芽 乌药 桔梗 腹皮 砂仁 诃子 猪苓 茯苓 三棱 芡实 草果 半夏 淮药 木通 藿香 枳实 建泽泻 香薷 菖蒲 黄连 木瓜 香附 枳壳 小豆 花椒各四两

【用法】上为细末。又用鲜青蒿四斤，凤尾草二斤，苍耳草三斤，大蓼草三斤，小蓼草三斤，以上五味浓汁同煎。又用小麦十五斤（洗净，略蒸，晒干），曲粉六两。临时先将药与曲粉同拌，入药前水拌，揉做成块子，外用荷叶包好，以苎麻扎紧，上笼蒸一个时辰，取出凉三四时，以冷为度，装入桶内，一层稻禾草，一层神曲，盖密，须十二天取出，晒过月余，极干，然后刷去荷叶，再露七夜，晒七日，俟干透收藏听用，每月亦须晒数次，以免霉坏。大人每服三钱，小儿一钱（多则一钱半），水煎服。

【功用】搜风解表，开胸快膈，调胃健脾，消积进食，解酒，止泻利水。

【主治】四时不正之气，感冒发热，头眩咳嗽及伤食腹痛，痞满气痛，呕吐泄泻痢疾，饮食不进，不服水土。

【加减】外感咳嗽，疟疾呕吐，俱加生姜同煎；泄泻，加真乌梅同煎；痢疾，大人用四五钱，小儿二三钱，加陈茶叶同煎。

07915 万应铁针丸

《普济方》卷二八三。为《杂类名方》"万应针头丸"之异名。见该条。

07916 万应清凉膏《外科方外奇方》卷二）

【组成】木鳖 蓖麻子 当归 生地 苦参 苍耳子各二两 生大黄 黄芩 黄柏 赤芍 玄参 天花粉 桃仁 白芷 角刺各一两 川山甲 直僵蚕 全蝎 黄蜂房各五钱 甘草八钱 槐枝二两 虾蟆十四只

【用法】用麻油七斤，入前药浸，春五、夏三、秋七、冬十日，入锅熬至药枯，去渣滤净，复入锅内，武火熬至滴水成珠为度。称净油一斤，入炒黄铅粉八两研细，徐徐搅入，俟白烟起，倾井水内七日，出火气。摊贴。

【功用】提毒生肌长肉。

【主治】外科一切大小疽毒。

07917 万应剪金丸《应验简便良方》卷下）

【组成】当门子三钱 香附（童便炒）四两 尖槟榔四两 沉水香五两 青皮（炒）四两 黑白丑八两 胡黄连（醋炒）五两 芜荑二两 建神曲（炒）三两 枳壳五两 三棱八两 桃仁二两 西大黄（半生半熟）八两 当归身四两 商陆（醋炒）五两 黄芩（酒炒）五两 莪术（醋炒）八两 草果三两 广藿香四两 金毛狗脊（去毛，炒）五两 广木香二两 青木香二两 苍术（米浸，炒）四两 川黄连二两

【用法】上为极细末，外用牙皂八两，茵陈一两，合前药为煎水，炼成膏丸如果大，外用明雄黄一两，朱砂二两为衣。量人虚实，约服二三钱。

【功用】行气行血，散滞消虫。

【主治】山岚瘴气，疟疾腹疼，食积停滞，九种胃气，心口痞块，五脏十膈，小水不利，大便秘结，跌打损伤，蓄血不止；小儿疳症，虫积腹胀；妇人七癥八瘕，血块，产后气血走痛。

【宜忌】孕妇忌服。

07918 万应剪金丹

《寿世保元》卷十。为《袖珍》卷三"神效万应剪金丹"之异名。见该条。

07919 万应琥珀膏《急救经验良方》）

【组成】全当归五钱 大黄四钱 上血竭四钱 川黄连四钱 小生地八钱 黄芩四钱 真琥珀四钱（另研极细末） 生甘草四钱 大风子肉四钱 黄柏四钱 枯矾四钱

【用法】用好麻油一斤，将药十味熬枯，油色紫红，去滓，入琥珀末并黄蜡二两，候化开离火，用槐枝一根搅匀，冷定成膏，不可太老，埋入土内，退去火毒，一月取出。用时加黄色三仙丹少许调匀，随时擦之，看疮轻重加之。轻则以少为妙，重则稍多加，不可过多。金刃伤则不必加三仙丹。此膏愈陈愈妙。

【功用】生肌止痛。

【主治】一切癣、疥、结核，疮疖初起已破，刀伤出血及腐烂者。

07920 万应紫金膏《回春》卷八）

【组成】沥青二斤半 威灵仙二两 蓖麻子一百粒（去壳，研） 木鳖子二十八个（去壳，研烂） 乳香一两（笋箬炙，为末） 没药一两（为末） 黄蜡二两 生姜一斤（捣汁一碗） 麻油夏二两，春、秋三两，冬四两（先同灵仙熬，去渣，滴水不散为度）

【用法】上将沥青研末，同二汁下锅熬化，看二汁尽时，却起火，桃、柳条不住手搅匀，却入前灵仙油同熬，再下木鳖子、蓖麻子捣匀入内搅，又下乳、没、黄蜡再搅，即成膏矣。每用好厚绢纸摊贴，先将姜擦患处，后贴上，即用烘热鞋底熨之。泻痢，贴丹田；咳嗽、吐血，贴背心；心疼，贴心上。

【主治】跌扑伤损，手足肩背并寒湿脚气风毒，痛不可忍；泻痢，咳嗽，吐血，心疼。

07921 万应紫金膏

《寿世保元》卷九。即原书同卷"神秘万金膏"加苏合香三钱。见该条。

07922 万应紫金膏《验方新编》卷十一）

【组成】赤芍 当归 红花 黄芩 连翘 黄柏 僵蚕 蝉退 白芷 甘草 胎发 大黄 银花 蜈蚣 川乌 草乌 羌活 苍术 细辛 川椒 秦艽 乳香 没药 骨碎补 首乌 蛇床子 木鳖子 大风子 生南星 生半夏各五钱

【用法】用猪油、麻油、桐油各半斤，将前药浸入油内，如春、夏天浸三日，秋、冬浸七日，倾入铜器内，文武火熬至药色焦黑，取起滤渣，再熬，加炒黄丹十两，用槐枝不住手搅动，熬至滴水成珠，再加白蜡五钱，随即起取，用槐枝搅匀，收入瓦罐，浸水中，拔去火毒，用时以布摊贴。哮吼喘嗽贴心窝，泻痢贴脐眼，余俱贴患处。

【主治】男妇大小瘰疬痰疬，对口发背，乳痈，鱼口便毒，臁疮热疖，手足腰背疼痛，闪挫伤损，及一切无名肿毒，

哮吼喘嗽，泻痢。

【备考】《寿世新编》有防风、荆芥。

07923 万应紫菀丸

《奇效良方》卷六十三。为《元戎》"万病紫菀丸"之异名。见该条。

07924 万应喉中散（《集验良方》卷一）

【组成】上犀黄一钱（透甲者真） 滴乳石五钱（研净末） 真珍珠一钱（大者无油为妙） 劈辰砂一钱（漂净，末） 灯草灰三钱（陈者更佳） 儿茶五钱 大梅片一钱 香白芷二钱（生硒，研净末） 片黄柏三钱（生晒，研净末） 苏薄荷七钱（生晒，研净末） 甘草三钱（生晒，研净末） 青黛三钱（去石灰，净末） 上血竭三钱

【用法】上药各为细末，照药称准分两，和匀，再研极细无声，瓷瓶贮好，勿令泄气。用时吹喉。

【主治】喉痹，缠喉风，双单乳蛾，喉痛，喉疮，阴虚咽痛。

【宜忌】戒口为要。

07925 万应喉症散（《全国中药成药处方集》杭州方）

【组成】西瓜霜一两 飞辰砂二钱 犀角尖二钱 西牛黄一两 明腰黄二钱 人中白二钱 珍珠粉二钱 梅冰片五分 麝香五分

【用法】上为细末。先用凉茶漱净口，每用少许，吹于患处。

【功用】清热化痰，消肿止痛。

【主治】积热上冲，咽喉肿痛，喉痹喉风，双单乳蛾初起。

07926 万应黑虎膏（《疮疡经验全书》卷四）

【组成】多年小粉八两（炒黑） 五倍子四两（炒黄） 蛤粉四两 白芷二两 天花粉二两 干姜四两 龟版二两（醋炙） 白及五两 南星四两 昆布二两 白芥子二两 肉桂三两 乌药二两

【用法】上药各为细末，和匀，用生姜自然汁一碗，好醋一碗，葱半斤（捣烂），加蜜三两，再捣取汁半碗，三味和匀，火上熬热调药。俟通手，敷患上，留一小洞出气，时用热余汁润之。一日夜方可易之，敷至一月方得软矣。

【主治】背上痰注，如缠袋形。

07927 万应痢疾丸（《良方汇录》）

【组成】大归身八钱（米炒） 广皮一两二钱（炒） 木香八两（晒） 茅术（盐水炒） 紫厚朴（姜汁炒） 枳壳（麸炒）各一两二钱 白豆蔻（去衣炒） 生甘草 小木通 蓬术（醋炒）各八两 三棱（醋炒）三两 陈米一升（用巴豆四十九粒同炒至米黄为度，去豆用米，磨粉入药）

【用法】上为末，荷叶水泛为丸。壮年每服三钱，老年减半，小儿每服一分，水泻，生姜汤送下；腹痛，枳壳汤送下；红痢，甘草汤送下；白痢，生姜汤送下；红白痢，甘草、生姜汤送下；停食，陈皮汤送下；如仓卒无引，只用开水送下。

【主治】痢疾。

【宜忌】伤寒后及产后忌服。

07928 万应愈风酒（《中国医学大辞典》引越人氏方）

【组成】金毛狗脊（炙，去毛） 川牛膝 海风藤 广木香 川桂枝 左秦艽 大熟地 补骨脂 川杜仲 千年健 追地风 藏红花 枸杞子 肥玉竹 西羌活 独活 生川乌 官桂 黄耆 党参 肉桂 明天麻 黄皮 女贞子 淡附子各一两 威灵仙 全当归 油松节 野桑枝（切）各四两 红曲五钱 大枣 赤沙糖各一斤 白蜜糖八两 桂元肉 鹿角胶（炮）各二两

【用法】装入夏布袋内，先用陈酒五斤，将药袋炖透，再合烧酒二十五斤，共装入坛内，加香味封固，待半月后取用。轻者每服二三斤即愈，重者不过六七斤断根。

【主治】气血虚损，感受风湿，手足酸麻，腰膝百节疼痛，甚至半身不遂，口眼㖞斜，及一切远近风证。

07929 万应蝉花散（《原机启微》卷下）

【组成】蝉蜕（去土）半两 蛇蜕（炙）三钱 川芎 防风 羌活 炙甘草 当归 白茯苓各一两 赤芍药三两 苍术四两 石决明（东流水煮一伏时，研极细）一两半

【用法】上为细末。每服二钱，食后临卧时浓米泔调下；热茶清亦得。

【功用】《审视瑶函》：祛风退翳明目。

【主治】❶《原机启微》：上焦有热邪，目久病，白睛微变青色，黑睛稍带白色，黑白之间赤环如带，谓之抱轮红，视物不明，昏如雾露，中睛白，高低不平，其色如死，甚不光泽，口干舌苦，多多羞涩；亦治奇经客邪之病。❷《审视瑶函》：大人小儿，远年近日，一切风眼气眼，攻注昏眼，睑生风粟，或痛或痒，渐生翳膜，或久患头风牵搐，两目渐渐细小，眼眶赤烂。

【方论选录】上方制之复考也，奇之不去则偶之，是为重方也。今用蝉蜕又用蛇蜕者，取其重蜕之义以除翳，为君也；川芎、防风、羌活，皆能清利头目，为臣也；甘草、苍术通主脾胃，又脾胃多气多血，故用赤芍药补气，当归补血，为佐也；石决明镇坠肾水，益精还阴，白茯苓分阴阳上下，为使也。

07930 万灵木香丸（《圣济总录》卷六十二）

【组成】木香一分、附子（炮裂，去皮脐）一枚 槟榔（锉）一两 缩砂（去皮） 干姜（炮） 桂（去粗皮） 陈橘皮（汤浸，去白，焙） 肉豆蔻（去壳） 茴香子（炒）各半两

【用法】上为末，醋煮面糊为丸，如梧桐子大，丹砂为衣。每服二十丸，生姜汤送下，茶、酒亦得，不拘时候。

【主治】膈气，咽喉噎塞。

07931 万灵五香膏（《成方制剂》5册）

【组成】穿山甲30克 羌活30克 桃仁30克 肉桂60克 大黄30克 没药（制）30克 玄参30克 马钱子30克 怀牛膝30克 赤芍30克 血余炭30克 红花30克 乳香（制）30克 苦杏仁30克 地黄30克 麝香10克 生川乌30克 白芷30克 当归30克 川芎30克 续断30克

【用法】上制成膏剂。加温软化，贴于患处。

【功用】活血通络，消肿止痛。

【主治】风湿痹症，关节肿痛，筋骨酸楚，跌打损伤，骨折瘀阻，陈伤隐疼。

07932 万灵夺命丹（《普济方》卷二七五）

【组成】朱砂一钱 巴豆仁一两（去皮，不去油） 血竭一钱 麝香少许

【用法】上各为细末，用无根水，清晨用面糊为丸，如梧桐子大。若有患恶疮方死者，即每服一丸，用无根水送

下。如走的紧，又用白温粥补之。

【主治】一切恶疮。

07933 万灵夺命丹（《玉机微义》卷十五引郭氏方）

【异名】延寿济世膏、如意金丹、广效保命丹、朱砂备急膏、三教济世膏、仙授灵宝膏、圣僧慈救膏。

【组成】朱砂　盐花各二钱半　雄黄　明矾（生用）　枫香各二钱　黄丹　赤石脂　琥珀　轻粉各一钱半　麝香　片脑各一钱　巴豆（去壳，水煮十沸）　蓖麻子（另研）各四十九粒

【用法】上为末，用巴豆、蓖麻子膏和药为丸，如和不就，加炼蜜就成膏，收瓷器内，如用时，旋丸如鸡头子大。每服一丸，井花水送下；或汤亦得。

【主治】一切疮肿、疔疽初起，脉沉实，及服汗药后，毒气在里不尽者。

【宜忌】忌热物半日。

07934 万灵夺命丹

《奇方类编》卷下。为《医方类聚》卷一七九引《经验良方》"夺命丹"之异名。见该条。

07935 万灵针头丸（《普济方》卷二七六）

【组成】乳香一钱　麝香一字　米脑一字　犀角三钱　砒霜一字　夜游将军一个　白及半两　蟾汁（一个，玄黄色）半两　寒食面三钱

【用法】上为末，就湿研匀，用孩儿乳汁为丸黄米大。每服二三丸，就温酒送下；小儿黑疱子，煎苏木汤送下。

【主治】七十二证走彻恶疮。

【宜忌】忌白米粥、小豆、荤腥。

07936 万灵黑虎丹（《经验各种秘方辑要》）

【组成】益母草五两（炒成炭，退火研，用三两）　轻粉四钱　血竭五钱　青黛六钱　乳香五钱（炒去油）　没药五钱（炒去油）　麝香二分五厘　梅片二分五厘　蜈蚣七条（炒，研）

【用法】上为极细末，收入小口瓶内，勿令泄气。将此丹掺膏药上贴之。

【功用】消肿拔毒。

【主治】一切外症，无论初起已成。

07937 万灵黑虎丹（《中国医学大辞典》引马氏方）

【组成】蜈蚣（烘）　全蝎（烘）　僵蚕（炙）各七条　穿山甲（炙）七片　磁石（飞）　公丁香（炒）　母丁香（炒）　元寸香　冰片各一钱

【用法】上为极细末，收入小口瓶内，勿令泄气。每用少许，掺膏药上贴之。初起即消，已成即溃，已溃即敛。

【功用】提毒拔脓，消肿止痛。

【主治】痈疽，发背，对口。

07938 万灵筋骨酒

《成方制剂》8册。为原书同册"风湿关节酒"之异名。见该条。

07939 万灵筋骨膏（《北京市中药成方选集》）

【组成】大黄三钱五分　槟榔三钱五分　五倍子三钱五分　香附三钱五分　山甲三钱五分　全蝎三钱五分　羌活三钱五分　防风三钱五分　杏仁三钱五分　芫花三钱五分　细辛三钱五分　牵牛子三钱五分　土鳖虫三钱五分　厚朴三钱五分　甘遂三钱五分　木鳖子五钱　三棱

五钱　莪术五钱　川乌（生）五钱　天麻子五钱　生地五钱　草乌（生）五钱　独活四钱　猪牙皂角四钱　黄柏四钱　肉桂四钱　大戟四钱　枳壳四钱　麻黄四钱　巴豆四钱　当归七钱五分　玄参（去芦）一钱　黄连二钱　柳枝八两　蕲蛇四两　蜈蚣二钱

【用法】上药酌令碎断，用香油一百六十两炸枯，去滓过滤，炼至滴油成珠，入黄丹八十两成膏，取出，放入冷水中去火毒后，再加热熔化摊贴，每张油重量一两一钱。微火化开，贴患处。

【功用】散风活血，舒筋定痛。

【主治】受风受寒，腰腿疼痛，筋骨麻木，痞满腹胀。

07940 万灵筋骨膏（《成方制剂》1册）

【组成】巴豆　蓖麻子　大黄　当归　独活　莪术　防风　甘遂　红大乾　羌活　柳枝　麻黄　木鳖子　牵牛子　肉桂　三棱　生草乌　生川乌　土鳖虫　五倍子　香附　芫花　猪牙皂

【用法】上制成膏剂。生姜擦净患处或穴位，将本品加温软化，贴于患处或穴位。

【功用】散风活血，舒筋定痛。

【主治】风寒湿邪，伤于筋骨，关节疼痛，四肢麻木，行动艰难。

【宜忌】孕妇忌贴脐腹部。

07941 万杯不醉丹（《东医宝鉴·杂病篇》卷四引《种杏仙方》）

【组成】白葛根四两（盐水浸一昼夜，取出晒干）　白果芽（即银杏内青芽）一两（蜜水浸一日，砂锅内焙干）　细芽茶四两　绿豆花四两（阴干）　葛花一两（童便浸七日，焙）　陈皮四两（盐水浸一日，焙）　菊花蕊（未开口菊青朵头）四两　豌豆花五钱　真牛黄一钱　青盐四两（盛牛胆内煮一炷香，同胆皮共用）

【用法】上为细末，用蟾胆（未详，疑是牛胆）为丸，如梧桐子大。饮酒半醉，吞一丸，其酒自解。再饮时再服，如此经年不醉。

【功用】解酒醉。

07942 万金一醉膏

《直指》卷二十二。为《圣济总录》卷一三一"一醉膏"之异名。见该条。

07943 万金不换丹（《疮疡经验全书》卷八）

【组成】辰砂一两　防风　荆芥　苍术　黄芩各一两

【用法】先将辰砂布包之，悬于砂罐内，次将四味入罐内，用河水注满，煮一昼夜，只将辰砂晒干研末。每用五分，酒下；蜜调亦妙。服至二三钱。

【功用】能保一生不出痘，虽出不多，若有出痘不好者，服此就退。

07944 万金水澄膏（《疡科选粹》卷八）

【组成】乳香　没药（用灯心捻去油）　广木香（不见火）各三钱　轻粉一钱　雄黄　辰砂各四钱（以上俱另为末）　白及八两　黄药子二两　乌骨鸡骨二钱六分（要白毛乌骨乌肉的一只，生刮去腿肉，用腿骨晒，称如前数，以火煅存性，另研和内，不许煮熟用之）

【用法】上为末，用冷井水半钟，以药少许调化，候药澄钟底，随以钟内余水滤去听用。将底药敷红肿处，空一顶，再用绵纸贴于顶，纸穿一孔，以败毒气；候纸干，将前药

水浸润纸外,勿令干,病轻每日二次,病重日夜三四次。

【主治】一切无名肿毒,发背,痈疽已溃、未溃。

07945 万金钩藤散《幼幼新书》卷十四引《婴孺》

【组成】钩藤 天竺黄 地骨皮各一分 茯神 犀角 龙胆 川芒消 甘草 赤茯苓各半两 川大黄(炒)三分

【用法】上为末。每用一钱,水一盏,煎五分,去滓温服。

【主治】小儿壮热惊悸,大小便赤涩。

07946 万金神效膏

《医钞类编》卷四。为《圣惠》卷二十一"神效膏"之异名。见该条。

07947 万金犀角丸

《普济方》卷三七八。为《圣惠》卷八十五"犀角丸"之异名。见该条。

07948 万宝代针膏《普济方》卷二七五引《德生堂方》

【异名】万应代针膏《外科方外奇方》卷二。

【组成】硼砂 血竭 轻粉各一钱 蟾酥半钱 麝香一字 蜈蚣(金头者)一个 脑子少许 雄黄一钱

【用法】上为细末,入蜜调和为膏。看疮有头处,用小针挑破,以药些少,在纸花上封贴,次日其脓自出。如腋有核儿,名暗疔疮,或有走核,可于肿处,亦如前用针挑破之。

【主治】一切诸肿恶疮,肿核赤晕,已自成脓,不肯用针刺脓者。

【宜忌】忌鸡、羊、鱼、酒、面等物。吃白粥三日为妙。

07949 万宝回春汤

《医学入门》卷七。为《朱氏集验方》卷一"八宝回春汤"之异名。见该条。

07950 万病无忧酒《医统》卷十一

【组成】防风 白芷 五灵脂 川牛膝 台芎 荆芥穗 甘草 天台乌药 八角茴香 木瓜 地骨皮各一两 乳香 没药 南木香 羌活各五钱 赤芍药二两 五加皮两半 故纸(炒) 自然铜(制) 威灵仙各二两 当归二两 紫荆皮 杜仲(制)各半两 黑小豆二两(炒,去皮)

【用法】上咬咀,生绢袋盛之,以无灰酒一大坛,入药在内,密封坛口,春、秋浸五日,夏三日,冬十日。后开坛取酒,温饮之,或晨昏、午后,随量常饮不绝。

【功用】除百病,理风湿,乌须鬓,健腰膝,快脾胃,进饮食,治伤损,补虚怯,消积滞,滋血养气,明目清心,去风活血和气。

07951 万病无忧酒《寿世保元》卷四

【组成】当归五钱 川芎五钱 白芷五钱 白芍一两 防风七钱五分 羌活一两 荆芥穗五钱 地骨皮五钱 牛膝五钱 杜仲(炒)一两五钱 木瓜五钱 大茴香五钱 破故纸一两 五加皮一两五钱 威灵仙一两 钩藤一两 石楠藤一两 乌药五钱 紫金皮一两五钱 自然铜(火煅) 木香 乳香 没药 甘草(炙)各五钱 雄黑豆二两

【用法】上药调匀,用绉布为囊盛之,无灰酒一大坛,入药在内,春、秋五日,夏三日,冬十日。后取酒温饮之,或晨、午后、晚,随量饮之。其味佳,如饮一半,再加好酒浸饮妙。

【功用】除百病,理风湿,乌髭须,清心明目;利腰肾,健腿膝,补精髓,疗跌扑损伤筋骨;和五脏,平六腑,快脾

胃,进饮食,补虚怯,养气血;去风活血,养神理气。

07952 万病无忧酒

《集验良方》卷二。为《万氏家抄方》卷一"史国公万病无忧药酒"之异名。见该条。

07953 万病无忧散

《御药院方》卷四。为《幼幼新书》卷三十九引《灵苑方》"万病散"之异名。见该条。

07954 万病无忧散《普济方》卷一六九

【组成】槟榔五钱 大黄一两 甘草二钱半 黑牵牛一两半(炒)

【用法】上为末。每服三钱,茶清调服,不拘时候,一日二次。

【主治】诸般气积肿胀。

07955 万病无忧散

《普济方》卷一六九。为原书同卷"十宝大安散"之异名。见该条。

07956 万病无忧散

《东医宝鉴·杂病篇》卷三。即《医学入门》卷七"谢传万病无忧散"。见该条。

07957 万病无忧膏《回春》卷八

【异名】万应膏《奇方类编》卷下。

【组成】川乌 草乌 大黄各六钱 当归 赤芍 白芷 连翘 白蔹 白及 乌药 官桂 木鳖子各八钱 槐 桃 柳 桑 枣枝各四钱 苦参 皂角各五钱(一方加苏合香二钱)

【用法】上锉,用真香油二斤浸药一宿,用火熬至药焦色,以生绢滤去滓不用,将油再熬一滚,入飞过黄丹十二两炒过,陆续下,槐柳棍搅不住手,滴水成珠为度。离火,次入乳香、没药末各四钱,搅匀收贮,退火毒听用。治跌扑闪挫伤损,一切疼痛,心腹痛,俱贴患处;哮吼喘嗽,贴背心;泻痢,贴脐上;头痛、眼痛,贴太阳穴;无名肿毒、痈疽发背、疔疮疖毒、流注湿毒、臁疮,初觉痛痒,便贴患处即消。

【功用】止痛箍脓,长肉生肌。

07958 万病回生丹《汉药神效方》第八章

【组成】明雄黄(生) 胆矾 滑石(生)各二钱

【用法】上为细末。大人五分,小儿三分,以白汤调服。

【功用】善吐顽痰。

【主治】中风不语,一时昏闷,人事不省;小儿急慢惊风,四肢抽掣欲死者;咽喉风紧,牙关不开,痰涎盛涌,咽喉搜锯;疟疾;痰喘咳嗽,鸡骨梗于咽喉,不能上下。

07959 万病回春丹

《古今医鉴》卷十六。为《百一》卷十七"神仙解毒万病丸"之异名。见该条。

07960 万病回春丹

《全国中药成药处方集》(福州方)。为《谢利恒家用良方》"回春丹"之异名。见该条。

07961 万病黄精丸《济阳纲目》卷六十八

【组成】黄精十斤(净洗,蒸令烂熟) 天门冬(去心,蒸烂熟) 白蜜各三斤

【用法】上药于石臼内捣一万杵,再分为四剂,每一剂再捣一万杵为丸,如梧桐子大。每服三十丸,温酒送下,一

日三次，不拘时候。

【功用】延年益气。

07962 万病紫菀丸（《元戎》）

【异名】万应紫菀丸（《奇效良方》卷六十三）。

【组成】紫菀（去苗土） 吴茱萸（汤洗七次，焙干） 菖蒲 柴胡（去须） 厚朴（姜制）各一两 桔梗（去芦） 茯苓（去皮） 皂荚（去皮弦子等，炙） 桂枝 干姜（炮） 黄连（去须）八钱 蜀椒（去目及闭口，微炒） 巴豆（去皮膜，出油，研） 人参（去芦）各半两 川乌（炮，去皮脐）三钱 羌活 独活 防风各半两

【用法】上为细末，入巴豆匀，炼蜜为丸，如梧桐子大。每服三丸，渐加至五七丸，食后、临卧生姜汤送下。具引于后：痔漏肠风，酒送下；赤白痢，诃子汤送下；脓血痢，米饮汤送下；堕伤血闷，四肢不收，酒送下；蛔虫咬心，槟榔汤送下；气噎忧噎，荷叶汤送下；打扑伤损，酒中毒，帚灰、甘草汤送下；一切风，升麻汤送下；寸白虫，槟榔汤送下；霍乱，干姜汤送下；咳嗽，杏仁汤送下；腰肾痛，豆淋汤送下；阴毒伤寒，温酒送下；吐逆，生姜汤送下；食饮气块，面汤送下；时气，井花水送下；脾风，陈皮汤送下；头痛，水送下；心痛，温酒送下；大小便不通，灯草汤送下；因物所伤，以本物汤送下；吐水，梨汤送下；气病，干姜汤送下；小儿天风钓搐，防风汤送下，防己亦可；小儿疳痢，葱白汤送下；小儿乳食伤，白汤送下；月信不通，煎红花酒送下；妇人腹痛，川芎汤送下，怀孕半年后胎漏，艾汤送下；有子气冲心，酒送下；产晕痛，温酒送下；血气痛，当归酒送下；产后心痛、腹胀满，豆淋汤送下；难产，益智汤送下；产后血痢，当归汤送下；赤白带下，酒煎艾汤送下；解内外伤寒，粥饮送下；室女血气不通，酒送下；子死，葵子汤送下。

【主治】久患痃癖如碗大，及诸黄病，每地气起时，上气冲心，绕脐绞痛，一切虫咬，十种虫病，十种蛊病，及胃冷吐食，呕逆恶心，饮食不消，天行时病，妇人多年月露不通，或腹如怀孕多血，天阴即发；十二种风，顽痹不知年岁，昼夜不安，梦与鬼交，头多白屑，或哭或笑，如鬼魅所着，腹中生疮。

【宜忌】初有孕者不宜服。

【临床报道】❶风气冲心：杨驸马患风气冲心，饮食吐逆，遍身枯瘦，日服五丸至七丸，服至二十日，泻出肉块如虾蟆五六枚，白脓二升，愈。❷呕吐：赵侍郎先食后吐，目无所见，耳无所闻，服五十日，泻出青蛇五七条，长寸许，恶脓三升，愈。❸麻风：王氏患大风病，眉发堕落，掌内生疮，服之半月，泻出癞虫二升，如马尾，长寸许，后愈。❹肥气：李灵患肥气病，日服五丸，经一月，泻出肉鳖二枚，愈。❺中风：黄门卒中风，病发时服药，泄出恶脓四升，赤黄水一升，一肉虫如乱发，愈。❻血崩：李知府妻梅氏，带下病七年，血崩不止，骨瘦着床，日服五丸至十丸、十五丸，取下脓血五升，黄水一升，肉块如鸡子大，愈。

07963 万病紫菀丸

《中国医学大辞典》。为《圣惠》卷四十九"紫菀丸"之异名。见该条。

07964 万病遇仙丹（《医便》卷二）

【组成】黑牵牛一斤（半生半炒，取头末五两） 大黄（酒浸，晒干） 三棱 莪术 猪牙皂角（去弦子） 茵

陈 枳壳（去瓤） 槟榔各四两（俱生） 木香一两

【用法】上为细末，用大皂角打碎去子，煎浓汤去滓，煮面糊为丸，如绿豆大。实而新起二钱，虚而久者一钱，白汤送下，小儿各减半；食积所伤，本物煎汤送下；大便不通，麻仁汤送下；小便不通，灯心、木通汤送下。

【主治】湿热内伤血分之重者。

07965 万病感应丸

《准绳·类方》卷二。即《外台》卷十二引《崔氏方》"温白丸"去蜀椒，加羌活、三棱、甘遂、杏仁、防风各一两五钱，威灵仙一两。见该条。

07966 万病解毒丸（《医学正传》卷六引《局方》）

【组成】射干 文蛤（即五倍子） 杏仁 石膏 续随子（去壳，去油） 蚤休（即金线重楼） 土朱 大戟 山豆根 山慈菇 白药子 大黄（酒蒸）各二两 麝香二钱 青黛一两 威灵仙一两 白芷一两 黄连 风化消各五钱

【用法】上为末，糯米糊为丸，如弹子大，青黛、滑石细研为衣，阴干。此药解一切毒，蛊毒，及鼠莽、河豚鱼毒，菌毒，疫死牛马肉毒，喉痹、骨鲠竹木刺毒，并用急流水磨下；痈疽发背，疔肿疮疡，毒蛇犬咬，蜈蚣蜂蝎蛊毒，刀斧、汤火伤，并用井花水磨下，并涂伤处；妇人鬼胎恶气，积块虫积，心胸痞满，肚腹膨胀，并用好酒磨下。

【主治】蛊毒，鼠莽、河豚鱼毒，菌毒，疫死牛马肉毒，竹木刺毒；喉痹骨鲠，痈疽发背，疔肿疮疡，毒蛇犬咬，蜈蚣蜂蝎蛊毒，刀斧、汤火伤；妇人鬼胎恶气，积块虫积，心胸痞满，肚腹膨胀。

07967 万病解毒丸（《直指》卷二十二）

【异名】玉枢丹（《活人方》卷五）。

【组成】文蛤（即五倍子）一两半 山慈姑（即金灯花根）一两（洗，焙） 红芽大戟（洗，焙）七钱半 全蝎五枚 大山豆根 续随子（取仁去油，留性）各半两 麝香一钱 朱砂 雄黄各二钱

【用法】上药先以前五味入木臼，捣罗为细末，次研后四味，夹和糯米糊为丸，分作三十五丸。端午、七夕、重阳、腊日，净室修合。每服一丸，生姜、蜜水磨下，井水浸研敷患处。

【功用】解毒收疮。

【主治】痈疽发背，鱼脐毒疮，药毒，草毒，挑生毒，蛇兽毒，蛊毒，瘵虫，诸恶病。

07968 万病解毒丸（《活人心统》卷下）

【组成】大黄 大戟 连翘 寒水石各二两 白玉簪 白芷 黄芩 茯苓 石膏 滑石 天花粉各三两 甘草 薄荷 干葛各四两 山慈姑六两 青黛半两 贯众一两半

【用法】上为末，绿豆粉糊为丸，如弹子大。每服一丸，薄荷汤磨下。

【功用】能化铜铁碗瓦。

07969 万病解毒丸（《准绳·疡医》卷二）

【组成】麝香二钱 朱砂五钱 山豆根 雄黄 续随子（取仁） 紫河车 独脚莲各一两 红芽大戟一两五钱 山慈姑二两 五倍子三两

【用法】上为末，秫米糊和匀，杵捣一千余下，印作锭子，随意大小。每服一锭，井水磨化，冬月用薄荷汤磨服，

日可进二三服。

【主治】疔疮，痈疽，发背，肿疡，时毒，狐狸毒，鼠莽毒，丹毒，惊毒，瘰疬，风毒，热毒，蛊毒，河豚，疫死牛马猪羊毒，蛇、犬、蜈蚣、蜂、蝎、百虫螫咬毒，汤火所伤，中恶邪气，无名肿毒，菰毒，砒毒，药毒，疮毒，光粉毒，轻粉毒，一切邪热之毒。

07970 万病解毒丸

《寿世保元》卷十。为《百一》卷十七"神仙解毒万病丸"之异名。见该条。

07971 万病解毒丹

《疮疡经验全书》卷十三。为《丹溪心法附余》卷二十四"太乙神丹"之异名。见该条。

07972 万病解毒丹

《医学入门》卷七。为《百一》卷十七"神仙解毒万病丸"之异名。见该条。

07973 万通炎康片（《中国药典》2010版）

【组成】苦玄参　肿节风

【用法】上制成片剂，口服。薄膜衣片：小片一次3片，重症一次4片，一日3次；大片一次2片，重症一次3片，一日3次。糖衣片：一次6片，重症一次9片，一日3次；小儿酌减。

【功用】疏风清热，解毒消肿。

【主治】外感风热所致的咽部红肿、牙龈红肿、疮疡肿痛；急慢性咽炎、扁桃体炎、牙龈炎、疮疖见上述证候者。

07974 万捶青云膏（《医学正传》卷六引《录验》）

【组成】白松香一斤（去木屑）　蓖麻子三百粒（去壳）　杏仁三百粒（去壳）　铜青三两　乳香一两五钱　没药一两五钱　轻粉二钱

【用法】上共作一处，用铁槌木砧于日中捣成膏，如燥，少加香油杵之，或用石臼木杵捣亦可，用瓷器盛。绯帛摊贴（汤中做，不见火），止疟疾，贴大椎及身柱。

【功用】散痈肿，拔毒追脓，止疟疾。

【主治】诸般痈肿未成、已成者；腹中痞块；疟疾。

07975 万山观芦吸散（《医统》卷四十四）

【组成】款冬花三钱　鹅管石　佛耳草各二钱　枯矾五分　甘草（炙）一钱半　官桂一钱

【用法】上为细末。每服一钱，竹筒吸入喉内，日夜三服。

【功用】止嗽。

【主治】男妇一切风寒咳嗽喘急。

07976 万灵九转还丹（《疡科遗编》卷下）

【组成】真鸦片（夏炖冬研）三两　当门子　百草霜　西黄各一钱二分

【用法】上各为末，白米饭四钱，打和为丸，如芥子大，用脚炉一个，垫纸一张，将药放上，扯移九转，收贮。每服三厘，小儿减半。倘误服，饮浓茶即解，或甘草汤亦可。

【主治】一切危险险恶怪异之证。

07977 万灵至宝仙酒（《医部全录》卷三三三引《身经通考》）

【组成】淫羊藿（酒洗净，剪碎）十两　列当（如无，以肉苁蓉代之）　仙茅（糯米泔浸一宿，竹刀削去粗皮黑顶）各四两　雄黄（研）　黄柏（去粗皮）　知母（去尾）各二两　当归（酒洗，浸）八两

【用法】上咬咀，无灰酒十五斤，装入瓶内封固，桑柴文武火悬煮三个时，埋地内三昼夜，去火毒取出，待七日将药捞出，晒干为细末，糯米粉打糊为丸，如梧桐子大。酒药同服，仍以干物压之。此酒用银壶或瓷壶重汤煮热服。酒后不可妄泻，待时而动，少则三月，多则半年，精泻胞成，屡试屡验。

【功用】生精益肾，助阳补阴。

【主治】肾阴阳亏虚，阳痿不举，妇人赤白带下，月水不调，肚冷脐痛，不孕。

【宜忌】忌牛肉、铁器。宜阴脏人。

07978 万氏牛黄清心丸

《景岳全书》卷六十二。为《痘疹心法》卷二十二"牛黄清心丸"之异名。见该条。

07979 万氏牛黄清心丸（《疫喉浅论》卷下）

【组成】犀牛黄二分五厘　镜面朱砂一钱五分　生黄连五钱　川郁金二钱　黄芩三钱　山栀三钱

【用法】上为细末，炼蜜为丸。每服一丸，竹叶、灯心汤送下。或入犀角、羚羊、金汁、甘草、连翘、薄荷汤剂中更妙。

【主治】疫喉热邪内陷心包，神糊谵狂。

【备考】本方改为片剂，名"万氏牛黄清心片"（见《成方制剂》）；改为浓缩丸剂，名"万氏牛黄清心浓缩丸"（见《成方制剂》8册）。

07980 万氏牛黄清心片

《成方制剂》8册。即《疫喉浅论》卷下"万氏牛黄清心丸"改为片剂。见该条。

07981 万应如意痢疾丸（《续补集验良方》）

【组成】紫苏　桔梗　前胡　陈皮　枳壳　神曲　羌活　山楂肉各四两　防风　藿香　白芷　厚朴（姜汁炒）　川芎　薄荷　茅术各三两　麦芽　萝卜子　当归（酒拌）　甘草　姜半夏　茯苓各二两　广木香一两（另研）　砂仁一两六钱（去衣，另研）

【用法】上药炒微脆，为细末，用姜汁糊为丸，如梧桐子大，晒干收贮。每服三钱，轻者二钱，淡姜汤送下；赤痢，白滚汤送下；霍乱吐泻，阴阳水送下。

【主治】伤风头痛，发热鼻塞，声重痰嗽，伤食停积，胸中膨胀，腹痛，胃气痛，时疫疟疾，水泻白痢。

【宜忌】孕妇、痧胀忌服。

07982 万应乳症内消丸（《集验良方》卷一）

【组成】鲜石首鱼脊翅五十两（炙，研净末）　小青皮一百两（晒脆，磨末）

【用法】上药治下筛，用米饮汤为丸，如梧桐子大，瓷瓶收贮。每服三钱，葱白头（大一个，小三个）陈酒送下，酒随量饮。醉卧盖被出汗即愈，避风为要。初起未成者一服即消，已成者服之内消外溃，倘未溃，一连三服无不溃者；如已溃，服之内消解毒。

【主治】乳痈，乳疽，乳中结核，内外吹乳。

07983 万应济世救苦膏（《续回生集》卷下）

【组成】蓖麻肉（打碎）　甘遂各四两　当归三两　大黄　京三棱　淮生地　木鳖肉　川乌　莪术　草乌各二两　川羌活　白芷　红芽大戟　黄柏　江子肉　上官桂（研末，后下）　麻黄　枳壳各一两六钱　真川朴　猪牙

皂 杏仁 北防风 全蝎 玄参 花粉各一两五钱 香附米 芫花 桃仁(打碎) 花槟榔 北细辛 川山甲各一两四钱 川黄连一两二钱 龙衣退一两 顶大金头蜈蚣二十条 倍子一两 陀僧八两(研末，后下)

【用法】以上用麻油十二斤，浸油五日，煎枯去滓，猛火下广丹四斤八两，再炖至不老不嫩，滴水成珠不散，收贮，埋土中三日，去火性，方可用。五劳七伤，负重伤力，筋骨疼痛，贴膏肓、肾俞；肚腹饱胀，脾胃虚寒，心胃两气，胸膈不宽，贴膻中、中脘；左瘫右痪，手足麻木，贴两肩井、曲池；脑寒痰壅，偏正头风，贴风门穴；受寒恶心，咳嗽吐痰，贴华盖、肺俞、膻中穴；寒湿脚气，鹤膝软弱，贴两三里穴；遗精白浊，精寒走泄，贴关元穴；小肠疝气，偏坠木子，贴气海穴；经水不调，子宫寒冷，赤白带下，盎崩血漏，贴两三阴交穴；痢疾泄泻，食积痞块，贴丹田穴；四肢无力，脾虚盗汗，贴两腰眼穴；黄病盎胀，肠风下血，贴丹田、腰眼穴；痰火咳嗽，哮喘气急，贴肺俞穴；九种气痛，胀闷恶心，贴华盖、中脘穴；男女疟疾，男左女右，贴天间使穴；浑身走气，贴章门穴；头眩头痛，贴太阴、太阳、章门穴；漏肩疼痛，贴肩井穴；腰疼背痛，贴命门穴；凡一切跌打损伤，疔疮，无名肿毒，瘰疬，顽癣及妇人害乳，俱贴患处。

【主治】五劳七伤，肚腹饱胀，心胃气痛，左瘫右痪，偏正头风，寒湿脚气，鹤膝软弱，遗精白浊，小肠疝气，经水不调，痢疾泄泻，食积痞块，黄病盎胀，肠风下血，痰火咳嗽，头眩头痛，漏肩疼痛，腰疼背痛，跌打损伤，疔疮，瘰疬，无名肿毒，顽癣。

【宜忌】孕妇及未满周岁小孩并热症勿贴。

07984 万金不传遇仙方

《普济方》卷三五七。为原书同卷"朱雄丸"之异名。见该条。

07985 万金不易妙灵丹(《中国医学大辞典》)

【组成】生甘草四钱(秋、冬用五钱) 大黄六钱(秋、冬用五钱) 黑丑 白丑 槟榔各一两二钱 白雷丸五钱

【用法】上为细末。每服三钱，临卧时沙糖汤调下。翌晨利下积物。

【主治】喜食生米、茶炭、瓦泥之物，及酒积气块心痛，小儿疳胀食积。

07986 万金不换抱龙丹

《良朋汇集》卷四。为《活幼心书》卷下"琥珀抱龙丸"之异名。见该条。

07987 万病太乙归魂散(《幼幼新书》卷十引《吉氏家传》)

【组成】五灵脂(生) 木鳖肉 粉霜 朱砂各一分 腻粉一钱 巴豆二十五个(生) 川乌(取心)一小块如枣大

【用法】上为细末。每服一字，蛤粉冷水调下。

【主治】惊，久积，惊痫诸疾。

07988 万应救急熊锭神丹(《良方集腋》卷上)

【异名】熊锭神丹(《经验汇钞良方续录》)。

【组成】川黄连二两(去须，切片) 乳香二两(去油) 胡黄连二两 没药二两(去油) 上血竭一两 儿茶二两 自然铜五钱(煅) 生大黄二两 陈京墨四两(愈陈愈佳) 真熊胆一两 明天麻一两 上冰片三分 玄胡索二两 麝香二分

【用法】上为细末，另初生男胎人乳，化熊胆拌为丸，将真飞金千张为衣，次胎及女胎乳俱不可用。大人服四五分，小儿减半，研细，凉水送下；腹痛、胃脘痛，研细烧酒化下；无名肿毒、疔疮、痔疮、伤手疮、臁疮、漏疮，研细末调敷。

【主治】时疫温疬番痧，脚麻肚痛，中风痰火半身不遂，喉闭乳蛾，霍乱吐泻，牙疳，瘟疹，伤寒，中暑，痢疾，便血，瘟毒发黄，小儿闷痘惊风，女人经水不调，腹痛，胃脘痛，疟疾，无名肿毒，疔疮，痔疮，臁疮，漏疮。

07989 万灵一粒九转还丹

《中国医学大辞典》。即《疬医大全》卷七"秘授万灵一粒九转还丹"。见该条。

兀

07990 兀子矾散(《外台》卷二十五引《广济方》)

【组成】兀子矾八分(烧) 麝香二分(研) 吴白矾六分(烧) 云母粉五分 桂心二分 龙骨六分 没食子七颗(烧) 黄连八分

【用法】上为散。每服三钱匕，以生姜汁调，空腹煮姜汤下，一日二次。

【主治】久患疳痢不愈。

与

07991 与点丸

《丹溪心法》卷二。为原书同卷"清金丸"之异名。见该条。

寸

07992 寸金

《仙传外科集验方》。为原书同卷"洪宝丹"之异名。见该条。

07993 寸气丸(《普济方》卷一九二)

【组成】大蒜五枚(锉，去皮，碎) 附子一大只(去脐，切) 赤小豆(拣)五两

【用法】上同于砂锅中，先用水三升，渐添至五升，煮取干为度，只取附子为末，余不用，却入后药：白花商陆根半两，车前子二钱半，沉香二钱，木香三钱。上件同附子、薏苡仁末，煮糊为丸，如梧桐子大。每服五十丸，空心薏苡仁汤送下，一日三次。

【主治】脾肾气虚，肾水流溢，四肢作肿。

07994 寸金丸(《圣济总录》卷五十四)

【组成】雄黄 京三棱(炮、锉) 石三棱 鸡爪三棱 蓬莪术(炮) 桂(去粗皮) 木香 沉香(锉) 干漆(炒烟出) 半夏(汤洗七遍，焙) 丁香 肉豆蔻(去壳)各半两 槟榔(锉)四枚 硇砂(研)一两 巴豆(去皮，出油尽，研)三十枚 茴香子二两(炒) 金铃子二两 大麦蘖(炒)四两

【用法】上为末，同和匀，以糊饼剂作糊为丸，如梧桐子大，风干，用油炸令紫色为度，入瓷盒收贮，以研麝香一分熏之。每服先嚼枣一枚，下二丸干咽，不得嚼破，食后或临卧服。虚弱人有所伤，皆可服。

【主治】阴阳气不升降，心腹臌胀，胁肋刺痛，倦怠嗜卧，全不思食。

07995 寸金丸（《圣济总录》卷八十九）

【组成】吴茱萸（汤洗，焙干，炒）　青橘皮（汤浸，去白，焙）　牛膝（酒浸，切，焙）　肉苁蓉（酒浸，切、焙）　茴香子（舶上者，炒）各一两　附子一枚（重半两，炮裂，去皮脐）

【用法】上为末，炼蜜为丸，如梧桐子大。每服二十丸至三十丸，空心盐汤送下。

【主治】虚劳腰膝无力，元气虚惫，行步艰难，腿股疼痛。

07996 寸金丸

《局方》卷八（吴直阁增诸家名方）。为《百一》卷十五"寸金丹"之异名。见该条。

07997 寸金丸（《直指》卷十八）

【组成】当归　延胡索　舶上茴香（炒）　胡芦巴（炒）各一两　桃仁（浸，去皮，焙）　桑螵蛸（酒蒸，焙）　川五灵脂（别研）　白芍药　川楝肉各半两　荜澄茄　木香二钱半　全蝎十个（焙）

【用法】上为末，米醋打面糊为丸，如梧桐子大。每服五十丸，少量盐水酒送下。有热，小便秘，车前子、赤茯苓煎汤送下。

【主治】奔豚，诸疝作痛。

07998 寸金丸

《御药院方》卷十。为《济生》卷八"狗宝丸"之异名。见该条。

07999 寸金丹（《百一》卷十五）

【异名】寸金丸（《局方》卷八吴直阁增诸家名方）。

【组成】当归（酒浸一宿）　楮实子　川楝子（炒）各一两半　全蝎四十个（炒）　巴豆七个（炒热，去皮壳）

【用法】上为细末，用浸当归酒打面糊为丸，如鸡头子大。每服二丸至三丸，空心、食前温酒、盐汤送下。

【主治】元阳虚弱，寒气攻冲，膀胱、小肠发肿作痛，或在心胁，牵连小腹，连属阴间，致身体憎寒，撮痛不可忍。

08000 寸金丹

《外科精义》卷下。为《济生》卷八"狗宝丸"之异名。见该条。

08001 寸金丹（《普济方》卷四十六）

【组成】川芎　乌头　甘草　荆芥　薄荷各等分

【用法】上为末，酒打面糊为丸，如皂子大。每服一丸，食后细嚼，茶清送下。

【主治】头风，偏正风。

08002 寸金丹

《袖珍》卷三。为《杂类名方》"夺命丹"之异名。见该条。

08003 寸金丹（《一盘珠》卷八）

【组成】藿香　苍术（土微炒去油）　川厚朴（去粗皮，锉片，姜水炒）　陈广皮　吴神曲（炒黄色，勿令焦）　紫苏叶　生白芍　赤茯苓　桔梗　白芷　法半夏各五钱　砂仁（微炒）三钱　广木香（不见火，研为末）三钱

【用法】上为细末，外用钩藤钩一两、薄荷一两，浓煎去滓，酒水为丸，每丸重五分。姜汤送下。

【主治】小儿食滞感冒。

08004 寸金丹（《仙拈集》卷四）

【组成】乌药　防风　羌活　前胡　川芎　砂仁　厚

朴　藿香　半夏　木香　紫苏　薄荷　苍术　香附　赤茯苓　白芷　陈皮各一两　枳壳　炙草各两半　白豆蔻二两　草果仁一两

【用法】上为末，另用神曲二十四两，多捣生姜汁拌糊为丸，以水飞朱砂二两为衣，每丸重一钱二分，阴干。大人服一二丸，小儿半丸，以愈为度。男妇老幼中风、中寒、中暑，口眼歪斜，牙关紧闭，姜汤送下；伤寒时疫，头痛脊强，恶寒发热，葱、姜汤送下；霍乱、绞肠痧，吐泻腹痛，姜汤送下；初疟久疟，桃枝汤送下；泻痢脓血，肚痛饱胀，木香汤送下；伤食生冷，饱闷嗳气，不服水土，姜汤送下；途间中暑，眼黑头痛，凉水调灌即解；小儿伤寒、伤食，发热不解，清米饮送下。

【主治】❶《仙拈集》：中风、中寒、中暑，口眼歪斜，牙关紧闭；伤寒时疫；头疼脊强，恶寒发热；霍乱，绞肠痧，吐泻腹痛；疟疾；泻痢脓血；肚痛饱胀；伤食生冷，饱闷嗳气，不服水土；途间中暑，眼黑头痛；小儿伤寒，伤食，发热不解。❷《同寿录》：伤风咳嗽，瘴气，吞酸；产后昏迷，恶露不尽；小儿急慢惊风。

【宜忌】❶《同寿录》：孕妇忌服。❷《卫生鸿宝》：虚劳吐血、咳嗽者勿服。

08005 寸金丹（《痧症汇要》卷一）

【组成】香附子　川羌活　山楂肉　川芎　新会皮　前胡　干葛　紫苏叶　赤芩　广木香　薄荷　砂仁　茅术　赤芍　乌药　防风　广藿香　白芷　厚朴各三两　生甘草一两五钱　生蔻仁二两　枳壳　草蔻各一两　六神曲五两

【用法】上为细末，丸如梧桐子大，飞辰砂一两为衣。每服三钱，用藿香汤送下。

【主治】赤白痢疾，霍乱吐泻，胸腹闷痛。

08006 寸金丹（《北京市中药成方选集》）

【组成】神曲（炒）九两　苍术（炒）一两　白芷一两　甘草一两　川芎一两　茯苓一两　防风一两　草果一两　前胡一两　橘皮一两　砂仁二两　羌活一两　法半夏一两　藿香一两　苏叶一两　木香一两　厚朴（制）一两　薄荷一两　香附（醋炒）一两　乌药一两　白豆蔻一两　枳壳（炒）一两

【用法】上为细末，过罗，每三十四两细末，兑朱砂一两，混合均匀，炼蜜为大丸，重二钱五分。每服一至二丸，温开水送下。

【功用】散寒解表，祛暑止呕。

【主治】中寒、中暑、感冒发烧，呕吐泻泄，胸满腹痛。

08007 寸金汤（《圣济总录》卷一六八）

【组成】郁金　大黄各一两　皂荚二两（水一碗，揉汁去滓，煎以上二味，煮软，切片，晒干）　马牙消　当归（切，焙）　山栀子仁各半两　人参　甘草（炙，锉）　赤芍药各一分　雄黄少许（好者）

【用法】上为粗末。每服半钱匕至一钱匕，水七分，加薄荷叶三叶，同煎至四分，去滓，放冷服之，一日一次。

【主治】小儿风热。

08008 寸金散（《圣济总录》卷六十九）

【组成】新蒲黄三钱匕　新白面二钱匕　牛黄（研）　生龙脑各半钱匕

【用法】上为极细末。每服一钱匕,食后、临卧生藕汁调下,一日二次。

【主治】心经烦热,血妄行,舌上血出不止。

【备考】《景岳全书》:亦可掺舌上。

08009 寸金散(《圣济总录》卷九十九)

【组成】干漆不拘多少(炒令烟出)

【用法】上为细散。每服一钱匕,以生油、温水搅匀调下;若治小儿,每一斤再入白芜荑仁三两,捣罗取细末,更研雄黄半两,合研匀,量儿大小,亦用生油温水调服;清米饮亦得。

【主治】大人、小儿诸虫为病,及骨蒸热劳,羸瘦,飞尸、遁尸、鬼疰,室女经脉不行,五心烦热,怠惰少力。

08010 寸金散(《圣济总录》卷一三二)

【组成】鸡子壳十个(生却子者) 槟榔一枚 麝香(研) 腻粉各半钱 黄柏(去粗皮)、密陀僧各一钱。

【用法】上为散。用温盐浆水洗疮,干贴。

【主治】恶疮久不效。

08011 寸金散(《圣济总录》卷一三三)

【组成】虾蟆(自死者) 新砖各等分

【用法】上药同捣匀,捏作饼子,晒干,为细散。掺疮口上。即撮出毒水尽,以别药敷贴。

【主治】一切疮,或外伤肌肉,水入作脓燃肿,久不愈。

08012 寸金散(《幼幼新书》卷九引张涣方)

【组成】蛇头一个(酒浸,焙干) 干全蝎 麻黄(去根节)各一钱 赤头蜈蚣一条(酥炙) 草乌头一枚(炮,削去皮)

【用法】上为细末。每服一字,入龙脑半字,同温酒调下。

【主治】小儿吐利后生慢惊风,及心肺中风。

08013 寸金散(《鸡峰》卷二十四)

【组成】蝉壳 紫河车 白术 芎各等分

【用法】上为细末。每服半钱,米饮调下。

【主治】小儿未满百日,惊痫,胎风抽搦。

08014 寸金散(《普济方》卷一八九引《卫生家宝》)

【组成】石州黄药子半两 土马鬃(墙上有者是) 甘草(生)各一分

【用法】上为细末。每服二钱,新汲水调下。未止再服。立止。

【主治】鼻衄不止。

08015 寸金散(《普济方》卷三二六引《卫生家宝》)

【组成】蛇床子 韶脑 胡芦巴 紫稍花各等分

【用法】上为细末。每服五七钱,用水半碗,淋洗之。

【主治】妇人子肠不收。

08016 寸金散

《妇人良方》卷十七。为《证类本草》卷十七引《胜金方》"圣妙寸金散"之异名。见该条。

08017 寸金散(《普济方》卷四十四引《续易简》)

【组成】天麻 川芎 白芷 藿香 防风 人参各半两 雄黄三钱(研) 地龙(去土)一分 甘草一分 蝎(炒)一分

【用法】上为细末。每服半钱,茶、酒调下。

【主治】一切头痛。

08018 寸金散(《普济方》卷三二二)

【组成】紫苏花 胡椒 韶脑 破故纸 蛇床子

【用法】上为细末,炼蜜为丸,如梧桐子大。每服二十丸至三十丸,空心、食前热酒送下,吃一物压,一日三次。又将此药末一两,酸醋一大升,或好酒一升,同药煎沸,令妇人披衣于收口盆上,坐熏阴户,迤逦淋洗,盆下灰火冷,再温,三五次立效。

【主治】妇人虚劳百损,内伤气血,风冷客邪,耗散真气,脐下炙寒,刺痛难忍,小便淋沥,腰背拘挛,阴弱盗汗,头目昏重,不时寒热,崩血带下。

08019 寸金散(《医方类聚》卷二一二引《仙传济阴方》)

【组成】黄蜡 白矾各半两 陈皮三钱

【用法】上以黄蜡为丸。滋血汤、调经汤吞下。

【主治】妇人房事触犯,遍身黄疸,名曰经水不调。

【备考】本方方名,据剂型,当作"寸金丸"。

08020 寸金散(《疡科选粹》卷五)

【组成】大蜈蚣一条(端午日取,阴干)

【用法】临剪一寸,煅存性。桐油调涂。轻则不发,重则次年对周又发,再剪一寸煅,涂。断根。

【主治】痔疮。

08021 寸金散(《疡医大全》卷八)

【组成】天花粉三两 赤芍 白芷 姜黄 白及 芙蓉叶各一两

【用法】上为细末。每用姜汁三分,凉茶七分,未破敷头,已破敷四傍,留顶。

【主治】痈疽肿毒。

08022 寸金锭子(《御药院方》卷十)

【组成】麝香 轻粉 硫黄 雄黄 雌黄 藤黄 砒霜 粉霜 黄丹各三钱(另研) 干漆 牡蛎粉 红藤根各一两

【用法】上为细末,烧陈米饭和匀,捏如大枣核大。每用一锭子,纤在肛门内,可深二寸许,放定,用新砖球儿两个,烧赤,醋内蘸过,绵裹肛门外,熨,冷即易一个。次日大便取下恶物。

【主治】一切痔瘘,经久不愈者。

08023 寸金锭子(《玉机微义》卷十五)

【组成】朱砂二钱 黄丹 明矾(枯) 砒霜 轻粉 花碱 白及各一钱半 蟾酥 脑子 麝香各少许。

【用法】上为极细末,调糊和为锭子用之。

【主治】疗毒,恶疮。

08024 寸白虫饮子

《普济方》卷二三九。为《圣济总录》卷九十九"槟榔散"之异名。见该条。

08025 寸金塌气丸(《普济方》卷一六九引《鲍氏方》)

【组成】陈皮一两 香附子一两 大黄(煨) 木香 青礞石(煅)各半两 斑蝥(用身)三两 白丁香(尾起者)半两 青娘子(用身)一钱 虻虫(用身)二钱 京墨(烧烟尽)三钱 麝香一钱 三棱半两 蓬术半两 巴豆(和壳搥碎,炒)一两 干漆(炒烟尽)半两 干姜一两 槟榔五枚 芫花(醋浸,焙干)三钱 水蛭(炒)

【用法】上为末,醋糊为丸,如皂角子大。每服一丸,醋汤嚼下。泻三行自止。

【主治】一切积聚,一切气癥,小肠风气,膀胱气,横梁气,走注气,心脾气,血气胁气,气块,癥瘕,蛊毒,宿食、积饮结胸中，伤寒，夹食伤寒，风漏气。

【宜忌】产孕不可服；脏虚人勿服；气虚人减量服。

【加减】气块，减水蛭。

上

08026 上丹（《元和纪用经》）

【组成】五味子半斤　百部（酒宿浸，焙）　玉女（即菟丝子，酒宿浸，焙）　苁蓉（酒宿浸）　思仙木（即杜仲，炒）　不凋草（即巴戟，去心）　细草（即远志，去心）　仙人杖（即枸杞子）　防风（无叉枝者）　白茯苓　思益（即蛇床子，炒）　柏子仁（另研）　干薯蓣各二两

【用法】上为末，蜜煎面糊为丸，如梧桐子大。每服二十九至三十丸，食前温酒送下；不饮者，盐汤送下；春，干枣汤送下。

【功用】主养五脏，补不足，秘固真元，均调二气，和畅荣卫，保神守中；久服轻身耐劳，健力能食，明目，降心火，交肾水，益精气，开心臆，安魂魄，消饮食，养胃和中。

【主治】男子绝阳，庶事不堪，女子绝阴，乃不能妊。腰膝重痛，筋骨衰败，面黑，心劳志昏，寤寐恍惚，烦愦多倦，余沥梦遗，膀胱邪气，五劳七伤，肌肉羸悴，上热下冷。

【宜忌】不犯金、石、桂、附。

【加减】夏，五味子加四两，通称十二两；四季，苁蓉加六两，通称半斤，各十八日四立之前也；秋，仙人杖加六两；冬，细草加六两；戊寅、戊申相火司天，中见火运，饭后兼饵养肺平热药。

【备考】本方为原书"耘苗丹"之第一方。

08027 上马丸（《普济方》卷一一八）

【组成】川乌（炮）　木香半两（不见火）　虎骨（酥炙）　牛膝　杜仲　木瓜　当归（酒浸）　败龟版（酥炙）　自然铜（醋淬）　黄耆（蜜炙）　白术各一两

【用法】上为细末，炼蜜为丸，如梧桐子大。每服三四十丸，温酒送下。

【主治】寒湿臂痛，腿脚疼，筋骨诸疾。

08028 上马散（《普济方》卷二九五引《杨氏家藏方》）

【组成】朴消　薄荷　荆芥　枳壳　莲房各等分

【用法】上咬咀。每服用一两，水三升，煎三五十遍，熏洗痔上。未效，再用即愈。

【主治】五种痔疾初起，痛不可行坐者。

08029 上气丸（《普济方》卷一六〇）

【组成】干姜四两　桂心　款冬花各一两　附子四个（炮）　五味子二两　巴豆六十枚（老者三十枚，去心，研）

【用法】上药治下筛，别捣巴豆如膏，纳药末，以蜜为丸，如麻子大。以一丸着牙上咬咀，当暮卧时服，亦可日三服。

【主治】咳逆。

【宜忌】忌生葱、猪肉、芦笋。

08030 上池饮（《寿世保元》卷二）

【组成】人参（去芦）二钱　台白术（去芦，炒）一钱五分　白茯苓（去皮）五钱　当归（酒洗）一钱二分　川芎一钱二分　杭白芍（酒炒）一钱　怀生地黄（姜汁炒）一钱　熟地黄（姜汁炒）一钱　南星（姜汁炒）一钱　半夏（姜制）一钱　陈皮（盐水洗）八分　羌活六分　防风六

分　天麻一钱（去油）　牛膝（去芦，酒洗）八分　川红花（酒洗）四分　柳枝六分（寒月一分）　黄芩（酒炒）八分　黄柏（酒炒）三分（夏月加一分）　酸枣仁（炒）八分　乌药四分　甘草（炙）四分

【用法】上锉一剂。水煎，入竹沥、姜汁，清旦时温服。

【主治】一切中风，左瘫右痪，半身不遂，口眼歪斜，语言謇涩，呵欠喷嚏，头目眩晕，筋骨时痛，头或痛；心中松悴，痰火炽盛。

【加减】言语謇涩，加石菖蒲。

08031 上青丸（《袖珍》卷三）

【异名】上清丸（《丹溪心法附余》卷十二）。

【组成】羚羊角　犀角各一两　牛黄五钱　黄连　厚朴各一两　黄芩　川芎　羌活　蝉蜕　白芷各五钱　菊花　大黄　防风　草决明　地肤子　滑石各一钱　生地黄七钱　熟地黄七钱　牵牛八钱半

【用法】上为末，炼蜜为丸。每限三五十丸，临卧、食后茶清送下。

【主治】风热上壅，眼目昏花，迎风冷泪，羞明赤烂。

08032 上青散（《医统》卷五十五）

【组成】蓝青　知母　甘草　杏仁各六分　黄芩　升麻各八分　柴胡　石膏　寒水石各一钱　山栀仁　赤芍药　羚羊角（磨）各八分

【用法】水煎服。

【主治】一切丹毒。

08033 上真散（《普济方》卷一一〇引《十便良方》）

【组成】浮萍草（三月采，净淘三五次，窨五日，焙干）不拘多少

【用法】上为细末，不得见天日。每服二钱，食前、空心温酒调下。十服病退。

【主治】大风癞疾。

【宜忌】忌猪、鸡、鱼、蒜。

08034 上清丸

《普济方》卷四十五引《经效济世方》。为《魏氏家藏方》卷二"上清丹"之异名。见该条。

08035 上清丸（《摄生众妙方》卷四引《乾坤生意》）

【组成】薄荷（取头末）四两　川百药煎（黑饼者）四两　桔梗一两　寒水石（生用）一两五钱　砂仁（头末）三钱　甘松二钱　玄明粉二钱五分

【用法】以甘草膏为丸。口嚼化。甚妙。

【功用】清上焦之热。

08036 上清丸（《奇效良方》卷六十一）

【组成】薄荷一斤　川芎　防风各二两　桔梗五两　砂仁半两　甘草四两

【用法】上为细末，炼蜜为丸，如皂角子大。每服一丸，不拘时嚼化。

【主治】咽喉肿痛，痰涎壅盛。

08037 上清丸（《丹溪心法附余》卷十一）

【组成】百药煎　薄荷（净末）各四两　缩砂仁一两　片脑一钱　玄明粉　甘松　桔梗　诃子　硼砂各五钱　寒水石一两

【用法】上为细末，甘草熬膏为丸，如梧桐子大。每服一丸，嚼化；或嚼三五丸，茶汤送下。

【功用】清声润肺，宽膈化痰，爽气宁神。

【主治】口舌生疮，咽喉肿痛，咳嗽烦热。

08038 上清丸

《丹溪心法附余》卷十二。为《袖珍》卷三"上青丸"之异名。见该条。

08039 上清丸（《活人心统》卷一）

【组成】硼砂三钱　川芎四钱　薄荷一两　桔梗二钱　冰片二分　玄明粉二钱

【用法】上为末炼蜜为丸，如龙眼大。每服一丸，食远含化。

【主治】上焦火盛，口干；痰火证。

08040 上清丸（《医统》卷六十五）

【组成】苏州薄荷叶一斤　百药煎半斤　砂仁一两　硼砂二两　冰片二钱　桔梗一两　甘草　玄明粉　诃子各半两

【用法】上为极细末，炼蜜为丸，如芡实大。每服一丸，临睡嚼化；或为小丸，茶清送下亦可。

【功用】止嗽、清音、润肺，宽膈化气。

【主治】口舌生疮，咽喉肿痛，咳嗽。

08041 上清丸（《古今医鉴》卷九）

【异名】上清嚼化丸（《济阳纲目》卷一〇五）。

【组成】薄荷叶三两　硼砂五钱　天花粉一两　天竺黄五钱　风化消　百药煎　防风　孩儿茶各一两　桔梗七钱　甘草一两

【用法】上为细末，炼蜜为丸，如弹子大。每服一丸，嚼口中，徐化下。

【主治】口舌痛，生疮。

08042 上清丸（《便览》卷一）

【组成】玄参五钱　乌梅三个　薄荷叶一斤　川芎　防风各二两　桔梗五钱　砂仁五钱　甘草四两（一方加硼砂五钱）

【用法】上为末，炼蜜为丸。嚼化。

【主治】咽喉肿痛，痰涎壅盛、堵塞。

08043 上清丸（《鲁府禁方》卷四）

【组成】乌梅肉一斤（去核）　薄荷八两　柿霜四两　沙糖四两　石膏（火煅）一两　粉草一两　冰片二分

【用法】上为末，乌梅捣为丸，如梧桐子大。每服一丸，嚼化。

【功用】化痰止嗽，清火，生津止渴。

08044 上清丸（《寿世保元》卷二）

【组成】龙脑二分（另研）　硼砂二分（另研）　薄荷末一两　川芎末五钱　桔梗末二钱　甘草末二钱

【用法】上为细末，炼蜜为丸，如龙眼大。每服一丸，临卧嚼化；或食后茶清咽下。

【主治】心脾有热，上焦痰火咳嗽。

08045 上清丸（《济阳纲目》卷一〇六）

【组成】南薄荷四两　桔梗　甘草各一两半　白豆蔻一两　片脑一钱

【用法】上为末，炼蜜为丸。嚼化。

【功用】清上，利咽喉。

【主治】喉痹。

【加减】加孩儿茶一两，效尤速。

08046 上清丸（《石室秘录》卷三）

【组成】薄荷一两　柴胡一两　蔓荆子五钱　白芷五钱　苏叶二两　陈皮一两　半夏一两　甘草一两　桔梗三两　黄芩二两　麦冬　天门冬各三两

【用法】上各为末，水为丸。每服三钱，饱食后服。

【主治】强弱之人，感中风邪，上焦有风者。

08047 上清丸（《郑氏家传女科万金方》卷三）

【组成】乌梅肉二两　薄荷四两

【用法】上为末，用黑砂糖炒熟为丸，再白砂糖掺上。

【主治】妇人胎前嗽血。

08048 上清丸（《奇方类编》卷下）

【组成】玄参八两　南薄荷叶五两　荆芥穗五两　苦桔梗一两　生甘草八两　归尾五两　熟大黄一两　陈皮八两　片芩（酒炒）八两　枳壳（炒）八两　川芎四钱

【用法】水为丸，如梧桐子大。每服一钱，温汤送下。

【功用】清头目三阳之火。

【主治】风热上攻，发渴喉疼，口痛牙血。

08049 上清丸（《活人方》卷一）

【组成】薄荷叶四两　粉甘草一两　官硼砂五钱　嫩桔梗一两

【用法】上为极细末，炼蜜为大丸。分为数份，不拘时，嚼化口中。

【主治】火刑金燥，热极生风，痰凝喘嗽，口燥舌干，咽喉肿痛，鼻息不利，上焦一切浮火之症。

08050 上清丸（《仙拈集》卷一）

【组成】大黄四两　僵蚕二两　姜黄　蝉蜕各二钱半

【用法】上为末，姜汁打糊为丸，重一钱。大人一丸，小儿半丸，蜜水调服。

【主治】虾蟆瘟，头面肿大。

08051 上清丸（《异授眼科》）

【组成】羚羊角（镑）一两　犀角（镑）一两　牛黄五钱　琥珀三钱　厚朴（姜汁炒）一两　黄芩（酒炒）一两　川芎五钱　白芷五钱　菊花八钱　防风八钱　羌活八钱　草决明一两　生地七钱　熟地七钱　防己八钱　黑牵牛八钱　蝉蜕（去头足）七钱　地肤子（炒）一两　滑石一两

【用法】上为末，炼蜜为丸，如梧桐子大。每服五十丸，食后服。并用虎液膏点眼。

【主治】风热上攻，目有昏花，迎风流泪，怕日羞明。

08052 上清丸（《北京市中药成方选集》）

【组成】川芎十六两　连翘九十六两　白芷九十六两　防风三十二两　大黄一百九十二两　菊花九十六两　薄荷十六两　桔梗三十二两　黄柏六十四两　黄芩一百六十两　栀子（炒）三十二两　荆芥十六两

【用法】上为细末，过罗，用冷开水泛为小丸。每服二钱，温开水送下。

【功用】清热散风，消肿止痛。

【主治】肺胃积热，风火牙痛，头目眩晕，大便秘结，小便赤黄。

【宜忌】孕妇忌服。

08053 上清丹（《魏氏家藏方》卷二）

【异名】上清丸（《普济方》卷四十五引《经效济世方》）。

【组成】天南星（大者，去皮）　舶上茴香（炒）各等分

【用法】上为细末，入盐少许在面内，用淡醋打糊为丸，如梧桐子大。每服三五十丸，食后生姜汤送下。

【主治】风痰头痛不可忍。

08054 上清汤（《兰室秘藏》卷下）

【异名】通气防风汤（《东垣试效方》卷二）、上清散（《准绳·类方》卷二）。

【组成】人参 蔓荆子各五分 防风一钱 葛根一钱五分 黄耆三钱 甘草四钱

【用法】上㕮咀，分作二服。水二盏，煎至一盏，去滓，临卧热服。以夹衣盖覆，不语，须臾汗出为效。

【功用】清利头目，宽快胸膈。

【主治】《准绳·类方》：痞而头目不清。

08055 上清散（《御药院方》卷一）

【组成】川芎 郁金 芍药 荆芥穗 薄荷叶 芒消各半两 乳香 没药各一钱 脑子半钱

【用法】上为细末。每用一字，搐鼻内。

【主治】因风所致头痛、眉骨痛、眼痛。

08056 上清散（《卫生宝鉴》卷十）

【组成】川芎 薄荷 荆芥穗各半两 盆消 石膏 桔梗各一两

【用法】上为末。每服一字，口噙水，搐鼻内。

【主治】上热，鼻壅塞，头目不得清和。

【加减】加龙脑三分，尤妙。

08057 上清散（《便览》卷一）

【组成】薄荷 川芎 防风 桔梗 甘草 荆芥 菊花 玄参 黄芩

【用法】水二钟，煎服。

【功用】清上焦火邪。

08058 上清散

《准绳·类方》卷二。为《兰室秘藏》卷下"上清汤"之异名。见该条。

08059 上清散（《杏苑》卷六）

【组成】薄荷一钱五分 荆芥 防风 山栀仁各一钱五分 甘草（生）五分 黄芩 桔梗各八分 连翘一钱

【用法】上㕮咀。水煎八分，食前热服。

【主治】风热伤肺，鼻塞清涕。

08060 上清散（《仙拈集》卷二）

【组成】白芷（炒）二两半 川芎 生甘草 草乌（半生半熟）各一两

【用法】上为末。每服一钱，细茶或薄荷汤下。

【主治】偏正头风。

08061 上清散（《杂病源流犀烛》卷二十五）

【组成】元参 薄荷 荆芥 甘草 归尾 桔梗 陈皮 黄芩 川芎 枳壳（或加制大黄亦可）

【主治】风热皮痛，痒痛相间。

08062 上二黄丸（《内外伤辨》卷下）

【异名】二黄丸（《玉机微义》卷十八）。

【组成】黄芩二两 黄连（去须，酒浸）一两 升麻 柴胡各三钱 甘草二钱 （一方加枳实，麸炒，去瓤，五钱）

【用法】上为极细末，汤浸蒸饼为丸，如绿豆大。每服五七十丸，白汤送下。量所伤服之。

【主治】伤热食痞闷，兀兀欲吐，烦乱不安。

【备考】方中升麻、柴胡，《脾胃论》均用三分。

08063 上下甲丸（方出《丹溪心法》卷三，名见《医学入门》卷七）

【组成】鳖甲 龟版各一两 侧柏 瓜蒌子 半夏 黄连 黄芩 炒柏

【用法】上为末，炊饼为丸服。

【主治】劳热，食积，痰。

【备考】方中诸药，《医学入门》用各五钱。并云：鳖甲、龟版善治阴虚食积发热。

08064 上品锭子（《万氏家抄方》卷三）

【组成】红矾二两半 乳香 没药 朱砂（去铁）三钱 牛黄五分半 硇砂一钱四分（二分熟，一分生） 白信一两（火煅）

【主治】十八种痔漏。

【备考】本方为原书"三品锭子"之第一方。《医学入门》本方用法：为末，面糊和匀，捻成锭子，看痔漏大小深浅，插入锭子。

08065 上品锭子（《外科发挥》卷五）

【组成】白明矾二两 白砒一两零五分 乳香三钱五分 没药三钱五分 牛黄三钱

【用法】先将砒末入紫泥罐内，次用矾末盖之，以炭火煅令烟尽，取出研极细末，用糯米糊和为挺子，状如线香，阴干。纴疮内三四次，年深者五六次，其根自腐溃。如疮露在外，更用蜜水调搽，干上亦可。

【主治】十八种痔。

【备考】本方为原书"三品锭子"之第一方。

08066 上洞小丹（《杨氏家藏方》卷十四）

【组成】辰砂一斤（用绵帛包裹） 黄柏八两（锉） 蜜八两

【用法】上药一处用重汤同煮七伏时，取出辰砂，控干后，用羊蹄根、车前草二件等分，捣细，用砂盒子一枚，入二味药铺底，入辰砂在内，又以二味药盖头满筑，以盒盖子合定，铁线扎缚，赤石脂固缝，盐泥固济，令干，以炭二秤周围簇定，发顶火煅一伏时，火冷取出，去火毒，研令极细，用糯米粥和丸，如鸡头子大。每服一丸，空心、食前米饮送下。

【主治】诸虚百损，真元虚惫，形体羸瘦，脏腑虚滑，脐腹久冷；及妇人子宫宿寒，赤白带下，盗汗心忪，精神憔悴，服他药不能作效者。

08067 上清饮子（《杏苑》卷七）

【组成】灯心 通草各六分 车前子 泽泻 瞿麦 琥珀 扁蓄各八分 茯苓 猪苓各一钱 木通八分

【用法】上㕮咀。水煎，空心热服。

【主治】邪热在上焦气分，渴而小便闭涩不利。

08068 上清喉片（《中药制剂手册》）

【组成】儿茶七百二十两 薄荷一百四十四两 硼砂七十二两 槟榔七十二两 甘草三十六两 乌梅三十六两 冰片三十六两 诃子或山豆根七两二钱

【用法】各药单放，先将冰片研为细末，再取乌梅、诃子，用少量水煎透，去核取肉汁与薄荷拌匀同碾，晒干或低温干燥，再与儿茶、槟榔、甘草共轧为细末，另取淀粉二百两，与上项细末和匀，喷洒适量乙醇，搅拌成软材，过16～18目筛网，制成颗粒，压片，每片重0.4克。每服六片，温开水或清茶送下，一日三次。

【功用】清热，消炎，利咽喉。

【主治】咽喉肿痛,声音嘶哑,口干唇燥。

【宜忌】忌辛辣刺激及生冷食物。

08069 上下两济丹(《辨证录》卷四)

【组成】人参五钱 熟地一两 白术五钱 山茱萸三钱 肉桂五分 黄连五分

【用法】水煎服。一剂即寐。

【主治】心肾不交,昼夜不能寐,心甚躁烦者。

【方论选录】黄连凉心,肉桂温肾,二物同用,原能交心肾于顷刻。然无补药以辅之,未免热者有太燥之虞,而寒者有过凉之惧。得熟地、人参、白术、山萸以相益,则交接之时,既无刻削之苦,自有欢愉之庆。然非多用之则势单力薄,不足以投其所好,而厌其所取,恐暂效而不能久效耳。

08070 上下两疏汤(《辨证录》卷三)

【组成】茯苓五钱 白术三钱 泽泻二钱 薏仁五钱 防风五分 白芷三分 升麻三分 荆芥二钱 梧桐泪五分 甘草一钱

【用法】水煎服。

【主治】湿热壅于上下之齿,痛甚,口吸凉风则暂止,闭口则复作。

【方论选录】茯苓、白术、泽泻、薏仁原是上下分水之神药,又得防风、白芷、升麻、荆芥风药以祛风,夫风能散湿,兼能散火,风火即散,则湿邪无党,安能独留于牙齿之间耶!仍恐邪难竟去,故加入甘草、梧桐泪引入齿缝之中,使湿无些须之留,又何痛之不正耶!况甘草缓以和之,自不至相杂而相犯也。

08071 上下相资汤(《石室秘录》卷六)

【组成】熟地一两 山茱萸五钱 葳蕤五钱 人参三钱 元参三钱 沙参五钱 当归五钱 麦冬一两 北五味二钱 牛膝五钱 车前子一钱

【用法】水煎服。

【主治】血崩之后,口舌燥裂,不能饮食。

08072 上下兼养丹(《石室秘录》卷三)

【组成】熟地一两 杜仲五钱 麦冬五钱 北五味二钱

【用法】水煎服

【主治】肾气虚而腰痛、头痛。

08073 上下清凉散(《会约》卷七)

【组成】黄芩二三钱 麦冬 白芍 甘草 栀子各一钱五分

【用法】热服。

【主治】实热腹痛,发热口干,便燥,火焰,腹痛,脉洪数而有力。

【加减】如口渴喜冷,加生石膏二三钱;如大便闭结,加大黄一二钱,不效,再加芒消二三钱,所谓通则不痛也;如气逆而痛,加木香五分,乌药一钱;如小便赤涩,加泽泻一钱;如咽干燥,加元参一钱半;如血热妄行,加生地、青蒿、知母、黄柏之类。

08074 上宫清化丸(《寿世保元》卷六)

【组成】黄连(去毛)六钱 桔梗(去芦)六钱 山豆根四钱 粉草四钱 薄荷叶一钱 白硼砂六分

【用法】上为细末,炼蜜为丸,如芡实大。时常嚼化。

【主治】喉痹。积热上攻,痰涎壅塞,喉痛声哑,肿痛难禁。

08075 上消痈疽散(《石室秘录》卷四)

【组成】金银花二两 当归一两 川芎五钱 蒲公英三钱 生甘草五钱 桔梗三钱 黄芩一钱

【用法】水煎服。

【主治】头面上疮。

08076 上海蛇药片(《成方制剂》19册)

【组成】穿心莲 墨旱莲

【用法】上制成片剂。口服,一次10片,以后一次5片,每4小时一次,如病情减轻者,一次5片,一日3~4次。危重病例酌增。

【功用】解蛇毒,消炎,强心,利尿,止血,抗溶血。

【主治】五步蛇、眼镜蛇、银环蛇、蝰蛇、龟壳花蛇、竹叶青等毒蛇咬伤。

08077 上清川芎丸(《医方类聚》卷二十三引《经验秘方》)

【组成】川芎七两半 薄荷十五两 桔梗七两半 防风二两半 甘草三两 细辛五钱 白砂仁十个 脑子三分

【用法】上为细末,炼蜜为丸,如荔枝子大。临卧嚼化。

【功用】利气化痰,去大风热,消导。

08078 上清龙脑散(《医方类聚》卷七十引《施圆端效方》)

【组成】川芎 郁金 广芩 盆消各三钱 谷精草半钱 龙骨 麝香各一分 乳香一钱半

【用法】上为细末。鼻内少搐。

【主治】赤眼肿痛,渐生云膜。

【备考】方中谷精草,原作"谷青",据《普济方》改。

08079 上清防风散

《丹溪心法附余》卷十二。即《御药院方》卷九"清上防风散"。见该条。

08080 上清连翘散

《丹溪心法附余》卷十。为《活人书》卷二十"连翘饮"之异名。见该条。

08081 上清拨云丸(《玉案》卷三)

【组成】羚羊角 犀角各二两 牛黄八钱 川黄连(酒炒) 黄芩(酒炒) 川芎 白芷 当归各一两五钱 菊花 大黄(煨) 防风 草决明 羌活 生地 滑石 地肤子 蝉蜕各一两

【用法】上为末,炼蜜为丸。每服三钱,临卧服。

【主治】风热眼目昏花,迎风流泪,羞明怕日。

08082 上清噙化丸

《济阳纲目》卷一〇五。为《古今医鉴》卷九"上清丸"之异名。见该条。

08083 上痛光明汤(《眼科全书》卷六)

【组成】青葙子 密蒙花 龙胆草 甘菊花 地骨皮 一寸金 金鸡舌 天荞麦 藤鸡辰

【用法】水煎,食后服。

【主治】拳毛倒睫。

08084 上清白附子丸(《御药院方》卷一)

【组成】白附子(炮) 半夏(汤洗七次) 川芎 天南星(炮) 白僵蚕(炒) 菊花 陈皮(去白) 旋覆花 天麻各一两 全蝎(炒)半两

【用法】上为细末,生姜汁浸蒸饼为丸,如梧桐子大。每服三十丸,食后生姜汤送下。

【功用】常服除风化痰,清利头目。

【主治】诸风痰甚，头痛目眩，旋晕欲倒，呕哕恶心，恍惚不宁，神思昏聩，肢体倦疼，颈项强硬，手足麻痹。

08085 上下分消导气汤

《回春》卷三。为《医统》卷四十一引《发明》"分消导气汤"之异名。见该条。

08086 上上龙虎如意丹（《集验良方拔萃》卷一）

【组成】红硇砂三钱（拣高者）　漂朱砂四钱　当门麝一钱　明雄精四钱　大梅片二钱　杜蟾酥五钱（晒、研）　白降丹二钱（陈者佳）　五倍子四钱　玄参三钱　乳香四钱（去油净）　雌黄四钱　没药四钱（去油净）　前胡三钱　胆矾三钱　轻粉五钱　寒水石三钱（漂净）　明矾三钱　紫草五钱

【用法】上药各为细末，和匀，再研极细末，瓷瓶收贮，勿泄气。外敷患处。

【功用】拔毒除腐。

【主治】痈疽　发背、对口、脑疽，无名肿毒，湿痰流注，附骨阴疽，一切疡科恶症。

口

08087 口疮方（《效验秘方》张珍玉方）

【组成】煅炉甘石 2 克　人中白（锻）1 克　青黛 2 克　冰片 0.3 克　枯矾 0.5 克

【制法】上约共为极细末，放瓶中收贮，盖严勿受潮湿。

【用法】上制成粉剂。将药末搽于患处，一日一次。

【功用】燥湿敛疮，化腐生肌。

【主治】口腔溃疡。

【方论选录】方中煅炉甘石有燥湿消肿收敛生肌之效，据药化分析，其主要成分为氧化锌，有中度的防腐、收敛、保护创面的作用，青黛清热解毒，有抑菌作用，二者配合，能增强防腐生肌的功效。人中白降火，散瘀血，治咽喉、口舌生疮；枯矾清热燥湿，解毒杀虫；冰片化湿消风散郁火，清热止痛。诸药配合，燥湿收敛，化腐生肌，清热止痛，促进溃疡愈合。

08088 口疮汤（《外台》卷二十二引《古今录验》）

【组成】细辛　甘草　桂心各三两

【用法】上切。以酒一升，煮取六合，含之。

【主治】口疮。

08089 口疮煎

《普济方》卷六十二。为方出《千金》卷六，名见《圣惠》卷三十六"杏仁丸"之异名。见该条。

08090 口糜散（《医方考》卷五）

【组成】黄柏　黄连各一两　雄黄　没药各二钱　片脑五分

【用法】上为细末。每用分许，着于疮上，良。

【主治】口疮糜烂者。

【方论选录】口糜本于温热，湿热不去，必至疳蚀。寒可以胜热，苦可以坚肤，故用黄连、黄柏；雄黄之悍，杀虫而利气；冰脑之窜，杀虫而入腠；没药之苦，散血而愈疮。

08091 口糜散（《摄生秘剖》卷三）

【组成】薄荷叶六分　川黄柏　青黛（水飞）各四分　白硼砂三分　朱砂（水飞）二分　冰片（另研）一分

【用法】上为细末，用小瓷罐密封收贮。每取少许，着于疮上，良。

【主治】口疮糜烂。

【方论选录】口疮本于湿热，湿热不去，必至疳蚀。寒可以胜热，苦可以坚肤，故用薄荷、黄柏、青黛、白硼（砂）苦寒之品；乃朱砂者，令其解热毒也；冰片者，令其散热结也。湿热既蠲，而口糜自愈矣。

08092 口疳吹药（《成方制剂》5册）

【组成】青黛 150 克　冰片 75 克　黄连 50 克　甘草 50 克　玄明粉 50 克　儿茶 50 克　硼砂（煅）150 克　人中白 150 克　僵蚕 150 克　山豆根 150 克　薄荷 150 克

【用法】上制成粉剂。外用，每次用少许，吹喉、搽口。

【功用】清火消肿。

【主治】咽喉红肿，口舌肿痛，风火牙疳。

08093 口炎清冲剂（广州白云山制药总厂）

【组成】天冬　麦冬　玄参　金银花　甘草

【用法】加水煎，浓缩，加蔗糖制成冲剂。每服 20 克，开水冲下一日二次。

【功用】养阴清热解毒。

【主治】口腔黏膜扁平苔癣，复发性口疮，疱疹性口炎，慢性咽炎，慢性唇炎。

【临床报道】复发性口疮：《恩施医专学报》［1998,15（4）：56]用本方治疗 424 例，结果：显效 280 例；有效 119 例，无效 25 例。总有效率为 95%。

【备考】本方改为颗粒剂，名"口炎清颗粒"（见《中国药典》2010 版）

08094 口腔溃疡散（《成方制剂》1册）

【组成】白矾　冰片　青黛

【用法】上制成散剂。用消毒棉球蘸药擦患处，一日 2～3 次。

【功用】清溃止痛。

【主治】复发性口腔溃疡，疱疹性口腔溃疡。

08095 口腔炎喷雾剂（《成方制剂》11册）

【组成】蜂房　蒲公英　忍冬藤　皂荚刺

【用法】上制成喷雾剂。口腔喷雾用，每次向口腔挤喷药液适量，一日 3～4 次；小儿酌减。

【功用】清热解毒，消炎止痛。

【主治】口腔炎，口腔溃疡，咽喉炎等；对小儿口腔炎症有特效。

山

08096 山牛汤（《张氏医通》卷十四）

【组成】土茯苓四两　忍冬三钱　防风　天麻　黑参各一钱　辛夷仁　川芎各六分　黑豆四十九粒　芽茶一撮

【用法】水煎，温服。

【主治】梅疮头痛不止。

【临床报道】梅疮头痛：《梅疮证治》一僧年四十余，患头痛甚，他无所苦，脉沉细无力。余与气血两补之剂，数日无寸效。病者曰：尝患梅疮而后头痛时发。余与山牛汤，两日其病减半，数日后痊愈。

【备考】方中土茯苓，《梅疮证治》作"草薢"。

08097 山龙丸（《圣济总录》卷九）

【组成】蜥蜴（一名山龙子，酥炙）二钱　海蛤一钱　乌

于疮上，良。

【主治】口疮糜烂。

头(炮裂,去皮脐)半钱

【用法】上为细末,面糊为丸,分作两丸。用葱白两枝,中心分开,入药在内,帛子系向两脚心底,用暖水浸,以衣被覆之,春、夏浸至踝,秋、冬浸至膝。自然汗出。

【主治】偏风,半身枯瘦,肢体细小而痛。

08098 山甲汤(《丹溪心法》卷二)

【组成】穿山甲 木鳖子各等分

【用法】上为末。每服二钱,空心温酒调下。

【主治】久疟、疟母不愈者。

【备考】治久疟、疟母,宜四兽饮,间服山甲汤。

08099 山甲散(《秘传外科方》引《李防御五痔方》)

【组成】五倍子(生) 穿山甲各一两(炒存性)

【用法】上为末。每服二钱,空心陈米饮下。

【主治】痔疮泻水者。

08100 山甲散(《医级》卷九)

【组成】山甲 通草 橘叶 蒌仁 荆子 麦芽 公英 钩藤 王不留行

【功用】通壅滞。

【主治】妇人肝胃热邪壅滞,致患内吹、外吹,寒热,胀痛热肿,势欲成痈者。

08101 山甲散

《囊秘喉书》。为原书"天义散"之异名。见该条。

08102 山芋丸(《圣济总录》卷四十二)

【组成】山芋 酸枣仁(微炒)各一两 柏子仁(研) 茯神(去木) 山茱萸各三分

【用法】上为末,炼蜜为丸,如梧桐子大。每服三十丸,温酒送下,米饮亦得,不拘时候。

【主治】胆虚冷,精神不守,寝卧不宁,头目昏眩,恐畏不能独处。

08103 山芋丸(《圣济总录》卷四十三)

【组成】山芋 熟干地黄(焙)各一两半 柏子仁 茯神(去木) 人参 防风(去叉) 丹参各一两 贝母(去心,焙) 菖蒲(石上者) 甘草(锉) 远志(去心)各半两

【用法】上为末,研令匀,炼蜜为丸,如弹子大。每日食后将一丸含化咽津,夜卧时再服。

【功用】补心气。

【主治】心虚不足。

08104 山芋丸(《圣济总录》卷四十三)

【组成】山芋 熟干地黄(焙) 黄耆(锉)各一两 菖蒲半两 远志(去心)一两半

【用法】上为末,炼蜜为丸,如梧桐子大。每服二十丸,温酒或米饮送下,不拘时候。

【主治】心脏气虚,恐怖惊悸,恍惚健忘,烦闷羸瘦。

08105 山芋丸(《圣济总录》卷四十六)

【组成】山芋(锉)一两 五味子(净拣)三分 黄耆(细锉)一两 白术三两 人参一两

【用法】上为细末,炼蜜为丸,如梧桐子大。每服二十丸或三十丸,食前温米饮送下。

【功用】补不足,进饮食。

【主治】脾胃气虚弱,肌体羸瘦。

08106 山芋丸(《圣济总录》卷四十六)

【组成】山芋 白术各一两 人参三分

【用法】上为细末,煮白面糊为丸,如小豆大。每服三十丸,空心、食前温米饮送下。

【主治】脾胃虚弱,不进饮食。

08107 山芋丸(《圣济总录》卷五十一)

【组成】山芋 天雄(炮裂,去皮脐) 硫黄(研) 白茯苓(去黑皮) 五味子 磁石(煅,醋淬二七遍) 熟干地黄(焙)各一两

【用法】上为末,酒煮面糊为丸,如梧桐子大。每服二十至三十丸,食前温酒送下。

【主治】厥逆头痛,及齿痛骨寒。

08108 山芋丸(《圣济总录》卷五十一)

【组成】山芋 车前子 韭子(炒令熟) 菟丝子(酒浸一宿,别捣、焙) 附子(炮裂,去皮脐) 白龙骨 山茱萸 五味子 牡丹皮 白茯苓(去黑皮) 石斛(去根)各一两半 牛膝(酒浸,切,焙) 桂(去粗皮)各一两 熟干地黄(焙)五两 肉苁蓉(去皱皮,酒浸,切,焙)二两

【用法】上为末,炼蜜为丸,如梧桐子大。每服四十丸,空心暖酒送下。

【主治】肾脏风冷气,胸中聚痰,夜梦泄精,腰膝无力,小便频数。

08109 山芋丸

《圣济总录》卷五十二。为《千金》卷十九"无比薯蓣丸"之异名。见该条。

08110 山芋丸(《圣济总录》卷八十八)

【组成】山芋二两 黄耆一两 远志(去心) 五味子 牛膝(去苗,酒浸,切,焙)各半两 柏子仁 桂(去粗皮)各三分 巴戟天(去心)一两 熟干地黄(焙)二两

【用法】上为末,炼蜜为丸,如梧桐子大。每服三十丸,食前温酒送下。

【主治】虚劳少气,四肢无力。虚劳腰痛,四肢无力。

08111 山芋丸(《圣济总录》卷一〇八)

【组成】山芋 巴戟天(去心) 菟丝子(酒浸,别捣) 肉苁蓉(酒浸,切,焙) 山茱萸 人参 陈曲(炒) 牛膝(酒浸,切,焙) 杜仲(去粗皮,炙) 续断各一两半 桑寄生 生干地黄(焙)各三两

【用法】上为末,炼蜜为丸,如梧桐子大。每服二十丸,渐加至三十丸,空腹酒送下。

【功用】补不足。

【主治】眼视不明,眈眈昏暗。

08112 山芋丸(《圣济总录》卷一一四)

【组成】山芋 熟干地黄(切,焙) 磁石(煅,醋淬七遍) 菊花(微炒) 黄耆(锉) 茯神(去木) 木通(锉)各一两 升麻 独活(去芦头)各三分

【用法】上为末,炼蜜为丸,如梧桐子大。每服二十丸,米饮送下;渐加至三十丸。

【主治】耳聋,耳鸣。

08113 山芋丸(《圣济总录》卷一八五)

【组成】山芋 牛膝(酒浸,切,焙) 菟丝子(酒浸,别捣) 白茯苓(去黑皮) 巴戟天(去心) 泽泻 赤石脂各二两 五味子(炒) 杜仲(去粗皮,酥炙,锉) 山茱萸各一两

【用法】上为末,炼蜜为丸,如梧桐子大。每服三十丸,空心温酒送下。

【功用】平补。

【主治】诸虚百损。

08114 山芋丸（《圣济总录》卷一八七）

【组成】山芋 仙灵脾各一两 车前子（酒浸润经宿，焙干）三两 菟丝子（酒浸经宿，别捣，焙干）三两

【用法】上为细末，炼蜜为丸，如梧桐子大。每服十五丸，食前温酒或盐汤送下。

【功用】补丹田，悦颜色，长肌肤，进饮食。

08115 山芋丸（《圣济总录》卷一八七）

【组成】山芋 石斛（去根） 牛膝（去苗酒浸，切，焙） 鹿茸（去毛，酥炙） 白茯苓（去黑皮） 五味子 续断 巴戟天（去心） 山茱萸 人参 桂（去粗皮） 熟干地黄（焙） 泽泻 杜仲（去粗皮，炙） 蛇床子（炒） 远志（去粗皮，炙） 菟丝子（酒浸一宿，别捣末） 天雄（炮裂，去皮脐） 覆盆子（去梗萼） 肉苁蓉（酒浸，切，焙）各一两

【用法】上为末，炼蜜和捣三五百杵为丸，如梧桐子大。每服三十丸，空腹、晚食前温酒送下。

【功用】补脏腑，利腰脚，壮元气，充骨髓。

【主治】虚损。

08116 山芋丸

《普济方》卷二三一。为《金匮》卷上"薯蓣丸"之异名。见该条。

08117 山芋汤（《圣济总录》卷四十一）

【组成】山芋 生干地黄（焙） 防风（去叉，锉） 茯神（去木） 山茱萸（炒） 桂（去粗皮） 天雄（炮裂，去皮脐） 远志（去心） 细辛（去苗叶） 枳实（麸炒，去瓤） 甘菊花各一两 甘草（炙，锉）三分

【用法】上药锉细，如麻豆大。每服三钱匕，水一盏，加生姜三片，煎至七分，去滓，空心、食前温服。

【主治】煎厥。动作烦劳，阳气张大，肝精不守，善怒少气，头目昏聩。

08118 山芋面（《圣济总录》卷一九〇）

【组成】生山芋一尺（于沙盆内研令尽，以葛布绞滤过） 苎麻根一握（去皮，烂研）

【用法】上为末，加大麦面三两和搜，细切如棋子法，于葱、薤羹汁中煮熟，旋食之。

【主治】妊娠恶阻，呕逆，及头痛，食物不下。

08119 山芋散（《圣济总录》卷十六）

【组成】山芋 甘草（炙，锉） 五味子 甘菊花（择）各半两 细辛（去苗叶） 山茱萸 升麻 蔓荆实各三分 防风（去叉）一两

【用法】上为细散。每服三钱匕，空心温酒调下。

【主治】头风目眩，眼痛耳聋。

08120 山芋散（《圣济总录》卷十六）

【组成】山芋二两 防风（去叉）二两半 升麻 山茱萸各一两半 细辛（去苗叶） 甘菊花（择）各一两 蔓荆实一两一分

【用法】上为细散。每服三钱匕，食前温酒调下，一日二次。

【主治】风头眩转耳聋。

08121 山芋散（《圣济总录》卷一〇四）

【组成】山芋 白芷 桔梗（炒） 防风（去叉） 羌活（去芦头） 石膏 寒水石（煅） 石决明 当归（切，焙） 赤茯苓（去黑皮） 藿香叶 零陵香 大黄（蒸三度，晒干） 牛膝（酒浸，切，焙） 人参 决明子 郁金 栀子仁 桑根白皮（锉） 葛根（锉） 狗脊（去毛）各一两 甘草（炙，锉） 生干地黄（焙） 木贼（锉） 蒺藜子（炒，去角） 陈橘皮（去白，焙） 玄参 沙参各二两 木香一两 苍术（米泔浸一宿，切，焙）四两

【用法】上为散。每服二钱匕，食后、临卧用麦门冬熟水调下。

【主治】风毒冲目，睑眦赤肿，痒痛难任。

08122 山芋散（《圣济总录》卷一〇八）

【组成】山芋 防风（去叉） 细辛（去苗叶）各一两 山茱萸 蔓荆实（去白皮）各三分 芍药 升麻各半两

【用法】上为散。每服二钱匕，温酒调下。

【主治】肝虚血弱，风邪毒气，乘虚客搏，眼轮昏浊，黑白不明，发为目晕。

08123 山芋粥（《医统》卷八十七）

【组成】山芋（去皮，细石磨如糊）

【用法】每碗粥用山芋一合，酥一合，蜜一合，同炒令凝，以匙挑粥，将熟，投入搅匀，出食之。

【功用】补脾滋肺，益元气。

08124 山羊酒（《洞天奥旨》卷十二）

【组成】山羊血一钱 三七三钱（为末） 黑糖五钱 童便一合 酒一碗

【用法】调匀饮之，不必大醉。久则伤气必痒，箭后渐出近皮，一拔即出。以三七末敷之。

【主治】箭头不出，跌打损伤。

08125 山花晶（《成方制剂》4册）

【组成】枸杞子 菊花 山楂

【用法】上制成颗粒剂。口服，一次20克，一日3次。

【功用】滋补肝肾，清肝明目。

【主治】阴虚阳亢、头痛眩晕。亦用于高血压、高脂血症。

08126 山杏煎（《圣济总录》卷五十五）

【组成】山杏仁（炒令香熟，去皮尖双仁）二两 吴茱萸（汤洗，焙干，炒，为末）十二钱

【用法】上为末，丸如弹子大。发时每服一丸，温酒化下；如不饮酒，即用热汤。

【主治】心气痛，闷乱。

【备考】本方方名，据剂型，当作"山杏丸"。

08127 山虎汤（《医醇剩义》卷三）

【组成】蛤蚧尾一对（酒洗） 生地四钱（切片，蛤粉炒） 沉香五分 破故纸一钱五分（核桃肉拌炒） 人参二钱 沙参四钱 茯苓二钱 山药三钱 贝母二钱 杏仁三钱 麦冬一钱五分

【用法】煎汤，加人乳半杯，姜汁两滴，同冲服。

【主治】肾经之咳，或呛或喘，痰味咸而有黑花。

08128 山栀丸（《医统》卷五十六）

【组成】山栀子仁（炒黄色）

【用法】上为末。姜汤调粥糊为丸服。

【主治】热乘心痛。

08129 山栀汤（《幼幼新书》卷十八引张涣方）

【异名】山栀子汤（《普济方》卷四〇三）。

【组成】山栀子仁　白鲜皮　赤芍药　川升麻各一两　寒水石　甘草(炙)各半两

【用法】上为细末。每服一钱,水八分一盏,加紫草、薄荷各少许,煎五分,去滓温服。兼服宣毒膏。

【主治】❶《幼幼新书》:小儿麸疹及斑毒,状如蚊蚤所啮,毒盛色黑者。❷《医学入门》:痘疹及斑毒状如蚊咬,毒盛黑色。

08130 山栀汤(《嵩崖尊生》卷十二)

【组成】炒山栀二钱半　瞿麦五分　炙草三分　葱白三根　姜三片

【用法】水煎,热服。

【主治】腰以下热,腰以上寒。

08131 山栀汤(《妇科玉尺》卷一)

【组成】山栀　木通各一钱半　黄芩一钱　白术　陈皮各二钱　甘草三分

【主治】妇女脾病,月行时,口渴,吃水多,心痞,喜呕,不进饮食者。

08132 山栀散(《准绳·伤寒》卷六引《孙兆方》)

【组成】牡丹皮　山栀仁　黄芩　大黄　麻黄各二钱半　木香五分

【用法】水二钟,煎至一钟,去滓温服。

【主治】热毒炎盛,遍身发斑,甚者发疮如豌豆。

08133 山栀散(《本事》卷三)

【异名】山栀子散(《东医宝鉴·内景篇》卷二)。

【组成】山栀(晒干)

【用法】上为末。沸汤点服。

【主治】膈中停饮,服苍术丸后觉燥甚。

08134 山栀散(《魏氏家藏方》卷七)

【组成】山栀子

【用法】拣新老山栀不拘多少,去皮焙干,研细,若油出成团,即擘开猛火焙干,手擦细罗取末,瓷器盛。发时服二钱,用新汲水调下。

【主治】大便下血,鲜血箭出如红线。

【宜忌】忌酒、面等物三五日。

08135 山栀膏

《普济方》卷四〇六。为《永乐大典》卷一〇三七引《医方妙选》"山栀子膏"之异名。见该条。

08136 山药丸(《魏氏家藏方》卷四)

【组成】山药　菟丝子(洗净,酒浸一宿,研成饼)　附子(炮,去皮脐)　韭菜子(炒)　肉桂(去粗皮,不见火)　五味子(去枝)　牛膝(去芦)白茯苓(去皮)　金钗石斛(酒浸)各一两　肉苁蓉三两(酒浸,去皱皮)　熟干地黄二两(洗)　白龙骨一两半(煅,别研)　山茱萸(去核)　牡丹皮　车前子各三分

【用法】上为细末,炼蜜为丸,如梧桐子大。每服三十丸,食前温酒送下。

【主治】虚劳,肾脏衰弱,小便白浊,腿膝无力。

08137 山药丸

《直指》卷十。为《千金》卷十九"无比薯蓣丸"之异名。见该条。

08138 山药丸(《医方类聚》卷一五三引《经验秘方》)

【组成】干山药　牛膝(酒浸一宿,焙干)各一两半,苁蓉(酒浸一宿,焙干)　石菖蒲　巴戟(去心)　楮实　山茱萸　五味子　远志(去白)　白茯苓(去皮)　杜仲(去皮,姜汁涂,炙)　枸杞子　茴香(盐炒)各一两　熟地黄半两

【用法】上为细末,蜜同枣肉为丸,如梧桐子大。每服三十丸,空心温酒或盐汤送下,一日三次。

【功用】大补心肾脾胃。服后五日有力,十日精神爽健,半月气稍盛,二十日明目,一月夜思饮食,冬月手常温;久服令人身轻体健,筋力壮盛,怡光难老;常服齿牢,永无瘴疟;妇人服之,滋养荣光。

【主治】一切虚损,神志俱耗,筋力顿衰,腰脚沉重,身体倦怠,血气俱乏,小便浑浊。

【加减】如身热,加山栀子一两;心气不宁,加麦门冬三两;精神短少,加五味子一两;阳弱,加续断一两。

08139 山药丸(《秘传眼科龙木论》卷二)

【组成】干山药　干地黄　人参　茯苓　防风　泽泻各一两

【用法】上为末,炼蜜为丸,如梧桐子大。每服十丸,空心茶送下。

【功用】《金鉴》:补益脾经。

【主治】❶《秘传眼科龙木论》:肝风目暗内障。❷《金鉴》:黄风不足证。初病雀目,日久瞳变黄色,甚而如金。

08140 山药丸(《秘传眼科龙木论》卷三)

【组成】干山药二两　人参　茯苓　五味子　细辛各一两　干地黄　防风各一两半

【用法】上为末,炼蜜为丸,如梧桐子大。每服十丸,空心茶送下。

【主治】肝肺积热壅实,上冲入脑,致生花翳白陷外障。初患之时,发歇忽然,疼痛泪出,立时遍生翳白,如珠枣花陷砌鱼鳞相似。

【备考】此疾宜用摩顶膏摩于顶内,然后服知母饮子,兼服山药丸。

08141 山药丸(《产科发蒙》卷二)

【组成】杜仲八两(糯米煎汤浸透,炒,为末)　续断二两(酒浸,焙干,为末)　山药五两(为末)

【用法】以山药末打糊为丸。空心米汤送下。

【主治】频惯堕胎,三四月即堕者。

08142 山药丸(《北京市中药成方选集》)

【组成】杜仲(炭)七两　牛膝十两　马钱子(炙去毛)四十两　甘草三十五两　山药十五两　木香三两　乳香四两　没药四两　自然铜(煅)十两　年健三两　羌活三两　地风三两　红花三两　防风三两　续断七两　柴胡四两　狗脊(去毛)十两　麻黄二十两

【用法】上为细末,炼蜜为丸,重六分。每服一至二丸,温开水送下。

【功用】散寒祛风,活血止痛。

【主治】腰疼腿腿,手足麻木,四肢作痛,筋络不舒。

【宜忌】孕妇勿服。

08143 山药饦(《饮膳正要》卷二)

【组成】羊骨五七块(带肉)　萝卜一枚(切作大片)　葱白一茎　草果五个　陈皮一钱(去白)　良姜一钱　胡椒二钱　缩砂二钱　山药二斤

【用法】上药同煮,取汁澄清,滤去滓。面二斤,山药二斤,煮熟研泥,搜面为饦。入五味,空腹食之。

【主治】诸虚,五劳七伤,心腹冷痛,骨髓伤败。

08144 山药汤(《魏氏家藏方》卷十)

【组成】山药半两(炒) 白术半两(炒) 粟米一分(略炒) 木香一钱(湿纸裹煨) 人参(去芦)半两 甘草一钱(炙)

【用法】上为细末。每服二钱,水半盏,加陈紫苏一大叶,同煎至一半,去滓,食前温服。

【主治】脾胃怯弱,不喜饮食。

08145 山药汤(《饮膳正要》卷二)

【组成】山药一斤(煮熟) 粟米半升(炒,为面) 杏仁二斤(炒令过熟,去皮尖,切如米)

【用法】每服二钱,加酥油少许,空心白汤调下。

【功用】补虚益气,温中润肺。

08146 山药面(《饮膳正要》卷一)

【组成】白面六斤 鸡子十个(取白) 生姜汁二合 豆粉四两 山药三斤

【用法】山药煮熟研泥,同和面,羊肉二脚子,切丁头乞马,用好肉汤加炒葱、盐调和下。

【功用】补虚羸,益元气。

08147 山药酒

《寿亲养老》卷四。为《圣惠》卷九十五"生薯药酒"之异名。见该条。

08148 山药散(方出《本草纲目》卷二十七引《普济方》,名见《赤水玄珠》卷二十六)

【组成】山药(半生半炒)

【用法】上为末。每服二钱,米饮调下,一日二次。

【主治】❶《本草纲目》引《普济方》:心腹虚胀,手足厥逆,或饮苦寒之剂多,未食先呕,不思饮食。❷《卫生易简方》:噤口痢。

08149 山药粥(《饮膳正要》卷二)

【组成】羊肉一斤(去脂膜,烂煮熟,研泥) 山药一斤(煮熟,研泥)

【用法】上药入肉汤内,下米三合,煮粥。空腹食之。

【主治】虚劳骨蒸,久冷。

08150 山药粥(《遵生八笺》卷十一)

【组成】淮山药(为末)四份 米六份

【用法】煮粥食之。

【功用】❶《遵生八笺》:甚补下元。❷《寿世青编》:补下元,固肠止泻。

08151 山药膏(《保婴撮要》卷十四)

【组成】山药

【用法】研烂。频敷患处,干则易之。

【主治】小儿两拗及小腹肿痛或痒。

08152 山药膏

《杂病源流犀烛》卷二十六。为《仙拈集》卷四"山麻膏"之异名。见该条。

08153 山柰汤(《经验良方》)

【组成】山柰 桂各三钱 野艾蒿 杜松实各一钱半 大黄一钱

【用法】水煎服。

【主治】虚证水肿。

08154 山莲散(《外科全生集》卷四)

【组成】大活鲫鱼一尾 山羊屎

【用法】鲫鱼破腹去杂,以山羊屎塞实鱼腹,放瓦上,漫火炙干存性,研末,加麝香一钱,固贮。用时撒患处。

【主治】❶《外科全生集》:溃疡烂溃不堪,与内腑只隔一膜者。❷《许订外科正宗》:瘰疬。

08155 山海丹(《洞天奥旨》卷八)

【组成】海马一对(酒炙黄) 穿山甲(土炒)三钱 水银一钱 雄黄三钱 儿茶三钱 麝香一分 黄柏五钱

【用法】上为末,同水银再研,不见水银星为度。遇疮生处,用井水调药涂。即出毒。

【主治】疔疮,恶疮。

08156 山梅丸(《医级》卷七)

【组成】乌梅(蒸,去核) 常山(炒,为末)各等分

【用法】捣作丸。每服二钱。

【功用】截疟。

【主治】疟疾屡散,发作已微,作则多痰。

08157 山鹿丸(《不居集》上集卷十四)

【组成】山药一两 鹿角五钱 发灰二钱

【用法】上为末,苎根捣汁,打湖为丸,如梧桐子大。每服五十丸。

【主治】房室劳伤,小便出血。

08158 山麻膏(《仙拈集》卷四)

【异名】山药膏(《杂病源流犀烛》卷二十六)。

【组成】生山药一寸(去皮) 蓖麻仁九粒

【用法】研匀,摊帛上贴之。

【主治】项后疙瘩,不论久近。

08159 山葛汤(《杨氏家藏方》卷十九)

【组成】黑参 黄芩 枳壳(麸炒,去瓤) 葛根各二钱半 麻黄半两(去节) 山栀子仁(炒) 甘草(炙)各一钱半

【用法】上㕮咀。每服二钱,水半盏,煎至三分,去滓温服,不拘时候。

【主治】小儿身上有赤处。

08160 山楂丸(《良朋汇集》卷一)

【组成】山楂(蒸熟,去核)

【用法】捣烂,蜜糖为丸。白汤送下,不拘时候。

【功用】消食健脾胃,小儿尤益。

08161 山楂丸(《医门八法》卷二)

【组成】东山楂二两 香附一两 陈皮 砂仁 枳壳 莱菔子 法夏 云皮 白芍 神曲 连翘 川朴 麦芽 三棱各五钱

【用法】水为丸服。

【主治】内伤饮食。

08162 山楂汤(《幼科直言》卷五)

【组成】山楂肉 陈皮 桔梗 苏子 枳壳 柴胡 杏仁(炒)

【用法】生姜一片为引。并服牛黄锭子。

【主治】小儿伤食作喘。

【备考】用法中的"牛黄锭子",即原书"牛黄镇惊锭子"。

08163 山楂汤(《幼科直言》卷五)

【组成】山楂肉 柴胡 麦芽 青皮 陈皮 白芍

（炒） 薄荷

【用法】水煎服。兼服和中丸。

【主治】伤食发热，唇红气粗，或夜热尤重，或兼腹痛。

08164 山楂饮（《产科发蒙》卷二）

【组成】山楂子（上） 半夏（上） 茯苓（上） 木香（中） 枳壳（中） 陈皮（中） 杏仁（上） 细辛（中） 甘草（下）

【用法】每服四钱，加生姜五片，水煎，温服。

【主治】咳嗽连声，吐痰与食俱出者。

08165 山楂饮（《临证医案医方》）

【组成】山楂120～150克 糖等量（红痢用红糖，白痢用白糖，红白痢红白糖各等分）

【用法】先将山楂放锅中用文火炒至微发黑色，随即将糖放锅内再炒，至糖微糊时，加开水600毫升再熬。煎成300～400毫升。每日一付，分三次温服。

【主治】痢疾。

【临床报道】原发性高脂血症：《浙江中医杂志》[2004，(8)：335]用本方治疗90例，结果：血脂中甘油三酯、低密度脂蛋白、胆固醇降低，高密度脂蛋白升高，降血脂，降胆固醇作用明显。

08166 山楂粥（《济众新编》卷七）

【组成】山楂肉（去核，研细末）一两 桂皮（研细末）一钱

【用法】长流水一升同和煮沸，糯米粉量入作粥。和蜜服。

【功用】消食积，化宿滞，行结气，疗痢疾，健胃开膈，消痰块、血块。

08167 山楂粥（《药粥疗法》引《粥谱》）

【组成】山楂30～40克（或鲜山楂60克） 粳米60克 沙糖10克

【用法】先用山楂入砂锅煎取浓汁，去滓，然后加入粳米，沙糖煮粥。山楂粥酸甜，可作上、下午点心服用，不宜空腹食，以7～10天为一疗程。

【功用】健脾胃，消食积，散瘀血。

【主治】食积停滞，肉积不消，腹痛，便泻；妇女产后瘀血痛，恶露不尽，月经过期不通，痛经；小儿乳食不消；以及高血压，冠心病，冠状动脉供血不足，心绞痛，高血脂症。

【宜忌】慢性脾胃虚弱的病人不宜食用。

08168 山蓟汤（《杨氏家藏方》卷十八）

【组成】人参（去芦头） 白茯苓（去皮） 白术 甘草（炙） 藿香叶（去土）各二钱半 丁香一钱 糯米一百粒（炒令黄） 白扁豆三十粒（炒）

【用法】上为细末。每服一钱，乳食前煎生姜、大枣汤调下。

【主治】小儿胃气怯弱，干哕呕吐，精神昏困，乳食全减。

【备考】用法中"乳食前"，原作"乳食空"。据《普济方》改。

08169 山蓟膏（《摄生秘剖》卷四）

【组成】白术十斤 白蜜二斤

【用法】将白术先煮粥汤待冷，浸一宿，用陈壁土拌蒸透，再以米粉又拌蒸，刮去皮浮，切片，晒干听用。将水百碗，桑柴火煎取三十碗，加白蜜熬成膏。每服一酒杯，淡姜汤点服。

【功用】补胃健脾，和中进食。

【方论选录】太阴主生化之元，其性喜燥，其味喜甘，其气喜温。白术备此三者，故为中宫要药；配以白蜜，和其燥也，且甘味重，则归脾速。

【备考】山蓟，白术也。

08170 山蜂酒（《普济方》卷六十六引《海上方》）

【组成】蜂窝（大如斗者，烧存性） 麝香少许

【用法】用煮酒调，以绵纸覆盖，勿令药气漏。酒灌漱，冷时吐了，再呷温者含口中，不可咽了。

【主治】牙齿疼痛。

08171 山精丸（《圣济总录》卷一九八）

【组成】术一斗（净刮去皮，洗控令泡泡，细锉）

【用法】上为末，以清酒二升，净瓮中浸之，一日一夜，绞去滓，纳铜器中，入釜 以重汤煮之，又入白蜜一斤，阿胶四两煎之，搅令相得，候如膏即丸，如弹子大，放干，盛不津器中。每服一丸，细嚼酒下，一日三次。

【功用】久服面体光泽，百病除去，轻身延年。

08172 山精丸（《摄生众妙方》卷四）

【组成】苍术二斤（先用米泔浸三日，竹刀刮去粗皮，阴干用） 桑椹子一斗许（取汁去滓，将苍术浸入汁内令透，取出晒干，如是者九次，用木杵捣为细末） 枸杞子一斤 地骨皮一斤

【用法】上为细末，与苍术一并细捣和匀，炼蜜为丸，如弹子大。每服一丸或二丸，白沸汤送下。

【功用】健脾去湿，息火消痰。

08173 山精饼（《圣济总录》卷一九八）

【组成】术一斛（净刮去皮，洗，摊令泡泡，细锉）

【用法】上为末。用水三斛，先纳术于大釜中，次入水一斛五升，文武火煮之，水耗旋添，尽三斛，煮至二日二夜，绞去滓取汁，用黍米一斛五升净淘，控令泡泡，先纳汁于釜中，次入米，煮至六七沸，又下饴五升，微火煎至三斗乃熟，取出置案上晒干，拌作饼子，四方断之，令如梳大。每日食三饼。

【功用】轻身益寿。

08174 山蕲散（《杨氏家藏方》卷十六）

【组成】当归（洗过，少炙） 没药（别研） 乱发（用男子发，入小藏瓶烧灰） 凌霄花各半两 红花子 伏龙肝 干柏木 松烟墨（烧）各一分鲤鱼鳞一两（烧）

【用法】上为细末。每服二钱，食前热酒调下。

【功用】散坚块，逐恶血。

【主治】产后诸疾，血气作痛。

08175 山薯面（《臞仙活人方》）

【组成】山薯

【用法】去皮，薄切，日中晒干，接为末，筛，如常面食之。加酥蜜为醇面尤精。

【功用】补养。

08176 山薯粥（《臞仙活人方》）

【组成】山薯（山生者佳，圃种者无味）

【用法】去皮，捣研为泥末，每碗粥用二合，蜜二匙，同炒令凝，以匙揉碎，候粥熟，投搅令匀乃服。

【功用】补养。

08177 山鞠散（方出《本草纲目》卷十二引《夏子益奇疾方》，名见《串雅内编》卷四）

【组成】芎藭 当归各一斤

【用法】以半斤锉散。入瓦器内，用水煎浓，不拘多少，频服。仍以一斤半锉块，于病人桌下烧烟，令将口鼻吸烟；

三画
山

605
(总605)

用尽未愈,再作一料。仍以蓖麻子一粒,贴其顶心。

【主治】产后乳悬。妇人产后两乳忽长,细小如肠,重过小肚,痛不可忍,危亡须臾。

08178 山龙药酒《成方制剂》2册)

【组成】白芍 称均风 川芎 大血藤 当归 麻口皮子药 熟地黄 徐长卿

【用法】上制成酒剂。口服,一次20～40毫升,一日2次。

【功用】追风祛湿,舒筋活血,滋补强身。

【主治】风湿劳伤,筋骨疼痛,四肢无力,腰膝酸软,活动不力等症。

【宜忌】孕妇慎用。

08179 山田摆药

《产科发蒙》附录。为原书"莕菜汤"之异名。见该条。

08180 山白草丸《朱仁康临床经验集》)

【组成】山豆根90克 白鲜皮90克 草河车90克 夏枯草45克 鱼腥草90克 炒三棱45克 炒莪术45克 王不留行45克 大青叶45克

【用法】上为细末,炼蜜为丸,每丸重6克。每服三丸,开水送下,一日二次。

【功用】清热解毒。散风软坚。

【主治】银屑病静止期皮损较厚者。

08181 山芋拨刀《圣济总录》卷一八九)

【组成】干山芋(末)二两 白面四两 羊肉四两(炒臛) 生姜汁二合

【用法】上药先用生姜汁和面,并山芋末切作拨刀。煮熟,以羊肉臛调和,空腹食。

【主治】脾胃气虚。不嗜食,四肢无力,渐羸瘦。

08182 山豆根丸《直指》卷二十一)

【组成】山豆根一两 北大黄 川升麻 朴消(生)各半两

【用法】上为末,炼蜜为丸,如皂子大。每一丸以薄绵包,少痛便含,咽液。

【主治】积热,咽喉闭塞肿痛。

08183 山豆根方《直指》卷二十二)

【组成】山豆根 紫苏叶

【用法】上锉细。煎汤,临卧服,常常含汁咽下。

【主治】咽喉上膈热毒,患瘰疬者。

08184 山豆根方《普济方》卷六十)

【异名】山豆根汤《奇效良方》卷六十一)。

【组成】山豆根 射干 升麻各等分

【用法】上咬咀。用井水二盏,同煎至一盏去滓,通口时时呷之。

【主治】咽喉热闭。

08185 山豆根汤《仙传外科集验方》)

【组成】山豆根 凌霄根 栀子 淡竹叶 艾叶 灯草

【用法】上咬咀。吃酒者,用酒煎,不饮酒者,水煎亦可。灌漱去痰,嚼之咽下即愈。

【功用】解毒生肌。

【主治】咽喉肿闭疼痛。

【宜忌】孕妇不可服。若诸喉生疮者,好了吃此药五六服,绝根好矣。

08186 山豆根汤

《奇效良方》卷六十一。为《普济方》卷六十"山豆根方"

之异名。见该条。

08187 山豆根汤《慈幼新书》卷二)

【组成】射干 麦冬 花粉 甘草 玄参 山豆根

【主治】肉蛾。太阳少阴之火,为风寒壅遏,关隘不通,留连咽喉发肿,痰涎稠浊,疼痛难堪。

08188 山豆根汤《医林纂要》卷十)

【组成】山豆根二分 射干二分 猪牙皂角二分 杏仁(去皮尖)十粒

【用法】煎浓汁含漱,稍稍咽之。

【主治】喉痹。

【方论选录】山豆根降泻心火,主治喉痛;射干去君相二火,散血消肿,除痰结核;猪牙皂辛咸,行肝木之郁,散火心之结,荡除秽浊,破肿消坚,涌吐痰涎,通关利窍;杏仁降逆气,破坚,润心肺。

08189 山豆根汤《喉科紫珍集》卷下)

【组成】山豆根一钱 桔梗一钱 连翘一钱 甘草五分 元参一钱 薄荷五分 射干一钱 陈皮一钱(去白) 麦冬一钱

【用法】灯心三十寸为引。煎七分服。

【主治】饮酒太过,上焦火燥,致生喉癣。

08190 山玫胶囊《中国药典》2010版)

【组成】山楂叶 刺玫果

【用法】上制成胶囊剂。口服,一次3粒,一日3次;或遵医嘱。

【功用】益气化瘀。

【主治】冠心病、脑动脉硬化气滞血瘀证,症见胸痛、痛有定处、胸闷憋气,或眩晕、心悸、气短、乏力、舌质紫暗。

【宜忌】孕妇慎用。

08191 山茄子散《鸡峰》卷二十二)

【组成】山茄子二分 撮山合一钱 石决明半钱

【用法】上药同拌匀。以唾津、温水调药花子,候疮内恶肉净尽,先于疮口内干掺少许,后用花子贴之。

【功用】生肌。

08192 山栀子丸《圣济总录》卷六)

【组成】山栀子(去皮) 山茱萸 地榆(洗,锉) 桔梗(炒) 细辛(去苗叶,炒) 羌活(去芦头) 独活(去芦头) 麻黄(去节,煎,掠去沫,焙) 甘草(炙,锉) 鹿茸(酒浸,炙 去毛) 虎骨(涂酥,炙令黄色) 紫菀(去苗土) 白芷(微炒) 藁本(去苗土) 红蓝花(微炒) 防风(去叉) 乌蛇(酒浸,去皮骨,炙) 桂(去粗皮)各半两 胡椒 干姜(炮)各一分

【用法】上为末,一半为散,余炼蜜为丸,如梧桐子大。不论破伤风、急风、慢风、摊缓风、洗头沐浴中风,口眼㖞斜,及妊娠产后风,并得服之。所患深重日久,以生姜、薄荷、荆芥酒内调下散半钱,送下三丸至五丸;甚者豆淋薄荷酒调散半钱至二钱匕,送下七丸至十丸,日三夜一。

【主治】卒中风。

08193 山栀子丸《圣济总录》卷七)

【组成】山栀子(去皮) 草乌头(炮) 干姜(炮)各半两

【用法】上为末,煮枣肉为丸,如绿豆大。每服三丸,

渐加至七丸。常服二丸，不嚼，茶、酒任下。

【主治】摊缓风。

08194 山栀子汤（《圣济总录》卷二十七）

【组成】山栀子仁三分 大青 升麻各一两 阿胶（炒令燥）半两

【用法】上为粗末。每服五钱匕，用水一盏半，入豉百粒，同煎至一盏，去滓温服。

【主治】伤寒发斑，心躁烦乱。

08195 山栀子汤（《圣济总录》卷四十三）

【组成】山栀子三两 大黄（锉，炒）朴消 甘草（生锉）石膏各二两 黄芩（去黑心）大青各一两 竹茹三分 郁金一两半

【用法】上为粗末。每服三钱匕，水一盏，加竹叶七片，煎至七分，去滓，食后服。

【功用】去烦闷，润肠胃。

【主治】心脏大热。

08196 山栀子汤（《圣济总录》卷一三〇）

【组成】山栀子仁十五枚 大黄（锉，微炒）二两 黄芩（去黑心）一两半 知母（焙）甘草（炙，锉）各一两

【用法】上为粗末。每服五钱匕，用水一盏半，煎至一盏，去滓，下芒消一钱匕，空心温服，一日二次。

【主治】表里俱热，三焦不通，发背疽疮及痈疖，大小便不利。

08197 山栀子汤（《圣济总录》卷一六八）

【组成】山栀子仁 黄芩（去黑心）前胡（去芦头）甘草（生用）各等分

【用法】上为粗末。每服一钱匕，水一中盏，煎至五分，去滓温服，一日三次，不拘时候。

【主治】小儿八九岁，痰实壮热。

08198 山栀子汤（《鸡峰》卷十八）

【异名】五淋散《局方》卷六（宝庆新增方）、五淋汤（《医学实在易》卷七）。

【组成】当归 芍药（赤者）茯苓（赤者）甘草 山栀子各等分

【用法】上为细末。每服二钱，水一盏，煎至八分，温服。

【主治】❶《鸡峰》：五淋及血淋。❷《局方》（宝庆新增方）：肾气不足，膀胱有热，水道不通，淋沥不宣，出少起多，脐腹急痛，蓄作有时，劳倦即发，或尿如豆汁，或如砂石，或冷淋如膏，或热淋便血。

【方论选录】《医学实在易》：此方用栀、苓治心腹，以通上焦之气，而心火清；归、芍滋肝肾，以安下焦之气，而五脏阴复；甘草调中焦之气，而阴阳分清，则太阳之气化，而膀胱之府洁矣。

08199 山栀子汤

《普济方》卷四〇三。为《幼幼新书》卷十八引张涣方"山栀汤"之异名。见该条。

08200 山栀子饮（《圣济总录》卷四十二）

【组成】山栀子仁一两半 甜竹茹（微炒）一两 豉一升 大青八钱 陈橘皮（汤浸，去白，焙）一两

【用法】上为粗末。每服三钱匕，水一盏，入蜜少许，煎至七分，去滓温服，食后、夜卧各一次。

【主治】邪热干胆，神思不宁，喜怒狂躁，口苦舌干。

08201 山栀子散（《圣济总录》卷十八）

【组成】山栀子（去皮）二两半 芎劳一两半 藁本（去苗土）三分 当归（切，焙）蔓荆实各一两 桔梗（锉，炒）一两三分 羌活（去芦头）白蒺藜（炒）白茯苓（去黑皮）防风（去叉）各一两一分 侧子（炮裂，去皮脐）一天麻各半两

【用法】上为散。每服二钱匕，温酒调下，夜卧时再服。加至三钱匕。服至一料，须眉再生。

【主治】大风癞疾，眉须堕落，遍身瘖痹，手足挛缩。

08202 山栀子散（《圣济总录》卷一三七）

【组成】山栀子仁

【用法】上为细末，炒过，以蜜蒸三五度。每服一匙头许，五更用酒调下。

【主治】一切癣疥。

08203 山栀子散（《本事》卷五）

【组成】山栀子不拘多少（烧存性）

【用法】上为末。搐入鼻中。

【主治】衄血。

【临床报道】衄血：蔡子渥传云：同官无锡监酒赵无疵，其兄衄血甚，已死，入殓血尚未止，偶一道人过门，闻其家哭，询问其由，道人云：是曾服丹或烧炼药，予有药用之，即于囊间出此药半钱匕，吹入鼻中立止，良久得活。并传此方。

08204 山栀子散

《东医宝鉴•内景篇》卷二。为《本事》卷三"山栀散"之异名。见该条。

08205 山栀子膏（《永乐大典》卷一〇三七引《医方妙选》）

【异名】山栀膏（《普济方》卷四〇六）。

【组成】栀子仁四两

【用法】上药用生鲫鱼半斤，同药捣如泥。每用少许，看丹发处，以醋化涂患处。

【主治】小儿殃火丹，发于两胁及腋下。

08206 山栀仁汤（《古今医彻》卷三）

【组成】山栀（炒黑）半夏 广皮各一钱 竹茹一团 木香五分 甘草（炙）三分 黄连七分（吴茱萸制）

【用法】加灯心一握，水煎服。

【主治】心痛稍久，寒郁为热，烦躁呕酸，面赤脉数者。

08207 山茵陈丸（《圣济总录》卷一七四）

【组成】山茵陈半两 山栀子仁 秦艽（去苗土）大黄（锉，炒）各三分 朴消（研）郁李仁（汤去皮，别研）各一两

【用法】上药除郁李仁外，捣罗为末，与郁李仁和匀，炼蜜为丸，如绿豆大。每服三丸至五丸，温水送下，一日二次。

【主治】小儿黄病。

08208 山茵陈汤（《医统》卷八十八）

【组成】山茵陈 泽泻各三钱 瓜蒌根 猪苓 甘草（生）生地黄各一钱半

【用法】上㕮咀。水煎，产母用此酿乳，食后服。初服、二服，且捏去宿乳，第三服后，却令儿吃乳，若母自乳亦可服。

【主治】产母食热毒之物，以致小儿初生眼闭不开。

08209 山茵陈散（《传家秘宝》卷下）

【组成】当归 厚朴 陈皮 青皮 牛膝 紫菀 人参 茯苓 附子 枳壳 白芷 干姜 赤芍 芜荑 藁本 木香 茵陈 柴胡 桔梗 桂各等分

【用法】上药以常法修制。每药末一两，用猯猪肝一具，切如柳叶，入药内拌令匀，热米饮下，量加吃之。

【主治】冷劳瘦弱，腹泄不止，气劣虚羸。

08210 山茵陈散（《圣济总录》卷二十二）

【组成】山茵陈四两 苍术（米泔浸一宿，去皮，作片，炒）三两 麻黄（去根节煎，掠去沫，焙）一两 石膏（碎研）一两

【用法】上为散。每服二钱匕，热葱茶清调下。连并三服，衣覆取汗。

【主治】时行身热头疼，四肢酸痛。

08211 山茵陈散（《鸡峰》卷九）

【组成】山茵陈 栀子各一两 枳壳七个

【用法】上锉细。水二升，煎至一升，去滓，作三服，温冷任意服。未愈再作一剂。

【功用】解黄。

【加减】如脏气实，秘结，加大黄一两；小便不利，加茯苓一两。

08212 山茵陈散（《直指》卷十六）

【异名】茵陈汤（《医统》卷十八）。

【组成】栀子一两 茵陈一两 枳实（制）七枚 赤茯苓 葶苈 甘草（炙）各一分

【用法】上锉。每服三钱，加生姜三片，水煎服。

【主治】黄疸，大小便秘涩。

08213 山茱萸丸（《圣惠》卷三十）

【组成】山茱萸一两 薯蓣一两 牛膝一两半（去苗） 天雄一两（炮裂，去皮脐） 菟丝子二两（酒浸三日，晒干，别捣为末） 五味子三分 楮实一两（水淘，去浮者，焙干） 草薢一两（锉） 覆盆子一两 桂心三分 石斛一两（去根，锉） 巴戟一两 熟干地黄一两半 牡蛎粉一两

【用法】上为末，炼蜜为丸，如梧桐子大。每服三十丸，食前以暖酒送下。

【主治】虚劳伤惫，膝冷无力，小便利，不思食。

08214 山茱萸丸（《准绳·幼科》卷二引《养生必用》）

【组成】山茱萸二两 熟地黄 牡丹皮 牛膝 茯苓 泽泻各一两 鹿茸半两

【用法】上为末，炼蜜为丸，如梧桐子大。每服二十丸，食后盐汤送下。

【主治】小儿眼白多，多属虚。

08215 山茱萸丸（《圣济总录》卷十九）

【组成】山茱萸（炒）一两一分 生干地黄（焙）二两半 山芋 牛膝（去苗，酒浸，焙） 泽泻 草薢各一两 天雄（炮裂，去皮脐） 蛴螬（微炒） 车前子 干漆（炒烟出） 狗脊（去毛） 白术 地肤子各三分 茵芋（去粗茎）半两

【用法】上为细末，炼蜜为丸，如梧桐子大。每服二十丸，温酒下，加至三十丸，每日三次。

【主治】风痹，游走无常处；亦治血痹。

08216 山茱萸丸（《圣济总录》卷四十三）

【组成】山茱萸 杜仲（去粗皮，炒） 茯神（去木） 枳壳（去瓤，麸炒） 甘草（炙，锉） 贝母（去心，炒） 天门冬（去心，焙）各一两 白茯苓（去黑皮） 麦门冬（去心，焙）各一两三分 生干地黄（洗，切，焙） 百部各二两 防风（去叉）一两半 远志（去心）半两

【用法】上为细末，炼蜜为丸，如弹子大。每服一丸，食后嚼细，麦门冬熟水送下。

【主治】心气不足。

08217 山茱萸丸（《圣济总录》卷五十一）

【组成】山茱萸 山芋 巴戟天（去心） 菟丝子（酒浸，别捣，焙） 人参 天雄（炮裂，去皮脐） 楮实 覆盆子 五味子各一两半 草薢 牛膝（酒浸，切，焙） 桂（去粗皮）各一两 熟干地黄（焙）二两半

【用法】上为末，炼蜜为丸，如梧桐子大。每服四十丸，空心、食前暖酒送下。

【主治】肾脏风冷气，腿膝无力，小便数利。

08218 山茱萸丸（《圣济总录》卷五十八）

【组成】山茱萸 栝楼根（锉） 土瓜根（锉） 苦参 龙骨（细研）各一两半 黄连（去须）三两半

【用法】上六味，先捣罗五味，次入龙骨，再研匀，用生栝楼汁和剂，酥涂杵，捣匀熟，丸如梧桐子大。每服三十丸，食后煎白茅根饮送下，一日三次。

【主治】消渴。饮水极多，肢体羸弱，小便如米泔，腰膝冷痛，诸方不能治者。

08219 山茱萸丸（《圣济总录》卷五十九）

【组成】山茱萸一两 黄耆（细锉） 杜仲（去粗皮，炙，锉） 肉苁蓉（酒浸一宿，切，焙）各一两半 桂（去粗皮） 牛膝（去苗，酒浸，焙） 韭子（慢火炒）各一两

【用法】上为细末，炼蜜为丸，如梧桐子大。每服二十丸，煎黄耆汤送下，一日三次。

【主治】消肾。自腰以下，瘦弱无力，小便数或不禁。

08220 山茱萸丸（《圣济总录》卷九十四）

【组成】山茱萸 吴茱萸（汤洗，焙干，炒） 食茱萸 楝实（锉碎，麸炒） 马蔺花 茴香子（炒） 青橘皮（汤浸，去白，焙） 陈橘皮（汤浸，去白，焙） 干姜（炮） 京三棱（炮）各三分 附子一枚（重半两者，炮裂，去皮脐）

【用法】上为细末，醋煮面糊为丸，如梧桐子大。每服二十丸，空心酒或盐汤送下。

【主治】厥疝上抢，心腹冷痛。

08221 山茱萸丸（《圣济总录》卷一一四）

【组成】山茱萸 干姜（炮） 巴豆（去皮壳，炒，别研）各一两

【用法】上三味，先捣前二味为末，入巴豆，同研令匀，绞葱汁和丸，如枣核大。绵裹塞耳中。食顷干，即易新药塞之。凡如此五日，当小愈；十日闻人声，愈即止。

【主治】久聋。

【宜忌】常以发塞耳孔，避风。

【备考】《圣惠》卷三十六治"耳久聋"方用"吴茱萸半两（生用），巴豆二枚（去心），干姜一分（炮裂），上件药，捣细罗为散，以葱涕和，绵裹枣核大，纳耳中食顷，干即去之，更和湿者纳之。如此五日，当觉病去，八九日便闻人语声。常以发塞耳，避风"。据此，本方中山茱萸，疑为"吴茱萸"之讹。

08222 山茱萸丸（《圣济总录》卷一一六）

【组成】山茱萸　菊花　大黄（锉，炒）各一两一分　独活（去芦头）三分　甘草（炙，锉）　防风（去叉）　蔓荆实（去白皮）各一两　秦艽（去苗土）一两半　栀子（去皮，炒）一两　附子（炮裂，去皮脐）三分　朴消三两三分

【用法】上为末，炼蜜为丸，如梧桐子大。每服二十丸，空心温水送下。

【主治】齆鼻。

【加减】妊娠人，去附子，加细辛半分。

08223 山茱萸丸（《鸡峰》卷十九）

【组成】山茱萸　鹿茸　附子（炮）　五味子　苁蓉　巴戟　泽泻　禹馀粮　牡丹皮各一两半　磁石　麦门冬　赤石脂　白龙骨各三两　栝楼　熟干地黄　韭子各二两半　桂心一两一分

【用法】上为细末，炼蜜为丸，如梧桐子大。每服二十丸，空心酒送下，一日二次。

【主治】三消。饮食倍多，肌体羸瘦，小便频数，口干喜饮。

08224 山茱萸汤（《鸡峰》卷十三）

【组成】山茱萸（生）　吴茱萸（生）各四两　胡椒二两　大川乌头一两　蛇床子（生）二两　高良姜（生）一两（以上六味，为粗末，以好酒拌匀，不可太湿，裹一伏时，慢火炒令干，不得有烟，取出冷）　牡蛎四两（炭火烧令赤，取出，放冷地上）　干姜　零陵香　香白芷　浮萍草（阴干）各二两

【用法】上为粗末。每用水二斗，称药半两，煎五七沸，去滓，盛盆内，以气熏足，候通手淋洗，如冷再暖亦得。凡淋浴了，着袜卧为佳，若小浴尤佳。若欲坐汤中，须用水五斗，药末一两半，煎十余沸，通手乃可坐之，如冷再暖之，以手淋肾俞一带愈妙。淋了便须就寝，勿得见风，五七日一淋。效不欲具述，若卧觉腰膝微汗出尤奇，须饱食可浴。

【功用】固足经，益阳火。

08225 山茱萸散（《千金翼》卷十六）

【组成】山茱萸　附子（炮，去皮）　薯蓣　王荪　牡桂　干地黄　干漆（熬）　秦艽　天雄（炮，去皮）　白术各半两　狗脊

【用法】上为散。每服方寸匕，食前酒送下，一日三次。药走皮肤中淫淫，服之一月愈。

【主治】风跛躄。

08226 山茱萸散（《圣惠》卷二十）

【组成】山茱萸半两　当归半两（锉，微炒）　防风一两（去芦头）　柴胡一两（去苗）　薯蓣一两　旋覆花半两　石膏一两

【用法】上为粗散。每服三钱，以水一中盏，煎至五分，去滓，调鸡子清一枚服之，不拘时候。

【主治】风头痛，目眩心闷，时复发甚。

08227 山茱萸散（《圣惠》卷二十二）

【组成】山茱萸半两　甘菊花半两　荆芥穗半两　秦艽三分（去苗）　芎䓖一两　茯神三分　蔓荆子二分　山栀子半两　羚羊角屑半两　汉防己半两　藁本三分　甘草半两（炙微赤，锉）

【用法】上为粗散。每服三钱，以水一中盏，加薄荷三七叶，煎至六分，去滓温服，不拘时候。

【主治】头面风，皮肤瘙痒，心膈烦闷，目眩头痛。

【宜忌】忌湿面、油腻。

08228 山茱萸散（《圣惠》卷二十二）

【组成】山茱萸一两　防风一两（去芦头）　薯蓣半两　芎䓖半两　细辛半两　甘菊花半两　天雄半两（炮裂，去皮脐）

【用法】上为细散。每服二钱，以温酒调下，不拘时候。

【主治】风头旋，目疼，身体痛。

08229 山茱萸散（《圣惠》卷二十三）

【组成】山茱萸一两半　天雄一两半（炮裂，去皮脐）　麻黄一两（去根节）　川椒一两（去目及闭口者，微炒去汗）　草薢一两（锉）　桂心一两　川乌头一两（炮裂，去皮脐）　防风一两（去芦头）　甘草一两（炙微赤，锉）　牛膝一两（去苗）　狗脊一两　莽草一两（微炙）　石南一两　踯躅花一两（酒拌，炒令干）

【用法】上为细散。每服一钱，以温酒调下，不拘时候。

【主治】中风偏枯不遂，筋脉拘急，肢节疼痛。

08230 山茱萸散（《圣惠》卷二十七）

【组成】山茱萸一两半　天雄一两半（炮裂，去皮脐）　麻黄二两（去根节）　川乌头半两（炮裂，去皮脐）　川椒（去目及闭口者，微炒去汗）　白术　茵芋　防风（去芦头）　丹参　牛膝（去苗）　细辛　莽草（微炙）　石南　桂心各一两

【用法】上为细散。每服二钱，空心及晚食前以温酒调下。

【主治】虚劳，风邪所攻，偏枯不遂，筋脉拘急，肢节疼痛。

08231 山茱萸散（《圣惠》卷三十）

【组成】山茱萸一两　牛膝二两（去苗）　桂心一两

【用法】上为细散。每服二钱，食前以暖酒调下。

【主治】虚劳，下焦风冷，腰脚疼痛无力。

08232 山茱萸散（《圣惠》卷三十六）

【组成】山茱萸一两　薯蓣一两　菖蒲一两　土瓜根一两　甘菊花一两　木通一两（锉）　防风一两（去芦头）　赤茯苓一两　天雄一两半（炮裂，去皮脐）　牛膝一两（去心）　沉香一两　甘草半两（炙微赤，锉）　远志一两（去心）　生干地黄一两　蔓荆子一两

【用法】上为散。每服五钱，以水一大盏，加生姜半分，同煎至五分，去滓，食前温服。

【主治】风虚耳聋，头脑旋闷，四肢不利。

08233 山茱萸散（《圣惠》卷五十八）

【组成】山茱萸一两　赤石脂二两　草薢一两（锉）　牛膝一两（去苗）　肉苁蓉二两（酒浸一宿，刮去粗皮，炙干）　狗脊一两　牡蛎一两（烧为粉）　黄耆一两（锉）　土瓜根一两

【用法】上为粗散。每服四钱，以水一中盏，煎至六分，去滓，食前温服。

【主治】小便数，日夜无时。

08234 山茱萸散（《圣惠》卷八十九）

【组成】山茱萸　羌活　薏苡仁　桂心　羚羊角屑　当归（锉，微炒）　甘草（炙微赤，锉）　黑豆（炒熟）　白

茯苓　防风（去芦头）各一分　生干地黄半两　麻黄半两（去根节）

【用法】上为粗散。每服一钱，以水一小盏，煎至五分，去滓，乳食前温服。

【主治】小儿脚拳不展，筋急干细。

08235 山茱萸散（《医方类聚》卷十引《神巧万全方》）

【组成】山茱萸　肉桂　薯蓣　天雄（炮）　茯苓　人参各五分　芎䓖　白术　独活　五加皮　大黄各七分　防风　干姜（炮）　丹参　厚朴（姜汁浸，炙）　细辛　桔梗各六分　甘菊花　甘草（炙）各一两　贯众二分　陈橘皮二分（去瓤）　陈麦曲（炒）　大麦蘗各一升（炒）

【用法】上为末。每服方寸匕，酒下；若食不消，食后服；若止痛，食前服之。

【功用】消寒止泪。

【主治】肝虚，胁偏痛久，宿食不消；并眼茫茫暗，风泪出，见物不审。

08236 山茱萸散

《圣济总录》卷八十九。为《外台》卷十七引崔氏方"五落散"之异名。见该条。

08237 山茱萸散（《圣济总录》卷一二八）

【组成】山茱萸　五味子　白茯苓（去黑皮）各三分　当归（切，焙）　附子（炮裂，去皮脐）　芎䓖　芍药　石韦（去毛，炙）　桂（去粗皮）　人参　地脉草　石斛（去根，酒浸，焙）　菟丝子（酒浸，炙）　甘草（炙）各半两　巴戟天（去心）　远志（去心）　麦门冬（去心，焙）　肉苁蓉（酒浸，去皱皮，炙）　生干地黄（炒）各一两　干姜（炮）一分

【用法】上为散。每服二钱匕，温酒调下。加至三钱匕。醋浆水调下亦得。

【主治】发背痈疽，经年不愈，热气结聚。

08238 山茱萸散（《御药院方》卷八）

【组成】山茱萸　吴茱萸　硇砂（飞）　紫梢花　零陵香　藿香叶　丁香皮各半两　木通　细辛　续断　远志　蛇床子　木鳖子　天仙子各三钱半

【用法】上为粗末。每用一匙，水一碗，煎五七沸，先以热气熏，然后浴。宜盖覆避风。

【主治】肾气虚弱，阴囊多汗，或冷肿痛不消，或牵引少腹，时发疼痛。

08239 山茱萸散（《医学入门》卷八）

【组成】山茱萸一两　甘菊　人参　山药　茯神　川芎各五钱

【用法】上为末。每服二钱，茶清或酒调服。

【主治】风眩头晕。

08240 山萸肉粥（《药粥疗法》引《粥谱》）

【组成】山茱萸肉15～20克　粳米60克　白糖适量

【用法】先将山萸肉洗净，去核，与粳米同入砂锅煮粥，待粥将熟时，加入白糖稍煮即可。3～5天为一疗程，疾病完全治愈后，即可停服。或再间断食用一个时期，以巩固疗效。

【功用】补益肝肾，涩精敛汗。

【主治】肝肾不足，头晕目眩，耳鸣腰酸，遗精，遗尿，小便频数，虚汗不止，肾虚带下。

【宜忌】在发热期间，或小便淋涩的患者，均不可服食。

【加减】肾虚病人，特别是老年肾虚患者，腰酸腿软，头晕耳鸣，配合枸杞子一同煮粥则更好；如出现遗精、遗尿、小便次数过多，可配合芡实煮粥尤妙；如虚汗不止，盗汗过久，则配合浮小麦煮粥。

08241 山楂子散（《类证治裁》卷七）

【组成】楂肉（炒，研）

【用法】艾汤调下。

【功用】去瘀。

【主治】便血及肠风服药不效。

【加减】血鲜者，加山栀、槐花。

08242 山瘴疟酒（方出《肘后方》卷三，名见《外台》卷五引《千金》）

【组成】常山三两　鳖甲一两（炙）　升麻一两　附子一两　乌贼骨一两

【用法】以酒六升渍之，小令近火，一宿成。服一合，比发可数服。

【主治】疟疾久延不愈，阴阳俱虚者。❶《肘后方》：老疟久不断者。❷《外台》引《千金》：山瘴疟，乍寒乍热，乍有乍无。❸《普济方》引《鲍氏方》：劳疟发歇不定。

【宜忌】《外台》引《千金》：忌猪肉、生葱、生菜、苋菜。

【备考】《外台》引《千金》此方中常山三两，鳖甲（炙）、升麻、附子、乌贼鱼骨（去甲）各二两。查《千金》卷十载此方，无方名，内容与《肘后方》同。

08243 山东阿胶膏（《中国药典》2010版）

【组成】阿胶　党参　白术　黄芪　枸杞子　白芍　甘草

【用法】上制成膏剂。开水冲服，一次20～25克，一日3次。

【功用】补益气血，润燥。

【主治】气血两虚所致的虚劳咳嗽、吐血、妇女崩漏、胎动不安。

08244 山甲内消散（《外科正宗》卷三）

【异名】黄甲串（《外科十三方考》）。

【组成】当归梢　甘草节　大黄各三钱　穿山甲（炒）三大片　僵蚕　黑牵牛各一钱　土木鳖三个

【用法】水、酒各一碗，煎八分，空心服，滓再煎服。大便行三四次，方吃稀粥，淡味饮食为妙。

【主治】❶《外科正宗》：鱼口、便毒、骑马痈、横痃初起未成脓者。❷《金鉴》：中脘疽，色紫坚硬者。

08245 山芋四倍丸（《圣济总录》卷一八五）

【组成】山芋半两　枸杞子一两　甘菊花二两　熟干地黄（焙）四两

【用法】上四味，捣罗为末，炼蜜为丸，如梧桐子大。每服三十丸，空心、食前盐汤送下；温酒亦得。

【功用】平补，除风痰，益年寿。

08246 山芋苁蓉丸（《圣济总录》卷九十）

【组成】山芋　肉苁蓉（酒浸，切，焙）　牛膝（酒浸，切，焙）　菟丝子（酒浸，切，焙）　五味子　杜仲（去粗皮，炙，锉）　泽泻　熟干地黄（焙）　茯神（去木）　人参　山茱萸　桂（去粗皮）　巴戟天（去心）　石斛（去根）　鹿茸（去毛，酥炙）　蛇床子　远志（去心）　续断　覆盆子　天雄（炮裂，去皮脐）　甘草（炙，锉）各等分

【用法】上为末，炼蜜为丸，如梧桐子大。每服三十丸，

空心、食前温酒送下，一日二次。一方为散，每服二钱匕，酒调下。

【主治】丈夫五劳七伤，小便数，饶虚汗，足膝冷疼，不能久立，健忘昏塞，精神不爽。

08247 山庄降脂片（《成方制剂》19册）

【组成】荷叶 决明子 山楂

【用法】上制成片剂。口服，一次8片，一日3次。

【功用】清热活血，降浊通便。

【主治】痰浊瘀滞所致的高血压、高脂血症，预防动脉粥样硬化。

08248 山李子煎丸（《圣惠》卷三十六）

【组成】山李子根（亦名牛李子） 蔷薇根（野外者良）

【用法】上药各细锉五升，以水五升，煎半日以来，取汁，于银器中盛，以重汤煮，如无银器，铜器亦得，看稀稠得所，即于瓷器内盛。每取少许，含咽之。以愈为度。

【主治】口中疳疮。

【临证举例】口疳 《普济方》：昔襄州军事柳岸妻窦氏，患口疳十五年，齿尽落，龈亦断坏，不可近，用此方遂愈。

【备考】《普济方》：如患发背，重汤煎令极稠，和如膏，以帛涂之疮上。

08249 山鸡大补酒（《成方制剂》8册）

【组成】白芍 白术 当归 杜仲 茯苓 枸杞子 黄芪 鸡肉 鹿茸 麻雀 麦冬 人参 三七 石斛 小茴香 玉竹

【用法】上制成酒剂。适量饮用。

【功用】大补气血，强壮筋骨。

【主治】劳伤虚损，面色萎黄，足膝无力。

08250 山栀五苓散（《医统》卷八十八）

【组成】栀子仁（炒） 白术（炒） 白茯苓 猪苓 泽泻各一钱 官桂五分

【用法】上为极细末。每服一钱或五分，用蜜汤、灯心汤调下。

【主治】小儿脐突。

08251 山栀地黄汤（《医学入门》卷七）

【组成】山栀一钱二分 生地 芍药 知母 贝母 瓜蒌仁各一钱 天花粉 牡丹皮 麦门冬各五分

【用法】水煎服。

【主治】痰积热，先痰后血。

【备考】方中天花粉、牡丹皮、麦门冬用量原缺，据《东医宝鉴·内景篇》补。

08252 山栀香附丸（《医统》卷五十六）

【组成】山栀子（炒焦）六钱 香附子一钱 吴茱萸（汤泡）一钱

【用法】上为末，蒸饼为丸，如小豆大。每服五十丸，生地黄、生姜煎汤送下。

【主治】气实心痛。

08253 山药地黄丸（《鸡峰》卷十二）

【异名】水芝丹。

【组成】山药 远志 熟地黄 天门冬 龙齿各六分 五味子 白茯苓 麦门冬 车前子 茯神 地骨皮 桂各五分

【用法】上为细末，炼蜜为丸，如梧桐子大。每服二十丸，食前米饮送下。

【主治】心肾气不足，惊悸健忘，梦寐不安，遗精，面少色，胫酸疼。

08254 山药附子丸（《鸡峰》卷七）

【组成】茯神 山药 人参 五味子 附子 石斛 牛膝 苁蓉各八两 远志 鹿茸 泽泻 山茱萸 蛇床子 黄芪 诃子 桂各六两 熟地黄 麻仁 钟乳粉各十二两 槟榔二两

【用法】上为细末，炼蜜为丸，如梧桐子大。每服二十丸，空心酒送下。

【主治】男子五劳七伤，虚乏羸瘦，大便秘滞，小腹满闷。

08255 山海丹胶囊（《新药转正》4册）

【组成】川芎 丹参 佛手 葛根 海藻 何首乌 红花 黄芪 决明子 人参 三七 山羊血粉

【用法】上制成胶囊。口服，一次5粒，一日3次，饭后服用。

【功用】活血通络。

【主治】心脉瘀阻，胸痹。

【宜忌】服药期间少数病人有口舌干燥感，应多饮水。

08256 山菊降压片（《中国药典》2010版）

【组成】山楂500克 菊花83.3克 盐泽泻62.5克 夏枯草62.5克 小蓟83.3克 炒决明子83.3克

【用法】上制成片剂。口服。小片一次5片；大片一次3片，一日2次，或遵医嘱。

【功用】平肝潜阳。

【主治】阴虚阳亢所致的头痛眩晕，耳鸣健忘，腰膝酸软，五心烦热，心悸失眠；高血压病见上述证候者。

【宜忌】偶见胃脘部不适，一般可自行缓解。

08257 山楂内消丸（《天津市固有成方统一配本》）

【组成】山楂（炒）三两 麦芽（炒）三两 五灵脂（醋炙）三两 橘皮四两 香附（醋炙）四两 法半夏二两 青皮（炒）二两 厚朴（姜炙）二两 砂仁一两五钱 三棱（麸炒）一两 莪术（醋炙）一两 莱菔子（炒）二两

【用法】上药除莱菔子外，将山楂等十一味轧为细粉，再将莱菔子轧碎，陆续掺入细粉轧细，和匀过80～100目细罗。取上药粉用冷开水泛为小丸，晒干或低温干燥，每两约五百丸。纸袋装，入盒密封，置室内阴凉干燥处。每服三钱，温开水送下，一日二次。

【功用】开胃化滞，消食化痰。

【主治】气血凝滞引起的倒饱吞酸，胸满气胀，癥瘕痞块疼痛，大便秘结。

【宜忌】孕妇忌服。

08258 山楂化滞丸（《全国中药成药处方集》大同方）

【组成】山楂八两 神曲 麦芽各二两 砂莲子一两五钱 薏米 炒扁豆 芡实各二两 锅渣一两五钱 赤糖另用

【用法】上为细末，炼蜜为丸。每服三钱，开水送下。

【功用】消食化滞。

08259 山楂化滞丸（《中国药典》2010版）

【组成】山楂500克 麦芽100克 六神曲100克 槟

榔50克 莱菔子50克 牵牛子50克

【用法】上制成丸剂。每丸重9克。口服。一次2丸，一日1～2次。

【功用】消食导滞。

【主治】饮食不节所致的食积，症见脘腹胀满、纳少饱胀、大便秘结。

【宜忌】孕妇忌服。

08260 山楂曲术丸（方出《丹溪心法》卷二，名见《东医宝鉴·内景篇》卷四）

【组成】黄芩(炒)半两 白术(炒)二两 白芍(酒拌，炒) 半夏各一两(泡) 神曲(炒) 山楂(炒)各一两半

【用法】上为末，青荷叶包饭烧熟研为丸，如梧桐子大。食前白汤下。

【主治】脾泄。老人奉养太过，饮食伤脾，常常泄泻。

【备考】《东医宝鉴·内景篇》：上为末，以青荷叶裹烧饭为丸，如梧桐子大，每服五十丸，白汤送下。

08261 山楂降压丸（《成方制剂》3册）

【组成】山楂 夏枯草 菊花 小蓟 泽泻(盐制) 决明子(炒)

【用法】上制成丸剂。口服，一次1丸，一日2次。

【功用】降血压，降低胆固醇。

【主治】高血压，头痛眩晕，耳鸣目胀。

【宜忌】孕妇慎用。

【备考】本品改为茶剂，名"山楂降压袋泡茶"（见《新药转正》33册）。

08262 山楂健脾丸

《成方制剂》3册。为原书同册"山楂调中丸"之异名。见该条。

08263 山楂调中丸（《成方制剂》3册）

【异名】山楂健脾丸。

【组成】白扁豆 茯苓 莲子肉 六神曲 麦芽 芡实 山药 山楂 薏苡仁

【用法】上制成丸剂。口服，一次2丸，一日2次。

【功用】消食健脾，和胃。

【主治】内积食滞，不思饮食，伤食作泄。

【宜忌】服药期间，应注意饮食有节，宜进清淡稀软食物。忌肥甘厚味。

08264 山楂橘核丸（《医统》卷六十引丹溪方）

【组成】山楂四两 橘核(炒) 茴香(炒) 山栀(炒)各二两 柴胡 牡丹皮 桃仁(炒) 大茴香(炒)各一两 吴茱萸(泡)半两

【用法】上为末，酒糊为丸，如梧桐子大。每服十丸，空心盐汤送下。

【主治】诸疝痛。

【备考】《丹溪心法》卷四治疝痛方有枳实，无橘核。

08265 山精寿子丸（《胎产心法》卷上）

【组成】山药二两五钱(用心结实者，有蛀者勿用) 黄精五两二钱(取真者，另杵膏待用。若九蒸九晒，干杵末用更好) 黑枣七两五钱(择肥大者，去皮核及腐烂者，另杵膏待用) 怀牛膝一两五钱(去芦净，酒拌蒸，或衬何首乌蒸，晒干用。或竟以牛膝易石斛亦可，然需加倍用。石斛生六安山中，形如蚱蜢髀，味甘体粘方真) 大何首乌二两

五钱(或三两亦可，用黑豆汤浸软，木棒打碎，置瓦器中，底注黑豆汤，务以豆汤拌湿，蒸一炷线香时，候冷取晒，俟水干，又拌蒸，如是九次，夏月一日三四回蒸晒可也，晒极干，称准) 川杜仲二两(炒，碾取净末，称准) 川续断二两(酒润，剥净肉，锉，晒干) 大熟地四两(煮熟者气味皆失，不堪用，必须九蒸九晒为妙) 草覆盆子三两五钱(去蒂，以酒拌，焙干，研末用) 沙苑蒺藜二两五钱(炒用) 川巴戟天二两(酒浸，去骨，蒸熟，晒干用) 肉苁蓉二两(酒洗，去泥甲，但不可过洗尽滑腻，恐伤去肉，隔纸烘干，再称准分两) 远志二两(甘草汤浸，去骨，仍以甘草汤拌，炒干用，取净肉称准) 菟丝子四两(择色黑而大者，去净，以布袋盛之，洗至水清，以瓦器蒸开肚皮，杵烂做饼，晒干称用) 白茯苓二两(选洁白者，出六英山中或云南者佳，各处市买咀片多有连膜者，非为末水漂，其膜不能去，然过水力已减矣。或用云南整块茯苓，自去膜用，不令见水，盖不切为片，则膜易去) 山萸肉二两(去核，取净肉称准，酒蒸，杵烂，晒干) 辽五味子二两 甘州枸杞五两(去梗蒂净)

【用法】上药除精、枣二膏，余共为细末，徐徐上于精、枣膏内，杵和极匀，炼蜜为丸，如小豆大。每服三四钱，空心百沸淡盐汤送下，久服愈好。

【功用】延寿。

【主治】真阳不足，壮年之男，种玉无成，幼少之妇，从不受孕，或受胎而中怀堕落，或得正产而又生女非男，或生而不育，或育而夭殇，即苟延性命，难免多疾病者。

【宜忌】如孕妇忌用牛膝，竟以石斛三两代之。

【加减】脾虚易泄泻者，山药多用；阴虚之人，大熟地可用六两；阳痿者，草覆盆子多用；肝虚滑精，沙苑蒺藜多用；相火不足者，川巴戟天多用；滑精，经行多或淋沥不断者，山萸肉多用，肝气郁结者少用；肝气郁结，肺有热者，辽五味子少用。

【方论选录】高益谦曰：补阳而专事参、附、耆、硫辈，骤补其火，不惟壮火食气，难免阳长阴消，阴不敌阳，而能寿能子又难。此方药性，不寒不热，类多平和，补阳不致阴消，久服长年无疾，效过多人，笔难罄书。

【备考】此丸能延己寿，而生子又寿，无论有病者宜服即无病服之犹妙。

08266 山绿茶降压片（《中国药典》2010版）

【组成】山绿茶

【用法】上制成片剂。口服。一次2～4片，一日3次。

【功用】清热泻火，平肝潜阳。

【主治】眩晕耳鸣，头痛头胀，心烦易怒，少寐多梦；高血压、高脂血症见上述证候者。

08267 山楂益母草汤（《会约》卷十五）

【组成】山楂二三钱 益母草 当归各二钱 川芎 陈皮(去白)一钱 香附(酒炒)六分 干姜(炒黑)三分

【用法】煎就，加酒、童便各半杯，合服。

【主治】产后儿枕血痛。

08268 山甲白薇泽兰饮（方出《种福堂方》卷二，名见《医学实在易》卷五）

【组成】山甲一钱(炒，研) 白薇二钱 泽兰三钱

【用法】好酒煎服。

【主治】箭风，俗名鬼箭打，或头项手足筋骨疼痛，半

身不遂。

08269 山楂降压袋泡茶

《新药转正》33 册。即《成方制剂》3 册"山楂降压丸"改为茶剂。见该条。

千

08270 千岁丹（《普济方》卷四○○引《傅氏活婴方》）

【组成】伏翼（大者，去肚内粪糟，盐、酒炙令赤色，去骨）三五十个 芜荑（炒）二钱

【用法】上为末，用酱及豆豉、姜捣为丸，如菜子大。茶、酒任下。又宜用伏翼酒。

【主治】饮交奶而致疾者。

08271 千年药（《类证治裁》卷五）

【组成】苍术 羌活 乌药 风藤 防己 防风 白芷 大黄 独活 藁本 桔梗 草乌 柴胡 黄芩

【功用】驱风

【主治】疠风。

08272 千里马

《济阴纲目》卷十。为《朱氏集验方》卷十引《胡氏经效方》"催生神效散"之异名。见该条。

08273 千里马（《玉案》卷六）

【组成】大黄一两（酒浸过） 红曲五钱（炒） 川芎 乌药各三钱 蚯蚓（去泥土）一两

【用法】上为末；另以大黄四两熬膏，加蜜少许为丸，如龙眼大。每服一二丸，入煎剂同服。

【主治】❶《玉案》：痘疹，一发热即唇裂舌坑，烦躁狂乱，口渴恶寒，两耳灼热，两睛红，二便结。❷《慈幼心书》：痘疹腹痛，便秘而喘者。

【宜忌】本方为疏泄之剂，无舌苔者不可服。

08274 千里浆（《元戎》）

【异名】水葫芦。

【组成】木瓜 紫苏叶 桂各半两 乌梅肉 赤茯苓各一两

【用法】上为细末，炼蜜为丸，如弹子大。嚼化一丸，咽津。

【功用】止渴。

08275 千里散（《伤科汇纂》卷七）

《伤科汇纂》卷七。为《金鉴》卷七十五"千里奔散"之异名。见该条。

08276 千里鞋（《串雅外编》卷四）

【组成】草乌 细辛 防风各等分

【用法】上为末，掺鞋底内。如草鞋，以水微湿掺之。用之可行千里。

【主治】远行足肿。

08277 千针散（《圣济总录》卷二十六）

【组成】千针草 地榆 防风（去叉） 生干地黄（焙） 定粉（炒）各半两 硼砂二钱

【用法】上为散。每服一钱匕，空心、食前米饮调下。

【主治】伤寒后下血，及痘子后下血。

08278 千针散（《圣济总录》卷七十）

【组成】刺蓟 木贼各一分 白面一钱

【用法】上为散。每服一钱匕，研青蒿心七枚，新水调

下，并二服。

【主治】鼻衄不止。

08279 千转丹（《瑞竹堂方》卷二）

【组成】牛涎半斤 好蜜半斤 木鳖子三十个（去皮油）

【用法】上合放于银器内，慢火熬，用槐条七枝搅之，熬干为度。每和白粥两匙，日进三服。

【主治】反胃吐食。

08280 千金丸（《外台》卷八引《范汪方》）

【组成】沙参 丹参 苦参 桂心各二分 石膏五分（研） 人参一分 大黄一分 半夏五分（洗） 干姜五分 戎盐一分 巴豆六十枚（去皮心） 附子一分（炮）

【用法】上为末炼蜜为丸，如小豆大。每服一丸，一日二次。令人先食服一丸，不知稍益，以知为度。

【主治】心腹留饮，宿食。

【宜忌】忌猪肉、冷水、羊肉、饧、芦笋、生葱。

08281 千金丸（《外台》卷二十引《范汪方》）

【组成】矾石十分（熬） 踯躅花十分 细辛十分 半夏十分（洗） 藜芦十分 丹参十分 承露十分（承露是落葵） 巴豆十枚（去心皮，熬） 苦参十分 雄黄十分 大黄十分 芒消十分 大戟十分 乌头二十分（炮） 狼毒十分 野葛二分

【用法】上药治下筛，炼蜜为丸，如黍米大。以置肿上，并服三丸，每日三次。欲取下者，服五丸。

【主治】水肿大腹，水癥。

【宜忌】禁食生鱼、生菜、肥肉。

08282 千金丸

《外台》卷十三引《古今录验》。为原书同卷"五疰丸"之异名。见该条。

08283 千金丸（《千金》卷二）

【异名】保生丸。

【组成】甘草 贝母 秦椒 干姜 桂心 黄芩 石斛 石膏 粳米（一作糯米） 大豆黄卷各六铢 当归十三铢 麻子三合 （一方用蒲黄一两）

【用法】上为末，炼蜜为丸，如弹子大。每服一丸，用枣汤送下；一日三次；产难颠倒，胞不出，服一丸；伤毁不下，产余病汗不出，烦满不止，气逆满，以酒服一丸。

【功用】养胎。

【主治】产难，胞衣不下。

【方论选录】《千金方衍义》：此即前甘草散之变法，甘草散方中用桂、姜、芩、甘、麻、豆等味，为滑胎而设。此治产难胞衣不下，亦不出此，但加石斛、石膏、贝母、粳米，以清胃之上逆；秦椒以下恶气，与茱萸同为止逆下气之味。但彼用散，以利运动之机；此用丸，以祛毁伤之滞，取甘草散之变法，而为产难之变治也。

08284 千金丸（《千金翼》卷二十）

【组成】礜石二两（烧） 附子二两（炮，去皮） 雄黄二两 真珠二两 巴豆仁二两 藜芦二两 蜈蚣二枚（炙） 麝香半两 犀角三分

【用法】上为丸，如小豆大。每服二丸，不知，加至三丸。五更一点服，至日中解，解乃食白米粥。

【主治】百鬼病，风注，梦与神交通，邪病腹胀，恶肿

气，卒中忤。

【宜忌】忌热食、酒肉、五辛。

08285 千金丸（《幼幼新书》卷十九引《玉诀》）

【组成】生大黄 滑石（研） 皂角（炙） 巴豆（去壳，去油尽）各等分

【用法】上为末，面糊为丸，如粟米大。每服五十丸，茶汤送下。

【功用】疏宣，取积热。

【主治】口不慎味，常餐黏食、腥膻、肥腻、冷滑、瓜果之物，致生积热，内伤脾胃。生疮癥积，或呕逆气粗，眼涩，口渴，泄泻，两胁胀满。

08286 千金丸（《普济方》卷一〇四引《博济》）

【组成】朱砂半两（别研如粉） 水磨雄黄三分（别研如粉） 腻粉三分（秋，冬只用半两） 生半夏末三分

【用法】上为末。用生姜去皮，切作块子，如樱桃大，先入药末石白内，旋入姜块同捣，约可丸得，即丸如梧桐子大。每服一丸至二丸。

【功用】疏风下涎，消逐痰积。

08287 千金丸（《幼幼新书》卷二十四引《灵苑方》）

【组成】川楝子肉 川芎各等分

【用法】上为末，以猪胆汁杵和为丸，如麻子大。量儿大小加减丸数，每以饭饮送下，一日二次。常服三丸至五丸。

【主治】❶《幼幼新书》引《灵苑》：小儿一切疳，久服令儿肥壮无疾。❷《普济方》引《经验良方》：小儿五种疳气，面色萎黄，肌瘦不食乳。

08288 千金丸（《圣济总录》卷二十八）

【组成】猪血一盏（生用） 不灰木（为末） 蓝根（连叶，为末）各一两 水银一钱（以锡结沙子） 鸡子三枚（只用清） 腻粉半钱

【用法】上药除猪血、鸡子清外，为细末，入猪血、鸡清，拌合令匀，入瓷罐子内封闭。腊日合之，掘地坑一尺藏埋，候端午日取出，旋丸如鸡头子大。每服一丸，生姜汁及新汲水化破服。

【主治】阳毒发狂及癫邪狂走。

08289 千金丸（《圣济总录》卷七十三）

【组成】丹参（去芦头）半两 干姜（炮）二两 附子（炮裂，去皮脐） 人参 戎盐（研如粉）各半两 半夏（汤浸，去皮，焙干）一两半 大黄（锉，炒）二两 苦参（锉） 桂（去粗皮）各半两 石膏二两（研如粉） 巴豆三十枚（去皮心，纸裹压去油，别研）

【用法】上为末，再同研匀，炼蜜为丸，如小豆大。每服三丸，食后温酒送下。

【主治】寒癖宿滞，食饮不消。

08290 千金丸（《圣济总录》卷一〇〇）

【组成】雄黄（研） 鬼臼（去毛，炙） 徐长卿（炒） 礜石（煅） 雌黄（研） 干姜（炮） 蜀椒（去目及闭口，炒出汗）各半两 地胆（去翅足，炒）八枚 野葛三分 斑蝥（去翅足，炒）十枚 射罔一分（一方加丹参半两，瓜蒂四枚）

【用法】上为末，炼蜜为丸，如小豆大。每服一丸，空心米饮送下，一日三次。不知，加丸数，以知为度。若百毒所螫，牛马踏伤，痈肿瘰疬，用一丸于掌中，津唾和涂痛处。岁旦以椒酒，长幼各服一丸，终岁无病。

【主治】鬼注入腹，面目青黑，不知人，及心腹坚积结聚，胸胁逆满，呕吐，宿食不消。

08291 千金丸（《圣济总录》卷一〇〇）

【组成】野葛（炙）四寸 斑蝥十枚（去翅足，炒） 雄黄（研） 雌黄（研） 干姜（炮） 鬼臼（去毛，微炒） 瓜蒂（炒） 丹砂（研） 礜石（煅） 沙参 莽草 椒目（炒）各半两 地胆八枚（去翅足，炒）

【用法】上为末，炼蜜为丸，如小豆大。每服五丸，酒送下，一日二次；卒中恶，闷绝不知人，服二丸，老少一丸；牛马觝践，猪犬所啮，痈肿若虫毒所啮，用一丸于掌中，唾和涂疮口毒上，立愈；正月旦，以酒服，家中大小各一丸，一年中不病；若欲视病人，先服一丸佳。

【主治】气注羸瘦，历年停滞，胸胁结癖，饮食或吐，宿食不下，中风鬼注。

【宜忌】《普济方》：忌生血物。

08292 千金丸（《产乳备要》）

【异名】神炒千金丸（《卫生家宝产科备要》卷三）。

【组成】金钗石斛（别捣为细末） 秦艽 川椒（去子，微炒） 细辛 防风 贝母（面炒微黄） 熟干地黄（切，焙） 糯米 甘草（炙）各一分 当归（切，焙） 大麻仁 黄芩 干姜（炮） 大豆蘗（以黑豆生芽，长二寸，焙干用）各三分 石膏半分

【用法】上精择为末，以蜜炼成剂，入白中，杵一千下，分为七十二丸。每服一丸，温酒调下；产后、产前赤白带下，温酒嚼下；产前、产后血气，薄荷汤嚼下；月信不通，当归酒送下；临产艰难，或三五日难产，及胎衣不下，子死腹中，横生倒产，死绝不语，但心头有热气，用药一丸，京枣汤研化灌之，下喉立愈；产后恶血不尽，脐腹疼痛，呕吐壮热，憎寒烦闷，月候不调或少，肢体虚怠，皮腹浮肿，产血不止，虚劳中风，口噤不语，半身不遂，产前后赤白痢，大小便秘涩，血晕狂语，头痛，面色萎黄，渐成劳瘦，饮食无味，并温酒研下一丸；产前临月，每旦一丸，至临产，用当归酒送下一二丸，催生，五脏不痛，易生。

【功用】催生，补匀血气。

【主治】产前后一切风冷血气等候。产前胎气不安，腰腹多疼，四肢昏倦，产后恶血不尽，及胎衣不下，憎寒壮热，吐逆烦闷，皮肤虚肿，或血晕狂迷，眼见神鬼。

08293 千金丸（《卫生总微》卷七）

【组成】朱砂（末）一钱 全蝎七个（末） 白丁香七个（末） 腻粉一钱 麝香半钱

【用法】上为末，研匀，白饭为丸，如萝卜子大。一岁儿三丸，薄荷汤送下，不拘时候。取微利。量大小加减。

【主治】伤寒夹风、夹惊、夹食。

08294 千金丸（《百一》卷五）

【组成】硫黄（通明者，别研如粉） 白茯苓 干山药各二两 附子（去皮脐，生用） 半夏（汤洗去滑） 青皮（去白）各一两

【用法】上为细末，拌匀，汤浸炊饼为丸，或用淡面糊为丸，如梧桐子大。每次三十丸至五十丸。空心、食前服。

【主治】中寒停饮不散，痰实，不入食。

08295 千金丸（《普济方》卷一六三引《仁存方》）

【组成】南星 半夏各一两 白矾一两半（枯）

【用法】以生栝楼一个，去子，入药在内，湿纸裹煨熟，取出为末。再用生白矾一两，将栝楼瓤、汁并栝楼仁研细为丸，如梧桐子大。每服十五丸，临卧用淡姜汤送下。

【主治】喘嗽。

08296 千金丸（《永乐大典》卷一四九四八引《经验普济加减方》）

【组成】川大黄（去粗皮、虫黑）二两（为末）

【用法】上用末三钱，醋一小盏；熬膏和干末为丸，如梧桐子大。每服十丸，酒送下，宜取验。又加当归一两，酒调三五钱，蜜丸亦妙。

【主治】妇人一切积聚，血块，血刺，腰腿疼，绕脐痛。

08297 千金丸（《普济方》卷一六三）

【组成】雄黄（鸡冠色）一两 明信（煅如灰）半两 玄精（龟背样）一两 雌黄一两 鹅管（如雪色）一两 明霜（火上飞）二两 蛤蚧二两（巴豆去壳六十枚，同炒，去巴豆）

【用法】沙糖和蜜捣荷叶，乳为极细末，泡糕调糊为丸，如绿豆大。每服七丸，用冷齑调下。小儿量大小加减。

【主治】哮呴，喉如拽锯声。

【宜忌】忌酒三日。

08298 千金丸

《普济方》卷一九六。为方出《千金》卷十，名见《三因》卷十"艾煎丸"之异名。见该条。

08299 千金丸（《普济方》卷二五六）

【组成】乌头 附子 川椒 桂心 吴茱萸 菖蒲 远志 人参 茯苓 苍术 枳壳 茴香 神曲 麦蘖 胡椒 干姜 肉豆蔻 木香 缩砂 红豆 三棱 蓬术 陈皮 白豆蔻 丁香 藿香 甘草 桔梗 薏苡 山药 白扁豆 良姜 益智各等分

【用法】上为末，炼蜜为丸，如弹子大。每服一丸，汤饮嚼下；胸膈病，即食后服。

【主治】中风虚寒，停留饮食，膈气噎气，五积六聚，反胃吐食，胸腹胀满刺痛，及心痛彻背，手足不收，言微气短；或结癥块在腹胁间，大如杯盘，时发痛，及吞酸吐苦，气逆喘咳，饮食不进，渐至浮肿，久病痢泄，霍乱吐下，劳伤虚损，羸瘦憔悴，痰多积水，及疝气痃气，奔豚等气。一切胃弱脏虚，腹内诸冷。

08300 千金丸

《普济方》卷三五七。为《圣惠》卷七十七"贝母丸"之异名。见该条。

08301 千金丸（《普济方》卷三九三）

【组成】木香 乌梅（炒） 肉桂各一钱 硇砂半钱 胡椒半分 巴豆三十粒（取霜）

【用法】上为细末，稀糊为丸，如芥子大。每服十丸，或十五丸，紫苏汤送下。

【主治】小儿食不消。

08302 千金丸（《普济方》卷三九五）

【组成】神曲（炒） 麦蘖（炒）各一两 乌梅肉 干姜（炮） 缩砂（去皮）各半两

【用法】上为末，面糊为丸，如小豆大。三岁三十丸，食前米饮送下。

【主治】小儿吐泻，腹痛，不思饮食，及伤食酸馊气。

08303 千金丸（《医统》卷六十九）

【组成】大黄十两 木香半两

【用法】上为末，醋糊为丸，如梧桐子大。每服二三十丸，食远白汤送下。

【主治】脏腑壅滞，气结积热不通，或内有癥瘕疳蛔，心腹俱痛，及脚气肿满，休息热痢，并风痰、疮疥、结核等疾。

08304 千金丸（《种痘新书》卷三）

【组成】黄耆（蜜水炙） 当归（用身，酒洗） 鹿茸（须取嫩血茸，用酒炙）各一两 白芍（炒用） 川芎各四钱 肉桂（上好厚桂，去皮） 炙甘草 山楂肉 南木香 厚朴 白芷 丁香各三钱 防风 桔梗 川山甲（炒）各三钱

【用法】上为细末，将荔枝四两，连肉及壳，慢火熬煎，苡仁米糊为丸，如龙眼核大。本方有人参一两，临时加用。

【功用】大补元气，攻毒排脓托浆。

【主治】小儿痘疮，八九日不起胀，与痘淡白者。

【宜忌】肉桂、丁香、木香不敢过火，切勿全焙。

【方论选录】此方大补元气，善于攻毒排脓，托浆之剂，莫妙如此。八九日不起胀，与痘淡白者，急宜用之。盖黄耆、炙草、肉桂、丁香补气扶阳，归、芍、鹿茸补血，楂、木、朴、桔宽胸行气，防风助参、耆之力，川甲入脏腑以攻毒，白芷排脓，乃起浆之圣药也。

08305 千金丹

《兰台轨范》卷四。为《何氏济生论》卷三"平安散"之异名。见该条。

08306 千金汤（《千金》卷五）

【组成】蜀椒 左顾牡蛎各六铢（碎）

【用法】上药以酢浆水一升，煮取五合，每服一合。

【主治】小儿暴惊啼绝死，或有人从外来，邪气所逐，令儿得疾。

【方论选录】《千金方衍义》：千金汤专取蜀椒以温中气，牡蛎以镇肾怯，为肾虚胎寒要药。

【备考】方中蜀椒，《千金翼》作"蜀漆"。

08307 千金汤（《普济方》卷六十三引《杨氏家藏方》）

【组成】陈皮 升麻各半两 射干一两

【用法】上咬咀。每服三钱，水一盏，加生姜五片，煎七分，去滓温服，不拘时候。

【主治】咽喉肿痛。

08308 千金汤（《普济方》卷二三八）

【组成】青蒿（酒浸一宿，焙） 柴胡（去苗） 秦艽（童便浸一宿，焙） 柳枝 桃枝 茯神（去木） 麻黄（去根节） 桂（去粗皮） 知母（切，焙） 白茯苓（去黑皮） 鳖甲（去裙襕，醋炙） 枳壳（去瓢，麸炒） 常山各一两 天灵盖一枚（童便、酒共和浸，炙） 槟榔（锉）半两

【用法】上为粗末。每服五钱，水一盏半，童便半盏，加薤白五寸，豉五粒，同煎至一盏，去滓热服。十服后，十指甲中生毛为候。或青白色者不治。

【主治】尸疰，鬼疰，一切劳疾。

08309 千金汤（《普济方》卷三六六）

【组成】桂心

【用法】上咬咀。每服一钱，水半钟，煎三分，去滓，不拘时候服。或为末，着舌上即语。又竹沥饮之，并愈。

【主治】小儿失音不语。

08310 **千金汤**

《杂病源流犀烛》卷一。为《摄生众妙方》卷六“定喘汤”之异名。见该条。

08311 **千金饮**(《玉案》卷四)

【组成】广木香(磨水) 乌药各二钱 干姜 肉桂各一钱 白芍(炒) 砂仁(炒) 甘草 木通各一钱五分

【用法】水煎,不拘时候服。

【主治】寒气客于脏腑,腹中绞痛,或作呕吐。

08312 **千金饮**(《玉案》卷五)

【组成】广木香 防己 五加皮 地骨皮各一钱二分 桑白皮 紫苏 木瓜各一钱

【用法】加灯心三十茎,水煎,食远服。

【主治】一切子气。

08313 **千金茶**(《成方制剂》4册)

【组成】半复 薄荷 苍术 茶叶 柴胡 陈皮 川芎 甘草 贯众 广藿香 厚朴 荆芥 桔梗 羌活 石菖薄 香附 香薷 玉叶金花 枳壳 紫苏

【用法】水煎服,一次12克,一日1~2次。

【功用】疏风解表,利湿和中。

【主治】四季伤风感冒,中暑发热,腹痛身酸,呕吐泄泻。

08314 **千金散**(《圣惠》卷二十四)

【异名】天雄散(《圣济总录》卷十八)。

【组成】天雄半两(炮裂,去及脐) 细辛半两 川乌头半两(炮裂,去皮脐) 莽草半两(微炙) 干姜半两(炮裂,锉) 石南叶一两 石菖蒲一两 防风一两(去芦头) 白术一两 独活一两半

【用法】上为细散。每服二钱,食前用温酒调下。

【主治】大风癞,并万病痈疽疥癣,赤白风癞,骨肉疏败,百节烦疼,眉鬓发落,身体淫跃,痛痒无时,目痛耳聋,口疮龋齿。

08315 **千金散**(《圣济总录》卷十八)

【异名】二圣散(《保命集》卷中)、追命再造散(《普济方》卷一一〇)。

【组成】皂荚刺(烧存性) 大黄(九蒸,九晒干)

【用法】上药各为散。每用大黄末一钱匕,以水七分,煎令沸,调皂荚刺灰二钱匕,食后临卧服,一日三次。

【功用】《保命集》:疏泄血中之风热。

【主治】❶《圣济总录》:大风癞病,及鼻坏指落者。❷《普济方》:大风疠疾,眼昏,咫尺不辨人物,眉发自落,鼻梁崩倒,肌肤有疮。

08316 **千金散**(《圣济总录》卷五十九)

【组成】泽泻 栝楼根 甘草(炙)各一两分 白石脂(研) 赤石脂(研) 铅丹(炒,研)各一分 胡粉(炒,研)三分 石膏(碎,研)一两

【用法】上药捣前三味为散,更与研者和匀。每服一钱匕,煎菝葜汤调下,不拘时候,一日三次。

【主治】渴利,患十年者。

08317 **千金散**(《圣济总录》卷六十四)

【组成】半夏半两(用生姜一两,同捣烂,作饼子,晒干) 凝水石(煅)三钱 滑石(末)三钱 青蛤粉(末)五钱 甘草(末)三钱

【用法】上为散。每服一钱匕,齑汁一盏,煎至六分,临卧温服。

【主治】热痰壅盛,咽膈不利。

08318 **千金散**(《圣济总录》卷一七九)

【组成】白槟榔(锉)一钱 紫楝根(锉) 石榴根皮(锉) 鹤虱(炒令烟出) 芦荟(研)各半两

【用法】上为散。每服一钱匕,空心热茶调下。

【主治】小儿疳,蛔动心痛,面伏地卧,口吐清水痰涎。

【宜忌】《普济方》:忌饧糖黏滑食。

08319 **千金散**(《幼幼新书》卷十六引郑愈方)

【组成】川郁金十个(生用) 半夏曲 青皮(去白)各一钱半 巴豆十粒(去皮,不出油)

【用法】上为末。每服一字匕,用猪肉一片。掺药,火上炙黄,任意细嚼,冷齑汁一呷送下。儿小少服。

【主治】虾嗽喘满,唾涎黄色。

08320 **千金散**(《幼幼新书》卷三十七引王兑方)

【组成】成块赤土(一名羊肝石,取腻者细研如面,其有沙石者不可用)

【用法】每服一钱,冷酒调下,一日三次。

【主治】脾肺风血妄行腠理,发为瘾疹,积久不愈,时发心腹疼痛,浑身顽麻,手足拘挛,或心膈痒闷,痰唠呕逆,吃食减少,头疼目晕,一发遍身,搔之随手瘾起,烦躁燥痒。

08321 **千金散**(《普济方》卷二四〇引《海上方》)

【组成】连州甘遂 川芎

【用法】用连州甘遂悬挂纸笼中,却切川芎作片子,如烧香熏之,烧川芎尽,将甘遂为末。量病人虚实,每以四钱或一二钱,用獖猪腰一对,去筋膜,掺药于内,湿纸裹煨熟,临卧细嚼,以温酒送下,尽量饮至醉。以物搁起两足至天明,取下恶物。水数升,以茴香末煮粥,次服大安补散。

【主治】脚气,及肾脏风攻注脚膝。

08322 **千金散**(《产宝诸方》)

【组成】百草霜一两 龙骨一钱 白石脂二钱

【用法】上为末。每服二钱,空心温酒调下。

【主治】妇人赤白带下。

08323 **千金散**(《杨氏家藏方》卷十三)

【组成】鼠狼一枚(自死者,不以大小,置砂瓶内,蒻叶包定瓶口,次用盐泥固济,用硬炭一十斤,簇瓶,火煅通红,候火七分尽,取出药瓶,在地上出火毒一宿)

【用法】上为细末。每服二钱,加麝香少许,空腹热酒调下。如服药十日之后,用刺猬皮一枚,烧作灰,细研,加麝香少许,每服一钱,温酒调下,食前间千金散服之。

【主治】肠风脏毒,痔漏。

08324 **千金散**(《杨氏家藏方》卷十七)

【组成】白花蛇头一枚(焙干) 麻黄二十四茎(去节,新瓦上焙黄色)

【用法】上为细末。如急惊,入研细脑子少许,温汤调药一字,送下长生丸;如慢惊,用温汤调药一字送下,不拘时候。

【主治】小儿急慢惊风。

08325 **千金散**(《卫生家宝产科备要》卷六)

【组成】桂心(去皮,不见火,锉) 威灵仙(铁脚者,去根,锉) 白芷(去芦,锉) 当归(去芦须,洗,切,焙) 牡

丹皮（锉）各一两

　　【用法】上为细末。每服二钱，煎神曲汤调下。

　　【主治】产后恶物不下，或不尽，腹痛。

08326 千金散（《施圆端效方》引马君玉方（见《医方类聚》卷二一〇）

　　【组成】熟地黄一两　生地黄　干刺蓟蒲黄各半两　芍药　当归　川芎各一两

　　【用法】上为粗末。每服四钱，酒一盏半，煎至七分，去滓，食前温服，一日三次。

　　【主治】妇人血崩不止。

08327 千金散（《医方类聚》卷七十引《经验秘方》）

　　【组成】百节菖蒲　石膏　顽荆叶　藜芦耳　川芎　白芷　谷精草　薄荷叶各等分

　　【用法】上为极细末。口含水，鼻搐之。

　　【主治】一切偏正头风，及眼疾频发，上焦风热。

08328 千金散（《医方类聚》卷一九一引《经验秘方》）

　　【组成】药蛆草　干姜各少许等分　黄丹少许

　　【用法】上药干姜炮赤色，同为细末。清油调敷，先用盐少许贴疮头上，次敷药，后用水调生面糊，纸花封之，时以水湿润纸花，勿使药干。

　　【主治】一切恶疮。

08329 千金散（《瑞竹堂方》卷四）

　　【组成】锦纹大黄不拘多少（为细末，用米醋熬成膏，浇于新砖瓦上，再将大黄倾上，于伏内日晒夜露，干为末）　舶上硫黄　官粉各等分

　　【用法】上为极细末。一岁小儿一服半钱，二三岁服一钱，十岁以下服二钱，十六七岁服五钱，食后米饮调下，一服即效。如不愈，隔二十日再一服，更不须再服。

　　【主治】小儿脾积，其效甚速。

　　【宜忌】切忌生冷、湿面、马驴猪鱼鸡等肉，如不能忌口，枉服此药。

08330 千金散（《普济方》卷四十五）

　　【组成】川芎　细辛　防风　甘菊花　甘草　石菖薄　青藤根　全蝎　细茶芽　藁本各一两

　　【用法】上为粗末。每服五钱，水一盏半，加葱白一根，同煎至七分，去滓，食后、临卧服，滓再煎。

　　【主治】偏正头疼诸证。

　　【加减】一方，如眼目疼痛者，加贯众一两。

08331 千金散

　　《普济方》卷一九二。为《医方类聚》卷一二九引《施圆端效方》"补虚千金散"之异名。见该条。

08332 千金散（《普济方》卷二七八）

　　【组成】金银花　大黄　山栀子　牡蛎（涂酥煅）各半两　瓜蒌一个（锉）　川山甲（炮）二钱半　甘草少许

　　【用法】上为粗末。每用好酒半碗，煎至八分，去滓，随病上下服。

　　【主治】诸肿毒、便毒初觉。

　　【宜忌】忌鸡、虾、马肉等物。

08333 千金散

　　《普济方》卷三四五。为原书同卷"千金散子"之异名。见该条。

08334 千金散（《普济方》卷四〇四）

　　【组成】石榴叶不拘多少

　　【用法】上为散。每服一字，或半钱，温水调下。

　　【主治】小儿发斑疮。

08335 千金散（《奇效良方》卷十三）

　　【组成】人参五十文　紫苏（连梗）　糯米各三文　罂粟壳二十文（蜜炙）　陈皮　良姜　灯心　甘草　黑豆绿豆各五文

　　【用法】上二豆捶破，水一大碗，同诸药煎一盏半，入熟蜜少许，去滓，通口服，不拘时候。噤口如肠溃者，只两服。

　　【主治】赤白痢，日夜无度。

08336 千金散

　　《医学正传》卷四。为《外台》卷十六引《删繁方》"贯众散"之异名。见该条。

08337 千金散（《丹溪心法附余》卷二十）

　　【组成】萹蓄　瞿麦各四钱　槟榔　麦蘗　小茴香各三钱　大黄（锦纹者）六钱

　　【用法】上为细末。每服三钱，临卧温酒调下。

　　【主治】月经不通。

08338 千金散

　　《丹溪心法附余》卷二十一。为《传信适用方》卷二"十全散"之异名。见该条。

08339 千金散（《点点经》卷一）

　　【组成】千步峰土一两八钱三分（用戥子称）　食盐五厘（搭称）

　　【用法】入饭碗搅碎，用开水泡，又搅数转，令澄清，滤白水，服半碗。即不呕吐。

　　【主治】呕吐。

08340 千金散（《古今医鉴》卷十五）

　　【组成】乳香　没药　血竭　雄黄　杏仁各五钱　轻粉　孩儿茶　枯矾各五分　胆矾三分　麝香一分

　　【用法】上为末。先用猪胆汁贴洗，后掺药。

　　【主治】杨梅疮。

08341 千金散（《回春》卷七）

　　【异名】牛黄千金散（《北京市中药成方选集》）。

　　【组成】全蝎（炙）　僵蚕各三分　朱砂四分　牛黄六厘　冰片　黄连　天麻各四分　胆星　甘草各二分

　　【用法】上为末。每用五七厘，薄荷、灯心、金银煎汤调下，不拘时候。

　　【主治】小儿一切痰喘，急慢惊风，虽至死，但能开口灌下，无不活者。

08342 千金散（《鲁府禁方》卷一）

　　【组成】苦实（去皮，用香油焙黄色）

　　【用法】上为末。每服三分。先吃绿豆汤一二钟，次将药用绿豆汤调下，再吃绿豆汤一二钟，汗即出。

　　【主治】伤寒头疼身痛，发热恶寒，无汗。

08343 千金散（《惠直堂方》卷二）

　　【组成】千金子（取白仁，去油）约一两　枳实（炒）　青皮（炒）　陈皮　香附　山楂肉　木香　砂仁　云术（土炒）各五钱　沉香三钱

　　【用法】九味为末，称五分，加千金子霜八分，入生蜜调丸。五更尽，用淡姜汤调下。天明利三四次，不甚泻，每日一服，连服七日为止。如人虚，两日一服，病浅者三五服能愈。愈后除千金子外，九味末，以陈米糊为丸，每服一

钱,空肚清汤送下。

【主治】一切臌胀。

【宜忌】忌生冷、牛、羊、猪、鹅、油腻、煎炒、糟、面、盐、醋等物两个月,终身忌团鱼、河豚、骡马、母猪、牛肉、王瓜、南瓜、荞麦,犯之立复。

08344 千金散(《女科旨要》卷四)

【组成】杞子一两 生地五两 酒一升

【用法】煎至三合服。

【主治】妇人带下,脉数,虚而兼热。

08345 千金散(《医略六书》卷三十)

【组成】鲜生地三两 乌鲗骨三两

【用法】上为散。酒煎三钱,去滓温服。

【主治】血瘕,脉涩数者。

【方论选录】产后血虚热结,积瘀不行,而成血瘕、血枯,故肢体羸瘦,腹痛不止焉。鲜生地黄凉血散瘀,善滋血枯;乌鲗骨软坚走血,兼治血瘕;为散酒煎,使血热消化,则瘀结自行,而经气清和,经血完复。其血枯无不润,血瘕无不消,焉有腹痛不去、羸瘦不痊乎?

08346 千金散(《仙拈集》卷二)

【组成】黄瓜一根(开头去瓤) 火消 生白矾各一两

【用法】上为末,装瓜内,悬风檐下,待干,出白霜刮下,研细,收入瓷瓶。吹之最验。

【主治】单双蛾喉闭。

08347 千金散(《仙拈集》卷三)

【组成】牛黄 冰片 琥珀各五厘 甘草一分 全蝎 僵蚕 黄连各半分 朱砂 天麻 胆星各二分

【用法】上为极细末,贮瓷瓶,黄蜡封口。用薄荷、金银物煎汤,调五七厘,不拘时候温服。但能灌下,虽将死亦活。

【主治】小儿一切痰喘,脐风撮口,急慢惊风。

08348 千金散(《麻疹备要方论》)

【组成】黄柏一钱半(酒炒) 黄芩二钱 玄参五分 硼砂三分 乳香二分 儿茶四分 雄黄五分

【用法】上为细末。每用少许,用竹管吹入喉中。

【主治】麻疹见形,毒火抑郁上焦,咽喉肿痛,不能食者。

08349 千金散(《青囊秘传》)

【组成】升药底 西丁

【用法】上为末。用板猪油去膜,和药打烂,扎于夏布内。不拘时候搽之。

【主治】疥疮。

08350 千金散

《外伤科学》。为原书"去腐散"之异名。见该条。

08351 千金散(《朱仁康临床经验集》)

【组成】乳香 没药 轻粉 朱砂 白信 赤石脂 五倍子 醋制蛇含石 雄黄各15克

【用法】上为细末,装瓶备用。将药末以冷开水调涂患处,外用纱布、胶布固定,三天换一次。

【功用】腐蚀恶肉。

【主治】寻常疣,鸡眼。

08352 千金膏(《中藏经》卷下)

【组成】定粉 南粉 腻粉 黄丹各一两

【用法】上为末,加麝香一钱,研匀,油调得所成膏。贴。

【主治】一切恶疮痈疖。

08353 千金膏(《活幼心书》卷下)

【组成】橡斗子一两 细茶 白姜 甘草各二钱半 白芷五钱

【用法】上锉、焙,为末,炼蜜为丸,如芡实大。每服二丸至三丸,空心温米清汤化下;入醋与蜜,相亭为膏,汤温化服。

【主治】水泻疳泻,下痢赤白,腹痛烦渴。

08354 千金膏(《卫生宝鉴》卷十九)

【组成】沥青四两 黄蜡三两 散绿三钱(研)

【用法】上先用小油三两熬温,入沥青、黄蜡化开搅匀,入散绿,取下火,搅匀,滤入水中,瓷器内收之。每用时,将药入水,捻作饼,于绯绵上,贴之。

【主治】腊姑(一名蝼蛄);又治多日诸般恶疮。

08355 千斧丸(《鸡峰》卷十九)

【组成】柳絮矾半斤 雷丸一两 柴胡二钱 樟柳根一两 木瓜(片切,焙干) 干漆各半两 白矾二两 胆矾 芫花 槟榔 茴香 石斛 定粉 不蚛皂角 桂各半两 青皮二两

【用法】上为细末,用青州枣煮熟,去皮核,将药末用醋五升,熬成膏,入枣同匀,用大斧捶一千下,逐旋丸,如绿豆大。每服十丸,食后用生姜汤送下,一日三次。

【主治】水气;兼治男子妇人五劳七伤,病势甚者。

08356 千秋丸(《普济方》卷一三六)

【组成】芎藭三两 天南星三两 草乌头四两(生)

【用法】上药治下筛,以千年韭根汁为丸,如梧桐子大。每服三丸,白饮送下。

【主治】少阴病,头痛不可忍者。

08357 千秋散(《串雅补》卷二)

【异名】金锁匙。

【组成】山楂八两 陈皮八两 木香二两 瓦楞子(煅)一两 胡连三钱 砂仁三钱 鸡肫皮(炙焦)一两

【用法】上为细末。每服二匙,看儿大小加减;呕吐,姜汤调下;泄泻,清汤调下;伤食,麦芽汤调下;肚腹热痛,黑栀汤调下;潮热,柴胡汤调下;肚腹冷痛,吴萸汤调下;饮食不通,米汤调下;白痢,砂糖汤调下;赤痢,蜜汤调下;疟疾,鹤虱汤调下;虫积,苦楝树根皮汤调下;伤寒,紫苏汤调下;伤风,薄荷汤调下;疳积,黄连汤调下;食积,神曲汤调下;一切杂症,白汤调下。

【主治】小儿一切杂症,食积,疳劳,肚大青筋,吐泻软弱。

08358 千钟酒(《魏氏家藏方》卷十)

【组成】蜜曲陆二两(又名鸡横子,研为膏,入白附子末一两,研和作饼,悬于风处,阴干作曲) 缩砂仁 白姜(炮)各一两

【用法】上为细末,稀面糊为丸,如梧桐子大。每服三十丸,热盐汤送下。少顷便苏醒。

【功用】解酒毒。

08359 千捶纸(《外科十三方考》)

【组成】白矾五分 明雄一钱

【用法】上为细末,取上好皮纸一张,将药末匀布纸上,折为十数折,以木槌在纸上捶之,约千余下,药即吸入纸层,至转黄色时为度,收藏备用。若遇杨梅疮肿起者,以此

纸贴之最佳,其他溃后化腐亦妙。

【功用】化腐生肌,敛口干脓。

【主治】杨梅疮肿起及已溃者。

08360 千捶膏(《丹溪心法附余》卷十六)

【组成】蓖麻四十九粒 杏仁 山豆仁 胡桃仁各四十九个 枫香脂四两 乳香 没药各二钱半

【用法】上为一处,捶一千下成丝者,新水拔之为度。

【主治】一切无名恶疮。

08361 千捶膏(《丹溪心法附余》卷十六)

【组成】沥青一斤六两 杏仁四十九粒 乳香 没药各一两 轻粉二钱 香油五两 黄蜡四两

【用法】上将沥青、香油、黄蜡同熔化,搅匀,却入前四味,取出,于石上捶千余下。用红绢摊贴之。

【功用】外消痈疽。

08362 千捶膏(《解围元薮》卷四)

【组成】杏仁 江子 蓖麻子各六十粒 铜青 松香各四两

【用法】先将前三味捣千杵,加后二味,再捣成膏。如干,加香油少许,放水中。

【主治】大风肿胀,黑疮,手足胀大者。

【宜忌】忌见火。

08363 千捶膏(《疮疡经验全书》卷四)

【组成】天麻子(肉)一两 杏仁(去皮)七钱 雄黄五钱 乳香七钱 没药七钱 轻粉三钱 白及二两(俱另为末) 松香一斤(另末)

【用法】麻油打成膏,在净室捶之。摊贴。

【主治】瘰疬。

08364 千捶膏(《医学入门》卷八)

【组成】白松香一斤 蓖麻仁 杏仁各三百粒 铜青三两 乳香 没药各一两半 轻粉二钱

【用法】共入石臼内,向日下,以木杵捶成膏。如燥,少加香油捶之,瓷器收贮。每用宜于汤内溶化,红绢摊开贴之。痈疮未成者散,已成者拔毒追脓。如腹中痞块及疟疾,贴大椎及身柱穴。

【功用】消散痈疮,拔毒追脓。

【主治】诸般痈毒,无名恶疮,及腹中痞块,疟疾。

【宜忌】每用忌火。

【备考】本方用法中身柱,原作"身椎",据穴名改。

08365 千捶膏(《回春》卷八)

【组成】松香(明净者,为末)不拘多少 蓖麻子仁

【用法】同入石臼内,捣烂成膏。如稀则加松香,如稠则加麻仁。须要稀稠得所,取出入水中,扯拔数次,再入乳香、没药、血竭、孩儿茶,各为末少许,再扯令匀,瓷器收贮。每用时,重汤化开,绵帛摊上,贴患处。

【主治】疮疡。

【加减】顽疮,加轻粉、龙骨。

【备考】方中蓖麻子仁用量原缺。

08366 千捶膏(《鲁府禁方》卷四)

【组成】赤杆蓖麻子四十九个 杏仁四十九个 黄丹一钱 软黄香二两 没药一钱 乳香一钱半 轻粉五分 麝香一分

【用法】上捣千捶,收瓷器。绢摊贴。

【主治】无名肿毒,及发背初起者。

08367 千捶膏(《医灯续焰》卷十三)

【组成】沥青一两 杏仁(去皮)十三粒半 蓖麻仁四十九粒

【用法】同捣烂,初捣甚燥,如不能成膏者,捣千下,则渐柔粘矣。用布摊贴。未溃可消,已溃出核。

【主治】瘰疬。

08368 千捶膏(《证治宝鉴》卷九)

【异名】麝香膏。

【组成】松香八钱 杏仁二十粒(去皮尖) 乳香 没药 轻粉 麝香 珍珠 血竭 铜绿 黄占各六钱 蓖麻子二十粒

【用法】上药各为极细末,搅和,用瓷杵钵捣成膏。随病大小,用缎子捏软,贴之。已溃能敛,未溃能消。

【主治】瘰疬。

【宜忌】宜清心寡欲,薄滋味,膏药不见火,不犯铁器。

08369 千捶膏(《惠直堂方》卷四)

【组成】长夏枯草一斤 北蓖麻肉二百四十粒 甜杏仁二百四十个 核桃肉十六个(俱去粗细皮) 轻粉 铜青各二钱 松香末一斤 黄占二两 乳香 没药 儿茶末各六钱

【用法】将长夏枯草煎汁,入北蓖麻肉、甜杏仁、核桃肉,候熟,取起捣烂。又将轻粉、铜青二物,用袋盛,入汁煮熟,捞起为末。后入松香末,煮干,又入黄占搅匀。离火,入乳香、没药、儿茶末,并前煮熟药五味,共入臼捣千余下,收贮。重汤摊贴。

【主治】诸毒诸疮,未溃及已溃者。

【宜忌】臁疮、杨梅毒不贴。

08370 千捶膏(《种福堂方》卷三)

【组成】松香(锅内溶化,倾入清水内片时,揉白取用)约一斤 蓖麻子六两(净) 柏油二两 白蜡二两 大黄 银朱各二两 左顾牡蛎二两(用粗草包好,入火内煨,存性)

【用法】捶膏之法:在光平青石下,先将松香一二两,与蓖麻一二两,铺于石上,用铁锤打碎,干则加蓖麻,湿则加松香,余药亦渐渐掺入,捶至极细腻为度。遇无名肿毒,摊贴,用麝香少许,初起者一张便效。若已溃者,用阿魏少许,即止痛,且易收口。

【主治】无名肿毒及已溃者。

【宜忌】忌见火,须隔汤炖软摊之。

08371 千捶膏(《经验广集》卷四)

【组成】松香半斤 蓖麻仁一碗 杏仁四十九粒 铜青 乳香 没药各一两

【用法】用锅化开松香,倒石板上,冷定,先将二仁捶为泥,方入乳、没等药,共捣三千余下,如干,入麻油少许,捣匀成膏,入瓷器。用时隔汤化开,摊贴。

【主治】鼠疮年久不愈者,及一切恶疮肿毒。

【宜忌】妇人下部忌用,有蓖麻恐堕胎也。

08372 千捶膏(《疡医大全》卷七)

【组成】嫩松香四两 巴豆仁五粒 蓖麻仁七钱 杏仁(去皮) 乳香(去油) 没药(去油) 铜绿各一钱

【用法】共入石臼内,捣二千余下,即成膏矣。取起,

浸清水中。用时，随疮大小，用手捻成薄片，贴疮上，以绢盖之。痈疽疔疮，初起即消，如治瘰疬，连根拔出。

【主治】痈疽疔毒初起，瘰疬，小儿鳝拱头，臁疮久不收口。

08373 千捶膏（《疡医大全》卷十八）

【组成】杏仁 蓖麻仁各四十九粒 琥珀（灯心同研） 冰片各三分 珍珠（豆腐包煮） 麒麟竭 当门子 乳香（去油） 没药（去油） 铜绿 黄丹 龙骨 轻粉各六分 水安息（龙眼肉大）三块 松香（入锅内，小火化开，用麻布滤去滓，冷定，用豆腐水煮数次，再用绿豆汤煮三次，又用葱、韭、生姜汁各一钟，煮干，研细末）八钱

【用法】先将杏仁、蓖麻捣如泥，次将前药细末逐渐加入，捶千余下，用大红缎摊贴。瘰疬初起，贴之自消；将溃贴之，毒从毛窍中出；不致穿溃。

【主治】瘰疬。

【宜忌】忌见火。

【加减】若内觉有脓未熟，恐穿溃难于收功，可加木鳖子（去壳）七枚、黑驴蹄（研细）五分于膏内，即能隔皮取脓。

08374 千捶膏

《卫生鸿宝》卷二。为原书同卷"绿云膏"之异名。见该条。

08375 千捶膏（《急救经验良方》）

【组成】鲜桃仁一两 松香三两 樟脑三钱 朱砂五分

【用法】先将桃仁捣碎，入松香再捣，入后樟脑、朱砂，同捣成膏。量疮大小贴之，一日一换。轻者消化，重者出头。

【功用】去腐生新。

【主治】大小火疖，及初起红肿疼痛麻痒之疖。

08376 千捶膏（《青囊立效秘方》卷一）

【组成】银朱一钱 朱砂一钱 康青一钱 洋庄一钱 炙乳没各一钱五分 明雄一钱 轻粉一钱 蜂窝一钱 大蜈蚣二条 全蝎七个 斑蝥二钱 松香八钱（水煮半天） 火消三钱 月石二钱 磁石一钱 蟾酥一钱五分 杏仁二钱 番八仁三个 荔枝核三个 巴豆仁二钱 蓖麻仁一两五钱

【用法】上药各为末，另以巴豆仁、杏仁、蓖麻仁、松香捣烂，再将药末和匀，捶成膏。每以少许贴患上，外盖膏药。过三五日自消。

【主治】诸般疔疮。

08377 千捶膏

《青囊秘传》。为原书同卷"红玉膏"之异名。见该条。

08378 千捶膏（《疡科纲要》）

【组成】蓖麻子（去壳，取净白肉）一斤 大天南星一两（研） 乳香 没药（制好，去油，研细）各二两 急性子二两（研） 银朱二两 血竭二两（研） 上元寸三钱

【用法】上先以蓖麻子石臼中捶极细，不见白星，如酱，乃入后七味细末，缓缓杵匀，瓷器密收听用。痈疡内挟肝胆相火，不能用五瘟丹及温煦薄贴者，宜以此膏合清凉薄贴用之。未成可消；已成即提脓高肿，易于针溃，捷验异常。

【主治】痈疡高肿，将欲成脓，又阳发初起，来势迅速，乳痈乳发，胸臂诸痈。

【备考】此方以蓖麻为君，银朱、急性子为佐，消肿清解，捷于影响。阳发疡患初起，贴之消者八九。恒有一贴

此膏，而肿块即退，移于膏药之旁者，以此知是膏并可作移毒用。古书称蓖麻能堕胎云云，亦以其流动，而过言之。然此膏恒贴孕妇痈疡，未有因此堕胎者，以此知古说之未可尽信也。

08379 千捶膏（《吉人集验方》下集）

【组成】贝母子二两 制松香一两 阿魏六钱 儿茶四钱 银朱六钱 没药六钱 炙文蛤八钱 扫盆三钱 川乌三钱 草乌三钱 生南星四钱 生半夏四钱 炙甲片五钱 桂心二钱 腰黄六钱 公丁香六钱 母丁香六钱 土狗六钱

【用法】上药除贝母子、松香外，余药共为细末，另将贝母子、松香打烂，再入药末拌和，打千捶成膏。以滚水隔汤熔化，摊贴之。

【主治】痈疽发背，疔疮流注。

08380 千捶膏

《药奁启秘》。为《金鉴》卷六十二"神效千捶膏"之异名。见该条。

08381 千捶膏

《顾氏医径》卷六。为原书同卷"疔疮呼脓膏"之异名。见该条。

08382 千捶膏（《中药成方配本》）

【组成】麝香一钱 冰片五分 制乳香一钱五分 制没药一钱五分 樟脑一两 银朱一钱 白蜡一钱五分 葱制松香四两 蓖麻子肉一两

【用法】各取净末，先将蓖麻子肉研烂，和松香置石臼内，同打至二味和匀，再将余药放入，边打边拌，至细腻、颜色透明为度，约成膏六两。贴患处。

【功用】软坚消肿，拔毒生肌。

【主治】瘰疬臁疮，小儿鳝攻头。

08383 千捶膏（《全国中药成药处方集》（南京方））

【组成】蓖麻子肉五两 松香十两 银朱二两 杏仁二两（研细末） 广丹二两 轻粉一两（乳细） 茶油二两

【用法】先将蓖麻子肉捶融如泥，再将余药缓缓加入，须捶之极透后，放入茶油，再打成膏，捶数以愈多愈佳，隔水燉化，用油纸摊成膏。贴患处。

【主治】痈疡热疖，初起未溃。

08384 千捶膏（《全国中药成药处方集》（杭州方））

【异名】秘传千捶膏。

【组成】白胶香十六两 蓖麻子二十两 乳香 没药各一两二钱

【用法】上药各为细末，和匀，打一千捶后，再加银朱二两五钱、麝香八分，拌匀，摊油纸上。贴于患处。

【功用】解毒消肿止痛。

【主治】痈疽，疮疡，疔毒、瘰疬，癞癣，臁疮，小儿热疖，一切无名肿毒。

08385 千喜片（《成方制剂》17册）

【组成】穿心莲 千里光

【用法】上制成片剂。口服，一次2～3片，一日3～4次；重症患者首次可服4～6片。

【功用】清热解毒，消炎止痛，止泻止痢。

【主治】肠炎、结肠炎，细菌性痢疾和鼻窦炎。

08386 千缗汤

《保命集》卷下。为《圣济总录》卷六十五"玉液散"之

异名。见该条。

08387 千缗汤（《妇人良方》卷六）

【组成】齐州半夏七枚（炮制，四片破之） 皂角（去皮，炙）一寸 甘草（炙）一寸 生姜如指大

【用法】水一碗，煮去半，顿服。

【主治】❶《妇人良方》：痰喘不能卧。❷《法律》：风痰壅盛喘急，日夜不得卧，人扶而坐者。

【方论选录】《医方考》：痰涎上涌，喉中有声，不渴者，此方主之。湿土生痰，故用半夏以燥湿；气塞则痰滞，故用皂角以利气；肺苦气上逆，故用甘草以缓急。又甘草能益脾，皂角能去垢，半夏能破逆。曰千缗者，重其效也。

08388 千缗汤（《东医宝鉴·杂病篇》卷五引《纂要》）

【组成】半夏七枚（炮，四破） 皂角（炙） 甘草（炙）各一寸 南星（炮）一钱

【用法】上锉作一贴，加生姜五片，水煎服。

【主治】痰喘。

08389 千缗汤（《不居集》上集卷十七）

【组成】陈皮 半夏 茯苓 茯神 麦冬各一钱五分 沉香 甘草各五分

【主治】痰迷心窍，怔忡不止。

08390 千两金丸（《百一》卷十）

【异名】铜青丸（《普济方》卷六十）。

【组成】蚵蚾草（嫩者）半两 铜青二钱 大黄 猪牙皂角各半两

【用法】上为细末，以白梅肥润者，取肉烂研，一处捣匀，每两作十五丸。每用，以新绵裹，口中含化，咽津，有顽涎吐出。若病得两日后，难开。

【主治】缠喉风，不问阳闭、阴闭，如急病内外肿塞，辄至不救者。

08391 千里马散（《普济方》卷三五七）

【异名】神验散。

【组成】路上草鞋一只

【用法】烧灰，淋汁，用碗覆之。饮其水。

【功用】催生。

08392 千里水汤

《普济方》卷二三三。为《千金》卷十二"千里流水汤"之异名。见该条。

08393 千里光汤（《葆光道人眼科龙木集》）

【组成】千里光（即石决明） 海金沙 甘草 菊花各等分

【用法】上㕮咀。每服八钱，水一钟半，煎至一钟，去滓，食后温服。

【主治】怕日羞明。

08394 千里光散（《银海精微》卷下）

【组成】菊花 千里光 甘草各等分

【用法】上为末。每服三钱，夜间临卧，用茶清调下。

【主治】能近视不能远视。

08395 千里光膏（《万氏家抄方》卷四上）

【组成】千里光（揉茎叶，捣汁，砂锅内熬成膏） 防风 荆芥 黄柏 金银花 当归 生地各二两 川椒五钱 白芷二两 大黄三两 红花二两 苦参四两

【用法】麻油浸三日，熬枯黑色，去滓，每油二碗，配千

里光膏一碗，再熬，滴水成珠，飞丹收成膏，入乳香、没药各一两，轻粉三钱，槐枝搅匀，收用。

【主治】疮疖，风癣，杨梅疮毒，鹅掌风。

08396 千里奔散（《金鉴》卷七十五）

【异名】千里散（《伤科汇纂》卷七）。

【组成】行远路骡蹄心

【用法】阴阳瓦煅存性，为细末。每服三钱，热黄酒冲服。

【主治】破伤风，口噤拘急，寒热。

08397 千里望散（《普济方》卷七十六引《肘后方》）

【组成】钱三枚

【用法】入鸡子内，好泥封，厚一二分许，着灶中烧之，周时出，当黑，刮钱上鸡子置石上，以干姜磨令细。以敷眦头。

【主治】风毒无见。

08398 千金盐汤（《普济方》卷七十）

【组成】川百药煎 雄黄 延胡索各等分

【用法】上为细末。先用烂研生姜揩牙，搜尽涎，漱去，却用此药揩之，咽下亦可。

【主治】牙疼，及牙肿牵连头面。

08399 千金秘方（《何氏济生论》卷八）

【组成】川蜜 真麻油 无灰酒各半钟

【用法】和匀，煎滚温服。

【主治】妇人临产，浆胞先破，胎涩难下，及子死腹中。

08400 千金散子（《普济方》卷三四五）

【异名】千金散。

【组成】罂粟（米炒令黄）

【用法】上为末。用一字，熟水调下阿胶丸。

【主治】产噫。

08401 千锤草散（《普济方》卷三五六）

【组成】凿柄（入孔里者，烧）

【用法】上为末。酒服之。一方烧灰淋汁服。

【主治】难产。

08402 千斤保命丸（《灵验良方汇编》卷三）

【组成】杜仲四两（同糯米炒断丝，米不用） 川续断（酒浸）二两

【用法】上为末，山药糊为丸，如梧桐子大。每服八九十丸，空心米饮送下。

【主治】孕妇腰背痛，堕胎。

【宜忌】忌酒、醋、恼怒。

08403 千年退斑汤（《痘疹仁端录》卷十三）

【组成】十年水（即人中白，不拘多少，用当归、红花、紫草、金银花、白术煎浓汁，将十年水煅淬汁完听用）三两 青黛 长松根各三钱

【用法】上为末。紫草汤、地骨皮汤并可调服。

【主治】痘，红紫黑斑。

08404 千里水壶芦（《鲁府禁方》卷一）

【组成】白沙糖 白杨梅（去核） 南薄荷 乌梅（去核）各二两 百药煎 天门冬（酒浸，去心） 麦门冬（酒浸，去心） 白檀香各一两

【用法】上为细末，炼蜜为丸，如樱桃大。每用一丸，噙化。

【主治】中暑。

08405 千里水葫芦（《古今医鉴》卷三）

【组成】硼砂 柿霜 乌梅肉 薄荷叶 白砂糖各等分

【用法】上捣烂为丸。每用一丸，嚼化。

【功用】止渴生津，化痰宁嗽。

【主治】暑热作渴。

08406 千里光明汤（《寿世保元》卷九）

【组成】青木香 黄连 黄柏 黄耆 防风 荆介 苦参 苍耳子 蛇床子 羌活 升麻 麻黄 甘草各五钱 鸡肠草（焙） 冬青叶（焙）

【用法】上作一剂，用布包，水煮。于无风处，服此煎药。即以此汤浴洗，凉了又加热，药汤煮热着实洗，微汗拭干。十日后不必频洗，其药滓并入，煎药滓再洗。

【主治】杨梅疮。

【备考】❶鸡肠草，一名"千里光明草"，又名"千里明"，俗名"藤枯买"。❷方中鸡肠草、冬青叶用量原缺。

08407 千里光洗剂（《中医皮肤病学简编》）

【组成】千里光31～93克

【用法】用纱布捆包，加水1～1.5升，煎煮五至十分钟，熏洗。

【主治】湿疹，皮炎。

08408 千里健步散（《外科正宗》卷三）

【组成】细辛 防风 白芷 草乌各等分

【用法】上为末，掺在鞋底内。如底干，即以水微湿过。

【主治】远行两脚肿痛。

08409 千里流水汤（《千金》卷十二）

【异名】半夏汤（《圣济总录》卷九十）、温胆汤（《普济方》卷三十四）、千里水汤（《普济方》卷二三三）、千里流水汤（《准绳·伤寒》卷三）。

【组成】半夏 麦门冬各三两 茯苓四两 酸枣仁二升 甘草 桂心 黄芩 远志 秫米一升

【用法】上㕮咀。以千里流水一斛煮米，令蟹目沸，扬之万遍，澄清，取一斗煮药，取二升半，分三服。

【主治】虚烦不得眠。

08410 千里梅花丸（《寿世保元》卷二）

【组成】枇杷叶 干葛末 百药煎 乌梅肉 腊梅花 甘草各一钱

【用法】上为末，用蜡五两，先熔蜡开，投蜜一两，和药末捣二三百下为丸，如鸡头子大。夏日长途，含化一丸，津液顿生，寒香满腹，妙不可言。

【主治】中暑。

08411 千金一笑散（《万氏家抄方》卷三）

【组成】巴豆（烧去壳）一粒 胡椒三粒

【用法】同一处捣烂，用薄绵包药，入痛齿处咬定，流涎水勿咽。良久取出，痛即止。

【主治】牙痛不可忍。

【加减】若是虫牙，去胡椒，用花椒。

08412 千金一笑散（《玉案》卷四）

【组成】北细辛 人参 秦艽 甘菊花各一钱五分 白芷 甘草 当归 薄荷各二钱 葱白五枚

【用法】水煎服。

【主治】诸般头疼并一切头风。

08413 千金一笑散

《人己良方》。为原书"秘传牙痛方"之异名。见该条。

08414 千金三黄汤

《金匮》卷上（附方）。为《千金》卷八引张仲景方"三黄汤"之异名。见该条。

08415 千金广济丸（《济众新编》卷二）

【组成】紫檀香十两 槟榔八两 便香附 苍术 白檀香各六两 干姜 厚朴各五两 陈皮 神曲 炒莪荗 丁香（去盖） 枳实（麸炒）各三两 麝香一两

【用法】上为末，面糊为丸，每两作三十丸，朱砂为衣。

【主治】寒食伤，霍乱及关格。

08416 千金不传散

《普济方》卷一四七引《澹寮》。为《洪氏集验方》卷三"普救散"之异名。见该条。

08417 千金不易丹（《中国医学大辞典》）

【组成】海螵蛸二两 文蛤三钱 黄连二钱 猪胆二个

【用法】将胆汁拌海螵蛸研末，加冰片一钱，和匀。用田螺水调敷患处，立效。

【主治】五痔。

08418 千金不换丹（《疡医大全》卷十三）

【组成】水龙骨一钱 硼砂五分

【用法】上为末。吹入耳窍内，以棉塞之。二次除根。

【主治】聤耳。

08419 千金不换方

《胎产心法》卷中。为《增补内经拾遗》卷四"无忧散"之异名。见该条。

08420 千金不换饼（《惠直堂方》卷二）

【组成】雄黄五分 细辛 官桂 牙皂 川乌 羌活 骨碎补 白附子各一钱 苍术一钱 麝香三分

【用法】水和作饼，棋子大。将筷头点患处，凡遇酸痛异常，即系受病之源，或一二处，以墨记之，用药饼安上，以艾灸之，以筋脉能动而止。

【主治】手足拘挛，跛至十余年者。

08421 千金五套丸（《直指》卷六）

【组成】南星（每个切十余块） 半夏（切破）各二两（以水同浸三日，逐日换水，次用白矾二两，研，调水再浸三日，洗，焙） 良姜 干姜（炮） 白术 茯苓各一两 丁香 木香 青皮 橘红各半两

【用法】上为末，用神曲一两，大麦蘖二两，同末为糊丸，如梧桐子大。每服五七十丸，米汤送下。

【功用】辟雾露风冷岚瘴之气。

【主治】胃虚膈满，宿滞不消，停痰留饮，头眩臂疼。

08422 千金止带丸（《北京市中药成方选集》）

【组成】香附（炙）一百六十两 椿根皮（麸炒）一百六十两 红鸡冠花一百六十两 补骨脂（盐水炒）四十两 木香四十两 白芍四十两 杜仲（炒）四十两 白术（炒）四十两 砂仁四十两 续断四十两 青黛（上衣用）四十两 玄胡索（醋炒）四十两 小茴香（盐水炒）四十两 牡蛎（煅）四十两 人参（去芦）二十两 川芎八十两 当归八十两

【用法】上为细末，过罗，用冷开水泛为小丸，用方内

青黛四十两，外加滑石一百七十两为衣。每服二钱，温开水送下，一日二次。

【功用】补虚止带。

【主治】妇女带下，腹痛腰酸，四肢倦怠，精神不振。

08423 千金止带散（《全国中药成药处方集》重庆方）

【组成】熟地二两　光条二两　茯苓一两　杜仲一两　白果一两　乌贼骨一两　于术二两　广皮三两　苍术一两　酒芍一两五钱　煅牡蛎一两五钱　远志肉五钱　枣仁一两

【用法】上为细末。每日二次，每次重者五钱，轻者二至三钱。

【主治】妇女白带。

08424 千金止咳丸（《成方制剂》7册）

【组成】薄荷　陈皮　法半夏　甘草　黄芩　桔梗　苦杏仁　麻黄　桑白皮　天南星　浙贝母　紫苏子　紫菀

【用法】上制成丸剂。口服，一次3克，一日2次；小儿酌减。

【功用】宣肺化痰，止咳平喘。

【主治】外感风寒咳嗽，痰热内蕴。

【备考】肺痨病机体虚者忌服。

08425 千金内托汤（《外科全生集》卷四）

【组成】党参（或用人参）　黄芪　防风　官桂　川朴　白芷　川芎　桔梗　当归　生甘草

【用法】分两随时斟酌，水煎服。

【主治】乳岩溃者，一切溃烂红痛。

【宜忌】阴证忌服。

08426 千金内托散（《医方类聚》卷一七七引《经验秘方》）

【组成】黄芪　白芷　厚朴（姜制）甘草　茯苓　连翘　人参　当归　芍药　佳木香（减半）川芎　防风　金银花各等分

【用法】上为细末。每服三钱。热酒调下。

【主治】一切痈疽毒疮。

【加减】如疮痛不可忍，少加乳香、没药。

08427 千金内托散（《脉因证治》卷三）

【组成】羌活　独活　藁本各一钱五分　防风（身、梢）归梢各五分　归身四钱　翘三钱　芩（酒炒）芪　参　甘草各一钱半（生用五分）陈皮苏木　五味各五分　蘗（酒炒）知母（酒炒）生地（酒制）连（酒制）各一钱五分　汉防己（酒制）桔梗各五分　栀　猪苓（去皮）麦冬（去心）各二钱　大黄（酒制）三钱

【用法】作二服煎。

【主治】痈疽。

08428 千金内托散（《回春》卷八）

【组成】黄芪（蜜炙）人参　当归（酒洗）各二钱　川芎　防风　桔梗　白芷　厚朴（姜汁炒）薄荷　甘草（生用）各一钱

【用法】上为细末。每服二钱，黄酒调下；不饮酒，木香汤调下亦可；或都作一剂，用酒煎尤佳。

【功用】活血匀气，调胃补虚，祛风邪，辟秽气。

【主治】痈疽疮疖，未成者速败，已成者速溃。

【加减】痈疽肿痛，倍白芷；不肿痛，倍官桂；不进饮食，加砂仁、香附；痛甚，加乳香、没药；水不干，加知母、贝母；疮不穿，加皂角刺；咳，加半夏、陈皮、杏仁，生姜五片；大便闭，加大黄、枳壳；小便涩，加麦门冬、车前子、木通、灯草。

【备考】加减法中有"不肿痛倍官桂"，但方中无官桂，疑脱。

08429 千金内托散（《活幼心法》卷三）

【组成】人参一钱　当归身　蜜炙黄芪各一钱五分　酒炒白芍　大川芎各六分　官桂炙甘草　山楂肉各五分　广木香　防风　白芷　厚朴各三分

【用法】加生姜一片，龙眼肉三枚同煎，入好酒和服。或用人乳和药服，于灌脓有利。

【主治】痘色淡白，疮不尖圆，根无红晕，气虚而血缩不成脓者灰陷白陷。

【宜忌】脾胃弱，大便滑泄者，人乳性凉忌用。

08430 千金内托散（《医林绳墨大全》卷九）

【组成】当归　芍药　白芷　川芎　羌活　桔梗　川山甲（焙）皂角刺（烧存性）各一钱　连翘一钱二分　人参　官桂各七分　黄连　甘草各五分

【用法】水煎，食远服。

【主治】肿毒。

08431 千金内托散（《医部全录》卷一七一）

【组成】人参　当归身　香白芷　厚朴　防风　黄芪　川芎　生甘草　官桂　黄芩　白术

【用法】水煎服。

【主治】腋疽。

08432 千金内托散（《金鉴》卷五十六）

【组成】人参　黄芪（制）甘草（炙）官桂　当归　白芍药（炒）川芎　白芷　南山楂　厚朴（姜炒）木香　防风

【用法】引加生姜，水煎服。

【主治】痘疹见点，无热，虚而兼寒。

08433 千金内托散（《杂病源流犀烛》卷二十六）

【组成】金银花　人参　黄芪　当归　赤芍　川芎　花粉　白芷　桂皮　桔梗　防风　甘草各一钱

【用法】水煎，入酒半盏服，日三帖。服后疮口有黑血出，或遍身汗出。

【主治】肩臑肘臂腕手疽。

08434 千金内托散（《喉科紫珍集》卷上）

【组成】党参　银花各一钱五分　甘草五分　当归　连翘（去心）赤芍　花粉　蒌仁　桔梗　白术各一钱　陈皮　防风　川芎　青皮　厚朴　荆芥各七分　黄芪一钱五分

【用法】加灯心二十寸，水二钟，煎七分，徐徐咽下。

【主治】乳蛾，喉痈，舌痈。

08435 千金内托散（《外科集腋》卷五）

【组成】人参　官桂　甘草　川芎　白芷　芍药各一钱　木香　没药　乳香各五钱　连翘　防风　厚朴各一钱半　当归八分

【用法】加生姜五片，水煎，临服和酒一杯。

【主治】一切肿毒。

08436 千金内托散（《外科证治全书》卷五）

【组成】人参 黄耆（生） 防风 厚朴 当归 官白芷 川芎 桔梗 白芍 甘草（一方有金银花）

【用法】酒、水各半煎服。阴疽酌用。

【主治】痈毒内虚，毒不起化，或腐溃不能收敛，及恶寒发热。

08437 千金内托散（《喉科枕秘》）

【组成】玄参 人参 桔梗 青皮 陈皮 连翘 甘草 川芎 当归 赤芍 蒌仁 花粉 银花 川朴 防风

【用法】加灯心，水煎，食后服。

【主治】牙疔。牙根末痛连腮腭，破则流血，发热恶寒，头痛身强者。

08438 千金内托散（《医学集成》卷三）

【组成】黄耆（盐炒） 人参 当归 川芎 炒芍 白芷 防风 银花 厚朴 瓜蒌 官桂 桔梗 甘草节 甜酒

【主治】疮证愈后复起。

【加减】痛甚，倍归、芍，加乳香、没药。

08439 千金内补散（《证治要诀类方》卷三引《瑞竹堂方》）

【组成】人参 黄耆 川芎 当归 白芷 桔梗 官桂 甘草

【用法】加生姜，水煎服。

【主治】嗽血。

08440 千金内消散（《古今医鉴》卷十五）

【异名】加减真人活命饮（《寿世保元》卷九）。

【组成】大黄三钱 赤芍药 白芷 木鳖子（去壳） 乳香 没药 皂角刺 白僵蚕 瓜蒌仁 天花粉各一钱 归尾（酒洗）一钱半 穿山甲三大片（蛤粉炒黄色，杵碎） 金银花三钱 甘草五分

【用法】上锉一剂。水、酒煎，空心服。

【主治】肠痈，便毒。

08441 千金化气汤（《回春》卷三）

【组成】青皮 陈皮 枳壳（去瓤） 香附 白豆蔻 砂仁各一两 木香五钱 丁香三钱 半夏（姜制） 草果 干姜各七钱 槟榔一两半 川芎 白芷 三棱（醋炒） 莪术 玄胡索各一两 厚朴（姜汁炒） 大腹皮 白芍各一两 小茴香五钱 甘草三钱

【用法】上锉一剂。加生姜三片，水煎，半空心服。

【主治】男子腹中气块疼痛。

08442 千金化毒丸（《疡科选粹》卷二）

【组成】白矾（明亮者佳）

【用法】上药生为末，薄糊为丸。每服三钱，以葱汤送下。连进二服，其功最大。

【主治】痈疽因服食金石所致。

08443 千金化铁丸（《寿世保元》卷三）

【组成】当归（酒炒）一两半 白芍（酒炒）一两半 川芎七钱 怀生地（酒洗）一两半 白术（去芦，炒）一两半 白茯苓（去皮）一两 陈皮（去白）一两 青皮七钱半 半夏（姜汁炒）一两 枳实（麸炒）七钱五分 木香（炒）七钱五分 香附（炒）一两 槟榔五钱 莱菔子（炒）五钱 三棱（炒）五钱 红花五钱 干漆（炒令烟尽）五钱 桃仁（去皮尖）五钱 莪术（醋炒）一两五钱 硇砂（为末，瓷器内煨过）五钱 琥珀五钱

【用法】上为细末，醋打面糊为丸，如梧桐子大。每服三钱，白汤送下，早、晚各进一服。

【主治】积聚。腹中有块，坚硬如石，有时作痛，肚腹膨闷，经水不调，或前或后，或多或少，或闭而不通，白带频下，夜间发热，脉急数。

08444 千金化积散（《医学探骊集》卷六）

【组成】木香三钱 延胡索三钱 蜈蚣三条 旱三七一钱 炙山甲一钱 干漆二钱 芥穗炭三钱 全蝎五个 麝香一分

【用法】上为极细末，入瓶盛之。每早、晚各服半酒杯，米泔水调服。七八岁者服二剂，五六岁者服一剂半，三四岁者服一剂，其痞可以全消。周岁上下者，不易服药，将原方研粗末，入砂锅内，先用一只鸡血阴干，铺在锅底，将药入内，再用火消一两、川白蜡一两，撒在药面上，用一黑碗醋洗，扣在药上，上用黄泥封好，下用麻秸火，微微炼之，俟药烟将尽，将碗起下，取下碗上之烟脂，入瓶内备用。每服一大耳勺，用水调服。亦可用乳汁调服，其痞可以尽消。

【主治】小儿痞疾，或久泻不愈，或饮食减少，正气日亏，四体羸瘦，肚大青筋，胁下结有病块，有生在胁下腹内者，有生在胁下肌肉中者。

08445 千金化痰丸（《回春》卷二）

【组成】胆星四两 半夏（姜矾同煮半日）四两 陈皮（去白）二两 白茯苓（去皮）二两 枳实（去瓤，麸炒）一两 海石（火煅）一两 天花粉二两 片芩（酒炒）二两 黄柏（酒炒）一两 知母（酒炒）一两 当归（酒洗）一两 天麻（火煅）二两 防风（去芦）二两 白附子（煨）二两 白术（米泔浸，炒）二两 大黄（酒拌蒸九次）五两 甘草（生）三钱

【用法】上为细末，神曲二两打糊为丸，如梧桐子大。每服六七十丸，茶送下。

【功用】健理脾胃，清火化痰，顽痰能软，结痰能开，疏风养血，清上焦之火，除胸膈之痰，清头目，止眩晕。

【主治】痰饮。

【加减】气虚，加人参八钱。

08446 千金升麻散（《诚书》卷六）

【组成】升麻 射干 姜各三钱 橘皮一钱（有方加大黄）

【用法】水煎服。

【主治】热毒喉痛、咽塞。

08447 千金乌龙膏（《疮疡经验全书》卷四）

【组成】多年陈小粉半斤（炒黑） 白芷（不见火） 肉桂（不见火） 五倍子（炒） 干姜（炒） 桔梗 龟版（煅） 白芍药 白蔹 威灵仙 苍术（炒） 乌药（不见火）各一两 飞盐 蛤粉各五钱 白及六两

【用法】上为细末，姜汁、葱汁、暗醋、蜜少许，火上熬热调匀，搽四向，空中出毒，干再润余汁，以助药力。

【主治】一切下部湿毒，附骨，腿痛，筋络无名异症。

08448 千金失笑散（《朱氏集验方》卷十）

【组成】当归尾 没药各等分

【用法】每用一大钱，炒。用红花酒，面北呷之。

【主治】室女经脉不通。

08449 千金地黄丸（《本事》卷四）

【组成】川黄连（去须）四两（粗末） 生地黄半斤（研，

取汁,连滓)

【用法】上药拌匀,晒干,为细末,炼蜜为丸,如梧桐子大。每服三十丸,食后麦门冬汤送下。

【主治】心热。

08450 千金托里散（《儒门事亲》卷十五）

【组成】连翘一两二钱 黄耆一两半 厚朴二两 川芎一两 防风一两 桔梗一两 白芷一两 芍药一两 官桂一两 木香三钱 乳香三钱半 当归半两 没药三钱 甘草一两 人参半两

【用法】上为细末。每服三钱,用酒一碗,盛煎三沸,和滓温服。膏子贴之。

【主治】发背疔疮。

08451 千金托里散（《普济方》卷二九〇）

【组成】蛇床子(炒) 牡蛎(煅) 甘草(节,生用) 大黄各二两

【用法】上咬咀。每服五钱,水一盏,酒半盏,隔宿煎,露一宿,次早五更服。

【主治】便毒,恶疮。

【加减】如大便实,加大黄后另入下药。

08452 千金托里散（《张氏医通》卷十六）

【组成】保元汤加川芎 当归 肉桂 白芷 防风 桔梗 白芍 天冬 连翘 忍冬 生姜

【主治】气血虚寒,溃疡不收。

08453 千金托里散（《疡科遗编》卷上）

【组成】人参 厚朴 白芷 川芎各一钱 生黄耆二钱 防风一钱半 肉桂四分 桔梗五分 当归身二钱 甘草五分

【用法】水煎服。

【主治】脐腹胸胁痈疽,平塌漫肿,不红不热,皮色不泽者。

08454 千金竹茹汤（《女科指掌》卷五）

【组成】竹茹 麦冬 小麦 甘草 干葛 大枣

【用法】水煎服。

【主治】产后烦渴。

08455 千金导气汤（《回春》卷三）

【组成】丁香 木香 砂仁 白豆蔻 香附 乌药 枳实(焙) 当归 川芎 白芷 白芍 白术(去芦) 青皮(去瓤) 陈皮 桔梗 肉桂 厚朴(姜炒) 干姜(炒) 三棱(醋炒) 莪术(醋炒) 角茴 小茴 牛膝(去芦) 红花 杜仲(姜炒) 干漆(醋炒净烟) 乳香 没药 甘草

【用法】上锉。半水半酒,加生姜、葱煎,热服。

【主治】妇人满腹气块,游走不定,漉漉有声,攻作疼痛,久年不愈者。

【加减】饱闷不食,加山楂、神曲、麦芽;有热,加柴胡、黄芩。

08456 千金进食丸（《鸡峰》卷十二）

【组成】神曲 大麦蘖各二十两 乌梅 干姜各四两

【用法】上为细末,水煮面糊为丸,如梧桐子大。每服二十丸,食前温米饮送下。加至四五十丸。

【功用】美饮食,保养中焦,充肥肌肉。

【主治】脾胃不和,水谷迟消,中寒气弱,心腹胀满,痰唾呕逆,口苦无味,嗜卧少力,面黄肌瘦,胸膈痞闷,滑肠下

利,病后气虚,连年累月,饮食不能增进。

08457 千金苇茎汤

《金匮》卷上(附方)。为《外台》卷十引《古今录验》“苇茎汤”之异名。见该条。

08458 千金豕膏丸（方出《外台》卷十三引姚氏方,名见《金匮翼》卷七）

【组成】烧发灰 杏仁(熬令紫色)各等分

【用法】上药捣如脂,以猪膏和为丸,如梧桐子大。每服三丸,酒送下,一日三次。

【主治】尸疰。

08459 千金吹喉散（《慈航集》卷下）

【组成】白僵蚕三钱(去头足,烘) 人中黄三钱 犀牛黄三分 硼砂二钱 青黛二钱(水飞) 人中白三钱(煅透) 冰片六分 儿茶三钱

【用法】上药各为细末,预为合就,瓷瓶收好,以备急用。吹之。

【主治】烂喉。

08460 千金补肾丸（方出《千金》卷六,名见《寿世保元》卷六）

【组成】山茱萸 干姜 巴戟天 芍药 泽泻 桂心 菟丝子 黄耆 干地黄 远志 蛇床子 石斛 当归 细辛 苁蓉 牡丹 人参 甘草 附子各二两 菖蒲一两 羊肾二枚 防风一两半 茯苓三两

【用法】上为末,炼蜜为丸,如梧桐子大。食后服十五丸,一日三次。加至三四十丸。

【功用】补肾。

【主治】肾虚劳聋、气聋、风聋、虚聋、毒聋、久聋、耳鸣。

08461 千金补肾丸（《饲鹤亭集方》）

【组成】党参膏八两 熟地 山药 杜仲 当归各三两 茯苓 黄肉 枸杞子 菟丝子 淡苁蓉各四两

【用法】上为末,将党参膏炼为丸。每服三钱,空心淡盐汤送下;温酒亦可。

【主治】精气不足,肾水亏乏,肝火上乘,耳聋鸣响。

08462 千金补脬饮

《会约》卷十五。为《校注妇人良方》卷二十三“补脬饮”之异名。见该条。

08463 千金坠降丹（《集成良方三百种》）

【组成】水银五钱 铅二钱半(用水银化) 皂矾一两 消一两三钱五分 青盐五钱 硼砂一钱半 白砒一钱半 雄黄一钱半

【用法】上为末,降打三炷香,糯米糊为条。量毒大小,旁刺一孔,捏出恶血,用米粒许入孔内,以膏盖之,四口开视,毒气尽出。

【功用】消肿止疼,拔毒提脓,生肌长肉。

【主治】痈疽疔毒溃后,脚气溃烂,阴湿诸疮。

08464 千金抱龙丸（《墨宝斋集验方》）

【异名】十全抱龙丸（《医学启蒙》卷三）。

【组成】天竺黄(真者)五钱 蜡琥珀七钱 胆南星一两(姜汁炒) 枳壳一两(麸炒) 白茯神一两 生甘草一两 干山药(炒)二两 辰砂一两 白硼砂一两 明雄黄三钱 麝香五分(水调入药) 沉香五钱

【用法】上为末,蒸饼和炼蜜为丸,如芡实大,金箔为衣,阴干,略照过,小瓷罐贮,黄蜡封口,久留不泄气。每服

一丸,薄荷汤化下;若遇惊风,姜汤送下。

【主治】老幼一切惊风痰证。

08465 千金固肾丸(《会约》卷十三)

【组成】熟地八两 枣皮四两 茯苓三两 志肉二两 龙骨(煅)二两 巴戟三两(去心) 苁蓉三两(酒浸) 莲蕊二两 牡蛎(煅)三两 胡桃三两 韭子(微炒)一两半 石莲子一两半 菟丝子五两 肉桂二两 补骨脂(酒炒)三两 杜仲(盐炒)三两

【用法】上为末,用山药(研末)六两,开水泡糊为丸。每服五六钱,加至七八钱,空心淡盐汤送下。

【主治】心肾不交,梦遗精滑。

08466 千金肥儿丸(《医便》卷四)

【组成】白术半斤 真茅山苍术半斤 陈皮一斤(不去白) 甘草一斤(炙,为末用,留一半为衣) 厚朴一斤(用干姜半斤,水拌令润透,同炒干,去姜不用) 癞蛤蟆十只(蒸熟,焙干为末) 禹余粮(煅)一斤(如无,以蛇含石代) 川黄连一斤(用苦参四两,好烧酒一斤,二味拌合一时,焙干去参) 神曲一斤(炒) 牡蛎(煅七次,童便淬七次,净)一斤 青蒿一斤(童便制为末) 山楂(去核)一斤 鳖甲(醋炙)一斤 胡黄连半斤 芦荟四两 夜明砂(淘净)四两 使君子(去壳,净肉)四两 鹤虱不拘多少

【用法】上药各制净为末;外用小红枣五斤(去皮核),黄耆三斤,当归一斤,熬膏,入面一斤,打和作糊为丸,如绿豆大;以前甘草末半斤播丸,小茴香末各四两为衣。每服:八岁以下五七丸;九岁以上七十丸,食前清米汤送下。

【功用】调脾胃,养血气,消积杀虫,散疳热。

【主治】小儿疳证,肚大筋青,潮热咳嗽,胸前骨露。

08467 千金肥儿饼(《寿世保元》卷八)

【组成】莲子 茯苓 芡实 干山药 扁豆 薏苡仁各四两 神曲 麦芽 山楂 甘草 人参 使君子各二两 白糯米二升

【用法】上为末,布裹甑内蒸,白糖二斤半,调和印成饼。每日二三饼,诸病即安宁。

【主治】小儿伤食。呕吐泄泻,痰嗽吭喘,热积,面黄肌瘦削,腹胀肚青筋,致成疳积慢惊。

08468 千金备急丹

《准绳·女科》卷五。为《博济》卷四"备急丹"之异名。见该条。

08469 千金定吼丸(《寿世保元》卷三)

【组成】南星 半夏各四两(用生姜、牙皂各三两,浸星、半一宿,切片,再加白矾二两入汤内,同星、半煮至汤干,去姜、皂不用,用南星、半夏) 锦纹大黄(酒拌,九蒸九晒)一两 白附子 贝母(杵碎) 枳实(麸炒) 黄连(姜炒) 连翘(去心) 天麻 僵蚕(炒) 瓜蒌各一两 桔梗一两 沉香五钱 青礞石(用消煅如金色者)五钱 黄芩(酒炒)一两

【用法】上为细末,竹沥、姜汁和为丸,如弹子大。每服一丸,临卧口含化下;或丸如黍米大,姜汤送下亦可。

【主治】素患哮吼之疾,发则喘急,痰嗽上壅,不时举发。

【宜忌】慎劳役,戒厚味,节欲。

08470 千金定喘汤

《寿世保元》卷三。为《摄生众妙方》卷六"定喘汤"之

异名。见该条。

08471 千金枯痔散(《外科十三方考》)

【组成】红砒一两 白矾三两

【用法】先将砒末置于锅底,铺如饼大,以矾末盖之,火煅干,取出,再以猛火煅红,冷后研细,加入辰砂一钱,乳香一钱,没药一钱,共研匀,备用。用时口津(口津不合卫生,可改用水调)调涂痔上,以纸封之,日上二次,共五日止药;十日脱核,以生肌散敷之。周围好肉,于涂药前以护痔散护之。如用于瘘管,可将此散用面糊做成条药,阴干,插入管内,管即自脱。

【主治】痔瘘。

08472 千金枳壳汤(《普济方》卷三九七)

【组成】枳壳(煨,去瓤) 甘草 黄连(去须) 木贼 当归 阿胶 槐花 荆介穗 山栀仁(烧存性) 大黄各半分

【用法】上为末,白盐梅、好茶、炼蜜为丸。食前服。

【主治】血痢。

08473 千金封脐膏(《寿世保元》卷四)

【组成】天门冬 生地黄 熟地黄 木鳖子 大附子 蛇床子 麦门冬 紫梢花 杏仁 远志 牛膝 肉苁蓉 官桂 肉豆蔻 菟丝子 虎骨 鹿茸各二钱

【用法】上为末,入油一斤四两,文武火熬黑色,去滓,澄清,入黄丹半斤,水飞过松香四两熬,用槐柳条搅,滴水不散为度。再下硫黄、雄黄、朱砂、赤石脂、龙骨各三钱,为末入内。除此不用见火,将药微冷定,再下腽肭脐一副、阿芙蓉、蟾酥各三钱,麝香一钱,不见火,阳起石、沉木香各三钱,俱不见火。上为细末,入内,待药冷,下黄蜡六钱,贮瓷器盛之,封口,放水中,浸三日,去火毒,取出摊缎子上,或红绢上亦可。贴之六十日,方无力,再换。

【功用】存精固漏,活血通脉,壮阳助气,返老还童。

【主治】男子下元虚冷,小肠疝气,痃疾,单腹胀满,并一切腰腿骨节疼痛,半身不遂。妇人子宫久冷,赤白带下,久不坐胎。

08474 千金封脐膏(《北京市中药成方选集》)

【组成】锁阳一两 川花椒一两 川附子一两 吴茱萸一两 韭菜子一两 紫梢花一两 白芷一两 生地一两 当归一两 熟地一两 天冬一两 麦冬一两 鹿茸(去毛)一两 杜仲一两五钱 海蛆五钱

【用法】上药酌予碎断,用香油一百二十八两炸枯,去滓过滤,炼至滴水成珠,入黄丹四十八两成膏,取出浸入水中,去火毒后加热溶化。每料兑入肉桂三钱,肉果五钱,没药三钱,乳香三钱,每丁香二钱五分,牡蛎(煅)一两,麝香一钱五分,沉香二钱五分,上药搅匀摊贴,每张油重:大者七钱,小者三钱五分,用红布光。微火烤化,贴脐下。

【功用】补肾散寒止痛。

【主治】诸虚不足,阳萎腰痛,遗精盗汗,虚寒腹痛。

08475 千金指迷丸

《医学入门》卷七。为《百一》卷五引《全生指迷方》"治痰茯苓丸"之异名。见该条。

08476 千金贴痞膏(《寿世保元》卷三引薛兵巡方)

【组成】黄丹十两(水飞七次,炒紫色) 阿魏三钱 乳香三钱 没药五钱 两头尖五钱 当归三钱 白芷五

钱 川山甲十片 木鳖子十个 麝香一钱

【用法】上为细末，用香油二斤，槐、桃、柳、桑、榆各二尺四寸，巴豆一百二十个，去油壳，蓖麻子一百二十个，去壳。先将铁锅盛油，炭火煎滚，入巴豆、蓖麻在内，熬焦，捞去滓，次下前药，用桃、柳等条，不住手搅匀，然后下丹，滴水成珠为度，瓷器收贮。

【主治】积聚。

08477 千金种子丹（《扶寿精方》）

【组成】沙苑蒺藜四两（净末如蚕种，同州者佳，再以重罗罗，二两极细末，二两粗末，用水一大碗，熬膏伺候） 莲须（极细末）四两（金色者固精，红色者败精） 山茱萸（极细末三两，须得一斤，用鲜红有肉者佳，去核取肉，为细末） 覆盆子（南者佳，去核取极细末）二两 鸡头实五百个（去壳，如大小不等，取极细末四两） 龙骨五钱（五色者佳，火煅。煅法：以小砂锅，将龙骨入锅内，以火连砂锅煅红，去火毒方用）

【用法】上用伏蜜一斤炼，以纸粘去浮沫数次，无沫，滴水中成珠者伺候，只用四两；将前六味，重罗过，先以蒺藜膏和作一块，再入炼蜜四两，入石臼内捣千余下方可，丸如黄豆样大。每服三十丸，空心盐汤送下。

【功用】延年益寿。

【主治】虚损梦遗，白浊。

【宜忌】忌欲事二十日。

08478 千金保孕丸

《医统》卷八十五。为《济生》卷七"杜仲丸"之异名，见该条。

08479 千金保孕丸

《仙拈集》卷三。为《寿世保元》卷七"千金保孕丹"之异名。见该条。

08480 千金保孕丹（《寿世保元》卷七）

【异名】千金保孕丸（《仙拈集》卷三）。

【组成】当归（酒洗）一两 熟地黄（酒蒸）一两 人参一两半 白术（去芦，炒）四两 条芩一两 陈皮一两 香附子（童便浸）一两 续断（酒浸）一两半 杜仲（盐，酒炒）一两半

【用法】上为细末，糯米饭为丸，如梧桐子大。每服七十丸，白汤送下。

【主治】妇人常惯小产，久而不育者。

【宜忌】过七个月，不必服。

08481 千金保孕方（《妇科玉尺》卷二）

【组成】糯米一升（煮粥） 杜仲八两（捣去丝，拌粥晒干，再拌再晒，粥完为度，炒，研） 川断六两

【用法】将山药四两，打糊为丸。空心米汤送下。

【功用】固胎。

【主治】胎动不安。

08482 千金保孕汤（《赤水玄珠》卷二十一）

【组成】人参 黄耆 白术 川归 甘草 黄芩 杜仲 桑寄生 川续断 白芍药 砂仁

【用法】加糯米五十粒，水煎，食远服。

【主治】妇人妊娠，气血不足，每至三、四月而堕。

【加减】若气痞闷不舒，加厚朴、苏梗；若腹疼，加熟艾叶、香附；见血下，加升麻、地榆、椿根白皮、阿胶。

08483 千金保生丸（《普济方》卷三三六引《孟诜方》）

【组成】防风 石膏（煅） 糯米 川椒（去目，炒出汗） 北黄芩 秦艽（去土） 厚朴（去皮） 贝母 北细辛 石斛（酒浸，蒸三次） 大豆黄卷（净，如无，以小黑豆代）各二两 白姜（炮）一两 火麻仁（炒，去壳）一两 甘草（炙）一两 熟地黄（洗，酒蒸三次，焙） 当归各二两 没药（真者）一两半

【用法】上为末，炼蜜为丸，如弹子大。每服空心用北枣四枚煎汤嚼下，一日二次。

【主治】妇人无子。

【宜忌】不可用酒下，恐发泄了真气，不能护血。

08484 千金保命丹（《医方大成》卷一引徐同知方）

【组成】朱砂一两 真珠三钱 南星一两 麻黄（去根节） 白附子（炮） 雄黄 龙脑各半两 琥珀三钱 僵蚕（炒） 犀角 门冬子（去心） 枳壳 地骨皮 神曲 茯神 远志（去心） 人参 柴胡各一两 金箔一百片 牛黄三钱 天麻半两 胆矾五钱 脑子（少许） 麝香（少许） 牙消四钱 毫车 天竺黄 防风 甘草 桔梗 白术 升麻各一两 蝉蜕半两 黄芩二两 荆芥二两

【用法】上为细末，炼蜜为丸，如弹子大。每服一丸，薄荷汤化下，不拘时候。或更加大川乌（炮，去皮脐）、半夏（生姜汁浸）、白芷、川芎各一两，猪牙皂角一两，上和前药作末为丸。

【主治】诸风瘫痪不能语言，心忪健忘，恍惚去来，头目晕眩，胸中烦郁，痰涎壅塞，抑气攻心，精神昏愦；心气不足，神志不定，惊恐怕怖，悲忧惨戚，虚烦少睡，喜怒无时，或发狂癫，神情昏乱；及小儿惊痫惊风，抽搐不定。及大人暗风，并羊癫、猪癫发叫如雷。

【宜忌】忌猪、羊、虾、核桃动风引痰之物及诸生血。

08485 千金保胎丸（《回春》卷六）

【异名】保胎丸（《仙拈集》卷三）

【组成】当归（酒洗）二两 川芎一两 熟地（姜汁炒）四两 阿胶（蛤粉炒）二两 艾叶（醋制）一两 砂仁（炒）五钱 条芩（炒）二两 益母草二两 杜仲（去根皮，姜汁酒炒）四两 白术（土炒）四两 陈皮一两 续断（酒洗）一两 香附米二两（醋、酒、盐水、童便各浸二日，炒）

【用法】上为细末。煮枣肉为丸，如梧桐子大。每服一百丸，空心米汤送下。

【主治】女人受胎，气血不足，中冲脉有伤，经二月而胎堕者。

【宜忌】节饮食，绝欲，戒怒。

08486 千金保胎膏（《北京市中药成方选集》）

【组成】当归十两 白芍五两 生地八两 甘草三两 续断六两 黄耆五两 白术（炒）六两 苁蓉（炙）五两 木香一两 黄芩十两 益母草十两

【用法】上药酌予切碎，每锅用料子四十八两，香油二百四十两入锅内，煎熬至枯黑，用铁纱罗过滤去滓，再熬炼至滴水成珠。兑入章丹一百两，取出放入冷水中，出火毒后，加热溶化，再兑龙骨面三两，搅匀摊贴，每张油重五钱，布光。贴脐上。

【功用】补气补血，保育胎元。

【主治】妇人气虚血亏，胎元不固，屡经小产。

08487 千金保童丸（《古今医鉴》卷十三）

【组成】人参五钱　白术五钱　茯苓（去皮）三钱半　芦荟一钱　胡黄连二钱　黄连（炒）三钱半　芜荑仁三钱　使君子（去壳）三钱半　夜明砂（炒）三钱半　蚵皮二个（炒）　龙胆草（去芦）三钱半　柴胡三钱　苍术（米泔水浸，炒）三钱半　青皮（炒）三钱半　陈皮三钱半　砂仁二钱半　木香三钱半　槟榔三钱半　三棱（煨）三钱半　莪术（煨）三钱半　香附（炒）三钱半　枳实（麸炒）三钱　神曲（炒）五钱　山楂（去核）三钱半　麦芽（炒）五钱　莱菔子（炒）五钱　水红花子（炒）五钱　阿魏二钱

【用法】上为细末，猪胆汁为丸，如绿豆大。每服三五十丸，食前米饮送下。

【功用】消癖化积，清火退热，杀虫消疳，开隔除胀，养胃和脾进食。

【主治】癖积。

【宜忌】忌猪肉，宜食鸽子、虾蟆。

08488 千金活命丹（《胎产秘书》卷下）

【组成】生耆四钱　人参一钱　制附子二钱　鳖虫　胡麻各四钱　归身三钱　白术二钱　肉桂一钱　白蒺藜二钱（炒）　茯苓二钱　制首乌四钱　白芷（角刺代亦可）一钱　荆芥一钱五分　炙甘草二钱　毛慈菇二钱　文蛤一个　乳香（去油）二钱　没药（去油）二钱

【用法】水煎服。

【主治】产后痈疽，并内外肠痈。

08489 千金神曲丸（《直指》卷二十）

【组成】磁石（煅红，如法醋淬，研细无声）二两　朱砂一两（细研）　神曲（炒）二两　沉香半两

【用法】上为细末，别用生神曲，水调浓煮糊为丸，如梧桐子大。每服三十丸，空心盐汤送下。

【功用】升降水火，明目，益心智。

【主治】肝肾虚，目黑暗。

【方论选录】磁石法水入肾，朱砂法火入心，济以沉香，是则升降水火。

【备考】本方方名，《东医宝鉴·外形篇》引作"加味磁朱丸"。

08490 千金神曲丸

《三因》卷十六。为《千金》卷六"神曲丸"之异名。见该条。

08491 千金神造汤

《本草纲目》卷四十五。为方出《千金》卷二，名见《圣济总录》卷一五九"蟹爪饮"之异名。见该条。

08492 千金射干汤（《婴童百问》卷六）

【组成】射干半两　麻黄半两　紫菀半两　甘草半两　生姜半两　细辛半两　阿胶半两　半夏五个　桂心五寸　大枣二十个

【用法】上㕮咀。水七升，煎取一升五合，去滓，入蜜五合，煎一沸，分温服二合，一日三次。

【主治】小儿咳嗽，喘息如水鸡声。

08493 千金消石丸

《准绳·类方》卷二。为《千金》卷十一"消石大丸"之异名。见该条。

08494 千金消毒散（《回春》卷八）

【组成】连翘　黄连　赤芍各一钱　金银花　归尾各

一两　皂角刺　牡蛎　天花粉　大黄　芒消各三钱

【用法】上锉。酒、水各半煎服。

【主治】一切恶疮，无名肿毒，发背疔疮，便毒初发，脉洪数弦实，肿甚欲作脓者。

08495 千金消毒散（《寿世保元》卷九）

【组成】连翘二钱　黄芩一钱　当归尾一钱　金银花一钱五分　皂角刺一钱　赤芍一钱　天花粉一钱　牡蛎一钱　防风一钱　大黄一钱　芒消一钱　麻黄一钱

【用法】上锉一剂。酒、水各半煎服。

【主治】初起一切恶疮毒肿疼痛，丹瘤瘰疬，疔肿鱼口，五发痈疽，初觉一二日，便如伤寒，疼痛，烦渴拘急，恶寒，四肢沉重，恍惚闷乱，坐卧不安，皮肤壮热，大便闭结，小便赤涩。

【宜忌】妊娠勿服。

08496 千金消盐散（《喉科心法》卷下）

【组成】千金不换丹一两　西瓜蜓蛐消五钱　炒上白食盐二钱

【用法】上为细末，用瓷瓶收贮，勿使受潮，受潮则化水也。须时时敷之。

【主治】重舌、木舌、重腭、牙龈暴肿，咽喉暴肿。

【宜忌】如已溃烂，勿用，恐大痛也。

08497 千金消暑丸（《卫生鸿宝》卷一）

【组成】半夏（醋炙）四两　茯苓　甘草各二两

【用法】上为末，生姜自然汁糊为丸，如绿豆大。每服五六十丸，开水送下。昏愦者，碾碎灌之。

【主治】中暑昏闷不醒，并伏暑停食，呕吐泻利。

08498 千金消癖丸（《回春》卷七）

【组成】芦荟　阿魏（另为糊）　青黛　木香　厚朴（姜炒）　槟榔　陈皮（去白瓤）各一钱　麦芽（炒）四钱　使君子（去壳）　胡黄连　山楂肉　香附（水浸）　三棱（醋炒）　莪术（煨，醋炒）各二钱　水红花子（微炒）　神曲（炒）各四钱　人参（去芦）　茯苓（去皮）　白术（去芦）各三钱　甘草（炙）一钱

【用法】上为末，将阿魏一钱，白水和面打糊为丸，如绿豆大。每服四五十丸，米饮、白汤送下。

【主治】小儿癖疾、积块。

08499 千金流水汤

《准绳·伤寒》卷三。为《千金》卷十二"千里流水汤"之异名。见该条。

08500 千金润下丸（《会约》卷八）

【组成】大麻仁（微炒）一两　郁李仁（泡，去皮）　菟丝子（酒蒸）　枳壳（麸炒）　牛膝（酒浸）　车前子　山药各七钱　肉苁蓉（酒洗）一两半　威参（蜜蒸）二两　大黄（酒蒸）二两　陈皮（去白）五钱　桃仁（去皮）五钱

【用法】先将大黄、威参杵成膏，后加药末，炼蜜为丸。每服四十丸，白汤送下，早、晚各一次。若肠润而肛门紧，用猪胆汁，少加皂角末，和以导之。便下宜止，即服滋阴养胃之剂，以扶其本。

【主治】大便燥结，胀闷之甚，而脉未至大虚者。

08501 千金调经散（《回春》卷六）

【组成】当归　白芍（酒炒）　川芎各二钱　人参　阿胶（炒）　牡丹皮　吴茱萸（炒）　肉桂各一钱　甘草五

分　半夏（姜制）　麦门冬（去心）各一钱五分

【用法】上锉一剂。加生姜，水煎服。

【主治】妇人经水不调，或曾经小产，或带下三十六病，腹痛口干，或发热，小腹急痛，手足烦热，六腑不调，时时泄血，经水不调，久不怀孕。

08502　千金衍化丸《玉案》卷三）

【组成】玄明粉　石膏（煅红，黄连煎汁淬，如此九次）　玄参各二两　白硼砂　薄荷叶　黄柏各四钱　冰片五分

【用法】上为末，生蜜为丸，如龙眼大。每服一丸，含化。外用珍宝散掺上即愈。

【主治】上焦实热，口内溃烂，饮食难进。

08503　千金稀痘丹《救产全书》）

【组成】珍珠一分　甘草二分　黑豆　绿豆　小黑豆各二十八粒　灯心二尺八寸　细茶一钱　鲜羊屎（收干者）一粒

【用法】水一钟，煎五分，每月初一、十五日清心服。

【主治】痘稀不出。

08504　千金犀角散

《张氏医通》卷十四。为《千金》卷八"犀角汤"之异名。见该条。

08505　千金腹痛方《医略六书》卷三十）

【组成】熟地五两　黄耆三两（酒炒）　白术两半（制）　当归三两　白芍一两半（酒炒）　川芎一两　炙草五钱　桂心一两半　大枣八枚　炮姜八钱

【用法】上为散，酒煎五钱，去滓温服。

【主治】产后腹中绞痛，脉软紧细者。

【方论选录】产后血气两虚，寒邪内伏，故腹中绞痛，时发寒热焉。熟地补血以滋血室，黄耆补气以实卫阳，白术健脾生血，当归血荣经，白芍敛阴和血脉，炙草益胃缓中气，川芎入血海以行血中之气，桂心入营血以御经之寒，炮姜温中逐冷，大枣缓中益脾也。为散醇酒煎服，务使血气内充，则寒邪自解，而经脉融和，血气完复，安有腹中疼痛时发寒热之患乎？

08506　千金解毒丸

《霉疮证治秘鉴》卷下。为《丹溪心法附余》卷二十四"太乙神丹"之异名。见该条。

08507　千金磁朱丸

《原机启微》卷下。为《千金》卷六"神曲丸"之异名。见该条。

08508　千金漏芦汤

《卫生总微》卷二十。为《千金》卷五"漏芦汤"之异名。见该条。

08509　千金漏芦汤

《局方》卷八（宝庆新增方）。为《千金》卷二十二"漏芦汤"之异名。见该条。

08510　千金漏芦汤《普济方》卷二八七）

【组成】生大黄　白蔹　甘草　赤芍药　黄芩　白及　升麻　麻黄　枳壳　山栀子　当归须各等分

【用法】上咬咀。水一盏半，煎七分，去滓空心服。

【主治】痈、疖、无名肿毒。

【备考】本方名千金漏芦汤，但方中无漏芦，疑脱。

08511　千金漏芦汤《回春》卷八）

【组成】漏芦　白蔹　黄芩　麻黄　枳实（麸炒）　升麻　芍药　甘草（炙）　大黄　芒消　连翘

【用法】上锉作剂。水煎服。

【主治】一切恶疮肿毒，丹瘤瘰疬，疔肿鱼睛，五发痈疽，初觉一二日，便如伤寒，头痛烦渴，拘急恶寒，肢体疼痛，四肢沉重，恍惚闷乱，坐卧不宁，皮肤壮热，大便闭结，小便赤黄。

【宜忌】妊妇勿用。

08512　千金鲤鱼汤

《校注妇人良方》卷十五。为《千金》卷二"鲤鱼汤"之异名。见该条。

08513　千金藿香汤《幼科释谜》卷六）

【组成】藿香一两　生姜三两　青竹茹　炙草各半两

【用法】每服五六钱，水煎服。

【主治】毒气吐下腹胀，逆害乳哺。

【加减】热，加升麻五钱。

08514　千柏鼻炎片《成方制剂》5册）

【组成】白芷　川芎　卷柏　决明子　麻黄　千里光　羌活

【用法】上制成片剂。口服，一次3～4片，一日3次。

【功用】消热解毒，活血祛风，宣肺通窍。

【主治】风热犯肺，内郁化火，凝滞气血所致的伤风鼻塞，时轻时重，鼻气灼热，流涕黄稠，或鼻塞无歇，嗅觉迟钝；急、慢性鼻炎，鼻窦炎见上述证候者。

【备考】本方改为胶囊剂，名"千柏鼻炎胶囊"（见《成方制剂》）。《中国药典》2010版组成有用量，分别是：千里光2424克、卷柏404克、羌活16克、决明子242克、麻黄81克、川芎8克、白芷8克。

08515　千捶红玉膏《疡科心得集·家用膏丹丸散方》）

【组成】蓖麻子（去壳）　松香（葱头汁煮）四两　南星（研）五钱　半夏（研）五钱　乳香（去油）五钱　没药（去油）五钱　银朱七八钱

【用法】捣成膏，看老嫩，以蓖麻肉增减。用布摊贴。

【主治】湿毒流注，无名肿毒，未经穿溃者。

08516　千捶绿云膏《寿世保元》卷九）

【组成】松香半斤（溶七次，滤去滓）　乳香一钱半　没药二钱半　血竭一钱　铜绿二钱半　杏仁（去皮）二钱　孩儿茶三分　蓖麻子（去壳）二两　麻油二两　乳汁二盏

【用法】上为细末，合作一处，同乳汁、油搅匀，捶捣千下成膏。用绢上药，贴患处。

【主治】远年鼠瘘疮。

08517　千捶绿云膏《疡科心得集·家用膏丹丸散方》）

【组成】蓖麻子（去壳）　松香（葱头汁煮）四两　海藻（炙，研）五钱　昆布（炙，研）五钱　南星（研）五钱　半夏（研）五钱　杏仁五钱　糠青（研）一两　（一方有乳香、没药各五钱）

【用法】捣成膏。

【主治】痰核。

08518　千紫红颗粒《成方制剂》11册）

【组成】大红袍　杨梅根　千里光　紫地榆　钻地风

【用法】上制成颗粒剂。开水冲服，一次10克，一日3

次；小儿酌减。

【功用】消热凉血，收敛止泻。

【主治】赤白痢疾，暑湿伤及胃肠而发生的泄泻以及小儿脾弱肝旺之消化不良性腹泻。

08519 千缗导痰汤（《古今医鉴》卷四）

【组成】天南星（制）一钱 半夏七个（火炮破皮，每一个切作四片） 陈皮一钱 枳壳（去瓤）一钱 赤茯苓一钱 皂荚一寸（炙，去皮弦） 甘草（炙）一钱

【用法】上锉一剂。加生姜三片，水煎服。

【主治】痰喘不能卧。

08520 千里水葫芦丸（《北京市中药成方选集》）

【组成】党参（去芦）十两 麦冬十两 甘草十两 葛根十两 乌梅肉十两 诃子肉十两 百药煎六十两

【用法】上为细末，过罗，炼蜜为丸，重四分。每服二丸，口中噙化；或温开水送下。

【功用】生津止渴，祛暑解热。

【主治】夏令暑热，胸中烦闷，口渴咽干。

08521 千里光白及膏（《中医皮肤病学简编》）

【组成】50% 千里光溶液 500 毫升 白及粉 200 克

【用法】麻油调匀。外搽创面。

【主治】烫火伤。

【备考】千里光溶液制法：鲜千里光全草 100 千克（干 25 千克），加水至覆盖药面，反复用大火煎煮三次，每次煎一小时，过滤。然后将三次药液混合，浓缩成膏，约 3.8 公斤，为贮备用，可适当加苯甲酸防腐，并高压消毒。

08522 千金大思食丸

《普济方》卷二十三。为《百一》卷二引张承祖方"大思食丸"之异名。见该条。

08523 千金大养脾丸（《局方》卷三《新添诸局经验秘方》）

【组成】枳壳 神曲 陈皮（去白） 麦蘖（炒） 茴香 白姜（炮） 缩砂（去皮） 肉豆蔻 三棱（炮） 茯苓（去皮） 良姜 薏苡仁 益智（去壳） 胡椒 木香 白扁豆（炒） 丁香 白术 红豆 藿香（去梗） 山药 苦梗（炒） 人参 甘草（炙） 蓬莪术（炮）

【用法】上为末，炼蜜为丸，如弹子大。每服一丸，空心、食前细嚼，白汤送下；温酒亦得。

【主治】脾胃虚弱，停寒痰饮，膈气噎塞，反胃吐食，心胸痞满，胁肋虚胀，胸腹冲痛，牵引背脊，食少多伤，言微气短，口苦舌涩，恶心呕哕，喜唾咽酸，久病泄泻，肠胃虚滑，或大病气不复常，饮食无味，形容憔悴，酒后多痰。

08524 千金不易膏药（《奇方类编》卷下）

【组成】鲫鱼一个（重一斤，即二个无妨）

【用法】每斤用香油一斤，煎鱼，已枯，捞去鱼，入黄丹六两，熬成膏。摊纸上，贴之。

【主治】一切肿毒瘰疬。

08525 千金麦门冬汤

《玉机微义》卷十。为《圣济总录》卷二十四"麦门冬汤"之异名。见该条。

08526 千金牡丹皮散（《医学心悟》卷四）

【组成】牡丹皮三钱 苡仁五钱 桃仁十粒 瓜蒌仁（去壳，去油，净）二钱

【用法】水煎服。

【主治】腹内痈。

【备考】《千金》治肠痈用薏苡仁、牡丹皮、桃仁、瓜瓣仁。《医学心悟》此方，即以上方中之瓜瓣仁改为瓜蒌仁。

08527 千金保胎孕丸（《胎产护生篇》）

【组成】川续断四两 杜仲四两（盐水炒） 白术二两（土炒） 黄芩三两（酒炒） 当归三两（酒炒）

【用法】山药糊为丸。每服三钱，空心用砂仁一二分点汤下。

【主治】怀胎妇人，素患腰疼，元气不足，犹恐胎堕者。

08528 千柏鼻炎胶囊

《成方制剂》14 册。即原书 5 册"千柏鼻炎片"改为胶囊剂。见该条。

08529 千金不易万明膏（《回春》卷五）

【组成】黄连 当归 夜明砂 天麻 防风 赤石脂 青葙子 赤芍药 楮实子 荆芥 龙胆草 白蒺藜 大黄 蝉蜕 甘菊花 枸杞子 草决明 白芍药 密蒙花 知母 苦葶苈 防己 茯苓 麦门冬 桑白皮 牛蒡子 旋覆花 青盐 蕤仁 五味子 槐花 艾叶 连翘 贝母 白芷 石菖蒲 木贼 羌活 车前子上各一两 独活 川芎 栀子 生地黄 熟地黄 藁本 远志 细辛 柴胡 胡黄连 薄荷 白附子 桔梗 黄芩 石膏 杏仁 朴消 谷精草 玄参 百部 天门冬 大风子 苍术 枳壳 青藤 黄耆 黄柏各五钱（净） 槟榔 蔓荆子 石决明 苦参各七钱 木通六钱 甘草一两

【用法】上药俱切为细片，用童便一桶将水澄，盛瓷盆中；入炉甘石三斤，浸之一日夜，澄清再浸，澄出；将炉甘石入混元球内煅红，入药水浸。如此十数次，冷定，取出炉甘石，入阳城罐内封固打火，每罐打三炷香升盏。轻清者，合后药可治瞎目；坠底者，可治火眼。诸药加减于后。如不入罐打火，将甘石研细，用水飞过，分清浊两用亦可。如制甘石十两，加琥珀五钱，珍珠八钱，俱各用混元球煅过，为极细，冰片三钱，官硼三两，铜器上飞过，海螵蛸六钱（生用），胆矾二两（用铜瓦片煅过），白翠二两（煅红入童便内，不拘遍数，以成腻粉为止），鹰粪三钱（用竹叶上焙过，研细），熊胆三钱（用缸瓦上煅过存性，为末），真正者人退一两（洗净，炒黄色存性，为细末），木贼一两（焙过，为细末），枯矾五钱，轻粉三钱，辰砂三钱，皮消三钱。此乃全料分两，亦当随其目疾而治之，无不取效矣。

【主治】眼生翳膜，血灌瞳神，迎风流泪，拳毛倒睫，赤烂风弦。

【加减】眼害日久，有宿沙翳者，加螵蛸、珊瑚、曾青、珍珠，各研极细加入；病疮抱住黑睛者，加飞过灵砂少许，与白丁香研一处，用乌鸦翎搅匀；血灌瞳神，加官硼、曾青（即胆矾是也）、琥珀、朴消少许，研细入；束睛云翳者，加白翠、螵蛸、珊瑚、珍珠；有青红筋者，加轻粉、枯矾；内障气，加曾青、熊胆、珊瑚、琥珀、珍珠、辰砂少许；胬肉攀睛者，加硇砂少许、鹰粪、人退；多年老眼云翳遮睛至厚者，全料点之；迎风冷泪、眼昏花者，用主方治之自愈，不必加别药，惟少加冰片；拳毛倒睫，加珍珠、冰片、琥珀；赤烂风弦者，加硼砂、珍珠，再用铜绿一两，用天茄汁，和艾熏透洗之妙，外用点药。

08530 千金不换刀圭散（《鲁府禁方》卷一）

【组成】川乌 草乌（并用火炮，去皮尖） 苍术（米泔浸）各二两 人参 白茯苓（去皮）各一钱半 两头尖一钱 甘草（炙）一两半 僵蚕（隔纸炒）三钱半 白花蛇（酒浸三日，弃酒，火炙，去皮骨） 石斛（酒洗）各五钱 川芎 白芷 细辛 当归（酒洗） 防风（去芦） 麻黄 荆介 全蝎（瓦上焙干） 何首乌（米泔浸，忌铁器） 天麻 藁本各二钱半

【用法】上为细末。每服二分或五分，渐加至六七分，临卧酒调下；不饮酒者，茶亦可。

【主治】男妇小儿，诸般风症，左瘫右痪，半身不遂，口眼歪斜，腰腿疼痛，手足顽麻，言语謇涩，行步艰难，遍身疮癣，上攻头目，耳内蝉鸣，痰涎不利，皮肤瘙痒，偏正头风，无问新旧；及破伤风，角弓反张，蛇犬咬伤，金刃所伤，出血不止；痔漏脓血，疼痛难禁。

【宜忌】忌多饮酒并一切热物饮食，一时恐动药力。

08531 千金不换内消丸（《济阳纲目》卷四十一）

【组成】苍术半斤（米浸，去皮） 枳壳一两半（温水浸，麸炒） 青皮（水浸，去瓤） 三棱（醋煮，去毛） 蓬莪（醋煮） 香附（炒，去毛） 大茴香（炒） 干漆（醋炒烟尽） 藿香（洗去土） 陈皮各一两 厚朴（姜制） 砂仁（炒，去皮） 破故纸各一两二钱 猪牙皂角（去皮弦） 黑牵牛各二两 草果一两（去皮） 百草霜一两

【用法】上为细末，面糊为丸，如梧桐子大。每服七十丸，量人禀气，饮食厚薄加减，临卧好酒、或茶清、或盐汤、白汤任下；或不拘时候，照依前丸数汤引服之。暂得一二时间，便食饭饮酒，自觉肚腹内宽快，不分多寡服。小儿用十数丸以上增添，咬碎，用茶清、米汤送下。

【功用】健体扶阳。

【主治】积聚，气蛊，胸膈膨胀，肚腹饱满，心肋紧束。小儿饮食停滞饱满。

【宜忌】孕妇不可服。

08532 千金不换挞痞膏（《鲁府禁方》卷三）

【组成】血竭一钱半 乳香（另研） 没药各二钱（另研） 阿魏二钱 大黄 雄黄 米壳 巴豆（去油） 人言各三钱 川山甲三斤（炙） 芥子五钱（另研） 鸽粪（醋烹） 皮消 野葡萄（根皮，炒干） 凤仙草 蓖麻子各五钱（炒黄）

【用法】上为末，用小黄米做成粉子，炒糊四两研细，用陈醋和成膏。贴患处，每贴加麝香五分，独蒜一头（捣十下），红绢一方，将药摊上，如干用醋润之，三炷香尽去药，三日一次。

【主治】小儿癖疾，并男妇一切积块。

08533 千金夺命鳖牙膏（《鸡峰》卷二十二）

【组成】香白芷 红皮 白术 青皮 细辛 红芍药 白附子 败龟 通草 虎骨 骨碎补 苍术 海蛤 当归 密陀僧 干姜各三分 鳖牙 没药各一钱半 桂二钱 木鳖子五个 腽肭枝（腽肭枝也） 补腽肭（根也）各二钱 黑附子二个 血竭一钱半

【用法】上为细末，每料使药末半两，先用清油三两，桃子内煮沸，入黄丹一两，不住以柳枝搅，候黑色，取离火。

【主治】远年恶疮，疳疮，漏疮，无名恶毒疮。

08534 千金神草熏药方（《疡医大全》卷八引袁圣伯方）

【组成】千金草一握。

【用法】捣烂，入小口砂锅内熬滚，将病人仰卧于有洞板门上，毒露洞中，以砂锅对洞熏之，少倾疮口毒水如涎流出，病人快意为度。即将搽敷患处缚住，次日另熬，又熏，三次毒水流尽自愈。

【主治】发背、对口已成，肿痛势甚，或已溃未溃。

08535 千金秘授保睛丸（《遵生八笺》卷十八）

【组成】羚羊角 天竺黄 天门冬（去心） 柴胡 细辛 蕤蒿子 远志（去心） 黄耆 木通（炒） 知母 款冬花（炒） 侧柏叶（焙） 夏枯草（炒） 甘草（炒） 百部（去蒂，炒） 木香各二两五钱 乌犀 白珠 海蛤（煅） 鹿茸（酒浸，焙） 人参 琥珀 石膏 秦皮 地肤子 井泉石 车前子 龙胆草 草决明 防风 泽泻 玄参 牛蒡子 白蒺藜（去刺，炒） 砂仁 旋覆花 威灵仙 蔓荆子 枳实 木贼（酒浸，炒） 秦艽 诃子 葶苈子 蕤仁（去油） 牛膝（酒浸） 山冬青各二两 陈皮 菖蒲 当归 苍术（酒浸，麸炒） 菟丝子 菊花 川芎 石斛 巴戟（去心，炒） 肉苁蓉（酒浸，洗） 五味子 黄连 苍耳子 香附子 连翘 谷精草 桔梗 黄芩（酒炒） 牡荆各三两 茯苓（去筋） 芍药（酒浸一宿） 扁豆 细茶 石决明（煅）各四两 云母石一两六钱 沉香一两 生地 熟地黄柏（盐汤炒） 山药各八两 薏苡仁 酸枣仁各五钱 仙灵脾 麻黄 蒲黄 青葙子 豆蔻各一两五钱 山茱萸 枸杞（酒焙） 密蒙花各六两 麦门冬五两（去心）

【用法】上为末，炼蜜为丸，每丸一钱五分，外用辰砂为衣。去障翳，米泔水温服；睛暗青盲，当归汤送下；气障赤肿，木香汤送下；血虚昏暗以下七十二症，俱薄荷汤送下；小儿痘子入眼，谷精草汤送下。

【功用】补肾治肝，去风散血，顺气除昏，升降水火，祛内外障。

【主治】远年近日，风眼羞明，白底生翳疼痛，黑花蟹睛珠破，胬肉攀睛赤肿，倒睫拳毛，眵烂痒涩，打伤；小儿痘疹入眼，迎风冷热泪下。

08536 千捶万应化痞膏（《方症会要》卷二）

【组成】乳香 硇砂 天竺黄 轻粉 没药 儿茶 阿魏 芦荟 土木鳖各五钱 蓖麻仁三两 蜈蚣七条（焙干） 川山甲一两（土炒） 百草霜一两五钱

【用法】上为末，松香一斤，水煮过，布滤淬，埋土内七日，共和捶万余下，锤头常用香油涂上，捶成膏，极匀，如系入罐中，蜡封。大人每用三钱，小儿减半，蒸化用绢摊开，看块之大小用之。如贴起泡，暂去二三日再贴。久用痞化成脓血随入大便。

【主治】痞块。

08537 千金不易比天助阳补精膏（《摄生众妙方》卷二）

【组成】真香油一斤四两 甘草二两 远志（去心） 牛膝（去苗） 虎胫骨（炙） 川续断（去苗） 熟地黄（焙干） 肉苁蓉（去鳞芦甲） 鹿茸（炙） 蛇床子（拣净） 天门冬（去心） 生地黄 菟丝子（拣净，捣烂） 肉豆蔻（面煨） 川楝子（去核） 紫梢花（去草） 木鳖子（去壳） 杏仁（去皮尖） 官桂（去皮） 大附子（去皮脐） 谷精草

【用法】上㕮咀，入香油内煎至黑色去滓，方下飞过黄

丹八两，黄香四两(透明)，柳条不住手搅，不散为度。再下硫黄、雄黄、龙骨、赤石脂各二钱，火再熬沸，又下沉香、蝉酥、木香、乳香、没药、母丁香、阳起石(煅)、阿芙蓉(为末)，再熬沸，滤，为末，将铜茶匙挑药，滴水不散为度。又下黄蜡五钱，将膏子收贮瓷罐盛之，封口严密，入水。浸五日，去火毒，然后红绢摊，每一个重七钱。贴脐上或两腰肾上，每一个贴六十日方换。

【功用】添精补髓，善助元阳，滋润皮肤，壮筋骨，理腰疼，通血脉，壮身体，返老还童。

【主治】下元虚损，五劳七伤，半身不遂；或下部虚冷，膀胱病症，脚腿酸麻，阳事不举，赤白带下，沙淋血崩，不孕。

【备考】方中远志以下诸药用量原缺。

08538 千金苇茎汤加滑石杏仁汤(《温病条辨》卷一)

【组成】苇茎五钱　薏苡仁五钱　桃仁二钱　冬瓜仁二钱　滑石三钱　杏仁三钱

【用法】水八杯，煮取三杯，分三次服。

【主治】太阴湿温喘促者。

乞

08539 乞马粥(《饮膳正要》卷一)

【组成】羊肉一脚子(卸成事件，熬成汤，滤净)　粱米二升(淘洗净)

【用法】用精肉切碎乞马。先将米下汤内，次下乞马、米、葱、盐，熬成粥。或下圆米、或折米、或渴米皆可。

【功用】补脾胃，益气力。

08540 乞力伽丸

《普济方》卷二三七。为《外台》卷十三引《广济方》"吃力伽丸"之异名。见该条。

08541 乞力伽散(《妇人良方》卷五)

【组成】白术　白茯苓　白芍药各一两　甘草半两

【用法】上为细末。每用二钱，加生姜、大枣，水煎服。

【主治】血虚肌热，小儿脾虚蒸热，羸瘦，不能饮食。

川

08542 川乌丸(方出《圣惠》卷十九，名见《普济方》卷一八五)

【组成】川乌头二两(去皮，切碎，以大豆同炒，候豆出汗即住)　干蝎半两(微炒)

【用法】上为细末，以酽醋一中盏，煎熬成膏，可丸即丸，如绿豆大。每服七丸，以温酒送下，不拘时候。

【主治】风痹，荣卫不行，四肢疼痛。

08543 川乌丸(《普济方》卷一一六引《卫生家宝》)

【组成】没药半两(为细末)　川乌四两(去皮尖，切作片子，分两处，将一处用韭汁于砂石器内煮腐，取腐和后药，不用汁。如无川乌，草乌头亦得)　麝香一钱(别研)

【用法】上为末，杵烂川乌为丸，如鸡头子大，以朱砂为衣。每服一丸至二丸。如风疾，食后茶、酒任下；脚气，木瓜煎酒下；腰痛，核桃酒送下；头风，嚼生葱茶送下；妇人赤白带下，艾醋汤送下；软风，金银花煎酒送下；早晚进二服。

【主治】一切风疾，并脚气，腰痛，妇人赤白带下。

08544 川乌丸(《外科精要》卷下)

【组成】大川乌(去皮尖)　木鳖子(去壳)　当归　赤芍药　苏木　独活　羌活各一两　没药(另研)　五灵脂(去沙，微炒)　穿山甲(蛤粉炒)各一两

【用法】上药各为末，酒糊为丸，如梧桐子大。每服三十丸，温酒送下。

【功用】活经络。

【主治】发背。

08545 川乌丸(《朱氏集验方》卷三)

【组成】川乌　当归　杜仲　骨碎补　五灵脂各等分

【用法】酒糊为丸。空心酒送下。

【主治】男女腰脚滞重。

08546 川乌丸(《普济方》卷四十六引《鲍氏肘后方》)

【组成】川乌头四两(清白者，去皮脐，研为细末)　韭菜(洗过，风干，取自然汁)

【用法】搅和为丸，如绿豆大。每服四丸，渐加至七八丸，临睡用冷茶清送下。

【主治】一切头风。

【宜忌】忌鱼腥。

08547 川乌丸(《普济方》卷二四三)

【组成】川乌(略炮)　草乌(略炒)　五灵脂(去石)　土茴香各一两(略炒)　黑豆四两(炒，焙干；以上同为末，分二处)　赤土(细研，矾朱是也)　百草霜

【用法】上将前五味药末一半，以赤土细末三分之一，同和令匀，以米醋糊为丸，如梧桐子大；又将药末一半，以百草霜末三分之一，同和令匀，亦以米醋糊为丸，如梧桐子大。如脚气，以红丸者十五粒，黑丸者五粒，并作一服，食前用松节、木瓜、赤芍药煎汤送下；入少甘草同煎尤佳。如风气，以黑丸十五粒，红丸者五粒，同一服，食前茶清送下。

【主治】脚气疼，不能行步。

08548 川乌酒(《普济方》卷三五〇)

【组成】川乌五两(锉)　黑豆半升(同炒半黑)　酒三升

【用法】上药泻于铛内急搅，以绢滤取汁，酒微温，服一小盏。若口不开者，拗开口灌之。未效，加乌粪一合(炒)，纳酒中服之，以愈为度。

【主治】产后中风，身如角弓反张，口噤不语。

08549 川乌散(《直指》卷二十二)

【组成】川乌　螻蛄窠土各等分

【用法】上为细末，醋调服。未结则散，已结则溃。

【主治】痈肿初发。

08550 川乌散(《直指小儿》卷二)

【组成】真川乌(生)一分　全蝎　木香各半分

【用法】上为末。每服三字，加生姜四片，煎取其半，旋滴入口中。

【功用】驱风回阳。

【主治】慢脾风。

【加减】呕吐者，加丁香。

08551 川乌散(《朱氏集验方》卷二)

【组成】大川乌　草果子　干姜　良姜各等分

【用法】上锉，加大枣七个，生姜七片，水煎服。

【主治】虚疟。

08552 川乌散(《得效》卷十)

【组成】防风　白附子　北细辛　白茯苓　川乌　菖蒲　干姜　香白芷　川芎　甘草节各等分

【用法】上为末。每服三钱,嚼生葱,食后白汤调下。

【主治】脑泻。

08553 川乌散

《普济方》卷二九九引《仁存方》。为《医方类聚》卷七十七引《澹寮》"二圣散"之异名。见该条。

08554 川乌散(《普济方》卷四十五)

【组成】川乌 草乌头 藿香叶 川芎 甘草 白芷 川蝎各半两 雄黄六分

【用法】上为细末。每服一钱,入好茶半钱,百沸汤点,趁热服之。如破伤风,每用大半钱,以葱白三寸,细嚼,滚热酒大半碗调服。甚者,如人行五里,再一服即愈。

【主治】偏正头痛,伤寒冷,打扑折碎破伤风,头面虚肿,呕逆恶心。

08555 川乌散

《普济方》卷三五一。为《妇人良方》卷二十二"川芎散"之异名。见该条。

08556 川乌散(《济阳纲目》卷八十五)

【组成】川乌 天麻 南星(姜汤泡) 半夏(姜汤泡)各等分

【用法】上为细末。每服一钱,黑豆淋酒调下,仍饮酒一二盏。

【主治】破伤风欲死者。

08557 川乌散(《异授眼科》)

【组成】川乌(煨) 细辛 川芎 防风 生地 当归 乌药 甘草 人参各等分

【用法】上为末。每服二钱,酒送下。

【主治】目有白星散乱,头昏眼花黑暗,属于气血衰者。

08558 川乌粥(《本事》卷三)

【异名】乌头粥(《普济方》卷一八五)。

【组成】川乌(生,去皮尖,为末)

【用法】上用香熟白米作粥半碗,药末四钱,同米用慢火熬熟,稀薄不要稠,下姜汁一茶匙,蜜三大匙,搅匀,空腹啜之,温为佳。

【主治】风寒湿痹,麻木不仁。手足四肢不遂,痛重不能举。

【加减】中湿,更入薏苡仁末二钱,增米作一中碗。

【方论选录】❶《本事》:. 此粥大治手足四肢不遂,痛重不能举者。有此证预防服之。左氏云:风淫末疾,谓四肢为四末也。脾主四肢,风邪客于肝,则淫脾,脾为肝克,故疾在四末。谷气能引风温之药径入脾经,故四肢得安,此汤剂极有力。予尝制此方,以授人服者良验。❷《本事方释义》:川乌气味苦辛大热,入足太阳、少阴,能行走经络。风寒湿三气之邪,流入经脉隧道,至气血壅滞,麻痹不仁,四肢不遂。夫邪客于肝,肝必侵犯脾土,故肝脾相犯之候,每多此症,非辛热善行走之药不能直入病所,独用一味者,欲其力量之大而专也。

08559 川乌煎(《普济方》卷一八五引《鸡峰》)

【组成】川乌不拘多少

【用法】上药磨汁煎服。一盏即安。

【主治】风痹,骨节疼痛。

08560 川归丸

《疡科选粹》卷五。为《直指》卷二十三"芎归丸"之异名。见该条。

08561 川归汤(《何氏济生论》卷七)

【组成】当归(酒炒) 川芎 熟地 白芍 延胡索 红花 香附 青皮 泽兰 丹皮 桃仁泥各等分

【用法】童便煎服。

【主治】瘀血心腹痛,发热恶寒。

08562 川归汤(《宁坤秘籍》卷上)

【组成】川芎二钱 当归一钱 益母草二钱

【用法】取汁,和老酒煎服。即下。

【主治】身弱血少,水干而胎衣不下。

08563 川朴散

《准绳·幼科》卷三。为《幼幼新书》卷五引张涣方"川消散"之异名。见该条。

08564 川芎丸(《局方》卷一)

【异名】大川芎丸(《法律》卷五)。

【组成】川芎 龙脑薄荷叶(焙干)各七十五两 细辛(洗)五两 防风(去苗)二十五两 桔梗一百两 甘草(爁)三十五两

【用法】上为细末,炼蜜为丸,每一两半,分作五十丸。每服一丸,食后、临卧细嚼,腊茶清送下。

【功用】消风壅,化痰涎,利咽膈,清头目。

【主治】头痛旋运,心忪烦热,颈项紧急,肩背拘倦,肢体烦疼,皮肤瘙痒,脑昏目疼,鼻塞声重,面上游风,状如虫行。

08565 川芎丸(《普济方》卷四十六引《本事》)

【组成】川芎 甘菊花 细辛 白术 白芷各一分

【用法】上为细末,蜡为丸,如黍米大。夜纳一丸,日中一丸,早一丸。

【主治】头风冷泪。

08566 川芎丸(方出《续本事》卷四,名见《普济方》卷七十二)

【组成】川芎 荆芥 天麻 川乌 乌药 羌活 黑牵牛(炒) 川当归 金钗石斛各等分

【用法】上为细末,炼蜜为丸,如豆大,朱砂为衣。每服一丸,薄荷茶嚼下。

【主治】肾经虚冷,眼目昏暗,或赤痛肿痒。

【备考】《普济方》有茯苓。

08567 川芎丸(《续本事》卷五)

【异名】小川芎丸(《法律》卷五)。

【组成】川芎二两(细锉,慢火熬熟) 川大黄二两(蒸令极熟)

【用法】上药焙干为末,用不蛀皂角五七挺,温水揉汁,绢滤去滓,瓦器中熬成膏,和前二味为丸,如绿豆大。每服十五丸,生姜汤送下。小儿三丸。

【主治】膈上有痰。

08568 川芎丸(《杨氏家藏方》卷十一)

【组成】石菖蒲半两 桔梗(去芦头) 荆芥穗 薄荷叶(去土) 川芎 牛蒡子(炒)各一两 甘草(炙)半两

【用法】上为细末,炼蜜为丸,每一两作十五丸。每服一丸,食后、临卧含化。

【主治】咽喉不利,音声不出,及风热上壅,面赤鼻塞,不闻香臭。

08569 川芎丸(《永乐大典》卷一一四一三引《大方》)

【组成】川芎 羌活 天麻 旋覆花 秦皮 南星 藁本各一两(末) 黑牵牛六两(取末二两,余者不用)

【用法】上为末，后入藁木、牵牛末和匀。生姜自然汁煮面糊为丸，如梧桐子大。每服三十丸，食后盐酒送下。

【主治】远年近日，风毒气眼，昏暗赤涩内生疮，翳膜遮障不明。久新偏正头疼，眼目束小，夹脑风下注，多见黑花。

08570 川芎丸（《普济方》卷五十七）

【组成】草乌（生用）半两（去皮尖） 苍术（生）一两 川芎（生用）二两

【用法】上为细末，面糊为丸，如梧桐子大。每服十丸，食后茶清送下。

【主治】脑泻臭秽。

【宜忌】服药后，忌一时久热食。

08571 川芎丸（《普济方》卷七十五）

【组成】川芎二两 防风 菊花 羌活 天麻 甘草各一两 荆芥穗四两

【用法】上为细末，炼蜜为丸，如弹子大。细嚼，茶清送下。

【主治】风毒上攻头目，两眼黑花，怕风多泪。

08572 川芎丸（《会约》卷八）

【组成】川芎 苏薄荷叶各三两半 防风一两二钱 细辛二钱半

【用法】炼蜜为丸，每丸五分重。临卧茶嚼服下。

【功用】清上利膈。

【主治】肝经风痰。

08573 川芎丸（《类证治裁》卷五）

【组成】川芎四两 天麻一两

【用法】炼蜜为丸，每两作十丸。每服一丸，细嚼，茶、酒任下。

【主治】首风，汗多恶风。

08574 川芎汤（《伤寒标本》卷下）

【组成】川芎 藁本 苍术各等分

【用法】上为末，汤调三钱服。须臾呕、汗便解。

【主治】伤寒。

08575 川芎汤（《保命集》卷中）

【组成】川芎 白术 羌活各等分

【用法】上㕮咀。每服五七钱至十余钱，或半两一两。水煎，稍热服。

【主治】❶《保命集》：四时伤寒外感，恶风寒，无汗者。❷《医学入门》：犯房室感寒，头痛，发热恶寒，无汗，脉浮紧。

【加减】恶寒甚，脉大浮者，加麻黄。

08576 川芎汤（《此事难知》）

【组成】川芎 羌活 （制）苍术各等分

【用法】上㕮咀，水煎五七钱饮。

【主治】伤寒无汗。

【加减】若汗少，恶寒甚者，加麻黄一二钱匕。

08577 川芎汤（《普济方》卷五十三）

【组成】川芎半两 蚯蚓半两（不出土）

【用法】上为末。每服二三钱，煎麦门冬汤临卧服。后埋低头伏睡，三夜三服，立效。

【主治】耳聋气闭。

08578 川芎汤

《普济方》卷三四八。为方出《千金》卷四，名见《局方》卷九"芎䕫汤"之异名。见该条。

08579 川芎汤（《普济方》卷三五〇）

【异名】川芎散（《准绳·女科》卷五）

【组成】川芎 羌活 羚羊角屑 酸枣仁 芍药各四两 桑白皮六分 防风

【用法】上㕮咀，水四升，煎取二升，分温三服。

【主治】产后中风，身背拘急如束，并渴。

【备考】方中防风用量原缺。

08580 川芎汤

《宋氏女科》。为《回春》卷六"芎归汤"之异名。见该条。

08581 川芎汤（《宋氏女科》）

【组成】川芎五钱 当归五钱 荆芥穗五钱（炒黑）

【用法】作一服，水煎，入酒、童便服之。

【主治】产后去血过多，血晕不省。

08582 川芎汤（《伤寒大白》卷一）

【组成】川芎 苍术 羌活 防风 荆芥 甘草

【主治】太阳经风湿头痛。

【加减】兼寒者，加细辛；阳明见证，加白芷；少阳见证，加柴胡；有火者，加黄芩，即合选奇汤。

08583 川芎汤（《伤科补要》卷四）

【组成】川芎 白芷 防风 当归 赤芍 生地 羌活 陈皮 黄荆子 花粉 茄皮

【用法】加生姜三片，水煎服。

【主治】头面伤。

08584 川芎饮（《证治汇补》卷一）

【组成】川芎 苏叶 枳壳 桔梗 陈皮 前胡 半夏 茯苓 木香

【主治】感冒风邪，胸满头疼，咳嗽吐痰，憎寒壮热，状似伤寒，脉浮而缓。

08585 川芎饮

《不知医必要》卷二。为《医统》卷六十二引《医林方》"川芎散"之异名。见该条。

08586 川芎茶（《万氏家抄方》卷一）

【组成】紫苏叶（锉碎） 生姜（锉丝） 鲜川芎梗叶（锉碎。如无，用干川芎亦可） 陈皮 鲜菖蒲（用根，锉丝）各等分

【用法】作一盒，细茶一盒，于五月五日午时洗干净手收药，与茶拌匀，用厚纸包封，勿令泄气，焙干，瓷瓶收贮。每服用时，加葱白，用滚汤泡一钟，热服之。汗出即愈。

【主治】感冒风寒，头痛鼻塞，身体拘急，畏风者。

08587 川芎散

《胎产救急方》引《养生方》（见《医方类聚》卷二二四）。即《简易方》引《养生方》（见《医方类聚》卷二二四）"二珍散"。见该条。

08588 川芎散（《鸡峰》卷十）

【组成】川芎一两 甘草一分

【用法】上为细末。每服半钱，水煎，乘热不拘时候服。

【主治】男子、妇人、小儿鼻血。

08589 川芎散（《鸡峰》卷十七）

【组成】川芎 羌活 防风 细辛 旋覆花 藁本 蔓荆子各五两 石膏 甘草各半两

【用法】上为粗末。每服二钱，水一盏，加生姜三片，同煎至六分，去滓，食后热服。

【主治】妇人头眩痛,久不愈。

08590 川芎散(《本事》卷二引庞先生方)

【组成】山茱萸一两　山药　甘菊花(去萼梗,不可误用野菊)　人参(去芦)　茯神(去木)　小川芎各半两

【用法】上为细末。每服二钱,温酒调下,不拘时候,一日三次。

【主治】风眩头晕。

【方论选录】《本事方释义》:川芎气味辛温,入肝胆;山茱萸气味酸甘平,微温,入肝;山药气味甘平,入脾;人参气味甘温,入脾胃;甘菊花气味辛凉,入肝胆;茯神气味甘平,入心;以酒送药,亦取其升也。风眩头晕,以辛温辛凉之药升散其风;以酸甘甘温之药调和中宫正气,则厥功奏捷矣。

08591 川芎散(《本事》卷四)

【异名】川芎甘菊散(《杏苑》卷五)。

【组成】川芎(洗)　柴胡(去苗,洗)各一两　半夏曲　甘草(炙)　甘菊　细辛(去叶)　人参(去芦)　前胡(去苗,洗)　防风(去叉股)各半两

【用法】上为粗末。每服四钱,水一盏,加生姜四片,薄荷五叶,同煎至七分,去滓温服。

【主治】风盛膈壅,鼻塞清涕,热气攻眼,下泪多眵,齿间紧急,作偏头疼。

【方论选录】《本事方释义》:川芎气味辛温,入肝胆;柴胡气味甘平,入足少阳;半夏曲气味辛温,入足阳明;甘草气味甘平,入足太阴;甘菊花气味辛凉,入肝胆;细辛气味辛温,入足少阴;人参气味甘温,入足阳明;前胡气味苦辛微寒,入手足太阴、阳明,其功长于下气;防风气味辛温,入足太阳,再佐以生姜之辛温散,薄荷之辛凉而散,使上壅者得以宣降,则所患之症得甘平甘温之品护中,而辛温辛凉之药又得施其技焉。

08592 川芎散(《普济方》卷四十六引《海上方》)

【组成】川芎三钱　白芷二钱　细辛半两(去叶)　荜茇一分　石膏(煅)　防风各一钱半

【用法】上为细末。白汤调服。

【主治】头风。

08593 川芎散(《普济方》卷六十五引《海上方》)

【组成】川芎　白芷　荆芥　羌活　消鼠粘子　升麻各等分

【用法】上同煎,温漱。

【主治】牙齿疼痛。

08594 川芎散(《普济方》卷八十六引《海上方》)

【组成】川芎　白芷　细辛　龙脑叶　猪牙皂角子各等分

【用法】上为细末。搐入鼻中。

【主治】一切眼疾。

08595 川芎散

《卫生家宝产科备要》卷六。为《医学纲目》卷三十五引《灵苑方》"验胎法"之异名。见该条。

08596 川芎散(《卫生家宝产科备要》卷六)

【组成】川芎(洗,锉)　桂心(不见火,锉)　木香(锉,怀干)　当归(去芦头须,洗,锉,焙)　桃仁(去皮尖并双仁,炒黄)各一两

【用法】上为细末。每服一钱,热酒调下;如不欲饮酒,即用水一盏,药末二钱,煎至七分,带热服,不拘时候。

【主治】产后心腹痛。

08597 川芎散(《保命集》卷下)

【组成】川芎　槐子各一两

【用法】上为细末。每服三钱。如胸中气滞不利,生姜汤调;目疾,茶调;风热上攻,咬咀一两,水煎,食后服。

【主治】风热上冲,头目眩热,肿及胸中不利。

08598 川芎散(《儒门事亲》卷十二)

【组成】川芎　荆芥　甘菊　薄荷　蝉壳　蔓荆子各二两　甘草一两(炙)

【用法】上为细末。每服三二钱,食后茶、酒任下。

【主治】诸风疾。

08599 川芎散(《妇人良方》卷二十二)

【异名】芎乌散(《医方类聚》卷八十一引《济生续方》)、川乌散(《普济方》卷三五一)。

【组成】真天台乌药皮　大川芎各等分

【用法】上为细末。每服三钱,秤锤淬酒调服。

【主治】❶《妇人良方》:产后头痛。❷《普济方》引鲍氏方:男子气厥头疼,妇人气盛头疼。

08600 川芎散(《兰室秘藏》卷中)

【组成】川芎三分　柴胡七分　羌活　防风　藁本　生甘草　升麻各一钱　熟甘草　酒生地黄各二钱　酒黄连(炒)　酒黄芩各四钱五分

【用法】上为细末。每服一钱,或二三钱,食后茶清调下。

【主治】❶《兰室秘藏》:头目不清利。❷《景岳全书》:风热头痛不清及目病。

【宜忌】忌酒、湿面。

08601 川芎散(《袖珍》卷四引《简易方》)

【组成】川芎

【用法】上为末。每服二钱,温酒调下。

【主治】妊妇从高坠下,胎气不和,转动不能,脐腹疼痛。

08602 川芎散(《施圆端效方》引延津王子安方见《医方类聚》卷二一〇)

【组成】川芎　当归　生地黄　伏龙肝　龙骨　芍药　蒲黄各一两　御米壳(去蒂,蜜浴,炒焦)四两

【用法】上为细末。每服二钱,食前用温酒或米饮调下。

【主治】妇人崩漏带下,诸方不效者。

08603 川芎散(《朱氏集验方》卷一)

【组成】川芎　人参　枳壳各一两　沉香　香附子各二钱　木香一两

【用法】上为细末。每服三钱,以沸汤入盐点灌之。

【主治】中风,中气。

08604 川芎散(《永类钤方》卷十一引《石人屏曾氏家藏》)

【组成】川芎　羌活　防风　菊花　荆芥穗　僵蚕(洗,炒)　抚芎　制苍术　白芷　石膏(煅)　细辛(净)　芎须(水洗)　香附(炒)各一两　川乌(炮)　淮乌(黑豆煮)各半两(去芦尖)

【用法】上为细末。每服一大钱,食后,茶汤清调下。头痛,葱白汤调下;常服,薄荷茶调下。

【主治】眼睛疼,头痛,沙涩流泪,眩烂风痒,障膜遮

睛，及积年头风。

　　【加减】羞明，加朴消。

08605　川芎散（《得效》卷三）

　　【组成】川芎一两　北细辛三分　白茯苓一两　白术一两　粉草半两　桂枝三分

　　【用法】上锉散。每服四钱，水一盏半，加生姜三片，煎，不拘时候服。有痰，兼服青州白丸子。

　　【主治】眩晕，恶风自汗，或身体不仁，气上冲胸，战摇如在舟船之上。

08606　川芎散（《得效》卷十三）

　　【组成】五加皮　海桐皮　川乌　牡丹皮　川芎　赤芍药各五钱　干姜　肉桂各一钱

　　【用法】上为末。每服三钱，水一盏，将古铜钱一个入清油内浸，每煎药入钱同煎，不拘时候服。

　　【主治】鸡爪风，手口摇动，不能举物。

08607　川芎散（《得效》卷十七）

　　【组成】川芎　白芷　细辛各等分

　　【用法】上为末，擦二三次，盐汤漱，立止。

　　【主治】面肿牙疼不可忍。

08608　川芎散（《卫生宝鉴》卷九）

　　【组成】川芎　细辛　羌活　槐花　石膏　香附子　甘草（炙）各半两　荆芥　薄荷　茵陈　防风（去叉）菊花各一两

　　【用法】上为末。每服二钱，食后茶清调下，一日三次。

　　【主治】头风，偏正头疼，昏眩。

　　【宜忌】忌动风物。

08609　川芎散（《卫生宝鉴》卷九）

　　【组成】白僵蚕六钱（生用）甘菊花　石膏　川芎各三钱

　　【用法】上为末。每服三钱，食后茶清调下。

　　【主治】偏头痛。

　　【宜忌】忌猪肉、荞麦面。

08610　川芎散（《普济方》卷八十五引《德生堂方》）

　　【组成】甘菊花　川芎　荆子各一两　薄荷二两

　　【用法】上为细末。每服二钱，加生葱三寸，熬黑豆水，入茶末少许，食后调服。

　　【主治】初患发眼风，头疼。

08611　川芎散（《普济方》卷四十五）

　　【组成】川芎七钱半　细辛　羌活　槐花　甘草　香附子　石膏各半两　荆芥穗　薄荷叶　菊花　山茵陈　藁本　白芷　钩藤　防风（去芦头）各一两（一方无藁本）

　　【用法】上为细末。每服一钱，食后茶调下，一日三次。

　　【主治】头风，偏正头疼。

　　【宜忌】忌发风物。

08612　川芎散

　　《普济方》卷四十七。即《兰室秘藏》卷中"碧云散"。见该条。

08613　川芎散

　　《普济方》卷一〇一。即《圣惠》卷二十"芎䓖散"。见该条。

08614　川芎散（《医学正传》卷七）

　　【组成】川芎一钱　人参　吴茱萸各五分　茯苓　桔梗各四分　当归一钱　制朴半钱　乌药七分半　枳壳　炙

甘草各三分

　　【用法】上细切，作一服。水一盏半，煎至一盏，稍热服。

　　【主治】妇人素有冷气冲心，如刀刺者。

08615　川芎散（《医统》卷六十二引《医林方》）

　　【异名】川芎饮（《不知医必要》卷二）。

　　【组成】川芎　藁本　细辛　白芷　羌活　炙甘草各一两　苍术（米泔浸）五两

　　【用法】上咀咀。每服三钱，水一盏，加生姜三片，葱白三寸煎服。

　　【主治】风寒鼻塞。

08616　川芎散（《银海精微》卷下）

　　【组成】石膏二两　川芎五钱　白附子一两　甘草　羌活　菊花　地骨皮各等分

　　【用法】水煎服。

　　【主治】目疾，早晨两眦疼痛者。

08617　川芎散（《银海精微》卷下）

　　【组成】川芎　菊花　细辛　鼠粘子　石膏　僵蚕　蒺藜各一两

　　【用法】上为末。每服二钱，米汤调下。

　　【主治】患眼疾不痒不赤而痛者。

08618　川芎散（《赤水玄珠》卷三）

　　【组成】甘菊　石膏　川芎各三钱

　　【用法】上为末。每服一钱，茶清调下。

　　【主治】偏头痛，头风。

08619　川芎散

　　《准绳·女科》卷五。为《普济方》卷三五〇"川芎汤"之异名。见该条。

08620　川芎散（《济阴纲目》卷十三）

　　【组成】川芎　生干地黄　白芍　枳壳各等分

　　【用法】上为末。每服方寸匕，酒调下，一日二次。

　　【主治】产后余血不尽，奔上冲心，烦闷腹痛。

08621　川芎散（《证治宝鉴》卷十一）

　　【组成】旋覆花　半夏　甘草　石膏　细辛　蔓荆子　藁本　羌活　荆芥　地黄　当归　川芎

　　【主治】眩运，肝家风热者；亦治头疼。

08622　川芎散（《医部全录》卷一八三）

　　【组成】川芎　当归　茯苓　厚朴各等分

　　【用法】水六升，煎二升，分二服。

　　【主治】妊娠卒心痛，气欲绝。

08623　川芎散（《医钞类编》卷十二）

　　【组成】川芎　当归　槟榔　肉桂　麻黄（去节）防己　木通　石菖蒲　细辛　白芷各一钱　木香　川椒　炙草各五分

　　【用法】每三钱，加苏叶、生姜，水煎服。

　　【主治】鼻痛。

08624　川芎散（《伤科方书》）

　　【组成】川芎　白芷　防风　赤芍　生地各一钱　当归一钱二分　羌活　花粉各一钱二分　陈皮　桔梗各一钱　黄荆子一钱二分

　　【用法】加生姜三片，水、酒煎服。

　　【主治】上部头伤痛。

08625 川芎煎（《十便良方》引《鸡峰》见《永乐大典》卷一三八七九）

【组成】老大芎不拘多少

【用法】上药磨汁煎服。一盏二盏即安。

【主治】风痹，骨节痛。

08626 川芎膏（《幼科类萃》卷二十六）

【组成】川芎 细辛 藁本 川白芷 甘草（炙）各三钱 杏仁（去皮尖）七个 龙脑半钱 麝香半钱

【用法】上为极细末，炼蜜为丸，如梧桐子大。用灯心煎汤，研化服。如体弱者，用新绵包一丸，塞鼻孔中，男左女右。

【主治】小儿鼻塞。

【备考】本方方名，据剂型当作"川芎丸"。

08627 川芎膏（《冯氏锦囊·杂证》卷三）

【组成】川芎 细辛 藁本 川白芷 麻黄 甘草 杏仁 龙脑 麝香（少许）羌活

【用法】上为末，炼蜜为丸，如梧桐子大。用新绵裹一丸，塞鼻孔中，男左女右。

【主治】婴孩鼻塞。

【备考】本方方名，据剂型当作"川芎丸"。

08628 川连饮（方出《疡医大全》卷十，名见《中国医学大辞典》）

【组成】川连 地骨皮 白矾各一钱 鲜槐条五段 铜青五分 川椒七粒

【用法】用水一大碗，煎滚取起，少冷又煎，如此三次，去滓入瓷罐收贮，埋土内七日，取出。用鸡翎扫眼角。

【主治】痘风眼。

【宜忌】忌风十四日。

08629 川连散（《普济方》卷三〇一）

【组成】宣连

【用法】上为细末，浆水调成饼，摊于碗面上，内用艾及川甲三片，烧烟覆碗，熏成黑色再取下，如是者五次，以黄连饼黑色为度，地上出烟毒，再研细。先用黄柏、藿香、茵陈煎汤温洗，湿，涂药散；干，清油调涂，一日三四次。

【主治】下部注疮。

08630 川附丸（《医学入门》卷七）

【组成】川乌 附子 官桂 川椒 菖蒲 甘草各一两 骨碎补 天麻 白术各五钱

【用法】上为末，炼蜜为丸，如梧桐子大。每服三十丸，食前温酒送下，一日三次。

【主治】气痹。

08631 川附散（《普济方》卷四十五）

【组成】川芎 白附子 牛蒡子 荆芥各等分

【用法】上为细末。每服二钱，腊茶调服。

【主治】偏正头痛。

08632 川草散（《活幼心书》卷下）

【组成】川芎 白芷 甘草（半生半炙）各七钱 赤芍药 当归（酒洗）净黄连各五钱

【用法】上锉，焙，为末。每服半钱至一钱；白痢，白姜汤调；赤痢，甘草汤调；赤白痢，温米清汤调；并空心服。

【主治】腹痛，下利赤白，不拘远近。

08633 川韭丸（《魏氏家藏方》卷八）

【组成】破故纸不拘多少（略以盐炒）

【用法】上为末，用猪腰子薄切片子，乳钵内研细，去

尽筋膜，和药同研得所为丸，如梧桐子大。每服五六十丸，食前、空心温酒送下。若难丸，以酒、面糊同丸。更加茴香与破故纸等分亦得。

【主治】气虚，腰腿痛，小便频数，不进饮食。

08634 川活散（《得效》卷九）

【组成】羌活 萝卜子（炒）各一两

【用法】上为末。用酒调下。

【主治】水气肿。

08635 川姜丸（《普济方》卷一五九引《经效济世方》）

【组成】川姜（炮）

【用法】上为细末，溶饧为丸，如弹子大。含化之。

【主治】寒嗽。

08636 川桔散（《疮疡经验全书》卷一）

【组成】川芎 防风 桔梗 鼠粘子 山栀仁 白芷 玄参 枳壳 黄芩 天花粉 乌药 甘草 陈皮

【用法】连须葱一根，灯心七寸，同煎至七分，食后服。

【主治】热毒在于心经，致患呛食喉风，咽喉燥而无痰。

08637 川消散（《圣惠》卷八十五）

【组成】川消半两

【用法】上为细散。每服半钱，以鸡子清调下。

【主治】小儿惊热。

08638 川消散（《幼幼新书》卷五引张涣方）

【异名】川朴散（《准绳·幼科》卷三）。

【组成】川朴消半两 紫雪一分 盐半分

【用法】上为细末。每服半钱，入竹沥三两，点白汤调涂舌上。咽津无妨。

【主治】初生木舌。

08639 川粉散（《外科大成》卷三）

【组成】川山甲（炒）铅粉（炒）轻粉（隔纸微炒）各等分

【用法】上为末。干掺或用麻油调敷。

【主治】耳镟及黄水等疮。

08640 川黄散（《幼幼新书》卷十八引张涣方）

【组成】川大黄（麸炒）川芎各一两 甘草 黄芩（微炒）枳壳（麸炒）各半两

【用法】上为末。每用一钱，水一盏，紫草少许，煎五分，温服。

【主治】麸疮、斑疮，大小便不通。

08641 川椒丸（《圣惠》卷二十八）

【组成】川椒一两（去目及闭口者，微炒去汗）白茯苓 柏子仁 芎䓖 人参（去芦头）桂心 黄耆 干姜（炮，锉，去皮脐）枸杞子 薯蓣各三分 枳实半两（麸炒微黄）牛膝（去苗）厚朴（去粗皮，涂生姜汁，炙令香熟）肉苁蓉（酒浸一宿，刮去皱皮，炙干）石斛（去根，锉）熟干地黄 菟丝子（酒浸三日，焙干，别捣为末）各一两

【用法】上为末，炼蜜为丸，如梧桐子大。每服三十丸，空腹以温酒送下，晚食前再服。

【功用】补益，强元气，令人肥健。

【主治】虚劳羸瘦，食饮无味，百节酸疼，神思昏沉，四肢无力。

08642 川椒丸（《圣惠》卷三十）

【组成】川椒一两（去目及闭口者，微炒去汗）菟丝子

二两(酒浸三日,晒干,别捣为末) 桂心三分 牛膝一两半(去苗) 续断一两 鹿茸二两(去毛,涂酥,炙微黄) 肉苁蓉一两(酒浸一宿,刮去皱皮,炙干) 附子一两(炮裂,去皮脐) 山茱萸一两 蛇床子一两 远志三分(去心) 防风三分(去芦头)

【用法】上为末,炼蜜为丸,如梧桐子大。每服三十丸,食前以温酒送下。

【主治】虚劳,膝冷阴痿,四肢羸弱。

08643 川椒丸(《圣惠》卷四十一)

【组成】川椒五两(去目及闭口者,微炒去汗) 莒蕂一升 瓦松半斤 茜根二斤(锉) 熟干地黄三升(斤) 覆盆子一斤 牛膝一斤(去苗) 菟丝子五两(酒浸三日,晒干,别捣为末)

【用法】上为末,炼蜜为丸,如梧桐子大。每服四十丸,食前以温酒送下。

【功用】补益,令发黑。

【主治】血脑虚,发早白。

08644 川椒丸(《圣惠》卷四十二)

【组成】川椒一两(去目及闭口者,微炒去汗) 人参一两(去芦头) 款冬花三分 赤茯苓一两 干姜半两(炮裂,锉) 桂心一两 紫菀三分(洗去苗土) 附子半两(炮裂,去皮脐) 五味子三分 白术半两 杏仁三分(汤浸,去皮尖双仁,麸炒微黄) 菖蒲三分 细辛三分

【用法】上为末,炼蜜为丸,如梧桐子大。每服三十丸,以温生姜汤送下,一日三四次。

【主治】上气咳逆,胸满多唾。

08645 川椒丸(《圣惠》卷四十三)

【组成】川椒一两(去目及闭口者,微炒去汗) 半夏一两(汤洗七遍去滑) 附子一两(炮裂,去皮脐)

【用法】上为末,炼蜜为丸,如梧桐子大。每服十丸,以醋汤送下,不拘时候。

【主治】胃中气满,引心背彻痛。

08646 川椒丸(《圣惠》卷四十六)

【组成】川椒一两(去目及闭口者,微炒去汗) 桑根白皮一两(锉) 芫花根皮一两(去土) 款冬花一两 紫菀一两(去苗土) 代赭一两(细研) 细辛一两 伏龙肝一两

【用法】上为末,同煮熟精羊肉研烂为丸,如梧桐子大。每服二十丸,食后以温粥饮送下。

【主治】积年咳嗽。

08647 川椒丸(《圣惠》卷四十八)

【组成】川椒一两(去目及闭口者,微炒去汗) 桔梗半两(去芦头) 细辛(半两) 厚朴一两(去粗皮,涂生姜汁,炙令香熟) 赤芍药半两 干姜半两(炮裂,锉) 附子半两(炮裂,去皮脐) 川乌头半两(炮裂,去皮脐) 槟榔一两

【用法】上为末,炼蜜为丸,如梧桐子大。每服二十丸,食前以生姜、橘皮汤送下。

【主治】七疝。忽心腹气逆不得息,痛引背脊,或脐下坚痛,遇冷即极,小腹虚满引膀胱里急。

08648 川椒丸(《圣惠》卷五十)

【组成】川椒一两(去目及闭口者,微炒去汗) 桂心一两 食茱萸半两 细辛三分 干姜半两(炮裂,锉) 诃黎勒皮一两 厚朴二两(去粗皮,涂生姜汁,炙令香熟) 远志半

两(去心) 杏仁半两(汤浸,去皮尖双仁,麸炒微黄) 木香半两(锉) 附子半两(炮裂,去皮脐) 当归半两(锉,微炒)

【用法】上为末,炼蜜为丸,如梧桐子大。每服二十丸,以热酒送下,不拘时候。

【主治】五膈气逆,腹胁妨闷,羸瘦着床,往来寒热,腹中不调,或利或呕,四肢少力。

08649 川椒丸(《圣惠》卷五十六)

【组成】川椒一两(去目及闭口者,微炒去汗) 人参三分(去芦头) 麝香二分(细研) 细辛三分 甘草半两(炙微赤,锉) 川大黄一两(锉碎,微炒) 紫菀半两(去苗土) 干姜一分(炮裂,锉) 赤茯苓三分 附子半两(炮裂,去皮脐) 珍珠一分(细研) 朱砂一分(细研) 野葛一分 川乌头一两(炮,去皮脐) 桂心三分 雄黄一分(细研) 蜈蚣一枚(微炙,去足) 鬼臼一分(去须) 巴豆三十枚(去皮心,研,纸裹压去油)

【用法】上为末,入研了药及巴豆,都研令匀,炼蜜为丸,如绿豆大。每服三丸,以暖酒送下,不拘时候。

【主治】诸尸,寒热疰气,流行皮中,久病着床,肌肉枯尽,四肢烦热,呕逆不食,伤寒时气,恶疰忤,口噤不开,心痛。

08650 川椒丸(《圣惠》卷七十三)

【组成】川椒一两(去目及闭口者,微炒去汗) 艾叶二两(微炒) 干姜一两(炮裂,锉) 白石脂一两 芎䓖一分 阿胶一两(捣碎,炒令黄燥) 伏龙肝一两(研入) 熟干地黄二两

【用法】上为末,炼蜜为丸,如梧桐子大。每服二十丸,食前以热酒送下。

【主治】妇人久赤白带下,胁腹冷痛。

08651 川椒丸(《幼幼新书》卷二十八引张涣方)

【组成】川椒(净,慢火炒)一两 肉豆蔻半两

【用法】上为末,粳米饭为丸,如黍米大。每服十丸,饮送下。量加。

【主治】儿夏伤湿,冷入肠胃,泄泻不止。

08652 川椒丸(《三因》卷十一)

【组成】黄连(炒) 乌梅肉 当归 川椒(炒出汗) 桂心 干姜(炮)各等分

【用法】上为末,面糊为丸,如梧桐子大。每服三五十丸,空腹以米汤送下。

【主治】❶《三因》:脏虚,泄泻无度。❷《普济方》:胃寒。

08653 川椒丸(《仙拈集》卷二)

【组成】川椒(焙干)

【用法】上为末,米糊为丸,如梧桐子大。每服三四丸;亦可作末服,每服一二钱,米饮送下。服后必麻痹少顷,乃其验也。

【功用】既取劳虫,亦养脾胃。

08654 川椒茶(《李氏医鉴》卷二)

【组成】细茶 川椒少许

【用法】水煎服。

【主治】腹冷寒,胀满。

08655 川椒散(《圣惠》卷三十四)

【组成】川椒一分 盐一分 露蜂房一分

【用法】上为散。以水一大盏,入葱白三寸,拗破,煎

五六沸,去滓,热含冷吐。

【主治】齿疼。

08656 川椒散(《圣惠》卷三十四)

【组成】川椒三十粒(去目及闭口者,微炒去汗) 莽草 细辛 菖蒲 牛膝(去苗) 枳壳根皮各半两

【用法】上为散。每用半两,以水二大盏,煎至一盏,去滓,热含冷吐。

【主治】齿龈肿痛不可忍。

08657 川椒散(《圣惠》卷四十三)

【组成】川椒一两(去目及闭口者,微炒去汗) 当归半两(锉,微炒) 川乌头半两(炮裂,去皮脐) 甘草半两(炙微赤,锉) 枳壳半两(麸炒微黄,去瓤) 附子半两(炮裂,去皮脐) 干姜半两(炮裂,锉) 桂心半两 吴茱萸半两(汤浸七遍,焙干,微炒)

【用法】上为粗散。每服三钱,以水一中盏,加大枣三个,煎至六分,去滓稍热服,不拘时候。

【主治】久心痛,冷气积聚,四肢不和,唇口青,时时恶寒。

08658 川椒散(《直指》卷十八)

【组成】真川椒(去目并合口者,微炒出汗) 官桂各半两 川芎 当归 青皮 陈皮(制) 枳壳 槟榔 赤茯苓 青木香 南木香 荜澄茄 白豆蔻仁 甘草(炙)各一分

【用法】上为粗末。每三钱,加生姜、大枣,水煎,食前服。

【主治】疝气,外肾肿痛。

08659 川椒散(《直指》卷二十一)

【组成】大红开口川椒(微炒,盖出汗) 诃子(煨,取肉) 川白姜(生者) 辣桂川芎 细辛 净白术各等分

【用法】上为末。每服二钱,温酒调下。

【主治】风冷随气乘于鼻脑,津液不能自收,流涕。

08660 川椒散(《普济方》卷六十九)

【组成】露蜂房(去土) 僵蚕(净) 川椒(去子) 茄蒂各等分

【用法】上并烧存性。入盐擦之,去涎即愈。

【主治】牙风肿疼。

08661 川楝丸(《卫生总微》卷十三)

【组成】干漆三分(炒碎,烟出尽) 雄黄一分(研,水飞) 巴豆霜一钱

【用法】上为细末,面糊为丸,如黍米大。每服五七丸,量大小加减,取东引石榴根煎汤送下;痛甚者,煮苦楝根汤或煎芜荑汤送下。

【主治】胃寒虫动,心腹疼痛,及上中下焦因虚而虫动。

08662 川楝丸(《直指小儿》卷四)

【异名】金铃子丸(《得效》卷十二)。

【组成】木香 槟榔 三棱 蓬术(炮) 青皮(去白) 陈皮 川楝肉 芫花(米醋浸,炒)半两 辣桂 牵牛(生,取仁)各三钱 川巴豆肉(不去油)一钱

【用法】上为细末,面糊为丸,如麻子大。每服三丸,姜汤送下,空心一服,午前一服。

【主治】小儿疝气,小腹痛,引腰脊挛曲,身不能直。

08663 川楝丸(《医级》卷八)

【组成】川楝子 茴香各二两 附子一两

【用法】用酒一升,煮尽为度,焙干,炒为末;每药末一两,用延胡索半两,全蝎十八个,丁香十八粒,别为末,与前末和匀,酒糊为丸,如梧桐子大。每服五十丸,温酒送下;痛甚者,当归煎汤送下。

【主治】奔豚,小腹痛。

08664 川楝汤(《回春》卷五)

【组成】川楝子(去核) 小茴香(酒炒) 破故纸(酒炒) 青盐 三棱(煨) 山茱萸(酒蒸,去核) 莪术(煨) 通草 橘核 荔枝核各等分 甘草减半

【用法】上锉一剂,水煎,空心服。

【主治】一切疝气。

【加减】收功,加马蔺花、苍术;如夏、秋之月,暑入膀胱,疝气作痛,加黄连、香薷、扁豆、木通、滑石、车前子。

08665 川楝汤(《竹林女科》卷一)

【组成】川楝子(炒) 大茴 小茴 猪苓 泽泻 白术各一钱(蜜炙) 乌药(炒) 槟榔 乳香(去油) 玄胡索各八分 木香五分 麻黄六分

【用法】加生姜三片,葱一根,水煎服。

【主治】经来有两条筋从阴吊至两乳,痛不可忍,身上发热。

08666 川楝散(《幼幼新书》卷三十一引《玉诀》)

【组成】川楝子肉 马兰花 舶上茴香各等分。

【用法】上为末。每服半钱,葱汤调下,一日三次。

【主治】疝。

08667 川楝散(《局方》卷五宝庆新增方)

【组成】川楝子(蒸,去皮核) 破故纸(炒) 茴香(炒)各四两 干姜(炮)一两 葫芦巴(酒浸,炒)三两 附子(炮,去皮脐)一两半

【用法】上为细末。每服二钱,空心、食前热酒调下。

【主治】膀胱小肠气痛,脐下撮疼,上冲心腹,面色萎黄,脚下隐痛,四肢倦怠,不思饮食,夜多旋溺,外肾瘙痒。

08668 川楝散(《直指》卷十八)

【组成】川楝子(不蛀者)四十九个(先切七个,取肉,以茴香二钱半,慢火同炒,并留茴香;又切七个,以破故纸二钱半同炒,并留破故纸;又切七个,以黑牵牛二钱半同炒,并留牵牛;又切七个,以盐一钱同炒,并留盐,又切七个,以斑蝥十四个去翅同炒,去斑蝥不用;又切七个,以巴豆肉十四个作两断同炒,去巴豆不用;又切七个,以萝卜子二钱半同炒,去萝卜子不用,外更别入) 茴香(炒) 青木香各半两 辣桂 南木香各二钱半

【用法】上为末,酒调稀面糊为丸,如梧桐子大。每服三十丸,食前盐、酒送下。积日计功。

【主治】膀胱小肠气,木肾,诸疝通用;外肾胀大、麻木、痛硬及奔豚,疝气偏坠。

【加减】打坠瘀血证,本方加玄胡索半两(略炒入药),以没药研为末,调酒下。

【备考】本方方名,据剂型当作"川楝丸"。

08669 川楝散(《普济方》卷二四七引《经效良方》)

【组成】川楝子一两(每个切作四片) 青皮(汤浸去白,切,焙干)一两 木香二两 舶上茴香一两 巴豆五十枚(去壳,不出油)

【用法】上一处,炒令黄色,去巴豆不用,再入海金沙一

钱,桂府滑石一钱半,同杵细末。每服一钱,煎葱白酒热下。

【主治】小肠气,膀胱气,痛不可忍。

08670 川楝散

《普济方》卷二五○。为方出《证类本草》卷十四引《经验方》,名见《医学纲目》卷十四"金楝散"之异名。见该条。

08671 川楝散

《育婴秘诀》卷二。为《医学发明》卷五"川苦楝散"之异名。见该条。

08672 川楝散(《济阳纲目》卷七十六)

【组成】橘核(炒) 川楝肉 山楂各一钱半 香附(炒) 青皮(醋炒) 吴茱萸 玄胡索 小茴香(炒) 山栀子(炒黑) 苍术各一钱

【用法】上锉。加生姜三片,水煎,食前服。

【功用】定痛。

【主治】诸疝。

【加减】湿胜,加荔枝核(炒)一钱。

08673 川槿散(《鲁府禁方》卷四)

【组成】大斑蝥七个或小用十个(去头足) 巴豆五个(去油) 川槿皮(为末)三钱

【用法】上为细末。用醋调搽。稍时作痛起泡,泡落即愈。

【主治】一切顽癣。

08674 川膝煎(《三因》卷三)

【组成】大乌头十个(端正者,捶破,以纸袋盛,用乌豆一斗,籍覆蒸一日,取出,去豆不用,去皮尖) 牛膝二两(去芦穰干)

【用法】上药并不得见铜铁器及火与日。木白捣碎牛膝,同入石磨中磨为末,酒糊为丸,如梧桐子大。每服四十丸,用无灰酒一瓶,中样木瓜一个,切作片,入瓶中,煨木瓜烂为度,用此酒送下,不拘时候。

【主治】肝肾虚,为风寒湿毒所中,流注腿膝,历节疼痛,如锥刀锻刺,不可名状。

08675 川大黄丸(《圣惠》卷二十七)

【组成】川大黄(锉,微炒) 黄芩 黄连(去须) 当归 赤茯苓 黄耆(锉) 生干地黄 赤芍药 柴胡(去苗)各三分 栀子仁半两

【用法】上为末,炼蜜为丸,如梧桐子大。每服二十丸,以温水送下,不拘时候。

【主治】虚劳骨热,心神烦躁,大小便难,四肢疼痛。

08676 川大黄丸(《圣惠》卷五十四)

【组成】川大黄一分(锉碎,微炒) 川朴消一分 大戟一分(锉碎,微炒) 甘遂一分(煨令微黄) 芫花一分(醋拌,炒令干) 椒目一分(微炒去汗) 甜葶苈一分(隔纸炒令紫色)

【用法】上为末,炼蜜为丸,如梧桐子大。每服十丸,空心以粥饮送下。当得快利;如未利,晚食前再服。

【主治】十种水气。面目四肢肿满,心腹虚胀,三焦壅滞,坐卧喘急。

08677 川大黄散(《圣惠》卷九)

【组成】川大黄一两(锉碎,微炒) 黄芩一两 赤芍药一两 知母一两 川升麻一两 鳖甲一两(涂醋炙黄,去裙襕)赤茯苓一两 栀子仁半两 柴胡一两(去苗) 川朴消

二两

【用法】上为散。每服四钱,以水一中盏,加生姜半分,煎至六分,去滓温服,不拘时候。以大小便稍利为度。

【主治】伤寒五日,烦热未退,大小便涩。

08678 川大黄散(《圣惠》卷十三)

【组成】川大黄(锉碎,微炒) 川芒消 赤芍药 桑根白皮(锉) 大麻仁 枳壳(麸炒微黄,去瓤) 防葵 陈橘皮(汤浸,去白瓤,焙)各一两

【用法】上为散。每服五钱,以水一大盏,煎至五分,去滓温服,不拘时候。如人行十里当利;如赤利,再服。

【主治】伤寒大便不通,心腹满闷,烦热喘促。

08679 川大黄散(《圣惠》卷五十六)

【组成】川大黄一两半(锉碎,微炒) 甘草一两(炙微赤,锉) 当归一两半(锉,微炒) 赤芍药一两 川乌头一两(炮裂,去皮脐) 桂心一两

【用法】上为散。每服四钱,以水一中盏,加生姜半分,蜜半合,煎至六分,去滓温服,不拘时候。

【主治】风尸,及卒贼风,遁尸、邪鬼五疰,心腹刺痛。

08680 川大黄散(《圣惠》卷六十)

【组成】川大黄三分 赤芍药半两 黄耆(锉) 黄芩 玄参各一两 丹参三分 枳壳一两(麸炒微黄,去瓤)

【用法】上为细散。每服二钱,食前以温粥饮调下。

【主治】大肠风热所攻,肛门赤痛。

【备考】本方方名,《普济方》引作"大黄散"。

08681 川大黄散(《圣惠》卷六十八)

【组成】川大黄一两(锉,生用) 甘草一两(锉,生用) 黄柏三两(锉) 甘菊花一两 旋覆花一两 桑根白皮二两(锉) 槟榔一两 黄连一两(去须) 白芷二两 芜菁花一两

【用法】上为细散。敷之。

【主治】金疮,刀箭所伤,血不止,日夜疼痛。

08682 川大黄散(《圣惠》卷七十三)

【组成】川大黄一两(锉碎,微炒) 川朴消一两 当归一两(锉,微炒) 桂心半两 虻虫一两(微炒,去翅足) 桃仁一两(汤浸,去皮尖双仁,麸炒微黄)

【用法】上为细散。每服二钱,临睡以温酒调下。

【主治】妇人久赤白带下,胞中有积滞。

08683 川山甲散(《宣明论》卷十五)

【组成】川山甲 木鳖子 乌龙角各等分(都烧存性)

【用法】上为末。每服一钱半,空心热酒调下。至中午疮破,脓血便行。

【功用】通气,破疮肿,行脓血。

08684 川山甲散(《普济方》卷二八四)

【组成】川山甲一两(炒) 天花粉二两 白芷二两

【用法】上为细末。每服二钱,用酒调下。

【主治】痈疽诸痛,未有头者。

08685 川山甲散(《杏苑》卷八)

【组成】川山甲 鳖甲 赤芍药 大黄(炒) 干漆 桂心各一两 川芎 芫花 当归各五钱 麝香二钱五分

【用法】上为细末。每服一钱,温酒调下。

【主治】癥瘕及恶血气攻。心腹疼痛,面无颜色者。

08686 川山甲散（《外科大成》卷二）

【组成】露蜂房一两　蛇蜕二钱五分　头发二钱五分（烧存性）　川山甲二钱五分

【用法】上为末。每服二三钱，加乳香末五分，温酒调下。

【功用】托里排脓，内消止痛。

【主治】痈疽漫肿，不变色者；附骨疽。

08687 川木通汤（《医学正传》卷四）

【组成】木通二两

【用法】上锉细。长流水煎汁，顿服。

【主治】因感风湿，白虎历节风症，遍身抽掣疼痛，足不能履地，身体羸瘦骨立。

08688 川升麻散（《圣惠》卷十八）

【组成】川升麻一两　羚羊角屑半两　白药一两　玄参三分　麦门冬一两半（去心，焙）　前胡一两（去芦头）　石膏一两　甘草半两（炙微赤，锉）　川朴消二两

【用法】上为粗散。每服五钱，以水一大盏，加竹茹一分，煎至五分，去滓温服，不拘时候。

【主治】热病，咽喉肿塞，连舌根疼痛，及干呕头疼，不下食。

08689 川升麻散（《圣惠》卷十八）

【组成】川升麻一两　玄参一两　黄连一两（去须）　大青一两　柴胡一两半（去苗）　知母一两　黄芩一两　甘草三分（炙微赤，锉）　地骨皮三分

【用法】上为粗散。每服三钱，以水一中盏，加淡竹叶三七片，煎至六分，去滓温服，不拘时候。

【主治】热病口疮，壮热头痛，心神烦躁。

08690 川升麻散（《圣惠》卷三十三）

【组成】川升麻一两　半夏半两（汤洗七遍去滑）　赤茯苓三分　枳壳一两（麸炒微黄，去瓤）　黄芩一两　杏仁半两（汤浸，去皮尖双仁，麸炒微黄）　细辛半两　羚羊角屑半两　生干地黄一两　甘草三分（炙微赤，锉）

【用法】上为粗散。每服三钱，以水一中盏，加生姜半分，苦竹叶二七片，煎至六分，去滓，食后温服。

【主治】脏腑中痰气，热毒冲眼，远视肮肮。

08691 川升麻散（《圣惠》卷三十四）

【组成】川升麻　白附子（炮裂）各一两

【用法】上为细散。以生地黄汁调，贴在齿根。

【主治】❶《圣惠》：齿风宣露。❷《圣济总录》：牙齿不生。

08692 川升麻散（《圣惠》卷三十五）

【组成】川升麻半两　络石一两　当归半两　射干半两　犀角屑半两　甘草半两（炙微赤，锉）　杏仁半两（汤浸，去皮尖双仁，麸炒微黄）　木通半两（锉）

【用法】上为散。每服四钱，以水一中盏，煎至六分，去滓温服。不拘时候

【主治】咽喉闭塞不通，疼痛，饮食不得。

08693 川升麻散（《鸡峰》卷二十一）

【组成】细辛　防风　川芎　白芷　升麻各十两

【用法】上为细末。先用温水漱口，每用少许揩牙，涎吐了，误咽无妨。

【主治】口气牙宣。

08694 川乌头丸（方出《证类本草》卷十引《梅师方》，名见《普济方》卷三二三）

【组成】川乌头一斤（清油、盐各四两，同于铜铫内熬

令裂，如桑根色为度，去皮脐）五灵脂四两

【用法】上药一处为末，入臼中，捣匀，后蒸饼为丸，如梧桐子大。每服二十丸，空心温酒或盐汤送下。

【主治】妇人血风虚冷，月候不调，或即脚手心烦热，或头面浮肿顽麻；亦治丈夫风疾。

【宜忌】忌动风物。

08695 川乌头丸（《圣惠》卷二十三）

【组成】川乌头一两（炮裂，去皮脐）　天南星半两（炮裂）　白僵蚕三分（微炒）　桂心半两　赤箭一两　安息香一两　麝香三钱（细研）　牛黄半两（细研）

【用法】上为末，研入后二味令匀，炼蜜为丸，如梧桐子大。每服五丸，食前麻黄酒送下。兼取麻黄末三两，以酒二升，慢火煎如膏，放冷，丸如弹子大。每服一丸，以冷酒或冷水研下。须臾偏枯处有汗，通手足舒展。

【主治】中风，偏枯不遂，手足挛急疼痛。

08696 川乌头丸（《圣惠》卷二十三）

【组成】川乌头半两（盐拌，炒令黄，去皮脐）　白花蛇肉一两（酒浸，炙微黄）　雄黄半两（细研）　白僵蚕一两（微炒）　天南星一两（微炒）　麝香半两（细研）　朱砂半两（细研）　腻粉一分　天麻一两　当归一两　天雄一两（炮裂，去皮脐）　干蝎一两（微炒）　麻黄半两（去根节）　蝉壳一分（微炒）　独活一两　芎䓖半两　地龙半两（微炒）　乳香（半两）

【用法】上为末，入研了药，更研令细，炼蜜为丸，如梧桐子大。每服十五丸，以温酒送下。

【主治】历节风疼痛，发歇不止。

08697 川乌头丸（《圣惠》卷四十八）

【组成】川乌头半两（炮裂，去皮脐）　芫花半两（醋拌，炒令干）　京三棱半两（锉，醋拌，炒）　桂心半两　鳖甲一两（涂醋，炙令黄，去裙襕）防葵半两　干漆半两（捣碎，炒令烟出）　硼砂一两半（不夹石者，细研）　川大黄一两（锉碎，醋拌，微炒）　木香一两

【用法】上为细末，先以米醋三升，熬令稍稠，入少面作糊，和溶为丸，如绿豆大。每服七丸，空心以温酒送下；渐加至十丸。以取下积滞物为度，隔两日再服。

【主治】伏梁气，结固在心下，横大如臂，饮食渐少，肢体消瘦。

08698 川乌头丸（《圣惠》卷四十八）

【组成】川乌头一两（炮裂，去皮脐）　吴茱萸半两（汤浸七遍，焙干，微炒）　京三棱一两（煨，锉）　甘草半两（炙微赤，锉）　细辛半两　桂心一两　藁本半两　木香一两　郁李仁一两（汤浸，去皮脐，微炒）

【用法】上为末，炼蜜为丸，如梧桐子大。每服二十丸，以生姜汤送下，一日三四次。

【主治】寒疝积聚，绕脐切痛，饮食不下。

08699 川乌头汤（《圣惠》卷二十五）

【组成】川乌头五两　汉椒二两　生姜二两

【用法】上锉细。以水二斗，煎至一斗，去滓，入盐二两，频频淋蘸，以愈为度。

【主治】毒攻手足，疼痛顽麻。

08700 川乌头散（《圣惠》卷六十九）

【组成】川乌头半两（炮裂，去皮脐）　甘草半两（炙

微赤，锉）　细辛半两　川椒半两（去目及闭口者，微炒去汗）干姜一两（炮裂，锉）　赤茯苓二两　防风二两（去芦头）　当归一两（锉，微炒）　秦艽一两半（去苗）　附子一两半（炮裂，去皮脐）　桂心一两半　赤芍药一两半　独活二两　牛膝一两半（去苗）

【用法】上为散。每取三钱，以水一中盏，加大枣三个，煎至六分，去滓温服，不拘时候。

【主治】妇人风痹疼痛，四肢不随。

08701　川乌头散（《普济方》卷二四八）

【组成】川乌头十枚（炮裂，去皮脐）　桂枝二两

【用法】上为散。每服二钱，水一盏，加生姜半分，煎八分，下蜜半合，更煎三沸令热，食前和滓温服。

【主治】阴疝腹腰痛，手足逆冷，身体疼痛，针灸诸药所不能任者。

08702　川白姜散（《普济方》卷三六一引《直指》）

【组成】木香　陈皮　槟榔　官桂　川白姜　甘草（炙）各等分

【用法】上锉。每取一捻，水一合煎，以绵蘸与之。

【主治】产妇取冷太过，胎中受寒，令儿腹痛，不饮乳。

【加减】呕，加木瓜、丁香。

08703　川朴消丸（《圣惠》卷五十四引《神仙密藏经》）

【组成】川朴消二两（细研）　川芒消一两（细研）　马牙消半两（细研）　川乌头一两（生，去皮脐，捣罗为末）　椒目一两（微炒，捣罗为末）　甜葶苈一两（隔纸炒令紫色）　莨菪子一两（水淘去浮者，水煮牙出，候干，炒令黄黑色）　杏仁二两（汤浸，去皮尖双仁，麸炒微黄）

【用法】上药将葶苈、莨菪、杏仁等相和，先捣一千杵，取大枣十个，煮取肉，与上药细研令匀，然后入炼蜜为丸，如梧桐子大。每服二十丸，空心以桑根白皮汤送下。

【主治】十种水气。

【宜忌】忌咸物。

【临床报道】水病：有人先患脚气十余年，发盛便成水病。四时之中，遍身肿满，腹硬如石，水饮难下，麝觉饥渴，但喘粗不得睡卧，头不着枕，二百余日，无问昼夜，即呷粥饮，常须倚物而坐，羸弱异常。因服此药，当日气散。十日后肚硬消尽，二十余日后气力如旧。

08704　川当归散（《准绳·女科》卷三）

【组成】川当归　牡丹皮　白芍药　子芩　木通　华阴细辛　麦门冬　甘草各半两　生地黄一两

【用法】上咬咀。每服三钱，水一盏，加生姜三片，煎至七分，去滓温服。

【功用】理荣卫，消瘀血，出声音。

【主治】痰嗽。

08705　川苦楝散（《医学发明》卷五）

【异名】川楝散（《育婴秘诀》卷二）。

【组成】木香一两（另为细末）　茴香（拣净）一两（盐一匙，一处炒茴香黄色，去盐不用）　川楝子一两（锉碎，用巴豆十个，微破皮，与川楝子一处炒黄，不用巴豆）

【用法】上为极细末。每服二钱，空腹用温酒一盏调下。

【主治】癫疝。

08706　川黄连丸（《直指》卷十七）

【异名】麦门冬丸（《普济方》卷一七六）。

【组成】川黄连（净）五两　白天花粉　麦门冬（去心）各二钱半

【用法】上为末，以生地黄汁并牛乳汁调和为丸，如梧桐子大。每服三十丸，粳米饮送下。

【主治】诸渴。

08707　川甜消散（《鸡峰》卷二十一）

【组成】川甜消　重楼金线草　板蓝根　白茯苓　蒲黄　紫河车　百药煎　贯众各半两　莲子心　白僵蚕　橙子　土马棕　马屁勃　螺青各一分　甘草一两　龙脑少许

【用法】上为细末。如咽壅肿，缠喉风，干掺，咽津，不拘时候。

【主治】咽喉不测之疾。

08708　川楝子丸（《医方类聚》卷十引《简要济众方》）

【组成】川楝子一两（十字切，陈粟米内炒令焦）　舶上茴香一两（微炒）　芫花一两（醋炒）　硇砂一分（研）

【用法】上为末，酒煮羊肾子，研膏和为丸，如梧桐子大。每服二十丸，空心盐汤送下。

【主治】膀胱积聚气胀。

08709　川楝子丸（《卫生总微》卷十七）

【组成】川楝子（去核取肉）一钱　续随子（去皮净）一钱　轻粉二钱

【用法】上为细末，面糊为丸，如黍米大。每服十丸，葱白汤送下。不过十服，愈。

【主治】疝气偏坠，一大一小。

08710　川楝子丸（《百一》卷十五）

【异名】四炒川楝丸（《医学入门》卷七）、四炒楝实丸（《回春》卷五）、四制川楝子丸（《景岳全书》卷六十）。

【组成】川楝子（净肉）一斤（分四处，四两用麸一合，斑蝥四十九个同炒至麸黄色，去麸、斑蝥不用；四两用麸一合，巴豆四十九粒，同炒至麸黄色，去麸、巴豆不用；四两用麸一合，巴戟一两，同炒至麸黄色，去麸、巴戟不用；四两用盐一两，茴香一两同炒黄色，去盐及茴香不用）　木香　破故纸（炒香为度）各一两

【用法】上为末，酒糊为丸，如梧桐子大。每服五十丸，空心、食前盐汤送下。甚者日进三二服。

【主治】疝气多年，肿痛缩小，一切下部之疾。

08711　川楝子汤（《古今医彻》卷三）

【组成】川楝肉二钱　木香七分　槟榔　熟半夏　枳实（曲炒）　广皮各一钱　炙甘草三分

【用法】加生姜，水煎，入砂糖少许，和服。

【主治】虫痛时作时止，口吐清水，或如咬状。

08712　川楝子散（《医方类聚》卷十引《简要济众方》）

【组成】川楝子一两（炮）　滑州茴香一两（微炒）　木香一两　巴戟天一两（去心）　附子半两（炮裂，去皮脐）

【用法】上为散。每服一钱，食前热酒调下。遇病发，不拘时候。

【主治】小肠气痛不可忍；及膀胱气冷，结硬不散。

08713 川槿皮锭（《疡医大全》卷二十九引刘长随方）

【组成】乌梅肉半斤（用羊蹄根汁浸一夜，次日重汤炖一炷香，又放饭锅上蒸软透，取出，捣如泥） 番打麻（研细）一两 海螵蛸（研细）五钱

【用法】上药捣匀，称过，每一两加白降丹八分，白矾七分，再捣匀；入白及细末一钱，又捣匀，做成二三钱重的锭子，阴干收贮。凡用，以羊蹄根同醋磨浓，搓之。

【主治】一切癣。

08714 川贝枇杷露（《中药制剂手册》）

【组成】川川贝母十两零五钱 枇杷叶二十四两 桔梗二两 白糖二百四十两 柠檬酸一钱七分五厘 薄荷脑五分五厘 苯甲酸八钱八分 尼泊金六分 杏仁香精17.5毫升 杨梅香精12.5毫升

【用法】取川贝母轧为4号粗末，取川贝母粗末用七倍量70%乙醇按渗滤法提取，缩约至400毫升，取枇杷叶、桔梗用同煮提法提取二次，合并浓缩约至1升，加入炼糖搅拌均匀，以蒸馏水调整应出液至足量11升，灌装玻璃瓶内，每瓶100毫升。每服10毫升（约一汤匙），一日三次。温开水送服，小儿酌减。

【功用】清热宣肺，止咳化痰。

【主治】伤风咳嗽，肺热咳嗽及支气管炎。

08715 川乌灵脂丸（《魏氏家藏方》卷一）

【组成】川乌头三只（去皮脐） 天南星三个共五两者（焙） 五灵脂（炒，别研）各等分

【用法】上为细末，以生姜自然汁为丸，如梧桐子大。每服十丸至十五丸，空心、食前用薄荷自然汁入酒送下，一日三次。

【主治】左瘫右痪，口眼㖞斜，寒湿脚气，一切风疾。

08716 川乌通圣散（《秘传大麻疯方》）

【组成】川乌 防风 石膏 川芎 全蝎 苍术 枳壳 僵蚕 麝香一厘 桔梗 蝉蜕 当归 薄荷各等分

【用法】加生姜，水煎，再加好酒二小盅，热服。

【主治】麻疯。

08717 川方五子丸（《得效》卷七）

【组成】菟丝子（酒蒸） 家韭子（略炒） 益智子（去皮） 茴香子（炒） 蛇床子（去皮壳，炒）各等分

【用法】上为末，酒糊为丸，如梧桐子大。每服五七十丸，糯米饮、盐汤任下。

【主治】小便夜多，脚弱，头昏。

【备考】老人、虚人多有此证，令人卒死，大能耗人精液。

08718 川芎三黄汤

《产科发蒙》卷一。即《直指》卷二十一"川芎三黄散"改为汤剂。见该条。

08719 川芎三黄散（《直指》卷二十一）

【组成】大黄（湿纸裹蒸） 川芎 黄连（净） 黄芩各等分

【用法】上为末。每服二钱，食后井水调服。

【主治】实热衄血。

【备考】本方改作汤剂，名"川芎三黄汤"（见《产科发蒙》）。

08720 川芎天麻散

《普济方》卷四十五。为《宣明论》卷三"天麻散"之异名。见该条。

08721 川芎升麻汤（《卫生总微》卷八）

【组成】川芎 川升麻 当归（去芦，洗净） 白芍药各半两

【用法】上为粗末。每服一钱，水七分盏，煎至五分，去滓温服，不拘时候。

【功用】御风透肌，发疮。

【主治】痘疹已出，未能匀遍，或毒气壅遏，虽出不快。

08722 川芎甘菊散

《杏苑》卷五。为《本事》卷四"川芎散"之异名。见该条。

08723 川芎石膏汤（《宣明论》卷三）

【异名】川芎石膏散（《审视瑶函》卷六）。

【组成】川芎 赤芍药 当归 山栀 黄芩 大黄 菊花 荆芥 人参 白术各半两 滑石四两 寒水石二两 甘草三两 桔梗二两 缩砂仁一分 石膏 防风 连翘 薄荷叶各一两

【用法】上为末。每服二钱，水一盏，煎至六分，去滓，食后服；水调亦得。

【功用】清神利头，宣通气血。解中外诸邪，调理诸病劳复传染。

【主治】❶《宣明论》：风热上攻头面，目昏眩，痛闷，风痰喘嗽，鼻塞口疮，烦满淋闭，眼生翳膜，中风偏枯。❷《普济方》引《医方大成》：目疾时发，壅生翳膜，烦躁多渴，疮癣皴揭。

【宜忌】忌姜、醋、发热物。

08724 川芎石膏汤（《伤寒全生集》卷二）

【组成】川芎 石膏 麻黄 苍术 葛根 甘草

【主治】时气壮热，头痛无汗，脉洪长，恶风烦渴者。

【加减】渴，加天花粉；热甚，加黄芩、柴胡。

08725 川芎石膏散（《医方类聚》卷七十引《烟霞圣效方》）

【组成】川芎减半（炮裂） 白茯苓 薄荷 防风 石膏 白芷各等分

【用法】上为细末。每服三钱，食后茶清调下；如无茶，煎地骨皮汤服。

【主治】一切头风攻注眼目。

08726 川芎石膏散（《医统》卷六十四）

【组成】川芎 石膏 升麻 细辛 草乌 白芷 防风 羌活

【用法】上为末。擦牙。有涎吐出。

【主治】风牙痛。

08727 川芎石膏散

《审视瑶函》卷六。为《宣明论》卷三"川芎石膏汤"之异名。见该条。

08728 川芎当归汤

《金匮翼》卷五。为方出《千金》卷四，名见《局方》卷九"芎劳汤"之异名。见该条。

08729 川芎当归散（《妇人良方》卷四）

【组成】川芎一两 当归三分 羌活 旋覆花 华阴细辛 蔓荆子 防风 石膏 藁本 荆芥穗 半夏曲 干地黄 甘草各半两

【用法】上㕮咀。每服三钱，水一盏，加生姜三片，煎至七分，去滓温服。

【主治】妇人血风头痛。

08730 川芎肉桂汤（《兰室秘藏》卷中）

【异名】川羌肉桂汤（原书目录）。

【组成】酒汉防己 防风各三分 神曲 独活各五分 川芎 柴胡 肉桂 当归梢 甘草 苍术各一钱 羌活一钱五分 桃仁五个（去皮尖，研如泥）

【用法】上咬咀，都作一服，好酒三大盏，煎至一大盏，去滓，稍热食远服。

【主治】露宿寒湿之地，腰痛不能转侧，两胁搐急作痛。

08731 川芎行经散（《原机启微》卷下）

【组成】羌活 白芷 防风 荆芥 薄荷 蔓荆子 独活各四分 柴胡 炙甘草 当归 川芎 枳壳各六分 桔梗五分 茯苓三分 红花少许

【用法】水二盏，煎至一盏，去滓，食后大热服。

【主治】❶《原机启微》：目中青黮如物状，重者白睛如血贯。❷《伤科汇纂》：眼目被伤，血灌瞳神及积血未散，至生翳膜。

【方论选录】以枳壳、甘草和胃气为君；白芷、防风、荆芥、薄荷、独活疗风邪、升胃气为臣；川芎、当归、红花行滞血，柴胡去结气，茯苓分利除湿为佐；羌活、蔓荆子引入太阳经，桔梗利五藏为使，则胃脉调，小肠、膀胱皆邪去凝行也。

08732 川芎防风散（《普济方》卷五十七）

【组成】川芎 防风 羌活 干姜 荆芥各一两 甘草 甘松各三钱 白芷半两

【用法】上为末。食后酒服；不能饮酒，茶清汤服。

【主治】积年脑泻。

08733 川芎牡丹散（《鸡峰》卷十五）

【组成】牡丹 陈橘皮 芎 诃子各一两 木香 当归 白术 玄胡索 京三棱 半夏各三分 甘草 干姜 羌活各半两 桂一两一分

【用法】上为细末。每服三钱，水二盏，加生姜、大枣，煎至七分，去滓温服，不拘时候。

【主治】血脏气不调，腹胁胀满，烦躁吐逆，头昏，身体疼痛，可思饮食者。

08734 川芎羌活散（《普济方》卷四十四）

【组成】羌活二两半 细辛二两 川芎二两 藁本二钱 荆芥二两 白芷半两 防风一两半

【用法】上为细末。每服二两，水煎去滓，临卧，旋咽服。

【主治】头痛。

08735 川芎羌活散（《医学启蒙》卷四）

【组成】川芎 羌活 蔓荆子 防风 白芷 细辛 藁本 石膏各等分

【用法】水煎服。

【主治】头风眩晕，闷起欲倒。

08736 川芎阿胶汤（《杏苑》卷八）

【组成】川芎 生地黄 小蓟各一钱五分 阿胶 竹茹 当归各一钱 续断 地榆各八分 伏龙肝一钱二分

【用法】上咬咀。先将胶用蛤粉炒成珠，入诸药内，水煎，温服。

【主治】崩中不止，结作血片，状如鸡肝色，碎烂者。

08737 川芎和解散（《普济方》卷一五一）

【组成】净苍术（去皮，锉碎，炒黄）四两 藁本（去芦）

一两五钱（若无，以芎代之） 甘草（炒）五钱 防风一两

【用法】上为粗末。每服三四钱，水二盏，煎至七分，去滓温服，不拘时候。

【主治】表中风寒，头疼痛，身倦，壮热恶寒，老幼一切表证。

【加减】破伤风初觉，风寒湿痹，腿脚痛重不能行，或表证四肢厥冷，每服干姜三钱同煎。

08738 川芎茯苓汤

《医学入门》卷七。为《宣明论》卷二"茯苓川芎汤"之异名。见该条。

08739 川芎茶调饮

《不居集》下集卷二。为《局方》卷二（吴直阁增诸家名方）"川芎茶调散"之异名。见该条。

08740 川芎茶调散（《局方》卷二吴直阁增诸家名方）

【异名】茶调散（《得效》卷十）、茶调汤（《医方类聚》卷八十二引《经验良方》）、川芎茶调饮（《不居集》下集卷二）

【组成】薄荷叶（不见火）八两 川芎 荆芥（去梗）各四两 香附子（炒）八两（别本作细辛去芦一两） 防风（去芦）一两半 白芷 羌活 甘草（爁）各二两

【用法】上为细末。每服二钱，食后茶清调下。

【功用】清头目。

【主治】偏正头痛，伤风壮热，肢体烦疼，风热隐疹。

❶《局方》：丈夫、妇人诸风上攻，头目昏重，偏正头疼，鼻塞声重，伤风壮热，肢体烦疼，肌肉蠕动，膈热痰盛；妇人血风攻注，太阳穴疼。❷《普济方》引《如宜方》：肾气虚，脑髓不固，鼻渊。❸《医方类聚》引《直指》：风热隐疹。

【方论选录】《医林纂要》：薄荷辛寒，轻虚上浮，上清头目之风热，旁搜皮肤之湿热，中去肝胆之虚热，下除肠胞之血热，此用以为君药，所谓"风淫于内，治以辛凉也，"。荆芥辛苦温，上行祛头目之风，除经隧之湿，去血中之风湿郁热，此以佐薄荷而为臣。芎藭甘辛，行血中之气，排筋骨之湿，上通巅顶，下彻血海，为厥阴肝经表药；羌活苦辛，此以祛太阳之风热；白芷辛温，此以祛阳明之风热；防风辛甘，缓肝补肝，以防风淫之内侵，故曰防风，其祛风不拘经络，无所不到；细辛辛温，达肾气，使上行以清耳目，主治少阴头痛；甘草以补土和中；茶叶甘苦寒，轻清上浮，能升清阳于上，而降浊阴于下，聪明耳目，开爽精神，虽非风药，而能助诸药，以散风除热，清头目。

【临床报道】偏头痛：《哈尔滨中医》[1961]，（7）：16]用《局方》川芎茶调散原方治疗126例偏头痛患者，取得满意效果，有效率达83.3%。患者偏头痛为阵发性，可以固定或交替发作，右侧多于左侧，且都伴有神经忧郁状态。

08741 川芎茶调散（《银海精微》卷上）

【组成】川芎 防风 羌活 甘草 石决明 木贼 石膏 炒荆芥 菊花 薄荷叶各一两

【用法】上为末。每服二三钱，食后茶送下。

【主治】一切热泪，眼弦湿烂。

08742 川芎茶调散

《证治汇补》卷二。为《赤水玄珠》卷三"秘方茶调散"之异名。见该条。

08743 川芎茶调散（《医学心悟》卷四）

【组成】川芎（酒拌） 荆芥 白芷 桔梗（炒） 甘

草　黄芩(酒炒)　川贝母(去心)各一两　黑山栀二两

【用法】上为细末。每服二钱,食后陈松萝细茶调下,一日三次。

【功用】通窍清热。

【主治】鼻渊,鼻中常出浊涕,源源不断。

08744 川芎香附汤(《医统》卷五十三)

【组成】川芎　香附子　羌活　苍术(米泔浸)各一两　细辛　茵陈各七钱半　甘菊　薄荷　白芷各二两　荆芥　甘草各八钱

【用法】上为细末。每服二钱,食后茶清调下。

【主治】厥头痛,风寒脑后疼,及伤寒伤风,一切头痛。

08745 川芎神功散(《宣明论》卷三)

【组成】川芎四钱　甘草一分　川乌头　吴白芷　天南星　麻黄各半两

【用法】上为末。每服二钱,水一盏,加生姜三片,煎至半盏,投清酒半盏。

【功用】清神。

【主治】风热上攻,偏正头痛,无问微甚久新,头面昏眩。

【宜忌】服后避风。

08746 川芎柴胡汤(《治疹全书》卷下引《青囊书》)

【组成】川芎　柴胡　黄芩　茯苓　甘草　当归　陈皮　贝母　山楂　红花子加倍

【主治】疹后发热依时,久不治成癥癖,发热来时,身烧,口渴,少食,烦闷,热过则和,或日发,或间一日二日而发,或数日一发,与疟相似,但不寒耳,久则腹胁中有块,面黄体瘦,胀满少食,与疟母同。

08747 川芎通气散(《备急灸法》)

【组成】天花粉(洗净,为细末)　川芎(不见火,为细末)　川山甲(头顶上甲,炒,为细末)各等分

【用法】每服五钱,用瓜蒌一个,取子并肉研细,入无灰黄酒一碗,滤去滓,重汤煎熟,却将此酒来调药,食后稍空服。

【主治】头脑上痛肿。

08748 川芎黄耆汤(《普济方》卷三四二引《产宝》)

【组成】川芎　黄耆各等分

【用法】上锉。每服五钱,秫米(炒)一合,水煎服。

【主治】伤胎腹痛,下黄汁。

08749 川芎葱白汤(方出《经效产宝》卷上,名见《普济方》卷三四二)

【组成】川芎二两　葱白(切)一升

【用法】水七升,煮取二升半,分温三服。

【主治】胎动不安。

08750 川连戊己汤(《症因脉治》卷三)

【组成】白芍药　甘草　川黄连

【主治】脾实腹胀,肚腹时热。

08751 川连枳壳汤(《症因脉治》卷三)

【组成】川连　枳壳　木通　甘草　大腹皮　地骨皮

【主治】脾实腹胀,肚腹时热。

08752 川连枳壳汤(《症因脉治》卷三)

【组成】川黄连　枳壳　陈皮　甘草

【主治】湿热痿软,身体重着,走注疼痛,首如裹,面壅肿,小便黄赤,手足发热,小筋弛长,脉沉而数,积热在里。

08753 川连枳桔汤(《症因脉治》卷三)

【组成】枳桔汤加川连　橘皮

【用法】水煎服。

【主治】热积胸痹。

08754 川连茯苓汤(《三因》卷五)

【异名】黄连茯苓汤(《医方类聚》卷五十三引《永类钤方》)。

【组成】黄连　茯苓各一两　麦门冬(去心)　车前子(炒)　通草　远志(去心,姜汁制,炒)各半两　半夏(汤洗去滑)　黄芩　甘草(炙)各一分

【用法】上锉散。每服四钱,水一盏半,姜钱七片,大枣一个,煎七分,去滓,食前服。

【主治】心虚为寒冷所中,身热,心躁,手足反寒,心腹肿病,喘咳,自汗,甚则大肠便血。

08755 川羌肉桂汤

《兰室秘藏》目录。为原书卷中"川芎肉桂汤"之异名。见该条。

08756 川椒乌梅汤(《不知医必要》卷二)

【组成】川椒(去合口的)一钱五分　乌梅二只

【用法】加生姜三片,水煎服。

【主治】脾胃虫痛。

08757 川椒白芷散(《女科秘要》卷二)

【组成】川椒一两　白芷一两五钱

【用法】水煎,服头煎;以二煎日洗患处数次。

【主治】有孕房事不节,阳精留蓄,因而阴门作痒。

08758 川椒面拌粥(《圣惠》卷九十六)

【组成】川椒一百粒(去目)　白面二合

【用法】上以醋淹椒令湿,漉出,于面中拌令匀,便于豉汁中煮,空心和汁食之。

【主治】噎病,胸间积冷,饮食不下,黄瘦无力。

08759 川楝茴香散(《瑞竹堂方》卷二)

【组成】木香　茴香(盐炒香,不用盐)　川楝子(切片,盐炒,同盐用)各等分

【用法】上为细末。每服三钱,热酒一盏,空心调下。

【主治】小肠疝气疼痛。

08760 川楝茴香散

《普济方》卷二四九。为《直指》卷十八"金铃散"之异名。见该条。

08761 川楝猬皮丸(《疡科选粹》卷五)

【组成】猬皮(煅存性)　雷丸一钱(皂角洗,烧存性)　男发(皂角水浸,煅存性)七分　川楝白皮　黑芝麻(炒黑)　槐角子(煅存性)各五钱　乳香二钱　牛角腮(童便浸七次,煅存性)一两　麝香二分　雄猪左蹄甲四十九个(童便浸七日,煅存性)

【用法】上为末,炼蜜为丸,如梧桐子大。每服十丸,空心用胡桃肉一个,细嚼,同酒送下;弱者七丸。服过二两见效。

【主治】痔漏。

08762 川贝清肺糖浆(《成方制剂》2册)

【组成】薄荷　川贝母　地黄　甘草　桔梗　苦杏仁　麦冬　枇杷叶

【用法】上制成糖浆剂。口服,一次15~30毫升,一日

3 次；小儿酌减。

【功用】清肺润燥，止咳化痰。

【主治】风热感冒引起的燥咳，咽干，咽痛。

08763 川升麻揩齿散（《圣惠》卷三十四）

【组成】川升麻半两　白附子一分（炮裂）　密陀僧一分　露蜂房一分　槐枝灰半两

【用法】上为末，别入生地黄汁一合，拌令匀。每用揩齿。

【主治】牙齿历蠹，齿根黯黑。

08764 川芎蒲黄黑神散（《普济方》三五七）

【组成】地黄（蒸晒九次或二十一次如黑角色，不可经冷水，称一两生者，煮取半两）　当归（酒浸，火焙，称）一两一分　肉桂（去粗皮，不见火）一两一分　干姜一两一分　白芍药一两　甘草（炙）半两　真蒲黄（白纸上焙）一两　附子（炮）二钱　黑豆一两半（炒，去皮）　川芎一两

【用法】上为细末，每服三钱半，并用童便调下。若胎已死腹中，四肢冷，口出沫，爪青黑，温酒调服，须臾胎暖自下。及衣带断者，但服此药，逐去恶血即下。若血晕，医者不识，呼为暗风，服此即愈。若乍寒乍热，或误呼为疟疾，当服此药。

【主治】胎死腹中，及衣带断者。

【加减】若血崩不止，取艾一团，如鸡子大，浓煎汤调下；若呕逆恶心，人参、陈皮汤调下；若中风牵搐，加荆芥末半钱，仍煎荆芥汤调下；若血漏不止，加蒲黄煎葛根汤调下；若心腹刺痛，加玄胡索末，温酒调下。

08765 川苏救心喷雾剂（《新药转正》34 册）

【组成】川芎　苏合香　冰片

【用法】喷于舌下，一日 3 次，一次 3 喷；心绞痛发作时，随时应用，一次 3 喷。

【功用】活血化瘀，行气止痛。

【主治】初发性劳累性心绞痛和稳定性劳累性心绞痛的心血瘀阻证候，症见心胸刺痛，胸闷不舒，心悸气短。

【宜忌】孕妇及酒精过敏者忌用。

【备考】用药后，如病情不能缓解，应加用或改用其他治疗措施。每日给药次数不宜超过 8～10 次。本品应喷于舌下。

久

08766 久疟丸（《圣济总录》卷三十五）

【组成】砒霜一分（研）　乳香半两（研）　半夏（汤洗七遍，焙干，称）一两

【用法】上药重午日合，同捣罗为末。正午时，粽子尖为丸，如皂子大。发时服一丸，以醋汤送下，更不再服。如非重午日合药，须两服愈。

【主治】疟，百方不愈者。

08767 久疟饮（《仙拈集》卷一引《要览》）

【组成】白术　生姜各一两　当归三钱

【用法】用水二碗，煨一碗，俟发时服。

【主治】久疟不止。

08768 久疟饮

《仙拈集》卷三。为《赤水玄珠》"青黄散"之异名。见该条。

08769 久疟饮（《慈航集》卷下）

【组成】人参一钱　于白术二钱　云苓二钱　制半夏二钱　青皮八分　柴胡五分（炒）　草蔻仁三钱（研）　龙骨三钱　煨姜二钱　大枣三个

【用法】河、井水煎，露一宿，疟未来之前，早二时服，二煎接服之。一剂轻，二剂减去其半，三剂全止，四剂精神如常矣。

【主治】久疟不止，面色黄瘦，寒热不清。

【加减】如腹胀气闷，加煨广木香八分；如作泻，加鹿角霜三钱；如夜发者，加炒升麻八分，夜明砂二钱；如口渴，加麦冬八分；如虚热，加青蒿三钱；如大便干结，加鲜首乌八钱，当归五钱；如阴虚咳嗽，加炙鳖甲五钱，川贝母一钱。

08770 久泻丸

《全国中药成药处方集》（昆明方）。为《内科摘要》卷下"四神丸"之异名。见该条。

08771 久房散

《千金翼》卷十九。为《千金》卷二十一"九房散"之异名。见该条。

08772 久咳汤（《续名家方选》）

【组成】茯苓　陈皮各一钱　半夏　当归　莪术　桔梗　枳壳　瓜蒌根各七分　甘草二分

【用法】水煎服。

【主治】小儿久喘咳嗽属虫者。

【加减】有热，加柴胡、黄芩。

08773 久疮膏（《普济方》卷三一五）

【组成】当归　防风各一两　黄耆　芍药　白芷各半两　乳香一分　黄丹半两　黄蜡一两

【用法】上以油四两，煎前药，候色变，入丹成矣；蜡收之，瓷盒盛。

【主治】疮疡日久。

08774 久痢丹（《全国中药成药处方集》天津方）

【组成】椿皮（醋炒）十斤　广木香　黄连　白术（麸炒）　茯苓（去皮）　枳壳（麸炒）　甘草各八两　当归尾一斤　野党参（去芦）八两　厚朴（姜制）一斤　鸦胆子仁一两

【用法】上为细末，用凉开水泛为小丸；每斤丸药，用滑石粉三两，桃胶二钱化水为衣，二钱五分重装袋。每服一袋，小米汤送下，开水亦可。

【功用】健脾开胃，除湿化滞。

【主治】久痢、腹疼腹胀，里急后重，不思饮食，四肢无力，身体疲乏。

【宜忌】忌食生冷油腻食物。

08775 久道汤（《石室秘录》卷一）

【组成】人参一钱　白术二钱　黄耆二钱　茯苓二钱　甘草五分　白芥子一钱　神曲五分　肉桂一分　麦冬二钱　北五味三分　苏子五分

【用法】水煎服。

【主治】虚寒。

【加减】心不宁，加生枣仁一钱；不寐，加熟枣仁一钱，远志一钱；饱闷，加白蔻一钱；口渴，加熟地三钱，当归二钱；梦遗，加芡实三钱，山药三钱；饮食不开，加麦芽一钱，山楂三四粒；有痰，加半夏五分；咳嗽，加桔梗一钱；有浮游之火，加玄参二钱；头疼，加蔓荆子七分，或川芎一钱；有

外感,加防风二钱;鼻塞,加苏叶一钱;目痛,加谷精草二钱;心微痛,加栀子五分;胁痛,加芍药一钱;腹痛,加肉桂三分。

08776 久嗽丸

《中国医学大辞典》。即《医学纲目》卷二十六引丹溪方"久嗽丸子"。见该条。

08777 久嗽丸子《医学纲目》卷二十六引丹溪方》

【组成】海蛤粉(研细) 胆星 杏仁 诃子 青黛 皂角荚

【用法】上为末,姜汁为丸,如梧桐子大。姜汤送下。

【主治】久嗽。

【备考】本方方名,《中国医学大辞典》引作"久嗽丸"。

08778 久嗽神膏《不居集》上集卷十五》

【组成】萝卜一斤(捣汁) 生姜五钱 大贝母二两

【用法】入蜜二两,饴糖半斤熬成膏。不拘时候服。

【主治】久嗽。

08779 久近烂脚膏《大生要旨·续编》》

【组成】芦甘石一钱 冰片五厘 乳香五分 没药五分 川连五分 煅象皮五分 九一丹五分

【用法】上为极细末,用雄猪油熬化调摊油纸上。贴患处。

【主治】久近烂脚。

08780 久疟全消丸

《急救经验良方》。为《杂病源流犀烛》卷十五引倪涵初"久疟全消方"之异名。见该条。

08781 久疟全消方《杂病源流犀烛》卷十五引倪涵初方》

【异名】久疟全消丸《急救经验良方》)。

【组成】威灵仙 醋莪术 炒麦芽各一两 生首乌二两 金毛狗脊八钱 青蒿子 黄丹 穿山甲(水煮,切细,炒成珠) 醋鳖甲各五钱

【用法】用山药粉一两,饴糖一两,水一小碗,为糊丸。每半饥时姜汤下二三钱。

【主治】久疟,处暑后,冬至前,或间日,或非时,缠绵日久;并治疟母。

08782 久泻断下汤《效验秘方》郭谦亨方》

【组成】炙椿皮9克 土茯苓9克 川黄连6克 炒干姜6克 石榴皮4~6克 防风4克 广木香4克 炙米壳9克 元胡4克

【用法】水煎服。

【功用】燥湿开结,寒热并调,理气涩肠。

【主治】久泻久痢之湿热郁结、虚实交错证。现代用于过敏性结肠炎,慢性非特异性结肠炎。

【加减】便下黏液量少而后重甚者,去米壳加槟榔6克;大便溏,量多有热感者,加薏苡仁15~20克;日久气虚肢倦乏力者,加党参12克。

【备考】本方可加大剂量改作散剂或丸剂。

08783 久炼太素丹《杨氏家藏方》卷十四》

【组成】礜石(盐泥固济,火煅十日十夜,放冷用) 阳起石(入甘锅子内,煅令通红,放冷用) 寒水石(入甘锅子内,煅令通红,放冷用) 矾石(飞过成灰用)各等分

【用法】上为极细末,加白石脂细末少许,滴水为丸,如丸时,就口以气吹之,如鸡头子大,候干,放甘锅子内,以瓦子盖口,再烧令通赤,取出,倾在建盏内,放冷。每服一

丸,空心温酒或米饮送下。

【主治】男子、妇人一切虚损,夜梦纷纭,遗精失溺,大便滑泄,久利肌瘦,及妇人子宫久寒,赤白带下。

08784 久嗽不止丸《吉人集验方》》

【组成】马勃

【用法】炼蜜为丸,如梧桐子大。每服二十丸,开水送下,自愈。

【主治】久嗽不止。

08785 久嗽噙化丸《广笔记》卷二》

【组成】真龙脑薄荷叶三两五钱 百部(酒浸,去心)三两五钱 麦门冬(去心)二两 天门冬(去心)二两 桑白皮(蜜炙)三两 枇杷叶(蜜炙)三两 贝母(去心)二两 桔梗(米泔浸,蒸,去芦)一两 甘草(蜜炙)七钱 天花粉二两 玄参一两 北五味(蜜炙)一两 款冬花蕊二两 紫菀八钱 真柿霜二两 橘红一两

【用法】上为极细末,炼蜜为丸,如弹子大。不拘时候噙化,临卧更佳。

【主治】久嗽。

广

08786 广圣散《普济方》卷二七八》

【组成】苍术一斤(米泔水浸四时) 川乌半斤(炮) 草乌四两(炮) 蝎梢二两 地龙二两(去土) 天麻三两 细辛三两(去叶) 川芎五两 白芷五两

【用法】上为细末。治风毒肿、疯犬咬伤,每服一钱,温酒调下,外以水调搽患处;半身不遂,风寒暑湿,每服一钱,温酒调下;脑疽发背,以井花水调涂四畔,另用温酒调服;一切头风,用生葱搽,酒调下;伤寒,用温茶调下出汗;疔疮,用温酒调服,外醋调搽;臁疮,用井花水调搽;小儿风证,用薄荷汤调下。

【主治】一切肿毒,风毒肿,半身不遂,脑疽发背,疯犬咬伤,一切头风,伤寒,疔疮,臁疮,小儿风证。

【宜忌】忌一切猪荤。

08787 广灵丹《青囊秘传·丹门》》

【组成】银朱 生羽 炙乳没 青黛 藿香 薄荷 明雄 僵蚕 洋樟 半夏 细辛 白芷 大黄 木鳖子 牙皂 茅术 木香各五钱 冰片五分

【用法】上为细末。膏药上贴之。

【主治】阴分疽毒。

08788 广泽汤《辨证录》卷六》

【组成】麦冬二两 生地一两 车前子 刘寄奴各三钱

【用法】水煎服。

【功用】益肾补肺,利水。

【主治】大病之后,肾水竭,膀胱枯,不能小便。

08789 广顺散《杨氏家藏方》卷三》

【组成】甘草三两半(炙) 肉桂(去粗皮)一两 干姜(炮)一两 乌梅肉一两半(焙干) 紫苏叶半两

【用法】上为细末。每服二钱,冷水调下;沸汤调服亦得。

【主治】中暑烦渴。

08790 广胤丹《御药院方》卷十一》

【组成】黄耆(锉细)一两半 人参(上党者,去苗)一两 川续断(锉) 泽兰叶(去皮) 熟地黄(焙干) 牡丹

皮（拣净） 延胡索 白芍药 川芎 白薇各一两 嫩鹿
茸（燎去毛，酥酒涂炙干，别杵）一两 白茯苓（去黑皮）一
两 当归（去苗，洗净，切，炒干）一两 肉苁蓉（酒浸软，
去皱皮，切，焙干）一两 防风（去苗及叉尾者）一两 藁本
（去苗土）一两 华细辛（去苗叶土，吹搓，罗过）一两 陈
皮（汤浸，去白，焙干）一两 蓬莪术 京三棱（二味各和
白面裹，慢灰火中煨熟，去面，就热杵碎）各一两 干姜
（炮裂）一两 木香半两 肉桂（去粗皮）半两 山茱萸半
两 甘草（锉，炒）二两 黑附子（炮裂，去皮脐）三钱 覆
盆子（去萼枝，扶净）二两

【用法】上为细末，炼蜜为丸，如弹子大。每服一丸，
空心、食前细嚼，温酒送下，一日三次。有孕住服。

【主治】久无子息。

08791 广疮膏（《疮疡经验全书》卷六）

【组成】松香一斤四两（熬，去滓） 杏仁四百九十粒
（去皮尖）乳香一两 没药一两 铜绿二两 黄蜡一两 轻
粉一两 蓖麻子四百九十粒（去皮，净肉） 麝香三钱（以
上俱另研）

【用法】上药为一处，放白内捣，及千余下，杵头上抹
油不沾膏，用红绢摊之。

【主治】杨梅疮。

08792 广疮膏（《准绳·疡医》卷五）

【组成】黄连 黄蜡各三钱 木鳖子（去壳） 蕲艾
各二钱 韶粉 白蜡各一钱五分 雄黄一钱 芦甘石五
钱 龙骨五分 冰片一分

【用法】香油煎膏。

【主治】杨梅结毒。

08793 广济丹（《仙拈集》卷四）

【组成】白术 苍术 陈皮 厚朴各三两 甘草 蒺
藜 丹参各一两半

【用法】加老黄水三升淘尽，候干，炒香磨粉，为丸服。

【功用】充饥，疗疾。

08794 广济贴（方出《外台》卷二十四引《广济方》，名见《膏药
方集》）

【组成】松脂一斤（炼者） 脓脂三合（生） 椒叶一
两 白蜡三两 蛇衔一两 黄耆一两 芎䓖一两 白芷一
两 当归一两 细辛一两 芍药一两

【用法】上切，以水煎脂、蜡烊尽，纳诸药，三上三下，
白芷色黄膏成。用剪故帛，可疮大小，涂膏贴上，日夜
各一。

【主治】痈肿肿溃。

08795 广羚散（《成方制剂》4册）

【组成】冰片 胆南星 钩藤 广角 琥珀 黄
连 黄芩 羚羊角 牛黄 全蝎 麝香 天麻 天竺
黄 雄黄 栀子 朱砂

【用法】上制成散剂。口服，一岁一次 0.5 克，一日 2
次；一岁以下酌减。

【功用】清热解毒，镇惊息风。

【主治】小儿高热惊风，神昏抽搐。

08796 广嗣丸（《增补内经拾遗》卷四）

【组成】沉香 丁香 萸萸 官桂 白及各一钱 蛇
床子 木鳖子 杏仁 砂仁 细辛各二钱

【用法】炼蜜为丸，如绿豆大。

【主治】妊娠胞络阻绝，九月而瘖。

08797 广东神曲（《成方制剂》19册）

【组成】半夏 槟榔 苍耳草 草豆蔻 草果 车
前草 赤小豆 大腹皮 草果 车前草 赤小豆 大腹
皮 独活 凤尾草 茯苓 葛根 广藿香 诃子 花
椒 黄柏 黄芩 荆芥 桔梗 苦杏仁 辣蓼 麻黄 木
瓜 木通 木香 芡实 青蒿 青皮 三棱 山药 石
菖蒲 乌药 香附 香薷 益母草 薏苡仁 泽兰 泽
泻 枳壳 枳实 猪苓

【用法】煎服，一次 1 块。

【功用】祛风消滞，健胃和中。

【主治】感冒发热，食滞，呕吐，泄泻。或供配方用。

08798 广东凉茶（《成方制剂》2册）

【组成】布渣叶 淡竹叶 岗梅 广金钱草 火炭
母 金沙藤 金樱根 木蝴蝶 山芝麻 五指柑

【用法】上制成袋泡茶剂。开水冲服，一次 2 袋，一日
1～2 次。

【功用】消热解暑，祛湿生津。

【主治】四时感冒，发热喉痛，湿热积滞，口干尿赤。

【宜忌】孕妇慎服。

【备考】本方改为颗粒剂，名"广东凉茶颗粒"（见于《成
方制剂》19册）。

08799 广茂煮丸

《中国医学大辞典》，即《奇效良方》卷四十七"广茂煮
散"改为丸剂。见该条。

08800 广茂煮散（《奇效良方》卷四十七）

【组成】蓬莪术（煨） 槟榔（生锉） 官桂（去粗皮） 附
子（炮，去皮脐） 甘草（锉，炙）各半两 芎䓖 白术各三分

【用法】上锉碎。每服二钱，水一盏，煎至七分，不拘
时候温服。

【主治】心疝，心痛，肢体虚冷。

【备考】本方改为丸剂，名"广茂煮丸"（见《中国医学大
辞典》）。

08801 广嗣良方（《墨宝斋集验方》卷上）

【组成】山茱萸（水浸，去核）五两 天门冬（水浸，去
心皮）五两 麦门冬（水浸，去心）五两 黄耆（去皮，蜜炙）
二两 补骨脂（酒浸，水洗，炒黄）八两 菟丝子（拣净，酒
浸一宿，晒干）三两 枸杞子（去枝蒂）三两 当归（酒洗，
去芦，全用）二两 覆盆子（微炒）三两 蛇床子（水洗净，
微炒）三两 川巴戟（酒浸，去心）三两 山药（洗净）一
两 熟地黄（酒浸，捣如泥）三两 黄犬肾（酥炙，焙干）二
副 白龙骨（火煅七次，童便、盐酒淬，布包悬井底三日）二
两 人参一两五钱 韭子（酒洗净，炒）三两 琐阳（酒洗，
酥炙）二两 白术（水洗，土拌炒）一两 杜仲（去皮，酥炙）
一两五钱 陈皮（水洗，去白，微炒）一两 紫河车一具（初
生男胎者佳，将米泔水洗，用银针挑破，挤出紫血，待净入
水坛内，好酒二斤，封固重汤煮烂如泥）

【用法】上为极细末，入炼蜜，木白内捣极匀，丸如梧
桐子大。每服五六十丸，渐加至一百丸止，空心盐汤送下；
出外减半服之。

【主治】男子不育。

08802 **广嗣良方**（《墨宝斋集验方》卷上）

【组成】山茱萸（酒浸，去核）五两　香附子（去毛，四制）五两　川芎（酒洗）三两　熟地黄（酒洗，捣极烂）三两　白芍药（去皮，酒炒黄）四两　益母草三两　条芩（酒炒）二两　蛇床子（水洗净，微炒）二两　覆盆子（微炒）二两　玄胡索（微炒）二两　陈皮（水洗，去白）二两　苍术（米泔水浸一宿）三两　砂仁（去壳）一两五钱　丹参（水洗）二两　当归（酒洗，去芦，全用）三两　白丝毛乌骨雄鸡一只（预先喂养一月，不令与雌鸡同处，临合将线缢死，不出血，干去毛，剖开去肠内污物，并滕内宿食，肫内黄皮，用酒洗净，一应事件仍装入鸡肚内，不令见水，置土坛内，入酒二斤，封固，重汤煮烂取出，刮下净肉，捣如泥，仍将鸡骨酥油和原汁或酒炙酥为末，入药末拌匀）

【用法】上为极细末，同鸡肉地黄入醋煮米糊拌匀，木白内捣极细，丸如梧桐子大。每服四五十丸，渐加至八九十丸，空心清米饮送下。

【主治】女子不孕。

【加减】如月信先期而至者，加黄芩、地骨皮、黄连各一两五钱，清米饮送下；如月信后期而至者，加黄耆一两，人参、白术各一两五钱，温酒淡盐汤任下，如下白带者，加苍术、白术、柴胡、升麻、白芷各一两五钱，淡姜汤送下。

08803 **广大重明汤**（《兰室秘藏》卷上）

【组成】龙胆草　防风　生甘草　细辛各一钱

【用法】上锉如咀，纳甘草不锉，只作一锭，先以水一大碗半，煎龙胆一味，至一半，再入余三味，煎至少半碗，滤其滓，用清带热洗，以重汤坐令热，日用五七次。但洗毕，合眼一时。

【主治】两目睑赤烂，热肿疼痛，及眼睑痒痛，抓之至破，眼弦生疮，目多眵泪，隐涩难开；胬肉泛长而痒。

08804 **广大重明汤**（《审视瑶函》卷三）

【组成】防风　川花椒　龙胆草　甘草　细辛各等分

【用法】上锉如麻豆大，纳甘草不锉，只作一挺，先以水一大碗半，煎龙胆草一味，干一半，再入余三味，煎小半碗，去滓。用清汁带热洗，以重汤炖令极热，日用五七次，洗毕，合眼须臾，痒亦减矣。

【主治】两目睑赤烂热肿痛，并梢赤，及眼睑痒极，抓至破烂，眼楞生疮痂，目多眵痛，隐涩难开。

08805 **广大重明汤**（《疡医大全》卷十一）

【组成】防风　北细辛　甘草　龙胆草　菊花各等分

【用法】水煎，乘热洗。

【主治】眼痒。

08806 **广丹白及膏**（《赵炳南临床经验集》）

【组成】广丹一钱　白及面二钱　凡士林一两

【用法】调匀成膏。外敷患处。

【功用】化腐生肌。

【主治】慢性溃疡，下肢溃疡（臁疮）。

08807 **广东蛇药片**（《成方制剂》19册）

【组成】蛇王藤　柚叶

【用法】上制成片剂。口服，一次14片，以后每3小时服7片，至全身症状明显好转为止。一般疗程1～3日。对危重病人应适当增加服用剂量；口服困难者，可采取鼻饲方法给药，或遵医嘱。

【功用】清热解蛇毒，消肿止痛。

【主治】毒蛇（银环蛇、蝮蛇、眼镜蛇、青竹蛇、金环蛇、烙铁头蛇）咬伤。

08808 **广茂化癖丸**（《卫生宝鉴》卷十九）

【组成】朱砂（研，水飞）　当归（炒）　代赭石（醋烧淬）　枳壳（麸炒）　广茂（炮）　京三棱（炮）各半两　麝香（研）　巴豆霜各一分　木香一分

【用法】上为末，入药研匀，面糊为丸，如麻子大。一岁儿二丸，食后温米汤送下。量虚实大小加减。

【主治】乳食不消，心腹胀满，壮热喘粗，呕吐痰涎，肠鸣泄利，米谷不化完出，下痢赤白，腹痛里重；及食癖、乳癖、疢气、痞气。

08809 **广茂溃坚丸**（《卫生宝鉴》卷十九）

【组成】木香　青皮　陈皮　广茂　乌梅　京三棱各一两　大椒　巴豆（去心膜）各半两

【用法】上为末，面糊为丸，如麻子大。每服五七丸，食远温米汤饮送下。量儿大小为丸，加减服。

【主治】小儿癖积，腹胁满，发热，咳嗽喘促，不思饮食。

08810 **广茂溃坚汤**（《兰室秘藏》卷上）

【组成】广茂　红花　升麻　吴茱萸各二分　生甘草　柴胡　泽泻　神曲　青皮　陈皮各三分　厚朴（生用）　黄芩　黄连　益智仁　草豆蔻仁　当归梢各五分　半夏七分

【用法】上锉，如麻豆大。水二大盏，煎至一盏，食远稍热服。

【主治】中满腹胀，内有积聚，坚硬如石，其形如盘，令人不能坐卧，大小便涩滞，上喘气促，面色萎黄，通身虚肿。

【宜忌】忌酒、醋、湿面。

【加减】如渴，加葛根四分。

【备考】服二服之后，中满减半，只有积不消，再服后药（原书同卷"半夏厚朴汤"）。

08811 **广毒至灵丹**（《疡科心得集·家用膏丹丸散方》）

【组成】生大黄（晒，研）三两　生川连（晒，研）五钱　广珠百钱　黄芩（盐水炒）一两　朱砂三钱　百部（盐水炒）一两　核桃夹（盐水炒）一两　肥皂荚灰二两　血余二两　骨余（土拌炒）五钱

【用法】陈酒为丸。每日朝三钱，夜二钱，陈酒送下；不吃酒者，夏枯草汤送下。

【主治】广痘霉癣，梅疮透顶，下疳结毒。

08812 **广济紫菀汤**

《鸡峰》卷十一。为《圣惠》卷二十七"紫菀散"之异名。见该条。

08813 **广笔牛子汤**

《喉科种福》卷五。为方出《广笔记》卷三，名见《金鉴》卷六十六"广笔鼠粘汤"之异名。见该条。

08814 **广笔鼠粘汤**（方出《广笔记》卷三，名见《金鉴》卷六十六）

【异名】广笔牛子汤（《喉科种福》卷五）。

【组成】贝母（去心）三钱　鼠粘子（酒炒，研）二钱　玄参二钱五分　射干二钱（不辣者是）　甘草二钱五分　栝楼根二钱　怀生地三钱　白僵蚕一钱（略炒，研）　连翘二钱　竹叶二十片

【用法】水二钟，煎八分，饥时服。

【主治】喉癣内热，咽嗌暗红，痛痒而燥，次生苔癣，甚则有小孔如蚁蛀，时吐臭涎，妨碍饮食。

❶《广笔记》：喉癣内热。❷《金鉴》：咽嗌干燥，初觉时痒，次生苔癣，色暗木红，燥裂疼痛，时吐臭涎，妨碍饮食。❸《医碥》：胃火上炎灼肺，喉间生红丝如哥窑纹，又如秋海棠叶背，干燥而痒，久则烂开，有小孔如蚁蛀，名天白蚁。❹《喉科种福》：喉内红色，暗而不鲜，于暗红色中，现出白色，疼痛而痒。

【宜忌】《金鉴》：患者清心寡欲，戒厚味发物。

【备考】《金鉴》本方用法：服汤同时，未溃吹矾精散，已溃吹清凉散。

08815 广效保命丹

《玉机微义》卷十五引郭氏方。为原书同卷"万灵夺命丹"之异名。见该条。

08816 广福延龄丹（《圣济总录》卷一九九）

【组成】丹砂（研如粉） 雄黄（研如粉） 人参 白茯苓（去黑皮）各二两 白术 乳香（研细）各四两

【用法】上为末，和匀，入银器中，用蜜和如稀膏，以油单封口，又以水和白面，裹器物外，厚两指许，每日于饭上炊，候饭熟取下，如此半月，如药干，更入蜜，丸如梧桐子大。每服二十丸，空心温酒送下。

【功用】去三尸，洁腑脏，镇七魄，明耳目。

【宜忌】忌羊血。

08817 广嗣既济丸（《医学正印》卷上）

【组成】人参八两 天门冬四两 麦门冬四两 柏子仁 酸枣仁 远志肉各四两 菟丝子 白茯苓 甘枸杞各八两 生地黄 熟地黄 牡丹皮 当归各四两 五味子二两 沙苑蒺藜八两 山茱萸肉四两 山药四两 石斛二两 牛膝四两 虎胫骨二两 甘菊花二两 石菖蒲一两 杜仲四两 破故纸三两 肉苁蓉二两 鹿角胶八两 玄武胶八两

【用法】上药炮制如法，为末。研入柏子仁，玄、鹿二胶用好酒溶化，炼蜜为丸，如梧桐子大。每服三钱，秋石白滚水送下；早、晚各一次；好酒送下亦可。

【功用】宁心神，养心血，益精髓，壮腰膝，润肌肤，悦颜色，清耳目，乌须发，通和脏腑，延年广嗣。

08818 广术香附桃仁丸（《保命歌括》卷二十七）

【组成】海石 三棱 莪术 香附子（以上俱用醋煮，炒干） 红花 桃仁（去皮尖） 五灵脂各等分

【用法】上为细末，蒸饼为丸，如梧桐子大。每服五十丸，白汤送下。

【主治】腹中积块。

08819 广嗣延龄至宝丹（《仙拈集》卷三引赤霞方）

【组成】鹿茸一两（酥油炙脆） 大石燕一对（重六七钱者，真米醋浸一日夜，再以姜汁浸透） 熟地 苁蓉各六钱 川山甲（烧酒浸一日夜，晒干，酥炙黄色） 枸杞 朱砂（荞面包蒸一日，去面） 附子（去皮脐，用川椒、甘草各五钱，河水煮三炷香）各五钱 天冬 琐阳（烧酒浸、焙七次）各四钱 破故纸（酒浸，焙） 当归（酒浸） 紫梢花（捶碎，河水漂，取出，酒焙干） 凤仙花子（酒浸，焙干） 海马一对（酥炙黄） 淫羊藿（剪去边，人乳浸一日夜，炙黄）各一钱半 砂仁（姜汁煮，炒） 丁香（用川椒微火焙香，

去椒） 地骨（水洗，蜜浸） 杜仲（童便化青盐拌，炒断丝） 牛膝（酒洗） 细辛（醋浸） 甘菊（童便浸，晒） 甘草（蜜炙）各二钱半

【用法】各药精制如法，各为极细末，以童便、蜜、酥油拌匀，入瓷瓶，盐泥封固，重汤煮三炷香，取出露一宿，捏作一块，入银盒内按实，外以盐泥封固，晒干，再入铁铸钟铃内，其铃口向上，将铁线从鼻内十字栓定，用黑铅一二十斤熔化，倾铃内，以不见泥球为度，入灰缸，火行三方，每方一两六钱，先离四指，渐次挨铃，寅戌更换，上置滴水壶一把，时时滴水于内，温养三十五日，用烙铁化去铅，开盒，其药紫色，瓷罐收贮，黄蜡封口，埋净土内一宿。每服一分，放手心内，以舌舐之，黄酒送下。渐加至三分为止。久服奇效。

【功用】久服浑身温暖，百窍通畅，口鼻生香，齿落重生，发白转黑，行走如飞，视暗若明。种子。

亡

08820 亡虫丸（《圣济总录》卷一九九）

【组成】紫菀（去苗土，醋煮熟，焙）半斤 射干一钱 白龙骨半两

【用法】上药先将紫菀捣末，次捣射干、白龙骨，和匀为散。每日服一钱匕，空心甘泉水调下。

【功用】去三尸。

门

08821 门冬丸（《本事》卷四）

【组成】麦门冬一两（水泡，去心） 黄连（去须）半两

【用法】上为细末，炼蜜为丸，如梧桐子大。每服三十丸，食后熟水送下。

【主治】心经有热。

【方论选录】《本事方释义》：麦门冬气味甘寒微苦，入手太阴、少阴；黄连气味苦寒，入手少阴。因心经有热，外无急病，未可急攻，以滋清之药，佐以清心之品，不使重伤胃气。用丸药者，乃缓治之法也。

08822 门冬饮

《张氏医通》卷十六。即《元戎》引易老方"门冬饮子"。见该条。

08823 门冬粥

《遵生八笺》卷十一。为《圣济总录》卷一九○"麦门冬粥"之异名。见该条。

08824 门冬粥（《寿世青编》卷下）

【组成】麦门冬

【用法】用麦门冬浸汁，和米煮粥。

【主治】咳嗽及翻胃。

【宜忌】妊妇食之亦宜。

08825 门冬膏（《活人心统》卷下）

【组成】天门冬（捣碎）

【用法】取自然汁一碗，入蜜少许。二次分服。

【主治】吐血、衄血，诸药不效者。

08826 门冬膏（《活人心统》卷下）

【组成】麦门冬（去心）一斤

【用法】取自然汁一碗，入蜜少许，二次分服。

【主治】吐血、衄血，诸药不效者。

08827 门冬膏

《医学六要·治法汇》卷三。为原书同卷"清化膏"之异名。见该条。

08828 门君汤（《辨证录》卷七）

【组成】人参一钱 茯苓二钱 白术三钱 甘草 肉桂各二分 神曲 柴胡各三分

【用法】水煎服。

【主治】小儿脾胃虚寒,吐泻之后致发痉病,噤不出声,手脚挛急。

08829 门冬饮子

《洁古家珍》。为《保命集》卷下"麦门冬饮子"之异名。见该条。

08830 门冬饮子（《元戎》引易老方）

【异名】麦门冬饮（《风劳臌膈》）。

【组成】人参 枸杞 白茯苓 甘草各三钱 五味子 麦门冬（去心）各半两

【用法】上为粗末,加生姜,水煎服。

【主治】❶《元戎》:老弱虚人大渴。❷《风劳臌膈》:肺虚,皮肤干燥,日渐黑瘦。

【备考】本方方名,《张氏医通》引作"门冬饮"。方中茯苓,《风劳臌膈》作"茯神"。

08831 门冬饮子

《卫生宝鉴》(拔粹本)。为《内外伤辨》卷中"门冬清肺饮"之异名。见该条。

08832 门冬饮子

《医学纲目》卷二十一。为《圣济总录》卷四十九"麦门冬饮"之异名。见该条。

08833 门冬饮子（《症因脉治》卷二）

【组成】天门冬 麦门冬 桑白皮 枳壳 桔梗 荆芥 甘草

【主治】伤燥咳嗽喘急,口渴唇焦,烦热引饮,吐痰不出,或带血缕,二便带赤。

【加减】痰多,加贝母;大便燥结,加大黄。

08834 门冬饮子

《医略六书》卷二十二。为《兰室秘藏》卷中"麦门冬饮子"之异名。见该条。

08835 门冬饮子（《伤寒大白》卷二）

【组成】麦门冬 地骨皮 知母 石膏 生地 丹皮 白芍药

【主治】鼻血。

【加减】阳明表证,加升麻、干葛、荆芥、黄芩;里热便结,加当归、大黄。

08836 门冬山药汤（《鸡峰》卷十一）

【组成】麦门冬 山药各二两 人参 甘草 生地黄 神曲各三分 桔梗 紫菀 犀角 白茯苓 柴胡 黄芩 大豆卷 芍药（白者） 白术 防风 阿胶 茯神 芎 当归各半两 朱砂三分 干姜一分

【用法】上为细末。每服二钱,食后煎大枣汤调下。

【功用】补心。

【主治】心虚惊悸,虚风颤掉,风中有热,眩冒,风气百疾。

08837 门冬甘露饮（《张氏医通》卷十五）

【组成】麦门冬二钱（去心） 黑参 黄芩 栝楼

根 连翘各一钱 生甘草五分 灯心二十茎 竹叶二十片

【用法】水煎,温服。

【主治】麻疹热甚而渴。

08838 门冬安神丸（《症因脉治》卷二）

【组成】拣麦冬 川黄连 生地 白茯神 远志 朱砂 甘草

【主治】心血不足,虚热。

08839 门冬知母汤（《症因脉治》卷二）

【组成】门冬 知母

【用法】水煎服。

【主治】燥火伤肺胃,喘逆呕吐,吐则气急,呕少难出,口唇干燥,烦渴引饮。

08840 门冬清肺汤（《准绳·幼科》卷六）

【组成】天门冬（去心） 麦门冬（去心） 知母 贝母 桔梗 款冬花 甘草 牛蒡子 杏仁（去皮尖,研） 马兜铃 桑白皮 地骨皮各等分

【用法】上锉细。水一盏,煎七分,去滓,食后温服。

【主治】疹后热毒乘肺,咳嗽气喘,连声不住,甚至饮食汤水俱呛出者。

08841 门冬清肺汤

《医部全录》卷四九二引《幼科全书》。为《万氏家抄方》卷下"门冬清肺饮"之异名。见该条。

08842 门冬清肺汤（《幼幼集成》卷六）

【组成】天门冬 麦门冬 净知母 鲜桑叶 怀生地 枯黄芩 地骨皮 信前胡 北沙参 炙甘草

【用法】灯心为引。水煎服。

【主治】麻后咳嗽不已,身热而烦。

08843 门冬清肺饮（《内处伤辨》卷中）

【异名】麦门冬饮子（《卫生宝鉴》人卫本卷十）、门冬饮子（《卫生宝鉴》拔粹本）、麦冬清肺饮（《杏苑》卷三）。

【组成】紫菀茸一钱五分 黄芪 白芍药 甘草各一钱 人参（去芦） 麦门冬各五分 当归身三分 五味子三个

【用法】上咬咀,分作二服。每服水二盏,煎至一盏,去滓,食后温服。

【主治】❶《内外伤辨》:脾胃虚弱,气促气弱,精神短少,衄血吐血。❷《证治汇补》:劳伤气虚,火旺咳嗽。

【方论选录】❶《杏苑》:方中人参、黄芪补中益气为君;紫菀、麦冬、五味泄火清肺金为臣;白芍、归身救阴血为使。❷《张氏医通》:此生脉、保元合用,以滋金化源,其紫菀佐黄芪而兼调营卫,深得清肺之旨。其余芍药酸收,当归辛散,且走血而不走气,颇所非宜,不若竟用生脉、保元清肺最妥。先哲有保元、生脉合用,气力从足膝涌出,以黄芪实胃,五味敛津,皆上焦之专药耳。

08844 门冬清肺饮（《万氏家抄方》卷下）

【异名】门冬清肺汤（《痘疹心法》卷二十）、麦门冬清肺汤（《痘疹全书》卷下）、麦冬清肺饮（《赤水玄珠》卷二十八）

【组成】知母 贝母 天门冬 麦门冬 桔梗 甘草 牛蒡子 石膏 杏仁 马兜铃 糯米

【用法】水煎服。

【主治】疹后嗽甚,气喘连声不住。

08845 门冬清肺饮（《广嗣纪要》）

【组成】天冬 麦冬各一钱 桑白皮（蜜炙） 杏仁

（去皮尖） 黄芩 五味子 阿胶 桔梗各五分 甘草五分 苏叶五分 乌梅肉半个

【用法】水煎服。

【主治】久嗽不止，痰中带血。

【加减】痰甚，加陈皮五分、淡竹叶一合；有血，加生地黄一钱、大蓟根、茅根汁各一二匙。

08846 门冬芫蔚子汤

《普济方》卷八十二。即《圣济总录》卷一〇六"麦冬芫蔚饮"。见该条。

己

08847 己戌丹 （《中药成方配本》）

【组成】西牛黄一钱 飞腰黄二钱 珠粉一钱 红硇砂一钱 麝香一钱 冰片一钱 玛瑙一钱（高粱酒煅） 马牙消二钱

【用法】各取净末和匀，再研至极细为度，约成粉九钱五分。外用点左右大眼角内，每日数次。内服一分，分二次服，儿童分四次服。

【功用】清血解毒。

【主治】蛇咬，狗咬。

08848 己戌丹 （《中医皮肤病学简编》）

【组成】麝香1克 牛黄1克 炉甘石1克 雄黄1克 火消1克 黄丹1克 冰片1克

【用法】上为极细末。点于眼角。

【功用】凉血止血，清热解毒。

【主治】毒蛇咬伤。

08849 己字化毒丸 （《疮疡经验全书》卷六）

【组成】牛黄 牙皂各五分 木香二钱 生生乳一钱 乳香 没药各一钱七分 川山甲 白鲜皮 朱砂 雄黄 月月红各一钱五分 熟大黄 僵蚕各二钱 血竭一钱七分

【用法】上为末，用神曲末五钱打稠糊，入药捣匀为丸，如梧桐子大，另研朱砂为衣。每早空心服十三丸，每晚空腹服九丸，人参汤送下；沙糖汤亦可。

【主治】毒结于脾胃二经，外为小块肌肉蛀烂蔓延，或发大块破溃腿臁，或手足生鹅掌风癣，或传他经，致生别病。

08850 己椒苈黄丸

《金匮》卷中。为原书同卷"防己椒目葶苈大黄丸"之异名。见该条。

己

08851 己风丹 （《普济方》卷三七四引《医方妙选》）

【组成】天竺黄一两（研） 防风一两 钩藤一两 白僵蚕半两 干全蝎半两 白附子半两

【用法】上为细末，炼蜜为丸，如鸡头子大。每服一丸至二丸，点麝香，荆芥汤化下。

【功用】祛风退惊。

08852 己寒丸 （《鸡峰》卷十三）

【组成】附子 川乌头 干姜 良姜 胡椒 荜茇 荜澄茄 红豆 桂各等分

【用法】上为细末，水煮面糊为丸，如梧桐子大。每服三五十丸，空心白汤下。

【主治】素虚有寒冷。

08853 己寒丸 （《魏氏家藏方》卷五）

【组成】吴茱萸（汤泡七次，炒） 附子（炮，去皮脐） 良姜（炒） 肉桂（去粗皮，不见火） 川乌头（炮，去皮脐） 厚朴（去粗皮，姜制，炙）各一两 赤石脂（煅） 缩砂仁（炮） 丁香（不见火） 肉豆蔻（面裹煨）各半两

【用法】上为细末，醋糊为丸，如梧桐子大。每服三十丸，空心、食前温酒、米饮送下。

【主治】胃有宿寒，脏腑虚弱，泄泻频数。

08854 己寒丸 （《元戎》）

【组成】肉桂 茯苓各五钱 良姜 乌头（炮）各七钱 附子（炮） 干姜（炮） 芍药 茴香（炒）各一两

【用法】上为细末，面糊为丸，如梧桐子大。每服五七十丸，空腹食前温酒送下；八九十丸，亦得。酒醋为糊俱可。

【主治】阴证服四逆辈，胸中发躁而渴者，或数日大便秘，小便涩赤。

08855 己寒丸 （《卫生宝鉴》卷十五引王海藏方）

【组成】附子（炮） 干姜（炮） 茴香（炒）各一两 良姜七钱 茯苓五钱 桂三钱

【用法】上为末，醋糊为丸，如梧桐子大。每服三五十丸，食前温酒送下。

【功用】回阳返阴。

【主治】沉寒痼冷，脐腹冷痛。

08856 己嗽丸 （《鸡峰》卷十一）

【组成】款冬花 百部 紫菀 皂角各等分

【用法】上为细末，炼蜜为丸，如梧桐子大。每服十丸，临卧前枣汤下。

【主治】嗽久不已。

08857 己试鲤鱼汤 （《外台》卷十引《古今录验》）

【异名】杏仁散（《普济方》卷一八三）。

【组成】杏仁（熬） 贝母 桂心各三两 橘皮 人参 甘草（炙） 厚朴（炙） 麻黄（去节） 茯苓 胡麻 白前各二两 鲤鱼五斤 生姜六两 半夏五两（洗）

【用法】上切。先以水二斗，煮鱼得一斗二升，去鱼纳药，煎取三升二合，分四服，日三夜一。

【主治】上气喘急，身浮肿。

❶《外台》引《古今录验》：上气。❷《普济方》：上气喘急，胸中满闷，咽喉不利。❸《兰台轨范》：咳嗽有水声，身浮肿。

【宜忌】忌海藻、菘菜、醋物、羊肉、饧、生葱等物。

【备考】本方方名，《兰台轨范》引作"鲤鱼汤"。

巳

08858 巳药 （《咽喉秘集》）

【组成】梅花冰片二分半 雄精二钱 焰消一两五钱

【用法】上为末。吹喉。

【功用】开痰消肿。

【主治】单双蛾初起一二日。

【宜忌】未溃可用，已溃不可用。孕妇忌用。

【备考】巳药之性与申药同，论其功更速。如痛重者，先用巳药，后用申药吹之。

卫

08859 卫生丸 （《成方制剂》8册）

【组成】白芍 白术 川芎 当归 党参 茯苓 甘

草 黄芪 鹿角胶 人参 砂仁 熟地黄 香附

【用法】上制成丸剂。口服，一次1丸，一日1～2次。

【功用】调气补血。

【主治】气血两亏，身体虚弱，病后失调。

08860 卫元汤（《准绳·幼科》卷四）

【组成】人参 白术 全蝎 山楂 半夏 当归 橘红 枳壳 乌梅

【用法】加生姜、大枣，水煎，加乳服。

【主治】痘疮。

08861 卫元汤（《疡科捷径》卷下）

【组成】人参三分 当归一钱 防风一钱 红花七分 黄耆二钱 芍药一钱 桔梗七分 甘草三分

【功用】通络消瘰，内托。

【主治】痘里夹瘰，生于颈旁，心烦身热之虚弱者。

08862 卫生汤（《元和纪用经》）

【组成】当归 余容（白者）各四两 黄耆（陇西者）八两 甘草（炙）一两

【用法】上为末，如米豆大。每服三匕，甘澜泉二升，石器中煮，七上七下，取清汁，分温二服，不拘时候。年老，水、酒各一升煮之。

【功用】祛风补劳，强五脏，益气除烦，养真阳，退邪热，通顺血脉，宣壅破积，止痛缓中，安和神志，润泽容色，止腰痛，散寒邪时疫；常服血脉通畅，不生痈疡，消痰养胃，明目益精；平凉而去火运之岁，以调荣卫。

【主治】❶《元和纪用经》：孕妇腹中疼痛，冷气心下急满，产后血晕，内虚气乏，崩中久痢。❷《玉机微义》：带下不止，脉微弱。

08863 卫生汤（《普济方》卷三八〇引《鲍氏方》）

【组成】地骨皮（洗）四两 生干地黄一两 甘草半两 白芍药一两

【用法】上为散。每服二钱，加小麦三十粒。水煎服。

【主治】疳热、肌瘦盗汗。

08864 卫生汤（《医方类聚》卷二一五引《徐氏胎产方》）

【组成】白芍药 当归各二两 黄耆三两 甘草一两 人参一两

【用法】上为粗末。每服五钱，水煎，空心服。

【主治】妇人、女子虚弱，月事不来。

08865 卫生汤（《医学入门》卷七）

【组成】人参 白术 茯苓 陈皮 甘草 山药 苡仁 泽泻 黄连各等分

【用法】水煎服。

【主治】❶《医学入门》：泄痢。❷《明医指掌》：倦怠，食不进。

08866 卫生汤（《古今医鉴》卷五）

【组成】陈皮 茯苓 甘草 人参 白术 山药 泽泻 苡仁

【用法】上锉一剂。加砂仁末一钱，水二钟，煎至八分服。

【主治】脾虚气弱，不能泌别水谷。

08867 卫生汤（《诚书》卷六）

【组成】青皮（炒）三分 防风五分 连翘三分 黄连（酒炒）三分 钩藤五分 知母（炒）三分 胆星七分 甘草二分 鼠粘子（炒）四分 山楂肉一钱

【用法】加灯心，水煎服。

【主治】癞肠，卵疝，胎风。

【加减】如小便闭极，加琥珀。

08868 卫生汤（《医宗说约》卷六）

【组成】羌活八分 防风 白芷 山甲（土炒，碾）石决明（煅）沉香 红花 连翘各六分 金银花 皂角刺 归尾 甘草节 花粉各一钱 乳香五分 大黄（酒拌炒）二钱（脉虚便利者不用）

【用法】水二碗，煎八分，病在上部，先服药，随后饮酒一杯；病在下部，先饮酒一杯，随后服药。

【主治】痈疽发背，脑疽对口，丹瘤瘰疬，恶毒疔疮，湿痰流注，一切疡证。

08869 卫生汤（《辨证录》卷二）

【组成】人参三钱 白术五钱 白薇一钱 甘草一钱 榧子十枚（切片）槟榔一钱 使君子十个（去壳）干葛一钱

【用法】水煎服。

【主治】虫积腹痛，得食则减，遇饥则甚，面黄体瘦。日加困顿。

【宜忌】服药后戒饮茶水，禁食半日。

【方论选录】方中用人参、白术为君，以升其阳气；阳开而虫不能自安，必头向上而觅食，所佐者尽是杀虫之药，虫何能久存哉！倘一饮茶水，则虫得水而反可死中求活矣，虽暂时安贴，久则虫多而痛如故也。

08870 卫生汤（《辨证录》卷四）

【组成】人参一两 茯苓五钱 玄参一两 天花粉三钱 麦冬五钱 生地五钱 丹皮三钱

【用法】水煎服。

【主治】狂病。身热发狂，所言者无非淫乱之语，所喜者无非欢愉之事。

【方论选录】方中只玄参、生地、丹皮乃清心包之药，其人参、茯苓、麦冬仍是补心之品，心强而心包之火自弱矣。况玄参、生地、丹皮虽泻心包而亦是补心之剂，自然拨乱为安，化奸为忠也。或谓心中虚寒，用人参以补虚是也。然用玄参、生地、丹皮之类，虽凉心包，独不益心之寒乎？似乎宜加热药以济之也。嗟呼！心寒用热药理也。然而心包火旺，用助火之药以益心，必由心包而后入，火性炎蒸，心未必得益，而转助心包之焰矣。故不若用人参以助心之为得。盖人参亦能助心包，非心包所恶；用玄参之类共入之，自然拥卫其心，指挥群药，以扫荡炎氛，将心气自旺，寒变为温，何必用热药以生变哉！

08871 卫生汤（《医学心悟》卷六）

【组成】白芷 连翘 花粉各八分 荆芥 甘草节 蒡子各一钱 防风 乳香 没药各五分 金银花二钱 贝母 当归尾各一钱五分

【用法】水煎服。

【功用】清热解毒消肿，活血止痛。

【主治】痈疽初起。

【加减】大便秘结，热势极盛者，加酒炒大黄二三钱。

08872 卫生汤（《医略六书》卷二十五）

【组成】白术三钱（土炒）升麻八分 人参一钱半 茯苓二钱 川连一钱 木香一钱 山药三钱（炒）泽

泻一钱半　扁豆三钱（炒）　炙草八分

【用法】水煎，去滓温服。

【主治】脾虚下利而脉弱者。

【方论选录】脾虚气陷不能敷化，而湿热不消，清浊相混，故下痢不止焉。人参扶元补脾气，白术燥湿健脾气，茯苓渗湿气，甘草缓中气，山药补益脾阴，扁豆健益脾气，木香调气醒脾胃，川连清脾燥湿热，泽泻降浊阴以利湿热，升麻升清阳以散积滞也。水煎温服，使湿热顿化，则脾气自壮，而健运有权，积滞无不消，安有下痢之患乎？此补脾分利之剂，为脾虚下利之专方。

08873 卫生宝

《摄生秘剖》卷三。为《百一》卷十七"神仙解毒万病丸"之异名。见该条。

08874 卫生宝（《全国中药成药处方集》抚顺方）

【组成】天竺黄　钩藤　千金霜各三钱半　琥珀一钱二分　麝香三分　僵蚕三钱半　重楼八钱四分　雄黄二钱半　牛黄八分　茅慈姑七钱一分　朱砂二钱半　文蛤一两一钱　江珠一钱半　大戟一两　红人参一钱半

【用法】上为细末，炼蜜为丸，七分或三分重。每服一丸，小儿服一小丸，白水送下。

【功用】消炎退热，镇静解毒。

【主治】急痫高热，神昏痉搐项强，角弓反张，嗜眠昏睡；猩红热，斑疹伤寒，麻疹壮热烦渴，神昏谵语，狂躁干渴；急性胃肠炎，吐泻，并治疹后肠炎，毒泻毒痢；疔毒恶疮，毒火内攻，乍寒乍热，搅乱昏迷；咽喉肿痛，咽下困难。

【宜忌】孕妇忌服；四肢厥冷，体温低降之霍乱（虎列拉）、白喉禁用。

【备考】本方改为散剂，名"卫生散"（见原书沈阳方）。

08875 卫生散

《全国中药成药处方集》（沈阳方）。即原书（抚顺方）"卫生宝"改为散剂。见该条。

08876 卫生膏（《惠直堂方》卷一）

【组成】人参一斤　枸杞一斤　牛膝一斤　天冬（去心）一斤　麦冬（去心）一斤　黄耆二斤（蜜炙）　生地二斤（九蒸九晒）　龙眼肉一斤　五味子十二两（俱各熬成膏）　鹿角胶一斤　虎骨胶八两　龟胶八两　炼蜜二斤　梨胶一斤　霞天胶一斤

【用法】诸胶俱贮瓷瓶内，熔化搅匀。每服三钱，早、晚开水或无灰酒化下。或半料，或四分之一，俱可愈病，至重者不过一料全愈。

【主治】五劳七伤及一切远年瘤疾。

08877 卫产膏（《理瀹》）

【组成】醋蒸红花四两　酒川芎　酒当归　醋大黄各三两　台乌药　吴萸　苏木　香附（生、炒各半）　蒲黄（生、炒各半）　灵脂（生、炒各半）　延胡（生、炒各半）　桂枝各二两　党参　熟地　白术　黄耆　萸肉　川乌　草乌　苍术　羌活　独活　防风　细辛　赤芍（炒）　白芍（炒）　丹皮（炒）　南星　半夏　制厚朴　陈皮　醋青皮　醋三棱　醋莪术　木瓜　苏梗　香白芷　山楂（炒）　神曲（炒）　麦芽（炒）　杜仲　川续断　熟牛膝　秦艽　荆穗　肉苁蓉　枳壳（炒）　桔梗　槟榔　鳖血（炒）　柴胡　杏仁　桃仁　大茴　良姜　炙甘草　菟

丝子　蛇床子　黑远志　柏子仁　熟枣仁　五味子　灵仙　草果仁　益智仁　白附子　马鞭草　辰砂拌麦冬　车前子　泽泻　木通　木鳖仁各一两　山甲一两　生姜　大蒜头各二两　葱白（全用）　韭（全用）各八两　黑小豆　艾　干荷叶各四两　凤仙（鲜者一斤，干者二两）　胡椒　川椒　干姜　炮姜炭各一两　大枣七个　乌梅三个　槐、桑、桃、柳枝各四十九寸　发团一两六钱

【用法】共用油二十斤，分熬丹收，再加广木香、丁香、檀香、制乳香、制没药、砂仁末、官桂、百草霜各一两，牛胶四两（酒蒸化，如清阳膏下法）。贴心口、脐上、背心及患处。

【主治】妇人产后诸症，凡中风感寒及一切血虚发热，或食积瘀滞，疟疾、泻痢、肿胀、疼痛之症；又恶露不行，变生怪病。

08878 卫花饮

《痘疹方药集解》卷六。为原书同卷"清地散花饮"之异名。见该条。

08879 卫君汤（《辨证录》卷五）

【组成】人参　巴戟天各三钱　茯苓三钱　白芍　白术各五钱　陈皮三分　肉桂　半夏各一钱

【用法】水煎服。

【主治】春月伤风，手足逆冷，脉紧，心下满而烦，饥不能食。

08880 卫君汤（《辨证录》卷九）

【组成】人参二钱　白术五钱　茯苓三钱　甘草一钱　菖蒲一钱　苏叶一钱　半夏一钱　桔梗一钱　丹参一钱

【用法】水煎服。

【功用】急补心气。

【主治】人有处得意之境，过于娱乐，尽情喜笑，遂至风寒内伤心包，口干舌苦。

08881 卫经丹（《魏氏家藏方》卷五）

【组成】砂仁　丁香（不见火）　荜茇各一两　厚朴（姜汁制一宿，炒）　白豆蔻仁　人参（去芦）　肉豆蔻（面裹煨）　神曲（炒）　半夏曲（炒）　附子（炮，去皮脐）　荜澄茄　陈皮（去瓤）　干姜（炮、洗）　白术（炒）各半两　鹿茸一两（去毛，酥炙）　麝香一钱（别研）

【用法】上为细末，炼蜜为丸，如梧桐子大。每服五六十丸或七十丸，米饮、盐汤任下，不拘时候。

【功用】大壮脾胃，美进饮食。

【主治】脾胃怯弱，久受风寒，腰腹疼痛，泄泻无时，面无颜色，精神不爽，腰膝酸重，胸膈痞塞，呕吐恶心，痰唾稠黏。

08882 卫真汤（《本事》卷二）

【组成】人参一两半　当归（酒浸一宿）　青皮（去白）　丁香各一两　川牛膝（童便、酒各半盏，浸一宿）　生地黄各二两　白茯苓　木香　肉豆蔻　熟地黄（温水洗）　山药各三两　金钗石斛五两

【用法】上为细末。每服三大钱，空心、食前酒调下，盐汤亦得；妇人诸疾，空心用童便同酒调下。

【功用】补气固摄，实丹田，填五脏。

【主治】丈夫、妇人元气衰惫，荣卫怯弱，真阳不固，三焦不和，上盛下虚，夜梦鬼交，觉来盗汗，面无精光，唇口舌燥，耳内蝉鸣，腰痛背倦，心气虚乏，精神不宁，惊悸健忘，

饮食无味,日渐瘦悴,外肾湿痒,夜多小便,腰重冷痛,牵引小腹,足膝缓弱,行步艰难;妇人血海久冷,经候不调,或过期不至,或一月两来,赤白带下,漏分五色,子宫感寒,久不成孕。

08883 卫睾丸(《辨证录》卷九)

【组成】附子　甘草　玄胡索　柴胡各一钱　白术三两　肉桂三钱　黄耆一两

【用法】水煎服。

【主治】木肾。

08884 卫臂散(《外科医镜》)

【组成】黄耆一两(生)　当归五钱　防风一钱　白芥子三钱　白芍五钱　茯苓五钱　熟地五钱　枸杞三钱　薏苡仁三钱

【用法】水煎服。

【主治】两臂生痈已溃。

08885 卫心仙丹(《辨证录》卷十三)

【组成】大黄三钱　当归一两　红花三钱　桃仁三十粒　生地一两　丹皮三钱　木耳三钱　白芥子二钱

【用法】水煎服。一剂而恶血散矣,然后以膏药贴之。

【功用】散恶血。

【主治】刑杖。皮肉腐烂,死血未散,疼痛呼号。

08886 卫心仙丹(《辨证录》卷十三)

【组成】大黄一两　没药三钱　乳香三钱　白蜡三两　松香五钱　骨碎补五钱　当归一两　三七根三钱　败龟版一两　麝香五分

【用法】上为细末,猪板油一两,将白蜡、松香同猪油在铜锅内化开后,将各药末拌匀为膏药。贴在伤处,外用油纸包裹,再用布缠住。轻者一膏即愈,重者两膏足矣。夹棍伤重,大约不须四个即可步行无虞矣。

【功用】使新肉速生。

【主治】刑杖,夹棍伤,皮肉腐烂。

08887 卫生宝丹(《惠直堂方》卷一)

【组成】山慈姑　川文蛤　红芽大戟　千金子各二两　麝香　西牛黄　珍珠　明雄黄　滴乳香(去油)　没药(去油)　朱砂　琥珀(蜜珀不用)　丁香　沉香各三钱　金箔十帖

【用法】上为细末,糯米粉煮糊,木白捣,印锭,每重一钱。一切饮食、药毒、蛊毒、烟雾瘴疬,水磨服,吐利即安;痈疽、发背、对口、疔疮、天蛇、无名肿毒、蛀节、红丝等疔,及杨梅、痔疮,无灰酒磨服,外以水磨涂疮上;阴阳二毒,伤寒瘟疫发狂,喉风,薄荷汤冷磨服;赤白痢,吐泻霍乱绞肠,及诸痰喘,姜汤磨服;男妇急中颠邪,鬼交鬼胎,失心狂乱,羊儿猪癫等风,石菖蒲汤磨服;缢溺惊压鬼魅,但心头微暖者,生姜、续断、酒磨服;蛇蝎疯犬咬伤,酒磨灌下,再服葱汤,被盖取汗;新久疟疾,临发时,东流水煎桃柳枝汤磨服;急慢惊风,五疳五痫,脾病黄肿,瘾疹疮瘤,薄荷浸水磨浓汁,加蜜服,仍搽肿处,年小者分数次服;牙痛,酒磨涂肿处,仍含少许,良久咽下;小儿因父母遗毒,皮蹋烂斑,谷道眶烂,清水磨涂;打扑损伤,无灰酒研服;久年头胀头痛,偏正头风,葱、酒研服,仍磨涂太阳穴;妇人经闭,红花汤下;天行疫气,桃根汤磨浓汁,搭入鼻孔,次服少许,得不传染;传尸痨瘵,为虫所噬,磨服一钱,或吐或下恶物小虫,其病

顿失。

【主治】食毒、药毒、蛊毒、烟雾瘴疬,痈疽,发背,对口疗疮,天蛇,无名肿毒,疔疮,杨梅疮,阴阳二毒,伤寒瘟疫发狂,喉风,赤白痢,吐泻,霍乱绞肠,痰喘,急中颠邪,缢溺惊压,蛇蝎、疯犬咬伤,新久疟疾,急慢惊风,五疳五痫,脾病黄肿,隐疹疮瘤,牙痛,小儿因父母遗毒,皮蹋烂斑,谷道眶烂,打扑损伤,久年头胀头痛,偏正头风,妇人经闭,天行疫气,劳瘵。

08888 卫生宝丹(《北京市中药成方选集》)

【组成】玄参(去芦)二十两　黄芩二十两　竹茹二十两　荆芥穗二十两　桔梗十五两　甘草十五两　麦冬十五两　薄荷十五两　柴胡十五两　花粉十五两　僵蚕(炒)十五两　杏仁(去皮,炒)十五两　苏叶十五两　神曲(炒)三十两

【用法】上为细末,过罗,混合均匀,炼蜜为丸,重一钱,金衣二十四开,蜡皮封固。每服二丸,温开水送下,一日二次;小儿每服一丸或半丸。

【功效】散瘟清热。

【主治】感冒头痛,四肢酸懒,憎寒壮热,口渴咽干。

08889 卫候青膏(《千金》卷七)

【异名】青膏(《普济方》卷三一五)。

【组成】当归　栝楼根　干地黄　甘草　蜀椒各六两　半夏七合　桂心　芎藭　细辛　附子各四两　黄芩　桔梗　天雄　藜芦　皂荚各一两半　厚朴　乌头　莽草　干姜　人参　黄连　寄生　续断　戎盐各三两　黄野葛二分　生竹茹六升　巴豆二十枚　石南　杏仁各一两　猪脂三斗　苦酒一斗六升

【用法】上㕮咀,以苦酒渍一宿,以猪脂微火上煎之,三上三下,膏成。病在内,每服半枣大. 以酒下;在外摩之. 一日三次。

【主治】百病久风,头眩鼻塞,清涕泪出;霍乱吐逆;伤寒咽痛,脊背头项强,偏枯拘挛,或缓或息;或心腹久寒,积聚疼痛,咳逆上气,往来寒热,鼠漏瘰疬;历节疼肿,关节尽痛;男子七伤,胪胀腹满,羸瘦不能饮食;妇人生产余疾诸病;病疥恶疮,痈肿阴蚀,鼠疮发背,马鞍牛领疮肿。

08890 卫生济世汤(《青囊全集》卷上)

【组成】刘寄奴二钱　乳没共二钱　羌活一钱五分　当归三钱　骨碎二钱　红胡一钱　山甲珠一钱五分　白芷一钱五分　玉丰二钱　桂枝一钱五分　皂茨一钱五分　草节一钱

【用法】酒煎,入元寸乳细兑服。

【主治】班肩损骨。

08891 卫生润肠丸(《全国中药成药处方集》沈阳方)

【组成】川羌活　当归　大黄各五钱　麻仁　桃仁各一两　皂角子　防风　秦艽各五钱

【用法】上为极细末,炼蜜为丸,二钱重。每服一丸,空腹白开水送下。

【功用】助消化,润燥通肠。

【主治】大便秘结,隔食反胃,咽肿舌焦,头昏目赤,食欲不振,消化不良。

08892 卫生培元丸(《成方制剂》4册)

【组成】白芍　白术　陈皮　川芎　丹参　当归　党

参 杜仲 茯苓 甘草 枸杞子 黄芪 鹿茸 人参 肉桂 砂仁 山药 熟地黄 酸枣仁 远志

【用法】上制成丸剂。口服，一次1丸，一日2次。

【功用】大补元气。

【主治】气血虚弱，四肢无力。

【宜忌】感冒发热忌服。

08893 卫主生气汤（《辨证录》卷八）

【组成】人参三钱 白术五钱 麦冬五钱 北五味五分 白芍一两 白芥子一钱 炒枣仁三钱 玄参一两

【用法】水煎服。二剂心血生，心气亦旺矣。

【主治】虚损。夜梦不安，惊悸健忘，形神憔悴，血不华色。

【方论选录】此方五脏兼补之药也。然而兼补五脏，又是独补心官，所以为善；倘只补心而不补余脏，或单补一二脏，而不五脏之兼补，反有偏胜之忧，非善补心伤虚损之法也。

08894 卫阳生化汤（《医方简义》卷六）

【组成】炙黄耆三钱 蜜炙桂枝七分 生左牡蛎五钱 川芎二钱 当归四钱 桃仁十五粒 炙甘草五分 炮姜五分 酒炒白芍八分

【主治】产后自汗。

08895 卫生防疫宝丹（《衷中参西》上册）

【组成】粉甘草十两（细末） 细辛一两半（细末） 香白芷一两（细末） 薄荷冰四钱（细末） 冰片二钱（细末） 朱砂三两（细末）

【用法】先将前五味和匀，用水为丸，如梧桐子大，晾干（不宜日晒），再用朱砂为衣，勿令余剩，装以布袋，杂以琉珠，来往撞荡，务令光滑坚实，如此日久，可不走气味。若治霍乱证，宜服八十丸，开水送下；余证宜服四五十丸。服后须宜温覆取微汗。若平素含化以防疫疠，自一丸至四五丸皆可。

【功用】醒脑养神。

【主治】霍乱吐泻转筋，下痢腹疼，及一切痧症。头疼，牙疼，心下、胁下及周身关节经络作疼。气郁、痰郁、食郁，呃逆、呕哕。防一切疫疠传染。

女

08896 女圣丸（《扶寿精方》）

【组成】香附（杵毛净）一斤（四两，盐水加姜汁浸透煮熟捣，微炒；四两，醋浸透，煮熟微炒；四两，栀子仁同炒，去栀子仁；四两，童便洗，生用）

【用法】上为细末，酒煮面糊为丸，如梧桐子大，各疾随引下。

【功用】降火，解女人郁怒之偏。

【主治】《医方一盘珠》：气盛经闭。

08897 女贞丹（《扶寿精方》）

【异名】二至丸（《医便》卷一）。

【组成】冬青子（去梗叶，酒浸一昼夜，粗布袋擦去皮，晒干为末）

【用法】待旱莲草出时，采数担捣汁熬浓，与前末为丸，如梧桐子大。每夜酒送下一百丸。

【功用】益肝肾，壮筋骨，乌发，止血。❶《扶寿精方》：乌发，健腰膝，强阴不足。❷《医便》：清上补下。❸《中国

药典》：补益肝肾，滋阴止血。

【主治】《中国药典》：肝肾阴虚，眩晕耳鸣，咽干鼻燥，腰膝酸痛，月经量多。

【方论选录】《医方集解》：此足少阴药也。女贞甘平，少阴之精，隆冬不凋，其色青黑，益肝补肾；旱莲甘寒，汁黑入肾补精，故能益下而荣上，强阴而黑发也。

08898 女贞汤（《医醇剩义》卷二）

【组成】女贞子四钱 生地六钱 龟版六钱 当归 茯苓 石斛 花粉 萆薢 牛膝 车前子各二钱 大淡菜三枚

【主治】肾受燥热，淋浊溺痛，腰脚无力，久为下消。

08899 女贞散（《外科证治全书》卷一）

【组成】黄丹（水飞去盐沙，炒透，摊地出火气用） 紫菀（真者）各等分

【用法】上为末。每服二钱，陈酒调下，一日二次。

【主治】面色如尘垢，日久煤黑，形枯不泽，或起大小黑斑与面肤相平。

08900 女贞膏（《遵生八笺》卷十八）

【组成】黄连 黄芩 黄柏 黄耆 连翘 薄荷 山栀 山豆根各三两 冬青叶一篮（清水洗净） 菊花 千里光花 密蒙花

【用法】用长流水，煎浓汁，去滓再熬，下白蜜少许成膏。另用炉甘石（三黄煅过，为细末，以水飞五七次，净末）一两，大朱砂、熊胆、血竭各五厘，乳香、没药各一分，真珠、琥珀、牛黄、冰片、麝各一分，硼砂三分，石斛一钱（蜜煅），胡黄连一钱五分，白丁香一分。共为细末，投入膏内搅匀，入罐，塞口。每用银簪脚挑药些少，点眼两眦，一日三次。

【主治】远近烂眩，风翳障眼。

08901 女曲散

《千金》卷十五。为《外台》卷二十引《小品方》"小女曲散"之异名。见该条。

08902 女金丸（《中国药典》2010版）

【组成】当归140克 白芍70克 川芎70克 熟地黄70克 党参55克 白术（炒）70克 茯苓70克 甘草70克 肉桂70克 益母草200克 牡丹皮70克 没药（制）70克 延胡索（醋制）70克 藁本70克 白芷70克 黄芩70克 白薇70克 香附（醋制）150克 砂仁50克 陈皮140克 赤石脂（煅）70克 鹿角霜150克 阿胶70克

【用法】上为细末，过筛，混匀，每100克粉末加炼蜜120～150克制成大蜜丸，每丸重9克。口服：每次一丸，一日二次。

【功用】调经养血，理气止痛。

【主治】月经不调，痛经，小腹胀痛，腰腿酸痛。

【宜忌】孕妇慎用。

08903 女金丹

《韩氏医通》卷下。为《妇人良方》卷二"胜金丸"之异名。见该条。

08904 女金丹（《女科切要》卷八）

【组成】金华香附十五两（分作五宗，如法五制。三两，蓬术、艾叶各一两半，米泔浸；三两，玄胡、川芎各一两半，煎汤浸；三两，三棱、柴胡各一两半，醋浸；三两，红花一两半，乌梅三十枚，盐水浸；三两，当归三两，煎汤浸。春浸五

日,夏浸三日,秋浸七日,冬浸十日)。

【用法】晒干为末,晚米饭为丸,如梧桐子大。临卧酒送下。

【主治】妇人诸病。

【加减】腹痛,加槟榔、青皮各一两半。

08905 女金丹(《北京市中药成方选集》)

【组成】玄胡索(醋炒)一百十二两　白术(炒)一百十二两　官桂一百十二两　川芎一百十二两　白芍一百十二两　茯苓一百十二两　没药(炙)一百十二两　丹参一百十二两　熟地一百十二两　鹿角霜一百十二两　吴茱萸(炙)一百十二两　阿胶(炒珠)一百十二两　藁本一百十二两　白芷一百十二两　甘草一百十二两　赤石脂(煅)一百十二两　白薇一百十二两　橘皮二百二十四两　当归二百二十四两　香附(炙)三百三十六两　人参(去芦)三十二两　益母草三百二十两　砂仁八十两　党参(去芦)五十六两

【用法】上为细末,过罗,炼蜜为丸,重三钱。每服一丸,温开水或姜汤送下,一日二次。

【功用】调经养血,温暖子宫。

【主治】子宫寒冷,经期不准,腹痛腰酸,四肢无力。

08906 女金丹(《全国中药成药处方集》天津方)

【组成】元胡(醋制)　生白芍　川芎　茯苓(去皮)　黄芩各七两　陈皮十四两　鹿角霜十五两　白芷七两　党参(去芦)五两五钱　当归十四两　白薇　丹皮　白术(麸炒)　制没药　肉桂(去粗皮)　熟地　生阿胶　藁本　甘草各七两　砂仁五两　香附(醋制)十五两　益母草一斤四两　煅赤石脂七两

【用法】上为细末,炼蜜为丸,三钱重,蜡皮或蜡纸筒封固。每服一丸,白开水送下。

【功用】调经养血,顺气活瘀。

【主治】经血不调,赶前错后,腰腿酸痛,腹痛胀满。

【宜忌】孕妇忌服。

08907 女宝丹(《医宗说约》卷四)

【组成】当归六两(酒洗)　生地六两(酒蒸)　白芍三两(酒炒)　川芎三两(酒洗)　白术六两(漂净,土炒)　条芩四两(酒炒)　陈皮二两(炒)　阿胶(酒浸,溶蜜内)三两　香附(童便、盐、酒、醋四制)六两　砂仁(炒)二两

【用法】上为末,另将益母草二斤半煎膏,和炼蜜及阿胶为丸,如梧桐子大。每服五钱,空心白汤送下。安胎用白蜜丸,不用益母膏。

【功用】调经种子,安胎保孕。

【加减】月事后期来者,去条芩,加姜灰一两,蕲艾二两;肥者,加制半夏三两,白茯苓四两;有白带者,再加白薇四两;气虚甚者,加人参三两,茯苓四两,山药四两;如腰痛,加山药、杜仲各三两。

【临床报道】❶种子:一妇年四十岁,有十余年不受胎矣,月事前后不准而又无子,脉来微细兼数,予制女宝丹,服至百日而孕,后产一男。❷安胎:一女子三十余岁,有孕至五月间必堕,已三四次矣,予亦以女宝丹加减付之,即产一子。

08908 女经膏(《全国中药成药处方集》南京方)

【组成】制鳖甲五两　白茯苓三两　益母草二两　大

熟地四两　当归三两　炙甘草一两　地骨皮三两　淡黄芩三两　川芎一两五钱　南沙参三两　制香附三两　陈阿胶三两　炒白芍三两　丹参三两　雪梨清膏四两　青蒿三两　川断三两　白蜜四斤　焦白术三两　杜仲二两

【用法】上药文火共熬浓汁去滓,滤清,用阿胶、梨清膏、白蜜收膏。每服三钱,一日二次,早、晚开水和服。

【主治】妇女阴虚有热,经期超前,经量或多或少,色紫,心烦,骨蒸,口干,掌心灼热。

08909 女真散(《医说》卷九引《名医录》)

【组成】黄丹　女菀各等分

【用法】上为末。每服二钱以酒下,一日二次。

【主治】愁郁不忿,面色变黑。

08910 女萎丸(《千金》卷十五)

【异名】云实丸。

【组成】女萎三分　乌头　桂心各四分　黄连　云实各二分　藜芦三分　代赭一分

【用法】上为末,炼蜜为丸,如梧桐子大。大下痢,宿勿食,每服二丸,清旦以冷水送下。勿饮食,至日中过后,乃饮食。若得药力,明旦更服如前,亦可长服。虚羸,昼夜百行脓血,亦愈。

【主治】热病时气,下赤白痢,遂成蛊。

08911 女萎丸(《圣济总录》卷七十六)

【组成】女萎　半夏(汤洗七遍,焙)各一两　藜芦(去芦头)半两　附子(炮裂,去皮脐)三分

【用法】上为末,陈醋煮沸,和药末为丸,如梧桐子大。每服三十丸,陈米饮送下,日午再服;未止,加至五丸。

【主治】脓血下痢不禁。

08912 女葳膏(《外台》卷十五引《古今录验》)

【组成】女葳一分　附子一枚(炮)　鸡舌香　青木香各二分　麝香方寸匕　白芷一分

【用法】上㕮咀。以腊月猪膏七合煎,纳五物,微火煎令小沸,急下去滓,纳麝香搅调,复上三下,膏成。以浮石摩令小伤以敷之。

【主治】身体疬疡斑驳。

08913 女贞皮酒(《本草纲目》卷二十五)

【组成】女贞皮(切片)

【用法】浸酒。煮饮之。

【功用】补腰膝。

【主治】风虚。

08914 女宝胶囊(《成方制剂》5册)

【组成】人参58克　川芎82克　鹿胎粉2.5克　银柴胡65克　牡丹皮65克　沉香32克　吴茱萸(制)15克　肉桂50克　延胡索(醋制)32克　木香50克　香附(醋制)82克　当归100克　海螵蛸50克　青皮50克　荆芥穗(炭)82克　炮姜50克　丹参65克　阿胶25克　泽泻(盐炒)50克　丹参65克　阿胶25克　泽泻(盐炒)50克　附子(制)50克　甘草(炭)32克　桃仁(炒)65克　杜仲(炭)15克　牛膝50克　红花125克　豆蔻25克　鹿茸(去毛)15克　茯苓65克　乳鹿粉80克　砂仁25克　白术(炒)65克　陈皮82克　龟甲(醋制)15克　干漆(炭)15克　焦槟榔50克　鳖甲(醋制)15克　熟地黄82克　莪术32克　姜厚朴50克　盐小茴香65克　白芍(酒制)82

克 蒲黄炭50克 赤芍50克 棕板炭15克 三棱32克

【用法】上制成胶囊剂。口服，一次4粒，一日3次。

【功用】调经止血，温宫止带，逐瘀生新。

【主治】月经不调，行经腰腹疼痛，四肢无力，带下，产后腹痛。

08915 女科金丹（《胎产问答》）

【组成】人参二两（去芦） 蕲艾六钱七分 枳壳一两二钱（麸炒） 黄芩一两二钱 棉耆一两二钱（蜜炙） 香附二两六钱（四制） 橘红一两六钱 茯苓六两四钱 丹参四两二钱（酒洗） 砂仁二两九钱 苁蓉一两二钱 木香八钱五分 抚芎二两四钱 白芍一两六钱（酒洗） 琥珀八钱四分 淮药四两三钱 归身一两二钱（酒拌） 川断六钱四分（酒炒） 川贝二两二钱（去心） 甘草三两二钱 羌活八钱四分 杜仲三两六钱 于术八钱四分 潼蒺二两二钱 紫苏一两五钱 血余八钱四分 麦冬二两二钱（去心） 腹皮八钱四分（煎汁） 川朴一两五钱（去皮，姜制） 生地一两二钱（酒浸） 莲肉六钱四分（去心） 菟丝三两二钱 沉香一两六钱 楂肉八钱四分 阿胶二两六钱（酒化） 益母六两四钱（酒蒸九次）

【用法】照数配准，不能加减，研极细末，用炼热白蜜八十两，将方内阿胶酒化，共入白中，杵匀为丸，每丸重二钱，辰砂为衣，白蜡固封。经水不通，月季花四朵煎汤送下；经水无期，粉丹皮一钱五分煎汤送下；临经腹痛，广郁金五分煎汤送下；经水前后愆期，山棱一钱煎汤送下；倒经吐血衄血，鲜藕汁一杯化和送下；盗汗虚烦，浮麦、龙骨各一钱煎汤送下；干血气痛，乌药五分煎汤送下；血崩不止，童便一杯化和送下；肝胃气痛，九空子四枚煎汤送下；孕妇胎动如物之悬宕，葱白七茎煎汤送下；漏胎，丝棉灰煎汤送下；小产不育，每日一丸，开水送下；跌扑损胎，新绛屑一钱煎汤送下；横逆难产，炒盐汤送下；临产交骨不开，炙龟版三钱煎汤送下；胞衣不下，怀牛膝二钱、檀香一钱煎汤送下；产后忽感外邪，荆芥穗五分煎汤送下；产后血块作痛，乳香、没药各三分煎汤送下；产后咳嗽，杏仁、桑白皮各一钱煎汤送下；产后子宫不收，醋煅磁石三钱煎汤送下；产后无乳，炙山甲二片煎汤送下；产后魂魄不安，金器一件煎汤送下；产后虚脱，五味子一分，桂圆肉五枚煎汤送下；产后厥逆欲绝，陈酒一杯，童便少许和入送下；胎前产后，一切怪症甚多，不及细载，俱用开水送下；久不受孕，陈皮、姜半夏各五分煎汤送下，常服能孕；验胎于疑似之间，茺蔚子二钱煎汤送下数丸，微动即是；素无疾苦，忽然目闭口噤，昏迷不知，此名血厥，白薇二钱煎汤送下；妇人年过五十，经水复来，茜草、侧柏叶各一钱同炒焦煎汤送下；产后恶露不行，败血上攻，蒲黄炭、桃仁各五分煎汤送下。

【主治】经水不通，经水无期，临经腹痛，倒经吐衄，盗汗虚烦，血崩不止，肝胃气痛，胎动不安，漏胎，横逆难产，临产交骨不开，胞衣不下，产后外感，产后血块作痛，产后咳嗽，产后子宫不收，产后无乳，产后魂魄不安，产后虚脱，产后厥逆欲绝，久不受孕，验胎，血厥，妇人年过五十，经水复来，产后恶露不行，败血上攻。

08916 女胜金丹（《成方制剂》7册）

【异名】养血调经丸。

【组成】白芍 白术 白石脂 白薇 白芷 沉

香 赤石脂 川芎 当归 茯苓 甘草 藁本 红参 琥珀 没药 牡丹皮 牛膝 肉桂 乳香 熟地黄 香附 延胡索 远志 朱砂

【用法】上制成丹剂。口服，一次1丸，一日2次。

【功用】养血，调经，祛寒。

【主治】经血不调，行经障碍，经血紫黑带下，子宫寒冷，产后血亏，经前腹疼，经后腰疼，头晕心烦，惊悸不寐。

【宜忌】孕妇忌服。

08917 女贞剪红丸（《医学入门》卷七）

【组成】冬青子肉二斤 红花三两

【用法】上为末，炼蜜为丸。食后服。

【功用】止血断根。

【主治】妇人闭经、逆经、血疾。

【加减】热重加天花粉、山栀各二两，或用二味煎汤送下。

08918 女贞寄生汤（《验方选编》）

【组成】女贞子 桑寄生 生薏苡仁 生黄耆 玉竹各30克 制首乌 沙参 生地各15克 炒麦芽20克 陈皮9克

【功用】益气养阴，扶正培本。

【主治】癌症气虚、阴虚证。久病体虚，精气耗伤，心慌气短，腰酸腿软，面色苍白，头晕目眩，舌淡苔少，脉沉细或细弱无力。

08919 女宝调经丸（《丁甘仁家传珍方选》）

【组成】全当归三两二钱 乌药二两 丹参八两 香附三两二钱 白芍一两五钱 小胡麻三两 广皮一两二钱 川芎八钱 益母草四两

【用法】上为末，用红枣汤泛为丸服。

【功用】调经活血。

08920 女科十珍丸（《成方制剂》9册）

【组成】白芍 白术 茺蔚子 川芎 当归 党参 茯苓 甘草 熟地黄 香附

【用法】上制成丸剂。口服，一次9克，一日2次。

【功用】补益气血，理气调经。

【主治】气血虚弱而气滞的月经不调，痛经等。

08921 女科八珍丸

《中国医学大辞典》。即《瑞竹堂方》卷四"八珍散"改为丸剂。见该条。

08922 女科乌贼丸

《全国中药成药处方集》（福州方）。为《素问》卷十一"四乌鲗骨一蘆茹丸"之异名。见该条。

08923 女科白凤丹（《饲鹤亭集方》）

【组成】白丝毛雌鸡一只 川石斛 香青蒿各四两（煎汤煮） 人参 北沙参 麦冬 生地 熟地 丹参 白术 茯苓 黄耆 当归 牛膝 秦艽 鳖甲胶 艾叶 地骨皮 川贝 川芎 川连 丹皮 银胡各一两

【用法】米糊为丸服。

【功用】补虚益劳，调经种子。

【主治】妇人骨蒸内热，面黄肌瘦，浊淋带下，子宫寒冷，月事参差，难于生育者。

08924 女科地黄丸（《女科切要》卷三）

【组成】熟地四两 山萸二两 山药二两 丹皮一两

五钱　茯苓一两五钱　艾叶五钱（醋炒）　香附三两（童便制，炒）　阿胶一两

【用法】上为末，炼蜜为丸。滚汤送下。

【主治】妇人经水不调。

08925　女科妇宝丹《中国医学大辞典》

【组成】当归三两　川芎二两　艾绒二两　白芍药二两　香附（制）三两　阿胶二两　熟地黄四两

【用法】上为末，阿胶化烊，炼蜜为丸。每服三四钱，开水送下。

【主治】气血不调，经水愆期，带下淋浊，不能受孕。

08926　女菱石膏汤《痎疟论疏》

【组成】知母（槐砧上锉碎，干木白中杵烂）一两三钱　石膏（研细，甘草水飞过，澄，晒）三两（绵裹）　甘草（去头尾，蜜润透，炙黄色）一两　杭米一合（淘净）　牡桂（去表里皮一层）一钱　女菱（铜刀削去皮节及须，蜜水浸一宿，取出蒸一炷香，焙干）二两七钱　堇竹叶（采东畔枝叶，拣去虫蚀及有虫卵秽迹者，东流水洗净）一升

【用法】水五升，煮至米烂，去滓，纳诸药，煮取二升，分温二服。温覆令微似汗，汗出者愈。

【主治】瘅疟。

08927　女服紫石英丸《普济方》卷三三六

【组成】紫石英（砂锅盛之，以石掩口，火煅红）　禹余粮（火煅，醋淬）　熟地黄（汤洗，清酒蒸，焙）　辛夷仁　厚朴（去皮，不见火）　卷柏（醋炙）　石斛（去皮，锉，酒炒）　川续断（酒浸）　柏子仁（炒，别研）　川乌（炮，去皮脐，锉）　川芎　海螵蛸（醋炙）　牡丹皮（去心）　川当归（去芦，酒洗）　粉草（炙）各一两　桑寄生　华阴细辛（去土叶，洗）　山药　吴茱萸（炒）　干姜（炮）各半两　人参七钱半　天门冬（去心）一两半　梓朴（去皮，姜汁涂炙）

【用法】上为细末，醋为丸，如梧桐子大。每服七十丸至百丸，空心米饮送下。以腹中热为度，尽剂当有娠。

【主治】无子。

【宜忌】不禁房事，外出不可服。

08928　女科柏子仁丸

《饲鹤亭集方》。为《普济方》卷三三三引《指南方》"柏子仁丸"之异名。见该条。

08929　女服益母胜金丹《产科心法》上集

【组成】大生地四两（水煮半熟，加酒一大碗，再煮收干，蒸晒打入）　当归四两（酒拌晒干，炒）　白芍药三两（酒炒）　淮牛膝二两（炒）　川芎一两五钱（酒炒）　茺蔚子三两（炒）　杜仲三两（盐水炒）　白术四两（土炒）　丹参四两（酒炒）　香附米四两（醋、酒、姜汁、盐水各拌一两，饭上蒸，再晒干，炒）

【用法】上为末，和匀；另用益母草八两，水熬成膏一碗，加炼蜜为丸，如梧桐子大。每服四五钱，空心开水送下。或两料合一料，以便接济，如有他故，照后加减。

【主治】妇人肝气郁结，胃脘痛，胁胀，甚至癥瘕腹痛，或受孕而易为小产。

【加减】如素有腹胀，妨碍饮食，或以生地易熟地，或以制首乌易去熟地；经未及期而行，或色紫，血热也，加丹皮、生地、条芩；经过期而后行，或色淡，血寒也，加肉桂、紫石英；临期腹痛，名曰痛经，乃血中之气滞不调，加延胡

索、广陈皮；或肝气不和，或多怒，加广木香、白豆蔻；脾胃不足，体本虚弱，加人参、茯苓、山药，血去多亦然；素来多白带者，加白扁豆、苡仁、阿胶，加人参、茯苓亦可。然带有五色，宜细辨之：大概只知为白带，而白中略有青色，即为青带，宜加木香，或少加柴胡；略有黄色，则加茯苓、陈皮、姜、枣；略有淡红色，即为赤带，方中加赤苓、丹皮、生地；略有黑色，加车前子、胡芦巴以温肾。

08930　女科乌鸡白凤丸《全国中药成药处方集》杭州方

【组成】白毛雄乌鸡一只（缢死，去肚杂物，用黄酒二斤煮烂，配入后药）　党参四两　白芍（酒炒）二两　川断三两　桑螵蛸二两　炒于术二两　炙黄耆三两　广郁金二两　川藁本二两　茯苓（乳拌）三两　制香附四两　地骨皮（酒炒）二两　萸肉二两　炙甘草一两　杜仲三两　煅龙骨二两　丹皮二两　当归三两　丹参三两　煅牡蛎二两　延胡索一两五钱　川芎二两五钱　怀山药二两五钱　白薇二两　红花一两

【用法】上为细末，炼蜜为丸。每服二至四钱，淡盐汤、米汤或开水送下。

【功用】补益气血，调经种子。

【主治】妇人血虚阴亏，面黄肌瘦，神困体倦，虚劳成疾，月经不调，崩漏带下，骨蒸潮热，久不生育。

小

08931　小丹

《元和纪用经》。即原书"耘苗丹"之第三方。为《外台》卷十七引《古今录验》"彭祖丸"之异名。见该条。

08932　小串《串雅补》卷二

【异名】白头兵。

【组成】南星　半夏　滑石各一两　巴霜五钱

【用法】上为细末，饭为丸，每服一分五厘，空心姜汤送下。大便行三次，即以白粥止之。

【主治】伤风冷痰，寒积积饮。

08933　小串

《串雅补》卷二。为原书同卷"牛郎串"之异名。见该条。

08934　小刀圭《韩氏医通》卷下

【组成】黄牛犊一只（用未知阴阳者，肥嫩，纯黄色，先期办后开药料，至腊月初八日，或本月戊己日宰，取血，持毛留皮，碎切，脏腑分寸不遗，用长流水大锅煮至半熟，加后项药。用鹿代之更妙）　人参（以牛十斤用）二两　茯苓（去皮，以牛十斤用）三两　绵黄耆（刮净，以牛十斤用）五两　良姜（去梗）　肉桂（去粗皮，以牛十斤用）各五钱　陈皮（留白，以牛十斤用）一两五钱　甘草（去皮，以牛十斤用）一两　花椒（去目，以牛十斤用）一两　白盐（临漉时斟酌用）　醇酒二斗上下

【用法】上药用文武火同牛煮，旋添熟水，当以八分为节，取牛肉烂如泥，捶骨内之髓，煎化入汁中，滤去滓，但存稠汁，有如稀饧，待冷，入密瓮，掘黄土坑埋，齐瓮口封固。凡早餐不拘何样饮食，加此数匙调和，人事劳苦并房欲之后，醇酒调服。

【主治】虚怯劳瘵。

08935　小下汤《脉症正宗》卷一

【组成】生地一钱　当归八分　白芍八分　丹皮六

分　栀子八分　大黄一钱　木通六分　车前八分

【主治】癃结。

08936　小元门（《串雅补》卷一）

【组成】麻黄二两　川芎二两　乳香二两　没药二两　甲片三两　马前（煤）五两

【用法】上为末。每服一钱，陈酒送下。

【主治】跌打损伤。

08937　小升丹

《疡医大全》卷七。为《医林绳墨大全》卷九"红粉霜"之异名。见该条。

08938　小白汤（《孙氏医案》卷一）

【组成】小柴胡汤　白虎汤

【功用】清解。

【主治】疫证，夹热下利。六脉洪大，面色内红外黑，口唇干燥，舌心黑苔，不知人事。

【临床报道】疫症：金某，其嫂三月患头痛，身热，口渴，水泻不止，身重不能反侧，日渐昏沉，耳聋眼合，梦多乱语。嘉秀医者，历试不效，视为必死。乞予诊之，六脉洪大，观其色内红外黑，口唇干燥，舌心黑苔，不知人事。予曰：此疫证也，法当清解，急以小白汤进之。服迄，夜半神气苏醒，唯小水不利，热渴不退。予思仲景法谓，渴而身热不退，小便不利者，当利其小便。乃以辰砂六一散一两，灯心汤调服之，两帖而瘥。

08939　小白降（《外科方外奇方》卷一）

【组成】水银　火消　生矾各五分　食盐二分

【用法】上为末，入倾银罐内，放炭火上，文火煎滚，滚至边上起焦黄色，候至满面俱焦黄米色为度，将罐离火候冷，再用园正擂盆一个，里面须拣光细者，将银罐连药轻轻倒合在擂盆内，罐口与擂盆缝间，须用绵纸条墨水润湿，加盐泥封固，然后将擂盆坐于大水盆中，罐底先加文火，用扇搨之，先文后武，煅至五寸线香为度，退去炭火候冷，先扫去罐口外盐泥，然后开罐取降于擂盆底内之药，药色以洁白如霜者为上，若青黄黑色，不可用，或以银簪脚与磨亮刀头，略沾微唾，蘸药在上，即刻起锈者为佳。用时用新棉花蘸药，敲些许于膏药上，比升药更要少些，贴后两杯热茶时，即发痛，半日即止。毒重者，每日一换膏；毒轻者，贴两三日亦不妨；若贴大肿毒上膏，先放些麝香、阿魏，然后上此药少许贴之；若要做咬头膏药代针丸，将面糊以竹片拌和做成细条，切作芝麻粒大小，放膏心中令肿头贴之。此药不可沾在指头上，沾则要疼痛发疱退皮。此药陈久者，少痛，性和缓，却要多用些。如第一次降完，药色不白，可将罐内之药刮净，此约无所用处，只将降于擂盆底内之药刮出，另将水银、火消、生矾各五分，食盐二分，并将擂盆内降不透之药，与四味一并研和，从新再入银罐，照依前法降之。此药若一次降不如法，不妨再两次三次连降，即降至十数次方能降好，计算已有水银五钱在内矣。每次只将银罐刷净，或另换新罐，每次只要用水银、火消、生矾各五分，食盐二分，直降到好方止。初起煎时，须要火候得法，若火候不及，则罐中结胎尚嫩，水银尚活，倒合转来，非连胎坠入擂盆底内，即活水银先流入擂盆底中；若火候太过，结胎太老，非水银先已飞去，即有降不下之病，总以结胎不嫩不老为度，用烊炭火最得法。凡疮毒已穿破，用水炼降药法，

新炼出白降丹研细，用元色缎五寸，将降药筛匀缎上，捲紧以麻线捆扎极紧，放瓦铫内，清水煮约一伏时内，换水三次，将缎先取起挂风处阴干，然后打开以鸡翎扫下，收贮瓷瓶用之，并不痛楚。

【主治】肿毒疮毒。

08940　小圣散（《施圆端效方》引洹用赵彦和方）（见《医方类聚》卷一四一）

【组成】御米壳（去蒂，蜜浴，炒黄）三两　陈皮（去白）　干姜（炮）　甘草（炙）各一两

【用法】上为粗末。每服三钱，水一盏半，煎至七分，去滓，入蜜少许，食前温服。

【主治】赤白冷痢，腹痛后重。

08941　小曲散（《医学入门》卷八）

【组成】小麦曲　锅煤各五分　狗头骨　乳香　五倍子各一分

【用法】上为末。用热酒调敷痛处。不可敷破处。

【功用】夹骨接骨。

【主治】折伤。

【加减】重者，加天灵盖少许。

08942　小虫丸

《普济方》卷一一〇。为《圣惠》卷二十四"下虫方"之异名。见该条。

08943　小朱散（《苏沈良方》卷九）

【组成】成块赤土（有砂石者不可用）　当归各等分

【用法】每服二钱，冷酒调下，一日三次。兼用涂药。

【主治】癍疹久不愈，每发先心腹痛，痰哕，麻痹筋脉不仁。

【备考】涂药：护火草（大叶者，又名景天）、生姜（和皮不洗）等分研，盐量多少，涂摩痒处。如遍身癍疹，涂发甚处，余处自消。

08944　小阴丹（《朱氏集验方》卷十）

【组成】当归　白芍药各四两　白术　茯苓　藁本　白芷　延胡索各一两　熟地黄（酒蒸）　牡蛎（草鞋包，煅）各半两　人参　没药各二钱　甘草（炙）　南木香各一两　赤石脂（煅）七钱　大附子一两（炮，去皮脐）　蚕退纸（烧）以多为贵

【用法】上为细末，炼蜜为丸，如弹子大。每服一丸，空心酒送下。

【主治】妇人赤白带下，月经不调，诸虚不足。

08945　小红丸（《理伤续断方》）

【组成】骨碎补六两（姜制，焙取）　土当归六两（焙取）　川乌六两（煨）　白杨皮六两（焙）　肉桂四两（不见火）　莪术二两（焙）　丁香三两　干姜二两（焙）　川芎三两　细辛四两（焙）　附子三两半（煨，去皮）　乳香三钱（别研，焙）　没药三钱（别研）　芍药六两（焙）

【用法】上补、药、归、杨四味用当土者，余八味研为细末，乳、没别制，和醋糊为丸，如绿豆大，信朱为衣。每服三十丸，温酒送下，或用生姜煎酒，或盐汤送下，不拘时候；敷用生姜自然汁煎酒或盐汤皆可，不拘时候。

【功用】壮筋骨，活经络，生气血。

【主治】跌折伤损，皮破伤出，手足碎断，筋肉坏烂，疼痛至甚，昼夜叫呼，百治不止；手足久损，筋骨差爻，举动不得；损后伤风湿，肢节拘缩，遂成偏废；劳伤筋胃，肩背疼

痛,四肢疲乏,动用无力。

【宜忌】孕妇莫服。

【备考】《医统》有续断一两。

08946 小红丸(《理伤续断方》)

【组成】乌头 何首乌 苍术 蛇床子 五灵脂 牛膝 赤小豆 白胶香 当归各一两 乳香二钱

【用法】上为末,好酒煮糊为丸,如绿豆大。每服三十丸,温酒送下。

【功用】《永类钤方》:壮筋骨,活经络,生气血。

【主治】《永类钤方》:诸伤劳损,蹉折筋骨,风湿挛拳。

08947 小红丸(《小儿药证直诀》卷下)

【组成】天南星(末)一两(生) 朱砂半两(研) 巴豆一钱(取霜)

【用法】上为末,姜汁面糊为丸,如黍米大。百日者一丸,一岁者二丸,随乳下。小儿一岁以内,常服极妙。

【功用】化痰涎,宽膈,消乳癖,化惊风。

【主治】❶《小儿药证直诀》:乳癖、惊风、食痫、诸疳。❷《鸡峰》:风热。

【方论选录】《小儿药证直诀类证释义》:南星以除痰;朱砂以镇惊;巴豆以除癖。

【备考】本方为原书"三圣丸"之第二方。

08948 小红丸(《施圆端效方》引乐德全方见《医方类聚》卷一四一)

【组成】明信 明丹各一两

【用法】上为极细末,熔明蜡一两,油五七点,和为剂,旋丸如碗豆大。每服二丸,泄泻,冷水送下;痢,甘草水冷送下;痢后下血者,《局方》胃风汤送下。

【主治】泻痢腹痛,脓血赤白。

08949 小红丸(《普济方》卷三二一)

【组成】赤石脂一两(醋炮七次) 干姜一两 枣三两 艾叶(制)一两 川椒七钱(合炒热用) 乌梅一两(去皮)

【用法】上为末,以小枣蒸烂,研如泥,绞药末为丸,如梧桐子大。每服五十丸,空心米饮汤送下。

【主治】久痢下血不止。

08950 小红丸(《普济方》卷三六一)

【组成】南星二钱(生) 半夏二钱(生) 白矾二钱(生) 全蝎一钱 巴豆三七粒(去油) 代赭一钱半 白附一钱(生) 杏仁二钱(炒) 朱砂二钱

【用法】上为末,烂饭为丸,如粟米大。每服十五丸,葱白、薄荷汤送下,连进三服。立通。

【主治】小儿变蒸潮热,咳嗽多痰,吐乳,惊悸无时,焦啼,疟腮,风痰。

08951 小红丸(《证治汇补》卷二)

【组成】锦大黄一两 秘传黑虎丹七钱

【用法】炼蜜为丸,如黍米大,外用朱砂为衣。五更时服,白糖水化下,如壮盛者,服四十丸,虚弱者,服三十五丸。

【功用】下诸般痨虫。

【备考】初起于四更时吞秘传黑虎丹,二次五更服小红丸,三次天明服化积丸。虫下为验。如无虫,过二三日再服。至若收功保后,常服河车地黄丸;如服后泻不止者,宜服宜功散。

08952 小红丸

《幼科指掌》卷四。为《医宗说约》卷五"陈氏小红丸"之异名。见该条。

08953 小红丸(《一盘珠》卷八)

【组成】巴豆(十粒,去油)一钱半 庄黄(炒)三钱 胆星三钱 雄黄二钱半 辰砂一钱半

【用法】上为末,醋糊为丸服。

【主治】小儿热痰、积热。

08954 小红丸(《医级》卷八)

【组成】真牛黄一钱 真阿魏一钱 南木香五钱 真雷丸五钱 鸡肫皮(用阉鸡肫皮洗净,焙干)二钱

【用法】上为末,用大黄一两,用前末七钱,炼蜜为丸,如黍米大。先服黑虎丹,次日五更服五十丸,以白糖水送下。

【主治】下诸般痨虫。

【备考】从大便出黄白者可治;青黑者不治。

08955 小红升(《外科方外奇方》卷一)

【组成】真水银二两 净明矾二两 提净火消二两

【用法】上为末,安铁耳锅内,盖以高深宫碗,居中平稳,用煅石膏研细封口,放于风炉上,以先文后武之火,炼三炷香为度,过夜待冷,以刀刮去封口石膏,将碗揭起,用小刀刮下升丹,或绿或黄或红,各自贮开,瓷瓶盛之,听用。颜色虽殊,功效则一,陈一年者,出尽火气,愈陈愈佳。疮疡疔肿疖初起出脓时,用此掺疮口,外用膏药盖之。

【功用】吸脓拔毒。

【主治】一切疮疡疔肿疖各毒初起出脓时。

【宜忌】男子肾囊、女子乳头及眼珠上下两角或生疮毒,切勿用此丹,恐受水银之气,受患莫测,慎之。

【备考】如脓腐去净者,另用生肌长肉粉霜。

08956 小麦汤(《外台》卷二十三引《古今录验》)

【组成】小麦三升 昆布二两(洗去咸) 厚朴(炙)一两 橘皮 附子(炮) 海藻(洗)各二两 生姜五两 半夏(洗)五两,白前三两 杏仁一百枚(去尖皮)

【用法】上切。以水一斗,煮取三升半,分五服,相去一炊顷。

【主治】瘿,有在咽喉初起,游气去来,阴阳气相搏,遂停住喉中前不去,肿起如斛罗。

【宜忌】忌猪肉、饧、羊肉、冷水。

08957 小麦汤(《医心方》卷十二引《古今录验》)

【组成】小麦一升 栝楼根(切)一升 麦门冬一升

【用法】以水三斗,煮取一斗半,饮之。

【主治】消渴,日饮六七斗者。

08958 小麦汤(《千金》卷十六)

【组成】小麦一升 人参 厚朴各四两 甘草一两 生姜汁三合 青竹茹二两半 茯苓三两

【用法】上㕮咀。以水八升,煮取三升,去滓,分三服。

【主治】呕吐不止。

【宜忌】《外台》引《必效方》:忌海藻、菘菜、酢。

08959 小麦汤(方出《圣惠》卷九十一,名见《圣济总录》卷一八二)

【组成】小麦半升 穰草三握

【用法】上药用醋一升,水二升,同煮至一升,去滓,温

如人体,洗两脚,夜间频洗。

【主治】小儿冻脚成疮,或痒或痛。

08960 小麦汤（《养老奉亲书》）

【组成】小麦一升　通草二两

【用法】水煮,取三升,去滓;渐渐食之,须臾当愈。

【主治】老人五淋久不止,身体壮热,小便满闷者。

08961 小麦汤（《圣济总录》卷四十三）

【组成】小麦一合　芦根一握(锉)　竹茹　人参各一两　白茯苓(去黑皮)二两

【用法】上为粗末。每服五钱匕,水一盏半,煎取一盏,去滓温服,不拘时候。

【主治】心热多汗,及心胃客热,呕逆不睡。

08962 小麦汤（《圣济总录》卷一三〇）

【组成】小麦三合　人参　甘草(炙,锉)　芍药　石膏(碎)　生干地黄(焙)　黄耆(细锉)　木通(锉)　升麻　黄芩(去黑心)　前胡(去芦头)各半两　麦门冬(去心,焙)三分

【用法】上为粗末。每服五钱匕,用水一盏半,加竹叶七片,大枣二个(擘破),同煎至一盏,去滓,空心温服,日晚再服。

【主治】痈疽取利下后,热微退,小便不利。

08963 小麦汤

《三因》卷十八。为《金匮》卷下"甘草小麦大枣汤"之异名。见该条。

08964 小麦汤（《医学入门》卷六）

【组成】滑石　甘草　地骨皮各一分　人参　麻黄　大黄　知母　羌活　葶苈各二分　小麦七粒

【用法】水煎服。

【主治】水痘似正痘,仍身热二日而出,初出即如赤小豆大,皮薄痂结,中空圆晕更少,易出易靥,被湿则难结痂,亦不为害,外症病明如水。

08965 小麦汤（《杂病源流犀烛》卷十六）

【组成】小麦七升　竹叶五升(切)　石膏三两

【用法】水一斗半,煮取七升,细服。尽剂愈。

【主治】时行黄疸。

【备考】本方方名,《中国医学大辞典》引作"小麦饮"。

08966 小麦饮（《鬼遗》卷二）

【组成】小麦五升

【用法】以水九升,煮取四升,去滓,复以绵度滤之,使极冷,傍含喷之疮,肠自上渐渐入;以冷水喷其背,不宜多人见,亦不欲令傍人语,又不可病人知;或晚未入,取病人席四角,令病人举摇,须臾肠便自入。

【主治】金疮中腹,肠出不能纳之。

【宜忌】十日之内,不可饱食,频食而宜少,勿使病人惊,惊则杀人。

08967 小麦饮（《圣济总录》卷六十）

【组成】生小麦二合

【用法】以水一盏,研绞取汁。食后顿服。

【主治】酒疸。

08968 小麦饮（《圣济总录》卷一五九）

【组成】小麦　小豆（各拣净,炒）各等分

【用法】上为粗末。每服三钱匕,水一盏,煎至七分,去滓温服。

【主治】逆产不正。

08969 小麦饮

《中国医学大辞典》。即《杂病源流犀烛》卷十六"小麦汤"。见该条。

08970 小麦散（《鸡峰》卷十七）

【组成】小麦曲五合　干姜二两　细辛　附子　椒目　官桂各一两

【用法】上为细末。每服一二钱,食前温酒调下。

【主治】虚肿下痢不止,小便不利。

08971 小麦粥（《饮膳正要》卷二）

【组成】小麦(淘净)不拘多少

【用法】上以煮粥,或炊作饭,空腹食之。

【主治】❶《饮膳正要》:消渴,口干。❷《中国医学大辞典》:消渴,烦热。

08972 小麦粥（《药粥疗法》引《饮食辨录》）

【组成】小麦30～60克　粳米100克　大枣5个

【用法】将小麦洗净后,加水煮熟,捞去小麦取汁,再入粳米、大枣同煮;或先将小麦捣碎,同枣、米煮粥食用。以三至五天为一疗程,每天温热服食二至三次。

【功用】养心神,止虚汗,补脾胃。

【主治】心气不足,神经性心悸,怔忡不安,失眠,妇人脏躁病,自汗,盗汗,脾虚泄泻。

【备考】根据临床用药,小麦有淮小麦、浮小麦之分,应针对病情,分别选用。

08973 小豆丸（《鸡峰》卷十七）

【组成】赤小豆　好硫黄各一两　附子(生用)半钱

【用法】上为细末,水煮面糊为丸,如梧桐子大。每服二十丸,空心醋汤送下。

【主治】肠风毒。

08974 小豆汁（《圣济总录》卷五十九）

【组成】小豆不拘多少

【用法】上药水煮熟,捣烂,细布绞取汁。每服一盏,不拘时候,频服即愈。

【主治】消渴,小便利,多随饮而出。

08975 小豆汤（《普济方》卷三四六引《肘后方》）

【组成】小豆五升

【用法】以水一斗,煮熟,饮汁数升,即愈。

【主治】产后秽污不尽,腹满。

08976 小豆饮（《圣济总录》卷一九〇）

【组成】赤小豆半斤　蜀椒(去目并闭口,炒出汗)十四枚　乌雌鸡一只(理如食法)

【用法】以水二斗,煮鸡、豆、椒令熟,取汁,时时饮之。未愈,更作服之。

【主治】妊娠漏胎,血尽即子死。

08977 小豆散（《外台》卷三十三引《小品方》）

【组成】赤小豆五升(湿地种之,令生芽,干之)

【用法】上药治下筛。怀身数月日,经水尚来,每服方寸匕,以温酒服下,一日三次。得效便停。

【主治】漏胞,伤胎。

08978 小豆散（《鸡峰》卷十）

【组成】赤小豆(烧熟)

【用法】上为细末。每服二钱,食前酒调下;葱白酒尤佳。

【主治】肿满，小便不利。

08979 小豆散（《永乐大典》卷一〇三七引《大方》）

【组成】赤小豆

【用法】上为细末。鸡卵清敷之，干即易。

【主治】火丹绕腰。

08980 小豆散

《普济方》卷二八七。即《圣济总录》卷一二九"内消小豆散"。见该条。

08981 小还丹（《苏沈良方》卷九）

【组成】腻粉　水银　硫黄各一分（同研）　大巴豆肉十四个

【用法】上将巴豆单覆排铫底，以三物按上巴豆令平，以瓷器盏盖之，四面湿纸，勿令气泄，炭火四面缓缓烧，时于冷水中蘸铫底，少时又烧，频蘸为善，其盏上底内，滴水一点如大豆，干则再滴，以三滴干为度，候冷，研陈米饮为丸，作二十三丸。每服一丸，熟水送下。疏下恶物，以白粥补之。

【主治】背疽痛疔，一切脓肿。

08982 小还丹（《圣济总录》卷一八七）

【组成】肉苁蓉（酒浸一宿，切，焙）五两　肉豆蔻四枚（去壳，生用）　山芋三两

【用法】上为末，炼蜜为丸，如梧桐子大，以丹砂为衣。每服三十丸，空心、食前汤酒送下。

【功用】补益元气，壮精华，明耳目。

【主治】五劳七伤。

08983 小还丹（《解围元薮》卷三）

【组成】皂角刺三斤（酒拌，经大火蒸半日，取出晒干）　白鹅一只（取毛，微火炒）　苦参（酒浸一日夜，打去皮）半斤

【用法】上为末，用大黄煎酒打糊为丸，如梧桐子大。每服三十丸，酒送下。服至旬日，眉发生，肌肤润，眼目明，一料痊愈。

【主治】癞风，眼烂昏花，眉发坠落，鼻梁崩倒，肌肤疮癣，秽破臭恶，瘫烂势危不救者。

08984 小连丸

《普济方》卷三九八。为《圣济总录》卷一七九"香连丸"之异名。见该条。

08985 小连丸

《幼科类萃》卷八。为《外台》卷二十五引《延年秘录》"驻车丸"之异名。见该条。

08986 小灵丹（《杨氏家藏方》卷十四）

【组成】代赭石　赤石脂　紫石英　禹余粮石各四两

【用法】上药各用火煅赤，入米醋中淬，各七遍，同碾为细末，入一砂盒子内合了，外用盐泥固济，日中晒干，用炭二十斤，顶火煅，以炭火尽为度，取出药盒，于润地上掘坑，埋一伏时取出，研三日令极细，次入乳香（别研）、没药（别研）、五灵脂（研细）各二两。同前四味，一处研令极匀，水煮糯米饼子和得所，入铁臼中捣为丸，如鸡头子大，阴干。每服一丸，空心温酒或新溪水送下。

【功用】助养真气，补暖丹田，活血驻颜，健骨轻身。

【主治】真元虚损，精髓耗竭，本气不足，面黑耳焦，腰膝沉重，膀胱疝瘕，手足麻痹，筋骨拘挛，心腹疞痛，冷积泻利，肠风痔漏，八风五痹，头目昏眩，饮食不进，精神恍惚，疲倦多睡，渐成劳疾，妇人胎脏久冷，绝孕无子，赤白带下，月经不调，风冷血气。

【宜忌】孕妇不可服。

08987 小灵丹（《医方类聚》卷一九一引《居家必用》）

【异名】针头丸。

【组成】蟾酥不拘多少（阴干）　片脑　麝香各少许

【用法】上为细末，和匀，用头首男子乳汁为丸，如黄米粒大，朱砂为衣。每服一丸、二丸、三丸至五丸，无根倒流水送下。后用米饮汤催出汗，立效；疗疮，将一丸安疮内，乳香膏药封之，觑病上下服。

【主治】一切恶疮。

08988 小灵丹（《普济方》卷一五六）

【组成】硇砂三钱（用湿纸包累层，再用纸与泥一处包，火上烧炼二次，放冷，然后去泥，烧成雪白）　雷丸　香附子　轻粉各五钱

【用法】上为细末，醋糊为丸，朱砂为衣，如梧桐子大。每服五七丸，临睡用紫河车磨水送下。天明体气根源皆去为妙。

【主治】体气。

08989 小灵丹（《疮疡经验全书》卷五）

【组成】石中竹根半斤　防风四两　荆芥四两　细辛一升

【用法】上药和为一处，绢袋盛贮坛内，文武火煮，放阴处，七日后服之。空心每服半钟为止。

【功用】补十二经络，起阴发阳；开三焦，破积气；益子息，安五脏；除心热，壮筋骨；活气血，白发变黑。

【主治】湿气风瘫。

08990 小灵丹（《赤水玄珠》卷二十八）

【组成】朱砂　雄黄各一钱　乳香　没药（各制）各一钱半　大蟾蜍（取心肝，瓦上焙干）五钱　麝香三分

【用法】上为细末，取猪心血、鸡冠血为丸，如皂子大。每服一丸，身无大热，生酒化下；热甚，不饮酒，紫草灯心汤送下。即时红活而起。

【功用】解毒发痘。

【主治】妇女痘，红斑黑陷不起，一切危恶。

08991 小灵丹（《便览》卷四）

【组成】巴豆（去皮油）二分半　人言三分　雄黄三分

【用法】上为末，熔蜡为丸，如米大。每服五七丸，凉茶送下。

【主治】小儿呕吐泄泻；惊气裹乳，腹胀。

【宜忌】忌热物一时。

08992 小灵丹（《增补内经拾遗》卷四）

【组成】蟾酥五钱　雄黄　硇砂各一钱　轻粉　血竭　辰砂各五分　麝香少许

【用法】上各为细末，乳面糊为丸，如黄米大。每服三丸，用葱头二枚开孔，入药于内，纸卷慢火烧，以热酒送下。

【主治】三十六疗，七十二黄。

08993 小灵丹（《疡医大全》卷二十三）

【组成】番木鳖不拘多少

【用法】用麻油煎枯存性，取起为末，面糊为丸，如萝卜子大。临卧时用茶清调服一分六厘。盖暖出汗，切记不可说话。其油用熊胆为末，冰片少许和匀，留搽外痔。如

外痔，先以荆芥、防风、瓦松煎汤熏洗，涂药；如内痔，则只服二方丹药自愈。此油搽梅花癣痢，三日即好。

【主治】痔漏；中风，口眼喎斜；梅花癣痢。

【备考】按：内痔所服二方，即本方与原书海州州尊李公方：橡斗子壳四两、黄耆（蜜炙）、枳壳（麸炒）、黄连（酒炒）、地榆（去下半截，只用上头半截，取净末）各二两，共为细末，老米打糊为丸，如绿豆大。每服一钱，重者二钱，清晨用槐花米三钱煎汤送下。

08994 小灵丹（《杂病源流犀烛》卷二）

【组成】白官硼二钱　朴消三钱　辰砂一钱半　乳香（去油）　没药（去油）各三分

【用法】吹敷俱可。

【功用】《全国中药成药处方集》（沈阳方）：清热解毒，止痛生肌。

【主治】❶《杂病源流犀烛》：疹后余毒壅遏在咽喉，肿痛，咽物不下，或结一切余毒，牙齿破烂。❷《全国中药成药处方集》（沈阳方）：牙龈破烂，舌唇焦裂，口疮等症。

08995 小青丸（《小儿药证直诀》卷下）

【组成】青黛一钱　牵牛末三钱　腻粉一钱

【用法】上为末，面糊为丸，如黍米大。百日者一丸，一岁者二丸，随乳送下。小儿一岁以内，常服极妙。

【功用】化痰涎，宽膈，消乳癖，化惊风。

【主治】❶《小儿药证直诀》：痰涎、乳癖、惊风、食痫、诸痫。❷《鸡峰》：热。

【方论选录】《小儿药证直诀类证释义》：腻粉治痰涎积滞；加青黛以熄肝风；牵牛以化乳癖而除痫。

【备考】本方为原书"三圣丸"之第一方。

08996 小青丸（《永类钤方》卷二十）

【组成】轻粉　滑石各半钱　南星一钱一字　蝎梢半钱

【用法】上为末，稀糊为丸，如小豆大。一岁二丸，薄荷汤调下。

【主治】急惊壮热，喘粗痰嗽，大小便不利。

08997 小青丸（《普济方》卷三七〇）

【组成】轻粉一钱半　滑石一钱半　南星一钱一字　蝎尾半钱　青黛半钱

【用法】上为末，为丸如小豆大。二岁五丸，薄荷汤送下；或作散尤佳。如疾实气喘，吐泻出痰，立效。

【主治】小儿急惊，涎盛咳嗽痰实，气粗发热。

08998 小青丸

《普济方》卷三七四。为《局方》卷十"比金丸"之异名。见该条。

08999 小枣丸（《痘疹传心录》卷十八）

【组成】厚朴四两　苍术八两　陈皮四两　甘草二两　绿矾四两（透明者，以黄米粉四合同炒干）

【用法】上为末，枣肉为丸，如梧桐子大。每服五十丸，空心清米汤送下。

【主治】大人、小儿黄疸。

09000 小枣丹（《解围元薮》卷三）

【组成】防风　僵蚕　首乌　全蝎　羌活　独活　芍药　生地　威灵仙　蔓荆子　牛蒡子　苦参　胡麻　大黄　黄芩各二两　枸杞子　薄荷　南星　天麻各一两　荆芥　柳枝　山栀各四两　炙甘草五钱　白术一斤　丢子肉

一斤　两头尖一钱（要大者为佳）

【用法】上为末，枣肉为丸，如梧桐子大。每服六十丸，薄荷汤送下。

【主治】鹅掌风、刺风、疹风。

【备考】方中柳枝，《疠医大全》作"柏枝"。

09001 小金丸

《中国药典》一部。为《外科全生集》卷四"小金丹"之异名。见该条。

09002 小金丹（《素问·刺法论》）

【组成】辰砂二两（水磨）　雄黄一两　叶子雌黄一两　紫金半两

【用法】同入盒中，外固了，掘地一尺，筑地实，不用炉，不须药制，用火二十斤煅之，七日终，候冷七日取，次日出盒子，埋药地中，七日取出，顺日研之三日，炼白沙蜜为丸，如梧桐子大。每日望东吸日华气一口，服药一丸，冰水送下，和气咽之。服十丸，无疫干也。

【功用】《古方选注》：辟疫。

【主治】五疫。

【方论选录】《古方选注》：辰砂生禀青阳，受气于丙，有木火之德；雄黄得阳土之精，雌黄得阴土之精；金禀己土，阴气得水之精，以火煅之，以土埋之，循太阳左旋以研之，吸太阳初升之气以吞之，纯阳之气用冷水以摄之，采取阴阳之精气，坐镇中宫，正气在内，邪不能干也。

【备考】《内经讲义》本方用法：将辰砂、雄黄、雌黄、紫金（金箔），放入乳钵中研细，倾入瓷罐中，外用盐泥封好。另在空地上挖一个坑，约尺许，将罐置于坑内，封以薄土，筑实。另用桑柴或桑炭，烧其地面，烧七天，至第八日，候冷，把罐取出，将药刮出，入于另一罐，再埋于地下，以消除火热之气，埋七天，再取出，将药倾入钵中，研细，炼蜜为丸，如梧桐子大。

09003 小金丹（《鸡峰》卷二十九）

【异名】资寿小金丹（《百一》卷一）。

【组成】禹余粮末四两　赤石脂五两　代赭石一斤　石中黄二两

【用法】上为极细末，滴水为丸，如梧桐子大，令干，烧沙锅通赤，次入药在内，用木炭火煅令通赤为度。每服二丸，空心、食前，望太阳香水送下。

【功用】养心气，明目，解贼风蛊毒，杀精物恶鬼，久服补精髓，好颜色，益智不饥，轻身长年，大进饮食。

【主治】五脏虚乏，腰膝无力，嗽逆寒热，泄泻下痢，惊气入腹，痈疽疮痔，妇人百病，崩，带下赤白，产难，胞衣不出，血闭血利。

09004 小金丹（《普济方》卷一一八）

【组成】草乌六两（姜、葱各半斤，捣烂）　苍术四两（米泔浸）　地龙　穿山甲　败龟壳　白芷　晚蚕沙　骨碎补　虎骨（炙）　自然铜　破故纸　何首乌　川草薢　乳香　没药各半两

【用法】上为细末，醋糊为丸，如梧桐子大。每服七丸至十五丸，茶、酒任下。

【主治】中湿。

【宜忌】忌热物。

09005 小金丹（《普济方》卷一一八）

【组成】苍术四两（去芦，米泔浸一宿）　草乌五两（不

去尖，去皮，米泔浸一宿） 葱白四两 老姜四两（上共四味，一处捣为饼，焙干） 川乌半两 何首乌半两 自然铜半两（醋淬七次） 地龙半两 二蚕沙半两 破故纸（酒浸）半两 穿山甲半两（火炮带性） 白芷半两

【用法】上为细末，用好醋糊为丸，如梧桐子大。每服十丸，加至十五丸，茶汤或酒任下。

【主治】中湿。

【宜忌】忌热物、猪羊血、豆粉。

09006 小金丹（《普济方》卷一八五）

【组成】苍术 威灵仙 五加皮 青藤根 草乌 生姜 葱白各一两

【用法】上用生姜、葱捣细，将药拌匀，酒渍春三、秋七、冬十日，为末，酒糊为丸，如梧桐子大。每服十五丸、二十丸，温酒送下。

【主治】诸痹。

09007 小金丹（《古今医鉴》卷七）

【组成】哑芙蓉一钱 朱砂三分 麝香三分

【用法】上为细末，外用高良姜四两，切碎，烧酒泡三日，去酒，入水十碗，煎至二三碗，滤去滓，慢火熬成膏，再入乳汁半盏，再熬，入前药为丸，如黄豆大，金箔为衣。每服一丸，先吃梨一片。然后以药丸嚼下，再吃梨一片。痰嗽顿止，发热即退。

【主治】劳瘵吐痰吐血，发热咳嗽。

09008 小金丹（《古今医鉴》卷十）

【组成】雄黄一钱 姜黄一钱 巴豆（去油）一钱 山柰一钱 丁香二十五个 人言三分

【用法】上为末，用红枣煮熟去核为丸，如粟米大。每服四五丸，五六岁儿用六七丸或八九丸，艾叶煎汤，入醋少许送下，不拘时候。

【主治】虫之作痛，时痛时上，痛则攻心，口吐清水，人中鼻唇一时青黑者。

09009 小金丹（《痘疹一贯》卷六）

【组成】上上沉香二钱五分 广木香三钱 丁香一钱五分 莪术 三棱 陈皮各一钱五分 青皮 川郁金各二钱 巴霜五钱（去净油） 川大黄一两（酒浸一日夜，炒） 牛黄五分 朱砂三钱（研末，水飞另用）

【用法】上为细末，先用乌梅肉五十个煮烂，捣如泥，再用神曲一两打糊和前梅泥及诸药捣匀为丸，如大黄豆大，将朱砂为衣。每服三五七丸为度，不宜双数，疟疾临发日宜早服，用茶叶二钱，生姜三片，水煎汤送下；白痢，姜送下；红痢，砂糖汤送下；红白痢，姜糖汤送下；诸气痛，玄胡索二钱，水一钟，煎五分，入白酒五分送下；牙痛，用一丸棉包，咬患处即愈；小儿乳积、惊疳，亦用此丸，其丸如粟米大，每服五七丸，姜汤送下，滚水亦可；臌膈痞块，翻胃黄疸，胃口不开，胸中饱闷，大小便不通，日服三丸，或滚白水，或淡姜汤送下。做此丸药，必须晒干，收瓷罐内，日久潮湿发即变效力，宜常取出晒为妙。

【主治】疟疾，痢疾，诸气痛，牙痛，小儿乳积惊疳，臌膈痞块，翻胃黄疸，胃口不开，胸中饱闷，大小便不通。

【宜忌】中病即止，不可过服，慎之慎之。服丸病去之后，宜用补气血药，或六君子汤，或八珍汤，或地黄丸、补中益气汤，在此诸汤中选而用之。妇人有孕勿服，恐伤胎。

09010 小金丹（《外科全生集》卷四）

【异名】小金丸（《中国药典》2010版）

【组成】白胶香 草乌 五灵脂 地龙 木鳖各（制末）一两五钱 没药 归身 乳香各（净末）七钱五分 麝香三钱 墨炭一钱二分（陈年锭子墨，略烧存性，研用）

【用法】以糯米粉一两二钱为厚糊，和入诸末，捣千锤为丸，如芡实大，此一料约为二百五十丸，晒干忌烘，固藏。临病取一丸，布包放平石上，隔布敲细，入杯内，取好酒几匙浸药，用小杯合盖，约浸一二时，以银物加研，热陈酒送下，醉，盖取汗。幼孩不能服煎剂及丸子者，服之甚妙。如流注等症，成功未溃，溃久者，当以十丸作五日早晚服，服则以杜流走，患不增出。

【功用】❶《中药成方配本》：消痰化坚。❷《北京市中药成方选集》：活血止痛，消结散毒。

【主治】❶《外科全生集》：流注初起，及一应痰核、瘰疬、乳岩、横痃初起。❷《中国药典》：阴疽初起，皮色不变，肿硬作痛，多发性脓肿。

【宜忌】❶《外科全生集》：内有五灵脂，与人参相反，不可与有参之药同日而服。❷《全国中药成药处方集》（北京方）：忌饮烧酒及食生冷，孕妇勿服。

【方论选录】《历代名医良方注释》：方中用草乌逐寒湿，通经络，开顽痰；当归、麝香、地龙温经养血，开通经络；五灵脂、乳香、没药活血祛瘀，消肿定痛；白胶香调气血，消痈疽；木鳖子祛皮里膜外凝结之痰毒，消结肿，恶疮；墨炭消肿化瘀；糯米以养胃气，酒服以助药势，使诸药速达病所。全方共奏化痰祛湿，祛瘀通络之功。

【临床报道】❶ 流注：《外科全生集》一儿岁半，太阳一毒，背上心脐对处二毒，颈后口对处一毒，腰腹二毒，两腿五毒，共十一毒，皆皮色无异，其大腿二毒，已经医者开刀，闻余至请治，以小金丹令日服二次，至五日消其九毒，消后，又以小金丹日服一次，十日后，二孔皆红润，以保元汤（耆、草皆用生者），加肉桂三分，煎杯许，另水煎参六分和服，半月后，以耆、草易炙者，一月收功。❷ 乳癖：《实用中医药杂志》[2004，20（10）：577]用本方治疗乳癖300例，结果：痊愈120例，占40%；好转152例，占50.7%；无效28例，占9.3%；总有效率90.7%。疗效明显优于对照组，两组总有效率比较有非常显著性差异（$P<0.01$）。

【现代研究】测定中士的宁含量的方法对比研究：《现代中医药》[2008，28（6）：88]研究表明：采用高效液相色谱仪，以 C_{18} 柱（5μm，250mm×4.6mmID）为色谱柱；流动相：乙腈 -0.01mol/L 庚烷磺酸钠与 0.02mol/L 磷酸二氢钾等量混合溶液（用 10% 磷酸调节 pH 值为 2.8）（21:79）为流动相；检测波长为 254nm。样品制备采用超声处理后再萃取，作为测定本方中士的宁的含量，方法简单，结果准确，检验成本低。

【备考】本方去麝香改为片剂，名"消肿片"（见《成方制剂》7册）

09011 小毒膏（方出《证类本草》卷二十一引《本草拾遗》，名见《普济方》卷二八一）

【组成】蝘蜓膏

【用法】涂患处。

【主治】湿癣疸疮不愈者。

09012 小春膏（《解围元薮》卷四）

【组成】桐油一斤　黄丹四两　川山甲一两　蜈蚣十条　白鹅毛二两　血余五钱（化尽倾水内，俟冷收杯内，隔汤化开）　乳香　没药　血竭　车米　韶粉各一两

【用法】桐油煎滚即入黄丹，随下川山甲、又下蜈蚣、白鹅毛，血余再入、乳没、血竭、车米、韶粉。贴患处。

【主治】痛风寒湿，大风肿块。

09013 小柏汤（《医心方》卷二十引《小品方》）

【组成】龙胆三两　黄连二两　子柏四两

【用法】水四升，先煮龙胆、黄连取二升，别渍子柏，令水淹潜，投汤中和，稍含之。

【主治】口疮。

09014 小柏散（《续名家方选》）

【组成】没药　红花　乳香　黄柏　小柏　橘叶（阴干）各等分

【用法】每用一钱许，裹绯帛，渍热汤洗眼目，且蒸熨亦佳。

【主治】一切上气热症眼疾。

09015 小茸丸（《袖珍》卷四引《幼幼方》）

【异名】小鹿茸丸（《普济方》卷四○一引《医方集成》）。

【组成】鹿茸　川牛膝　苁蓉　木瓜　杜仲　菟丝子　当归　熟地黄　天麻　青盐各等分

【用法】上为末，炼蜜为丸。盐汤、温酒化下皆可。

【主治】胎中受热，遍身筋软。

09016 小草丸（《外台》卷十二引《范汪方》）

【组成】小草三分　桂心三分　蜀椒三分（汗）　干姜二分　细辛三分　附子二分（炮）

【用法】上药治下筛，炼蜜为丸，如梧桐子大。每服三丸，食前米汁送下，一日三次。不知稍增，以知为度。

【主治】胸痹心痛，逆气膈中，饮不下。

【宜忌】忌猪肉、冷水、生葱、生菜。

09017 小草汤（《济生》卷四）

【组成】小草　黄耆（去芦）　麦门冬（去心）　当归（去芦，酒浸）　酸枣仁（炒，去壳）各一两　石斛（去根）　人参　甘草（炙）各半两

【用法】上㕮咀。每服四钱，水一盏半，加生姜五片，煎至八分，去滓温服，不拘时候。

【主治】虚劳忧思过度，遗精白浊，虚烦不安。

09018 小草散（《圣惠》卷四）

【组成】小草一两　柏子仁一两　犀角屑半两　赤茯苓一两　铁精一两（细研）　龙齿三分（细研）　天竺黄一两（细研）　生干地黄一两　琥珀末一两（细研）

【用法】上为细散，入研了药令匀。每服一钱，以竹叶汤调下，不拘时候。

【主治】心风烦热，恍惚，狂言狂语，时复惊恐，不自觉知，发作有时。

09019 小品汤（《普济方》卷二三○引《卫生家宝》）

【组成】黄耆（去芦）二两　人参（去芦）一两　白芍药（微炒）二两　白茯苓（去皮）一两　半夏一两（汤泡，洗七次，去滑，切，焙）　肉桂（去皮）一两　甘草（微炙）一两　当归一两（洗，去芦）

【用法】上为粗末。每服三钱，水一盏，加生姜三片，

大枣一个（去核），同煎七分，去滓，食前温服。

【主治】血虚，潮热往来，呕逆自汗，浑身酸痛，咳嗽，背脾拘急。

09020 小胃丹（《医统》卷四十三引《三因》）

【组成】芫花　甘遂　大戟各一两　大黄（酒拌蒸）一两半　黄柏（炒褐色）二两

【用法】上为细末，粥为丸，如麻子大。每服十丸，温汤送下。

【功用】❶《医统》引《三因》：上可去胸膈之痰，下可利肠胃之痰。❷《中国医学百科全书·方剂学》：泻积利水通便。

【主治】水饮痰热互结之肩膊、胸腹疼痛，食积，哮喘，咳嗽，心悸头眩，带下。

❶《丹溪心法》：膈上痰热，风痰，湿痰，肩膊诸痛，食积痰实者；哮喘。❷《医方考》：痰涎蓄积胃脘，胸腹作痛者。❸《准绳·女科》：结痰白带。❹《证治宝鉴》：水饮停膈而悸者，其人必觉头眩，身不热，而脉弦，属实者。❺《饲鹤亭集方》：痰饮咳嗽，胸膈肠胃之间湿热痰郁，痞癖肿满，气血壅滞。

【宜忌】❶《丹溪心法》：能损胃气，不宜多。❷《济阴纲目》：唯胃虚少食者忌用。

【方论选录】《医方考》：小，消也；小胃者，消去胃中之痰物也。甘遂、芫花、大戟，能下十二经之湿痰，大黄佐之下行，黄柏制其辛烈。是方也，大毒之剂，攻杀击刺之兵也，善用则治，弗善用之则乱。

【临床报道】❶哮：《续名医类案》丹溪治一人哮，一日一发，此病在上焦，不得汗泄，正当十月，遂以麻黄、黄芩各二钱，入姜汁煎服，临卧进小胃丹三十粒而安。❷痰饮：《医宗必读》朱文学遍体如虫螫，口舌糜烂，余诊之，寸脉乍大乍小，意其为鬼祟，细察两关弦滑且大，遂断定为痰饮之病。投滚痰丸三钱，虽微有所下，而病患如旧，更以小胃丹二钱与之服，复下痰积及水十余碗，遍体之痛减半，更以人参三钱，白术二钱，煎汤服小胃丹三钱，大泻十余行，约有二十碗许，病若失矣。乃以六君子为丸，服四斤而愈。❸白带：《准绳·女科》陶遵道外姑，年七十，形瘦，善咳，白带，食前姜汤吞大补丸五十丸一二次，午膳后及临卧时各与小胃丹十五丸愈。

【备考】《丹溪心法》本方用法：芫花（好醋拌匀，过一宿，瓦器不住手搅，炒令黑，不要焦）、甘遂（湿面裹，长流水浸半月，再水洗晒干。又云，水浸冬七，春、秋五日，或水煮亦可）、大戟（长流水煮一时，再水洗晒干）各半两，大黄（湿纸裹煨，勿焦，切，焙干，再酒润，炒熟焙干）一两半，黄柏三两（焙炒），每服二三十丸，临卧津液吞下，或白汤一口送下，取其膈上之湿痰热积，以意消息之，欲利则空心服。按：《医学纲目》本方用法：上为末，以白术膏为丸，如萝卜子大。

09021 小神丸（《疯门全书》）

【异名】蒺藜苦参丸。

【组成】白蒺藜（去刺）二两　北蝉蜕（去头足）三钱半　北全蝎（米汁洗，糯米水炒）二钱半（或姜汁炒）　荆芥穗二钱半　北防风二钱半　大风子肉（壳不用，黑豆煮七次，去净油，否则伤目）二钱半　大羌活五钱　全当归（酒

洗）三钱半 大川芎（酒洗）二钱半 土麻仁一两半 白苦参（酒洗）一钱半（无癣者，此味不用）

【用法】上为末，老米饭捣烂和为丸。每服四五钱，空腹茶送下，早、晚各一次。间时方进饮食。服十日，即停三日，此三日服行药丸十粒，三日三次，后又服小神丸。

【主治】麻风。

【宜忌】忌热汤、热茶。

【加减】血热，加生地；胃热现面，加白芷、知母；鼻塞，加桑皮、黄芩；阴虚，加首乌；肝热，加丹皮；目昏，加蔓荆、菊花；痹多，加元参；面多红云、红堆，或油光，加白附、僵蚕；血枯，加丹参；面脚浮肿，加防己；拘挛，加钩藤，或茯神、白术。

【备考】服完，未发外者即发，已发外者或更甚，盖毒既攻出，即遍身溃烂，亦无妨，但要麻木处渐轻渐狭，即渐浮渐阔，或别处再发一二处，亦是药力攻散之功，勿疑。

09022 小神丹（《抱朴子内编》卷十一）

【组成】真丹三斤 白蜜一斤

【用法】合和日晒，煎之令可丸，即丸如麻子大。旦服十丸，长服之。

【功用】白发更黑，齿堕更生，身体润泽，老翁还成少年，常服长生。

09023 小浴方（《奇效良方》卷五十四）

【组成】川椒 苦参 蛇床子各一两半 香附子 白矾 白芷 狗脊 细辛各一两 桂心三分

【用法】上咬咀。每用药一两，以水三升，煎至二升，去滓，倾入盆子内，但乘热气坐盆子上熏之，良久通身，便洗患处，甚者不过三两度。

【主治】虚劳，阴湿痒生疮。

09024 小理丸（《医方类聚》卷一〇二引《御医撮要》）

【组成】人参十五两（拣得十二两） 干姜十两（拣得八两） 甘草七两六分（拣得六两） 白术八两（拣得六两）

【用法】上为末，炼蜜为丸服。

【功用】和脾胃，进饮食，止泄痢，除腹中诸疾。

09025 小营煎（《景岳全书》卷五十一）

【组成】当归二钱 熟地二三钱 芍药（酒炒）二钱 山药（炒）二钱 枸杞二钱 炙甘草一钱

【用法】水二钟，煎七分，食远温服。

【功用】❶《景岳全书》：专补真阴；培养气血；滑胎。❷《妇科玉尺》：临月服之易生。

【主治】❶《景岳全书》：三阴亏弱，血虚经乱，无热无寒，经期腹痛，痛在经后者；妇人体本虚而血少，产后腹痛；产后阴虚发热，必素禀脾肾不足及产后气血俱虚，其证倏忽往来，时作时止，或昼或夜，进退不常，或精神困倦，怔忡恍惚，但察其外无表证，而脉见弦数，或浮弦豁大，或微细无力，其来也渐，非若他证之暴至者。❷《妇科玉尺》：血亏则涩滞而难产；胎衣不下。

【加减】如营虚于上而为惊恐、怔忡不眠、多汗者，加枣仁、茯神各二钱；如营虚兼寒者，去芍药，加生姜；如气滞有痛者，加香附一二钱，引而行之。

09026 小营煎（《会约》卷三）

【组成】当归二三钱 熟地二三钱 白芍（酒炒）二钱 山药（炒）二钱 川续断一钱半 枸杞二钱

【用法】水煎服。

【主治】血少阴虚，咽干舌燥，上下失血，脉细数者。

【加减】如火盛烦躁，加真龟胶二钱（化服），或加麦冬、生地；骨蒸，加地骨皮一钱半；如身热，加青蒿一钱。

09027 小黄丸（《小儿药证直诀》卷下）

【组成】半夏（生末）一分 巴豆霜一字 黄柏末一字

【用法】上为末，姜汁面糊为丸，如黍米大。百日者一丸，一岁者二丸，随乳送下。

【功用】化痰涎，宽膈，消乳癖，化惊风。

【主治】❶《小儿药证直诀》：痰涎、乳癖、惊风、食痫、诸疳。❷《鸡峰》：热秘。

【方论选录】《小儿药证直诀类证释义》：半夏以化痰；黄柏以清热；巴豆以攻癖。

【备考】本方为原书"三圣丸"之第三方。

09028 小黄丸（《保命集》卷下）

【组成】南星（汤洗）一两 半夏（洗）各一两 黄芩一两半

【用法】上为细末，生姜汁浸，蒸饼为丸，如梧桐子大。每服五十丸全七十丸，食后生姜汤送下。

【主治】热痰咳嗽，脉洪面赤，烦热心痛，唇口干燥，多喜笑。

09029 小黄丸（《玉机微义》卷四引《机要》）

【组成】人参 黄芩 南星 半夏 生姜

【用法】姜汁糊为丸服。

【功用】《杏苑》：清暑热，益元气，豁痰散郁。

【主治】❶《玉机微义》引《机要》：热痰；咳嗽而脉洪，面赤，烦热，心痛，口干。❷《杏苑》：一切暑热损伤元气，以致气不利，凝聚津液成痰者。

【备考】《杏苑》本方用法：以姜汁浸蒸饼为丸，每服三五十丸，姜汤送下。

09030 小黄丸（《兰室秘藏》卷下）

【组成】黄芩一两 半夏（姜汤制） 白术各五钱 陈皮 青皮（去白） 黄耆各三钱 泽泻二钱 干姜一钱五分

【用法】上为末，汤浸蒸饼为丸，如绿豆大。每服五十丸，食远温水送下。

【功用】化痰涎，和胃气，除湿。

【主治】胸中不利。

09031 小黄膏（《儒门事亲》卷十二）

【异名】黄龙膏（《卫生宝鉴》卷十三）。

【组成】黄柏 黄芩 大黄各等分

【用法】上为细末。以水调为糊，比前药（枯瘤方）大一遭贴之，三日一易。

【功用】《杂病源流犀烛》：凉肌退肿。

【主治】❶《儒门事亲》：瘤。❷《杂病源流犀烛》：颈项疮疡，石瘤。

【备考】原书以枯瘤方与本方同时应用。

09032 小接命

《医便》卷一。为原书同卷"玉拄杖"之异名。见该条。

09033 小惊丸（《得效》卷十一）

【组成】郁金（皂角水浸，煮）二个 黄连 牙消 木香（不见火） 藿香 龙胆草各五钱 全蝎（去毒）六个

【用法】上为末，糊为丸，用雄黄、朱砂、麝香、金银箔

为衣服。常服金银薄荷并酌量用。

【功用】凉惊。

【主治】阳证惊痫，心热，恍惚惊悸，四体抽掣，潮热昏迷，乍热乍醒，或为惊怪所触而致。

【加减】风瘹是惊热重，加麻仁、蝉退、防风；白痢，加白姜、罂粟壳；赤痢，加甘草、乌梅；潮热，加桃、柳枝；镇惊，加薄荷、灯心；吐，加藿香；泻，加木瓜、陈米；夜啼，加灯心、薄荷、灶心土；精神不爽，加冬瓜子仁；大便不通，加枳壳、大黄、朴消；盘肠钓气，加钩藤，天钓亦用；嗽，加乌梅、桑白皮；吐不止，加丁香，未效，加黄荆叶。

09034 小惊药（《普济方》卷三七四引《傅氏活婴方》）

【组成】茯苓 茯神 山药 防风 羌活 蝉蜕 远志（去心） 僵蚕（炒） 白芷 白附子 荆芥 川芎 赭石 铁朵粉 朱砂 金箔 麻黄（去节） 甘草

【用法】上为末，木瓜蒸过，和烂饭捣为丸，如粟米大。每服一丸，薄荷、金银环汤浸化，或钩藤、木瓜、皂角汤送下。

【功用】下痰疏风。

09035 小紫丸

《普济方》卷一八四。为《外台》卷十引《古今录验》"小紫菀丸"之异名。见该条。

09036 小黑丸（《理伤续断方》）

【组成】白蔹 白及 南星 芍药各十两 当归五两 细辛三两 赤小豆一斤 百草霜六两

【用法】上为末，醋糊为丸，如梧桐子大。每服三十丸，温酒送下。

【主治】折伤。

09037 小黑丸（《陈氏幼科秘诀》）

【组成】木香一两五钱五分 丁香七钱五分 肉蔻（面包煨）十个 杏仁（去皮尖）一百二十粒 百草霜一两 巴霜（前药每一两加巴霜一钱）

【用法】上为末，糯米糊为丸，如芥子大。每岁三五丸，看小儿强弱用，十岁以外，一百丸方效，灯心汤送下。

【主治】胎毒之气闭郁，儿生一二日，大小便不通，腹胀满欲绝。

09038 小黑散

《圣济总录》卷一七一。为《苏沈良方》卷十"小黑膏"之异名。见该条。

09039 小黑膏（《苏沈良方》卷十）

【异名】小黑散（《圣济总录》卷一七一）。

【组成】天南星一枚（大者，烧通赤，入小瓶内，湿纸密口，令火灭，取刮之中心存白处，如皂角子大为度，须烧数枚，择其中度可用者） 乌头一枚 薄荷一握 玄参五钱

【用法】上为末，蜜和。每服豆许大，葱白汤下，频服。

【主治】❶《苏沈良方》：小儿伤寒风痫，伤风发热。❷《永乐大典》引《孙氏仁存活法秘方》：伤风发搐，及慢惊脾风，鼻流清涕，及伤寒风痫。

【加减】筋缓急，加乳香，同葱白煎汤下。

09040 小锋顶（《串雅补》卷一）

【组成】五灵脂（炒）二钱 枯矾五分

【用法】上为细末。水送下，不拘时候，虫即吐出。

【主治】小儿虫咬心痛欲绝者。

09041 小蒜汁（《圣济总录》卷一一五）

【组成】小蒜三二握

【用法】上药研取汁。灌入耳中。

【主治】蚁入耳。

09042 小蓟汤（《圣济总录》卷一一六）。

【组成】小蓟一把（净洗）

【用法】上锉细。水二盏，煎至八分，去滓温服。

【主治】鼻窒塞，气息不通。

09043 小蓟汤（《圣济总录》卷一八三）

【组成】小蓟（锉）二两 鸡苏（锉）一两 青竹茹（新竹，取）一两半 麦门冬（去心，焙） 生地黄（切碎）各二两

【用法】上锉，如麻豆大。每服三钱匕，水一盏，加生姜三片，煎至七分，去滓，不拘时候温服，一日三次。

【主治】乳石发动，鼻衄，头痛，壮热，遍身疼痛，烦闷。

09044 小蓟汤（《全生指迷方》卷四）

【异名】小蓟根汤（《鸡峰》卷十七）。

【组成】小蓟茎叶（洗、切、研，服汁）一盏 生地黄汁一盏 白术半两（细锉）

【用法】以水一盏，同煎，取一半，去滓，分二服。

【功用】《鸡峰》：补阴。

【主治】❶《全生指迷方》：阴虚阳搏，为热所乘，伤于冲任，血得热则流散，冲任不能收。经候过多，遂至崩漏，色鲜明如水下，得温则烦，至于昏闷，其脉数疾微小为顺，大者逆。❷《明医指掌》：气血两虚，内热太甚，崩中不止。

09045 小蓟汤（《鸡峰》卷十五）

【组成】伏龙肝一斤（先于盆中，以水二斗，令碎，澄清，取一斗二升用） 桑寄生 续断 地榆 艾叶各三两 阿胶 当归 赤石脂 厚朴各二两 生姜五两 小蓟根三两

【用法】以伏龙肝水煮，取三升，绞去滓，分三服。

【主治】妇人崩中，无问远近。

09046 小蓟汤

《医学正传》卷六。为《玉机微义》卷二十八引《济生》"小蓟饮子"之异名。见该条。

09047 小蓟汤（《医方类聚》卷八十五引《王氏集验方》）

【组成】小蓟（去梗）

【用法】水煎服。

【主治】衄血。

09048 小蓟汤（《万氏女科》卷三）

【组成】小蓟根 生地 赤芍 木通 蒲黄 甘草梢 淡竹叶各一钱 滑石二钱 灯心四十五寸

【功用】水煎服。

【主治】产后尿血。败血流入膀胱，小腹痛，或内热小腹不通，但尿时涩痛者。

【加减】败血，加归梢、红花各一钱；兼内热，加黄芩、麦冬各一钱。

09049 小蓟饮（《圣济总录》卷一五八）

【组成】小蓟根叶（锉碎） 益母草（去根茎，切碎）各五两

【用法】上切细。以水三大碗，煮二味烂熟，去滓，至一大碗，将药于铜器中煎至一盏，分作二服，日内服尽。

【主治】妊娠堕胎后血出不止。

09050 小蓟饮

《明医指掌》卷三。为《玉机微义》卷二十八引《济生》"小蓟饮子"之异名。见该条。

09051 小蓟散（《得效》卷十七）

【组成】百草霜 小蓟 香附子（炒，去毛） 真蒲黄各五钱

【用法】上为末。揩牙齿上。立愈。

【主治】牙齿宣露出血。

09052 小蓟散（《普济方》卷一八八）

【组成】佛座须 小蓟各等分

【用法】上为细末。每服一钱，用稀粥饮下。

【主治】咯血，吐血。

09053 小膏子（《博济》卷三）

【组成】丹参一两 黄蜡半两 豉一合 葱白五茎 清油三两

【用法】上先将油煎三两沸，次入参、豉，煎令焦，即滤出，然后入蜡，匀搅，入瓷盒子内盛。每患即涂之，三两上即愈。

【主治】冻耳，兼疗湿癣。

09054 小二龙串（《串雅补》卷二）

【组成】黑白丑（头末）各一两 生大黄二两

【用法】上为末。每服二钱，沙糖调姜汤下。

【功用】追虫打积。

【主治】水肿，小儿腹大肚疼。

09055 小丁沉丸（《博济》卷二）

【组成】甘草一两（炙） 缩砂一两（去皮） 白芷一两（炒黄） 阿魏一两（用醋半斤，煎为膏，入诸末在内） 麝香少许 木香半两 丁香半两 陈皮四两（去白） 益智一两 舶上茴香半两（炒） 生姜一斤（细切，入青盐四两拌匀，经一缩，焙干） 沉香一两

【用法】上为末，醋煮面糊为丸，如鸡头子大，用朱砂为衣。每服一二丸，空心及吃酒或盐、姜汤嚼下。

【功用】❶《博济》：开胃口。消酒食毒，和气。❷《圣济总录》：和调胃气。

【主治】❶《博济》：一切气疾，酒食毒。❷《圣济总录》：干呕。

09056 小丁沉丸（《圣济总录》卷四十七）

【组成】丁香 沉香 木香 槟榔（锉） 白豆蔻（去皮）各半两 麝香一钱（别研） 人参二两 桂（去粗皮）一分 白茯苓（去黑皮）二两 甘草半两（炙，锉） 干姜一分（炮） 诃黎勒皮一两 白术四两 青橘皮（去白，焙）半两

【用法】上为末，令匀，炼蜜为丸，如小弹子大。每服一丸，炒生姜、盐汤嚼下，不拘时候。

【主治】哕逆不止，饮食不入。

09057 小丁香丸（《局方》卷三）

【异名】丁香丸（《普济方》卷三九四）。

【组成】五灵脂十二两 丁香三两 木香一两半 肉豆蔻（去壳）三十个 巴豆（去皮膜，出油）二百一十个

【用法】上为细末，入巴豆令匀，面糊为丸，如黍米大。每服五丸至七丸，食后温生姜汤送下，橘皮汤亦得；如霍乱吐逆，煎桃叶汤放冷送下。小儿吐逆不定，三岁儿服三丸，五岁以下服四丸，用生姜、桃叶汤送下。

【功用】❶《局方》：消积滞生冷、留饮宿食，止痰逆恶心、霍乱呕吐；常服顺脾胃，进饮食。❷《圣济总录》：止呕逆，利关膈，温脾胃，进乳食，定心腹痛。

【主治】❶《局方》：心腹胀闷，胁肋刺痛，胸膈痞满，噎塞不通。❷《圣济总录》：小儿宿食不消。

09058 小丁香丸（《圣济总录》卷五十四）

【组成】丁香 沉香（锉）各一分 乳香（研）一钱半 茴香子半两（炒） 桂（去粗皮）半两 槟榔二枚（冬加二枚，锉） 肉豆蔻二枚（夏加二枚，去壳） 荜茇半两 阿魏（研）少许 巴豆十五枚（去皮心，不出油，别研）

【用法】上药除研者外，捣罗为末，次入乳香、巴豆、阿魏令匀，煮白米粥为丸，如绿豆大。每服五丸，生姜汤送下。如胸膈气不和，及元脏冷气，上攻迷闷，加至十丸，温酒送下；常服熟水亦得。要微动，以意加服之。

【功用】消化滞气。

【主治】三焦胀满，胸膈气不和，及元脏冷气，上攻迷闷。

09059 小丁香丸

《幼幼新书》（人卫本）卷二十九引《张氏家传》。即同书古籍本"丁香丸"。见该条。

09060 小丁香散（《普济方》卷二〇七引《博济》）

【异名】丁香散（《鸡峰》卷十四）。

【组成】丁香一分 附子一两（炮制，去皮，切作片子） 生姜（去皮）二两（细细切用）

【用法】上药除丁香外，同于铫子内炒令黄色，碾细为末。每服一钱，温粥饮调下。

【主治】肠虚泄痢。

09061 小丁香煎（《鸡峰》卷九）

【组成】丁香三两 木香三两半 硇砂 粉霜各一两 五灵脂十五两 肉豆蔻 巴豆各三十个

【用法】上为细末，水煮面糊为丸，如粟米大。每服五七丸，食后米饮送。

【主治】积滞，心腹疼痛。

09062 小七气汤（《杏苑》卷四）

【组成】人参二钱 半夏二钱五分 甘草（炙） 肉桂各五分

【用法】上咬咀。加生姜五片，水煎，空心服。

【主治】七情郁结，心腹绞痛。

09063 小七香丸（《局方》卷三绍兴续添方）

【异名】七香丸（《百一》卷二引冯仲柔传徐家方）。

【组成】甘松（炒）八十两 益智仁（炒）六十两 香附子（炒，去毛） 丁香皮 甘草（炒）各一百二十两 蓬莪术（煨，乘热碎） 缩砂仁各二十两

【用法】上为末，水浸蒸饼为丸，如绿豆大。每服二十丸，温酒、姜汤、熟水任下；或气胀满，磨乌药水煎汤下；或酒食过度，头眩恶心，胸膈满闷，先嚼二十丸，后吞二十丸，生姜、紫苏汤送下。

【功用】❶《局方》（绍兴续添方）：温中快膈，化积和气。❷《医方类聚》引《医方大成》：化积气，消宿食，止泻痢。

【主治】❶《局方》：中酒吐酒，呕逆咽酸，气膈食噎，饮食不下，冷涎翻胃，腹胀脾疼，远年茶酒食积，眼睑俱黄，赤白痢疾，脾毒泄泻。妇人脾血气，小儿疳气。❷《玉机微义》：郁怒忧思，或因闪挫摭扑，一切气滞腰痛。

09064 小七香丸（《杨氏家藏方》卷六）

【组成】香附子（炒）二两　京三棱（炮，切）　丁香皮　缩砂仁　蓬莪术（煨，切）　益智仁各一两　甘松（洗去土，焙干）半两　甘草（微炙）半两

【用法】上为细末，煮小粉糊为丸，如绿豆大。每服五七十丸，细嚼一半，吞一半，温熟水送下，不拘时候。

【功用】消化宿食。

【主治】中酒恶心，膈脘不快，呕吐酸水，不思饮食。

09065 小七香丸（《痘疹金镜录》卷一）

【组成】香附（去毛）　缩砂　益智（去壳）　陈皮　蓬术（俱炒用）　丁皮　甘松

【用法】上为细末。姜汁糊为丸，如黍米大服。

【主治】小儿诸寒之病。

【备考】其药皆温暖之剂，有益于脾胃。

09066 小八风散（《千金》卷八）

【组成】天雄　当归　人参各五分　附子　防风　天门冬　蜀椒　独活各四分　乌头　秦艽　细辛　白术　干姜各三分　麻黄　山茱萸　五味子　桔梗　白芷　柴胡　莽草各二分

【用法】上药治下筛，合相得。每服半方寸匕，渐至全匕，酒送下，一日三次。以身中觉如针刺者，则药行也。

【主治】迷惑如醉，狂言妄语，惊悸恐怖，恍惚见鬼，喜怒悲忧，烦满颠倒，邑邑短气不得语，语则失忘，或心痛彻背，不嗜饮食，恶风不得去帷帐，时复疼热，恶闻人声，不知痛痒，身悉振摇，汗出猥退，头重浮肿，搔之不知痛，颈项强直，口面㖞戾，四肢不随，不仁偏枯，挛掣不得屈伸。

【方论选录】《千金方衍义》：详小八风散所治之证，皆病久本虚邪实，虽用麻黄附子细辛汤及理中、三建等方之制，专守温理正气邪自退之法，药味虽峻而无栾荆、茵芋、踯躅大毒之味，故以小八风散称之。

09067 小八风散（《圣惠》卷二十二）

【组成】人参一两（去芦头）　当归一两　天雄一两（炮裂，去皮脐）　附子一两（炮裂，去皮脐）　防风一两（去芦头）　独活一两　川椒半两（去目及闭口者，微炒去汗）　天门冬一两半（去心，焙）　干姜三分（炮裂，锉）　山茱萸半两　五味子半两　前胡一两（去芦头）　麻黄半两（去根节）　白芷三分　莽草半两（微炙）

【用法】上为细散。每服二钱，以温酒调下，不拘时候。

【主治】风虚百病，肢体䗖曳不遂。

【宜忌】忌生冷、油腻、鲤鱼、猪肉。

09068 小儿金丹（《全国中药成药处方集》（天津方））

【组成】川贝　橘红各四钱　羌活　生地　木通　大青叶　芥穗　桔梗　前胡　山川柳　赤芍　制南星　玄参（去芦）各三钱　薄荷二钱　钩藤　制半夏　枳壳（麸炒）各三钱　葛根　天麻　防风　甘草　炒牛蒡子各二钱

【用法】上为细末，每细末六两二钱兑：羚羊粉、犀角粉各五分，朱砂面八钱，冰片一钱，和匀，炼蜜为丸，每丸重五分，蜡皮或蜡纸筒封固。周岁以上每次服一丸，周岁以下酌减，白开水化下。

【功用】疏风化痰，清热镇惊，止嗽。

【主治】小儿伤风感冒，发烧头痛，鼻流清涕，咳嗽气促，咽腮肿痛，惊悸心烦，疹出迟缓。

09069 小儿积散（《成方制剂》5册）

【组成】使君子250克　贯众225克　石榴皮100克　槟榔250克　雷丸125克　牵牛子（炒）150克　百部（蒸）100克　木香33克　茯苓150克　山药100克　甘草125克

【用法】上制成散剂。口服，一岁以内一次1/4瓶，一至二岁一次1/2瓶，三岁以上一次一瓶；一日2次，连服3天。

【功用】驱虫止痛，健脾益气。

【主治】小儿蛔虫、蛲虫等症。

09070 小三生丹（《圣惠》卷九十五）

【组成】朱砂（细研）　水银（细研）　硫黄（细研）各二两　生铁十五斤（磨洗后，以大火烧赤，投三斗浆水中淬十遍）

【用法】上取平底铛一口，以前三味，用淬铁浆水煮之，三七日，常令如鱼目沸，水耗，即暖浆水添之，日满，挑取少许于火上试之，如有鬼焰，又煎之，以无焰为度，泣干，却入瓶子中按实，以烧盐盖覆，如法固济，用火半斤，养七日满，以火五斤，煅令通赤，待冷，破瓶取之，投汤盆中，淘去盐味，澄取药，晒干，细研如粉，以甘草、余甘子水煮半日，出火毒，又研，以葛粉糊为丸，如麻子大。每服七丸，空心以温酒送下。

【功用】暖下元，益精气，黑髭鬓，驻颜色。

【宜忌】忌羊血。

09071 小三黄丸

《得效》卷三。为《圣惠》卷十七"三黄丸"之异名。见该条。

09072 小三黄汤（《医心方》卷二十引《小品方》）

【组成】大黄一两　栀子十四枚　黄芩二两　豉三升

【用法】水六升，先煮三物令数沸，以豉纳汤中，取二升，分再服。

【功用】杀石热，除实。

【主治】服石散，盛热实不除，心腹满，小便赤，大行不利，逆冲胸中，口焦燥，目赤熏热。

09073 小三棱丸

《普济方》卷三二四引《医方集成》。为《博济》卷三"小三棱煎"之异名。见该条。

09074 小三棱煎（《博济》卷三）

【异名】小三棱煎丸（《圣济总录》卷七十二）、三棱煎（《全生指迷方》卷三）、三棱煎丸（《卫生总微》卷十三）、小三棱丸（《普济方》卷三二四引《医方集成》）。

【组成】荆三棱　蓬莪术各四两（洗净）　芫花一两（去枝叶）

【用法】上药同入一瓷瓶内，用米醋五升浸满药，封却瓶口，以炭火煨，觉微干，即取出荆三棱、蓬莪术，便杵碎芫花，另以余醋炒微焦后，同二味猛焙干，捣罗为末，用米醋煮面糊为丸，如梧桐子大。每服三丸至五丸，用生姜、盐汤吞下；妇人醋汤送下。

【主治】癥瘕积聚，痞气噎膈，积滞水肿。

❶《博济》：食癥，气块，及小肠气，本脏气，肾俞气，膀胱气，五膈气，风痰，胃口冷，脾积气，食伤，冷气抱心，心腹胀满，吐逆酸水，五种虚疾，脾寒水气。❷《全生指迷方》：痞气，始由肝病传脾，脾当传肾，肾乘王而不受邪，气留于脾，心下如盘，久不已，令人四肢不收，发黄疸，饮食不

荣肌肤,其脉缓涩时结。❸《卫生总微》:小儿积聚气块痃癖,水气奔豚,五噎五嗝,及一切气滞凝结。❹《三因》:食癥,酒癖,血瘕,气块,时发刺痛,全不思食;及积滞不消,心腹坚胀,痰逆呕哕,噫酢吞酸,胁肋刺痛,胸膈痞闷;并妇人血分,男子脾气横泄,肿满如水。

09075 小川芎丸

《法律》卷五。为《续本事》卷五"川芎丸"之异名。见该条。

09076 小已寒丸(《元戎》)

【异名】强中丸。

【组成】艾叶四两 苍术一两(炒) 陈皮二两(炒) 吴茱萸二两(炒)

【用法】上药用米醋二升浸一宿,漉出晒干,再于原浸药醋内拌和匀,炒令紫色,焙干为末,稀糊为丸,如梧桐子大。每服三十丸,空心、食前温酒、盐汤、醋汤送下。

【功用】进食,止自汗,厚肠胃。

【主治】脾胃积冷,中寒洞泄,倦怠,不思饮食。

09077 小女曲散(《外台》卷二十引《小品方》)

【异名】女曲散(《千金》卷十五)。

【组成】女曲一升(生用) 干姜 细辛 椒目 附子(炮) 桂心各一两

【用法】上为散。每服方寸匕,酒送下;不知,服二三匕,一日三次。

【主治】利后虚肿、水肿;产后虚满。

【宜忌】忌猪肉、生葱、生菜。

09078 小元门顶(《串雅补》卷一)

【组成】番木鳖二两(甘草水煮透,去皮毛,麻油三两,炸黄) 当归 羌活 白芷 雄黄 甲片 僵蚕 乳香 没药各一两

【用法】上为末。每服七八九分,陈酒调下。盖被出汗。

【主治】诸毒疯气。

09079 小无比散(《赤水玄珠》卷二十八)

【组成】桂府滑石(飞过)六两 石膏(飞过)一两 粉草 寒水石各五钱 郁金(蝉肚小者,甘草汤煮干,为末)七钱

【用法】上俱制净末,和匀。每五岁者,服二钱,大人再加,冬月灯心汤调下,夏月井水调下。

【主治】痘,壮热口褐,小水涩,大便秘,口气热,烦躁不宁,或焦紫,或红斑,自发热至壮时有热者;痘后余热。

【加减】热甚不解者,井水磨犀角汁调下;若红紫顶陷不起,加穿山甲末一分,麝香半分,紫草煎汤,加酒一二匙调下即起。

09080 小无比散(《痘科类编释意》卷三)

【组成】朱砂一钱 片脑 麝香 牛黄各五分

【用法】如无牛黄,以胆星代之,为细末。小者一分,大者五分,猪尾血二三滴,新汲水调和送下。用甘桔汤调本方,其效更捷。

【主治】痘毒不能发舒于外,遂至冲逆咽喉,卒然肿痛,呼吸不能,饮食难入,或至哑疮。

09081 小木香散(《博济》卷三)

【异名】定胃散(《博济》卷三注文引《胡氏经效方》)、

木香汤(《圣济总录》卷四十七)。

【组成】胡椒二十一粒 木香一小块 糯米一撮

【用法】上药同炒至米熟为度,杵为末。分作两服,每服水一盏,煎至六分,温服。

【功用】开胃和气。

【主治】翻胃,全不下食。

09082 小五饮丸(《鸡峰》卷十八)

【组成】半夏 甘遂 大戟 牵牛(白者) 芫花 紫菀 附子 泽泻各一两 木香 沉香各一分

【用法】上为细末,炼蜜为丸,如梧桐子大。每服五七丸,微嚼破,橘皮汤送下。

【主治】五种痰饮。

09083 小五香汤(《医学正传》卷六引《疮疡集》)

【组成】木香 沉香 乳香 藿香 连翘各二钱 麝香(另研)少许

【用法】上为细末。每服二钱,水一盏,煎七分,温服。

【主治】痈疽。

09084 小五退散(《得效》卷十六)

【组成】蝉蜕 蛇蜕 蚕纸 乌鸡卵壳 男子发

【用法】上药烧存性,研为末。每用一钱,和羊肝汤吃,不拘时候常服。

【主治】内障眼。

09085 小车螯散

《卫济宝书》卷下。为《圣济总录》卷一三一"去毒散"之异名。见该条。

09086 小车螯散(《直指》卷二十二)

【组成】紫贝大车螯(生,取壳一合,盐泥塞满,相合,麻线缠,盐泥涂外,晒干,炭火煅通红,去泥,冷地出火毒一伏时)

【用法】上为细末。每服三钱,加生甘草末一钱,轻粉一字,用瓜蒌一枚,灯心三十茎,分两次煎酒,乘热调下,五更温服,天明又服。日中大便下黑苔恶物。或不用甘草,入蜜二匙。

【功用】内消痈疽,取下恶毒。

09087 小车螯散(《普济方》卷二八四)

【组成】车螯 轻粉 甘草 大黄各等分

【用法】上为细末,和匀作服。用栝楼一个,酒一碗同煎,空心调下前药。

【主治】痈疽。

09088 小车螯散

《普济方》卷二八五。为《圣济总录》卷一三〇"内消散"之异名。见该条。

09089 小太平丸(《寿世保元》卷六)

【组成】人参二分 五味子三分 天门冬(去心)五分 麦门冬(去心)二钱 玄参八分 徽墨三分

【用法】上为细末,炼蜜为丸。嚼化下。

【主治】久嗽喉痛。

【加减】痰甚,加贝母。

09090 小化癖丸(《鸡峰》卷九)

【组成】青皮末二钱 蝎梢一钱 胡椒十四个 麝香少许 晋枣五个(肥润者,去核,每个入巴豆仁一个,湿纸裹煨,以枣紫色为度,却巴豆不用,只用枣)(一方无青皮)

【用法】上合杵如泥，油单裹。旋丸如绿豆大。每服二丸，食后、临卧煎葱白汤送下。

【功用】消癖气。

【主治】胀满。

09091 小分气丸（《圣济总录》卷七十二）

【组成】青橘皮（汤浸，去白，焙）一两　胡芦巴三分　沉香（锉）一两　补骨脂（炒）半两　蓬莪术（煨，锉）一两　白豆蔻仁半两　茴香子（舶上者，炒）一两

【用法】上为末，酒煮面糊为丸，如梧桐子大，丹砂为衣。每服二十丸，食前生姜米饮送下。

【主治】积聚，心腹胀满，气攻刺痛，呕逆恶心，不思饮食。

09092 小分气丸（《圣济总录》卷七十二）

【组成】木香一两　槟榔（锉）　陈橘皮（汤浸，去白，焙）　楝实（锉，炒）　干姜（炮）　青橘皮（汤浸，去白，炒）各半两　蓬莪术（醋浸一宿，煨）一两　巴豆（去皮心膜，研出油）　半夏（汤洗七遍，去滑，焙）　大黄（煨，锉）各一分　雄黄（研）一两

【用法】上为末，醋煮面糊为丸，如绿豆大。每服五丸至七丸，食后、临卧温生姜汤送下。

【主治】久积气块，宿食不消，胸膈痞闷，痰逆恶心，不思饮食，脐腹刺痛，醋心噎塞。

09093 小分气丸

《御药院方》卷三。为《博济》卷二"分气丸"之异名。见该条。

09094 小分清饮（《景岳全书》卷五十一）

【组成】茯苓二三钱　泽泻二三钱　薏仁二钱　猪苓二三钱　枳壳一钱　厚朴一钱

【用法】水一钟半，煎七八分，食前服。

【功用】❶《成方切用》：消导，燥湿。❷《谦斋医学讲稿》：利尿，理气。

【主治】小水不利，湿滞肿胀泄泻者；湿盛无寒而泻者；湿热下流，火伏阴中而遗精者；溺白证，饮食湿滞而无热者；湿热证热微者；淫浊初起，无火而但有窒塞者；气瘕，气结膀胱，小水不利者；小儿吐泻，痘疹，湿热下利，烦热大渴，小水热涩而腹痛者；小水不利，湿滞肿胀，不能受补者。

【加减】如阴虚水不能达者，加生地、牛膝各二钱；如黄疸者，加茵陈二钱；如无内热而寒滞不行者，加肉桂一钱。

09095 小牛黄丸（《活幼口议》卷二十）

【组成】干葛（截，炒，取末）一两　甘草（炙）一钱　黄芩（去心与浮皮）一分　防风半两　麝半字　山栀子半两（去皮，取仁）

【用法】上为细末，加麝香和匀，炼蜜为丸，如皂子大。常服薄荷汤化下。

【主治】小儿膈热，痰涎稠盛，心神不宁，睡不安稳，烦躁怔忪，四体作热，惊风痰热。

【备考】本方名小牛黄丸，但方中无牛黄，疑脱。

09096 小牛黄丸（《得效》卷十九）

【组成】玄参　荆芥穗各四两　苦参半斤　大川乌　宣连各一两　真牛黄二钱

【用法】上为末，水糊为丸，如梧桐子大。每服三十丸，熟水或茶清送下。一方加麻黄、防风、皂角末为膏，入炼熟蜜为丸。

【主治】心肺积热，肾脏风毒，攻于皮肤，时生疥癞，瘙痒难忍，时出黄水，及大风手足坏烂，眉毛脱落，一切风疾。

09097 小牛黄丸（《摄生秘剖》卷三）

【组成】牛黄一钱　珍珠一钱　琥珀八分（要真正者）　朱砂一钱（要透明者）　雄黄一钱（要透明者）　滴乳石一钱（真者，煅）　乳香一钱（去油）　没药一钱（去油）　母丁香一钱　沉香一钱　麝香三分　当归尾二钱五分　白芷梢一钱五分　人参一钱

【用法】上为细末，老米饭为丸，如粟米大。每服一丸，以淡淡土茯苓汤送下，空心与晚各一服。

【主治】❶《摄生秘剖》：杨梅结毒，恶疮恶漏。❷《审视瑶函》：一切眼漏，及诸恶毒疮。

09098 小牛黄丸（《医宗说约》卷五）

【异名】牛黄丸（《金鉴》卷五十一）。

【组成】黑白丑（研末）各七钱五分　大黄一两五钱　胆星五钱　枳实（炒）五钱　半夏（姜汁炒）五钱　牙皂三钱

【用法】上为极细末，炼蜜为丸，丸重一钱二分。周岁者一丸，三周岁者二丸，生姜汤化下。追虫，糖水送下。

【功用】消痰逐积，追虫消食，清热定惊，除膨消胀。

【主治】❶《医宗说约》：大便不通，按腹中便痛；急惊、痢疾初起。❷《金鉴》：急惊风，因痰盛所致。

【备考】本方名小牛黄丸，但方中无牛黄，疑脱。

09099 小牛黄丸（《医部全录》卷四三二）

【组成】胆星　朱砂各一两　巴霜五钱

【用法】面糊同牙皂膏为丸，如梧桐子大。每服三丸。

【主治】急惊风，痰盛。

【备考】本方名小牛黄丸，但方中无牛黄，疑脱。

09100 小牛黄丸（《一盘珠》卷八）

【组成】熟大黄　川郁金　胆星　槟榔　川厚朴各五钱　甘草　广木香（不见火）　川连（酒炒）各三钱

【用法】上为细末，薄荷汤洒水为丸，每丸重五分。

【主治】小儿诸般积热。

【备考】本方名小牛黄丸，但方中无牛黄，疑脱。

09101 小牛黄丸

《集验良方·续补》。为原书引程琢斋方"至宝丹"之异名。见该条。

09102 小牛黄丸

《饲鹤亭集方》。为原书"婴婗至宝丹"之异名。见该条。

09103 小牛膝丸（《圣济总录》卷一八六）

【组成】牛膝（寸截，用酒一碗，浸一复时，煮三两沸，捣烂揿汁，熬成膏）　防风（去叉）　附子（炮）　赤小豆（拣）各二两　人参　地龙（去土）　檀香（锉）各半两　乳香三分

【用法】上药捣七味为末，入膏和丸，如豌豆大。每服十五丸，加至二十丸，空心盐汤送下。

【主治】肾脏虚冷，风气。

09104 小乌玉丹（《普济方》卷二九七）

【组成】乳香半两（研）　麝香二钱（研）　芝麻一两（生用）　苦楝根一两（生用）　槐角子一两半（生用）　雷丸一两（生，锉碎）　乱油头发三两（剪碎，烧存性）　黄牛角䚡

三两（生用）　生猪前甲四十九个（篓内烧灰存性）　南星一两（生用）　穿山甲四两（盐固济，煅存性）　白矾一两（飞过）　半夏一两（生用）　枳壳一两（烧）

【用法】上为细末，用好酒醋糊为丸，如梧桐子大。每服二十丸，空心用米饮送下，一日二次；如绿豆大亦得，可服三十丸。

【主治】痔漏疮。

【宜忌】忌鸡鹅肉、新姜、豆腐淹藏等物。

09105　小乌头丸（《外台》卷十二引《古今录验》）

【异名】乌头丸（《普济方》卷一七二）。

【组成】乌头三两（炮）　甘草三两（炙）　茱萸半两　细辛二两　半夏二两　附子二两（炮）　藁本二两

【用法】上药治下筛，炼蜜为丸，如梧桐子大。食前服五丸，一日二次。不知，稍增。

【主治】久寒积聚心腹，绕脐切痛，食饮不下。

【宜忌】《外台》引《古今录验》：忌羊猪肉、冷水。

09106　小乌沉汤（《局方》卷三绍兴续添方）

【异名】乌附汤（《丹溪心法附余》卷十四）、抑气散（《张氏医通》卷十四）。

【组成】乌药（去心）十两　甘草（炒）一两　香附子（沙盆内断去皮毛，焙干）二十两

【用法】上为细末。每服一钱，入盐少许，或不着盐，沸汤点服，不拘时候。

【功用】调中快气。

【主治】气不调和所致的心腹刺痛、便血。

❶《局方》：心腹刺痛。❷《外科发挥》：气不调和，便血不止。❸《成方便读》：气闭血瘀，心腹刺痛。

【方论选录】❶《张氏医通》：此乃《局方》乌沉汤之变法，中去参、姜，而易香附，其破气之力虽峻，而功力稍逊，故以小字加之，立方之意微矣。❷《成方便读》：此方全不用血药，但以香附、乌药辛苦而温，芳香而燥，专行气分之品，可宣可散；沉香之降气，上至天而下至泉，使表里上下无一毫留着，自然血自行而痛自消矣；用甘草者，痛则筋脉急而正气伤，以和中而缓急也。

【备考】按：本方名小乌沉汤，但方中无沉香，疑脱。《张氏医通》本方用法：三味水煎，即用药汁磨沉香五分，入盐一字，热服。

09107　小乌沉汤（《普济方》卷三一○）

【组成】乌药二两　香附子一两　乳香半两（另研）　沉香三钱

【用法】上为细末。每服二钱，以热酒调。随病上下服之。

【主治】擦扑伤损。

09108　小乌沉汤（《嵩崖尊生》卷八）

【组成】乌药一钱　甘草一分　香附二钱

【用法】调下黑豆三十粒。

【主治】癫病鼻血不止。

【备考】《一见知医》本方用法：煎汤服。

09109　小乌鸡丸

《医学入门》卷八。为《三因》卷十八"乌鸡煎"之异名。见该条。

09110　小乌金丸（《宁坤秘籍》卷上）

【异名】乌金丸（《经验女科》）。

【组成】海金沙三钱（煅）　僵蚕　侧柏叶　小茴香　百草霜　川芎各五钱　防风　当归各八钱　厚朴六钱　苍术四钱

【用法】用早米糊为丸。每服一百丸，白滚汤送下。

【主治】胎前血漏，有孕红来如行经，应期一至。

09111　小乌犀丸（《医方类聚》卷二十引《神巧万全方》）

【组成】乌犀　朱砂　天麻　羌活　芎藭　防风　干蝎　白僵蚕　甘菊花　地龙　蔓荆子各一两　干姜（炮）　牛黄（研入）　麝香（研入）各半两　天南星（炮）　败龟（酥涂，炙令黄）　白花蛇（酒浸，去皮骨，炙黄）　肉桂　附子（炮）　木香　人参　海桐皮　虎胫骨（酥炙，令黄色）　当归（微炒）各三分

【用法】上为末，炼蜜为丸，如小弹子大。每服一丸，以暖酒或薄荷汤嚼下。

【主治】一切风，走疰肢节，痛不可忍者。

09112　小丹砂丸

《圣济总录》卷一六九。为《博济》卷四"小朱砂丸"之异名。见该条。

09113　小丹揭方（《普济方》卷二八三）

【组成】升麻　黄连　大黄　芎藭各二两　黄芩　芒消各三两　当归　甘草（炙）　羚羊角各一两

【用法】上用水煎令成膏，适冷热贴帛，揭肿上数度，便随手消散。

【主治】丹、痈疽始发，浸淫进长。

09114　小风门顶（《串雅补》卷一）

【异名】独脚顶。

【组成】麻黄一两　官桂五钱　木鳖子二两（水浸胀，去皮毛，切片）

【用法】共炒至木鳖黑色为度，去前二味，将木鳖为细末。每服三厘，陈酒送下，避风汗出。如冒风呕吐，发战，黄泥水煎姜汤解之。

【主治】一切风病，如风痹瘫痪，拘挛不仁；冒风呕吐，发战。

09115　小风门顶（《串雅补》卷一）

【组成】当归　麻黄　白芷　川芎　杏仁　生草　苍术　草乌（姜汁炒）　羌活各一两

【用法】上为末。每服七八分，或一钱为止，酒送下。盖被出汗为度。

【主治】无名肿毒，痈疽发背，筋骨疼痛，风，流注，不论阴证阳证。

09116　小风引汤（《千金》卷七引《胡洽方》）

【组成】独活　茯苓　人参各三两　防风　甘草　干姜各二两　附子一枚　大豆二升

【用法】上㕮咀。以水九升，酒三升，煮取三升，分四服。

【主治】中风腰脚疼痛弱者。

09117　小风引汤（《外台》卷十六引《删繁方》）

【异名】小防风引汤（《普济方》卷二十一）。

【组成】独活　防风　茯苓　甘草（炙）　人参各三两　当归　干姜各二两　附子一枚（炮）　大豆二升（熬，去皮）

【用法】上切。以水一斗，酒三升，煮取二升，去滓，分为四服，日三夜一。

【主治】肉极寒，肌肉变，舌痿，名曰恶风，腰脚疼弱。

【宜忌】忌猪肉、冷水、海藻、菘菜、酢等物。

09118 小风引汤（《千金》卷七）

【组成】独活 茯苓 人参各三两 防风 当归 甘草 干姜 石斛各二两 附子一枚 大豆二升

【用法】上㕮咀。以水九升，酒三升，煮取三升，分四服。服别相去如人行十里久。

【主治】中风，腰脚疼痛弱者。

【宜忌】《外台》：忌海藻、菘菜、猪肉、冷水、醋等。

【方论选录】《千金方衍义》：此本长沙四逆加人参汤以攻伏匿之本阳，加独活、防风以祛下部之贼风，茯苓、石斛以化外淫之标热，当归、大豆以润血脉之引急也。

09119 小风引汤（《圣惠》卷四十五）

【异名】风引汤（《圣济总录》卷八十一）。

【组成】独活一两 防风一两（去芦头） 当归三分 赤茯苓一两 大豆二合（熟炒） 人参一两（去芦头） 干姜三分（炮裂，锉） 附子一两（炮裂，去皮脐） 石斛一两（去芦头）

【用法】上为粗散。每服四钱，以水、酒各半中盏，煎至六分，去滓温服，不拘时候。

【主治】脚气痹挛，风毒攻注，腰脚疼痛。

09120 小风引汤（《本事》卷一）

【组成】防风（去叉股） 独活（去芦，洗，焙） 细辛（去叶） 川芎（洗，焙） 五味子（拣） 白茯苓（去皮） 人参（去芦） 白芍药 白术 甘草（炙）各等分

【用法】上为末。每服三钱，水一盏，加生姜三片，杏仁五个（去尖，拍碎），同煎至七分，去滓温服，不拘时候。

【功用】《普济方》：调气，进食，宽中。

【主治】❶《本事》：中风。❷《普济方》：左瘫右痪，素有风湿。

09121 小凤髓丹（《元戎》卷十）

【异名】养真丹。

【组成】甘草半两 黄柏（炒）二两

【功用】《赤水玄珠》：泻心包络相火，益肾水。

【主治】《赤水玄珠》：梦遗。

【备考】《赤水玄珠》本方用法，上为末，神曲糊为丸，如梧桐子大。每服七十丸。

09122 小艾叶汤（《圣济总录》卷一五四）

【组成】艾叶（炒）一两 当归（切，焙） 阿胶（炒燥）各一两半 芎䓖 甘草（炙，锉）各三分

【用法】上为粗末。每服五钱匕，水一盏半，煎至八分，去滓，空心、食前温服。

【主治】妊娠胎动不安，腰腹疼痛。

09123 小正气散（《医方类聚》卷六十二引《经验秘方》）

【组成】半夏 厚朴各三两 藿香 陈皮各一两 甘草七钱

【用法】上为粗末。每服四钱，加生姜三片，大枣一个，水一盏半，煎至七分，食前热服，一日三次。

【主治】伤寒时气，憎寒恶风，胸膈咽塞，胁肋膨胀，心下坚痞，吐痢呕逆，不思饮食，久患疟疾，膈气心痛。

09124 小甘露饮（《济生》卷一）

【组成】黄芩 升麻 茵陈 栀子仁 桔梗（去芦，锉） 生地黄（洗） 石斛（去根） 甘草（炙）各等分

【用法】上㕮咀。每服四钱，水一盏半，加生姜五片，煎至八分，去滓温服，不拘时候。

【主治】脾劳实热，身体眼目悉黄，舌干，咽喉痛。

09125 小龙荟丸（《丹溪心法》卷四）

【组成】当归 草龙胆（酒洗） 山栀（炒） 黄连（炒） 川芎各半两 大黄（煨）半两 芦荟三钱 木香一钱（一方有黄芩、柴胡各半两，无大黄、木香。一方有甘草、柴胡、青皮，无当归、栀子）

【用法】上为末，入麝香少许，粥糊为丸，如绿豆大。每服五十丸，姜汤送下。仍以琥珀膏贴痛处。

【主治】❶《丹溪心法》：胁痛，肝火盛；有积，因饮食大饱，劳力行房。❷《杂病源流犀烛》：大怒气逆，或谋虑不遂，肝火动甚，肤胁胁痛。

09126 小龙胆丸（《医心方》卷十三引《玄感传尸方》）

【异名】龙胆丸（《圣济总录》卷九十三）。

【组成】龙胆五分 黄连（去毛） 芍药 甘草 黄柏 大黄 黄芩 人参 栀子仁各四分

【用法】上药治下筛，炼蜜为丸，如梧桐子大。每服三丸，饮送下，一日二三次。稍加，以知为度。

【主治】骨蒸身热，手足烦，心中懊侬，羸瘦，不能食。

09127 小归命汤（《袖珍小儿》卷四）

【异名】小归命散（《婴童百问》卷十）。

【组成】人参（去芦） 白术 茯苓（去皮）各五钱 甘草（炙）三钱 辰砂（水飞，研）二钱 龙脑少许 麝香少许

【用法】上为极细末。用金银箔、薄荷煎汤调化，食远服。

【功用】退惊热，坠涎，安神。

【主治】婴儿、小孩伤湿变蒸，伤寒潮热，惊热啼呀，鼻流清涕，咳嗽，浑身温壮，咽喉有涎。

09128 小归命散

《婴童百问》卷十。为《袖珍小儿》卷四"小归命汤"之异名。见该条。

09129 小生犀散（《医学入门》卷八）

【组成】犀角一钱 地骨皮 赤芍 柴胡 干葛各一两 甘草二两

【用法】每三钱，水煎服。

【主治】骨蒸，肌热瘦悴，颊赤口渴，晡热盗汗，五心烦热。

09130 小白术汤（《医学入门》卷七）

【组成】白术二钱 当归 厚朴各一钱 龙骨 艾叶各五分 生姜五片

【用法】水煎服。

【主治】风入中焦，飧泻腹痛。

09131 小白术散（《鸡峰》卷十九）

【组成】白术 甘草各一两 白茯苓半两 桑白皮三分

【用法】上为细末。每觉渴时点一钱服之，无拘服数。水消后，寻常可服补益散。

【主治】风寒之气客于肾经，风与气搏，面目卒然如水，身无痛，形不瘦，不能食，脉大紧。

09132 小白术散

《赤水玄珠》卷八。为《保命集》卷中"白术汤"之异名。

见该条。

09133 小白薇丸

《局方》卷九。为《圣惠》卷七十"白薇丸"之异名。见该条。

09134 小半夏丸（《圣济总录》卷六十四）

【组成】半夏一两（热浆水烫七遍，湿透心为度，切，晒干）

【用法】上为细末，姜汁为丸，如绿豆大。每服二十丸，食后生姜汤送下。

【主治】冷痰。

09135 小半夏丸（《圣济总录》卷六十四）

【异名】沉香堕痰丸（《御药院方》卷五）、半夏丸（《普济方》卷一六六）。

【组成】半夏二两（为末，生姜汁作饼，晒干） 木香 沉香各半分 青橘皮（汤浸，去白，炒、）一分 槟榔（大者）一枚（面裹，煨熟，切，焙）

【用法】上为末，以生姜汁浸，蒸饼为丸，如梧桐子大。每服十五丸，生姜汤送下，不拘时候。

【主治】❶《圣济总录》：留饮不散，膈脘不利，宿食不消，呕逆恶心。❷《御药院方》：宿饮不消，咽膈不利，咳嗽痰涎，头目昏晕，呕逆恶心，胸膈不快。

09136 小半夏丸（《方出《百一》卷二引杨叔子方，名见《得效》卷五）

【组成】半夏（汤洗十遍） 胡椒各等分

【用法】上为细末，姜汁为丸，如梧桐子大。每服三五十丸，姜汤送下。

【主治】翻胃，及不怡饮食。

09137 小半夏汤（《金匮》卷中）

【异名】半夏生姜汤（《活人书》卷十八）、半夏汤（《卫生总微》卷七）、鲜陈汤（《古今医鉴》卷五）

【组成】半夏一升 生姜半斤

【用法】以水七升，煮取一升半，分温再服。

【功用】蠲饮和胃，降逆止呕。

❶《医宗必读》：定吐，开胃，消食。❷《法律》：温胃燥湿。❸《医学金针》：除痰，降气，平胃。

【主治】痰饮内停，呕吐，反胃，呃逆，霍乱，心下痞不寐。

❶《金匮》：呕家不渴，心下有支饮；黄疸病，小便色不变，欲自利，腹满而喘，不可除热，热除而哕者；诸呕吐，谷不得下者。❷《外台》引仲景：呕哕，心下悸，痞硬不能食。❸《外台》引《救急》：天行后哕，欲死，兼主伤寒。❹《圣济总录》：霍乱呕吐涎沫，医反下之，心下作痞。❺《医学正传》：阳明伤寒，不纳谷而呕吐不已者。❻《医学入门》：呃逆，谷气入口即吐，及发汗后水药不下。❼《景岳全书》：反胃，寒痰甚者。❽《古今名医方论》引赵以德：膈上痰，心下坚，呕逆，目眩。❾《证治汇补》：胃实呕吐。❿《医学金针》：不寐。

【宜忌】《外台》引仲景：忌羊肉、饧。

【方论选录】❶《金匮玉函经二注》赵以德：半夏之味辛，其性燥，辛可散结，燥可胜湿，用生姜以制其悍；孙真人云：生姜呕家之圣药，呕为气逆不散，故用生姜以散之。❷《古方选注》：小制之方，以脾胃二经分痰饮立治法。盖

胃之支脉有饮，则胃逆为呕而不渴，主之以半夏辛温泄饮，生姜辛散行阳，独治阳明，微分表里。❸《金鉴》引李彣：半夏、生姜温能和胃气，辛能散逆气。

【临床报道】❶呕吐：《上海中医药杂志》[1979，(4)：25]陈某，男，53岁，因慢性胃窦炎伴息肉样变而行胃次全切除术，术后第六天发生胆汁性呕吐，持续70多天不能进食，而行二次手术（松解粘连），但呕吐未能缓解。予中药旋覆代赭汤、泻心汤、左金丸等加减以及益气养阴，生津和胃等剂治疗亦无效。改用小半夏汤加人参，方用生半夏9克，生姜9克，别直参9克（另煎），浓煎40毫升，分两次服，连服五剂后呕吐止，并能进食。❷咳：《临证指南医案》脉沉短气，咳甚，呕吐饮食，便溏泄。乃寒湿郁痹，溃阳明胃，营卫不和。胸痹如闷，无非阳不旋运，夜用阴事，浊泛呕吐矣。庸医治痰顺气，治肺论咳，不思《内经》胃咳之状，咳逆而呕耶。小半夏汤加姜汁。

【实验研究】❶对小鼠催吐化学中枢5-羟色胺受体的影响：《浙江中医学院学报》[2004，28(3)：39]研究表明：小半夏汤对正常小鼠5-羟色胺受体无显著影响，而对模型小鼠，可明显降低其5-羟色胺受体水平。❷对小鼠胃动素的影响：《国医论坛》[2002，17(4)：45]小半夏汤对正常小鼠血浆胃动素无显著影响，而对模型小鼠，可明显降低其血浆胃动素水平，提示小半夏汤止呕机制可能与其对抗胃动素升高有关。❸对小鼠小肠推进运动的影响：《中药药理与临床》[2003，19(2)：6]小半夏汤能促进正常状态下小鼠的小肠推进运动，并能改善由左旋麻黄碱、多巴胺引起的小肠推进减慢，而对芬氟拉明引起的小肠推进功能减弱无效，提示小半夏汤对小肠功能的促进作用可能与多巴胺系统和肾上腺素系统有关。

09138 小半夏汤（《千金》卷十八）

【异名】橘皮半夏汤（《宣明论》卷九）。

【组成】半夏一升 生姜一斤 橘皮四两（一方用人参二两）

【用法】上㕮咀。以水一斗，煮取三升，分三服。

【功用】❶《宣明论》：养液润燥，解肌热，止咳嗽。❷《千金方衍义》：温理中气。

【主治】痰饮胸满，呕逆恶心，头痛眩晕，喘逆咳嗽。

❶《千金》：心腹虚冷，游痰气上，胸胁满，不下食，呕逆，胸中冷者。❷《鸡峰》：呕逆恶心，头疼眩运，臂痛背寒，嘈烦多睡。❸《宣明论》：痰壅涎嗽，久不已者。❹《局方》（吴直阁增诸家名方）：肺胃虚弱，好食酸冷，寒痰停积，呕逆恶心，涎唾稠黏，或积吐，粥药不下，手足逆冷，目眩身重；又治伤寒时气，欲吐不吐，昏聩闷乱；或饮酒过多，中寒停饮，喉中涎声，干哕不止。❺《伤寒大白》：水饮喘逆而无火者。

【宜忌】羸弱及老人尤宜服之。

【加减】若心中急及心痛，纳桂心四两；若腹满痛，纳当归三两。

09139 小半夏汤（方出《千金》卷十八，名见《普济方》卷一六七）

【组成】半夏一升 生姜一斤 桂心三两 甘草一两

【用法】上㕮咀。以水七升，煮取二升半，分三服。

【主治】病心腹虚冷，游痰气上，胸胁满，不下食，呕逆，胸中冷者。

09140 小半夏汤

《伤寒心要》。为《金匮》卷中"小半夏加茯苓汤"之异名。见该条。

09141 小半夏汤

《普济方》卷一三八引《活人书》。为《金匮》卷中"生姜半夏汤"之异名。见该条。

09142 小半夏饮（《传信适用方》卷一）

【组成】半夏（汤洗七遍）　白茯苓　陈皮（洗，去白）　甘草（炙）各等分

【用法】上咬咀。每服三钱，水一盏半，加生姜四片，煎至七分，不拘时候温服。

【主治】痰嗽。

09143 小半夏散（《圣惠》卷五十五）

【异名】半夏汤（《圣济总录》卷六十）。

【组成】半夏一两（汤洗七遍，去滑）　人参二两（去芦头）　葛根二两（锉）

【用法】上为粗散。每服四钱，以水一中盏，加生姜半分，煎至六分，去滓温服，不拘时候。

【主治】阴黄，小便色不变，欲自利而不利，腹满而喘者，必哕。

09144 小地黄丸（《普济方》卷三三七引《产育宝庆》）

【异名】地黄丸（《卫生家宝产科备要》卷三）。

【组成】人参　干姜（炮）各等分

【用法】上为末，用生地黄汁为丸，如梧桐子大。每服五十丸，食前米汤送下。

【主治】❶《普济方》引《产育宝庆》：妊娠酸心，吐清水，腹痛不能食。❷《准绳·女科》：妊娠恶心，呕吐清水。

09145 小芎辛汤（《普济方》卷四十六引《济生》）

【组成】川芎一两　细辛（去芦）　白术（去芦，炒）　甘草（炙）各半两

【用法】上锉散。每服四钱，水一盏半，加生姜五片，茶芽少许，煎至七分，不拘时候温服。

【主治】❶《普济方》引《济生》：风寒在脑，或感湿头重头痛，眩晕欲倒，呕吐不定。❷《杏苑》：眼眶疼，身重有痰者。

【备考】本方方名，《医方类聚》引作"芎辛汤"。

09146 小芎黄汤

《医学正传》卷六。即《保命集》卷中"芎黄汤"。见该条。

09147 小夺命丹

《良朋汇集》卷五。为《回春》卷八"小夺命散"之异名。见该条。

09148 小夺命散（《回春》卷八）

【异名】小夺命丹（《良朋汇集》卷五）、夺命丹（《仙拈集》卷四）。

【组成】千头子（即扫帚子）　槐花子　地丁各等分

【用法】水煎，通口温服。加蟾酥尤妙。

【主治】脑疽，及疔疮恶毒，无名肿毒。

09149 小百中饮（《汉药神效方》卷十）

【组成】人参（直根）　当归　川芎　茯苓各一钱　牛膝　甘草各五分　土茯苓三两

【用法】上为细末。空腹用山归来煎汤服，一日五六次。

【主治】下疳，及梅毒。

09150 小百劳散（《宣明论》卷九）

【组成】御米壳不拘多少（炒）

【用法】上为末。每服二钱，入乌梅同煎，水一盏，食后温服。

【主治】劳喘嗽不已，自汗者。

【加减】有汗，加小麦三十粒。

09151 小托里散

《备急灸法》。即《鬼遗·附录》"顺气散"。见该条。

09152 小至宝丸（《普济方》卷六十九）

【组成】荆芥　防风　何首乌　威灵仙　蔓荆子　菖蒲　苦参各三两

【用法】上为细末，炼蜜为丸，如弹子大。每服一丸，细嚼，茶酒送下。

【主治】风牙病。

09153 小当归丸（《鸡峰》卷十三）

【组成】当归三分　桂二分　威灵仙茸一两

【用法】上为细末，水煮面糊为丸，如梧桐子大。每服二三十丸，空心生姜汤送下，不拘时候。

【功用】润养肠胃。

【主治】虚人秘涩。

09154 小朱砂丸（《博济》卷四）

【异名】小丹砂丸《圣济总录》卷一六九）。

【组成】朱砂一钱（研细）　巴豆三十粒（去皮膜，出油尽）　半夏（汤洗七遍，研为末，炒）二大钱　杏仁五枚（去皮尖）

【用法】上为细末，以面糊为丸，如绿豆大。二岁只服一丸，荆芥、薄荷汤送下。三岁加一丸，五岁服三丸。

【功用】镇心脏，化痰涎。

【主治】❶《博济》：小儿惊积。❷《卫生总微》：急惊发搐痰壅。

09155 小朱砂丸（《幼幼新书》卷十九引《刘氏家传》）

【组成】朱砂一两　胆星　人参　茯苓　珍珠　半夏（姜制）各半两　龙脑　麝香各少许

【用法】蒸饼为丸，如黍米大。每服四五丸，金银汤送下，不拘时候。

【功用】❶《幼幼新书》引《刘氏家传》：化风痰，安神。❷《全国中药成药处方集》（沈阳方）：镇惊化痰。

【主治】❶《幼幼新书》引《刘氏家传》：小儿睡眠多惊。❷《全国中药成药处方集》（沈阳方）：痰涎壅塞，身热面赤，急惊风症；咳嗽失眠，心跳怔忡，痰厥昏睡。

【宜忌】《全国中药成药处方集》（沈阳方）：忌食辣物。

09156 小竹沥汤（《千金》卷二十二）

【组成】淡竹沥一升　射干　杏仁　独活　枳实　白术　防己　防风　秦艽　芍药　甘草　茵芋　茯苓　黄芩　麻黄各二两

【用法】上咬咀。以水九升，煮取半，下沥，煮取三升，分四服。

【主治】痈疽气痛。

【方论选录】《千金方衍义》：此与脚气门中竹沥汤等方药味仿佛，但彼用附子统麻黄，以开痹着之邪，此用射干统麻黄以消壅肿之毒，更一主帅而三军听令矣。

09157 小竹沥汤

《圣惠》卷四十五。为《千金》卷七"第一竹沥汤"之异名。见该条。

09158 小竹沥汤

《三因》卷二。为《妇人良方》卷三引《必效》"竹沥汤"之异名。见该条。

09159 小延龄丹（《普济方》卷二六五）

【组成】水银　黑铅　朱砂（研）　雄黄（研）各一两

【用法】上将水银、黑铅结成砂子，次下朱砂，次下硫黄，慢火炒之，从巳至未，不住手搅，令色变青紫为上，取出放冷，研细，软饭为丸，如麻子大。每服一二十丸，枣汤送下。

【功用】镇坠补暖。

09160 小决明散（《得效》卷十六）

【组成】草决明　青葙子　干葛　槐花各一两　败荷叶（水上者）一皮

【用法】上为末。每服二钱，食后米泔水调下。

【主治】斑疮入眼，病四五十日。

【宜忌】忌热味。

【备考】方中除败荷叶外，余药用量原缺，据《普济方》补。

09161 小安肾丸（《局方》卷五续添诸局经验秘方）

【组成】香附子　川乌　川楝子各一斤（以上用盐四两，水四升同煮，候干，锉，焙）　熟干地黄八两　茴香十二两　川椒（去目及闭口者，微炒出汗）四两

【用法】上为细末，酒糊为丸，如梧桐子大。每服二十丸至三十丸，空心、卧时盐汤、盐酒任下。

【功用】补虚损，益下元。

【主治】肾阳不足，夜多小便，腰膝沉重，肠鸣泄泻，耳鸣目暗，牙齿动摇出血，寒湿疝气。❶《局方》：肾气虚乏，下元冷惫，夜多旋溺，肢体倦怠，渐觉羸瘦，腰膝沉重，嗜卧少力，精神昏愦，耳作蝉鸣，面无颜色，泄泻肠鸣，眼目昏暗，牙齿蛀痛。❷《景岳全书》：久泻；阳虚于下，虚火上浮，口不臭，牙不痛，但齿摇不坚，或微痛不甚而牙缝多出血者；痿证。❸《张氏医通》：小腹寒疝作痛。❹《金匮翼》：肾虚冷惫，阴火上升，喘嗽，齿疼，腰痛。❺《饲鹤亭集方》：女人胞门受寒，小腹疼痛。

【方论选录】《杂病证治》：风寒袭入肾经，不能主骨而牙失所养，故牙齿疼痛，牙根摇动焉。熟地补肾坚齿牙，川乌入肾逐风寒，川椒温中逐冷，茴香温经散寒，香附调血中之气，楝子泻湿中之热以肃清经腑也，盐汤润下，酒服温行，使风寒外解，则肾气清融；而骨得所养，则齿无不坚，何疼痛之不痊哉。此补虚逐冷之剂，为风寒袭肾齿痛之专方。

09162 小安胃丸（《饲鹤亭集方》）

【组成】大熟地　香附各四两　金铃子　小茴　川椒各二两

【用法】炼蜜为丸。每服二三钱，开水送下。

【主治】胃气疼痛，肝气升越呕吐。

【备考】《中国医学大辞典》本方用法：川楝子煎汁，去楝子，用汁煮香附、地黄，熬干焙透，共研为末，白蜜为丸。

09163 小安胎饮

《得效》卷十四。为《杨氏家藏方》卷十六"安胎散"之异名。见该条。

09164 小安胎饮

《普济方》卷三四二。为原书同卷"独圣散"之异名。见该条。

09165 小羊肉汤

《千金》卷三注文引《胡洽方》。为《金匮》卷上"当归生姜羊肉汤"之异名。见该条。

09166 小羊肾汤

《鸡峰》卷九。为《圣惠》卷二十六"羊肾汤"之异名。见该条。

09167 小异功散（《丹溪心法附余》卷二十三引杨氏方）

【异名】加味四君子汤（《种痘新书》卷十二）

【组成】人参　茯苓　白术　甘草　陈皮　木香各等分

【用法】上为末。每服五钱，水一大盏，加生姜、大枣，同煎六分服。

【功用】和胃助气。

【主治】❶《丹溪心法附余》引杨氏方：痘疮里虚吐泻。❷《种痘新书》：痘疮虚陷。

09168 小异功散（《幼科发挥》卷四）

【组成】人参　白术　橘皮　白茯

【用法】生姜、大枣为引。水煎服。

【主治】先泻后吐，脾胃虚冷。

09169 小异功散（《痘医大全》卷三十三）

【组成】人参　麦门冬　杏仁　北五味　陈皮　白术

【用法】水煎服。

【主治】痘喘嗽。

09170 小防风汤（《简易方》引《录验方》见《医方类聚》卷二十）

【组成】防风（去芦）　秦艽（去苗）　羌活　附子（炮，去皮脐）各等分

【用法】上为粗末。每服三大钱，水一盏半，加生姜三片，煎至七分，去滓，入生地黄汁两合，再煎数沸，空心服。

【主治】中风，手足麻木不仁。

09171 小防风汤（《活幼口议》卷二十）

【异名】防风汤（《医学集成》卷二）。

【组成】大黄（蒸）　山栀子　甘草（炙）　赤芍药　川当归（洗）　防风　羌活各等分

【用法】上咬咀。每服二大钱，水小小盏，煎至半，去滓，食后通口服。

【主治】小儿热毒上攻，目赤肿痛。❶《活幼口议》：小儿热毒眼患。❷《普济方》：小儿双目赤肿干涩，疼痛不开者。❸《银海精微》：小儿胎风赤烂及眼生翳。

09172 小如圣汤（《杏苑》卷六）

【组成】甘草　防风各一钱　枳壳七分　桔梗一钱五分

【用法】上锉。水煎熟，滤清，入酥少许，食后热服。

【主治】风热上冲会厌，语声不出，咽喉妨闷肿痛。

09173 小红绵散（《普济方》卷三六一）

【组成】天麻　人参　全蝎　麻黄　甘草　茯苓　白附　红花　荆芥　辰砂　麝香各等分

【用法】上为末。每服半钱，薄荷同煎汤，温服。

【主治】小儿变蒸，惊悸自泄。

09174 小麦曲粥（《圣济总录》卷一八九）

【组成】小麦曲（炒黄）一两　粳米（淘净）二合

【用法】上药合和，用水煮作粥，空心食之。

【主治】赤白痢不止，脾胃气虚，粥食不消；小儿无辜痢。

09175 小麦煎汤（《朱氏集验方》卷十一引刘道夫方）

【组成】麻黄半两（去节，汤泡） 白术（炮） 干葛三钱半 白茯苓 甘草各二钱半

【用法】上㕮咀。加麦子二十一粒，同煎服。

【主治】小儿夹食夹惊伤寒，正受伤寒，咳嗽，夜热昼凉，伤风、疮疹之疾。

【备考】方中白术用量原缺。

09176 小进食丸（《鸡峰》卷二十三）

【组成】代赭 当归 朱砂 枳壳 木香各半两 麝香一分 巴豆霜半分

【用法】上为细末，入研药令匀，煮面糊为丸，如麻子大。一岁一丸，食后温米饮送下。量虚实加减。

【主治】乳食不消，心腹胀满，壮热喘粗，呕吐痰逆，肠鸣泄泻，米谷完出，或下利赤白，腹痛后重，及食癖乳癖，痃气痞结。

09177 小豆叶羹（方出《证类本草》卷二十五引《食医心鉴》，名见《圣惠》卷九十六）

【组成】小豆叶一斤

【用法】于豉汁中煮，调和作羹食之；煮粥亦佳。

【主治】小便数。

09178 小豆食方（《圣济总录》卷一八八）

【组成】小豆（拣择净，洗）一升 黄蜡三两

【用法】以水二升，旋旋下水，煮令极烂，随意食之，不拘食前后。

【主治】伤寒后，水谷痢。

09179 小芥子酒（《外台》卷七引《广济方》）

【组成】小芥子一升

【用法】上为散。以绢袋盛，好酒二升，浸之七日。每服三合，空腹温服，一日二次，渐渐加之，以知为度。酒尽旋旋添之。无所忌。

【主治】心腹气胀满。

09180 小芦荟丸

《古今医鉴》卷十三。为《明医杂著》卷六"九味芦荟丸"之异名。见该条。

09181 小杏仁煎（《鸡峰》卷十一）

【组成】杏仁二两 紫菀 款冬花 茯苓各半两

【用法】上研杏仁为膏，将诸药末研匀，炼蜜为丸，如梧桐子大。每服五七丸，食后米饮送下。

【主治】枯瘦发咳逆上气，喉中有病，心下烦，不得咽者。

09182 小投杯汤

《千金》卷十八（注文）。即《外台》卷十引《深师方》"投杯汤"。见该条。

09183 小皂角丸

《东医宝鉴·内景篇》卷四。为《医方类聚》卷一三五引《济生续方》"皂角丸"之异名。见该条。

09184 小龟甲散（《鸡峰》卷十五）

【组成】龟甲一两半 桑耳 桑寄生 乌贼鱼骨 当归 柏叶各一两 白芍药三分 禹余粮一两 吴茱萸半两 芎藭三分

【用法】上为细末。每服二钱，食前以温酒调下。

【主治】妇人久虚，赤白带下，腰腿疼痛，面色萎黄，四肢少力。

09185 小沉香丸（《圣济总录》卷四十六）

【组成】沉香（锉） 丁香 木香 枳壳（去瓤，麸炒） 人参 赤茯苓（去黑皮） 云蓝根 玄参（焙）各一两 诃黎勒（去核） 白豆蔻（去皮） 肉豆蔻（去壳） 丁香皮（锉） 桂（去粗皮） 麝香（研）各半两 白术四两

【用法】上为末，炼蜜为丸，如梧桐子大。每服二十丸，空心、食前煎枣汤送下；米饮亦得。

【主治】脾气虚弱，中脘痞闷，胁肋胀满，心腹刺痛，呕逆痰涎，不思饮食。

09186 小沉香丸（《杨氏家藏方》卷五）

【组成】青橘皮（去白） 陈橘皮（去白） 缩砂仁 木香 京三棱（炮） 蓬莪术（炮）各半两 丁香皮六钱 乌梅（去核，焙干）二两 巴豆三十粒（不去皮油） 硇砂（别研） 肉桂（去粗皮）各一分

【用法】上为细末，面糊为丸，如绿豆大。每服十五丸，食后生姜汤送下。

【主治】五积气滞，腹满胀痛，吐逆噎塞，胸膈痞闷，吞酸呕哕，面黄羸瘦，脾胃气弱，不能克化水谷，痰饮癖块，发歇疼痛，不思饮食。

09187 小沉香丸（《御药院方》卷三）

【组成】沉香六钱 香附子（去毛，炮）一两八钱 甘草（炙）一两四钱 舶上丁香皮二两四钱 缩砂仁四钱 益智仁（微炒）一两二钱 甘松（去土）三两六钱 蓬莪术（煨）四钱

【用法】上为细末，汤浸蒸饼为丸，如梧桐子大。每服三十丸至四十丸，食后温生姜汤送下，或嚼破更妙。

【功用】和中顺气，嗜食消痰。

【主治】饮酒后，干呕痰涎，气噎痞闷。

09188 小沉香丸（《普济方》卷一八四）

【组成】丁香 沉香各一分 乳香一钱半 舶上茴香一两（炒） 肉桂半两（去粗皮） 槟榔二枚（冬春一枚） 肉豆蔻五枚（夏加二枚） 荜茇五钱 阿魏少许 巴豆十五颗（去皮，不出油，别研）

【用法】上为末，研入巴豆、阿魏令匀，煮白米饭为丸，如绿豆大。每服五丸，生姜汤送下。如胸膈气不和，脏腑冷气，上攻迷闷，加十丸，温酒送下。常服清茶送下。要微利，以意加服之。

【功用】消滞气，顺三焦，空胸膈，理脾元，兼化酒食毒。

【主治】胸膈气不和，脏腑冷气，上攻迷闷。

09189 小羌活汤

《医学正传》卷六。即《保命集》卷中"羌活汤"。见该条。

09190 小羌活膏（《鸡峰》卷二十三）

【组成】羌活 防风 天麻各半两 白附子 藿香叶 天南星各一两 麝香二钱

【用法】上为细末，炼蜜为丸，如皂子大。食后荆芥汤或熟水化下。

【主治】小儿风热有痰，多生惊悸。

09191 小诃子散（《鸡峰》卷十四）

【组成】诃子三分 干姜 桂各一分 龙骨一两 附

子 肉豆蔻各四两 当归 定粉各一两

【用法】上为细末。每服一钱，空心米饮调下。

【主治】风虚肠滑，便痢不禁。

09192 小补心丸（《百一》卷一引钱文子方）

【组成】天门冬 麦门冬 干山药各一斤 熟干地黄 五味子 石菖蒲各二十两 人参（去芦） 茯神（去木） 茯苓各十两 远志（去心） 官桂（去皮）各六两 地骨皮 酸枣仁 龙齿各四两 柏子仁三两

【用法】上为细末，炼蜜为丸，如梧桐子大，朱砂、麝香为衣。每服三十丸，温酒、盐汤送下。

【主治】心气、心风。

09193 小补心丹（《魏氏家藏方》卷六引朱季封方）

【组成】鹿茸一两（燎去毛，酒浸，炙） 伏火朱砂（别研） 伏火灵砂（别研） 当归（去芦）各二钱半 阳起石（酒煮，别研） 附子（炮，去皮脐） 钟乳粉各半两

【用法】上为细末，酒煮肉苁蓉，烂研成膏，搜和为丸，如梧桐子大。每服三四十丸，空心枣汤送下。

【功用】暖养心肾。

09194 小补血汤（《产孕集》卷下）

【组成】川芎䓖三钱 党参一两 阿胶五钱 生姜二钱

【主治】产后血虚头痛，痛连巅项，掣引脑项，紧急欲死。厥阴少阳阳明之脉，会于巅，络于额，贯于脑，骤亡其血，脉络不安，故震动而痛。

09195 小补阴丸（《眼科全书》卷六）

【组成】黄柏 知母各八钱 夜明砂五钱至一两（为衣，如平不须加）

【用法】上为末，水为丸，如梧桐子大。每服三十丸，茶送下。

【主治】肝热眼疾。

09196 小补阴丸（《不居集》上集卷七）

【组成】漏天机（炙） 鳖甲（炙） 熟地黄（酒蒸，另研）各三两 人参 黄柏（炒）各一两

【用法】炼蜜为丸，或粥为丸。每服四十丸，汤送下。

【主治】虚损。

【加减】补气用人参，然苍黑人服之，反助火邪，而烁真阴，可以白术代之。若肥白人多服最好，又必加陈皮同用。

09197 小补髓汤（《魏氏家藏方》卷四引孙路琳方）

【组成】柴茸（极老者不妨，刮去毛，锯作甘蔗段，再劈作薄片子）三钱 大缩砂仁（揉碎，去膜）一钱

【用法】水一大碗，同煮至一盏半，去滓，取清汁一盏，空心温饮之，一日二次。

【功用】补益。

【宜忌】如服此药，须屏去一切汤剂。

09198 小灵宝丹（《普济方》卷二三五引《海上名方》）

【异名】辟邪丹。

【组成】天灵盖一枚（得蔡州者良，涂酥，炙令黄） 虎头骨一两（涂酥，炙令黄） 鬼箭一两 白术一两（锉，酥炙令黄赤） 朱砂一两（上品者，别研） 雄黄一两（上品者，别研） 麝香一两（择真者，别研）

【用法】上择于寅辰午申戌日午时前修合，静室中勿语，依法杵罗前四味为末，同后三味末合匀，研细，炼蜜为丸，如梧桐子大。每服七丸，渐加至十丸，食后煎安息香汤送下，一日二次。

【功用】去邪梦，安精神。

【主治】传染疾，恍惚。

09199 小灵宝丹（《元戎》）

【组成】附子（炮）二两 天麻 全蝎 白僵蚕（炒） 藿香叶 南星（炮） 白附子（炮）各半两

【用法】上为细末，酒糊为丸，如梧桐子大。每服十五丸，温酒送下。

【功用】疏散风寒。

【主治】风痫。

09200 小灵脂丸（《施圆端效方》引杜巨川方见《医方类聚》卷二十四）

【组成】防风一两 五灵脂 川乌头（炮，去皮）各二两

【用法】上为细末，酒糊为丸，如梧桐子大。每服七丸，食前酒送下，一日二次。

【主治】一切风虚湿冷，肢体疼痛，痹不能行。

09201 小阿胶丸（《传家秘宝》卷三）

【组成】真阿胶二两（打碎，炒） 宣黄连二两（去毛） 白茯苓一两半

【用法】上为末，用白汤和得所，于热汤上急为丸，如绿豆大。大人可服二十丸或三十丸，一日三次；小儿服五丸至十丸，用浆水造粟米饮送下。

【主治】渴热泄泻，及赤白痢，痢而渴者。

09202 小阿胶散（《育婴秘诀》卷一）

【组成】透明阿胶（炒）二钱半 紫苏叶一钱

【用法】上为末。每服一钱，加乌梅肉少许同煎，灌下。

【主治】❶《育婴秘诀》：风热，涎潮喘促，搐搦窜视。

❷《幼科发挥》：咳嗽虚者。

09203 小阿魏丸（《医学纲目》卷二十五引《得效》）

【组成】三棱（醋炙）一两 蓬术（醋制）一两 青皮（醋制）二两 胡椒三钱 木香一两 麝香二分 阿魏二钱半

【用法】上为末，醋煮陈苍米粉为丸，如梧桐子大。

【主治】胁下积块。

09204 小阿魏丸（《丹溪心法》卷三）

【异名】石碱丸（《医学入门》卷七）。

【组成】山楂三两 石碱三钱 半夏一两（皂角水浸透，晒干）

【用法】上为末，阿魏半两，醋浸糊为丸。每服三十丸，白汤送下。

【主治】食积。❶《丹溪心法》：肉积。❷《医学纲目》引《丹溪心法》：小儿食积，腹如蜘蛛状，肚痛，小便白浊。❸《准绳·幼科》：小儿腹胀。❹《医学入门》：痰饮成积。❺《中国医学大辞典》：食肉太多，腹中积聚胀痛。

【备考】方中阿魏原脱，据《医学纲目》补。

09205 小阿魏丸

《医学入门》卷七。为《丹溪心法》卷三"阿魏丸"之异名。见该条。

09206 小阿魏丸（《便览》卷二）

【组成】独蒜 黄丹

【用法】五月五日午时取独蒜，不拘多少，捣烂，入黄丹再捣匀，手搓为丸，如龙眼核大，晒干。但疟疾二三日发后，临发日鸡鸣时，以一丸捶碎，并花水送下。

【主治】疟疾。

【备考】本方名小阿魏丸,但方中无阿魏,疑脱。

09207 小陈皮汤

《普济方》卷一八四。为《金匮》卷中"橘皮汤"之异名。见该条。

09208 小附著散(《千金》卷十七)

【组成】细辛 天雄 甘草各一分(一作莽草) 桂心三分 附子一两 乌头一两 干姜一两 雄黄 真朱各半两

【用法】上药治下筛。每服方寸匕,酒送下。不知稍增,以知为度。

【主治】飞尸贼风,发时急痛,不在一处,针则移,发一日半 日乃瘥,须臾复发。

【方论选录】《千金方衍义》:方中一派辛烈辟除邪毒之药,独取真朱以安神,识甘草以和胃气。

【备考】《千金》注:胡洽有蜀椒四分,不用桂心、附子。

09209 小驱风散(《医方类聚》卷二十引《神巧万全方》)

【组成】人参 肉桂 大川乌头(炮) 麻黄(去节)各一两 甘草(炙) 防风 汉防己 白术 黄芩 芎䓖 赤芍药 白茯苓各三分

【用法】上为散。每服四钱,以水一中盏,加生姜半分,煎至六分,去滓稍热服,不拘时候。汗出为度。

【主治】风入脏,身体缓急不遂,及不能言。

09210 小青龙丹(《宁坤秘籍》卷上)

【异名】小青龙汤(《女科秘要》卷三)。

【组成】甘草 干姜各五分 五味三分 杏仁一钱五分 半夏一钱

【用法】加生姜三片,水煎服。

【主治】《宁坤秘籍》:产后伤风咳嗽。

09211 小青龙汤(《伤寒论》)

【异名】青龙汤(《外台》卷八引《千金》)、细辛五味汤(《御药院方》卷五)。

【组成】麻黄(去节) 芍药 细辛 干姜 甘草(炙) 桂枝(去皮)各三两 五味子半升 半夏半升(洗)

【用法】以水一斗,先煮麻黄减二升,去上沫,纳诸药,煮取三升,去滓,温服一升。

【功用】解表散寒,温肺化饮。

❶《金镜内台方议》:发越风寒,分利水气。❷《医方集解》:行水发汗。❸《金鉴》:外发太阳之表实,内散三焦之寒饮。

【主治】外感风寒,内停水饮。恶寒发热,无汗,咳嗽喘促,痰多而稀,不渴饮,或身体疼重,肢而浮肿,舌苔白,脉浮或浮滑。❶《伤寒论》:伤寒表不解,心下有水气,干呕,发热而咳,或渴,或利,或噎,或小便不利,少腹满,或喘者;伤寒,心下有水气,咳而微喘,发热不渴。❷《金匮》:溢饮;咳逆倚息不得卧;妇人吐涎沫。❸《御药院方》:肺气不利,咳嗽喘急,胸膈烦闷,痰盛涎多,喉中有声,鼻塞清涕,头痛目眩,肢体倦怠,咽嗌不利,呕逆恶心。❹《景岳全书》:时行风邪在肺,咳嗽喘急多痰,而阴寒气甚,邪不易解者;瘟疫,若伤风兼寒而发热咳嗽者;外感之嗽,若冬月寒盛气闭,邪不易散者;实喘,若冬月风寒感甚者。肝肺受寒,咳嗽喘急。❺《济阳纲目》:水寒相搏而呃。❻《医灯续焰》:水寒射肺而咳,脉浮;痰饮停于胸胃咳嗽;劳极,形

寒寒饮伤肺,肺伤少气,咳嗽鼻鸣。❼《伤寒附翼》:水寒在胃,久咳肺虚。❽《金匮翼》:冷嗽;喘因寒邪入肺者,皮肤痛,寒热,上气,喘咳动肩背,呼吸不利,右寸沉而紧,亦有六部俱伏者;齁喘者,积痰在肺,遇冷即发,喘鸣迫塞,但坐不得卧,外寒与内饮相搏。❾《产科发蒙》:妊娠感风寒喘嗽。❿《温病条辨》:秋湿内伏,冬寒外加,脉紧无汗,恶寒身痛,喘咳稀痰,胸满舌白滑,恶水不欲饮,甚则倚息不得卧,腹中微胀。

【宜忌】《外台》引《千金》:忌海藻、菘菜、羊肉、饧、生菜、生葱。

【加减】若渴,去半夏,加栝楼根三两;若微利,去麻黄,加荛花如一鸡子(熬令赤色);若噎者,去麻黄,加附子一枚(炮);若小便不利,少腹满者,去麻黄,加茯苓四两;若喘,去麻黄,加杏仁半斤(去皮尖)。

【方论选录】❶《伤寒明理论》:麻黄味甘辛温,为发散之主,表不解,应发散之,则以麻黄为君。桂枝辛热,甘草味甘平,甘辛为阳,佐麻黄表散之,用二者所以为臣。芍药味酸微寒,五味子味酸温,二者所以为佐者,寒饮伤肺,咳逆而喘,则肺气逆。《内经》曰:肺欲收,急食酸以收之,故用芍药、五味子为佐,以收逆气。干姜味辛热,细辛味辛热,半夏味辛微温,三者所以为使者,心下有水,津液不行,则肾气燥。《内经》曰:肾苦燥,急食辛以润之。是以干姜、细辛、半夏为使,以散寒水。逆气收,寒水散,津液通行,汗出而解矣。水蓄则津液不行,气燥而渴,半夏味辛温,燥津液者也,去之则津液易复;栝蒌根味苦微寒,润枯燥者也,加之则津液通行,是为渴所宜也。水气下行,渍入肠间,则为利,下利者,不可攻其表,汗出必胀满,麻黄专为表散,非下利所宜,故去之;荛花味苦寒,酸苦为涌泄之剂,水去利则止,荛花下水,故加之。噎为胃气虚竭,麻黄发汗,非胃虚冷所宜,故去之;附子辛热,热则温其气,辛则散其寒,而噎者为当,两相佐之,是以祛散冷寒之气。水蓄下焦,渗泄可也,发汗则非所当,故去麻黄;而茯苓味甘淡,专行津液,故加茯苓。喘为气逆,麻黄发阳,去之则气易顺,杏仁味甘苦温,加之以泄逆气。❷《医方考》:青龙者,东方木神,主发育万物,方以发散为义,故名之。❸《重订通俗伤寒论》何秀山按:风寒外搏,痰饮内伏,发为痰嗽气喘者,必须以小青龙加减施治。盖君以麻、桂辛温泄卫,即佐以芍、草酸甘护营;妙在干姜与五味拌捣为臣,一温肺阳而化饮,一收肺气以定喘;又以半夏之辛滑降痰,细辛之辛润行水,则痰饮悉化为水气,自然津津汗出而解。❹《研经言》:古经方必有主药,无之者小青龙是也。何以言之?方中麻、芍、姜、辛、桂、甘各三两,味、夏各半升。考古半升,约古分亦三两。仲景每以半夏半斤配生姜三两,五味半升配生姜三两,此方正其例也。八味轻重同则不相统,故曰无主药。或谓麻黄先煎即是主药,岂知麻黄以有沫当去,不得不先煎,与先煎泽漆、先煎大黄有别。特以肺为水源,以此疏其壅塞耳!且本方加减法云去麻黄者四,麻黄在可去之例,岂主药乎?匪特麻黄非主药也,即桂枝亦不过因表不解发热而用之,其与芍药、甘草同用,全乎桂枝汤矣。桂枝即非主药,芍药、甘草更可知已,又何论半夏乎?此方本从桂枝来,而其义则在干姜、五味、细辛三味。本论于柴胡汤、四逆散方下云:咳者,加

干姜、五味子、细辛，即此方主治之义。柴胡汤方下又云：咳者，去人参、生姜、大枣，加五味子、干姜，即此方用桂枝汤，所以必去枣、姜之义。然则小青龙为治饮家咳之方，故凡用干姜、五味子，而与若桂、若麻并施者，皆自此出。如《金匮》厚朴麻黄汤、射干麻黄汤、苓桂五味甘草姜辛汤、苓桂五味甘草姜辛半夏汤、苓桂五味甘草姜辛半夏杏仁汤、苓桂五味甘草姜辛半夏杏仁大黄汤六方是也。❺《衷中参西》：仲景之方，用五味即用干姜，诚以外感之证皆忌五味，而兼痰嗽者尤忌之，以其酸敛之力甚大，能将外感之邪锢闭肺中永成劳嗽，唯济之以干姜至辛之味，则无碍。而愚近时临证品验，则另有心得，盖五味之皮虽酸，其仁则含有辛味，以仁之辛济皮之酸，自不至因过酸生弊。

【临床报道】❶喘急：《马元仪医案》发热喘急，头痛下行胸胁，昼夜不安，面赤，不渴，二便如常，左脉弦虚，右脉空大，此无形之感挟有形之痰，表里合邪，互结于胸胁之位也，与仲景小青龙汤。❷哮喘：《中成药研究》[1983，(12)：21]用重剂小青龙汤(蜜炙麻黄15克、桂枝9克、五味子9克、干姜9～15克、制半夏30克、白芍30克、细辛6～9克、甘草9～15克)加减治疗寒喘型及热喘型支气管哮喘24例，其中20例服本方1剂后，哮喘即平息，最快的约在服药半小时后即气喘平息，两肺哮鸣音霍然消失。其余4例分别服至6～10剂后亦见效。其中寒喘型如寒痰黏稠者可加旋覆花、白芥子、莱菔子、苏子，热喘型如石膏，痰热壅肺者加鱼腥草、开金锁，象贝母、淡竹沥。❸咳嗽：《经方实验录》：姜佐景治张某，暑天多水浴，因而致咳，诸药乏效，遇寒则增剧，此为心下有水气，与小青龙汤，净麻黄钱半、川桂枝钱半，大白芍二钱、生甘草一钱、北细辛钱半、五味子钱半、干姜钱半、姜半夏三钱。二日后，咳已全愈，但觉微喘耳，此为余邪，宜三拗汤轻剂。❹溢饮：《南雅堂医案》：水饮流行，归于四肢，当汗不汗，身体疼重，即经所谓溢饮也，此症以得汗为出路，然饮既流溢，亦随人之脏气寒热而化，今饮从寒化，忌用辛凉发汗之剂，宜以辛温发汗利水方合，治法拟用小青龙主之，麻黄三钱(去根节，先煎去沫)、白芍药三钱、干姜三钱、炙甘草三钱、桂枝木三钱、五味子一钱五分、法半夏一钱五分、细辛三钱同煎服。❺肺胀：《南雅堂医案》：诊得脉浮大，目如脱，气急而喘，是肺胀之实症，幸下元未虚，可施以发散，拟用小青龙汤主之，麻黄二钱(去根节，先煎，去沫)、白芍药二钱、炙桂枝二钱、干姜二钱、法半夏三钱、五味子一钱、细辛八分，水同煎。❻小儿肺炎：《中西医结合杂志》[1985，(5)：276]辨证为表寒实证者，用小青龙汤(麻黄、桂枝、芍药各6克，五味子、细辛各2克，干姜、半夏、甘草各3克)治疗小儿喘息型肺炎11例，方中麻黄、桂枝、干姜、五味子快火急煎；细辛后下。烦重者重用五味子，痰稠者加竹沥，苔黄者加黄芩。一剂两煎，混合后分4～6次口服，喘重者隔30分钟服一次。病情好转后换饮二陈汤善后，11例全部治愈。症状消失时间，其中最短2天，最长12天，平均3.8天。

【现在研究】❶平喘作用：《中成药研究》[1982，(3)：22]用本方及其主要组成药的不同组合的水煎剂和醇提取液与对照药(盐酸麻黄碱、盐酸肾上腺素等注射液)进行对比研究。实验表明，本方及其主要组成药的水煎剂和醇提取液，对豚鼠离体气管平滑肌均有不同程度的松弛作用；

并有抗组胺、抗乙酰胆碱和抗氯化钡作用。实验还表明，麻黄、半夏在本方中不占主要地位，本方去麻黄，半夏后的醇提取液仍显示很强的抗组胺等作用。另外，对豚鼠药物性哮喘有明显保护作用。❷抗过敏作用：《国外医学中医中药分册》[1988，(2)：57]注射抗原前2或3小时给小青龙汤(100毫克／千克)，结果表明，本方能明显抑制由蛋清(EA)和抗 EAIgE 抗体引起的豚鼠被动皮肤过敏症，对组胺、血清素和乙酰胆碱引起的炎症反应均有抑制作用。❸对兔耳血管及大鼠足跖温度的影响：《中成药研究[1985，(8)：41]实验表明：本方醇提水剂能明显增加离体兔耳血管的流出量；给大鼠腹腔注射本方后半小时，足跖温度明显高于对照组(注射生理盐水)，且表现为先升后降的作用。

【备考】本方改为合剂，名"小青龙合剂"(见《中国药典》2010版)；改为颗粒剂，名"小青龙颗粒"(见《中国药典》2010版)。

09212 小青龙汤(《圣惠》卷九)

【异名】青龙汤(《外科发挥》卷四)。

【组成】桂心一两　五味子半两　麻黄一两(去根节)　白芍药二两　细辛三分　干姜三分(炮裂，锉)　甘草一两(炙微赤，锉)　半夏半两(汤洗七遍去滑)　杏仁二十枚(汤浸，去皮尖双仁，麸炒微黄)

【用法】上为散。每服四钱，以水一中盏，加生姜半分，煎至六分，去滓温服，不拘时候。

【主治】❶《圣惠》：伤寒四日，因下后大渴，服冷药过多喘急者。❷《外科发挥》：肺经受寒，咳嗽喘急。

09213 小青龙汤(《易简方》)

【组成】半夏　茯苓　细辛　甘草　官桂各等分　麻黄　芍药倍之　干姜　五味子各增一半

【用法】上㕮咀。每服四钱，水一盏半，加生姜五片，煎至六分，去滓，食前服。

【主治】久年咳嗽，痰涎壅盛，夜不得睡；脚气喘急。

【方论选录】此方虽有麻黄，既有官桂，不致于发汗，服之不妨。

09214 小青龙汤

《普济方》卷一四九。为《外台》卷三引《崔氏方》"增损阮氏小青龙汤"之异名。见该条。

09215 小青龙汤(《玉机微义》卷十四)

【异名】青龙汤(《校注妇人良方》卷二十四)

【组成】麻黄　白芍　干姜　甘草(炙)　细辛　桂枝各二钱　半夏　五味子各一钱半　附子(炮)二钱

【用法】上㕮咀。水煎服。

【功用】发表温中。

【主治】❶《玉机微义》：感寒发热，头痛，脉沉细，或呕或咳，或利或嚏，或小便不利，少腹满，或喘。❷《保婴撮要》：肺痈肺痿，恶寒喘嗽，寒邪内蕴；伤风冒寒，咳嗽喘急，肺胀胸满，鼻塞流涕，或干呕热咳，或作渴。

【加减】脉浮，不用附子。

【备考】方中白芍，《保婴撮要》作"赤芍药"。

09216 小青龙汤(《会约》卷十九)

【组成】麻黄(去节，五分)　桂枝　白芍　甘草各八分　干姜(炮，五分)　半夏一钱　五味十一粒

【用法】水煎，热服。先服二剂。

【主治】肺经受寒，咳嗽喘急，将成肺痈。

09217 小青龙汤

《女科秘要》卷三。为《宁坤秘籍》卷上"小青龙丹"之异名。见该条。

09218 小刺蓟煎（《鸡峰》卷十）

【组成】刺蓟 白薄荷各二两 荆芥 生地黄 柏叶 赤芍药 甘草各一两半

【用法】上为细末，炼蜜为丸，如弹子大。每服一丸，食后茶清嚼下。

【主治】吐血。

09219 小抱龙丸（《圣济总录》卷三十四）

【组成】半夏（醋浸一宿，银石器中煮醋尽，焙） 甘草（炙，锉）各等分

【用法】上为细末，生姜自然汁煮稀面糊为丸，如梧桐子大，阴干。每服十丸，食后、临卧新汲水送下。

【主治】伏暑头痛，心胸烦闷，眩晕恶心，不思饮食。

09220 小抱龙丸

《局方》卷十（淳祐新添方）。为《小儿药证直诀》卷下"抱龙丸"之异名。见该条。

09221 小拨云散（《银海精微》卷下）

【组成】黄芩 甘草 栀子 大黄 芍药 郁金 龙胆草 羌活 蝉蜕 木贼 当归 蒙花 蒺藜

【主治】男妇目涩痛烂，泪出羞明怕日，血灌瞳神者。

09222 小肾奇方（《医林绳墨大全》卷五）

【组成】沉香 木香各一钱 公丁香 母丁香各二钱五分 川楝子（去皮，取肉） 破故纸（炒香）各五钱 龙骨（煅） 大茴香 小茴香 官桂各三钱 葫芦巴二钱 陈皮 白茯苓各三钱 人参二钱 荔枝核三钱

【用法】共为细末，将黑铅三两熔化，投硫黄三两，俟化，入童便少许，如此九次，为末，前药用多少，入制硫黄多少，要相等，以醋糊为丸，如梧桐子大。每服七丸或九丸，淡盐汤送下。

【主治】大肾冷如冰，坚如石，大如斗。

09223 小败毒膏（《赵炳南临床经验集》）

【组成】大黄五两 蒲公英十两 陈皮四两 木鳖子（打碎）一两 黄柏五两 金银花一两 乳香（醋炙）一两 白芷三两 甘草一两 天花粉三两 赤芍五两 当归一两

【用法】每服五钱，热开水冲服，一日二次。

【功用】散瘟清热，消肿止痛。

09224 小败毒膏（《朱仁康临床经验集》）

【组成】大黄150克 赤芍150克 黄柏150克 蒲公英310克 陈皮125克 白芷90克 花粉90克 乳香30克 当归30克 银花30克 木鳖子30克 甘草30克

【用法】入锅内熬水四次，取药汁再熬成浓膏，加蜂蜜750克，装瓶，每瓶60克。每服15克，开水冲服，一日二次。

【功用】清热解毒，消肿止痛。

【主治】疮疖，肿毒。

09225 小岩蜜汤（《外台》卷十四引《深师方》）

【组成】大黄二两 雄黄一两 青羊脂 干姜 桂心 芍药 甘草（炙） 细辛 干地黄各四分 吴茱萸三两 当归四两

【用法】上切。以水二斗，煮取六升，分六服。重者加药，用水三斗，煮取九升，分十服。

【主治】恶风，角弓反张；飞尸入腹，绞痛闷绝，往来有时，筋急；少阴伤寒，口噤不利。

【宜忌】忌海藻、菘菜、生葱、生菜。

09226 小钩藤饮（《得效》卷十一）

【组成】钩藤三钱 蝉蜕十个 防风 人参 麻黄各二钱 僵蚕 天麻 全蝎（去毒） 甘草 川芎各三钱 麝香少许

【用法】上锉散。每服二钱，水一盏煎，乳食前服。

【主治】小儿吐利，脾胃虚风慢惊。

【加减】寒，加附子少许。

09227 小和中饮（《景岳全书》卷五十一）

【组成】陈皮一钱五分 山楂二钱 茯苓一钱半 厚朴一钱五分 甘草五分 扁豆（炒）二钱

【用法】水一钟半，加生姜三五片，水煎服。

【主治】胸膈胀满，或妇人胎气满；因食而成疟痞；病后浊气未净，或余火未清，胃口不开，饮食不进；呃逆；食饮寒凉，或误食性寒生冷等物，致伤胃气因而作呕，寒滞未散而兼胀兼痛；吐利因于过食，或瓜果生冷，以致食留不化，遂成痞膈霍乱；积聚，不堪攻击，只宜消导渐磨者；恶阻，饮食停滞作胀；小儿伤食呕吐，但有食滞而胃不寒者；小儿痞块，兼胃脘停积，食滞作胀；痘疹，饮食停滞，中满作痛者。

【加减】如呕者，加半夏一二钱；如胀满气不顺者，加砂仁七八分；如火郁于上者，加焦栀子一二钱；如妇人气逆血滞者，加紫苏梗、香附之属；如寒滞不行者，加干姜、肉桂之属。

09228 小乳香丸（《圣济总录》卷十二）

【组成】乳香（研） 没药（研）各半两 半夏二两半（用生姜四两研汁，入水一盏，同浸半夏一宿，切碎，用少生姜汁同炒赤色） 五灵脂二两半 牵牛子四两（捣细，只罗一遍，余不用） 槟榔（煨，锉）半两 猪牙皂荚三挺（去皮，酥炙） 肉豆蔻（去皮）三枚

【用法】上为末。用生姜自然汁、并冷水中停，为丸如绿豆大。每服十五丸至二十丸，食后、临卧生姜汤送下。更量虚实加减。

【主治】风气凝滞，胸膈不快，身体刺疼。

09229 小金牙酒（《证类本草》卷五引《本草图经》）

【组成】金牙 细辛 地肤子 莽草 干地黄 蒴藋根 防风 附子 茵芋 续断 蜀椒各四两 独活一斤

【用法】上药金牙先捣为末，别盛绛囊，余皆薄切，并金牙共纳大绢囊，以清酒四升渍之，密泥器口，四宿酒成。温服二合，一日三次，渐增之。

【主治】风痹百病，虚劳湿冷，肌缓不仁，不能行步。

09230 小金牙散（《千金》卷十二）

【组成】金牙五分 雄黄 草薢 黄芩 蜀椒 由跋 桂心 莽草 天雄 朱砂 麝香 乌头各二分 牛黄一分 蜈蚣一枚（六寸者） 细辛 萎蕤 犀角 干姜各三分 黄连四分

【用法】上药治下筛，合牛黄、麝香捣三千杵。温酒服钱五匕，日三夜二，以知为度。绛袋盛带，男左女右，一方

寸匕。省病问孝，不避夜行，涂人中，晨昏雾露亦涂之。

【主治】南方瘴疠，疫气脚弱，风邪鬼疰。

【宜忌】《外台》引《千金》：忌猪肉、冷水、生血物、生菜等。

09231 小金丝膏（《本草纲目》卷三十四）

【组成】沥青 白胶香各二两 乳香二钱 没药一两 黄蜡三钱

【用法】以香油三钱，同熬至滴下不散，倾入水中，扯千遍收贮。每捻作饼，贴之。

【主治】疮疖肿毒。

09232 小金花丸

《保命歌括》卷十。为《宣明论》卷四"栀子金花丸"之异名。见该条。

09233 小金莲方

《种福堂方》卷四。为原书同卷"预备夹棍方"之异名。见该条。

09234 小金箔丸（《幼幼新书》卷十九引《灵苑方》）

【组成】金箔五片 朱砂 琥珀 雄黄 硼砂 铅白霜各二钱 白龙脑 生犀末 天竺黄 寒水石（煅过）各三钱 牛黄少许（研）

【用法】上药同入乳钵内，研为细末，用粟米饮为丸，如小豆大。每服五丸，用竹叶熟蜜水送下。

【功用】化痰毒风涎，安魂定魄，镇心神。

【主治】大人、小儿心脏壅毒，咽喉不利，上壅口疮，夜卧不稳，心膈烦躁；惊邪；室女骨蒸热劳。

09235 小泽兰丸（《千金》卷四引《胡治方》）

【组成】泽兰二两六铢 当归 甘草各一两十八铢 芎䓖 防风 茯苓各一两 白芷 蜀椒 藁本 细辛 白术 桂心 芜荑 厚朴各十八铢 石膏二两

【用法】上药除细辛、桂心生用外，尽熬令变色，为末，炼蜜为丸，如弹子大。纳暖酒中服之。

【主治】产后虚羸劳冷，身体尩瘦。

09236 小泽兰丸（《千金》卷四）

【组成】泽兰二两六铢 当归 甘草各一两十八铢 芎䓖 柏子仁 防风 茯苓各一两 白芷 蜀椒 藁本 细辛 白术 桂心 芜荑 人参 食茱萸 厚朴各十八铢 石膏二两（一方无茯苓、石膏，有芍药、干姜）

【用法】上为末，炼蜜为丸，如梧桐子大。每服二十丸，酒送下，一日三次，稍加至四十丸。无疾者，依此方，春、秋二时常服一剂甚良；有病虚羸黄瘦者，服如前。

【主治】产后虚羸劳冷，身体尩瘦。

【方论选录】《千金方衍义》：小泽兰丸专主产后羸瘦，无藉三石，蛇床等重剂，但进食茱萸一味，振发参、术、芎、归之力，以助泽兰、藁本，治产后虚羸绰有余裕矣。

09237 小泽兰丸（《千金翼》卷七）

【组成】泽兰九分（取叶熬） 芜荑（熬） 藁本 厚朴（炙） 细辛 人参 柏子仁 白术各三分 蜀椒（去目闭口者，汗） 白芷 干姜 食茱萸 防风各一两 石膏二两 桂心半两 当归 芎䓖 甘草（炙）各七分（一方有芍药一两）

【用法】上为末，炼蜜为丸，如梧桐子大。每服二十丸，温酒送下，渐加至三十丸，一日三次。

【功用】补益。

【主治】妇人产后虚损。

【宜忌】忌食生鱼、肥猪肉。

09238 小定风珠（《温病条辨》卷三）

【组成】鸡子黄一枚（生用） 真阿胶二钱 生龟版六钱 童便一杯 淡菜三钱

【用法】水五杯，先煎龟版、淡菜，得二杯，去滓，入阿胶，上火烊化，纳鸡子黄，搅令相得，再冲童便，顿服之。

【主治】下焦温病，既厥且哕（俗名呃忒），脉细而劲。

【宜忌】《时病论》：小定风珠似乎腻滞，非脉证审确，不可轻用。

【方论选录】《温病条辨》：温邪久踞下焦，烁肝液为厥，扰冲脉为哕，脉阴阳俱减则细，肝木横强则劲。故以鸡子黄实土而定内风；龟版补任而镇冲脉；阿胶沉降，补液而息肝风；淡菜生于咸水之中而能淡，外偶内奇，有坎卦之象，能补阴中之真阳，其形翕阖，故又能潜真阳之上动；童便以浊液仍归浊道，用以为使也。名定风珠者，以鸡子黄宛如珠形，得巽木之精，而能息肝风，肝为巽木，巽为风也。

09239 小定心汤（《千金》卷十四）

【组成】茯苓四两 桂心三两 甘草 芍药 干姜 远志 人参各二两 大枣十五枚

【用法】上㕮咀。以水八升，煮取二升，分四服，日三夜一。

【主治】❶《千金》：虚羸，心气惊弱多魇。❷《普济方》引《千金》：心劳虚寒，惊悸恍惚多忘，梦寐惊魇，神志不定。

【方论选录】《千金方衍义》：定心首宜实脾，以御阴火之逆，方下所主惊弱多魇，明是土气虚寒，不能营养肝木，所以神魂不宁，故于桂枝汤中易干姜、桂心以温肝脾，兼参、苓、远志交流心肾以安神明也。

09240 小定志丸（《三因》卷九）

【异名】定志丸（《证治要诀类方》卷四）。

【组成】菖蒲（炒） 远志（去心，姜汁淹）各二两 茯苓 茯神 人参各三两

【用法】上为末，炼蜜为丸，如梧桐子大，辰砂为衣。每服五十丸，米汤送下。

【功用】《普济方》：常服益心强志，令人不忘。

【主治】心气不定，五脏不足，甚者忧忧愁愁不乐，忽忽喜忘，朝瘥暮剧，暮愈朝发，及因事有所大惊，梦寐不祥，登高涉险，致神魂不安，惊悸恐怯。

09241 小定志丸（《魏氏家藏方》卷十）

【组成】酸枣仁（去皮，炒） 人参（去芦） 白茯神（去木）各二钱 远志（去心，水洗，微炒）一钱 乳香半钱（别研）

【用法】上为细末，炼蜜为丸，别研生朱砂为衣，如粟米大。每服二十丸，人参汤送下。

【功用】压惊邪，止夜啼。

【主治】婴孩禀赋不足，心神睡卧不宁，夜啼。

09242 小建中丸（《魏氏家藏方》卷五）

【组成】胡椒 红豆（去枝） 白芷（炒） 干姜（炮，洗） 缩砂仁各一两 茴香一两半（淘去沙，炒） 甘草（炙）一两半 阿魏三钱（别研，面裹煨，酒化开入药） 益智仁二两

【用法】上为细末，面糊为丸，如梧桐子大。每服三十

丸，生姜汤送下，不拘时候。

【主治】虚中有积滞，不可服疏导之药者。

09243 小建中汤《伤寒论》

【异名】芍药汤（《外台》卷十七引《古今录验》）、桂心汤（《圣济总录》卷九十一）、 建中汤（《伤寒明理论》卷四）、桂枝芍药汤（《伤寒图歌活人指掌》卷四）。

【组成】桂枝三两（去皮） 甘草二两（炙） 大枣十二个（擘） 芍药六两 生姜三两（切） 胶饴一升

【用法】以水七升，煮取三升，去滓，纳饴，更上微火消解，温服一升，一日三次。

【功用】温中补虚，和里缓急。

❶《圣济总录》：补血，止腹痛。❷《伤寒明理论》：温建中脏。❸《金匮要略心典》：和阴阳，调营卫。❹《金鉴》：缓肝和脾。❺《血证论》：建胃滋脾。

【主治】中气虚寒，营卫不调，阴阳不和，或土虚木乘所致的虚劳里急腹痛，心悸虚烦，衄血吐血、面色萎黄，遗精。再生障碍性贫血、功能性低热等病，因如上所述者。

❶《伤寒论》：伤寒，阳脉涩，阴脉弦，腹中急痛；伤寒二三日，心中悸而烦者。❷《金匮》：虚劳里急，悸、衄，腹中痛，梦失精，四肢酸疼，手足烦热，咽干口燥；男子黄，小便自利；妇人腹中痛。❸《肘后方》：凡男女因积劳虚损，或大病后不复常，若四体沉滞，骨肉疼酸，吸吸少气，行动喘惙，或小腹拘急，腰背强痛，心中虚悸，咽干唇燥，面体少色，或饮食无味，阴阳废弱，悲忧惨戚，多卧少起，久者积年，轻者才百日，渐至瘦削。❹《外台》引《古今录验》：妇人少腹痛。❺《医方类聚》引《通真子伤寒括要》：阳明病，反无汗，但小便利，呕而咳，手足厥，头痛者；少阴病，下利止，恶寒而蜷，手足温者；厥阴病，其脉不浮。❻《景岳全书》：痘疹腹痛，寒气犯胃，或食生冷而呕恶吐泻，腹无胀满而但有疼痛者；误饮冷水凉菜，寒湿留中，小水不利而腹痛者。❼《济阳纲目》：胃虚不能约血，吐血，自汗。❽《法律》：男子数扰其阳，致虚阳上泛为黄。❾《证治汇补》：脾胃劳伤，肝木太过，及阳气不足诸病。❿《张氏医通》：风木乘脾，寒热腹痛。⓫《嵩崖尊生》：鼻血，色白不泽，脉细弦涩，此脱血大寒。⓬《温病条辨》：温病愈后，面色萎黄，舌淡不欲饮水，脉迟而弦，不食者。

【宜忌】❶《伤寒论》：呕家不可用建中汤，以甜故也。❷《外台》引《古今录验》：忌海藻、菘菜、生葱。❸《法律》：必小便自利，证非湿热者乃可用之。

【方论选录】❶《伤寒明理论》：脾者，土也，处四脏之中，为中州，治中焦，生育荣卫，通行津液。一有不调，则荣卫失所育，津液失所行，必以此汤温建中脏，是以建中名之焉。胶饴味甘温，甘草味甘平，脾欲缓，急食甘以缓之，健脾者，必以甘为主，故以胶饴为君，甘草为臣；桂辛热，辛，散也，润也，荣卫不足，润而散之；芍药味酸微寒，酸，收也，泄也，津液不逮，收而行之，是以桂、芍药为佐；生姜味辛温，大枣味甘温，胃者卫之源，脾者荣之本，甘辛相合，脾胃健而荣卫通，是以姜、枣为使。❷《脾胃论》：以芍药之酸于土中泻木为君；饴糖、炙甘草甘温补脾养胃为臣；水挟木势亦来侮土，故脉弦至腹痛，肉桂大辛热，佐芍药以退寒水；姜、枣甘辛温，发散阳气，行于经脉皮毛为使。建中之名于此见焉。❸《伤寒附翼》：此肝火上逼于心脾，于桂枝

加芍药汤中更加饴糖，取酸苦以平肝脏之火，辛甘以调脾家之急，又资其谷气以和中也。此方安内攘外，泻中兼补，故名曰建。外症未除，尚资姜、桂以散表，不全主中，故称曰小。❹《千金方衍义》：桂本血药而辛温散邪，恐其动血，故以芍药护持荣气，不能随桂外泄，得甘草之甘温，而和寒热诸邪，姜、枣之辛甘，而和荣卫诸气，为风伤卫之首方，参入胶饴一味，取稼穑之甘，便为建中专药，所以寒伤荣之尺中脉微，虚寒之里气不足，咸赖乎此，允为虚赢和解中外之圣法。小建中为诸建中之母，本桂枝汤表药，藉胶饴之甘温入脾通津。❺《伤寒溯源集》：建中者，建立中焦之脾土也。盖土为五行之主，脾为四脏之本，即洪范建中立极之义也。中气虚馁，脾弱不运，胃气不行，致心中悸动，故以建立中气为急也。谓之小建中者，以风邪未解，未可以参、术补中，只加胶饴，倍芍药于桂枝全汤，和卫解郁之中以稍裨中土，故谓之小建中汤。芍药性虽酸收，既无寒邪，在所不计，李时珍谓其益脾，能于土中泻木，故倍用之。饴糖为米蘗之上品，能和润中州，中气既和，阳邪得解，则心中之悸烦自止矣。❻《金匮要略心典》：此和阴阳，调营卫之法也。夫人生之道，曰阴曰阳，阴阳和平，百疾不生。若阳病不能与阴和，则阴以其寒独行，为里急，为腹中痛，而实非阴之盛也；阴病不能与阳和，则阳以其热独行，为手足烦热，为咽干口燥，而实非阳之炽也。昧者以寒攻热，以热攻寒，寒热内贼，其病益甚，惟以甘酸辛热和合成剂，调之使和，则阳就于阴，而寒以温；阴就于阳，而热以和。医之所以贵识其大要也，岂徒云寒可治热，热可治寒而已哉。或问和阴阳，调营卫是矣，而必以建中者何也？曰：中者脾胃也，营卫生成于水谷，而水谷转输于脾胃，故中气立，则营卫流行而不失其和。又中者，四运之轴而阴阳之机也，故中气立，则阴阳相循，如环无端，而不极于偏。是方甘与辛合而生阳，酸得甘助而生阴，阴阳相生，中气自立。是故求阴阳之和者，必于中气；求中气之立者，必以建中也。❼《古方选注》：建中者，建中气也。名之曰小者，酸甘缓中，仅能建中焦营气。前桂枝汤是芍药佐桂枝，今建中汤是桂枝佐芍药，义偏重于酸甘，专和血脉之阴。芍药、甘草有戊己相须之妙，胶饴为稼穑之甘，桂枝为阳木，有甲己化土之义，使之姜、枣助脾与胃行津液者，血脉中之柔阳，皆出于胃也。❽《金鉴》：是方也，即桂枝汤倍芍药加胶饴也。名曰小建中者，谓小小建立中气也。盖中气虽虚，表尚未和，不敢大补，故仍以桂枝和营卫，倍芍药加胶饴调建中州，而不啜稀粥温夏令汗者，其意重在心悸中虚，而不在伤寒之表也。中州建立，营卫自和，津液可生，汗出乃解，悸烦可除矣。❾《医方论》：小建中汤之义，全在抑木扶土。当从吴氏之说，用肉桂而不用桂枝。肉桂温里，桂枝解表，用各有当也。且肉桂性能杀木，合芍药以制肝，又用姜、枣、甘草、饴糖之甘温以补脾，斯中州之阳气发舒，而阴寒尽退矣。❿《湖南中医学院学报》[1985,（1）:39]小建中汤非治中焦虚寒之方、温脾阳之剂，方中滋阴药与助阳药并用，而前者的份量超过后者，其意不在"阴中求阳"，以补脾阳之虚，而在于滋养脾阴。故重用饴糖、芍药滋脾阴之品为君，以甘酸化阴，补虚养血，缓解急迫，其中饴糖的作用是滋润，而非温补；白芍配甘草甘缓和中，饴糖伍大枣滋脾阴；少佐桂枝、生姜甘温益阳，使阳生阴长，以刚济柔之意。综观全

方，具有酸得甘助以益气生津，辛甘化液以滋脾，阳生阴长，脾土得润，中气自立。共奏育阴健脾，补虚缓急，调养气血之功。把本方当作温中剂，有悖仲景原意，与临床实际运用也有一定距离，因此，似应将本方归入补阴剂中。

【临床报道】❶虚劳：《吴鞠通医案》施某，20岁，形寒而六脉弦细，时而身热，先天不足，与诸虚不足小建中法，白芍六钱、炙甘草三钱、生姜四钱、桂枝四钱、胶饴一两（去滓后化入）、大枣（去核）四枚，煮三杯，分三次服。服六十剂后，诸皆见效，阳虽转而虚未复，于前方内减姜、桂之半，加柔药（大生地、麦冬、五味子）兼与护阴。❷腹痛：《经方实验录》王某，腹痛喜按，痛时自觉有寒气上下迫，脉虚弦，微恶寒，此为肝乘脾，小建中汤主之，川桂枝三钱、大白芍六钱、生草二钱、生姜五片、大枣十二枚、饴糖一两。❸吐血：《吴鞠通医案》胡某，31岁，劳伤吐血，汗多足麻，六脉弦细不数，小建中汤主之，白芍六钱、甘草（炙）三钱、生姜五钱、桂枝四钱、胶饴（后入）一两、大枣（去核）三枚，煮三杯，去滓后，将胶饴化入，上火二三沸，搅合匀，分三次服。服七剂后，汗减，足麻愈，食少。再服七剂后，诸症皆愈，惟咳嗽未止，于原方中加云苓、半夏而愈。❹咳嗽：《临证指南医案》某，色白肌柔，气分不足，风温上受而咳，病固轻浅，无如恙、防辛温，膏、知沉寒，药重己过病所，阳伤背寒，胃伤减谷，病差仍若，身体先惫，小建中汤主之。❺黄疸：《湖南中医杂志》[1987，(5)：30]资某，男58岁，患黄疸一年余，面部及肌肤发黄、色淡暗晦，巩膜微黄而暗滞，四肢软弱乏力、心悸短气，语言低微，纳呆便溏，舌淡，苔薄白，脉濡细，实验室诊断：溶血性黄疸。乃脾虚失运，气血不能正常化生所致。治予温中补虚，益气生血，处方：桂枝9克，白芍12克，炙甘草9克，大枣20枚，生姜3片，黄芪30克，当归6克，水煎去滓取汁，纳饴糖120克口服，每日一剂，服20余剂后诸症悉除。❻小儿尿频：《千家妙方》孙某，女，4岁，尿频月余，一日几十次，每次量少，喜甜食，食量不大。发育一般，较瘦，神情不活泼，面色稍苍黄，腹部较紧张。诊为中气不足，脾胃虚弱，予小建中汤。十剂后，尿频好转，每日减至二十多次，面色转红。继服原方加黄芪七剂后，尿频愈，每昼夜小便仅十次左右，食量增，面色红润，体力增强，活泼，较前体胖❼室性早搏：《中国实验方剂学杂志》[2005，11(6)：50]用本方治疗不明原因室性早搏60例，结果显示本方对于心率60～75次／分的病例疗效显影，对于心率75～90次／分的病例则疗效明显降低，不同心率组疗效差异有显著性意义。

【实验研究】抗炎、增强免疫作用：《时珍国医国药》[2008，19(9)：2100]用二甲苯所致小鼠耳郭肿胀及醋酸诱发小鼠血管通透性增高的炎症模型研究本方的抗炎作用，结果表明本方对二甲苯所致小鼠耳郭肿胀、醋酸诱发小鼠血管通透性增加有明显的抑制作用，给药组与模型组比较差异显著；能提高吞噬指数和溶血空斑OD值。表明本方具有抗炎、增强机体免疫力的作用。

【备考】本方改为合剂，名"小建中合剂"（见《中国药典》2010版）；改为颗粒剂，名"小建中颗粒"（见《中国药典》2010版）。

09244 小建中汤（《全生指迷方》卷四）

【组成】芍药六两 桂心三两 甘草（炙）二两

【用法】上为散。每服五钱，水二盏，加生姜三片，大枣二个，同煎至一盏，去滓温服。

【主治】喘而发热，颈脉皆动，日渐瘦削，由客热乘肺，或因饮食失宜，气不转而气急，误服热药，火气熏肺而遂喘，颊赤咽燥，其脉细数。

【备考】与天门冬汤同服。

09245 小建中汤（《幼科发挥》卷三）

【组成】白芍药（酒炒） 炙甘草各等分 肉桂减半

【用法】上为末。水煎去滓，入白饧一匙，再煎一沸，温服。

【主治】小儿脾胃中气虚损。

09246 小建中汤（《便览》卷一）

【组成】桂枝 甘草各三钱 生姜二钱 白芍六钱 阿胶（炒）一合 黄芩三钱。

【用法】加大枣二个，水煎服。

【主治】虚，里急腹痛，遗精，四肢酸痛，手足烦热，咽干口燥，自汗。

09247 小建中汤（《便览》卷一）

【组成】官桂 陈皮 干姜 甘草各等分

【用法】水煎，空心温服。

【主治】腹痛。

09248 小建脾丸（《鸡峰》卷十二）

【组成】木香半两 草豆蔻 厚朴 茴香（或荜澄茄代） 干姜 荆三棱各二两 神曲 大麦蘗 陈皮各三两（一方有草豆蔻 荜澄茄 青陈皮 良姜 姜黄各一两）

【用法】上为细末，水煮面糊为丸，如豌豆大。每服二十丸，生姜汤送下，不拘时候。

【主治】脾胃宿寒，胸腹痞闷，噫气吞酸，恶心呕逆，脐腹疗痛，便利不调，食饮化迟。

09249 小建脾散（《鸡峰》卷十二）

【组成】厚朴 生姜 大枣各一斤 半夏 四两（以上四味，同捣烂，慢火焙干，入后药） 甘草四两 人参一两 陈皮二两 良姜 白豆蔻 白术 神曲（炒） 藿香叶各一两

【用法】上为粗末。每服三钱，水一大盏，加生姜三片，煎至七分，去滓，食前温服。

【功用】调适阴阳，建中补气，辟风寒湿冷四时非节之气。

09250 小降气汤（《鸡峰》卷二十引俞山人方）

【组成】紫苏子 前胡 厚朴 甘草 橘皮 当归 半夏 桂各半两

【用法】上为粗末。每服二钱，水一盏，加生姜、紫苏叶，煎至七分，去滓，食前温服。

【主治】下虚上壅，气不升降，膈滞痰实，咳嗽喘满，头目昏眩，肩背拘急；脚气上攻，脚弱腰痛，心胸不快，不思饮食。

09251 小降气汤（《局方》卷三吴直阁增诸家名方）

【异名】快气散（《丹溪心法》卷四）。

【组成】缩砂仁八两 香附子（炒去毛）三十二两 甘草（爁）四两

【用法】上为粗末。每服一钱，入生姜同煎服。

【功用】快气美食，温养脾胃。

【主治】一切气疾，心腹胀满，胸膈噎塞，噫气吞酸，胃

中痰逆呕吐，及宿酒不鲜，不思饮食。

09252 小降气汤（《医统》卷四十一引《医林》）

【组成】家紫苏　天台乌药　白芍药　陈皮各二钱　甘草（炙）五分

【用法】水盏半，加生姜三片，大枣一枚，煎七分，食远服。

【主治】❶《医统》：气不升降，上盛下虚，痰涎壅盛；脾气痛，多有伤损而成者，每因失饥遽成过饱，胃弱并难克化，其候心腹胀，心下痞塞，吐酸水，不能食，胁背皆痛。❷《会约》：肝邪暴逆，浊气在上，痰涎壅盛而声喑者。

09253 小降气汤（《杏苑》卷四）

【组成】香附子四两　甘草（炙）一两二钱　缩砂仁四钱八分　沉香一钱八分五厘

【用法】上为细末。每服二钱，盐汤点服。

【主治】气滞不得升降，胸膈痞闷，喘促短气，及留饮吞酸，胁下支结，常觉妨碍者。

09254 小参苏饮

《得效》卷十四。为《妇人良方》卷二十二引胡氏方"参苏饮"之异名。见该条。

09255 小驻车丸（《局方》卷十续添诸局经验秘方）

【组成】当归（去芦）二两　诃子（炮，去核）一两　干姜（炮）　黄连（去须）各三分

【用法】上为细末，用阿胶一两三分，水煎成汁，搜和为丸，如粟米大。每一岁儿服十九至二十、三十丸，温饭饮送下，随乳亦得。更量岁数加减与服。

【主治】小儿冷热不调，或乳哺失节，泄泻不止，或下痢鲜血，或赤多白少，腹痛后重，肠胃虚滑，便数频并，减食困倦，一切泻痢。

09256 小驻车丸（《普济方》卷三九七）

【组成】黄连一两（去须，炒白姜）　白姜一两（炒黄连）　阿胶一两（微炒）　神曲（炒）　当归一两

【用法】上为末，醋糊为丸。赤多，黄连、甘草汤送下；白多，白姜、甘草汤送下。

【主治】小儿冷热不调，赤白五色，诸般痢。

09257 小驻车丸

《医学入门》卷六。为《外台》卷二十五引《延年秘录》"驻车丸"之异名。见该条。

09258 小承气汤（《伤寒论》）

【组成】大黄四两（酒洗）　厚朴二两（炙，去皮）　枳实三枚（大者，炙）

【用法】水四升，煮取一升二合，去滓，分温二服。初服汤当更衣，不尔者，尽饮之；若更衣者，勿服之。

【功用】泻热通便，消痞除满。

❶《伤寒论》：微和胃气。❷《医统》：泻上焦之痞热。❸《重订通俗伤寒论》何秀山按：直下小肠结热。❹《新急腹症学》：通里清热，宽中行气。

【主治】阳明腑实证，热邪与积滞互结，潮热谵语，大便秘结，胸腹痞满，苔黄糙，脉滑数；或热结旁流，下利清水；或痢疾初起，腹痛胀满，里急后重。

❶《伤寒论》：阳明病，其人多汗，以津液外出，胃中燥，大便必硬，硬则谵语；阳明病，腹大满不通者；阳明病，潮热，不大便六七日；阳明病，谵语，发潮热，脉滑而疾者；太阳病，若吐、若下、若发汗后，微烦，小便数，大便因硬者；

得病二三日，脉弱，无太阳柴胡证，烦躁心下硬，至四五日，虽能食者；厥阴病，下利谵语，有燥屎。❷《千金翼》：霍乱，大便不通，哕数口，谵语。❸《得效》：下利赤黄，但烦饮冷，小便不利，得热则极，心烦躁，喜渴。❹《麻疹全书》：杂病上焦痞满不通。❺《卫生宝鉴·补遗》：心胸连脐腹大闷，腹中疼，坐卧不安，胃闷喘急，或腹中微满，不大便。❻《医学入门》：里症已见三四，脐腹胀满而不甚坚硬，或胸满潮热不恶寒，狂言而喘，病属小热小实小满者。❼《便览》：痢疾初发，积气盛，腹痛难忍，或作胀闷，里急后重，数至圊而不能便，窘迫之甚。❽《景岳全书》：麻疹已出，便秘甚者。❾《玉案》：伤寒传里，有痞满实，而无燥坚者。❿《医宗必读》：失下呃逆，大便实者。⓫《广瘟疫论》：渴，痛在脐上及当脐，关脉滑大；邪已传胃，舌多黄胎，腹满而不痛，自利，按其心下至少腹无硬痛处。⓬《医学心悟》：邪传少阴，口燥咽干而渴，或下利肠垢，目不明。⓭《杂病源流犀烛》：恶寒发热，腹满背恶寒，邪入里；背恶寒，又潮热，腹满，胃中实热。⓮《温病条辨》：阳明温病，诸证（面目俱赤，语声重浊，呼吸俱粗，大便闭，小便涩，舌苔老黄，但恶热，不恶寒，日晡益甚）悉有而微，脉不浮者；阳明温病，汗多谵语，舌苔老黄而干者；阳明温病，下利谵语，阳明脉实，或滑疾者；阳明暑温，湿气已化，热结独存，口燥咽干，渴欲饮水，面目俱赤，舌燥黄，脉沉实者。⓯《医醇剩义》：小结胸，发热，谵语，便硬，胸痞拒按，舌焦黄，脉实有力。

【方论选录】❶《内台方议》：证属阳明者，皆为可下也。若大满、大实者，属大承气汤。今此大热，大便硬，未至于大实，只属小承气汤也。以大黄为君，而荡除邪热；以枳实为臣，而破坚实；以厚朴为佐使，而调中除结燥也。❷《医方考》：邪在上焦则作满，邪在中焦则作胀，胃中实则作潮热，阳乘于心则狂，热干胃口则喘。枳、朴去上焦之痞满，大黄荡胃中之实热。此其里证虽成，病未危急，痞、满、燥、实、坚犹未全俱，以是方主之，则气亦顺矣，故曰小承气。❸《伤寒附翼》：夫诸病皆因于气，秽物之不去，由于气之不顺，故攻积之剂，必用行气之药以主之。亢则害，承乃制，此承气之所由。又病去而元气不伤，此承气之义也。大黄倍厚朴，是气药为臣，名小承气。味少，性缓，制小，其服欲微和胃气也，故名曰小。三物同煎，不分次第，而服只四合，此求地道之通，故不用芒消之峻，而远于大黄之锐矣，故称为微和之剂。❹《重订通俗伤寒论》何秀山按：小肠火腑，非苦不通，故君以生军之苦寒，以涤小肠；臣以枳实之苦降，直达幽门；但苦非辛不通，故佐以厚朴之苦辛，助将军一战成功也。此为阳明实热，蕴结小肠之良方。❺《古方选注》：承气者，下以承上也，取法乎地，盖地以受制为资生之道，故胃以酸苦为涌泄之机，若阳明腑实，燥屎不行，地道失矣，乃用制法以去其实。大黄制厚朴，苦胜辛也，厚朴制枳实，辛胜酸也，酸以胜胃气之实，苦以化小肠之糟粕，辛以开大肠之秘结，燥屎去，地道通，阴气承，故曰承气。独治胃实，故曰小。

【临床报道】❶伤寒阳明腑实证：《本事》一人病伤寒，大便不利，日晡潮热，手循衣缝，两手撮空，直视喘急。许曰：此诚恶候，得之者十中九死，仲景虽有证而无治法，但云脉弦者生，涩者死。此已经吐下，难于用药，漫且救之，若大便得通而脉弦者，庶可治也。与小承气汤一服，而大

便利,诸疾渐退,脉且微弦,半月愈。❷伤寒协热利:《医宗必读》王某,伤寒至五日,下利不止,懊忱目胀,诸药不效,有以山药、茯苓与之,虑其泻脱。诊之,六脉沉数,按其脐则痛,此协热自利,中有结粪。与小承气倍大黄服之,得结粪数枚,诸症悉安。❸热结旁流:《蒲辅周医案》梁某,男,28岁,患流行性乙型脑炎已六日,曾连服中药清热解毒、养阴之剂,病势有增无减。诊时,体温40.3℃,脉沉数有力,腹满微硬,哕声连续,目赤不闭,无汗,手足妄动,烦躁不宁,有欲狂之势,神昏谵语,四肢微厥,昨日下利纯青黑水,此虽病邪羁踞阳明,热结旁流之象,但未至大实满,而且舌苔秽腻,色不老黄,未可与大承气汤,乃用小承气汤微和之。药后诸证豁然,再以养阴和胃之剂调理而愈。❹胃脘痛:《经方实验录》史某,阙上痛,胃中气机不顺,前医投平胃数不应,当必有停滞之宿食,纳谷日减,殆以此也。拟小承气汤以和之(生川军三钱后下,中川朴二钱,枳实四钱),服后应手。❺呃逆:《伤寒名案选新注》张意田治董友七旬之母,病已八日,脉亦软缓而迟滞,发热日晡益甚,舌苔黄厚,大便不行,畏寒呃逆。阅诸方以老年正气虚,用丁香柿蒂散与补阴之剂,此乃表邪未解,而陷里之热急,致气机逆塞而发呃,法当下之,毋以高年为虑也。与小承气汤,服后大便转矢气,兼有心烦不宁之象,与一剂,临晚下黑屎数枚,二更战慄壮热,四更大汗,天明又便黑屎,然后呃止神清而睡。❻小儿胆道蛔虫症:《湖北中医杂志》[1981,(6):45]用小承气汤为主治疗小儿胆道蛔虫症9例,一般服药1~2剂均获痊愈。例:方某某,男,10岁,右上腹阵发性绞痛,拒按,痛甚则唇紫肢冷,呕吐黄苦水,舌稍红,苔花白而薄,脉细沉迟,胆道造影:总胆管内有一长条状阴影,诊为胆道蛔虫病。处方:大黄、川朴、白芍各12克,枳实、槟榔各10克。服上方一剂后大便三次,呈褐黑色泡沫状,排蛔虫数条,腹痛止,胆道造影阴性。

【现代研究】❶对血管通透性的影响:《中成药研究》[1983,(10):28]采用^{125}I-白蛋白放射活性测定小承气汤对小鼠腹部血管通透性的影响。实验结果,小承气汤能降低小鼠腹部血管通透性,抑制异物从血循环渗出、而对血管吸收过程,本方起降低作用。❷对肝脏的作用:《中药新药与临床药理》[1992,3(4):11]通过本方对四氯化碳(CCL$_4$)肝损伤大鼠肝脏作用进行组织形态学、组织化学、定量分析及电镜观察等方面的实验研究,表明小承气汤组与CCL$_4$损伤组比较,肝小叶损失区缩小,肝细胞脂滴减少,RNA增多,糖原增加,SDH等酶活性增强。表明小承气汤对CCL$_4$损伤可能有一定的修复作用。其作用机理可能通过阻止内质网、线粒体的损伤,促进蛋白质合成及提高细胞的有氧代谢,从而促进细胞的修复,恢复肝细胞的功能。

【备考】阳明病,其人多汗,以津液外出,胃中燥,大便必硬,硬则谵语,小承气汤主之,若一服谵语止者,更莫复服;阳明病,谵语,发潮热,脉滑而疾者,小承气汤主之,因与承气汤一升,腹中转气者,更服一升,若不转气者,勿更与之。

09259 小承气汤

《理伤续断方》。为《伤寒论》"大承气汤"之异名。见该条。

09260 小承气汤

《医方类聚》卷五十三引《神巧万全方》。为《伤寒论》"调胃承气汤"之异名。见该条。

09261 小承气汤《宣明论》卷六

【组成】大黄半两　厚朴三钱　枳实三钱

【用法】上锉,如麻豆大,分作二服,水一盏,加生姜三片,煎至半盏,绞汁服,未利再服。

【主治】伤寒腹胀,大便不通,神昏谵语,脉滑;瘟疫上焦痞满;小儿伤食,腹满疼痛,恶食便秘。

❶《宣明论》:伤寒,若腹大满不通;或阳明多汗,津液外出,肠胃躁热,大便必硬而谵语,脉滑;吐下微烦,小便数,大便结;或下利谵语;自得病二三日,脉弱,无太阳证、柴胡证,烦心,心下结,至四五日,虽能食少者。❷《温疫论》:瘟疫,热邪传里,但上焦痞满。❸《金鉴》:小儿伤食心胃痛,食入即痛,喜饮凉水,恶食腹满,吐酸便秘。

【备考】《温疫论》本方用:大黄五钱、厚朴一钱、枳实一钱,水、姜煎服。

09262 小承气汤《三因》卷七

【组成】大黄四两(蒸)　厚朴八两(姜制)　枳壳二两(麸炒,去瓤)

【用法】上锉散。每服四大钱,水一盏半,煎七分,去滓,入芒消二钱匕,煎溶服。得利,止后服。

【主治】刚痉,胸满,口噤,卧不着席,脚挛急,齘齿。

09263 小承气汤《三因》卷十三

【组成】厚朴四两(姜制)　大黄二两(蒸)　枳实一两(麸炒,去瓤)

【用法】上为锉散。每服四大钱,水一盏半,煎七分,去滓,不拘时候服。

【主治】支饮胸满。

09264 小承气汤《云岐子脉诀》

【组成】生地黄　黄芩　山栀子仁各一两　大黄半两

【用法】上㕮咀。水煎一两服。以利为度。

【主治】三阳合病,脉紧数而弦,狂言谵语,阳明实者。

09265 小承气汤《普济方》卷四〇四

【组成】大黄五钱　厚朴(姜制)一两　枳壳(煨)三钱

【用法】上锉,糯米煎服。但令大便通润。

【主治】痘疹后胃弱不能胜谷,谓之食蒸发搐。其人潮热,大便酸臭,秘泄不调,或呕吐肠痛。

09266 小承气汤《医统》卷九十一

【组成】大黄　枳实　甘草各等分

【用法】水一盏,加大枣一个,煎五分,食前温服。

【主治】痘疹热甚,内蕴不出,渴喘烦闷,手足心并胁下有汗,或谵语惊搐,二便秘涩者。

【宜忌】报点欲出不可服。

09267 小承气汤《银海精微》卷上

【组成】大黄　薄荷　杏仁　蝉蜕　甘草　羌活　天麻　当归　赤芍药　防风

【用法】水煎服。

【主治】小儿胎风赤烂,小儿眼生翳。

09268 小珍珠丸《卫生总微》卷七

【组成】半夏(汤洗七次,焙干,为末)一两　白矾(烧汁尽,研末)一两　寒水石(煅通赤,出火毒,研)一两

【用法】上为细末,面糊为丸,如黄米、麻子、绿豆三等丸子。每服五七丸至十丸,食后温生姜汤送下。

【功用】利咽膈,除咳嗽,止烦热,清头目。

【主治】小儿风壅痰实。

09269 小枳壳丸（《普济方》卷一六六引《圣惠》）

【组成】枳壳四两（炒,去瓤） 半夏（汤洗去滑） 白术各三两 赤茯苓（去皮） 干姜（炒）各二两

【用法】上为细末,面糊为丸,如梧桐子大。每服三十丸,食后生姜汤送下。

【主治】胃不和,宿寒留饮,心腹痞满,胁肋刺痛,呕逆痰水,不思饮食。

09270 小柏叶汤（《鸡峰》卷十）

【组成】柏叶 艾叶 干姜 阿胶各等分

【用法】上为粗末。每服二钱,水一盏,煎至六分,去滓温服。

【主治】吐血不止。

09271 小胡连丸（《医学入门》卷六）

【组成】胡黄连五分 阿魏一钱半 神曲 黄连各二钱 麝香一粒

【用法】上为末,猪胆汁为丸,如黍米大。每服三十丸,白术煎汤送下。

【主治】小儿食疳,肚大青筋。

【方论选录】胡黄连去果积,阿魏去肉积,神曲去食积,黄连去热积。

09272 小胡椒丸（《外台》卷九引《古今录验》）

【组成】胡椒五分 干姜六分 款冬花三分

【用法】上药治下筛,炼蜜为丸,如梧桐子大。每服三丸,米饮送下,一日二次。以知为度。

【主治】寒冷咳逆,胸中有冷,咽中如有物状,吐之不出。

【宜忌】忌生葱、猪肉、芦笋。

09273 小草还丹（《博济》卷三）

【组成】地黄半斤（锉,炒令黑黄色） 茱萸三两 青皮（去白） 草薢 干姜 石榴皮各二两 厚朴一两半（姜汁炙令黄香为度）

【用法】上为末,醋糊为丸,如梧桐子大。每服三十丸,空心米饮送下;或嚼破,生姜米饮送下。

【主治】脾肾虚冷,大肠滑泄。

【备考】方中地黄,原作"根黄",据《普济方》改。

09274 小茵陈丸（《鸡峰》卷九）

【组成】茵陈 枳壳 白术 赤茯苓 甜葶苈各一分 半夏 当归 川椒 大黄各三分 甘遂一分

【用法】上为细末,炼蜜为丸,如梧桐子大。每服十丸,食前白汤送下。

【主治】黑疸,身体间黑,小便赤色。

09275 小茵陈汤（《伤寒微旨论》卷下）

【组成】附子一个（破作八片） 甘草一两 茵陈蒿二两

【用法】上为细末。水二升,煮取一升半,去滓放温,分作三服。

【主治】阴黄证,脉沉细迟,四肢及遍身冷。

09276 小茴香丸（《鸡峰》卷二十）

【组成】舶上茴香 土茴香各二两 干生姜四两 附子一个 桃仁一两半 黄橘皮 川楝子（不去核） 胡芦巴 巴戟末 赤茯苓 木通各一两 丁香 木香各半两

【用法】上为细末,酒煮面糊为丸,如豌豆大。每服二三十丸,空心温酒或盐汤送下。

【主治】膀胱小肠留滞寒邪热邪,胁肋牵引,发渴,肿满痛。

09277 小茴香丸（《秘传证治要诀类方》卷四引《本事》）

【组成】舶上茴香（炒） 胡芦巴 破故纸（炒） 白龙骨（煅）各一两 木香一两半 胡桃（去壳）二十一枚 羊腰子三对（切开,入盐一两半,擦,炭火焙熟,研）

【用法】上为末,酒糊蒸饼为丸,如梧桐子大。空心酒送下。

【主治】五更初洞泻,服止泻药无效。

09278 小茴香丸（《三因》卷七）

【组成】茴香 胡椒各等分

【用法】上为末,酒糊为丸,如梧桐子大。每服五十丸,空心温酒送下。

【主治】小肠气腹痛。

09279 小茴香汤（《幼科金针》卷上）

【组成】川楝 小茴香 黑豆 桃仁 青皮 丹皮 木通

【用法】加葱白、生姜,水煎服。

【功用】温经逐冷。

【主治】寒湿疝气,囊肿偏坠。

09280 小茴香酒（《医林改错》卷下）

【组成】小茴香一两（炒黄）

【用法】上为粗末。黄酒半斤烧滚冲,停一刻,去滓服酒。

【主治】白浊。

09281 小茯苓汤

《千金》卷十六。为原书同卷"半夏汤"之异名。见该条。

09282 小茯苓汤

《宣明论》卷二。为《圣济总录》卷五十六"茯苓汤"之异名。见该条。

09283 小省风汤

《普济方》卷一〇四。即《直指》卷七"星姜汤"。见该条。

09284 小省风汤

《医方类聚》卷二十一。即《易简方》"醒风汤"。见该条。

09285 小钟乳丸

《普济方》卷一二〇引《十便良方》。为《鸡峰》卷十三"钟乳丸"之异名。见该条。

09286 小复苏饮（《寒温条辨》卷四）

【组成】白僵蚕三钱 蝉蜕十个 神曲三钱 生地三钱 木通 车前子（炒）各二钱 黄芩 黄柏 栀子（炒黑） 黄连 知母 桔梗 牡丹皮各一钱

【用法】水煎去滓,入蜜三匙、黄酒半小杯,小便半小杯,和匀冷服。

【主治】温病大热,或误服发汗解肌药,以致谵语发狂,昏迷不省,燥热便秘,或饱食而复者。

09287 小香连丸（《圣济总录》卷一四一）

【组成】黄连（麸炒焦黄色）不拘多少

【用法】上为末,以鸡子清为丸,如梧桐子大,阴干。

每服十五丸，于鸡鸣时温酒送下。十服取效。

【主治】五痔。

【备考】本方方名，《普济方》引作"小黄连丸"。

09288 小香连丸（《小儿药证直诀》卷下）

【组成】木香 诃子肉各一分 黄连半两（炒）

【用法】上为细末，饭为丸，如绿豆大，每服十丸至三五十丸，食前米饮送下，频服之。

【主治】冷热腹痛，水谷利，滑肠。

09289 小香连丸（《普济方》卷三九七）

【组成】黄连三两 干姜（炮）一分 当归一两半 阿胶（炒，为末，醋煎成膏）一两半

【用法】上为末，以胶膏为丸，如小豆大。三岁三十丸，食前米饮送下。一方醋糊丸。

【主治】小儿泻痢赤白，脾胃虚弱，糟粕不化，腹痛烦渴，身热，并里急后重。

09290 小香连丸（《回生集》卷上）

【组成】蕲艾八两（捣如绵，以黄米煮成薄浆，拌透晒干，为末） 陈香薷 苦参各八两 青木香三两 甘草一两 川黄连二两 槟榔四两 牵牛末四两 乌药六两

【用法】上为细末，水为丸，外加川郁金二两，研极细末为衣。每服二三钱，白痢，沙糖汤送下，余俱姜汤送下。

【功用】顺气磨积，祛暑消痰。

【主治】痢疾。

09291 小香胶散（《得效》卷十八）

【组成】白胶香

【用法】上为末。敷之。

【主治】断筋。

09292 小香薷丸

《鸡峰》卷五。为《圣济总录》卷三十八"香薷丸"之异名。见该条。

09293 小香薷汤（《圣济总录》卷三十四）

【组成】香薷二两 人参一两 白扁豆半两

【用法】上为粗末。每服三钱匕，水一盏，煎至六分，去滓温服，不拘时候。

【主治】伏暑吐逆。

09294 小保安汤（《外科正宗》卷二）

【组成】当归 茯苓 川芎 黄耆 麦门冬 陈皮 桔梗 人参 白术各一钱 半夏 甘草 藿香各五分

【用法】加生姜三片，大枣二个，水二茶钟，煎八分，食远服。

【主治】脑疽诸发，已溃流脓。

09295 小保和丸（《医方集解》）

【组成】山楂三两（去核。或云核亦有力） 神曲（炒） 茯苓各一两 陈皮五钱 白术 白芍

【用法】蒸饼糊为丸服。

【功用】助脾进食。

【备考】方中白术、白芍用量原缺。

09296 小保和丸（《方症会要》卷一）

【组成】白术五钱 山楂 神曲各二钱五分 陈皮 白芍各一钱五分

【用法】上为末，蒸饼糊为丸，如绿豆大服。

【功用】助脾胃，化饮食。

09297 小追风散（《医方类聚》卷二十四引《施圆端效方》）

【组成】明雄黄一钱 草乌（生，去皮） 蝎尾（去毒） 蝉壳各一钱 乌蛇（酒浸）二钱 防风三钱

【用法】上为细末。每服一字，食前热酒调下，一日三次。

【主治】破伤洗头风，口眼项强，潮搐。

09298 小独圣丸（《局方》卷三）

【组成】巴豆（连皮称）半两（去皮心膜，炒熟，得三钱，研） 肉桂（去粗皮）一斤 硇砂（研，飞）一两 半夏（汤洗七次）丁皮（舶上者） 乌梅（去核） 干姜（炮） 当归（去芦） 三棱（煨，捣碎）各四两

【用法】上为细末，入巴豆、硇砂研匀，水煮面糊为丸，如麻子大。每服三丸至五丸，食后用温水送下。

【功用】化滞气，利胸膈，止逆消食。

【主治】脾胃不和，饮食多伤，心腹刺痛，呕哕恶心，噎痞吞酸，干噫食臭，腹胁胀闷，不思饮食。

09299 小独活汤（《外台》卷三十四引《深师方》）

【异名】干葛汤（《准绳·女科》卷五）。

【组成】独活八两 葛根六两 生姜五两 甘草二两（炙）

【用法】上切。以水九升，煮取三升，分三服。微汗佳。

【主治】❶《外台》引《深师方》：产后中风，口噤不知人。❷《千金》：血气痛，劳伤。

09300 小独活汤

《杏苑》卷六。为《兰室秘藏》卷中"独活汤"之异名。见该条。

09301 小洗肝散

《得效》卷十六。为原书同卷"蔓荆散"之异名。见该条。

09302 小活血丹（《鸡峰》卷十五）

【异名】活血丹（《卫生宝鉴》卷十八）。

【组成】安息香 当归 延胡索 木香 桃仁 柏子仁各二两 泽兰叶 牡丹皮 干姜 黄耆 桂心 艾叶各四两 大附子 虎杖 山茱萸 吴茱萸 杜仲各二两 肉苁蓉 厚朴各八两

【用法】上为细末，以前安息香杵碎，好酒同研，去滓，银器内慢火熬成膏，入白面少许同煮，作面糊为丸，如梧桐子大。每服二十丸，空心、食前温酒送下；淡醋汤亦可。

【主治】❶《鸡峰》：血脏虚冷，面黄肌瘦，胸膈痞闷，心腹撮痛，呕逆恶心，面生黑黯，鬓发脱落，头旋目黑，经候不匀，腰腿酸疼，胁肋胀痛，不欲饮食，手足烦热，肢节拘倦。一切血气虚衰。❷《卫生宝鉴》：冲任不足，下焦大寒，脐腹疼痛，月事不匀，或来多不断，或过期不来，或崩中出血，或带下不止，一切血气虚寒。

09303 小活血散

《医学入门》卷八。为《活人书》卷二十一"活血散"之异名。见该条。

09304 小活络丸

《中医大辞典·方剂分册》。为《局方》卷一（吴直阁增诸家名方）"活络丹"之异名。见该条。

09305 小活络丹（《北京市中药成方选集》）

【组成】川乌（炙）一两五钱 草乌（炙）一两五钱 当归一两 川芎一两 白芍五钱 乳香（炙）七钱五分 没药

（炙）七钱五分　地龙肉七钱五分　香附（醋炙）一两　胆星一两五钱

【用法】上为细末，过罗，炼蜜为丸，重二钱，朱砂为衣。每服一丸，温黄酒送下，开水亦可，一日二次。

【功用】舒筋活络，散风止痛。

【主治】风湿痹痛，麻木不仁，四肢酸痛，半身不遂。

09306 小活络丹

《全国中药成药处方集》（上海方）。为《局方》卷一（吴直阁增诸家名方）"活络丹"之异名。见该条。

09307 小前胡汤（《外台》卷一引《崔氏方》）

【组成】前胡八两　半夏半升（洗）　生姜五两　黄芩　人参　甘草（炙）各三两　干枣十二枚（擘）

【用法】上切。以水一斗，煮取三升，分四服。

【主治】伤寒六七日不解，寒热往来，胸胁苦满，默默不欲饮食，心烦喜呕。寒疝腹痛。

【宜忌】忌羊肉、饧、海藻、菘菜。

09308 小姜香丸（《魏氏家藏方》卷五）

【组成】香附子（去毛，炒）　陈皮（去白，炒）　丁香皮　麦蘖（炒）　缩砂仁　神曲各半两（炒）　蓬莪术（炮）　甘草（炙）各二钱半

【用法】上为细末，水浸蒸饼为丸，如小赤豆大。每服二三十丸，生姜汤送下，不拘时候。

【主治】百物所伤，胸膈不快，不思饮食。

09309 小神曲丸

《鸡峰》卷二十。为《全生指迷方》卷二"神曲丸"之异名。见该条。

09310 小秦艽散（《千金翼》卷十五）

【组成】秦艽三两　茯苓　牡蛎（熬）　附子（炮，去皮）　黄芩各半两　人参三分　干姜　细辛各五分　白术三两半　蜀椒（去目、闭口者，汗）　桔梗　防风　桂心各一两

【用法】上为散。每服方寸匕，酒下，一日二次。

【主治】风虚疬瘙痒。

09311 小桂枝丸（《千金翼》卷十九）

【组成】桂心二两半　干姜九分　蜀椒（去目、闭口者）二两（汗）　乌头（去皮）七分（炮）　附子一两半（炮，去皮）　前胡五分　芎𧄍　白薇各一两　防葵半两　吴茱萸一两半

【用法】上为末，炼蜜为丸，如梧桐子大。每服三丸，酒、饮任下，一日三次。

【主治】胃中冷，虚满醋咽；妇人产后寒中，腹内雷鸣吞醋，饮食不消。

09312 小桃花丸（《卫生总微》卷十一）

【组成】赤石脂　龙骨（煅）　密陀僧　定粉　黄丹（炒紫黑色用）各等分

【用法】醋糊为丸，如绿豆大。每服十丸至十五丸，乳食前米饮送下。

【主治】小儿赤白利。

09313 小真珠丸（《卫生总微》卷十三）

【组成】木香　白丁香（直者）　丁香各半钱　滑石末二钱　巴豆十四个（去皮膜，水浸一宿，研细烂）　轻粉半钱（留少许为衣）

【用法】上为细末，以湿纸裹陈米饭烧，取中间软者为丸，如麻子大。一岁儿一丸，炮皂子汤放温送下；挟风热秘涩难动者，先服凉药一服；乳癖者，量虚实加减丸数，隔日临时更服。

【功用】磨化积滞。

【主治】小儿宿食凝滞不消，乳癖积聚，大小便秘涩，腹胀气癖。

09314 小真珠散（《鸡峰》卷二十二）

【组成】定粉二两　黄丹半两　白蔹末一两

【用法】上为末。干掺疮上，后用膏药；如疮口大，即用散子。

【功用】生肌。

09315 小莽草散（《圣惠》卷二十五）

【组成】莽草（微炙）　麻黄（去根节）　天麻各二两　萆薢（锉）　防风（去芦头）　芎𧄍　羌活　柏子仁　白术　细辛　松脂（炼过者）　牛膝（去苗）　山茱萸　泽泻　赤芍药　枳壳（麸炒微黄，去瓤）　附子（炮裂，去皮脐）　白附子（炮裂）　天南星（炮裂）　干蝎（微炒）　乌蛇肉（酒浸，炙微黄）　当归　石龙芮　犀角屑　杜仲（去皱皮，炙微黄）各一两　白僵蚕（微炒）三分　半夏半两（汤洗七遍去滑）　铅霜三分（细研）　牛黄半两（细研）　麝香半两（细研）

【用法】上为细散，入研了药，更研令匀。每服一钱，以温酒调下。

【主治】一切风。

【宜忌】忌生冷、猪、鸡、毒鱼等。

09316 小柴胡丸

《成方制剂》13 册。即《伤寒论》"小柴胡汤"改为丸剂。见该条。

09317 小柴胡片

《中国药典》2010 版。即《伤寒论》"小柴胡汤"改为片剂。见该条。

09318 小柴胡汤（《伤寒论》）

【异名】柴胡汤（《金匮》卷中）、黄龙汤（《千金》卷十）、三禁汤（《此事难知》）、人参汤（《得效》卷十一）、和解散（《伤寒六书》卷一）。

【组成】柴胡半斤　黄芩三两　人参三两　半夏半升（洗）　甘草（炙）　生姜各三两（切）　大枣十二个（擘）

【用法】以水一斗二升，煮取六升，去滓，再煎取三升，温服一升，一日三次。

【功用】《伤寒明理论》：和解表里。

【主治】伤寒少阳病，寒热往来，胸胁苦满，不思饮食，心烦喜呕，口苦咽干，目眩头痛，舌苔薄白，脉弦数，或妇人伤寒，热入血室。以及疟疾、黄疸等杂病见少阳证者。

❶《伤寒论》：伤寒五六日，中风，往来寒热，胸胁苦满，默默不欲饮食，心烦喜呕，或胸中烦而不呕，或渴，或腹中痛，或胁下痞硬，或心下悸、小便不利，或不渴、身有微热，或咳；伤寒四五日，身热恶风，颈项强，胁下满，手足温而渴；妇人中风七八日，续得寒热，发作有时，经水适断者，此为热入血室，其血必结；伤寒中风，有柴胡证，但见一证便是，不必悉具；呕而发热。❷《金匮》：诸黄，腹痛而呕；产妇郁冒，其脉微弱，呕不能食，大便反坚，但头汗出。❸《千

金》：妇人在蓐得风，盖四肢苦烦热，皆自发露所为，头痛。❹《局方》：伤寒、温热病，身热恶风，颈项强急，胸满胁痛，呕哕烦渴，寒热往来，或面皆黄，小便不利，大便秘硬，或过经未解，或潮热不除，及瘥后劳复，发热疼痛；妇人伤风，头痛烦热；经血适断，寒热如疟，发作有时；及产后伤风，头痛烦热。❺《医方类聚》引《简易方》：发热，耳暴聋，颊肿胁痛，胪不可以运。❻《得效》：伤暑发疟，热多寒少，或但热不寒，咳嗽烦渴，小便赤；败毒瘀心，毒涎聚于脾，血乘上焦，病欲来时，令人迷困，甚则发躁狂妄，亦有哑不能言者；为挟岚嶂溪源蒸毒之气，岭南地毒苦炎，燥湿不常，人多患此状。❼《外科理例》：瘰疬，乳痈，便毒，下疳，及肝经分一切疮疡。❽《准绳•疡医》：一切扑伤等证，因肝胆经火盛作痛、出血者。❾《景岳全书》：肝胆经风热，肿痛色赤。

【宜忌】《此事难知》：忌发汗，忌利小便，忌通大便。

【加减】若胸中烦而不呕者，去半夏、人参，加栝楼实一枚；若渴，去半夏，加人参，合前成四两半，栝楼根四两；若胁下痞硬，去大枣，加牡蛎四两；若不渴，外有微热者，去人参，加桂枝三两，温覆微汗愈。

【方论选录】❶《伤寒明理论》：柴胡味苦平微寒，黄芩味苦寒。《内经》曰：热淫于内，以苦发之。邪在半表半里，则半成热矣。热气内传，攻之不可，则迎而夺之，必先散热，是以苦寒为主，故以柴胡为君，黄芩为臣，以成撤热发表之剂。人参味甘平，甘草味甘缓，邪气传里，则里气不治，甘以缓之，是以甘物为之助，故用人参、甘草为佐，以扶正气而复之也。半夏味辛微温，邪初入里，则里气逆，辛以散之，是以辛物为之助，故用半夏为佐，以顺逆气而散邪也。里气平正，则邪气不得深入，是以三味佐柴胡以和里。生姜味辛温，大枣味甘温。《内经》曰：辛甘发散为阳。表邪未已，迤逦内传，既未作实，宜当两解。其在外者，必以辛甘之物发散，故生姜、大枣为使，辅柴胡以和表。七物相合，两解之剂当矣。❷《医方考》：柴胡性辛温，辛者金之味，故用之以平木，温者春之气，故就之以入少阳；黄芩质枯而味苦，枯则能浮，苦则能降，君以柴胡，则入少阳矣。然邪之伤人，常乘其虚，用人参、甘草者，欲中气不虚，邪不得复传入里耳！是以中气不虚之人，虽有柴胡证俱，而人参可去也；邪初入里，里气逆而烦呕，故用半夏之辛以除呕逆；邪半在表，则荣卫争，故用姜、枣之辛甘以和荣卫。❸《古今名医方论》引程郊倩：方中柴胡以疏木，使表里之邪得以外宣；黄芩清火，使半里之邪得从内彻；半夏能开结痰，豁浊气以还清；人参能补久虚，滋肺金以融木之；甘草和之；而更加姜、枣助少阳生发之气，使邪无内向也。总之，邪在少阳，是表寒里热两郁不得升之故。小柴胡之治，所谓升降浮沉则顺之也。❹《衷中参西》：小柴胡汤证，原忌发汗，其去滓重煎者，原所以减柴胡发表之力，欲其但上升而不外达也。

【临床报道】❶伤寒少阳证：《本事》有人患伤寒五六日，头汗出，自颈以下无汗，手足冷，心下痞闷，大便秘结，或者见四肢冷，又汗出满闷，以为阴证。予诊其脉沉而紧，予曰：此症诚可疑，然大便结，非虚结也，安得为阴？脉虽沉紧，为少阴证，多是自利，未有秘结者。予谓此正半在里半在表。投以小柴胡汤得愈。❷左胁痛：(渗出性胸膜炎)《江苏中医》[1961，(2):26]吴某，男，36岁。形寒发热三

天，咳嗽气促，左胁牵痛，胸闷欲吐，遍身酸楚，胃呆，口渴不欲饮，舌苔薄白，脉弦数。体温40℃，叩诊左下背部呈浊音，听诊呼吸音消失。胸透诊为左下渗出性胸膜炎。即用小柴胡汤加葶苈子6克，服药仅二剂，热退净，咳嗽胸胁痛大减。❸热入血室：《皇汉医学》一妇人患伤寒，经水适来，谵语如见鬼状，且渴欲饮水，禁而不与，病势益甚。诊之脉浮滑，是热入血室兼白虎汤证也。即与水不禁，而投以小柴胡汤。此即仲景所谓其人如狂，血自下，血下自愈。病势虽如此，犹当从经水而解也。五六日果痊愈。❹疟疾：《皇汉医学》一女子病疟，热多寒少。一医用药而呕，一医用药反泄。诊时疟利并作，且呕，脉之但弦。投以小柴胡汤加芍药，未至五帖，诸证并瘥。❺久咳：《河南中医学院学报》[1979，(3):1]孙某，女，47岁。从小咳嗽至今，历40年，每年秋末发作，冬季较重，夏季自愈。发作期间，昼轻夜重，甚则难以入寐，痰多而稀，喉咙发痒。投以小柴胡汤加减：柴胡9克，半夏9克，黄芩9克，党参9克，五味子9克，甘草6克，生姜9克，大枣4枚，水煎服。一剂便能安然入睡，四剂咳嗽已去大半，继服数剂而咳止。❻黄疸《中级医刊》：[1979，(10):46]李某，男，40岁。患病月余，口苦咽干，轻度黄疸，小便黄，大便正常，舌质红，苔薄黄，脉沉弦。血胆红素3.6毫克%。用小柴胡汤加茵陈、金钱草。药服十八剂，诸症消失。❼高热 《江苏中医》(1986；5:36)作者用小柴胡汤加减治疗86例高热，其中呼吸系统感染36例，胆道感染20例，泌尿系统感染9例，产后感染4例，败血症2例，肝炎3例，乙脑2例，伤寒2例，腮腺炎5例，菌痢3例。病程1～30天，平均15天。退热天数1～5天，平均3天。在急性感染性疾病过程中，起初恶寒发热，时作时止，继则但热不寒，定时如潮，此后见寒热往来、休作有时，在此期间，抓住上述三个热型之高热兼证(高热伴头痛眩晕、咳嗽胸闷；或口苦纳差；或汗出恶风小便难；或心胸烦闷；或恶心呕吐)之一者，即可投与本方加减。剂量及用法：高热用柴胡10～14克，党参10～30克，黄芩10～30克，甘草10～20克，半夏、生姜各10～20克，大枣10～30克；高热无汗，重用柴、芩，柴胡后下；高热微汗，重用柴、芩，等量同煎。汗出问题：大剂柴胡用于高热，每多汗出，"必蒸蒸而振，却复发热汗出而解"；当柴胡汤剂仿仲景再煎法时，服之可致无汗或微汗；当柴胡量倍于黄芩时，每可致汗。

【现代研究】❶抑制四氯化碳所致的肝损害：《国外医学•中医中药分册》(1981；4:30)通过经四氯化碳造成肝损害的小鼠服小柴胡汤原方，证实该方能相当地抑制四氯化碳所致的肝损害。❷促进被损害肝细胞的修复：《药学杂志》(1980；6:602)小柴胡汤可使大鼠肾上腺重量增加，大鼠体内甾体类化合物的含量亦增高，从而促进被损害的肝细胞的修得 ❸对吞噬细胞功能的影响：《和汉医学会志》[1991，8(3):254]以癌症患者末梢血单核细胞体外探讨了小柴胡汤对细胞因子产生功能的影响，结果小柴胡汤给药组比对照组白细胞介素-1β(IL-1β)的产量增加5倍，IL-6与粒-巨噬细胞集落刺激因子(GM-CSF)均明显增加2倍。从而证实本方短时间内使末梢血单核细胞活性增加，产生IL-1β和GM-CSF而发挥免疫作用。❹对B细胞的影响：《和汉医学会志》[1990，7(3):280]通过本方对B

细胞增殖与抗体产生系统有关的IL-4,诱导B细胞最终产生抗体IL-6的影响,表明本方有增强抗体产生的作用。同时本方可作用于B细胞,使多克隆抗体增加,故提示了本方有免疫激活作用。❺对自然杀伤细胞(NK)的影响:《中国中西医结合杂志》[2000,20(8):599]用本方治疗以柯萨奇病毒B3m诱导Ba1b/c乳鼠简练病毒性心肌炎急性期能明显提高NK细胞活性,调节T细胞亚群功能,与病毒对照组比较有显著差异(P<0.05);对心肌免疫损伤有明显保护作用,表明本方对病毒性NK心肌炎细胞活性有双向调节作用。❻对巨噬细胞释放肿瘤坏死因子的抑制作用:《皖南医学院学报》[2000,19(3):175]用MTT法检测灌服小柴胡汤醇提物的血清对小鼠巨噬细胞释放肿瘤坏死因子(TNF)的影响。结果表明灌服小柴胡汤醇提物小鼠180分钟,240分钟血清对小鼠LPS激活的巨噬细胞产生TNF均有抑制作用,且这种抑制作用有一定的时效关系,随时间增长而逐渐增强,而抑制高峰在240分钟。提示小柴胡汤抗肝损害可能与它调节巨噬细胞释放TNF有关。

【备考】本方改为颗粒剂,名"小柴胡颗粒"(见《中国药典》2010版);改为片剂,名"小柴胡片"(见《中国药典》2010版);改为丸剂,名"小柴胡丸"(见《成方制剂》13册)。

09319 小柴胡汤

《外台》卷一。即《伤寒论》"柴胡桂枝干姜汤"。见该条。

09320 小柴胡汤(《圣惠》卷九)

【组成】柴胡二两(去苗) 黄芩一两 赤芍药一两 半夏半两(汤洗七遍去滑) 枳实半两(麸炒微黄) 人参一两(去芦头) 甘草半两(炙微赤,锉)

【用法】上为散。每服四钱,以水一中盏,加生姜半分,煎至六分,去滓温服,不拘时候。

【主治】伤寒病六日,其病深结在脏,三阴三阳俱受病。

09321 小柴胡汤

《妇人良方》卷六。为《普济方》卷三一八引《圣惠》"小柴胡加地黄汤"之异名。见该条。

09322 小柴胡汤(《直指》卷二十六)

【组成】柴胡二两 黄芩 人参 甘草(炙)各七钱半 半夏(制)六钱一字

【用法】上锉散。每服三钱,加生姜五片,大枣二个,乌梅一个,水煎服。

【主治】男女诸热出血,血热蕴隆。

09323 小柴胡汤(《云岐子脉诀》)

【组成】柴胡 黄芩 五味子 制半夏各半两 白芍药 人参 桑白皮各二钱半

【用法】上㕮咀。每服一两,水二盏,加生姜七片,煎至七分,去滓,食后温服。

【主治】肺伤咳嗽气促,冷汗自出,背膊劳强,夜卧不安,脉象按之不足,举之有余。

09324 小柴胡汤

《普济方》卷三三九。为《活人书》卷十九"黄龙汤"之异名。见该条。

09325 小柴胡汤(《万氏家抄方》卷六)

【组成】柴胡 黄芩 人参 半夏 陈皮 知母 当归 地骨皮 白芍

【用法】水煎服。

【主治】痘后往来潮热。

09326 小柴胡汤(《口齿类要》)

【组成】柴胡一钱 黄连一钱半 半夏 人参各一钱 甘草(炙)五分

【用法】加生姜、大枣,水煎服。

【主治】肝胆经风热侮脾土,唇口肿痛,或寒热往来,或日晡发热,或潮热身热,或怒而发热胁痛,甚者转侧不便,两胁痞满,或泻利咳嗽,或吐酸苦水。

【加减】怒动肝火,牙齿痛,寒热,加山栀、黄连。

09327 小柴胡汤(《回春》卷三)

【组成】柴胡 黄芩 山栀 柿蒂 陈皮 砂仁 半夏(姜汁炒) 竹茹各一钱 藿香八分 沉香 木香各三分 茴香五分 甘草三分

【用法】上锉一剂。加生姜一片,乌梅一个,水煎,磨沉、木香,温服。

【主治】身热,烦渴,发呃。

09328 小柴胡汤(《症因脉治》卷二)

【组成】柴胡 黄芩 广皮 甘草

【主治】吐血兼少阳经见证者。

09329 小柴胡汤(《石室秘录》卷一)

【组成】柴胡一钱 黄芩一钱 半夏一钱 陈皮五分 甘草一钱

【主治】咳嗽头痛、眼目痛、口舌生疮等轻证。

09330 小柴胡汤(《伤寒大白》卷二)

【组成】柴胡 黄芩 广皮 甘草 半夏 人参

【功用】和解少阳。

【主治】少阳潮热,发于寅卯二时,先有微寒而热,有汗,脉弦。

【加减】若见恶寒身痛,加羌活、防风;口渴,去半夏,加天花粉;饱闷,去人参,加枳壳,厚朴;小便不利,加木通。

09331 小柴胡汤(《伤寒大白》卷二)

【组成】柴胡 黄芩 广皮 甘草 川芎 天麻 半夏

【主治】少阳眩晕症,寒热,呕而口苦,头眩,脉弦数。

【加减】若恶寒,加羌活、防风;有火,加栀子、黄连。

09332 小柴胡汤(《女科切要》卷七)

【组成】人参 花粉 黄芩 柴胡 甘草

【用法】加生姜,水煎服。

【主治】产后阴虚发热。

09333 小柴胡汤(《喉科紫珍集》卷上)

【组成】柴胡八分 甘草五分 元参一钱五分 黄芩 制半夏 桔梗各一钱

【用法】水煎服。

【主治】少阳受病,头角、两耳前后结肿,耳鸣筋痛,寒热呕吐,烦躁。

09334 小柴胡汤(《笔花医镜》卷一)

【组成】柴胡二钱 赤芍一钱五分 甘草 半夏各一钱 黄芩一钱五分 人参五分 生姜二片 大枣二个

寒热往来,少阳疟疾,口苦耳聋,胸满胁痛。

09335 小柴胡汤(《治疹全书》卷下)

【组成】柴胡 黄芩 薄荷 当归 茯苓 甘草

【用法】加生姜、大枣,水煎服。

【主治】月事过时见疹,邪热乘血虚入血室。

09336 小柴胡汤《伤科秘方》

【组成】柴胡一钱 桔梗八分 连翘一钱二分 花粉一钱五分 葛根一钱 黄芩一钱 广皮一钱 木通一钱五分

【用法】加灯心十根,砂仁末五分,水煎服。

【主治】跌打伤之后,感冒经风,发寒发热,头身皆痛。

09337 小健脾丸《慈幼新书》卷十

【组成】白术四两 山楂 白芍 莲肉 山药 苡仁各二两 麦芽粉 砂仁 枳实(麦麸炒) 陈皮各一两 黄连(酒炒)七钱 大粉草(炙) 木香各三钱

【用法】荷叶煎水,打老米糊为丸,如绿豆大。每服一钱或二钱,食远白汤送下。

【主治】小儿脾胃脆弱,饱则易伤。

09338 小健脾丸《全国中药成药处方集》武汉方

【组成】党参八两 陈曲 扁豆各五两 谷芽六两 砂仁 甘草各三两 茯苓 枳壳各四两 山楂五两 广陈皮四两 白术(焦)六两 桔梗四两 建莲 山药各六两 生姜二两 红枣四两

【用法】上药干燥,为细末,用净水为小丸,每钱不得少于四十丸。每服三钱,开水送下,一日三次。

【主治】身体衰弱,面黄肌瘦,饮食无味,久泻不止。

09339 小狼毒丸《千金》卷十一

【组成】狼毒三两 旋覆花二两 附子 半夏 白附子 藋茹各二两

【用法】上为末,炼蜜为丸,如梧桐子大。每服三丸,加至十丸,饮送下,一日三次。

【主治】坚癖痞在人胸胁,或在心腹。

09340 小胶艾汤《济阴纲目》卷八

【组成】阿胶(炒成珠)一两 艾叶二两

【用法】上锉。水煎服。

【主治】伤损动胎,下血腹痛。

09341 小凉惊丸《医学入门》卷八

【组成】郁金二个(用皂角水浸) 黄连 牙消 木香 藿香 龙胆草各五钱 全蝎六个

【用法】上为末,面糊为丸,如麻子大,雄黄、麝香、朱砂、金银箔为衣。每服五十丸,风痰惊热,用麻仁、防风、蝉退;潮热,桃、柳枝;镇惊,薄荷、灯心;夜啼,灯心、薄荷、灶心土;盘肠、钓气、天钓,钩藤;吐,藿香;泻,木瓜、陈皮;白痢,白姜、粟壳;赤痢,甘草、乌梅;大便闭,枳壳、消、黄;咳嗽,乌梅、桑白皮;吐不止,丁香;未效,黄荆叶;精神不爽,冬瓜仁;常服,金银薄荷,俱煎汤送下。

【主治】惊热恍惚,四肢抽掣,潮热昏迷,乍热乍醒,或为惊怪所触而致,阳证惊痫。

09342 小消化丸

《圣济总录》卷八十。为《外台》卷二十引《古今录验》"小消化水丸"之异名。见该条。

09343 小消风散《普济方》卷四十五

【组成】川芎半两 荆芥穗 薄荷叶 苍术(炒) 川乌(炮,去皮) 石膏 甘草(炙) 防风各一两

【用法】上为细末。每服一钱,热酒或茶调下,不拘时候。

【主治】伤风头痛,鼻渊声重,面赤多嚏,自汗恶风。

09344 小流气饮

《普济方》卷一八一。为原书同卷"木香分气汤"之异名。见该条。

09345 小流气饮《袖珍小儿》卷七

【组成】蝉蜕 甘草 羌活 天麻 当归 芍药 防风 大黄 龙脑叶 杏仁各等分

【用法】上锉散。每服二钱,薄荷叶三叶,水一盏煎,食后服。

【主治】小儿风毒眼。

09346 小调中汤《医学入门》卷八

【组成】黄连(煎水浸甘草) 甘草(煎水浸黄连) 瓜蒌仁(煎水浸半夏) 半夏(煎水浸瓜蒌仁。各炒水干为度)各等分

【用法】加生姜,水煎,温服。或姜汁糊为丸服。

【主治】一切痰火及百般怪病。

09347 小调中汤《济阴纲目》卷十三

【组成】茯苓 当归 白芍药 陈皮各一钱 白术一钱半

【用法】上切,作一剂。煎汤调后药末:没药、琥珀、桂心各一钱,细辛、麝香各五分。

【功用】《济阴纲目》汪淇:补脾胃,行瘀血。

【主治】产后一切浮肿。

09348 小调经汤

《医统》卷八十五。为《产育宝庆》"调经散"之异名。见该条。

09349 小调经散《陈素庵妇科补解》卷五

【组成】归须 白术 半夏 甘草 丹皮 赤苓 防风 香附 陈皮 赤芍 人参 川芎 黄耆 生地 没药

【功用】调补气血,祛瘀消肿利水,除湿热。

【主治】产后血虚,四肢浮肿,面色萎黄;或产后调养失宜,外感风湿而气肿,或皮肤如熟李状而水肿;或热久困湿发肿,小水少,口渴恶寒,上焦满闷,脉沉。

【加减】七日外去归须、赤芍、丹皮,加当归、白芍、大腹皮。

【方论选录】是方二陈消肿利水,四物补血祛瘀,加参术六君,又专补元气。四物、四君、加肉桂、黄耆,即十全大补,兼补气血。香附佐于陈皮,气得宣通,丹皮佐泽兰,湿热并除,从小便而出。黄耆得防风,直行周身肌肤腠理,达浮肿之处。没药祛风活血,又佐以四物而祛渗积之败血也。

09350 小调经散

《妇人良方》卷二十二。为《产育保庆》"调经散"之异名。见该条。

09351 小调经散《校注妇人良方》卷二十二

【异名】调经散(《傅青主女科》卷下)、桂珀调经散(《顾氏医径》卷四)。

【组成】没药 琥珀 桂心 芍药 当归各一钱

【用法】上为末。每服半钱,姜汁温酒调下。

【功用】❶《傅青主女科》:行血消肿,调经。❷《顾氏医径》:行血通经。

【主治】❶《校注妇人良方》:产后四肢浮肿,败血乘虚流注。❷《傅青主女科》:月经不调,腹痛;产后恶露不净,停留胞络,致令浮肿。

09352 小调经散《保命歌括》卷二十六）

【组成】白芷五钱　没药（另研）　肉桂　甘草各三钱　赤芍药　细辛（洗去土）　当归（酒洗）　玄胡索（炒）各一钱　琥珀一钱（另）　麝五分（另研）

【用法】上为细末。每服二钱，用泽兰煎汤调服。

【主治】妇人产后，败血流入经络，化为水作肿。

09353 小调经散《会约》卷十五）

【组成】归身　赤芍　丹皮　桂心　赤苓　炙草　陈皮各一钱　干姜（炒）　细辛各五分

【用法】生姜为引。水煎服。

【主治】产后遍身浮肿，败血作肿。

09354 小陷胸丸《幼科发挥》卷三）

【组成】枳实（麸炒）二钱五分　半夏　黄连（姜汁炒）各二钱　草豆蔻（炒）五分

【用法】上为末，神曲糊为丸，如麻子大。生姜汤送下。

【主治】胃口因旧日之积作痛者。

09355 小陷胸汤《伤寒论》）

【异名】陷胸汤（《圣惠》卷十五）。

【组成】黄连一两　半夏半升（洗）　栝楼实大者一枚

【用法】上三味，以水六升，先煮栝楼，取三升，去滓，纳诸药，煮取二升，去滓，分温三服。

【功用】❶《医方集解》：除膈上结热。除痰去热。❷《金鉴》：涤胸膈痰热，开胸膈气结。

【主治】小结胸病，心下按之则痛，舌苔黄腻，脉浮滑。及痰热互结而成的胸痹，或痰热在膈上而致的咳嗽面赤，胸腹常热，脉洪，苔黄腻。

❶《伤寒论》：小结胸病，正在心下，按之则痛，脉浮滑。❷《圣惠》：时气结胸，心下坚，按之即痛，其脉沉滑。❸《寿世保元》：伤寒发渴而饮水太过，成水结胸而发呃。❹《医方集解》：痰热塞胸。❺《中医方剂学讲义》：痰热互结而成的胸痹，及热痰在膈上所致的咳嗽面赤，胸腹常热（唯手足有时觉凉），脉洪。

【方论选录】❶《医方考》：黄连能泻胸中之热，半夏能散胸中之结，栝楼能下胸中之气。❷《古今名医方论》引程扶生：以半夏之辛散之，黄连之苦泻之，栝楼之苦润涤之，所以除热散结于胸中也。先煮栝楼，分温三服，皆以缓治上之法。❸《医宗金鉴》：黄连涤热，半夏导饮，栝楼润燥下行，合之以涤胸膈痰热，开胸膈气结，攻虽不峻，亦能突围而入，故名小陷胸汤。❹《医林纂要》：黄连以泄结热，半夏以通阴阳，瓜蒌甘寒润滑，以清心之热，以荡上焦垢腻，胸中热必伤肺，此实以瓜蒌为君。热结未深，独在上焦，未近阳明之分，则无庸芒消、大黄之下达。保肺去热，洁其膻中，无使阴阳扞格而已。❺《寒温条辨》：黄连用代大黄；半夏用代甘遂；栝楼用代芒消。❻《成方便读》：此则因痰热互结，未成胃实。观其脉浮滑，知其邪在上焦，故但以半夏之辛温散结豁痰，栝楼之甘寒润燥涤垢，黄连之苦寒降火泄热。此方之治伤寒亦可，以之治杂病亦可，即表未解而里有痰热者，皆可兼而用之。

【临床报道】❶伤寒发黄胸腹满：《医学纲目》郑某，因患伤寒，胸腹满，面黄如金色。遂下小陷胸汤，其病遂良愈。明日面色改白。❷胃脘痛：《叶氏医案存真疏注》：热邪入里，脘痞，按之痛，脉浮滑，此邪结阳分，拟仲景小陷胸

汤。川黄连、栝楼实、半夏、杏仁、枳实。❸咳喘（肺心病）：《伤寒论方医案选编》王某某，男，59岁。咳逆倚息不得卧，心悸而气短，每日靠狄戈辛维持，面色黧黑，大便数日未解，舌苔白腻根黄，脉数而时结。处方：瓜蒌30克（先煎），半夏9克，黄连6克。服两剂，大便畅通，喘咳俱减，已能平卧。

09356 小陷胸汤《伤寒大白》卷三）

【组成】瓜蒌　熟半夏　川连　甘草

【主治】少阳表里热邪，兼有痰结者。

09357 小通气散《得效》卷六）

【组成】陈皮（去白）　苏嫩茎叶　枳壳（去瓤）　木通（去皮节）各等分

【用法】上锉散。每服四钱，水一盏煎，温服。

【主治】虚人忧怒伤肺，致令大便秘涩。或服燥药过，大便秘者。

09358 小通圣散《得效》卷十三）

【组成】当归　薄荷　羌活　防风　栀子　粉草　大黄　川芎　防己　桔梗各一两

【用法】上锉散。每服四钱，水一盏半，加灯心二十茎，青竹叶七片煎，食后服。小儿急惊，可服二钱。

【主治】风热上攻，目赤头痛咽疼，齿牙两颊肿满，口干烦躁，筋脉挛急；小儿急惊；醉酒。

09359 小理中丸《局方》卷三绍兴续添方）

【组成】红豆　莪术（煨，乘热捣碎）　缩砂仁各一两　草豆蔻（煨）　青皮（去白瓤）　陈皮（去白）　干姜（炮）　京三棱（煨，乘热碎捣）　肉桂（去粗皮）各二两　良姜　牵牛（炒香熟）各三两　阿魏（醋化，去沙石，研）三两

【用法】上为末，水煮面糊为丸，如梧桐子大。每服三十丸，生姜、橘皮汤送下，温汤亦得，不拘时候。

【主治】三脘气弱，中焦积寒，脾虚不磨，饮食迟化，吃物频伤，胸膈满闷，胁肋疠刺，呕吐哕逆，噫醋恶心，腹胀肠鸣，心腹疼痛，噎塞膈气，翻胃吐食，饮食减少。

【备考】此药无利性，不损气，脾胃偏虚寒者最宜服。

09360 小理中汤《局方》卷十吴直阁增诸家名方）

【组成】苍术（米泔浸，焙）五两　生姜五斤　甘草（生用）十两　盐（炒）十五两

【用法】上锉，同碾，淹一宿，焙干，碾为细末。每服一钱，空心沸汤点下。

【功用】温中逐水去湿。

【主治】脾胃不和，中寒上冲，胸胁逆满，心腹疠痛；饮酒过度，痰逆恶心，或时呕吐，心下虚胀，隔塞不通，饮食减少，短气羸困；肠胃湿冷，泄泻注下，水谷不分，腹中雷鸣；霍乱吐利，手足厥冷；胸痹心痛，逆气结气。

09361 小理中煎《鸡峰》卷二十）

【组成】荜澄茄　草豆蔻　姜黄　良姜　缩砂　青皮各二两　阿魏一钱　陈皮半两

【用法】上为细末，醋煮面糊为丸，如绿豆大。每服三十丸，生姜汤送下。

【主治】三焦气弱，中脘积冷，饮食迟化，不能消磨，胸膈痞闷，胁肋膨胀，哕逆恶心，呕吐噫酸，心腹疼痛，脏腑不调，肢体倦怠，不思饮食，及翻胃呕吐，膈气噎塞；脾胃久虚，全不入食，纵食易伤。

09362 小萝皂丸（《医学入门》卷七）

【组成】萝卜子二两（蒸） 皂角五钱（煅） 南星（用白矾水浸，晒） 瓜蒌仁 海粉各一两

【用法】上为末，姜汁和蜜捣匀为丸。含化。

【主治】喘症。

09363 小菟丝丸（《种福堂方》卷二）

【异名】小菟丝石莲丸（《医学实在易》卷七）。

【组成】石莲肉二两（陈久者） 白茯苓二两（蒸） 菟丝子五两（酒浸，研）

【用法】上为细末，山药糊为丸，如梧桐子大。每服五十丸，加至百丸，空心用温酒或盐汤送下，如脚膝无力，木瓜汤送下；晚食前再服。

【主治】女劳疸，及遗精白浊，崩中带下诸症。

09364 小菟丝丸（《饲鹤亭集方》）

【组成】苁蓉二两 鹿茸 五味子 川附子 菟丝子 牡蛎各一两 鸡内金 桑螵蛸各五钱

【用法】酒糊为丸服。

【主治】肾气虚损，目眩耳鸣，四肢倦怠，夜梦泄精，小便不禁。

09365 小菊花膏（《活幼口议》卷二十）

【组成】黄连 黄芩 大黄 菊花 羌活 苍术（米泔浸） 荆芥穗 防风各等分

【用法】上为末，炼蜜为膏，尾指大。每服一饼，细嚼，白汤下。

【主治】小儿积毒眼患，赤肿眵泪疼痛，翳膜。

09366 小黄龙丸

《得效》卷二。为《活人书》卷十八"酒蒸黄连丸"之异名。见该条。

09367 小黄芩汤（《圣济总录》卷二十一）

【组成】黄芩（去黑心）一两 大黄（锉，炒）二两 枳壳（去瓤，麸炒） 大腹（锉，醋炒）各一两

【用法】上为粗末。每服三钱匕，水一盏，煎至七分，去滓温服，不拘时候。如人行三五里未通，再服，以通为度。

【主治】伤寒八九日，大便不通，心神闷乱。

09368 小黄连丸

《普济方》卷二九六。即《圣济总录》卷一四一"小香连丸"。见该条。

09369 小黄耆丸（《鸡峰》卷七）

【组成】黄耆 覆盆子 牛膝 鳖甲 石斛 白术 肉苁蓉 附子 五味子 人参 沉香各一两 肉桂 熟干地黄各二两

【用法】上为细末，炼蜜为丸，如梧桐子大。每服三十丸，空心及晚食前以温酒送下。

【功用】充肌，调中，助力。

【主治】脾胃虚劳羸瘦，脚膝疼痛。

09370 小黄耆丸（《鸡峰》卷十七）

【组成】防风一两 黄耆二两 芎䓖半两 皂角子仁黄二分 枳壳一分

【用法】上为细末，炼蜜为丸，如梧桐子大。每服三十丸，米饮送下，不拘时候。

【主治】胴肠风热，大便秘滞，及五痔结核。

09371 小黄耆丸（《鸡峰》卷十七）

【组成】熟干地黄 川芎 枳壳 绵黄耆 防风各半两

【用法】上为细末，炼蜜为丸，如梧桐子大。每服三十丸，空心煎皂子仁汤送下。

【主治】风客手阳明之支脉，齿牙疼痛，及大便秘滞，或时便血，久久不已，则成痔疾。

09372 小黄耆酒（《千金》卷七）

【异名】黄耆酒（《千金翼》卷十六）、黄耆汤（《普济方》卷一八六引《鲍氏方》）。

【组成】黄耆 附子 蜀椒 防风 牛膝 细辛 桂心 独活 白术 芎䓖 甘草各三两 秦艽 乌头（《集验》用薯蓣三两） 大黄 葛根 干姜 山茱萸各二两 当归二两半

【用法】上咬咀。少壮人无所熬炼，虚老人微熬之，以绢袋中盛，清酒二斗渍之，春、夏五日，秋、冬七日。可先食服一合，不知，可至四五合，一日三次。酒尽，可更以酒二斗重渍滓。服之不尔，可晒滓捣下，酒服方寸匕，不知，稍增之。此药攻痹甚佳，亦不令人吐闷，小热宜冷饮食也。

【功用】耐寒冷，补虚。

【主治】❶《千金》：风虚痰癖，四肢偏枯，两脚弱，手不能上头，或小腹缩痛，胁下牵急，心下有伏水，胁下有积饮，夜喜梦，悲愁不乐，恍惚善忘。此由风虚，五脏受邪所致。或久坐腰痛，耳聋卒起，眼眩头重，或举体流肿疼痹，饮食恶冷，涩涩恶寒，胸中痰满，心下寒疝。及妇人产后余疾，风虚积冷不除者。❷《千金翼》：大风虚冷，痰癖偏枯，脚肿满。

【加减】大虚，加苁蓉二两；下痢，加女萎三两；多忘，加石斛、菖蒲、紫石英各二两；心下多水者，加茯苓、人参各二两，薯蓣三两。

09373 小黄耆散（《鸡峰》卷十九）

【组成】黄耆 赤小豆各一两 土蒺藜 枳实各半两 防风一两

【用法】上为细末。每服二钱，米饮调下；或温酒亦可。

【主治】风寒之气客于肾经，上乘于肺而与气不下流，风与气搏，面目浮肿，身无痛，形不瘦，不能食，其脉大紧。

09374 小排风散（《圣惠》卷二十五）

【组成】天麻 防风（去芦头） 羌活 桂心 附子（炮裂，去皮脐） 白附子（炮裂） 人参（去芦头） 萆薢（锉） 白蒺藜（微炒，去刺） 朱砂（细研）各一两 芎䓖 麻黄（去根节） 当归 白茯苓 木香 威灵仙 白僵蚕（微炒） 甘菊花 细辛 藁本 白术 槟榔 犀角屑 羚羊角屑 海桐皮（锉） 白芷 枳壳（麸炒微黄，去瓤） 麝香（细研）各半两

【用法】上为细散，加朱砂、麝香，研令匀。每服二钱，以温酒调下。

【主治】一切风。

【宜忌】忌生冷、油腻、鸡、猪肉。

09375 小接命丹

《医便》卷一。为《内经拾遗》卷二引《养生类要》"接命丹"之异名。见该条。

09376 小接骨散（《医方类聚》卷一八八引《施圆端效方》）

【组成】牡蛎一两（烧） 青蛤粉一两 木鳖子仁五钱

【用法】上为细末。醋糊调二钱摊纸上，涂损处，绵裹。

小黄米粉糊尤佳。

【主治】打扑闪肭，损伤筋骨。

09377 小银箔丸（《圣济总录》卷十四）

【组成】水银（用锡结砂子） 半夏（汤洗七遍去滑，入生姜捣，晒干） 天南星（炮） 白矾（熬令汁枯） 人参各半两 白茯苓（去黑皮） 铅霜（研）各一分 腻粉半钱（研） 青黛（研）一两 银箔二十片（研入药）

【用法】上为末，水煮面糊为丸，如梧桐子大。每服十丸，食后、临卧人参、薄荷汤送下。

【功用】安神，清膈，化涎。

【主治】心虚风邪，惊悸。

09378 小鹿茸丸（《魏氏家藏方》卷十）

【组成】鹿茸（酒浸，炙） 苁蓉（酒浸，炙） 当归（去芦，酒浸） 熟地黄（洗） 茴香（淘去沙，炒） 破故纸（炒） 石斛（酒浸） 人参（去芦） 白术（炒） 五味子各一两

【用法】上为细末，酒煮面糊为丸，如麻子大。每服二十丸，空心、食前盐汤送下。

【主治】小儿胎气不足，精血虚少，头大开解。

09379 小鹿茸丸

《普济方》卷四〇一引《医方集成》。为《袖珍》卷四引《幼幼方》"小茸丸"之异名。见该条。

09380 小鹿骨煎（《千金》卷十二）

【组成】鹿骨一具（碎） 枸杞根（切）二升

【用法】上药各以水一斗，别器各煎汁五升，去滓澄清，乃合一器共煎，取五升。一日二次服尽，好将慎。皆用大斗。

【主治】一切虚羸。

09381 小麻仁丸（《医学入门》卷七）

【组成】麻仁 当归 桃仁 生地 枳壳各一两

【用法】上为末，炼蜜为丸，如梧桐子大。每服五十丸，空心白汤送下。

【主治】血燥，大便秘。

09382 小清空膏（《丹溪治法心要》卷三）

【组成】片黄芩（酒浸透，晒干）

【用法】上为末。或酒或茶清送下。

【主治】少阳头痛，并偏头痛，或痛在太阳经者。

【宜忌】《赤水玄珠》：血虚头痛不宜。

09383 小清凉散（《寒温条辨》卷四）

【组成】白僵蚕（炒）三钱 蝉蜕十个 银花 泽兰 当归 生地各二钱 石膏三钱 黄连 黄芩 栀子（酒炒） 牡丹皮 紫草各一钱

【用法】水煎，去滓，入蜜、酒、童便，冷服。

【主治】温病，壮热烦躁，头沉面赤，咽喉不利，或唇口颊腮肿者。

09384 小清脾汤

《得效》卷二。为《三因》卷六"清脾汤"之异名。见该条。

09385 小续命丸（《幼幼新书》卷十引《庄氏家传》）

【异名】附硫丸（《活幼口议》卷十五）。

【组成】附子（尖）一枚 硫黄枣许大 蝎梢七枚

【用法】上为末，生姜、面糊为丸，如黄米大。每服十丸至百丸。量儿加减。

【主治】慢脾风；小儿久泻尪羸。

09386 小续命丸（《医方类聚》卷二十三引《经验良方》）

【组成】汉防己 桂（去粗皮） 人参（去芦） 杏仁（去皮尖，炒赤） 白芍药 甘草 麻黄（去根节） 芎劳各一两（净） 防风（去芦）一两半 附子（去皮脐）半两（人壮实不可用） 何首乌四两 川牛膝一两 草乌头（去皮尖，切片，炒黄）半两 黄芩（去芦）

【用法】上为细末，先用大木瓜二个，好酒一瓶，小锅炭火慢煮十分烂，去皮瓤，于瓦盆内研烂，搜和前药，如硬燥，就用煮木瓜酒添，搜和为丸，如梧桐子大。每服三十丸至五十丸，空心温酒下。

【主治】男子妇人久近风湿脚气。

【临床报道】风湿脚气：泰州苏教授患风湿穿心脚气，遍身浮肿，气喘；本州太守女患此疾，得一至人，授方服之愈，此方传与教授，服亦愈。

【备考】按：方中黄芩用量原缺。

09387 小续命汤（《千金》卷八（注文）引《小品方》）

【组成】麻黄 防己 人参 黄芩 桂心 甘草 芍药 芎劳 杏仁各一两 附子一枚 防风一两半 生姜五两

【用法】上㕮咀，以水一斗二升，先煮麻黄三沸，去沫，纳诸药，煮取三升，分三服，甚良；不愈，更合三四剂，必佳。取汗随人风轻重虚实也。诸风服之皆验，不令人虚。

【功用】《中医方剂学讲义》：扶正祛风。

【主治】正气内虚，风邪外袭。中风卒起，不省人事，神气溃乱，半身不遂，筋急拘挛，口眼㖞斜，语言謇涩，牙关紧闭，厥冷；或顽痹不仁，风湿腰痛。

❶《千金》（注文）引《小品方》：卒中风欲死，身体缓急，口目不正，舌强不能语，奄奄忽忽，神情闷乱。❷《直指小儿》：中风不省人事，涎鸣，反张，失音，厥冷。❸《准绳·类方》：八风五痹，痿厥。❹《济阴纲目》：产后中风。❺《医方集解》：风湿腰痛；痰火并多，六经中风，及刚柔二痉。

【加减】恍惚者，加茯神、远志；如骨节烦疼，本有热者，去附子，倍芍药。

【方论选录】❶《千金方衍义》：小续命汤虽本古方，而麻黄、桂枝两方皆在其中。以其本虚，必加人参驾驭麻、桂，发越在表之邪，又需附子直入少阴，搜逐在里之邪，不使外内交攻，正气立断，续命之名，信乎不虚。其余川芎、黄芩、防风、防己，不过为麻黄之使，以祛标热耳。方治卒中风欲死，病死于暴，故用麻黄必兼杏仁开发肺气之逆满，殊不可缺。❷《医方考》：麻黄、杏仁，麻黄汤也，仲景以之治太阳证之伤寒；桂枝、芍药，桂枝汤也，仲景以之治太阳证之中风。中风而有头疼、身热、脊强者，皆在所必用也。人参、甘草，四君子之二也，《局方》用之以补气；芍药、川芎，四物汤之二也，《局方》用之以养血。中风而有气虚、血虚者，皆在所必用也。风淫末疾，故佐以防风；湿淫腹疾，故佐以防己；阴淫寒疾，故佐以附子；阳淫热疾，故佐以黄芩。盖病不单来，杂揉而至，故其用药，亦兼该也。❸《成方便读》：方中用麻黄、桂枝、防风、防己大队入于太阳之经祛风逐湿者，以开其表；邪壅于外，则里气不宣，里既不宣，则郁而为热，故以杏仁利之，黄芩清之；而邪之所凑，其气必虚，故以人参、甘草，益气而调中；白芍、川芎，护营而和血；用附子者，既可助补药之力，又能济麻黄以行表也；姜、枣为引者，亦假之以和营卫耳。

【临床报道】❶ 历节风：《女科撮要》一妇人自汗盗汗，发热晡热，体倦少食，月经不调，吐痰甚多，二年矣。遍身作痛，天阴风雨益甚。用小续命汤而痛止，用补中益气、加味归脾二汤；三十余剂而愈。❷ 中风：《丁甘仁医案》罗氏，男，年甫半百，贼风入中经腧，营卫痹塞不行，陡然跌仆成中，舌强不语，神识似明似昧，嗜卧不醒，右手足不用，脉象尺部沉细，寸关弦紧而滑，苔白腻。急拟小续命汤加减：净麻黄四分，熟附片一钱，川桂枝八分，生甘草六分，全当归三钱，川芎八分，姜半夏三钱，光杏仁三钱，生姜汁（冲服）一钱，淡竹沥（冲服）一两。两剂后神识稍清，嗜睡渐减，舌强不能语，右手足不用，脉息尺部沉细，寸关弦紧稍和，苔薄腻。再拟维阳气以祛风邪，涤痰浊而通络道。

【备考】有人脚弱，服此方至六七剂得愈；有风疹家，天阴即变，辄合服之，可以防瘖。

09388 小续命汤（《千金》卷八（注文）引《胡洽方》）

【异名】续命汤（《外台》卷十四引《深师方》）、黄芩汤（《圣济总录》卷七）、小续命加姜汁汤（《伤寒图歌活人指掌》卷四）。

【组成】麻黄 桂心 甘草各二两 生姜五两 人参 芎䓖 白术 附子 防己 芍药 黄芩各一两 防风一两半

【用法】上㕮咀。以水一斗二升，煮取三升，分三服。

【主治】❶《千金》注文引《胡洽方》：中风冒昧，不知痛处，拘急不得转侧，四肢缓急，遗失便利。❷《伤寒图歌活人指掌》：脚气寒中。

09389 小续命汤（《千金》卷八）

【组成】麻黄三两 人参 桂心 白术各二两 芍药 甘草 防己 黄芩 芎䓖 当归各一两

【用法】上㕮咀。以水一斗二升，煮取三升，分三服，一日三次。覆取汗。

【主治】风历年岁，或歌或哭大笑，言语无所不及。

09390 小续命汤（《圣惠》卷四十五）

【组成】麻黄三两（去根节） 甘草一两（炙微赤，锉） 桂心一两 石膏二两 芎䓖半两 干姜半两（炮裂，锉） 黄芩三分 当归半两

【用法】上为散。每服四钱，以水一中盏，煎至六分，去滓温服，不拘时候。

【主治】脚气痹挛，风毒所攻，口不能语，咽中如塞，或缓或急，身体不自收持，冒昧不知痛处，拘急不能转侧。

09391 小续命汤（《普济方》卷九十七引庞安常方）

【组成】麻黄（去根节）一两（气实者全用，气虚者一半，以威灵仙代一半） 木香一两（不见火） 缩砂仁一两 人参（去芦）一两 芎䓖 甘草（炙）一两 杏仁（去皮尖，炒）一两 汉防己一两 桂心（去粗皮）一两 北防风一两半 附子（炮裂，去皮脐）半两 川乌（炮）三分 白芍药一两 黄芩七钱 独活一两

【用法】上㕮咀。每服三钱半，加生姜五片，枣子一个，煎至七分，去滓，食前温服。

【主治】半身不遂，口眼㖞斜，手足战掉，语言謇涩，肢体麻痹，神思昏乱，头目眩重，痰涎壅盛，筋脉拘挛，屈伸转侧不便，涕唾不收。

09392 小续命汤（《圣济总录》卷一六一）

【组成】甘草（炙） 桂（去粗皮）各一两 麻黄（去根节，煎，掠去沫，焙）三两 芎䓖 当归（锉，炒） 干姜（炮） 黄芩（去黑心） 石膏各半两 杏仁（去皮尖双仁，炒）四十枚

【用法】上为粗末。每服三钱匕，水一盏半，煎七分，去滓温服，不拘时候。

【主治】产后中风，口面㖞斜，手足不随，语涩昏昧。

09393 小续命汤（《脉因证治》卷上）

【组成】龙芽草 刘寄奴

【主治】风积痢。

09394 小续命汤

《玉机微义》卷五十。为《普济方》卷三七一引《全婴方》"续命汤"之异名。见该条。

09395 小续命汤（《普济方》卷三五）

【组成】麻黄（制。可去，加葛） 桂心 甘草各半两（炙） 防风（去芦）三钱 芍药 白术（一作杏仁） 人参 川芎 附子 防己

【用法】上㕮咀。每服五钱，水一盏半，煎至一盏，去滓。取八分清汁，入生姜汁再煎一二沸，温服，日三服，夜二服。

【主治】中风及刚柔二痉，血气痹弱，不能转侧；小儿惊风，及妇人产后失血，冒昧不知痛处，四肢拘急。

【加减】若柔痉自汗者，去麻黄；夏间及病有热者，去附子，减桂一半；冬及初春，去黄芩。

【备考】原书芍药以下诸药用量原缺。

09396 小续命饮（《跌打损伤方》）

【组成】通草一钱 赤曲一钱五分（研） 苏木一钱五分 甘草五分 山楂二钱 麦芽二钱（炒，研） 丹皮一钱 当归一钱（酒洗） 乌药二钱 川甲二钱（炒） 香附二钱（童便炒） 红花五分

【用法】水，酒各半煎，不拘时服。

【主治】伤两胁，稍喘气大痛，睡如刀刺。

09397 小琥珀散（《鸡峰》卷十七）

【组成】琥珀 没药 肉豆蔻仁 血竭 木香各半两 官桂 人参 赤茯苓 当归 牡丹皮 赤芍药各一两 延胡索二两

【用法】上为细末。每服半钱，沸汤点下，一日三次。如有血劳气，与鬼煎丸次第服。

【主治】血热虚烦，不思饮食，潮躁消瘦，心腹脐肋疼痛。

09398 小琥珀散（《卫生家宝产科备要》卷七）

【组成】川芎六两（拣颗颗如核桃肉者，生锉） 川当归（去尖梢芦头净，好酒浸一宿，慢火炙令黄色，不得焦，候冷切细）四两 桑寄生二两

【用法】上为末。每服二钱，水八分盏，煎至六分，却入好酒二分，更煎三二沸，温服。孕妇临月空心一服，至卧蓐时，胎滑易生，恶物亦少，新血便生，脏腑自然不痛。

【功用】安胎气，调血脉。

【主治】产前产后，血气诸疾。

09399 小琥珀散（《女科指掌》卷一）

【组成】当归 乌药 蓬术（醋炒）

【用法】上为末。每服二钱，酒调下。

【主治】妇女炎天临月经，误伤生冷忽然停，后来欲至先疼痛。

09400 小葶苈丸

《赤水玄珠》卷五。为《三因》卷十四"葶苈大丸"之异名。见该条。

09401 小葶苈汤（《圣济总录》卷六十六）

【组成】葶苈三分（隔纸炒，别捣研，丸如樱桃大） 桑根白皮二两半 大枣十个（去核）

【用法】上药除葶苈外，咬咀如麻豆。每服五钱匕，水一盏半，煎至一盏，入葶苈一丸，更煎一二沸，去滓，空腹温服。

【主治】喘咳上气，多唾，面目浮肿，气逆。

【加减】心下痞硬者，去桑根白皮。

09402 小提毒丹（《青囊立效秘方》卷二）

【组成】陈降香一钱 红升三钱 生石膏一两五钱 青黛一钱

【用法】乳研至无声听用。约掺二次，隔四日一上。后即可用收功药。

【主治】梅毒、臁疮久不愈。

09403 小提盆散（《医方类聚》卷一三六引《施圆端效方》）

【组成】灶突墨一钱 沧盐三钱

【用法】上为散。每次一钱，用竹筒吹入肛门内。

【主治】大便燥结，服转药久不通。

09404 小紫双丸（《圣惠》卷八十八）

【组成】代赭一两（细研） 丹砂半两（细研，水飞过） 川大黄一两（锉碎，微炒） 木香半两 犀角屑半两 当归半两（锉，微炒） 杏仁半两（汤浸，去皮尖双仁，麸炒微黄） 巴豆一分（去皮心研，纸裹压去油）

【用法】上为末，入研了药，更研令匀，炼蜜为丸，如绿豆大。三岁以上，每服二丸，空心以温水送下。更量儿大小，以意加减。取下恶物为效。

【主治】小儿宿食不化，积成癖气，两肋妨闷，气急不能下食，腹大胀硬。

09405 小紫苏饮（《得效》卷十四）

【组成】紫苏 厚朴 白茯苓各五钱 半夏 甘草各三钱

【用法】上锉散。每服三钱，水一盏，加生姜五片，大枣二个煎，温服。

【功用】护胎。

【加减】客热烦渴，口生疮者，加知母、前胡；胞冷下利，加桂心（炒）；胃中虚热，大小便秘，加黄芩；头痛，加细辛、川芎。

09406 小紫菀丸（《外台》卷十引《古今录验》）

【异名】小紫丸（《普济方》卷一八四）。

【组成】干姜 甘皮（一作甘草） 细辛 款冬花各三分 紫菀三分 附子二枚（炮）

【用法】上药治下筛，炼蜜为丸，如梧桐子大。先食服三丸，一日二次，以知为度。

【主治】上气，夜咳逆，多唾浊。

【宜忌】忌冷水、猪肉、生菜等物。

09407 小蚵蚾丸（《普济方》卷三七四）

【组成】蚵蚾（蝎雄是） 白附子 朵粉 朱砂 青黛 香墨 金箔 青柳条 细茶 麝香 防风 羌活 珍珠 白矾 天麻 茯神 远志 山药各等分

【用法】上为末，用枣肉、木瓜同捣烂饭为丸，剪作锭子，朱砂为衣。周岁一二丸，金钱薄荷汤送下；或麝香汤送下。

【主治】一切惊风，手足摇动，心神恐悸，卧睡不安。

09408 小黑龙丸（《医方类聚》卷二五五引《新效方》）

【组成】大皂角（去皮弦，烧存性） 干虾蟆（去肠肚，烧存性） 使君子（炒）各一两二钱 青黛三钱 雄黄 龙胆各四钱（一方加绿矾半两）

【用法】上为末，面糊为丸，如粟米大。每服十丸，米饮送下。

【主治】疳病。

09409 小黑龙丸（《医学纲目》卷三十六）

【组成】青礞石（煅）一两 青黛一钱 芦荟一钱半 胆星一两

【用法】上为极细末，甘草汤为丸，如鸡头子大。每服一丸，姜、蜜、薄荷汤送下。

【主治】小儿急惊轻症，痰多者。

09410 小黑神丸（《得效》卷十五）

【组成】乌头一个 芫花 干姜各五钱

【用法】上为末，醋煮令干，更杵为末，再入桂心、天麻、海桐皮，黑豆为末，入前药和匀，别用黑豆煮极烂，研如泥，以豆汁调和前末，研合为丸。每服七丸至十丸，以黑豆淋酒送下。

【主治】血风走注攻刺，半身不遂，麻痹瘙痒；急风口眼㖞斜，言语謇涩，手足拘挛。

【宜忌】忌一切毒物。

09411 小黑神散（《朱氏集验方》卷十）

【异名】胜金散。

【组成】香白芷（炮）半两 百草霜（细研）二钱半（一方等分，白芷生用）

【用法】上为散。每服二钱，醋汤热服。如横逆，用童便、好醋各一茶脚，百沸汤四五分服。

【功用】治血定痛，消逐利积。

【主治】产前产后；亦治横逆。

09412 小腊茶煎（《鸡峰》卷二十二）

【组成】铜钱一百个 乌头七个

【用法】以水一碗半，煎至一碗，热洗。

【主治】阴疮，痒痛出水，久不愈。

09413 小惺惺丸（《小儿药证直诀》卷下）

【组成】母猪粪（腊月取，烧存性） 辰砂（水研飞） 脑 麝各二钱 牛黄一钱（各别研） 蛇黄（西山者，烧赤，醋淬三次，水研飞，干用）半两

【用法】东流水作面糊为丸，如梧桐子大，朱砂为衣。每服二丸，钥匙研破，食后温水化下。小儿才生，便宜服一丸，除胎中百疾。

【功用】解毒。

【主治】急惊，风痫，潮热，及诸疾虚烦，药毒上攻，躁渴。

09414 小温中丸（《鸡峰》卷十八）

【组成】干姜五两 半夏 天南星各一两 茯苓一两半 丁香半两 陈橘皮三两

【用法】上为细末，水煮面糊为丸，如梧桐子大。每服三十丸至五十丸，食后稍空煎生姜汤送下。

【功用】暖胃腑，消寒痰，利咽膈，止呕逆，进饮食，定咳嗽。

09415　小温中丸（《丹溪心法》卷三）

【组成】苍术　川芎　香附　神曲　针砂（醋炒红）

【主治】疸，食积。

【加减】春，加川芎；夏，加苦参或黄连；冬，加吴茱萸或干姜。

09416　小温中丸（《丹溪心法》卷三）

【组成】青皮一两　香附四两（便浸）　苍术二两　半夏二两　白术半两　陈皮一两　苦参半两　黄连一两（姜汁炒）　针砂二两（醋炒）

【用法】上为末，曲糊为丸服。

【主治】积聚痞块。

09417　小温中丸（《医方类聚》卷一三二引《新效方》）

【组成】针砂十两（醋炒令红，醋淬七次，再炒，另研）　苍术　神曲　川芎　栀子各半斤　香附一斤

【用法】上为末，醋糊为丸，如梧桐子大。每服五七十丸，食前姜、盐汤送下。

【主治】五疸诸积。

09418　小温中丸（《丹溪治法心要》卷三）

【组成】苍术（炒）　神曲（炒）　针砂（醋煅）　半夏各二两　川芎　栀子各一两　香附四两

【用法】上为末，醋糊为丸服。

【主治】黄疸，食积。

【加减】春，加川芎；夏，加苦参或黄连；冬，加茱萸、干姜。

09419　小温中丸（《丹溪治法心要》卷三）

【组成】针砂八两（醋炒）　香附　神曲各八两（炒）　白术五两（炒）　半夏五两（洗）　甘草二两　陈皮五两（和白）　黄连二两　苦参三两

【用法】上为末，醋糊为丸。每服五十丸，白术、陈皮汤送下。

【主治】脾胃停湿，水谷不分，面色萎黄。

【加减】冬，去黄连，加厚朴。

09420　小温中丸（《准绳·类方》卷二引丹溪方）

【异名】温中丸（《张氏医通》卷十六）。

【组成】陈皮　半夏（汤泡，去皮脐）　神曲（炒）　茯苓各一两　白术二两　香附子（不要烘晒）　针砂各一两半（醋炒红）　苦参（炒）　黄连（炒）各半两　甘草三钱

【用法】上为末，醋、水各一盏，打糊为丸，如梧桐子大。每服七八十丸，白术六钱，陈皮一钱，生姜一片煎汤送下。病轻者服此丸六七两，小便长；病甚服一斤，小便始长。

【主治】脾虚不运，湿热积滞内蕴，腹部胀满，大便溏薄，两足浮肿，或黄胖面肿。❶《准绳·类方》：胀因脾虚不能运化。❷《张氏医通》：黄胖面肿，足胀。❸《风劳臌膈》：胀因肝木为湿热蕴滞。❹《成方便读》：脾虚湿热不化，足肿便溏腹满。

【加减】虚甚，加人参一钱。各用本方去黄连，加厚朴。

【方论选录】《成方便读》：白术补脾燥湿，使运化有权，赞助药力，自然邪尽化而正不伤；半夏化其湿，茯苓利其水，陈皮理其气，甘草和其中，且皆可寓宣于补；黄连、苦参清湿中之瘀热；针砂、神曲化积滞之陈邪。用醋、水为丸，

者，凡欲散之，必先敛之，不使其邪有散漫之意耳。

09421　小温中丸（《准绳·类方》卷五引丹溪方）

【组成】针砂一斤（以醋炒，为末）　糯米（炒极黄，为末）一斤

【用法】醋糊为丸，如梧桐子大。每服四五十丸，米饮送下。轻者服五两，重者不过七两。

【主治】❶《准绳·类方》：黄胖。❷《何氏济生论》：食劳疳黄。

【宜忌】《何氏济生论》：忌一切生冷油腻。

09422　小温中丸（《医统》卷十八）

【组成】针砂十两（醋炒七次，令通红，另研）　苦参（夏加冬减）　白术五两　山楂各二两　吴茱萸一两（冬加夏减）　苍术半斤　川芎（夏减）　神曲各半斤　香附米一斤（童便浸一宿，炒）

【用法】上为细末，醋糊为丸，如梧桐子大。每服七八十丸，食前盐汤送下。脾虚，须用白术汤使。

【功用】制肝燥脾。

【主治】❶《医统》：黄疸与食积。❷《医学六要》：黄胖。

09423　小温金散（《得效》卷七）

【组成】人参（去芦）　石莲肉（去心）　川巴戟（去心）　益智仁（去壳）　黄耆（去芦）　萆薢（切，酒浸，炒）　麦门冬（去心）　赤茯苓（去皮）　甘草各等分

【用法】上为散。每服三钱，水一盏半，灯心二十茎，红枣二个，水煎，食前温服。

【主治】❶《得效》：心虚泛热，或触冒暑热，澼下或赤或白，或淋涩不行，时发烦郁，自汗。❷《准绳·类方》：心肾虚热，小便赤白淋沥或不时自汗。

09424　小温肺汤

《杏苑》卷五。为《医方类聚》卷一五〇引《济生》"温肺汤"之异名。见该条。

09425　小温经汤（《袖珍》卷四引《简易方》）

【异名】温经汤（《妇科玉尺》卷一）。

【组成】当归　附子（炮）各等分

【用法】上㕮咀。每服三钱，水一盏，煎至八分，空心温服。

【主治】❶《袖珍》：经候不调，血脏冷痛。❷《妇科玉尺》：冲任虚，月经不调，或曾半产，瘀血停留，唇口干燥，五心烦热，少腹冷痛，久不受胎。

09426　小温经汤

《医学入门》卷八。为《观聚方要补》卷九引《十便良方》"指迷温经汤"之异名。见该条。

09427　小温经汤（《寿世保元》卷七）

【组成】桂枝三分　白芷四分　白术五分　川芎七分　当归（酒洗）一钱　熟地黄一钱　枳壳（麸炒）七分　白芍（酒炒）一钱　羌活四分　柴胡四分　砂仁四分　黄芩七分　香附（炒）一钱　甘草二分　小茴（酒炒）四分

【用法】上锉一剂。加生姜三片，水煎，热服。

【主治】室女经脉初动，失于调理，感寒气血不顺。心腹胀满，恶寒发热，头身遍疼。

【加减】血气刺痛，心腹难忍，加玄胡五分；咳嗽，加杏仁（去皮尖）七分，五味子十粒，桔梗七分。

09428　小温经汤

《血证论》卷八。为《金匮》卷下"温经汤"之异名。见

该条。

09429 小犀角丸

《局方》卷八。为《外台》卷二十四引《近效方》"犀角丸"之异名。见该条。

09430 小犀角丸（《医学纲目》卷十九）

【组成】犀角　青皮　陈皮各一两　黑牵牛一两（半生半炒）　连翘半两

【用法】上为细末，用皂角二挺，去皮弦子，炮，捶，以布绞汁，取汁一碗许，又用新薄荷二斤，研取汁，同熬成膏，以前药末为丸，如梧桐子大。每服三十丸，食后连翘煎汤送下，间以薄荷茶汤服。

【主治】诸痨。

09431 小犀角汤

《外台》卷十八引《崔氏方》。为《千金》卷七"犀角旋覆花汤"之异名。见该条。

09432 小塌气丸（《魏氏家藏方》卷二）

【组成】牵牛三两（炒）　茴香（淘去沙，炒）　陈皮（去白，炒）各半两

【用法】上为细末，姜糊为丸，如梧桐子大。每服一二十丸，姜汤送下，不拘时候。

【主治】一切气。

09433 小槐子丸（《圣惠》卷六十）

【组成】槐子仁三两（微炒）　龙骨一两　白矾二两（烧令汁尽）　硫黄一两（细研）　枳实二两（麸炒微黄）　干漆一两（捣碎，炒令烟出）　桑木耳一两（微炒）

【用法】上为末，炼蜜为丸，如梧桐子大。每服二十丸，食前以粥饮送下。

【主治】大肠积冷，久痔不愈。

09434 小槐实丸（《千金》卷二十三）

【异名】槐子丸（《圣济总录》卷一四三）。

【组成】槐子三斤　白糖二斤　矾石　硫黄各一斤　大黄　干漆　龙骨各十两

【用法】上药捣筛四味，其二种石及糖并细切，纳铜器中，一石米下蒸之，以绵绞取汁以和药为丸，并手丸之，如梧桐子大，阴干。每服二十丸，稍增至三十丸，酒送下，一日三次。

【主治】五痔十年者。

09435 小蓟饮子（《玉机微义》卷二十八引《济生》）

【异名】小蓟汤（《医学正传》卷六）、小蓟饮（《明医指掌》卷三）。

【组成】生地黄　小蓟根　通草　滑石　山栀仁　蒲黄（炒）　淡竹叶　当归　藕节　甘草各等分

【用法】上咬咀。每服半两，水煎，空心服。

【功用】《中医方剂学讲义》：凉血止血，利水通淋。

【主治】下焦结热血淋，小便频数，赤涩热痛，血尿，舌红，脉数有力。现用于急性肾小球肾炎等。

❶《玉机微义》引《济生》：下焦结热，尿血成淋。❷《金鉴》：尿血同出，茎中不时作痛。❸《医方新解》：小便频数，赤涩热痛，血尿，舌红，脉数有力。

【方论选录】❶《成方便读》：山栀、木通、竹叶，清心火下达小肠，所谓清其源也；滑石利窍，分消湿热从膀胱而出，所谓疏其流也；但所瘀之血决不能复返本原，瘀不去则

病终不能瘳，故以小蓟、藕节退热散瘀；然恐瘀去则新血益伤，故以炒黑蒲黄止之，生地养之；当归能使瘀者去而新血生，引诸血各归其所当归之经；用甘草者，甘以缓其急，且以泻其火也。❷《中医方剂学讲义》：方用小蓟、生地、蒲黄、藕节凉血止血；木通、竹叶降心肺之火，从小便而出；栀子泄三焦之火，引热下行；滑石利水通淋；当归引血归经；甘草协调诸药。合用成为凉血止血、利水通淋之剂。

【临床报道】急性肾小球肾炎：《新中医》[1982，（9）：46]陈某，男，13岁。感冒发热，咽喉肿痛半月后发现头面、下肢浮肿，头晕，小便不利，尿少黄，口渴心烦，口角生疮，咽红肿，舌尖红苔少，脉浮数。血压120/90毫米汞柱。尿镜检：呈黄赤浑浊，蛋白（+++），红细胞散在，管型0～1。方用小蓟饮子加减：小蓟15克，生地10克，藕节15克，蒲黄10克，木通6克，竹叶10克，滑石12克，当归10克，山栀子10克，钩藤20克，夏枯草20克，水煎服。六剂药后全身浮肿消退，尿量增多，色转淡。尿镜检蛋白阴性，白细胞0～3。血压90/60毫米汞柱。继服上方三剂，诸证悉除。

09436 小蓟根汤（《圣济总录》卷一五二）

【组成】小蓟根三两　当归（微炙）　阿胶（炙令燥）　芎䓖　青竹茹　续断　地榆根各一两半　伏龙肝二两

【用法】上药治下筛。每服三钱匕，水一盏，煎七分，去滓温服，一日三次。

【主治】妇人月经过多，或卒暴血伤不止，或色如肝，或成片者。

09437 小蓟根汤

《鸡峰》卷十七。为《全生指迷方》卷四"小蓟汤"之异名。见该条。

09438 小硼砂散（《鸡峰》卷二十一）

【组成】硼砂　马牙消各一两　白矾二钱　龙脑少许

【用法】上药研匀，使腊月鲫鱼胆汁和之，却填入皮内阴干，取出为细末。吹一字入喉中。然鲫鱼亦不必须腊月，但非暑月皆可合。

【主治】咽喉肿痛，及喉闭气不通垂困者。

09439 小硼砂散（《医方类聚》卷七十五引《施圆端效方》）

【组成】硼砂　马消石各三钱　桔梗　甘草　薄荷各一两

【用法】上为细末。干掺咽中。

【主治】咽喉肿，疮生疼痛。

09440 小蜈蚣散（《杂病源流犀烛》卷十三）

【组成】蜈蚣一条　全蝎二个

【用法】炒，为末。擦牙或吹鼻中。

【功用】《类证治裁》：去风。

【主治】破伤风，口噤，身反张，不省人。

09441 小解毒汤（《名家方选》）

【组成】山归来（土茯苓）二钱　滑石　泽泻　阿胶　茯苓　木通　忍冬各七分五厘　大黄三钱

【用法】水煎服。

【功用】❶《名家方选》：解毒利水。❷《古今名方》：清热利湿，通淋止痛。

【主治】气结于内之淋疾，小便涩，疼痛甚，下脓血。

09442 小滚脓丹（《外科十三方考》）

【组成】水银一两　火消一两　白矾一两　胆矾五

钱 青矾一两 淮盐五钱

【用法】上药如法升五枝香久，取药作捻用之。

【功用】拔毒提脓。

09443 小槟榔丸（《儒门事亲》卷十二）

【组成】枳壳 陈皮 牵牛各等分

【用法】上为细末，水为丸。每服三四十丸，食后生姜汤送下。

【主治】《普济方》：上气腹胀。

09444 小槟榔丸

《得效》卷六。为《杨氏家藏方》卷五"消胀丸"之异名。见该条。

09445 小槟榔丸

《得效》卷十二。为《瑞竹堂方》卷二"神效丸"之异名。见该条。

09446 小酸枣汤（《外台》卷十七引《深师方》）

【组成】酸枣仁二升 知母二两 生姜二两 甘草一两（炙） 茯苓二两 芎䓖二两（一方加桂二两）

【用法】上切。以水一斗，煮酸枣仁，减三升，纳药，煮取三升，分三服。

【主治】虚劳不得眠，烦不可宁。

【宜忌】忌海藻、菘菜、酢物。

09447 小嘉禾散（《得效》卷十五）

【组成】木香 丁香 丁皮各三钱 巴戟（去心） 紫苏叶 白茯苓 苍术（浸，炒） 肉豆蔻（煨） 附子（炮）各五钱 沉香三钱 苦梗（去芦） 粉草 茴香（炒） 山药 白豆蔻仁 扁豆各五钱（炒）

【用法】上锉散。每服三钱，水一盏半，加生姜三片、大枣二个，水煎，温服。

【主治】❶《得效》荣卫不调，血气虚弱。面色萎黄，四肢无力，手足倦怠，盗汗并出，皮肉枯瘁，骨肉羸瘦，饮食不进，日渐卧床；妇人病后不能调理，变成崩漏。❷《普济方》：腰腿沉重，痛连脐腹，小便白浊。

【加减】止泻，加黑豆（炒）；止痢，加粟壳（蜜炒）。

09448 小箸头散（《医方类聚》卷七十五引《施圆端效方》）

【组成】生白矾

【用法】上为细末。箸头点咽喉内。吐涎妙。

【主治】急咽喉肿闭。

09449 小镇心丸（《千金》卷十四）

【组成】紫石英 朱砂 茯神 银屑 雄黄 菖蒲 人参 桔梗 干姜 远志 甘草 当归 桂心各二两 防风 细辛 铁精 防己各一两 （一方用茯苓二分）

【用法】上为末，炼蜜为丸，如大豆大。每服十丸，饮送下，一日三次。渐加至二十丸。

【主治】心气少弱，惊虚振悸，胸中逆气，魇梦参错，谬忘恍惚。

09450 小镇心丸（《幼幼新书》卷十九引《相湾方》）

【异名】镇心丸（《普济方》卷三七四）。

【组成】辰砂 半夏（姜制三日，焙） 杏仁（出五分油）各半两 巴豆霜五分

【用法】上为末，陈米粥为丸，如芥子大。每服三五丸，生姜、薄荷汤送下。

【功用】下涎。

【主治】涎潮喘急，壮热，膈上涎鸣。

09451 小镇心丸（《卫生总微》卷六）

【组成】朱砂（水飞） 铁粉 京墨各一两 脑子 麝香各一字

【用法】上为细末，陈米饭为丸，如绿豆大。每服二三丸，荆芥汤化下，不拘时候。

【主治】诸惊，咬牙不宁，大便色青。

09452 小镇心丸（《易简方》）

【组成】蓬莪术五斤 荆三棱五斤（水浸软，切片） 橘皮五斤（拣净） 青皮五斤 胡椒三斤 干姜三斤（炮） 阿魏三斤 矾红

【用法】上为细末，醋糊为丸，如梧桐子大，辰砂为衣。每服六十丸，用橘红煎汤送下。

【主治】癫痫。脾气不舒，遂致痰饮上迷心窍。

【备考】方中矾红用量原缺。

09453 小镇心散（《千金》卷十四）

【组成】人参 远志 白术 附子 桂心 黄耆 细辛 干姜 龙齿 防风 菖蒲 干地黄 赤小豆各二两 茯苓四两

【用法】上药治下筛。每服二方寸匕，酒下，一日三次。

【主治】心气不足，虚悸恐畏，悲思恍惚，心神不定，惕惕然而惊。

09454 小橘皮丸（《御药院方》卷三）

【组成】橘皮（去白）半斤 木香 缩砂仁 槟榔各二两 青皮（去白）四两 半夏六两（汤洗七次）

【用法】上为细末，生姜汁面糊为丸，如梧桐子大。每服六七十丸，食后温生姜汤送下。

【功用】调中顺气，宽膈进食。

【主治】心腹痞闷，腹胁胀满，饮食迟化，呕哕恶心，口苦无味，肢体烦倦，传导不调，或秘或泄。

09455 小橘皮汤

《伤寒总病论》卷三。为《金匮》卷中"橘皮汤"之异名。见该条。

09456 小藿香散（《全生指迷方》卷四）

【组成】丁香 枇杷叶（去毛） 干葛 赤茯苓 藿香叶 甘草各等分

【用法】上为末。每服三钱，水一盏，加生姜三片，同煎至一盏，去滓温服。

【主治】霍乱。心下闷乱，呕吐不止，卧起不安，手足躁扰，水浆不下，脉数疾，因热喜冷者。

09457 小蟾酥丸（《疡医大全》卷七）

【组成】蟾酥一分 明雄三分 蜈蚣一条

【用法】上为细末，酒糊为丸，如梧桐子大。每服五丸，葱酒送下。

【功用】发汗消散。

【主治】一切疔疮、肿毒、时毒初起。

09458 小鳖甲汤（《千金》卷七）

【组成】鳖甲 黄芩 升麻 麻黄 羚羊角 桂心 杏仁各三两 前胡四两 乌梅二十枚 薤白三十枚

【用法】上㕮咀。以水一斗，煮取二升七合，分三服。

【主治】身体虚胀如微肿，胸心痞满有气，壮热，小腹厚重，两脚弱。

【加减】若体强壮欲须利者,加大黄二两。

【宜忌】《外台》:忌苋菜、生葱。

09459 小鳖甲散

《普济方》卷二三〇。即《博济》卷一"鳖甲散"。见该条。

09460 小麝香丸(《千金》卷十二)

【组成】麝香三分 雄黄 当归(《外台》不用) 丹砂各四分 干姜 桂心 芍药各五分 莽草 犀角 栀子仁各二分 巴豆五十枚 附子 乌头各五枚 蜈蚣一枚

【用法】上为末,加细辛五分,炼蜜为丸,如小豆大。每服三丸至五丸,一日三次。

【主治】❶《千金》:一切尸疰痛。❷《御药院方》:鬼疰飞尸百病,风寒客搏经络,走疰疼痛,久不愈者;并一切恶气邪毒。

【备考】方中巴豆,《御药院方》去皮膜油,用七分八分。

09461 小麝香丸(《圣济总录》卷四十四)

【组成】麝香半钱(研) 丁香皮(锉) 木香 益智(去皮) 甘松 莎荄根(去毛) 蓬莪术(炮,锉)各一两

【用法】上药除麝香外,捣罗为细末,入麝香拌匀,以水浸炊饼心为丸,如小豆大。每服七丸至十丸,嚼破,食后温熟水送下。

【主治】脾胃不和,胸膈痞闷,饮食化迟。

09462 小麝香丸(《圣济总录》卷六十四)

【组成】吴茱萸二两(炒) 木香一两 桂(去粗皮)一两 陈粟米四两(用巴豆四十九枚,去皮,同炒令转色,去巴豆不用)

【用法】上为末,醋煮面糊为丸,如绿豆大。每服七丸或十丸,食后温熟水送下。

【主治】脾胃气弱,不能饮食,肌肤瘦瘁,心胸膨闷,肋胁虚胀,大便秘、利不定;小儿诸疳黄疸。

09463 小儿一捻金

《全国中药成药处方集》(济南方)。为原书"一捻金"之异名。见该条。

09464 小儿七珍丹(《北京市中药成方选集》)

【组成】胆南星二十两 天麻三十两 半夏曲三十两 滑石六十两 寒食曲六十两 全蝎三十两 巴豆霜七两五钱(含油量不得超过百分之十)

【用法】先将胆南星、天麻等六味研为细末,过罗;取巴豆霜研细,陆续兑入上细末,和匀,用冷开水泛为小丸,朱砂为衣,每十六两干丸药用朱砂粉八钱,纸袋包装,每袋100粒。四五岁服二十丸,十岁服四十丸,白开水化服。

【功用】清热败毒,镇惊安神。

【主治】急热惊风,痰涎壅盛,感冒风寒,呕吐泄泻。

【宜忌】痘疹及久泻脾虚忌服。

09465 小儿久嗽丸(《成方制剂》19册)

【组成】沉香 法半夏 海浮石 藿香 僵蚕 苦杏仁 款冬花 麻黄 枇杷叶 忍冬藤 桑白皮 桑叶 石菖蒲 石膏 葶苈子 竹茹 紫苏子

【用法】上制成丸剂。口服,一次1丸,一日2次;周岁以内酌减。

【功用】疏风解热,止嗽化痰。

【主治】肺热咳嗽,痰多而稠,久嗽不已及百日咳。

【宜忌】衄血,吐血忌服。

09466 小儿太极丸(《温疫论》卷下)

【异名】太极丸(《幼幼集成》卷二)。

【组成】天竺黄五钱 胆星五钱 大黄三钱 麝香三分 冰片三分 僵蚕三钱

【用法】上为细末,端午日午时修合,糯米饭捣为丸,如芡实大,朱砂为衣。凡遇疫证,每服一丸,姜汤化下。

【主治】小儿时疫,挨延失治,即便二目上吊,不时惊搐,肢体发痉,十指钩曲,甚至角弓反射。

09467 小儿止泻片(《中医方剂临床手册》)

【组成】山楂炭 炮姜炭

【用法】上为片剂。每服四片,一日三次。

【功用】温中止泻。

【主治】胃寒呕吐,腹中冷痛,水泻之证。

09468 小儿止泻片(《成方制剂》6册)

【组成】白矾 白术 车前子 山药 罂粟壳 枣树皮

【用法】上制成片剂。口服,一岁以内一次2片,一岁至二岁一次3片;二岁至四岁一次4片;一日3次,或遵医嘱。

【功用】健脾利水,涩肠止泻。

【主治】脾胃虚弱,腹泻,腹痛。

【宜忌】实热立即初起禁用,腹胀者慎用。

09469 小儿止泻散(《北京市中药成方选集》)

【组成】白术(炒)二两 藿香叶五钱 滑石二两 苡米(炒)三两 扁豆(去皮)四两 芡实米(炒)二两 泽泻二两 党参(去芦)三两 厚朴(炙)三两 车前子(炒)一两 莲子肉二两 砂仁一两

【用法】上为细末,过罗,每包重四分。每服一包,温开水冲服,一日二次。

【功用】和胃健脾,利湿止泄。

【主治】脾胃不和,呕吐泄泻,腹痛胀满,小便不利,不思饮食。

09470 小儿止泻散(《临证医案医方》)

【组成】苍术炭4.5克 白术炭4.5克 莲子6克 炒扁豆9克 炒山药9克 通草1.5克 茯苓6克 车前子4.5克(布包) 煨诃子6克 煨肉豆蔻3克 姜厚朴4.5克 甘草1.5克

【用法】上为粗末。每日一剂,水煎服,分三至四次服完。上方为一岁儿童用量。

【功效】健脾,利水,止泻。

【主治】小儿腹泻。大便溏泻,日数行。

【加减】有惊战者,加去惊药治之,如钩藤、蝉蜕等;有热者,加黄连炭;消化不良,饮食积滞者,酌加和胃消食药,如谷芽、麦芽、鸡内金等。

【方论选录】本方主要由健脾、利水、止泻三组药组成。方中苍术、白术、莲子、扁豆、山药健脾;通草、茯苓、车前子利水;诃子、肉豆蔻止泻;厚朴消胀,甘草调和诸药。共同达到健脾利水止泻之目的。

09471 小儿化毒散(《中国药典》2010版)

【组成】人工牛黄8克 珍珠16克 雄黄40克 大黄80克 黄连40克 甘草30克 天花粉80克 川贝母40克 赤芍80克 乳香(制)40克 没药(制)40克 冰片10克

【用法】上制成散剂。口服。一次0.6克,一日1～2

次；三岁以内小儿酌减。外用，敷于患处。

【功用】清热解毒，活血消肿。

【主治】热毒内蕴、毒邪未尽所致的口疮肿痛、疮疡溃烂、烦躁口渴、大便秘结。

09472 小儿化食丸

《中国药典》2010版。为《济南市中药成方选辑》"小儿化食丹"之异名。见该条。

09473 小儿化食丹（《济南市中药成方选辑》）

【异名】小儿化食丸（《中国药典》）

【组成】神曲（焦）二两　山楂（焦）二两　麦芽（焦）二两　槟榔（焦）三两　莪术（醋制）一两　三棱（炒）一两　白丑（炒）二两　黑丑（焦）二两　大黄二两

【用法】上为细末，过80～100目细罗；取炼蜜（每药粉十两，约用炼蜜十两）与上药粉搅拌均匀，成滋润团块，分坨，搓条为丸，上药一料，约制五分重蜜丸608丸。周岁每服一丸，周岁以上每服二丸，温开水送下，一日二次。

【功用】消食，止痢。

【主治】由伤食、伤乳引起的腹胀便秘，肚大青筋，或大便脓血。

【宜忌】忌食辛辣油腻之物。

09474 小儿化积膏（《北京市中药成方选集》）

【组成】橘皮一两　厚朴一两　芒消一两　甘草一两　甘遂一两　大黄一两　川乌（生）一两　草乌（生）一两　苍术一两　大戟一两　巴豆一两　芫花一两　郁金一两　水红花子一两　商陆一两　附子一两　莱菔子一两　三棱一两　莪术一两　官桂一两　干蟾一两　山甲一两

【用法】上药酌予切碎，用香油八十两炸枯，过滤去滓，炼至滴水成珠，加黄丹三十两，搅匀成膏，取出放入冷水中，出火毒后，加热溶化，另以甘遂三钱，芫花三钱，阿魏三钱，甘草二钱，大戟三钱，为细末，过罗。每十六两膏油兑入上细末搅匀摊贴，大张油重四钱，小张油重二钱。微火化开，贴肚脐上。

【功用】消积聚，化痞块。

【主治】小儿停食积水，腹痛胀满，积聚痞块，身体消瘦。

09475 小儿化滞散（《成方制剂》2册）

【组成】槟榔　陈皮　鸡内金　六神曲　麦芽　木香　牵牛子　砂仁　山楂　熟地黄

【用法】上制成散剂。红糖水冲服，四至六岁一次3克，一至三岁一次1.5克，周岁以内小儿酌减，一日2次。

【功用】健脾和胃，消食化滞。

【主治】脾胃不和，伤食伤乳，呕吐腹痛，腹胀便秘。

09476 小儿化湿汤（《朱仁康临床经验集》）

【组成】苍术6克　陈皮6克　茯苓6克　泽泻6克　炒麦芽9克　六一散6克（包）

【功用】健脾化湿。

【主治】婴幼儿湿疹而有消化不良，纳食不多，乳积之证。

09477 小儿化痰丸（《中药成方配本》）

【组成】全蝎四只　僵蚕三钱　薄荷二钱　桔梗二钱　钩藤三钱　川贝二钱　胆星二钱　天竺黄二钱　广皮一钱　飞腰黄一钱　飞朱砂五分　六曲粉三钱

【用法】上药除钩藤、六曲粉外，其余各取净末和匀，

将钩藤煎浓汁去滓，和六曲粉打糊为丸，分做六十粒，每粒约干重三分。每服一丸，开水化下。

【功用】泄风化痰。

【主治】风痰咳嗽。

09478 小儿牛黄散（《全国中药成药处方集》天津方）

【组成】大黄一两　浙贝　黄连　花粉　赤芍　甘草　银花　连翘（去心）各五钱　炒二丑四钱　制没药　制乳香各一钱五分

【用法】上为细末，兑入雄黄面二钱五分，牛黄四分五厘，冰片二钱五分，麝香、珍珠各一分五厘。以上研细和匀，三分重装瓶。周岁每次服半瓶，二三岁服一瓶，乳汁或糖水调下。

【功用】清热化痰，镇惊解毒。

【主治】肺热痰黄，咽喉肿痛，口疮牙疳，头面生疮，皮肤溃烂，周身发烧。

09479 小儿四症丸（《全国中药成药处方集》天津方）

【组成】广木香二钱　苏叶一两五钱　陈皮　厚朴（姜制）　藿香　白术（麸炒）　茯苓（去皮）　炒麦芽　炒苍术各一两　花粉　泽泻　山楂　猪苓　制半夏各七钱五分　白芷　桔梗　滑石　砂仁各五钱　神曲（麸炒）七钱五分

【用法】上为细末，每细末十五两二钱，兑琥珀五钱，和匀，炼蜜为丸，一钱重，每斤丸药用朱砂面三钱为衣，蜡皮或蜡纸筒封固。每服一丸，周岁以内酌减，白开水化下。

【功用】健胃消食，利尿止泻。

【主治】小儿消化不良，呕吐泻肚，小便不利，肚腹胀痛，中暑中寒，头痛身热，口渴舌干，烦躁不宁。

【宜忌】忌生冷油腻。

09480 小儿白术散（《鸡峰》卷二十三）

【组成】人参　茯苓　白术　前胡　黄橘皮　藿香　枇杷叶各半两　半夏一分　桔梗半两　甘草一分　草豆蔻一个

【用法】上为细末。每服三钱，水一盏，加生姜三片，大枣一个，煎七分，温服，不拘时候。

【主治】食少多伤，壮热倦怠。

09481 小儿百寿丸

《中国药典》2010版。为《北京市中药成方选集》"小儿百寿丹"之异名。见该条。

09482 小儿百寿丹（《北京市中药成方选集》）

【异名】小儿百寿丸（《中国药典》）

【组成】山楂五两　胆星二两五钱　滑石五两　竺黄二两五钱　苍术（炒）二两五钱　木香二两五钱　砂仁一两五钱　六神曲（炒）一两五钱　麦芽（炒）一两五钱　钩藤一两五钱　薄荷一两五钱　僵蚕（炒）一两五钱　茯苓一两　桔梗一两　甘草一两　橘皮二两五钱

【用法】上为细末，再兑朱砂一两，牛黄二钱，研细过罗，混合均匀，炼蜜为丸，每丸重八分，金衣三十六开，蜡皮封固。每服一丸，温开水送下。

【功用】清热散风，化滞消食。

【主治】停食发烧，消化不良，咳嗽痰盛，惊风内热，感冒风寒。

09483 小儿至宝丸（《中国药典》2010版）

【组成】紫苏叶50克　广藿香50克　薄荷50克　羌

活 50 克　陈皮 50 克　制白附子 50 克　胆南星 50 克　炒芥子 30 克　川贝母 50 克　槟榔 50 克　炒山楂 50 克　茯苓 200 克　六神曲（炒）200 克　炒麦芽 50 克　琥珀 30 克　冰片 4 克　天麻 50 克　钩藤 50 克　僵蚕（炒）50 克　蝉蜕 50 克　全蝎 50 克　人工牛黄 6 克　雄黄 50 克　滑石 50 克　朱砂 10 克

【用法】上制成丸剂。每丸重 1.5 克。口服。一次 1 丸，一日 2～3 次。

【功用】疏风镇惊，化痰导滞。

【主治】小儿风寒感冒，停食停乳，发热鼻塞，咳嗽痰多，呕吐泄泻，惊惕抽搐。

09484 小儿至宝丹（《摄生秘剖》卷三）

【组成】七气汤五两　妙香散五两　六一散四两　胆南星三两

【用法】上为一处，炼蜜为丸，如龙眼核大，朱砂为衣。每服量儿大小加减丸数，随证用引研服。感寒夹惊发热，葱姜汤送下；伤食呕吐泄泻，姜汤送下；赤白痢，陈米汤送下；大便秘结，火麻仁汤送下；小便赤涩，车前子汤送下；发热，薄荷汤送下；烦渴，灯心汤送下；霍乱，紫苏汤送下；喘咳，麻黄杏仁汤送下；积聚腹痛，姜汤送下；急惊搐搦，薄荷汤送下；慢惊，人参白术汤送下；疳积身瘦，肚大手足细，大便泄泻，小便如泔，陈米汤送下；诸病后无精神，少气力，不思饮食，姜枣汤送下。

【主治】小儿惊疳吐泻，及一切诸疾。

【方论选录】此丹乃先贤取三方配合而成，以拯万世之婴儿，真微妙秘诀也。七气汤者，莪术一两，益智五钱，陈皮一两，三棱五钱，桔梗五钱，甘草三钱，甘松三钱，茯苓二两，黄耆五钱，青皮一两，藿香五钱，消补兼行之剂也；妙香散者，木香六钱，远志二两，麝香五分，朱砂二钱，山药一两，粉草一两，白术一两，人参一钱，安神正气之法也；六一散者，滑石六两（研末，甘草水煮飞过），甘草一两，天一生水，地六成之之义也；加胆南星者，治风痰尔。如此妙合成丹，随证调引，病如遗，宝婴之术至矣，故曰至宝丹。

09485 小儿至宝丹（《全国中药成药处方集》天津方）

【组成】厚朴（姜制）四钱　炒苍术三钱　制半夏四钱　桔梗　黄连　藿香叶各三钱　山楂五钱　陈皮　芥穗各四钱　广木香二钱　砂仁四钱　炒麦芽　花粉　枳壳（麸炒）　甘草　大黄　木通各三钱

【用法】上为细末，兑朱砂面、冰片各二钱。以上研细和匀，炼蜜为丸，五分重，蜡皮或蜡纸筒封固。一至二岁每次服一丸，周岁以内酌减，白开水化下。

【功用】解热健胃，止呕止泻。

【主治】身体发热，腹痛便泄，呕吐胀满，赤白痢疾

09486 小儿至宝锭

《全国中药成药处方集》（天津方）。为《北京市中药成方选集》"至宝锭"之异名。见该条。

09487 小儿回春丹（《中药成方配本》）

【组成】西牛黄二分　珠粉五分　天竺黄二钱　胆星二钱　煅青礞石二钱　川贝二钱　制半夏二钱　制南星三钱　黄连二钱　胡黄连二钱　九节菖蒲三钱　麝香二分　飞朱砂二钱

【用法】各取净末和匀，用钩藤二钱，薄荷二钱煎汤去

滓，炼蜜为丸，分做四百粒，每粒约干重六厘，每蜡丸装五粒。周岁以下，服二粒至三粒；周岁以上，服五粒；或用二粒研末贴脐。

【功用】清热化痰。

【主治】小儿急惊，痰热蒙蔽，神昏气喘，烦躁发热等症。

09488 小儿回春丹

《上海市中药成药制剂规范》。为《谢利恒家用良方》"回春丹"之异名。见该条。

09489 小儿回春丹（《全国中药成药处方集》（北京方）

【异名】五粒回春丹

【组成】橘红　胆南星　防风　竹叶　桑叶　金银花　连翘　羌活各三两五钱　茯苓　僵蚕　甘草各二两　麻黄　薄荷　蝉蜕　赤芍　川贝　牛蒡子各二两五钱　三春柳　杏仁各一两五钱

【用法】上为细末，兑入牛黄、冰片各四钱，麝香七钱二分，和匀，用糯米六两熬水泛小丸，朱砂为衣，每丸干重约二分，蜡皮封固。每服五丸，鲜芦根煎水送下，温开水亦可，一日二次。小儿三岁以下者酌减。

【功用】清热透表，化毒豁痰。

【主治】小儿热毒过盛，隐疹不出，发热咳嗽，烦躁口渴。

【宜忌】忌风寒，及一切荤食面食。

09490 小儿安神丸（《万氏家抄方》卷五）

【组成】茯神（去皮木）　山药各一两　胆星一两二钱　天竺黄　酸枣仁（炒）　陈皮各五钱　山栀仁（姜汁炒）三钱　黄连（姜汁炒）二钱　桔梗三钱　甘草（炙）一钱　辰砂四钱（水飞）

【用法】上为末，炼蜜为丸，如芡实大。每服一丸，灯心、薄荷汤送下。

【功用】消痰定喘。

【主治】小儿夜啼，惊怖。

09491 小儿进食片（《成方制剂》8 册）

【组成】苍术　佛手　九香虫　六神曲　龙胆　麦芽　山楂　石菖蒲　石斛　枳壳

【用法】上制成片剂。口服，小儿六个月至一岁，一次0.5 片；一岁至二岁，一次 1 片；二岁至三岁，一次 1.5 片；三岁以上一次 2 片；一日 2 次。

【功用】健脾消食。

【主治】小儿食积，畏食。

09492 小儿抗惊片（《成方制剂》13 册）

【组成】巴豆霜　胆南星　全蝎　天麻　天竺黄　蜈蚣　朱砂

【用法】上制成片剂。口服，一次 1 片，一日 2 次。

【功用】平肝息风，镇惊解抽。

【主治】急慢惊风，撮口天吊，痰壅中满，夜啼不宁，便青。

09493 小儿良友散（《成方制剂》20 册）

【组成】薄荷　蝉蜕　钩藤　琥珀　僵蚕　牛黄　全蝎　天麻　天竺黄　雄黄　朱砂

【用法】上制成散剂。口服，不满六个月一次 1/2 包，一岁一次 1 包，二岁 2 包，三岁一次 3 包，四岁以上一次 4

包,早晚各服1次。

【功用】镇惊,祛风,化痰。

【主治】急热惊风,痰喘咳嗽,痰涎壅盛。

【宜忌】忌食辛辣、油腻食物。

09494 小儿启脾丸

《摄生众妙方》卷十。为《内经拾遗》卷一引《经验良方》"启脾丸"之异名。见该条。

09495 小儿奇应丸（《成方制剂》4册）

【组成】冰片　蟾酥　胆南星　琥珀　黄连　鸡内金　僵蚕　桔梗　雷丸　牛黄　天麻　天竺黄　雄黄　朱砂

【用法】上制成丸剂。口服,一岁小儿一次7粒,二至三岁10粒,四至六岁15～25粒,七至九岁30粒,十岁以上40粒,不满周岁酌减。一日3次。

【功用】解热定惊,化痰止咳,消食杀虫。

【主治】小儿惊风发热,咳嗽多痰,食积,虫积。

09496 小儿抽风散（《成方制剂》3册）

【组成】半夏　薄荷　蝉蜕　甘草　钩藤　厚朴　僵蚕　橘红　全蝎　天南星　土鳖虫　蜈蚣　枳壳　朱砂

【用法】上制成散剂。口服,一岁至二岁一次0.3～0.6克,三岁至五岁一次0.9～1.0克,一日2次。

【功用】清热祛风,镇惊安神。

【主治】小儿惊风,四肢抽搐,口眼㖞斜。

09497 小儿明目丸（《成方制剂》2册）

【组成】薄荷　车前子　赤芍　大黄　甘草　黄连　黄芩　金银花　菊花　天花粉　栀子

【用法】上制成丸剂。口服,一次1丸,一日2次。

【功用】清热明目,散风止痒。

【主治】上焦热盛,双眼红肿,疼痒不安,二便不利。

09498 小儿肺炎散（《成方制剂》3册）

【组成】冰片　川贝母　胆南星　法半夏　甘草　黄连　牛黄　桑白皮　石膏　天麻　朱砂

【用法】上制成散剂。口服,一次0.6～0.9克,一日2次;三周岁以下小儿酌减。

【功用】消热解毒,清火祛痰,止咳定喘。

【主治】小儿肺热咳嗽,喘息痰盛。

09499 小儿泻痢片（《中国药典》2010版）

【组成】葛根37.5克　黄芩62.5克　黄连31.3克　厚朴62.5克　白芍62.5克　茯苓62.5克　焦山楂62.5克　乌梅31.3克　甘草12.5克　滑石粉75克

【用法】上制成片剂。口服,一岁以下一次1片,二至三岁一次2～3片,四岁以上一次4～6片,一日4次。

【功用】清热利湿,止泻。

【主治】小儿湿热下注所致的痢疾、泄泻,症见大便次数增多或里急后重、下利赤白。

09500 小儿咳嗽锭（《北京市中药成方选集》）

【组成】沙参八钱　茯苓八钱　木香三钱　甘草五钱　桔梗一两　川贝母一两　前胡一两　花粉一两　橘皮一两　枳壳(炒)一两　法半夏一两　杏仁(去皮,炒)一两

【用法】上药一半熬膏,一半研细末,过罗,加蜜混合成锭,每锭重五分。一岁至六岁每服半锭,七岁至十五岁每服一锭;一日二次,温开水化下。

【功用】清热止嗽化痰。

【主治】小儿内热,感冒咳嗽,痰多气促,睡卧不宁。

09501 小儿胃风丸（《鸡峰》卷二十四）

【组成】人参　茯苓　白术　天麻　防风各二分　全蝎一个

【用法】上为细末,水煮面糊为丸,如梧桐子大。每服二十丸,空心温酒送下。

【主治】下血,不入乳食。

09502 小儿胃宝丸（《成方制剂》12册）

【组成】山楂(炒)100克　山药(炒)100克　麦芽(炒)100克　六神曲(炒)50克　鸡蛋壳(焙)100克

【用法】上制成丸剂。口服,一次2～3片,一日3次,3岁以上酌增。

【功用】消食化积,健脾养胃,增加食欲,肥儿壮体。

【主治】伤食伤乳,呕吐泄泻,脾虚胃弱,消化不良。

【备考】本方改为片剂,名"小儿胃宝片"见《成方制剂》)。

09503 小儿胃宝片

《成方制剂》12册。即原书同册"小儿胃宝丸"改为片剂。见该条。

09504 小儿香橘丹

《中药制剂手册》。为《北京市中药成方选集》"香橘丹"之异名。见该条。

09505 小儿保安丸（《成方制剂》1册）

【组成】半夏　冰片　薄荷　苍术　柴胡　陈皮　大腹皮　防风　茯苓　甘草　钩藤　广藿香　桂枝　厚朴　琥珀　黄连　僵蚕　桔梗　苦杏仁　六神曲　麦芽　木香　前胡　羌活　天麻　细辛　珍珠　朱砂

【用法】上制成丸剂。口服,小儿一岁以内一次半丸,一日2次;一岁至三岁,一次1丸,一日3次。

【功用】祛风,镇惊,除痰。

【主治】呕吐泄泻,消化不良,感冒初起,小儿惊风,咳嗽痰多。

09506 小儿急惊丸（《内外验方秘传》）

【组成】制半夏一两　芦荟六钱　青黛九钱　煅龙齿二两　川贝母一两　全蝎一两　钩藤二两　黄芩一两二钱　柴胡八钱　枳壳一两　天竺黄一两　橘红一两　陈胆星一两　僵蚕一两　薄荷八钱　丹皮一两五钱　石菖蒲一两五钱　飞滑石二两五钱　天麻一两　连翘二两

【用法】上为末,以竹茹八两煎汁为丸,如龙眼大,加金箔为衣。每服一丸,用灯草三分泡开水送下。

【主治】风热化火生风,扰动肝木,欲成惊象。

09507 小儿急惊粉（《北京市中药成方选集》）

【组成】薄荷四两　天麻六两　僵蚕(炒)六两　竺黄六两　全蝎六两　黄芩六两　大黄六两　胆星六两　山羊血六两　莲子心十两　牛黄一两　朱砂十两　熊胆九两　犀角五两　珍珠(豆腐炙)一两　冰片一两

【用法】上为细末,过罗,装瓶,重二分。每瓶分早、晚二次服之,温开水送下。三岁以下小儿酌情递减。

【功用】清热镇惊,化痰祛风。

【主治】小儿急热惊风,痰涎壅盛,目直天钓,四肢抽搐。

09508 小儿急惊散（《成方制剂》1册）

【组成】板蓝根　半夏　冰片　薄荷　防风　甘草　钩藤　琥珀　僵蚕　连翘　蓼大青叶　羚羊角　羌

活　全蝎　人工牛黄　麝香　天花粉　天麻　天竺黄　雄黄　珍珠　朱砂　猪牙皂

【用法】上制成散剂。口服，一次0.3克，一日2～3次；周岁以内小儿酌减。

【功用】消热镇惊，祛风化痰。

【主治】小儿脏腑积热，清浊不分引起急热惊风，手足抽搐，目直天吊，痰涎壅盛，身热咳嗽，气促作喘，烦躁口渴。

【宜忌】忌食辛辣食物。

09509　小儿珠黄散（《成方制剂》11册）

【组成】槟榔　冰片　大黄　琥珀　化橘红　黄连　牛黄　牵牛子　珍珠　朱砂

【用法】上制成散剂。口服，一次0.75克，一日2次；一岁以内小儿酌减。

【功用】泻火导滞，镇惊安神。

【主治】小儿宿食夹热引起的面赤唇红，身热不安，咳嗽痰鸣，小便短赤，大便秘结，惊风抽搐。

09510　小儿健脾丸（《北京市中药成方选集》）

【组成】人参（去芦）一两　甘草（炙）一两　砂仁一两　黄连一两　桔梗一两　法半夏一两　白术（炒）三钱　茯苓三钱　神曲（炒）二两　麦芽（炒）二两　橘皮二两　南山楂二两　山药二两　莲子二两　扁豆二两

【用法】上为细末，过罗，炼蜜为丸，重一钱。每服一丸，温开水送下，一日二次。

【功用】和胃化滞，理气健脾。

【主治】脾胃虚弱，饮食不化，腹痛胀满，呕吐久泄。

【宜忌】忌生冷。

09511　小儿健脾散（《成方制剂》3册）

【组成】白扁豆　白芷　党参　茯苓　甘草　广藿香　黄芪　六神曲　木香　石莲子

【用法】上制成散剂。口服，周岁小儿一次1.5克，一日2次，周岁以下小儿酌减。

【功用】益气健脾，和胃运中。

【主治】脾胃虚弱，脘腹胀满，呕吐泄泻，不思饮食。

09512　小儿脐风散（《北京市中药成方选集》）

【组成】牙皂四两　大黄四两　巴豆霜二钱　当归六钱　全蝎二两　硇砂（炙）二钱　朱砂十一两　牛黄一钱

【用法】上为细末，过罗，再兑大赤金八十张，每包二厘。每服二厘，温开水冲下。

【功用】镇惊驱风，清热化痰。

【主治】初生小儿，肠胃不清，痰盛身烧，脐带受风，啼哭不止。

09513　小儿疳积糖（《成方制剂》2册）

【组成】槟榔　独脚金　葫芦茶　苦楝皮

【用法】上制成冲剂。清晨和临睡前开水冲服，二至四岁一次1/2包，五岁以上1～1.5包，一日2次。

【功用】健胃消食，去积杀虫。

【主治】小儿疳积，消瘦烦躁，食欲不振，夜睡不宁，腹胀呕吐。

09514　小儿消炎栓（《中国药典》1995版）

【组成】黄芩　金银花　连翘

【用法】上制成栓剂。直肠给药，小儿一次1粒，一日2～3次。

【功用】清热解毒，轻宣风热。

【主治】外感风热，发热，咳嗽，咽痛，上呼吸道感染，肺炎。

09515　小儿消咳片（《成方制剂》8册）

【组成】白前　白屈菜　百部　侧柏叶　木蝴蝶　南沙参　天冬

【用法】上制成片剂。口服，六个月至一岁小儿一次0.5片；一至三岁一次1片；三岁以上一次2片；一日3次。

【功用】消肺润燥，化痰止咳，解毒利咽。

【主治】急、慢性气管炎，痰热或燥热咳嗽。

09516　小儿消食片（《中国药典》2010版）

【组成】炒鸡内金4.7克　山楂93.3克　六神曲（炒）85.5克　炒麦芽85.5克　槟榔23.3克　陈皮7.8克

【用法】上制成片剂。口服或咀嚼。一岁至三岁一次2～4片，三岁至七岁一次4～6片，成人一次6～8片；一日3次。薄膜衣片：一岁至三岁一次2～3片，三岁至七岁一次3～5片，成人一次5～6片；一日3次。

【功用】消食化滞，健脾和胃。

【主治】食滞肠胃所致积滞，症见食少、便秘、脘腹胀满、面黄肌瘦。

09517　小儿消积丸（《成方制剂》2册）

【组成】巴豆霜　槟榔　陈皮　大黄　莪术　厚朴　黄芩　木香　牵牛子　青皮　三棱　香附　枳壳　朱砂

【用法】上制成丸剂。口服，一至三个月一次5丸；三至六个月一次10丸；一至二岁一次30粒；三至六岁一次50丸，七至十二岁一次80丸；一日2次。

【功用】消食导滞，理气和胃，止痛。

【主治】小儿各种停食积滞，脘腹胀满，面色萎黄，身体瘦弱。

【宜忌】虚弱，滑泻，外感者均忌服，如服药后大便泻次过多，食欲不振，应立即停药。

09518　小儿调中丸（《北京市中药成方选集》）

【组成】黄连一两八钱（姜炙、吴茱萸炙各半）　木香三钱　橘皮三钱　厚朴（炙）三钱　苍术（炒）三钱　白术（炒）三钱　茯苓三钱　枳实（炒）三钱　南楂肉三钱　神曲（炒）三钱　玄胡（炙）三钱　桔梗三钱　当归三钱　白芍三钱　黄芩三钱　甘草三钱

【用法】上为细末，过罗，用冷开水泛为小丸。每服五分，温开水送下，一日二次。周岁内小儿酌减。

【功用】和胃调中，理脾止泄。

【主治】饮食不调，过食生冷，脾胃不和，呕吐泄泻。

09519　小儿康颗粒（《成方制剂》6册）

【组成】白芍　白术　槟榔　蝉蜕　陈皮　榧子　茯苓　葫芦茶　麦芽　山楂　太子参　乌梅

【用法】上制成颗粒剂。口服，一次1丸，一日2次；周岁以内酌减。

【功用】健脾开胃，消食导滞，驱虫止痛，安神定惊。

【主治】食滞虫积，烦躁不安，精神疲倦，脘腹胀满，面色萎黄。

09520　小儿惊风片（《成方制剂》15册）

【组成】冰片　川贝母　胆南星　防风　甘草　钩

藤 关白附 琥珀 僵蚕 全蝎 麝香 天麻 天竺黄 朱砂

【用法】上制成片剂。温开水化服，一次2片。

【功用】镇惊息风，解热化痰。

【主治】小儿急热惊风，身热面赤，烦躁不宁，四肢抽搐，目窜口噤，痰涎壅盛，昏迷不醒。

09521 小儿惊风散（《中国药典》一部）

【组成】全蝎130克 僵蚕（炒）224克 雄黄40克 朱砂60克 甘草60克

【用法】上药雄黄、朱砂分别水飞或粉碎成极细末；其余全蝎等三味粉碎成细末，与上述粉末配研，过筛混匀。口服，周岁小儿一次1.5克，一日二次。周岁以内酌减。

【功用】镇惊熄风。

【主治】小儿惊风，抽搐神昏。

09522 小儿清心丸

《东医宝鉴·杂病篇》卷十一。为《直指小儿》卷一"清心丸"之异名。见该条。

09523 小儿清肺丸（《成方制剂》19册）

【组成】薄荷 浮海石 甘草 化橘红 黄芩 桔梗 苦杏仁 莱菔子 前胡 桑白皮 天花粉 旋覆花 枳壳 紫苏 紫苏子

【用法】上制成丸剂。口服，一日2次。一次服用量为：一岁服半丸，二岁服1丸，三岁服1丸半，三岁以上酌增。

【功用】宣肺解表，止咳化痰。

【主治】急性气管炎，风热感冒，咳嗽，吐白黏痰火黄稠痰。

【宜忌】风寒感冒忌用。

09524 小儿清肺散（《成方制剂》2册）

【组成】白前 百部 冰片 沉香 川贝母 胆南星 茯苓 黄芩 清半夏 石膏

【用法】上制成散剂。口服，一岁一次半袋，一日2次。

【功用】清热，化痰。

【主治】咳嗽喘促，痰涎壅盛。

09525 小儿清热灵（《成方制剂》5册）

【细成】白屈菜20克 北寒水石20克 黄芩50克 重楼4克 柴胡40克 天竺黄4克 紫荆皮4克 射干4克 板蓝根4克 牛黄5克 菊花6克 冰片2克 蝉蜕4克 珍珠2克 黄连30克 麝香1克

【用法】上制成片剂。口服，六个月以下小儿一次1/2片；七个月至十个月一次1片；一至二岁一次1片半；二至三岁一次2片；三岁以上3～5片；一日2次。

【功用】消热解毒，利咽止咳。

【主治】感冒发热，咽喉肿痛，咳嗽气喘，神烦惊搐。

09526 小儿清热散

《成方制剂》4册。为原书同册"小儿清热镇惊散"之异名。见该条。

09527 小儿琥珀丸（《成方制剂》1册）

【组成】胆南星 茯苓 甘草 琥珀 木香 人参 山药 天竺黄 枳壳 朱砂

【用法】上制成丸剂。口服，一次1丸，一日2次。

【功用】镇惊安神，消热化痰。

【主治】四时感冒，风寒时疫，烦躁不安，痰喘气急，关窍不利，惊痫不安。

09528 小儿喜食片（《成方制剂》2删）

【组成】白术 稻芽 六神曲 麦芽 山楂 枳壳

【用法】上制成片剂。口服，一之三岁一次2～3片，三至五岁一次3～5片，五岁以上酌量增加，一日3次。

【功用】健脾，消食，化积。

【主治】小儿单纯性消化不良，食欲不振及消化不良引起的腹泻。

【备考】本方改为糖浆剂，名"小儿喜食糖浆"（见《成方制剂》）。

09529 小儿葫芦散（《成方制剂》8册）

【组成】半夏曲 冰片 川贝母 茯苓 葫芦巴 琥珀 鸡内金 僵蚕 橘红 全蝎 天麻 天竺黄 朱砂

【用法】上制成散剂。口服，周岁以内一次0.15克，一至三岁一次0.3克，四至六岁一次0.6克，一日1～2次。

【功用】化痰消食，镇惊祛风。

【主治】痰喘咳嗽，脘腹胀满，胸膈不利，吐乳不食，小儿惊风。

09530 小儿感冒茶（《中国药典》2010版）

【组成】广藿香750克 菊花750克 连翘750克 大青叶1250克 板蓝根750克 地黄750克 地骨皮750克 白薇750克 薄荷500克 石膏1250克

【用法】上制成块剂，每块重6克。开水冲服。一岁以内一次6克，一岁至三岁一次6～12克，四岁至七岁一次12～18克，八岁至十二岁一次24克，一日2次。

【功用】疏风解表，清热解毒。

【主治】小儿风热感冒，症见发热重、头胀痛、咳嗽痰黏、咽喉肿痛；流感见上述证候者。

【备考】本方改为颗粒剂，名"小儿感冒颗粒"（见原书2000版）。

09531 小儿腹泻散（《成方制剂》6册）

【组成】赤石脂 地榆 丁香 伏龙肝 广藿香 寒水石 肉豆蔻 石榴皮

【用法】上制成散剂。口服，周岁以内一次1克，一至三岁一次2～3克，四以上每次4～6克，一日3次。

【功用】温中固肠，健脾止泻。

【主治】小儿久泻不止，面色㿠白，食欲不振，神倦乏力。

09532 小儿解热丸（《中国药典》2010版）

【组成】全蝎80克 胆南星70克 防风70克 羌活70克 天麻60克 麻黄50克 钩藤50克 薄荷50克 猪牙皂50克 煅青礞石50克 天竺黄40克 陈皮40克 茯苓40克 甘草40克 琥珀40克 炒僵蚕20克 蜈蚣5克 珍珠40克 朱砂10克 人工牛黄10克 人工麝香10克 冰片5克

【用法】上制成丸剂。口服，一次1丸，一日2次，周岁以内酌减。

【功用】清热化痰，镇惊，息风。

【主治】小儿感冒发烧，痰涎壅盛，高热惊风，项背强直，手足抽动，神昏不醒，呕吐咳嗽。

09533 小儿解颅煎（《集成良方三百种》卷上）

【组成】龟版 生地黄

【用法】上药按儿大小酌用，如一岁内者，用龟版五分，地黄一钱，饭后煎服，一日三次。年大照加。

【主治】小儿头大面小。

09534 小儿增食丸（《成方制剂》19册）

【组成】代代花 化橘红 黄芩 鸡内金 焦槟榔 焦麦芽 焦山楂 焦神曲 莱菔子 砂仁 枳壳

【用法】上制成丸剂。口服，一岁以内一次半丸；一至三岁一次一丸；三至七岁一次一丸半；七至十二岁一次二丸；一日2～3次。

【功用】消食化滞，健脾和胃。

【主治】食欲不振，停食停乳，嗳气胀满，消化不良。

09535 小儿镇惊丸（《成方制剂》1册）

【组成】白附子 蝉蜕 胆南星 茯苓 甘草 琥珀 僵蚕 全蝎 天竺黄 硝石 枳壳 朱砂

【用法】上制成丸剂。口服，一至二岁一次1丸，一岁以下小儿一次半丸。

【功用】镇惊解热。

【主治】小儿急热惊风，痰涎壅盛。

【备考】本方上制成散剂，名"小儿镇惊散"（见《成方制剂》）。

09536 小儿镇惊散

《成方制剂》5册。即原书1册"小儿镇惊丸"改为散剂。见该条。

09537 小儿癖积丸（《丹溪心法附余》卷二十二）

【组成】三棱 莪术 阿魏 芦荟 白术 陈皮各二钱 水红花子（炒）三钱 大黄三钱

【用法】上为细末，枣肉捣为丸，如绿豆大。每服三十丸，空心米饮送下。

【主治】小儿积聚癖块。

09538 小儿癖积丸（《便览》卷三）

【组成】三棱 莪术 阿魏 芦荟 白术 陈皮各一钱 水红花子三钱（炒） 大黄三钱 穿山甲五片（煨） 木鳖仁三个

【用法】上为细末，枣肉捣为丸，如绿豆大。每服二三十丸，空心米汤送下。

【主治】积聚。

09539 小儿癖积膏（《丹溪心法附余》卷二十二）

【组成】水红花子（炒）二钱 大黄 朴消 山栀子 石灰各一钱 酒醅鸡蛋大一块

【用法】上药为膏。青绵布摊贴，再用汤瓶热熨，用手帕勒起。三日后揭起，肉黑如墨，是其效也。

【主治】小儿积聚癖块。

09540 小九转灵丹（《灵飞秘方》卷下）

【组成】制灵砂 芦荟各一两 制朱砂 洛阳花各五钱

【用法】上为细末，炼蜜为丸，如绿豆大，金箔为衣。每服三丸，男子遗精白浊，每清晨用灯心莲肉汤送下；小儿急惊，木香研细末，姜汁竹茹汤调匀化下，以痰降为度；小儿急慢惊，人参、白术、当归、陈胆星、半夏、竹沥、姜汁化下；老人中风，防风通圣散煎汤送下，如类中虚症，独参汤送下；结胸，大、小柴胡汤送下；伤寒有汗者，桂枝汤送下；阴症，附子、人参、肉桂、炮姜汤送下；痰嗽，半夏、茯苓汤送下；痰喘，当归、竹沥汤送下，虚喘加人参；脚气，防风、当归、木瓜、牛膝、羌活、秦艽汤送下；麻木不仁，黄耆、天麻汤送下；诸般疼痛，乳香、没药汤送下；黄疸，炒山栀、茵

陈汤送下；诸虫积，桃仁、楝树根（朝南者）煎汤送下；耳病耳聋耳痛，黄柏、生地、石菖蒲汤送下；口破及痛烂等证，山豆根、黄芩、骨皮汤送下；三焦烦热作渴，人参、白术、麦冬、知母汤送下；赤淋白带，二陈汤送下；诸般肿毒，人参、麝香汤送下；癫症，蜈蚣、乳香、没药汤送下；中风不语，握拳咬牙，闭目不省人事者，人参、黄耆、白术、附子各五分，川乌四分，甘草少许，竹沥、姜汁三匙，大枣二个煎汤灌之，俟苏醒后再用竹沥、姜汁汤送下；中风不醒，服前药后更进三丸，再用顺气散数剂，相其虚实调理。

【主治】遗精白浊，小儿急慢惊风，老人中风，伤寒有汗，结胸，阴症，痰嗽痰喘，脚气麻木不仁，诸般疼痛，黄疸，虫积，耳聋耳痛，口破痛烂，三焦烦热作渴，赤淋白带，诸般肿毒，癫症，痢疾，疟疾。

09541 小三五七散（《千金》卷十三）

【组成】天雄二两 山茱萸五两 薯蓣十两

【用法】上药治下筛。每服五分匕，以清酒下，一日二次。不知稍增，以知为度。

【主治】头风目眩，耳聋。

【方论选录】《千金方衍义》：小三五七散专主肾肝虚风，原无客邪侵扰，故去大三五七散之细辛、干姜、防风，但取薯蓣、山萸以缓天雄之性，虚风得以自除矣。

09542 小三棱煎丸

《圣济总录》卷七十二。为《博济》卷三"小三棱煎"之异名。见该条。

09543 小天南星丸（《圣济总录》卷一六九）

【组成】天南星（牛胆内柜者，研） 人参 赤茯苓（去黑皮） 珍珠末（研） 半夏（用生姜半两，同以水煮一二百沸，取出焙干）各半两 丹砂（研）一两 麝香（研） 龙脑（研）各一钱

【用法】上为末，水浸炊饼心为丸，如黍米大。每服四丸至五丸，煎金银薄荷汤送下，不拘时候。

【功用】镇心安神。

【主治】小儿惊热，风壅涎嗽。

09544 小天南星丸（《永乐大典》卷九八〇引《十便良方》）

【组成】天南星一两（细锉，水二盏，微火熬至半盏，去滓，重熬成膏和药） 白附子半两 天麻一两 全蝎一两

【用法】上为散，入膏内为丸，如绿豆大。三四岁儿服二丸，五六岁三丸，薄荷汤送下，一日二次。

【主治】小儿慢惊风。

09545 小牛角䚡散（《千金》卷四）

【组成】牛角䚡一枚（烧令赤） 鹿茸 禹余粮 当归 干姜 续断各二两 阿胶三两 乌贼骨 龙骨各一两 赤小豆二升

【用法】上药治下筛。每服方寸匕，空腹以酒送下，一日三次。

【主治】妇人带下五贲，外实内虚。一曰热病下血，二曰寒热下血，三曰经脉未断，为房事则血漏，四曰经来举重，伤络脉下血，五曰产后脏开经利。

【方论选录】《千金方衍义》：此方专主五贲下血。方用角䚡以治带下血崩，鹿茸以治漏下恶血，一止一散，先为五贲之专药；禹余粮以治带下赤白，血闭癥瘕，能行能止，匡佐上二味之功益力；更以龙骨辅角䚡、乌贼辅鹿茸，皆寓止散之机；阿胶专主内崩，干姜专温中气，小豆专清小肠，当

归、续断专主冲带二脉之病,为崩带之紧关也。

09546 小牛角䚡散（《千金翼》卷八）

【组成】小牛角䚡五枚（烧令赤） 龙骨一两 禹余粮 干姜 当归各二两 阿胶（炙） 续断各三两

【用法】上为散。每服方寸匕,空腹酒送下,一日三次。

【主治】妇人带下五贲,外实内虚。一曰热病下血,二曰寒热下血,三曰月经未断,为房室即漏血,四曰经来举重,伤络脉下血,五曰产后脏开经利。

09547 小乌鸡煎丸

《得效》卷十五。为《三因》卷十八"乌鸡煎"之异名。见该条。

09548 小地黄煎丸（《圣济总录》卷一八五）

【组成】生地黄十斤（洗漉出一宿后,捣绞取汁） 鹿角胶一斤 紫苏子（炒）三升 酥一斤半 生姜半斤（取汁） 蜜二升 酒四升

【用法】上药先以文火煎地黄汁一二沸,即以酒研紫苏子滤取汁投之,又煎二十沸,下胶,候胶消尽,下酥、蜜、姜汁等,同煎稠如糖,收于净瓷器中。每服一匙,暖酒调化饮之。

【功用】平补,益颜色,乌髭发,令人肥健。

09549 小肉苁蓉散（《鸡峰》卷九）

【组成】肉苁蓉 枸杞子 天雄各一两 石斛三分 远志半两 续断 原蚕蛾各三分 菟丝子 熟干地黄各一两半

【用法】上为细末。每服二钱,食前以温酒调下。

【主治】虚劳羸损,阴痿,精气乏弱。

09550 小伏龙肝散（《鸡峰》卷十）

【组成】伏龙肝 赤芍药 当归 黄耆 犀角屑 刺蓟各一两 生地黄三两

【用法】上为粗末。每服五钱,水二盏,竹茹一鸡子大,煎至一盏,去滓温服。

【主治】五脏经热,鼻衄,心胸烦闷。

09551 小防风引汤

《普济方》卷二十一。为《外台》卷十六引《删繁方》"小风引汤"之异名。见该条。

09552 小麦门冬汤（《杏苑》卷四）

【组成】人参（去芦） 白茯苓（去皮） 小麦 麦门冬（去心）各一钱 橘皮 半夏各六分 白术八分 甘草（炙）四分 乌梅半枚 生姜五片

【用法】上咬咀。水煮熟,不拘时候服。

【主治】霍乱已愈,烦热多渴,小便不利。

09553 小豆末敷方（《普济方》卷三〇八）

【组成】小豆（为末）

【用法】敷疮上,频易之。一方酒调涂之。

【主治】螻蛄尿痛疔出。

09554 小牡丹煎丸（《普济方》卷三三〇）

【组成】良姜（切,面麸炒）二两 附子（炮,去皮脐） 当归 牡丹皮 熟地黄各三两 玄胡一两

【用法】上为细末,酒糊为丸,如梧桐子大。每服二十丸,食前温服。

【主治】妇人子宫久冷,崩漏赤白,脐腹疼痛断续,绝孕。

09555 小沉香煎丸（《活幼口议》卷十七）

【组成】乳香 沉香各一钱 肉豆蔻一个（煨） 杏仁一个（炒） 百草霜一分 木香 丁香各一钱 巴豆十四粒（出油如霜）

【用法】上为末,煮酒封头,蜡和为丸,如绿豆大。每服三五丸,淡生姜汤送下。

【主治】❶《活幼口议》:蛔虫胀。❷《永类钤方》:冷积、癥积、疳积、食积、乳积、盘肠虫痛。

09556 小沉麝煎丸（《卫生总微》卷十三）

【组成】乌梅一个（去核） 巴豆二个（去壳并心膜） 丁香三个 胡椒四个

【用法】上为末,醋糊为丸,如芥子大。每服三四丸,临卧米饮送下。

【主治】宿滞不化,满闷身热。

【备考】本方名小沉麝煎丸,但方中无沉香、麝香,疑脱。

09557 小青木香丸（《普济方》卷三九九）

【组成】青木香（盐炒） 胡椒 白姜 乌药 茴香（炒）各等分

【用法】上为末,用汤浸乌梅肉,煨大蒜共捣烂和为丸。每服二三十丸,空心陈皮汤送下。

【主治】虫痛,气刺腹肚,疳积盘肠一切等候。

09558 小枇杷叶散（《鸡峰》卷十四）

【组成】枇杷叶 丁香 陈橘皮各半两 香薷三分 麦门冬 干木瓜 白茅根 甘草各一两

【用法】上为细末。每服二钱,水一盏,加生姜二片,煎至七分,去滓温服。如烦躁,新汲水调服,不拘时候。小儿三岁以上,可服半钱;更量大小加减。

【主治】冒暑伏热,引饮过多,脾胃伤冷,饮食不化,胸膈痞闷,呕哕恶心,头目昏眩,口干烦渴,肢体困倦,全不思食;或阴阳不和,致成霍乱,吐痢转筋,烦躁引饮。

09559 小使君子汤（《鸡峰》卷二十三）

【组成】使君子一两 苍术三分 芍药半两 人参 茯苓半两 黄橘皮一分 白芜荑

【用法】上为末。每服二钱,空心以米饮调下。

【主治】齿疳。

【备考】方中白芜荑用量原缺。

09560 小胡黄连丸（《袖珍小儿》卷五）

【组成】胡黄连 黄连各五钱 辰砂一分（另研） 芦荟 麝香各一分

【用法】上为末,入辰砂末,即填入猪胆内,用淡浆煮,候一炊久取出,研入芦荟、麝香末,揉饭为丸,如麻子大。每服五七丸。

【主治】疳有热证者。

09561 小荜澄茄煎（《鸡峰》卷十二）

【组成】青橘皮 陈橘皮各二两 缩砂 荜澄茄各一两 神曲 大麦芽各二两

【用法】上为细末,水煮面糊为丸,如麻子大。每服二三十丸,米饮送下,不拘时候。

【主治】脾气虚,心腹胀。

09562 小消化水丸（《外台》卷二十引《古今录验》）

【异名】小消化丸（《圣济总录》卷八十）。

【组成】芫花一两（熬） 甘遂一两（熬） 大黄一两 葶苈一两（熬） 巴豆四十枚（去心皮,熬,研）

【用法】上药治下筛,炼蜜为丸,如梧桐子大。每服一

丸。不知稍增，以知为度。

【主治】水病，通身微肿，腹大，食饮不消。

【宜忌】忌芦笋、野猪肉。

09563 小料紫金膏（《医统》卷六十一）

【组成】女贞实　九里明　十里光（即梦子叶）各三斤（捣烂取汁，去滓，熬成膏听用）　菊花汁一碗　龙胆草汁一碗　猪胆三枚　羊肝三枚　白蜜四两

【用法】上同三味膏一碗熬匀，再慢火熬成膏贮之。点时取出，渐加冰片少许。

【主治】一切风热赤眼。

09564 小菟丝子丸（《局方》卷五吴直阁增诸家名方）

【异名】菟丝子丸（《摄生众妙方》卷二）、菟丝丸（《郑氏家传女科万金方》卷四）。

【组成】石莲肉二两　菟丝子（酒浸，研）五两　白茯苓（焙）一两　山药二两（内七钱半打糊）

【用法】上为细末，用山药糊搜和为丸，如梧桐子大。每服五十丸，空心温酒或盐汤送下；如脚无力，木瓜汤送下，晚食前再服。

【功用】填骨髓，续绝伤，补五脏，去万病，明视听，益颜色，轻身延年，聪耳明目。

【主治】❶《局方》：肾气虚损，五劳七伤，少腹拘急，四肢酸疼，面色黧黑，唇口干燥，目暗耳鸣，心忪气短，夜梦惊恐，精神困倦，喜怒无常，悲忧不乐，饮食无味，举动乏力，心腹胀满，脚膝痿缓，小便滑数，房室不举，股内湿痒，水道涩痛，小便出血，时有遗沥。❷《直指》：色疸。赤白浊。

09565 小菊花膏丸（《银海精微》卷上）

【组成】黄连　枯黄芩　大黄　干菊花　羌活　苍术　荆芥　防风

【用法】上为细末，炼蜜为丸。每服四五十丸。或为膏。

【主治】小儿风毒眼。

09566 小铜镜鼻汤（《千金》卷三）

【组成】铜镜鼻十铢（烧末）　大黄　甘草　黄芩　芒消　干地黄各二两　桃仁五十枚

【用法】上㕮咀。以酒六升，煮取三升，去滓，纳镜鼻末三分服。

【主治】产后余疾，恶露不除，积聚作病，血气结搏，心腹疼痛。亦治遁尸心腹痛，及三十六尸疾。

【方论选录】《千金方衍义》：产后恶露不除，日久而成积聚，虽有大黄、芒硝、干漆、地黄之属，不能消磨坚积，故取铜镜之鼻以磨砺之，深契《本经》主治女子血闭癥瘕之旨。方中药味其势稍缓，或元气委顿，难胜干漆峻攻，故但用桃仁、黄芩、甘草，酒煮以行药力。方后言亦治遁尸心腹痛者，取铜镜鼻镇邪不能遁形之义。

09567 小蓟琥珀散（《衡要》卷五）

【组成】小蓟　琥珀各等分

【主治】血淋。

【方论选录】蓟根能治下焦瘀血，琥珀能治膀胱血热。

09568 小解五毒散（《传信适用方》卷一）

【组成】山茵陈二两（去根，焙）　麻黄二两（去根节）　苍术二两半（米泔浸过一宿，切，焙）　石膏半两（火煅）

【用法】上为细末。每服二大钱，热葱茶调下。

【主治】初感伤寒，头痛发热。

09569 小橘皮煎丸（《医方类聚》卷一〇一引《澹寮》）

【组成】三棱（煨）　莪术（煨）　青皮（去瓢）　陈皮（去白）　神曲（略炒）　麦蘖（炒）各等分

【用法】上为末，陈米粉煮糊为丸，如梧桐子大。每服三十丸，饭饮送下。

【功用】消食化气。

【主治】饮食不快。

09570 小丁香半夏散（《医方类聚》卷二四四引《医林方》）

【组成】藿香半两　半夏一两（生姜一两制）　丁香三钱

【用法】上为细末。每服一钱，生姜汤调下。

【主治】小儿呕吐，乳食不下。

09571 小儿止嗽金丹（《北京市中药成方选集》）

【组成】胆星二两　明天麻二两　白附子（炙）一两　全蝎一两　乳香（炙）二两　赭石（煅）一两　僵蚕（炒）一两

【用法】上为细末，过罗；每十六两细末，兑入麝香二分五厘六；混合均匀，炼蜜为丸，重三分，金衣四十八开，蜡皮封固。每服一丸，一岁以下者减半，温开水送下。

【功用】止嗽化痰，清热散风。

【主治】内热痰盛，咳嗽喘急，口吐涎沫，呕吐乳食。

09572 小儿止嗽金丹（《全国中药成药处方集》）

【组成】玄参（去芦）　麦冬　杏仁（去皮，炒）各四两　炒苏子二两　焦槟榔三两　胆星四两　知母　苏叶各二两　桔梗　竹茹粉　生桑皮　川贝　花粉　生菜仁　甘草各三两

【用法】上为细末，炼蜜为丸，一钱重，蜡皮或蜡纸筒封固。周岁以上每次服一丸，周岁以内酌减，白开水化下。

【功用】解热润肺，化痰止嗽。

【主治】伤风发烧，咳嗽黄痰，口干舌燥，腹满便秘，久嗽痰盛。

09573 小儿百日咳散（《成方制剂》9册）

【组成】百部　陈皮　甘草　桔梗　黄芩　苦杏仁　麦冬　桑白皮　天南星　知母　枳壳

【用法】上制成散剂。口服，二岁以上一次10毫升，二岁以下一次5毫升，一日3次。

【功用】止咳，化痰，清肺。

【主治】小儿肺热咳嗽，百日咳，痰多黄稠。

09574 小儿吐泻宁散（《成方制剂》4册）

【组成】白术　陈皮　茯苓　甘草　广藿香　厚朴　姜半夏

【用法】上制成散剂。温开水调服，一岁以内一次1/5～1/3包；一至三岁一次1/3～1/2包；三至六岁一次1/2～1包，一日3次。

【功用】理气和中，健脾化湿。

【主治】小儿脾胃不和引起的吐泻、腹胀、不思饮食等。

09575 小儿抗痫胶囊（《中国药典》2010版）

【组成】胆南星　天麻　太子参　茯苓　水半夏（制）　橘红　九节菖蒲　青果　琥珀　沉香　六神曲（麸炒）　麸炒枳壳　川芎　羌活

【用法】上制成胶囊剂。每粒装0.5克。口服。三至

小

六岁一次5粒，七至十三岁一次8粒，一日3次。本品胶囊较大，患儿不习惯或吞服有困难者，可从胶囊中取出药粉冲服。

【功用】豁痰息风，健脾理气。

【主治】原发性全身性强直-阵挛发作型儿童癫痫风痰闭阻证，发作时症见四肢抽搐，口吐涎沫，二目上窜，甚至昏仆。

【宜忌】忌食牛羊肉、无鳞鱼及辛辣刺激食物；少数患儿服药后出现食欲不振、恶心呕吐、腹痛腹泻等消化道症状，饭后服用或继续服药1～3周一般可自行消失；停药、减量需在医生指导下进行。

09576 小儿肝炎颗粒《中国药典》2010版）

【组成】茵陈120克　栀子（姜炙）30克　黄芩60克　黄柏60克　焦山楂90克　大豆黄卷90克　郁金15克　通草30克

【用法】上制成颗粒剂。开水冲服。一岁至三岁一次5～10克，四岁至七岁一次10～15克，八岁至十岁一次15克，十一岁以上酌增，一日3次。

【功用】清热利湿，解郁止痛。

【主治】肝胆湿热所致的黄疸、胁痛、腹胀、发热、恶心呕吐、食欲减退、身体倦懒、皮肤黄染；黄疸型肝炎或无黄疸型肝炎见上述证候者。

09577 小儿肾病合剂《效验秘方》李少川方）

【组成】嫩苏梗9克　制厚朴10克　广陈皮6克　炒白术6克　肥知母9克　云苓9克　抽葫芦10克　炒枳壳9克　麦冬9克　猪苓5克　泽泻10克　甘草6克

【用法】水煎，分两次温服。

【功用】健脾化湿，调整脾胃。

【主治】小儿肾病综合征，及脾虚不运所致的肿胀。

【加减】若感受风热，出现发热、咳嗽、咽痛时，可去方中苏梗、白术，加薄荷、荆芥穗、连翘、银花；感受风寒而见畏寒、身热、肢冷者，可加羌活、防风、苏叶；正气偏虚，兼受时邪者，可加太子参、葛根、柴胡，仿人参败毒散意，以扶正祛邪；病久气阴两虚，或久服激素，出现面赤火升，阴虚阳亢时，去白术、茯苓，重用知母、麦冬或配生地以甘润滋阴。

09578 小儿咽扁颗粒《中国药典》2010版）

【组成】金银花109.4克　射干62.5克　金果榄78.1克　桔梗78.1克　玄参78.1克　麦冬78.1克　人工牛黄0.31克　冰片0.16克

【用法】上制成颗粒剂。开水冲服。一岁至二岁一次4克或2克（无蔗糖），一日2次；三岁至五岁一次4克或2克（无蔗糖），一日3次；六岁至十四岁一次8克或4克（无蔗糖），一日2～3次。

【功用】清热利咽，解表止痛。

【主治】小儿肺卫热盛所致的喉痹、乳蛾，症见咽喉肿痛、咳嗽痰盛、口舌糜烂；急性咽炎、急性扁桃体炎见上述证候者。

09579 小儿咳宁糖浆《成方制剂》19册）

【组成】白及　白茅根　北沙参　川贝母　地龙　桔梗　款冬花　龙胆　芦根　麦冬　天南星　知母　制百部　紫菀

【用法】上制成糖浆剂。口服，一次15毫升，一日3

次；周岁以下一次10毫升。

【功用】润肺定喘，止咳化痰。

【主治】小儿咳嗽，胸满气喘，恶心呕吐，烦躁不宁等症。

09580 小儿咳喘冲剂《成方制剂》10册）

【组成】麻黄30克　川贝母30克　苦杏仁（炒）50克　黄芩50克　天竺黄50克　紫苏子（炒）60克　僵蚕（炒）60克　山楂（炒）60克　莱菔子（炒）60克　石膏100克　鱼腥草120克　细辛5克　茶叶5克　甘草30克　桔梗50克

【用法】上制成冲剂。温开水冲服，周岁以内一次2～3克；一至五岁，一次3～6克；六岁以上，一次9～12克；一日3次。

【功用】消热宣肺，化痰止咳，降逆平喘。

【主治】小儿发热，咳嗽，气喘。

09581 小儿健脾颗粒

《成方制剂》7册。为原书同册"宝宝乐"之异名。见该条。

09582 小儿疳积冲剂

《成方制剂》8册，为原书同册"肥儿宝颗粒"之异名。

09583 小儿清咽颗粒《成方制剂》6册）

【组成】极蓝根　薄荷　蝉蜕　连翘　牡丹皮　牛蒡子　蒲公英　青黛　玄参

【用法】上制成颗粒剂。开水冲服，一岁以内一次3克，一至五岁一次6克，五岁以上一次9～12克，一日2～3次。

【功用】清热解表，解毒利咽。

【主治】小儿外感风热引起的发热头痛，咳嗽音哑，咽喉肿痛。

【宜忌】夏季暑热重时，可加服藿香正气丸或六一散。

09584 小儿清热颗粒《成方制剂》8册）

【组成】白薇　地骨皮　地黄　广藿香　金银花　连翘　青黛　石膏

【用法】上制成颗粒剂。开水冲服，一岁以内一次5克，二至四岁一次10克，五至七岁一次15克，七岁以上酌增或遵医嘱，一次3次。

【功用】除瘟解毒，清热退烧。

【主治】小儿外感风热或时疫感冒引起的高烧不退，汗出热不解，烦躁口渴，咽喉肿痛，肢酸体倦。

09585 小儿清感灵片《成方制剂》2册）

【组成】白芷　苍术　川芎　地黄　防风　甘草　葛根　黄芩　荆芥穗　苦杏仁　牛黄　羌活

【用法】上制成片剂。口服，一岁以内一次1～2片，一至三岁一次2～3片，三岁以上一次3～5片，一日2次。

【功用】发汗解肌，清热透表。

【主治】外感风寒引起的发热怕冷，肌表无汗，头痛口渴，咽痛鼻塞，咳嗽痰多，体倦。

09586 小儿喜食糖浆

《成方制剂》10册。即原书2册"小儿喜食片"改为糖浆剂。见该条。

09587 小儿解表颗粒《中国药典》2000版）

【组成】金银花　连翘　炒牛蒡子　蒲公英　黄芩　防风　紫苏叶　荆芥穗　葛根　人工牛黄

【用法】上制成颗粒剂。开水冲服。一岁至二岁一次

4克，一日2次；三岁至五岁一次4克，一日3次；六岁至十四岁一次8克，一日2～3次。

【功用】宣肺解表，清热解毒。

【主治】小儿外感风热所致的感冒，症见发热恶风、头痛咳嗽、鼻塞流涕、咽喉痛痒。

【备考】《中国药典》2010版组成有用量，分别是：金银花300克，连翘250克，炒牛蒡子250克，蒲公英300克，黄芩300克，防风150克，紫苏叶150克，荆芥穗100克，葛根150克，人工牛黄1克。本方改为口服液剂，名"小儿解表口服液"（见《新药转正》41册）。

09588 小五石泽兰丸（《千金》卷四）

【组成】钟乳 紫石英 矾石各一两半 白石英 赤石脂 当归 甘草各四十二铢 石膏 阳起石 干姜各二两 泽兰二两六铢 苁蓉 龙骨 桂心各二两半 白术 芍药 厚朴 人参 蜀椒 山茱萸各三十铢 柏子仁 藁本各一两 芜荑十八铢

【用法】上为末，炼蜜为丸，如梧桐子大。每服二十丸，加至三十丸，酒送下，一日三次。

【功用】补益温中。

【主治】妇人劳冷虚损，饮食减少，面无光色，腹中冷痛，经候不调，吸吸少气无力。

【方论选录】《千金方衍义》：本方主治全无风证，故去大五石泽兰丸中乌头、细辛、防风、芎、芷等药，但加阳起、矾石、石脂等味，专行固脱扶阳，故所加之味尤为必需。

09589 小半夏茯苓汤

《直指》卷七。为《金匮》卷中"小半夏加茯苓汤"之异名。见该条。

09590 小半夏茯苓汤（《丹溪心法》卷三）

【组成】陈皮 茯苓 半夏 甘草 黄芩

【用法】水煎服。

【主治】呃逆。

09591 小半夏茯苓汤

《普济方》二〇六。即《千金》卷十六"半夏汤"。见该条。

09592 小灵宝三倍丸（《医方类聚》卷二十四引《施圆端效方》）

【组成】草乌头一斤（用黑豆一斗，同煮，豆烂熟，去豆不用） 苍术二斤（泔浸，去皮） 葱白三斤（细切）

【用法】上药同捣为剂，焙干，为细末，好醋面糊为丸，如梧桐子大。每服十九至二十九，食前温酒送下，一日三次。

【主治】瘫痪中风，半身不遂，语言謇涩，口眼喎斜，肢体麻痹。

09593 小茯苓半夏汤

《普济方》一三八。为《金匮》卷中"小半夏加茯苓汤"之异名。见该条。

09594 小柴胡加桂汤（《活人书》卷十七）

【组成】柴胡八两 人参 甘草（炙） 半夏（汤浸七次，切） 黄芩 桂（去皮）各三两

【用法】上锉，如麻豆大。每服抄五钱匕，水一盏半，加生姜七片，大枣二个，煎至八分，去滓，取六分清汁，温服，日三夜二。

【主治】疟疾，先寒后热；兼治支结。

【加减】若渴者，去半夏，加人参、栝楼根同煎服。

09595 小柴胡加桂汤（《伤寒图歌活人指掌》卷四）

【组成】小柴胡汤去人参加桂一两

【用法】水煎服。

【主治】❶《伤寒图歌活人指掌》：疟疾身热欲近衣，身热不渴。❷《丹溪心法》：疟疾有汗。

09596 小柴胡加桂汤（《医碥》卷六）

【组成】桂枝（去皮） 黄芩 人参各一两半 甘草一两（炙） 半夏二合半 芍药一两半 大枣六枚 生姜一两半（切） 柴胡四两

【用法】水七升，煮取三升，去滓温服。

【主治】疟。

09597 小柴胡加减汤（《不知医必要》卷一）

【组成】柴胡二钱 党参（去芦） 半夏（制）各一钱五分 肉桂（去皮，另炖）三分 炙草七分

【用法】加生姜三片，大枣二个，水煎服。

【主治】疟疾，寒多热少，或单寒者。

【加减】汗多，去肉桂，加酒炒白芍一钱五分，桂枝七分；口渴，加葛根、麦冬各一钱五分；无汗腹痛，胁胀或痛，去大枣，加煅牡蛎粉一钱五分。

09598 小柴胡桂姜汤

《外台》卷二引《伤寒论》。即《伤寒论》"柴胡桂枝干姜汤"。见该条。

09599 小菟丝石莲丸

《医学实在易》卷七。为《种福堂方》卷二"小菟丝丸"之异名。见该条。

09600 小黄连阿胶丸（《局方》卷十）

【组成】肉豆蔻 茯苓（去皮） 诃子（炮，去核）各一两 黄连（去须，微炒）二两

【用法】上为细末，用阿胶一两醋溶，搜为丸，如粟米大。每服，一岁儿十丸至十五、二十丸，用温饮送下，随乳亦得，更量岁数加减服，不拘时候。

【主治】小儿乳食无度，冷热不调，下痢赤白，或如鱼脑，白多赤少，后重腹痛，烦渴引饮，小便不利，便圊频数，食减少力。

09601 小黄连阿胶丸

《得效》卷十二。为《外台》卷二十五引《近效方》"黄连丸"之异名。见该条。

09602 小儿七星茶颗粒（《成方制剂》9册）

【组成】薏苡仁 稻芽 山楂 淡竹叶 钩藤 蝉蜕 甘草

【用法】上制成颗粒剂。开水冲服。一次3.5～7克，一日3次。

【功用】开胃消滞，清热定惊。

【主治】小儿积滞化热，消化不良，不思饮食，烦躁易惊，夜寐不安，大便不畅，小便短赤。

【备考】《中国药典》2010版组成有用量，分别是：薏苡仁893克，稻芽893克，山楂446克，淡竹叶670克，钩藤335克，蝉蜕112克，甘草112克。本方改为糖浆剂，名"小儿七星茶糖浆"（见《成方制剂》9册）。

09603 小儿万病回春丹

《丸散膏丹集成》。为《谢利恒家用良方》"回春丹"之异名。见该条。

09604 小儿止泻安颗粒《成方制剂》6册）

【组成】陈皮 赤石脂 伏龙肝 茯苓 木香 肉豆蔻 砂仁

【功用】健脾和胃，利湿止泻。

【主治】小儿消化不良腹泻，脾虚腹泻。

【用法】上制成颗粒剂。开水冲服，一岁以内一次3克，一至二岁一次6克，一日3次；二至三岁一次12克，一日2次；或遵医嘱。

【宜忌】不宜用于合并其他感染的小儿腹泻。

09605 小儿止泻灵胶囊《成方制剂》20册）

【组成】人参9克 鸡内金（炒）27克 茯苓36克 诃子（炒）36克 芡实（麸炒）18克 薏苡仁（麸炒）36克 罂粟壳18克 六神曲（麸炒）18克 白术（麸炒）36克 金樱子（麸炒）18克

【用法】上制成胶囊剂。口服，小儿二至三个月，一次1粒；四至六个月，一次2粒；七至九个月，一次3粒；十至十二个月，一次4粒；一至二周岁，一次5粒；三周岁以上，一次6粒；一日3次，一个月以内酌减。

【功用】健脾利湿，涩肠止泻。

【主治】脾虚湿盛，肠滑久泻。

09606 小儿牛黄清肺片《成方制剂》5册）

【组成】法半夏160克 茯苓105克 黄芩80克 石膏80克 川贝母25克 百部（蜜炙）25克 胆南星25克 白前80克 冰片15克 牛黄2.5克

【用法】上制成片剂。口服，一岁以内一次2片，一至三岁一次2~4片，一日2次；或遵医嘱。

【功用】清热，化痰，止咳。

【主治】内热咳嗽，支气管炎，百日咳，肺炎。

09607 小儿肺热平胶囊《中国药典》2010版）

【组成】人工牛黄3.3克 地龙55克 珍珠3.3克 拳参44克 牛胆粉11克 甘草11克 平贝母66克 人工麝香0.22克 射干55克 朱砂0.44克 黄连44克 黄芩88克 羚羊角0.44克 北寒水石55克 冰片0.44克 新疆紫草33克 柴胡66克

【用法】上制成胶囊剂，每粒装0.25克。口服。六个月以内小儿一次服0.125克；七至十二个月清热一次服0.25克；一岁至二岁一次服0.375克；二岁至三岁一次服0.5克；三岁以上一次服0.75~1.0克，一日3~4次。

【功用】清热化痰，止咳平喘，镇惊开窍。

【主治】小儿痰热壅肺所致喘嗽，症见喘咳，吐痰黄稠，壮热烦渴，神昏抽搐，舌红苔黄腻。

【宜忌】本品不宜久服；肝肾功能不全者慎用。

09608 小儿泻速停颗粒《中国药典》2010版）

【组成】地锦草 儿茶 乌梅 焦山楂 茯苓 白芍 甘草

【用法】上制成颗粒剂。口服，一日3~4次；6个月以下，一次1.5~3克；6个月至一岁以内，一次3~6克；一岁至三岁，一次6~9克；三岁至七岁，一次10~15克；七岁至十二岁，一次15~20克或遵医嘱。

【功用】清热利湿，健脾止泻，缓急止痛。

【主治】小儿湿热壅遏大肠所致的泄泻，症见大便稀薄如水样，腹痛，纳差。小儿秋季腹泻及迁延性、慢性腹泻见

上述证候者。

【宜忌】忌食生冷油腻；腹泻严重，有较明显脱水表现者应及时就医。

09609 小儿宝泰康颗粒《中国药典》2010版）

【组成】连翘 地黄 滇柴胡 玄参 桑叶 浙贝母 蒲公英 南板蓝根 滇紫草 桔梗 莱菔子 甘草

【用法】上制成颗粒剂。温开水冲服。周岁以内一次2.6克，一岁至三岁一次4克，三岁至十二岁一次8克，一日3次。

【功用】解表清热，止咳化痰。

【主治】小儿风热外感，症见发热、流涕、咳嗽、脉浮。

09610 小儿泄泻停颗粒《成方制剂》15册）

【组成】苍术 车前子 大黄 甘草 羌活 制川乌

【用法】上制成颗粒剂。开水冲服，六个月以下婴儿一次1克；六个月全三周岁小儿一次2克，一日2次。

【功用】健脾化湿，消积止泻。

【主治】婴幼儿腹泻。

09611 小儿咳喘灵颗粒《成方制药》4册）

【组成】板蓝根 甘草 瓜蒌 金银花 苦杏仁 麻黄 石膏

【用法】上制成颗粒剂。口服，二岁以内一次5毫升，三岁至四岁一次7.5毫升，五岁至七岁一次10毫升，一日3~4次。

【功用】宣肺清热，止咳，平喘。

【主治】上呼吸道感染，气管炎，肺炎，咳嗽等。

【备考】本方改为口服液，名"小儿咳喘灵口服液"（见《成方制剂》4册）。

09612 小儿咳喘宁糖浆《成方制药》9册）

【组成】陈皮 甘草 瓜蒌 黄芩 桔梗 苦杏仁 莱菔子 六神曲 麻黄 麦芽 前胡 桑白皮 山楂 生石膏 紫苏子

【用法】上制成糖浆。口服，初生儿至一岁，一次5毫升，四至六岁，一次7~15毫升，七至十二岁，一次10~20毫升，一日3~4次；或遵医嘱。

【功用】宣肺泻热，平喘祛痰，止咳消食。

【主治】表邪入里，肺热壅遏，兼有食积引起的哮喘咳嗽，痰多色黄，纳呆便秘等。

【宜忌】脾虚易腹泻者慎用。

09613 小儿咳嗽宁糖浆《成方制剂》14册）

【组成】陈皮 瓜蒌 黄芩 桔梗 苦杏仁 六神曲 芦根 麦芽 牛蒡子 枇杷叶 前胡 桑白皮 桑叶 山楂 浙贝母

【用法】上制成糖浆。口服，初生儿一次5毫升；六个月至三岁一次5~10毫升，四至六岁一次10~15毫升；七至十二岁一次15~20毫升；一日3~4次或遵医嘱。

【功用】宣肺，止咳，化痰。

【主治】风热袭肺所致咳嗽，气管炎，支气管炎及肺炎恢复期。

09614 小儿急惊风锭子《理瀹》）

【组成】麻黄四两 甘草二两 蝉蜕 僵蚕 全蝎各二十一个 陈胆星一两 白附子 防风 川乌 天麻 川芎 白芷 党参 南薄荷 白术 木香各五钱 干姜四

钱（煎膏） 蜂蜜二两 牛黄 冰片 轻粉各三钱 麝一钱 朱砂 雄黄各八钱

【用法】和捏为锭。临用淡姜汤同白蜜磨擦胸背。

【主治】风痫，破伤风，诸风。

09615 小儿退热口服液（《成方制剂》6册）

【组成】白薇 板蓝根 柴胡 大青叶 淡竹叶 地龙 黄芩 金银花 连翘 牡丹皮 栀子 重楼

【用法】上制成口服液剂。口服，五岁以下小儿一次10毫升，五至十岁一次20～30毫升，一日3次；或遵医嘱。

【功用】疏风解表，解毒利咽。

【主治】小儿风热感冒，发热恶风，头痛目赤，咽喉肿痛，疟腮，喉痹。

【备考】本方改为颗粒剂，名"小儿退热颗粒"（见《中国药典》2010版）。

09616 小儿热速清颗粒（《新药转正》41册）

【组成】柴胡 黄芩 板蓝根 葛根 金银花 水牛角 连翘 大黄

【用法】上制成颗粒剂。口服，一岁以内，一次0.5～1克；一至三岁，一次1～2克；三至七岁，一次2～3克；七至十二岁，一次3～4克，一日3～4次。

【功用】清热解毒，泻火利咽

【主治】小儿外感高热，头痛，咽喉肿痛，鼻塞，流涕，咳嗽，大便干结。

【备考】本方改为口服液名"小儿热速清口服液"（见《中国药典》2010版）。

09617 小儿健脾止泻丸（《成方制剂》6册）

【组成】白术 党参 丁香 茯苓 甘草 豆蔻 肉豆蔻 砂仁 山药

【用法】上制成丸剂。口服，一次1丸，一日2次；或遵医嘱。

【功用】温中，健脾，止泻。

【主治】小儿脾胃受寒，水泻不止。

09618 小儿惊风七厘散（《成方制剂》11册）

【组成】白附子 白芍 白术 冰片 薄荷 蝉蜕 陈皮 胆南星 独活 法半夏 茯苓 甘草 钩藤 厚朴 琥珀 黄连 黄芩 僵蚕 龙齿 芒硝 牛黄 羌活 全蝎 山药 麝香 天花粉 天麻 天竺黄 雄黄 栀子 朱砂 猪牙皂 紫苏叶

【用法】上制成散剂。口服，一岁以内一次半瓶，一岁以上一次1瓶。

【功用】祛风化痰，解热镇惊。

【主治】小儿外感风邪，惊风抽搐，咳吐痰涎，食滞呕吐，腹痛泄泻。

【宜忌】麻疹及慢惊风忌用。

09619 小儿清肺止咳片（《中国药典》2010版）

【组成】紫苏叶15克 菊花30克 葛根45克 川贝母45克 炒苦杏仁45克 枇杷叶60克 炒紫苏子15克 蜜桑白皮45克 前胡45克 射干30克 栀子（姜炙）45克 黄芩45克 知母45克 板蓝根45克 人工牛黄15克 冰片8克

【用法】上制成片剂。口服。周岁以内一次1～2片，一岁至三岁一次2～3片，三岁以上一次3～5片，一日2次。

【功用】清热解表，止咳化痰。

【主治】小儿外感风热、内闭肺火所致的身热咳嗽，气促痰多，烦躁口渴，大便干燥。

09620 小儿清热止咳丸（《成方制剂》6册）

【组成】白前 大枣 胆南星 甘草 黄芩 苦杏仁 莱菔子 麻黄 石膏 葶苈子 紫苏子

【用法】上制成丸剂。口服，一岁以内一次1丸，二至五岁一次1丸半，一日2～3次。

【功用】清热，化痰，定喘。

【主治】肺热咳嗽，痰多气喘。

09621 小儿清热镇惊散（《成方制剂》4册）

【异名】小儿清热散

【组成】冰片 胆南星 甘草 黄连 僵蚕 牛黄 全蝎 天竺黄 朱砂

【用法】上制成散剂。口服，一次0.6克，一日2次；周岁以内小儿酌减。

【功用】清热镇惊，开窍定搐。

【主治】小儿脏腑积热引起的急热惊风，手足抽搐，咳嗽身热，痰涎壅盛，烦躁口渴，睡卧不安。

09622 小儿暑感宁糖浆（《成方制剂》7册）

【组成】扁豆花 薄荷 甘草 厚朴 滑石粉 黄连 黄芩 荆芥穗 苦杏仁 芦根 佩兰 青蒿 香薷

【用法】上制成糖浆剂。口服，一岁以下一次5毫升，二至三岁一次5～10毫升，七至十二岁一次15～20毫升，一日3～4次；或遵医嘱。

【功用】清暑解表，退热。

【主治】小儿暑季外感发热，高热不退，头痛少汗，咽喉肿痛，食欲不振，二便不畅。

【宜忌】脾虚久泻者慎用。

09623 小儿感冒口服液（《中国药典》2010版）

【组成】广藿香85克 菊花85克 连翘85克 大青叶141克 板蓝根85克 地黄85克 地骨皮85克 白薇85克 薄荷56克 石膏141克

【用法】上制成液剂。口服。一岁以下每次服5毫升，一岁至三岁每次服5～10毫升，四岁至七岁每次服10～15毫升，八岁至十二岁每次服20毫升，一日2次，摇匀服用。

【功用】清热解表。

【主治】小儿外感风热所致发热重，微恶风寒，头痛，有汗或少汗，咽红肿痛，口渴，舌尖红，苔薄黄而干，脉浮数。

09624 小儿感冒宁糖浆（《中国药典》2010版）

【组成】薄荷80克 荆芥穗67克 苦杏仁80克 牛蒡子80克 黄芩80克 桔梗67克 前胡80克 白芷27克 炒栀子40克 焦山楂27克 六神曲（焦）27克 焦麦芽27克 芦根120克 金银花120克 连翘80克

【用法】上制成糖浆剂。口服。初生儿至一岁，一次5毫升，二至三岁，一次5～10毫升，四至六岁，一次10～15毫升，七至十二岁，一次15～20毫升，一日3～4次，或遵医嘱。

【功用】疏散风热，清热止咳。

【主治】小儿外感风热所致的感冒，症见发热，汗出不爽，鼻塞流涕，咳嗽咽痛。

09625 小儿腹泻外敷散（《中国药典》2010版）

【组成】吴茱萸 丁香 胡椒 肉桂

【用法】上制成散剂。外用。用食醋调成糊状，敷于脐部，二岁以下一次1/4瓶，二岁以上一次1/3瓶；大便每日超过20次，加敷涌泉穴，用量为1/4瓶，每24小时换药一次。

【功用】温中散寒，止痛止泻。

【主治】脾胃虚寒所致的泄泻，症见大便溏泻，脘腹疼痛，喜温喜按。

09626 小儿腹泻宁糖浆《《中国药典》2010版》

【组成】党参150克　白术200克　茯苓200克　葛根250克　甘草50克　广藿香50克　木香50克

【用法】上制成糖浆剂。口服。10岁以上儿童一次10毫升，一日2次；10岁以下儿童酌减。

【功用】健脾和胃，生津止泻。

【主治】脾胃气虚所致的泄泻，症见大便泄泻，腹胀腹痛，纳减，呕吐，口干，倦怠乏力，舌淡苔白。

【宜忌】呕吐腹泻后舌红口渴，小便短赤者慎用。

09627 小半夏加茯苓汤《《金匮》卷中》

【异名】大半夏汤（《活人书》卷十八）、半夏茯苓汤（《鸡峰》卷十八）、茯苓半夏汤（《宣明论》卷六）、小半夏汤（《伤寒心要》）、小半夏茯苓汤（《直指》卷七）、小茯苓半夏汤（《普济方》卷一三八）、茯苓散（《普济方》卷一六六）。

【组成】半夏一升　生姜半斤　茯苓三两（一法四两）

【用法】以水七升，煮取一升五合，分二次温服。

【主治】❶《金匮》：卒呕吐，心下痞，膈间有水，眩悸者。❷《张氏医通》：痰饮多汗，小便不利。

【方论选录】❶《金匮玉函经二注》：经云：以辛散之。半夏、生姜皆味辛，《本草》：半夏可治膈上痰、心下坚、呕逆者；眩，亦上焦阳气虚，不能升发，所以半夏、生姜并治之；悸，则心受水凌，非半夏可独治，必加茯苓去水，下肾逆以安神，神安则悸愈矣。❷《医方集解》：此足太阳、阳明药也，半夏、生姜行水气而散逆气，能止呕吐；茯苓宁心气而泄肾邪，能利小便；火因水而下行，则悸眩止而痞消矣。

【临床报道】胃脘痛：《四川中医》（1983，2：26）格桑某某，女，30岁，藏族牧民。因饮食生冷而胃脘痛，呃逆，吐清水痰涎，畏寒，痛时喜温、喜熨、喜按，腹胀，食欲减退，吞酸嗳气，口不渴喜热饮，舌苔白，脉微沉紧。为过食生冷，寒积于中，阳气不振，寒邪犯胃所致。治宜温胃散寒，祛痰止痛，引水下行。半夏40克（先煎半小时），茯苓30克，生姜30克。服药四剂后诸证全部消失而愈。

【备考】本方方名，《外台》引作"半夏加茯苓汤"。

09628 小半夏加茯苓汤《《卫生宝鉴·补遗》》

【组成】半夏五两　生姜八两　茯苓三两　白术　陈皮　甘草各二两

【用法】上锉。水煎服。

【主治】吐而身热，或不热者。

09629 小半夏加茯苓汤《《笔花医镜》卷一》

【组成】半夏（姜炒）　白茯苓各三钱　炙甘草一钱　生姜三片　（加苍术更效）

【主治】饮停膈间。

09630 小半夏加橘皮汤《《卫生宝鉴·补遗》引《活人书》》

【组成】半夏一两　陈皮半两　白术　茯苓　甘草各半两

【用法】上锉。每服五钱，水二盏，加生姜十片，煎至八分，去滓温服。

【主治】吐而身热，或不热者。

09631 小麦面十四味煎《《外台》卷二十七引《许仁则方》》

【组成】小麦五升（以水硬搜之，别于水中揉挺，令面粉尽，面筋别成一块即止；以此面粉汁别器澄停，沥却清汁，即以稠粉盛于练袋子中漉，着令微燥）　生葛根五挺（径三寸，长二尺，捶碎于水中揉挺，令葛根中粉汁尽，别器澄停，盛贮一如小麦面法）　生栝楼五斤（捣如上法）　胡麻三升（去皮，熬令熟，为散）　萱竹根（切）一斤　生茅根（切）一斤　生芦根（切）一斤　乌梅五十个（以上用水五斗，缓火煎取一升半，去滓澄取清）　冬瓜汁二升　生麦门冬汁三升　生姜汁一升　牛乳一升　白蜜二升

【用法】先取竹根等汁，和冬瓜以下汁，微火上煎减半，次纳牛乳、白蜜，又煎六七沸，投小麦面粉、生葛粉、栝楼粉、胡麻散于诸汁中煎，和熟搅之，勿住手，候如稠糖即成，成讫，止火待冷，贮别器中。每夜含如此，初服一枣大，稍稍加至一匙，亦任性日日含之。欲作丸，饮服亦得。

【主治】消渴小便数。

09632 小青龙加石膏汤《《金匮》卷上》

【组成】麻黄　芍药　桂枝　细辛　甘草　干姜各三两　五味子　半夏各半升　石膏二两

【用法】水一斗，先煮麻黄，去上沫，纳诸药，煮取三升，强人服一升，羸者减之，一日三次。小儿服四合。

【主治】❶《金匮》：肺胀，咳而上气，烦躁而喘，脉浮者，心下有水。❷《千金》：胁下痛引缺盆，其人常倚伏。

【方论选录】❶《金鉴》引李彣：心下有水，麻黄、桂枝发汗以泄水于外，半夏、干姜、细辛温中以散水于内，芍药、五味子收逆气以平肝，甘草益脾土以制水，加石膏以去烦躁，兼能解肌出汗也。❷《金匮要略论注》：《伤寒论》中寒得风脉而烦躁者，主以青龙汤，故此亦主小青龙；然壅则气必热，故仍加石膏耳。❸《金匮要略心典》：此外邪内饮相搏之证而兼烦躁，则挟有热邪。麻、桂药中，必用石膏，如大青龙之例也。心下寒饮，则非温药不能开而去之，故不用越婢加半夏，而用小青龙加石膏，温寒并进，水热俱捐，于法尤为密矣。

09633 小活络丹加味方《《慈禧光绪医方选议》》

【组成】川乌五钱（炮，去脐皮）　草乌五钱（去皮）　胆星四钱　地龙五钱（洗净，焙干）　乳香四钱（去油）　没药四钱　天麻四钱　豨莶草六钱　于术八钱（生）　当归一两　白芍六钱（炒）　桑寄生八钱　抚芎四钱　生地一两　橘红五钱

【用法】上为极细末，老酒、白蜜各半为丸，重一钱五分，蜡皮封固。每服一丸，老酒送下。

【功用】清心明目，宽胸畅膈，宣通脉络，滋益营卫，理脾除湿。

【主治】风湿诸痹，肩背腰膝筋脉骨节疼痛，偏正头痛，或口眼歪斜，半身不遂，行步艰难，筋脉拘挛，肌肉顽麻沉重酸木，或皮肤作痒。无病之人，中年以后常服，亦可预防风症。

09634 小柴胡六君子汤《《济众新编》卷一引《医林撮要》》

【组成】柴胡二钱　黄芩　陈皮各一钱五分　半夏　茯苓　白术　枳壳各一钱　人参八分　甘草三分　姜

三片

【用法】水煎，食后服。

【主治】伤寒发热已解，平复后劳役食复作大热。

【加减】头痛，加川芎；口渴，加干葛一钱。

09635 小柴胡加大黄汤（《幼幼集成》卷二）

【组成】人参七分　北柴胡一钱五分　片黄芩　法半夏各一钱　炙甘草五分　锦庄黄一钱

【用法】生姜三片，大枣三个为引，水煎，热服。

【主治】小儿伤寒里热，恶热，出头露面，扬手掷足，烦躁燥粪，掀衣气粗。

09636 小柴胡加地黄汤（《普济方》卷三一八引《圣惠》）

【异名】地黄汤（《女科百问》卷上）、小柴胡汤（《妇人良方》卷六）、人参汤（《普济方》卷三一八）、小柴胡加生地黄汤（《痘疹心法》卷二十三）。

【组成】柴胡一两一分　人参　半夏（汤洗七次）　黄芩　甘草　生干地黄各半两

【用法】上为粗末。每用五钱，水二盏，加生姜五片，大枣二个，同煎至八分，去滓温服。

【主治】妇人室女伤寒发热，经水适来或适断，昼则明了，夜则谵语，如见鬼状。亦治产后恶露方来，忽尔断绝。

【方论选录】《本事方释义》：柴胡气味辛甘平，入足少阳；人参气味甘温，入足阳明；半夏气味辛温，入足阳明；黄芩气味苦寒，入手太阳、少阳；甘草气味甘平，入足太阴，能缓诸药之性；生干地黄气味甘苦微寒，入手足少阴、厥阴；姜枣之辛甘，入荣卫。妇人病伤寒或发寒热，经水适来适断，昼则明了，夜则谵语，如见鬼状，谓之热入血室。外邪已入血分，更恐其深入至阴之处，故用小柴胡汤加生地，以泻其血分，则热缓而神安矣。

09637 小柴胡加芒消汤（《卫生宝鉴·补遗》引《活人书》）

【组成】柴胡二两七钱　黄芩　人参　甘草（炙）各二两　半夏八钱　芒消三两

【用法】上锉。每服五钱，水一盏半，加生姜五片，大枣一个，煎八分，去滓，下消再煎一两沸，稍热服。

【主治】外感发热头痛，内因痰饮凝滞为热，或中脘痞满，呕逆恶心，腹满，数日不大便。

09638 小柴胡加竹茹汤（《丹溪心法附余》卷九）

【组成】柴胡二钱　半夏（汤洗）一钱　黄芩　人参　甘草（炙）各七分半　竹茹一块　橘皮一钱

【用法】上咬咀。水一盏，加生姜七片，煎六分，温服。

【主治】发热而呕。

09639 小柴胡加防风汤（《此事难知》）

【异名】柴胡加防风汤（《医学纲目》卷十一）。

【组成】柴胡二两　人参五分　半夏（制）六分　黄芩三分　生姜　甘草各七两半　防风一两　大枣三个

【用法】上锉。每服一两，水三盏，煮至一盏半，去滓温服。

【主治】少阳风痉，汗下后不解，乍静乍躁，目直视，口噤，往来寒热，脉弦者。

【备考】本方方名，《赤水玄珠》引作"柴胡防风汤"。

09640 小柴胡加枳桔汤（《痘疹心法》卷十九）

【组成】柴胡一钱　半夏　甘草各半钱　人参　黄芩各三钱　枳壳　桔梗各一钱

【用法】上为粗末。每服三钱，水一盏，加生姜一片，煎六分服。

【主治】疮疹后咳嗽胁疼。

09641 小柴胡加枳桔汤（《伤寒大白》卷三）

【组成】柴胡　黄芩　广皮　甘草　枳壳　桔梗

【主治】热邪结聚，寒热胸满而呕苦。

09642 小柴胡加栀子汤（《玉机微义》卷四十五）

【组成】小柴胡汤加栀子

【功用】❶《玉机微义》：和解。❷《幼科释迷》：解利风热。

【主治】发黄，往来寒热，一身尽黄。

【备考】《法律》本方用法：水一斗二升，煮取六升，去滓，再煎取三升，温服一升，一日三次。

09643 小柴胡加茯苓汤（《伤寒图歌活人指掌》卷四）

【组成】柴胡一两六钱二字半　黄芩　人参　甘草　半夏各八钱二字　生姜一两　生枣十二个　茯苓一两

【主治】伤寒小便难，潮热腹满。

09644 小柴胡加香薷汤（《慈航集》卷下）

【组成】柴胡一钱　黄芩一钱二分　人参八分（另炖）　半夏二钱　甘草五分　香薷一钱　藿香二钱　青蒿二钱

【主治】暑疟初病，先伏热于内，寒暑伏于外，但热不寒，里实不泻，必无汗，烦渴而呕，肌肉消烁。

【加减】舌赤苔黄而润，心烦者，加酒炒川连三分，竹叶三十片，一服寒暑伏热全退，去香薷，加半夏二钱，炒枳壳一钱五分，再一服全愈；胸口饱闷，加槟榔一钱五分，草蔻仁二钱。

09645 小柴胡加常山汤（《时方歌括》卷上）

【组成】小柴胡汤加常山三钱（生用不炒）

【主治】疟疾。

【备考】如服后欲吐者，即以手探吐，痰吐尽则愈。

09646 小柴胡加葛根汤（《云岐子保命集》卷下）

【组成】柴胡一两　甘草六钱　大枣三个　人参二钱　黄芩三钱　生姜三分　葛根三分

【用法】上锉细。每服一两，水三盏，煎服。

【主治】妇人伤寒，太阳经传阳明，表证仍在而自利。

09647 小柴胡合四物汤（《济阳纲目》卷七十四）

【组成】柴胡　黄芩　半夏　人参　甘草　当归　川芎　白芍药　熟地（砂仁炒）　龙胆草　青皮　干葛

【用法】上锉。加生姜三片，水煎服。

【主治】胁痛，每日至夜身热，或阴虚发热。

【加减】阴虚甚，加黄柏、知母。

09648 小陷胸加大黄汤（《幼科发挥》卷四）

【组成】黄连　半夏　枳实　栝楼　甜葶苈　大黄各等分

【用法】上锉。先以水煎栝楼一沸，入药煎七分，食后服。

【主治】痰壅喘促。

09649 小陷胸加芩枳汤（《温热经解》）

【组成】栝楼实三钱　半夏三钱　川连一钱　酒芩八分　枳实八分

【主治】风温内陷，心下硬痛。

09650 小陷胸加枳实汤（《温病条辨》卷二）

【组成】黄连二钱　栝楼三钱　枳实二钱　半夏五钱

【用法】急流水五杯，煮取二杯，分二次服。

【主治】阳明暑温，水结在胸，脉洪滑，面赤身热头晕，不恶寒，但恶热，舌上黄滑苔，渴欲凉饮，饮不解渴，得水则呕，按之胸下痛，小便短，大便闭。

【方论选录】暑兼湿热，热甚则渴，引水求救，湿郁中焦，水不下行，反而上逆则呕；胃气不降，则大便闭。故以黄连、栝楼，清在里之热痰，半夏除水痰而强胃；加枳实者，取其苦辛通降，开幽门而引水下行也。

09651　小接命熏脐秘方《《医部全录》卷三三一》

【组成】乳香　没药　猳鼠粪　青盐　续断各二钱　麝香一分

【用法】上为末，令人食饱仰卧，用荞麦面水和捏一圈，径过寸余，脐大则径二寸，纳入药末安脐上。用槐皮一片，复圈药之上，以豆许艾灸之。灸之行年岁数而止，无病者连日灸之，有病则三日一次。灸至腹内作声作痛，大便有涎沫等物出为止，只服米汤，兼食白肉、黄酒，以助药力。

【功用】壮固根蒂，保护形躯，熏蒸本源，除却百病。

09652　小续命加姜汁汤

《伤寒图歌活人指掌》卷四。为《千金》卷八注文引《胡洽方》"小续命汤"之异名。见该条。

09653　小儿百部止咳糖浆《《中国药典》2010版》

【组成】蜜百部100克　苦杏仁50克　桔梗50克　桑白皮50克　麦冬25克　知母25克　黄芩100克　陈皮100克　甘草25克　制天南星25克　枳壳(炒)50克

【用法】上制成糖浆剂。口服。2岁以上一次10毫升，2岁以内一次5毫升，一日3次。

【功用】清肺，止咳，化痰。

【主治】小儿痰热蕴肺所致的咳嗽、顿咳，症见咳嗽、痰多，痰黄黏稠，咯吐不爽，或痰咳不已，痰稠难出；百日咳见上述证候者。

09654　小儿秃疮敛疮油药《《北京市中药成方选集》》

【组成】轻粉八两　枯矾八两(上研为细粉，过罗)　香油三十二两　黄柏三两　大黄三两　生栀子三两

【用法】用香油将黄柏、大黄、生栀子三味炸枯，过罗去滓，再兑黄蜡四两，和前药粉搅匀即成。敷患处。

【功用】清血祛毒，润肤杀虫。

【主治】小儿血热胎毒，秃疮起皮，干燥刺痒，经年不愈。

09655　小儿复方鸡内金散《《成方制剂》14册》

【组成】鸡内金　六神曲

【用法】上制成散剂。口服，小儿一次0.5克，一日3次；周岁以内酌减。

【功用】健脾开胃，消食化积。

【主治】小儿因脾胃不和引起的食积胀满，饮食停滞，呕吐泻痢。

09656　小儿宣肺止咳颗粒《《新药转正》11册》

【组成】麻黄　竹叶　防风　西南黄芩　桔梗　芥子　苦杏仁　葶苈子　马兰　黄芪　山药　山楂　甘草

【用法】上制成颗粒剂。温开水冲服，一岁以内一次1/3袋，一至三岁一次2/3袋，四至七岁一次1袋，八至十四岁一次1.5袋，一日3次，3天为一疗程；或遵医嘱。

【功用】宣肺解表，清热化痰。

【主治】小儿外感咳嗽，痰热壅肺所致的咳嗽痰多，痰黄黏稠，咳痰不爽。

【宜忌】忌食生冷食物。

09657　小儿宣肺止嗽颗粒《《新药转正》31册》

【组成】前胡　薄荷　桑白皮　杏仁　苏子　莱菔子　鱼腥草　白茅根　芦根　地骨皮　大黄

【用法】上制成颗粒剂。口服，七个月至一岁，一次2.5克，一日2次；二岁至三岁，一次2.5克，一日3次；四岁至七岁，一次5克，一日2次；八岁至十四岁，一次7.5克，一日2次。

【功用】宣肺清热，化痰止咳。

【主治】痰热壅肺所致的咳痰不爽，痰黄黏稠，喉间痰鸣，咽红便干；小儿上呼吸道感染、支气管炎见上症者。

09658　小儿清肺化痰颗粒《《成方制剂》17册》

【组成】黄芩　苦杏仁　麻黄　前胡　石膏　葶苈子　竹茹　紫苏子

【用法】上制成颗粒剂。开水冲服，一岁以内一次3克，一至五岁一次6克，五岁以上一次9～12克，一日2～3次。

【功用】清热化痰，止咳平喘。

【主治】小儿肺热感冒引起的呼吸气促，咳嗽痰喘，喉中作响。

【宜忌】凡舌质淡，脾虚泄泻者不宜服用。

【备考】❶本方改为口服液剂，名"小儿清肺化痰口服液"(见《中国药典》2010版)；❷《中国药典》2010版组成有用量，分别是：麻黄90克，前胡225克，黄芩225克，炒紫苏子225克，石膏675克，苦杏仁(炒)225克，葶苈子279克，竹茹225克。

09659　小柴胡加五味子汤《《伤寒图歌活人指掌》卷四》

【组成】柴胡一两六钱二字半　黄芩　人参　甘草　半夏各八钱二字　生姜一两　生枣十二枚　五味子半两

【主治】温病发热而渴，不恶寒，嗽者。

09660　小柴胡加生地黄汤《《云岐子保命集》卷下》

【组成】柴胡二两　黄芩七钱半　人参五钱　半夏一两五钱(制)　甘草七钱半　大枣三枚　生地黄　栀子　枳壳(麸炒)各五钱

【用法】上锉细。每服一两，水煎服。

【主治】产后往来寒热而脉弦者，少阳也。

【方论选录】《济阴纲目》：此方以治少阳等症似矣，然以弦脉而加生地、山栀者，伤寒家以弦脉为阳也，故以柴胡为君。

09661　小柴胡加生地黄汤

《痘疹心法》卷二十三。为《普济方》卷三一八引《圣惠》"小柴胡加地黄汤"之异名。见该条。

09662　小柴胡加牡丹皮汤《《云岐子保命集》卷下》

【组成】柴胡二两　黄芩七钱半　人参二两　半夏六钱　大枣三枚　甘草七钱　生姜七钱半　牡丹皮二两

【用法】上锉细。每服一两，加生姜，同煎服。

【主治】妇人伤寒，身热脉长而弦，属阳明、少阳，往来寒热，夜躁昼宁，如见鬼状，经水适断，热入血室，不满实者。

09663　小柴胡合小陷胸汤《《增补内经拾遗》卷四》

【组成】人参　柴胡　黄芩　半夏　甘草　黄连　枳实　枳壳　桔梗　竹叶　粳米　栝楼仁

【用法】水二钟，加生姜三片，大枣二个，煎八分，不拘时候服。

【主治】风厥。身热汗出烦满，不为汗解。

09664 小陷胸汤加枳梗汤（《保命歌括》卷十七）

【组成】黄连一钱三分　半夏二钱六分　栝楼子（连瓤）二钱半　枳壳　桔梗各一钱

【用法】上㕮咀。用水二盏，先煎栝楼，取一盏半，去滓；入药再煎八分，去滓，食后温服。

【主治】痰咳，胸满而痛，咽喉不利。

09665 小儿广朴止泻口服液（《新药转正》41册）

【组成】广藿香　苍术　茯苓　泽泻　厚朴（姜制）　车前草　陈皮　六神曲（炒）

【用法】上制成口服液剂。口服，三至六个月一次5毫升，一日3次；七个月至一岁，一次5毫升，一日4次；二至三岁，一次10毫升，一日3次；四至七岁，一次10毫升，一日4次。3天为一疗程，或遵医嘱。

【功用】祛湿止泻，和中运脾。

【主治】湿因脾土所致的小儿泄泻。

09666 小儿肺热咳喘口服液（《中国药典》2010版）

【组成】麻黄50克　苦杏仁100克　石膏400克　甘草50克　金银花167克　连翘167克　知母167克　黄芩167克　板蓝根167克　麦冬167克　鱼腥草167克

【用法】上制成口服液剂，每支装10毫升。口服。一岁至三岁一次10毫升，一日3次；四岁至七岁一次10毫升，一日4次；八岁至十二岁每次20毫升，一日3次，或遵医嘱

【功用】清热解毒，宣肺化痰。

【主治】热邪犯于肺卫所致发热，汗出，微恶风寒，咳嗽痰黄，或兼喘息，口干而渴。

【宜忌】大剂量服用，可能有轻度胃肠不适反应。

09667 小儿消积止咳口服液（《新药转正》40册）

【组成】山楂（炒）　槟榔　枳实　枇杷叶（蜜炙）　瓜蒌　莱菔子（炒）　葶苈子（炒）　桔梗　连翘　蝉蜕

【用法】上制成口服液剂。口服，周岁以内一次5毫升，一至二岁一次10毫升，三至四岁一次15毫升，五岁以上一次20毫升，一日3次；5天为一疗程。

【功用】清热理肺，消积止咳。

【主治】小儿食积咳嗽属肺热证。

09668 小儿清热止咳口服液（《中国药典》2010版）

【组成】麻黄90克　炒苦杏仁120克　石膏270克　甘草90克　黄芩180克　板蓝根180克　北豆根90克

【用法】上制成液剂。口服。一岁至二岁一次3~5毫升，三岁至五岁一次5~10毫升，六岁至十四岁一次10~15毫升，一日3次。用时摇匀。

【功用】清热宣肺，平喘，利咽。

【主治】小儿外感风热所致的感冒，症见发热恶寒，咳嗽痰黄，气促喘息，口干音哑，咽喉肿痛。

09669 小儿清热利肺口服液（《新药转正》41册）

【组成】金银花　连翘　石膏　麻黄　苦杏仁　牛蒡子（炒）　射干　瓜蒌皮　浮海石　葶苈子（炒）　车前子（盐炙）

【用法】上制成口服液剂。口服，一至二岁一次3~5毫升；三至五岁，一次5~10毫升；六至十四岁，一次10~15毫升，一日3次。

【功用】清热宣肺，止咳平喘。

【主治】小儿咳嗽属风热犯肺证，症见：发热、咳嗽或咯痰，流涕或鼻塞，咽痛，口渴，舌红或苔黄等；现代医学用于小儿急性支气管炎具有上述证候者。

09670 小承气加生地苁蓉汤（《四圣悬枢》卷三）

【组成】大黄三钱　厚朴二钱（炒）　枳实二钱（炒）　肉苁蓉三钱　生地黄三钱　白蜜半杯

【用法】流水煎大半杯，乘热分服。

【主治】小儿痘症，阳明腑病，胃燥便结。

09671 小承气加芍药地黄汤（《松峰说疫》卷二）

【组成】大黄二钱　厚朴钱半（炒）　枳实一钱（炒）　芍药二钱　生地六钱

【用法】流水煎一杯，温服。

【主治】温疫，阳明腑证，潮热汗出，谵语，腹痛便秘。

09672 小承气加麦冬元参汤（《医学摘粹》）

【组成】大黄四钱　厚朴三钱　枳实三钱（炒）　麦冬三钱　元参三钱　白蜜一杯

【用法】流水煎大半杯，入白蜜，热服。

【主治】寒疫阳明腑证，潮热汗出，谵语腹满便秘者。

09673 小柴胡去枣地苁牡蛎汤（《伤寒图歌活人指掌》卷四）

【组成】小柴胡去枣　加牡蛎一两三钱一字半

【主治】水结胸。

09674 小柴胡去参加青皮汤（《时方歌括》卷上）

【组成】小柴胡去人参，加青皮二钱。

【主治】疟病初起。

09675 小柴胡加干姜牡蛎汤（《伤寒图歌活人指掌》卷四）

【组成】小柴胡汤加干姜半两　牡蛎六钱

【主治】痞而胸胁满胀。

09676 小柴胡加干姜陈皮汤（《温病条辨》卷二）

【组成】小柴胡汤加干姜二钱　陈皮二钱

【用法】水八杯，煮取三杯，分三次温服。

【主治】少阳疟而脉弦迟者。

09677 小柴胡加芒消大黄汤（《云岐子保命集》卷下）

【组成】柴胡二两　黄芩七钱半　半夏（制）一两五钱　甘草七钱半　大黄七钱半　芒消七钱　大枣三个　生姜七分半

【用法】上锉细。每服一两，生姜同煎，去滓下芒消，再沸，温服。

【主治】妇人伤寒，头痛脉浮，医反下之，邪气乘虚而传于里，经水闭而不行，心下结硬，口燥舌干，寒热往来，狂言如见鬼状，脉沉而数者。

09678 小柴胡加花粉芍药汤（《医钞类编》卷十五）

【组成】柴胡三钱　黄芩二钱　半夏一钱半（制）　甘草一钱　生姜二钱　芍药二钱　天花粉二钱

【用法】流水煎大半杯，热服，覆衣取微汗。

【主治】少阳伤寒，目眩耳聋，口苦咽干，胸痛。

09679 小青龙去麻黄加杏子汤

《医统》卷十四。为方出《伤寒论》名见《圣济总录》卷二十四"小青龙去麻黄加杏仁汤"之异名。见该条。

09680 小青龙去麻黄加杏仁汤（方出《伤寒论》，名见《圣济总

【异名】小青龙去麻黄加杏子汤（《医统》卷十四）。

【组成】小青龙汤去麻黄，加杏仁半升。

【主治】伤寒表不解，心下有水气，干呕，发热而咳喘。

09681 小青龙去麻黄加附子汤（方出《伤寒论》，名见《伤寒图歌活人指掌》卷四）

【组成】小青龙汤去麻黄，加附子半两。

【主治】❶《伤寒论》：伤寒表不解，心下有水气，干呕，发热而咳，若噎者。❷《伤寒图歌活人指掌》：伤寒水寒相搏，咳逆。

09682 小青龙去麻黄加茯苓汤（方出《伤寒论》，名见《伤寒图歌活人指掌》卷四）

【组成】小青龙汤去麻黄，加茯苓一两。

【主治】伤寒表不解，心下有水气，干呕，发热而咳，小便不利，少腹满。

09683 小柴胡去半夏加栝楼汤（《外台》卷五引《伤寒论》）

【异名】小柴胡去半夏加栝楼根汤（《千金》卷十）、柴胡栝楼根汤（《御药院方》卷二）

【组成】柴胡八两 黄芩三两 人参三两 大枣十二个（擘） 甘草三两 生姜三两 栝楼根四两

【用法】上切。以水一斗二升，煮取六升，去滓，更煎取三升，温服一升，一日三次。

【主治】疟发渴者，及劳疟。

【宜忌】忌海藻、菘菜。

【方论选录】《金匮玉函经二注》：《内经》谓：渴者，刺足少阳。此证胃土被木火之伤，则津液涸而燥渴，故因柴胡、黄芩治木火，人参、甘草补胃，栝楼生津益燥，姜、枣发越荣卫。若劳疟由木火盛，荣卫衰，津液竭者，亦治以此。

【临床报道】劳疟：《金匮要略浅述》伍某某，女，40岁，患劳疟已半年。每日下午开始畏冷，旋即头痛发烧，汗出口渴，小便短赤，舌红苔薄，脉弦细数，每次服奎宁可止，但遇劳即发。此体质虚弱，正不胜邪，拟扶正祛邪。用柴胡去半夏加栝楼汤：党参15克，柴胡10克，黄芩10克，栝楼根12克，甘草5克，生姜3片，大枣3枚，加醋炒常山10克。服三剂疟止。

【备考】按：本方方名，《金匮》附方引作"柴胡去半夏加栝楼根汤"。

09684 小柴胡去黄芩加芍药汤（《伤寒图歌活人指掌》卷四）

【组成】小柴胡汤去黄芩，加芍药三两。

【主治】伤寒下后，阴弱生热，脉微恶寒。

【备考】《医统》本方用法：水二盏，加生姜三片，大枣一个，水煎服。

09685 小柴胡去黄芩加茯苓汤（方出《伤寒论》，名见《圣济总录》卷二十六）

【组成】小柴胡汤去黄芩，加茯苓四两。

【主治】伤寒五六日，中风，往来寒热，胸胁苦满，嘿嘿不欲饮食，心烦喜呕，心下悸，小便不利。

09686 小柴胡加桃仁五灵脂汤（《产孕集》）

【组成】小柴胡汤加桃仁 五灵脂各一钱

【主治】伤寒时疾，热入血室者。

09687 小柴胡去半夏加栝楼根汤

《千金》卷十。为《外台》卷五引《伤寒论》"小柴胡去半

09688 小柴胡加生姜橘皮竹茹汤（《袖珍》卷一引《直指》）

【组成】小柴胡汤加生姜 橘皮 竹茹

【用法】上㕮咀。每服一两，水二盏，煎至一盏，去滓，通口服，不拘时候。

【主治】阳证咳逆潮热。

09689 小续命去附子减桂一半汤（《伤寒图歌活人指掌》卷四）

【组成】小续命汤去附子，减桂一半

【主治】脚气，暑中三阳，所患必热。

09690 小柴胡去半夏加人参栝楼汤（《伤寒图歌活人指掌》卷四）

【组成】小柴胡汤去半夏，加人参半两，栝楼实一枚。

【主治】发热而渴。

09691 小柴胡去人参加芍药瓜蒌根汤（《医学摘粹》）

【组成】小柴胡汤去人参，加芍药 瓜蒌根。

【主治】温疫传入少阳，咽干口苦欲饮，耳聋目眩，胸痛，寒热往来。

09692 小半夏加茯苓汤再加厚朴杏仁方（《温病条辨》卷一）

【组成】半夏八钱 茯苓块六钱 厚朴三钱 生姜五钱 杏仁三钱

【用法】甘澜水八杯，煮取三杯，温服，一日三次。

【主治】两太阴暑温，咳嗽，声重浊，痰多不甚渴，渴不多饮者。

【方论】此暑温而兼水饮者也。故以小半夏加茯苓汤，蠲饮和中；再加厚朴、杏仁，利肺泻湿，预夺其喘满之路；水用甘澜，取其走而不守也。

09693 小柴胡去参枣生姜加五味子干姜汤（方出《伤寒论》名见《伤寒图歌活人指掌》卷四）

【组成】小柴胡汤去人参、大枣、生姜，加五味子半升，干姜二两。

【主治】伤寒五六日中风，往来寒热，胸胁苦满，嘿嘿不欲饮食，心烦喜呕而咳者。

09694 小续命去附子减桂一半加芍药一倍汤（《伤寒图歌活人指掌》卷四）

【组成】小续命汤去附子，减桂一半，加芍药一倍。

【主治】脚气热证多者。

飞

09695 飞乌散

《外台》卷三十四引《集验方》。即原书"飞乌膏"改为散剂。见该条。

09696 飞乌膏（《外台》卷三十四引《集验方》）

【组成】烧朱砂作水银上黑烟（一名细粉者）三两 矾石三两（烧粉）

【用法】上以绢筛了，以甲煎和之令如脂。以敷乳疮，一日三次。作散者不须和，有汁自着可用散。

【主治】妇人、女子乳生小浅热疮，搔之黄汁出，侵淫为长，百疗不瘥，动经年月，名为妒乳；亦治诸热疮，黄烂侵淫汁疮，蜜疮，丈夫阴蚀痒湿，诸小儿头疮疳蚀，口边肥疮，蜗疮等。

【备考】本方改为散剂，名"飞乌散"（见原书）。

09697 飞丹散（《景岳全书》卷五十一）

【组成】飞丹 人中黄（白更妙） 轻粉 水粉各等分

【用法】上为末。凡湿烂者可以干掺，外用油纸包盖；若干陷者，以猪骨髓或猪油调贴之，先以百草煎汤，乘热熏洗，然后贴之，日洗数次。

【主治】寒湿、风湿脚腿等疮。

09698　飞龙丹（《外科全生集》卷四）

【异名】蟾酥丸。

【组成】寒水石　蟾酥（酒化）　蜈蚣（去足）各三钱　血竭　乳香　没药　雄黄　胆矾　铜青　僵蚕　全蝎（酒炒）　穿山甲各一钱　红砒　枯矾　朱砂　冰片　角刺　轻粉各三分　蜗牛二十一个

【用法】上药各为细末，以酒化蟾酥为丸，金箔为衣，如绿豆大。每服一丸，葱白包裹，酒送下。覆盖取汗。

【主治】痈疽疔疮。

【宜忌】白疽忌用。

09699　飞生丸（《外台》卷三十四引《小品方》）

【组成】飞生一枚　槐子　故弩箭羽各十四枚

【用法】上为末，炼蜜为丸，如梧桐子大。每服二丸，以酒送下。即易产。

【主治】难产。

09700　飞生丸（《普济方》卷三五六）

【组成】蛇蜕皮　飞生皮　马衔

【用法】取蛇蜕皮着衣带中，鉴鼻击衣带，临欲产时，左手持马衔，右手持飞生皮，令易产。

【主治】产难。

09701　飞白散（《解围元薮》卷四）

【组成】老姜　砒　斑蝥末

【用法】用老姜切开作片，将砒末夹在内，以线紧缚定，用山黄泥封固晒干，入火煨，候内姜收尽砒末，取出将斑蝥末乘湿揩拭于上。病人浴出，以穿山甲刮去块上枯皮，用此姜重擦则成疮，七日脱光，重者三次除根。

【主治】身上斑剥。

【宜忌】忌见风七日。

09702　飞步丸（《朱氏集验方》卷一）

【组成】木鳖子仁（取肉别研，去油）　川乌（生，去皮脐）　草乌（生，去皮脐）　白胶香　白芍药各二两　乳香一两（别研）

【用法】上为细末，用赤小豆末煮糊为丸，如梧桐子大。每服十五丸，木瓜汤送下，病在上，食后临卧服；病在下，空心服。

【主治】筋脉、骨节、手足、腰背诸般疼痛，挛缩不伸之患。

【宜忌】忌热物片时及热汤。

09703　飞步丸（《瑞竹堂方》卷二）

【组成】紫荆皮二斤（取头末八两，拣时嚼似脑子味透顶者方佳，又名滑藤根）　五加皮二两五钱（焙干）　肥川乌二两五钱（去皮，生用）　苍术二两五钱（泔水浸一宿，焙干）　木鳖子仁四两（竹刀切片，用三年米醋浸三宿，其油已去，焙干）

【用法】上为细末，醋糊为丸，如两鱼眼睛大。每服三十至五十丸，空心用盐、木瓜少许，细嚼和药，无灰酒送下。

【主治】阴阳风湿脚气，手臂举动不起，无问远近。

【宜忌】忌动风之物。

09704　飞步丸（《普济方》卷二四一）

【组成】北防风　北细辛半两　木瓜一两　川乌六钱（炮）　草乌一两（半生半熟）　晚蚕沙一两　火燃草半斤（并九蒸九晒，焙干）　苍耳叶半斤（同蒸、焙）

【用法】上为末，醋糊为丸，如梧桐子大。每服三十丸，空心盐、酒汤或盐酒送下。

【主治】男子、妇人风毒脚气肿疼。

【备考】方中北防风用量原缺。

09705　飞步丸（《普济方》卷二二四）

【组成】茅山苍术半斤（米泔浸一宿，切片子，用老葱白同炒半黄色为度）　小茴香四两（炒）　杜仲（炒去丝）　肉苁蓉（酒浸）　菟丝子（酒浸）各一两（为饼）　八角茴香（炒）　南木香（生）　韭子（酒浸）　破故纸（炒）　川楝子（取肉，炒）　葫芦巴（炒）　川牛膝（酒浸）各半两　胡桃肉六十枚（去皮油用）　好川乌二枚（炮裂，去皮脐）

【用法】上为末，煮酒糊为丸，如梧桐子大。每服七十丸，加至百丸，空心、食前好酒送下。

【主治】诸虚。

09706　飞步丹

《解围元薮》卷三。为原书同卷"固命丹"之异名。见该条。

09707　飞步饮（《玉案》卷五）

【组成】人参　白术（土炒）　当归　牛膝　莲子各一钱五分（去心）

【用法】加大枣五个，水煎服，不拘时候。

【主治】产后虚极，足软不能行步。

09708　飞补汤（《鸡峰》卷十二）

【组成】黄耆　白茯苓　白术　人参各一两　五味子　神曲　乌药　沉香　石斛　苡仁各三分　橘皮　甘草各半两

【用法】上为细末。每服二钱，水一盏，加生姜同煎至六分，去滓服。

【功用】调胃气，进饮食。

09709　飞灵丹（《普济方》卷二六五）

【组成】辰砂一两（上等者）　水磨雄黄一两

【用法】上为细末，有一白瓷盒子，先以牡丹皮烧烟熏盒子黑色光厚，入前药按令平实，以白附子末盖头，更以车前草末实满盒子，醋调赤石脂固缝，干盐泥遍身固济，酷灰作塚子，炭五斤一煅通红，良久退火，放冷取出，再研细，仍先吹去草药滓，以糯米糊为丸，如梧桐子大。每服一丸，病在下，空心服；病在上，食后稍空服，并以京枣汤送下。

【功用】调荣卫，暖脏腑，去头风，壮下部。

09710　飞矾丹（《百一》卷五引张承祖方）

【组成】飞过枯矾二两（北矾、绛矾尤佳，如无只用通明南矾）　半夏（生姜制一宿）　天南星（切作片子，用皂角挪，水浸一宿，来日就铫子熬，以水尽为度）　白僵蚕一两（半两生用，半两米醋浸一宿）

【用法】上为细末，姜汁糊为丸，如梧桐子大；水丸亦可。每服十五丸至二十丸，生姜汤送下；喉闭，用薄荷两叶，以新汲水浸少时，嚼薄荷吞药，用水送下；如咽不得，即用十五丸捣细，用皂角水调灌下；小儿急慢惊风，牙关紧急不可开者，亦用皂角水调涂牙龈上，入咽即活。

【功用】化痰。

【主治】喉闭，小儿急慢惊风，牙关紧急。

09711 飞矾散《奇效良方》卷六十）

【组成】白矾（飞） 白草霜各等分

【用法】上为细末。捻糟茄自然汁调。若口噤，挑灌之。

【主治】木舌，渐肿大满口。

09712 飞虎散《瑞竹堂方》引郑参政方，见《医方类聚》卷八十二）

【组成】白附子 香白芷 荆芥穗 石膏（煅，研） 薄荷叶 天麻 川芎 防风各半两 两头尖一两（黑心者不用，明白者佳） 苍术一两（泔浸）

【用法】上为极细末。每服一钱，临卧温茶清调下。

【主治】偏正头风。

【宜忌】服后忌食热物。

09713 飞黄丹《瑞竹堂方》卷二）

【组成】带毛雀儿 金丝矾

【用法】用带毛雀儿，取去肠、肚，将金丝矾研细，装放雀儿肚满，缝合，用桑柴火缓缓煨烧成炭，研为细末。年远者每服二枚，近者一枚，空心，用无灰酒调下。恐恶心，入盐汤少许。

【主治】小肠疝气疼痛。

09714 飞黄散《外台》卷二十四引《范汪方》）

【组成】雄黄一两 鸡白屎一两 藜芦一两 丹砂一两 干鳗鲡鱼一两

【用法】上药治下筛。青布裹之，熏经三日乃止。止毕，要以蛇衔膏摩之良。

【功用】蚀恶肉。

【主治】缓疽。

09715 飞黄散《外台》卷二十四引《范汪方》）

【组成】丹砂 雌黄 磁石 曾青 白石英 礜石 石膏 钟乳 雄黄 云母各二两

【用法】上为末，取丹砂着瓦盆南，雌黄着中央，磁石北，曾青东，白石英西，礜石上，石膏次，更下钟乳、雄黄，覆云母，薄布下，以一盆覆上，羊毛泥令厚，作三隔灶，烧之以陈苇，一日成。取其飞者使之。

【功用】蚀恶肉。

【主治】缓疽恶疮。

09716 飞黄散《外台》卷三十引《广济方》）

【组成】曾青 雌黄 白矾石 磁石 雄黄 丹砂各一两

【用法】上药各为细末，依四方色以药置色处，曾青东方，丹砂南方，白矾石西方，磁石北方，雄黄中央，瓦甍二枚，以黄泥下再三过，使厚五六分，以雌黄屑著下，合筛诸药着上，后以半雌黄屑覆上，以泥涂际，勿令气泄。土须厚，一宿如常点火，点火用二年陈芦作樵中调火，以新布沉水中，覆釜上，干复易，九十沸止，若日暮，七十七沸亦足止；太熟一斛米饭顷发出药，恶肉青黑干，不复出汗，愈。无甍，以土釜二枚，如上法也。

【主治】诸恶疮肿。

09717 飞雪汤《外台》卷三十八）

【组成】麻黄四两（去节） 石膏二两（碎） 黄芩三两 芒消四两

【用法】上切。以水八升，煮取四升，去滓，纳生鸡子白二枚及芒消，搅令匀，以拭疮上。取疮愈即止。

【主治】体赤热烦闷，口中疮烂，表里如烧，痛不能食。

09718 飞雪汤《圣惠》卷十）

【组成】麻黄三两（去根节） 石膏三两（杵碎） 芫花一两 川大黄二两

【用法】上锉。以水一斗半，煮取七升，放冷，披发仰卧，以淋其囟。血住即止。

【主治】伤寒衄血数升不住者。

09719 飞蛇散《中医皮肤病学简编》）

【组成】蛇总管9克 乌桕叶9克 芙蓉叶9克 蒲公英9克 银花叶9克 荆芥9克 黄柏9克 薄荷9克 枯矾9克 樟脑3克 冰片3克

【用法】上为末，搅匀，装入罐内备用。患部糜烂渗水，以温水调和，涂患处，一日三至四次

【主治】急性湿疹。

09720 飞霜丹《普济方》卷三九二）

【组成】硇砂三分（去砂石） 粉霜三钱

【用法】上为末，用薄纸捣作小纸箱子，方阔二寸半，深四分许，将药末铺在箱内，次掘一地坑，深三四寸，其阔约碗盖得着，用火烧令极热，即去燃火，惟留熟火三两挺，铺在坑底，置药箱子在内，火上急用瓷碗盖坑口，周围以细土拥塞，无令透烟，如两炊饭久，即药成也。候碗冷，即开碗取出药，烧碗上有药烟着碗，亦一处揩下，再研令细；凡药得熟自于火上凝，更次入腻粉九钱，龙脑一钱，再滚研令匀，水浸蒸饼为丸，如绿豆大。大人每服十丸至十五丸，乳香汤送下；小儿三五丸。如有积可一两日，方徐徐利下也。

【主治】一切虚中积，下痢脓血，里急后重，脐腹撮痛。

09721 飞马金丹《湿温时疫治疗法》）

【组成】巴豆霜 广木香 赖橘红各三钱 五灵脂 广郁金（生打） 上雄黄 制锦纹各一两 飞辰砂五钱 明乳香 净没药 山慈菇 百草霜各二钱

【用法】上药各为末，称足分量，再合研一时许，米醋为丸，金箔为衣，如绿豆大，隔纸晒干，紧贮瓷器，置干燥处。二十岁以上者，每服十二丸；禀强者加三丸，老幼随减；三两岁者，七丸或五丸；七八十岁者，九丸，温开水送下。半日或一二时许，非吐必泻。孕妇遇急症，七丸为度。

【主治】湿温。

09722 飞水银霜《千金翼》卷五）

【组成】水银一斤 朴消八两 大醋半升 黄矾十两 锡二十两（成炼二遍者） 玄精六两 盐花三斤

【用法】上药先炼锡讫，又温水银令热，乃投锡中，又捣玄精、黄矾令细，以绢筛之，又捣锡令碎，以盐并玄精等合和，以醋拌之令湿，以盐花一斤藉底，乃布药令平，以朴消盖上讫，以盆盖合，以盐灰为泥，泥缝固济干之，微火三日，武火四日，凡七日去火，一日开之，扫取极须劳心守，勿令须臾间懈慢火失矣。

【主治】酒渣鼻疱。

09723 飞鸥头丸《圣济总录》卷十五）

【组成】飞鸥头三枚（去毛喙，炙焦，捣罗为末） 铅丹八两（研）

【用法】上为末，炼蜜为丸，如绿豆大。每服三丸至五

丸，酒送下，日三夜一。

【主治】风癫瘈疭。

09724 飞尸走马汤（《外台》卷七引张仲景方）

【异名】走马汤（《千金》卷十三）、走马散（《圣惠》卷四十八）、外台走马汤（《金匮》卷上附方）。

【组成】巴豆二枚（去心皮，熬）　杏仁一枚（去尖皮）

【用法】上约取绵缠，捶令极碎。投热汤二合，捻取白汁服之。须臾愈。未愈更一服，老小量之。

【主治】❶《外台》引张仲景：寒疝；鬼击有尸疹者。❷《千金》：中恶，心痛腹胀，大便不通。

【宜忌】忌野猪肉、芦笋。

【备考】用法中热汤，《圣惠》作"热酒"。

09725 飞龙化坚膏

《外科集腋》卷三。为《外科正宗》卷四"飞龙阿魏化坚膏"之异名。见该条。

09726 飞龙夺命丹（《急救仙方》卷二）

【异名】渊然真人夺命丹（《丹溪心法附余》卷十六引《仙传济阴方》）、再生丹（《增补内经拾遗》卷四）。

【组成】蟾酥二钱（干者，老酒化）　血竭一钱　乳香二钱　没药二钱　雄黄三钱　轻粉半钱　胆矾一钱　麝香半钱　铜绿二钱　寒水石一钱　朱砂二钱　海羊二十一个（即蜗牛，连壳用）　天龙一条（即蜈蚣，酒浸，炙黄，去头足）　脑子半钱（如无亦可）

【用法】上为细末，将海羊研作泥，和前药为丸，如绿豆大。若丸不就，酒煮面糊为丸。每服只二丸，先用葱白三寸，令病人嚼烂，吐于手心，男左女右，将丸子裹在葱白内，用无灰热酒三四盏送下。于避风处以衣被盖覆，约人行五里之久，再用热酒数杯，以助药力，发热大汗出为度。如病重汗不出，再服二丸，汗出即效。若初服二丸，但消三五病，重者再进二丸。如疔疮走黄过心者，难治。汗出冷者亦死。如疔人不能嚼葱，擂碎裹药，用酒送下。疮在上，食后服；在下，食前服。

【功用】消肿败毒。

【主治】疔疮、发背、脑疽、乳痈、附骨疽、一切无头肿毒恶疮、狐臭。

【宜忌】服药后忌冷水、黄瓜、茄子、油面、猪、羊、鱼肉。

09727 飞龙夺命丹（《普济方》卷二七三）

【组成】天南星　半夏　巴豆（去皮心）各一钱　硇砂　信　黄丹　乳香　斑蝥十六个（去翅、足）　麝少许

【用法】上为细末，用五月五日蟾酥，和合为丸，如黄米粒大。每服三五丸，或七丸，或九丸，随人虚实加减，以无灰酒送下。疮在上者，食后；在下者，食前服。如疮下者，加丸服。服药后觉疮痛皮肤红，是药之效也。如患者昏愦，牙关紧者，斡开口灌可治。服药后饮凉酒数口，药疾行也。

【主治】疮肿。

【宜忌】药后忌热食、热汤、冷水一二时辰，忌油腻、荤腥、湿面五七日。

【备考】方中硇砂、信、黄丹、乳香用量原缺。

09728 飞龙夺命丹（《普济方》卷二七三）

【组成】朱砂　南星　半夏　黄丹　血竭　乳香　没药　硼砂　硇砂各二钱　人言三钱　麝香少许　巴豆十二

粒　斑蝥十一个

【用法】上为细末，蟾酥化开为丸，如红豆大。五份中一份，加斑蝥二个，人言少许，捻成锭子，如半粒小麦大。每一疮针破见血，下锭子一粒，饭粘白纸封护，用药一丸，噙在舌上，觉麻，冷水吞下。重者随时服药，不必尽剂，一服时黄水流出为妙。

【主治】❶《普济方》：一切恶疔疮。❷《外科启玄》：痈疽疔毒，及一切毒禽恶兽肉毒所致成疮，蕴毒在里，脉沉紧细数；湿毒，中寒，中风，肚痛，喉闭。

【宜忌】服药后忌热物片时，忌房事并诸毒物鱼腥。

09729 飞龙夺命丹（《玉机微义》卷十五）

【组成】天南星一钱　雄黄　巴豆各一钱　黄丹　信石　乳香各五分　麝香少许　斑蝥十六个（去翅、足）　硇砂五分

【用法】上为末，取蟾酥和为丸，如黄黍米大。每服十一二丸，或十四五丸，看疮上下，食前、后好酒送下。量人虚实与之。

【主治】一切疔疮恶肿，痈疽初发，或发而黑陷，毒气内陷者。

【宜忌】忌油腻、鱼、荤物七日。

09730 飞龙夺命丹（《痈疽验方》）

【组成】干蟾酥二钱（乳化）　血竭一钱（嚼成饼者真）　没药　寒水石（煅）　硼砂　雄黄各三钱　乳香　朱砂　明矾（枯）各一钱　轻粉　冰片各五分　蜗牛四十九个（研为膏，如无亦效）　蜈蚣一条（去头，酒浸，焙干）

【用法】上药各为细末，取蜗牛、蟾酥研匀，入前末熟杵为丸，如绿豆大，朱砂为衣。每服四五丸，嚼葱白一口吐在手，将药包葱内，用温酒送下。须臾汗出或少吐泻，毒即解。

【主治】一切疔疮毒疮。

09731 飞龙夺命丹

《保婴撮要》卷十八。为《奇效良方》卷五十四"夺命丹"之异名。见该条。

09732 飞龙夺命丹（《灵药秘方》卷上）

【组成】玄精石　白矾　皂矾　火消各二两　硼砂　硇砂各三钱

【用法】上为末，入锅炒老黄色取起，加汞二两，朱砂、雄黄各五钱，入罐封固，如前火候冷定开取升药。又加生药入罐，打火四炷香，药俱前同，但分量不同，汞、砂、雄、硼、硇砂两俱同前，惟玄精石、皂、白矾各一两，消一两五钱，照前炒、研细，入罐封固，火候俱同前，冷取升药。又加消、皂、白矾各七钱，明雄一钱，共研，打火同前、取出升药，又照前配，打火三炷香。

【功用】败毒。

【主治】疮疡。

【加减】疮疡兼膈食翻胃吐逆，用本药三钱，加沉香、木香各一钱，白蔻仁、丁香各五钱，面糊为丸，如绿豆大，每服一丸，淡姜汤送下，一日三次。中满膨胀，本药二钱，加沉香、木香各一钱五分，土狗三枚（炙，去头足），面糊为丸，如绿豆大，每服三丸，空心用白商陆砂仁汤送下，以平为止，次用调理之剂。九种心痛，腹中冷气，久不效者，本药三钱，加干姜、良姜、大椒各一钱，或为末或为丸，每服三

分，川椒汤或砂仁汤送下，一日三次。风寒湿气流滞经络，筋骨疼痛，本药三钱，加乳香、没药（去油）各三钱，鸦片、朱砂各五分（如无真鸦片，以麝香少许代之），好酒糊为丸，如梧桐子大，每服一丸，用酒送下，一日三次；病久者，先服黄金散取汗。妇人月经不行，瘀血作痛，或癥瘕痞块，本药量加斑蝥、红娘子，用米同炒去夹足，每服八厘，空心红花酒下，一日三次，以行为度；虚弱者，去斑蝥，单取米用。治外科诸般肿毒，本药、血竭各三钱、蟾酥五分，麝香三分，面糊为丸，如梧桐子大，每服一丸，酒送下，按上下部服之，一日三次。治痰核马疔结核，本药三钱，胆星、半夏、贝母各一钱五分，麝香三分，溃破加乳香、没药（去油）各一钱，面糊为丸，如梧桐子大，每服一丸，一日三次。杨梅结毒，不拘远近，本药、朱砂各三钱，雄黄、银朱各一钱，黄蜡为丸，如梧桐子大，每服一丸，土茯苓汤送下。下疳蛀杆，不拘远近，本药、朱砂、雄黄各一钱，乳香、没药（去油）、血竭、龙骨各一钱，为末掺之。裙边湿毒泡疮，久不收口者，本药、乳香、没药（去油）各一钱，冰片三分，黄白二蜡化入，麻油少许，熬膏贴之。喉风十八症，本药五厘，好醋调匀，滴入喉中，吐去痰涎即效；破烂者，苦茶调敷，牙疳口疳皆治。诸风癣、顽癣、牛皮血癣，本药量加白砒、土硫黄为末，或醋或油调敷。

09733 飞龙夺命丹（《霍乱论》卷下）

【组成】朱砂（飞）二两 明雄黄 灯心炭各一两 人中白（漂、煅）八钱 明矾 青黛（飞）各五钱 梅冰 麻黄（去节）各四钱 真珠 牙皂 当门子 硼砂各三钱 西牛黄二钱 杜蟾酥 火消各一钱五分 飞真金三百页

【用法】上药各为细末，和匀，瓷瓶紧装。以少许吹鼻取嚏；重者再用开水调服一分；小儿减半。

【主治】痧胀绞痛，霍乱转筋，厥冷脉伏，神昏危急之证；及受温暑瘴疫，秽恶阴晦诸邪，而眩晕痞胀，瞀乱昏狂；或卒倒身强，遗溺不语，身热瘈疭，宛如中风；或时证逆传，神迷狂谵；小儿惊痫，角弓反张，牙关紧闭。

09734 飞龙夺命丹（《救伤秘旨》）

【组成】硼砂 地鳖虫 自然铜（醋炙七次） 血竭各八钱 木香六钱 当归 桃仁 蓬术 五加皮（酒炒） 猴骨（制）各五钱 玄胡索（醋炒） 三棱（醋炒） 苏木各四钱 五灵脂（醋炒） 赤芍（酒炒） 韭子（炒） 蒲黄（生熟各半） 破故纸（盐水炒） 广皮（炒） 川贝 枳壳 朱砂 葛根（炒） 桑寄生（炒）各三钱 肉桂（去粗皮，不见火） 乌药 羌活 麝香 杜仲（盐水炒） 秦艽（炒） 前胡（炒） 土狗（不见火） 青皮（醋炒）各二钱

【用法】上为细末。伤重者服三钱，轻者服一钱五分，老酒冲下。

【主治】跌打损伤。

09735 飞龙夺命丹（《青囊全集》卷下）

【组成】巴豆霜七分 番白硇砂五分（无真的不用） 白砒霜五分 斑蝥虫一只 制乳香五分 真明雄黄一钱 鹿角霜三分 广丹三分 蟾酥六分 真麝香二分

【用法】上为末。以黄蜡成条，纳入疔疮口内，上用膏药盖之，一日一换。

【主治】疔毒内攻。

09736 飞龙夺命丹（《青囊秘传》）

【组成】犀黄二钱 辰砂（飞）二两 麻黄（去节）四

钱 人中黄八钱 麝香三钱 腰黄一两 月石三钱 青黛（飞）五钱 珍珠三钱 蟾酥一钱五分 明矾五分 银消一钱五分 冰片四钱 牙皂三钱 灯草炭一两 真金箔三百张

【用法】上为极细末，和匀，装入瓷瓶中，固封无令泄气，每瓶一分。取少许吹鼻取嚏；重者可用凉开水调服一分；小儿减半。

【主治】痧胀腹痛，霍乱转筋，厥冷脉伏，神昏危急之症；及受温暑瘴疫，秽恶阴晦诸邪，而头晕痞胀，瞀乱昏狂；或卒倒舌强，遗溺不语，身热瘈疭，宛如中风；或时证逆传，神迷狂谵；小儿惊痫，角弓反张，牙关紧闭。

【宜忌】孕妇忌服。

09737 飞龙夺命丹（《伤科方书》）

【组成】当归五钱 赤芍二钱 三棱四钱 寸香二钱 土狗三钱 土鳖八钱 莪术四钱 青皮三钱 蒲黄二钱 碎补三钱 加皮八钱 广皮二钱 硼砂八钱 然铜八钱 木香六钱 乌药三钱 朱砂二钱 胡索四钱 桂心三钱 香附四钱 寄奴三钱 桂枝三钱 血竭八钱 羌活三钱 前胡三钱 贝母二钱 葛根三钱 秦艽三钱 桃仁五钱 苏木四钱 杜仲二钱 猴骨二钱 韭菜子二钱 古钱四个（醋、酒浸）

【用法】上为细末。重眼三分，轻分半，再轻一分，酒下。

【功用】接骨。

【主治】跌打，骨折。

09738 飞剑斩黄龙（《喉科种福》卷四）

【组成】指甲 灯草 壁虱（即臭虫）

【用法】将灯草数茎缠指甲，就火熏灼，俟黄燥研细，更用火逼，臭虫十个一并捣入，为末。吹患处。数次蛾即溃破，呕吐脓液碗许。

【主治】久患蛾子，屡治屡发者。

09739 飞腾神骏膏（《寿世保元》卷九）

【组成】麻黄二斤（去节，取一斤，净） 杏仁四两（热水泡，去皮尖，用砂钵捣烂，又入水同捣，澄去浊滓，用清汁） 防风（去芦）四两 地骨皮（去骨，净）四两 甘草四两 木鳖子（去壳）十四个 头发一把（温水洗净） 灯草一大把 黑铅一块

【用法】上熬膏法，不用柴烧，用白炭五十斤，用大铁锅一口，将前药入锅内，注清水二三桶，煮至五六分，看药水浓时，药滓滤起，药水另放缸注；又将前滓入锅内，再入水一二桶，又熬至五六分，药汁又注前汁内，如前法三次去滓；将前二次汁，并作一锅，煎至干，其味香甜，瓷罐收贮，五年不坏。遇病每服三钱，好热酒调膏，临卧服，厚被盖，出大汗为度。徐徐去被，不可被风吹，次早用猪蹄煨，以汗后恐致虚人，以此补之，以复元气，好酒调服，随人酒量，以醉为度，汗出立愈。

【主治】痈疽、发背、瘰疬、鼠疬、气疬，疮毒初起至溃破时。

09740 飞龙阿魏化坚膏（《外科正宗》卷四）

【异心】阿魏化坚膏（《金鉴》卷六十四）、飞龙化坚膏（《外科集腋》卷三）。

【组成】蟾酥丸药末一料，加金头蜈蚣五条（炙黄，去头足，研末）

【用法】同入熬就乾坤一气膏二十四两，化开搅和。重汤内顿化，红缎摊贴，半月一换。轻者渐消，重者亦可，不必停止，常贴保后无虞。

【主治】失荣症及瘰瘤、乳岩、瘰疬，结毒初起坚硬如石，皮色不红，日久渐大，或疼或不疼，但未破者。

09741 飞龙换骨还元水火仙丹 (《疡医大全》卷三十四)

【组成】制粉霜　真阿魏各五钱　槐花三钱　当归尾　白芷　小丁香　乳香(不去油)　没药(不去油)　雄黄　朱砂各一钱　牛黄五分　冰片三分　制砒霜一分

【用法】上药俱用老米打糊为丸，如黍米大。每日初服四丸，十日后服五丸，二十日后服至七丸，再不可多加，用土茯苓四两，猪牙皂角一条，河水、井水各二碗，煎成三碗，每早以一碗送丸药，余二碗留为午、晚当茶吃。但须看人虚实，虚者服此必发寒热头痛，喉疼口臭，不必惊恐，停止三二日再服。

【主治】远年近来杨梅结毒，误服轻粉，筋骨疼痛，痛肿、下疳、阴蚀、湿痰流注，气瘰发背，喉舌溃烂，目鼻破损，遍身梅豆、梅癣、鹤膝、血疯、臁疮、鱼口便毒。

【加减】杨梅结毒生于头顶，或烂见骨，至重者升粉霜只用三钱，升砒霜只用一分五厘，汤引内加川芎、藁本各五钱，煎汤送下。结毒生于眼上，升粉霜只用一钱五分，升砒霜只用一分，汤引内加川芎、白芷、藁本、僵蚕各二钱，煎汤送下。结毒生于鼻上，升粉霜只用二钱，升砒霜一分，汤引内加山栀、川芎各二钱，煎汤送下。结毒生于喉中，升粉霜只用二钱，升砒霜一分，汤引内加天花粉、石菖蒲、川芎各二钱，煎汤送下。结毒生于臂上，升粉霜只用二钱，升砒霜五厘，汤引内加川芎、柴胡各二钱，煎汤送下。结毒生于臂膊、上下两胁，升粉霜只用四钱，重者五钱，升砒霜只用二分，天花粉末五钱为丸，汤引内加杜仲、怀牛膝各二钱，煎汤送下。结毒生于阴囊上下、玉茎上者，升粉霜六钱，重者用八钱，升砒霜二分，牡蛎(煅红冷定，研极细末)八钱，人参五钱为丸，汤引内加黄耆、白术、天花粉、怀牛膝各二钱，煎汤送下；结毒生于腿上下，升粉霜五钱，升砒霜二分，天花粉三钱，防风五钱为丸，汤引内加木瓜、薏苡仁、怀牛膝各二钱，煎汤送下。结毒生于脚板底下，升粉霜六钱，升砒霜二分，天花粉、沉香各五钱为丸，汤引内加木瓜、怀牛膝各二钱，煎汤送下。结毒生于妇女阴户，肉内染风毒，年久不愈，溃烂见骨，或穿通肛门，肉烂极臭，手足不能伸缩，或生阴户上下两边者，升粉霜八钱，升砒霜六钱，天花粉三钱为丸，汤引内加怀牛膝二钱，煎汤送下，外用猪肝切长条蒸熟，乘温插入阴户内，冷则换一条，如此十余条。如阴户内生湿疮疼痒不可忍者，另用轻粉、儿茶各三钱研细搽之，倘疮痒如虫一般，次早用枸杞根煎汤洗净，仍用猪肝插换，掺药数次即愈。结毒下疳，用升粉霜三钱，升砒霜一分，汤引内加怀牛膝、猪苓各二钱，煎汤送下；鱼口便毒，用升粉霜二钱，升砒霜一分，汤引内加怀牛膝、僵蚕各二钱，煎汤送下。瘰疬穿烂日久，用丹粉霜六钱，升砒霜二分。外用玳瑁(锉碎，绵帛包置妇女乳上一宿，次早取下，研为细末)五钱为丸，汤引内加夏枯草、海藻、滑石、天花粉、瓜蒌仁各二钱，煎汤送下。

【备考】升粉霜法：水银一两五钱，火消一两三钱，白矾、皂矾、食盐各一两，硼砂三钱。共研匀入阳城罐内，盐泥封固，升打文火四炷香，武火三炷香，候冷开看，铁盏上药刮下听用。看人虚实，毒之轻重久近，至重者一料入粉霜七八钱，再不可多用。

升白砒霜法：白砒霜四两，打碎如指头顶大块，听用，取绿豆一升，煮汁二碗，去绿豆不用，将绿豆汤入甘草一两，同煎至一碗，去甘草滓，将汁一碗浸砒霜一日，次早煎干为度。入阳城罐内，盐泥封固，打文火二炷香，武火一炷香，候冷取出，看铁盏内有时如石榴子，有时如灰样，此两色始堪入药，若非二色，不可用。

马

09742 马乞 (《饮膳正要》卷一)

【组成】白面六斤(作乞马)　羊肉二脚子(熟，切乞马)

【用法】系手搓面，或糯米粉，鸡头粉亦可。上药用好肉汤，炒葱、醋、盐一同调和。

【功用】补中益气。

09743 马土散 (《惠怡堂方》卷二)

【组成】白马粪(煅存性)五钱　新黄土五分

【用法】能饮者，温酒调服。不能饮者，温汤调服。

【功用】止痛。

【主治】痧肚痛。

09744 马毛散 (《圣惠》卷七十三)

【异名】马尾散(《普济方》卷三三〇)。

【组成】马毛一两(烧为粉)　赤茯苓二两　牡蛎一两(烧为粉)　鳖甲一两半(涂醋，炙令黄，去裙襕)

【用法】上为细散。每服二钱，食前以温酒调下。

【主治】妇人漏下赤白久不止，成黑。

09745 马兰汤 (《圣济总录》卷一三六)

【组成】马兰(切)五升

【用法】以水一斗五升，煮取八升，淋肿处。

【主治】风毒攻肌肉，皮肤浮肿。

09746 马兰膏 (《奇方类编》卷下)

【组成】马兰根十数斤

【用法】烧净水一大锅，熬五炷香，去根再熬至四五碗，入铜锅，再熬至半碗，退火，加阿魏三钱，麝香一钱，搅匀为度，以瓷器收贮。量疾大小摊贴，听其自落。

【主治】痞积。

09747 马兰膏 (《古方汇精》卷四)

【组成】马兰头不拘多少(冬季无叶，取根亦可)

【用法】用水洗去泥，捣烂绞汁。以鸡毛蘸汁搽之，干则再换。如颈项腿肋缝中溃烂，以此汁调飞净六一散搽之，即愈。

【主治】❶《古方汇精》：小儿双足红赤，游风流火。如足至小腹，手至胸膛，多至不救，急用此方救之。并治大人两腿赤肿，流火，或湿热伏于经络，皮上不红不肿，其痛异常，病者只叫腿热，他人按之极冷。❷《千金珍秘方选》：口疳。

09748 马苋散 (《卫生总微》卷二十)

【组成】马齿苋一两(墙上生者)　乌蛇肉一两(酒浸一宿，焙干)　蒺藜子半两(炒去刺)　乱发半两(烧灰)　曲头棘针半两(烧灰)　绯帛子半两(烧灰)

【用法】上为细末。每量疮大小，用白酒调药，摊帛子上，贴疮上。

【主治】诸疮久不愈,变瘘疮。

09749 马苋膏（《医学探骊集》卷六）

【组成】鲜马齿苋三钱（若春冬无鲜马齿苋,用干者一钱,水泡再捣） 生猪脂油三钱 杏仁七个（连皮,炙存性） 轻粉二分 冰片一分 宫粉八分

【用法】合一处,共捣如泥。敷之。

【主治】枕火丹,生在头项处及发内,此愈彼发,接续不断,愈起愈多,只流毒水,不溃浊脓者。

09750 马尾散（《圣济总录》卷六）

【组成】白马尾一团（如鸡卵大,急火烧）

【用法】上为末。每服一字,渐至半钱匕,酒下,日夜三次。勿令病人知。

【主治】风瘖。咽喉作声,言语謇涩。

09751 马尾散

《普济方》卷三三〇。为《圣惠》卷七十三"马毛散"之异名。见该条。

09752 马齿丹（《喉科种福》卷三）

【组成】马齿苋 白面

【用法】醋捣。厚敷颈上。

【主治】瘟疫红喉,颈项肿者。

09753 马齿汁

《卫生总微》卷十一。为《圣济总录》卷一八二"马齿苋汁"之异名。见该条。

09754 马齿散（方出《圣惠》卷六十五,名见《圣济总录》卷一二九）

【组成】马齿菜一两（干者） 木香一分 印成盐一分 丹砂一分（细研）

【用法】上为细散,都研令匀。日三四度敷之。

【主治】甲疽。

09755 马齿粥（方出《证类本草》卷二十九引《食疗本草》,名见《圣惠》卷九十六）

【异名】马齿菜粥（《饮膳正要》卷一）。

【组成】马齿菜二大握（切） 粳米三合（折细）

【用法】以水和马齿菜煮粥,不着盐、醋。空腹淡食。

【主治】❶《证类本草》引《食疗本草》:痢疾腹痛。❷《饮膳正要》:脚气,头面水肿,心腹胀满,小便淋涩。

09756 马齿煎（《圣惠》卷六十）

【组成】马齿苋（洗去土）

【用法】熟捣,绞取汁,缓火煎成膏,停冷。每日取少许作丸,纳所患处。

【主治】痔疮。疮肿下血。

09757 马齿膏（《普济方》卷一一六）

【组成】马齿苋一石（水二石,以一釜煮之,澄清候用） 蜡三两

【用法】上煎成膏:烧灰敷之亦良;又可细研切煮粥。

【功用】延年长寿,明目,止痢。

【主治】❶《普济方》:三十六种风。及患湿癣白秃。疳痢。❷《医学入门》:三十六种风疮,多年恶疮及臁疮、杖疮,疔肿。

09758 马鸣散（《痘疹心法》卷二十三）

【组成】人中白（即溺缸底白垢也,以物括取,用新瓦盛之,火煅过,如白盐乃佳）半两 马鸣退（即蚕退纸也,火烧过）二钱半 五倍子（生）一钱 白矾二钱（捶碎,另取五倍子一钱,同矾煅枯）

【用法】上为极细末。以米汤浓汁浸洗,以此敷之。

【主治】走马牙疳。

09759 马鸣散（《张氏医通》卷十五）

【组成】人中白（煅）一钱 蚕退纸（如无,僵蚕代之） 五倍子（生半煅半） 白矾（生半枯半） 硼砂（生半煅半）各五分

【用法】上为散。先以青布蘸水拭净,用鹅翎管吹口中患处。

【主治】❶《张氏医通》:口舌生疮,痘后疳烂。❷《麻症集成》:牙疳,颊穿齿崩。

09760 马明汤（《名家方选》）

【组成】马明退一钱（随人壮少） 青黛五分 大黄二分 甘草三分

【用法】以水二合半,煎取一合,适寒温服。

【主治】小儿疳虫症。

09761 马勃丸（《圣济总录》卷一二四）

【组成】马勃 白矾灰 恶实（炒） 陈橘皮（汤浸,去白,焙）各半两（一方无陈橘皮）

【用法】上为末,浆水为丸,如樱桃大。含化咽津。

【主治】骨鲠在喉中不出。

09762 马勃散（《疡科遗编》卷下）

【组成】马屁勃一大块

【用法】剪片。含在舌下,二三日即愈。

【主治】舌底忽生痰包。

09763 马勃散（《杂病源流犀烛》卷二十三）

【组成】马勃 薄荷 桔梗 连翘 杏仁 通草

【主治】耵耳。

09764 马骨末（《卫生总微》卷十五）

【组成】马骨

【用法】上为细末。敷母乳上,令小儿吮服。

【主治】小儿诸夜啼。

09765 马前散（《惠直堂方》卷一）

【组成】木鳖 母丁香各五个 麝香一分

【用法】上为末。米汤调作膏,纳脐中,以膏药贴上护住。

【主治】噤口痢。

09766 马前散（《纲目拾遗》卷三引《救生苦海》）

【组成】番木鳖（忌见铁器,入砂锅内,黄土拌炒焦黄为度。石臼中捣磨,用细筛筛去皮毛,拣净末） 山芝麻（去壳,酒炒）各五钱 乳香末 箬叶（烘出汗）五钱 穿山甲（黄土炒脆）一两

【用法】每服一钱,酒下。不可多服。如人虚弱,每服五分。

【主治】痈疽初起,跌扑内伤,风痹疼痛。

【宜忌】服后避风。

【备考】方中番木鳖、乳香用量原缺。

09767 马通汤（《普济方》卷三四引《肘后方》）

【组成】马通汁一升 干地黄 阿胶各四两 当归 艾叶各三两

【用法】上㕮咀。以水五升,煮取二升半,去滓,纳马通汁及胶令烊,分三服。不愈重作。

【主治】❶《千金》:妊娠卒惊奔走,或从高坠下,暴出

血数升。❷《产孕集》：腰痛损伤，下血不止。

09768 马通汤（《千金》卷四）

【组成】赤马通汁一升（取新马屎，绞取汁；干者水浸，绞取汁） 生艾叶 阿胶各三两 当归 干姜各二两 好墨半丸

【用法】上㕮咀。以水八升，酒二升，煮取三升，去滓，纳马通汁及胶，微火煎取二升，分二服，相去如人行十里久。

【主治】治漏下血，积月不止。

【方论选录】《千金方衍义》：漏下积月不止，非湿热毒蕴即瘀垢生虫，故用马通专行涤垢，而兼胶、艾、归、姜和营之品，可谓当矣。更取焰烬之余结成火土而现坎水之象，以制离火之灾，深得同气相求之妙，然非姜、艾相需，不无止截之虞。每见世医治吐衄崩漏，令人以墨入生地黄汁中服之，应手即止，向后瘀积弥深，盈科而行，屡发屡截，劫之不应，仓扁不能复圆矣。然《千金》治吐血方，未尝不用生地黄也。然必兼辛散之制，即用一味捣汁，又须渍汁以酒，当无阻滞之患矣。

09769 马通散（《普济方》卷二五二）

【组成】赤马粪（不拘多少，水浸三日，淘洗）

【用法】上入砂锅子炼存性，入麝香少许。每服一钱，温酒调下。

【主治】石毒。

09770 马衔汤（《魏氏家藏方》卷九）

【组成】马衔铁一具

【用法】水三盏，煎至一盏，温服。

【主治】马喉闭。喉闭深肿连颊，叶气。

09771 马鼠膏（方出《肘后方》卷四，名见《仙拈集》卷一）

【组成】鼠尾草 马鞭草各十斤

【用法】水一石，煮取五斗，去滓，再煎令稠，以粉为丸，如大豆大。每服二丸，加至四五丸。

【主治】水肿腹大。

【宜忌】猪肉、生冷勿食。

09772 马蔺丸（《医略六书》卷二十四）

【组成】马蔺一两半（炒） 肉桂三钱（去皮） 桃仁一两半 海藻一两半 海带一两半 昆布一两半 厚朴六钱（制） 枳实六钱 楝子一两半（炒） 延胡一两半

【用法】上为末，醋为丸。每服三钱，淡盐汤送下。

【主治】男子七疝，妇人阴癥，脉弦涩滞者。

【方论选录】气滞于中，湿热不化，伤厥阴之经，故男子内结七疝，妇人腹痛阴癥，且令不月焉。马蔺泻热散血；昆布泻热软坚；厚朴宽中散湿热；枳实破滞结气；海藻化湿热；海带解湿热；桃仁破瘀润燥；延胡活血通经；川楝子泻湿热治疝；广橘核开结气除癥；肉桂温经，为寒因用之响导。醋丸淡盐汤下，使滞化气行，则湿热消散，而七疝无不愈，安有阴癥不月之患乎！此泻热软坚之剂，为阴癥七疝之专方。

【备考】方中无广橘核，而方论及此药，疑脱。

09773 马蔺汤（《圣济总录》卷一八〇）

【组成】马蔺子（炒） 升麻各一分

【用法】上为粗末。每服一钱匕，水半盏，煎至三分，去滓，下白蜜少许，搅匀，分温二服。如无马蔺子，即用根少许，入水捣，绞取汁，细呷。

【主治】小儿喉痹。

09774 马蔺汤（《鸡峰》卷十五）

【组成】马蔺 萹蓄根 茺蔚子 白矾 白蒺藜 茵芋 羊桃根 菅花各二两 蓖麻叶一两

【用法】上为细末。以水二斗，煮一斗，去滓，于避风处洗之。

【主治】妇人风瘙隐疹，身痒不止。

09775 马蔺散（《外台》卷二十五引张文仲方）

【组成】马蔺子 干姜 黄连

【用法】上为散，每服二方寸匕，熟煮汤取一合许调下。

【主治】冷热水痢百起者。

【宜忌】《普济方》：忌猪肉、冷水。

09776 马蹄丸（《千金》卷四）

【组成】白马蹄 禹余粮各四两 龙骨三两 乌贼骨 白僵蚕 赤石脂各二两

【用法】上为末，炼蜜为丸，如梧桐子大。每服十丸，酒送下。不知，加至三十丸。

【主治】白漏不绝。

【方论选录】《济阴纲目》：马蹄得乾金在下之健体而入肝；僵蚕得燥金之刚气而制木；余粮、赤石脂以固血之脱；龙骨、乌贼以固气之脱。盖肝主疏泄而藏血，疏泄者气脱，气脱则血不藏。以金平之，而健其升；以血涩之，而固其气，宜其为治漏之要药也。

09777 马蹄丸（《圣济总录》卷一五二）

【组成】白马蹄（炙焦） 白石脂各一两一分 禹余粮（醋淬三五遍） 牡蛎粉 龙骨 乌贼鱼骨（去甲）各一两 白僵蚕四两（炒） 熟干地黄（焙）七两半 当归（切，焙） 附子（炮裂，去皮脐）各九两 甘草六两（炙）

【用法】上为末，炼蜜为丸，如梧桐子大。每服三十丸，空心、食前米饮或酒送下。

【主治】妇人血脏虚冷，经血不止，或赤或白，或五色相杂。

09778 马蹄丸（《鸡峰》卷十五）

【组成】白马蹄五两 白马鬐毛 蒲黄 鹿茸 禹余粮 白芷 续断 小蓟根各四两 人参 干地黄 柏子仁 黄耆 茯苓 当归 乌贼骨各十两 伏龙肝 苁蓉 艾叶各三两

【用法】上为细末，炼蜜为丸，如梧桐子大。每服二十九，空心米饮送下，一日二次。加至四十丸。

【主治】妇人崩中带白。

09779 马蹄汤

《圣济总录》卷一五二。为《千金》卷四"马蹄屑汤"之异名。见该条。

09780 马蹄汤（《普济方》卷三〇〇）

【组成】马蹄（下者烧灰） 猫儿毛（烧灰） 男子头垢（烧灰）

【用法】上和匀。先以藜根及茎、樟木叶汤洗令净洁、清油调涂，用绢绵护定，休着水。

【功用】定痛除根。

【主治】断根鞁。

09781 马蹄散

《千金翼》卷二十。为《鬼遗》卷二"白马蹄散"之异名。

见该条。

09782 马蹄散（《外科全生集》卷四）

【组成】白马前蹄（刮下脚皮）

【用法】炙炭存性，加冰片少许，吹之。

【主治】走马牙疳，延烂穿腮不堪危险者。

09783 马蹄膏（《外科大成》卷四）

【组成】白马蹄（煅存性）

【用法】上为末。预取马齿苋杵烂，加水煎成膏。调前末擦之。

【主治】癣。

09784 马鞭酒（《仙拈集》卷二引《类编》）

【组成】马鞭草不拘多少（洗净）

【用法】石臼内捣烂，绞自然汁半盏，对生酒一钟，顺热温服。

【主治】血淋不止。

09785 马鞭散（《准绳·疡医》卷五）

【组成】石楠藤　凉藤子　晚祥西　雪里开　马蹄金　铁马鞭　鬼腰带根

【用法】水煎，入酒和服。又用雪里开捣糟炒，缚之。又用樟树根皮、山枇杷根皮捣糟炒，缚之。

【主治】马瘅。

09786 马鞭散（《接骨图说》）

【组成】生地黄　蒲黄　马鞭草

【主治】骨节疼痛。

09787 马牙消丸（《圣惠》卷三十六）

【组成】马牙消三分（细研）　铅霜半两（细研）　川大黄半两（锉碎，微炒）　白矾半分（烧灰）　太阴玄精半两　寒水石半两　麝香半两（细研）　甘草一分（炙微赤，锉）

【用法】上为末，入研了药令匀，炼蜜为丸，如小弹子大。常含一丸，咽津。

【主治】木舌热肿，渐大满口。

09788 马牙消丸（《圣济总录》卷一七二）

【组成】马牙消（研）一分　天南星（炮）一枚　丹砂（研）　黄连（去须）各一分半

【用法】上为末，软饭为丸，如绿豆大。每服三五丸，薄荷汤送下。

【主治】小儿惊疳。

09789 马牙消丸

《普济方》卷六十三。为《圣惠》卷三十五"含化马牙消丸"之异名。见该条。

09790 马牙消散（《圣惠》卷三十三）

【异名】白龙散（《普济方》卷七十八）。

【组成】马牙消半两　黄连末一两　硇砂半分　芦荟末一分　珍珠末一分　龙脑半分

【用法】上为末。每以铜箸蘸如麻子大点之。

【主治】眼生花翳侵睛，向明不得。

【备考】方中硇砂，《普济方》作"硼砂"。

09791 马牙消散（《圣惠》卷三十五）

【组成】马牙消　消石　硼砂各半两

【用法】上药以瓷瓶子纳盛，用盐泥固济，候干，以慢火煅成汁，良久，取出候冷，于地坑子内，先以甘草水洒，

后用纸三重裹药，以土盖之三宿，出火毒后取出，细研为散。每服半钱，用篦子抄纳咽中，咽津，更以竹管吹入喉中。

【主治】喉痹气欲绝。

09792 马牙消散（《圣惠》卷五十五）

【组成】马牙消一两（细锉）　朱砂一两（细研）　龙齿一两　犀角屑一两　黄芩一两　甘草一两（炙微赤，锉）

【用法】上为细散，都研令匀。每服二钱，以生地黄汁调下，不拘时候。

【主治】心黄。心神恍惚，口干烦闷。

09793 马牙消散（《圣惠》卷八十九）

【组成】马牙消　马勃　牛黄（细研）　川大黄（锉，微炒）　甘草（炙微赤，锉）各一分

【用法】上为细散。每服半钱，以新汲水调下，不拘时候。

【主治】小儿喉痹疼痛，水浆不入。

09794 马牙消散（《医方类聚》卷七十四引《神巧万全方》）

【组成】马牙消　消石　硼砂　山豆根各半两　甘草一分（炙。上二味别为末）（一法入真龙脑一分）

【用法】上药前三味，以瓷盒内盛，用盐泥固济，候干，以慢火断成汁，良久，取出候冷，于地坑内，先以甘草水洒，后用纸三重裹药，以土盖之三宿，出火毒后取出，细研为散，却入后二味末和匀。每服半钱，以篦子抄纳咽中咽津；甚者，以竹管吹入喉中。

【主治】喉痹气欲绝。

09795 马牙消散（《圣济总录》卷一一七）

【组成】马牙消（研末）一两

【用法】上为末，每服一钱匕，含咽津，一日三五次。

【主治】口疮，喉痛，及伤寒热病后，咽痛闭塞不通，毒气上冲。

09796 马牙消散（《圣济总录》卷一二三）

【组成】马牙消　木通（锉）　升麻　瞿麦穗　犀角屑　马蔺子各一两半　射干　玄参各一两

【用法】上锉细，以水五盏，煎至一盏半，去滓，下白蜜二两，再煎成煎。每服一匙头，含化咽津。

【主治】狗咽。气塞肿痛，气欲绝者。

09797 马先蒿散（方出《圣惠》卷二十四，名见《普济方》卷一一一）

【组成】马薪蒿不拘多少（一名马矢蒿，一名烂石草）

【用法】上锉细，炒干，为细散。每服二钱，空心及晚食前以温酒调下。

【主治】大风癞疾，骨肉疽败，百节酸痛，眉鬓堕落，身体瘑瘰痒痛者。

【备考】方中马薪蒿，又名"马先蒿"。

09798 马先蒿散（《圣济总录》卷十八）

【组成】马先蒿不计多少（一名马矢蒿，一名烂石草。细切，焙干用）

【用法】上为散。每服一钱匕，用荆芥、薄荷汤调下。

【主治】《圣济总录》：乌癞。

09799 马芹涂方（《圣济总录》卷一八〇）

【组成】马芹子汁

【用法】先揩唇上血出，涂药，一日三次。

【主治】小儿口疮。

09800 马护干散（《圣济总录》卷一五二）

【组成】马护干（烧存性）

【用法】上为细末。每服一钱匕，食前温酒调下，一日三次。

【主治】妇人带下五色。

09801 马屁勃丸（《普济方》卷一五九）

【组成】马屁勃不拘多少

【用法】上为细末，炼蜜为丸，如梧桐子大。每服二十丸，煎汤送下。

【主治】久嗽。

09802 马屁勃散（《医部全录》卷四九四）

【组成】马屁勃 蛇皮各半两 皂荚子十四粒

【用法】入小罐子内，盐泥封固，烧存性，为细末。每服三钱，食后温酒调下。

【主治】疮疹入眼。

09803 马齿苋汁（《圣济总录》卷一八二）

【异名】马齿汁（《卫生总微》卷十一）。

【组成】马齿苋

【用法】上药烂捣，绞取汁三合。每服一合，空心、午、晚温服。

【主治】❶《圣济总录》：小儿赤丹，色纯赤，为热毒搏于气血。❷《卫生总微》：冷利。

09804 马齿苋酒（《圣济总录》卷一五九）

【组成】马齿苋

【用法】以马齿苋捣，绞取自然汁三分，入酒二分，微暖服之。

【功用】催产。

09805 马齿苋粉（《中医皮肤病学简编》）

【组成】蛇床子20克 马齿苋20克 侧柏叶粉20克 丝瓜叶20克 芙蓉叶20克 蚌壳粉20克 苦参20克 大黄20克 陈小麦粉20克 枯矾10克 炉甘石10克 甘草10克

【用法】上为细末。急性水疱渗液，以干末直接撒布；无渗液，以植物油或凡士林调，外用。

【主治】急性湿疹。

09806 马齿苋散（《圣惠》卷八十七）

【组成】马齿苋半两（干者） 没石子半两 麻黄半两（去根节） 麝香一钱（细研） 兰香根灰二钱

【用法】上为细散。每取半钱，贴于疮上，日夜四五度用。

【主治】小儿疳疮满口齿，彻鼻中。

09807 马齿苋散（《圣济总录》卷一五九）

【组成】马齿苋 常苋（重午日采，各晒干）各三两

【用法】上为散。每服二钱匕，新汲水调下，宜频服之。

【主治】难产痛甚。

09808 马齿苋散（《赤水玄珠》卷二十八）

【组成】马齿苋（捣汁） 猪脂膏 石蜜

【用法】上药共熬成膏，涂肿处。

【主治】痘痂不落，成斑痕者。

【备考】本方方名，据剂型当作"马齿苋膏"。

09809 马齿苋膏（《圣惠》卷六十五）

【组成】马齿苋一两（末） 白矾一两（末） 皂荚一两（末）

【用法】用好酥一升，慢火煎为膏。贴之。

【主治】久恶疮。

09810 马齿苋膏（《圣惠》卷六十六）

【组成】马齿苋（切碎）五升 榭白皮一斤（细切） 麝香一分（细研） 杏仁半斤（去皮尖，油熬令黑，研如泥）

【用法】上药前二味，以水二斗煮取三升，澄清；次入麝香、杏仁，熬，搅成膏，瓷器中盛，密封。已成疮者，以泔清洗了，旋于帛上涂药贴之，日三易之。未作疮如瘰疬者，以艾半升，熏黄、干漆各枣许大，捣为末，和艾作炷灸之，三七壮，然后贴药。

【主治】❶《圣惠》：鼠瘘。❷《普济方》：痈疽。

09811 马齿苋膏（《圣惠》卷六十六）

【组成】马齿苋（阴干）半两 腊月淳麻烛烬半两

【用法】上为末，以腊月猪脂和如膏。先暖泔清洗净，拭干涂之。

【主治】蝼蛄瘘。

09812 马齿苋膏（《丹溪心法附余》卷四）

【异名】大马齿膏（《医学入门》卷八）。

【组成】马齿苋（切碎，焙干，净）五钱 黄丹（飞） 黄柏 枯白矾 孩儿茶各三钱 轻粉一钱

【用法】上为细末，和匀后入轻粉，用生桐油调摊于厚桐油纸上。用葱椒汤洗净患处，贴之。

【主治】两足血风疮，并两脚背风湿疮，疼痒至骨。

09813 马齿苋膏（《外科大成》卷一）

【组成】马齿苋

【用法】用此一味，或服或敷，甚有功效。治杨梅遍身如癞，喉硬如管者，取苋碗粗一握，酒水煎服出汗；治发背诸毒，用苋一握，酒煎或水煮，冷服出汗，再服退热去腐，三服即愈，并杵苋敷之；治多年顽疮、臁疮，疼痛不收口者，杵苋敷之，取虫，一日一换，三日后腐肉已尽，红肉如珠时，换生肌药收口；治面肿唇紧，捣汁涂之；治妇人脐下生疮，痛痒连及二阴者，用苋四两，青黛一两，研匀敷之；治湿癣白秃，取石灰末炒红，用苋汁熬膏，调匀涂之；治丹毒，加蓝靛根和捣敷之。

【功用】解诸毒。

【主治】杨梅遍身如癞，喉硬如管者，发背诸毒，多年顽疮、臁疮，疼痛不收口者，面肿唇紧，妇人脐下生疮，痛痒连及二阴者，湿癣白秃，丹毒。

09814 马齿苋羹（《寿世青编》卷下）

【组成】马齿苋菜

用法】煮熟，入咸豉或姜醋拌匀食之。

【主治】下痢赤白，水谷不化，腹痛。

09815 马齿矾丸（《千金》卷五）

【异名】马齿矾石丸（《圣济总录》一七一）。

【组成】马齿矾一斤

【用法】上药烧半日，以枣膏和为丸，如梧桐子大。大人服二丸，一日三次；小儿以意减之。以腹内温为度。

【主治】小儿胎寒腹啼，惊痫腹胀，不嗜食，大便青黄。并大人虚冷内冷，或有实不可吐下。

【方论选录】《千金方衍义》：皂矾煅赤，最散气血结滞。

09816 马齿实粥

《医统》卷八十七。为《圣惠》卷九十七"马齿实拌葱豉

粥"之异名。见该条。

09817 马齿菜方（《圣济总录》卷一九〇）

【组成】马齿菜

【用法】上药作齑，每日食之。

【主治】肠风五痔热血。

09818 马齿菜方（《养老奉亲书》）

【组成】马齿菜一斤（净淘洗）

【用法】煮令熟，及热以五味或姜醋渐食之。

【主治】老人下痢赤白及水谷不分，腹痛者。

09819 马齿菜汁（《圣惠》卷九十七）

【异名】马齿菜汁粥（《准绳·幼科》卷七）。

【组成】马齿菜汁一合　蜜半台　粟米一合

【用法】以水一大盏，煮作粥。后入二味和调，食前服之。

【主治】小儿血痢不愈。

09820 马齿菜粥

《饮膳正要》卷一。为方出《证类本草》卷二十九引《食疗本草》，名见《圣惠》卷九十六"马齿粥"之异名。见该条。

09821 马绊绳散（方出《圣惠》卷三十七，名见《圣济总录》卷一一六）

【组成】故马绊绳一条（烧存性）

【用法】上为细末。以少许掺敷疮上。

【主治】鼻中生疮。

09822 马通粟丸（《千金》卷五）

【异名】马通粟粒丸（《卫生总微》卷十四）。

【组成】马通中粟十八铢　杏仁　紫菀　细辛各半两　石膏　秦艽　半夏　茯苓　五味子各六铢

【用法】上为末，炼蜜为丸，如小豆大。每服十丸，一日三次。不知，加至二十丸。

【主治】少小胁下有气，内痛，喘逆气息难，往来寒热，羸瘦不食。

【方论选录】《千金方衍义》：马通止血解毒，而马通中粟专散胃中积垢；杏仁、细辛、秦艽、紫菀祛风利气；茯苓、半夏利水豁痰；石膏、五味化热收津。积散气调，痰清热化，而津自回矣。

09823 马兜铃丸

《卫生总微》卷十四。为《幼幼新书》卷十六引张涣方"马兜铃丹"之异名。见该条。

09824 马兜铃丸（《杨氏家藏方》卷八）

【组成】马兜铃二两　半夏二两（汤浸，去滑）　杏仁一两半（研）　巴豆二十粒（去油）

【用法】上为细末，用不蚛皂角五挺（炮过，去皮），用水一大碗，揉皂角汁，滤去滓，于锅内慢火熬成膏子，入上件药末和为丸，如梧桐子大，用雄黄为衣。每服五七丸，临卧乌梅汤送下。

【功用】消壅化痰，定喘。

【主治】❶《杨氏家藏方》：咳嗽。❷《卫生宝鉴》：多年喘嗽不止。

09825 马兜铃丸（《秘传眼科龙木论》卷五）

【组成】马兜铃　柴胡　茯苓各一两半　黑参　桔梗　细辛各一两

【用法】上为末，炼蜜为丸，如梧桐子大。每服十丸，空心茶送下。

【主治】眼痒极难忍，外障。

09826 马兜铃丹（《幼幼新书》卷十六引张涣方）

【异名】马兜铃丸（《卫生总微》卷十四）。

【组成】马兜铃　紫苏子　人参各一两　款冬花　木香各半两　杏仁一分

【用法】上为细末，炼蜜为丸，如黍米大。每服十丸，姜汤送下。

【主治】肺壅咳嗽，大便不利。

09827 马兜铃汤（《圣济总录》卷二十四）

【组成】马兜铃一分　木通（锉）一两　陈橘皮（汤浸去白，焙）半两　紫苏茎叶三分

【用法】上为粗末。每服五钱匕，水一盏半，加灯心十五茎，大枣三个（擘破），同煎至七分，去滓，食后温服，一日三次。

【主治】伤寒后，肺气喘促。

09828 马兜铃汤（《圣济总录》卷二十四）

【组成】马兜铃　杏仁（去皮尖双仁，炒黄）　柴胡（去苗）　贝母（炒，去心）　桔梗（锉，炒）　紫菀（去苗土）　麻黄（去根节，汤煮，掠去沫，焙）　麦门冬（去心，焙）　大腹皮各一分　大黄三铢　羌活半两

【用法】上为粗末。每服四钱匕，水一盏半，加生姜三片，同煮一二沸，去滓温服。

【主治】伤寒热病发咳，坐卧喘急不安，其脉右手寸关洪大浮数。

09829 马兜铃汤（《圣济总录》卷四十八）

【组成】马兜铃七个　桑根白皮（锉）三两　升麻一两　甘草（炙，锉）二两

【用法】上药锉，如麻豆大。每服五钱匕，水二盏，煎至一盏，去滓温服。

【主治】肺热实卒嗽，气促急妨闷，喘息不安。

09830 马兜铃汤

《圣济总录》卷五十。为《医方类聚》卷十引《简要济众方》"马兜铃散"之异名。见该条。

09831 马兜铃汤（《圣济总录》卷六十五）

【组成】马兜铃　桑根白皮各一两　甘草（炙）　葶苈（炒）各半两　半夏（汤洗，去滑，生姜汁制，焙干）三分

【用法】上锉，如麻豆大。每服五钱匕，水一盏，加生姜五片，煎取七分，去滓，食后温服。

【主治】肺热嗽，气急喘闷。

09832 马兜铃汤（《普济方》卷一六三）

【组成】桔梗三两　甘草（炒）一两　马兜铃二两（炒）

【用法】上为末。每服五钱，水二盏，加糯米一合，同煎至七分，去滓温服。

【主治】喘嗽。咽燥烦渴，咳脓血腥臭。

【加减】浮肿者，加茯苓、白术各半两。

09833 马兜铃饮（方出《博济》卷三，名见《圣济总录》卷六十五）

【异名】马兜铃散（《普济方》卷一五七）。

【组成】马兜铃半两　桂（去粗皮）一分　甜葶苈（微炒）半两

【用法】上为粗末。每服一钱，水一盏，煎至八分，时时呷，令药香常在咽喉中。

【主治】咳嗽。

09834 马兜铃饮（《圣济总录》卷四十九）

【组成】马兜铃七枚　桑根白皮（锉）三两　甘草（炙）二两　升麻一两　灯心一小束

【用法】上咬咀，如麻豆大。每服五钱匕，水一盏半，煎至八分，去滓温服，一日三次。

【主治】肺热咳嗽，气急喘促。

09835 马兜铃散（《圣惠》卷六）

【组成】马兜铃一两　桑根白皮一两（锉）　汉防己半两　甘草半两（炙微赤，锉）　半夏三分（汤浸七遍，去滑）　甜葶苈半两（隔纸炒令紫色）　百合三分　天门冬三分（去心）　赤茯苓三分

【用法】上为散。每服三钱，以水一中盏，加生姜半分，煎至六分，去滓温服，不拘时候。

【主治】肺气咳嗽，喘急妨闷，面目浮肿。

09836 马兜铃散（《圣惠》卷六）

【组成】马兜铃三分　桑根白皮三分（锉）　汉防己半两　麻黄三分（去根节）　白茯苓　柴胡三分（去苗）　白前半两　大腹皮三分（锉）　陈橘皮一两（汤浸，去白瓤，焙）　桔梗三分（去芦头）　五味子半两　甘草一分（炙微赤，锉）　紫菀半两（洗去苗土）　杏仁五十枚（汤浸，去皮尖双仁，麸炒令微黄）

【用法】上为散。每服三钱，以水一中盏，加生姜半分，煎至六分，去滓温服，不拘时候。

【主治】肺气喘急，时嗽，坐卧不得，喉中鸣，心胸满闷。

【宜忌】忌炙煿热面。

【备考】方中茯苓，《普济方》用一两。

09837 马兜铃散（《圣惠》卷十四）

【组成】马兜铃半两　桑根白皮一两（锉）　甘草一分（炙微赤，锉）　白前半两　桔梗一两（去芦头）　款冬花半两

【用法】上为散。每服二钱，以水一中盏，加灯心半束，煎至六分，去滓温服，不拘时候。

【主治】伤寒后肺萎劳嗽，上气喘促。

09838 马兜铃散（《圣惠》卷三十五）

【组成】马兜铃一两　黄耆一两（锉）　甘草半两（生用，锉）　玄参一两　杏仁半两（汤浸，去皮尖双仁，麸炒微黄）　络石一两

【用法】上为粗散。每服三钱，以水一中盏，煎至六分，去滓温服，不拘时候。

【主治】咽喉疼痛，喘息急闷。

09839 马兜铃散（《圣惠》卷四十二）

【组成】马兜铃一两　人参一两（去芦头）　贝母一两（煨微黄）　甘草一两　杏仁一两（汤浸，去皮尖双仁，麸炒微黄）　甜葶苈一两（隔纸炒令紫色）　麻黄一两（去根节）　五味子一两　威灵仙一两　桑根白皮一两（锉）　款冬花一两　陈橘皮一两（汤浸，去白瓤，焙）　皂荚一两（去黑皮，涂酥炙令焦黄，去子）

【用法】上为散。每服五钱，用淡浆水一大盏，煎至五分，去滓温服，不拘时候。

【主治】上气，喘急不止。

09840 马兜铃散（《圣惠》卷四十六）

【组成】马兜铃一两　桑根白皮一两（锉）　川升麻半两　灯心三束　甘草三分（炙微赤，锉）　大腹皮一两（锉）　赤茯苓一两　枳壳一两（麸炒微黄，去瓤）

【用法】上为散。每服五钱，以水一大盏，加生姜半分，煎至五分，去滓温服，不拘时候。

【主治】咳嗽喘急，胸膈烦闷。

09841 马兜铃散（《圣惠》卷四十六）

【组成】马兜铃一两　人参一两（去芦头）　贝母一两（煨微黄）　甘草一两（炙微赤，锉）　杏仁一两（汤浸，去皮尖双仁，麸炒微黄）　甜葶苈一两（隔纸炒令紫色）　麻黄一两（去根节）　知母一两　皂荚一两（去黑皮，涂酥，炙微黄焦，去子）　五灵脂一两　威灵仙一两　桑根白皮一两（锉）　款冬花一两　陈橘皮一两（汤浸，去白瓤，焙）　黄明胶二两（捣碎，炒令黄燥）

【用法】上为粗散。每服五钱，以淡浆水一中盏，煎至六分，去滓温服，不拘时候。

【主治】咳嗽喘急，面目四肢浮肿。

09842 马兜铃散（《圣惠》卷七十四）

【组成】马兜铃半两　紫苏叶一两　桔梗半两（去芦头）　人参半两（去芦头）　桑根白皮二两（锉）　甘草半两（炙微赤，锉）　大腹皮一两（锉）　贝母半两（煨微黄）　陈橘皮一两（汤浸，去白瓤，焙）　五味子二分

【用法】上为散。每服四钱，以水一中盏，加生姜半分，煎至六分，去滓温服，不拘时候。

【主治】妊娠胎气壅滞，咳嗽喘急。

09843 马兜铃散（方出《证类本草》卷十一引《简要济众方》，名见《普济方》卷一六三）

【组成】兜铃二两（只有里面子，去却壳，酥半两，入碗内拌，和匀，慢火炒干）　甘草一两（炙）

【用法】上为末。每服一钱，水一盏，煎六分，温呷；或以药末含，咽津亦得。

【主治】肺气喘嗽。

09844 马兜铃散（《医方类聚》卷十引《简要济众方》）

【异名】马兜铃汤（《圣济总录》卷五十）、五味子汤（《圣济总录》卷四十八）。

【组成】马兜铃一两　麻黄一两（去节）　五味子一两　甘草一两（炙令黄色）

【用法】上为散。每服二钱，水一中盏，加沙糖少许，同煎至六分，食后、临卧温服。

【主治】❶《医方类聚》引《简要济众方》：肺脏虚实不调或痰滞咳嗽，颊红虚烦。❷《外科大成》：鼻渊。

09845 马兜铃散（《圣济总录》卷六十六）

【组成】马兜铃　黄芩（去黑心）　知母（切，焙）　白茯苓（去黑皮）　紫菀（去苗土）　麻黄（去根节）　甘草（炙，锉）　杏仁（去皮尖双仁，炒黄）　贝母（去心）　大黄（锉，炒）各半两

【用法】上为散。每服二钱匕，煎桑根白皮、枣汤调下。

【主治】肺热上气喘逆、咳嗽咯血。

09846 马兜铃散（《圣济总录》卷六十七）

【组成】马兜铃根一两　木香　楝实（微炮）各三分

【用法】上为散。每服二钱匕，食后、临卧浓煎乌梅、蜜汤调下。

【主治】上气喘急。

09847 马兜铃散

《普济方》卷一五七。为方出《博济》卷三，名见《圣济总录》卷六十五"马兜铃饮"之异名。见该条。

09848 马兜铃散（《普济方》卷一六三）

【组成】马兜铃（炒） 甘草（炒） 百部 杏仁（去皮尖，炒熟）各一两

【用法】上为末。每服三钱，水一盏，煎至七分，去滓，食后温服。

【主治】喘嗽，咳脓涎。

09849 马兜铃散（《广嗣纪要》卷十二）

【组成】马兜铃 枳壳（炒） 桔梗 甘草 大腹皮 陈皮 苏叶各一钱 五味子七粒

【用法】加生姜三片，水煎服。

【主治】妊娠七八月以后，受肺与大肠之气，胎气壅盛，咳嗽喘急。

09850 马兜铃散（《女科指掌》卷三）

【组成】马兜铃 苏子 枳壳 桔梗 甘草 桑白皮 陈皮 砂仁

【主治】妊娠喘息。

09851 马脾风散（《医学入门》卷六）

【组成】辰砂二钱半 轻粉五分 甘遂一钱半

【用法】上为末。每一字，温浆少许，上滴香油一点，抄药在油花上沉下，却去浆水灌之。

【主治】因肺寒甚，痰嗽齁鮯。

09852 马蔺子丸（《千金》卷十五）

【组成】马蔺子一升（熟熬之） 附子二两 干姜 甘草各二两半 神曲 麦蘖 阿胶各五两 黄连三两 蜀椒五合

【用法】上为末，炼蜜为丸，如梧桐子大。每服二十丸，一日二次，以知为度。或为散，每服方寸匕，酒调下，亦佳。

【主治】积冷痢，下白脓。

【方论选录】《千金方衍义》：马蔺即蠡实，甘温益胃，冷人嗜食，故可以治积冷、痢下白脓。一派辛热剂中，独用黄连一味，不但为积冷之下导，并和姜、附、蜀椒之性也。

09853 马蔺子饮（《圣济总录》卷七十六）

【组成】马蔺子三合 地榆 艾叶（炒）各二两 赤石脂 当归（切，焙）各四两 龙骨 白茯苓（去黑皮）各二两半

【用法】上为粗末。每服五钱匕，水一盏半，煎至八分，去滓，空腹温服。

【主治】赤白痢，脐腹疼痛；及久水泻，白浊如米泔。

09854 马蔺子散（《外台》卷二十五引《崔氏方》）

【组成】马蔺子一升（熬） 地榆根皮八分 厚朴（炙）八分 熟艾八分 赤石脂一升 龙骨十分 茯苓十分 当归十分

【用法】上为散。每服方寸匕，加至四五匕，白饮下，日二夜一。

【主治】赤白痢，腹内疼痛；并久水谷痢，色白如泔淀。

09855 马蔺子散（《圣惠》卷十）

【组成】马蔺子半两（微炒） 地骨皮半两 川升麻半两 黄芩半两 马牙消二两 犀角屑半两 甘草半两（生用） 大青半两 苦竹叶二两（锉）

【用法】上为散。以水二大盏，煎至一盏，滤去滓，入蜜二合，同熬令稠，取一茶匙含咽津，不拘时候。

【主治】伤寒毒气攻咽喉，窒室痛疼不可忍。

09856 马蔺子散（《圣惠》卷五十九）

【组成】马蔺子二两（微炒） 地榆一两（锉） 厚朴一两（去粗皮，涂生姜汁，炙令香熟） 艾叶一两（微炒） 白术一两 赤石脂二两 龙骨二两 当归一两（锉，微炒） 肉豆蔻一两（去壳）

【用法】上为细散。每服二钱，以粥饮调下，不拘时候。

【主治】白痢，腹内疗痛，行数极多，色白如泔淀，不欲食。

09857 马蔺花丸（《医学正传》卷四）

【异名】秘传马蔺花丸（《松崖医径》卷下）。

【组成】马蔺花（醋炒） 川楝实 橘核 海藻（洗净） 海带（洗净） 昆布（三味俱盐、酒洗，炒） 桃仁（去皮尖）各一两 厚朴（姜制） 木通 枳实（麸炒黄色） 玄胡索（杵碎，炒） 肉桂（去粗皮） 木香 槟榔各五钱

【用法】上为细末，酒糊为丸，如梧桐子大。每服五七十丸，或酒、或姜盐汤送下。

【主治】七疝癞气，及妇人阴癞坠下，小儿偏坠。

【加减】脉沉细，手足逆冷者，加川乌头一个（五钱，炮）。

09858 马蔺花丸（《医家四要》卷三）

【组成】马蔺花 延胡索 肉桂 橘核 海带 昆布 海藻 金铃子 枳壳 桃仁 厚朴

【用法】水泛为丸服。

【主治】七疝及妇人阴癞，小儿偏坠。

09859 马蔺根汤（《圣济总录》卷三十）

【组成】马蔺根 升麻各一两 瞿麦 射干各三分 犀角屑 木通（锉）各半两 玄参一两

【用法】上为粗末。每服三钱匕，水一盏，煎至七分，去滓，食后温服，一日二次。

【主治】伤寒喉咽闭塞，连舌肿疼，小便赤涩。

09860 马蔺根散（《圣惠》卷十八）

【组成】马蔺根一两 川升麻一两 川大黄三分（生用） 射干三分 犀角屑半两 木通半两（锉） 玄参一两 棘针半两 甘草半两（炙微赤，锉）

【用法】上为散。每服五钱，以水一大盏，煎至五分，去滓温服，不拘时候。

【主治】热病，咽喉闭塞，连舌肿疼。

09861 马蔺根散（《圣惠》卷三十五）

【组成】马蔺根二两 川升麻一两 射干一两半 犀角屑二两 玄参二两半 木通一两（锉） 蓬麦一两 甘草半两（生，锉）

【用法】上为粗散。每服三钱，以水一中盏，煎至六分，去滓温服，不拘时候。

【主治】咽喉卒肿痛，热毒在胸膈。

09862 马蔺浴汤（方出《圣惠》卷二十四，名见《圣济总录》卷十一）

【组成】马蔺子二两 蒴藋二两 茺蔚子二两 白蒺藜二两 羊桃根二两 蒿竹各二两 茵芋三两 白矾二两（研后入）

【用法】上锉，以醋浆水一斗，煎取五升，去滓，纳白矾，洗之。

【主治】瘾疹。

09863 马蹄灰方《圣济总录》卷一四一）

【组成】马蹄一两（烧存性，研）

【用法】以猪脂调和，涂绵上，纳下部中，日三五易。

【主治】牡痔蛊虫。

09864 马蹄屑汤《千金》卷四）

【异名】马蹄汤《圣济总录》卷一五二）。

【组成】白马蹄　赤石脂各五两　禹余粮　乌贼骨　龙骨　牡蛎各四两　附子　干地黄　当归各三两　甘草二两　白僵蚕一两

【用法】上㕮咀。以水二斗，煮取九升，分六服，一日三次。

【主治】❶《千金》：白漏不绝。❷《圣济总录》：妇人经血不定。

【备考】本方改为散剂，名"白马蹄散"（见《圣惠》），又名"马蹄屑散"（见《圣济总录》）。

09865 马蹄屑散

《圣济总录》卷一五二。即《千金》卷四"马蹄屑汤"改为散剂。见该条。

09866 马缰灰散《圣济总录》卷一四〇）

【组成】马缰灰　弓弦灰各一两

【用法】上为散。每服二钱匕，用蓼蓝汁调下，一日二次。

【主治】金疮，及箭入肉不出，肿痛。

09867 马鞭草散（方出《肘后方》卷五，名见《普济方》卷二四九）

【组成】芜菁根　马鞭草

【用法】上同捣。敷。

【主治】男子阴卒肿痛。

09868 马鞭草散《三因》卷十六）

【组成】马鞭草根

【用法】上捣自然汁。每服咽一合许。一法用马衔铁汁服，亦妙。

【主治】马喉痹，红肿连颊，吐气数者。

09869 马鞭草散《妇人良方》卷五）

【组成】马鞭草（去粗梗）　荆芥穗　北柴胡　乌梅肉各二两　枳壳　白术　羌活　白芍药各一两　秦艽　天台乌药　麻黄各半两　木香半两　当归　川乌（炮）甘草各一两

【用法】上为细末。每服二钱，水一盏，加生姜二片，大枣一个，葱白二寸，煎至七分，日午、临卧温服。常服无忌。

【主治】血风攻透，肢体疼痛，或觉瘙痒，或觉麻痹，作寒作热，饮食减味。

【宜忌】有孕莫服。

09870 马应龙眼药《北京市中药成方选集》）

【组成】甘石粉（煅）九十两　麝香一两五钱　珍珠（炙）一两二钱　熊胆一两七钱　生硇砂九钱　冰片二十四两　硼砂一两八钱　琥珀一两五钱

【用法】粉剂：上为极细末，过罗装瓶，每瓶一分。膏剂：每四两药末，加凡士林油十六两，冬季和春季，按天气冷热情况，加适量液体石蜡，装小瓶软锡筒。同时将盖取下，将膏挤出点于大眼角内。粉剂，用玻璃针沾凉开水，沾药粉少许，点于大眼角内，每日用三次，点后稍休息。

【功用】明目止痛，退蒙化翳。

【主治】红肿刺痒，气蒙，火蒙，云蒙，胬肉攀睛，迎风流泪，暴发火眼，眼边赤烂。

09871 马齿苋洗方《赵炳南临床经验集》）

【组成】马齿苋二两（鲜马齿苋半斤）

【用法】净水洗净后，用水四斤煎煮二十分钟，过滤去滓。（鲜药煮十分钟）用净纱布六七层沾药水湿敷患处，每日二至三次，每次20～40分钟。

【功用】清热解毒，除湿止痒。

【主治】急性湿疹，过敏性皮炎，接触性皮炎（湿毒疡），丹毒，脓疱病（黄水疮）。

09872 马齿苋洗剂《中医皮肤病学简编》）

【组成】马齿苋31克　苍术9克　苦参15克　细辛6克　陈皮15克　蜂房9克　蛇床子12克　白芷9克

【用法】水煎，熏洗。

【主治】青年扁平疣。

09873 马齿苋涂方

《普济方》卷二七四引《得效》。为《圣济总录》卷一一七"马齿苋汁涂方"之异名。见该条。

09874 马齿苋敷方《圣济总录》卷一四八）

【组成】马齿苋叶（洗，切）

【用法】上药烂研，厚敷之。

【功用】五毒虫螫，赤痛不止。

09875 马齿矾石丸

《圣济总录》卷一七一。为《千金》卷五"马齿矾丸"之异名。见该条。

09876 马齿菜汁粥

《准绳·幼科》卷七。为《圣惠》卷九十七"马齿菜汁"之异名。见该条。

09877 马齿散熨方《圣济总录》卷一一〇）

【组成】马齿子半合　人苋子半合

【用法】上为末，入银石器中，于饭甑上蒸。以绵裹熨眼大眦头，泪孔有脓水出处。凡熨眼时，须药热熨透睛，三五十度，脓水自绝。

【主治】眼漏，睛有脓出，经年不绝。

09878 马思答吉汤《饮膳正要》卷一）

【组成】羊肉一脚子（卸成事件）　草果五个　官桂二钱　回回豆子半升（捣碎，去皮）

【用法】上药一同熬成汤，滤净，下熟回回豆子二合，香粳米一升，马思答吉一钱，盐少许，调和匀，下事件肉、芫荽汁。

【功用】补益、温中、顺气。

09879 马家五积丸《朱氏集验方》卷六）

【组成】缩砂仁　红豆　黑牵牛　萝卜子　赤小豆　丁香各一两（同炒令香熟，不可焦）青皮　陈皮　香附子　干漆　荆三棱　大戟　桔梗　枳壳各一两（锉大块，慢火炒令变黑紫色）

【用法】上为细末；如碾时余得药头，再炒令黑色，再碾为末，以好醋煮面糊为丸，如绿豆大。淡姜汤送下，不拘时候。

【主治】诸般积聚。

09880 马剥平胃散《济阳纲目》卷三十六）

【组成】马剥儿（烧存性）

【用法】每服一钱，用枣肉平胃散二钱，温酒调下，食即可下，然后随病源调理。

【主治】膈噎。

09881 马通粟粒丸

《卫生总微》卷十四。为《千金》卷五"马通粟丸"之异名。见该条。

09882 马兜铃根汤（《圣济总录》卷一四七）

【组成】马兜铃根一两

【用法】上锉细，以水一盏，煎至七分，去滓，空腹顿服。当时吐出蛊，未吐再服，以快为度。

【主治】五种蛊毒。

09883 马兜铃根汤（《圣济总录》卷一四七）

【组成】马兜铃根一两 蘘荷根半两

【用法】上为粗末。每服三钱匕，水一盏，煎至七分，去滓顿服，不拘时候。

【主治】五种蛊毒。咽中如有物，咽吐不出，闷乱不卧。

09884 马蔺花煎丸（《博济》卷一）

【组成】马蔺花一两 大附子一两（炮，去皮脐，切。同马蔺花以水一升半煮水干，焙） 巴豆（春、夏二十二粒，秋、冬三十八粒，擘破和壳，同芫花和醋一升半拌煮醋干，焙） 芫花一两 白附子一两 破故纸一两 牵牛子半两 槟榔半两 陈皮一两（去瓤） 羌活一两

【用法】上为末，醋面糊为丸，如梧桐子大。食前服，或卧时空心，加减自五丸加服，丈夫艾、盐汤送下，妇人橘皮汤送下。

【主治】五脏虚风壅热，上攻下疰，脚气。

09885 马鬃蛇药酒（《成方制剂》8册）

【组成】半枫荷 杜仲藤 狗脊 黑龙虎根 鸡血藤 金樱子 龙须藤 马鬃蛇 牛大力 千斤拔 桑寄生 山苍子 走马胎

【用法】上制成酒剂。口服，一次15～30毫升，一日2次。

【功用】祛风湿，通经络，消肿痛，强筋骨。

【主治】腰肌劳损，风湿之腰腿痛，关节痛。

09886 马鞭草敷方（《圣济总录》卷一四九）

【组成】马鞭草一两

【用法】上为末。敷疮上。

【主治】蠼螋尿疮。

09887 马牙消点眼方（《圣济总录》卷一〇三）

【组成】马牙消（研）半两 葵仁（去皮，研）七粒 杏仁（去皮尖双仁，炒，研）三七枚 石胆（研）二绿豆大 乌贼鱼骨（去甲，研）半分 赤石脂（研）一绿豆大 黄连（去须，为末） 象胆（研）各一分 珍珠十粒（黄泥裹，烧，去泥，研）

【用法】上为极细末，瓷合内盛。每取黍米许大，旋用清水和点。

【主治】眼赤涩，障翳侵睛碜痛。

09888 马齿苋汁涂方（《圣济总录》卷一一七）

【异名】马齿苋涂方（《普济方》卷二七四引《得效》）。

【组成】马齿苋

【用法】上捣取汁。涂之。

【主治】口吻疮。

09889 马齿苋还黑散（《圣惠》卷四十一）

【组成】马齿苋子一升 白茯苓一两 熟干地黄四

两 泽泻二两 卷柏二两 人参二两（去芦头） 松脂四两（炼成者） 桂心一两

【用法】上为细散。每服二钱，空心以温酒调下，渐加至三钱，晚食前再服。一月效。

【主治】血脑虚，发白早。

【宜忌】忌生葱、萝卜、大蒜等。

09890 马齿苋涂敷方（《圣济总录》卷一四八）

【组成】马齿苋（生，切） 大蒜（生，切）各半两（共研末） 干姜一分（不炮，为末）

【用法】上药一处和匀。涂敷螫处。

【主治】蝎螫。

09891 马齿实拌葱豉粥（《圣惠》卷九十七）

【异名】马齿实粥（《医统》卷八十七）。

【组成】马齿实一升

【用法】上为末，每服一匙，煮葱豉粥和搅食之。

【功用】明目，除邪气，利大肠，去寒热。

【主治】青盲白翳。

子

09892 子药（《咽喉秘集》）

【组成】明朱砂六分 硼砂五钱 梅冰片五分 元明粉（制）五钱

【用法】上为末。吹喉。

【功用】生新去腐。

【主治】喉中溃烂。

09893 子午丸（《得效》卷七）

【组成】榧子（去壳）二两 莲肉（去心） 枸杞子 白龙骨 川巴戟（去心） 破故纸（炒） 真琥珀（另研） 苦楮实（去壳） 白矾（枯） 赤茯苓（去皮） 白茯苓（去皮） 莲花须（盐蒸） 芡实 白牡蛎（煅） 文蛤各一两

【用法】上为末，酒蒸肉苁蓉一斤二两，烂研为丸，如梧桐子大，朱砂一两半重，细研为衣。浓煎萆薢汤空心送下。

【主治】❶《得效》：心肾俱虚，梦寐惊悸，体常自汗，烦闷短气，悲忧不乐，消渴引饮，漩下赤白，停凝浊甚，四体无力，眼昏，容形瘦悴，耳鸣头晕，恶风怯冷。❷《医统》：滑精。

【宜忌】忌劳力房事。

09894 子丑散（《普济方》卷三八二）

【组成】鼠粪 黑牵牛各等分

【用法】上为末。三岁一钱，橘皮汤下。二服立效。

【主治】小儿气疳，腹急喘粗，食气攻目，乳肿。

09895 子龙丸

《外科全生集》卷四。为《脚气治法总要》卷下"趁痛丸"之异名。见该条。

09896 子龙丸（《应验简便良方》卷下）

【组成】白蔻仁三两 川厚朴四两 制甘遂二两 红芽大戟二两 白芥子四两

【用法】上药各为细末，炼蜜为丸，如梧桐子大。每服三分，淡姜汤送下。

【主治】颈项、胸胁、背、腰、筋骨牵引钩痛，流走不定，手足冷木，气脉不通，痰涎在胸膈上。喉中结气似若梅核，时有时无，冲喉闷绝；又遍身或起筋块如榴如栗，皮色不变，不疼不痛，但觉酸麻，或自溃串烂，流水如涎，

经年不愈，有若管漏；又治瘰疬、鱼口、便毒、贴骨、一切阴疽。

【方论选录】此乃治痰之本，痰之本水也，湿也，湿气与火则结为痰。大戟能泄脏腑水湿；甘遂能行经络水气，直达水气结聚之处以攻决；白芥子能散皮内膜外痰气，厚朴涤气温中，能去瘀生新；白蔻仁开胃健脾，温中顺气，惟善用者能获神效也。

【宜忌】同日忌服甘草，因丸内有甘遂故也。

09897 子母散（《产宝诸方》）

【组成】蒺藜子 贝母各四两

【用法】上为末。每服一匙，米饮下，如人行五里，再服。

【主治】难产胞衣不出，子死腹中。

09898 子花煎（《鲁府禁方》卷四）

【组成】槐子五钱 川山甲（微炒）三钱

【用法】用无灰黄酒半碗，水半碗，煎至半碗，空心热服。

【主治】鱼口疮。

09899 子芩丸（《古今医鉴》卷十一）

【组成】条芩四两（醋浸，纸裹，煨七次） 当归二两（酒洗）

【用法】上为末，醋糊为丸，如梧桐子大。

每服五七十丸，空心霹雳酒送下，一日三次。

【主治】崩漏。妇人四十九岁以后，天癸当住，每月却行，或过多不止。

【加减】加香附（醋制）二两尤妙。

09900 子芩丸（《张氏医通》卷十五）

【组成】条黄芩（酒炒）

【用法】上为末，酒为丸，如梧桐子大。每服三钱，空腹乌梅汤送下。

【主治】风热入犯肝经，崩漏下血，色稠紫者。

09901 子芩汤（《外台》卷三十六引《古今录验》）

【组成】子芩十二分 知母 女萎各六分 竹叶（切）八分 黄柏 甘草（炙）各四分

【用法】上切。以水二升，煮取一升，分服。

【主治】小儿热痢。

09902 子芩汤（《幼幼新书》卷二十八引《婴孺方》）

【组成】子芩 枳壳（炒） 黄柏各四分 石膏十二分 竹叶一升 榉皮十分 人参七分

【用法】以水五升，煮一升六合。七岁儿为三服，四五岁儿为四服。

【主治】小儿大热利，兼得渴，憎寒。

09903 子芩散（《圣惠》卷五）

【组成】子芩三分 赤茯苓半两 甘草半两（炙微赤，锉） 柴胡一两（去苗） 葛根半两（锉） 麻黄半两（去根节） 石膏三分 五加皮半两

【用法】上为粗散。每服三钱，以水一中盏，加生姜半分，煎至六分，去滓，食后温服。

【主治】胃实热，苦头痛，汗不出，口中干燥。

【宜忌】忌炙煿热面。

09904 子芩散（《圣惠》卷十）

【组成】子芩半两 麦门冬一两（去心） 葛根半两（锉） 川升麻一两 前胡一两（去芦头） 玄参半两 犀角屑半两 赤芍药半两 槟榔半两 马牙消一两

【用法】上为粗散。每服五钱，以水一大盏，煎至五分，去滓温服，不拘时候。

【主治】伤寒身体疼痛，头面如火，胸心烦躁，背膊妨闷，不思饮食。

09905 子芩散（《圣惠》卷十一）

【组成】子芩三分 栀子仁半两 远志一分（去心） 桂心半两 黄连三分（去须）

【用法】上为散。每服四钱，以水一中盏，煎至六分，去滓温服，不拘时候。

【主治】伤寒吐血，心神烦闷。

09906 子芩散（《圣惠》卷十三）

【组成】子芩三分 赤茯苓半两 甘草半两（炙微赤，锉） 芎藭半两 百合一两 知母三分

【用法】上为散。每服五钱，以水一大盏，煎至五分，去滓温服，不拘时候。

【主治】伤寒，头不痛，多眩闷，寒热往来，小便不利，百合证。

09907 子芩散（《圣惠》卷三十七）

【组成】子芩一两 蒲黄三分 伏龙肝三分 青竹茹三分

【用法】上为散。每服三钱，以水一中盏，煎至六分，去滓，入生藕汁一合，搅令匀，温服。

【主治】鼻衄不止。

09908 子芩散（《圣惠》卷四十五）

【组成】子芩三分 葛根三分（锉） 木通一两（锉） 紫苏茎叶一两 川升麻三分 赤茯苓一两 芦根一两（锉） 柴胡一两半（去苗） 大腹皮一两（锉） 槟榔一两 麦门冬一两（去心） 犀角屑一两 石膏二两 甘草半两（炙微赤，锉） 赤芍药三分

【用法】上为散。每服三钱，以水一中盏，加生姜半分，煎至六分，去滓温服，不拘时候。

【主治】服乳石，三焦壅盛，脚气忽发，心中躁闷，肢节疼痛，口干头痛。

09909 子芩散（《圣惠》卷八十四》）

【组成】子芩一分 川升麻一分 栀子仁一分 大青一分 甘草一分（炙微赤，锉）

【用法】上为细散。每服半钱，以新汲水调下，不拘时候。

【主治】小儿热痢，皮肤壮热。

09910 子芩散（《圣惠》卷八十五）

【组成】子芩半两 赤茯苓三分 川升麻三分 人参半两（去芦头） 犀角屑半两 钩藤半两 甘草半两（炙微赤，锉）

【用法】上为粗散。每服一钱，以水一小盏，煎至五分，去滓服。

【主治】小儿热痫，呕逆烦闷，体热。

09911 子芩散（《圣惠》卷九十二）

【组成】子芩 冬葵子 车前子 茅根（锉）各一两 滑石二两

【用法】上为粗散。每服一钱，以水一小盏，煎至六分，去滓服，不拘时候。

【主治】小儿壅热，小便赤涩不通，水道中涩痛不可忍。

09912 子芩散（《圣惠》卷九十三）

【组成】子芩一两 知母三分 女萎三分 黄柏半两（微炙，锉） 甘草半两（炙微赤） 赤芍药半两

【用法】上为粗散。每服一钱，以水一小盏，加竹叶七片，煎至五分，去滓温服，不拘时候。

【主治】小儿热痢，腹痛，壮热心烦，不欲饮食，四肢瘦弱。

09913 子芩散（《医方类聚》卷十引《简要济众方》）

【组成】子芩一两 干葛三分 柴胡一两（去苗） 赤芍药三分 甘草半两（炙） 石膏二两

【用法】上为散。每服二钱，水一中盏，加生姜三片，同煎五七分，去滓，食后、临卧温服。

【主治】胃实热，口舌干燥，头痛烦躁。

09914 子芩散（《卫生总微》卷十五）

【组成】黄芩 栝楼根 茯神（去心内木）各一两 甘草（炙） 胡黄连各半两

【用法】上为细末。每服一钱，水一盏，煎至五分，去滓温服，不拘时候。

【主治】黄病。

09915 子芩散（《云岐子保命集》卷下）

【组成】黄耆一两 白芍药 子芩 人参 白茯苓 麦门冬 桔梗 生干地黄各半两

【用法】上为粗末。先用竹叶一握，小麦七十粒，水三盏，加生姜三片，煎至一盏半，入药末三钱，重煎至七分，去滓温服。

【功用】凉心肺，解劳热。

09916 子芩散（《普济方》卷三七五）

【组成】升麻 子芩 犀角屑各三分 大黄六分

【用法】水二升半，煮一升二合，候温渐与服。微利三两行。

【主治】惊痫发热。

【宜忌】忌面、猪、鱼、醋物。

09917 子芩散（《普济方》卷三八五）

【组成】子芩 升麻 龙脑 大黄各三分

【用法】水二升二合煎，温服，一日服尽。利三二行。

【主治】小儿胸壮热。

【宜忌】乳母忌热面、动风物。

09918 子芩散

《济阴纲目》卷八。为《医方大成》卷九引《简易方》“黄芩汤”之异名。见该条。

09919 子肝散

《普济方》卷四〇四。为方出《阎氏小儿方论》，名见《普济方》卷四〇四“蛇皮散”之异名。见该条。

09920 子规丸（《医方类聚》卷二一二引《仙传济阴方》）

【组成】京芥 牡丹皮 桂 白芍药

【用法】上为末。热酒调下。

【主治】妇人血寒，因伤风冷，战慄。

09921 子鸣散（《女科秘旨》卷四）

【组成】空房鼠窟前后土 麝香一二厘

【用法】鼠窟前后土研为细末，麝香研入内。每服二钱，酒下。

【主治】子鸣。

【备考】方中鼠窟前后土用量原缺。

09922 子悬汤（《脉症正宗》卷一）

【组成】生地二钱 当归一钱 白芍八分 丹皮八分 黄芩八分 栀子八分 木通六分 杜仲八分

【用法】水煎服。

【主治】子悬。

09923 子悬汤（《叶氏女科》卷二）

【组成】人参一钱 当归身 白芍各二钱 黄芩 丹参 苏叶 陈皮 砂仁 香附（制）各八分

【用法】加生姜三片，葱白三茎，水煎服。

【主治】子悬。妊娠四五月，君相二火以养胎，平素火盛，以致胎气不和逆上，心胸胀满疼痛。

09924 子淋散（《古今医鉴》卷十二）

【组成】麦门冬（去心） 赤茯苓 大腹皮（洗去沙土，姜汁拌炒） 木通 甘草 淡竹叶

【用法】上锉。水煎服。

【主治】子淋。妊娠小便涩痛频数。

09925 子淋散（《医略六书》卷二十八）

【组成】麦冬三两（去心） 赤苓二两 大腹绒半两 车前子三两 淡竹叶三两

【用法】上为散。每服三钱，水煎，去滓温服。

【主治】孕妇淋痛溺涩，脉微数者。

【方论选录】妊娠胎燥，气壅不能施化津液，而决渎无权，水府不快，故小便涩痛淋漓不已焉。麦冬清心润肺以滋水之上源；赤苓利荣化气以洁水之下流；大腹绒泻滞气专利三焦之用；淡竹叶清膈热更雄渎之权；车前子清肝热以利小水也。为散水煎，使气化调和，则胎燥自润而小水通行无不畅快，何涩痛淋沥之不止哉！

09926 子油熏药（《赵炳南临床经验集》）

【组成】大风子 地肤子 蓖麻子 蛇床子 祁艾各一两 苏子 苦杏仁各五钱 银杏 苦参子各四钱

【用法】上为粗末，用较厚草纸卷药末成纸卷。燃烟熏皮损处，每日一至二次，每次15～30分钟，温度以病人能耐受为宜。

【功用】软坚润肤，杀虫止痒。

【主治】牛皮癣（白疕）、鱼鳞癣（蛇皮症）、皮肤淀粉样变（松皮癣）。

【方论选录】方中蓖麻子、苏子、银杏软坚润肤；蛇床子、地肤子润肤止痒；苦杏仁润肤软坚引药深入，渗透力强；苦参子润肤杀虫；祁艾润肤暖血；大风子杀虫止痒，解风毒而润肤。

【备考】本方药物经减压后干溜成焦油物质，用凡士林或祛湿药膏制成5%～10%油膏，名“子油熏药油膏”。

09927 子气退肿方（《效验秘方·续集》王鼎三方）

【组成】当归12克 鸡血藤6克 香附6克 天仙藤15克 木瓜12克 泽泻12克 甘草4.5克

【用法】水煎服。日服一剂，水煎二次，取汁约300毫升，早晚分服。

【功用】理气和血，利湿消肿。

【主治】妊娠肿胀症见妊娠三四月后，先由脚肿，渐及于腿，或皮色不变，随按随其，或皮白光亮，按之凹陷不起，甚至脚趾出黄水，小便自利，食少，苔薄腻，脉沉弦而滑。

09928 子母两快汤（《辨证录》卷一）

【组成】熟地五钱 麦冬五钱 当归二钱 山茱萸三钱 茯苓二钱 芡实二钱 山药二钱 玄参五钱

【用法】水煎服。

【主治】冬月伤寒，身热五日，肾水干燥，不能润肝，人即发厥。

【方论选录】此方纯用补肾之味，惟当归滋肝之血也。治肾而治肝在其中，何必再用白芍以平肝气耶！且此症又不可用白芍也，以白芍虽平肝气，可以定热厥于须臾，然而白芍定厥，未免过于酸收。与补水之药，同用于无邪之日，易于生精；与补水之药，同用于有邪之顷，亦易于遏火。不若单用补肾之味，使水足以制火，而又无火留之害，为更胜也。故子母两快汤所以不用芍药而单用当归者，以当归之性动，不比芍药之酸收耳。且当归善助熟地、山萸以生水，生水以滋肝，即补肾以制肝也。

09929 子母两富汤（《辨证录》卷四）

【组成】熟地二两　麦冬二两

【用法】水煎服。连服四剂，而肺金之燥除，肾火之干亦解。

【主治】肾虚肺燥，久咳不愈，口吐白沫，气带血腥。

09930 子母两濡汤（《辨证录》卷六）

【组成】麦冬五钱　天冬三钱　紫菀一钱　甘草三分　苏叶五分　天花粉一钱　熟地五钱　玄参三钱　丹皮二钱　牛膝一钱

【用法】水煎服。

【主治】肺燥咳嗽。吐痰不已，皮肤不泽，少动则喘。

【方论选录】此方肺、脾、肾同治之方也。方名子母两濡，似乎只言脾肾也。然而治脾、治肾，无非治肺也。脾肾濡，而肺气安有独燥者哉。

09931 子芩防风散（《医级》卷九）

【组成】条芩（酒炒）　防风各等分

【用法】上为末。每服二钱，食前温酒调下。

【主治】肝经风热，以致血崩、便血及尿血、血淋。

09932 子肿子气汤（《脉症正宗》卷一）

【组成】白术一钱　香附一钱　当归一钱　川芎八分　茯苓八分　苍术八分　腹毛八分　苏梗八分

【用法】水煎服。

【主治】子肿、子气。

09933 子宫内灸丸（《外台》卷三十三引《广济方》）

【异名】内灸丸（《圣惠》卷七十）。

【组成】麝香二分（研）　皂荚十分（涂酥炙，削去黑皮子）　蜀椒六分（汗）

【用法】上药治下筛，炼蜜为丸，如酸枣仁大。以绵裹纳产宫中，留少绵线出。觉憎寒不净下多，即抽棉线出却丸药，一日一度换之。无问昼夜皆纳。

【主治】无子。

09934 子震落红丸（《喉科种福》）

【组成】生地四钱　蒲黄一钱半（醋炒）　真阿胶三钱（蒲黄末炒珠）　桔梗一钱半　芍药三钱（炒黑）　秦当归一钱半　甘草一钱　艾叶一钱

【用法】水煎服。

【功用】止血安胎。

【主治】孕妇喉痛，胎动来血，而见发热，恶寒，头痛项强者。

【加减】有表邪者，以葱白、豆豉为引，否则不须用。

【备考】本方方名，据剂型，当为"子震落红汤"。

09935 子芩伏龙肝散（《鸡峰》卷十八）

【组成】甘草　芎　伏龙肝各一两　子芩　赤芍药

【用法】上为粗末。用水一升，药半两，煎至七分，去滓，分作三次温服。

【主治】血淋。

【备考】方中子芩、赤芍药用量原缺。

09936 子油熏药油膏

《赵炳南临床经验集》。即原书"子油熏药"改为膏剂。见该条。

09937 子童桑白皮汤（《三因》卷十）

【异名】童根桑白皮汤（《普济方》卷一七六）。

【组成】童根桑白皮（即未移栽者，去粗皮，晒干，不焙）　茯苓　人参　麦门冬（去心）　干葛　干山药　桂心各一两　甘草半两（生用）

【功用】补虚，止渴利。

【主治】三消渴病，或饮多利少，或不饮自利，肌肤瘦削，四肢倦怠。

四 画

比

09938 比天膏（《摄生众妙方》卷一）

【组成】片脑 牛黄 乳香 没药 龙骨 血竭 赤石脂 麝香 轻粉 麻黄 川芎 白芷 薄荷 草乌 全蝎各一两 连翘 防风 黄芩 黄连 大黄 知母 贝母 当归 苍术 羌活 栀子仁 桔梗 柴胡 荆芥 五倍子 海螵蛸 白及 穿山甲 木鳖子 大枫子 椿皮 桑枝 槐枝 乱发各三两 蛇蜕三条 柳枝长一尺七条

【用法】上药片脑、麝香、牛黄、乳香、没药、龙骨、血竭、赤石脂、轻粉另研细末，其余诸药俱切碎，用油浸一宿，外用密陀僧二斤研细，每药一料，用麻油三斤，以浸过为度，文武火煎药枯发焦无踪影，退火待冷，去滓，复入火，以密陀僧四五钱，时时入内，用柳枝不住手搅，令冷，水一碗，滴药成珠不散，方下乳香等五味搅匀，退火待温，方下片脑、麝香、牛黄三味搅匀，入瓷罐内收，过一七方可用。如贴身疼痛及半身不遂、风湿等疾，取生姜捣汁炒热，擦患处二三十遍，火烘膏药贴上，如觉痒，则揭起，少顷，再烘贴上此药。如贴噎膈、气蛊，加狗肾三钱。若无牛黄、狗肾，加天鹅油三钱代之。

【主治】身体疼痛，半身不遂，风湿及噎膈、气蛊。

09939 比天膏

《膏药方集》。为《惠直堂方》卷四"赵府神应比天膏"之异名。见该条。

09940 比圣丸（《圣济总录》卷一四一）

【组成】椿荚十两（炒） 生葚二两 甘草二两（细锉，炙令黑色）

【用法】上为末，炼蜜为丸，如梧桐子大。每服五十丸，空心食前米饮送下。

【功用】消散下部毒气肿痛。

【主治】荣卫不调，肠澼下血，及疗五痔下血不止。

09941 比圣丸（《幼幼新书》卷二十八引王氏方）

【组成】青州枣二十五个（去核，黄丹二钱，匀分在枣肉内烧，烟绝用） 诃子皮 草豆蔻（面裹烧）各半两 肉豆蔻一个 木香一分

【用法】上为末，醋煮面糊为丸，如小黄米大，每服二十丸，米饮送下。

【主治】小儿脏冷，滑泄不止，肠鸣腹痛。

09942 比圣丹（《卫生总微》卷六）

【组成】干全蝎（去毒）一两（微炒） 羌活（去芦）半两 白附子半两 天南星（生）半两 黑附子一枚重半两（炮裂，去皮脐）

【用法】上为细末，入腻粉一钱，研匀，炼蜜和丸，如绿豆大。每服五七粒，荆芥汤送下，不拘时候。

【主治】小儿心肺中风，昏困不省，心胸满闷，抽掣短气，汗出不休。

09943 比圣汤（方出《圣惠》卷八十八。名见《普济方》卷四〇〇）

【组成】马兜铃根

【用法】上为细散。每服一钱，以水一小盏，煎至五分，去滓，空腹顿服。当时随吐蛊出，未快吐，即再服。

【主治】小儿五种蛊毒。

09944 比圣散（《鸡峰》卷十五）

【组成】硇砂 血竭 没药各一两 海马一对 桂 木香 朱砂各一分 干漆二两 虻虫二十一个 龙脑一钱 水蛭十四个 当归一两 硼砂一钱 阿魏一分

【用法】上为细末，一处和匀。每服一钱，冷水调下；如产后血上冲，口鼻血出，用童便调服。

【主治】妇人血气，产后渴燥，一切血邪乱语，眼如血袋，败血上冲，口鼻出血。

09945 比和饮（《古今医鉴》卷五）

【组成】人参一钱 白术一钱 茯苓一钱 藿香八分 陈皮五分 砂仁五分 神曲一钱（炒） 甘草五分

【用法】上锉作一剂。用十年以上陈仓米一合，顺流水二钟煎沸，泡伏龙肝，研细搅混，澄清取一钟；另加生姜三片，大枣二个，同煎七分，稍冷服，别以陈仓米饮时啜之，日进三服，即止。

【主治】❶《古今医鉴》：水谷不纳，闻食气即呕。❷《类证治裁》：病久胃虚呕吐。

09946 比金丸（《圣惠》卷八十五）

【组成】牛黄一钱（细研） 麝香一钱（细研） 乌犀角屑一分 朱砂一分（细研） 乌蛇肉一分（炙令黄） 干蝎一分（微炒） 雄黄一钱（细研） 水银一分 金箔二十一片 银箔二十一片（上三味，同研为砂子） 雀儿饭瓮三十枚（内有物者，微炒） 天南星一分（炮裂） 羚羊角屑一分

【用法】上为末，都研令匀，炼蜜和丸，如绿豆大。每服三丸，以薄荷汁送下，不拘时候。

【主治】小儿慢惊风，胸膈多涎，迷闷口噤，发歇搐搦，纵睡多惊。

09947 比金丸（《局方》卷十）

【异名】小青丸（《普济方》卷三七四）。

【组成】滑石 腻粉（研）各十五两 青黛（研）二两

半 天南星（炮）十二两半 巴豆七百个（去皮，取霜）

【用法】上为细末，以面糊为丸，如麻子大。每服一岁一丸，薄荷温水送下；如急惊风，头热足冷，口噤面青，筋脉抽掣，上膈顽涎，疾状甚者，加一二丸，煎桃符汤送下；小儿疮疹后余毒不解，宜与服，食后。

【功用】疏利下蕴毒热涎。

【主治】小儿惊风体热，喘粗涎嗽，心忪颊赤，大小便不利，夜卧不稳。

09948 比金丸（《圣济总录》卷七十）

【组成】郁金（雪中煮令透，切，曝干）一两 紫石英 白石英 白茯苓（去黑皮） 水银各一分 黑铅半分（与水银同结沙子） 甘草（生，锉）一分 龙脑（研）半钱

【用法】上八味，除沙子外，捣研为末。用黄牛胆汁为丸，如弹子大。每服一丸，煎甘草汤放冷磨下。

【主治】邪热上攻，鼻衄烦闷。

09949 比金丸（《圣济总录》卷七十二）

【组成】没药（研）一钱 五灵脂（研）半两 皂荚（不蛀者，去皮子，酥炙，捣末）三钱 白丁香（雄者，研） 硇砂（研） 乳香（研）各一钱半 巴豆一百粒（去皮心膜，不出油，烂研）

【用法】上为细末，用大枣十个（去核），刮巴豆膏入枣内，线缠ит，慢火炙熟，去线捣烂，与前项药末匀合，和捣成剂，丸如绿豆大。大人腑实者五丸，虚者三丸；小儿芥子大，一岁三丸，五七岁以上七丸，十岁以上十丸。取积，用烧皂子浓煎汤放冷送下；利胸膈，用枣一个，烂嚼裹药干咽，不得嚼药，并临卧服，急患不拘时候。

【功用】利胸膈，除积滞。

【主治】久积伏滞成块。妇人血癖血块，及产后败血不行，儿枕刺痛，小儿奶癖。

09950 比金丸（《圣济总录》卷一二二）

【组成】铅白霜半两 青黛一两 甘草半两

【用法】上为末，醋糊为丸，如鸡头子大。含化咽津，痰出立效。

【主治】喉痹。

09951 比金丸（《圣济总录》卷一四二）

【组成】密陀僧 白矾 槐实（炒，为末） 皂荚（烧灰，研）各一两

【用法】上四味，将密陀僧、白矾捣碎，入瓷罐内，烧通赤，放冷取出，捣细为末。次入槐实末、皂荚灰和匀，用糯米饭为丸，如梧桐子大。每服十五丸，空心食前米饮送下。

【主治】血痔出脓血，及肠风痔瘘。

09952 比金丸（《圣济总录》卷一四三）

【组成】槲藤子 附子（炮裂，去皮脐） 硫黄（研） 白矾（烧令汁尽） 螺皮（炙焦） 枳壳（去瓤，麸炒） 猪牙皂荚（酥炙）各半两

【用法】上为末，酒煮面糊为丸，如梧桐子大。每服十丸，米饮或酒送下，不拘时候。

【主治】痔疾疼痛不可忍，及下血。

09953 比金丸（《杨氏家藏方》卷十七）

【组成】天南星（炮） 全蝎（去毒，微炒） 白花蛇（酒浸一宿，去皮骨取肉，焙干秤） 草乌头（烧灰留性） 麝香（研）各半两 蜈蚣一条（蘸酒炙热） 乳香（别研） 朱砂

（别研）各一分

【用法】上为细末，酒浸蒸饼为丸，如梧桐子大，微捏扁。每服一丸，薄荷汤浸少时化下；阴痫，生姜汤化下；周晬儿，服二丸，不拘时候。

【主治】小儿胎风、诸风手足瘛疭，目睛上视，头项强直，牙关紧急，口吐涎沫；及吐泻昏困，遂成脾风。

09954 比金丸（《直指小儿》卷二）

【组成】人参 琥珀 白茯苓 远志肉（姜制，焙） 朱砂 天麻 石菖蒲（细节者） 川芎 南星（姜汁浸）各二钱 麝一字 青黛一钱

【用法】上为末，炼蜜为丸，如梧桐子大。每服一丸，金银煎汤泡薄荷调下。

【主治】小儿惊痫。

【备考】本方原名"比金膏"，与剂型不符，据《婴童百问》改。

09955 比金丸

《普济方》卷四○四。为原书卷三七○引《全婴方》"比惊丸"之异名。见该条。

09956 比金丸（《准绳·幼科》卷二）

【组成】南星 半夏各四钱（为末，并以生姜汁和作饼子，晒干） 真珠（新白者）二钱 巴豆（去油净）一钱 朱砂四钱 轻粉 麝香各半钱 真郁金末三钱

【用法】上各为末，和匀，飞罗面打糊为丸，如黍米大。每一岁儿一丸，灯心汤送下。

【主治】小儿风热痰毒，急慢哑惊。

09957 比金丹（《活幼口议》卷十五）

【组成】人参 白茯苓 远志（去心） 山药 辰砂 天麻各一分 石菖蒲 川芎 甘草（炙）各一分 天南星（炮）二钱（生姜汁制） 麝一字

【用法】上为细末，炼蜜为丸，如皂子大。每服一粒，煎金银薄荷汤化下。

【功用】化痰和气，镇心神，安魂魄，通关窍，顺经络，使荣卫常顺，调脏腑充和。

【主治】小儿风热惊痫。

09958 比金散（《普济方》卷一八八引《肘后方》）

【组成】黄柏二两（涂蜜）

【用法】于慢火上，炙焦捣末。每服二钱，温糯米饮调下。一方麦门冬熟水调下。

【主治】吐血热极，并呕血。

09959 比金散（《圣济总录》卷一二○）

【组成】雄黄不拘多少

【用法】上为细末。随左右疼处，以剜耳子送入耳中。

【功用】去风蚛。

【主治】牙疼不止。

09960 比金散（《圣济总录》卷一二二）

【组成】白僵蚕（直，用生者） 蛇蜕皮（烧灰）各等分

【用法】上为细散。每用半钱匕，掺咽内，咽津无妨，不拘时候。

【主治】咽喉闭塞不通。

09961 比金散（《圣济总录》卷一二六）

【异名】紫金散（《普济方》卷二九二）。

【组成】槟榔不以多少

【用法】上为细末。先以温浆洗疮，以软帛拭干，油调涂，一日三次，用时看多少。

【主治】瘰疬方破。

09962 比金散（《圣济总录》卷一四三）

【组成】蜀葵叶（夏月收者，焙干）

【用法】上为散。每服二钱匕，温酒调下。

【主治】久痔。

09963 比金散（《洪氏集验方》卷三）

【异名】立效散。

【组成】猬皮一个　皂角刺二两　楮藤子一个（去瓢，锉碎，别研为末）　猪牙皂角一两　白矾半两

【用法】除楮藤子外，上四味入瓷瓶内，盐泥封固，候干，先以小火烧令烟出，方用大火煅令烟尽为度，取出摊冷，为细末，入楮藤子末和匀。每服一大钱，空心食前温酒调下。

【主治】肠风下血及痔漏。

09964 比金散（《宣明论》卷三）

【组成】麻黄　白芷　细辛　荆芥穗　菊花　防风　石膏　何首乌　川芎　薄荷　干蝎　草乌头各等分

【用法】上为末。每服一钱，水一盏煎，温服；酒、茶亦得。

【主治】伤寒冒风，头目痛，四肢拘急，鼻塞。

09965 比金散

《普济方》卷二九七。为《杨氏家藏方》卷十二"白金散"之异名。见该条。

09966 比惊丸（《普济方》卷三七〇引《全婴方》）

【异名】比金丸（原书卷四〇四）、桃符丸（《中国医学大辞典》）。

【组成】轻粉　滑石各一钱半　南星一钱一字　青黛半钱

【用法】上为末，糊为丸，如小豆大。一岁二丸，薄荷汤送下。如急惊头热足冷，口噤面青，筋抽脉掣，上膈顽痰，瘈疭壮盛者，加一丸，煎桃皮（一名桃符，即桃木皮），作汤送下。

【功用】疏流蕴积涎热。

【主治】小儿急惊壮热，喘粗涎盛，颊赤，大小便不利，及疮痘余毒不解。

09967 比圣饼子（《圣济总录》卷七十九）

【组成】大戟　甘遂各一两

【用法】上为细末。每服一钱匕，以大麦面一两，新水和作饼子烧熟，每五更徐徐烂嚼茶下。移时小便多是效，未退再服。

【主治】十种水气腹胀。

【宜忌】孕妇忌贴。

09968 比天保贞膏（《北京市中药成方选集》）

【组成】蛇床子十两　川楝子十两　熟地十两　生地十两　生杏仁十两　官桂十两　川断十两　川附片十两　牛膝十两　菟丝子十两　木鳖子十两　谷精草十两　紫梢花十两　天冬十两　麦冬十两　肉果十两　苁蓉十两　甘草六十四两　虎骨十六两

【用法】上药酌予碎断，用香油六百四十两炸枯，过滤去滓。加章丹三百三十六两，松香三百三十六两，鹿胶十六两，熬成膏，再兑：麝香二两，冰片六十四两，硫黄面十两，赤石脂十两，龙骨面十两，阳起石面十两，蟾酥面十两，母丁香十两，乳香面十两，没药面十两，木香面十两，沉香面十两，雄黄面十两，摊成外用膏药，每张重五钱。用时贴脐腹部或肾俞穴。

【功用】滋阴补气，暖肾散寒。

【主治】男子气虚肾寒，阳事不兴，久无子嗣。妇女气虚血亏，行经腹痛，久不孕育。

【宜忌】孕妇忌服。

支

09969 支感丹（《普济方》卷一八〇引《郑氏家传渴浊方》）

【组成】菟丝子（酒炙）　白茯苓各五钱　秋石一两

【用法】上为末，百沸汤一盏，井花水一盏，为阴阳水，煮糊为丸。盐、酒汤送下。

【主治】白浊，遗精。

云

09970 云开散（《鸡鸣录》）

【组成】白蒺藜三两　石决明（煅，飞）　炙甘草　防风　栀炭　羌活　茯苓　蔓荆子各二两　当归　川芎　赤芍各一两五钱　苍术（泔水浸一夜）　花粉　甘菊　茺蔚子各一两　淡黄芩八钱　蝉衣　蛇蜕各五钱

【用法】上为末。每服二钱，空心开水调服。小儿减半。

【主治】目疾不论远近，或痒或痛；及胞生风粟，翳膜遮睛，目眶赤燥；或疹痘后，风眼涩痛，膜障。

09971 云台散（《袖珍》卷三）

【组成】云台子　蔓青子　萝卜子　荆芥子　芫荽子　蒿苣子　莙达子　葱子各等分

【用法】上用鲫鱼不去鳞尾，将肚持净，抹干，装药缝合，银石器内放上，石器盖之，上下放火煿熟干，放冷捣末。每服三钱，空心米饮送下，一日二次。

【主治】痔漏。

09972 云台膏（《理瀹》）

【异名】爨膏。

【组成】生大黄五两　木鳖仁三两　玄参　生地　忍冬藤　生甘草节　南薄荷　土贝母　朴消各二两　生黄耆　当归各一两六钱　茅苍术　羌活　独活　防风　连翘　香附　乌药　陈皮　青皮　天花粉　川芎　白芷　山栀　赤芍　苦杏仁　桃仁　生草乌　生川乌　生南星　生半夏　生黄柏　黄连　细辛　五倍子　僵蚕　生山甲　蜈蚣　全蝎　露蜂房（有子者佳）　黄芩　蝉蜕　蛇蜕　干地龙　蟾皮　生牡蛎　皂角　红花　蓖麻仁各一两（或用三两）　发团二两四钱　甘遂　大戟　延胡　灵脂　远志　郁金　荆芥　蒲黄各一两　蜘蛛七个　生姜　葱白　大蒜头各四两　槐枝　柳枝　桑枝各八两　苍耳草全株　凤仙草全株　野紫苏（背青面红者是）　紫地丁　益母草（鲜者）一斤（干者）二两　石菖蒲二两　川椒一两

【用法】共用油三十斤，分熬丹收，再入铅粉（炒）一斤、净松香八两，金陀僧、陈石灰（炒）、黄蜡各四两，漂铜绿、枯矾、生矾、银朱、扫盆粉、明雄、制乳香、制没药、官桂、丁香、樟脑、苏合香油各一两，白芥子五钱、广木香一两、牛胶

四两（酒蒸化，如清阳膏下法）、麝香酌加成膏。摊贴。

【主治】发背、搭手、对口、发疽、颈核、乳痈、肚痈、腰痛，一切无名肿毒，附骨流注与恶毒顽疮，蛇犬伤。

【加减】疔毒，加拔疔药贴；重症，外加掺药，敷药助之。

【方论选录】此膏寒热攻补并用，初起能消，已成能溃，已溃能提，毒尽自敛，不必服解毒托里之药，亦不假刀针升降丹药捻等物，且能定痛，可以眠食，故元气不伤，虚人无补亦能收功。凡属阳者并治，即半阴半阳之证亦治。

09973 云台膏（《北京市中药成方选集》）

【组成】大黄五两　木鳖子五两　玄参（去芦）二两　生地二两　金银藤二两　甘草二两　土贝母二两　黄耆一两五钱　当归一两五钱　薄荷梗二两　赤芍一两　川芎一两　白芷一两　杏仁一两　生草乌一两　黄柏一两　僵蚕一两　生山甲一两　全蝎一两　生南星一两　蜂房一两　蛇退一两　蝉退一两　牡蛎一两　生半夏一两　羌活一两　防风一两　连翘一两　苍术一两　香附一两　橘皮一两　花粉一两　干蟾一两　五倍子一两　蓖麻子一两　川连五钱　细辛五钱　红花五钱　官桂五钱　丁香五钱　头发二两　桑枝四两　槐条四两　柳条四两　苍耳子四两　老蒜四两　葱白四两　生姜四两　芒消一两五钱

【用法】上药酌予切碎熬膏，每锅用料子四十二两，香油二百四十两炸枯，过滤去渣，熬炼至滴水成珠，入章丹九十两搅匀成膏，取出放入冷水中，浸出火毒后，加热溶化，再入下列细料粉一两五钱、苏合油一两，搅匀摊贴即成，大张油重一钱四分，小张七分，纸光。（云台膏细料：铜绿五钱、白矾五钱、银朱五钱、雄黄五钱、乳香一两、樟脑一两、陀僧一两、没药一两，共为细末）。贴患处。

【功用】祛毒消肿止痛。

【主治】无名肿毒，疔毒恶疮，痈疽发背、搭手、对口、疥癣成疮。

09974 云母丸（《千金翼》卷十二引华佗方）

【组成】云母粉　石钟乳（炼）　白石英　肉苁蓉　石膏　天门冬（去心）　人参　续断　菖蒲　菌桂　泽泻　秦芄　紫芝　五加皮　鹿茸　地肤子　薯蓣　石斛　杜仲（炙）　桑上寄生　细辛　干地黄　荆花　柏叶　赤箭　酸枣仁　五味子　牛膝　菊花　远志（去心）　草薢　茜根（洗去土，阴干）　巴戟天　赤石脂　地黄花　枸杞　桑螵蛸　菴䕡子　茯苓　天雄（炮，去皮）　山茱萸　白术　菟丝子　松实　黄耆　麦门冬（去心）　柏子仁　荠子　冬瓜子　蛇床子　决明子　蒺藜子　车前子各等分

【用法】上药皆用真新好者，随人多少，捣为细末，炼蜜为丸，如梧桐子大。先食服十丸，可至二十丸，一日三次，久服。

【功用】延年益寿，身体轻强，耳目聪明，流通荣卫，补养五脏，调和六腑，颜色充壮，不知衰老。

09975 云母丸（《圣惠》卷九十八）

【组成】云母四两（用盐花同捣如麦皮止）　白矾四两（如前药一处捣令匀细）

【用法】上药用瓷瓶子盛，以炭火十斤，烧火尽为度，打破瓶子，取出，将药准前捣碎，用米醋半升，拌药作一球，

安新瓦上，更用炭火十斤，烧火尽为度，取出捣碎，掘一地坑，可深一尺，将药纸裹埋之，盆合，三日取出，晒干为末，以粳米饭为丸，如梧桐子大。每日二十丸，空心以盐汤送下；妇人积冷，醋汤送下十丸。

【功用】补益精髓。

【主治】肾脏冷极；妇人积冷。

【宜忌】妊娠勿服。

09976 云母丸（《圣惠》卷九十八）

【组成】云母粉五两　白茯苓四两　钟乳粉三两　柏子仁三两　人参三两（去芦头）　续断三两　桂心二两　甘菊花五两　生干地黄四两

【用法】上为散，取天门冬七斤，捣绞取汁，搜诸药，用黍米五斗下蒸之，令米熟，取药晒干，捣罗为末，炼蜜为丸，如梧桐子大。每服三十丸，空心以温酒送下。

【功用】补益脏腑，轻身耐老，变白，明目，强力，益精，悦泽颜色，壮健筋骨，精神灵明，不复有病。

09977 云母丸（《圣济总录》卷一九八）

【组成】云母粉　大豆黄　白茯苓（去黑皮）　松脂（炼）　巨胜（汤脱皮，蒸）　蜡（炼）各一斤　椒（去目及闭口，炒出汗）十两

【用法】上七味，捣研五味为末，炼松脂并蜡，炼蜜为丸，如弹丸大。初服一丸，温酒送下，一日二次。

【功用】辟谷。

09978 云母水（《千金》卷二十七）

【组成】上白云母二十斤

【用法】薄擘，以露水八斗作汤，分半淘洗云母，如此再过，又取二斗作汤，纳芒消十斤，以云母木器中渍之，二十日出，绢袋盛，悬屋上，勿使见风日，令燥，以水渍，鹿皮为囊，揉挺之，从旦至中，乃以细绢下筛，滓复揉挺，令得好粉五斗，余者弃之，取粉一斗，纳崖蜜二斤，搅令如粥，纳生竹桶中薄削之，漆固口，埋北坦南岸下，入地六尺，覆土，春夏四十日，秋冬三十日出之，当如泽为成，若洞洞不消者，更埋三十日出之。先取水一合，纳药一合，搅和尽服之，一日三次，水寒温尽自在。

【功用】《医方考》：长生延年。

【主治】劳气风疹，腹中寒癖，龋齿。

【备考】服十日，小便当变黄，此先疗劳气风疹也；二十日腹中寒癖消，三十日龋齿除，更新生，四十日不畏风寒，五十日诸病皆愈，颜色日少，长生神仙。

09979 云母散（《普济方》卷一〇八引《肘后方》）

【组成】云母粉

【用法】煅为末。以清水调服之，看大小，以意酌量与之，少多服。如治风热，再服尤妙。

【主治】风疹遍身，百计治不愈者；风热汗出心闷。

09980 云母散（《圣济总录》卷七十七）

【组成】云母粉　白茯苓（去黑皮）　附子（炮裂，去皮脐）各三分　龙骨　赤石脂各半两

【用法】上为细散。每服一钱匕，温酒或米饮调服，日三夜一。

【主治】久痢，经年不愈。

09981 云母散（《普济方》卷二一二）

【组成】吴茱萸　干姜　诃黎勒皮　白矾灰各半两

【用法】上为末,醋煮面糊为丸,如梧桐子大。每服十丸,粟米饮送下,食前服。

【主治】久下痢赤白不止。

09982 云母膏（《苏沈良方》卷九引《博济》）

【组成】云母（光明者,薄揭先煮） 消石（研） 甘草各四两 槐枝 柏叶（近道者不堪） 柳枝 桑白皮各二两 陈橘皮一两 桔梗 防风 桂心 苍术 菖蒲 黄芩 高良姜 柴胡 厚朴 人参 芍药 胡椒子 龙胆草 白芷 白及 白蔹 黄耆 芎䓖 茯苓 夜合花 附子（炮）各半两（㕮咀,次煎） 盐花 松脂 当归 木香 麒麟竭 没药 麝香 乳香各半两（为末） 黄丹十四两（罗） 水银二两 大麻油六斤

【用法】上先炼油令香,下云母良久,投附子以上药,候药焦黄,住火令冷,以绵滤去滓,始下末,皆须缓火,常以柳木篦搅,勿停手,滤毕,再入铛中,进火,下盐花至黄丹,急搅,须臾色变,稍益火煎之,膏色凝黑,少取滴水上,凝积不粘手,即下火,先炙一瓷器令热,倾药在内,候如人体温,以绢袋子盛水银,手弹在膏上如针头大,以蜡纸封心,勿令风干,可三二十年不损。发背,先以败蒲二斤,水三升,煮三五沸,如人体温,将洗疮帛拭干,贴药,又以药一两,分三服,用温酒下,未成脓者即愈,更不作疮瘰疬;骨疽毒穿至骨者,用药一两,分三服,温酒下,甚者即下恶物,兼外贴;肠痛,以药半两,分五服,甘草汤下,未成脓者当时消,已有脓者随药下脓,脓出后,每日酒送下五丸,如梧桐子大,脓止即住服;风眼,贴两太阳;肾痛并伤折痛不可忍者,酒下半两,老少更以意加减,五日一服取尽,外贴包裹,当时止痛;箭头在肉者,外贴,每日食少烂绿豆,箭头自出;虎豹所伤,先以甘草汤洗,后贴,每日一换,不过三贴;蛇狗伤,生油送下十丸,如梧桐子大,仍外贴;难产三日不生者,温酒下一分,便下;血晕欲死,以姜汁和小便半升,温酒送下十丸,如梧桐子大,死者复生;胎死在腹,以榆白汤下半两,便生;小肠气,茴香汤下一分,每日一服,血气,当归酒下一分,每日一服;中毒,温酒洗汗袜汁,每日一服,吐泻出恶物为度;一切痈疽疮疖虫虺所伤,并外贴。

【主治】发背,瘰疬,骨疽,肠痛,风眼,肾痛,伤折痛不可忍,难产,血晕欲死,死胎,小肠气,中毒,一切痈疽疮疖,虫虺伤。

【宜忌】忌羊肉。

09983 云母膏（《理瀹》）

【组成】云母 焰消 甘草各四两 槐枝 柳枝 桑白皮 侧柏叶 橘皮各二两 川椒 白芷 没药 赤芍 官桂 当归 黄耆 血竭 菖蒲 白及 川芎 白蔹 木香 防风 厚朴 桔梗 柴胡 党参 苍术 黄芩 龙胆草 合欢 乳香 茯苓各五钱

【用法】清油熬,黄丹收,松香二两搅匀摊,另用水银二两,弹于膏上。临用刮去水银,贴。

【主治】肺痈,口中辟辟燥咳,咳则胸中隐隐痛。

09984 云实丸

《千金》卷十五。为原书同卷"女萎丸"之异名。见该条。

09985 云实丸（《圣惠》卷五十九）

【组成】云实二合 附子一两（炮裂,去皮脐） 龙骨一两（末） 女萎一两（半）

【用法】上为末,煮枣肉为丸,如梧桐子大。每服十丸,以粥饮送下,不拘时候。

【主治】久赤白痢不愈,羸困。

09986 云香精

《中国药典》2010版。为原书"云香祛风止痛酊"之异名。见该条。

09987 云雪散（《圣济总录》卷六十八）

【组成】云雪（寒食面是） 蒲黄各一两

【用法】上药并生用,为散。每服二钱匕,冷水调下。

【主治】吐血。

09988 云母石散（《医方类聚》卷一四一引《王氏集验方》）

【组成】云母石末

【用法】米饮调方寸匕,二服愈。

【主治】积年赤白痢不愈。

09989 云母芎䓖散（《千金》卷四）

【组成】云母 芎䓖 代赭 东门边木（烧）各一两 白僵蚕 乌贼骨 白垩 猬皮各六铢 鳖甲（一作龟甲） 桂心 伏龙肝 生鲤鱼头各十八铢（一方有龙骨、干葛）

【用法】上药治下筛。每服方寸匕,酒送下,日三夜一。

【主治】内伤五崩身瘦,咳逆烦满少气,心下痛,面生疮,腰痛不可俯仰,阴中肿如有疮状,毛中痒时,痛与子脏相通,小便不利,常拘急,头眩,颈项急痛,手足热,气逆冲急,心烦不得卧,腹中窘痛,食不下,吞酸噫苦,上下肠鸣,漏下赤白青黄黑汁,大臭,如胶污衣状,中寒即下白,热即下赤,多饮即下黑,多食即下黄,多药即下青,或喜或怒,心中常恐,或忧劳便发动,大恶风寒。

【方论录】《千金方衍义》:立方首推云母以镇摄虚阳,代赭以敛固精血,白垩以统领诸气,伏龙肝以温理脾胃,脾胃为身之津梁,津梁充实,气血有所统摄矣。其猬皮、乌贼、鳖甲、僵蚕、生鲤鱼头血肉诸味,咸为推陈致新之用,独桂心一味,合芎䓖为从治虚热之响导,东门边木取巽方之气,烧灰以散瘀结也。

09990 云林润身丸（《回春》卷二）

【组成】当归（酒洗）六两 白术（去芦）六两 白茯苓（去皮）三两 香附米（童便浸,炒）三两 陈皮三两 枳实（麸炒）三两 黄连（姜汁炒）三两 白芍药（酒炒）三两 山楂肉三两 神曲（炒）三两 人参二两 山药（炒）二两 莲肉（去心）二两 甘草（炙）五钱

【用法】上为细末,荷叶煎汤,煮饭为丸,如梧桐子大。每服百余丸,米汤或酒送下。

【功用】清火化痰开郁,健脾理胃,养血和气。

【主治】肌肉怯弱,精神短少,饮食不甘。

09991 云盖三仙散

《慈幼新书》卷七。为《痘科类编》卷三"三仙散"之异名。见该条。

09992 云香祛风止痛酊（《中国药典》2010版）

【异名】云香精。

【组成】白芷 大皂角 桂枝 木香 莪术 五味藤 豆豉姜 千斤拔 朱砂根 羊耳菊 枫荷桂 虎杖 买麻藤 过岗龙 广西海风藤 穿壁风 香樟 徐长卿 山豆根 细辛 薄荷脑 樟脑

【用法】上制成液剂。口服,一次0.5～2毫升,一日

2～3次，小儿酌减；外用，取适量搽患处。

【功用】祛风除湿，活血止痛。

【主治】风湿骨痛，伤风感冒，头痛，肚痛，心胃气痛，冻疮。

【宜忌】孕妇及未满三岁儿童忌内服。

元

09993 元及散（《元和纪用经》）

【组成】元及（即五味子）

【用法】上药烈日晒干，为末。每服三匕，酒送下，一日二次。

【功用】养五脏，补不足，益气明目，止烦，消风，下气，令体悦，消水肿，定反胃，强食益精，坚筋骨。

09994 元女丹

《玉钤续编》。为原书"菊霜"之异名。见该条。

09995 元归散

《类证治裁》卷八。为《济阴纲目》卷一"玄归散"之异名。见该条。

09996 元吉丹（《医学集成》卷三）

【组成】条参四钱　焦术　茯苓各三钱　半夏二钱　白蔻　砂仁　附子　炮姜各钱半　大枣

【主治】霍乱，饮热为寒。

【加减】甚者，加胡椒、丁香。

09997 元朱丹（《增订治疗汇要》卷下）

【组成】硼砂　元明粉各五钱（制）　朱砂六分　梅片五分

【用法】上为细末。吹之。

【功用】长肌肉，生新去腐。

【主治】喉中溃烂。

09998 元阳丹（《阴证略例》）

【组成】乌头　干姜各等分（并生用）

【用法】酒面糊为丸，如梧桐子大。每服十丸，食前生姜汤送下。

【功用】还阳退阴，补益和气。

【主治】阴毒伤寒始得，头痛腰重，眼睛疼，身体倦怠而甚垫，四肢厥逆冷，额上及手背冷汗不止，或多烦渴，精神恍惚，如有所失，六脉沉细而疾，尺部短小，寸口或大。并治气痛。

09999 元红散（方出《种福堂方》卷三，名见《医学从众录》卷三）

【组成】荔枝七个（连皮烧灰存性）

【用法】上为末。白汤调服。

【主治】呃逆不止。

10000 元寿丹（《疡科心得集》卷中引张涵谷方）

【组成】龟壳（只用龟盖，火煅存性）

【用法】上为细末。热酒调服三钱，尽量饮醉即愈。

【主治】乳痈初起或已溃。

10001 元灵散（《寿世保元》卷五）

【组成】五灵脂（去砂石）　元胡索（炒）　莪术（火煨）　良姜（炒）　当归各等分

【用法】上为末。每服二钱，热醋汤调下。

【主治】急心痛。

10002 元妙饮（《仙拈集》卷四）

【组成】花粉　元参各二钱　陈皮　桔梗　山栀　黄连各钱半　灯心一撮　竹叶二十片

【用法】水煎服。

【主治】汤火疮。

【宜忌】切不可服寒凉。

10003 元明醋（《喉科紫珍集》卷上）

【组成】元明粉

【用法】和好醋，灌入喉中，鹅毛探搅。痰出即愈。

【主治】连珠喉风，喉淡壅塞。

10004 元始膏（《诚书》卷六）

【组成】川芎　当归　红花　白芍　连翘　丹皮各五分　甘草三分　荆芥　防风各四分　僵蚕一钱

【用法】上水煎三十余沸，滤净，加贝母末，炼蜜收膏下。

【主治】囟门不合。

10005 元胡散

《仙拈集》卷二。为《百一》卷三"三圣散"之异名。见该条。

10006 元珠膏

《金鉴》卷六十二。为《外科大成》卷一"玄珠膏"之异名。见该条。

10007 元戟膏（方出《医宗必读》卷七，名见《仙拈集》卷一）

【异名】调敷散（《医级》卷八）

【组成】大戟　芫花　甘遂　海藻各等分

【用法】上为细末，用酽醋调面和药，摊绵纸上。覆贴肿处，以软帛裹住。

【主治】腹满如石，或阴囊肿大。

【备考】先用甘草嚼，后用此。

10008 元颖膏（《喉科种福》卷三）

【组成】井底泥

【用法】取之涂孕妇肚脐关元穴，干则再涂。

【功用】保胎。

【主治】孕妇瘟疫喉痛，一切火证。

10009 元精丹

《医部全录》卷一六四。为《准绳·类方》卷八"玄精丹"之异名。见该条。

10010 元霜丹（《四圣悬枢》卷一）

【组成】浮萍三钱　麦冬三钱　甘草二钱（炙）　元参三钱　丹皮三钱　芍药三钱　生姜三钱　大枣一枚

【用法】流水五杯，煎大半杯，热服。

【主治】太阳温病，头项痛，腰脊强，发热作渴。

10011 元霜散（《卫生鸿宝》卷二）

【异名】万金散。

【组成】薄荷叶　僵蚕　青黛（飞净）　朴消　白矾　川连　硼砂各五钱

【用法】上为细末，腊月初取雄猪胆五六枚，倒出汁小半；和药拌匀，灌入胆内，用线扎头，用纸包裹，将地掘阔深一尺，以竹杆横吊药胆，上用板铺，以土密盖，立春日取出，挂在风口阴干，去胆壳瓶贮。每两加牛黄、冰片各三分，研细，吹喉。

【主治】喉蛾痹闭，并口舌诸症。

10012 元霜锭（《千金珍秘方选》）

【组成】牙皂（煨，切片，研）二百四十笑　玄胡索（生晒，研）三两　青黛六分　当门子一钱

【用法】上为极细末，将冷水拌打成锭，每重三分。以冷水磨服。吐出顽痰即愈。

【主治】喉风急闭，痰如潮涌，命在顷刻。

10013 元胡索散（《朱氏集验方》卷三引朱仁卿方）

【异名】玄蝎散（《医学入门》卷七）。

【组成】元胡索（盐炒）　干蝎等分

【用法】上为细末。温酒下。

【主治】小肠气痛。

10014 元胡索散

《朱氏集验方》卷十。为《鸡峰》卷二十"玄胡索散"之异名。见该条。

10015 元胡索散

《济阴纲目》卷十一。《普济方》卷三四五引《产经》"延胡索散"之异名。见该条。

10016 元天苦救汤（《辨证录》卷十）

【组成】苦参五钱　元参一两　天花粉五钱

【用法】水煎服。

【主治】瘟疫。

10017 元阳秋石丹（《得效》卷八）

【异名】还元丹（原书同卷）、阴阳二炼丹（《本草纲目》卷五十二引《水云录》）。

【组成】小便

【用法】阴炼法：小便三五石，夏月虽腐败亦堪用，以新水一半相和，旋转搅百匝，放令澄清，辟去清者只留浊脚，再以新水同搅，又澄去清者，直候无臭气再研，以乳男子乳和如膏，烈日中晒干，如此九度，即丸如梧桐子大，晒干。每服三十丸，温酒送下，一日一次。

阳炼法：小便不计多少。每小便一桶（约二桶为一担），以清水接好皂角浓汁去滓，入小便中一盏，用竹篦急搅令百余遭乃止，澄清取浊脚一桶，以前法再搅，澄清取浊脚，凡十数担不过取得浓脚一二斗，滤去滓，入净锅内熬干，刮下捣碎，再入锅以清汤煮令化，乃于筲箕内布筋纸两重淋过，取淋下清汁再入锅熬干，如此制作多遍，以熬干色白如霜雪即止；乃入固济沙盒内歇口火煅成汁，候呈莹白玉色即止；细研，入沙盒内固济，顶火四围养七昼夜，再研；每服二钱，空心温水下。或酒、枣肉为丸，如梧桐子大，每服三十丸，空心日一服。

【功用】还元卫生。

【主治】羸弱久嗽，针灸不效；头眩腹胀，喘满，积年肿满；年少色欲过度，未老眼昏膝疼，遗泄白浊，腰背时痛。

【备考】本方用法中之阴炼法、阳炼法，《东医宝鉴·杂病篇》引作"阴炼秋石丹"、"阳炼秋石丹"。

10018 元胡止痛片

《中国药典》2010版。即原书"元胡止痛口服液"改为片剂。见该条。

10019 元滑苓甘散（《医学金针》卷二）

【组成】元明粉　滑石　茯苓　甘草各等分

【用法】上为末。大麦粥汁和服一汤匙，一日三次。

【主治】湿邪壅遏，便涩烦躁。

10020 元霜雪梨膏

《杂病源流犀烛》卷十七。为《古今医鉴》卷七"玄霜雪梨膏"之异名。见该条。

10021 元霜紫雪膏

《类证治裁》卷二。为《古今医鉴》卷七"玄霜雪梨膏"之异名。见该条。

10022 元胡止痛胶囊

《中国药典》2010版。即同书"元胡止痛口服液"改为胶囊剂。见该条。

10023 元胡止痛口服液（《中国药典》2010版）

【组成】醋延胡索267克　白芷134克

【用法】上制成口服液剂。口服。一次10毫升，一日3次。

【功用】理气，活血，止痛。

【主治】气滞血瘀的胃痛，胁痛，头痛及痛经。

【备考】本方改为片剂、胶囊剂，名"元胡止痛片"、"元胡止痛胶囊"（均见原书）。

无

10024 无上饮（《痘疹仁端录》卷八）

【组成】人参　黄耆　陈皮　桔梗　贝母　当归　山药　川芎

【用法】用芦根捣碎，加水取汁煎服。

【主治】痘疹灌浆结痂，体虚时有呕吐者。

【加减】虚者，倍参、耆，加土炒白术。

10025 无比丸（《幼幼新书》卷二十六引《博济》）

【组成】青橘皮一个（巴豆七粒，麻皮缚，麸炒烟出，去巴豆）

【用法】罗橘皮末，醋糊为丸，如绿豆大，朱砂为衣。每服五七丸，陈皮饮送下。

【主治】疳积，肚大腹泻。

10026 无比丸（《圣济总录》卷五十六）

【组成】高良姜（炮）　缩砂仁　桂（去粗皮）　干姜（炮）　赤芍药各三两

【用法】上为末，醋面糊为丸，如小弹子大。每服一丸，生莱菔一片，和药细嚼，热汤送下，不拘时候。

【主治】九种心痛。

10027 无比丸（《圣济总录》卷六十二）

【组成】干姜（炮）　附子（炮裂，去皮脐）　泽泻（锉）　桂（去粗皮）各一两　巴豆二七粒（去皮，醋煮，研）

【用法】上为末，和匀，炼蜜为丸，如梧桐子大。每服三丸至五丸，温酒送下，早、晚各一服。

【主治】膈气，呕逆不下食。

10028 无比丸（《圣济总录》卷八十）

【组成】京三棱（煨，锉）　牵牛子　胆矾（研）　槟榔（锉）　芫花（醋浸，炒）各一两　腻粉一分　续随子（去皮）　硇砂（研）　木香各半两　铁粉（研）三分　大枣三十枚（汤内略煮过，剥去皮核，取肉烂研）

【用法】上药除胆矾、硇砂、枣肉外，同捣罗为末，用酽醋二大升，先下硇砂、胆矾、枣肉于银石器内，煎五、七沸，次下诸药末，一处搅匀，慢火熬，候可丸，即丸如豌豆大。每服十丸，丈夫温酒送下；妇人醋汤送下。

【主治】水蛊,通身肿满。

10029 无比丸(《幼幼新书》卷二十四引《孔氏家传》)

【组成】代赭石二钱 芜荑(去皮) 雷丸 干漆 神曲各半两

【用法】上为末,粟米糊为丸,如芥子大。每服七丸至十丸,食前米饮送下,一日二次。用麝熏之,如有虫,即下。

【主治】疳证。

10030 无比丸(《医方类聚》卷一四三引《御医撮要》)

【组成】巴豆半两 硫黄一分(白上者) 胡椒一分

【用法】上为细末,用黄蜡一两入在药内,熬成膏。每服一丸,小儿芥子大一粒,甚者再服,立效;大人小豆大一丸,新汲水送下。

【功用】止泻。

10031 无比丸(《医学正传》卷三)

【异名】紫河车丸、调鼎方。

【组成】紫河车一具(初生者佳,或无病壮年妇人者亦可。一说男病用女,女病用男者,若不可得,亦不必拘束。米醋浸一宿,焙干用) 草龙胆 甘草(炙)各二钱 鳖甲(酥炙)五钱 桔梗 胡黄连 大黄(酒拌湿,蒸) 苦参 黄柏 知母(去毛) 秋石(另研,不必用煎炼者,但尿桶上凝结多年者亦可,长流水洗净用)各二钱五分 贝母二钱五分(去心) 犀角屑 蓬莪术 消石各一钱五分 败鼓皮心(米醋炙黄)二钱五分 辰砂一两(另研)

【用法】上为细末,炼蜜为丸,如梧桐子大,辰砂为衣。每服二十丸,加至三十丸,温酒送下,胁热食前,膈热食后服。

【主治】劳极。

10032 无比丸(《丹溪心法附余》卷十六)

【组成】白术 槟榔 防风 牵牛(半生半熟) 密陀僧 郁李仁(炮,去皮) 斑蝥(糯米炒)各等分

【用法】上为末,面糊为丸,如梧桐子大。每服二十丸,空心、临卧甘草、槟榔汤送下。至一月后觉腹中微痛,于小便中取下病子毒如鱼眼大,已破者自合,未破者自消。

【主治】瘰疬。

10033 无比丸(《医统》卷七十四)

【组成】象牙屑 血竭各半两 没药 乳香 明雄黄(另研) 明朱砂各三钱三分 蜂房(炒) 蝉退 牙皂荚(去皮弦,炙)各三钱

【用法】上为末,用好黄蜡二两熔化,布滤净,再入酒内煮化,冷定,取起蜡,化开和前药急手为丸,如梧桐子大。每服一钱五分,空心以热酒浸,嚼下。

【主治】一切痔漏。

10034 无比丸

《杂病源流犀烛》卷二十二。为《明医指掌》卷八"蝉花无比丸"之异名。见该条。

10035 无比散(方出《外台》卷十一引崔氏方,名见《普济方》卷一七七)

【组成】土瓜根八两 苦参粉三两 黄连五两(去毛) 鹿茸三两(炙) 栝楼三两 雄鸡肠三具 牡蛎五两(熬) 白石脂三两(研) 甘草三两(炙) 黄耆三两 桑螵蛸三七枚(炙) 白龙骨五两(研) 鸡肶胵黄皮三十具(熬)

【用法】上为散。每服六方寸匕,日二服,夜一服;用竹根十两,麦门冬四两(去心)、石膏四两,甘李根白皮三两,以水一斗二升,煮取三升五合,以下前散药。如难服,可取此药汁为丸,一服六十丸,仍用此药汁下之。

【主治】消渴。

【宜忌】忌猪肉、海藻、菘菜。

10036 无比散

《活人书》卷二十一。为《传家秘宝》卷下"神验无比散"之异名。见该条。

10037 无比散(《幼幼新书》卷二十五引《孔氏家传》)

【组成】麝香一分(别研) 真蟾酥 绿矾各半分 胆矾 没药各二分

【用法】上四味,一同用大砖一口,凿中心作窍穴子,勿令透地;便安四味药在穴中,周围用火炭三斤烧过,取出同麝香再研匀。如有患者,以鸡翎微湿沾药末,扫于小儿齿上,立效。

【主治】小儿走马疳。

10038 无比散(《传信适用方》卷四)

【组成】蛇蜕皮(烧灰)一钱 炒甘草末半钱

【用法】上二药同和。暖酒下。如破,用生油调涂。

【主治】妇人乳痈痛甚。

10039 无比散(《洁古家珍》)

【组成】青黛 白僵蚕 甘草 马牙消 板蓝根 紫河车 薄荷 桔梗各等分

【用法】上为细末。干掺。炼蜜为丸,噙化亦可。

【主治】咽喉诸羔。

10040 无比散(《普济方》卷一三九)

【组成】碌一两

【用法】上为散。取半钱,痰多者一钱,用薄荷汤和服。

【主治】伤寒胸中有痰,咽中作声,咳不已者。

【加减】痰积久者,加藜芦一两。

10041 无比散(《张氏医通》卷十五)

【组成】黄牛粪(煅存性) 龙脑(少许)

【用法】上为细末。吹之。

【主治】麻后牙疳腐烂。

10042 无比散(《种痘新书》卷十二)

【组成】片脑 麝香 牛黄各五分(如无牛黄,用七制硼砂) 朱砂 胭脂米 蟾酥各一钱

【用法】上为细末。以猪尾血和水调服。

【主治】痘紫黑陷及夹黑点子。

10043 无比膏(《圣济总录》卷七)

【组成】仙茅一两 蓖麻子二十粒(去皮,细研) 独颗蒜三枚(去皮膜,研膏) 浮萍草半两 桃胶一分(温汤研化,入蒜膏内同研) 自然铜(煅,醋淬七遍)半两

【用法】上药除研者外,捣罗为末,入蒜膏内拌和匀。涂白于上,绵被盖之,一日三次。汗出为效。

【主治】瘫缓风,脱白,臂膊不收。

10044 无比膏(《普济方》卷三一三)

【组成】香油一斤二两 黄连 黄柏 当归 木鳖子 白及 白蔹 何首乌 赤芍药 桃仁 川芎 生地黄 熟地黄 南星 半夏各三钱 巴豆十四枚 防风 草乌 白芷 白芍药各三钱

【用法】上将香油煎至黑色,去滓,次入黄丹半钱,又入黄蜡一块,乳、没、韶粉各半两,煎至熟。

【主治】诸般痈疽、瘰疬、发背恶疮。

10045 无心散(《鸡峰》卷十七)

【组成】远志不以多少(无心者)

【用法】上为细末。每服一钱,用绵裹,同水一小盏,煎至一茶脚许,呷之。

【主治】喘病。

10046 无尘汤(《杨氏家藏方》卷二十)

【组成】糖霜二两 脑子一字

【用法】上先将糖霜研细,次入脑子研匀。每服一钱,沸汤点服。

【功用】清气消壅。

10047 无回丹(《纲目拾遗》卷七引《众妙方》)

【组成】碱 藤黄 雄黄 大黄各一两 蟾酥 麝香各二钱 血竭 甲片(炒)各五钱

【用法】醋磨涂。

【主治】一切疔痈脑疽。

10048 无价宝(《伤寒标本》卷下)

【异名】壮阳丹。

【组成】川楝子二两 牛膝一两(酒浸) 槟榔一两 菟丝子一两(另研,酒浸) 蛇床子一两 干姜五钱 穿山甲一大片(酥炙) 莲肉一两(不去心) 乳香三钱(另研) 沉香五钱(另研) 白檀香五钱(另研) 鹿茸一两(炙) 巴戟一两 大茴香一两 仙灵脾三钱 破故纸五钱 凤眼草三钱 胡芦巴五钱 人参一两 泽泻一两 山药一两 五味子一两 熟地黄二两 麦门冬 肉苁蓉 茯苓各一两 白芍药五钱

【用法】上药除乳香、沉香、白檀香、菟丝子四味另研为细末,其余二十三味各为细末,同前四味炼蜜为丸,如梧桐子大。每服三十丸,增至九十丸,好酒送下,以干物压之。修合之日,加丁香一钱。

【主治】五劳七伤,四肢无力,脚腿沉困,骨节酸疼,面目无光,阳痿不起,下元虚冷,梦失精液。

10049 无价散(《御药院方》卷十一)

【异名】化毒散(《普济方》卷四〇三引《经验方》)、四味万两金丹(《疮疡经验全书》卷四)、万金散(《古今医鉴》卷十四)、四灵无价散(《治痘全书》卷十四)、万两黄金散、四圣散(《救偏琐言·备用良方》)。

【组成】人粪(烧) 猫粪(烧) 猪粪(烧) 犬粪(烧)各等分少许

【用法】将上四物于腊日早晨日未出盛贮于销一铤银锅子内,用木炭火大笼煅令烟尽白色为度。小儿每用一字,用蜜调服。

【主治】斑疮发出不快,倒靥黑陷,一切恶疮。

【备考】本方方名,《医学纲目》引作"四粪散"。本方入麝少许,名"健效化毒散"(见《普济方》卷四〇三)。

10050 无价散(《保婴集》)

【组成】辰砂二钱半 轻粉半钱 甘遂一钱半(面裹煮,焙干)

【用法】上为细末。每服一字,用温浆水少许,上滴小油一点,抄药在上,沉下去,却以浆水灌之。

【主治】风热喘促,闷乱不安,俗谓之马脾风者。

10051 无价散(《普济方》卷一九四)

【组成】青皮 陈皮 桑白皮(炒) 猪苓 车前子(焙) 泽泻 续随子 甜葶苈(炒) 樟柳根 大戟 白牵牛末 甘遂 川椒 木香 木通(去皮,锉) 郁李仁各等分

【用法】上为末。每服三钱,加葱白二根(切),水二盏,煎至五分,去滓温服。

【主治】诸般蛊气。

10052 无价散

《古今医鉴》卷十四。为《医学入门》卷八"四齿散"之异名。见该条。

10053 无价散(《痘疹金镜录》卷上)

【组成】烟沥 枯矾 柏末 飞丹各等分

【用法】上为末。香油调。

【主治】面上生疮、疳疮、肥疮、耳疮。

10054 无价散(《赤水玄珠》卷二十八)

【组成】无病小儿粪(一方加麝香、冰片少许)

【用法】腊月将倾银罐二个,上下合定,盐泥固济,火煅通红取出,为末。蜜水调服一钱。

【主治】痘黑陷欲死者。

【备考】《张氏医通》用腊月人矢(干者)烧灰为散,砂糖汤调服方寸匕,服后即变红活。

10055 无价散

《万方类纂》卷五。为《儒门事亲》卷十五"夺命散"之异名。见该条。

10056 无价散(《中药成方配本》)

【组成】公猪粪一斤

【用法】将猪粪漂净十天左右,再晒露,以无臭气为度,炙灰研末备用。绢包,煎服三钱。

【功用】透发痧痘。

【主治】痧痘透发不足,或冒风隐缩。

10057 无名丸(《医方类聚》卷一二九引《急救仙方》)

【组成】赤茯苓 大戟 甘遂各一两(切忌甘草) 芫花 槟榔 青皮 黑牵牛各半两

【用法】上为末,薄面糊为丸,如梧桐子大。五更空心每服三十丸。汤使如后:水肿,海藻、破故纸、白术煎汤送下;面肿,陈皮煎汤送下;肚肿,升麻煎汤送下;腰肿,葶苈子煎汤送下;四肢肿,桑白皮煎汤送下;脚肿,生米一撮,将水洗过米,次擦洗揸碎,用沸汤泡饮送下;如若大便来多不住,用冷水浸脚手便住。如脚膝肿,服药后当阁起两足而卧,令水流至脚间,从大小便出,则肿自消。此药不可多服,亦不可连日服用,如一次取水不尽,当三日一次用药,其余二日,可服生料五苓散,嘉禾散,相和用姜、枣煎服,以能理脾进食,清利水道,肿自消矣。

【主治】水肿病,心腹坚胀,遍身肿痛,咳嗽喘急。

【宜忌】其日不可另服他药,更忌甘草,并断盐半年。妇人胎前产后忌服。

10058 无名丹(《鸡峰》卷七)

【组成】茅山苍术一斤 川乌头一两 龙骨 破故纸各二两 川楝子 茴香各三两

【用法】上为细末,酒煮面糊为丸,如梧桐子大,以朱

砂为衣。多可百丸，少止三十丸。空心、食前温酒或米饮、盐汤送下。欲得药力，冷酒送下五十丸。

【功用】补气守神，涩精，固阳道。

【备考】方中苍术，《普济方》引《卫生家宝》作"白术"。

10059 无名丹

《袖珍》卷一。为《宣明论》卷十三"一粒金丹"之异名。见该条。

10060 无名散（《魏氏家藏方》卷四）

【组成】天仙藤　乌药　香白芷　香附子各一两（去毛）　甘草半两（炙）　沉香三两（不见火）

【用法】上为细末。每服二钱，水一盏，加生姜三片，乌梅一枚，煎七分，食前稍热服。

【功用】大解劳倦。

10061 无名散（《接骨图说》）

【组成】杨梅皮　鹿角霜　石灰（韭汁浸）　无名异各等分

【用法】上用醋或酒和调为泥。摊纸上以罨患处。

【主治】诸般摭跌打扑。

10062 无名散（《应验简便良方》卷下）

【组成】真麝八钱　金陀僧八两　冰片八钱　三仙丹三两　朱砂（水飞，净）六两　广丹六两　黑砂六两　枯矾三两

【用法】上为极细末，盛瓷瓶内盖好，勿令泄气。溃烂日久，不能收口者，用此药撒之，一日数次，连撒二、三日。腐肉消去，即见生肌合口

【主治】痈疽、发背、疔疮、对口、瘰疬、疬核、肚痈腰疽、乳毒、顽疮、疥癣、臁疮、鱼口、便毒、肛门痔漏、骑马痈、附骨疽，一切无名肿毒。

10063 无极丸（《本草纲目》卷十七引《医林集要》）

【组成】锦纹大黄一斤

【用法】上分作四分：一分用童便一碗，食盐二钱，浸一日，切晒；一分用醇酒一碗，浸一日，切晒，再以巴豆仁三十五粒同炒豆黄，去豆不用；一分用红花四两，泡水一碗，浸一日，切晒；一分用当归四两，入淡醋一碗，同浸一日，去归切晒；为末，炼蜜为丸，如梧桐子大。每服五十丸，空心温酒送下。取下恶物为验、未下再服。

【主治】妇人经血不通，赤白带下，崩漏不止，肠风下血，五淋，产后积血、癥瘕腹痛；男子五劳七伤；小儿骨蒸潮热。

10064 无极丸（《古今医鉴》卷十一）

【组成】锦纹大黄四两（每两用酒、醋、童便、盐水各煮七次，俱晒干）

【用法】上合作一处蒸之，晒干，又蒸又晒、如此七次。为末，用当归、熟地各一两半，浓煎汁一碗，煮糊为丸，如梧桐子大。心疼气痛，每服三十丸，用小茴香炒研七分煎汤送下，有块者，一月之内，下小小血粒，自此除根不痛；经脉不行，红花汤送下。

【主治】妇人血块气疼，有爬床席，十指出血。

10065 无极丸

《成方制剂》7册。为《全国中药成药处方集》（北京方）"无极丹"之异名。见该条。

10066 无极丹（《全国中药成药处方集》北京方）

【异名】无极丸（《成方制剂》7册）。

【组成】甘草六十两　石膏十六两　滑石十二两　糯米粉二十四两　砂仁二钱五分　紫豆蔻仁二钱五分　公丁香二钱五分　肉桂二钱五分　麝香三分　牛黄三分　冰片二两　薄荷冰三两五钱　朱砂三两五钱

【用法】水泛小丸，朱砂七两五钱为衣，闯亮。每服二十粒，小儿酌减，温开水送下。

【功用】❶清热祛暑，镇静止呕。❷清热祛暑，辟秽止呕。

【主治】❶夏令暑热，晕车晕船，呕吐恶心。❷中暑受热，呕吐恶心，身烧烦倦，头目眩晕，伤酒伤食，消化不良，水土不服，晕车晕船。

【宜忌】孕妇忌服。

10067 无极膏（《良朋汇集》卷四）

【组成】大黄一两（为细末）

【用法】用酽醋一斤熬成膏为丸，如鸡头子大。每服一丸，热酒化开，卧时温服。大便利一二次后，经脉自下。

【主治】妇人干血气，经脉不通。

10068 无花汤（《洞天奥旨》卷十五）

【组成】无花果叶

【用法】上药煎汤，熏洗。

【功用】止痛。

【主治】痔疮。

10069 无忧丸（《伤寒标本》卷下）

【组成】黑牵牛一斤（取末十三两）　槟榔（好者）二两　猪牙皂角二两　三棱二两　莪术二两（各用好醋浸，湿纸裹煨香熟，取出切碎）

【用法】上药晒干为末，又用大皂角二两，煎汤打面糊为丸。每服二钱半，白汤送下，茶亦可，或姜汤送下。

【主治】一切食积、气积、茶积、酒积、泻痢、气蛊，腹胀膨闷、肚腹疼痛。

10070 无忧丸（《普济方》卷一六二）

【组成】经霜桑叶　经霜蓖麻叶　御米壳（去蒂，蜜炒）各一两

【用法】上为细末，炼蜜为丸，如弹子大。每服一丸，食后白汤化下，日进一服。

【主治】年深日久之咳嗽涎喘，夜卧不安。

10071 无忧汤（《辨证录》卷四）

【组成】白芍五钱　竹茹三钱（炒）　枣仁三钱　人参三钱　当归五钱

【用法】水煎服。

【主治】胆气怯弱，夜不能寐，恐鬼祟来侵，睡卧反侧，辗转不定，或少睡而即惊醒，或再睡而恍如捉拿。

10072 无忧酒（《解围元薮》卷四）

【组成】防风　牛膝　羌活　鳖甲（炙）　虎骨（炙）　松节　蚕沙　白术各二两　草薢　当归各三两　秦艽四两五钱　苍耳子　枸杞各四两　茄根皮八两　杜仲一两五钱　红花　藁本　香蛇各一两

【用法】酒浆一坛，入药四两煮熟，随量饮。

【主治】湿痹，诸般肿痛。

10073 无忧散（《中藏经·附录》卷七）

【组成】琥珀一两（研）　生地黄半斤（切）

【用法】上将地黄于银器中，炒烟尽，合地上出火毒，

为末，每一两，琥珀末二钱匀合，用童便与酒中半，调下一钱，一日三次。

【主治】产后发热。

10074 无忧散

《幼幼新书》卷三十九。为原书同卷引《灵苑方》"万病散"之异名。见该条。

10075 无忧散（《鸡峰》卷二十一）

【组成】重楼金线草 甜消 板蓝根 茯苓 蒲黄 紫河车 百药煎 贯众 莲子心 白僵蚕 小豆子 山豆根 土马骔 马屁勃 螺儿青各一分 甘草四分 龙脑少许

【用法】上为细末。每服一二钱，食后蜜水调下；亦可以蜜为丸，含化。

【主治】热毒上冲，咽喉百疾。

10076 无忧散

《鸡峰》卷二十一。为原书同卷"佛手散"之异名。见该条。

10077 无忧散

《鸡峰》卷二十四。为《局方》卷七"玉屑无忧散"之异名。见该条。

10078 无忧散（《三因》卷五）

【组成】腊月黄牛胆（以天南星为末，入胆内，缚令紧，当风避日悬之，候干用）

【用法】上为末，以人参半两，煎汤七分盏，调末二钱，乘热服。迟顷，更以热人参汤投之，或睡，便尿下黄黑恶物，是效。

【主治】伤寒调理失序，毒气内结，胸腹胀满，坐卧不安，日久不愈，狂躁妄语，大小便不通，或复吐逆。

10079 无忧散（《普济方》卷三五四引《卫生家宝》）

【组成】萝卜子不拘多少（炒）

【用法】上为末。每服二钱，米饮调下。

【主治】产后疟疾。

10080 无忧散（《儒门事亲》卷十二）

【组成】黄耆 木通 桑白皮 陈皮各一两 胡椒 白术 木香各半两 牵牛（头末）四两

【用法】上为细末。每服三五钱，食后以生姜自然汁调下。

【主治】诸积不化。

【备考】《普济方》引本方无牵牛头末、胡椒，有官桂半两。主治腹肚蛊胀，大便不利。

10081 无忧散（《医方类聚》卷二二九引《济生》）

【异名】保产无忧散（《普济方》卷十六），保生无忧散（《女科·撮要》卷下）。

【组成】当归（去芦，酒浸） 川芎 白芍药各三钱 木香（不见火） 甘草（炙）各一钱半 枳壳（去瓤，麸炒） 乳香（别研）各三钱 血余（发灰，以獖猪心血和之）一钱半

【用法】上为细末。每服二钱，水一盏，煎至八分，一日二次，不拘时候。

【主治】妊娠身居富贵，口厌甘肥，聚药不常，食物无度，既饱便卧，至令胞胎肥厚，根蒂坚牢，行动气急，临产难生者。

10082 无忧散（《女科万金方》）

【组成】秋葵子

【用法】上为末。每服二钱，酒下。

【主治】产时尚未落，胞水先放尽。

10083 无忧散（《普济方》卷三七五引《典药方》）

【组成】朴消 青黛各等分

【用法】上为极细末。慢惊每服二钱，急惊三钱，白汤调下。

【主治】小儿惊风。

10084 无忧散（《普济方》卷二三九）

【组成】白牵牛（取头末，净）二两半 白芜荑（用末）二两 槟榔（去皮，用末）二两 黑牵牛（炒去烟，头末）一两 大黄半两（生末） 雷丸（去皮，用末）半两

【用法】上为末，和匀一处。每服四钱，五更用葱白七根熬汤服。小儿或一钱、二钱。

【主治】男子、女人、小儿诸般虫积，已未成癥瘕痃癖，及膀胱阴囊肾肿，妇人血盅，如怀鬼胎，月水不通，并一切危急之证。

10085 无忧散（《赤水玄珠》卷二十八）

【异名】金价丹（《痘疹仁端录》卷十四）。

【组成】人牙（火煅存性，淬入韭菜汁内，大牙三次，小牙两次，研极细末）一钱 雄黄 珍珠各五分（一方有牛黄五分）

【用法】上为末。每服三五分，多则一钱，荔枝煎汤下。

【主治】痘症临危，寒战咬牙。

10086 无忧散（《增补内经拾遗》卷四）

【异名】保产无忧散、保产神效方（《傅青主女科》补编）、保产无虞散（《郑氏家传女科万金方》卷三）、千金不换方（《胎产心法》卷中）、保生无忧散（《医林纂要》卷八）、保安煎（《古方汇精》）、保产无忧汤（《笔花医镜》卷四）、便产神方（《良方集腋》卷下）、仙传保产无忧散（《卫生鸿宝》卷五）。

【组成】菟丝饼一钱五分 当归（酒洗）一钱五分 川芎一钱三分 白芍一钱二分（冬月只用一钱） 甘草五分 荆芥穗八分 炙黄耆八分 厚朴（姜汁炒）七分 枳壳六分 艾叶五分 真贝母一钱五分（去心） 羌活五分

【用法】上药依方修合。另将真川贝为细末，候药煎好，冲入同服。服八剂，或间日一服。

【功用】令产时不疼即下。

【主治】❶《傅青主女科》：孕妇偶伤胎气，腰疼腹痛，甚至见红不止，势欲小产；或临产时交骨不开，横生逆下，或子死腹中，命在垂危。❷《郑氏家传女科万金方》：血晕阴脱。

10087 无忧散（《杏苑》卷六）

【组成】黑牵牛（取头末）六钱 槟榔四钱 大黄四钱 雷丸二钱 木香二钱 芜荑一钱

【用法】上药依法修合，各为细末和匀。每服大人三钱，小儿一二钱，空心沙糖调下，取去虫积为度；或皂荚煎膏为丸，如梧桐子大，每服三钱，沙糖汤送下亦可。

【主治】面黄腹胀，喜吃茶盐之物，腹中疼痛，有虫积而壮实者。

10088 无忧散（《胎产秘书》卷上）

【组成】当归 枳实各二钱 白芍一钱二分 乳香 麦冬 神曲各一钱 陈皮八分 木香三分 诃肉一枚 血余一团 甘草八分

【用法】为散服。

【主治】妊娠临产艰难，由于体肥禀厚者。

10089 无忧散《仙拈集》卷二

【组成】人参一钱　石膏三钱　陈皮　半夏（制）　茯苓　枳实　麦冬（去心）　枣仁　甘草各钱半

【用法】加龙眼五个，水煎服。

【主治】心胆虚怯，昼夜不寐，百方不效者。

10090 无食膏（方出《圣惠》卷六十八，名见《普济方》卷三〇〇）

【组成】肥皂荚一挺　没石子三枚

【用法】上烧令烟断，为细末，以酸米醋于沙盆中，别磨皂角如糊。和末敷之。

【主治】肉刺。

10091 无敌丸《普济方》卷二十九

【组成】苍术（酒浸）一两半　虎胫骨（酥炙）一两半　川乌头半两（炮）　草薢　杜仲（姜炙）　干木瓜各一两　防风（去芦）　天麻　牛膝（酒浸）　乳香　没药各半两　金毛狗脊四两（去毛）

【用法】上为细末，醋糊为丸，如梧桐子大。每服三十丸，空心温酒或盐汤送下，干物压之。久服最妙。

【主治】肾虚骨痛。

10092 无敌丸《普济方》卷一一六

【组成】杜仲十两　川牛膝七两五钱　木瓜二两五钱　山薢七两五钱　虎骨二两（醋淬）　天麻五钱　乳香二两五钱　草乌头五两　龙骨一两五钱　苍术十两　没药二两五钱　金毛狗脊十两

【用法】上为细末，酒糊为丸，如梧桐子大。每服四五十丸，温酒送下，早、晚各服一次。

【主治】风疾。

10093 无敌丸《普济方》卷一一八

【组成】赤土四两（醋碎）　穿山甲　苍术　自然铜（火煅七次）　赤小豆（生用）　赤芍药　山栀子　橘皮　木鳖子　香白芷　木瓜　苏木　生地黄　熟地黄　荆芥　地龙（蛤粉炒）各四两　骨碎补二两　晚蚕沙二斤　当归一两　紫荆皮半斤　乳香一两　没药一两　大乌头一个

【用法】上为细末，用酒糊为丸，如梧桐子大。每服五六十丸，酒送下；或茶清亦得。用好醋为丸亦妙。

【主治】中湿。

10094 无敌丸《丹溪心法附余》卷十七

【组成】川草薢　虎骨（酥炙）　续断（酒浸一宿）各一两　川山甲半两（酥炙）　乳香五钱　没药二钱半　茴香（炒）　狗脊　当归（酒浸）　砂仁（炒）　鹿茸各一两（酥炙）　杜仲二两（炒断丝）　地龙（去土）七钱半　青盐（去土）七钱半　菟丝子四两（酒浸一宿，为末）

【用法】上为末，酒糊为丸，如梧桐子大。每服五十丸，空心盐、酒送下。

【主治】肾虚腰痛。

10095 无敌丹

《外科方外奇方》卷二。为《广笔记》卷三"无敌大将军"之异名。见该条。

10096 无射丸《家塾方》

【异名】牡蛎角石散。

【组成】牡蛎　鹿角霜各一钱　轻粉五分

【用法】上药杵筛二味为末，以轻粉合治鸡子白，炼为膏。粘疮上。

【主治】诸疮疡脓出不止者。

【备考】本方方名，据剂型当作"无射膏"。

10097 无痕散《杨氏家藏方》卷十四

【组成】腊茶（不以多少）

【用法】上为细末。用煮酒脚调敷。如无煮酒脚，只用好酒亦得。

【主治】汤火伤。

10098 无惜散《幼幼新书》卷十四引郑愈方

【组成】浮萍（紫背者）一钱　犀角屑半钱　钩藤钩三七个

【用法】上为末。每服半钱，蜜水调下。连服三次，出汗为度，后常服亦佳。

【主治】夹惊伤寒。

10099 无碍丸《苏沈良方》卷四

【组成】大腹（炙）二两　蓬莪术　三棱（皆湿纸裹煨熟）各一两　木香（面裹煨熟）五钱　槟榔（生）一分

【用法】上为末，炒麦蘖捣粉为糊为丸如梧桐子大。每服二三十丸，生姜汤送下。

【主治】❶《苏沈良方》：脾病，横泻四肢，喘，手足背肿。❷《三因》：脾气横泄，四肢浮肿，心腹胀满，喘不得卧。

10100 无上仙丹《外科十三方考》

【组成】轻粉一两　水银三钱　朴消一两　樟脑五钱　石膏一两

【用法】上为极细末备用，用时用井水调和，涂于碗内，复于阴处，候干透用竹片刮下，再研细备用。另用大碗一只，以皮纸糊于碗口上，将药粉摊撒纸上，再用艾绒盖于药上约半纸厚，四面点火，同时将艾燃着，药面见热即行降下，候冷吹去艾灰，将纸撕去，药在碗底，刮下收入瓷瓶，严密紧塞。凡遇阴阳十恶大症久不愈者，将此丹少许撕于疮口，不日即可痊愈；若疮口久久不收者，加猫头骨灰少许于丹内和匀，撒于疮口。

【主治】阴阳痈疽，久不收口，出脓水者。

10101 无上神丹《仙拈集》卷二

【组成】沉香　木香　乳香　没药　丁香　牙皂　明雄各三钱　黑丑　槟榔　三棱各一钱　巴豆仁二钱半

【用法】上为末，枣肉为丸，如小豆大。每服五七丸。

【主治】因积聚心胃疼痛者。

10102 无比饮子《普济方》卷一五七引《卫生家宝》

【组成】罂粟壳四两（去中瓤、蒂子）　杏仁一两（去皮尖）　山栀子二两（去仁，用壳）　五味子半两（生用）　阿胶半两（麸炒）　甘草半两（炙黄色）

【用法】上为粗末。每服二钱，用水一大盏，加生萝卜二片，煎至六分，去滓温服。

【主治】一切咳嗽。

10103 无价金丹《寿世保元》卷五

【组成】白术（去芦，炒）三两　枳实（麸炒）一两　苍术（米泔浸，炒）　猪苓一两　麦芽（炒）　神曲（炒）　半夏（汤泡）各二两　泽泻　赤茯苓（去皮）　川芎　黄连（陈土炒）　白螺蛳（煅）各七钱　砂仁　草豆蔻　黄芩（陈土炒）　青皮（去瓤）　莱菔子（炒）　生姜各五钱　陈皮（去净

白）　香附子（童便炒）　瓜蒌仁　槟榔各三钱　川厚朴（去皮，姜炒）二钱　木香二钱　甘草二钱

【用法】上为细末，青荷叶泡汤浸晚粳米，研粉作糊为丸，如梧桐子大。每服七十丸，多至百丸，米汤送下。

【功用】清痰涎，消食积、酒积、肉积、茶积。

【主治】一切诸积在胃脘当心而痛，及痞满恶心，嘈杂呕吐，嗳气吞酸，脾疼，诸痛。

【加减】吞酸，加吴茱萸（汤泡）；寒月用五钱，热月用二钱半；久病挟虚，加人参、扁豆、石莲肉各五钱；时常口吐清水，加炒滑石一两，牡蛎煅五钱。

10104 无价宝膏（《疡科选粹》卷八）

【组成】甘草一两　远志　牛膝（去芦）　肉苁蓉（去鳞）　虎骨（酥炙）　川续断（去芦）　蛇床子（拣净）　鹿茸（酥炙）　天门冬（去心）　生地黄　熟地黄　肉豆蔻（面煨）　川楝子（炒黑色）　麦门冬（去心）　紫梢花　木鳖子（去壳）　杏仁（去皮尖）　官桂（去皮）　大附子（去皮）　谷精草各五钱　菟丝子　金墨鹅鸽油各五钱

【用法】上药用真香油一斤四两煎至黑色，去滓再煎至滴水成珠为度；下飞过黄丹八两，用柳条不住手频搅，不散为度；再下雄黄、龙骨、硫黄、赤石脂，再熬一次；又下乳香、没药、麝香、木香、阿芙蓉、海马二对、石燕子二对、沉香三钱、阳起石、蟾酥、丁香各二钱，上为细末，方入膏内，搅匀出火，入瓷器盛之。或缎皮摊贴，小腹用三个，五日一换，共九日。时常饮酒，引谷道肾经气通，再用钱大一个贴脐。

【功用】补助真阳，返老还童。

【主治】高年阳痿。

【备考】用法中雄黄、龙骨、硫黄、赤石脂、乳香、没药、麝香、木香、阿芙蓉等药用量原缺。

10105 无名异散（《圣惠》卷七十一）

【组成】无名异半两　没药三分　麒麟竭三分　木香半两　人参半两（去芦头）　赤茯苓半两　白芷半两　当归半两（锉，微炒）　虎杖三分　黄芩半两　黄耆一两（锉）　牡丹半两　桂心半两　生干地黄半两

【用法】上为细散。每服二钱，空腹及晚食前以温酒调下。

【主治】妇人乳结颗块，脓水缩滞，血脉壅闭，恶血疼痛，久不瘥者。

10106 无名异散（《杂病源流犀烛》卷三十）

【组成】无名异（末）

【用法】临杖时服三、五钱，则杖不痛，亦不甚伤。

【功用】预防杖伤。

10107 无名异散（《青囊全集》卷上）

【组成】无名异八钱　甜瓜子五钱　乳香　没药各六钱　牡蛎粉五钱

【用法】黄米炒黑熬膏，和药贴之，包捆。

【功用】接骨。

10108 无名异膏（《圣济总录》卷一三〇）

【组成】无名异（细研）　麒麟竭（细研）各一分　柳枝（锉）三两　蜡一两　铅丹五钱　油十二两

【用法】上六味，先熬油令沸，下柳枝，煎候赤黑色，以绵滤过再煎，下丹、蜡，搅，候变黑色，滴水中成珠得所，下

麒麟竭、无名异末，更搅令匀泻冷水中，捻作挺子。一切恶疮发背诸毒疮，并宜涂贴，以愈为度。

【主治】一切疮毒。

10109 无名异膏（《圣济总录》卷一八三）

【组成】无名异（研）　没药（研）　麝香（研）　檀香（锉）　丹砂（研）　沉香（锉）　麒麟竭（研）　乳香（研）　突厥白（锉）　白蔹（锉）　白及（锉）　白芷（锉）　鸡舌香（研）　鸡骨香（研）　当归（切，焙）　芎䓖（锉）　大黄（锉，炒）　牛膝（锉，酒浸，焙）　防风（去叉，锉）　槐枝（锉）　柳枝（锉）　桑枝（锉）各半两　蜡四两　铅丹十二两　青油二斤

【用法】上药除油、蜡、丹及前八味研末外，并锉碎。先熬油令沸，下檀香等十四味锉药，煎候白芷赤黑色，绞去滓再煎，入蜡、铅丹，以柳篦搅，候变黑色，滴于水中成珠子，软硬得所后，下无名异八味研末，搅令匀，以瓷合盛。用故帛涂贴疮上，每日换一次，以愈为度。

【主治】乳石、痈毒、发背。

10110 无定河饮（《喉科种福》卷五）

【组成】黄耆五钱　法夏钱半　生附子四钱（炮，去皮脐）　熟附子四钱　炙草钱半

【主治】寒痹白喉，有白骨横于喉间，疼痛异常，恶寒不渴，嗜卧懒言，舌滑而冷，清涎成流，二便不利。

【方论选录】以生附子驱阴散寒；熟附子助阳温经；黄耆助胸中之阳；白术助脾中之阳，接引真阳，令其上达；又开以半夏之辛，缓以甘草之甘，即骨腐痛定而大便溏矣。

10111 无食子丸（《圣济总录》卷七十五）

【组成】无食子　地榆各半两　黄连（去须，炒）一两半　黄柏（去粗皮，蜜炙）二两　酸石榴皮一两

【用法】上为末，醋煮面糊为丸，如梧桐子大。每服十五丸，食前温米饮送下。

【主治】赤痢，腹内疼痛。

10112 无食子丸（《圣济总录》卷一七三）

【组成】无食子（煨）　甘草（炙）　龙骨　当归（切，焙）　黄连（去须）　人参各一两

【用法】上为末，炼蜜为丸，如麻子大。每服三、五丸，米饮送下，早晨、日午服。以愈为度。

【主治】小儿无辜疳痢。

10113 无食子丸（《圣济总录》卷一七三）

【组成】无食子三枚（大者，煨熟用）　牛黄（研）　麝香（研）　丁香　雄黄（研，水飞）　青黛（研）　木香　丹砂（研，水飞）各一分　蟾酥三片（如柳叶大，焙过，研）　熊胆半两（研）　蜗牛壳（干者，去土）二十枚

【用法】上为末，更同研令细，水浸蒸饼为丸，如黍米大。一二岁儿每服一丸，临卧乳汁送下；三四岁每服二丸，五六岁三丸，七八岁五丸，米饮送下亦得，一日二次。

【主治】小儿五疳。

10114 无食子散（《圣济总录》卷一一七）

【组成】无食子（烧灰，细研）一两

【用法】每取一钱匕，敷舌上，一日三五次。

【主治】口疮。

10115 无食子散（《圣济总录》卷一一九）

【组成】无食子不拘多少

【用法】上为散。以绵裹一钱，当牙痛处咬之即定，有涎吐之。

【主治】牙齿疼痛。

10116 无食子散（《圣济总录》卷一二〇）

【组成】无食子 干马齿苋 莲子草 石榴皮 巨胜子 生地黄 柳皮（取白） 羌活（去芦头） 诃黎勒皮 牛膝（去苗） 生姜皮 生胡桃皮 白芷各一分 青盐半两 皂荚一挺（不蚛者，去皮，炙）

【用法】上锉，如麻豆大，瓷瓶子盛，密盖、泥封头，炭火烧令赤，候冷取出，为细散，更以湿纸摊，用盆盖一复时，出火毒。每用柳枝汤漱口毕，揩齿。

【功用】黑髭。

【主治】肾虚齿痛。

10117 无烟灸条（《中国药典》2010版）

【组成】羌活 300 克 细辛 300 克 白芷 300 克 甘松 300 克 木香 225 克 醋艾炭 12500 克

【用法】上制成灸药条，每支重 15 克。直射灸法，红晕为度，一次适量，一日1～2次。

【功用】行气血，逐寒湿。

【主治】风寒湿痹，肌肉酸麻，关节四肢疼痛，脘腹冷痛。

10118 无上光明丹（《墨宝斋集验方》卷上）

【组成】鹰爪黄连一两五钱（毛多者为上，连毛洗去泥土净，先用铁杵杵碎，借铁气令细毛入水不浮上，磨，并粗渣俱为细末，取净末） 玄明粉（上白净者）一两六钱（若倒毛流泪烂皮，火赤风眼，外加五钱） 苏薄荷（金钱者佳）春分至秋分用四分，秋分至春分用六分

【用法】上为极细末，将大号铜锅入好清水二碗半，要二人各持两指阔薄竹一片，待药一滚，即以竹片不住手搅四围及锅底，如火沸起，药水粘锅，两旁二人各盛清水半盏，忙用竹片挑水将粘定药水洗下，沸起又洗下。若火气太盛，将锅提起一旁，待洗药水净，再安火上缓缓煮成稠酱样取起，将大好细瓷盘盛之，日中晒极干，其色真黄者为上，重研筛为细末，小口瓷罐盛之，塞紧罐口，莫令透风，若透风便潮，久则成水矣。此药最是难煮，若不细心洗铲，倘药粘定锅底及两旁，即成焦黑，晒干时便成绿色，药定不灵，付之无用。

上好真青胆矾（去下面粗脚净）一两，朱砂（光明有墙壁者）一钱五分，黄丹（上好者，用水飞过），共为极细末，另收一罐。凡用时草药二股，石药一股，调药用尖样瓷杯洗净，放药一分许，入井水几点，以净指调令稠，再加水调稀，然后多下水，浸过三四分，调匀，纸盖少顷，药水或绿色，将新羊毛小笔或鸡鹅翎轻轻取上面清水洗揉，不论遍数，一干又揉。如烂皮流泪，火赤风眼，悬毛倒刺，只洗皮外，不必放药水入眼内，洗半尽即愈。若悬毛倒刺，每日洗十数次，久之眼皮绉缩，其毛向外矣。若翳膜外障，胬肉攀睛，重者石药多加重些，洗眼时将眼角少睁开些，令药水入内，一觉清即将手巾放在热水内浸透熏洗之，药气乘热而散，其痛自止。去膜、去翳、去攀睛，时常揩看，倘去十分之七，前药即住，不复洗。另用复明药缓缓洗之，翳膜渐去自然复明，若一时求净，用药太急，定至伤目。

【主治】眼睑烂皮流泪，火赤风眼，悬毛倒刺，翳膜外障，胬肉攀睛。

【宜忌】洗药时，最忌酒与豆腐；清晨饿肚不可搽及；有孕妇不可洗，洗之伤婴儿眼目。

10119 无比山药丸

《局方》卷五。为《千金》卷十九"无比薯蓣丸"之异名。见该条。

10120 无比六一散（《种痘新书》卷十二）

【组成】滑石（飞过）六两 甘草一两 辰砂四钱 雄黄 朱砂各二钱

【用法】上为末。初热用败毒散煎汤调下，既出用紫草煎汤调下，惊谵用灯心汤调下。

【主治】痘红紫黑陷，狂谵烦渴。

10121 无比地黄丸（《普济方》卷七十二引《经验良方》）

【组成】肉苁蓉四两（酒浸） 枸杞子四两 当归 川芎 防风（去芦）各二两 菊花 楮实（拣，焙） 巴戟（去心） 荆芥穗 白蒺藜各一两半 决明子（炒）一两 生干地黄四两

【用法】上为末，炼蜜和丸，如梧桐子大。每服三十丸，空心盐汤送下；或温无灰酒送下亦可。

【主治】肝肾虚，眼生黑花，乍结内障，目力亏损，逢风有泪。

10122 无比沉香丸（《普济方》卷一八四）

【异名】沉香不二丸、沉香百疗丸。

【组成】沉香 檀香各半两 南木香 乳香 没药各半两 丁香 附子（炒，去毛） 八角茴香 荆三棱（醋炙） 广茂（炮） 胡椒 官桂（去皮） 良姜 巴豆（炒，去油） 青皮（去瓤） 陈皮（去白） 大麦蘖 川乌（炮） 甘草（炮） 川椒（去目）各等分

【用法】上为末，醋糊为丸，如樱桃大。每服一丸，用烧酒一小盏，大枣一个（去核），同药细嚼，冷米汤送下。腹急痛，冷水送下；伤损肠内痛，煎乳香送下；积聚，下亦如前法；食后、临卧时，服后干物压之。

【主治】男子妇人诸物所伤，遍身走注疼痛，多年沉积不散，呕吐恶心，胸膈不利，心腹刺痛，久痢不止，胁肋胀满；一切冷气不和；妇人胎前产后诸疾。

【宜忌】忌热物。

10123 无比香薷散（《传家秘宝》卷中）

【异名】香薷散（《活人书》卷十八）。

【组成】厚朴（去粗皮）二两 黄连二两（同厚朴更入生姜四两捣如泥，炒令紫色） 香薷穗一两半（一方更有白扁豆苗一两半）

【用法】上为粗散。每服三钱，水一盏，酒一盏，同煎至一盏，水中沉极冷服，并吃二服。

【主治】多食生冷，眠卧冷度，伤于脾胃，而致霍乱。吐利转筋，脐腹撮痛，遍身冷汗，四肢厥逆，躁渴不定。

10124 无比神应膏（《普济方》卷三一五）

【组成】白蔹 白及 木鳖子仁 香白芷 官桂 杏仁 当归 乳香 没药各一两 桂花半两 苏合香一丸 黄丹二斤半 真香油五斤 槐柳条各半斤

【用法】上锉碎，除乳香、没药、黄丹、苏合香丸另研外，其余药于油内浸，春秋五日、夏三日、冬七日。过冬减黄丹三两，新铁锅内浸至日期用文武火熬，一顺搅，槐、柳条各黑色，尽去其滓，放温，入乳香、没药、苏合香丸，将药

再熬，不住手搅，微滚两三沸，放温，下黄丹毕，令文武火熬滚起，出火再滚，如此五六次，不住手搅至数千次，烟尽黑色为度，滴水不散方可，切不可过火，贴之。多年咳嗽，口内吐血，贴背；心疼腹痛，小肠疝气，赤白痢泄不止，贴脐下；牙疼，贴腮上。

【主治】诸般恶毒疮肿、发背瘰疽、瘰疬、臁疮、脚气、打仆伤损、刀斧伤、汤浇火烧、马、犬、蛇、虫、蜈蚣、蜂、蝎咬伤；多年咳嗽、口内吐血；心疼腹痛、小肠疝气、赤白痢泄不止；牙疼，肉溃流脓，顽癣、腰痛、奶痈、痛痪、杖伤。

10125 无比神验方（《圣惠》卷四十一）

【异名】槐桃膏（《圣济总录》卷一〇一）。

【组成】羊粪二两半（半生半烧灰）瓦松二两半（烧灰，半曝干）铁粉二两 胡桃仁一斤 槐胶一两

【用法】上药前三味为细散，其胡桃仁，槐胶二味，则捣为一团，填于小口瓶子中令实；又取槐子烂捣，作一片厚饼子，剜作孔子数个，盖瓶子口，更别取一瓶子，须盛得前药瓶口者，仰空瓶子向上相合，即以马粪火烧之一宿，候冷开之，其向下瓶子满中有清油。取此油调前羊粪等药，每日将头洗净后涂之，不久即生尺余。

【功用】令生发，兼黑光润泽。

10126 无比薯蓣丸（《千金》卷十九）

【异名】无比山药丸（《局方》卷五）、山芋丸（《圣济总录》卷五十二）、苁蓉丸（《圣济总录》卷八十九）、山药丸（《直指》卷十）、万安丸（《御药院方》卷六）。

【组成】薯蓣二两 苁蓉四两 五味子六两 菟丝子 杜仲各三两 牛膝 泽泻 干地黄 山茱萸 茯神（一作茯苓）巴戟天 赤石脂各一两

【用法】上为末，炼蜜为丸，如梧桐子大。每服二十丸至三十丸，食前以酒送下，一日二次。

【功用】补虚健体，祛热安神，消食破积。

❶《千金》：令人健，四体润泽，唇口赤，手足暖，面有光悦，消食，身体安和，音声清明。❷《圣济总录》：补元脏，益阳气，轻身驻颜。壮气血。补益筋脉，安和脏腑，除心中伏热，强筋骨、轻身，明目，去冷除风。❸《御药院方》：安魂定魄，开三焦，破积聚。

【主治】❶《千金》：诸虚劳百损。❷《局方》：丈夫诸虚百损，五劳七伤，头痛目眩，手足逆冷，或烦热有时，或冷痹骨疼，腰髋不随，饮食虽多，不生肌肉；或少食而胀满，体无光泽，阳气衰绝，阴气不行。

【宜忌】禁醋、蒜、陈臭之物。

【加减】若求大肥，加煅煌石膏二两；失性健忘，加远志一两。

10127 无心草涂方（《圣济总录》卷一四〇）

【组成】无心草根

【用法】捣烂，醋和封之。

【主治】恶刺。

10128 无价保真丸（《内外科百病验方大全》）

【组成】九制熟地（忌铁）四两 全当归（酒浸）二两五钱 川芎（酒浸，炒）一两五钱 杜仲（姜汁炒，去丝）一两五钱 白茯苓（人乳拌，蒸）一两五钱 甘草（酒炒）一两 金樱子（酒浸，去皮子）一两 金石斛三两（酒制）淫羊藿（去边梗，酥炙或羊油炒）一两

【用法】上各药，俱用好烧酒制，惟服药不拘何酒，杜仲另研为末，同各药末，加入生白蜜，为丸，如梧桐子大。每服三钱，空心好酒送下。

【功用】益精补髓。

【主治】一切虚损劳疾。

10129 无忧解毒丸（《鸡峰》卷二十五）

【组成】蓝根 蓝花 蓝叶 茯苓 茯神 土马骔 小茵陈各一两 蓝子 伏龙肝 凤髓（乃凤眼草）大黄各半两 甘草 薄荷 干葛 贯众各二两 大豆一合（生）蛇黄一对（生）寒水石四两 龙脑 麝香各少许

【用法】上为细末，捣糯米煮粥为丸，如弹子大，青黛为衣，晒干。每服一丸，含化咽津，大段热者，蜜水化下。

【功用】解诸色毒。

10130 无忌紫金丸（《得效》卷三）

【异名】紫金丸（《赤水玄珠》卷十六）。

【组成】针砂（醋煮通红）紫金皮（酒浸）香附子（炒）三棱（醋浸一宿，煮）苍术（米泔浸）陈皮（去白）青皮（去白）厚朴（姜汁制）缩砂各一两

【用法】上醋糊为丸。每服三十丸，酒、熟水送下；川椒汤服亦可。

【功用】理脾胃，退黄。

【主治】❶《得效》：积黄。❷《赤水玄珠》：脾胃食积结块，四肢怠惰，面面俱黄，肚腹膨胀，俗名黄胖病。

10131 无敌大将军（《广笔记》卷三）

【异名】无敌丹（《外科方外奇方》卷二）。

【组成】桑柴灰（将柴另烧，取其炭火，置一大缸内，待其自化成白灰，取一斗，绵纸衬入淘箩内，清滚水淋下汁，瓷缸盛贮，淋至汁味不苦涩咸则止，将汁入瓷碗中，重汤煤浓如稀糊为度）茄杆灰（淋制如前法）一斗 矿灰（即石灰，须柴烧者佳，淋汁如前法）一斗

三味熬调和匀，名三仙膏，亦可点痈疽之稍轻者，再和碱水熬膏一两，加入后开细药，则成全方。每三仙膏五两，配入：

蟾酥三钱五分（酒化令匀）梅花冰片二钱 真正牛黄一钱 珍珠二钱（三味俱研如飞面）透明雄黄二钱 明矾三钱 朱砂一钱五分 白硼砂二钱（四味另研如飞面方妙）真麝香（须用当门子，即麝香最上乘者，碾匀）一钱 铜青一钱五分 硇砂二分五厘 火消三钱 轻粉二钱 乳香二钱（打碎，人乳浸烂，研匀）制没药一钱五分

【用法】上各为细末，和匀，再碾数千下，将前膏加入，搅得极匀，入瓷罐内，罐须小口者妙，以乌金纸塞口，封以好黄蜡，勿令一毫气走。每遇毒，取少许涂其顶，干则以米醋和蜜少许润之，其毒黑血或毒水暴出，即时松解。或用荞麦面调。若系疔疮，加铁锈黄一分，研如面和入。多涂其顶，信宿其根烂出。内服紫金锭一锭，须内服者方效。若系痈疽等症，别服蜡矾丸及托里解毒之剂。

【主治】痈疽、对口、疔疮、发背，一切无名恶肿毒。

【宜忌】忌着好肉上。

10132 无辜黄芩丸

《普济方》卷三九三。为《圣济总录》卷一七五"黄芩丸"之异名。见该条。

10133 无比蔓荆子汤（《原机启微》卷下）

【组成】黄耆 人参各一钱 黄连 柴胡各七分 蔓

荆子　当归　葛根　防风各五分　生草一钱　细辛叶三分

【用法】作一服，水二盏，煎至一盏，去滓稍热服。

【主治】眼棱紧急，以致倒睫拳毛，损睛生翳，及上下睑眦赤烂，羞涩难开，眵泪稠黏。

【方论选录】肺气虚，黄耆、人参实之，为君；心受邪，黄连除之，肝受邪，柴胡除之，小肠受邪，蔓荆子除之，为臣；当归和血，葛根解除为佐；防风疗风散滞，生甘草大泻热火，细辛利九窍，用叶者，取其升上之意为使也。

天

10134 天浆（《瞿仙活人方》）

【组成】野红花（即小蓟）　豨莶草　五叶草（俗名五爪龙）

【用法】上为细末，用好酒一碗，锅内滚热，加大蒜一个，擂细入内。顿服。汗出速，效大。

【主治】疔肿，痈疽，发背并一切无名肿毒。

【宜忌】忌风。

10135 天一丸（《韩氏医通》卷下）

【异名】天乙丸（《医学入门》卷八）、天一水串（《串雅内编》卷三）。

【组成】灯心十斤（以米粉浆染，晒干研末，入水澄之，浮者为灯心，取出，又晒干入药，用二两五钱。而沉者为米粉，不用）　赤白茯苓（去皮，兼用茯神去木）五两　滑石（水飞过）五两　猪苓（去皮）二两　泽泻（去须）三两　人参一斤（去芦，切片，煎浓汤，去滓漉净，炼汤成膏，如糖饴）

【用法】上药灯心等五味，各为细末，以人参膏和成丸，如龙眼大，朱砂为衣，贴金箔。每用一丸，任病换引。

【功用】清心利水，健脾止泄。

❶《韩氏医通》：通利水道。❷《医学入门》：清心利便，散火。❸《北京市中药成方选集》：健脾利水，理脾止泄。

【主治】小儿元气不足，心脾蕴热，心烦口渴，呕吐泄泻，小便不利，丹毒。

❶《医学入门》：小儿瘟热丹毒，惊风痰热，变蒸发热及呕吐泻痢。❷《串雅内编》：孕妇难产不下者。❸《重订通俗伤寒论》：痰胀，腹胀喘肿已减者。❹《北京市中药成方选集》：小儿脾胃不和，肚腹胀满，呕吐泄泻，心烦口渴，小水不利。

10136 天一丸（《慎斋遗书》卷七）

【组成】山药　虎骨　杞子各二两　归身　白芍　生地　麦冬各二两　锁阳　菟丝　补骨各五钱　牛膝一两　熟地四两　河车一具

【用法】炼蜜为丸服。

【主治】一切阴虚证。

10137 天一丸（《慎斋遗书》卷七）

【组成】黄柏　知母（俱童便炒）　生地　丹皮　杞子　五味子　牛膝　茯苓

【用法】炼蜜为丸服。

【主治】阴虚火动或痰积热壅而致痰嗽吐血。

【备考】《赤水玄珠》有麦门冬。用法：为末，炼蜜为丸，如梧桐子大。空心白汤吞下八九十丸。

10138 天一丸（《不居集》上集卷七）

【组成】天冬　麦冬　当归　生地各一两　茯苓　山

药　黄柏　知母　酒连　黄耆各二两　五味子　朱砂各一两（另研为衣）

【用法】炼蜜为丸，如梧桐子大，朱砂为衣。空心盐汤送下。

【功用】降心火，益肾水。

10139 天一汤（《辨证录》卷六）

【组成】地骨皮　玄参　芡实各五钱　山药　牛膝　丹皮各三钱　熟地一两　肉桂一钱

【用法】水煎服。

【主治】燥证。阴已萎弱，见色不举，强勉入房，耗竭其精，大小便牵痛，数至圊而不得便，愈便则愈痛，愈痛则愈便。

10140 天乙丸

《医学入门》卷八。为《韩氏医通》卷下"天一丸"之异名。见该条。

10141 天丁散（《外科精义》卷下）

【异名】天疔散（《普济方》卷二七三）。

【组成】山丹花蕊　香白芷各二钱　牛蒡子根（春采，去皮）　天丁（乃皂角刺）　苍耳芽　大力子各五钱　雄黄一两

【用法】上为细末。每用好醋涂纸，封之疔疮上；有黑甲者，必须胡桃油浸，次涂之可自。急服托里内消。

【主治】一切疔疮及诸恶疮初生。

10142 天丁散（《外科大成》卷四）

【组成】皂角刺一两

【用法】酒、水煎。服则脓下。

【主治】肠痈，内痈，已有脓者。

10143 天义散（《囊秘喉书》）

【异名】山甲散。

【组成】穿山甲（煅）

【用法】上为末。外敷。或加入钟乳石散亦可。

【主治】误食毒蚁生疮。

10144 天马散（《痧科正传》）

【组成】蚕退壳（头、二蚕者妙，烧存性）一钱　雄黄一钱　马桶碱（煅）一钱　马蹄壳（烧灰）一钱　冰片一钱　西牛黄一分

【用法】上为细末。敷上。

【主治】口糜，牙疳。

10145 天元散（《痘疹仁端录》卷十四）

【组成】雄黄汁一二杯

【用法】加酒浆服。脓当匀灌。

【主治】痘浆不灌。

【备考】若调下保元末，妙不可言，但多用又恐作泻，要在用之得法。

10146 天开丹（《眼科全书》卷六）

【组成】甘石一钱　熊胆五分（用黄连、薄荷汤浸开，入甘石内，晒干）　珍珠一分　朱砂三分　硼砂三分　胆矾一分　青盐一分　硇砂（制过）一分　乳香（炙过）二分　没药（炙过）三分

【用法】上为细末，收藏听用。点眼。但此丹其效最速，不可轻举，须相证加减。

【主治】眼生翳膜。

【加减】如翳膜重厚者，独用此丹；稍轻者，当和紫金锭子同用。故膜初生而轻，则少用天开，多和锭子；或时久而重，则多用天开，少用锭子，临期应变，自量加减。

10147 天王散（《本草纲目》卷十七引《钱乙小儿方》）

【组成】天南星一个（重八九钱者，去脐，黄土坑深三寸，炭火五斤，煅赤，入好酒半盏，安南星在内，仍架炭三条在上，候发裂取锉，再炒熟为末，用五钱） 天麻（煨熟，研末）一钱 麝香一字

【用法】上和匀。三岁小儿用半钱，以生姜、防风煎汤调下。

【主治】小儿吐泻，或误服冷药，脾虚生风痰慢惊，及久嗽恶心。

10148 天中茶（《集验良方拔萃》卷二）

【组成】厚朴五钱（姜汁炒） 广陈皮三钱 山楂一两 羌活三钱 小青皮 干葛 防风 乌药 川乌 枳壳 白芷 茱萸 石菖蒲 甘草 广木香（勿见火，另研末） 砂仁各三钱（另研末） 制香附 广藿香 茅术（米泔水浸、洗，切片） 莪术 槟榔 茯苓各五钱 麦芽 神曲 紫苏各一两 木通八钱

【用法】上药除木香、砂仁另研入，其余俱要饮片制过，共合一处，磨如粗末，五月初四日夜，每料用白酒一斤，浸药于瓷缸内，端午日，用六安茶或红茶叶，每料二斤半，入药内拌匀，待至午时，每料加雄黄末三钱五分，同温烧酒八两，搅匀拌药内，即于午时炒干，临上坛时，再将木香、砂仁末拌和，候凉透，再扎好坛口，勿令泄气。每服三钱，水二碗，煎一碗，红痢加白蜜糖五钱，白痢加赤糖一两。

【主治】一切感冒，伏暑停食，滞而不化，胸膈不宽，气逆呕痰，疟痢。

10149 天中散（《外科大成》卷二）

【组成】粽子（用阴阳瓦焙存性）

【用法】上为末。每服二钱，白滚酒送下，出汗为度；管多者，间三日再服；肠风，一服即愈。

【主治】漏疮，并肠风下血。

10150 天乌散（《幼幼新书》卷十一引《灵苑方》）

【异名】狐肝散。

【组成】腊月乌鸦一只（用肉骨） 腊月野狐肝一具（二味入瓶，封固烧为灰） 麝 天麻 犀角各半两 干蝎 白僵蚕 蝉蜕 牛黄（多益妙） 荆芥 藿香 天南星（去心） 白附子 腻粉 桑螵蛸（腊月采）各一两 乌蛇二两（酒浸）

【用法】上为细末。每服半钱，空心用荆芥汤或豆淋酒调下；小儿每服一字，用薄荷汤调下。

【主治】一切风及久患痫病。

10151 天乌散（《幼幼新书》卷三十六引《惠眼观证》）

【组成】天南星 草乌头 赤小豆 黄柏各等分

【用法】上为末，姜汁调，入面少许。外贴。

【功用】退风毒疮肿。

【主治】❶《普济方》：小儿痈疽。❷《袖珍小儿》：小儿疮毒肿疖，丹毒，赤游肿。

10152 天水丸（《鲁府禁方》卷一）

【组成】白滑石（水飞）六两 大粉草（微炒）一两

【用法】上为细末，生蜜为丸，如弹子大。每次一丸，井水化服。

【主治】中暑身热，小便不利，胃脘积热，及一切热病。

10153 天水散

《伤寒标本》卷下。为《宣明论》卷十"益元散"之异名。见该条。

10154 天水散（《痘疹传心录》卷十五）

【组成】滑石五两 甘草 黄柏各一两

【用法】上为末。敷痘破处。

【主治】痘疮溃破。

10155 天水散

《金鉴》卷二十八。为《奇效良方》卷五"辰砂益原散"之异名。见该条。

10156 天水散（《痘疹会通》卷四）

【组成】人参 当归 川芎 白术 陈皮 楂肉 黄芩 木香 上桂 淫羊藿 穿山甲 甘草

【用法】生姜作引，为散服。

【主治】痘疹蒙头灰白色不起者。

10157 天龙丸（《续刻经验集》）

【组成】僵蚕四两 甘草四两

【用法】上为末，炼蜜为丸，如弹子大。每日服四钱。药完自愈。

【主治】小儿痰串。

10158 天仙丸（《圣济总录》卷一八六）

【异名】大玉辰丹。

【组成】木香一两 硫黄二两（柳木捶研七日，频以甘草水洒） 怀香子（微炒）四两 附子（炮制，去皮脐）三两 葫芦巴 补骨脂（炒） 金铃子 桂（去粗皮） 巴戟天（去心） 槟榔（锉） 牛膝（切，酒浸，焙） 草薢 青橘皮（汤浸，去白，焙） 沉香（锉）各一两

【用法】上为末，酒糊为丸，如梧桐子大。每服十五丸，空心盐汤或酒送下。渐加至二十丸。

【功用】❶《圣济总录》：补暖。❷《普济方》：逐风。

【主治】肾脏久虚。

【加减】加五味子尤佳。

10159 天仙丸（《杨氏家藏方》卷十五）

【组成】附子一枚（及七钱者，炮，去皮脐） 川乌头（炮，去皮脐尖） 海带（去土） 海藻（去土） 茴香（微炒） 胡芦巴（炒） 天仙子（汤浸，微炒） 硫黄（别研） 干姜（炮）各一两

【用法】上为细末，用豮猪肚一枚，去脂净洗，入药在内，用酒、醋、水共一斗，慢火煮猪肚软烂，取出，细切，入铁臼内捣为丸，如梧桐子大。每服五十丸，空心温醋汤送下。

【主治】妇人一切虚冷，赤白带下，小便膏淋，变成虚损。

【宜忌】忌甘草。

10160 天仙丹（《疡科纲要》卷下）

【组成】三仙大红升丹（须自炼者为佳）二两 天仙子六两（研极细） 五虎拔毒丹一两 梅片三钱

【用法】上药各为极细末，和匀密贮。临用挹尽脓水，须以一百倍石炭酸淋洗净，棉纸挹干，以此末子细细掺遍疮口，以膏盖之，一日两换，吸尽脓腐，不伤好肉，不觉痛

苦,最为稳妥。

【功用】提脓拔毒,去恶腐。

【主治】疔毒及脑疽、背疽、腹皮上痈,溃后脓多,或腐肉不脱。

【方论选录】广东药肆,有所谓天仙子者,其形小圆而扁,其色深黄,光泽滑润,一得水湿,则自有粘质,稠如胶浆,以治溃疡,吸取脓水,其力颇峻,寻常疮疖,嫌其吸力太富,反觉痛苦,惟疮脓多,及脑疽、背疮、腹皮痈等大证,腐化已巨,脓水甚多者,以此提脓吸毒,去腐极易,并不痛苦。考《本草纲目》有莨菪子,一名天仙子,而所载形色性情,实非此药,或粤省所独有,未入本草之物,颐用之有年,特为利器,爰合以三仙丹数味,配为一种末子,专治大毒大腐。是新方之适宜于实用者,即以粤东之名是方,以旌其功,允足当佳名而无愧色。

10161 天仙饮(《直指》卷十八)

【组成】片子姜黄六钱 天仙藤 羌活 白术 白芷梢各三钱 半夏(制)半两

【用法】上锉。每服三钱,加生姜五片,水煎服。间下千金五套丸。

【主治】痰注臂痛。

10162 天仙面(《仙拈集》卷三)

【组成】糯米一升

【用法】水浸一宿,沥干,慢火炒令极熟,磨面;加山药二十两(炒,为末),和米粉内。每日清晨用半盏,入白糖二匙,椒末少许,将极滚汤调食。

【功用】补虚损。

【主治】泄泻,饮食少进。精寒不孕。

10163 天仙饼(《医方类聚》卷一五九引《吴氏集验方》)

【组成】天仙子一两(去土,炒) 飞罗面二两(微炒)

【用法】上为末,汤和作饼,折二钱大。临睡湿纸裹,慢火煨熟,去纸,地上出火气,米饮嚼下。

【主治】盗汗。

10164 天仙烟(《仙拈集》卷二)

【组成】天仙子(即韭菜子)一撮

【用法】水一大瓷盏,一碗覆水中,置韭子于瓷盏底内,点火烧之,水盆上盖酒漏斗一个,烟从孔出,将痛牙熏之,虫自水中出。

【主治】虫牙。

【宜忌】不可多熏,恐致牙动。

10165 天仙散(《圣济总录》卷七十七)

【组成】天仙子 铅丹各二两 大枣三十枚(去核,三味同捣作饼子,炭火烧通赤,入地坑出火毒,为末) 诃黎勒皮一两(末) 赤石脂半两(烧过,细研)

【用法】上为细散,和令匀。每服二钱匕,食前米饮调下。

【主治】肠虚久痢。

10166 天仙散(《杨氏家藏方》卷四)

【组成】天仙子 草乌头(生,去皮尖) 蛇床子 牡蛎(煅) 干姜(炮)各三两

【用法】上咬咀。平分作两次,每用水五升,煎五七沸,去滓淋漉。以被盖之,汗出为验。

【主治】遍身麻木,腰脚疼痛,筋急骨疼。

10167 天仙膏(《杨氏家藏方》卷一)

【组成】天南星一枚 白及一钱 草乌头一枚 白僵蚕七枚

【用法】上药并生为细末。用生鳝鱼血调敷㖞处,觉正,便用温水洗去,却服后凉药天麻丸。

【主治】男子、妇人卒暴中风,口眼㖞斜。

10168 天冬丸

《仙拈集》卷二。为《圣惠》卷三十一"天门冬丸"之异名。见该条。

10169 天冬汤

《冯氏锦囊》卷十一。为《济生》卷二"天门冬汤"之异名。见该条。

10170 天冬汤

《盘珠集》卷下。为《全生指迷方》卷四"天门冬汤"之异名。见该条。

10171 天冬饮

《叶氏女科》卷二。为《医方类聚》卷二二四引《济生·校正时贤胎前十八论治》"天门冬饮子"之异名。见该条。

10172 天冬散

《赤水玄珠》卷十四。为《鸡峰》卷三十"天门冬散"之异名。见该条。

10173 天冬膏(《良朋汇集》卷二)

【组成】天门冬一斤(用水泡透) 生地黄二斤(用水泡透)

【用法】上药安木臼内捣一二千杵,取其汁再入温汤,更捣,又取其汁,不论几次,直待二药无味方止,以文武火熬成膏子,盛瓷器内。每服一匙,温酒化下,不拘时候,一日三次。

【主治】风癫。

10174 天冬膏(《惠直堂方》卷一)

【组成】天冬不拘多少

【用法】上药滚汤泡去皮,取起晒干,半捶去心,捣如泥,入砂锅内,水煮成稀糊,布滤过,再入蜜糖,和匀煮稠,瓷罐收贮。每服三、五钱,早、晚、日中随意滚水或酒送下。

【功用】润肺补肺,止咳定喘,消痰退热,久服补五脏,养肌肤。

【主治】咳喘;兼治肺痈,吐脓血。

【加减】或加松香,炼过为丸,可以健脾胃,止梦遗精滑,大壮筋骨。

10175 天台散(《古今医鉴》卷二)

【组成】麻黄(去节)七分 陈皮 乌药 僵蚕 川芎 枳壳(麸炒) 桔梗 白芷 干姜 防风 羌活 天麻各八分 当归 续断 威灵仙 乳香 没药各一钱 甘草六分 麝香少许

【用法】上咬咀。加生姜三片,水二盏,煎一盏,不拘时候服。

【主治】中风,手足瘫痪疼痛。

10176 天丝饮(《辨证录》卷四)

【组成】巴戟天一两 菟丝子一两

【用法】水煎服。

【主治】健忘。

10177 天地丸(《医方类聚》卷一五〇引《济生续方》)

【异名】辟谷丹(《万氏家抄方》卷三)。

【组成】天门冬(去心)二两　熟地黄(九蒸,曝)一两

【用法】上为细末,炼蜜为丸,如梧桐子大。每服百丸,用熟水、人参汤任下,不拘时候。

【主治】心肾阴虚,心烦喜冷,口干咽燥,怔忡恍惚;咳血,吐血,衄血。

❶《医方类聚》引《济生续方》:心血燥少,口干咽燥,心烦喜冷,怔忡恍惚,小便黄赤,或生疮疡。❷《万氏家抄方》:咳血。❸《济阳纲目》:吐衄,诸药不止。

【备考】本方原名天地煎,与剂型不符,据《准绳·类方》改。《万氏家抄方》本方用法:炼蜜为丸,如弹子大,每服三丸,温酒或汤下,日进三服。

10178 天地煎(《症因脉治》卷二)

【组成】天门冬　熟地

【用法】水煎服。

【主治】血虚咳嗽;高年阴耗,血燥津竭便结者。

10179 天尘丹(《解围元薮》卷四)

【组成】头垢(择妇人者)　雄黄各二钱　朱砂五分

【用法】均打作十八丸。先服一半,酒送下。七日退光,不愈再服,完则定好。

【主治】疠疮初起。

10180 天华散

《寿世保元》卷五。为《直指》卷十七"天花散"之异名。见该条。

10181 天全散(《温氏经验良方》)

【组成】天南星一个　全蝎一个

【用法】上为细末。每用少许,以父母津唾调成稀膏,涂于囟上(俗呼为头信子)。移时惊止,不用再涂。否则再涂一二次。

【主治】小儿急、慢惊风。

10182 天池膏(《寿世保元》卷五)

【组成】天花粉　黄连各半斤　人参　知母(去壳)　白术(炒,去芦)各四两　五味子三两　麦门冬六两(去心)　藕汁二碗　怀生地黄汁二碗　人乳　牛乳各一碗　生姜汁二酒杯

【用法】上先将天花粉七味切片,用米泔水十六碗,入砂锅内浸半日,用桑柴火慢熬至五六碗,滤清,又将渣捣烂,以水五碗,煎至二碗,同前汁又煎二三碗,入生地等汁,慢熬如饧,加白蜜一斤,煎去沫,又熬如膏,乃收入瓷罐内,用水浸三日,去火毒。每用二三匙,安舌咽之,或用白汤送下。

【主治】三消。

10183 天花丸(《简易方》引《卫生方》,见《医方类聚》卷一二五)

【组成】黄连(去须)三两(童便浸三宿,焙)　白扁豆(炒)二两　辰砂(别研)　铁艳粉(别研)各一两　牡蛎(煅)　知母　苦参　天花粉各半两　芦荟一分　金箔　银箔各二十片

【用法】上为末,取生瓜蒌根自然汁和生蜜为丸,如梧桐子大。每服三十丸,麦门冬汤送下。

【主治】消渴。

【备考】本方原名天花散,与剂型不符,据《直指》改。《直指》有白茯苓半两。

10184 天花丸

《医统》卷五十二。为《直指》卷十七"玉壶丸"之异名。

见该条。

10185 天花散(《直指》卷十七)

【异名】玉泉散(《古今医鉴》卷十)、天华散(《寿世保元》卷五)。

【组成】天花粉　生干地黄(洗)各一两　干葛　麦门冬(去心)　北五味子各半两　甘草一分

【用法】上为粗末。每服三钱,加粳米百粒,水煎服。

【主治】消渴。

【备考】方中粳米,《古今医鉴》作"糯米"。

10186 天花散(《活幼心书》卷下)

【组成】天花粉二两　甘草三钱

【用法】上㕮咀。每服二钱,无灰酒一盏,煎七分,空心温投;不能饮者,只用水煎,少入酒同服。

【主治】小儿外肾肤囊肿痛。

10187 天花散(《普济方》卷四〇三)

【组成】天花粉　桔梗　白茯苓(去皮)　诃子肉　石菖蒲　甘草(炙)各等分

【用法】上为末。水调在碗内,用小竹七茎,小荆七茎,缚作一束,点火在碗内煎,临卧服。

【主治】痘后失音。

【备考】方中诸药用量原缺,据《医学正传》补。用法中小荆,《医学正传》作"黄荆";《准绳·幼科》作"小荆芥"。

10188 天花散(《古今医鉴》卷十五)

【组成】天花粉一钱半　白芷一钱　乳香二分　没药五分　赤芍药一钱七分　贝母七分　归尾一钱　金银花三钱　穿山甲(炒黄色)一钱二分

【用法】上锉一剂。好酒一钟半,煎服。

【主治】瘰疬溃烂疼痛。

【宜忌】忌鲜鱼、鸡、羊等物。

10189 天花散(《喉科秘诀》卷下)

【组成】花粉一钱　薄荷一钱　干葛一钱　防风一钱　僵蚕一钱　朱砂一钱　老竺黄一钱　黄连一钱　甘草一钱　郁金一钱　硼砂一钱　冰片一分　麝香五厘

【用法】上为细末。薄荷、灯心汤调服;含之亦妙。

【主治】口舌烂,或舌下肿大有核,破出黄痰,既愈而复发者。

10190 天疔散

《普济方》卷二七三。为《外科精义》卷下"天丁散"之异名。见该条。

10191 天灵丹(《普济方》卷三九八)

【异名】神效杀疳丸。

【组成】干蟾一两(烧灰)　天灵盖一个(烧灰)　莨菪子半两(水淘,去浮者,炒令黑色)　胡黄连半两(末)　砒霜一分(同天灵盖用湿纸三五重裹,胶泥固济,于木炭火上烧令通赤,取出候冷,以上都研末)　麝香一分

【用法】上药都拌匀,软饭为丸,如黍米大。每服五粒,乳汁送下,不计时节。孩子昏昏似醉,以衣盖覆,候睡觉,看两手十指节头,有毛白者,立愈;赤者,五日内愈;青黑者,难愈。

【主治】小儿疳痢,久不愈,四肢羸瘦,或心忪惊悸。

10192 天灵散(《圣惠》卷六十六)

【组成】天灵盖一两(带血色者,以茅香水洗五七度,

涂酥，炙令焦黄） 虎胫骨一两（涂酥，炙令焦黄）

【用法】上为细散。每服二钱，空心以葱、酒调下，晚食前再服。

【主治】气毒瘰疬遍项，及流注胁腋下，有头疼痛。

【备考】本方方名，《医方类聚》引作"天灵盖散"。

10193 天灵散（《普济方》卷三七七）

【组成】天灵盖（涂酥，炙微黄） 黄连（去须）各一分

【用法】上为散。每服一钱，水一小盏，煎取五分，去滓温服。

【主治】小儿心热风痫，发歇不定。

10194 天灵散（《回春》卷七）

【组成】天灵盖（烧存性）

【用法】上为细末。治疟疾，每服五厘；治跌仆骨折，每服二钱，均用黄酒调下。

【主治】小儿疟疾，跌扑骨折。

10195 天灵散（《慎柔五书》卷四）

【组成】天灵盖二指大 槟榔五个 麝香 阿魏 甘遂 安息香各三钱 朱砂一钱

【用法】上为末。每服三钱，用薤白、葱白各十四茎，青蒿两把，甘草、桃枝、柳枝各五寸，桑白皮、石榴根皮各一片，以童便四大碗，于瓷器内，文武火煎至一碗，去滓，分作三盏，调前药末，五更初服，男患女煎，女患男煎。服药后知觉欲吐，即用白梅含之。五更尽，须下虫及恶物黄水黑粪。如未下，良久又进一服，天明更进一服。如泻不止，用龙骨、黄连等分为末，白水调下，及白梅粥补之。

【主治】驱虫。

10196 天灵膏（《圣济总录》卷一四一）

【组成】天灵盖（酥炙） 熏陆香各半两 葵根 李根 葱根各一分（细锉） 麝香一钱（研）

【用法】上为末，以猪脂或胶水调和如膏。摊故帛上贴之，日三易。

【主治】牡痔有头，疼楚不可忍，或有疮漏湿。

10197 天附散（《普济方》卷三六七）

【组成】天麻一两 附子半两 防风一两 甘草半两

【用法】上为末。以熟汤调服。

【主治】小儿一切风疾。

【加减】若急惊，加朱砂、龙脑少许，煎薄荷汤下。

10198 天青膏（《仙拈集》卷三）

【组成】青黛 天麻各一钱 白附子一钱半 麝香二分 天竺黄一钱半 全蝎 乌梢蛇（酒浸，去骨，瓦上焙干）各五分

【用法】上为末，蜜调为膏，密贮于瓷器中。大儿服一分，小儿服半分，薄荷汤下。

【主治】小儿急、慢惊风，咳嗽喘急。

10199 天茄散（《幼幼新书》卷十引《家宝》）

【组成】茄种（见霜者，焙） 附子（炮，净）各半两 羌活（焙）一分

【用法】上为末。五七岁半钱量，加麝，酒调服，一日三次。愈止。

【主治】小儿惊退，汗不溜，筋不舒，不能行。

10200 天雨菝

《饲鹤亭集方》。为原书"赤水玄珠"之异名。见该条。

10201 天竺丸（《医部全录》卷四三二）

【组成】天竺黄 明天麻 钓藤钩各五钱 枣仁 麦冬各二两 人参 远志 白芍药（酒洗） 天冬（去心）各一两 茯神一两半 橘红七钱

【用法】上为末，炼蜜为丸，如弹子大，水飞朱砂为衣。每服一丸，灯心汤送下。

【主治】小儿痫证，或惊风不止。

10202 天竺散（《圣济总录》卷一八〇）

【组成】天竺黄 马牙消 甘草（炙）各半两 蛤粉（白者）二两 丹砂（研）一分

【用法】上为细散。每服半钱匕，取新汲水揉薄荷相和，入龙脑少许，食后、临卧汤化服之。

【主治】小儿喉痹，上焦积热壅毒。

10203 天竺散

《永类钤方》卷十一。为《局方》卷十"天竺饮子"之异名。见该条。

10204 天竺散（《普济方》卷三八四）

【组成】天竺黄 僵蚕（炒） 山栀子 蝉退 连翘 郁金（水煮） 甘草各二钱

【用法】上为末。临晚以薄荷汤下；食后亦可。

【主治】小儿惊热焦啼。

10205 天竺膏（《集验良方拔萃·续补》）

【组成】大风子四钱 蛇床子四钱 牛蒡子四钱 川羌活三钱五分 独活三钱五分 蓖麻子四钱 白练皮三钱五分 白及三钱五分 破故纸三钱五分 白芷三钱 蜂房一个 桑寄生三钱五分 防风三钱五分 南星三钱五分 陈皮三钱 土茯苓四钱 木鳖四钱 皂角刺三钱五分 白芍三钱五分 红花三钱五分 苍耳子四钱 川乌三钱五分 半夏三钱五分 归身四钱 归尾三钱 黄柏三钱 草乌五钱 甘草节三钱 穿山甲三钱五分 杜仲三钱五分 天花粉三钱 附子三钱 黄丹三十六两 姜汁二两 葱汁一两 头发二两（用鸡蛋清洗净） 麻油五斤 桃 柳 槐桑 枣枝各一两

【用法】以上各药即入油内浸五日后，入锅煎，捞起诸药滤干，将药磨末，入油再煎，外加上肉桂三钱，麝香七分五厘，雄黄三钱，冰片三钱，苏合油二两，乳香三钱，白豆蔻三钱，木香三钱，没药三钱，丁香三钱，三蚕沙三钱，阿魏三钱五分。上药各为极细末，入油煎膏，滴水成珠便好。所有三蚕沙、阿魏（煎）、黄丹收用。一、治远年近日心痛，贴中脘穴；二、治大小疟疾，贴肺俞穴；三、治五劳七伤，遍身筋骨疼痛，腰膝软弱，贴两膏肓穴、两肾俞穴、两三里穴；四、治左瘫右痪，手足麻木，筋脉拘挛，贴两肩井穴、两曲池穴、两手腕穴、两膝眼穴、两三里穴；五、治腰痛，贴命门穴；六、治受寒泄泻，贴下脘穴；七、治痰喘气急咳嗽，贴华盖穴、肺俞穴、膻中穴；八、治胃气疼痛，贴上脘穴；九、治偏正头风，贴风门穴、两太阳穴；十、治男子遗精赤白浊，女人赤白带，月经不调，血疝崩漏，贴阴交穴、命门穴；十一、治小肠疝气，贴膀胱穴、丹田穴；十二、治走气疼痛，贴两章门穴；十三、治寒热脚气，贴三里穴、三阴交穴；十四、治一切无名肿毒，诸般恶疮乳患，跌扑损伤，积滞痞块，劳伤内伤，闪挫等症，各贴所患之处。

【主治】心痛，疟疾，五劳七伤，筋骨疼痛，腰膝软弱，

左瘫右痪，手足麻木，筋脉拘挛，受寒泄泻，痰喘咳嗽，胃气疼痛，偏正头风，遗精赤白浊，赤白带下，月经不调，血疝崩漏，疝气，走气疼痛，寒热脚气，无名肿毒，诸般恶疮乳患，跌打损伤，积滞痞块等。

【宜忌】凡大热火症以及孕妇忌贴此膏。

【备考】方中白练皮，《膏药方集》作"白鲜皮"。

10206　天命饮（《寿世保元》卷三）

【组成】白商陆根（似人形者）汁一合　生姜自然汁二合　黄酒一盏

【用法】上药和匀。空心服，三日服一次；元气厚者服五次，薄者三次。

【主治】肿胀。

【宜忌】忌盐、酱。凡人年五十以内者可服，五十以外者不必用。

10207　天柏茶（《医统》卷六十二）

【组成】天门冬（去心）　侧柏叶　细茶各一两

【用法】上药和捣一处。每日用一撮于罐中以滚开水冲入，闭气勿泄，少时用汤当茶吃，一日五七次。一月痊愈。

【主治】肺火鼻红年久，服诸药不效。

10208　天柱丸（《得效》卷十二）

【组成】蛇含石（大）一块（煅七次，用醋淬七次）　川郁金末少许

【用法】上为极细末，和前药末，入少麝香和匀，用雪白大米饭为丸，如龙眼大。每服一丸，荆芥汤化下；或加生姜汁一二滴，或用金银薄荷汤，早晨不拘时候送下。风热项软，合用凉肝丸。

【主治】小儿风气，颈垂软，头不得正，或去前，或去后。

10209　天星丸（《医堂入门》卷六）

【组成】胆星　全蝎　蝉退各二钱半　防风　白附子　天麻　僵蚕各一钱半　麝香五分

【用法】上为末，枣肉为丸，如绿豆大。每服三丸，荆芥、生姜煎汤送下。

【主治】肺痫。面白，反视，惊掣，吐沫潮涎。

10210　天香散（《普济方》卷四十六引《圣惠》）

【组成】天南星（汤泡七次）　半夏（制同上）　川乌（生，去皮脐）　川香白芷各等分

【用法】上为末。每服七钱或十钱，水一碗半，煎至一碗，入生姜自然汁半碗，再煎至八分，热服。药汁稍黑难服，须要勉强吃二三服。

【主治】❶《普济方》引《圣惠》：远年日近头风，才发则顽痹麻痒，不胜爬搔或块瘰，停痰呕吐，饮食莫入。❷《会约》：风病头痛。

【宜忌】忌房事。

【备考】《会约》：半夏与乌头相反，此处同用，须慎！

10211　天香散（《寿世保元》卷五）

【组成】琥珀　乳香各一钱五分　白胶香三钱　白芷二钱　当归　蛤粉各一钱五分　枯矾三钱　密陀僧五分

【用法】上为细末。洗净腋下，每日擦之。有加铜绿者。

【主治】体气。

10212　天香膏（《卫生鸿宝》卷二引《丛桂堂方》）

【组成】白芷　杏仁（去皮尖）　麝香　没药　乳香（二味去油）　白及各八钱　官桂一两　白菝　归身　苏木　羌活各一两二钱　陶丹二十两（水飞，炒透）　桃　柳　槐　桑枝各二两（切）　麻油三斤

【用法】上药除乳、没、麝、丹四种，余药入油浸，冬七夏三，春、秋五日，入锅，柴桑熬枯去渣，炼油成珠，再下黄丹，炒热，用柳条搅，武火熬，滴水成珠，渐下乳、没，又捞，将温，再下麝香成膏，贮用。熬时，极宜得法。随疮大小摊用，摊时须热水坐化，不宜见火，无论已破未破，贴之即愈。

【主治】瘰疬。

10213　天保丸（《种痘新书》卷三）

【组成】羌活　前胡　法夏　陈皮　柴胡　赤芍　茯苓　川芎　枳壳　厚朴　桔梗　苍术　升麻　干葛　甘草　苏合油各等分

【用法】上为细末，以苏合油调匀，米糊为丸，如龙眼核大，用辰砂为衣。量儿大小与之。

【功用】发表松肌。

【主治】小儿一切伤寒，潮热，咳嗽，惊风，痘疹初热。

【加减】痘后伤寒，加生耆、当归，煎水磨服；有泄泻，兼四加丸同服；腹痛，兼消平丸同服。

10214　天疮散（《外科传薪集》）

【组成】滑石一两　粉草五钱　枯矾三钱　绿豆粉五钱

【用法】上为细末。

【主治】天泡疮。

10215　天真丸（《儒门事亲》卷十五）

【组成】佛袈裟（男用女，女用男，以新水四担，洗尽血水，以酒煮烂为泥）　威灵仙一两　当归半两　缩砂一两　莲子肉二两（炒熟）　干地黄一两（酒浸）　广茂半两　甘草二两　牡丹皮一两　牛膝一两（酒浸）　木香半两　白术一两　白茯苓一两

【用法】上为细末，与君主同捣，罗为细末，酒浸蒸饼为丸，如梧桐子大。每服三五十丸，一日三次。

【功用】补虚损。

10216　天真丸（《御药院方》卷六）

【异名】太真丸（《丹溪心法附余》卷十九）。

【组成】羊肉七斤（精者为妙，先去筋膜，并去脂皮，批开入药末）　肉苁蓉十两　当归十二两（洗净，去芦）　湿山药（去皮）十两　天门冬（焙软，去心，切）一斤

【用法】上四味置之在肉内裹定，用麻缕缠定，用上色糯酒四瓶，煮令酒尽，掺在药内，再入水二升又煮，直候肉如泥，再入黄耆末五两，人参末三两，白术末二两，熟糯米饭焙干为末十两，前后药末同剂为丸，如梧桐子大。一日约服三百粒，初服百粒，旋加至前数服之，定觉有精神，美饮食，手足添力，血脉便行，轻健。如久暗不言者，服之半月，言语有声；或云血下喘咳嗽，行步不得，服之必效。恐药难丸，即入宿蒸饼五七枚，焙干为末，同搜和为丸。用温糯米酒送下，空心食前服。如滑肠绝不入食，守死无法可治者，如咽喉窄下食不得，只能五七粒渐渐服，粒数多便可养起。

【功用】❶《御药院方》：久服令人面色红润，生血并津液，润燥通便。❷《医学入门》：久服生血补气，暖胃驻颜。

【主治】先曾损血及脱血，肌瘦，绝不入食，行步不得，

手足痿，血气枯槁，形神不足。

【方论选录】❶《法律》：此方可谓长于用补矣，人参、羊肉同用，而苁蓉、山药为男子佳珍，合之当归养荣，黄耆益卫，天冬保肺，白术健脾，其法制甚精，允为补方之首。❷《古方选注》：形不足者补之以气，精不足者补之以味，养形补精以全神，故名天真。人参、黄耆、白术养其形也，当归、羊肉、山药补其精也，肉苁蓉暖肾中之阳，引精气以归根，天门冬保肺之阴，致高原于清肃。尝按古方温燥药中必复滋阴保肺，亦恐未得补阳之功，先伤肺经阴气尔。❸《医方论》：此用血肉有情之品，以形补形，喜其不用地黄之滋腻，平调营卫，而不碍脾胃，故极为妥善。

10217 天真丸（《普济方》卷九十四引《仁存方》）

【组成】南星（炮） 白附子（生） 川乌（生，去皮）各二两 半夏五两（泡） 全蝎一两（炒） 乌蛇肉半两（炒） 白僵蚕（去嘴足）一两（炒） 花蛇肉半两 麝香半钱 朱砂三钱

【用法】上为末，姜汁糊为丸，如梧桐子大。每服二三十丸，温酒送下，不拘时候。

【主治】中风，半身不遂，手足顽麻，口眼㖞斜，痰涎壅塞；小儿惊风，大人头风，妇人血风，及一切风。

10218 天真丸（《万氏家抄方》卷一）

【组成】松香四十两（先用河水煮净，十两黄耆、苦参同松香十两煮干，十两独活同松香十两煮干，十两皂角同松香十两煮干） 白芷一两 全蝎一两 牛膝一两 白花蛇（酒浸，取净肉去骨）一两

【用法】上为末，酒糊为丸，如梧桐子大。每服二丸，茶清送下。

【主治】癞风。

10219 天真丸（《良方集腋》卷上。

【组成】肉苁蓉二两（酒洗、去鳞甲及肉中白筋，净） 甘枸杞五钱（酒蒸合研） 独活二钱（酒蒸） 沉香一钱五分（要将军帽油结者佳，忌火） 芡实五钱（炒，研） 巴戟五钱（去硬心，酒蒸） 朱砂一钱五分（镜面者佳） 母丁香一钱五分 菟丝饼五钱 阳起石二钱五分（煅红，盐水淬七次） 锁阳三钱五分（酒蒸，焙，研，红者佳） 知母七钱五分（去毛，忌铁，酒蒸，焙，研末合之） 麝香一分（真当门子佳）

【用法】如法制准，饴糖为丸。每晚好酒调服。

【功用】补益，固精，益智。

【主治】虚劳。

【临床报道】虚劳：壬年之春，与苏司马共任钦差，羡其不畏劳顿，气足神完。据云弱冠时多病，渐至饮食难受，气短形枯，诸药罔效，见者咸称不寿。承其友访知嵩山老人有天真丸，求药两月后，身体渐康，饮食大进，复往虔求，始授此方，并以勿轻易予人，勿擅意增改，勿忽略间断为嘱。于是照方制服年余，竟称强健，自后娶室生子，获名出仕，二十余年以来，守而不失，亦从无染疾，极称应验。余即抄方遵服十余年，亦颇安顺。

【备考】须查明六气，依天地阴阳五行配合君臣佐使，每气为君者之药，照分两加一倍。

10220 天真丹（《医学发明》卷七）

【组成】沉香 巴戟（酒浸，去心） 茴香（盐炒香，去盐用） 萆薢（酒浸，炒） 胡芦巴（炒香） 破故纸（炒香） 杜仲（炒去丝） 牵牛（盐炒香黑，去盐） 琥珀各一两 肉桂半两

【用法】上为细末，用原浸药酒打面糊为丸，如梧桐子大。每服五十丸至七八十丸，空心温酒送下。

【主治】❶《医学发明》：下焦阳虚。❷《古方选注》：下焦阳虚，脐腹癪冷，腿肿如斗，囊肿如升，肌肉坚硬，按之不窅。

【方论选录】《古方选注》：是方用沉香入肾，消风水之肿毒；琥珀达命门，利水道，破坚瘀；巴戟疗脚气寒湿，胡芦巴搜下焦冷气潜伏；舶茴香辟膀胱冷气，除下焦气分之湿；补骨脂暖腰膝，逐囊湿；杜仲健腰脊，除阴下湿；肉桂除下焦沉寒癪冷；萆薢味苦，疗癏痹，去下焦风湿；牵牛子性大热，除气分之湿，三焦壅结，脚浮水肿。以上诸药，辛香者居多，其苦辛无香者，或藉酒浸，或令炒香，俾阳通湿去，其肿自消，肌肉自柔，于以迎阳下返，积气全形，命曰天真，形不坏也。

【临床报道】前列腺增生：《辽宁中医药大学学报》[2007，9（5）：134]用天真丹治疗前列腺增生78例，结果：临床痊愈8例，有效61例，无效9例。

【备考】本方改为散剂，名"天真散"。（见《中国医学大辞典》）。

10221 天真丹（《饲鹤亭集方》）

【组成】肉桂五钱 琥珀 杜仲 萆薢 没药 芦巴 戟肉 小茴 黑铅 补骨脂各一两

【用法】酒糊为丸。每服三钱，空心温酒送下。

【主治】下元虚弱，阳虚湿胜，脐腹癪冷，腿肿如斗，囊肿如瓜，肌肉坚硬。

10222 天真散

《中国医学大辞典》。即《医学发明》卷七"天真丹"改为散剂。见该条。

10223 天真膏（《赤水玄珠》卷二十八）

【组成】初生小儿解下黑粪（用瓷罐收贮，加水银二两，麝香一钱）

【用法】上用黄蜡封口，埋于土中，愈久愈妙，久则化而为水。治疗痘疮，看儿大小，热毒盛者，量与二三茶匙。酒煎紫草汤对半和匀服之，立时红润活泽，用此救之，十全四五；治小儿热而烦躁，啼哭不止，用少许点入眼角二三次。

【功用】补血，解毒，和气安神，清心热。

【主治】小儿痘疮黑陷、干枯、红紫，及斑不退。百日内小儿热而烦躁，啼哭不止。

10224 天真膏（《痘疹活幼至宝》卷终）

【组成】生地 麦冬（去心） 元参 知母 沙参 生黄耆 桑皮 生薏苡仁各四两 白茯苓 枣仁（炒） 茯神 当归 丹皮 紫菀 橘红各二两 白术（米泔浸，炒）四两

【用法】长流水浸入砂锅内，桑柴文武火熬成珠，上好白蜜收成，瓷器盛贮。每服三五茶匙，开水调服。

【主治】小儿瘰疹后咳嗽，内热不清，心神慌乱，夜卧不安，脾虚或生疮疖。

10225 天真膏（《幼科直言》卷五）

【组成】白术一斤（去节） 白芍四两（炒） 沙参四

两　白茯苓四两　陈皮四两　丹皮三两　当归身二两

【用法】共入砂器内，井水煎，去滓，成珠，再加好蜜一斤，同熬数滚，入瓷器内收用。每服半酒杯，白滚水调下，不拘时候。

【主治】小儿胀症，四肢干瘦，肚腹肿硬，夜间发热，或出盗汗。

10226 天疱丸（《东医宝鉴·杂病篇》卷八引《治疱方》）

【组成】轻粉一钱半　朱砂　雄黄　陈石灰各半钱

【用法】上为末，陈米饭为丸，如绿豆大。每服三丸，茶清吞下。

【主治】天疱疮，杨梅疮。

10227 天浆散（方出《圣惠》卷八十二，名见《圣济总录》卷一六七）

【异名】安脐散（《直指小儿》卷一）、天浆子散（《普济方》卷三六〇）。

【组成】天浆子三枚　乱发（烧灰存性）半钱　蜈蚣二寸（烧灰）　羚羊角（烧）一钱　麝香一小豆大

【用法】上为细末。小儿初生，才割脐了，便用少许敷之。

【功用】预防小儿脐风。

10228 天浆散（《杨氏家藏方》卷七）

【组成】罂粟壳五枚（蜜炙）　乌梅半枚　甘草半寸　干姜一块（炮）　酸石榴皮一片如钱大

【用法】上只作一服。用水二盏，煎至一盏，温服，不拘时候。

【主治】下痢腹痛，脓血相杂。

【加减】白痢，不用甘草；赤痢，不用干姜。

10229 天浆散（《外科选要·补遗方》）

【组成】石决明（生研）　僵蚕　川山甲（土炒）　防风　连翘　羌活　乳香　金银花　黄连　归尾各一钱　大黄三钱　天花粉（新鲜未晒者）四两（石臼内捣烂，投水一碗，搅匀，绞去渣用）

【用法】上花粉净汁一碗半，同药煎至八分，入酒一杯，空心热服。行过三次，方用饮食。

【主治】脑疽积毒日深，坚肿木痛，口燥舌干，恶心烦渴，六脉沉实有力，大便闭结不通者。

【宜忌】忌食煎炒发物。

10230 天通丸（《普济方》卷二三四）

【组成】熟干地黄（焙）五钱　天门冬（去心，焙）　白术（锉）　干姜（炮）　当归（切，焙）　石斛（去根）　甘草（炙，锉）　肉苁蓉（酒浸，去粗皮，切，焙）　芍药　人参　大黄（炙，锉，炒）　紫菀（洗）各一两五钱　白茯苓（去黑皮）　防风（去苗）　麻仁（生研）各三分　白芷五钱　蜀椒（去目及合口，炒出汗）一两　杏仁三分（汤浸，去皮尖双仁，炒）

【用法】上为末，炼蜜煮枣肉合为丸，如梧桐子大。每服二十丸，米饮送下，一日三次。

【功用】久服身体润泽。

【主治】心腹积聚，胁肋刺痛、肌体羸瘦，不欲饮食；及八风十二痹，气血不荣。

10231 天萝水

《文堂集验方》卷一。为《赤水玄珠》卷二十八"西来甘露饮"之异名。见该条。

10232 天萝散（方出《医学正传》卷五，名见《外科大成》卷三）

【组成】丝瓜藤（近根）三五寸许（烧存性）

【用法】上为细末。酒调服之。

【主治】鼻渊。鼻中时流臭黄水，甚者脑亦时痛，俗名控脑砂。

【备考】《外科大成》本方用法：每服二三钱，黄酒调服。

10233 天黄丸（《医宗必读》卷九）

【组成】天花粉十两　黄连十两

【用法】竹叶汤为丸，如绿豆大。每服三钱，姜汤送下。

【主治】痰在心经者，名曰热痰，脉洪面赤，烦热心痛，口干唇燥，时多喜笑，其痰坚而成块。

【备考】本方原名天黄汤，与剂型不符，据《医钞类编》改。

10234 天黄散（《古今医鉴》卷十四）

【组成】天南星一两（水泡令软，细切片）　雄黄二钱

【用法】上和南星片在一处，用湿纸包裹，慢火煨令面焦，取出候干，为末。每以指蘸约敷口内，一日三四次，临卧再敷，不可吐出。

【主治】痘疹后，多食甜物，及食积疳热，口内并唇口生疮，牙床肿烂，甚至牙齿脱落，臭不可闻。

10235 天麻丸（《圣惠》卷三）

【组成】天麻一两　肉桂三分（去皱皮）　白僵蚕半两（微炒）　白附子三分（炮裂）　朱砂三分（细研，水飞过）　麝香一分半（研）　犀角屑三分　蔓荆子一两　独活一两　干姜一分（炮裂，锉）　附子一两（炮裂，去皮脐）　茯神一两

【用法】上为细末，研入朱砂、麝香等，炼蜜为丸，如梧桐子大。每服十丸，温酒送下，不拘时候。

【主治】肝风筋脉拘挛，脚膝疼痛，心神虚烦。

【宜忌】忌鸡、猪、鱼、蒜。

10236 天麻丸（《圣惠》卷三）

【组成】天麻二两　川芎一两　天南星三分（炮裂）　附子三分（炮裂，去皮脐）　乌蛇二两（酒浸，炙微黄，去皮骨）　桑螵蛸三分（微炒）　槐胶一两　桃胶一两　酸枣仁一两（微炒）　麝香一分（细研）　当归半两（锉，微炒）　干蝎半两（微炒）　独活一两　荆子一两　朱砂半两（微研）

【用法】上为末，炼蜜为丸，如绿豆大。每服十丸，以薄荷汤热酒送下，不拘时候。

【主治】肝脏风，筋脉抽掣疼痛，舌强语涩，肢节不利。

10237 天麻丸（《圣惠》卷五）

【组成】天麻一两　独活一两　人参三分（去芦头）　防风三分（去芦头）　附子一两（炮裂，去皮脐）　桂心一两　麻黄一两（去根节）　细辛二分　当归三分（锉，微炒）　白术三分　羚羊角屑三分　薏苡仁三分　干蝎三分（微炒）　牛膝三分（去苗）　芎䓖二分　茯神三分　牛黄一分（研）　天南星三分（锉，醋拌，炒令黄）　朱砂半两（细研）　龙脑一分（细研）　乌蛇肉一两（酥拌，炒令黄）　麝香一分（细研）　白僵蚕三分（微炒）

【用法】上为细末，入研了药，更同研令匀，炼蜜为丸，如梧桐子大。每服十丸，以温酒送下，加至十五丸，不拘时候。

【主治】脾脏中风，身体怠惰，四肢缓弱，恶风头痛，舌

本强直，言语謇语，皮肤顽痹。

10238 天麻丸（《圣惠》卷六）

【组成】天麻三分　防风半两（去芦头）　乌蛇肉一两（酒浸，炙微黄）　人参半两（去芦头）　羚羊角屑半两　枳壳三分（麸炒微黄，去瓤）　犀角屑半两　赤茯苓三分　牛蒡子三分（微炒）　麦门冬三分（去心，焙）　黄芩半两　羌活三分　麻黄一两（去根节）　苦参一分（锉）　秦艽三分（去苗）

【用法】上为末，炼蜜为丸，如梧桐子大。每服二十丸，以温浆水送下，不拘时候。

【主治】肺脏风毒，攻皮肤瘙痒，搔之成疮，或生风疹，鼻塞，头目昏闷，烦热。

10239 天麻丸（《圣惠》卷七）

【组成】天麻一两半　附子一两（炮裂，去皮脐）　巴戟一两　鹿茸二两（去毛，涂酥，炙微黄）　菖蒲一两　石斛一两半（去根，锉）　蚯蚓一两（微炒）　萆薢一两（锉）　肉桂一两（去皱皮）　牛膝一两（去苗）　天雄一两（炮裂，去皮脐）　独活一两　丹参一两　当归一两（锉，微炒）　杜仲一两（去皱皮，炙微黄，锉）　肉苁蓉一两半（酒浸一宿，刮去皱皮，炙令黄）　磁石二两（烧令通赤，醋淬七遍，细研，水飞过）

【用法】上为末，炼蜜为丸，如梧桐子大。每服二十丸，空心及晚食前以温酒送下。

【主治】肾脏气虚，风邪所中，腰脚缓弱无力，视听不聪，腰脊酸痛，脐腹虚冷，颜色不泽，志意昏沉。

10240 天麻丸（《圣惠》卷十九）

【组成】天麻一两　乌蛇二两（酒浸，炙微黄，去皮骨）　白僵蚕三分（微炒）　干蝎三分（微炒）　附子一两（炮裂，去皮脐）　干姜半两（炮裂，锉）　桂心三分　防风三分（去芦头）　蝉壳三分　川乌头三分（炮裂，去皮脐）　羌活三分　细辛三分　独活三分　麻黄一两半（去根节）　天南星半两（炮裂）　羚羊角屑一两

【用法】上为末，炼蜜为丸，如酸枣大。每服一丸，以温酒研下，不拘时候。

【主治】风痉。四肢强硬，口噤不开。

10241 天麻丸（《圣惠》卷十九）

【组成】天麻一两　木香半两　人参半两（去芦头）　赤茯苓半两　羌活半两　白芷半两　天蓼木半两　芎䓖半两　当归半两（锉，微炒）　麻黄一两（去根节）　乌蛇二两（酒浸，炙微黄，去皮骨）　白附子半两（炮裂）　龙脑一分　鹿角胶半两（捣碎，炒令黄燥）　甘菊花半两　生干地黄半两　细辛半两　牛黄一分（细研）　麝香一分（细研）

【用法】上为末，炼蜜为丸，如梧桐子大。每服十丸，以温酒送下，不拘时候。

【主治】虚损伤风，手足无力，肢体干燥，风痹不仁。

10242 天麻丸（《圣惠》卷二十一）

【异名】朱附丸（《杨氏家藏方》卷一）。

【组成】天麻一两　白附子一两（炮裂）　天南星半两（炮裂）　附子一两（炮裂，去皮脐）　腻粉一分　牛膝一两（去苗）　白僵蚕一两（微炒）　干蝎半两（微炒）　羌活一两　槐胶一两　羚羊角屑一两　防风一两（去芦头）　蝉壳半两　麝香一分（细研）　朱砂半两（细研）　白花蛇二两

（酒浸，去皮骨，炙令微黄）

【用法】上为末，入研了药令匀，炼蜜为丸，如鸡头子大。每服一丸，以生姜汁、薄荷各少许，入热酒二合相和研下，不拘时候频服。

【主治】中风，角弓反张，口噤不语，四肢拘急，并肾脏风毒攻注，手足顽麻，一切急风。

10243 天麻丸（《圣惠》卷二十二）

【组成】天麻一两　踯躅花一两　独活一两　麻黄二两（去根节）　附子一两（炮裂，去皮脐）　白附子一两（炮裂）　晚蚕蛾一两　乌蛇肉二两（酒浸，炙令黄）　防风一两（去芦头）　道人头一两　白蒺藜一两（微炒，去刺）　麝香半两（细研）　桂心一两　当归一两　川乌头一两（炮裂，去皮脐）

【用法】上为末，入麝香都研令匀，炼蜜为丸，如梧桐子大。每服二十丸，以温酒送下，不拘时候。

【主治】刺风。皮肤如针刺，或顽痹不仁。

【宜忌】如有汗出，切宜避风。

10244 天麻丸（《圣惠》卷二十三）

【组成】天麻半两　干蝎一分（微炒）　没药一分　麻黄三分（去根节）　地龙半两（去土，焙干）　朱砂一分（细研）　麝香一分（细研）　川乌头半两（去皮脐，生用）　防风一分（去芦头）　乳香半两

【用法】上为末，研入朱砂、麝香令匀，炼蜜为丸，如梧桐子大。每服二十丸，以薄荷酒送下，不拘时候。

【主治】风证，四肢筋脉拘挛，骨节疼痛。

【宜忌】忌羊血。

10245 天麻丸（《圣惠》卷二十五）

【组成】天麻二两　芎䓖一两　羌活一两　桂心一两　附子一两（炮裂，去皮脐）　藁本一两（去苗）　防风一两（去芦头）　细辛一两　干蝎半两（微炒）　白附子半两（炮裂）　犀角屑半两　牛黄一分（细研）　雄黄半两（细研）　麝香一两（分）（细研）　朱砂一两（细研，水飞过）　龙脑一分（细研）

【用法】上为末，入研了药，都研令匀，炼蜜为丸，如梧桐子大。每服十丸，以温酒或薄荷汤嚼下；如卒中风不语，口噤不识人迷闷者，研化服之。

【主治】一切风。

10246 天麻丸（《圣惠》卷七十八）

【组成】天麻　白附子（炮裂，锉）　天南星（炮裂）　羌活　白僵蚕（微炒）　赤茯苓　防风（去芦头）　桂心　朱砂（细研，水飞过）　干蝎（微炒）　蝉壳（微炒）　羚羊角屑各一两　铅霜半两（细研）　麝香一分（细研）　乌蛇一两（酒浸，去皮骨，炙令黄）

【用法】上为末，入研了药令匀，煮槐胶为丸，如梧桐子大。每服十丸，以温酒研下，不拘时候。

【主治】产后中风，身体如角弓反张，言语謇涩。

10247 天麻丸（《圣惠》卷七十八）

【组成】天麻一两　白僵蚕二分（微炒）　干蝎半两（微炒）　白附子半两（炮裂）　五灵脂半两　羌活一两　朱砂一两（细研，水飞过）　防风一两（去芦头）　雄雀粪一分（微炒）　牛黄一分（细研）

【用法】上为末，入研了药令匀，以糯米饭为丸，如梧

桐子大。每服十五丸，以薄荷汁和酒研下，不拘时候。

【主治】产后中风，恍惚语涩，四肢不利。

10248 天麻丸（《圣惠》卷八十五）

【组成】天麻一两　干蝎一两（生）　白僵蚕一两（生用）　防风一两（去芦头）　甘草一分（炙微赤，锉）　白附子一两（生用）　朱砂一分（细研）　雄黄一分　牛黄一分　麝香一分

【用法】上为末，研入朱砂等四味令匀，炼蜜为丸，如绿豆大。每服三丸，以薄荷汤化破服之，不拘时候。

【主治】小儿慢惊风热，筋脉跳掣，精神昏闷，风涎不利。

10249 天麻丸（《圣惠》卷八十五）

【组成】天麻一两　雄黄一分（细研）　乌蛇肉一分　蝉壳一分　干蝎一分　麝香一分（细研）　天竹黄一分（细研）　桂心一分　天南星一分　白芷一分　白附子一分　腻粉一分　半夏一分（酒浸七遍去滑）

【用法】上药并生用为末，都研令匀，煮枣肉为丸，如绿豆大。每服三丸，以薄荷酒送下，不拘时候。

【主治】小儿急惊风，四肢抽掣拘急，壮热，或则口噤。

10250 天麻丸（《圣惠》卷八十五）

【组成】天麻一分　朱砂一分（细研）　白芥子一分（细研，微炒）　龙齿一分（细研）　麝香半分（细研）　铅霜一分（细研）　天浆子二十个　天竹黄一分（细研）

【用法】上为末，炼蜜为丸，如黄米大。每服一丸，以薄荷酒研下。稍急者，加至三丸或五丸，不拘时候。

【主治】小儿天钓，眼目翻上，手足抽掣，发歇不定。

10251 天麻丸（《普济方》卷四十九引《博济》）

【组成】天麻二两　木香　元参　地榆　乌头（炮裂，去皮脐）　附子（炮裂，去皮脐）各半两　血竭一钱

【用法】上为末，用白砂蜜一盏，河水一盏，一处熬沸去沫，蜜熟和药为丸，如小豆大。每服二十丸，空心木香酒送下。

【功用】润颜色，乌髭鬓。

10252 天麻丸（《普济方》卷九十五引《博济》）

【组成】天麻　附子（炮裂，去皮脐）　干蝎（全者，炒）　白僵蚕（直者，炒）　芎藭　牛膝（去苗，酒浸，切，焙）各一两　干姜（炮）　甘草（炙）各半两

【用法】上为细末，炼蜜为丸，如梧桐子大。每服二十丸，温酒送下。

【主治】中风㖞曳，手足不收，口眼不正，语言謇涩，筋骨疼痛。

10253 天麻丸（《传家秘宝》卷中）

【组成】天麻二两　苦参三两　细辛二两　菖蒲二两　牛膝二两半　赤箭二两　黑附子一两（去皮脐，炮）　地榆二两　人参二两　川芎二两　官桂（去皮）一两半　木香一两　陈橘皮（汤浸，去瓤，焙干）一两半　当归二两　赤芍药二两　酸枣仁二两　威灵仙二两　藁本二两　防风一两　独活二两

【用法】上为细末，炼蜜为丸，如梧桐子大。每服二十丸，温酒送下，一日二次。

【主治】筋风，肝气不足，四肢挛痹。

10254 天麻丸（《脚气治法总要》卷下）

【组成】天麻　地龙　羌活　附子（去皮脐，生用）　桂

（去皮）　没药（研）　荆芥穗各一两　麝香一钱（别研）

【用法】上为细末，研匀，以生蜜为丸，如樱桃大，瓷器盛。每服一丸，荆芥、腊茶嚼下。如足破至甚者，不过二十日；上攻者，则食后服；下注者，食前服。

【主治】湿毒脚气攻注，两腿肿破重疼，皮肉顽紫，或上攻头面，皮肉发热。

【备考】《圣济总录》有独活。

10255 天麻丸（《圣济总录》卷五）

【组成】天麻二两（酒浸二宿，焙干用）　防风（去叉）　甜瓜子　威灵仙（去苗土）各半两　玄参（洗净，焙干）　地榆（洗净，焙干）　乌头（去皮脐，生用）各一两　龙脑（研）　麝香（研）各一钱

【用法】上为极细末，用蜜四两，河水四盏，同熬至四两，将药末一两半，入在蜜内，更熬三五沸，候冷，入余药拌合为丸，如鸡头子大。每服一丸，细嚼，茶、酒任下。

【主治】肝风。头目眴动，筋络拘急，或肢体弛缓不收。

10256 天麻丸（《圣济总录》卷六）

【组成】天麻　白附子（炮）　天南星（炮）各半两　半夏一分（汤浸，生布挪洗七遍，入姜一分同捣，焙）　干蝎（酒炒）一分

【用法】上为末，用貒猪胆一枚为丸，如小豆大。每服五丸至七丸，空心薄荷酒送下；小儿丸如大麻子大，每服一丸至二丸，薄荷汤送下。

【主治】中急风。

10257 天麻丸（《圣济总录》卷六）

【组成】天麻一分　蝎梢一分（炒）　天南星（生，去脐）　白僵蚕（炒）　白附子（炮）　乌蛇（酒浸，去皮骨，炙）各半两　丹砂（别研）　麝香各一分（别研）

【用法】上为细末，炼蜜为丸，如鸡头子大。每服一丸，嚼破，茶、酒任下。如牙关紧急，用少许揩牙，即开。

【主治】卒中诸风。

10258 天麻丸（《圣济总录》卷六）

【组成】天麻　地榆　木香　防风（去叉）　乌头（去皮，生用）　丁香各半两　丹砂二钱（研）　麝香（研）　龙脑（研）　牛黄各一钱半（研）　自然铜半两（火煅红，以米醋浸，又煅，凡十余次，水洗去灰，研）

【用法】上药除丹砂、自然铜、麝香、龙脑、牛黄别研外，六味焙干，为细末，同前药拌匀，炼蜜为丸，捣治得所，新瓦台盛贮，旋丸，大人如樱桃大，小儿如豆大加减。每服一丸，日午、晚后用薄荷熟水嚼下。

【主治】丈夫妇人卒中恶风，热涎潮壅，手足麻痹，齿噤不开，语言不得；或暴风搏于腠理，浑身壮热，头目昏眩，心躁烦热；小儿急、慢惊风。

10259 天麻丸（《圣济总录》卷七）

【组成】天麻二两　玄参　防风（去叉）　干浮萍（紫背者，洗，焙）　地榆　干薄荷　乌头（炮裂，去皮脐）　牛膝（酒浸，切，焙）各一两　不蛀肥皂荚五挺（就地坑内烧成黑灰，以瓷碗合定，候冷，用半两细研，入诸药）　牛黄　龙脑各一钱（别研入）

【用法】上药除别研外，为细末，和匀，炼蜜为丸，如鸡头子大。每服一丸，温酒嚼下。

【主治】风气瘫缓。

10260 天麻丸（《圣济总录》卷七）

【组成】天麻　白附子　附子（去皮脐）　乌头（去皮脐）　羌活（去芦头）　荆芥穗各一两

【用法】上药并生为末，炼蜜为丸，如鸡头子大。每服半丸或一丸，用生薄荷三叶同嚼，茶、酒任下。

【主治】瘫缓风。

10261 天麻丸（《圣济总录》卷八）

【组成】天麻　地榆各一两　乌头（炮裂，去皮脐）二两　玄参一两　胡蜂蛹子三十枚（焙干）

【用法】上为末，炼蜜为丸，如梧桐子大。每服三丸至五丸，食前薄荷酒嚼下。

【主治】中风手足不随，肢体疼痛。

10262 天麻丸（《圣济总录》卷八）

【组成】天麻二两　地榆一两　没药三分（研）　玄参　乌头（炮裂，去皮脐）各一两　麝香一分（研）

【用法】上药除麝香、没药细研外，同为末，与研药拌匀，炼蜜为丸，如梧桐子大。每服二十丸，空心、晚食前温酒送下。

【主治】中风手足不随，筋骨疼痛，行步艰难，腰膝沉重；皮肤瘙痹。

10263 天麻丸（《圣济总录》卷八）

【组成】天麻半两　蝎梢（微炒）　没药各一分（研）　麻黄（去根节）　地龙（去土，炒）各半两　丹砂（研）　麝香各一分（研）　防风（去叉）半两　乌头（去皮脐，生用）　乳香（研）　自然铜（煅，醋淬）各半两　安息香一两（酒化，入蜜，同熬成膏）

【用法】上药除安息香外，捣研为末，再同研匀，以安息香膏和为丸，如梧桐子大。每服二十丸，以薄荷酒送下，不拘时候。

【主治】中风。四肢筋脉拘挛，骨节疼痛，少力。

【宜忌】忌羊血。

【加减】素有热人，减乌头一半。

【备考】有人患手臂不随，又有患腿膝无力，行步辄倒，服之并效。

10264 天麻丸（《圣济总录》卷十一）

【组成】天麻　附子（炮裂，去皮脐）　芎䓖　乌药　白附子（生用）各一两　荆芥穗八两　龙脑（别研）　麝香（别研）各一钱

【用法】上药除别研外，为细末，拌匀，炼蜜为丸，如鸡头子大。每服一丸，空心、临卧温酒嚼下。

【主治】风客皮肤，瘙痒麻痹。

10265 天麻丸（《圣济总录》卷十二）

【异名】荆芥汤（《普济方》卷一〇七）。

【组成】天麻　芎䓖各一两　荆芥穗　鸡苏叶各二两　白附子（炮）　甘草（炙）各半两

【用法】上为细末，炼蜜为丸，如樱桃大。每服一丸，嚼破，茶、酒任下。

【主治】风循经络，肌肉眴动，头目昏眩，手足麻痹。

10266 天麻丸（《圣济总录》卷十七）

【组成】天麻（酒浸一宿，切，焙）　附子（炮裂，去皮脐）　白附子（新罗者，炮）　芎䓖　当归（切，焙）　乌药（天台者）各一两　荆芥穗六两

【用法】上为末，炼蜜为丸，如弹子大。每服一丸，薄荷酒嚼下，一日三次；如不喜酒，薄荷茶嚼下亦得。

【主治】头面风，及暗风仆倒。

10267 天麻丸（《圣济总录》卷十八）

【组成】天麻　白茯苓（去黑皮）各二两　白附子（炮）一两半　白芷　芎䓖各二两　附子（炮裂，去皮脐）一两　防风（去叉）二两　细辛（去苗叶）半两　独活（去芦头）　白僵蚕（炒）　桔梗（炒）　马牙消（研）各一两　丹砂（研）三分　白龙骨一两　牛黄（研）一分　麝香（研）半两

【用法】上药除另研外，捣罗为末，次将别研药和匀，炼蜜为丸，如梧桐子大。每服七丸至十丸，温酒送下，空心、日午、临卧服。治一切风要出汗，即炒豆淋酒送下，厚衣盖覆。

【主治】大风癫。

10268 天麻丸（《圣济总录》卷八十一）

【组成】天麻（生用）五两　麻黄（去根节）十两　草乌头（炮，去皮）　藿香叶　半夏（炮黄色）　白面（炒）各五两

【用法】上为细末，滴水为丸，如鸡头子大，丹砂为衣。每服一丸，茶、酒嚼下，一日三次，不拘时候。

【主治】风湿脚气，筋骨疼痛，皮肤不仁。

10269 天麻丸（《圣济总录》卷八十三）

【组成】天麻（生用）二两　海蛤（别捣）　白附子（炮）各一两半　天南星（炮）　干蝎（去土，酒炒）　丹砂（研）　白僵蚕（酒炒）　桂（去粗皮）　羌活（去芦头）　蔓荆实（去皮）各一两　白花蛇（酒浸，去皮骨，炙）四两　麻黄一斤（去根，不去节，用水五升，煎至二升，去滓，入酒二升，同煎如膏）　麝香（别研）一分

【用法】上十三味，将九味捣罗为末，入海蛤、麝香、丹砂和匀，以麻黄膏为丸，如梧桐子大。每服二十丸，豆淋酒送下，日三夜一。

【主治】风毒脚气，四肢瘙麻，筋脉挛急，语言謇涩。

10270 天麻丸（《圣济总录》卷九十二）

【组成】天麻（酒浸，锉，焙）　干姜（炮）　桂（去粗皮）　桔梗（切，焙）　附子（炮裂，去皮脐）各一两　木香　独活（去芦头）各三分　白术（炒）　诃黎勒（煨，去核）　麻黄（去根节）　细辛（去苗叶）各半两

【用法】上为末，炼蜜为丸，如梧桐子大。每服二十丸，薄荷茶送下。

【主治】气极虚寒，皮痹。

10271 天麻丸（《圣济总录》卷一〇八）

【组成】天麻一两半　附子（炮裂，去皮脐）一两　半夏（汤洗七遍去滑）一两　荆芥穗半两　木香半两　桂（去粗皮）一分　芎䓖半两

【用法】上为末，入乳香和匀，滴水为丸，如梧桐子大。每服五丸，渐加至十丸，茶清送下，一日三次。

【主治】偏正头疼，首风攻注，眼目肿疼昏暗，及头目旋运，起坐不能。

10272 天麻丸（《圣济总录》卷一〇八）

【组成】天麻　鸡苏　独活（去芦头）　人参　芎䓖各一两　荆芥穗　细辛（去苗叶）　甘草（炙）　犀角屑各半两

【用法】上为末，炼蜜为丸，如樱桃大。每服一丸，嚼细茶清送下，食后服。

【主治】肝心壅热，目睛疼痛，牵连眉额。

10273 天麻丸（《圣济总录》卷一〇八）

【组成】天麻一两半　羌活（去芦头）一两半　芎劳一两半　羚羊角（镑）一两　干薄荷叶二两　人参一两　干蝎（炒）四钱　白僵蚕（直者，微炙）一两　天南星（牛胆制者）半两　龙脑　麝香各二钱（研）

【用法】上十一味，先将九味捣罗为末，入龙脑、麝香同研匀，炼蜜为丸，如鸡头子大，以丹砂为衣。每服一丸，细嚼，茶、酒任下，食后服。

【主治】胸膈风痰，头目旋运，时发昏痛。

10274 天麻丸（《圣济总录》卷一六二）

【组成】天麻（酒炙）　白附子（炮）　天南星（炮）　桂（去粗皮）　乌蛇（酒浸，去皮骨，炙）　麻黄（去根节，沸汤掠去沫，焙）　独活（去芦头）　白僵蚕（炒）　干蝎（去土，炒）　吴茱萸（炒）各一两　丹砂（别研）半两　麝香（别研）一分

【用法】上药除丹、麝外，捣罗为末，共和匀，炼蜜为丸，如梧桐子大。每服二十丸，温酒送下，不拘时候。

【主治】产后中风，角弓反张，筋脉强急。

10275 天麻丸（《圣济总录》卷一七〇）

【组成】天麻　白僵蚕（炒）　干蝎（去土，炒）　白附子各二钱　牛黄（研）　丹砂（研）　麝香（研）各半钱　雄黄（研）一钱

【用法】上为末，炼蜜为丸，如鸡头子大。每服一丸，薄荷汤化下。

【主治】小儿慢惊，神识昏塞，时发时省，手足搐搦，目睛直视。

10276 天麻丸（《幼幼新书》卷十引《朱氏家传》）

【组成】天麻　全蝎（炒）　天南星（炮，去皮）　白僵蚕（直者，炒）各等分

【用法】上为细末，酒糊为丸，如大麻子大。每服一岁十丸，加至十五丸，荆芥汤送下。

【主治】小儿诸惊。

10277 天麻丸（《杨氏家藏方》卷一）

【组成】天麻二钱半（去苗）　栝楼根　郁金　防风（去芦头）　马牙消　天竺黄　甘草（炙）各一钱　黑参半钱　川乌头（炮，去皮脐尖）半枚

【用法】上为细末，加麝香、脑子少许，炼蜜为丸，每两作十丸。每服一丸，食后细嚼，煎紫苏汤送下。

【主治】男子、妇人卒暴中风，口眼㖞斜。

10278 天麻丸（《杨氏家藏方》卷二）

【组成】天麻四两（酒浸一宿，焙干）　川芎四两　防风（去芦头）四两　甘草二两

【用法】上为细末，炼蜜为丸，每一两分作十丸，朱砂为衣。每服一丸，细嚼，食后茶清送下。

【主治】风气壅盛，头疼目涩，项背拘急，鼻塞耳鸣。

10279 天麻丸（《传信适用方》卷四）

【组成】天麻一钱　白附子二钱　大附子（炮，去皮脐）一钱　赤脚蜈蚣一钱　白花蛇项肉一钱　羌活一钱　麻黄半两（捶碎，水煎，去滓，熬成膏）

【用法】上为末，以麻黄膏搜为丸，如梧桐子大。每服一丸，薄荷汤酒磨化咽下。

【主治】小儿因惊中风，角弓反张，及慢脾风。

【备考】原书追风散用法项称：先用追风散吐出风涎，然后服本方。

10280 天麻丸（《保命集》卷中）

【异名】易老天麻丸（《景岳全书》卷五十四）。

【组成】天麻六两（酒浸三日，晒干称）　牛膝六两（同上浸）　杜仲七两（锉，炒去丝）　萆薢六两（别研为细末）　玄参六两　当归十两　生地黄十六两　羌活十两　附子一两

【用法】上为细末，炼蜜为丸，如梧桐子大。常服五七十丸，病大至百丸，空心、食前温酒或白汤送下。平明服药至日高，饥则止。服药大忌壅塞，失于通利，故服药半月稍觉壅，微以七宣丸轻疏之，使药再为用也。

【功用】❶《医略六书》：养阴疏热。❷《中国药典》：祛风除湿，舒筋通络，活血止痛。

【主治】风湿痹痛，经脉不利，手足麻木，步履艰难，腰腿酸痛及筋脉抽掣。

❶《景岳全书》：诸风肢节麻木，手足不随。❷《医略六书》：肾虚有风，尺脉浮弦细数者。❸《中国药典》：肢体拘挛，手足麻木，腰腿酸痛。

【方论选录】❶《保命集》：牛膝、萆薢治筋骨，杜仲使筋骨相著，天麻、羌活和风之胜药，当归、地黄养血，能和荣卫，玄参主用，附子佐之行经也。❷《医略六书》：肾虚有风，必有脚膝痿弱之病，此虽略不言证，观尺脉之浮弦细数可知。故以天麻散风湿，玄参退虚热，羌活疏邪于表，附子扶阳于里，萆薢渗湿热，白蜜润虚燥，牛膝、杜仲壮腰膝以强筋骨，当归、生地养血脉以滋肾也。俾肾阴内充，则肝血自足而虚热退藏，虚风无不外解矣。此养阴疏热之剂，为肾虚召风挟热之专方。❸《成方切用》：此方大意，主治肾热生风。其以天麻入牛膝同制，取其下达；倍用当归、地黄，生其阴血；萆薢、玄参，清下焦之湿热；附子补下焦之真阳，盖为肾中阳虚，故风得以久据其地也；用羌活之独本者，即真独活，不必更加也。

【备考】❶《元戎》有独活五两。❷ 本方改为胶囊剂，名"天麻胶囊"（见《成方制剂》3册）。本方改为片剂，名"天麻片"（见《成方制剂》4册）。

10281 天麻丸（《保命集》卷下）

【组成】天麻一两　半夏　南星各一两　雄黄少许

【用法】上以白面二两，滴水为丸，如梧桐子大。每服五十丸至百丸，煎淡水令沸，下药煮十余沸，漉出，食前生姜汤送下。

【主治】咳嗽。

10282 天麻丸（《直指小儿》卷一）

【组成】南星（炮）二钱　白附子（炮）　牙消　天麻　川灵脂　全蝎（焙）各一钱　轻粉半钱　巴霜一字

【用法】上为末，面糊为丸，如麻子大。每服一丸，薄荷、姜钱泡汤送下。

【功用】利惊下痰。

【主治】钓肠，锁肚，撮口。

10283 天麻丸（《直指小儿》卷三）

【组成】青黛（干）　川黄连　天麻　北五灵脂　夜明砂（微炒）　川芎　芦荟各二钱　龙胆草　防风　蝉壳（去

足）各一钱半　全蝎二枚（焙）　麝香（少许）　干蟾头（炙焦）三钱

【用法】上为末，猪胆汁浸糕为丸，如麻子大。每服十九，薄荷汤送下。

【主治】肝疳，风疳、疳眼。

10284 天麻丸（《御药院方》卷一）

【组成】龙脑薄荷叶一两　荆芥穗（去子）　天麻　甘草（炙）各二两半　川芎　羌活　白芷　马牙消　玄参各一两半　川乌头二分半（炮制，去皮脐）

【用法】上为细末，炼蜜为丸，如鸡头子大。每服一丸至二丸，食后细嚼，茶清送下。

【功用】凉膈明目。

【主治】肺脏风热，鼻塞不通，头昏脑闷。

10285 天麻丸（《卫生宝鉴》卷九）

【组成】天麻　川乌（生，去皮）各三钱　草乌（生）雄黄各一钱

【用法】上为末，酒糊为丸，如梧桐子大。每服十丸，温酒送下，不拘时候。

【主治】破伤风。

10286 天麻丸（《永类钤方》卷十一）

【组成】天麻（酒浸）　枸杞子（酒浸，蒸）　巴戟（泡，去心）　苁蓉（酒浸）　白术（煨）　黑牵牛（炒）　破故纸（炒）　白蒺藜（炒）　当归（酒洗）各一两　菟丝子（酒蒸）　白茯苓各二两　枸杞根　菊花各一两　青盐半两（别研）　川乌　草乌各一两　雄黑小乌豆半升

【用法】先以前十四味为末，以三乌用水先煮一日，烂为度，焙干作末，同前末酒糊为丸，如梧桐子大。空心盐汤送下。

【主治】肝肾俱虚，眼昏或生黑花，乱飞如蝇虫翅羽，长流冷泪。

【加减】虚寒，加附子。

【备考】方中枸杞根，原作"枸杞子"，据《普济方》改。

10287 天麻丸（《丹溪心法》卷五）

【组成】天麻（即益母草，六月间连根采，阴干）不拘多少。

【用法】上为末，炼蜜为丸，如龙眼大。临产时服一丸，温酒或白汤化下。

【功用】易产。

【主治】难产，并除产后百病。

10288 天麻丸（《普济方》卷三六一引《傅氏活婴方》）

【组成】牛黄　天麻　天竺黄　铅霜　南星　胡黄连各等分

【用法】上为末，枣肉为丸，如绿豆大。荆芥汤送下。

【主治】痰涎壅盛，迷闷。

10289 天麻丸（《普济方》卷二十八）

【组成】天麻一两　蝉壳一两　皂荚（去皮，酥炙令黄焦，去子）三两

【用法】上为末，用精羊肉研烂和捣为丸，如梧桐子大。每服二十丸，荆芥汤送下。

【主治】肺脏风毒，外攻皮肤，瘙痒生疮。

10290 天麻丸（《普济方》卷九十二）

【组成】天麻　川芎　白僵蚕（微炒）　白附子（炮裂）　天南星（炮裂）各一两　防风（去芦头）三分　羚羊角屑半两　干蝎（微炒）　牛黄（细研）　麝香（细研）各一分　腻粉半分　麻黄（去根节）三分

【用法】上为末，入研了药令匀，炼蜜为丸，如梧桐子大。每服十丸，以温酒送下，不拘时候。

【主治】中风口眼㖞斜，言语不正。

10291 天麻丸（《普济方》卷九十五）

【组成】犀角（镑）一两　天麻（酒炙）二两　独活（去芦头）　人参　丁香　木香　乌药　麻黄（去根节）各一两　牛膝（研）　龙脑（研）　琥珀（研）　乳香（研）　真珠（研）　麝香（研）各一分　天南星（牛胆制者）　防风（去叉）各半两　白花蛇（酒浸，去皮骨，炙）三分　蝎梢（炒）一分　芎䓖一两　安息香一两（酒化研，去砂石，熬成膏）

【用法】上除研化外，为细末，再研令匀，入安息香膏，并炼蜜为丸，如梧桐子大。每服二十丸，温酒送下，不拘时候；荆芥汤亦得。

【主治】一切风，手足颤曳，肢体不仁，及骨节疼痛，口面偏斜，痰涎语涩，心忪惊悸。

10292 天麻丸

《普济方》卷一〇五。为《局方》卷一"防风丸"之异名。见该条。

10293 天麻丸（《本草纲目》卷十二引《普济方》）

【组成】天麻半两　芎䓖二两

【用法】上为末，炼蜜为丸，如芡实大。每食后嚼一丸，茶、酒任下。

【功用】消风化痰，清利头目，宽胸利膈。

【主治】心忪烦闷，头运欲倒，项急，肩背拘倦，神昏多睡，肢节烦痛，皮肤瘙痒，偏正头痛，鼻䘐，面目虚浮。

【备考】本方改为胶囊剂，名"天舒胶囊"（见《中国药典》2010版）。

10294 天麻丸（《袖珍小儿》卷四）

【组成】天麻　蝉退　僵蚕　人参各一钱　川芎一钱半　甘草二钱　硼砂五分　辰砂二钱　天竺黄一钱　雄黄　白附子各一钱　金箔五片　南星二钱（胆治）

【用法】上为末，炼蜜为丸，如芡实大，金箔为衣。每服一丸，薄荷汤化下。

【主治】小儿未满百日，咳嗽不止，名乳嗽。

【备考】按：《保婴撮要》有砒一钱。

10295 天麻丸（《扶寿精方》）

【组成】天麻二两　秦艽（去芦）　川续断　防风（去芦）　独活各一两　威灵仙五钱　桂枝三钱　片芩五钱（炒）

【用法】上为末，酒糊为丸，如梧桐子大。每服五十丸，滚水送下。

【主治】诸痛属火，兼受风寒湿热之气，发动于经络之中，以致肩臂手膊疼痛。

10296 天麻丸（《古今医鉴》卷二）

【组成】天麻一两五钱　牛膝（酒洗）一两半　萆薢一两五钱　玄参一两五钱　当归二两五钱　羌活一两五钱　独活一两　生地黄四两　杜仲（酒炒断丝）一两五钱　附子（制）五钱　知母（盐酒炒）一两

【用法】上为极细末，炼蜜为丸，如梧桐子大。每服八十丸，空心温酒送下。

【功用】❶滋阴抑火,行荣卫,壮筋骨。❷《中国药典》2010版:祛风除湿,通络止痛,补益肝肾。

【主治】❶中风先兆,风因热而生,热胜则风动。大指、次指麻木不仁,或手足少力,或肌肉微掣。❷《中国药典》2010版:风湿瘀阻、肝肾不足所致的痹病,症见肢体拘挛,手足麻木,腰腿酸痛。

【备考】《中国药典》2010版本方去知母。

10297 天麻丸(《傅青主女科》)

【组成】天麻一钱 防风一钱 川芎七分 羌活七分 人参 远志 柏子仁 山药 麦冬各一钱 枣仁一两 细辛一钱 南星曲八分 石菖蒲一钱

【用法】上为细末,炼蜜为丸,辰砂为衣。每服六七十丸,清汤送下。

【主治】产后中风,恍惚语涩,四肢不利。

10298 天麻丸(《胎产指南》卷七)

【组成】天麻 防风各五钱 茯神一两 川芎七钱 枣仁一两 羌活七钱 人参 远志 柏子仁 山药 麦冬各一两 细辛四钱 南星曲九钱 半夏曲九钱 当归六两 石菖蒲八钱

【用法】上为末,炼蜜为丸,朱砂为衣。

【主治】产后中风,恍惚语涩,四肢不利。

10299 天麻丸(《冯氏锦囊•杂证》卷三)

【组成】天麻 半夏(姜制) 防风 羌活 胆星 僵蚕 全蝎各等分

【用法】上为末,面糊为丸,如芡实大,朱砂为衣。钩藤煎汤送下。

【主治】胎风。

10300 天麻丹(《丹溪心法附余》卷四)

【组成】乌头八两 苍术四两 全蝎一两 荆芥 防风 天麻各二两

【用法】上为细末,用豆腐和匀作饼,入铜铫以水满煮药至半沉半浮,存性为度,取出,待半干为丸,如梧桐子大,以朱砂为衣。临卧时先嚼木瓜一片,以好酒吞下二三十丸。服后觉昏沉,吐痰涎一二时为效。

【主治】诸风瘫痪及白虎历节风。

10301 天麻汤

《千金》卷二十三。为《外台》卷三十四引《集验方》"天麻草汤"之异名。见该条。

10302 天麻汤(《圣济总录》卷八)

【组成】天麻半两 羌活(去芦头) 人参 桂(去粗皮) 白术 麻黄(去节,先煎,掠去沫,焙干) 杏仁(汤浸,去皮尖双仁,炒)各一分 附子(炮裂,去皮脐)一枚

【用法】上锉,如麻豆大。每服五钱匕,水二盏,加生姜一枣大(拍碎),同煎至一盏,去滓,入酒半盏,再煎一沸,热服;服后以生姜稀粥投之取汗,一日二次。

【主治】风痉,身如板直,遍身硬强。

10303 天麻汤(《圣济总录》卷二十二)

【组成】天麻 麻黄(去根节,煎,掠去沫,焙) 羌活(去芦头) 附子(炮裂,去皮脐) 桂(去粗皮)各半两 杏仁(去皮尖双仁,炒) 人参 细辛(去苗叶) 白术各一分

【用法】上锉,如麻豆大。每服四钱匕,水一盏,酒半盏,加生姜一枣大(拍碎),同煎至八分,去滓,食前温服。

【主治】中风伤寒,身体反强。

10304 天麻汤(《圣济总录》卷四十一)

【组成】天麻 独活(去芦头) 酸枣仁(炒) 薏苡仁 防风(去叉)各一两 赤茯苓(去黑皮) 芎䓖 羚羊角(镑) 甘草(微炒,锉) 桂(去粗皮) 麻黄(去节,煎,掠去沫,焙)各半两

【用法】上为末。每服三钱匕,水一盏,加薄荷少许,同煎至六分,去滓,食后温服。

【主治】肝脏风毒流注,四肢拘急,筋脉抽掣,百节麻木,身体疼痛,头目昏眩。

10305 天麻汤(《圣济总录》卷四十二)

【异名】天麻煮散(《普济方》卷十五)。

【组成】天麻(酒炙) 附子(炮裂,去皮脐)各一两半 干蝎(去土,炒) 羌活(去芦头) 芎䓖 白附子(炮) 牛膝(去苗,酒浸,切,焙) 麻黄(去根节) 白花蛇(酒浸,去皮骨,炙焦) 枸杞 白芷 人参 草薢 海桐皮 防风(去叉) 桂(去粗皮) 酸枣仁(炒) 白蒺藜(炒) 当归(切,焙) 甘草(炙)各一两 乳香(研)一两半

【用法】上药除研者外,锉如麻豆大。每服五钱匕,水一盏半,加生姜三片,煎取八分,去滓温服。其煎药水,每用桃、柳、桑枝嫩者各一两(净洗细锉),甘菊叶半两,如无叶以花代,用水二升,煎取一升,去滓,若冬月,十日为一料;夏月,逐日修事服之。

【主治】肝脏风毒气注手臂、头项、肩髃、腰足,筋脉拳急,攻刺疼痛,或四肢虚肿、头目旋运、黑花昏暗,呕逆食减。

10306 天麻汤(《圣济总录》卷一六〇)

【异名】天麻散(《普济方》卷三四八)。

【组成】天麻 诃黎勒(炮过,用皮) 木香各一两 芸薹子半两(微炒)

【用法】上为粗末。每服二钱匕,水一盏,煎至七分,去滓温服,相次再服。

【主治】产后血晕。

10307 天麻汤(《痘疹传心录》卷十五)

【组成】天麻 橘红 南星 白茯苓 甘草 防风 木通 天花粉 薄荷 僵蚕 钩藤 白附子

【用法】加生姜三片,水煎服。

【主治】急惊痰搐。

10308 天麻汤

《杏苑》卷八。为《卫生宝鉴》卷九"神效天麻汤"之异名。见该条。

10309 天麻汤(《审视瑶函》卷三)

【组成】天麻 家菊花 川芎 当归身 羌活 白芍药 甘草各等分

【用法】上锉。白水二钟,煎至八分,去滓,食后热服。

【主治】目疾,白珠俱青症。郁邪蒸逼,走入珠中,膏汁游出,入于气轮、致白睛色忽变青蓝,瞳神必有大小。

【加减】伤寒疟后,白珠青者,加柴胡、麦门冬(去心)、黄芩、天花粉;毒气所攻,白珠青者,加黄芩、牛蒡子(炒,研)、连翘、黄连。

10310 天麻汤(《证治宝鉴》卷十一)

【组成】天麻 黄耆 甘草 人参 茯苓 桂 续

断 草薢 升麻 羌活 巴戟 牛膝 苍术

【主治】经络中有湿,身重,脉沉,挟虚,遇阴天或久坐湿地而发者。

10311 天麻汤(《眼科阐微》卷三)

【组成】天麻 白蒺藜(炒) 广陈皮(盐制)各等分

【用法】水煎,食后服。

【主治】痰盛,头眩,目昏。

10312 天麻饮(《活幼心书》卷下)

【组成】天麻(明亮者) 川乌(炮制,去皮)各七钱

【用法】上咬咀。每服二钱,水一盏,加生姜三片,慢火煎若稀糊,不拘时候,勤与温服。

【主治】诸般风搐,不省人事。

10313 天麻饼(《圣济总录》卷一〇一)

【组成】天麻 芎藭 白芷各五两

【用法】上为细末,炼蜜和匀,每一两分作三十饼。每服一饼,细嚼,茶汤送下,不拘时候。

【主治】诸风,头多白屑。

10314 天麻饼(《普济方》卷四十六)

【异名】如圣饼子。

【组成】川乌(生,去皮尖) 天麻 防风 干姜 羌活 甘草(生)各一两 半夏(洗) 天南星(生)各半两

【用法】上用汤浸炊饼,和捏成丸。每服三饼,荆芥或葱茶细嚼送下。一方有川芎,无羌活,用生姜汁和捏成饼子,阴干一二日,晒干服,更增饼数随意。头疼甚者,更于芎辛汤方中求之。若初成伤寒,因汗而解,尚余头痛者,浓煎葱白、生姜汤送下。

【功用】温中快膈。

【主治】头风,伤风鼻塞,一切头疼,偏正头风;并治中脘痰饮停积,及脾胃饮食所伤。

10315 天麻饼

《疡科捷径》卷下。为《外科正宗》卷四"天麻饼子"之异名。见该条。

10316 天麻酒(《普济方》卷三一七引《十便良方》)

【组成】天麻二两(切) 牛膝二两 附子二两 杜仲二两

【用法】上锉细,以生绢袋盛,用好酒一斗五升,浸经七日。每服温饮下一小盏。

【主治】妇人风痹,手足不遂。

10317 天麻酒

《成方制剂》3册。为原书同册"参茸天麻酒"之异名。见该条。

10318 天麻散(《圣惠》卷十)

【组成】天麻 附子(炮裂,去皮脐) 川乌头(炮裂,去皮脐) 干蝎(微炒) 石膏 白附子(炮裂) 天南星(炮裂)各半两 雄黄一分(细研) 麝香一钱(细研)

【用法】上为细末。每服一钱,生姜汤调下,日三四服。

【主治】伤寒中风,筋脉拘急。

10319 天麻散(《圣惠》卷十九)

【组成】天麻一两 桂心三分 附子三分(炮裂,去皮脐) 麻黄三分(去根节) 防风半两(去芦头) 当归半两(锉,微炒) 羌活二分 独活三分 木香半两 细辛半两 芎藭半两 羚羊角屑半两

【用法】上为散。每服四钱,以水、酒各半中盏,煎至六分,去滓温服,不拘时候。

【主治】中风失音不语,手足不遂。

10320 天麻散(《圣惠》卷十九)

【组成】天麻一两 干蝎一两(微炒) 乌蛇二两(酒浸,炙微黄,去皮骨) 天南星三分(炮裂) 白附子一分(炮裂) 天雄半两(炮裂,去皮脐) 白僵蚕三分(微炒) 干姜三分(炮裂,锉) 槟榔半两 人参二分(去芦头) 芎藭半两 麻黄一两(去根节)

【用法】上为细散。每服一钱,以热酒调下,顿三服,不拘时候。以厚衣盖,汗出为度。

【主治】中风不能语,四肢强。

10321 天麻散(《圣惠》卷十九)

【组成】天麻一两半 当归一两(锉,微炒) 防风一两(去芦头) 独活一两半 麻黄一两半(去根节) 桂心一两 细辛一两 附子一两(炮裂,去皮脐) 蔓荆子一两

【用法】上为粗散。每服四钱,以水、酒各半中盏,加生姜半分,煎至五分,去滓温服,不拘时候。

【主治】风痉口噤,腰背强直,不可转侧。

10322 天麻散(《圣惠》卷十九)

【异名】独活散(《圣济总录》卷九)。

【组成】天麻二两 蝉壳半两 阿胶一两(捣碎,炒令黄燥) 地骨皮一两 麦门冬一两半(去心,焙) 薏苡仁一两 独活二两 白鲜皮一两 羚羊角屑一两 防风一两(去芦头) 附子一两(炮裂,去皮脐) 人参一两(去芦头) 牛蒡子一两(微炒) 赤芍药一两 甘草一两(炙微赤,锉) 桑根白皮一两(锉)

【用法】上为细散。每服二钱,以温酒调下,不拘时候。

【主治】风痹。四肢不收,言语謇涩,不能转动。

10323 天麻散(《圣惠》卷十九)

【组成】天麻一两 麒麟竭一两 白僵蚕一两(微炒) 干蝎一两(微炒) 防风一两(去芦头) 犀角屑一两 麝香一钱(细研)

【用法】上为细散。每服二钱,以温酒调下,不拘时候。

【主治】中风,倒仆不知人,及口面㖞斜。

10324 天麻散(《圣惠》卷十九)

【组成】天麻半两 白附子半两(炮裂) 羌活半两 防风半两(去芦头) 牛膝三分(去苗) 麻黄一两(去根节) 芎藭半两 草薢三分(锉) 独活半两 当归半两(锉,微炒) 桂心半两 干蝎一分(微炒) 白僵蚕半两(微炒)

【用法】上为细散。每服二钱,暖竹沥酒调下,不拘时候。

【主治】风湿痹。身体顽麻,皮肤瘙痒,筋脉急,言语謇涩,手足不遂。

10325 天麻散(《圣惠》卷二十)

【组成】天麻半两 麒麟竭半两 白僵蚕半两(微炒) 干蝎半两 防风半两(去芦头) 犀角屑半两 麻黄一两(去根节) 牛黄一分(细研) 麝香一分(细研)

【用法】上为细散,入研了药令匀。每服一钱,以温酒调下,不拘时候。

【主治】卒中风,仆倒不识人,口角㖞斜。

10326 天麻散（《圣惠》卷二十一）

【组成】天麻一两　麻黄一两（去根节）　防风一两（去芦头）　芎䓖一两　枳壳一两（麸炒微黄,去瓤）　荆芥一两　桂心一两　附子一两（炮裂,去皮脐）　独活一两　白术一两　当归一两（锉,微炒）　石膏二两

【用法】上为粗散。每服四钱,以水一中盏,加生姜半分,煎至六分,去滓温服,不拘时候。

【主治】偏风不遂,心神虚烦,头目昏重,肢节不仁。

10327 天麻散（《圣惠》卷二十一）

【组成】天麻半两　腻粉半两　干蝎半两（微炒）　硇砂半两　防风半两（去芦头）　细辛半两　川乌头半两（生用,去皮脐）　羌活半两　蝉壳一分（微炒）

【用法】上为细散。入腻粉,都研令匀,每服半钱,以豆淋酒调下,不拘时候。

【主治】破伤风。牙关急硬,腰背强直,四肢拘急。

10328 天麻散（《圣惠》卷二十二）

【组成】天麻一两　天南星三分（炮裂）　白附子三分（炮裂）　附子一两（炮裂,去皮脐）　麻黄三分（去根节）　桂心三分　乌头三分（炮裂）　半夏半两（汤洗七遍,去滑）　干姜半两（炮裂,锉）

【用法】上为细散。每服二钱,以豆淋酒调下。盖覆,当有汗出,良久不汗,即再服之。

【主治】急风。四肢拘挛,牙关紧急,失音不语。

10329 天麻散（《圣惠》卷二十三）

【组成】天麻二两　乌蛇二两（酒浸,去皮骨,炙微黄）　白附子一两（炮裂）　白僵蚕一两（微炒）　防风一两（去芦头）　麻黄二两（去根节）　甘菊花一两半　白鲜皮一两　藁本一两　羌活一两　独活一两　细辛一两　阿胶一两（捣碎,炒令黄燥）　干蝎一两（微炒）　当归一两　桂心一两　白茯苓一两　干姜半两（炮裂,锉）　甘草半两（炙微赤,锉）

【用法】上为细散。每服二钱,食前以温酒调下。

【主治】中风半身不遂。

【宜忌】忌生菜、猪、鸡肉、油腻。

10330 天麻散（《圣惠》卷二十三）

【组成】天麻一两　羌活一两　附子一两（炮裂,去皮脐）　白蒺藜一两（炒,去刺）　干蝎半两（微炒）　硫黄一两（细研,水飞过）　萆薢一两（锉）　木香一两　槟榔一两　干姜一分（炮裂,锉）　桂心三分（去皱皮）

【用法】上为细散。每服二钱,食前以温酒调下。

【主治】风冷气攻注肾脏,致腹胁四肢疼痛,面色青黄,腰脚无力,肌体不仁。

10331 天麻散（《圣惠》卷二十四）

【组成】天麻半两　防风半两（去芦头）　枳壳三分（麸炒微黄,去瓤）　茺蔚子三分　白僵蚕半两（微炒）　白蒺藜一两（微炒,去刺）　凌霄花半两（微炒）　踯躅花半两（微炒）

【用法】上为细散。每服三钱,食前用荆芥汤调下。

【主治】风瘙,身体无处不痒,或生疮肿。

10332 天麻散（《圣惠》卷六十九）

【组成】天麻一两　羌活一两　天南星一两（炮裂）　桂心一两　乌蛇肉一两（酒拌,炒令黄）　当归一两（锉,微炒）　麻黄一两（去根节）　防风一两（去芦头）　牛膝一两（去苗）　乌犀角屑一两　侧子一两（炮裂,去皮脐）　柏子仁一两　白僵蚕一两（微炒）　干蝎半两（微炒）　朱砂一两（细研,水飞过）　牛黄一分（细研）　麝香一分（研入）

【用法】上为细散,入研了药令匀。每服一钱,食前以豆淋酒调下。

【主治】妇人中风,偏枯一边,手足不遂,皮肤瘤瘤,不觉痛痒,言语謇涩,筋脉拘急。

10333 天麻散（《圣惠》卷七十四）

【组成】天麻一两　独活一两　白僵蚕三分（微炒）　白附子三分（炮裂）　麻黄一两（去根节）　羚羊角屑三分　半夏半两（汤浸洗七遍,去滑,以生姜半两去皮,同捣,炒令干）　防风三分（去芦头）　犀角屑半两　阿胶三分（捣碎,炒令黄燥）　甘草半两（炙微赤,锉）　铅霜一分（研入）　龙脑半两（研入）

【用法】上为细散,入研了药令匀。每服一钱,以竹沥调下,不拘时候。

【主治】妊娠中风,牙关紧急,身体强直,言语不得,痰涎壅滞,心胸闷乱。

10334 天麻散（《圣惠》卷七十四）

【组成】天麻一两　天南星半两（炮裂）　犀角屑三分　独活半两　防风半两（去芦头）　阿胶五分（捣碎,炒令黄燥）　芎䓖半两　酸枣仁半两（微炒）　麻黄三分（去根节）　白附子半两（炮裂）　羚羊角屑半两　龙脑一分（研入）

【用法】上为细散,入研了药令匀。每服一钱,以竹沥调下,不拘时候。

【主治】妊娠中风痉,身体强直,或时反张,口噤失音。

10335 天麻散（《圣惠》卷七十八）

【组成】天麻三分　白附子（炮裂）　天南星（炮裂）　干蝎（微炒）　半夏（汤浸七遍,去滑,以生姜半两,去皮,同捣令烂,炒干）各半两

【用法】上为细散。每服半钱,以生姜、薄荷酒调下,拗开口灌之,不拘时候。

【主治】产后中风,口噤。

10336 天麻散（《圣惠》卷八十五）

【组成】天麻三分　防葵三分　牛黄一分（细研）　真珠末三分　天竹黄三分（细研）　威灵仙三分　蜣螂三分（微炒）　川芒消三分

【用法】上为细散,更研乳入。每有疾之时,取鸡冠血三两滴子,与新汲水一合,打散令匀,调下半钱。

【主治】小儿二十五种风痫,无时发动。

10337 天麻散（《普济方》卷一四四引《博济》）

【组成】天麻三两　乌头一两半　天南星二两　防风　白附子一两　雄黄半两　麝香少许

【用法】上为细末。每服一匙,温酒调下,并吃三两服。汗出立愈。

【主治】伤寒浑身壮热,百节疼痛,头昏重,面赤气粗,脉息洪大。

10338 天麻散（《圣济总录》卷六）

【组成】天麻　天竺黄　天南星　干蝎（并生用）等分

【用法】上为散。每服半钱匕,温酒调下;小儿半字。

【主治】中急风。

10339 天麻散(《圣济总录》卷十一)

【组成】天麻 防风(去叉) 羌活(去芦头) 甘菊花 杏仁(去皮尖双仁,炒令黄)各二两 甘草(炙,锉)一两

【用法】上为散。每服三钱匕,空心蜜酒调下,一日二次。

【主治】热毒风攻,遍体瘙痒瘾疹,皮肤瘸痹,肢节疼痛,大肠不利。

10340 天麻散(《圣济总录》卷十二)

【组成】天麻 白花蛇(酒浸,去皮骨,炙) 槐实子(微炒) 羌活(去芦头) 防风(去叉) 蔓荆实 白鲜皮 晚蚕沙(微炒) 枳壳(去瓤,麸炒) 威灵仙(去苗土) 甘草(炙)各一两

【用法】上为散。每服二钱匕,温酒调下,不拘时候。

【主治】体虚腠开,为风邪所中,遍身淫跃如针刺。

10341 天麻散(《圣济总录》卷十三)

【组成】天麻 白附子(炮) 羌活(去芦头) 防风(去叉) 牛膝(酒浸,切,焙) 麻黄(去节,先煮,掠去沫,焙) 芎劳 独活(去芦头) 当归(切,焙) 桂(去粗皮)各半两 蒺藜子(炒)一两半 白鲜皮 黄芩(去黑心) 秦艽(去苗头) 升麻各一两

【用法】上为散。每服二钱匕,食后良久温酒调下。渐加至三钱匕。

【主治】热毒风攻注,四肢瘸痹,皮肤瘙痒,筋脉拘急,言语謇涩。

10342 天麻散(《圣济总录》卷十五)

【组成】天麻二两 藿香(去梗) 石膏(研) 莎草根(炒去毛)各一两 王瓜十枚(烧灰)

【用法】上为散。每服一钱匕,腊茶调下。

【主治】首风头痛。

10343 天麻散(《圣济总录》卷十八)

【组成】天麻 防风(去叉) 细辛(去苗叶) 附子(炮裂,去皮脐) 藁本(去苗) 乌蛇(酒炙,用肉) 羌活(去芦头) 芎劳 菊花(未开者良) 桂(去粗皮) 麻黄(去根节,先煎,掠去沫,焙干) 干姜(炮裂) 独活(去芦头) 甘草(炙) 阿胶(炙令燥) 白鲜皮各半两

【用法】上为散。每日空腹温酒调服二钱匕,渐加至三钱匕,一日二次,春、夏煎当归酒调下;秋、冬煎蒲黄酒调下。

【主治】恶风。

10344 天麻散(《圣济总录》卷十九)

【组成】天麻 附子(炮裂,去皮脐) 麻黄(去根节) 白花蛇肉(酥拌,炒) 防风(去叉) 细辛(去苗叶) 芎劳 菖蒲 荆芥穗 黄耆(锉) 桑根白皮(锉) 蒺藜子(炒,去角) 杏仁(汤浸,去皮尖双仁,炒,研)各三分 牛黄(研) 麝香(研)各一分

【用法】上为散,与研者三味拌匀,再罗。每服一钱匕,薄荷酒调下,不拘时候。

【主治】皮痹。肌肉不仁,心胸气促,项背硬强。

10345 天麻散(《圣济总录》卷八十七)

【组成】天麻 附子(炮裂,去皮脐)各一两 甘草(炙) 乌头(炮裂,去皮脐)各二两 麻黄三两(内二两去节,一两不去节) 芜荑仁(炒) 柴胡(去苗) 秦艽(去苗土) 鳖甲(去裙襕,醋炙) 藁本(去苗土) 前胡(去芦头)各四两

【用法】上锉细,如麻豆大,用猪脊骨一条全者,锉,入好酒一斗,同熬候干,去骨,将药焙干,捣罗为散。每服三钱匕,温酒调下,一日二次。

【主治】虚劳风气不顺。

10346 天麻散(《圣济总录》卷一五〇)

【组成】天麻 羌活(去芦头) 芎劳 防风(去叉) 蒺藜子(炒,去角) 桂(去粗皮) 当归(切,焙) 白附子(炮) 干蝎(全者,炒) 乌头(炮裂,去皮脐) 枳壳(去瓤,麸炒) 天南星(炮) 麻黄(去根节,煎,去沫,焙) 地骨皮各半两

【用法】上为散,研入麝香半钱,和匀。每服一钱匕,薄荷汤调下,温酒亦得,不拘时候。

【主治】妇人血风毒气,内外走注,身体皮肤骨节寒热疼痛,燥涩麻木。

10347 天麻散(《圣济总录》卷一五〇)

【组成】天麻(酒炙) 乌蛇肉(酒浸,炙) 麻黄(去根节) 桂(去粗皮) 独活(去芦头) 芎劳各一两 白附子(炮) 天南星(炮裂) 白僵蚕(炒) 羚羊角屑 柏子仁(别研)各半两 麝香一钱(别研)

【用法】上为散,和匀。每服二钱匕,生姜、薄荷自然汁化开,再用温酒调下。

【主治】妇人中风,如角弓反张,腰背反张,语涩壅闷。

10348 天麻散(《圣济总录》卷一六一)

【组成】天麻 荆芥穗 生干地黄(焙) 独活(去芦头) 当归(切,焙) 桂(去粗皮) 白僵蚕(炒) 防风(去叉) 延胡索各半两

【用法】上为散,研匀。每服二钱匕,空心薄荷酒调下。

【主治】产后中风,口眼㖞斜,筋脉不利。

10349 天麻散(《宣明论》卷三)

【异名】川芎天麻散(《普济方》卷四十五)。

【组成】川芎 细辛 苦参 地骨皮 菖蒲 何首乌 蔓荆子 薄荷叶 杜蒺藜 牛蒡子 荆芥穗 蚵蚾草 威灵仙 防风各半两 天麻一两 甘草二两(炙)

【用法】上为末。每服二三钱,用蜜水或茶、酒调下,不拘时候。

【主治】头顶痛,头面肿拘急,风伤荣卫,发燥热。

【备考】防风下“各半两”,原脱,据《普济方》补。

10350 天麻散(《普济方》卷三八七引《全婴方》)

【组成】天麻三钱 朱砂一钱 麝香一字 南星(水浸,春、秋五日,冬七日,夏三日)半两

【用法】上为末。每服一字,用杏仁汤调下;人参汤亦可。

【主治】小儿咳嗽有痰,气壅面红。

10351 天麻散(《普济方》卷二八一引《十便良方》)

【组成】天麻 防风 细辛 芎劳 干葛 僵蚕各等分

【用法】上捣羊蹄根汁,调二钱成膏。以热酒浸动,食后服。以羊蹄根汁搽疮上。

【主治】风癣。

10352 天麻散(《直指》卷二十四)

【组成】天麻 川芎 川升麻 半夏(制)各三钱 防

风　细辛　羌活　荆芥穗　蝉壳（去嘴足）　甘草（焙）各二钱

【用法】上细锉。每服二钱，加生姜三片，井水煎服。

【主治】风热瘾疹。

【加减】挟寒者，加官桂；挟暑者，加柴胡、黄芩；挟湿者，加茯苓、苍术。

10353　天麻散（《朱氏集验方》卷十一）

【组成】天麻　防风　甘草　川芎　羌活　白芷　麻黄（去节）各等分

【用法】上为细末，葱汤调，食后服。

【主治】小儿伤风。鼻塞，流清涕，咳嗽，身热。

10354　天麻散（《医方类聚》卷二十四引《吴氏集验方》）

【组成】川乌一两（生）　桂半两（生，去粗皮）　半夏半两（生）　天麻一分（生）　天南星半两（炒）

【用法】上为末。每服半钱，酒一盏调下，一日三次，饥饱相夹服。

【主治】震风心邪。

【宜忌】忌猪肉、毒物。

10355　天麻散（《卫生宝鉴》卷十九）

【异名】定命饮子（《活幼口议》卷十九）。

【组成】半夏七钱　老生姜　白茯苓（去皮）　白术各三钱　甘草（炙）三钱　天麻二钱半

【用法】上锉，用水一盏，瓷器内同煮至水干，焙为末。每服一钱半，大人三钱，生姜、枣汤调下，不拘时候。

【主治】小儿急慢惊风。大人中风涎盛，半身不遂，言语难，不省人事。

10356　天麻散（《医方类聚》卷二一二引《王氏集验方》）

【组成】天麻花细末（根茎亦可）

【用法】温酒调下，食前。

【主治】产前产后三十六种病。

10357　天麻散（《外科精义》卷下）

【组成】藜芦　天麻　狼毒　白芷　莴草　钓苓根　草乌头　贯仲　细辛各五钱　雄黄二钱　轻粉一钱

【用法】上为细末。每用药半两，纸一重绵裹，油三两，浸三日外，蘸指擦患处，如稍干，添油一两；添至三两，换药。

【主治】白秃疳疮，及风毒疥癣。

10358　天麻散

《普济方》卷三四八。为《圣济总录》卷一六〇"天麻汤"之异名。见该条。

10359　天麻散（《普济方》卷三六九）

【组成】天麻　荆芥穗　甘草（炙）各半两　麻黄（去节）一两　全蝎一分

【用法】上为末。每服一钱，水六分盏，加薄荷三叶，同煎四分，通口服。

【主治】小儿伤寒。

10360　天麻散（《普济方》卷三七七）

【组成】天麻　防风　麻黄（去根节）各一两　甘草（炙）　川麻黄　羌活　黄芩　川大黄（炮）各半两

【用法】上为末。每服一钱，水一盏，煎至五分，去滓，放温服。

【功用】祛风。

【主治】癫痫。

10361　天麻散（《普济方》卷三八二）

【组成】青黛　天麻　白附子各半两　甘草　川芎　白芷各一钱。

【用法】上为细末。三岁半钱，薄荷汤调下。

【主治】小儿惊疳，潮热头疼，疮痘等。

10362　天麻散（《袖珍方》卷一）

【组成】天麻　全蝎各四钱　地黄　木瓜各三钱　没药　乳香　川山甲各一钱　川芎　乌头各二钱　牛膝二钱（酒浸一宿）　当归三钱

【用法】上为末。每服三钱，空心温酒调下。

【主治】风湿疼痛，黄肿。

10363　天麻散

《奇效良方》卷六十五。为《普济方》卷四〇三"红绵散"之异名。见该条。

10364　天麻散（《准绳·类方》卷五）

【组成】天麻二两　何首乌　胡麻子各三两　蔓荆子　威灵仙　菖蒲　荆芥穗　地骨皮　苦参（去芦）　白蒺藜　甘菊花　牛蒡子（炒）各一两　薄荷半两

【用法】上为细末。每服三钱，温酒调下，茶清亦得，一日二次，先食前服半月，次食后服半月。

【主治】一切疠风癞疾。

10365　天麻散（《医学心悟》卷六）

【组成】天麻　天南星（炮，去脐）　防风各一两　荆芥三钱

【用法】上为细末。每用五钱，连须葱白煎汤调下。

【主治】破伤风。因跌打伤头脑，而客邪乘之，以致手足搐搦，人事昏愦。

10366　天麻散（《人己良方》）

【组成】全蝎（去毒）二枚　天麻一钱　丁香　南星　木香　青皮　白附子各七分

【用法】上为细末。姜汤调少许搽乳头上，小儿吮之；或搽儿口中亦可。

【功用】祛风痰。

【主治】小儿胎惊、胎寒、胎痫。

10367　天麻煎（《圣惠》卷二十四）

【组成】天麻一斤　天蓼木三斤

【用法】上锉，如大豆大，用水三斗，入银锅或石锅中，煎至一斗二升，滤去滓，却于慢火上煎如稀饧。每服半匙，食前用荆芥薄荷酒调下。

【主治】白癞风。

10368　天麻煎（《圣惠》卷二十五）

【组成】天麻一（二）两（别捣，罗为末）　附子（炮裂，去皮脐）　桂心　防风（去芦头）　白附子（炮裂）　独活　牛膝（去苗）　石斛（去根）　鹿角胶（捣碎，炒令黄燥）　补骨脂（微炒）　萆薢（锉）　当归　芎䓖　山茱萸　白蒺藜（微炒，去刺）　海桐皮（锉）　仙灵脾　巴戟　沉香　木香各一两　麝香一分（细研）

【用法】上为末。以无灰酒五升，入白蜜五合，同于银锅中煎令减半，先下天麻末，煎良久，次下诸药末，以柳木篦搅令稀稠得所，于瓷器中盛。每服一茶匙，食前以温酒调下。

【功用】暖脏腑，除风冷。

【主治】一切风。

【宜忌】忌生冷、鸡、猪、毒滑物。

10369 天麻煎《圣济总录》卷十二)

【组成】天麻　干蝎(炒)　羌活(去芦头)　防风(去叉)各一分　五灵脂　附子(炮)　白术　赤小豆各一两

【用法】上为末，先以沉香二两，酒一升，瓷器煎为膏，入药捣和为丸，如梧桐子大。每服二十丸，空腹荆芥汤或荆芥茶、酒送下，过五日，加至三十丸。秋、夏宜荆芥汤，春、冬宜荆芥酒。

【主治】风气不顺，骨痛，或生瘾疹，不治则加，冷痹筋骨缓弱。春末夏初，喜生赤根白头疮。

10370 天麻煎《三因》卷十五)

【组成】川乌头(洗净灰，炒裂，去皮尖)　草乌头(水浸三日，洗，去皮)各四两　荆芥穗半斤　干薄荷五两　杜当归(水浸三日，晒干，切)一斤

【用法】上为末，醋糊为丸，如梧桐子大。每服三十丸，茶清送下。

【主治】风毒入胃及心肾经络，攻注百节疼痛，头目虚肿，痰涎不利；下注腰脚缓弱，生疮；妇人血风，男子癫风，及风湿脚气，攻注皮肤，瘙痒瘾疹；偏正头风。

【备考】本方名天麻煎，据剂型，当作"天麻丸"。方中无天麻，疑脱。

10371 天麻膏《圣惠》卷六十三)

【组成】天麻　当归　防风　乌头(去皮脐，生用)　独活　细辛　乌蛇　半夏　干蝎　白僵蚕各一两

【用法】上锉细，以腊月猪脂一斤半，煎沸下药，文火熬令药末黑色，滤出，即下蜡四两，候熔，以绵滤过，安瓷合内。每日三五度，取少许摩令热；兼于空心及晚食前以温酒调下半匙。

【主治】一切风毒流注不定，燉赤疼痛。

10372 天麻膏《卫生总微》卷五)

【组成】全蝎一分　牛黄一钱(研)　白附子四钱　天麻二钱　雄黄四钱(研，水飞)　诃子(去核)六钱　白术二钱　藿香叶(去土)四钱　白豆蔻仁三钱　缩砂仁三钱　白僵蚕(去丝嘴)四钱(炒)

【用法】上为细末，炼蜜为丸，如鸡头子大。每服一丸，煎薄荷汤化下，甚者两丸；泄泻者，煎冬瓜子汤下；呕吐者，煎丁香汤化下，并不拘时候。

【主治】小儿急慢惊风，及慢脾风，搐搦瘛疭，昏塞牙噤，一切恶候，及吐泻等疾。

10373 天麻膏《外科精义》卷下)

【组成】草乌头　钓苓根　木鳖子　天麻　藜芦　川芎　狼毒各五钱　轻粉　粉霜各二分(另研)　腊猪脂二两　黄腊六两　油一斤

【用法】上前七味，细锉如麻豆大，于油内煎至焦紫色，令冷，滤去渣，上火，入黄腊、猪脂熔开，再用重绵滤过，入轻粉、粉霜搅凝，瓷合内收贮。用以涂摩之。

【主治】疥癣、赤秃、手足癣皮剥起，病疮、疳疮侵蚀痛，脓汁浸淫滋蔓，经久不愈者。

10374 天麻膏《诚书》卷十三)

【组成】防风　天麻　人参各一分　甘草(炙)　白僵蚕　全蝎　白附子各五钱

【用法】上先为末，再入朱砂(飞)一钱，牛黄一分，麝香一钱，和匀，炼蜜为大丸。薄荷汤磨化下。

【功用】祛风镇惊。

【备考】本方名天麻膏，据剂型，当作"天麻丸"。

10375 天麻膏《幼科释谜》卷六)

【组成】生地二两　羌活一两半　当归一两二钱　牛膝　元参　杜仲　独活各七钱半

【用法】天麻一两熬膏丸药。每服三五十丸，汤送下；或各咬咀，每三五钱煎服亦可。

【主治】小儿伤寒或中暑无汗，身大热。

10376 天绿散《杂病源流犀烛》卷二)

【组成】铜绿一两(研极细末)　天茄(黑透熟，打汁)

【用法】量末调稀糊于黑碗内，上用黑碗盖之，盐泥封固，文火煨二炷香取出，丸如绿豆大，或用散。每五厘入乳汁小半酒杯，再研如茶汤，以鸡翎蘸敷二三次即愈。

【主治】疹后余毒壅遏在眼，疱烂如癣，或小儿木耳等疮。

10377 天棚散《鲁府禁方》卷四)

【组成】干瓦松(经霜者)

【用法】烧灰为末，不拘多少，用鸡蛋黄，煎取自然油，调搽患处。

【主治】疥癣诸疮。

10378 天葵丸《古今医鉴》卷十五引黄宾江方)

【组成】紫背天葵一两半　海藻一两　海带一两　昆布一两　贝母一两　桔梗一两　海螵蛸五钱

【用法】上为细末，酒糊为丸，如梧桐子大。每服七十丸，食后温酒送下。

【主治】瘰疬。

【方论选录】此方用桔梗开提诸气，贝母以消毒化痰，海藻、昆布以软坚核，治瘰疬之圣药也。

10379 天葵饮《医林纂要》卷十)

【组成】寒水石四两　滑石四两　归尾二两　绿豆一升　赤小豆半升　甘草二两　紫背天葵一大把

【用法】浓煎汁，随时啜之。外仍捣紫背天葵敷之，留头勿掩。

【主治】足疔。

【方论选录】方中二石以泻腹中之火；归尾引之使归血分，且下行也；二豆、甘草皆解毒之品；天葵形似足爪，下行于足，且无毒不解也。

10380 天雄丸《圣惠》卷七)

【组成】天雄一两(炮裂，去皮脐)　石斛三分(去根，锉)　五味子三分　巴戟一两　白茯苓三分　熟干地黄一两　远志三分(去心)　人参半两(去芦头)　补骨脂三分(微炒)　蛇床子一两　泽泻三分　薯蓣三分　石南三分　草薢三分(锉)　附子三分(炮裂，去皮脐)　沉香三分　石龙芮三分　桂心三分　棘刺三分　黄耆三分(锉)　白龙骨一两　菟丝子一两(酒浸三日，曝干，别杵为末)　杜仲三分(去粗皮，炙微黄，锉)　肉苁蓉三分(酒浸一宿，刮去皱皮，炙干)

【用法】上为散，炼蜜为丸，如梧桐子大。每日三十丸，空心及晚食前以温酒送下。

【主治】肾气不足,体重无力,腰背强痛。脚膝酸疼,耳目不聪,忽忽喜忘,悲恐不乐,阳气虚弱,小便失精。

10381 天雄丸(《圣惠》卷十四)

【组成】天雄一两(炮裂,去皮脐) 人参一两(去芦头) 防风一两(去芦头) 鹿茸一两(去毛,涂酥,炙微黄) 远志一两(去心) 牡蛎二两(烧为粉) 薯蓣一两 泽泻一两 牛膝一两(去苗) 黄芩一两(锉) 五味子三分 山茱萸三分 肉苁蓉一两(酒浸一宿,锉,去皱皮,炙干) 桃仁一两(汤浸,去皮尖双仁,麸炒微黄) 熟干地黄一两

【用法】上为末,炼蜜为丸,如梧桐子大。每服三十丸,食前以姜、橘汤送下。

【主治】伤寒夹劳,羸瘦,或时憎寒,卧即汗出,手足时颤,颊赤面黄。

【备考】方中黄芩,《普济方》引作"黄耆"。

10382 天雄丸(《圣惠》卷十九)

【组成】天雄一两(炮裂,去皮脐) 麻黄一两(去根节) 天麻一两 桂心一两 天南星三分(炮裂) 羌活一两 雄黄半两(细研,水飞过) 腻粉半两 干蝎一两(微炒) 麝香一分(细研) 朱砂一两(细研,水飞过) 牛黄一两(细研) 乌蛇二两(酒浸,炙令黄,去皮骨)

【用法】上为末,入研了药令匀,炼蜜为丸,如梧桐子大。每服十丸,以豆淋酒送下,不拘时候。

【主治】风湿痹,手足挛急,皮肤不仁。

10383 天雄丸(《圣惠》卷二十)

【组成】天雄一两(半两生用,半两炮裂,去皮脐) 天南星半两(炮裂) 白附子半两(一半生用,一半炮裂) 半夏半两(汤洗七遍,去滑) 天麻半两 干蝎半两(生用) 羌活半两 白花蛇肉一两(酒浸,炙令黄) 芎䓖半两 白僵蚕半两(生用) 桂心半两 防风半两(去芦头) 白鲜皮半两 甘菊花半两 木香半两 巴豆一分(生,去皮心,研,纸裹压去油) 朱砂一分(细研) 雄黄一分(细研) 麝香一分(细研)

【用法】上为末,入研了药令匀,炼蜜为丸,如麻子大。每服七丸,以温酒送下,不拘时候。

【主治】摊缓风。肌肉缓弱,手足不遂,言语謇涩,心神不安。

10384 天雄丸(《圣惠》卷二十二)

【组成】天雄一两(炮裂,去皮脐) 麻黄一两(去根节) 天麻一两 桂心一两 天南星一两(炮裂) 半夏一两(汤洗七遍,去滑) 羌活一两 腻粉半两 干蝎一两(微炒) 麝香一分(细研) 朱砂一两(细研,水飞过) 牛黄一分(细研) 雄黄半两(细研) 防风一两(去芦头)

【用法】上为末,入研了药令匀,炼蜜为丸,如梧桐子大。每服十丸,以荆芥酒送下,不拘时候。

【主治】急风。筋脉拘急,口面㖞斜。

10385 天雄丸(《圣惠》卷二十二)

【组成】天雄三分(炮裂,去皮脐) 人参半两(去芦头) 丹参半两 沙参半两(去芦头) 白花蛇一两(酒浸,去皮骨,炙令微黄) 羚羊角屑半两 芎䓖半两 白僵蚕三分(微炒) 独活半两 防风三分(去芦头) 牛膝三分(去苗) 草薢半两(锉) 麻黄三分(去根节) 甘菊花半

两 天麻一两 桂心三分 当归半两 枳壳半两(麸炒微黄,去瓤) 干蝎半两(微炒) 蝉壳半两(微炒) 细辛半两 白蒺藜半两(微炒,去刺) 仙灵脾三分 白附子三分(炮裂) 蔓荆子半两 阿胶三分(捣碎,炒令黄燥) 麝香三分(细研)

【用法】上为末,炼蜜为丸,如梧桐子大。每服二十丸,食前以温酒送下。

【主治】柔风。皮肤虚缓,四肢不收,或时顽痹,腰脚无力。

10386 天雄丸(《圣惠》卷二十三)

【组成】天雄一两(炮裂,去皮脐) 羚羊角屑半两 牛黄一分(细研) 麝香一分(细研) 天麻一两 桑螵蛸半两(微炒) 蝉壳半两 牛膝半两(去苗) 附子一两(炮裂,去皮脐) 桂心半两 当归半两 芎䓖半两 羌活半两 白僵蚕半两(微炒) 五加皮半两 乌蛇肉二两(酒浸,炙微黄) 薏苡仁半两 麻黄一两(去根节) 防风半两(去芦头) 干蝎半两(微炒) 乳香一两 仙灵脾一两 道人头一两 朱砂半两

【用法】上为末,炼蜜为丸,如梧桐子大。每服二十丸,以温酒送下,渐加至三十丸,日三四服。

【主治】中风半身不遂,言语謇涩,肌肤顽痹,筋脉不利,骨节疼痛。

【备考】方中朱砂用量原缺,据《普济方》补。

10387 天雄丸(《圣惠》卷二十六)

【组成】天雄一两(炮裂,去皮脐) 桂心二两 羌活二两 当归三两(锉,微炒) 五加皮二两 天麻二两 芎䓖二两 酸枣仁一两(微炒) 陈橘皮一两(汤浸,去白瓤,焙) 续断一两 石斛一两(去根,锉) 赤茯苓一两 鹿角胶一两(捣碎,炒令黄燥) 薏苡仁一两 牛膝一两(去苗) 木香一两 槟榔一两

【用法】上为末,炼蜜为丸,如梧桐子大。每服三十丸,空心及晚食前以荆芥酒送下。

【主治】❶《圣惠》:筋极,身体拘急,胁下多痛,不可转动,肢节筋脉不利。❷《圣济总录》:筋虚极,善悲,色青,感于寒湿,筋不能动,十指皆痛。

10388 天雄丸(《圣惠》卷二十九)

【组成】天雄一两(生用,去皮,为末) 盆口米半两

【用法】上为末,用韭根汁为丸,如绿豆大。每用刀豆壳(蜜涂,炙令熟)、粟米(炒熟)各等分,同捣罗为散,如茶点一钱,送下七丸。

【主治】虚劳,下元冷惫,风气攻注,腰筋脉拘急,小便白浊,色如米泔。

10389 天雄丸(《圣惠》卷三十)

【组成】天雄一两(炮裂,去皮脐) 柏子仁一两 山茱萸一两 牛膝一两(去苗) 桂心一两 酸枣仁一两(微炒)

【用法】上为末,炼蜜为丸,如梧桐子大。每服三十丸,食前以温酒送下。

【主治】虚劳羸损,腰脚疼痛,不能行步。

10390 天雄丸(《圣惠》卷三十)

【组成】天雄二两(炮裂,去皮脐) 覆盆子一两 鹿茸一两(去毛,涂酥,炙微黄) 巴戟一两 菟丝子二两(酒浸三日,曝干,别捣为末) 五味子一两 肉苁蓉二两(酒浸一宿,刮去皱皮,炙干) 牛膝一两半(去苗) 桂心一

两　石龙芮一两　石南一两　熟干地黄二两

【用法】上为末，炼蜜为丸，如梧桐子大。每服三十丸，食前以温酒送下。

【主治】虚劳羸弱，阳气不足，阳痿，小便数。

10391 天雄丸（《圣惠》卷三十）

【组成】天雄一两（炮裂，去皮脐）　蛇床子三分　细辛半两　川大黄（锉碎，微炒）半两　杜仲三分（去粗皮，炙微黄，锉）　柏子仁三分　白茯苓三分　防风半两（去芦头）　草薢三分（锉）　菖蒲三分　泽泻三分　栝楼三分　桂心三分　薯蓣三分　远志半两（去心）　川椒半两（去目及闭口者，微炒去汗）　牛膝三分（去苗）　石韦半两（去毛）　山茱萸三分　白术三分

【用法】上为末，炼蜜为丸，如梧桐子大。每服三十丸，食前以温酒送下。

【主治】虚劳，阴萎湿痒，搔之汁出生疮，小便淋沥，或赤黄，茎中痛；甚者失精尿血，目视䀮䀮，得风泪出，脚弱不能久立。

10392 天雄丸（《圣惠》卷四十四）

【组成】天雄一两（炮裂，去皮脐）　独活三分　杜仲一两半（去皱皮，炙微黄，锉）　附子一两（炮裂，去皮脐）　牛膝一两半（去苗）　干漆三分（捣碎，炒令烟出）　桂心一两　没药三分　巴戟一分　鹿茸一两（去毛，涂酥，炙微黄）　蝉壳一两（酒浸，晒干）　虎胫骨三分（酒浸，炙微黄）　草薢一两（锉）　乳香三分　蝲螂三分（微炒）　天麻一两　白花蛇一两（酒浸，去皮骨，炙微黄）　狗脊三分　川乌头三分（炮裂，去皮脐）　当归三分（锉，微炒）　芎䓖三分　地龙一两（微炒）　朱砂三分（细研，水飞过）　败龟一两（涂醋，炙令黄）　麝香半两（细研）

【用法】上为末，入研了药令匀，炼蜜为丸，如梧桐子大。每服三十丸，食前以温酒送下。

【主治】肾脏气衰虚腰痛，或当风湿冷所中，腿膝冷痹缓弱。

10393 天雄丸（《圣惠》卷九十八）

【组成】天雄二两（炮裂，去皮脐）　石斛一两（去根，锉）　补骨脂一两（微炒）　天麻一两　麋角屑一两　泽泻一两　巴戟一两　五味子一两　柏子仁一两　沉香一两　肉苁蓉一两（酒浸一宿，刮去皱皮，炙，锉）　鹿茸一两（去毛，涂酥，炙微黄）　菟丝子一两（酒浸三日，曝干，别捣为末）　山茱萸一两　续断一两　熟干地黄一两　杜仲一两（去粗皮，炙微黄，锉）　防风一两（去芦头）　腽肭脐一两（酒洗，炙令微黄）　木香一两　龙骨一两

【用法】上为末，炼蜜为丸，如梧桐子大。每日三十丸，空心以温酒送下；盐汤下亦得。

【功用】补填骨髓，益壮血脉，驻精气，暖腰膝，润泽肌肉，补诸虚不足。

【主治】五劳七伤，元气衰惫，腰膝久冷，精气散失，小便稠浊。

10394 天雄丸（《圣惠》卷九十八）

【组成】天雄二两（炮裂，去皮脐）　肉苁蓉二两（酒浸一宿，刮去皱皮，炙干）　白马茎二两（涂酥，炙令黄）　雄蚕蛾一两（隔纸微炒）　雀卵四十九枚　菟丝子一两（酒浸三日，曝干，别捣为末）

【用法】上为末，以雀卵并少炼蜜为丸，如梧桐子大。每日十丸，空心以温酒送下。渐加至二十丸。

【功用】补暖元脏，添益精气，利腰脚，强筋力。

10395 天雄丸（《圣惠》卷九十八）

【组成】天雄一两（炮裂，去皮脐）　鹿角屑一两（酥拌，炒令黄燥）　硫黄一两（细研，水飞过）

【用法】上为末，入硫黄研匀，以酒浸蒸饼为丸，如小豆大。每日十五丸，空心以盐汤或温酒送下。

【功用】补水脏，壮腰膝，去风冷，暖下元。

10396 天雄丸（《医方类聚》卷十引《简要济众方》）

【组成】天雄二两（炮裂，去皮）　舶上茴香一两　薯蓣一两　川椒红一两

【用法】上为末，用羊肾子一对，切去皮膜，细研，酒面同煮成膏，候冷，拌前药为丸，如梧桐子大。每服二十丸至三十丸，食前用温酒或盐汤送下。

【主治】肾脏虚积冷气，脚膝少力，行步难，不思饮食。

10397 天雄丸（《医方类聚》卷一〇三引《简要济众方》）

【组成】天雄一两（炮裂，去皮）　白龙骨三分（烧过）　桑螵蛸半两（微炒）　牡蛎二两（烧令通赤用）

【用法】上为末，酒煮面糊为丸，如梧桐子大。每服二十丸，空心、食前盐汤送下。

【主治】❶《医方类聚》引《简要济众方》：下焦冷气，少腹疼痛，小便滑数。❷《圣济总录》：虚劳，下焦冷气。

10398 天雄丸（《普济方》卷一九三引《指南方》）

【组成】天雄　枳实　橘皮各半两　甘遂一分　牵牛（酒浸一宿，煮令熟，即去酒，控干再炒，取起）一分　连皮大腹子一两（酒浸一宿，炒干）

【用法】上为细末，酒糊为丸，如梧桐子大。每服十粒，生姜汤送下。

【功用】《鸡峰》：泻气散寒。

【主治】❶《普济方》引《指南方》：脾胀。❷《鸡峰》：肤胀。皮肤壳壳然坚，腹大身尽肿，皮厚按之没指，陷而不起，腹色不变，大小便如故。

【备考】方中牵牛用量原缺，据《鸡峰》补。

10399 天雄丸（《圣济总录》卷八）

【组成】天雄（炮裂，去皮脐）一两　桂（去粗皮）　羌活（去芦头）　当归（切，焙）　白术（炒）　天麻（酒炙）　芎䓖各一两　乌药（炒）　陈橘皮（去白，焙）　续断　石斛（去根）　白茯苓（去黑皮）　干姜（炮）　白芷（炒）　干蝎（去土，炒）　干漆（炒烟出）各一两

【用法】上为末，炼蜜为丸，如梧桐子大。每服三十丸，空心荆芥酒送下，一日二次。

【主治】中风，筋骨拘急，胁下痛，不可转侧。

10400 天雄丸（《圣济总录》卷十一）

【组成】天雄（炮裂，去皮脐）一两　防风（去叉）一两半　牛膝（酒浸，切，焙）　桂（去粗皮）　干姜（炮）　细辛（去苗叶）　人参各三分　栝楼根五分　白术二两

【用法】上为末，炼蜜为丸，如梧桐子大。每服二十丸，空腹米饮送下，一日二次。

【主治】风瘙瘾疹，心中烦闷。

10401 天雄丸（《圣济总录》卷十五）

【组成】天雄（炮裂，去皮脐）　黄耆（锉）　熟干地黄

（焙） 蒺藜子（炒去角）各三分 白茯苓（去黑皮） 牛膝（酒浸，切，焙） 防风（去叉） 石斛（去根） 附子（炮裂，去皮脐） 独活（去芦头） 山芋 白术 桂（去粗皮）各半两

【用法】上为末，炼蜜为丸，如梧桐子大。每服十五丸，加至二十丸，薄荷酒或乌梅汤送下。

【主治】风虚脑重，四肢拘急，骨节疼痛。

10402 天雄丸（《圣济总录》卷十九）

【组成】天雄（炮裂，去皮脐） 附子（炮裂，去皮脐）各一两 桂（去粗皮）一两半 干姜（炮）三两 防风（去叉）三两

【用法】上为细末，炼蜜为丸，如梧桐子大。每服二十丸，温酒送下，日三夜一。

【主治】❶《圣济总录》：风湿痹。皮肉不仁，骨髓疼痛，不可忍者。❷《奇效良方》：风寒湿痹。

10403 天雄丸（《圣济总录》卷二十）

【组成】天雄（炮裂，去皮脐） 乌头（炮裂，去皮脐） 石龙芮 王孙 王不留行 蜀椒（去目及闭口者，炒出汗）各一两 肉苁蓉（去皱皮，酒浸，切，焙） 当归（切，焙） 天麻（锉）各二两 蛇床子（炒）半两

【用法】上为末，炼蜜为丸，如梧桐子大。每服三十丸，空心温酒送下，一日二次。

【主治】阳虚阴盛痹气，身寒如从水中出。

10404 天雄丸（《圣济总录》卷三十六）

【组成】天雄（炮裂，去皮脐）一两半 铅丹（研）三分 人参三分

【用法】上为末，炼蜜为丸，如梧桐子大。每服五丸，未发日空腹米饮送下，一日三五次。

【主治】肾疟。

10405 天雄丸（《圣济总录》卷四十二）

【组成】天雄（炮裂，去皮脐） 人参 山芋 桂（去粗皮）各一两 黄耆（锉） 白茯苓（去黑皮） 防风（去叉） 柏子仁（研细） 山茱萸 酸枣仁（炒）各三分

【用法】上药除柏子仁外，捣罗为细末，与柏子仁和匀，炼蜜为丸，如梧桐子大。每服三十丸，空心、食前温酒送下。

【主治】胆虚生寒，气溢胸膈，头眩口苦，常喜太息，多呕宿水。

10406 天雄丸（《圣济总录》卷七十一）

【组成】天雄（生，去皮脐）一两 桃仁（去皮尖双仁，炒黄） 桂（去粗皮） 蕾香子（炒） 蜀椒（去目并合口，炒出汗） 干蝎（炒）各半两

【用法】上为末，用狗里外肾并胆细切，就银石器中，以无灰酒一升，煎成膏，入药末为丸，如梧桐子大。每服二十丸，空心生姜盐汤送下。

【主治】奔豚气，上下攻走疼痛。

10407 天雄丸（《圣济总录》卷一八七）

【组成】天雄（炮裂，去皮脐） 阿魏（研破，用醋面和饼子，炙令黄） 菖蒲（去须，锉，炒） 沉香（锉） 厚朴（去粗皮，生姜汁炙） 草豆蔻（去皮，炒） 槟榔（锉） 干姜（炮） 桃仁（去皮尖双仁，炒）各二两

【用法】上为末，醋煮面糊为丸，如梧桐子大。每服

二十九至三十丸，温酒或盐汤送下，空心、临卧服。

【功用】补益元脏。

【主治】虚损诸病。

10408 天雄丸（《鸡峰》卷九）

【组成】天雄 鹿茸 菟丝子 肉苁蓉 羌活 山茱萸各二两 覆盆子 巴戟 五味子 桂心 石龙芮 石南叶各一两 牛膝 防风各一两半 熟干地黄二两

【用法】上为细末，炼蜜为丸，如梧桐子大。每服三十丸，食前以温酒送下。

【主治】虚劳羸瘦，阳气不足，阴痿，小便数。

10409 天雄丸（《御药院方》卷六）

【组成】蛤蚧一对 朱砂二钱 沉香三钱 丁香三钱 阳起石三钱 钟乳粉半钱 木香二钱半 紫梢花半两 晚蚕蛾一两半 牡蛎粉二钱半 天雄一个 桂二钱半 石燕子一对（炭火烧，淬醋七次） 鹿茸半两（酥炙） 白术二钱半 苁蓉半两（酒浸三日，焙干） 菟丝子三钱（酒浸，焙干） 龙骨二钱半 海马一对 乳香三钱

【用法】上为细末，炼蜜为丸，如弹子大。每服一丸，空心细嚼，好酒煎木通，入麝香少许送下，不得过三服。

【主治】真气不足，阳气衰惫，失精腰痛，脐腹疝急，及阳事不兴，男子本气脱者。

10410 天雄丸（《奇效良方》卷二十一）

【组成】天雄（炮裂，去皮脐） 肉苁蓉（酒浸一宿，刮去皱皮，炙干）各二两 雀卵四十九枚 破故纸（酒浸） 雄蚕蛾（隔纸微炒） 菟丝子（酒浸三日，曝干，别捣为末）各一两

【用法】上为细末，以雀卵并少炼蜜为丸，如梧桐子大。每服十九丸，加至二十丸，空心用温酒送下。

【功用】补暖元脏，添精益气，利腰脚，强筋力。

10411 天雄汤（《圣济总录》卷一五〇）

【组成】天雄（炮裂，去皮脐） 前胡（去芦头） 芎藭 枳壳（去瓤，麸炒） 细辛（去苗叶） 黄芩（去黑心） 茯神（去木） 羌活（去芦头） 独活（去芦头） 防风（去叉） 桂（去粗皮） 甘草（炙） 麻黄（去根节，煎，掠去沫，焙） 芍药各一两

【用法】上锉，如麻豆大。每服三钱匕，水一盏，煎七分，去滓温服，一日三次。

【主治】妇人中风，筋脉拘急，肢体疼痛，言语不利，精神冒闷。

10412 天雄酒（《圣惠》卷四十四）

【组成】天雄二两（炮裂，去皮脐） 杜仲一两（去粗皮，炙微黄） 牛膝三分（去苗） 仙灵脾三分 乌蛇三两（酒浸，去骨，炙微黄） 石斛三分（去根） 侧子三分（炮裂，去皮脐） 防风三分（去芦头） 桂心一两 芎藭三分 川椒三分（去目及闭口者，微炒去汗） 白术三分 五加皮三分 酸枣仁一两（微炒）

【用法】上锉细，以生绢袋盛，用酒二斗浸，密封，经七日后开。每于食前温一小盏服之。

【主治】腰痛，牵引流入腿膝，元气衰虚，风冷所侵，腰背拘急，俯仰不得。

10413 天雄散（《金匮》卷上）

【组成】天雄三两（炮） 白术八两 桂枝六两 龙骨

三两

【用法】上为散。每服半钱匕，酒送下，一日三次。不知，稍增之。

【功用】《金匮要略心典》：补阳摄阴。

【主治】肾阳虚衰，畏寒腰冷，阳痿遗精，小便频数或不利。

❶《金匮》：虚劳。❷《本草纲目》：男子失精。❸《金匮要略今释》引《类聚方广义》：老人腰冷。小便频数，或遗溺，小腹有动者。❹《方机》：失精，脐下有动而恶寒，或冲逆，或小便不利者。❺《医醇剩义》：阳虚亡血，失精。

【方论选录】❶《金匮要略方论本义》：天雄散一方，纯以温补中阳为主，以收涩肾精为佐，想为下阳虚而上热较轻者设也。❷《金匮方歌括》元犀按：方中白术入脾以纳谷，以精生于谷也；桂枝入膀胱以化气，以精生于气也；龙骨……以精归于肾……深得《难经》所谓损其肾者益其精其旨。然天雄不可得，可以附子代之，断不可泥于小家天雄主上，附子主下之分。❸《金匮要略方义》：药用天雄为君，乃大热纯阳之品，善能助阳事、暖命门，殆为阳虚而阴萎者设；臣以桂枝，配天雄以益火之源，鼓舞肾阳之气，佐龙骨以涩精，是为遗精、早泄而设；加入白术者，以补后天之本，与天雄相伍，以收脾肾并补之功。综合诸药，可以助肾阳，益脾气，固精止遗，适于肾阳虚衰，阳萎早泄，遗精等证。

【临床报道】❶ 滑精：《金匮要略今释》引《方函口诀》：一人常苦阴囊冷，精汁时自出，长服此方丸药而愈。❷ 男子不育症：《中国医药学报》[1987，2（1）：36]用本方制成丸剂，治疗男子不育症32例，结果：痊愈17例（其中生育者13例），有效9例，无效6例，总有效率81.2%。

10414 天雄散《千金》卷十四引徐嗣伯方）

【异名】远志散（《圣惠》卷二十二）。

【组成】天雄 防风 芎䓖 人参 独活 桂心 葛根各三分 白术 远志 薯蓣 茯神 山茱萸各六分 莽草四分

【用法】上药治下筛。每服方寸匕，先食以菊花酒送下，一日二次。渐加至三匕，以知为度。

【主治】❶《千金》引徐嗣伯：头目眩晕，屋转旋倒者。❷《圣济总录》：目昏暗，眩转倒仆，或三两日却明，发动无定，久成青盲。

【方论选录】《千金方衍义》：真元下虚，风毒上盛，而致头目眩晕，屋转旋倒。故用人参、茯神、薯蓣、白术、山萸、桂心、芎䓖、远志填补脾肾，莽草、天雄、独活、防风、葛根专祛风毒也。

【备考】菊花酒法：九月九日取邓州甘菊花晒干，作末，以米馈中蒸作酒。

10415 天雄散《千金》卷二十）

【组成】天雄 五味子 远志各一两 苁蓉十分 蛇床子 菟丝子各六两

【用法】上药治下筛。每服方寸匕，酒送下，一日三次。常服勿止。

【主治】五劳七伤，阴萎不起，衰损。

10416 天雄散《圣惠》卷七）

【异名】石龙芮汤（《圣济总录》卷十九）。

【组成】天雄一两（炮裂，去皮脐） 石龙芮三分 独活三分 防风三分（去芦头） 麻黄一两（去根节） 茯神三分 杜仲三分（去粗皮，炙微黄，锉） 草薢三分（锉） 丹参三分 桂心一两 羌活三分 五味子三分 细辛三分 牛膝三分（去苗） 当归三分（锉，微炒） 人参三分（去芦头） 枳壳半两（麸炒微黄，去瓤）

【用法】上为散。每服四钱，以水一中盏，加生姜半分，煎至六分，去滓温服，不拘时候。

【主治】肾脏风邪所伤，语言謇急，腰脊不可转侧，腰膝缓弱疼痹，头旋耳鸣，身体沉重无力。

10417 天雄散《圣惠》卷七）

【组成】天雄一两（炮裂，去皮脐） 蛇床子一两 远志一两（去心） 菟丝子一两（酒浸三日，曝干，别杵为末） 肉苁蓉一两（酒浸一日，刮去皱皮，炙干） 五味子一两 麋茸一两（去毛，涂酥，炙微黄） 巴戟一两 杜仲一两（去粗皮，炙微黄，锉）

【用法】上为细散。每服二钱，食前以温酒调下。

【主治】肾脏虚损，膝无力，阳气萎弱。

10418 天雄散《圣惠》卷七）

【组成】天雄二两（炮裂，去皮脐） 远志一两（去心） 续断一两 蛇床仁一两 桂心一两 菟丝子三两（酒浸三宿，曝干，别杵末） 肉苁蓉一两（酒浸，去皱皮，微炙） 雄蚕蛾一两（微炒） 石龙芮一两

【用法】上为细散。每服三钱，食前以温酒调下。

【主治】肾脏虚损，阳气萎弱。

10419 天雄散《圣惠》卷十一）

【组成】天雄一两（炮裂，去皮脐） 麻黄半两（去根节） 当归半两（锉，微炒） 白术半两 半夏半两（汤洗七遍，去滑） 肉桂一两（去粗皮） 川椒一分（去目及闭口者，微炒去汗） 干姜三分（炮裂，锉） 厚朴一两（去粗皮，涂生姜汁，炙令香熟） 陈橘皮三分（汤浸，去白瓤，焙）

【用法】上为粗散。每服三钱，以水一大盏，加生姜半分，大枣三个，煎至五分，去滓，不拘时候，稍热服。如人行十里未汗，再服。

【主治】阴毒伤寒，身重背强，腹中疙痛，咽喉不利，毒气攻心；心下坚强，短气呕逆，唇青面黑，四肢厥冷，其脉沉细。

10420 天雄散《圣惠》卷二十）

【组成】天雄一两（炮裂，去皮脐） 当归一两 雄黄半两（细研） 桂心一两 独活三分 木香一两 干蝎半两（生用） 天南星半两（微炒，煨） 地龙半两（微炒） 朱砂半两（细研） 麝香一分（细研）

【用法】上为细散。入研了药令匀。每服一钱，以生姜温酒调下，不拘时候。

【主治】风入腹，脏腑中切痛，心腹拘急。

10421 天雄散《圣惠》卷二十一）

【组成】天雄一两（炮裂，去皮脐） 独活一两 羚羊角屑一两 白鲜皮一两 防风一两（去芦头） 蹄躅花一两（酒拌，微炒） 麻黄一两（去根节） 芎䓖一两 酸枣仁一两（微炒） 川乌头半两（炮裂，去皮脐） 桂心一两 牛黄一分（研入）

【用法】上为粗散。入研了药令匀。每服二钱，不拘时

候，以温酒调下，频服。以汗出为度。

【主治】中风，身如角弓反张，口噤者。

10422 天雄散（《圣惠》卷二十一）

【组成】天雄一两（炮裂，去皮脐） 石斛一两（去根，锉） 羌活三分 麻黄一两（去根节） 萆薢三分（锉） 防风三分（去芦头） 赤箭一两 牛膝一两（去苗） 赤芍药三分 肉桂一两半（去皱皮） 当归三分 木香三分 薏苡仁一两 槟榔一两 枳壳三分（麸炒微黄，去瓤）

【用法】上为散。每服四钱，以水一中盏，加生姜半分，煎至六分，去滓，食前温服。

【主治】风毒攻肾脏，流注脚膝，软弱无力，或时疼痛。

10423 天雄散

《圣惠》卷二十二。为《千金》卷十三"大三五七散"之异名。见该条。

10424 天雄散（《圣惠》卷二十三）

【组成】天雄一两（炮裂，去皮脐） 白敛一两 桂心一两 附子一两（炮裂，去皮脐） 吴茱萸半两（汤浸七遍，焙干，微炒） 干姜半两（炮裂，锉） 薯蓣一两 干漆一两（捣碎，炒令烟出） 狗脊一两 防风一两（去芦头） 当归一两 枳壳半两（麸炒微黄，去瓤）

【用法】上为细散。每服二钱，以温酒调下，不拘时候。

【主治】中风跛蹇，偏枯不遂，肢节疼痛，昼夜呻吟。

【宜忌】忌生冷、油腻。

10425 天雄散（《圣惠》卷二十三）

【组成】天雄一两（炮裂，去皮脐） 独活一两 桂心一两 当归一两 酸枣仁二两（微炒） 木香一两 干蝎半两（微炒） 枳壳半两（麸炒微黄，去瓤） 麝香一分（细研）

【用法】上为细散，研了麝香令匀。每服二钱，食前以温酒调下。

【主治】历节风，流入腰膝疼痛。

【宜忌】忌生冷、油腻、猪、鱼、鸡、犬肉。

10426 天雄散（《圣惠》卷二十七）

【组成】天雄（炮裂，去皮脐） 白术 桂心 侧子（炮裂，去皮脐） 当归 牛膝（去苗） 干漆（捣碎，炒令烟出） 狗脊各一两 防风（去芦头） 吴茱萸（汤浸七遍，焙干，微炒） 枳壳（麸炒微黄，去瓤） 丹参各半两

【用法】上为细散。每服二钱，空心及晚食前以温酒调下。

【主治】虚劳，风邪所攻，偏枯不遂，肢节疼痛，昼夜呻吟。

10427 天雄散（《圣惠》卷三十）

【组成】天雄一两（炮裂，去皮脐） 五味子半两 薯蓣三分 熟干地黄三分 巴戟一两 续断三分 蛇床子一两 远志三分（去心） 桂心三分

【用法】上为细散。每服二钱，食前以温酒调下。

【主治】虚劳阳气不足，阴气萎弱，囊下湿痒，小便余沥。

【宜忌】忌生冷、油腻。

10428 天雄散（《圣惠》卷四十四）

【组成】天雄四个（炮裂，去皮脐） 桃仁半斤（汤浸，去皮尖双仁，研） 川楝子三十枚 胡芦巴五两 胡椒一两 干蝎一两（微炒） 海藻一两（洗去咸味） 蓬香子一两

【用法】上药用酒二斗，于银器内盛，日煎二七日，晒干，为细散，入桃仁，研令匀。每服一钱，食前以温酒调下。

【主治】癞偏大肿痛。

10429 天雄散（《圣惠》卷四十五）

【组成】天雄半两（炮裂，去皮脐） 羌活半两 木香半两 川大黄三分（锉碎，微炒） 大麻仁三分 桂心半两 诃黎勒皮三分 枳壳三分（麸炒微黄，去瓤） 青橘皮半两（汤浸，去白瓤，焙） 萆薢三分（锉） 防风三分（去芦头） 独活三分 芎䓖三分 山茱萸三分 桑根白皮一两（锉） 大腹皮一两（锉） 汉防己半两 槟榔一两 郁李仁一两（汤浸，去皮，微炒）

【用法】上为散。每服四钱，以水一中盏，入生姜半分，煎至六分，去滓温服，不拘时候。

【主治】脚气，缓弱顽痹，行立无力。

10430 天雄散（方出《圣惠》卷五十三，名见《普济方》卷一八○）

【组成】天雄半两（炮裂，去皮脐） 白石脂三分 露蜂窠半两（微炒）

【用法】上为粗末。以水二大盏半，加大枣五枚，煎至一盏半，去滓，食前分三次温服。

【主治】消肾，小便滑数，白浊，心神烦躁。

10431 天雄散（《圣惠》卷五十六）

【组成】天雄一两（炮裂，去皮脐） 桂心三分 石南三分 莽草三分（微炙） 茵芋三分 狼毒半两（锉碎，醋拌，炒熟） 木香三分 雄黄半两（细研） 麝香一分（细研）

【用法】上为细散，入雄黄、麝香，同研令匀。每服一钱，以温酒调下，不拘时候。

【主治】风痹淫跃皮肤，攻注游走，疼痛不可忍。

10432 天雄散（方出《圣惠》卷五十六，名见《圣济总录》卷一○○）

【组成】川乌头一两（炮裂，去皮脐） 桂心一两 川椒一两（去目及闭口者，微炒去汗） 天雄一两（炮裂，去皮脐） 莽草一两（微炙） 雄黄一两（细研） 朱砂一两（细研，水飞过） 木香半两 虎头骨一两（涂酥，炙微黄）

【用法】上为细散。每服一钱，以温酒调下，不拘时候。

【主治】恶风，走疰疼痛。

10433 天雄散（《圣惠》卷六十九）

【组成】天雄一两（炮裂，去皮脐） 防风一两（去芦头） 山茱萸一两 芎䓖一两 薯蓣一两 人参一两（去芦头） 白术一两半 远志一两半 独活一两 桂心一两 葛根一两（锉） 茯神一两 莽草一两 石膏二两 甘菊花三分

【用法】上为粗散。每服四钱，以水、酒各半中盏，煎至六分，去滓温服，不拘时候。

【主治】妇人风眩头疼，心神昏闷，四肢缓弱。

10434 天雄散（《圣济总录》卷五）

【组成】天雄（炮裂，去皮脐） 山茱萸 桂（去粗皮） 附子（炮裂，去皮脐） 秦艽（去苗土） 独活（去芦头） 山芋 白敛 干姜（炮裂） 狗脊（去毛） 干漆（炒令烟出） 防风（去叉）各等分

【用法】上为散。每服二钱匕，空心、日午、近晚温酒调下。

【功用】补虚损，益元阳。

【主治】肝中风，肢体不遂，头目昏眩，四肢无力。

10435 天雄散

《圣济总录》卷十八。为《圣惠》卷二十四"千金散"之异名。见该条。

10436 天雄散

《圣济总录》卷九十一。为《外台》卷十六引《范汪方》"三物天雄散"之异名。见该条。

10437 天雄散（《圣济总录》卷一〇〇）

【组成】天雄（炮裂，去皮脐）一两　蜈蚣（去足，微炒）一枚　莽草（微炒）一两　雄黄（研如粉）二两　干姜（炮裂）二两　乌头（炮裂，去皮脐）一两半　真珠（研如粉）一两半　桂（去粗皮）二两　蜀椒（去目并闭口，微炒出汗）一两半　细辛（去苗叶）一两半　芫青（去足翅，微炒）四十九枚　丹砂（研如粉）一两半　防风（去叉）一两半　斑蝥（去翅足，微炒）三十五枚　犀角（镑）一两　鬼臼（去毛，微炒）一两

【用法】上为散。每服一钱匕，空心以清酒调下，一日二次。

【主治】遁尸注在旁人，或入腹中，化为蛊毒有声，或在咽喉，或入诸脉，不在一处，入人腹内，蛊成蚀人五脏。入心令人面赤；入肺令人面白少气；入肝令人面青善怒转筋；入肾令人呻吟面黑，腰痛耳聋；入脾令人面黄不嗜食饮，羸瘦小便数，胸中噎塞，嗔喜无常，及百注为病。

10438 天雄散（《圣济总录》卷一一四）

【组成】天雄（炮裂，去皮脐）三两　细辛（去苗叶）三两　山茱萸五两　干姜（炮）二两　山芋七两

【用法】上为散。每服一钱匕，空心温酒调下，一日二次。

【主治】风聋，头目痛。

10439 天雄散（《圣济总录》卷一二〇）

【组成】天雄（炮裂，去皮脐）　当归（切，焙）　细辛（去苗叶）　附子（炮裂，去皮脐）　甘草（炙，锉）　干姜（炮）　生地黄（切，焙）　苦参　藜芦（去苗）各半两

【用法】上为细散。揩贴齿痛处，日三五上。勿咽津，每药尽即以水漱。

【主治】肾虚齿痛。

10440 天雄散（《圣济总录》卷一三三）

【组成】天雄（去皮）

【用法】上药用瓷瓦子刮细末。贴疮口。

【主治】一切水毒及驴涎马汗入疮肿。

10441 天雄散（《圣济总录》卷一五〇）

【组成】天雄（炮裂，去皮脐）　天麻（酒炙）各三分　天南星（炮裂）半两　桂（去粗皮）　麻黄（去根节）　当归（切，炒）　独活（去芦头）　乌蛇肉（酒浸，去皮骨，炙）各一两　干蝎（去土，炒）　白僵蚕（炒）各半两

【用法】上为散。每服二钱匕，温酒调下，不拘时候。

【主治】妇人偏枯，手足或冷或痛，或不知痛。

10442 天雄散（《圣济总录》卷一六二）

【组成】天雄（炮裂，去皮脐）　附子（炮裂，去皮脐）　五味子（炮）　白术　人参　白芷　细辛（去苗叶）各一两　乌头（炮裂，去皮脐）　柴胡（去苗）　麦门冬（去心，

焙）　干姜（炮）各三分　麻黄（去根节）　山茱萸　蜀椒（去目并闭口，炒出汗）　桔梗（锉，炒）各半两　当归（切，焙）一两半　防风（去叉）二两

【用法】上为散。每服二钱匕，温酒调下，不拘时候。

【主治】产后中风偏枯，手足不遂，痿弱无力。

10443 天雄散（《魏氏家藏方》卷一）

【组成】天雄（一只去皮脐，生姜自然汁半盏，蘸炙，汁干为度）半两　钟乳粉半两　石膏三钱（火煅）　雄黄（别研）　朱砂各一钱（别研）

【用法】上为细末。每服一小钱，腊茶少许，一处同研，用猫儿薄荷煎汤，食后临卧点服。

【主治】诸般偏正头风。

10444 天雄散（《普济方》卷四十六引《卫生宝鉴》）

【组成】天雄一两（如无，以大川乌代之）　雄黄半两（水磨，澄干）　川芎一两半　全蝎半两（去土）　白僵蚕四钱（直者，去丝嘴）　荜茇三钱（微炒）

【用法】上为细末。每服一钱，用腊茶调下。如牙疼，先以盐汤漱口，次用药擦牙上。

【主治】头风。

10445 天雄散（《普济方》卷三〇一）

【组成】天雄一枚（末）　腻粉一钱　麝香一钱

【用法】上为细散。以温浆水洗疮，净后用津液涂之。

【主治】阴生疮，肿痛。

10446 天雄膏（《圣济总录》卷一四三）

【组成】天雄（去皮脐）一枚　天南星一枚　天麻半两　丹砂（研）一钱　黄蜡半两

【用法】上药并生为末，先用生油少许，熔黄腊，次入诸药，熬成膏。每使时，用旧帛摊药贴疮。甚验。

【功用】追风毒，去疼痛。

【主治】冷痔疮，久不瘥者。

10447 天雄膏（《卫生总微》卷五）

【组成】赤头蜈蚣一条（日晒干，却用好酒半盏，滴润，炙令脆）　天雄一钱（慢火煅存性，研）　白附子一钱（切，焙）　朱砂半钱（研，水飞）　细辛（去苗）一钱　轻粉半钱　雄黄半钱（水飞）　白术一钱（焙）　郁金一钱　半夏一钱（洗净，生姜汁浸一宿，又洗，切，焙干）

【用法】上为细末，入脑、麝各少许，炼蜜为丸，如鸡头子大。每服一丸，薄荷汤化下，不拘时候。

【功用】安神魂，定心气。

【主治】小儿虚风慢惊，发搐瘛疭。

【备考】本方名天雄膏，据剂型，当作"天雄丸"。

10448 天赐膏（《仙拈集》卷二）

【组成】好焰消一两（铜器熔化）　黄丹（飞）　冰片各二分

【用法】铜匙急抄，入罐内收之。每点少许。

【主治】眼目障翳。

10449 天然散（《外科十三方考》）

【组成】铅粉一两

【用法】于锅中火炒黄色，贮瓶备用。

【功用】生肌收口，敛疮收水，止痒。

【主治】各种疮毒，痒痛流水，久不收口。

【加减】疼者加轻粉一钱，制乳香一钱，制没药一钱，

血竭一钱,赤石脂(煅过)一钱,冰片一分;痒者加铜绿少许(以儿茶煎水煮过,再煅成黄金色),亦可加药线末三分,金箔三帖;诸疮有水者,加海螵蛸一钱,文蛤一钱,灵药五分;诸疮不收口,不红只痒者,加银翠一钱;如欲生肌平口者,加龙骨一钱,象皮一钱,再加煅牡蛎亦佳。

10450 天魂汤(《四圣心源》卷四)

【组成】甘草二钱　桂枝三钱　茯苓三钱　干姜三钱　人参三钱　附子三钱

【用法】煎大半杯,温服。

【主治】❶《四圣心源》:阳虚。❷《血证论评释》:血证后期脾肾阳虚。

【加减】若肝血虚弱,不能生火,则用归、地、首乌以培阳神之原。

【方论选录】方中甘草、茯苓培土而泄湿,干姜、附子暖脾而温肾,人参、桂枝达木而扶阳。

10451 天蛾散(《证类本草》卷二十一引《胜金方》)

【组成】晚蚕蛾不以多少(生用)

【用法】上为末。掺匀,帛裹之。

【功用】止血生肌。

【主治】一切金疮。

10452 天蓼散(《圣惠》卷二十四)

【组成】天蓼　天麻　何首乌　王不留行

【用法】上为细散。每服二钱,以热浆水调下,不拘时候。

【主治】❶《圣惠》:大风疾。❷《圣济总录》:恶风。

【备考】《圣济总录》本方用天蓼叶(焙干)一斤,天麻三两,何首乌(去黑皮,酒炒),王不留行(微炒)各二两。

10453 天蓼粥(《圣惠》卷二十四)

【异名】天蓼木粥(原书卷九十六)。

【组成】天蓼(刮去粗皮,碎锉)四两

【用法】以水一斗,煎取一升,去滓,将汁煮糯米为粥。空心食之。如病在膈上即吐出,在中膈即汗出,在膈下即转出。

【主治】❶《圣惠》:大风疾。❷《圣济总录》:中风,半身不遂,腰背反张。

【宜忌】宜避外风。

【备考】《圣济总录》此方以粳米一合煮粥,稍热食之。

10454 天霜散(《玉机微义》卷五十)

【组成】辰砂　粉霜　轻粉　南星(炮)各半两　蝎尾　白附子　藿香叶各一钱

【用法】上为末。一岁半字,薄荷汤调下,茶亦得,未吐再服。

【主治】小儿急中卒风,并急惊口噤,搐搦涎盛,昏塞不语。

10455 天一水串

《串雅内编》卷三。为《韩氏医通》卷下"天一丸"之异名。见该条。

10456 天门冬丸(《千金翼》卷五)

【组成】天冬门五两(去心)　通草　黄耆　防风　干地黄　桑寄生　人参各二两　羌活三两　大黄二两半　白芷一两半　升麻一两半　泽兰　茯神　天雄(炮,去皮)　黄芩　枳实(炙)　五味子各一两

【用法】上为末,炼蜜为丸。每服二十丸,酒送下,加至三十丸,一日二次。

【主治】❶《千金翼》:乳痈初起。❷《圣济总录》:产后乳结核。

10457 天门冬丸(《千金翼》卷十二)

【组成】天门冬(苗作蔓,有钩刺者)

【用法】以酢浆水煮之,湿去心皮,晒干,捣筛,以水、蜜中半和之,仍更晒干,又捣末,水、蜜中半和之,更晒干。每取一丸含之,有津液辄咽之,常含勿绝,行亦含之。

【功用】养性。

【宜忌】禁一切食,惟得吃大麦。

10458 天门冬丸(《圣惠》卷六)

【异名】调肺丸(《圣济总录》卷四十九)。

【组成】天门冬一两(去心,焙)　麦门冬一两(去心,焙)　人参一两(去芦头)　赤茯苓一两　百合一两　桑根白皮一两(锉)　紫菀一两(洗,去苗土)　杏仁一两(汤浸,去皮尖双仁,麸炒微黄)　贝母一两(煨令微黄)　前胡三分(去芦头)　五味子三分　甘草半两(炙微赤,锉)

【用法】上为末,炼蜜为丸,如弹子大。每服绵裹一丸,食后含化咽津。

【主治】❶《圣惠》:肺脏壅热,喘促咳嗽,心神烦闷。❷《普济方》:虚劳,肺热吐血,烦闷,咽喉不利。

【备考】《普济方》有射干,无赤茯苓。

10459 天门冬丸(《圣惠》卷十二)

【组成】天门冬一两(去心,焙)　汉防己　甜葶苈(隔纸炒令紫色)　桑根白皮(锉)　杏仁(汤浸,去皮尖双仁,麸炒微黄)　枳壳(麸炒微黄,去瓤)　甘草(炙微赤,锉)各三分

【用法】上为末,炼蜜为丸,如梧桐子大。每服二十丸,以生姜汤送下,日三四服,不拘时候。

【主治】伤寒,心肺壅热,咳嗽,口苦,气促。

10460 天门冬丸(《圣惠》卷十四)

【组成】天门冬一两半(去心,焙)　大麻仁一两(锉,研如膏)　桔梗一两(去芦头)　川升麻二分　贝母三分(煨令微黄)　五味子三分　款冬花三分　紫菀三分(洗,去苗土)　麻黄半两(去根节)　陈橘皮半两(汤浸,去白瓤,焙)　甘草半两(炙微赤,锉)　紫苏子半两　诃黎勒皮三分　川大黄一两(锉碎,微炒)　杏仁半两(汤浸,去皮尖双仁,麸炒微黄)　厚朴三分(去粗皮,涂生姜汁,炙令香熟)

【用法】上为末,炼蜜为丸,如梧桐子大。每服二十丸,以温蜜水送下,不拘时候。

【主治】伤寒后肺痿劳嗽,唾成五色,喘息渐急,食少羸瘦。

10461 天门冬丸(《圣惠》卷二十六)

【组成】天门冬一两(去心,焙)　牛膝一两(去苗)　麦门冬二两　人参一两(去芦头)　紫菀三分(洗,去苗土)　黄耆一两(锉)　杏仁一两(汤浸,去皮尖双仁,麸炒微黄)　白茯苓一两　鳖甲二两(涂酥,炙令黄,去裙襕)　薯蓣一两　五味子一两　石斛一两(去根,锉)　枸杞子一两　熟干地黄二两　沉香一两　诃黎勒皮一两　肉苁蓉一两(酒浸一宿,刮去皱皮,炙令干)

【用法】上为末,炼蜜为丸,如梧桐子大。每服三十丸,食前以枣汤送下。

【主治】肺痿痰嗽，气促，下焦虚损，上焦烦热，四肢羸瘦。

【宜忌】忌鲤鱼、苋菜。

10462 天门冬丸（《圣惠》卷二十七）

【组成】天门冬一两半（去心，焙） 麦门冬一两半（去心，焙） 人参（去芦头） 前胡（去芦头） 桑白皮根（锉）各一两 射干 百合 杏仁（汤浸，去皮尖双仁，麸炒微黄） 五味子 紫菀（去苗土） 贝母（煨令微黄） 甘草（炙微赤，锉）各三分

【用法】上为末，炼蜜为丸，如弹子大。每服以薄绵裹一丸，含化咽津，不拘时候。

【主治】虚劳。肺热吐血，烦闷，咽喉不利。

10463 天门冬丸（《圣惠》卷二十七）

【组成】天门冬二两（去心，焙） 款冬花 五味子 人参（去芦头） 白茯苓 贝母（煨微黄） 甘草（炙微赤，锉） 萝卜子（酥拌，炒令香）各一两 熟干地黄二两

【用法】上为末，炼蜜为丸，如小弹子大。每服以绵裹一丸，常含咽津。

【主治】虚劳咳嗽，喘促心烦。

10464 天门冬丸（《圣惠》卷三十一）

【异名】天冬丸（《仙拈集》卷二）。

【组成】天门冬二两半（去心，焙） 贝母一两（煨微黄） 白茯苓一两 杏仁一两（汤浸，去皮尖双仁，麸炒微黄） 甘草三分（炙微赤，锉）

【用法】上为末，炼蜜为丸，如弹子大。绵裹一丸，含化咽津。

【功用】❶《圣惠》：润心养肺。❷《仙拈集》：润肺止嗽。

【主治】❶《圣惠》：骨蒸劳，咳嗽。❷《仙拈集》：吐血，咯血。

10465 天门冬丸（《圣惠》卷四十六）

【组成】天门冬二两（去心，焙） 射干半两 肉桂半两（去皱皮） 黄耆三分（锉） 杏仁一两（汤浸，去皮尖双仁，麸炒微黄） 栝楼根一两 玄参半两 远志半两（去心） 百部一两 紫菀一两（去苗土） 马兜铃一两

【用法】上为末，炼蜜为丸，如梧桐子大。每服三十丸，以温水送下，一日四五次。

【主治】肺气暴热咳嗽，心胸不利，或时烦喘。

10466 天门冬丸（《圣惠》卷四十六）

【组成】天门冬一两（去心，焙） 百合三分 前胡三分（去芦头） 半夏三分（汤洗七遍，去滑） 贝母三分（煨微黄） 桔梗三分（去芦头） 桑根白皮三分（锉） 紫菀三分（去苗土） 汉防己三分 赤茯苓三分 杏仁三分（汤浸，去皮尖双仁，麸炒微黄，研如膏） 生干地黄三分

【用法】上为末，炼蜜为丸，如梧桐子大。每服二十丸，以生姜汤送下，一日三次。

【主治】肺脏壅热，咳嗽，痰唾稠粘。

10467 天门冬丸（方出《圣惠》卷四十六，名见《普济方》卷一六〇）

【组成】天门冬一两半（去心，焙） 木通二（一）两（锉） 桑根白皮一两（锉） 川大黄一两（锉碎，微炒） 杏仁三分（汤浸，去皮尖双仁，麸炒微黄） 大麻仁一两（锉，研如膏） 郁李仁三分（汤浸，去皮微炒） 紫菀三分（去苗

土）

【用法】上为末，炼蜜为丸，如梧桐子大。每服二十丸，煎桑枝汤送下，一日三次。

【主治】咳嗽上气，喉中呀呷声，大小肠不利。

10468 天门冬丸（《普济方》卷六十三引《博济》）

【异名】硼砂丸。

【组成】天门冬（去心，焙） 玄参（焙） 恶实（炒）各一两 甘草（炙，锉）一两半 人参 硼砂（研） 龙脑（研）各一分

【用法】上五味为末，与别研二味拌匀，炼蜜为丸，如皂子大。每服一丸，食后、临卧淡生姜汤嚼下。

【主治】上膈壅实，咽喉肿痛。

10469 天门冬丸（《圣济总录》卷十一）

【组成】天门冬（去心，焙）二两 枳壳（去瓤，麸炒） 白术 人参各一两半 苦参（锉） 独活（去芦头）各一两一分

【用法】上为细末，炼蜜为丸，如梧桐子大。每服二十丸，温酒或米饮送下，日三夜一。

【主治】肺脏风热，皮肤结成瘾疹瘩瘰，搔之痒痛成疮。

10470 天门冬丸（《圣济总录》卷十二）

【组成】天门冬（去心，焙）三分 防风（去叉） 赤茯苓（去黑皮） 麦门冬（去心，焙） 知母（焙） 桑根白皮（锉，炒） 黄耆（锉细） 黄连（去须） 栝楼根（别捣碎，炒） 升麻 生干地黄（焙）各半两 甘草（炙，锉）一分

【用法】上为细末，炼蜜为丸，如梧桐子大。每服十五丸，生姜汤送下，日午、临卧各一服。

【主治】风热，心肺气壅，多渴。

10471 天门冬丸（《圣济总录》卷十八）

【组成】天门冬五斗（去心生用，研，绞取汁）

【用法】上药纳瓷器中，密盖口，以蜡封，勿走药气，于净室中经一年，取开，其色赤如沙糖，即加少许苦参粉，及干地黄末，为丸，如梧桐子大。每服十丸，食后以温熟水送下。

【主治】大风癞病。

10472 天门冬丸（《圣济总录》卷二十四）

【组成】天门冬（去心，焙） 白茯苓（去黑皮） 杏仁（汤浸，去皮尖双仁，炒黄，别研）各一两 贝母（去心） 生干地黄（焙） 甘草（炙，锉） 人参 乌梅肉（炒）各半两

【用法】上药捣罗七味为末，入杏仁研令匀，炼蜜为丸，如弹子大。食后含化一丸，咽津，日可三五丸。

【主治】伤寒后，心肺热，上气喘逆。

10473 天门冬丸（《圣济总录》卷四十九）

【组成】天门冬（去心，焙）二两 甘草（炙，锉） 杏仁（汤浸，去皮尖双仁，炒）各一两 人参三分 贝母（去心，焙） 五味子 阿胶（炙令燥） 桑根白皮（炙，锉）各半两

【用法】上为末，炼蜜为丸，如鸡头子大。每服一丸，食后、临卧温人参汤嚼下；含化咽津亦得。

【主治】肺痿，咽干烦躁，痰壅咳嗽，小便赤涩，眠睡不安，喉咽肿痛。

10474 天门冬丸（《圣济总录》卷五十四）

【组成】天门冬（去心，焙）二两 地骨皮 人参 甘草（炙，锉） 黄耆（炙，锉） 枸杞子（焙） 甘菊花（拣） 防风（去叉） 黄芩（去黑心） 赤芍药各一两 生干地黄（焙）

二两

【用法】上为末，炼蜜为丸，如鸡子黄大。每服一丸，以水一盏，煎至七分，食后、临卧和滓温服。

【主治】上焦热结，口燥咽干，脏腑秘滞，面赤心烦。

10475 天门冬丸（《圣济总录》卷五十九）

【组成】天门冬（去心，焙）二两半　鸡内金三具（微炙）　桑螵蛸十枚（炙）　土瓜根（干者）　肉苁蓉（酒浸一宿，切，焙）　熟干地黄（焙）　栝楼根　知母（焙）　泽泻（锉）　鹿茸（去皮毛，酒浸，炙）　五味子　赤石脂各一两半　牡蛎（煅）二两　苦参一两

【用法】上为末，炼蜜为丸，如梧桐子大。每服二十丸，煎粟米饮送下。

【主治】初得消中，食已如饥，手足烦热，背膊疼闷，小便白浊。

10476 天门冬丸（《圣济总录》卷九十三）

【组成】天门冬（去心，焙）三两半　桑根　白皮（锉，炒）　白茯苓（去黑皮）各三分　杏仁（汤浸，去皮尖双仁，麸炒）　甘草（炙）　贝母（去心，炒）各一两

【用法】上为末，炼蜜为丸，如弹子大。每服一丸，绵裹含化咽津；煎麦门冬汤下亦得，不拘时候。

【功用】润心肺，止咳嗽。

【主治】骨蒸劳气。

10477 天门冬丸（《圣济总录》卷一一六）

【组成】天门冬（去心，焙）　白茯苓（去黑皮）各五两　人参　枳实（去瓤，麸炒）　甘草（炙）各三两　槟榔（锉）二两

【用法】上为末，炼蜜为丸，如梧桐子大。每服二十丸，食后浆水送下，一日二次；暑月以牛乳送下。

【主治】鼻塞，不闻香臭。

10478 天门冬丸（《圣济总录》卷一二二）

【组成】天门冬（去心，焙）　玄参　恶实（炒）各一两　百药煎　紫苏叶各半两　甘草（炙，锉）一两半　人参　硼砂（研）　龙脑（研）各一分

【用法】上为细末，炼蜜为丸，如皂子大。每服一丸，食后、临卧细嚼，温熟水送下。

【主治】马喉痹，咽喉肿痛，唇焦舌干，腮颊连肿。

10479 天门冬丸（《圣济总录》卷一九八）

【组成】天门冬（去心）　白茯苓（去黑皮）　白蜡　白蜜　白羊脂（去膜）各一斤

【用法】上五味，先捣罗天门冬、茯苓二味为末；次以清酒五升，入大铛中煎三沸，纳羊脂煎三五沸，又纳蜜并蜡煎五沸，掠去沫；次入天门冬、茯苓末，用柳木篦不住手搅令匀，火勿令猛，候煎成膏，可丸乃丸；如樱桃大。又取大杏仁一升（汤浸，去皮尖双仁），研如膏，倾入净通油瓷瓶内，坐慢灰火中，纳前药丸子于杏仁膏中，养令色白，即取离火。每服三丸，空心温酒送下。

【功用】延年。

10480 天门冬丸

《鸡峰》卷四。为《千金》卷十二"天门冬大煎"之异名。见该条。

10481 天门冬丸（《鸡峰》卷十八）

【组成】天门冬（汤浸软，去心，竹刀子切，焙）

【用法】上为末，炼蜜为丸，如梧桐子大。每服三五十丸，临卧熟水送下。

【主治】劳嗽发热，涕唾稠粘。

10482 天门冬丸（《鸡峰》卷二十五）

【组成】天门冬一两　防风　茯神各三分　川芎　白芷　人参各半两

【用法】上为细末，炼蜜为丸，如梧桐子大。每服二十丸，食后、临卧熟水送下。

【主治】鼻塞。

10483 天门冬丸（《本事》卷五）

【组成】天门冬一两（水泡，去心）　甘草（炙）　杏仁（去皮尖，炒熟）　贝母（去心，炒）　白茯苓（去皮）　阿胶（碎之，蛤粉炒成珠子）各半两

【用法】上为细末，炼蜜为丸，如弹子大。含化一丸，咽津。日夜可十丸，不拘时候。

【功用】润肺，安血，止嗽。

【主治】吐血，咯血。

【方论选录】《本事方释义》：天门冬气味苦寒，入手足少阴、厥阴；甘草气味甘平，入足太阴；杏仁气味苦微温，入手太阴；贝母气味苦微寒，入手太阴、少阴，白茯苓气味甘平淡渗，入足阳明，能引诸药入于至阴之处；阿胶气味咸寒，入足厥阴、少阴。此治吐血、咯血之方也。肺家不润，虚火上炎，血不安宁，咳呛不止者，以苦寒润肺之品，调和阴阳，则上炎之火下行潜伏，嗽焉有不止耶？

10484 天门冬丸（《普济方》卷三二〇引《杨氏家藏方》）

【组成】天门冬十两（去心秤）　麦门冬八两（去心）　生地黄三斤（取汁为膏子）

【用法】上为末，膏子和为丸，如梧桐子大。每服五十丸，煎逍遥散（散中去甘草加人参）送下。

【主治】妇人喘，手足烦热，骨蒸寝汗，口干饮水，面目浮肿。

10485 天门冬丸（方出《妇人良方》卷五，名见《普济方》卷三一九）

【组成】鬼臼　天门冬（去心）各三分　巴豆一分（去皮心，炒）　莽草　不蛀皂角（酥炙）各半两　叶子雄黄一两

【用法】上为细末，炼蜜为丸，如小豆大。每服一丸，渐加至二三丸，空心汤水吞下，临卧一服。常宜斟酌，勿令泄泻。

【主治】伏连传注，腹中有坚硬，积气壅心胸作痹，痛引胁背，脘膈满闷。

【宜忌】忌鲤鱼、山猪、芦笋。

10486 天门冬丸（《御药院方》卷九）

【组成】天门冬（慢火炙）　玄参（汤洗，焙干）　牛蒡子（炒）各一两　百药煎　紫苏叶各半两　甘草（炙）　人参各一两半

【用法】上为细末，炼蜜为丸，如皂子大。每服一丸，食后嚼化咽津。

【功用】解化痰毒。

【主治】上膈郁热，咽喉肿痛，唇焦舌干，腮颊生疮。

10487 天门冬丸（《普济方》卷一六一）

【组成】天门冬（去心，焙）　麦门冬（去心，焙）　紫菀（土）　百合　贝母（去心，焙）　桔梗（炒）　人参　生干

地黄　桂（去粗皮）　甘草　阿胶（炒至沸）　杏仁（汤浸，去皮尖双仁，炒）　陈橘皮（汤浸，去白）各三两

【用法】上为末，煮糯米粉并黄蜡一两成粥，更入蜜再熬匀，和前药为丸，如樱桃大。每服一丸，同姜细嚼下，嗽时服。

【主治】肺寒，外内合邪，咳嗽语声不出，口中如含霜雪，停饮寒痰，咽喉妨闷，状若梅核，噎塞不通，膈气痞气。

【备考】《奇效良方》有半夏三两。

10488　天门冬丸（《普济方》卷一九〇）

【组成】天门冬（去心）　青黛（晒干）各四钱　生蒲黄　油发灰各一钱　川姜黄一钱

【用法】上为末，炼蜜为丸，如梧桐子大。每服五十丸，入松阳柿中，湿纸包，煨熟候冷，桑白皮煎汤，临卧嚼下。

【主治】咯血。

【备考】柿能恋肺，咯血属肺，呕血属脾。

10489　天门冬汤（《外台》卷十九引《古今录验》）

【组成】天门冬三两（去心）　葛根四两　生姜三两　桂心四两　麻黄三两（去节）　芍药二两　杏仁五十枚　甘草二两（炙）

【用法】上切。以水一斗，煮取三升，分三服。取汗。

【主治】风湿体疼，恶风微肿。

【宜忌】忌海藻、菘菜、生葱、鲤鱼。

10490　天门冬汤（《圣济总录》卷九十一）

【组成】天门冬（去心，焙）　麦门冬（去心，焙）　柴胡（去苗）　桑根白皮（锉）　甘草（炙）各二两　山芋　人参各一两半　熟干地黄（焙）　生干地黄（焙）各三两　枇杷叶（拭去毛）　枳壳（去瓤，麸炒）　石斛（去根）　白茯苓（去黑皮）各一两

【用法】上为粗末。每服三钱匕，水一盏，煎至七分，食后去滓温服，一日二次。

【主治】虚劳，口舌干燥，津液减耗；及口疮，牙齿宣露。

10491　天门冬汤（《圣济总录》卷九十三）

【组成】天门冬（去心，焙）三两　升麻　黄芩（去黑心）　前胡（去芦头）各一两半　甘草（炙）一两

【用法】上为粗末。每服五钱匕，水一盏半，加芦根三茎，竹叶三片，煎至一盏，去滓，分温二服，空腹、食后各一。

【主治】骨蒸，肺痿咳嗽，气逆喘急，唾不出唇，渐渐羸瘦。

10492　天门冬汤（《全生指迷方》卷四）

【异名】天冬汤（《盘珠集》卷下）。

【组成】天门冬（去心）　紫菀（去苗及枯燥者，焙）　知母（焙）各一两　桑白皮　五味子　桔梗各半两

【用法】上为散。每服五钱，水二盏，煎至一盏，去滓温服。

【主治】肺咳，恶热，喉燥，脉数，甚则咯血。

【加减】咳血者，加阿胶半两（炒燥）；大便涩而喘，加葶苈半两。

10493　天门冬汤（《全生指迷方》卷四）

【组成】天门冬（去心）一两　马兜铃　百部各半两

【用法】上为散。每服五钱，水二盏，煎至一盏，去滓温服。

【主治】喘而发热，颈脉皆动，日渐瘦削，由客热乘肺，或因饮食失宜，气不转而气急，误服热药，火气熏肺而遂喘，颊赤咽燥，其脉细数。

10494　天门冬汤（《济生》卷二）

【异名】天冬汤（《冯氏锦囊·杂证》卷十一）。

【组成】远志（甘草水浸，去心）　白芍药　天门冬（去心）　麦门冬（去心）　黄耆（去芦）　藕节　阿胶（蛤粉炒）　没药　当归（去芦）　生地黄各一钱　人参　甘草（炙）各半两

【用法】上咬咀。每服四钱，水一盏半，加生姜五片，煎至八分，去滓温服，不拘时候。

【主治】思虑伤心，吐衄不止。

10495　天门冬汤

《普济方》卷七十六。为《圣济总录》卷一〇七"凉膈天门冬汤"之异名。见该条。

10496　天门冬汤（《赤水玄珠》卷七）

【组成】天冬（去心）一两　贝母　人参　甘草　桑皮　桔梗　紫苏各五钱　赤茯苓二两　麻黄（去节）七钱半

【用法】每服六钱，加生姜四片，水煎服。

【主治】妊娠气逆咳嗽。

10497　天门冬饮（《医学正传》卷七引《局方》）

【组成】天门冬　紫菀茸　知母（去毛，酒洗）　桑白皮（蜜炙）各一钱　五味子　桔梗（去芦）各五分

【用法】上药细切，作一服。水一盏半，煎至一盏。

【主治】子嗽。妊娠外感风寒，久嗽不已。

【加减】嗽血者，加阿胶五分；大便涩者，加苦葶苈子五分。

10498　天门冬酒（《千金》卷十四）

【组成】天门冬　百部

【用法】捣绞取汁一斗，渍曲二升，曲发，以糯米二斗，准家醺法造酒，春、夏极冷下饭，秋、冬温如人肌酘之。酒熟，取清服一盏。常令酒气相接，勿至醉吐。

【功用】久服延年轻身，齿落更生，发白更黑。

【主治】五脏六腑大风，洞泄虚弱，五劳七伤，癥结滞气，冷热诸风，癫痫恶疾，耳聋头风，四肢拘挛，猥退历节，万病皆主之。

【宜忌】慎生冷、酢滑、鸡、猪、鱼、蒜，特慎鲤鱼，亦忌油腻。

10499　天门冬酒（《圣惠》卷九十五）

【组成】天门冬三十斤（去心，捣碎，以米二石，煮取汁一石）　糯米一石（净淘）　细曲十斤（捣碎）

【用法】上炊米熟，三味相拌，入甏，密封三七日，候熟，压漉。冬温夏冷，每日饮三杯。

【功用】补五脏六腑不调，亦令无病。

10500　天门冬酒（《圣惠》卷九十五）

【组成】醇酒一斗　细曲末一斤　糯米一斗（淘净）　天门冬煎五升（取天门冬去心皮，捣绞取汁，缓火煎如稀饧）

【用法】上先以酒浸曲，候曲发热，炊糯米为饭，适寒温，将天门冬煎，都拌和令匀，入不津甏中，密封，秋夏一七日，数看，勿令热过；春冬三七日，候熟，取酒。每服五合，一日二次。

【功用】延年不老。

10501 天门冬酒（《圣济总录》卷八十四）

【组成】天门冬五升（去心，捣绞取汁，慢火煎如稀饧）　湿荆二十五束（每束三尺围，各长二尺五寸，当中心以火烧两头，盛取沥一升半，煎取七合）　青竹三十束（每束三尺围，各长二尺五寸，当中心以火烧两头，盛取沥三升，煎取一升半）　生地黄（锉）五升（粗大者，洗净，控干，捣取汁三升，煎取一升半）　生五加皮三十斤（净洗，控干，锉，大釜内以水四石，煮至五斗，去滓，澄清取汁，以铜器盛入大釜内，重汤煎之至三斗五升，盛煎与前四味汁合匀）　白糯米一石五斗　曲八斤（曝干，捣末）

【用法】以上药汁，取六升浸曲末，五日曲中沸起第一酘，将米七斗净淘二十遍，置净席上，以生布挪干，然后纳甑中蒸之为馈，即以前药汁纳净盆中，拌饭令匀，候冷热，如常酝酒法，入净瓮中密封。经三日后，入第二酘，更净淘米四斗，一如前法蒸炊后，放令冷热得所，投入前酒瓮中封头，又经三日，即入桂（去粗皮）、甘草（炙）、白芷、当归（切，焙）、芎䓖、麻黄（去根节）各六两，干姜（炮）、五加皮（炙）各一斤，附子（炮裂，去皮脐）五两，牛膝（去苗，锉）九两，白糯米四斗（净淘，控干）。上十一味，除米外，并锉捣如米粒，入米拌匀，同纳甑中，久蒸极熟，倾出摊，候似人体冷暖。投入煎酒瓮中，三日后，可服少许尝之。若得中即密封瓮头，更候二七日后，压取清酒，入不津器中盛之。每服四合，温饮之，一日二次，渐加至半盏，以知为度。饮此酒只可微温，不可过热。

【主治】脚气疼痛。

10502 天门冬散（《圣惠》卷十二）

【组成】天门冬（去心）　赤茯苓　生干地黄　枳壳（麸炒微黄，去瓤）　细辛　贝母（煨令黄）　前胡（去芦头）各半两　甘草一分（炙微赤，锉）

【用法】上为散。每服四钱，以水一中盏，加生姜半分，煎至六分，去滓温服，不拘时候。

【主治】伤寒，咳嗽，连胸背痛。

10503 天门冬散（《圣惠》卷十五）

【组成】天门冬（去心）　紫菀（去苗土）　赤茯苓　甘草（炙微赤，锉）　陈橘皮（汤浸，去白瓤，焙）　桑根白皮（锉）　杏仁（汤浸，去皮尖双仁，麸炒微黄）　人参（去芦头）各三分　麻黄半两（去根节）

【用法】上为散。每服五钱，以水一大盏。加生姜半分，煎至五分，去滓温服，不拘时候。

【主治】时气，肺虚热壅，气喘，咳嗽。

10504 天门冬散（《圣惠》卷二十六）

【组成】天门冬一两（去心）　羚羊角屑一两　人参一两（去芦头）　黄耆一两（锉）　枸杞子一两　酸枣仁一两（微炒）　芎䓖一两　车前子一两　当归一两　桂心一两　泽泻一两　甘草半两（炙微赤，锉）

【用法】上为散。每服四钱，以水一中盏，煎至六分，去滓，加竹沥半合，蜜一茶匙，同煎三两沸，不拘时候温服。

【主治】精极，五脏六腑俱伤，虚热，遍身及骨髓烦疼。

【宜忌】忌鲤鱼。

10505 天门冬散（《圣惠》卷二十九）

【组成】天门冬一两半（去心，焙）　黄耆一两（锉）　桑根白皮三分（锉）　柴胡一两（去苗）　鳖甲半两（涂醋，炙令黄，去裙襕）　人参一两（去芦头）　白术一两　木香三分　白芍药半两　当归一两　地骨皮半两　桂心半两　甘草半两（炙微赤，锉）　熟干地黄半两　白茯苓一两

【用法】上为粗散。每服四钱，以水一中盏，加生姜半分，大枣三个，煎至六分，去滓，不拘时候温服。

【主治】虚劳寒热，四肢疼痛，黄瘦无力。

【宜忌】忌苋菜。

10506 天门冬散（《圣惠》卷三十一）

【组成】天门冬二两（去心）　旋覆花半两　桑根白皮三分（锉）　紫菀一两半（去苗土）　生干地黄一两　甘草三分（炙微赤，锉）

【用法】上为散。每服四钱，以水一中盏，加生姜半分，煎至六分，去滓，不拘时候温服。

【主治】肺痿骨蒸，咳嗽，心神烦热，颊赤，口干，不欲饮食。

10507 天门冬散（《圣惠》卷三十一）

【组成】天门冬一两半（去心，焙）　前胡三分（去芦头）　赤茯苓一两　甘草三分（炙微赤，锉）　川升麻三分　百合半两　黄芩三分　白前半两　柴胡一两（去苗）　杏仁二分（汤浸，去皮尖双仁，麸炒微黄）　桑根白皮一两（锉）　桔梗一两（去芦头）

【用法】上为粗散。每服四钱，以水一中盏，加生姜半分，煎至六分，去滓，食后温服。

【主治】骨蒸，心肺烦热，喘息气促，唾不去唇，渐加羸瘦。

10508 天门冬散（《圣惠》卷七十八）

【组成】天门冬（去心，焙）　前胡（去芦头）　赤茯苓　黄耆（锉）　杏仁（汤浸，去皮尖双仁，麸炒微黄）　桑根白皮（锉）各三分　生干地黄　当归（锉，微炒）　百合　款冬花　赤芍药　甘草（炙微赤，锉）各半两

【用法】上为粗散。每服四钱，以水一中盏，加生姜半分，煎至六分，去滓，不拘时候温服。

【主治】产后咳嗽，心膈不利，涕唾稠粘，四肢烦热，不思饮食。

10509 天门冬散（《圣惠》卷八十三）

【组成】天门冬（去心，焙）　桑根白皮（锉）　赤茯苓　柴胡（去苗）　百合　紫菀（洗，去苗土）　蓝叶　甘草（炙微赤，锉）各半两

【用法】上为粗散。每服一钱，以水一小盏，加生姜少许，煎至五分，去滓温服。

【主治】小儿心胸烦闷，体热咳嗽。

10510 天门冬散（《圣惠》卷八十九）

【组成】天门冬半两（去心，焙）　桑根白皮（锉）　川升麻　枳壳（麸炒微黄，去瓤）　甘草（炙微赤，锉）各一分　川大黄半两（锉，微炒）

【用法】上为粗散。每服一钱，以水一小盏，煎至五分，去滓温服，不拘时候。

【主治】小儿肺壅，脑热，鼻干无涕，大肠秘涩，眠卧心躁。

【备考】《医方类聚》引《经验良方》有荆芥。

10511 天门冬散（《圣济总录》卷九十一）

【组成】天门冬（去心，焙）　石菖蒲　远志（去心）　熟

干地黄（焙）　山茱萸　桂（去粗皮）　石韦（去毛）　白术各一两　白茯苓（去黑皮）二两

【用法】上为细散。每服一钱匕，热水调下，服药至三十日后，筋力倍加，至百日后，耳目聪明，老少皆可服。

【功用】补虚益精血，除百疾；久服驻颜益寿。

【主治】虚劳脱营，气血耗夺，形体毁沮，失精少气，洒洒然时惊。

10512 天门冬散（《鸡峰》卷三十）

【异名】天冬散（《赤水玄珠》卷十四）。

【组成】天门冬不以多少（去心，焙干）

【用法】上为细末。每服二钱，温酒调下，不拘时候。

【主治】诸虚风有热，癫痫恶疾，耳聋目昏。

10513 天门冬散（《普济方》卷一六〇引《指南方》）

【组成】天门冬（去心）　紫菀（去苗）　知母各一两　桑白皮　五味子　桔梗各半两

【用法】上为散。每服四钱，水一盏，煎至七分，去滓温服。

【主治】肺经邪热咳嗽。

【加减】嗽血者，加阿胶半两；大便涩，加葶苈子半两。

10514 天门冬粥（《药粥疗法》引《饮食辨录》）

【组成】天门冬15～20克　粳米50～100克　冰糖少许

【用法】先用天门冬取浓汁，去滓，入粳米煮粥，沸后加入冰糖适量，再煮成粥。以三至五日为一疗程，间隔三日再服。

【功用】滋阴润肺，生津止咳。

【主治】肾阴不足，阴虚内热，津少口干，及肺阴不足，肺虚有热，干咳少痰或无痰，痰中带血，以及午后低热，夜间盗汗的肺结核患者。

【宜忌】虚寒腹泻及外感风寒咳嗽者，均不宜用。

【方论选录】《药粥疗法》：天门冬味甘微苦，无毒，肥厚多脂，入肺、肾经，所以能养肺肾之阴，善治肺虚燥热。在煮粥时，适当加些冰糖，不仅可纠正微苦之味，还能增强它的滋养作用。

10515 天门冬煎（方出《肘后方》卷三，名见《圣济总录》卷四十九）

【组成】生天门冬（捣取汁一斗）　酒一斗　饴一升　紫菀四合

【用法】置铜器中，于汤上煎可丸。每服如杏子大一丸，一日三次。

【主治】肺痿咳嗽，吐涎沫，心中温温，咽燥而不渴者。

10516 天门冬煎（《外台》卷九引《古今录验》）

【组成】天门冬六两（去心）　杏仁三升（去双仁皮尖，碎）　椒三升（熬令汗出）　桂心　厚朴（炙）　杜仲　苦参各三两　附子六两（炮）　干姜六两　乌头二枚（炮）　人参六两　蜈蚣一枚（去头足，炙）

【用法】上药别捣杏仁，其余者合捣下筛，以五斤胶饴和捣千杵。每服如大枣一枚，一日三次。

【主治】咳嗽。

【宜忌】忌冷水、猪肉、生葱、鲤鱼。

10517 天门冬煎（《外台》卷十引《延年秘录》）

【组成】生天门冬汁一升　橘皮二两　生地黄汁五升　白蜜五合　牛酥三合　白糖五两　杏仁一升（去皮尖）　贝母　紫菀　通草各三两　百部根　白前　甘草（炙）各二两　人参二两

【用法】上切，以水六升，煮贝母等药，取二升五合，去滓，纳天门冬、地黄汁，煎可减半，纳酥、蜜、生姜等，煎令可丸。取如鸡子黄大，含咽之，日四五度。

【主治】肺热兼咳声不出。

【宜忌】忌鲤鱼、芜荑、海藻、菘菜等。

10518 天门冬煎（《外台》卷十引《延年秘录》）

【异名】天门冬煎丸（《圣济总录》卷一二四）。

【组成】天门冬三两（去心）　麦门冬二两（去心）　款冬花一两　贝母一两　紫菀二两　茯苓二两　升麻二两　生姜汁三升　蜜一升　酥一合　地黄汁三升

【用法】上切，以水八升，煮七物，取一升，去滓，纳生姜、地黄汁，煮取一升，纳蜜、酥于银器中，加汤上煎令成丸。一服如弹丸一枚，含咽，日夜三五丸。

【主治】肺间热咳，咽喉塞。

【宜忌】忌醋物、芜荑、鲤鱼等。

10519 天门冬煎（《外台》卷三十八）

【组成】天门冬汁一升　生地黄汁二升　生姜汁二合　杏仁五合（去皮尖，研如膏）　白蜜八合　牛酥五合　款冬花　升麻　百部根　紫菀　麻黄（去节）各二两　甘草四两（炙）

【用法】上切，以水八升，煮麻黄去沫，下诸药煎，取二升，去滓澄滤，铜器中微火煎去半，下天门冬等汁，次第下之，炼成煎。取一匙含咽之，一日三五次。

【功用】定肺气，去风热，明目，止喘嗽。

【主治】咳嗽喘粗血腥，乳石发冷。

10520 天门冬煎（《圣惠》卷六）

【组成】天门冬二两（去心，以水一升半，煮令极烂，候水尽细研）　紫菀一两（洗，去苗土）　桔梗一两（去芦头）　贝母一两（煨令微黄）　赤茯苓一两半　木通一两（锉）　桑根白皮一两（锉）（以上同捣细，罗为散）　生地黄汁四合　藕汁三合　生麦门冬汁三合　酥二合（两）　白蜜三合

【用法】上药先下地黄、麦门冬、藕汁，煎六七沸，次下前散搅令匀，即下酥，缓火煎如饧，收于盒中。每于食后及夜间含一茶匙，细细咽津。

【主治】肺脏壅热，久嗽，涕唾稠粘，气促不能食。

10521 天门冬煎（《圣惠》卷四十六）

【组成】天门冬二两半（去心焙）　紫菀一两（去苗土）　桔梗一两（去芦头）　贝母一两半（煨微黄）　赤茯苓三两　桑根白皮一两（锉）　木通一两（锉，以上都捣罗为末）　生地黄汁五合　生麦门冬汁三合　生姜汁一合　藕汁二合　酥二合　白蜜三合

【用法】上将诸药汁及酥蜜，纳于银锅中。入诸药末，都搅令匀，以慢火熬成膏。不计时候以粥饮调下一茶匙。

【主治】咳嗽，痰唾稠粘，上气促急，心胸烦满，不能饮食。

【备考】本方方名，《普济方》引作"天门冬膏"。

10522 天门冬煎（《圣惠》卷九十五）

【组成】生天门冬十斤（去心，锉碎）

【用法】以酒五斗，和绞取汁，纳铜器中，入白蜜一升，重汤煮之如饧。每服一匙，以温酒调下，一日三次。得地黄相和更佳。

【功用】❶《圣惠方》：益气力，延年不饥。❷《圣济总录》：保定肺气，去寒热，养肌肤，利小便，强骨髓。

【主治】《圣济总录》：三虫，暴中，偏风，湿痹。

10523 天门冬煎（《圣惠》卷九十五）

【组成】天门冬一石（去心，纳瓷器中，密盖口，以蜡封其上，埋燥室中，经一年开看，如糖色。）

【用法】上为末，入蜜和调如饧。每服一大匙，一日二次。

【功用】久服延年不老。

【主治】大风。

【宜忌】忌鲤鱼。

10524 天门冬煎（《圣济总录》卷十五）

【组成】天门冬（净洗，浸三日，去心，细切）七斤　生地黄三十斤（肥者，淘洗，细切）

【用法】上细切，都于木白中捣烂，却入大沙盆内，烂研压取汁，绞滓干，别收；将滓更研极烂，入汤一斗，研搅令匀，又压滓干；再研极细，入汤八升，压滓；又再研，入汤六升，压令尽干无味即住。取第二、第三度研入者汁，同煎至一斗，次入第一药汁煎成煎，若稠饧即止。每服一匙，食后用酒化下，或桃柳汤温水化下。

【主治】风癫，卒发仆地，口吐涎沫，不省人事。

10525 天门冬煎（《圣济总录》卷一二三）

【组成】生天门冬汁二升　人参一两　生麦门冬汁一升　生姜汁一升　生地黄汁一升　桂（去粗皮）一两　赤苓（去黑皮）三两　甘草（炙）三分　牛黄（研）半两　半夏（汤洗七遍，曝干）一两

【用法】上药除四味汁外，余六味为末，先以天门冬、麦门冬汁煎减半；次入生姜汁，又煎减半；次又入地黄汁，并余六味末，同煎汁欲尽，即入白蜜一斤，酥四两，同煎成煎，以瓷盒盛。每服一匙，以温水调下，不拘时候。以愈为度。

【主治】喉痛，咽嗌不利。

10526 天门冬煎（《鸡峰》卷十一）

【组成】天门冬二两半　白茯苓　贝母　杏仁各一两　甘草三分

【用法】上为细末，炼蜜为丸，如弹子大。食后含化一粒。

【功用】润肺养心。

【主治】骨蒸劳热，咳嗽。

10527 天门冬煎（《杨氏家藏方》卷八）

【组成】天门冬（去心）二两　麦门冬（去心）二两　款冬花（去枝梗）　桔梗（去芦头）　紫菀（去土）　白前各一两（六味为细末）　生地黄汁五合　杏仁一两（去皮尖，研如膏）　白蜜五合

【用法】将地黄汁、杏仁膏、白蜜三味于银、石器内同熬成膏，入前药末，搜和为丸，每一两作二十丸。每服一丸，细嚼，食后温熟水送下。

【主治】肺脏风壅，咳嗽稠痰，咽膈气塞，头目不清。

10528 天门冬膏（《圣惠》卷四十六）

【组成】天门冬二两（去心）　麦门冬二两（去心）　款冬花一两　贝母一两（煨微黄）　紫菀一两（去苗土）　白前一两　生地黄汁五合　杏仁一两（汤浸，去皮尖双仁，麸炒

黄，研如膏）　白蜜五合　酥二两

【用法】天门冬等六味锉细，以水五大盏，煎至一大盏，去滓，纳地黄汁、杏仁膏、酥、蜜等于银锅中，以慢火煎成膏，盛于不津器中。每日夜五七度，含一茶匙，咽津。

【主治】咳嗽，肺脏壅热，咽喉闭塞，不得睡卧。

10529 天门冬膏（《饮膳正要》卷二）

【组成】天门冬不以多少（去皮，去根须，洗净）

【用法】上为末，布绞取汁，澄清滤过，用瓷器、砂锅或银器，慢火熬成膏。每服一匙头，空心温酒调下。

【功用】❶《饮膳正要》：轻身，益气，令人不饥，延年不老。❷《寿世保元》：补肺润五脏。

【主治】❶《饮膳正要》：积聚，风痰，癫疾，三虫，伏尸，瘟疫。❷《医学正传》：血虚肺燥，皮肤折裂，及肺痿咳脓血。

10530 天门冬膏

《普济方》卷一六二。即《圣惠》卷四十六"天门冬煎"。见该条。

10531 天中药茶（《医方易简》卷四）

【组成】细茶一斤（武夷松罗更妙）　石菖蒲一两　羌活　陈皮　川芎　北细辛　麦芽（炒）　吴茱萸　生甘草　干姜（不炒）各一两　生枳实五钱　苏叶四两　上朱砂一两　明雄黄一两（另研极细）

【用法】以上药茶和匀，晒干，日中喷上好火酒，待滋润拌之，又拌入朱砂、雄黄末，再喷火酒，再拌再喷，当天中晒干，如无日色，即以火微微烘干，用瓷罐收贮，勿令泄气。每服三钱，用沸汤泡少刻，候药味出，连服二三次。有汗即止，无汗再出。蛇咬取汗亦妙。此药配合，宜五月五日午时。

【主治】男妇小儿感冒，一切时症。

10532 天仙子丸（《圣济总录》卷七十四）

【组成】天仙子　干姜（炮）　陈橘皮（汤浸，去白，焙）　诃黎勒皮各一两

【用法】上为粗末，用醋拌匀一宿，炒令黄色，再为细末，醋煮面糊为丸，如梧桐子大。每服二十丸，食前米饮送下。

【主治】大肠积冷，洞泄不止。

10533 天仙藤汤（《圣济总录》卷八十七）

【组成】天仙藤二两　秦艽（去苗土）　鳖甲（去裙襕，醋炙）　柴胡（去苗）　麻黄（去节）　芍药　甘草（炙，锉）　防风（去叉）　前胡（去芦头）各一两

【用法】上为粗末。每服三钱匕，水一盏，加乌梅一枚，生姜二片。同煎至七分，去滓温服。

【主治】风热劳气。

【加减】如解伤寒，不用乌梅，入葱白二寸煎热服。

10534 天仙藤汤（《圣济总录》卷八十九）

【组成】天仙藤（洗，锉）　鳖甲（去裙襕，醋浸，慢火炙）　黄耆（锉，炒）　牛膝（酒浸，切，焙）　柴胡（去苗）　甘草（炙）各三两　乌药六两（锉）　五加皮（锉）　芍药各二两　木香一两

【用法】上为粗末。每服三钱匕，水一盏半，加乌梅、大枣各半枚，煎至七分，去滓热服，不拘时候。

【主治】五劳骨节酸疼，五心烦热，口苦舌干，不思饮食，咳嗽虚汗，渐瘦无力。

10535 天仙藤饮

《灵验良方汇编》卷三。为《妇人良方》卷十五引陈景初方"天仙藤散"之异名。见该条。

10536 天仙藤散（《陈素庵妇科补解》卷三）

【组成】天仙藤 香附 陈皮 甘草 乌药 茯苓 白术 大腹皮 人参 紫苏 当归 杏仁 厚朴 白芍

【主治】子气（亦名胎肿）。妊娠三月，两足自脚面渐肿至腿膝，行步艰辛，以致胸膈喘闷，饮食减少，似水气状，脚趾间有黄水出者。此系素有风气，或冲任二经有血风所致。

【方论选录】是方四君补正气，归、芍养胎血；附、陈、乌、腹利气消胀；杏、朴快膈温中，天仙佐之；紫苏主治妇人血风之气。肿消之后，当用四物、四君、杜仲、远志、山药、木香之属，峻补气血。

10537 天仙藤散（《魏氏家藏方》卷四）

【组成】天仙藤 甘草（炙） 桔梗（炒） 青皮（去瓤）各一两 香附子 天台乌药 川白芷 陈皮（去白）各二两

【用法】上为末。每服二钱，水一盏，加生姜三片，乌梅一个，煎至七分时，通口服。

【主治】蒸热劳气，百骨酸痛，腰背拘急，小便赤黄，脚手沉重，胸中不快。

10538 天仙藤散（《妇人良方》卷二十引《经验妇人方》）

【组成】天仙藤五两（炒焦）

【用法】上为细末。每服二钱，产后腹痛，用炒生姜、小便和细酒调下；常患血气，用温酒调服。

【主治】产后腹痛不止，及一切血气腹痛。

10539 天仙藤散（《妇人良方》卷十五引陈景初方）

【异名】香附散（原书同卷）、天仙藤饮（《灵验良方汇编》卷三）。

【组成】天仙藤（洗，略炒） 香附子（炒） 陈皮 甘草 乌药（不须要天台者，但得软白、香而辣者良）各等分

【用法】上为细末。每服三钱，水一大盏，加生姜三片，木瓜三片，紫苏三叶，同煎至七分，放温澄清，空心、食前服，每日三次。小便利，气脉通，体轻，肿渐消，更不须多服。

【主治】子气。妊娠自三月成胎之后，两足自脚面渐肿腿膝以来，行步艰辛，以至喘闷，饮食不美，似水气状，至于脚趾间有黄水出者。

【备考】本方方名，《仙拈集》卷三引作"水肿饮"。

10540 天仙藤散（《镐京直指》卷二）

【组成】天仙藤三钱 江西术三钱 炒条芩一钱五分 阳春砂八分（冲） 大腹皮二钱 炒枳壳八分 制香附三钱 白茯苓三钱 冬瓜子三钱

【功用】安胎顺气。

【主治】娠妇身肿，由脾弱湿留，气虚下陷，名曰子肿。

10541 天冬饮子（《审视瑶函》卷四）

【组成】天门冬 知母 菵蔚子 防风 辽五味 茯苓 熟地黄 羌活 荆芥穗 川芎 白芍药 当归各等分

【用法】上锉。加生姜三片，白水二钟煎，食后服。

【主治】怀孕多居暖阁，或烘火过热，衣被卧褥，伏热在内，或服补药及热物太过，肝脏壅极，致令胎热。将临月，两目忽然不明，灯火不见，头痛目昏，颈项肿满，不能转颈。

【宜忌】《胎产秘书》：大忌酒、蒜、炙煿、油腻、一切辛热发物。

【备考】《胎产秘书》有人参，无羌活。

10542 天冬饮子（《不居集》上集卷十四）

【组成】五味子五个 甘草 白芍 黄耆 人参各一钱 当归 麦冬各八分 紫菀一钱五分

【用法】上作二服。水煎，食前服。

【主治】脾胃虚弱，气促气弱，精神短少，衄血吐血。

10543 天花粉丸（《直指》卷十七）

【组成】天花粉 黄连（去须）各一两 茯苓 当归各半两

【用法】上为末，炼蜜为丸，如梧桐子大。每服三十丸，茅根煎汤送下。

【主治】消渴，饮水多，身体瘦。

10544 天花粉丸

《奇效良方》卷三十三。为《直指》卷十七"玉壶丸"之异名。见该条。

10545 天花粉酒（《疡科选粹》卷六）

【组成】天花粉四两 苍耳子四两 金银花四两 当归头尾四两

【用法】上用无浆绢为囊，盛贮前药，入生白酒内，煮一昼夜，埋土地三日，服尽毒消。

【主治】杨梅疮结毒。

【加减】上部，加威灵仙一两；下部，加牛膝一两。

10546 天花粉散（《类证治裁》卷四）

【组成】花粉 生地 麦冬 干葛各二钱 五味 甘草各一钱 粳米百粒

【主治】上消。

10547 天花粉粥

《药粥疗法》。即《千金》卷二十一"栝楼粉粥"。见该条。

10548 天灵盖丸（《圣惠》卷三十一）

【组成】天灵盖一两半（以童子小便一升，煮令小便尽，炙干） 地骨皮一两半 麦门冬二两半（去心，焙） 腻（铁）粉三分（二两） 赤茯苓一两半 黄连二两（去须）

【用法】上为末，炼蜜为丸，如梧桐子大。每服二十丸，食前煎麦门冬汤送下。

【主治】骨蒸劳。

10549 天灵盖丸（《圣惠》卷三十一）

【组成】天灵盖三两（涂酥，炙令微赤） 麝香半两（细研）

【用法】上为末，同研令匀，炼蜜为丸，如梧桐子大。每服二十丸，食前以粥饮送下。

【主治】骨蒸劳，颜色憔悴，不思饮食，四肢急驰，翕翕发热；传尸劳瘦。

10550 天灵盖丸（方出《圣惠》卷五十二，名见《普济方》卷一九八）

【组成】天灵盖一两 猢狲头骨一两 虎头骨一两 朱砂一分（细研） 雄黄一分（细研） 麝香一分（细研） 绿豆粉一分 砒霜一两（细研）

【用法】上药生用为末，入后五味、都研令匀，五月五日午时，面向南，以粽子尖为丸，如梧桐子大。每发前以青绢裹一丸，系男左女右臂上，即愈。每丸可治七人，至第七人，以冷醋汤送下。

【主治】疟疾，发作无时，经久不愈。

10551 天灵盖丸《圣惠》卷五十二

【组成】天灵盖一两 阿魏半两 朱砂一两（细研） 麝香一分（细研） 白芥子半两 安息香三分 砒霜一两（细研） 豉一合（炒干） 乌驴蹄一两 熏陆香三分 绿豆一分 巴豆七枚（去皮心，研） 猢狲脑骨一两 虎粪中骨一两

【用法】上药生用为末，入研了药令匀，端午日午时，炼蜜为丸，如皂荚子大。每发日，男左女右，手心内把一丸；如末止，即以新汲水送下一丸。

【主治】一切疟，发歇寒热，神思昏闷，晓夜不得安静。

【宜忌】忌食热物。

10552 天灵盖丸《圣惠》卷八十六

【组成】天灵盖一两 砒霜半分 胡黄连半两 人粪半两 莨菪子一分

【用法】上药都以黄泥裹，烧令通赤，去泥放冷，取药，入麝香半分，同研为末，以面糊为丸，如黍米大。每服以乳汁研下一丸，不拘时候。一岁一丸，三岁以上不得加服。

【主治】小儿急疳，瘦弱生疮。

10553 天灵盖丸《圣惠》卷八十七

【组成】天灵盖灰一分 蟾酥一片（如柳叶大） 汗袜灰一分 砒霜半分 麝香一分 驴蹄护干灰一分

【用法】上为末，炼蜜为丸，如麻子大。每服二丸，空心以温水送下。

【主治】小儿五疳。

10554 天灵盖丸《圣济总录》卷九十三

【组成】天灵盖（如无，即髑髅骨有十字缝者，取中心一片，以茅香汤洗，以安息酒涂炙令黄色） 紫河车一枚（头生儿男儿胞衣是也，于石上用新草鞋踏洗令净，控干，以麝香一两，渗拌令匀，入瓶以泥固济，如法火煅通赤留性，勿令煅过） 石蜥蜴一条（和肠脏醋炙四十九遍令干） 獭肝一具（薄切，瓦上焙干） 赤足蜈蚣一条（酒浸，炙焦） 黄鹰粪一钱 金线虾蟆（端午日收者，以醋炙令黄，只用头） 蛤蚧一对（酥炙令黄，只取头尾用）

【用法】上为细末，以醋煮猪胆令热成膏，和搜为丸，如梧桐子大，即以槐花、芜青各一钱，研为末，熟绢筛过，为药衣，令青黄色。每服四十丸，温煎生姜汤送下。初更一服，二更初再一服。

【主治】传尸。

10555 天灵盖汤《圣济总录》卷八十七

【组成】天灵盖（酥炙黄） 柴胡（去苗） 鳖甲（去裙襕，醋炙） 桑根白皮（细锉） 知母（切，焙） 青蒿（干者）各一两 甘草（炙，锉） 阿魏（炒，研）各二两

【用法】上八味，粗捣筛七味，与阿魏和匀。每服五钱匕，童便一盏半，豉心四十粒，桃、李心各七枚，葱、薤白各二茎（细切），同浸一宿，平明煎取一盏，去滓，空腹顿服。微利为效。

【主治】急劳发热，肌体羸瘦。

10556 天灵盖汤《普济方》卷二三三

【组成】天灵盖一大两（炙，研） 麝香半两 桃仁一大抄（去皮） 朱砂一两五钱（光明者） 好豉一大升（干者）

【用法】上为末，捣和令匀。每晨空腹以小便半升，和散方寸匕，以水煎服。

【主治】瘦病。

【宜忌】忌生血物。

10557 天灵盖饮《圣济总录》卷八十七

【组成】天灵盖（酥炙黄） 柴胡（去苗） 鳖甲（醋炙，去裙襕） 贝母（去心） 桑根 白皮 知母（炒）各一两 桃枝 柳枝各一握 青蒿一握 豉心一合（炒） 甘草三分（炙） 葱白 薤白各七茎 阿魏半两（研，炒）

【用法】上药除阿魏外，锉如麻豆大，拌匀。每服五钱匕，以童便一盏半，浸隔宿，煎取六分，去滓，空心顿服。

【主治】男子、妇人暴急成劳。

10558 天灵盖散《圣惠》卷二十六

【组成】天灵盖一两（涂酥，炙令黄） 鳖甲一两（涂醋，炙令黄，去裙襕） 柴胡一两半（去苗） 诃黎勒一两半（煨，用皮） 桂心一两半 栀子仁一两 人参一两（去芦头） 赤茯苓一两半 贝母一两（煨令黄） 桃仁一两（汤浸，去皮尖双仁，麸炒微黄） 麦门冬二两半（去心） 地骨皮一两 生干地黄二两 槟榔半两 黄耆一两（锉）

【用法】上为散。每服五钱，以童便及水各一小盏，加葱白一茎，生姜半分，煎至一盏，去滓，食前温服。

【主治】肺劳羸瘦，四肢无力，每至日晚，即烦热颊赤，痰嗽不利，骨节多疼，或乍寒乍热，饮食不成饥肤。

10559 天灵盖散《圣惠》卷二十七

【组成】天灵盖（涂酥，炙令微黄） 柴胡（去苗） 鳖甲（涂醋，炙令黄，去裙襕） 桑根白皮（锉） 知母 干青蒿 桃枝（锉） 柳枝（锉）各一两 甘草三分（炙微赤，锉） 阿魏半两（麸裹，煨令面熟为度）

【用法】上为散。每服五钱，以童便一大盏，加葱白三茎，宿浸，煎取四分，去滓，空心温服。

【主治】急劳。四肢烦热，百节酸疼，口干心躁，小便黄赤，不欲饮食。

【宜忌】忌苋菜。

10560 天灵盖散《圣惠》卷三十一

【组成】天灵盖一两（涂酥，炙微黄） 柴胡一两（去苗） 桑根白皮一两（锉） 鳖甲一两（涂醋，炙令黄，去裙襕） 知母一两 麦门冬一两（去心） 青蒿一握（锉） 甘草三分（炙微赤，锉）

【用法】上为散。每服五钱，以童便一大盏，加桃、柳嫩枝各一握长七茎，豉五十粒，生姜半分，葱白三茎，煎至七分，去滓，食前分温二服。

【主治】骨蒸劳。心膈烦满，身体壮热，唇口干，小便赤，头痛，羸瘦。

【宜忌】忌苋菜。

10561 天灵盖散《圣惠》卷三十一

【组成】天灵盖一枚（涂酥，炙令黄） 阿魏半两 木香一分 安息香一分 猪牙皂一挺（涂醋，炙令黄，去皮子） 甘草半两（炙微赤，锉）

【用法】上为粗散。每服五钱，以童便一大盏半，煎至一大盏，去滓，分温二服。平旦一服，如人行八九里，更一服。唯吃葱粥，或吐出白虫如发，或吐出赤虫。极重者三服愈，三日一度合服。

【主治】传尸劳瘦，不问年月深浅。

【宜忌】终身不得吃牛、马肉。

10562 天灵盖散《圣惠》卷六十)

【组成】天灵盖半两(炙黄) 桃仁半两(汤浸,去皮尖双仁,研) 熏陆香半两 麝香一分(细研)

【用法】上为细散,以猪脂,取萎葱根一分,研调如膏。涂于故帛上贴之。

【主治】痔疾。肛门边结核,寒热,疼痛不可忍。

10563 天灵盖散《圣惠》卷六十二)

【组成】天灵盖一两(烧灰) 狗头骨半两(烧灰) 白矾半两(烧灰汁尽) 麝香一钱(细研) 黄连一分(去须) 黄柏一分

【用法】上为细散,研入麝香令匀。每使,先煎甘草汤洗,拭干,用生油调涂之。

【主治】附骨疽,肿痛有脓,久不瘥。

10564 天灵盖散《圣惠》卷七十)

【组成】天灵盖一两(涂酥,炙令微黄) 鳖甲二两(涂醋,炙令黄,去裙襕) 柴胡一两半(去苗) 安息香一两 当归一两 地骨皮一两半 栀子仁一两 人参一两(去芦头) 赤茯苓一两半 贝母一两(煨令微黄) 桃仁一两(汤浸,去皮尖双仁,麸炒微黄) 麦门冬一两半(去心) 阿魏一钱(面裹煨,以面熟为度) 黄连一两(去须) 生干地黄一两半 槟榔一两

【用法】上为粗散。每服四钱,以童便一大盏,加桃枝、柳枝各七寸,生姜半分,葱白五寸,煎至五分,去滓温服,不拘时候。

【主治】妇人骨蒸气劳,四肢无力,每至晚间即热,两颊红色,饮食不下,心神烦躁。

【方论选录】《济阴纲目》:传尸者,彼此传染相续而亡,其症亦大相类。然以为传尸有虫,形变不一,故多难治。此方以天灵盖祛伏尸,安息香逐邪祟,阿魏、桃仁、槟榔祛虫,其余诸药,则补气血,清骨热,消痰而已,别无所奇,而其妙则在童便、桃柳枝、葱、姜而已。

10565 天灵盖散《圣惠》卷八十八)

【组成】天灵盖一枚(涂酥,炙令黄) 黄连半两(去须)

【用法】上为细散。每服半钱,以粥饮调下,一日三四次。

【主治】小儿骨热体瘦,心神烦躁。

10566 天灵盖散

《医方类聚》卷一八〇。即《圣惠》卷六十六"天灵散"。见该条。

10567 天灵盖散《圣济总录》卷一二九)

【组成】天灵盖(酥炙)一两 狗骨(烧灰)一两半 白矾(烧灰)一两半 麝香(研)一钱

【用法】上为散。干敷疮口,日三五上。以愈为度。

【主治】附骨疽疮及阴疮久不愈。

10568 天灵盖散《普济方》卷二三七引《卫生家宝》)

【组成】天灵盖如两指大(以檀香煎水洗过用,涂酥炙) 槟榔五个(如鸡心者,生用) 连珠甘遂半两(并为末) 阿魏一分(别研) 安息香二分(用铜刀子钵内研,和诸药) 麝香三钱(即当门子,别研)

【用法】上六味,再研匀。每服三钱,加薤白、葱白各二七茎,青蒿一小握,桃枝、柳枝、桑枝、酸石榴枝(并用东南条嫩)各长七寸,乌梅五个,用童便四升,同入银器内,文武火熬至一升,滤去滓,分作三盏调下,五更初服。男子患女人煎,女人患男子煎。服药后,如觉有逆吐,即用白梅止之,天明觉脏腑鸣,须臾转下虫,及恶物黄水,异色粪秽。若一服未下,辰、巳间更进一服,各温吃。若泻不止,用龙骨、黄连、诃子,等分为末,熟水调下一二钱立止;次以白粥补之,用温药调补。

【功用】杀一切劳虫。

【主治】一切传尸。

10569 天灵盖膏《圣惠》卷六十六)

【组成】天灵盖一分(净洗,涂醋,炙黄) 虎下颌骨一分(炙令黄) 腊月猪脂四两 附子一分(炮裂,去皮脐) 人参一两(去芦头) 铁精一分 川乌头一分(炮裂,去皮脐)

【用法】上为末,同猪膏和令稀稠得所。外涂四畔,不得侵着疮内。

【主治】一切瘘。

10570 天竺饮子《局方》卷十)

【异名】天竺散(《永类钤方》卷十一)、天竺黄散(《得效》卷八)。

【组成】天竺黄五钱 川郁金(用皂角水煮,切作片,焙干) 甘草(炙)各二十两 大栀子仁(微炒) 连翘各二十两 雄黄(飞研)五两 瓜蒌根十斤

【用法】上为细末。每服一大钱,小儿半钱,食后、临卧用新水调服。

【主治】大人、小儿脏腑积热,烦躁多渴,舌颊生疮,咽喉肿痛,面热口干,目赤鼻衄,丹瘤结核,痈疮肿痛;又治伏暑燥热,疮疹余毒,及大便下血,小便赤涩。

【备考】方中天竺黄原脱,据《得效》补。

10571 天竺黄丸《医心方》卷二十五)

【组成】天竺黄一小分 朱砂一小分 巴豆一粒(去皮心膜,麸炒,压出油) 麝香少许 乌头一颗(生,去脐尖)

【用法】上为细末,以蟾酥为丸,如黄米大。一岁儿一丸,空心温米饮送下;如吃奶,奶汁下。

【主治】小儿紫瘢,面膜黑色,身上或生青斑紫斑,鼻内生疮,脑陷,手背、脚背虚肿。

【宜忌】忌热面、毒鱼及一切热物,不忌冷物。

10572 天竺黄丸《圣惠》卷十七)

【组成】天竺黄三分 牛黄一分(细研) 朱砂三分(细研,水飞过) 麝香一分(细研) 黄连一两(去须) 铁粉一两 远志(去心) 甘菊花半两 马牙消半两(细研) 龙齿三分 茯神半两 龙脑一分(细研) 金眼箔各五十片(细研) 甘草一分(炙微赤,锉)

【用法】上为末,都令匀,炼蜜为丸,如梧桐子大。每服十丸,以荆芥汤或薄荷汤嚼下,不拘时候。

【主治】热病,心气热盛,恍惚不定,发狂,妄有所见。

10573 天竺黄丸《圣惠》卷二十一)

【组成】天竺黄一两(细研) 犀角屑半两 朱砂一两(细研,水飞过) 甘菊花三分 子芩一两 防风二分(去芦头) 甘草半两(炙微赤,锉) 石膏二两(细研,水飞过) 苦参三分(锉)

【用法】上为末,入研了药令匀,炼蜜为丸,如梧桐子大。每服二十丸,煎竹叶汤送下,不拘时候。

【主治】热毒风,心神烦躁,头目昏痛。

10574 天竺黄丸（《圣惠》卷二十二）

【组成】天竺黄一两 水银一两（与铅同结为砂子） 黑铅二两 夜明砂一两（微炒） 朱砂一两（细研，水飞过） 雄黄三分

【用法】上为细末，用甘草水浸，蒸饼为丸，如梧桐子大。每服五丸，以消梨汁送下，不拘时候。

【主治】心脏积热痰毒，变为风痫，发时烦闷，口噤吐沫。

10575 天竺黄丸（《圣惠》卷八十三）

【组成】天竺黄（细研） 黄连（去须） 柴胡（去苗） 羚羊角屑 蔓荆子 犀角屑 防风（去芦头） 子芩 川升麻 麦门冬（去心，焙） 甘草（炙微赤，锉） 玄参 白蒺藜（微炒，去刺） 朱砂（细研） 木香各一分 龙脑（细研） 麝香（细研） 牛黄（细研）各一钱

【用法】上为末，与研了药，都研令匀，炼蜜为丸，如绿豆大。每服五丸，以温水化下。

【主治】小儿惊悸壮热，黄瘦，不思乳食。

10576 天竺黄丸（《圣惠》卷八十三）

【组成】大竺黄（细研） 黄连（去须） 川大黄（锉碎，微炒） 牡蛎粉 黄芩 栀子仁 远志（去心）各半分

【用法】上为末，炼蜜为丸，如绿豆大。每服五丸，以新汲水送下。

【主治】小儿壮热惊悸，不得眠睡。

10577 天竺黄丸（《圣惠》卷八十五）

【组成】天竺黄一分（细研） 牛黄一分（细研） 麝香一分（细研） 龙脑半分（细研） 木香半两 丁香半两 雄蚕蛾十四枚 雄黄半分（细研） 胡黄连半分 朱砂一分（细研） 金箔十四片（细研） 腻粉半分 熊胆半分 芦荟半分（细研） 犀角屑半分

【用法】上为末，都研令匀，炼蜜为丸，如绿豆大。每服三丸，以粥饮送下，不拘时候。

【主治】小儿慢惊风，搐搦。

10578 天竺黄丸（《圣惠》卷八十五）

【组成】天竺黄半两（细研） 天南星半两（炮裂） 铅霜一分（细研） 胡黄连半两 牛黄一分（细研）

【用法】上为末，研入牛黄等令匀，用枣肉为丸，如绿豆大。以乳汁研破三丸服之，不拘时候。如三岁以上，用酒及荆芥汤送下。

【主治】小儿胎风搐搦，壮热多惊。

10579 天竺黄丸（《圣惠》卷八十六）

【组成】天竺黄（细研） 干蝎（微炒） 雄黄（细研） 熊胆（细研） 麝香（细研） 犀角屑 朱砂（细研） 胡黄连 芦荟（细研） 丁香各一分 龙脑一钱（细研） 蟾酥一杏仁大（研入） 巴豆三粒（去皮心，研，纸裹压去油）

【用法】上为末，入研了药令匀，用糯米饭为丸，如绿豆大。每服三丸，空心以温水送下。

【主治】小儿惊疳，乳食留滞，身热脑干，睡中惊悸。

10580 天竺黄丸（《圣济总录》卷六）

【组成】天竺黄（研） 牛黄（研） 雄黄（研） 龙脑（研） 犀角（镑） 麝香（研）各一分 水银一分 丹砂半两（研为末，一半纳铫子中，入前水银，更入一半丹砂，热熔搅匀，下火刮取） 西甘石（研） 天麻 乌蛇（酒浸，去皮骨，炙） 干蝎（酒炒） 白僵蚕（炒） 蝉壳（微炙） 桑螵蛸（炙） 羚羊角（镑） 莎草根（炒去毛） 附子（炮裂，去皮脐） 白附子（炮） 羌活（去芦头） 独活（去芦头） 蔓荆实（去白皮） 麻黄（去根节，先煎，掠去沫，焙）各半两 狐肝一具（炙干）

【用法】上药除研药外，为细末，再入研药拌匀，炼蜜为丸，如梧桐子大。每服二丸至三丸，以豆淋薄荷酒送下，加至五丸，后以热稀姜粥投之，日夜可三四服，汗出多即减服数。

【主治】中急风。

10581 天竺黄丸（《幼幼新书》卷二十四引《庄氏家传》）

【组成】天竺黄（研） 青黛 白附子 黄连（炒） 地龙（炒） 麝香（研） 夜明砂（净洗，炒用） 龙胆各一分 干蝎（炒）五个

【用法】上为末，拌和匀，糯米粥为丸，如麻子大。每服三丸，淡姜汤送下。

【主治】小儿惊热后生急疳，肌体或热或凉，发渴无时。

【宜忌】忌鸡肉。

10582 天竺黄丸（《普济方》卷三七三引《卫生家宝》）

【组成】大竺黄三钱 蛇肉一分（酒浸，坼肉，如有花蛇肉更妙） 全蝎一分（略炒） 金箔十片 人参一分 铁粉一分 朱砂二分 牛黄一钱（真正者） 蜈蚣一条（赤足者，略炙） 麝香一字 脑子半字 天麻一分

【用法】上为末，用酒煮天麻糊为丸，如萝卜子大。每服十粒或十五粒，临卧用薄荷汤送下，如涎盛不能吞丸子，即用薄荷汤化开服之。

【主治】小儿惊风。

10583 天竺黄丸（《古今医鉴》卷九）

【组成】当归 川芎 白芷 人参 茯苓 麦门冬 防风 荆芥 薄荷 苍耳子 香附子 蔓荆子 秦艽 甘草各二两 天竺黄三钱

【用法】上为细末，炼蜜为丸，如梧桐子大。每服三四十丸，米汤送下。

【主治】鼻渊。

10584 天竺黄丸（《外科大成》卷二）

【组成】南星 半夏各二两 天花粉 贝母各一两

【用法】合一处，用姜汤煮过，炙干为末，炼蜜为丸。用灯心汤送下。

【主治】小儿身热咳嗽，气喘痰壅，并急慢惊风；瘰疬，痰核。

【备考】本方名天竺黄丸，但方中无天竺黄，疑脱。

10585 天竺黄丹（《普济方》卷三八二）

【组成】天竺黄一分（研） 晚蚕蛾半两（炒） 白僵蚕半两 川大黄半两 朱砂 青黛 麝香各一分半（研）

【用法】上为细末，粳米饮为丸，如黍米大。每服七粒至十粒，煎人参汤送下。

【主治】小儿惊疳挟热，夜卧惊悸。

10586 天竺黄汤（《麻症集成》卷四）

【组成】天竺黄 郁金 僵蚕 胆星 黑栀 蝉退 甘草

【主治】风痰惊。

10587 天竺黄散（《圣惠》卷六）

【组成】天竺黄 人参（去芦头） 侧柏叶（微炙） 川

大黄（锉碎，微炒） 鹿角屑 黄耆（锉） 赤茯苓各半两 鹿角胶一两（捣细，炒令黄燥）

【用法】上为细散。每服一钱，暖生地黄汁调下，不拘时候。

【主治】肺脏壅热，吐血，心膈烦闷。

10588 天竺黄散（《圣惠》卷十）

【组成】天竺黄 川升麻 子芩 茯神 犀角屑 赤芍药 人参（去芦头） 铅霜（研）各半两 麦门冬（去心，焙干） 甘草半两（炙微赤，锉） 栀子仁一分 黄连一分（去须）

【用法】上为细散，入研了药令匀。每服二钱，煎竹叶汤调下，不拘时候。

【主治】伤寒斑疮已出，心脏尚有余热，发歇烦躁。

10589 天竺黄散（《圣惠》卷二十七）

【组成】天竺黄 知母 川大黄（锉碎，微炒） 人参（去芦头） 犀角屑 黄耆（锉） 白茯苓 马兜铃 麦门冬（去心，焙） 生干地黄 鹿角胶（捣碎，微炒令黄燥）各一两 甘草半两（炙微赤，锉）

【用法】上为粗散。每服三钱，以水一中盏，煎至六分，去滓温服，不拘时候。

【主治】虚劳，心肺烦热吐血。

10590 天竺黄散（《圣惠》卷五十三）

【组成】天竺黄一两（细研） 黄连半两（去须） 栀子仁半两 川大黄半两（锉碎，微炒） 马牙消半两（细研） 甘草一两（炙微赤，锉）

【用法】上为细散，入研了药令匀。每服二钱，食后煎竹叶水调下。

【主治】消渴。心神烦躁，口干舌涩。

10591 天竺黄散（《圣惠》卷五十三）

【组成】天竺黄一两（细研） 黄连一两（去须） 茯神一两 甘草一两（炙微赤，锉） 川芒消一两 犀角屑一两 栝楼根 川升麻一两

【用法】上为细散，入研了药令匀。每服一钱，食后煎淡竹叶汤调下。

【主治】热渴。

10592 天竺黄散（《圣惠》卷八十二）

【组成】天竺黄一分（细研） 钩藤一分 甘草半两（炙微赤，锉） 赤芍药一分 人参一两（去芦头） 牛黄半分（细研）

【用法】上为细散，入研了药，更研令匀。每服半钱，以蜜水调下，不拘时候。

【主治】小儿受惊温壮，不吃乳。

10593 天竺黄散（《圣惠》卷八十五）

【组成】天竺黄一两（细研） 甘草一两（炙微赤，锉） 川大黄一两（锉碎，微炒） 腻粉一分 马牙消一两 蒲黄半两 藿香一分

【用法】上为细末。每服半钱，以热水调下，不拘时候。

【主治】小儿惊热烦闷。

10594 天竺黄散（《圣惠》卷八十五）

【组成】天竺黄半两（细研） 川大黄三分（锉细，微炒） 天麻半两 柏枝半两（微炙） 蝉壳一分（微炒） 白附子一分（炮裂） 郁金半两 干蝎一分（微炙）

【用法】上为细散。每服一字，以乳汁调下，不拘时候。

【主治】小儿慢惊风，体热搐搦。

10595 天竺黄散（《圣惠》卷八十五）

【组成】天竺黄一分（细研） 牛黄半分（细研） 胡黄连一分 犀角屑一分 天麻二分 蝉壳一分（微炒）

【用法】上为细散，都研令匀。每服一字，以新汲水调下，不拘时候。二岁以上加药服之。

【主治】小儿胎风惊热，手脚急强。

10596 天竺黄散（《圣惠》卷八十五）

【组成】天竺黄一分（细研） 牛黄一分（细研） 知母一分 赤芍药一分 犀角屑一分 钩藤一分 玄参一分（去芦头） 桔梗一分（去芦头） 龙骨一分 川大黄一分（锉碎，微炒） 白僵蚕一分（微炒） 茯神一分 蛜螂七枚（去足，微炒） 槟榔一枚（纸裹微煨）

【用法】上为细散。每服半钱，以薄荷汤调下，一日五次。

【主治】小儿风痫，筋脉抽掣，夜卧惊悸，四肢烦躁，皮肤壮热。

10597 天竺黄散（《圣惠》卷八十七）

【组成】天竺黄半两（细研） 牛黄一分（细研） 雄黄一分（细研） 朱砂一分（细研） 芦荟一分（细研） 蟾头一分（炙令焦黄） 龙脑一钱（细研） 麝香一分（细研） 胡黄连一分 犀角屑一分 木香一分 钩藤一分 甘草一分（炙微赤，锉）

【用法】上为细散，都研令匀。每服半钱，以温水调下，一日三次。

【主治】小儿干疳，心脏烦热，眼目赤涩，皮肤干燥，夜多盗汗，羸瘦，不能乳食。

10598 天竺黄散（《圣惠》卷八十七）

【组成】天竺黄半两（细研） 黄连半两（去须） 马牙消半两 栀子仁半两 葛根半两（锉） 甘草一分（炙微赤，锉） 牛黄一分（细研） 款冬花一分 紫菀一分（洗，去苗土） 犀角屑一分 土瓜根一分

【用法】上为细散，都研令匀。每服半钱，以蜜水调下，不拘时候。

【主治】小儿疳，多渴，体热烦躁，少得睡卧。

10599 天竺黄散（《圣惠》卷九十三）

【组成】天竺黄半两（细研） 黄连半两（去须，微炒） 赤石脂一两 栀子仁半两 葛根半两（锉） 甘草一分（炙微赤，锉） 牛黄一分（细研） 樗树根皮半两（炙黄） 龙骨半两 犀角屑一分 土瓜根一分

【用法】上为细散。每服半钱，以熟蜜水调下，一日三四次。

【主治】小儿痢，渴不止，身体壮热。

10600 天竺黄散（《圣济总录》卷七十）

【组成】天竺黄 芎劳各一分 防己半两

【用法】上为散。每服一钱匕，新汲水调下；肺损吐血，用药二钱匕，生面一钱匕，水调下，并食后服。

【主治】鼻衄不止，肺损吐血。

10601 天竺黄散（《圣济总录》卷一六八）

【组成】天竺黄 蝉蜕 白僵蚕（炒） 山栀子仁 甘草（炙） 郁金各等分

【用法】上为散。每服一钱匕，熟水调下；三岁儿可半钱，未晬儿一字。

【功用】《普济方》：退惊涎。

【主治】❶《圣济总录》：小儿风热惊风。❷《普济方》：小儿伤寒。

【备考】《普济方》本方用法：上为末，每服半钱，金银薄荷煎汤下。

10602 天竺黄散（《圣济总录》卷一六九）

【组成】天竺黄一分　大黄（湿纸裹，煨）半两　丹砂（研）半钱　马牙消（研）一分　郁金三分（一分生，一分炮，一分用水一碗煮尽一半，取生焙干）

【用法】上为散。每服半钱匕，薄荷自然汁入蜜，熟水调下，临卧服；如大人着热，每服一钱匕，新汲水调下。

【功用】凉心脏。

【主治】小儿一切惊热。

10603 天竺黄散（《圣济总录》卷一六九）

【组成】天竺黄（研）　郁金（锉）　犀角（镑屑）　黄芩（去黑心）各一分　龙脑（研）一钱　人参　甘草（炙）各半两

【用法】上为细散。每服半钱匕，乳食后生姜蜜水调下。

【主治】小儿惊热，手足挛缩，精神妄乱。

10604 天竺黄散（《圣济总录》卷一七〇）

【组成】天竺黄　人参　胡黄连　使君子（炮）各一分　半夏三枚（生姜汁浸，炒）　藿香半分　丹砂（研）　麝香（研）各半钱　蝎梢（炒）　甘草（炙）各一分

【用法】上十味，将八味捣为细散，入丹砂、麝香研匀。每服一字，冷蜜汤调下；熟水亦得。

【主治】小儿慢惊风，久不愈。

10605 天竺黄散（《圣济总录》卷一七〇）

【组成】天竺黄（研）半两　郁金（浆水煮）一分　粉霜（研）一分　铅白霜（研）一分　山栀子仁半两

【用法】上为散。一二岁儿，每服半钱匕，用新汲水调服；三四岁儿，每服一钱匕，一日二次，早晨、日晚各一。

【主治】小儿惊热，筋脉抽掣，夜卧惊悸，四肢烦热。

10606 天竺黄散（《圣济总录》卷一七一）

【组成】天竺黄（研）　牛黄（研）　知母（锉，焙）　钩藤（锉）　芍药　犀角（镑，微炒）　升麻　龙胆（去土）　柴胡（去苗，锉）　防风（去叉，锉）　人参各半两　桔梗（炒）　大黄（锉，炒令香）　山栀子仁　玄参各一两　雄蚕蛾（炒）　白茯苓（去黑皮，锉）　蛴螬（去足，微炙）　龙骨（别捣，研如粉）各三分　槟榔一枚（纸裹，煻火内煨过，锉）

【用法】上为散。每服半钱匕，用米饮调下；如角弓等风，用竹沥调下，连夜三四服。

【主治】小儿风痫，筋脉抽掣，夜卧惊悸，皮肤壮热。

10607 天竺黄散（《幼幼新书》卷十九引丁时发方）

【组成】天竺黄　甘草（炙）　朱砂（研）　雄黄（研）　白附子　全蝎　轻粉　郁金（皂角水煮，焙）各一分　牙硝半两　脑麝各少许

【用法】上为末。每服半钱，薄荷汤调下，蜜丸亦得。

【主治】小儿上焦热，烦躁。

10608 天竺黄散（《幼幼新书》卷十九引《庄氏家传》）

【组成】天竺黄　人参　甘草（微炙）各一两　郁金（湿纸裹，煨）二两　白药子二两（大皂角三挺，捶碎，浸三宿，

焙干）

【用法】上为末。每服一钱或半钱，用温蜜水调下。

【主治】小儿风热。

10609 天竺黄散（《幼幼新书》卷十九引郑愈方）

【组成】天竺黄　郁金各二钱　甘草（炙）三钱　朱砂　麝香各少许（别研）　山栀子仁十个　干葛　全蝎（炙）　马牙消各一分　僵蚕（炒）七个　蝉蜕三七个（洗，去尾头足）

【用法】上为末，入朱砂、麝香和匀，再匀。每服一字，薄荷蜜水调下；夜啼不止，灯心汤下。

【主治】惊风潮热，身体温壮，兼治夜啼。

10610 天竺黄散（《杨氏家藏方》卷十七）

【组成】天竺黄　蝉蜕（去土）　山栀子仁（微炒）　甘草（微炒）　郁金　白僵蚕（炒，去丝嘴）　龙齿各等分

【用法】上为细末。每服半钱，煎薄荷汤调下，不拘时候。

【主治】小儿心经蕴热，急惊搐搦，神志恍惚，睡卧不安。

10611 天竺黄散（《活幼心书》卷下）

【组成】天竺黄　郁金（无，以山栀仁代）　茯神（去皮）　甘草各半两　硼砂　牙消　白芷　川芎　僵蚕（去丝）　枳壳（麸炒）各二钱半　朱砂（水飞）二钱　麝香一字　蝉壳十五个（洗，去泥土嘴足）

【用法】上除硼砂、牙消、朱砂、麝香四味乳钵细杵，余九味焙干，为末，同入乳钵内再杵匀。每服半钱或一钱，温薄荷汤或麦门冬汤调服，不拘时候。

【主治】上焦风热，口鼻生疮，两目赤肿，咽膈不利，痰涎壅滞，气不通畅，惊搐烦闷，神思昏迷。

10612 天竺黄散

《得效》卷八。为《局方》卷十"天竺饮子"之异名。见该条。

10613 天竺黄散（《普济方》卷三七〇）

【组成】天竺黄（真者）二钱　天南星（炮）二钱　草乌（尖面者，炮）一分　马牙消二钱　丁香一钱（不见火）　腻粉半钱　龙脑（真者）二钱　川郁金一钱　白僵蚕（去丝，炒）二钱　脑子半字　麝香半字

【用法】上为末，和脑、麝。每服半钱许，煎金钱薄荷汤调下。才通即便涎下。次用益神丸、清心丸，兼参苓散与服。

【主治】小儿急惊风候，搐搦发作，常方疗治不堪者。

【备考】凡儿所患惊风，前人用药截风定搐不住，热壮候存者，当用下却痰涎，已下热退，风搐既定，即与和平调顺胃气，安神定志，不可更下热药，其候再作，依前又搐搦，此方亦非常服，直下痰涎，妙不可述。痰既下，且惊风自然而息，分服太过，恐利动脏腑。

10614 天竺黄散（《普济方》卷三七八）

【组成】天竺黄一两（研）　牡蛎粉　白芍药　犀角屑　白附子　天麻　干蝎　人参（去芦头）各半两

【用法】上为末。每服一钱，水七分，加生姜、薄荷各少许，煎至四分，去滓温服。

【主治】惊痫啼叫。

10615 天竺黄散（《普济方》卷三八四）

【异名】牙消散。

【组成】天竺黄　马牙消　铅霜各半两

【用法】上为细散。每服半钱，以熟水调下，不拘时候。

【主治】惊热。

10616 天竺黄散《普济方》卷三八五）

【组成】瓜根　甘草　郁金　天竺黄　连翘　防风　牙消（别研）各等分

【用法】上为末。每服一钱，潮热，灯心、茅根煎汤下；急惊，竹叶汤下。

【功用】退潮热，理惊。

【主治】小儿惊风、潮热，唇红面赤，烦躁焦啼。

10617 天竺黄散《丹溪心法附余》卷二十二）

【组成】天竺黄七分　大黄　蝉蜕各三分　白僵蚕二分　川羌活　全蝎（去毒）甘草各五分

【用法】上为细末。每服一钱，麦门冬煎汤调下。

【功用】凉膈，退潮热。

10618 天竺黄散《医统》卷八十八）

【组成】天竺黄　腊茶　甘草（炙）各二钱　全蝎（生薄荷叶裹，煨炙）七个　绿豆（半生半熟，炒）四十粒　荆芥穗　雄黄（水飞）　枯矾各五分

【用法】上为细末。每服半钱，人参煎汤调服。

【主治】小儿天钓，目睛钓上，四肢瘈疭。

10619 天竺黄散《准绳·幼科》卷八）

【组成】天竺黄　川郁金（用皂角水煮干）　茯苓（去皮）　麦门冬各半两　蝉蜕（去足）　全蝎（去土）　白僵各十四个　甘草一两（炙）　朱砂一分　龙脑　麝随意所入

【用法】上药各净洗为末。每服半钱或一钱，用蜜熟水调下。

【主治】小儿诸热。

10620 天南星丸《圣惠》卷二十）

【组成】天南星一两（炮裂）　桂心一两　独活一两　附子一两（炮裂，去皮脐）　白附子一两（炮裂）　天麻一两　芎䓖一两　当归一两　麻黄二两（去根节）　麝香一分（细研）　香墨半两　牛黄一分（研入）　鹿角胶一分（捣碎，炒令黄燥）

【用法】上为末，入研了药，都研令匀，炼蜜为丸，如梧桐子大。每服十丸，以豆淋酒送下，不拘时候。

【主治】中摊缓风，无问老少，手足不遂，及破伤风。

10621 天南星丸《圣惠》卷二十）

【组成】天南星半两（炮裂）　细辛半两　附子半两（炮裂，去皮脐）　防风半两（去芦头）　天麻一两　半夏半两（汤浸七遍，去滑）　白附子半两（炮裂）　旋覆花半两　芎䓖半两

【用法】上为末，炼蜜为丸，如绿豆大。每服十丸，以荆芥、薄荷汤送下，不拘时候。

【主治】风痰。头目旋晕，肢节拘急。

10622 天南星丸《圣惠》卷二十一）

【组成】天南星半两（生用）　白附子三分（生用）　腻粉半分　龙脑一分（细研）　乌蛇肉一两（生用）　干蝎半两（生用）　麻黄三分（去根节）　附子一两（去皮脐，生用）　牛黄一分（细研）　麝香半两（细研）　朱砂三分（细研）

【用法】上为末，都研令匀，以酒煮面糊为丸，如绿豆

大。每服七丸，以豆淋酒送下，不拘时候。

【主治】破伤中急风。

10623 天南星丸《圣惠》卷二十一）

【组成】天南星一两（炮裂）　天麻一两　白附子半两（炮裂）　白僵蚕半两（微炒）　乌蛇肉一两（酒浸，炙微黄）　羌活三分　赤茯苓一两　干蝎一分（微炒）　朱砂半两（细研）

【用法】上为末，入朱砂更研令匀，炼蜜为丸，如梧桐子大。每服二十丸，食前以温酒送下。

【主治】手足顽麻风。

【宜忌】忌羊血。

10624 天南星丸《圣惠》卷二十四）

【组成】天南星半两　天麻半两　白附子半两（炮制）　羌活半两　白僵蚕半两（微炒）　麻黄三分（去根节）　白花蛇一两（酒浸，去皮骨，炙微黄）　犀角屑三分　槐胶半两（生用）　栀子仁一两　槐实半两（微炒）

【用法】上为末，别入腻粉一分，研令匀，炼蜜为丸，如梧桐子大。每服十五丸，以温酒送下，不拘时候。

【主治】毒风攻四肢，周身如虫行，搔之不解。

10625 天南星丸《圣惠》卷二十五）

【组成】天南星一两（炮裂）　白花蛇肉一两（酒浸，炙微黄）　附子一两（炮裂，去皮脐）　槟榔一两　肉桂一两半（去皱皮）　白附子半两　独活一两　天麻一两　麻黄一两（去根节）　朱砂半两（细研）　干蝎一两（微炒）　腻粉半两

【用法】上为末，炼蜜为丸，如梧桐子大。每服三丸，以温酒送下；薄荷汤、茶下亦得。

【主治】一切风。

【宜忌】忌毒滑、鱼肉及动风物。

10626 天南星丸《圣惠》卷五十一）

【组成】天南星一两（炮裂）　半夏半两（汤洗七遍，去滑）　皂荚根皮一两（锉）　白矾半两（熬令汁尽）

【用法】上为末，以生姜汁煮面糊为丸，如梧桐子大。每服十丸，以温水送下，不拘时候。

【主治】膈上风痰，干呕，不下饮食。

10627 天南星丸《圣惠》卷六十九）

【组成】天南星半两（炮裂）　白附子半两（炮裂）　干蝎半两（微炒）　白花蛇肉半两（酒拌，炒令黄）　赤箭半两　川乌头半两（炮裂，去皮脐）　麻黄半两（去根节）　防风半两（去芦头）　藿香半两　腻粉半两（研入）　麝香一分（研入）

【用法】上为细末，入研了药令匀，以槐胶水煮令烂，和捣为丸，如梧桐子大。每服三钱，以薄荷酒送下，不拘时候。

【主治】妇人中急风，牙关紧急，四肢强直。

10628 天南星丸《圣惠》卷六十九）

【组成】天南星一两（炮裂）　白附子一两（炮裂）　白矾（烧灰）半两　皂荚子仁一两（炒令黄）　半夏一两（汤洗七遍，去滑，以生姜一两，去皮，同捣，灰令干）

【用法】上为细末，以酒煮面糊为丸，如梧桐子大。每服十丸，以生姜、薄荷汤送下，不拘时候。

【主治】妇人风痰，心膈壅滞。

10629 **天南星丸**（《圣惠》卷八十三）

【组成】天南星一分（炮裂）腻粉一分（研入）白附子半两（炮裂）半夏半两（汤洗七遍,去滑）麻黄半两（去根节）五灵脂一两 干蝎一两（微炒）金箔三十片 银箔三十片 槐子半两（微炒）防风半两（去芦头）朱砂半两（细研,水飞过）犀角屑半两 牛黄一分（细研）麝香一分（细研）

【用法】上为末,入研了药,都研令匀,用醋一大盏,入药末一半,以慢火熬成膏,次入余药为丸,如绿豆大。一岁一丸,二岁二丸,三五岁至三丸,以温酒送下,一日三四次。

【主治】小儿中风,四肢拘急,心神闷乱,腰背强硬。

10630 **天南星丸**（《圣惠》卷八十五）

【组成】天南星一分（炮裂）朱砂一分（细研）水银一分（以少枣肉,研令星尽）麝香一钱（细研）金箔二七片（细研）银箔二七片（细研）巴豆三枚（去皮心,研,纸裹压去油）

【用法】上药捣罗天南星为末,都研令匀,炼蜜为丸,如黍米大。一岁儿,每服一丸,以暖水送下,取下恶物为效。二岁以上,加丸服之。

【主治】小儿急惊风,痰涎壅毒,壮热腹胀。

10631 **天南星丸**（《圣惠》卷八十五）

【异名】南星丸（《普济方》卷三七二）。

【组成】天南星一分 天雄一分 白附子一分 半夏一分（汤洗七遍,去滑）水银一分（于铫子内先熔黑锡半分,后下水银,结为砂子,细研）

【用法】上药生用为末,用槐胶为丸,如黄米大。一岁一丸,二岁二丸,以温薄荷酒送下,不拘时候。

【主治】小儿天钓,口噤戴目,手足抽搐不定。

10632 **天南星丸**（《医方类聚》卷二十引《神巧万全方》）

【组成】天南星（炮）天麻 白附子（炮）腻粉 牛膝（去苗）白僵蚕（微炒）羌活 槐胶 羚羊角屑 防风各半两 干蝎（微炒）蝉壳各一分 白花蛇一两（酒浸,去皮骨,用肉,炙）麝香一钱半（研入）黑附子半两（炮）

【用法】上为末,入研了药令匀,炼蜜为丸,如鸡头子大。每服一丸,以薄荷、生姜汁和酒送下。

【主治】中风,角弓反张,口噤不语,四肢拘急;并肾脏风毒攻注,手足顽麻,一切急风。

10633 **天南星丸**（《局方》卷一）

【组成】天南星一斤（每个重一两上下者,用温汤浸洗,刮去里外浮皮并虚软处,令净。用法:酒浸一宿,用桑柴蒸,不住添热汤,令釜满,甑内气猛,更不住洒酒,常令药润,七伏时满,取出,用铜刀切开一个大者,嚼少许,不麻舌为熟,未即再炊,候熟,用铜刀切细,焙干）辰砂（研飞）二两（一半为衣）丁香 麝香（研）各一两 龙脑（研）一两半

【用法】上为细末,入研药匀,炼蜜并酒搜和为丸,每两作五十丸,以朱砂末为衣。每服一丸,烂嚼,浓煎生姜汤送下,不拘时候。

【功用】治风化痰,精神爽气,利胸膈;消酒毒,酒后含化,除烦渴,止呕逆。

【主治】风痰上逆,胸膈烦满,头目昏眩,中酒呕吐,小儿慢惊。

❶《局方》:痰逆恶心,中酒呕吐。❷《圣济总录》:风痰胸膈烦满,头目昏眩。❸《直指小儿》:慢惊痰壅,身热。

10634 **天南星丸**（《圣济总录》卷六）

【组成】天南星（炮）白附子（炮）干蝎（酒炒）白花蛇（酒浸,去皮骨,炙）桂（去粗皮）附子（炮裂,去皮脐）各半两

【用法】上为末,炼蜜为丸,如梧桐子大。用腻粉半两滚为衣,以粉尽为度。每服三丸,热酒送下。衣覆出汗,避外风。

【主治】中急风。

10635 **天南星丸**（《圣济总录》卷六）

【组成】天南星（炮）天麻 附子（炮裂,去皮脐）干蝎（全者,去土,炒）白僵蚕（直者,炒）藿香叶 白附子（炮）各半两

【用法】上为末,酒煮面糊为丸,如梧桐子大。每服五丸至十丸,空心、食前薄荷温酒送下。

【主治】中风,手足不随,筋骨挛急,行履艰难,口眼㖞斜,时发搐搦。

10636 **天南星丸**（《圣济总录》卷六）

【组成】天南星一枚（及三分者,炮）地龙五条（醋炙）土虺蛇一条（去头尾肠皮骨,醋炙）

【用法】上为末,醋煮面糊为丸,如绿豆大。每服三丸至五丸,生姜酒送下。稀葱粥投,汗出即愈。

【主治】破伤风,牙关紧急,口噤不开,口面㖞斜,肢体弛缓。

10637 **天南星丸**（《圣济总录》卷七）

【组成】天南星（腊月牛胆匮者）三分 白芷一两半 麻黄（去根节）一两 防风（去叉）一两半 羌活（去芦头）独活（去芦头）芎䓖 天麻 白芍药 桔梗（锉,炒）细辛（去苗叶）白僵蚕（炒）各半两 甘草（炙）一分半 干姜（炮）一分 龙脑（研）一钱 麝香（研）一分

【用法】上药除研外,为细末,和令匀,炼蜜为丸,如杏核大,丹砂为衣。每服一丸,细嚼,以薄荷温酒送下,不拘时候;伤寒头目昏痛,肢节疼者,薄荷茶送下,并吃三两服尤妙。

【主治】一切风,手足麻痹䠂曳,或即肿痒疼痛。

10638 **天南星丸**（《圣济总录》卷九）

【组成】天南星 半夏（汤洗七遍,焙）乌头（去皮脐）草乌头 木鳖子（和壳）自然铜 滑石各二两 乳香一分（并生用）

【用法】上为细末,用醇酒煮面糊为丸,如梧桐子大。每服十丸,温酒送下。

【主治】中风偏枯,肢体细小而痛,言语神智不乱。

10639 **天南星丸**（《圣济总录》卷十三）

【组成】天南星（炮）天麻（酒浸,切、焙）白附子（炮）羌活（去芦头）白僵蚕（炒）白花蛇（酒浸,去皮骨,炙）麻黄（去节先煎,掠去沫,焙）各半两 犀角（镑）三分 槐实（炒）槐胶（生用）各半两 生栀子仁一两 羚羊角（镑）三分

【用法】上为末,粟米饭为丸,如梧桐子大,阴干。每服十五丸至二十丸,空心、临卧用葱白酒送下。

【主治】热毒风攻身体,状如虫行,头面肿热,心神烦

闷,皮肤斑点,旋生旋没。

10640 天南星丸(《圣济总录》卷十四)

【组成】天南星(大者,逐日换水浸五日,慢火煮五、七沸,切作片子,曝干,麸炒令黄香) 乌蛇(酒浸,取肉炙干) 白僵蚕(直者,麸炒令黄) 天麻各一两 干蝎(全者,擘破,炒黄色) 白附子(炮) 雄黄(研) 琥珀(杵,研)各三两 麝香一分(研) 牛黄(研) 龙脑(研)各半两 丹砂一两半(研)

【用法】上药除研者外,捣罗为末,合研匀,干瓷器收,密封勿令透气,旋炼蜜为丸,如鸡头子大。每服一丸,荆芥、人参汤化下。

【功用】镇心化涎。

【主治】风惊。

10641 天南星丸(《圣济总录》卷十六)

【组成】天南星(牛胆内者) 白附子(炮)各一两 石膏三两(碎,研) 犀角屑一分 甘草(炙)半两 丹砂(研)一两 龙脑(研)一分

【用法】上药除研外,捣罗为末,次入研者和匀,以生鸡苏茎叶捣取汁,和蜜炼熟为丸,如鸡头子大。每服一丸,食后、临卧茶清嚼下。

【功用】化痰涎。

【主治】风头痛。

10642 天南星丸(《圣济总录》卷十六)

【组成】天南星(浆水煮,切,焙) 半夏(浆水煮,焙) 天麻(酒浸,切,焙) 石膏各半两 白附子(生)一两 滑石二两

【用法】上为细末,面糊为丸,如梧桐子大。每服十丸,食后荆芥汤送下。

【主治】风头痛,痰逆烦满,筋脉拘急,手足麻痹。

10643 天南星丸(《圣济总录》卷二十四)

【组成】天南星(末)二两 石膏(末)一两(水飞过)

【用法】上二味,填牛胆中,用薄荷包,更用荷叶外包,于风道中挂,以清明节候入龙脑少许,滴雪水为丸,如鸡头子大。每服一丸,嚼烂,薄荷汤送下。

【主治】伤寒头痛。

10644 天南星丸(《圣济总录》卷五十一)

【异名】硫黄丸(《朱氏集验方》卷九)。

【组成】天南星(炮) 硫黄(研) 石膏(研,水飞) 消石(研)各等分

【用法】上为细末,面糊为丸,如梧桐子大。每服二十丸,温酒送下,一日二次。渐加至三十丸。

【主治】肾脉厥逆,头痛不可忍。

10645 天南星丸(《圣济总录》卷六十四)

【组成】天南星(炮) 半夏(浆水浸三日,切作片,焙) 白附子(炮)各一两 木香一分

【用法】上为末,以生姜汁搜和为丸,如绿豆大。每服十丸,食后生姜汤送下。

【主治】风痰壅盛,胸膈不利,攻击头痛。

10646 天南星丸(《圣济总录》卷六十四)

【组成】天南星(用韭汁煮软,切作片,焙干)半斤 芎劳三两 香墨(烧,研)半两

【用法】上为末,以白面煮糊为丸,如梧桐子大。每服

二十丸,荆芥汤送下,不拘时候。

【主治】风痰气厥,头痛,呕吐痰涎。

10647 天南星丸(《圣济总录》卷一〇七)

【组成】天南星(炮)半两 井泉石(研) 豉(炒) 甘草(炙,锉)各二两 石决明(洗)三分

【用法】上为末,以猪肝细切,拌和捣匀为丸,如梧桐子大。每服二十丸,食后良久黄连汤送下,临卧再服。

【主治】目虚冷风泪。

10648 天南星丸(《圣济总录》卷一五六)

【组成】天南星 半夏(二味并去脐,用生姜自然汁浸三宿,细切,焙干用) 人参 白茯苓(去黑皮)各一两 白矾一两半(研细)

【用法】上药捣罗四味为末,入白矾和药,再研令匀,用生姜汁煮面糊,软硬得所为丸,如梧桐子大。每服十五丸,熟水送下,空心、日午、晚食前各一。

【主治】妊娠痰饮,膈脘痞闷,呕逆恶心。

10649 天南星丸(《圣济总录》卷一六八)

【组成】天南星(炮,为末) 半夏(汤洗七遍,焙,为末) 腻粉(研) 滑石(研)各一钱 巴豆二十四枚(去心膜,以水浸一宿,研细,不出油)

【用法】上五味,先研巴豆令熟,次下众药末,以糯米粥为丸,如绿豆大。每服三丸;泻痢,米饮送下;取食,葱汤送下;惊悸,薄荷、荆芥汤送下。

【主治】小儿挟热,痰盛温壮,夜卧不稳。

10650 天南星丸

《圣济总录》卷一七一。为《局方》卷十"大天南星丸"之异名。见该条。

10651 天南星丸(《圣济总录》卷一七二)

【组成】天南星(炮)二枚 白附子(炮)十枚 干蝎(全者,炒)一分 牛黄(研) 龙脑(研)各一钱 丹砂(研)一钱半 雄黄(研)一分 天浆子十枚(去皮)

【用法】上为细末,炼蜜为丸,如皂子大,以丹砂为衣。三二岁儿,每服一丸;至十岁,服三丸,空心、临卧煎金银薄荷汤化下。

【主治】小儿胎风,壮热瘛疭。

10652 天南星丸(《幼幼新书》卷十五引《小儿形证论》)

【组成】天南星(去皮)一个 朱砂一钱 蝎半钱 轻粉少许

【用法】上为末,酒面糊为丸,如绿豆大。每服七粒,薄荷汤送下,一日二次。

【主治】急惊风,因赤体或浴,或变蒸,遂停留不去;因滞潮热。

10653 天南星丸(《杨氏家藏方》卷十七)

【组成】全蝎(去毒,微炒) 白附子(炮) 五灵脂(去砂石) 蝉蜕(去土) 天南星(炮)各等分

【用法】上为细末,煮米醋旋滴为丸,每一两作四十丸,阴干。每服半丸至一丸,煎生姜、荆芥汤磨下,不拘时候。

【主治】小儿急、慢惊风,涎盛搐搦,呕吐涎沫,神昏贪睡。

10654 天南星丸(《魏氏家藏方》卷二)

【组成】天南星五两(去脐,汤浸二三时,焙干)

【用法】上为细末,一半用生姜汁打糊,一半为丸,如

梧桐子大。每服四五十丸,生姜汤送下。

【主治】酒后痰饮。

10655 天南星丸(《御药院方》卷五)

【异名】太白丹(《卫生宝鉴》卷十二)。

【组成】天南星 白矾 寒水石 半夏 白附子 干姜各二两(生用)

【用法】上为细末,水面糊为丸,如梧桐子大。每服五六十丸,食后生姜汤送下。

【主治】痰实结搏,咽嗌不利,咳嗽久不愈。

10656 天南星丸(《医方类聚》卷一一八引《澹寮方》)

【组成】南星一斤(端正者)

【用法】上于平地上掘一窟,阔五寸,深一尺五寸,仍略捣紧窟中,次用刚炭于窟内簇起,烧过大半,除火去灰令净,以煮酒一斗浇之,将南星于其中,覆以瓦盆,用元土泥封盆缝,勿令透气,一宿,早取出,用酒水各二升,和洗,切作片子,焙干碾末,入飞过辰砂一两,姜汁糊为丸,如梧桐子大,又以朱砂一两为衣。每服五十丸至一百丸,生姜汤送下,不拘时候。

【功用】去痰,化酒毒。

【主治】痰饮,酒积。

【临床报道】酒疾:《普济方》引《家藏经验方》宣和间一朝士作殿试官,时蔡攸为大试官,入赴内宴,夜时出归幕次,众官迎揖,蔡指喉以示,谓酒至此,就坐索天南星丸,执事者供一药,视其色红,姜汤送下,假寐少顷即醒,遂趁朝班,众官但神其药,而不敢请其方。绍兴间先公守赣,倅车郑显中,其子因酒致疾,统军中辅达云:正好服天南星丸。遂叩之,口传其法,云得之吕丞相。余侍在侧,亲闻之,亦曾修合而服,果有奇效。

10657 天南星丸(《活幼口议》卷十九)

【组成】天南星(炮) 半夏(汤洗七次) 白矾(枯)各一钱 雄黄(细研)一钱

【用法】上为末,煎熬皂角膏为丸,入少许面糊为丸,如麻子大。每服二三十丸,淡生姜汤送下。

【主治】小儿痰多,哮呷喘急咳嗽。

10658 天南星丸(《普济方》卷三七八)

【组成】天南星四两(汤浸,去皮脐) 齐州半夏二两

【用法】上焙干,以生薄荷叶五升,捣取自然汁一大碗浸药,焙,直候汁尽,捣罗为末,炼蜜为丸,如梧桐子大。每服五丸至十丸,生姜、薄荷汤吞下。小儿丸如黍米大,每服七丸至十丸,惊风,金钱薄荷汤送下;心脏壅热,荆芥、薄荷汤吞下,食后临卧服。

【主治】男子妇女上膈痰壅,头目昏眩,咽喉肿痛;小儿惊痫潮热,一切涎积。

10659 天南星散(《圣惠》卷十九)

【组成】天南星一两(炮裂) 白附子一两(炮裂) 桑螵蛸一两(微炒) 白僵蚕一两(微炒) 藿香一两 干蝎一(二)两(微炒) 朱砂三分(细研) 麝香一分(细研) 腻粉三钱

【用法】上为散,入后三味,更研令匀。每服一钱,以温酒调下,不拘时候。

【主治】中风不语,筋脉拘急、疼痛。

10660 天南星散(《圣惠》卷二十一)

【组成】天南星半两(炮裂) 附子一分(炮裂,去皮脐) 干姜半两(炮裂) 半夏半分(两)(汤洗七遍,去滑) 汉防己半两 天麻一分 甜葶苈半分(隔纸炒令紫色) 麝香一分(细研)

【用法】上为细散。每服一钱,以温酒调下,不拘时候。

【主治】破伤风及急风。

10661 天南星散(《圣惠》卷二十二)

【组成】天南星半两(水浸一宿,切作片子,焙干) 半夏半两(汤洗七遍去滑) 干蝎半两(微炒) 肉桂一两(去皱皮) 白花蛇一两(酒浸,去皮骨,炙令微黄) 白僵蚕半两(微炒) 细辛半两 白附子半两(炮裂) 犀角三分 腻粉一分 天竺黄三分

【用法】上为细散。每服一钱,以温酒调下,不拘时候。

【主治】急风及破伤风、角弓等风。

10662 天南星散(《圣惠》卷二十五)

【组成】天南星(锉,醋拌,炒微黄) 白附子(炮裂) 干蝎(微炒) 羌活 附子(炮裂,去皮脐) 防风(去芦头) 萆薢(锉) 丹参 藁本 天麻 乌蛇肉(酒浸,炙微黄) 桂心 威灵仙 牛膝(去苗)各一两 踯躅半两(醋拌,炒令干) 川乌头半两(去皮脐,锉,酒拌,炒微黄) 犀角屑半两 麻黄二两(去根节) 白僵蚕半两(微炒) 牛黄一分(细研) 麝香一分(细研)

【用法】上为细散,入研了药,更研令匀。每服一钱,以豆淋酒调下。

【主治】一切风,无问缓急。

10663 天南星散(《圣惠》卷六十九)

【异名】南星散(《准绳·女科》卷二)。

【组成】天南星半两 半夏半两(汤洗七遍去滑,以生姜半两同捣令烂,焙干) 蝎梢一分 麻黄半两(去根节) 川乌头一分 赤箭半两 桂心一分 麝香半分(细研)

【用法】上药生用,为细散,研入麝香令匀。每服一字,以豆淋酒调下,不拘时候。

【主治】妇人中风,牙关紧急,四肢强直,心胸痰涎不利。

10664 天南星散(《圣惠》卷六十九)

【组成】天南星半两(生姜汁拌,炒令黄) 白附子半两(炮裂) 附子半两(炮裂,去皮脐) 乌蛇肉半两(酒拌,炒令黄) 干蝎半两(微炒)

【用法】上为细散。每服半钱,以生姜温酒调下,拗开口灌之,不拘时候。

【主治】妇人中风,口噤,四肢拘急。

10665 天南星散(《圣惠》卷七十八)

【组成】天南星半两(炮裂) 蝎梢半两(生用) 生附子半两(炮裂) 附子半两(炮裂,去皮脐) 天麻半两 腻粉一分 半夏三分(汤洗七遍,去滑,以生姜三分去皮同捣令烂,炒干)

【用法】上为散,研入腻粉令匀。每服一钱,以生姜、薄荷酒调下。

【主治】产后中风,口噤,四肢强直。

10666 天南星散(《圣惠》卷八十七)

【组成】天南星半两(炮裂) 谷精草半两 甘草半两(炙微赤,锉) 黄芩半两 麝香一分(研细,入)

【用法】上为细散,用羊肝一具切破,入药末二钱,用串子炙令熟,空心服。后用不淘米,煮粥半盏压之。

【主治】小儿眼疳及雀目。

10667 天南星散(《圣济总录》卷十六)

【组成】天南星 半夏各一两(二味为末,水八升,浸两复时,逐日换水,日足阴干) 附子(生末)六钱 乌头(生末)七钱

【用法】上为散。大人半钱,小儿一字,生葱、薄荷茶调下。

【主治】风头痛,心膈烦热,上焦壅滞,头面虚汗。

10668 天南星散(《圣济总录》卷十六)

【组成】天南星(酸浆水煮透心软,切,晒干)一两 菊花三分 自然铜(烧赤,醋淬)一两 防风半两(用水一碗,同菊花、自然铜、防风三味煮,水尽为度,去防风、自然铜不用,只用菊花) 芎藭一两

【用法】上五味,除二味不用外,捣罗为细散。每服半钱匕,腊茶清少许调,只作一口呷尽,分作三咽,每咽点头一点。

【主治】偏头痛。

10669 天南星散(《圣济总录》卷六十八)

【组成】天南星一两(锉如骰子大)

【用法】上以炭灰汁浸一宿,漉出汤洗,焙干,捣罗为散。每服一钱匕,酒磨自然铜调下。

【主治】吐血。

10670 天南星散(《圣济总录》卷一二九)

【组成】天南星(炮) 附子(炮裂,去皮脐) 黄柏(去粗皮)各半两 铅丹(研)一分 麝香(研)半分

【用法】上药除麝香、铅丹外,捣罗为散,入二味和匀。干敷疮上,一日三五次。

【主治】附骨疽。

10671 天南星散(《圣济总录》卷一七二)

【异名】南星散(《普济方》卷三七二)。

【组成】天南星(大者)一枚(掘地作坑,安砖子一片,先用火烧赤后,放天南星于热砖上,用酒半升,倾天南星上,即以盏子覆之,候冷,锉)

【用法】上为散。每服一字,温酒调下;二岁以下,以乳汁调。

【主治】小儿天钓。

10672 天南星散(《圣济总录》卷一七二)

【异名】除疳散(《百一》卷十九)。

【组成】天南星(大者)一枚 雄黄皂子大

【用法】上二味,先用天南星当心剜作坑子,次安雄黄一块在内,用大麦面裹合,炭火内烧令烟尽,取出候冷,入麝香一字,同研为细末。先以新绵揾血,然后于疮上掺药,一日三次敷之。

【主治】小儿走马疳,蚀透损骨。

10673 天南星散(《鸡峰》卷十六)

【组成】天南星末

【用法】上用温酒调,以翎涂之。

【主治】产后头痛,面肿。

10674 天南星散(方出《续本事》卷五,名见《普济方》卷一六三)

【组成】天南星 半夏 青皮(炒令黄) 白矾(炒)各等分

【用法】上为末。每服一钱,好北枣去核,入药在内,细嚼咽下。

【功用】定喘。

10675 天南星散(方出《续本事》卷五,名见《普济方》卷一六三)

【组成】天南星(大者)二个 蚌粉 甘草各等分

【用法】上为细末。每服一钱,水一盏,加生姜三片,煎至七分,临卧温服。

【主治】气喘,咳嗽。

10676 天南星散(《杨氏家藏方》卷十四)

【组成】蜈蚣一条(全者,去头足,炙黄) 天南星(生用) 防风(去芦头,生用) 草乌头(生,去皮尖)各二钱半

【用法】上为细末。每服一钱,热酒调下,不拘时候。

【主治】破伤风,游入四肢,口不能语及四肢强硬。

10677 天南星散(《普济方》卷四十四)

【组成】南星半两 干姜二钱 白附子三钱 麻黄一钱半 全蝎三个 朱砂一分 麝香一分

【用法】上为细末。酒调服。服后侧卧,令痛处半边在下。

【主治】偏头痛。

10678 天南星散(《普济方》卷一一三)

【组成】天南星 雄黄 乌头尖各等分

【用法】上为细末。干掺上;或揉微破敷之。

【主治】诸般风及跌扑损伤中风。

10679 天南星散

《普济方》卷二〇一。为《证类本草》卷十一引《集效方》"回阳散"之异名。见该条。

10680 天南星散(《普济方》卷三六四)

【组成】天南星(大者,微泡去皮)

【用法】上为细末。淡醋调涂绯帛上,贴囟上,火炙热手,频熨之。

【主治】囟开不合,鼻塞不通。

10681 天南星散(《普济方》卷三八四)

【组成】蝎七个 人参三钱 蛇退三钱 天南星(取心为末)一钱

【用法】上为末,薄荷、蜜汤下。

【主治】小儿惊热。

10682 天南星散

《婴童百问》卷二。为《直指小儿》卷二"南星散"之异名。见该条。

10683 天南星散(《医林纂要》卷九)

【组成】天南星一个(重九钱以上者。就地作小坎,深入八寸许,炭火烧通红,以真米醋半盏,洒入坎中,即纳南星于内,又以火炭密盖之,更用盆盖其上,一饭时取出,洗净,切,焙)

【用法】上为末。或一钱,或五分,如风痫、肝痫,用生姜四片,紫苏五叶,同煎,加猪胆汁少许和服;如惊多及心痫,用琥珀(研)一钱,全蝎一钱,石菖蒲五分,同生姜汤调末服;如乳滞及脾痫,用巴豆霜少许,杏仁三粒,同和,以人参汤调末服;如痰涌肺痫,用皂角末少许,沙参汤调末服;如肾痫僵直,用乌蛇干肉一钱,附子制熟者一片,同炮姜汤调末服。

【功用】祛风豁痰。

【主治】惊痫。

10684 天南星散（《保婴易知录》卷下）

【组成】天南星（去皮脐，研细末）

【用法】用醋调涂脚心，男左女右，厚皮纸贴；如干，再用醋润之。

【主治】小儿重腭，上腭层叠肿硬，甚则上腭成疮如黄粟，口中腥臭。

10685 天南星粥（《鸡峰》卷三十）

【组成】天南星（大者）一枚

【用法】上生为细末。每服一钱，研粟米汁三盏，慢火煮成稀粥，放温，缓缓服之。

【主治】吐逆不定，欲生风者。

10686 天南星煎（《永乐大典》卷九八一引《医方妙选》）

【组成】天南星一两（微炮） 白附子一两 干蝎半两（炒） 白花蛇一两（酒浸，去皮骨，炙令黄） 天麻半两

【用法】上为细末，用好酒两大盏，搅令匀，于慢火上熬，不住手搅，以酒尽为度。次入好朱砂半两（细研，水飞），腻粉一分，牛黄半钱，麝香半钱，龙脑半钱，并细研。上件都入膏子内一处和，看硬软成膏，如皂子大。每服一粒，取竹沥化下，不拘时候。

【主治】胎痫，潮发迟省。

10687 天南星膏（《圣济总录》卷一二五）

【异名】南星膏（《医方类聚》卷一八一引《济生方》）、南星散（《准绳·疡医》卷五）、消瘤丹（《青囊秘传》）、南星醋糊剂（《中医皮肤病学简编》）。

【组成】生天南星一枚（洗，切，如无生者，以干者为末）

【用法】上滴醋，研细如膏。先将小针刺病处，令气透，将膏摊纸上，如瘤大小贴之，觉痒即易，日三五上。

【主治】头面及皮肤生瘤，大者如拳，小者如粟，或软或硬，不疼不痛。

10688 天南星膏（《幼幼新书》卷十三引张涣方）

【组成】天南星一两（末，酒熬膏） 赤头蜈蚣（酥炙） 乌梢蛇（酒浸，焙） 全蝎各半两 朱砂（飞）一两 牛黄 麝各一分

【用法】上为末，入膏拌匀，石臼中捣成膏。每服皂子大，用薄荷汁，入酒一滴化下。

【主治】小儿痉病；心肺中风。

10689 天南星膏（《杨氏家藏方》卷一）

【组成】天南星不拘多少

【用法】上为细末，生姜自然汁调，摊纸上贴之。左㖞贴右，右㖞贴左，才正便洗去。

【主治】暴中风，口眼㖞斜。

10690 天南星膏（方出《百一》卷十六，名见《普济方》卷二八六）

【组成】大天南星一两 厚黄柏半两 赤小豆一合 皂角一挺（不蛀者，烧存性）

【用法】上为末，新汲水调成膏。皮纸摊贴之。已结即破，未破即散。

【主治】风毒痈疖。

10691 天香饮子（《百一》卷五）

【组成】缩砂仁三两 天南星（汤洗） 香附子（洗净）各四两

【用法】上咬咀。每服四钱，加生姜十五片，水两盏，煎至八分，食前服；或用姜汁糊丸亦得。

【主治】痰饮。

10692 天浆子丸（《圣惠》卷八十五）

【组成】天浆子二七枚（麸炒令黄，去壳） 蝉壳二七枚（微炙） 棘刺三七枚（微炒） 蚕纸二张（烧灰） 防风一两（去芦头） 朱砂一分（细研） 麝香一分（细研）

【用法】上为末，都研令匀，炼蜜为丸，如麻子大。一二岁儿，每服五丸，连夜三服。

【主治】小儿慢惊风，发歇不定。

10693 天浆子丸

《圣惠》卷八十五。为原书同卷"麝香丸"之异名。见该条。

10694 天浆子丸（《圣惠》卷八十五）

【组成】天浆子十四枚（去壳，别捣） 芎䓖半两 蚱蝉半两（去翅足，微炙） 川大黄一两半（锉碎，微炒） 蜣螂三枚（去翅足，微炙） 知母半两 牛黄一分（细研） 人参半两（去芦头） 生干地黄半两 虻虫三枚（炒黄） 桂心半两 蛴螬三分（微炒）

【用法】上为末，炼蜜为丸，如绿豆大。每服三丸，以粥饮送下，一日三次。

【主治】小儿诸痫复发，使断根源。

10695 天浆子丸（《圣济总录》卷一七三）

【组成】天浆子七枚（去壳） 青黛（研） 乌蛇（酒浸，去骨，炙热） 丹砂（研） 麝香（研）各一分 莨菪（隔纸炒过） 龙脑（研） 雄黄（研） 腻粉各半分 白附子（炮） 独角仙（去翅足，炙）各一枚 干蝎五枚（炒） 蝉蜕十枚（去足） 蟾酥一分

【用法】上为末，用生猪胆为丸，如黄米大。每服一粒，早晨、日晚各一次。

【功用】杀疳虫。

【主治】小儿诸疳。

10696 天浆子丸

《普济方》卷三七〇。为《圣惠》卷八十五"鹤寿丹"之异名。见该条。

10697 天浆子散（《圣济总录》卷一七〇）

【异名】三味天浆子散（《御药院方》卷十一）。

【组成】天浆子 白僵蚕（炒） 干蝎（炒）各三枚

【用法】上为散。每服一字匕，煎麻黄汤调下，一日三次，不拘时候。汗出为效。

【主治】小儿慢惊风。

10698 天浆子散（《圣济总录》卷一七二）

【组成】天浆子 蝎梢 犀角屑 丹砂（研） 雄黄（研） 附子（炮裂，去皮脐） 天南星（炮） 白附子 半夏（汤洗去滑，与生姜汁同捣，捏着饼子，晒干） 水银（黑铅结成沙子） 乳香（研） 白花蛇（酒浸，炙，用肉） 白僵蚕（炒）各一分 腻粉 牛黄（研）各一钱 麝香一字 金箔 银箔各三片

【用法】上药除别研外，捣罗为散，入研药和匀。每服一字，薄荷汤调下，一日三次。

【主治】小儿天钓，惊风。

10699 天浆子散

《普济方》卷三六〇。为方出《圣惠》卷八十二，名见

《圣济总录》卷一六七"天浆散"之异名。见该条。

10700 天萝饼子（《普济方》卷六十三）

【组成】僵蚕一钱 防风三钱 天萝子一合 陈白梅（大者）七个（小者十个） 胆矾少许 酸米醋少许

【用法】上为末，制成饼子，如钱大，外用棉裹。终日含之，吐出痰涎令尽，自愈。如吞得时，吞些药不妨。

【主治】咽喉肿痛。

10701 天麻饮子（《普济方》卷九十七引《卫生家宝》）

【组成】天麻（酒浸） 防风（去芦） 当归（洗净，去芦，酒浸） 川芎 羌活 威灵仙（酒浸） 五加皮 白芍药（微炒）各一两 肉桂（去粗皮，不见火） 木香（不见火） 酸枣仁（微炒，去皮） 犀角屑各半两 海桐皮（酒浸） 人参（去芦） 白术（去苗，洗） 干葛 细辛（去苗，洗） 甘草（炙）各三分

【用法】上为粗末。每服三大钱，水一盏，加生姜二片，煎至七分，去滓热服，不拘时候。

【功用】调血退热，解劳倦，进饮食，轻健四肢。

【主治】气血不足，正气与风邪相搏，浑身臂膊疼痛，潮热往来，倦怠，心间烦躁，恍惚不宁。

10702 天麻草汤（《外台》卷三十四引《集验方》）

【异名】天麻汤（《千金》卷二十三）、天麻草洗方（《圣济总录》卷一六六）。

【组成】天麻草（切）五升

【用法】以水一斗半，煎取一斗，随寒温分洗乳，以杀痒也。洗毕敷飞乌膏、散。

【主治】妒乳，浸淫黄烂热疮，阴蚀疮痒湿，小儿头疮。

10703 天麻饼子（《外科正宗》卷四）

【异名】天麻饼（《疡科捷径》卷下）。

【组成】天麻 草乌（汤泡，去皮） 川芎 细辛 苍术 甘草 川乌（汤泡，去皮） 薄荷 甘松 防风 白芷 白附子（去皮）各五钱 雄黄 全蝎各三钱

【用法】上为细末，寒食面打糊捣稠，捻作饼子，如寒豆大，每服二三十饼，食后细嚼，葱头汤送下；属火热痰痛者，茶汤送下。甚者日进二服。

【主治】因风火湿痰上攻及杨梅疮毒所致头痛，兼治头目昏眩，项背拘急，肢体烦痛，肌肉蠕动，耳哨蝉鸣，鼻塞多嚏，皮肤顽麻，瘙痒瘾疹；又治妇人头风作痛，眉棱骨疼，牙齿肿痛，痰逆恶心。

【宜忌】忌诸般发物。

10704 天麻浴汤（《卫生总微》卷一）

【组成】天麻二钱 蝎尾（去毒，为末） 朱砂末 白矾末各半钱 麝香一字 乌蛇肉（酒浸，去皮，焙干，为末） 青黛末各三钱

【用法】上为末，匀。每用三钱，水三碗，加桃枝叶五七条，煎十数沸，带热浴之。不得浴背，汤须适温热用。

【主治】小儿胎怯、胎肥、胎热等诸疾。

10705 天麻浸酒（《圣济总录》卷七）

【组成】天麻 骨碎补各半两 松节（锉） 败龟（醋炙）各一两 龙骨 虎骨（酒炙） 乌蛇（酒浸，去皮骨，炙） 白花蛇（酒浸，去皮骨，炙） 恶实根（切，焙）各半两 附子（炮裂，去皮脐）一枚 羌活（去芦头） 独活（去芦头） 牛膝（酒浸，切，焙）各半两 当归（切，焙） 芎䓖

各一两 大麻仁二两 干熟地黄（焙）半两 茄子根（切，焙）二两 原蚕沙（炒）二两

【用法】上咬咀，如麻豆大，用酒二斗浸，密封，春、夏三日，秋冬七日。每服一盏，不拘时候温服。

【主治】摊缓风，不计深浅，久在床枕。

10706 天麻煮散

《普济方》卷十五。为《圣济总录》卷四十二"天麻汤"之异名。见该条。

10707 天麻煎丸（《苏沈良方》卷二引《博济》）

【异名】沉香天麻煎丸。

【组成】五灵脂 附子 白术 赤小豆各一两 天麻半两 干蝎（炒） 羌活 防风各一两

【用法】上先以沉香二两，酒一升，煎为膏，无犯铁器，入药捣为丸，如梧桐子大。每服二十丸，空腹以荆芥汤或荆芥酒送下，过五日加至三十丸；夏、秋宜荆芥汤，春、冬宜荆芥酒。

【主治】风气不顺，骨痛，或生赤点瘾疹，日久不治，则加冷痹，筋骨缓弱。

【宜忌】《普济方》：忌一切毒物。

【备考】春末夏初喜生赤根白头疮，服之瘥。

10708 天麻煎丸（《圣济总录》卷一八七）

【组成】天麻半斤（净洗，焙干，捣末） 牛膝（酒浸，切，焙）一斤（捣为末） 杏仁（汤浸，去皮尖双仁，研细）四两 生地黄五斤（好者净洗，于木臼内杵，取汁三斤） 胡芦巴三两 天雄（炮裂，去皮脐） 石斛（去根） 沉香（锉） 巴戟天（去心） 玳瑁（锉末） 桂（去粗皮） 白花蛇（酒浸，炙，去皮骨，焙）各一两 槟榔（锉）半两 独活（去芦头） 芎䓖一两 大腹一两（和皮锉） 当归（切，焙）一两 木香一两 益智（去皮）三分 远志（去心）三分 干姜（炮裂）一两 酸枣仁（炒）一两

【用法】上二十二味，前四味于银器内以水三斗煎至五七升，以布绞取汁，却将滓于木臼内捣令极细，后以水三五升浸取汁，同于银器内熬，更用无灰酒五升，安息香三两，慢火煎成膏。余药为末，入前膏内和为团，于木臼内杵一二千下，为丸如梧桐子大。每服二十五丸，加至三十丸，酒送下，若常服空心一服，有疾早、晚各一服。

【功用】去痰涎，壮筋骨，补元气，益心利肺。

【主治】肝肾久积风冷痰滞气，上攻眼目，肿涩疼痛，肌肉𦙶动，心神多倦。

10709 天麻煎丸

《御药院方》卷十一。为《局方》卷十"天麻防风丸"之异名。见该条。

10710 天葵草膏（《外科启玄》卷十二）

【组成】天葵草（又名紫霞杯）采根不拘多少

【用法】洗净。每服三钱，酒水煎服；滓再捣，醋调敷患处。

【主治】瘰疬。

10711 天雄浸酒（《圣惠》卷二十五）

【组成】天雄三两（炮裂，去皮脐） 川椒三两（去目） 干姜二两（炮裂） 茵芋二两 附子二两（炮裂，去皮脐） 肉桂三两（去皱皮） 牛膝三两（去苗） 川乌头二两（炮裂，去皮脐） 白蔹半两 踯躅花三两（微炒）

【用法】上锉细，用生绢袋盛，以好酒二斗渍之，春、夏五日，秋、冬七日。每服一小盏，后渐渐增之；其药滓晒干为散。每服二钱，以酒调下，空心及晚食前服。

【功用】充壮血脉，益精气，明耳目，黑髭发，悦颜色，除久风湿痹，祛筋脉挛急，强腰膝，倍力气。

【主治】一切风证。

【宜忌】忌生冷、猪、鸡肉、豆豉。

【备考】夏日恐酒酸，以油单裹瓶，悬于井中，近水即不酸也。

10712 天雄浸酒（《圣济总录》卷五）

【组成】天雄（炮裂，去皮脐）三两　蜀椒（去目并闭口，炒汗出）一两半　乌头（炮裂，去皮脐）二两　茵芋（去粗茎）三两　干姜（炮）一两　附子（炮裂，去皮脐）二两　防风（去叉）一两半　羊踯躅（炒）一两半

【用法】上锉，如麻豆大，用生绢囊贮，以酒一斗五升浸之，春、夏五日，秋、冬七日开取。每服一合，渐加至一合半，空心、临卧各一服，酒尽将滓晒令干，为细散。每服半钱，渐加至一钱匕，服时候如前。

【主治】肾中风，筋急，两膝不得屈伸，手不为用，起居增剧，恶风寒，通身流肿生疮，风冷疾病，腰膝挛急缓纵。

10713 天雄浸酒（《圣济总录》卷十九）

【组成】天雄（炮裂，去皮脐）　附子（炮裂，去皮脐）各一两　防风（去叉）　独活（去芦头）　当归（切，焙）　白术各二两　五加皮　芎藭　桂（去粗皮）　干姜（炮）各一两半

【用法】上锉，如麻豆大，以夹绢囊盛，用无灰清酒一斗浸，春、夏五日，秋、冬七日。每温饮一盏。任性加减，以知为度。

【主治】寒湿着痹，皮肉不仁，至骨髓疼痛。

10714 天雄煎丸（《圣惠》卷二十一）

【组成】天雄二两（半生半炮裂，去皮脐）　牛膝二两（去苗）　踯躅花（选其好者，以酒浸一宿，来日取出，于甑内蒸一炊食久，却晒令干，又入酒中更浸少时，更蒸，如此三度即止，晒干后即用）一两半

【用法】上为末，以安息香一两，生蜜五两，同熬令稠，和煎药末，令软硬得所，捣为丸，如梧桐子大。每日十丸，空心及晚食前以温酒送下。

【主治】风脚膝软弱，筋骨挛急疼痛。

10715 天舒胶囊

《中国药典》2010版。即《本草纲目》卷十二引《普济方》"天麻丸"改为胶囊剂。见该条。

10716 天蓼木丸（《圣惠》卷十九）

【组成】天蓼木一两　天麻半两　芎藭半两　独活半两　细辛半两　防风半两（去芦头）　藁本半两　白附子半两（炮裂）　乌蛇一两（酒浸，炙令黄，去皮骨）　巴戟半两　石斛半两（去根）　附子半两（炮裂，去皮脐）　蛇床仁半两　麝香一分（细研）　晚蚕蛾半两（微炒）

【用法】上为末，炼蜜为丸，如梧桐子大。每服二十丸，以温酒送下，不拘时候。

【主治】风湿痹，脚膝缓弱。

10717 天蓼木酒（《圣惠》卷九十五）

【组成】天蓼木十斤（锉）　秫米一硕　细曲十斤（捣碎）　黑豆二斗

【用法】上以水三硕，先煮天蓼木取汁一硕，去滓，其秫米，黑豆一处净淘，蒸熟放冷，以药汁都拌和令匀，入不津瓮中密封，三七日开。每服温饮一盏，一日二次为良。

【功用】补五劳、祛风益气。

【主治】膝痛。

10718 天蓼木粥

《圣惠》卷九十六。为原书卷二十四"天蓼粥"之异名。见该条。

10719 天蓼木煎（《圣惠》卷二十五）

【组成】天蓼木五斤（细锉，以水二斗，煎至一斗，滤去滓，却熬取五升）　赤箭　独活　防风（去芦头）　芎藭　仙灵脾　牛膝（去苗）　天雄（去皮脐）　山茱萸　巴戟　草薢（锉）　茵芋　海桐皮（锉）　桂心　沉香各一两

【用法】上为末，入白蜜五合相合，于银锅中，慢火熬，以柳木篦搅令稀稠得所，以瓷器盛。每服一茶匙，以温酒调下，空心及晚食前服。

【主治】一切风。

10720 天一生水丸（《穷乡便方》）

【组成】熟地黄八两　山茱萸（去核）　白茯苓（去皮）　天门冬（去心）　麦门冬（去心）　黄柏（制）　知母（制）　山药各四两

【用法】青盐澄水，煮面糊为丸。每服三钱，空心百沸汤下。

【主治】阴虚火动。

10721 天一生津饮（《证治宝鉴》卷四）

【组成】怀生地　人参　天花粉　天门冬　麦冬　肥知母　宣木瓜　白芍　当归　生甘草　升麻

【用法】水煎服。

【功用】养血滋水。

【主治】消渴。

10722 天一补真丹（《济众新编》卷二）

【组成】羊一只（去筋膜，取精肉）　熟地黄（姜浸）十两　山药　山茱萸各五两　牡丹皮　白茯苓　泽泻各三两　陈皮　缩砂各二两

【用法】上为末。羊肉以刀烂斮，入石臼捣烂，和药末更捣为丸，如梧桐子大。每服七八十丸，米饮或淡姜茶送下，全羊骨煎服亦可。

【主治】气血大虚，男子瘦弱肾虚，妇人虚劳无子。

【加减】肾冷，加茴、破；冷极，加官桂、附子；气滞，加便香附、沉香；妇人则加四制香附；有积，加青皮。

10723 天下第一方（《医林绳墨大全》卷九）

【组成】杏仁十四枚（去皮尖，针挑火上烧半生半熟）　轻粉一钱　儿茶七分　冰片二厘

【用法】上为末。雄猪胆汁调敷。

【主治】痔漏。

10724 天门冬大煎（《千金》卷十二）

【异名】天门冬丸（《鸡峰》卷四）。

【组成】天门冬三斗半（切，捣，压取汁尽）　生地黄三斗半（切，捣，压如门冬）　枸杞根三斗（切，净洗，以水二石五斗，煮取一斗三升，澄清）　獐骨一具（碎，以水一石，煮取五斗，澄清）　酥三升（炼）　白蜜三升（炼）

上六味，并入大斗铜器中，微火先煎地黄、门冬汁，减

半乃合煎,取大斗二斗,下后散药:

茯苓 柏子仁 桂心 白术 萎蕤 菖蒲 远志 泽泻 薯蓣 人参 石斛 牛膝 杜仲 细辛 独活 枳实 芎䓖 黄耆 苁蓉 续断 狗脊 萆薢 白芷 巴戟天 五加皮 覆盆子 橘皮 胡麻仁 大豆黄卷 茯神 石南各二两 甘草六两 蜀椒 薏苡仁各一升 阿胶十两 大枣一百枚(煮作膏) 鹿角胶五两 蔓荆子三两

【用法】上药治下筛,纳煎中,煎取一斗;纳铜器重釜煎,令隐掌可丸,丸如梧桐子大。每服二十丸,平旦空腹以酒送下,一日二次。加至五十丸。有牛髓、鹿髓各加三升大佳。

【主治】男子五劳七伤,八风十二痹,伤中六极,脚气。

【宜忌】慎生冷、醋、滑、猪、鸡、鱼、蒜、油、面等。女人先患热者得服,患冷者勿服。

【加减】小便涩,去柏子仁,加秦艽二两,干地黄六两;阴萎失精,去萎蕤,加五味子二两;头风,去柏子仁,加菊花、防风各二两;小便利,阴气弱,去细辛、防风,加山茱萸二两;腹中冷,去防风,加干姜二两。

10725 天门冬饮子(《医方类聚》卷二二四引《济生•校正时贤胎前十八论治》)

【异名】天冬饮(《叶氏女科》卷二)。

【组成】天门冬(去心) 知母 茺蔚子各一两 防风(去芦)半两 五味子 茯苓(去皮) 川羌活(去芦) 人参七钱半

【用法】上㕮咀。每服四钱,水一盏半,加生姜三片,煎至八分,去滓,食后温服。

【主治】妊妇临月,两眼忽然失明,灯火不见,头痛目晕,项腮肿满,不能转颈,其眼带吊起,人物不辨,辘轳转关。

【宜忌】大忌酒面、煎炙烧爆、鸡、羊、鹅、鸭、豆腐、辛辣,一切毒物,并房劳及稍温药。如其不然,眼不复明也。

10726 天门冬煎丸(《圣济总录》卷八十四)

【组成】生天门冬(去心,锉)三升半(捣取汁令尽) 枸杞根(净洗,控干,锉)三升半(以水二石五斗,煮取汁一斗三升,澄,去滓) 酥三升(炼过) 生地黄(净洗,细切)三斗半(捣汁令尽) 鹿髓一升 牛髓三升

以上药六味,先将三味汁,以水一石,入大釜中,煮取五斗三升,却入锅中,重煎至一斗,收入铜器中,入后药:

桂(去粗皮) 白术 萎蕤 菖蒲 远志(去心) 泽泻 山芋 人参 石斛(去根) 牛膝(酒浸,切,焙) 杜仲 细辛(去苗叶) 蔓荆实(去皮) 独活(去芦头) 枳壳(去瓤,麸炒) 芎䓖 黄耆(锉) 肉苁蓉(酒浸,切,焙) 续断 狗脊(去毛) 萆薢 白芷 巴戟天(去心) 五加根皮(炙) 覆盆子 陈橘皮(去白,炒) 胡麻仁(炒) 大豆卷(生用,焙干) 白茯苓(去黑皮)各二两 甘草(炙,锉) 石南叶 柏子仁(炒) 蜀椒(去目及闭口,炒出汗)各一两 阿胶(炙令燥)十两 鹿角胶(炙令燥)五两 大枣一百枚(煮取肉) 薏苡仁(炒熟)一升

【用法】上四十三味,捣罗三十七味为末,纳前三味煎中,更入鹿髓、牛髓、酥等,重汤煮,搅匀可丸,即丸如梧桐子大。每服二十丸,空心温酒送下,加至四十丸。

【主治】脚气。

【宜忌】女人如有旧患,热者宜服,冷者不宜。

【加减】若小便涩,去柏子仁,加秦艽二两半,地黄六两;若阴萎失精,去萎蕤,加五味子二两;若头风,去柏子仁,加菊花、防风各二两;若小便利,阴气弱,去细辛、防风,加山茱萸二两;若腹中冷,去防风,加干姜二两。

【备考】此药宜于腊月修合,经夏至七月下旬即服之。当于舍北入地深六尺,填沙,置药沙中,上加土覆之。

10727 天门冬煎丸

《圣济总录》卷一二四。为《外台》卷十引《延年秘录》"天门冬煎"之异名。见该条。

10728 天马夺命丹(《准绳•疡医》卷二)

【组成】青木香(土者,根、梗俱可用)

【用法】上为末。每服一钱,蜜水调下。

【主治】疔疮、蛇伤、犬咬、鼠咬;瘴气。

10729 天元二仙丹(《准绳•幼科》卷六)

【组成】浑元散 人参(乳浸) 黄耆 生附子(面煨)各一两

【用法】上药各为细末,方和合一处,白蜜调匀。每服十岁以上一钱,十五岁以上二钱,服后随以振元汤连进。

【主治】小儿痘疮痒塌。

10730 天元浑元散

《麻疹全书》。为原书同卷"浑元散"之异名。见该条。

10731 天元接髓丹(《准绳•幼科》卷五)

【组成】人参(清河者) 黄耆(绵白者)各二两 橘红(连本蒂) 全蝉蜕 当归(去头尾) 怀生地(拣粗软者)各半两 鹿茸(乳制)一两半 附子(连皮脐) 官桂(削外皮,煨时度候,只以米熟验之)各半两

【用法】用澄清好酒浆十碗,放瓮中,慢火煨熟后,去滓出火。每钟加鲜人乳三杯,薄生姜二片,煮沸,温服。

【主治】男子十七、八岁,或二、三十岁,破阳亏元,患痘多密连布,欲其鼎峻充灌者。

【备考】《痘疹仁端录》以本方去鹿茸,名"天元接髓散"。

10732 天元接髓散

《痘疹仁端录》卷十四。即《准绳•幼科》卷五"天元接髓丹"去鹿茸。见该条。

10733 天王补心丸(《杨氏家藏方》卷十)

【异名】天王补心丹(《得效》卷七)。

【组成】熟干地黄(洗,焙)四两 白茯苓(去皮) 茯神(去木) 当归(洗,焙) 远志(去心) 石菖蒲 黑参 人参(去芦头) 麦门冬(去心) 天门冬(去心) 桔梗(去芦头) 百部 柏子仁 杜仲(姜汁炒) 甘草(炙) 丹参(洗) 酸枣仁(炒) 五味子(去梗)各一两

【用法】上为细末,炼蜜为丸,每一两作十丸,金箔为衣。每服一丸,食后、临卧煎灯心、大枣汤化下。

【功用】宁心保神,益血固精,壮力强志,令人不忘;清三焦,化痰涎,祛烦热,除惊悸,疗咽干口燥,育养心气。

【主治】《张氏医通》:心肾虚耗,怔忡不宁。

10734 天王补心丸(《普济方》卷三七五)

【组成】朱砂(半衣) 半夏(浸十日,换水十遍,每换水搅一次) 人参 南木香各三钱 琥珀 杏仁(炒黄色,却以汤泡,去皮尖) 麝香 青木香 槟榔 莩荛子(炒黄色)各一钱 江子七粒(去皮,去油)

【用法】上各为细末,面糊为丸,如萝卜子大,朱砂为

衣。每服一岁五七丸，三岁二十七丸；虚者减丸数，壮者加丸数；荆芥汤送下。

【主治】小儿急慢惊风。

【备考】本方制成蜜丸，加金箔为衣，名"金箔镇心丸"（见原书同卷）。

10735 天王补心丸（《准绳·类方》卷五）

【组成】人参（去芦）五钱　当归（酒浸）　五味子　麦门冬（去心）　天门冬（去心）　柏子仁　酸枣仁各一两　白茯苓（去皮）　玄参　丹参　桔梗　远志各五钱　生地黄四两　黄连（酒洗，炒）二两

【用法】上为末，炼蜜为丸，如梧桐子大，朱砂为衣。每服二三十丸，临卧用灯草、竹叶汤送下。

【功用】宁心保神，益血固精，壮力强志，令人不忘；除怔忡，定惊悸，清三焦，化痰涎，祛烦热，疗咽干，育养心神。

10736 天王补心丸（《中国药典》一部）

【组成】丹参25克　当归50克　石菖蒲25克　党参25克　茯苓25克　五味子50克　麦冬50克　天冬50克　地黄200克　玄参25克　制远志25克　炒酸枣仁50克　柏子仁50克　桔梗25克　甘草25克　朱砂10克

【用法】上制成水蜜丸、小蜜丸或大蜜丸。口服，水蜜丸一次6克，小蜜丸一次9克，大蜜丸一次一丸（9克），一日2次。

【功用】滋阴养血，补心安神。

【主治】心阴不足，心悸健忘，失眠多梦，大便干燥。

【备考】本方改为口服液剂，名"天王补心液"（见《成方制剂》）。

10737 天王补心丹（《陈素庵妇科补解》卷五）

【组成】白芍　当归　生地　熟地　丹参　远志　麦冬　天冬　玄参　枣仁　杜仲　丹皮　菖蒲　茯苓　茯神　桔梗　柏子仁　石莲肉

【用法】辰砂为衣。

【主治】产后血虚，恍惚无主，似惊非惊，似悸非悸，欲安而惚烦，欲静而反扰，甚或头旋目眩，坐卧不常，夜则更加，饥则尤剧。

10738 天王补心丹

《得效》卷七。为《杨氏家藏方》卷十"天王补心丸"之异名。见该条。

10739 天王补心丹（《奇效良方》卷三十三）

【组成】人参（去芦）　丹参（洗）　白茯苓（去皮）　酸枣仁（洗）　远志（去心）　百部（洗）　石菖蒲（去毛）　柏子仁　桔梗（去芦）　玄参　天门冬（去心）　五味子　茯神（去木）　当归　熟地各等分

【用法】上为细末，炼蜜为丸，每两作十丸，以金箔为衣。食后临卧用灯心、大枣汤化下；或作梧桐子大丸，吞服亦得。

【功用】宁心保神，益血固精，壮力强志，令人不忘；清三焦，化痰涎，祛烦热，除惊悸，疗咽干口燥，育养心气。

10740 天王补心丹（《校注妇人良方》卷六）

【组成】人参（去芦）　茯苓　玄参　丹参　桔梗　远志各五钱　当归（酒浸）　五味　麦门冬（去心）　天门冬　柏子仁　酸枣仁（炒）各一两　生地黄四两

【用法】上为末，炼蜜为丸，如梧桐子大，用朱砂为衣。

每服二三十丸，临卧竹叶煎汤送下。

【功用】宁心保神，益血固精，壮力强志，令人不忘；清三焦，化痰涎，祛烦热，除惊悸，疗咽干，育养心神。

【主治】阴血亏少，虚烦少寐，心悸神疲，梦遗健忘，大便干结，口舌生疮，舌红少苔，脉细数。

❶《校注妇人良方》：妇人热劳，心经血虚，心神烦躁，颊赤头痛，眼涩唇干，口舌生疮，神思昏倦，四肢壮热，食饮无味，肢体酸疼，心怔盗汗，肌肤日瘦，或寒热往来。❷《医方考》：过劳伤心，忽忽喜忘，大便难，或时溏利，口内生疮者。❸《证治宝鉴》：颤振，脉数而无力。❹《江苏中医》(1958；2，32)：心肾不交，水火不济之遗泄，性机能失常。

【宜忌】❶《校注妇人良方》：方内天、麦门冬、玄参、生地虽能降火，生血化痰，然其性沉寒，损伤脾胃，克伐生气，若人饮食少思，大便不实者，不宜用。❷《摄生秘剖》：忌胡荽、大蒜、萝卜、鱼腥、烧酒。

【方论选录】❶《医方考》：人参养心气，当归养心血，天、麦门冬所以益心津，生地、丹、玄所以解心热，柏子仁、远志所以养心神，五味、枣仁所以收心液，茯苓能补虚，桔梗能利膈，诸药专于补心，劳心之人宜常服也。❷《摄生秘剖》：是丸以生地为君者，取其下入足少阴，以滋水主，水盛可以伏火；况地黄为血分要药，又能入手少阴也。枣仁、远志、柏仁，养心神者也；当归、丹参、玄参生心血者也；二冬助其津液；五味收其耗散；参、苓补其气虚；以桔梗为使者，欲载药入心，不使之速下也。❸《古今名医方论》引柯琴：心者主火，而所以主者神也。神衰则火为患，故补心者必清其火而神始安。补心丹用生地黄为君者，取其下足少阴以滋水主，水盛可以伏火，此非补心之阳，补心之神耳；凡果核之有仁，犹心之有神也，清气分无如柏子仁，补血无如酸枣仁，其神存耳；参、苓之甘以补心气，五味酸以收心气，二冬之寒以清气分之火，心气和而神自归矣；当归之甘以生心血，玄参之咸以补心血，丹参之寒以清血中之火，心血足而神自藏矣；更假桔梗为舟楫，远志为向导，和诸药入心而安神明。以此养心则寿，何有健忘、怔忡、津液干涸，舌上生疮，大便不利之虞哉！❹《医方集解》：此手少阴药也。生地、玄参北方之药，补水所以制火，取其既济之义也；丹参、当归所以生心血，血生于气；人参、茯苓所以益心气，人参合麦冬、五味又为生脉散，盖心主脉，肺为心之华盖而朝百脉，百脉皆朝于肺，补肺生脉，脉即血也，所以使天气下降也，天气下降，地气上腾，万物乃生；天冬苦入心而寒泻火，与麦冬同为滋水润燥之剂；远志、枣仁、柏仁所以养心神，而枣仁、五味酸以收之，又以敛心气之耗散也；桔梗清肺利膈，取其载药上浮而归于心，故以为使；朱砂色赤入心，寒泻热而重宁神。❺《古方选注》：补心者，补心之用也。心藏神，而神之所用者，魂、魄、意、智、精与志也。补其用而心能任物矣。《本神篇》曰：随神往来者谓之魂，当归、柏子仁、丹参流动之药，以悦其魂；心之所忆谓之意，人参、茯神调中之药，以存其意；因思虑而处物谓之智，以枣仁静招乎动而益其智；并精出入者谓之魄，以天冬、麦冬、五味子宁静之药而安其魄；生之来谓之精，以生地、元参填下之药定其精；意之所存谓之志，以远志、桔梗动于静而通其志。若是，则神之阳动而生魂，魂之生而为意，意交于外而智生焉；神之阴静而生魄，魄之生而为精，精定于中而

志生焉，神之为用不穷矣，故曰补心。

【临床报道】❶ 狂症（精神病）：《中华神经精神科杂志》[1958，（6）：434]本方加味用于狂症（精神病）恢复期善后调理，如虚弱患者，亦可先用本方，再用吐、下诸法，后再以本方善后。共治62例，均愈。复发者，再用此法亦获效。❷ 失眠：《江苏中医》[1959，（1）：11]用本方加味改制成合剂，组成为酸枣仁三两、柏子仁一两、朱茯苓一两、远志肉五钱、桂圆肉一两、大生地三两、麦冬二两、五味子一两五钱、当归一两、阿胶一两、磁石十两、潼刺蒺藜各二两、党参一两，治疗失眠患者76例，有效74例，无效2例。例如：王某某，失眠症已八年，常通宵失眠，治疗时，每夜亦仅能入睡二小时左右，且多梦寐。用合剂三瓶即好，梦亦消失。❸ 期前收缩：《疑难病证中医治验》邹某某，女，20岁。四月前因风湿性心肌炎、心律紊乱治疗二月多，症状缓解出院。近来病情加重，心悸心慌，胸背闷胀，针刺样痛，精神疲乏，失眠多梦，烦躁少气，自汗盗汗，劳累尤甚，渴不欲饮，食后腹胀，大便干结。投复脉汤半月未效。诊见，舌尖紫黑瘀点，舌苔少，脉弦细而结，心电图提示："多发性室性期前收缩"，血沉39毫米，抗"O"大于800单位，诊断："风湿性心脏病，心律不齐。"证属心脏气阴两虚，脉络瘀阻之心悸，拟天王补心丹加减：黄芪15克，党参12克，丹参12克，酸枣仁10克，玄参12克，麦冬12克，远志6克，五味子6克，当归10克，生地黄16克，茯苓12克，乳没各6克（包煎），桔梗5克，朱砂2克（冲服）。前后六诊，共服药32剂。药后病除，血沉正常，抗"O"小于600单位，余无不适，以前方调理半月，日益康复，坚持工作。❹ 慢性结膜炎：《浙江中医学院学报》[1980，（2）：67]张某某，男，39岁。因患急性结膜炎未彻底治疗，并在灯光下坚持工作至深夜，20余天来，目红干涩畏光，视物不清，有异物感，逐渐加重，不肿不痛，无分泌物；午后心烦，夜多恶梦，经用青、链霉素及清心、凉肝、行气、活血、补肾阴等法治疗乏效。来诊时，舌红无苔，脉象弦数，拟滋阴安神，兼以柔肝法，用天王补心丹加味煎服，10剂后，诸症悉除，续服丸剂善后。❺ 慢性荨麻疹：《上海中医药杂志》[1965，（8）：26]杨某某，女，36岁。10年前因胸痛，咳嗽，痰中带血，经X线检查为肺结核病。随即全身发风疹疙瘩，时隐时现，时轻时重，瘙痒甚剧。自发皮疹后即患失眠症，有时初睡即不能安睡，有时睡而易醒，甚则整夜梦幻连绵。后肺结核病经治疗而愈，冬季遇风仍发风疹疙瘩，且以夜间为甚，天气转暖即愈。1962年11月底，前述皮疹又发，瘙痒甚，有灼热感，影响睡眠，头额昏晕，眼花，耳鸣。检查：面色无华，二颊稍泛红晕，体倦神疲，内眦暗陷，全身散发黄豆大小之风疹，或红或白；皮肤划痕症强阳性；X线透视右上肺有钙化点；舌尖红苔薄白，脉细带数，尺脉无力，此由肾水不足，真阴不升致心火亢盛，消耗营阴，阴亏血少则生风，故发癔疹。按养心法治之：太子参三钱，天门冬三钱，麦门冬三钱，茯苓三钱，朱茯神三钱，当归三钱，丹参三钱，酸枣仁五钱，五味子一钱半，远志肉三钱，大生地四钱，桔梗二钱，炙甘草一钱。服四剂后，皮疹即少发，睡眠时间亦延长，皮疹划痕症明显减轻。原方加熟地三钱，杞子三钱，又服五剂，皮疹未见再发。此后日服天王补心丹四钱，连服二周，药后除夜间时有梦扰外，头额昏晕，耳鸣等症消失，一冬未见癔疹再发。❻ 过敏

反应：《中华皮肤科杂志》[1959，（1）：60]一青年学生患失眠症，用本方加炒枣仁、龙眼肉、莲子肉水煎服。八日后出现全身红疹，如针尖，其痒难忍，微热口渴。停药一周后消退。数月后又服上方，二天后复出红疹，经用桑叶、蝉衣、地肤子、茯苓、甘草、枇杷叶煎服后消失。推测可能是方中朱砂所致。

【现代研究】对心肌梗塞的保护作用：《中西医结合研究资料（山西省中医研究所）》[1975，（5）：8]补心丹加味（人参15克，麦冬、五味子各30克，玄参、炮附子、远志、公丁香、甘草各15克，丹参、茯神、枣仁、天冬、柏子仁、红花、当归各30克，生地120克，蒲黄18克）对健康雄性小鼠实验性心肌梗塞确有保护作用。实验结果表明：本方对由异丙肾上腺素所致的实验性心肌梗塞有满意的拮抗作用，不仅能防止缺血性心电图改变和心肌病理学损害，而且对缺血心肌的生化代谢有良好影响，如通过对心肌琥珀酸脱氢酶、三磷酸腺苷酶活化作用来改善细胞线粒体呼吸和电子传递系统，促使线粒体能量转换，并使心肌兴奋一收缩耦联机制正常化。实验显著降低心肌梗塞的发生率，提高了动物的存活率。此外，本方还能改善动物的非特异性防御功能和应激状态。实验提示，本方加味适宜治疗心绞痛、心肌梗塞伴有心脏泵和电衰竭者，尤其适宜治疗"梗塞前综合征"。

【备考】《景岳全书》：此方之传，未考所自，《道藏》偈云：昔志公和尚日夜讲经，邓天王悯其劳者也，赐之此方，因以名焉。

10741 天王补心丹《回春》卷四

【组成】人参五钱 五味子 当归（酒洗） 天门冬（去心） 麦门冬（去心） 柏子仁 酸枣仁（炒） 玄参 白茯神（去皮） 丹参 桔梗（去芦） 远志（去心）各五钱 黄连（去毛，酒炒）二两 生地黄（酒洗）四两 石菖蒲一两

【用法】上为细末，炼蜜为丸，如梧桐子大，朱砂为衣。每服三十丸，临卧时灯心、竹叶煎汤送下。

【功用】宁心安神，益血固精，壮力强志，令人不忘，除怔忡，定惊悸，清三焦，化痰涎，祛烦热，疗咽干，养育精神。

【主治】❶《回春》：健忘。❷《症因脉治》：内伤嗽血。

10742 天王补心丹《广笔记》卷二

【组成】人参 怀山药（坚白者） 麦门冬（去心） 当归身（酒洗）各一两 怀生地 天门冬（去心）各一两三钱三分 丹参（去黄皮）八钱 百部（去芦土） 白茯神（去粗皮，坚白者良） 石菖蒲（去毛） 柏子仁（去油者佳，另研） 甘草（长流水润，炙） 北五味（去枯者） 杜仲各六钱六分 远志三钱三分 白茯苓一两五钱四分（净末）

【用法】炼蜜为丸，如弹子大，重一钱，朱砂一两研极细为衣。食远、临卧时嚼化，后饮灯心汤一小杯。

【功用】宁心保神，益气固精，壮力强志，令人不忘，清三焦，化痰涎，去烦热，除惊悸，疗咽干，养育心神。

【主治】❶《广笔记》：虚弱。❷《冯氏锦囊》：思虑过度，心血不足，怔忡健忘。

10743 天王补心丹《明医指掌》卷七

【组成】人参四两 玄参二两 杜仲（炒去丝）四两 天门冬三两 麦门冬三两 远志四两 熟地黄六

两　百部三两　桔梗三两　牡丹皮四两　柏子仁四两　五味子四两　甘草二两　茯神四两　茯苓四两　石菖蒲四两　酸枣仁四两

【用法】上为末，炼蜜为丸。每服三钱。

【主治】气血两虚之惊悸。

10744　天王补心丹《医碥》卷六

【组成】柏子仁(炒，研，去油)一两　五味子(炒)一两　茯苓五钱　当归(酒洗)一两　桔梗　丹参(炒)各一两　远志(炒)五钱　酸枣仁(炒)一两

【用法】炼蜜为丸，如弹子大，朱砂为衣。临卧灯心汤送下一丸；或嚼化。

【主治】虚损痨瘵。

10745　天王补心丹《活人方汇编》卷二

【组成】枣仁二两　茯神三两　麦冬一两　生地一两　人参一两　丹参一两　柏子仁二两　天冬二两　黄连五钱　玄参一两　远志肉一两　知母一两五钱　五味子一两　朱砂五钱　菖蒲一两

【用法】炼蜜为丸。灯心、大枣汤吞服三五钱，于临睡时服。

【主治】烦躁，口渴咽干，睡卧不安，梦魂飞越，怔忡恍惚，心怯惊悸，尿短便结，种种燥证。

10746　天王补心液

《成方制剂》9册，即《中国药典》一部"天王补心丸"改为口服液剂。见该条。

10747　天月闲来丹《灵药秘方》卷上

【组成】焰消六钱　白矾四钱　水银　食盐各二两　黑矾二两六钱

【用法】上为细末，研至水银不见星为度。结胎封固，文武火三炷香降足，取底下降药，制过配用。

【主治】杨梅结毒。

10748　天水五苓散《保命歌括》卷十九

【组成】五苓散　天水散

【用法】五苓散一剂煎成汤，调天水散服。

【主治】夏月霍乱及身热，欲多饮水者。

10749　天水涤肠汤《衷中参西》上册

【组成】生山药一两　滑石一两　生杭芍六钱　潞党参三钱　白头翁三钱　粉甘草二钱

【主治】久痢不愈，肠中浸至腐烂，时时切痛，身体因病久羸弱者。

【加减】若服此汤不效，则酌加三七、鸭蛋子、金银花；或加生地榆亦可。

【临床报道】热痢：一妪，年六十一岁，于中秋痢下赤白，服药旋愈，旋又反复，如此数次，迁延两月。因少腹切痛，自疑寒凉，烧砖熨之。初熨时稍觉轻，以为对证，遂日日熨之，而腹中之疼益甚，昼夜呻吟，噤口不食；所下者痢与血水相杂，且系腐败之色；其脉至数略数，虽非洪实有力，实无寒凉之象；舌上生苔，黄而且厚。病人自谓下焦凉甚，若用热药温之疼当甚。愚曰：前此少腹切痛者，肠中欲腐烂也。今为热砖所熨而腹疼益甚，则血淋漓，则肠中真腐烂矣。再投以热药，危可翘足而待。病人亦似会悟，为制此方，连服四剂，疼止，痢亦见愈。减去滑石四钱，加赤石脂四钱，再服数剂，病愈十之八九。因上焦气微不顺，俾

用鲜藕四两，切细丝煎汤，频频饮之，数日而愈。

【备考】河间天水散(即六一散)，原为治热痢之妙药，此方中重用滑石、甘草，故名"天水涤肠汤"。

10750　天仙圣化丹《普济方》卷一一五

【组成】川芎　防风　羌活　独活各一两　胡麻子(微炒)　金毛狗脊(去毛)　苦参(去皮)　猪牙皂角(微炒，锉)各一两二钱半　当归一两半　荆芥(陈者)　蝉蜕(去土)　全蝎(全者)　僵蚕(直者，炒)　何首乌(新者)　香白芷　苍耳草(蒸)各半两

【用法】上为细末，用大风子二斤，去壳，烂杵如泥，与前药和匀，用陈米擂粉，打糊为丸，如梧桐子大。每服四十丸，加至六十丸，如病人面上浮肿，眉中痒不止；或是风气攀睛，手足拘挛，先服此药一料，茶清送下，一日四次，空心、食后、午后、临卧服之。或病人四肢麻木，手足刺痛，脚腿生疮，先服夺命丹一料，后服圣化丹药。十日后仍用白薄瓷碗打针：先于面上放血，次入膊上，后放腿脚上血；如遇天道睛明，五六日间如此放血一次，量病轻重，不可放血太多。若妇人患病，放血多不妨。

【主治】一切风证。

10751　天仙换骨丹《秘传大麻风方》

【组成】狗脊(去毛，焙)十两　细辛十一两　当归一两　蝉蜕二两　白芷三两　川芎一两　牛黄五钱　水蛭一两五钱(另研)　大风子半斤(去壳，蒸熟)　乌药十两　防风十两　牙皂三两　白及七钱　全蝎一两五钱(炒)

【用法】先将牛黄、水蛭、风子蒸熟，臼内打烂，入药末，陈米饭为丸，如绿豆大。每服七十丸，早、晚酒送下，一日三次。

【主治】麻风病。起初时形如小鳖棋子，遍身疙瘩块，久而不治，遍身作痒，名曰珍珠疯。

10752　天冬钟乳酒《女科指掌》卷一

【组成】钟乳粉四两　天门冬　五加皮　干姜　蛇床子　丹参　熟地　杜仲　续断各三两　地骨皮二两

【用法】酒十五斤渍饮。

【主治】阴冷。

10753　天生白虎汤《冯氏锦囊·杂证》卷九

【组成】西瓜汁

【用法】捣西瓜取汁，滤去滓。灌之即醒。

【主治】中暑。

10754　天台乌药丸《普济方》卷三九四

【组成】天台乌药(醋炙，或炒)　半夏各半两　白姜一分　羊屎十枚(羊腹内者)

【用法】上用文武火炒为末，为丸如绿豆大。每服五丸至七丸，红酒送下。

【主治】反胃吐逆，腹内虚鸣。

10755　天台乌药散《医学发明》卷五

【组成】天台乌药　木香　茴香(炒)　青皮(去白)　良姜(炒)各半两　槟榔(锉)二个　川楝子十个　巴豆七十粒

【用法】先以巴豆微打破，同楝子用麸炒，候黑色，豆、麸不用，余为细末。每服一钱，温酒送下；疼甚者，炒生姜、热酒送下亦得。

【功用】《中医方剂学》：行气疏肝，散寒止痛。

【主治】肝经寒凝气滞，小肠疝气牵引脐腹疼痛，睾丸偏坠肿胀；妇人瘕聚，痛经等。

❶《医学发明》：肾肝受病，男子七疝，痛不可忍，妇人瘕聚、带下。❷《卫生宝鉴》：小肠疝气，牵引脐腹疼痛。❸《成方便读》：阴凝成积者。❹《福建中医药》[1964，(5)：21]：寒凝气滞，肝郁横逆所致疝气、腹痛、胃痛、虫痛、痛经。

【宜忌】❶《福建中医药》[1964，(5)：21]：因湿热为患而见咽干，口苦，目赤，烦热，小便淋痛及阴虚火旺之候，均所禁忌。❷《浙江中医学院学报》[1985，(4)：51]：气疝虚证，阴囊肿胀偏痛，发作缓急无时者，非本方所能治疗。

【方论选录】❶《医方集解》：此足厥阴手太阴药也。乌药散膀胱冷气，能消肿止痛；川楝导小肠邪热，因小便下行；木香、青皮行气而平肝；良姜、茴香散寒而暖肾；槟榔性如铁石，能下水溃坚；巴豆斩关夺门，破血癥寒积，皆行气祛湿散寒之品也。❷《温病条辨》：乌药祛膀胱冷气，能消肿止痛；木香透络定痛；青皮行气伐肝；良姜温脏胡寒；茴香温关元、暖腰肾，又能透络定痛；槟榔至坚，直达肛门，散结气，使坚者溃，聚者散，诸药逐浊气，由肛门而出；川楝导小肠湿热由小便下行，炒以斩关夺门之巴豆，用气味而不用形质，使巴豆帅气药散无形之寒，随槟榔下出肛门，川楝得巴豆迅烈之气，逐有形之湿，从小便而出，俾有形、无形之结邪一齐解散而病根拔矣。❸《成方便读》：方中乌药、木香辛温香烈，善行善散，能上能下，以宣气中之滞；茴香暖下而祛湿，良姜温中而止痛；青皮入肝破气；槟榔导积下行。其妙用在巴豆与川楝二味同炒，去巴豆不用，但取其荡涤攻坚刚猛直前之性味，同川楝入肝，导之下行，又不欲其直下之意。一如用兵之法：巴、楝钦点之上将也，青、槟前导之先锋也，乌药、茴香为偏裨之将，茴香、良姜为守营之官。立方之神，真战无不克也。❹《方剂学》(五版教材)：乌药行气疏肝，散寒止痛，为君药；配入木香、小茴香、青皮、高良姜一派辛温芳香之品，行气散结，祛寒除湿，以加强行气疏肝、散寒止痛之力，共为臣药；更以槟榔直达下焦，行气化滞破坚；以苦寒之川楝子与辛热之巴豆同炒，去巴豆而用川楝子，既可减去川楝子之寒，又能增强其行气散结之功，共为佐使药。诸药合用，使寒凝得散，气滞得疏，肝络和调，则疝痛自愈。

【临床报道】❶ 疝瘕：《吴鞠通医案》马氏，24岁，瘕痛十数年不愈，三日一发，或五日、十日一发，或半月一发，发时痛不能食，无一月不发者。与天台乌药散。发时服二钱，痛轻服一钱，不痛时服三五分。一年以外，其瘕化尽，永不再发。❷ 积聚：《吴鞠通医案》吴，31岁，脐右结癥，迳广五寸，睾丸如鹅卵大，以受重凉，又加暴怒而得。痛不可忍，不能立、坐、卧。服辛香流气饮，三日服五帖，重加附子、肉桂至五七钱之多，丝毫无效；因服天台乌药散，初服二钱，满腹热如火烧，明知药至脐右患处，如搏物者然，痛加十倍，少时腹中起蓓蕾无数，凡一蓓蕾下浊气一次，如是者二三十次，腹中痛楚松快，少时痛又大作，服药如前，腹中热痛、起蓓蕾、下浊气亦如前，但少轻耳。自己初服药起，至亥正共服五次，每次轻一等；次早腹微痛，再服乌药散，则腹中不知热矣。以后每日服二三次，七日后肿痛全消。❸ 寒疝：《福建中医药》[1964，(5)：21]陈某某，男，38岁，农民，秋雨季节，连日抢收，夜间又值宿田野，看守稻粮，以

致少腹冷痛，拘急，左睾偏坠，筋肿掣痛，上行脘腹胸胁，不能行动，食少，形寒肢冷，有时泛恶，欲吐，大便带有白色黏液，脉沉细弦，舌苔滑腻。证属寒凝聚于厥阴，肝气失于疏泄，木横侮土，升降不和。法以温通厥阴，和胃化浊。拟方：天台乌药散末三钱，每服一钱，生姜三大片煎汤送下。药后痛止厥回，诸症消失，休息数日而愈。❹ 虫积腹痛：《福建中医药》[1964，(5)：21]李某某，男，35岁，木业工人，主诉：有腹痛史，每年发作数次。近日因偶食生冷，致久病复作。心下至少腹胀痛，拒按，痛剧则汗出淋漓，肢厥欲呕，痛止则神清自若，大便二日未行，脉沉紧，舌淡白，左下唇发现粟状颗粒。良由寒湿阻遏，气不化运，以致蛔虫窜扰。法当利气化湿，温脏安蛔。药用：广木香八分，台乌药三钱，细青皮八分，高良姜一钱，川楝子五钱(巴豆二十个同炒)，尖槟榔四钱，开口花椒八分，乌梅二钱，小茴香一钱。服药一剂，大便溏泻二次，排出蛔虫十数条，胀痛全消，病竟霍然。❺ 慢性阑尾炎：《陕西中医》[2005，26(6)：515]用本方治疗慢性阑尾炎40例，结果：治愈34例，有效4例，无效2例，总有效率95%。❻ 胃痛：《江苏中医药》[2003，24(5)：29]用本方治疗胃痛84例，结果：治愈42例，显效23例，好转12例，无效7例，总有效率为91.7%。

10756 天地苁蓉汤（《四圣悬枢》卷三）

【组成】生地二钱 天冬二钱 甘草一钱 肉苁蓉三钱 麻仁二钱(炒，研) 白蜜半杯 阿胶二钱 当归二钱

【用法】流水煎一杯，分服。

【功用】滋润肠胃，缓通大便。

【主治】小儿痘病，阳明府实，胃燥便结，不必攻下者。

10757 天师草还丹

《医钞类编》卷十二。即《元戎》卷九"草还丹"。见该条。

10758 天麦二冬散（《保命歌括》卷八）

【组成】二冬 二母 桔梗 甘草 阿胶 生地黄 桑白皮(蜜) 真苏子(炒)各等分 黄连(炒)减半

【用法】每服五钱，水一盏，煎八分，入阿胶再煎一服。

【主治】咳血。

10759 天麦二冬膏

《全国中药成药处方集》(西安方)。为《摄生秘剖》卷四"二冬膏"之异名。见该条。

10760 天花青露散（《准绳·疡医》卷一）

【组成】白及 白蔹 白薇 白芷 白鲜皮 朴消 青黛 黄柏 老龙骨各一两 天花粉 青露各三两 大黄四两

【用法】上为细末，醋、蜜调匀。如疽毒未成，则当头篦退；若已成，四面围之，中留头，用替针膏贴之。

【主治】一切肿毒。

10761 天花刮毒散（《准绳·疡医》卷五）

【组成】天花粉 黄柏各三两 南星 赤芍药 姜黄各一两

【用法】上为末。井水调，入醋和，暖刷患处，夏令冷刷亦可。

【主治】一切肿毒，焮赤疼痛。

10762 天灵明月丹（《济阳纲目》卷六十六）

【组成】雄黄 木香各半两 天灵盖(炙)一两 兔粪二两 鳖甲(酥炙)一分 轻粉一分

【用法】上为末；用好酒一大升，大黄末半两，熬膏，入前药为丸，如弹子大，朱砂为衣。每服一丸，五更初以童便和酒化下。如人行二十里许，必吐出虫状如灯心而细长及寸，或如烂李，又如虾蟆，状各不同。未效，次日再服以应为度。

【主治】传尸劳。

【宜忌】服安息香不嗽者，不可用此药。

10763 天灵盖饮子（《圣惠》卷三十一）

【组成】天灵盖半两（涂酥，炙微黄，捣为末）　鳖甲半两（涂醋，炙微黄，去裙襕，捣为末）　桃仁二十枚（汤浸，去皮尖双仁，麸炒微黄）　柴胡半两（去苗）　知母半两　青蒿半两　甘草一分（生用）　豉心半合　葱白二茎（并须）

【用法】上锉细，拌令匀，都用童便三大盏从午时浸至来日五更，煎取一盏，去滓，食前分二次温服；服讫衣盖，卧至日出。良久审看手十指，节间有毛，如藕丝状，烧之极臭，毛色白者必愈；黑者难治。

【主治】骨蒸劳，四肢疼痛，筋脉拘急，寒热进退，发作如疟，日渐萎黄，不能饮食。

【宜忌】忌苋菜。

10764 天茄青矾散（《良朋汇集》卷三）

【组成】天茄子（不论青黑，连花带尖采来，晒干，平封）　黑矾

【用法】上为细末。用纸包，三分一包。连包放茶钟内，包上用钱一文压住，将滚水冲入半钟，待少时，药水出，用中指洗眼。

【主治】老眼昏花，初发火眼，痘后风烂，红边久不愈者。

10765 天竺牙消散（《圣济总录》卷一六八）

【组成】天竺黄　马牙消各半两（研）　丹砂　生龙脑各半分（别研）　栝楼根　滑石各一分

【用法】上为细散。每服半钱匕，新汲水调下。

【主治】小儿风热。

10766 天竺黄饮子（《医统》卷四十六引《医林》）

【组成】天竺黄　人参　茯苓　茯神各半两　生地黄　远志（去心）　龙骨　防风　玄胡索各五钱　麦门冬（去心）二两　大腹子七枚　犀角屑二钱

【用法】上㕮咀。每服七钱，水二盏，煎八分，不拘时候。

【主治】瘰疬。

【宜忌】忌一切毒物。

10767 天竺黄饼子（《袖珍方》卷一）

【组成】牛胆南星三钱　薄荷叶二钱　天竺黄二钱　朱砂二钱　片脑三分　茯苓一钱　甘草一钱　天花粉一钱

【用法】上为细末，炼蜜入生地黄汁和药作饼子。每用一饼，食后、临睡嚼化下。

【主治】一切痰嗽，上焦有热，心神不宁。

10768 天南星贴方（《圣济总录》卷一四五）

【组成】天南星一两　黄柏（去粗皮）半两

【用法】上为末。用生姜汁调，贴肿痛处。

【主治】打扑损伤，瘀热疼痛。

10769 天南星煎丸（《圣惠》卷八十五）

【组成】天南星一两（细锉，以水二盏，微火煎至半盏，去滓重煎如膏，丸诸药末）　白附子半两（炮裂）　天麻一两

【用法】上为末，以天南星煎为丸，如绿豆大。每服三五岁儿二丸，五六岁儿三丸，以薄荷汤送下，一日二次。

【主治】小儿慢惊风。

【备考】《普济方》有干蝎。

10770 天保采薇汤（《点点经》卷四）

【组成】升麻二钱半　羌活　苍术　牛子　柴胡　桔梗各一钱　干葛二钱　防风　独活　荆芥　川芎　前胡各一钱五分　薄荷八分　甘草三分

【用法】生姜、葱为引。

【主治】烧不退，或时烧时退，骨节身体俱痛，脉浮大洪紧。

10771 天保采薇汤（《幼科发挥》）

【组成】羌活　前胡　半夏　陈皮　柴胡　赤芍　白茯苓　川芎　枳壳　厚朴　桔梗　苍术　升麻　葛根　藿香　独活　甘草

【主治】《幼科铁镜》：麻疹发出不快，及不透发；或红点见面，偶挟风邪而隐者；或误除烧热，隐而不见，腹内作痛。

【临床报道】麻疹：《幼科铁镜》本邑陶一公涯玉之子，麻症发热两日，医人误为除热，麻伏不出，形状似惊。差役请予治，面色花杂，喘急不嗽，必有内毒。于太阳穴以口涎擦之，皮内隐有红点，知是麻毒内攻，无烧不出，用天保采薇汤，倍加升麻、干葛，一服额上见点，色不红起，面色唇口惨淡无泽，知为内虚，即用固真汤，一服通身发热。陶公惊怖。予曰：麻非热不出。仍服天保采薇汤，一剂，通体透发而愈。

10772 天根月窟膏（《温病条辨》卷五）

【组成】鹿茸一斤　乌骨鸡一对　鲍鱼二斤　鹿角胶一斤　鸡子黄十六枚　海参二斤　龟板二斤　羊腰子十六枚　桑螵蛸一斤　乌贼骨一斤　茯苓二斤　牡蛎二斤　洋参三斤　菟丝子一斤　龙骨二斤　莲子三斤　桂圆肉一斤　熟地四斤　沙苑蒺藜二斤　白芍二斤　芡实二斤　归身一斤　小茴香一斤　补骨脂二斤　枸杞子一斤　肉苁蓉二斤　黄肉一斤　紫石英二斤　生杜仲一斤　牛膝一斤　萆薢一斤　白蜜三斤

【用法】上药用铜锅四口，以有情归有情者二，无情归无情者二，文火次第熬炼取汁；另入一净锅内，细炼九昼夜成膏，后下胶、蜜，以方中有粉无汁之茯苓、莲子、芡实、牡蛎、龙骨、鹿茸、白芍、乌贼骨八味为极细末，和前膏为丸，如梧桐子大。每服三钱，一日三次。

【功用】阴阳两补，通守兼施。

【主治】下焦阴阳两伤，八脉告损，急不能复，胃气尚健，无湿热证者；男子遗精滑泄，精寒无子，腰膝腹痛之属肾虚者；老年体瘦，痹中，头晕耳鸣，左肢麻痹，缓纵不收，属下焦阴阳两虚者；妇人产后下亏，淋带癥瘕，胞宫虚寒无子，数数殒胎，或少年生育过多，年老腰膝尻胯酸痛者。

【宜忌】胃弱不能传化重浊之药者，有湿热者，单属下焦阴虚者不宜此方。

10773 天真玉髓丸（《疡医大全》卷二十八引《家秘》）

【组成】白蒺藜（炒去刺）　草胡麻（去土，微炒）　苦参（鲜明者）　荆芥　当归身（酒洗）　防风（去芦）各四两　海风藤（香者为上，如马鞭根，切片，花纹如槟榔尤妙）　枳壳（去瓤净）　白术　木通各二两乳香（去油）　没药（去

803

油）牛膝　川桂枝各一两　重全蝎七个　大风子五两（同天麻五钱煮，去白衣膜，石臼内捣碎和匀）虎骨（酥炙）二两

【用法】上为细末，水法叠丸。每早、午、晚各服三钱，白汤送下，用香橼片过口。如服此丸反觉饮食少进，身体倦怠疲困，则药力到矣，须耐心久服，可保全功。渐加至五钱、七钱更妙。

【主治】大麻风、紫云风。

【宜忌】忌食面酱、酱油、火酒、川椒、羊、鹅发物等味；惟乌鱼、芝麻相宜。

【加减】有湿疾在胃则用白术，如胃不痛，无痰则不用；疼痛则用乳香、没药、虎骨，不痛则去之；病在下部则用牛膝，在上部则去之；手臂痛则用桂枝，不痛而鼻塞则不必用。

10774 天真百畏丸（《千金翼》卷二十一）

【组成】淳酒二斗（以铜器中煮之减半，然后纳药）丹砂　水银　桂心　干姜　藜芦　乌头（炮，去皮）蜀椒（去汗）菖蒲　柏子仁各一两

【用法】上为散，纳酒中讫，复下淳漆二升，搅令相得，可丸即丸如梧桐子大，作九百丸。日服一丸，三十日眉须生，三十日复本也。

【主治】一切癫病。

10775 天麻二陈汤（《杏苑》卷六）

【组成】防风　白术　茯苓　川芎各一钱　橘红　半夏各一钱五分　白芷五分　天麻六分　甘草三分

【用法】上咬咀，加生姜五片，水煎熟，食后温服。

【主治】痰火眩晕。

10776 天麻二陈汤（《症因脉治》卷一）

【组成】半夏　白茯苓　广皮　甘草　天麻

【主治】❶《症因脉治》：内伤头痛，恶心呕吐，属积痰留饮者。❷《医方简义》：厥头痛。

【备考】《医方简义》：本方用煨天麻一钱，姜半夏一钱五分，茯苓三钱，陈皮一钱，炙甘草五分，生姜三片，水煎服。

10777 天麻人参煎（《圣济总录》卷一六八）

【组成】天麻　人参　白茯苓（去黑皮）各一分　天竺黄（研）一钱　甘草（生用）一钱　铅白霜（研）一钱　龙脑（研）半钱　丹砂（研）一钱

【用法】上药先将四味为细末，再入研了四味和匀，炼蜜煎为膏。每服一大豆许，用金箔、薄荷汤化下。

【主治】小儿上焦风热，热渴引饮不止。

10778 天麻化痰丸（《扶寿精方》）

【组成】天麻一两　南星一两　半夏三两（汤泡至冷七次，以内透为度）软石膏（煅赤）一两　雄黄一两（通明者，为末，水飞七次）

【用法】上为末，淡姜汁打糊为丸，如赤豆大。每服九十丸，食远茶送下。

【主治】背上及胸中之痰。

【加减】雄黄，初服则用之，常服则减去。

10779 天麻乌蛇丸（《圣济总录》卷十五）

【组成】天麻（酒浸一宿，切，焙）乌蛇（酒浸一宿，去皮骨，炙）各一两　天南星（浆水浸一宿，切，焙）二两　半夏（浆水煮过，切，焙）半两　藿香叶　乌头（去皮脐，生用）各一两　白附子（生用）　腻粉（研）各一两　仙灵脾（用叶）半两　雄黄（研）　铅白霜（研）　丁香各一分　犀角（镑屑）　人参各半两　麝香（研）　龙脑（研）各一钱　干蝎（全者，去土，炒）一分　丹砂（研）半两　槐胶一分　桑螵蛸二十枚（炙）　蛇黄（烧，醋淬七遍，研）一分

【用法】上药捣罗十五味为细末，入研药六味拌匀，炼蜜为丸，如梧桐子大。每服十丸，温酒送下，食后、临卧服。

【主治】风痫心惊，身热瘛疭，摇头口噤，多吐涎沫，不自觉知。

10780 天麻白术丸（《杨氏家藏方》卷八）

【组成】天麻（去苗）　白术　天南星（炮）　半夏（汤洗涤）　白附子（炮）　川芎　白僵蚕（炒，去丝嘴）寒水石（煅过）　薄荷叶（去土）　赤茯苓（去皮）　旋覆花各等分

【用法】上为细末，以生姜自然汁煮面糊为丸，如梧桐子大，细研雄黄为衣。每服四十丸，食后温生姜、紫苏汤送下。

【主治】风湿痰饮，攻冲头目，昏运重痛，咽膈壅滞不利，及一切痰饮。

10781 天麻半夏汤（《卫生宝鉴》卷二十二）

【组成】天麻　半夏各一钱　橘皮（去白）柴胡各七分　黄芩（酒制，炒）甘草　白茯苓（去皮）前胡各五分　黄连三分（去须）

【用法】上咬咀，都为一服，水二盏，加生姜三片，前至一盏，去滓，食后温服。

【主治】风痰内作，胸膈不利，头旋眼黑，兀兀欲吐，上热下寒，不得安卧。

【宜忌】忌酒、面、生冷物。

【方论选录】《历代名医良方注释》：柴胡有调节全身功能失调的作用，疗效确切。天麻为祛风药，前胡佐之；黄连清热，黄芩佐之；半夏降逆，陈皮佐之；茯苓渗湿利尿。因全身功能失调引起的眩晕，本方的疗效是可靠的。

【临床报道】风痰：参政杨公，七旬有二，宿有风疾，于至元戊辰春，或病头旋眼黑，目不见物，心神烦乱，兀兀欲吐，复不吐，心中如懊侬之状，头偏痛，微肿而赤色，腮颊亦赤色，足胻冷。命予治之。予料之：此少壮之时，喜饮酒，久积湿热于内，风痰内作，上热下寒，是阳不得交通，否之象也。《经》云：治热以寒。虽良工不敢废其绳墨而更其道也。然而病有远近，治有轻重，参政今年高气弱，上焦虽盛，岂敢用寒凉之剂损其脾胃。经云：热则疾之。又云：高巅之上，射而取之。予以三棱针约二十余处刺之，其血紫黑，如露珠之状；少顷，头目便觉清利，诸证悉减。遂处方云：眼黑头旋，虚风内作，非天麻不能除，天麻苗谓之定风草，此草独不为风所摇，故以为君；头偏痛者，乃少阳也，非黄芩（酒制）、柴胡不能治，黄连苦寒，酒炒以治上热，又为因用，故以为臣；橘皮苦辛温，炙甘草甘温补中益气，为佐；生姜、半夏辛温，能治风痰，茯苓甘平利小便，导湿热引而下行，故以为使。服之数服，邪气平、生气复而安矣。

10782 天麻头痛片（《中国药典》2010版）

【组成】天麻　白芷　川芎　荆芥　当归　乳香（醋制）

【用法】上制成片剂，每片重0.3克。口服，一次4～6片，一日3次。

【功用】养血祛风，散寒止痛。

【主治】外感风寒、瘀血阻滞或血虚失养所致的偏正头痛、恶寒、鼻塞。

10783 天麻地龙丸《鸡峰》卷四）

【组成】天麻 地龙 羌活 附子（生） 桂心 没药 荆芥穗各一两 麝香一钱

【用法】上为细末，研匀，以生蜜为丸，如弹子大，坩器盛。每服一丸，荆芥、腊茶嚼下。如是破至甚者，不过二十日；上攻者食后服；下注者食前服。

【主治】湿毒脚气攻注，两腿肿破重痛，皮肉顽紫，或上攻头面，皮肉燋热。

10784 天麻地榆丸《圣济总录》卷九）

【组成】天麻 地榆 玄参 金铃子 乌头（去皮脐，生用） 乌药（锉） 防风（去叉） 乳香（研） 麝香（研） 龙脑（研） 丹砂（研，水飞） 没药（研）各一两 自然铜（研一复时，极细为度）半两

【用法】上药除乳香等别研外，余药焙干，为细末，入前研药拌匀，炼蜜为丸，如鸡头子大。每服三丸至五丸，空心、日午、临卧茶、酒化下；嚼吃亦得。

【主治】风痹，身体不痛，四肢不收，神志不乱。

10785 天麻防风丸《局方》卷十）

【异名】天麻煎丸（《御药院方》卷十一）、琥珀丸（《普济方》卷三七三）。

【组成】白僵蚕（去丝嘴，炒） 干蝎（炒）各半两 天麻（去苗） 防风（去苗） 人参各一两 朱砂（研，飞） 雄黄（研） 麝香（研） 甘草（炙）各一分 牛黄一钱

【用法】上为细末，炼蜜为丸，如梧桐子大。每服一丸至二丸，薄荷汤化下，不拘时候。

【主治】小儿一切惊风，身体壮热，多睡惊悸，手足抽掣，精神昏愦，痰涎不利，及风温邪热。

10786 天麻防风丸《普济方》卷三七三引《医方妙选》）

【组成】防风 天麻 人参各一两 白僵蚕 干全蝎 白附子 甘草各半两 朱砂一两（研） 牛黄一钱 麝香（研）二钱半

【用法】前七味为细末，与后三药研匀，炼蜜为丸，如皂角子大。每服一粒，用薄荷汤化下。

【功用】祛风镇惊。

10787 天麻防风丸《幼幼新书》卷九引《赵氏家传》）

【组成】大天麻 防风 人参各半两 干蝎（全者，炒） 白僵蚕各二钱半 甘草（微炒） 朱砂（研） 雄黄 麝香各一钱 牛黄 天南星（切作片子，酒浸三日）各半钱 白附子一钱（炮裂）

【用法】上为细末，炼蜜为丸，如梧桐子大。每服二丸，薄荷汤化下，不拘时候。

【功用】退风温邪热，疗惊悸。

【主治】小儿急慢惊风，筋脉跳掣，精神昏闷，涎不利。

【备考】本方方名，《永乐大典》引作"防风丸"。

10788 天麻防风丸《明医指掌》卷十）

【组成】天麻 防风 人参各一两 胆星二两 雄黄三钱（另研） 甘草（炙） 全蝎（薄荷汤煮数沸，焙干） 僵蚕（炒，去丝嘴）各五钱

【用法】上为末，炼蜜为丸，如弹子大，朱砂、金箔为衣。每服一丸，薄荷、灯心、姜汤送下。

【主治】一切惊风。

【加减】如惊重，加牛黄半分。

10789 天麻防风丸《医林绳墨大全》卷五）

【组成】防风 天麻 川芎 羌活 白芷 草乌头 白附子 荆芥 当归 甘草（炙）各五钱 白滑石二两

【用法】上为末，炼蜜为丸。酒送下。

【主治】风湿麻痹，肢节走痛、注痛，中风偏枯，或内外风热壅滞，昏眩。

10790 天麻羌活丸《圣济总录》卷十六）

【组成】天麻 羌活（去芦头） 白芷 芎䓖 藁本（去苗土） 芍药 细辛（去苗叶） 麻黄（去根节）各二两 麝香（研） 牛黄（研）各等分

【用法】上为末，炼蜜为丸，如皂子大。每服一丸，研薄荷酒下。

【主治】头目风眩，邪气鼓作，时或旋运。

10791 天麻虎骨散《普济方》卷十五引《博济》）

【异名】虎骨散（《圣济总录》卷十）。

【组成】虎胫骨二两（酥炙令黄） 天麻 木香 羌活 川芎 黄耆（去土） 白蒺藜（微炒，去刺） 青橘皮（去白） 大腹子皮（微炒） 官桂（去皮） 槟榔 沉香 桃仁（麸炒，去皮尖） 茯苓（去皮） 干葛 干薯蓣 海桐皮 五味子 败龟（米醋浸一宿，炙） 白鲜皮各一两 肉苁蓉一两半 大附子一两半（泡，去皮脐） 甘草半两

【用法】上药各要好者，锉细，慢火炮，为末；纳沉香、官桂、槟榔，不见火，并同为末，和令匀。每服一钱，空心、临卧盐、酒调下；或入盐，如茶点亦得。

【主治】肝元风气，上攻头目昏疼，下注腰膝无力，行步不能；或多肿痒；或在两膝肿痛，状似膝风，久疗不愈或细小少力。

10792 天麻定喘汤《婴童百问》卷六）

【异名】天麻定喘饮（《保婴撮要》卷六）。

【组成】天麻一两 防风一两 羌活一两 甘草一两 人参半两 桔梗一两 白术半两 川芎半两 半夏曲一两

【用法】上㕮咀。每服二钱，水一盏，加麦门冬十四个，煎至七分，食后服。

【主治】小儿喘嗽、惊风。

【加减】有热，去白术，加芍药、枳壳。

10793 天麻定喘饮《袖珍小儿》卷四）

【组成】天麻 防风 甘草 人参 桔梗 白术 川芎 半夏各等分

【用法】上锉散。每服二钱，加生姜三片，麦冬十四粒，同煎，食后服。

【主治】小儿喘嗽惊风。

【加减】有热，去白术，加芍药、枳壳。

10794 天麻定喘饮

《保婴撮要》卷六。为《婴童百问》"天麻定喘汤"之异名。见该条。

10795 天麻草洗方

《圣济总录》卷一六六。为《外台》卷三十四引《集验方》"天麻草汤"之异名。见该条。

10796 天麻钩藤汤《卫生总微》卷五

【组成】钩藤三分 天麻 蝉蜕（去土） 防风（去芦叉枝，切） 人参（去芦） 麻黄（去根节） 僵蚕（去丝嘴，炒黄） 蝎尾（去毒，炒）各半两 甘草（炙） 芎䓖各一分 麝香一钱（研）

【用法】上为细末。每用二钱，水一盏，煎至六分，量大小与服，不拘时候。

【主治】因吐利，脾胃虚而生风，变慢惊。

【加减】冷多，面青，唇白，四肢冷，入附子末半钱。

10797 天麻钩藤饮《杂病证治新义》

【组成】天麻 钩藤 生决明 山栀 黄芩 川牛膝 杜仲 益母草 桑寄生 夜交藤 朱茯神

【用法】水煎服。

【功用】❶《杂病证治新义》：平肝降逆，镇静精神，降压缓痛。❷《中医伤科学》：清热化痰，平肝潜阳。

【主治】肝阳偏亢，肝风上扰，头痛眩晕，失眠抽搐，半身不遂。现用于高血压病，高血压脑病，脑溢血，高热惊厥，癫痫，美尼埃病，神经官能症等。

❶《杂病证治新义》：高血压，头痛，晕眩，失眠。❷《古今名方》：耳鸣眼花，震颤或半身不遂，舌红，脉弦数。❸《中医伤科学》：脑震荡引起的眩晕、抽搐。

【加减】重症者，可易决明为羚羊角，则药力益著；若进入后期血管硬化之症，可酌入槐花、海藻。

【方论选录】《杂病证治新义》：本方以天麻、钩藤、生决明之平肝祛风降逆为主，辅以清降之山栀、黄芩，活血之牛膝，滋肝肾之桑寄生、杜仲等，滋肾以平肝之逆，佐以夜交藤、朱茯苓，以安神安眠，缓解其失眠，故为用于肝厥头痛、晕眩之良剂。若以现代之高血压头痛而论，本方所用黄芩、杜仲、益母草、桑寄生等，均经研究有降低血压之作用，故有镇静精神，降压缓痛之功。

【临床报道】❶ 高血压病：《江西中医药》[1959，（10）：19]袁某某，男性，43岁。主诉：经常头昏一年。体检：心尖搏动在左第五肋间锁骨中线上，A₂亢进，无异常杂音，下肢浮肿。眼底检查无异常发现，X线见左心室轻度扩大，心电图检查提示心肌损害。治疗前每日上午八九时测量血压，共测八次，其平均血压为154/105毫米汞柱，脉浮滑。给予本方一剂后，血压下降为130/80毫米汞柱。以后再服三周，其间平均血压为131/85毫米汞柱，自觉症状消失。❷ 美尼埃病：《乡村医学》[1985，（12）：18]徐某，女，39岁。初患眩晕证，经确诊为"美尼埃病"，经治疗稍有好转。本年六月十二日，病情突然加重。其证头晕目眩，耳鸣，两太阳穴部位疼痛，两眼视物昏花，斜视建筑物时则有旋转感，行路不稳，转弯时需十分谨慎，心悸，少寐，多梦，时口渴，尿黄，月经正常，血压150/100毫米汞柱。体型丰腴，舌质红，舌苔薄黄，脉象弦数。中医辨证属肾阴不足，水不涵木，肝阳偏亢。治宜滋水涵木，平肝熄风，予天麻钩藤饮加熟地20克、枸杞20克。先后共服药十五剂，眩晕心悸，少寐多梦诸证悉除，病愈而恢复工作。

【现代研究】❶ 对生理生化指标的影响：《药学通报》[1963，（1）：25]实验结果表明：天麻钩藤饮对二氧化碳吸入反应、血清胆碱酯酶活性、尿中17羟类固醇排出量和肾血流量没有显著影响，其降压作用与这几项指标的生理功

能无关。其降压机理可能是影响其他生理功能作用所致。❷ 降压与调节高级神经活动：《中医药研究参考》[1975，（9）：25]本方200%水煎剂能降低高血压狗和大白鼠的血压；对血压正常的动物则无明显变化。当高血压动物的高级神经活动发生障碍时，本方可改善皮层的功能状态，出现阳性条件反射量增加，分化抑制加强，力的关系改变；当动物的皮层功能状态正常时，本方对高级神经活动没有明显影响。实验结果表明：本方既有降压作用，又有调节高级神经活动的作用。这为本方用于某些类型高血压的疗效提供了一些药理理论基础。

【备考】本方改为颗粒剂，名"天麻钩藤颗粒"（见《中国药典》2010版）。

10798 天麻首乌片《中国药典》2010版

【组成】天麻 白芷 何首乌 熟地黄 丹参 川芎 当归 炒蒺藜 桑叶 墨旱莲 女贞子 白芍 黄精 甘草

【用法】上制成片剂。口服，一次6片，一日3次。

【功用】滋阴补肾，养血息风。

【主治】肝肾阴虚所致的头晕目眩、头痛耳鸣、口苦咽干、腰膝酸软、脱发、白发；脑动脉硬化、早期高血压、血管神经性头痛、脂溢性脱发见上述证候者。

10799 天麻神妙丸《永乐大典》卷九七五引《吴氏家传》

【组成】天麻 僵蚕（各酒浸一宿） 蝎（炒）轻粉 白附子（米泔浸一宿）各等分

【用法】上为末，炼蜜为丸，如绿豆大，入朱砂、麝为衣。每服一丸，薄荷汤送下。

【主治】惊风。

10800 天麻退翳散《银海精微》卷下

【组成】当归一两（好酒浸，焙干） 熟地黄一两（酒浸，焙干） 川芎一两五钱 赤芍药二两五钱（热水泡） 白僵蚕一两（热水泡过，洗去丝，姜汁炒） 蝉蜕五十个（水泡洗，去头足） 羌活 防风 荆芥 木贼（去根节）各一两 石决明一两（烧过存性） 白蒺藜一两五钱 白芷一两五钱 甘草七钱 麦门冬二两 黄芩尾 羊角天麻（炒存性） 厚枳壳（炒） 蔓荆子一两（打少碎） 菊花一两 密蒙花七钱

【用法】每服加莲子三个，灯心七根，水一钟半，煎至八分，食后温服。

【主治】垂帘翳障，昏暗不明。

【加减】若眼红，加黄连。

10801 天麻除风丸《杨氏家藏方》卷二

【组成】天麻（去苗） 防风（去芦头） 细辛（去叶土） 藁本（去土） 川芎 香白芷 干山药 黄耆（蜜炙） 蝎梢（略炒，去毒） 当归（洗，焙）各一两 甘草八钱（炙） 白附子半两（炮）

【用法】上为细末，炼蜜为丸，每一两作一十丸。每服一丸，食后茶、酒任下。

【功用】疏风顺气，清利头目。

【主治】一切风气上壅，头昏目涩，鼻塞耳鸣，项背拘急，肢体倦怠。

10802 天麻除湿汤《杨氏家藏方》卷四

【异名】白术散（《普济方》卷一五四）。

【组成】白术四两　天麻三两　人参（去芦头）三两　干姜二两（炮）　全蝎二两（用糯米一盏，炒黄色，去糯米不用）　附子（生，去皮脐，切开，取生姜自然汁一盏，浸一宿，取出炙尽，无浸姜汁为度，薄切，焙干）二两

【用法】上为细末。每服三钱，食前、空心温酒下。

【主治】湿留肢节，身体烦痛，手足肿痛，或时麻木。

10803 天麻黄耆汤《兰室秘藏》卷下

【组成】天麻　芍药　神曲（炒）　羌活　茯苓各三分　人参　黄连各四分　当归五分　黄耆　甘草　升麻　葛根　黄柏　苍术各六分　泽泻七分　柴胡九分

【用法】上㕮咀，作一服。水二盏，煎至一盏，去滓，食远温服。

【主治】素有风证，因连日醋饮，其证复来，右口角并眼颇有侧视，及左手左脚腿麻木疼痛。

【加减】或加猪苓六分；如肢节不痛，则减去羌活。

10804 天麻琥珀丸《医方简义》卷三

【组成】煨天麻二两　琥珀二两　乌药一两　茯神三两　肉桂五两　黄柏五钱　防己五钱　秦艽一两　煅牡蛎三两　豨莶草二两　钩藤一两　柴胡八钱　广郁金一两　怀牛膝二两

【用法】上为细末，炼蜜为丸。每丸二钱，金箔为衣，白蜡封固。每服一丸，去蜡，水化服，加酒少许。

【功用】祛风降逆。

【主治】❶《医方简义》：厥证，风动阳升，冲气上逆，足冷而厥。❷《全国中药成药处方集》：头眩头昏，肩背酸痛，四肢麻木，手足厥冷，心腹串痛，腰膝无力，逆气上冲，肌肉刺痛，中风中寒，中湿中气。

【宜忌】忌食葱、蒜。

【备考】本方加麝香一钱，蜡丸更妙。

10805 天麻雄黄散

《玉机微义》卷四十二。为《保命集》卷中"雄黄散"之异名。见该条。

10806 天麻搜风汤《眼科临证笔记》

【组成】明天麻三钱　防风三钱　钩藤三钱　僵蚕二钱　全蝎二钱　蜈蚣一条　生石膏二两　甘草一钱　犀角一钱

【用法】水煎服。

【功用】除风、清热、消痰。

【主治】辘轳转关症（眼球震颤）。

10807 天雄石斛丸《圣济总录》卷一八五

【组成】天雄（炮裂，去皮脐）　石斛（去根）　肉苁蓉（酒浸，去皱皮，切，焙）　牛膝（酒浸，切，焙）　独活（去芦头）　巴戟天（去心）各一两　桂（去粗皮）　补骨脂（炒）各二两半　生干地黄（焙）三两半

【用法】上为末；腽肭脐三两细锉，以酒二升，浸两宿，去筋膜，研取肉，布绞滤去滓，文武火煎膏，和前药末，捣为丸，如梧桐子大。每服二十丸，空心温酒或盐汤送下，如药稠，更入熟蜜。

【功用】壮元气，去风冷，益精髓，长肌肉。

10808 天雄鸡子方（方出《外台》卷二十二引《古今录验》，名见《普济方》卷五十四）

【组成】天雄一分　鸡子一枚　附子一枚

【用法】上为末，取鸡子开一孔，取黄和药，却纳鸡子中，封合其头，还令鸡覆之。药成，以绵裹，塞所聋耳中，取愈为度。

【主治】久聋。

10809 天然透邪丹

《增广大生要旨》。为《集验良方》卷一"草灵丹"之异名。见该条。

10810 天慈夺命丹《普济方》卷一一五

【组成】当归（味甘者佳，辣者不用，酒微浸洗）　防风（去芦头，资州顺德者佳）　川芎（道地雀脑者，入手沉重者，余芎不用）　羌活（皮黑、体轻、竹节者佳）　金毛狗脊（新者去毛，浸软切）　独活（形如当归者佳，川者）各等分

【用法】上晒干，为极细末；用新大风子四斤，去壳不用，将肉烂杵如泥，入前末了药和匀，用陈米饭杵烂，和药为丸，如梧桐子大。每服五十丸至七十丸。病在下，空心以煎药汁送下，食后用茶清送下；若病在上，可空心用茶清送下，食后、临睡以煎药送之，一日三四次。

【主治】诸风。

【宜忌】切忌发风动气毒物，只食白粥、白饭；大忌房事。

10811 天蓼木浸酒《圣惠》卷二十三

【组成】天蓼木十斤（细锉，以水一硕，煎至五斗，用此水造酒，须及五斗，熟后浸后药）　石斛半斤（去根）　防风半两（去芦头）　地骨皮半斤　桑根白皮半斤　生地黄半两　远志（去心）　牛膝（去苗）　菟丝子　槐子各半斤　白蒺藜（微炒，去刺）半升　乌蛇一条（酒浸，炙令黄）　乌鸡粪五合（炒黄）

【用法】上锉细，以生绢袋盛，入天蓼木酒中，密封闭，冬月三七日，春夏二七日。量性饮之，令常有酒容，如觉热，即减之。眼鼻及面口偏者，七日取正；手脚不遂者，半月内愈；失音，服之即语。

【主治】中风，偏枯不遂，失音数年。

10812 天蓼木浸酒《圣惠》卷二十五

【组成】天蓼木一斤（去皮，细锉）

【用法】上以生绢袋盛，以好酒二斗浸之，春夏七日，秋冬二七日即开。每日空心，日中、初夜各温饮一小盏。如若长服，只可每朝一盏。

【主治】诸风。

10813 天门冬地黄膏《医钞类编》卷十四

【组成】天门冬（去心）十斤（汤浸二日）　生地黄三十斤（无生者，用干地黄十斤，汤浸）

【用法】上药同置白内杵，取其汁，更入温汤再捣，不论几次，待药无味方止；以文武火熬成膏，瓷罐盛。每服一大匙，多服取效。

【主治】癫疾，思虑伤心而得者。

10814 天地人三才丸

《麻疹全书》。为《儒门事亲》卷十五"三才丸"之异名。见该条。

10815 天菊脑安胶囊《中国药典》2010版

【组成】川芎　大麻　菊花　蔓荆子　藁本　白芍　丹参　墨旱莲　女贞子　牛膝

【用法】上制成胶囊剂，每粒装0.4克。口服。一次5粒，一日3次。

【功用】平肝熄风，活血化瘀。

【主治】肝风夹瘀证的偏头痛。

【宜忌】妊娠及哺乳期妇女禁用。

10816 天麻六君子汤《不知医必要》卷二

【组成】党参（去芦，米炒）二钱　白术（净）二钱　半夏（制）　天麻　茯苓各一钱五分　陈皮　炙草各一钱

【用法】加生姜二片，红枣二个，水煎服。

【主治】眩晕兼有痰或呕者。

10817 天麻四君子汤《普济方》卷三六一

【组成】人参　白术　白茯苓　天麻　甘草各二钱

【用法】上为末。每服半钱，热汤点服。慢惊体弱者，冬瓜仁、枣子汤点服。

【主治】❶《普济方》：小儿变蒸，吐乳泄泻，慢惊体弱。❷《伤寒大白》：气虚眩运。

10818 天麻四君子汤《普济方》卷三六一

【组成】人参　白术　白茯苓　天麻　麦门冬（去心）　甘草各等分

【用法】上㕮咀。加灯心，水煎服。

【主治】小儿夜啼。

10819 天麻苏合香丸《直指小儿》卷一

【组成】天麻防风丸　苏合香丸各等分

【用法】加生姜、大枣，煎汤调下。

【功用】和胃助气。

【主治】小儿惊风。

10820 天麻苏合香丸《婴童百问》卷二

【组成】天麻　防风　人参　辰砂　雄黄　麝香　甘草（炙）各一分　全蝎（炒）　僵蚕（炒）各半两　牛黄少许　南星一钱　苏合油一盏

【用法】上为末，炼蜜为丸，如梧桐子大。每服一丸，薄荷汤送下。

【功用】和气助胃。

【主治】急惊，下之后。

10821 天雄沉香煎丸《博济》卷一

【组成】天雄四两（生用，锉碎）　防风二两（生用）　紧小黑豆二两（净拭，生用）　汉椒四两　草乌头四两（生用）　附子四两（生用）　牛膝二两　沉香　天麻各二两（生用）　丁香　木香　羌活　干姜各一两　官桂三两（去皮）　肉苁蓉三两（酒浸，去土，炙熟）　紫巴戟二两（去心）

【用法】上药先将前九味以无灰酒一斗于银锅内慢火煨，不得令大沸，酒尽为度，焙令干；再与后七味同杵为末，炼蜜为丸，如梧桐子大。每日二十丸，空心温酒送下，加至三十丸。

【功用】明耳目，雄气海，驻颜色。

【主治】下元积冷伤惫，阳事不能，筋骨无力，或成下坠，及小肠气痛，并肾藏风毒攻注，脾胃不和，腰脚沉重。

10822 天麻祛风补片《中国药典》2010版

【组成】地黄160克　当归160克　羌活80克　独活50克　附片（黑顺片，砂炒）60克　肉桂60克　天麻（姜汁制）60克　盐杜仲70克　酒川牛膝60克　玄参60克　茯苓60克

【用法】上制成片剂，片芯重0.35克。口服，一次6片，一日3次。

【功用】温肾养肝，祛风止痛。

【主治】肝肾亏损、风湿入络所致的痹病，症见头晕耳鸣、关节疼痛、腰膝酸软、畏寒肢冷、手足麻木。

【宜忌】孕妇及感冒发热期间禁用；忌食生冷油腻食物。

10823 天下乌须第一方《古今医鉴》卷九

【组成】五倍子（不拘多少，捶碎，去灰，入砂锅内炒尽烟为度，以青布巾打湿扭干，包裹，脚踹成饼，为末听用）每用一钱半　乌黑霜（即炒黄好细面四两，当归尾一两为末，白及末一两，三味搅匀）每用一分半　红铜末（不拘多少，火内烧极红，投入水碗中，取出再烧，再投；取其水内自然之末，用水淘尽，将好醋煮数沸至干，随炒黑色听用）每用一分半　明矾末一分半　青盐一分二厘　没食子二厘半　诃子二厘半（二味俱用面包，入砂锅内，将柴炭同拌炒至焦干）

【用法】上用细茶卤调如糊，瓷器内重汤煮。洗净搽上，干了洗去。

【功用】乌须发。

10824 天下受拜平胃散

《岭南卫生方》卷中。为《医方类聚》卷十引《简要济众方》"平胃散"之异名。见该条。

10825 天下第一乌须方《寿世保元》卷六

【组成】五倍子一斤（择整个者，个个捶破，去虫土，择粗者如黄豆大，次者如赤小豆大，又次者如绿豆大，分三样，入新罐内炒如栗壳色，以青湿布包之，以脚踏踩成饼，晒干为末，锡罐盛贮，筑实封口，勿令泄气，听用）　红铜末半斤（淘去皮土，见清水令干，入铁锅内炒大热，倾入酽醋少半碗，拌匀湿透，再炒，入醋七次，研为末，罗过，以棉纸另包，听用）　白矾四两（为末，另包）　皂矾四两（为末，另包）　白及四两（为片，焙干，切，为细末，纸包）

【用法】上每遇染须时，量须之多少用药，加五倍子九钱，铜末一钱八分，白矾、白及、皂矾各九分，再加食盐九分，共入于碗内，再研极细，入小铜杓内，以浓茶卤调如稀糊，放木炭火上，徐徐熬之，不住手搅匀，熬成稠糊为度。预先以肥皂水洗净须鬓，待干，以扻子挑药乘热敷须鬓上，用油纸兜住，外用乌帕包裹至顶，解衣护枕而睡，至半夜验药将干，以手搜去残药；如干甚，用茶卤湿润，去药，至天明洗面，略洗须鬓，如面皮上有黑处，以指蘸香油涂摩，即用软纸擦去油迹，染后仍以香油少许润之，即明黑可观。先一月染上四次，半月染一次，永不露白。

【功用】乌须鬓。

10826 天下第一金疮药《医学心悟》卷四

【组成】雄猪油（熬化去渣）一斤四两　松香（熬化去渣）六两　黄蜡（熬化去渣）六两　面粉（炒，筛）四两　樟脑（研极细）三两　麝香六分　冰片六分　血竭一两　儿茶一两　乳香（箬皮上烘去油）一两　没药（箬皮上烘去油）一两

【用法】上为极细末，先将猪油、松香、黄蜡三味熬化合为一处，待将冷，再入药末，搅匀，瓷瓶收贮，不可泄气。外敷患处。

【功用】止痛止血。

【主治】凡刀斧损伤，跌扑打碎。

【宜忌】伤处不可见水。

10827 天生一粒元珠丹（《千金珍秘方选》）

【组成】菜脑子约一钱（在收过油菜子后干枯的菜根上头，剥出一粒，其色黑者即是）

【用法】上为末。热酒冲服。

【主治】脑漏。

10828 天地父母七精散（《遵生八笺》卷六引《太上肘后玉经》）

【组成】竹实三两（九蒸九晒）　地肤子四两　黄精四两　桃胶四两　蔓菁子三两（九蒸九晒）　松脂三两（炼令熟）　苣胜五两（九晒）

【用法】上为末，炼蜜为丸。每服二三十丸。

【功用】冬月摄养。

【方论选录】竹实主水气日精；地肤子太阴之精，主肝明目；黄精戊己之精，主脾脏；桃胶五木之精，主鬼忤；蔓菁子主明目；松脂主风狂脾湿；苣胜五谷之精。

10829 天紫红女金胶囊（《中国药典》2010版）

【组成】炙黄芪53克　党参53克　山药（酒炒）53克　炙甘草13克　熟地黄53克　当归180克　阿胶（蛤粉制）53克　白术53克　茯苓40克　盐杜仲40克　川芎40克　陈皮27克　香附（醋盐炙）80克　肉桂27克　三七（熟）27克　砂仁（去壳盐炙）27克　桑寄生40克　益母草53克　盐小茴香13克　牛膝13克　木香13克　酒白芍53克　丁香7克　艾叶（醋炙）80克　盐益智仁27克　醋延胡索13克　肉苁蓉40克　酒续断40克　地榆（醋炙）53克　荆芥（醋炙）40克　酸枣仁（盐炙）53克　海螵蛸53克　麦冬27克　椿皮27克　酒黄芩53克　白薇13克

【用法】上制成胶囊剂，每粒装0.35克。口服，一次3粒，一日2～3次。

【功用】益气养血，补肾暖宫。

【主治】气血两亏，肾虚宫冷，月经不调，崩漏带下，腰膝冷痛，宫冷不孕。

【宜忌】感冒发热者禁用。

10830 天下第一消发背方（《疡医大全》卷七）

【组成】紫花地丁　金银花　川连（酒制）　黄花地丁　槐花各一两

【用法】分四剂，水煎服。随用温水洗四肢，取微汗后，毒气下行，四肢生小疮而发背自消。

【主治】发背。

专

10831 专翕大生膏（《温病条辨》卷三）

【组成】人参二斤（无力者以制洋参代之）　茯苓二斤　龟版一斤（另熬胶）　乌骨鸡一对　鳖甲一斤（另熬胶）　牡蛎一斤　鲍鱼二斤　海参二斤　白芍二斤　五味子半斤　麦冬二斤（不去心）　羊腰子八对　猪脊髓一斤　鸡子黄二十圆　阿胶二斤　莲子二斤　芡实二斤　熟地黄三斤　沙苑蒺藜一斤　白蜜一斤　枸杞子一斤（炒黑）

【用法】上药分四铜锅（忌铁器搅，用铜勺），以有情归有情者二，无情归无情者二，文火细炼六昼夜，去滓，再熬三昼夜，陆续合为一锅，煎炼成膏，末下三胶，合蜜和匀，以方中有粉无汁之茯苓、白芍、莲子、芡实为细末，合膏为丸。

每服二钱，渐加至三钱，一日三次，约一日一两，期年为度。

【主治】燥久伤及肝肾之阴，上盛下虚，昼凉夜热，或干咳，或不咳，甚则痉厥者。

【加减】肝虚而热者，加天冬一斤，桑寄生一斤同熬膏，再加鹿茸二十四两为末。

【方论选录】专翕取乾坤之静，多用血肉之品，熬膏为丸，从缓治。盖下焦深远，草木无情，故用有情缓治。专翕之妙，以下焦丧失皆腥臭脂膏，即以腥臭脂膏补之。较之丹溪之知柏地黄，云治雷龙之火而安肾燥，明眼自能辨之。盖凡甘能补，苦能泻，独不知苦先入心，其化以燥乎？再雷龙不能以刚药直折也。肾水足则静，自能安其专翕之性；肾水亏则动而躁，因燥而躁也。善安雷龙者，莫如专翕。

开

10832 开门散（《辨证录》卷五）

【组成】白芍五钱　白术五钱　茯苓三钱　陈皮一钱　当归五钱　柴胡三钱　苏叶一钱　牛膝三钱　车前子三钱　炒栀子三钱　天花粉三钱

【用法】水煎一碗，缓缓呷之。

【主治】关格。食至胃而吐，欲大小便而不能出，眼睛红赤，目珠暴露而胁胀满，气逆拂抑，求一通气而不可得，属肝气过郁者。

10833 开牙散（《直指小儿》卷一）

【组成】华阴细辛　南星　朴消各一钱　麝半钱　蝎梢五条

【用法】上为末。以少许用乌梅肉揉和擦牙，兼用细辛、皂角、荆芥末吹入鼻中。

【功用】通关定惊。

10834 开牙散（《伤科补要》卷三）

【组成】乌梅肉　冰片　麝香

【用法】上药将乌梅嚼烂，冰、麝细研，合涂牙上。

【主治】牙关紧闭，药不得入。

10835 开气散（《鲁府禁方》卷二）

【组成】枳壳（去瓤，麸炒）二两半　甘草（炙）七钱五分

【用法】上为末。每服二钱，浓煎，葱白汤下，不拘时候。

【主治】气实，肋间痛，如有物刺。

10836 开心丸

《医心方》卷二十六引《医门方》。为《古今录验》引陈明方（见《外台》卷十五）"定志丸"之异名。见该条。

10837 开心散（《千金》卷十四）

【异名】远志散（《医方类聚》卷十引《简要济众方》）。

【组成】远志　人参各四分　茯苓二两　菖蒲一两

【用法】上药治下筛。每服方寸匕，饮送下，一日三次。

【主治】好忘。

【现代研究】❶ 抗痴呆及增强记忆作用：《中国老年学杂志》[1999，19（5）：290]研究表明，服用开心散能使 AICI₃ 中毒致痴呆小鼠的记忆能力明显提高，而与此相关的血清、肝、心、脑组织超氧化物歧化酶（SOD）活性升高，心、肝组织脂质过氧化物（MDA）含量降低，提示本方具有明显益智健脑、防衰老、增强记忆功能。《中药药理与临床》[2000，

16(1):5]研究表明,开心散能增强东莨菪碱所致记忆障碍模型大鼠的记忆能力,其作用机理可能与调节脑内单胺类神经递质的含量,抑制胆碱脂酶活性,提高 SOD 活性,降低 MDA 含量等有关。❷ 对血液流变性的影响:《中国老年杂志》[1999,19(2):165]研究表明,开心散能降低 21 月龄大鼠全血黏度、全血还原黏度、血浆黏度和红细胞聚集指数,提高红细胞变形能力,抑制体外血小板聚集,延长 KPTT 时间。❸ 对肾脏的保护作用:《安徽中医学院学报》[2000,19(6):54]研究表明:肾缺血 1 小时灌注 15 分钟后,肾组织出现明显病理改变,肾小管 LDH 活性增加;血清和肾组织 SOD、NO 活性下降,MDA 含量升高。应用开心散对肾缺血再灌注大鼠进行治疗,血清和肾组织 SOD、NO 活性升高,MDA 含量下降,肾组织病理变化有所改善。❹ 抗衰老作用:《实用老年医学》[1999,13(6):306]研究表明:应用开心散后,代表老年大鼠衰老的相关指标均有改善,如皮质醇含量下降,血液黏度改善,脑内多巴胺(DA)、去甲肾上腺素(NE)、5-羟吲哚乙酸(5-HIAA)含量升高,5-羟色胺(5-HT)含量降低。

10838 开邪散(《辨证录》卷八)

【组成】白术五钱 茯苓五钱 前胡一钱 柴胡一钱 甘草五分 猪苓二钱 人参一钱 青皮一钱 枳壳一钱 白豆蔻三分 山楂一钱 半夏一钱

【用法】水煎服。

【功用】健脾胃之土,散太阳之邪,消痰化食。

【主治】发疟先腰痛头疼且重,寒从背起,先寒后热,热如火炽,热止汗出,不能即干,遍身骨节无不酸痛,小便短赤,证属太阳膀胱经之疟者。

10839 开闭丹(《辨证录》卷三)

【组成】黄耆一两 当归五钱 肉桂 甘草各五分 菖蒲 远志 柴胡 香附各一钱 天花粉二钱

【用法】水煎服。

【主治】耳痛之后虽愈而耳鸣如故,以手按其耳则其鸣少息,证属阳虚气闭者。

10840 开闭煎(《产科发蒙》卷四)

【组成】夏枯草 白茅根 荞草 瞿麦 茯苓 冬葵子 西洋参 滑石 甘草

【用法】水煎,温服。

【主治】男、妇小便淋闭。

10841 开关丹(《理瀹》)

【组成】胆星一个 瓦楞子钱半 生矾 枯矾 雄黄 牛黄 琥珀 乳香 没药 珍珠 白降丹各五分 白砒(用人粪、黄泥固,煅取)五分 麝香一分

【用法】以青鱼胆为丸,如芥子大。掺膏贴。

【主治】膈症,食不能入,食入反出。

10842 开关散(《丹溪心法附余》卷十二引《应验方》)

【组成】川芎 薄荷 盆消 白芷 全蝎各一钱 僵蚕 天麻各半钱 细辛一钱

【用法】上为末。每用少许,以指蘸药满口,擦牙龈上,噙半时,用温水漱吐。

【主治】牙关紧急不开,因风热攻注牙齿者。

10843 开关散(《普济方》卷六十引《博济》)

【组成】消石六两 铅丹四两 白矾 砒霜各半两

【用法】上为细末,用瓷罐子一个,先入消石二两铺底,次下砒霜,又入消石二两,方下白矾,更入消石二两,方下铅丹,后用圆瓦一片盖口,干净地上,用方砖一片衬药罐子,以炭火五斤煅令通赤,罐子固济,熔成水,以炭条子搅令彻底匀,方去火放冷于地上,经宿,打罐子取药,研如粉。用箸头蘸冷水惹药,深点咽喉内,渐渐咽津。至甚者不过三两度点。

【主治】走马缠喉风及喉痹。

10844 开关散(《证类本草》卷十一引《经验方》)

【异名】破棺散(《普济方》卷八十九引《经验良方》)。

【组成】天南星(捣为末) 白龙脑各等分

【用法】研。用此末子一字至半钱,以中指点末揩齿三二十,揩大牙左右。其口自开。

【主治】急中风,目瞑牙噤,无门下药者。

10845 开关散(《幼幼新书》卷十三引《王氏手集》)

【异名】嚏惊开关散(《玉机微义》卷五十引《经验方》)。

【组成】蜈蚣一条 白僵蚕 天南星(炒)各一钱 麝香(当门子)二个 猪牙皂角二锭(烧灰)

【用法】上为末。用生姜汁蘸药末少许,擦牙关及舌根下。涎出自开。

【主治】小儿牙关紧,不语,不入乳。

10846 开关散(《卫生总微》卷六)

【组成】蟾酥一小片 铅白霜一字

【用法】上为极细末。用乌梅肉蘸药,于两口角揩擦良久乃开,以进别药。

【主治】诸痫潮发,牙关紧急,口噤不开,不能进药。

10847 开关散

《御药院方》卷九。为《圣济总录》卷一二二"僵蚕散"之异名。见该条。

10848 开关散(《幼科类萃》卷二十六)

【组成】香附子(炒,去皮) 川芎(去土) 荆芥穗 僵蚕(去嘴丝) 细辛叶 猪牙皂角各等分

【用法】上为细末。入生葱白捣成膏,用红帛盛,夜睡贴囟门。

【主治】鼻塞。

【备考】方中诸药用量原缺,据《慈幼新书》补。

10849 开关散(方出《本草纲目》卷二十九,名见《济阳纲目》卷一)

【组成】乌梅肉

【用法】揩擦牙龈,涎出即开。

【主治】中风、惊痫、喉痹、痰厥僵仆,牙关紧闭者。

10850 开关散(《外科百效》卷二)

【组成】川芎五钱 白芷一两 北细辛(去叶)三钱 薄荷叶五钱

【用法】上为末。每服二钱,食后用葱汤或热茶或水调下,后服用茶、葱煎热水下。

【主治】边头痛风,一边头疼如破。

10851 开关散(《李氏医鉴》卷二)

【组成】蜂房灰 白僵蚕各等分

【用法】上为末。吹入喉内;或用乳香五分煎服。

【主治】喉痹肿痛。

10852 开关散(《幼科指掌》卷四)

【组成】牙皂 细辛 南星 川乌尖 石菖蒲

【用法】上为末。吹鼻；牙关闭，姜蘸擦。

【功用】取嚏。

【主治】心中风，头仰面倾侧卧，痰迷关窍，言语不清，汗出唇红者。

10853 开关散（方出《奇方类编》卷上，名见《仙拈集》卷一）

【组成】五谷虫（以麻布包好，水内洗净，炒黄色） 木香 沉香

【用法】上为末。烧酒调和服之。

【主治】噎膈吐食。

【备考】《仙拈集》本方用：五谷虫一两、木香、沉香各三钱，为末。每服五分，烧酒下。一方无沉香，加肉蔻、武夷茶各五钱。

10854 开关散（《金鉴》卷三十九）

【组成】乌梅肉 冰片 生南星

【用法】上为末。擦牙。

【功用】开噤。

【主治】中风口噤。

10855 开关散（《活人方汇编》卷五）

【组成】升麻（取绿色坚实者，酒拌周时，俟润透，晒干，炒黑色用）八钱 台乌（盐水拌透，炒黄色用）八钱 苍术（米泔水润透，炙至白烟起，碗覆存性用）一钱

【用法】上药用水二碗，煎一碗，隔汤炖热勿冷。令病者仰卧正枕，以洗净新羊毛笔蘸药，使病人呮之。欲吐则任其吐，吐后复呮，至五六口，当吐痰，不吐药；呮至半碗，并痰不吐；呮完，自能进食。

【主治】翻胃初起，不拘三脘，迟速吐逆及噎膈之症。

10856 开关散（《痘麻绀珠》卷五）

【组成】白矾三钱 巴豆四粒

【用法】用瓦一片，以矾一半作底，放巴豆于中，上用一半盖面，文火焙将枯，用炭火盖矾上，炙略枯，入青黛拌湿，阴干为末。每用一钱，加硼砂三分、天竺黄一分，共末吹之。

【主治】痘疹，痰塞喉中，声如拽锯，滴水不入。

10857 开关散（《玉钥》卷上）

【组成】抚川芎一钱 杭白芷八分

【功用】清诸风，止头目痛。

【主治】肥株子风，两耳坠上浮肿如核，或一边生者；边头风，一边头痛如破，或左右红肿如核；乘枕风，脑后生疔毒，红浮肿痛。

【备考】《丸丹膏散集成》本方用法：研为末，清水煎服。

10858 开关散（《慈航集》卷下）

【组成】白僵蚕二钱（烘） 全蝎二钱（洗去尾勾） 牙消二钱 硼砂二钱 胆矾三钱 薄荷叶一钱 牙皂二钱 冰片三分

【用法】上各为细末，瓷瓶收好，不可走其药性。遇咽喉急症，吹入。吐出风涎，即愈。

【主治】喉闭、喉风、喉痹、双单蛾、喉瘟。

10859 开关散（《喉科指掌》卷二）

【组成】皂角刺一钱 细辛五分 冰片二分

【用法】上为细末。吹入鼻内；再针颊车左右两穴，点艾数壮。牙关可开。

【主治】缠喉风，因肺感时邪，风痰上壅，阴阳闭结，内外不通如蛇缠，颈下壅塞，甚者角弓反张，牙箍紧闭。

10860 开关散

《集验良方》卷一。为《丹溪心法附余》卷一"通关散"之异名。见该名。

10861 开关散（《验方新编》卷十一）

【组成】牙皂 细辛各三钱半 明雄二钱半 法夏 广木香各三钱 陈皮 藿香 桔梗 薄荷 贯众 白芷 防风 甘草各二钱 枯矾五分

【用法】上为细末，瓷瓶收贮，用蜡封口，不可泄气。朱砂症用此药三分，先吹入鼻孔内；再将药称足一钱，姜汤冲服；服后用红纸捻照心窝、背心二处，见有红点发现，用针挑破，内有红筋挑出，方保无事。

【主治】朱砂症或感冒风寒及各种痧症，脉散牙紧发慌，手足麻木，闭目不语，喉肿心痛。

10862 开关散（《囊秘喉书》卷下）

【组成】牙皂一钱 僵蚕八分

【用法】上为末。吹之。

【主治】牙喉关闭。

10863 开关散（《喉证指南》卷四）

【组成】番木鳖二片（去壳） 好黄酒半杯

【用法】用粗碗磨浓汁。将病人扶坐靠端，以鸡翎蘸汁涂于两牙跟尽后处，渐开，再涂天花板并舌根下，即开涎出，以微温水漱净。

【主治】牙关紧闭。

【宜忌】木鳖烂肉，药汁切勿沾喉。

10864 开关散（《青囊秘传》）

【组成】闹洋花二钱 牙皂二钱 细辛一钱 荆芥二钱 麝香一分 灯心炭二钱

【用法】上为末。吹鼻。

【功用】取嚏。

【主治】一切痧症，更伤寒邪，牙关紧闭，陡然神迷。

10865 开关散（《医略传真》）

【组成】川芎（研）五钱 牙皂（焙）一两 麝香一分

【用法】上各为细末和匀，瓷瓶收贮，勿令泄气。用时以少许吹鼻。

【功用】取嚏。

【主治】喉风，积热在中，风痰鼓动，骤然上涌，才觉胸膈不利，旋即紧痛，咽塞项肿，汤饮难入，势极险暴。

10866 开关散（《实用正骨学》）

【组成】牙皂五钱 白芷 细辛各三钱 冰片 麝香各二分 蟾酥五分

【用法】先将牙皂在新瓦上以文火焙干，同细辛、白芷共为细末，再加入冰片、蟾酥研匀，用瓷瓶或玻璃瓶收贮。每用少许吹鼻。

【功用】取嚏。

【主治】骨伤，昏迷不省人事，牙关紧闭；或凡牙紧、昏迷、喉闭、喉蛾等症病状轻者。

10867 开关散

《中药成方配本》。为原书同卷"卧龙丹"之异名。见该条。

10868 开关散（《全国中药成药处方集》济南方）

【组成】硼砂 丁香 麻黄 大黄 当归 广木

香　粉甘草　上沉香　橘红各二钱　豆霜六钱　牛黄二钱　麝香二钱　上梅片二钱　朱砂六钱

【用法】上为细末，用瓷瓶收贮。大人每服四分，小儿一分，黄酒冲服；开水亦可。

【主治】中风不语，痰迷心窍，不省人事；小儿急惊风、羊痫风等。

【宜忌】忌食辛辣、油腻、荤腥等物。

10869　开关膏

《卫生鸿宝》卷一。为《医林绳墨大全》卷三"秘传膈噎仙方"之异名。见该条。

10870　开导汤（《点点经》卷三）

【组成】乌药　香附　槟榔　陈皮　车前　当归　羌活各一钱半　延胡　灵脂　厚朴　小茴各一钱　甘草四分

【用法】葱（去根）三茎，入蜜兑温服。

【主治】胸膈作痛，连胁横脐，移走不定。

10871　开导散（《点点经》卷一）

【组成】当归一钱　陈皮　枳壳　桔梗　腹皮　槟榔　苍术　厚朴　玄参各一钱五分　黄柏一钱　甘草三分

【用法】葱三茎引。

【主治】胸膈胀闷，吞酸吐沫。

10872　开阳汤（《医醇賸义》卷四）

【组成】附子八分　补骨脂一钱五分　益智一钱　当归二钱　杜仲二钱　乌药一钱　木香五分　广皮一钱　青皮一钱　茯苓二钱　姜三片

【主治】少腹厥痛。

10873　开怀散（《古今医鉴》卷六）

【组成】青皮（去瓤）　陈皮　半夏（姜炒）　白茯苓（去皮）　三棱（醋炒）　莪术（醋炒）　香附　槟榔　草豆蔻倍用　柴胡倍用　红花　枳实（麸炒）　甘草

【用法】上锉一剂。加生姜，水煎服。

【主治】心下积块，作痞闷，间或发热。

【加减】口干，加干葛。

【备考】《东医宝鉴·杂病篇》引本方用：柴胡、草豆蔻各一钱，三棱、莪术（并醋炒）、青皮、陈皮、半夏、白茯苓、香附子、槟榔、枳实、红花、甘草各七分。

10874　开板丹（《寿世保元》卷八）

【组成】黄丹（飞过）一两　黄蜡一两　乳香一钱　没药一钱　杏仁（去皮尖）八个　巴豆（去油）八个

【用法】上将四味为细末，将黄蜡熔开后，将末药同蜡拌匀，调冷成块，为丸如黄豆大。每服一丸，空心服，红痢，冷甘草汤送下；白痢，冷干姜汤送下；水泻，冷米汤送下。

【主治】小儿痢疾。

【宜忌】忌生冷油腻。

10875　开郁汤（《程松崖先生眼科》）

【组成】柴胡六分　青皮八分　香附八分（酒炒）　青葙子八分　防风六分　荆芥六分　决明八分　车前子八分　川芎八分　栀仁八分

【用法】生姜一薄片引。

【主治】气郁，眼睛不红不肿而痛者。

【加减】黑珠夜暮痛者，加夏枯草一钱；红丝者，加归尾八分，生地一钱。

10876　开郁汤（《医便》卷三）

【组成】香附（童便浸，炒）　贝母各一钱半　苍术　抚芎　神曲（炒）　山栀（炒）　陈皮（去白）　茯苓　枳壳（去瓤，麸炒）　苏梗各一钱　甘草三分

【用法】上加生姜一片，水二钟，煎一钟，食远服。

【主治】恼怒思虑，气滞而郁。

【加减】有痰，加半夏、南星各一钱；有热，加黄芩、黄连各八分，柴胡一钱；血郁，加桃仁、红花各八分；湿，加白术、羌活各一钱；气滞，加木香五分，槟榔八分；食积，加山楂、神曲各一钱，砂仁七分。

【备考】《赤水玄珠》有半夏，无苏梗、枳壳。

10877　开郁汤（《嵩崖尊生》卷九）

【组成】陈皮　半夏　茯苓　姜连　炒栀　苍术　抚芎　香附　砂仁　神曲　山楂

【主治】痰热吞酸。

10878　开郁汤（《良朋汇集》卷五）

【组成】白芍（盐水炒）　昆布　桔梗　白芷　夏枯草　花粉　连翘　金银花　香附（盐、醋、酒、童便四制）各一钱

【用法】水二钟，煎一钟，温服。

【功用】开郁。

【主治】瘰疬。

10879　开郁汤（《医彻》卷三）

【组成】山栀（炒黑）　陈神曲（炒）　桔梗　香附（醋炒）　川贝母（去心，研）　茯苓　广皮各一钱　抚芎五分

【用法】加生姜一片，荷叶蒂三个，水煎服。

【主治】膈噎初起有火者。

10880　开郁散（《穷乡便方》）

【组成】羌活　陈皮　半夏　木通　大腹皮　槟榔　茯苓　抚芎　连翘　甘草　栀子仁　香附米各等分

【用法】水煎服。

【主治】火病。

10881　开郁散（《洞天奥旨》卷八）

【组成】白芍五钱　当归二钱　白芥子三钱　柴胡一钱　炙甘草八分　全蝎三个　白术三钱　茯苓三钱　郁金二钱　香附三钱　天葵草三钱

【用法】水煎服。

【主治】肝胆郁结之瘰疬。

10882　开郁散（《古方汇精》卷一）

【组成】真郁金三钱　生明矾一钱五分

【用法】上为末。青竹叶汤调服。

【主治】惊痰瘀血，流滞心窍，及忧郁气结，致成失心癫痫诸症。

【方论选录】盖郁金入心去血，明矾能化顽痰也。

10883　开明丸（《得效》卷十六）

【组成】熟地黄一两半（酒洗）　菟丝子（酒洗）　车前子　麦门冬（去心）　蕤仁（去皮）　决明子　地肤子　茺蔚子　枸杞子　黄芩　五味子　防风（去芦）　泽泻　细辛（去叶，不见火）　杏仁（炒，去皮尖）　北葶苈（炒）　青葙子各一两　桂皮半两　羊肝（须用白羊者。只用肝，薄切，瓦上焙干了作末。或只用肝煮，研烂为丸，庶可久留；少则以蜜凑之）

【用法】上为末，为丸如梧桐子大。每服三十丸，熟水送下，一日三次。

【主治】年深日近，翳障昏蒙，寂无所见，一切目疾。

【宜忌】忌生姜、糟酒、炙煿等热物。

10884 开明汤《慈幼新书》卷二

【组成】羌活 白芷 荆芥 防风 菊花 川芎 生地 黄芩 当归尾 蔓荆子 草决明 薄荷 灯心 生姜

【主治】目疾，时气风热，眼昏红肿者。

【备考】《眼科阐微》本方用：草决明（炒，研）、防风、荆芥、白菊花（酒洗）各一钱，羌活、归尾、白芷、生地、小川芎、薄荷各八分，蔓荆子一钱，黄芩六分。加姜三片、灯心十二根，煎服，五七次为度。

10885 开明散《直指》卷二十

【组成】蒺藜（炒，去刺） 防风 羌活 川芎 天麻 茯苓 蝉壳（去足） 苍术（童尿浸一宿，焙）各半两 华阴细辛 荆芥 茺蔚子 甘草（炙）各一分 甘菊（去蒂）二两

【用法】上为末。每二钱，盐一点，食后沸汤调下。

【主治】风毒气眼，蒙涩障膜。

10886 开明膏《准绳·类方》卷七

【组成】黄丹二两 青盐五钱 海螵蛸（飞） 朱砂 硼砂各一钱半 诃子二枚（去核，研末） 冬蜜四两（熬一大沸，去末，取净者） 槐、柳枝各四十九条

【用法】将蜜炼沸，滤过，瓷器盛放汤瓶口上；入甘石、黄丹、诃子，蒸熬紫色，重汤顿成膏；槐、柳枝一顺搅，不住手，互换搅，令条尽滴水中不散为度；再又滤净，入后膏和剂：黄连（研末，罗过细）二两，槐、柳枝各五钱。上入水二大碗，熬一碗；滤去滓，以净汁再熬，稀稠得所；入蜜药和匀，瓷器盛顿汤瓶口上，重汤成膏；放在地上数日出火毒，次入前药末搅匀。点眼。

【主治】眼目昏花，视物不明，或生云翳、白膜，内外障眼，风赤冷泪，一切眼疾。

10887 开胃丸《圣惠》卷七十

【组成】半夏三两（汤洗七遍去滑，以生姜三两去皮同捣令烂，焙干） 白豆蔻一两（去皮） 白术一两 人参一两半（去芦头） 陈橘皮一两（汤浸，去白瓤，焙）

【用法】上为细末。以生姜汁煮枣肉，和搜为丸，如梧桐子大。每服二十丸，以粥饮送下，不拘时候。

【主治】❶《圣惠》：妇人呕吐不止。❷《普济方》：干呕，气逆不止；妇人吐血不止。

10888 开胃丸《局方》卷十

【组成】白芍药 麝香（细研）各一分 人参 木香 蓬莪术（煨） 白术 当归（去苗，微炒）各半两 一本无白术

【用法】上为末，都研令匀，汤浸炊饼为丸，如黍米大。每服十五丸，温米饮送下。新生儿腹痛夜啼，可服五丸，并乳食前服。

【主治】小儿脏腑怯弱，内受风冷，腹痛胀满，肠鸣泄利，或青或白，乳食不化，脏冷夜啼，胎寒腹痛。

10889 开胃丸《幼幼新书》卷二十八引丁时发方

【组成】木香 白术 人参 当归各一分 白豆蔻一钱半

【用法】上为细末，面糊为丸，如粟米大。每服十丸至二十丸，麝香温米饮送下。

【功用】进饮食，止吐逆。

【主治】小儿乳食不消，冷热不调，泄泻频并。

10890 开胃散《圣惠》卷七十八

【组成】诃黎勒皮一两半 人参一两（去芦头） 甘草半两（炙微赤，锉）

【用法】上为细散。别以半夏半分，生姜一分，薤白二七茎，以水一大盏，煎至六分，去滓，分为二服，不拘时候，调下散二钱。

【主治】产后胃气不和，呕逆不止，全不纳食。

10891 开胃散《幼幼新书》卷二十三引郑愈方

【组成】人参 藿香 黄橘皮各二钱 木香一钱 丁香 胡椒各二七粒 茯苓 良姜各钱半 甘草（炙）三钱 诃子肉二个

【用法】上为末。每服一字或半钱，薄荷汤下；吐泻，粥饮下。

【功用】调中平气。

【主治】惊疳、冷泻、霍乱、吐泻痢。

10892 开胃散《幼幼新书》卷二十九引《四十八候》

【组成】白术 茯苓 人参各半钱 石莲子（去皮壳心）十个

【用法】上为末。每服半钱，藿香汤下。

【主治】赤痢。

10893 开胃散《鸡峰》卷十八

【组成】天南星一个重半两者（酒同生姜汁浸四十九日，切破，曝晒干用） 半夏 川乌头 白附子 芎 防风 雄黄 朱砂各半两 牛黄 麝香各一分

【用法】上为细末。每服半钱，酒送下；小儿急慢惊风，每服一字，薄荷汤调下。

【主治】妇人洗头风及牙关紧急；小儿急慢惊风。

10894 开胃散《疮疡经验全书》卷三

【组成】砂仁 枳壳 陈皮 茯苓 肉桂 甘草 藿香 厚朴

【用法】上水煎服。仍用神异膏贴之。

【主治】发背，寒气入胃，不欲饮食。

10895 开骨丹

《医学正印》卷下。为《得效》卷十四"加味芎归汤"之异名。见该条。

10896 开骨散

《金鉴》卷四十。为《得效》卷十四"加味芎归汤"之异名。见该条。

10897 开骨膏

《本草纲目》卷五十。即《妇人良方》卷十七"催生神妙乳珠丹"。见该条。

10898 开骨膏《准绳·女科》卷四

【组成】乳香（研细）

【用法】滴水为丸，如芡实大。每服一粒，无灰酒吞下。

【主治】难产。

10899 开迷散《古今医鉴》卷七

【组成】当归一钱 白术（炒）一钱 白芍药一钱 柴胡八分 白茯苓八分 甘草（炙）七分 桃仁一钱五分 苏

木一钱　红花一钱　远志(泡,去骨)一钱五分　生地黄一钱五分

【用法】上锉。加生姜,水煎服。或炼蜜为丸,辰砂为衣。

【主治】妇人癫疾,歌唱无时,逾垣上屋,属荣血逆于心包者。

10900 开结丸(《集验良方》卷二)

【组成】黑丑一斤(取头末)　熟大黄一斤　制半夏四两(姜汁炒)　制南星二两(姜汁炒)　白矾二两　皂荚一斤(去子,去弦棱)　葶苈子四两　木香二两　青皮(醋炒)四两　枳实(炒)四两

【用法】上为细末,水为丸,如梧桐子大。每服二三钱不等,小儿服数分,生姜汤送下。

【主治】感冒,浑身发热,头疼足酸,胸中饱闷,大便燥结,十数日胀急不下,服发汗药不效者。

10901 开结汤(《辨证录》卷十一)

【组成】柴胡　续断　神曲各一钱　香附　川芎　丹皮各三钱　当归　熟地各一两　白术五钱　甘草一钱

【用法】水煎服。

【主治】妇人经水忽来忽断,时痛时止,往来寒热。

10902 开结散

《本草纲目》卷五十。为《妇人良方》卷二十四"神效开结散"之异名。见该条。

10903 开结散

《外科证治全书》卷三。为《外科全生集》卷四"白芷散"之异名。见该条。

10904 开笑散(《直指》卷二十一)

【组成】白芷　细辛(净)　良姜　荜茇　川椒　香附　蜂房(炒)各等分

【用法】上为末。擦牙搐鼻。

【主治】风冷齿痛。

10905 开笑散

《普济方》卷六十五。即《圣济总录》卷一一九"乳香丸"。见该条。

10906 开窍引(《眼科阐微》卷二)

【组成】好石菖蒲　南谷精草　枸杞子　菊花

【用法】水煎,食后服,每日二次。观目中云翳厚薄,药剂大小量度用之。药俱宜酒洗,取上行入目也。内服五七剂,外用熏洗之剂。

【主治】目中云翳。

【宜忌】忌铁,恐伤肝也。

【加减】有火,加小青为使;如无,以玄参代之。

10907 开脬煎(《产科发蒙》卷二引周定方)

【组成】石韦(去毛)　茯苓　车前子　冬葵子各等分

【用法】每服五钱,水二盏,煎至一盏服。

【主治】妊娠小便不通。

10908 开脾汤(《诚书》卷十一)

【组成】小柴胡八分　苍术(炒)七分　茵陈五分　香附(炒)一钱　枳实(炒)一钱　藿香叶五分　泽泻五分　茯苓四分　砂仁(炒)四分　白扁豆(炒)七分

【用法】水煎服。

【主治】伤食,痿黄,洞泄。

10909 开滞汤(《嵩崖尊生》卷十四)

【组成】白芍　五灵脂　木通各一钱六分

【用法】醋、水各半煎服。

【主治】妇人脐腹痛甚。

10910 开滞散

《点点经》卷一。为原书同卷"润燥汤"之异名。见该条。

10911 开滞膏(《点点经》卷二)

【组成】车前　滑石　大云　木通　乌梅　杏仁各一两

【用法】上为细末,用分葱半斤,捣烂取汁二碗,蜜一斤,和药共捣成膏,常服。先下药,一会后入葱汁,以滴水成珠为度。

【主治】酒病成蛊,小便闭塞。

10912 开痰饮(《辨证录》卷九)

【组成】柴胡一钱　半夏一钱　甘草一钱　炒栀子一钱　陈皮一钱　薄荷一钱　枳壳三分　苍术二钱　茯苓五钱

【用法】水煎服。

【主治】痰气流行,胁下支满,发嚏而痛,轻声吐痰,不敢重咯。

10913 开膜丹(《眼科全书》卷六)

【组成】硇砂五分　硼砂　青盐各一分

【用法】上为极细末,听用。

【主治】眼生翳膜。

10914 开膈膏(《理瀹》)

【组成】党参　白术　苍术　黄耆　茯苓　甘草　生地　熟地　当归　白芍　川芎　天冬　麦冬　黄连(同吴萸炒)　黄柏　知母　贝母　青皮　陈皮　半夏　胆星　乌药　香附　厚朴　枳实　桔梗　瓜蒌　连翘　红花　神曲　麦芽　山楂　槟榔　木通　苏子　草蔻仁　砂仁　木香　丁香　藿香　乳香　大黄　巴豆　黑丑　莪术　三棱　草乌　官桂　雄黄　明矾　郁金　牙皂各五钱　生姜二两　乌梅七个　凤仙子一钱

【用法】麻油熬,黄丹收。贴上脘处。

【主治】噎膈。

10915 开噤汤(《回春》卷三引徐元济方)

【组成】砂仁一钱(研)　砂糖七钱　细茶五钱　生姜五片

【用法】上锉一剂。水二钟,煎至八分,露一宿,次早温服。外用木鳖子二钱(去壳)、麝香二分,共捣,置脐中,即思食。

【主治】噤口痢疾。

10916 开噤汤(《秋疟指南》)

【组成】人参二钱　麦冬三钱　煅石膏三钱　栀子二钱　川连二钱　黄芩一钱　黄柏一钱　生地三钱　当归三钱　射干二钱　杏仁三钱　槟榔一钱　枳壳一钱　生甘草一钱　花粉二钱

【用法】水煎服。

【功用】生津进食,除肠胃中之炎症。

【主治】噤口痢,不能食。

10917 开噤散(《济阳纲目》卷二十二)

【组成】人参　川黄连(姜水炒)各五钱　石菖蒲七

钱（不见铁）丹参三钱石莲子（去壳，即建莲中有黑壳者）茯苓陈皮各一钱五分陈米一撮冬瓜仁（去壳）一钱五分荷叶蒂二个

【用法】上锉。水煎服。不拘时候。

【主治】痢疾，呕逆，食不入；虚人久痢。

10918 开壅汤《辨证录》卷三）

【组成】红花三钱当归尾二钱牛膝二钱桃仁十四个柴胡二钱丹皮三钱大黄一钱香附一钱郁金三钱天花粉二钱延胡索一钱

【用法】水煎服。

【功用】通经泻肝。

【主治】月经不通三月，忽然眼目红肿疼痛如刺，肝脉大而又大，或弦而滑。

10919 开刀麻药《串雅内编》卷二）

【组成】草乌川乌半夏生南星蟾酥各一钱番木鳖白芷牙皂各三分

【用法】上为末。临时水调，敷一饭时。

【功用】令开刀不疼。

【方论选录】《串雅内编选注》：这是局部麻药方。所用草乌、川乌、南星、胡椒均系辛温、辛热之品，这些药物与皮肤接触，能使末梢感觉迟钝，以致麻痹不知疼痛；再佐以番木鳖、白芷、牙皂、蟾酥消肿止痛，共成局部皮肤浅表麻醉剂。

【备考】原书庚生按：草乌、川乌宜用尖，半夏宜用生，或胡椒末亦可，用烧酒调更速。

10920 开光锭子《丹溪心法附余》卷十二）

【组成】炉甘石（煅，黄连水淬，净末）二两硼砂五钱珍珠片脑各三分牛黄雄黄各一钱

【用法】上为细末，熬黄连膏为锭子。磨点。

【主治】风热目疾。

10921 开关圣散

《直指小儿》卷一。为《幼幼新书》卷十引郑愈方"回命散"之异名。见该条。

10922 开明饼子《杨氏家藏方》卷十一）

【组成】乌贼鱼骨半斤黄蜡三两

【用法】上乌贼鱼骨为细末，熔黄蜡共为丸，捏如小钱大。每服一饼，用猪肝二两，竹刀子批开，置药在肝内，用麻皮扎定，米泔水半碗煮熟，先食肝，次用原煮药汤食后送下。

【主治】夜眼。

10923 开元固气丸《古方汇精》卷一）

【组成】西党参上绵耆（炙）焦白术川楝肉（盐酒炒）蛀青皮当归身（酒炒）各四两小茴香（盐水炒）上官桂赤芍白芍各三两软柴胡（醋炒）肥升麻各一两五钱大熟地五两炙甘草新会皮青木香橘核各二两

【用法】上各为末，炼蜜为丸。每服四钱，淡酒送下。

【主治】各种疝气。

10924 开元固气丸《集验良方拔萃》卷二）

【组成】新鲜地骨皮（即枸杞子根）生姜各四两

【用法】共捣如泥，以绢包于囊上。其痒异常，一夕即消，永不再发。

【主治】各种疝气初起，寒热疼痛，如欲成囊痈者。

10925 开气消痰汤《古今医鉴》卷九）

【异名】开结导痰汤（《寿世保元》卷六）。

【组成】陈皮一钱半夏七分（炮）枯芩一钱前胡八分桔梗一钱二分枳壳一钱枳实七分香附一钱二分（童便炒）木香五分僵蚕一钱二分羌活七分荆芥七分槟榔八分射干七分威灵仙七分甘草六分

【用法】上锉一剂。加生姜三片，水煎服。

【主治】胸中胃脘至咽门窄狭如线，疼痛，及手足俱有核如胡核者。

10926 开心肥健方《千金翼》卷十六）

【组成】人参五两大猪肪八枚

【用法】捣人参为散，猪脂煎取凝。每服以人参一分，猪脂十分，以酒半升和服之。

【功用】补益，服百日，骨髓充溢，日记千言，身体润泽；去热风、冷风、头心风。

【主治】中风。

【备考】《兰台轨范》：此方治老人及风燥者最宜。

10927 开发腠理汤《幼科折衷》）

【组成】荆芥防风前胡桔梗枳壳干葛柴胡羌活广皮甘草升麻

【用法】水煎服。

【主治】疹子欲出之时，腮红眼赤，壮热憎寒，身体疼痛，呕吐泄泻，咳嗽烦渴。

10928 开光复明丸《北京市中药成方选集》）

【组成】石决明（生）一两五钱菊花二两黄连一两草红花一两桃仁（去皮）一两当归尾一两黄芩一两胆草一两石燕一两大黄（酒炒）一两白蒺藜（盐炒）四两朱砂二钱琥珀二钱猪苦胆五个

【用法】朱砂、琥珀除外，共为细末，过罗；再兑入朱砂、琥珀，炼蜜为丸，重一钱五分。每服二丸，一日二次，温开水送下。

【功用】清热散风，明目退翳。

【主治】云翳气蒙，暴发火眼，迎风流泪，怕日羞明，眼边赤烂，红肿刺痒。

10929 开光复明丸《全国中药成药处方集》大同方）

【组成】栀子二两川连四两黄芩黄柏大黄各二两泽泻玄参红花胆草各一两赤芍归尾各一两二钱菊花二两防风一两生地一两二钱石决明蒺藜各二两羚羊一钱冰片五钱

【用法】上为细末，炼蜜为丸，重一钱五分，金箔上衣，蜡皮封固。每服二丸，白水送下。

【功用】清心肺，退云明目，散风。

【主治】《中药制剂手册》：由肝经风热引起的目赤肿痛，云蒙障翳，畏光羞明。

【宜忌】《成方制剂》3册：密封。孕妇及脾胃虚寒者忌服。忌食辛辣食物。

10930 开关玉锁匙

《咽喉经验秘传》。为《疡医大全》卷十七"玉锁匙"之异名。见该条。

10931 开关左右散

《医林纂要》卷九，为《幼幼新书》卷十引郑愈方"回命

散"之异名。见该条。

10932 开关立效散（《白喉全生集》）

【组成】真雄精一钱　细辛一分　真牛黄一钱　牙皂二分　真麝香四分　薄荷六分（去梗）　大梅片五分

【用法】除片、麝、牛黄外，共为极细末，过绢筛，合片麝、牛黄再乳精细，瓷瓶收贮，蜡封固瓶口，勿使泄气。临时以三四厘吹两腮内，或以少许吹鼻孔。

【功用】开窍。

【主治】一切白喉牙关紧闭，汤水难入者。

10933 开关如圣散

《婴童百问》卷二。为《幼幼新书》卷十引郑愈方"回命散"之异名。见该条。

10934 开关利膈丸（《病机沙篆》卷上）

【组成】人参　当归　木香　槟榔　枳壳　大黄

【用法】上为末，水为丸服。并用人乳或牛羊乳、梨汁、松子仁啖之。

【主治】噎膈，大便燥结，粪如羊屎者。

10935 开关利膈丸

《张氏医通》卷十四。为《医学发明》卷一"利膈丸"之异名。见该条。

10936 开关神应散（《回春》卷五）

【组成】蜈蚣（焙，存性）二钱　胆矾　全蝎（去毒，焙，存性）　僵蚕（去丝嘴）各一钱　蝉退（焙，存性）一钱　蟾酥三钱　穿山甲（麸炒）三钱　川乌尖一钱　乳香五分

【用法】上为末。每服一钱半或三钱，小儿每服一分或七厘，同葱头捣烂，和酒、药送下。出汗为度。如口不能开，灌服。

【主治】一切喉风。

【宜忌】忌猪、羊、鸡、鱼、油、面、诸般热毒等物三七日。

10937 开关神应散（《寿世保元》卷六）

【组成】盆消（研细）四钱　白僵蚕（微炒，去嘴）八分　青黛八分　蒲黄五分　麝香一分　甘草八分　马勃三分　片脑一分

【用法】上各为细末，称足，同研极匀，瓷瓶收贮。如有病症，每用药一钱五分，以新汲水小半盏调和，细细呷咽。如是喉痹，即破，出血便愈；如不是喉痹，自然消散。若是诸般舌胀，用药半钱，以指蘸药擦在舌上，下咽津唾；如是小儿，一钱作为四五服，亦如前法用，并不拘时候。

【主治】急慢喉痹，肿塞不通。

10938 开青散黑汤（《叶氏女科》卷三）

【组成】人参　白术（蜜炙）　当归　附子（制）　肉桂

【用法】水煎服。

【主治】产后手足青，遍身黑，属于阴寒最重而毒气之最酷者；或足纯青，心下痛，属于寒毒攻心者。

10939 开郁二陈汤（《万氏女科》卷一）

【组成】陈皮　白茯苓　苍术　香附　川芎各一钱　半夏　青皮　莪术　槟榔各七分　甘草　木香各五分

【用法】生姜为引。

【主治】经闭不行，因气郁血闭者。

【备考】本方方名，《医钞类编》引作"开菀二陈汤"。

10940 开郁二陈汤（《竹林女科》卷一）

【组成】苍术　香附（童便制）　川芎各一钱　青

皮　莪术　槟榔各七分　木香五分

【用法】生姜为引。

【功用】开郁行滞。

【主治】形瘦血郁经闭。

10941 开郁二陈汤（《会约》卷十四）

【组成】陈皮　茯苓　苍术　川芎　香附（童便炒）各一钱　半夏一钱　青皮　甘草　木香各五分

【用法】生姜为引。

【主治】心思不遂，气郁血滞而经不行。

10942 开郁化痰汤（《济阳纲目》卷二十四）

【组成】半夏（汤泡）一钱二分　枳实（麸炒）二钱　贝母（去心）　香附各一钱半　白茯苓　山楂各一钱　陈皮（去白）　黄连（炒）各八分　苍术（米泔浸）　桔梗各七分　甘草二分

【用法】上锉作一服。加生姜三片，水煎。食远服。

【主治】郁痰、老痰。

10943 开郁正元散（《医学入门》卷八）

【异名】消积正元散（《保命歌括》卷二十七）。

【组成】白术　陈皮　青皮　香附　山楂　海粉　桔梗　茯苓　玄胡索　神曲　砂仁　麦芽　甘草各等分

【用法】加生姜，水煎服。

【功用】利气行血，和脾消导。

【主治】痰饮，血气郁结，食积，气不升降，积聚胀痛。

【备考】方中青皮原脱，据《保命歌括》补。

10944 开郁四物汤（方出《医学正传》卷七，名见《东医宝鉴·内景篇》卷三）

【组成】香附米一钱（炒黑）　归身一钱　白芍药一钱（酒炒）　熟地黄一钱　川芎　黄耆　蒲黄　地榆　人参各半钱　白术一钱　升麻三分

【用法】水煎服。

【主治】崩漏。

【加减】甚者，加棕榈灰为末，酒调服。

10945 开郁至神汤（《辨证录》卷四）

【组成】人参一钱　香附三钱　茯苓二钱　白术一钱　当归二钱　白芍五钱　陈皮五分　甘草五分　栀子（炒）一钱　柴胡五分

【用法】水煎服。

【主治】畏寒畏热，似风非风，头痛颊疼，胃脘饱闷，甚则心胁相连膨胀，膈咽不通，吞酸吐食，见食则喜，食完作楚，甚则耳鸣如沸，昏眩欲仆，目不识人，是木郁之病。

10946 开郁老蔻丸（《全国中药成药处方集》沈阳方）

【组成】紫蔻四钱　贡桂六钱　丁香二钱　当归三钱　山楂　白术　炙军各四钱　乌药三钱　甘草　青皮各二钱　莱菔四钱　陈皮三钱　木香五分　砂仁二钱　莪术四钱　半夏三钱　三棱四钱　枳壳　草果仁各三钱　槟榔四钱　川芎二钱　神曲四钱　沉香一钱五分

【用法】上为极细末，炼蜜为丸，二钱重。每服一丸，白开水送下。

【功用】❶开郁顺气，宽胸利膈，消食健脾，润燥止痛。❷《成方制剂》2册：祛寒顺气，消食化湿。

【主治】❶气滞不舒，胸膈胀满，饮食停留，胃脘作痛，大便燥结，消化不良。❷《成方制剂》2册：肝郁气滞，脾胃

虚寒,胸脘胀痛,呕吐泄泻,寒疝等。

【宜忌】《成方制剂》2册:孕妇忌服。忌食腥辣物。

【备考】《成方制剂》2册:本方有牵牛子,无沉香。

10947 开郁导气汤(《回春》卷五)

【组成】苍术(米泔浸) 香附(童便浸) 川芎 白芷 茯苓(去皮) 滑石 栀子(炒黑) 神曲(炒)各一钱 陈皮五分 干姜(炒黑)五分 甘草少许

【用法】上锉一剂。水煎,温服。

【主治】腹痛。

10948 开郁导饮丸

《东医宝鉴·外形篇》卷四引《丹溪心法》。为《医学发明》卷八"开结枳实丸"之异名。见该条。

10949 开郁和中汤(《摄生众妙方》卷五)

【组成】人参(去芦)五分 白术(去梗,坚者)一钱 白茯苓(去皮)七分 甘草(炙)五分 香附子(童便浸,炒)八分 苍术(米泔浸,炒)七分 黄连(去须,炒)四分 川芎五分 陈皮(去白)七分 青皮(去瓤)三分 栀子仁(鲜红者,生姜汁炒)五分 柴胡(去苗)七分

【用法】上锉作一服。水一钟,加生姜三片,煎至八分,去滓,食远温服。

【功用】开郁养胃进食,消积痞,和中,益元气。

【加减】气不和,少加木香三分;饮食不化,加枳实(炒)五分、山楂肉七分。

10950 开郁降痰汤(《玉案》卷四)

【组成】杏仁(去皮尖) 枳壳 黄芩(酒炒) 苏子(炒)各一钱 桔梗(炒) 香附(童便制) 贝母(去心) 瓜蒌仁(去油) 山楂各二钱 甘草二分

【用法】加灯心三十茎,食后服。

【主治】郁痰咳嗽,胸胁胀憋,并积痰咳嗽。

10951 开郁种子汤

《医学集成》卷三。为《傅青主女科》卷上"开郁种玉汤"之异名。见该条。

10952 开郁种玉汤(《傅青主女科》卷上)

【异名】开郁种子汤(《医学集成》卷三)。

【组成】白芍一两(酒炒) 香附三钱(酒炒) 当归五钱(酒洗) 白术五钱(土炒) 丹皮三钱(酒洗) 茯苓三钱(去皮) 花粉二钱

【用法】水煎服。

【功用】解肝脾心肾四经之郁,开胞胎之门。

【主治】妇人怀抱素恶,肝气郁结,不能生子者。

【临床报道】不孕症:《云南中医中药杂志》[2006,(6):66]用本方治疗不孕症67例,结果:服药半年内怀孕29例,一年内怀孕31例,两年内怀孕5例,两年以上仍未怀孕者2例。有效率为97%。

10953 开郁香连丸(《活人心统》卷下)

【组成】川黄连四两 香附子四两(制)

【用法】上为末,神曲为丸,如梧桐子大。每服七十丸,白汤送下。

【主治】久郁,心胸不快或塞痞疼痛。

10954 开郁顺气丸(《全国中药成药处方集》沈阳方)

【组成】柴胡二两 青皮一两五钱 榔片 香附各一两 木香 枳壳 酒芍 山栀 黄芩 姜夏 川芎 神曲 紫朴 砂仁 广皮 苍术 乌药 茯苓 盔沉 当归 甘草各五钱 桔梗八钱 莱菔三钱

【用法】上为极细末,炼蜜为丸,二钱重。每服一丸,早晚空心白开水送下。

【功用】开郁养血,消食顺气,和胃健脾。

【主治】胸膈胀满,两胁攻痛,饮食不消,胃脘胀痛,癥瘕痞块,肠痛肠肿,红白痢疾。

【宜忌】孕妇忌服。

10955 开郁逐瘀汤(《中医妇科治疗学》)

【组成】香附 郁金 延胡各三钱 归尾 川芎 青皮 枳壳各二钱

【用法】水煎服。

【功用】开郁散结。

【主治】产后血晕偏于气郁者,面色苍黯,胸脘及两肋满闷,腹膨胀而痛,时有昏迷,恶露不下或下甚少,舌淡苔薄,脉沉弦。

10956 开郁消积膏

《理瀹》。为原书同卷"金仙膏"之异名。见该条。

10957 开郁流气散(《古方汇精》卷三)

【组成】槐花三钱(炒) 远志三钱

【用法】上为末。每日陈酒调服。半月取效。外用远志葱蜜饼敷之。

【主治】乳硬如石。

10958 开郁通络饮(《湿温时疫治疗法》卷下引《医赘》)

【组成】香圆皮钱半 广郁金三钱 延胡(炒)钱半 远志肉八分 真新绛钱半 陈木瓜钱半 蜣螂虫二钱 丝通草一钱 佛手片五分

【用法】先用丝瓜络一枚、路路通十个、生苡仁八钱,煎汤代水。

【主治】湿温化肿胀,湿滞在络,按之则坚,腹胀不减,服消导药不效,久病入络者。

10959 开郁理气汤(《玉案》卷四)

【组成】香附 沉香 半夏各一钱 苏子 枳实 萝卜子各一钱五分 丁香 大腹皮 藿香各八分

【用法】水煎,热服。

【主治】气郁不散,肚腹胀满。

10960 开郁清痰丸(《外科活人定本》卷二)

【组成】半夏(法制) 陈皮 香附(醋浸) 川芎 苍术 白芷 白术 羌活 当归 桔梗 黄芩 玄参 黄连 石膏 连翘 贝母 枳壳 螵蛸(酒制) 海浮石 青黛 昆布(酒制) 甘草 天花粉各等分

【用法】上为末,炼蜜为丸,如梧桐子大。每服五六十丸,空心用姜汤或茴香汤送下。

【主治】瘰疬。

10961 开郁舒肝丸(《实用中成药手册》)

【组成】香附 沉香 陈皮 甘草 枳壳 六曲 乌药 茯苓 山楂 厚朴 青皮 砂仁 元胡 槟榔 白术

【用法】炼蜜为丸,每丸重10克。每服一丸,温开水送下,一日二次。

【功用】开郁顺气,健胃舒肝。

【主治】膨闷胀饱,消化不良,不思饮食,两胁疼痛胀满。

【宜忌】孕妇忌服。

10962 开明银海丹

《卫生鸿宝》卷二。为《医学正传》卷五"点眼光明丹"之异名。见该条。

10963 开肺解毒汤《医方简义》卷二

【组成】桔梗 牛蒡子 黄芩(酒炒)各一钱五分 连翘 银花各二钱 赤小豆 生甘草各一钱 马勃五分

【主治】湿温咽痛、衄血。

【备考】原书用本方治上证,加青果二枚,竹叶二十片。

10964 开胃山楂丸《实用中成药手册》

【组成】山楂 六曲 槟榔 山药 白扁豆 鸡内金 枳壳 麦芽 砂仁

【用法】炼蜜为丸,每丸重9克。每服一丸,温开水送下,一日一至二次。

【功用】健脾胃,助消化。

【主治】饮食积滞引起的脘腹胀满、疼痛,消化不良。

10965 开胃正气散《鸡峰》卷十八

【组成】厚朴 半夏各一两 生姜四两 陈橘皮 藿香叶 甘草 人参 白术各三分

【用法】上为粗末。每服二钱,水一盏,加生姜五片,大枣一枚,同煎至六分,去滓,食前温服。

【功用】治痰和胃。

10966 开胃正气散《鸡峰》卷二十

【组成】丁香 沉香 藿香 黄橘皮 半夏 厚朴 甘草 人参各一两

【用法】上为粗末。每服二钱,水一盏,加生姜三片,煎至七分,去滓,食前温服。

【主治】真元亏耗,荣卫劳伤,邪气乘袭,阴阳交错,胸膈噎闷,不思饮食,或气痰多痰,或呕逆泻痢,或气结肿满,或山岚瘴疟久不能除,寒热时作,羸瘦劣弱;中暑烦躁,痰逆头眩;伤寒阴阳不正,变证多端。

10967 开胃生姜丸《宣明论》卷七

【组成】桂心一两 生姜一斤(切作片子,盐三两,腌一日,再焙干) 青皮(去白) 陈皮(去白) 甘草(炙)各二两 缩砂仁四十九个 广术 当归各半两

【用法】上为末,炼蜜为丸,如弹子大。每服一丸,食前细嚼,沸汤化下。

【功用】宽中开胃,进饮食。

【主治】中焦不和,胃口气塞,水谷不化,噫气不通,噎塞痞满,口淡吞酸,食时膨胀,哕逆恶心,呕吐痰水,宿食不消,咳嗽诸肋刺痛。

10968 开胃进食汤《金鉴》卷四十

【组成】六君子汤加丁香 木香 藿香 莲子 厚朴 缩砂 麦芽 神曲

【功用】开胃进食。

【主治】不思饮食,少食不能消化,脾胃两虚之证。

【临床报道】小儿厌食:《中医研究》[1997,(5):26]用本方加减治疗小儿厌食80例,结果:痊愈72例,好转7例,无效1例。总有效率为98.7%。

10969 开胃利膈丸《慈禧光绪医方选议》

【组成】瓜蒌皮六钱 枳实六钱(炒) 落水沉三钱 砂仁四钱 香附(制)六钱 桔梗四钱(苦) 白蔻仁

四钱 苍术四钱(炒) 藿香梗五钱 广皮六钱 中厚朴五钱(炙) 三仙二两(焦)

【用法】上为细末,炼蜜为丸,如高粱粒大。每服二钱,白开水送下。

【功用】开郁顺气,利膈消食。

【主治】胸脘疼痛,食积结滞。

10970 开胃阿胶散《鸡峰》卷十

【异名】阿胶散(《普济方》卷一九〇引《经验良方》)。

【组成】阿胶三十片 木香三钱 糯米三合

【用法】上为细末。每服二钱,食后临卧,白汤调下。

【主治】吐血。

10971 开胃炒面方《医便》卷四

【组成】白盐二两 姜四两 炒面五斤 茴香二两 杏仁半斤 甘草一两(蜜炙) 枸杞半斤 胡桃半斤 芝麻半斤

【用法】上为末,和匀。白滚汤点服,不拘时候。

【功用】补脾胃,养心肾。

【主治】老人脾虚,或大病后胃口虚弱,怯食。

10972 开胃健脾丸《北京市中药成方选集》

【组成】白术(炒)三百二十两 厚朴(炙)一百六十两 橘皮一百六十两 枳实一百六十两

【用法】上为细末,过罗,用冷开水泛为小丸。每服二钱,温开水送下,一日二次。

【功用】开胃健脾,增进饮食。

【主治】脾胃不和,胃口不开,饮食无味,呕吐恶心。

10973 开胃健脾丸《全国中药成药处方集》昆明方

【组成】党参 茯苓各六两 广陈皮三两 法夏四两 白术八两 砂仁二两 广木香六钱 甘草 建莲各四两 大枣六两 干姜二两 桔梗三两 淮毛皮五两

【用法】上为末,炼蜜为丸。每服一丸(水丸每服二钱半),幼童减半,用开水送下,早晚各服一次。

【主治】脾胃虚弱,食欲不振。

【宜忌】感冒忌服。

10974 开胃健脾丸《全国中药成药处方集》重庆方

【组成】粉沙参三两 青皮 甘草各二两 茯苓 泽泻各三两 枳实二两 法夏 广木香 白术各三两 砂仁二两 神曲四两 炮干姜五钱 猪苓三两 草蔻仁 麦芽 橘皮各二两

【用法】上为细末,炼蜜为丸。每服三至四钱。

【主治】脾胃虚弱,饮食不思,食物无味,胸满腹胀,呕吐恶心,食后返胀,泄痢不止。

10975 开胃通滞汤《证治宝鉴》卷十一

【组成】山栀 曲 香附 陈皮 苍术 甘草 黄芩 滑石 干姜 白芷 川芎

【用法】水煎服。

【主治】腹痛,脉结或伏,痛引两胁及肩背,不可俯仰,属气滞,感轻而不寒不热者。

10976 开胃救亡汤《辨证录》卷十三

【组成】人参一两 金银花二两 山药一两 生甘草三钱 薏仁一两 玄参一两 白术一两

【用法】水煎,调山羊血末一钱服。

【主治】大肠痈。

【方论选录】此方全去救胃，而败脓祛毒已在其中。妙在金银花虽治毒而仍滋阴之药，为疮家夺命之物。又得参、术以补助其力，即散毒尤神。山羊血止血消渴，且善通气，引诸药入痈中解散之，乃向导之智者也。合而治之，则调合有人，抚绥有人，攻剿有人，安得不奏功如神乎！

10977 开胃填精汤 （《辨证录》卷八）

【组成】人参三钱　白术五钱　熟地一两　麦冬三钱　山茱萸三钱　北五味一钱　巴戟天一两　茯苓三钱　肉豆蔻一枚

【用法】水煎服。

【功用】开胃气，进饮食，生精神。

【主治】入房纵欲，不知保涩，以致形体瘦削，面色痿黄，两足乏力，膝细腿摇，皮聚毛落，不能任劳，难起床席，盗汗淋漓，此损精而成痨症。

10978 开胃醒脾丸 （《梅氏验方新编》卷十八）

【组成】厚朴（去粗皮，切）一斤　生老姜（连皮切）八两

【用法】水一升，同煮干，拣去姜，将厚朴焙干。又用干姜一两、甘草五钱、水一升，再同厚朴煮干，拣去甘草，将干姜、厚朴焙燥，研为细末；另用大枣一斤、生老姜二两煮熟，拣去姜，将枣捣如泥，和厚朴末为丸，如梧桐子大。每服五十丸，清晨米饮汤送下。

【功用】补脾胃虚损，温中进食，降气化痰，去冷饮泄泻。

10979 开骨芎归汤

《仙拈集》卷三。为《得效》卷十四"加味芎归汤"之异名。见该条。

10980 开结化痰汤 （《寿世保元》卷三）

【组成】陈皮一钱　半夏（制）二钱　茯苓二钱　桔梗八分　枳壳七分　贝母一钱　瓜蒌仁二钱　黄连五分　黄芩二钱　栀子二钱　苏子二钱　桑皮三钱　朴消八分　杏仁三钱　甘草八分

【用法】上锉。水煎，入姜汁磨木香服。

【主治】痰结。热痰在胸膈间不化，吐咯不出，寒热气急，满闷作痛。

10981 开结导引丸

《东医宝鉴·外形篇》卷四引《宝鉴》。为《医学发明》卷八"开结枳实丸"之异名。见该条。

10982 开结导饮丸 （《丸丹膏散集成》引李东垣方）

【组成】槟榔　甘遂　赤芍药　威灵仙　泽泻　葶苈　乳香（研）各二两　没药（研）一两　牵牛五钱　大戟（炒）三两　陈皮四两

【用法】上为末，面糊为丸，如梧桐子大。每服五十丸，加至七八十丸，食前熟汤送下。得愈止后服。

【主治】湿热，并诸湿相搏，腰膝重痛，足胫浮肿。

【宜忌】忌酒二日，忌面及甘草三两日。宜食温淡粥补胃。

10983 开结导饮丸

《丹溪心法》卷三。即《医学发明》卷八"开结枳实丸"。见该条。

10984 开结导痰汤

《寿世保元》卷六。为《古今医鉴》卷九"开气消痰汤"之异名。见该条。

10985 开结妙功丸 （《宣明论》卷七）

【异名】妙功丸（《儒门事亲》卷十二）、妙效丸（《普济方》卷一七一）。

【组成】荆三棱（炮）　茴香各一两（炒）　川乌头四两　神曲　麦芽　大黄各一两（好醋半升熬成稠膏。不破坚积，不须熬膏）　干姜二钱　巴豆二个（破坚积用四个）　半夏半两　桂二钱　牵牛三两

【用法】上为末，膏为丸，如小豆大。每服十丸、十五丸，生姜汤送下；温水、冷水亦得。或心胃间稍觉药力暖性，却减丸数，以加至快利三五行，以意消息，病去为度。

【功用】《卫生宝鉴》：宣通气血，消酒进食，解积。

【主治】怫热内盛，痃癖坚积，肠结，癥瘕积聚，疼痛胀闷，作发有时，三焦壅滞，二肠闭结，胸闷烦心不得眠，咳喘哕逆不能食；或风湿气两腿为肿胀，黄瘦，眼涩昏暗，一切所伤心腹暴痛，肝肾燥郁，偏正头疼，筋脉拘痪，肢体麻痹，走注疼痛，头目昏眩，中风偏枯，邪气上逆，上实下虚，腰膝麻木，不通气血。

【备考】方中川乌头，《御药院方》用四钱，《普济方》用四分。主治中心腹暴痛，原作"心腹暴热"，据《卫生宝鉴》改。

10986 开结枳术丸

《医学入门》卷七。为《御药院方》卷五"开结枳实丸"之异名。见该条。

10987 开结枳实丸 （《医学发明》卷八）

【异名】开结导引丸（《东医宝鉴·外形篇》卷四引《宝鉴》）、开郁导饮丸（《东医宝鉴·外形篇》卷四引《丹溪心法》）。

【组成】橘皮　白术　泽泻　茯苓　麦糵面　炒曲各一两　干生姜　青皮各半两　枳实（麸炒）一两半　半夏（汤洗七次）一两

【用法】上为细末，汤浸蒸饼为丸，如梧桐子大。每服三五十丸至七十丸，食远温水送下。

【功用】《外科发挥》：导引行水，化脾气。

【主治】❶《医学发明》：饮食不消，心下痞闷。❷《外科发挥》：腿脚肿痛。

【加减】如有积块，加巴豆霜一钱半。

【备考】本方方名，《丹溪心法》引作"开结导饮丸"。

10988 开结枳实丸 （《御药院方》卷五）

【异名】木香利膈丸（《医统》卷二十九引《医林》）、开结枳术丸（《医学入门》卷七）。

【组成】枳实（麸炒）　白术　半夏（汤洗）　天南星（炮）　白矾（枯）　苦葶苈（隔纸炒）　大黄各半两　木香二钱　黑牵牛（头末）二两　大皂角（去皮子，酥炙）一两　青皮（去白）半两　或加旋覆花一两

【用法】上为末，入牵牛头末令匀，生姜汁煮面糊为丸，如梧桐子大。如单腹胀，上喘涎多，四肢肿满，每服三四十丸，食后生姜汤送下，以微利为度；妇人干血气，膈实肿满，或产后有伤，面目浮肿，小便不利，生姜、葱白汤送下；酒疸病，温酒送下。

【功用】宣导凝滞，消化痰饮，升降滞气，通行三焦，滋荣心肺，灌溉肾肝，补助脾元，养胃，转行百脉，去风结恶气，流畅大小肠。常服消食快气，下痰利膈。

【主治】❶《御药院方》：中痞痰逆，恶心呕哕，膈实，酒醒不解，宿物停积，两胁膨闷，咽嗌不利，上气咳嗽。❷《医学入门》：黄疸。

【宜忌】《北京市中药成方选集》引朱丹溪方：孕妇忌服。

10989 开结舒经汤《古今医鉴》卷七）

【异名】开结舒筋汤（《杂病源流犀烛》卷十三）。

【组成】紫苏八分　陈皮八分　香附（醋炒）八分　台乌八分　川芎八分　苍术（米泔浸三日，锉碎，炒）八分　羌活八分　南星八分（制）　半夏八分（制）　当归八分　桂枝四分　甘草四分

【用法】上锉。加生姜三片，水煎，入竹沥、姜汁各半盏服。

【主治】七情六郁，气滞经络，手足麻痹。

10990 开结舒筋汤

《杂病源流犀烛》卷十三。为《古今医鉴》卷七"开结舒经汤"之异名。见该条。

10991 开胸利气丸《全国中药成药处方集》禹县方）

【组成】广木香四钱　陈皮二两　沉香　黄连各四钱　枳壳一两二钱　砂仁一两二钱　香附一两二钱　法半夏　乌药　五灵脂各一两　莱菔子一两二钱　三棱　莪术　青皮　川厚朴　穿山甲各一两　当归　槟榔　玄胡各二两　大黄一斤　黑白丑二两

【用法】上为细末，水泛为丸，如绿豆大。每服二钱，白开水送下。

【主治】胸膈满闷，食积腹胀，气滞作痛，大便燥结。

【宜忌】孕妇及身体虚弱者忌用。

10992 开胸顺气丸《北京市中药成方选集》）

【异名】开胸理气丸（《成方制剂》6册）。

【组成】槟榔（炒）六两　二丑（炒）八两　陈皮二两　木香一两五钱　三棱（炒）二两　莪术（炙）二两　牙皂一两　厚朴（炙）二两

【用法】上为细末，过罗，茵陈熬水，泛为小丸。每服一至二钱，温开水送水。

【功用】❶《北京市中药成方选集》：消积化滞。❷《中国药典》：行气止痛。

【主治】停食停水，气郁不舒，膨闷胀满，胃脘疼痛，红白痢疾，疟疾。

【宜忌】孕妇忌服。年老体弱勿服。服药后过三小时再饮食。

10993 开胸顺气丸《北京市中药成方选集》）

【组成】木香八十两　黑牵牛（炒）一百六十两　黄芩四十两　香附（炙）一百二十两　五灵脂（炒）八十两　大黄一百六十两　莪术（炙）四十两　橘皮八十两　猪牙皂四十两　三棱（炒）四十两

【用法】上为细末，过罗，用冷开水泛为小丸，滑石为衣，闯亮。每服一至二钱，每日一至二次，温开水送下。

【功用】消食逐水，调气化滞。

【主治】食积气聚，膨胀痞满，气滞停水，胃脘刺痛。

【宜忌】年老气虚者及孕妇忌服。

10994 开胸顺气丸《全国中药成药处方集》天津、兰州方）

【组成】槟榔　广木香　山楂　神曲（麸炒）　炒麦芽　厚朴（姜制）　枳实（麸炒）各一斤　乌药　青皮（醋炒）　熟军各一斤八两　甘草八两　炒莱菔子一斤八两

【用法】上为细末，水丸：凉开水泛为小丸，二钱重装袋，每次服一袋；蜜丸：炼蜜为丸三钱重，蜡皮或蜡纸筒封固，每次服一丸，白开水送下。

【功用】开胸顺气，健胃消食。

【主治】胸腹胀满，消化不良，呕吐恶心，停食蓄水，红白痢疾。

【宜忌】孕妇及气虚者忌服。

10995 开胸理气丸

《成方制剂》6册。为《北京市中药成方选集》"开胸顺气丸"之异名。见该条。

10996 开窍消痰汤《石室秘录》北京科技本卷一）

【组成】人参三钱　白术三钱　半夏三钱　皂角末一钱　陈皮一钱

【用法】水煎服。

【主治】中邪。

【方论选录】此方之妙，在皂角能开人之孔窍，引人参、白术、半夏之类直入心经，而痰之迷滞无不尽开。痰去，邪将何留？

【备考】本方方名，原书萱永堂本作"开窍消痰饮"。

10997 开窍消痰饮

《石室秘录》（萱永堂本）卷一。即原书（北京科技本）"开窍消痰汤"。见该条。

10998 开菀二陈汤

《医钞类编》卷十六。即《万氏女科》卷一"开郁二陈汤"。见该条。

10999 开解六郁膏《慈禧光绪医方选议》）

【组成】香附一两　川郁金一两　小枳实八钱　青皮八钱　山田五钱　片姜黄六钱　广木香六钱　橘红六钱　红花五钱　全当归一两　苏梗子一两　沉香五钱　麝香二钱　莱菔子六钱　白芥子六钱　茅苍术五钱

【用法】共以麻油炸枯，滤去滓，兑丹为膏。摊贴肺俞穴、上脘穴。

【主治】肝病。

11000 开痰安虫汤《点点经》卷二）

【组成】乌梅　苦参　淮膝　橘皮　杜仲　川楝　当归　香附各一钱半　天雄　吴萸　杏仁各一钱　甘草八分

【用法】葱白为引。

【主治】小腹肿胀刺痛。

【宜忌】脉迟可用，洪大不可用。

11001 开痰降火汤《点点经》卷二）

【组成】黄连（吴萸炒）六分　黄芩一钱五分　黄柏一钱　大黄三钱　半夏（童便炒）　胆草　木通　瓜蒌子（麻仁炒）　车前　胆星各一钱半　朴消二钱　甘草四分

【用法】水竹沥半杯，兑服。

【主治】酒病邪痰，发狂如疯。

11002 开痰顺气汤《点点经》卷三）

【组成】枳壳　青皮　木香　沉香　槟榔各一钱

【用法】俱不咀捣，用分葱泡水，各磨浓汁一匙，外用神金三张，入汁内拌匀，沸汤兑服。

【主治】五行有犯，四气有触，日夜不眠，喘息咳嗽，痰

涎流沫。

11003 开痰神应丹（《痘疹仁端录》卷九）

【组成】直芫花一钱

【用法】炒过，弗令焦，焙干为末。每服三四厘，白汤下。

【主治】痘疹，咽下有疮壅塞者。

11004 开障去翳散（《春脚集》卷一）

【组成】黄连 黄芩 川军 连翘 小生地 胆草 菊花 银花 薄荷 木贼 川羌活 蝉蜕 赤芍 防风 荆芥 甘草 黄柏各一钱

【用法】上药水煎浓汤，去净滓土，澄清，放碗中，拣上好羊脑炉甘石一两煅红，淬入药汤内，连煅、淬三次，即将甘石浸在药汤内，再将碗口用纸封好，勿令落尘。俟过数日后极干时，再加入：铜绿二分，胆矾二分，朱砂三分（水飞），雄黄三分（水飞），硼砂五分，冰片八分，麝香三分，共研极细如尘，收瓷瓶内，封固口，用凉水骨簪点少许。

【功用】《全国中药成药处方集》（沈阳方）：磨云退翳。

【主治】❶《春脚集》：翳障。❷《全国中药成药处方集》（沈阳方）：目珠云障，赤肿作痛，畏日羞明，迎风流泪，各种翳膜，视物不清，暴发火眼，沙眼。

【宜忌】真有翳障，方可点之。

11005 开膈利痰汤（《济阳纲目》卷三十六）

【组成】半夏 茯苓 陈皮各一钱半 枳实一钱二分 桔梗 瓜蒌仁（去油） 黄连 香附各一钱 甘草三分

【用法】上用水二钟，煎八分，加竹沥半盏，姜汁二三匙，食前服。

【主治】气结痰壅膈噎，饮食不下。

11006 开豁腠理汤（《专治麻痧初编》卷三引《痘疹折衷》）

【组成】升麻 葛根 羌活 荆芥 防风 前胡 紫苏 牛蒡子 陈皮 甘草 桔梗 枳壳

【用法】水煎服。

【主治】麻疹。

11007 开疆扫雾丹

《眼科秘诀》卷一，为原书同卷"扫雾丹"之异名。见该条。

11008 开心薯蓣肾气丸（《医心方》卷十三引《范汪方》）

【组成】肉苁蓉一两 山茱萸一两 干地黄六分 远志六分 蛇床子五分 五味子六分 防风六分 茯苓六分 牛膝六分 菟丝子六分 杜仲六分 薯蓣六分

【用法】上药治下筛。炼蜜为丸，如梧桐子大。每服十丸至二十丸，日二夜一。若烦心，即停减之，只服十丸为度。服药五日，玉茎炽热；十夜，通体滑泽；十五夜，颜色泽，手足热；二十夜雄力欲盛；二十五夜，经脉充满；三十夜，热气朗彻，面色如花，手纹如丝而心开，记事不忘，独寝不寒。年四十以下一剂即足；五十以上两剂即足。妇人断续者，服一剂，五十得子。

【功用】健中补髓，填虚养志，开心安脏，止泪明目，宽胃养阴阳，除风去冷。

【主治】丈夫五劳七伤，髓极不耐寒，眠即胪胀，心满雷鸣；不欲饮食，虽食心下停淡不能消；春夏手足烦热，秋冬两脚凌冷；多忘。

【宜忌】忌大辛、醋。

11009 开关润喉蓬莱雪（《奇效良方》卷六十一）

【组成】片脑 麝香各一字 硼砂 明乳香 没药各三钱 全蝎（去毒） 防风（去叉） 百药煎 朴消 薄荷叶 粉草各半两

【用法】上为细末。每用少许，以匙挑干掺咽间及疮上；如在关下，掺舌下，旋旋咽下。仍用薄荷、桔梗、甘草煎水噙漱，或以薄荷研自然汁调成膏，噙化亦妙。

【功用】开关润喉。

【主治】干喉风。

11010 开郁顺气解毒汤（《疮疡经验全书》卷二）

【组成】青皮 当归 甘草 抚芎 生地 柴胡 香附 陈皮 栀仁 赤芍 连翘 砂仁 桔梗 花粉 乌药 黄芩 羌活 金银花

【用法】再用夏枯草四两，水三四碗，砂罐煎服。

【主治】奶病。

【加减】冬天加桂、玄胡索。

11011 开骨千金不易汤

《胎产秘书》卷中。为《得效》卷十四"加味芎归汤"之异名。见该条。

井

11012 井苔散（《圣济总录》卷一三二）

【组成】井中苔 土马鬃各半两

【用法】上为散。灯盏中油调涂之。

【主治】彻耳疮。

11013 井金散（《卫生宝鉴》卷十三）

【异名】一井散（《医学纲目》卷十九）。

【组成】土黄三钱 硇砂 雄黄各二钱（另研） 粉霜 轻粉各一钱 乳香 没药各半钱

【用法】上为末。假令瘤如胡桃大，用药末少许（半钱），用唾调如稀面糊得所，摊于瘤顶上，如小钱大，唾湿纸花两重盖之，后用黄龙膏盖之，间日一度上药，次添药彻的周围，大如韭叶。如此上之，无复渐渐拆之，后根摇自然有裂隙，随后自然下来。

【功用】枯瘤瘻。

【备考】本方方名，《医方类聚》引作"一井金散"。

11014 井金散（《准绳·疡医》卷五）

【组成】土黄三钱 硇砂（生，晒干） 雄黄各二钱 轻粉 朱砂 乳香 没药各一钱 麝香 片脑各少许

【用法】上为末，以唾调为稀糊，涂瘤顶上，唾湿纸两重盖之，后用黄龙膏贴纸上，间日一度上药，次添药，彻的周回，大如韭叶。如此上之，无复渐渐折之。后根摇自然有裂峰，随后自下来。若腐肉未去尽者，捻针头散于疮口腐肉，上贴膏药，一日一换，直待腐肉去尽为度。

【主治】六瘤，瘻。

11015 井珠丸

《兰室秘藏》卷上。为原书同卷"碧天丸"之异名。见该条。

11016 井黄煎（《普济方》卷三七九引《全婴方》）

【组成】虾蟆一枚（去皮骨肠胃，炙焦，捣末，以无灰酒一盏、猯猪胆一枚取汁，熬成膏） 诃黎勒皮（炮） 使君子（去壳） 胡黄连 蝉蜕 无食子 芦荟（研） 芜荑 熊

胆　夜明砂　丹砂（研）　雄黄　木香各一分　肉豆蔻（去壳）春、夏半分，秋、冬一分　牛黄（研）一钱　麝香（研）一钱

【用法】上为末，猪胆膏为丸，如麻子大。每服五七丸，米饮送下；惊疳，金钱薄荷汤送下；疳疮腹胀，桃仁茴香汤送下；疳虫，东安石榴、苦楝根汤送下。

【主治】小儿诸疳诸痢，食伤气胀，头大体羸，头发作穗，壮热不食，多困，齿烂，鼻疮，丁奚潮热，腹急，骨蒸消瘦，发坚面黄。

【宜忌】若挟热而痢者，不可服。

11017 井泉石散（《圣济总录》卷一八一）

【组成】井泉石（为末，再研，飞过）　蝉壳（去土）　蛇蜕皮（炙）　甘草（炙）各一两

【用法】上为散。每服半钱至一钱匕，蜜水调下。

【主治】小儿热盛攻眼，及斑疮入眼。

11018 井泉石散（《幼幼新书》卷二十五引张涣方）

【组成】井泉石一两　晚蚕沙　夜明砂（各微炒）　石决明　甘菊花　黄连（去须）各半两

【用法】上为细末。每服一钱，用米泔一盏，入生猪肝少许，煎五分，肝烂为度。乳食后于温时时服。

【主治】眼疳，邪热攻于眼，目生翳障，致损睛瞳。

不

11019 不二丸（《局方》卷六）

【组成】巴豆（去皮心膜，去油）　杏仁（浸，去皮尖，研）各七十个　黄蜡一两三钱　砒霜（研，入瓷罐子，以赤石脂固封缝，盐泥固济，烧通赤，候冷取出）一两六钱　白胶香（研细）四钱　黄丹（炒）二钱半　乳香（研）六钱半　朱砂（研，飞）半两　木鳖子（烧焦）十个

【用法】上为末，熔蜡为丸，如黄米大，每钱作一百二十丸。每服一丸，小儿半丸，水泻，新汲水送下；赤痢，甘草汤送下；白痢，干姜汤送下；赤白痢，甘草干姜汤送下，并放冷，临卧服。

【主治】大人、小儿一切泻痢，无问冷热赤白，连绵不愈，愈而复发，腹中疼痛者。

【宜忌】忌热物一二时辰。

11020 不二丸（《卫生总微》卷十）

【组成】巴豆三十粒（去皮心膜，研，别用好黄连半两，水浸浓汁，染纸两张，裹巴豆，压去油）　朱砂（研末，水飞）一钱　寒食饼一钱（炒）

【用法】上为细末，滴水为丸，如绿豆大。每服一丸，新水磨化，不拘时候。

【主治】伤食吐泻不止。

11021 不二丸（《痘疹全书》卷下）

【组成】苍术（锉）二两　草乌（去皮尖）一两　羌活一两半　杏仁四十九个　巴豆（去壳油）四十九粒

【用法】上为细末，神曲为丸，如皂子大，黄柏末为衣。每服一丸，原物煎汤送下；再服补中化毒物。

【主治】痘症顺症，因伤食而腹胀满，气喘促，疮色变，又烦躁者。

11022 不二丸（《穷乡便方》）

【组成】常山（酒煮，炒干取末）四钱　尖槟榔（取末）一钱

【用法】面糊为丸。当发日，先晚酒送下二十一粒，次早酒送下三十粒。

【功用】截疟。

【主治】阴疟，发自下午，面青寒多，有吐。

11023 不二饮（《古今医鉴》卷五）

【组成】常山二钱　槟榔（雌一钱，雄一钱，尖锐者为雄，平秃者为雌）　知母一钱五分　贝母一钱五分

【用法】上锉一剂。酒一钟，煎至八分，不可过熟，熟则不效，露一宿，临发日，五更温服。

【主治】一切寒热疟疾。

11024 不二饮（《明医指掌》卷四）

【组成】柴胡　黄芩　常山　槟榔　知母　芍药　青皮　甘草

【用法】用短水白酒二钟，煎八分，发前五个时辰服。

【功用】截疟。

【主治】阴疟、老疟，脉来浮大弦滑者。

【宜忌】忌热茶、汤、饭一日，只可食温凉者。脉来沉细涩微者，慎之。

11025 不二饮（《青囊秘传》）

【组成】西丁一钱　靛花五分

【用法】上为末。凉水调服。

【主治】结毒咽烂。

11026 不二散（《证类本草》卷四引孙用和方）

【组成】腻粉一两（用汤煎五度，如茶脚，慢火上焙干）　麝香半两（细研如粉）

【用法】每服一字，温水调。但是风临时，服半钱，或一钱匕。

【主治】虚风。

11027 不二散（《圣济总录》卷一二六）

【组成】牡蛎（煅赤）一两　猬皮一枚（生锉，焙干）

【用法】上为散，每服二钱匕，温酒调下。

【主治】瘰疬肿痛。

11028 不二散（《脉因症治》卷一）

【组成】白面二两　砒一钱

【用法】上药和匀，以香油一斤，煎至色黄，用草纸压之，去油为末，入江茶三两。每服一字。

【主治】疟疾。

11029 不二散（《普济方》卷一九七）

【组成】紫河车二钱　绿豆粉半两　甘草一钱　薄荷二钱　信一钱

【用法】上为末。星月上时，用无根井水调，大人一钱，小儿半钱。

【主治】疟疾。

【宜忌】忌毒物。

11030 不二散（《普济方》卷二〇七）

【组成】罂粟壳二两　甘草二两（炙）　青皮（去瓤，焙干）二两　陈皮（去瓤，焙干）二两　当归　甜藤一两（如无，干葛代）

【用法】上为细末。每服二钱，水一盏，煎至七分，去滓，通口服；如患赤白痢，用酸石榴皮一片同煎。

【主治】诸般泻痢。

【备考】方中当归用量原缺。

11031 不二散（《普济方》卷二七三）

【异名】护心散（《赤水玄珠》卷二十九）。

【组成】甘草半两 豆粉一两

【用法】分作二服，酸虀水下。

【主治】疔疮。

11032 不二散（《袖珍》卷一）

【组成】人言一两（为末） 飞面四两（与人言用水和软饼，锅内焙干为末） 白扁豆末二两 细茶末二两

【用法】上同和匀。每服小半钱，已前半日，用温茶调下，再用水荡下。

【主治】疟疾。

【宜忌】忌酒、面、鱼等。

11033 不二散

《赤水玄珠》卷二十九。为《仙传外科集验方》"百二散"之异名。见该条。

11034 不二散（《准绳·幼科》卷五）

【组成】莲肉（炒，去心）一两 真鸦片二钱（另研）

【用法】上各为净末，和匀。每服三四分，米饮调下。

【主治】痘，当起胀灌浆时，泄泻不止；亦治烦痒。

11035 不二散（《痢疟纂要》卷十二）

【组成】常山 槟榔 贝母各八钱

【用法】水姜煎，露一宿。五更时温服。

【主治】疟痢兼患，痢减而疟甚者。

11036 不二散（《集验良方》卷一）

【组成】杜蜈蚣八钱（晒干，生研） 雄精四钱

【用法】上药二味，共研细末。临用看症轻重，酌量同雄猪胆汁调和，敷患上；或生指头，将药末入猪胆，套在指上，如干，加胆汁；或用不二散，装入青壳鸭蛋内，将患指浸在蛋内。套三四次即溃。溃后掺狗大牙末，膏盖。

【功用】拔毒，去腐，生肌。

【主治】手足横纹区处患毒，并蛇头眼腹等症。

11037 不二散（《外科方外奇方》卷四）

【组成】密陀僧三钱 硫黄一两 草乌三钱 红砒一钱

【用法】上为细末，米醋调搽。

【主治】汗斑。

11038 不二膏（《经验秘方》卷下）

【组成】金石斛十六两（去根，洗，切片） 乳香四两八钱（去油） 真川贝十六两（去心，研） 没药四两八钱（去油） 明天麻六两八钱（洗，切片） 甘草六两四钱（洗，切片） 巴豆肉五两四钱（去油，研）

【用法】上用大麻油十二斤，浸药数日，煎时下活大雄鲫鱼（不去鳞甲）两条，每条重一斤半左右，煎枯去滓存油，另用铅粉二斤（研，炒黄色），筛下收膏。倘病串乳疬未溃者，少加樟脑于膏上，如已溃者不用。

【主治】痰症，病串，乳疬，一切无名肿毒。

11039 不二膏（《古今医鉴》卷十六）

【组成】大黄一两 黄柏一两 黄连一两 乳香一钱 没药一钱 轻粉一钱 血竭二钱 孩儿茶二钱 片脑二分 水银三钱（用官粉三分，吐涎以银磨）

【用法】上为末，合和，以猪脂四两炼，去渣；入黄蜡一两再煎滤过；入药，柳条搅匀。随疮大小摊纸贴之。

【主治】杖疮。

11040 不老丸（《魏氏家藏方》卷五）

【组成】川厚朴（去皮，姜制，炒） 川白姜（湿纸煨） 肉豆蔻（面裹煨） 白术（炒）各一两半 附子（去皮脐，切小块，姜汁罨一宿，炒） 肉桂（去粗皮） 丁香各一两 荜茇七钱半

【用法】上为细末，神曲、生姜汁煮糊为丸，如梧桐子大。每服五十丸，米饮送下，不拘时候。

【功用】健脾胃，消痰饮，进美饮食。

【主治】脏腑虚滑久泻。

11041 不老丹（《儒门事亲》卷十五）

【组成】苍术四斤（米泔水浸软，竹刀子刮去皮，切作片子；一斤用椒三两，去白炒黄，去椒；一斤用盐三两炒黄，去盐；一斤用好醋一升，煮泣尽；一斤用好酒一升，煮泣尽） 何首乌二斤（米泔水浸软，竹刀子刮去皮，切作片子，用瓦甑蒸。先铺黑豆三升，干枣二升，上放何首乌；上更铺枣二升，黑豆三升，用炊单复复上，用盆合定，候豆枣香熟，取出，不用枣豆） 地骨皮（去粗皮）二斤

【用法】上为细末，用榁汁搜和，如软面剂相似，瓷盆内按平，上更用榁汁，药上高三指，用纱绵帛覆护之。昼取太阳，夜取太阴，使干；再捣，罗为细末，炼蜜为丸，如梧桐子大。每服六十丸，空心温酒送下。

【功用】乌髭驻颜，明目延年。

【主治】一切诸风。

【宜忌】忌五辛之物。

11042 不老丹

《普济方》卷二二三。为《医方类聚》卷一五三引《经验秘方》"神仙不老丹"之异名。见该条。

11043 不老丹

《医部全录》卷三三一引《体仁汇编》。为《扶寿精方》"还元丹"之异名。见该条。

11044 不老汤（《百一》卷四）

【异名】神仙九气汤（《得效》卷三）、九气汤（《得效》卷四）、神仙不老汤（《普济方》卷二六七引《余居士选奇方》）。

【组成】香附子（去尽黑皮，微炒）四两 姜黄（汤浸一宿，洗净，焙干称）二两 甘草一两（炙）

【用法】上为细末。每服一大钱，入盐点，空心服。

【功用】免岚瘴之患。

【主治】《得效》：九气：膈气、风气、寒气、热气、忧气、喜气、惊气、怒气、山岚瘴气，积聚坚牢如杯，心腹刺痛，不能饮食，时去时来，发则欲死。

11045 不老汤

《袖珍》卷二。为原书同卷"木香破气散"之异名。见该条。

11046 不老汤

《回春》卷四。为原书同卷"红颜酒"之异名。见该条。

11047 不再散（《朱氏集验方》卷二）

【组成】黄丹一两 百草霜三两

【用法】上为末，新汲水五更服，用水不多。

【主治】久疟。

11048 不夺散（《外科百效》卷五）

【组成】防风 荆芥 生地 钩藤 角茴 木瓜 芎

莴 紫金皮 五加皮 白芷 槟榔 木香 羌活 独活 归尾 天台乌 威灵仙 杜仲 芍药 牛膝 乳香 没药 故纸 五灵脂 石南藤 自然铜各等分

【用法】每月头酒,一块用绢袋兜,宜浸五七日。取出随量,不拘时候常热服。

【主治】诸虚百损,遍身疼痛。

【加减】如孕妇服,除牛膝、赤芍,加归身,北艾;人热者,加黄连、赤芍为散各等分。

【宜忌】忌红酒、盐、碱、油腻等物。

11049 不传散

《普济方》卷一四七。为《洪氏集验方》卷三"普救散"之异名。见该条。

11050 不忘散(方出《千金》卷十四,名见《准绳•类方》卷五)

【组成】菖蒲二分 茯苓 茯神 人参各五分 远志七分

【用法】上药治下筛。每服方寸匕,酒送下,一日三次。

【功用】令人不忘。

11051 不卧散(《鸡峰》卷五)

【组成】苍术 川芎 甘草 藁本各一两

【用法】上为粗末。每服三钱,水一盏,加葱白三寸,同煎至八分,去滓温服,不拘时候。

【功用】截伤寒。

11052 不卧散(《伤寒标本》卷下)

【异名】神仙不卧散(《普济方》卷一四七引《德生堂方》)。

【组成】川芎一两半 石膏七钱半 藜芦半两 甘草 人参 细辛各二钱半 (一方无人参、细辛)

【用法】上为末。口嗌水搐鼻,少时饮白汤半碗,汗出而解。

【功用】《医方类聚》引《神效名方》:解利伤寒。

【主治】伤寒壮热,头疼。

11053 不卧散(《丹溪心法》卷四)

【组成】猪牙皂角一钱 玄胡 青黛些少

【用法】上为末。吹鼻中取涎。

【主治】头痛。

11054 不惊丸(《普济方》卷三七四引宿州陈氏方)

【组成】枳壳(去瓤,麸炒黄,取末)一两 淡豆豉七钱(有盐者不用) 芜荑仁三钱半 蝎梢十二尾(炙,去毒)

【用法】上为细末,醋糊为丸,如麻子大。每服百丸,乳汁送下;清水饮亦得。

【主治】小儿因惊气而吐逆作搐,痰涎壅塞,手足掣缩,眼睛斜视。

11055 不惊丸(《小儿病源》卷三)

【组成】枳壳(去瓤,麸炒) 淡豆豉

【用法】上为末。每服一字,病甚者服半钱,急惊者,薄荷自然汁调下;慢惊者,荆芥汤入酒三五点调下。一日三次,不拘时候。

【主治】小儿因惊气而吐逆作搐,痰涎壅塞,眼睛斜视。

11056 不惊丹(《活幼心书》卷下)

【组成】枳壳(去瓤,麸炒微黄)一两 淡豆豉(焙干) 茯神(去皮木根) 南星各半两 蝎梢五十尾(去尖

毒) 净芜荑二钱半(先入乳钵内,极细研烂)

【用法】上除芜荑外,余五味焙为末,再同芜荑乳钵内杵匀,醋煮糯米粉糊为丸。周岁内婴孩粟谷大,每服三十丸至五十丸,乳汁送下;三岁以上者麻仁大,每服五十丸及六十丸,温米清汤送下,候一时得吃乳食。

【功用】疏风顺气,和脾胃,进饮食。

【主治】因惊气而吐逆作搐,痰涎壅塞,手足掣缩,目睛斜视。

11057 不醉丹(《济阳纲目》卷十一)

【组成】白葛花 天门冬 白茯苓 牡丹蕊 小豆花 缩砂仁 葛根 官桂 甘草 海盐 木香 泽泻 人参 陈皮 枸杞

【用法】上为细末,炼蜜为丸,如弹子大。每服一丸,细嚼,热酒送下。

【功用】令人不醉。

11058 不醉方(《济阳纲目》卷十一)

【组成】绿豆 小豆 葛根各等分

【用法】上为末。当未饮酒之前,用冷水调一匙或二匙服之。

【功用】令人不醉。

11059 不灰木散(《圣惠》卷十)

【组成】不灰木一两(用牛粪火烧通赤) 延胡叶半两 子芩半两 黄药半两 甘草三分(炙微赤,锉) 甘菊花半两 羌活半两

【用法】上为细散。每服二钱,用淡浆水一中盏,煎至六分,和滓温服,不拘时候。

【主治】伤寒得汗及未得汗,烦躁闷乱。

11060 不灰木散(《圣惠》卷六十八)

【组成】不灰木二两(以牛粪火烧赤) 密陀僧一两 黄柏半两(锉) 腻粉一分 麝香一分(细研)

【用法】上为细散。每用时,先用盐水洗疮,后用药敷之,每日换一次。

【主治】毒箭疮及马汗毒。

11061 不灰木散(《圣惠》卷八十三)

【组成】不灰木(用牛粪烧令通赤) 贝母(煨令黄) 甘草(炙微赤,锉)各半两

【用法】上为粗散。每服一钱,以新汲水一小盏,点生油一二滴,令散,煎至五分,去滓,分温二服,每日四次。

【主治】小儿咳嗽不止。

11062 不灰木散(《圣济总录》卷二十三)

【组成】不灰木二两 滑石(研) 凝水石(煅,研) 板蓝根 甘草(生用)各一两

【用法】上为散。每服三钱匕,用生米泔化乳糖一枣大调下。

【主治】伤寒大热,烦躁闷乱。

11063 不传妙方(《外科外奇方》卷三)

【组成】绿柳树根皮 川椒等分(炒燥,取净末四两) 枯矾一两 全蝎五只(焙)

【用法】上为细末。猪板油调搽。

【主治】血风癣虫,坐板疥癞诸疮。

11064 不龟手膏(《外科大成》卷四)

【组成】猪脂油四两 白蜡二两(溶化,离火加) 白

芷　升麻各一钱　猪牙皂一钱　丁香五分　麝香二分

【用法】上为细末，入前油蜡内和匀。先用葱汤洗手净，拭干，烘手热，取前膏一块于手心内搓之，令手掌油润，去药，则只手于火上烘之、搓之，以油干为度。

【功用】滋润肌肤。

【主治】冬月手背裂痛。

11065 不换金丸（《百一》卷十八）

【组成】当归　没药　玄胡索　川芎　藁本　人参　白茯苓　牡丹皮　甘草　白芍药　白术　熟干地黄　白芷　白薇各等分

【用法】上为细末，炼蜜为丸，如弹子大。每服一丸，酒送下。

【主治】妇人诸虚不足，心腹疼痛。

11066 不换金丸

《妇人良方》卷二。为原书同卷"胜金丸"之异名。见该条。

11067 不换金丹（《医学启源》卷中）

【组成】荆芥穗　白僵蚕（炒）　天麻　甘草各一两　羌活（去芦）　川芎　白附子（生）　川乌头（生）　蝎梢（去毒，炒）　藿香叶各半两　薄荷三两　防风一两

【用法】上为细末，炼蜜为丸，如弹子大。每服细嚼，茶清送下。如口喝向左，即右腮上涂之。

【功用】退风散热，行经和血，开发腠理。

【主治】中风口喝。

11068 不换金丹

《景岳全书》卷六十一。为《妇人良方》卷二"胜金丸"之异名。见该条。

11069 不换金散

《养老奉亲》。为原书"橘皮煮散"之异名。见该条。

11070 不换金散（《妇人良方》卷七引《灵苑》）

【组成】三棱　莪术（并细锉）　巴豆（去壳）各一两

【用法】上三味，以酽醋一碗，熬醋成膏为度。先将糠固济一罐子，阴干后将药并醋膏一处置罐子中，外用泥裹，以平瓦一片盖之，用炭火五七斤煅，常看守，才候烟急出即取出，看通黑则止，不得烧过了，便入乳钵内细研为末。每服一钱，炒生姜、酒调下。

【主治】妇人血刺痛不可忍者。

11071 不换金散（《圣济总录》卷一四三）

【组成】槐实（及时采，炒）　臭椿根皮（锉，暴干）　荆芥穗各一两

【用法】上为散。每服一钱匕，用粟米饮调下；年深者服二钱匕，一日三次。

【主治】肠风痔瘘，泻血久不愈。

11072 不换金散（《杨氏家藏方》卷五）

【组成】厚朴四两（去粗皮，姜汁浸一两）　陈橘皮（去白）　甘草（炙）　藿香叶（去土）　苍术（米泔浸一宿，焙）　半夏（汤洗七遍，焙干为末，生姜汁搜和作饼子，炙令黄色）　草果子仁各二两　人参（去芦头）一两半

【用法】上㕮咀。每服三钱，水一盏，加生姜三片，大枣一个，煎至七分，去滓温服。

【功用】调阴阳，止吐利，疗寒热，截伤寒。

【主治】一切气。

11073 不换金散（《易简方》）

【异名】不换金正气散（《局方》卷二吴直阁增诸家名方）、真方不换金正气散（《普济方》卷一四七）。

【组成】藿香　厚朴　苍术　陈皮　半夏　甘草等分

【用法】上㕮咀。每服四钱，水一盏，加生姜三片，煎至六分，去滓热服。

【功用】❶《局方·吴直阁增诸家名方》：辟岚气，调和脾胃，美饮食。❷《直指》：解散寒邪。

【主治】四时伤寒，瘴疫时气，霍乱吐泻，肠风便血；外伤湿邪，关节疼痛。

❶《易简方》：外感风寒，内伤生冷，憎寒壮热，头目昏疼，肢体拘急，不问风寒二证及内外之殊，以及山岚瘴气，四时瘟疫。❷《局方·吴直阁增诸家名方》：四时伤寒，瘴疫时气，头疼壮热，腰背拘急；五劳七伤，山岚瘴气，寒热往来，下痢赤白。❸《直指》：肠风便血。❹《得效》：久在卑湿，或为雨露所袭，身重脚弱，关节疼，发热恶寒，小便涩，大便泄，身汗或浮满。❺《普济方》：痘疮外为风寒所折，荣卫不知，内为乳食所伤，内气壅遏，以至冰硬。❻《景岳全书》：疮疡，脾气虚弱，寒邪相搏，痰停胸膈，致发寒热。❼《济阴纲目》：妊妇伤湿泄泻。

【宜忌】忌生冷、油腻、毒物。

【方论选录】《医方考》：是方也，苍术、厚朴、陈皮、甘草，平胃散也，可以平湿土敦阜之气而消岚瘴；乃半夏之燥，所以醒脾；藿香之芬，所以开胃。方名曰正气者，谓其能正不正之气故尔！

【临床报道】泄泻：《湖北中医杂志》[2001，（2）：33]用本方治疗泄泻120例，结果：24小时治愈者30例，1～2天治愈者45例，2～3天治愈者17例，2～3天好转者28例。

11074 不换金散（《普济方》卷二一〇引《十便良方》）

【组成】新罂粟壳一两（白痢蜜，赤痢蜜涂炙，赤白痢半炙半蜜炙）　甘草一钱（白痢炙，赤痢生，赤白痢半炙半生）　陈橘皮半两（不去瓤，白痢炙，赤痢焙，赤白痢半炙半生）

【用法】上为细末。每服三钱，用百沸汤调，去滓热服。

【主治】痢疾。

【备考】赤痢血多，用乌梅一枚入药妙。

11075 不换金散（《普济方》卷三九四）

【组成】片子姜黄　草龙胆各一两　干葛一两半

【用法】上为细末。五岁以下小儿每服半钱，用重帛裹药在内，以线扎定，入于甜水半盏中，慢火煎存三分，温服。

【主治】小儿吐逆。

11076 不换金散（《疮疡经验全书》卷一）

【组成】半夏　厚朴　苍术　陈皮　人参　藿香　茯苓　木香

【主治】发颐毒。

【备考】《医部全录》本方用法：㕮咀，水煎温服。后再服乳香护心散，仍贴金丝膏。

11077 不止麒麟散

《仙传外科集验方》。为《圣惠》卷六十一"麒麟竭散"之异名。见该条。

11078 不饥耐老方（《普济方》卷二一八）

【组成】麻子二升　大豆一升

【用法】上熬令香，为末，炼蜜为丸。日二服。

【功用】益气。

11079 不老地仙丹（《直指》卷四）

【组成】当归　牛膝　苁蓉（各酒浸，焙干）　虎骨（酒炙黄）　真川椒（去目，出汗）　川萆薢（盐水煮干）　蒺藜（炒，捣去刺）　川芎各一两　白附子（炮）　黄耆（蜜炙）　园白南星（炮）　何首乌　羌活　独活　杜仲（姜制，炒）　没药（别研）各三分　防风　赤小豆　地龙（去土）　茴香（炒）　木鳖子（去油）　血竭　乳香（别研）各半两

【用法】上为细末，和面稀糊为丸，如梧桐子大。每服四十丸，木瓜橘皮煎汤送下。

【功用】轻脚壮筋。

【主治】肾脏风毒。

11080 不泻内消丸（《王氏医存·附编》）

【组成】制香附　白术　枳实　广皮　神曲　小山楂　麦芽　青皮　制半夏各二钱　砂仁　莱菔子　三棱　莪术各一两

【用法】各炒，为细末，水为丸，晒收。每服二三钱，开水送下。

【主治】食积。

11081 不泻内消丸（《北京市中药成方选集》）

【组成】橘皮九十六两　砂仁十六两　厚朴（炙）三十二两　麦芽（炒）三十二两　山楂六十四两　三棱（炒）十六两　神曲（炒）三十两　莪术（炙）十六两　枳壳（炒）六十四两　香附（炙）三十二两　木香八两　青皮（炒）十六两　莱菔子（炒）六十四两

【用法】上为细末，过罗，用冷开水泛为小丸。每服二钱，温开水送下，一日二次。

【功用】导滞化积，宽胸消胀。

【主治】脾胃失和，消化不良，胸满胀饱，恶心嘈杂。

【宜忌】孕妇忌服。

11082 不觉退管锭子（《惠直堂方》卷三）

【组成】象牙末　万年冰（即粪窖年久砖，煅）各五钱　青盐　轻粉各三钱　密陀僧一钱

【用法】上为末，用饭捣丸锭子。插入管内。数日后，其管随药而出，不疼，自然生肌，不用收口药。

【主治】痔漏。

11083 不换金正气散

《局方》卷二（吴直阁增诸家名方）。为《易简方》"不换金散"之异名。见该条。

11084 不换金正气散（《外科精要》卷下）

【组成】苍术（米泔浸，炒）四两　厚朴（姜汁拌炒）四两　粉甘草（炙）二两　橘红（焙）三两　藿香叶　半夏（姜制）各二两　木香（湿纸裹煨）　人参　白茯苓各一两

【用法】每服五钱，加生姜、大枣，水煎服。

【主治】痈疽感冒风寒，或伤生冷，或瘴疟，或疫疠。

11085 不换金正气散（《医统》卷七十六）

【组成】厚朴（姜炒）　苍术（米泔水泡）　陈皮（去白）　半夏（制）　藿香叶（净）　甘草（炙）各一钱　草果五分

【用法】水二盏，加生姜三片，大枣二枚，水煎，温服。

【功用】和脾胃，止吐泻，温中，下痰饮。

【主治】一切山岚瘴气，八般疟疾，四时伤寒，五种膈气，腹痛胀满，吞酸噫气，噎塞干呕，恶心；内受寒湿，外感风邪，头痛头眩，鼻塞；及一切霍乱时气，不伏水土。

11086 不换金正气散（《保命歌括》卷十七）

【组成】厚朴（姜汁炒）　陈皮（去白）　苍术（米泔浸）　半夏（洗）　白茯苓　紫苏叶各等分　甘草减半　神曲（炒，研细末，另入药）等分

【用法】上咬咀，除神曲末，用水一盏半，加生姜三片，大枣二枚，煎一盏，去滓，入曲末服。

【主治】伤湿咳嗽。

11087 不换金正气散（《便览》卷四）

【组成】陈皮　厚朴（姜制）　藿香叶　半夏（姜炒）　甘草

【用法】上每服三钱，加生姜三片，大枣二枚，紫草并糯米同煎服。

【主治】疮痘正出之时，被天气寒冷所折，内为乳食所伤，气血壅遏，荣卫不和，毒气返复而出。

11088 不换金正气散（《治痘全书》卷十三）

【组成】人参　五味　麦冬　杏仁

【主治】痘疮，触犯邪气者。

【方论】触犯邪气，入则正气虚，驱邪不主扶正，则邪未必能驱。此用和平扶正之药，无过于生脉散之三味，所以五味、人参、麦冬，大有见也；大凡气一触则滞，更加杏仁以佐之。

11089 不换金正气散（《症因脉治》卷四）

【组成】苍术　厚朴　陈皮　甘草　木香　鲜藿香

【主治】表邪发热。

11090 不换金拨云丹

《审视瑶函》卷六。为《医统》卷六十一"不换金卷云丹"之异名。见该条。

11091 不换金卷云丹（《医统》卷六十一）

【异名】不换金拨云丹（《审视瑶函》卷六）。

【组成】大石蟹一个（照后制法）　黄连　黄柏　黄芩　大黄　细辛　桔梗　防风　荆芥　栀子　薄荷　羌活　乌药　陈皮　枳壳　前胡　当归　姜黄　木贼　菊花　干姜　桑白皮各等分

【用法】上将二十一味锉细，铜器用水三碗浸三日，用布滤去滓，却将石蟹微火煅令紫色，入药汁内，蘸冷取起，细研为末，就将药水淘飞浮清者，以净器盛浮水，安静室勿动，以物覆器上，毋使尘垢入内，俟其澄清，倾去药水，以蟹粉晒干取用，配后诸药：石蟹、坯子各五钱，熊胆、胆矾、硼砂各二钱，朱砂、银朱、薏仁（制）、轻粉各一钱，川椒、胡黄连、夜明砂、牛黄、珍珠、鹰条各五分，血竭、巴豆霜、金墨各二分。上各依制法合乳极细无声，瓷罐贮之听用，名曰丹头，随病轻重加减点眼。轻号：丹头五分，大冰片一分，麝香三厘，坯子一钱。上共研极细，专治一切风热暴赤烂弦，迎风流泪，怕日羞明，或半年一发，或一年一发，歇作无时，悉以轻剂点之，不可轻用重药，病轻药重，反受其害，内服合病之剂为助。次轻号：丹头六分，冰片一分，麝香三厘，坯子一钱。上专治久患不愈，珠上必生薄翳，或有红筋赤脉，悉以此次轻药点之，日三五次；若见退减，日点二次，愈则勿点。重号：丹头七分，冰片一分，麝香三厘，坯子一钱。上治眼患颇重，或翳障垂簾，或赤带痛涩，用此吹点，日三四

次，日渐好即止，吹药点数亦减，内服本经药为愈。至重号：丹头九分，冰片一分，麝香三厘，坯子一钱。上专治重眼厚膜遮睛，银疗白翳昏盲无见，方点此药，日点五次渐愈渐减。

【主治】一切远年膜障。

【备考】《审视瑶函》有柴胡。

11092 不换金摩娑囊（《医统》卷八十七）

【组成】乌头　附子　南星（各去皮脐）

【用法】上为末，用米饮渍丝瓜瓤，里外俱透，就于药末中滚展，令人更揉搦匀遍，晒干收用。凡有燥痒，但以此瓤随意轻重揩擦一过。他日再痒，仍前用之。

【主治】遍身风毒燥痒，爬不暇，随手热瘰瘰疹，或藏头小疮，服一切药不能卒效者。

木

11093 木一（方出《痧胀玉衡》卷中，名见《痧症全书》卷下）

【异名】五十七号兑象方（《杂病源流犀烛》卷二十一）。

【组成】荆芥　连翘　防风　红花　青皮　桔梗　枳壳　山楂　卜子

【主治】小儿痘前痧胀，心胸烦闷，痰证壅塞，甚至昏迷沉重，不省人事，脉滑疾。

【临床报道】痘前痧胀：夏子亮幼子，五月发热，痰喘气急，四肢战动，两目无神，不省人事，口热如炉，面有隐隐红紫细点。延余看痘，阅其腿弯，有紫筋两条，必痘因痧胀而发。先用针刺出毒血，随用本方一剂，俟稍冷饮之，其痘即发，至十二朝乃痊。

【备考】《痧症全书》有牛蒡子。

11094 木二

《痧症全书》卷下。为《救偏琐言·备用良方》卷十"活络透毒饮"之异名。见该条。

11095 木七

《痧症全书》卷下。为《救偏琐言·备用良方》卷十"奏凯和解饮"之异名。见该条。

11096 木八

《痧症全书》卷下。为《痧胀玉衡》卷下"绝痧方"之异名。见该条。

11097 木三

《痧症全书》卷下。为《救偏琐言·备用良方》卷十"忍冬解毒汤"之异名。见该条。

11098 木五（《痧症全书》卷下）

【组成】赤芍二钱　大黄（炒）一钱　花粉　黄连　乳香（净）　川贝（去心，炒）　雄黄　牛蒡（炒）各一钱　穿山甲（土炒）八分　生甘草七分

【用法】上为末。每服五分，蜜汤调下。

【主治】痧后热毒痈疔，疼痛不已。

11099 木六

《痧症全书》卷下。为《痧胀玉衡》卷下"参苓归术散"之异名。见该条。

11100 木四

《痧症全书》卷下。为《救偏琐言·备用良方》卷十"参归化毒汤"之异名。见该条。

11101 木瓜丸（《圣惠》卷三）

【组成】木瓜（大者）五颗　附子（炮裂，去皮脐）一

两　熟艾（锉，微炒）半两　木香半两　桂心一两　诃黎勒皮（煨）一两　人参（去芦头）半两　肉豆蔻（去壳）半两　厚朴（去粗皮，涂生姜汁，炙）半两　白术一两　高良姜（锉）半两　盐二两（湿纸裹，烧令通赤）

【用法】上为末，切木瓜头，去却瓤，纳诸药末，以截下木瓜盖却，以竹钉签定，于甑中蒸令烂熟，木白中入软蒸饼相和捣，可丸即丸，如梧桐子大。每服二十丸，以生姜汤送下，不拘时候。

【主治】肝风冷，转筋入腹，手足逆冷。

11102 木瓜丸（《圣惠》卷十四）

【组成】木瓜（干者）一两半　桂心半两　沉香一两　柴胡（去苗）一两　槟榔一两　高良姜（锉）三分　赤芍药一两　吴茱萸（汤浸七遍，曝，微炒）三分　厚朴（去粗皮，涂生姜汁，炙令香熟）三分

【用法】上为末，炼蜜为丸，如梧桐子大。每服二三十丸，食前以生姜汤送下。

【主治】伤寒后脚气久不愈，心腹胀满，腿膝浮肿，胸膈妨闷。

11103 木瓜丸（《圣惠》卷四十五）

【组成】木瓜（干者）一两　陈橘皮（浸去白瓤，焙）　人参（去芦头）一两　桂心半两　丁香半两　槟榔二两

【用法】上为末，炼蜜为丸，如梧桐子大。每服三十丸，以生姜汤送下，不拘时候。

【主治】湿脚气上攻，心胸壅闷，痰逆。

11104 木瓜丸（《圣惠》卷四十五）

【组成】木瓜（干者）一两　赤茯苓一两　木香半两　桂心一分　沉香一两　陈橘皮（汤浸，去白瓤，焙）一两　紫苏茎叶一两　柴胡（去苗）一两　高良姜（锉）一两　赤芍药半两　槟榔二两　吴茱萸（汤浸七遍，焙干，微炒）三分

【用法】上为末，炼蜜为丸，如梧桐子大。每服三十丸，以温酒送下，不拘时候。

【主治】脚气。心腹胀满，脚膝浮肿，上气喘促。

11105 木瓜丸（《圣惠》卷四十七）

【组成】木瓜（干者）一两　当归（锉，微炒）半两　熟艾（微炒）半两　木香半两　桂心半两　陈橘皮（汤浸，去白瓤，焙）三分　赤石脂二两　人参（微炒）半两　白术三分　厚朴（去粗皮，涂生姜汁，炙令香熟）三分　诃黎勒皮（微煨）三分　高良姜（锉）三分

【用法】上为末，炼蜜和为丸，如梧桐子大。每服三十丸，以粥饮送下，一日四五次。

【主治】霍乱后，腹中冷气下痢。

11106 木瓜丸（《圣惠》卷六十九）

【组成】木瓜二两（蒸熟，去皮子）　木香一两　槟榔一两　草豆蔻（去皮）一两　青橘皮（汤浸，去白瓤，焙）三分　桂心三分　当归半两（锉，微炒）　桃仁一两（汤浸，去皮尖双仁，麸炒微黄）　郁李仁（汤浸，去皮，微炒）半两

【用法】上为末，烂研木瓜为丸，如梧桐子大。每服三十丸，以温酒送下，不拘时候。

【主治】妇人脚气冲心，闷乱，腹胁胀满，不能下食。

11107 木瓜丸（《圣惠》卷九十八）

【组成】木瓜三十个（大者，去皮瓤了，切，蒸烂为度，

入盐花一斤，熟蜜一斤，更煎令稠，用和药末） 沉香一两 阿魏三分 木香二两 肉豆蔻一两（去皮） 红豆蔻一两 桂心二两 甘草一两（炙微赤，锉） 缩砂二两（去皮） 陈橘皮一两（汤浸，去白瓤，焙） 胡椒一两 白术二两 芎䓖二两 厚朴二两（去粗皮，涂生姜汁炙令香熟） 附子二两（炮裂，去皮脐） 神曲二两（微炒） 桃仁三两（汤浸，去皮尖双仁，麸炒微黄） 茴香子一两 藿香一两 荜茇一两 当归一两（锉，微炒） 诃黎勒一两（煨，用皮） 高良姜一两（锉） 丁香一两 干姜二两（炮裂，锉） 白豆蔻一两（去皮）

【用法】上为末，以木瓜煎为丸，如梧桐子大。每服二十丸，以生姜汤嚼下；温酒下亦得。

【主治】一切冷气，心腹胀痛，食不消化，霍乱。

11108 木瓜丸（《圣惠》卷九十八）

【组成】木瓜七枚（大者，切头上一片为盖子，剜剔去瓤并皮子，入硫黄、青盐在内） 硫黄（细研，水飞过）二两 青盐（细研）二两 木香一两 槟榔一两 肉豆蔻（去壳）一两 诃黎勒皮一两 桂心一两 白芍药半两 当归（锉，微炒）半两 胡椒半两 荜茇半两 草豆蔻（去皮）半两

【用法】上为末，入于木瓜中令尽，以盖子盖之，用竹签子劄定，以三五重纸裹木瓜，于饭甑内蒸令烂熟，研如膏，候可丸即丸，如梧桐子大。每服二十丸，空心以温酒送下。

【主治】脾胃积冷，腹胁疼痛，宿食不消，两脚转筋，时复泻痢。

11109 木瓜丸（《圣惠》卷九十八）

【组成】木瓜一两（三枚） 硇砂二两（以醋一盏化去夹石）

【用法】上件木瓜切开头，去瓤子，纳硇砂，醋入其间，却以瓷碗盛于日中晒，以木瓜烂为度，却研，更用米醋五升，煎上件药如稀饧，以一瓷瓶子盛，密盖，要时旋以附子末为丸，如弹子大。每服一丸，以热酒化下。

【主治】积年气块，脐腹疼痛。

11110 木瓜丸（《医方类聚》卷十引《简要济众方》）

【组成】宣州木瓜（去皮子，薄切，焙干）二两 牛膝（酒浸一宿，焙干，去苗）一两半 芎䓖一两半 黑附子（炮裂，去皮脐）二两 川羌活（去芦头）一两半

【用法】上为末，炼蜜为丸，如梧桐子大。每服二十丸，空心、晚食前以温牛膝酒送下。

【主治】肝脏风寒攻注，四肢筋急疼痛，及脚膝少力，行步艰难。

11111 木瓜丸（《医方类聚》卷九十五引《神巧万全方》）

【组成】侧子（炮，去皮） 安息香 牛膝各一两半 肉桂（去皮） 虎胫骨（酥炙黄）各二两 天麻 独活 白术 石斛（去根） 杜仲（去皮，炙） 鹿茸（去毛，酥炙黄） 陈橘皮（去白） 附子（炮，去皮） 当归 威灵仙 海桐皮 硇砂（研细，水飞过）各一两

【用法】上为末，以木瓜去皮，用酒三升，并硇砂入银器中，熬成膏，和前药末，捣为丸，如梧桐子大。每服三十丸，渐加至四十丸，空心、晚食前以豆淋酒送下。

【功用】补脾肾，壮骨髓，利风毒，除缓弱。

【主治】风脚膝软弱，行立不得。

11112 木瓜丸（《脚气治法总要》卷下）

【组成】木瓜（大者，破为二段，去瓤子）一枚 通明乳香（研）一两 青盐（研）二钱 甘菊花头子（研为末）二两

【用法】上除菊末外，都入木瓜内，以线系，入饭甑内蒸，候木瓜烂为度，取出研成膏，入菊末，即丸如梧桐子大。每日三十丸，空心酒送下；盐汤服亦可。服百日，欲出汗，身亦自香。

【主治】风湿脚气，两足缓弱，转筋疼痛。

11113 木瓜丸（《脚气治法总要》卷下）

【组成】木瓜（约及四两者）四枚（先炸熟，去皮核捣，与熟艾四两相和，蒸烂研匀，以备合后药） 木香 白附子 羌活 没药 白术各半两 舶上好茴香（炒） 川楝肉（炒） 白牵牛（炒熟）各七钱半 威灵仙（折之内有白点者即不用，须子播净）一两

【用法】上为细末，先以前木瓜、艾和搜，俟少干，徐入少熟蜜为丸，如梧桐子大。每服二十丸，食饮空时以木瓜汤或酒吞下。地道稍秘滞即空心服，有小壅亦可空心服。

【主治】脚气。

11114 木瓜丸（《局方》卷五宝庆新增方）

【组成】狗脊（去毛）六两 大艾（去梗，糯米糊调成饼，焙干为末）四两 木瓜（去瓤）四两 天麻（去芦） 当归（酒浸制） 萆薢 苁蓉（去芦，酒浸） 牛膝（洗去土，酒浸一宿）各二两

【用法】上为细末，炼蜜为丸，如梧桐子大。每服二十丸，渐加至三十丸，空心、食前温酒吞下，盐汤亦可。

【主治】肾经虚弱，腰膝沉重，腿脚肿痒，疮破生疮，脚心隐痛，筋脉拘挛，或腰膝缓弱，步履艰难，举动喘促，面色黧黑，大小便秘涩，饮食减少，无问新久，并宜服之。

11115 木瓜丸（《局方》卷一续添诸局经验秘方）

【异名】木瓜牛膝丸（《得效》卷九）。

【组成】熟干地黄（洗，焙） 陈皮（去白） 乌药各四两 黑牵牛（炒）三两 石楠藤 杏仁（去皮尖） 当归 苁蓉（酒浸，焙） 干木瓜 续断 牛膝（酒浸）各二两 赤芍药一两

【用法】上为细末，酒糊为丸，如梧桐子大。每服三五十丸，空心木瓜汤吞下；温酒亦可。

【主治】肾经虚弱，下攻腰膝，沉重少力，腿部肿痒，疮破生疮，脚心隐痛，筋脉拘挛，或腰膝缓弱，步履艰难，举动喘促，面色黧黑，大小便秘涩，饮食减少，无问久新，并宜服之。

11116 木瓜丸（《圣济总录》卷八）

【组成】木瓜（大者，切去盖子，入硇砂半两在内，却盖合蒸熟，去皮）一枚 附子（炮裂，去皮脐） 白附子（炮裂） 羌活（去芦头）各一两 没药半两 木香一两

【用法】上药先以五味为末，与木瓜同捣成剂，为丸如梧桐子大。每日二十丸至三十丸，空心盐汤送下。

【主治】风脚软，膝腕枢纽不用，步履不能。

11117 木瓜丸（《圣济总录》卷四十）

【组成】木瓜（去皮瓤，切，焙）十枚 木香三两 人参一两半 肉豆蔻（去皮）半两 陈橘皮（汤浸，去白，焙）二两 胡椒 槟榔（锉）各三两 吴茱萸（汤浸，焙炒）二两 草豆蔻（去皮）三两 厚朴（去粗皮，姜汁炙）二两 桂

（去粗皮）一两　苍术（米泔浸一宿，刮去皮，焙）二两　缩砂（去皮）　高良姜各三两　生姜一斤（捣绞取汁）

【用法】上药除生姜汁外，为细末。取生姜汁拌匀，用瓷瓶盛于锅中，以重汤煮一复时，取出，更捣令匀，众手丸，如梧桐子大。每服十丸，熟水送下。

【主治】霍乱，心下气痞不通。

11118 木瓜丸（《圣济总录》卷五十二）

【组成】木瓜（切，曝干）二两　附子（炮裂，去皮脐）一两　磁石（煅，醋淬二七遍，研）　甘遂（麸炒）　白牵牛（炒）　羌活（去芦头）　陈橘皮（汤浸去白，炒）　防己　巴戟天（去心）　茴香子（炒）　木香　地龙（炒）　干姜（炮）　干蝎（炒）　防风（去叉）各半两

【用法】上为末，酒煮面糊为丸，如梧桐子大。每服十五丸，空心温酒送下。微利为效。

【主治】肾脏风毒气攻注，四肢疼痛，及疮肿烦热。

11119 木瓜丸（《圣济总录》卷八十二）

【组成】木瓜（切）六两　人参二两　桂（去粗皮）一两半　木香　沉香各一两　厚朴（去粗皮，生姜汁炙）　陈橘皮（汤浸去白，焙）　柴胡（去苗土）各一两半　高良姜　吴茱萸（汤浸，焙炒）各一两　槟榔（锉）三两　赤芍药二两

【用法】上为末，炼蜜为丸，如梧桐子大。每服三十丸，温酒送下，不拘时候。

【主治】久患脚气，心腹烦满，脚膝浮肿。

11120 木瓜丸（《圣济总录》卷九十二）

【组成】木瓜五枚（将硇砂十两研细，汤浸绢滤澄清，银石器内煮成膏后，将木瓜削去皮切片，以硇砂霜拌匀，碗内蒸令熟，收藏旋用。每料用木瓜三两）　雀四十只（去头足肠胃，醋煮烂，砂盆研，布绞取肉。以硇砂、木瓜入干姜、椒红末各二两，酒三升，慢火煎成膏）　附子（炮裂，去皮脐）　菟丝子（酒浸三日，焙，捣末）各三两　补骨脂（炒）　沉香（锉）　木香　天雄（焙裂，去皮脐）各一两　石斛（去根）　肉苁蓉（酒浸去皱皮，切，焙）　天麻（酒炙）　蒺藜子（炒，去角）各二两　羌活（去芦头）一两半　茴香子（炒）三分

【用法】上药除膏外，捣罗为末，用前膏搜丸，如梧桐子大。每服三十丸，煨生姜盐汤送下。

【功用】补虚壮元。

【主治】骨极，腰膝痛，风虚气衰，不能久立，脑髓酸痛。

11121 木瓜丸（《圣济总录》卷一四一）

【组成】木瓜一两（切作片，晒干为末，三分中留一分下药）　槟榔（为末）二枚　白矾（为末）一两　甜消一分

【用法】上药用生面旋起酵，作一蒸饼料，拍匀裹药，置火上炙，其饼香熟，乃去饼，捣药二百杵，如药干，即以面糊润之，为丸如梧桐子大。每服二十丸，空心木瓜汤送下。

【主治】痔。

11122 木瓜丸（《圣济总录》卷一八六）

【组成】木瓜（宣州者，去皮瓤，剜作瓮子）二枚　硇砂（以绢袋贮在木瓜内）半两　羊肾一对（研，以上用好酒四升置银器中，候硇砂尽，去袋子，熬成膏）　雄雀一对（去皮毛嘴爪肠肚骨，用肉研）　肉苁蓉（酒浸一宿，切，焙）二两　葫芦巴　附子（炮裂，去皮脐）　沉香（锉）　木香　茴

香子（舶上者，炒）　楝实（锉，炒）　巴戟天（去心）　椒红　青橘皮（去白，焙）　槟榔（锉）　桂（去粗皮）各一两

【用法】上药捣罗十二味为末，以前四味膏为丸，如梧桐子大。每服三十丸，空心盐酒送下。

【功用】壮筋力，和气血，补暖。

【主治】肝肾虚，腰膝无力，四肢倦闷，腹胁冷痛。

11123 木瓜丸（《小儿药证直诀》）

【组成】木瓜末　麝香　腻粉　木香末　槟榔末各一字

【用法】上为末，面糊为丸，如小黄米大。每服一二丸，甘草水送下，不拘时候。

【功用】止吐。

【主治】❶《卫生总微》：儿自生下便有吐证。此因初生时，拭掠口中秽液不尽所致。❷《普济方》：小儿吐泻。

11124 木瓜丸（《普济方》卷二四一引《海上方》）

【组成】木瓜一个　小续命汤去附子（为末）一两　一方有川椒末二钱

【用法】上以木瓜去皮瓤，切下盖，入续命汤末在内，蒸烂研捣干为丸，如梧桐子大。每服三四十丸，苏木煎汤温下。亦可以此作膏，敷贴痛处尤好。

【功用】祛风。

【主治】脚气。

11125 木瓜丸（《杨氏家藏方》卷四）

【组成】木瓜一枚（去皮脐，开窍填吴茱萸一两，去枝杖，布线系定，蒸熟，细研）　青盐半两

【用法】上为末，为丸如梧桐子大。每服四十丸，食前茶、酒任下。以牛膝浸酒服之尤佳。

【主治】风湿客搏，手足腰膝不能举动。

11126 木瓜丸（方出《传信适用方》卷上，名见《普济方》卷二四〇）

【组成】大木瓜一个（取成瓮子，小者二个）　全蝎一两　白牵牛　黑牵牛各半两（半生半熟）　破故纸半两（半生半熟）

【用法】上为末，纳木瓜中，九蒸九晒，研烂为丸。每服三十丸，炒茴香盐酒送下，食前服。

【主治】脚气。

11127 木瓜丸

《传信适用方》卷上。为《圣济总录》卷八十一"苁蓉丸"之异名。见该条。

11128 木瓜丸（《传信适用方》卷上）

【组成】肉苁蓉（好酒焙干，净洗）　川牛膝（去苗，洗，焙干）　天麻（明白者洗，焙干）　木瓜（干者，以上各锉碎，用酒三升，入瓶内密缚，春五日取出，急用沸汤漉过，焙为末）　枸杞子（拣净，洗）　黄耆（洗，涂蜜炙）　真虎骨（酒浸，炙黄）　青盐（别研）各二两

【用法】上件都拌匀，将前项浸药酒，入面作糊为丸，如梧桐子大，焙干。每服三五十丸，空心、食前温酒白汤吞下。

【主治】脚气。

11129 木瓜丸（《普济方》卷一七八引《十便良方》）

【组成】百药煎一两　乌梅一钱　檀香二钱　蒲黄二钱　脑子（研）一分　麝香（研）一分

【用法】上为末，加甘草少许为丸，如绿豆大。每服

二三丸,含化。

【功用】生津液,止渴,思饮食。

【主治】消渴。

【备考】本方名木瓜丸,但方中无木瓜,疑脱。

11130 木瓜丸《魏氏家藏方》卷八）

【组成】吴茱萸一两(汤泡七次,炒) 羌活 青盐 木瓜各半两

【用法】上为末,将木瓜开顶去瓤,入药在内,以瓦器盛,甑上蒸令烂,入乳钵内细研,为丸如梧桐子大。每服三十丸,空心盐汤或盐酒送下。

【功用】除风湿,暖筋脉,壮脚力。

【主治】脚气。

11131 木瓜丸《魏氏家藏方》卷八）

【组成】木瓜(干)半斤 乌药二两半 木香(不见火)半两

【用法】上为细末,酒煮面糊为丸,如梧桐子大。每服三十丸至四五十丸,食前、临卧温酒送下。

【主治】脚气。腿膝疼痛,或肿或不肿,及脚气上冲,步履艰辛者。

11132 木瓜丸《魏氏家藏方》卷八）

【组成】木瓜(去瓤) 牛膝(酒浸一宿,去芦) 杜仲(锉,姜汁炒去丝) 续断 草薢各等分

【用法】上为细末,酒煮面糊为丸,如梧桐子大。每服三十丸,食前用温酒或盐汤送下。

【主治】脚疼痛。

11133 木瓜丸《魏氏家藏方》卷八）

【组成】花木瓜(切下顶作盖,去瓤)一个 附子(炮,去皮脐,为细末)一只

【用法】上将附子末安在木瓜内,再以熟艾实之,将顶盖之,用竹签签定,复以麻线缚之,用米醋不拘多少,于瓷器内煮烂,石器中烂研成膏,却用二三只碗,以匙摊于碗内,自看厚薄得所,连碗覆于焙笼上慢火焙,时时以手摸,如不沾手以匙抄转,依前摊开,勿令面上焦干,恐成块子。如此数次看干湿得所,方可为丸。每服三五十丸,空心用温酒送下。

【主治】一切脚气,腿膝疼痛。

11134 木瓜丸《朱氏集验方》卷一）

【组成】破故纸(炒) 川草薢 干木瓜 杜仲(炒) 茯神(炒) 茴香(炒) 川牛膝(酒浸,切,焙)

【用法】上为细末,糊为丸,如梧桐子大。汤、酒任下。

【主治】脚气。

11135 木瓜丸《御药院方》卷八）

【组成】牛膝(温酒浸,切,焙)二两 木瓜一枚(去顶瓤,入艾叶一两蒸熟) 巴戟天(去心) 茴香(炒) 木香各一两 桂心(去皮)半两

【用法】上为细末,入熟木瓜并艾同杵千下,如硬更下蜜,为丸如梧桐子大。每服二十丸,空心盐汤送下。

【功用】补益,壮筋骨。

【主治】腰痛。

11136 木瓜丸《御药院方》卷八）

【组成】苁蓉(酒浸) 牛膝(酒浸) 当归各四两 血竭 没药各五钱 木瓜 威灵仙 防风各二两 石菖

蒲 牵牛各四两 人参三两 全竭 白花蛇(酒浸) 朱砂 麝香 天麻各二钱 雄黄三钱

【用法】上为细末,水、面糊为丸,如梧桐子大。每服五十丸,浸木瓜酒送下。

【功用】腰脚少力,疼痛无时,诸风气湿痹。

11137 木瓜丸《医方类聚》卷八十九引《烟霞圣效》）

【组成】缩砂仁 桂心 甘草各半两 木香 檀香 丁香各一钱 万香枝一分

【用法】上为细末,好木瓜一个,加生姜五钱入药末,再研匀,为丸如鸡头子大。每服一两,生姜汤嚼下。

【功用】理气止吐,消酒进食。

11138 木瓜丸《医方类聚》卷九十八引《经验良方》）

【组成】青盐 川芎(为末)各二两 大木瓜(宣州大者佳)一枚

【用法】上将木瓜先切下蒂盖,去心瓤,入二药末安内,用瓜蒂盖之,麻皮缠定,用面固济,慢火烧面熟为度,去面用瓜肉极烂研,以面糊为丸,如梧桐子大。湿润不可丸,着慢火和盆烘稍干即可丸。每服二三十丸,空心、夜卧酒送下。

11139 木瓜丸

《普济方》卷三十二。即《圣济总录》卷五十二"木瓜煎丸"之异名。见该条。

11140 木瓜丸《普济方》卷二〇二）

【组成】木瓜(去皮瓤,切,焙)十枚 木香三两 人参一两半 肉豆蔻(去皮)半两

【用法】上为粗末。每服二钱,以水一盏,煎至七分,去滓温服,不拘时候。

【主治】霍乱,心下气痞不通。

11141 木瓜丸《普济方》卷二四三）

【组成】木瓜(大者)一只 乳香(为末)一两

【用法】上以木瓜去皮瓤,切下盖,入乳香在内,蒸烂,研捣干为丸,如梧桐子大。每服三四十丸,温酒送下;亦可以此膏敷贴痛处。

【功用】止痛,祛湿,祛风。

【主治】脚气。

11142 木瓜丸《中国药典》2010年版）

【组成】木瓜80克 当归80克 川芎80克 白芷80克 威灵仙80克 狗脊(制)40克 牛膝160克 鸡血藤40克 海风藤80克 人参40克 制川乌40克 制草乌40克

【用法】上制成丸剂。口服,一次30丸,一日2次。

【功用】祛风散寒,除湿通络。

【主治】风寒湿痹,关节疼痛肿胀,屈伸不利,局部畏寒,肢体麻木,腰膝酸软。

【宜忌】孕妇禁用。

11143 木瓜丹《传信适用方》卷上）

【组成】宣州木瓜一个(杜木瓜大者亦可用) 羌活一两 独活二两 附子(炮)半两(同为末)

【用法】将木瓜取出瓤隔,切去盖子,用好熟艾填在木瓜内,须满实,却用盖子覆之。竹枝签定,饭甑上蒸烂。入羌活、独活、附子末。先杵木瓜令烂,下药末捣成膏子,为丸如梧桐子大。每服三五十粒,食前温酒或盐汤送下。

【功用】补肾气,调血脉。

【主治】脚膝疼重,不能远行久立。

11144 木瓜曲(《全国中药成药处方集》福州方)

【组成】木瓜四两　沉香　辰砂各三钱

【用法】上为末,面粉糊为曲。

【功用】敛肺健脾,伐肝和胃,开郁导滞。

【主治】气滞积聚。

11145 木瓜汤(方出《证类本草》卷二十三引孟诜方,名见《普济方》卷二〇二)

【组成】木瓜一两片　桑叶七片　大枣三枚(碎)

【用法】上以水二升,煮取半升,顿服,愈。

【主治】霍乱脐下绞痛。

11146 木瓜汤(方出《证类本草》卷二十三引《食疗本草》,名见《赤水玄珠》卷四)

【组成】木瓜

【用法】煮汁饮之。

【主治】呕哕,风气,又吐而转筋者。

11147 木瓜汤(《医方类聚》卷九十八引《食医心鉴》)

【组成】木瓜(去皮,切)一个　蜜三合　生姜六分

【用法】上于银器中,以水二升,煎取一升,投蜜服之。

【功用】调中,利筋骨。

【主治】脚气。

11148 木瓜汤

《医心方》卷八。即《千金》卷七引苏长史方"茱萸汤"。见该条。

11149 木瓜汤(方出《圣惠》卷四十七,名见《圣济总录》卷一六二)

【异名】木瓜煎(《妇人良方》卷十四)。

【组成】木瓜二两　生姜半两　吴茱萸一两(汤浸七遍,焙干,微炒)

【用法】上锉细。以水三大盏,煎至一盏二分,去滓,分为三服,频频服之。

【主治】霍乱吐泻,转筋。

❶《圣惠》:霍乱泻后,脚转筋。❷《圣济总录》:产后霍乱吐利,脚转筋。❸《妇人良方》:妊娠霍乱吐泻,转筋入腹则闷绝。

11150 木瓜汤(《圣济总录》卷三十三)

【组成】干木瓜(焙)　白术　白芷各一两　黄连(去须)二两半　附子(炮裂,去皮脐)　石膏(碎研)　赤石脂　桑白皮各二两　桂(去粗皮)　芎藭　当归各一两半　白豆蔻(去皮)一分　芍药三分　黄芩(去黑心)半两　龙骨三两

【用法】上咬咀。每服五钱匕,以水一盏半,加生姜一分(拍碎),同煎至八分,去滓温服。

【主治】伤寒后下痢脓血,时复憎寒。

11151 木瓜汤(《圣济总录》卷三十九)

【组成】木瓜一两　木香　槟榔　生姜各半两　甘草(炙)一分　黑豆(炒)一合　人参三分

【用法】上锉,如麻豆大。每服五钱匕,水一盏半,煎取一盏,去滓,早、晚食前温服。

【主治】霍乱烦渴,喘促无力,食即呕吐。

11152 木瓜汤(《圣济总录》卷三十九)

【组成】木瓜(无生者,干者亦得)一枚　桂(去粗皮)二两(一方以豆蔻代桂)

【用法】上咬咀,如麻豆大。每服五钱匕,水一盏半,煎至八分,去滓温服。

【主治】霍乱吐利,烦渴不止。

11153 木瓜汤(《圣济总录》卷三十九)

【组成】木瓜(干者去瓤)一枚　厚朴(去粗皮,姜汁炙)半两　干姜(炮)一两　人参一两一分

【用法】上为粗末。每服五钱匕,水一盏半,煎至八分,去滓热服,不拘时候。

【主治】霍乱干呕。

11154 木瓜汤(《圣济总录》卷四十)

【组成】木瓜(切)一两　青铜钱四十九文　乌梅(拍碎,炒)五枚

【用法】以水二盏,煎至一盏,去滓,分三服,细呷。

【主治】霍乱转筋,吐泻不止。

11155 木瓜汤(方出《圣济总录》卷四十,名见《普济方》卷二〇三)

【组成】木瓜汁一盏　木香末一钱匕

【用法】上以热酒调下,不拘时候。

【主治】霍乱转筋。

11156 木瓜汤(《圣济总录》卷八十三)

【组成】木瓜(切作片,晒干)二两　木香三分　陈橘皮(去白,焙)半两　人参(锉)三分　大腹(并子皮用)三枚

【用法】上药除木瓜外,为粗末。每服三钱匕,先将木瓜五片,用水一盏半,加生姜一枣大(拍破),同煎至一盏,去滓,方入前药三钱匕,更煎五七沸,去滓,空心服,一日三次。

【主治】脚气,心腹妨胀,呕吐不下食。

11157 木瓜汤(《圣济总录》卷八十三)

【组成】干木瓜(去瓤,锉)　吴茱萸(洗,焙干,炒)　陈橘皮(汤洗,去白,焙)　高良姜各一两一分　槟榔(锉)五枚

【用法】上为粗末。每服五钱匕,水一盏半,煎至一盏,去滓,服前温服,如人行五里再服。

【主治】脚气冲心,吐逆不止,渐至困笃。

11158 木瓜汤(《圣济总录》卷八十三)

【组成】干木瓜(焙)　诃黎勒皮各一两　大腹子(锉)二两半　吴茱萸(汤洗,焙干,炒)　陈橘皮(去白,焙)各半两

【用法】上锉细。每服五钱匕。以水一盏半,煎取七分,去滓温服。

【主治】干湿脚气。

11159 木瓜汤(《圣济总录》卷一六三)

【组成】木瓜(切,焙)　白术　藿香叶　甘草(炙,锉)　五味子　白茯苓(去黑皮)　陈橘皮(去白皮)　草豆蔻(去皮)　人参各一两　干姜(炮)半两

【用法】上为粗末。每服二钱匕,水一盏,煎至七分,去滓温服,不拘时候。

【主治】产后呕逆,日渐成吐。

11160 木瓜汤(《圣济总录》卷一七六)

【组成】木瓜(生者)　生姜(不去皮)各半两

【用法】上切作片子,水一盏,煎至五分,去滓温服。

【主治】小儿吐逆不定。

11161 木瓜汤

《圣济总录》卷一八四。为方出《圣惠》卷四十七,名见《普济方》卷二〇三"木瓜粳米汤"之异名。见该条。

11162 木瓜汤（《鸡峰》卷十四）

【组成】米斗子二两 木瓜 干姜 甘草各一两

【用法】上为细末。每服二钱,米饮调下,不拘时候。

【主治】泻不止。

11163 木瓜汤（《三因》卷十一）

【异名】木瓜散（《明医指掌》卷九）。

【组成】木瓜干一两 吴茱萸（汤浸七次）半两 茴香一分 甘草（炙）一钱

【用法】上为散。每服四大钱,水一盏半,加生姜三片,紫苏十叶,煎七分,去滓,食前服。

【主治】❶《三因》:霍乱,吐下不已,举体转筋,入腹则闷绝。❷《保命歌括》:或因饮冷,或冒寒,或失饥,或大怒,或乘车船,伤动胃气,令人上吐下泻不止,头旋眼花,手足转筋,四肢逆冷。

11164 木瓜汤（《传信适用方》卷下）

【组成】木瓜（生,去皮瓤,薄切片子）三斤 生姜（洗净,薄切片子）一斤半 甘草（生用,细锉碎）一斤 盐（筛拣令净）一斤二两

【用法】上同入盆内拌匀,罨一宿后,于日中晒,不住搅,候水脉尽,慢火焙干,急研为细末,入瓷器贮之。每服二钱,白汤点服。

【功用】《御药院方》:调气利膈,消痰止嗽。

【主治】《御药院方》:胸膈烦闷,口干多渴,并治脚气。

11165 木瓜汤（《寿亲养老》卷三）

【组成】生姜四两（取汁） 木瓜十两 白盐五两 甘草五钱 紫苏十两 一方加缩砂、山药

【用法】上炒姜、盐,拌和苏、瓜、甘草,三日取出,晒干为末。沸汤点服。

【功用】消食化气壮脾。

【主治】手足酸。

11166 木瓜汤（《饮膳正要》卷一）

【组成】羊肉（卸成事件）一脚子 草果五个 回回豆子（捣碎,去皮）半升

【用法】上仲一同熬成汤,滤净,下香粳米一升,熟回回豆子二合,肉弹儿木瓜二斤,取汁,沙糖四两,盐少许,调和,或下事件肉。

【功用】补中顺气。

【主治】腰膝疼痛,脚气不仁。

11167 木瓜汤（《饮膳正要》卷二）

【组成】木瓜（蒸熟,去皮,研烂如泥）四个 白沙蜜（炼净）二斤

【用法】上调和匀,入净瓷器内盛之。空心白汤点服。

【主治】脚气不仁,膝劳冷痹疼痛。

11168 木瓜汤

《奇效良方》卷三十九。为《直指》卷四"木瓜散"之异名。见该条。

11169 木瓜汤（《遵生八笺》卷十一）

【组成】干木瓜（去皮净）四两 白檀五钱 沉香三钱 茴香（炒）五钱 白豆蔻五钱 砂仁五钱 粉草一两

半 干生姜半两

【用法】上为极细末。每用半钱,加盐沸汤点服。

【功用】除湿,止渴,快气。

11170 木瓜汤（《竹林女科证治》卷二）

【组成】人参一钱 木瓜 橘红 枇杷叶（去毛,蜜炙） 麦冬（去心） 藿香各八分 竹茹（弹子大）一丸 姜三片

【用法】水煎,温服。

【主治】妊娠心虚烦闷,恶进饮食。

11171 木瓜饮（《圣济总录》卷七十八）

【组成】干木瓜（焙） 白芷 厚朴（去粗皮,姜汁炙） 白术（锉,炒） 木香各一两 桂（去粗皮） 黄连（去须） 当归（炙,锉） 缩沙蜜（去皮） 龙骨 诃黎勒皮（煨）各一两半 陈橘皮（去白,焙）三分 杏仁（去皮尖双仁,炒）十五枚 赤石脂三两

【用法】上为粗末。每服五钱匕,水一盏半,煎取八分,去滓温服。

【主治】下痢腹胀,里急后重。

11172 木瓜饮

《圣济总录》卷八十二。为《传家秘宝》卷中"木瓜散"之异名。见该条。

11173 木瓜饮（《圣济总录》卷八十四）

【组成】生木瓜（去皮瓤,切碎,以水五升,煮至二升半,去滓收贮）二枚 白术（捣罗为末）二两

【用法】上二味。每服用白术末三钱匕,以木瓜汁一盏,加生姜一枣大（拍碎）,煎至七分,去滓,空心温服,一日三次。

【主治】脚气。

11174 木瓜饮（《圣济总录》卷一八四）

【组成】木瓜（去皮子,切,焙干）一枚

【用法】上锉,如麻豆大。每服三钱匕,以水一盏半,煎至八分,去滓温服,饮尽更作。无木瓜,只以枝叶并根代之。

【主治】乳石发,霍乱转筋气急。

11175 木瓜酒（《医方类聚》卷九十八引《经验秘方》）

【组成】干木瓜（宣州者）五两 五灵脂一两 川牛膝（去梗）一两 当归一两 白芍药一两 川草薢一两 川天麻 天台乌药（连珠者） 防风（去芦） 黄耆（锦纹者） 威灵仙（去梗） 虎胫骨（酥炙） 川续断 乳香 没药 白僵蚕（去丝嘴） 松节（茯神中木） 川乌头（去皮脐,生用）各一两

【用法】上咬咀,以好酒二斗,用绢袋盛,浸于内二七日。每服一盏,食前温服。晒干滓为末,面糊为丸,每服五十丸,食前温酒送下。

【主治】干湿脚气,腿脚沉重,行步艰辛及筋脉拳挛,抽掣疼痛,不能伸舒,膝盖肿疼。

11176 木瓜酒（《梅氏验方新编》卷三）

【组成】木瓜不拘多少（为末） 杉木屑少许

【用法】好酒调敷患处。

【功用】消肿止痛。

【主治】脚气肿痛。

11177 木瓜酒（《青囊秘传》）

【组成】木瓜 木香 丝瓜络（炙存性） 伸筋草 干

地龙（炙存性）各等分

【用法】酒浸饮。

【功用】活血通络。

11178 木瓜酒（《上海市药品标准》）

【组成】红花 千年健 川芎 桑寄生 秦艽 牛膝 羌活 独活 陈皮 五加皮 当归 木瓜 玉竹 生山栀各适量

【用法】加白酒浸泡制成药酒。每服15～30毫升，一日二次。

【功用】祛风活血，通经止痛。

【主治】风湿痹痛，筋脉拘挛，四肢麻木，腰膝酸痛。现用于风湿性关节炎等。

【备考】《成方制剂》2册本方无生山栀。

11179 木瓜浆（《鸡峰》卷四）

【组成】木瓜（削去皮片，切）

【用法】以汤浸之，加姜汁少许沉之井中，冷后服。如新木瓜味涩，入铅白霜少许；如味酸，入蜜少许。

【功用】防热疾，兴下气，利腰脚。

【主治】脚气缓弱不得行。

11180 木瓜散（《圣惠》卷四十五）

【组成】木瓜二两（干者） 槟榔二两 人参一两（去芦头） 赤茯苓一两 桑根白皮一两（锉） 羚羊角屑一两 吴茱萸半两（汤浸七遍，焙干，微炒） 木通一两（锉） 紫苏茎叶一两

【用法】上为散。每服三钱，以童便一中盏，加生姜半分，煎至六分，去滓温服，不拘时候。

【主治】湿脚气，攻心闷乱，或时肿满喘急。

11181 木瓜散（《圣惠》卷四十五）

【组成】木瓜皮一两（干者） 槟榔一两 桑根白皮一两（锉） 紫苏茎叶三分 木香半两 半夏半两（汤洗七遍去滑） 枳壳三分（麸炒微黄，去瓤） 羚羊角屑三分 防风半两（去芦头）

【用法】上为散。每服四钱，以水一中盏，加生姜半分，煎至六分，去滓温服，不拘时候。

【功用】防春夏脚气发动。

【主治】脚气，肝肾气虚，心腹气胀，筋脉不利，腰脚无力，胸膈痰滞，不思饮食。

11182 木瓜散（《圣惠》卷四十七）

【组成】木瓜一两（干者） 艾叶半两 当归半两（锉，微炒） 木香半两 桂心半两 诃黎勒三分（煨） 肉豆蔻半两（去皮） 人参半两（去芦头） 白术三分 陈橘皮一两（汤浸，去白瓤，焙） 厚朴三分（去粗皮，涂生姜汁炙香熟）

【用法】上为散。每服三钱，以水一中盏，煎至五分，去滓，稍热服，不拘时候。

【主治】霍乱吐利，冷气攻心腹。

11183 木瓜散（方出《圣惠》卷四十七，名见《普济方》卷二〇三）

【组成】木瓜一两（干者） 桂心一两 草豆蔻半两（去皮）

【用法】上为散。每服三钱，以水一中盏，煎至六分，去滓温服，不拘时候。

【主治】霍乱，吐利转筋，心膈烦闷。

11184 木瓜散（方出《圣惠》卷四十七，名见《普济方》卷二〇二）

【组成】木瓜一枚 桂心一两 麦门冬一两（去心）

【用法】上细锉。每服半两，以水一大盏，煎至五分，去滓温服，不拘时候。

【主治】霍乱吐利，烦渴不止。

11185 木瓜散（《圣惠》卷五十一）

【组成】干木瓜一两 高良姜半两（锉） 陈橘皮半两（汤浸，去白瓤，焙） 桂心半两 诃黎皮半两 沉香半两 厚朴半两（去粗皮，涂生姜汁炙令香熟） 甘草一分（炙微赤，锉） 半夏半两（汤洗七遍去滑）

【用法】上为散。每服二钱，以水一中盏，加生姜半分，大枣二枚，煎至六分，去滓热服，不拘时候。

【功用】化涎，益脾胃。

【主治】痰逆，不思饮食。

11186 木瓜散

《圣惠》卷七十八。为原书卷四十七"藿香散"之异名。见该条。

11187 木瓜散（《传家秘宝》卷中）

【异名】木瓜饮（《圣济总录》卷八十二）。

【组成】大腹一枚 紫苏一分 干木瓜一分 甘草一分（炙） 木香一分 羌活一分

【用法】上锉细为饮子，分作三服。每服用水一升，同煎至三合，通口服之。

【主治】❶《传家秘宝》：脚气冲心，胸膈痞滞，烦闷。❷《医方类聚》引《伤寒指掌图》：脚肿。

11188 木瓜散（《圣济总录》卷四十六）

【组成】干木瓜（焙）五两 益智（去皮） 桂（去粗皮） 草豆蔻（去皮） 红豆蔻（去皮） 干姜（炮） 高良姜 陈橘皮（汤浸，去白，焙） 厚朴（去粗皮，生姜汁炙）各二两 甘草（炙，锉） 麦蘖（炒） 陈曲（炒）各三分 生姜一斤（取自然汁） 丁香 沉香各一两 盐一升

【用法】上药捣罗十四味为散，研细，入生姜自然汁并盐拌匀，瓷器盛。每服二钱匕，沸汤点服。

【功用】温脾胃，和气消食。

11189 木瓜散（《医方大成》卷四引《济生》）

【组成】虎胫骨（酥炙） 五加皮（洗） 木瓜（去瓤） 当归（去芦，酒浸） 甘草 酸枣仁（炒，去壳） 人参 桑寄生 柏子仁（炒） 黄耆（去芦）各一两

【用法】上咬咀。每服四钱，水一盏，加生姜五片，煎服，不拘时候。

【主治】筋虚极，脚手拘挛，伸动不得，腹内转痛，十指甲痛，数转筋，甚则舌卷囊缩，唇青，面色苍白，不得饮食。

11190 木瓜散（《直指》卷四）

【异名】木瓜汤（《奇效良方》卷三十九）。

【组成】大腹皮 紫苏 羌活 木香 茯苓 陈皮 甘草（炙）各半两 宣木瓜干一两

【用法】上为粗末。每用三钱，加生姜、大枣，水煎服。

【主治】脚气。

11191 木瓜散

《普济方》卷十四。为原书同卷"椒桂汤"之异名。见该条。

11192 木瓜散（《普济方》卷二一一）

【组成】木瓜 车前子 罂粟壳各等分

【用法】上为细末。每服二钱，米饮调下。

【主治】赤白痢。

11193 木瓜散《普济方》卷二四〇》

【组成】干木瓜一两 紫金皮二两 香附子(去毛净，炒黄)三两

【用法】上为末。每服三钱，空心盐酒调下，一日三四次。五日见效。

【主治】脚气。

11194 木瓜散

《明医指掌》卷九。为《三因》卷十一"木瓜汤"之异名。见该条。

11195 木瓜煎《本事》卷一》

【组成】宣州木瓜二个(取盖，去瓤) 没药二两(研) 乳香一分(乳钵坐水盆中研)

【用法】上二味纳木瓜中，用盖子合了，竹签定之，饭上蒸三四次，烂研成膏子。每服三五匙，地黄酒化下。生地黄汁半盏，无灰上酝二盏和之，用八分一盏热暖化膏。

【主治】筋急项强不可转侧。

【方论选录】《本事方释义》：木瓜气味酸平，入手足太阴，能行下焦，治霍乱转筋诸恙；没药气味苦平，通瘀血，入足阳明；乳香气味辛微温，入足少阴，宣通瘀痹病，致筋急项强不能转侧者，得木瓜之收敛正气，通行下焦，又兼二味之通瘀神经，生地黄汁润下，酒之辛温上升，使经络之中安妥，病何由得留哉。

【临床报道】项强：有人患此病，自午后发，黄昏时定。予投此方，三服而愈。

11196 木瓜煎

《妇人良方》卷十四。为方出《圣惠》卷四十七，名见《圣济总录》卷一六二"木瓜汤"之异名。见该条。

11197 木瓜煎《妇人良方》卷十四》

【组成】吴茱萸(汤泡七次) 生姜(切)各一分 木瓜一两半 茴香一分 甘草一钱 茱萸半两

【用法】上锉细，水二盏，加紫苏煎一盏二分，去滓，分三次热服。不拘时候。

【主治】妊娠霍乱，吐泻转筋，入腹则闷绝。

11198 木瓜煎《嵩崖尊生》卷十三》

【组成】吴萸一钱二分 木瓜二钱五分 槟榔五钱 生姜

【主治】脚气冲心，闷乱不识人。

【备考】方中生姜用量原缺。

11199 木兰汤《外台》卷八引《延年》》

【组成】木兰 枳实(炙) 黄芩 白术各三两 漏芦根 白薇 升麻 芍药 桔梗各二两 生姜 大黄各四两(一方有玄参三两)

【用法】上药以水八升，煮取二升六合，分为三服。如人行三四里，进一服。

【主治】热痰饮气，两胁满痛，不能食者。

【宜忌】忌桃、李、猪肉、雀肉。

11200 木兰散《外台》卷三十二引《集验方》》

【组成】木兰皮一斤

【用法】上一味，以三年醋浆渍之，百日出，日中晒之，捣末。每服方寸匕，一日三次。

【主治】面上皶疱皯䵟。

11201 木兰膏《鬼遗方》卷五》

【组成】木兰 防风 白芷 青木香 牛膝 独活 藁本 当归 芍药 杜衡 辛夷 芎䓖 细辛各一两 麝香一分 附子(炮)二分

【用法】上㕮咀。以腊月猪脂一升，微火煎三沸三上下，去滓，末下麝香，搅令调膏成。散疱上，一日三次。

【主治】面䵟疱。

11202 木兰膏《鬼遗》卷五》

【组成】木兰一两 白芷 黄连各三两 黄柏二两 芍药一两 栀子二十一枚 黄芩二两 狼牙二两 夜干一两 蛇床子一两

【用法】上㕮咀。以猪脂二升，合诸药，微火煎，膏成去滓，涂敷之。

【主治】热疮。

11203 木兰膏《医心方》卷四引《鬼遗方》》

【组成】木兰二两 栀子三两

【用法】上切细，渍苦酒一宿，明旦猪膏一升煎，去滓，稍稍摩之。

【主治】渣鼻。

11204 木耳丸《北京市中药成方选集》》

【组成】虎骨(炙)一两 苍术(炒)一两 杜仲炭 川乌(炙)六钱 草乌(炙)六钱 川附子六钱 肉桂(去粗皮)六钱 乳香(炙)六钱 牛膝一两 木耳(蛤粉炒)十六两

【用法】上为细末，过罗。炼蜜为丸，重三钱。每服一丸，温开水送下，空心服。

【功用】祛风散寒，强健筋骨。

【主治】腰腿寒疼，筋骨酸痛，麻木不仁，手足抽痛。

11205 木耳丸《全国中药成药处方集》大同方》

【组成】苍术 川椒 当归 杜仲 附子各二两 灵仙八钱 川牛膝一两 木耳二十两

【用法】炼蜜为丸，三钱重。每服一丸。

【功用】《中药制剂手册》：祛风散寒，除湿止痛。

【主治】❶《全国中药成药处方集》：寒湿性腰腿疼痛。

❷《中药制剂手册》：由风寒湿引起的痹证，腰膝疼痛，筋脉拘急。

【宜忌】孕妇慎用。

11206 木耳散《产科发蒙·附录》引《百一》》

【组成】陈棕 木耳 莲房 槐木(各煅存性)等分

【用法】上为细末。每服三钱，温酒或米汤调下。

【主治】血崩。

11207 木耳散《医林改错》卷下》

【组成】木耳一两(焙干研末) 白砂糖一两

【用法】上和匀，以温水浸如糊，敷之缚之。

【主治】溃烂诸疮。

11208 木耳散《全国中药成药处方集》吉林方》

【组成】木耳 当归各二两七钱 川芎 牛膝 杜仲各二钱 木瓜三钱四分 乳香 没药各一钱

【用法】上为细末，用绢罗筛之。成人每服二钱；七岁至十二岁，每服一钱。

【功用】舒筋活血，通络散风止痛。

【主治】手足抽搐，腰腿疼痛，湿痹，血流不通。

11209 木耳粥《圣济总录》卷一八九》

【组成】白木耳(洗，细切)二两 白粳米(淘净)三合

【用法】上药相和，以豉汁煮粥，任下葱、椒、盐等。空心食之。

【主治】赤白痢。兼治肠胃滑。

11210 木耳粥《长寿药粥谱》

【组成】银耳5～10克（或黑木耳30克）　粳米100克　大枣3～5枚

【用法】先将银耳或黑木耳浸泡半天，用粳米、大枣煮粥，待煮沸后加入木耳、冰糖适量，同煮为粥。晚餐或作点心服食。

【功用】润肺生津，滋阴养胃，益气止血，补脑强心。

【主治】中老年体质衰弱，虚劳咳嗽，痰中带血，肺痨病阴虚内热，以及慢性便血、痔疮出血等。

【宜忌】风寒感冒咳嗽忌服。

11211 木沉散《幼幼新书》卷二十一引张涣方

【组成】木香　益智　沉香各一两　蓬术　草豆蔻（面裹煨）　白豆蔻各半两

【用法】上为末。每服一钱，水八分，加生姜三片，煎至五分，去滓温服。

【主治】小儿腹胀。

11212 木郁丹《医方类聚》卷二十四引《烟霞圣效》

【组成】白药子二两　细辛半两　藿香叶二两　赤茯苓　甘草各半两

【用法】上为细末，入糖二两和匀，水浸蒸饼为丸，如弹子大，蛤粉为衣。每服一丸，细嚼，热水送下。

【功用】清头目。

【主治】风热痰壅。

11213 木果粥《济众新编》卷七

【组成】木果一两

【用法】上为细末，和水煮，入粟米汁或粳米汁作粥，调姜汁、清蜜用之。

【功用】强筋骨。

【主治】足膝无力，霍乱转筋。

11214 木乳丸《杨氏家藏方》卷八

【组成】皂角（去皮弦子，焙干）　天南星（生用）　半夏（汤洗七次，焙干）　白附子（生用）　晋矾（生用）各一两

【用法】上为细末，用生姜自然汁煮面糊为丸，如梧桐子大。每服二十丸至三十丸，食后、临卧浓煎生姜汤送下。

【主治】风痰上盛，咳嗽连声，唾出稠黏。

【备考】本方方名，《普济方》引作"水香丸"。

11215 木乳散《圣惠》卷二十

【组成】木乳一两（酥炙）　旋覆花半两　枳壳三分（麸炒微黄，去瓤）　石膏二两　甘菊花半两　防风半两（去芦头）　芎䓖半两　甘草半两（炙微赤，锉）　荆芥三分

【用法】上为粗散。每服三钱，以水一中盏，加生姜半分，煎至六分，去滓，稍热服之，不拘时候。

【主治】风头痛，胸膈多痰，时复晕闷。

11216 木乳散《圣惠》卷三十一

【组成】木乳一两（涂酥炙令黄）　麻黄三分（去根节）　栀子仁三分　甘草半两（炙微赤，锉）　贝母三分（煨，炙微黄）　百合三分　杏仁三分（汤浸，去皮尖双仁，麸炒微黄）　桑根白皮二两（锉）　款冬花三分　紫菀三分（洗去苗土）

【用法】上为粗散。每服三钱，以水一中盏，加生姜半分，煎至六分，去滓温服，不拘时候。

【主治】骨蒸劳热，咳嗽，涕唾稠黏。

11217 木乳散《圣惠》卷四十六

【组成】皂荚树白皮二两（涂酥，炙微黄）　贝母一两（煨微黄）　枳壳一两（麸炒微黄，去瓤）　麻黄一两（去根节）　百合一两　甘草半两（炙微赤，锉）

【用法】上为粗散。每服三钱，以水一中盏，加生姜半分，煎至六分，去滓温服，一日三四次。

【主治】久咳嗽不愈。

11218 木乳散《圣惠》卷七十

【组成】木乳三分（去粗皮，涂酥，炙令黄）　贝母二两（酥炒微黄）　甘草一两（涂酥，炙微赤，锉）　杏仁二两（汤浸，去皮尖双仁，酥炒令黄）

【用法】上为细散。每服一钱，食后以生姜、橘皮汤调下。

【主治】妇人咳嗽久不止。

11219 木乳散《圣济总录》卷五十

【组成】木乳（皂荚根皮，于秋冬间采取，皮如罗纹者，阴干，酥炙黄）　蒺藜子（炒去角）　黄耆（锉）　人参　枳壳（去瓤，麸炒）　甘草（炮）各等分

【用法】上为散。每服一钱匕，沸汤点服，不拘时候。

【主治】肺脏风毒。

11220 木油汁《仙拈集》卷四

【组成】柽木（或杉木亦可，新锯屑）一箕

【用法】用纸糊碗面，以屑堆碗上，取火炭放屑顶烧着，少时火将近纸，即用铁筋抹去，烧数次，开碗纸看，即有油汁数匙，搽时用川山甲刮破，用羊毛软笔蘸油涂上，甚加疼痛，停半日再涂，癣渐结痂即愈。如已破者，不必刮癣。

【主治】一切顽癣。

11221 木茱汤

《奇正方》。即《千金》卷七引苏长史方"茱萸汤"。见该条。

11222 木炭散《鸡峰》卷二十四

【组成】木炭（坚炭亦可用）

【用法】上为细末。每服二钱，米饮调下。

【主治】诸哽。

11223 木香丸《圣惠》卷五

【组成】木香半两　附子一两（炮裂，去皮脐）　赤石脂一两　吴茱萸半两（汤浸七遍，焙干，微炒）　缩砂一两（去皮）　诃黎勒一两（煨，用皮）　高良姜三分（锉）　陈橘皮一两（汤浸，去白瓤，焙）　当归三分（锉，微炒）　草豆蔻三分（去皮）　白术一两　厚朴一两半（去粗皮，涂生姜汁，炙令香熟）

【用法】上为末，炼蜜为丸，如梧桐子大。每服三十丸，食前以热粥饮送下。

【主治】脾脏虚冷，大肠泄痢，腹痛，水谷不化，面色青黄，少思饮食。

【宜忌】忌生冷油腻。

11224 木香丸《圣惠》卷六

【组成】木香一两　诃黎勒一两半（煨，用皮）　白术一两　附子二两（炮裂，去皮脐）　芜荑一两（微炒）　高良姜一两（锉）　厚朴一两（去粗皮，涂生姜汁，炙令香熟）　肉

豆蔻半两（去壳）　干姜三分（炮裂，锉）　甘草半两（炙微赤，锉）

【用法】上为末，用神曲末煮糊为丸，如梧桐子大。每服二十丸，食前以生姜、枣汤送下。

【主治】❶《圣惠》：大肠虚冷，腹痛肠鸣，食不消化。❷《圣济总录》：肠痹，腹胀疗痛，时复飧泄。

【备考】《医方类聚》引本方有桂心一两。

11225 木香丸（《圣惠》卷十一）

【组成】木香一两　桂心一两　川升麻一两　白术半两　川大黄一两（锉碎，微炒）　厚朴一两（去粗皮，涂生姜汁，炙令香熟）　知母半两　槟榔一两　川朴消一两

【用法】上为末，炼蜜为丸，如梧桐子大。每服三十丸，以生姜汤送下，不拘时候。

【主治】食毒伤寒，心腹胀满，头面遍身俱黄，或时憎寒壮热，吐逆，不下饮食，大便秘涩，小便如血。

11226 木香丸（《圣惠》卷十三）

【组成】木香　人参（去芦头）　青橘皮（汤浸，去白瓤，焙）　槟榔各一两　吴茱萸半两（汤浸七遍，焙干，微炒）　诃黎勒皮一两　草豆蔻一两（去皮）　桂心一两　郁李仁一两（汤浸，去皮尖，微炒）

【用法】上为末，炼蜜为丸，如梧桐子大。每服三十丸，以生姜汤送下，不拘时候。

【主治】伤寒后，脾胃冷气，攻心腹痛，四肢不和，食不消化。

11227 木香丸（《圣惠》卷十四）

【组成】木香半两　鳖甲一两（涂醋，炙令黄，去裙襕）　白茯苓三分　柴胡一两（去苗）　半夏半两（汤洗七遍，去滑）　桔梗三分（去芦头）　枳壳三分（麸炒微黄，去瓤）　五味子半两　陈橘皮三分（汤浸，去白瓤，焙）　黄蓍半两（锉）　桃仁一两（汤浸，去皮尖双仁，麸炒微黄）　白芍药一两

【用法】上为末，炼蜜为丸，如梧桐子大。每服三十丸，以粥饮送下，不拘时候。

【主治】伤寒后夹劳，四肢无力，脾胃气弱，饮食无味，肩背疼痛。

11228 木香丸（《圣惠》卷十五）

【组成】木香二分　人参一两（去芦头）　白术一两半　甘草半两（炙微赤，锉）　枳壳一两（麸炒微黄，去瓤）　干姜三分（炮裂，锉）　麦蘖一两（炒黄熟）　槟榔一两

【用法】上为散，炼蜜为丸，如梧桐子大。每服三十丸，食前以姜、枣汤送下。

【主治】时气后，脾胃虚冷，宿食不消。

11229 木香丸（《圣惠》卷十七）

【组成】木香一两　桂心半两　槟榔一两　诃黎勒皮一两　桃仁半两（汤浸，去皮尖双仁，麸炒，研入）　枳壳半两（麸炒微黄，去瓤）

【用法】上为细末，炼蜜为丸，如梧桐子大。每服二十丸，以生姜汤送下。

【主治】热病得汗后，心腹胀满疼痛。

11230 木香丸（《圣惠》卷二十八）

【组成】木香半两　诃黎勒一两（煨，用皮）　肉豆蔻一分（去壳）　麝香一分

【用法】上为末，煮枣肉为丸，如绿豆大。每服十丸，食前以暖酒送下。

【主治】虚劳，脾胃气冷，不思饮食，或气满刺痛。

11231 木香丸（《圣惠》卷三十）

【组成】木香三分　荜澄茄三分　附子一两（炮裂，去皮脐）　干姜半两（炮裂，锉）　吴茱萸半两（汤浸七遍，焙干，微炒）　桂心三分　诃黎勒皮一两　硫黄三分（细研）　陈橘皮一两（汤浸，去白瓤，焙）

【用法】上为末，炼蜜为丸，如梧桐子大。每服十丸，以姜、枣汤送下，不拘时候。

【主治】虚劳四肢逆冷，心腹气胀，唇青、呕逆。

11232 木香丸（《圣惠》卷三十一）

【组成】木香半两　鳖甲一两（涂醋，炙令黄，去裙襕）　京三棱一两（炮，锉）　赤芍药三分　川大黄一两（锉碎，微炒）　陈橘皮半两（汤浸，去白瓤，焙）　苍术半两（微炒）　桔梗三分（去芦头）　槟榔一两　郁李仁一两（汤浸，去皮尖，微炒）　柴胡一两（去苗）

【用法】上为末，炼蜜为丸，如梧桐子大。每服三十丸，食前煎橘皮汤送下。

【主治】骨蒸，腹中疹癖，按之隐手，四肢疹痛，不能下食，羸瘦无力。

11233 木香丸（《圣惠》卷四十三）

【组成】木香半两　槟榔半两　赤芍药半两　枳壳半两（麸炒微黄，去瓤）　诃黎勒一两（煨用皮）　桂心半两　陈橘皮一两（汤浸，去白瓤，焙）　吴茱萸一分（汤浸七遍，焙干，微炮）

【用法】上为末，炼蜜为丸，如梧桐子大。每服三十丸，以粥饮送下，不拘时候。

【主治】心腹痛胀满，食不消化，四肢不和。

11234 木香丸（《圣惠》卷四十三）

【组成】木香　鹤虱　槟榔　诃黎勒（煨，用皮）　芜荑　附子（炮裂，去皮脐）　干姜（炮裂，锉）各三分　川大黄一两半（锉碎，微炒）

【用法】上为末，炼蜜为丸，如梧桐子大。每服三十丸，食前以橘皮汤送下。

【主治】久心痛，经年不止，及蛔虫，冷气心痛。

11235 木香丸（《圣惠》卷四十三）

【组成】木香半两　附子半两（炮裂，去皮脐）　巴豆一分（去皮心膜，纸裹压去油）　槟榔半两　吴茱萸一分（汤浸七遍，焙干，微炒）　桂心半两　麝香一分（细研）

【用法】上为末，入麝香、巴豆令匀，醋煮面糊为丸，如绿豆大。每服三丸，以温酒送下，不拘时候。

【主治】心背彻痛，发歇不定。

11236 木香丸（《圣惠》卷四十三）

【组成】木香一两　槟榔一两　桂心一两　诃黎勒一两半（煨，用皮）　白术一两　当归一两（锉，微炒）　赤芍药一两　厚朴一两半（去粗皮，涂生姜汁，炙令香熟）　神曲二两（捣碎，微炒）　陈橘皮一两（汤浸，去白瓤，焙）　草豆蔻一两半（去皮）

【用法】上为末，炼蜜为丸，如梧桐子大。每服三十丸，以生姜汤送下，不拘时候。

【主治】心气冷痛，不能饮食，食即妨闷。

四画

木

11237 **木香丸**（《圣惠》卷四十三）

【组成】木香一两　川大黄二两（锉碎，微炒）　枳壳三分（麸炒微黄，去瓤）　厚朴一两（去粗皮，涂生姜汁，炙令香熟）　桃仁半两（汤浸，去皮尖双仁，麸炒微黄）　槟榔一两　当归半两（锉，微炒）

【用法】上为末，炼蜜为丸，如梧桐子大。每服二十丸，以生姜汤送下，不拘时候。

【主治】胸胁气妨闷，胃中壅滞，大便难，腹中痛。

11238 **木香丸**（《圣惠》卷四十三）

【组成】木香半两　萝卜子一（二）两（微炒）　陈橘皮半两（汤浸，去白瓤，焙）　白术半两　槟榔一两

【用法】上为末，炼蜜为丸，如梧桐子大。每服二十丸，以生姜汤嚼下，不拘时候。

【主治】脏腑虚冷气滞，腹胀腹鸣切痛，不思饮食，四肢无力。

11239 **木香丸**（《圣惠》卷四十四）

【组成】木香三分　干姜半（一）两（炮裂，锉）　当归一两（锉，微炒）　附子一两（炮裂，去皮脐）　羌活一两　桂心一两　莨菪子三合（水淘去浮者，水煮令芽出，候干，炒令黄黑色）

【用法】上为末，炼蜜为丸，如梧桐子大。每服二十丸，食前以温酒送下。

【主治】久冷，腰胯疼痛。

11240 **木香丸**（《圣惠》卷四十五）

【组成】木香一两　槟榔一两　川大黄一两（锉碎，微炒）　大麻仁一两　牛膝一两（去苗）　枳壳一两（麸炒微黄，去瓤）　诃黎勒皮一两　桂心三分　紫苏子三分　草薢三分（锉）　羚羊角屑三分　独活三分　前胡三分（去芦头）　防风三分（去芦头）　赤芍药三分

【用法】上为末，炼蜜为丸，如梧桐子大。每服三十丸，食前以温酒送下。

【主治】湿脚气，频发，攻心腹壅闷，脚膝肿满疼痛，不任行李。

11241 **木香丸**（方出《圣惠》卷四十八，名见《圣济总录》卷七十一）

【组成】川大黄四两（锉碎，与鳖甲同煮，焙干）　木香二两　鳖甲四两（以米醋二升与大黄同煮令醋尽炙令黄）

【用法】上为细末，以酒煮面糊为丸，如梧桐子大。每服二十丸，空心以生姜汤送下。

【主治】肥气，积聚不散。

11242 **木香丸**（《圣惠》卷四十八）

【组成】木香一两　川大黄一两（锉碎，醋拌炒，令干）　硫黄一两（细研，水飞过）

【用法】上为细末，研入硫黄令匀，以酒煮面糊为丸，如梧桐子大。每服十丸，空心以生姜汤送下。

【主治】痞气，心腹坚胀，饮食不消。

11243 **木香丸**（《圣惠》卷四十八）

【组成】木香一两半　鳖甲一两半（涂醋，炙令黄，去裙襕）　桂心一两半　吴茱萸一两半（汤浸七遍，焙干，微炒）　诃黎勒皮一两半　槟榔一两（半）　枳实一两（麸炒微黄）　牵牛子三两（微炒）

【用法】上为细末，以酒煮面糊为丸，如梧桐子大。每服三十丸，空心以温酒送下。

【主治】息贲气，胸膈闷，腹胁坚急，四肢不和，食少无力。

11244 **木香丸**（《圣惠》卷四十八）

【组成】木香一两　青橘皮二两（汤浸，去白瓤，焙）　芫花三两

【用法】上药先捣罗木香、青橘皮为末，后别捣罗芫花为末，以醋三升，煎成膏，入前药末为丸，如梧桐子大。每服七丸，以热酒送下。

【主治】积聚，心腹胀满，或时疼痛。

11245 **木香丸**（《圣惠》卷四十八）

【组成】木香三分　白术三分　人参三分（去芦头）　赤茯苓三分　吴茱萸半两（汤浸七遍，焙干，微炒）　干姜半两（炮裂，锉）　桂心三分　陈橘皮一两（汤浸，去白瓤，焙）　诃黎勒一两（煨，用皮）　槟榔一两　神曲一两（炒微黄）　大麦蘗一两（炒微黄）　当归半两（锉，微炒）　川大黄一两（锉碎，微炒）　桔梗半两（去芦头）

【用法】上为末，炼蜜为丸，如梧桐子大。每服三十丸，食前以温酒送下。

【主治】积聚气，脾胃虚冷，宿食不消，心腹气滞，胀满疼痛。

11246 **木香丸**（《圣惠》卷四十八）

【组成】木香一两　羌活一两　槟榔一两　桂心一两　青橘皮一两（汤浸，去白瓤，焙）　蓬莪术一两

【用法】上为细散。每服二钱，以热酒送下，不拘时候。

【主治】心疝，心腹痛如锥刀所刺。

11247 **木香丸**（《圣惠》卷四十九）

【组成】木香三分　川乌头半两（炮裂，去皮脐）　附子半两（炮裂，去皮脐）　干姜半两（炮裂，锉）　巴豆一两（去皮心，纸裹，压去油）　当归三分（锉碎，微炒）

【用法】上为末，入巴豆同研令匀，以醋煮面糊为丸，如绿豆大。每服五丸，煎生姜醋汤送下，不拘时候。

【主治】疝气，两胁痛不可忍。

11248 **木香丸**（《圣惠》卷四十九）

【组成】木香半两　干姜一两（炮裂，锉）　草豆蔻一两（去皮）　桂心一两　当归一两（锉，微炒）　陈橘皮一两（汤浸，去白瓤，焙）　附子一两（炮裂，去皮脐）　巴豆五十枚（去皮心，研，纸裹，压去油）

【用法】上为末，入巴豆研令匀，炼蜜为丸，如绿豆大。每服五丸，食前以粥饮送下。

【主治】疝癖气，胁肋妨闷，不欲饮食，四肢瘦弱。

11249 **木香丸**（《圣惠》卷四十九）

【组成】木香三分　诃黎勒一两（煨，用皮）　黄耆一两（锉）　鳖甲一两（涂醋，炙令黄，去裙襕）　白术三分　赤茯苓一两　桂心三分　枳壳一两（麸炒微黄，去瓤）　陈橘皮一两（汤浸，去白瓤，焙）　当归一两（锉碎，微炒）　槟榔一两半　五味子三分

【用法】上为末，炼蜜为丸，如梧桐子大。每服三十丸，以温酒送下，不拘时候。

【主治】疝癖气，腹胁痛，不能食，四肢少力。

11250 **木香丸**（《圣惠》卷四十九）

【组成】木香半两　肉豆蔻半两（去壳）　槟榔半

两 巴豆三十枚（麸炒，去皮心，纸裹，压去油） 干姜半两（炮裂，锉） 半夏一两（汤洗七遍，去滑） 朱砂三分（细研） 陈橘皮二两（汤浸，去白瓤，焙）

【用法】上为末，入巴豆、朱砂更研令匀，以醋煮面糊为丸，如绿豆大。每服三丸，空心以生姜枣汤送下。

【主治】脾虚不能化谷，宿食留滞，致成癥癖。

11251 木香丸（方出《圣惠》卷四十九，名见《圣济总录》卷四十四）

【组成】木香三分 蓬莪术一两 京三棱一两（微煨，锉） 巴豆二十枚（去皮心，研，纸裹，压去油） 朱砂三分（细研，水飞过）

【用法】上药前三味捣为末，入后二味更同研令匀，用面糊为丸，如绿豆大。每服三丸，空心以生姜、橘皮汤送下。

【主治】❶《圣惠》：脾虚不能化谷，宿食留滞，致成癥癖。❷《圣济总录》：脾胃虚寒，宿食不消，留滞成块，心腹疼痛，疲倦多困，日渐黄瘦。

11252 木香丸（《圣惠》卷四十九）

【组成】木香三分 肉桂三分（去皱皮） 大戟二分（锉碎，炒微黄） 京三棱半两（微煨，锉） 附子半两（炮裂，去皮脐） 干姜半两（炮裂，锉） 地霜一分 干漆半两（捣碎，炒令烟出） 青橘皮半两（汤浸，去白瓤，焙） 腻粉一钱 巴豆半两（去皮心，研，纸裹，压去油）

【用法】上为末，入腻粉、巴豆，更研令匀，用软粳米饭为丸，如小豆大。每服三丸，空心以粥饮送下。

【主治】癥瘕，心腹胀痛，胸膈烦闷，不欲饮食，四肢少力。

11253 木香丸（《圣惠》卷四十九）

【组成】木香一两 桂心一两 五灵脂一两 干姜一两（炮裂，锉） 香墨一两 巴豆半两（去皮心，研，纸裹，压去油） 猪牙皂荚一两（去黑皮，涂酥，炙令焦黄，去子）

【用法】上为末，入巴豆研令匀，用软糯米饭为丸，如绿豆大。每服五丸，食前以生姜、橘皮汤送下。

【主治】食癥，及吃食不下。

11254 木香丸（《圣惠》卷四十九）

【组成】木香半两 京三棱半两（微煨，锉） 五灵脂半两 芫花半两（醋拌炒，令干） 百草霜半两 硼砂半两 皂荚五枚（去黑皮，涂酥，炙令焦黄，去子）

【用法】上为末，每一钱药末，研不去心膜巴豆一粒，每十钱入十粒，旋旋入香墨浓汁，捣三千杵，干湿得所，可丸即丸，如黍米大。每服五丸，以温水送下。看脏腑虚实加减服之。疏通后只吃粥一两日，一切气，橘皮生姜汤送下；血气，每服三丸，当归酒送下。

【主治】厌食，及腹内气块。

11255 木香丸（《圣惠》卷五十）

【组成】木香一两 肉豆蔻一两（去皮） 诃黎勒皮二两 槟榔一两 桂心二两 麝香一分（细研）

【用法】上为末，入麝香研匀，炼蜜为丸，如梧桐子大。每服二十丸，以生姜、橘皮汤送下，不拘时候。

【主治】五膈气，心胸壅噎，食不能下。

11256 木香丸（《圣惠》卷五十）

【组成】木香半两 人参半两（去芦头） 赤茯苓半两 甘草半两（炙微赤，锉） 汉椒半两（汤浸，去目及闭口者，微炒去汗） 桂心一两 细辛半两 赤芍药半两 陈橘皮一两（汤浸，去白瓤，焙） 川大黄一两（锉碎，微炒） 干姜半两（炮裂，锉） 附子半两（炮裂，去皮脐） 郁李仁一两（汤浸，去皮，微炒） 厚朴一两（去粗皮，涂生姜汁，炙令香熟） 诃黎勒皮一两半

【用法】上为末，炼蜜为丸，如梧桐子大。每服二十丸，以生姜汤送下，不拘时候。

【主治】膈气，饮食不下，呕逆不定，日渐羸瘦。

11257 木香丸（《圣惠》卷五十）

【组成】木香一两 青橘皮一两（汤浸，去白瓤，焙） 桂心一两 白术一两 益智子一两（去皮） 肉豆蔻一两（去壳） 细辛半两 吴茱萸半两（汤浸七遍，焙干，微炒） 干姜半两（炮裂，锉）

【用法】上为末，酒煮饭烂研为丸，如梧桐子大。每服十丸，以生姜汤嚼下，不拘时候。

【主治】五膈气，脾胃久冷，呕吐酸水，不能下食。

11258 木香丸（《圣惠》卷五十）

【组成】木香一两 青橘皮一两（汤浸，去白瓤，焙） 槟榔一两 桂心一两 干姜半两（炮裂，锉） 人参三分（去芦头） 细辛半分 吴茱萸半两（汤浸七遍，焙干，微炒） 川乌头半两（炮裂，去皮脐） 贝母三分（煨，微黄）

【用法】上为末，炼蜜为丸，如梧桐子大。每服二十丸，以粥饮送下，不拘时候。常含三五丸，咽津。甚佳。

【主治】膈气，心胸气滞疼痛，连于腹胁，饮食不下。

11259 木香丸（《圣惠》卷五十一）

【异名】消痰丸（《普济方》卷一六六）。

【组成】木香半两 草豆蔻半两（去皮） 槟榔一两 青橘皮一两（汤浸，去白瓤，焙） 半夏一两（汤洗七遍，去滑） 干姜半两（炮裂，锉）

【用法】上为末，用汤浸蒸饼为丸，如梧桐子大。每服二十丸，以姜、枣汤送下，不拘时候。

【功用】暖脾胃。

【主治】痰逆，不思饮食。

11260 木香丸（《圣惠》卷五十四）

【组成】木香一两 海蛤一两（细研） 肉桂半两（去皱皮） 槟榔一两 诃黎勒皮一两 汉防己一两 桑根白皮一两半（锉） 旋覆花半两 郁李仁一两（汤浸，去皮，微炒）

【用法】上为末，炼蜜为丸，如梧桐子大。每服二十丸，煎大腹皮汤送下，日四五次。

【主治】气水肿满，上气喘息。

11261 木香丸（《圣惠》卷五十四）

【组成】木香半两 槟榔半两 硼砂三分（细研） 青橘皮三分（汤浸，去白瓤，焙） 吴茱萸半两（汤浸七遍，焙干，微炒） 巴豆三十枚（去皮心，研，纸裹，压去油）

【用法】上为末，以酽醋一大盏，熬硼砂、巴豆为膏，入末相和为丸，如绿豆大。每服五丸，食前煎青橘皮汤送下。

【主治】水气，心腹鼓胀。

【备考】方中硼砂，《医方类聚》引作"硇砂"。

11262 木香丸（《圣惠》卷五十四）

【组成】木香二分 甘遂半两（生用） 青橘皮半两（汤浸，去白瓤，焙） 腻粉一分 水银半两（入少煮枣肉，研令星尽） 萝卜子半两（微炒） 汉防己三分 巴豆一分（去皮

心,研,纸裹,压去油) 瞿麦半两 泽泻二分

【用法】上为末,以糯米饭为丸,如绿豆大。每服三丸,空心以木通汤送下。

【主治】水癥,腹内坚胀喘息,大小便涩。

11263 木香丸(《圣惠》卷五十八)

【组成】木香一两 槟榔一两 川大黄一两(锉碎,微炒) 桂心半两 巴豆霜一分 川乌头半两(炮裂,去皮脐)

【用法】上为末,研入巴豆霜令匀,炼蜜为丸,如梧桐子大。每服三丸,空心以橘皮汤送下。未效,加至五丸。

【主治】大便卒不通,心腹气满闷。

11264 木香丸(《圣惠》卷五十九)

【组成】木香半两 地榆半两 当归半两(锉,微炒) 甘草半两(炙微赤,锉) 黄连二分(去须,微炒) 枳壳三分(麸炒微黄,去瓤) 黄耆三分(锉) 犀角屑三分

【用法】上为末,炼蜜为丸,如梧桐子大。每服三十丸,以粥饮送下,不拘时候。

【主治】热痢腹内疼痛,烦渴不食。

11265 木香丸(《圣惠》五十九)

【组成】木香半两 硼(硇)砂一两 白矾二两(烧令汁尽) 黄丹一两(微炒) 龙骨一两

【用法】上为末,用软饭为丸,如梧桐子大。每服十丸,以粥饮送下,不拘时候。

【主治】久痢不愈,腹内冷痛。

11266 木香丸(《圣惠》卷五十九)

【组成】木香半两 诃黎勒半两(煨,用皮) 缩砂半两(去皮) 丁香半两 肉豆蔻一两(去壳) 人参一两(去芦头) 甘草半两(炙微赤,锉) 干姜一两(炮裂,锉) 厚朴一两(去粗皮,涂生姜汁,炙令香熟。)

【用法】上为末,醋煮面糊为丸,如梧桐子大。每服三十丸,煮枣粥饮送下,不拘时候。

【主治】痢后,脾胃气虚弱,不能饮食,四肢乏力。

11267 木香丸(《圣惠》卷七十)

【组成】木香三分 鳖甲一两(涂醋,炙令黄,去裙襕) 琥珀三分 柴胡一两(去苗) 白术一两 干姜半两(炮裂,锉) 陈橘皮一两(汤浸,去白瓤,焙) 人参半两(去芦头) 桂心半两 吴茱萸三分(汤浸七遍,焙干,微炒) 厚朴一两(去粗皮,涂生姜汁,炙令香熟) 当归三分(锉碎,微炒) 赤芍药三分 京三棱三分(微煨,锉) 延胡索三分 附子三分(炮裂,去皮脐) 芎䓖三分 牡丹三分 熟干地黄一两

【用法】上为末,炼蜜为丸,如梧桐子大。每服三十丸,空心及晚食前以温酒送下。

【主治】妇人冷劳气,经脉不调,脏腑气滞,四肢疼痛,饮食无味,渐加羸瘦。

11268 木香丸(《圣惠》卷七十一)

【组成】木香半两 巴豆一分(去皮心,麸炒黄,纸裹,压去油) 干漆半两(捣碎,炒令烟出) 吴茱萸一分(汤浸七遍,焙干,微炒) 槟榔半两 附子一分(炮裂,去皮脐) 猪牙皂荚一分(去黑皮,涂酥,炙令黄,去子) 白芫荑一分 当归一分(锉,微炒) 桂心二分 干姜二分(炮裂,锉)

【用法】上为末,炼蜜为丸,如梧桐子大。每日三丸,空心及痛发时煎红兰花、当归酒送下。

【主治】妇人疝瘕,及血气积聚,时攻腹胁疼痛。

11269 木香丸(《圣惠》卷七十一)

【组成】木香半两 肉豆蔻一两(去壳) 川大黄一两(锉碎,微炒) 槟榔一两 干姜一两(炮裂,锉) 蓬莪术一两 香墨一两 巴豆一分(去皮心,研,纸裹,压去油)

【用法】上为末,入巴豆同研令匀,醋煮面糊为丸,如绿豆大。每服五丸,食前以温酒送下;粥饮下亦得。

【主治】妇人血气,心腹疼痛。

11270 木香丸(《圣惠》卷七十二)

【组成】木香 川大黄(锉,微炒) 桂心 槟榔 青橘皮(汤浸,去白瓤,焙)各一两 巴豆半两(去皮心,用新汲水浸三日后,微火炒令黄,研,纸裹,压去油令尽)

【用法】上为末,入巴豆研令匀,用面糊为丸,如粟米大。每服七丸,以温水送下。

【主治】妇人气壅,大肠秘涩。

11271 木香丸(《圣惠》卷七十九)

【组成】木香半两 京三棱一两(微煨,锉) 槟榔一两 桂心半两 附子一两(炮裂,去皮脐) 没药半两 阿魏半两(面裹煨,面熟为度) 桃仁一两(汤浸,去皮尖双仁,麸炒微黄) 鳖甲一两(涂醋,炙令黄,去裙襕) 芎䓖半两 虻虫一分(去翅足,微炒) 水蛭一分(微炒令黄) 当归半两(锉,微炒) 牡丹半两 赤芍药半两 硇砂半两(细研) 川大黄一两半(锉碎,微炒) 干漆一两(捣碎,炒令烟出)

【用法】上为末,炼蜜为丸,如梧桐子大。每服二十丸,以温酒送下,一日三四次。

【主治】产后恶血不散。积聚成块,在脐腹下,坚硬疼痛。

11272 木香丸(《圣惠》卷七十九)

【组成】木香半两 诃黎勒一两(煨,用皮) 龙骨一两 附子一两(炮裂,去皮脐) 黄连一两(去须,微炒) 干姜一两(炮裂,锉) 当归一两(锉,微炒) 吴茱萸半两(汤浸七遍,焙干,微炒)

【用法】上为末,炼蜜为丸,如梧桐子大。每服三十丸,以粥饮送下,一日三四次。

【主治】产后心腹气痛,泄痢不止。

11273 木香丸(《圣惠》卷八十一)

【组成】木香一两 当归一两(锉,微炒) 白术一两 白芷半两 芎䓖三两 槟榔半两 桂心半两 桃仁三分(汤浸,去皮尖双仁,麸炒黄) 干姜半两(炮裂,锉) 厚朴半两(去粗皮,涂生姜汁,炙令香熟) 芫花半两(醋拌,炒令干)

【用法】上为末,以醋煮面糊为丸,如梧桐子大。每服二十丸,食前以生姜酒送下。

【主治】产后两胁胀满,小腹疼痛。

11274 木香丸(《圣惠》卷八十四)

【组成】木香一分 芎䓖半两 当归半两(锉碎,微炒) 桔梗半两(去芦头) 黄芩半两

【用法】上为末,炼蜜为丸,如梧桐子大。每用二丸,以温生姜汤研破服之,不拘时候。

【主治】小儿冷热不调,腹痛不可忍,或时寒热,下痢

脓血。

11275 木香丸（《圣惠》卷八十六）

【组成】木香　麝香（细研）　胡黄连　芦荟（细研）　蟾头（炙令焦黄）　香墨　青黛（细研）　雄黄（细研）　熊胆各一分　使君子半两

【用法】上为末，炼蜜为丸，如绿豆大。每服五丸，以粥饮送下。

【主治】小儿食疳，腹中多痛，大肠或痢，鼻痒干瘦，时有体热。

11276 木香丸（《圣惠》卷八十六）

【组成】木香　胡黄连　当归（锉，微炒）　诃黎勒（只用皮）各半两　青橘皮一分（汤浸，去白瓤，焙）　麝香一钱（细研）

【用法】上为末，用粟米饭为丸，如绿豆大。每服三丸，以粥饮送下，不拘时候。

【主治】小儿气疳，不欲乳食，时复腹痛。

11277 木香丸（《圣惠》卷八十七）

【组成】木香一分　赤石脂半两　蝉壳一分（微炒，去足）　麝香一分（细研）　肉豆蔻一颗（去壳）　黄连一分（去须）　黄丹一分（微炒）　田父半两（炙令微黄）　熊胆一分（研入）　夜明砂一两（微炒）　干蟾一分（涂酥，炙微黄）

【用法】上为末，用水浸蒸饼为丸，如麻子大。每服二丸，以温粥饮送下。

【主治】小儿内疳，乳食不调，心腹胀满，肌肤羸瘦，下痢无恒。

11278 木香丸（《圣惠》卷八十八）

【组成】木香一分　朱砂半两（细研，水飞过）　槟榔一分　代赭半两（细研）　鳖甲半两（涂酥，炙令黄，去裙襕）　杏仁一分（汤浸，去皮尖双仁，麸炒微黄）　京三棱一分（微煨，锉）　巴豆半分（去皮心，研，纸裹，压去油）　当归一分（锉，微炒）　犀角屑一分

【用法】上为末，都研令匀，炼蜜为丸，如黍米大。三岁儿，每服三丸，空心以暖水送下，晚再服。

【主治】小儿食癥，吃食不得，四肢消瘦。

11279 木香丸（《圣惠》卷八十八）

【组成】木香一分　京三棱一分（微炒，锉）　牵牛子半两（微炒）　人参一分（去芦头）　青橘皮一分（汤浸，去白瓤，焙）　草豆蔻半两（去皮）　槟榔一分　赤茯苓一分　郁李仁一两（汤浸，去皮，微炒）

【用法】上为末，以醋煮面糊为丸，如麻子大。每服三丸，以粥饮送下。

【主治】小儿乳癖不消，心腹胀满。

11280 木香丸（《圣惠》卷九十二）

【组成】木香　蓬莪术　白术　人参（去芦头）　当归（锉，微炒）各半两　麝香一分（细研）　白芍药一分

【用法】上为末，都研令匀，炼蜜为丸，如绿豆大。三岁儿，每服七丸，以粥饮送下，一日三次。

【主治】小儿胎寒腹痛，大便青。

11281 木香丸（《圣惠》卷九十三）

【组成】木香　蝉壳（微炒，去足）　肉豆蔻（去壳）　黄丹（微炒）　朱砂（细研）　夜明砂（微炒）各一分　麝香一钱（细研）　赤石脂半两（细研）　黄连半两（微炒，去须）　田

父一枚（烧灰）　蜗牛二十枚（炒微黄，细研）

【用法】上为末，入研了药令匀，以汤浸蒸饼为丸，如绿豆大。每服五丸，以温粥饮送下，一日三次。

【主治】小儿疳痢，日夜不止，体瘦无力，不能饮食。

11282 木香丸（《圣惠》卷九十三）

【组成】木香半两　附子半两（生用，去皮脐）　巴豆半分（去皮心，研，纸裹，压去油）　蟾酥半分（研入）　青橘皮半两（汤浸，去白瓤，焙）　肉豆蔻半两（去壳）　朱砂一分（细研）　人参一分（去芦头）

【用法】上为末，研醋煮面糊为丸，如粟米大。每服二丸，以粥饮送下，一日二次。

【主治】小儿疳痢，腹胀疠痛。

11283 木香丸（《圣惠》卷九十八）

【组成】木香二两　白术一两　槟榔二两　高良姜半两（锉）　益智仁半两（去皮）　红豆蔻半两（去皮）　草豆蔻半两（去皮）　神曲半两（微炒）　吴茱萸半两（汤浸七遍，焙干，微炒）　青橘皮半两（汤浸，去白瓤，焙）　蓬莪术一两　枳壳半两（麸炒微黄，去瓤）

【用法】上为末，以酽醋五升，煎药末一半成膏，入余上药末为丸，如梧桐子大。每服三十丸，以生姜、橘皮汤或温酒送下，不拘时候。

【主治】一切冷气，脏腑久积，脐腹多疼，宿食不化，颜色萎弱。

11284 木香丸（《圣惠》卷九十八）

【组成】木香一两　桂心一两　芎䓖一两　羌活一两　附子一两（炮裂，去皮脐）　川大黄一两（锉碎，微炒）　槟榔一两　干姜一两（炮裂，锉）　郁李仁二两（汤浸，去皮，微炒）　牵牛子一两半（微炒）　青橘皮一两（汤浸，去白瓤，焙）

【用法】上为末，炼蜜为丸，如梧桐子大，每服三十丸，空心以生姜、橘皮汤送下。

【主治】脾胃不和，腹胁胀满，时有疠痛，不思饮食。

11285 木香丸（《圣惠》卷九十八）

【组成】木香一两　槟榔一两　诃黎勒皮半两　丁香半两　桂心一两　牵牛子二两（微炒）　麝香半两（细研）　大腹皮半两（锉）　桃仁一两（汤浸，去皮，微炒）　陈橘皮半两（汤浸，去白瓤，焙）　吴茱萸半两（汤浸七遍，焙干，微炒）

【用法】上为末，炼蜜为丸，如梧桐子大。每服三十丸，以温浆水送下。

【主治】一切气，及宿食不消，心腹胀痛，大肠不利。

11286 木香丸（《圣惠》卷九十八）

【组成】木香三两　枳壳二两（麸炒微黄，去瓤）　川大黄四两（锉碎，微炒）　牵牛子四两（微炒）　诃黎勒皮三两

【用法】上为末，炼蜜为丸，如梧桐子大。每服三十丸，食前以生姜汤送下。

【主治】一切气，攻刺胸胁胀满，大便不利。

11287 木香丸（《普济方》卷五十三引《圣惠》）

【组成】香附子一两（炒去毛）　苍术一两（泔水浸，焙干）　木贼二两　川乌半两（炮，去皮尖）　木香三钱（临用药入，使不见火）

【用法】上为细末，用葱六两，研同前药和匀，渍一宿，

来日炒干，再为细末，作二份，一份用酒糊为丸，如梧桐子大。每服三十丸；用留下一份药末，每用一钱，麝香酒调，吞下丸子药服之。

【主治】远年近日耳重。

11288 木香丸（《普济方》卷一〇五引《圣惠》）

【异名】导秘丸（《圣济总录》卷十七）、大圣丸（《普济方》卷一〇六）。

【组成】木香二两　羌活二两　芎䓖二两　郁李仁四两（汤浸，去皮，微炒）　桂心二两　槟榔二两　川大黄四两（锉碎，微炒）

【用法】上为末，炼蜜为丸，如梧桐子大。每服三十丸，食前以温酒送下。欲得快利，加至四十丸。此药稍温必不虚，入夜临卧时服亦得。

【主治】❶《普济方》引《圣惠》：一切风气，及脏腑壅滞，宿食不消，心腹胀满。❷《圣济总录》：热毒风，心肺壅滞，胸膈烦闷，大小便难；风热，大肠秘涩不通，心烦腹满，体热引饮。

【备考】本方加麻仁、枳壳各四两，名"麻仁丸"；加甘菊、诃黎勒、生姜、干地黄、山芋各二两，名"如圣丸"（见《普济方》）。《普济方》本方用法：每服二十丸，浆水送下，茶汤亦得。

11289 木香丸（《普济方》卷一九三引《指南方》）

【组成】木香　槟榔　陈皮　商陆　木通各半两

【用法】上为末，面糊为丸，如梧桐子大。每服十丸，米饮送下。

【功用】《鸡峰》：消滞积，行水。

【主治】❶《普济方》引《指南方》：气鼓。❷《鸡峰》：水气。

11290 木香丸（《苏沈良方》卷三）

【异名】木香槟榔丸（《圣济总录》卷三十七）

【组成】鸡心槟榔　陈橘皮（去白）各二两　青木香　人参　厚朴　官桂（去无味者）　大附子　羌活　京三棱　独活　干姜（炮）　甘草（炙）　芎䓖　川大黄（切，微炒）　芍药各五钱　牵牛子一斤（淘去浮者，揩拭干，热捣取末四两，余滓不用）　肉豆蔻六枚（去壳，止泻方用）

【用法】上为末，瓷器盛之，密封，临用以牵牛末二两，药末一两，同研令匀，炼蜜为丸，如梧桐子大。心腹胀满，一切风劳冷气，脐下刺痛，口吐清水白沫，醋心，痃癖气块，男子肾脏风毒，攻刺四体，及阳毒脚气，目昏头痛，心间呕逆，及两胁坚满不消，卧时橘皮汤送下三十丸，以利为度，此后每夜二十丸；女人血痢，下血刺痛，积年血块，胃口逆，手足心烦热，不思饮食，姜汤送下三十丸，取利，每夜更服二十丸；小儿五岁以上，疳气腹胀气喘，空心温汤送下五七丸，小者减丸数服；凡胸腹饱闷不消，脾泄不止，临卧温酒送下，取利。

【主治】❶《苏沈良方》：风劳冷气，脐下刺痛，口吐清水白沫，醋心，痃癖气块，心腹胀满；男子肾脏风毒，攻刺四体，阳毒脚气，目昏头痛，心间呕逆，两胁坚满不消；妇人血痢，下血刺痛，积年血块，胃口逆满，手足心烦热，不思饮食；小儿疳气，腹胀气喘；胸腹饱闷，泄泻不止；误食毒物，痈疽发背，山岚瘴疟，才觉头痛，背膊拘紧。❷《幼幼新书》引《灵苑方》：阳毒伤寒，忽浑身壮热，四肢疼痛不可忍，口内狂言。

【备考】《幼幼新书》引《灵苑方》：阳毒伤寒，经三日，临卧温水下三十丸，未转加数。

11291 木香丸（《养老奉亲》）

【组成】轻好全干蝎二十个（每个擘三两段，慢火上炒令黄熟）　拣好胡椒三百粒（生）　木香一分

【用法】上为末，湿纸裹烧，粟米饭为丸，如绿豆大。如患腹痛，每服十五丸，煎灯心、陈橘皮、生姜汤送下；大便不调及泄泻，每服十五丸，煎陈橘皮汤送下。

【主治】老人夏月暴发腹痛及泄泻。

11292 木香丸（《圣济总录》卷十）

【异名】木香没药丸（《杨氏家藏方》卷四）。

【组成】木香　没药（别研）　乌药（锉）　天南星（炮）　白附子（炮）　附子（炮裂，去皮脐）　乌头（炮裂，去皮脐）　蒺藜子（炒，去角）各一两

【用法】上为末，用木瓜一枚，重七八两者，开头去皮瓤，入硇砂半两盖之，竹签签定，甑上蒸烂熟，和前药末，同杵为丸，如梧桐子大。每服三十丸，空心冷酒送下，良久煎荆芥茶投之。

【主治】风毒下注，腰脚连膝虚肿疼痛。

11293 木香丸（《圣济总录》卷十二）

【组成】木香　枳壳（去瓤，麸炒）　槟榔（锉）各一两半　芍药　防风（去叉）　黄耆（锉）　牛膝（酒浸，切，焙）　茯苓（去黑皮）各一两一分　附子（炮裂，去皮脐）　桂（去粗皮）各一两　大黄三两　诃黎勒皮一两三分

【用法】上为末，炼蜜为丸，如梧桐子大。每服十五丸，酒送下，一日二次。渐加至二十丸，以知为度。

【主治】风气。

11294 木香丸（《圣济总录》卷十七）

【组成】木香半两　槟榔（锉）　大黄（煨，锉）　麻子仁各二两　牵牛子末　郁李仁（汤浸，去皮）　枳壳（去瓤，麸炒）各一两

【用法】上为末，炼蜜为丸，如梧桐子大。每服二十丸，临卧温米饮送下。

【主治】肠胃风热，津液燥少，大便秘涩。

11295 木香丸（《圣济总录》卷二十四）

【组成】木香一两　昆布（汤洗，去咸味，焙令干）　海藻（汤洗，去咸味，焙令干）　干姜（炮裂）各三分　细辛（去苗叶）　海蛤（别研如粉）　蜀椒（去目及闭口，微炒令汗出）各半两

【用法】上药将六味捣罗为末，入海蛤同研令匀，炼蜜为丸，如梧桐子大。每服十五丸，空心米饮送下。

【主治】伤寒后肺气上喘，咽喉噎塞，头面虚浮。

11296 木香丸（《圣济总录》卷二十四）

【组成】木香　肉豆蔻（去壳）各半两　人参　白茯苓（去黑皮）各三分　桂（去粗皮）　槟榔（锉）各一两　阿魏（用酒研如泥，入面少许拌和作饼子，炙令黄熟）　丁香各一分

【用法】上为末，炼蜜为丸，如梧桐子大。每服二十丸，食后米饮送下。

【主治】伤寒后脾胃虚冷，上攻气喘。

11297 木香丸（《圣济总录》卷二十九）

【组成】木香一两　犀角（镑屑）　生干地黄（焙）　萎

蕤各三分　杜仲（去粗皮，炙，锉）半两　沉香（锉）　白术各三分　石膏（研碎）　当归（切，焙）各一两　芎䓖（锉）　知母（焙）各三分　柴胡（去苗）　肉苁蓉（酒浸，去皱皮，焙）各一两　槟榔（锉）　茴香子（炒）　人参（锉）　白茯苓（去黑皮）各半两　附子（炮裂，去皮脐）一两

【用法】上为细末，炼蜜为丸，如梧桐子大。每服三十丸，空心温酒送下。

【主治】伤寒后未平复合阴阳，毒气感动身体，热气冲胸，头重不能举，四肢拘急，小腹疞痛，或筋脉舒缓，气力疲乏，眠卧着床，不能摇动，甚者手足拳，即死。

11298　木香丸（《圣济总录》卷三十二）

【组成】木香　肉豆蔻（去壳）　青橘皮（汤浸，去白，焙）　槟榔（微炒，锉）各一两

【用法】上为末，炼蜜为丸，如小豆大。每服二十丸，空心温酒送下，渐加至三十丸。

【主治】伤寒病后，遍身浮肿。

11299　木香丸（《圣济总录》卷三十二）

【组成】木香　人参　白茯苓（去黑皮）　槟榔（锉）　白术　干姜（炮）　陈橘皮（汤浸，去白，焙）　诃黎勒（炮，去核）　桂（去粗皮）　郁李仁（微炒，去皮）各一两　甘草（炙）三分　吴茱萸（汤洗三遍，炒干）半两

【用法】上为末，炼蜜为丸，如梧桐子大。每服二十丸，空心米饮送下。

【功用】和五脏，消宿食。

【主治】伤寒后脾胃虚冷，胸膈气滞。

11300　木香丸（《圣济总录》卷三十六）

【组成】木香　附子（炮裂，去皮脐）　大黄（锉炒）　厚朴（去粗皮，姜汁炙）　人参各一两　芍药　桂（去粗皮）　京三棱（煨）　独活（去芦头）　干姜（炮）　芎䓖　羌活（去芦头）　甘草（炙）各半两　陈橘皮（汤浸，去白，焙）　槟榔（锉）各二两

【用法】上为细末，炼蜜为丸，如梧桐子大。每服三十丸，未发前温水送下，一日三次。

【主治】脾疟。

11301　木香丸（《圣济总录》卷三十七）

【组成】木香一分半　升麻三分　鳖甲（去裙襕，醋炙黄）　甘草（炙）各半两　玄参　猪苓（去黑皮）各三分　犀角（镑）　槟榔（锉）各半两　豉（炒）一合

【用法】上为末，炼蜜为丸，如梧桐子大。每服三十丸，空腹温酒送下，一日三次。

【主治】诸瘴疠，及蛊毒疟等。

11302　木香丸（《圣济总录》卷四十三）

【组成】木香　黄连（去须）　诃子皮　无食子各半两　赤石脂一两　厚朴（去粗皮，生姜汁炙，锉）　当归（切，焙）各三分

【用法】上为细末，炊枣肉为丸，如梧桐子大。每服二十丸，食前温米饮送下。

【主治】小肠寒，便利赤白，肠滑。

11303　木香丸（《圣济总录》卷四十六）

【组成】木香　茴香子（炒）　缩砂蜜（去皮）　青橘皮（汤浸，去白，焙）　蓬莪术（煨，捶碎）　红豆　高良姜　楝实（锉，炒）　丁香皮（锉）　陈橘皮（汤浸，去白，焙）各半

两　桔梗（炒）三两　芍药二两，益智（去皮）一两半　五味子　桂（去粗皮）各一两　甘草（炙，锉）三分　胡椒半两

【用法】上为末，用粟米饭为丸，如绿豆大。每服十五丸，加至三十丸，生姜汤送下，如伤水，多嚼服亦得。

【主治】脾胃气虚，不思饮食。

11304　木香丸（《圣济总录》卷五十四）

【组成】木香二两　荜澄茄四两　牵牛子二十四两（炒香，别捣，取末一十二两）　槟榔四两（酸粟米饭裹，湿纸包，灰火中煨，令纸焦，去饭）　补骨脂（炒香）四两

【用法】上药先捣罗四味为末，入牵牛末令匀，清水和令得所，为丸如绿豆大。每服二十丸，茶汤或熟水送下，食后服；若酒食过伤，可服五七丸；小儿一岁，可服一丸。

【功用】行滞气，消饮食，通大小便。

【主治】三焦病腹胀气满，小便不利；产后胸膈噎塞，心下痞坚；小儿胸膈痞塞，心腹胀满。

【宜忌】妊妇不可服。

11305　木香丸（《圣济总录》卷五十七）

【组成】木香一两（锉）　蝎梢（炒）四十九枚　胡椒二百粒　青橘皮（汤浸，去白，焙）　陈橘皮（汤浸，去白，焙）各半两　莱菔子（微炒）　草豆蔻各一分

【用法】上为末，酒煮面糊为丸，如梧桐子大。每服七丸，空心食前煎橘皮汤送下。

【主治】大泻后，虚气心腹胀满。

11306　木香丸（《圣济总录》卷五十七）

【组成】木香　丁香各一分　肉豆蔻（去壳）二枚　补骨脂（炒）　荜澄茄　桂（去粗皮）　益智（去皮）各一两　青橘皮（汤浸，去白，焙）　京三棱（炮，锉）　蓬莪术（炮，锉）各二两　葫芦巴（炒）　槟榔（生，锉）　硇砂（别研）各半两

【用法】上药除硇砂外，捣罗为末，入硇砂和匀，稀面糊为丸，如绿豆大。每服二十丸至三十丸，温酒送下，不拘时候。

【主治】腹内结强，攻冲腹痛。

11307　木香丸（《圣济总录》卷五十七）

【组成】木香一分　京三棱（煨，锉）一两　芫花（醋炒）半两　槟榔（锉）　厚朴（去粗皮，生姜汁炙）各一两　干姜（炮）　桂（去粗皮）各半两　陈橘皮（汤浸，去白，焙）一两半

【用法】上为细末，煮枣肉为丸，如梧桐子大。每服十五丸，生姜汤送下，一日三次。

【主治】一切冷气，心腹胁痛，烦满不消。

11308　木香丸（《圣济总录》卷六十一）

【组成】木香　青橘皮（汤浸，去白，焙）　陈橘皮（汤浸，去白，焙）　羌活（去芦头）　半夏（汤洗七遍）各半两　槟榔（锉）　桔梗（去芦头）　枳实（麸炒黄色，秤）　厚朴（去粗皮，姜制，秤）　白术　甘草各半两（炙黄，锉）

【用法】上为细末，炼蜜为丸，如梧桐子大。每服三十丸，生姜汤送下，一日三次。

【主治】寒气结为胸痹，心下坚痞。

11309　木香丸（《圣济总录》卷六十一）

【组成】木香半两　芫黄三分　青橘皮（汤浸，去白，焙）半两　莱菔子（微炒）一分　诃黎勒（微煨，去核，用皮）一分　曲（微炒）半两　大麦蘖（炒）半两

【用法】上为末，炼蜜为丸，如梧桐子大。每服二十丸，

生姜汤送下，空心、日晚各一次。

【主治】胸痹，胸胁短气妨闷，不下食。

11310 木香丸（《圣济总录》卷六十二）

【组成】木香（炮）半两　莎草根（炒）　京三棱（煨，锉）　白术各一两　沉香（锉）　硇砂（别研）　好茶末　益智子（去皮，炒）各半两　桂（去粗皮）　丁香（炒）各一分　乌梅肉（炒）一两　巴豆二七粒（去皮，研，出油）　肉豆蔻（去壳）三枚

【用法】上药除巴豆外，捣罗为末，醋煮面糊为丸，如绿豆大。每服三丸至五丸，食后生姜汤送下。

【主治】膈气痞闷，痰饮恶心，呕逆，不下饮食。

11311 木香丸（《圣济总录》卷六十三）

【组成】木香一两　牵牛子（盐炒黄）　皂荚（不蛀者，去皮，酥炙）各二两

【用法】上为末，炼蜜为丸，如梧桐子大。每服五丸，食后生姜汤送下。

【功用】下气。

【主治】支饮。

11312 木香丸

《圣济总录》卷六十四。为原书同卷"香橘丸"之异名。见该条。

11313 木香丸（《圣济总录》卷六十七）

【组成】木香　丹砂（研）　硫黄（研）　硇砂（研）各一分　槟榔（锉）半两　肉豆蔻仁三枚　半夏（浆水煮令透，洗净，曝干）　巴豆各一两（去皮心膜，烂研，出油尽）

【用法】上为末，和匀，水浸蒸饼为丸，如梧桐子大。每服二丸，温枣汤送下。

【功用】消食。

【主治】一切气。

11314 木香丸（《圣济总录》卷六十七）

【组成】木香　槟榔（锉）　肉豆蔻仁　大黄（煨，锉）　牵牛子（生捣，取粉用）　郁李仁（汤去皮）各一两　续随子（去壳）　木通（锉）　胡椒各半两

【用法】上为细末，炼蜜为丸，如豌豆大。每服五丸至七丸，食后生姜汤送下。

【功用】调顺正气，消腹胁胀满，利胸膈。

【主治】上气胸胁支满。

11315 木香丸（《圣济总录》卷七十一）

【组成】木香　桂（去粗皮）　京三棱（煨，锉）　蓬莪术（煨，锉）　胡椒（炒）　青橘皮（去白，焙）各一两　槟榔（锉）　诃黎勒（炮，去核）　大黄（锉，炒）各半两　白牵牛一两（炒，取末半两）

【用法】上为末，醋煮面糊为丸，如绿豆大。每服七丸至十丸，食后生姜汤送下。

【主治】冷积滞气，心胸痞闷，冷气上攻，脏腑疼痛。

11316 木香丸（《圣济总录》卷七十一）

【组成】木香　诃黎勒（炮，用皮）　人参　槟榔（锉）　大黄（锉，炒）　郁李仁（生研仁）各三两　赤茯苓（去黑皮）　枳壳（去瓤，麸炒）　芍药　消石（碎）　紫苏子（微炒）　干姜（炮）各二两

【用法】上为末，炼蜜为丸，如梧桐子大。每服三十丸至四十丸，空心温酒送下。通利则减丸数。

【主治】五种积聚成块。

11317 木香丸（《圣济总录》卷七十二）

【组成】木香半两　槟榔（锉）一两　陈橘皮（汤浸，去白，焙）半两　丁香一分　京三棱（煨）一两　干姜（炮）一分　蓬莪术（煨）半两　巴豆（去皮心膜，出油）半钱　硇砂（水飞，研）半两

【用法】上药除研外，捣罗为末，入巴豆、硇砂研令匀，汤浸蒸饼为丸，如绿豆大。每服二丸至三丸，食后温生姜、橘皮汤送下。

【主治】积聚宿食不消，中脘痞滞，烦满气促，腹内刺痛，噫气不思饮食。

11318 木香丸（《圣济总录》卷七十二）

【组成】木香（为末）　丁香（为末）　巴豆（去皮心膜，研出油）各半两　硇砂（研）半两　大枣（去皮核）　乌梅（去核，为末）各三十枚

【用法】上六味，先将水拌白面，作一薄饼，以枣肉铺饼上，次以前四味药末和匀，复上铺枣肉，作馒头，裹就，用炭火四围炙烤，候面焦黑，约药透取出，地面上出火毒，候冷打破，去焦面不用，将药与乌梅末同捣，稀面糊丸如黄米大。每服二丸三丸，食后生姜汤送下；或随所伤物汤下。

【功用】消食化气，利胸膈。

【主治】积聚凝滞，脏腑刺痛，饮食减少。

11319 木香丸（《圣济总录》卷七十二）

【组成】木香　硇砂（研）　当归（切，炒）各一两　礞石（研）三分　大黄（煨，锉）　陈曲（不蛀者，炒）　麦蘖（炒）　墨（研）　白面各半两　大戟（炒）　干漆（炒烟出）　腻粉各一分　豉少许　巴豆仁一两一分（不出油，研）

【用法】上为末，以腊月雪水，同捣为丸，如绿豆大。每服一丸，空心用干柿烂嚼裹药，随所伤物煎汤送下。不得吐津。

【主治】远年癥块积聚。

11320 木香丸（《圣济总录》卷七十二）

【组成】木香　吴茱萸（陈者，淘七遍，炒干）　青橘皮（去白，焙）各半两　巴豆（去皮，九十粒研如膏，用纸裹，压出油，研）　硇砂（用沸汤化于瓷碗中，用慢火熬，水尽收霜，再研）一分

【用法】上药除研外，捣罗为末，入巴豆、硇砂研令匀，于糖火中煨粟米饭为丸，如绿豆大。每服三丸至五丸，温酒送下，食后服。溏利勿怪，老小减服。

【主治】积年癥块，血气凝滞。

11321 木香丸（《圣济总录》卷七十三）

【组成】木香　干姜（炮）各一两　乌头（炮裂，去皮脐）一两半　桂（去粗皮）三分

【用法】上为末，用米醋三升，慢火煎如稀糊，和药末为丸，如梧桐子大。每服十五丸，空腹煎生姜汤送下，日晚再服。

【主治】疝气急痛，多吐苦水，日夜发歇无常。

11322 木香丸（《圣济总录》卷七十三）

【组成】木香　硇砂（研）各半两　附子（去皮脐，生用）　高良姜　胡椒各一分　硫黄（研）半分　巴豆二十八粒（去皮心膜，出油，研）

【用法】上为末，再同研匀，用粟米饭为丸，如绿豆大。

每服五丸，临卧煎干柿汤送下。

【主治】寒冷癖积，虚中积滞，及下痢，心腹疼痛。

11323 木香丸（《圣济总录》卷七十三）

【组成】木香 蜀椒（去闭口及目，炒令汗出） 干姜（炮裂）各一两

【用法】上为末，熔蜡为丸，如梧桐子大。每服七丸，空心温酒送下。

【主治】疝气胃冷，不入饮食。

11324 木香丸（《圣济总录》卷七十四）

【组成】木香一钱 草乌头（生，去皮脐）半两 肉豆蔻一枚（大者，去壳） 胡粉半两（研） 巴豆大者七枚（去皮心膜，出油尽，研）

【用法】上为细末，合研匀，糯米软饭为丸，如黍米大。每服三丸，小儿一丸，并用冷莱菔汤送下。

【主治】水泻不止。

11325 木香丸（《圣济总录》卷七十四）

【组成】木香 白垩（火煅） 肉豆蔻仁 丁香各半两 干姜（炮） 诃黎勒（煨，取皮） 龙骨各一两 黄连（去须）三两

【用法】上为末，炼蜜为丸，如梧桐子大。每日三十丸；空心米饮送下，日晚再服。

【主治】脾胃虚冷，肠滑水泻，如休息痢不止。

11326 木香丸（《圣济总录》卷七十四）

【组成】木香 乌头（生，去皮脐） 当归（切，焙）各三分 乌梅肉（炒干）半两

【用法】上为末，用粟米一合，醋一升半，慢火煎调为丸，如梧桐子大。每服十丸至十五丸，食前米饮送下，一日三次。

【主治】鹜溏，所下瘀黑。

11327 木香丸（《圣济总录》卷七十七）

【组成】木香一两 诃黎勒（炮，去核）二两

【用法】上为末，用粥饮为丸，如梧桐子大。每服二十丸，空心温浆水送下，日午再服。

【主治】气痢久不止。

11328 木香丸（《圣济总录》卷七十七）

【组成】木香 丁香 缩砂仁 肉豆蔻（去壳）各一两 诃黎勒皮 藿香叶 赤石脂各半两

【用法】上为末，用面糊为丸，如梧桐子大。每服十五丸，空心、食前米饮送下。

【主治】气泻不止。

11329 木香丸（《圣济总录》卷七十七）

【组成】木香 肉豆蔻仁 缩砂仁 赤石脂各半两

【用法】上为末，以枣肉为丸，如梧桐子大。每服二十丸，食前温米饮送下。

【主治】诸气痢不止。

11330 木香丸（《圣济总录》卷七十九）

【组成】木香 青橘皮（汤浸，去白，焙）各一钱 蓬莪术二钱

【用法】上为末，面糊为丸，如绿豆大。每服十丸，白汤送下。

【功用】下水气。

【主治】水肿。

11331 木香丸（《圣济总录》卷八十）

【组成】木香 肉豆蔻（去皮） 青橘皮（去白，焙） 槟榔（煨，锉）各一两

【用法】上为细末，用枣肉为丸，如绿豆大。每服二十丸，空心温酒送下。渐加至三十丸。

【主治】通身洪肿。

11332 木香丸（《圣济总录》卷八十一）

【组成】木香 没药（研） 附子（去皮脐，生用） 乌药（锉） 蒺藜子（炒） 天南星（汤浸一七度，焙） 白附子（炮）各一两 硇砂（研）一分 木瓜一枚（去头蒂核，作瓮子）

【用法】先将硇砂研细，入木瓜内，湿纸五七重裹，煨熟烂研成膏，次将余八味捣罗为末，以木瓜膏和为丸，如梧桐子大。每服十丸，空心冷酒送下。

【主治】风毒脚气攻手脚，缓弱沉重。

11333 木香丸（《圣济总录》卷八十二）

【组成】木香一两 槟榔 大黄（锉，炒）一两 桂（去粗皮）三分 麻子仁一两 姜屑一分 诃黎勒（煨，去核） 枳壳（去瓤，麸炒） 山茱萸 牛膝（酒浸，切，焙） 附子（炮裂，去皮脐） 萆薢（微炒） 芎䓖 独活（去芦头） 羚羊角（研） 前胡（去芦头） 牵牛子（炒，捣取粉）各三分

【用法】上为末，炼蜜为丸，如梧桐子大。每服十五丸至二十丸，空心酒送下。取利为度。

【主治】脚气冲心。

11334 木香丸（《圣济总录》卷八十三）

【组成】木香 升麻 白术 芍药 枳壳（去瓤，麸炒）各一两 白茯苓（去黑皮，锉） 大黄（细锉，微炒）各三两 槟榔（细锉）二两

【用法】上为末，炼蜜为丸，如梧桐子大。每服十丸，空心温酒送下，日午再服。渐加至十五丸。以微利为度。

【主治】脚气风经五脏，夜卧不安，心中惊悸，志意不定，小便频数。

11335 木香丸（《圣济总录》卷八十五）

【组成】木香半两 槟榔（锉） 桂（去粗皮） 附子（炮裂，去皮脐） 萆薢 芍药 郁李仁（去皮，别研如膏）各二分

【用法】上为末，用炼蜜为丸，如梧桐子大。每服二十丸，空心、日午、夜卧温酒送下。微利为效。

【主治】腰痛沉重，腹肚胀，不能转动。

11336 木香丸（《圣济总录》卷八十七）

【组成】木香 肉豆蔻（去壳） 陈橘皮（汤浸去白，焙） 干姜（炮裂） 附子（炮裂，去皮脐） 郁李仁（去皮尖，炒，别研） 麦门冬（去心，焙）各一两 熟艾（炒） 鳖甲（醋浸，炙，去裙襕） 陈曲（炒） 柴胡（去苗）各二两 厚朴（去粗皮，涂生姜汁炙）三两 钟乳（炼成粉者） 桂（去粗皮）各半两

【用法】上药捣罗十三味为末，入郁李仁相和研匀，用猪肝一具，去脂膜细切，以头醋三升，同熬令醋尽，烂研入药末，相和为丸，如梧桐子大。每服二十丸，空心温酒送下；米饮下亦得。

【主治】冷劳便利不调，腹胀呕逆，羸困少力。

11337 木香丸

《圣济总录》卷九十三。为原书同卷"青蒿丸"之异名。

见该条。

11338 木香丸（《圣济总录》卷九十四）

【组成】木香　附子（炮裂，去皮脐）　硇砂（飞研）各一两

【用法】上为末，酒煮面糊为丸，如梧桐子大。每服三十丸，空心、食前温酒送下。

【主治】寒疝绕脐痛，结硬不消。

11339 木香丸（《圣济总录》卷九十四）

【组成】木香　陈橘皮（去白，炒）　莱菔子（炒）　青橘皮（去白，炒）　桂（去粗皮）各一两　牵牛子（炒）二两

【用法】上为末，炼蜜为丸，如梧桐子大。每服二十丸，温酒送下。以利为度。

【主治】阴疝，急胀疼痛，卵肿。

11340 木香丸（《圣济总录》卷九十四）

【组成】木香　桂（去粗皮）　槟榔（锉）　茴香子（炒）　蓬莪术（煨，锉）　桃仁（去皮尖双仁，研膏）各三分　莱菔子（炒）　青橘皮（汤浸，去白，焙）各半两　厚朴（去粗皮，生姜汁炙，锉）一两

【用法】上药将八味捣罗为末，入桃仁膏和匀，酒煮面糊为丸，如梧桐子大。每服二十丸，空心、食前温酒送下。

【主治】卒疝，腹痛不可忍。

11341 木香丸（《圣济总录》卷九十四）

【组成】木香一两　石南　肉苁蓉（酒浸，切，焙，别为末）　牛膝（酒浸，切，焙，别为末）　菖蒲　茴香子（炒）　楝实（炒）各二两

【用法】上药除苁蓉、牛膝二味别作末外，捣罗为末，以酒二升，熬苁蓉、牛膝成膏，和药为丸，如梧桐子大。每服三十丸，空心、食前以纸裹葱白一寸煨熟，细嚼，温酒送下。

【主治】小肠受寒气，控睾牵痛。

11342 木香丸（《圣济总录》卷九十七）

【组成】木香　槟榔（生锉）　羌活（去芦头）　桂（去粗皮）　陈橘皮（汤浸，去白，焙）各一两　大黄（湿纸裹煨）二两　牵牛子（用半斤取末）四两

【用法】上为末，炼蜜为丸，如梧桐子大。每服十五丸，以生姜、紫苏汤送下。渐加至三十丸。

【功用】疏风顺气。

【主治】大肠秘涩。

11343 木香丸（《圣济总录》卷一二六）

【组成】木香　犀角（镑）　芍药　连翘各一两半　白蔹一两一分　射干　海藻（洗去咸，焙干）　乌蛇（酒浸一宿，去皮骨，炙）　玄参各二两　大黄（锉，微炒）三两　昆布（去咸，焙干）二两

【用法】上为散，炼蜜为丸，如梧桐子大。每服十丸，空心温酒送下，至夜再服。

【主治】热风毒气，结为瘰疬，恶寒壮热，劳即更甚，将成瘘。

11344 木香丸（《圣济总录》卷一二八）

【组成】木香一两　槟榔（锉）三分　芎䓖　羌活（去芦头）各半两　大黄（锉，炒）一两　附子（炮裂，去皮脐）　人参各半两　枳壳（去瓤，麸炒）三分　牵牛子（炒令香）一两半　陈橘皮（汤浸，去白，焙）半两

【用法】上为末，炼蜜为丸，如梧桐子大，贮以瓷盒。每服三十丸，空心粥饮送下。通利为度。如未利，加至四十丸。

【功用】通泄，调气，解毒。

【主治】石痈结聚，肿硬热痛，脏腑秘涩；发背，一切恶疮及乳痈。

11345 木香丸（《圣济总录》卷一四三）

【组成】木香　白芷　干蝎（去土，炒）　阿魏各一两　当归（炙）半两　漏芦（去芦头）二两

【用法】上药各别捣，以童便一升，煎阿魏三十沸，后下木香，又煎三十沸，后又下干蝎、当归，再煎如饧，入白芷、漏芦末，再和丸，如梧桐子大。每服五丸至十丸，空心温酒送下。

【主治】肠风。不问年深日近。

11346 木香丸（《圣济总录》卷一五五）

【组成】木香　莎草根（炒去毛）　蓬莪术（炮制）　青橘皮（汤浸，去白，焙）　甘松各一两　甘草（炙）半两

【用法】上为末，水浸炊饼为丸，如弹子大。每服一丸，湿纸裹煨生姜一块，如皂子大，与药同嚼，食前温汤送下。

【主治】妊娠腹满，不思饮食，呕逆不止。

11347 木香丸（《圣济总录》卷一五六）

【组成】木香　甘草　白术　陈橘皮（汤洗，去白焙）各一两　天南星　半夏（生姜汁浸一宿，炒）　白芷各半两　干姜一分（炮）

【用法】上为末，同粟米饭为丸，如梧桐子大。每服二十丸，食后煎生姜、枣汤送下。

【主治】妊娠痰饮，咳嗽呕逆，不思饮食。

11348 木香丸（《圣济总录》卷一六二）

【组成】木香二两（炮）　肉豆蔻十二枚（炮，去壳）　草豆蔻十二颗（去皮）　小蒜（切，焙）半两　菖蒲　陈曲（炒）各一两　干椿根白皮（细锉）　麦蘖各一两半（炒）　阿魏一钱（别研入）。

【用法】上为末，酒煮面糊为丸，如梧桐子大。每服二十丸，食前煎陈橘皮汤送下。

【主治】产后霍乱吐利，食物不化，腹胁疼痛。

11349 木香丸（《圣济总录》卷一六二）

【组成】木香　常山（锉）　牡蛎（火烧赤）　大黄（炮制）　知母（焙）　麻黄（去根节煎，掠去沫，焙）　鳖甲（醋炙，去裙襕）　乌梅（去核，炒）　当归（切，炒）各一两　丹砂（别研入）半两

【用法】上为末，炼蜜为丸，如梧桐子大。每服二十丸，温酒送下，当未发前服。

【主治】产后一切疟。

11350 木香丸（《圣济总录》卷一六六）

【组成】木香一两（炮）　牵牛子二两（微炒，别捣罗为末，入）　防己　陈橘皮（去白，炒）各一两半　槟榔（锉）　诃黎勒（炮，去核）　羚羊角（镑）各一两

【用法】上为末，炼蜜为丸，如梧桐子大。每服二十丸，煎生姜、橘皮汤送下。以利为度。

【主治】产后因肿满，小腹急胀，大小便不通。

11351 木香丸（《圣济总录》卷一七六）

【组成】木香末　黑犬胆各一分

【用法】上药以胆汁和木香末为丸，如大豆大。每服二岁以下，粥饮化一丸。

【主治】小儿吐逆。

11352 木香丸（《圣济总录》卷一七六）

【组成】木香　草豆蔻（去皮）　槟榔（锉）　青橘皮（去白，焙）　陈橘皮（去白，焙）各一分　肉豆蔻（去壳）一颗　京三棱（炮，锉）一两

【用法】上为末，面糊为丸，如绿豆大。日服五丸，温生姜汤送下。

【功用】《普济方》：进食和气。

【主治】❶《圣济总录》：小儿脾胃虚寒，哕逆不止。❷《普济方》：小儿泄泻不止。

11353 木香丸（《圣济总录》卷一七六）

【组成】木香　茯神（去木）　人参　白术　枳壳（去瓤，麸炒）　当归（切，炒）　京三棱（煨，锉）　知母（焙）各一两　鳖甲（醋炙，去裙襕）三分　大黄（锉，炒）　生姜（切，焙）　槟榔（煨，锉）　桂（去粗皮）各一分

【用法】上为末，炼蜜为丸，如麻子大。一二百日儿，每服一丸；二三岁儿，二丸至三丸，并空服、日晚米饮送下。微利下恶物为度。

【主治】小儿癖气，手脚心热，面色黄，不下食，日渐羸瘦，往往复卧，久不治变成恶病，入夏即泻痢。

11354 木香丸（《圣济总录》卷一七六）

【组成】木香一分　白槟榔（锉）三分　大黄（蒸，焙，锉）　枳实（麸炒）各三分　附子（炮裂，去皮脐）　干姜（炮）各半分　朴消一两

【用法】上为末，炼蜜为丸，如绿豆子大。每服三丸至五丸，空腹温汤送下。

【主治】小儿气癖，上下左右，移动不常。

11355 木香丸（《圣济总录》卷一七八）

【组成】木香一两　诃黎勒（煨，去核）一两

【用法】上为末，以粳米饭和为丸，如麻子大。一二岁儿三丸，五岁儿五丸，食前米饮送下。

【主治】小儿冷痢白脓，脐下绞刺痛。

11356 木香丸（《圣济总录》卷一八五）

【组成】木香半两　附子（炮裂，去皮脐）　巴戟天（去心）　茴香子（慢火炒过）　莲实肉（麸炒香）各一两　蛇床子（炒黄）一分

【用法】上为细末，糯米粥为丸，如梧桐子大。每服十丸，空心、食前盐汤送下。

【功用】壮补元阳。

11357 木香丸（《圣济总录》卷一八七）

【组成】木香半两　干蝎（去土炒）　阿魏（醋化，面调作饼，炙）各一分　茴香子（炒）　天麻（酒浸，切，焙）　海蛤　牛膝（酒浸，切，焙）　葫芦巴（炒）　银矿（锉末，细研）各半两

【用法】上为末，粟米饭为丸，如鸡头子大。每服一丸，食前用炒生姜、盐、酒化下。

【主治】下元虚冷，脐腹撮痛，及膀胱小肠气疼。

11358 木香丸（《小儿药证直诀》卷下）

【组成】木香　青黛（另研）　槟榔　豆蔻（去皮）各一分　麝香（另研）一钱五分　续随子（去皮）一两　虾蟆三

个（烧存性）

【用法】上为细末，炼蜜为丸，如绿豆大。每服三五丸至一二十丸，食前薄荷汤送下。

【主治】❶《小儿药证直诀》：小儿疳瘦腹大。❷《准绳•幼科》：疳泻，时时下痢，唇口青白。

【方论选录】《小儿药证直诀类证释义》：木香、槟榔、豆蔻理气悦脾，青黛平肝去热，麝香开窍，虾蟆消疳，重用续随子者，以泻下积滞，消满化癖，使积滞去而气机畅，中运健而胃纳复，疳瘦能除。

【备考】方中"青黛"，《医学正传》作"青皮"。

11359 木香丸（《中藏经•附录》）

【组成】木香　沉香　青皮（去白）各一钱　肉豆蔻一个（面裹煨）　牵牛二钱（炒）

【用法】上为细末，醋、面糊为丸，如麻子大。二三岁儿服三粒，五六岁服五七粒，浓煎萝卜汤送下。

【主治】小儿吃食太早，遂成疳疾，腹胀疳泻及酿肚等病。

11360 木香丸（《幼幼新书》卷二十七引《庄氏家传》）

【组成】木香　白茯苓（等分）

【用法】上为末，炼蜜为丸，如梧桐子大。每服二十丸，生姜米饮送下；小儿量大小化下三五丸。

【主治】小儿兼大人吐利。

11361 木香丸（《幼幼新书》（古籍本）卷二十九引《庄氏家传》）

【组成】黄连一两（锉如大豆，吴茱黄一两同炒焦黄）　肉豆蔻二个　木香一分

【用法】上为末，蒸饼为丸，如梧桐子大。水泻痢赤，每服二十丸，米饮送下；白痢，厚朴汤送下。

【主治】小儿泻痢赤白。

【备考】本方方名，人卫本作"神验木香丸"。

11362 木香丸（《幼幼新书》卷三十一引《张氏家传》）

【组成】木香　硇砂　茴香　金铃子各一分　丁香　沉香各二钱　青橘皮一钱

【用法】上为末，用白沙蜜为丸，如绿豆大。每服三丸至五丸，空心盐汤送下。

【主治】小儿疝气。

11363 木香丸（《鸡峰》卷十）

【组成】人参　木香　茯苓（去皮，水煮如面者研）　没药　青橘皮　菴闾子各一两　槟榔　白豆蔻仁各五个　水银四两（水煮一伏时，同枣肉研星尽）　当归八两　金牙石　麒麟竭各半两　薄荷　荆芥穗各半两　犬胆十四个　不蛀皂角一挺

【用法】上为细末，分一半，别入灯上燎者，巴豆、杏仁各二十一个，同用面糊为丸，如梧桐子大；一半药末只炼蜜为剂，杵一千下，吃时旋丸小豆大。每服五七丸，看病大小用之，汤使临时。

【主治】血气及一切积聚败血为病。

【备考】有巴豆、杏仁者名大药，治干血气积血气；无巴豆、杏仁者名小药，治产后及血气痃闷，不下食，血晕。

11364 木香丸（《本事》卷四）

【组成】木香半两　川乌（生，去皮尖）一两

【用法】上为细末，醋糊为丸，如梧桐子大。每服三五十丸，陈皮醋汤送下。

【主治】冷气下泻。

【方论选录】《本事方释义》：木香气味辛温，入足太阴，川乌气味苦辛大热，入足太阴、少阴，醋糊丸，陈皮醋汤送，欲药性之达病所也。此冷气内伏，下利不止，非辛温大热之药不能直入以驱除之。

11365 木香丸（《本事》卷十）

【组成】木香二钱匕 京三棱（京三棱能落胎，不可用，用前胡五钱） 人参（去芦） 白茯苓（去皮）各三钱匕

【用法】上为细末，面糊为丸，如绿豆大。每服三十丸，熟水送下。

【主治】❶《本事》：妇人有孕伤饮食。❷《济阴纲目》：妊娠脾胃虚弱，饮食不消，肚腹膨胀，或呕吐泄泻。

【方论选录】《本事方释义》：木香气味辛温，入足太阴，京三棱气味苦平，入足厥阴，白茯苓气味甘平，淡渗入足阳明，人参气味甘温，入足阳明，面糊和丸，欲药性之缓行也。以辛温疏其滞，苦平消其积，唯恐伤及胎气，以参、苓扶其正，则食滞去而胎仍无碍也。

11366 木香丸（《卫生总微》卷十四）

【组成】木香一分 肉桂一分 茯苓（去黑皮）半两 槟榔半两 当归一分（去芦，醋浸一宿，炙令黄焦）

【用法】上为细末，酒糊为丸，如黍米大。每服五七丸，柳枝汤送下，不拘时候。

【主治】小儿心腹痛及脾痛。

11367 木香丸（《宣明论》卷七）

【组成】官桂 干姜各半两 木香一分 大黄 蓬莪术 芫花（醋伴湿，炒干） 枳壳（去瓤） 陈皮各半两 半夏二两 牵牛半斤（取末四两） 茴香一两（炒） 巴豆四个

【用法】上为末，滴水为丸，如小豆大。每服二三十丸，温水送下。

【功用】和脾胃，宽胃膈，消痰逆，止呕吐，进益美饮食。

11368 木香丸（《杨氏家藏方》卷十）

【组成】地胆虫（去头翅足） 斑猫（去头翅足） 红娘子（去头翅足） 巴豆各十枚（以糯米一盏同炒，候米深黄色，去药四味不用，只用糯米） 川楝子（去核，麸炒） 川椒（去目，炒出汗）各一两 茴香二两（盐炒） 木香半两

【用法】上药同糯米为细末，次用木瓜肉四两，猪腰子一对去筋膜，同好酒二升熬烂，研成膏子，入前药末和丸，如梧桐子大。每服三十丸，空心、食前盐汤或温酒送下。

【主治】膀胱寒疝，肿硬疼痛。

11369 木香丸（《杨氏家藏方》卷十九）

【组成】丁香三钱 肉豆蔻三枚（面裹，煨香） 五灵脂一钱 木香一钱半 巴豆二枚（浆水煮去皮膜，出油，取霜）

【用法】上为细末，次入巴豆霜研匀，煮面糊为丸，如黍米大。每服二十丸，食后、临卧陈橘皮汤送下。

【主治】小儿宿滞不消，心下坚满，腹胁胀痛，下痢少食。

11370 木香丸（《魏氏家藏方》卷七）

【组成】木香（不见火） 破故纸（炒）各一两 高良姜（炒） 缩砂仁 厚朴（去粗皮，姜制，炙）各三分 赤石脂 陈皮（去白） 肉桂（去粗皮，不见火） 白术各半两（炒） 胡椒 吴茱萸（汤泡七次，炒）各一分 槟榔一枚 肉豆蔻四两（面裹煨）

【用法】上为细末，用犹猪肝四两，陈米泔水煮，加盐一钱，葱白三茎，生姜二十片，同煮肝熟，研成膏子，搜前药为丸，如梧桐子大。每服五十丸至百丸，饮送下，不拘时候，一日三次。

【主治】脏腑冷湿之气，留于脾经，注下不已，经年未效，米谷不化，饮食无味，肌肉瘦瘁，心多嗔恚。

11371 木香丸（《魏氏家藏方》卷十）

【组成】木香（不见火） 人参（去芦） 白茯苓（去皮） 青皮（去瓤） 陈皮（去白） 肉豆蔻（面裹煨）各一分 京三棱一两（炮）

【用法】上为末，面糊为丸，如麻子大。每服十丸，姜汤送下。

【功用】《普济方》：开胃进食。

【主治】小儿疳气。

11372 木香丸（方出《直指》卷十七，名见《普济方》卷一九二）

【组成】青皮 木香 黄连 橘红各一分 胡椒一钱半

【用法】上为末，加巴豆肉（不用去油）一钱，面糊为丸，如胡椒大。每服三四丸，姜汤送下。大便利，肿自消，未利再服。

【主治】虚肿；停积痢滞。

11373 木香丸（《直指小儿》卷二）

【组成】没药 木香 舶上茴香（炒） 钩藤等分 全蝎 乳香各半两

【用法】上先将乳香、没药别研，次入诸药末和毕，取大蒜少许研细为丸，如梧桐子大，晒干。每服二丸，钩藤汤送下。

【主治】惊风内病，肚痛惊啼。

11374 木香丸（《直指小儿》卷三）

【组成】黄连（净）三钱 木香 紫厚朴（制） 缩砂仁 夜明砂（隔纸炒）各二钱 诃子肉（炒）一钱

【用法】上为末，粳饭为丸，如麻子大。每服十五丸，干艾叶、生姜煎汤，食前温下。

【主治】❶《直指小儿》：疳痢。❷《得效》：疳痢冷热不调，五色杂下，里急外重。

11375 木香丸（《直指小儿》卷三）

【组成】木香 蓬莪术 缩砂仁 青皮（去白） 朱砂（研细） 代赭石（研）各二钱 大丁香一钱 川巴豆肉（研压去油）一钱

【用法】上为细末，和匀，一升白面糊为丸，如麻子大，风干。每服二三丸，乳伤，乳汁送下；食伤，米饮送下。后与大异香散或《和剂》异香散亦得；气积，橘皮煎汤送下，下后与《和剂》流气饮。

【主治】乳积，小儿啼叫未已，以乳与儿，停滞不化，致吐乳泻乳，其气酸臭；食积，小儿饮食无度，多餐过饱，饱后即睡，致肚硬带热，渴泻或呕；气积，小儿触忤其气，荣卫不和，淹淹日久，腹痛啼叫，利如蟹渤。

11376 木香丸

《卫生宝鉴》卷八。为《圣济总录》卷十二"槟榔丸"之异名。见该条。

11377 木香丸（《瑞竹堂方》卷一）

【组成】丁香 乳香（研） 木香 麝香（研） 安息香（研） 沉香（锉） 藿香各二钱半 青橘皮（去瓤） 陈皮

（去白） 槟榔（面裹，煨） 诃子皮 京三棱（略煨） 蓬莪术（煨） 肉豆蔻（面裹煨）各一两 肉桂二两半（去皮） 猪牙皂角（去皮弦）一两 巴豆七钱（去壳，不去油，别研入） 细墨半两

【用法】上用陈米四两，与皂角、墨、巴豆同炒令焦黄，用重纸裹，候冷，同前药碾为细末，白面糊为丸，如黄米壳大。每服五七丸至十丸，食后姜汤送下。如欲推利，服十五丸，利三二行，勿多服。

【功用】消积、宽胸膈、快脾胃。

【主治】酒食过伤，停饮。

【备考】本方方名，《普济方》引作"七香丸"。

11378 木香丸（《普济方》卷三二八引危氏方）

【组成】木香半两 白茯苓 茴香（炒黄） 益智仁（醋浸三宿） 陈皮（去白）各一两 苍术三两（泔浸三夕，焙干） 香附子二两（净酒浸三夕，焙干）

【用法】上为末，酒煮面糊为丸，如梧桐子大。每服五十丸，不拘时候，米饮送下。多服收效尤速。

【主治】妇人气虚不能制血，时复淋沥，下浊，白淫，经候不调，漏下五色，形体瘦悴，饮食减少，不成胎也。

11379 木香丸（《脉因证治》卷下）

【组成】木香 硇砂 蓬术 胡椒 干漆（炒令烟尽） 半夏各五钱 桂心 缩砂 青皮三钱 附子（炮，去皮脐） 三棱（酢炙） 干姜一两

【用法】上为末，炼蜜为丸，如梧桐子大。每服五十丸，生姜汤送下。

【主治】蛊气烦痛，畏风憎寒，心腹胀满，下利不欲食，吞酸，噫宿腐气，或腹胀泄泻，及四肢浮肿。

【备考】方中桂心、缩砂、附子、三棱用量原缺。

11380 木香丸（《医学纲目》卷十六）

【组成】木香 丁香 三棱 莪术 青皮 陈皮各二钱半 槟榔二钱 白豆蔻一钱 巴豆肉十五粒（用醋煮，令无白心）

【用法】上为末，醋糊为丸，如麻子大。

【主治】食积心痛。

11381 木香丸

《普济方》卷三十。为《圣济总录》卷五十一"温经木香丸"之异名。见该条。

11382 木香丸（《普济方》卷三十九）

【组成】苍术一两 巴豆十粒 京三棱半两（炒）

【用法】上为末，白面糊为丸，如绿豆大。每服五七丸，食后生姜汤送下。

【主治】重伤，大小便不利，腹痛。

【备考】本方名木香丸，但方中无"木香"，疑脱。

11383 木香丸（《普济方》卷一四五）

【组成】木香 鳖甲（去裙襕，醋浸，炙）各一两 羌活（去芦头）三分 柴胡（去苗）一两 半夏（汤浸七次，去滑）半两 桔梗（炒） 知母（焙） 陈橘皮（汤浸，去白，炒）各三分 五味子 秦艽（去苗土） 天灵盖（酥炙）各半两 桃仁（汤浸，去皮尖双仁，炒，研如膏）四两

【用法】上捣筛十一味为末，与桃仁同研匀，炼蜜为丸，如梧桐子大。每服二十丸，空心米饮送下，晚再服。

【主治】伤寒后夹劳，四肢无力，脾胃虚弱，饮食无味，

向晚潮热，手足心烦，渐觉黄瘦。

11384 木香丸（《普济方》卷一六六）

【组成】枳壳（去瓤，麸炒）二两 木香 大黄（纸裹煨）各半两 槟榔（锉） 芎䓖 郁李仁（汤浸去皮，焙，研）各一两

【用法】上为末，入郁李仁拌匀，炼蜜为丸，如梧桐子大。每服十丸至十五丸，食后、临卧温生姜汤送下。

【主治】留饮，宿食不消。

11385 木香丸

《普济方》卷一七一。为《圣济总录》卷七十一"压气木香丸"之异名。见该条。

11386 木香丸（《普济方》卷一九二）

【组成】木香一分 乳香一分 朱砂半钱（研） 甘遂半钱（炒微黄） 槟榔二枚（一生，一炮熟） 苦葫芦子一分（炒）

【用法】上为末，以烂饭和作四十丸，丸用面裹，于铫子内以水煮熟，令患人和汁吞之，以尽为度。从早晨服药至午时，其水便下，不计行数，水尽自止。

【主治】皮水，身体面目悉浮肿。

11387 木香丸（《普济方》卷一九二）

【组成】木香三钱 槟榔二钱半 枳实一两 枳壳半两 萝卜子一两 黑牵牛一两 白豆蔻一两 檀香半两 甘草一两

【用法】上为末，醋糊为丸，如黍米大。每服四十丸，用淡姜汤送下。

【功用】退胀消肿。

【主治】诸肿。

11388 木香丸

《普济方》卷一九四。即《杨氏家藏方》卷十"消胀丸"。见该条。

11389 木香丸（《普济方》卷一九五）

【组成】木香三钱 皂矾五分 百药煎五分 蒸饼八个（去皮，捻碎） 平胃散 红枣肉各四两 针砂一两（醋炒）

【用法】上为末，用好醋和、蒸饼、红枣肉入前药为丸，如梧桐子大。每服十五丸，生姜汤送下，一日二次。

【主治】诸般黄疸，妇人血气不和，男子诸积。

11390 木香丸（《普济方》卷二二一）

【组成】山茱萸（不去核） 莲花芯各一两 白茯苓 木香各二两 破故纸 菟丝子（酒浸三日，焙干）各五两 胡桃肉半斤（微去油，研烂）

【用法】上为末，炼蜜为丸，如梧桐子大。每服七十丸，空心温酒送下，一日一次。

【功用】滋阴养正，补肾秘真，坚固骨髓，调荣卫，悦颜色，黑髭发。

11391 木香丸

《普济方》卷二四二。为方出《圣惠》卷四十五，名见《普济方》卷二四二"木瓜槟榔丸"之异名。见该条。

11392 木香丸（《普济方》卷二五〇）

【组成】木香 苦楝子 蓬莪术 茴香子 桂心各一两

【用法】上为末，用生漆和，先以生油涂手为丸，如梧

桐子大,阴干。每服十丸,以热酒送下,不拘时候。

【主治】肓肠气,小肠连阴疼痛。

11393 木香丸(《普济方》卷二六〇)

【组成】青木香 紫葛 紫参 玄参 丹参 苦参 人参 石膏 代赭石 细辛 桂心 独活 苁蓉 干姜 齐盐 吴蓝各一分 巴豆二分(去皮熟用)

【用法】上为末,炼蜜为丸,如梧桐子大。有患丈夫服三丸,强者服五丸,余即量与之,以饮下。得快利三两行即愈。

【主治】天行,丹石发动,上下壅隔不通,头痛口苦不食。

11394 木香丸(《普济方》卷三八二)

【组成】木香(炮) 肉豆蔻(炮)各一分 牵牛半两(半生半炒)

【用法】上为末,糊丸如小豆大。三岁三十丸,米汤送下。

【主治】小儿疳渴不止,腹急,亦理寻常腹胀。

11395 木香丸(《普济方》卷三九二)

【组成】木香 鳖甲(涂醋炙令黄,去裙襕) 牵牛子(微炒) 川大黄(锉碎,微炒)各半两 赤茯苓一分

【用法】上为细末。每服半钱,以温浆水调下,晚后再服。

【主治】小儿乳食过度,腹中胀满。

11396 木香丸(《丹溪心法附余》卷六)

【组成】木香三钱 豆豉一两(洗净) 巴豆四十九粒(去壳,针穿灯上烧存性,另研)

【用法】上为末,豆豉为丸,如绿豆大。每服三丸,红痢,甘草汤送下;白痢,干姜汤送下。

【主治】痢疾。

11397 木香丸(《校注妇人良方》卷十五)

【组成】木香二钱 白术(炒) 人参 白茯苓各等分

【用法】上为末,面糊为丸,如绿豆大。每服三四十丸,熟水送下。

【主治】妊娠脾胃虚弱,饮食不消,肚腹膨胀,或呕吐泄泻。

11398 木香丸(《便览》卷二)

【组成】木香三钱 青皮(去瓤)六钱 砂仁二十四个 巴豆二十一个(针穿灯上,烧存性) 杏仁十四个(去皮尖) 乌梅二十四个(去核) 黄蜡

【用法】上为末,巴豆、杏仁另研、和匀,熔蜡为剂,临用旋丸麻子大。每服十丸至二十五丸,红痢,甘草汤送下;白痢,干姜汤送下;赤白痢,甘草干姜汤送下。

【主治】赤白痢。

【宜忌】忌腥、冷、油腻。

11399 木香丸(《症因脉治》卷三)

【组成】木香五钱 槟榔五钱

【用法】上为末,水为丸。朱砂五分为衣。

【功用】和里气。

【主治】风寒身肿。恶寒身热,身首皆肿。

11400 木香丸(《张氏医通》卷十五)

【组成】木香 肉豆蔻 砂仁(炒)各二钱 麝香一钱 续随子(去油)三钱 干蟾三枚(烧存性)

【用法】上为末,蜜为丸,如绿豆大。每服五丸至十五丸,薄荷汤送下。

【主治】冷疳,泄泻少食。

【加减】虚者,去续随子,加姜、桂、参、术。

11401 木香丸(《医学心悟》卷三)

【组成】木香 丁香各一钱五分 干姜三钱 麦芽(炒)五钱 陈皮三钱 巴豆(去壳,炒黑)三十粒

【用法】神曲煮糊为丸。每服十丸或二十丸,开水送下,痛甚者倍之。

【主治】寒积冷食,腹痛拒按,或大便闭结。

【备考】所食之物,应随利出。如利不止,以冷粥饮之,即止。

11402 木香丸(《医略六书》卷二十八)

【组成】木香一两 人参一两 白术二两(炒) 三棱一两(醋炒)

【用法】上为末,曲糊为丸,每服三钱,熟砂仁汤送下。

【主治】孕妇饮食不消,脉软涩者。

【方论选录】妊娠脾胃虚弱,饮食不能消化,故胁腹坚硬成癥,胎孕因之不安。人参扶元气以安胎;白术健脾气以化食;木香醒脾开胃,调和中气;三棱破坚削硬,更能消化癥积;曲糊为丸,砂仁汤下,务使滞化气行,则脾胃调和而健运有常,饮食无不消,癥坚无不化,胎孕岂有不安者乎?然三棱犯胎不可轻用。

11403 木香丸(《金鉴》卷五十五)

【组成】木香 蓬莪术 缩砂仁 青皮 朱砂(研细)各二钱

【用法】上为细末和匀,飞白面糊为丸,如麻子大。每服二三丸,乳伤,乳饮送下;食伤,以所伤物熬汤送下。并以红花膏外贴之。

【主治】癖疾,无热渴者。

11404 木香丹(《幼幼新书》卷二十一引丁时发方)

【组成】木香二钱 川乌头(炮裂)三个 皂角(去皮)七个 缩砂 巴豆霜各二七枚

【用法】上为细末,用乌梅二七个蒸烂,入众药为丹,如绿豆大。每服三五粒,萝卜子、生姜汤送下。

【主治】小儿诸般伤冷,冷物作热,及腹胀黄瘦。

11405 木香汤(《千金》卷十)

【异名】木香散(《普济方》卷一三四引《活人书》)、五物木香汤(《元戎》卷二)、五物木香散(《准绳·幼科》卷六)。

【组成】青木香二两 熏陆香 丁香 矾石各一两 麝香半两

【用法】上㕮咀。以水四升,煮取一升半,分二次服。

【主治】疮出烦疼者。

【加减】热毒盛者,加犀角一两,无犀角以升麻代;病轻者,去矾石。

【备考】方中熏陆香,《准绳·幼科》作“零陵香”。

11406 木香汤(《外台》卷六引《救急方》)

【组成】青木香长三寸 高良姜二两 豆蔻子二枚

【用法】上㕮咀。以水一大升,煮取半升,顿服。

【主治】❶《外台》引《救急方》:霍乱,无问干湿冷热。

❷《圣惠》:霍乱,不吐不利,宿食不消,烦乱腹痛。

11407 木香汤(《普济方》卷一七九引《圣惠》)

【组成】木香 枳壳(去瓤,麸炒) 芍药 槟榔(生

锉)各半两　桑根白皮(锉,炒)　黄耆(细锉)　草豆蔻(去皮)　枇杷叶(拭去毛,炙)　黄连(去须)各二两　桂心(去粗皮)一两　人参一两半

【用法】上为粗散。每服三钱,水一盏,煎至七分,去滓温服,不拘时候。

【主治】虚热渴,饮水不已,心腹胀满。

11408 木香汤(《普济方》卷二七七引《圣惠》)

【组成】木香　吴茱萸(洗,焙,微炒)　升麻　熏陆香　鸡舌香　雄黄　甘草(炙)　鳖甲(醋浸,炙,去裙襕)　射干各半两

【用法】上为粗末。每服五钱匕,水二盏,煎至一盏,去滓,空心温服,日晚再服。

【主治】恶脉肿毒。

11409 木香汤(《局方》卷十)

【组成】木香　青皮各三斤　姜黄　麦蘖(炒)各五斤　甘草(炒)　盐(炒)各一十一斤　蓬术四斤

【用法】上为末。每服一钱,沸汤点服,不拘时候。

【主治】胸膈痞塞,心腹刺痛,胁肋胀满,饮食减少,噫气吞酸,呕逆噎闷,一切气疾。

11410 木香汤(《圣济总录》卷十七)

【组成】木香　枳壳(去瓤,麸炒)　旋覆花　白术　桑根白皮(锉)　半夏曲各半两　人参一两　赤茯苓(去黑皮)　槟榔(锉)　前胡(去芦头)　甘草(炙)各三分　细辛(去苗叶)一分

【用法】上为粗末。每服三钱匕,水一盏,加生姜一枣大(拍碎),同煎至六分,去滓,不拘时候,稍热服。

【主治】风痰心胸不利,头目昏疼,呕吐痰涎。

11411 木香汤(《圣济总录》卷二十七)

【组成】木香　草豆蔻(去皮)　陈橘皮(汤浸,去白,炒)　陈曲(炒)　白术　荜茇　桂(去粗皮)　厚朴(去粗皮,生姜汁炙,锉)　人参　柴胡(去苗)　甘草(炙,锉)各半两　桃仁(去皮尖双仁,炒研)三分

【用法】上为粗末。每服三钱匕,水一盏,加生姜三片,煎至六分,去滓,食前温服。

【主治】伤寒食毒,脾胃虚乏,四肢少力,不思饮食,心腹气胀,或时下利,向晚憎寒。

11412 木香汤(《圣济总录》卷三十九)

【组成】木香　干木瓜(去瓤)各一两　紫苏茎二两

【用法】上为粗末。每服五钱匕,水一盏半,加黑豆一百粒,生姜五片,煎至一盏,去滓温服,良久再服。

【主治】霍乱,干呕不吐。

11413 木香汤(《圣济总录》卷四十)

【组成】木香　干木瓜　紫苏(不去茎)各一两　草豆蔻(去皮)一两半

【用法】上为粗末。每服三钱匕,水一盏,加黑豆半合许,生姜一枣大(拍碎),煎至七分,去滓温服,一日三次。

【主治】霍乱,烦躁懊憹,不得安卧。

11414 木香汤(《圣济总录》卷四十三)

【组成】木香三分　黄连(去须,微炒)各一两　附子(炮裂,去皮脐)一两半　吴茱萸(汤洗七遍,焙干,炒)半两　厚朴(去粗皮,生姜汁炙)三两

【用法】上为粗末。每服三钱匕,以水一盏,煎至七分,

去滓,食前稍热服。

【主治】小肠有寒,下利赤白,腹痛下重。

11415 木香汤

《圣济总录》卷四十四。为《圣惠》卷五"木香散"之异名。见该条。

11416 木香汤(《圣济总录》卷四十五)

【组成】木香　人参　附子(炮裂,去皮脐)　甘草(炙)　白茯苓(去黑皮)各二两　草豆蔻(去皮)半两　干姜(炮)一分　陈曲(炒)　麦蘖(炒)各一两

【用法】上锉,如麻豆大。每服二钱匕,水一盏,煎至七分,不拘时候,去滓温服。

【主治】谷劳身重,食已困倦嗜眠。

11417 木香汤(《圣济总录》卷四十五)

【组成】木香　陈橘皮(去白,炒)　人参　陈曲(炒)　甘草(炙)各三分　大枣(去核,焙)五十枚　厚朴(去粗皮,生姜汁炙)　麦蘖(炒)　蓬莪术(煨)各一两

【用法】上为粗末。每服三钱匕,水一盏,煎至八分,去滓温服,不拘时候。

【主治】谷劳身重,少力多困。

11418 木香汤

《圣济总录》卷四十七。为《博济》卷三"小木香散"之异名。见该条。

11419 木香汤(《圣济总录》卷四十七)

【组成】木香(锉)半两　胡椒一分　高良姜(锉,炒)一分　甘草(炙)一两　蓬莪术(炮)二两

【用法】上为粗末。每服三钱匕,水一盏,煎至七分,去滓,食前温服。

【主治】胃反,不下食。

11420 木香汤(《圣济总录》卷五十一)

【组成】木香　桃仁(汤浸,去皮尖及双仁,炒,研)各半两　茴香子(炒)　羌活(去芦头)　青橘皮(汤浸,去白,焙)　当归(切,焙)　芎䓖　乌头(炮裂,去皮脐)各一两

【用法】上锉,如麻豆大。每服三钱匕,水一盏,加生姜三片,大枣二枚(擘破),同煎七分,去滓温服,不拘时候。

【主治】肾脏风冷气,攻脐腹,胀满疼痛。

11421 木香汤(《圣济总录》卷五十二)

【组成】木香　沉香各半两　青橘皮(汤浸,去白,炒)　京三棱(煨,锉)各一两　桂(去粗皮)　当归(切,焙)　槟榔(锉)　厚朴(去粗皮,生姜汁炙)各三分

【用法】上为粗末。每服三钱匕,水一盏,加生姜三片,大枣二枚(擘破),煎至七分,去滓温服。

【主治】肾脏虚冷气,攻腹中疼痛,两胁胀满。

11422 木香汤(《圣济总录》卷五十五)

【组成】木香　当归(切,焙)　桔梗(炒)各一两　吴茱萸(水浸,去涎,焙干,炒)一分　鳖甲(去裙襕,炙黄)一两　槟榔(微煨)一两一分

【用法】上为粗末。每服三钱匕,水一盏,同煎至七分,去滓,食前温服。

【主治】心痛如锥刀刺。

11423 木香汤(《圣济总录》卷五十五)

【组成】木香半两　桂(去粗皮)　芍药(炒)　白术　陈橘皮(汤浸,去白,焙)　枳壳(去瓤,麸炒)各三

分 甘草(炙)一分

【用法】上锉细。每服五钱匕,水一盏半,加生姜五片,煎至八分,去滓温服。

【主治】心疼气刺痛,不能食。

11424 木香汤(《圣济总录》卷五十六)

【组成】木香 槟榔(煨) 陈橘皮(去白,焙)各三分 东引石榴根(炙,锉)一两半 吴茱萸(水浸,焙干,炒)一分 薏苡根(炙)一两

【用法】上为粗末。每服三钱匕,水一盏,煎至七分,去滓温服,如人行三四里,再服。

【主治】三虫心痛面黄,不下食。

11425 木香汤(《圣济总录》卷五十六)

【组成】木香 桂(去粗皮) 槟榔(锉) 赤芍药 吴茱萸(汤洗,焙,炒) 当归(锉,炒)各半两

【用法】上为粗末。每服五钱匕,水一盏半,煎至八分,去滓温服,不拘时候。

【主治】心垂急,懊侬气闷。

11426 木香汤(《圣济总录》卷五十六)

【组成】木香 干姜(炮)各半两 桂(去粗皮) 芍药 白术 枳壳(去瓤,麸炒) 陈橘皮(汤浸,去白,焙)各三分 甘草(炙,锉)一分

【用法】上为粗末。每服三钱匕,水一盏,煎至七分,去滓,食前温服,一日二次。

【主治】心痛如刺,不能食。

11427 木香汤(《圣济总录》卷五十七)

【组成】木香一两 槟榔(锉)二两 芍药半两 厚朴(去粗皮,生姜汁炙) 桂(去粗皮) 羌活(去芦头) 京三棱(煨,锉) 独活(去芦头) 芎䓖 大黄(锉,炒) 干姜(炮) 人参(切)各一两 附子(炮裂,去皮脐)半两 陈橘皮(汤浸,去白,焙)一两半

【用法】上锉,如麻豆大。每服三钱匕,水一盏,煎至七分,去滓温服,空心、日午、夜卧各一次。

【主治】胁痛烦满,上攻心胸不利。

11428 木香汤(《圣济总录》卷五十七)

【组成】木香一分 桔梗(去芦头,炒) 人参 白茯苓(去黑皮) 枳壳(去瓤,麸炒)各一两 桂(去粗皮) 甘草(炙,锉) 槟榔(锉)各半两

【用法】上为粗末。每服三钱匕,水一盏,加生姜二片,大枣一枚(去核),煎至七分,去滓温服。

【主治】胁腹痛胀满,上下攻冲烦闷。

11429 木香汤

《圣济总录》卷五十八。为原书同卷"桑白皮汤"之异名。见该条。

11430 木香汤(《圣济总录》卷七十一)

【组成】木香 桂(去粗皮)各三分 赤茯苓(去黑皮) 槟榔(锉) 桑根白皮(锉)各一两半 甘草(炙)半两 陈橘皮(汤浸,去白,焙) 紫苏茎叶各一两

【用法】上为粗末。每服三钱匕,水一盏,加生姜半枣大(拍破),煎至七分,去滓温服,空心、日午、近晚各一次。

【主治】积气不散,久伏于脐腹间,发似豚状,奔上冲心。

11431 木香汤(《圣济总录》卷七十三)

【组成】木香一两 海马子一对(雌者黄色,雄者青色) 大黄(锉,炒) 青橘皮(汤浸,去白,焙) 白牵牛(炒)各二两 巴豆四十九粒

【用法】以童便浸青橘皮软,裹巴豆,以线系定,入小便内,再浸七日,取出,麸炒黄,去巴豆,只使青橘皮,并余药为粗末。每服二钱匕,水一盏,煎三五沸,去滓,临卧温服。

【主治】远年虚实积聚瘕块。

【备考】本方名,《本草纲目》引作"海马汤"。

11432 木香汤(《圣济总录》卷七十八)

【组成】木香 五加皮(锉) 桑根白皮(锉) 槟榔(煨,锉) 桃仁(汤浸,去皮尖及双仁,微炒) 郁李仁(汤浸去皮尖,微炒)各一两 松节(锉)二两 薏苡仁 陈橘皮(汤浸,去白,焙)各三分

【用法】上为粗末。每服三钱匕,以水一盏,煎至六分,去滓,不拘时候稍热服。

【主治】下痢后虚损,脐下痛,四肢浮肿。

11433 木香汤(《圣济总录》卷七十九)

【组成】木香 陈橘皮(汤浸,去白,焙) 白术 桑根白皮(炙,锉) 桂(去粗皮)各半两 木通(锉,炒)三分

【用法】上为粗末,别用牵牛子二两,于铁铫内,以纸衬手搅,乘热捣罗为末。每服以前药末三钱匕,同牵牛末一钱半匕,水一盏半,煎至八分,去滓,五更温服。平明时吃热生姜茶粥;次用芜荑、桑根白皮各一分,煮白羯羊肉半斤,烂熟与吃。

【主治】十种水气。

11434 木香汤(《圣济总录》卷八十二)

【组成】木香 槟榔(锉)各一两 赤茯苓(去黑皮) 郁李仁(炒,研) 牛膝(酒浸,切,焙) 吴茱萸(汤洗,焙干,炒) 大黄(锉,炒) 桂(去粗皮)各三分

【用法】上药粗捣筛七味,入郁李仁拌匀。每服三钱匕,先以水二盏,煮桑白皮、木通各少许,至一盏滤过,入药煎三五沸,去滓温服,重者再服。

【主治】脚气攻心,闷绝欲死。

11435 木香汤(《圣济总录》卷八十二)

【组成】青木香二两 大黄(锉,炒)一两 生黑豆皮二两 红雪(别研)一两

【用法】上药除红雪外,并为粗末。每服五钱匕,水一盏半,煎至八分,入红雪三钱匕,去滓,不限早、晚,分二次温服。如人行八九里,当下燥粪。

【主治】风毒攻心,闷乱狂躁,咽燥口干,气欲绝或秘涩。

11436 木香汤(《圣济总录》卷八十三)

【组成】木香 羚羊角(镑) 赤茯苓(去黑皮) 陈橘皮(汤浸,去白,炒)各一两 犀角(镑)半两 半夏(汤洗,去滑) 独活(去芦头)各一两半 龙骨(研碎) 吴茱萸(汤浸,炒)各一两 乌梅(去核)五枚

【用法】上为粗末。每服三钱匕,水一盏,加生姜少许(拍破),同煎至七分,去滓,空心、日午、晡时各一服。

【主治】脚气风经五脏,心下坚满,惊悸不宁。

11437 木香汤(《圣济总录》卷八十四)

【组成】木香 郁李仁(汤浸,去皮,炒)各四两 防己一两半 紫苏茎(细切)一两 桑根白皮(锉) 赤茯苓(去

皮)各二两　大腹四颗(连皮子,锉)

【用法】上为粗末。每服五钱匕,水一盏,加生姜一分(拍碎),煎至一盏,去滓温服,不拘时候。

【主治】脚气卒发,冲心闷乱。

11438　木香汤(《圣济总录》卷八十四)

【组成】木香(别捣)　白槟榔(别捣)各半两　红雪一两(末)

【用法】先将木香末三钱匕,以水一盏半,加生姜一枣大(拍碎),葱白三茎,同煎至一盏,去滓,入槟榔末二钱匕,童便一合,红雪末二钱匕,更煎一二沸,去滓温服。

【主治】脚气初发。

11439　木香汤(《圣济总录》卷八十七)

【组成】木香　枸杞子　沉香　山芋　附子(炮裂,去皮脐)　天麻　半夏(汤洗七遍,焙)　秦艽(去苗土)　当归(切,焙)　鳖甲(去裙襕,醋炙)　黄耆　牛膝(酒浸,切,焙)各半两　羌活(去芦头)　枳壳(去瓤,麸炒)　巴戟天(去心)　白茯苓(去黑皮)各一分　肉豆蔻(去壳)四枚　柴胡(去苗)　人参　甘草(炙)各一两

【用法】上㕮咀,如麻豆大。每服三钱匕,水一盏,加生姜二片,葱白一寸,煎至七分,去滓温服,不拘时候。

【主治】气劳,身体羸瘦,四肢少力,面色萎黄,饮食减少,呕逆痰沫,咳嗽胸满。

11440　木香汤(《圣济总录》卷八十八)

【组成】木香　半夏(汤洗七遍,去滑)　人参　赤茯苓(去黑皮)　白术各一分　干姜(炮)　甘草(炙,锉)　桂(去粗皮)　厚朴(去粗皮,涂姜汁,炙熟)　枳壳(去瓤,麸炒)各半两　陈橘皮(汤浸,去白,焙)一两　草豆蔻(去皮)二个　槟榔一个(鸡心者,锉)　诃黎勒五个(煨,去核)

【用法】上为粗末,每服五钱匕,水一盏半,加大枣两枚(擘破),生姜一分(拍碎),同煎取八分,去滓热服,不拘时候。

【主治】脾胃虚冷,痰饮不消,心腹时痛。

11441　木香汤(《圣济总录》卷九十三)

【组成】木香　槟榔(锉)　人参各一两　芍药　桔梗(锉)　赤茯苓(去黑皮)　诃黎勒(炮,去核)　当归(切,焙)各三分

【用法】上为粗末。每服五钱匕,水一盏半,煎至一盏,去滓,分温二服,空腹、食后各一次。

【主治】骨蒸劳,腹中疹癖冷痛,渐至羸弱。

11442　木香汤(《圣济总录》卷九十四)

【组成】木香三分　槟榔(锉)　细辛(去苗叶)　赤茯苓(去黑皮)　人参　芍药　当归(切,焙)　桂(去粗皮)　前胡(去芦头)　青橘皮(汤浸,去白,焙)各一两

【用法】上为粗末。每服三钱匕,水一盏,煎七分,去滓温服,不拘时候。

【主治】寒疝攻注,胸胁满痛,汗出。

11443　木香汤(《圣济总录》卷九十四)

【组成】木香　槟榔(生锉)　乌头(炮裂,去皮脐)　细辛(去苗叶)　当归(切,焙)　吴茱萸(汤洗,焙干,炒)　枳壳(去瓤,麸炒)　甘草(炙)各一两

【用法】上㕮咀,如麻豆大。每服三钱匕,水一盏,煎七分,去滓温服,不拘时候。

【主治】厥疝逆上,攻腹冷痛。

11444　木香汤(《圣济总录》卷九十四)

【组成】木香　诃黎勒皮(炮)　槟榔(锉)　厚朴(去粗皮、涂生姜汁炙,锉)　青橘皮(汤浸,去白,焙)各半两　白术　人参　桂(去粗皮)各一分　赤茯苓(去黑皮)三分

【用法】上为粗末。每服三钱匕,水一盏,加生姜三片,煎七分,去滓温服,不拘时候。

【主治】寒疝积聚,来去攻击疼痛,不欲饮食。

11445　木香汤

《圣济总录》卷一〇〇。为《圣惠》卷五十六"木香散"之异名。见该条。

11446　木香汤(《圣济总录》卷一〇〇)

【组成】木香一两　鬼箭羽　桔梗(锉,炒)　紫苏茎叶(炒令焦)　当归(焙干)各一两半　白槟榔(微煨,锉)二两

【用法】上为粗末。每服三钱匕,水二盏,加生姜一分(拍破),同煎至七分,去滓,空心温服,一日三次。

【主治】初得遁尸鬼注,心腹中刺痛不可忍;小儿尸注,心腹满胀疼痛不可忍。

【备考】治小儿尸注,每服一钱匕,水七分,生姜二片,煎至四分,去滓,不拘时温服。

11447　木香汤(《圣济总录》卷一二四)

【组成】木香　陈橘皮(汤浸,去白,焙)　厚朴(去粗皮,生姜汁炙)　半夏(生姜汁浸一宿,汤洗三遍,切,焙)　白术　甘草(炙)　桂(去粗皮)　大腹皮各半两　黄耆(锉)　人参　桔梗(炒)　芍药各三分

【用法】上为粗末。每服三钱匕,水一盏,加生姜一枣大(拍碎),煎至六分,去滓,食后热服,一日三次。

【主治】咽喉噎滞,如有物妨闷。

11448　木香汤

《圣济总录》卷一二八。为《圣惠》卷六十二"木香散"之异名。见该条。

11449　木香汤(《圣济总录》卷一三一)

【组成】木香　藿香叶　沉香　熏陆香　丁香各一两

【用法】上为粗末。每服五钱匕,水一盏半,煎至八分,去滓,空心温服;取滓敷肿上,一日二次。

【主治】痈肿初结,头痛寒热气急。

11450　木香汤(《圣济总录》卷一三五)

【组成】木香　鸡舌香　鳖甲(去裙襕,醋炙)　升麻　熏陆香(研)　乌蔹根　雄黄(研)　吴茱萸(汤洗去涎,炒)　甘草(炙)各半两

【用法】上药研七味如麻豆大,入研药和匀。以水三升,煎至二升,去滓,用故帛三五重浸汤中,更互拓肿上,不计遍数,冷再暖用。

【主治】毒肿。

【加减】夏月,去茱萸。

11451　木香汤(《圣济总录》卷一五〇)

【组成】木香　没药　乌头(炮裂,去皮脐)　当归(切,焙)　五加皮(锉)　无食子　桂(去粗皮)　血竭(研)各一两　槟榔(锉)　赤芍药各半两

【用法】上锉,如麻豆大。每服三钱匕,水一盏煎沸,入油三两滴,再煎至七分,空心、日午、夜卧去滓温服。

【主治】妇人血风劳气,下注腰脚,上攻头目。

11452 木香汤（《圣济总录》卷一六四）

【组成】木香（炮）黄连（去须）各一两 诃黎勒皮三分（炮）龙骨（火烧红）半两 厚朴（去粗皮，生姜汁炙）三分

【用法】上为粗末。每服三钱匕，水一盏，煎至七分，去滓，空心、食前温服。

【主治】产后热泻不止。

11453 木香汤（《圣济总录》卷一七四）

【组成】木香 高良姜（炒）各一分 白术 桔梗（炒）白茯苓（去黑皮）各半两

【用法】上为粗末。一二岁儿每服一钱匕，水一盏，煎至五分，去滓，分温二服，发时并吃。

【主治】小儿心痛。

11454 木香汤（《圣济总录》卷一七九）

【组成】木香 白术 干姜（炮裂，锉）各一分 厚朴（去粗皮，涂生姜汁，炙令香熟）龙骨 当归 诃黎勒（煨用皮）各半两

【用法】上为粗末。每服一钱匕，以水七分，加大枣二枚（擘破），同煮至四分，去滓，食前温服。

【主治】小儿肠胃怯弱，风冷入乘泄泻，饮食全少，渐至羸瘦。

11455 木香汤（《普济方》卷九十三引《卫生家宝》）

【异名】青木香散。

【组成】青木香二两 瓜蒌一个（去皮）

【用法】先取好瓜蒌一个，取子及瓤，去皮，将子与瓤各为极细末，用无灰酒一大盏投之，搅匀，用生绢搅取汁，如此研搅三两次，酒浓无味乃止。于银石器内煎三两沸，调木香末，带热服。甚者不过三五服。令人按摩病处。

【主治】左瘫右痪，偏枯不遂；中风风秘有热证者。

11456 木香汤（《直指》卷十六）

【异名】二木散（《医学入门》卷七）。木香散（《明医指掌》卷七）

【组成】木香 木通 槟榔 舶上茴香（焙）当归 赤芍药 青皮（去白）泽泻 辣桂 橘红 甘草（炙）

【用法】上锉散。每服三钱，加生姜五片，水煎服。

【主治】冷气凝滞，小便淋涩作痛，身体冷清。

11457 木香汤（《直指小儿》卷二）

【组成】南星（湿纸煨）白附子（焙）天麻 木香 橘皮 白茯苓 石莲肉各一分 黄耆 白术 石菖蒲 甘草（炙）各半分

【用法】上为粗末。每服半钱，加生姜、大枣，水煎服。

【主治】慢风、慢脾。

11458 木香汤（《医方类聚》卷一四一引《瑞竹堂方》）

【组成】黄连 木香 干姜各一分 乳香半两

【用法】上为细末。每服二钱，空心用米饮汤调下。

【主治】赤白痢久不愈。

11459 木香汤

《普济方》卷一七一。即《圣济总录》卷七十一“木香散”。见该条。

11460 木香汤（《普济方》卷一八四）

【组成】木香一两 青橘皮（汤浸，去白，焙）二两 白豆蔻（去皮）三分 郁李仁（汤浸，去皮，微炒，研成膏）二两

【用法】上除郁李仁外，三味为细末，和研令匀。每服二钱，空心、食前煎胡椒汤送下。

【主治】气逆膈闷，胸中痰结，饮食不下。

11461 木香汤

《普济方》卷三五〇。为《圣惠》卷八十一“木香散”之异名。见该条。

11462 木香汤（《普济方》卷三八八）

【组成】木香（锉）大黄（锉，炒）陈橘皮（去白，焙）各一两

【用法】上为粗末。三四岁儿每服一钱，水一小盏，煎至五分，去滓温服。

【主治】小儿大便不通。

11463 木香汤（《嵩崖尊生》卷九）

【组成】木香 黄连 木通 黄柏各二钱半 枳壳二钱半 陈皮二钱半 大黄三钱

【主治】痢，里急后重不可忍。

11464 木香汤（《医略六书》卷二十五）

【组成】木香钱半 槟榔一钱 木通钱半 青皮钱半（炒）小茴半钱（盐水炒）陈皮钱半 泽泻钱半 生草梢一钱

【用法】水煎，去滓温服。

【功用】通调气化。

【主治】气淋涩痛，脉沉者。

【方论选录】木香调中气以通淋，槟榔破滞气以通闭，青皮平肝气以疏泄膀胱，陈皮和胃气以通调水道，木通通小便，泽泻利膀胱，小茴温经调气化，草梢和药缓茎中也，水煎温眼，使中气调和，则诸气皆顺，而膀胱之气无不化。

11465 木香汤（《医彻》卷三）

【组成】木香 香附（醋炒）青皮 广皮 枳实（麸炒）柴胡 苏梗各一钱 炙草三分

【用法】加炒熟砂仁末一钱，水煎服。

【主治】心痛因怒而发，心膈胀闷，脉沉伏，四肢冷者。

11466 木香饮（《圣济总录》卷二十五）

【组成】木香 枳壳（去瓤，麸炒）柴胡（去苗）当归（切，焙）各三分 干姜（炮）半两

【用法】上为粗末。每服三钱匕，水一盏，加生姜半分（拍碎），同煎至半盏，去滓，食前温服。

【主治】伤寒后冷气内积，腹中胀痛。

11467 木香饮（《圣济总录》卷八十四）

【组成】木香五两 诃黎勒皮（焙）槟榔（锉）各八两

【用法】上为粗末。每服一钱匕，以乌牛尿一盏，牛乳半盏，同煎至八分，去滓顿服之。以利为度。无牛尿以水代之。

【主治】脚气四时发动，羸弱不能运动。

11468 木香饮（《圣济总录》卷九十五）

【组成】木香 黄芩（去黑心）木通（锉，炒）陈橘皮（汤浸，去白，焙）各三分 冬葵子（研）瞿麦穗各一两 槟榔 茅根 赤茯苓（去黑皮）各半两

【用法】上㕮咀，如麻豆大。每服五钱匕，水一盏半，煎至八分，去滓温服。

【主治】下焦热，大小便不通，气胀满闷。

11469 木香饮（《直指》卷四）

【组成】南木香 甘草（炙）青木香 吴茱萸（汤洗七

次,炒干)各半两　宣木瓜　真橘皮　紫苏茎叶　鸡心槟榔各一两

【用法】上锉散。每服三钱　加生姜五片、乌梅一枚,水煎服。

【主治】脚气入腹,攻心呕闷。

11470　木香饮《朱氏集验方》卷三)

【组成】川楝子十个(巴豆七粒,炒令上黄色,去巴,入茴香半两)　元胡索半两　南木香二钱　使君子

【用法】上为末。米饮调下。

【主治】小肠气痛。

【备考】方中使君子用量原缺。

11471　木香饮《赤水玄珠》卷八)

【组成】木香　黄连各五钱

【用法】上同炒,为末,加麝香少许。每服二钱,米饮送下。

【主治】隔年痢不止,血痢。

11472　木香饼《校注妇人良方》卷二十四)

【组成】木香五钱　生地黄一两

【用法】木香为末,地黄杵膏和匀,量患处大小作饼。置患处,以热熨斗熨之。

【主治】妇人气滞,结肿闪胁,风寒所伤作痛。

11473　木香饼《陈氏幼科秘诀》。

【组成】木香五钱　炒陈皮二两　炒神曲一两　炒麦芽一两　煨肉蔻一两　人参五钱　厚朴五钱　煨诃子肉　炒扁豆一两　炒甘草五钱

【用法】炼蜜为丸,如圆眼大。每服一丸,空心米饮送下。与大黑丸相间服。

【主治】痢久不愈,后变为疟,身肿面黄,腹痛,或泻臭水,目无神。

【备考】方中煨诃子肉用量原缺。

11474　木香散《圣惠》卷五)

【组成】木香一两　人参一两(去芦头)　白茯苓一两　当归一两(锉,微炒)　白芍药半两　桂心半两　麦门冬一两(去心)　远志一分(去心)　五味子半两　京三棱半两(炮,锉)　白术一两　诃黎勒半两(煨,用皮)　厚朴一两(去粗皮,涂生姜汁,炙令香熟)　陈橘皮一两(汤浸,去白瓤,焙)

【用法】上为粗散。每服三钱,以水一中盏,加生姜半分,大枣三枚,煎至六分,去滓温服,不拘时候。

【主治】脾胃气虚,不思饮食,精神恐悸,上气顿绝,身心昏昧,口干舌焦,四肢无力。

【宜忌】忌生冷、油腻。

11475　木香散《圣惠》卷五)

【组成】木香半两　桃仁一分(汤浸,去皮尖双仁,麸炒微黄)　吴茱萸三分(汤浸七遍,焙干,微炒)　青橘皮一两(汤浸,去白瓤,焙)　槟榔二颗　桂心一两　蓬莪术一两　当归一两(锉,微炒)　干姜三分(炮裂,锉)

【用法】上为细散。每服一钱,以热酒调下,不拘时候。

【主治】脾脏冷气,攻心腹疼痛不可忍。

11476　木香散《圣惠》卷五)

【组成】木香半两　人参三分(去芦头)　芎藭三分　青橘皮一两(汤浸去白瓤,焙)　白术三分　肉桂一两

(去皱皮)　附子一两(炮裂,去皮脐)　当归三分(锉,微炒)　厚朴二两(去粗皮,涂生姜汁,炙令香熟)　草豆蔻五枚(去皮)　高良姜一两(锉)　吴茱萸半两(汤浸七遍,焙干,微炒)

【用法】上为散。每服三钱,以水一中盏,煎至六分,去滓稍热服,不拘时候。

【主治】脾脏冷气,攻心腹疼痛,或吐清水,不思饮食。

11477　木香散《圣惠》卷五)

【异名】木香汤(《圣济总录》卷四十四)。

【组成】木香一两　肉豆蔻一两(去壳)　人参一两(去芦头)　附子二两(炮裂,去皮脐)　当归二两(锉,微炒)　干姜一两(炮裂,锉)　甘草半两(炙微赤,锉)　陈橘皮二两(汤浸,去白瓤,焙)　苍术二两(锉,炒)　吴茱萸半两(汤浸七遍,焙干,微炒)　厚朴二两(去粗皮,涂生姜汁,炙令香熟)

【用法】上为粗散。每服三钱,以水一中盏,加大枣三枚,煎至六分,去滓,食前稍热服之。

【主治】脾脏虚冷,大肠泄痢,腹内疼痛,心腹(四肢)不和,少思饮食。

11478　木香散《圣惠》卷七)

【组成】木香三分(两)　白蒺藜三分(微炒,去刺)　茴香子三分　羌活三分　赤茯苓三分　青橘皮三分(汤浸,去白瓤,焙)　桃仁三分(汤浸,去皮尖双仁,麸炒微黄)　诃黎勒皮一两　附子三分(炮裂,去皮脐)　沉香一两　槟榔一两

【用法】上为散。每服四钱,以水一中盏,加生姜半分,煎至六分,去滓温服,不拘时候。

【主治】肾脏风冷气,腹胁胀满,心胸壅滞,腰脚无力;脾胃虚弱,少思饮食。

11479　木香散《圣惠》卷七)

【组成】木香半两　丁香半两　乳香半两　茴香子半两　桂心三分　硫黄半两(细研入)

【用法】上为细散,入研了药令匀。每服一钱,以炒生姜、热酒调下,不拘时候。

【主治】肾脏积冷,气攻心腹疼痛,或吐冷沫,不思饮食。

11480　木香散《圣惠》卷七)

【组成】木香三分　干姜三分(炮裂,锉)　茴香子三分　桂心三分　桃仁三分(汤浸,去皮尖双仁,麸炒微黄)　槟榔三分　鸡舌香三分　青橘皮三分(汤浸,去白瓤,焙)　荜澄茄三分

【用法】上为细散。每服一钱,以热酒调下,不拘时候。

【主治】肾脏冷气,卒攻脐腹,疼痛胀满壅闷。

11481　木香散《圣惠》卷十一)

【组成】木香半两　草豆蔻半两(去皮)　桂心半两　陈橘皮半两(汤浸,去白瓤,焙)　神曲一分(微炒黄色)　白术半两　荜茇半两　人参三分(去芦头)　甘草半两(炙微赤,锉)　柴胡半两(去苗)　桃仁三分(汤浸,去皮尖双仁,麸炒微黄)　厚朴三分(去粗皮,涂生姜汁,炙令香熟)

【用法】上为散。每服三钱,以水一中盏,加生姜半分,煎至六分,去滓,不拘时候稍热服。

【主治】伤寒食毒,脾胃虚乏,四肢少力,不思饮食,心腹气胀,或时下利,向晚憎寒。

11482 木香散《圣惠》卷十二)

【组成】木香二分 枳壳三分(麸炒微黄,去瓤) 柴胡三分(去苗) 当归三分(锉,微炒) 干姜半两(炮裂,锉) 吴茱萸一分(汤浸七遍,焙干,微炒)

【用法】上为散。每服三钱,以水一中盏,加大枣三枚,煎至六分,去滓,不拘时候温服。

【主治】伤寒,冷水积在腹中,胀满疼痛。

11483 木香散《圣惠》卷十三)

【组成】木香一分 旋覆花半两 赤茯苓三分 陈橘皮半两(汤浸,去白瓤,焙) 槟榔半两 紫苏茎叶三分

【用法】上为散。每服四钱,以水一中盏,煎至六分,去滓,不拘时候温服。

【主治】伤寒结热不散,胸中痞满,欲成结胸。

11484 木香散《圣惠》卷十三)

【组成】木香半两 诃黎勒皮三分 草豆蔻半两(去皮) 人参三分(去芦头) 陈橘皮半两(汤浸,去白瓤,焙) 半夏半两(汤洗七遍,去滑) 附子半两(炮裂,去皮脐) 干姜半两(炮裂,锉) 甘草半两(炙微赤,锉) 益智子半两(去皮) 白术一两 白茯苓三分

【用法】上为散。每服五钱,以水一大盏,加生姜半分,大枣二枚,煎至五分,去滓,不拘时候稍热服。

【主治】伤寒胃气不和,心腹妨闷,四肢少力,不欲食饮。

11485 木香散《圣惠》卷十三)

【组成】木香三分 人参半两(去芦头) 赤茯苓三分 白术一两 陈橘皮一两(汤浸,去白瓤,焙) 桂心半两 槟榔半两 草豆蔻半两(去皮) 丁香一分 厚朴一两(去粗皮,涂生姜汁,炙令香熟) 半夏半两(汤洗七遍,去滑) 诃黎勒皮三分 甘草半两(麸炒微黄) 附子半两(炮裂,去皮脐) 枳实半两(麸炒微黄)

【用法】上为粗散。每服五钱,以水一中盏,加生姜半分,大枣二枚,煎至六分,去滓,不拘时候稍热服。

【主治】伤寒后脾胃不和,腹胁气滞,痰逆,不纳饮食,四肢乏力。

11486 木香散《圣惠》卷十四)

【组成】木香三分 鳖甲三分(涂醋,炙微黄,去裙襕) 诃黎勒皮三分 槟榔一分 赤茯苓三分 郁李仁三分(汤浸,去皮尖,微炒)

【用法】上为粗散。每服四钱,以水一中盏,煎至六分,去滓,不拘时候温服。

【主治】伤寒后脚气,心下痞坚,或时妨痛,不能下食。

11487 木香散《圣惠》卷十六)

【组成】木香半两 黄连一两(去须,微炒) 青橘皮半两(汤浸,去白瓤,焙) 栀子仁一分 地榆半两

【用法】上为细散。每服二钱,以粥饮调下,不拘时候。

【主治】时气热毒,痢脓血,腹中疼痛。

11488 木香散《圣惠》卷十八)

【组成】木香一分 豉一合 葱白三茎 麻黄一两(去根节) 干薄荷一分

【用法】上细锉。以水一大盏半,煎至一盏,去滓,不拘时候,分二次温服。衣盖取汗。

【主治】热病发疱疮,形如豌豆。

11489 木香散《圣惠》卷二十七)

【组成】木香半两 酸枣仁一两(微炒) 人参三分(去芦头) 白术半两 黄耆三分(锉) 诃黎勒皮一两 槟榔一两 柴胡一两(去苗) 桂心半两 白茯苓一两

【用法】上为散。每服四钱,以水一中盏,加生姜半分,煎至六分,去滓,不拘时候温服。

【主治】虚劳烦热,不得睡卧,两胁妨闷,不思饮食。

11490 木香散《圣惠》卷二十八)

【组成】木香 芎䓖 枳壳(麸炒微黄,去瓤) 桃仁(汤浸,去皮尖双仁,麸炒微黄) 陈橘皮(汤浸,去白瓤,焙) 桂心 赤芍药 人参(去芦头) 槟榔各一两

【用法】上为粗散。每服三钱,以水一中盏煎至六分,去滓,不拘时候稍热服。

【主治】虚劳,心腹痛,胃气不和,腹胁胀满。

11491 木香散《圣惠》卷二十八)

【组成】木香三分 诃黎勒一两(煨,用皮) 前胡一两(去芦头) 白术半两 丁香半两 人参半两(去芦头) 厚朴一两(去粗皮,涂生姜汁,炙令香熟) 陈橘皮一两(汤浸,去白瓤,焙) 鳖甲一两(涂醋,炙令微黄,去裙襕) 枳壳半两(麸炒微黄,去瓤) 桂心半两 当归半两 槟榔半两 赤茯苓半两 甘草一分(炙微赤,锉)

【用法】上为散。每服四钱,以水一中盏,加生姜半分,大枣三枚,煎至六分,去滓,不拘时候稍热服。

【主治】气劳,心胸不利,腹中多气,少思饮食,四肢无力。

【宜忌】忌苋菜。

11492 木香散《圣惠》卷二十九)

【组成】木香半两 诃黎勒一两(煨,用皮) 人参三分(去芦头) 桂心三分 白术三分 京三棱三分(炮裂,锉) 芎䓖三分 陈橘皮二分(汤浸,去白瓤,焙) 槟榔三分 赤茯苓三分 桔梗三分(去芦头) 枳实三分(麸炒微黄) 吴茱萸一分(汤浸七遍,焙干,微炒) 甘草一分(炙微赤,锉)

【用法】上为散。每服三钱,以水一中盏,煎至六分,去滓,不拘时候温服。

【主治】虚劳冷气不和,气攻心腹,痞满,不思饮食。

11493 木香散《圣惠》卷二十九)

【组成】木香半两 青橘皮三分(汤浸,去白瓤,焙) 槟榔半两 诃黎勒一两(煨,用皮) 柴胡一两(去苗) 桂心半两 当归三分 白术三分 鳖甲一两(涂醋,炙令微黄,去裙襕)

【用法】上为粗散。每服三钱,以水一中盏,加生姜半分,煎至六分,去滓,不拘时候稍热服。

【主治】虚劳心腹痞满,气攻两胁疼痛,不思饮食。

【宜忌】忌生冷、油腻、苋菜等。

11494 木香散《圣惠》卷二十九)

【组成】木香半两 当归三分 桑螵蛸三分(微炒) 川大黄三分(锉碎,微炒) 瞿麦三分 子芩三分 芎䓖半两 槟榔三分 滑石三分

【用法】上为粗散。每服三钱,以水一中盏,加生姜半

分,煎至六分,去滓,食前稍热频服。

【主治】虚劳小便淋沥,脐腹妨痛。

11495 木香散《圣惠》卷三十)

【组成】木香一两 五加皮一两 松节一两(锉) 桑根白皮一两(锉) 薏苡仁三分 槟榔一两 桃仁一两(汤浸,去皮尖双仁,微炒) 陈橘皮三分(汤浸,去白瓤,微炒) 郁李仁一两(汤浸,去皮尖,微炒)

【用法】上为粗散。每服三钱,以水一中盏,煎至六分,去滓,不拘时候稍热服。

【主治】虚劳损,脐下痛,抽肾入腹,四肢浮肿。

11496 木香散《圣惠》卷三十五)

【组成】木香半两 犀角屑一两 玄参一两半 羚羊角屑一两 桑根白皮一两半(锉) 川升麻一两半 紫雪二两 射干一两 槟榔一两

【用法】上为粗散。每服三钱,以水一中盏,煎至六分,去滓,不拘时候温服。

【主治】咽喉中如有物,噎塞不通,吞不能入,吐不能出。

11497 木香散《圣惠》卷三十六)

【组成】木香一两 汉防己一两 赤芍药一两 玄参一两 白蔹一两 川大黄一两 川芒消一两 黄芩一两 紫葛一两 赤小豆三分

【用法】上为细散。以榆白皮捣取汁,和少许涂之,更用帛子涂药,贴肿处。取消为度。

【主治】两耳肿。

11498 木香散《圣惠》卷三十八)

【组成】木香半两 犀角屑三分 赤芍药三分 白术一分 人参半两(去芦头) 枳壳一两(麸炒微黄,去瓤) 黄芩半两 当归三分(锉,微炒)

【用法】上为粗散。每服四钱,以水一中盏,加生姜半分,大枣二枚,煎至六分,去滓,不计时候稍热服。

【主治】乳石发动,心腹痛噤,四肢寒颤,不欲饮食。

11499 木香散《圣惠》卷三十八)

【组成】木香三分 黄连一两(去须) 当归一两(锉,微炒) 地榆一两(锉) 甘草半两(炙微赤,锉) 赤芍药一两

【用法】上为粗散。每服四钱,以水一中盏,煎至六分,去滓,不拘时候稍热服。

【主治】乳石发动,变下痢赤色,腹内疠痛不止。

11500 木香散《圣惠》卷四十二)

【组成】木香三分 人参三分(去芦头) 半夏半两(汤洗七遍,去滑) 赤茯苓三分 甘草半两(炙微赤,锉) 槟榔三分 桑根 白皮半两(锉) 陈橘皮三分(汤浸,去白瓤,焙) 桂心半两 枳实半两(麸炒微黄)

【用法】上为散。每服五钱,以水一大盏,加生姜半分,大枣三枚,煎至五分,去滓温服,一日三四次。

【主治】上气腹满,烦闷,不欲饮食。

11501 木香散《圣惠》卷四十二)

【组成】木香一两 桂心一两 人参一两(去芦头) 细辛半两 诃黎勒皮半两 干姜半两(炮裂,锉) 白术半两 甘草一两(炙微赤,锉) 附子半两(炮裂,去皮脐) 鳖甲一两半(涂醋,炙微黄,去裙襕) 吴茱萸半两(汤浸七遍,焙干,微炒) 青橘皮半两(汤浸,去白瓤,焙) 京三棱三分 槟榔半两 赤茯苓三分 厚朴半两(去粗皮,涂生姜汁,炙令香熟) 当归三分 茴香子半两

【用法】上为粗散。每服五钱,以水一中盏,加生姜半分,大枣三枚,煎至六分,去滓,每于食前稍热服。

【主治】七气,心腹积聚,结块如杯,呕吐寒热,胸心中短气,不能下食。

11502 木香散《圣惠》卷四十二)

【组成】木香三分 桃仁半两(汤浸,去皮尖双仁,麸炒微黄) 诃黎勒皮三分 甘草一分(炙微赤,锉) 枳实三分(麸炒微黄) 白术半两 昆布半两(洗去咸味) 干姜半两(炮裂,锉) 陈橘皮三分(汤浸,去白瓤,焙) 鳖甲三分(涂醋,炙令黄,去裙襕) 桂心半两

【用法】上为散。每服五钱,以水一大盏,加生姜半分,煎至五分,去滓,不拘时候稍热服。

【主治】胸痹气膈,噎塞不通,脾虚胃冷,不能下食。

11503 木香散《圣惠》卷四十二)

【组成】木香三分 青橘皮三分(汤浸,去白瓤,焙) 半夏三分(汤洗七遍,去滑) 枳壳二分(麸炒微黄,去瓤) 诃黎勒皮一两 桂心二分 前胡一两(去芦头) 五味子三分

【用法】上为散。每服三钱,以水一中盏,加生姜半分,煎至六分,去滓,不拘时候稍热服。

【主治】心痹,心中愊塞而痛,不能下食。

11504 木香散《圣惠》卷四十三)

【组成】木香 青橘皮(汤浸,去白瓤,焙) 赤芍药 吴茱萸(汤浸七遍,焙干,微炒) 当归(锉,微炒) 槟榔 附子(炮裂,锉)各一两 柴胡一两(去苗) 麝香三钱(细研)

【用法】上为粗散。入麝香和令匀。每服二钱,以水一中盏,煎至六分,去滓,不拘时候稍热服。

【主治】冷气攻心,腹痛不可忍。

11505 木香散《圣惠》卷四十三)

【组成】木香半两 犀角屑三分 槟榔一两 麝香一分(细研) 白术半两 当归半两(锉,微炒) 桂心半两 桃仁半两(汤浸,去皮尖双仁,麸炒微黄) 川大黄三分(锉碎,微炒)

【用法】上为细散。入麝香研令匀,每服五钱,以热酒调下,不拘时候。

【主治】恶疰心痛,发歇不定。

11506 木香散《圣惠》卷四十三)

【组成】木香三分 吴茱萸一分(汤浸七遍,焙干,微炒) 当归三分(锉,微炒) 赤芍药三分 槟榔半两 干姜半两(炮裂,锉) 细辛半两 桂心半两 人参三分(去芦头)

【用法】上为细散。每服二钱,以生姜、大枣汤调下,不拘时候。

【主治】心痛多唾,不能饮食。

11507 木香散《圣惠》卷四十三)

【组成】木香 人参(去芦头) 白术 缩砂(去皮) 桂心各半两 青橘皮一两(汤浸,去白瓤,焙) 吴茱萸一两(汤浸七遍,焙干,微炒)

【用法】上为细散。每服一钱,煎生姜、大枣汤调下,不拘时候。

【主治】心痛不能食,令人赢瘦少力。

11508 木香散(《圣惠》卷四十三)

【组成】木香半两 川朴消一两 桃仁半两(汤浸,去皮尖双仁,麸炒微黄) 赤芍药一两 柴胡一两(去苗) 白术半两

【用法】上为散。每服三钱,以水一中盏,加生姜半分,煎至六分,去滓,不拘时候温服。

【主治】心悬急懊痛,腹胀,四肢烦疼。

11509 木香散(《圣惠》卷四十三)

【组成】木香 桂心 芎䓖 赤芍药 草豆蔻(去皮) 白术 川大黄(锉碎,微炒)各半两 槟榔一两 陈橘皮一两(汤浸,去白瓤,焙) 当归三分(锉,微炒)

【用法】上为细散。每服一钱,以温酒调下,不拘时候。

【主治】腹虚胀,胁肋疼痛,不思饮食。

11510 木香散(《圣惠》卷四十四)

【组成】木香半两 赤茯苓一两 牡丹三分 防风半两(去芦头) 槟榔一两 泽泻三分 郁李仁一两(汤浸,去皮,微炒)

【用法】上为细散。每服一二钱,食前以温酒调下。

【主治】阴肿,有气上下攻注,胀闷。

11511 木香散(方出《圣惠》卷四十五,名见《普济方》卷二四四)

【组成】木香半两 槟榔一两 木通一两(锉)

【用法】上为散。每服四钱,以水一中盏,加生姜半分,葱白七寸,煎至六分,去滓温服,不拘时候。

【主治】脚气,冲心烦闷,脐下气滞。

11512 木香散(《圣惠》卷四十五)

【组成】木香半两 青橘皮一两(汤浸,去白瓤,焙) 槟榔一两 诃黎勒皮一两 沉香半两 杉木节半两(锉) 茴香子半两(微炒) 泽泻三分 赤茯苓一两 紫苏茎叶一两

【用法】上为粗散。每服四钱,以水一中盏,加生姜半分,葱白七寸,煎至六分,去滓,不拘时候温服。

【主治】脚气,心腹胀满壅闷,不欲饮食。

11513 木香散(方出《圣惠》卷四十五,名见《普济方》卷二四六)

【组成】木香一两 诃黎勒皮二两 槟榔二两

【用法】上为细散。以童便一小盏,牛乳一合,生姜汁一匙,同煎三两沸,每于食前调下二钱。以快利为度。

【功用】春夏预防脚气发动。

【主治】脚气,心闷烦壅。

11514 木香散(方出《圣惠》卷四十五,名见《普济方》卷二四六)

【组成】木香半两 槟榔一两 半夏半两(汤洗七遍,去滑) 犀角屑半两 旋覆花半两 赤茯苓一两 陈橘皮一两(汤浸,去白瓤,焙) 紫苏茎叶一两 甘草半两(炙微赤,锉)

【用法】上为粗散。每服四钱,以水一中盏,加生姜半分,香豉一百粒,煎至六分,去滓,不拘时候温服。

【主治】瘴毒脚气,初觉呕逆烦闷,头昏不食。

11515 木香散(《圣惠》卷四十七)

【组成】木香一两 高良姜二两(锉) 草豆蔻一两(去皮)

【用法】上为散。每服三钱,以水一中盏,加生姜半分,大枣三枚,煎至六分,去滓,不拘时候温服。

【主治】干霍乱。不吐不利,宿食不消,烦乱腹痛。

11516 木香散(《圣惠》卷四十七)

【组成】木香三分 草豆蔻三分(去壳) 桂心三分 附子三分(炮裂,去皮脐) 白术三分 白芍药三分 丁香三分 甘草一分(炙微赤,锉) 诃黎勒皮三分(微煨)

【用法】上为散。每服三钱,以水一中盏,加煨姜半分 煎至五分,去滓,稍热服。

【主治】中焦虚寒,或时吐泻腹痛。

11517 木香散(《圣惠》卷四十八)

【组成】木香一两 青橘皮半两(汤浸,去白瓤,焙) 槟榔一两 白术半两 沉香一两 茴香子半两 木瓜三分(焙干) 桂心二两 蓬莪术半两 杉木节半两

【用法】上为细散。每服二钱,以温酒调下,不拘时候。

【主治】奔豚气上冲,心胸闷乱,脐腹胀痛,饮食辄呕。

11518 木香散(《圣惠》卷四十八)

【组成】木香半两 诃黎勒皮半两 槟榔半两 白术一分 青橘皮半两(汤浸,去白瓤,焙) 赤茯苓三分 人参一分(去芦头) 厚朴半两(去粗皮,涂生姜汁,炙令香熟) 桂心一分

【用法】上为细散。每服二钱,食前以温酒调下;生姜、大枣汤调下亦得。

【主治】积聚,心腹疼痛,胸膈气滞,四肢无力,不思饮食。

11519 木香散(《圣惠》卷四十八)

【组成】木香一两 高良姜半两(锉) 赤芍药半两 赤茯苓半两 芎䓖三分 干姜半两(炮裂,锉) 陈橘皮半两(汤浸,去白瓤,焙) 诃黎勒半两(煨,用皮) 草豆蔻三分(去皮) 枳壳三分(麸炒微黄,去瓤) 牵牛子三分(微炒)

【用法】上为粗散。每服三钱,以水一中盏,加生姜半分,煎至六分,去滓,不拘时候稍热服。

【主治】寒疝。心痛闷绝。

11520 木香散(《圣惠》卷四十八)

【组成】木香三分 槟榔一两 赤茯苓一两 人参一两(去芦头) 当归一两(锉碎,微炒) 桂心一两 前胡一两(去芦头) 青橘皮一两(汤浸,去白瓤,焙)

【用法】上为散。每服四钱,以水一中盏,加生姜半分,大枣三枚,煎至六分,去滓,不拘时候稍热服。

【主治】寒疝,心腹痛,胸胁支满,不能下食。

11521 木香散(《圣惠》卷五十)

【组成】木香一两 吴茱萸半两(汤浸七遍,焙干,微炒) 诃黎勒半两(煨,用皮) 桃仁半两(汤浸,去皮尖双仁,麸炒微黄) 麝香一分(细研)

【用法】上为细散。每服二钱,以热酒调下,不拘时候。

【主治】五膈气,壅塞不通。

11522 木香散(《圣惠》卷五十)

【组成】木香半两 陈橘皮一两(汤浸,去白瓤,焙) 荜茇半两 干姜半两(炮裂,锉) 诃黎勒皮一两 大腹皮三分 桂心半两 附子一两(炮裂,去皮脐) 甘草二分(炙微赤,锉)

【用法】上为细散。每服一钱,以热酒下,不拘时候。

【主治】五膈气,脾胃虚冷,食不消化,呕吐酸水,四肢不和,面色青黄,渐加羸弱。

11523 木香散(《圣惠》卷五十)

【组成】木香半两 附子三分(炮裂,去皮脐) 人参三分(去芦头) 丁香半两 干姜半两(炮裂,锉) 陈橘皮一两(汤浸,去白瓤,焙) 诃黎勒皮一两 草豆蔻一两(去皮) 射干半两

【用法】上为细散。每服二钱,煎生姜、大枣汤调下,不拘时候。

【主治】五膈气,及胃口不和,多吐酸水,不思饮食。

11524 木香散(《圣惠》卷五十)

【组成】木香一两 桃仁半两(汤浸,去皮尖双仁,麸炒微黄) 草豆蔻一两(去皮) 诃黎勒皮二两 桂心一两 槟榔一两 麦蘗三分(炒微黄) 白术三分 甘草二分(炙微赤,锉)

【用法】上为散。每服四钱,以水一中盏,加生姜半分,煎至六分,去滓,不拘时候稍热服。

【主治】膈气,胸中不利,宿食不化。

11525 木香散(方出《圣惠》卷五十,名见《普济方》卷二〇五)

【组成】木香半两 吴茱萸半两(汤浸七遍,焙干,微炒) 桂心三分

【用法】上为细散。每服三钱,以水一中盏煎至六分,和滓,不拘时候稍热服。

【主治】膈气,心胸中气痛不可忍。

11526 木香散(《圣惠》卷五十)

【组成】木香半两 人参半两(去芦头) 赤茯苓三分 神曲三分(炒微黄) 桃仁半两(汤浸,去皮尖双仁,麸炒微黄) 麦蘗三分(炒微黄) 肉豆蔻半两(去壳) 青橘皮三分(汤浸,去白瓤,焙) 甘草一分(炙微赤,锉)

【用法】上为细散。每服一钱,以水一中盏,煎至五分,和滓,不拘时候稍热服。

【主治】五噎,食少,四肢乏力。

11527 木香散(《圣惠》卷五十)

【组成】木香半两 赤茯苓半两 昆布三分(洗去咸味) 桔梗三分(去芦头) 木通三分(锉) 桑根白皮一两(锉) 半夏三分(汤洗七遍,去滑) 射干半两 枇杷叶三分(拭去毛,炙微黄) 枳壳三分(麸炒微黄,去瓤) 桂心三分 人参三分(去芦头)

【用法】上为粗散。每服三钱,以水一中盏,加生姜半分,煎至五分,去滓,不拘时候温服。

【主治】心胸噎塞烦闷,食饮不下。

11528 木香散(《圣惠》卷五十)

【组成】木香一两 厚朴一两(去粗皮,涂生姜汁,炙令香熟) 槟榔一两 陈橘皮二两(汤浸,去白瓤,焙) 白术二两 甘草半两(炙微赤,锉) 高良姜一两(锉) 前胡二两(去芦头)

【用法】上为粗散。每服三钱,以水一中盏,加生姜半分,煎至六分,去滓,不拘时候稍热服。

【主治】脾胃冷气上攻,胸膈切痛,醋咽不能下食。

11529 木香散(《圣惠》卷五十一)

【组成】木香半两 鳖甲一两(涂醋,炙令微黄,去裙襕) 前胡一两(去芦头) 赤芍药一两 枳壳二分(麸炒微黄,去瓤) 半夏三分(汤洗七遍,去滑) 甘草三分(炙微赤,锉) 白术三分 槟榔一两

【用法】上为散。每服四钱,以水一中盏,加生姜半分,煎至六分,去滓,不拘时候温服。

【主治】痰癖,心腹气滞,攻于胁肋,疼痛。

11530 木香散(《圣惠》卷五十一)

【组成】木香半两 赤茯苓三分 槟榔半两 木通二分(锉) 前胡三分(去芦头) 半夏三分(汤浸七遍,去滑) 枳壳半两(麸炒微黄,去瓤) 草豆蔻三分(去皮) 甘草一分(炙微赤,锉) 人参半两(去芦头) 白术三分 陈橘皮三分(汤浸,去白瓤,焙)

【用法】上为散。每服五钱,以水一大盏,加生姜半分,大枣三枚,煎至五分,去滓,不拘时候温服。

【主治】冷痰饮,气滞,心胸满闷,不下饮食。

11531 木香散(《圣惠》卷五十一)

【组成】木香半两 当归半两(锉,微炒) 青橘皮半两(汤浸,去白瓤,焙) 甘遂一分(锉,煨微黄) 芫花三分(醋拌,炒令干) 大戟半两(锉碎,微炒)

【用法】上为细散。每服一钱,空心浓煎枣汤调下。以利为度。

【主治】痰冷癖饮,停积不消,在于胸中,时有头目眩痛,身体、手足指甲尽黄,支满引胁下痛。

11532 木香散(《圣惠》卷五十六)

【异名】木香汤(《圣济总录》卷一〇〇)。

【组成】木香三分 鬼箭羽一两 桔梗一两(去芦头) 丁香三分 陈橘皮一两(汤浸,去白瓤,焙) 桃仁三分(汤浸,去皮尖双仁,麸炒微黄) 槟榔一两 紫苏茎叶一两 当归一两(锉,微炒)

【用法】上为散。每服四钱,以水一中盏,煎至六分,去滓,不拘时候温服。

【主治】初得遁尸鬼疰,心腹中刺痛不可忍。

11533 木香散(《圣惠》卷五十八)

【组成】木香一两 木通三分(锉) 细辛三分 鸡苏一两 槟榔一两 人参半两(去芦头) 赤茯苓三分 当归半两(锉,微炒) 桃仁半两(汤浸,去皮尖双仁,麸炒微黄)

【用法】上为粗散。每服三二钱,以水一中盏,煎至六分,去滓,食前温服。

【主治】气淋,小肠疼痛。

11534 木香散(《圣惠》卷五十八)

【组成】木香三分 桂心三分 大麻仁二两 葵子一两 瞿麦一两 泽泻一两 苜蓿一两 青橘皮一两(汤浸,去白瓤,焙)

【用法】上为粗散。每服四钱,以水一中盏,加葱白七寸,煎至六分,去滓,食前温服。

【主治】冷淋,小腹气满,不得宣通。

11535 木香散(《圣惠》卷五十九)

【组成】木香三分 附子一两半(炮裂,去皮脐) 黄连一两(去须,微炒) 当归一两(锉,微炒) 吴茱萸半两(汤浸七遍,焙干,微炒) 厚朴三两(去粗皮,涂生姜汁,炙令香熟)

【用法】上为散。每服三钱,以水一中盏,煎至五分,

去滓,不拘时候稍热服。

【主治】久赤白痢不止,脐腹疠痛。

11536 木香散《圣惠》卷五十九)

【组成】木香半两 樗树皮一两(炙黄,锉) 茜根一两 地榆一两(锉) 甘草半两(炙微赤,锉) 犀角屑二分 黄连一两(去须,微炒) 当归一两(锉,微炒)

【用法】上为粗散。每服三钱,以水一中盏,煎至六分,去滓,不拘时候温服。

【主治】久血痢不愈,四肢黄瘦,腹内疼痛。

11537 木香散《圣惠》卷五十九)

【组成】木香半两 龙骨一两 白术半两 黄连半两(去须,微炒) 灶中黄土半两 当归半两(微炒)

【用法】上为细散。每服二钱,以粥饮调下;不拘时候。

【主治】脓血痢,腹内疠痛,口干心烦。

11538 木香散《圣惠》卷五十九)

【组成】木香半两 附子三分(炮裂,去皮脐) 阿胶半两(捣碎,炒令黄燥) 白术三分 赤石脂三分 草豆蔻一两(去皮) 干姜三分(炮裂,锉) 桂心三分 厚朴一两(去粗皮,涂生姜汁,炙令香熟)

【用法】上为细散。每服二钱,以粥饮调下,不拘时候。

【主治】冷痢,心腹疼痛,不欲饮食,渐加羸弱。

11539 木香散《圣惠》卷五十九)

【组成】木香半两 甘草半两(炙微赤,锉) 干姜半两(炮裂,锉) 白术三分 熟干地黄三分 黄芩半两 柏叶三分(微炒) 当归三分(锉,微炒) 黄连三分(去须,微炒)

【用法】上为散。每服三钱,以水一中盏,煎至五分,去滓,不拘时候温服。

【主治】冷热痢,虚损腹痛,不能饮食,日渐乏力。

11540 木香散《圣惠》卷五十九)

【组成】木香三分 红豆蔻一两(去皮) 干姜半两(炮裂,锉) 当归三分(锉,微炒) 诃黎勒一两(煨,用皮) 赤石脂一两

【用法】上为细散。每服二钱,以粥饮调下,不拘时候。

【主治】气痢,腹内疼痛,四肢不和,少欲饮食。

11541 木香散《圣惠》卷六十二)

【异名】木香汤《圣济总录》卷一二八)。

【组成】木香一两半 鸡舌香一两 沉香一两 薰陆香一两 麝香一分(细研) 射干一两 连翘一两 川升麻一两 黄耆二两(锉) 木通一两(锉) 独活一两 桑寄生一两 甘草一两(生,锉) 川大黄一两半(锉碎,微炒) 川芒消一两半

【用法】上为粗散。每服三钱,以水一中盏,煎至六分,去滓,不拘时候温服。

【主治】缓疽及痈肿,风毒留积于筋骨,久始出脓水,疼痛不止,或脓出不快,疮不生肌。

11542 木香散《圣惠》卷六十二)

【组成】木香一两半 桂心一两 白蔹一两半(生用) 赤小豆一合 莽草一两半 附子一两(去皮脐) 半夏一两半 羊桃根二两(锉)

【用法】上为细散。以酽浆水旋调稀稠得所,涂故软布及生薄绢上,贴之。干即易之,以肿消为度。

【主治】风毒气留滞,营卫不通,欲结为缓疽。

11543 木香散《圣惠》卷六十四)

【组成】木香二两 紫葛二两(锉) 紫檀二两 川朴消二两 赤小豆二合 川升麻一两 白蔹一两 白矾一两

【用法】上为散。以榆皮汁和如稀糊,可肿大小,以疏布涂药,贴于肿上,干即易之。

【主治】一切热毒肿气;并主乳痈。

11544 木香散《圣惠》卷六十九)

【组成】木香半两 郁李仁一两(汤浸,去皮,微炒) 桂心三分 赤芍药二两 桑根白皮三分(锉) 大腹皮一两(锉) 赤茯苓三分(锉) 槟榔三分 紫雪一两

【用法】上为粗散。每服四钱,以水一中盏,加生姜半分,煎至六分,去滓,食前温服。

【主治】妇人脚气卒发,冲心闷乱。

11545 木香散《圣惠》卷七十一)

【组成】木香三分 京三棱三分(炮裂,锉) 蓬莪术半分(两) 芎藭三分 延胡索三分 桃仁一两(汤浸,去皮尖双仁,麸炒微黄) 当归三分(锉,微炒) 桂心三分 牛李子三分 麝香一分(研入) 琥珀三分 槟榔半两

【用法】上为细散。每服一钱,以热酒调下,不拘时候。

【主治】妇人疠癖,心腹疼痛,不欲饮食。

11546 木香散《圣惠》卷七十一)

【组成】木香一两 赤芍药一两 伏龙肝半两 鹤虱一两半 当归二两(锉,微炒) 槟榔一两

【用法】上为细散。每服一钱,食前以热酒调下。

【主治】妇人血气心痛,及蛔虫疰心痛。

11547 木香散《圣惠》卷七十一)

【组成】木香三分 白术一两 桂心半两 诃黎勒皮三分 鳖甲一两半(涂醋,炙令黄,去裙襕) 赤芍药三分 川大黄一两(锉碎,微炒) 当归三分(锉,微炒) 桃仁三分(汤浸,去皮尖双仁,麸炒微黄)

【用法】上为粗散。每服四钱,以水一中盏,加生姜半分,煎至六分,去滓,不拘时候温服。

【主治】妇人血气攻心,两胁胀痛,背膊壅闷,手足烦疼,不能饮食。

11548 木香散《圣惠》卷七十一)

【组成】木香一两 吴茱萸半两(汤浸七遍,焙干,微炒) 芎藭三分 桂心三分 高良姜半两(锉) 当归三分(锉,微炒) 桃仁三分(汤浸,去皮尖双仁,麸炒微黄)

【用法】上为细散。每服二钱,以热酒调下,不拘时候。

【主治】妇人虚冷,气攻两胁,胀痛不能饮食。

11549 木香散《圣惠》卷七十一)

【组成】木香半两 白术半两 前胡一两(去芦头) 赤茯苓三分 川大黄一两(锉碎,微炒) 诃黎勒一两(煨,用皮) 桂心三分 大腹皮半两 枳壳一两(麸炒微黄,去瓤)

【用法】上为粗散。每服三钱,以水一中盏,加生姜半分,煎至六分,去滓,不拘时候温服。

【主治】妇人胸膈气壅,两胁胀闷,不欲饮食。

11550 木香散《圣惠》卷七十一)

【组成】木香一两 神曲三两(微炒令黄) 桂心一两 白术一两 干姜一两(炮裂,锉) 陈橘皮一两(汤浸,去白瓤,焙) 草豆蔻一两(去皮) 诃黎勒一两(煨,用

皮）人参一两（去芦头）甘草半两（炙微赤，锉）

【用法】上为细散。每服一钱，如茶点稍热服。

【主治】妇人脾胃虚冷，心腹胀满，不欲饮食。

11551 木香散《圣惠》卷七十四）

【组成】木香半两干姜二分（炮裂，锉）白术三分地榆半两黄连半两（去须）艾叶一两（炒微黄）阿胶一两（捣碎，炒令黄燥）当归一两（锉，微炒）芎䓖三分

【用法】上为散。每服四钱，以水一中盏，煎至六分，去滓，不拘时候稍热服。

【主治】妊娠下痢赤白，腰腹痛，胎不安。

11552 木香散《圣惠》卷七十九）

【组成】木香半两甘草半两（炙微赤，锉）阿胶三分（捣碎，炒令黄燥）地榆一两（锉）当归三分（锉，微炒）赤芍药三分黄连一两（去须，微炒）诃黎勒皮一两熟干地黄一两

【用法】上为散。每服三钱，以水一中盏，煎至五分，去滓，食前温服。

【主治】产后赤白痢，脐腹撮痛。

11553 木香散《圣惠》卷七十九）

【组成】木香半两厚朴一两（去粗皮，涂生姜汁，炙令香熟）诃黎勒一两（煨，用皮）甘草半两（炙微赤，锉）黄连一两（去须，微炒）白术三分当归三分（锉，微炒）龙骨一两赤石脂一两干姜半两（炮裂，锉）阿胶三分（捣碎，炒令黄燥）

【用法】上为细散。每服二钱，以粥饮调下，不拘时候。

【主治】产后赤白痢，腹中疼痛，不欲饮食。

11554 木香散《圣惠》卷八十一）

【异名】木香汤（《普济方》卷三五〇）。

【组成】木香三分附子一两（炮裂，去皮脐）熟干地黄一两芎䓖三分当归一两（锉，微炒）陈橘皮三分（汤浸，去白瓤，焙）人参三分（去芦头）白茯苓三分黄耆三分（锉）白芍药三分桂心半两白术半两甘草二分（炙微赤，锉）

【用法】上为粗散。每服三钱，以水一中盏，加生姜半分，大枣三枚，煎至六分。去滓，不拘时候温服。

【主治】产后风虚劳损，气攻心腹，四肢疼痛，不思饮食。

11555 木香散《圣惠》卷八十一）

【组成】木香一分当归一两（锉，微炒）赤芍药半两芎䓖三分桂心半两

【用法】上为粗散。每服三钱，以水、酒各半中盏，加生姜半分，煎至六分，去滓温服，一日三四次。

【主治】产后心腹不利，儿枕痛。

11556 木香散《圣惠》卷八十一）

【组成】木香三分当归一两半（锉，微炒）甘草半两（炙微赤，锉）芎䓖三分赤芍药三分白术三分高良姜半两（锉）青橘皮三分（汤浸，去白瓤，焙）厚朴一两（去粗皮，涂生姜汁，炙令香熟）

【用法】上为粗散。每服三钱，以水一中盏，煎至六分，去滓，不拘时候，稍热温服。

【主治】产后内伤冷气，腹中及心下切痛，不能饮食，四肢无力。

11557 木香散《圣惠》卷八十三）

【组成】木香一分高良姜半分白术一分桔梗一分（去芦头）赤茯苓一分

【用法】上为粗散。每服一钱，以水一小盏，煎至五分，去滓，稍热频服。

【主治】小儿心痛，手足不和。

11558 木香散《圣惠》卷八十三）

【组成】木香一分桑根白皮半两（锉）陈橘皮半两（汤浸，去白瓤，焙）川大黄一分（锉碎，微炒）益智子半两（去皮）草豆蔻半两（去皮）麝香一分（细研）

【用法】上为粗散。每服一钱，以水一小盏，加生姜少许，煎至五分，去滓，不拘时候服。

【主治】小儿心腹虚胀。

11559 木香散《圣惠》卷八十四）

【异名】十一味木香散、十一味异功散（《小儿痘疹方论》）、陈氏木香散（《张氏医通》卷十五）。

【组成】木香一分大腹皮一分（锉）人参一分（去芦头）赤茯苓一分青橘皮一分（汤浸，去白瓤，焙）诃黎勒皮一分桂心一分前胡一分（去芦头）半夏一分（汤浸七遍，去滑）丁香一分甘草一分（炙微赤，锉）

【用法】上为粗散。每服一钱，以水一小盏，加生姜半枣大，煎至五分，去滓温服。

【功用】《普济方》：和表里，通津液，清上实下，扶助阴阳。

【主治】小儿脾胃虚寒气滞，或小儿痘疹，腹胀泄泻，烦渴，不思饮食。

❶《圣惠》：小儿冷热不调，胃气壅滞，少思饮食。❷《小儿痘疹方论》：痘疹已出未出之间，或泻渴，或腹胀，或气促，谓之里急者；痘疹始出，一日至五七日之间、虽身热或腹胀，足梢冷，或身热泻渴，或身热惊悸腹胀，或身热出汗者；痘疹欲靥已靥之间，而忽不能靥，兼腹胀烦渴者；痘疮已靥，烦渴不止，或头温足冷，或腹胀，或泻，或咬牙；❸《景岳全书》：小儿痘疹，虚寒多渴者。

【方论选录】❶《医方考》：胃虚而寒，则生泄泻；泻失津液，则令人渴。是方也，人参、甘草，所以补胃；木香、丁香、肉桂，所以温胃；腹皮、青皮、半夏、前胡、赤苓，所以调胃；乃诃子者，所以止泻而生津也。此亦以胃气为主，盖胃不虚寒，则泻自止，津液自生，而渴自除矣。❷《古方选注》：木香散，手太阴阳明之方也。肺气表虚，变为寒燥，毒陷泄泻，里虚表白，白必灰，灰必陷，泻必胀，胀必毒滞，症因表虚而变，内毒不透，当以破滞透毒为先，补虚止泻次之。故君以木香顺气散滞；丁香赞助元阳，肉桂温表虚，转灰白为红润；诃子破滞气，又能止泻，青皮破下焦之滞，胀宽则毒松，腹皮宽膨消毒，其功莫大；半夏通阴，甘草和中，人参佐暖药和阳，扶破药养正；使以前胡清肺，赤苓泻心，俾心肺宁而营卫和，且热药不伤肺，破药不伤营也。

【临床报道】小儿痘疹：《小儿痘疹方论》薛按：一小儿九岁，出痘六日，痒塌寒战，院使钱密庵用十一味木香散二剂，贯脓；用参芪托里散而靥。后痕白作痒，用十全大补汤而愈。

11560 木香散《圣惠》卷八十八）

【组成】木香半两鳖甲半两（涂醋，炙令黄，去裙襕）赤茯苓一分牵牛子半两（微炒）川大黄半两（锉

碎，微炒）

【用法】上为细散。每服半钱，以温浆水调下，晚后再服。

【主治】小儿乳食过度，腹中胀满；小儿水气，四肢浮肿，腹胁妨闷。

11561 木香散（《圣惠》卷八十八）

【组成】木香半两　鬼箭羽半两　桔梗半两（去芦头）　当归半两（锉，微炒）　紫苏茎叶半两　槟榔三分

【用法】上为粗散。每服一钱，以水一小盏，加生姜少许，煎至五分，去滓，不拘时候温服。

【主治】小儿尸疰，心腹满胀，疼痛不可忍。

11562 木香散（《圣惠》卷九十）

【组成】木香一分　熏陆香一分　沉香一分　鸡骨香一分　黄芩一分　麻黄一分（去根节）　连翘半两　海藻半两（洗去咸味）　射干半两　川升麻半两　枳实半两（麸炒微黄）　牛蒡子半两（微炒）　川大黄二两（锉碎，微炒）

【用法】上为粗散。每服一钱，以水一小盏，煎至五分，去滓，入竹沥半合，更煎三两沸，不拘时候温服。

【主治】小儿热毒疮肿，及赤白诸丹毒肿，或生瘰疬疮疖，身中风疹瘙痒。

11563 木香散（《圣惠》卷九十二）

【组成】木香　白蒺藜（微炒，去刺）　地肤子　昆布（洗去咸味）　枳壳（麸炒令黄，去瓤）　槐子各一分　狐阴一具（用酥炙令焦黄）

【用法】上为细散。一二岁儿，每服半钱，空心以粥饮调下，晚后再服。

【主治】小儿阴癫肿胀。

11564 木香散（《圣惠》卷九十三）

【组成】木香半两　诃黎勒半两（煨，用皮）　臭樗树皮半两（炙，微炒）　木贼半两　黄连半两（去须，微炒）

【用法】上为细散。每服半钱，以粥饮调下，一日三四次。

【主治】小儿久赤白痢，腹胁疼痛。

11565 木香散（《圣惠》卷九十三）

【异名】木香白术散（《局方》卷十吴直阁增诸家名方）。

【组成】木香一分　厚朴半两（去粗皮，涂生姜汁，炙令香熟）　白术一分　龙骨半两　当归半两（锉，微炒）　干姜一分（炮裂，锉）　诃黎勒半两（煨，用皮）

【用法】上为粗散。每服一钱，以水一小盏，加大枣二枚，同煎至五分，去滓，不拘时候温服。

【主治】小儿冷痢腹痛，四肢不和，饮食全少，渐至羸瘦。

11566 木香散（《圣惠》卷九十三）

【组成】木香半两　白矾二两（烧令汁尽）　黄连半两（去须，微炒）　龙骨三分　桃白皮半两（微炙，锉）　麝香一钱（细研）

【用法】上为细散。每服半钱，以粥饮调下，不拘时候。

【主治】小儿一切痢，久不愈，脾胃气虚，饮食少，腹胀无力。

11567 木香散（《博济》卷四）

【组成】草豆蔻五个（和皮用）　人参　茯苓　防风　藿香　陈橘皮（去白）各一两

【用法】上为细末。每服一字或半钱，姜、盐、米饮调下。

【功用】调中顺气补虚。

【主治】❶《博济》：小儿经气杂病。❷《幼幼新书》：小儿胃气不和。

【备考】本方原名木香丸，与剂型不符，据《幼幼新书》改；方中无木香，疑脱。

11568 木香散（《博济》卷五）

【组成】木香一分　槟榔七个　白及半两（锉）　白蔹半两（锉）　鸡内金一两（焙干）　根子黄皮一分　肉桂一分　麝香少许　黄蜀葵花一两（焙干）

【用法】上焙干为末，研细。看疮口大小，逐渐滴水，调成膏，于熟绢上贴，每日换一次。

【功用】敛疮口，止痛生肉。

【主治】一切疮。

11569 木香散（《苏沈良方》卷二）

【组成】羌活一两　麻黄（去节，水煮少时，去沫）二两　防风三分　木香　槟榔　附子（炮，去皮）　白术　川乌头（炮，去皮）　草豆蔻（和皮用）　陈橘皮　牛膝（酒浸一宿）　杏仁（生，去皮尖）　当归（酒浸一宿）　人参　茯苓　甘草（炙）　川芎　官桂（不得见火）各半两

【用法】上锉，如麻豆大。每服一两，水一碗，加生姜七片，煎至一盏，去滓，得七分，温服。

【功用】《妇人良方》：调气进食宽中。

【主治】偏风瘫痪，脚气。

【加减】大肠不通，加大黄末，每服一钱，如久不通，加至三五钱不害；心腹胀，加葶苈并滑石末，每服各一钱，滑石汤送下；如上膈壅滞，痰嗽气急，加半夏、升麻、天门冬、知母末，各二钱同煎，其药滓两合为一服，用水一碗半，煎至一盏，服此药。

【备考】按：本方方名，《妇人良方》引作"木香煮散"。

11570 木香散（《苏沈良方》卷四）

【组成】木香　破故纸　高良姜　砂仁　厚朴（姜汁炙）各三分　赤芍药　陈橘红　肉桂　白术各半两　胡椒　吴茱萸（汤洗去黑水）各一分　肉豆蔻四枚　槟榔一个

【用法】上为散。每服三钱，不经水猪肝四两许，去筋膜，批为薄片，重重掺药，置一鼎中，入浆水一碗，醋一茶脚许，盖覆，煮肝熟，加盐一钱，葱白三茎（细切），生姜弹子许（捶碎），同煮水欲尽，为一服，空心冷食之。初服微泻不妨，少时自止。经年冷利滑泻，只是一服。渴即饮粥汤送下。如不能食冷物，即添少浆水暖服。

【功用】逐下冷气。

【主治】脏腑冷极，及久冷伤惫，口疮下泄，谷米不化，饮食无味，肌肉瘦悴，心多嗔恚。妇人产后虚冷下泄，及一切水泄、冷痢。

【宜忌】忌生冷、油腻物。

【临床报道】久泻：张某某，久泻，忽有人召食，以疾辞不往，主人曰：吾有良方，一服可瘥。煮药而召之，张至，先服药，便就席，熟醉而归，竟不复泻。

【备考】按：本方改为丸剂，名"木香豆蔻丸"（见《普济方》卷二〇七引《东坡家藏方》）。

11571 木香散（《医方类聚》卷一八三引《神巧万全方》）

【组成】木香　桂心　桃仁（汤浸，去皮尖，微炒黄）　陈橘皮（汤浸，去白）　厚朴（去皮，姜汁涂，炙香）

各三两　肉豆蔻（去壳）　赤石脂各半两　大附子三分（炮）　皂荚一两（去皮子，酥炙令黄）

【用法】上为末。每服二钱，食前以粥饮调下。

【主治】气痔脱肛，肠胃久冷，腹肋虚胀，不思饮食。

11572 木香散（《传家秘宝》卷中）

【组成】木香一分　肉豆蔻一分　官桂一分　没药一分　当归半两　龙骨一分　诃黎半两　密陀僧半分　胡椒半分　干姜　赤石脂半两　甘草半两　陈橘皮一分（去白）

【用法】上为细散。每服半钱，熟米饮调下，一日三四次。

【功用】《圣济总录》：和调脾胃，保护胎气。

【主治】妊娠及诸久痢恶血，气痢，赤白痢。

【备考】方中干姜用量原缺。

11573 木香散（《传家秘宝》卷中）

【组成】厚朴一两（去粗皮，涂生姜汁，炙令紫色）　陈橘皮一两（汤浸，去瓤，焙干）　甘草一两（炮）　人参一两（去芦头）　白茯苓半两　枇杷叶一两（水浸，刷去毛）　木香半两　神曲　前胡一两（去芦头）　旋覆花一两　大腹皮一两（水浸洗，焙干）

【用法】上为散。每服一大钱，水一盏，加生姜一块，大枣二个，煎至六分，去滓，通口空心、食前服。

【功用】温脾，平胃气，进饮食。

【主治】三焦滞气，营卫气不和。

【备考】方中神曲用量原缺。

11574 木香散（《传家秘宝》卷中）

【组成】木香半两　沉香一两　肉豆蔻三个　槟榔三个　官桂　青橘皮　陈橘皮　荆三棱　蓬莪术各一两　益智一两　马蔺花（炒）　诃子皮　丁香各半两　胡椒　没药一分　甘草（炙）　牵牛子（炒）　茴香

【用法】上药各依常法修制，捣罗为细散。每服一钱，水一盏，煎七分，不拘时候热服，一日二三次。

【主治】五膈气，欲变成脾肾劳者。

【备考】方中胡椒、甘草、牵牛子、茴香用量原缺。

11575 木香散（《局方》卷六）

【组成】丁香　木香　当归（去芦，洗，焙）　肉豆蔻仁（炮）　甘草（爁）各二十两　附子（去皮脐，醋煮，切片，焙干）　赤石脂各十两　藿香叶（洗，焙）四十两　诃子皮十五两

【用法】上为末。每服一大钱，水一盏半，加生姜二片，大枣一个，同煎至六分，空心食前温服。

【主治】脾胃虚弱，内挟风冷，泄泻注下，水谷不化，脐下疞痛，腹中雷鸣，胸膈痞闷，胁肋虚胀。及积寒久利，肠滑不禁，肢体羸困，不进饮食。

11576 木香散（《医方类聚》卷二〇四引《修真秘诀》）

【组成】生姜一斤（细切，银石器内炒干，令黄）　木香一两（炒）　沉香一两（微炒）　蓬莪术一两半（煨，捶碎）　白术二两（炒）　陈橘皮一两半（去瓤秤，炒）　甘草二两　肉桂一两（不得近火）　舶上茴香一两（炒）

【用法】上为细末。每服一钱，煨葱、酒及盐汤、饭饮、白汤调下并得。妇人产后败血攻心，炒生姜、小便调下；血气，橘皮汤下；小儿疳气腹痛，肚胀脚肿，饭饮调下少许；室女经络不行，炒姜并地黄酒下；霍乱吐泻，木瓜汤下；老人

元气发动，煨猪肾酒下。

【主治】妇人产后败血攻心，血气；小儿疳气腹痛，肚胀脚肿；室女经络不行；霍乱吐泻；老人元气发动。

11577 木香散

《普济方》卷一三四引《活人书》。为《千金》卷十"木香汤"之异名。见该条。

11578 木香散（《圣济总录》卷二十）

【组成】木香三两　诃黎勒（煨，用皮）半两　附子（炮裂，去皮脐）一两　干姜（炮）一两　厚朴（去粗皮，涂生姜汁炙）二两　枳实（去瓤，麸炒）一两　赤茯苓（去黑皮）一两　甘草（炙，锉）半两　当归（锉，微炒）一两

【用法】上为细末。每服二钱匕，食前粥饮调下。

【主治】肠痹，腹胀飧泄，小便不利。

11579 木香散（《圣济总录》卷三十八）

【组成】木香　丁香　白术（炒）　菖蒲　山姜子　桂（去粗皮）　甘草（炙）　人参　吴茱萸（洗净，炒）　白豆蔻仁　陈橘皮（汤洗，去白，焙）　肉豆蔻（去皮，炮）　高良姜　草豆蔻（去皮）各等分

【用法】上为细散。每用四钱匕，木瓜汤调下。

【主治】霍乱，下利气胀，饮食不消。

11580 木香散

《圣济总录》卷三十九。为原书卷三十八"桔梗散"之异名。见该条。

11581 木香散（《圣济总录》卷三十九）

【组成】木香（炮）三分　槟榔（生锉）一两　青橘皮（汤浸，去白，焙）　桂（去粗皮）　桃仁（去皮尖双仁，炒研）　人参各半两

【用法】上为细末。每服二钱匕，温酒调下，不拘时候。

【主治】中恶，霍乱，心腹痛，烦闷。

11582 木香散（《圣济总录》卷五十二）

【组成】青木香　茴香子（炒）　桃仁（去皮尖双仁，炒令黄）各半两　丁香　蜀椒（去目及合口者，炒出汗）各一分　蒺藜子　陈橘皮（去白，焙）　槟榔（锉）各三分

【用法】上为散。每服四钱匕，空心温酒调下。

【主治】肾气发动，上攻下注。

11583 木香散（《圣济总录》卷五十二）

【组成】木香　干姜（炮裂，锉）　茴香子　桃仁（汤浸，去皮尖双仁，炒黄秤）　桂心　槟榔　青橘皮（汤浸，去白瓤，焙称）　鸡舌香　荜澄茄　白术各三分

【用法】上为散。每服二钱匕，食前温酒调下，一日二次。

【主治】肾脏虚寒，客气卒暴攻注，脐腹疼痛，胀满壅闷，全不思饮食，面色萎黄，怠堕无力。

11584 木香散（《圣济总录》卷五十五）

【组成】木香（一半生，一半炒）　吴茱萸（汤浸，焙干，炒）　当归（切，焙）　甘草（炙，锉）　芍药（炒）　细辛（去苗叶）各一分　槟榔（锉）　干姜（炮）　桂（去粗皮）各半两

【用法】上为散。每服二钱匕，炒生姜、盐汤调下。

【主治】心痛久不愈。

11585 木香散（《圣济总录》卷六十二）

【组成】木香　丁香　槟榔（锉）　诃黎勒皮　桂（去粗皮）　茅香（锉）各一两　枳壳（去瓤，麸炒）　大黄（锉，炒）

各半两　干木瓜(切碎)三分

【用法】上为散,再同研匀。每服二钱匕,炒生姜、盐汤调下。

【主治】胸膈气痛,不思食,食即呕逆。

11586 木香散(《圣济总录》卷六十三)

【组成】木香　丁香　檀香各半两(锉)　人参　沉香(锉)　白茯苓(去黑皮)各一两　甘草　槟榔(锉)各一分

【用法】上药约水多少,慢火熬水尽,焙干,捣罗为细末。每服一钱匕,入盐,沸汤点服。

【功用】和胃下气。

【主治】干呕。

11587 木香散(《圣济总录》卷六十七)

【组成】木香　茴香子(炒)　芍药　干姜(炮)　甘草(炙,锉)　青橘皮(汤浸,去白,焙)　乌药(锉)各等分

【用法】上为散。每服一钱匕,炒姜、盐汤调下;妇人,当归酒调下。

【主治】上气,胸膈不利,心腹膨胀,饮食不消。

11588 木香散(《圣济总录》卷六十七)

【组成】木香一两　青橘皮(汤浸,去白,焙)二两　白豆蔻(去皮)三分　郁李仁(汤浸,去皮,微炒,别研成膏)二两

【用法】上药除郁李仁外,三味为细末,和研令匀。每服二钱匕,空心、食前煎椒汤调下。

【主治】气逆膈气,胸中痰结,饮食不下。

11589 木香散(《圣济总录》卷七十一)

【组成】木香一两　青橘皮(汤浸,去白,焙)　白芷(炒)　沉香(锉)　茴香子(炒)　桂(去粗皮)　蓬莪术(炮,锉)　杉木节各半两　枳壳(去瓤,炒)　木瓜(焙)各三分

【用法】上为散。每服二钱匕,炒生姜、盐汤调下。

【主治】一切气,及肾脏奔豚气上冲,心胸闷乱。

【备考】本方方名,《普济方》引作"木香汤"。

11590 木香散(《圣济总录》卷七十二)

【组成】木香　槟榔(锉)　青橘皮(汤浸,去白,焙)　肉豆蔻(去壳)　食茱萸　红豆蔻(去皮)　干姜(炮)　白术　葛根(锉)　草豆蔻(去皮)　虎杖　麻黄(去根节)　厚朴(去粗皮,生姜汁炙)　桔梗(炒)　桂(去粗皮)　羌活(去芦头)　人参　芎劳各等分

【用法】上为细散。每服三钱匕,空心炒姜、盐汤调下。

【主治】食癥冷气,及伤寒后一切气疾,食物不消。

11591 木香散(《圣济总录》卷七十三)

【组成】木香一分　蓬莪术(炮,锉)六两　京三棱(炮,锉)　益智(去皮)各二两　陈橘皮(去白,焙)四两　甘草(炙,锉)三两

【用法】上为散。每服二钱匕,入盐点服,不拘时候。

【主治】痃癖积气,不能饮食,及五膈气,妇人血气。

11592 木香散(《圣济总录》卷七十四)

【组成】青木香　黄连(去须,炒)各一两　诃黎勒皮(微炒)三分　龙骨半两　厚朴(去粗皮,生姜汁炙令紫,锉)三分

【用法】上为散。每服三钱匕,空心以粥饮调下,日午再服。以愈为度。

【主治】水泻不止。

11593 木香散(《圣济总录》卷七十四)

【组成】木香　阿胶(炙,炒)　诃黎勒(炮,去核)　黄连(去须,炒)各半两　干姜(炮)　吴茱萸(汤浸,焙,炒)　龙骨各一分

【用法】上为散。每服三钱匕,空心米饮调下,日晚再服。

【主治】肠胃冷气,飧泄不止。

11594 木香散(《圣济总录》卷七十六)

【组成】木香(炮)两半　阿胶(炙,令燥)一两半　诃黎勒(炮,去核)　黄连(去须)各一两

【用法】上为散。每服二钱匕,空心用冷粥饮调下。

【主治】久痢脓血。

11595 木香散(《圣济总录》卷七十六)

【异名】木香三使汤(《卫生总微》卷十一)。

【组成】木香一块(方一寸)　黄连(去须,细锉)一两

【用法】先将木香置银石器中,次下黄连盖之,以水二盏同熬水尽,取木香切焙为散。分三服:第一服甘草汤下;第二服陈米饮下;第三服腊茶清下,并食前服,大妙。其黄连别捣末,专治赤痢,每服二钱匕,陈米饮下。

【主治】脓血痢困极。

【备考】《卫生总微》:第一服橘皮汤下;第二服陈米饮下;第三服甘草汤调下,乳食前。

11596 木香散(《圣济总录》卷七十六)

【组成】木香　肉豆蔻(去壳)　槟榔(一半生,一半炮)各一两　干姜(炮)半两

【用法】上为散。每服二钱半匕,米饮调下。

【主治】下痢赤白。

11597 木香散(《圣济总录》卷七十七)

【组成】木香　沉香(锉)　桂(去粗皮)　没药　胡椒各一分　肉豆蔻仁一枚　当归(切,焙)一分　龙骨半两　赤石脂半两　干姜(炮)一分　附子(炮裂,去皮脐)一分　甘草(炙,锉)一分　密陀僧一分

【用法】上为散。每服一钱匕,食前米饮调下。

【主治】气痢泄泻,心腹疞痛。

11598 木香散(《圣济总录》卷八十一)

【组成】木香三分　萆薢一两(锉)　车前子半两　牛膝(细锉,酒浸,焙干)　羚羊角(镑)　陈橘皮(汤浸,去白,焙)　杏仁(汤退去皮尖,炒)　独活(去芦头)　丹参　桂(去粗皮)　杜仲(去粗皮,细锉,炒)　秦艽(去苗土)各一两

【用法】上为粗散。每服三钱匕,以水一盏,加生姜半分(拍破),同煎至七分,去滓,空心温服,日午、近晚各一次。

【主治】脚气缓弱,皮肉顽痹,肢节疼痛。

11599 木香散(《圣济总录》卷九十四)

【组成】木香　羌活(去芦头)　槟榔(生,锉)　牡丹皮　当归(切,炒)　桂(去粗皮)　青橘皮(汤浸,去白,切,炒)　蓬莪术(煨)各一两

【用法】上为散。每服二钱匕,沸汤或温酒调下,不拘时候。

【主治】心疝,心痛不可忍。

11600 木香散(《圣济总录》卷九十四)

【组成】木香　马蔺花各半两　楝实　巴豆各三十枚(剥去皮,同楝实炒,候黑色,去巴豆,用楝实)　茴香子

（炒）一两　硇砂（别研）半钱

【用法】上药除巴豆不用外，捣研为细散。每服二钱匕，空心、食前煎葱、酒调下；盐汤亦得。

【主治】小肠受邪，控睾牵痛。

11601　木香散（《圣济总录》卷一〇〇）

【组成】木香　当归（切，焙）　白术　桂（去粗皮）　白茯苓（去黑皮）各一两

【用法】上为散。每服二钱匕，沸汤点服，一日三次，不拘时候。

【主治】卒注气。

11602　木香散（《圣济总录》卷一一五）

【组成】木香

【用法】上为细散。用葱黄心截了尖，沾鹅脂在上，蘸木香散，深纳耳中，觉痛止。待一时辰，方取出，日三五上。

【主治】耳风疼痛，久聋不通。

11603　木香散（《圣济总录》卷一二八）

【组成】木香　大黄（锉，炒）　升麻　白蔹　芒消　赤小豆各半两

【用法】上为散。以榆白皮汁，入水少许，调和如糊，涂故帛上贴，一日二次。

【主治】石痈。

【备考】已服升麻汤后用此。

11604　木香散

《圣济总录》卷一三〇。为《圣惠》卷六十一"托里排脓散"之异名。见该条。

11605　木香散（《圣济总录》卷一三二）

【异名】生肌散（《传信适用方》卷三）。

【组成】木香　槟榔（锉）　黄连（去须）各等分

【用法】上为散。干掺疮上；如疮口干，即用生油调敷之。

【功用】《传信适用方》：敛疮口。

【主治】诸恶疮。

11606　木香散（《圣济总录》卷一三三）

【组成】木香　乳香各一分　母丁香一枚　麝香当门子三豆大

【用法】上为散。用鸡子一枚，打作窍子，取清和药二钱匕，却入在空壳内，湿纸盖了，饭上炊熟，分作四服，每日空心、午间、临卧各一服，烂嚼腊茶下。

【主治】冷疮或在项上，或在胁间，年深未愈。

11607　木香散（《圣济总录》卷一三六）

【组成】木香　枫香脂各半两　生菖蒲一两

【用法】上为细散。醋调敷之。

【主治】风肿。

11608　木香散（《圣济总录》卷一四一）

【组成】木香　槟榔（大者，锉）　黄连各一分　莽草叶半两

【用法】上为散。每用五钱匕，水二碗，煎三二沸，熏洗后，用温水调匀，以纸花子贴之。

【主治】痔疮。

11609　木香散（《圣济总录》卷一五五）

【组成】木香　枳壳（去瓤，麸炒）　白芷　蓬莪术（煨，锉）　白术（炒）　益智（去皮，炒）　甘草（炙）各二两　桂

（去粗皮）半两　青橘皮（汤浸，去白，焙）　人参　京三棱（煨，锉）各一两

【用法】上为散。每服二钱匕，不拘时候，沸汤调下。

【主治】妊娠心腹疼痛。

11610　木香散（《圣济总录》卷一六五）

【组成】木香三分　诃黎勒皮（酥炒令黄）一两半

【用法】上为散，研匀。每服二钱匕，米饮调下。

【主治】产后痢不止。

11611　木香散（《圣济总录》卷一六五）

【组成】木香三分　诃黎勒（半生，半煨，并去核）一两一分　当归（切）　白术　肉豆蔻（去壳）各半两

【用法】上为散。每服二钱匕，陈米饮调下。

【主治】产后气痢不止，腹痛。

11612　木香散（《幼幼新书》卷二十一引《五关贯真珠囊》）

【组成】木香　青橘皮各三两　姜黄　麦蘖（去土，炒）各五两　蓬莪术四两　甘草（锉，炒）　盐（炒）各十一两

【用法】上为末。每服一钱，沸汤点服，不拘时候。

【功用】顺气宽中。

【主治】小儿胸胁痞塞，心腹刺痛，胁肋胀满，饮食减少，吞酸，呕逆，噎闷，一切气疾。

11613　木香散（《幼幼新书》卷八引《吉氏家传》）

【组成】木香一钱　陈皮（去白）二钱　巴豆五粒（去皮膜）

【用法】上将陈皮、巴豆同炒黄色，只取下巴豆五片，余不用，与前木香末同研匀。每服半钱或一字，陈皮饮下。若吐泻，瓦缸内煎香附子汤下。

【功用】取积。

【主治】小儿诸般气积，或惊结不通。

11614　木香散（《幼幼新书》卷二十一引《吉氏家传》）

【组成】白术　人参　茯苓　川芎各等分

【用法】上为末。每服半钱，饭饮调下。

【功用】和气进食。

【主治】小儿胃气不和。

【备考】本方名木香散，但方中无木香，疑脱。

11615　木香散（《幼幼新书》卷二十八引《吉氏家传》）

【组成】陈皮　青皮各半两　肉豆蔻二个　丁香一钱

【用法】上为末。每服一字，陈米饮下。

【主治】小儿气痛，久泻利不止。

【备考】本方名木香散，但方中无木香，疑脱。

11616　木香散（《幼幼新书》卷二十八引《朱氏家传》）

【组成】木香　白术各一分　藿香　益智各半两　肉豆蔻三个（面裹煨熟）

【用法】上为末。每服半钱或一字，用木瓜、紫苏汤下。

【主治】小儿脾胃不和，泻痢。

11617　木香散（《幼幼新书》卷二十四引洪州张道人方）

【组成】黄耆　人参　龙脑各一分　蝎　干姜　橘皮（去白）各一两　附子　甘草各一两

【用法】上为末。每服一字，乳香汤调下，一日二次。重者不过七服。

【主治】乳母胃气不足，小儿吃着冷奶，便生吐逆，渐成奶疳。

【宜忌】忌毒物。

【备考】本方名木香散,但方中无木香,疑脱。

11618 木香散(《鸡峰》卷十一)

【组成】木香 白术 五味子 细辛 甘草各三钱 干姜 款冬花 桂各半两 附子

【用法】上为粗末。每服二钱,水一盏,大枣一枚(劈破),同煎至七分,去滓,食后温服。

【主治】寒嗽。

【备考】方中附子用量原缺。

11619 木香散(《鸡峰》卷二十)

【组成】益智子一两 陈皮 茴香 姜黄 香附子 京三棱 神曲各二两 盐四两

【用法】上为细末。白汤点服二钱,不拘时候。

【主治】膈气,心腹疼痛,饮食无味,口苦舌涩,呕逆不定,噫气吞酸,一切气疾。

【备考】本方名木香散,但方中无木香,疑脱。

11620 木香散(《鸡峰》卷二十)

【组成】木香 人参 陈皮 甘草各半两 白术 山药各一两

【用法】上为细末。每服二钱,水一盏,煎至七分,去滓,食后温服。

【主治】三焦不和,脾胃气虚,关格不通。

11621 木香散(《本事》卷四)

【组成】木香半两(用黄连半两,各锉,同炒用) 甘草一两(炙) 罂粟壳半两(生姜半两,碎,同炒)

【用法】上为细末,入麝少许研匀。每服二钱,陈米饮下。

【主治】诸痢。

11622 木香散(《卫生总微》卷十二)

【组成】木香 青皮(去瓤)各一钱 陈粟米一合 巴豆三十粒(去皮,同米炒至巴豆黑色,去巴豆,留米用) 草豆蔻二个(一个生用,一个面裹煨熟) 蜣螂二个(去头足翅,糯米炒焦,去米)

【用法】上为细末。每服一字或半钱,食前米饮调下。

【主治】小儿疳泻腹胀。

11623 木香散(《宣明论》卷二)

【组成】木香 陈皮各一两 良姜 干姜 诃子皮 赤芍药 枳实各半两 草豆蔻 黑牵牛各三两 川芎三两

【用法】上为末。每服二钱,水一盏,煎至七分,去滓温服。

【功用】《古方选注》:辛香下气。

【主治】❶《宣明论》:心疝,小腹痛,闷绝不已者。❷《会约》:冲疝,肝邪上厥,气上冲心,二便不通,小腹与阴相引痛甚。

【方论选录】《古方选注》:木香散辛香下气,乃火郁发之兼下夺之法也。木香疏泄腹间滞寒冷气,得良姜、干姜、草豆蔻相为佐使,其效尤速;陈皮、枳实破气分之滞;赤芍、川芎开血分之郁;诃子皮能消利腹中一切恶物;牵牛禀火之气,善走经络,利大小便有殊功。

11624 木香散(《三因》卷十八)

【组成】木香 沉香 乳香(研) 甘草(炙)各一分 川芎 胡椒 陈皮 人参 晋矾各半两 桂心 干姜

（炮） 缩砂各一两 茴香(炒)一两半 天茄五两(赤小者,晒干,秤)

【用法】上洗焙为末。每服二钱,空心、日午温陈米饮调下。

【主治】妇人脾气,血气、血蛊、气蛊、水蛊、石蛊。

【宜忌】忌羊肉。

11625 木香散(《保命集》卷中)

【组成】木香 槟榔各等分

【用法】上为细末。每服二钱,隔夜空腹食前煎桔梗汤调下。

【主治】上焦气逆上冲,食已暴吐,脉浮而洪。

11626 木香散(《保命集》卷下)

【组成】木香 大戟 白牵牛各等分

【用法】上为细末。每用三钱,猪腰子一对,批开,掺药在内,烧熟,空心服之。如水肿不能全去,于腹上涂甘遂末,在绕脐满胀,少饮甘草水,其肿便去。

【主治】水肿。

11627 木香散(《保命集》卷下。

【异名】化坚汤(《洁古家珍》)。

【组成】地骨皮一两(去上皮) 木香半两 穿山甲二钱半 麝香一钱

【用法】上为细末。每服三钱,酒调下;小儿斑后生痛,米饮汤调下。

【主治】疮难消,不能作脓,痛不止。

11628 木香散(《百一》卷十五)

【组成】木香 青皮(去白) 玄胡索 土茴香(炒) 马扑儿(新瓦上焙干)各等分

【用法】上为细末。每服抄二钱,空心温酒调下。

【主治】疝气。

【宜忌】忌滞气食物,如豆腐、鸡、鸭子、湿面、齑菜等。

11629 木香散(《直指》卷十三)

【组成】肉豆蔻(面裹煨) 故纸(炒) 白术 白茯苓各半两 木香 甘草(炙)各一分

【用法】上锉细。每服三钱,加生姜三片、大枣二枚,水煎,温服。

【主治】脾肾俱虚泄泻。

【备考】本方方名,《东医宝鉴·内景篇》引作"六神汤"。

11630 木香散(《朱氏集验方》卷一引都承方)

【组成】鹭丝藤 木香 赤芍药各一钱

【用法】上用香苏散一贴同煎,去滓服。

【主治】脚气。

11631 木香散(《朱氏集验方》卷十一)

【组成】木香 大腹皮 官桂 前胡 陈皮 丁香 诃子 人参 半夏 赤茯苓 甘草 缩砂仁各三钱

【用法】上为粗散。每服三钱,水一大盏,加生姜二片,煎至六分,稍热空腹服。

【功用】和表里,通行津液。

11632 木香散(《卫生宝鉴》(人卫本)卷十三)

【异名】槟榔散(《疡科选粹》卷八)。

【组成】木香 南黄连 槟榔各半两 白芷三钱

【用法】上为末,每日一遍干贴。又方,加地骨皮为末,先用温浆水洗疮口上,揾干贴药。

【功用】生肌肉，止痛。

【主治】❶《卫生宝鉴》：多时不敛一切恶疮，及下疳疮。
❷《疡科选粹》：膏粱热疮溃后，恶肉已去。

【宜忌】《疡科选粹》：寒疮不宜用。

【备考】❶ 本方方名，《济生拔粹》本作"槟连散"。
❷《疡科选粹》本方用法：上为细末，蜡油调搽。

11633 木香散《医方大成》卷十引《经济方》）

【组成】白术（用面炒） 麦芽 木香 人参 陈红曲各一钱（同白术炒） 茯苓 神曲 甘草 青皮各二钱 当归一钱

【用法】上为末。每服一钱，陈紫苏、木瓜汤调下。

【主治】小儿诸般泻痢，日久不安。

【备考】方中当归用量原缺；据《医方类聚》补。

11634 木香散《医方大成》卷十引《经济方》）

【异名】五味木香散（《医学入门》卷六）。

【组成】川楝子七个（去皮核，用巴豆三十五粒，去皮同炒，令巴豆黄，去豆不用） 木香 使君子肉 延胡索 茴香各一分

【用法】上为末。空心清米饮调下。

【主治】小儿盘肠气痛不已，面青手冷，日夜啼叫，尿如米泔。

11635 木香散《永类钤方》卷二十）

【组成】黑牵牛末（半生，半熟） 大腹子各一两半 槟榔 雷丸 锡灰（醋炒） 三棱 莪术（并煨） 木香 大黄各一两

【用法】上为细末。每服三钱，空心蜜水或砂糖水调下；仍先用烧猪肉一片，细嚼不吞，仍吐出，却服药引虫。

【主治】虫痛。

11636 木香散《得效》卷六）

【组成】南木香五钱 地榆一两 黄连七钱 青皮（去瓤） 赤芍药 枳壳（煨，去瓤） 乳香 甘草各五钱

【用法】上为末。每服二钱，熟汤调下。

【主治】痢疾腹痛。

11637 木香散《脉因证治》卷下）

【组成】木香 槟 归各一钱 连二钱

【用法】上为末。掺之。

【主治】疮疡久不收口。

11638 木香散《普济方》卷三四二引《医学类证》）

【异名】安胎和气散。

【组成】生姜 熟地黄 良姜 南木香 芍药 陈皮 陈大米各等分

【用法】上为细末。每服二钱，水一盏，加生姜三片，煎八分，通口服。

【主治】胎冷。

11639 木香散《永乐大典》卷一四九四八引《经验普济加减方》）

【组成】木香 蓬莪术各半两 胡桃仁一两（细研）

【用法】上为末。每服五钱，热酒调下，一日三次。

【主治】妇人血气久冷，疝瘕，牵引小肠内急痛，呕逆，减饮食，头旋眼黑。

11640 木香散《普济方》卷二十五）

【组成】干木瓜（焙）五两 益智（去皮） 桂（去粗皮） 草豆蔻（去皮） 红豆蔻（去皮） 干姜（炮） 高良姜 陈橘皮（汤浸，去白，焙） 厚朴（去粗皮，生姜汁炙）各二两 甘草（炙，锉） 麦糵（炒） 神曲（炒）各三分 生姜一斤（取自然汁） 丁香 沉香各一两 盐一斤

【用法】上为散，研细，入生姜自然汁并盐拌匀，以瓷器盛。每服二钱匕，沸汤点服。

【功用】和气消食。

【主治】脾胃不和，不能饮食。

11641 木香散（《普济方》卷三十九）

【组成】木香 黄芩（去黑心） 木通（锉，炒） 陈橘皮（汤浸，去白，焙）各三分 冬葵子（研） 瞿麦穗各一两 槟榔 赤茯苓（去黑皮） 茅根各半两

【用法】上㕮咀。每服五钱，水一中盏半，煎八分，去滓温服。

【主治】下焦热，大小便不通，气胀满闷。

11642 木香散（《普济方》卷一六〇）

【组成】木香（酥炙）三两 贝母（去心，酥炒）二两 甘草（炙，锉）一两 杏仁（汤浸，去皮尖双仁，麸炒）二两

【用法】上为细散。每服一钱，食后生姜、橘皮汤调下。

【主治】肝咳，两胠下满。

11643 木香散

《普济方》卷一八一。为《千金》卷二十二"五香汤"之异名。见该条。

11644 木香散（《普济方》卷二〇七）

【组成】米壳二两 神曲半两 甘草一两 干姜半两

【用法】上为粗末。每服三钱，水二盏，煎去滓，不拘时候服。

【主治】泻痢。

【备考】本方名木香散，但方中无木香，疑脱。

11645 木香散

《普济方》卷二〇八。为《卫生宝鉴》卷十六"加减木香散"之异名。见该条。

11646 木香散（《普济方》卷二四五）

【组成】木香一两 鳖甲二两（涂酥，炙令微黄，去裙襕） 诃黎勒皮一两 槟榔一两 桂心三分 川大黄二两（锉碎，微炒）

【用法】上为散。每服四钱，以水一中盏，加生姜半分，去滓，不拘时候温服。

【主治】脚气，心腹胀满，坚硬不消。

11647 木香散（《普济方》卷二四六）

【组成】木香（别捣） 白槟榔（别捣）各半两 红雪一两半

【用法】上先将木香末三钱，以水一中盏半，加生姜一分，大葱白三寸，同煎至一盏，去滓，入槟榔末二钱，以童便一合，红雪末二钱，更煎一二沸，去滓温服。

【主治】脚气。

11648 木香散（《普济方》卷二四九）

【组成】茱萸（拣）四个 桃仁一百二十粒

【用法】上同炒香熟，去茱萸不用，只将桃仁去皮尖，葱白十寸细锉，沙盆内烂研，银铫内炒香熟，用酒二盏，浸作一服，热吃。出汗便解。

【主治】疝气。

【备考】本方名木香散,但方中无木香,疑脱。

11649 木香散

《普济方》卷二七六。即《杨氏家藏方》卷十二"蜜香散"。见该条。

11650 木香散

《普济方》卷二八九。为《圣惠》卷六十二"大木香散"之异名。见该条。

11651 木香散（《普济方》卷三八二）

【组成】木香 胡黄连 当归（锉,微炒） 诃黎勒（只用皮）各半两 青橘皮一分（汤浸,去白瓤,焙） 麝香一钱（细研）

【用法】上为末,用粟米饭为丸,如绿豆大。每服三丸,以粥饮送下,不拘时候。

【主治】小儿气疳,不欲乳食,时复腹痛。

11652 木香散

《普济方》卷三九五。为《百一》卷十九"真方木香散"之异名。见该条。

11653 木香散（《普济方》卷三九五）

【组成】木香（细锉） 人参 藿香各等分

【用法】上为末。每服一钱,水五分,煎至三分服。

【主治】霍乱吐泻。

11654 木香散

《普济方》卷三九六。为原书同卷"木香白术散"之异名。见该条。

11655 木香散（《袖珍小儿》卷二）

【组成】木香 干姜 茯苓 木瓜 甘草（炙） 丁香各等分

【用法】上锉散。每服一钱,姜煎,绵蘸灌之。

【主治】小儿恶秽入腹,呕吐不止。

11656 木香散（《疮疡经验全书》卷三）

【组成】山栀子 木通 车前子各三钱 淡竹叶 生地黄 黄芩各五钱 灯心三十根

【用法】上㕮咀。每服四钱,水一钟半,煎七分,空心服。

【主治】内痔用药后,小便不通。

【宜忌】外痔不用。

11657 木香散（《幼科指南》卷上）

【组成】木香 干姜 茯苓 甘草 木通 丁香 陈皮各等分

【用法】上为细末。每一字,水煎,绵蘸与之。

【主治】小儿初生下,即腹胀不乳。此由拭口不净,恶秽入腹,腹满气短,而不能吮乳;或有呕吐而不能下;或胎中受寒,令儿腹痛,亦不能吮乳,多啼。

11658 木香散（《赤水玄珠》卷五）

【组成】木香 青皮 白术 姜黄 草豆蔻各半两 阿魏 荜澄茄各一两

【用法】上为末,醋糊为丸,如绿豆大。每服二十丸,生姜汤送下。

【主治】单腹胀。

11659 木香散（《回春》卷七）

【组成】木香（磨） 前胡 黄耆 白茯苓（去皮） 白术 厚朴（姜汁炒） 诃子（煨,取肉） 陈皮各一钱 肉桂

八分 人参 丁香（雄者）五粒

【用法】上锉一剂。水一钟,煎八分,温服。

【主治】小儿痘疮表虚,灰陷黑陷,呕吐白沫。

【备考】方中人参用量原缺。

11660 木香散

《明医指掌》卷七。为《直指》卷十六"木香汤"之异名。见该条。

11661 木香散（《诚书》卷十一）

【组成】诃子（煨） 黄连 木香 厚朴 夜明砂 槟榔 缩砂 陈皮

【用法】水煎服。

【主治】疳痢。

11662 木香散（《冯氏锦囊·杂证》卷五）

【组成】木香 甘草（炒黄） 肉果（面裹煨,粗纸打去油） 诃子肉（炒黄）各五钱 苍术（炒黄） 泽泻（炒） 厚朴（姜汁拌炒） 茯苓（焙） 干姜（炒深黄） 车前子（焙） 广皮（炒） 白术（土炒） 木通（焙）各一两 猪苓（炒）二两 肉桂（去皮,不见火）三钱

【用法】上为末。生姜炒,砂仁汤调下。

【主治】久泻脾虚,及变慢脾风候。

11663 木香散（《张氏医通》卷十六）

【组成】甘草 干姜各二两 附子一两 丁香 木香 肉豆蔻 广藿香 诃子肉 赤石脂各一两

【用法】上为散。每服三钱,陈米汤下。

【主治】虚寒滑泄不止。

11664 木香散（《沈氏女科辑要》卷下引王师复方）

【组成】莪术 木香 丁香 甘草

【用法】盐汤下。

【主治】妊娠四五月后,忿怒忧思,饮食失节至胸腹间气刺满痛,或肠鸣呕逆减食。

11665 木香散（《女科秘旨》卷三）

【组成】生地二钱 枳壳 木香各七钱五分

【用法】上为末,和匀。每服三钱,温酒下。

【主治】中恶,心腹疼痛。

11666 木香煎（《圣惠》卷七）

【组成】木香一两 干蝎半两（微炒） 桂心一两 青橘皮一两（汤浸,去白瓤,焙） 阿魏半两（面裹煨,面熟为度） 附子一两（炮裂,去皮脐） 桃仁一两（汤浸,去皮尖双仁,麸炒微黄）

【用法】上为细散,用童便二大盏,煎散成膏,收于不津器中。每服一茶匙,以热生姜酒调下,不拘时候。

【主治】肾脏积冷,气攻心腹疼痛,发歇不定。

11667 木香煎（《幼幼新书》卷二十三引张涣方）

【组成】南木香（锉） 肉豆蔻 使君子（各去壳） 胡黄连 五灵脂各一两 干蟾二个（酥炙。以上捣,罗为细末） 巴豆七个（去壳心膜,纸裹出油,细研） 麝香一分（细研）

【用法】上拌匀,滴水于石臼中捣和为丸,如黍米大。每服二粒至三粒,乳食后温生姜汤送下。

【主治】小儿食疳,不知饥饱,积滞内停,腹大脚细,下利无度。

11668 木香膏（方出《圣惠》卷四十,名见《普济方》卷五十七）

【组成】硫黄半两（细研） 蜗牛壳半两（自死干枯,小

者为上,净去泥土) 木香半两 杏仁半两(去皮尖,研如膏) 朱粉半两

【用法】上为末,入杏仁、朱粉、硫黄,都研令匀,以腊月面脂,调如稀膏。每夜欲卧时,以淡浆水净洗面,拭干,以药涂所患处;平时即以温水洗之;湿癣,以米泔洗了涂药。三五上亦愈。

【主治】积年酒渣,并面上风疮。

11669 木香膏(《圣惠》卷八十九)

【组成】木香半两 零陵香半两 细辛三分

【用法】上为末,用醍醐三分,与药相和,入铫子内,慢火煎令极香,绞去滓,收瓷合中。取少许涂头上及鼻中,一日三四次。

【主治】小儿鼻塞不通,吃乳不得。

11670 木香膏(《圣济总录》卷一一六)

【组成】木香 细辛(去苗叶) 当归(切,焙) 芎䓖 木通 蕤仁(研) 白芷各半两

【用法】上细锉,纳银石器中,入羊髓微火煎,候白芷色黄膏成,去滓澄凝。每取小豆大,纳鼻中,一日二次。以愈为度。

【主治】鼻中窒塞,气不通利。

11671 木香膏(《鸡峰》卷二十二)

【组成】木香不以多少

【用法】上为细末,每用热熟汤调成膏。以少许涂手上,摩痛处,一日三四次。

【主治】扑伤、打伤。

11672 木香膏(《普济方》卷三一五)

【组成】木香八钱 川乌一两 地骨皮六钱 羌活一两 甘草 白芷 八角茴香 天南星各半两 蓖麻八十五粒(去壳油) 官桂八钱 巴豆八十五粒(去壳油) 细辛 大黄 荆芥 黄连 防风各半两 苦参半两生姜一两 生葱一两(连根) 半两钱五七文

【用法】上锉碎,依法浸煎。

【主治】诸般疮疖痈疽,颠伤损及折伤。

11673 木香膏(《普济方》卷三一五)

【组成】木香(碎切) 槟榔(捶,切) 当归(薄切)各一分

【用法】用清油四两,煎上药,令焦黄色,漉出,以新绵滤过,不使滓,却将油入黄丹一两在内,入铛中,文武火重炼,以柳枝箸不住搅,候烟白,滴一二滴在水碗内,以手取丸之不泥手,膏得成丸,即倾出。

【主治】一切打扑伤损,瘀肿疼痛,滞血不散,并远年近月疮肿,遍身热疮。

11674 木香糁(《直指》卷二十二)

【组成】木香 鸡心槟榔 虢丹(煅)各一钱 轻粉半钱

【用法】上为细末糁。

【功用】收疮口。

11675 木贼丸(《圣惠》卷六十)

【组成】木贼一两 榼藤子仁二枚(涂酥炙黄) 乌贼鱼骨二两

【用法】上为末,炼蜜为丸,如梧桐子大。每服二十丸,以温粥饮送下,不拘时候。

【主治】痔瘘,痛不可忍。

11676 木贼汤(《圣济总录》卷一五一)

【组成】木贼一握(锉,炒)

【用法】上为粗末。每服三钱匕,水一盏,煎至七分,去滓温服,一日三次。

【主治】妇人月水日夜不断。

11677 木贼散(《圣惠》卷七十二)

【组成】木贼节一两 赤芍药一两 神曲半两(微炒) 荷叶一分 柏叶半两(微炒)

【用法】上为细散。每服二钱,食前以当归酒调下。

【主治】妇人月水不断。

11678 木贼散(《养老奉亲》)

【组成】木耳一两(烧为黑灰) 木贼一两(为末)

【用法】上为末。每用二钱,以清米泔煎煮,放温调下,食后、临卧各一服。

【主治】眼有冷泪。

11679 木贼散(《圣济总录》卷一○八)

【组成】木贼(小便浸七日,取出晒干) 甘草(炙,锉)各一两 苍术四两(河水浸一日,去皮却,用陈粟米泔浸七日,控出,切片,晒干)

【用法】上为散。每服二钱匕,空心、临卧茶酒调下。

【主治】一切眼疾。

11680 木贼散(《圣济总录》卷一四三)

【组成】木贼(锉) 枳壳(去瓤,麸炒,锉)各二两 干姜(炮,锉)一两 大黄(锉)一分

【用法】上药用于铫子内炒黑色,存三分性,捣罗为散。每服二钱匕,温粟米饮调下,食前服。

【主治】肠风多年不瘥,下血不止。

11681 木贼散(《圣济总录》卷一四五)

【组成】木贼(锉,炒)三两 麻黄(去根节)一两半 甘草(炙)三分

【用法】上为散。每服五钱匕,热酒调下。随酒量饮至醉,候醒;折处觉不痛是效。未服药先整骨裹缚,方可服之。

【主治】打扑损疼痛。

11682 木贼散(方出《三因》卷十二,名见《直指》卷十四)

【组成】木贼草不以多少(烧存性)

【用法】上为细末。掺肛门上,按之。

【主治】❶《三因》:脱肛历年不愈。❷《普济方》引《瑞竹堂方》:小肠疝气。

【备考】《普济方》引《瑞竹堂方》本方用法:为末,空心热酒调下,沸汤调服亦可。

11683 木贼散(《普济方》卷七十八引《卫生家宝》)

【组成】木贼(去节) 甘菊 枸杞子 荆芥穗 苍术(米泔浸三日) 熟干地黄各等分

【用法】上为末,更入蛤粉和匀。每服二钱,先用猪肝四两切开,掺药在内,甑上蒸熟,食后细嚼,白汤送下。

【主治】眼目内外翳障。

11684 木贼散(《直指》卷二十三)

【组成】木贼(去节,炒)一两 木馒头(炒) 枳壳(制) 槐角(炒) 茯苓 荆芥各半两

【用法】上为末。每服二钱,浓煎枣汤调下。

【主治】肠风下血。

11685 木贼散（《准绳·类方》卷七）

【组成】木贼　苍术　蒺藜　防风　羌活　川芎　甘草

【用法】水煎服。

【主治】眼出冷泪。

11686 木贼煎（《景岳全书》卷五十一）

【组成】半夏　青皮各五钱　木贼　厚朴各三钱　白苍术　槟榔各一钱

【用法】用陈酒二钟，煎八分，露一宿，于发之前二时温服。

【主治】疟疾形实气强，多湿多痰者。

11687 木通丸（《圣惠》卷二十）

【组成】木通一两（锉）　附子一两（炮裂，去皮脐）　干姜一两（炮裂，锉）　赤茯苓一两　防风一两（去芦头）　桂心二两　细辛一两　麻黄一两半（去根节）　杏仁一两（汤浸，去皮尖双仁，麸炒微黄）

【用法】上为末，炼蜜为丸，如小豆大。每服二十丸，以温酒送下，不拘时候。

【主治】风失声，声嘶不出。

11688 木通丸（方出《圣惠》卷三十七，名见《普济方》卷五十六）

【组成】木通（锉）　细辛　附子（炮裂，去皮脐）各一两

【用法】上为末，炼蜜为丸，如枣核大。每夜临卧纳一丸于鼻中。

【主治】❶《圣惠》：鼻塞，气息不通。❷《普济方》：鼻有息肉及鼻齆。

11689 木通丸（《圣惠》卷四十二）

【组成】木通二两（锉）　杏仁二两（汤浸，去皮尖双仁，麸炒微黄）　紫苏茎叶一两　柴胡一两（去苗）　陈橘皮一两（汤浸，去白瓤，焙）　五味子一两

【用法】上为散。每服五钱，以水一中盏，煎至六分，去滓温服，不拘时候。

【主治】肺气实，上焦烦热，短气胸满，呼吸不利。

【备考】本方方名，据剂型，当作"木通散"。

11690 木通丸（《圣惠》卷五十一）

【组成】木通半两（锉）　椒目半两（微炒，去汗）　附子半两（炮裂，去皮脐）　厚朴半两（去粗皮，涂生姜汁，炙令香熟）　川芒消一两　甜葶苈一两（隔纸炒令紫色）　半夏半两（汤洗七遍去滑）　川大黄一两（锉碎，微炒）　杏仁一两（汤浸，去皮尖双仁，麸炒微黄）

【用法】上为末，别捣葶苈、杏仁如膏，和诸药末令匀，炼蜜为丸，如梧桐子大。每服二十丸，食前以生姜汤送下。

【主治】留饮宿食，寒热烦满。

11691 木通丸（《圣惠》卷六十六）

【组成】木通一两（锉）　玄参一两　连翘一两　川升麻一两　败酱三分　大麻仁一两　川大黄二两（锉碎，微炒）　赤芍药三分　犀角屑三分　黑豆一两（炒热，去皮）　昆布一两（洗去咸味）

【用法】上为末，炼蜜为丸，如梧桐子大。每服三十丸，食后以酸浆水送下。

【主治】瘰疬结肿，身体寒热，心胸壅滞。

11692 木通丸（《圣惠》卷八十九）

【组成】木通（锉）　昆布（洗去咸味）　干姜（炮裂，锉）　甜葶苈（隔纸炒令紫色）各半两　羚羊角屑　人参（去芦头）　海藻（洗去咸味）　射干　槟榔各一分

【用法】上为末，炼蜜为丸，如麻子大。每服十丸，以温酒送下，不拘时候。

【主治】小儿瘿气，咽喉肿塞妨闷。

11693 木通丸（《圣济总录》卷一一四）

【组成】木通（锉）　细辛（去苗叶）　桂（去粗皮）　菖蒲　当归（切，焙）　甘草（炙，锉）　独活（去芦头）各半两　附子（炮裂，去皮脐）　礜石（研如粉）各一分

【用法】上为末，旋以葱汁为丸，如枣核大。绵裹塞耳中。

【主治】耳鸣耳聋。

11694 木通丸（《圣济总录》卷一一四）

【组成】木通（锉）　菖蒲　磁石（煅，醋淬七遍，研）　熏陆香（研）　杏仁（汤浸，去双仁皮尖，炒，研）　巴豆（去皮壳，炒，研）　蜡各半两　附子（炮裂，去皮脐）一分

【用法】上药除研外，捣罗为末，次将诸药入鹅膏，同捣可丸，捻如枣核大。绵裹塞耳中，每日换一次。

【主治】久聋不瘥。

11695 木通丸（《圣济总录》卷一二六）

【组成】木通（锉）　车前子（酒浸，炒）　大黄（锉，炒）　连翘（去梗）　玄参　知母各一两

【用法】上为末，炼蜜为丸，如梧桐子大。每服十丸，腊茶送下。

【主治】风热气毒结成瘰疬。

11696 木通丸（《圣济总录》卷一五七）

【组成】木通（锉）　黄芩（去黑心）　冬葵子（微炒）　生干地黄（焙）各一两

【用法】上为末，用面糊为丸，如梧桐子大。每服二十丸，食前灯心汤送下。

【主治】妊娠小便不通，及胞转脐下胀痛。

11697 木通丸（《杨氏家藏方》卷二十）

【组成】磁石三两（煅赤，醋淬九次）　石菖蒲　远志（去心）　破故纸（炒）各一两　木通半两　麝香一钱（别研）

【用法】上为细末，用葱白汁煮面糊为丸，如梧桐子大。每服三十丸至四十丸，食前煎通草汤送下。

【主治】耳聋。

11698 木通丸（《产科发蒙》卷四）

【组成】木通叶六钱　牡蛎四钱　麦门冬二钱

【用法】上为细末，为丸如大豆大，蒲黄为衣。每服四十五粒，日三夜三。

【主治】产后百日内，不乳出者。

【宜忌】忌五辛、生蔬。

11699 木通汤（《圣惠》卷六十一）

【组成】木通二斤　白杨皮一斤　川升麻半斤　露蜂房四两　赤芍药半斤　甘草半斤

【用法】上锉。以水三斗，煮取一斗，滤去滓，适大热，用注嘴瓶二三枚，更互盛汤，高抬手注射肿处，勿令间断，可一食久。次用暖水注射一食久。

【功用】解散热毒。

【主治】痈疽发背，初觉似有。

11700 木通汤（《圣济总录》卷二十一）

【组成】木通（锉）　葛根（锉）　青橘皮（汤浸，去白，

盐炒）　槟榔（锉）　滑石　瞿麦穗各一两

【用法】上为粗末。每服三钱匕,水一盏,加葱白二寸,同煎至六分,去滓温服,不拘时候。

【主治】伤寒十三日,过经不解,脐腹胀满,小便淋涩,烦闷躁渴。

11701 木通汤

《圣济总录》卷二十九。为《圣惠》卷十三"木通散"之异名。见该条。

11702 木通汤（《圣济总录》卷三十）

【组成】木通（锉）　络石（碎）各一两　升麻半两　射干半分　犀角屑半两　玄参　桔梗（炒）各三分　山栀子仁半两　芍药三分　青竹茹半两　朴消一两

【用法】上为粗末。每服三钱匕,水一盏,煎至七分,去滓,食后温服。

【主治】伤寒热病,热毒气聚于心胸,咽喉闭塞,连舌根肿痛。

11703 木通汤（《圣济总录》卷三十二）

【组成】木通（锉）一两　桑根白皮（炙黄色）泽泻　防己　赤茯苓（去黑皮）　石韦（去毛）各三分　大腹（微煨,锉）四枚

【用法】上为粗末。每服五钱匕,水一盏半,煎至八分,去滓,食前温服,一日二次。

【主治】病后脾肾不足,水道不利,腰脚浮肿。

11704 木通汤（《圣济总录》卷三十二）

【组成】木通（锉）　羚羊角（镑）　芍药　络石各一两　升麻二两　射干一两半　杏仁（汤浸,去皮尖双仁）半两

【用法】上为粗末。每服三钱匕,水一盏,加竹叶七片,煎至六分,去滓,食后温服,一日三次。

【主治】热病,喉中闭塞疼痛。

11705 木通汤（《圣济总录》卷五十）

【组成】木通（锉）　桔梗（炒）　桑根白皮　升麻　黄芩（去黑心）各一两半　牵牛子（炒）一合　生地黄（切）三两

【用法】上咬咀,如麻豆大。每服五钱匕,以水一盏半,煎取八分,去滓温服,一日三次。

【主治】久嗽肺热,咳唾稠浊,胸满痛闷。

11706 木通汤（《圣济总录》卷六十）

【组成】木通（锉）　瞿麦穗各一两　生干地黄（焙）一两半　赤茯苓（去黑皮）　白茅根　大青　秦艽（去苗土）各三分

【用法】上为粗末。每服五钱匕,水一盏半,煎至八分,去滓,食前温服。

【主治】黄疸,脾胃积热,皮肉皆黄,烦躁口苦,小便赤涩。

11707 木通汤（《圣济总录》卷七十三）

【组成】木通（锉）　赤茯苓（去黑皮）各一两　赤芍药　吴茱萸（汤洗,焙,炒）各三分　槟榔（白者,煨,锉）一枚　紫菀（去苗土）　郁李仁（去皮尖,炒）各半两

【用法】上为粗末。每服三钱匕,水一盏半,煎取七分,空腹服,一日二次。

【主治】结瘕腹胀,坚硬不消。

11708 木通汤

《圣济总录》卷八十。为《圣惠》卷五十四"大神验木通散"之异名。见该条。

11709 木通汤（《圣济总录》卷九十五）

【组成】木通（锉）二两　大黄（锉,生用）　滑石各三两　麻子仁一合（研如膏）

【用法】上药将前三味为粗末,与麻子仁拌匀。每服五钱匕,水一盏半,煎至一盏,去滓,入芒消末半钱匕,更煎二沸,空心服之。

【主治】大小便不通。

11710 木通汤（《圣济总录》卷九十五）

【组成】木通　石韦（去毛）　瞿麦穗各二两　冬葵子一升

【用法】上锉,如麻豆大。以水十盏,煎取三盏,去滓,纳滑石末一两,分三次温服。微利为度。

【主治】❶《圣济总录》:小便不通。❷《普济方》:热淋,小便不利,茎中急痛。

11711 木通汤（《圣济总录》卷九十六）

【组成】木通（锉）　冬葵子各半两　冬瓜子　滑石各一两半　瞿麦穗　黄芩各一两　白茅根一握（锉）

【用法】上为粗末。每服三钱匕,水一盏,加竹叶七片,煎至七分,去滓,食前温服。

【主治】小肠客热,小便淋涩赤痛。

11712 木通汤（《圣济总录》卷九十六）

【组成】木通（锉）　冬葵子各半两　灯心（切）一握

【用法】上为粗末。每服五钱匕,水二盏,煎至一盏,去滓温服,不拘时候。

【主治】小便失血,面色萎黄,饮食不进。

11713 木通汤（《圣济总录》卷九十八）

【组成】木通（锉）一分　木香半两（生）　细辛（去苗叶）一分　草豆蔻（去皮）三枚　人参半两　赤茯苓（去黑皮）三分　桃仁（汤,去皮尖）半两　肉豆蔻（去壳）二枚

【用法】上为粗末。每服三钱匕,水一盏,煎至七分,去滓温服,不拘时候。

【主治】气淋,结涩不通。

11714 木通汤（《圣济总录》卷九十八）

【组成】木通（锉）二两半　鸡苏叶　石膏（碎）各二两　刺蓟根一握（洗,切,焙）　生干地黄（切,焙）三两

【用法】上为粗末。每服三钱匕,水一大盏,煎至七分,去滓温服,不拘时候。

【主治】血淋疼痛。

11715 木通汤（《圣济总录》卷九十八）

【组成】木通（锉）　滑石（碎）各一两　冬葵子二两

【用法】上为粗末。每服五钱匕,水一盏半,同煎至八分,去滓温服。

【主治】沙石淋。

11716 木通汤

《圣济总录》卷九十八。为《圣惠》卷五十八"木通散"之异名。见该条。

11717 木通汤

《圣济总录》卷一一〇。为原书卷一〇六"麦门冬汤"之异名。见该条。

11718 木通汤（《圣济总录》卷一一二）

【组成】木通（锉）一两半　防风（去叉）一两　赤芍药一两半　白芷三分　山栀子仁一两　大黄（锉，炒）一两半

【用法】上为粗末。每服五钱匕，水一盏半，加苦竹叶七片，煎至七分，去滓，加地黄汁一合，更煎两沸，食后温服，临卧再服。

【主治】目伤睛损。

11719 木通汤（《圣济总录》卷一二二）

【组成】木通（锉）一两　赤茯苓（去黑皮）　桑根白皮（锉）　射干　百合各三分　大腹三枚

【用法】上为粗末。每服三钱匕，水一盏，煎至六分，去滓，下朴消一钱匕，搅匀，食后温服，良久再服。

【主治】咽喉肿痛，胸满心下坚，妨闷刺痛，坐卧不安。

11720 木通汤

《圣济总录》卷一三〇。为《圣惠》卷六十一"木通散"之异名。见该条。

11721 木通汤（《圣济总录》卷一五六）

【组成】木通（锉）　石韦（去毛）各一两　陈橘皮（汤浸，去白，炒）　赤茯苓（去黑皮）　芍药　桑根白皮（锉）　人参各三分

【用法】上为粗末。每服三钱匕，水一盏半，加生姜一枣大（拍碎），煎至八分，去滓温服。

【主治】妊娠子淋涩痛。

11722 木通汤

《圣济总录》卷一五七。为《圣惠》卷七十五"木通散"之异名。见该条。

11723 木通汤（《圣济总录》卷一六五）

【组成】木通（细锉）　黄芩（去黑心）　石韦（去毛）各一两　榆白皮（细切）　冬葵子（炒）各二两　甘草（炙）三分　白术一两半（锉）

【用法】上为粗末。每服三钱匕，水一盏，煎至七分，去滓，食前温服，一日二次。

【主治】产后小便不通。

11724 木通汤（《圣济总录》卷一六六）

【组成】木通　钟乳各一两　漏芦（去芦头）二两　栝楼根　甘草各一两

【用法】上锉，如麻豆大。每服三钱匕，水一盏半，加黍米一撮同煎，候米熟，去滓温服，不拘时候。

【主治】产后乳汁不下。

11725 木通汤（《圣济总录》卷一六九）

【组成】木通　枳壳（去瓤，麸炒）　甘草（炙）　紫草茸各等分

【用法】上为粗末。每服二钱匕，水八分，煎至六分，去滓，分三次温服。

【主治】小儿疮疱出不快，或黑陷。

11726 木通汤（《圣济总录》卷一七九）

【组成】木通（锉碎）　桑根白皮（锉，焙）　滑石（研）　芒消　葵子（陈者）三分

【用法】上为粗末。每服一钱匕，水一小盏，煎至五分，去滓，食前温服，一日三次。

【主治】小儿诸淋。

11727 木通汤（《圣济总录》卷一七九）

【组成】木通（锉）　大黄（锉，炒）　陈橘皮（去白，焙）各一两

【用法】上为粗末。三四岁儿每服一钱匕，水一盏半，煎至五分，去滓温服。

【主治】小儿大便不通。

11728 木通汤（《圣济总录》卷一八〇）

【组成】木通（锉）一两　升麻一分　大黄（锉，炒）一分　麻黄（去根节）一分　犀角（镑）一分　石膏（碎）半两　甘草（炙）一分

【用法】上为粗末。每服二钱匕，水一盏，煎至七分，去滓，下朴消末一钱匕搅匀，再煎一二沸，分二次温服，早食后、临卧各一次。

【主治】小儿脾肺蕴热，血气结塞，致患喉痹。

11729 木通汤（《圣济总录》卷一八二）

【组成】木通（锉）　升麻　赤芍药　黄芩（去黑心）　山栀子仁　麦门冬（去心，焙）各二分　犀角（镑）　大黄（锉，炒）各一两　枳壳（去瓤，炒）半两

【用法】上为粗末。每服二钱匕，水一盏，加生地黄汁半合，同煎至七分，去滓，分二次温服，食后、临卧服。

【主治】小儿疮疱。

11730 木通汤（《圣济总录》卷一八四）

【组成】木通（锉）　桑根白皮（炙，锉）各半两　桔梗（锉，炒）　赤芍药各三分　葶苈子（隔纸炒）　白茅根（微炒）各一两

【用法】上为粗末。每服五钱匕，水一盏半，煎至七分，去滓，空腹温服，一日二次。

【主治】服石人，水气内积，面目腿膝肿硬，小便涩。

11731 木通汤（《直指小儿》卷二）

【组成】木通　石菖蒲　防风　北梗　桑螵蛸　全蝎　直僵蚕　甘草（并炒）各一分　南星（略炮）半两

【用法】上锉散。每服三字，加紫苏三叶、生姜三片，煎熟与之。

【主治】小儿诸风失音。

【加减】大便不通，更加枳壳、杏仁。

【备考】《直指》有羌活，无北梗。

11732 木通汤（《普济方》卷一四三）

【组成】木通　木猪苓各二两　瞿麦　滑石　甘草（炙）　芍药各一两

【用法】以水七升，煮取二升，去滓，温服一升。

【主治】伤寒小腹满，小便不利，心下痛引胁者。

11733 木通汤

《普济方》卷二一五。为《圣惠》卷五十八"瞿麦散"之异名。见该条。

11734 木通汤

《普济方》卷二一五。为原书同卷"滑石散"之异名。见该条。

11735 木通汤（《普济方》卷三七八）

【异名】木通散（《奇效良方》卷六十四）。

【组成】木通　石菖蒲　防风（去芦头）　枳壳　全蝎（焙）　僵蚕（焙）　甘草　木香　南星

【用法】上锉。加猪心二片，或紫苏、生姜，水煎服。

【功用】《奇效良方》：通心气，祛风邪。

【主治】❶《普济方》：小儿痫愈不能语。❷《奇效良方》：小儿急惊初发。及血滞于心，心窍不通，语言不出者。

11736 木通汤

《奇效良方》卷三十五。为《永乐大典》卷一〇三三引《婴孩妙诀》"家传木通散"之异名。见该条。

11737 木通汤

《医统》卷八十八。为《直指小儿》卷四"木通散"之异名。见该条。

11738 木通汤（《外科启玄》卷十二）

【组成】木通 车前 猪苓 泽泻 连翘 花粉 金银花 瓜蒌子各等分

【用法】每服八钱，水二钟，加竹叶、灯心，水煎服。

【主治】瘰疬。

【宜忌】忌醋、猪头肉、肝、肠、驴、马、羊、肉，及房事、气怒。

11739 木通汤（《济阳纲目》卷七十八）

【组成】木通二两（锉细）

【用法】以长流水煎汁，顿服。

【主治】❶《济阳纲目》：因感风湿，得白虎历节风，遍身抽掣疼痛，足不能履地。❷《金鉴》：行痹、痛痹、着痹，皆以此方加味服。

【临床报道】白虎历节：一男子因感风湿得白虎历节风，遍身抽掣疼痛，足不能履地者三年，百方不效。一日梦服木通汤愈，遂以四物汤加木通服，不效。后以木通二两，锉细，长流水煎汁，顿服后，遍身痒甚，体发红丹如小豆粒大，随手没去，汗出至腰而止，上体不痛矣。次日又照前煎服，身体又发红丹，方汗至足底，汗干，遍身舒畅而无痛矣。后以此法治数人皆验。

11740 木通汤（《痧胀玉衡》卷下）

【异名】土四（《痧症全书》卷下）、四十四号未济方（《杂病源流犀烛》卷二十一）。

【组成】牛膝三钱 丹皮 细辛 连翘 金银花 泽兰 白及 蒲黄 木通 延胡索各一钱

【用法】水煎，加童便微温服。

【主治】太阳小肠经痧，痧盛成均子，小腹大痛，每每左卧，左足不能屈伸，痧筋不现。

11741 木通饮（《圣济总录》卷四十九）

【组成】木通（锉）桔梗（炒）桑根白皮（锉）升麻 黄芩（去黑心）各一两半 恶实（炒）一两

【用法】上为粗末。每服五钱匕，水一盏半，加生地黄半分（切），煎至八分，去滓温服。

【主治】肺胀，胸膈膨胀，喘嗽，缺盆中痛。

11742 木通饮（《圣济总录》卷九十六）

【组成】木通（锉）一两半 冬葵子（炒）半两 滑石（碎）二两 石韦（去毛，炙）一两

【用法】上为粗末。每服五钱匕，水二盏，煎至一盏，去滓温服，不拘时候。

【主治】小便出血。

11743 木通饮（《圣济总录》卷九十八）

【组成】木通（锉）黄芩 滑石（碎）各一两 甘草（炙）一分 漏芦（去芦头）三分 甜葶苈（纸上炒）一分

【用法】上为粗末。每服三钱匕，水一盏，煎七分，去滓，食前温服。取小便利为度，未利再一二服。

【主治】卒淋沥，秘涩不通。

11744 木通饮（《圣济总录》卷九十八）

【组成】木通（锉）茅根（锉）瞿麦（去梗）芍药各二两 滑石（碎）三两 乱发鸡子大二枚（烧灰）

【用法】上为粗末。每服三钱匕，水一盏，煎至七分，去滓温服，不拘时候。

【主治】卒淋。

11745 木通饮（《圣济总录》卷一〇六）

【组成】木通（锉）羚羊角（镑）旋覆花 芦根 桑根白皮（锉）各一两半 黄连（去须）赤芍药 大黄（锉，炒）各一两 甘草（炙，锉）半两

【用法】上为粗末。每服五钱匕，水一盏半，加竹叶七片（切），煎至七分，去滓，食后、临卧温服。

【主治】目生蟹眼，黑睛疼痛。

11746 木通饮（《圣济总录》卷一五三）

【组成】木通（锉）一两 桑根白皮（锉）泽泻 防己 赤茯苓（去黑皮）石韦（去毛）各三分 大腹（锉）四枚

【用法】上为粗末。每服五钱匕，水一盏半，煎至一盏，去滓温服，一日三次。如水通利，即疏服。

【主治】妇人水分，先病水肿，日久不消，致经水断绝。

11747 木通饮（《圣济总录》卷一五七）

【组成】木通（细锉）二两 车前子一两半 黄芩（去黑心）一两 郁李仁（汤浸，去皮，晒干）一两半 大黄（锉，炒）一两

【用法】上为粗末。每服五钱匕，水一盏，煎至八分，去滓，空心温服。

【主治】妊娠大小便不通。

11748 木通饮（《圣济总录》卷一六六）

【组成】木通（锉，炒）冬葵根（锉）各三分 陈橘皮（汤浸，去白，焙）黄芩（去黑心）甘草（炙，锉）当归（切，焙）蒲黄（微炒）瞿麦穗各半两

【用法】上为粗末。每服五钱匕，水一盏半，煎至八分，去滓温服，一日二次。

【主治】产后大小便秘涩。

11749 木通饮（《圣济总录》卷一六六）

【组成】木通（锉）一两半 甘草（炙，锉）枳壳（去瓤，麸炒）各半两 芍药 漏芦（去芦头）桑白皮（锉）黄芩（去黑心）各一两 淡竹叶一握（切）

【用法】上为粗末。每服三钱匕，水一盏，煎至七分，去滓温服，不拘时候。

【主治】产后乳汁少或不下。

11750 木通饮

《奇效良方》卷四十一。为《袖珍》卷三引《圣惠》"木通散"之异名。见该条。

11751 木通散（《圣惠》卷四）

【组成】木通一两（锉）槟榔 羚羊角屑 赤芍药 黄芩 当归（锉，微炒）车前子各三分 甘草半两（炙微赤，锉）

【用法】上为散。每服四钱，以水一中盏，煎至六分，去滓，食前温服。

【主治】小肠实热，心胸烦闷，小便涩，小腹中急痛。

11752 木通散（《圣惠》卷十）

【组成】木通一两（锉）　羚羊角屑一两　川升麻一两　射干一两　赤芍药半两　芦根二两（锉）　甘草一两（生用）

【用法】上为粗散。每服五钱，以水一大盏，煎至五分，去滓，不拘时候温服。

【主治】伤寒，咽喉闭塞不通，小便赤涩。

11753 木通散（《圣惠》卷十一）

【组成】木通半两（锉）　芦根一两（锉）　陈橘皮一分（汤浸，去白瓤，焙）　人参半两（去芦头）　葛根半两（锉）　麦门冬半两（去心）

【用法】上为散。以水三大盏，煎至二盏，去滓，不拘时候，分五次温服。

【主治】伤寒，干呕烦闷，小便不利。

11754 木通散（《圣惠》卷十三）

【异名】木通汤（《圣济总录》卷二十九）。

【组成】木通一两（锉）　吴茱萸半两（汤浸七遍，焙干，微炒）　桂心一两　细辛半两　甘草三分（炙微赤，锉）

【用法】上为散。每服五钱，以水一大盏，加大枣三枚，葱白二茎，煎至五分，去滓，不拘时候，温温频服。

【主治】❶《圣惠》：伤寒，服冷药过多，寒气在脏，手足厥冷，爪甲稍青，踯躅之间，变成狐惑。❷《圣济总录》：伤寒，阴阳不和，变成狐惑，目如鸠赤，面色斑纹如绵。

11755 木通散（《圣惠》卷十三）

【异名】万全木通散（《医统》卷十四）、万全木通汤（《景岳全书》卷五十四）。

【组成】木通　赤茯苓（锉）　车前叶　滑石各二两　瞿麦一两

【用法】上为散。每服四钱，以水一中盏，煎至六分，去滓，不拘时候温服。以通为度。

【主治】❶《圣惠》：伤寒后，下焦热，小便不通三两日。❷《景岳全书》：小便难而黄。

11756 木通散（《圣惠》卷十五）

【组成】木通一两（锉）　桑根白皮一两（锉）　葛根三分（锉）　射干三分　紫菀三分（去苗土）　半夏一两（汤浸七遍去滑）　马兜铃半两

【用法】上为散。每服五钱，以水一大盏，加生姜半分，煎至五分，去滓温服，不拘时候。

【主治】时气咳嗽，咽喉不利，心胸烦闷。

11757 木通散（《圣惠》卷十八）

【组成】木通一两（锉）　栀子仁二分　川升麻三分　紫苏茎叶一两　杏仁三分（汤浸，去皮尖双仁，麸炒微黄）　赤茯苓一两　贝母一两（煨令微黄）　桑根白皮一两（锉）　枳壳三分（麸炒微黄，去瓤）

【用法】上为散。每服五钱，以水一大盏，煎至五分，去滓温服，不拘时候。

【主治】热病，胸中烦满，咳嗽不止。

11758 木通散（《圣惠》卷十八）

【组成】木通一两（锉）　枳实半两（麸炒微黄色）　琥珀一两　赤芍药半两　茅根半两（锉）　甘草半两（炙微赤，锉）

【用法】上为散。每服四钱，以水一中盏，煎至六分，去滓温服，不拘时候。

【主治】热病，小便不通，或淋沥疼痛。

11759 木通散（《圣惠》卷二十九）

【组成】木通一两（锉）　甜葶苈一两（微炒）　白茯苓二两

【用法】上为细散。每服一钱，食前以粥饮调下。

【主治】虚劳房损过多，小便出血。

11760 木通散（《圣惠》卷二十九）

【组成】木通一两（锉）　生干地黄一两　桑螵蛸一两（微炒）　麦门冬一两半（去心，焙）　赤茯苓一两　车前子一两　地骨皮一两　冬葵子一合

【用法】上为粗散。每服三钱，以水一中盏，加生姜半分，葱白五寸，煎至六分，去滓温服，不拘时候。

【主治】虚劳小便淋涩，脐下妨闷，心神虚烦。

11761 木通散（《圣惠》卷三十五）

【组成】木通二两（锉）　赤茯苓二两　羚羊角屑一两半　川升麻一两半　马蔺根一两　川大黄一两半（锉碎，微炒）　川芒消二两　前胡二两（去芦头）　桑根白皮二两（锉）

【用法】上为粗散。每服三钱，以水一中盏，煎至六分，去滓，不拘时候温服。

【主治】喉痹，心胸气闷，咽喉妨塞不通。

11762 木通散（《圣惠》卷三十五）

【组成】木通一两（锉）　海藻一两（热洗去咸水）　昆布一两（洗去咸味）　松萝一两　桂心一两　蛤蚧一两（涂酥，炙令微黄）　白蔹一两　琥珀一两

【用法】上为细散。每服二钱，以温酒调下，不拘时候；若小儿，每服半钱，以牛蒡子煎汤调下。

【主治】颈卒生结囊，欲成瘿。小儿瘿气，心胸壅闷，咽喉噎塞。

11763 木通散（《圣惠》卷三十七）

【异名】防风汤（《圣济总录》卷一一六）。

【组成】木通一两（锉）　防风半两（去芦头）　栀子仁半两　川升麻一两　石膏二两　麻黄三分（去根节）　桂心半两

【用法】上为散。每服三钱，以水一中盏，煎至六分，去滓，每于食后温服。

【主治】鼻塞不闻香臭。

11764 木通散（《圣惠》卷三十七）

【组成】木通二两（锉）　麦门冬一两半（去心）　赤茯苓一两　白前一两　石膏二两　桑根白皮一两（锉）　犀角屑半两　杏仁一两（汤浸，去皮尖双仁，麸炒微黄）　甘草半两（炙微赤，锉）

【用法】上为散。每服三钱，以水一中盏，煎至六分，去滓，每于食后温服。

【主治】肺脏积热，两颊时赤，皮肤枯燥，鼻干无涕，头目多疼。

11765 木通散（《圣惠》卷四十三）

【组成】木通（锉）　赤茯苓　玄参　桑根白皮（锉）　白薇　泽泻　人参（去芦头）　郁李仁（汤浸，去皮尖，微炒）各一两　泽漆半两

【用法】上为散。每服三钱,以水一中盏,煎至六分,去滓,食前温服。如人行十余里当利,未利再服。

【主治】心腹鼓胀,气促,大小便秘涩。

11766 木通散（《圣惠》卷四十五）

【组成】木通一两（锉） 紫苏茎叶一两 猪苓一两（去黑皮） 桑根白皮二两（锉） 槟榔二两 赤茯苓二两

【用法】上为散。每服四钱,以水一中盏,加生姜半分,葱白二七寸,煎至六分,去滓,不拘时候温服。

【主治】脚气,遍身肿满,喘促烦闷,小便不利。

【方论选录】《医略六书》：风湿热三气交乘,袭入足太阳经,膀胱之气不得施化,故小便不利而遍身肿满,喘逆烦闷,遂成脚气肿痛焉。木通降心火,力能利水涤热；紫苏理血气,性善散风除湿；槟榔导滞气,以攻逆满；桑皮泻湿热,以除喘满；猪苓专走气分,通利三焦之湿；赤苓兼走血分,渗利脾肺之湿；更以生姜散满,葱白通阳。煎汁去渣,务使气化得施,则小便通利,而太阳经邪尽解不留,喘逆烦闷自退,安有脚气肿痛之患乎。此通闭分解之剂,为脚气肿痛溺闭之专方。

11767 木通散（《圣惠》卷四十六）

【组成】木通半两（锉） 麻黄半两（去根节） 甜葶苈半两（隔纸炒令紫色） 松萝一两 桔梗半两（去芦头） 乌梅肉半两（微炒） 桑根白皮半两（锉） 甘草三分（炙微赤,锉）

【用法】上为散。每服四钱,以水一中盏,煎至七分,去滓温服。以吐为度。虚羸人相度度之。

【主治】咳嗽,痰唾稠黏不散,胸中壅闷。

11768 木通散（《圣惠》卷五十五）

【组成】木通一两（锉） 川大黄一两半（锉碎,微炒） 枳壳半两（麸炒微黄,去瓤） 黄芩半两 赤芍药一两 前胡一两半（去芦头） 白术 栀子仁三分 甘草半两（炙微赤,锉） 半夏三分（汤洗七遍去滑）

【用法】上为粗散。每服五钱,以水一大盏,加生姜半分,煎至五分,去滓,不拘时候温服。以大小便疏利为度。

【主治】心黄结热,面目四肢通黄,干呕,大便不通,小便赤涩,腹痛心烦。

11769 木通散（《圣惠》卷五十八）

【组成】木通三两（锉） 葵根二握（锉） 葳蕤二两 大青一两 桔梗二两（去芦头） 栀子仁半两 白茅根一握（锉）

【用法】上为粗散。每服三钱,以水一中盏,煎至六分,去滓,不拘时候温服。以利为度。

【主治】石淋涩痛。

11770 木通散（《圣惠》卷五十八）

【异名】木通汤（《圣济总录》卷九十八）。

【组成】木通一两（锉） 石韦一两（去毛） 王不留行一两 滑石一两 白术一两 瞿麦一两 鸡苏一两 葵子一两 赤茯苓一两 木香一两 当归一两（锉,微炒） 赤芍药一两

【用法】上为粗散。每服三钱,以水一中盏,煎至六分,去滓,食前温服。

【主治】劳淋,小便涩滞,脐中满,急痛。

11771 木通散（《圣惠》卷五十八）

【组成】木通一两（锉） 甜葶苈一两（隔纸炒令紫色） 赤茯苓一两

【用法】上为细散。每服二钱,食前以温葱白汤调下。

【主治】热淋,小肠不利,茎中急痛。

11772 木通散（《圣惠》卷五十八）

【组成】滑石二两 木通一两（锉） 葵子一两

【用法】上为细散。每服一钱,食前以葱白汤调下。以利为度。

【主治】热淋,小肠不利,茎中急痛。及热毒结成瘰疬,日夜疼痛,小便涩者。

11773 木通散（《圣惠》卷五十八）

【组成】木通半两（锉） 甜葶苈半两（隔纸炒令紫色） 木香半两 青橘皮三分（汤浸,去白瓤,焙） 当归半两（锉,微炒） 赤茯苓一两

【用法】上为散。每服二钱,食前煎紫苏汤调下。

【主治】冷淋,小肠不利,茎中急痛。

11774 木通散（《圣惠》卷五十八）

【组成】木通一两（锉） 车前子一两 石韦一两（去毛） 瞿麦一两 赤茯苓一两 石燕一两（细研）

【用法】上为细散。每服二钱,食前以葱汤调下。

【主治】小便难涩痛,所出不多,令身体壮热。

11775 木通散（《圣惠》卷六十一）

【异名】木通汤（《圣济总录》卷一三〇）。

【组成】木通一两（锉） 黄芩一两 栀子仁三分 漏芦一两 木瓜根一两（锉） 川大黄一两（锉碎,微炒） 甘草一两（炙微赤,锉） 川朴消二两

【用法】上为粗散。每服二钱,以水一中盏,煎至六分,去滓,不拘时候温服。以通利为度。

【主治】痈疽发背,脏腑气壅,大小便不通。

【备考】方中木瓜根,原书卷六十二作"土瓜根"。

11776 木通散（《圣惠》卷六十二）

【组成】木通一两半（锉） 知母一两半 赤芍药一两 当归一两 生干地黄一两半 川升麻一两半 黄耆一两半（锉） 枳实一两（麸炒微黄） 甘草一两（生锉） 赤茯苓一两 前胡一两半（去芦头） 麦门冬一两（去心） 黄芩三分 芎䓖一两

【用法】上为散。每服四钱,以水一中盏,加竹叶二七片,小麦一百粒,煎至六分,去滓,不拘时候温服。

【主治】痈始发于背,便生寒热,口干心烦,不得卧。

11777 木通散（《圣惠》卷七十一）

【组成】木通一两半（锉） 黄耆一两（锉） 玄参一两半 沉香三分 赤芍药二两 子芩一两 败酱一两 露蜂房一两（炙黄） 汉防己一两半 川朴消一两

【用法】上为散。每服四钱,以水一中盏,煎至六分,去滓,不拘时候温服。

【主治】妇人乳痈,以成瘀肿脓水,疼痛不可忍。

11778 木通散（《圣惠》卷七十二）

【组成】木通一两（锉） 葵子二两 茅根二两 榆白皮一两（锉） 瞿麦一两 大麻仁一两 贝齿二两 滑石一两 甘草半两（炙微赤,锉）

【用法】上为散。每服五钱,以水一大盏,煎至五分,去滓,食前温服。

【主治】妇人五淋。

11779 木通散（《圣惠》卷七十二）

【组成】木通三分（锉）　车前子半两　甘草半两（炙微赤，锉）　葵根三分　瞿麦半两　滑石一两

【用法】上为散。每服三钱，以水一中盏，煎至六分，去滓，食前温服。

【主治】妇人小便不通。

11780 木通散（《圣惠》卷七十五）

【异名】木通汤（《圣济总录》卷一五七）。

【组成】木通一两（锉）　木香三分　诃黎勒皮三分　香薷一两　枳壳半两（麸炒微黄，去瓤）　槟榔半两　桑根白皮一两（锉）　子芩三分　鸡苏茎叶一两

【用法】上为粗散。每服四钱，以水一中盏，加生姜半分，煎至六分，去滓，每于食前温服。

【主治】妊娠身体浮肿，心腹胀满，小便不通。

【方论选录】《医方考》：妊娠气血朝胎，营卫之行涩，故令身体浮肿，四肢胀急，而小便不利也。是方也，紫苏流气于表，桑皮、枳壳、木通、木香、槟榔流气于里，香薷流气于中之湿，条芩流气中之热，诃子流气中之液。服药之后，营卫流行，气血健运，则浮肿诸疾可得而皆愈矣。

11781 木通散（《圣惠》卷七十九）

【组成】木通一分（锉）　大麻仁一两　葵子一两　滑石一两　槟榔一两　枳实半两（麸炒微黄）

【用法】上为散。每服三钱，以水一中盏，煎至六分，去滓，不拘时候温服。

【主治】产后大小便秘涩。

11782 木通散（《圣惠》卷八十一）

【组成】木通二两（锉）　栝楼根一两　漏芦一两　麦门冬一两半（去心，焙）　芦根三分（锉）　人参半两（去芦头）　赤茯苓半两　大腹皮一两（锉）　陈橘皮半两（汤浸，去白瓤，焙）　茅根三分（锉）　甘草一分（炙微赤，锉）

【用法】上为粗散。每服四钱，以水一中盏，加葱白五寸，煎至五分，去滓，不拘时候温服。

【主治】产后气血虚，津液少，令乳无汁。

11783 木通散（《圣惠》卷八十三）

【组成】木通（锉）　防风（去芦头）　川升麻　羚羊角屑　桂心各半两　甘草一分（炙微赤，锉）

【用法】上为粗散。每服一钱，以水一小盏，煎至五分，去滓，加竹沥半合，更煎一二沸，不拘时候。

【主治】小儿中风，失音不能语，四肢壮热。

11784 木通散（《圣惠》卷八十九）

【组成】木通（锉）　川升麻　麦门冬半两（去心，焙）　知母　犀角屑　杏仁（汤浸，去皮尖双仁，麸炒微黄）　甘草（炙微赤，锉）各一分　栀子仁三枚

【用法】上为粗散。每服一钱，以水一小盏，煎至五分，去滓温服。

【主治】小儿脑热无涕，口干心躁，眠卧不安。

11785 木通散（《圣惠》卷九十）

【组成】木通一两（锉）　大麻仁一两　玄参一两　川升麻一两　败酱一两　连翘一两　川大黄一两（锉碎，微炒）　川芒消一两　犀角屑一两

【用法】上为粗散。每服一钱，以水一小盏，煎至五分，去滓温服。当利下恶物、筋膜为效。

【主治】小儿瘰疬发盛，壮热烦躁，坐卧不安。

11786 木通散（《圣惠》卷九十二）

【组成】木通一分（锉）　桑根白皮一分（锉）　滑石半两　冬葵子一分　川芒消一分

【用法】上为细散。每服半钱，以葱白汤调下，一日三四次。

【主治】小儿诸淋及热结，赤涩不通。

11787 木通散（《圣惠》卷九十二）

【组成】木通（锉）　甘草（炙令赤，锉）　葵子各一分　川大黄（锉，研，微炒）　滑石　牵牛子（微炒）各半两

【用法】上为细散。每服半钱，煎葱白、灯心汤调下。以利为度。

【主治】小儿小便不通，脐腹坚满，喘急。

11788 木通散（《圣惠》卷九十六）

【组成】木通三两（锉）　生地黄五两（切）　粳米三合

【用法】以水三大盏，煎取二盏，去滓，入米煮粥食之。

【主治】风壅，心膈烦热，口舌干渴。

11789 木通散（《普济方》卷二八六引《圣惠》）

【组成】木通（锉）　薏苡仁各一两　生干地黄二两　甘草（炙微赤，锉）　桔梗（去芦头）各一两　丹参二两　麦门冬一两（去心）　赤芍药一两半　赤茯苓一两　败酱二两　牡丹一两　黄耆一两（锉）

【用法】上为粗散。每服四钱，水一中盏，加生姜半分，煎至六分，去滓，不拘时候温服。以小便利为度。

【主治】肠痈，小便不利似淋，腹中苦痛，寒热汗出，时时利脓。

11790 木通散（《袖珍》卷三引《圣惠》）

【异名】木通饮（《奇效良方》卷四十一）。

【组成】紫苏根　木通　陈皮（去白）　甘草（炙）各一两

【用法】上㕮咀。每服一两，水二盏，加生姜三片，枣子一枚，灯心十茎，煎至一盏，去滓，通口服，不拘时候。

【主治】胁肋刺痛膨胀，小便赤涩，大便不利，或浮肿。

11791 木通散（《脚气治法总要》卷下）

【组成】当归　栀子仁　芍药　甘草（炙）　赤茯苓（去皮）　木通各二两

【用法】上为散。每服三钱，水一大盏，煎至七分，去滓服之。

【主治】脚气服补药太多，小便不通，淋闭，脐下胀。

11792 木通散（《圣济总录》卷六十）

【组成】木通（锉）　甘草（炙，锉）　木香　槟榔（锉）　麻黄（去根节）　秦艽（去苗土）　瞿麦穗　干姜（炮）各等分

【用法】上为散。每服一钱匕，空心、食前白汤点服，一日三次。病甚者，用猪胆一枚（去汁一半），入巴豆一粒，薤白二寸在胆内，以线系定，同青橘皮少许，水一盏半，煎熟，滤去胆，取药汤调下一钱匕。

【主治】酒疸，通身黄肿。

11793 木通散（《圣济总录》卷九十八）

【组成】木通（锉）　干地黄（切，焙）　黄蜀葵花各半两　鲮鲤甲（炙）一分　芫青（去头足翅）　斑蝥（去头足翅）各一钱　糯米一分（与芫青、斑蝥慢火同炒，以米黄为度）

【用法】上为散。每服一钱匕,空心食前煎蜀葵根汤放冷调下。

【主治】沙石淋,疼痛不可忍。

11794 木通散(《圣济总录》卷一八二)

【组成】木通(锉) 胆矾(研)各一分

【用法】上为散。每服半钱匕,米饮调下。

【主治】小儿癫疝,发作疼痛。

11795 木通散(《幼幼新书》卷三十五引《医方妙选》)

【组成】木通一两 川升麻 川大黄 朴消各半两 甘草(炙) 栀子仁各一分

【用法】上为粗散。每服一钱,以水一小盏,煎至五分,去滓,放温服。

【主治】小儿身体赤流,片片赤色,如胭脂染,毒气渐引者。

11796 木通散(《卫生总微》卷十六)

【组成】木通 滑石 甘草(炙) 焰消(研)各半两 三叶草一分

【用法】上为细末和匀。每服一字或半钱,乳食前沸汤点服。

【主治】小儿小便涩滞滴沥,不得通快。

11797 木通散(《秘传外科方》引《李防御五痔方》)

【组成】人参一分 斑蝥(炒,去壳足翅) 鹤虱 大黄 牡蛎(煅) 枳壳各等分 荜澄茄半两 丁香少许

【用法】上为末,糯米糊为丸,如梧桐子大。每服五丸,煎沙糖汤送下。

【主治】痔疾。

【备考】本方方名,据剂型当作“木通丸”。方中无木通,疑脱。

11798 木通散(《陈素庵妇科补解》卷五)

【组成】木通 滑石 甘草 赤芍 生地 陈皮 人参 黄耆 川芎 山栀 归尾 葱白 冬葵子 车前子

【主治】产后小便不通。

【方论选录】产后小便不通,寻常时属膀胱热结,产后津液内亡所致。于大补气血药中加通利,则小便自通;若专于利水,则津液已竭而重亡其阴,虚虚之祸不可言矣。方中四物补血凉血;参、耆、陈、甘性味甘温益气,能除内热;车前、滑石、山栀利水清热;冬葵、葱白滑窍通结。气充血长,津液自生,小便自利矣。

11799 木通散(《儒门事亲》卷十五)

【组成】海金砂 舶上茴香 巴戟 大戟 甘遂 芫花 木通 滑石 通草各等分

【用法】上为细末。每服三钱,以大麦面和作饼子,如当二钱大,烂嚼,生姜汤送下。

【主治】水肿。

11800 木通散(《妇人良方》卷七引《明理方》)

【组成】木通(去皮节) 青皮(去白) 川楝子(去皮核)各一两(以上三味,用巴豆半两炒黄,去巴豆不用) 萝卜子(炒) 舶上茴香一两(炒) 莪术 木香 滑石各半两

【用法】上为细末。煎葱白,酒调三钱,一服愈。甚者不过再服。

【主治】❶《妇人良方》:胁肋苦痛,并心下、胁肋、小腹牵引痛者。❷《会约》:肝肾气滞,自下而上痛连两胁。

11801 木通散

《普济方》卷二一四引《济生》。为《永乐大典》卷一〇三三引《婴孩妙诀》“家传木通散”之异名。见该条。

11802 木通散(《直指》卷十五)

【组成】生干地黄 木通 荆芥 地骨皮 桑白皮(炒) 甘草(炙) 北梗各等分

【用法】上锉。每服三钱,加生姜三片,水煎服。

【功用】利小便。

【主治】❶《直指》:诸热。❷《幼科发挥》:小儿心肺热。

11803 木通散(《直指》卷二十三)

【组成】木通 薏苡仁 葶苈(炒) 甘草(炙) 川升麻 北梗 桃仁(浸去皮,炒) 赤茯苓 牡丹皮各一两 生干地黄 甜瓜子 败酱 赤芍药各一两半 大黄半两 朴消一分

【用法】上锉为散。每服三钱,井水一盏半,加生姜五片,煎服。

【主治】肠痈热证,腹痛而强,发热恶寒,小便似淋,脓未成者。

11804 木通散(《直指小儿》卷一)

【组成】山栀二钱 大黄(湿纸煨) 羌活 木通 赤茯苓 甘草各一钱

【用法】上为末。每服一字,紫苏煎汤调下。

【功用】泻肝风,降心火,利惊热。

【主治】❶《普济方》:小儿惊烦,吐泻心闷。❷《奇效良方》:小儿肝心有热,惊悸。

11805 木通散(《直指小儿》卷四)

【异名】木通汤(《医统》卷八十八)。

【组成】木通(去皮) 萹蓄(去梗)各五钱 大黄 赤茯苓(去皮) 甘草各三钱 瞿麦(去梗) 滑石(末) 山栀仁 车前子 黄芩各二钱

【用法】上锉碎。每服五钱,水一钟,加灯心十根,薄荷五叶,煎至五分,食前服。

【主治】胎中热毒太盛,小儿初生,生疮疡丹毒,小便淋涩不通者。

❶《直指小儿》:小儿湿热蕴积,毒邪留热于膀胱,故生阴疮。❷《活幼心书》:上膈热,小腹闭,烦躁生嗔,及淋证,诸疮丹毒。❸《片玉心书》:因暴热所逼,小便涩而不通。❹《金鉴》:小儿初生,胎中热毒太盛,大小便不通。

11806 木通散(《云岐子保命集》卷下)

【组成】木香 木通 槟榔 独活各一两 丹参七钱

【用法】上锉细。每服五钱,水煎服。

【主治】伤寒汗下后足肿,有湿气不除者。

11807 木通散

《普济方》卷二四五。为《圣济总录》卷七十三“大通散”之异名。见该条。

11808 木通散(《普济方》卷二八二)

【组成】木通 瞿麦 荆芥 薄荷 白芷 天花粉 甘草 赤芍药 麦门冬(去心) 生干地黄 山栀子 车前子 连翘各等分

【用法】上锉散。每服二钱,加灯心、生地黄,水煎,温服。上膈,食后服;下膈,空心服。

【功用】退潮止渴解热,内消痈疽。

【主治】痈疽，以升麻葛根汤表散后，服此药。

【加减】潮热者，加淡竹叶；老人气虚者，加当归、羌活。

11809 木通散

《普济方》卷三八八。为《卫生总微》卷十六"葵石散"之异名。见该条。

11810 木通散（《袖珍小儿》卷七）

【组成】木通一两 黑豆五钱（炒） 滑石一两

【用法】上锉散。加灯心、葱白，水煎服。

【主治】小儿小便不通，因心火上炎不能降济，肾水不上升，使心经愈热，影响小肠所致者。

11811 木通散

《奇效良方》卷六十四。为《普济方》卷三七八"木通汤"之异名。见该条。

11812 木通散（《医统》卷八十五）

【组成】木通 条芩各八分 木香（磨汁） 槟榔 紫苏 枳壳 白术 白茯苓各七分

【用法】上用水钟半，加生姜二片，煎七分，温服。

【主治】妊娠四肢浮肿，或遍身面目俱肿。

11813 木通散（《女科指掌》卷五）

【组成】木通五钱 土贝母三钱 白芷二钱 甘草一钱

【用法】水煎，顿服。

【主治】吹乳。

11814 木通散（《麻科活人》卷一）

【组成】地龙（晒干，烧灰）一钱 通草（焙焦） 木通（焙干）各五钱

【用法】上为末。每服一钱，用米汤调下。

【主治】麻疹初出，湿热流于四肢，四肢浮肿，服五皮饮加葶苈不效者。

11815 木通散（《产科发蒙》卷二）

【组成】木通 香附子 陈皮 乌药 木瓜 紫苏各等分 甘草减半

【用法】上每服五钱，加生姜三片，水煎温服。

【主治】妊娠有水气，两腿手足水肿。

11816 木通散（《麻症集成》卷四）

【组成】木通 通草 地龙 紫金花

【用法】上为末。米汤下。

【主治】麻疹后，湿热浮肿，流于四肢。

11817 木通粥（《圣惠》卷九十六）

【组成】木通二两（锉） 粳米二合

【用法】以水二大盏，煮木通取汁一大盏半，去滓，下米煮粥。温食之。

【主治】风热多睡，头痛烦闷。

11818 木通膏（方出《圣惠》卷三十六，名见《普济方》卷五十三）

【组成】鹅毛翎根筒七茎 灯心七茎 木通一两 地龙二条

【用法】上相和，烧为灰，细研。每用半钱匕，以生油调，倾入耳中，便用绵子塞耳，且侧卧良久，如此三度。

【主治】耳聋。

11819 木通膏（《圣惠》卷六十三）

【组成】木通二两（锉） 露蜂房二两（锉） 连翘二两（锉） 黄芩二两（锉） 商陆二两（锉） 黄耆二两（锉） 牛蒡根二两（锉） 乳头香二两（细研） 松脂二两 蜡一两 黄丹七两 羊肾脂三两 绯帛一尺（烧灰，细研） 消石一两（细研） 曲头棘针一百枚

【用法】上药以生麻油二斤于铛中，文火煎令香，下锉药，急火煎，候药色赤黑，下松脂、蜡消，以绵滤过滓，下黄丹及羊脂，搅勿住手，候色黑，时时点于铁上试看，凝如饧，去火，适火热下乳香、帛灰、消石等，搅匀，用不津器盛。每用涂于帛上贴之。如肿未成脓，即肉消；已成脓，即日二贴之。

【主治】发背及诸痈疽疮。

11820 木通膏（《圣惠》卷六十三）

【组成】木通一分 甘草一分 当归一分 白芷一分 防风一分（去芦头） 细辛一分 栀子仁一分 黄连一分 垂柳枝（生，锉）三合 黄芩三分 黄丹六两 黄蜡二两 清麻油一斤

【用法】上锉细，于油内浸三宿，入净铛内，以慢火熬令柳枝黄黑色为度，绵滤去滓，澄清，却于铛内，慢火熬药油，相次下黄丹，用柳木篦不住手搅令匀，滴于水内，捻看硬软所得，入黄蜡，又搅令匀，倾于不津器内盛。每使时，看肿结处大小，火畔熁，摊于故帛上贴，一日换二次。

【主治】发背痈疽，热毒气结肿，疼痛坚硬。

11821 木通膏（《圣惠》卷六十三）

【组成】木通二两 黄丹五两 细辛一两 茵陈一两 琥珀半两（细研） 朱砂一两（细研） 清麻油十两

【用法】上药先煎油令沸，即下细辛、木通、茵陈，煎五七沸，去滓，即入琥珀、朱砂末更煎，用柳木篦搅，候滴于水中成珠子，膏成，收于瓷盒中。每摊膏于故帛上贴，日二易之。

【主治】一切痈疽发背，疼痛不止。

11822 木通膏（《圣济总录》卷一三〇）

【组成】春用：木通三两 白芷 细辛（去苗叶） 摩勒香各二两

夏用：木通 续断各三两 白芷二两半 黄耆 芍药各二两

秋用：木通 熏陆香各三两 黄耆二两 白芷一两半

冬用：木通 黄耆 木香各三两 当归（锉，焙）二两 芎䓖一两半 摩勒香三两 熏陆香一两

【用法】上各依四时，并㕮咀，以清麻油二升煎，候白芷黄色，即去滓，绞取油放冷，下黄蜡五两，候消尽，更入铅丹十两，先下六七两，看硬软得所即止，亦不须入尽十两，以急火煎，用柳篦搅，勿令住手，点物上，其色如漆即膏成。欲用药先嚼少盐擦疮上，次贴之。

【功用】未成脓即消，已成脓即破。

【主治】诸疮肿，四时可用。

11823 木萸汤（《杂病源流犀烛》卷二十九）

【组成】木瓜 槟榔各二钱半 吴茱萸钱半

【主治】脚气入腹，喘急欲死。

11824 木萸散（《医学入门》卷七）

【组成】吴萸五钱 木瓜一钱 食盐五钱（同炒焦）

【用法】先用瓦甑炊水百沸，却入前药煎服。

【主治】霍乱吐泻，或因饮冷，或胃寒失饥，或大怒，或乘舟车，伤动胃气，令人上吐下泻不止，头旋眼花，手足转筋，四肢逆冷。

11825 木犀煎（《普济方》卷一八四引《十便良方》）

【组成】蓬莪术（醋煮，切片，焙干为末）一分 甘草半两（末） 檀香二两（末） 熟蜜二两

【用法】上拌匀为膏。每服取一小匙头，沸汤点服。

【功用】通中下气，散滞清神。

【主治】冷气。呼吸少气，胁肋刺痛，皮肤拘急，恶寒战慄，百节酸痛，咳嗽声嘶，膈脘痞塞。

11826 木槟汤（《医学入门》卷八）

【组成】木香 槟榔 延胡索 金铃子 三棱 莪术 厚朴 桔梗 川芎 当归 白芍 黄芩 甘草各等分

【用法】水煎服。

【主治】产后心痛，七情感伤，血与气并。

11827 木槿散（《魏氏家藏方》卷七）

【异名】木槿膏（《仙拈集》卷四）。

【组成】木槿花（阴干）

【用法】上为末。敷疮口，其疮自合。一方用叶，烂研，罨痔上。

【功用】封疮口。

【主治】❶《魏氏家藏方》：干痔。❷《仙拈集》：暑疖肿毒。

11828 木槿膏

《仙拈集》卷四。为《魏氏家藏方》卷七"木槿散"之异名。见该条。

11829 木鳖丸（《中国医学大辞典·补遗》引《验方》）

【组成】土木鳖半个 母丁香四粒 麝香一分

【用法】上为细末，口津调为丸，如黄豆大。每用一丸，纳入脐中，外贴膏药。

【主治】久泄不止，及痢疾。

11830 木鳖蛋

《仙拈集》卷三引《全生》。为《种痘新书》卷十二"木鳖膏"之异名。见该条。

11831 木鳖散（《普济方》卷二九六引《卫生家宝》）

【组成】木鳖子（去壳，切作片，捣烂） 地骨皮 紫荆皮 当归 枳壳各半两

【用法】上先以黑豆煮软，水五升，煮四升，去滓。乘热熏，通手淋洗，可用四次易之。

【主治】内外痔。

【加减】如身体生疮紫黑，添樟木皮或叶煎洗。

11832 木鳖膏（《杨氏家藏方》卷十四）

【组成】木鳖子一百枚（去壳） 大鲫鱼一枚（去鳞并头尾肚肠）

【用法】上同捣成膏。涂在痛处。

【主治】打扑闪肭。

11833 木鳖膏（《直指》卷二十二）

【组成】木鳖仁二个（用厚纸捍去油，研碎）

【用法】上以乌鸡子清调和，瓷盏盛之，甑内蒸熟。每日食后吃一次，服之半月，自然消靡。

【主治】瘰疬经年，发歇不已。

11834 木鳖膏（《得效》卷十一）

【组成】木鳖多用（去壳） 独蒜半钱 雄黄半钱

【用法】上杵为膏。入醋少许，蜡纸贴患处。

【主治】小儿痞癖。

11835 木鳖膏（《种痘新书》卷十二）

【异名】木鳖蛋（《仙拈集》卷三引《全生》）。

【组成】木鳖一个

【用法】上为末。将鸡蛋一个，开一小孔，入药在内，饭上蒸与服。连服数次即退。

【主治】眼翳障。

11836 木鳖膏（《伤科汇纂》卷七引《顾氏家秘》）

【组成】真麻油三斤 番木鳖一百四十七粒

【用法】上入锅内熬至番木鳖黑脆为度，熬时以柳枝频搅，将木鳖子捞出，再入铅粉炒黄色三十两，徐徐投下，逐渐成膏。以缸盛井水，将膏倾入，置露处出火气一宿，捞起听用。摊后加后掺头药。若伤损血积瘀凝者，先贴无掺药膏一个，贴一二时辰揭起，则伤口血迹被膏揭净，然后用掺药之膏贴之，倘无木鳖膏，即常膏药亦可用。

【主治】跌打损伤肿痛，一切疮疡、诸风。

【备考】掺头药：山奈、北细辛、川乌、樟冰、肉桂、当门子、大茴、母丁香、乳香（去油）、没药（去油）、甘松、自然铜（煅）、半夏、大黄、荜茇、皂角、干姜、白芷、小茴香各五钱，阿魏三钱。上各忌见火，即自然铜亦须放倾银缸内煅，逐味另研，合匀密贮，勿泄香气，多少随用。如骨碎者，不可多用麝香，以其性热而散能耗髓也。

11837 木占斯散（《肘后方》卷五）

【组成】木占斯 厚朴（炙） 甘草（炙） 细辛 栝楼 防风 干姜 人参 桔梗 败酱各一两

【用法】上为散。每服方寸匕，酒送下，昼七夜四，以多为善。在上常吐，在下脓血。

【主治】妇人发乳及肠痈，诸疳痔。

【加减】长服，去败酱。

11838 木占斯散（《鬼遗》卷四）

【异名】内补散（《千金》卷二十二）、占斯散（《千金翼》卷二十四）、桔梗散（《圣济总录》卷一三一）、内补防风散（《普济方》卷二八五）。

【组成】木占斯 桂心 人参 细辛 败酱 干姜 厚朴 甘草（炙） 防风 桔梗各一两

【用法】上为散。每服方寸匕，酒送下。

【功用】消脓。

【主治】痈肿，缓疽，疽，痔，发背、肠痈，及妇人诸产癥瘕，乳痈，诸疖。

❶《鬼遗》：痈及疽。❷《千金》：痈疽发背、肠痈，诸疮疽痔，妇人乳痈诸疖。❸《圣济总录》：缓疽。

【加减】疮未坏，去败酱。

【备考】《千金》有栝楼一两。

11839 木瓜煎丸（《普济方》卷二二〇引《博济》）

【组成】木瓜（去子，蒸令熟）二枚 黑豆（拣细紧者）一升 陈皮（酒浸，去白） 吴茱萸 附子（炮裂，去皮脐）各四两 桂（去粗皮） 芎藭 羌活（去芦头） 肉豆蔻（去壳） 槟榔（锉）各一两

【用法】上药先煮黑豆令熟，浥干，却入陈皮、木瓜、吴茱萸三味拌匀，用好酒一升，入豆内煎泣干漉出，令烂研似面糊，然后将附子以下六味，捣罗为末，入在前膏内搅和令匀，再杵得所，为丸如梧桐子大。每服十五丸至二十丸，空心、夜卧盐汤送下。候见效即减五丸。

【功用】补暖。

【主治】脏腑虚弱，眼目昏暗，腰膝无力，或脑冷酸痛，饮食减少。

11840 木瓜煎丸（《医方类聚》卷十引《神巧万全方》）

【组成】巴戟天（去心） 肉苁蓉（酒浸三宿，切，焙干） 大附子（炮） 补骨脂（微炒）各一两 椒红二两 牛膝 茴香 防风 木香 青橘皮各三分

【用法】上为末，以净硇砂半两，木瓜肉六分，酒三升，于银器内熬成膏为丸，如梧桐子大。每服三十丸，空心温酒送下。

【主治】肾脏虚冷。

11841 木瓜煎丸（《圣济总录》卷五十二）

【异名】木瓜丸（《普济方》卷三十二）。

【组成】木瓜（去皮瓤，切作片子秤）一斤半 牛膝（酒浸润，去苗，切，焙） 天麻（锉） 干蝎（去土，炒）各一斤

【用法】上药除木瓜外，捣罗为末。先将木瓜以瓷器盛，甑内蒸令烂，并留蒸下汁一处候冷，旋入汁沙盆内，将木瓜研细为膏，次将三味药末入膏中同和匀，更入炼蜜为丸，如梧桐子大。每服三十丸，加至五十丸。空心、食前盐酒或盐汤送下。

【主治】肾脏风毒注脚膝，筋脉拘急，行步艰难，骨肉酸痛。

11842 木瓜煎丸（《圣济总录》卷一八六）

【组成】木瓜三枚（大者，切开顶，去瓤作瓮子，入硇砂末，用新罐子盛，蒸如稀饧，烂研） 硇砂半两（水煎成霜） 羌活（去芦头） 菊花（蒸） 地骨皮 骨碎补 牛膝（酒浸、切，焙） 吴茱萸（汤浸，焙炒）各二两 胡椒 荜澄茄 诃黎勒（煨，去核） 桂（去粗皮） 葫芦巴 补骨脂（炒） 巴戟天（去心） 人参各一两 干姜（炮） 甘草（炙）各半两

【用法】上药杵十六味为末，以木瓜、硇砂膏和匀，入熟蜜少许为丸，如梧桐子大。每服二十丸，空心、夜卧温酒送下。每二日加一粒，至四十丸止。

【功用】壮筋骨。

【主治】肾肝虚损，腰膝无力疼痛，及妇人虚冷，赤白带下。

11843 木瓜煎丸（《普济方》卷二〇八引《十便良方》）

【组成】木瓜一个 艾叶一两 椒子四十九个 干姜 炮附子各等分（为末）

【用法】以木瓜切去盖子，入艾叶、椒子，盖定签之，入瓷器内以好醋一升煮干，去艾并椒，研木瓜为糊，用和干姜、炮附子末（不拘多少），为丸如梧桐子大。每服七十丸。

【主治】泻不止。

11844 木瓜煎丸（《御药院方》卷六）

【组成】甜瓜子（炒）一两 天麻一两 薏苡仁一两 乳香半两（别研） 白龙骨半两（去沙）

【用法】上为细末，与乳香搅匀，用大木瓜一枚，酒一升，同熬膏子（如无新木瓜，以干木瓜二两为细末，熬膏子亦可）搜和为丸，如梧桐子大。每服五十丸，空心或食前煎紫苏叶汤送下；或温酒送下亦可。

【主治】脚气肿满不仁，或时作痛。

11845 木瓜煎丸（《普济方》卷二二一）

【组成】木瓜三枚（开顶去瓤作瓮子，入硇砂末，用新罐

子盛蒸烂研） 菊花（蒸） 地骨皮 骨碎补 牛膝（酒浸，切焙） 吴茱萸（汤浸焙炒）各三两 胡椒 荜澄茄各一两

【用法】上为细末，炼蜜为丸，如梧桐子大。每日三钱，空心以温酒送下。

【功用】壮筋骨。

【主治】肾肝虚损，腰膝无力疼痛，及妇人虚冷，赤白带下。

11846 木兰皮膏（《圣惠》卷四十）

【组成】木兰皮 防风（去芦头） 白芷 木香 牛膝（去苗） 赤芍药 独活 杜衡 当归 白附子 细辛 芎藭各一两 麝香（细研）半两

【用法】上锉细，以腊月猪脂二斤，微火煎，以白芷黄为度，滤去滓，入麝香搅令匀，瓷盒中盛。每夜薄涂之。

【主治】酒毒渣疱。

11847 木兰皮膏（《圣惠》卷四十一）

【组成】木兰皮 牡荆子 秦艽（去苗） 附子（去皮脐，生用） 川大黄 石南 苦参各一两 白矾 珍珠末 雄黄 水银 松脂各半两（一处细研至水银星尽）

【用法】上药先以木兰皮等七味锉细。醋拌，令匀，经宿，用炼了猪脂二斤，于锅中煎令附子等焦黄为度，以绵滤去滓；后入白矾等五味，更煎三五沸，离火候冷，于瓷盒中盛。每日涂三次。

【主治】白秃及百疮。

11848 木兰皮膏（《圣济总录》卷一三三）

【组成】木兰皮 芍药 射干 蛇床子各一两 白芷 黄连（去须）各一两半 黄柏（去粗皮） 黄芩（去黑心） 狼牙 山栀子各一两 猪脂一斤

【用法】上药除脂外，锉细，如麻豆大，先熬脂令沸，下药煎，候白芷黄赤色，以绵滤去滓，瓷盒盛。涂疮上，一日三五次。

【主治】热疮。

11849 木防己丸（《普济方》卷一九一）

【组成】木防己八分 川大黄八分（别捣） 人参八分 葶苈十分（熬） 杏仁八分（去皮尖双仁，熬紫色，别捣）

【用法】上为末，炼蜜为丸，如梧桐子大。食后以白饮送下，初服七丸，一日二次；日加一丸至十二丸，还日减一丸至七丸，复渐加至十二丸，循环服之。

【主治】水病。

【宜忌】忌酒、面、羊肉；其牛肉一色，永断不得食。

【加减】若病人热多，加黄芩八分；如病人冷多，加厚朴八分；如病人久心惊，加钩藤八分。

11850 木防己汤（《金匮》卷中）

【异名】防己桂枝汤（《三因》卷十三）、汉防己汤（《保命歌括》卷九）、防己汤（《杏苑》卷四）。

【组成】木防己三两 石膏十二枚（鸡子大） 桂枝二两 人参四两

【用法】上以水六升，煮取二升，分二次温服。

【功用】《医钞类编》：补虚散饮。

【主治】膈间支饮，其人喘满，心下痞坚，面色黧黑，其脉沉紧，得之数十日，医吐下之不愈，属虚者。

【方论选录】❶《法律》：木防己味辛温，能散留饮结气，又主肺气喘满；石膏辛甘微寒，主心下逆气，清肺定喘；人

参甘美,治喘消膈饮,补心肺不足;桂枝辛热,通血脉,开结气,宣导诸气,在气分服之即愈。❷《千金方衍义》:用木防己以散留饮结气;石膏主心肺逆气;人参助胃祛水;桂心和荣开结,且支饮得温则行。若邪客之浅,在气分多而虚者,服之即愈;若邪客之深,在血分多而实者,则愈后必复发。

11851 木防己汤(《外台》卷二十引《范汪方》)

【组成】木防己三两　甘草二两(炙)　桂心二两　茯苓六两　黄耆三两　生姜二两　白术三两　芍药二两

【用法】上切。以水八升,煮取三升二合,分为四服。

【主治】水气,四肢肿,聂聂动。

【宜忌】忌海藻、菘菜、桃、李、雀肉、生葱、大醋。

【加减】胃寒患下,加当归三两、人参二两半、龙骨二两。

11852 木防己汤

《外台》卷二十引《深师方》。为《金匮》卷上"防己黄耆汤"之异名。见该条。

11853 木防己汤

《外台》卷二十引《深师方》。为《金匮》卷中"防己茯苓汤"之异名。见该条。

11854 木防己汤(《临证指南医案》卷七)

【组成】木防己　石膏　桂枝　片姜黄　杏仁　桑枝

【主治】冬月温暖,真气未得潜藏,邪乘内虚而伏,因惊蛰节,春阳内动,伏气乃发。初受风寒,已从热化,兼以夜坐不眠,身中阳气泄越,致痹证疼痛增剧。

11855 木防己汤(《扫叶庄医案》卷三)

【组成】木防己　桂枝木　大豆黄卷　茯皮　天花粉　菖蒲汁

【主治】新沐湿聚经脉,病在气分,状似风温,寒战大热,头痛鼻塞,胁肋痛不可转侧,自利稀水,热渴欲饮水,目黄上视,手肢发痉,舌苔白,齿板燥,胸中隐隐痛。

11856 木防己汤(《吴鞠通医案》)

【组成】生石膏一两　桂枝六钱　木防己四钱　杏仁四钱　生香附三钱　炙甘草三钱　苍术五钱

【用法】水煎三杯,滓再煮一杯,分四次服。

【功用】两开表里。

【主治】痹证。风湿相搏,一身尽痛,复误汗伤表,误下伤里,渴思凉饮,得饮反停,胁胀胸痛,面赤舌绛。

11857 木防己汤(《重订通俗伤寒论》)

【组成】木防己一钱半　通草一钱　生苡仁四钱　青松针三钱　桂枝七分　滑石五钱　丝瓜络二钱　嫩桑枝一两

【功用】利湿清热。

【主治】风湿之病,风胜化热,头痛发热,微汗恶寒,骨节烦疼,体重微肿,小便欠利,脉来浮缓。

11858 木防己酒(《普济方》卷三七七)

【组成】木防己一钱四分　铅丹　防风　桂心　龙齿各八分　丹砂　甘草(炙)各六分　独活二分　细辛　当归　干姜各五分　莽草一分

【用法】上切,入绢袋中,酒五升浸。初服半合,一日三次。

【主治】小儿风痫发动,手足不仁。

11859 木防己散(《圣惠》卷七十四)

【组成】木防己一两　羌活一两　防风一两(去芦头)　羚羊角屑一两　桂心半两　荆芥穗半两　薏苡仁一

(半)两　麻黄一两(去根节)　桑寄生半两　黄松木节一两　甘草半两(炙微赤,锉)

【用法】上为散。每服三钱,水一中盏,加生姜半分,煎至六分,去滓,不拘时候温服。

【主治】妊娠中风,口眼不正,手足顽痹。

11860 木防己膏(《千金》卷三)

【组成】木防己半升　茵芋五两

【用法】上㕮咀,以苦酒九升,渍一宿,猪膏四升,煎三上三下,膏成。炙手摩千遍愈。

【主治】产后中风。

11861 木沉煎丸(《御药院方》卷四)

【组成】木香二两　沉香　陈皮(用汤浸,去白,焙干)　当归(洗,焙干)　槟榔各一两　肉桂(去粗皮)　胡椒各半两　芫花二两半(捣末,以醋五升,慢火熬为膏)

【用法】上为细末,以芫花膏和丸,如梧桐子大。每服七丸至十丸,食后、临卧温酒送下。

【主治】一切阴冷气攻注,四肢百脉刺痛,及留饮痃癖积聚,心腹坚胀疼痛。

11862 木星饮子(《奇效良方》卷六十五)

【组成】朱砂一分　郁金半两

【用法】上为细末。每服一字或二字,量大小,入龙脑少许,以新汲水、茶脚少许同调匀,然后刺猪尾血滴三点子入药汁令服。不过一二时辰,疮子出便红活。

【主治】小儿疮疹不出,及出不快。

【方论选录】本草云:郁金辛寒,主血积下气,生肌止血,破恶血气,尿血,金疮。以意详,疮疹出于心也,由热而出也。朱砂安心,性微寒,以治热也。热有所蕴蓄,则壅瘀而不出,用郁金者,下气消恶血,无壅瘀则出,出而不迟矣。

11863 木香饮子(《脚气治法总要》卷下)

【组成】木香八分　吴茱萸　桔梗各六分　大腹子五个　大黄四分　厚朴八分(姜汁浸,炙)

【用法】上为粗散。每服三钱,水一大盏,加生姜三片,同煎至七分,去滓温服;如人行十里,再服。良久,气通乃愈。

【主治】阴脚气,冷积于脏,胀闷冲心,呕逆。

11864 木香饮子(《普济方》卷一九九引《广南卫生方》)

【组成】常山(酒浸一宿)　甘草(炙)　茴香(炒)　槟榔　木香各等分

【用法】上为末。每服二钱,水一盏,煎至七分,去滓温服,不拘时候。未发前,连吃三服。

【功用】止发热瘴。

【主治】瘴疟。

11865 木香饼子(《局方》卷三绍兴续添方)

【组成】缩砂仁一十二两　檀香四两　甘松(洗)五两　丁香四两半　蓬莪术一十两　木香二两半

【用法】上为细末,别用甘草熬膏为丸,每两作二百五十丸,捏作饼子。每服三五饼子,细嚼,生姜汤送下,温酒亦得,不拘时候。

【功用】宽胸膈,散滞气,消停寒,美饮食。

【主治】脾经虚冷,胃脘寒痰,胸膈噎痞,口淡舌涩,心腹撮痛,呕逆宿水,胁下疼闷,喘满气急,倦怠少力,全不思食。

11866 木香饼子（《鸡峰》卷二十）

【组成】木香二两 甘草一两半 姜黄二两 香附子四两 缩砂仁甘松各一分

【用法】上为细末，汤浸蒸饼为丸，如梧桐子大，捏作饼子。每服十饼子，细嚼，温水送下，不拘时候。

【主治】男子妇人脾胃不和，胸膈满痞，心腹刺痛，两胁胀满，食不消化，寒痰呕吐，噫醋吞酸，霍乱吐泻，五膈气病，咽喉噎塞，酒毒痰吐，不进饮食。

11867 木香饼子（《御药院方》卷四）

【组成】木香 姜黄（洗，焙） 香白芷 香附子（炒去毛，称） 甘松（去土） 芎䓖 缩砂仁 桂（去粗皮）各一两 甘草（炙，称）半两

【用法】上为细末，水和，捏作饼子。每服十数饼子，细嚼，温生姜汤送下，不拘时候。

【功用】歘气消食，利胸膈，化涎痰，止宿酒。

【主治】痰逆，呕哕，恶心。

11868 木香扁丸（《圣济总录》卷七十二）

【组成】木香 硇砂（通明者）各一钱 半夏（中等者）一十枚（生姜浆水洗七遍） 桂（去粗皮）三钱 荜茇四十九枚（中等者） 杏仁二十一粒（去皮心膜，出油三二分） 巴豆二十一粒（去油三分）

【用法】上先将杏仁、巴豆同研如泥，以好米醋八分一盏，熬至二分以下，成稠膏，入前药末和匀，再入枣肉为丸，如绿豆大，捏扁丸。常服，食后良久一丸，生姜汤送下；要转，三丸；男子、妇人心痛，炒莱菔、醋汤送下。

【功用】消食积，止心腹疼。

【主治】癥块。

11869 木香顿散（《医方大成》卷四引《澹寮》）

【组成】木香（不见火） 缩砂仁 良姜（炒） 干姜（炮） 丁香各半两 胡椒 陈皮（去白） 青皮（去白） 红豆（取仁） 草果仁 甘草各三钱 白豆蔻仁二钱

【用法】上咬咀。每服三钱，水一盏半，加生姜三片，大枣一枚，煎取一盏，去姜、枣，再以银器盛所煎药，于重汤内再煎八分，空心热服。

【主治】脾胃虚弱，停食不化，心腹绞痛，肠滑自利，呕吐膨胀。

11870 木香顿散（《普济方》卷一八四引镇江医僧桂耸）

【异名】补气汤。

【组成】木香（不见火）一两 人参 附子（炮，去皮脐） 白术 藿香（洗净，焙干） 甘草（炙） 白茯苓 橘红 枳壳（去白皮，麸炒）各一两

【用法】上为末。每服二钱，煎紫苏、木瓜、生姜汤调，八分一盏，重汤内煮，顿至六分，食前服。

【主治】老人虚人一切气冷虚羸诸疾，老人小儿一切气滞，不思饮食，肠胃虚鸣，泄泻作痢等疾。

11871 木香粗散（《卫生总微》卷十六）

【组成】木香 诃子（煨取皮）各等分

【用法】上为粗末。每半钱或一钱，水煎去滓，放温时服。

【主治】大便不通。

11872 木香煮散（《圣济总录》卷四十六）

【组成】木香 人参 白茯苓（去黑皮） 白术 半夏（汤洗七遍，炒） 厚朴各一分（去粗皮，将厚朴入生姜一

分同捣，炒干） 干姜（炮） 桂（去粗皮） 枳实（去瓤，麸炒） 甘草（炙，锉）各半两 陈橘皮（汤浸，去白，焙）一两 槟榔（锉）一枚 草豆蔻（去皮）二枚 诃黎勒（煨，去核）五枚

【用法】上为粗末。每服三钱匕，水一盏，煎至七分，去滓热服，不拘时候。

【功用】《御药院方》：调顺中焦，兼解伤寒。

【主治】脾胃不和，不能饮食，心胸痞闷，口淡无味。

11873 木香煮散（《圣济总录》卷五十六）

【组成】木香 吴茱萸（汤浸一宿，炒） 陈橘皮（汤浸，去白，炒） 柴胡（去苗）各一两 麝香（别研）半钱 槟榔（锉） 芍药 郁李仁（汤浸，去皮，炒） 当归（切，焙）各半两

【用法】上药捣罗八味为散，入麝香和匀。每服三钱匕，水一盏，煎至七分，不拘时候温服。

【主治】九种心痛。

11874 木香煮散（《圣济总录》卷九十）

【组成】木香 白术 缩砂（去皮） 益智（去皮） 藿香（用叶） 人参各一两 丁香半两 青橘皮（汤浸，去白，焙） 陈橘皮（汤浸，去白，焙）各四两 桔梗（炒）三两 桂（去粗皮） 厚朴（去粗皮，生姜汁炙）各二两 高良姜一分 甘草（炙，锉）一两半

【用法】上为散。每服三钱匕，水一盏，加生姜三片，大枣二枚（擘破），煎至七分，和滓稍热服；如不及煎，入盐少许，如汤点服。

【主治】虚劳冷气，心腹痞闷，肠鸣腹痛，饮食减少。

11875 木香煮散（《圣济总录》卷一六六）

【组成】木香（炮，为末） 青黛（研）各一两

【用法】上药再研匀。每服二钱匕，水半盏，加麻油少许，同煎十余沸，和滓温服。少顷即通，未通再服。

【主治】产后冷热不调，大小便不通。

11876 木香煮散（《杨氏家藏方》卷五）

【组成】紫苏叶 青橘皮（去白） 当归（洗，焙） 白芍药 乌药 白茯苓（去皮） 桔梗（去芦头） 半夏（汤洗七次，焙） 川芎 黄耆（蜜炙） 防风（洗，去芦头秤） 甘草（炙） 陈橘皮（去白） 枳壳（麸炒，去瓤） 大腹皮各一两

【用法】上咬咀。每服五钱，水二盏，加生姜五片，大枣一枚，煎至一盏，去滓，食前温服。

【功用】理一切滞气，宽膈消痰。

【主治】呕逆恶心，腹胁胀满。

11877 木香煮散（《百一》卷六）

【组成】木香 茱萸各二两（去枝梗） 甘草半两（炙） 罂粟壳四两（去顶蒂隔，蜜炙）四两

【用法】上咬咀。每服三钱，水一盏半，煎至一盏，去滓，食前温服。

【主治】泻不止。

11878 木香煮散

《妇人良方》卷三。为《苏沈良方》卷二"木香散"之异名。见该条。

11879 木香煮散（《普济方》卷二一〇）

【组成】砒霜 黄丹各等分

【用法】上为细末，用黄蜡熔和药末为膏，旋丸如绿豆

大。每服三丸,饭饮下,小儿丸如粟米大,亦饭饮下。

【主治】纯下白痢,及淡红黑痢,一切痢。

【宜忌】忌荤腥。

【备考】本方名"木香煮散",但组成无木香,疑脱。本方方名,据剂型,当作"木香丸"。

11880 木香搭方 (《圣济总录》卷一三〇)

【组成】木香 犀角屑 大黄 升麻 黄芩(去黑心) 栀子仁 黄连(去须) 甘草 芒消 射干 黄柏(去粗皮,炙) 紫檀香 羚羊角屑 白蔹各一两 地黄汁五合 麝香一分(研入)

【用法】上㕮咀。以水二升,煮取一升,用故帛两重,纳汤中蘸,搭肿上;干即又蘸搭之,日夜数百度。

【主治】痈疽始作,赤㿏热长甚速。

11881 木香锉散 (《传家秘宝》)

【组成】木香一分 鳖甲(用七肋者,炙令黄色)一两 银州柴胡一两(去芦头) 秦艽三分(去芦头) 黄耆一两 知母三分 茯苓三分 人参一两 桔梗三两 白术一两 甘草一两(炙) 防风三分 肉豆蔻一分 半夏半两(用生姜三两,取汁,煮令汁干) 枳壳三分(汤浸,去瓤,炒) 芍药三分

【用法】上药并洗,锉细,如大豆大或豆大。每服半两,加生姜一分、大枣三个,水一升,煎七分。以生绢子滤,分二次温服,晨暮各服尽,再将两服渣依前煎作一服。

【主治】虚劳气弱,寒热往来,不思饮食,口舌生疮,四肢劳倦,五心烦躁,肌肤不泽。

11882 木香煎丸

《圣济总录》卷七十三。为《博济》卷三"木香硇砂煎丸"之异名。见该条。

11883 木贼饮子 (《产宝诸方》)

【组成】木贼草(去节) 川芎(锉)各等分

【用法】上为细末。每用末一钱,水一盏,入金、银同煎六分,去滓,空心服,一日二三次。

【主治】胎动不安,坐卧不得。

11884 木笔花散 (《得效》卷十一)

【异名】辛夷散(《普济方》卷四〇四)。

【组成】木笔花 生麝香 葱白

【用法】上用木笔花研为细末,加生麝香少许,葱白蘸药末入鼻中。数次即通。

【主治】痘疮出后,有余疮生塞鼻中,不能睡卧。

11885 木通锉散 (《卫生总微》卷十六)

【组成】木通 瞿麦 滑石 山栀子仁各三钱 茯苓(去黑皮) 甘草各四钱 续随子三钱 车前子一分

【用法】上㕮咀。每服一钱,水一盏,煎至半盏,去滓,乳食前温服。

【主治】小儿大小便不通。

11886 木猪苓丸 (《御药院方》卷六)

【组成】半夏五两(大者切作四块,中者三块,小者不须) 木猪苓八两(劈作块子,同上)

【用法】上同入无油器中,慢火炒,候半夏紫色则止,拣出木猪苓不用,只取半夏杵细末,以陈粟米饭为丸,如梧桐子大,晒药丸子微干;却将木猪苓杵碎为粗末,与前药丸子入铫子内再同炒,候丸子药干,筛去木猪苓不用。每服

五十丸,空心温粟米饮送下。

【功用】补虚。

【主治】梦泄精滑不禁。

11887 木馒头散 (《杂病源流犀烛》卷十七)

【组成】木馒头(烧存性) 棕灰 乌梅肉 炙甘草各等分

【用法】上为末。每服二钱,水一盏,煎服。

【主治】风邪入脏,或食毒积热,大便鲜血,疼痛肛出,或久患酒痢者。

11888 木鳖子丸 (《杨氏家藏方》卷十九)

【组成】沉香二钱 枳壳半两(麸炒,去瓤) 五灵脂半两(微炒) 木鳖子半两(去壳用)

【用法】上药前三味为细末,次入木鳖子同研细,醋煮面糊为丸,如黍米大。三岁儿,每服三十丸,乳食前醋调茶清送下。

【主治】小儿久痢,肠滑脱肛。

11889 木鳖子汤 (《鸡峰》卷十六)

【组成】青皮 瓜蒌根各一两 木鳖半两

【用法】上为细末。每服二钱,水一盏,煎至六分,去滓,临卧温服。

【功用】下奶。

11890 木鳖子散 (《杂病源流犀烛》卷二十八)

【组成】木鳖子 郁金

【用法】上为末,入冰片少许。水调敷之。若有熊胆和入,尤妙。

【主治】翻花痔,肿溃不堪。

11891 木鳖子膏 (《百一》卷二十引张才卿方)

【组成】木鳖子一两(去皮,锉如小豆大,用清油二两,浸一二宿,然后慢火熬及一半,取出木鳖子,下黄蜡一钱,相搅匀,等蜡化为度,绢滤去滓) 乳香一钱(别研细,等木鳖子油与蜡相次欲凝,急投在油内,不住手搅匀)

【用法】上以瓷器收。每用少许,擦肌肉皮肤疼痛聚硬处,不住手,以极热为度。

【主治】经络受风寒邪气,筋脉牵连皮肤疼痛,结聚成核,拘挛麻痹。

11892 木鳖裹方 (《圣济总录》卷一四五)

【组成】木鳖子(去壳,研)半两 桂(去粗皮)三分 芸苔子(酒浸,研)二合 丁香五十粒

【用法】上药将丁香、桂为末,与研者二味和匀,次用生姜汁煮米粥,摊纸上,将药末量多少掺入粥内,看冷热裹之,一日一换。

【主治】打扑损伤,瘀血不散疼痛。

11893 木土两平汤 (《辨证录》卷二)

【组成】石膏 茯苓 苍术 炒栀子各三钱 白芍五钱 甘草一钱

【用法】水煎服。

【主治】脾火内伏,瘀血存注而不散,右胁大痛,肿起如复杯,手不可按,按之痛益甚。

11894 木瓜万补丸 (《传信适用方》卷二)

【组成】人参一两半 白术一两 阳起石一两(火煅,细研) 肉苁蓉二两(净洗,酒浸一宿,切,焙) 肉桂一两(去皮) 缩砂仁一两 赤石脂一两 肉豆蔻一两(面裹煨

熟） 当归一两半（切，焙） 钟乳粉一两 草豆蔻一两半（去皮，炮） 沉香一两 地榆半两 荜茇一两半（乳半盏，慢火煎干，焙） 白姜一两（炮） 茴香一两（炒） 大麦蘗半两（炒） 神曲半两（炒） 丁香一两 厚朴一两（去皮，姜制） 乳香一两半 白茯苓一两 罂粟壳（和米者）二十枚（炙） 大附子一个（七钱以上者，炮，去皮脐） 嫩茄茸一两半（酥炙微黄）

【用法】上为末，入别研者匀，以木瓜去瓤蒸烂，同药末捣和得所为丸，如梧桐子大，晒干。每服三十丸，并频加至五七十丸，空心、食前米饮送下。

【主治】脾胃久虚，大肠积冷，下痢白脓，或肠滑不固。

11895 木瓜分气丸（《鸡峰》卷二十）

【组成】干木瓜 姜黄 陈橘皮 黑牵牛 蓬莪术 萝卜子各一两

【用法】上为细末，水煮面糊为丸，如梧桐子大。每服二十丸，渐加至三五十丸，食后、临卧用陈橘皮汤送下。

【主治】胸腹胀满。

11896 木瓜牛膝丸（《三因》卷三）

【组成】木瓜（大者）三四个（切开盖，去瓤，先用糯米浆过，盐焙干，为末，却将盐末入瓜内令满，仍用盖针定，蒸三次，烂研作膏） 川乌（大者，去皮尖，用无灰酒一升浸，薄切，酒煮干，研为膏）三两 牛膝（酒浸） 草薢 茴香（炒） 羌活 青皮 青盐（别研入） 狗脊（燎去毛） 巴戟 海桐皮各一两

【用法】上为末，入青盐和匀，将前二膏搜为丸，如硬，再入酒，杵数千下为丸，如梧桐子大。每服五十丸，食前盐汤或盐酒任下。

【功用】大固肾气，活血，壮筋络。

【主治】寒湿脚气，冷湿下注，脚弱无力，或肿急疼痛，兼治妇人血风。

11897 木瓜牛膝丸

《得效》卷九。为《局方》卷一（续添诸局经验秘方）"木瓜丸"之异名。见该条。

11898 木瓜虎骨丸（《圣济总录》卷八十一）

【组成】木瓜（宣州者）一枚（去皮瓤，焙） 麒麟竭（研） 没药（研）各一两 乳香半两（研）。以上三味同研令匀，入在木瓜中，却以圆盖子盖定，用黑豆一斗，水淘过，安木瓜在内，都用豆盖，令蒸烂取出，沙盆内研成膏） 虎胫骨一两（涂酒炙） 木香 自然铜（醋淬七遍） 枫香脂 败龟（醋炙，去裙襕） 骨碎补（去毛） 甜瓜子 桂（去粗皮） 当归（切，焙）各一两 地龙（去土）二两 安息香一两（重汤内酒熬，去滓）

【用法】上药除前四味外，都捣罗为末，并安息香，同入木瓜膏内搜和，更入白捣一二百下，如药稍干，入少好酒为丸，如梧桐子大。每服三十丸，空心木瓜汤送下，一日二次。

【主治】❶《圣济总录》：风毒脚气，疼痛无力，筋脉拘急，行步艰难。❷《御药院方》：风寒湿合而成痹，脚重不仁，疼痛少力，足下隐痛，不能踏地，腰膝筋挛，不能屈伸及项背拘急，手足无力，耳内蝉鸣，头眩目运，及诸证脚气，行步艰难。

11899 木瓜败毒散（《朱氏集验方》卷一）

【组成】宣木瓜一枚 败毒散（㕮咀）

【用法】宣木瓜去瓤，入自合败毒散实其中，入酒调药，蒸熟，将瓜切片，晒干，同败毒散入水煎，空心服。

【主治】一切脚气。

11900 木瓜茱萸汤（方出《圣惠》卷四十五，名见《得效》卷九）

【异名】吴茱萸汤（《圣济总录》卷八十二）。

【组成】吴茱萸三分（汤浸七遍，焙干，微炒） 木瓜（干者）三两 槟榔二两

【用法】上为散。每服四钱，以水一中盏，加生姜半分，煎至六分，去滓，不拘时候温服。

【主治】❶《圣惠》：脚气冲心，闷乱不识人，手足脉欲绝。❷《得效》：脚气入腹，困闷欲死，腹胀喘急。

11901 木瓜茱萸汤（《圣济总录》卷八十二）

【异名】干姜汤（《普济方》卷二四五）。

【组成】木瓜（切片，晒干）一两 吴茱萸（汤洗，焙干，炒）三分 干姜（炮）一两 桂（去粗皮）三分 木香二两 白槟榔（锉）十枚

【用法】上为粗末。每服三钱匕，水一盏，加生姜二片，大枣二枚（擘），同煎至七分，去滓温服。

【主治】脚气攻心，闷绝，脚冷，头痛。

11902 木瓜茱萸汤

《普济方》卷二四四。为《千金》卷七引苏长史方"茱萸汤"之异名。见该条。

11903 木瓜除湿汤（《何氏济生论》卷三）

【组成】木瓜 甘草 槟榔 独活 白薢 苏梗 砂仁 香附子 川芎 荆芥 白芷 陈皮

【用法】水煎服。

【主治】脚气。

11904 木瓜紫苏散（《杏苑》卷七）

【组成】木瓜 大腹皮 紫苏 陈皮 茯苓各一钱 甘草（炙） 木香各五分 羌活一钱二分

【用法】上㕮咀。水煎，食前服。

【主治】脚气疼痛。

11905 木瓜粳米汤（方出《圣惠》卷四十七，名见《普济方》卷二〇三）

【异名】木瓜汤（《圣济总录》卷一八四）。

【组成】木瓜一枚（大者，四破） 仓粳米一合

【用法】上药以水二大盏，煎至一盏半，去滓，时时温一合服之。

【主治】❶《圣惠》：霍乱，吐泻转筋。❷《圣济总录》：乳石发。

11906 木瓜槟榔丸（方出《圣惠》卷四十五，名见《普济方》卷二四二）

【异名】木香丸（《普济方》卷二四二）。

【组成】槟榔二两 木香一两 木瓜一枚（大者） 吴茱萸半两（汤浸七遍，焙干，微炒）

【用法】上为末，割木瓜头作盖子，去瓤，纳药末于中，却盖，以竹签签定，于饭甑中蒸烂，以刀子削去皮，细研，为丸如梧桐子大。每服三十丸，以温酒送下，不拘时候。

【主治】湿脚气上攻，心神闷乱，不能下食。

11907 木瓜槟榔散（《疮疡经验全书》卷三）

【组成】槟榔 木瓜 紫苏 陈皮 甘草 木香 当归 赤芍

【用法】水煎服。后再服蜡矾丸。

【主治】心经有热，行履高低跌伤于足，血聚成疽，足上发背。

11908 木耳豆腐煎（《重订通俗伤寒论》）

【组成】大黑木耳五钱　生豆腐四两　食盐一钱

【用法】煎汤，送下加味脏连丸，早、晚空腹服。

【功用】清涤肠浊。

【主治】膏粱积热，胃气不健，酒酪聚湿而为脏毒下血，下血色如烟尘，沉晦瘀浊，便溏不畅，肢体倦怠。

11909 木舌金丝膏（《活幼口议》卷二十）

【组成】吴茱萸（不拘多少）

【用法】上为末。用酽米醋调涂脚心，更以纸贴糊粘敷之。次服连翘饮子，仍以金丝膏刷口内舌上。

【主治】小儿心脾受热，唇口生疮，及幕口（唇舌白）、鹅口（舌白）、重舌（舌下硬）、木舌（舌肿硬）。

11910 木连散痈汤（《洞天奥旨》卷六）

【组成】生黄耆五钱　当归五钱　木连三个　豨莶一钱　苍耳子一钱　紫花地丁五钱　生地三钱　玄参三钱　牵牛一钱　柴胡一钱　赤芍二钱

【用法】水煎服。

【主治】臀痈。

【宜忌】痈已溃者，此方不可服。

11911 木香二皮丸（方出《直指》卷十七，名见《医统》卷三十二）

【组成】木香　槟榔　陈皮　青皮　大戟　甘遂　肉豆蔻各二钱半　牵牛末一两半

【用法】上为末，水为丸，或商陆汁为丸，如绿豆大。每服五十丸，空心白汤送下。

【主治】水肿，气蛊。

11912 木香人参汤（《圣济总录》卷五十二）

【组成】木香　人参　黄耆（锉）　防风（去叉）　牛膝（酒浸，切，焙）　甘草（炙，锉）　当归（切，焙）　荆芥穗　巴戟天（去心）　半夏（用姜汁制）　鳖甲（去裙襕，醋炙）　桂（去粗皮）　白茯苓（去黑皮）　秦艽（去苗土）　柴胡（去苗）各半两　附子（炮裂，去皮脐）　羌活（去芦头）　枳壳（去瓤，麸炒）　干蝎（全者，炒）　肉豆蔻（去壳）　熟干地黄（焙）各三分

【用法】上咬咀，如麻豆大。每服三钱匕，水一盏，加葱白三寸（切），生姜三片，同煎至七分，临熟入酒少许；不吃酒，即入童便少许，去滓，不拘时候温服。

【主治】肾脏风毒，攻四肢头面，腰膝生疮，口苦舌干，形容黑瘦，痰涎涕唾，不时心下满闷，肢节怠惰，状如劳疾。

11913 木香人参散（《养老奉亲》）

【组成】木香半两　人参（去芦头）半两　茯苓（去黑皮）一分　白术半两（微炒）　肉豆蔻（去皮）一分　枇杷叶（去毛）一分　厚朴（去粗皮，用姜汁制）　丁香半两　藿香叶一分　甘草半两（炙）　干姜半两（炮）　陈皮半两（汤浸，去瓤）

【用法】上药修事了，称分两，捣罗为末。每服二钱，水一盏，加生姜钱一片、大枣二枚，同煎至六分，去滓温服。

【功用】和脾胃气，进饮食，止痰逆，疗腹气，调中。

11914 木香三使汤

《卫生总微》卷十一。为《圣济总录》卷七十六"木香散"

之异名。见该条。

11915 木香三神丸

《瑞竹堂方》卷八。为《朱氏集验方》卷六"枣肉丸"之异名。见该条。

11916 木香三棱丸（方出《圣惠》卷四十八，名见《普济方》卷一六九）

【组成】芫花一两　京三棱一两　青橘皮半两（汤浸，去白瓤，焙）　干漆半两　木香半两　川大黄一两

【用法】上药捣碎，以米醋二升，慢火煎令醋尽，焙干。为细末，以醋煮面糊为丸，如绿豆大。每服十五丸，空心以生姜汤送下。渐加至二十丸。

【主治】积聚气成块。

11917 木香三棱丸（《圣济总录》卷七十二）

【组成】木香　京三棱（煨，锉）　槟榔（锉）各半两　乌梅肉（炒）二两　缩砂仁一两　青橘皮（去白，焙）一两半　巴豆（去皮心膜，研出油）一分

【用法】上为末，用醋煮面糊为丸如麻子大，阴干，丹砂为衣。每服二十丸，食前生姜米饮送下。

【主治】积聚不消，心腹胀满，醋心呕逆，不思饮食。

11918 木香三棱丸（《圣济总录》卷七十二）

【组成】木香　京三棱（煨，锉）　补骨脂（炒）　牵牛子（炒）　丁香皮（锉）　干漆（炒烟出）各一两　陈橘皮（汤浸，去白，焙）　乌梅肉（炒）　五灵脂末各二两　巴豆霜一分（同五灵脂末用醋一升调匀，慢火熬成膏）　沉香半两

【用法】上药捣罗九味为末，入二味膏子和丸，如绿豆大。每服五丸至七丸，食后、临卧生姜汤送下。

【主治】远年食癥积气，并酒食所伤，胸膈胀满，及妇人血块。

11919 木香三棱丸（《鸡峰》卷九）

【组成】芫花三分（醋炒赤黄色）　京三棱　青皮　陈皮　茴香　干漆　蓬莪术各半两　硇砂　干姜　桂各一分　槟榔一个　巴豆四十个（醋煮，去油）

【用法】上为细末，醋浸蒸饼为丸，如梧桐子大。每服七丸，空心橘皮汤送下。

【主治】男子妇人右胁下痛。

【备考】本方名"木香三棱丸"，但方中无木香，疑脱。

11920 木香三棱丸（《宣明论》卷七）

【组成】青木香　破故纸　茴香　黑牵牛　甘遂　芫花　大戟　京三棱　蓬莪术　川楝子　葫芦巴　巴戟各一两　巴豆（去皮，不出油）二分　陈米三合（将巴豆一处同炒黑）　缩砂仁一两半

【用法】上药除缩砂、木香外，余药用好醋二升浸一宿，入锅，煮尽为度。干为细末，醋面糊为丸，如绿豆大。食后每服五七丸。

【主治】一切气闷，胸膈痞满，荣卫不和，口吐酸水，呕逆恶心，饮食不化，肋胁疼痛，无问久新。

11921 木香三棱丸（《御药院方》卷三）

【组成】木香一两　三棱（炮）二两　蓬莪术（炮）二两　大麦蘖（炒）四两　神曲（炒）二两　白术四两　陈皮（去白）二两　干姜（炮）二两　黑牵牛（微炒）六两（一方用牵牛头末，取六两）

【用法】上为细末，生姜汁面糊为丸，如梧桐子大。每

服三五十丸，食后生姜汤送下。

【功用】宽中顺气，化痰消食。

【主治】胸膈痞闷，心腹胀满，胁肋疼痛。

11922 木香三棱丸（《御药院方》卷三）

【组成】木香 桂（去粗皮） 青皮（去白） 陈皮（去白）各半两 京三棱（煨） 莪术（煨）各三分 大麦蘖（炒） 槟榔各一两

【用法】上为细末，面糊为丸，如梧桐子大。每服三五十丸，食后生姜汤送下。

【功用】宽利胸膈，消化宿食。

【主治】脾胃气弱，则所食之物不能腐熟，又与新谷相兼，宿滞腹内，噫气生熟，腹胀膨闷，胁肋刺痛。

11923 木香三棱丸（《御药院方》卷三）

【组成】木香半两 丁香一分 京三棱（酒浸一宿） 蓬莪术（酒浸一宿） 枳壳（去瓤） 青皮（去白，锉） 川楝子（锉） 茴香各一两 巴豆二十个（去皮，同前六味炒黄色，不用巴豆） 朱砂半两（研）

【用法】上为细末，醋煮面糊为丸，如绿豆大，朱砂为衣。每服十五丸至二十丸，食后生姜汤送下。

【功用】破痰癖，消积块，顺气进食。

【主治】宿食不消，心腹痞闷，噫气吞酸。

11924 木香三棱丸（《医方类聚》卷一〇九引《经验秘方》）

【组成】木香七钱 京三棱（炮，净，切） 石三棱（择净） 肉豆蔻（搓去尘） 广术（煨，净，切） 鸡爪三棱（择净） 青皮（去瓤）各一两半 槟榔（削净）四两 巴豆三十二个（去皮，全仁者，轻手麸炒黑焦，内外包同为度）

【用法】上为细末，姜汁糊为丸，如绿豆大。每服三五十丸，生姜蘸盐少许，细嚼，熟汤送下。食前服，则消宿食，利气下痰；食后服，则消新食，利气下痰。

【功用】利气，下痰，消食。

【主治】肠胃积聚，上下不通。

11925 木香三棱丸（《普济方》卷一七一）

【组成】木香 丁香 砂仁 红豆 姜屑（炒） 甘松（水洗） 良姜 厚朴（姜制） 香附子（炒） 枳实（炒） 枳壳 萝卜子各一两 荆三棱 石三棱 鸡爪三棱 槟榔 青皮（去瓤） 陈皮（去白）各一两半 莪术（醋炙） 神曲（炒） 麦芽（炒） 甘草（炒）各二两 牵牛（炒） 苍术（泔浸一半，醋浸一半）各八两 荜澄茄 白豆蔻 雷丸 青木香 藕节各半两

【用法】上为细末，滴水为丸，如梧桐子大。每服四五十丸，食后温生姜汤送下。

【主治】胸膈痞闷，心腹胀满，胁肋疼痛，饮食迟化，四肢困倦，呕逆恶心，口苦无味，积滞冷物，不思饮食；癥瘕痃癖，坚硬气块；小儿伤食。

11926 木香三棱汤（《御药院方》卷四）

【异名】木香三棱散（《赤水玄珠》卷十三）。

【组成】木香一两 京三棱二两（炮，锉） 陈皮（汤浸，去白，称）四两 甘草（炙称）三两 益智仁四两 神曲（炒称）一两 蓬莪术六两（炮，锉）

【用法】上为细散。每服一钱，空心、食前入盐沸汤点服。

【功用】和脾胃，进饮食，消化生冷物。

【主治】心腹刺痛，霍乱吐泻，胸膈膨胀。

11927 木香三棱散（《圣济总录》卷五十五）

【组成】木香 枳壳（麸炒，去瓤） 白芷 蓬莪术（锉，煨） 白术 益智仁（炒） 陈曲（炒） 京三棱（炮）各四两 甘草（炙，锉）二两 桂（去粗皮）半两 青橘皮（汤浸，去白，焙）三两

【用法】上为散。每服半钱匕，入盐少许，沸汤点服，不拘时候。

【主治】脾心痛。

11928 木香三棱散（《圣济总录》卷五十七）

【组成】木香一两 京三棱（煨，锉）四两 甘草（炙，锉）三钱 青橘皮（汤浸，去白，焙）一两 山芋 白茯苓（去黑皮）各半两

【用法】上为细散。每服一钱匕，入盐如茶点，不拘时候。

【功用】和脾胃，化久滞，进饮食。

【主治】虚胀。

11929 木香三棱散（《瑞竹堂方·补遗》）

【异名】木香三棱煎（《医统》卷七十八引《医林》）

【组成】黑牵牛（半生半炒）多用 大腹子多用 槟榔 木香 雷丸 大黄各二两 锡灰（醋炒） 三棱（煨） 蓬术（煨）

【用法】上为末。每服三钱，空心蜜水调下，或砂糖水亦可；须先将烧肉一片口中嚼之，休咽下，吐出口中肉汁，后服药。

【主治】腹中有虫，面色萎黄，一切积滞。

【备考】方中三棱、蓬术用量原缺。

11930 木香三棱散

《赤水玄珠》卷十三。为《御药院方》卷四"木香三棱汤"之异名。见该条。

11931 木香三棱煎

《医统》卷七十八引《医林》。为《瑞竹堂方·补遗》"木香三棱散"之异名。见该条。

11932 木香干漆丸（《圣济总录》卷七十二）

【组成】木香半两 干漆（炒烟出）三分 肉豆蔻（去壳） 京三棱（煨） 青橘皮（汤浸，去白，焙） 陈橘皮（汤浸，去白，焙） 桂（去粗皮）各一两 槟榔（锉） 补骨脂（炒）各半两 牵牛子（炒）一两

【用法】上为末。酒煮面糊为丸，如梧桐子大。每服十丸，早、晚食后生姜汤送下。

【功用】利胸膈，散滞气，消宿食。

【主治】积聚心腹胀满。

11933 木香大安丸（《痘疹心法》卷二十三）

【组成】木香二钱 黄连 陈皮 白术各三钱 山楂肉 莱菔子（炒） 枳实 连翘 神曲（炒） 麦蘖（炒） 砂仁各一钱半

【用法】上为末，神曲糊为丸。陈廪米汤送下。

【主治】❶《痘疹心法》：小儿痘疹，伤食者。❷《金鉴》：小儿恣意肥甘，生冷不能运化，肠胃积滞，头温腹热，大便酸臭，嗳气恶食，烦不安眠，口干作渴，滞轻者。

11934 木香大腹丸（《圣济总录》卷六十七）

【组成】木香 槟榔（锉） 丁香 桂（去粗皮） 大腹

（锉） 陈橘皮（汤浸，去白，焙）各一两 牵牛子（炒熟）二两 吴茱萸（汤洗，焙，炒） 诃黎勒皮各半两

【用法】上为末。酒煮面糊为丸，如梧桐子大。每服二十丸，食前生姜汤送下。

【功用】去癖满，调脏腑，通秘涩，进饮食。

【主治】久积冷气。

11935 木香万安丸（《宣明论》卷四）

【组成】木香 拣桂 甘遂各一分 牵牛二两 大戟半两 大黄 红皮 槟榔各一两 皂角二两（要得肥好者，洗净，水三盏，煮三二沸，取出捣碎，揉取汁，再煮成稠膏，下蜜熬二沸，便取出） 半夏 蜜各一两

【用法】上膏为丸，如小豆大。每服十丸至十五丸，生姜汤送下；小儿丸如麻子大。水肿癖病诸积，快利为度。

【主治】一切风热怫郁，气血壅滞，头目昏眩，鼻塞耳鸣，筋脉拘倦，肢体焦痿，咽嗌不利，胸膈痞塞，腹胁痛闷，肠胃燥涩，淋秘不通，腰脚重痛，疝瘕急结，痃癖坚积，肠滞胃满，久不之绝，走注疼痛，暗风痫病，湿病腹胀水肿。

11936 木香不二丸（《丹溪心法附余》卷六）

【组成】木香（不见火） 肉豆蔻（面裹煨） 诃子（煨过，取肉）各一钱 巴豆一两（去壳油，另研） 淡豆豉末一钱半（一半入药，一半打糊）

【用法】上为末，淡豆豉末同面打糊为丸，如黄豆大，小儿如绿豆大。量大小虚实，每服只许一丸，切忌二丸，食前或临卧冷汤送下；赤痢，地榆汤送下；白痢，干姜汤送下；赤白交杂，甘草汤送下。服此药后多行二、三次即住。

【主治】痢疾，或赤或白，或赤白交杂。

11937 木香五物汤（《保婴撮要》卷二十）

【组成】青木香四两 丁香一两 熏陆香 白矾各一两 麝香一钱

【用法】每次五钱，水煎服。

【主治】出痘烦痛。

【加减】热盛，加犀角一两。

11938 木香五积丸（《鸡峰》卷九）

【组成】三棱 蓬莪术各二两 木香 丁香 陈皮 神曲各半两 芫花一两（并三棱、木香三味，并以醋二升，火煎煨一宿。三棱并蓬莪术、木香切作片子，焙干，将余醋投芫花，并黄焦色）

【用法】上为细末，醋煮面糊为丸，如绿豆大。每服二十丸，生姜汤送下。

【功用】消化陈积，和脾胃，进饮食。

【主治】积聚。

11939 木香内消丸（《育婴家秘》卷四）

【组成】木香 三棱（煨） 猪苓 泽泻 川楝子肉 陈皮 青皮 小茴香（炒）各等分 海藻（洗）二钱 香附（酒浸）七钱半

【用法】上为细末。酒糊为丸，如黍米大。每服二三十丸，空心盐汤送下。

【主治】疝气。

11940 木香内消丸（《幼幼集成》卷四）

【组成】南木香（屑） 京三棱（煨） 结猪苓（焙） 宣泽泻（炒） 川楝肉（炒） 正广皮（酒炒） 香附米（酒炒）各七钱 杭青皮（醋炒）二钱

【用法】上为细末。酒煮米糊为丸。每服一二钱，空心盐汤送下。

【主治】气疝。性急多哭，卵肿，痛连小腹。

11941 木香见晛丸（《内外伤辨》卷下）

【异名】巴豆三棱丸（《兰室秘藏》卷上）。

【组成】神曲（炒黄色） 京三棱（煨）各一两 石三棱（去皮，煨） 草豆蔻（面裹，煨熟取仁） 香附子（炒香）各五钱 升麻 柴胡各三钱 木香二钱 巴豆霜五分

【用法】上为细末，汤浸蒸饼为丸，如绿豆一倍大。每服三十丸，温白汤送下。量所伤多少服之。

【主治】伤生冷硬物，心腹满闷疼痛。

11942 木香化气汤

《中国医学大辞典》。为《局方》卷三（续添诸局经验秘方）"化气汤"之异名。见该条。

11943 木香化虫丸（《育婴秘诀》卷二）

【组成】槟榔一钱 木香 鹤虱 贯仲 锡灰 干漆（炒尽烟） 使君子肉各五分 轻粉二钱 巴豆肉（去油，炒） 雷丸各二钱半

【用法】上为细末，飞罗面作糊为丸。五更米饮送下。

【主治】虫痛似痫。小儿本怯，致胃虚冷，则虫咬而心痛，口中沫及涎水出，发痛有时，但目不斜，手不搐。

11944 木香化滞丸（《圣济总录》卷一七五）

【组成】木香 京三棱（炮） 青橘皮（去白）各一两 补骨脂二两（炒） 黑牵牛四两（炒令黑，罗取面）二两

【用法】上为末，滴水为丸，如黄米大。每服二十丸，温水送下，不拘时候。

【主治】小儿宿食不消，心腹胀满，呕吐壮热。

11945 木香化滞丸（《摄生众妙方》卷六）

【组成】沉香一钱八分 大黄一两 丁香 木香各一钱七分 陈皮 三棱 蓬术 青皮各一钱五分 巴豆仁（去心） 乌梅肉各五钱

【用法】上将乌梅肉同巴豆用腊醋浸，春、秋三日，夏一日，冬五日，却煮干，黄色为度，研如泥，入前药均研为丸，如黄米大。姜汤送下。

【主治】积滞。

【宜忌】有孕妇人不可服。

11946 木香化滞汤（《医统》卷三十六引《局方》）

【组成】木香七分 槟榔 人参 陈皮 泽泻 黄连各一钱 白术 枳壳（麸炒） 厚朴（姜制） 白芍药 茯苓各一钱半

【用法】中吹咀，作一服。水二钟，煎八分，食前服。

【主治】体质虚弱，患痢赤白，腹中疼痛，里急后重，多热多滞。

11947 木香化滞汤（《内外伤辨》卷下）

【异名】消痞汤（《兰室秘藏》卷上）。

【组成】半夏一两 草豆蔻仁 甘草（炙）各五钱 柴胡四钱 木香 橘皮各三钱 枳实（麸炒，去瓤） 当归梢各二钱 红花五分

【用法】上锉，如麻豆大。每服五钱，水二大盏，加生姜五片，煎至一盏，去滓，食远稍热服。

【功用】《中国医学大辞典》：调气，益气。

【主治】因忧气食湿面，结于中脘，腹皮底微痛，心下

痞满,不思饮食,食之不散。

【宜忌】忌酒、湿面。

【备考】《医学入门》有苍术。

11948 木香化滞汤

《赤水玄珠》卷五。为《兰室秘藏》卷上"破滞气汤"之异名。见该条。

11949 木香化滞汤（《嵩崖尊生》卷七）

【组成】枳实二分 柴胡四分 木香三分 陈皮五分 甘草一分 半夏一钱 草蔻五分 当归二分 红花一分 香附五分

【主治】气郁。

【加减】胸满,加枳壳、桔梗、砂仁、香附;腹胀,加厚朴、枳实;小腹病,加青皮、木香、槟榔;怒者,加炒栀、柴胡;有热,加栀子;气痛,加木香、乌药。

11950 木香化滞饮（《杏苑》卷四）

【组成】人参二钱 白术二钱 茯苓一钱 木香七分 陈皮 藿香 姜黄 白豆蔻各一钱 檀香 大腹皮 桔梗 砂仁各七分 青皮八分

【用法】上咬咀。水煎熟,不拘时候服。

【功用】补益正气,散滞行郁,温脾和胃。

【主治】一切气郁之证。

11951 木香化滞散

《兰室秘藏》卷上。为原书同卷"破滞气汤"之异名。见该条。

11952 木香化滞散（《丹溪心法》卷四）

【组成】木香 白术 陈皮 桔梗 腹皮 茯苓 人参 砂仁 青皮 藿香 姜黄 檀香 白果

【功用】破滞气。

【主治】脾胃不和,胸膈噎塞,腹胁疼痛,气促喘急,心下胀闷。

11953 木香分气丸（《幼幼新书》卷二十一引《王氏手集》）

【异名】牛皮丸（《古今医鉴》卷六）。

【组成】青橘皮一两 牵牛（炒令熟）二两 木香一分

【用法】上为细末,面糊为丸,如绿豆大。每服五七丸,生姜汤送下。

【功用】理一切气。

【主治】气逆。面黄白,乳哺减少,夜啼及呃,但无精彩;勿取转,转之则剧。为乳母烦恼忧闷,乳气凝滞所致。

11954 木香分气丸（《洪氏集验方》卷五）

【组成】香附子（水浸一宿,捣去黑皮,令净,饭上蒸过一次,焙干称）二两 南木香一钱（面裹,煨） 缩砂一分（去壳） 甘草半两（炙） 京三棱半两（湿纸裹,煨,乘热切,焙） 姜黄半两（米泔水浸一宿,切,焙）

【用法】上为末,用白面糊为丸,如黍米大。每服二十丸,食后饭饮吞下;温熟水亦得。

【主治】小儿脾胃虚弱,饮食过伤,积滞内停,或多吐逆,胸膈不快,面黄腹急,下利无度。

11955 木香分气丸（《宣明论》卷七）

【组成】陈皮（去白） 槟榔各一两 破故纸二两（炒） 木香一两半 黑牵牛十二两（炒香熟,取末五两半,余不用）

【用法】上为末,滴水为丸,如梧桐子大。每服二三十丸,食后、临卧生姜汤送下。

【主治】积滞,癖块不消,心腹痞结,疼痛抢刺,如复杯状。

11956 木香分气丸（《局方》卷三宝庆新增方）

【组成】木香 甘松（洗去泥）各一两 甘草（炙）六两 香附子十六两 蓬莪术（煨）八两

【用法】上为细末,水糊为丸。每服二十粒,煎生姜橘皮汤送下,不拘时候。脾胃虚弱人,最宜常用。

【功用】宽中顺气,进食。

【主治】一切气逆,心胸满闷,腹胁虚胀,饮食不消,干呕吐逆,胸膈痞满,上气咳嗽,冷痰,气不升降。

11957 木香分气丸（《魏氏家藏方》卷五）

【组成】白附子（炮） 白豆蔻 片子姜黄（炮,洗） 缩砂仁各一两 木香半两（面裹,煨） 丁香一两半（不见火） 甘草四两（炙）

【用法】上为细末,水浸蒸饼为丸,如鸡头子大。每服十丸,白汤嚼下。

【主治】脾胃虚寒。

11958 木香分气丸（《御药院方》卷三）

【组成】木香 槟榔 青皮（汤浸,去白） 陈皮（汤浸,去白瓤） 姜黄 玄胡 荆三棱（湿纸裹,炮香为度,捶碎） 蓬莪术（炮制） 干生姜 当归（切,炒） 白术 赤茯苓（去皮） 肉豆蔻各等分

【用法】上为细末,白面糊为丸,如小豆大。每服三四十丸,食后生姜汤送下,一日三次。

【主治】脾胃不和,心腹胀满,两胁膨胀,胸膈注闷,痰嗽喘息,醋心干呕,咽喉不利,饮食不化。

【宜忌】忌马齿,生茄子。

【加减】秋冬,加丁香。

【备考】《杂类名方》有枳壳。

11959 木香分气丸（《局方》卷三新添诸局经验秘方）

【组成】木香 丁香皮 香附子（炒,去毛） 蓬莪术（煨） 缩砂仁 甘草各四两 藿香叶 川姜黄 檀香 甘松（洗）各一两

【用法】上晒干,不见火,捣罗为细末,稀糊为丸,如梧桐子大。每服二十丸至三十丸,生姜、橘皮汤吞下,不拘时候。脾胃虚弱人最宜服之。

【功用】宽中顺气,进饮食。

【主治】一切气逆,心胸满闷,腹胁虚胀,饮食不消,干呕吐逆,胸膈痞满,上气咳嗽,冷痰,气不升降。

11960 木香分气丸（《普济方》卷二五三引《德生堂方》）

【组成】香附子一斤 三棱 广茂四两 丁皮四两 甘松（净）四两 檀香四两 甘草一斤 豆粉十两（炒黄色） 姜黄三两（研）

【用法】上为细末,砂仁四两,杵碎取仁作母,水为丸,如鸡头子大。每服三五丸,细嚼,酒水任下,不拘时候加服。

【主治】酒食后胸满气痞。

【备考】本方名木香分气丸,但方中无木香,疑脱。方中三棱用量原缺。

11961 木香分气丸（《普济方》卷一八二）

【组成】木香二钱半 广茂（炮） 甘松 青皮（去白） 陈皮（去白） 三棱（炮） 砂仁 丁香二钱半 檀香

一钱五分 香附子四钱(炒) 甘草一钱半 藿香二钱半

【用法】上为细末,煮蒸饼为丸,如梧桐子大。每服十丸,食后细嚼,生姜汤送下。

【主治】诸气。

11962 木香分气丸(《天津市固有成方统一配本》)

【组成】木香一两五钱 莪术(醋炙)二两 枳实一两 丁香一两 黑郁金一两 香橼一两五钱 檀香一两 豆蔻(连壳)二两 橘皮一两五钱 藿香一两五钱 甘草一两五钱 甘松一两五钱 砂仁二两

【用法】共轧为细粉,和匀过80~100目细罗,用冷开水泛为小丸,晒干或低温干燥。每服三钱,一日一次,温开水送下。

【功用】顺气止呕,宽胸消胀。

【主治】肝郁气滞所致的胸膈痞闷,两胁胀痛,恶心呕吐,脘痛气闷,消化不良。

【宜忌】忌食生冷、油腻之物。孕妇慎用。

11963 木香分气丸(《中国药典》2010)

【组成】木香192克 砂仁48克 丁香48克 檀香48克 醋香附384克 广藿香48克 陈皮192克 姜厚朴384克 枳实192克 豆蔻48克 醋莪术384克 炒山楂192克 白术(麸炒)192克 甘松192克 槟榔96克 甘草192克

【用法】上水泛丸。口服,一次6克,一日2次。

【功用】宽胸消胀,理气止呕。

【主治】肝郁气滞,脾胃不和所致的胸膈痞闷、两胁胀满、胃脘疼痛、倒饱嘈杂、恶心呕吐、嗳气吞酸。

【宜忌】密封。孕妇慎用。

11964 木香分气汤(《普济方》卷一八一)

【异名】小流气饮。

【组成】木香 赤茯苓各一两 木猪苓(去皮)三分 泽泻 半夏(汤洗七次,汁浸三宿,炒) 枳壳(去瓤,面炒) 紫苏子(炒) 槟榔(炒)各半两

【用法】上为末。每服三钱,水一盏半,灯心五寸长二十茎,煎至八分,去滓,入麝香少许,和药,食前服。

【主治】气滞留,四肢浮肿,腹急中满,膈胁膨胀急,虚气上冲,小便臭浊,神思不爽。

11965 木香分气饮(《普济方》卷一八二)

【组成】乌药二两 木香(不见火)半两 甘草半两 陈皮一两(洗净) 香附子二两(去毛土,净一两半) 枳壳一两(去瓤半两) 缩砂一两(去皮)

【用法】上㕮咀。每服四钱,水一盏半,煎至八分,去滓服。

【功用】调中快气,升降阴阳。

【主治】心腹刺痛。

11966 木香乌荆丸(《妇人良方》卷八)

【组成】木香一分 荆芥穗 川乌(炮)各一两

【用法】上为末,酒煮为丸,如梧桐子大。每服二十丸,食前、临卧浓煎栗根白皮酒吞下。

【主治】妇人肠风,酒痢。

【宜忌】忌羊血。

11967 木香乌梅丸(《袖珍》卷一引《圣惠》)

【组成】乌梅肉二斤(温水浸一宿,取净肉一斤) 木

香 百草霜 丝瓜(烧灰存性)各二两 黄连 柏皮 黄芩 栀子 当归各一两 大黄 半夏(制)各五钱 枳壳(炒)一两 陈皮八钱

【用法】上为末,用炒面四两,入前药同杵为丸,如梧桐子大,如硬,入梅水和之。每服五十加至七八十丸,空心米饮送下。

【主治】❶《袖珍》引《圣惠》:大便前后,下血不止。❷《普济方》:一切下痢便血,并肠风等疾。

11968 木香匀气散

《得效》卷六。为原书卷三"生料木香匀气散"之异名。见该条。

11969 木香匀气散

《医学入门》卷八。为《局方》卷三"匀气散"之异名。见该条。

11970 木香平气丸(《圣济总录》卷四十七)

【组成】木香 沉香 丁香 肉豆蔻仁 丹砂(别研) 麝香(别研)各半两 槟榔(湿面裹,慢火内煨熟,去面不用) 桂(去粗皮) 厚朴(去粗皮,生姜汁炙) 乳香(拣通明者,生姜汁内煮软,另研如膏)各一两 半夏二两(汤浸七遍,切作片子,焙干,杵为末,以生姜汁和作饼子,焙干,再杵为细末)

【用法】上药除丹砂、乳香、半夏、麝香四味别研外,将木香等七味一处为细末;次入丹砂、麝香再拌匀研细后,将乳香、半夏末入生姜汁,煮作薄糊,拌和前药;如拌和未就,更以生姜汁煮薄糊,取和拌硬软得所为度,为丸如梧桐子大。每服十五丸至二十丸,食后温米饮送下。

【主治】心胸有痰,噫醋吞酸。

11971 木香正气散(《幼科金针》卷上)

【组成】木香 楂肉 黄连 白芍 枳实 白术 苏叶

【用法】水煎服。

【主治】小儿挟热腹痛,面赤壮热,四肢烦,手心热。

11972 木香甘连汤(《赤水玄珠》卷八)

【组成】黄连一两 甘草二钱 木香二钱

【用法】水二钟,煎至一钟,食前服。先一日预服五苓散三贴,次早服此,即止。

【主治】血痢。

11973 木香甘遂散(《医学启蒙》卷四)

【组成】木香 甘遂 白牵牛各等分

【用法】上为细末。每服二钱,米汤调下。

【主治】单腹胀。

11974 木香归蝉散(《医林纂要》卷九)

【组成】木香散加白芷 当归 蝉蜕

【用法】上锉散。每服三钱或五钱,水煎,空心服。

【主治】痘当靥不靥,泄泻不渴,寒颤咬牙,疮反作痒者。

【方论选录】木香散以治内之虚寒,白芷、当归、蝉蜕以除外之虚热。

【备考】组成中之"木香散",即《圣惠》卷八十四"木香散"。

11975 木香四七丸(《嵩崖尊生》卷六)

【组成】木香五分 射干 羚羊角 犀角 槟榔各一钱 元参 桑白皮 升麻各一钱半 半夏 厚朴 陈皮各一钱 赤茯苓二钱

【用法】加生姜，水煎服。

【主治】喉中如有物，不能吞吐。

11976 木香生化汤（《傅青主女科·产后编》卷上）

【组成】川芎二钱 当归六钱 陈皮三分 黑姜四分

【用法】服时磨木香二分在内。

【主治】产后怒气逆，胸膈不利，血块又痛；及产后血块已除，因受气者。

11977 木香白术丸（《鸡峰》卷十四）

【组成】白术五钱 豆蔻仁 缩砂仁 诃子皮各二钱 藿香二分 丁香 木香各一钱

【用法】上为细末，水煮面糊为丸，如豌豆大。每服二十丸，米饮送下。

【功用】调中。

【主治】气痢。

11978 木香白术散（《鸡峰》卷十六）

【组成】白术二两 茯苓一两 人参半两 木香一分 甘草二分

【用法】上为细末。每服二钱，煎粳米饮调下，不拘时候。

【功用】和气，滋养冲任，进饮食，去百病。

11979 木香白术散（《卫生总微》卷十）

【组成】木香 白术 陈皮（去白） 丁香各一分 麦蘖（炒黄）半两

【用法】上为末。每服半钱或一钱，水半盏，煎至三分，温服。如吐泻，与丁香散兼服。

【主治】下泻色青如涎，或如白沫。

11980 木香白术散（《保命集》卷中）

【组成】木香一钱 白术半两 半夏曲一两 槟榔二钱 茯苓半两 甘草四钱

【用法】上为细末。每服一二钱，浓煎芍药、生姜汤调下。

【主治】呕吐，腹中痛。

11981 木香白术散（《洁古家珍》）

【异名】丁香半夏汤

【组成】木香 丁香各一钱 半夏曲一两 白术五钱 槟榔二钱 茯苓五钱 炙甘草四钱

【用法】上为末。每服一二钱，浓煎芍药、生姜汤调下。

【主治】呕而吐食，腹中痛。

11982 木香白术散

《局方》卷十（吴直阁增诸家名方）。为《圣惠》卷九十三"木香散"之异名。见该条。

11983 木香白术散（《普济方》卷三九六）

【异名】木香散。

【组成】诃黎勒（炮，去核） 厚朴（去粗皮，姜汁炙） 当归（微炒）各半两 木香 干姜（炮） 白术各一分

【用法】上为细散。三岁小儿，每服一钱，水一小盏，加大枣二枚，同煎至五分，去滓，食前温服。

【主治】小儿冷痢，腹痛，四肢不和，饮食减少，渐至羸瘦。

【加减】白痢，肠胃虚弱，腹痛不食，加生姜三片。

11984 木香半夏丸

《卫生总微》卷十四。为《幼幼新书》卷十六引《医方妙选》"木香半夏丹"之异名。见该条。

11985 木香半夏丸（《御药院方》卷五）

【组成】木香七钱半 半夏一两（汤洗七次，切片，焙干） 陈皮（去白）半两 白茯苓半两 干生姜半两 草豆蔻仁半两 白附子半两 人参半两

【用法】上为细末，用面糊为丸，如梧桐子大。每服二三十丸，煎生姜汤送下，不拘时候。

【功用】消痰饮。

【主治】痰涎上壅，恶心，胸膈不利。

11986 木香半夏丸（《医学入门》卷六）

【组成】木香 半夏 丁香各五钱 白僵蚕 白术 青皮 陈皮各二钱半

【用法】上为末，蒸饼为丸，如麻子大。一岁十丸，二岁倍之，米汤灌下。

【主治】小儿滞颐，冷涎自流渍于颐间，乃胃虚不能收约。

11987 木香半夏丹（《幼幼新书》卷十六引《医方妙选》）

【异名】木香半夏丸（《卫生总微》卷十四）。

【组成】木香 半夏（汤洗七次，焙干） 肉豆蔻各一两 藿香叶 丁香 白术（炮）各半两

【用法】上为细末，取生姜自然汁和，如黍米大。每服十粒，煎人参汤送下。

【主治】小儿胃寒咳嗽。

11988 木香当归散（方出《袖珍》卷二，名见《医方类聚》卷一〇二）

【组成】川芎 当归 人参 官桂 三棱（炮） 蓬莪术（炮） 青皮（炒） 神曲（炒） 厚朴 麦蘖 干姜 小茴香（炒） 木香 陈皮 甘草 枳壳（炒）各等分

【用法】上㕮咀。每服八钱，水二盏，加生姜三片，枣子一枚，葱白三茎，煎至一盏，去滓，食前温服。

【功用】和脾暖胃，补虚益气。

【主治】心腹疼痛，胸膈虚痞，肠鸣腹胀，口苦吐酸，身体倦怠，饮食减少，痰逆恶心，时发呕吐，大便不调，或即泄泻

【加减】大便闭倍枳壳，加槟榔一两（炒），去干姜。

11989 木香行气散（《普济方》卷二四一引《仁存方》）

【组成】黄耆 桑白皮 木通 白术各半两 木香二钱半 黑牵牛一两（生）

【用法】上为末。每服一大钱，初更时酒调服，一服可效。作丸子服亦可。

【功用】止痛去湿，除风行气。

【主治】脚气，风气走注，风寒湿气，及脚生细黄泡疮。一切湿疮。

11990 木香交加散（《证治要诀类方》卷三）

【组成】六和汤合藿香正气散

【主治】痢疾。

11991 木香灯草丸（《御药院方》卷六）

【组成】木香 红花 灯草各三两

【用法】上为细末。糯米粉、酒打糊为丸，如梧桐子大。每服七十丸，食前温酒送下。一日三次。

【主治】阴茎中痛，小便涩滞，或浓尿不通。

11992 木香异功散（《万氏家抄方》卷六）

【组成】当归 茯苓 木香 肉桂 人参 陈皮 丁

香　白术　川芎　附子　肉果（面包煨）　黄耆

【用法】每服三钱，加生姜三片，大枣二枚，水煎服。

【主治】虚寒不足，痘不起长，不成血泡脓窠；又治表虚塌痒，内虚泄泻，腹胀喘嗽，闷乱烦躁，寒战咬牙，头温足冷；又治脾经痘。

【备考】附子不用亦可，若里虚泻甚，又不可无附子。

11993 木香导气丸（《绀珠》卷下）

【组成】木香　槟榔　青皮　广术　黄连各五钱　黄柏一两半　香附三两　大黄一两半　枳壳一两　黑牵牛四两（取头末）

【用法】上为细末，滴水为丸，如梧桐子大。每服五十丸，温水送下，不拘时候。

【主治】心火上盛，肾水下虚，气血壅滞，肢体憔悴，面色萎黄，胸膈痞闷，妇人经候不调，小儿疳疾乳癖。

11994 木香导气丸（《普济方》卷二四九）

【组成】木香　乳香　丁香　八角茴香　川楝子（去核）　破故纸　胡芦巴　荆三棱　香附子　甘草各一两　杜仲半两

【用法】上为末。酒糊为丸，如梧桐子大。每服三十丸至五十丸，空心温酒送下，盐汤，亦可，一日三次。

【功用】《中国医学大辞典》：补元下，调理脾胃。

【主治】男子小肠气，肚疼；一切气积，以及下元虚冷，脾胃不和。

【备考】本方改为汤剂，名"木香导气汤"。（见《中国医学大辞典》）。

11995 木香导气丸（《袖珍》卷二）

【组成】神曲　麦蘗各四两　萝卜子四两　青皮　木香　陈皮各一两　牵牛末四两　杏仁四两（麸炒）

【用法】上为末，将萝卜子、杏仁研泥，同糊为丸，如梧桐子大。每服三五十丸，盐汤送下，不拘时候。

【功用】消食快气，美进饮食。

11996 木香导气汤（《古今医鉴》卷三）

【组成】大黄一钱五分　槟榔一钱二分　厚朴一钱二分　白芍药一钱二分　黄连一钱二分　归尾八分　茯苓八分　朴消一钱二分　木香五分

【用法】上锉一剂。水二钟，煎至八分，滤去滓，空心热服。

【主治】痢疾初起，腹痛，红白相杂，里急后重，发热噤口，不拘老幼。

【加减】小便赤，加滑石一钱五分，木通一钱。

11997 木香导气汤（《杏苑》卷四）

【组成】木香六分　厚朴　槟榔各一钱　甘草五分　枳壳一钱二分　大黄（看人虚实增减用）　黄芩六分　黄连四分

【用法】上㕮咀。用水二钟，煎一钟，空心服。

【主治】下痢赤白，大便欲去不去，前攻前急。

【加减】气食，加青皮五分，橘皮六分，白茯苓八分。

11998 木香导气汤

《中国医学大辞典》。即《普济方》卷二四"木香导气丸"改为汤剂。见该条。

11999 木香导饮丸（《普济方》卷一〇四）

【组成】京三棱（炮）　蓬莪术（炮）各三两二钱　青

皮（去白）　陈皮（去白）　白术各一两半　槟榔　枳壳（炒）　木香各一两　半夏一两　白茯苓一两半　干葛二两

【用法】上为细末，打面糊为丸，如梧桐子大。每服五十丸，食后生姜汤送下，加至一百丸。

【主治】风痰气涩，胃脘痞满，停饮不消，头目昏眩，手足麻痹，声重鼻塞，神困多睡，志气不清，中酒吐酒。

【宜忌】忌食猪肉，荞麦面。

12000 木香导滞丸

《医学正传》卷二。即《内外伤辨》卷下"枳实导滞丸"加木香、槟榔。见该条。

12001 木香导滞丸（《幼科发挥》卷三）

【组成】枳实（炒）　厚朴（姜汁炒）　槟榔各五钱　黄连　黄芩　黄柏　大黄各七钱半　木香二钱五分　黑牵牛（半生半炒，取头末）二钱半

【用法】上为末，酒糊为丸，如小豆大，白汤送下。

【主治】痢不问赤白，有湿热食积，可下者。

12002 木香导滞丸（《北京市中药成方选集》）

【组成】大黄一百九十二两　黄柏二十两　黑丑（炒）六十四两　青皮（炒）二十两　厚朴（炙）十六两　槟榔二十两　枳壳（炒）三十二两　砂仁四两　三棱（炒）十六两　莪术（炙）三十二两　神曲（炒）十六两　当归十六两　橘皮四十八两　香附（炙）十六两　黄芩三十二两　山楂（炒）四十八两　木香十六两

【用法】上为细末，过罗，用冷开水泛为小丸。每服二钱，温开水送下。

【功用】顺气宽胸，和胃导滞。

【主治】胸膈痞闷，嘈杂倒饱，呕吐恶心，大便燥结。

【宜忌】孕妇忌服。

12003 木香导滞汤（《赤水玄珠》卷八）

【组成】木香二钱　白芍　当归　枳壳各一钱二分　槟榔一钱五分　大黄二钱　黄连一钱

【用法】水煎，食前温服。

【主治】赤白痢。

12004 木香导滞汤（《医学探骊集》卷五）

【组成】木香三钱　延胡索三钱　香附米三钱　枳实四钱　台乌药三钱　陈皮三钱　五灵脂三钱　郁金三钱　炮姜二钱　甘草二钱

【用法】水煎，温服。

【主治】贪食生冷，陈寒结气，滞塞脾胃，或受寒凉，或逢怒气，其胃脘处或寒块作痛，或寒条作痛，或胃腑作痛，轻者尚可饮食，重者呕吐酸水，饮食不下。

【加减】初得此症，去陈皮、乌药，加大黄五钱、芒消二钱，一剂可永不发。若因气逆而得年久不愈者，将原方加韭菜根一把，鸡子二个，酒、水各半煎之，煎数滚，俟鸡子已熟，将鸡子取出入勺内，克破外皮，亦连皮入内煎之，俟药已煎好，将鸡子剥去皮，先食鸡子，然后服药。

12005 木香如意丸（《普济方》卷一八二）

【组成】木香　丁皮　丁香各三钱（不见火）　青木香一两　枳实　枳壳（麸炒）　青皮一两（去瓤）　陈皮（去白）　大黄五钱　小姜三钱　黑牵牛四两（头末二两，炒）　巴豆一两（去壳，不去油）　小茴陈三两　大麦蘗六两（用巴豆肉炒麦芽，文武火候，豆焦赤为度，用纸包裹一夜，

次早拣去巴豆不用，以麦糵和前药一处为末）　皂角五梃
（去皮弦）

【用法】以水二碗，煎至一碗，取汁打糊为丸，如梧桐
子大。每服二十丸，热水送下。

【主治】胸膈不快。

12006　木香豆蔻丸（《圣济总录》卷一七九）

【异名】豆蔻丸（《卫生总微》卷十）。

【组成】木香　草豆蔻（去皮）　槟榔（锉）　陈橘皮（汤
浸，去白，焙）　青橘皮（汤浸，去白，焙）各一两　京三棱
（煨，捣碎）四两　肉豆蔻（去壳）五枚

【用法】上为末，面糊为丸，如小豆大。每服五丸至七
丸，枣汤送下。

【功用】进食和气。

【主治】小儿泄痢不止。

12007　木香豆蔻丸

《普济方》卷二〇七引《东坡家藏》。即《苏沈良方》卷
四"木香散"。见该条。

12008　木香豆蔻丸（《医方考》卷二引《稽神录》）

【组成】青木香　肉豆蔻

【用法】枣肉为丸，如梧桐子大。每服二十丸。

【主治】泄泻。

【方论选录】青木香能伐肝，肉豆蔻能温中，枣肉能健
脾。久泄脾虚，中气必寒，肝木必泄泻：乘其虚而克制之，
此方之用，宜其效也。

【临床报道】泄泻：《稽神录》云：江南司农少卿崔万安，
常苦脾泄困甚，家人为之祷于后土祠。万安梦一妇人，簪
珥珠履，授以此方，如其言服之而愈。

【备考】《济阳纲目》本方用青木香一两，肉豆蔻二两。

12009　木香豆蔻丸（《奇效良方》卷六十四）

【组成】木香　肉豆蔻（煨）各半两　黄连　地榆　当
归　白芍药（炒）各七钱半

【用法】上为细末，蒸乌梅肉为丸，如麻子大。每服
二十丸，用枣汤送下，食前服。

【主治】小儿下痢脓血。

12010　木香豆蔻丸（《痘疹金镜录》卷一）

【组成】诃子四两（煨）　干姜二两（煨）　木香五钱

【用法】上为末，面糊为丸。

【主治】小儿吐泻。

【加减】夏月减干姜，加肉果、黄连。

【备考】本方名木香豆蔻丸，但方中无豆蔻，疑脱。

12011　木香豆蔻丸（《活人方》卷五）

【组成】白蔻仁三两（另末）　良姜八钱　青皮五
钱　官桂五钱　丁香五钱　檀香五钱　藿香五钱　三棱五
钱　蓬术五钱　山奈五钱　甘草四钱（炙黄）　陈皮二两五
钱　山楂二两五钱　香附二两五钱（姜制）　甘松五钱　木
香五钱

【用法】自良姜至甘松，共为细末；另以豆蔻末为母，
水叠丸。每服二三钱，午前后姜汤吞下。

【主治】脾胃久弱，中气虚寒，则寒痰冷饮壅滞胸中，
以致痞结不舒，怏怏欲呕，及吞酸倒饱，嗳腐，不思饮食。

12012　木香豆蔻散（《直指》卷七）

【组成】人参　木香　肉豆蔻（面裹煨）各半两　白豆

蔻仁一分　甘草（炒）一钱半

【用法】上为粗末。每服三钱，加生姜、大枣，水煎服。

【主治】翻胃呕吐。

12013　木香豆蔻散（《杏苑》卷六）

【组成】木香　陈皮各一钱　黑牵牛　草豆蔻　良
姜　干姜　诃子肉　赤芍药　枳实　川芎各七分

【用法】上为粗散。水煎，温服。

【主治】疝气，心脉急，小腹常有形，心气逆不顺，常痛
不已。

12014　木香芥粒丸（《卫生总微》卷十二）

【组成】陈粟米二合　巴豆半两（去皮膜，同米炒至米
焦，去巴豆用米）　陈皮半两　槟榔一两（研细）　人参（去
芦）一分　木香一分

【用法】上为细末，饭和为丸，如芥子大。每用三五丸，
米汤送下，不拘时候。

【主治】疳积黄瘦，盗汗，腹胀泄泻，宿滞不化，气促
发喘。

12015　木香利气丸（《活人心统》卷下）

【组成】槟榔　青皮　陈皮　黑丑　大黄　川连　枳
壳　香附　莪术各一两　砂仁五钱

【用法】上为末，水为丸，如梧桐子大。每服七十丸，
白汤送下。

【主治】腹痛积滞，满闷久痛，郁热。

【备考】本方名木香利气丸，但方中无木香，疑脱。

12016　木香利膈丸

《兰室秘藏》卷中。为原书同卷"吴茱萸丸"之异名。
见该条。

12017　木香利膈丸

《医统》卷二十九引《医林》。为《御药院方》卷五"开结
枳实丸"之异名。见该条。

12018　木香快气丸（《袖珍》卷二）

【组成】木香　陈皮（去白）　青皮　砂仁　枳壳　槟
榔　荜茇　白术　白豆蔻各二钱

【用法】上为末，薄面糊为丸，如梧桐子大。每服
四五十丸，温水嚼下，不拘时候。

【功用】消食快气，美进饮食。

12019　木香快气散（《普济方》卷一八二）

【组成】白豆蔻二两（去皮）　甘草五钱（炒）　缩砂
仁四钱（去皮）　丁香四两　木香二两　青橘皮四两（去
瓤）　香附子一斤（去毛）　厚朴（干炙）一斤

【用法】上为末。每服二钱，加生姜二片，盐少许，沸
汤点服，不拘时候。

【主治】胸膈不快。

12020　木香快斑汤（《万氏家抄方》卷六）

【异名】木香快斑散（《片玉痘疹》卷八）。

【组成】人参　黄耆　木香　桂心　诃子肉　青
皮　甘草（炙）　归尾　白术　陈皮　茯苓　生姜

【用法】水煎服。

【主治】痘疹泄泻，其疮由灰白而变黑陷倒靥。

12021　木香快斑汤（《痘疹全书》卷下）

【组成】木香　黄耆　人参　桂心　青皮　诃子肉

【主治】痘疮，毒火太甚，煎熬阴血，其血干枯，而变

黑色。

12022 木香快斑散

《片玉痘疹》卷八。为《万氏家抄方》卷六"木香快斑汤"之异名。见该条。

12023 木香没药丸

《杨氏家藏方》卷四。为《圣济总录》卷十"木香丸"之异名。见该条。

12024 木香羌活散 （《普济方》卷八十九引《经验方》）

【组成】南木香 藁本各三分 羌活 川芎 人参 白术（炮） 薏苡仁 大槟榔各一两 枳壳（去瓢，麸炒） 白茯苓 荆芥穗各半两

【用法】上为末。每服三钱匕，水一盏，加生姜二片，煎至七分，去滓，稍热服。

【功用】调顺荣卫，进饮食。

【主治】中风，头目昏痛，心胸烦闷，气逆痞滞。

12025 木香诃子散 （《魏氏家藏方》卷七）

【组成】木香半两（不见火） 诃子皮 当归（去芦）各一两

【用法】上为细末。每服三四钱，用第二米泔一盏，煎至七分，温服之，不拘时候。

【主治】大便下血。

12026 木香补肾丸 （《外科正宗》卷三）

【组成】怀庆生地四两（酒煮捣膏） 菟丝子 肉苁蓉 黄精 黑枣肉 牛膝 蛇床子（微炒） 茯苓 远志各一两二钱 当归身二两四钱 丁香三钱 大茴香 木香各六钱 枸杞子一两五钱 巴戟 杜仲各一两 青盐五钱 人参五钱

【用法】上为细末，炼蜜为丸，如梧桐子大。每服六七十丸，空心温酒送下。偏坠者，灸后宜服此，俱可内消。

【主治】偏坠，一名木肾，不疼不痒，渐渐而大，最为顽疾，有妨行动，多致不便；诸疝，不常举发者；及精寒血冷，久无嗣息。

【备考】此药功效不独治疝，中年后服之益寿延年，黑发壮筋，填髓明目，聪耳补肾，助元阳，调饮食。其功不可尽述。妇人服之，颜如童女，肌肤莹洁如玉。

12027 木香启中汤 （《普济方》卷二十二）

【组成】人参 白术 茯苓 甘草 半夏 枳壳 香附 缩砂 白豆蔻 木香 陈皮各等分

【用法】上如法修制，㕮咀。每服六钱，水一盏半，加生姜七片，大枣一枚，同煎至八分 去滓温服。

【功用】补脾胃，进饮食，宽膈顺气。

12028 木香附子汤 （《魏氏家藏方》卷一）

【组成】附子一枚（七钱重者。炮、去皮脐） 南木香一两（不见火）

【用法】上切片，量病势，重则分作二服，轻则分作四服。每服水一盏半，加生姜二十片，煎至半盏，去滓，空心、食前热服。间服小续命汤一服。

【主治】急中风不语，口眼㖞斜，半身不遂，肢体瘫痪。

【备考】如急中，附子不炮。

12029 木香青皮丸 （《普济方》卷一八二）

【组成】青皮六钱 陈皮 枳壳 枳实 三棱（炮） 蓬莪术（炮） 槟榔 麦蘗 神曲 香附（炮） 砂

仁 白豆蔻 木香 半夏 荜澄茄 益智仁

【用法】上为细末，酒糊为丸，如梧桐子大。每服五六十丸，姜、酒、茶汤送下，不拘时候。

【主治】精气所伤，喉中如梅核破絮。

12030 木香和中丸 （《袖珍》卷二引《圣惠》）

【组成】木香（去腐） 沉香 槟榔 枳实（去瓢） 蓬莪术（去皮） 青皮（去瓢） 橘皮（去白） 当归（酒浸） 黄芩（去腐） 木通（去皮） 黄连（去须） 白豆蔻 三棱（去皮） 牙皂（连子，酥炙） 郁李仁（去皮，另研）各一两 缩砂二两 黄柏（去腐皮） 香附子（去毛）各三两 大黄（蒸）四两 牵牛（末）二两或四两

【用法】上为末，水为丸，如梧桐子大。每服二钱半，加至三钱，食后生姜汤送下，或茶清亦得，不拘时候。

【功用】和脾气，益肾水，宣畅三焦，开利膈润大便，清小便，进美饮食。

【主治】❶《袖珍》引《圣惠》：胃肠积滞，癥瘕癖块，气逆上攻心胸，胁肋胀满痞痛，四肢筋脉拘急，身体困倦。❷《准绳·类方》：腹痛泄泻，脉滑者。

【备考】本方改为汤剂，名"木香和中汤"（见《中国医学大辞典》）。

12031 木香和中丸 （《袖珍》卷二）

【组成】木香 黄芩 青礞石 枳壳 槟榔 青皮 橘红各半两 滑石二两 沉香二钱 大黄一两一钱 黑牵牛（头末）二两三钱

【用法】上为末，水为丸，如梧桐子大。每服五十丸，姜汤或茶清送下。

【功用】和脾胃，消宿饮，利胸膈，化痰涎，除膈热，进饮食。

【主治】脾胃病。

12032 木香和中汤

《中国医学大辞典》。即《袖珍》卷二引《圣惠》"木香和中丸"改为汤剂。见该条。

12033 木香和脾饮 （《圣济总录》卷一五五）

【组成】木香 丁香 白术 甘草（炙） 芎䓖 人参 草豆蔻（去皮） 沉香 大腹皮（锉） 诃黎勒（煨，去核）各半两

【用法】上为粗末。每服二钱匕，水一盏，加生姜五片，同煎至七分，去滓，空心、食前温服。

【主治】妊娠心腹冷痛，霍乱吐泻。

12034 木香使君丹 （《卫生总微》卷十二）

【组成】使君子（去壳，炒）二两 木香一两 丁香一两 厚朴（去粗皮，生姜制）一两 没石子一两 胡黄连一两 肉豆蔻（面裹煨，去面）一两（以上先为末） 芦荟一分（研） 麝香一分（研）

【用法】上为末，同和匀，以粟米饭为丸，如黍米大。每服十粒，乳食前煎陈橘皮汤送下，不拘时候。

【主治】小儿疳气羸瘠，虽能食，不生肌肉，时时泄利无休。

12035 木香金铃丸 （《古今医鉴》卷十）

【组成】木香 乳香 没药 大附子（面裹，火煨） 小茴香（盐炒） 川楝肉 玄胡索 全蝎 人参各等分

【用法】上为末，陈酒打糊为丸，如梧桐子大。每服百

丸,空心陈酒送下。

【主治】外肾肿痛,诸般疝气。

12036 木香炒连丸(《卫生总微》卷十一)

【组成】黄连二两(粗好,拆开如金色者,锉匀如豆大,又用生姜四两洗净,亦匀切如豆大,同入石银器中炒,不住手搅,贵得匀也;炒至生姜焦脆,去姜不用,只用黄连) 诃子(煨,去核用)半两 木香半两

【用法】上为细末,以湿纸包粟米饭,慢火煨,水脉溜取出,和药为丸,如绿豆大。每服二三十丸,食前米饮送下。

【主治】脾胃虚弱,寒湿冷热相搏,滑泄下利赤白。

12037 木香泽泻汤(《杏苑》卷七)

【组成】木香 芍药 青皮 泽泻各五分 木通 槟榔 橘皮 大茴 当归各七分 甘草三分 桂少许

【用法】上㕮咀,加生姜三片,水二钟,煎一钟,空心温服。

【主治】冷气凝滞,小便淋沥作痛,身冷。

12038 木香定痛丸(《魏氏家藏方》卷二)

【组成】川楝子一两(去核,用巴豆三十粒去壳,每粒作二片同炒,去巴豆不用) 木香(生用) 茱萸(米醋煮熟,炒)各半两 当归三钱(炒)

【用法】上为末,米醋糊为丸,如绿豆大。每服三十丸,茴香酒送下,病发时服之。

【主治】小肠气。

12039 木香参苏饮(《医学正传》卷八)

【组成】人参三分 苏叶 桔梗 干葛 前胡各四分 陈皮 茯苓各五分 枳壳(炒)三分半 木香一分半 半夏四分

【用法】上细切,作一服。加生姜三片,水一盏,煎七分,温服。

【主治】痘疮欲出而未出,因发搐者。

12040 木香承气丸(《幼科发挥》卷三)

【组成】枳实(炒) 厚朴(姜汁炒) 槟榔(酒浸)各等分 木香减半 大黄(酒浸)分两同上三味

【用法】上为末,酒糊为丸,如麻子大。白汤送下。

【主治】伤食,腹胀或痛,吞酸恶食,大便不利者。

12041 木香枳术丸(《内外伤辨》卷下)

【异名】木香枳实丸(《普济方》卷二十四)。

【组成】木香 枳实(麸炒,去瓤)各一两 白术二两

【用法】上为细末,荷叶烧饭为丸,如梧桐子大。每服五十丸,食远温水送下。

【功用】❶《内外伤辨》:破滞气,消饮食,开胃进食。❷《妇人良方》:消化痰涎。

12042 木香枳术丸(《东垣试效方》卷一)

【组成】木香一两半 枳实一两 白术二两 干姜三钱 陈皮一两 炒曲一钱 人参三钱

【用法】上为末,荷叶烧饭为丸,如梧桐子大。每服五十丸,食前温水送下。

【功用】破寒滞气,消寒饮食,开胃进食。

12043 木香枳壳丸(《袖珍》卷二引《圣惠》)

【组成】木香 槟榔 陈皮(去白) 黄连(去须) 蓬术(煨) 当归(去芦) 枳壳(去瓤,炒) 青皮各五钱 黄柏 香附子(去毛,麸炒)各一两半 黑牵牛(头末)二两

【用法】上为末,水为丸,如梧桐子大。每服五十丸或七十丸,姜汤送下。若有疮毒,急服一百丸至二百丸,看人虚实加减服之。但利五七行,立消肿毒。

【功用】❶《袖珍》引《圣惠》:宽胸膈,进饮食,消食快气。❷《丹溪心法附余》:破滞气,散内热。

【主治】《丹溪心法附余》:痢疾里急后重。

12044 木香枳壳丸(《御药院方》卷八)

【组成】木香二两 商枳壳(麸炒,去瓤) 黄耆 熟干地黄 当归 防风各四两 槐角子一斤(炒)

【用法】上为细末,水煮面糊为丸,如梧桐子大。每服三五十丸,清米饮送下;温酒亦得,不拘时候。

【主治】肠风痔疾下血。

12045 木香枳壳丸

《丹溪心法附余》卷十八引《御药院方》。即《御药院方》卷四"大枳壳丸"加枳实。见该条。

12046 木香枳壳丸(《医方类聚》卷一一三引《经验秘方》)

【组成】木香 枳壳(去瓤,麸炒) 枳实(去心,麸炒) 青皮(去瓤) 陈皮(去白) 京三棱(湿纸裹煨) 广术(炮) 玄胡索 香附子(炒,去毛) 槟榔(去皮脐)各五钱 牵牛四两(取头末)二两

【用法】上为细末,姜汁打稀糊为丸。每服四十丸,生姜汤送下。

【主治】停饮不散,一切所伤,心腹闭闷。

12047 木香枳壳丸(《瑞竹堂方》卷一)

【组成】木香 枳壳(炒,去瓤) 槟榔 半夏(汤浸七次) 青皮(去瓤) 陈皮(去白) 白茯苓(去皮)各一两 白术(煨)一两半 京三棱(煨) 广茂(煨)各三两三钱 黑牵牛(微炒,取末)三两 人参 神曲(微炒) 大麦蘖(微炒) 枳实(炒)各半两 干姜(炒)七钱

【用法】上为细末,水糊为丸,如梧桐子大。每服五十丸,食后姜汤送下。

【功用】升降滞气,消化宿食,去痰,进饮食。

【主治】中焦气涩,胸膈痞闷,饮食迟化,四肢困倦,呕吐恶心。

12048 木香枳壳丸(《类证治裁》卷三)

【组成】大黄 黑牵牛各二两 茯苓 白术 厚朴 半夏曲 人参 木香 青皮 陈皮 槟榔 神曲 三棱 蓬术 麦芽各一两

【用法】生姜汁打糊为丸服。

【主治】积聚。

12049 木香枳壳汤(《圣济总录》卷六十六)

【组成】木香 枳壳(去瓤,麸炒) 黄连(去须)各一两 麻黄(去根节) 贝母(去心) 百合 紫菀(去苗土) 款冬花(去梗) 桑根白皮 天雄(炮裂,去皮脐) 白石脂 昆布(洗去咸,焙)各一两半 黄芩(去黑心)半两 旋覆花(微炒)三分 杏仁(汤浸,去皮尖双仁,炒)十枚

【用法】上锉,如麻豆大。每服五钱匕,水一盏半,加生姜三片,同煎至八分,去滓温服。

【主治】咳嗽气促。

12050 木香枳壳汤(《不知医必要》卷二)

【组成】党参(米炒,去芦)二钱 白术(净)一钱五

分　枳壳（面煨，去瓤）　厚朴（制）　乌药　当归　陈皮各一钱　木香六分

【用法】加生姜二片，水煎，分二次服。

【主治】虚弱人气滞胀痛。

12051　木香枳壳散（《圣济总录》卷五十四）

【组成】木香　枳壳（去瓤，麸炒）　白芷　蓬莪术（锉，炒）　白术　甘草（炙，锉）　桂（去粗皮）各二两　益智子（炒）　青橘皮（汤浸，去白，焙）各三两　陈曲（炒）　京三棱（炮，锉）各四两

【用法】上为散。每服二钱匕，生姜、盐汤点服，不拘时候。

【主治】三焦病胀满，水道不利。

12052　木香枳实丸（《圣济总录》卷四十四）

【组成】木香三分　枳实（去瓤，麸炒）三分　赤茯苓（去黑皮）一两　人参三分　诃黎勒皮（炮）一两半　大黄（锉，炒）三两　郁李仁（研）二两

【用法】上为细末，炼蜜为丸，如梧桐子大。每服三十丸，空腹温水送下。

【主治】心气胀满，食不消化。

12053　木香枳实丸（《御药院方》卷三）

【组成】木香　枳实（麸炒）　干生姜各一两　白术　泽泻　缩砂仁　槟榔　青皮（去白）　赤茯苓（去皮）　半夏（汤洗七次）各三两

【用法】上为细末，水煮面糊为丸，如梧桐子大。每服七八十丸，温生姜汤送下。

【功用】消痰快气。

【主治】湿饮停积，胸膈痞闷，宿食迟化。

12054　木香枳实丸

《普济方》卷二十四。为《内外伤辨》卷下"木香枳术丸"之异名。见该条。

12055　木香枳黄丸（《医方类聚》卷一二九引《施圆端效方》）

【组成】大黄半两　木香　枳壳（去瓤，麸炒）　郁李仁　青皮各三钱　木通　橘皮各四钱　巴豆二钱（取霜）

【用法】上为细末，炼蜜为丸，如梧桐子大。每服六七丸，食后生姜汤送下。

【主治】脾胃气虚，胁肋胀满，饮食不进，大小便涩。

12056　木香茵陈汤（《杂病源流犀烛》卷二十八）

【组成】木香　茵陈　槟榔　枳壳　蓬术　黄连　黄柏　大黄　牵牛　香附　当归　田螺壳

【主治】酒积。

【备考】方中茵陈原脱，据《中国医学大辞典》补。

12057　木香厚朴汤（《宣明论》卷十三）

【组成】木香　桂心　桃仁　陈皮　厚朴各一两　肉豆蔻　赤石脂各半两　皂角子一两（去皮，醋炙黄）　大附三分（炮）

【用法】上为末。每服二钱，食前温粥饮调下。

【主治】痔漏，脱肛，肠胃间冷，腹胁虚胀，不思饮食。

12058　木香保命丹（《御药院方》卷一）

【组成】木香　白附子（生用）　官桂　杜仲（去粗皮，炒去丝）　厚朴（去皮，生姜汁炒干）　藁本（去须土）　独活　羌活（生用，去芦头）　海桐皮（生）　白芷　甘菊花（去土）　牛膝（去苗，酒浸一日，焙干）　白花蛇（酒浸三日，去皮骨，焙干称）　全蝎（炒）　威灵仙（水浸，去土）　天麻（别捣，取末，去土）　当归（去芦头，水浸，去土，干称）　蔓荆子（生，去皮）　虎骨（酒浸焦黄，去油，或酥炙，或用粗心）　天南星（浆水煮五七遍）　大防风（去芦头，干称）　山药（生用）　甘草（酥炙微黄）　赤箭（生用）各一两　麝香三钱（真者，别研）　朱砂（上好者）一两半

【用法】上为细末，其药分作十份，将麝香一分拌匀，炼蜜为丸，如弹子大。每服一丸，细嚼酒下，不拘时候。如中风，加薄荷汤化下；如不能咽者，灌之；小儿急慢惊风，薄荷汤下一皂子大。

【功用】引血调养荣卫，升降阴阳，补益五脏。壮元阳，理筋骨腿膝；化风痰，快滞气，温脾胃，进饮食。

【主治】男子、妇人体虚膝中风，牙齿噤，口眼㖞斜，手足偏枯，四肢拘挛，屈伸不得，麻痹不仁，惊痫，遍身瘙痒疼痛，头目昏暗，风入腹内，拘急切痛，体如虫行，心神恍惚，伤风瘴疫，偏正头疼，风病，诸般冷气；兼疗男子、妇人脾胃气虚，或伤冷物，心腹大痛，脏腑不调；妇人产前、产后中风病，壮热体重，头疼，旋运欲倒，气闭血涩，月事不行。或中酒、痰，昏倦力乏，饮食减少。

12059　木香顺气丸（《杨氏家藏方》卷五）

【组成】全蝎（去毒，微炒）　茴香（微炒）　肉豆蔻（面裹，煨熟）　木香　胡椒各一两　姜黄二钱　青橘皮（去白，焙）二钱　萝卜子四两（炒）

【用法】上为细末，生姜自然汁一半，好酒一半，和匀，煮面糊为丸，如梧桐子大。每服二十丸，食后煎紫苏、橘皮汤送下。

【主治】脏腑停滞，气结不散，腹胁膨胀，脐腹作疼，流注腰脚，沉重疼痛，胸膈痞满，不思饮食。

12060　木香顺气丸（《御药院方》卷三）

【组成】京三棱（炮）　石三棱　鸡爪三棱　槟榔　木香　陈橘皮（去白）　半夏（生姜制）　人参（去芦头）　白茯苓（去皮）　萝卜子（微炒）各一两　白豆蔻仁　缩砂仁各半两　黑牵牛（微炒，头末）五两

【用法】上为细末，生姜汁面糊为丸，如梧桐子大。每服四十丸，加至五十丸，食后温生姜汤送下。

【主治】停饮迟化，中气不和。

12061　木香顺气丸（《普济方》卷一八二引《瑞竹堂方》）

【组成】当归（去芦）　木香　独活（去芦）　牛膝（酒浸三日，去芦）　防风各一两（去芦）　大黄五两（半熟半生）　槟榔一两五钱　麻仁三两（另研）　车前子　郁李仁（汤浸，去皮）各二两五钱　枳壳（煨，去瓤）　菟丝子（酒浸三日）　干山药各二两　山茱萸二两（去核）

【功用】消食快气，进美饮食。

12062　木香顺气丸（《东医宝鉴·内景篇》卷一引《丹溪心法》）

【组成】黑牵牛子（头末）　破故纸各二两　枳壳　陈皮　香附子各一两　木香　萝卜子各五钱　大腹皮各五钱

【用法】上为末，水为丸，如梧桐子大。每服五十丸，温水送下，不拘时候。

【主治】诸气痞滞刺痛。

12063　木香顺气丸（《袖珍》卷二）

【组成】木香半两　槟榔　青皮（去白）各一两　大黄三两（微炮）　黑牵牛末二两（一两生一两熟）

【用法】上为末，四两药，一两三钱面，用蜜为丸，如梧桐子大。每服四十丸，温水送下。

【主治】诸气。

12064 木香顺气丸（《古今医鉴》卷五）

【组成】沉香五钱　木香三钱　当归一两（酒浸）　白茯苓一两　山药一两　郁李仁二两　槟榔二两　菟丝子一两（酒制）　牛膝二两（酒浸）　枳壳二两（面炒）　独活一两　防风一两　火麻仁二两　大黄（酒蒸）五钱

【用法】上为末，炼蜜为丸，如梧桐子大。每服二十五丸，白滚汤送下。

【主治】翻胃，大便闭结者。

12065 木香顺气丸（《便览》卷二）

【组成】广木香一两（不见火）　大川乌（炮，去皮脐）七钱　三奈五钱　巴豆七钱（去皮油，取霜）　一方加丁香三钱　川芎五钱　萝卜子七钱

【用法】上为末，酒煮肥枣（去皮核），捣如泥为丸，如黄豆大，或面糊为丸。每服一丸，嚼白萝卜送下，再吃萝卜压之；气虚弱喘嗽，服绿豆大一丸。

【主治】脾胃饮食所滞，生痰上攻，气喘不宁，堵塞不通，吐痰不绝，胸膈胀满，气滞不散，风痰壅盛，气促不安。

12066 木香顺气丸（《便览》卷二）

【组成】黑牵牛（头末）十二两　广木香一两　补骨脂（炒）　荜澄茄各四两　槟榔（酸粟米饭裹，湿纸包，火中煨令纸焦，去饭）四两

【用法】上为末，水为丸，如绿豆大。每服三十丸，茶汤、温水任下。

【功用】宽中利膈。

【主治】胸膈噎塞，气不升降，气滞不行，腹中水声，呕吐痰逆，不思饮食。

12067 木香顺气丸（《饲鹤亭集方》）

【组成】木香　苍术　川朴　青皮　草蔻　益智仁　当归各三两　茯苓　陈皮　半夏　升麻　柴胡　干姜　吴萸　泽泻各二两

【用法】蒸饼为丸。每服三钱，开水送下。

【功用】舒脾胜湿，行气平肝，升清降浊。

【主治】阴阳壅滞，气不宣通，胸痞腹胀，大便不利。

12068 木香顺气丸（《北京市中药成方选集》）

【组成】陈皮九十六两　乌药九十六两　枳实（炒）丸十六两　槟榔九十六两　厚朴（炙）九十六两　枳壳（炒）九十六两　香附（炙）九十六两　黄芩九十六两　青皮（醋炒）四十八两　黑丑（炒）四十八两　大黄四十八两　桔梗四十八两　木香四十八两　三棱（炒）二十四两　莪术（炙）二十四两　山楂九十六两　官桂十二两　甘松十二两　吴茱萸（炙）十二两

【用法】上为细末，过罗，用冷开水泛为小丸。每服一钱至二钱，温开水送下。

【功用】舒气开郁，化滞通便。

【主治】气滞不舒，胸膈痞闷，腹胁胀满，大便不利。

【宜忌】年老气虚勿服；孕妇忌服。

12069 木香顺气丸

《全国中药成药处方集》（上海、杭州方）。即《准绳·类方》卷四引《统旨》"木香顺气散"改为丸剂。见该条。

12070 木香顺气丸（《中国药典》2010版）

【组成】木香100克　砂仁100克　醋香附100克　槟榔100克　甘草50克　陈皮100克　厚朴100克　枳壳（炒）100克　苍术（炒）100克　青皮（炒）100克　生姜200克

【用法】上制成丸剂。口服，一次6～9克，一日2～3次。

【功用】行气化湿，健脾和胃。

【主治】湿浊中阻、脾胃不和所致的胸膈痞闷、脘腹胀痛、呕吐恶心、嗳气纳呆。

【宜忌】孕妇慎用。

12071 木香顺气汤（《医学发明》卷四）

【组成】木香三分　厚朴（姜制）四分　青皮（去白）　陈皮　益智仁　白茯苓（去皮）　泽泻　干生姜　半夏（汤洗）　吴茱萸（汤洗）各二分　当归五分　升麻　柴胡各一分　草豆蔻（面裹烧，去皮）三分　苍术（泔浸）三分

【用法】上㕮咀，都作一服，水二大盏，煎至一盏，去滓，食前大温服。

【主治】❶《医学发明》：浊气在上，则生䐜胀。❷《医方集解》：阴阳壅滞，气不宣通，胸膈痞闷，腹胁胀满，大便不利。

【宜忌】忌生冷、硬物及怒。

【方论选录】❶《医学发明》：经云：留者行之，结者散之。以升麻、柴胡苦平，行少阳、阳明二经，发散清气，运行阳分为君；以生姜、半夏、草豆蔻仁、益智仁辛甘大热，消散中寒为臣；厚朴、木香、苍术、青皮苦辛大温，通顺滞，当归、人参、陈皮辛甘温，调和营卫，滋养中气。浊气不降，以苦泄之，吴茱萸苦热，泄之者也；气之薄者，阳中之阴，茯苓甘平，泽泻咸平，气薄，引导浊阴之气，自天而下，故以为佐。气味相合，散之泄之，上之下之，使清浊之气各安其位也。❷《医方集解》：此足太阴阳明药也。木香、厚朴、青皮、陈皮，辛能行气，兼能平肝；草蔻、益智、香能舒脾；苍术、半夏，燥能胜湿；干姜、吴萸，温能散寒；升、柴之轻，以升其阳；苓、泻之淡，以泄其阴。盖脾为中枢，使中枢运转，则清升浊降，上下宣通，而阴阳得位矣。然皆气药，恐其过燥，故重用当归以濡其血，共成舒脾消胀之功也。

【临床报道】心腹胀满：范天骒夫人，先因劳役，饮食失节，加之忧思气结，病心腹胀满，旦食则不能暮食，两胁刺痛；诊其脉弦而细，至夜浊阴之气当降而不降，䐜胀尤甚。大抵阳主运化，饮食劳倦损伤脾胃，阳气不能运化精微，聚而不散，故为胀满，先灸中脘，乃胃之募穴，引胃中生发之行上行阳道，又以前药助之，使浊阴之气自此而降矣。

【备考】按：《医学正传》引本方有人参；《东医宝鉴·杂病篇》引本方有人参、甘草。

12072 木香顺气汤（《简明医彀》卷三）

【组成】木香　草蔻（面包，煨）　苍术（制）各三分　厚朴（制）四分　当归五分　升麻　柴胡各二分

【用法】上㕮咀，作一服。水二盏煎服。

【主治】浊气在上，则生䐜胀。

【宜忌】忌生冷、硬物、恼怒、房劳。

12073 木香顺气汤（《产科发蒙》附录）

【组成】良姜　干姜（炮）　茴香　陈皮　缩砂　厚朴

（姜汁炙） 桔梗 苍术 甘草 丁香皮 肉桂各等分

【用法】上锉。每服二钱，水一盏，加生姜三片，大枣二枚，煎八分服。

【主治】七情内伤，下白带。

12074 木香顺气汤（《镐京直指》卷二）

【组成】广木香一钱五分 葛根二钱 乌药一钱五分 阳春砂八分（冲） 大腹皮三钱 川朴一钱 防风一钱五分 广皮一钱 炒神曲三钱 炒车前三钱

【用法】水煎服。

【主治】气滞泄泻，肠鸣而转矢气，利多小渤。

12075 木香顺气汤（《外伤科学》）

【组成】木香三钱 香附三钱 苍术三钱 厚朴三钱 陈皮二钱 甘草一钱五分 枳壳三钱

【用法】水煎服。

【功用】行气，开郁，止痛。

【主治】跌仆伤气，气郁不舒。

12076 木香顺气散（《女科百问》卷上）

【组成】乌药 木香 香附子 姜黄 砂仁 甘草

【用法】上咬咀。每服半两，水二钟，加生姜五片，大枣二枚，煎至八分，去滓温服，不拘时候。

【功用】理卫气，顺三焦。

【主治】妇人之病，因气而生者。

12077 木香顺气散（《女科万金方》）

【组成】茱萸 白茯苓 升麻 木香 厚朴 陈皮 青皮 益智 豆蔻 苍术 柴胡 人参 泽泻 当归

【用法】每服二两，水二钟煎，食前服。

【主治】气攻心痛，胸膈腹胀。

12078 木香顺气散（《普济方》卷一七一引《医学切问》）

【组成】茴香一两（炒） 木香 槟榔 香附子各一两 三棱 莪术各三钱 荜澄茄 良姜（用巴豆炒） 青橘皮半两（巴豆五枚炒，去巴豆）

【用法】上为粗末。每服三钱，水一盏，煎至七分，空心热服。

【主治】奔豚痃癖，心气腹满，两胁刺痛，牵引腰背，屈伸不利。

12079 木香顺气散（《准绳•类方》卷四引《统旨》）

【组成】木香 香附 槟榔 青皮（醋炒） 陈皮 厚朴（姜汁炒） 苍术（米泔浸一宿，炒） 枳壳（麸炒） 砂仁各一钱 甘草（炙）五分

【用法】水二钟，加生姜三片，煎八分，食前服。

【主治】气滞腹痛。

【备考】本方改为丸剂，名"木香顺气丸。"（见《全国中药成药处方集》上海方）。

12080 木香顺气散（《回春》卷二）

【组成】木香（另研） 砂仁各五分 乌药 香附 青皮（去瓤） 陈皮 半夏（姜炒） 厚朴（姜炒） 枳壳（麸炒）各一钱 官桂 干姜 甘草各三分

【用法】上锉一剂。加生姜三片，水煎服。

【主治】中气晕倒。

【加减】气不转，加苏子、沉香。

12081 木香顺气散

《杂病源流犀烛》卷五。为《局方》卷三"匀气散"之异

名。见该条。

12082 木香饼子丸（《普济方》卷一八四）

【组成】广木香二两 沉香二两 白豆蔻二两 藿香五分 檀香一两 丁香一两 蓬莪术二两 甘松一两半

【用法】上为末，甘草膏子为丸，如梧桐子大，或捏作饼。每服三饼，生姜汤送下。

【主治】气不顺。

12083 木香神曲丸（《魏氏家藏方》卷五）

【组成】荜澄茄 木香各一两（不见火） 草豆蔻仁 干姜（洗炮） 高良姜（炒） 神曲（炒） 麦蘖 肉桂（去粗皮，不见火） 陈皮（去白）各四两

【用法】上锉碎，再炒香熟，同为细末，用神曲糊为丸，如绿豆大。每服四五十丸，食后姜汤送下。

【功用】宽利胸膈，消谷快气，进美饮食。

【主治】胃寒一切冷气。

12084 木香神曲丸（《普济方》卷一八一）

【组成】木香半两 神曲三两 厚朴一两 麦蘖二两 干姜一两 陈皮一两 肉豆蔻一两 荆三棱一两 舶上茴香

【用法】上为细末。每服二钱，炒姜汤调下，空心、卧睡各一服。

【主治】男子妇人气块攻痛。

【宜忌】忌生冷。

【备考】方中舶上茴香用量原缺。

12085 木香神效散（《朱氏集验方》卷四）

【组成】南木香 青皮 陈皮 麦蘖（炒） 大枳壳（炒） 京三棱 蓬莪术 神曲（炒） 甘草（炙）各二钱半 北白芍药 川白芷 肉桂（去皮） 元胡索 破胡纸各二钱半 荜澄茄 丁香各一钱

【用法】上咬咀。每服三钱，水一盏半，加生姜三片，枣子一枚，煎至七分，临熟加盐一捻，再煎二沸，空心服。

【主治】远年近日一切脾病。

【宜忌】忌面食、豆腐、一切生冷。

【临床报道】脾病：乡里萧国贤云：自感脾病以来，遇食冷物或天气寒冷便发，发则胸间一点痛起，或引入背脊，痛不可忍，服之遂绝根源。屡用屡效，难以具述。

12086 木香神效散

《医钞类编》卷十四。为《准绳•类方》卷六引《易简方》"木香楝子散"之异名。见该条。

12087 木香桃仁丹（《幼幼新书》卷三十一引张涣方）

【组成】木香 桃仁（汤浸，去皮尖双仁，麸炒香熟） 黑狗脊 鹤虱（拣净）各一两 槟榔一分 苦楝根皮半两

【用法】上为细末，猴猪胆汁为丸，如黍米大。每服十粒，点麝香汤下，不拘时候。

【主治】小儿蛔虫攻心，痛不可忍。

12088 木香真珠丸

《普济方》卷三九二。为《小儿药证直诀》卷下"真珠丸"之异名。见该条。

12089 木香莪术丸

《中国医学大辞典》。为《准绳•幼科》卷八"莪术丸"之异名。见该条。

12090 木香破气散（《袖珍》卷二）

【异名】不老汤。

【组成】木香 甘草各半两 香附子四两 乌药 片姜黄各二两

【用法】上为末。每服二钱，空心用盐汤调下。

【主治】❶《杂病源流犀烛》：中焦气痛。❷《药庵医学丛书》：气滞中焦，腹胁刺痛。

12091 木香逐气丸（《直指》卷十五）

【组成】橘红 青皮（去白） 槟榔（鸡心者）各半两 南木香二钱半 川巴豆肉一钱半（研如泥，渐入药夹研）

【用法】上为末，用生姜自然汁调神曲末糊为丸，如麻子大。每服十丸，姜汤送下；如气攻腹痛，枳壳、木瓜煎汤送下。

【功用】通利大便。

【主治】食积气滞，兼治脚气小肠气，诸气攻刺作痛。

12092 木香热呷散（《普济方》卷二〇七引《广南四时摄生》）

【组成】木香半两 肉豆蔻一斤（去皮，湿纸裹，炮） 肉桂（去无味者）一分 陈橘皮一分 紫花术二分（湿纸裹煨） 甘草（炙）半分

【用法】上为散。每服一钱，水六分，煎五六沸，倾下热呷。如霍乱吐泻不止，加薄荷二叶同煎热呷。

【主治】一切泻痢。

【宜忌】忌生冷物。

12093 木香消谷丸（《御药院方》卷四）

【组成】青皮（洗净，焙干） 陈皮（洗净，焙干）各四两 桂（去粗皮）二两 干姜（炮）二两 牵牛八两（四两生用，四两熟用） 木香半两

【用法】上为细末，水煮面糊为丸，如小豆大。每服十五丸，加至二十丸，米饮送下，一日二次。不拘时候。

【主治】脾胃俱虚，不能消化水谷，胸膈痞闷，腹胁时胀，连年累月，食减嗜卧，口苦无味，虚羸少气；又治胸中有寒，饮食不下，反胃翻心，霍乱呕吐；及病后新虚，不胜谷气；或因病气衰，食不复常。

12094 木香消胀丸（《袖珍》卷三）

【组成】木香二钱半 槟榔半两 陈皮一两 大腹子一两 萝卜子二两 枳壳 桑白皮 紫苏子 香附子各一两

【用法】上为末，面糊为丸，如梧桐子大。每服五十丸，生姜汤送下。

【主治】胀满。

12095 木香消毒汤（《圣济总录》卷一二六）

【组成】木香 大黄（生）各半两 竹叶（干者）一分 连翘一两 独活（去芦头）半两 栀子仁一分

【用法】上为粗末。每服三钱匕，水、酒、童便共一盏，煎至七分，去滓温服。

【主治】瘰疬连连大小，寒热烦闷。

12096 木香消痞丸（《玉机微义》卷三十七引《秘藏》）

【组成】木香半两 柴胡四钱 橘皮三钱 甘草（炙） 半夏各一两 干姜半两 当归尾二钱 红花半钱

【用法】上为细末，水浸蒸饼为丸服。

【主治】因忧，气结中脘，腹皮里微痛，心下痞满，不思饮食。

12097 木香消痞丸（《袖珍》卷三）

【组成】木香 郁李仁 砂仁各三钱 杏仁（去皮尖，炒仁）四两 甘草 桔梗各半两

【用法】上为末，宿蒸饼丸，如梧桐子大。每服五丸，细嚼，生姜汤送下。

【主治】宿食痞满。

12098 木香消痞汤（《医学纲目》卷二十一）

【组成】柴胡七分 陈皮八分 甘草（炙）五分 半夏一钱 生姜一钱 归梢二钱 红花少许 枳实一钱 木香七分 草蔻一钱

【用法】作一服。水煎去滓，食前热服。

【主治】因忧，气郁结中脘，腹皮急微痛，心下痞满，不思饮食，食亦不散，常觉痞闷。

【宜忌】忌酒、面等物。

12099 木香流气饮

《局方》卷三《新添诸局经验秘方》，即原书同卷引《集验方》"廿四味流气饮"去沉香、枳壳、大黄，加石菖蒲四两、藿香叶六两。见该条。

12100 木香流气饮

《丹溪心法附余》卷十四。即《局方》卷三引《集验方》"廿四味流气饮"。见该条。

12101 木香流气饮（《摄生众妙方》卷六）

【组成】半夏（汤浸七次，焙）二两 香附子（去毛） 甘草（炙） 蓬术（煨） 紫苏（去梗） 大腹皮 白芷 陈皮（去白） 丁香皮 肉桂 厚朴（去皮，姜炒） 藿香叶 槟榔 木香 草果仁 天门冬（去心） 赤茯苓 干木瓜 白术 人参（去芦） 石菖蒲

【用法】上咬咀。每服四钱，加生姜三片，大枣一枚，水一钟半，煎至七分，温服。

【主治】诸气痞塞不通，胸膈膨胀，面目虚浮，四肢肿满，口苦咽干，大小便秘结。

12102 木香流气饮（《外科正宗》卷三）

【组成】川芎 当归 紫苏 桔梗 青皮 陈皮 乌药 黄耆 枳实 茯苓 防风 半夏 白芍各一钱 甘草节 大腹皮 木香 槟榔 泽泻 枳壳各五分 牛膝下部加一钱

【用法】水三钟，加生姜三片，大枣一枚，煎八分，食远服。

【主治】流注瘰疬，及郁结为肿，或血气凝滞，遍身走注作痛，或心胸痞闷，咽嗌不利，胁腹膨胀，呕吐不食，上气喘急，咳嗽痰盛，或四肢面目浮肿者。

12103 木香流气饮（《医学启蒙》卷四）

【组成】半夏一钱五分 陈皮二钱四分 青皮 甘草 香附子 紫苏各一钱二分 人参 赤茯苓 白术 川芎 菖蒲各一钱半 白芷三分 草果 官桂 莪术 大腹皮 丁皮 槟榔 木香 藿香各四分半 木通六分

【用法】加生姜、大枣，水煎服。

【主治】诸气痞塞不通，胸膈膨胀，面目虚浮，四肢肿满，口苦咽干，大小便秘。

12104 木香流气饮（《何氏济生论》卷五）

【异名】木香流气散（《嵩崖尊生》卷十三）。

【组成】木香 猪苓 泽泻 赤苓 半夏 枳壳 槟

椰　苏子各等分　灯心

【用法】煎好，入麝香少许同服。

【主治】气滞四肢，腹急中满，胸膈膨胀，小便臭浊。

12105 木香流气饮（《顾松园医镜》卷九）

【组成】木香　沉香　砂仁　苏子　橘红　枳壳　郁金　腹皮　甜葶苈

【主治】气郁腹胀，皮厚色苍，或一身尽肿，或自上而下，按之窅而不起。

【加减】如有热，加连翘；如因食滞，加山楂、麦芽；如因痰壅，加半夏、栝楼。

【方论选录】木香、沉香、砂仁、苏子、橘红、枳壳皆利气之品，气利则郁自开，食自消，痰自降，水自行；郁金开郁滞之气，又善能行瘀，恐气滞血凝也；腹皮开心腹之气，甜葶苈泄气分之闭，二味又均能逐水，恐气滞则水停也。

12106 木香流气饮（《镐京直指》卷二）

【组成】制茅术三钱　川朴一钱　广木香一钱五分　大腹皮三钱　阳春砂八分（冲）　冬瓜皮四钱　炒苡仁六钱　带皮苓五钱　乌药一钱五分　路路通七枚　蒲种壳一两（先煎代水）

【用法】水煎服。

【功用】调中理气。

【主治】腹胀化肿，脾阳不运而失转旋之司，气阻满闷。

12107 木香流气散

《嵩崖尊生》卷十三。为《何氏济生论》卷五"木香流气饮"之异名。见该条。

12108 木香益黄散（《直指小儿》卷四）

【组成】陈皮一两　青皮　诃子肉（微炒）各半两　丁香二钱　木香　甘草（炙）各二钱半

【用法】上为细末。每服一钱，加陈米少许，水煎服。

【主治】胃虚腹痛，泄利。

12109 木香宽中散（《圣济总录》卷五十五）

【组成】木香　肉豆蔻仁　白茯苓（去黑皮）　甘草（炙）　陈曲（炒黄）　诃黎勒皮（炮）　人参各一两　麦蘖（炒）一两半　草豆蔻（去皮）　白豆蔻（去皮）　附子（炮，去皮脐）各半两

【用法】上为散。每服一钱匕，加盐、生姜各少许，空心沸汤点服。

【主治】脾心痛，或泄泻不止，虚冷膈气。

12110 木香宽中散（《明医杂著》卷六）

【组成】青皮　陈皮　丁香各四两　厚朴（制）一斤　甘草（炙）五两　白豆蔻二两　香附（炒）　砂仁　木香各三两

【用法】上为末。每服二钱，姜、盐汤点服。

【主治】七情伤于脾胃，以致胸膈痞满，停痰气逆；或成五膈之病。

【宜忌】属脾胃亏损之症不可多服，当与六君子汤兼服之。

12111 木香调中丸（《御药院方》卷三）

【组成】木香　青皮（去白）　陈皮（去白）　槟榔　肉豆蔻（面裹煨熟，去面）　京三棱（炮，锉）　诃子皮　草豆蔻仁各一两

【用法】上为细末。水面糊为丸，如梧桐子大。每服

六十丸，食前热米饮送下。

【主治】因饮食不调，肠胃致伤，心腹疼痛，两胁胀闷，脏腑泄泻，米谷不化，腹中雷鸣，不思饮食，或下脓血，或便赤水。

12112 木香调气汤

《杂病源流犀烛》卷十五。为《病机沙篆》卷上"木香调气散"之异名。见该条。

12113 木香调气饮

《金鉴》卷三十九。为《局方》卷三"匀气散"之异名。见该条。

12114 木香调气饮

《杂病源流犀烛》卷五。为《病机沙篆》卷上"木香调气散"之异名。见该条。

12115 木香调气散

《医方大成》卷三。即《局方》卷三"匀气散"。见该条。

12116 木香调气散（《回春》卷二）

【组成】木香（另研）五分　乌药　香附　枳壳（麸炒）　青皮（去瓤）各一钱　砂仁五分　厚朴（姜炒）　陈皮各一钱　官桂二分　抚芎　苍术（米泔浸）各一钱　甘草三分

【用法】上锉一剂。加生姜三片，水煎，磨木香同服。

【主治】❶《回春》：气郁，胸胁胀满，刺痛不舒，脉沉。❷《杂病源流犀烛》：息积病。

12117 木香调气散（《病机沙篆》卷上）

【异名】木香调气饮（《杂病源流犀烛》卷五）、木香调气汤（《杂病源流犀烛》卷十五）。

【组成】木香　藿香　砂仁　豆蔻　甘草

【用法】用生姜水煎服。

【主治】❶《病机沙篆》：七情成胀。❷《杂病源流犀烛》：胀喘，呃逆。

12118 木香调气散（《医学心悟》卷三）

【组成】白蔻仁（去壳，研）　檀香　木香各一两　丁香三钱　香附五两　藿香四两　甘草（炙）　砂仁　陈皮各二两

【用法】上为细末。每服二钱，入盐少许。点服。

【功用】平肝气，和胃气。

【主治】类中风。由七情气结，或怒动肝气，以致气逆痰壅，牙关紧急，极与中风相似，但身凉，脉沉者。

12119 木香调气散（《风劳鼓膈四大证治》）

【组成】木香　丁香　砂仁　藿香　白蔻　陈皮　半夏　枳壳　甘草　姜

【主治】气滞呕吐，胸膈不利，心腹刺痛。

12120 木香调胃汤

《竹林女科》卷一。为《胎产新书》"木香调胃散"之异名。见该条。

12121 木香调胃散（《胎产新书》）

【异名】木香调胃汤（《竹林女科》卷一）。

【组成】木香　陈皮　甘草各钱半　三棱　莪术　车前子　大腹皮　红豆　砂仁　苍术　木通　山楂　草薢各一钱　姜皮五分

【用法】空心服。

【主治】经来遍身浮肿。

12122 木香通气丸（《普济方》卷一七四引《圣惠》）

【组成】人参　木香各一两半　玄胡一两　陈皮（去

白） 黑牵牛各六两 槟榔 丁香各半两 荆三棱（炮，切） 广茂（炮）三两 半夏（姜制） 茴香（炒） 木通 神曲 麦蘖（盘）各二两 青皮（去白）三两

【用法】上为细末，水糊为丸，如小豆大。每服二三十丸，食后生姜汤下，一日二次。

【功用】消痰，进食，散痞。

【主治】疢癖气滞，心腹痞满，呕逆咳嗽。

12123 木香通气丸（《普济方》卷一七四引《直格》）

【组成】 木香 京三棱 玄胡索 当归 黄芩 桔梗 连翘各一两 大黄二两半 桂半两 牵牛四两 甘草三两 大栀子半两 黄柏二两

【用法】上为细末，炼蜜为丸，如豌豆大。每服三十至五十丸，温水送下，不拘时候。通利为度。

【主治】内热结成疢癖坚积，酒食所伤，一切肠垢积聚，疼痛胀闷，作发有时，胀满心腹暴痛，邪气上逆，升而不降。

12124 木香通气丸（《女科百问》卷上）

【组成】 京三棱 蓬术各四两 芫花 木香 槟榔 大腹子各一两

【用法】上将米醋三斤同煮，令醋尽，独去芫花，炒令干，余五味切片子，焙为末，白面糊为丸，如豌豆大。每服三十丸，橘皮汤送下。以止为度。

【主治】心腹气刺疼痛。

12125 木香通气丸（《卫生宝鉴》卷十四）

【组成】 南木香 茴香各一两（炒） 槟榔二两 海金沙 破故纸（炒） 陈皮（去白）各四两 牵牛半斤（半生半熟）

【用法】上为末，清醋为丸，如梧桐子大。每服三十丸，食后熟水送下。

【功用】导滞宽膈，塌肿进食。

【主治】诸湿肿满。

12126 木香通气散（《卫生宝鉴》卷十八）

【组成】 木香 戎盐（炒） 京三棱（炮）各半两 厚朴一两（姜制） 枳实（麸炒） 甘草（炙）各三钱 干姜（炮） 蓬术（炮）各二钱

【用法】上为末。每服三钱，食前淡生姜汤调下。

【主治】寒气结痕，腹大坚满，痛不可忍。

12127 木香通真散（《博济》卷二）

【组成】 木香半两 人参一两 官桂一两半（去皮） 川芎一两 陈皮二两（去皮） 茯苓一两 青皮一两（去白） 神曲一两 厚朴一两半（用生姜汁涂，炙令黄） 茴香一两（用舶上者） 槟榔半两（女人吃即入也） 桃仁一两（麸炒，去皮尖）

【用法】上药除桃仁另研外，余并捣罗为末，入桃仁和令匀。每服一钱，水一盏，盐少许，同煎七分，温服，不拘时候。

【功用】和气。

【主治】中脘气不和，心胸满闷，气刺胁肋，饮食无味。

12128 木香理中汤（《直指小儿》卷五）

【组成】理中汤加木香 甘草 干姜

【主治】小儿疮疹。

12129 木香理中汤（《伤寒全生集》卷三）

【组成】陈皮 半夏 甘草 木香 白术 砂仁 枳实 青皮

【用法】加生姜，水煎服。

【功用】《通俗伤寒论》：调和中气。

【主治】❶《伤寒全生集》：气痞，伤寒不因下早而心下痞满，按之软。❷《通俗伤寒论》：夹痞伤寒，经治痞满虽解而胃脘胀痛者。

【加减】气痞，大便秘实，加槟榔、大黄；有烦热、加姜炒黄连。

12130 木香理中汤（《医略六书》卷三十）

【组成】白术三钱（炒） 炮姜钱半 木香八分 楂肉三钱（炒） 泽兰三钱 肉桂钱半（去皮） 茯苓三钱 荆芥钱半（炒炭） 赤芍钱半（醋炒） 砂糖五钱（炒炭）

【用法】水煎，去滓温服。

【主治】产后泄泻不止，脉紧细者。

【方论选录】产后脾土有亏，寒邪凝滞，故身热腹痛而泄泻水止，势甚危急焉。白术健脾土之虚，炮姜逐中寒之寒，木香调气醒脾胃，茯苓渗湿和脾胃，赤芍破血泻瘀以除腹痛，荆芥散邪和血以解身热，楂肉化滞血，泽兰通经脉，肉桂温经暖血，最通血闭，砂糖去瘀和血，专主调经也；水煎温服，使寒滞化而脾土强，则经脉通而腹痛止，身热泄泻无不自己，何危急之有哉。

12131 木香理气丸（《鸡峰》卷二十）

【组成】青橘皮一两 桔梗 桂 槟榔各半两 木香 杏仁各一分

【用法】上为细末，炼蜜为丸，如梧桐子大。每服二十丸，生姜汤送下。未知，渐加至三十丸。

【主治】积聚。风寒之气伏留而不散，胁下满，气逆不妨于食，连年不除。

12132 木香黄连丸（《卫生总微》卷十一）

【组成】木香 黄连（去须）各一分 香附子尖二个（炮）

【用法】上为细末，粟米饭为丸，如绿豆大，或黍米大。每服十丸至二三十丸，食前米饮送下，日夜三四次。

【主治】小儿冷热相杂，下利赤白，里急后重，腹痛绞撮，及肠胃气虚，暴伤乳哺。

12133 木香黄连汤（《奇效良方》卷十三）

【组成】木香 黄连 川木通 川黄柏 枳壳（麸炒） 陈皮各四钱半 大黄三钱

【用法】上㕮咀，分作两贴。用水两盏，煎至一盏，去滓，食前温服。

【主治】下痢脓血，里急后重。

12134 木香黄连散（《圣济总录》卷一七八）

【组成】木香 黄连（去须）各半两 诃黎勒（炮，去核）十二枚 肉豆蔻（去壳）二枚 甘草（炙）半两

【用法】上为散。每服半钱匕，米饮调下。

【主治】小儿赤白痢，腹内疼痛烦渴。

12135 木香黄耆汤（《魏氏家藏方》卷四）

【组成】黄耆二两（蜜炙） 木香半两（不见火） 人参一两（去芦） 甘草半两（炙） 白芍药 肉桂（去粗皮，不见火） 白茯苓（去皮） 牡蛎各三分 白术一两半（炒） 柴胡一分（去苗）

【用法】上㕮咀。每服二钱半，水一盏，煎至半盏，去滓温服，不拘时候。

【主治】虚劳，营卫不和，时或潮热，夜有盗汗，口干引

饮，四肢无力，肌体黄瘦。

12136 木香硇砂丸（《卫生宝鉴》卷十八）

【组成】丁香 木香 硇砂（研） 干漆（炒烟尽） 细墨 大黄（锉，炒） 附子（炮） 官桂 乳香（研） 广术 青皮 京三棱 没药（研） 巴豆霜减半 猪牙皂角 干姜（炮）各等分

【用法】上药除另研外，同为末，以好醋一升，化开硇砂，去了滓，银石器内慢火熬；次下巴豆霜、大黄末，熬成膏，下前药末，为丸如麻子大。每服三十丸，温酒送下。量虚实加减，大便利为度。

【主治】妇人疝瘕积聚，血块刺痛，脾胃虚寒，宿食不消，久不瘥者。

12137 木香猪肚丸（《金匮翼》卷三）

【组成】木香 附子 郁李仁 干姜 陈皮 麦冬各一两 肉豆蔻一两 熟艾 鳖甲 柴胡 神曲各二两 厚朴（姜水炒）三两 钟乳粉 桂心各五钱

【用法】上为末，用雄猪肚一具，去脂膜切细，入好米醋三升，煮烂研细，入末捣和为丸，如梧桐子大。每服二十丸，空心温酒米饮下。

【主治】脾劳，食不化，心腹痞满，呕吐吞酸，面色萎黄，甚者心腹常痛，大便泄利，手足逆冷，骨节酸痛。

12138 木香猪靥散（《疡科选粹》卷七）

【组成】南木香 青木香 孩儿茶 海螵蛸 朱砂各一钱 雄黄五分

【用法】上为细末，入猪靥子七个，捣匀。临卧酒煎，乘热呷下。

【主治】项下大瘿。

12139 木香断下丸

《永类钤方》卷十三引《管见大全良方》。为原书"神仙断下凡"之第二方。

12140 木香硫黄丸

《圣济总录》卷七十一。为《圣惠》卷四十八"硫黄丸"之异名。见该条。

12141 木香蛤蚧丸（《直指》卷九）

【组成】蛤蚧一对（尾全者，洗净，酥炙） 生鳖甲（去裙，醋炙焦） 白茯苓 川芎 当归 北五味子 牛膝各七钱半 绵黄耆 柴胡 知母 贝母（去心） 鸡心槟榔 明阿胶（炒酥） 巴戟（酒浸，去心） 桃仁（酒浸，去皮，焙）各半两 肉豆蔻三个（生） 木香 秦艽（洗） 羌活 破故纸（炒） 生发（纸燃火烧存性）各三钱

【用法】上为细末，炼蜜为丸，如弹子大。每服一丸，煎枣汤空心嚼下。

【主治】劳瘵久嗽声干，骨痿瘦瘁。

12142 木香犀角丸（《外台》卷五引《近效》）

【组成】青木香 犀角（屑） 羚羊角（屑）各六分 升麻 玄参 猪苓 槟榔各十分 鳖甲（炙） 甘草（炙）各八分 豉二十分（熬）

【用法】上为末，炼蜜为丸，如梧桐子大。每服三十丸，酒饮送下，一日二次。

【功用】防诸瘴疠及蛊毒。

【宜忌】忌海藻、菘菜。

【加减】若体热，即去甘草、槟榔，加大黄二十分。

12143 木香塌气丸（《医学发明》卷六）

【组成】陈皮（去白） 萝卜子（炒）各半两 胡椒 木香 草豆蔻（面裹，烧，去皮） 青皮（去白）各三钱 蝎尾（去毒）二钱半

【用法】上为细末，水糊为丸，如梧桐子大。每服三十丸，食后温米饮汤送下。小儿为丸，如麻子大，每服十丸，桑白皮汤送下，一日三次。

【主治】中满腹胀，下焦虚损者。

【宜忌】忌油腻，服白粥百日，重者一年。

【备考】如阴囊洪肿水冷，次用沧盐，干姜、白面各三钱，水和膏，摊纸上涂用。

12144 木香塌气丸（《御药院方》卷三）

【组成】木香 青皮 陈皮 白豆蔻仁 缩砂仁 荆三棱（炮） 蓬莪术（炮） 荜澄茄 萝卜子 枳实（麸炒）各一两 威灵仙（去土）三两

【用法】上为细末，水面糊为丸，如梧桐子大。每服五十丸，食后生姜汤送下。

【主治】胸膈气痞，痰实不化。

12145 木香塌气丸（《元戎》卷十）

【组成】丁香 胡椒各二钱 郁李仁四钱 蝎尾 木香 槟榔各半两 枳实 白牵牛各一两

【用法】上为细末，饭为丸，如绿豆大。每服十丸至十五丸，陈皮、生姜汤任下。

【主治】单腹胀。

12146 木香塌气丸（《脉因证治》卷下）

【组成】胡椒 草蔻（面裹，煨） 木香各二钱 蝎梢三钱五分（去毒）

【主治】肿胀。

12147 木香塌肿散（《袖珍》卷三）

【组成】海金沙二钱 猪苓 甘遂各三钱 大黄四钱（一方四两） 木香三钱 轻粉三钱 麝香少许

【用法】上为末。每服五钱，空心用樟柳根擂酒调下。量虚实服之。

【主治】水肿。

12148 木香楝子散（《准绳·类方》卷六引《易简方》）

【异名】木香神效散（《医钞类编》卷十四）。

【组成】川楝子三十个（巴豆二十枚同炒黄赤色，去巴豆不用） 草薢半两 石菖蒲一两（炒） 青木香一两（炒） 荔枝核二十枚（炒）

【用法】上为细末。每服二钱，加麝香少许，空心炒茴香，盐，酒调下。

【主治】小肠疝气，膀胱偏坠，久不愈者。

12149 木香溻肿汤（《外科精义》卷下）

【组成】木香 犀角 大黄 栀子仁 升麻 黄芩 黄连 射干 黄柏 白蔹 甘草（炙） 朴消 紫檀 羚羊角各一两

【用法】上㕮咀，入生地黄汁五合（如无，只用生干地黄五两锉碎）和匀。每用药五两，水一斗，煎至七升，加麝香五钱，净帛蘸药揾肿上，一日二三次，冷即再换。

【主治】诸疮疽始发，肿焮增长热痛。

12150 木香槟榔丸

《圣济总录》卷三十七。为《苏沈良方》卷三"木香丸"

之异名。见该条。

12151 木香槟榔丸《《圣济总录》卷九十七》

【组成】木香 槟榔（锉） 羌活（去芦头） 芎劳 桂（去粗皮）各一两 郁李仁（去皮双仁，研） 大黄（锉，炒）各二两

【用法】上药捣罗六味为末，与郁李仁同研匀，炼蜜为丸，如梧桐子大。每服二十丸，食前生姜汤送下；或诸气痛，温酒送下。

【主治】胃气虚弱，饮食无味，上膈寒壅冷积，癥瘕癖气，食不消化，肺气积聚，心胸痰逆喘急；卒中风毒脚气，大肠秘涩，奔豚气痛。

12152 木香槟榔丸《《儒门事亲》卷十二》

【组成】木香 槟榔 青皮 陈皮 广术（烧） 黄连 商枳壳（麸炒，去瓤）各一两 黄柏 大黄各三两 香附子（炒） 牵牛各四两

【用法】上为细末，水为丸，如小豆大。每服三十丸，食后生姜汤送下。

【功用】❶《医学正传》引子和：流湿润燥，推陈致新，滋阴抑阳，散郁破结，活血通经。❷《中国药典》1995版：行气导滞，泻热通便。

【主治】湿热积滞内蕴，心胸满闷，胁肋膨胀，或泄泻痢疾，里急后重。

❶《儒门事亲》：一切冷食不消，宿食不散，亦类伤寒，身热恶寒，战慄头痛，腰背强；一切沉积，或有水，不能食，使头目昏眩，不能清利；一切虫兽所伤，及背疮肿毒，杖伤焮发，或透入里者；痔漏肿痛。❷《医学正传》引子和：男子妇人呕吐酸水，痰涎不利，头目昏眩，并一切酒毒食积，及米谷不化，或下利脓血，大便秘塞，风壅积热，口苦烦渴，涕唾粘稠，膨胀气满。❸《御药院方》：一切气滞，心腹满闷，胁肋膨胀，大小便结滞不快利者。❹《不居集》：肺痰喘嗽，胸膈不利，脾湿黄疸，宿食不消，一切杂症。❺《中国药典》2010版：湿热内停，赤白痢疾，里急后重，胃肠积滞，脘腹胀痛，大便不通。

【方论选录】木香、香附行气之药，能通三焦，解六郁；陈皮理上焦肺气；青皮平下焦肝气；枳壳宽肠而利气；而黑丑、槟榔又下气之最速者也；黄柏黄连燥湿清热；三棱能破血中气滞，莪术能破气中血滞；大黄芒消血分之药，能除血中伏热，通行积滞，并为摧坚化痞之峻品。湿热积滞去，则二便调而三焦通泰矣。

【备考】《医学正传》引本方有当归；《医方集解》引本方有三棱、芒消。

12153 木香槟榔丸《《直指》卷二十五》

【组成】鸡心槟榔一两 木香 鹤虱 贯众 锡灰 干漆（烧烟尽） 使君子肉各半两 轻粉二钱 雷丸 巴豆肉各二钱半

【用法】上为细末，飞白面糊为丸，如麻子大。每服二十粒，五更荞饮送下；或菖蒲、石榴根煎汤送下。

【功用】杀虫。

【主治】诸虫。

12154 木香槟榔丸《《东垣试效方》卷一》

【组成】木香 槟榔各三钱 青皮 陈皮各五钱 麦蘖面七钱 枳实各七钱 白术五钱 厚朴五钱

【用法】上为末，汤浸蒸饼为丸，如梧桐子大。每服五七十丸，食后温水送下。

【功用】消食，破滞气。

12155 木香槟榔丸《《御药院方》卷三》

【异名】槟榔木香丸《赤水玄珠》卷九。

【组成】木香 槟榔 枳壳（麸炒） 杏仁（去皮尖，麸炒） 青皮（去白）各一两 半夏曲 皂角（去皮，酥炙） 郁李仁（去皮）各二两

【用法】上为细末，别用皂角四两，用浆水一碗搓揉熬膏，更入熟蜜少许为丸，如梧桐子大。每服五十丸，食后温生姜汤送下。

【功用】疏导三焦，宽利胸膈，破痰逐饮，快气消食，通润大肠。

【主治】气滞痞癖，耳聋耳鸣。

❶《局方》（新添诸局经验秘方）：一切气。❷《医统》：痞癖。❸《明医指掌》：气实人耳聋或鸣者。

【备考】《医学纲目》引本方有神曲，无半夏曲。

12156 木香槟榔丸《《医方类聚》卷一五三引《经验秘方》》

【组成】木香 沉香（沉水者佳） 槟榔（鸡心者佳） 广茂（炮） 黄连（去须） 青皮（去瓤） 陈皮（汤浸，去白） 巴戟 当归（去芦） 枳壳（去瓤，麦麸炒）各一两 大黄（锦纹者佳） 拣香附子（炒） 黄柏皮（去粗皮）各三两 黑牵牛（头末）四两

【用法】上为细末，滴水为丸，如梧桐子大。每服五十丸，温水送下，一日二次，渐加至一百丸无妨。病上，食前勿服，食后服；病下，食后勿服，食前服。

【功用】流湿润燥，推陈致新，滋阴代阳，散瘀破结，活血通经，解一切酒毒。

【主治】男子妇人呕吐酸水，痰涎不利，头目不清，转筋，小便浑浊，米谷不化，下痢脓血，大便闭涩，风壅积热，口舌生疮，涕唾稠黏，咳嗽咯血，尿血，膨胀满闷，手足痿弱，四肢无力，面色姜黄；酒疸食黄，宿食水消，口舌烦渴，骨蒸肺痿，寒热往来，中暑疟疾，肠风痔瘘，发痈消渴，消风癥瘕，血块积恶，疮肿炊毒，背疽疔疮；四方人不服水土，伤寒热证；妇人赤白带下，崩漏下血。

12157 木香槟榔丸《《丹溪心法》卷三引《绀珠》》

【组成】木香 槟榔 当归 黄连 枳壳 青皮 黄柏各一两 黄芩 陈皮 三棱 香附 丑末各二两 莪术 大黄各四两

【用法】上为细末，面糊为丸，如梧桐子大。每服五七十丸，临卧生姜汤送下。寻常消导开胃，只服三四十丸。

【功用】消导开胃。

【主治】❶《丹溪心法》：臌胀，有热者。❷《医方考》：痢疾初作、里急后重，肠胃中有积滞者。

12158 木香槟榔丸《《普济方》卷一六八引《瑞竹堂方》》

【组成】木香 槟榔 黄连（去须） 当归 枳壳（去瓤，火煨） 青皮（去瓤） 陈皮（去白）各一两 大黄三两（酒浸湿） 黄芩一两（去黑心） 黄柏三两（去粗皮） 牵牛四两（微炒为细末） 香附子（炒，去毛）四两 广茂（火煨，去瓤）一两

【用法】上为细末，滴水为丸，如梧桐子大。每服

五七十丸，食后生姜汤送下。

【主治】积滞。

12159 木香槟榔丸（《赤水玄珠》卷八）

【组成】木香　槟榔　青皮　蓬术　枳壳　黄柏　大黄各五钱　香附二两　黑丑（取头末）二两

【用法】上为末，滴水为丸，如梧桐子大。每服五六十丸，白汤送下。

【功用】开胸膈，送饮食，破滞气，散内热。

【主治】痢疾里急后重。

12160 木香槟榔丸（《痘疹传心录》卷十五）

【组成】黑丑（头末）二两　槟榔二两　木香五钱　大黄一两（半生半熟）

【用法】上为末，另加神曲、生姜汁糊为丸，如粟米大。每服三钱，淡姜汤送下。

【主治】❶《痘疹传心录》：小儿食积。❷《幼科铁镜》：痢疾初起，遍身壮热，脓血稠黏，里急后重，腹痛者。

12161 木香槟榔丸（《杏苑》卷四）

【组成】木香　槟榔各二两　枳壳　橘红　青皮各一两　黑牵牛　莪术各五钱　黄柏　当归　大黄各一两　黄连二两

【用法】上药依法修合，为细末，滴水为丸。温水送下。取利为度。

【功用】行郁气，豁痰涎，削坚积，消膨胀，活血通闭，散郁清热。

【主治】气郁成热。

12162 木香槟榔丸（《简明医彀》卷三）

【组成】大黄二两　黑丑（头末）二两　香附（醋炒）四两　木香　槟榔　枳壳　青皮　当归　陈皮　三棱　蓬术　黄连　木通　萝卜子各二两　郁金　甘草各一两

【用法】上为末，水泛为丸，如绿豆大。每服百丸，生姜汤送下。

【功用】推陈致新，滋阴抑火，活血通经。

【主治】一切滞气痞块，心腹胀痛，胁满吐酸，痰涎食积，酒毒及痢疾，便闭不通，积热口干，烦躁。

12163 木香槟榔丸（《医学启蒙》卷三）

【组成】广木香四两　黄连四两（吴茱萸汤泡，炒）　黄芩四两（酒炒）　青皮四两（醋炒）　黄柏（盐水炒）　槟榔八两（煨）　陈皮八两（炒）　莪术五两（煨）　枳壳八两（麸炒）　黑丑八两（炒）　厚朴四两（姜炒）　大黄四两（酒蒸）　香附（制）八两　当归八两（酒洗）　干姜三两（炮）

【用法】上为末，白水滴丸，如绿豆大。每服一钱或一钱半，白汤送下，不拘时候。

【功用】顺气宽胸，消积化滞，解宿酒，消宿食，除胀满，利水肿。

12164 木香槟榔丸（《嵩崖尊生》卷七）

【组成】木香　槟榔　陈皮　莪术　枳壳　黄连　黄柏　大黄　牵牛　香附各八分　当归一钱　田螺壳二钱　茵陈八分

【主治】酒积腹痛。

12165 木香槟榔丸（《何氏济生论》卷三）

【组成】木香　槟榔　大黄

【用法】上为末，水为丸。每服三钱，重者五钱，空心白滚汤送下。

【主治】痢疾。

12166 木香槟榔丸（《医略六书》卷三十）

【组成】槟榔一两半　木香一两半　枳壳一两半　青皮一两半　陈皮一两半　白蔻一两（去壳，炒）　沉香一两　苏梗三两

【用法】上为末，粥为丸。每服三钱，米饮送下。

【主治】产妇气闭，脉沉滞者。

【方论选录】产妇气闭。素多忧怒，气滞于中，而肠胃不能传送糟粕，故大便不通。槟榔导滞气以疏利三焦，木香醒脾胃以调和中气，白蔻宽胸快膈，枳壳泻滞通肠，青皮破气以平肝，陈皮利气以和胃，苏梗顺气宽胸，沉香顺气降逆也；粥丸米饮下，使肝胃调和，则脾能健运，而诸气皆顺。

12167 木香槟榔丸（《类证治裁》卷五）

【组成】木香　槟榔　白术　枳实　陈皮　香附

【用法】神曲糊丸。

【主治】食滞，脾气不得运于四肢成痿，脉弦滑，恶食。

12168 木香槟榔汤（《圣济总录》卷八十二）

【组成】木香三分　槟榔半两（锉）

【用法】上为末。每服三钱匕，水一盏，加葱白二寸（擘碎），煎至七分，去滓，下红雪二钱，生姜汁半合，童便一合，再煎一二沸，温服。

【主治】脚气冲心，烦闷，上气喘急。

12169 木香槟榔汤（《杏苑》卷六）

【组成】木香六分　槟榔一钱　香附子　枳壳　缩砂仁　橘皮各八分　青皮五分

【用法】上咬咀。水煎熟，空心温服。

【主治】气实腹痛。

12170 木香槟榔散（《圣济总录》卷七十一）

【组成】木香　槟榔（煨，锉）　沉香（锉）　磁石（煅，醋淬）　诃黎勒（去核）　茴香子（炒）　芎䓖　白芷（炒）　牡蛎（煅）各半两　桂（去粗皮）　陈橘皮（汤浸，去白，焙）各三分

【用法】上为散。每服二钱匕，炒生姜、盐汤调下。

【主治】积气不散，结伏奔豚，发即上冲心胸，令人喘逆，骨痿少气。

12171 木香槟榔散（《儒门事亲》卷十二）

【组成】木香　槟榔　黄连　乳香　轻粉　密陀僧各等分

【用法】上为细末。干掺之，先以口嚼浆水洗之。

【主治】一切恶疮，久不愈者；冻疮。

12172 木香槟榔散（《医学纲目》卷十八引东垣方）

【组成】木香　槟榔　黄连各等分

【用法】上为极细末。以蜡油调涂疮上，湿则干贴。

【功用】生肌敛肉。

【主治】疮口不敛。

【宜忌】膏粱热毒宜用。寒湿外来寒疮禁不可用。

12173 木香槟榔散（《普济方》卷二七二引《鲍氏方》）

【组成】黄连半两（去须）　真麻油　艾叶　木香　槟榔（末）各一钱半

【用法】和上药添油成膏。茶叶煎汤洗疮净，帛拭干，上药，略圆敷，纸花覆之。二三次即可。

【主治】一切疮疖湿烂,久不治者;脚气湿疮尤效。

12174 木香槟榔煎(《杨氏家藏方》卷五)

【组成】木香一两 槟榔七枚 干漆半两(炒烟尽为度) 硇砂半两(别研) 肉豆蔻五枚 胡椒四十九粒(炒) 肉桂(去粗皮)一两

【用法】上为细末,次入硇砂和匀,炼蜜为丸,如梧桐子大。每服五丸或七丸,食后用陈橘皮汤送下。

【主治】脾积,气块走注,胸膈攻刺,口吐清水。

12175 木香缩砂散(《圣济总录》卷七十七)

【组成】木香二两 缩砂仁一两半 枳壳(去瓤,麸炒) 诃黎勒皮各三两

【用法】上为细散。每服一钱匕,空心以陈米饮调下,良久以食压之。

【主治】气痢腹胀,腹中虚鸣。

12176 木香橘皮丸(《鸡峰》卷十三)

【组成】干蝎一两 胡椒 木香 青橘皮各二分 萝卜子半两

【用法】上为细末,饭米为丸,如绿豆大。每服五七丸至十丸,用姜、橘汤任下,温酒亦得,不拘时候。

【主治】一切心腹满,痃癖,蛊气。

12177 木香橘皮丸(《杨氏家藏方》卷六)

【组成】木香一分 丁香一分 陈橘皮(去白) 青橘皮(去白) 京三棱(炮,切) 蓬莪术(炮,切) 乌梅(连核用)各一两 肉桂(去粗皮)半两 缩砂仁半两 黑牵牛(微炒)一两

【用法】上为细末,醋煮面糊为丸,如梧桐子大。每服一十五丸至二十丸,食后、临卧用熟水、米饮任下。

【功用】温脾胃,快气进食。

【主治】脾胃虚弱,饮食所伤,久不消化,或成泄泻,及气不升降。

12178 木香橘皮汤(《杏苑》卷六)

【组成】橘红 半夏 茯苓各一钱 白术(焙)一钱五分 厚朴四分 木香 大腹皮各五分 缩砂仁七枚 木通四分 生姜五片 甘草(炙)二分

【用法】上锉。用水煎八分,食前温服。

【主治】脾胃不和,腹胀少食,或面足皆浮,小便赤少。

12179 木香鳖甲汤(《圣济总录》卷八十八)

【组成】木香一分 鳖甲(九肋者,去裙襕,醋炙黄)一两 柴胡(去苗)一两 秦艽(去苗土)三分 黄耆一两 知母(焙)三分 白茯苓(去黑皮)三分 人参一两 桔梗(炒)三两 白术一两 甘草(炙)一两 防风(去叉)三分 肉豆蔻(去壳)一分 半夏半两(生姜三两取汁,煮令汁尽,焙) 枳壳(去瓤,麸炒) 芍药各三分

【用法】上锉细,如麻豆大。每服半两,加生姜一分(切碎),大枣三枚,水三盏,煎至二盏,去滓分温二服,早晨、日、晚各一次。

【主治】虚劳寒热往来,不思饮食,口舌生疮,四肢劳倦,五心烦躁,肌肤不泽。

12180 木贼荣皮汤(《浙江中医杂志》[1983,6:257])

【组成】木贼15克 麻黄 紫荆皮 白鲜皮 地肤子各12克 苍术20克

【用法】内服时,煎沸后再煎10分钟,切勿久煎;外洗时,煎沸后再煎15~20分钟左右,过滤,待不灼手时,乘热熏洗15分钟以上,手足癣要浸没患处,时间越长越好。每日洗二三次。

【主治】松皮癣,鹅掌风,灰指(趾)甲。

【加减】有疮面者,加银花15克,连翘、生山栀各12克;浸淫流水、渗出较多者,加苦参12克;瘙痒重者,于外洗方中加石南叶10克;皮损掀红、肿痛者,麻黄减至10克以下,加白芥子、石楠叶、赤芍各10克。

【临床报道】牛皮癣:王某某,男,24岁。汗出时入水游泳,夜间即感皮肤瘙痒,全身及两手背渐起红色丘疹,继则皮损大如纽扣,小如黄豆,尔后云集成片,搔之脱屑,迭起迭出,皮损处有手抓痕,伴少量出血。手背部皮肤增厚、角化,呈灰褐色,状如蟾皮,皮损较它处为甚。确诊为牛皮癣(中医诊为松皮癣)。予上方加白芥子、赤芍各10克内服;加木贼、紫荆皮均至20克外洗。连治两周获效,肤色一如常人。迄今四年来未曾复发,即食刺激性食物、饮酒或游泳后亦无异样感觉。

12181 木通二陈汤(《法律》卷五)

【组成】木通 陈皮(去白) 白茯苓 半夏(姜制) 甘草 枳壳

【用法】加生姜煎服,服后徐徐探吐。

【主治】痰隔于中焦,气滞于下焦,心脾疼后,小便不通。

12182 木通川芎丸(《普济方》卷四十三引《家藏经验方》)

【组成】木通八钱 川芎三钱半 白术一两七钱 杏仁二两半 桔梗二两 龙脑二钱 薄荷叶十二两 官桂四两 缩砂四钱 附子七钱(生,去皮脐,薄片,蜜炙黄色)

【用法】上为细末,炼蜜为丸,如弹子大。每服半丸,细嚼,温熟水送下,食后服,临卧服亦得。

【功用】祛风避毒。

【主治】上焦热壅,口舌生疮,声嘎眼涩。

12183 木通子芩汤(《鸡峰》卷十八)

【组成】白茅根三两 赤芍药一两 滑石 木通各二两 子芩 乱发灰各一两半 葵子半两

【用法】上为粗末。每服四钱,水一盏,同煎至六分,去滓,食前温服。

【主治】尿血,水道中痛不可忍。

12184 木通车前汤(《伤寒大白》卷二)

【组成】木通 车前子 山栀 川连 知母 黄柏 生地 甘草

【功用】清小肠热,通利膀胱。

【主治】下焦热结,小便淋秘。

12185 木通芍药汤(《保婴撮要》卷十七)

【组成】木通 芍药 白术各五分 川芎 陈皮 干葛各三分 甘草二分

【用法】水煎服。

【主治】痘疮作渴,腹胀,小便不利。

12186 木通枳壳汤(《症因脉治》卷四)

【组成】木通 枳壳

【用法】水煎服。

【主治】泄泻,小便不利,因于小肠气滞者。

12187 木通茴香丸(《鸡峰》卷十二)

【组成】川楝子五个(取肉) 青橘皮 茴香各一

两　木通一握三茎　巴豆五十个　海金沙一钱　滑石一钱半

【用法】上同炒黄，不用巴豆，入海金沙、滑石同研匀。每服一大钱，热酒调下。

【主治】小肠气，膀胱气，疼痛不可忍。

12188　木通桂枝汤（《伤寒总病论》卷五）

【组成】木通　桂各一两　吴茱萸　细辛各一分　甘草半两　葱白六茎　大枣九个

【用法】上咬咀，水二升半，煎一升二合，去滓，分四次温服。

【主治】伤寒将理失节，服冷药太多，伏热在脏，手足厥逆，爪甲稍青，恐阳气渐衰，成阴毒气，脚踹之间，变入狐惑，面色斑斑如锦纹。

12189　木通黄芩汤

《圣济总录》卷一七九。为《圣惠》卷九十二"滑石散"之异名。见该条。

12190　木通犀角散（《圣济总录》卷一〇六）

【组成】木通（锉）　犀角（镑）　桑根白皮（锉）　黄芩（去黑心）　大黄（锉，炒）　玄参　茯神（去木）　旋覆花各一两　甘菊花半两　甘草（炙，锉）一分

【用法】上为散。每服三钱匕，水一盏，煎至六分，不去滓，食后温服。

【主治】白睛肿起如水泡。

12191　木茯车前子汤（《医统》卷三十五）

【组成】白术　茯苓　车前子　泽泻　芍药　陈皮　炙甘草各等分

【用法】上咬咀。每服七钱，水一盏半，加生姜三片，大枣一枚，灯心，煎七分服。

【主治】一切泻泄。

【加减】伤食泄黄或食积，加神曲、麦芽、山楂子各八分，黄连七分以消之；腹中窄狭饱闷，再加厚朴、枳实、木香各五分；小便赤涩短少，加猪苓、木通、山栀各五钱，湿泻者，加茵陈、苍术各一钱；若夏秋之间，湿热大行，暴注水泻，加炒黄连、苍术、升麻、木通各五分；发热躁渴，加干葛、石膏各一钱；口渴引饮，加葛根、人参、麦门冬各一钱，升麻、乌梅肉各二分；暑月泻泄，加香薷、厚朴；寒月溏泻，清冷腹痛，或伤冷食，加神曲、麦芽、干姜（煨）各一钱，砂仁、木香、益智各五分；胜湿，须加防风、羌活、白芷、苍术、半夏；胃气下陷，加人参、黄耆、升麻、柴胡以升清气；久泻肠胃虚滑不禁，加肉蔻（煨）、石脂（煅）、诃子（煨）、木香（炒）、干姜各五分；清晨溏泄，加破故纸（炒）、茴香（炒）、肉蔻（煨）。

12192　木香诃黎勒丸（《圣济总录》卷七十四）

【组成】木香（半生半炒）共一两　诃黎勒（煨，去核）三分　白术一两　桂（去粗皮）　芫荑（炒）各一两半　附子（炮裂，去皮脐）　厚朴（去粗皮，生姜汁炙焦）各二两　高良姜（炒）　肉豆蔻（去壳）各一两　甘草（炙，锉）半两　干姜（炮）一分

【用法】上为末，用陈曲末煮糊为丸，如梧桐子大。每服三十丸，煨生姜、盐汤送下。

【主治】洞泄，大肠切痛，肠鸣，食不化。

12193　木香诃黎勒汤

《圣济总录》卷六十二。为《圣惠》卷五十"诃黎勒散"之异名。见该条。

12194　木香郁李仁丸（《圣济总录》卷七十一）

【组成】木香一两　郁李仁（去皮，生用）三两　沉香（锉）　槟榔（锉）　桂（去粗皮）　青橘皮（去白，焙）　附子（炮裂，去皮脐）　茴香子（炒）各一两

【用法】上为末，炼蜜为丸，如梧桐子大。每服二十丸，茴香子或薄荷酒送下，一日三次。脐下有块，服一月除。

【主治】奔豚。气从少腹奔冲上心，昏乱呕吐，痛甚。

12195　木香金铃子丸（《普济方》卷二一九）

【组成】木香　茴香　甘草各一两　金铃子肉　知母　白茯苓各二两　川芎　当归　麝香五分

【用法】上为细末，酒为丸，如梧桐子大。每服五十丸，空心盐汤或温酒任意送下，以干物压之。

【功用】补虚益气，壮下元，坚筋骨。

【主治】腰脚痛，筋脉拘挛。

【加减】若人虚弱者，更加鹿茸一两，海马一对补肾，和前药丸服。

【备考】方中川芎、当归用量原缺。

12196　木香金铃子散（《保命集》卷中）

【组成】大黄半两　金铃子　木香各三钱　轻粉少许　朴消二钱

【用法】上为细末。每服三钱或四钱，食后煎柳白皮汤调下。以利为度，喘止即止。

【主治】暴热，心肺上喘不已。

12197　木香荜澄茄丸（《鸡峰》卷十二）

【异名】荜澄茄丸（原书卷二十）。

【组成】荜澄茄　川楝子　木香　舶上茴香　桃仁各一两　蝎一分

【用法】上为细末，酒煮面糊为丸，如豌豆大。每服二三十丸，空心温酒或盐汤送下。

【主治】疝气及下部湿冷，脐腹疼痛。

12198　木香通气饮子（《御药院方》卷十一）

【组成】青皮（去白）　木香　槟榔　陈皮（去白）各半两　香白芷二钱半　萝卜子半两（炒）　藿香叶一两　甘草（炒）半两　人参半两　枳壳（麸炒，去瓤）半两

【用法】上为细末。每服三钱，水一大盏，煎至八分，去滓温服，不拘时候。

【主治】一切气病噎塞，食饮不下。

12199　木香硇砂煎丸（《博济》卷三）

【异名】木香煎丸（《圣济总录》卷七十三）。

【组成】木香　大黄（炮）　荆三棱（生用）　巴豆（去皮膜，不出油用，细研）　官桂（去皮）　青皮（去白）　筒子漆（炒）　蓬术（炮）　附子（炮，去皮脐）　干姜（炮）各一分　香墨一指节大（细研）　硇砂半两（以好醋一盏浸一宿，去砂石）

【用法】上将大黄末、荆三棱末、巴豆等三味，同于银石器内，以好醋一升，煎一二沸，次入硇砂，同熬成膏；次入诸药末，和匀，再入白杵，为丸如绿豆大。每服五丸，伤冷食、冷酒、冷水，结聚腹内，气块疼痛，用干姜汤或橘皮汤送下；夹食伤寒，白汤送下亦可；粘食不消成气块，即用煮面汤送下；食牛、羊、鱼、鳖肉成气块不散，用所伤汁送下；宿酒不消，血气不调，当归酒送下；妊娠不服，要转，淡茶送

四画

木

下。加至七丸，小儿三丸，常服一两丸。

【主治】癥瘕积聚，血结刺痛。

12200 木香硇砂煎丸（《卫生宝鉴》卷十四）

【组成】木香 硇砂 官桂 附子（炮）干漆（去烟）猪牙皂角 细辛 乳香（研）京三棱（炮）广茂（炮）大黄（炒，令为末）没药（研）干姜（炮）青皮各一两 巴豆霜半两

【用法】上除研药外，同为末，以好醋一升，化开硇砂，去滓，纳银石器中，慢火熬，次下巴豆霜、大黄末，熬成膏，将前药末膏内和丸，如梧桐子大。每服三五十丸，食后以温酒送下。

【主治】妇人疢癖积聚，血块刺痛，脾胃虚寒，宿食不消，久不愈者。

12201 木鳖子贴熁膏（《圣惠》卷六十七）

【组成】木鳖子二两（去壳）川椒一两（去目）虎胫骨一两 龟甲一两 松节三两（细锉，醋一升，炒令醋尽）

【用法】上为细散，用小黄米半升，作稠粥，调药五钱，摊于绢上，封裹损折处。

【功用】接骨。

【主治】一切伤折疼痛。

12202 木瓜桂心二物饮（《外台》卷六引许仁则方）

【组成】木瓜一枚（湿干并得）桂心二两

【用法】以水二升，煮取七合，去滓，细细饮之。

【主治】霍乱吐痢。

【宜忌】忌生葱。

12203 木香干姜枳术丸（《脾胃论》卷下）

【异名】木香枳术干姜丸（《中国医学大辞典》）。

【组成】木香三钱 干姜（炮）五钱 枳实（炒）一两 白术一两半

【用法】上为末，荷叶烧饭为丸。每服五十丸，食前白汤送下。

【功用】破滞气，消寒饮食。

12204 木香枳术干姜丸

《中国医学大辞典》。为《脾胃论》卷下"木香干姜枳术丸"之异名。见该条。

12205 木香顺气枳壳丸（《普济方》卷一六九引《海岱居士方》）

【组成】枳壳三两（去瓤，麸炒）当归一两 半夏四两 广茂 荆三棱各二两（炮）益智仁二两 玄胡二两 缩砂仁四两 青皮二两 黑牵牛（头末）十两 木香一两 雷丸二两

【用法】上为细末，生姜汁打糊为丸，如梧桐子大。每服四五十丸，食后生姜汤送下。

【功用】磨积散聚。

【主治】积聚，身黄无力，神晕困倦，则发潮热嗜卧。

12206 木防己加茯苓芒消汤（《金匮》卷中）

【异名】木防己汤去石膏加茯苓芒消汤（原书卷中）、防己加茯苓芒消汤（《医醇賸义》卷三）。

【组成】木防己 桂枝各二两 人参四两 芒消三合 茯苓各四两

【用法】以水六升，煮取二升，去滓，纳芒消，再微煎，分二次温服。微利则愈。

【主治】❶《金匮》：膈间支饮，其人喘满，心下痞坚，面色黧黑，其脉沉紧，得之数十日，医吐下之不愈，用木防己

汤后三日复发。❷《家塾方与方极》：心下痞坚而悸。

【方论选录】《法律》：木防己味辛温，能散留饮结气，又主肺气喘满；石膏辛甘微寒，主心下逆气，清肺定喘；人参甘美，治喘消膈饮，补心肺不足；桂枝辛热，通血脉，开结气，宣导诸气。在气分，服之即愈。若饮在血分，深连下焦，必愈而复发，故去石膏气分之药，加芒消入阴分，开痞结，消血。石膏与茯苓，去心下坚，且伐肾邪也。

12207 木香人参干姜枳术丸

《保命歌括》卷五。为《脾胃论》卷下"木香人参生姜枳术丸"之异名。见该条。

12208 木香人参生姜枳术丸（《脾胃论》卷下）

【异名】木香人参干姜枳术丸（《保命歌括》卷五）。

【组成】干生姜二钱五分 木香三钱 人参三钱五分 陈皮四钱 枳实一两（炒黄）白术一两五钱

【用法】上为细末，荷叶烧饭为丸，如梧桐子大。每服三五十丸，食前温水送下。

【功用】开胃进食。

【宜忌】忌饱食。

12209 木防己汤去石膏加茯苓芒消汤

《金匮》卷中。为原书同卷"木防己加茯苓芒消汤"之异名。见该条。

瓦

12210 瓦垄丸（《济阴纲目》卷一）

【异名】瓦垄子丸（《女科指掌》卷一）。

【组成】香附（醋煮）四两 当归 牡丹皮 桃仁（去皮尖）大黄（蒸）各一两 川芎 红花各半两 瓦垄子（煅，醋煮一昼夜）二两

【用法】上为末，炊饼为丸。每服三四丸，空心温酒送下。

【主治】瘀血作痛。

【方论选录】丹溪治血块多用瓦垄子，古方治血块多用姜桂热药，而此用大黄寒药。宜寒宜热，智者别之。

12211 瓦垄子丸（《万氏家抄方》卷二）

【组成】瓦垄子

【用法】烧，以醋淬三度，埋令坏，醋糕为丸。

【功用】兼能消痰。

【主治】一切气血癥瘕。

12212 瓦垄子丸

《女科指掌》卷一。为《济阴纲目》卷一"瓦垄丸"之异名。见该条。

12213 瓦粉瓜蒌丸（《医统》卷四十三）

【组成】瓦垄子（一名蚶子，将壳火煅，醋淬二次，研为极细末）黄瓜蒌（霜后黄熟时取瓤并子和瓦粉烂捣成膏，为饼）广陈皮（去白）各等分

【用法】上各精制晒干为末，汤浸蒸饼为丸，如绿豆大。每服八十丸，食后临卧姜汤送下。

【主治】一切顽痰结滞，咯吐难出，久嗽不已，气塞妨闷，痰火劳嗽。

王

12214 王子汤（《幼幼新书》卷二十七引《婴孺方》）

【组成】赤石脂九铢 黄连 甘草（炙）干姜各六

铢　黄芩二铢　胶指大　黄蜡弹大

【用法】水三升，煮一升，纳蜡、胶烊，为三服。意裁。

【主治】小儿吐下不止。

12215 王公汤（《洞天奥旨》卷十五）

【组成】王不留行一两　生甘草五钱　蒲公英一两　车前子三钱

【用法】水煎服。

【主治】小肠痈。

12216 王瓜酒（《圣济总录》卷一六六）

【组成】王瓜不计多少

【用法】用酒煮至烂熟。饮酒嚼王瓜下。

【功用】通乳。

【主治】产后乳汁不下。

12217 王瓜散（《御药院方》卷一）

【组成】荆芥穗一两半　木香　川芎　天麻　麻黄（去节）　防风（去芦头）　细辛（去苗）　甘草（炙）　王瓜（灯心炒黄色）各半两

【用法】上为细末。每服二三钱，食后热茶清调下。

【主治】偏正头痛。

12218 王瓜散（《卫生宝鉴》卷十五）

【组成】王瓜根　桂心各一两　白石脂　菟丝子（酒浸）　牡蛎（盐泥裹，烧赤，候冷去泥）各二两

【用法】上为末。每服二钱，食前大麦煎粥汤调下，一日三次。

【主治】肾虚，小便自利如泔色。

12219 王母桃（《景岳全书》卷五十一）

【组成】白术（用冬术腿片，味甘者佳，苦者勿用，以米泔浸一宿，切片，炒）　大怀熟（蒸，捣）各等分　何首乌（九蒸）　巴戟（甘草汤炙）　枸杞子　上三味减半　或加人参

【用法】上为末，炼蜜为丸，如龙眼大。每用三四丸，饥时嚼服，滚汤送下。

【功用】培补脾肾。

12220 王瓜根汤（《圣济总录》卷一六六）

【组成】王瓜根五两（以水五碗，同捣，绞取汁三碗，去滓不用）

【用法】上取汁，每服一盏，入酒少许，同煎七分，温服，不拘时候。

【主治】产后乳汁少或不下。

12221 王师雨饮（《喉科种福》卷四）

【组成】玉竹四钱　天冬二钱　麦冬二钱　生地三钱　阿胶二钱　桔梗钱半　甘草一钱

【用法】煎汤，鸡子白冲服。

【主治】嗜酒积热，致咽痛微嗽，口烧而不渴，足心如烙，久乃咽烂。

12222 王倪丹砂（《苏沈良方》卷六）

【组成】光明辰砂二十八两　甘草二大两　远志二大两（去心）　槟榔二大两　诃黎勒皮二大两　紫桂肉八大两（捣碎）

【用法】上甘草等四味锉碎，以二大斗釜，用细布囊盛丹砂，悬于釜中，著水和药，炭火煮之。第一日兼夜用阴火，水纹动；第二日兼夜用阳火，鱼眼沸；第三日兼夜用木火，动花沫沸；第四日兼夜用火火，泪泪沸；第五日兼夜用

土火，微微沸；第六日兼夜用金火，沸乍缓乍急；第七日兼夜用水火，缓缓调沸。先期泥二釜，常暖水，用添煮药，釜水涸，即添暖水，常令不减二斗。七日满，即出丹砂，于银盒中蒸，其盒中先布桂肉一两（拍碎），即匀布丹砂，又以余桂一两覆之，即下盒，置甑中；先布糯米厚三寸，乃置盒，又以糯米拥盖上，亦令上米厚三寸许，桑薪火蒸之。每五日换米、桂，其甑蔽，可用筦竹子为之，不尔，蒸多甑堕下釜中也。甑下侧开一小孔子，常暖水，用小竹子注添釜中，勿令水减。第一五日用春火，如常炊饭，兼夜；第二五日用夏火，兼夜，猛于炊饭；第三五日用秋火，似炊饭，乍缓乍急，兼夜；第四五日用冬火，兼夜，火缓于炊饭。依五行相生，用文武火助之，药成，即出丹砂，以玉椎，力士钵中研之，当不碜，如粉如面，即可服之，以谷子煎为丸，如梧桐子大。每日食前服一丸，每日服三次。炼成丹砂二十两为一齐，二年服尽后，每十年即炼服三两，仍取正月一日起，服三月使尽。既须每十年三两，不可旋合，当宜顿炼，取一剂藏贮，随时服之。

【功用】补心，益心血，愈痰疾，壮筋骨。

12223 王不留行（《千金》卷十三）

【组成】王不留行　桃东南枝　东引茱萸根皮各五两　蛇床子　牡荆子　苦竹叶　蒺藜子各三升　大麻仁一升

【用法】上㕮咀。以水二斗半，煮取一斗，洗疮，一日二次。

【功用】去虫止痛。

【主治】白秃及头面久疮，痈疽妒乳，月蚀疮烂。

12224 王不留行汤（《圣济总录》卷八十六）

【组成】王不留行　桂（去粗皮）　桔梗（炒）　大黄（锉，炒）　当归（切，焙）　甘草（炙，锉）各一两　雷丸　玄胡索　白及　天雄（炮裂，去皮脐）　槟榔（半生半煨熟）各一两半　桑根白皮半两

【用法】上㕮咀，如麻豆大。每服三钱匕，加生姜三片，水一盏，同煎至七分，去滓温服。

【主治】忧愁思虑，过伤心经，舌本肿强。

12225 王不留行汤（《医彻》卷三）

【组成】穿山甲（炒）　麦门冬（去心）　王不留行（炒）　当归　白芍药（酒炒）　熟地黄　茯苓　通草各一钱　川芎五分　甘草三分

【用法】用猪前蹄煮汁两碗煎药，食远服之。以热木梳梳其乳房，其乳立至。

【主治】吹乳，乳汁不通，膨闷。

12226 王不留行散（《金匮》卷中）

【组成】王不留行十分（八月八月采）　蒴藋细叶七分（七月七日采）　桑东南根白皮十分（三月三日采）　甘草十八分　川椒三分（除目及闭口者，汗）　黄芩二分　干姜二分　芍药　厚朴各二分

【用法】上九味，桑皮以上三味烧灰存性，勿令灰过，各别杵筛，合治之为散。每服方寸匕，小疮即粉，大疮但服。产后亦可服。如风寒，桑东根勿取之，前三物皆阴干百日。

【功用】《普济方》：出脓血，暖肌生肉。

【主治】❶《金匮》：金疮。❷《普济方》：痈疽发背，一切

疮肿。

【方论选录】《金匮要略方论本义》：以王不留行为君，专走血分，止血收痛，而且除风散痹，是收而兼行之药，于血分最宜也；佐以蒴藋叶，与王不留行性共甘平，入血分，清火毒，祛恶气，倍用甘草，以益胃解毒；芍药、黄芩，助清血热；川椒、干姜，助行血瘀；厚朴行中带破，惟恐血乃凝滞之物，故不惮周详也。桑根白皮性寒，同王不留行，蒴藋细叶烧灰存性者，灰能入血分止血也，为金疮血流不止者设也。小疮，则合诸药为粉以敷之，大疮则服之，治内以安外也。产后亦可服者，行瘀血也。风寒之日桑根勿取者，恐过于寒也；前三物皆阴干百日，存其阴性，不可日晒及火炙也。此金疮家之圣方，奏效如神者也。

12227 王不留行散（《医心方》卷十五引《范汪方》）

【组成】王不留行二升（成末） 甘草五两 治葛二两 桂心四两 当归四两

【用法】上药治下筛。每服方寸匕，以酒送下，日三夜一。

【主治】痈肿。

12228 王不留行散（《千金》卷二十二引浩仲堪方）

【异名】神散（原书同卷引济阇黎）。

【组成】王不留行子三合 龙骨二两 野葛皮半分 当归二两 干姜 桂心各一两 栝楼根六分

【用法】上药治下筛。食讫，每服方寸匕，温酒送下。以四肢习习为度，不知，稍加之。

【主治】❶《千金》：痈肿不能溃，困苦无聊赖。❷《千金翼》：痈肿及诸杂肿已溃者。

【方论选录】《千金方衍义》：痈肿不溃，良由气血虚寒，虽用野葛、栝楼助王不留行，不得姜、桂、当归之辛温，不能腐化成脓；又恐津气涣散，故预为地步而用龙骨收敛精血，庶几脓成之后，肌肉易生；然野葛皮大毒，用者宜慎。

12229 王不留行散（《圣惠》卷二十九）

【组成】王不留行一两 赤芍药三分 木通三分（锉） 当归三分 滑石一两 子芩半两 生干地黄一两 榆白皮三分（锉）

【用法】上为细散。每服二钱，食前以温粥饮调下。

【主治】虚劳小肠热，小便淋沥，茎中痛。

12230 王不留行散（《圣惠》卷五十八）

【组成】王不留行一两 甘遂三分（煨令微黄） 石韦一两（去毛） 葵子一两半 木通二两半（锉） 车前子二两 滑石一两 蒲黄一两 赤芍药一两半 当归一两半（锉，微炒） 桂心一两

【用法】上为散。每服三钱，以水一中盏，煎至六分，去滓，不拘时候温服。以利为度。

【主治】石淋及血淋，下砂石及碎血片，小腹结痛闷绝。

12231 王不留行散（《圣惠》卷五十八）

【组成】王不留行一两 甘遂半两（煨微黄） 葵子一两半 车前子一两 木通一两（锉） 滑石一两半 赤芍药半两 桂心半两 蒲黄半两 当归半两（锉，微炒）

【用法】上为散。每服一钱，食前以粥饮调下。

【主治】血淋疼痛不止。

12232 王不留行散（《圣惠》卷七十二）

【组成】王不留行一两 当归三分（锉，微炒） 乱发灰半两 葵子三分 车前子三分 鲤鱼齿一两（细研） 赤芍药三分 枳实半两（麸炒微黄）

【用法】上为散。每服二钱，食前以温酒调下。

【主治】妇人劳冷淋，小腹结痛。

12233 王不留行散（《圣济总录》卷一四〇）

【组成】王不留行五两

【用法】上为散。每服一钱匕，温酒调下，空腹、日午、夜卧各一服。

【主治】竹木刺伤肌肉，久在肉中不出。

12234 王氏双解散（《痘科要略》卷上）

【组成】羚羊角（或用犀角） 石膏 荆芥 防风 川连 蝉衣 粘子 山楂 生甘草

【主治】痘至四五日，肺胃二火上炽于目，眼白覆大红者。

12235 王氏玉芝丸（《饲鹤亭集方》）

【组成】猪肚一具（治净） 建莲子（去心）

【用法】猪肚内装满建莲子，水煮糜烂，收干捣和为丸，如梧桐子大。每服五十丸，淡盐汤送下。

【功用】令人肥健。

【主治】胃气薄弱。

12236 王氏玄明粉（《医学入门》卷四）

【组成】玄明粉二钱 寒水石 黄连各一钱半 珍珠 辰砂各一钱

【用法】上为末。鸡子清一枚，白蜜一匙，新汲水调服。

【主治】发狂。

12237 王氏连朴饮

（《温病学讲义》）。即《霍乱论》卷四"连朴饮"。见该条。

12238 王氏麻黄汤（《痘科要略》卷上）

【组成】麻黄 杏仁 前胡 桔梗 葛根 荆芥 防风 生甘草

【主治】痘症初发大热，直至出时而壮热不退者。

【加减】舌白，加石膏；舌尖红，加犀角、川连；舌苔黄厚，加大黄、蒌仁、元明粉、枳实；点子焦，加紫草。

12239 王母四童散

《圣惠》卷九十四。为《医心方》卷二十六引《大清经》"西王母四童散"之异名。见该条。

12240 王乔轻身方（《千金翼》卷十二）

【组成】茯苓一斤 桂心一斤

【用法】上为末，炼蜜为丸，如鸡子黄许大。一服三丸，每日一次，用酒送下。

【功用】养性。

12241 王君河车方（《遵生八笺》卷三）

【组成】紫河车一具（首生并壮盛胞衣是也，挑血筋，洗数十遍，仍以酒洗，阴干，煮和各药） 生地八两 牛膝四两 五味子三两 覆盆子四两 巴戟二两（欲多事，加一两；女人不用） 诃黎勒三两 鼓子花二两 苦耽二两 泽泻三两 甘菊花三两 菖蒲三两 干漆三两（炒黄） 柏子仁三两 白茯苓三两 黄精二两 苁蓉二两（女人不用） 石斛二两 远志二两 杏仁四两（炒黄，去皮尖） 莒胜子四两（一方有云母石三两）

【用法】上为末，炼蜜为丸，如梧桐子大，酒或盐汤送下。服三料，颜如处子。

【功用】驻颜，益寿。

12242 王监京墨丸（《直指小儿》卷一）

【组成】青黛　使君子（焙熟）　芦荟　牛胆南星　川墨各二钱　腻粉　麝各半钱　脑一字

【用法】上为末，飞白面糊为丸，如梧桐子大。每服一丸，薄荷汤调下。

【主治】痰热，惊积，疳积。

【备考】本方方名，《普济方》引作"京墨丸"。

12243 王道无忧散（《回春》卷三）

【组成】当归　白芍（炒）　川芎　生地黄各八分　赤芍五分　白术（土炒）　白茯苓（去皮）各一钱二分　赤茯苓　砂仁　枳实（麸炒）　香附　乌药　陈皮　半夏（姜汁炒）　藿香　槟榔　猪苓　木通　天门冬（去心）　麦门冬

（去心）　黄柏（人乳炒）　知母（人乳炒）　黄芩（炒）各八分　粉甘草三分

【用法】上锉一齐。水煎，温服。

【主治】翻胃膈噎。年老之人，阴血枯槁，痰火气结，升而不降，饮食不下者。

12244 王荆公妙香散（《普济方》卷二一七引《卫生家宝》）

【组成】白茯苓　茯神　远志（去心）各五钱　人参　益智（去皮）　五色龙骨各一两　朱砂一分（研）　甘草一分（炙）

【用法】上为末。每服二钱，空心，温酒调下。

【功用】安神秘精，定心气。

【主治】《医钞类编》：精滑梦遗。